Duale Reihe

Innere Medizin

D1724434

Die überdurchschnittliche Ausstattung dieses Buches wurde
durch die großzügige Unterstützung von einem Unternehmen ermöglicht,
das sich seit Langem als Partner der Mediziner versteht.

Wir danken der
MLP Marschollek, Lautenschläger & Partner AG

Nähere Informationen hierzu siehe am Ende des Buches.

Duale Reihe

Innere Medizin

unter Mitarbeit von

Keikawus Arastéh
Hanns-Wolf Baenkler
Christiane Bieber
Roland Brandt
Tushar Chatterjee
Thorsten Dill
Tilmann Ditting
Wolfgang Eich
Sabine Ernst
Dieter Fritze
Hermann S. Füeßl
Gerd Goeckenjan
Johannes-Martin Hahn
Christian W. Hamm
Job Harenberg
Jürgen H. Hengstmann
Wolfgang Herzog

Thomas Hofmann
Nicole Holzapfel
Kurt Huck
Jan Kähler
Monika Keller
Dietrich Klingmüller
Ralf Köster
Susann Kowol
Karl-Heinz Kuck
Bernd Löwe
Axel Matzdorff
Thomas Müller-Tasch
Christoph A. Nienaber
Christoph Nikendei
Jürgen Pausch
Michael Petzsch
Wolfgang Rösch

Nina Sauer
Brigitte Schlehofer
Michael Schmidt
Henrik Schneider
Andreas Schuchert
Michael Schwab
Hans-Udo Schweikert
Heiko Stern
Adrienne Teschner
Christian Träder
Klaus-Henning Usadel
Roland Veelken
Peter Wahl
Arne Zastrow
Reinhard Ziegler
Stephan Zipfel

2. vollständig überarbeitete und erweiterte Auflage

1010 Abbildungen, 643 Tabellen

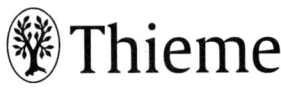

Bibliografische Information Der Deutschen Bibliothek
Die Deutsche Bibliothek verzeichnet diese Publikation in der Deutschen Nationalbibliographie;
detaillierte bibliografische Daten sind im Internet über http://dnb.ddb.de abrufbar.

Begründer der Dualen Reihe
und Gründungsherausgeber:

Dr. med. Alexander Bob
Dr. med. Konstantin Bob

1. Auflage 2001

Zeichnungen: Barbara Gay, Stuttgart; Christine Lackner, Ittlingen
Layout: Arne Holzwarth, Stuttgart
Umschlaggestaltung: Thieme Verlagsgruppe
Umschlagfoto: PhotoDisc, Inc.

Wichtiger Hinweis:

Wie jede Wissenschaft ist die Medizin ständigen Entwicklungen unterworfen. Forschung und klinische
Erfahrung erweitern unsere Erkenntnisse, insbesondere was Behandlung und medikamentöse Therapie
anbelangt. Soweit in diesem Werk eine Dosierung oder eine Applikation erwähnt wird, darf der Leser
zwar darauf vertrauen, dass Autoren, Herausgeber und Verlag große Sorgfalt darauf verwandt haben,
dass diese Angabe **dem Wissensstand bei Fertigstellung des Werkes** entspricht.
Für Angaben über Dosierungsanweisungen und Applikationsformen kann vom Verlag jedoch keine
Gewähr übernommen werden. **Jeder Benutzer ist angehalten**, durch sorgfältige Prüfung der Beipackzettel der verwendeten Präparate und gegebenenfalls nach Konsultation eines Spezialisten festzustellen,
ob die dort gegebene Empfehlung für Dosierungen oder die Beachtung von Kontraindikationen gegenüber der Angabe in diesem Buch abweicht. Eine solche Prüfung ist besonders wichtig bei selten verwendeten Präparaten oder solchen, die neu auf den Markt gebracht worden sind. **Jede Dosierung
oder Applikation erfolgt auf eigene Gefahr des Benutzers.** Autoren und Verlag appellieren an jeden
Benutzer, ihm etwa auffallende Ungenauigkeiten dem Verlag mitzuteilen.
Geschützte Warennamen (Warenzeichen) werden **nicht** besonders kenntlich gemacht. Aus dem Fehlen
eines solchen Hinweises kann also nicht geschlossen werden, dass es sich um einen freien Warennamen
handelt.

© 2001, 2009 Georg Thieme Verlag KG
Rüdigerstraße 14, D-70469 Stuttgart
Unsere Homepage: www.thieme.de

Printed in Germany

Satz: Hagedorn Kommunikation GmbH, Viernheim
Druck: Firmengruppe APPL, aprinta druck, Wemding

ISBN 978-3-13-118162-6   1   2   3   4   5

Vorwort

Das Lehrbuch Duale Reihe Innere Medizin liegt nun in der zweiten Auflage vor. Da sich das Wissen in allen Schwerpunkten der Inneren Medizin rapide vermehrt hat, wurde das Buch komplett überarbeitet, und viele Kapitel wurden völlig neu geschrieben.

Die mitwirkenden Autoren haben ihre gesamte Erfahrung in der Krankenversorgung, der Lehre und der Forschung in das Buch einfließen lassen – mit dem primären Fokus auf die Ausbildungssituation der Studierenden. Deshalb stand für uns unter Berücksichtigung der aktuellen Approbationsordnung für Ärzte neben der guten Textverständlichkeit, der Praxisnähe und der Aktualität der Inhalte die Prüfungsrelevanz im Vordergrund. Bei allem notwendigen wissenschaftlichen Tiefgang blieb dabei unser Ziel, nicht in Spezialistenwissen abzugleiten. Allerdings wollten wir keinesfalls auf die zum Verständnis der Inneren Medizin erforderlichen anatomischen und physiologischen Grundlagen verzichten. Auch alle wichtigen diagnostischen Methoden werden jeweils zu Beginn der einzelnen Kapitel aufgeführt.

Ein weiteres Kennzeichen dieses Lehrbuches ist seine Praxisnähe. So werden viele klinische Fallbeispiele und alle wesentlichen Leitsymptome unseres Faches besprochen. Die einzelnen Kapitel sind dabei einheitlich und klar strukturiert, die Texte leicht verständlich formuliert und einprägsam. Daneben verdeutlichen zahlreiche aussagekräftige Grafiken und Fotos die Inhalte und erleichtern das Gesamtverständnis.

Durch die beliebte Zweiteilung in einen ausführlichen Lehrbuchtext und eine Textzusammenfassung in der Randspalte kann der Leser einerseits umfassend einen Sachverhalt erlernen und andererseits durch das „integrierte Kurzlehrbuch" in Form der Randspalte diesen nochmals auffrischen bzw. schnell wiederholen. Der Gesamtumfang blieb mit ca. 1500 Seiten erfreulicherweise überschaubar, obwohl dieses Lehrbuch der Inneren Medizin um die Kapitel Geriatrie, Psychosomatische Medizin sowie einem Kapitel zu Laborwerten und Referenzbereichen erweitert wurde.

Unser herzlicher Dank gilt den Mitarbeitern des Georg Thieme Verlags, insbesondere Frau Dr. Bettina Horn-Zölch, die mit ihrer langjährigen Erfahrung, Kompetenz und geduldigen Konsequenz ganz wesentlich zum Erscheinen der Dualen Reihe Innere Medizin beigetragen hat.

Wir hoffen, dass diese 2. Auflage unseren Lesern bei der Bewältigung des umfangreichen Stoffes der Inneren Medizin und darüber hinaus auch im klinischen Alltag und in speziellen Situationen hilfreich sein wird. Möge das Buch so den Hauptpersonen im ärztlichen Handeln nützen, den Kranken.

Uns ist ganz klar: das perfekte (Lehr-)Buch wird es niemals geben. Wir sind deshalb sehr dankbar für jede konstruktive Kritik und alle Verbesserungsvorschläge, die Sie am besten via Kundenservice@thieme.de an den Verlag übermitteln. Vielen Dank!

Die Autoren
Januar 2009

Inhalt

Vorwort V

Teil A – Kardiologie

Brandt R., Chatterjee T., Dill T., Ernst S., Hamm Ch. W., Hofmann T., Kähler J., Köster R., Kuck K.-H., Nienaber Ch. A., Petzsch M., Schuchert A., Schneider H., Stern H.

Teil B – Angiologie

Huck K.

Teil C – Pneumologie
Schmidt M.

Teil D – Säure-Basen-Haushalt

Schmidt M., Goeckenjan G.

Teil E – Gastroenterologie

Rösch W.

Teil F – Leber, Galle, Pankreas

Pausch J., Rösch W.

Teil G – Diabetologie und Stoffwechsel

Usadel K.-H., Wahl P.

Teil H – Endokrinologie

Klingmüller D., Schweikert H.-U., Teschner A., Ziegler R.

3 Störungen der Kalzium-Phosphathomöostase und des Knochenstoffwechsels *Ziegler R.* 771

3.1	**Physiologische Grundlagen**	**771**
3.2	**Diagnostische Methoden**	**773**
3.3	**Erkrankungen der Nebenschilddrüsen**	**775**
3.3.1	Primärer Hyperparathyreoidismus (pHPT)	775
3.3.2	Sekundärer Hyperparathyreoidismus (sHPT)	779
3.3.3	Tertiärer Hyperparathyreoidismus	782
3.3.4	Hypoparathyreoidismus	783
	Sonderform: Pseudohypoparathyreoidismus	787
3.4	**Störungen des Vitamin-D-Stoffwechsels**	**787**
3.4.1	Rachitis, Osteomalazie	787
3.4.2	Vitamin-D-Intoxikation	790
3.5	**Weitere metabolische Knochenerkrankungen**	**790**
3.5.1	Osteoporose	790
3.5.2	Morbus Paget	796

4 Nebennierenrinde (NNR) *Klingmüller D., Schweikert H.-U.* . . 798

4.1	**Anatomische und physiologische Grundlagen**	**798**
4.2	**Diagnostische Methoden**	**800**
4.2.1	Hormonbestimmung	800
4.2.2	Funktionstests	800
4.3	**Leitsymptom**	**801**
4.3.1	Hirsutismus	801
4.4	**Hyperkortisolismus (Cushing-Syndrom)**	**802**
4.4.1	Morbus Cushing	804
4.4.2	Peripheres Cushing-Syndrom	805
4.4.3	Ektopes Cushing-Syndrom	805
4.4.4	Iatrogenes Cushing-Syndrom	806
4.5	**Hyperaldosteronismus**	**807**
4.5.1	Primärer Hyperaldosteronismus	807
4.5.2	Sekundärer Hyperaldosteronismus	808
4.6	**Nebennierenrindeninsuffizienz**	**808**
4.6.1	Akute Nebennierenrindeninsuffizienz (Addison-Krise)	810
4.7	**Inzidentalome der Nebennieren**	**811**
4.8	**Adrenogenitales Syndrom (AGS)**	**812**

5 Nebennierenmark *Ziegler R.* 814

5.1	**Physiologische Grundlagen**	**814**
5.2	**Phäochromozytom**	**815**
5.3	**Dysautonomie**	**819**

6 Pluriglanduläre Syndrome *Ziegler R.* 820

6.1	**Multiple endokrine Neoplasie (MEN)**	**820**
6.1.1	MEN Typ 1 (Wermer-Syndrom)	820
6.1.2	MEN Typ 2	822
6.2	**Multiple endokrine Autoimmuninsuffizienz**	**824**

7 Männliche Gonaden *Schweikert H.-U.* 825

7.1	**Physiologische Grundlagen**	**825**
7.2	**Diagnostik**	**827**
7.3	**Leitsymptome und -befunde**	**829**
7.3.1	Verminderte Androgenproduktion	829
7.3.2	Gynäkomastie	829
7.3.3	Infertilität	831
7.4	**Männlicher Hypogonadismus**	**832**
7.4.1	Allgemeine Grundlagen	832

Teil J – Infektionskrankheiten

Hengstmann J.H., Arastéh K., Träder Ch., Kowol S.

1   Grundlagen   *Hengstmann J.H.* **1025**

2   Diagnostische Methoden   *Hengstmann J.H.* **1034**

3   Leitsymptome   *Hengstmann J.H.* **1039**

4   Bakterielle Infektionen   *Hengstmann J.H.* **1043**

4   Erkrankungen der Leukozyten 1193

Teil L – Hämostaseologie

Harenberg J.

Teil O – Psychosomatische Medizin

Herzog W., Nikendei Ch., Löwe B.

Teil P – Geriatrie

Hahn J.-M.

Teil Q – Laboratoriumsdiagnostik und Referenzbereiche

Füeßl H. S.

Anschriften

Herr
Priv.-Doz. Dr. med. Keikawus Arastéh
Vivantes-Auguste-Viktoria-Klinikum
Klinik für Innere Medizin, Infektiologie
und Gastroenterologie
Rubensstraße 125
12157 Berlin

Herr
Prof. Dr. med. Hanns-Wolf Baenkler
Medizinische Klinik III mit Poliklinik
der Universität Erlangen-Nürnberg
Krankenhausstraße 12
91054 Erlangen

Frau
Dr. med. Christiane Bieber
Universitätsklinikum Heidelberg
Medizinische Klinik – Innere Medizin II
Allgemeine Klinische Medizin und
Psychosomatische Medizin
Im Neuenheimer Feld 410
69120 Heidelberg

Herr
Dr. med. Roland Brandt
Kerckhoff-Klinik GmbH
Abteilung für Kardiologie
Benekestraße 2–8
61231 Bad Nauheim

Herr
Priv.-Doz. Dr. med. Tushar Chatterjee
Herzzentrum
Hirslanden Zentralschweiz
Klinik St. Anna
St. Annastrasse 32
6006 Luzern
SCHWEIZ

Herr
Prof. Dr. med. Thorsten Dill
Kerckhoff-Klinik GmbH
Abteilung für Kardiologie
Benekestraße 2–8
61231 Bad Nauheim

Herr
Dr. med. Tilmann Ditting
Universitätsklinikum Erlangen und
Klinikum Nürnberg
Lehrstuhl Medizinische Klinik 4
der Universität Erlangen-Nürnberg
Nephrologie und Hypertensiologie
Krankenhausstraße 12,
91054 Erlangen
Breslauer Straße 201,
90471 Nürnberg

Herr
Prof. Dr. med. Wolfgang Eich
Universitätsklinikum Heidelberg
Medizinische Klinik – Innere Medizin II
Allgemeine Klinische Medizin und
Psychosomatische Medizin
Im Neuenheimer Feld 410
69120 Heidelberg

Frau
Priv.-Doz. Dr. med. Sabine Ernst
Royal Brampton Hospital
Sydney Street
SW3GNP
London
GROSSBRITANNIEN

Herr
Prof. Dr. med. Dieter Fritze
Klinikum Darmstadt
Onkologische Ambulanz
Bleichstraße 19/21
64283 Darmstadt

Herr
Prof. Dr. med. Hermann S. Füeßl
Isar-Amper-Klinikum
gemeinnützige GmbH
Klinikum München-Ost
Ringstraße 33a
85540 Haar

Herr
Prof. Dr. med. Gerd Goeckenjan
Am Ziegenberg 95
34128 Kassel

Herr
Dr. med. Johannes-Martin Hahn
Tropenklinik Paul-Lechler-Krankenhaus
Paul-Lechler-Str. 24
72076 Tübingen

Herr
Prof. Dr. med. Christian W. Hamm
Kerckhoff Klinik GmbH
Abteilung für Kardiologie
Benekestraße 2–8
61231 Bad Nauheim

Herr
Prof. Dr. med. Job Harenberg
Klinische Pharmakologie
Medizinische Fakultät Mannheim
Ruprecht-Karls-Universität Heidelberg
Maybachstraße 14
68169 Mannheim

Herr
Prof. Dr. med. Jürgen H. Hengstmann
Gabainstraße 4
12247 Berlin

Herr
Prof. Dr. med. Wolfgang Herzog
Universitätsklinikum Heidelberg
Medizinische Klinik – Innere Medizin II
Allgemeine Klinische Medizin und
Psychosomatische Medizin
Im Neuenheimer Feld 410
69120 Heidelberg

Herr
Priv.-Doz. Dr. med. Thomas Hofmann
Regio Klinikum Pinneberg
Innere Medizin/Kardiologie
Fahltskamp 74
25421 Pinneberg

Frau
Dr. sc. hum. Dipl.-Psych.
Nicole Holzapfel
Universitätsklinikum Heidelberg
Medizinische Klinik – Innere Medizin II
Allgemeine Klinische Medizin und
Psychosomatische Medizin
Im Neuenheimer Feld 410
69120 Heidelberg

Herr
Dr. med. Kurt Huck
I. Medizinische Klinik
Angiologie/Kardiologie
Klinikum Mannheim
Theodor-Kutzer-Ufer
68167 Mannheim

Herr
Prof. Dr. med. Jan Kähler
Universitäts-Krankenhaus Eppendorf
Universitäres Herzzentrum Hamburg
Klinik und Poliklinik für Kardiologie
und Angiologie
Martinistraße 52
20246 Hamburg

Frau
Priv.-Doz. Dr. med. Monika Keller
Zentrum für Psychosoziale Medizin
Sektion Psychoonkologie,
Klinik für Allgemeine Klinische und
Psychosomatische Medizin INF
Ernst-Moro-Haus – INF 155
69120 Heidelberg

Herr
Prof. Dr. med. Dietrich Klingmüller
Institut für Klinische Chemie und
Pharmakologie
Abteilung Endokrinologie
Universitätsklinikum Bonn
Sigmund-Freud-Str. 25
53105 Bonn

Herr
Priv.-Doz. Dr. med. Ralf Köster
Universitäts-Krankenhaus Eppendorf
Universitäres Herzzentrum Hamburg
Klinik und Poliklinik für Kardiologie
und Angiologie
Martinistraße 52
20246 Hamburg

Frau
Susann Kowol
Vivantes-Auguste-Viktoria-Klinikum
Klinik für Innere Medizin,
Infektiologie und Gastroenterologie
Rubensstraße 125
12157 Berlin

Herr
Prof. Dr. med. Karl-Heinz Kuck
Allgemeines Krankenhaus St. Georg
II. Medizinische Klinik
Abteilung Innere Medizin/Kardiologie
Lohmühlenstraße 5
20099 Hamburg

Herr
Prof. Dr. med. Dipl.-Psych. Bernd Löwe
Universitätsklinikum
Hamburg-Eppendorf
Institut und Poliklinik für
Psychosomatische Medizin
und Psychotherapie
Martinistraße 52
20246 Hamburg

Herr
Prof. Dr. med. Axel Matzdorff
Caritasklinik St. Theresia
Klinik für Hämatologie und Onkologie
Rheinstraße 2
66113 Saarbrücken

Herr
Dr. med. Thomas Müller-Tasch
Universitätsklinikum Heidelberg
Medizinische Klinik – Innere Medizin II
Allgemeine Klinische Medizin und
Psychosomatische Medizin
Im Neuenheimer Feld 410
69120 Heidelberg

Herr
Prof. Dr. med. Christoph A. Nienaber
Universitätsklinikum Rostock
Klinik und Poliklinik für
Innere Medizin/Kardiologie
Ernst-Heydemann-Str. 6
18057 Rostock

Herr
Dr. med. Christoph Nikendei
Universitätsklinikum Heidelberg
Medizinische Klinik – Innere Medizin II
Allgemeine Klinische Medizin und
Psychosomatische Medizin
Im Neuenheimer Feld 410
69120 Heidelberg

Herr
Prof. Dr. med. Jürgen Pausch
Direktor der Medizinischen Klinik I
Klinikum Kassel GmbH
Mönchebergstraße 41–43
34125 Kassel

Herrn
Priv.-Doz. Dr. Michael Petzsch
Kreiskrankenhaus Waldbröl
Medizinische Klinik I
Dr.-Goldenbogen-Str. 10
51545 Waldbröl

Herrn
Prof. Dr. med. Wolfgang Rösch
ehem. Medizinische Klinik am
Krankenhaus Nordwest
Steinbacher Hohl 32
60488 Frankfurt

Frau
Dr. med. Nina Sauer
Universitätsklinikum
Hamburg-Eppendorf
Institut und Poliklinik für
Psychosomatische Medizin
und Psychotherapie
Martinistraße 52
20246 Hamburg

Frau
Dr. med. Dipl.-Psych.
Brigitte Schlehofer
Universitätsklinikum Heidelberg
Medizinische Klinik –
Innere Medizin II
Allgemeine Klinische Medizin und
Psychosomatische Medizin
Im Neuenheimer Feld 410
69120 Heidelberg

Herr
Prof. Dr. med Michael Schmidt
Universitätsklinikum Würzburg
Medizinische Klinik
Pneumologie
Josef-Schneider-Straße 2
97080 Würzburg

Herr
Dr. med. Henrik Schneider
Universitätsklinikum Rostock
Klinik und Poliklinik für
Innere Medizin/Kardiologie
Ernst-Heydemann-Str. 6
18057 Rostock

Herr
Prof. Dr. med. Andreas Schuchert
Friedrich-Ebert-Krankenhaus
Medizinische Klinik
Friesenstraße 11
24534 Neumünster

Herr
Dr. med. Dipl.-Psych. Michael Schwab
Universitätsklinikum Heidelberg
Medizinische Klinik –
Innere Medizin II
Allgemeine Klinische Medizin und
Psychosomatische Medizin
Im Neuenheimer Feld 410
69120 Heidelberg

Herr
Prof. Dr. med. Hans-Udo Schweikert
Universitätsklinikum Bonn
Medizinische Klinik III
Wilhelmstraße 35–37
53111 Bonn

Herr
Priv.-Doz. Dr. med. Heiko Stern
Ärztezentrum für Kinder-
und Jugendmedizin
Kinderkardiologie, Neonatologie
Pippinplatz 4
82131 Gauting

Frau
Dr. med. Adrienne Teschner
Daglfingerstraße 36
81929 München

Herr
Dr. med. Christian Träder
Vivantes-Auguste-Viktoria-Klinikum
Klinik für Innere Medizin,
Infektiologie und Gastroenterologie
Rubensstraße 125
12157 Berlin

Herr
Prof. Dr. med. Klaus-Henning Usadel
Endokrinologikum Frankfurt
Stresemannallee 3
60596 Frankfurt

Herr
Prof. Dr. med. Roland Veelken
Universitätsklinikum Erlangen
und Klinikum Nürnberg
Lehrstuhl Medizinische Klinik 4
der Universität Erlangen-Nürnberg
Nephrologie und Hypertensiologie
Krankenhausstraße 12,
91054 Erlangen
Breslauer Straße 201,
90471 Nürnberg

Herr
Prof. Dr. med. Peter Wahl
Berghalde 38
69126 Heidelberg

Herr
Dr. med. Arne Zastrow
Universitätsklinikum Heidelberg
Medizinische Klinik – Innere Medizin II
Allgemeine Klinische Medizin und
Psychosomatische Medizin
Im Neuenheimer Feld 410
69120 Heidelberg

Herr
Prof. Dr. med. Dr. h. c. Reinhard Ziegler
Mozartstraße 20
69121 Heidelberg

Herr
Prof. Dr. med. Stephan Zipfel
Universitätsklinikum Tübingen
Abteilung Innere Medizin VI
Psychosomatische Medizin
und Psychotherapie
Osianderstraße 5
72076 Tübingen

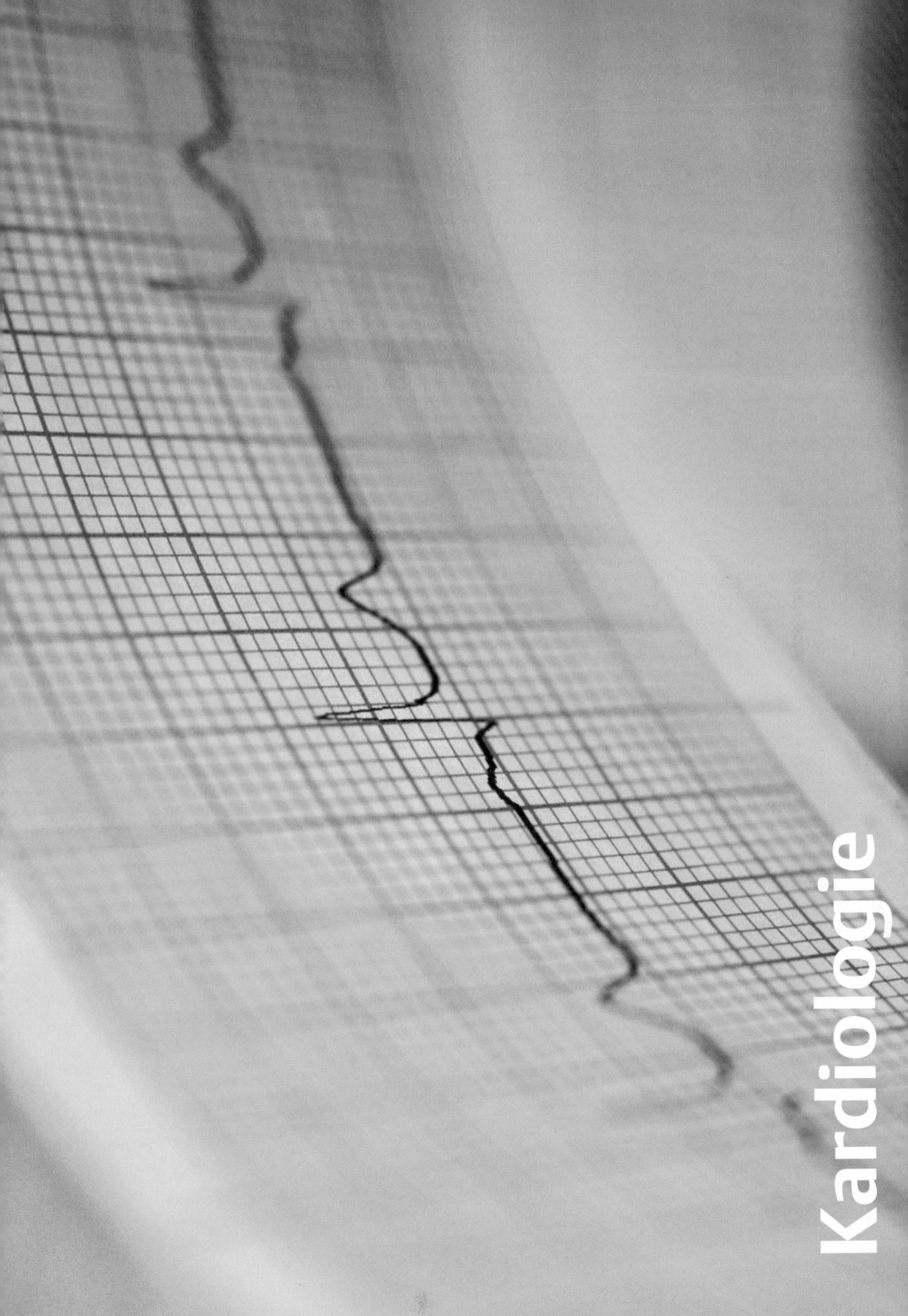

Kardiologie

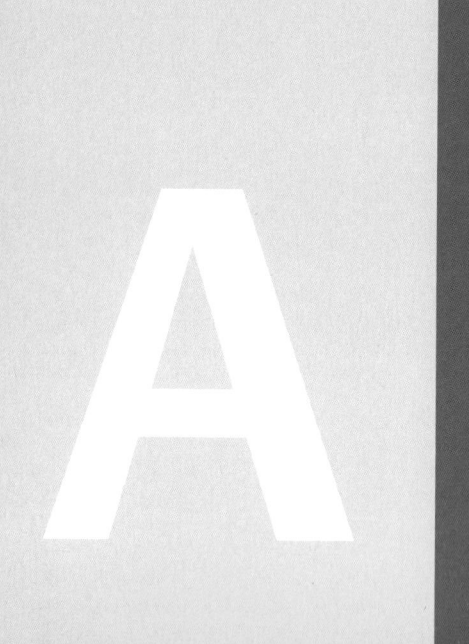

Kardiologie

1 Anatomie und Physiologie

1.1 Anatomie

Entwicklung

Das Gewebe der **Herzanlage** entstammt, wie alle Bestandteile des Herz-Kreislauf-Systems, dem **Mesoderm**. Das Herz entwickelt sich aus dem **Herzschlauch,** der sich bis zum Ende des ersten Lebensmonats verlängert und zur Herzschleife faltet. Aus der Herzschleife entsteht durch **Septierungsvorgänge** bis zur siebten Woche die Herzstruktur mit vier Höhlen. Der Schlunddarm (die Anlage des Pharynx) wird von 6 paarigen **Kiemenbogenarterien** eingefasst, die sich zurückbilden oder an ihre entsprechende Position wandern und sich in Teile der großen Arterien umwandeln. In der Embryonalzeit werden drei **Venensysteme** angelegt. Aus einem, den **Kardinalvenen**, gehen die Vv. cavae hervor.

Blutkreislauf prä- und postpartal

Präpartal strömt das Blut aus der Plazenta zum rechten Vorhof.
Von dort fließt es entweder zum rechten Ventrikel, über Pulmonalarterie und offenen Ductus arteriosus in die deszendierende Aorta oder es passiert das Foramen ovale und fließt direkt zum linken Vorhof und über den linken Ventrikel in den systemischen Kreislauf. Der pulmonale Widerstand ist in utero hoch, sodass das Blut zum größten Teil durch den offenen Ductus arteriosus und **nicht** durch die **Lunge** fließt. Zum Zeitpunkt der **Geburt** fällt der pulmonale Gefäßwiderstand, die Lunge wird stärker durchblutet, und der Ductus arteriosus schließt sich (Abb. **A-1.1**). Durch den höheren Druck im linken Vorhof wird das Foramen ovale nach der Geburt zunächst funktionell, dann anatomisch verschlossen.

1 Anatomie und Physiologie

1.1 Anatomie

Entwicklung

Das **Herzgewebe** stammt aus dem **Mesoderm**. Das Herz entwickelt sich aus dem **Herzschlauch**. Durch **Septierung** entstehen die vier Höhlen der Herzanlage. Die großen Arterien entstammen den **Kiemenbogenarterien**, die Vv. cavae den **Kardinalvenen**.

Blutkreislauf prä- und postpartal

Präpartal strömt Blut aus der Plazenta zum rechten Vorhof. In den Systemkreislauf gelangt es über rechten Ventrikel, Pulmonalarterie, offenen Ductus arteriosus oder Foramen ovale, linken Vorhof und Ventrikel.
Der pulmonale Widerstand ist in utero hoch, der größte Teil des Blutes **umgeht** die **Lunge**. Er fällt **postpartal**, die Perfusion nimmt zu und der Ductus arteriosus sowie das Foramen ovale verschließen sich (Abb. **A-1.1**).

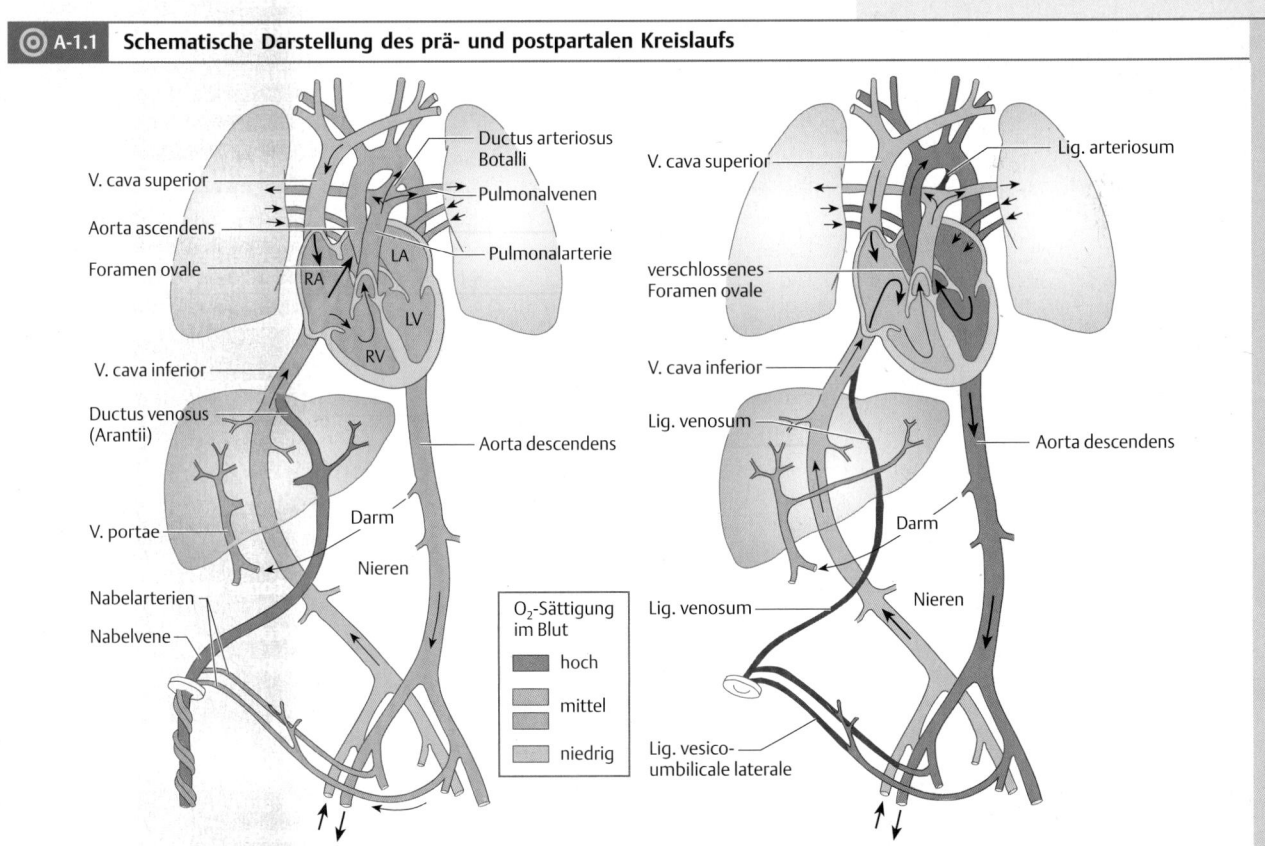

⊚ A-1.1 | **Schematische Darstellung des prä- und postpartalen Kreislaufs**

⊙ A-1.2 Das Herz

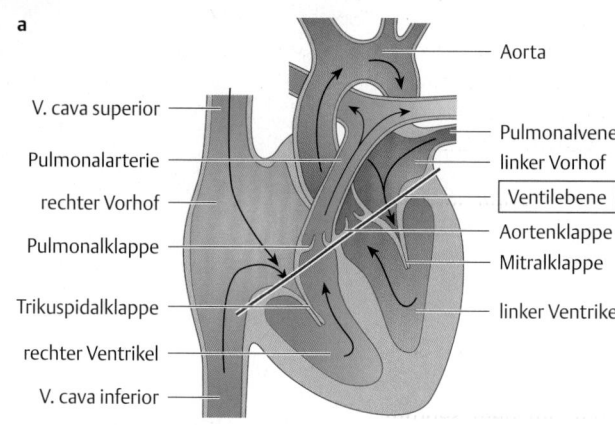

a

- V. cava superior
- Pulmonalarterie
- rechter Vorhof
- Pulmonalklappe
- Trikuspidalklappe
- rechter Ventrikel
- V. cava inferior

- Aorta
- Pulmonalvene
- linker Vorhof
- Ventilebene
- Aortenklappe
- Mitralklappe
- linker Ventrikel

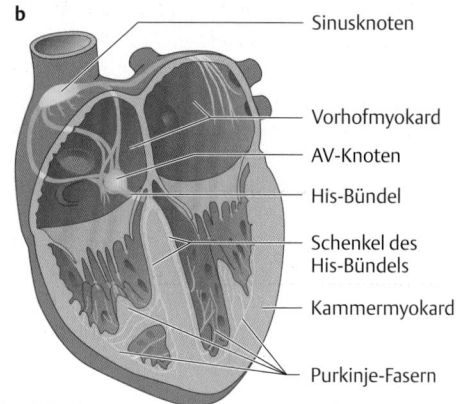

b

- Sinusknoten
- Vorhofmyokard
- AV-Knoten
- His-Bündel
- Schenkel des His-Bündels
- Kammermyokard
- Purkinje-Fasern

a Blick auf die vier Herzkammern, die Richtung des Blutstroms ist mit Pfeilen gekennzeichnet.

b Erregungsbildungs- und -leitungssystem.

Herzbinnenräume

Das Herz besteht aus **zwei Vorhöfen** und **zwei Kammern**. Ein Septum trennt die rechte und die linke Herzhälfte (Abb. **A-1.2a**). Die rechte Herzhälfte unterhält den Lungenkreislauf, während die linke den Körperkreislauf aufrechterhält.

Die V. cava mündet in den rechten Vorhof, die Pulmonalvenen münden in den linken Vorhof. Aus dem rechten Ventrikel entspringt der Truncus pulmonalis, aus dem linken die Aorta.

Aufbau der Herzwand und des Erregungsleitungssystems

Das **Endokard**, bestehend aus Endothelzellen und Basalmembran, kleidet das gesamte Herz aus.

Die vier **Herzklappen** sind Differenzierungen des Endokards. Zwischen den Vorhöfen und den Kammern liegen die **Trikuspidal-** und **Mitralklappe** (Atrioventrikular-/Segelklappen), deren Ränder über Sehnenfäden (Chordae tendineae) mit Papillarmuskeln verbunden sind. Die **Pulmonalklappe** liegt am Ansatz der A. pulmonalis und die **Aortenklappe** am Aortenansatz (Semilunar-/Taschenklappen). Die Herzklappen liegen in der Ventilebene.

Im **Myokard** sind die Herzmuskelzellen in schraubenförmig verlaufenden Bündeln angeordnet.

Die Querstreifung der Herzmuskulatur entsteht durch intrazelluläre **Aktin-** und **Myosinfilamente**. Diese schieben sich bei einer Kontraktion übereinander.

Herzbinnenräume

Das Herz ist ein muskuläres Hohlorgan, das den Blutkreislauf durch Pumpaktionen unterhält. Es besteht aus **vier** funktionell gekoppelten **Höhlen**, die in **zwei Vorhöfe** und **zwei Kammern** unterteilt sind. Ein Septum trennt die rechte und die linke Herzhälfte, die jeweils aus einem Vorhof und einer Kammer bestehen (Abb. **A-1.2a**). Die rechte Herzhälfte unterhält den Lungenkreislauf („kleiner Kreislauf", Niederdrucksystem, s. S. 225) während die linke Herzhälfte den Körperkreislauf („großer Kreislauf", Hochdrucksystem, s. S. 225) aufrechterhält. Dementsprechend weist der linke Ventrikel im Vergleich zum rechten eine stärkere Muskulatur auf.

Die obere und untere V. cava münden in den rechten Vorhof, die Pulmonalvenen münden in den linken Vorhof. Aus dem rechten Ventrikel entspringt der Truncus pulmonalis, aus dem linken Ventrikel die Aorta.

Aufbau der Herzwand und des Erregungsleitungssystems

Die Herzwand besteht aus Endokard, Myokard und Epikard.

Das **Endokard** kleidet die Hohlräume des Herzens vollständig aus und besteht aus einer Endothelzellschicht und der Basalmembran. Durch subendokardiales Bindegewebe ist das Endokard mit dem Myokard verbunden.

Die vier **Herzklappen** sind Differenzierungen des Endokards. Funktionell handelt es sich bei ihnen um Ventile, welche die Strömungsrichtung des Blutes während der Herzaktion bestimmen. Die Atrioventrikularklappen (AV-Klappen) liegen zwischen Vorhof und Ventrikel. Im rechten Herzen befindet sich an dieser Stelle die dreisegelige **Trikuspidalklappe** und im linken Herzen die zweisegelige **Mitralklappe**. Die Ränder der Segelklappen sind über Sehnenfäden (Chordae tendineae) mit **Papillarmuskeln** verbunden. Zwischen dem rechten Ventrikel und der A. pulmonalis liegt am Ansatz der A. pulmonalis die **Pulmonalklappe**, zwischen linkem Ventrikel und Aortenansatz die **Aortenklappe**. Diese beiden Klappen werden auch als Taschen- oder Semilunarklappen bezeichnet. Sie werden jeweils aus drei Klappenanteilen gebildet. Alle vier Herzklappen liegen in der so genannten **Ventilebene**. Zur Öffnung und Schließung der Klappen während des Herzzyklus s. Abb. **A-1.6**.

Das **Myokard** besteht aus Herzmuskelgewebe. Die Herzmuskelzellen sind zu Bündeln geordnet, die einen schraubenförmigen Verlauf aufweisen. Diese Anordnung ermöglicht eine effiziente und gleichmäßige Kontraktion der gesamten Kammer während der Systole.

Die Herzmuskulatur weist eine Querstreifung auf, die durch die Anordnung von **Aktin- und Myosinfilamenten** (s. Abb. **A-1.4**) in den Muskelzellen entsteht. Die Herzmuskelzellen sind im Bereich der **Glanzstreifen** (Disci intercalares) mechanisch und elektrisch miteinander verbunden. Der Zellhaftung dienen

Fasciae adhaerentes und Desmosomen, die elektrische Kopplung entsteht durch adhäsive Kontakte („gap junctions"). Sie erlauben eine schnelle Fortleitung von Aktionspotenzialen im gesamten Myokard (s. S. 8).

Die Erregung des Herzmuskels erfolgt durch spezialisierte Herzmuskelfasern, die morphologisch und funktionell von der Arbeitsmuskulatur unterscheidbar sind und das **Erregungsbildungs- und -leitungssystem** bilden (Abb. **A-1.2b**). Dieses System hat autonome Aktivität und besteht aus verschiedenen Anteilen, die normalerweise nacheinander erregt werden:

- Der **Sinusknoten** (s. S. 9), von dem der Impuls für eine Herzaktion ausgeht, liegt in der Wand des rechten Vorhofs im Winkel zwischen Vena cava superior und rechtem Herzohr.
- Der **Atrioventrikular-Knoten** (AV-Knoten) liegt auf dem Boden des rechten Vorhofes neben dem Septum interatriale.
- Sinus- und AV-Knoten sind außer über die Arbeitsmuskulatur durch **drei internodale Leitungsbahnen** verbunden.
- Die weitere Erregungsleitung erfolgt im **His-Bündel**, das auf dem Septum interventrikulare „reitet" und sich in den rechten und den linken **Kammerschenkel** (Tawara-Schenkel) aufteilt.
- Funktionell kann das linke Leitungsbündel in einen anterioren und einen posterioren Schenkel unterteilt werden.
- Die Kammerschenkel ziehen subendokardial zur Herzspitze und verzweigen sich in die **Purkinje-Fasern**, von deren Enden aus sich die Erregung über die Kammermuskulatur ausbreitet.

Das **Epikard** entspricht der dem Myokard anliegenden **Lamina visceralis des Perikards** (Herzbeutel). Der **Herzbeutel** besteht zum Teil aus bindegewebigen Fasern und ist deshalb praktisch nicht dehnbar. Er verhindert so auch die passive Überdehnung des Herzens in der Diastole.

Das **Perikard** umfasst das Herz samt der herznahen Gefäßabschnitte. Es besteht aus einer **viszeralen** und einer **parietalen** Lamina, zwischen denen sich ein mit seröser Flüssigkeit gefüllter Spaltraum befindet. Die Serosaüberzüge des Perikards ermöglichen ein reibungsarmes Gleiten des Herzens während der Pulsationen.

Das **Herzskelett** besteht aus straffen Bindegewebsringen zwischen den Vorhöfen und Kammern und entspricht topographisch der Ventilebene. Die Muskulatur der Vorhöfe und Kammern setzt am Herzskelett an und steht **nicht in kontinuierlicher Verbindung**. Lediglich das Erregungsleitungssystem, das His-Bündel, und bei einigen Menschen **akzessorische Leitungsbahnen**, durchlaufen das unerregbare Bindegewebe.

Blutversorgung

Die arterielle Versorgung des Herzens erfolgt über zwei große **Herzkranzgefäße**, die **rechte und die linke Koronararterie**, die unmittelbar oberhalb der Aortenklappe aus der Aorta entspringen (Abb. **A-1.3**). Je nach Dominanz der Gefäße bei der Versorgung des Myokards unterscheidet man zwischen drei **Versorgungstypen**.

Beim **ausgeglichenen Versorgungstyp** (ca. 70 %) versorgt:
- die **rechte Koronararterie** (RCA) den rechten Vorhof, den rechten Ventrikel sowie das hintere Drittel des interventrikulären Septums und die Hinterwand, zudem versorgen ihre Äste den Sinus- und AV-Knoten !!!
- die **linke Koronararterie** (LCA) teilt sich in den R. interventricularis anterior (RIVA) und den R. circumflexus (RCX).
  - Der R. interventricularis ant. verläuft an der Vorderwand des Herzens im Sulcus interventricularis und versorgt die Herzvorderwand, die vorderen Septumanteile und die Spitze des Ventrikels.
  - Der R. circumflexus verläuft in der atrioventrikulären Grube zur Hinterwand und versorgt die Posterolateralwand.

Beim **Rechtsversorgungstyp** (ca. 15 %) dominiert die rechte Koronararterie, beim **Linksversorgungstyp** (ca. 15 %) die linke.

Im Bereich der **Glanzstreifen** sind die Herzmuskelzellen mechanisch und elektrisch verbunden.

Die Erregung des Herzmuskels erfolgt durch spezialisierte Herzmuskelfasern, die morphologisch und funktionell von der Arbeitsmuskulatur unterschieden werden können. Sie bilden das **Erregungsbildungs-** und **-leitungssystem**, das autonome Aktivität aufweist (Abb. **A-1.2b**). Es besteht aus dem **Sinusknoten**, von dem normalerweise die Erregung für die Herzaktion ausgeht, dem **Atrioventrikular-Knoten** (AV-Knoten), den **internodalen Bahnen** und dem **His-Bündel**, das sich in die **Kammerschenkel** (Tawara-Schenkel) aufteilt. Die Kammerschenkel zweigen sich in die **Purkinje-Fasern** auf, von denen aus sich die Erregung über die Kammermuskulatur ausbreitet.

Das **Epikard** entspricht der **Lamina visceralis des Perikards**.

Das **Perikard** besteht aus einer **viszeralen** und einer **parietalen** Lamina, zwischen denen sich ein flüssigkeitsgefüllter Spalt befindet.

Das **Herzskelett** besteht aus Bindegewebsringen, die zwischen Vorhöfen und Kammern liegen. Vorhof- und Ventrikelmuskulatur setzen daran an und stehen nicht in kontinuierlicher Verbindung.

Blutversorgung

Die Blutversorgung des Herzens erfolgt über die **rechte** und die **linke Koronararterie** (Abb. **A-1.3**). Je nach Dominanz der Gefäße unterscheidet man ausgeglichenen Versorgungstyp, Rechts- und Linkstyp. Beim **ausgeglichenen Typ** versorgt die **rechte Koronararterie**:
- den rechten Vorhof
- den rechten Ventrikel
- das hintere Drittel des Septums
- die Hinterwand
- Sinus-/AV-Knoten.

Der R. interventricularis der **linken Koronararterie** versorgt:
- die Vorderwand/Spitze
- die beiden vorderen Septumdrittel.

Der R. circumflexus der linken Koronararterie versorgt:
- die Posterolateralwand.

⊚ A-1.3

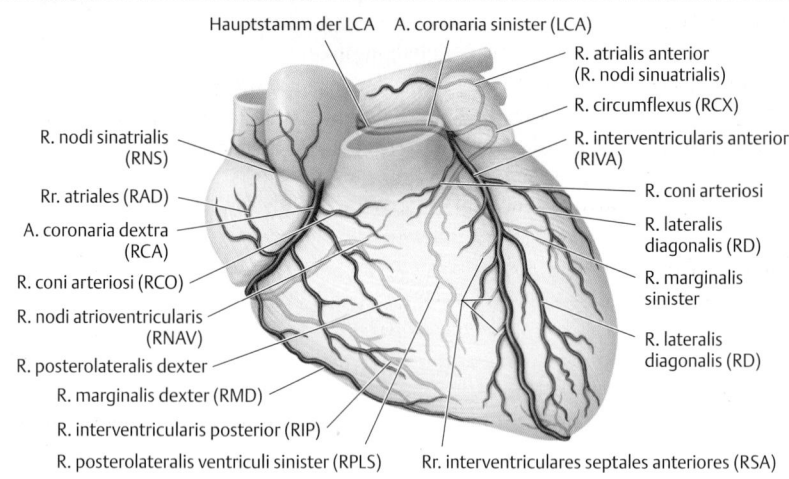

Hauptstamm der LCA   A. coronaria sinister (LCA)

R. atrialis anterior
(R. nodi sinuatrialis)

R. circumflexus (RCX)

R. interventricularis anterior
(RIVA)

R. coni arteriosi

R. lateralis
diagonalis (RD)

R. marginalis
sinister

R. lateralis
diagonalis (RD)

R. nodi sinatrialis
(RNS)

Rr. atriales (RAD)

A. coronaria dextra
(RCA)

R. coni arteriosi (RCO)

R. nodi atrioventricularis
(RNAV)

R. posterolateralis dexter

R. marginalis dexter (RMD)

R. interventricularis posterior (RIP)

R. posterolateralis ventriculi sinister (RPLS)   Rr. interventriculares septales anteriores (RSA)

▶ Merke

▶ **Merke:** In der Koronarangiographie (s. S. 49) werden – zum Großteil die englischen – Abkürzungen der Koronargefäßnamen verwendet:
- right coronary artery: RCA
  - right posterior descending: RPD = Ramus interventricularis posterior: RIVP
  - Ramus posteriorlateralis: RPL
- left coronary artery: LCA
  - left anterior descending: LAD = Ramus interventricularis anterior: RIVA
  - Ramus circumflexus: RCX

Zwischen den Gefäßen bestehen Anastomosen, die meist keinen ausreichenden Kollateralkreislauf ermöglichen.

Ein Hauptstammverschluss der linken Koronararterie ist meist tödlich.

Der **venöse Abfluss** aus den Koronarien erfolgt direkt und indirekt in den rechten Vorhof.

Zwischen den beiden großen Herzkranzgefäßen bestehen Anastomosen, die beim Verschluss eines Gefäßes jedoch meist nicht für einen ausreichenden Kollateralkreislauf ausreichen. Funktionell sind die Koronargefäße deshalb Endarterien.
Der Hauptstamm der linken Koronararterie ist ein lebenswichtiges Gefäß. Sein Verschluss hat eine erhebliche und deshalb häufig zum Tode führende myokardiale Durchblutungsstörung zur Folge.
Der **venöse Abfluss** aus dem Koronarsystem erfolgt zu 75–85 % indirekt über den Koronarvenensinus und zu 15 % direkt über kleinste Venen in den rechten Vorhof.

Innervation

Über den **Plexus cardiacus** erreichen sympathische und parasympathische Fasern das Herz.

Innervation

Die Innervation des Herzens erfolgt über das vegetative Nervensystem. Der **Plexus cardiacus** zwischen Aorta und Truncus pulmonalis enthält Fasern des **Sympathikus** und des **Parasympathikus**. Die Endverzweigungen des Plexus erreichen den Sinus- und AV-Knoten, die Arbeitsmuskulatur sowie das Epikard.

1.2 Physiologie

1.2.1 Grundlagen

In der **rechten** Herzhälfte wird Blut aus dem Körperkreislauf in die Lunge gepumpt, in der **linken** Hälfte wird oxygeniertes Blut aus den Lungen in den systemischen Kreislauf gefördert (s. Abb. **A-1.2**). Die Pumpfunktion basiert auf dem koordinierten Ablauf von **Systole** und **Diastole**.

1.2 Physiologie

1.2.1 Grundlagen

Das Herz entspricht zwei Pumpen, die seriell durch die pulmonale Strombahn und den Körperkreislauf miteinander verbunden sind (s. Abb. **A-1.2**). In der **rechten** Herzhälfte wird das venöse Blut aus dem Körperkreislauf aufgenommen und in die Lunge gepumpt, in der **linken** Herzhälfte wird oxygeniertes Blut aus der Lunge aufgenommen, mit dem der Körperkreislauf versorgt wird. Die Pumpfunktion resultiert aus einer rhythmischen, koordinierten Kontraktion (**Systole**, s. S. 10) und einer Relaxation (**Diastole**) des Myokards. Die Herzklappen sichern den unidirektionalen Blutfluss während der Herzaktion.

Analyse der Pumpfunktion

Ein Anhalt für die Pumpfunktion des Herzens ergibt sich aus dem **Herzzeitvolumen (HZV)**:

- HZV (l/min) = Herzfrequenz × Schlagvolumen

bzw. dem **Herzminutenvolumen (HMV)**, das mithilfe des Fickschen Prinzips aus der O_2-Aufnahme durch die Lunge und der Differenz zwischen arterieller und zentralvenöser Sauerstoffkonzentration bestimmt werden kann:

- $$\text{HMV (l/min)} = \frac{O_2\text{-Aufnahme (ml/min)}}{\text{arteriovenöse Sauerstoffdifferenz (ml } O_2/100 \text{ ml)}} \times 10$$

[handschriftlich: ↳ Praxis über CO_2-Kons. bestimmt]

Das HZV bzw. HMV beträgt normalerweise in Ruhe ca. 5 l/min.

Unter Ruhebedingungen wird in der Austreibungsphase etwa die Hälfte des Ventrikelinhaltes als **Schlagvolumen** (normal: 57–92 ml) in die Aorta ausgeworfen, sodass ein Restvolumen im Ventrikel zurückbleibt. Der Anteil des Schlagvolumens am enddiastolischen Volumen wird als **Auswurffraktion (Ejektionsfraktion, normal: ca. 55 %)** bezeichnet. Die Auswurffraktion ist ein guter, auch nichtinvasiv durch Echokardiographie bestimmbarer, Indikator für die linksventrikuläre Pumpfunktion.

Der kontraktile Apparat

Die kleinste Einheit des kontraktilen Apparates ist das **Sarkomer**. Es besteht zum größten Teil aus Aktin- und Myosinfilamenten (Abb. **A-1.4**). Viele Sarkomere liegen in einer Myofibrille hintereinander, die gebündelt wiederum eine Muskelfaser bilden.

Bei einer Depolarisation schieben sich die Aktin- und Myosinfilamente übereinander und führen zu einer Kontraktion der Zelle. Die Kontraktion verbraucht Energie, sie ist abhängig von ATP und Kalzium. An der Kopplung ist Troponin beteiligt, das bei Schädigung des Systems erhöht im Blut nachweisbar werden kann.

Analyse der Pumpfunktion

Das **Herzzeitvolumen** und das **Herzminutenvolumen** geben einen Anhalt für die Pumpfunktion des Herzens.

Unter Ruhebedingungen wird etwa die Hälfte des Ventrikelinhalts als **Schlagvolumen** ausgeworfen. Die **Ejektionsfraktion** gibt den Anteil des Schlagvolumens am enddiastolischen Volumen an und ist ein guter Indikator für die linksventrikuläre Pumpfunktion.

Der kontraktile Apparat

Das **Sarkomer** ist die kleinste Einheit des kontraktilen Apparates und enthält Aktin- und Myosinfilamente sowie Troponin (Abb. **A-1.4**).

A-1.4 | Kontraktiler Apparat

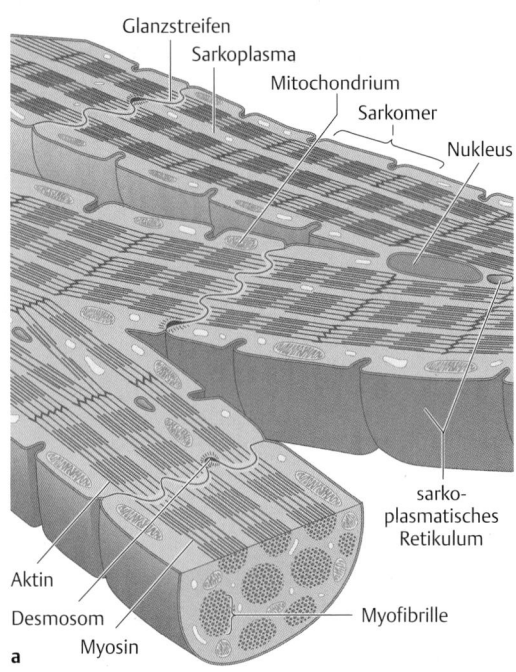
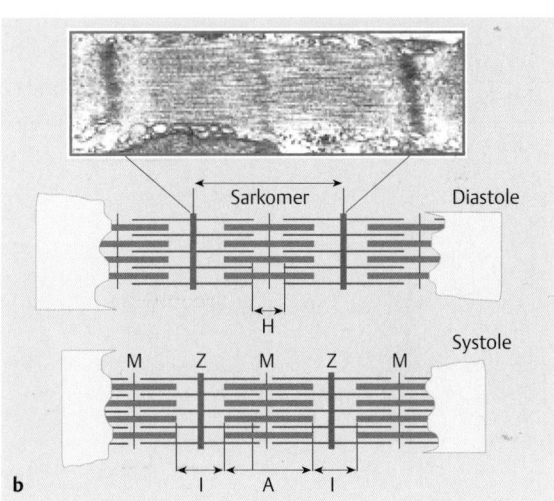

a Aufbau der Herzmuskelzellen.
b Anordnung der Myofilamente im Sarkomer: elektronenmikroskopisches Bild (oben), Schema während Diastole (Mitte) und Systole (unten).

A = Bereich der Myosin-Filamente, in dem sie sich mit Aktin-Filamenten überschneiden, H = Bereich mit ausschließlich Myosin-Filamenten, I = Bereich mit ausschließlich Aktin-Filamenten, M = Quervernetzungen der Myosin-Filamente, Z = Zellgrenze.

Aktionspotenziale im Herzen

Zellen des **Erregungsbildungs- und -leitungssystems** können **spontane Depolarisationen** und somit ein Aktionspotenzial auslösen.
Der **Sinusknoten** hat die schnellste Depolarisationsgeschwindigkeit und ist deshalb der primäre Schrittmacher. Fällt dieser aus, können Muskelzellen mit langsamerer Depolarisation die Schrittmacherfunktion übernehmen (s. u.).
Der Impuls wird über das gesamte Myokard ausgebreitet, der Reiz wird von allen Fasern beantwortet **(Alles-oder-nichts-Gesetz)**.

Durch Erhöhung der extrazellulären **Kaliumkonzentration** werden zunächst heterotope Automatiezentren unterdrückt, bei starker Erhöhung (> 7,5 mmol/l) wird der Sinusknoten gelähmt.

Eine niedrige Kaliumkonzentration begünstigt das Auftreten von Herzrhythmusstörungen.

▶ **Merke**

Komplexe Elektrolytveränderungen begleitet das AP des **Arbeitsmyokards** (Abb. **A-1.5**).

Die Aktionspotenziale (AP) der Schrittmacherzellen und des Arbeitsmyokards weisen unterschiedliche Charakteristika auf.
Typisch für die **Schrittmacherzellen** (= spezialisierte Herzmuskelzellen des **Erregungsbildungs- und -leitungssystems**) ist die Fähigkeit zur **Auslösung von spontanen diastolischen Depolarisationen** durch einen unselektiven Einstrom von Kationen in die Zelle. Erreicht die Depolarisation einen kritischen Wert, das Schwellenpotenzial, resultiert ein Aktionspotenzial.
Die Geschwindigkeit der Depolarisation ist variabel und erfolgt am schnellsten im Gewebe des **Sinusknotens**, sodass dieser der primäre Herzschrittmacher ist. Bei Ausfall des Sinusknotens können andere Muskelfasern mit langsamerer Spontandepolarisation die Schrittmacherfunktion übernehmen (s. u.).
Ein elektrischer Impuls wird normalerweise über das gesamte Myokard fortgeleitet, da die Zellen nicht gegeneinander isoliert sind und das Myokard somit ein funktionelles **Synzytium** darstellt. Zudem wird ein Reiz entweder von allen Fasern beantwortet oder von keiner **(Alles-oder-nichts-Gesetz)**.
Die extrazelluläre **Kaliumkonzentration** hat erhebliche praktische Bedeutung:

- K^+ **erhöht:** erhöhte Erregbarkeit und Leitungsgeschwindigkeit sowie Unterdrückung heterotoper Automatiezentren (an atypischer Stelle entstehende Erregung).
- K^+ **stark erhöht** (> 7,5 mmol/l, z. B. bei Niereninsuffizienz): Erregungsleitungsgeschwindigkeit und Aktionspotenzialdauer sinken, die Schrittmacherfunktion des Sinusknotens wird gelähmt.
- K^+ **erniedrigt** (z. B. unter Diuretikatherapie): erhöhte Automatie im ventrikulären Erregungsleitungssystem, das Auftreten von Herzrhythmusstörungen wird begünstigt.

▶ **Merke:** Die Spontandepolarisationen können durch autonome Nerven, Katecholamine, Medikamente und Elektrolytstörungen beeinflusst werden.

Abb. **A-1.5** stellt die komplexen Elektrolytveränderungen dar, die das Aktionspotenzial des **Arbeitsmyokards** begleiten.

◉ A-1.5   **Aktionspotenzial der Herzmuskelzelle**

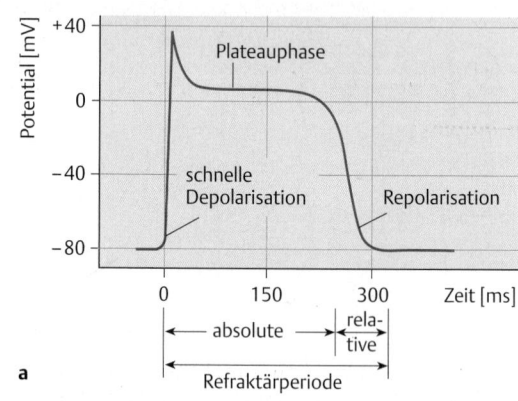

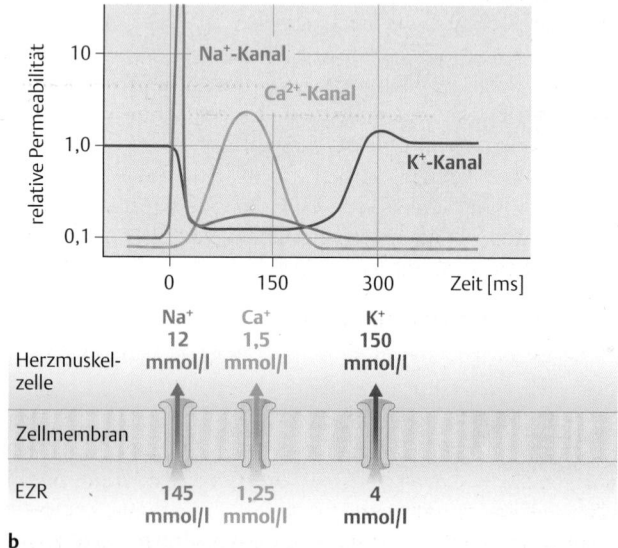

a Phasen des Aktionspotenzials mit absoluter und relativer Refraktärzeit.
b Elektrolytveränderungen: Ionenkanäle und Membranpermeabilitäten.

Das Aktionspotenzial einer Herzmuskelzelle unterscheidet sich wesentlich von demjenigen einer Skelettmuskelzelle. Ein langes **Plateau** führt zu einer Aktionspotenzialdauer von 300 ms (Abb. **A-1.5a**). Dadurch ist die Kontraktionsfrequenz limitiert und es ist nicht möglich, am Myokard eine Tetanie durch repetitive Stimuli auszulösen. Während der **absoluten** Refraktärzeit ist der Herzmuskel nicht erregbar, während der **relativen Refraktärzeit** kann mit erhöhter Reizintensität jedoch ein Aktionspotenzial ausgelöst werden. Da die Zelle in diesem Stadium elektrisch relativ instabil ist, können durch Stimuli in dieser Periode Arrhythmien ausgelöst werden. → sensible Phase (Auf- bzw. Abstieg in T-Welle)
Durch Medikamente, die die Na⁺-, K⁺- und Ca²⁺-Ströme verändern, wird die elektrische Stabilität der Zelle erhöht und eine antiarrhythmische Wirkung erzielt.

Die elektromechanische Kopplung

▶ **Definition:** Im Herzen werden Aktionspotenziale (elektrische Information) in Kontraktionen (mechanische Aktion) umgesetzt.

Kalzium bewirkt eine Verlängerung der Aktionspotenzialdauer und der Refraktärperiode. Außerdem steigert es die myokardiale Kontraktilität direkt durch die Aktivierung des kontraktilen Apparates sowie indirekt über die kalziumgetriggerte Freisetzung intrazellulär gespeicherten Kalziums.

▶ **Merke:** Der Kalziumeinstrom wird durch eine Azidose oder nach Gabe von Kalziumantagonisten gehemmt und durch Katecholamine erhöht. Herzglykoside, die zur Verstärkung der Kontraktionskraft bei Herzinsuffizienz eingesetzt werden, hemmen die Na-K-ATPase und erhöhen indirekt die intrazelluläre Kalziumkonzentration.

Azidose: neg. inotrop

Elektrische Leitung im Herzen

Der Sinusknoten (s. S. 5) ist der **primäre** Schrittmacher des Herzens, er hat in Ruhe eine Frequenz um **70/min** (s. Abb. **A-1.2b**). Die von ihm ausgehenden elektrischen Impulse werden an den AV-Knoten weitergeleitet, in dem physiologischerweise eine Leitungsverzögerung um etwa 100 ms erfolgt. Fällt der Sinusknoten aus (z.B. nach Ischämie), kann der AV-Knoten als **sekundäres** Schrittmacherzentrum (mit einer Impulsfrequenz um **40–60/min**) die Schrittmacherfunktion übernehmen.
Bei einer kompletten Unterbrechung der Erregungsleitung zwischen Vorhöfen und Kammern (z.B. als Folge eines Hinterwandinfarktes) kann ein **tertiäres** Schrittmacherzentrum im Erregungsleitungssystem der Kammer als Schrittmacher einspringen. Die Impulsfrequenz liegt dann meist bei ca. **20–40/min** und wird hämodynamisch in der Regel nur kurzfristig toleriert, sodass die Anlage eines künstlichen Schrittmachers notwendig wird. Unterbrechungen in einem Kammerschenkel sind hämodynamisch meist unbedeutend, da sich die Erregung mit verminderter Geschwindigkeit über den noch intakten Schenkel aufs Myokard ausbreitet.

Grundlagen der Muskelkontraktion

Die Skelettmuskulatur ist in der Lage, sich auf unterschiedliche Arten zu kontrahieren. Bei der **isometrischen** Kontraktion findet nach der Erregung **keine** Muskelverkürzung statt. Durch die Reizung entwickelt der Muskel eine Spannung (Kraft). Bei der **isotonischen** Kontraktion verkürzt sich der Muskel gegen die Kraft, wobei das Ausmaß der Längenänderung und die dafür benötigte Zeit berücksichtigt werden müssen. Der Realität kommt die Vorstellung einer **auxotonischen Kontraktion** am nächsten, bei der sich Spannung und Länge des Muskels gleichzeitig ändern und deren Maximum zwischen dem der isometrischen und der isotonischen Kontraktion liegt.
Das durch die Kontraktion zu erreichende Kraftmaximum wird von der **Vordehnung**, also der Länge zu Kontraktionsbeginn, beeinflusst. Charakteristi-

Das Aktionspotenzial der Herzmuskelzelle ist durch ein langes **Plateau** charakterisiert (Abb. **A-1.5a**). Eine Tetanie ist nicht auslösbar.
Während der **absoluten** Refraktärzeit ist der Herzmuskel nicht erregbar. Während der **relativen Refraktärzeit** ist die Zelle elektrisch instabil, sodass in dieser Periode Arrhythmien ausgelöst werden können.
Antiarrhythmika beeinflussen die Na⁺-, K⁺- und Ca²⁺-Ströme und erhöhen so die elektrische Stabilität der Zelle.

Die elektromechanische Kopplung

◀ Definition

Kalzium verlängert die Aktionspotenzialdauer und die Refraktärzeit. Es steigert die myokardiale Kontraktilität durch direkte und indirekte Aktivierung des kontraktilen Apparates.

◀ Merke

Elektrische Leitung im Herzen

Der Sinusknoten als **primärer** Schrittmacher hat eine Impulsfrequenz von **70/min** (s. Abb. **A-1.2b**). Bei Ausfall des Sinusknotens stimuliert der AV-Knoten als **sekundärer** Schrittmacher mit einer Frequenz um **40/min**. Besteht eine Leitungsunterbrechung zwischen Vorhöfen und Kammern, kann ein **tertiäres** Schrittmacherzentrum im Erregungsleitungssystem mit einer Frequenz um **20–40/min** die Herzaktion stimulieren. Diese Bradykardie wird hämodynamisch jedoch nur kurzfristig toleriert. Leitungsunterbrechungen in nur einem Kammerschenkel sind hämodynamisch unbedeutend.

Grundlagen der Muskelkontraktion

Bei der **isometrischen** Kontraktion findet keine Muskelverkürzung, sondern ein Spannungsaufbau statt, bei der **isotonischen** Kontraktion verkürzt sich der Muskel.

Die maximale Kraftentwicklung eines Muskels ist bei **mittlerer Vordehnung** möglich.

Die **Vorlast** ist die Kraft, die vor der Kontraktion auf den Muskel einwirkt und die Vordehnung bestimmt. Die **Nachlast** wird durch den Widerstand bestimmt, gegen den der Muskel arbeiten muss.

▶ Merke

scherweise ist eine maximale Kraftentwicklung bei **mittlerer** und **nicht** bei höchster Vordehnung möglich.

Die **Vorlast (Preload)** eines Muskels ist die Kraft, die vor der Kontraktion auf den Muskel einwirkt und das Ausmaß der Vordehnung bestimmt. Sie beeinflusst somit das zu erreichende Kraftmaximum. Die **Nachlast (Afterload)** ist bestimmt durch den Widerstand, gegen den sich der Muskel nach Beginn der Kontraktion bewegt.

▶ **Merke:** Am Herzen können vier Faktoren beeinflusst werden:
Bathmotropie: Erregbarkeit
Chronotropie: Frequenz
Dromotropie: Überleitungsgeschwindigkeit im AV-Knoten und
Inotropie: Kontraktionskraft des Herzens.

Systolische Herzaktion

Die Systole beginnt mit der **isovolumetrischen Anspannungsphase** (Abb. **A-1.6**). Bei Übersteigen des Aorten- und Pulmonalarteriendruckes beginnt die **Austreibungsphase**. Die Pumpfunktion wird entscheidend durch Vorlast, Nachlast, Kontraktilität und Herzfrequenz beeinflusst.

Systolische Herzaktion

Die Systole beginnt mit einer **isovolumetrischen Anspannungsphase** (Abb. **A-1.6**). Während der Kontraktion steigt der intraventrikuläre Druck, und die AV-Klappen schließen sich. Bei Übersteigen des diastolischen Aorten- und Pulmonalklappendrucks öffnen sich die Semilunarklappen, und die **Austreibungsphase** beginnt. Während der Austreibungsphase liegt eine **auxotonische** Kontraktion vor. Die myokardiale Pumpfunktion wird wesentlich durch die im Folgenden behandelten Faktoren Vorlast, Nachlast, Kontraktilität und Herzfrequenz beeinflusst.

Vorlast

Die Vorlast wird durch den enddiastolischen Füllungsdruck des Ventrikels bestimmt. Steigt dieser, so steigt bei gleichem Widerstand auch das Schlagvolumen (**Frank-Starling-Mechanismus**, s. S. 75). Bei hoher Vordehnung nimmt das Schlagvolumen wieder ab.

Vorlast

Am Herzen wird die Vorlast (Preload) durch den enddiastolischen, ventrikulären Füllungsdruck bestimmt. Er liegt linksventrikulär normal bei 6–12 mm Hg. Mit zunehmendem enddiastolischen Füllungsdruck wird die Vordehnung größer, es resultiert bei gleichem peripheren Widerstand ein höheres Schlagvolumen (**Frank-Starling-Mechanismus**, s. S. 75):

- ein vergrößerter venöser Zustrom wird über diese intrakardiale Regulation durch eine erhöhte Auswurfleistung bewältigt, oder
- bei unterschiedlicher Vorlast im rechten und linken Ventrikel erfolgt eine Volumenanpassung.

Entsprechend der Frank-Starling-Beziehung nimmt das Schlagvolumen bei sehr hoher Vordehnung wieder ab. Eine derart hohe Vordehnung der Fasern wird klinisch jedoch selbst bei einem chronisch belasteten und dilatierten Herz nur selten beobachtet.

▶ Merke

▶ **Merke:** Die ventrikuläre Vergrößerung und Funktionsstörung bei Herzinsuffizienz ist häufig primär durch eine Gefügedilatation mit Auseinandergleiten benachbarter Fasern bedingt. So ist ein im Vergleich zum normalen Herzen höheres enddiastolisches Volumen notwendig, um das gleiche Ausmaß der Vordehnung zu erreichen.

Die Vorlast des Herzens wird durch den venösen Rückstrom bestimmt. Dilatation der Venen senkt die Vorlast und reduziert die zu leistende Herzarbeit (Wirkmechanismus der Vorlastsenker, s. S. 52, S. 84).

Für den Dehnungszustand des Herzens sind von Bedeutung:

Die **Dehnbarkeit (compliance)** des Herzmuskels ist bei Erkrankungen wie z. B. Kardiomyopathien meist vermindert.

Die **Wandspannung** steigt bei Ventrikeldilatation.

Die Vorlast des Herzens wird entscheidend vom venösen Rückfluss zum Herzen bestimmt. Bei Dilatation der venösen Gefäße oder durch Reduktion des Blutvolumens wird die Vorlast und somit die vom Herzen zu leistende Arbeit reduziert. Dieser Effekt wird therapeutisch genutzt bei der medikamentösen Behandlung der Herzinsuffizienz mit Vorlastsenkern (s. S. 52, S. 84).

Zwei weitere Begriffe sind von Bedeutung, um den kardialen Dehnungszustand zu verstehen, der das Strömungsvolumen beeinflusst:

Die **Dehnbarkeit (compliance)** des Herzmuskels beschreibt den intraventrikulären Druck in Abhängigkeit von der Füllung. Darum ändert sie sich während der Kontraktion des Herzmuskels ständig. Die Dehnbarkeit wird durch die Geometrie und Dicke der Ventrikelwand beeinflusst. Sie ist bei Erkrankungen wie z. B. Kardiomyopathien verändert und dann meist vermindert.

Die **Wandspannung** des Ventrikels steigt mit zunehmendem Druck, zunehmendem Innendurchmesser und abnehmender Wanddicke – deshalb ist sie bei einer Dilatation erhöht.

◎ **A-1.6** **Zeitlicher Ablauf des Herzzyklus**

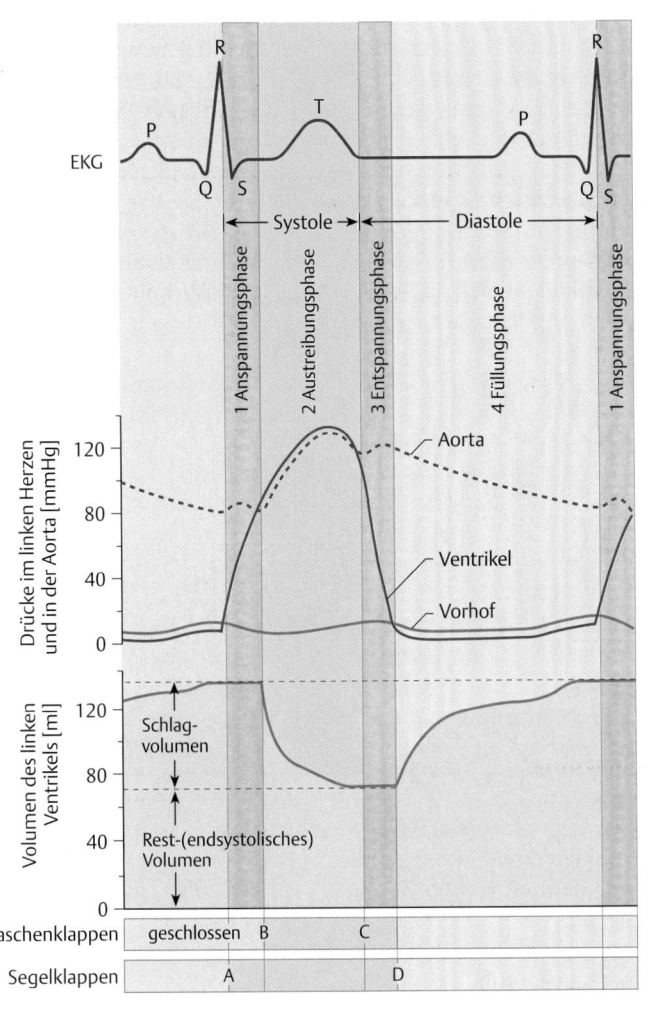

Nachlast → TPR , bestimmt durch kleine Arterien & Arteriolen

Die Wandspannung, die vom Herz aufgebracht werden muss, um den enddiastolischen Aorten- und Pulmonalisdruck zu überwinden, wird Nachlast (Afterload) genannt. Der Druck wird wesentlich vom Widerstand der arteriellen Gefäße und insbesondere der kleinen muskulären Widerstandsgefäße bestimmt. Eine Erhöhung der Nachlast führt zu einer Herabsetzung des Schlagvolumens. Umgekehrt führt eine Herabsetzung der Nachlast zu einer Vergrößerung des Schlag- und Herzzeitvolumens. Dieser Effekt wird therapeutisch bei der Herzinsuffizienz genutzt, indem durch medikamentöse Vasodilatation der periphere Widerstand gesenkt wird (s. S. 53, S. 83).

Kontraktilität   Ca²⁺!

Unter Kontraktilität wird die **Kraft** und **Geschwindigkeit der Herzmuskelverkürzung** zusammengefasst, die vom Muskel selbst – **ohne** den Einfluss von Vor- oder Nachlast – zustande kommt. In vivo wird die Kontraktilität durch zahlreiche positiv inotrope Faktoren erhöht (z. B. Katecholamine, Medikamente) oder durch negativ inotrope Faktoren (Hypoxie, Azidose, Medikamente) erniedrigt.

Herzfrequenz

Die Steigerung der Herzfrequenz ist ein wesentlicher Mechanismus zur Erhöhung des Herzminutenvolumens und tritt normalerweise bei Belastung und kompensatorisch bei Herzinsuffizienz auf.

Nachlast

Die Wandspannung, die vom Herz zur Überwindung der Aorten-/Pulmonalarteriendrücke entwickelt werden muss, entspricht der Nachlast. Der Druck wird vom arteriellen Gefäßwiderstand bestimmt. Bei Herzinsuffizienz wird der periphere Widerstand therapeutisch gesenkt (s. S. 53, S. 83).

Kontraktilität

Als Kontraktilität wird die **Kraft** und **Geschwindigkeit der Herzmuskelverkürzung** bezeichnet, die **ohne** den Einfluss von Pre- und Afterload zustande kommt.

Herzfrequenz

Herzfrequenzsteigerung trägt wesentlich zur Steigerung des Herzminutenvolumens bei.

Mit der Frequenz steigt in der Regel die Kontraktilität; die Zeit zur diastolischen Füllung wird kürzer. Ab einer Herzfrequenz um 160/min wird die Füllung ineffektiv und das Auswurfvolumen fällt. Klinisch treten bei schnellen Tachykardien und bei **Kammerflattern** Schwindel und Synkopen infolge herabgesetzten Auswurfvolumens auf. Bei **Kammerflimmern** besteht funktionell ein Herzstillstand.

Diastolische Herzaktion

Während der **isovolumetrischen Relaxation** öffnen sich die AV-Klappen und die Ventrikel füllen sich (Abb. A-1.6). Die **Ventrikelfüllung** wird durch die Verlagerung der Ventilebene verbessert und durch die spätdiastolische **Vorhofkontraktion** unterstützt. Bei Erkrankungen des Ventrikels mit erhöhtem enddiastolischen Druck und dementsprechend erschwerter diastolischer Füllung hat die Vorhofkontraktion eine größere Bedeutung.

Beeinflussung der Pumpfunktion

Bei der Beurteilung der Pumpfunktion sollten der **enddiastolische linksventrikuläre Druck** und das **enddiastolische Volumen** berücksichtigt werden.

ΔCO_2 groß bei HI!

Extrakardiale Faktoren

Die extrinsische **sympathische** und **parasympathische** Regulation der Herzfunktion setzt primär am Sinus- und AV-Knoten an.
Die parasympathische (vagale) Stimulation verlangsamt die Herzfrequenz (**negativ chronotrop**), die atrioventrikuläre Überleitung (**negativ dromotrope**) und wirkt am Vorhofmyokard kontraktilitätsmindernd (**negativ inotrop**).
Der Sympathikus wirkt **positiv chronotrop, dromotrop** und **inotrop**.

In Ruhe dominiert normalerweise der Parasympathikus, dessen Wirkungen über Acetylcholin vermittelt werden.
Sympathische Einflüsse werden durch Katecholamine übertragen.

Bei einer Herzfrequenz von <u>70/min</u> liegt das Verhältnis der Systolendauer zur Diastolendauer bei <u>1:2.</u> Mit der Steigerung der Herzfrequenz geht in der Regel auch eine Zunahme der Kontraktilität einher. Wenn die Herzfrequenz steigt, wird die Diastole kürzer und die diastolische Füllungszeit reduziert. Bei sehr hoher Herzfrequenz wird die Diastole so kurz, dass die Füllung ineffektiv wird und die Auswurffraktion abfällt. Diese Situation besteht bei Patienten mit Tachykardien ab einer Herzfrequenz um 160/min. Klinisch treten bei einer Herabsetzung der Auswurfleistung und des Herzzeitvolumens Schwindel und Synkopen (s.S. 208) auf.
Beim **Kammerflattern** (s.S. 124) mit einer Frequenz zwischen 200 und 300/min ist das Schlagvolumen kritisch vermindert: Beim **Kammerflimmern** (s.S. 124) mit einer unkoordinierten Erregung liegt funktionell ein Herzstillstand vor.

Diastolische Herzaktion

Die Diastole ist in eine **Entspannungs-** und **Füllungsphase** unterteilt. Während der **isovolumetrischen Relaxation** fällt der Ventrikeldruck unter den Vorhofdruck, sodass sich die AV-Klappen öffnen und die **Ventrikelfüllung** beginnt (Abb. **A-1.6**). Die Füllung wird durch die Verlagerung der Ventilebene während der Systole und der Diastole verbessert und durch die **Vorhofkontraktion** in der späten Diastole unterstützt. Etwa 80 % des venösen Rückflusses gelangen diastolisch vor der Vorhofkontraktion in den Ventrikel, 20 % werden durch die spätdiastolische Vorhofkontraktion in den Ventrikel gepumpt. Bei Ausfall der Vorhofpumpfunktion wie beim Vorhofflimmern fällt die kardiale Auswurfleistung anfangs um etwa 15–20 % ab. Bei Erkrankungen des Ventrikels mit erschwerter passiver Ventrikelfüllung aufgrund eines erhöhten enddiastolischen Drucks kann die Vorhofkontraktion eine größere Bedeutung haben. Beispielsweise kann bei Patienten mit einem Myokardinfarkt die Vorhofkontraktion bis zu 50 % zur Auswurfleistung des Herzens beitragen.

Beeinflussung der Pumpfunktion

Bei der Beurteilung der Pumpfunktion sollten der **enddiastolische linksventrikuläre Druck** und das **enddiastolische Volumen** berücksichtigt werden: Ist die linksventrikuläre Pumpfunktion eingeschränkt, steigt unter Belastung oder in Ruhe das HZV nur unzureichend an, wobei der enddiastolische Pulmonalarteriendruck und der linksventrikuläre Füllungsdruck deutlich zunehmen. Ein <u>eingeschränktes Herzzeitvolumen führt zu einer verstärkten Sauerstoffausschöpfung in der Peripherie.</u> Deshalb weist ein inadäquat hoher Abfall der zentral-venösen Sauerstoffsättigung auf ein herabgesetztes Herzzeitvolumen hin.

Extrakardiale Faktoren

Neben der Autoregulation des Herzens steuern auch extrakardiale Faktoren die myokardiale Pumpfunktion. Ausgehend von Zentren in Medulla oblongata und Pons erfolgt eine extrinsische **parasympathische** und **sympathische** Regulation des Herzens, die insbesondere im Bereich von Sinus- und AV-Knoten ansetzt. Die parasympathische (vagale) Stimulation vermindert:
- die Herzfrequenz (**negativ chronotrope Wirkung**)
- die atrioventrikuläre Überleitung (**negativ dromotrope Wirkung**) bis zu variablen Graden des Herzblocks und
- die Kontraktionskraft, vor allem am Vorhofmyokard (**negativ inotrope Wirkung**).

Sympathische Einflüsse bewirken eine Zunahme:
- der Herzfrequenz (**positiv chronotrope Wirkung**)
- der AV-Überleitungsgeschwindigkeit (**positiv dromotrope Wirkung**) und
- der Kontraktionskraft von Vorhof- und Kammermyokard (**positiv inotrope Wirkung**).

Bei körperlicher Ruhe dominiert normalerweise der Parasympathikotonus, dessen Wirkungen prä- und postganglionär durch Acetylcholin übertragen werden. Die Sympathikuswirkung wird postganglionär durch Katecholamine (Noradrenalin und Adrenalin) vermittelt. Am Herz wirkt hauptsächlich Noradrenalin, weitere sympathische Wirkungen hat das im Blut zirkulierende Adrenalin aus dem Nebennierenmark.

Die Effekte von Noradrenalin und Adrenalin werden über Adrenorezeptoren vermittelt. Am Herzen werden hauptsächlich **β₁-Rezeptoren** aktiviert, **β₂-Rezeptoren** tragen nur unwesentlich zur Wirkung bei (s.S. 76). Katecholamine erhöhen die myokardiale Kontraktilität durch Erhöhung der Ca^{2+}-Permeabilität und wirken positiv chronotrop und inotrop.
Die parasympathische und sympathische Innervation betrifft gleichzeitig auch die peripheren Gefäße, sodass das Resultat der Stimulation aus der Wechselwirkung zwischen myokardialer Pumpleistung und verändertem Gefäßwandwiderstand besteht.

▶ **Merke:** Die parasympathischen Wirkungen von Acetylcholin können durch Atropin antagonisiert werden. Die Katecholaminwirkung kann therapeutisch durch β-Rezeptorenblocker vermindert werden.

In den **Vorhöfen** finden sich weitere Rezeptoren – zwei Typen von **Mechanorezeptoren:**
- **A-Rezeptoren** reagieren auf die atriale Wandspannung während der Vorhofkontraktion
- **B-Rezeptoren** reagieren auf die passive Dehnung der Vorhöfe.

Die Aktivierung von Vorhofrezeptoren kann eine Tachykardie auslösen und zur Erhöhung der Diurese führen, möglicherweise durch afferente Impulse zum Hypothalamus, wodurch die Sekretion des antidiuretischen Hormons (ADH) gehemmt wird.
In den **Ventrikeln** liegen Rezeptoren:
- die der Schmerzleitung dienen (z.B. bei Angina pectoris) oder
- auf enddiastolische Druckänderungen reagieren.

Diese Rezeptoren vermitteln negativ inotrope und negativ chronotrope Effekte. Wirkungen auf die Herzfunktion resultieren auch aus einer großen Anzahl von Reflexen, die von extrakardialen Rezeptoren, z.B. von peripheren arteriellen Barorezeptoren, Chemorezeptoren und pulmonalen Rezeptoren ausgehen.

2 Leitsymptome

2.1 Zyanose

▶ **Definition:** Die Zyanose ist eine Blauverfärbung der Haut und/oder der Schleimhäute. Sie tritt entweder als Hämoglobinzyanose oder Hämiglobinzyanose auf.

Einteilung: Es werden die zentrale und die periphere Zyanose unterschieden. Bei der **zentralen Zyanose** sind Haut und Schleimhäute zyanotisch verfärbt, bei der **peripheren Zyanose** sind die Akren zyanotisch, die zentralen Schleimhäute dagegen rosig rot (Abb. **A-2.1**).
Periphere Zyanosen können **generalisiert**, z.B. bei Herzinsuffizienz oder **lokalisiert**, etwa bei einer Phlebothrombose auftreten.

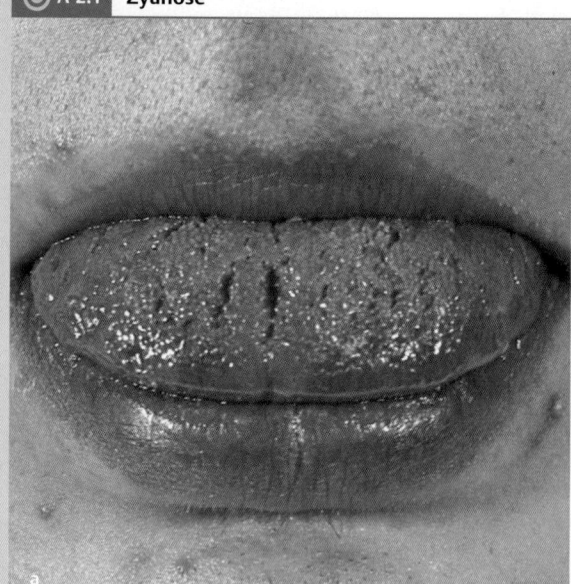 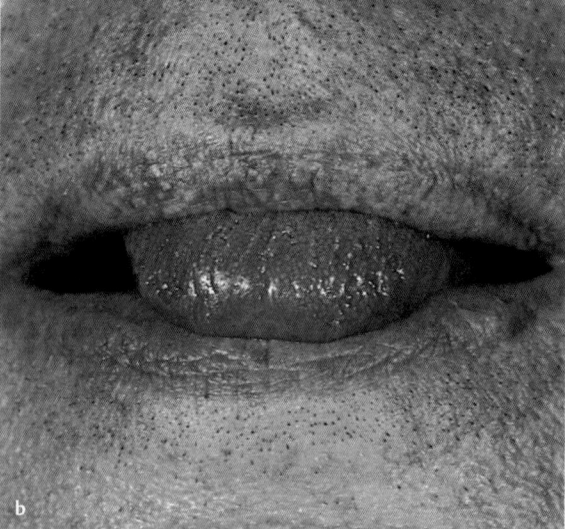

a zentral: Zunge und Lippen sind zyanotisch.   **b** peripher: Zunge rosig, Lippen zyanotisch.

2.1.1 Hämoglobinzyanose

Ätiologie: > 5 g/dl nicht-oxygeniertes Hämoglobin im Kapillarblut.

Pathogenese: Meistens ist die Zyanose kardial oder pulmonal bedingt.

Pathomechanismen der Zyanose:
- **zentral:** verminderte Oxygenierung des Blutes
  - **kardial:** Herzfehler mit Rechts-Links-Shunt
  - **pulmonal:** gestörter Gasaustausch zwischen Alveolen und Kapillaren
- **peripher:** vermehrte Sauerstoff-ausschöpfung in der Peripherie (Tab. **A-2.1**).

Klinik: Verfärbung der Haut und der Schleimhäute. Bei akuter Gefährdung des Patienten zusätzlich **Dyspnoe, Thorax-schmerz** und **Bewusstseinstrübung** oder **-verlust**.
Eine Anämie kann eine Zyanose maskie-ren, bei Polyglobulie tritt sie relativ schnell auf.

2.1.1 Hämoglobinzyanose

Ätiologie: Die Hämoglobinzyanose entsteht, wenn das nicht-oxygenierte Hämoglobin (Hb) auf mehr als 5 g/dl im Kapillarblut ansteigt, unabhängig vom Gesamt-Hb-Wert.

Pathogenese: In den meisten Fällen ist eine Zyanose kardial oder pulmonal bedingt. Auch Kälte und Veränderungen des Blutflusses können eine Zyanose hervorrufen.
Unterschiedliche **Pathomechanismen** sind für die einzelnen Zyanoseformen verantwortlich:
- **zentrale** Zyanosen entstehen durch eine verminderte Oxygenierung des Blutes
  - bei den **kardialen** Zyanosen ist der Grund hierfür die Beimischung von venösem zu arteriellem Blut bei Herzfehlern mit Rechts-Links-Shunt (z. B. bei Fallot-Tetralogie)
  - die **pulmonalen** Zyanosen gehen auf eine gestörte Ventilation, Diffusion oder Perfusion zurück, die zu einem verminderten Gasaustausch zwischen Alveolen und Kapillaren führen
- bei den **peripheren** Zyanosen ist die zentrale O_2-Sättigung normwertig, es findet eine vermehrte Sauerstoffausschöpfung in der Peripherie statt, die arteriovenöse Sauerstoffdifferenz wird größer; diese Konstellation tritt bei Strömungsverlangsamungen oder Durchblutungsminderungen, z. B. bei Herzinsuffizienz mit vermindertem Herzzeitvolumen oder beim Schock, Kälteexposition oder arterieller bzw. venöser Obstruktion auf (Tab. **A-2.1**).

Klinik: Häufig fällt die Zyanose zuerst an den Lippen auf. Bei Patienten, deren Zyanose auf eine akut gefährdende Erkrankung zurückgeht, bestehen zusätz-lich **Dyspnoe, Thoraxschmerz** und **Bewusstseinstrübung** oder **-verlust**. Diese Patienten müssen erkannt werden, um sie möglichst schnell therapieren zu können.
Patienten mit einem niedrigen Gesamt-Hb-Wert (Anämie) sind nur bei aus-geprägter Hypoxie zyanotisch. Patienten mit hohem Hb-Wert (Polyglobulie), z. B. bei Vitien, können trotz normalen Gasaustauschs der Lunge zyanotisch sein, da das Hämoglobin von der Lunge nicht vollständig oxygeniert werden kann und so mehr als 5 mg/dl nichtoxygeniertes Hämoglobin schnell erreicht sind.

☰ A-2.1	Ursachen und wegweisende Befunde bei :Zyanose
Verdachtsdiagnose	*wegweisende Diagnostik*

zentrale Zyanose

kardial

Verdachtsdiagnose	wegweisende Diagnostik

Vitien mit Rechts-Links-Shunt (s. S. 176):
  Fallotsche Tri- und Tetralogie
  Double outlet ventricle
  Truncus arteriosus communis
  Single ventricle
  Transposition der großen Gefäße
	Anamnese (Auftreten der Beschwerden in Ruhe/bei Belastung, kongenital?), Farbdopplerechokardiographie (Vitiennachweis, aktuelle Hämodynamik)

Vitien mit Links-Rechts-Shunt (s. S. 167) nach Shuntumkehr:
  Vorhofseptumdefekt
  Ventrikelseptumdefekt
  Ductus Botalli	

pulmonal

Verdachtsdiagnose	wegweisende Diagnostik
chronische Bronchitis (s. S. 354)	Anamnese (Husten, Auswurf, rezidivierende Infekte), Auskultation (Rasselgeräusche), Lungenfunktion (Einsekundenkapazität ↓)
Asthma bronchiale (s. S. 364)	Anamnese (Auslöser), Auskultation (leises Atemgeräusch, verlängertes Exspirium), Lungenfunktion (Einsekundenkapazität ↓)
Lungenemphysem (s. S. 359)	Anamnese (Raucher), Auskultation (leises Atemgeräusch), Lungenfunktion (Einsekundenkapazität ↓, Residualvolumen und Totalkapazität ↑), Röntgen-Thorax (Fassthorax, Strahlentransparenz, Zwerchfellabflachung)
Bronchiektasien (s. S. 361)	Klinik (Auswurf), Röntgen-Thorax (Verdichtungen und Infiltrationen in den Unterfeldern)
Wabenlunge (s. S. 396)	Klinik (rezidivierende Bronchitiden), Röntgen-Thorax (wabenförmige Veränderungen der Lunge)
Pneumothorax (s. S. 417)	Klinik (plötzliche Zyanose, Dyspnoe, Thoraxschmerz), Auskultation (einseitig aufgehobenes Atemgeräusch), Röntgen-Thorax (kollabierte Lunge)
Pneumonie (s. S. 371)	Klinik (Fieber, Schüttelfrost, Husten, Auswurf), Auskultation (Rasselgeräusche), Labor (Entzündungszeichen), Röntgen-Thorax (Infiltratnachweis)
interstitielle Lungenerkrankungen (s. S. 387)	Klinik (Husten, Dyspnoe), Labor (Leukozytose, CRP-Erhöhung), Lungenfunktion (Restriktion)
arteriovenöse Fisteln (s. S. 313)	Anamnese (Hämoptysen), Pulmonalisangiographie (Nachweis der AV-Shunts)
zentrale/periphere Atemlähmung (s. S. 345)	Anamnese (Intoxikation, neurologische Grunderkrankung), Klinik (verminderte Atemexkursionen)

periphere, generalisierte Zyanose

kardial

Herzinsuffizienz:

Verdachtsdiagnose	wegweisende Diagnostik
Klappenvitien (s. S. 75)	Auskultation (vitientypischer Befund
Arrhythmien (s. S. 75)	Klinik (Pulsarrhythmie)
Perikardtamponade (s. S. 137)	Klinik (Einflussstauung)
ischämische oder dilatative Kardiomyopathie (s. S. 151)	Klinik (Hypotonie, Dyspnoe, Ödeme, 3./4. Herzton)

periphere, lokalisierte Zyanose

Verdachtsdiagnose	wegweisende Diagnostik
Kälteexposition	Anamnese (Kälteexposition), Klinik (kalte Peripherie)
Raynaud-Syndrom (s. S. 280)	Klinik (weiß-blau-rot-Verfärbung der Finger)
arterielle Obstruktion (s. S. 268)	Klinik (Unterkühlung, Pulslosigkeit)
Phlebothrombose oder postthrombotisches Syndrom (s. S. 299)	Klinik (Normothermie, Stauung, Pulse erhalten), Sonographie (Gefäßverschluss)

Diagnostik: Die **Basisdiagnostik** ergibt die Verdachtsdiagnose auf einen Großteil der möglichen Ursachen.

Diagnostik: Zunächst wird die **Diagnose** durch eine arterielle Blutgasanalyse **gesichert**. Beim Verdacht auf eine Zentralisation des Kreislaufs wird das dafür benötigte Blut nicht aus dem Ohrläppchen entnommen! Auch die **Anamnese** ergibt wichtige Hinweise auf die zugrunde liegende Störung. So deutet eine lebenslange Zyanose auf ein angeborenes kardiales Vitium hin, neu aufgetretene Zyanosen sind meist Folge von erworbenen Klappenvitien oder pulmonalen Erkrankungen. In der **körperlichen Untersuchung** lassen sich z.B. vitientypische Auskultationsbefunde, hypersonorer Klopfschall bei Pneumothorax sowie abgeschwächter Klopfschall bei Pneumonie und fehlende Pulse bei arterieller Embolie erheben.
Die Basisdiagnostik besteht weiterhin aus Pulsoxymetrie, Labor (Hb, Hkt), Blutdruckmessung und EKG.

Die **weiterführende Diagnostik** erfolgt abhängig von der Verdachtsdiagnose (s. auch Tab. **A-2.1**).

Die **weiterführende Diagnostik** hat die Aufgabe, die **Ursache** der Zyanose zu **ermitteln**. Je nach Verdachtsdiagnose beinhaltet sie: Röntgen-Thorax, Echokardiographie, Thorax-CT, Lungenfunktionsdiagnostik, Lungenszintigraphie, D-Dimere und Gerinnung (s. auch Tab. **A-2.1**).

Therapie: Je nach Grunderkrankung.

Therapie: Entsprechend der Grunderkrankung.

2.1.2 Hämiglobinzyanose

2.1.2 Hämiglobinzyanose

Ätiopathogenese: Es entstehen **pathologische Hämoglobine**, in denen Eisen in dreiwertiger Form gebunden ist, das nicht zur Sauerstoffbindung fähig ist. Hämiglobinzyanosen sind **meistens erworben** (Tab. **A-2.2**).

Ätiopathogenese: Bei einer Hämiglobinzyanose entstehen **pathologische Hämoglobine**, die eine verminderte Bindungsfähigkeit des Hämoglobins für Sauerstoff aufweisen. In ihnen ist Eisen in dreiwertiger Form gebunden – aber nur zweiwertiges Eisen ist zur Sauerstoffbindung in der Lage. Hämiglobinzyanosen sind **meistens erworben**, sie entstehen durch die Einwirkung von Toxinen und Medikamenten (Tab. **A-2.2**). Eine angeborene Methämoglobinämie ist selten.

Klinik: Typisch sind Schwindelgefühl, Kopfschmerz, Tachykardie, Belastungsdyspnoe, ggf. Unruhe oder Somnolenz.

Klinik: Der Patient bemerkt Schwindelgefühle, Kopfschmerzen, Tachykardie und Belastungsdyspnoe. Im weiteren Verlauf sind Unruhe oder Somnolenz die typischen Symptome.

Diagnostik: Die pulsoximetrische **Sauerstoffsättigung ist erniedrigt**. Das Blut ist bräunlich verfärbt. Die Diagnose erfolgt durch den **Nachweis** im Heparin- oder EDTA-Blut.

Diagnostik: Es besteht eine **zentrale Zyanose** mit unauffälligen pulmonalen und kardialen Befunden und einem normalen arteriellen Sauerstoffpartialdruck (PaO_2). Die mit dem Pulsoximeter gemessene **arterielle Sauerstoffsättigung** (SaO_2) ist unerwartet **niedrig**, sie liegt unter dem in der Blutgasanalyse errechneten Wert. Das Blut ist auffallend bräunlich gefärbt. Die Diagnose erfolgt durch den **Nachweis** des pathologischen Hämoglobins im Heparin- oder EDTA-Blut.

Therapie: s. Tab. **A-2.2**

Therapie: siehe Tab. **A-2.2**

≡ A-2.2	Ursachen und wegweisende Befunde bei Hämiglobinzyanose		
Verdacht auf	**wegweisende Diagnostik**		**Therapie**
Methämoglobinämie	Anamnese (methämoglobinstimulierende Medikamente, Cyanvergiftungen), Labor (Met-Hb erhöht)		Ascorbinsäure, Methylenblau
Sulfhämoglobin	Anamnese (Vergiftung mit Schwefelwasserstoff, Einnahme von Phenacetin und Sulfonamiden), Labor (Blut ist grünlich verfärbt = spektroskopischer Nachweis)		Absetzen der Medikation
Carboxyhämoglobin	Anamnese (CO-Intoxikation), Klinik (selten kirschrote Zyanose), Labor (CO-Hb erhöht)		O_2-Gabe

2.2 Dyspnoe

2.2   Dyspnoe

▶ Definition

▶ **Definition:** Dyspnoe (Atemnot) ist die subjektive Empfindung **erschwerter Atmung**. Eine tatsächliche Hypoventilation ist dabei für das Symptom „Dyspnoe" nicht erforderlich. Unter **Orthopnoe** (Abb. **A-2.2**) versteht man eine ausgeprägte Dyspnoe in sitzender Position, die den Einsatz der Atemhilfsmuskulatur nötig macht.

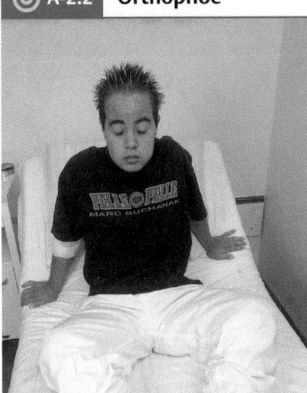

⊚ A-2.2

⊚ A-2.2 | **Orthopnoe**

Der Patient sitzt und benötigt zum Atmen die Atemhilfsmuskulatur.

Einteilung: Je nach der Symptomdauer werden die **akute**, innerhalb von Minuten bis Stunden auftretende und die **chronische**, seit Tagen bis Monaten bestehende Dyspnoe unterschieden.

Ätiopathogenese: Dyspnoe ist das führende Symptom vieler pulmonaler und kardialer Erkrankungen. Der **akuten Dyspnoe** liegen im Wesentlichen Störungen der Ventilation, Diffusion oder Perfusion in der Lunge zugrunde (pulmonale Dyspnoe, s. S. 343). Ursachen sind z. B. Asthma bronchiale, Lungenödem, Lungenembolie, Pneumothorax, Aspiration, Hyperventilation, Larynxödem. Eine **kardial** bedingte Dyspnoe ist meist **chronisch**. Sie resultiert meist aus einer gestörten Funktion des linken Ventrikels, wie sie bei der Linksherzinsuffizienz besteht. Der Rückstau von Blut im Lungenkreislauf führt zu einer Druckerhöhung im linken Ventrikel und den Pulmonalvenen (Tab. **A-2.3**).

Einteilung: Es werden die **akute** und die **chronische** Dyspnoe unterschieden.

Ätiopathogenese: Am häufigsten liegt einer Dyspnoe, gerade wenn es sich um die **akute** Form handelt, eine **pulmonale** Erkrankung zugrunde. Die **kardiale**, dann meist **chronische** Form, geht oft auf eine Linksherzinsuffizienz zurück (Tab. **A-2.3**).

≡ A-2.3 | **Kardiale Ursachen und wegweisende Befunde bei Dyspnoe**

Verdachtsdiagnose	wegweisende Befunde
▪ myokardial	
Myokardischämie/-Infarkt	EKG (ST-Senkung/-Hebung), Troponin (Troponinerhöhung)
dilatative Kardiomyopathie	Auskultation (feuchte Rasselgeräusche), Röntgen-Thorax (Lungenödem)
hypertrophische Kardiomyopathie	Auskultation (Systolikum), Echokardiographie (Gradient im Ausflusstrakt)
restriktive Kardiomyopathie	Inspektion (Einflussstauung), Echokardiographie (diastolische Funktionsstörung), Kardio-CT
Myokarditis	Labor (Leukozytose, CRP-Erhöhung), Echokardiographie (verminderte Kontraktilität)
▪ valvulär	
Mitralinsuffizienz/-Stenose oder Aorteninsuffizienz/-Stenose	Auskultation (Systolikum bzw. Diastolikum), Echokardiographie (Insuffizienzjet bzw. erhöhter Druckgradient)
Kunstklappenfehlfunktion	Auskultation (gedämpfter Klappenschlusston), Echokardiographie (Insuffizienzjet bzw. erhöhter Druckgradient)
▪ andere	
persistierender Ductus arteriosus Botalli	Auskultation (holozyklisches Maschinengeräusch), Echokardiographie (Shuntnachweis)
Ventrikelseptumdefekt	Auskultation (Holosystolikum), Echokardiographie (Shuntnachweis)
Vorhofseptumdefekt	Auskultation (Systolikum über Pulmonalklappe), Echokardiographie (Shuntnachweis)
komplexe Vitien	Echokardiographie (Vitiennachweis)
Pericarditis constrictiva	Inspektion (Einflussstauung), Echokardiographie (Perikardverdickung), Kardio-CT

Zu den pulmonalen und weiteren Ursachen der Dyspnoe s. S. 344 und 345.

Klinik: Die Dyspnoe kann nach der ATS (s. S. 345) und der NYHA (s. S. 80) eingeteilt werden.

Klinik: Die **Intensität** der Dyspnoe wird nach der American Thoracic Society in fünf Schweregrade eingeteilt (s. S. 345). Eine weitere Klassifikationsmöglichkeit bei kardialer Ursache der Dyspnoe ist die NYHA-Klassifikation (NYHA I–IV, s. S. 80).

Diagnostik: Die **Basisdiagnostik** besteht aus Anamnese, körperlicher Untersuchung und einigen wenigen technischen Untersuchungen.

Diagnostik: Dyspnoe in Ruhe oder bei Belastung kann auf eine kardiale oder pulmonale Erkrankung hinweisen; differenzialdiagnostisch sind weitere Erkrankungen (z. B. eine Anämie) oder ein mangelnder Trainingszustand in Erwägung zu ziehen. Bei allen Patienten wird die **Basisdiagnostik** durchgeführt:

- Anamnese:
  - Zeitpunkt des Auftretens: z. B. nachts bei Herzinsuffizienz, bewegungsabhängige Schmerzen bei vertebragener Ursache
  - Belastungsfähigkeit, frühere Episoden von Dyspnoe, Allergien, Medikation
- Inspektion: Zyanose, Pfötchenstellung bei Hyperventilation, Ödeme, Fassthorax, Tachypnoe
- Perkussion: hypersonor bei Pneumothorax, gedämpft bei Pneumonie oder Erguss (s. S. 419)
- Auskultation: inspiratorischer Stridor bei Stenose von Kehlkopf oder Trachea, in- und exspiratorisches feinblasiges Rasselgeräusch bei Linksherzinsuffizienz, einseitige Abschwächung bei Pneumothorax oder Pneumonie, Pleurareiben bei Pneumonie oder Pleuritis
- technische Diagnostik:
  - Blutdruckmessung: Hypotonie bei Infarkt oder Lungenembolie, Hypertonie bei hypertensiver Entgleisung
  - Sauerstoffsättigung mittels Pulsoxymetrie
  - Röntgen-Thorax
  - EKG.

▶ Merke

▶ **Merke:** Anamnese und klinische Untersuchung bei Dyspnoe müssen so ablaufen, dass der Untersucher danach einschätzen kann, wie ausgeprägt und bedrohlich das Symptom ist und welche weiteren Maßnahmen angebracht sind.

Die **weiterführende Diagnostik** fällt je nach vermuteter Ursache unterschiedlich aus (**A-2.3**).

In der **weiterführenden Diagnostik** kommen zum Einsatz: Blutgasanalyse, Echokardiographie, Thorax-CT, Lungenszintigraphie, Labor inklusive Kreatinin, Elektrolyte, CRP, Troponin, D-Dimere, Gerinnung und Blutgasanalyse.
Weitere Untersuchungen evtl. Bodyplethysmographie, Koronarangiographie, Spiral-CT (Tab. **A-2.3**).

Um Zeit zu sparen, wird bei schwerer Dyspnoe oft nur eine **Notfalldiagnostik** durchgeführt.

Um Zeit zu sparen, besteht die **Notfalldiagnostik** abhängig von der Schwere der Dyspnoe ggf. lediglich aus Anamnese und körperlicher Untersuchung, Pulsoxymetrie, Peakflow-Messung und EKG.

Therapie: Abhängig von der Grunderkrankung. In den meisten Fällen lässt sich durch **Sauerstoffgabe** eine Besserung erzielen.

Therapie: Die ursächliche Behandlung der akuten Dyspnoe hängt von der Grunderkrankung ab. In den meisten Fällen lässt sich durch die **Gabe von Sauerstoff** eine Besserung erzielen. Bei respiratorischer Globalinsuffizienz kann die Sauerstoffgabe allerdings zu einem Atemstillstand führen, da hier der erniedrigte PaO_2 der einzige Atemantrieb ist.

2.3 Thoraxschmerz

▶ Definition

▶ **Definition:** Schmerz im Bereich des Brustkorbs.

Ätiopathogenese: Der typische Thoraxschmerz ist der **Ischämieschmerz**, der bei einer Koronarstenose im Rahmen einer KHK auftritt (s. S. 36 und Tab. **A-2.4**).

Ätiopathogenese: Der typische Thoraxschmerz ist der **ischämisch bedingte, pectanginöse Schmerz**, der bei einer Koronarstenose im Rahmen einer koronaren Herzerkrankung (KHK, s. S. 36) auftritt. Neben kardialen sind weitere häufige Ursachen für Thoraxschmerzen pulmonale, vertebragene und gastrointestinale Erkrankungen (Tab. **A-2.4**).

≡ A-2.4 Ursachen und wegweisende Befunde bei Thoraxschmerzen

Verdachtsdiagnose	wegweisende Befunde
kardial	
akutes Koronarsyndrom	EKG (Endstreckenveränderungen), Troponin (erhöht), Echokardiographie (Wandbewegungsstörungen)
Perimyokarditis	EKG (Endstreckenveränderungen), Troponin (erhöht), Echokardiographie (keine Wandbewegungsstörungen)
Aortenklappenstenose	Auskultation (Systolikum), Echokardiographie (erhöhter Druckgradient über der Klappe)
hypertrophe Kardiomyopathie	Auskultation (Systolikum), Echokardiographie (Hypertrophie mit erhöhtem Druckgradienten im Ausflusstrakt)
Tachykardien	EKG (Tachykardien mit schmalem oder breitem QRS-Komplex)
pulmonal	
Pneumothorax	Auskultation (einseitig aufgehobenes Atemgeräusch), Röntgen-Thorax (kollabierte Lunge)
Pneumonie	Auskultation (Rasselgeräusche), Labor (Entzündung), Röntgen-Thorax (Infiltrat)
Pleuritis	Auskultation (Pleurareiben), Labor (Entzündungszeichen), Röntgen-Thorax (Ausschluss Pneumonie)
Lungenembolie	EKG (S1/Q3-Typ, Rechtstyp), D-Dimere (erhöht), Echokardiographie und Spiral-CT (Rechtsherzdilatation)
orthopädisch	
Rippenfraktur	Anamnese (Trauma), Palpation (Druckschmerz), Röntgen-Thorax (Frakturlinie)
vertebragene Throaxschmerzen	Palpation (lokaler, bewegungsabhängiger Druckschmerz)
Interkostalneuralgie	Palpation (Dauerschmerzen, bewegungs- und atemabhängig)
Tietze-Syndrom	Palpation (Druckschmerz), Röntgen (Lokalbefund an der Knorpel-Knochengrenze), Ausschlussdiagnose
gastrointestinal	
Ösophagitis	endoskopischer Lokalbefund (im distalen Ösophagus: Rötung, Erosion, Fibrinbeläge, Ulzerationen)
Gastritis	endoskopischer Lokalbefund (akut: Ödem, Exsudat, Erythem, Erosion, Blutung)
Ulcus ventriculi	endoskopischer Lokalbefund (aktives Stadium: Defekt rundlich, oval, streifig, wie ausgestanzt, entzündlich geschwollener Randwall, Fibrinbelag, Hämatin; später Heilung- und Narbenstadium)
Pankreatitis	Anamnese (Alkohol-Abusus), Labor (Lipaseerhöhung), Sonographie (Pankreas unscharf begrenzt)
Cholezystolithiasis	Klinik (Gallenkolik), Labor (y-GT und Transaminasen erhöht), Sonographie (Nachweis von Gallenwegskonkrementen)
weitere	
Aortendissektion	Spiral-CT (Dissektionslamelle)
Tumoren	Palpation (große Tumoren), Röntgen, CT
Mediastinitis	Klinik (Sepsiszeichen), Röntgen-Thorax (Ösophagus-/Trachealerkrankungen, Mediastinalverbreiterung)
Herpes zoster	Klinik (segmentales Exanthem)
funktionell	Ausschlussdiagnose, sämtliche Befunde unauffällig (s. S. 21)

Klinik: Patienten mit Thoraxschmerzen gehen relativ schnell zum Arzt, da sie ihre Beschwerden meist auf das Herz zurückführen und die Situation als bedrohlich einordnen. Der **Ischämieschmerz** ist in der Herzgegend lokalisiert und **strahlt** häufig in den linken Arm sowie zum Unterkiefer **aus**. Da ischämiebedingte Schmerzen insgesamt häufig auftreten, ist eine Manifestation in atypischer Lokalisation keine Seltenheit (Abb. **A-2.3**). Auch ein **retrosternales**

Klinik: Patienten mit Thoraxschmerzen gehen schnell zum Arzt. Der **Ischämieschmerz strahlt** häufig in den linken Arm sowie zum Unterkiefer **aus** (Abb. **A-2.3**). In Ruhe auftretende **pektanginöse Beschwerden** oder Belastungsbeschwerden von > 20 Minuten werden als **akutes Koronarsyndrom** bezeichnet. Pektanginöse Beschwerden treten auch **atypisch** oder als „**Prinzmetal-Angina**" auf.

Engegefühl und **Brennen** sind typisch für **Koronarischämien**. Diese treten meist belastungsabhängig oder durch Kälte provoziert auf und bessern sich in der Regel innerhalb weniger Minuten nach Einnahme von Nitropräparaten. In **Ruhe** auftretende pektanginöse Beschwerden und Belastungsbeschwerden mit einer Dauer von mehr als 20 Minuten werden als **akutes Koronarsyndrom** (s. S. 58) bezeichnet. Mittels EKG und Troponin-Test lassen sich **instabile Angina pectoris** (normales EKG, Troponin auch nach 6 Stunden negativ, s. S. 42) vom **akuten Myokardinfarkt** (ST-Hebung und/oder erhöhtes Troponin, s. S. 58) abgrenzen. Zur **atypischen Angina** zählen die „early morning angina", die beim Aufstehen auftritt und danach verschwindet sowie die „walk-through angina", die am Anfang einer Belastung auftritt und danach rückläufig ist. Bei der Prinzmetal-Angina treten pectanginöse Beschwerden in Ruhe auf, beim Roemheld-Syndrom reflektorisch nach dem Essen.

Bruststiche treten häufig auch bei nicht kardialen Erkrankungen und funktionell auf.

Bruststiche treten häufig auch bei nicht kardialen Erkrankungen (z. B. von den großen Gefäßen, der Lunge, der Pleura, dem Ösophagus oder der Wirbelsäule ausgehend) und funktionell auf.

⊚ **A-2.3**

⊚ **A-2.3**   **Thoraxschmerz**

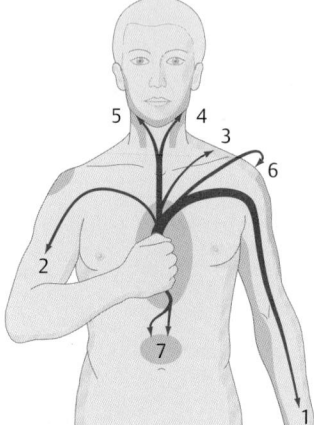

Typische Ausstrahlung der Schmerzen bei Angina pectoris:
1 linker oder
2 rechter Arm,
3 linke Schulter,
4 und 5 Hals bzw. Unterkiefer,
6 Rücken oder
7 Oberbauch.

Diagnostik: Die potenziell lebensbedrohlichen Konsequenzen erfordern eine schnellstmögliche Abklärung.

Diagnostik: Wegen der potenziell lebensbedrohlichen Konsequenzen müssen diese Symptome, auch aus forensischen Gründen, schnellstmöglich abgeklärt werden. Das „akute Koronarsyndrom (s. S. 58)" ist eine Arbeitsdiagnose, die gewählt wird, wenn der Verdacht auf einen ischämiebedingten Thoraxschmerz besteht.

Die **Basisdiagnostik** umfasst in der **Anamnese** Fragen nach **Schmerzbeginn, -lokalisation, -charakter, -auslöser** und **kardiovaskulären Risikofaktoren**.

Die **Basisdiagnostik** umfasst in der **Anamnese** Fragen nach **Schmerzbeginn** (plötzlicher Beginn bei Myokardischämie, Lungenembolie und Aortendissektion, Dauerschmerz bei Perikarditis, Hiatushernien, Ösophaguserkrankungen, Interkostalneuralgie), **Schmerzlokalisation** (oft linksthorakal bei Myokardischämie, bei den anderen Erkrankungen ist eine eindeutige Zuordnung schwierig), **Schmerzcharakter** (bei Myokardischämie drückend, beklemmend, dumpf, bei Lungenembolie dumpf, evtl. atemabhängig, bei Aortendissektion Vernichtungsschmerz), **Schmerzauslöser** (bewegungsabhängiger Schmerz bei vertebragener Ursache) und **kardiovaskuläre Risikofaktoren** (s. S. 37).

▶ **Merke**

▶ **Merke:** Ergibt die Anamnese, dass bei dem Patienten kardiovaskuläre Risikofaktoren und eine KHK bestehen, kann die Wahrscheinlichkeit für eine kardiale Ursache der Thoraxschmerzen als hoch bis sehr hoch angesehen werden (s. S. 36).

Weitere Informationen ergeben **Inspektion, Auskultation** und **technische Diagnostik**.

Des Weiteren kann eine während der **Inspektion** auffallende Zyanose Hinweis auf eine Lungenembolie sein. In der **Auskultation** sind Perikardreiben, Mitralinsuffizienz bei Hinterwandinfarkt, Pleurareiben bei Pleuritis/Pneumonie sowie abgeschwächtes Atemgeräusch bei Pneumothorax zu hören. Die **technische Diagnostik** setzt sich zusammen aus Blutdruckmessung (Hypotonie bei Infarkt oder Lungenembolie, Hypertonie bei hypertensiver Entgleisung), EKG, Röntgen-Thorax und Labor (Kreatinin, Elektrolyte, CRP, Troponin, D-Dimere, Gerinnung und Blutgasanalyse).

Weiterführende Diagnostik: Echokardiographie, Thorax-CT, Lungenszinti-graphie, evtl. Ergometrie, Koronarangiographie, Spiral-CT, Gastroskopie, Brei-schluck, pH-Metrie, orthopädische Abklärung.

Die **weiterführende Diagnostik** orientiert sich an der Verdachtsdiagnose (Tab. **A-2.4**).

Therapie: Bei Verdacht auf ein ischämisches Geschehen wird bis zum Beweis des Gegenteils mit Nitrospray und Sauerstoff behandelt. Ansonsten richtet sich die Therapie nach der Grunderkrankung.

Therapie: Bis zum Beweis des Gegenteils werden bei Verdacht auf ein ischämisches Geschehen Nitrospray und O_2 gegeben.

> ▶ **Exkurs: Funktionelle Herzbeschwerden**, auch als „**Herzneurose**" bezeichnet, betreffen meist Männer vor dem 40. Lebensjahr. Die Beschwerden treten oft als herzphobische Anfälle auf. Charakteristisch ist eine auf das Herz zentrierte Selbstbeobachtung und Aktivi-tätseinschränkung.
> Körperlich belastende Situationen werden vermieden. Die Patienten weisen eine angst-neurotische oder depressive Persönlichkeitsstruktur auf.
> Funktionelle Herzbeschwerden sind immer eine Ausschlussdiagnose (s. S. 19)

◀ Exkurs

2.4 Synkope

s. S. 210

2.4 Synkope

s. S. 210

2.5 Ödeme

2.5 Ödeme

> ▶ **Definition:** Ödeme sind pathologische Flüssigkeitseinlagerungen <u>im Inter-stitium.</u>

◀ Definition

Einteilung: Abhängig von der Ursache können Ödeme <u>**lokalisiert**</u> oder <u>**generali-siert**</u> auftreten (Tab. **A-2.5**). Spezielle Formen sind Aszites (Peritoneum), Hydrothorax (Pleuraergüsse) und Anasarka (generalisiertes Ödem).

Einteilung: Es werden **lokalisierte** und **generalisierte** Ödeme unterschieden (Tab. **A-2.5**).

Ätiopathogenese: Die Ursache für Ödeme ist ein <u>**Missverhältnis** zwischen hydrostatischem und kolloidosmotischem **Druck**</u> in Gefäßen, Zellen und Extra-zellulärraum. Ödeme entstehen daher häufig in den Unterschenkeln, entweder bei erhöhtem hydrostatischem Druck, z. B. bei venösen Abflussstörungen oder bei vermindertem kolloidosmotischem Druck.

Ätiopathogenese: Die Ursache ist ein **Missverhältnis** zwischen hydrostatischem und kolloidosmotischem **Druck**.

⊙ A-2.4 | **Ödeme**

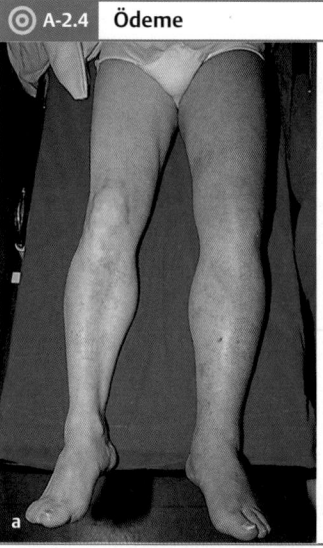 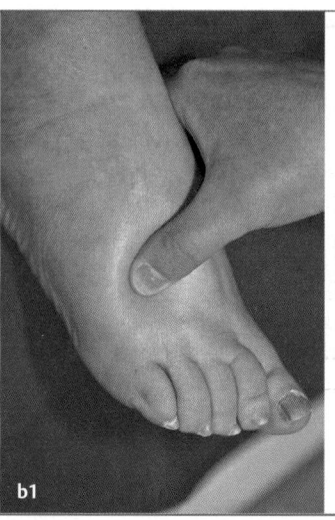 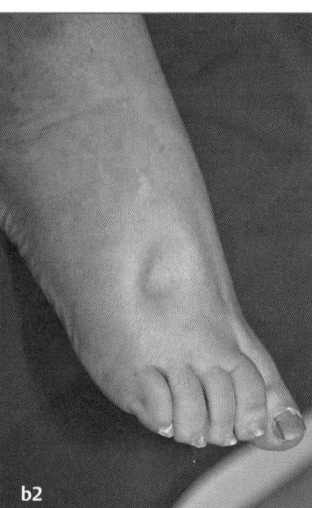

a Phlebothrombose mit Ödem und Zyanose des linken Beines.
b Ödem auf dem Fußrücken, das nach dem Eindrücken persistiert.

| A-2.5 | Ursachen und wegweisende Befunde bei Ödemen |

Verdachtsdiagnose	wegweisende Befunde
lokalisiert	
Thrombose	Anamnese (akut einsetzende Symptomatik, zuvor oft Immobilisierung des Beins), Inspektion (livide Hautfarbe, verstärkte Venenzeichnung), Labor (D-Dimere erhöht), Duplexsonographie (Thrombosenachweis)
chronisch venöse Insuffizienz	Anamnese (langsam zunehmende Unterschenkelschwellung, vorausgegangene Thrombophlebitiden), Inspektion (Varikosis), Duplexsonographie (Zustand nach Thrombose)
Tumor	Anamnese (B-Symptomatik: Fieber, Nachtschweiß, Gewichtsabnahme), Bildgebung (Tumornachweis mittels Sonographie, CT, MRT)
entzündliches Ödem	Anamnese, Labor (Entzündungsnachweis: CRP und Leukozyten erhöht)
allergisches Ödem	Anamnese (Besserung bei Allergenkarenz), Allergentest
ischämisches Ödem	Klinik (Pulslosigkeit, zyanotische Verfärbung)
primäres Lymphödem	Anamnese (Verlauf distal → proximal), Ausschlussdiagnose
sekundäres Lymphödem	Anamnese (Verlauf proximal → distal), Suche nach Infektion, Parasiten, Tumor
Angioödem	Labor (C1-Esterase-Inhibitor-Mangel)
generalisiert	
Herzinsuffizienz	Auskultation (3./4. Herzton, pulmonale Stauung, Vitium), Echokardiographie (Kontraktilitätsstörung) _[handschriftl.: Galopp-Rhythmus]_
Niereninsuffizienz	Labor (Serum-Kreatinin ↑, pathologische Kreatinin-Clearance)
nephrotisches Syndrom	Urin-Schnelltest (Proteinurie)
Lebererkrankungen	Labor (Transaminasen und INR erhöht), Sonographie (Leberzirrhose)
Enteropathien	Labor (Antitrypsin und Albumin im Stuhl belegen erhöhte Eiweißverluste)
medikamentöses Ödem	Anamnese (Antihypertensiva, NSAR, Sexual- und Steroidhormone, Phenylbutazon, Kalziumantagonisten)
Cushing-Syndrom	Inspektion (Büffelnacken, Stammfettsucht), Labor (Dexamethason-Test pathologisch)
idiopathisch	Ausschlussdiagnose, sämtliche Befunde unauffällig

▶ **Merke**

▶ **Merke:** Die häufigste Ursache eines einseitigen Ödems der Extremitäten ist die Phlebothrombose (Abb. A-2.4a), bei der die Ödeme typischerweise akut auftreten. Die häufigste Ursache beidseitiger Ödeme ist die Rechtsherzinsuffizienz.

Klinik: Ödeme können in allen Körperregionen auftreten. Typischerweise sind sie „wegdrückbar".

Klinik: Ödeme können in allen Körperregionen auftreten, am häufigsten sind Ödeme der Beine und des Stammes. Wenn Ödeme klinisch auffällig werden, haben die Patienten bereits mehrere Kilogramm an Gewicht zugenommen (s. Abb. I-10.2, S. 967). Typisch für Ödeme ist, dass sie durch geringen Druck über einige Sekunden „weggedrückt" werden können (Abb. A-2.4b).

Diagnostik: Tab. A-2.6 und Abb. A-2.5.

Diagnostik: Tab. A-2.6 fasst die diagnostischen Maßnahmen bei lokalisierten und generalisierten Ödemen zusammen. Abb. A-2.5 zeigt die Differenzialdiagnose von Beinödemen anhand der zusätzlich auftretenden Symptome.

Differenzialdiagnose: Das Myxödem ist kein Ödem im engeren Sinne, es kommt bei Hypo- und seltener bei Hyperthyreosen vor.

Differenzialdiagnose: Das Myxödem ist kein Ödem im Sinne einer pathologischen Flüssigkeitsansammlung, sondern eine vermehrte Einlagerung von hydrophilen Mukopolysacchariden im Interstitium. Es kommt bei Hypothyreosen, seltener Hyperthyreosen, vor. Diagnostisch werden die Schilddrüsen-Hormone bestimmt.

Therapie: Abhängig von der auslösenden Ursache. Beidseitige Beinödeme werden meist mit Diuretika behandelt.

Therapie: Die Behandlung richtet sich nach der auslösenden Ursache. Vordringlich ist der Ausschluss einer tiefen Beinvenenthrombose. Beidseitige Ödeme der unteren Extremitäten sprechen für eine kardiale Genese und werden mit Diuretika behandelt.

☰ A-2.6 Diagnostik bei lokalisierten und generalisierten Ödemen

	lokalisiert, meist einseitig	beidseitig und generalisiert
Basisdiagnostik		
Anamnese	Traumen, Operationen, Tumorerkrankungen, frühere Thrombosen oder Gerinnungsstörungen	B-Symptome (bei Tumorerkrankungen), Diarrhö, Nieren- oder Lebererkrankungen, Alkohol, Medikamente
Inspektion	Farbe und Temperatur der Extremitäten, Hautveränderungen, Unterschenkelumfang	Lidödeme
Palpation	Pulsstatus, proximale Lymphknoten	Untersuchung auf Raumforderungen, Aszites
Perkussion		Pleuraergüsse, Aszites
Labor	Elektrolyte, CRP, Blutbild, Transaminasen, Gerinnung, Urin-Stix	Kreatinin, Elektrolyte, Eiweiß, CRP, Blutbild, Transaminasen, Gerinnung, Urin-Stix
erweiterte Diagnostik	Röntgen-Thorax Duplexsonographie ggf. Tumorsuche	EKG transthorakale Echokardiographie Röntgen-Thorax Duplexsonographie ggf. Tumorsuche

◎ A-2.5 Differenzialdiagnose von Beinödemen ◎ A-2.5

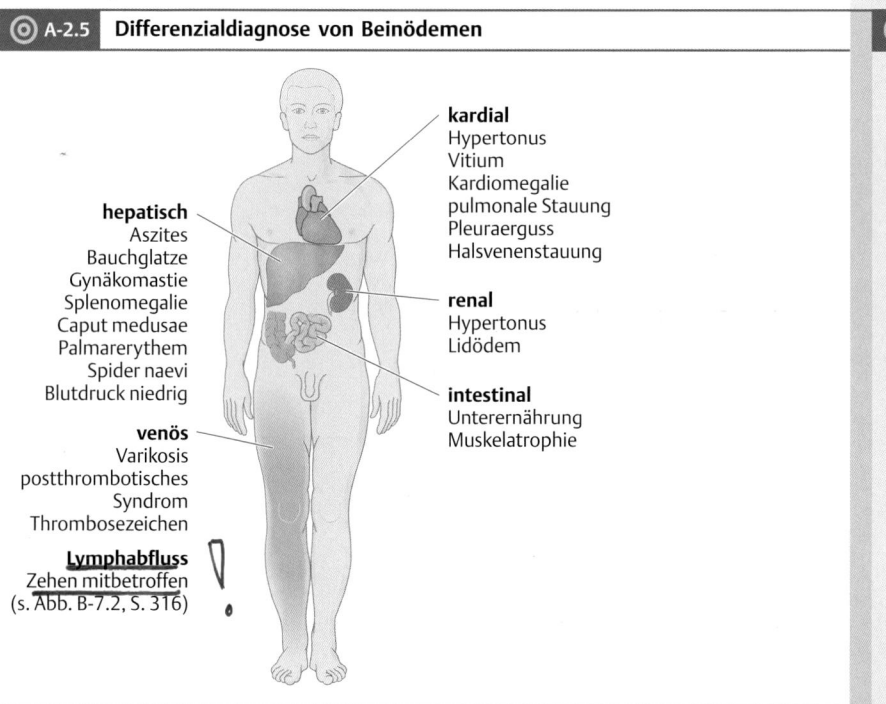

hepatisch
Aszites
Bauchglatze
Gynäkomastie
Splenomegalie
Caput medusae
Palmarerythem
Spider naevi
Blutdruck niedrig

venös
Varikosis
postthrombotisches Syndrom
Thrombosezeichen

Lymphabfluss
Zehen mitbetroffen
(s. Abb. B-7.2, S. 316)

kardial
Hypertonus
Vitium
Kardiomegalie
pulmonale Stauung
Pleuraerguss
Halsvenenstauung

renal
Hypertonus
Lidödem

intestinal
Unterernährung
Muskelatrophie

3 Kardiologische Untersuchungsmethoden

3.1 Anamnese und körperliche Untersuchung

3.1.1 Anamnese/Symptome

Im Hinblick auf das Vorliegen einer kardialen Erkrankung sollte nach Risikofaktoren (s. S. 37) wie **arterielle Hypertonie, Hyperlipidämie, Diabetes mellitus, Nikotin- und Alkoholkonsum, Hyperurikämie** sowie nach den **Lebensgewohnheiten** gefragt werden. Zudem sollten Vorerkrankungen wie Tonsillitiden, Scharlach und fieberhafte Gelenkbeschwerden erfasst werden. In der Familienanamnese sind Herzinfarkte, Schlaganfälle und plötzliche Herztode aufzunehmen. Zur Abklärung einer Herzinsuffizienz sollte nach **Ödemen**, gehäuftem nächtlichen Wasserlassen **(Nykturie)** und nach der Schlafposition (Patienten mit pulmonaler Stauung infolge Linksherzinsuffizienz schlafen meist mit erhöhtem Oberkörper) gefragt werden.

Die **körperliche Leistungsfähigkeit** ist bei den meisten kardialen Erkrankungen eingeschränkt. Sie kann entsprechend der Klassifikation der New York Heart Association eingeteilt werden (s. S. 80).

Herzklopfen (Palpitation) mit verstärkt spürbarem Herzschlag ist ein Symptom bei Herzfehlern (wie z. B. der Aortenklappeninsuffizienz), Hochdruckkrisen, Hyperthyreose, psychischer Erregung oder Trainingsmangel. **Herzrasen** ist entweder Folge psychischer Belastung oder supraventrikulärer bzw. ventrikulärer Tachykardien. Arrhythmische Herzaktionen, die meist als **Herzstolpern** empfunden werden, treten bei supraventrikulären oder ventrikulären Extrasystolen sowie bei Vorhofflimmern mit absoluter Arrhythmie auf.

In der Anamnese lassen sich wichtige Aspekte der Symptome **Dyspnoe** (s. S. 16), **Thoraxschmerz** (s. S. 18) und **Synkope** (s. S. 210) erfragen. Weitere Informationen dazu finden Sie auf den angegeben Seiten im Kapitel „Leitsymptome".

3.1.2 Körperliche Untersuchung

Inspektion

Blässe kann die Folge einer Anämie sein (z. B. bei Endokarditis). Eine **zentrale Zyanose** entsteht häufig bei Herzfehlern mit Rechts-Links-Shunt, eine **periphere Zyanose** z. B. bei Herzinsuffizienz (Näheres s. S. 13). **Trommelschlegelfinger** (Abb. **A-3.1a**) und **Uhrglasnägel** sind häufig assoziiert mit chronischen höhergradigen arteriellen Hypoxien kardialer Genese (z. B. bei angeborenen zyanotischen Herzfehlern) oder pulmonaler Ursache. Verstärkte Pulsationen der Karotiden treten charakteristischerweise bei der Aorteninsuffizienz auf. Der **Herzspitzenstoß** (s. u.) kann bei Linksherzhypertrophie unterschiedlicher Genese sichtbar sein. Ein **Herzbuckel (Voussure)** tritt bei Kindern mit noch weichem Skelett und bei meist angeborenen Herzfehlern mit Rechtsherzhypertrohie auf. Der Jugularvenendruck lässt Rückschlüsse auf den zentralen Venendruck zu. Er ist jedoch selbst bei schlanken Patienten oft schwierig einzuschätzen. Die Beurteilung erfolgt am liegenden Patienten, bei dem der Oberkörper etwa 45° hochgelagert ist. Bei einer **Steigerung** des **zentralen Venendrucks** sind die **Jugularvenen gefüllt** (Abb. **A-3.1b**). Häufig ist bei einer Einflussstauung ein **hepatojugulärer Reflux** nachweisbar. Mögliche Ursachen einer Einflussstauung sind Rechtsherzinsuffizienz, Trikuspidalstenose, Perikarditis constrictiva sowie mediastinale Prozesse und V.-cava-Thrombosen. Eine Überhöhung der a-Welle der V. jugularis tritt auf bei pulmonaler Hypertonie, Pulmonalstenose und Herzfehlern mit Links-Rechts-Shunt. **Belastungsdyspnoe** (s. S. 16) ist ein wichtiges Symptom der Herzinsuffizienz und bei Herzfehlern. **Orthopnoe** (s. S. 17) findet sich bei Lungenstauung unterschiedlicher Genese oder bei obstruktiven Atemwegserkrankungen. **Nächtliches Husten** oder **Husten bei körperlicher Belastung** können durch eine Lungenstauung bedingt sein (s. S. 340).

Palpation

Der **Herzspitzenstoß**, normalerweise im 5. ICR in der Medioklavikularlinie links zu spüren, kann bei Linksherzhypertrophie nach lateral verlagert und hebend sein.

Ein **Schwirren** kann aufgrund der Vibrationen, die durch ein lautes Geräusch verursacht werden, tastbar sein. Zur Palpation des Schwirrens sind die Handflächen besser als die Fingerspitzen geeignet.

Der **Pulsstatus** wird mindestens an folgenden Gefäßen erhoben: A. carotis, A. radialis, A. femoralis, A. poplitea, A. tibialis posterior und A. dorsalis pedis. Bewertet werden die **Pulsqualitäten** Charakter, Regelmäßigkeit und Frequenz. Der **Pulscharakter** kann Hinweise auf Herzfehler ergeben. Bei <u>Aortenklappeninsuffizienz</u> tritt ein <u>Pulsus celer et altus</u> (schnell und hoch) und bei der <u>Aortenklappenstenose</u> ein <u>Pulsus parvus et tardus</u> (klein und langsam) auf. Als **Pulsus paradoxus** bezeichnet man einen deutlichen Abfall der Pulsstärke während der Inspiration (z. B. bei Pericarditis constrictiva oder Perikardtamponade).

Die **Regelmäßigkeit** der Herzfrequenz ist leicht zu beurteilen. **Physiologisch** ist eine Beschleunigung der Herzfrequenz während der Inspiration und Verlangsamung während der Exspiration. Davon abgesehen weist ein unregelmäßiger Puls auf **Herzrhythmusstörungen** hin.

Die **Pulsfrequenz** erlaubt nur bedingt den Rückschluss auf die Herzfrequenz, da bei früh einfallenden Extrasystolen oder Tachyarrhythmie ein **Pulsdefizit** bestehen kann (Abb. **A-3.1c**). Der Radialispuls kann bei Aortenisthmusstenose oder Subklaviastenosen palpatorisch fehlen oder vermindert tastbar sein.

Ödeme an den unteren Extremitäten können durch Fingerdruck auf die Tibia, den Knöchel oder den Fußrücken festgestellt werden (s. Abb. **A-2.4**, S. 21). Die Leber sollte palpiert werden, um eine **Lebervergrößerung**, die durch eine Rechtsherzinsuffizienz bedingt sein kann, zu belegen.

Palpation

Hebender und nach lateral verlagerter **Herzspitzenstoß** bei Linksherzhypertrophie.

Ein **Schwirren** kann bei lautem Herzgeräusch tastbar sein.

Der **Pulsstatus** wird an mehreren Stellen erhoben und erfasst drei **Pulsqualitäten**.

Ein **Pulsus celer et altus** tritt bei der **Aorteninsuffizienz** auf, ein **Pulsus parvus et tardus** bei der **Aortenstenose**. Als **Pulsus paradoxus** bezeichnet man einen Abfall der Pulsstärke während der Inspiration (z. B. bei Pericarditis constricitva). Ein **unregelmäßiger** Puls weist auf **Rhythmusstörungen** hin.

Bei einem **Pulsdefizit** sind Pulswellen in der Peripherie nicht tastbar (Abb. **A-3.1c**).

Ödeme können durch Fingerdruck auf das Gewebe festgestellt werden (s. Abb. **A-2.4**).

◉ A-3.1 | **Inspektion und Palpation**

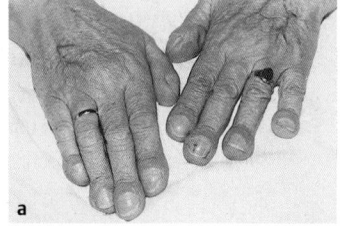 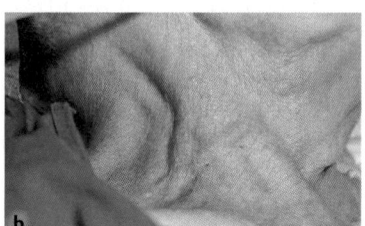 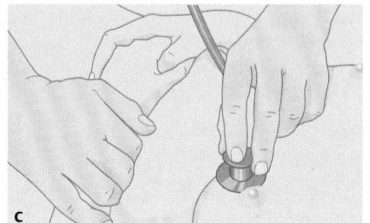

a   b   c

Während der **Inspektion** fallen auf: **a** Trommelschlegelfinger, **b** gestaute Jugularvenen, **c** Untersuchung eines Pulsdefizits.

Perkussion

Die perkutorische Unterscheidung von **relativer und absoluter Herzdämpfung** hat keinen wesentlichen praktischen Stellenwert. Die Perkussion der maximalen äußeren **Herzgrenzen** bietet einen Anhalt über die Herzgröße, auch das Ausmaß größerer Pleuraergüsse kann erfasst werden (abgeschwächter Klopfschall). Perkutorisch wird auch die Lebergrenze bestimmt. Bei Aszites (z. B. als Folge einer Rechtsherzinsuffizienz) besteht eine Flankendämpfung.

Auskultation

Während der Auskultation der Herzaktion wird auf Herztöne und -geräusche sowie -frequenz und -rhythmus geachtet.

> ▶ **Merke:** Bei akuter und chronischer Stauung, wie sie etwa bei einer Linksherzinsuffizienz oder Mitralstenose auftritt, können über der Lunge fein-, mittel- oder grobblasige Rasselgeräusche entstehen. Entwickelt sich ein Pleuraerguss, ist das Atemgeräusch abgeschwächt bis aufgehoben.

Perkussion

Perkutorisch können die **Herzgrenzen** sowie das Ausmaß von Pleuraergüssen, Lebervergrößerung und Aszites erfasst werden.

Auskultation

Es wird auch Herztöne, -geräusche, -frequenz und -rhythmus geachtet.

◀ **Merke**

Herztöne

Erster und zweiter Herzton sind physiologisch. Der **1. Herzton** entsteht durch die isovolumetrische Kontraktion und den Schluss der AV-Klappen.

Der **2. Herzton** wird durch den Schluss der Aorten- und Pulmonalklappe hervorgerufen. Er ist **physiologisch gespalten**. Eine **paradoxe Spaltung** entsteht bei Verlängerung der linksventrikulären Austreibungszeit. Bei verlängerter rechtsventrikulärer Austreibungszeit ist der 2. Herzton **weit gespalten**. Eine **fixierte Spaltung** des 2. Herztones entsteht bei einem Shunt auf Vorhofebene.

Der **3. Herzton** tritt bei schneller Kammerfüllung und verminderter Dehnbarkeit des Ventrikels auf.

Ein **4. Herzton** ist Ausdruck einer gesteigerten Vorhofkontraktion. Der Galopprhythmus ist durch einen 3. oder 4. Herzton gekennzeichnet. Klappenöffnungstöne und Dehnungstöne entstehen durch Stenosen der Herzklappen und Klicks durch den Prolaps von Klappensegeln.

Herzgeräusche

Herzgeräusche werden beurteilt nach **Punctum maximum**, **Lautstärke**, **Frequenz**, **Geräuschart** und **Fortleitung** (Tab. **A-3.1**).

Neben niedrig-, mittel- und hochfrequenten Geräuschen werden proto-, meso-, spät- und holosystolische sowie diastolische Geräusche unterschieden. Das Geräusch kann band-, spindel-, decrescendo- oder crescendoförmig sein.

Herztöne

Durch den Schluss der Herzklappen und die Ventrikelkontraktion entstehen die Herztöne. Der erste und zweite Herzton sind physiologisch. Der **1. Herzton** tritt zu Beginn der Systole durch die isovolumetrische Kontraktion und den AV-Klappenschluss auf. Bei Veränderungen an den AV-Klappen kann der 1. Herzton verstärkt oder abgeschwächt sein.

Der **2. Herzton** entsteht durch den Schluss der Aorten- und Pulmonalklappe. Die Aortenklappe schließt sich vor der Pulmonalklappe. Daraus resultiert die **physiologische Spaltung** des 2. Herztones. Bei Inspiration ist diese Spaltung verstärkt, da mehr Blut in das rechte Herz einfließt und den Schluss der Pulmonalklappe verzögert. Eine umgekehrte, **paradoxe Spaltung** des 2. Herztones entsteht bei höhergradigen Strömungshindernissen im linksventrikulären Ausflusstrakt, die zur Verlängerung der Austreibungszeit führen. Die **weite Spaltung** des 2. Herztones findet sich bei Verlängerung der rechtsventrikulären Austreibungszeit. Eine **fixierte, atemunabhängige Spaltung** des 2. Herztones tritt bei einem größeren Shunt auf Vorhofebene auf. Die Lautstärke des 2. Herztones ist vom Aorten- und Pulmonalarteriendruck abhängig und nimmt bei hohen Druckwerten zu.

Der **3. Herzton** ist ein protodiastolischer **Extraton**, der durch schnelle Kammerfüllung oder bei verminderter Ventrikeldehnbarkeit (z. B. bei höhergradiger Herzinsuffizienz) auftritt.

Ein **4. Herzton** tritt bei Sinusrhythmus als Ausdruck einer gesteigerten Vorhofkontraktion auf, wenn der enddiastolische Kammerdruck erhöht ist, z. B. bei Herzinsuffizienz. Sind ein 3. oder 4. Herzton bei einer Herzinsuffizienz auskultierbar, spricht man von einem Galopprhythmus. Klappenöffnungstöne treten bei Stenosen der AV-Klappen auf. **Dehnungstöne ("ejection clicks")** entstehen beim plötzlichen Stopp der Öffnungsbewegung verwachsener Semilunarklappensegel. Sogenannte **Klicks** werden durch den Prolaps von Klappensegeln verursacht.

Herzgeräusche

Herzgeräusche entstehen durch Wirbelbildungen, die meistens durch pathologische Veränderungen verursacht werden. Sie dauern länger an als Herztöne. Bei der Auskultation orientiert man sich am **Punctum maximum** (P. m.) des Geräusches. Die Charakterisierung der Geräusche erfolgt nach **Lautstärke** (Tab. **A-3.1**), **Frequenz**, **Geräuschart** und **Fortleitung**.

Hinsichtlich der Frequenz werden niedrig-, mittel- und hochfrequente Geräusche unterschieden. Ferner unterscheidet man proto-, meso-, spät- und holosystolische sowie diastolische Geräusche und kontinuierliche Geräusche. Ein Geräusch kann eine Band-, Spindel-, Decrescendo- oder Crescendoform haben. Die Fortleitung ist unterschiedlich (z. B. Axilla, Karotiden, Rücken).

A-3.1 Lautstärkegrade der Herzgeräusche (nach Levine)

Lautstärkegrad	Geräuschcharakteristik
1/6	sehr leises Geräusch, das bei gezielter Auskultation gerade noch gehört werden kann
2/6	leises Geräusch, das sofort ohne Schwierigkeiten auskultiert werden kann
3/6	deutlich hörbares Geräusch (ohne Schwirren), das über dem Punctum maximum durch den Handrücken auskultiert werden kann
4/6	lautes Geräusch, das oft von einem palpablen Schwirren begleitet ist
5/6	sehr lautes Geräusch mit begleitendem Schwirren, das jedoch nur mit aufgelegtem Stethoskop zu hören ist
6/6	sehr lautes Geräusch mit begleitendem Schwirren, das mit abgehobenem Stethoskop oder mit bloßem Ohr hörbar ist

Systolische und **diastolische** Geräusche entstehen bei einer Vielzahl von Klappenvitien (s. S. 181) und Herzfehlern (s. S. 165). Kontinuierliche **systolisch-diastolische „Maschinengeräusche"** entstehen bei Shuntverbindungen zwischen Hoch- und Niederdrucksystem. Ein **akzidentelles Geräusch** ist systolisch, leise und niederfrequent und häufig bei gesunden Jugendlichen auskultierbar. Das Geräusch ändert sich bei Lagewechsel und bei Belastung. **Funktionelle Geräusche** sind in der Regel leise und hochfrequent und werden nicht fortgeleitet. Sie entstehen infolge einer Hyperzirkulation oder eines erhöhten Herzzeitvolumens. Herzsynchrone systolisch-diastolische **Reibegeräusche** werden durch Veränderungen des Perikards verursacht (z. B. bei akuter Perikarditis, s. S. 135). Zur Herzfrequenz s. S. 87, zum Herzrhythmus s. S. 107 u. S. 118.

3.2 Nichtinvasive technische Untersuchungsmethoden

3.2.1 Blutdruckmessung

Die Blutdruckmessung sollte stets an **beiden Armen** erfolgen. Bei Aortenisthmusstenose (s. S. 177) vor dem Abgang der linken A. subclavia kommt es zu einer Blutdruckdifferenz zwischen rechtem und linkem Arm sowie zu Hypertonie der oberen und Hypotonie der unteren Körperhälfte.

Langzeit-Blutdruckmessung

Mit der Langzeit-Blutdruckmessung wird das **zirkadiane Blutdruckprofil** erfasst. Dadurch können sich Hinweise auf endokrinologisch bedingte Hochdruckformen (z. B. beim Phäochromozytom) ergeben, bei denen häufig das Tag-/Nacht-Blutdruckprofil verändert ist. Die Langzeit-Blutdruckmessung dient ferner zur Kontrolle der medikamentösen antihypertensiven Einstellung.

3.2.2 Elektrokardiogramm (EKG)

EKG-Ableitungen

Beim EKG werden die **elektrischen Potenziale** während des Ablaufes einer Herzaktion aufgezeichnet. Die EKG-Ausschläge entsprechen dabei der Erregungsausbreitung in den einzelnen Herzstrukturen (Tab. **A-3.2**): Die Passage des elektrischen Impulses durch die Vorhöfe korrespondiert zur P-Welle. Die isoelektrische PQ-Strecke zwischen der P-Welle und dem QRS-Komplex ist Ausdruck der Leitungsverzögerung im AV-Knoten. Der QRS-Komplex resultiert aus der Depolarisation aller ventrikulären Muskelfasern, während die T-Welle die Repolarisation des Ventrikelmyokards repräsentiert. Die Repolarisation des Vorhofmuskels fällt in den QRS-Komplex. Bei einigen Individuen ist eine U-Welle nach der T-Welle nachweisbar. Die genaue Ursache der U-Welle ist nicht bekannt. Abb. **A-3.2** stellt die Benennung der Wellen und Strecken im EKG dar.

Systolische und **diastolische** Geräusche treten bei verschiedenen Herzfehlern auf. **„Maschinengeräusche"** weisen auf einen Shunt hin. Ein **akzidentelles Geräusch** ist nicht pathologisch. **Funktionelle Geräusche** sind meist durch Hyperzirkulation bedingt. Herzsynchrone systolisch-diastolische **Reibegeräusche** entstehen bei Perikardveränderungen.

3.2 Nichtinvasive technische Untersuchungsmethoden

3.2.1 Blutdruckmessung

Die Blutdruckmessung erfolgt an **beiden Armen**, um eine Druckdifferenz zu erfassen.

Langzeit-Blutdruckmessung

Durch die Langzeit-Blutdruckmessung wird das **zirkadiane Blutdruckprofil** erfasst. Außerdem kann mit der Methode die Wirkung einer antihypertensiven Therapie geprüft werden.

3.2.2 Elektrokardiogramm (EKG)

EKG-Ableitungen

Beim EKG werden **elektrische Potenziale** der Herzaktion aufgezeichnet. Im EKG (Abb. **A-3.2**, Tab. **A-3.2**) repräsentiert die P-Welle die Vorhofaktion, die PQ-Strecke die Leitungsverzögerung im AV-Knoten, der QRS-Komplex die Depolarisation des Kammermyokards und die T-Welle die Repolarisation des Ventrikels. Die genaue Ursache der U-Welle ist nicht bekannt.

≡ A-3.2 Normwerte des EKGs

Bezeichnung	elektrischer Vorgang	Dauer [s]
P-Welle	intraatriale Erregungsausbreitung	bis 0,11
PQ-Zeit	atrioventrikluäre Erregungsüberleitung	0,12–0,20
QRS-Komplex	intraventrikuläre Erregungsausbreitung	bis 0,11
ST-Strecke	Beginn der intraventrikulären Erregungsrückbildung	
T-Welle	Ende der intraventrikulären Erregungsrückbildung	
QT-Zeit	gesamte intraventrikuläre Erregungsdauer	Frequenzabhängig

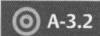

A-3.2 | Normales EKG

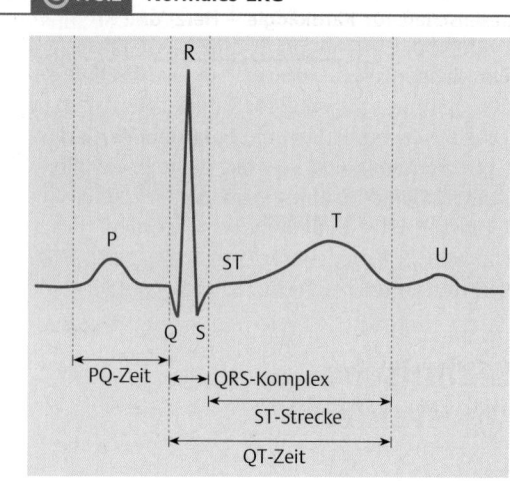

Das EKG ist besonders zur Diagnostik des Infarktverlaufs und von Rhythmusstörungen geeignet. Ösophagusableitungen und intrakardiale Ableitungen dienen der Analyse der Vorhoferregung.

Das EKG eignet sich zur Erfassung von Erregungsbildungs- und Erregungsleitungsstörungen (s. S. 8). Besonders aussagekräftig ist es zur Diagnostik des Herzinfarktverlaufs sowie von Herzrhythmusstörungen. Es ergibt Hinweise auf Kammer- und Vorhofhypertrophie sowie auf Koronarinsuffizienz, Myokarditis, Perikarditis und Elektrolytstörungen.

Neben den Standardableitungen sind **Ösophagusableitungen** und **intrakardiale Ableitungen** (s. S. 35) zur genaueren Analyse der Vorhoferregung möglich. Zu den Einzelheiten der EKG-Auswertung sei auf die speziellen Lehrbücher verwiesen.

EKG-Analyse

Zu berücksichtigen sind:
- Lagetyp
- Rhythmus
- Frequenz
- Zeitintervalle (Tab. **A-3.2**)
- Amplituden
- Morphologie der einzelnen Wellen.

EKG-Analyse

Bei der Auswertung des EKGs werden folgende Aspekte systematisch berücksichtigt:
- Lagetyp (ergibt sich aus der Ausrichtung des elektrischen Summationsvektors)
- Rhythmus
- Frequenz
- Zeitintervalle (Tab. **A-3.2**)
- Amplituden
- Morphologie der einzelnen Wellen.

Nähere Details finden sich in EKG-Lehrbüchern.

Belastungs-EKG (Ergometrie)

Das Belastungs-EKG ist eine Standardmethode zur Diagnostik von **myokardialen Durchblutungsstörungen**, des Blutdruckverhaltens und von **Herzrhythmusstörungen**. Die Untersuchung erfolgt meist auf einem Laufband oder Ergometer. Die Abbruchkriterien und Kontraindikationen sind zu berücksichtigen (Tab. **A-3.3**).

Belastungs-EKG (Ergometrie)

Das Belastungs-EKG wird routinemäßig zur Ischämiediagnostik bei **koronarer Herzkrankheit** oder bei Verdacht auf koronare Herzkrankheit, zur Kontrolle des Blutdruckverhaltens unter Belastung sowie zur Diagnostik von **Herzrhythmusstörungen** unter Belastung eingesetzt. Bei der Untersuchung, die auf einem Laufband oder einem Ergometer erfolgt, wird die Belastung üblicherweise in 25-Watt-Stufen gesteigert, bis die individuelle Ausbelastungsgrenze des Patienten erreicht ist. Diese richtet sich nach Alter, Geschlecht, Größe und maximaler Herzfrequenz in der jeweiligen Gruppe. Wichtig ist die Berücksichtigung der Kriterien zum Abbruch der Belastung (Tab. **A-3.3**) und der Kontraindikationen zur Ergometrie.

Langzeit-EKG (Holter Monitoring)

Das Langzeit-EKG dient zur Diagnostik von **Rhythmusstörungen**.

Langzeit-EKG (Holter Monitoring)

Das Langzeit-EKG dient hauptsächlich der Abklärung von **Herzrhythmusstörungen** (s. S. 87 ff.). Dieses EKG, das über mindestens 24 Stunden mit einem kleinen tragbaren Registriergerät aufgezeichnet wird, ermöglicht die Analyse nur vereinzelt auftretender Rhythmusstörungen.

A-3.3 | **Absolute Indikationen zum Abbruch und Kontraindikationen der Ergometrie (nach der Deutschen Gesellschaft für Kardiologie – Herz- und Kreislaufforschung)**

Absolute Indikationen zum Abbruch	*Absolute Kontraindikationen*
• ST-Strecken-Senkung ≥ 3 mV	• akuter Myokardinfarkt
• ST-Strecken-Hebung ≥ 1 mV	• instabile Angina pectoris
• Blutdruckabfall > 10 mm Hg (Vergleich zum Ausgangs-Blutdruck) mit Zeichen einer myokardialen Ischämie (Angina pectoris, ST-Senkung)	• Herzrhythmusstörungen mit Symptomatik und/oder eingeschränkter Hämodynamik
• mäßig-schwere Angina-pectoris-Symptomatik	• symptomatische höhergradige Aortenklappenstenose
• schwere Dyspnoe	• dekompensierte Herzinsuffizienz
• klinische Zeichen einer Minderperfusion (Zyanose)	• akute Lungenembolie
• anhaltende (Dauer > 30 sek) ventrikuläre Tachykardie	• akute Myokarditis/Perikarditis
• Erschöpfung des Patienten	• akute Aortendissektion
• technische Probleme (defekte EKG-Registrierung, Monitor-Ausfall)	

Langzeit-EKG mit ST-Streckenanalyse

Beim Langzeit-EKG mit ST-Streckenanalyse werden ST-Streckensenkungen miterfasst. Dadurch kann das Auftreten von Herzrhythmusstörungen mit dem Auftreten von Ischämiezeichen korreliert werden. Dadurch können sich Hinweise auf die Genese von Herzrhythmusstörungen ergeben, die durch eine Durchblutungsstörung bedingt sind.

3.2.3 Echokardiographie

Bei der Echokardiographie handelt es sich um die Untersuchung des Herzens mittels **Ultraschall**, der an den Grenzflächen der anatomischen Strukturen reflektiert wird. Aus den reflektierten Signalen wird ein Bild des Herzens rekonstruiert. Diese nichtinvasive Methode hat heute in der kardiologischen Routinediagnostik eine sehr große Bedeutung.

In zwei **Sonomodi** können die anatomischen Strukturen erfasst und die Pumpfunktion des Herzens analysiert werden:
- **eindimensionaler M-Mode** (Abb. **A-3.3a**)
- **zweidimensionaler B-Mode** (Abb. **A-3.3b**).

Die Echokardiographie erlaubt eine zuverlässige Bestimmung der Durchmesser der Herzhöhlen sowie der Dicke der Wände und des Septums. Zudem ist sie die Methode der Wahl zur Diagnose eines Perikardergusses. Das Verfahren ermöglicht Aussagen über Morphologie und Beweglichkeit der Herzklappen. Außerdem ist es geeignet, um Bewegungsstörungen des Myokards nachzuweisen.

Die **Dopplerechokardiographie** basiert auf der Tatsache, dass sich die Schallfrequenz ändert, sobald sich Schallquelle oder Reflexionsort bewegen. Der sich bewegende Reflexionsort entspricht den Erythrozyten. Strömen sie auf die Schallquelle zu, ist die reflektierte Frequenz höher als die gesendete, bewegen sie sich von der Schallquelle fort, ist die reflektierte Frequenz niedriger als die gesendete. So lässt sich die Blutflussrichtung bestimmen.

Es gibt zwei Dopplerverfahren:
- **CW-Doppler** (continous wave, Abb. **A-3.4a**): es wird kontinuierlich gesendet und empfangen, ohne Tiefenselektivität tragen alle getroffenen Reflektoren zum Signal bei, die Methode eignet sich zur Messung hoher Blutflussgeschwindigkeiten und
- **PW-Doppler** (pulsed wave, Abb. **A-3.4b**): es wird abwechselnd gesendet und empfangen, über die Laufzeit bis zum Empfang erfolgt die Tiefenzuordnung und somit die Lokalisation.

Die Untersuchung liefert zusätzliche Informationen über die Blutflussgeschwindigkeit und Druckgradienten über Klappenstenosen, die Klappenöffnungsfläche sowie über die Druckverhältnisse in der A. pulmonalis.

Langzeit-EKG mit ST-Streckenanalyse

Diese Untersuchung ermöglicht Aussagen über Myokardischämie als potenzielle Ursache der Rhythmusstörungen.

3.2.3 Echokardiographie

Bei der Echokardiographie wird das Herz mit **Ultraschall** untersucht. Die Methode hat in der Kardiologie eine sehr große Bedeutung.

Mit dem **eindimensionalen M-Mode**-Verfahren (Abb. **A-3.3a**) und der **zweidimensionalen Sektorechokardiographie** (Abb. **A-3.3b**) können anatomische Strukturen, die Klappen- und die Pumpfunktion des Herzens beurteilt werden.

Durch die **Dopplerechokardiographie** werden u. a. Blutflussrichtung, Druckgradienten über Klappen und Klappenöffnungsflächen bestimmt.

Es gibt zwei Verfahren:
- **CW-** (continous wave, Abb. **A-3.4a**) und
- **PW-** (pulsed wave, Abb. **A-3.4b**) **Doppler**.

A-3.3   Echokardiographie des Herzens

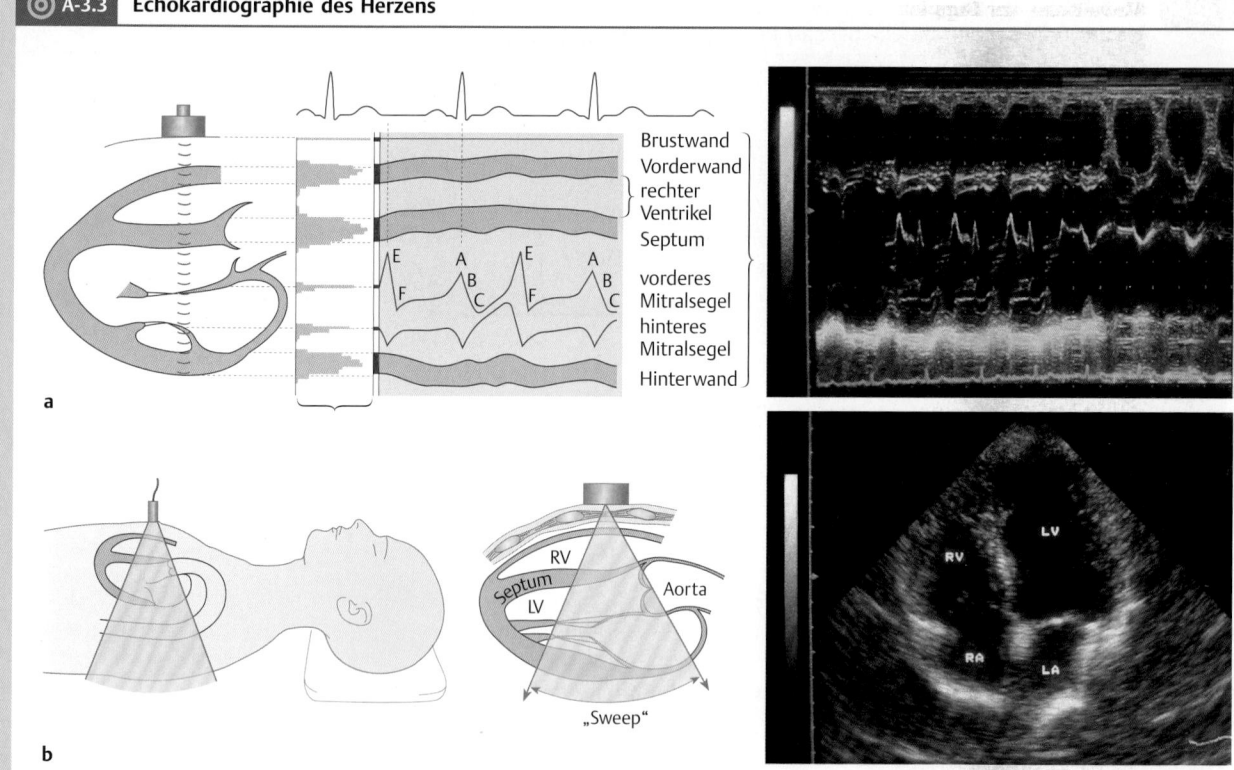

a   eindimensionaler M-Mode: die Ultraschalldarstellung von Bewegungsabläufen erfolgt in Ort-Zeit-Diagrammen (time motion).
b   zweidimensionaler B-Mode: je nach Intensität der reflektierten Signale werden sie als Punkte unterschiedlicher Helligkeit (brightness) dargestellt und Zeile für Zeile zu einem Bild zusammengebaut (Sektorechokardiographie, Schnittbilddarstellung). Zu sehen ist der apikale Vierkammerblick aufs Herz, die AV-Klappen sind geschlossen. LA = linker Vorhof, RA = rechter Vorhof, LV = linker Ventrikel, RV = rechter Ventrikel.

Mit der **Farb-Doppler-Echokardiographie** können Flussgeschwindigkeiten und -richtungen dargestellt werden (Abb. **A-3.4c**).

Die **Kontrastechokardiographie** wird besonders zur Diagnostik von Herzfehlern mit Shunts eingesetzt.

Die **transösophageale Echokardiographie** ist insbesondere zur Diagnostik von Thromben und Vegetationen geeignet.

Die **Stress-Echokardiographie** zeigt die Pumpfunktion unter Belastung.

Die **3D-Echokardiographie** ist insbesondere zur Klappenbeurteilung sinnvoll.

Mittels **Farb-Doppler-Echokardiographie** können Flussgeschwindigkeiten und -richtungen dargestellt werden. Dabei ist der Blutfluss im zweidimensionalen Bild auf die Schallquelle zu rot kodiert, der Fluss von der Quelle weg blau. Die Methode ist wertvoll zur Diagnostik von Klappeninsuffizienzen (Abb. **A-3.4c**) und Shuntvitien.

Bei der **Kontrastechokardiographie** können nach i. v. Injektion von Kontrastmittel das rechte Herz und verschiedene Herzfehler (z. B. ASD/VSD) mit Shunts besser dargestellt werden.

Für die **transösophageale Echokardiographie** (TEE) wird der Schallkopf im Ösophagus dorsal des Herzens platziert. Die TEE ist besonders geeignet zur Diagnostik von Vorhofthromben und Klappenvegetationen. Zudem können mit dem Verfahren Mitralvitien, Veränderungen im linksventrikulären Ausflusstrakt und in der Aorta oft besser dargestellt werden als mit der konventionellen Echokardiographie.

Bei der **Stress-Echokardiographie** wird der Patient mittels Ergometer belastet oder er erhält ansteigende Dosen eines medikamentösen Stressors (Dobutamin, Adenosin). Darunter werden die kardialen Wandbewegungen beurteilt. Die Untersuchung ermöglicht Aussagen über die myokardiale Pumpfunktion bei Belastung und dient insbesondere der Ischämiediagnostik.

Die **3D-Echokardiographie** ermöglicht durch eine spezielle Software die dreidimensionale Rekonstruktion des Befundes aus 2D-Bildern verschiedener Schnittebenen. Dies ist besonders vor Herzklappenoperationen sinnvoll.

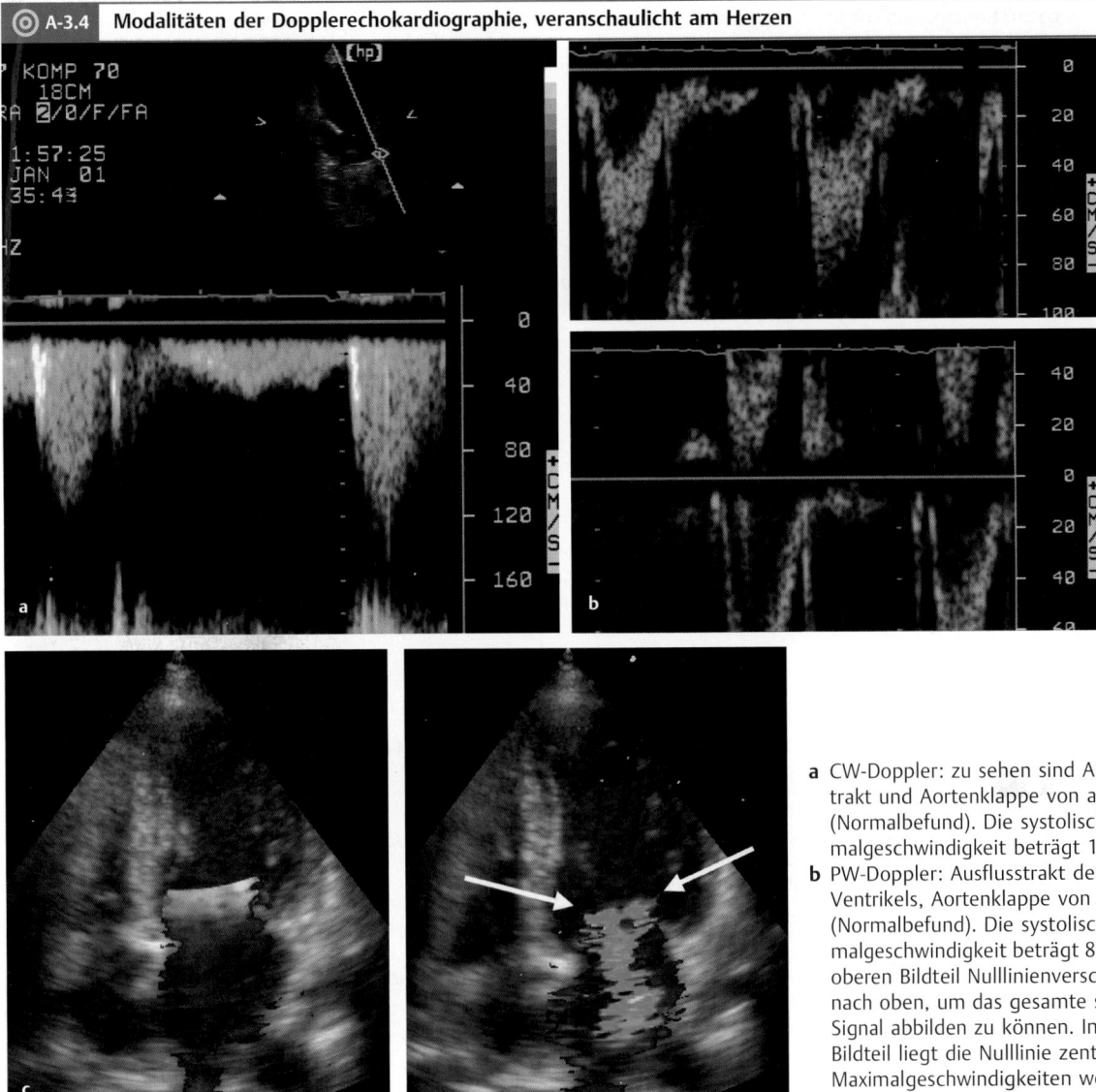

A-3.4 | Modalitäten der Dopplerechokardiographie, veranschaulicht am Herzen

a CW-Doppler: zu sehen sind Ausfluss-trakt und Aortenklappe von apikal (Normalbefund). Die systolische Maximalgeschwindigkeit beträgt 130 cm/s.
b PW-Doppler: Ausflusstrakt des linken Ventrikels, Aortenklappe von apikal (Normalbefund). Die systolische Maximalgeschwindigkeit beträgt 80 cm/s. Im oberen Bildteil Nulllinienverschiebung nach oben, um das gesamte systolische Signal abbilden zu können. Im unteren Bildteil liegt die Nulllinie zentral, die Maximalgeschwindigkeiten werden in der oberen Bildhälfte dargestellt.

c Farbdoppler im Vierkammerblick. Links: diastolische laminare Strömung aus den Pulmonalvenen durch den linken Vorhof in den linken Ventrikel (Normalbefund). Rechts: Systolisches Bild einer Mitralinsuffizienz (Insuffizienz-Jet). Die Pfeile markieren die Ventrikelseite der Mitralklappe.

3.2.4 Röntgen-Thorax-Übersicht

Anhand der Röntgenaufnahme des Thorax (s. Abb. **C-2.3**, S. 335) können Veränderungen des Herzens und der großen Gefäße erfasst werden. Im **p. a.-Bild** sind von kranial nach kaudal **randbildend:**
- links: Aorta, A. pulmonalis, linker Vorhof (linkes Herzohr), linker Ventrikel (Abb. **A-3.5a**)
- rechts: V. cava und rechter Vorhof.

Im **linken Seitenbild** sind von kranial nach kaudal **randbildend:**
- ventral: Aorta ascendens, Truncus pulmonalis und rechter Ventrikel
- dorsal: Aorta descendens, linke A. pulmonalis aus dem Truncus pulmonalis, linker Vorhof, linker Ventrikel und V. cava inferior (Abb. **A-3.5b**).

▶ **Merke:** Herzfehler führen im Thorax-Röntgenbild zu jeweils typischen Herzkonfigurationen (Abb. **A-11.1**, S. 166, Abb. **A-12.1**, S. 182). Bei Herzinsuffizienz können neben einer Herzvergrößerung pulmonale **Stauungszeichen** mit Erweiterung der Pulmonalgefäße und Pleuraergüsse sichtbar sein.

3.2.4 Röntgen-Thorax-Übersicht

Die Röntgenaufnahme des Thorax (s. Abb. C-2.3, S. 335) kann Veränderungen des Herzens und der großen Gefäße zeigen (Abb. **A-3.5**).

◀ Merke

◎ A-3.5 | Röntgen-Thorax-Übersicht in zwei Ebenen

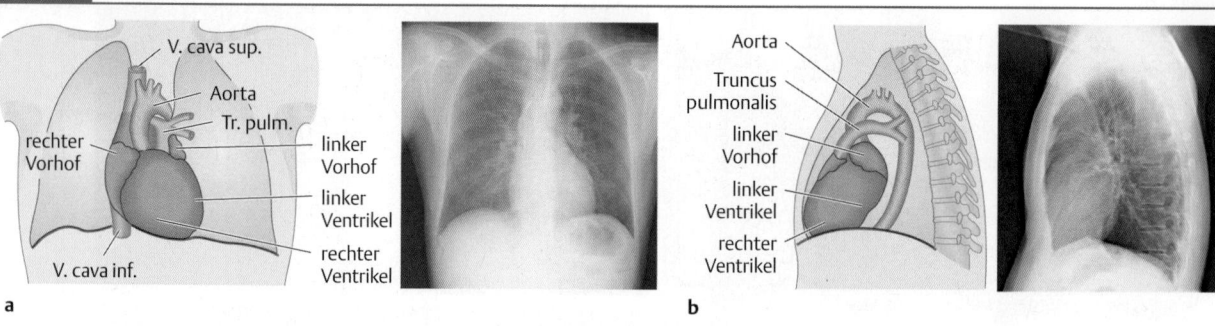

a p. a.-Bild; **b** seitliche Aufnahme, jeweils Normalbefund; in den Schemazeichnungen sind die randbildenden Strukturen markiert.

3.2.5 Computertomographie (CT)

Die CT ermöglicht eine ergänzende morphologische Diagnostik (Abb. **A-3.6**).

3.2.5 Computertomographie (CT)

Mittels CT kann eine ergänzende morphologische Diagnostik des kardiovaskulären Systems erfolgen (Abb. **A-3.6**). Die Technik wird insbesondere bei schlechter Schallbarkeit, zur Diagnostik infiltrativer Prozesse oder komplexer Herzfehler durchgeführt. Die Darstellung der Koronararterien wird zunehmend verbessert.

◎ A-3.6 | Typische Schnittebenen im kardialen CT

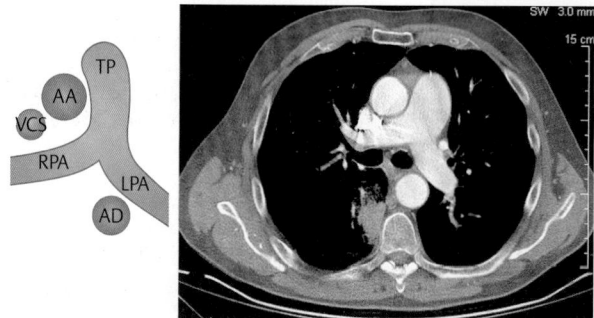
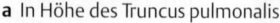
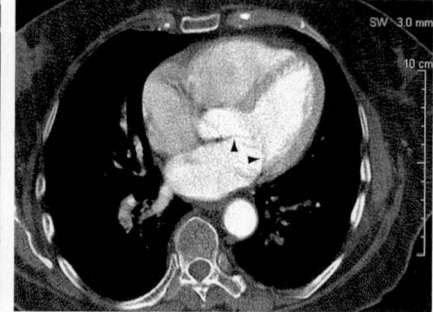
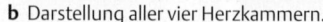

a In Höhe des Truncus pulmonalis. | **b** Darstellung aller vier Herzkammern.

3.2.6 Magnetresonanztomographie (MRT)

Die MRT hat ein **hohes Auflösungsvermögen** und erlaubt die Darstellung feiner Strukturen wie z. B. des rechtsventrikulären Myokards.

3.2.6 Magnetresonanztomographie (MRT)

Das in der MRT dargestellte anatomische Bild entspricht im Wesentlichen demjenigen des CTs nach Kontrastmittelgabe. Das Verfahren hat ein **hohes Auflösungsvermögen**, sodass auch feine Strukturen wie die Papillarmuskeln, die Herzklappen, die Aortenwand, die Koronararterien und das rechtsventrikuläre Myokard darstellbar sind. Dies erklärt den Einsatz des Verfahrens in der Myokarditisdiagnostik. Die **Cine-MRT** bildet den gesamten Herzzyklus in einer Schicht ab. Die Einzelbilder der verschiedenen Funktionszustände werden anschließend zu einem Film zusammengesetzt. So lassen sich regionale Wandbewegungsstörungen des Herzens darstellen. Der Einsatz von Kontrastmitteln erlaubt eine Ischämie- und Vitalitätsdiagnostik.

3.2.7 Nuklearmedizinische Untersuchungsverfahren

Myokardszintigraphie

Mit der Myokardszintigraphie erfolgt anhand der Verteilung von Thalliumisotopen im Myokard ein **Myokarditis-** oder **Ischämienachweis** bei Verdacht auf koronare Herzkrankheit (Abb. **A-3.7**). Thallium reichert sich physiologisch im gut perfundierten Myokard an.

3.2.7 Nuklearmedizinische Untersuchungsverfahren

Myokardszintigraphie

Bei der Myokardszintigraphie wird dem Patienten nach Belastung ein Isotop wie [201]Thallium gespritzt. Die Untersuchung dient der **Ischämiediagnostik** beim Verdacht auf das Vorliegen einer myokardialen Durchblutungsstörung (Abb. **A-3.7**). Sie kann auch Hinweise auf eine Myokarditis ergeben. Thallium reichert sich physiologisch im ausreichend durchbluteten Myokard an. Im entzündeten Gewebe ist die Anreicherung erhöht. In vernarbten oder ischä-

⊚ A-3.7 | Myokardszintigraphie (Auszüge)

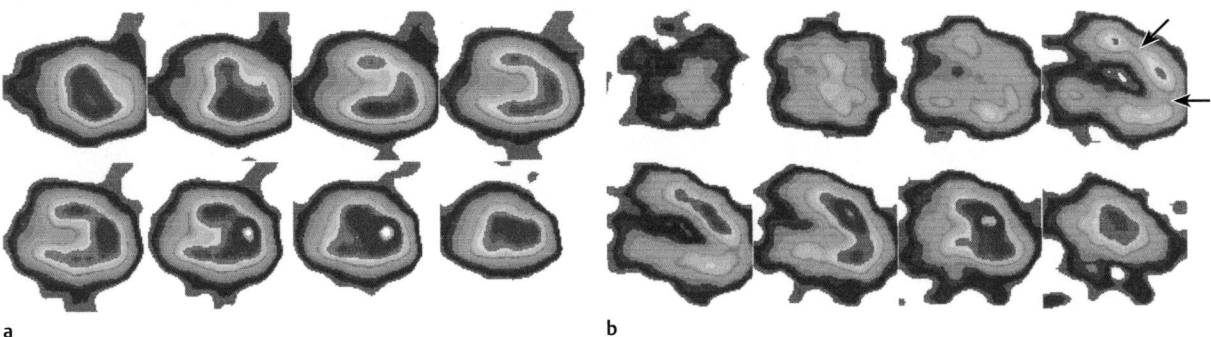

a   b

a Patientin mit KHK, aber guter Anreicherung im Myokard; **b** Patientin mit KHK und ischämischen Bezirken an Vorderwand und Herzspitze.

mischen Bereichen erfolgt keine Anreicherung. In Arealen mit Belastungsischämie kommt es deshalb meist **unmittelbar nach Belastung zu keiner Anreicherung**. Bei der Kontrollaufnahme nach ca. 2–4 h körperlicher Ruhe, nach denen die ischämischen Areale wieder vermehrt perfundiert werden, ist eine Auffüllung des vorher ischämischen Areals mit ^{201}Thallium nachweisbar.

Positronenemissionstomographie (PET)

Bei der PET handelt es sich um ein modernes Verfahren zur Erfassung des **Myokardstoffwechsels**. Nach i.v. Gabe markierter Tracersubstanzen wie Glukose oder Fettsäuren wird die bei deren β^+-Zerfall entstehende Photonenstrahlung gemessen. Mit der Methode kann zwischen normalem, ischämischem und vernarbtem Myokardgewebe unterschieden werden.
Wird die PET mit der hohen Ortsauflösung moderner **CT-Geräte** kombiniert (PET-CT), kann der Ort des pathologischen Stoffwechsels sehr genau einer anatomischen Struktur zugeordnet werden.

Radionuklidventrikulographie (Herzbinnenraumszintigraphie)

Mit der Radionuklidventrikulographie wird die kardiale **Pumpfunktion** beurteilt. Dem Patienten werden technetiummarkierte Erythrozyten oder entsprechend markiertes Humanalbumin im Bolus gespritzt. Danach werden die ventrikuläre Ejektionsfraktion sowie die globale und regionale linksventrikuläre Pumpfunktion in Ruhe und bei Belastung registriert. Die Methode kam insbesondere bei Diagnostik der Aortenklappeninsuffizienz zum Einsatz, um festzustellen, ob die Ejektionsfraktion bei Belastung abnimmt und somit Zeichen der Herzinsuffizienz bei Belastung vorliegen. Heute ist sie weitestgehend von der Echokardiographie verdrängt worden.

3.2.8 Weitere Untersuchungen

Heute nur noch sehr selten durchgeführte Untersuchungen sind in Tab. **A-3.4** zusammengefasst.

Positronenemissionstomographie (PET)

Bei der PET wird der **Myokardstoffwechsel** nach Gabe von markierten Tracersubstanzen untersucht. Kombiniert mit einem **CT** wird eine genaue Zuordnung von Stoffwechsel zu anatomischer Struktur möglich.

Radionuklidventrikulographie (Herzbinnenraumszintigraphie)

Mittels Radionuklidventrikulographie erfolgt die Beurteilung der globalen und regionalen kardialen **Pumpfunktion** in Ruhe und bei Belastung durch die Auswaschkinetik injizierter Isotope.

3.2.8 Weitere Untersuchungen

Tab. **A-3.4**.

≡ A-3.4 Weitere Untersuchungsmethoden

Untersuchung	Methode	Befund
Phonokardiographie	graphischer Aufzeichnung von Schallwellen zur zeitlichen Einordnung und Dokumentation von Herztönen	
Karotispulskurve	Druckaufnehmer über der A. carotis zeichnet die Karotispulskurve auf	Aortenstenose: verzögerter, hahnenkammförmiger Anstieg der Druckkurve hypertrophe obstruktive Kardiomyopathie: Kurve doppelgipfelig Aorteninsuffizienz: klappenschlussbedingte Inzisur verstrichen

3.3 Invasive Untersuchungsmethoden

3.3.1 Herzkatheteruntersuchung

Durch diese Untersuchung können Herzfehler festgestellt, die Myokard- und Klappenfunktion untersucht und die Koronargefäße dargestellt werden (Abb. **A-3.8**).

Rechtsherzkatheter

Die **Rechtsherzkatheteruntersuchung** erlaubt die Messung der Drücke und Sauerstoffsättigungen im rechten Herzen und im Lungenkreislauf sowie die Bestimmung des Herzzeitvolumens. Der pulmonale kapillare Verschlussdruck ermöglicht Rückschlüsse auf den linksventrikulären enddiastolischen Druck und gibt Hinweise auf die linksventrikuläre Funktion.

3.3 Invasive Untersuchungsmethoden

3.3.1 Herzkatheteruntersuchung

Bei der Herzkatheteruntersuchung wird ein flüssigkeitsgefüllter Katheter von den großen peripheren Gefäßen aus zum Herzen geschoben. Mit der Methode können Herzfehler diagnostiziert, die Myokard- und Klappenfunktion untersucht und die Herzkranzgefäße dargestellt werden (Abb. **A-3.8**).

Rechtsherzkatheter

Die **Rechtsherzkatheteruntersuchung** wird zur Abklärung des Ausmaßes einer Herzinsuffizienz, zur Diagnostik von Klappenvitien und Shunts sowie zur Abklärung der Genese einer pulmonalen Hypertonie eingesetzt. Meist wird ein Swan-Ganz-Katheter über die V. femoralis eingeschwemmt. Über diesen Zugang können die Druckverhältnisse im rechten Herzen und im Lungenkreislauf in Ruhe und bei Belastung bestimmt werden. Die Messung des pulmonalen kapillaren Verschlussdrucks lässt Rückschlüsse auf den linksventrikulären enddiastolischen Druck zu und gibt Hinweise auf die linksventrikuläre Funktion. Die Form der Kurve in dieser Messposition kann Hinweise auf das Vorliegen einer höhergradigen Mitralklappeninsuffizienz geben. In diesem Fall ist eine erhöhte sogenannte v-Welle nachweisbar, die durch den Blutrückfluss durch die Mitralklappe während der Systole zustande kommt.
Zudem werden die Sauerstoffsättigungen gemessen, um daraus Shuntvolumina zu bestimmen. Das Herzzeitvolumen wird häufig mit der Thermodilutionsmethode nach Fick bestimmt.

⊙ A-3.8 Herzkatheteruntersuchung: Verfahren und Indikationen

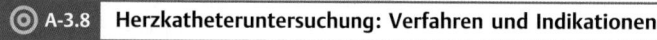

venöser Herzkatheter (Rechtsherzkatheter)
über V. femoralis communis oder V. brachialis

arterieller Herzkatheter (Linksherzkatheter)
über A. femoralis communis oder A. brachialis

Indikationen

Pulmonalangiographie
– Lungenembolie
– arteriovenöse Lungenfisteln
– Pulmonalisklappeninsuffizienz
– Fragestellungen bei Patienten mit Mitral- oder Aortenklappenersatz
– Patientenüberwachung auf Intensivstationen (Monitoring: HMV, Druck)

Dextrokardiographie
– Pulmonal- und Trikuspidalklappenfehler
– Rechts-Links-Shuntvitien
– Vorhofseptumdefekt
– Lungenvenenfehleinmündung

angeborene Herzfehler
– Transposition der großen Gefäße
– Pseudotruncus arteriosus communis
– Truncus arteriosus communis

Levokardiographie
– obligat bei Koronarangiographie (Myokardfunktionsanalyse)
– Aorten- und Mitralklappenfehler
– Rechts-Links-Shuntvitien
– Canalis atrioventricularis communis
– Kardiomyopathien
– Aneurysmabildungen der linken Kammer
– linksventrikuläre Dys- oder Akinesien

Koronarangiographie
– bei koronarer Herzerkrankung
– vor Herzoperationen bei Erwachsenen
– zum Ausschluss anatomischer Verlaufsanomalien (vor Herzoperationen)

Linksherzkatheter

Bei der **Linksherzkatheteruntersuchung** werden über einen arteriellen Zugang (z. B. A. femoralis) die Druckwerte und Sauerstoffsättigungen im linken Ventrikel gemessen.

Die **Ventrikulographie** (s. S. 49) liefert Informationen über die Ventrikelgröße, die linksventrikuläre Pumpfunktion und die Funktion der Mitral- und Aortenklappe.

Die **Aortographie** zeigt die Morphologie des Aortenbogens sowie einen Reflux über eine insuffiziente Aortenklappe.

Mit der **Koronarangiographie** (s. S. 49) können nach Injektion von Kontrastmittel über einen Linksherzkatheter Stenosen der Herzkranzgefäße dargestellt und morphologisch beurteilt werden.

Die gelegentlich durchgeführte **Koronarangioskopie** und die **intrakoronare Ultraschalluntersuchung** erlauben eine differenziertere Beurteilung der Morphologie arteriosklerotischer Plaques.

Myokardbiopsie

Die rechts- oder linksventrikuläre **Myokardbiopsie**, die mit einem speziellen Katheter mit Zange durchgeführt wird, erfolgt zur Abklärung der Genese einer Myokarditis oder Kardiomyopathie, wenn diese anhand der übrigen Befunde unklar ist.

Elektrophysiologische Untersuchung (EPU)

Bei der elektrophysiologischen Untersuchung werden **Erregungsbildungsstörungen** und atrioventrikuläre, paranodale sowie intraventrikuläre **Leitungsstörungen** erfasst. Dazu wird über einen Rechtsherzkatheter ein intrakardiales EKG abgeleitet: Mehrere Ableitungs- und/oder Schrittmacherelektroden werden an verschiedenen Positionen im Herzen platziert, um den Ursprung und die Fortleitung natürlicher oder schrittmacherinduzierter Potenziale zu verfolgen (z. B. His-Bündel-EKG).

Die Vorhofstimulation ermöglicht die Beurteilung der Sinusknotenerholungszeit und der sinuatrialen Leitungszeit sowie die Untersuchung von Reentry-Mechanismen, die Tachykardien auslösen können. Die Ventrikelstimulation dient der Reentry-Diagnostik, der Detektion arrhythmogener ventrikulärer Foci und der Kontrolle einer medikamentösen antiarrhythmischen Therapie. Außerdem kann während der Untersuchung eine **Katheterablation** erfolgen (s. u.).

3.3.2 Perikardpunktion

Die Perikardpunktion erfolgt heute meist unter sonographischer Kontrolle. In der Regel wird mit einer langen Nadel zwischen dem Processus xiphoideus und dem linkssternalen Rippenansatz punktiert und **Perikardergussflüssigkeit** zu diagnostischen Zwecken und zur Entlastung entnommen.

Linksherzkatheter

In der **Linksherzkatheteruntersuchung** werden Drücke und Sauerstoffsättigungen im linken Ventrikel gemessen.

Die **Ventrikulographie** (s. S. 49) zeigt: ventrikuläre Pumpfunktion, Mitral- und Aortenklappenfunktion.

In der **Aortographie** werden Aortenbogen und Aortenklappenfunktion beurteilt.

Die **Koronarangiographie** stellt Herzkranzgefäße und deren Stenosen dar (s. S. 49).

In **Koronarangioskopie** und **intrakoronarer Ultraschalluntersuchung** werden arteriosklerotische Plaques beurteilt.

Myokardbiopsie

Die Myokardbiopsie wird zur Diagnostik von Myokarditiden und Myopathien eingesetzt.

Elektrophysiologische Untersuchung (EPU)

Bei der elektrophysiologischen Untersuchung werden **Erregungsbildungsstörungen** und **Leitungsstörungen** erfasst. Dabei werden der Ursprung und die Fortleitung natürlicher oder durch Stimulation induzierter Potenziale verfolgt.

Mittels Vorhofstimulation werden supraventrikuläre und durch Ventrikelstimulation ventrikuläre Rhythmusstörungen untersucht. Die Wirksamkeit einer antiarrhythmischen Therapie kann überprüft werden, es kann eine **Katheterablation** erfolgen.

3.3.2 Perikardpunktion

Mittels Perikardpunktion wird zur Analyse oder zur Entlastung **Perikardergussflüssigkeit** entnommen.

4   Koronare Herzkrankheit

▶ Definition

▶ **Definition:** Die koronare Herzkrankheit (KHK) ist die Manifestation der Arteriosklerose an den Koronararterien, durch die ein Missverhältnis zwischen Sauerstoffangebot und Sauerstoffverbrauch des Herzmuskels entstehen kann (Myokardischämie). Neben einem stummen Verlauf sind die wichtigsten klinischen Manifestationsformen die Angina pectoris, der akute Myokardinfarkt, Herzinsuffizienz sowie durch den Sauerstoffmangel der Herzmuskulatur hervorgerufene Herzrhythmusstörungen bis hin zum plötzlichen arrhythmiebedingten Herztod.

4.1 Epidemiologie

Die KHK ist die **häufigste Todesursache** in den Ländern **westlicher Zivilisation**. Männer erkranken früher und häufiger als Frauen.

Die KHK ist die <u>**häufigste Todesursache**</u> in den Ländern **westlicher Zivilisation**. Daran haben auch wesentliche Fortschritte in der Diagnostik und Therapie der durch Arteriosklerose verursachten Erkrankungen nichts geändert. Männer erkranken früher und häufiger als Frauen. Bei <u>Männern</u> nimmt die Erkrankungshäufigkeit <u>ab dem 45. Lebensjahr</u> (LJ) zu, bei <u>Frauen ab dem 50. LJ</u>. Das Vorliegen von Risikofaktoren führt zu einer Progression der Arteriosklerose, die in den Koronararterien häufig wesentlich stärker ausgeprägt ist als in anderen Organarterien. Bei etwa jedem 3. Patienten ist die Erstmanifestation einer KHK ein akuter Myokardinfarkt, der in 30 % der Fälle nicht überlebt wird. Hauptursache hierfür ist das Auftreten tödlicher Arrhythmien, insbesondere Kammerflimmern.

4.2 Pathophysiologie

Zu Beginn kommt es zu einer **Endothelzellläsion** mit nachfolgender Thrombozytenanlagerung. Von den Thrombozyten freigesetzte Mediatorsubstanzen führen zur Einwanderung und Proliferation von glatten Muskelzellen und Makrophagen in die Gefäßintima. Durch Aufnahme von LDL werden Makrophagen zu **Schaumzellen**. Im Verlauf kommt es zur fibrotischen Umwandlung des Gewebes mit **Plaquebildung** (s. Abb. **A-5.1**, S. 59).

Der KHK liegt eine Arteriosklerose der großen Koronargefäße zugrunde, die ein herdförmiger Prozess ist, der sich überwiegend in der <u>Intima</u> abspielt. Auslöser der Arteriosklerose ist wahrscheinlich eine **Endothelzellläsion**. Eine solche Schädigung kann zum Beispiel mechanisch bei arteriellem Hypertonus entstehen. Es erfolgt eine Thrombozytenanlagerung an die Mikroläsion. Von den Thrombozyten werden Mediatorsubstanzen abgegeben, die zu einer Einwanderung und Proliferation von glatten Muskelzellen und Makrophagen in die Gefäßintima führen. Durch Aufnahme von oxidiertem „low density lipoprotein" (LDL) werden Makrophagen zu so genannten **Schaumzellen**. Diese sammeln sich in der arteriosklerotischen Intimaläsion in großer Zahl an. Im weiteren Verlauf kommt es zur fibrotischen Umwandlung des Gewebes mit fettigen Degenerationen und Nekrosen. Es bildet sich die sog. **Plaque**, die kalzifizieren und exulzerieren kann. Da die Elastizität der Gefäßwand im Bereich der Plaque gering ist, kommt es hier sehr häufig zu Einrissen und bei Ruptur der Plaque-„Deckplatte" zum Freiwerden thrombogener Substanzen mit der Folge eines **akuten Koronarsyndroms** (s. Abb. **A-5.1**, S. 59).

Das Herz deckt seinen Energiebedarf überwiegend durch den **oxidativen Abbau** von freien Fettsäuren, Laktat und Glukose. Dafür sind <u>10 % des gesamten Ruhe-O_2-Verbrauchs</u> bei einer Sauerstoff-Ausschöpfung von 70 % nötig. Steigt der O_2-Bedarf bei Belastung bis um das Vierfache an, kann der Mehrbedarf nur durch eine gesteigerte Koronarperfusion mit Erweiterung der Koronargefäße gedeckt werden. Dieser Mechanismus unterliegt einer **metabolischen Autoregulation**, die sich am Sauerstoffgehalt der Zellen orientiert. Auch medikamentös kann z. B. durch Nitrate und Kalziumantagonisten eine Dilatation erreicht werden. Bei herabgesetzter Koronardurchblutung ist der Sauerstoffmangel der limitierende Faktor.

Die Energie für die Herzarbeit wird primär aus dem **oxidativen Abbau** von Nährstoffen gewonnen. Bei Belastung kann der O_2-Bedarf um das Vierfache steigen.

> ▶ **Merke:** Der Anteil der Koronarperfusion am HMV beträgt etwa 5 %. Die Differenz zwischen Ruhe- und Maximaldurchblutung wird als **Koronarreserve** bezeichnet. Beim Herzgesunden kann die Koronarperfusion durch Vasodilatation um das Vierfache ansteigen, beim Patienten mit KHK kann der Blutfluss häufig nicht einmal verdoppelt werden.
> Der Bluteinstrom in die Koronararterien erfolgt hauptsächlich in der Diastole, weil die Gefäße in der Systole durch die Ventrikelkontraktion komprimiert werden.

◀ Merke

Liegt wie bei der KHK eine Einengung des Koronargefäßlumens **(Stenose)** von ca. 50 % der Gefäßquerschnittsfläche und mehr vor, kommt es zu einer Minderdurchblutung des Herzmuskels unter Belastung. Bei Stenosen ab ca. 70 % kann das Myokard auch in Ruhe chronisch ischämisch werden. Als Folge kann es zur partiellen oder vollständigen Einschränkung der Kontraktion des betroffenen Herzmuskelgewebes kommen, was als „Myokard im Winterschlaf" (hybernating myocardium) bezeichnet wird. Nach Wiederherstellung der Durchblutung ist diese Funktionsstörung in der Regel reversibel.

In seltenen Fällen kommt es auch in Abwesenheit einer KHK zum Auftreten einer Myokardischämie. Als Ursache kommen dabei Spasmen der Koronargefäße, eine Koronarembolie (ein Gerinnsel aus dem Herzen, das in eine Koronarie gespült wird) oder die koronare Manifestationen von Arteriitiden (Entzündungen der Gefäßwand) in Betracht. Auch bei einer ausgeprägten Myokardhypertrophie, z. B. infolge einer arteriellen Hypertonie (s. S. 1000) oder bei Herzklappenfehlern (s. S. 181), entsteht eine Sauerstoffunterversorgung des Myokards. Vor allem im innenschichtnahen Endstromgebiet wirkt sich die verlängerte Diffusionsstrecke aus; es entstehen Ischämie und Infarzierung (**„letzte Wiese"**).

Bei einer Lumeneinengung **(Stenose)** einer Koronararterie um 70 % ist mit Durchblutungsstörungen in Ruhe zu rechnen.

Selten kann in Abwesenheit einer KHK eine Myokardischämie auftreten. Als Ursache kommen in Betracht: Spasmen der Koronargefäße, Koronarembolie, koronare Manifestationen von Arteriitiden, Myokardhypertrophie.

4.3 Kardiovaskuläre Risikofaktoren

Kardiovaskuläre Risikofaktoren (RF) induzieren atherosklerotische Veränderungen in unterschiedlich starkem Ausmaß. Sie existieren nicht unabhängig voneinander, sondern verstärken sich gegenseitig. Dabei erhöhen sie das kardiovaskuläre Risiko kontinuierlich. Die Risikofaktoren sind in beeinflussbare und nicht beeinflussbare Faktoren aufzuteilen. Die wichtigsten modifizierbaren RF, deren **Beeinflussung prognostisch relevant** ist, sind:

- arterielle Hypertonie
- Rauchen
- Hyperlipoproteinämie
- Diabetes mellitus
- Übergewicht
- Bewegungsmangel.

Zu den **nicht beeinflussbaren Risikofaktoren** zählen:

- familiäre Disposition
- männliches Geschlecht
- Alter und
- niedriger sozioökonomischer Status.

Weitere „neue" Risikofaktoren wurden in den letzten Jahren identifiziert (s. u.), ihre Bedeutung ist derzeit Gegenstand der Forschung.

Zur Abschätzung des kardiovaskulären Risikos eines Patienten haben sich verschiedene **Score-Systeme** (Procam, Framingham, CARRISMA) etabliert, in die neben Alter, Geschlecht, Körpergewicht und -größe auch die einzelnen Risikofaktoren eingehen und so eine Gesamteinschätzung ermöglichen.

Mithilfe der Scores kann das 10-Jahres-Risiko für einen Herzinfarkt oder eine tödlich verlaufende KHK berechnet werden (www.chd-taskforce.de, www.CARRISMA-pocket-LL.de).

4.3 Kardiovaskuläre Risikofaktoren

Beeinflussbare Risikofaktoren umfassen:
- arterielle Hypertonie
- Rauchen
- Hyperlipoproteinämie
- Diabetes mellitus
- Übergewicht
- Bewegungsmangel.

Nicht beeinflussbare Risikofaktoren sind:
- familiäre Disposition
- männliches Geschlecht
- Alter
- niedriger sozioökonomischer Status.

Zur Abschätzung des individuellen kardiovaskulären Risikos existieren verschiedene **Score-Systeme**.

4.3.1 Arterielle Hypertonie

Eine arterielle Hypertonie liegt vor bei einem **Blutdruck** von **über 139/89 mm Hg in Ruhe**. Bluthochdruck erhöht das Risiko für eine KHK, insbesondere bei gleichzeitigem Vorliegen weiterer Risikofaktoren.

4.3.1 Arterielle Hypertonie

Eine arterielle Hypertonie ist definiert als eine <u>**Blutdruckerhöhung in Ruhe über 139/89 mm Hg**</u>, Blutdruckwerte von 120/80 mm Hg sind als normal anzusehen. Das Vorhandensein einer arteriellen Hypertonie erhöht das Risiko für das Auftreten einer KHK und für weitere Erkrankungen (Schlaganfall, Herz- und Niereninsuffizienz, Vorhofflimmern). Dies gilt insbesondere bei gleichzeitigem Vorhandensein weiterer Risikofaktoren. Ein geschlechtsspezifischer Unterschied besteht nicht. Wird der Blutdruck auf normale Werte gesenkt, nimmt das Risiko für kardiovaskuläre Ereignisse und Schlaganfälle ab (Tab. **A-4.1**, Pathophysiologie und Therapie s. S. 1001 und S. 1015).

≡ A-4.1

≡ A-4.1	Zielwerte der Hypertonietherapie je nach Begleiterkrankung
Begleiterkrankung	*Zielwert systolischer/diastolischer Blutdruck (mm Hg)*
Proteinurie > 1 g/d	< 125/75
Nierenerkrankungen oder Diabetes mellitus	< 130/80
Blutdruckmessung zu Hause (keine Proteinurie, keine Nierenerkrankungen, kein Diabetes mellitus)	< 135/85
isolierte, systolische Hypertonie	< 140
systolische und diastolische Hypertonie	< 140/90

4.3.2 Rauchen

Die kardiale Mortalität nimmt mit der Anzahl der gerauchten Zigaretten und der Dauer des Rauchens zu.

4.3.2 Rauchen

Rauchen <u>erhöht das Risiko</u> für den kardial bedingten Tod um da<u>s 2–4-fache</u> und vermindert die mittlere Lebenserwartung um ca. 6 Jahre. Das Risiko eines Mannes, vor Vollendung des 50. Lebensjahres einen Herzinfarkt zu erleiden, erhöht sich durch das Rauchen einer Packung Zigaretten täglich um das 2–4-fache. Grundsätzlich nimmt die Mortalität mit der Anzahl der gerauchten Zigaretten und der Dauer des Rauchens zu – sowohl für kardiale Erkrankungen als auch für Krebs- und Lungenerkrankungen.

Bei dem Mechanismus, über den das Rauchen zu einer KHK führt, spielen verschiedene Faktoren eine Rolle: Rauchen <u>aktiviert Blutplättchen</u>, der Plasmafibrinogenspiegel wird erhöht; der Triglyceridspiegel und das LDL-Cholesterin steigen an, das <u>HDL-Cholesterin s</u>inkt.

▶ Merke

▶ **Merke:** Jede einzelne Zigarette verkürzt das Leben um etwa 25–30 Minuten! (aus der DGK-Leitlinie Risikoadjustierte Prävention)

Es besteht eine klare Dosis-Wirkungsbeziehung zwischen dem Rauchen von Zigaretten und dem Auftreten von atherosklerotischen Erkrankungen. Wird das Rauchen beendet, halbiert sich das Risiko kardiovaskulärer Ereignisse innerhalb der ersten 2–4 Jahre. Daraus folgt entsprechend verschiedener Leitlinien, dass der Verzicht auf das Zigarettenrauchen angestrebt werden sollte.

4.3.3 Hyperlipoproteinämie

Erhöhte Cholesterin-Werte liegen bei einem **Gesamtcholesterin-Wert > 250 mg/dl** und einem **LDL-Cholesterin-Wert > 160 mg/dl** vor. Erhöhte Cholesterin-Werte steigern das Risiko für die Entwicklung einer Arteriosklerose.

4.3.3 Hyperlipoproteinämie

Erhöhte Cholesterin-Werte werden als <u>**Gesamtcholesterin-Werte** > **250 mg/dl**</u> und <u>**LDL-Cholesterin-Werte** > **160 mg/dl**</u> definiert. Sind die Cholesterin-Werte erhöht, steigt das Risiko für die Entwicklung einer Arteriosklerose erheblich. So ist z. B. für Männer unter 50 Jahren mit Cholesterinwerten über 260 mg/dl das Herzinfarktrisiko 3–5-mal höher als bei Werten unter 200 mg/dl (Abb. **A-4.1**). Die angestrebten Cholesterinwerte sind vom Gesamtrisiko des Patienten abhängig. Eine intensive, lipidsenkende Therapie kann das Fortschreiten der Erkrankung verlangsamen: Eine Cholesterinsenkung um je 10 % senkt das kardiovaskuläre Sterblichkeitsrisiko um je 15 % und das Gesamtsterblichkeitsrisiko um je 10 %.

A-4.1   Relatives Herzinfarktrisiko

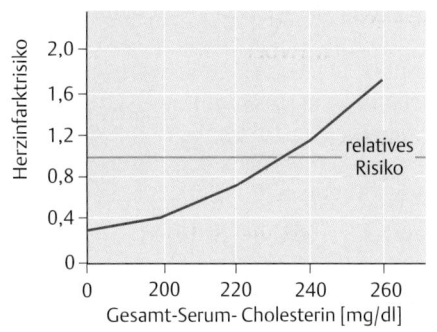

Abgebildet ist das relative Herzinfarktrisiko bei Männern unter 50 Jahren in Abhängigkeit von der Serumcholesterinkonzentration. Die Linie bezeichnet das durchschnittliche Herzinfarktrisiko: relatives Risiko = 1,0.

Die Fette liegen im Blut an Proteine (Apolipoproteine) gebunden vor. Die Lipidkomponenten setzen sich aus Triglyzeriden, Cholesterin, Cholesterinestern und Phospholipiden zusammen. Die Lipoproteine lassen sich in verschiedene Dichteklassen (VLDL = Very low density lipoprotein, LDL = Low density lipoprotein, HDL = High density lipoprotein) unterteilen.

Der für das **KHK-Risiko entscheidende Anteil am Gesamtcholesterin** ist das **LDL-Cholesterin**. Es macht in der Regel etwa 70 % des Gesamtcholesterins aus. Mithilfe der Friedewald-Formel kann LDL-Cholesterin aus dem Gesamtcholesterin, dem HDL-Cholesterin und den Gesamttriglyzeriden berechnet werden:

Friedewald-Formel:

LDL-Cholesterin = Gesamtcholesterin – HDL-Cholesterin – Triglyzeride/5

Diese Formel ist bei Triglyzeridkonzentrationen bis 400 mg/dl anwendbar. Als Zielwert bei Patienten mit manifester KHK sollte das LDL-Cholesterin zur Vermeidung einer Progression der Krankheit unter 100 mg/dl liegen.

Das **HDL-Cholesterin** ist ein **protektiver Faktor** gegen die Entwicklung einer **KHK**. Das in der HDL-Fraktion gebundene Cholesterin ist der Anteil, der von der peripheren Zelle zur Leber transportiert wird. Bei manifester KHK sollte ein HDL-Wert über 40 mg/dl angestrebt werden. Zur Abschätzung des KHK-Risikos kann der Quotient aus Gesamtcholesterin und HDL-Cholesterin berechnet werden. Werte > 5 sind mit einer erhöhten Erkrankungshäufigkeit assoziiert.

Bei erhöhtem Cholesterin führen **hohe Triglyzeridwerte** zu einer weiteren Zunahme des Risikos für eine KHK. Hypertriglyzeridämien sind häufig sekundär und treten unter anderem bei Diabetes mellitus, Alkoholabusus, Leber- und Nierenerkrankungen auf.

▶ **Merke:** Bei den isolierten Hypertriglyzeridämien mit normalem LDL-Cholesterin ist kein wesentlich erhöhtes Risiko für die Entwicklung einer KHK nachgewiesen.

Bei Serumtriglyzeridkonzentrationen ≥ 250 mg/dl sollte eine genaue Untersuchung mit der Frage einer möglichen sekundären Hypertriglyzeridämie erfolgen und gegebenenfalls eine entsprechende Therapie durchgeführt werden. Bei Triglyzeridwerten ≥ 1000 mg/dl besteht das Risiko einer akuten Pankreatitis.

Bei der **Primärprävention** der **KHK** muss eine **Cholesterinsenkung in differenzierter Form** erwogen werden. So bedarf der Herzgesunde ohne weitere Risikofaktoren und ohne familiäre Belastung keiner medikamentösen Behandlung zur Senkung des Cholesterins. Hier würden die möglichen unerwünschten Wirkungen der Therapie nach heutigem Kenntnisstand den möglichen Vorteil der Abnahme des KHK-Risikos überwiegen. Liegen weitere Risikofaktoren vor, wird eine Reduktion des Gesamtcholesterins empfohlen (s. S. 699). Gegebenenfalls sind hierzu auch Cholesterinsynthesehemmer einzusetzen.

Der für das **KHK-Risiko entscheidende Anteil am Gesamtcholesterin** ist das **LDL-Cholesterin**. Es macht etwa 70 % des Gesamtcholesterins aus.

Bei Patienten mit manifester KHK sollte das LDL-Cholesterin unter 100 mg/dl liegen.

HDL-Cholesterin wirkt **protektiv** gegen die Entwicklung einer **KHK**. Bei manifester KHK sollte der HDL-Wert über 40 mg/dl liegen.

Bei erhöhtem Cholesterin führen gleichzeitig erhöhte **Triglyzeride** zu einer weiteren Zunahme des KHK-Risikos.

◀ **Merke**

Eine **Cholesterinsenkung** zur **Primärprävention** einer **KHK** ist beim Vorliegen weiterer Risikofaktoren anzustreben. Herzgesunde ohne weitere Risikofaktoren und ohne familiäre Belastung bedürfen keiner medikamentösen Cholesterinsenkung.

Lipidsenkende Therapie

Lipidsenkende Therapie

An erster Stelle stehen **fettarme Diät** und **körperliche Bewegung**.

Die ersten therapeutischen Maßnahmen bei der Hypercholesterinämie sind **fettarme Diät** und **körperliche Bewegung**. Flankierende Maßnahmen wie Alkoholkarenz (moderater Alkoholkonsum von 30 g Alkohol [~¼ l Wein oder 0,5 l Bier] pro Tag wahrscheinlich harmlos; bei Frauen Grenzwert eher niedriger, etwa 20 g Alkohol/Tag), Nahrungsmittel mit mehrfach ungesättigten Omega-3-Fettsäuren (Fischöle) und Beendigung eines Nikotinkonsums sind wichtig. Wird hierdurch keine ausreichende Reduktion der Cholesterinwerte erreicht, so ist zusätzlich eine medikamentöse Therapie erforderlich (Tab. **A-4.2**).

Cholesterinsynthese-Hemmer (CSE-Hemmer) = Statine

Cholesterinsynthese-Hemmer (CSE-Hemmer) = Statine

CSE-Hemmer wirken über eine selektive **Hemmung der HMG-CoA-Reduktase**.

Die wichtigste Medikamentengruppe sind heute die CSE-Hemmer oder Statine (z. B. Lovastatin, Simvastatin, Pravastatin, Atorvastatin, Fluvastatin). Sie **hemmen** selektiv die **HMG-CoA-Reduktase**, welche die Umwandlung von Hydroxymethyl-glutaryl-CoA zu Mevalonat, einer Vorstufe des Cholesterins, katalysiert. Dadurch kommt es zu einer Erhöhung der Anzahl hepatischer LDL-Rezeptoren mit einer Beschleunigung der Aufnahme und des Abbaus von LDL.
Die Senkung des Gesamtcholesterins um im Mittel 20–50 % ist dosisabhängig. Mit den CSE-Hemmern konnte in großen Multicenter-Studien eine deutliche Senkung der Sterblichkeit bei Patienten mit KHK nachgewiesen werden.

Nebenwirkungen s. Tab. **A-4.2**.

Wichtige Nebenwirkungen der CSE-Hemmer-Therapie s. Tab. **A-4.2**.
Bei schweren Formen der Hypercholesterinämien oder bei Nebenwirkungen der CSE-Hemmer-Therapie kommen auch andere Präparate in Betracht.

Cholesterinabsorptionshemmer

Cholesterinabsorptionshemmer

Ezetimibe **hemmt** selektiv die **Resorption von Cholesterin** im Darm. Nebenwirkungen s. Tab. **A-4.2**.

Ezetimibe **hemmt** selektiv die **Resorption von Cholesterin** im Darm mit der Folge einer isolierten Reduktion des LDL-Cholesterins im Serum ohne relevante Veränderung von HDL-Cholesterin und Triglyzeriden. In Kombination mit CSE-Hemmern zusätzliche LDL-Senkung um bis zu 20 %. Zu den Nebenwirkungen s. Tab. **A-4.2**.

Weitere Medikamente

Weitere Medikamente

Ionenaustauscherharze reduzieren die Cholesterinresorption im Darm durch Bindung von Gallensäuren.

Nikotinsäurepräparate hemmen die Freisetzung der Fettsäuren aus dem Fettgewebe.

Ionenaustauscherharze (z. B. Cholestyramin, Colestipol) zur Bindung von Gallensäuren im Darm mit Senkung der Cholesterinresorption. Sie werden häufig schlecht toleriert wegen der Nebenwirkungen (Tab. **A-4.2**).
Nikotinsäurepräparate (Nikotinsäure, Xantinolnicotinat) hemmen die Freisetzung der Fettsäuren aus dem Fettgewebe. Dadurch sinken der LDL-Spiegel und die Triglyzeride. Der HDL-Spiegel wird erhöht. Mittlere Cholesterinsenkung 15–30 %. Nebenwirkungen sind relativ häufig (Tab. **A-4.2**).

≡ A-4.2	Therapie der LDL-Cholesterin-Erhöhung			
Substanzgruppe	**Präparate**	**Dosierung**	**Wirkung**	**Unerwünschte Wirkung**
Cholesterinsynthese-Hemmer = Statine	Lovastatin Simvastatin Pravastatin Atorvastatin Fluvastatin	1 × 10–80 mg abends 1 × 5–40 mg abends 1 × 5–40 mg abends 1 × 5–80 mg abends 1 × 10–80 mg abends	Hemmung der HMG-CoA-Reduktase Anzahl hepatischer LDL-Rezeptoren ↑	abdominelle Beschwerden, Kopfschmerzen, Hautausschlag, Hepatotoxizität und Myopathien bis hin zu Rhabdomyolysen
Cholesterinabsorptionshemmer	Ezetimibe	1 × 10 mg beliebig	hemmt die Cholesterin-Resorption = isolierte LDL-Cholesterin-Reduktion	Kopfschmerz, abdominale Schmerzen und Diarrhö
Ionenaustauscherharze	Cholestyramin Colestipol	15–30 g/d auf 2 Dosen verteilt	Bindung von Gallensäuren im Darm Senkung der Cholesterinresorption	Obstipation, Völlegefühl, abdominelle Krämpfe, bei Langzeitanwendung Hypovitaminose
Nikotinsäurepräparate	Nikotinsäure Xantinolnicotinat	1–3 g/d auf 3 Dosen verteilt	LDL- und VLDL-Synthesehemmung HDL-Erhöhung	Diarrhö, Flatulenz, abdominelle Schmerzen, Flush. Selten sind Parästhesien, Schwindel, Impotenz
Fibrate	Bezafibrat Etofibrat Fenofibrat	3 × 200 mg/d 900–1800 mg/d 3 × 100 mg/d	Verminderung des VLDL im Plasma und Cholesterinsynthesehemmung	gastrointestinale Beschwerden, Gallenlithogenität steigt, Wirkungsverstärkung von Kumarinderivaten

Fibrate (z. B. Bezafibrat, Etofibrat, Fenofibrat) zur <u>Verminderung des VLDL</u> im <u>Plasma und Cholesterinsynthesehemmung</u> mit einer mittleren VLDL- und Gesamttriglyzeridsenkung um 30–40 % sowie Cholesterinsenkung um 15 %. Nebenwirkungen s. Tab. **A-4.2**. *→ Marcumar Wirkung wird verstärkt!* Gleichzeitig erhöhte Triglyzeridwerte sprechen gut auf eine **kohlehydratreduzierte Diät** und Alkoholkarenz an. Eine medikamentöse Therapie zur Senkung der Triglyzeride sollte mit **Fibraten** oder **Nikotinsäurepräparaten** durchgeführt werden.

> ▶ **Merke:** Die lipidsenkende Therapie mit CSE-Hemmern führt nachweislich zur Senkung der Häufigkeit von Infarkten und Todesfällen sowohl in der Primär- als auch in der Sekundärprophylaxe (nach Herzinfarkt). <u>Bei bekannter KHK</u> ist ein <u>LDL-Cholesterin von < 100 mg/dl</u> anzustreben, <u>nach Infarkt von 60–70 mg/dl.</u>

Fibrate vermindern die VLDL-Synthese. Die Triglyzeride werden um 30–40 % gesenkt.

Zur Senkung der Triglyzeride sind **Fibrate** oder **Nikotinsäurepräparate** indiziert.

◀ **Merke**

KHK: LDL < 100 mg/dl
MI: LDL 60–70 mg/dl

4.3.4 Diabetes mellitus

Diabetiker haben ein <u>3–6-fach erhöhtes Risiko</u> für die Entwicklung eines kardiovaskulären Ereignisses. Damit stellt der Diabetes mellitus den **schwerwiegendsten Risikofaktor** für eine **KHK** dar. Etwa 75 % aller Todesfälle bei Diabetikern resultieren aus Folgen einer koronaren Herzerkrankung. Dabei spielt es nur eine untergeordnete Rolle, ob es sich um einen insulinabhängigen oder um einen nichtinsulinabhängigen Diabetes mellitus handelt. Gerade bei jungen Patienten, die eine KHK entwickeln, ist der Diabetes mellitus häufig die Ursache. Diabetiker entwickeln außerdem zweimal häufiger einen arteriellen Hypertonus, was das Risiko für eine KHK zusätzlich erhöht. Frauen sind bei Vorliegen eines Diabetes mellitus sowohl vom arteriellen Hypertonus als auch von der KHK etwas häufiger betroffen als Männer.

Das hohe kardiovaskuläre Risiko von Diabetikern wird als KHK-Äquivalent angesehen und macht somit eine intensive, risikomodifizierende Therapie erforderlich (strenge Blutzucker-Einstellung, konsequente Behandlung aller weiteren kardiovaskulären Risikofaktoren).

4.3.5 Weitere kardiovaskuläre Risikofaktoren

Übergewicht (BMI > 25 kg/m^2) stellt einen von körperlicher Aktivität unabhängigen atherogenen Risikofaktor dar und zeigt eine direkte lineare Beziehung zur Entwicklung einer KHK. Darüber hinaus ist mit einer Adipositas das Auftreten diverser weiterer Erkrankungen assoziiert, so u. a. Hyperlipoproteinämie, Diabetes mellitus und arterieller Hypertonus. **Fettverteilung:** Bei Europäern besteht eine <u>Bauchfettleibigkeit</u> oder abdominelle Adipositas bei einem Taillenumfang ≥ 88 cm bei Frauen und ≥ 102 cm bei Männern. Steigen diese Werte an, nehmen auch das Herz-Kreislauf-System betreffende und stoffwechselbedingte Risikofaktoren zu.

Körperliche Inaktivität stellt einen Risikofaktor für die Entwicklung einer KHK und diverse weitere Erkrankungen dar. Die <u>Abnahme des HDL-Cholesterins</u> und eine endotheliale Dysfunktion sind der Pathomechanismus. Als protektiv hat sich eine regelmäßige körperliche Aktivität für Patienten mit und ohne weitere kardiovaskuläre Risikofaktoren erwiesen (an den meisten Tagen der Woche für ca. 30 min) – Senkung der kardiovaskulären Ereignisrate um bis zu 40 %.

Die **familiäre Belastung** ist ein bedeutsamer Faktor für die Entwicklung einer KHK. Oft tritt eine familiäre Häufung eines Risikofaktors, z. B. Diabetes mellitus oder Hyperlipoproteinämie, auf. Aber auch in Abwesenheit der bekannten Risikofaktoren wird das familiär gehäufte Auftreten einer KHK beobachtet. Im Vergleich zu einer unauffälligen Familienanamnese ist ein Herzinfarkt der Mutter, des Vaters oder beider Elternteile mit einer Risikoerhöhung um 40–85 % bei Männern und um 10–15 % bei Frauen assoziiert. Damit stellt eine familiäre Disposition einen wesentlichen Risikofaktor dar und rechtfertigt eine sorgfältige Abklärung weiterer Risikofaktoren und ggf. deren Behandlung.

4.3.4 Diabetes mellitus

Diabetes mellitus ist der **schwerwiegendste Risikofaktor** für eine **KHK** (3–6-fach erhöhtes Risiko). Diabetiker entwickeln außerdem zweimal häufiger einen arteriellen Hypertonus.

4.3.5 Weitere kardiovaskuläre Risikofaktoren

Übergewicht (BMI > 25 kg/m^2) und/oder ein Taillenumfang von mehr als 88 cm bei Frauen und mehr als 102 cm bei Männern: Hier zudem gehäufte Assoziation mit Hyperlipoproteinämie, Diabetes mellitus und arterieller Hypertonie.

Körperliche Inaktivität: Als protektiv gilt eine regelmäßige körperliche Aktivität von 30 min mehrmals pro Woche.

Familiäre Belastung, auch in Abwesenheit kardiovaskulärer Risikofaktoren.

„Neue" atherogene Risikofaktoren:
Das KHK-Risiko steigt bei erhöhten Werten von **hs-CRP, Lipoprotein (a)-** und **Homocystein.**

Erhöhte **Fibrinogenspiegel** und **fibrinolytische Marker** steigern das KHK-Risiko.

Koronarkalk-Nachweis im Herz-CT:
Der koronare Kalkscore wird mit entsprechend ausgerüsteten CT-Geräten bestimmt. Es kann eine prognostische Aussage hinsichtlich kardiovaskulärer Ereignisse abgeleitet werden und präventive/medikamentöse Maßnahmen begründet werden.

„Neue" atherogene Risikofaktoren: Unter den inflammatorischen Markern weist das **hs-CRP (high sensitive CRP)** den größten Zusammenhang mit dem zukünftigen Auftreten eines kardiovaskulären Ereignisses auf (ca. 3-fach erhöhtes Risiko für das Auftreten eines Infarktes bei erhöhten hs-CRP Serumwerten).

Ein erhöhtes Risiko für KHK wurde auch bei erhöhten Plasma-Konzentrationen von **Lipoprotein (a)** und **Homocystein** nachgewiesen. Für eine allgemeine Behandlungsempfehlung beider Faktoren besteht jedoch z. Zt. keine ausreichende Datengrundlage.

Auch für erhöhte **Fibrinogenspiegel** und **fibrinolytische Marker** (t-PA, D-Dimere), die assoziiert sind mit einer erhöhten Thrombozytenaggregation und Abnahme der Blutviskosität, gibt es bisher keine Daten, die eine allgemeine Behandlung indizieren.

Koronarkalk-Nachweis im Herz-CT: Die Bestimmung des koronaren Kalkscores ist mit entsprechend ausgerüsteten CT-Geräten einfach möglich. Der ermittelte Wert für das Ausmaß der koronaren Kalzifizierung wird in Relation gesetzt zu einem entsprechenden alters- und geschlechtsgemittelten Normalkollektiv. Diese Information besitzt eine zu den o. g. Score-Systemen zusätzliche prognostische Aussage hinsichtlich des Auftretens eines kardiovaskulären Ereignisses und kann präventive/medikamentöse Maßnahmen begründen. Ein erhöhter Kalk-Score stellt nur bei gleichzeitigem Ischämienachweis eine Indikation für eine Herzkatheteruntersuchung dar.

4.4 Klinik

Leitsymptom der KHK ist die **Angina pectoris**, die als retrosternaler Schmerz mit Ausstrahlung in den linken Arm, Hals, Unterkiefer, rechten Arm, Bauchraum oder Rücken imponiert (s. Abb. **A-2.3**, S. 20). Ursache ist ein Missverhältnis von Sauerstoffangebot und Sauerstoffbedarf.

4.4 Klinik

Das Leitsymptom von Patienten mit KHK ist die **Angina pectoris** (AP). Sie kann sehr unterschiedliche Charakteristika und Lokalisationen aufweisen, imponiert aber am häufigsten als retrosternaler Schmerz oder Druckgefühl („Gefühl wie ein Ring um die Brust"), Brennen und Engegefühl. Die Beschwerden strahlen oft in den linken Arm aus. Aber auch Ausstrahlungen in den Hals, Unterkiefer, rechten Arm, Bauchraum oder Rücken werden angegeben (s. Abb. **A-2.3**, S. 20). Bei heftiger Angina berichten die Patienten häufig von Todesängsten. Die Angabe von „Herzstichen" dagegen ist unspezifisch und weist nur sehr selten auf eine KHK hin.

Ursache der AP ist eine Minderversorgung von Anteilen der Herzmuskulatur mit Blut; dadurch entsteht ein Missverhältnis von Sauerstoffangebot und Sauerstoffbedarf.

4.4.1 Formen der Angina pectoris

- belastungsabhängige (stabile) Angina pectoris

- instabile Angina pectoris

- Ruheangina

- Kälteangina
- Postinfarktangina

- stumme Koronarischämie

- atypische Angina.

4.4.1 Formen der Angina pectoris

- **Belastungsabhängige (syn. stabile) Angina pectoris:** Auslösung der Angina durch körperliche oder seelische Belastung. Sistieren der Beschwerden in Ruhe oder nach Gabe von Nitroglycerin.
- **Instabile Angina pectoris:** Diese kann sich aus einer stabilen AP entwickeln mit Zunahme der Häufigkeit, der Dauer und der Intensität der Beschwerden, jedoch vorhandener Besserung auf die Gabe von Nitroglycerin. Fließender Übergang zum „Akuten Koronarsyndrom" (s. S. 58).
- **Ruheangina:** Bereits in Ruhe oder im Schlaf auftretende Angina pectoris (auch als Angina decubitus/nocturna bezeichnet). Eine eher seltene Sonderform ist die **Prinzmetal-Angina:** durch koronare Vasospasmen hervorgerufene Angina pectoris (selten).
- **Kälteangina:** Auslösung der Angina pectoris durch Kälteexposition.
- **Postinfarktangina:** Auftreten innerhalb von 2 Wochen nach einem durchgemachten Infarkt.
- **Stumme Koronarischämie:** Für den Patienten asymptomatische Koronarischämie vor allem bei Diabetikern und älteren Patienten.
- **Atypische Angina:** Auftreten linksthorakaler Schmerzen unabhängig von Belastung, spontanes Sistieren.

4.4.2 Auslöser der Angina pectoris

Die belastungsabhängige Angina pectoris tritt bei Mehrarbeit des Herzens (Steigerung des Herzzeitvolumens) auf, wenn der myokardiale Sauerstoffverbrauch um das 3–4-fache ansteigt. In der Regel wird sie durch körperliche Arbeit, Aufregung, Stress oder aber eine üppige Mahlzeit verursacht. Eine plötzliche Kälteexposition kann durch eine spastische Konstriktion der Koronarien ebenfalls zu einer Angina pectoris führen.

4.4.3 Schmerzdauer und Häufigkeit

Die belastungsabhängige Angina pectoris dauert in der Regel nur so lange an, wie das Herz Mehrarbeit verrichten muss. Nach Ende der Mehrarbeit wird der Schmerz nach wenigen Sekunden bis Minuten geringer und hört dann in der Regel ganz auf. Bei der **Ruhe-Angina** muss der Schmerz nicht ständig vorhanden sein (s. S. 19); er tritt häufig in Schüben mit mehr oder weniger langen schmerzfreien Intervallen auf.

Ein deutlicher Hinweis für das Vorliegen einer Angina pectoris ist das **Ansprechen der Beschwerden auf Nitroglycerin** (Spray oder sublinguale Kapseln). Typischerweise wird die Anginasymptomatik ca. 30 Sekunden bis 2 Minuten nach Gabe von 2 Hüben Nitrospray sublingual geringer oder verschwindet vollständig. Ein Ausbleiben dieser Reaktion schließt eine Angina pectoris jedoch nicht aus, lässt sie aber deutlich unwahrscheinlicher erscheinen.

Tab. **A-4.3** gibt einen Überblick über typische oder eher untypische Charakteristika der Angina pectoris. Sie dienen der Diagnosesicherung.

4.4.2 Auslöser der Angina pectoris

Die belastungsabhängige Angina wird durch körperlicher Arbeit, Aufregung, Stress, aber auch durch eine üppige Mahlzeit oder Kälteexposition ausgelöst.

4.4.3 Schmerzdauer und Häufigkeit

Die belastungsabhängige Angina hält in der Regel nur für die Dauer der Mehrbelastung des Herzens an. Bei der **Ruhe-angina** tritt der Schmerz intervallartig auf.

Typisch ist das **Ansprechen der Angina-pectoris-Beschwerden auf Nitroglycerin**.

Tab. **A-4.3** zeigt Charakteristika der Angina pectoris.

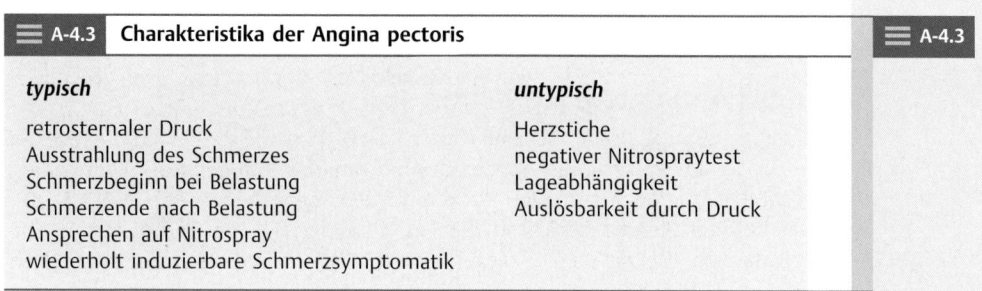

A-4.3	Charakteristika der Angina pectoris		A-4.3

typisch	*untypisch*
retrosternaler Druck	Herzstiche
Ausstrahlung des Schmerzes	negativer Nitrospraytest
Schmerzbeginn bei Belastung	Lageabhängigkeit
Schmerzende nach Belastung	Auslösbarkeit durch Druck
Ansprechen auf Nitrospray	
wiederholt induzierbare Schmerzsymptomatik	

4.5 Diagnostik

4.5.1 Anamnese und körperliche Untersuchung

Die **Anamnese** ist von großer Bedeutung für die Stellung der Diagnose und für die Verlaufsbeobachtung der KHK. Die stabile Angina pectoris wird nach der Canadian Cardiovascular Society in vier Stadien eingeteilt. Die Befragung zu Vorhandensein und Ausmaß der Angina pectoris soll die in Tab. **A-4.4** und Tab. **A-4.5** dargestellten Punkte umfassen.

Die **körperliche Untersuchung** liefert ergänzende Informationen zur KHK. So können z. B. Hinweise auf das Vorhandensein von Risikofaktoren gewonnen werden: Arcus lipoides, Xanthelasmen (bei erhöhten Blutfettwerten), Nikotinfinger (Rauchen), Übergewicht.

4.5 Diagnostik
4.5.1 Anamnese und körperliche Untersuchung

Bei der **Anamneseerhebung** sind die in A-4.4 und Tab. A-4.5 dargestellten Punkte zu berücksichtigen.

Die **körperliche Untersuchung** kann zusätzlich Hinweise auf Risikofaktoren liefern.

A-4.4	Einteilung der stabilen Angina pectoris nach der Canadian Cardiovascular Society (CCS)	
CCS-Grad	**Definition**	**Beispiele**
I	keine Angina bei normaler Belastung. Angina bei sehr großer oder andauernder Belastung	Gartenarbeit, Joggen, intensives Radfahren, Ballsportarten
II	geringe Einschränkung bei normalen Tätigkeiten	Angina bei schnellem Treppensteigen, bei Steigungen, bei Belastung kurz nach dem Aufwachen
III	deutliche Einschränkung der Leistungsfähigkeit	Angina beim An- und Ausziehen, langsamen Gehen, leichter Hausarbeit
IV	Angina bei jeder Belastung oder in Ruhe	

A-4.5

 A-4.5 | **Inhalt der Befragung zur Angina pectoris**

- zeitlicher Ablauf der Beschwerden: seit wann?
- Qualität der Beschwerden: wie?
- Auslöser der Beschwerden: wobei?
- Ansprechen der Beschwerden auf Nitrospray
- kardiale Ereignisse
- Risikofaktoren
- Begleiterkrankungen

Palpation und Perkussion des Thorax
(Hinweis auf Herzgröße) sowie Herz-
und Lungenauskultation (begleitende
Herzvitien, Lungenödem als Hinweis auf
Linksherzinsuffizienz) liefern ergänzende
Informationen.

Durch **Palpation und Perkussion des Thorax** können Hinweise auf die Herzgröße, durch Auskultation des Herzens u. a. begleitende Herzvitien erfasst werden. Eine auskultatorisch erfassbare Lungenstauung ist ein Hinweis auf eine
Linksherzinsuffizienz. Halsvenenstauung, Lebervergrößerung und Ödeme weisen auf eine Rechtsherzinsuffizienz hin. Auch zum Ausschluss der KHK kann
die körperliche Untersuchung einen wichtigen Beitrag liefern, z. B. bei manuell
auslösbaren oder bewegungsabhängigen Thorax-Beschwerden (degenerative
Wirbelsäulenerkrankung, muskuläre Verspannung, Rippenprellung) oder bei
atemabhängigen Beschwerden (Pleuritis, Pneumonie).

**4.5.2 Differenzialdiagnose
des Thoraxschmerzes**

Erkrankungen mit ähnlicher Symptomatik
wie die KHK sind abzugrenzen.

4.5.2 Differenzialdiagnose des Thoraxschmerzes

Hierbei gilt es andere Erkrankungen mit ähnlicher Symptomatik von der KHK
abzugrenzen wie z. B. Peri-/Myokarditis, Pleuritis, Lungenembolie, Pneumothorax, Aortendissektion, Oberbauchbeschwerden (z. B. Ulkus, Pankreatitis etc.),
Reflux-Ösophagitis oder orthopädische Erkrankungen (s. S. 19).

4.5.3 Apparative Verfahren

Laborparameter

Die **myokardialen Marker** für eine
Zellschädigung differenzieren zwischen
kardialen und nicht kardialen Ursachen.

4.5.3 Apparative Verfahren

Laborparameter

Die Bestimmung der **Marker** für eine **myokardiale Zellschädigung** (CK, CK-MB,
Troponin I oder Troponin T) ermöglichen eine Differenzierung zwischen kardialen und nicht kardialen Ursachen. Eine CK/CK-MB- oder Troponinerhöhung
kann jedoch außer beim akuten Koronarsyndrom auch bei einer Myokarditis
oder auch einer Lungenembolie auftreten.

Ruhe-EKG

Das Ruhe-EKG ist meist nicht geeignet,
die Diagnose KHK zu stellen. Bei 50 % der
Patienten mit Koronarischämie ist das EKG
normal.

Ruhe-EKG

Das Ruhe-EKG ist in der Regel nicht dazu geeignet, die Diagnose einer KHK zu
stellen. Ca. 50 % der Patienten mit Koronarischämien haben ein normales Ruhe-
EKG, die anderen 50 % unspezifische EKG-Veränderungen: Schenkelblockbilder,
ST-Streckenveränderungen, z. B. negative T-Welle sowie Q-Zacken oder präkor-
dialer R-Verlust.
Die Diagnose der KHK ist nur dann mit ausreichend hoher Sicherheit aus dem
Ruhe-EKG zu stellen, wenn es gelingt, das EKG während oder kurz nach einem
Angina-pectoris-Anfall aufzuzeichnen und vorübergehende „ischämiebeding-
te" ST-Streckenveränderungen (s. u.) nachzuweisen.

▶ Merke

▶ **Merke:** Ein normales Ruhe-EKG schließt eine KHK nicht aus!

Belastungs-EKG

Belastungs-EKG

▶ Definition

▶ **Definition:** Ableitung des Elektrokardiogramms während körperlicher Belastung zum Nachweis belastungsinduzierter Ischämien (Abb. **A-4.2**).

Indikationen: V. a. KHK, Verlaufs-,
Therapiekontrolle, Thoraxbeschwerden,
belastungsinduzierte Herzrhythmusstörungen, bestimmte Berufe.

Indikationen: Verdacht auf eine KHK, zur Verlaufsbeobachtung und Therapiekontrolle, bei uncharakteristischen Thoraxbeschwerden, Abklärung belastungsinduzierter Herzrhythmusstörungen, bestimmte Berufsgruppen im Rahmen der gesundheitlichen Überwachung (Piloten, Zugführer etc.).

Kontraindikationen: s. S. 29

Kontraindikationen: s. S. 29

◎ A-4.2

◎ A-4.2   **Belastungs-EKG**

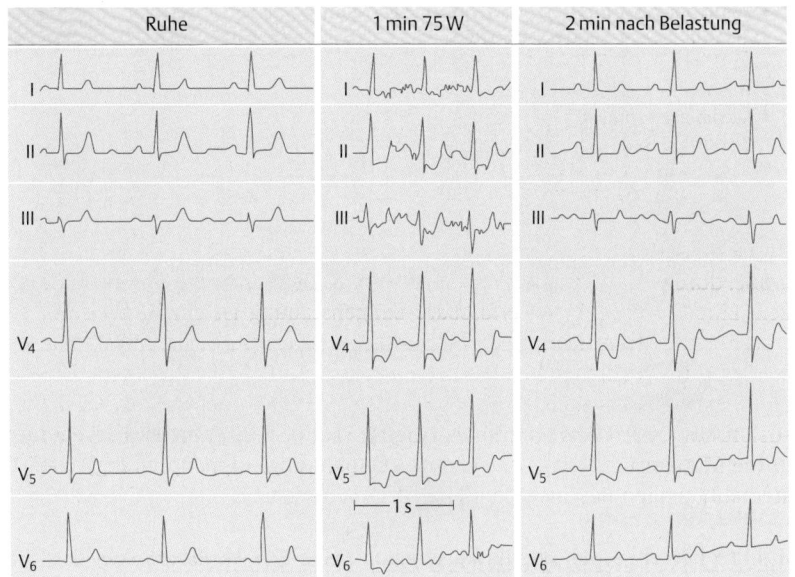

Ruhe	1 min 75 W	2 min nach Belastung

Positives Belastungs-EKG mit ischämischen ST-Streckensenkungen bei 1 min 75 Watt mit nur teilweiser Rückbildung 2 min nach Belastungsende.

Durchführung: Schreiben eines Ausgangs-Ruhe-EKGs (12-Kanal-EKG). Belastung mittels Fahrradergometer (im Liegen oder Sitzen) oder Laufband (mit oder ohne Steigungswinkel); dabei regelmäßige Steigerung der Belastung um 25 bis 50 Watt zu festgelegten Zeiten (2 oder 3 Minuten) bis zur Ausbelastung (Herzfrequenz = 220 Schläge/min minus Lebensalter) oder bis zum Eintreten eines Abbruchkriteriums. Die anfängliche Wattzahl sowie deren Steigerung hängen von der zu erwartenden Leistung des Patienten ab. Junge, leistungsfähige Patienten können bei 50–100 Watt beginnen (Steigerung um 50 W); ältere, weniger leistungsfähige Patienten bei 25–50 W (Steigerung um 25 W). Die Gesamtbelastungsdauer sollte 12 min nicht überschreiten.

Durchführung: Belastung mittels Fahrradergometer oder Laufband. Beginn bei 25–100 W, abhängig von der Leistungsfähigkeit des Patienten. Dann regelmäßige Steigerung um 25 bis 50 Watt bis zur Ausbelastung (Herzfrequenz = 220 Schläge/min minus Lebensalter) oder bis zum Eintreten eines Abbruchkriteriums.

Abbruchkriterien: s. S. 29

Abbruchkriterien: s. S. 29

Befund: Der typische Befund einer Koronarischämie im Belastungs-EKG ist eine horizontale oder deszendierende **ST-Streckensenkung**, ≥ 0,1 mV, gemessen 80 ms nach dem J-Punkt (Übergang QRS-Komplex – ST-Bereich), oder eine **ST-Hebung** von ≥ 0,1 mV. Eine träge aszendierende ST-Streckensenkung, d. h. eine ST-Streckensenkung ≥ 0,1 mV über 80 ms nach J trotz Aszension, kann Ausdruck einer koronaren Minderdurchblutung sein. Eine steil aszendierende ST-Streckensenkung dagegen ist ein Normalbefund (Abb. **A-4.3**).

Befund: Eine horizontale oder deszendierende **ST-Streckensenkung** ≥ 0,1 mV oder eine **ST-Hebung** von ≥ 0,1 mV weisen auf eine Koronarischämie hin.

▶ **Merke:** Positiver Ischämienachweis im Belastungs-EKG:
- horizontale oder deszendierende ST-Streckensenkung ≥ 0,1 mV
- ST-Streckenhebung ≥ 0,1 mV.

◀ Merke

Je nach Schwere und Lokalisation der Ischämiezeichen im Belastungs-EKG, je nach Alter und Geschlecht der Patienten ergeben sich bei Metaanalysen vieler Studien folgende maximale Sensitivitäten und Spezifitäten für das Erkennen einer KHK (Tab. **A-4.6**).

Tab. **A-4.6** fasst Sensitivität und Spezifität des Belastungs-EKGs zusammen.

☰ A-4.6

☰ A-4.6   **Sensitivität und Spezifität des Belastungs-EKGs**

Belastungs-EKG	Sensitivität	Spezifität
gesamt	60–70 %	70–80 %
2- oder 3-Gefäß-KHK	75–95 %	55–80 %

A-4.3 **Interpretation von ST-Streckensenkungen im EKG**

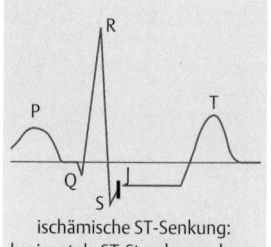

ischämische ST-Senkung:
horizontale ST-Streckensenkung
≥ 0,1 mV gemessen 0,08 s
nach dem J-Punkt

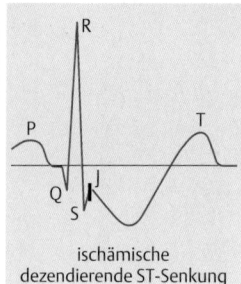

ischämische
dezendierende ST-Senkung

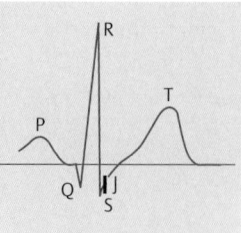

nichtischämische
aszendierende ST-Senkung

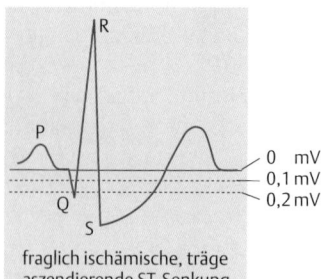

fraglich ischämische, träge
aszendierende ST-Senkung

Aus unbekannter Ursache sind Sensitivität und Spezifität bei Frauen niedriger als bei Männern.

Echokardiographie

Echokardiographie

Mit der **Echokardiographie** lassen sich Herzgröße, linksventrikuläre Funktion und Wandbewegung sowie Folgen der KHK darstellen (Abb. **A-4.4**).

Mithilfe der ein- und zweidimensionalen **Ruhe-Echokardiographie** lässt sich das Herz direkt in Echtzeit abbilden. Damit ist eine Quantifizierung der Herzgröße sowie der globalen und regionalen linksventrikulären Funktion und Wandbewegung möglich. Folgen der KHK wie eine Papillarmuskeldysfunktion oder Mitralklappeninsuffizienz können (farb-)dopplerechokardiographisch dargestellt werden (Abb. **A-4.4**).

A-4.4 **Zweidimensionale Darstellung der Herzhöhlen durch die Echokardiographie**

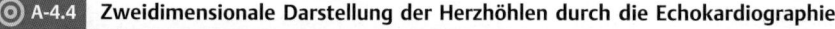

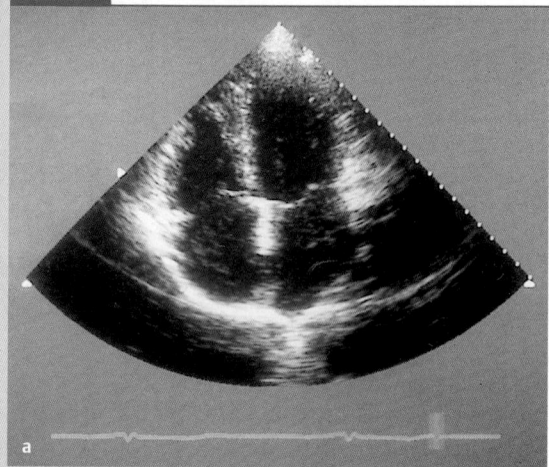

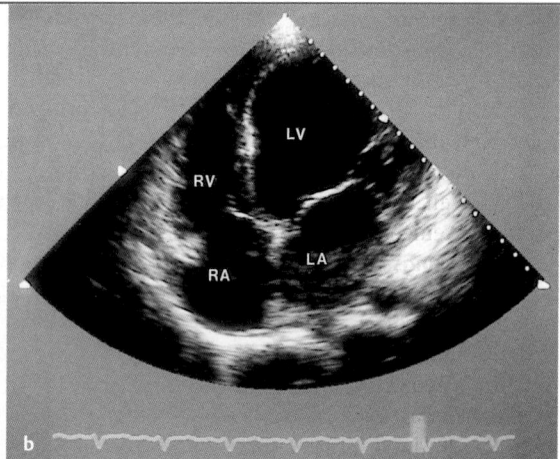

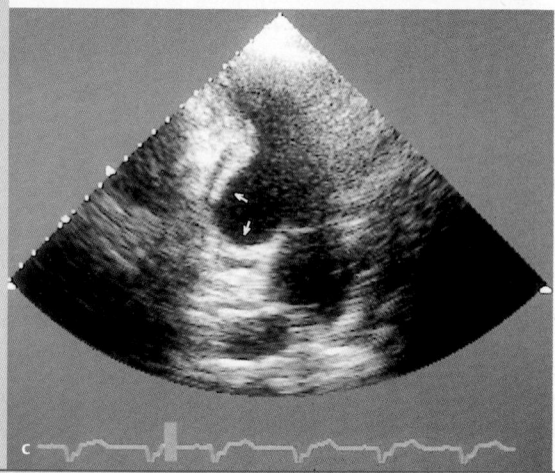

a **Echokardiographischer apikaler Vierkammerblick** bei einem 25-jährigen Herzgesunden.

b **Echokardiographischer apikaler Vierkammerblick bei einem 52-jährigen männlichen Patienten mit dilatativer Kardiomyopathie.** Der linke Ventrikel ist deutlich, der linke Vorhof mittelgradig dilatiert.
LA = linker Vorhof, LV = linker Ventrikel, RA = rechter Vorhof, RV = rechter Ventrikel.

c **Echokardiographischer apikaler Zweikammerblick bei einem 68-jährigen männlichen Patienten nach 12 Wochen zurückliegendem Hinterwandinfarkt.**
Akinesie der basalen bis mittleren inferioren Wand mit deutlicher aneurysmatischer Ausweitung (Pfeil).

Mit der **Belastungs-Echokardiographie** können belastungsinduzierte Myokardischämien als Wandbewegungsstörungen echokardiographisch diagnostiziert werden. Während maximaler Belastung und bis zu 60 Sekunden danach (bessere Untersuchungsbedingungen, weniger atmungsbedingte Störartefakte) werden die einzelnen Wandabschnitte des linken Ventrikels in herkömmlicher Weise dargestellt und aufgezeichnet, um sie danach mit den Ruhe-Aufnahmen zu vergleichen. Bis zu 90 % der Patienten sind gut zu untersuchen, d. h. es kann ein geeignetes Schallfenster gefunden werden. Sensitivität und Spezifität liegen zwischen 80 %–95 % – dabei hängen die Werte von der Erfahrung des Untersuchers und dem Vorliegen einer Ein-/oder Mehrgefäßerkrankung ab.

Bei Patienten, die nicht fahrradergometrisch belastet werden können, kann die Belastungs-Echokardiographie auch durch Injektion von Pharmaka durchgeführt werden. Am häufigsten eingesetzt wird Dobutamin, ein selektiver Agonist der β_1-Rezeptoren mit positiv inotroper und positiv chronotroper Wirkung. Neben Dobutamin kann für die Belastungen auch der Vasodilatator Dipyridamol verwendet werden.

Kardiale Magnetresonanztomographie

Als relativ neues Verfahren steht in der Kardiologie die Magnetresonanztomographie (MRT) für die Diagnostik beim Verdacht auf eine KHK zur Verfügung. Die Aufnahme EKG-getriggerter Bilder erlaubt die kombinierte Erfassung der Herzfunktion, der Wandbewegung (in Ruhe/unter Belastung) der myokardialen Perfusion (in Ruhe/unter Belastung) und der myokardialen Vitalität (Detektion von z. B. Infarktnarben und Beurteilung der Größe, Abb. **A-4.5**). Mit Einschränkungen ermöglicht die MRT derzeit auch schon die Darstellung der Koronargefäße.

Die **Stress-MRT** mit Dobutamin (Beurteilung der Wandbewegung unter Belastung) oder Adenosin (Beurteilung der myokardialen Perfusion unter Belastung) erreicht eine Sensitivität und Spezifität, die oberhalb derer anderer nichtinvasiver Verfahren für die Detektion einer hämodynamisch relevanten KHK liegt.

Myokardszintigraphie

Für die Detektion einer hämodynamisch relevanten Koronarstenose bei Verdacht auf eine KHK oder als Verlaufskontrolle bei bekannter KHK steht die Myokardszintigraphie seit vielen Jahren zur Verfügung. Das Prinzip der Myokardszintigraphie ist es, einen schwach radioaktiven Marker intravenös zu injizieren und die **durchblutungsabhängige Verteilung** in den Herzmuskelzellen in Ruhe und unter Belastung szintigraphisch in mehreren Ebenen zu erfassen.

Als Radiotracer stehen **Thallium-201-Chlorid** und **^{99m}TC markierte Radiopharmaka** (z. B. Sestamibi und Tetrofosmin) zur Verfügung. Zur Darstellung einer belastungsinduzierten Myokardischämie wird das Isotop während maximaler fahrradergometrischer Belastung injiziert und die Verteilung im Herzmuskel 5–10 Minuten später szintigraphisch dokumentiert. Diese Aufnahmen werden mit einer 3–4 Stunden später angefertigten Ruheaufnahme verglichen:

Die Muskelareale, die aufgrund stenosierter Herzkranzgefäße geringer oder überhaupt nicht durchblutet werden, nehmen das Isotop vermindert oder

Mit der **Belastungs-Echokardiographie** können belastungsinduzierte Myokardischämien als Wandbewegungsstörungen dargestellt werden.

Können Patienten fahrradergometrisch nicht belastet werden, kann eine Belastungs-Echokardiographie mit Dobutamin durchgeführt werden.

Kardiale Magnetresonanztomographie

Mit der kardialen MRT können EKG-getriggert Herzfunktion, Wandbewegungen, myokardiale Perfusion und myokardiale Vitalität beurteilt werden (Abb. **A-4.5**).

Die **Stress-MRT** mit Dobutamin oder Adenosin erreicht als nichtinvasives Verfahren eine hohe Sensitivität und Spezifität.

Myokardszintigraphie

Bei der Myokardszintigraphie liefert die **durchblutungsabhängige Verteilung** radioaktiver Marker (z. B. **Thallium-201-Chlorid**) in den Herzmuskelzellen Hinweise auf eine Myokardischämie. Bei einer belastungsinduzierten Ischämie zeigt sich unter Belastung eine umschriebene Minderbelegung, die in Ruhe nicht mehr nachweisbar ist. Eine Myokardnarbe ist sowohl unter Belastung als auch in Ruhe als Minderbelegung nachweisbar (Abb. **A-4.6**).

⊙ A-4.5 | **Kardiale Magnetresonanztomographie**

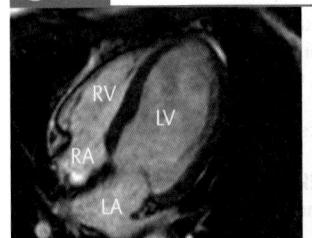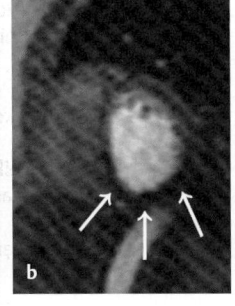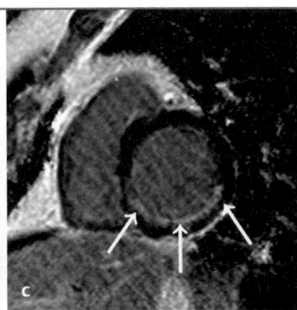

a Beurteilung der LV-Funktion im 4-Kammerblick. LV = linker Ventrikel, LA = linkes Atrium, RV = rechter Ventrikel, RA = rechtes Atrium.
b Darstellung eines myokardialen Perfusionsdefektes (Pfeile) in der inferioren Wand des LV (MR-first pass Perfusion). Darstellung in der Kurzachse.
c Darstellung einer subendokardialen Infarktnarbe (Pfeile) in der inferioren Wand des LV. Darstellung in der Kurzachse.

A-4.6 Myokardszintigraphie mit Koronarstenose

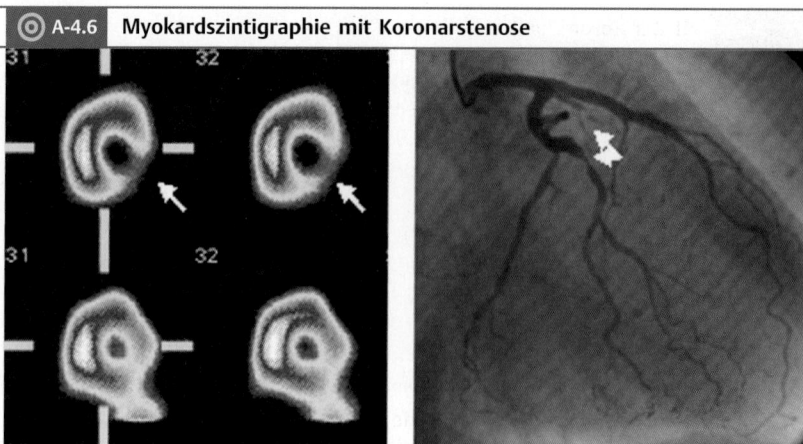

Die linke Abbildung stellt beispielhaft 4 Kurzachsenschnitte des linken Ventrikels dar. Die beiden oberen Schnitte sind unter Belastung aufgenommen und zeigen einen Perfusionsdefekt inferolateral (Pfeile), der in den Ruheaufnahmen in der unteren Reihe nicht mehr nachweisbar ist. Die Erklärung für den Perfusionsdefekt ist in der rechten Abbildung zu sehen. In der Koronarangiographie mit Darstellung der linken Kranzarterie sind zwei durch Pfeile markierte Stenosen zu erkennen.

gar nicht auf (Abb. **A-4.6**). Bei einer belastungsinduzierten Ischämie zeigt sich in den Belastungsaufnahmen eine umschriebene Minderbelegung, die in den Ruheaufnahmen nicht mehr nachweisbar ist. Eine Myokardnarbe ist sowohl unter Belastung als auch in Ruhe als Minderbelegung nachweisbar.

Die Sensitivität der Thalliumszintigraphie mit Belastung beträgt 70–80 %, die Spezifität 80–85 %.

Die Thalliumszintigraphie kann auch unter Belastung mittels gefäßerweiternder Medikamente (**Dipyridamol** oder **Adenosin i. v.**) mit der etwa gleichen Aussagekraft wie die der fahrradergometrischen Belastung erfolgen. Die Strahlenbelastung der Szintigraphie liegt verhältnismäßig hoch, und die räumliche Auflösung ist der der MRT unterlegen.

Die Thalliumszintigraphie kann auch unter Belastung mittels gefäßerweiternder Medikamente (**Dipyridamol** oder **Adenosin i. v.**) erfolgen.

Positronen-Emissionstomographie (PET)

Die PET quantifiziert nach Gabe von ^{18}F markierter Fluorodesoxyglukose (FDG) Stoffwechselprozesse auf myokardialer Ebene.

Positronen-Emissionstomographie (PET)

Die PET erlaubt als ein weiteres Verfahren der Nuklearkardiologie die absolute Quantifizierung von Stoffwechselprozessen auf myokardialer Ebene. Der Vitalitätsnachweis erfolgt durch die Gabe von ^{18}F markierter Fluorodesoxyglukose (FDG), die wie Glukose in die Zelle aufgenommen wird, und deren nachfolgenden szintigraphischen Nachweis.

Da es sich um ein sehr aufwendiges Verfahren mit sehr eingeschränkter Verfügbarkeit handelt, hat es in der Praxis nur eine untergeordnete Bedeutung.

Kardiale Mehrschicht-CT

Die kardiale **Mehrschicht-CT** erlaubt die Darstellung der Koronarien mit sehr hoher diagnostischer Genauigkeit (Abb. **A-4.7**). Sie eignet sich insbesondere für Patienten mit atypischen thorakalen Beschwerden, bei widersprüchlichen Ergebnissen der anderen nichtinvasiven Verfahren oder bei abnormalem Verlauf der Koronarien.

Kardiale Mehrschicht-CT

Mit der raschen technischen Verbesserung der **Mehrschicht-Computertomographie** (= Multislice-CT oder MSCT) steht ein Verfahren zur Verfügung, dass in erfahrenen Zentren mit entsprechend leistungsfähigen Geräten mit sehr hoher diagnostischer Genauigkeit die Darstellung der Koronarien erlaubt (Abb. **A-4.7**). Der Ausschluss einer KHK gelingt mit nahezu 100 %iger Genauigkeit im Vergleich zur Koronarangiographie. Damit eignet sich dieses Verfahren sehr gut für Patienten, die eher atypische thorakale Beschwerden haben oder bei denen die anderen nichtinvasiven Verfahren widersprüchliche Ergebnisse liefern. Methode der Wahl ist es bei abnormalem Verlauf der Koronarien, da es über eine 3D-Rekonstruktion eine sehr gute räumliche Darstellung ermöglicht.

Neben dem Koronargefäßlumen wird auch die Gefäßwand dargestellt.

Neben der Darstellung des Koronargefäßlumens wird auch die Gefäßwand dargestellt. Zusätzlich zur Darstellung und Quantifizierung von Koronarkalk, erlaubt die hohe räumliche Auflösung der neuesten Geräte (64-Zeiler, 2 × 64-Zeiler, 256-Zeiler) die Detektion von atherosklerotischer Plaque. Über den prognostischen Wert dieser Information liegen noch keine Erkenntnisse vor. Es ist nicht bekannt, ob eine auf dieser Information basierende Therapie die Mortalität senkt.

⊚ A-4.7 CT der Koronargefäße

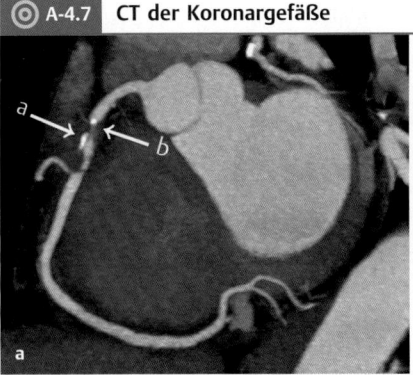 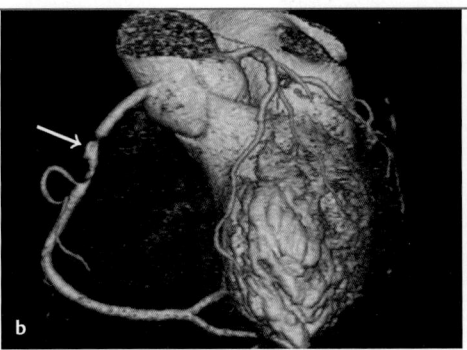 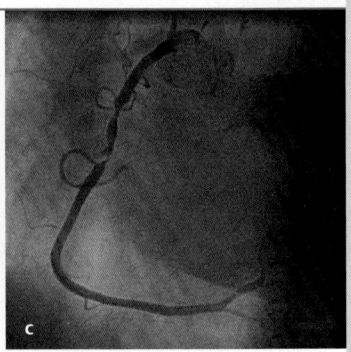

a Rekonstruktion der rechten Koronararterie mit der Maximum Intensity Projection aus dem CT-Datensatz. Die Plaquebestandteile sind zu unterscheiden. Im Bereich der langstreckigen Stenose stellt sich Kalk hell dar (Pfeil a), weiche Plaquebestandteile grau (Pfeil b).
b Rekonstruktion der rechten Koronararterie aus der CT (Volume Rendering Technique) und Darstellung der Stenose (Pfeil).
c Bestätigung des CT-Befundes in der invasiven Koronarangiographie. Gefäßdarstellung vor interventioneller Therapie.

Gegenwärtig ist die kardiale CT noch mit einer hohen Strahlenbelastung von 6–12 mSv verbunden und bedarf einer sehr sorgfältigen Indikationsstellung.

Koronarangiographie und linksventrikuläre Angiographie

Die Koronarangiographie dient der direkten Darstellung des Lumens der Herzkranzgefäße durch die Gabe von Röntgen-Kontrastmittel (KM). Sie gibt Aufschluss über das Vorhandensein und Ausmaß einer KHK. Neben der Darstellung der Herzkranzgefäße kann ergänzend eine Kontrastmittelinjektion in den linken Ventrikel durchgeführt werden, welche eine Beurteilung von Größe, Funktion und Wandbewegung der linken Herzkammer erlaubt (Abb. **A-4.8**).

Indikationen: Die Indikation zur Koronarangiographie ergibt sich, wenn bei unklarem Beschwerdebild eine KHK bestätigt oder ausgeschlossen werden soll. Darüber hinaus sollte eine Koronarangiographie bei Patienten mit Ruheangina oder bei belastungsabhängiger Angina pectoris und Ischämienachweis (positives Belastungs-EKG, Stress-Echo oder Stress-MRT, Thalliumszintigraphie) durchgeführt werden. Nur in einzelnen Fällen, z. B. chronischen Verläufen bekannter Patienten, kann auf einen Ischämienachweis verzichtet werden (Weiteres zur Indikationsstellung s. S. 34). Grundsätzlich ist die Indikation für diese invasive, mit Röntgenstrahlung verbundene Untersuchung streng zu stellen.

Durchführung: Nach Punktion der A. femoralis (alternativ der A. radialis oder in Ausnahmefällen der A. brachialis) werden Katheter unter Röntgen-Durchleuchtung in den Abgang der linken und rechten Herzkranzarterie vorgeführt. Die Darstellung der Herzkranzgefäße erfolgt durch Injektion von Röntgenkontrastmittel durch diese Katheter und das gleichzeitige Filmen. Die Injektion von Kontrastmittel in den linken Ventrikel (= LV-Angiographie) erfolgt über eine Injektionspumpe durch Katheter, die durch mehrere Seitenlöcher eine gleichmäßige Kontrastmittelverteilung im Ventrikel erlauben.

Komplikationen: Typische Risiken der Koronarangiographie sind: Herzinfarkt (< 0,1 %), Herzrhythmusstörungen (u. a. Kammerflimmern; ca. 0,3 %), Gefäßeinriss (Dissektion), Perikardtamponade, arterielle Embolie (z. B. durch Lösen von atherosklerotischem Material bei der Passage des Katheters in der Aorta; < 0,1 %), Kontrastmittelallergie. Die Letalität der Koronarangiographie liegt unter 0,1 %.

Koronarangiographie und linksventrikuläre Angiographie

Mittels KM wird das Herzkranzgefäßlumen dargestellt. Durch KM-Injektion in den linken Ventrikel können Größe, Funktion und Wandbewegung des linken Ventrikels beurteilt werden (Abb. **A-4.8**).

Indikationen: Bestätigung oder Ausschluss einer KHK bei unklarem Beschwerdebild, Vorliegen einer Ruheangina, belastungsabhängige Angina pectoris, Ischämienachweis bei nicht-invasiven Verfahren.

Durchführung: In der Regel wird die A. femoralis punktiert. Danach unter Durchleuchtung Vorschieben des Katheters in den Abgang der linken und rechten Herzkranzarterie und Injektion von Kontrastmittel. Die Injektion von Kontrastmittel in den linken Ventrikel erfolgt über spezielle Katheter.

Komplikationen: Herzinfarkt, Herzrhythmusstörungen, Gefäßeinriss, Perikardtamponade, arterielle Embolie, Kontrastmittelallergie. Die Letalität liegt unter 0,1 %.

⊚ A-4.8   Koronarangiographie

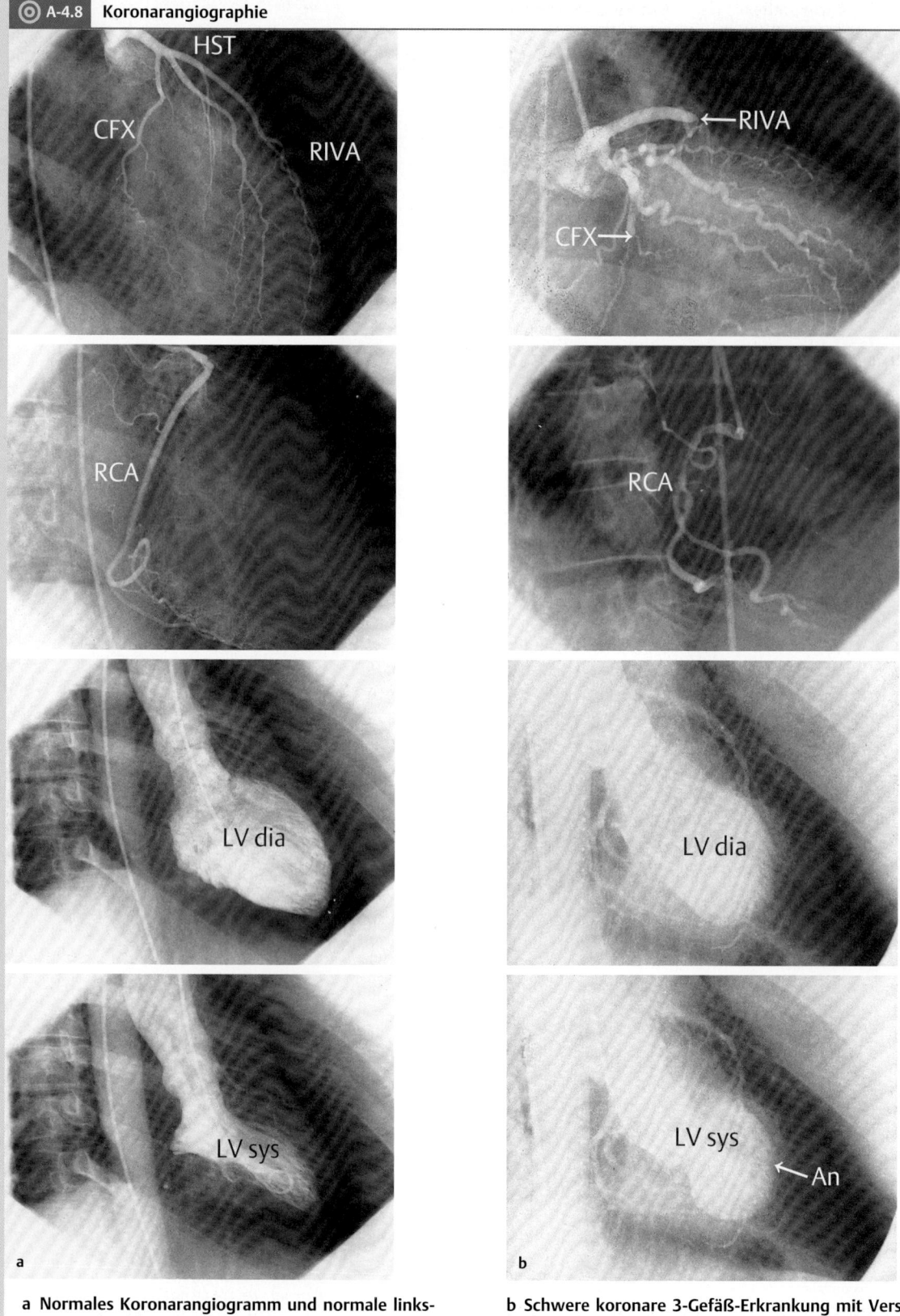

**a Normales Koronarangiogramm und normale links-
ventrikuläre Funktion** bei einem 40-jährigen Mann mit
atypischen linksthorakalen Schmerzen.

**b Schwere koronare 3-Gefäß-Erkrankung mit Verschluss des
R. interventricularis anterior** (Pfeil) und des **R. circumflexus**
(Pfeil) der linken Herzkranzarterie und Vorderwandaneurysma.

HST = Hauptstamm der linken Herzkranzarterie, CFX = R. circumflexus, RIVA = R. interventricularis anterior, RCA = rechte Herzkranzarterie, LV dia = linker Ventrikel in der Diastole, LV sys = linker Ventrikel in der Systole, An = Vorderwandaneurysma.

A-4.9 Stent im R. circumflexus der linken Herzkranzarterie

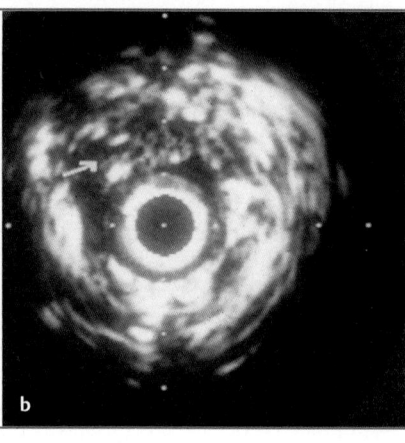

a Koronarangiographie: der Stent ist mit einem Pfeil markiert.
b Im intravaskulären Ultraschall stellt sich im Stent-Bereich ein intravasaler Thrombus dar (Pfeil).

Intravaskulärer Ultraschall

Mithilfe des intravaskulären Ultraschalls (IVUS) ist es möglich, neben der **Darstellung des Gefäßinnenlumens** Aufschlüsse über die **Morphologie der Gefäßwand** zu erhalten. Dabei wird ein miniaturisierter Ultraschallkatheter über einen Führungsdraht in das Gefäß eingeführt. In einer 360°-Abbildung können der Schweregrad von Stenosen und die Zusammensetzung arteriosklerotischer Plaques dargestellt werden. Insbesondere ist es mit IVUS möglich, die 3 Schichten der Arterienwand (Intima, Media und Adventitia) voneinander abzugrenzen und härtere Materialien (z. B. Kalk) von weicheren zu unterscheiden. Klinische Bedeutung hat der IVUS erlangt bei der Darstellung der optimalen Entfaltung intrakoronar implantierter Gefäßstützen („Stents"), der Beurteilung von schwierigen Stenosen vor einer geplanten Intervention und bei der Lokalisation und Charakterisierung von Plaque. (Abb. **A-4.9**).

4.6 Therapie

Die **Therapie** der **KHK** verfolgt **zwei** grundsätzliche **Ziele:**
1. Verhinderung von Komplikationen wie Myokardinfarkt oder Tod
2. Verbesserung der Lebensqualität der Patienten über eine Reduktion der Symptome durch Verhinderung einer myokardialen Ischämie.

4.6.1 Modifikation von Risikofaktoren

An erster Stelle steht die Beseitigung bzw. Modifikation bestehender Risikofaktoren (vgl. S. 37).
Regelmäßige körperliche Aktivitäten sind bei Patienten mit KHK sinnvoll, weil
- Blutzucker- und Fettstoffwechsel positiv beeinflusst werden
- die Endotheldysfunktion korrigiert wird
- eine günstige Wirkung auf den Blutdruck (RR ↓) erzielt wird.
Der Prävention von Herz-Kreislauf-Erkrankungen dienen tägliche, **Ausdauerübungen** auf mittlerer Belastungsstufe für ca. 30 Minuten. Zur Stärkung der Muskulatur ist ein Krafttraining sinnvoll, das bis zu 20 % der vorgesehenen Zeit einnehmen kann. Ein isometrisches Muskeltraining ist nicht sinnvoll, da hierdurch kurzfristige Pulsfrequenz- und Blutdruckanstiege begünstigt werden.

4.6.2 Medikamentöse antianginöse Therapie

β-Rezeptoren-Blocker (Tab. A-4.7)

Wirkungsmechanismus: Reversible Hemmung des Katecholamineffekts durch Blockierung der β-Rezeptoren am Herzen (β_1) sowie an der glatten Gefäß- und Bronchialmuskulatur (β_2).

Intravaskulärer Ultraschall

Der intravaskuläre Ultraschall erlaubt eine **Darstellung des Gefäßinnenlumens** und liefert Hinweise zur **Morphologie der Gefäßwand.** Klinisch bedeutsam ist der intravaskuläre Ultraschall bei der Darstellung der Entfaltung intrakoronar implantierter Stents, bei der Beurteilung schwieriger Stenosen vor geplanter Intervention und bei der Lokalisation und Charakterisierung von Plaque (Abb. **A-4.9**).

4.6 Therapie

Ziele:
- Verhinderung von Komplikationen
- Verbesserung der Lebensqualität.

4.6.1 Modifikation von Risikofaktoren

Zur Beseitigung bzw. Modifikation bestehender Risikofaktoren (s. S. 37).
Tägliche, submaximale **Ausdauerübungen** für ca. 30 Minuten
- beeinflussen Blutzucker- und Fettstoffwechsel positiv
- korrigiert die Endotheldysfunktion
- senken den Blutdruck.
Ein isometrisches Muskeltraining ist nicht sinnvoll.

4.6.2 Medikamentöse antianginöse Therapie

β-Rezeptoren-Blocker (Tab. A-4.7)

Wirkungsmechanismus: Reversible Hemmung von β_1- und β_2-Rezeptoren.

≡ A-4.7	β-Rezeptoren-Blocker				
Substanz	Selektivität	ISA*	Halbwertszeit	tägliche orale Dosierung	
Acebutolol	β_1	+	3–4 h	1–2 × 200–400 mg	
Atenolol	β_1	–	6–9 h	1 × 25–100 mg	
Bisoprolol	β_1	–	10–12 h	1 × 5–10 mg	
Metoprolol	β_1	–	3–4 h	2 × 50–100 mg	
Propranolol	–	–	3–4 h	2-3 × 20–80 mg	
Carvedilol	β_1, α_1	–	2–8 h	2 × 25 mg	
Nebivolol	β_1	–	10–20 h	1 × 5–10 mg	

Wirkung: Verminderung des myokardialen Sauerstoffverbrauchs durch Senkung von Herzfrequenz, Blutdruck und Herzauswurfleistung; Senkung der Reizleitungsgeschwindigkeit.

Wirkung: β_1-Blocker mindern den myokardialen Sauerstoffverbrauch durch Senkung von Herzfrequenz, Blutdruck und Herzauswurfleistung. Die Senkung der Herzfrequenz bewirkt eine Verlängerung des Anteils der Diastole am Herzzyklus und verbessert damit die Perfusionszeit der Koronarien. Darüber hinaus bewirken sie eine Senkung der Reizleitungsgeschwindigkeit am Herzen. Einige der Substanzen haben zusätzlich peripher vasodilatierende Eigenschaften, die über Alphablockade oder Stickstoffmonoxid-Freisetzung vermittelt werden.

▶ **Merke**

▶ **Merke:** β-Rezeptoren-Blocker senken die Mortalität bei KHK-Patients.

Anfangs langsame Dosissteigerung. Ziel: Herzfrequenz 50–60 Schläge/min mit einer Zunahme von ≤ 20 Schlägen/min unter leichter Belastung.

Sorgfältige Dosierung mit langsamer Dosissteigerung erforderlich. Einfacher Anhaltspunkt für die wirksame Dosis ist eine Ruhe-Herzfrequenz von 50–60 Schlägen/min, die unter leichter Belastung um nicht mehr als 20 Schläge/min zunimmt. Die anti-anginöse Wirkung kann durch die Kombination mit Nitraten noch verbessert werden. β-Rezeptoren-Blocker sollten nicht abrupt abgesetzt, sondern langsam ausgeschlichen werden, um eine überschießende adrenerge Gegenregulation zu vermeiden.

Unerwünschte Wirkungen:
- Müdigkeit, Schwindel
- AV-Blockierungen, Bradykardie, Hypotonie
- Claudicatio, Verschlechterung einer COPD
- erektile Dysfunktion.

In der Kardiologie werden überwiegend β_1-selektive β-Rezeptoren-Blocker verwendet.

Unerwünschte Wirkungen:
- Besonders zu Beginn einer Therapie: Müdigkeit, Schwindel
- AV-Blockierungen, Bradykardie, Hypotonie (β_1)
- Claudicatio, Verschlechterung einer obstruktiven Lungenerkrankung (β_2), (Kontraindikation für β-Rezeptoren-Blocker bei schwerer COPD!)
- erektile Dysfunktion.

Wegen den aus der Hemmung der β_2-vermittelten Katecholaminwirkung resultierenden unerwünschten Wirkungen werden in der Kardiologie überwiegend β_1-selektive β-Rezeptoren-Blocker verwendet.

▶ **Merke**

▶ **Merke:** Vorsicht bei der Gabe von β-Rezeptoren-Blocker bei obstruktiven Lungenerkrankungen und peripherer arterieller Verschlusskrankheit!

Nitrate (Tab. A-4.8)

Wirkungsmechanismus: Dilatation großer Koronararterien und -arteriolen durch Substitution eines endogenen NO-Mangels.

Nitrate (Tab. A-4.8)

Wirkungsmechanismus: Endothelunabhängig Dilatation großer Koronararterien und -arteriolen. Die Nitrate ersetzen die endogene Produktion von Stickstoffmonoxid (NO), das in atherosklerotisch veränderten Gefäßen häufig nicht mehr ausreichend gebildet wird.

Wirkung:
- Vorlastsenkung
- vermehrte Koronardurchblutung
- Nachlastsenkung.

Wirkung:
- Senkung der Vorlast des Herzens durch Zurückhalten von Blut in den großen Körpervenen („venöses Pooling")
- vermehrte Koronardurchblutung durch Erweiterung der Herzkranzgefäße
- in geringem Maß Verringerung der Nachlast des Herzens durch Senkung des peripheren Gefäßwiderstandes.

Metabolismus: Resorption im GIT oder über die Haut; renale Ausscheidung.

Metabolismus: Resorption im Gastrointestinaltrakt oder über die Haut (Nitro-Pflaster); Ausscheidung über die Niere; Halbwertszeit: 5 min (Nitroglycerin) bis 5 Stunden.

≡ A-4.8	Nitrate			
Substanz	**Applikation**	**Wirkungsdauer**	**Dosierung**	
Glyceroltrinitrat	sublingual: Spray, Zerbeißkapseln	1–7 min	0,3–0,6 mg	
	oral: Retardkapseln	2–4 h	5–15 mg	
Isosorbitmononitrat (ISMN)	oral	8–10 h	2 × 10–40 mg (morgens und mittags)	
Isosorbitdinitrat (ISDN)	oral	8–16 h	2 × 10–60 mg (morgens und mittags), 1 × 120 mg retadiert	

Unerwünschte Wirkungen: Kopfschmerz, Flush, Hypotension, zerebrale Ischämie.

Besonderheit: Tachyphylaxie bei Langzeit-Anwendung („Nitrattoleranz"). Deshalb Einhaltung eines nächtlichen **nitratfreien Intervalls**. Behandlung des akuten Angina-pectoris-Anfalls mit Nitroglycerinspray.
Keine gleichzeitige Anwendung mit Sildenafil oder Ähnliches, da Gefahr sehr starker Blutdruckabfälle! *Viagra*

▶ **Merke:** Jeder Patient mit Angina pectoris sollte ständig Nitroglycerin-Spray oder -Kapseln bei sich führen! Bei Bedarf: 2 Hübe oder 1 Kapsel sublingual zur Anfallskupierung.

Kalziumantagonisten (Tab. A-4.9)
Wirkungsmechanismus: Hemmung des Ca^{2+}-Einstromes in die Herzmuskel- und Gefäßwandzellen; dadurch negativ inotrope Wirkung und Vasodilatation.

Wirkung:
- Verringerung der Nachlast des Herzens durch Senkung des peripheren Gefäßwiderstandes; direkte Vasodilatation der Herzkranzgefäße. Besondere Indikation zum Einsatz von Kalziumantagonisten ist die vasospastische Angina („Prinzmetal-Angina") → *Indikation!!*
- Verapamil und Diltiazem haben eine negativ inotrope und chronotope Wirkung (Verlängerung der Refraktärzeit am AV-Knoten); gilt nicht für die Dihydropiridine, wie z.B. Nifedipin, Felodipin oder Amlodipin. → *nicht bei AV-Block*

Unerwünschte Wirkungen: Hypotonie, Flush, Schwindel, Knöchelödeme, Obstipation, Kopfschmerzen, Herzfrequenzerhöhung (Nifedipin), Herzfrequenzverlangsamung (Diltiazem, Verapamil). Verschlechterung einer bestehenden Herzinsuffizienz (Felodipin und Amlodipin werden bei reduzierter linksventrikulärer Funktion vertragen).

Besonderheit: Verapamil und Diltiazem sollten bei Bradykardie oder höhergradigen AV-Blockierungen nicht angewendet werden.
Das Dihydroperidin Nifedipin sollte wegen der Reflextachykardie mit einem β-Rezeptoren-Blocker kombiniert werden.

▶ **Merke:** Randomisierte Studien belegen, dass Kalziumantagonisten ebenso effektiv wie β-Rezeptoren-Blocker antianginös wirken, jedoch ohne Nachweis einer Prognoseverbesserung.

≡ A-4.9	Kalziumantagonisten	
Substanz	**Halbwertszeit**	**orale Dosierung**
Verapamil	4–12 h	3 × 80–120 mg
Diltiazem	3–7 h	3 × 60–90 mg
Nifedipin	2,5–5 h	3 × 10–20 mg
Amlodipin, Felodipin	25–40 h	1 × 5–10 mg

Unerwünschte Wirkungen: Kopfschmerz, Flush, Hypotension, zerebrale Ischämie.

Besonderheit: Toleranz bei Langzeit-Anwendung. Gabe von Nitroglycerinspray im akuten Anfall.

Keine gleichzeitige Anwendung mit z.B. Sildenafil!

◀ Merke

Kalziumantagonisten (Tab. A-4.9)
Wirkungsmechanismus: Hemmung des Ca^{2+}-Einstromes in Herzmuskel- und Gefäßwandzellen.

Wirkung:
- Nachlastsenkung; direkte Vasodilatation der Herzkranzgefäße
- Verlängerung der Refraktärzeit am AV-Knoten (nicht durch Dihydropiridine).

Unerwünschte Wirkungen: Hypotonie, Flush, Schwindel, Knöchelödeme, Obstipation, Kopfschmerzen, Herzfrequenz ↑: Nifedipin, Herzfrequenz ↓: Diltiazem + Verapamil, Verschlechterung einer Herzinsuffizienz.

Besonderheit: Keine Anwendung von Verapamil und Diltiazem bei Bradykardie oder höhergradigen AV-Blockierungen.

◀ Merke

≡ A-4.9

ACE-Hemmer und
Angiotensin-Rezeptor-Blocker

Das RAAS hat eine zentrale Bedeutung bei
der Entstehung der KHK. Die Hemmung
des Angiotensin-Converting-Enzymes oder
des Angiotensin-Rezeptors ist bei Risikopatienten günstig.

ACE-Hemmer und Angiotensin-Rezeptor-Blocker

Das Renin-Angiotensin-Aldosteron-System (RAAS) hat eine zentrale Bedeutung bei der Entstehung der KHK. Die Hemmung des Angiotensin-Converting-Enzymes oder die Hemmung des Angiotensin-Rezeptors haben sich als prognostisch günstig in der Behandlung von Risikopatienten (arterielle Hypertonie, Diabetes, arterielle Verschlusskrankheit) erwiesen. Neben einer Senkung des Blutdrucks gehören eine Verbesserung der LV-Funktion und eine Verbesserung der Endothelfunktion mit stabilisierender Wirkung auf Plaque zu den Effekten dieser Substanzklasse.

4.6.3 Thrombozytenaggregations-
     hemmung und Antikoagulation

Thrombozytenaggregationshemmung

Azetylsalizylsäure (ASS)

ASS **inhibiert** die **Thrombozytenaggrega-
tion** durch Hemmung der thrombozytären
Zyklooxygenase und Hemmung der
Synthese von Thromboxan A2.

4.6.3 Thrombozytenaggregationshemmung und Antikoagulation

Thrombozytenaggregationshemmung

Azetylsalizylsäure (ASS)

Die Anwendung von ASS zur Dauertherapie bei Patienten mit KHK ist unstrittig und durch zahlreiche Studien belegt. ASS bewirkt durch die Hemmung der thrombozytären Zyklooxygenase eine Hemmung der Synthese von Thromboxan A2. Eine **Thrombozytenaggregationshemmung** ist insbesondere bei gesicherter KHK, nach Infarkt, nach Bypass-Operation und zur Verhinderung von Komplikationen bei Perkutaner Koronarintervention (PCI) indiziert. Eine Dosierung von 75 bis 100 mg/Tag ist ausreichend.

▶ **Merke**

▶ **Merke:** Azetylsalizylsäure senkt die Mortalität bei KHK, insbesondere auch nach Infarkt (Sekundärprophylaxe). Die Behandlung mit ASS erfolgt bei Patienten mit KHK lebenslang.

Thienopyridine

Die ADP-Antagonisten Ticlopidin und
Clopidogrel können bei ASS-Unverträglichkeit als alternative **Thromozyten-
aggregationshemmer** gegeben werden.

Thienopyridine

Seit einigen Jahren stehen die ADP-Antagonisten (Ticlopidin, Clopidogrel) als weitere **thrombozytenaggregationshemmende** Substanzgruppe zur Verfügung. Sie sind in der Dauertherapie der KHK dem ASS vergleichbar und können z. B. bei ASS-Unverträglichkeit als Alternative gegeben werden. Die kombinierte Gabe von ASS und Clopidogrel hat einen synergistischen Effekt und wird z. B. vor Koronarintervention, bei akutem Koronarsyndrom oder nach einer Stentimplantation durchgeführt.

Antikoagulation

Die Indikation zur Antikoagulation besteht
nur bei deutlich eingeschränkter linksventrikulärer Funktion oder linksventrikulärem Aneurysma mit Thrombus
(Abb. **A-4.10**).

Antikoagulation

Eine Indikation zur permanenten bzw. langfristigen **Antikoagulation** besteht bei KHK eher selten. Ist die globale linksventrikuläre Funktion nach einem Myokardinfarkt deutlich eingeschränkt (Ejektionsfraktion $\leq$ 30%), ist es als Infarktfolge zur Ausbildung eines linksventrikulären Aneurysmas mit einem Thrombus gekommen (Abb. **A-4.10**) oder liegt begleitend permanentes Vorhofflimmern vor, so besteht die Indikation zur Antikoagulation.

◎ A-4.10

◎ A-4.10   **LV-Aneurysma mit Thrombus**

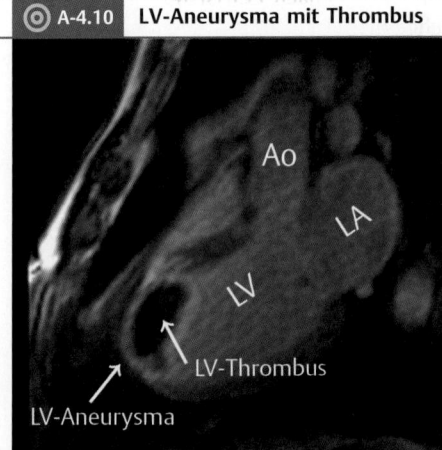

Die Abbildung zeigt eine Magnetresonanztomographie des Herzens nach Gabe von Kontrastmittel (KM). Der Thrombus (Pfeil) ist als KM-Aussparung im Aneurysma (Pfeil) des LV nachweisbar.
LV = linker Ventrikel, LA = linkes Atrium, Ao = Aorta ascendens.

Als Therapeutika am besten geeignet sind **Kumarinderivate** (z. B. Phenprocoumon). Die gerinnungshemmende Wirkung der Kumarinderivate beruht auf einer Verdrängung von Vitamin K bei der Synthese einiger Gerinnungsfaktoren. Dies erklärt auch ihren verzögerten Wirkungseintritt nach ca. 3 Tagen, weshalb **überlappend mit Heparin**, 200–400 E/kg Körpergewicht über 24 h, therapiert werden muss. Die Erhaltungsdosis richtet sich nach der **Prothrombinzeit**, die z. T. noch als Quick-Wert angegeben wird, bevorzugt sollte jedoch der auf einen internationalen Standard bezogene INR-Wert (international normalized ratio) verwendet werden.

Die wichtigsten **unerwünschten Wirkungen** der Antikoagulation sind schwerwiegende Blutungen, die insbesondere bei unzureichender Kontrolle der Gerinnungsparameter auftreten. Die Kontrolle sollte zu Beginn engmaschig (ca. alle 2 Tage) erfolgen. Nach guter Einstellung und bei guter Compliance des Patienten kann die Kontrolle dann alle 2–3 Wochen erfolgen oder der Patient wird in der Selbstmessung geschult.

4.6.4 Perkutane Koronarintervention (PCI)

▶ **Definition: PCI** steht für **P**erkutane **C**oronar **I**ntervention. Sie bezeichnet die Aufweitung einer Koronarstenose mit einem Ballonkatheter, meist gefolgt von einer Stentimplatation.

Indikation: Hämodynamisch bedeutsame Koronarstenose (in der Regel über 70 % Flächenstenose), die für die Beschwerden des Patienten verantwortlich gemacht wird. In der Regel wird neben der Beschwerdesymptomatik des Patienten der Nachweis einer myokardialen Ischämie durch ein Belastungs-EKG, eine Myokardszintigraphie, eine Stress-Echokardiographie oder ein Stress-MRT angestrebt.

Durchführung: Transfemorales oder radiales Vorgehen wie bei der Koronarangiographie. Über einen Führungskatheter, der im Ostium des Herzkranzgefäßes liegt, wird ein dünner Draht in das Gefäß eingeführt und durch die Stenose hindurch im distalen Ende des Gefäßes platziert. Über diesen Draht wird ein Katheter, an dessen Spitze sich ein Ballon befindet, bis in die verengte Stelle des Herzkranzgefäßes geführt. Der flüssigkeitsgefüllte Ballon wird über ein Manometer mit ca. 10–20 Atmosphären durch den Untersucher für 10–20 Sekunden expandiert (Abb. **A-4.11**). Gelingt die Passage des Drahtes über einen Verschluss in einem Herzkranzgefäß, so ist es mit dieser Methode auch möglich, verschlossene Herzkranzgefäße wiederzueröffnen (Rekanalisation). Das gilt sowohl für „frische" Verschlüsse im Rahmen eines akuten Herzinfarktes, als auch für ältere Verschlüsse, die u. U. asymptomatisch stattgefunden haben.

Erfolgsquote: Die **primäre Erfolgsrate** beträgt in Abhängigkeit von der Lokalisation der Stensoe über 95 %, für **Rekanalisationen** ist die Erfolgsrate gerade bei „alten" Verschlüssen geringer (60–70 %).
Eine Verbesserung der Prognose des Patienten nach PCI ist nur für Patienten mit großer Ischämie oder Infarkt nachgewiesen.
Da es nach alleiniger Ballonaufweitung zu einer hohen Zahl von Wiederverengungen (**Restenosen**) gekommen ist, werden seit über 10 Jahren fast regelhaft nach einer Ballonaufweitung oder direkt Stents (Gefäßstützen aus Metall) im Bereich der Stenose implantiert (primäres Stenting). Die Restenoserate nach Stent-Implantation konnte damit auf ca. 10–30 % reduziert werden. Eine weitere Reduktion der Restenoserate auf weniger als 10 % konnte in den vergangenen Jahren mit dem Einsatz medikamentenbeschichteter Stents erreicht werden (sog. Drug-eluting-Stents). Diese Stents haben eine Beschichtung aus antiproliferativen Substanzen, die dosiert über mehrere Wochen abgegeben werden.

Komplikationen: Wie bei der Koronarangiographie. Zusätzlich: Akuter Gefäßverschluß durch einen Intimaeinriss (Dissektion): 2 %, notfallmäßige Bypass-Operation: 0,5–1 %, Herzinfarkt: 1–2 %, Mortalität: ca. 0,5 %. Komplikationen sind häufiger bei komplexen oder verkalkten Stenosen, Diabetikern und Frauen.

Am besten geeignet sind **Kumarinderivate** (z. B. Phenprocoumon). Die Wirkung der Kumarine setzt erst nach ca. 3 Tagen ein, daher wird **überlappend mit Heparin** therapiert. Die Erhaltungsdosis der Kumarine richtet sich nach der **Prothrombinzeit.**

Wegen der Gefahr schwerer Blutungen sollte eine engmaschige Kontrolle der Gerinnungsparameter erfolgen (anfangs alle 2 Tage, danach alle 2–3 Wochen).

4.6.4 Perkutane Koronarintervention (PCI)

◀ Definition

Indikation: Hämodynamisch bedeutsame Koronarstenose, die für die Beschwerden des Patienten verantwortlich gemacht wird.

Durchführung: Transfemorales oder radiales Vorgehen. Über einen Führungskatheter wird ein dünner Draht in das betroffene Gefäß bis distal der Stenose vorgeschoben. Über diesen Draht Einführung eines Ballonkatheters bis zur Stenose, anschließend Expansion des Ballons (Abb. **A-4.11**).

Erfolgsquote: Die **primäre Erfolgsrate** liegt bei über 95 %, für **Rekanalisationen** bei 60–70 %.

Durch die Implantation von Stents nach einer PCI oder direkt mit einer PCI konnte die Restenoserate auf ca. 10–30 % reduziert werden. Durch den Einsatz medikamentenbeschichteter Stents konnte eine Restenoserate von < 10 % erreicht werden.

Komplikationen: Wie bei der Koronarangiographie, zusätzlich: notfallmäßige Bypass-Operation, Herzinfarkt, Mortalität: ca. 0,5 %.

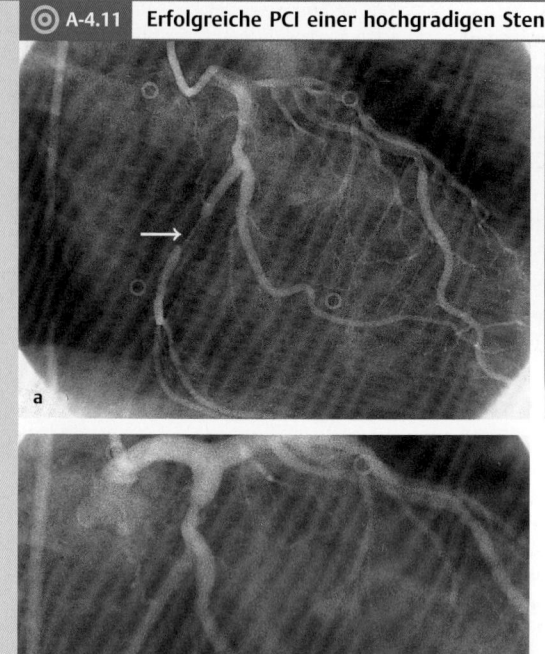
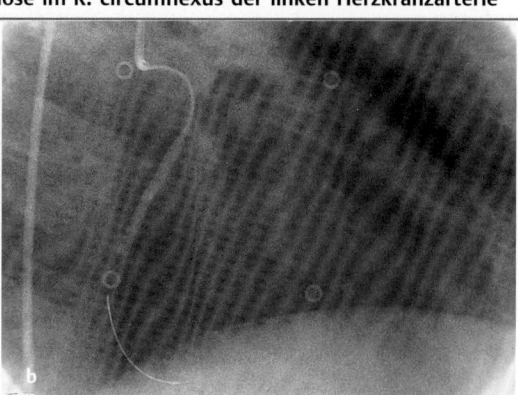
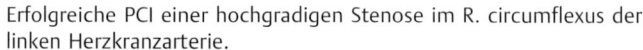

Erfolgreiche PCI einer hochgradigen Stenose im R. circumflexus der linken Herzkranzarterie.

a **Hochgradige Stenose** am Übergang vom proximalen zum mittleren Drittel des R. circumflexus (Pfeil).

b **Ballonentfaltung** in der Stenose.

c **Vollständige Aufweitung** der Stenose nach Dilatation und Stentimplantation.

4.6.5 Weitere Interventionsmöglichkeiten zur Beseitigung von Koronarstenosen

4.6.5 Weitere Interventionsmöglichkeiten zur Beseitigung von Koronarstenosen

Die folgenden Methoden kommen nur in ausgewählten Einzelfällen zum Einsatz.

Hochfrequenzrotablation: Abfräsen der Plaques mit einem Bohrkopf, insbesondere bei verkalkten und langstreckigen Stenosen.

Hochfrequenzrotablation: Abfräsen der Plaques mit einem mit Diamantsplittern besetzten Bohrkopf bei 160 000–200 000 Umdrehungen/Minute. Selten angewendet, Indikation bei mit dem Ballon nicht dilatierbaren oder passierbaren Stenosen (z. B. verkalkte und langstreckige Stenosen). In der Regel ist im Anschluss eine PCI und Stentimplantation erforderlich.

Atherektomie: Herausschneiden von Plaquematerial mit einem rotierenden Messer.

Atherektomie: Herausschneiden von Plaquematerial mit einem rotierenden Messer. Geeignet für proximale Stenosen in geraden Gefäßabschnitten. Die Atherektomie hat eine höhere Komplikationsrate als die PCI und wird kaum noch angewendet.

Cutting-balloon: Ein mit kleinen Klingen besetzter Ballon „schneidet" bei Entfaltung Stenosematerial.

Cutting-balloon: Ein mit kleinen Klingen besetzter Ballon, der bei Entfaltung nicht nur die Stenose aufweitet, sondern auch besonders hartes Stenosematerial (z. B. ausgedehnte Kalzifizierung) „schneidet".

4.6.6 Aortokoronare Bypass-Operation

4.6.6 Aortokoronare Bypass-Operation

Überbrückung einer Herzkranzgefäßstenose durch eine Verbindung zwischen Aorta und dem betroffenen Gefäß distal der Stenose. Zur Überbrückung werden meist die Vena saphena oder Arteria mammaria sinistra eingesetzt.

Überbrückung einer Herzkranzgefäßstenose durch eine Verbindung zwischen Aorta und dem betroffenen Gefäß distal der Stenose. Dazu wird entweder eine Arterie oder eine Vene (meist Vena saphena aus dem Bein) genutzt. Am häufigsten wird die A. thoracica interna („A. mammaria sinistra"), die von der A. subclavia abgeht, verwendet. Der Vorteil der A. mammaria und weiterer Arterien (so z. B. der „A. mammaria dextra" oder einer A. radialis als freies Transplantat) besteht darin, dass ein arterielles Gefäß eine kräftigere Wand hat und an den entsprechend höheren Blutdruck im arteriellen System wesentlich besser angepasst ist (keine Arteriosklerosebildung). Daraus resultiert eine im Durchschnitt höhere Lebensdauer, als die eines venösen Bypass-Gefäßes.

Indikationen:

- zur **Verbesserung der Prognose** bei Patienten mit Hauptstammstenose sowie bei Patienten mit schwerer koronarer 3-Gefäß-Erkrankung
- zur **Linderung von Beschwerden** bei Patienten mit Angina pectoris, wenn eine PCI nicht möglich oder erfolglos war
- als **Notfallmaßnahme** bei akutem Gefäßverschluss während einer PCI.

Risiken: Das Risiko der aortokoronaren Bypass-Operation ist umso höher, je älter der Patient und je schlechter die linksventrikuläre Funktion ist. Die Letalität der Operation bei unter 70-jährigen Patienten beträgt 1–2 %. Zu einem Verschluss der venösen Bypass-Gefäße kommt es im ersten Jahr in weniger als 10 %; nach 10 Jahren sind ca. 50 % aller venösen Bypass-Gefäße verschlossen. Die Verschlussrate arterieller Gefäße liegt deutlich niedriger – aus diesem Grunde wird in der modernen Herzchirurgie eine überwiegend arterielle Revaskularisation angestrebt.

Indikationen:

- Prognoseverbesserung bei Hauptstammstenose, schwerer 3-Gefäß-Erkrankung
- Angina-pectoris-Linderung, wenn PCI unmöglich/erfolglos
- Notfallmaßnahme bei Gefäßverschluss während PCI.

Risiken: Das Risiko ist umso höher, je älter der Patient und je schlechter die linksventrikuläre Funktion. Letalität bei den < 70-Jährigen: 1–2 %. Die Verschlussrate arterieller Gefäße liegt deutlich niedriger als die venöser Gefäße.

▶ **Klinischer Fall:** Ein 48-jähriger Mann sucht seinen Hausarzt wegen seit 6 Monaten bestehender anfangs nur bei stärksten körperlichen Belastungen auftretender Schmerzen auf, die hinter dem Brustbein lokalisiert sind. Anfangs habe er die Beschwerden für Symptome einer Erkältung gehalten. Inzwischen träten sie aber schon bei mittlerer körperlicher Belastung und beim Heraustreten in die Kälte auf. Bei Unterbrechung der Belastung bildeten sich die Schmerzen innerhalb weniger Minuten zurück.

An Risikofaktoren gibt der Mann an, seit 20 Jahren täglich 20 Zigaretten zu rauchen. Der Blutdruck sei stets normal gewesen, eine Zuckerkrankheit sei nicht bekannt. Der Vater habe mit 60 Jahren einen Herzinfarkt erlitten und sei mit 72 Jahren plötzlich verstorben. Das Serum-Cholesterin liegt bei 257 mg/dl, bei einem LDL-Cholesterin von 167 mg/dl, einem HDL-Cholesterin von 40 mg/dl und Triglyzeriden von 250 mg/dl.

Das Ruhe-EKG ist unauffällig. Bei stufenweiser ergometrischer Belastung im Liegen gibt der Patient ab 1 Minute 100 Watt ein leichtes retrosternales Ziehen an. Wegen zunehmender Beschwerden bricht der Patient die Belastung bei 1 Minute 125 Watt ab. Im EKG finden sich bei Belastungsende horizontale ST-Streckensenkungen von 0,2 mV in den Ableitungen V_4 und V_5.

Die daraufhin veranlasste Koronarangiographie ergibt eine koronare 1-Gefäßerkrankung mit 90 % Stenosierung des R. interventricularis anterior der linken Herzkranzarterie. Daraufhin wird die Stenose erfolgreich dilatiert. Der Patient gibt das Rauchen auf. Eine cholesterinarme Diät führt zu einer Abnahme des Gesamt-Cholesterins auf 239 mg/dl, bei einem LDL-Cholesterin von 157 mg/dl, einem HDL-Cholesterin von 40 mg/dl und Triglyzeriden von 210 mg/dl. Nach Therapie mit 20 mg Simvastatin kommt es zu einem weiteren Rückgang des Gesamt-Cholesterins auf 179 mg/dl, des LDL-Cholesterins auf 100 mg/dl und einer Zunahme des HDL-Cholesterins auf 44 mg/dl. Die Triglyzeride lagen jetzt bei 175 mg/dl.

Bei der Kontroll-Herzkatheteruntersuchung 6 Monate nach PCI findet sich ein weiterhin gutes Ergebnis. Auch 5 Jahre nach PCI ist der Patient beschwerdefrei und gut belastbar.

5   Akutes Koronarsyndrom: Instabile Angina pectoris und Myokardinfarkt

▶ **Definition**

▶ **Definition:** Unter dem Begriff des akuten Koronarsyndroms (ACS, Abb. **A-5.4b**) werden die instabile Angina pectoris (IAP), der Myokardinfarkt ohne ST-Streckenhebung (Non-ST-Elevation myocardial Infarction = NSTEMI) und der klassische Myokardinfarkt mit ST-Streckenhebung (ST-Elevation myocardial Infarction = STEMI) zusammengefasst. Hintergrund dieser Einteilung ist die gemeinsame Pathophysiologie mit der Ruptur oder Erosion einer vulnerablen Plaque mit konsekutiver Thrombusbildung im Koronargefäß.

Instabile Angina pectoris: Angina pectoris in Ruhe innerhalb der letzten 48 h oder neu aufgetretene Angina pectoris bzw. deutliche Verschlechterung einer stabilen Angina pectoris mit Beschwerden bereits bei leichtester Belastung.

NSTEMI: Myokardinfarkt mit Erhöhung kardialer Nekrosemarker (Troponin, CK-MB) in Zusammenhang mit typischer klinischer Symptomatik, ST-Strecken-Senkungen und entsprechendem angiographischem Befund, aber ohne ST-Strecken-Hebungen im Ruhe-EKG (12-Kanal).

STEMI (synonym **Myokardinfarkt):** Infarktzeichen wie beim NSTEMI und zusätzlich ST-Strecken-Hebung im Ruhe-EKG.

Akutes Koronarsyndrom ohne ST-Hebungen (NSTE-ACS): Subsumiert den Myokardinfarkt ohne ST-Strecken-Hebungen (NSTEMI) und die instabile Angina pectoris (IAP).

5.1   Epidemiologie

KHK und Myokardinfarkt sind die **häufigsten Todesursachen** in den **Industrienationen**.

5.1   Epidemiologie

Die koronare Herzkrankheit (KHK) und der Myokardinfarkt stehen an **erster Stelle** der **Todesursachenstatistik** in den **Industrienationen** weltweit. In Deutschland verstirbt jeder Zweite an einer Erkrankung des Herz-Kreislauf-Systems (367 000 von 830 000), es erleiden etwa 250 000 Menschen pro Jahr einen Myokardinfarkt und ca. 66 000 Menschen sind an den Folgen des Infarktes verstorben (Angaben für das Jahr 2005). Aufgrund der demographischen Entwicklung wird die Häufigkeit in Zukunft eher zunehmen.

5.2   Pathogenese

Ausgangspunkt des akuten Koronarsyndroms ist eine vulnerable Plaque mit nachfolgender Thrombusbildung (Abb. **A-5.1**). Infolge Embolisation thrombotischen Materials einer **rupturierten Plaque** kann es zur instabilen Angina pectoris oder zu einem Myokardinfarkt kommen.

Eine **Plaqueruptur** erfolgt in der Regel im Bereich einer vorbestehenden Stenose, es werden massiv Plaquebestandteile freigesetzt, die die Thrombozytenaggregation aktivieren.

5.2   Pathogenese

Ausgangspunkt der koronaren Herzkrankheit ist die **atherosklerotische Plaque** (s. S. 36). Je nach Aufbau und Zusammensetzung werden eine stabile und eine vulnerable – u. a. mit einer dünneren Deckplatte ausgestattete – koronare Plaque unterschieden. Beim akuten Koronarsyndrom kommt es zur Ruptur oder Erosion einer vulnerablen Plaque mit Thrombusbildung. Durch wiederholte Embolisation thrombotischen Materials in die peripheren Koronaranteile kann es zur instabilen Angina pectoris oder zu einem Myokardinfarkt ohne ST-Streckenhebungen kommen. Führt der Thrombus zum kompletten Gefäßverschluss, resultiert daraus ein akuter ST-Hebungsinfarkt.

Eine **Plaqueruptur** erfolgt in der Regel im Bereich einer vorbestehenden Stenose, die jedoch nicht hochgradig sein muss. Durch die Ruptur der dünnen fibrösen Kappe werden massiv Plaquebestandteile freigesetzt. Sie aktivieren die Thrombozytenaggregation im vorbeiströmenden Blut und führen schließlich zu einer lokalen Thrombusbildung (Abb. **A-5.1**).

◎ A-5.1

◎ A-5.1 | **Pathogenese der KHK**

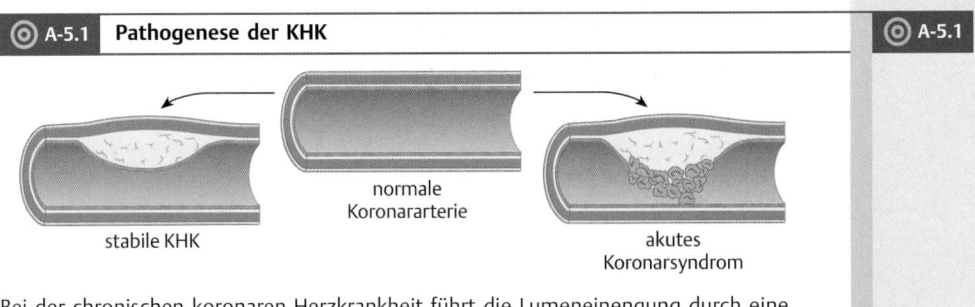

stabile KHK   normale Koronararterie   akutes Koronarsyndrom

Bei der chronischen koronaren Herzkrankheit führt die Lumeneinengung durch eine stabile Plaque zur Behinderung des Blutflusses und einer stabilen Angina pectoris-Symptomatik bei Belastung. Dagegen kommt es beim akuten Koronarsyndrom zur Ruptur oder Erosion einer vulnerablen Plaque mit Thrombusbildung und konsekutivem intermittierenden (IAP, NSTEMI) oder permanentem (STEMI) Gefäßverschluss.

▶ **Merke:** Da die Ischämietoleranz des Herzmuskelgewebes etwa 2–4 Stunden beträgt, kommt es nach dieser Zeit zum sukzessiven Untergang der vom betreffenden Herzkranzgefäß versorgten Herzmuskelzellen. Dieser Untergang von Herzmuskelzellen kann durch Wiederherstellung des Blutflusses im Herzkranzgefäß **(= Reperfusion)** verhindert werden: „time is muscle". Bei einer späteren Reperfusion kommt es in Abhängigkeit von der Verschlusslokalisation zu einer Myokardnekrose mit konsekutivem Umbau von Herzmuskelgewebe („negatives Remodeling") und Abnahme der kontraktilen Funktion. Diesen Prozess gilt es zu verhindern.

◀ **Merke**

5.3 Klinik

Das Leitsymptom des akuten Myokardinfarktes ist der **plötzliche**, meist aus der Ruhe heraus einsetzende **heftige Thoraxschmerz** (s. S. 18). Oft ist er mit Todesangst verbunden und von einer vegetativen Symptomatik begleitet (Übelkeit, Erbrechen, Schweißausbrüche, Hypotonie). Für den STEMI ist eine länger anhaltende (> 20 min), nitrorefraktäre Schmerzsymptomatik typisch. Der Thoraxschmerz kann allerdings auch gänzlich fehlen. An diese stumme Myokardischämie muss insbesondere bei Diabetikern gedacht werden. Außerdem kann die vegetative Symptomatik im Vordergrund stehen. In beiden Fällen ist die klinische Diagnostik erschwert.

5.3 Klinik

Leitsymptom des akuten Myokardinfarktes ist der **plötzlich auftretende, heftige Thoraxschmerz,** oft verbunden mit Angstgefühl („Todesangst"), Übelkeit, Schweißausbruch und Hypotonie. Bei Diabetikern kann der Thoraxschmerz fehlen.

5.4 Diagnostik

5.4.1 Anamnese

Die Beschreibung der Symptomatik (s. o. und S. 19) gibt erste wichtige Hinweise auf ein Infarktgeschehen.

5.4 Diagnostik

5.4.1 Anamnese

Die **klinische Symptomatik** (s. o. und S. 19) gibt erste Hinweise.

5.4.2 Körperliche Untersuchung

Zum Teil schmerzbedingt, zum Teil als Ausdruck der gestörten linksventrikulären Pumpfunktion kommt es bei Patienten mit akutem Myokardinfarkt in der Regel zu einer **maximalen sympathischen Stimulation**. Diese findet ihren Ausdruck in Tachykardie, Hautblässe und feuchter Kälte der Extremitäten. Durch Extrasystolen kann der Puls unregelmäßig sein. Der Blutdruck hängt in dieser Situation von der Größe des geschädigten Infarktareals der linken Herzkammer ab. Bei noch ausreichender Pumpleistung findet man beim Großteil der Patienten normale bis leicht erhöhte Blutdruckwerte. Eine Hypotonie trotz der sympathischen Stimulation muss als Hinweis auf eine deutlich gestörte linksventrikuläre Funktion gewertet werden.

5.4.2 Körperliche Untersuchung

Meist sind die Patienten infolge **Sympathikusstimulation** tachykard und blass mit feuchten, kalten Extremitäten. Pulsunregelmäßigkeiten sind Folge der beim Infarkt häufig auftretenden Extrasystolen. Der Blutdruck kann normal oder auch erhöht sein. Eine Hypotonie kann auf eine linksventrikuläre Dysfunktion hindeuten.

Bei der **Herzauskultation** kann ein 3. oder 4. Herzton sowie ein neu aufgetretenes Herzgeräusch infolge Mitralinsuffizienz zu hören sein.

▶ **Merke**

Mittels **Echokardiographie** kann ein **akuter Ventrikelseptumdefekt** infolge Septumruptur nachgewiesen bzw. als Differenzialdiagnose zur akuten Mitralinsuffizienz bei neu aufgetretenem Herzgeräusch ausgeschlossen werden.

Rasselgeräusche über der Lunge weisen auf eine Linksherzinsuffizienz hin.

5.4.3 EKG

Das wichtigste Untersuchungsverfahren bei Infarktverdacht ist das EKG (s. Abb. **A-5.2**). Anhand des Vorhandenseins der infarkttypischen **ST-Hebung** kann ein STEMI von einem NSTEMI abgegrenzt werden (Abb. **A-5.4b**).

EKG-Veränderungen beim STEMI

Im EKG lassen sich vier Stadien unterscheiden:
Stadium 0 oder Initialstadium: „Erstickungs-T" (T-Welle deutlich erhöht und spitz).
Stadium I: „monophasische Deformierung" von QRS-Komplex, ST-Strecke und T-Welle; ST-Hebung.

Stadium II (nach Stunden bis Tagen): pathologisches Q, T-Negativierung.

Stadium III (nach Wochen bis Monaten): pathologisches Q als Hinweis auf den abgelaufenen Infarkt.

Bei der **Auskultation des Herzens** findet sich nicht selten ein 3. oder 4. Herzton. Ein leises, bandförmiges Systolikum über der Herzspitze mit Fortleitung in die Axilla kann als Ausdruck einer leichteren Mitralinsuffizienz bei Papillarmuskeldysfunktion ebenfalls gelegentlich gehört werden.

▶ **Merke:** Findet sich über der Herzspitze ein lautes, bandförmiges, systolisches Geräusch als Ausdruck einer schweren Mitralinsuffizienz, muss an die Möglichkeit des Abrisses eines Papillarmuskels bei Hinterwandinfarkt gedacht werden.

Differenzialdiagnostisch kann die Abgrenzung gegen das ebenfalls sehr laute Systolikum beim seltenen **akuten Ventrikelseptumdefekt** (VSD) nach Septumruptur schwierig sein. Obwohl dieses Geräusch typischerweise sein Punctum maximum eher linksparasternal hat, kann es vom Charakter her wie das Geräusch der akuten Mitralinsuffizienz imponieren – sowohl bandförmig als auch rau und musikalisch. Mittels **Echokardiographie** kann die Mitralklappeninsuffizienz oder der VSD diagnostiziert werden.
Bei **Auskultation der Lunge** hört man bei bis zu 50% aller Infarktpatienten zumindest vorübergehend feinblasige Rasselgeräusche als Zeichen einer pulmonalen Stauung. Bei ausgeprägter linksventrikulärer Funktionseinschränkung und konsekutivem Lungenödem ist über der Lunge ein deutlich hörbares „Brodeln" und „Kochen" zu auskultieren, und der Patient hat nicht selten blutigschaumigen Auswurf.

5.4.3 EKG

Beim Verdacht auf einen akuten Myokardinfarkt, der sich aus Anamnese und klinischem Befund ergibt, stellt das Ruhe-EKG (s. Abb. **A-5.2**) die wichtigste, erste technische Untersuchung zur Sicherung der Diagnose dar. Bei Vorliegen von **ST-Strecken-Hebungen** von mindestens 2 mV in den Ableitungen V_1–V_6 oder von mehr als 1 mV in den übrigen Ableitungen kann der STEMI vom akuten Koronarsyndrom ohne ST-Streckenhebung (NSTEMI) abgegrenzt werden (Abb. **A-5.4b**).

EKG-Veränderungen beim STEMI

Die für den **akuten STEMI** charakteristische EKG-Veränderung ist die sogenannte „monophasische Deformierung" von QRS-Komplex, ST-Strecke und T-Welle. Dieser Begriff bedeutet, dass QRS-Komplex, ST-Strecke und T-Welle miteinander verschmolzen und in der Regel nicht mehr sicher gegeneinander abgrenzbar sind. Dabei kommt es typischerweise zu einer Anhebung der ST-Strecke (Abb. **A-5.2** und oben). Die monophasische Deformierung wird als **Stadium I** des akuten Infarktes bezeichnet. Die Zeitdauer vom Verschluss eines Herzkranzgefäßes bis zur Entwicklung einer monophasischen Deformierung ist sehr variabel und kann von wenigen Sekunden bis zu einer halben Stunde betragen.
Der monophasischen Deformierung können nach Herzkranzgefäßverschluss verschiedene Veränderungen des EKGs vorangehen (**Stadium 0 oder Initialstadium des Infarktes**). Typisch für solch eine Veränderung ist das sogenannte „Erstickungs-T", eine deutliche, spitze Erhöhung der T-Welle, die allerdings nur sehr selten im EKG erfasst wird. Darüber hinaus werden vor Entwicklung einer monophasischen Deformierung auch T-Wellen-Negativierungen und ST-Streckensenkungen beobachtet.
Bei Fortbestehen des Koronarverschlusses kommt es in der Regel zu einem typischen stadienhaften weiteren Verlauf der EKG-Veränderungen. Das **Stadium II** des Infarktes entsteht in der Regel innerhalb von Stunden bis Tagen über **Zwischenstadien** aus der monophasischen Deformierung. Es ist gekennzeichnet durch das Auftreten einer pathologischen Q-Zacke („Pardée-Q") und eine T-Negativierung. Das pathologische Q ist dabei definiert als ein Q von mindestens 0,03 Sekunden Dauer, das mindestens ein Viertel von R tief ist.
Im **Stadium III** schließlich findet sich nach Aufrichten der T-Welle nur noch das pathologische Q als Hinweis auf den abgelaufenen Infarkt. Es entwickelt sich in der Regel Wochen bis Monate nach dem Infarktereignis. Nicht selten jedoch

⊚ A-5.2 | **Stadien des akuten ST-Strecken-Hebungs-Infarktes**

Stadium 0:
verschiedene EKG-Veränderungen möglich:
- T-Negativierung
- ST-Strecken-Senkung
- „Erstickungs-T"-Spitze
- Erhöhung der T-Welle.

Stadium I:
monophasische Deformierung.

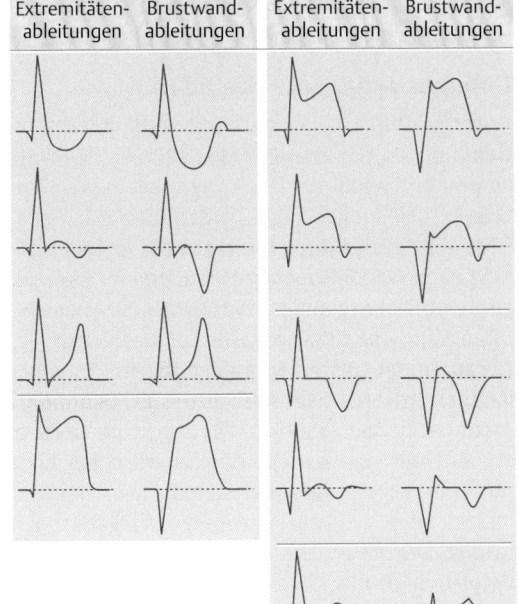

Extremitäten-ableitungen Brustwand-ableitungen Extremitäten-ableitungen Brustwand-ableitungen

Zwischenstadium:
zusätzlich zur ST-Hebung zeigt sich eine terminale Negativierung.

Stadium II:
Pardée-Q: mindestens 0,03 s Dauer, Tiefe: mindestens ein Viertel der nachfolgenden R-Zacke.

Stadium III:
wieder aufgerichtete T-Welle, weiterhin pathologisches Q als Hinweis auf den abgelaufenen Infarkt.

unterbleibt das Aufrichten der T-Wellen, sodass formal in der chronischen Phase nach Infarkt ein Stadium II persistiert.

Lokalisation von infarkttypischen EKG-Veränderungen

Da der Myokardinfarkt in der Regel durch den partiellen oder kompletten Verschluss eines Herzkranzgefäßes hervorgerufen wird, ist er ein lokalisierter Prozess. Dementsprechend sind die infarkttypischen EKG-Veränderungen normalerweise nicht in allen EKG-Ableitungen nachweisbar. Zahlreiche Untersuchungen haben bestimmten Infarktlokalisationen bestimmte EKG-Ableitungen zugeordnet (Tab. **A-5.1**).

Lokalisation von infarkttypischen EKG-Veränderungen

Je nach Infarktlokalisation treten die typischen EKG-Veränderungen in bestimmten Ableitungen auf (Tab. **A-5.1**).

≡ A-5.1 | **Zuordnung anatomischer Myokardinfarkt-Lokalisationen zu bestimmten EKG-Ableitungen**
  | ≡ A-5.1

Lokalisation	*ST-Hebung in Ableitung*
- Vorderwand	- V_2, V_3, V_4
- Septum	- V_1, V_2
- Seitenwand	- I, aVL, V_5, V_6
- Hinterwand = posteroinferior	- II, III, aVF
- anteroseptal	- V_1–V_4
- anterolateral	- I, aVL, V_3–V_6
- ausgedehnter VW-Infarkt	- I, aVL, V_1–V_6
- posteroseptal	- II, III, aVF, V_1, V_2
- posterolateral	- I, II, III, aVL, aVF, V_5, V_6
- rechtsventrikulär	- V_{4R}

EKG-Veränderungen beim NSTEMI/ACS

Im Unterschied zum STEMI sind die EKG-Veränderungen bei NSTEMI oder ACS weniger spezifisch. So sind z. B. Veränderungen der T-Wellen-Morphologie als unspezifisch anzusehen. Auf eine bedeutsame Myokardischämie weisen dagegen horizontale ST-Streckensenkungen, dynamische Veränderungen der ST-T-Morphologie in wiederholten EKGs, insbesondere in Kombination mit Angina pectoris, hin.

EKG-Veränderungen beim NSTEMI/ACS

Die EKG-Veränderungen beim NSTEMI/ACS sind weniger spezifisch. Es kann zu Veränderungen der T-Welle und ST-Strecken-Senkung kommen.

Etwa 55 % der Patienten mit akutem Koronarsyndrom haben entweder ein normales EKG oder ein diagnostisch nicht verwertbares EKG (Schrittmacher-EKG, Schenkelblock) und nur bei etwa 20 % der Patienten finden sich ST-Streckensenkungen und bei etwa 25 % negative T-Wellen.

Differenzialdiagnose des Infarkt-EKGs

Wichtige Differenzialdiagnosen zum akuten Myokardinfarkt mit ST-Strecken-Hebung sind die **akute Perikarditis** oder **Perimyokarditis** (s. S. 135) Auch hier kommt es sowohl zum Auftreten von akuten Thoraxschmerzen als auch zu ST-Strecken-Hebungen. Bei beiden Erkrankungen handelt es sich jedoch im Gegensatz zum akuten Infarkt in der Regel nicht um lokalisierte Prozesse, weshalb auch die ST-Strecken-Hebungen im EKG meist nicht lokalisiert und weniger deutlich ausgeprägt sind; die ST-Strecken-Hebung erreicht selten mehr als 0,2 mV. Morphologisch typisch für die Perikarditis/Perimyokarditis sind der Abgang der ST-Strecken-Elevation aus der aufsteigenden S-Zacke sowie eine weitgehend erhaltene R-Zacke. Neben dem EKG erlauben die Angaben einer Atem- und Lageabhängigkeit des Schmerzes, ein vorangegangener Infekt in der Anamnese sowie der Auskultationsbefund von Perikardreiben eine differenzialdiagnostische Abgrenzung der Perikarditis/Myokarditis vom akuten Infarkt.

ST-Strecken-Hebungen ohne den infarkttypischen Thoraxschmerz finden sich bei Patienten mit linksventrikulärem **Aneurysma nach Infarkt**, bei **Vagotonie, asthenischem Körperbau** und auch bei **Linksherzhypertrophie** (Abb. **A-5.3**).

Der **rechtsventrikuläre Infarkt**, meist verursacht durch einen Verschluss der rechten Koronararterie, geht typischerweise mit einem posteroinferioren Infarkt einher. Evtl. ist im EKG ein akuter Rechtsschenkelblock zu diagnostizieren. Die rechtsventrikulären Ableitungen (V_R) sind hier in der Regel diagnostisch wegweisend. Klinisch fallen arterielle Hypotonie und eine Halsvenenstauung zusammen mit einem unauffälligen Lungenauskultationsbefund auf.

Differenzialdiagnose des Infarkt-EKGs

Auch eine **Perikarditis** oder **Perimyokarditis** sind in der akuten Phase mit einer ST-Strecken-Hebung assoziiert. Die ST-Strecken-Hebung betrifft im Gegensatz zum akuten Infarkt jedoch nahezu alle Ableitungen.

Eine ST-Strecken-Hebung findet sich auch nach **Aneurysmabildung infolge Infarkt**, bei **Vagotonie, asthenischem Körperbau** und **Linksherzhypertrophie** (Abb. **A-5.3**).

muldenförmige Senkung bei Peri(myo)karditis

Der posteroinferiore Infarkt kann mit einer **rechtsventrikulären Beteiligung** einhergehen. Im EKG findet sich dann ggf. ein neu aufgetretener Rechtsschenkelblock. Klinisch fehlende Lungenstauung, aber Halsvenenstauung und Hypotonie.

⊚ **A-5.3** Differenzialdiagnose der Streckenhebung im EKG

Diagnose	EKG	Ableitungen	Merkmale
Perikarditis, akute Form		über allen Ableitungen	– R normal – ST-Hebung leicht – T positiv – ST beginnt vom aufsteigenden Schenkel von S
Herzinfarkt, Stadium I		über Infarktareal	– R eher klein – monophasische ST-Hebung – ST beginnt vom absteigenden Schenkel von R
Aneurysma nach Herzinfarkt		über Aneurysma	– R klein – Q groß – unverändertes Bild über Wochen und Monate
Vagotonie Sportherz Bradykardie		$V_2 - V_3 (V_4)$	ST-Hebung gering
Linkshypertrophie		III, V_1, V_2	– R klein – ST-Hebung deutlich – T positiv – ST-Hebung ohne monophasische Deformierung – je tiefer die S-Zacke, desto höher ist die ST-Hebung

5.4.4 Laboruntersuchungen (Abb. A-5.4) u. 4-6 h

Je nach EKG-Befund kommt dem Anstieg biochemischer Marker (Abb. **A-5.4a**) unterschiedliche Bedeutung zu:

- beim **STEMI** mit typischer Klinik darf ein Anstieg nicht abgewartet werden, weil das Zeitfenster für eine Reperfusionsmaßnahme (s. u.) zu klein ist; hilfreich ist die Messung hier, um eine Infarktgrößenabschätzung, ein Rezidiv oder einen Zweitinfarkt zu erkennen
- bei Patienten mit klinischen Zeichen eines **ACS/NSTEMI** ist die Messung für Diagnose und Risikostratifizierung dagegen unverzichtbar.

Die Marker der myokardialen Zellschädigung oder Nekrose, **kardiales Troponin T und I (cTNT, cTNI), Kreatinkinase (CK)** und **herzmuskelspezifische Kreatinkinase (CK-MB)** gehören deshalb heute zur Routinediagnostik (Abb. **A-5.4b**).

> ▶ **Merke:** Die Diagnose eines Myokardinfarktes gilt als gesichert, wenn es im Zusammenhang mit den typischen klinischen Beschwerden zu anhaltenden ST-Streckenhebungen kommt (bei einem STEMI) oder zu einem Anstieg der Troponinwerte oberhalb eines definierten Grenzwertes (beim NSTEMI). Die Höhe des Grenzwertes hängt von dem jeweils verwendeten Labor-Assay ab.

Da es zu einer <u>klinisch relevanten Freisetzung</u> der Troponine sowie der Kreatinkinase bzw. CK-MB <u>erst 4 bis 6 Stunden nach Beginn</u> einer myokardialen Ischämie (= Schmerzbeginn) kommt, können diese Marker in der Akutphase eines NSTEMI/STEMI noch normal sein.

Troponine sind im Blut von Gesunden nicht nachweisbar, sodass jede Erhöhung als pathologisch zu werten ist. Die Troponinbestimmung hat sich als neuer „**Goldstandard**" zur Erkennung von Herzmuskelschädigungen etabliert. Die Zellschädigung beruht auf einer Embolisation thrombotischen Materials nach Plaqueerosion oder -ruptur in einem größeren epikardialen Gefäß. Frühestens 3–4 Stunden danach ist die Troponinerhöhung zu beobachten. Erhöhte Troponinwerte treten bereits nach Mikrozellschädigungen auf, bei denen es nicht zum Anstieg der CK und der CK-MB kommt. Bei etwa einem Drittel der Patienten mit akutem Thoraxschmerz sind Troponin T oder I erhöht und die CK-MB liegt im Normbereich. Erhöhte Troponinwerte können <u>bis zwei Wochen</u> nach einem Infarkt nachweisbar sein.

> ▶ **Merke:** Troponin T und I weisen im Vergleich zu CK, LDH und GOT die höchste Myokardspezifität auf.

In den letzten Jahren wurde dokumentiert, dass der Nachweis von zirkulierenden Troponinen mit einem erhöhten Risiko, innerhalb des folgenden Jahres einen Re-Infarkt zu erleiden oder zu versterben, verbunden ist. Zur Risiko-

---

5.4.4 Laboruntersuchungen (Abb. A-5.4)

Bei einem **STEMI** darf ein Anstieg der infarktspezifischen Biomarker nicht abgewartet werden; die Therapie ist unverzüglich einzuleiten. Bei einem **ACS/NSTEMI** hingegen dient der Anstieg der Biomarker der Diagnosesicherung (Abb. **A-5.4a**).

Zur Routinediagnostik bei (Verdacht auf) Myokardinfarkt gehören: **kardiales Troponin T und I (cTNT, cTNI), Kreatinkinase (CK), herzmuskelspezifische Kreatinkinase (CK-MB,** Abb. **A-5.4b).**

◀ Merke

Die Troponine sowie die CK-MB sind jedoch erst 4–6 Stunden nach Beginn des akuten STEMI/NSTEMI nachweisbar.

Der Nachweis eines **erhöhten Troponinspiegels** im Blut zeigt einen Herzmuskelschaden an. Die Troponinbestimmung gilt als „**Goldstandard**". Der Troponinanstieg beginnt etwa 3–4 Stunden nach dem Herzinfarkt. Bei einem Mikroinfarkt finden sich erhöhte Troponinwerte bei u. U. normaler CK-MB.

bis 2 Wo. postinfarkt

◀ Merke

Anhand der Troponinspiegel kann auch eine Risikostratifizierung vorgenommen werden.

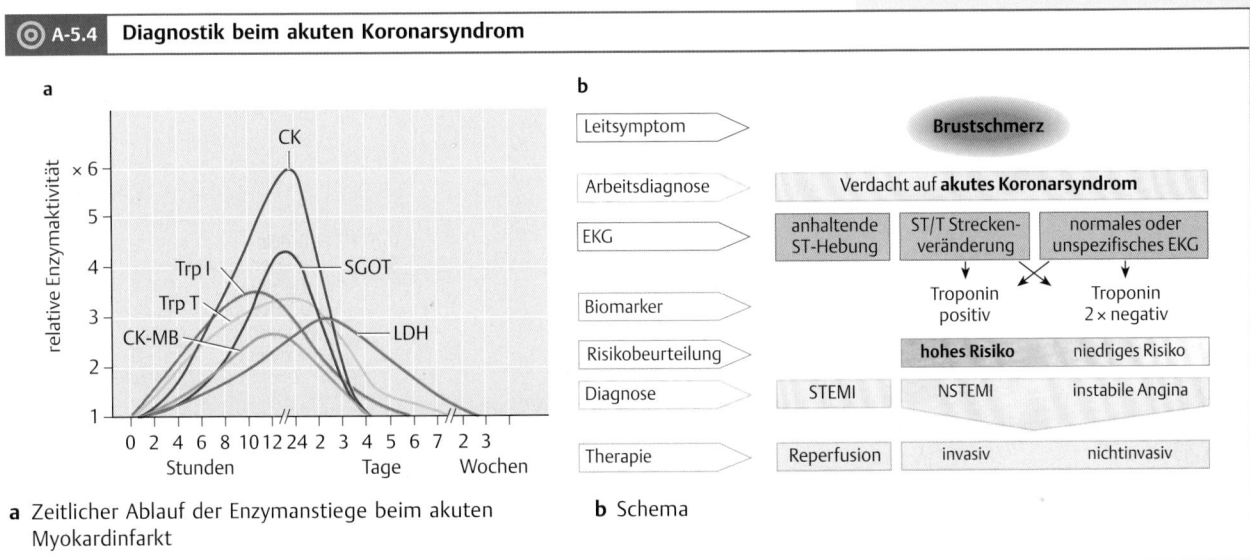

A-5.4   Diagnostik beim akuten Koronarsyndrom

a Zeitlicher Ablauf der Enzymanstiege beim akuten Myokardinfarkt

b Schema

stratifizierung, d. h. zur Abschätzung des individuellen Risikos des Patienten, eignen sich eine Troponinbestimmung bei Aufnahme und eine zweite Bestimmung 6–12 Stunden später. Eine Einzelbestimmung ist in der Regel nicht ausreichend, da etwa 20 % der Patienten mit positivem Troponin erst bei der Zweitbestimmung erkannt werden.

Erhöhte Troponinwerte finden sich auch bei Myokarditis, akutem Linksherzversagen, akuter Lungenembolie, hypertensiver Krise sowie bei Patienten mit präterminaler oder dialysepflichtiger Niereninsuffizienz.

Erhöhte Troponinwerte können auch bei anderen Erkrankungen vorkommen, die die Herzmuskelzellen schädigen, wie Myokarditis, akutem Linksherzversagen, akuter Lungenembolie und hypertensiver Krise. Bei Patienten mit präterminaler oder dialysepflichtiger Niereninsuffizienz können die Troponinspiegel ebenfalls (chronisch) erhöht sein. Bei Patienten mit erhöhtem Troponin und einer Niereninsuffizienz besteht ein hohes Risiko für (weitere) ischämische Ereignisse.

Neben einem Troponin- und CK-MB-Anstieg kommt es zu einem Anstieg der **GOT** (= AST, Anstieg nach 8–12 Stunden, Maximum nach 18–36 Stunden) und der **LDH** (Anstieg nach 24–48 Stunden, Maximum nach 3–6 Tagen). Die LDH erreicht ihr Aktivitätsmaximum am spätesten und bleibt am längsten erhöht.

Durch Freisetzung aus untergegangenen Herzmuskelzellen nach einem abgelaufenen Myokardinfarkt, kommt es unter anderem auch zum Anstieg von **Glutamat-Oxalacetat-Transferase** (GOT = Aspartat-Aminotransferase [AST], nach 8–12 Stunden, Maximum nach 18–36 Stunden) und **Laktat-Dehydrogenase** (LDH, nach 24–48 Stunden, Maximum nach 3–6 Tagen). Die LDH erreicht also ihr Aktivitätsmaximum relativ spät und ist geeignet, 7–14 Tage nach einem Myokardinfarkt die Diagnose des Infarktes sichern zu helfen.

5.4.5 Ergänzende bildgebende Diagnostik

Die **Echokardiographie** (s. S. 29) zeigt **ventrikuläre Dysfunktionen** sowie **regionale Wandbewegungsstörungen**.

Ebenso lassen sich frühzeitig Akutkomplikationen eines Myokardinfarktes, z. B. eine ischämisch bedingte Mitralklappeninsuffizienz oder ein Ventrikelseptumdefekt, nachweisen (Abb. **A-5.5**).

5.4.5 Ergänzende bildgebende Diagnostik

Die **Echokardiographie** (s. S. 29) erlaubt die **Beurteilung der globalen links- und rechtsventrikulären Funktion** (Links- und Rechtsherzinsuffizienz) sowie von **regionalen Wandbewegungsstörungen**.

In der akuten Phase können die Komplikationen eines Myokardinfarktes wie ischämisch bedingte Mitralklappeninsuffizienz, Perikarderguss bzw. -tamponade und Ventrikelseptumdefekt frühzeitig diagnostiziert werden (Abb. **A-5.5**).

⊙ **A-5.5** **Transthorakale zweidimensionale Echokardiographie, apikaler 2- bis 3-Kammer-Blick**

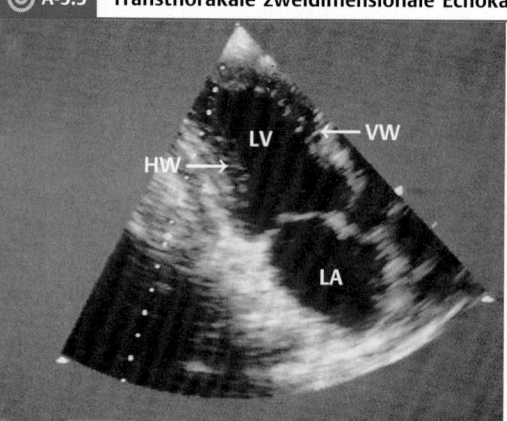
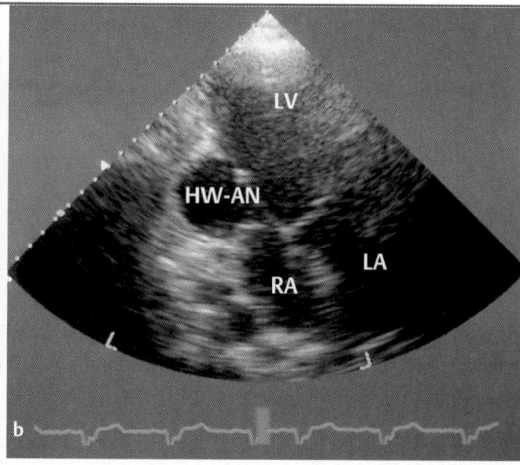
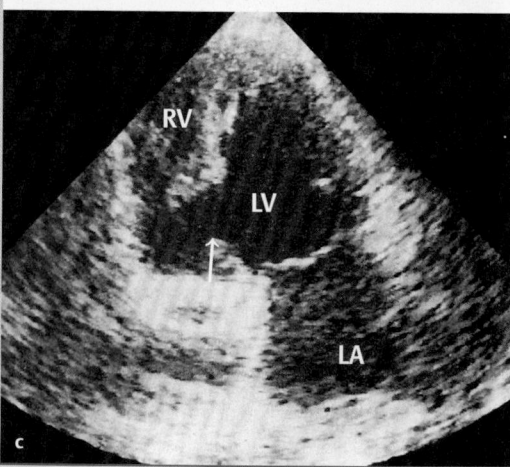

a Normalbefund.
b Aneurysma der Herzhinterwand
HW = Hinterwand, HW-An = Hinterwandaneurysma, LA = linker Vorhof, LV = linker Ventrikel, RA = rechter Vorhof, VW = Vorderwand.
c Transthorakale zweidimensionale Echokardiographie: Ventrikelseptumruptur (Pfeil) bei akutem Vorderwandinfarkt. LA = linker Vorhof, LV = linker Ventrikel, RV = rechter Ventrikel, Pfeil = Ventrikelseptumdefekt.

⊙ A-5.6 | **Farb-Doppler-Echokardiographie**

⊙ A-5.6

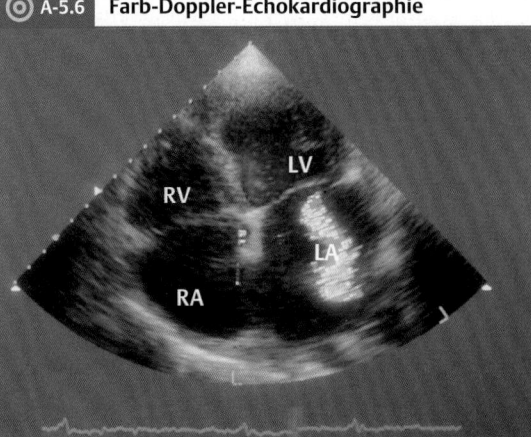

Farb-Doppler-Echokardiographie bei einem Patienten mit akutem Hinterwandinfarkt mit Mitralinsuffizienz wegen Papillarmuskeldysfunktion. Darstellung in der Systole. Im linken Vorhof erkennt man einen blau-gelb dargestellten Rückfluss-Jet vom linken Ventrikel zum linken Vorhof. LA = linker Vorhof, LV = linker Ventrikel, RA = rechter Vorhof, RV = rechter Ventrikel.

Als Folge eines Myokardinfarktes mit Herzmuskelschädigung und verbleibender Wandbewegungsstörung, kann es zur Ausbildung von **Thromben** in akinetischen Arealen des linken Ventrikels kommen. Diese können ebenfalls mittels Echokardiographie diagnostiziert werden, besser geeignet ist die kardiale MRT mit Kontrastmittel.

Das Ausmaß eines **Ventrikelseptumdefektes** (Abb. **A-5.5c**) oder einer **akuten Mitralklappeninsuffizienz** (Abb. **A-5.6**) kann neben der direkten echokardiographischen Darstellung auch indirekt durch die **Farb-Doppler-Echokardiographie** beurteilt werden. Diese Methode erlaubt die farbliche Darstellung des Blutflusses über den Ventrikelseptumdefekt bzw. die Mitralklappe.

Als weiteres bildgebendes Verfahren hat sich in den letzten Jahren die kardiale **Magnetresonanztomographie (MRT)** etabliert. Neben der Analyse der kardialen Funktion und der Darstellung von **Wandbewegungsstörungen** ermöglicht dieses Verfahren die Darstellung von **Myokardinfarktnarben** mit sehr hoher Auflösung. So kann zwischen einer Narbe, die die gesamte Wanddicke betrifft (transmural) und einer Narbe, die nur einen Teil betrifft (nicht-transmural) unterschieden werden (siehe Kapitel KHK, S. 36). Diese Untersuchung findet in aller Regel jedoch nicht in der frühen Phase des akuten Koronarsyndroms statt, sondern nach erfolgter Notfall-Therapie zur Planung des weiteren Vorgehens.

5.5 Therapie

5.5.1 Therapie des akuten Koronarsyndroms

Bei der Therapie des akuten Koronarsyndroms muss zwischen der **präklinischen Therapie** unmittelbar nach Diagnosestellung außerhalb des Krankenhauses und der **stationären Therapie** im Krankenhaus unterschieden werden. Die wichtigste Maßnahme nach der Diagnose eines ACS bzw. eines akuten Myokardinfarktes ist die sofortige Krankenhauseinweisung des Patienten. Der Transport sollte wegen des Risikos auftretender Komplikationen, am häufigsten sind Herzrhythmusstörungen, unter ärztlicher Überwachung erfolgen. Wenn möglich, sollte der Patient in ein Krankenhaus mit 24-h-Bereitschaft im Herzkatheterlabor gebracht werden und zur weiteren Beurteilung und Therapie auf eine Intensivstation aufgenommen werden.

Präklinische Therapie

Nachdem zu diagnostischen Zwecken Herz-Lungen-Auskultation, Blutdruckmessung und EKG durchgeführt wurden, werden bei allen Patienten mit ACS folgende **Erstmaßnahmen** eingeleitet:

- **Überwachung** des Herzrhythmus und Schreiben eines **12-Kanal-EKG**
- Legen eines **intravenösen Zuganges** für die Applikation von Medikamenten
- zusätzliche Gabe von **Sauerstoff** (2–4 l/min) über eine **Nasensonde**
- Lagerung mit **30 Grad angehobenem Oberkörper**.

Auch **intrakardiale Thromben** können echokardiographisch diagnostiziert werden.

Mittels **Doppler-Echokardiographie** kann das Ausmaß eines **Ventrikelseptumdefektes** (Abb. **A-5.5c**) oder einer **akuten Mitralklappeninsuffizienz** (Abb. **A-5.6**) beurteilt werden.

Das kardiale MRT ermöglicht nach erfolgter Notfall-Therapie die Darstellung von **Wandbewegungsstörungen** sowie von **Myokardinfarktnarben** mit sehr hoher Auflösung (Unterscheidung zwischen transmuralen und nichttransmuralen Narben).

5.5 Therapie
5.5.1 Therapie des akuten Koronarsyndroms

Die vordringlichste Maßnahme nach Diagnose eines ACS bzw. eines akuten Myokardinfarktes ist die sofortige Krankenhauseinweisung, nach Möglichkeit in ein Krankenhaus mit Herzkatheterlabor und 24-h-Bereitschaft.

Präklinische Therapie

Nach Herz-Lungen-Auskultation, Blutdruckmessung und EKG Einleitung folgender **Erstmaßnahmen:**
- **Überwachung** mittels **12-Kanal-EKG**
- Legen eines **intravenösen Zuganges**
- Gabe von **Sauerstoff** (2–4 l/min)
- **Oberkörperhochlagerung** (30 Grad).

≡ A-5.2 Medikamente und Dosierungen beim akuten Koronarsyndrom

Medikament	Akuttherapie		Dauertherapie (pro Tag)
	präklinisch	*stationär*	
Analgetika			
Morphiumsulfat	5–20 mg 1 : 10 mit NaCl verdünnt		
antianginöse Substanzen			
Nitrate	Nitrospray 0,8 mg (2 Hübe)	Dauerinfusion 1–5 mg/h i. v.	1–2 × 20–60 mg, unretardiert 1 × 60–120 mg, retardiert
β-Rezeptoren-Blocker		Metoprolol 5 mg i. v. (nur bei Tachykardie!)	Metoprolol 2 × 50–100 mg Bisoprolol 1 × 2,5–10 mg
Antikoagulation			
unfraktioniertes Heparin (UFH)	5000 IE (70 IE/kg) Bolus i. v.	Dauerinfusion 1000 IE/h i. v. aPTT 1,5–2,5-fach (50–80 s)	
niedermolekulares Heparin		Enoxaparin 1 mg/kg KG s. c. 2 × tägl.	
neuere Antithrombine:			
Bivalirudin		Akutintervention ⎫ körpergewichts-	
Fondaparinux		bei Patienten ohne ⎬ adaptiert als Bolus, Akutintervention ⎭ ggf. Infusion	
antithrombozytäre Substanzen			
Cyclooxygenasehemmer: Azetylsalizylsäure	Aspisol 250-500 mg i. v. Bolus o. p. o.		ASS 1 × 100 mg, lebenslang
Adenosindiphosphat-Rezeptor-Antagonisten: Clopidogrel	„loading dose" 300 mg (4 Tabletten) oder 600 mg (8 Tabletten)		1 × 75 mg, für 9–12 Monate
Glycoprotein-II-b/III-a-Antagonisten: Abciximab Tirofiban Eptifibatide		zuerst körpergewichtsadaptierter Bolus i. v., dann körpergewichtsadaptierte Dauer-infusion	

Die präklinische **medikamentöse Therapie** umfasst:
- **Nitrate** sublingual (Zerbeißkapsel, Spray)
- Analgosedierung unter Einsatz potenter **Opioidanalgetika**
- **Heparinisierung** (5000 IE UFH i. v. oder niedermolekulares Heparin)
- Gabe von **Azetylsalizylsäure** (250–500 mg i. v., Tab. **A-5.2**).

Eine **präklinische Thrombolyse-Therapie** sollte nur durchgeführt werden, wenn innerhalb von 90 Minuten nach Diagnosestellung eines STEMI kein Herzkatheterlabor zur Verfügung steht.

Die präklinische **medikamentöse Therapie** richtet sich nach den klinischen Symptomen und umfasst:
- **Nitrate** sublingual (Zerbeißkapsel, Spray) zur Behandlung der Angina-pectoris-Symptomatik unter Beachtung des Blutdrucks
- ausreichende Analgosedierung/Sedierung durch potente **Opioidanalgetika** (z. B. Morphiumsulfat), um die stressbedingte Sympathikusaktivität mit konsekutiv erhöhtem Sauerstoffverbrauch zu durchbrechen
- Antikoagulation mit 5000 IE unfraktioniertem **Heparin** (UFH) i. v. oder niedermolekularem Heparin.
- **Azetylsalizylsäure** im Bolus 250–500 mg i. v. (Erzielung eines raschen Wirkungseintrittes, Tab. **A-5.2**).

Obwohl theoretische Überlegungen nahelegen, zumindest bei Patienten mit einem STEMI bereits **präklinisch** mit einer **Thrombolyse-Therapie** zu beginnen und bis zur Herzkatheteruntersuchung fortzuführen, kann dieses Vorgehen auf der Basis von Studiendaten **nicht empfohlen** werden. Eine präklinische Lysetherapie ist nur dann sinnvoll, wenn absehbar ist, dass ein Patient mit einem STEMI nicht innerhalb eines Zeitraumes von 90 min ab Diagnosestellung eine Herzkatheteruntersuchung erhalten kann.

Stationäre Therapie

Bei der Therapie in der Klinik muss zwischen dem akuten Koronarsyndrom mit ST-Hebung **(STEMI)** und dem akuten Koronarsyndrom ohne ST-Hebung **(NSTEMI)** unterschieden werden.

STEMI

Beim STEMI liegt in der Regel ein **Verschluss** eines Koronargefäßes vor. Das wesentliche Therapieziel ist deshalb die rasche und vollständige **Wiedereröffnung** des Gefäßes mit Wiederherstellung des Blutflusses bzw. der myokardialen Perfusion. Die Aussicht auf eine erfolgreiche Therapie hängt davon ab, wie groß das Zeitintervall zwischen dem Infarktereignis und der Reperfusionstherapie ist. Je schneller eine erfolgreiche Therapie stattfindet, desto kleiner der Schaden am Herzmuskel.

Thrombolyse versus interventionelle Therapie: An therapeutischen Maßnahmen stehen als medikamentöses Verfahren die **Thrombolyse** und als mechanisches Verfahren die **primäre perkutane Koronarintervention (PCI)** zur Verfügung (Abb. **A-5.7**). Die PCI hat sich in zahlreichen Studien im Vergleich zur Thrombolyse bei der Akuttherapie des STEMI als überlegen erwiesen und wird heute als Therapie der ersten Wahl empfohlen.

Nur wenn absehbar ist, dass innerhalb von 90 min kein Herzkatheterlabor zu erreichen ist, wird die **Thrombolyse-Therapie** eingesetzt. Die Thrombolyse soll innerhalb von 6 Stunden nach dem akuten Infarkt erfolgen. Danach wird der Patient so bald wie möglich in ein Katheterzentrum verlegt. Die Thrombo-

Stationäre Therapie

Die Therapie in der Klinik ist bei **STEMI** und **NSTEMI** unterschiedlich.

STEMI

Vordringliches Therapieziel beim STEMI ist die möglichst rasche **Wiedereröffnung** des verschlossenen Herzkranzgefäßes. Je früher diese erfolgt, umso geringer ist die Infarktausdehnung.

Die **primäre perkutane Koronarintervention** (Abb. **A-5.7**) hat sich in zahlreichen Studien im Vergleich zur Thrombolyse als überlegen erwiesen. Sie gilt daher als Therapie der ersten Wahl.

Nur wenn innerhalb von 90 Minuten nach Diagnosestellung kein Herzkatheterlabor zur Verfügung steht, sollte eine **Thrombolyse-Therapie** mit **fibrinspezifischen**

A-5.7 | **Mechanische Rekanalisation eines akuten Verschlusses der rechten Herzkranzarterie durch Ballondilatation und Stentimplantation (PCI)**

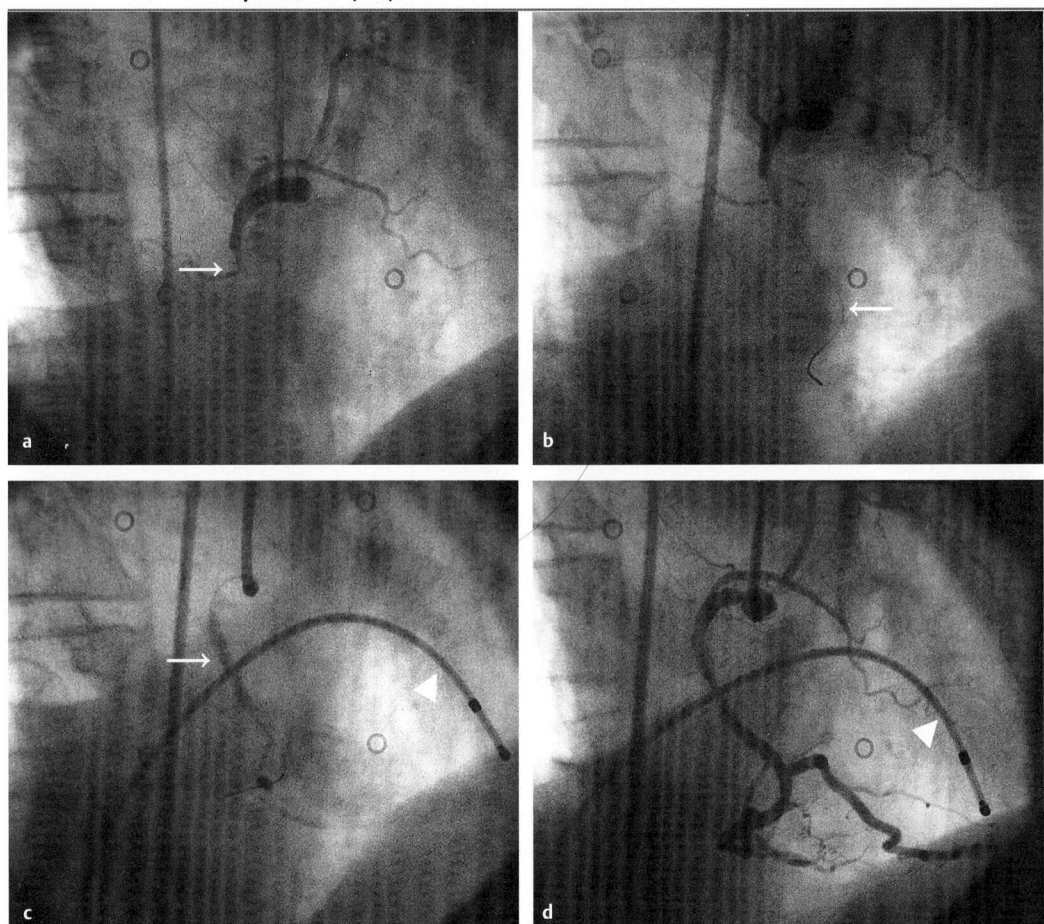

a **Proximaler Verschluss der rechten Herzkranzarterie** (Pfeil).
b **Zur Rekanalisation wird ein Führungsdraht** (Pfeil) über die Verschlussstelle in das thrombosierte Gefäß eingeführt, über den der Dilatationsballon vorgeschoben wird.
c **Entfaltung eines Ballons** (Pfeil) in der ehemaligen Verschlussstelle mit Stentimplantation, temporäre Herzschrittmachersonde (Pfeilspitze).
d **Offene rechte Kranzarterie nach Rekanalisation** (Pfeilspitze = temporäre Herzschrittmachersonde).

Substanzen erfolgen. Streptokinase oder Urokinase werden nur noch in Ausnahmefällen verwendet. Ein Rückgang der Angina-pectoris-Beschwerden und der ST-Streckenhebungen sowie das Auftreten von Reperfusionsarrhythmien zeigen eine erfolgreiche Lysetherapie an.
Häufigste Komplikation der Lysetherapie ist die Blutung.

lytika werden in der Regel intravenös appliziert. Es handelt sich bei den verwendeten Substanzen heutzutage überwiegend um **fibrinspezifische Substanzen** (z. B. Alteplase, Reteplase), nur in seltenen Ausnahmefällen werden noch Streptokinase oder Urokinase verwendet. Der Erfolg einer Thrombolyse lässt sich aus einer Verminderung der Angina, dem Rückgang der ST-Streckenhebungen sowie dem Auftreten von Reperfusionsarrhythmien, die in der Regel nicht behandlungsbedürftig sind, ableiten. Nach einer Lysetherapie kann es als „Auswaschphänomen" zu einem kurzfristigen Peak von Troponin/CK bzw. CKMB kommen. Beweisen lässt sich eine Rekanalisation des Infarktgefäßes jedoch nur durch eine Koronarangiographie. Die Erfolgsrate der Lyse (60-70%) liegt erheblich unter der der PCI. Die häufigste Komplikation der pharmakologischen Thrombolyse ist die Blutung. Meist handelt es sich um kleinere Blutungen, die sich konservativ durch z. B. Kompression beherrschen lassen. Mit einer Häufigkeit von 0,5–1% kommt es zu intrazerebralen Blutungen.

▶ Merke

▶ **Merke:** In der Therapie des STEMI ist die Therapie mittels Akut-Intervention der Thrombolysetherapie immer dann vorzuziehen, wenn ein entsprechendes Herzkatheterlabor innerhalb von 90 min erreichbar ist.

Tab. **A-5.3** zeigt absolute und relative Kontraindikationen für eine Lysetherapie.

Bei einer Lysetherapie müssen die absoluten und relativen Kontraindikationen beachtet werden (Tab. **A-5.3**).

≡ A-5.3	**Kontraindikationen für die Lysetherapie***
absolute	*relative*
▪ Schlaganfall in den letzten 6 Monaten (hämorrhagisch zeitunabhängig)	▪ TIA in den letzten 6 Monaten
▪ Trauma, Operation, Kopfverletzungen innerhalb der letzten drei Wochen	▪ orale Antikoagulanzien-Therapie
▪ Neoplasma oder neurologische ZNS-Erkrankung	▪ Schwangerschaft
▪ Magen-Darm-Blutung innerhalb des letzten Monats	▪ nicht komprimierbare Gefäßpunktion
▪ bekannte Blutungsdiathese	▪ therapierefraktäre maligne Hypertonie (> 220/120 mm Hg)
▪ dissezierendes Aortenaneurysma	▪ aktives Ulkusleiden
	▪ floride Endokarditis
	▪ fortgeschrittene Lebererkrankung
	▪ traumatische Reanimationsmaßnahmen
	▪ diabetische hämorrhagische Retinopathie
	▪ vorausgegangene intramuskuläre Injektion

TIA = transitorisch-ischämische Attacke;
* nach den Leitlinien der Deutschen Gesellschaft für Kardiologie – Herz- und Kreislaufforschung 2004

NSTEMI

Beim NSTEMI ist ein Nutzen der unverzüglichen Reperfusionstherapie nicht belegt.

NSTEMI

Beim akuten Koronarsyndrom ohne ST-Hebung findet sich eher eine hochgradige, thrombusbelegte **Stenose** mit noch vorhandenem oder <u>vermindertem Blutfluss</u> in die Peripherie. Auch hierbei handelt es sich um eine lebensbedrohliche Situation, die eine rasche Therapie innerhalb der folgenden 72 Stunden erfordert, jedoch im Unterschied zum STEMI <u>nicht zwingend eine sofortige Intervention</u>.

Bei der Therapie des NSTEMI wird zwischen Patienten mit hohem oder niedrigem Risiko unterschieden:

Bei Patienten mit **hohem Risiko** (erhöhte Troponin-Werte, instabile Hämodynamik, Herzrhythmusstörungen, dynamische ST-Strecken-Änderungen, rezidivierende/ anhaltende Angina pectoris in Ruhe, Patienten mit Diabetes mellitus) steht die **Thrombozytenaggregationshemmung** im

Bei der Therapie des NSTEMI wird zwischen Patienten mit hohem oder niedrigem Risiko für die Entwicklung eines STEMI oder Tod unterschieden:

Patienten mit **hohem Risiko** haben <u>erhöhte Troponin-Werte</u>, <u>instabile</u>/n Hämodynamik oder Herzrhythmus, dynamische ST-Strecken-Änderungen, rezidivierende oder anhaltende Angina pectoris in Ruhe. Patienten mit einem Diabetes werden ebenfalls als Hochrisikopatienten eingestuft. Die therapeutische Strategie bei diesen Patienten ist eine medikamentöse **Thrombozytenaggregationshemmung** mit <u>Aspisol</u>, <u>Clopidogrel</u> und einem intravenös zu verabreichenden

Glycoprotein-II-a/III-b-Rezeptorantagonisten (s. u.). Eine Herzkatheter-Diagnostik und ggf. Therapie (z. B. PCI) wird innerhalb der folgenden 72 Stunden angestrebt.

Patienten, die mit einem **niedrigen Risiko** eingestuft werden, sind nach der initialen antianginösen und antithrombozytären medikamentösen Behandlung beschwerdefrei, haben in wiederholten Laborbestimmungen keine Troponinerhöhung und zeigen im EKG keine Auffälligkeiten oder eine T-Wellen-Verformung ohne dynamische Veränderung. Bei diesen Patienten wird im weiteren Verlauf eine **Ischämiediagnostik** z. B. mittels Ergometrie durchgeführt.

Antianginöse Therapie

Nitrate gehören als antianginös wirksame Substanzen zur Standardtherapie bei Patienten mit akutem Koronarsyndrom. Stationär werden sie als Dauerinfusion verabreicht. Die Gabe ist jedoch eine rein symptomatische Maßnahme, für die keine Prognoseverbesserung belegt ist. Als Kontraindikation für eine Nitrattherapie ist die Hypotonie zu beachten. Die Dosis der intravenösen Dauerinfusion muss abhängig von Blutdruck und Symptomatik angepasst werden.

β-Rezeptoren-Blocker (s. S. 51) sind wirksame antiischämische Medikamente, besonders bei Patienten mit erhöhten Blutdruckwerten und Tachykardie. Die gesicherten Erfahrungen bei der stabilen Angina und beim akuten ST-Hebungsinfarkt werden allgemein auf die instabile Angina pectoris übertragen. Die Empfehlung stützt sich allerdings nur auf kleinere Studien und deren Metaanalyse. Sofern keine Kontraindikationen (Asthma bronchiale, AV-Block, Lungenödem) vorliegen bzw. bekannt sind, sollte beim akuten Koronarsyndrom eine orale β-Rezeptoren-Blockertherapie eingeleitet werden. Eine intravenöse β-Rezeptoren-Blockertherapie ist nach neuesten Empfehlungen in der unmittelbaren Akutphase wegen der Gefahr einer Bradykardie, Hypotonie und Verschlechterung der linksventrikulären Funktion nicht zu empfehlen.

Antithrombozytäre Therapie

Zur Thrombozytenaggregation stehen derzeit drei Substanzgruppen zur Verfügung.

> ▶ **Merke:** Die **Basis** der antithrombozytären Therapie beim akuten Koronarsyndrom stellt **Azetylsalizylsäure in Kombination mit Clopidogrel** (= duale Plättchenhemmung) dar. Bei instabilen Patienten oder Hochrisikopatienten erfolgt die zusätzliche Gabe eines GP-II-b/III-a-Antagonisten.

Azetylsalizylsäure (ASS): Die thrombozytenaggregationshemmende Wirkung von ASS beruht auf der **irreversiblen Cyclooxygenasehemmung**. ASS führt in der Akut- und Dauertherapie von Patienten mit koronarer Herzkrankheit zu einer deutlichen Reduktion der Letalität. In der Akutbehandlung wird ASS intravenös gegeben (s. o.) und die Behandlung dann mit 100 mg/d oral fortgesetzt.

Adenosindiphosphat-(ADP-)Rezeptor-Antagonisten: Seit einigen Jahren sind ADP-Rezeptor-Antagonisten verfügbar, sie **hemmen** die durch **ADP induzierte Thrombozytenaktivierung**. Im akuten Koronarsyndrom kann durch die zusätzliche Gabe von **Clopidogrel**, das nur für die orale Anwendung zur Verfügung steht, die Komplikationsrate einer Koronarintervention reduziert werden. Clopidogrel sollte daher in der Klinik unmittelbar mit der Diagnosestellung „Akutes Koronarsyndrom" verabreicht werden. Dabei wird eine sog. Loadingdose von 300–600 mg gegeben, gefolgt von einer täglichen Dosis von 75 mg über 9–12 Monate. Dem Vorteil der dualen Thrombozytenaggregationshemmung durch die Kombination von ASS und Clopidogrel steht eine leicht erhöhte Rate an Blutungskomplikationen gegenüber. Bei Patienten, die eine dringende Bypass-Operation benötigen, sollte Clopidogrel möglichst 5 Tage vorher abgesetzt werden, um die Blutungsgefahr zu verringern. Mit der in Kürze erwarteten Zulassung von Pasugrel wird ein intravenös zu applizierender ADP-Rezeptor-Antagonist zur Verfügung stehen.

Vordergrund. Innerhalb von 72 Stunden sollte sich eine Herzkatheteruntersuchung anschließen.

Bei Patienten mit **niedrigem Risiko** (keine Troponinerhöhung, unauffälliges EKG oder lediglich T-Wellen-Deformität ohne dynamische Veränderung) wird primär eine **Ischämiediagnostik** (z. B. mittels Ergometrie) durchgeführt.

Antianginöse Therapie

Nitrate gehören zur Standardtherapie bei akutem Koronarsyndrom. Ihre Wirkung ist jedoch rein symptomatisch. Bei stationärer Behandlung werden sie intravenös verabreicht. Die Hypotonie stellt eine Kontraindikation für die Nitratgabe dar.

Sofern keine Kontraindikationen vorliegen, sollte jeder Patient mit akutem Koronarsyndrom mit einem oralen **β-Rezeptoren-Blocker** (s. S. 51) behandelt werden.

Antithrombozytäre Therapie

Drei Substanzgruppen stehen zur Verfügung.

◀ **Merke**

Azetylsalizylsäure (ASS): Wirkung über eine **irreversible Hemmung der Cyclooxygenase.** ASS-Gabe senkt die Letalität bei Patienten mit KHK.

Thromboxan A2 gehemmt/b

ADP-Rezeptor-Antagonisten (z. B. Clopidogrel): Wirkung über eine **Hemmung der ADP-induzierten Thrombozytenaktivierung.** Dem Vorteil der antithrombozytären Kombinationstherapie von ASS zusammen mit Clopidogrel steht eine leicht erhöhte Rate an Blutungskomplikationen gegenüber.

GP-II-b/III-a-Antagonisten: Wirkung über eine **Hemmung der fibrinogen-vermittelten Aggregation aktivierter Thrombozyten**.

Glycoprotein-II-b/III-a-Rezeptor-Antagonisten (GP-II-b/III-a-Antagonisten): Die GP-II-b/III-a-Antagonisten (Abciximab, Tirofiban, Eptifibatide) **hemmen** die **fibrinogenvermittelte Aggregation aktivierter Thrombozyten** und wirken so effektiv der Entstehung von Thromben im Koronargefäß entgegen oder unterstützen deren Auflösung. Die derzeit zur Verfügung stehenden Substanzen (Abciximab, Tirofiban und Eptifibatide) unterscheiden sich hinsichtlich ihrer chemischen, pharmakologischen und pharmakodynamischen Eigenschaften und werden sämtlich intravenös appliziert.

Für GP-II-b/III-a-Antagonisten konnte bei Patienten mit akutem Koronarsyndrom eine deutliche Risikoreduktion für Tod oder Myokardinfarkt gezeigt werden, wenn nachfolgend eine Katheterintervention durchgeführt wurde.

Für den Einsatz der GP-II-b/III-a-Antagonisten Eptifibatide und Tirofiban beim akuten Koronarsyndrom hat sich eine deutliche Risikoreduktion für Tod und Myokardinfarkt bei Patienten mit positivem Troponin, ST-Strecken-Senkungen im EKG oder Diabetes mellitus gezeigt, wenn nachfolgend eine Katheterintervention durchgeführt wurde. Abciximab ist als Begleittherapie beim STEMI im Herzkatheterlabor empfohlen. Um eine optimale Wirksamkeit zu erzielen, sollte die jeweilige Therapie mit der Stellung der Diagnose eines STEMI oder NSTEMI mit der Gabe eines körpergewichtsadaptierten Bolus begonnen werden und als Infusion fortgesetzt werden. Auch für diese Substanzklasse gilt, insbesondere in Kombination mit ASS und Clopidogrel, ein erhöhtes Risiko für das Auftreten von Blutungskomplikationen.

Antithrombine

Heparin: erhöht durch Bindung an **AT III** dessen hemmenden Einfluss auf **Thrombin**. Die Heparin-Gabe gehört zur Standardtherapie beim akuten Koronarsyndrom (s.o.).

Antithrombine

Heparin: Die Antikoagulation mit unfraktioniertem Heparin (UFH), das an **Thrombin** und **AT III bindet** und so zahlreiche **Gerinnungsenzyme inaktiviert**, wird beim akuten Koronarsyndrom als Standardtherapie empfohlen (s.o.). Neben dem UFH stehen seit einigen Jahren auch die **niedermolekularen Heparine (Enoxaparin, Dalteparin, Nadroparin)** zur Verfügung, die sich in der Wirksamkeit als überlegen erwiesen haben und als Alternative für die Akutbehandlung geeignet sind.

Neuere Antithrombine: Bivalirudin (Hirudin-Analogon) **und Fondaparinux** (Faktor-Xa-Inhibitor) sind bei speziellen Indikationen von Vorteil (s. Tab. **A-5.2**).

Neuere Antithrombine: Die Substanzen **Bivalirudin** (synthetisches Hirudin-Analogon, das reversibel direkt Thrombin inhibiert) oder **Fondaparinux** (Faktor-Xa-Inhibitor) haben sich bei speziellen Indikationen als vorteilhaft erwiesen – so z. B. Fondaparinux bei Patienten mit erhöhtem Blutungsrisiko und Bivalirudin im Rahmen der Akutintervention (s. Tab. **A-5.2**).

Bypass-Operation

Die Bypass-Operation kommt in der Notfalltherapie nur als **Ultima Ratio** in Betracht (bei interventionell nicht therapierbarer Hauptstammstenose oder hämodynamisch nicht toleriertem Ventrikelseptumdefekt).

Bypass-Operation

Die Bypass-Operation ist nur in Ausnahmefällen als Notfalltherapie zur Behandlung eines akuten Myokardinfarktes geeignet, da die interventionelle Therapie meist schneller verfügbar und mit geringerem Risiko durchzuführen ist. Sie kommt nur bei einer interventionell nicht therapierbaren Hauptstammstenose oder einem infarktbedingten, hämodynamisch nicht tolerierten Ventrikelseptumdefekt in Betracht. Die Komplikationsrate ist in diesen Fällen hoch.

Dauertherapie

Nach einem Herzinfarkt ist bei den meisten Patienten neben einer Änderung des Lebensstils zur Reduktion kardiovaskulärer Risikofaktoren (s. S. 37) eine lebenslange medikamentöse Therapie als **Sekundärprophylaxe** anzuschließen. Dazu zählt die Therapie mit **ASS** (bei ASS-Unverträglichkeit Clopidogrel), einem **ACE-Hemmer**, **β-Rezeptoren-Blocker** und ggf. einem **CSE-Hemmer**.

Dauertherapie

An die Akuttherapie des akuten Koronarsyndroms muss sich eine **Sekundärprophylaxe** mit einer Lebensstiländerung zur Verminderung bzw. Optimierung der kardiovaskulären Risikofaktoren (s. S. 37) und einer medikamentösen Dauertherapie anschließen. Dabei macht es keinen Unterschied, ob es sich bei dem akuten Ereignis um einen NSTEMI oder STEMI gehandelt hat. Grundsätzlich besteht die direkt nach der Akuttherapie einzuleitende **Dauertherapie** unter Beachtung der jeweiligen Kontraindikationen in einer lebenslangen antiaggregatorischen Therapie mit ASS (Dosierung 75–100 mg/Tag, bei ASS-Unverträglichkeit ist auch Clopidogrel 75 mg/Tag möglich), einem **ACE-Hemmer/Angiotensin-Rezeptor-Blocker** (s. S. 54) und einem **β-Rezeptoren-Blocker** (s. S. 51). Unabhängig von einer Dyslipidämie sollte ergänzend bereits in den ersten ein bis vier Tagen nach der Akuttherapie mit einer **CSE-Hemmertherapie** begonnen werden (s. S. 40).

falls β-Bl. o. ACE-H verb. → **Aldosteron-Rezeptor-Antagonisten** sollten bei Patienten nach einem NSTEMI/STEMI eingesetzt werden, die bereits β-Rezeptoren-Blocker und ACE-Hemmer bekommen und eine eingeschränkte linksventrikuläre Funktion (EF <40%), einen Diabetes mellitus oder eine Herzinsuffizienz haben. Kontraindikation ist eine Nierenfunktionsstörung oder eine Hyperkaliämie.

Im Anschluss an die stationäre Behandlung werden die Patienten nach einem NSTEMI oder STEMI in der Regel im Rahmen einer Rehabilitationsbehandlung (ambulant oder stationär) in der notwendigen Lebensstiländerung unterwiesen. Die in der Akutklinik begonnene medikamentöse Einstellung wird fortgesetzt und durch Dosisanpassung optimiert. In der Folge sollten vom Hausarzt oder einem Kardiologen Kontrolluntersuchungen, zunächst in 6-, später in 12-monatlichen Intervallen, durchgeführt werden. Hierbei sollte nach Symptomen einer Restenose oder einer Progression der Koronarsklerose wie Angina pectoris oder Dyspnoe gefragt und regelmäßig eine Ergometrie durchgeführt werden.

Nach einem Herzinfarkt besteht nach den sozialmedizinischen Richtlinien ein Fahrverbot von 3 Monaten, sofern es nicht zum Auftreten von komplizierenden Herzrhythmusstörungen gekommen ist. In diesem Fall verlängert sich das Fahrverbot.

Während einer Rehabilitationsbehandlung werden die Patienten in der notwendigen Lebensstiländerung unterwiesen. Zunächst in 6-, später in 12-monatlichen Intervallen führen der Hausarzt oder Kardiologe Kontrolluntersuchungen durch.

Nach einem Herzinfarkt ohne komplizierende Herzrhythmusstörungen besteht ein 3-monatiges Fahrverbot.

5.6 Komplikationen nach Myokardinfarkt und deren Therapie

5.6.1 Tachykarde Herzrhythmusstörungen

Hämodynamisch nicht relevante Extrasystolen und ventrikuläre Salven (s. S. 118) sind unter Monitorüberwachung nicht therapiebedürftig. Nach erfolgreicher Wiedereröffnung des Infarktgefäßes kommt es zum Teil zum Auftreten sogenannter Reperfusionsarrhythmien (idioventrikuläre Tachykardie zwischen 90–120/min), die nicht behandlungsbedürftig sind und wenige Minuten anhalten.

▶ **Merke:** Die beste Behandlung der Herzrhythmusstörung ist die schnelle Wiederherstellung der myokardialen Perfusion.

Treten im Rahmen des akuten Koronarsyndroms anhaltende **ventrikuläre Tachykardien** auf, die zu einer Zunahme des myokardialen Sauerstoffverbrauches mit Verkürzung der Diastolendauer sowie konsekutiver Reduktion der Koronarperfusion und einer hämodynamischen Beeinträchtigung führen, werden sie primär mit **Amiodaron** (Bolus 150–300 mg, dann Infusion 1–2 g/Tag) behandelt. Wenn die medikamentöse Therapie nicht erfolgreich ist oder eine Verschlechterung der Hämodynamik eintritt, sollte eine **elektrische Kardioversion** durchgeführt werden.
Beim Auftreten von **Kammerflimmern** (gehäuft bei proximalem Verschluss der Vorderwandarterie), erfolgt die sofortige elektrische **Defibrillation**.
Seltener kommt es zum Auftreten von **Vorhofflattern** und **Vorhofflimmern** im Rahmen des akuten Koronarsyndroms. Sie führen bei schneller Impulsüberleitung auf die Ventrikel ebenfalls zu einem erhöhten myokardialen Sauerstoffverbrauch. Eine Frequenznormalisierung kann zunächst medikamentös mit einem **β-Blocker** oder **Amiodaron** (unter Beachtung der Hämodynamik!) versucht werden. Stellt sich kein Erfolg ein, ist die **elektrische Kardioversion** erforderlich.

5.6.2 Bradykarde Herzrhythmusstörungen

AV-Blockierungen I. Grades und II. Grades Typ Mobitz 1 („Wenckebach-Block") sind selten progredient und deshalb nicht behandlungsbedürftig. Der **AV-Block II. Grades Typ Mobitz 2** ist oft progredient und wie der **AV-Block III. Grades** in der Regel behandlungsbedürftig (treten gehäuft bei Infarkten im Bereich der RCA auf). Die Therapie besteht zunächst in der Gabe von Atropin (0,5 bis 1 mg i.v., ggf. wiederholte Gabe). Wenn keine Frequenzsteigerung zu erzielen ist oder bei konsekutiver Hypotonie erfolgt die ventrikuläre Stimulation über eine transvenös eingeführte **temporäre Schrittmacherelektrode**. Die **Koronarperfusion** ist möglichst rasch **wiederherzustellen**. Bradykarde Herzrhythmusstörungen sind häufig in den ersten Tagen nach dem Akutereignis reversibel.

5.6 Komplikationen nach Myokardinfarkt und deren Therapie
5.6.1 Tachykarde Herzrhythmusstörungen

Nach erfolgreicher Revaskularisation kann es zu sog. Reperfusionsarrhythmien kommen, die nicht behandlungsbedürftig sind.

◀ Merke

Anhaltende **ventrikuläre Tachykardien** im Rahmen eines akuten Koronarsyndroms werden mit **Amiodaron** behandelt. Bei erfolgloser medikamentöser Therapie oder Verschlechterung der Hämodynamik wird eine **elektrische Kardioversion** durchgeführt.

Bei **Kammerflimmern** ist eine sofortige elektrische **Defibrillation** angezeigt.

Vorhofflattern bzw. **Vorhofflimmern** im Rahmen eines akuten Koronarsyndroms werden zunächst medikamentös (**β-Blocker** oder **Amiodaron**) behandelt, bei erfolgloser medikamentöser Therapie Durchführung einer **elektrischen Kardioversion**.

5.6.2 Bradykarde Herzrhythmusstörungen

Ein **AV-Block II. Grades Typ Mobitz 2** sowie ein **AV-Block III. Grades** werden mittels **temporärer Schrittmacherelektrode** und einer möglichst raschen **Wiederherstellung** der **Koronarperfusion** behandelt.

5.6.3 Herzinsuffizienz und
kardiogener Schock

Bei **akuter Linksherzinsuffizienz** mit Lungenödem Oberkörperhochlagerung, Sauerstoffinsufflation, Nitrate und ggf. Furosemid i. v. Der Patient sollte möglichst schnell einer Katheterintervention zugeführt werden.

Bei **niedrigem Blutdruck** ggf. Gabe von **Katecholaminen** (Adrenalin in Kombination mit Dobutamin).

Bei unzureichendem arteriellen Druck ist ggf. die Implantation einer **intraaortalen Ballonpumpe** (s. S. 220) indiziert.

Bei **großen Hinterwandinfarkten** mit **rechtsventrikulärer Beteiligung** kann die Gabe größerer Mengen **Flüssigkeit** zur hämodynamischen Stabilisierung beitragen. Ein invasives **hämodynamisches Monitoring** ist unbedingt erforderlich.

Das Auftreten von **Herzrhythmusstörungen** sowie **linksventrikulärer Funktionsstörung** (bis hin zum kardiogenen Schock) sind als **prognostisch ungünstig** zu werten.

5.6.4 Mitralinsuffizienz
und Ventrikelseptumdefekt

Bei infarktbedingter, neu aufgetretener **Mitralinsuffizienz** mit hämodynamischer Verschlechterung des Patienten wird zunächst eine **medikamentöse hämodynamische Stabilisierung** des Patienten angestrebt. Das Gleiche gilt für den infarktbedingten **Ventrikelseptumdefekt.** Eine operative Behandlung kann erst im Abstand einiger Wochen, nach Vernarbung der Nekrose, durchgeführt werden.

5.6.5 Dressler-Syndrom
(Postmyokardinfarkt-Syndrom)

Das **Dressler-Syndrom** tritt 2–3 Wochen nach einem Infarkt mit Fieber und (Spät-)Perikarditis auf. Behandelt wird mit Glukokortikoiden und ASS.

5.6.3 Herzinsuffizienz und kardiogener Schock

Beim Auftreten einer **akuten Linksherzinsuffizienz** mit Lungenödem im Rahmen eines akuten Koronarsyndroms muss so schnell wie möglich eine Herzkatheteruntersuchung mit der Möglichkeit zur Intervention durchgeführt werden. In der Zwischenzeit wird der Oberkörper des Patienten hochgelagert und Sauerstoff per Nasensonde sowie intravenöse Nitrate verabreicht. Zusätzlich ggf. Gabe eines Schleifendiuretikums (Bolus von 20–40 mg Furosemid i. v.) Diese Gabe kann bei Bedarf wiederholt werden.
Bei **niedrigem systemarteriellem Druck** wird mit der Gabe von **Katecholaminen** (Adrenalin) in Kombination mit Dobutamin (zur Senkung der Nachlast) unter invasiver Drucküberwachung begonnen.
Falls so kein ausreichender arterieller Druck zu erzielen ist (arterieller Mitteldruck > 65 mm Hg), kann bereits vor oder direkt im Anschluss an die PCI eine **intraaortale Ballonpumpe (IABP)** implantiert werden (s. S. 220).
Als Besonderheit kommt es bei **großen Hinterwandinfarkten** mit **rechtsventrikulärer Beteiligung** erst unter der Gabe von Flüssigkeit zu einer hämodynamischen Stabilisierung. Da die rechtsventrikuläre Pumpleistung sehr stark vom Frank-Starling-Mechanismus abhängt, wird durch eine verbesserte diastolische Füllung die Funktion des rechten Ventrikels besser. Ein sorgfältiges invasives **hämodynamisches Monitoring** ist erforderlich (zentralen Venendruck auf übernormal hohe Werte von 15–20 mm Hg anheben).
Das Auftreten von malignen **Herzrhythmusstörungen** (Kammerflattern/-flimmern oder ventrikuläre Bardykardien) sowie eine **linksventrikuläre Funktionsstörung** bis hin zum kardiogenen Schock (verursacht z. B. durch eine ausgedehnte Nekrose) sind nach einem Infarkt als **prognostisch ungünstige** Zeichen zu werten.

5.6.4 Mitralinsuffizienz und Ventrikelseptumdefekt

Kommt es durch die Infarzierung eines Papillarmuskels mit nachfolgendem Papillarmuskelabriss oder als Infarktfolge zu einer linksventrikulären Dilatation, entsteht eine akute, **hochgradige Mitralinsuffizienz (MI)**. Im Anschluss daran verschlechtert sich die hämodynamische Situation des Patienten mit ggf. Hypotonie, Tachykardie und Entwicklung eines Lungenödems. Typisch für den Papillarmuskelabriss sind die plötzlich einsetzende starke Dyspnoe und ein über der Herzspitze auskultierbares, lautes Holosystolikum mit Fortleitung in die Axilla. Therapeutisch wird zunächst eine **medikamentöse hämodynamische Stabilisierung** des Patienten angestrebt, da durch die frische Nekrose eine operative Mitralklappenrekonstruktion oder Refixierung des Papillarmuskels schlecht möglich ist. Ist der Patient nicht konservativ therapierbar, muss eine operative Therapie durchgeführt werden.
Beim akuten **Ventrikelseptumdefekt (VSD)** infolge Infarzierung im Bereich des interventrikularen Septums kommt es zu Blutdruckabfall, Anstieg der Herzfrequenz, peripherer Vasokonstriktion, Kaltschweißigkeit und einem neu aufgetretenen Systolikum. Auch hier wird zunächst eine **medikamentöse hämodynamische Stabilisierung** angestrebt. Ein operativer Verschluss des VSD erfolgt im Abstand von einigen Wochen, nach Vernarbung der Nekrose. Ist der Patient medikamentös nicht zu stabilisieren, kann der VSD mit einem interventionell zu platzierenden Occluder verschlossen werden.

5.6.5 Dressler-Syndrom (Postmyokardinfarkt-Syndrom)

Das **Dressler-Syndrom** äußert sich 2–3 Wochen nach einem Myokardinfarkt mit Fieber, retrosternalen Schmerzen, Perikardreiben, evtl. Perikarderguss, und erhöhten Entzündungsparametern im Blut. Die Behandlung erfolgt mit Glukokortikoiden und ASS.

→ Autoimmun mit bildn. Nachw. v. Anti-myokardial Ak

6 Herzinsuffizienz

6   Herzinsuffizienz

▶ **Definition:** Unter dem Begriff Herzinsuffizienz versteht man **pathophysiolo-gisch** eine Funktionsstörung des Herzens mit herabgesetztem Herzzeitvolu-men, in deren Folge nicht genügend Blut durch die Körperperiphere gepumpt wird, um die Durchblutung aller Organe zu gewährleisten und ihren metabo-lischen Bedarf zu decken. **Klinisch** liegt eine Herzinsuffizienz dann vor, wenn typische Symptome (Dyspnoe, Müdigkeit, Leistungsinsuffizienz, Flüssigkeits-retention) infolge einer kardialen Funktionsstörung auftreten.

◀ **Definition**

6.1 Allgemeines

6.1   Allgemeines

Je nach überwiegend betroffener Herzkammer wird zwischen **Linksherz-, Rechtsherz-** und **Globalinsuffizienz** unterschieden. Prinzipiell kann jede Links-herzinsuffizienz bei Versagen der Kompensationsmechanismen zu einer Rechtsherzüberlastung führen.

Eine **kompensierte Herzinsuffizienz** liegt vor, wenn eine nachweisbare Störung der kardialen Pumpfunktion nicht zu einer Symptomatik führt (z. B. durch eine entsprechende medikamentöse Therapie). Eine **dekompensierte Herzinsuffi-zienz** geht mit entsprechenden Symptomen einher (s. S. 78).

High-output-failure („Versagen bei hoher Auswurfleistung") kennzeichnet einen Zustand, bei dem bei normaler Pumpleistung des Herzens und trotz gesteigerten Herzminutenvolumens der Sauerstoffbedarf der Organe nicht gedeckt werden kann (z. B. bei Anämie, Fieber, arteriovenösen Fisteln oder Hyperthyreose).

Eine **systolische Herzinsuffizienz** liegt bei gestörter Kontraktion des Herzens vor, eine **diastolische Herzinsuffizienz** ist Folge einer gestörten kardialen Füllung. Nach Beginn und Verlaufsform wird eine **akute** von einer **chronischen Herzinsuffizienz** unterschieden.

Je nach überwiegend betroffener Herz-kammer werden **Linksherz-, Rechtsherz-** und **Globalinsuffizienz** unterschieden. Die **kompensierte Herzinsuffizienz** geht bei gestörter Pumpfunktion nicht mit Symp-tomen einher, bei der **dekompensierten Herzinsuffizienz** treten Symptome auf (s. S. 78). Beim **High-output-failure** kann der Sauerstoffbedarf der Organe trotz normaler Pumpleistung und gesteigertem HZV nicht gedeckt werden. Eine **systo-lische Herzinsuffizienz** liegt bei gestörter Kontraktion des Herzens vor, eine **diasto-lische** ist Folge einer gestörten kardialen Füllung. Nach Beginn und Verlaufsform werden **akute** und **chronische Herzinsuf-fizienz** unterschieden.

6.2 Epidemiologie

6.2   Epidemiologie

Die Herzinsuffizienz stellt mit ca. 10 Millionen symptomatisch und einer etwa gleichen Anzahl asymptomatisch Erkrankter **eine der häufigsten internistischen Erkrankungen** in Europa dar. Dabei sind weniger als 1 % der 45–55-Jährigen, aber 2,5–5,5 % der 65–75 und >10 % der 80-Jährigen sowie Männer 1,5-fach häufiger als Frauen betroffen. Die Prognose der Patienten mit Herzinsuffizienz ist schlecht. Trotz intensivierter Therapie beträgt die mittlere Überlebenszeit nur 5 Jahre, bei Patienten mit schwerer Herzinsuffizienz nur 1 Jahr.

Die Herzinsuffizienz ist **eine der häufigs-ten internistischen Erkrankungen** in Europa und nimmt mit steigendem Alter zu.

♂ > ♀

6.3 Ätiopathogenese

6.3   Ätiopathogenese

Eine **Linksherzinsuffizienz** entwickelt sich durch eine direkte linksventrikuläre Myokarderkrankung oder sekundär bei Klappenveränderungen des linken Her-zens, Aortenisthmusstenose oder Druckerhöhung im großen Kreislauf. Eine **Rechtsherzinsuffizienz** entsteht infolge eines erhöhten Lungengefäßwiderstan-des (Lungenerkrankungen mit Cor pulmonale [s. S. 397], primäre pulmonale Hypertonie), durch Klappenerkrankungen des rechten Herzens, Volumenbelas-tung bei Shuntvitien oder sekundär nach Versagen der Kompensationsmecha-nismen bei Linksherzinsuffizienz.

Ursachen für die **Linksherzinsuffizienz:** linksventrikuläre Myokarderkrankung, Klappenveränderungen des linken Herzens, Aortenisthmusstenose oder Druck im großen Kreislauf ↑. **Rechtsherzinsuffizienz:** Lungengefäß-widerstand ↑, Klappenerkrankungen des rechten Herzens, Volumenbelastung bei Shuntvitien, Versagen der Kompensati-onsmechanismen bei Linksherzinsuffizienz.

6.3.1 Störung der systolischen myokardialen Funktion

6.3.1 Störung der systolischen myokardialen Funktion

Sie ist gekennzeichnet durch eine **regional oder global verminderte Kontrakti-lität** einer oder beider Herzkammern mit entsprechend **herabgesetztem Schlagvolumen** (**systolische** Herzinsuffizienz, Abb. **A-6.1**).

Sie ist durch **regional** oder **global ver-minderte Kontraktilität** bei **erniedrigtem Schlagvolumen** gekennzeichnet (Abb. **A-6.1**).

◎ **A-6.1**

◎ **A-6.1** **Beziehung zwischen Schlagvolumen und peripherem Gefäßwiderstand (Nachlast) für den Normalfall und bei Herzinsuffizienz**

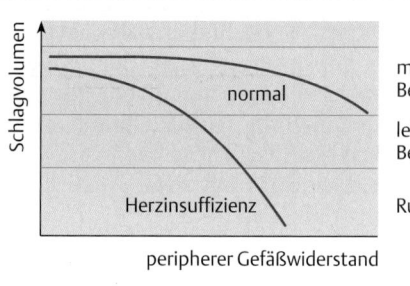

Bei einer normalen linksventrikulären Funktion führt die Zunahme des peripheren Gefäßwiderstandes nur zu einer geringfügigen Abnahme des Schlagvolumens. Bei Herzinsuffizienz führt bereits eine leichte Zunahme der Nachlast zu einer deutlichen Abnahme des Schlagvolumens.

Ursachen sind oft eine KHK, Myokarditis, toxische Myokardschädigung oder eine Kardiomyopathie (s. S. 151).

Ursache regionaler Kontraktilitätsstörungen ist in aller Regel eine KHK mit Verlust an kontraktilem Muskelgewebe infolge eines oder mehrerer Herzinfarkte. Ursache globaler Kontraktilitätsstörungen können entzündliche Myokarderkrankungen (Myokarditis) oder eine toxische Myokardschädigung (z. B. durch Alkohol oder Zytostatika) sowie die idiopathische dilatative Kardiomyopathie sein (s. S. 151).

Sekundär kann eine systolische myokardiale Funktionsstörung bei **lang andauernder Druck- oder Volumenbelastung** der Ventrikel auftreten (Tab. **A-6.1**).

Sekundär kann eine systolische myokardiale Funktionsstörung bei **lang andauernder Druck- oder Volumenüberlastung der Ventrikel** auftreten, so z. B. bei Aorten- oder Pulmonalstenose, bei chronisch erhöhtem Widerstand im großen und kleinen Kreislauf (arterielle oder pulmonale Hypertonie) oder bei schwerer Insuffizienz einer der Herzklappen (Tab. **A-6.1**).

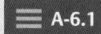

≡ **A-6.1**

≡ **A-6.1** **Ursachen der Herzinsuffizienz**

Direkte Myokardschädigung

- koronare Herzerkrankung [LHI, GHI]
- Myokarditis [LHI, GHI]
- dilatative Kardiomyopathie (DCM) [LHI]
- toxisch (z. B. Chemotherapie) [LHI]

Volumenbelastung

- Aorteninsuffizienz [LHI]
- Mitralinsuffizienz [LHI]
- Trikuspidalinsuffizienz [RHI]
- Vorhofseptumdefekt (ASD) [RHI]
- Ventrikelseptumdefekt (VSD) [RHI]
- persistierender Ductus arteriosus Botalli [LHI oder RHI]

Druckbelastung

- arterieller Hypertonus [LHI]
- Aortenstenose [LHI]
- Aortenisthmusstenose [LHI]
- pulmonalarterielle Hypertonie (z. B. bei Lungenembolie) [RHI]
- Pulmonalklappenstenose [RHI]

Linksventrikuläre Füllungsbehinderung

- Mitralstenose [LHI]
- Pericarditis constrictiva [LHI]
- restriktive Kardiomyopathie [LHI]
- hypertrophe Kardiomyopathie (HCM) [LHI]

Herzrhythmusstörungen

- extreme Bradykardie [LHI]
- anhaltende Tachykardien [LHI]

LHI: primär Linksherzinsuffizienz; RHI: primär Rechtsherzinsuffizienz, GHI: primär globale Herzinsuffizienz

---

6.3.2 Störung der diastolischen myokardialen Funktion

Einschränkung des Schlagvolumens durch eine **verschlechterte Füllung eines Ventrikels.**

Ursache (Tab. **A-6.2**) können linksventrikuläre Hypertrophie, restriktive sowie hypertrophe Kardiomyopathie (reduzierte Dehnbarkeit), Pericarditis constrictiva oder Perikarderguss (Kompression von außen) sein.

6.3.2 Störung der diastolischen myokardialen Funktion

Als diastolische Funktionsstörung (**diastolische** Herzinsuffizienz) bezeichnet man eine **Einschränkung des Schlagvolumens** durch eine **verschlechterte diastolische Füllung** eines Ventrikels.

Ursache (Tab. **A-6.2**) kann eine Erkrankung des Myokards mit zu geringer Dehnbarkeit (Compliance) durch eine eigenständige Myokarderkrankung wie die restriktiven Kardiomyopathien (z. B. Endomyokardfibrose), aber auch durch eine sekundäre linksventrikuläre Hypertrophie (z. B. bei arteriellem Hypertonus) oder eine hypertrophe Kardiomyopathie sein. Eine diastolische Funktionsstörung bei normalem Myokard findet sich bei Pericarditis con-

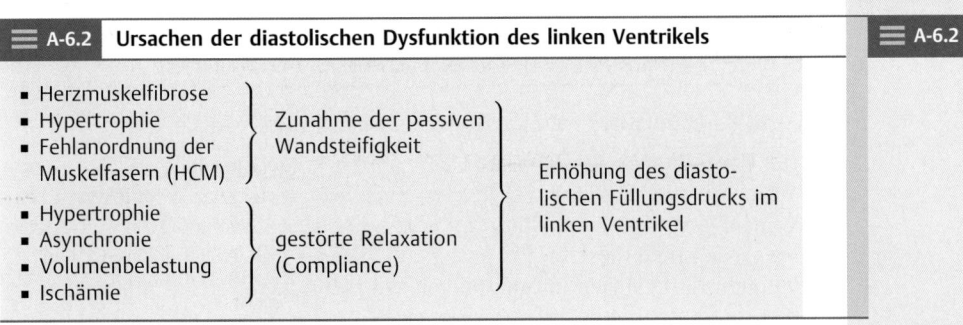

≡ A-6.2 **Ursachen der diastolischen Dysfunktion des linken Ventrikels**

≡ A-6.2

- Herzmuskelfibrose
- Hypertrophie
- Fehlanordnung der Muskelfasern (HCM)

} Zunahme der passiven Wandsteifigkeit

- Hypertrophie
- Asynchronie
- Volumenbelastung
- Ischämie

} gestörte Relaxation (Compliance)

} Erhöhung des diastolischen Füllungsdrucks im linken Ventrikel

strictiva oder einer Perikardtamponade, wenn die Füllung des Herzens durch das verdickte und verhärtete Perikard bzw. durch den Perikarderguss behindert wird (Kompression von außen).

6.3.3 Funktionsstörung der Herzklappen

Eine Herzklappenfunktionsstörung kann prinzipiell in einer **Insuffizienz** (Schließunfähigkeit) oder einer **Stenose** (Verengung) bestehen, die ohne aktive Anpassungsmechanismen des Körpers zu einer Abnahme des Schlagvolumens führen. Allerdings kann die resultierende Volumen- oder Druckbelastung des betroffenen Ventrikels in weiten Bereichen ohne nennenswerte Abnahme des Schlagvolumens kompensiert werden. Erst in **Spätstadien** kommt es zu einer sekundären globalen linksventrikulären Kontraktionsstörung mit **irreversibler Linksherzinsuffizienz**.

6.3.4 Arrhythmien

Herzrhythmusstörungen stellen bei ansonsten funktionstüchtigem Herzen nur sehr selten die primäre Ursache einer Herzinsuffizienz dar. Sie können jedoch den Schweregrad einer Herzinsuffizienz anderer Ursache verstärken und eine akute Dekompensation herbeiführen. **Tachykardien** und **-arrhythmien reduzieren** die **Diastolendauer** und damit die **ventrikuläre Füllungsperiode**. Bei vorbestehender Füllungsbehinderung, z. B. durch eine Mitralstenose oder eine diastolische Funktionsstörung, resultiert eine weitere Abnahme des Schlagvolumens. Den gleichen Effekt hat das Fehlen einer zeitgerechten Vorhofkontraktion, wie sie sich z. B. beim kompletten atrioventrikulären Block, Vorhofflimmern oder reiner ventrikulärer Schrittmacherstimulation findet. Weiterhin kann eine bradykarde Rhythmusstörung bei Patienten mit eingeschränktem Schlagvolumen nicht ausreichend kompensiert werden und führt so zu einer weiteren Abnahme des Herzzeitvolumens.

6.4 Pathophysiologie

6.4.1 Primäre Kompensationsmechanismen

Die Pathogenese der Herzinsuffizienz ist insbesondere in den **Frühstadien** durch „primäre Kompensationsmechanismen" geprägt, mit denen der Organismus das Herzzeitvolumen trotz der oben beschriebenen Beeinträchtigungen zu stabilisieren versucht. Erst in späteren Stadien tritt die Anpassung des Körpers an das verminderte Herzzeitvolumen durch „sekundäre Kompensationsmechanismen" in den Vordergrund.

Folgende **primäre Kompensationsmechanismen** sind von Bedeutung:

Intravasale Volumenexpansion unter Ausnutzung des Frank-Starling-Mechanismus

Wie jeder Muskel benötigt das Myokard eine bestimmte Vordehnung bzw. Vorfüllung zur optimalen Kraftentwicklung. Beim gesunden Herzen kann das Schlagvolumen durch eine stärkere diastolische Füllung (auch als Vorlast bezeichnet) gesteigert werden (Frank-Starling-Mechanismus, s. S. 10). Das

6.3.3 Funktionsstörung der Herzklappen

Kann in einer **Insuffizienz** oder einer **Stenose** bestehen. Die resultierende Volumen- oder Druckbelastung des Ventrikels kann zunächst kompensiert werden; im **Spätstadium** kommt es zu einer sekundären **irreversiblen Herzinsuffizienz**.

6.3.4 Arrhythmien

Insbesondere **Tachykardien** und **-arrhythmien reduzieren** die **Diastolendauer** und damit die **ventrikuläre Füllungsperiode**. Sie können den Schweregrad einer Herzinsuffizienz verstärken und eine akute Dekompensation herbeiführen.

SV ↓, O₂-Verbrauch ↑
→ Tachymyopathie

6.4 Pathophysiologie
6.4.1 Primäre Kompensationsmechanismen

Im **Frühstadium** der Herzinsuffizienz versucht der Organismus mit verschiedenen Kompensationsmechanismen das Herzzeitvolumen zu stabilisieren.

Intravasale Volumenexpansion unter Ausnutzung des Frank-Starling-Mechanismus

Das Myokard benötigt eine bestimmte Vordehnung/Vorfüllung zur optimalen Kraftentwicklung. Das insuffiziente Herz kann die Vorlast nicht steigern, sondern braucht für ein optimales Schlagvolumen einen höheren Füllungsdruck.

Mobilisierung der myokardialen Kontraktionsreserve

Durch **Katecholamine** wird die **Kontraktilität** des Myokards gesteigert. Dies führt zur Verschiebung der Frank-Starling-Kurve zu höheren Schlagvolumina. Weiterhin kommt es durch Katecholamine zur **peripheren Vasokonstriktion (Nachlaststeigerung**, Tab. **A-6.3**, Abb. **A-6.2**).

insuffiziente Herz ist dazu nicht in der Lage und braucht für sein optimales Schlagvolumen einen erhöhten Füllungsdruck.

Mobilisierung der myokardialen Kontraktionsreserve

Die **Kontraktilität** des Myokards wird durch **Katecholamine** (s. S. 11) sowohl auf neuronalem als auch auf humoralem Wege gesteigert. Dies führt zu einer Verschiebung der Frank-Starling-Kurve zu höheren Schlagvolumina. Der neuronale Schenkel besteht aus postganglionären sympathischen Neuronen, die von den Halsganglien mit peripheren sympathischen Nerven zum Herzen ziehen und dort positiv inotrop wirkendes Noradrenalin an die Myozyten abgeben. Über eine Sekretion von Adrenalin und Noradrenalin durch das Nebennierenmark wird die Kontraktilität auch auf humoralem Wege beeinflusst, wobei die durch α-Rezeptoren vermittelte vasokonstriktorische Wirkung des Noradrenalins dominiert, während das Adrenalin α- und β-Rezeptoren gleichsam stimuliert und auf diese Weise sowohl zu einer Kontraktilitätssteigerung, aber auch zu einer **peripheren Vasokonstriktion** und somit **Nachlaststeigerung** führt (Tab. **A-6.3**, Abb. **A-6.2**).

≡ A-6.3

≡ A-6.3	**Neurohumorale Regulation**	
Transmitter	*Rezeptor*	*Wirkung*
Noradrenalin	▪ α (++)	▪ periphere Vasokonstriktion
	▪ β_1 (+)	▪ positiv inotrope Wirkung
Adrenalin	▪ β_1 (++)	▪ positiv inotrope Wirkung
	▪ β_2 (+) in niedriger Dosierung	▪ periphere Vasodilatation
	▪ α (+) in hoher Dosierung	▪ periphere Vasokonstriktion
++ = Hauptwirkung, + = untergeordneter Effekt		

⊚ A-6.2

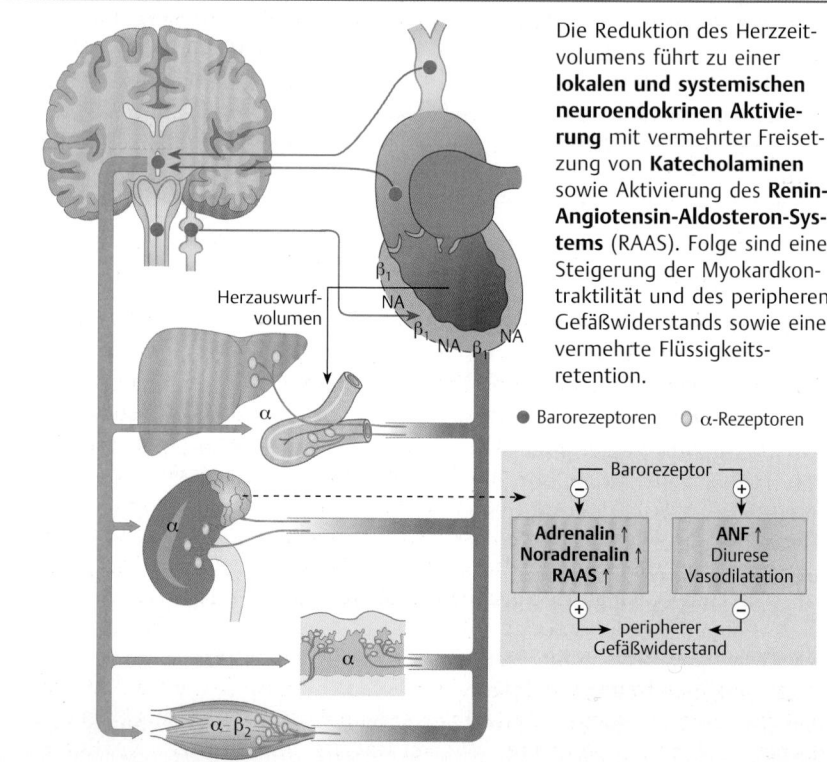

⊚ A-6.2 **Pathophysiologische Zusammenhänge bei chronischer Herzinsuffizienz mit Aktivierung des sympathischen Nervensystems**

Die Reduktion des Herzzeitvolumens führt zu einer **lokalen und systemischen neuroendokrinen Aktivierung** mit vermehrter Freisetzung von **Katecholaminen** sowie Aktivierung des **Renin-Angiotensin-Aldosteron-Systems** (RAAS). Folge sind eine Steigerung der Myokardkontraktilität und des peripheren Gefäßwiderstands sowie eine vermehrte Flüssigkeitsretention.

● Barorezeptoren ◎ α-Rezeptoren

Myokardiale Hypertrophie

Hypertrophie bedeutet eine Zunahme der Anzahl an Myofibrillen und Mitochondrien in den Myozyten und somit eine Steigerung der myokardialen Masse. Bezüglich der ventrikulären Geometrie lässt sich die **exzentrische** Hypertrophie bei **Volumenbelastung** mit **Dilatation des Ventrikels** und nur mäßiger Wanddickenzunahme von der **konzentrischen** Hypertrophie bei **Druckbelastung** mit **deutlicher Wanddickenzunahme** und relativer Verkleinerung des Ventrikelkavums abgrenzen. Ergebnis ist eine trotz erhöhter Belastung konstant gehaltene ventrikuläre Wandspannung (s. S. 10), die Voraussetzung für eine regelrechte Überlappung der Myofilamente und somit eine optimale Kraftentwicklung ist. Allerdings nimmt gleichzeitig die Kapillardichte nicht adäquat zu, sodass die intramyokardialen Diffusionsstrecken länger und die Versorgung der Myozyten schlechter werden, was einen limitierenden Faktor für die Hypertrophie darstellt.

6.4.2 Sekundäre Kompensationsmechanismen

Der entscheidende sekundäre Kompensationsmechanismus bei akut reduziertem Herzzeitvolumen besteht in einer kurzfristig verminderten Perfusion nicht lebenswichtiger Organsysteme wie Magen-Darm-Trakt, Niere, Haut und Skelettmuskulatur durch Vasokonstriktion der zugehörigen Arteriolen. Dieser Vorgang wird als **Zentralisation** bezeichnet und hat den Sinn, in lebenswichtigen Organen wie Gehirn, Herz und Lunge ein zwar reduziertes, aber ausreichendes Perfusionsvolumen aufrechtzuerhalten. Vermittelt wird die periphere Vasokonstriktion durch Aktivierung des autonomen Nervensystems mit Ausschüttung von Adrenalin und Noradrenalin (Kontraktilität des Myokards ↑, peripherer arterieller Gefäßwiderstand ↑, s. o.).
Zusätzlich erfolgt die Aktivierung des **Renin-Angiotensin-Aldosteron-Systems** (RAAS), welches einerseits über die Retention von Natrium und Wasser das intravasale Volumen steigert und andererseits das sympathische Nervensystem weiter aktiviert.
Bei der milden Form der Herzinsuffizienz, in der sogenannten **ersten Phase** mit nur geringfügiger Abnahme des Herzzeitvolumens in Ruhe, werden diese Veränderungen durch die Barorezeptoren registriert und eine weitere Ausschüttung von Noradrenalin verhindert. Gleichzeitig kommt es zu einer Ausschüttung von atrialem natriuretischem Faktor (**ANF**) aus der Muskulatur der Herzvorhöfe, das durch seinen diuretischen und gefäßdilatierenden Effekt antagonistisch zum Noradrenalin wirkt und somit im Sinne eines negativen Feedbacks eine überschießende Steigerung des peripheren Widerstandes verhindert.

6.4.3 Versagen der primären und sekundären Kompensationsmechanismen

In späteren Stadien kommt es zu einer **zunehmenden Störung** der **Kreislaufreflexe:** Die Empfindlichkeit der atrialen Dehnungsrezeptoren nimmt aufgrund der chronischen Überstimulation ab; es resultieren eine verminderte Hemmung der über sympathische Neurone vermittelten peripheren Vasokonstriktion sowie eine unangemessen hohe ADH-Sekretion. Letztere bewirkt eine Retention von freiem Wasser mit konsekutiver Hyponatriämie und steigert ihrerseits ebenfalls den peripheren Widerstand. Auch die Freisetzung von ANF nimmt ab und kann die vasokonstriktorischen Einflüsse von sympathischem Nervensystem und Renin-Angiotensin-System nicht mehr kompensieren. Mit zunehmender Herzinsuffizienz stellt sich schließlich eine Störung der Nierenperfusion ein, wodurch das renale Renin-Angiotensin-System weiter stimuliert wird. Der periphere Gefäßwiderstand ist maximal erhöht, zumal die intrarenale Freisetzung von Prostaglandinen das sympathische Nervensystem und das Renin-Angiotensin-System weiter stimuliert. Das Ergebnis ist ein inadäquat gesteigerter peripherer Widerstand, der die Nachlast des Herzens unnötig erhöht und dadurch zu einer weiteren Abnahme des Schlagvolumens führt. Dies wird auch als „Circulus vitiosus der Herzinsuffizienz" bezeichnet.

Myokardiale Hypertrophie

Hypertrophie bedeutet Steigerung der myokardialen Masse. Man unterscheidet die **exzentrische** Hypertrophie bei **Volumenbelastung** von der **konzentrischen** Hypertrophie bei **Druckbelastung**. Im Ergebnis kann die ventrikuläre Wandspannung (s. S. 10) trotz erhöhter Belastung konstant bleiben. Allerdings kommt es zu keiner adäquaten Zunahme der Kapillaren mit Folge einer schlechteren Versorgung der Myozyten.

⟶ „letzte Wiese"

6.4.2 Sekundäre Kompensationsmechanismen

Bei akut reduziertem Herzzeitvolumen erfolgt eine **Zentralisation** mit kurzfristig verminderter Perfusion nicht lebenswichtiger Organe (Gastrointestinaltrakt, Niere, Haut, Skelettmuskeln) und verbessertem Perfusionsvolumen für Herz, Hirn und Lunge. Hierbei steigern Adrenalin und Noradrenalin die myokardiale Kontraktilität und den arteriellen Gefäßwiderstand.

Über das aktivierte **Renin-Angiotensin-Aldosteron-System** werden Natrium und Wasser retiniert und das sympathische Nervensystem stimuliert.

In der **ersten Phase der Herzinsuffizienz** (geringe Abnahme des HZV) erfolgt keine (weitere) Ausschüttung von **Noradrenalin**, aber Ausschüttung von **ANF**, welcher dilatierend und diuretisch wirkt.

mit Feedback-Mechanismus BNF, ANF (Vorhof)

6.4.3 Versagen der primären und sekundären Kompensationsmechanismen

In späteren Stadien kommt es zu einer **zunehmenden Störung** der **Kreislaufreflexe**.

↳ Dekompensation

In der **Endphase der Herzinsuffizienz** findet sich ein **massiv erhöhter Noradrenalinspiegel**, welcher mit einer drastisch erhöhten Mortalität assoziiert ist. Bei länger dauernder hoher Noradrenalin-Plasmakonzentration kommt es zu einer Verminderung der β_1-Rezeptordichte im Herzmuskel (**Down-Regulation**). Sie dient beim gesunden Myokard als Schutzmechanismus. Beim insuffizienten Myokard führt sie zur weiteren Abnahme der Herzleistung.

Erniedrigte Serum-Na$^+$-Spiegel gehen auf das aktivierte RAAS (**ADH** ↑) zurück und mit einer schlechteren Prognose einher.

In der **Endphase der Herzinsuffizienz** findet sich somit als Ausdruck der maximalen Aktivierung des sympathischen Nervensystems ein **massiv erhöhter Noradrenalinspiegel** im Plasma. Dieser hat auch prognostische Bedeutung: Die 2-Jahres-Überlebensrate bei herzinsuffizienten Patienten mit normalem Noradrenalinplasmaspiegel (200 pg/ml) liegt bei 50 %, bei deutlich erhöhten Noradrenalinkonzentrationen (1200 pg/ml) dagegen nur bei 20 %. Bei länger dauernder hoher Plasmakonzentration von Noradrenalin wird eine Verminderung der β_1-Rezeptordichte im Herzmuskelgewebe beobachtet (**Down-Regulation**), die als Schutzmechanismus für das gesunde Myokard zu verstehen ist, aber beim insuffizienten Myokard zu einer weiteren Abnahme der Herzleistung führt. Auch die Funktion der G-Proteine, die kardiale β-Rezeptoren mit der cAMP-produzierenden Adenylatzyklase koppeln, ist in dieser Situation gestört. Als Ausdruck der Aktivierung des Renin-Angiotensin-Aldosteron-Systems findet man **erhöhte ADH-Spiegel** und eine entsprechend erniedrigte Serum-Natriumkonzentration, der ebenfalls prognostische Bedeutung zukommt.

6.5 Klinik

6.5 Klinik

In der **Frühphase** und beim unbehandelten Patienten ist der ventrikuläre Füllungsdruck erhöht, es entstehen **Rückstauerscheinungen**.

Im **Spätstadium** kommt es zum **Low-output-Syndrom** oder **Vorwärtsversagen** durch das eingeschränkte HZV: **periphere Zyanose**, **kalte Haut** und **zunehmende Schwäche** sind dann die Symptome (Tab. **A-6.4**).

Die Klinik der Herzinsuffizienz (Tab. **A-6.4**) wird insbesondere in der **Frühphase** und beim unbehandelten Patienten durch die vom **erhöhten ventrikulären Füllungsdruck** bedingten **Rückstauerscheinungen** bestimmt, die auch mit dem Begriff **Rückwärtsversagen** beschrieben werden.

Erst in **Spätstadien** wird das klinische Bild durch die Zeichen des eingeschränkten Herzzeitvolumens – das **Low-output-Syndrom** oder **Vorwärtsversagen** – bestimmt: Die Patienten zeigen eine **periphere Zyanose** und **Kälte der Haut** und leiden unter **progredienter Schwäche**. Dieser Symptomkomplex findet sich vorwiegend bei ausbehandelten Patienten, da sich durch entwässernde Medikation die Stauungserscheinungen oft weitgehend beheben lassen, während eine Steigerung des Herzzeitvolumens nur in sehr engen Grenzen möglich ist.

☰ A-6.4   Klinik und Diagnostik der Linksherzinsuffizienz

	Anamnese	Klinische Befunde	Untersuchungen
Allgemeinbefinden	▪ Müdigkeit ▪ eingeschränkte Belastbarkeit	▪ Leistungsknick (NYHA-Stadien, Tab. **A-6.5**)	▪ detailliertes Anamnesegespräch
Herz	▪ Herzrasen ▪ Palpitationen	▪ Tachykardie ▪ arterielle Hypotonie ▪ Herzvergrößerung ▪ Herzgeräusche ▪ 3. + 4. Herzton	▪ Auskultation ▪ Blutdruckmessung ▪ EKG ▪ Röntgen-Thorax ▪ Echokardiographie
Lunge	▪ Dyspnoe, v. a. im Liegen ▪ (nächtlicher) Husten ▪ ggf. schaumiger Auswurf	▪ Tachypnoe ▪ pulmonale Stauung mit basalen RGs ▪ Lungenödem ▪ Pleuraergüsse	▪ Perkussion ▪ Auskultation ▪ Röntgen-Thorax
Hals		▪ Jugularvenenstauung	▪ Inspektion der Halsvenen im Sitzen
Abdomen	▪ abdominale Beschwerden ▪ Dyspepsie	▪ Leber- und Milzvergrößerung ▪ Stauungsgastritis ▪ Aszites ▪ Anasarka	▪ Inspektion ▪ Palpation ▪ Perkussion ▪ hepatojugulärer Reflux ▪ undulierende Wellen (Aszites) ▪ Labor (Leberfunktion)
Urogenitaltrakt	▪ Nykturie		
Haut		▪ Blässe ▪ Zyanose	▪ Inspektion
Extremitäten	▪ Gewichtszunahme ▪ Beinschwellung	▪ periphere Ödeme	▪ Inspektion ▪ Palpation ▪ Umfangsmessung ▪ Körpergewicht

6.6 Diagnostik

Ziel aller diagnostischen Maßnahmen ist es, zum einen das **Ausmaß** der Herzinsuffizienz zu erfassen und zum anderen deren **Ursache** abzuklären, um eine effiziente und zielgerechte Behandlung zu ermöglichen (Tab. **A-6.4**).

6.6.1 Körperliche Untersuchung

Die körperliche Untersuchung erfasst zunächst die Rückstauphänomene:

Linksherzinsuffizienz

Das Kardinalsymptom der Linksherzinsuffizienz ist die **Luftnot**, bedingt durch einen Rückstau des Blutes in die Lungengefäße (pulmonalvenöse Hypertonie). Die Luftnot tritt zunächst bei körperlicher Belastung auf, im fortgeschrittenen Stadium bereits in Ruhe. Da der Pulmonalisdruck im Sitzen niedriger ist als im Liegen, können die Patienten oft nur mit mehreren Kissen unter dem Kopf oder im Sitzen schlafen und leiden dennoch nicht selten unter nächtlichen Attacken von Luftnot (Abb. **A-6.3a**). Tritt Blutplasma in die Alveolen über, sind in der Auskultation **feinblasige Rasselgeräusche** (RG) über beiden Lungenunterfeldern zu hören. Das Frequenzspektrum dieser Geräusche weist weniger hochfrequente Anteile auf als beim pneumonischen Infiltrat, was durch die Bezeichnung „ohrfern" zum Ausdruck gebracht werden soll.

Überschreitet der Pulmonalkapillardruck eine kritische Grenze von ca. 20–25 mm Hg, entsteht das sogenannte **Lungenödem**. Es ist verbunden mit **extremer Luftnot, grobblasigen Rasselgeräuschen** über allen Lungenfeldern und **Abhusten** von **blutig tingiertem, schaumigem Sekret**. Bei einem Teil der Patienten kann es aufgrund eines Ödems der Bronchialschleimhaut zu einer Bronchialobstruktion mit dem typischen Geräuschbefund des Giemens kommen. Man bezeichnet dieses Phänomen daher auch als **„Asthma cardiale"**.

Als Folge der im Verlauf zunehmenden Linksherzvergrößerung kommt es durch ein Auseinanderweichen der Klappensegel (Klappenringdilatation) zu einer **relativen Mitralinsuffizienz** mit entsprechendem Auskultationsbefund.

Ein häufiger Zusatzbefund in allen Stadien ist ein **Pleuraerguss**. Bei der Herzauskultation lässt sich gelegentlich ein dritter und vierter Herzton nachweisen.

6.6 Diagnostik

Ziel ist es, das **Ausmaß** der Herzinsuffizienz zu erfassen und ihre **Ursache** abzuklären.

6.6.1 Körperliche Untersuchung

Die körperliche Untersuchung erfasst die Rückstauphänomene:

Linksherzinsuffizienz

Luftnot bei Belastung, evtl. schon in Ruhe (Abb. **A-6.3a**).
Bei Linksherzinsuffizienz können **feinblasige Rasselgeräusche** über den Lungenfeldern auskultiert werden. Überschreitet der Pulmonalkapillardruck ca. 20–25 mm Hg, kommt es zum **Lungenödem**. Dies ist mit **extremer Luftnot, grobblasigen Rasselgeräuschen** und **blutig schaumigem Sekret** beim Husten verbunden. Auch kann es aufgrund eines Bronchialschleimhautödems zu einer Bronchialobstruktion kommen (**Giemen bei Asthma cardiale**). Eine zunehmende Linksherzdilatation kann eine **relative Mitralinsuffizienz** bedingen. Ein häufiger Zusatzbefund in allen Stadien ist ein **Pleuraerguss**.

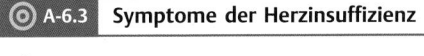

A-6.3 Symptome der Herzinsuffizienz

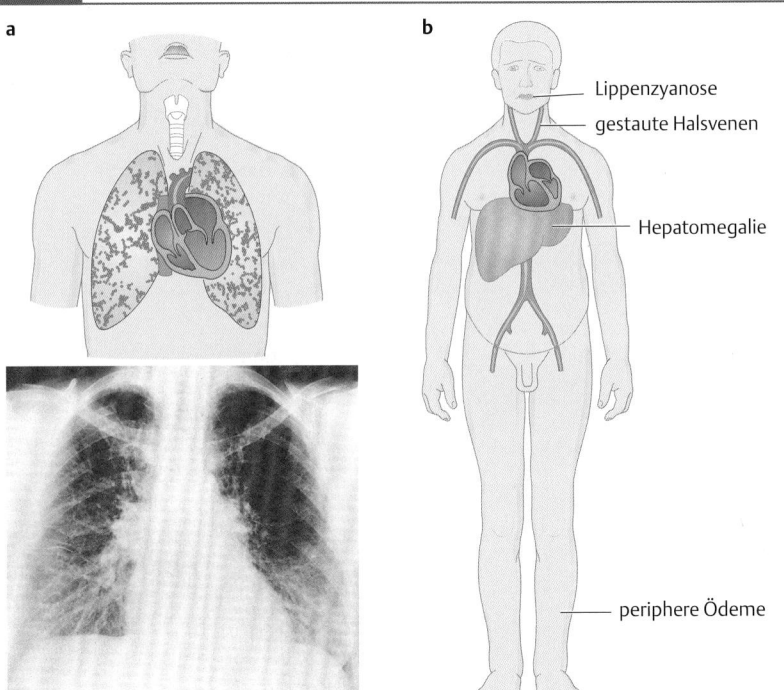

a

b

Lippenzyanose
gestaute Halsvenen

Hepatomegalie

periphere Ödeme

a Luftnot in Ruhe als Zeichen der Linksherzinsuffizienz (oben): Röntgenbild (unten) in anterio-posteriorer Projektion bei akutem Lungenödem. In den unteren und mittleren Abschnitten der Lunge liegt beidseits eine akute Lungenstauung mit Austritt von Flüssigkeit in die Alveolen vor.

b Patient mit klinischen Symptomen der Rechtsherzinsuffizienz: Im Vordergrund stehen die gestauten Halsvenen, die peripheren Ödeme und die Lippenzyanose. Schematisch erkennbar ist auch eine vergrößerte Leber infolge eines Blutrückstaus vor dem rechten Herzen.

A-6.5	Stadieneinteilung der Herzinsuffizienz nach NYHA und Roskamm	
NYHA-Stadium	**Belastbarkeit nach NYHA**	**Funktionsbeeinträchtigung nach Roskamm**
I	trotz objektiver kardialer Dysfunktion uneingeschränkte Belastbarkeit, keine Symptome	PAP** und PCP*** bei Belastung erhöht HMV*, PAP und PCP in Ruhe normal
II	Dyspnoe und vorzeitige Erschöpfung bei normaler Belastung	PAP und PCP in Ruhe erhöht HMV in Ruhe und bei Belastung normal
III	Dyspnoe und vorzeitige Erschöpfung bei leichter Belastung	HMV bei Belastung inadäquat niedrig, PAP und PCP ständig erhöht
IV	Symptome der Herzinsuffizienz in Ruhe, Verschlechterung bei geringster Belastung	HMV schon in Ruhe eingeschränkt, PAP und PCP ständig erhöht

* HMV = Herzminutenvolumen, ** PAP = Pulmonalarteriendruck, *** PCP = Pulmonalkapillardruck

Die **Klassifizierung der Linksherzinsuffizienz** erfolgt nach den **NYHA-Stadien I-IV** (Tab. **A-6.5**).

Die klinische **Klassifizierung der Linksherzinsuffizienz** erfolgt nach den Richtlinien der New York Heart Association in vier Stadien (**NYHA I-IV**, Tab. **A-6.5**).

Rechtsherzinsuffizienz

Stauungserscheinungen im venösen System, überwiegend in den unteren Extremitäten und im Abdomen. Obligat sind Schwellungen an Knöcheln und Unterschenkeln. Im Extremfall können **Anasarka** und **Halsvenenstauung** auftreten (Abb. **A-6.3b**).

Die Symptome der Rechtsherzinsuffizienz (Abb. **A-6.3b**) erklären sich aus den **Stauungserscheinungen im venösen System**. Aufgrund der hydrostatischen Druckverhältnisse finden sie sich überwiegend in den unteren Extremitäten sowie im Abdomen. Für die klinische Diagnose der Rechtsherzinsuffizienz sind **Knöchel- und Unterschenkelödeme** obligat, die im Verlauf des Tages entstehen und über Nacht resorbiert werden. Im Extremfall kann sich das Ödem bis in die Sakralregion, den Unterbauch und in den Rücken ausdehnen; dieser Befund wird als **„Anasarka"** bezeichnet. Von venösen und lymphatischen Abflussstörungen lassen sich diese Ödeme meist aufgrund der Seitengleichheit sowie der Anamnese abgrenzen; im Einzelfall kann die Unterscheidung jedoch schwierig sein. Zusätzlich lassen sich oft eine **Halsvenenstauung** sowie ein hepatojugulärer Reflux nachweisen.

In späteren Stadien entwickeln sich **Hepatosplenomegalie**, **Aszites**, Inappetenz, Kachexie und selten eine Leberzirrhose (cirrhose cardiaque). Laborchemisch ist eine **Leberfunktionsstörung** nachweisbar (Tab. **A-6.4**). Ein Blutrückstau in die Niere kann zu einer **prärenalen Proteinurie** führen.

In fortgeschrittenen Stadien kommt es zu **Hepatosplenomegalie**, **Aszites**, Inappetenz (infolge Stauungsgastritis) und Kachexie (aufgrund ungenügender Resorption der Nährstoffe durch die ödematöse Darmschleimhaut).
Eine **prärenale Proteinurie** (~0,8 g/d) ist Ausdruck der sog. Stauungsniere.
Die kardial bedingte Leberzirrhose („cirrhose cardiaque") stellt ein seltenes Endstadium dar. Die reversible oder irreversible **Leberfunktionsstörung** kann laborchemisch nachgewiesen werden (vgl. Tab. **A-6.4**).

6.6.2 Apparative Diagnostik

Die nichtinvasive Diagnostik fußt überwiegend auf der **Echokardiographie** und **Doppler-Echokardiographie** (Abb. **A-6.4**).

Hauptmethode der nichtinvasiven apparativen Diagnostik ist heute die **Echokardiographie**. Im zweidimensionalen Bild lassen sich Diameter (Abb. **A-6.4a**), Wanddicke und Kontraktionsverhalten der Ventrikel untersuchen. Auch Herzklappenfehler lassen sich auf diesem Wege qualitativ erfassen. Die **Doppler-Echokardiographie** ermöglicht die Untersuchung der Blut-Flussgeschwindigkeit in allen Regionen des Herzens und somit eine quantitative oder semiquantitative Vermessung von Stenosen, Insuffizienzen und Shuntvolumina. Die Schätzung des Pulmonalisdruckes ist routinemäßig über den Rückstrom einer Trikuspidalklappeninsuffizienz möglich (Abb. **A-6.4b**).

Mittels **Herzkatheter** können Drücke und Herzzeitvolumina direkt, mit hoher Genauigkeit und wenn nötig unter Belastung bestimmt werden (Abb. **A-6.5**). Für die **Ursachenklärung** einer Herzinsuffizienz sind die **Koronarangiographie** sowie die **linksventrikuläre Angiographie** unverzichtbar (Abb. **A-6.6**).

Die **direkte Messung** von Drücken in Herz, System- und Lungenkreislauf sowie die Bestimmung der Herzzeitvolumina über den **Herzkatheter** hat seit dem Einzug der Echokardiographie an Bedeutung verloren, ist wegen ihrer Genauigkeit jedoch weiterhin Teil der Stufendiagnostik und auch unter Belastung durchführbar (Abb. **A-6.5**).
Für die Ursachenklärung einer Herzinsuffizienz sind die **Koronarangiographie** sowie die **linksventrikuläre Angiographie** unverzichtbar, insbesondere weil die koronare Herzerkrankung in den Industrieländern die häufigste Ursache einer Linksherzinsuffizienz darstellt (Abb. **A-6.6**).

⊙ A-6.4   Rechtsherzinsuffizienz

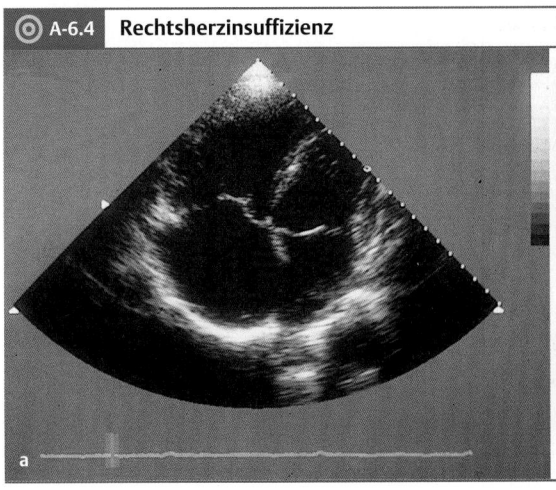 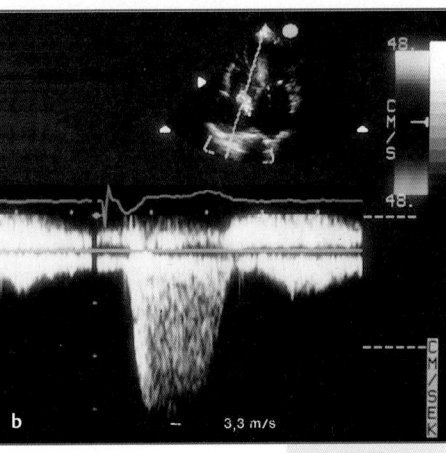

a Zweidimensionales echokardiographisches Bild bei **Rechtsherzinsuffizienz mit vergrößerten rechtsventrikulären Diametern**.

b Dopplersonographischer Nachweis des **erhöhten pulmonalarteriellen Druckes**.

Die **Röntgenaufnahme des Thorax** (vgl. Abb. **A-6.3**) erlaubt zusätzlich zur Auskultation der Lunge eine schnelle Beurteilung und **Dokumentation der pulmonalen Stauung** bei Linksherzinsuffizienz und eine **grobe Beurteilung der Herzgröße**. Sie gehört daher zur **obligatorischen Basisdiagnostik**.

Ein weiteres diagnostisches Verfahren zur Ursachenabklärung stellt die **histologische Untersuchung des Myokardgewebes** zum Nachweis einer Myokarditis oder einer Speichererkrankung dar. Die Probenentnahme (**Myokardbiopsie**) sollte jedoch nur nach strenger Indikationsstellung und bei zu erwartenden therapeutischen Konsequenzen Anwendung finden.

Die **Thorax-Röntgenaufnahme** (vgl. Abb. **A-6.3**) gehört zur **Basisdiagnostik**; es werden **pulmonale Stauung** und **Herzgröße** beurteilt.

Eine **Myokardbiopsie** zum histologischen Nachweis einer **Myokarditis** oder **Speichererkrankung** sollte nur nach strenger Indikationsstellung erfolgen.

▶ **Merke:** Bei jedem Patienten mit Herzinsuffizienz sollte die Ursache, soweit möglich, abgeklärt werden. Nur die Kenntnis der Ursache ermöglicht eine kausale Therapie, die in der Regel effizienter ist als eine supportive oder symptomatische Behandlung.

◀ **Merke**

⊙ A-6.5   Typische Druckkurve in den verschiedenen Kompartimenten des rechten Herzens

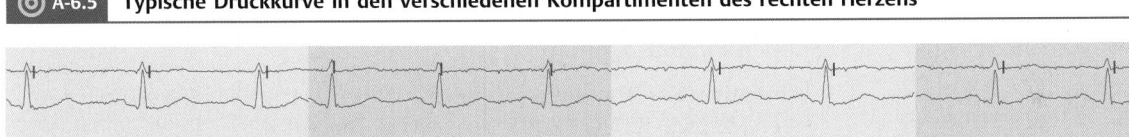

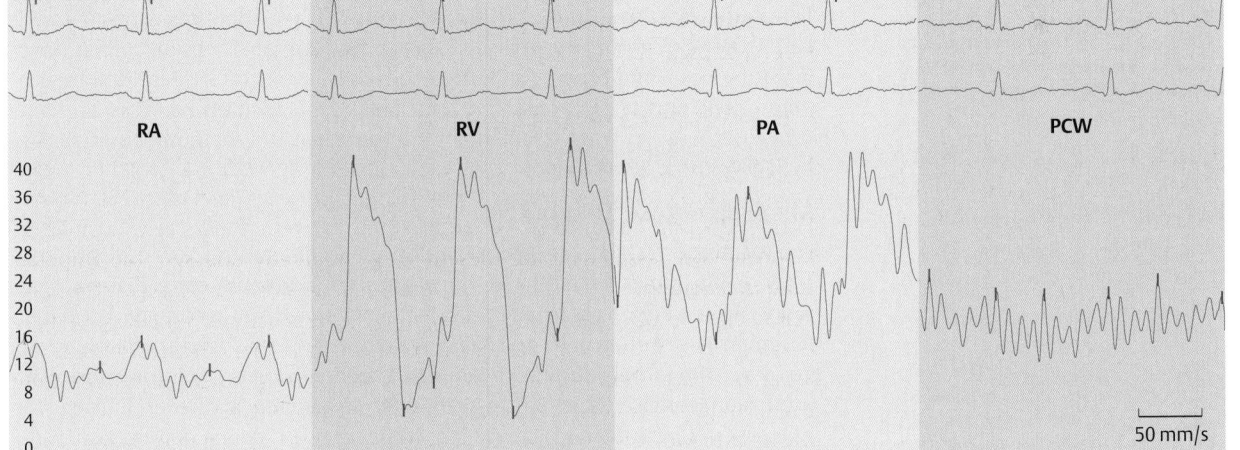

Rechter Vorhof (RA), rechter Ventrikel (RV), Pulmonalarterie (PA) und pulmonaler Kapillardruck (PCW). Der mittlere pulmonalarterielle Druck ist mit 30 mm Hg erhöht. Der PC-Mitteldruck ist mit 22 mm Hg ebenfalls mäßiggradig erhöht. Diese Druckverhältnisse sind typisch für eine Linksherzinsuffizienz.

◎ A-6.6   Angiographie bei Linksherzinsuffizienz

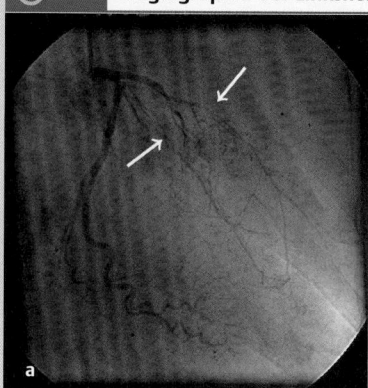
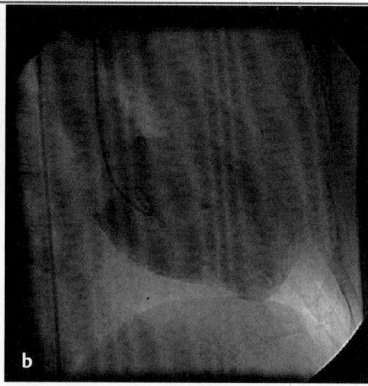
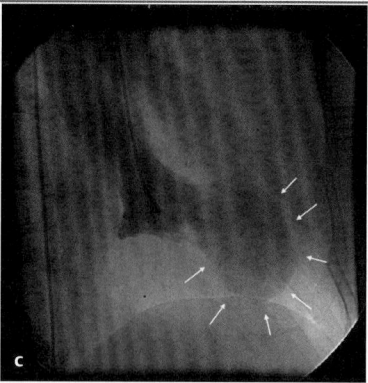

a Linke Koronararterie: Verschluss der LAD und des RIM (Pfeile).
b + c Linker Ventrikel: b Diastole, **c** Systole mit großem Vorderwandspitzenaneurysma (Pfeile).

6.7 Therapie

6.7   Therapie

Die **Behandlungsindikationen** sind **symptomatische Herzinsuffizienz** und kardiale Pumpfunktionsstörung mit einer **Auswurffraktion ≤ 40 %.**
Die Therapie der Herzinsuffizienz erfolgt sowohl **symptomatisch** sowie **kausal** mittels Kombination von **Allgemeinmaß-nahmen** mit **pharmakologischen** und im Einzelfall **interventionell-kardiologischen** bzw. **kardiochirurgischen Maßnahmen.**

Eine **Behandlungsindikation** liegt bei jeder **symptomatischen Herzinsuffizienz** und jeder kardialen Pumpfunktionsstörung mit einer **Auswurffraktion (EF)** ≤ **40 %,** auch ohne Symptomatik, vor.
Die Therapie der Herzinsuffizienz verfügt über zwei Ansatzpunkte:
- die **kausale Therapie** vorhandener **Grunderkrankungen** (arterielle Hypertonie, koronare Herzerkrankung, Vitien usw.) wird angestrebt; dies beinhaltet auch eine Reduktion der Risikofaktoren
- die **symptomatische Behandlung** mit dem Ziel der Reduktion des erhöhten intravasalen Volumens (Vorlast) und des gesteigerten peripheren Widerstandes (Nachlast).

Insgesamt ist hierzu eine Kombination von **Allgemeinmaßnahmen** mit **pharmakologischen** und im Einzelfall auch **kardiologisch-interventionellen** und **kardiochirurgischen Maßnahmen** erforderlich.

6.7.1 Therapie der akuten Herzinsuffizienz

6.7.1 Therapie der akuten Herzinsuffizienz

Allgemeinmaßnahmen

Allgemeinmaßnahmen

Körperliche Schonung senkt den kardialen Sauerstoffbedarf, die **Hochlagerung** des **Oberkörpers (unblutiger Aderlass)** senkt den Pulmonalkapillardruck und schafft Erleichterung.

Bei **akuter Herzinsuffizienz** wird durch **körperliche Schonung** der Sauerstoffbedarf des Gesamtorganismus und damit die Herzarbeit gesenkt. Eine **Hochlagerung** des **Oberkörpers (unblutiger Aderlass)** senkt sofort den Pulmonalkapillardruck und schafft subjektiv und objektiv Erleichterung. Eine laufende Infusionstherapie ist im Regelfall zu unterbrechen (Vermeidung einer zusätzlichen Volumenbelastung).

Medikamentöse Therapie

Medikamentöse Therapie

Intravenöse Gabe von Diuretika (s. u.), Vasodilatatoren sowie positiv inotropen Substanzen (Tab. **A-6.6**).

Die intravenöse Gabe von Diuretika (s. u.), Vasodilatatoren sowie positiv inotropen Substanzen erfolgt überwiegend bei **akuter Herzinsuffizienz** (Tab. **A-6.6**). In der Praxis wird man zunächst ein Diuretikum (bevorzugt das Schleifendiuretikum Furosemid) als Bolusgabe und bei einem systolischen Blutdruck von über 100 mm Hg zusätzlich ein Nitrat sublingual oder als intravenöse Dauerinfusion verabreichen. Bei ausgeprägter Hypotonie kann der Einsatz von Katecholaminen erforderlich werden. Diese erhöhen jedoch den myokardialen Sauerstoffverbrauch, daher ist ihr Einsatz auf das nötige Minimum zu begrenzen. Als Alternativen zu den Katecholaminen können Phosphodiesterasehemmer oder der Kalziumsensitizer Levosimendan verabreicht werden. Zur symptomatischen Therapie kommen zusätzlich starke Analgetika (z. B. Morphin) bei starken Schmerzen und Unruhe oder Sedativa (z. B. Diazepam, Midazolam) bei alleinigem Unruhezustand zum Einsatz.
Bei respiratorischer Insuffizienz im Rahmen einer kardialen Dekompensation können Beatmungstechniken (druckunterstützte Spontanatmung, Überdruckbeatmung nach endotrachealer Intubation) notwendig werden. Zur Unterstützung der Pumpleistung des Herzens dienen die intraaortale Ballongegenpulsation (IABP) und kardiale Assistsysteme.

6.7.2 Therapie der chronischen Herzinsuffizienz

Allgemeinmaßnahmen

Nach Stabilisierung einer akuten Herzinsuffizienz können mit einem angepassten **körperlichen Training** eine Leistungssteigerung um 15–25 % und eine Verbesserung der Prognose erreicht werden. Zur Kontrolle des Wasserhaushaltes erfolgt eine **Salzrestriktion**, die **Flüssigkeitszufuhr** sollte bei schweren Fällen auf 1,5–2,0 l beschränkt werden.

Medikamentöse Therapie

Die medikamentöse Standardtherapie der chronischen Linksherzinsuffizienz beinhaltet eine **Kombinationstherapie** aus ACE-Hemmer, Diuretikum und β-Rezeptoren-Blocker. AT$_1$-Rezeptor-Blocker kommen überwiegend bei ACE-Hemmer-Unverträglichkeit, Digitalispräparate bei Tachyarrhythmie sowie in

6.7.2 Therapie der chronischen Herzinsuffizienz

Allgemeinmaßnahmen

Durch **körperliches Training** wird eine Leistungssteigerung und Verbesserung der Prognose erreicht. **Salz- und Flüssigkeitsrestriktion** dienen der Kontrolle des Wasserhaushaltes.

Medikamentöse Therapie

Die medikamentöse Therapie der chronischen Herzinsuffizienz ist in aller Regel eine vom NYHA-Stadium abhängige **Kombinationstherapie** (Tab. **A-6.6**, **A-6.7**).

☰ A-6.6 — Medikamentöse Behandlung der Herzinsuffizienz

Gruppe	Anwendung akute/chronische HI	Beispiel	Hauptwirkung	Nebenwirkungen	Kontraindikationen
ACE-Hemmer	akut, chronisch	Captopril, Ramipril, Enalapril	Vasodilatation (Nachlastsenkung)	Hypotonie, Reizhusten bei ACE-Hemmer-Intoleranz	beidseitige Nierenarterienstenose, HOCM (s. S. 155), Schwangerschaft, Angioödem in der Anamnese
AT$_1$-Blocker	akut, chronisch	Valsartan, Candesartan, Losartan	Vasodilatation (Nachlastsenkung)	Hypotonie	Serum-Ka$^+$ ≥ 5,5 mmol/l
β-Blocker	chronisch, akut bei tachykarden Herzrythmusstörungen	Carvedilol, Metoprolol, Bisoprolol	Vasodilatation, Protektion vor β-Überstimulation	Hypotonie, Bradykardie, Potenzstörungen	Asthma bronchiale, AV-Block II. und III. Grades, symptomatische Hypotonie, Sinusknotensyndrom
Diuretika		Schleifendiuretika (Furosemid)	Diurese, Volumenreduktion (Vorlastsenkung)	Hypotonie, Hypokaliämie	schwere Nieren- und Leberfunktionsstörungen, Schwangerschaft und Stillzeit, schwere Elektrolytstörungen (Hyponatriämie, Hypokaliämie, Hyperkalzämie [nicht bei Schleifendiuretika])
i. v.	akut	Thiazide (Hydrochlorothiazid)			
oral	chronisch	Aldosteronantagonisten (Spironolacton, Eplerenon)		Hyperkaliämie	
Glykoside	akut, chronisch	Digoxin, Digitoxin	positiv inotrop: Steigerung der Inotropie	Intoxikation (Übelkeit, Farbsehen, Rhythmusstörungen AV-Block I.–III. Grades)	• Digitoxin: Leberinsuffizienz • Digoxin: Niereninsuffizienz • beide: AV-Block, Hypokaliämie, Cor pulmonale
Katecholamine	akut	Adrenalin, Dopamin, Dobutamin	positiv inotrop: Erhöhung des intrazellulären cAMP	Tachykardie, Rhythmusstörungen	tachykarde HRS
Nitrate	akut	Isosorbidmono- und -dinitrat, Nitroprussid-Natrium	venöses Pooling, (Vorlastsenkung)	Hypotonie, Kopfschmerzen, Cyanidintoxikation	schwere Hypotonie
Phosphodiesterasehemmer	akut	Amrinon, Enoximon, Milrinon	positiv inotrop: Hemmung des intrazellulären cAMP-Abbaus	Leberschädigung, Thrombozytopenie, Cholestase	Aortenklappenstenose, HOCM, chron. Anwendung
Kalziumsensitizer	akut	Levosimendan	positiv inotrop und vasodilatatorisch: Erhöhung der Empfindlichkeit der Myofilamente für Kalzium	Kopfschmerz, Hypotonie	schwere Hypotonie, Leber- u. Nierenschäden, Aortenklappenstenose, HOCM

A-6.7   Medikamentöse Stufentherapie bei systolischer linksventrikulärer Dysfunktion
(Behandlungsleitlinien der Deutschen Gesellschaft für Kardiologie 2005)

Medikament	NYHA I	NYHA II	NYHA III	NYHA IV
ACE-Hemmer	indiziert	indiziert	indiziert	indiziert
β-Blocker	nach Herzinfarkt, bei Hypertonie	indiziert	indiziert	indiziert
Diuretika				
▪ Thiazide	bei Hypertonie	bei Flüssigkeitsretention	in Addition zu Schleifendiuretika	in Addition zu Schleifendiuretika
▪ Schleifendiuretika	bei Hypertonie	bei Flüssigkeitsretention	indiziert	indiziert
▪ Aldosteron-Antagonisten	nach Herzinfarkt	nach Herzinfarkt	indiziert	indiziert
AT$_1$-Blocker	bei ACE-Hemmer-Intoleranz	bei ACE-Hemmer-Intoleranz	bei ACE-Hemmer-Intoleranz	bei ACE-Hemmer-Intoleranz
Glykoside	bei Tachyarrhythmie	bei Tachyarrhythmie	indiziert	indiziert

den NYHA-Stadien III und IV zum Einsatz. Die wichtigsten Substanzgruppen und ihr Einsatz in den einzelnen NYHA-Stadien sind in den Tab. **A-6.6** und **A-6.7** zusammengestellt.

Vasodilatatoren

Sie haben 2 Ansatzpunkte:
▪ das intravasale Blutvolumen wird in die **Kapazitätsgefäße** umverteilt = **Senkung** der **Vorlast** (z. B. Nitrate)
▪ der **periphere Widerstand** wird gesenkt = bei Herzinsuffizienz steigt das **HZV**!
Nitroprussid-Natrium, **ACE-Hemmer** und **AT$_1$-Blocker** haben eine kombinierte Wirkung.

Nitrate werden überwiegend in der Akutphase der Herzinsuffizienz und zur symptomatischen Therapie bei koronarer Herzerkrankung verabreicht. Die Domäne der ACE-Hemmer und AT1-Blocker liegt in der Therapie der chronischen Herzinsuffizienz.

Vasodilatatoren

Die Vasodilatatorentherapie verfolgt zwei Ziele: Zum Ersten soll durch Umverteilung des intravasalen Blutvolumens in die **Kapazitätsgefäße** eine **Senkung** der **Vorlast** erreicht werden. Dies vermindert in erster Linie Stauungssymptome. Zum Zweiten soll der **periphere Widerstand gesenkt** werden, was im Gegensatz zum gesunden beim insuffizienten Herzen in der Regel eine **Steigerung** des **Herzzeitvolumens** bewirkt:

▪ **Nitrate** haben überwiegend venodilatierende Eigenschaften und wirken daher vorlastsenkend.
▪ **Nitroprussid-Natrium** und die ACE-Hemmer/AT1-Blocker sind typische Substanzen mit kombinierter Wirkung auf Kapazitäts- und Widerstandsgefäße.

Während Nitrate überwiegend in der Akutphase der Herzinsuffizienz und zur symptomatischen Therapie bei koronarer Herzerkrankung verabreicht werden, sind ACE-Hemmer und AT1-Blocker in der Akutphase erst nach Stabilisierung des Blutdrucks und der renalen Funktion einzusetzen. Ihre Domäne liegt in der Therapie der chronischen Herzinsuffizienz. Die Dosierung erfolgt einschleichend bis zur maximal verträglichen bzw. empfohlenen Dosis. Es ist sowohl eine Senkung der Morbidität als auch der Mortalität durch eine breite Datenbasis belegt. Die positive Wirkung von ACE-Hemmern ist bereits bei asymptomatischer Herzinsuffizienz nachweisbar. Ebenso wie AT1-Blocker wirken sie zusätzlich nephroprotektiv, antidiabetisch und herzrhythmusstabilisierend.

β-Rezeptoren-Blocker

β-Rezeptoren-Blocker **reduzieren** die **Morbidität** und **Mortalität** bei Herzinsuffizienz, wenn sie einschleichend in sehr niedrigen Dosen gegeben werden. Bei zu hoher Anfangsdosis droht eine Linksherzdekompensation.

Rezeptor - up - Regulation

β-Rezeptoren-Blocker

Die β-Rezeptoren-Blocker Carvedilol, Metoprolol und Bisoprolol konnten in großen Studien (> 15 000 Patienten) sowohl eine **Reduktion** der **Morbidität als auch der Mortalität** bei Patienten mit Herzinsuffizienz nachweisen. Die prognostisch günstige Wirkung beruht wahrscheinlich auf einer Zunahme der β-Rezeptorendichte am Myokard, die unter der bestehenden maximalen Noradrenalinstimulation herabreguliert war, sowie durch eine Reduktion der Reflextachykardie. Die Behandlung muss allerdings einschleichend mit sehr niedrigen Dosen beginnen, da bei zu hoher Anfangsdosierung eine akute Linksherzdekompensation droht. β-Rezeptoren-Blocker mit sogenannter intrinsischer (partiell agonistischer) Aktivität sollten nicht eingesetzt werden.

Diuretika

Die Diuretikatherapie beseitigt die Stauungssymptome durch **Reduktion des**

Diuretika

Die Diuretikatherapie hat zum Ziel, Stauungssymptome durch **Reduktion des intravasalen Volumens (Vorlastsenkung)** zu beseitigen. Sie bewirken jedoch keine Steigerung des Herzzeitvolumens. Am **wirksamsten** sind die sogenannten **Schleifendiuretika** wie Furosemid, Torasemid, Xipamid und Ethacrynsäure. Für die Dauertherapie werden zur Vermeidung von Kaliumverlusten bevorzugt Diuretika vom **Thiazid-Typ** oder **kaliumsparende Substanzen** wie Triamteren oder Amilorid eingesetzt, deren Wirkung allerdings wesentlich schwächer ist. Auch die **Aldosteron-Antagonisten** Spironolacton und Epleneron haben einen kaliumretenierenden Effekt und eignen sich insbesondere zur Behandlung der schweren Herzinsuffizienz in Kombination mit ACE-Hemmern und Schleifendiuretika. Bei therapieresistenten Ödemen empfiehlt sich eine Kombination zweier oder mehrerer Diuretika mit unterschiedlichen Wirkungsmechanismen (selektive Nephronblockade).

Positiv inotrope Pharmaka

Glykoside (= Digitalispräparate) stellen die klinisch bedeutsamste positiv inotrop wirkende Substanzgruppe dar. Glykoside hemmen die Natrium-Kalium-ATPase mit dem Effekt, dass zur Aufrechterhaltung des Membranpotenzials vermehrt Kalzium in die Zellen aufgenommen wird, welches experimentell am Myokard zu einer **Steigerung der Kontraktilität** führt. Digoxin wird renal, Digitoxin hepatisch eliminert. Bei Patienten mit Niereninsuffizienz ist daher Digitoxin indiziert. Zu beachten ist, dass bei Hyperkalzämie, Hypokaliämie und Cor pulmonale die Glykosidempfindlichkeit erhöht ist. Obwohl Glykoside schon seit Jahrhunderten zur Behandlung der Herzschwäche eingesetzt werden, ist ihre prognostische Wirkung nicht gesichert.

Die therapeutische Breite von Digitalispräparaten ist relativ gering. Die Symptome einer **Digitalis-Intoxikation** sind in Tab. **A-6.6** aufgeführt. Eine muldenförmige ST-Streckensenkung im EKG kann unter Digitalis sowohl in therapeutischer Dosis als auch unter Überdosierung auftreten.

Die i. v. Gabe von positiv inotropen Substanzen kann zur Überbrückung von Episoden mit schwerer Herzinsuffizienz oder zur Transplantation eingesetzt werden:

- Die **Katecholamine** Adrenalin, Noradrenalin, Dopamin und Dobutamin gehören zu den direkt β-adrenerg-agonistisch wirkenden Substanzen. Zu ihren differenten Wirkungen auf α-, β$_1$- und β$_2$-Rezeptoren siehe Tab. **A-6.3**.
- Die **Phosphodiesterasehemmer** (Amrinon, Enoximon, Milrinon) erzielen eine Steigerung der Kontraktilität über eine intrazelluläre Anreicherung des ATP durch Hemmung des cAMP abbauenden Enzyms (Adenylatzyklase).

Jedoch führt die wiederholte oder dauerhafte Gabe von Substanzen, die über einen cAMP-Anstieg wirken, zu einer Übersterblichkeit und ist zur Behandlung der chronischen Herzinsuffizienz nicht zu empfehlen.

6.7.3 Interventionelle kardiologische und kardiochirurgische Therapie

Herzchirurgie und perkutane transluminale Koronarangioplastie (PTCA)

Beruht die Herzinsuffizienz auf einer **koronaren Herzerkrankung,** ist eine interventionelle (s. S. 55) oder operative Myokardrevaskularisation als kausale Therapie anzustreben. Bei chirurgischer Myokardrevaskularisation besteht zusätzlich die Möglichkeit, ggf. eine Aneurysmaplastik des linken Ventrikels vorzunehmen und Herzklappenfehler zu korrigieren.

Resynchronisationstherapie (RCT)

Bei Patienten mit Herzinsuffizienz (Ejektionsfraktion < 35 %) und Linksschenkelblock (QRS > 120 ms) zeigt der linke Ventrikel zusätzlich zur vorbestehenden systolischen Schädigung eine durch den geänderten Erregungs- und Kontraktionsablauf bedingte zeitlich versetzte (desynchrone) Kontraktion der einzelnen Myokardabschnitte. Hieraus resultiert eine zusätzliche Reduktion des Herzminutenvolumens. Durch die Implantation eines **biventrikulären Schrittmachers** mit Sonden im linken Vorhof, rechten und linken Ventrikel (posterolateraler Koronarvenensinus) ist bei diesen Patienten (ca. 15 % der Patienten

intravasalen Volumens. Am **wirksamsten** sind **Schleifendiuretika**. Für die Dauertherapie werden zur Vermeidung einer Hypokaliämie **kaliumsparende Diuretika** eingesetzt. Therapieresistente Ödeme bedürfen einer Kombination mehrerer Diuretika (selektiven Nephronblockade).

Positiv inotrope Pharmaka

Glykoside hemmen die Natrium-Kalium-ATPase, sodass zur Aufrechterhaltung des Membranpotenzials vermehrt Kalzium in die Zellen aufgenommen wird. Dies führt zu einer **Steigerung der Kontraktilität**. Digoxin wird renal (cave: Niereninsuffizienz!), Digitoxin hepatisch eliminert. Bei Hyperkalzämie, Hypokaliämie und Cor pulmonale ist die Glykosidempfindlichkeit erhöht. Tab. **A-6.6** fasst die Symptome einer **Digitalis-Intoxikation** zusammen.

Die i. v. Gabe positiv inotroper Substanzen dient der Akuttherapie einer schweren Herzinsuffizienz:
- **Katecholamine** Adrenalin, Noradrenalin, Dopamin und Dobutamin wirken direkt β-adrenerg-agonistisch (s. Tab. **A-6.3**).
- **Phosphodiestereasehemmer** wirken über eine intrazelluläre Anreicherung des ATP durch Hemmung des cAMP abbauenden Enzyms.

6.7.3 Interventionelle kardiologische und kardiochirurgische Therapie

Herzchirurgie und perkutane transluminale Koronarangioplastie (PTCA)

Bei zugrunde liegender **KHK** dienen PTCA und Herzchirurgie der Myokardrevaskularisation als kausale Therapie.

Resynchronisationstherapie (RCT)

Mittels **biventrikulärem Schrittmacher** erfolgt bei Patienten mit Herzinsuffizienz (Ejektionsfraktion < 35 %) und Linksschenkelblock (QRS > 120 ms) eine Resynchronisation der schenkelblockbedingten desynchronen Kontraktion der einzelnen Myokardabschnitte.

mit Linksherzinsuffizienz) eine Resynchronisation mit wiederhergestellter einheitlicher Kontraktion aller Myokardabschnitte möglich.

Implantierbarer Kardioverter/Defibrillator (ICD)

Implantierbarer Kardioverter/Defibrillator (ICD)

Indikation zur ICD-Implantation: ischämische Kardiomyopathie (EF < 30 %), anhaltende Kammertachykardie, Zustand nach Kammerflattern oder -flimmern.

Eine Indikation zur ICD-Implantation bei Herzinsuffizienz ist gegeben, wenn bei ischämischer Kardiomyopathie die Ejektionsfraktion unter 30 % liegt, anhaltende Kammertachykardien nachweisbar sind, ein Zustand nach Kammerflattern oder -flimmern vorliegt oder eine anhaltende monomorphe Kammertachykardie in der elektrophysiologischen Untersuchung auslösbar ist.

Stammzelltherapie

Stammzelltherapie

Die Therapie beruht auf der Annahme, ausgefallenes Herzmuskelgewebe durch neues Gewebe aus **autologen Stammzellen** ersetzen zu können und stellt derzeit ein hoffnungsvolles, aber noch experimentelles Verfahren dar.

Die Stammzelltherapie der Herzinsuffizienz beruht auf der Annahme, ausgefallenes Herzmuskelgewebe durch neues Gewebe aus **autologen Stammzellen** ersetzen zu können. Obwohl es sich derzeit noch um ein experimentelles Verfahren handelt, sind erste Ergebnisse mit Verbesserung der linksventrikulären Ejektionsfraktion und der Herzinsuffizienzsymptomatik hoffnungsvoll.

6.7.4 Herztransplantation

6.7.4 Herztransplantation

Die **Prognose** der Patienten mit Herztransplantation ist gut, die Überlebensraten liegen nach 5 Jahren zwischen 70–80 %. Allerdings besteht ein Mangel an Spenderorganen.

Unter der heute üblichen modernen immunsupressiven Begleittherapie haben Patienten mit Herztransplantation eine gute **Prognose**. Die Überlebensrate beträgt nach 1 Jahr 90 %, nach 5 Jahren 70–80 %. Ca. 90 % der lebenden Patienten sind in der Lage, wieder ein aktives Leben zu führen. Infolge eines Mangels an Spenderorganen sind die Transplantationszahlen allerdings weltweit rückläufig.

Indikationen (Tab. **A-6.8**): Therapiefraktäre Herzinsuffizienzsymptome oder hohes Risiko eines kardialen Todes im nächsten Jahr.

Die **Indikation** zur Herztransplantation (Tab. **A-6.8**) ist allgemein gegeben, wenn trotz maximaler medikamentöser Therapie die Symptome der Herzinsuffizienz oder das Risiko des Todes aus kardialer Ursache unakzeptabel sind. Zudem darf keine andere operative bzw. interventionelle Alternative mehr bestehen.

Kontraindikationen: siehe (Tab. **A-6.8**).

Als **Kontraindikation** für eine Herztransplantation (Tab. **A-6.8**) müssen Erkrankungen ausgeschlossen werden, die entweder die Lebensdauer des Transplantates oder die des Empfängers nach erfolgreicher Transplantation unverhältnismäßig einschränken. Bei deutlich erhöhtem und fixiertem Pulmonalgefäßwiderstand muss eine kombinierte Herz-Lungen-Transplantation erwogen werden.

Als **Spender** werden hirntote Patienten akzeptiert. Metabolische Systemerkrankungen müssen ausgeschlossen sein. AB0-Kompatibilität muss bestehen und eine akzeptable Herzgröße vorliegen.

Als **Spender** werden allgemein hirntote Patienten akzeptiert. Eine früher übliche Altersbegrenzung bis zum 55. Lebensjahr wird nicht mehr so streng gehandhabt. Metabolische Systemerkrankungen müssen ausgeschlossen sein, es muss eine AB0-Kompatibilität bestehen und eine zum Empfänger passende Herzgröße vorliegen. Eine spezielle Prüfung der Histokompatibilitätsantigene ist nicht erforderlich.

Häufigste **immunsuppressive Therapie:** Dreifachkombination aus **Cyclosporin A, Azathioprin** und **Prednisolon**.

Der Empfänger bedarf der lebenslangen immunsuppressiven Therapie. Das derzeit am häufigsten angewandte **immunsuppressive Therapieschema** beinhaltet eine Dreifachkombination aus **Cyclosporin A, Azathioprin** und **Methylprednisolon bzw. Prednisolon**.

Wesentlich für die Betreuung Transplantierter ist die Erkennung einer **Abstoßungsreaktion**.

Wesentlich für die weitere Betreuung von transplantierten Patienten ist die rechtzeitige Erkennung einer **Abstoßungsreaktion**. Diese erfolgt mittels Echokardiographie, Herzrythmusanalyse und Myokardbiopsie.

≡ A-6.8

≡ A-6.8   **Indikationen und Kontraindikationen zur Herztransplantation**

Indikationen:
- schwere Herzinsuffizienzsymptome oder
- hohes kardiales Sterberisiko trotz maximaler medikamentöser Therapie in Abwesenheit chirurgischer oder interventioneller Alternativen

Kontraindikationen:
- Alter > 65 Jahre (umstritten)
- schwere irreversible Leber- und Nierenfunktionsstörungen
- schwere generalisierte Gefäßerkrankungen
- insulinpflichtiger Diabetes mellitus
- aktive Infektionen
- Tumorleiden ohne Nachweis der Heilung
- mangelnde Compliance des Patienten, z. B. bei Alkoholismus
- fixierte schwergradige pulmonale Hypertonie

Die **Therapie einer akuten Abstoßungsreaktion** besteht im Wesentlichen in einer **Erhöhung der Steroidmedikation auf bis zu 100 mg Methylprednisolon i. v.** über 3 Tage als Stoßtherapie. Zusätzlich kommen **Anti-T-Lymphozyten-antikörper** wie z. B. OKT3 oder Tacrolimus zum Einsatz.

Therapie einer akuten Abstoßungsreaktion: Erhöhung der Steroidmedikation als Stoßtherapie; zusätzlich Anti-T-Lymphozytenantikörper oder Tacrolimus.

6.7.5 Kunstherz

Unter dem Kunstherz werden **verschiedene Systeme** mit teilweise unterschiedlicher Arbeitsweise subsumiert, deren Aufgabe übereinstimmend darin besteht, **vorübergehend** die **Pumpfunktion** des **rechten, linken oder beider Ventrikel** zu **übernehmen.**
Sowohl ein „Left Ventricular Assist Device", das über externe Pumpen den linken Ventrikel entlastet sowie das implantierbare sogenannte Kunstherz können zur Überbrückung bis zur Herztransplantation (bridge to transplant), zur Entlastung bei Myokarditis mit schwerer Pumpfunktionsstörung sowie im Einzelfall auch zur dauerhaften hämodynamischen Unterstützung eingesetzt werden. Bei 88–96 % der Patienten kann die Zeit bis zur Transplantation erfolgreich überbrückt werden. Bei einzelnen Patienten mit therapierbarer Grunderkrankung können „Assist devices" nach hämodynamischer Stabilisierung wieder explantiert werden.
Mögliche Komplikationen bestehen in Blutungen, Infektionen und Thromboembolien.

6.7.5 Kunstherz

Ein Kunstherz oder Assist Device dient der **vorübergehenden Übernahme** der **Funktion** eines oder beider **Ventrikel**, überwiegend als „Bridging" zur Transplantation.

▶ **Klinischer Fall:** Ein 66-jähriger Mann klagt seit 3 Monaten über zunehmende Luftnot beim Treppensteigen und schnelleren Gehen. Zusätzlich beobachtet er geschwollene Unterschenkel und 2-maliges nächtliches Wasserlassen. Die stationäre Einweisung erfolgt, nachdem er in der letzten Nacht nur noch im Sitzen schlafen konnte. In der klinischen Untersuchung finden sich Sprechdyspnoe, Rasselgeräusche über den unteren und mittleren Lungenfeldern, Hepatomegalie und Unterschenkelödeme. Röntgenologisch zeigten sich ein linksverbreitertes Herz sowie gestaute Lungengefäße (s. Abb. **A-6.3**, S. 79), echokardiographisch ein massiv dilatierter und global geschädigter linker Ventrikel.
Die Akuttherapie erfolgt mittels i.v. Diurese (Furosemid) und Vorlastsenkung (Nitrate). Anschließend erfolgt die Einstellung auf eine orale Therapie mit: Diuretikum, ACE-Hemmer und β-Rezeptoren-Blocker. Eine KHK wird angiographisch ausgeschlossen.

◀ **Klinischer Fall**

7 Herzrhythmusstörungen

7.1 Allgemeines

Die Evaluation eines Patienten mit Verdacht auf Herzrhythmusstörungen (HRST) folgt keinem starren Schema, sondern ist auf den Einzelfall abgestimmt. Das nachfolgende Kapitel soll die grundsätzlichen, insbesondere die apparativen Möglichkeiten der Rhythmusevaluation aufzeigen.

7 Herzrhythmusstörungen

7.1 Allgemeines

Die Evaluation bei Verdacht auf Herzrhythmusstörungen (HRST) ist auf den Einzelfall abgestimmt, nachfolgend werden v. a. deren apparative Möglichkeiten aufgezeigt.

▶ **Definition:** Der Begriff Herzrhythmusstörungen fasst alle kardialen „Erregungsabläufe" zusammen, die vom normalen Sinusrhythmus abweichen. Sie können zu einer zu langsamen (**bradykarden**) oder zu schnellen (**tachykarden**) Herzschlagfolge führen. Treten Pausen von mehr als 3 s auf, werden sie als **Asystolie** bezeichnet. Außerdem wird der **Rhythmus** der Herzaktionen beschrieben, er kann regelmäßig, regelmäßig mit eingestreuten Unregelmäßigkeiten oder völlig unregelmäßig sein.

◀ **Definition**

Asy > 3s

In Tab. **A-7.1** sind die Herzrhythmusstörungen abhängig von ihrer **Lokalisation** dargestellt.

≡ **A-7.1** Einteilung der Herzrhythmusstörungen nach der Lokalisation

bradykarde Störungen	*tachykarde Störungen*
A: auf das Vorhofmyokard beschränkt	

Sinusknotensyndrom:
■ Sinusbradykardie (s. S. 96)
■ Sinusarrest (s. S. 96)
■ sinuatrialer Block (SA-Block)
  (s. S. 96)
■ Brady-Tachykardie-Syndrom
  (s. S. 96)
	■ Sinustachykardie (s. S. 89)
	■ Vorhofextrasystolie (SVES) oder ektope Vorhoftachykardie (s. S. 107)
	■ Vorhof-Reentry-Tachykardie (stabile Kreiserregungen, die auf das Vorhofmyokard beschränkt sind, s. S. 109)
	■ gewöhnliches (Typ I) und ungewöhnliches (Typ II) Vorhofflattern (s. S. 108)
	■ Vorhofflimmern (multiple, unregelmäßige Kreiserregungen): im EKG mehr P-Wellen als QRS-Komplexe (s. S. 111)
	■ (uni-/multi-)fokale atriale Tachykardie (FAT, s. S. 109)

B: Vorhof-assoziiert	
■ atrioventrikulärer Block (AV-Block, s. S. 97) ■ Bradyarrhythmie bei Vorhofflimmern (s. S. 102)	■ Herzrhythmusstörungen auf dem Boden akzessorischer Leitungsbahnen (AV-Reentry-Tachykardien, AVRT) am Beispiel einer orthodromen AVRT: antegrade Aktivierung der Kammern über das Reizleitungssystem, retrograde Aktivierung der Vorhöfe über die akzessorische Leitungsbahn ■ AV-Knoten-Reentry-Tachykardie (AVNRT): Kreiserregung im Bereich des AV-Knoten-Areals
C: auf das Kammermyokard beschränkt	
■ intraventrikuläre Blockierung (s. S. 99)	eine retrograde Aktivierung der Vorhöfe über das Reizleitungssystem ist möglich, aber keine zwingende Bedingung für die Aufrechterhaltung der Herzrhythmusstörung ■ ventrikuläre Extrasystolie (VES) ■ ventrikuläre Tachykardien (VT) ■ Torsade de pointes, Long-QT-Syndrom, Short-QT-Syndrom, Brugada-Syndrom (s. S. 121) ■ Kammerflattern/Kammerflimmern (s. S. 124) im EKG Nachweis von breiten QRS-Komplexen (> 120 ms QRS-Dauer)

7.1.1 Ätiologie

Es können kardiale und nichtkardiale Ursachen von Herzrhythmusstörungen unterschieden werden.

Kardiale Ursachen

Grundsätzlich ist die Kenntnis einer zugrunde liegenden Herzerkrankung von entscheidender Bedeutung für die Klärung einer akuten Herzrhythmusstörung. Der Patient mit akutem **Infarkt** ist durch das Auftreten schneller ventrikulärer Tachykardien und Kammerflimmern vital gefährdet. Nach abgelaufenem Infarkt können sich stabile Kreiserregungen (s. u.) um die Infarktnarbe zeigen. Ebenso können bei **primären Herzmuskelerkrankungen** (HOCM, s. S. 155, DCM, s. S. 151, arrhythmogene RV-Dysplasie) um myokardiale Narben herum oder innerhalb verbliebener „Myokardinseln" Herzrhythmusstörungen entstehen. Durch akute sowie chronische Druck- oder Volumenbelastung kann es bei **Vitien** zur Dilatation der vorgeschalteten Herzabschnitte kommen. Diese kann ebenfalls Herzrhythmusstörung (z. B. Vorhofflimmern bei Mitralvitien) verursachen. Des Weiteren gibt es angeborene (z. B. akzessorische Leitungsbahnen), funktionelle (Längsdissoziation des AV-Knotens) oder genetisch bedingte **Veränderungen myokardialer Strukturen** (z. B. Membranionenkanäle bei den QT-Syndromen), die unter bestimmten Bedingungen Herzrhythmusstörungen induzieren.

Nichtkardiale Ursachen

Typische Beispiele nichtkardialer Ursachen von Herzrhythmusstörungen sind **endokrine Störungen** (z. B. Hypo- und Hyperthyreose) oder **Toxinwirkungen** (z. B. Diphtherie), die eine ursächliche Behandlung erlauben. Weitere Erkrankungen, die mit **Herzrhythmusstörungen** einhergehen können, sind: Infektionskrankheiten wie Typhus und Chagas-Krankheit, rheumatische Erkrankungen, Sarkoidose, Amyloidose. Ebenso können Elektrolytstörungen Herzrhythmusstörungen auslösen. Schließlich können insbesondere Antiarrhythmika (s. S. 126 ff.) eine pro-arrhythmogene Wirkung entfalten und selbst Herzrhythmusstörungen verursachen.

7.1.1 Ätiologie

Es werden kardiale und nichtkardiale Ursachen unterschieden.

Kardiale Ursachen

Bei HRST ist die Abklärung ursächlicher Herzerkrankungen essenziell. Dazu zählen: akuter **Infarkt** oder Infarktnarbe, **primäre Herzerkrankungen** (z. B. HOCM, DCM), chronische Druck- oder Volumenbelastung bei **Vitien** und **strukturelle Myokardveränderungen** (angeboren, funktionell oder genetisch bedingt).

Nichtkardiale Ursachen

Zu den nichtkardialen Ursachen zählen **endokrine Störungen** (z. B. Hypo-/ Hyperthyreose), **Toxinwirkungen** (z. B. Diphtherie), Infektionskrankheiten, rheumatische Erkrankungen, Sarkoidose, Amyloidose, Elektrolytstörungen und die Einnahme von Antiarrhythmika.

7.1.2 Pathogenese

Grundsätzlich lassen sich zwei verschiedene Pathomechanismen als Grundlage von Herzrhythmusstörungen beschreiben: die **Störungen der Erregungsbildung** und die **Störungen der Erregungsleitung**. (Zu den physiologischen Grundlagen s. S. 5, S. 8 und Abb. **A-1.2**, S. 4.)

Störungen der Erregungsbildung

Als **Automatie** bezeichnet man die Eigenschaft von Myokardzellen, spontan zu depolarisieren. Beschleunigt wird sie von einem erhöhten Sympathikotonus (s. S. 12), dies kann nachfolgend zur Sinustachykardie führen („beschleunigte normale Automatie"). Die **„abnorme Automatie"** tritt unter pathologischen Bedingungen (z. B. bei Ischämie) auf und führt zur raschen Depolarisation von normalerweise „langsam"-depolarisierendem Myokard.

Bei der ektopen oder **„getriggerten Aktivität"** (s. S. 8) geht dem Impuls ein elektrischer Reiz im Sinne einer Nachdepolarisation innerhalb oder nach der Repolarisationsphase voraus (z. B. Torsade-de-Pointes-Tachykardie, s. S. 121).

Störungen der Erregungsleitung

Ein **Leitungsblock** entsteht, wenn ein Impuls das nachfolgende Myokard nicht erregen kann (z. B. SA- oder AV-Block). Das Ausmaß einer Leitungsblockierung wird folgendermaßen eingeteilt:

- Grad **I**: Leitungsverzögerung
- Grad **II**: intermittierende Blockierung; Typ I nach zunehmender Leitungsverzögerung, Typ II ohne Leitungsverzögerung mit plötzlichem Leitungsausfall
- Grad **III**: komplette Blockierung (keine Leitung).

Kreiserregung („Reentry", Abb. A-7.1): Durch einen funktionellen oder persistierenden Leitungsblock kommt es in einem Abschnitt des Myokards zu einer **unidirektionalen Leitungsrichtung**. Am Ende dieses Abschnitts („Exit") ist das Myokard bereits wieder erregbar und der elektrische Impuls kann sich erneut bis zum Anfang des Gebietes mit unidirektionaler Leitung („Entry") ausbreiten. Für die Stabilität der Kreiserregung ist es vorteilhaft, wenn die Leitungseigenschaften innerhalb der Kreiserregung möglichst unterschiedlich sind, damit die kreisende Impulsfront immer auf nichtrefraktäres Myokard treffen kann. **Narben**, etwa als Folge von Myokardinfarkten oder durch Operationen, oder akzessorische Leitungsbahnen stellen optimale Bedingungen für Kreiserregungen dar.

7.1.2 Pathogenese

Man unterscheidet Erregungs**bildungs**störungen und Erregungs**leitungs**störungen.

Störungen der Erregungsbildung

Zum einen kann unter pathologischen Bedingungen (z. B. Ischämie) die spontane Depolarisation der Myokardzellen beschleunigt sein (**„abnorme Automatie"**).

Zum anderen kann eine Erregungsbildungsstörung durch ektope Bildung elektrischer Reize auftreten (**„getriggerte Aktivität"**).

Störungen der Erregungsleitung

Leitungsblockierungen (z. B. SA- oder AV-Block) werden in drei Grade eingeteilt:
Grad **I**: Leitungsverzögerung
Grad **II**: intermittierende Blockierung (Typ I/Typ II)
Grad **III**: komplette Blockierung

Kreiserregung: Ein Leitungsblock bewirkt im betroffenen Gebiet eine **unidirektionale Leitung**. Es kommt zum **„Reentry"** (Abb. **A-7.1**) des Impulses mit Kreiserregung. Diese ist umso stabiler, je unterschiedlicher die Leitungseigenschaften sind.
Häufige Ursachen sind **Myokardnarben** und akzessorische Leitungsbahnen.

▶ **Merke: Bradykarde** Herzrhythmusstörungen beruhen auf der verzögerten oder fehlenden Erregungsbildung bzw. -leitung. **Tachykarde** Herzrhythmusstörungen gehen entweder auf eine gesteigerte Automatie bzw. zusätzliche Automatiezentren oder Reentry-Mechanismen zurück.

◀ **Merke**

⊚ **A-7.1** | Pathomechanismus von Herzrhythmusstörungen: Kreiserregung („Reentry")

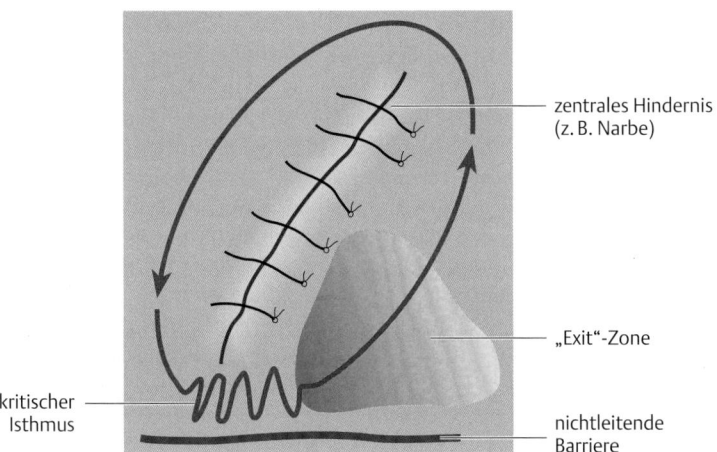

zentrales Hindernis (z. B. Narbe)

„Exit"-Zone

kritischer Isthmus

nichtleitende Barriere

Eine wiederholt denselben Pfad benutzende elektrische Erregungsfront, die ihren eigenen Ausgangspunkt erreicht, beschreibt eine Kreiserregung (Reentry). Typisches Beispiel einer Kreiserregungstachykardie um ein Narbenareal. Der kritische Isthmus der Tachykardie liegt zwischen der Narbe als zentrales Hindernis und einer weiteren nichtleitenden Barriere (z. B. AV-Klappe oder 2. Narbenareal), in welchem vorwiegend die Erregungsausbreitung in nur einer Richtung unterstützt wird (unidirektionale Leitung). Im kritischen Isthmus einer Reentrytachykardie ist die Erregungsausbreitung meist verlangsamt (geschlängelter Pfeil).

7.2 Klinik

Die Wahrnehmung einer Herzrhythmusstörung variiert von Patient zu Patient.

Typische Symptome bei HRST sind
**Schwindel, Thoraxschmerz, (Prä-)
Synkope, Dyspnoe und Schwäche,**
v. a. wenn eine strukturelle Herzerkran-
kung zugrunde liegt.
Manche Patienten bleiben subjektiv
asymptomatisch (v. a. bei intermittieren-
den Bradykardien), andere bemerken
Palpitationen oder Aussetzer des
Herzschlags.
Junge, gesunde Patienten tolerieren akute
Herzrhythmusstörungen (z. B. supraventri-
kuläre Tachykardie) besser als Patienten
mit kardialer Grunderkrankung, die u. U.
akut dekompensieren und **Angina-
Symptome** äußern.

Sowohl tachykarde als auch bradykarde
HRST können zum **akuten Herzstillstand**
führen.

▶ Merke

7.2 Klinik

Die individuelle Wahrnehmung einer Herzrhythmusstörung variiert von Patient zu Patient ganz erheblich. Die Angst vor erneuten Beschwerden oder Schwindel und eingeschränkte Belastbarkeit führen den Patienten dazu, ärztlichen Rat zu suchen.

Typische Beschwerden bei Herzrhythmusstörungen sind **Schwindel, thorakale Schmerzen, (Prä-)Synkope** („Schwarzwerden" vor den Augen), **Dyspnoe** und **verminderte Leistungsfähigkeit**. Häufig sind sie durch zugrunde liegende strukturelle Herzerkrankungen zu erklären. Vor allem intermittierende Bradykardien gehen auch ohne Beschwerden einher (**asymptomatisch**). Andere Patienten bemerken bereits einzelne Extrasystolen, während wieder andere Vorhofflimmern oder sogar kurze nichtanhaltende ventrikuläre Tachykardie nicht bemerken. Die meisten symptomatischen Patienten spüren **Palpitationen**, definiert als unangenehme Wahrnehmung eines kräftigeren, unregelmäßigen oder schnellen Herzschlages. Gelegentlich werden Extrasystolen als aussetzender Herzschlag beschrieben. Dies ist durch eine kompensatorische Pause vor Einsetzen des nächsten regulären Sinusimpulses verursacht. Eine junge Patientin mit supraventrikulären Tachykardien wird diese als schnelles **Herzrasen** bemerken. Der Patient mit kritischer Koronarstenose wird hingegen bei gleicher Herzfrequenz **Angina-Symptome** äußern, und bei schlechter linksventrikulärer Funktion vielleicht schnell bis zur Synkope dekompensieren.
Bei Tachykardien kann eine begleitende Polyurie auftreten.
Ein **akuter Herz-Kreislauf-Stillstand** kann sowohl Folge von tachykarden HRST (z. B. Kammertachykardie, -flimmern) als auch bradykarden HRST (z. B. ein akut einsetzender AV-Block III. Grades) sein.

▶ **Merke:** Paroxysmal = anfallsartig im Gegensatz zu permanent!
Idiopathisch = ohne erkennbare Ursache (gr. idio „eigen, privat, persönlich", gr. path „Leiden, Schmerz, Krankheit")!

7.3 Diagnostik

7.3.1 Anamnese und körperliche Untersuchung

7.3 Diagnostik
7.3.1 Anamnese und körperliche
       Untersuchung

Wichtig sind Fragen nach **Häufigkeit,
Dauer** und **Umständen** der HRST.
Langanhaltende **Bradykardien** sprechen
für strukturelle Herzerkrankungen, kurzfristige für Medikamentennebenwirkungen.
AV-Knoten- oder Reentry-**Tachykardien**
beginnen und enden oft schlagartig
(„On-off-Phänomen").
Alter und exakte Angaben bzgl. **kardio-
chirurgischer Eingriffe** sind diagnostisch
wegweisend.

In der **Untersuchung** fallen Pulsanomalien
und bei Bradykardie evtl. reaktive Hypertonie auf. Bei intermittierenden bzw.
paroxysmalen **HRST** ist der Rhythmus
zwischen den Attacken unauffällig. Nach
kardialen **Grunderkrankungen** sollte
gefahndet werden.

▶ Merke

Die **anamnestischen** Fragen zur Herzrhythmusstörung beziehen sich auf die **Häufigkeit**, die **Dauer** und die **Umstände** des Auftretens. Dauern **Bradykardien** längere Zeit an, gehen sie häufig auf eine strukturelle Herzerkrankung zurück. Treten sie dagegen kurzfristig auf, handelt es sich oftmals um eine Medikamentennebenwirkung. Beginnt bzw. endet eine **Tachykardie** mit schmalem QRS-Komplex schlagartig, wie beim Einschalten eines elektrischen Gerätes („On-off-Phänomen") ist dies diagnostisch wegweisend und macht eine AV-Knoten- oder AV-Reentry-Tachykardie sehr wahrscheinlich. Das aktuelle **Alter** und das Alter bei erstmaligen Beschwerden geben ebenfalls Hinweise (bei akzessorischen Leitungsbahnen meist Tachykardien bereits im Kindesalter). Bei **kardiochirurgischen Eingriffen** in der Anamnese ist die Kenntnis des Zugangsweges bzw. der Einsatz einer Herz-Lungen-Maschine von Bedeutung (OP-Bericht).
Der **Untersuchungsbefund** ist bis auf die Pulsveränderung (Bradykardie, Tachykardie, absolute Arrhythmie) häufig unauffällig. Bei intermittierenden bzw. paroxysmalen **Herzrhythmusstörungen** ist der Herzrhythmus zwischen zwei Attacken unauffällig. Gelegentlich kann bei permanenter Bradykardie der Blutdruck infolge des höheren Schlagvolumens erhöht sein. Grundsätzlich sollte nach einer kardialen **Grunderkrankung** (KHK, akuter Myokardinfarkt, Aortenvitium, Kardiomyopathie) gefahndet werden.

▶ **Merke:** Grundsätzlich sollte eine komplette körperliche Untersuchung erfolgen!

7.3.2 Apparative Diagnostik

Die apparative Diagnostik von Herzrhythmusstörung umfasst **nichtinvasive** und **invasive Maßnahmen**, die individuell für den jeweiligen Patienten ausgewählt werden müssen und sich an den klinischen Beschwerden und dem körperlichen Untersuchungsbefund orientieren. Neben der Rhythmusdiagnostik sollten weitergehende Untersuchungen erwogen werden, insbesondere wenn eine relevante kardiale Grunderkrankung vermutet wird (inkl. transthorakaler und transösophagealer Echokardiographie, [TEE], s.S. 30, 3-D-Bildgebung, s.S. 49, invasiver Koronardiagnostik, s.S. 35).

12-Kanal-Elektrokardiographie (EKG)

Das 12-Kanal-EKG (s.S. 27) ist das **wichtigste diagnostische Werkzeug** zur Beurteilung einer Herzrhythmusstörung. Zuerst wird ein 12-Kanal-EKG in Ruhe durchgeführt. Der Vergleich mit einem EKG, das die Herzrhythmusstörung dokumentiert, führt unter Berücksichtigung der sorgfältig erhobenen Anamnese häufig bereits zur richtigen Diagnose.
Der Ablauf der Erregungsausbreitung im 12-Kanal-EKG lässt sich auf das Herz übertragen und ermöglicht so eine Lokalisationsdiagnostik des Ursprungsortes bzw. der Fortleitung einer Kreiserregung (Abb. **A-7.2**).
Bei permanenten Bradykardien lässt sich deren Art üblicherweise im Ruhe-EKG bestimmen. Bei Patienten mit intermittierenden Bradykardien, vor allem wenn sie bei der Untersuchung beschwerdefrei sind, kann die Erregungsausbreitung und -rückbildung im Ruhe-EKG unauffällig sein.

▶ **Merke:** Werden **vital bedrohliche Rhythmusstörungen** vermutet, ist der Patient stationär aufzunehmen, der Herzrhythmus mittels **Monitor** (z.B. auf einer Intensivstation) zu überwachen und eine geeignete Therapie einzuleiten. Bei den übrigen Patienten kann je nach klinischer Einschätzung die Rhythmusabklärung stationär oder ambulant erfolgen.

Diagnostische Tricks

Bei Vorliegen einer HRST ist sogleich ein 12-Kanal-EKG zu schreiben, da sich nur anhand der EKG-Dokumentation die Art bestimmen und damit die Therapie sicher festlegen lässt.
Verschiedene diagnostische Tricks haben sich in der Praxis bei Patienten mit laufenden **Tachykardien** und kontinuierlicher EKG-Überwachung bewährt: Durch **vagale Manöver** (Valsalva-Manöver, Karotissinusdruck etc.) können Sinusknoten-, Vorhof- und AV-Knoten-Erregung beeinflusst werden. Dies führt entweder zur Terminierung der Tachykardie (vor allem bei Sinusknoten-, AV-Knoten- oder AV-Reentry-Tachykardien) oder erlaubt die transiente Verlängerung der AV-Überleitung und damit die Demaskierung von P-Wellen bei Vorhoftachykardie.
Bei der **Karotissinusmassage** (Abb. **A-7.3** u. S. 213) sind die Auskultation zum Ausschluss etwaiger Stenosegeräusche und die einseitige, ca. 5-sekündige Massage unter EKG-Überwachung angeraten. Der Test ist auch geeignet, um bei Patienten mit rezidivierenden Synkopen die Diagnose eines hypersensitiven Karotissinussyndroms zu stellen.
Pharmakologisch ist der Effekt der AV-Blockierung durch intravenöse Injektion von Adenosin zu erzielen (s.S. 129).

7.3.2 Apparative Diagnostik

Die Rhythmusdiagnostik wird bei V. a. eine kardiale Grunderkrankung individuell um **nichtinvasive** und **invasive Maßnahmen** erweitert (inkl. TTE, TEE, 3-D-Bildgebung, Koronarangiographie etc.).

12-Kanal-Elektrokardiographie (EKG)

Ein Ruhe-EKG sollte ggf. mit einem EKG verglichen werden, das die Rhythmusstörung dokumentiert.

Das EKG ermöglicht die Lokalisation (Abb. **A-7.2**) von Erregungsbildungs- und -leitungsstörungen, die während der Aufzeichnung auftreten.

◀ **Merke**

Diagnostische Tricks

Bei HRST ist umgehend ein EKG zu schreiben.
Die Karotissinusmassage (s. S. 213) eignet sich als **vagales Manöver** zur Beendigung von **Tachykardien**, zur Demaskierung von P-Wellen bei Vorhof-Tachykardie und zur Diagnostik eines hypersensitiven Karotissinus bei Patienten mit rezidivierenden Synkopen.

Die **Karotissinusmassage** (Abb. **A-7.3**) sollte unter EKG-Überwachung durchgeführt werden. Zuvor sind Stenosegeräusche über den Karotiden auskultatorisch auszuschließen.

Adenosin i. v. bewirkt einen AV-Block (s. S. 129).

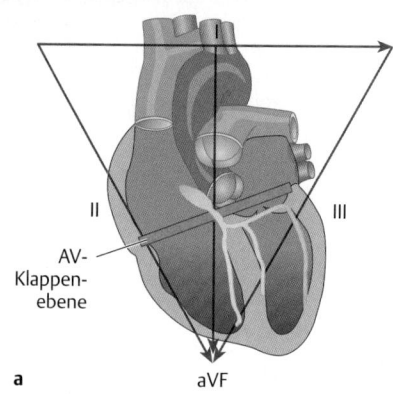

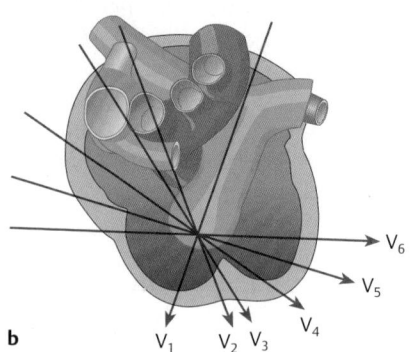

a + b AP-Projektion des Herzens mit darauf projiziertem Einthoven-Dreieck (**a**). Für die Horizontalebene kann analog der Vektor der Brustwand-Ableitungen (V_1–V_6) herangezogen werden (**b**). Bei positiver Amplitude im EKG wird der Vektor parallel zur Ableitung in Richtung auf die jeweilige Pfeilspitze aufgetragen. Bei negativer Amplitude ebenfalls parallel, aber entgegen der Vektorenrichtung. Ist in einer Ableitung kein Signal zu sehen (die Amplitude also gleich null), steht der resultierende Vektor senkrecht auf dieser Ableitung.

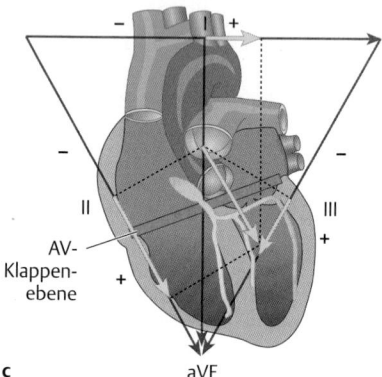

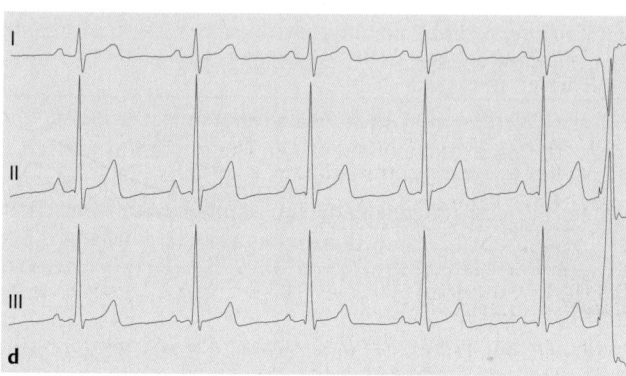

c + d Beispiel der Sinusknoten-Aktivierung: Früheste atriale Aktivierung im Sinusknoten-Areal (am Übergang von oberer Hohlvene und rechtem Vorhof) führt zu einer Vorhof-Aktivierung von oben nach unten und von rechts nach links (gelber Pfeil). Die Übertragung auf die Einthoven-Ableitung ergeben die Vektoren (**c**) bzw. die Polarität der P-Welle der korrespondierenden EKG-Ableitung: Beispiel SR-EKG mit positivem P in Ableitung I, II und III (**d**).

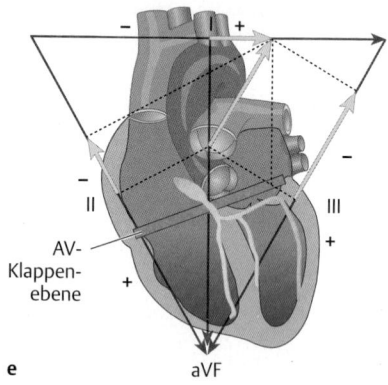

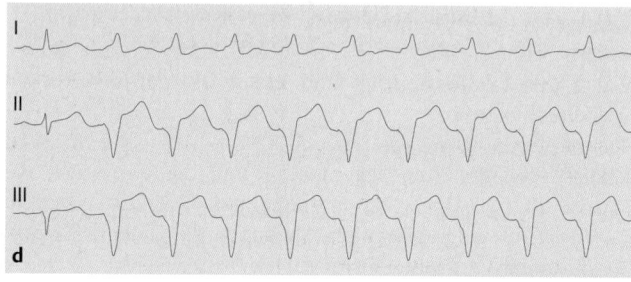

e + f Beispiel einer ventrikulären Extrasystole aus der Spitze des rechten Ventrikels (z. B. Stimulation durch Ventrikelsonde nach Herzschrittmacher-Implantation):

Elektrische Erregung der Herzkammern von unten nach oben und von rechts nach links (gelber Pfeil in **e**). Resultierende Polarität des QRS-Komplexes in den Ableitungen I, II und III (äußere gelbe Pfeile) (**f**).
Im Umkehrschluss dieser Übertragung der Polarität der einzelnen EKG-Ableitung, kann so der Ursprungsort einer fokalen Herzrhythmusstörung oder der Austrittspunkt einer Kreiserregung lokalisiert werden.

A-7.3

A-7.3 Karotissinusmassage

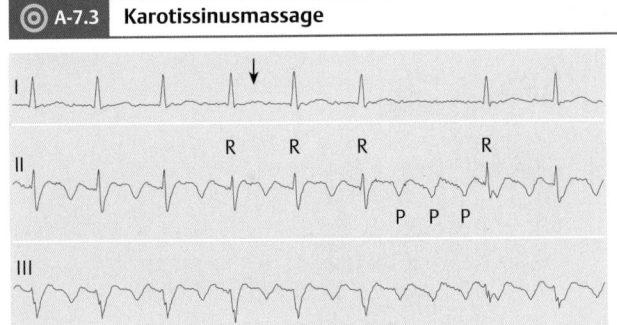

Typisches Vorhofflattern mit 2 : 1-AV-Überleitung und Demaskierung der P-Wellen bei höhergradiger AV-Überleitung (↓ = Zeitpunkt der Massage).

Differenzialdiagnosen

Bradykardie: Zur Auswertung bradykarder Herzrhythmusstörungen sind besonders die PP-, RR-Intervalle sowie das Verhältnis zwischen P- und R-Welle zu beachten.

Supraventrikuläre versus ventrikuläre Tachykardie: Als einfachster Leitsatz lässt sich die **QRS-Komplex-Dauer** gemessen in mehreren Ableitungen anführen. Bei einer QRS-Dauer von **mehr als 120 ms** (Breitkomplextachykardie) muss differenzialdiagnostisch eine ventrikuläre Tachykardie (Tab. **A-7.2**) von einer AV-assoziierten oder einer supraventrikulären Tachykardie mit aberranter AV-Überleitung unterschieden werden.

▶ **Merke:** Lässt sich keine sichere Diagnose stellen, ist im Zweifel von einer **ventrikulären Herzrhythmusstörung** auszugehen, um so das Gefährdungspotenzial des Patienten eher zu über- denn zu unterschätzen.

Differenzialdiagnosen

Bei **bradykarden** HRST sind die PP-, RR-Intervalle und das P-R-Verhältnis zu beachten.

Supraventrikuläre versus ventrikuläre Tachykardie: Bei QRS-Dauer > 120 ms muss eine **ventrikuläre** von einer AV-assoziierten oder **supraventrikulären Tachykardie** abgegrenzt werden (Tab. **A-7.2**).

◀ Merke

[handschriftliche Notiz:] ↑ QRS > 120 ms V.a. ventrikuläre T

A-7.2 Differenzialdiagnose tachykarder Herzrhythmusstörungen

A-7.2 *[handschriftliche Notiz:]* AV-Dissoz. Konkord. QRS Vektor. QRS-kompl.

Typische Zeichen im 12-Kanal-EKG während einer Tachykardie, die für einen ventrikulären Ursprung sprechen, sind:

- QRS-Komplex-Dauer von mehr als 140 ms (ohne antiarrhythmische Therapie)
- AV-Dissoziation (PP-Intervall unabhängig vom RR-Intervall) oder wechselnde retrograde Überleitung auf die Vorhöfe
- stark überdrehter Lagetyp
- Konkordanz der QRS-Ausschläge in den Brustwandableitungen (entweder alle QRS-Komplexe negativ oder alle positiv)
- R zu S-Nadir (Tiefpunkt der R-Zacke zum Beginn von S) in V_1–V_2 > 70 ms
- verbreiterte QRS-Komplexe, die jedoch nicht dem typischen Bild eines Links- oder Rechtsschenkelblockes entsprechen (z. B. monophasischer QRS-Komplex in V_1, QS in V_6, QR in V_4–V_6).

Beweisend für das Vorliegen einer ventrikulären Tachykardie ist das vereinzelte Auftreten von QRS-Komplexen, die um einige Millisekunden vorzeitig mit schmalem QRS-Komplex („**capture beats**") auftreten. Diese Schläge werden erklärt durch Fusion bzw. komplette Erregung der Kammern durch Vorhofaktionen mit AV-Knotenüberleitung, die zu einem Zeitpunkt das Kammermyokard erregen, zu dem die Kammern nicht refraktär sind.

Vorhoftachykardien: s. Abb. **A-7.4**.

Vorhoftachykardien: Abb. **A-7.4**.

A-7.4 Differenzialdiagnose supraventrikuläre Herzrhythmusstörungen

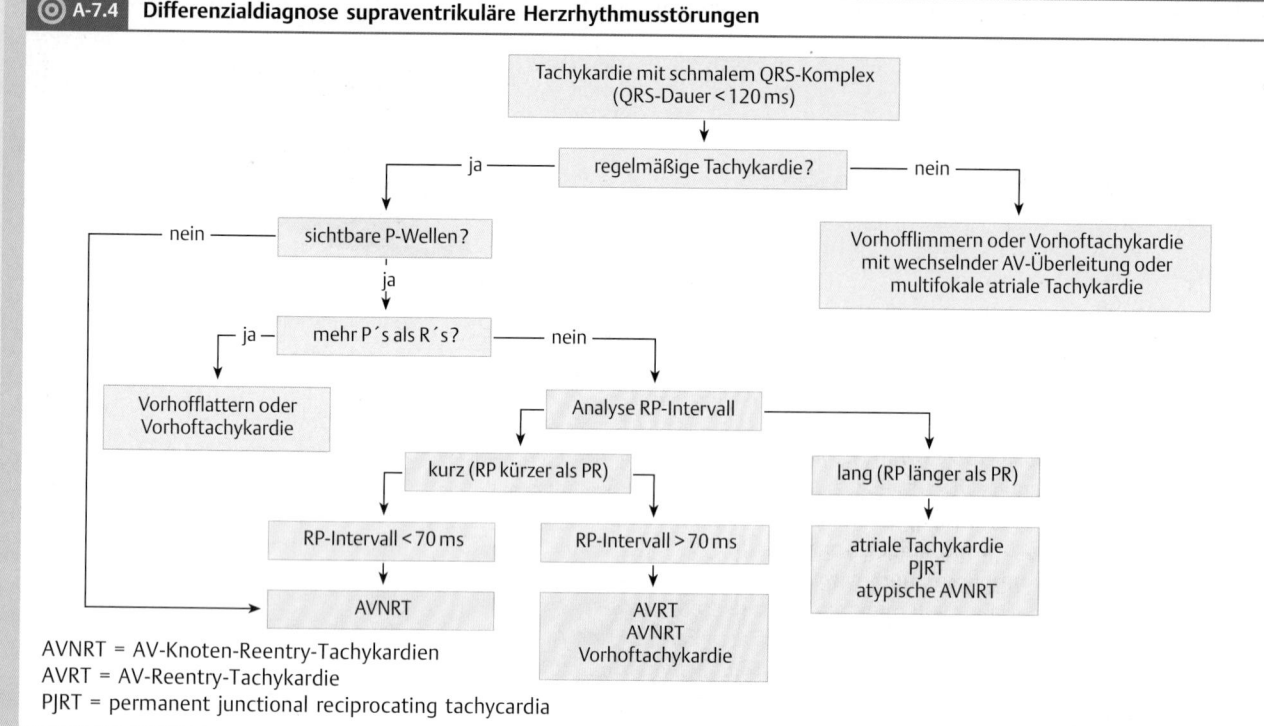

AVNRT = AV-Knoten-Reentry-Tachykardien
AVRT = AV-Reentry-Tachykardie
PJRT = permanent junctional reciprocating tachycardia

Belastungs-EKG

Bei V. a. belastungsabhängige Bradykardien.

Langzeit-EKG

Das 24-h-LZ-EKG hat den Vorteil, dass es auch asymptomatische Herzrhythmusstörungen erfasst.
Bei der Interpretation helfen Tagebuchnotizen des Patienten bzgl. körperlicher Aktivität, Symptome, Medikamente etc. **Frequenzspektrum** und **Tag-Nacht-Variabilität** können automatisch berechnet werden, der Befund sollte jedoch überprüft werden.

Ereignisrekorder (Event recorder)

Der **externe** Ereignisrekorder dient der Erfassung selten auftretender HRST.
Bei Symptomen legt der Patient den Rekorder auf seine Brust. Das EKG wird telefonisch an ein Auswertungszentrum geleitet, das ggf. das Notarztsystem aktiviert. Dieses Vorgehen ist nur bei **hämodynamisch zu tolerierenden HRST** sinnvoll.
Bei Patienten mit rezidivierenden Synkopen kann ein Ereignisrekorder **implantiert** werden, der Ereignisse über mehrere Wochen aufzeichnet und wie ein Herzschrittmacher abgefragt wird.

Belastungs-EKG

Bei dem seltenen Verdacht auf belastungsabhängige Bradykardien ist ein Belastungs-EKG durchzuführen.

Langzeit-EKG

Die Langzeit-EKG-Registrierung erlaubt eine Schlag-für-Schlag-Dokumentation des Herzrhythmus und eignet sich vor allem bei häufigen Herzrhythmusstörungen, insbesondere **Bradykardien**. Der Vorteil der Methode ist, dass alle, auch asymptomatische Herzrhythmusstörungen, erfasst werden. Die Aufzeichnung wird typischerweise über 24 h durchgeführt. Eine 12-Kanal-Ableitung ist technisch möglich, für die meisten rhythmologischen Fragestellungen ist eine 3-Kanal-Registrierung jedoch ausreichend. Wichtig ist die simultane Tagebuchaufzeichnung des Patienten bezüglich körperlicher Betätigung, Symptomatik und Medikation, um retrospektiv dokumentierte Herzrhythmusstörungen den Beschwerden zuordnen zu können. Die automatisierte Analyse erlaubt u. a. die Erfassung des **Frequenzspektrums** und der **Tag-Nacht-Variabilität**. Insbesondere bei artefaktreichen Aufzeichnungen und einer Autodetektion von Bradykardie- oder Tachykardie-Episoden ist die nachträgliche Befundüberprüfung unverzichtbar.
Deutlich schlechter geeignet ist das Langzeit-EKG bei vereinzelten Ereignissen.

Ereignisrekorder (Event recorder)

Zur Dokumentation seltener Herzrhythmusstörungen haben sich Ereignisrekorder bewährt. Ein **externer** Ereignisrekorder dient der diskontinuierlichen, symptomgesteuerten EKG-Aufzeichnung. Bei paroxysmalen Herzrhythmusstörungen legt sich der Patient den meist scheckkartengroßen Rekorder auf die Brust und überträgt das EKG telefonisch an ein Auswertungszentrum, das u. U. das Notarztsystem aktiviert. Dieses Vorgehen ist nur bei **hämodynamisch zu tolerierenden Herzrhythmusstörungen** sinnvoll, da der Patient die telefonische Übertragung aktivieren muss. Bei Patienten mit rezidivierenden Synkopen kann die rhythmogene Genese mithilfe eines **implantierbaren** Ereignisrekorders geklärt werden. Dieses Gerät wird subkutan durch einen Hautschnitt links-pektoral implantiert und wie ein Herzschrittmacher abgefragt. Es zeichnet kontinuierlich die Herzerregung auf (Endlosschleife, sog. Loop-Rekoder) und speichert Episoden anhand vorher programmierter Kriterien ab. Der Vorteil der Ereignisrekorder liegt in der bis zu mehreren Wochen betragenden Aufnahmezeit.

Kipptisch

s. S. 214

Elektrophysiologische Untersuchung (EPU)

Im Rahmen einer invasiven elektrophysiologischen Untersuchung (EPU) ist es möglich, den **Mechanismus** einer Arrhythmie und deren **Ursprungsort** festzustellen. Bei **Bradykardien** ist eine EPU in seltenen Fällen indiziert. Es werden insbesondere die Sinusknotenerholungszeit und die AV-Leitungszeiten bestimmt (Abb. **A-7.5**). Bei dokumentierten oder vermuteten **Tachykardien** werden mithilfe von steuerbaren Elektrodenkathetern der Ablauf der Herzerregung während Sinusrhythmus und Arrhythmie untersucht und durch programmierte Stimulation die Leitungseigenschaften zwischen Vorhöfen und Ventrikeln (z. B. akzessorische Leitungsbahnen) identifiziert.
Bei besonders komplexen Tachykardien, deren Mechanismus und Lokalisation mithilfe der konventionellen Technik nur schwer oder gar nicht geklärt werden kann, werden mittlerweile **dreidimensionale Mappingsysteme** (u. U. in Kombination mit 3D-MRT- oder -CT-Bildgebung) eingesetzt. Sie ermöglichen eine farbkodierte Rekonstruktion des Ablaufes der Herzerregung während der Tachykardie.

Kipptisch
s. S. 214

Elektrophysiologische Untersuchung (EPU)

Die invasive EPU wird v. a. in der **Tachykardiediagnostik** eingesetzt. Mittels steuerbaren Elektrodenkathetern und programmierter Stimulation werden **Ursprungsort und Ablauf der Herzerregung** im Sinusrhythmus sowie in der Arrhythmie untersucht (Abb. **A-7.5**). So können z. B. akzessorische Leitungsbahnen dargestellt werden.

Bei komplizierten Tachykardien werden **dreidimensionale Mappingsysteme** eingesetzt.

A-7.5 **Invasive elektrophysiologische Untersuchung (EPU)**

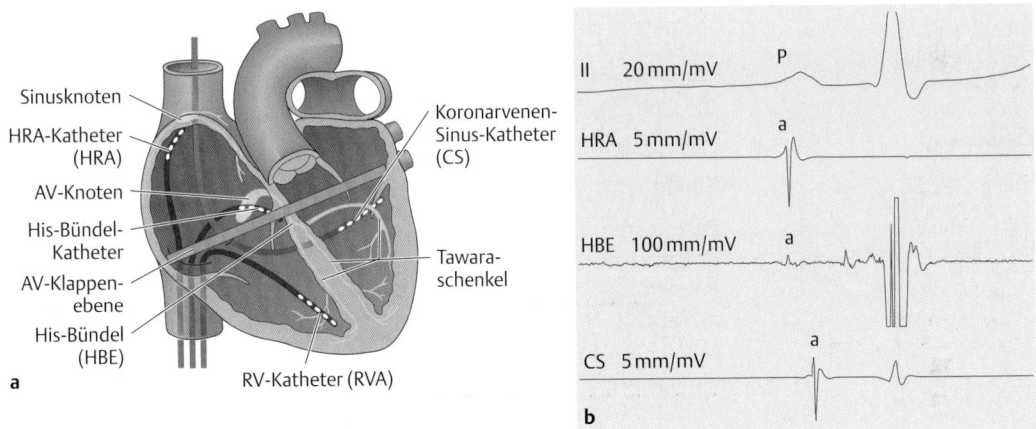

a Bei einer EPU werden solide Elektrodenkatheter zu strategisch wichtigen Positionen innerhalb des Herzens über venöse Punktionen (meist von femoral) vorgebracht. Typische Positionen sind das Areal des His-Bündels (HBE), innerhalb des Koronarvenensinus (CS, in unmittelbarer Nähe zum linken Vorhof), der Spitze des rechten Ventrikels (RVA) und nahe dem Sinusknoten (HRA). Von den Elektrodenringen der Katheter können intrakardiale Elektrogramme abgeleitet werden, die eine genaue Analyse des Erregungsablaufes gestatten.
b Ableitung von intrakardialen Elektrogrammen während Sinusrhythmus: Beachte das früheste atriale Signal (a) im Vergleich zur P-Welle im Oberflächen-EKG im HRA-Katheter. Der elektrische Impuls aktiviert den rechten Vorhof mit dem interatrialen Septum (a in HBE) und etwas später den linken Vorhof (a in CS). Zusätzlich können durch Elektrostimulation von den verschiedenen Kathetern die individuellen Leitungseigenschaften untersucht werden.

7.4 Bradykardien

Eine Übersicht gibt Abb. **A-7.6**

7.4.1 Sinusknotensyndrom

7.4 Bradykardien

Abb. **A-7.6**

7.4.1 Sinusknotensyndrom

▶ **Synonym:** Syndrom des kranken Sinusknotens (SKS), sick sinus syndrome (SSS)

◀ **Synonym**

⊙ A-7.6 **Einteilung der Reizbildungs- und Reizleitungsstörungen**

Bradykardien, deren Ursache im Sinusknoten und Vorhof liegen, werden als Sinus-knotensyndrom zusammengefasst. AV-Blockierungen sind Leitungsstörungen des AV-Knotens. Leitungsstörungen der Tawara-Schenkel führen zu Schenkelblöcken.

▶ **Definition**

▶ **Definition:** Unter dem Begriff Sinusknotensyndrom werden alle Störungen der Erregungsbildung und -leitung im Sinusknoten zusammengefasst. Dies sind im Einzelnen: **Sinusbradykardie**, **sinuatrialer Block**, **Sinusarrest** und **Brady-kardie-Tachykardie-Syndrom**. Eine enger gefasste Definition besagt, dass klinische Beschwerden wie Schwindel, Synkope o. Ä. auftreten.

Ätiologie: Meist sind ältere Patienten mit kardialen Vorerkrankungen (**KHK, Kardio-myopathie**) betroffen. Sinuatriale Störun-gen können bei vasovagaler Reaktion, Antiarrhythmikaüberdosierung oder aku-tem Infarkt auftreten, asymptomatische Sinusbradykardien oder SA-Blöcke auch bei Herzgesunden.

RCA - Verschluss

Ätiologie: Das Sinusknotensyndrom ist überwiegend eine Erkrankung älterer Patienten, bei denen sich häufig weitere kardiale Erkrankungen wie KHK oder **Kardiomyopathie** finden. Sinuatriale Störungen können Folge einer vaso-vagalen Reaktion oder einer Digitalis- oder Antiarrhythmikaüberdosierung (insbesondere β-Rezeptoren-Blocker) sein sowie ischämiebedingt beim akuten (Hinterwand-)Infarkt auftreten. Asymptomatische Sinusbradykardien und SA-Blockierungen finden sich auch bei Herzgesunden, insbesondere Jugendlichen und Sportlern.

Klinik: s. S. 90

Klinik: s. S. 90

Diagnostik: Im EKG werden diagnostiziert: **Sinusbradykardie** = HF < 60 Schläge/min.

Diagnostik: Im (Langzeit-)**EKG** werden bei den einzelnen Erscheinungsformen diagnostiziert:
Bei **Sinusbradykardie** ist die Sinusfrequenz auf weniger als 60 Schläge/min erniedrigt. Eine enger gefasste Definition besagt, dass unabhängig von der Frequenz klinischen Beschwerden wie Schwindel, Synkope o. Ä. auftreten.
Sinuatriale (SA) Blockierungen sind Reizleitungsstörungen des Sinusknotens und Vorhofs. Den AV-Blockierungen entsprechend werden sie in 3 Grade unterteilt:

SA-Block-Gradeinteilung:
Grad I: im EKG nicht erkennbar
Grad II: Typ I (Wenckebach/Mobitz I): progressive Leitungsverzögerung bis Ausfall der Vorhofaktion bei abnehmen-den PP-Intervallen
Typ II (Mobitz II): Ausfall einer Vorhof-aktion bei konstanten PP-Intervallen
Grad III: Sinusknotenstillstand (Abb. **A-7.7a**, Abb. **A-7.7b**).

SA-Block I. Grades: Im Oberflächen-EKG nicht zu erkennen.
SA-Block II. Grades Typ I (Wenckebach oder Mobitz I): Progressive Leitungs-verzögerung zwischen Sinusknoten und Vorhof bis zum Ausfall der Überlei-tung einer Sinuserregung. Bei typischer Wenckebach-Periodik verkürzen sich die PP-Intervalle, bis eine Pause auftritt, die kürzer als das Zweifache des vorausgegangenen PP-Intervalls ist.
SA-Block III. Grades Typ II (Mobitz II): Ausfall einer Vorhofaktion ohne Ände-rung des PP-Intervalls. Die PP-Intervalle bleiben konstant und betragen das Zwei- oder Mehrfache des PP-Intervalls bei Sinusrhythmus.
SA-Block III. Grades (totaler SA-Block, (Abb. **A-7.7a**) und **Sinusknotenstillstand** (**Sinusarrest**, Abb. **A-7.7b**): Im EKG ist überhaupt keine P-Welle nachweisbar. Ein sekundäres oder tertiäres Automatiezentrum muss einsetzen, um das Herz zu erregen (Abb. **A-7.7b**).

Beim **Bradykardie-Tachykardie-Syndrom** wechseln sich bradykarde und tachykarde HRST ab (Abb. **A-7.7c**).

Bradykardie-Tachykardie-Syndrom: Wechsel zwischen tachykarden und brady-karden Vorhofrhythmen; insbesondere folgt der spontanen Terminierung paroxysmal auftretender tachykarder Vorhofarrhythmien (meistens Vorhof-flimmern) eine Sinuspause über 3 Sekunden oder eine Sinusbradykardie (Abb. **A-7.7c**).

Beim SKS kann der Frequenzanstieg im **Belastungs-EKG** sowie nach i. v. Atropin-gabe vermindert sein (**chronotrope Inkompetenz**).

Bei Patienten mit Sinusknotensyndrom kann im **Belastungs-EKG** die maximale Herzfrequenz unzureichend ansteigen (< 80 % der altersentsprechenden Herz-frequenz oder < 90 Schläge/min) (**= chronotrope Inkompetenz**). Ebenso lässt

⊙ **A-7.7** | **Sinusknotensyndrom**

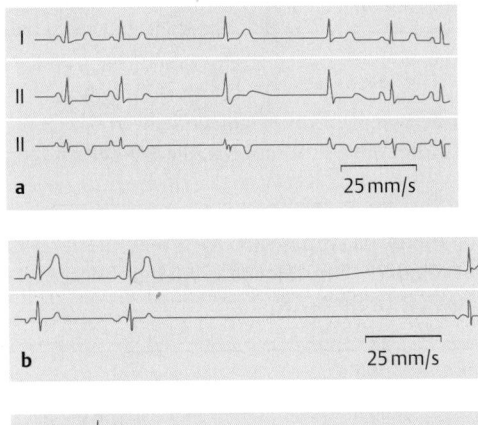

a **Sinuatrialer Block:** EKG eines 80-jährigen Patienten mit rezidivierendem Schwindel. Nach dem 3. Sinusschlag fehlt die weitere Sinusknotenerregung. Es setzt ein AV-Knotenersatzrhythmus ein. Wegen des schmalen QRS-Komplexes ist es in der Nähe des AV-Knotens lokalisiert.

b **Sinusknotenstillstand:** Langzeit-EKG-Registrierung eines 50-jährigen Patienten mit Synkopen. Nach dem 2. Komplex fallen P-Wellen und QRS-Komplexe aus. Die nach 4,9 Sekunden wieder einsetzende Vorhoferregung hat keine Beziehung zu den vorausgegangenen PP-Intervallen.

c **Bradykardie-Tachykardie-Syndrom:** Langzeit-EKG-Registrierung eines 79-jährigen Patienten, der gestürzt ist. Die linke Seite des EKGs zeigt eine schnelle unregelmäßige Kammerfrequenz bei Vorhofflimmern. Das Vorhofflimmern endet spontan. Es folgt eine Pause von 5,8 Sekunden, bis die erste Sinusaktion einsetzt.

sich die Herzfrequenz nach i. v. Gabe von Atropin ungenügend anheben (Normwerte: Herzfrequenzanstieg > 25 % bzw. 25 Schläge/min).

Therapie: Intermittierende oder anhaltende Sinusbradykardien, Sinusknotenstillstände und/oder sinuatriale Leitungsstörungen, die zu **klinischen Beschwerden** wie Schwindel und Synkope führen, machen eine **Schrittmacherversorgung** (s. S. 102) unbedingt notwendig. Eine klare Indikation besteht ebenfalls bei einer symptomatischen Bradykardie, die durch eine nicht absetzbare Medikation verursacht wird. Eine **relative Indikation** liegt bei den oben aufgeführten Rhythmusstörungen vor, wenn sie in fraglicher Beziehung zu den klinischen Beschwerden stehen. Keine Indikation ist eine Bradykardie (auch < 40/min) ohne Beschwerden. Die Implantation eines Schrittmachers verbessert bei Patienten mit Sinusknotensyndrom die Beschwerden, nicht aber die Lebenserwartung.

Therapie: Bei **klinisch symptomatischem** SKS oder symptomatischer Bradykardie ist die **Herzschrittmacher-Implantation** (s. S. 102) notwendig.
Der Schrittmacher verbessert bei SKS nicht die Lebenserwartung und ist bei Beschwerdefreiheit nicht indiziert.

▶ **Klinischer Fall:** Ein 69-jähriger Patient klagt seit 6 Monaten über rezidivierenden Schwindel. Die beim Hausarzt mehrfach durchgeführten Ruhe-EKGs sind unauffällig. Weder die internistische noch die neurologische Untersuchung ergeben einen hinweisenden Befund. Ebenso zeigt das erste Langzeit-EKG nur einen normofrequenten Sinusrhythmus. Während der zweiten Langzeit-EKG-Registrierung verspürt der Patient erneut kurzfristig Schwindel. Der Ausschrieb zu diesem Zeitpunkt belegt einen intermittierenden Sinusknotenstillstand für 9 Sekunden. Nach Versorgung mit einem Schrittmacher (s. S. 102) ist der Patient beschwerdefrei.

◀ **Klinischer Fall**

7.4.2 Atrioventrikuläre (AV-)Blockierungen

7.4.2 Atrioventrikuläre (AV-)Blockierungen

▶ **Definition:** Atrioventrikuläre Blockierungen sind Leitungsstörungen des AV-Knotens. Nach dem EKG-Befund werden sie in 3 Grade eingeteilt.

◀ **Definition**

Ätiologie: Meist liegt der AV-Blockierung eine **Fibrose** des AV-Knotens bzw. Reizleitungssystems zugrunde. Ischämisch bedingte AV-Blockierungen finden sich vor allem beim akuten Hinterwandinfarkt. Seltenere Ursachen sind Behandlung mit Antiarrhythmika und Herzglykosiden, Elektrolytverschiebungen (z. B. Hyperkaliämie), Aortenklappenstenose, Kardiomyopathie, rheumatische oder virale Myokarditis, der angeborene AV-Block und AV-Blockierungen nach herzchirurgischen Eingriffen sowie nach Katheterablation des His-Bündels.

Ätiologie: Häufige Ursachen sind eine **Fibrose** des Reizleitungssystems oder ein akuter Herzinfarkt. Seltenere Ursachen sind Antiarrhythmika, Herzglykoside, Elektrolytverschiebungen, strukturelle Herzerkrankungen, Myokarditis, Herzoperationen u. a.

▶ Merke

▶ **Merke:** AV-Blockierungen I. Grades und II. Grades Typ I (s. u.) werden auch bei Jugendlichen und Sportlern beobachtet. Höhergradige AV-Blockierungen sind Erkrankungen des älteren Menschen.

Klinik: s. S. 90

Diagnostik: Beim **AV-Block I. Grades** ist die **PQ-Zeit über 0,2 Sekunden** verlängert. Beim **AV-Block II. Grades Typ I** verlängert sich die **PQ-Zeit mit jeder Herzaktion**, bis eine AV-Überleitung ausfällt (Abb. **A-7.8**).

Klinik: s. S. 90

Diagnostik: Nach den **EKG-Befunden** werden unterschieden:
AV-Block I. Grades: Jeder P-Welle folgt ein QRS-Komplex; die **PQ-Zeit** ist **länger als 0,2 Sekunden**.
AV-Block II. Grades Typ I (Wenckebach oder Mobitz I): Die **PQ-Zeit verlängert sich mit jeder Herzaktion** bis zu einem Maximalwert, nach dem die AV-Überleitung ausfällt (**Wenckebach-Periodik**). Der folgende, wieder übergeleitete erste Schlag hat die kürzeste PQ-Zeit (Abb. **A-7.8**).

◉ A-7.8	AV-Block II. Grades Typ I

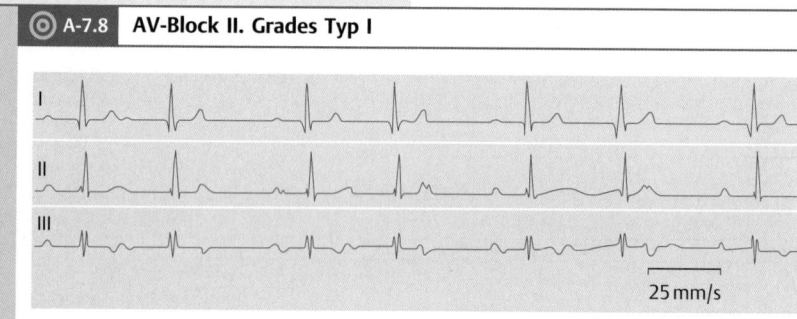

Regelmäßige PP-Intervalle (I). Nach der 1. P-Welle ist die PQ-Zeit am kürzesten. Sie nimmt bei den folgenden Aktionen kontinuierlich zu, bis die Überleitung nach der 3. P-Welle ausfällt. Die folgende Aktion hat wieder die gleiche kurze PQ-Zeit wie die erste. Die 3. P-Welle wird von der T-Welle überdeckt und ist schwer zu erkennen. Die Periodik wiederholt sich von der 4. bis zur 6. und von der 7. bis 9. P-Welle.

Beim **AV-Block II. Grades Typ II** liegt eine intermittierende Blockierung der AV-Überleitung vor, die **PQ-Zeit verlängert sich** dabei **nicht** (Abb. **A-7.9**).

AV-Block II. Grades Typ II (Mobitz II): Die Blockierung einer oder selten auch mehrerer P-Wellen folgt **ohne Verlängerung der PQ-Zeit**. Eine Verhältniszahl gibt den Blockierungsgrad an (Zahl der P-Wellen: Zahl der übergeleiteten QRS-Komplexe; z. B. 3 : 2-Blockierung heißt, von 3 P-Wellen werden 2 Aktionen auf die Kammer übergeleitet, Abb. **A-7.9**).

◉ A-7.9	AV-Block II. Grades Typ II mit 3 : 2-Überleitung

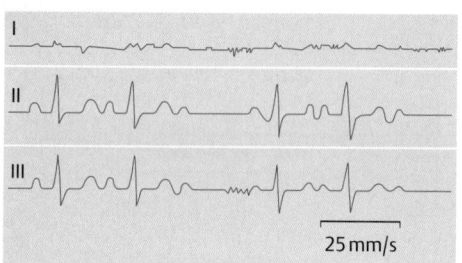

Ruhe-EKG einer 76-jährigen Patientin mit Synkope. Regelmäßige PP-Intervalle. Der 1. und 2. P-Welle folgt ein QRS-Komplex mit einer PQ-Zeit von 0,2 ms. Ohne Verlängerung der PQ-Zeit fehlt der QRS-Komplex nach der 3. P-Welle. Es werden von 3 P-Wellen 2 übergeleitet, somit liegt eine 3 : 2-Überleitung vor.

Ein **AV-Block III. Grades** bedeutet die **komplette** Blockierung der AV-Überleitung. Es besteht eine Asystolie, bis ein ventrikuläres Ersatzzentrum das Herz erregt (Abb. **A-7.10b**). Vorhof und Kammer schlagen unabhängig voneinander (**AV-Dissoziation**, Abb. **A-7.10a**).

AV-Block III. Grades (**totaler AV-Block**): Die Überleitung vom Vorhof auf die Kammer ist **komplett unterbrochen**. Es besteht eine Asystolie, bis ein ventrikuläres Ersatzzentrum das Herz depolarisiert (Frequenz etwa 40 Schläge/min). Vorhof und Kammer schlagen nun unabhängig voneinander (**AV-Dissoziation**, Abb. **A-7.10a**). Liegt das Ersatzzentrum (s. S. 9) im Bereich des His-Bündels, beträgt die Herzfrequenz 50 bis 60 Schläge/min (Abb. **A-7.10b**).

▶ Klinischer Fall

▶ **Klinischer Fall:** Ein 62-jähriger Patient ruft 30 Minuten nach Beginn heftigster thorakaler Schmerzen den Notarzt. Bei dessen Ankunft ist der Patient kaltschweißig mit einer Herzfrequenz von 40 Schlägen/min und einem Blutdruck von 100/70 mm Hg. Atropin i. v. (1 mg) hebt die Herzfrequenz nicht an. Erst nach Orciprenalin-Gabe (0,5 mg i. v.) steigt die Herzfrequenz auf 50 Schläge/min. Das Aufnahme-EKG in der Klinik zeigt einen akuten Hinterwandinfarkt und einen AV-Block II. Grades Typ II mit 2 : 1-Überleitung (Abb. **A-7.11**). Eine Stunde nach Schmerzbeginn wird eine Herzkatheter-Intervention durchgeführt. Daraufhin bilden sich die ST-Hebungen und der AV-Block in den nächsten 45 Minuten zurück. Es treten im Verlauf keine weiteren AV-Blockierungen mehr auf. Ursache der AV-Blockierung war die unzureichende arterielle Blutversorgung des AV-Knotens aus der rechten Koronararterie.

A-7.10 | **AV-Block III. Grades**

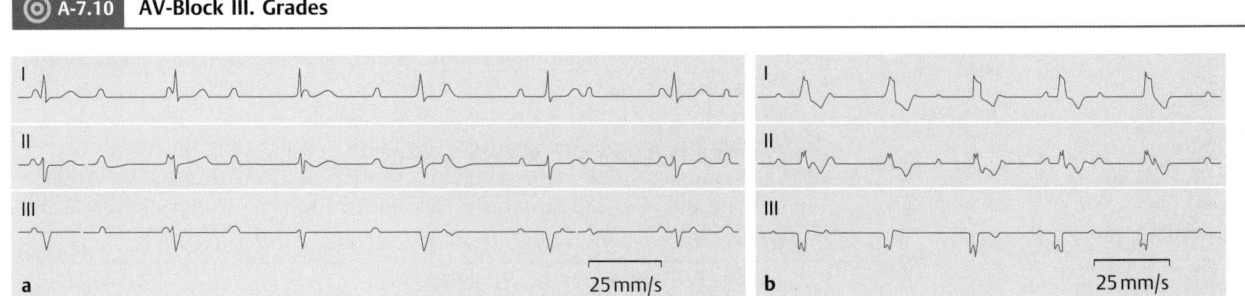

a 25 mm/s   b 25 mm/s

a Ruhe-EKG eines 55-jährigen Patienten, der seit 2 Monaten über Leistungsschwäche vor allem bei Belastung klagt. Regelmäßige PP-Intervalle. Regelmäßige RR-Intervalle mit einem schmalen QRS-Komplex. Vorhof und Kammer schlagen unabhängig voneinander (= **AV-Dissoziation**). Dies ist typisch für den AV-Block III. Grades, bei dem die Leitung über den AV-Knoten völlig unterbrochen ist.
b Ruhe-EKG einer 87-jährigen Patientin mit bekannter Aortenstenose. Das EKG wurde zur Abklärung neu aufgetretenen Schwindels geschrieben und zeigt einen AV-Block III. Grades. Der ventrikuläre Ersatzrhythmus hat eine Frequenz von 49/min und einen breiten QRS-Komplex.

A-7.11 | **AV-Block II. Grades Typ II mit 2:1-Überleitung bei akutem Hinterwandinfarkt**

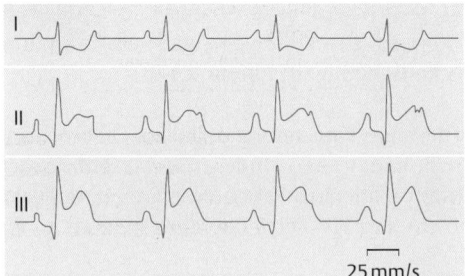

25 mm/s

Regelmäßige PP-Intervalle. Ein QRS-Komplex folgt nur jeder 2. P-Welle. ST-Hebungen in den Ableitungen II und III entsprechend einem akuten Hinterwandinfarkt.

Therapie: Patienten mit erworbenem AV-Block III. Grades haben eine schlechte Prognose. Mehr als 50 % versterben im ersten Jahr nach Erstmanifestation. Zunächst ist zu prüfen, ob der Block auf Medikamente (β-Blocker) oder eine Hyperkaliämie zurückgeht. Die **Schrittmacherversorgung** verbessert bei diesen Patienten nicht nur die Beschwerden, sondern auch die Prognose, die dann der der altersentsprechenden Normalbevölkerung gleicht. Deshalb erhalten alle, auch asymptomatische Patienten, mit erworbenem AV-Block III. Grades einen Schrittmacher (s. S. 102).
Die Schrittmacherindikation bei Patienten mit AV-Blockierungen **II. Grades** richtet sich nach der Gefahr eines möglichen Übergangs in einen totalen AV-Block. Dies ist bei Blockierungen unterhalb des His-Bündels mit Verlängerung der Leitungsdauer im His-Purkinje-System (HV-Zeit > 70 ms) anzunehmen. Aus diesem Grunde erhalten alle Patienten mit AV-Block II. Grades **Typ II** einen Schrittmacher. Hingegen wird bei Patienten mit AV-Block II. Grades **Typ I** eine Schrittmacherversorgung erst notwendig, wenn **Symptome** auftreten. Auch bei **symptomatischen** Patienten mit AV-Blockierung **I. Grades** und einer Verlängerung der HV-Zeit (> 70 ms) erfolgt eine Schrittmachertherapie. **Keine Indikation** für einen Schrittmacher besteht bei **asymptomatischen** Patienten mit angeborenem AV-Block III. Grades, AV-Block II. Grades Typ I oder AV-Block I. Grades.

Therapie: Beim **AV-Block III. Grades** ist die **Schrittmachertherapie** (s. S. 102) **immer** indiziert, da sie die Prognose verbessert.

Wegen der Gefahr des Übergangs in einen totalen AV-Block erhalten auch **alle** Patienten mit AV-Block **II. Grades Typ II** einen Schrittmacher.
Bei **Beschwerden** ist ein Schrittmacher auch bei AV-Block **Typ I** sowie bei AV-Block **I. Grades** mit verlängerter HV-Zeit indiziert.

Asymptomatische Patienten mit angeborenem AV-Block III. Grades, AV-Block II. Grades Typ I oder AV-Block I. Grades benötigen **keinen Schrittmacher**.

7.4.3 Intraventrikuläre Blockierungen

7.4.3 Intraventrikuläre Blockierungen

▶ **Definition:** Unterbrechung oder Verlangsamung der Erregungsleitung in den Tawara-Schenkeln. Liegt die Störung im rechten bzw. linken Tawaraschenkel, spricht man von **Rechts- bzw. Linksschenkelblock** (RSB, LSB). Leitungsstörungen des linksanterioren Faszikels werden als **linksanteriorer Hemiblock** (LAH) und des linksposterioren Faszikels als **linksposteriorer Hemiblock** (LPH) bezeichnet.

◀ Definition

Ätiologie: Der **Rechtsschenkelblock** findet sich bei Herzgesunden oder Rechtsherzbelastung, der **linksanteriore** Hemiblock häufig bei älteren Patienten.

Ätiologie: Ein **kompletter Rechtsschenkelblock** kann bei Herzgesunden bestehen, er kann aber auch Zeichen einer Rechtsherzbelastung sein. Der **linksanteriore** Hemiblock ist ein häufiger Befund bei älteren Patienten; ein **linksposteriorer** Hemiblock ist selten.

▶ **Merke**

▶ **Merke:** Ein **kompletter Linksschenkelblock** weist häufig auf schwerwiegende kardiovaskuläre Erkrankungen wie KHK, Aortenvitium oder Kardiomyopathie hin. Der **linksanteriore Hemiblock** führt zu einem überdrehten Linkstyp.

Diagnostik: Im **EKG** zeigt sich ein verbreiterter QRS-Komplex. Bei > **0,12 s** liegt ein **kompletter Schenkelblock** vor.

Diagnostik: Aufgrund der Blockierung im Tawara-Schenkel muss das Myokard anstelle des speziellen Reizleitungssystems über die Myokardzellen erregt werden. Da die Myokardzellen im Vergleich zum spezifischen Reizleitungssystem langsamer leiten, verzögert sich die Erregungsausbreitung. Im **EKG** ist deshalb der QRS-Komplex verbreitert, bei > **0,12 s** liegt ein **kompletter Schenkelblock** vor.

Beim **RSB** ist der breite QRS-Komplex in V_1 M-förmig gesplittet und die größte Negativitätsbewegung verspätet (Abb. **A-7.12a**).

Rechtsschenkelblock: bedeutet eine verspätete Depolarisation der rechten Herzkammer. Das EKG hat in V_1 einen breiten, gesplitteten QRS-Komplex in M-Form und eine verspätete größte Negativitätsbewegung (> 0,05 s, Abb. **A-7.12a**).

Beim **LSB** sind die Ableitungen I, aVL, V_{5-6} positiv und III, aVF, V_{1-3} negativ. In V_{5-6} zeigen sich plumpe QRS-Komplexe und deszendierende ST-Senkungen (Abb. **A-7.12b**).

Beim **Linksschenkelblock** sind die QRS-Komplexe der zur linken Kammer gerichteten Ableitungen I, aVL, V_{5-6} positiv und entsprechend in den Ableitungen III, aVF, V_{1-3} negativ. Die QRS-Komplexe in V_{5-6} zeigen meist eine Verplumpung und deszendierende ST-Streckensenkungen (Abb. **A-7.12b**).

Therapie: Eine **Schrittmachertherapie** ist indiziert bei **symptomatischen** Patienten mit **bifaszikulären** Blöcken und verlängerter HV-Zeit oder zusätzlichem AV-Block I. Grades.

Therapie: Für eine **Schrittmachertherapie** sind **monofaszikuläre** Blöcke **keine** Indikation. **Bifaszikuläre** Blöcke (z. B. RSB + LAH) sind bei **asymptomatischen Patienten keine** Indikation, bei symptomatischen Patienten mit elektrophysiologisch nachgewiesener Verlängerung der HV-Zeit eine klare Indikation. Ein

⊚ **A-7.12** **Intraventrikuläre Blockierungen**

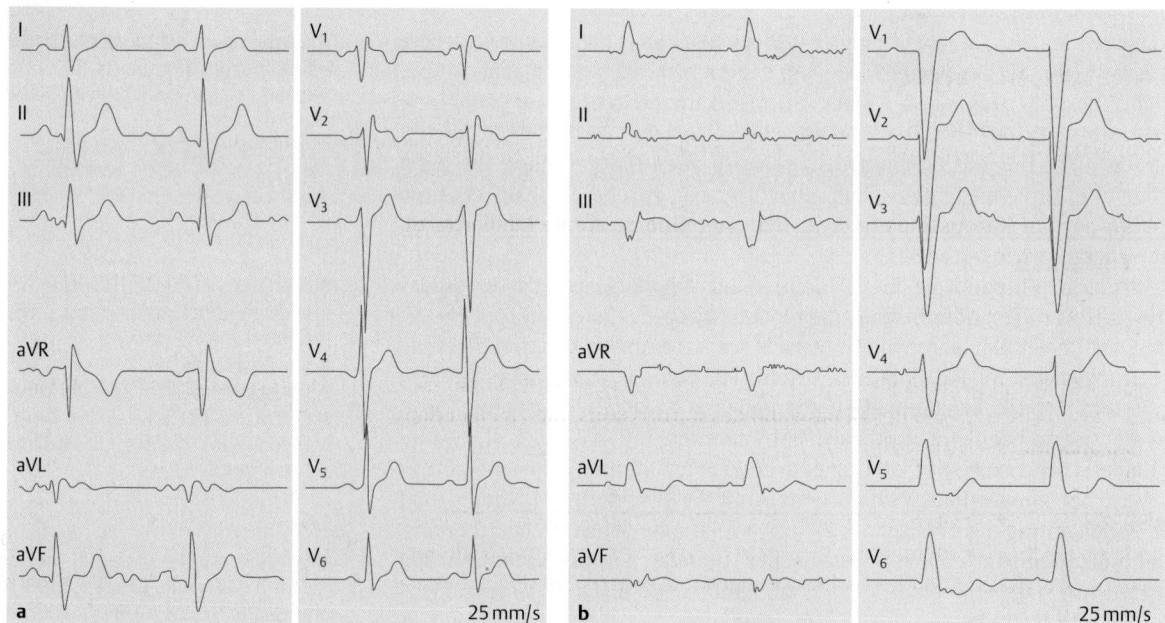

a Rechtsschenkelblock: Ruhe-EKG eines 46-jährigen Patienten mit chronischer Bronchitis. Wegen der Blockierung des rechten Tawara-Schenkels ist die Erregung der rechten Kammer verzögert. Im EKG ist der QRS-Komplex in V_1 M-förmig verbreitert (> 0,12 s) und die größte Negativitätsbewegung in V_1 mit > 0,05 s verspätet. Ein tiefes S zeigen die Ableitungen I und V_6. ST-Streckensenkung und T-Negativierungen in den Ableitungen V_1 bis V_3.

b Linksschenkelblock: Beim Linksschenkelblock ist die Erregung des linken Ventrikels verzögert. Der QRS-Komplex ist vor allem in den Ableitungen I, aVL und V_{5-6} über 0,12 s plump verbreitert. In den Ableitungen V_{1-3} ist meistens R klein sowie S ungewöhnlich tief und verbreitert. Der Beginn der größten Negativitätsbewegung ist mit > 0,06 s in den Ableitungen V_{5-6} verspätet. ST-Strecke und T-Welle sind den Hauptschwankungen entgegengesetzt.

⊚ A-7.13 | **Bifaszikulärer Block plus AV-Block I. Grades** | **⊚ A-7.13**

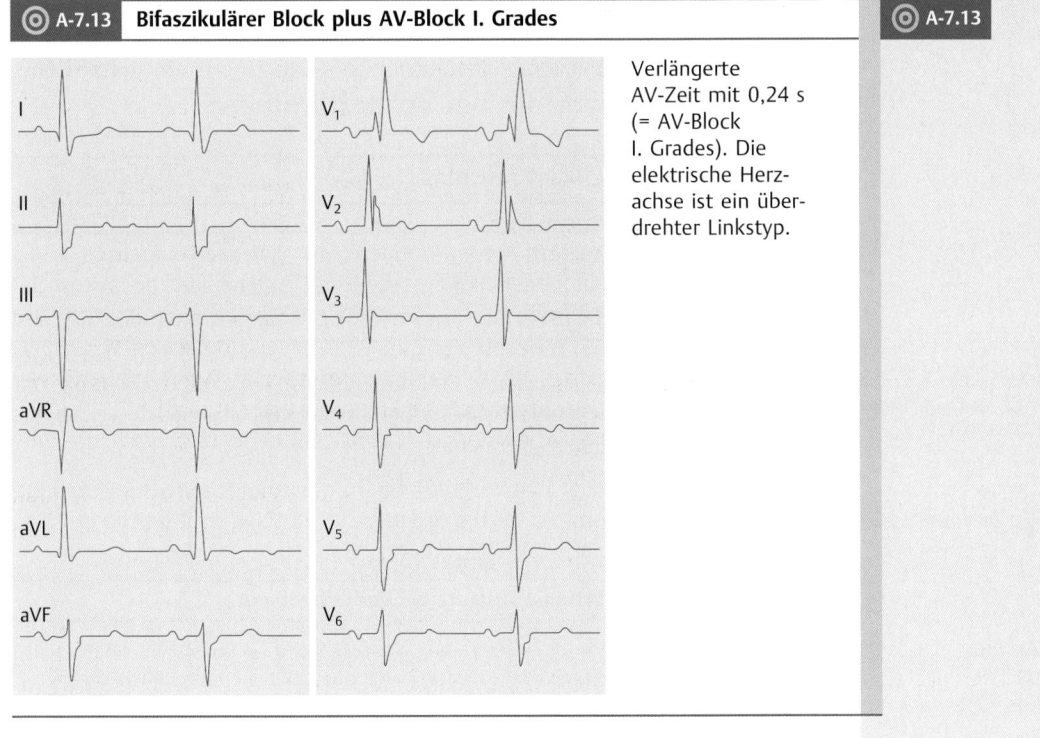

Verlängerte AV-Zeit mit 0,24 s (= AV-Block I. Grades). Die elektrische Herzachse ist ein überdrehter Linkstyp.

bifaszikulärer Block mit AV-Block I. Grades ist **nur** bei **symptomatischen** Patienten ein Grund zur Schrittmacherversorgung.

▶ **Klinischer Fall:** Ein 83-jähriger Patient stürzt aufgrund rezidivierenden Schwindels. Mit dem Krankenwagen wird er in die Notaufnahme gebracht. Der initiale internistische und neurologische Befund ist unauffällig, ebenso die laborchemische Untersuchung. Das Ruhe-EKG zeigt einen AV-Block I. Grades und einen kompletten Rechtsschenkelblock plus linksanterioren Hemiblock (Abb. **A-7.13**). Der Patient erhält einen Schrittmacher.

◀ **Klinischer Fall**

7.4.4 Karotissinussyndrom

7.4.4 Karotissinussyndrom

▶ **Synonym:** Syndrom des hypersensitiven Karotissinus

◀ **Synonym**

▶ **Definition:** Das Karotissinussyndrom bedeutet eine **zerebrale Minderdurchblutung** mit Schwindel oder Synkope infolge eines hyperreagiblen Karotissinusreflexes mit Bradykardie (kardioinhibitorischer Typ), Blutdruckabfall (vasodepressorischer Typ) oder beidem (gemischter Typ).

◀ **Definition**

Ätiologie: Kausalfaktoren des Karotissinussyndroms sind in erster Linie **arteriosklerotische Veränderungen** der Gefäßwand des Karotissinus, die zu einer Sensibilitätszunahme der Barorezeptoren führen. Betroffen sind vor allem ältere Patienten.

Diagnostik: Im **EKG** treten nach einseitiger Karotissinusmassage über 10 Sekunden oder Kopfwendemanöver ein Sinusknotenstillstand, sinuatriale Blockierungen oder höhergradige AV-Blockierungen mit Pausen von über 3 Sekunden auf (s. Abb. **A-7.3**).

Therapie: Eine **gesicherte Indikation** für die **Schrittmachertherapie** sind **rezidivierende Synkopen**, die eindeutig durch **Irritation** des **Karotissinus** – sowohl spontan als auch durch Karotisdruckmassage und Kopfwendemanöver – ausgelöst werden. Eine **relative** Indikation haben Patienten mit unklaren Synkopen oder Schwindelzuständen, bei denen die Massage des Karotissinus eine Asystolie von mehr als 3 Sekunden ohne Auftreten der Beschwerden verursacht. Der **pathologische Karotissinusreflex asymptomatischer Patienten** sowie der rein

Ätiologie: Arteriosklerotische Veränderungen des Karotissinus führen zu einer Sensibilitätszunahme der Barorezeptoren.

Diagnostik: Das **EKG** zeigt nach Karotissinusmassage oder Kopfwendemanöver einen Sinusarrest, SA-Blöcke oder AV-Blöcke mit Pausen > 3 s (s. Abb. **A-7.3**).

Therapie: Indiziert ist eine **Schrittmachertherapie** bei durch ein **Karotissinussyndrom** ausgelösten rezidivierenden Synkopen. Eine **relative Indikation** besteht bei unklaren Synkopen mit asymptomatischer Asystolie bei Karotissinusmassage. **Nicht indiziert** ist ein Schrittmacher bei asymptomatischen Patienten.

vasodepressorische Typ des Karotissinussyndroms mit fehlender Bradykardie sind **keine** Schrittmacherindikationen.

7.4.5 Bradyarrhythmie bei Vorhofflimmern

▶ Synonym

▶ Definition

7.4.5 Bradyarrhythmie bei Vorhofflimmern

▶ **Synonym:** absolute Bradyarrhythmie

▶ **Definition:** Permanentes Vorhofflimmern mit Kammerfrequenzen < 60 Schläge/min. Bei vielen Patienten bleibt die Herzfrequenz auch bei maximaler Belastung < 90 Schläge/min.

Ätiologie: Bradykardien sind besonders häufig mit **Kardiomyopathie**, **Vitien** oder **KHK** assoziiert.

Ätiologie: Mehr noch als andere Erkrankungen ist die Bradyarrhythmie mit fortgeschrittener **Kardiomyopathie**, **Vitien-** oder **KHK**-assoziiert, welche die Prognose der Patienten bestimmen.

Diagnostik: Vorhofflimmern mit **absolut arrhythmischen RR-Intervallen** (Abb. **A-7.14**).

Diagnostik: Im EKG zeigt sich Vorhofflimmern mit **absolut arrhythmischen RR-Intervallen** und einer mittleren Herzfrequenz < 60 Schläge/min (Abb. **A-7.14**).

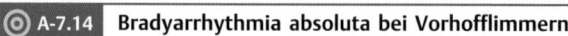

◉ A-7.14   Bradyarrhythmia absoluta bei Vorhofflimmern

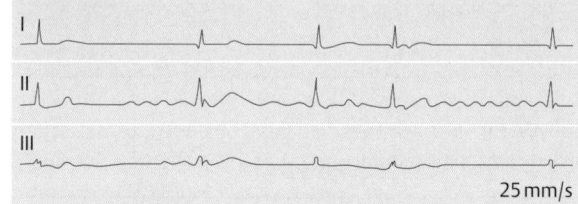

Ruhe-EKG eines 73-jährigen Patienten mit schwerer Herzinsuffizienz. Das EKG zeigt Vorhofflimmerwellen und eine irreguläre Überleitung auf die Kammern. Die Kammerfrequenz ist langsamer als 60 Schläge/min.

25 mm/s

Therapie: Eine HF < 40/min oder lange Pausen sollten nur bei **symptomatischen** Patienten mit einem **Schrittmacher** therapiert werden.

Therapie: Patienten mit langsamer Kammerfrequenz (z. B. < 40/min) oder langen Pausen (z. B. > 3 s tagsüber und > 4 s nachts) und mit **Symptomen** (zerebrale Minderperfusion, Herzinsuffizienz) sollten einen **Schrittmacher** erhalten. Demgegenüber sind asymptomatische Bradyarrhythmien, im Einzelfall auch mit einer Herzfrequenz < 40 Schläge/min, keine Schrittmacherindikation.

7.5 Therapie bradykarder Herzrhythmusstörungen

7.5 Therapie bradykarder Herzrhythmusstörungen

Akute symptomatische Bradykardien werden **medikamentös** oder passager mit einem **externen Schrittmacher** therapiert. Der permanente Schrittmacher soll Asystolien und Bradykardien verhindern, um die Symptome und die Prognose zu verbessern.

Die Behandlung akuter symptomatischer Bradykardien erfolgt entweder **medikamentös** (z. B. mit Atropin bei Sinusbradykardien, mit Orciprenalin bei AV-Blockierungen, s. S. 106) oder durch Versorgung mit einer passageren transvenösen Schrittmachersonde bzw. transdermalen Plattenelektroden, die an einen externen **Schrittmacher** angeschlossen werden. Bei Indikation zur Langzeitbehandlung erfolgt die Implantation eines Schrittmachers. Ziele der permanenten Schrittmachertherapie sind, Asystolien zu verhindern und die bradykarde Herzfrequenz anzuheben, um die damit verbundenen Beschwerden wie Schwindel, Synkope, Leistungseinschränkung zu beseitigen und die Prognose des Patienten zu verbessern.

7.5.1 Herzschrittmacher

7.5.1 Herzschrittmacher

Der Herzschrittmacher ist die effektivste Therapie bradykarder HRST. Er besteht aus Schaltkreisen und Batterie in einem Metallgehäuse mit Konnektor. An diesem werden zur Verbindung von Herz und Schrittmacheraggregat Elektroden befestigt (Abb. **A-7.15a**).
Demand-Schrittmacher geben nur bei Bradykardie Impulse ab (Abb. **A-7.15b**).

Die Implantation eines Herzschrittmachers ist die effektivste permanente Behandlung bradykarder Herzrhythmusstörungen. Ein Herzschrittmacher besteht aus elektrischen Schaltkreisen und einer Batterie, beide Komponenten sind von einem Metallgehäuse umgeben. Ferner besitzt der Schrittmacher einen Konnektor, in den der oder die Stecker der Schrittmachersonden fixiert werden. Schrittmacherelektroden bestehen aus Stecker, Kabel und Elektrodenkopf und verbinden das Herz mit dem Schrittmacheraggregat (Abb. **A-7.15a**).

⊙ A-7.15 | Herzschrittmacher

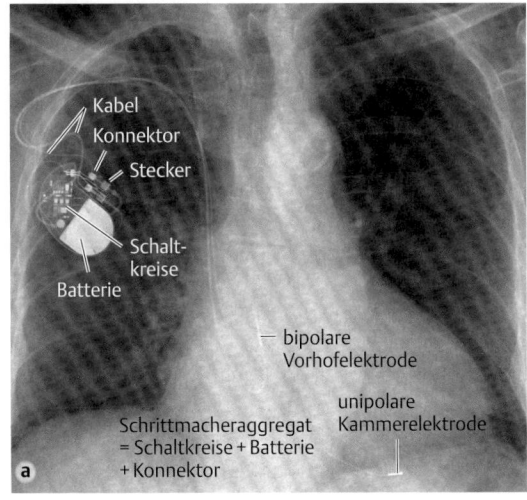

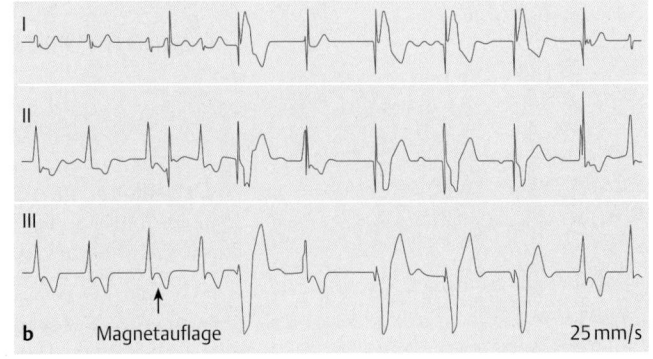

b   Magnetauflage   25 mm/s

a Bezeichnung der einzelnen Schrittmacherkomponenten.
b VVI-Demand-Schrittmacher: Die Schrittmacherfrequenz ist auf 60 Schläge/min eingestellt. Die Herzfrequenz ist schneller als die Schrittmacherfrequenz, sodass der Schrittmacher keine Impulse abgibt. Die Auflage eines Magneten schaltet die Demandfunktion aus; der Schrittmacher stimuliert unabhängig von der intrinsischen Herzfrequenz mit seiner Stimulationsfrequenz.

Heutige Herzschrittmacher sind **Demand-Systeme**, d. h. sie detektieren die intrakardialen Signale und geben nur elektrische Impulse an das Herz ab, wenn die Herzaktionen langsamer als die Schrittmacherfrequenz sind.

Die Auflage eines **Magneten** auf den Schrittmacher hebt die Demandfunktion auf; der Schrittmacher stimuliert mit starrer Frequenz (Abb. **A-7.15b**). Mit einem **Programmiergerät** lässt sich die aktuelle Einstellung abfragen und die Funktionen heutiger Schrittmacher verändern. Dies erleichtert Überprüfung und Umprogrammierung der Schrittmacher bei den Nachuntersuchungen. Ein implantierter Schrittmacher ist nur so gut wie die individuell vorgenommene Programmierung; die alleinige Überprüfung der Schrittmacherbatterie ist bei heutigen Schrittmachern eine unangemessene Nachsorge.

Herzschrittmacher werden üblicherweise rechts- oder linksspektoral in eine Tasche zwischen Muskelfaszie und M. pectoralis (= subfaszial) implantiert; die Schrittmachersonde verläuft über die V. cephalica bzw. V. subclavia zum rechten Herzen.

Die Patienten haben zum Zeitpunkt der Implantation ein mittleres Alter von 72–76 Jahren, bei gleicher Geschlechtsverteilung. Nur 19 % sind bei Erstimplantation jünger als 65 Jahre. Im Durchschnitt überleben die Patienten noch 7–10 Jahre und erreichen eine weitgehend normale Lebenserwartung. Die zur Implantation führenden Rhythmusstörungen sind in 37 % höhergradige AV-Blockierungen, in 28 % ein Sinusknotensyndrom, in 12 % ein Bradykardie-Tachykardie-Syndrom und in 23 % Bradyarrhythmie bei Vorhofflimmern.

Schrittmachercode

Ein **Buchstabencode**, der **5 Positionen** umfasst, beschreibt die möglichen Arbeitsweisen (= Modus) eines Schrittmachers (Tab. **A-7.3**).

Die **1.** Position gibt den Ort der **Stimulation** an, die **2.** Position den Ort der **Detektion**, die **3.** Position die **Schrittmacherantwort** auf ein detektiertes Signal, die **4.** Position das Vorliegen von **Frequenzadaptation** und die **5.** Position, ob der Schrittmacher in Vorhof bzw. Kammer **multifokal stimuliert** (d. h. meistens biventrikulärer Schrittmacher = CRT = kardiale Resynchronisationstherapie). Die Angabe der 4. und 5. Position ist fakultativ.

Nach diesem Buchstabencode werden ventrikuläre und atriale Einkammerschrittmacher als **VVI-** bzw. **AAI-Schrittmacher** bezeichnet. Ein **DDD-Schrittmacher** ist ein Zweikammerschrittmacher. Frequenzadaptive Schrittmacher haben ein „R" in der 4. Position.

Ein **Magnet** hebt die Demandfunktion auf; der Schrittmacher stimuliert dann starrfrequent.
Die Funktionen des Schrittmachers lassen sich mittels **Programmiergerät** abfragen und neu einstellen.

Der Schrittmacher liegt rechts- oder linkspektoral, die Sonde läuft in der V. cephalica oder V. subclavia zum rechten Herzen.

Die Patienten sind im Mittel 72–76 Jahre alt. Sie haben eine weitgehend normale Lebenserwartung.
Die häufigsten SM-Indikationen sind AV-Blockierungen, SKS, Bradykardie-Tachykardie-Syndrom und Bradykardie bei Vorhofflimmern.

Schrittmachercode

Ein **Buchstabencode** beschreibt die Arbeitsweise eines Schrittmachers (Tab. **A-7.3**) mit 5 **Position:**
1 Ort der Stimulation
2 Ort der Detektion
3 Schrittmacherantwort auf ein detektiertes Signal
4 Frequenzadaptation
5 multifokale Stimulation.

Man unterscheidet ventrikuläre **(VVI)**, atriale **(AAI)** und Zweikammer-Schrittmacher (DDD). Frequenzadaptive Schrittmacher haben ein „R" in der 4. Position.

☰ A-7.3 Schrittmachercode

1. Position	2. Position	3. Position	4. Position	5. Position
Stimulation	Detektion	Betriebsart	Frequenz-adaptation	multifokale Stimulation
A = Atrium	A = Atrium	I = Inhibition	R = Rate modulation	A = Atrium
V = Ventrikel	V = Ventrikel	T = Triggerung	0 = keine Funktion	V = Ventrikel
D = A + V	D = A + V	D = I + T		D = A + V
0 = keine Funktion	0 = keine Funktion	0 = keine Funktion		0 = keine Funktion

Einkammerschrittmacher

Beim **VVI-System** sind Signaldetektion und Stimulation im **rechten Ventrikel** lokalisiert (Abb. **A-7.16**, Abb. **A-7.17**).

Einkammerschrittmacher

VVI-Systeme sind nur an **eine** Elektrode angeschlossen. Bei VVI-Schrittmachern ist die Sonde in der Spitze des rechten Ventrikels verankert (Abb. **A-7.16**). Der VVI-Schrittmacher detektiert intrakardiale Ventrikelsignale und stimuliert die **rechte Herzkammer** (Abb. **A-7.17**).

◎ A-7.16 Röntgen-Thorax VVI-Schrittmacher

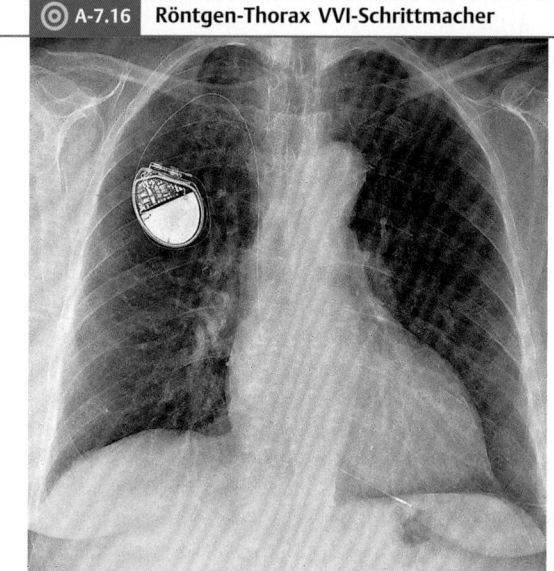

Das Schrittmacheraggregat projiziert sich auf das rechte Lungenoberfeld. Der Schrittmacher besteht aus einer Batterie und elektrischen Schaltkreisen. Mittels eines Kontaktes ist er mit der Elektrode verbunden. Die Elektrode wurde über die Vena subclavia zum rechten Ventrikel vorgeführt. Die Spitze der Elektrode ist am Boden bzw. in der Spitze des rechten Ventrikels verankert.

◎ A-7.17 EKG VVI-Schrittmacher

I aVR V_1 V_4

II aVL V_2 V_5

III aVF V_3 V_6

25 mm/s

Durchgehende Kammerstimulation eines VVI-Schrittmachers. Die Schrittmacherausschläge treten regelmäßig auf. Den Spikes folgt ein linksschenkelblockartig verbreiterter Kammerkomplex mit überdrehtem Linkstyp.

Zweikammerschrittmacher

DDD-Schrittmacher sind an **zwei** Elektroden angeschlossen, von denen sich eine in der rechten Herzkammer und die andere im rechten Vorhof befindet (Abb. **A-7.18a**). DDD-Schrittmacher detektieren und stimulieren sowohl im **Vorhof** als auch in der **Kammer**. Dadurch können die Schrittmacher die Kammer AV-sequenziell mit der detektierten Sinusknotenfrequenz stimulieren (Abb. **A-7.18b**). Die Kammerfrequenz von DDD-Schrittmachern ist somit variabel und liegt zwischen einer festgelegten unteren und oberen Frequenzgrenze. Höhere Kammerfrequenzen bei körperlichen und psychischen Anstrengungen erhöhen die Belastbarkeit und das Wohlbefinden der Patienten, da der Frequenzanstieg der wesentliche Parameter der belastungsinduzierten HZV-Steigerung ist.

Zweikammerschrittmacher

DDD-Systeme detektieren und stimulieren mit **zwei** Elektroden sowohl im rechten **Vorhof** als auch in der rechten **Kammer**. So kann die Kammerstimulation auf die Sinusknotenfrequenz abgestimmt werden. Belastbarkeit und Wohlbefinden werden verbessert (Abb. **A-7.18**).

⊙ **A-7.18** | **Röntgen-Thorax bei DDD-Schrittmacher**

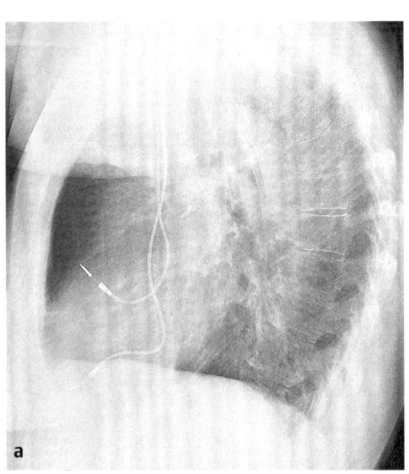
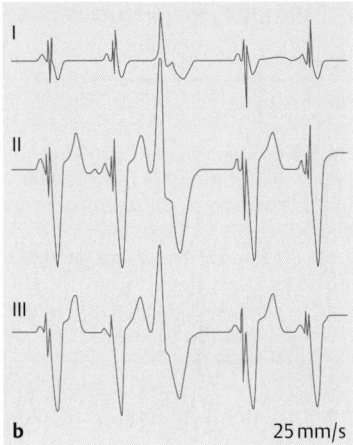

a

b   25 mm/s

a Röntgen-Thorax (seitliche Aufnahme, p. a. s. Abb. 7-15): Im Unterschied zum Einkammerschrittmacher ist der Zweikammerschrittmacher an zwei Elektroden angeschlossen. Eine Elektrode ist am Becken bzw. in der Spitze des rechten Ventrikels, die andere Elektrode im rechten Vorhof platziert.

b EKG: Sinusrhythmus mit regelmäßigen PP-Intervallen. Der Schrittmacher detektiert die Sinusknotenaktion im Vorhof und stimuliert nach einer AV-Zeitverzögerung mit dieser Frequenz die Kammer.

Frequenzadaptive Schrittmacher

Frequenzadaptive Schrittmacher (VVIR, DDDR) haben die gleichen Grundfunktionen wie VVI- und DDD-Schrittmacher. Zusätzlich enthalten sie einen Sensor, der **biologische Signale** wie Körperaktivität aufnimmt und in elektrische Signale umwandelt. Körperliche Anstrengungen erhöhen die biologischen und dadurch die elektrischen Signale. Damit heben frequenzadaptive Schrittmacher unabhängig von der Sinusknotenfrequenz die Stimulationsfrequenz an.

Frequenzadaptive Schrittmacher

Frequenzadaptive Schrittmacher (VVIR, DDDR) wandeln **biologische Signale** in elektrische Signale um und heben bei körperlicher Aktivität die Stimulationsfrequenz unabhängig vom Sinusknoten.

Schrittmacherfehlfunktionen

Anhaltspunkte für eine Fehlfunktion ergeben sich aus der Anamnese (Palpitationen, Schwindel, Synkope, Dyspnoe), dem Ruhe-EKG oder bei intermittierenden Störungen aus dem Langzeit- oder Belastungs-EKG. Schwerwiegende Fehlfunktionen z. B. aufgrund von Sondendislokation/-bruch sind die fehlende oder ineffektive Schrittmacherstimulation, inadäquate Detektion, das Schrittmachersyndrom und lokale Beschwerden.

Schrittmacherfehlfunktionen

Anamnese und EKG geben Aufschluss über Fehlfunktionen (z. B. fehlende Stimulation, inadäquate Detektion, Schrittmachersyndrom).

▶ **Merke:** Das beim VVI-Schrittmacher häufig auftretende Schrittmachersyndrom kommt beim DDD-Schrittmacher, den heute über 60 % der Patienten erhalten, nur noch selten vor.

◀ **Merke**

7.5.2 Passagere Stimulation

Die passagere Stimulation soll bei **akut bedrohlichen Bradykardien** rasch die Herzfrequenz wieder anheben (z. B. akuter Herzinfarkt). Im Weiteren ist abzuklären, ob nach Behandlung einer Grunderkrankung oder durch Absetzen von Medikamenten die passagere Stimulation noch notwendig ist oder die Indikation zur permanenten Schrittmacherversorgung besteht.

7.5.2 Passagere Stimulation

Die passagere Stimulation stellt bei **lebensbedrohlichen Bradykardien** eine ausreichende Herzfrequenz her.

Transvenöse Stimulation

Über einen venös eingeführten **Elektrodenkatheter** stimuliert ein externer Schrittmacher das Myokard des rechten Ventrikels. Es besteht die Gefahr der Elektrodendislokation, Myokardperforation und Infektion.

Transdermale Stimulation

Im **Notfall** kann für kurze Zeit der Strom über zwei Elektrodenplatten auf der Herzspitze und Thoraxhinterwand zum Herzen geleitet werden.

▶ **Klinischer Fall**

7.5.3 Medikamentöse Therapie

Akute Bradykardien können mit **Parasympatholytika** und **Sympathomimetika** behandelt werden. Eine medikamentöse Langzeittherapie ist nicht angezeigt.

Parasympatholytika (Atropin, Ipratropiumbromid)

Für die **Akuttherapie** eignen sich 0,5–1,0 mg **Atropin** i. v. oder **Ipratropiumbromid** i. v.

▶ **Merke**

Sympathomimetika (Adrenalin, Isoprenalin, Orciprenalin)

Sympathomimetika beschleunigen die Sinusknotenautomatie und die Ventrikelautomatie.
Im **Notfall** werden sie stark verdünnt (1 : 1000) gegeben (z. B. < 1 mg Adrenalin initial bei Reanimation).

Transvenöse Stimulation

Die transvenöse endokardiale Stimulation erfolgt über einen **Elektrodenkatheter**, der über die V. basilaris, V. jugularis, V. subclavia oder V. femoralis eingeführt und in der rechten Herzkammer platziert wird. Ein extern angeschlossener Schrittmacher stimuliert darüber das Myokard. Da die Elektroden im Vergleich zu permanent implantierbaren Elektroden keine Ankerhilfen besitzen und steifer sind, können sie leichter dislozieren und in seltenen Fällen auch das Myokard perforieren. Zur Vermeidung von Infektionen sollten passagere Elektroden so kurz wie möglich im Patienten verbleiben.

Transdermale Stimulation

Für **Notfallsituationen** eignet sich die transdermale Stimulation wegen ihrer einfachen, raschen Handhabung. Auf Herzspitze und Thoraxhinterwand werden zwei großflächige Elektrodenplatten geklebt, über die ein Stimulationsgerät den Stimulationsstrom zum Herzen leitet. Wegen der häufig gleichzeitigen schmerzhaften Mitstimulation der Thoraxmuskulatur ist eine längere transdermale Stimulation oft nicht möglich.

▶ **Klinischer Fall:** Ein 65-jähriger Patient mit bekannter Aortenstenose wird wegen rezidivierender Synkopen in der Notaufnahme aufgenommen. Diagnose: AV-Block III. Grades. Der Patient krampft infolge der Bradykardie, noch bevor er auf der Intensivstation mit einem transvenösen Schrittmacher versorgt wird. Notfallmäßiges Anlegen externer Elektrodenplatten für die transdermale Stimulation. Sobald die transdermale Stimulation einsetzt, kommt der Patient wieder zu Bewusstsein. Die Therapie erzeugt jedoch starke Thoraxschmerzen. Wird die Stimulation beendet, zeigt sich im EKG eine Asystolie, einhergehend mit einem Bewusstseinsverlust des Patienten. Nach Platzierung eines transvenösen Schrittmachers wird die transdermale Stimulation beendet. Am folgenden Tag Implantation eines permanenten Zweikammerschrittmachers.

7.5.3 Medikamentöse Therapie

Akut aufgetretene Bradykardien lassen sich auch medikamentös behandeln. Hierfür eignen sich **Parasympatholytika** und **Sympathomimetika**. Durch i. v. Gabe lassen sich in Notfällen Bradykardien rasch beheben. Eine medikamentöse Langzeittherapie ist grundsätzlich nicht angezeigt, bei gegebener Indikation sollte deshalb ein permanenter Schrittmacher implantiert werden.

Parasympatholytika (Atropin, Ipratropiumbromid)

Die Frequenzsteigerung der Parasympatholytika beruht auf der Hemmung des Parasympathikotonus. In der **Akuttherapie** sind 0,5 bis 1,0 mg **Atropin** i. v. zu geben. Die Wirkung tritt nach ca. 30 Sekunden ein und hält ca. 1 Stunde an. **Ipratropiumbromid** führt bei gleicher Dosis zu einer größeren und deutlich länger anhaltenden Frequenzsteigerung (ca. 6 Stunden).

▶ **Merke:** Da nur Sinusknoten, Vorhof und AV-Knoten parasympathisch innerviert sind, wirken die Parasympatholytika bei sinuatrialen Reizbildungs- und Reizleitungsstörungen (z. B. vasovagale Reaktionen, akuter Myokardinfarkt), aber nicht bei höhergradigen AV-Blockierungen.

Sympathomimetika (Adrenalin, Isoprenalin, Orciprenalin)

Sympathomimetika beschleunigen die Automatie des Sinusknotens und – im Unterschied zu den Parasympatholytika – auch die ventrikuläre heterotope Automatie. Nebenwirkungen ergeben sich aus der allgemeinen Sympathikusaktivierung (arrhythmogene Effekte, Blutdruckanstieg). In der **Notfalltherapie** werden die Medikamente in stark verdünnter Lösung (1 : 1000) appliziert, z. B. ist bei der Reanimation initial < 1 mg Adrenalin zu geben. Darüber hinaus hat insbesondere Adrenalin hämodynamische Begleiteffekte, die die Reanimation beim akuten Herz-Kreislauf-Stillstand günstig beeinflussen.

Cave!

- Bei unspezifischen Symptomen auch an bradykarde Herzrhythmusstörungen denken.
- Im Notfall Palpation des Pulses nicht vergessen.
- EKG-Fehlinterpretationen, keine Differenzierung des Befundes „Bradykardie"; insbesondere der AV-Block III. Grades wird als belanglose, nicht behandlungsbedürftige Bradykardie angesehen.
- Bei Sinusbradykardie bzw. „Pausen" im EKG ist eine Schrittmacherindikation häufig nur bei klinischen Beschwerden gegeben.

≡ A-7.4   Notfall bei Bradykardien

Symptome
Schwindel, Müdigkeit, Leistungsschwäche, Dyspnoe, Synkope, Herz-Kreislauf-Stillstand

Pathophysiologie
unzureichende bis fehlende zerebrale Durchblutung infolge verringertem/fehlendem Herzzeitvolumen

Ursachen
- kardiale Grunderkrankungen
  (z. B. akuter Herzinfarkt, Aortenstenose)
- medikamenteninduziert
  (z. B. β-Blocker, Ca^{2+}-Antagonisten vom Verapamiltyp)
- nach (herz)chirurgischen Eingriffen
- Erstereignis bei „herzgesunden" Patienten

Diagnostik
Puls palpieren, Monitor-EKG (z. B. portabler Defibrillator), Oberflächen-EKG, Langzeit-EKG

Therapie
Ziel: Wiederherstellung einer ausreichenden Herzfrequenz für die zerebrale Durchblutung
- bei Herz-Kreislauf-Stillstand: Herzdruckmassage, Suprareningabe
- **medikamentös:** bei atrialen Bradykardien Atropin 0,5 bis 1,0 mg indiziert bei passageren Bradykardien bzw. Überbrückung bis zur elektrischen Therapie; bei AV-Blockierungen Orciprenalin (Alupent) in 0,1-mg-Fraktionen bis zur elektrischen Therapie
- **elektrisch:** Elektrostimulation mittels transvenöser Katheterstimulation indiziert bei anhaltenden Bradykardien; zur Überbrückung transdermale Elektrostimulation
- jede behandlungsbedürftige Bradykardie ist im Krankenhaus weiter abzuklären
- **permanente Schrittmacherstimulation:** grundsätzlich indiziert bei allen höhergradigen AV-Blockierungen und bei symptomatischen atrialen Bradykardien

---

7.6 Supraventrikuläre Arrhythmien

7.6.1 Supraventrikuläre Extrasystolen (SVES)

7.6 Supraventrikuläre Arrhythmien
7.6.1 Supraventrikuläre Extrasystolen (SVES)

▶ **Synonym:** Atriale Extrasystole = AES

◀ Synonym

▶ **Definition:** Vorzeitig einfallende Erregung der Vorhöfe. Extrasystolen von verschiedenen Zentren werden als **polytop**, von einem Zentrum ausgehend als **monotop** bezeichnet.

◀ Definition

Häufigkeit und Ätiologie: Obwohl SVES auch bei Herzgesunden vorkommen, sind sie meist mit strukturellen Herzerkrankungen (koronare Herzkrankheit, Mitralklappenstenose, hypertensive Herzerkrankung) assoziiert und nehmen an Häufigkeit mit dem Alter zu. Häufige Ursachen sind Infektionen, Entzündungen, Myokardischämien, Bluthochdruck sowie akut der Genuss von Nikotin, Alkohol, Koffein oder anderen Stimulanzien.

Häufigkeit und Ätiologie: SVES sind oft mit strukturellen Herzerkrankungen assoziiert. Häufige Ursachen sind Infektionen, Entzündungen, Ischämien, Bluthochdruck oder Stimulanzien.

Pathogenese: Die Ursache der Extrasystolie ist eine **heterotope Störung** der **Reizbildung oder** der **Erregungsausbreitung**. Zu unterscheiden sind die **Extrasystolie**, die in einem konstanten zeitlichen Abstand zur vorangehenden Erregung des Herzens auftritt, und die **Parasystolie**, die einen unabhängig vom Sinusrhythmus einfallenden, **ektopen** Rhythmus darstellt.

Pathogenese: Ursächlich ist eine **heterotope Störung** der **Erregungsbildung oder -ausbreitung**. Man unterscheidet **Extrasystolien** (abhängig vom SR) und **Parasystolien** (unabhängig vom SR).

Klinik: Patienten mit SVES können entweder frei von Symptomen sein oder ein Gefühl des aussetzenden Herzschlages verspüren (**Palpitationen**).

Klinik: SVES sind asymptomatisch oder rufen **Palpitationen** hervor.

Diagnostik: SVES zeigen sich zuverlässig im EKG. Zu beachten sind die **Beziehung** zum **Grundrhythmus** und die **P-Wellen-Morphologie**.
Eine SVES kann innerhalb der vorangehenden T-Welle (**P- auf T-Phänomen**), als Schenkelblock oder bei fehlender AV-Überleitung als singuläre P-Welle in Erscheinung treten.

Diagnostik: Die Diagnose einer supraventrikulären Extrasystolie lässt sich in der Regel zuverlässig aus dem Standard-12-Kanal-EKG stellen. Eine **Unterscheidung** der Extrasystolie ist anhand der zeitlichen **Beziehung** zum **Grundrhythmus** und der **P-Wellen-Morphologie** möglich:

- Fällt die SVES früh nach der Sinuserregung ein, kann sie innerhalb der vorhergehenden T-Welle auftreten, deren Morphologie verändert wird (**P- auf T-Phänomen**).
- Sind AV-Knoten-Anteile noch refraktär, kann die atriale Extrasystole auch schenkelblockartig über den AV-Knoten geleitet werden (z. B. Rechtsschenkelblock).
- Ist der AV-Knoten noch total refraktär, wird die SVES gar nicht übergeleitet und es sind nur singuläre P-Wellen nachzuweisen.

Je nach Ursprungsort der SVES ändert sich der Vektor der P-Welle, wodurch die Lokalisationsdiagnostik im Oberflächen-EKG gelingt.

Der Ursprungsort wird anhand der Veränderungen des P-Wellen-Vektors lokalisiert. SVES können supraventrikuläre Tachykardien und ventrikuläre Tachyarrhythmien auslösen.

Supraventrikuläre Extrasystolen können anhaltende supraventrikuläre Tachykardien und in seltenen Fällen auch ventrikuläre Tachyarrhythmien auslösen.

Therapie: SVES werden nur bei ausgeprägten Symptomen mit **β-Rezeptoren-Blocker** oder **Klasse-Ic-Antiarrhythmika** (s. S. 126) therapiert. Primär sollte kausal behandelt werden.

Therapie: Meist bedürfen supraventrikuläre Extrasystolen keiner Therapie. Bei ausgeprägter klinischer Symptomatik (Herzstolpern, -rasen) kann die medikamentöse Therapie mit einem **β-Rezeptoren-Blocker** oder bei Herzgesunden mit einem **Klasse-Ic-Antiarrhythmikum** (s. S. 126) versucht werden. Primär gilt es, eine eventuell vorherrschende kardiale Grunderkrankung zu therapieren bzw. eventuell die Extrasystolie auslösende Faktoren (Alkohol, Nikotin etc.) auszuschalten.

7.6.2 Vorhoftachykardien

▶ **Definition**

> ▶ **Definition:** Die Vorhoftachykardie entsteht ausschließlich im Vorhofmyokard und wird unabhängig von Reizleitungssystem oder Ventrikelmyokard aufrechterhalten. Zu unterscheiden sind die gewöhnliche **unifokale** Vorhoftachykardie (syn. ektope atriale Tachykardie = EAT) mit einem **singulären** atrialen Entstehungsort, sogenannte **multifokale** oder **chaotische** Vorhoftachykardie mit **multiplen** Entstehungsorten und Kreiserregungstachykardien (z. B. Vorhofflattern, Tab. **A-7.5**).

▶ **Merke**

> ▶ **Merke:** Werden die physiologischen antegraden Leitungsverhältnisse im **AV-Knoten** mittels **Karotissinusdruck-Manöver** oder i. v. Bolusgabe von **Adenosin** passager **verlangsamt** und/oder vollständig **blockiert**, kann die Vorhoftachykardie von Leitungsbahn- oder AV-Knoten-Reentry-Tachykardie unterschieden werden (s. S. 129).

7.6.3 Vorhofflattern

▶ **Definition**

> ▶ **Definition:** Das Vorhofflattern ist durch eine Vorhoffrequenz von 250–350/min gekennzeichnet. Unterschieden werden das gewöhnliche (klassische, Typ I, Abb. **A-7.19a**) und das seltener auftretende ungewöhnliche (Typ II, Abb. **A-7.19b**) Vorhofflattern.

Häufigkeit und Ätiologie: Ursachen des paroxysmalen Vorhofflatterns sind Stress, Alkohol- und Kaffeekonsum, **organische Herzerkrankungen**, seltener Thyreotoxikose, Lungenembolie, Thoraxtrauma, Peri-/Myokarditis, kongenitale Herzerkrankungen, Diphtherie oder Digitalisintoxikation.

Häufigkeit und Ätiologie: Paroxysmales Vorhofflattern kann bei Herzgesunden auftreten, begünstigt durch emotionalen Stress und exzessiven Alkohol- oder Kaffeekonsum. Häufig liegt bei chronischem paroxysmalem Vorhofflattern eine **organische Herzerkrankung** vor (z. B. rheumatische Klappenerkrankung [Mitralstenose], KHK, arterielle Hypertonie, Kardiomyopathie). Seltenere Ursachen sind Thyreotoxikose, pulmonale Embolie, Thoraxtrauma, Perikarditis, Myokarditis, kongenitale Herzerkrankung und Diphtherie. In seltenen Fällen liegt dem Vorhofflattern eine Digitalisintoxikation zugrunde.

A-7.5 Vorhoftachykardien

	fokale Tachykardien	Reentry-Tachykardien
Ätiologie	▪ bei ⅓ der Patienten keine strukturelle Herzerkrankung ▪ häufigste Ursachen: Myokardinfarkt, chronische Lungenerkrankung, akuter Alkoholkonsum, metabolische Veränderungen, Digitalisintoxikation bei Patienten mit fortgeschrittener organischer Herzerkrankung	häufig bei struktureller Herzerkrankung, bei Patienten mit vorangegangener Herzoperation und resultierenden Narbenarealen (z. B. Atriotomienarbe etc.), Hybridtherapie von Vorhofflimmer-Patienten mit Klasse Ic oder III Antiarrhythmika
Pathogenese	meist verstärkte Automatie, selten kreisende Erregungen oder getriggerter Aktivität	Kreiserregungstachykardie (vgl. oben) um zentrale Hindernisse
Klinik	▪ relativ langsame Frequenz von Herzgesunden meist gut toleriert ▪ selten Embolien und plötzlicher Herztod ▪ unaufhörliche Form: (Kinder und Jugendliche) Kardiomyopathie	in Abhängigkeit zur AV-Knoten-Überleitungseigenschaft: ▪ bei 1:1-Überleitung ist kardiale Dekompensation möglich ▪ unaufhörliche Tachykardien können zur Tachymyopathie führen
Diagnostik	**EKG:** veränderte P-Wellen-Morphologie **EPU:** klärt Mechanismus und Ursprungsort vor Katheterablation	**EKG:** veränderte, aber monomorphe P-Wellen-Morphologie, ggf. vagale Manöver zur Verlängerung der AV-Knoten-Überleitung **EPU:** klärt die Kreiserregungsaktivierung und identifiziert das zugrunde liegende Tachykardiesubstrat
Differenzialdiagnose	Sinustachykardie, atrioventrikuläre Tachykardie bei akzessorischer Leitungsbahn mit langsamen Leitungseigenschaften, atypische AV-Knoten-Reentry-Tachykardie	Vorhofflimmern (mit nichtmonomorpher P-Wellen-Morphologie!), fokale Tachykardien
Therapie		
Indikation	schwere Symptomatik	symptomatische Tachykardien und bei Entwicklung von Herzinsuffizienzzeichen (Tachymyopathie)
Akut	bei intolerabel **erhöhter Kammerfrequenz Digitalis** (Digoxin 0,5–1,0 mg i.v. über 5–10 min) oder **Verapamil** (5–10 mg i.v.) **Beendigung** der Tachykardie **Klasse-Ia-** (Ajmalin 1–1,5 mg/kg) oder **Klasse-Ic-Antiarrhythmikum** (z.B. Flecainid 1,0–1,5 mg/kg, Propafenon 1,0–1,5 mg/kg) oder Sotalol (1,5 mg/kg, s.S. 126)	Frequenzkontrolle mit Digitalis (wie fokal) oder Verapamil. Beendigung der Tachykardie mit Klasse IC (z.B. Flecainid 1,0–1,5 mg/kg, Propafenon 1,0–1,5 mg/kg) oder Klasse III
Langzeittherapie	nur dann **medikamentös**, wenn Anfallshäufigkeit und -dauer sowie Symptomatik intolerabel sind **unaufhörliche** Vorhoftachykardie Mittel der ersten Wahl die **Hochfrequenzstromablation** (s.S. 130)	bei rezidivierenden Tachykardien, frühzeitig Katheterablation erwägen

Bei Vorhofflimmern unter antiarrhythmischer Therapie mit Klasse-Ic- oder -III-Antiarrhythmika wird häufig ein Übergang in typisches Vorhofflattern beobachtet.

Vorhofflimmern kann unter Antiarrhythmika (Klasse Ic oder III) in Vorhofflattern übergehen.

Pathogenese: Dem Vorhofflattern liegt eine ausschließlich im Vorhofmyokard kreisende Erregung zugrunde. Die **kritische**, d.h. zur Aufrechterhaltung der Tachykardie notwendige **Zone** ist lokalisiert:

- **Typ I** (Abb. **A-7.19a**): im Bereich des Isthmus zwischen dem inferioren Aspekt der Trikuspidalklappe und der Öffnung der unteren Hohlvene.
- **Typ II** (Abb. **A-7.19b**): im Bereich des linksatrialen Isthmus (zwischen linker unterer Pulmonalvene und dem Mitralklappenanulus).

Pathogenese: Die Erregung kreist ausschließlich im Vorhof. Die kritische Zone liegt im posterioren Isthmus (**Typ I**, Abb. **A-7.19a**) zwischen Trikuspidalklappe und V.cava inf. oder im linksatrialen Isthmus (**Typ II**, Abb. **A-7.19b**) zwischen Mitralklappe und linker unterer Pulmonalvene.

Klinik: Je nach AV-Überleitung (z.B. 2:1 oder 3:1) ist die Kammerfrequenz vom Patienten meist gut zu tolerieren und beeinträchtigt die Hämodynamik nicht. Bei atrialen Zykluslängen > 300 ms kann es jedoch (häufig als Effekt einer antiarrhythmischen Therapie z.B. mit Klasse-I-Antiarrhythmika) zu einer 1:1-AV-Überleitung mit anschließender Dekompensation kommen.

Klinik: 2:1- oder 3:1-AV-Überleitungen sind meist tolerabel. Atriale Zyklen > 300 ms (z.B. unter Klasse-I-Antiarrhythmika) können zur 1:1-Überleitung und Dekompensation führen.

⊚ A-7.19   Vorhofflattern

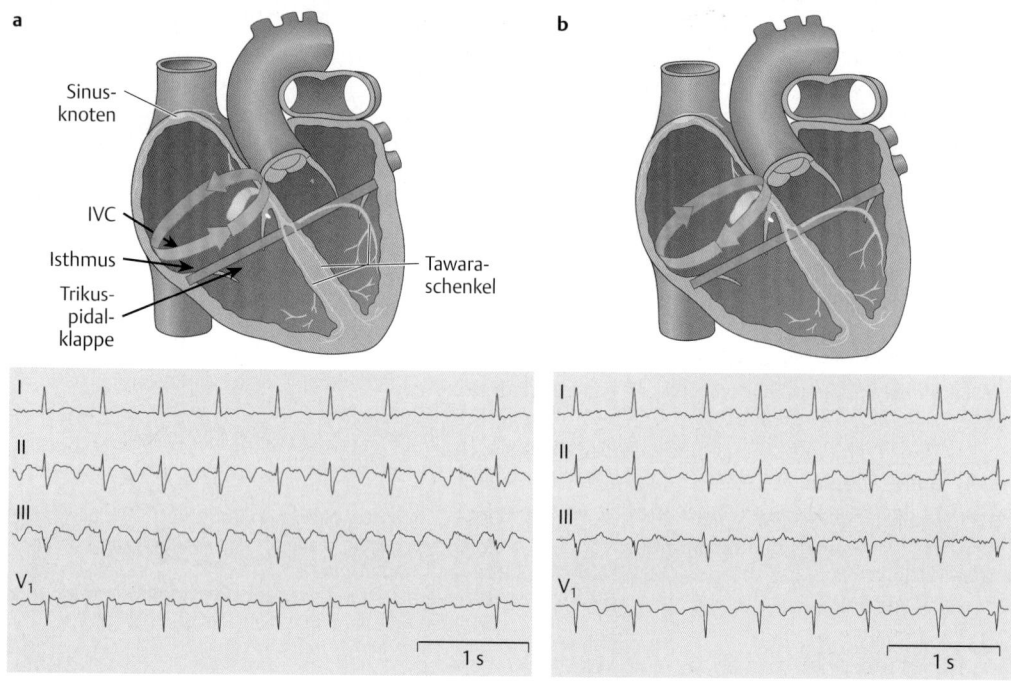

a Typ I: Das kritische Areal liegt zwischen der Mündung der unteren Hohlvene, dem Trikuspidalklappenanulus und dem Koronarvenensinus (posteriorer Isthmus). Üblicherweise nimmt die kreisende Erregung ihren Lauf gegen den Uhrzeigersinn durch den posterioren Isthmus, dann kaudokranial entlang des interatrialen Septums, kraniokaudal entlang der freien rechtsatrialen Wand, Wiedereintritt in den posterioren Isthmus. Im EKG kann das typische Sägezahn-Muster bei höhergradiger AV-Überleitung nachgewiesen werden.
b Typ II: In eher seltenen Fällen kann jedoch die Erregungsausbreitung in exakt umgekehrter Richtung mit entsprechend dem Uhrzeigersinn folgender Aktivierung entlang des posterioren Isthmus verlaufen. Beachte die P-Wellen-Polarität im Vergleich zum Vorhofflattern im Gegenuhrzeigersinn!

Ebenso können Patienten mit eingeschränkter linksventrikulärer Funktion schon bei niedrigeren Kammerfrequenzen dekompensieren.

Diagnostik: Im **EKG** zeigt **Typ I** sägezahnartige P-Wellen. Der QRS-Komplex kann schmal oder schenkelblockartig verändert sein.

Typ II zeigt kein Sägezahnmuster.

In der **EPU** wird die kritische Zone lokalisiert.

Diagnostik: Charakteristika im **12-Kanal-EKG** bei **Typ I:** „Sägezahnartige" P-Wellen mit negativer Polarität in den inferioren Ableitungen (II, III, aVF) und positive P-Wellen in V_1 (s. Abb. **A-7.19**). Der QRS-Komplex ist typischerweise schmal (wie im Sinusrhythmus), kann aber auch schenkelblockartig verändert sein (aufgrund der schnellen AV-Knoten-Überleitung).
Beim **Typ II** fehlt das Sägezahnmuster, eine typische P-Wellen-Polarität kann nicht angegeben werden.
Durch eine invasive **EPU** kann bei beiden Typen die kritische Zone nachgewiesen werden.

Therapie:

Therapie:

▶ Merke

▶ **Merke:** Grundsätzlich muss bei allen Vorhoftachykardien berücksichtigt werden, ob zusätzlich eine **akzessorische atrioventrikuläre Leitungsbahn** vorliegt, die eine schnelle (quasi ungebremste) Impulsausbreitung auf die Kammern erlaubt. In diesem Fall könnte die bevorzugt auf den AV-Knoten gerichtete negativ chronotrope Wirkung eines Antiarrhythmikums die schnelle Überleitung der Vorhoftachykardie über die akzessorische Leitungsbahn auf die Ventrikel begünstigen.

Stark symptomatische Patienten werden elektrisch kardiovertiert. Resultierendes Vorhofflimmern wird belassen oder mit einem zweiten Schock beendet. Durch **Überstimulation** wird das Vorhofflattern

Akuttherapie bei stark symptomatischen Patienten: In Kurznarkose erfolgt mittels externer **Kardioversion** (2–4 J/kg) die Überführung in Sinusrhythmus. Bei resultierendem Vorhofflimmern kann dies, in Abhängigkeit von der Symptomatik, zunächst belassen (häufig spontaner Übergang in Sinusrhythmus) oder mit einem zweiten Schock höherer Energie beendet werden. Die **Überstimulation** (wiederholte Vorhofstimulation mit ca. 70–90 % der Zykluslänge des Vorhofflatterns) mittels invasivem Stimulationskatheter ist ebenfalls geeignet, das Vorhofflattern zu beenden. Bei 30 % der Patienten kommt es sofort zum Sinusrhythmus, bei ca. 60 % zum Vorhofflimmern, das innerhalb von Stunden in den Sinusrhythmus konvertiert.

Akuttherapie bei wenig symptomatischen Patienten: Zur Absenkung der Kammerfrequenz wird zunächst ein i.v.-Bolus Verapamil (5–10 mg) verabreicht, dann permanente Infusion (5 mg/kg/min). Alternativ kann Digitalis gegeben werden, worunter nicht selten Vorhofflattern in Vorhofflimmern übergeht. Zusätzlich können β-Rezeptoren-Blocker verabreicht werden; diese verändern jedoch die Flatterzykluslänge in der Regel nicht. Bei fortbestehendem Vorhofflattern kann zur Konversion in den Sinusrhythmus bei langsamer Überleitung (sonst Gefahr des paradoxen Herzfrequenzanstiegs) Flecainid gegeben werden. Nach der Konversion sollte abhängig von Häufigkeit und Symptomatik des Vorhofflatterns eine Erhaltungsdosis Sotalol, Klasse-Ic-Antiarrhythmika (nur bei Herzgesunden) oder Amiodaron (low dose) gegeben werden. Klasse-Ic-Antiarrhythmika sollten nicht ohne ausreichende Kontrolle der Kammerfrequenz durch Digitalis, Verapamil oder β-Rezeptoren-Blocker eingesetzt werden.

Langzeittherapie: Hierzu werden dieselben **Medikamente** wie zur Aufrechterhaltung des Sinusrhythmus nach erfolgreicher Konversion eingesetzt. Bei nicht ausreichend zu stabilisierendem Sinusrhythmus wird die Kammerfrequenz mit einer Kombination von Digitalis mit β-Rezeptoren-Blockern oder Verapamil kontrolliert. Außerdem wird die kardiale Grunderkrankung behandelt.

Aufgrund der hohen Erfolgsrate (> 95 %) bei der bidirektionalen Blockierung des inferioren Isthmus ist die **Katheterablation** inzwischen die Langzeittherapie der Wahl.

7.6.4 Vorhofflimmern

▶ **Definition:** Unorganisierte Vorhofdepolarisationen ohne effektive Vorhofkontraktion mit unregelmäßiger AV-Überleitung.

Häufigkeit und Ätiologie: Vorhofflimmern ist mit einer Inzidenz von mehr als 5 % die häufigste Herzrhythmusstörung. Ca. 6 % des Vorhofflimmerns tritt bei Herzgesunden auf (idiopathisches Vorhofflimmern) und wird durch verstärkten Nikotin-, Alkohol-, Kaffee- oder Teegenuss oder bei plötzlicher emotionaler Erregung ausgelöst (Holiday-Heart-Syndrome/Lone Atrial Fibrillation). In den meisten Fällen jedoch liegt eine **organische Herzerkrankung** zugrunde. Besonders häufig ist Vorhofflimmern bei Patienten mit Herzinsuffizienz. Es kommt aber auch oft vor bei rheumatischen Herzerkrankungen, KHK, Kardiomyopathien, hypertensiver Herzerkrankung, Hyperthyreoidismus, Perikarditis, Lungenembolie, WPW-Syndrom, Sick-Sinus-Syndrom oder nach Herzoperationen.

Bei Kindern ist Vorhofflimmern sehr selten, und dann häufig mit strukturellen Veränderungen (z.B. Vorhofseptumdefekt, Ebstein-Anomalie, Transposition der großen Arterien oder andere angeborene Herzfehler) verbunden.

Pathogenese: Als Mechanismen des Vorhofflimmerns wurden sowohl unifokale als auch multifokale **ektope atriale Impulsbildungen** innerhalb der Lungenvenen („atriale Trigger") zur Induktion sowie **multiple kreisende Erregungen** („multiple Reentrys") zur Aufrechterhaltung des Vorhofflimmerns nachgewiesen. Vermutlich liegt häufig eine Kombination dieser Mechanismen vor.

Klinik: Vorhofflimmern tritt paroxysmal oder permanent auf. Die Symptome (Herzstolpern, Schwindel, Luftnot) hängen vom Vorhandensein struktureller Herzerkrankungen sowie von der Art der Überleitung und der resultierenden Kammerfrequenz ab. Die Symptomatik reicht von Beschwerdefreiheit bis zur Präsynkope.

beendet. 90 % der Patienten wechseln sofort oder innerhalb von Stunden zum Sinusrhythmus.

Wenig symptomatische Patienten werden medikamentös mit Verapamil kardiovertiert. Alternativ kann Digitalis, zusätzlich können β-Rezeptoren-Blocker und bei langsamer Überleitung Flecainid gegeben werden.

Konvertierte Patienten erhalten Sotalol, Klasse-Ic-Antiarrhythmika (bei Herzgesunden) oder Amiodaron (low dose).

Diese Medikamente eignen sich auch zur **Langzeittherapie**. Zusätzlich kann Digitalis mit β-Rezeptoren-Blockern oder mit Verapamil eingesetzt werden.

Beim Vorhofflattern ist die **Katheterablation** die Langzeittherapie der Wahl.

7.6.4 Vorhofflimmern

◀ Definition

Häufigkeit und Ätiologie: Vorhofflimmern ist die häufigste HRST (Inzidenz 5 %). Es kann bei Herzgesunden vorkommen, meistens liegt jedoch eine **organische Herzerkrankung** zugrunde.

Das seltene kindliche Vorhofflimmern ist i.d.R. mit angeborenen Herzfehlern verbunden.

Pathogenese: Es wurden **ektope atriale Impulsbildungen** in den Lungenvenen und **multiple kreisende Erregungen** nachgewiesen.

Klinik: Das klinische Bild reicht von Beschwerdefreiheit bis zur Präsynkope.

⊙ A-7.20 | **Vorhofflimmern**

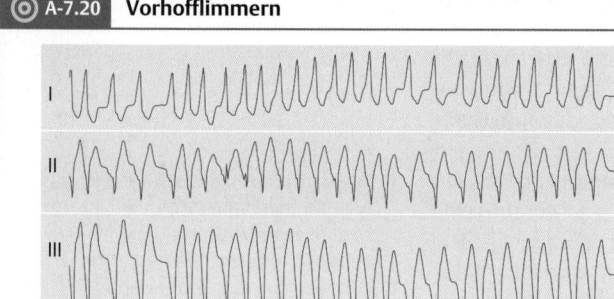

Sehr unregelmäßige Tachykardie mit bizarr verbreitertem QRS-Komplex. Die stark wechselnde Breite des QRS-Komplexes spricht für eine schnelle Überleitung über eine akzessorische atrioventrikuläre Leitungsbahn auf die Kammern bei Vorhofflimmern.

▶ Merke

▶ **Merke:** Das Risiko einer aus dem linken Vorhof generierten **arteriellen Embolie** (Gehirn) ist besonders am Ende des Vorhofflimmerns deutlich erhöht.

Vorhofflimmern erhöht die Schlaganfallwahrscheinlichkeit abhängig von der Grunderkrankung.

Die Wahrscheinlichkeit, einen Schlaganfall zu erleiden, steigt bei idiopathischem Vorhofflimmern gering und bei Vorhofflimmern infolge rheumatischer Erkrankungen auf einen 17-fach höheren Wert an.

Diagnostik: Das Oberflächen-EKG sollte durch ein **Langzeit-EKG** ergänzt werden. Charakteristisch sind fehlende P-Wellen und irreguläre atriale Oszillationen (Abb. **A-7.20**). Meist besteht eine **absolute Arrhythmie** mit Pulsdefizit.

Diagnostik: Die Diagnose des Vorhofflimmerns wird fast immer im **Oberflächen-EKG** gestellt. Um die maximale Kammerfrequenz zu bestimmen sowie intermittierendes Vorhofflimmern zu entdecken, sollte das **Langzeit-EKG** eingesetzt werden. Charakteristisch sind fehlende P-Wellen und irreguläre atriale Oszillationswellen (Abb. **A-7.20**). Die Vorhoffrequenz ist nicht bestimmbar. Der Kammerrhythmus ist typischerweise irregulär **(absolute Arrhythmie)**, das R-R-Intervall ist komplett unregelmäßig, zu palpieren ist ein Pulsdefizit (s. S. 25). Ursächlich hierfür ist die irreguläre und schnelle Leitung über das spezifische Leitungssystem, bei der aberrierende ventrikuläre Leitungen unterschiedlichen Grades auftreten können.

Differenzialdiagnose: Supraventrikuläre Tachykardien zeigen monomorphe P-Wellen. Regelmäßige RR-Intervalle mit Bezug zur Vorhofaktivierung schließen Vorhofflimmern aus.

Differenzialdiagnose: Differenzialdiagnostisch können regelmäßige supraventrikuläre Tachykardien mit wechselnder AV-Überleitung durch das Fehlen einer monomorphen P-Welle (v.a. in Ableitung V_1) ausgeschlossen werden. Regelmäßige (z. B. 2 : 1- oder höhergradige AV-Überleitung) RR-Intervalle als ein Vielfaches der Vorhofaktivierung schließen Vorhofflimmern ebenfalls sicher aus.

Bei V. a. Kammertachykardie ist eine intrakardiale Ableitung indiziert.

Häufig ist bei aufeinanderfolgend aberrierend geleiteten Schlägen die Unterscheidung gegenüber einer Kammertachykardie schwierig. In diesem Fall ist eine intrakardiale EKG-Ableitung zur Klärung der Diagnose indiziert.

▶ Merke

▶ **Merke:** DD Vorhofflimmern versus Vorhofflattern:
Vorhofflimmern (Abb. **A-7.20**):
- keine monomorphe P-Welle erkennbar
- komplette irreguläre RR-Intervalle
Vorhofflattern (Abb. **A-7.19**):
- immer gleiche P-Welle (evtl. „Sägezahn")
- RR-Intervalle sind Vielfaches des PP-Intervalls

Therapie: Die Therapie ist abhängig von Symptomatik und zugrunde liegender Herzerkrankung.

Therapie: Beim erstmaligen Auftreten von Vorhofflimmern steht die Suche nach der Ursache im Vordergrund, die Indikation zur Therapie ergibt sich aus der Symptomatik und der zugrunde liegenden Herzerkrankung.

▶ Merke

▶ **Merke:** Bei allen Patienten mit Vorhofflimmern erfolgt eine Antikoagualtion. Je nach Grunderkrankung werden dabei unterschiedliche INR-Werte angestrebt.

Akuttherapie: Bei akuter Dekompensation ist die elektrische **Kardioversion** Behandlung der Wahl. Zuvor sind kardiale Thromben mittels TEE auszuschließen.

Akuttherapie: Die elektrische **Kardioversion** ist die Behandlung der ersten Wahl bei kardiovaskulärer Dekompensation infolge hoher Kammerfrequenz. Vor diesem Eingriff ist eine transösophageale Echokardiographie zum Ausschluss intrakardialer Thromben zu fordern, da bei positivem Befund ein hohes Embolierisiko besteht. Bei einer akuten Erfolgsrate von 90 % bleibt der Sinusrhythmus jedoch nur bei 30–50 % der Patienten während der nächsten 12 Monate bestehen.

Durch die intravenöse Gabe von Digitalis kann die Kammerfrequenz verlangsamt werden. Diese Wirkung kann durch die Kombination mit β-Rezeptoren-Blockern oder Verapamil verstärkt werden. Kurzdauerndes Vorhofflimmern konvertiert meist durch oral verabreichtes Chinidin in Kombination mit Digitalis oder durch die intravenöse Gabe von Flecainid.

Medikamentös kann mit Digitalis therapiert werden, evtl. in Kombination mit β-Rezeptoren-Blockern, Verapamil oder Chinidin. Auch Flecainid i. v. kommt zum Einsatz.

▶ **Merke:** Bei verbreitertem QRS-Komplex sollten weder Digitalis noch Verapamil gegeben werden, wenn das Vorliegen eines WPW-Syndroms nicht sicher ausgeschlossen ist.

◀ **Merke**

Langzeittherapie: Die medikamentöse Therapie ist ähnlich der des Vorhofflatterns. Man unterscheidet eine **frequenzkontrollierende** Medikation (z. B. Verapamil, Herzglykoside, β-Rezeptoren-Blocker), mit dem Ziel der verlangsamten AV-Überleitung bei fortbestehendem Vorhofflimmern (was eine permanente Antikoagulation notwendig macht) von der **Rezidivprophylaxe** mit Klasse-Ic- oder -III-Antiarrhythmika.

Bei nicht beherrschbarem Vorhofflimmern kann bei älteren Patienten palliativ die **katheterinduzierte Ablation** des AV-Knoten-His-Bündel-Systems mit nachfolgender **Schrittmacherimplantation** erfolgen.

Eine kurative Option bei medikamentös-therapierefraktärem Vorhofflimmern ist die **primäre Katheterablation.** Verschiedene Ablationsstrategien sind im klinischen Einsatz. Sie alle haben zum Ziel, die schnellen zusätzlichen Impulsgeber ("Trigger"), die in der Regel in den Lungenvenen lokalisiert sind, zu eliminieren. Dies wird durch meist linksatriale Katheterablation erreicht. Die Erfolgsrate liegt bei ca. 60–95 %, abhängig von der Dauer des Vorhofflimmerns und den Dimensionen des linken Vorhofes.

Langzeittherapie: Man unterscheidet die **Frequenzkontrolle** (z. B. Verapamil, Herzglykoside, β-Rezeptoren-Blocker) unter Antikoagulation von der **Rezidivprophylaxe** (Klasse-Ic- oder -III-Antiarrhythmika).

Palliativ kann die **Katheterablation** des AV-Knoten-His-Bündel-Systems mit **Schrittmacherimplantation** erfolgen.

Kurativ wird bei therapierefraktärem Vorhofflimmern die **primäre Katheterablation** der Trigger eingesetzt. Diese liegen meist in den Lungenvenen.

7.6.5 AV-Knoten-Reentry-Tachykardien (AVNRT)

7.6.5 AV-Knoten-Reentry-Tachykardien (AVNRT)

▶ **Definition:** Ort des Ursprungs und des Fortbestehens dieser Tachykardie ist der AV-Knoten. Vorhof- und Ventrikelmyokard sind nicht notwendige Bestandteile des Tachykardiekreislaufs. Beginn und Ende der **paroxysmalen** AV-Knoten-Reentry-Tachykardie sind plötzlich (On-Off-Phänomen), die Frequenz liegt typischerweise zwischen 160 und 250/min. Bei **permanenter** AV-Knoten-Reentry-Tachykardie liegt die Frequenz meist zwischen 70 und 130/min. Eine Sonderform stellt die unaufhörliche **junktionale ektope Tachykardie (JET)** dar, die fast ausschließlich im Kindesalter vorkommt.

◀ **Definition**

Häufigkeit und Ätiologie: Die **paroxysmale** Form der AV-Knoten-Reentry-Tachykardie tritt in der Regel bei Patienten ohne organische Herzerkrankung auf, häufig bereits im jugendlichen Alter. Typischerweise sind Frauen zwischen 30 und 50 Jahren betroffen. Die **nichtparoxysmale** AV-Knoten-Reentry-Tachykardie wird nur sehr selten bei herzgesunden Patienten gefunden. Bei ca. 16 % der Patienten stellt die **Digitalisintoxikation** neben **koronaren oder rheumatischen Herzerkrankungen** und **Kardiomyopathien** die häufigste Ursache dar. Eine tachykardieinduzierte Herzinsuffizienz (Tachymyopathie) entsteht bei dieser Form häufig. Die unaufhörliche **JET** kann ebenfalls zu schwerer Tachymyopathie führen.

Häufigkeit und Ätiologie: Die **paroxysmale** AVNRT tritt meist bei herzgesunden Patienten auf, während die **nichtparoxysmale** Form mit organischen Herzerkrankungen assoziiert ist. Häufige Ursachen sind **Digitalisintoxikation, koronare oder rheumatische Herzerkrankungen** und **Kardiomyopathien.** AVNRT und **JET** können zur Tachymyopathie führen.

Pathogenese: Der AV-Knoten-Reentry-Tachykardie liegt eine **kreisende Erregung** im AV-Knoten zugrunde. Dabei ist der AV-Knoten funktionell zweigeteilt in:

- einen **schnell leitenden** Anteil (fast pathway) im Bereich des kompakten AV-Knotens und
- einen oder mehrere **langsam leitende Anteile** (slow pathway) oberhalb des Koronarvenensinusostiums.

Es werden zwei Formen der **paroxysmalen** AVNRT unterschieden:
- **gewöhnliche** Form: langsame antegrade und schnelle retrograde Leitung ("Slow-fast", Abb. **A-7.21a**) und

Pathogenese: Zugrunde liegt eine **kreisende Erregung** im AV-Knoten. Der AV-Knoten ist geteilt in einen **schnell leitenden** (fast pathway) und einen oder mehrere **langsam leitende Anteile** (slow pathway).

Die **paroxysmale** AVNRT wird als **gewöhnliche** Form mit langsamer antegrader und schneller retrograder Leitung (Abb. **A-7.21a**) oder als **ungewöhnliche**

Form (in 1 %) mit umgekehrten Leitungsverhältnissen (Abb. **A-7.21b**) bezeichnet. Der **JET** liegt eine **verstärkte AV-Knoten-Automatie** zugrunde.

Klinik: Abhängig von Dauer und Frequenz kommt es zu Herzrasen, Palpitationen, Nervosität, Angst, selten (Prä-)Synkope oder Schock. Bei organischer Herzerkrankung kann eine akute Herzinsuffizienz auftreten.

Diagnostik: Im EKG zeigen sich bei der **gewöhnlichen** Form die P-Wellen vor, im oder unmittelbar hinter dem QRS-Komplex. In den Ableitungen II, III, aVF sieht man terminale S-Zacken und in V_1 terminale r'- oder R'-Zacken ("Pseudo-R").

Die **ungewöhnliche** AVNRT zeigt P-Wellen weit hinter dem QRS-Komplex (PR < RP-Intervall).

Bei der **permanenten** AVNRT und **JET** findet sich eine AV-Dissoziation. Der Vorhof wird durch den Sinusknoten, die Kammer durch den ektopen Fokus aktiviert.

▶ Merke

Differenzialdiagnose: Vorhoftachykardien mit langem PQ-Intervall und AV-Tachykardien mit akzessorischer Leitungsbahn.

• **ungewöhnliche** Form (bei ca. 1 %): mit umgekehrten Leitungsverhältnissen ("Fast-slow" oder "Slow-slow", Abb. **A-7.21b**).

Der **JET** liegt eine **verstärkte Automatie** im Bereich des AV-Knotens zugrunde, welche auch postoperativ auftreten kann.

Klinik: In Abhängigkeit von Dauer und Frequenz der Tachykardie werden als Symptome Herzrasen, Palpitationen, Nervosität, Angstgefühl, selten (Prä-)Synkope oder Schock gefunden. Bei zusätzlicher organischer Herzerkrankung kann die AV-Knoten-Tachykardie zur akuten Herzinsuffizienz führen. Synkopen können nach spontanen Terminierungen der Tachykardie infolge verzögerter Sinusknotenautomatie auftreten.

Diagnostik: Die Diagnose der AVNRT kann meistens im 12-Kanal-EKG gestellt werden. Bei der **gewöhnlichen** Form der paroxysmalen AVNRT können Vorhof und Kammer praktisch gleichzeitig aktiviert werden. Die P-Welle liegt hierbei unmittelbar vor, im oder unmittelbar nach dem QRS-Komplex. Dies führt in den Ableitungen II, III, aVF zu einer terminalen S-Zacke und in Ableitung V_1 zu einer terminalen r'- oder R'-Zacke ("Pseudo-R").

Im Falle einer **ungewöhnlichen** AV-Knoten-Reentry-Tachykardie zeigt sich die P-Welle mit gleicher Morphologie (negativ in II, III, aVF) aufgrund der retrograden Aktivierung über die langsame Leitungsbahn weit hinter dem QRS-Komplex (PR < RP-Intervall).

Bei der **permanenten** Form der AVNRT sowie der **junktionalen ektopen Tachykardie** ist die retrograde Aktivierung der Vorhöfe sehr selten. In diesen Fällen findet sich eine AV-Dissoziation, d. h. die Vorhofaktivierung erfolgt durch den Sinusknoten mit meist langsamerer Frequenz als die gleichzeitige Kammeraktivierung durch den ektopen junktionalen Fokus.

▶ **Merke:** Der QRS-Komplex ist während der AV-Knoten-Reentry-Tachykardie meist schmal, kann jedoch bei aberrierender ventrikulärer Leitung infolge hoher Kammerfrequenz verbreitert sein (frequenzabhängiger Schenkelblock).

Differenzialdiagnose: Die paroxysmale AVNRT muss gegenüber Vorhoftachykardien mit langem PQ-Intervall sowie atrioventrikulären Tachykardien auf dem Boden einer akzessorischen Leitungsbahn abgegrenzt werden.

⊙ **A-7.21**   **AV-Knoten-Reentry-Tachykardien**

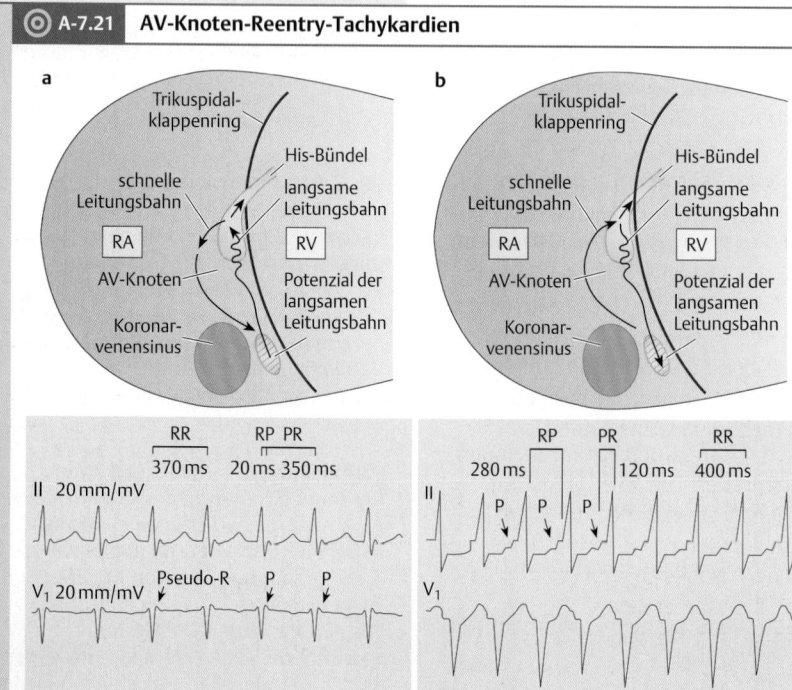

a Schematische Darstellung des Erregungsablaufes bei AV-Knoten-Reentry-Tachykardie vom **gewöhnlichen Typ:** praktisch gleichzeitige Aktivierung der Vorhöfe und Ventrikel (deshalb P-Welle nur "versteckt" innerhalb des QRS-Komplex zu finden als "Pseudo-R" in Ableitung V_1. Da die antegrade Aktivierung über den langsamen AV-Knoten-Anteil läuft zeigt sich ein langes PR-Intervall, die retrograde Aktivierung ist schnell mit kurzem RP-Intervall (PR > RP).

b Im Falle einer **ungewöhnlichen paroxysmalen AV-Knotentachykardie** zeigt sich die P-Welle mit gleicher Polarität (negativ in II, III, aVF) wie bei der gewöhnlichen Form, jedoch aufgrund der retrograden Aktivierung über die langsame Leitungsbahn weit hinter dem QRS-Komplex (PR < RP).

Therapie: Die Indikation zur Therapie ergibt sich aus der Symptomatik (Dauer und Häufigkeit der Tachykardie).
Akuttherapie: Als sehr wirksam hat sich die i. v.-Gabe von **Adenosin** (s. S. 129) erwiesen, das einen passageren AV-Block induziert. Es ist das ideale Medikament bei atrioventrikulärer Reentry-Tachykardie und AV-Knotentachykardie. Eine weitere Option ist die i. v.-Gabe von **Verapamil** (5–10 mg) über 2–5 min unter Berücksichtigung der Kontraindikationen.
Langzeittherapie: Eine palliative medikamentöse Therapie ist nur noch mit großer Zurückhaltung indiziert, weil mit der **Katheterablation** eine kurative Therapie verfügbar ist. Aufgrund der guten Erfolgsaussichten und des niedrigen Risikos sollte die Ablation bereits frühzeitig in Erwägung gezogen werden.
Im Rahmen einer invasiven EPU wird über einen steuerbaren Katheter von endokardial Hochfrequenzstrom appliziert und die langsame AV-Knoten-Leitung so verändert, dass der anhaltende Erregungskreislauf unterbrochen ist. Die Erfolgsrate beträgt ~98 %, das Risiko einer Schrittmacherpflicht infolge kompletter Unterbrechung des AV-Knotens liegt unter 2 %.

Prognose: Die Prognose bei Patienten ohne organische Herzerkrankung ist gut.

7.6.6 Atrioventrikuläre Tachykardien und Präexzitationssyndrome

▶ **Definition:** Ein Präexzitationssyndrom liegt vor, wenn neben dem spezifischen Reizleitungssystem eine elektrische Kopplung von Vorhöfen und Herzkammern durch **akzessorische** (zusätzliche) **Leitungsbahnen (AL)** besteht. Im Vergleich zum AV-Knoten weisen die AL schnellere Leitungseigenschaften und eine längere Refraktärzeit auf.

Trifft eine Vorhofextrasystole auf eine refraktäre AL, wird der Impuls ausschließlich über das spezifische Reizleitungssystem übergeleitet. Erreicht der elektrische Impuls etwas später die nicht mehr refraktäre AL vom Ventrikel aus, ist eine retrograde Impulsüberleitung möglich, wodurch eine **orthodrome AV-Reentry-Tachykardie (AVRT)** induziert wird. Bei der **antidromen AVRT** erfolgt die ventrikuläre Aktivierung ausschließlich antegrad (in atrioventrikuläre Richtung) über die akzessorische Leitungsbahn.

Einteilung:
Beim **Wolff-Parkinson-White-(WPW-)Syndrom**, 1930 erstmals durch Wolff, Parkinson und White beschrieben, verbinden eine oder mehrere Muskelfasern Vorhof und Ventrikel entlang der AV-Klappenringe. Sie verursachen eine zusätzliche antegrade Impulsüberleitung und Ventrikelaktivierung – im 12-Kanal-EKG als **Delta-Welle** erkennbar. Typisch ist außerdem die **paroxysmale Tachykardie**.
Bei den **verborgenen Leitungsbahnen**, die nur retrograd (vom Ventrikel zum Vorhof) leiten, entsteht keine Deltawelle. Diese Form des WPW-Syndroms ist nur in der EPU diagnostizierbar und verursacht nur orthodrome AVRTs.
Das **Lown-Ganong-Levine-Syndrom** ist durch ein kurzes PR-Intervall bei normaler QRS-Konfiguration und **paroxysmale supraventrikuläre Tachykardien** gekennzeichnet.
Selten sind die **Mahaim-Fasern**. Darunter werden nodoventrikuläre, faszikuloventrikuläre und atriofaszikuläre Fasern mit langsamen, dekrementalen (AV-Knoten-ähnlichen) und ausschließlich antegraden Leitungseigenschaften zusammengefasst. Aufgrund dieser Leitungseigenschaften treten bei Mahaim-Fasern ausschließlich **AV-Reentry-Tachykardien** mit **linksschenkelblockartiger** Konfiguration des **QRS-Komplexes** auf. Das His-Purkinje-System mit einem Teil des AV-Knotens wird dabei in retrograder Richtung erregt.
Eine Sonderform der atrioventrikulären Reentry-Tachykardie stellt die **permanente junktionale Reentry-Tachykardie (PJRT)** dar, der eine akzessorische Leitung mit vorwiegend retrograden, langsamen und dekrementalen Leitungseigenschaften zugrunde liegt.

Therapie: Die Indikation ist symptomabhängig.
Akuttherapie: Adenosin i. v. (s. S. 129) induziert einen passageren AV-Block und ist sehr wirksam. Eine weitere Option ist **Verapamil** i. v.

Langzeittherapie: Die kurative **Katheterablation** zeigt gute Erfolge und sollte frühzeitig erwogen werden.

Bei der invasiven EPU wird der Erregungskreislauf durch endokardialen Hochfrequenzstrom unterbrochen. Die Erfolgsrate beträgt ~98 %.

Prognose: Gut bei Patienten ohne organische Herzerkrankung.

7.6.6 Atrioventrikuläre Tachykardien und Präexzitationssyndrome

◀ Definition

Bei **orthodromen AVRT** erfolgt die Impulsleitung retrograd vom Ventrikel über die AL in den Vorhof. Bei **antidromen AVRT** wird die Kammer antegrad über die AL aktiviert.

Einteilung:
Beim **Wolff-Parkinson-White-(WPW-) Syndrom** verursacht eine AV-Verbindung entlang der Klappenringe eine zusätzliche antegrade Ventrikelaktivierung. Typisch sind die **Delta-Welle** im EKG und **paroxysmale Tachykardien**.
Verborgene Leitungsbahnen zeigen keine Deltawelle und sind nur in der EPU diagnostizierbar.
Das **Lown-Ganong-Levine-Syndrom** ist durch ein kurzes PR-Intervall und **paroxysmale supraventrikuläre Tachykardien** gekennzeichnet.
Mahaim-Fasern besitzen langsame, ausschließlich antegrade Leitungseigenschaften. Es treten **AVRT** mit **linksschenkelblockartiger QRS**-Konfiguration auf. Das His-Purkinje-AV-Knoten-System wird retrograd erregt.
Der **permanenten junktionale Reentry-Tachykardie (PJRT)** liegt eine AL zugrunde, die vorwiegend langsam retrograd leitet.

A-7.22   Akzessorische Leitungsbahnen mit und ohne Präexzitation (Deltawelle)

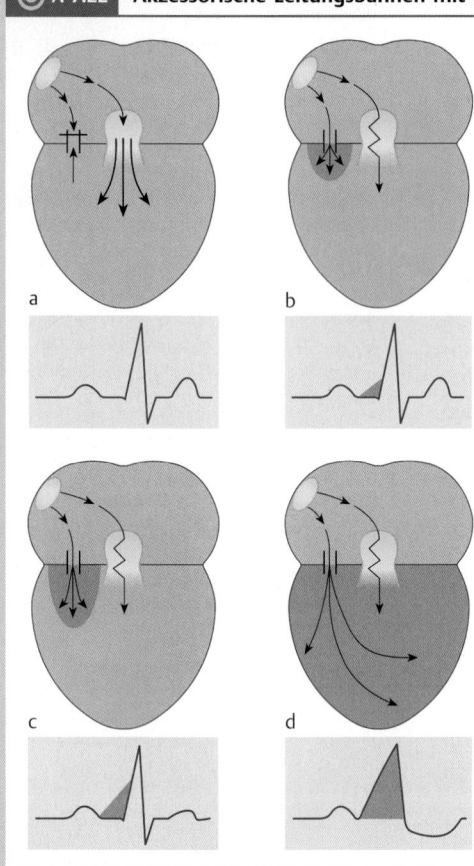

a   Akzessorische Leitungsbahn (AL) mit nur retrograden Leitungseigenschaften.
Der elektrische Impuls vom Sinusknoten wird antegrad nur über den
AV-Knoten übertragen. Im EKG ist nur ein schmaler QRS-Komplex
ohne Delta-Welle nachweisbar.

b   AL mit antegraden Leitungseigenschaften.
Der elektrische Impuls wird sowohl über die AL als auch über den
AV-Knoten auf das Ventrikelmyokard übertragen. Die im EKG
erkennbare Delta-Welle ist Ausdruck des über die AL aktivierten
Ventrikelmyokards.

c   AL mit antegraden Leitungseigenschaften und im Vergleich
langsamere AV-Knoten-Leitung.
In Abhängigkeit der Leitungseigenschaften der beiden Leitungs-
träger (AL und AV-Knoten) verändert sich die Ausprägung der
Deltawelle.

d   Alleinige antegrade Leitung über die AL.
Die P-Welle fusioniert mit dem QRS-Komplex, der maximale
Präexzitation zeigt. Da die Ventrikelaktivierung nicht über das Reiz-
leitungssystem, sondern über die langsamere transmyokardialen
Aktivierung stattfindet, ist der QRS-Komplex verbreitert. Abnormale
ST-Segmente sind häufig nachweisbar. Akzessorische Leitungs-
bahnen mit und ohne Präexzitation (Deltawelle).

Häufigkeit: Das WPW-Syndrom ist die häufigste Ursache **kindlicher Tachykardien**. Eine Häufung in Verbindung mit angeborenen Herzfehlern ist vor allem für Anomalien im Bereich des Trikuspidalklappenapparates bekannt (besonders Ebstein-Anomalie mit u. U. multiplen akzessorischen Leitungsbahnen). Die Häufigkeit paroxysmaler Tachykardien nimmt von ca. 10 % im Alter zwischen 20–40 Jahren auf 36 % bei den mehr als 60-Jährigen zu.

Ätiologie: Aus embryologischer Sicht stellt die akzessorische Leitungsbahn einen rudimentären Anteil des **Atrioventrikularschlauches** im Bereich der später elektrisch isolierten Atrioventrikularklappenringe dar. Als muskuläre Struktur weist sie elektrische Leitungsfähigkeiten auf.

Pathogenese: Leitungseigenschaften der AL: Bis auf den Spezialfall der Mahaim-Faser können praktisch alle akzessorischen Leitungsbahnen elektrische Impulse **retrograd**, d. h. vom Ventrikel zum Vorhof, leiten. Kann eine akzessorische Leitungsbahn retrograd und antegrad leiten, kann im Oberflächen-EKG (abhängig von der Lage der AL) häufig eine Delta-Welle nachgewiesen werden (Abb. **A-7.22b–d**). Bei Leitungsbahnen mit **alleine retrograden** Leitungseigenschaften ist das Oberflächen-EKG während Sinusrhythmus unauffällig (Abb. **A-7.22a**), es kann jedoch zu Tachykardien mit schmalem QRS-Komplex kommen.

▶ **Cave:** Vorhofflimmern stellt häufig ein lebensbedrohliches Risiko für Patienten mit WPW-Syndrom und kurzer antegrader Refraktärzeit der akzessorischen Leitungsbahn dar, da es zu extrem schneller Ventrikelaktivierung über die AL kommen kann, was in Kammerflimmern degenerieren kann.

Klinik: Während einer Tachykardie auf dem Boden einer AL klagen die Patienten über plötzlich einsetzendes Herzrasen. Bei schneller Überleitung, insbesondere bei Vorhofflimmern, können Synkopen auftreten.

Häufigkeit: Das WPW-Syndrom ist die häufigste Ursache **kindlicher Tachykardien**. Bei angeborenen Herzfehlern tritt es gehäuft auf.

Ätiologie: Die AL sind Rudimente des embryologischen **Atrioventrikularschlauches.**

Pathogenese: AL leiten elektrische Impulse i. d. R. **retrograd** und sind im EKG während des Sinusrhythmus meistens unauffällig (Abb. **A-7.22a**). Kann eine akzessorische Leitungsbahn retrograd und antegrad leiten, zeigt das EKG häufig eine Delta-Welle (Abb. **A-7.22b–d**).

▶ Cave

Klinik: Patienten klagen über plötzliches Herzrasen. Bei schneller Überleitung können Synkopen auftreten.

⊙ A-7.23 Vorhofflimmern mit antegrader Überleitung über eine akzessorische Leitungsbahn

⊙ A-7.23

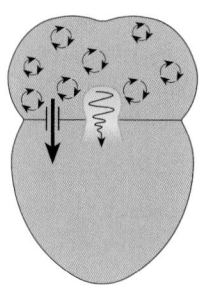

Da eine AL mit antegraden Leitungseigenschaften jeden elektrischen Impuls überträgt, besteht bei Induktion von Vorhofflimmern die Möglichkeit der schnellen Kammeraktivierung mit der Gefahr der Degeneration in Kammerflimmern. Der AV-Knoten leitet im Vergleich viel langsamer, sodass im EKG QRS-Komplexe mit maximaler Präexzitation bei irregulären RR-Intervallen nachweisbar sind (Abb. **A-7.20**).

Diagnostik:

Das **WPW-Syndrom** ist an der **Delta-Welle** zu Beginn des QRS-Komplexes bei kurzem PQ-Intervall im EKG zu erkennen. Die Delta-Welle repräsentiert den Anteil der **Ventrikelaktivierung**, der vorzeitig über die schnellere AL erregt wird. Der QRS-Komplex ist typischerweise verbreitert und stellt einen Fusionsschlag zwischen der Aktivierung des Ventrikels über die akzessorische Leitungsbahn sowie über das physiologische Reizleitungssystem dar. Das Ausmaß der ventrikulären Präexzitation hängt von der Relation der beiden Leitungseigenschaften (AL vs. AV-Knoten) ab. Bei zunehmender Verzögerung im AV-Knoten (hohe Vorhoffrequenz, Extrasystolen) wird ein größerer Anteil der Kammer vorzeitig über die akzessorische Leitungsbahn erregt (Abb. **A-7.23**).

Liegt die AL relativ weit vom Sinusknoten entfernt oder ist die Verzögerung im AV-Knoten sehr gering, können beim WPW-Syndrom auch ein normales PQ-Intervall und ein normal breiter QRS-Komplex vorliegen.

Bei ausschließlich retrograden Leitungseigenschaften der akzessorischen Faser („verborgene Leitungsbahn") ist das Oberflächen-EKG während Sinusrhythmus völlig unauffällig.

Die **Lokalisation** der akzessorischen Leitungsbahn erfolgt bei Präexzitation anhand einer Analyse der **Deltawellenmorphologie** im 12-Kanal-EKG.

Oberflächen-EKG bei **AVRT:**

- **orthodrom (schmaler QRS-Komplex):** bei atrioventrikulärer Tachykardie liegt die P-Welle hinter dem QRS-Komplex
- **antidrom (breiter QRS-Komplex):** der QRS-Komplex ist maximal präexzitiert (Zeichen der antegraden ventrikulären Aktivierung über die AL).

Typisch für die **Sonderformen** ist:

- **Mahaim-Faser:** linksschenkelblockartig deformierter QRS-Komplex während Tachykardie
- **permanente junktionale Reentry-Tachykardie:** durch die langsame, alleinig retrograd leitende AL ist RP > PR.

Therapie: Bei Patienten mit Präexzitationssyndrom und häufigen Tachykardien verbunden mit ausgeprägter Symptomatik, sowie Patienten mit Vorhofflimmern und Präexzitationssyndrom ist die kurative **Katheterablation** der **AL** das Mittel der Wahl. Die Hochfrequenzstromapplikation hat eine Erfolgsquote von 98 % und eine niedrige Komplikationsrate.

Bei Patienten ohne oder mit nur gelegentlichen Tachykardien sowie fehlender klinischer Symptomatik sollte das Risiko eines plötzlichen Herztodes infolge schnell überleitenden Vorhofflimmerns gegenüber dem Risiko der medikamentösen Therapie diskutiert werden. Bei jungen Patienten (sonst lebenslange medikamentöse Therapie), Risikoberufen (Pilot, Berufskraftfahrer, Leistungssportler etc.), weiblichem Geschlecht (Kinderwunsch) und bei Nebenwirkungen einer medikamentösen Langzeittherapie ist die Indikation zur Ablation gegeben.

In der **medikamentösen Therapie** werden bevorzugt Substanzen eingesetzt, die die Refraktärzeit der akzessorischen Leitungsbahn verlängern (Klasse-Ia- und -Ic-Antiarrhythmika). Klasse-III-Medikamente (Sotalol, Amiodaron) wirken sowohl am AV-Knoten als auch an der akzessorischen Leitungsbahn.

Diagnostik:

Beim **WPW-Syndrom** zeigt sich zu Beginn des QRS-Komplexes im EKG eine **Delta-Welle** als Zeichen der vorzeitigen **Ventrikelaktivierung**. Das PQ-Intervall ist typischerweise kurz, der QRS-Komplex verbreitert. Das Ausmaß der ventrikulären Präexzitation hängt von der Relation der beiden Leitungseigenschaften (AL vs. AV-Knoten) ab (Abb. **A-7.23**). Bei ausschließlich retrograder AL ist das EKG im Sinusrhythmus unauffällig.

Die **Lokalisation** der AL erfolgt mittels Ananlyse der **Deltawellenmorphologie** im EKG.

Bei **orthodromer AVRT** liegt die P-Welle hinter dem QRS-Komplex, bei **antidromer AVRT** ist der QRS-Komplex maximal präexzitiert.

Sonderformen: Bei **Mahaim-Faser** entsteht ein linksschenkelblockartiger QRS-Komplex während der Tachykardie. Die **permanente junktionale Reentry-Tachykardie** zeigt RP > PR.

Therapie: Ist das Präexzitationssyndrom mit starken Symptomen oder Vorhofflimmern verbunden, ist die **Katheterablation** der **AL** indiziert.

Bei fehlender klinischer Symptomatik und nur gelegentlichen Tachykardien kann medikamentös therapiert werden. Die Ablation ist auch indiziert bei jungen Patienten, Risikoberufen, Frauen mit Kinderwunsch und bei Auftreten von Nebenwirkungen der Medikamente.

Zur **medikamentösen Therapie** werden Antiarrhythmika der Klassen Ia und Ic (Refraktärzeitverlängerung der AL) und Klasse III (am AV-Knoten und AL) eingesetzt.

► Cave

► **Cave:** Dagegen verlängern **Verapamil** (Klasse IV), **β-Rezeptoren-Blocker** (Klasse II) und **Digitalis** lediglich die Leitungs- und Refraktärzeit des AV-Knotens und „stärken" somit die relative Überleitungsfähigkeit der akzessorischen Leitungsbahn. Sie können auch die Refraktärzeit der AL verkürzen und dadurch die Kammerfrequenz beim Auftreten von Vorhofflimmern erhöhen. Die Gabe von Verapamil, β-Rezeptoren-Blockern und/oder Digitalis ist bei **Tachykardien** mit **schmalem QRS-Komplex kontraindiziert**, wenn eine **AL nicht sicher ausgeschlossen** ist.

Akuttherapie: Die elektrische **Kardioversion** wird bei instabiler Hämodynamik durchgeführt.

Medikamente mit Wirkung auf die antegrade AL-Refraktärzeit sind bei AV-Tachykardien mit schmalem QRS-Komplex indiziert. Diese können auch durch einen Adenosin-Bolus terminiert werden (in Defibrillationsbereitschaft).

Langzeittherapie: Es werden Medikamente gegeben, die sowohl auf die AL als auch auf den AV-Knoten wirken (Klassen Ia, Ic und III).

Prognose: Sehr gute Prognose beim WPW-Syndrom, geringes Risiko des plötzlichen Herztodes.

Akuttherapie bei AVRT: Eine elektrische **Kardioversion** sollte bei Patienten mit instabiler Hämodynamik aufgrund hoher Kammerfrequenz durchgeführt werden.

Medikamente mit Wirkung auf die antegrade Refraktärzeit der Leitungsbahn (Ajmalin, Flecainid, Propafenon, Sotalol) stellen die Therapie der ersten Wahl bei atrioventrikulären Tachykardien mit schmalem QRS-Komplex dar. Ebenso kann die Tachykardie durch Bolusgabe von Adenosin terminiert werden. Dabei ist die Gefahr der Induktion von Vorhofflimmern gegeben, weswegen Defibrillationsbereitschaft bestehen sollte.

Langzeittherapie: Zur **medikamentösen** Langzeitprophylaxe empfehlen sich die Medikamente, die sowohl auf den AV-Knoten als auch auf die akzessorische Leitungsbahn wirken (Klassen Ia, Ic und III). Auf eine Dauergabe von Amiodaron sollte wegen möglicher Nebenwirkungen verzichtet werden.

Prognose: Die Prognose beim WPW-Syndrom ist sehr gut. Es besteht jedoch ein geringes Risiko des plötzlichen Herztodes infolge schneller Überleitung von Vorhofflimmern über die AL.

7.7 Ventrikuläre Arrhythmien

Bei einer **QRS-Komplexbreite** > **120 ms** ist von **potenziell lebensbedrohlichen** VT oder VES auszugehen (Abb. **A-7.24**). Diagnostische Hinweise geben EKG und Anamnese (s. S. 121).

Jede Herzrhythmusstörung mit einer **QRS-Komplexbreite** > **120 ms** ist bis zum Beweis des Gegenteiles wie eine ventrikuläre Tachykardie (VT) oder Extrasystolie (VES) und damit als **potenziell lebensbedrohlich** einzuschätzen und zu behandeln (Abb. **A-7.24**). Differenzialdiagnostische Hinweise gibt das Oberflächen-EKG unter Zuhilfenahme der Anamnese des Patienten (s. S. 121).

7.7.1 Ventrikuläre Extrasystolen

► Definition

► **Definition:** Ventrikuläre Extrasystolen (VES) nehmen ihren Ursprung im Arbeitsmyokard sowie selten im spezifischen Reizleitungssystem (Tawara-Schenkel, Purkinje-Fasern). VES führen im EKG zu verbreiterten und aufgesplitterten QRS-Komplexen. VES können **einzeln** oder als **Bigeminus** auftreten. In diesem Fall folgt jedem Sinusschlag eine VES. Beim **Trigeminus** werden zwei Sinusschläge von einer VES gefolgt, beim **Quadrigeminus** drei Sinusschläge, usw. Zwei in Folge auftretende VES werden als Paar (**Couplet**) bezeichnet, drei VES als Dreiersalve (**Triplet**) bzw. mehr als zwei aufeinanderfolgende VES als **Salven** oder **ventrikuläre Tachykardie** (VT). VES können die gleiche (**monotope VES**) oder verschiedene QRS-Konfigurationen (**polymorphe oder heterotope VES**) aufweisen.

Zur Risikostratifizierung eignet sich die exakte Beschreibung der Arrhythmien besser als die Lown-Klassifizierung.

Zur Risikostratifizierung wird mittlerweile der exakten Beschreibung der Arrhythmien (Häufigkeit von VES, Dauer und Frequenz von Salven) Vorrang gegenüber der früher häufig angewendeten Einteilung der Lown-Klassifizierung gegeben.

Häufigkeit und Ätiologie: VES finden sich bei den meisten **Herzgesunden** und sind nicht mit erhöhter Mortalität oder Morbidität verbunden. Bei Z. n. **Herzinfarkt** treten in 80 % VES auf. Häufige VES, Salven und VES bei Linksherzinsuffizienz gehen mit **erhöhter Mortalität** einher.

Häufigkeit und Ätiologie: VES sind per se nicht Ausdruck einer Herzerkrankung. Sie finden sich bei den meisten **Herzgesunden** und sind nicht mit erhöhter Mortalität oder Morbidität verbunden. Ausnahmen sind VES bei Patienten mit Brugada- oder Long-QT-Syndrom (s. u.), die mit einer erhöhten Inzidenz von Kammerflimmern einhergehen. Bei **80 %** der Patienten mit **durchgemachtem Herzinfarkt sind VES** zu beobachten. VES gehen, wenn sie **gehäuft**

⊙ **A-7.24** | **DD Tachykardien mit breitem QRS-Komplex**

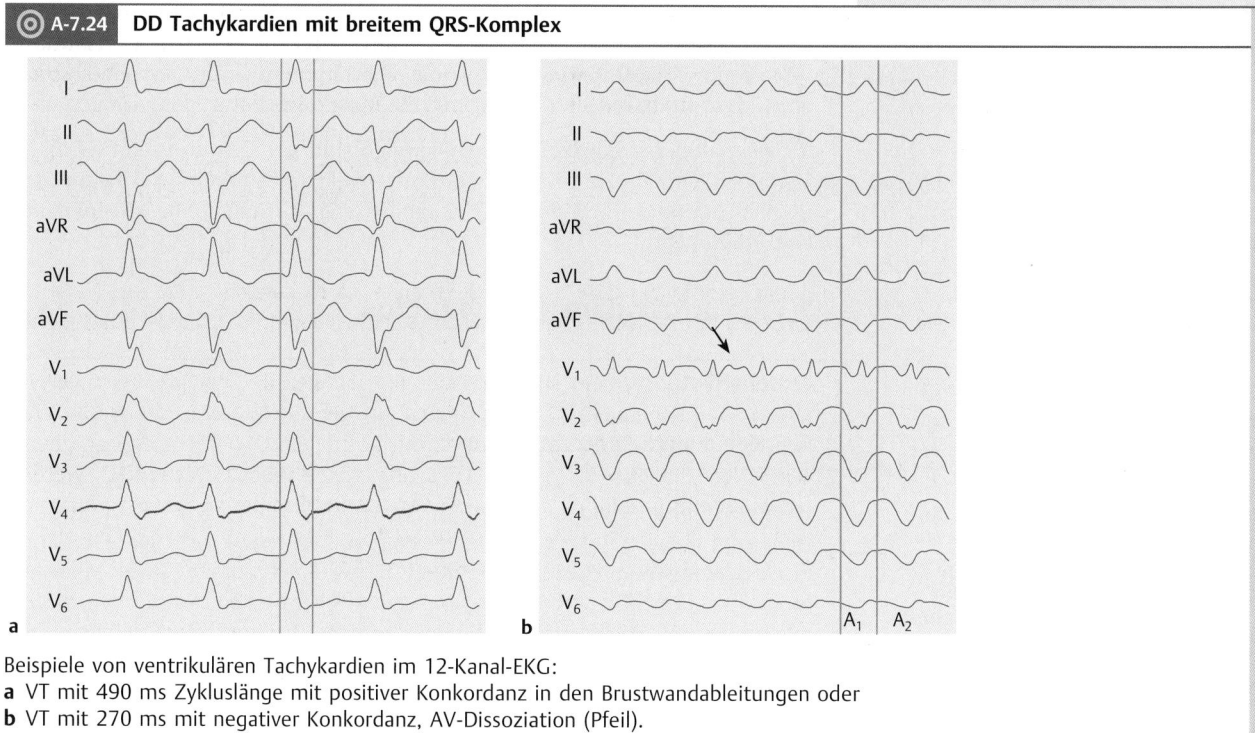

Beispiele von ventrikulären Tachykardien im 12-Kanal-EKG:
a VT mit 490 ms Zykluslänge mit positiver Konkordanz in den Brustwandableitungen oder
b VT mit 270 ms mit negativer Konkordanz, AV-Dissoziation (Pfeil).

(> **10/h**), **in Salven** und bei **reduzierter linksventrikulärer Funktion** (EF < 40%) auftreten, mit einer **erhöhten Mortalität** einher.

Pathogenese: Als Entstehungsmechanismus für VES kommen **Störungen der Erregungsbildung** (gesteigerte Automatie, abnorme Automatie, „getriggerte Aktivität") und unaufhörliche Kreiserregungen („Reentry") bei **Störungen der Erregungsleitung** in Betracht.

Klinik: VES bleiben häufig asymptomatisch und stellen einen **Zufallsbefund** dar. Sie können jedoch subjektiv als Herzklopfen, -stolpern oder Pulsationen im Hals wahrgenommen werden. Häufige, v. a. salvenförmige, Extrasystolen bei fortgeschrittener struktureller Herzerkrankung mit Herzinsuffizienz können zu einer deutlichen hämodynamischen Verschlechterung führen.

Diagnostik und Differenzialdiagnose: Differenzialdiagnostisch sind ektope ventrikuläre Ersatzrhythmen (Herzfrequenz < 100/min), supraventrikuläre Extrasystolen und/oder Vorhofflimmern mit funktionellem Schenkelblock (Aberration) abzugrenzen.

Therapie: Bei der Therapie der VES muss zwischen Herzgesunden und Patienten mit organischer Herzerkrankung oder nach Myokardinfarkt unterschieden werden.

▶ **Merke:** VES oder nichtanhaltende ventrikuläre Tachykardien sind bei **Herzgesunden** als harmlos einzustufen und sollten nicht therapiert werden.

Bei **starker symptomatischer Beeinträchtigung,** aber ansonsten herzgesunden Patienten sollte eine Therapie mit β-Rezeptoren-Blockern (z. B. Metoprolol 50–200 mg/Tag), Klasse-Ic- oder -III-Antiarrhythmika durchgeführt werden. Sind die VES im Einzelfall therapierefraktär, ist auch die Katheterablation zu erwägen.

▶ **Merke:** Bei Patienten mit **organischer Herzerkrankung** oder **nach Myokardinfarkt** führt eine Behandlung mit **Klasse-Ic-Antiarrhythmika** zu einer erhöhten Inzidenz des **plötzlichen Herztodes**, weswegen diese Substanzgruppe kontraindiziert ist.

Pathogenese: VES entstehen durch **Erregungsbildungs-** und **Erregungsleitungsstörungen.**

Klinik: VES sind oft asymptomatische **Zufallsbefunde**. Es kann zu Palpitationen oder bei Herzinsuffizienz zur hämodynamischen Verschlechterung kommen.

Differenzialdiagnose: Ektope ventrikuläre Ersatzrhythmen (HF < 100/min), SVES und/oder Vorhofflimmern mit funktionellem Schenkelblock.

Therapie: Man unterscheidet zwischen Herzgesunden und Patienten mit kardialer Vorschädigung.

◀ **Merke**

Bei Herzgesunden mit **starken Symptomen** sind β-Rezeptoren-Blocker, Klasse-Ic- oder -III-Antiarrhythmika und im Einzelfall die Katheterablation indiziert.

◀ **Merke**

Symptomatische, herzkranke Patienten werden mit **Amiodaron** behandelt. Nur **β-Rezeptoren-Blocker** senken in den ersten zwei Jahren nach Infarkt nachweislich die Mortalität.

Nichtanhaltende VT bei linksventrikulärer EF < 35 % im chronischen Infarktstadium werden mit **ICD** versorgt.

Treten bei diesen Patienten Symptome auf, sollte daher **Amiodaron** eingesetzt werden. Nur die prophylaktische Behandlung mit **β-Rezeptoren-Blockern** (Metoprolol, Timolol, Propranolol) hat bei Patienten in den ersten 2 Jahren nach Myokardinfarkt die Gesamtmortalität nachweisbar senken können.

Nichtanhaltende ventrikuläre Tachykardien sind per Definition kürzer als 30 Sekunden. Bei reduzierter linksventrikulärer Ejektionsfraktion < 35 % im chronischen Infarktstadium wird aus prognostischen Gründen eine **ICD-Implantation** empfohlen.

7.7.2 Ventrikuläre Tachykardien

7.7.2 Ventrikuläre Tachykardien

▶ **Definition**

▶ **Definition:** Von einer anhaltenden ventrikulären Tachykardie wird gesprochen, wenn sie länger als 30 Sekunden andauert oder aus hämodynamischen Gründen eine Unterbrechung erfordert.

Häufigkeit und Ätiologie: VT sind meist Folge von **chronisch-ischämischen Herzerkrankungen**, seltener von nichtischämischen Kardiomyopathien, metabolischen Störungen, Medikamentenintoxikationen, angeborenen/erworbenen Herzfehlern oder genetisch bedingten Erkrankungen (LQT- oder Brugada-Syndrom). Die seltene **idiopathische ventrikuläre Tachykardie** tritt ohne nachweisbare Herzerkrankung auf.

Häufigkeit und Ätiologie: VT treten wesentlich häufiger bei Patienten mit Herzerkrankungen auf als bei Herzgesunden. Meist sind sie Folge einer **chronisch-ischämischen Herzerkrankung** (z. B. als Folgezustand eines Myokardinfarktes). Seltener werden sie bei nichtischämischen Kardiomyopathien, metabolischen Störungen, Medikamentenintoxikationen, angeborenen oder erworbenen Herzfehlern oder bei angeborenen genetisch bedingten Erkrankungen, wie Long-QT- oder Brugada-Syndrom, beobachtet. In seltenen Fällen tritt eine ventrikuläre Tachykardie ohne nachweisbare Herzerkrankung auf. Sie wird als **idiopathische ventrikuläre Tachykardie** bezeichnet und in mehrere Formen unterteilt: rechts- oder linksventrikuläre Ausflusstrakttachykardie (RVOT, LVOT), Aortensinustachykardie (AST) oder idiopathisch-linksventrikuläre Tachykardie (ILVT).

Pathogenese: VT beruhen überwiegend auf einem **Reentry-Mechanismus**. Die Ursache liegt in Myokardbezirken mit fehlender oder veränderter elektrischer Erregbarkeit (z. B. Infarktnarben). Selten liegt VT eine **abnorme Automatie** oder eine **getriggerte Aktivität** zugrunde.

Pathogenese: Anhaltende und nichtanhaltende ventrikuläre Tachykardien beruhen überwiegend auf einem **Reentry-Mechanismus**. Dabei stellen Myokardbezirke mit fehlender elektrischer Erregbarkeit (z. B. Infarktnarben) als anatomische Leitungshindernisse sowie umschriebene Myokardareale im Randgebiet dieser Narbenbezirke mit noch erhaltenen, jedoch elektrophysiologisch abnormen Leitungseigenschaften (meist erheblich verlangsamter Leitung) das arrhythmogene Substrat dar (s. S. 89). In seltenen Fällen kommen für VT auch eine **abnorme Automatie** (idiopathische ventrikuläre Tachykardie) sowie eine **getriggerte Aktivität** (Digitalisintoxikation, Torsade de pointes) in Betracht.

Klinik: Meist treten **erhebliche Symptome** auf (Herzrasen, Angina pectoris, kardiale Dekompensation bis zum kardiogenen Schock, Dyspnoe, Schwindel, Synkopen oder plötzlicher Herztod).

Klinik: In Abhängigkeit von der Herzfrequenz und dem Ausmaß der strukturellen Herzerkrankung kann eine VT asymptomatisch bleiben, **meist** treten jedoch **erhebliche Symptome** wie Herzrasen, Angina pectoris, kardiale Dekompensation bis zum kardiogenen Schock, Dyspnoe, Schwindel bis hin zu Synkopen oder dem plötzlichen Herztod auf.

Diagnostik und Differenzialdiagnose: Im **12-Kanal-EKG** können SVT mit frequenzabhängigem Schenkelblock, WPW-Syndrom (Abb. **A-7.20**) und VT voneinander abgegrenzt werden (vgl. Abb. **A-7.24**). Für eine schnelle AL-Überleitung bei Vorhofflimmern spricht eine unregelmäßige Tachykardie mit bizarr verbreitertem QRS-Komplex.

Diagnostik und Differenzialdiagnose: Ist ein Patient während einer Tachykardie hämodynamisch stabil, sollte vor jeder Behandlung ein **12-Kanal-EKG** registriert werden, um den Mechanismus und den Ursprung der Tachykardie zu bestimmen. Anhand von Morphologie, zeitlicher Beziehung der P-Wellen zur Tachykardie und Vergleich der Morphologie des QRS-Komplexes zum QRS-Komplex während Sinusrhythmus ist es meist möglich, zwischen einer supraventrikulären Tachykardie mit frequenzabhängigem Schenkelblock (Aberration), einer Erregung der Kammern über eine AL (WPW-Syndrom, s. Abb. **A-7.20**) und einer ventrikulären Tachykardie zu unterscheiden (vgl. Abb. **A-7.24**). Für eine schnelle Überleitung über eine AL auf die Kammern bei Vorhofflimmern spricht eine sehr unregelmäßige Tachykardie mit bizarr verbreitertem QRS-Komplex, dessen Breite stark wechselt.

▶ **Merke:** EKG-Kriterien, die für eine VT sprechen:
- Nachweis einer ventrikulär-atrialen-(VA-)Dissoziation (mehr QRS-Komplexe als P-Wellen)
- QRS-Komplex > 140 ms (bei Rechtsschenkelblock-Tachykardie) oder > 160 ms (bei Linksschenkelblock-Tachykardie)
- positive oder negative Konkordanz in den Brustwandableitungen
- überdrehter Lagetyp
- RS-Nadir (s. S. 9) > 100 ms in Brustwandableitungen

◀ Merke

Therapie:

Akutherapie: Nach Aufzeichnung der Tachykardie sollte **unter fortlaufender EKG-Kontrolle** vorzugsweise **Ajmalin** (s. S. 127) oder **Amiodaron** (5 mg/kg KG) intravenös appliziert werden. Bei frühzeitigem Rezidiv nach der Bolus-Injektion von Amiodaron sollte eine kontinuierliche Infusion mit 1 mg/24 h begonnen werden. Begleitend sollten kausale Faktoren wie Elektrolytstörungen ausgeglichen werden. Alternativ können andere Klasse-I-Antiarrhythmika intravenös eingesetzt werden.

Kontraindiziert ist bei unklarem Mechanismus einer Tachykardie mit breitem QRS-Komplex die Applikation von **Verapamil**, da diese Substanz bei ventrikulären Tachykardien aufgrund der negativ inotropen Wirkung eine Verschlechterung der hämodynamischen Situation bewirkt oder sogar Kammerflimmern induziert (Ausnahme: idiopathische linksventrikuläre Tachykardie).

Therapie:

Akutherapie: Unter **EKG-Kontrolle** wird **Ajmalin** (s. S. 127) oder **Amiodaron** i. v. appliziert. Begleitend sollten Elektrolytstörungen ausgeglichen werden. Alternativ können andere Klasse-I-Antiarrhythmika i. v. eingesetzt werden.

Bei unklarem Mechanismus und breitem QRS-Komplex ist **Verapamil kontraindiziert**, da es eine hämodynamische Verschlechterung bewirkt und Kammerflimmern induzieren kann.

▶ **Merke:** Bei Kreislaufkollaps oder ineffektiver intravenöser Therapie sollte eine sofortige Kardioversion (ggf. in Kurznarkose) erfolgen.

◀ Merke

Dauertherapie: Der Wert der pharmakologischen Langzeitbehandlung ist von der Grunderkrankung, vom Arrhythmietyp und der linksventrikulären Funktion abhängig.

Nach Myokardinfarkt ist für Patienten mit gehäuften ventrikulären Extrasystolen und/oder Salven nur durch eine Behandlung mit **lipophilen β-Rezeptoren-Blockern** (Propranolol, Metoprolol, Timolol) eine Verbesserung der Prognose hinsichtlich des plötzlichen Herztodes nachgewiesen. **Amiodaron** verbessert die Prognose nicht, kann jedoch Rezidive von VT verhindern. Bei Patienten mit schlechter EF (< 35 %) oder instabiler VT sollte ein **ICD** implantiert werden. Rezidivierende VT trotz antiarrhythmischer Therapie sollten mittels **Katheterablation** behandelt werden.

Dauertherapie: Je nach Grunderkrankung, Arrhythmietyp und linksventrikulärer Funktion.

Nach Infarkt sind nur **lipophile β-Rezeptoren-Blocker** prognoseverbessernd. **Amiodaron** kann VT-Rezidive verhindern. Bei Patienten mit EF < 35 % oder instabiler VT sollte ein **ICD** implantiert werden. Therapieversager werden mit **Katheterablation** behandelt.

Prognose: Die Prognose der Patienten mit ventrikulären Tachykardien ist abhängig von der Grunderkrankung. Am schlechtesten ist sie, wenn in den ersten 3 Monaten nach Myokardinfarkt **anhaltende ventrikuläre Tachykardien** auftreten, die Mortalität im ersten Jahr beträgt dann bis zu 85 %. Patienten mit **nichtanhaltenden** ventrikulären Tachykardien nach Myokardinfarkt weisen ein dreifach erhöhtes Mortalitätsrisiko gegenüber vergleichbaren Patienten ohne diese Rhythmusstörungen auf. Patienten ohne nachweisbare organische Herzerkrankung haben kein relevant erhöhtes Mortalitätsrisiko, können jedoch durch die Symptomatik (bis hin zu Synkopen) in ihrer Lebensqualität und Arbeitsfähigkeit erheblich eingeschränkt sein.

Prognose: Bei **anhaltenden VT** in den ersten 3 Monaten nach Infarkt liegt die 1-Jahres-Mortalität bei 85 %. **Nichtanhaltende** VT nach Myokardinfarkt verdreifachen die Mortalität. Patienten ohne nachweisbare organische Herzerkrankung haben kein relevant erhöhtes Mortalitätsrisiko.

Bei struktureller Herzerkrankung sehr schlechte Prognose

7.7.3 Torsade-de-pointes-Tachykardien

7.7.3 Torsade-de-pointes-Tachykardien

▶ **Definition:** Die Bezeichnung Torsade de pointes (TdP) beschreibt eine **Sonderform** der ventrikulären Tachykardie, die durch ein **periodisches An- und Abschwellen der QRS-Komplexe** um die isoelektrische Linie charakterisiert ist. Bei dieser Rhythmusstörung ist die QT-Zeit verlängert. Die Frequenz der Tachykardie liegt in der Regel zwischen 200 und 250/min.

◀ Definition

A-7.25   Torsade-de-pointes-Tachykardie

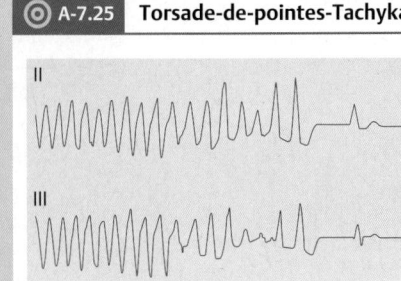 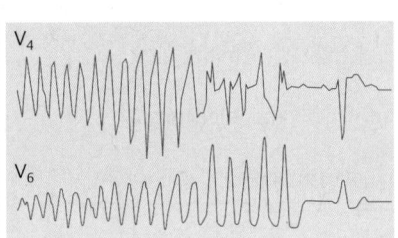

Typisch sind die auf- und abschwellenden QRS-Komplexe, insbesondere erkennbar in den Ableitungen II, III, V_4 und V_6.
Die Tachykardie terminiert nach einigen Sekunden Dauer unter Verlangsamung der Tachykardiefrequenz.

Häufigkeit und Ätiologie: Die TdP ist verknüpft mit einer **QT-Verlängerung**, z. B. aufgrund von Elektrolytstörungen, Antiarrhythmika, Phenothiazine und trizyklische Antidepressiva, Diäten mit flüssigen Proteinen oder intrakranielle Ereignisse. Die Long-QT-Syndrome sind weiter unten beschrieben. Bradykardien begünstigen die TdP.

Pathogenese: Die pathophysiologischen Mechanismen sind nicht endgültig geklärt.

Klinik: Häufige kurzdauernde polymorphe VT führen zu rezidivierenden **(Prä-)Synkopen**.

Diagnostik und Differenzialdiagnose: Im EKG zeigen sich eine QT-Zeitverlängerung und abnorme T- und U-Wellen (Abb. **A-7.25**).

Therapie: Die TdP wird kausal therapiert (z. B. Korrektur der metabolischen Entgleisung, Absetzen auslösender Medikamente).
Bei **medikamentös verursachter** TdP wird die **HF erhöht** und **Mg^{2+}-Sulfat** appliziert.

7.7.4 Long-QT-Syndrom (LQT-Syndrom)

▶ **Definition**

Man unterscheidet 6 Syndrome, darunter das **Jervell-Lange-Nielsen-Syndrom** (autosomal-rezessiv, angeborene Taubheit) und das häufigere **Romano-Ward-Syndrom** (autosomal-dominant, normales Hörvermögen).

Ätiologie: Die Mutationen liegen im Bereich der Na$^+$- und K$^+$-kanäle.

Häufigkeit und Ätiologie: Das Auftreten der insgesamt seltenen Form der Torsade-de-pointes-Tachykardie ist eng verknüpft mit einer passageren oder permanenten **Verlängerung der QT-Zeit**. Diese kann idiopathisch oder häufiger erworben sein, durch Elektrolytstörungen (Hypokaliämie, Hypomagnesiämie), Antiarrhythmika (vor allem Chinidin, Sotalol, Amiodaron), Phenothiazine und trizyklische Antidepressiva, Diäten mit flüssigen Proteinen oder intrakranielle Ereignisse. Genetisch bedingte Verlängerungen des QT-Intervalls, die Long-QT-Syndrome, werden weiter unten gesondert beschrieben. Begünstigend für das Auftreten einer Torsade de pointes ist eine Bradykardie.

Pathogenese: Die pathophysiologischen Mechanismen der Torsade de pointes sind nicht endgültig geklärt. Bei grenzwertig bzw. pathologisch verlängerter Repolarisationszeit werden **frühe Nachpotenziale** als einleitende und unterhaltende Mechanismen diskutiert.

Klinik: Es kommt zu häufigen Episoden von kurzdauernden polymorphen VT, die zu rezidivierenden **Präsynkopen** und/oder **Synkopen** führen.

Diagnostik und Differenzialdiagnose:
Charakteristische **EKG-Veränderungen:**
- verlängerte QT-Zeit (frequenzkorrigiert)
- abnorme T- und U-Wellen (inhomogene Repolarisation, Abb. **A-7.25**).

Therapie: Die Behandlung der Torsade de pointes besteht in der Behebung der zugrunde liegenden Ursache wie z. B. in der Korrektur der metabolischen Entgleisung oder in dem Absetzen der Medikamente, die zur Verlängerung der QT-Zeit geführt haben.
Bei **medikamentös verursachten** TdP haben sich eine **Erhöhung der Herzfrequenz** durch Vorhof- bzw. Kammerstimulation oder Katecholamine und die intravenöse **Mg^{2+}-Sulfat-Applikation** zur Unterbrechung bzw. Prophylaxe als nützlich erwiesen.

7.7.4 Long-QT-Syndrom (LQT-Syndrom)

▶ **Definition:** Unter dem LQT-Syndrom wird eine Gruppe **vererbbarer** Erkrankungen mit **Ionenkanalmutationen** der Herzmuskelzellen zusammengefasst. Allen gemeinsam sind die resultierende QT-Verlängerung und eine erhöhte Neigung zu Torsade-de-pointes-Tachykardien mit Synkopen und plötzlichen Todesfällen.

Bisher wurden 6 genetisch unterschiedliche LQT-Syndrome identifiziert. Das **Jervell-Lange-Nielsen-Syndrom** (Typ 1 und 5) wird autosomal-rezessiv vererbt und ist neben der QT-Verlängerung durch angeborene Taubheit charakterisiert. Bei dem häufigeren, autosomal-dominant vererbten **Romano-Ward-Syndrom** ist das Hörvermögen normal.

Ätiologie: Die Mutationen umfassen Veränderungen im Bereich der Natrium- und Kaliumkanäle. Asymptomatische Genträger sind u. U. für ein erworbenes LQT-Syndrom prädisponiert.

Pathogenese: Die Ionenkanalmutationen verändern die Depolarisations- und Repolarisationsphase, sodass das **Aktionspotenzial verlängert** ist.

Klinik: Typische Beschwerden sind **Schwindel** und **Synkopen** bei selbstlimitierender TdP. Bei ca. 50 % der symptomatischen Patienten hat sich bis zum 12. Lebensjahr ein rhythmogenes Ereignis (Synkope, überlebter plötzlicher Herztod etc.) manifestiert.

Diagnostik: Die **positive Familienanamnese** mit plötzlichen Todesfällen ist klassisch und von entscheidender Bedeutung bei jungen Patienten mit rezidivierenden Symptomen. Das **Ruhe-EKG** erlaubt die Diagnose durch Bestimmung des **frequenzkorrigierten QT-Intervalls** in allen Ableitungen nach der Formel QTc = $\frac{QT\,[ms]}{\sqrt{RR}}$. Ein QTc-Intervall von > 440 ms bei Männern und von > 470 ms bei Frauen gilt als verlängert.

Genetische Diagnostik: Die Bestimmung der genetischen Mutation ist aufwendig und langwierig. Bei typischer Klinik sollte deshalb auch ohne Kenntnis des exakten LQT-Typs eine Therapie begonnen werden. Die genetische Klassifizierung kann jedoch Hinweise zur Prognose geben und führt ggf. zu Therapiemodifikationen.

Bei gesichertem oder hochwahrscheinlichem LQT-Syndrom sollte ein Screening der gesamten Familie (EKG, Anamnese etc.) durchgeführt werden, um symptomatische sowie asymptomatische Genträger zu identifizieren.

Therapie: Bei angeborenen LQT-Syndromen sind die charakteristischen **Triggersituationen** (starke körperliche Beanspruchung, Kälte) möglichst zu **vermeiden** und Elektrolytveränderungen adäquat auszugleichen.

Eine **antiadrenerge Therapie** (z. B. durch medikamentöse β-Blockade, zerviko-thorakale Sympathektomie oder Stellatum-Blockade) reduziert die Mortalität. Bei ausgeprägter Bradykardie, Sinuspausen oder AV-Blockierung muss u. U. eine **Schrittmacherimplantation** erwogen werden. Die Implantation eines **ICD** wird empfohlen bei rezidivierenden Synkopen, anhaltenden Torsade de pointes oder überlebtem plötzlichen Herztod. Im Einzelfall ist der Ablationsversuch der auslösenden ventrikulären Extrasystolie zu erwägen.

7.7.5 Short-QT-Syndrom

Beim Short-QT-Syndrom (SQT) handelt es sich um genetisch bedingte **Veränderungen myokardialer K⁺-Kanäle**, die zu einer Verkürzung des QT-Intervalls (QTc) auf < 300 ms führen und mit einem erhöhten Risiko für einen plötzlichen Herztod einhergehen.

7.7.6 Brugada-Syndrom

▶ **Definition:** Die Brüder Brugada beschrieben 1992 erstmalig dieses Syndrom der **polymorphen ventrikulären Tachykardien** bei normaler QT-Zeit aber abnormaler Repolarisation bei Patienten ohne strukturelle Herzerkrankung.

Ätiologie: Es besteht ein **autosomal-dominanter Vererbungsmodus** mit inkompletter Penetranz, betroffen sind vor allem männliche Patienten im mittleren Lebensalter. Bei ¼ der Patienten ist durch eine Mutation des Natriumkanal-Gens der Natriumeinwärtsstrom reduziert.

Klinik: Die typische Manifestation des Brugada-Syndroms sind **Synkopen**. Polymorphe ventrikuläre Tachykardien gehen bei ca. 80 % der Patienten dem **plötzlichen Herztod** voraus. Da die Ereignisse charakteristischerweise im Schlaf oder den frühen Morgenstunden auftreten, wird auch vom „Sudden unexpected nocturnal death Syndrome" gesprochen.

Diagnose: Neben dem Ausschluss struktureller Herzerkrankungen durch eine umfassende kardiologische Diagnostik ist vor allem die **12-Kanal-EKG-Registrierung** von entscheidender Bedeutung.

Pathogenese: Die Ionenkanalmutationen bewirken ein **verlängertes Aktionspotenzial**.

Klinik: Typisch sind **Schwindel** und **Synkopen**. Oft tritt schon in der Kindheit ein rhythmogenes Ereignis ein.

Diagnostik: Klassisch ist die **positive Familienanamnese** mit plötzlichen Todesfällen. Im Ruhe-EKG ist das **frequenzkorrigierte QT-Intervall** auf > 440 ms (Männer) bzw. > 470 ms (Frauen) verlängert.

Die **genetische Diagnostik** ist aufwendig. Bei typischer Klinik sollte auch ohne Kenntnis des exakten LQT-Typs eine Therapie begonnen werden.

Bei LQT-Syndrom sollte ein Screening der gesamten Familie (EKG, Anamnese etc.) durchgeführt werden.

Therapie: Die charakteristischen **Triggersituationen** sind zu **vermeiden** und Elektrolytveränderungen auszugleichen.

Eine **antiadrenerge Therapie** senkt die Mortalität. Die **Schrittmacherimplantation** wird empfohlen bei rezidivierenden Synkopen, anhaltenden TdP oder überlebtem plötzlichen Herztod. Im Einzelfall ist ein Ablationsversuch zu erwägen.

7.7.5 Short-QT-Syndrom

Das SQT ist eine genetisch bedingte **Veränderung myokardialer K⁺-Kanäle** mit Verkürzung des QTc und erhöhtem Risiko für plötzlichen Herztod.

7.7.6 Brugada-Syndrom

◀ Definition

Ätiologie: Der **Vererbungsmodus** ist **autosomal-dominant** mit inkompletter Penetranz. Betroffen sind v. a. Männer im mittleren Lebensalter.

Klinik: Typisch sind **Synkopen**. Dem **plötzlichen Herztod** gehen meist polymorphe VT voraus. Die Ereignisse treten häufig im Schlaf auf („Sudden unexpected nocturnal death Syndrome").

Diagnose: Neben dem Ausschluss struktureller Herzerkrankungen ist das **12-Kanal-EKG** relevant. Es zeigt permanente oder

◉ A-7.26 **Brugada-Syndrom**

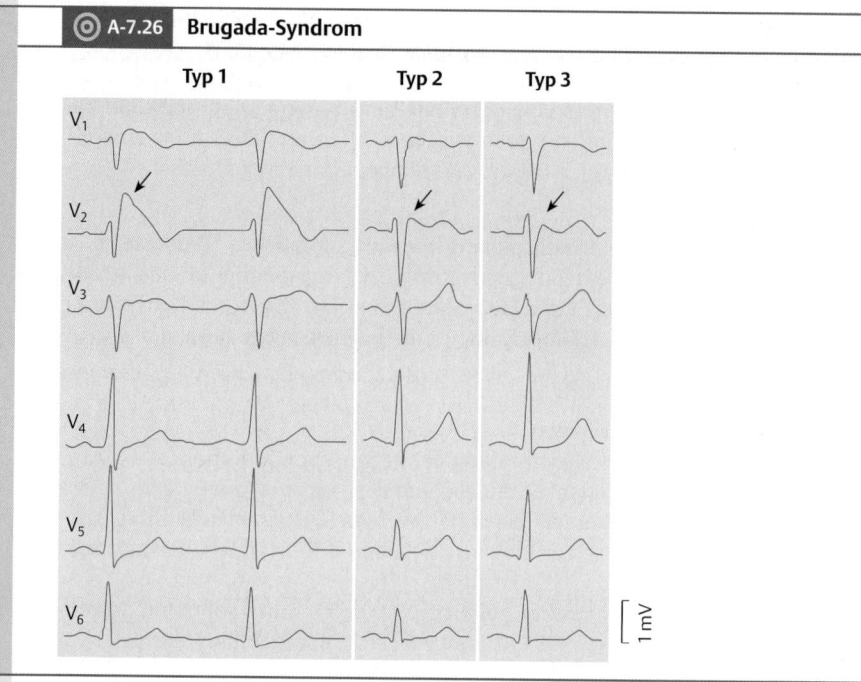

transiente Veränderungen der ST-Strecke in V_1–V_3 bei normaler QT-Zeit (Abb. **A-7.26**).

Kennzeichnend sind in den präkordialen Ableitungen Veränderungen der Depolarisation und Repolarisation des rechten Ventrikels im Bereich der ST-Strecke in V_1–V_3. Es werden je nach Morphologie der ST-Strecken 3 verschiedene Typen des Brugada-Syndroms unterschieden (Abb. **A-7.26**). Die Veränderung können permanent oder transient nachweisbar sein. Die QT-Zeit ist normalerweise unverändert.

Ajmalin-Test: Ein Na-Kanal-Blocker kann eine fragliche **ST-Streckenerhöhung verstärken** oder „demaskieren". In Reanimationsbereitschaft wird dem am Monitor überwachten Patienten fraktioniert Ajmalin (bis 1 mg/kg) i. v. appliziert.

Ajmalin-Test: Die intravenöse Applikation eines Natriumkanal-Blockers kann eine fraglich signifikante **ST-Streckenerhöhung verstärken** oder aus einem normalen EKG „demaskieren". Dabei sollte in Reanimationsbereitschaft fraktioniert bis zu 1 mg/kg KG Ajmalin langsam i. v. appliziert werden unter kontinuierlicher Dokumentation und Analyse der präkordialen Ableitungen. Das Monitoring sollte bis zur kompletten Normalisierung der EKG-Veränderungen nach Abschluss des Tests fortgeführt werden.

Differenzialdiagnose: Erkrankungen mit pathologischer ST-Strecke (Anteroseptal-Infarkt, rechtsventrikuläre Dysplasie etc.).

Differenzialdiagnose: Erkrankungen mit pathologischer ST-Strecke müssen differenzialdiagnostisch abgegrenzt werden (Anteroseptal-Infarkt, rechtsventrikuläre Dysplasie etc.).

Therapie: Bei Brugada-Syndrom, Synkopen, überlebtem plötzlichen Herztod und nachgewiesenen oder auslösbaren VT ist ein **ICD** indiziert. Ansonsten ist Beobachtung bzw. rechtsventrikuläre Stimulation empfohlen.

Therapie: Patienten mit Brugada-Syndrom, nachgewiesener VT, Synkopen und/oder überlebtem plötzlichen Herztod weisen ein hohes Rezidivrisiko auf, sodass ein **ICD** indiziert ist. Bei Auslösbarkeit ventrikulärer Tachykardien ist die prophylaktische ICD-Implantation indiziert, ansonsten wird die Beobachtung des Patienten empfohlen. Bei asymptomatischen Patienten sollte eine rechtsventrikuläre Stimulation erfolgen.

7.7.7 Kammerflattern und Kammerflimmern

7.7.7 Kammerflattern und Kammerflimmern

▶ **Definition**

▶ **Definition:** Hochfrequente Kammertachykardien, bei denen **keine** scharfe **Trennung** zwischen **QRS-Komplex und ST-T-Strecke** möglich ist, werden als Kammerflattern (Frequenz 250–350/min) bezeichnet. Ist **keinerlei koordinierte De- und Repolarisation** der Kammern identifizierbar, wird dieses als Kammerflimmern (Frequenz > 350/min) bezeichnet.

Häufigkeit und Ätiologie: Überwiegend sind Patienten mit **chronisch ischämischer Herzerkrankung** oder **akutem Myokardinfarkt** betroffen. Gefährdend sind die

Häufigkeit und Ätiologie: Kammerflattern und -flimmern treten überwiegend bei Patienten mit **chronisch ischämischer Herzerkrankung** oder mit **akutem Myokardinfarkt** auf. Gefährdet sind außerdem alle Patienten mit **eingeschränk-**

ter **linksventrikulärer Funktion** jeglicher Ursache (z. B. Kardiomyopathien) oder Patienten mit **linksventrikulärer Hypertrophie** (hypertrophe Kardiomyopathie). Bei 5–10 % der Patienten mit überlebtem Kammerflimmern findet sich keine nachweisbare kardiale Erkrankung. In ca. 70 % geht dem Kammerflimmern eine **monomorphe ventrikuläre Tachykardie voraus**, die mehr oder weniger schnell in Kammerflimmern degeneriert.

Pathogenese: Das Auftreten von Kammerflimmern setzt eine **elektrische Instabilität** des Herzens mit inhomogenem Leitungs- und Refraktärverhalten voraus. Kammerflimmern wird bei Patienten mit **chronisch ischämischer Herzerkrankung** meist durch **spät** einfallende VES oder Kurz-lang-kurz-Sequenzen direkt oder indirekt über eine Degeneration aus einer **VT** eingeleitet. Im **akuten Infarktstadium** überwiegt dagegen die Induktion von Kammerflimmern durch früh einfallende ventrikuläre Extrasystolen (**R-auf-T-Phänomen**). Inhomogenes Leitungs- und Refraktärverhalten bilden die Grundlage zur Ausbildung multipler Erregungsfronten, die rasch zu einem chaotischen Erregungsmuster führen und keine reguläre Kontraktion des Myokards zulassen.

Klinik: Die Klinik des Kammerflatterns bzw. -flimmerns ist durch das Auftreten eines **funktionellen Kreislaufstillstandes** mit Bewusstseinsverlust innerhalb von 10–15 Sekunden gekennzeichnet. Als Prodromalsymptome können unter Umständen schwere Angina pectoris, Schwindel und Präsynkopen auftreten. Erfolgt keine **sofortige Reanimation** mit Defibrillation, führt die Arrhythmie innerhalb von ca. 5 Minuten zu irreversiblen zerebralen Schäden und nach 10–15 Minuten zum Tod.

Diagnostik und Differenzialdiagnose: Kammerflattern (Abb. **A-7.27a**) ist gekennzeichnet durch eine sehr hochfrequente, aber noch regelmäßige Folge von elektrischen Erregungen, bei denen eine Abgrenzung von QRS-Komplexen von der Repolarisation nicht möglich ist.

Kammerflimmern zeigt im Oberflächen-EKG ungeordnete, um die isoelektrische Linie undulierende niedrigamplitudige Potenziale (Abb. **A-7.27b**).

▶ **Merke:** Eine **Linksherzkatheteruntersuchung** und eine **elektrophysiologische Untersuchung** sind bei den meisten Patienten, die außerhalb eines Myokardinfarktes bei Kammerflimmern wiederbelebt worden sind, notwendig.

Therapie: Ohne sofortiges Einsetzen von Reanimationsmaßnahmen (s. S. 132) inklusive elektrischer Defibrillation führt Kammerflimmern innerhalb weniger

linksventrikuläre Funktionseinschränkung oder Hypertrophie. Meist geht Kammerflimmern eine **monomorphe VT** voraus.

Pathogenese: Kammerflimmern setzt eine **elektrische Instabilität** des Herzens voraus. Bei **chronisch ischämischer Herzerkrankung** wird es meist durch späte VES oder Kurz-lang-kurz-Sequenzen aus einer **VT** eingeleitet. Beim **akuten Infarkt** wird es durch frühe VES induziert (**R-auf-T**). Die multiplen Erregungsfronten mit chaotischem Erregungsmuster lassen keine reguläre Kontraktion zu.

Klinik: Es kommt zum **funktionellen Kreislaufstillstand** mit Bewusstseinsverlust und evtl. zuvor Angina pectoris, Schwindel und Präsynkopen.

Ohne **sofortige Reanimation** treten nach 5 min irreversible Hirnschäden und nach 10–15 min der Tod ein.

Diagnostik und Differenzialdiagnose: Kammerflattern (Abb. **A-7.27a**) zeigt hochfrequente, regelmäßige Erregungen. QRS-Komplexe sind nicht von der Repolarisation abgrenzbar.
Kammerflimmern (Abb. **A-7.27b**) zeigt ungeordnete, undulierende niedrigamplitudige Potenziale.

◀ Merke

Therapie: Bei Kammerflimmern entscheidet die **Frühdefibrillation** über die **Überlebenschance.**

⊚ A-7.27 | **Kammerflattern und Kammerflimmern**

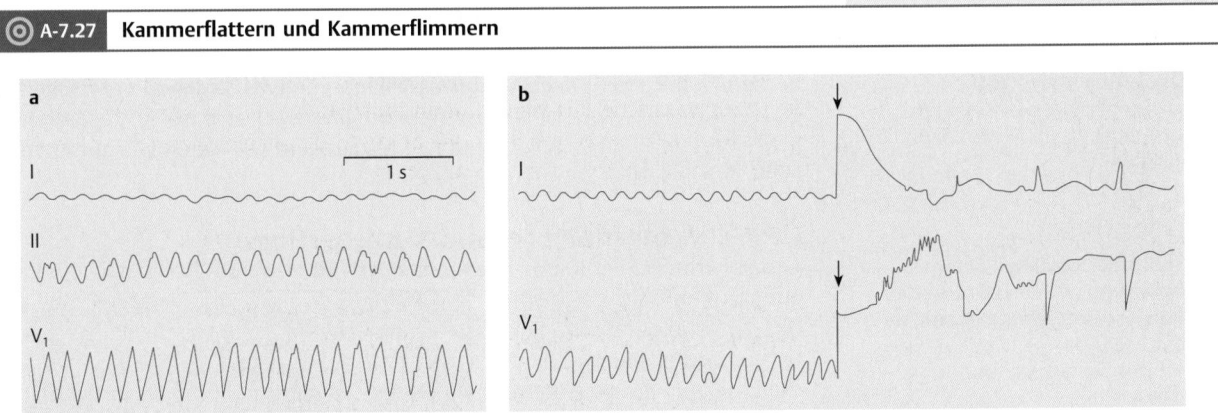

a Kammerflattern mit einer Frequenz von 280/min ohne abgrenzbare QRS-Komplexe. In allen Ableitungen ist ausschließlich ein sägezahnartiges Muster als Zeichen der extrem schnellen ventrikulären Erregung erkennbar.
b Kammerflimmern mit absolut irregulärer hochfrequenter elektrischer Aktivität in den Kammern. Eine Abgrenzung einzelner QRS-Komplexe ist nicht möglich. Eine ventrikuläre Kontraktion und somit ein Blutauswurf findet nicht mehr statt. Nur durch sofortige Defibrillation (↓) ist eine Wiederherstellung eines normalen Rhythmus möglich.

In der **Langzeittherapie** nach Kammer-flimmern reduziert der **ICD** den plötzlichen Herztod auf 1–2 %/Jahr.

Prognose: Die Prognose hängt von der Herzerkrankung und der linksventrikulären Funktion ab.

7.8 Therapie tachykarder Herzrhythmusstörungen

7.8.1 Allgemeines

Die Behandlung tachykarder HRST wird unterteilt in Akuttherapie, Rezidivprophy-laxe und kurative Behandlung.
Bei der Akuttherapie sind TK mit breitem QRS-Komplex und unklarer Ursache als VT anzusehen und entsprechend zu behan-deln (s. S. 120 und 121).

▶ Merke

7.8.2 Pharmakologische Therapie mit Antiarrhythmika

Klassifikation der antiarrhythmischen Medikation

HRST können unterbrochen werden durch: 1. Hemmung der Depolarisation und Erre-gungsleitung im ektopen Herd, 2. Förde-rung der Repolarisation und Verbesserung der Erregungsleitung im ektopen Herd und 3. Verlängerung der Refraktärzeit.

Depolarisationshemmer, die den Na^+ bzw. Ca^{2+}-Einstrom vermindern, verlängern die Refraktärzeit unabhängig von der Dauer des AP. Pharmaka, die den K^+-Ausstrom vermindern, verlängern die Refraktärzeit über die Verlängerung des AP.

Die **Klassifizierung nach Vaughan-Williams** unterscheidet **vier Gruppen** (Tab. **A-7.6**). Adenosin lässt sich darin nicht eingliedern.

Klasse-I-Antiarrhythmika

Na^+-Kanal-Blocker hemmen die **Erre-gungsausbreitung** am **Vorhof- und Kam-mermyokard** mit breitem QRS-Komplex. Man unterscheidet Klasse Ia (AP-Verlän-gerung), Ib (AP-Verkürzung) und Ic (AP unverändert).

▶ Merke

Minuten zum Tode. Bei der Reanimation von Patienten mit Kammerflimmern ist die **Frühdefibrillation** in Hinsicht auf die **Überlebenschance** entscheidend. In der **Langzeittherapie** nach einer überlebten Episode von Kammerflimmern reduziert der **ICD** die Rate des plötzlichen Herztodes auf 1–2 % pro Jahr.

Prognose: Die Prognose der Patienten nach Kammerflimmern hängt wesent-lich von der zugrunde liegenden Herzerkrankung und der linksventrikulären Funktion ab.

7.8 Therapie tachykarder Herzrhythmusstörungen

7.8.1 Allgemeines

Die Behandlung tachykarder Herzrhythmusstörungen wird unterteilt in:
- Akuttherapie mit dem Ziel der Terminierung
- Rezidivprophylaxe und
- (falls möglich) kurative Behandlung.

Bei der Akuttherapie sollten alle Tachykardien mit breitem QRS-Komplex und unklarer Ursache bis zum Beweis des Gegenteils als ventrikuläre Tachykardien angesehen und ggf. entsprechend behandelt werden (s. S. 120 und 121).

▶ **Merke:** Bei **hämodynamisch instabilen** Patienten sollte jede antiarrhyth-mische medikamentöse Therapie unterbleiben und primär eine elektrische **Kardioversion** in i. v.-Kurznarkose erfolgen.

7.8.2 Pharmakologische Therapie mit Antiarrhythmika

Klassifikation der antiarrhythmischen Medikation

Rhythmusstörungen können prinzipiell auf folgenden drei Wegen unterbro-chen werden:
- Unterdrückung der Depolarisation und Hemmung der Erregungsfortleitung im ektopen Herd
- Förderung der Repolarisation, Hyperpolarisation und damit Verbesserung der Erregungsfortleitung im ektopen Herd
- Verlängerung der Refraktärzeit.

Die Hemmung der Depolarisation wird durch Pharmaka bewirkt, die den Ein-strom von Na^+ bzw. Ca^{2+} vermindern. Durch verzögerte Reaktivierung dieser Systeme wird die Refraktärzeit in allen Herzabschnitten mehr oder weniger verlängert, unabhängig von der Dauer des Aktionspotenzials. Durch Pharmaka, die den Ausstrom von K^+ vermindern, wird die Refraktärzeit über die Verlänge-rung des Aktionspotenzials verlängert.

In die **Klassifizierung nach Vaughan-Williams**, die **vier Gruppen** unterscheidet (Tab. **A-7.6**), lässt sich Adenosin, ein natürliches Nukleosid mit fast ausschließ-licher Wirkung auf den AV-Knoten und in geringem Maße auf den Sinusknoten, nicht eingliedern.

Klasse-I-Antiarrhythmika

Antiarrhythmika der Klasse I **hemmen durch Blockade der Na^+-Kanäle** die **Erre-gungsausbreitung** am **Vorhof- und Kammermyokard** mit Verbreiterung des QRS-Komplexes im EKG. Bei Klasse-I-Antiarrhythmika unterscheidet man wei-terhin Substanzen, die das Aktionspotenzial verlängern (Klasse Ia), von sol-chen, die das Aktionspotenzial verkürzen (Klasse Ib) oder nicht in der Dauer verändern (Klasse Ic).

▶ **Merke:** Alle Klasse-I-Antiarrhythmika haben eine mehr oder weniger aus-geprägte **negativ inotrope Wirkung**, die bei Patienten mit eingeschränkter linksventrikulärer Funktion eine relevante Verschlechterung herbeiführen kann.

☰ A-7.6 | Antiarrhythmika-Klassen nach Vaughan-Williams

I „Membranstabilisierer", direkter Membraneffekt mit Hemmung des raschen Na$^+$-Einstroms
Ia Verlängerung des Aktionspotenzials
Ib Verkürzung des Aktionspotenzials
Ic keine signifikante Wirkung auf die Aktionspotenzialdauer

II β-Rezeptoren-Blocker – Blockierung der Katecholaminwirkung auf Reizbildung und Erregungsleitung, daneben z. T. unspezifische Membranwirkung
III Aktionspotenzial- und Refraktärphasenverlängerer, Ruhepotenzial und Phase 0 des AP bleiben unbeeinflusst
IV Kalziumantagonisten – spezifische Hemmwirkung auf langsamen (Na$^+$-)Ca^{2+}-Einstrom in die Myokardzelle

Wirksubstanz	hauptsächlicher Wirkungsort				EKG-Veränderungen			extrakardiale Nebenwirkungen
	Sinusknoten	Vorhof	AV-Knoten	His-Purkinje-Kammern	PQ-Zeit	QRS-Dauer	QT-Zeit	
Ia Chinidin	↓/↑	↓	=↑	↓↓	=	↑	↑↑	■ gastrointestinale Beschwerden, Ohrensausen, Synkopen
Procainamid	↓	=↓	↓	↓/↓↓	=	↑	↑	■ Durchfälle, Erbrechen, Psychosen, Leukopenie, hämolytische Anämie
Disopyramid	↓/↑	↓	=/↑↓	(=)/↓(↓)	=	↑	↑↑	■ Mundtrockenheit, gastrointestinale Beschwerden, Sedierung, Cholestase, Miktionsstörungen
Ajmalin	↓/=	↓	↓/=	↓/↓↓	=/↑	↑	↑	■ Übelkeit, Kopfschmerzen, Appetitlosigkeit, Cholestase, Leberschädigung
Ib Lidocain	=	=	=	=/↓	=	=	=/↓	■ Benommenheit, Schwindel, zentralnervöse Symptome
Mexiletin	=		=	=/↓	=	=	=	■ zentralnervöse Beschwerden, Hypotension, gastrointestinale Beschwerden, Tremor, Doppeltsehen
Diphenylhydantoin	=↓	=	=↑	=↓(↑)	=	=	↓↓	■ Gingivahyperplasie, Nystagmus, Ataxie, Lymphadenopathie
Tocainid	=			(↓)	=	=	=/↓	■ ZNS-Störungen, Tremor, Benommenheit, Halluzinationen, Übelkeit, Agranulozytose, Lupus erythematodes
Ic Flecainid	=/↑	↓	↓	↓	↑	↑↑	↑	■ Doppeltsehen, Schwindel, Kopfschmerz, erniedrigte Alkoholtoleranz
Propafenon	↓	↓	=/↓↓	↓/↓↓	↑	↑	↑	■ Mundtrockenheit, salziger Geschmack, Kopfschmerzen, gastrointestinale Beschwerden, Orthostase
Aprindin	=↓	↓	↓(↓)	↓/↓↓	↑	↑↑	↑	■ Tremor, Doppeltsehen, Psychosen, Leberschädigung, Agranulozytose
II Propranolol	↓	=/↓	↓↓	=	=/↑	=	↓	■ Schwindel, Nausea, Diarrhö, Potenzstörungen, Bronchokonstriktion
Metoprolol	↓	=/↓	↓↓	=	=/↑	=	↓	
III Amiodaron	↓	(↓)	↓↓	↓	↑	↑	↑↑	■ Hyper-, Hypothyreose, Korneaablagerungen, Photosensibilität, Lungenfibrose
Sotalol (β-Blocker)	↓	(↓)	↓↓	(↓)	=/↑	=	↑	■ Nausea, Diarrhö, Schwindel, Durchblutungsstörungen, Albträume, Hypotonie
IV Verapamil	↓/↑	↓/=	↓↓	=	=/↑	=	=	■ Hypotonie, gastrointestinale Beschwerden
Diltiazem	=/↓	=	↓↓	=	↑	=	=	■ Übelkeit, Müdigkeit, Schwindel
Gallopamil	↓/↑	=	↓↓	=	↑	=	=	■ Schwindel, gastrointestinale Beschwerden

Nukleosid mit kurzfristiger blockierender Wirkung auf den AV-Knoten (AV-Block III° für 2–5 Sekunden)

Adenosin	↓ → ↑	=	↓↓↓	=	AV-Bl. III°	=	=	■ Flush, Hypotonie → Hypertonie (kurz), Bronchospasmus, Kopfschmerzen

↓ Verlangsamung　　　= unverändert　　　↑ Frequenzanstieg/Leitungsverlängerung

Zur **Akuttherapie** von VT wird **Ajmalin** (bis 1,5 mg/kg KG) i. v. als Mittel der Wahl eingesetzt. In seltenen Fällen tritt unter Klasse-I-Antiarrhythmika eine Akzeleration der VT in Kammerflimmern auf, sodass diese Therapie **nur unter Defibrillationsbereitschaft** erfolgen sollte.

Als **Dauertherapie** sollten Klasse-I-Antiarrhythmika bei strukturell herzkranken Patienten unter strengster Berücksichtigung der **Indikationseinschränkung** erfolgen. Nur **lebensbedrohliche** ventrikuläre HRST dürfen mit Klasse-I-Antiarrhythmika der behandelt werden.

Idiopathische VT aus dem rechtsventrikulären Ausflusstrakt, ektope AT oder intermittierendes idiopathisches Vorhofflimmern sprechen gut auf Klasse-Ic-Substanzen an.

Klasse-II-Antiarrhythmika

Die Wirkung der β-Blocker beruht auf dem **sympatholytischen Effekt** mit Senkung der Kammervulnerabilität, der antiischämischen Wirkung bei KHK und der Erhöhung der Kammerflimmerschwelle.

β-Blocker wirken bei anhaltenden VT oder Kammerflimmern besser auf Prognose und Rezidivhäufigkeit als Klasse-I-Substanzen.

Bei **belastungs-** oder **isoprenalininduzierten ventrikulären Arrhythmien** sind β-Blocker Therapie der Wahl.

▶ Merke

Klasse-III-Antiarrhythmika

K⁺-Kanal-Blocker bewirken eine **Verlängerung** der **Repolarisation** und der **Refraktärzeit** in Vorhof und Ventrikel.

Sotalol zeigt einen β-blockierenden Effekt, ist aber gegenüber anderen β-Blockern weniger negativ inotrop. V. a. bei **anhaltenden VT** scheint Sotalol Klasse-I-Substanzen überlegen zu sein. Zu beachten ist eine QT-Verlängerung, die **TdP-Tachykardien** und **plötzliche Todesfälle** induzieren kann.

Amiodaron weist eine **extrem lange Halbwertszeit** (20–120 Tage), einen langsamen Wirkungseintritt und z. T. **schwerwiegende Nebenwirkungen** auf. Eine **Aufsättigung** mit 1000 mg/d über 7–10 Tage ist notwendig. Die **Erhal-**

Zur **Akuttherapie** ventrikulärer Tachykardie wird **Ajmalin** (bis zu 1,5 mg/kg Körpergewicht) intravenös appliziert. Diese Substanz besitzt die **kürzeste Halbwertszeit** der Klasse-I-Antiarrhythmika und weist gegenüber Lidocain eine deutlich höhere Konversionsrate auf. Die ausgeprägte Leitungsverzögerung im AV-Knoten, in akzessorischen Leitungsbahnen sowie im Arbeitsmyokard und die Frequenzverlangsamung einer Tachykardie lassen Ajmalin als Mittel der ersten Wahl bei diesen Tachykardien erscheinen. In seltenen Fällen ist jedoch unter Applikation eines Klasse-I-Antiarrhythmikums eine Akzeleration einer ventrikulären Tachykardie in Kammerflimmern zu verzeichnen, sodass diese Therapie **nur unter Defibrillationsbereitschaft** erfolgen sollte.

Als **Dauertherapie** ventrikulärer Arrhythmien sollten Klasse-I-Antiarrhythmika nur noch unter strengster Berücksichtigung der **Indikationseinschränkung** bei strukturell herzkranken Patienten erfolgen. Vorsicht ist insbesondere bei Patienten in den ersten Monaten nach Myokardinfarkt, bei eingeschränkter linksventrikulärer Funktion und bei asymptomatischen ventrikulären Rhythmusstörungen geboten. Im Hinblick auf Prognose und Rezidivhäufigkeit dürfen nur noch **lebensbedrohliche** ventrikuläre Rhythmusstörungen unter engmaschiger Kontrolle mit Antiarrhythmika der Klasse I behandelt werden.

Patienten mit idiopathischer ventrikulärer Tachykardie aus dem rechtsventrikulären Ausflusstrakt, ektoper atrialer Tachykardie oder intermittierendem idiopathischen Vorhofflimmern sprechen häufig gut auf die Therapie mit Klasse-Ic-Substanzen, insbesondere Flecainid an.

Klasse-II-Antiarrhythmika

Die verschiedenen β-Rezeptoren-Blocker werden als Klasse-II-Antiarrhythmika zusammengefasst. Ihre Wirkung auf ventrikuläre Tachyarrhythmien beruht im Wesentlichen auf dem **sympatholytischen Effekt** mit Senkung der Kammervulnerabilität, der antiischämischen Wirkung bei Patienten mit koronarer Herzerkrankung und der Erhöhung der Kammerflimmerschwelle.

Neuere Untersuchungen zeigen, dass sie in der Therapie von Patienten mit anhaltenden ventrikulären Tachykardien oder Kammerflimmern bezüglich der Prognose und Rezidivhäufigkeit eine bessere Wirksamkeit zeigen als Klasse-I-Substanzen.

Für Patienten mit **belastungs-** oder **isoprenalininduzierten ventrikulären Arrhythmien** stellen β-Rezeptoren-Blocker die Therapie der Wahl dar.

▶ **Merke:** Speziell in der **Postinfarktprophylaxe** reduzieren β-Rezeptoren-Blocker nachweislich den plötzlichen Herztod.

Klasse-III-Antiarrhythmika

Die antiarrhythmische Wirkung der Klasse-III-Substanzen beruht auf der **K⁺-Kanal-Hemmung** mit **Verlängerung** der **Repolarisation** und der **Refraktärzeit** im Vorhof- und Ventrikelmyokard. Zurzeit sind nur zwei Substanzen mit Klasse-III-antiarrhythmischer Wirksamkeit in Deutschland verfügbar, weitere sind in den USA bereits zugelassen und werden ebenfalls erwähnt.

Sotalol zeigt bei adäquater Dosierung (160–320 mg/d) einen β-blockierenden Effekt, der den Einsatz bei Patienten mit Kontraindikationen zur β-Rezeptoren-Blockertherapie einschränkt. Der negativ inotrope Effekt ist gegenüber anderen β-Rezeptoren-Blockern geringer ausgeprägt. Insbesondere in der Behandlung **anhaltender ventrikulärer Tachykardien** scheint Sotalol sowohl in der Effektivität als auch in der Nebenwirkungsrate den Klasse-I-Antiarrhythmika überlegen zu sein. Besonders zu achten ist auf eine Verlängerung der QT-Zeit, die zur Induktion von **Torsades-de-pointes-Tachykardien** und **plötzlichen Todesfällen** zu Beginn einer hochdosierten Sotaloltherapie führen kann.

Amiodaron, das neben der Klasse-III-Wirkung in sehr geringem Ausmaß β-blockierende, Klasse-I- und Klasse-IV-Eigenschaften aufweist, unterscheidet sich von allen anderen Antiarrhythmika im Wesentlichen durch seine **extrem lange Halbwertszeit** (20–120 Tage), seinen langsamen Wirkungseintritt und das vergleichsweise hohe Risiko z. T. **schwerwiegender Nebenwirkungen**.

Der langsame Wirkungseintritt macht eine **Aufsättigung** mit üblicherweise 1000 mg/d über 7–10 Tage notwendig, damit die Wirkung rasch eintritt. Die **Erhaltungsdosis** liegt je nach Indikation zwischen 200–400 mg/d. An schwerwiegenden Nebenwirkungen sind insbesondere die Hyper- bzw. Hypothyreose (durch die hohe Jodkonzentration), z. T. irreversible Lungenfibrose, neurologische Störungen, Leberveränderungen und Photosensibilität zu nennen. Dagegen führt die häufig zu verzeichnende Einlagerung des Amiodarons in die Hornhäute selten zu Sehstörungen und damit notwendigem Therapieabbruch. Diese Nebenwirkungen lassen Amiodaron trotz hoher Effektivität zur Unterdrückung sowohl **supraventrikulärer** als auch **ventrikulärer Arrhythmien** speziell bei jüngeren Patienten mit langer Lebenserwartung als Reservemittel erscheinen.

Ibutilide, ein in Deutschland noch nicht zugelassenes Methansulfonamid, wirkt während der Plateauphase des Aktionspotenzials auf einwärtsgerichtete K^+-Kanäle. In den USA ist es zur pharmakologischen Terminierung von Vorhofflimmern und -flattern zugelassen, wobei die Effektivität bei Vorhofflattern deutlich besser ist.

Unter kontinuierlichem EKG-Monitoring wird initial 1 mg Ibutilide über 10 Minuten intravenös gegeben. Bei Ausbleiben der Konversion in den Sinusrhythmus kann nach weiteren 10 Minuten erneut 1 mg appliziert werden.

Weitere Klasse-III-Antiarrhythmika werden im Rahmen von multizentrischen Studien zurzeit hinsichtlich ihrer Sicherheit und Effektivität überprüft. Dazu gehört neben **Dofetilide** und **Azimilide** auch **Dronedarone**, eine jodfreie Variante des Amiodaron, das jodinduzierte Nebenwirkungen vermeiden soll.

▶ **Merke:** Zu beachten ist bei jeder **Neueinstellung** auf Klasse-III-Antiarrhythmika das möglich Auftreten von **Torsades de pointes** als Ausdruck eines proarrhythmischen Effektes bei ca. 2–3 % der behandelten Patienten.

Klasse-IV-Antiarrhythmika

Kalziumantagonisten wie **Verapamil**, **Diltiazem** und **Gallopamil** werden als Klasse-IV-Antiarrhythmika zusammengefasst. Sie haben eine **negativ chronotrope Wirkung** im AV-Knoten sowie antiischämische und antihypertensive Effekte und werden zur Akutbehandlung **supraventrikulärer Arrhythmien** mit vorzugsweise schmalem QRS-Komplex eingesetzt. Durch raschen Wirkungseintritt bei intravenöser Applikation stellt **Verapamil** (5–10 mg) ein Mittel der Wahl zur Akutbehandlung bei Patienten mit **Makro-Reentry-Tachykardien** mit schneller AV-Überleitung sowie zur Frequenzkontrolle bei **Vorhofflattern** bzw. **-flimmern** dar.

Kontraindiziert sind Kalziumantagonisten bei unklaren Tachykardien mit breitem QRS-Komplex, da die negativ inotrope Wirkung bei ventrikulären Tachykardien zum Blutdruckabfall und zur Induktion von Kammerflimmern führen kann.

▶ **Merke:** Bei schneller Überleitung von **Vorhofflimmern** über eine offene akzessorische Leitungsbahn beim **WPW-Syndrom** sind **Kalziumantagonisten** kontraindiziert.

Adenosin

Adenosin ist ein endogenes Nukleosid, das **kurzfristig** einen **AV-Block induzieren** kann. Dieser passagere AV-Block und die extrem kurze Halbwertszeit (wenige Sekunden) machen Adenosin zum fast idealen Medikament, um Tachykardien, die den AV-Knoten als notwendigen Bestandteil einer „Reentry"-Tachykardie einbeziehen (**AV-Reentry-Tachykardie, AV-Knoten-Reentry-Tachykardie**), zu beenden. In adäquater Dosierung (6–18 mg), rasch als i. v. Bolus gegeben, terminiert es über 95 % dieser Tachykardien.

Adenosin beeinflusst den Blutdruck nur gering und kurzzeitig. Es wird darum bei unklaren Tachykardien, egal ob mit schmalem oder breitem QRS-Komplex, **differenzialdiagnostisch** eingesetzt, da der AV-Block:

- **atriale Tachykardien** oder **Vorhofflattern** demaskiert: die P-P-Abstände (atriale Frequenz) bleiben unabhängig vom Ausmaß der AV-Blockierung unverändert und dissoziieren gleichzeitig von der Kammeraktivierung

- **ventrikuläre Tachykardien** unbeeinflusst lässt und
- **AV-Reentry-** und **AV-Knoten-Reentry-Tachykardien** über die A-V-synchrone Verlangsamung terminiert.

Wichtig ist die maximal schnelle Bolusgabe, ohne die kein Effekt zu erzielen ist. Der Patient ist vor der Applikation auf ein über Sekunden anhaltendes unangenehmes Gefühl, ggf. mit Übelkeit und Flush-Symptomatik hinzuweisen.

> Wichtig ist die maximal schnelle Bolusgabe unter Hinweis auf ein kurzes, unangenehmes Gefühl, ggf. mit Übelkeit und Flush-Symptomatik.
> Bei „offener" akzessorischer Leitungsbahn kann es zu Kammerflimmern kommen.

Einzig bei Patienten mit „offener" akzessorischer Leitungsbahn kann es durch Induktion von Vorhofflimmern und antegrader Fortleitung über die Bahn theoretisch zu Kammerflimmern kommen.

> Adenosin ist bei **obstruktiven Lungenerkrankungen kontraindiziert**. Bei Bronchospasmus ist **Theophyllin** ein sofort wirkender **Antagonist**.

Aufgrund der möglichen Nebenwirkung eines Bronchospasmus ist Adenosin bei Patienten mit **obstruktiven Lungenerkrankungen kontraindiziert**. Sollte bei einem Patienten ein Bronchospasmus induziert werden, ist **Theophyllin** ein sofort wirkender **Antagonist**.

Herzglykoside

> Herzglykoside **hemmen** die Na^+/K^+-**ATPase** mit Erhöhung des intrazellulären Ca^{2+}. Sie wirken **positiv inotrop** und **bathmotrop** sowie **negativ chronotrop** und **dromotrop**. Daher werden sie zur Frequenzkontrolle von **Vorhofflimmern** und **-flattern** eingesetzt. Nebenwirkungen sind VES, VT oder Leitungsblocks. **Kontraindikationen** sind Sick-Sinus-Syndrom, höhergradige AV-Blocks und Elektrolytentgleisung. Digoxin muss bei Niereninsuffizienz dosisangepasst werden. Bei Digitalisintoxikation steht ein **Antidot** zur Verfügung.

Der Wirkmechanismus der Herzglykoside besteht in der **Hemmung** der Na^+/K^+-**ATPase** mit resultierender Erhöhung der intrazellulären Ca^{2+}-Konzentration. Herzglykoside wirken **positiv inotrop** und **bathmotrop** sowie **negativ chronotrop** und **dromotrop**. Die letzte Wirkung ist entscheidend für den vorwiegenden Einsatz zur Frequenzkontrolle von **Vorhofflimmern** und **-flattern**. Intraventrikuläre Leitungsstörungen mit der Folge von VES oder VT sowie Blockierung des Reizleitungssystems stellen den Großteil der unerwünschten Nebenwirkungen. **Kontraindikationen** sind ein bekanntes Sick-Sinus-Syndrom, höhergradige AV-Blockierungen (ausgenommen nach Schrittmacher-Implantation) und Elektrolytentgleisung (Hypokaliämie, Hyperkalzämie). Insbesondere Digoxin muss bei bekannter Niereninsuffizienz in der Dosis angepasst werden, dies ist bei Digitoxin nicht notwendig. Ein spezifisches **Antidot** steht mit Antikörperfragmenten aus Schafserum zur intravenösen Gabe bei Digitalisintoxikation zur Verfügung.

7.8.3 Katheterablation

> **7.8.3 Katheterablation**
>
> Die meisten supraventrikulären und einige ventrikuläre tachykarde HRST sind durch Katheterablation heilbar. Die **perkutane Katheterablation** hat die operative Ablation verdrängt (Abb. **A-7.28**). Durch Mapping und Stimulationsmanöver mittels EPU wird der kritische Anteil des verantwortlichen Herzabschnittes ermittelt und mit Hochfrequenzstromablation verödet.

Die meisten supraventrikulären und einige ventrikuläre tachykarde Herzrhythmusstörungen sind kurativ durch die Katheterablation behandelbar. Dabei hat die **perkutane Katheterablation** mittlerweile die operative Ablation vollständig verdrängt (Abb. **A-7.28**). Sie schließt sich an die Diagnosesicherung mittels EPU in gleicher Sitzung an. Durch das vorangegangene Mapping und die Stimulationsmanöver kann der kritische Anteil des für die Herzrhythmusstörung verantwortlichen Herzabschnittes genau ermittelt werden. Ein steuerbarer Ablationskatheter wird an den verantwortlichen Bereich angelegt. Die punktförmige Hochfrequenzstromablation verödet das Myokard, sodass eine erneute Arrhythmie nicht mehr möglich ist (Katheterspitzen-Temperatur ca. 50–70°C). Viele Herzrhythmusstörungen sind mit einer Erfolgsrate von $> 95\%$ heilbar (Tab. **A-7.7**). Das mit der Ablation assoziierte Risiko umfasst lokale Komplikationen im Punktionsbereich (Hämatom, AV-Fistel, Aneurysma spurium, Pneumothorax) und Verletzungen im Bereich des Herzens bzw. der zuführenden Gefäße (Perforation, AV-Block, Tamponade etc.). Je nach Komplexität des Eingriffes und Erfahrung des Untersuchers ist das Risiko mit ca. 2% anzugeben.

> Viele HRST sind durch Ablation heilbar (Tab. **A-7.7**). Das Risiko lokaler Komplikationen (Hämatom, AV-Fistel, Aneurysma spurium, Pneumothorax) und Verletzungen des Herzens bzw. der zuführenden Gefäße (Perforation, AV-Block, Tamponade etc.) liegt bei ca. 2%.

⊚ **A-7.28** | **Katheterablation einer antegrad leitenden akzessorischen Leitungsbahn**

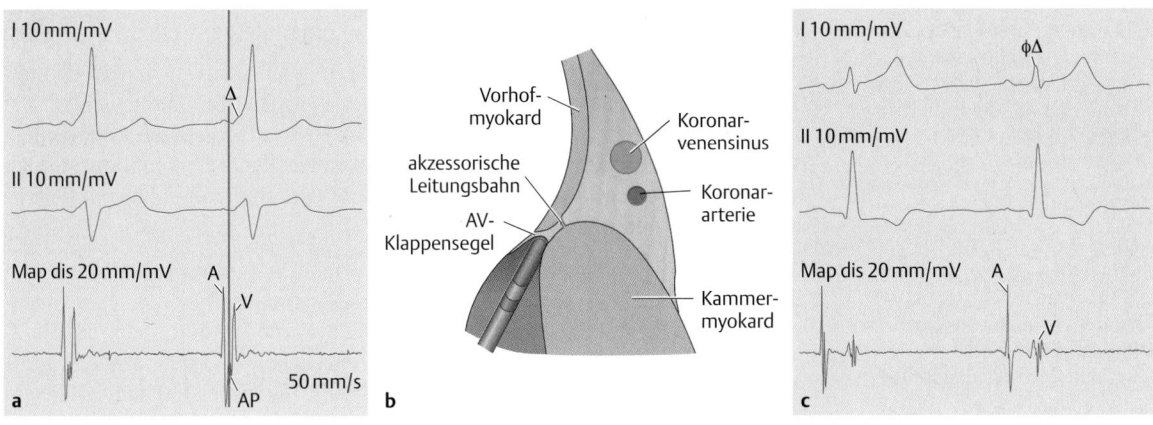

Beispiel: Technik der Katheterablation einer akzessorische Leitungsbahn (AL)
Invasive elektrophysiologische Untersuchung (EPU) und genaue Lokalisation der Insertion der akzessorischen Leitungsbahn mithilfe intrakardialer Elektrogramme (**a**).
Am Ort der Insertion der akzessorischen Leitungsbahn (**b**) lässt sich sowohl ein Vorhofpotenzial (A) als auch Kammerpotenzial (V) nachweisen. Die Kammer wird über die Leitungsbahn frühzeitig erregt (vor Beginn der Deltawelle im Oberflächen-EKG, siehe gelbe Linie), weswegen hier Vorhof- und Kammerpotenzial fusionieren. Genau an der Insertionsstelle der AL ist ein spezifisches Aktivierungspotenzial (AP) der AL nachweisbar. Fokale Hochfrequenzstromablation an dieser Lokalisation unterbricht die Impulsfortleitung über die AL. Nach Ablation kann neben dem Wegfall der Delta-Welle im Oberflächen-EKG, die Aufsplittung des lokalen Signales (**c**) nachgewiesen werden.

≡ **A-7.7** | **Übersicht über Herzrhythmusstörungen, die mit einer Wahrschein-lichkeit von > 95 % durch die Katheterablation behandelbar sind**

≡ A-7.7

- AV-Knoten-Reentry-Tachykardien (ANRT)
- akzessorische Leitungsbahnen bzw. AV-Reentry-Tachykardien (AVRT)
- Vorhofflattern vom gewöhnlichen Typ
- fokale atriale Tachykardien
- atriale Makroreentry-Tachykardien
- idiopathische ventrikuläre Tachykardien aus dem Ausflusstrakt des rechten Ventrikels
- idiopathische linksventrikuläre Tachykardien

7.9 Plötzlicher Herztod

7.9 Plötzlicher Herztod

▶ **Definition:** Der plötzliche Herztod ist definiert als ein **unerwarteter natürlicher Tod**, der **innerhalb einer Stunde** nach Beginn einer klinischen Symptomatik oder unbeobachtet auftritt. Eine zugrunde liegende Herzerkrankung kann zuvor bekannt sein, aber sowohl Zeit als auch Art des Todes sind unerwartet.

◀ Definition

Häufigkeit und Ätiologie: Der plötzliche Herztod ist die Ursache von jährlich ca. **100 000** Todesfällen in Deutschland. Bei Patienten mit Herz-Kreislauf-Stillstand liegt am häufigsten eine **KHK** vor, umgekehrt gehen bei KHK **50 % der Todesfälle** auf den plötzlichen Herztod zurück. Seltener findet sich beim Herz-Kreislauf-Stillstand eine andere strukturelle Herzerkrankung.

Mehr als ¾ aller Kreislaufstillstände werden durch **Rhythmusstörungen** verursacht, am häufigsten sind ventrikuläre Tachykardien oder Kammerflimmern, seltener Asystolie bzw. Bradykardie. Zum Zeitpunkt der Wiederbelebung findet sich Kammerflimmern bei 75 %, eine ventrikuläre Tachykardie bei 10 % und eine Bradykardie/Asystolie bei 15 % der Patienten.

Häufigkeit und Ätiologie: Jährlich kommt es in Deutschland zu ca. **100 000** Todesfällen durch plötzlichen Herztod. Bei Herz-Kreislauf-Stillstand besteht meist eine **KHK**. Bei KHK gehen **50 % der Todesfälle** auf plötzlichen Herztod zurück.

Über ¾ aller Kreislaufstillstände werden durch **HRST** verursacht. Bei Reanimation liegt in 75 % Kammerflimmern vor, in 10 % eine VT und in 15 % eine Bradykardie/Asystolie.

Pathogenese: Bei **KHK** ist neben einer kreisenden Erregung die Ischämie relevant. Nach **Myokardinfarkt** steigt das Risiko eines plötzlichen Herztodes mit dem Auftreten einer linksventrikulären Funktionsstörung und komplexer VES. Bei 25 % aller KHK-Patienten ist der plötzliche Herztod die Erstmanifestation der Erkrankung.

Klinik: Die Beschwerden können vom Bild des akuten Infarkts über Herzrasen bis zur Präsynkope variieren. Schnell tritt ein Schock ein mit Zyanose, Unruhe, Desorientiertheit und Bewusstseinsverlust.

Diagnostik und Differenzialdiagnose: Das **größte Risiko** haben Patienten mit:
- überlebtem Kammerflimmern ohne akuten Infarkt
- ischämischer Herzerkrankung mit kurzen VT und reduzierter LV-Funktion
- LV-Funktion < 30 %
- verlängertem QT-Intervall
- symptomatischem Brugada-Syndrom.

▶ Merke

Nach erfolgreicher Reanimation ist eine komplette kardiale Diagnostik notwendig.

Therapie: Nach erfolgreicher **kardiopulmonaler Reanimation** (s. u.) und Stabilisierung wird die zugrunde liegende Herzerkrankung behandelt.
Bei ventrikulären Arrhythmien stehen pharmakologische und nichtpharmakologische Therapien zur Verfügung (s. o.).

▶ Merke

7.10   Kardiopulmonale Reanimation

7.10.1 Voraussetzungen

Die **erfolgreiche Wiederbelebung** bei plötzlichem Herztod hängt von folgenden **Faktoren** ab: einheitliche Notfallnummer, gut funktionierendes Notfallsystem, gut ausgebildetes paramedizinisches Personal,

Pathogenese: Bei der **KHK** spielt neben einer kreisenden Erregung (um eine alte Infarktnarbe) die Ischämie eine entscheidende Rolle. Bei 25–75 % aller plötzlichen Todesfälle zeigen sich autoptisch Koronarthromben und Plaque-Fissuren. In der chronischen Phase nach **Myokardinfarkt** steigt das Risiko eines plötzlichen Herztodes mit dem Auftreten einer linksventrikulären Funktionsstörung (LV-EF < 35 %) und komplexer ventrikulärer Extrasystolen. Bei 25 % aller Patienten mit KHK ist der plötzliche Herztod jedoch die Erstmanifestation der Erkrankung. Patienten mit linksventrikulärer Funktionsstörung anderer Genese (z. B. Kardiomyopathie, Herzfehler) sind ebenfalls vom plötzlichen Herztod bedroht.

Klinik: Je nach Ätiologie können die Beschwerden in der Prodromalphase vom klinischen Bild des akuten Herzinfarkts (Infarktschmerz, Dyspnoe, Verschlechterung des Allgemeinzustandes etc.) über tachykarde Palpitationen und Herzrasen bis zur Präsynkope variieren. Schnell entwickelt sich eine akute Schocksymptomatik mit Zentralisation des Kreislaufs (Zyanose, Kaltschweißigkeit, Unruhe, Desorientiertheit → Bewusstseinsverlust).

Diagnostik und Differenzialdiagnose: Um die hohe Zahl von plötzlichen Todesfällen zu verringern, wäre eine Prävention mit Erkennung der Risikopatienten notwendig. Das **größte Risiko** haben Patienten mit:
- bereits einmal **überlebtem Kammerflimmern** ohne akuten Myokardinfarkt
- **ischämischer Herzerkrankung** mit kurzen Episoden ventrikulärer Tachykardien und reduzierter LV-Funktion (EF < 40 %)
- deutlich **reduzierter LV-Funktion** (EF < 30 %)
- **verlängertem QT-Intervall**, besonders wenn bereits Synkopen aufgetreten sind
- einem **Brugada-Syndrom**, das bereits symptomatisch geworden ist.

▶ **Merke:** Bei Patienten nach erfolgreicher Wiederbelebung ist die Erfassung und ggf. Eingrenzung der Schwere einer organischen Herzerkrankung, besonders der koronaren Herzkrankheit, von entscheidender Bedeutung.

Hierzu ist eine komplette kardiale Diagnostik (LZ-EKG, Ergometrie, Echokardiographie, Koronar- und Ventrikulographie und ggf. Myokardbiopsie) notwendig.

Therapie: Die unmittelbare Therapie eines Herz-Kreislauf-Stillstandes liegt in der **kardiopulmonalen Reanimation** (s. u.). Nach erfolgreicher Reanimation und Stabilisierung wird primär die zugrunde liegende Herzerkrankung mit allen zur Verfügung stehenden Mitteln optimal behandelt.
Bei Patienten mit ventrikulären Arrhythmien unabhängig von einem akuten Myokardinfarkt stehen prinzipiell pharmakologische und nichtpharmakologische Therapien zur Verfügung (s. o.).
Über die erfolgreiche Katheterablationen von VES, die Phasen von VT oder Kammerflimmern triggern, ist mittlerweile in der Postinfarktphase, bei Brugada-Syndrom und beim Long-QT-Syndrom berichtet worden.

▶ **Merke:** Die Wirksamkeit einer prophylaktischen antiarrhythmischen Therapie ist für Patienten nach Myokardinfarkt einzig für β-Rezeptoren-Blocker nachgewiesen.

7.10   Kardiopulmonale Reanimation

7.10.1 Voraussetzungen

Die **erfolgreiche Wiederbelebung** bei plötzlichem Herz-Kreislauf-Stillstand außerhalb eines Krankenhauses hängt wesentlich von folgenden **Faktoren** ab:
- einheitliche Notfallnummer
- gut funktionierendes Notfallsystem mit schnellem Erreichen jedes Unfallortes durch Notarztsysteme

- gut ausgebildetes paramedizinisches Personal, z. B. Rettungssanitäter, Feuerwehrleute
- große Zahl von Laien, die die Technik der Wiederbelebung beherrschen
- Vorhandensein von halbautomatischen Defibrillatoren an Orten mit großem Personenaufkommen (Kino, Flughäfen, Bahnhöfe etc.).

Bei einem optimalen Notfallsystem innerhalb von Ballungsräumen liegen die **Erfolgsaussicht** einer kardiopulmonalen Reanimation bei **maximal 40 %** und die Entlassungsrate der Patienten aus dem Krankenhaus bei 15–35 %.

7.10.2 Praktisches Vorgehen

Die erste Maßnahme nach Erfassung der Notfallsituation ist die **Aktivierung** des jeweils zur Verfügung stehenden **Notfallsystems**.

Symptome des **Herz-Kreislauf-Stillstandes** sind:
- Bewusstseinsverlust mit oder ohne Krampfanfall
- fehlende zentrale Pulse und fehlende Herztöne
- fehlende Atmung.

Da mit der externen Herzmassage maximal 30 % des unteren Normbereiches vom Herzzeitvolumen aufrechterhalten werden können, sollte sofort versucht werden, einen **effektiven Herzrhythmus wiederherzustellen**. Kammerflimmern ist bis zum Beweis des Gegenteils als primäre Ursache des Herz-Kreislauf-Stillstandes anzunehmen. Der **Früh-Defibrillation** ggf. durch paramedizinisches Personal kommt hinsichtlich der Überlebenschance die entscheidende Bedeutung zu. Wenn ein externer Defibrillator zur Verfügung steht, sollte bei unbekannter Ursache des Kreislaufstillstandes keine Zeit mit einer adäquaten Oxygenierung verloren werden, sondern eine **sofortige** Defibrillation mit der **maximal zur Verfügung stehenden Energie** erfolgen. Erst wenn diese nicht zum Erfolg führt oder primär kein Defibrillator zur Verfügung steht, ist mit einer externen Herzdruckmassage und externer Beatmung zu beginnen.

Hierbei hat sich nach den **Leitlinien des European Resuscitation Council** (ERC, 2005) folgende Regel etabliert:
- **Freilegen** der Atemwege
- **externe Herzdruckmassage**
- **künstliche Beatmung** durch Mund-zu-Nase- bzw. Mund-zu-Mund-Beatmung oder Intubation mit maschineller Beatmung.

Zuerst erfolgt die manuelle **Freilegung der Atemwege** von Aspirationsgut oder Zahnprothesen.

Anschließend müssen zur effektiven **externen Herzdruckmassage** folgende Details beachtet werden:
- Der Patient sollte auf eine harte Unterlage gelegt werden.
- Bei Erwachsenen wird eine Hand mit dem Handballen auf die Mitte des Sternums und die zweite Hand darüber gelegt.
- Durch gleichmäßige Kompression mit ca. 50 kg Gewicht wird eine optimale Auswurfleistung bei 60–80 Kompressionen pro Minute erreicht.

Nach **30 Kompressionen** wird **2×** beatmet: Das Kinn des Patienten wird angehoben und der Kopf nach hinten geneigt, indem man mit der einen Hand fest auf die Stirn drückt und mit der anderen Hand unter dem Kinn oder Kieferwinkel den Unterkiefer nach vorne bringt. Danach wird eine Mund-zu-Nase- oder Mund-zu-Mund-Beatmung durchgeführt. Bei Verwendung eines Ambu-Beutels ist auf die korrekte Platzierung der Maske und Dichtigkeit zu achten, dabei hält eine Hand sowohl das Kinn hoch als auch die Maske fest auf dem Gesicht des Patienten („C-Griff").

Die Herzdruckmassage sollte beendet werden, sobald sich effektive Herzkontraktionen einstellen, welche zu einem palpablen Puls oder messbaren Blutdruck führen.

Zu den erweiterten Maßnahmen zählt das Legen eines **venösen Zugangs**. Bei primärer Asystolie als Ursache des Herz-Kreislauf-Stillstandes sind eine **Adrenalingabe** und möglichst rasche **externe Schrittmacherstimulation** lebensrettend.

Bei fehlendem venösen Zugang ist Adrenalin auch fraktioniert in dreifacher Dosis endotracheal applizierbar, um so eine periphere Dilatation der Wider-

große Zahl von in Reanimation geschulten Laien und Vorhandensein von halbautomatischen Defibrillatoren in Kinos, an Flughäfen, Bahnhöfen etc.

Bei optimalem Notfallsystem liegt die **Erfolgsaussicht** einer Reanimation bei **max. 40 %.**

7.10.2 Praktisches Vorgehen

Nach Situationserfassung erfolgt die **Aktivierung** des **Notfallsystems**.

Symptome des **Herz-Kreislauf-Stillstandes** sind Bewusstseinsverlust und das Fehlen zentraler Pulse, Herztöne und Atmung.

Es sollte sofort versucht werden, einen **effektiven Herzrhythmus wiederherzustellen**. Zunächst ist von einem Kammerflimmern auszugehen. Entscheidend ist die **Früh-Defibrillation**, die **sofort** mit der **maximal zur Verfügung stehenden Energie** erfolgen sollte. Nur bei Missserfolg oder wenn kein Defibrillator zur Verfügung steht, ist mit der Herzdruckmassage zu beginnen.

Die **Leitlinien des European Resuscitation Council** fordern hierbei das **Freilegen** der Atemwege, die **externe Herzdruckmassage** und die **künstliche Beatmung**.

Der Patient wird nach manueller **Freilegung der Atemwege** zur **Herzdruckmassage** auf eine harte Unterlage gelegt. Eine Hand wird mittig auf dem Sternum und die zweite darüber platziert. Der Thorax wird 60–80 Mal pro min mit ca. 50 kg Gewicht komprimiert.

Nach **30 Kompressionen** wird **2×** beatmet: Der Kopf wird rekliniert und eine Mund-zu-Nase- oder Mund-zu-Mund-Beatmung durchgeführt. Auf die korrekte Platzierung des Ambu-Beutels ist zu achten („C-Griff").

Die Herzdruckmassage wird beendet, sobald sich ein palpabler Puls oder messbarer Blutdruck einstellt.

Bei primärer Asystolie sind die **Adrenalingabe** über einen **venösen Zugang** und die rasche **externe Schrittmacherstimulation** lebensrettend.
Adrenalin ist auch fraktioniert in dreifacher Dosis endotracheal applizierbar.

◎ A-7.29 **Kardiopulmonale Reanimation bei Erwachsenen**

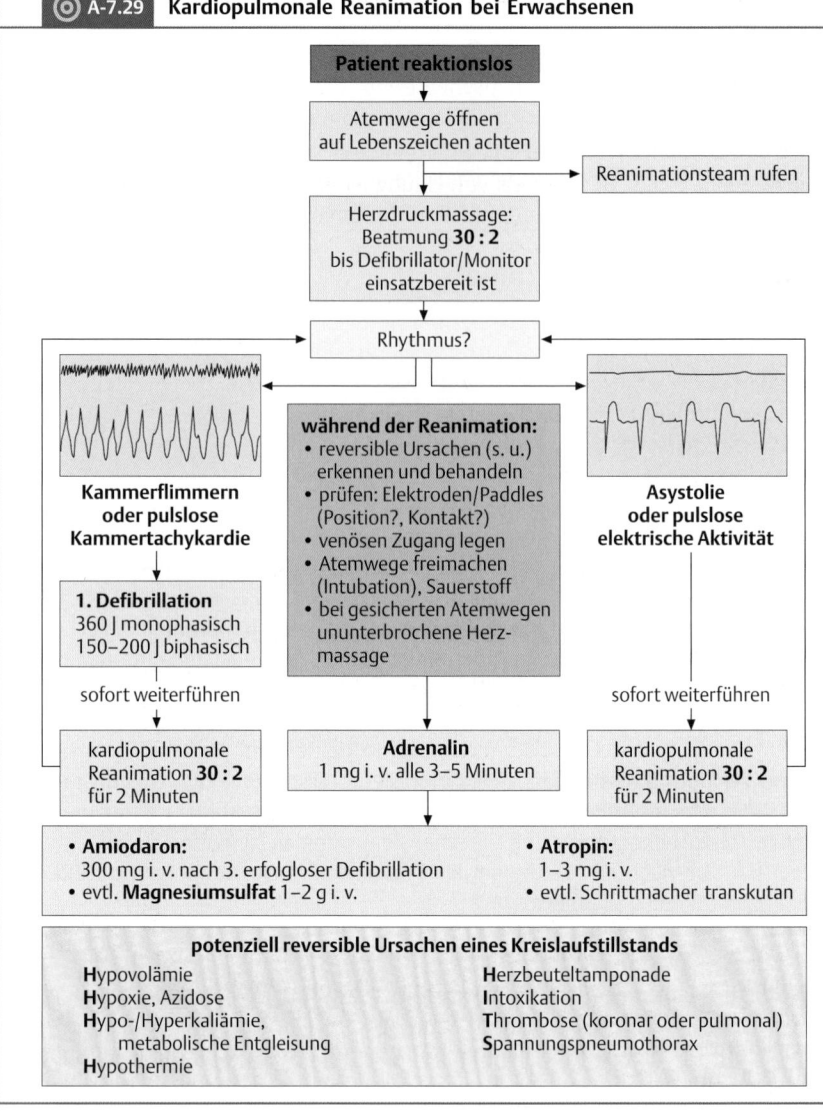

	Patient reaktionslos	
	Atemwege öffnen auf Lebenszeichen achten	→ Reanimationsteam rufen
	Herzdruckmassage: Beatmung **30 : 2** bis Defibrillator/Monitor einsatzbereit ist	
	Rhythmus?	

Kammerflimmern oder pulslose Kammertachykardie

1. Defibrillation
360 J monophasisch
150–200 J biphasisch

sofort weiterführen

kardiopulmonale Reanimation **30 : 2** für 2 Minuten

während der Reanimation:
• reversible Ursachen (s. u.) erkennen und behandeln
• prüfen: Elektroden/Paddles (Position?, Kontakt?)
• venösen Zugang legen
• Atemwege freimachen (Intubation), Sauerstoff
• bei gesicherten Atemwegen ununterbrochene Herzmassage

Adrenalin
1 mg i. v. alle 3–5 Minuten

Asystolie oder pulslose elektrische Aktivität

sofort weiterführen

kardiopulmonale Reanimation **30 : 2** für 2 Minuten

• **Amiodaron:**
 300 mg i. v. nach 3. erfolgloser Defibrillation
• evtl. **Magnesiumsulfat** 1–2 g i. v.

• **Atropin:**
 1–3 mg i. v.
• evtl. Schrittmacher transkutan

potenziell reversible Ursachen eines Kreislaufstillstands

Hypovolämie
Hypoxie, Azidose
Hypo-/Hyperkaliämie, metabolische Entgleisung
Hypothermie

Herzbeuteltamponade
Intoxikation
Thrombose (koronar oder pulmonal)
Spannungspneumothorax

standsgefäße zu verhindern bzw. zu bekämpfen, die zu einer ineffektiven Herzdruckmassage führen könnte.

▶ Merke

▶ **Merke:** Um einen Abfall des extrazellulären K⁺-Spiegels zu vermeiden, der eine externe Defibrillation ineffektiv machen könnte, wird die **„blinde"** **Substitution** von Natriumbikarbonat zum Ausgleich einer rasch einsetzenden Übersäuerung durch CO_2-Retention **nicht mehr empfohlen**.

Verwendung von halbautomatischen Defibrillatoren

Halbautomatische Defibrillatoren zeigen dem **Ersthelfer** die durchzuführenden Maßnahmen an. Nach Aufkleben der Elektroden führt das Gerät die Rhythmusanalyse durch und gibt ggf. die Empfehlung zur Defibrillation. Diese muss vom Helfer bestätigt und nach Information der weiteren Helfer ausgelöst werden.

Bei ineffektiver Defibrillation kann ein i. v.- Bolus **Amiodaron** (300 mg) gegeben werden.

Verwendung von halbautomatischen Defibrillatoren

Halbautomatische Defibrillatoren sind so konzipiert, dass sie dem **Ersthelfer** Schritt für Schritt die durchzuführenden Maßnahmen anzeigen:

- zunächst klebt der Ersthelfer die Elektroden auf den Brustkorb des Patienten
- dann wird über diese Elektroden eine Rhythmusanalyse durchgeführt
- ggf. gibt das Gerät eine Empfehlung zur Defibrillation
- sie muss vom Helfer bestätigt werden
- der Helfer löst dann nach Information der weiteren Helfer die Defibrillation aus.

Bei Ineffektivität einer externen Defibrillation trotz maximaler Energie oder wiederholtem Kammerflimmern kann eine intravenöse Bolusinjektion von 300 mg **Amiodaron** die Effektivität steigern bzw. die Rezidivneigung senken.

8 Erkrankungen des Perikards

8.1 Perikarditis

▶ **Definition:** Bei der Perikarditis liegt eine Entzündung des parietalen und des viszeralen Blattes des Herzbeutels vor. Häufig ist gleichzeitig der angrenzende Herzmuskel von der Entzündung befallen (Perimyokarditis). Man unterscheidet eine **akute**, eine **chronische** (> 3 Monate anhaltend) und eine **chronisch-konstriktive** Form (s. S. 139).

◀ Definition

Epidemiologie: Entzündliche Perikardveränderungen liegen bei 2–6 % aller obduzierten Patienten vor. Klinisch wird eine Perikarditis seltener diagnostiziert, da sie von der Grunderkrankung häufig überlagert wird (z. B. beim Myokardinfarkt).

Epidemiologie: 2–6 % der obduzierten Patienten zeigen entzündliche Perikardveränderungen. Klinisch wird eine Perikarditis seltener diagnostiziert.

Ätiologie: Die Ursachen einer Perikarditis sind sehr unterschiedlich (Tab. **A-8.1**). Bei der **akuten** Perikarditis ist der Anteil der viral bedingten Perikarditiden mit 30–50 % relativ hoch. Zu einem **chronischen** Verlauf kommt es insbesondere bei Tuberkulose, Kollagenosen, Autoimmunprozessen, Urämie, Neoplasien, Bestrahlungen und Chyloperikard. Eine chronische Perikarditis kann sich auch ohne eine vorausgegangene akute Perikarditis entwickeln.

Ätiologie: Die Ursachen der Perikarditis sind sehr unterschiedlich (Tab. **A-8.1**).

Pathogenese: Bei der **akuten** Perikarditis wird eine **trockene fibrinöse** und eine **feuchte exsudative Form** unterschieden. Neben der Fibrinabsonderung kann sich ein Erguss mit seröser, hämorrhagischer, purulenter oder chylöser Flüssigkeit bilden. Bei Übergang in eine **chronische** Form entstehen Granulationsgewebe und eine fibrotische Umwandlung der Perikardblätter.
Beim Vorliegen eines Perikardergusses resultiert aus der Kompression des Herzens ein Anstieg der Drücke im Ventrikel und im Vorhof. Bei rascher Entwicklung eines Ergusses können bereits kleine Ergussmengen (ab ca. 150 ml) hämodynamisch relevant sein. Bei großem Erguss droht eine **Perikardtamponade** (s. u. und S. 138). Die Pathophysiologie der chronischen Perikarditis gleicht der der akuten. Bei langsamer Ergussentwicklung können jedoch größere Flüssigkeitsvolumina toleriert werden. Chronische Ergüsse führen in der Regel erst bei einem Volumen von ca. 300 ml zu Symptomen.

Pathogenese: Die **akute** Perikarditis tritt in 2 Formen auf: **trocken fibrinös** oder **feucht exsudativ**. Häufig entsteht ein Perikarderguss. Bei **chronischen** Formen kann das Perikard fibrosieren.

Ein Perikarderguss kann zu intrakardialer Drucksteigerung führen. Akute Ergüsse können schon ab ca. 150 ml Ergussmenge hämodynamisch relevant sein. Bei großen Ergüssen Gefahr der **Perikardtamponade** (s. u. und S. 138).

≡ A-8.1   Ursachen der Perikarditis

idiopathisch bei infektiösen Erkrankungen • viral (bevorzugt Echo-, Adeno-, Coxsackie-A- und -B-, Influenza-Viren) • bakteriell (z. B. Pneumokokken, Staphylococcus aureus, Mykobakterien [Tbc]) • mykotisch (meist Candida) • sonstige Erreger (z. B. Amöben, Toxoplasmen) **bei entzündlichen, nicht infektiösen Erkrankungen** • Sarkoidose • Amyloidose **bei Autoimmunprozessen und Überempfindlichkeitsreaktionen** • rheumatisches Fieber • systemischer Lupus erythematodes • rheumatoide Arthritis (seltener) • Myokardinfarkt (Dressler-Syndrom) • Postkardiotomiesyndrom • medikamentös induziert (z. B. Hydralazin, Procainamid)	**als Begleiterkrankung benachbarter Organe** • Myokardinfarkt (Dressler-Syndrom) • Myokarditis • Aortenaneurysma **bei Stoffwechselerkrankungen** • Urämie (bei terminaler Niereninsuffizienz) • Myxödem (bei ausgeprägter Hypothyreose) **bei Neoplasien** • z. B. Lymphome, Leukämien, Bronchialkarzinom • sekundär durch Metastasen • nach Chemotherapie (z. B. Doxorubicin) • nach Radiatio **nach Traumen** • penetrierende Thoraxtraumen • nicht penetrierende Traumen

---

Klinik und Komplikationen: Insbesondere bei infektiöser Genese kommt es oft zu Prodromi mit Fieber und Myalgien. Beim **akuten** Verlauf treten häufig **retrosternale Schmerzen** mit Ausstrahlung in den Hals und in den linken Arm auf. Die Schmerzen nehmen meist bei Inspiration zu und beim Aufsitzen und Vornüberbeugen leicht ab. Entwickelt sich ein Perikarderguss, kommt es zu körperlicher Schwäche, Dyspnoe und Tachypnoe sowie zu Oberbauchbeschwerden infolge einer Einflussstauung. Eine **Perikardtamponade** (s. S. 138) bietet das Bild eines kardiogenen Schocks mit erniedrigtem Blutdruck

Klinik und Komplikationen: Prodromi sind häufig Fieber und Myalgien. Bei **akutem** Verlauf kommt es häufig zu **retrosternalen Schmerzen**, körperlicher Schwäche, Dyspnoe, Tachypnoe und bei Einflussstauung zu Oberbauchbeschwerden. Eine **Perikardtamponade** (s. S. 138) führt oft zum Schock. Der **chronische** Verlauf ist häufig oligo- oder asymptomatisch.

und Tachykardie. Die **chronische** Perikarditis verläuft häufig oligo- oder asymptomatisch.

Diagnostik: Charakteristisch ist ein systolisches oder systolisch-diastolisches ohrnahes **Reibegeräusch**. Beim Übergang zur exsudativen Perikarditis verschwindet das Geräusch, und die Herztöne werden leiser.

Diagnostik: Das Leitsymptom der Perikarditis ist ein systolisches oder systolisch-diastolisches ohrnahes **Reibegeräusch** von schabendem Charakter. Fibrinbeläge der Pleura, die mit dem Perikard in Kontakt kommen, lösen zusätzlich ein Reibegeräusch aus. Rein pleurale Geräusche verschwinden beim Atemanhalten. Beim Übergang von der trockenen zur exsudativen Form werden die Herztöne leiser und das Geräusch verschwindet häufig.

▶ **Merke**

▶ **Merke:** Ein Perikardreiben schließt einen Perikarderguss nicht aus.

Bei großem Perikarderguss kommt es zu einer venösen Einflussstauung mit paradoxem Jugularvenendruckanstieg **(Kußmaul-Zeichen)** und **Pulsus paradoxus**, der am besten an der A. femoralis diagnostizierbar ist.

Bei einem hämodynamisch wirksamen Perikarderguss kommt es zur Tachykardie und zum Rückstau des Blutes vor dem rechten Herzen sowie zu prall gefüllten Zungengrund- und Jugularvenen. Der Druck in den Jugularvenen steigt systolisch paradox an **(Kußmaul-Zeichen)**. Ein tamponierender Erguss geht meist mit einem **Pulsus paradoxus** einher, bei dem der Blutdruck inspiratorisch um mehr als 10 mm Hg abfällt. Er ist an der A. femoralis meist leichter diagnostizierbar als an der A. radialis. Durch Blutdruckmessung mit Manschette und Stethoskop ist die Paradoxie am besten festzustellen.

Je nach Ätiologie der Perikarditis sind die **Laborwerte** unterschiedlich verändert. In der Regel bestehen jedoch Entzündungszeichen (Leukozytose, BSG-Erhöhung). Die CK-MB kann leicht erhöht sein.

Die **Laborwerte** sind der Ätiologie der Perikarditis entsprechend verändert. In der Regel bestehen Entzündungszeichen mit Leukozytose und BSG-Erhöhung. CK-MB und Troponin können infolge Mitbeteiligung epikardialer Myokardanteile leicht erhöht sein. Serologische Standardtests zum Nachweis einer viralen Genese der Entzündung werden häufig erst nach 2 Wochen positiv. Beim Postmyokardinfarktsyndrom sind gelegentlich antimyokardiale Antikörper nachweisbar.

EKG: Im **akuten Stadium** treten in den meisten Ableitungen **konkav nach oben gerichtete ST-Strecken-Hebungen** auf (Abb. **A-8.1 a**), bei chronischem Verlauf Ausbildung einer terminal negativen T-Welle möglich. Bei **großem Perikarderguss** besteht oft eine **Niedervoltage**.

Im **akuten Stadium** der Perikarditis tritt im **EKG** häufig in allen Ableitungen eine **konkav nach oben gerichtete ST-Strecken-Hebung** auf (Abb. **A-8.1 a**) (beim **Myokardinfark**t ist die Hebung in der Regel in mehreren benachbarten Ableitungen lokalisiert monophasisch und **konvexbogig** nach oben gerichtet). Im Verlauf wird die ST-Strecke wieder isoelektrisch, danach können terminal negative T-Wellen auftreten, die gelegentlich chronisch persistieren. Bei gro-

---

◉ **A-8.1**   **EKG- und Echokardiographie-Befund bei akuter Perikarditis**

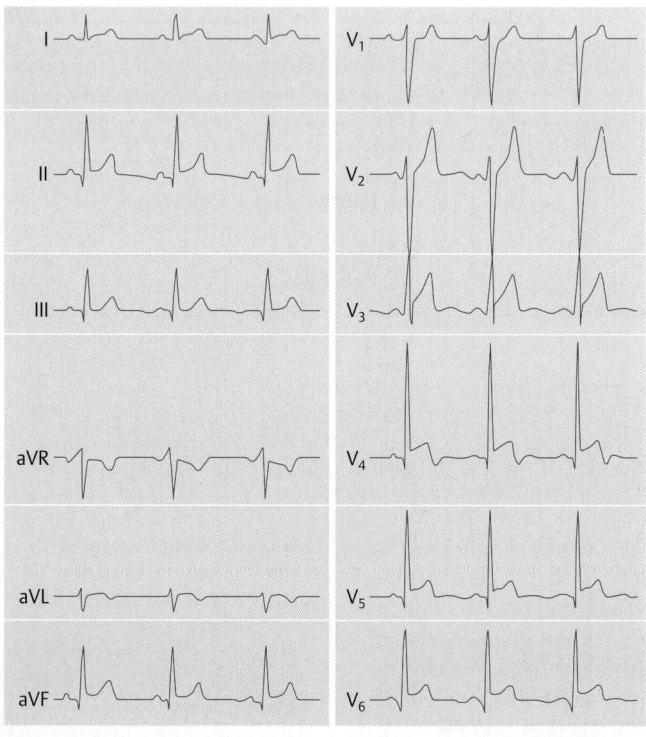

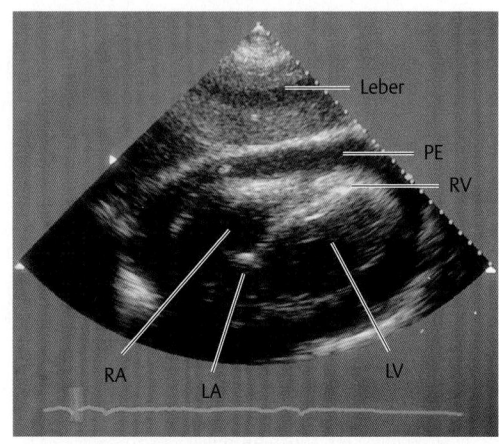

a Charakteristisch sind ST-Strecken-Elevationen in allen Ableitungen (mit Ausnahme von aVR) und der konkave ST-Streckenverlauf.
b Zirkulärer Perikarderguss (= PE) bei einem Patienten mit Bronchialkarzinom: Der rechte Ventrikel (RV) wird durch den Erguss komprimiert (Perikardtamponade). RA = rechter Vorhof, RV = rechter Ventrikel, LA = linker Vorhof, LV = linker Ventrikel.

ßem **Perikarderguss** liegen meist eine **Niedervoltage** und gelegentlich ein elektrischer Alternans (Schwankungen von Höhe und Richtung des QRS-Komplexes) vor.

> ▶ **Merke:** Die **Echokardiographie** ist die Methode der Wahl zur Erfassung eines Perikardergusses und der Ergussmenge (Abb. **A-8.1b**).

◀ Merke

Zudem kann damit eine ergussbedingte Kompression des rechten Ventrikels und Vorhofs erfasst werden. Bei chronischer Perikarditis unklarer Genese sollte der Erguss diagnostisch punktiert werden (bei V. a. Tuberkulose möglichst erst nach tuberkulostatischer Anbehandlung, um eine hämatogene Bakterienaussaat zu verhindern).

In der **Röntgen-Thorax-Übersicht** vergrößert sich bei einer Ergussmenge von 500 ml in der Regel der Herzschatten. Typischerweise tritt dann eine **Zelt- oder Bocksbeutelform** des Herzens auf. Zeichen einer pulmonalen Stauung sind nicht zu sehen.

Röntgen-Thorax: Bei großem Perikarderguss ist der Herzschatten vergrößert.

CT und MRT werden eingesetzt bei schlechter Schallbarkeit des Patienten, zur Erfassung von Blutungen oder bei V. a. Vorliegen einer malignen Erkrankung mit Perikardbeteiligung.

CT/MRT werden bei schlechter Schallbarkeit oder V. a. maligne Erkrankung eingesetzt.

Differenzialdiagnose: Für die akute Form insbesondere frischer **Myokardinfarkt** (CK- und Troponin-Werte sind in der Regel höher). Daneben muss auch an instabile Angina pectoris, Herzinsuffizienz, Lungenembolie, Pneumothorax und dissezierendes Aortenaneurysma gedacht werden. Bei der chronischen Form sind die Pleuritis und Ösophaguserkrankungen in Betracht zu ziehen.

Differenzialdiagnose: Myokardinfarkt, instabile Angina pectoris, Herzinsuffizienz, Lungenembolie, Pneumothorax, Aortenaneurysma; Pleuritis, Ösophagusprozesse.

Therapie: Allgemein sollen sich die Patienten schonen. Die Therapie richtet sich nach der **Grunderkrankung** (Tab. **A-8.2**). Die symptomatische Behandlung eines begleitenden Perikardergusses besteht in der Gabe von nichtsteroidalen Antiphlogistika und Diuretika. Alternativ und additiv wird gelegentlich Colchizin eingesetzt. Bei drohender Herzbeuteltamponade muss eine Entlastungspunktion durchgeführt (s. Exkurs Perikardpunktion) und ggf. eine Perikarddränage angelegt werden.

Therapie: Die Therapie richtet sich nach der **Grunderkrankung** (Tab. **A-8.2**). Die symptomatische Behandlung eines begleitenden Perikardergusses besteht in der Gabe von nichtsteroidalen Antiphlogistika und Diuretika.

≡ A-8.2	Therapie der Perikarditis
Ursache	**Therapie**
▪ bei bakterieller Genese	Antibiotika
▪ bei V. a. tuberkulöse Genese	Tuberkulostatika
▪ nach rheumatischem Fieber	Behandlung der Grunderkrankung
▪ bei allergischer Perikarditis und bei Kollagenosen	Steroide
▪ bei viraler Genese	nichtsteroidale Antiphlogistika
▪ bei Postmyokardinfarkt- und Postkardiotomiesyndrom	nichtsteroidale Antiphlogistika
▪ bei urämischer Perikarditis	Dialyse

> ▶ **Exkurs: Perikardpunktion** Die Punktion ist indiziert zur Erregerdiagnostik bei V. a. bakterielle Genese der Perikarditis und bei drohender Herzbeuteltamponade (bei Ergüssen mit diastolisch > 20 mm Ausmaß meist indiziert). Sie wird mit einer langen Nadel im Winkel zwischen Processus xiphoideus und dem linkssternalen Rippenansatz oder echokardiographisch gesteuert zwischen den Rippen durchgeführt. Gegebenenfalls muss eine Perikarddränage angelegt werden. Die Analytik des Punktats umfasst Kulturen (Bakterien, Pilze), Gram- und Ziehl-Neelsen-Färbung, evtl. Viruskulturen und PCR (z. B. für Coxsackie-, EBV-Viren) sowie eine Zytologie (maligne Zellen?). Messgrößen wie Proteingehalt, LDH, Glukose, rotes oder weißes Blutbild sind nur selten diagnostisch wegweisend.

◀ Exkurs

Verlauf und Prognose: Diese sind von der Ätiologie und Form der Perikarditis abhängig. Die meisten Perikarditiden heilen aus, andere gehen in einen chronischen Verlauf über. Bei den viral bedingten Formen besteht eine Rezidivneigung. Selten geht die akute Perikarditis in eine chronisch-konstriktive Form über (s. S. 139).

Verlauf und Prognose: Die meisten Perikarditiden heilen aus, andere rezidivieren oder gehen selten in eine chronisch-konstriktive Form über (s. S. 139).

▶ Klinischer Fall

▶ **Klinischer Fall:** Bei einem 36-jährigen Patienten traten 5 Tage nach einem grippalen Infekt retrosternale Druckschmerzen mit Ausstrahlung in den linken Arm und in die Halsregion sowie intermittierende Herzstiche auf. Der hinzugerufene Hausarzt überwies den Patienten zum Ausschluss eines Myokardinfarktes in die Klinik. Bis auf einen Nikotinkonsum mit 15 Zigaretten/d lagen keine kardialen Risikofaktoren vor. Bei der körperlichen Untersuchung fiel ein systolisch-diastolisches ohrnahes und schabendes Reibegeräusch auf. Laborchemisch waren die CK und CK-MB (220/14 U/l) sowie Troponin T mit 0,12 ng/l minimal erhöht. (Die Werte blieben bei Kontrollen in den folgenden 8 h konstant.) Ferner fanden sich eine erhöhte BSG und eine Leukozytose (12 700/mm^3) mit Lymphozytose. Im EKG zeigten sich in allen Ableitungen (mit Ausnahme von aVR) konkav nach oben gerichtete ST-Streckenhebungen bis maximal 0,20 mV. Das Thorax-Röntgenbild war unauffällig. Echokardiographisch war kein relevanter Perikarderguss sichtbar. Die myokardiale Pumpfunktion war normal. Unter dem Verdacht auf eine akute Perikarditis wurde der Patient zur stationären Überwachung aufgenommen. Das EKG und die CK-Werte wurden zur Erfassung einer myokardialen Mitbeteiligung engmaschig kontrolliert. Es erfolgten echokardiographische Kontrolluntersuchungen, um die Entwicklung eines Perikardergusses nicht zu übersehen. Der Patient erhielt Ibuprofen gegen die Schmerzen und konnte nach 3 Tagen beschwerdefrei in die ambulante Behandlung entlassen werden.

8.1.1 Herzbeuteltamponade

8.1.1 Herzbeuteltamponade

▶ Definition

▶ **Definition:** Bei der Herzbeuteltamponade handelt es sich um einen kardialen Notfall, mit Einschränkung der diastolischen Füllung der Ventrikel infolge einer Flüssigkeitsansammlung (z. B. Blut, Exsudat) im Perikard.

Ätiologie: Die Ursachen sind vielfältig, z. B. **Perikarditis**, Myokardruptur bei Infarkt, Traumata, dissezierende Aortenaneurysmen und Neoplasien.

Ätiologie: Die häufigste Ursache ist eine **Perikarditis**, v. a. unter Antikoagulanzienbehandlung. Weitere Ursachen sind Myokardruptur bei Infarkt, Traumata (Stichverletzungen, stumpfes Trauma, nach medizinischen Eingriffen wie diagnostischer Punktion, Katheterablation oder Koronarintervention), nach herzchirurgischen Eingriffen, dissezierende Aortenaneurysmen und Neoplasien.

Pathophysiologie: Durch die behinderte diastolische Ventrikelfüllung **staut** sich das **Blut vor dem rechten Herzen**, die **Auswurfleistung** ist **vermindert**. Diese wird anfangs durch Frequenzerhöhung kompensiert, später fällt der Blutdruck ab.

Pathophysiologie: Der Erguss behindert die diastolische Ventrikelfüllung, wodurch es zu einem **Rückstau des Blutes vor dem rechten Herzen** kommt. **Die Reduktion des Schlag- und Minutenvolumens** wird anfangs durch Schlagfrequenzerhöhung kompensiert, später fällt der Blutdruck ab. Die hämodynamische Wirkung der Tamponade wird durch die **Flüssigkeitsmenge**, deren Akkumulationsgeschwindigkeit und durch die Perikardelastizität bestimmt.

Klinik und Komplikationen: Es kommt zu **Atemnot, Tachykardie**, Schwindel, retrosternalen Schmerzen und Synkopen. Gefahr eines **kardiogenen Schocks**.

Klinik und Komplikationen: Es kommt zu **akuter Atemnot, Tachykardie**, Beklemmungsgefühlen, Schwindel und bei Anstrengung zu Synkopen. Der Patient hat dumpfe retrosternale Schmerzen. Die abnehmende Auswurfleistung des linken Herzens kann zum **kardiogenen Schock** führen.

Diagnostik:
Auffällig ist die Trias: Paradoxie des arteriellen und venösen Drucks, venöse Stauung und arterielle Hypotension.

Diagnostik:
Auffällig ist die Trias:
- Paradoxie des arteriellen und venösen Drucks
- venöse Stauung
- arterielle Hypotension.
Ein **Pulsus paradoxus** ist gekennzeichnet durch einen abnormen Abfall des systolischen Drucks bei Inspiration um > 10 mm Hg (an der A. femoralis meist leichter diagnostizierbar als an der A. radialis).

Bei der körperlichen Untersuchung ist auf einen **Pulsus paradoxus** (abnormer Abfall des systolischen Drucks bei Inspiration) und das **Kußmaul-Zeichen** (paradoxer inspiratorischer Druckanstieg in der Jugularvene) zu achten. Die Herztöne sind meist leise.

Die Beurteilung des **Venendrucks** erfolgt am besten an den prall gefüllten Halsvenen. Bei Paradoxie des venösen Pulses steigt der Venendruck inspiratorisch anstatt abzufallen **(Kußmaul-Zeichen)**. Bei einem großen Erguss kann die Herzdämpfung verbreitert sein, ein Perikardreiben kann vorkommen. Die Herztöne sind meist leise, insbesondere bei großem Erguss, im EKG zeigt sich dann eine Niedervoltage. Bei unklarer Ergussursache ist eine diagnostische Probepunktion indiziert. Bei hämorrhagischem Erguss müssen ein Blutbild erstellt und die Gerinnungsparameter bestimmt werden.

Die **Echokardiographie** ist die sensitivste Methode zur Darstellung auch kleiner Ergüsse ab 40 ml (s. S. 137).

Die **Echokardiographie** ist die Methode der Wahl zur Darstellung auch kleiner Ergüsse ab 40 ml (zur weiteren Diagnostik s. bei Perikarditis, S. 137). Bei Unklarheiten in der Echokardiographie wird eine CT durchgeführt.

Differenzialdiagnose: Volumenmangelschock (hier kollabieren die Halsvenen). Ein Pulsus paradoxus tritt auch bei Panzerherz, Spannungspneumothorax und schwerem Asthmaanfall auf. Zu denken ist auch an eine fortgeschrittene myokardial bedingte Herzinsuffizienz (dabei Lungenstauung).

Therapie: Bei akut lebensbedrohlicher Tamponade ist die **Perikardpunktion** (s. S. 137) und die Anlage einer **Perikarddränage** Maßnahme der Wahl. Eine chirurgische Intervention mit **Perikardfensterung oder Perikardektomie** ist indiziert bei erfolglosem Aspirationsversuch, rezidivierender und rascher Ergussbildung sowie bei traumatisch verursachter und bei postoperativ aufgetretener Tamponade.

8.1.2 Chronisch-konstriktive Perikarditis

▶ **Definition:** Bei der chronisch-konstriktiven Perikarditis verursacht eine Fibrose des Herzbeutels mit oder ohne Verkalkung oder Verdickung eine Behinderung der diastolischen Ventrikelfüllung.

Ätiopathogenese: In die konstriktive Form gehen gehäuft Perikarditiden über, die bakteriell, parasitär, durch Strahleneinwirkung oder durch Hämoperikard verursacht wurden. Auch nach herzchirurgischen Operationen kann es zu einer Constrictio kommen.
Das Perikard ist **fibrotisch verdickt** und oft **verkalkt**. Eine Verklebung beider Perikardblätter wird **Concretio** genannt, bei einer **Accretio** besteht eine bindegewebige Verbindung des Perikards mit den Nachbarorganen. Bei hochgradigen Verkalkungen liegt ein sogenanntes **Panzerherz** vor. Das Myokard ist häufig atrophisch. Hämodynamisch steht die **Behinderung der diastolischen Füllung**, insbesondere des rechten Ventrikels, im Vordergrund. Daraus resultiert eine Drucksteigerung im rechten Vorhof und im venösen System.

Klinik und Komplikationen: Die Patienten klagen über Müdigkeit, Leistungsminderung, Atemnot und Oberbauchbeschwerden. Die **venöse Stauung** ist sehr ausgeprägt an den Halsvenen sichtbar und verursacht eine Lebervergrößerung, Aszitesbildung, periphere Ödeme und Stauungsproteinurie. Bei tiefer Inspiration tritt das **Kußmaul-Zeichen** auf (s. S. 136). Bei länger bestehender Stauung kann es zu einer **Stauungsleberzirrhose** und zu einem nephrotischen Syndrom kommen.

Diagnostik: Auskultatorisch findet sich häufig ein **Galopprhythmus** mit zusätzlichem protodiastolischem Ton infolge der plötzlichen Füllungsbegrenzung durch das Perikard. Die Herzfrequenz ist oft erhöht, in 30 % der Fälle liegt ein **Pulsus paradoxus** vor. Im **EKG** sind häufig eine Niedervoltage sowie unspezifische T-Wellen-Negativierungen nachweisbar. Bei etwa 40 % der Patienten findet sich Vorhofflimmern. In den meisten Fällen ist das Herz in der **Röntgen-Thorax-Übersicht** normal groß, die obere Hohlvene jedoch erweitert. Häufig können **Verkalkungen** nachgewiesen werden (Abb. **A-8.2**).

▶ **Merke:** Klinische Zeichen der chronischen Rechtsherzinsuffizienz bei echokardiographisch normaler Herzgröße und restriktivem Füllungsmuster weisen auf eine chronisch konstriktive Perikarditis hin.

Mittels **Echokardiographie** können die Perikardfibrose und -verkalkung nachgewiesen werden. Zudem zeigt sich die Behinderung der Ventrikelrelaxation. **CT** und **MRT** sind zum Nachweis diffuser Perikardveränderungen am besten geeignet.

Differenzialdiagnose: Die Differenzialdiagnose umfasst die restriktive Kardiomyopathie, die Hämochromatose, Speichererkrankungen, die Amyloidose und das V.-cava-Syndrom mit Tumorbefall des oberen Mediastinums.

Differenzialdiagnose: Volumenmangelschock und myokardial bedingte Herzinsuffizienz, Panzerherz, Spannungspneumothorax und schwerer Asthmaanfall.

Therapie: Der Erguss wird **punktiert** (s. S. 137) und eine **Perikarddränage** angelegt. In bestimmten Fällen besteht die Indikation zur **Perikardfensterung oder Perikardektomie**.

8.1.2 Chronisch-konstriktive Perikarditis

◀ **Definition**

Ätiopathogenese: Eine Constrictio tritt gehäuft nach bakteriellen und parasitären Infekten und nach Strahleneinwirkung auf. Durch fibrotische Verdickung und Verkalkung kann ein „Panzerherz" entstehen. Die **diastolische Füllung ist behindert**. Dadurch entsteht eine Einflussstauung.

Klinik: Es treten Leistungsminderung, Atemnot und eine venöse Stauung auf. Bei Inspiration tritt das **Kußmaul-Zeichen** auf. Mögliche Komplikationen sind **Stauungsleberzirrhose** und nephrotisches Syndrom.

Diagnostik: Oft bestehen Galopprhythmus und **Pulsus paradoxus**.
EKG: Häufig sind Niedervoltage, T-Negativierungen und Vorhofflimmern
Röntgen-Thorax-Übersicht: Oft fallen eine V.-cava-Dilatation und **Perikardverkalkungen** auf (Abb. **A-8.2**).

◀ **Merke**

Echokardiographie: Die Perikardfibrose und -verkalkungen sind oft darstellbar. **CT** und **MRT** stellen diffuse Perikardveränderungen gut dar.

Differenzialdiagnose: Diese umfasst u. a. die restriktive Kardiomyopathie und die Hämochromatose.

⊚ A-8.2   **Röntgen-Thoraxbild einer Patientin mit operativ versorgter chronisch-konstriktiver Perikarditis**

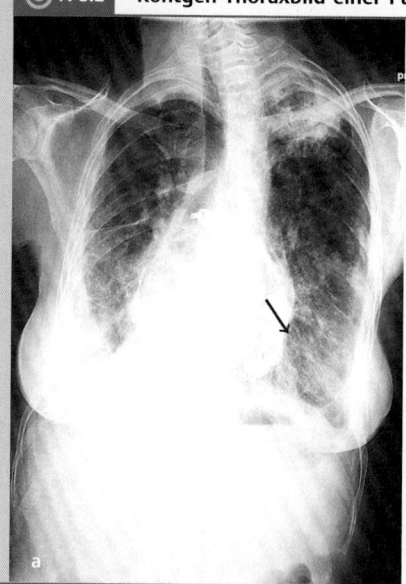
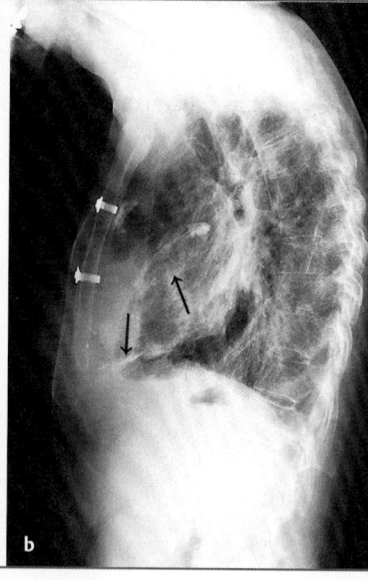

Die 42-jährige Patientin hat früher eine Tuberkulose durchgemacht; eine Aspergillose ist neu aufgetreten.
a Die p.a.-Aufnahme zeigt neben **entzündlichen Infiltraten** im linken Oberfeld und kräftigen Verschwartungen beidseits ausgedehnte **Perikardverkalkungen** (→), welche auch in der Seitenaufnahme (b) sichtbar sind.
b Ein Teil der perikardialen Verkalkungen wurde bereits operativ entfernt.

Therapie: Dekortikation oder Perikardektomie.

▶ **Merke**

Therapie: Die Therapie der Wahl ist eine Entlastung mittels Dekortikation (operative Entschwielung des Herzens) oder Perikardektomie.

▶ **Merke:** Die Operation sollte durchgeführt werden, bevor es zu einer Myokardatrophie kommt, die postoperativ zu einer akuten Herzdilatation führen kann.

8.2 Sonstige Perikarderkrankungen

Sonstige nicht entzündliche Perikarderkrankungen wie das **Chyloperikard, Perikardzysten** und **Teratome** sind selten.

8.2 Sonstige Perikarderkrankungen

Nicht entzündliche Perikarderkrankungen sind selten. Ein **Chyloperikard** kann nach Obstruktion des Ductus thoracicus (z.B. infolge von Neoplasmen) oder Trauma sowie operativer Intervention entstehen. **Perikardzysten** sind selten, meist angeboren und in der Regel asymptomatisch. Sie werden meist als Zufallsbefund diagnostiziert. **Intraperikardiale Teratome** sind ebenfalls selten.

9 Erkrankungen des Endokards

Das Endokard ist bei Erkrankungen wie dem rheumatischen Fieber, Kollagenosen oder entzündlichen Erkrankungen mitbetroffen.

9 Erkrankungen des Endokards

Die Erkrankungen des Endokards manifestieren sich im Rahmen einer Mitbeteiligung bei anderen Erkrankungen, wie beim rheumatischen Fieber oder Kollagenosen. Auch die bakterielle Endokarditis ist häufig Folge anderer Entzündungsherde im Körper oder einer Bakteriämie, die an anderer Stelle entsteht.

9.1 Rheumatisches Fieber

▶ **Definition**

9.1 Rheumatisches Fieber

▶ **Definition:** Das rheumatische Fieber entsteht aufgrund einer Autoimmunreaktion nach einer Infektion mit **β-hämolysierenden Streptokokken.** Es handelt sich um eine entzündliche Systemerkrankung, die sich hauptsächlich an Herz, Gelenken, ZNS und Haut manifestiert.

Epidemiologie: Die Erkrankung tritt meist **zwischen** dem **5.** und **15. Lebensjahr** auf. In den Industrienationen hat die Häufigkeit abgenommen.

Epidemiologie: Das rheumatische Fieber tritt am häufigsten **zwischen** dem **5. und 15. Lebensjahr** auf. In den Industrienationen hat die Erkrankung in den letzten Jahrzehnten aufgrund verbesserter Hygienebedingungen und früher

Antibiotikatherapie der Streptokokkenangina deutlich abgenommen. In den Entwicklungsländern ist sie noch häufig.

Ätiopathogenese: β-hämolysierende Streptokokken der **Lancefield-Gruppe A (Streptococcus pyogenes)** lösen mehr als 95 % der streptokokkenbedingten Erkrankungen aus. Dazu zählen u. a. die Angina tonsillaris, Scharlach und die Pharyngitis. Das spezifische M-Protein der A-Streptokokken induziert bei einer Infektion eine Immunantwort mit Bildung von Antikörpern, welche mit sarkolemmalem Myosin und Tropomyosin kreuzreagieren. Daher kommt es zu einer Ankopplung von Antikörpern an das Myo- und Endokard. Zudem siedeln sich Immunkomplexe (Typ-III-Reaktion) an den Kapillaren und am Myokard sowie auf den Herzklappen ab. Bei einigen Patienten sind kreuzreagierende Antikörper gegen Antigene des Nucleus caudatus und subthalamicus nachweisbar. In diesen Fällen tritt gehäuft eine Chorea minor auf. Am Herzen kommt es zu einer rheumatischen **Pankarditis** mit Beteiligung von Endo-, Myo- und Perikard. Im Myokard können charakteristischerweise Rundzellenansammlungen und Riesenzellen um nekrotisches Material **(Aschoff-Knötchen)** und nekrotische Myokardfibrillen nachgewiesen werden. Im Rahmen der rheumatischen Endokarditis entsteht eine verruköse Klappenentzündung, die zur fibrotischen Verdickung, Adhäsion und Schrumpfung der Segel sowie zur Verkürzung der Chordae tendineae führt. Aufgrund der postentzündlichen Deformierungen kommt es zu **Klappenstenosen und -insuffizienzen** (Abb. **A-9.1**). Am häufigsten sind die Mitral- und Aortenklappe betroffen (s. S. 191 u. S. 183). Die rheumatoide Perikarditis ist serofibrinös und geht nur selten in eine Pericarditis constrictiva über. An den Gelenken treten exsudative und weniger proliferative oder deformierende Veränderungen auf. In der Subkutis finden sich sogenannte **Rheumaknötchen**, die hauptsächlich aus Fibrinoid bestehen.

Klinik: 2–3 Wochen nach einer Infektion mit A-Streptokokken, meist im oberen Respirationstrakt, treten Fieber, Abgeschlagenheit und **wandernde Gelenkbeschwerden** auf. Betroffen sind meist die großen Gelenke, die stark geschwollen, überwärmt und schmerzhaft sind. Das klinische Bild der Karditis ist sehr unterschiedlich und reicht von asymptomatischen Formen, die sehr häufig sind, bis zum Auftreten einer Herzinsuffizienz mit Orthopnoe, Tachykardie, Ödemen und retrosternalen Schmerzen. An der Haut fallen **subkutane Knötchen** und ein **Erythema anulare** (marginatum) auf. Das Erythem tritt meist am Stamm mit flüchtigen, scharf begrenzten, ringförmigen, rosarot gefärbten, nicht juckenden Effloreszenzen auf.

Die **Chorea minor (Sydenham)** ist eine Spätmanifestation, die sich auch noch mehrere Monate nach der Streptokokkeninfektion manifestieren kann. Charakteristisch sind dabei plötzliche unkontrollierte Bewegungen der Hände mit begleitender Muskelschwäche und emotionaler Labilität.

Ätiopathogenese: Die meisten streptokokkenbedingten Erkrankungen werden durch **β-hämolysierende A-Streptokokken** verursacht. Deren M-Protein induziert die Bildung von Antikörpern, die mit Myokardantigenen kreuzreagieren. Ferner werden kreuzreagierende Antikörper gegen Antigene des Nucleus caudatus und subthalamicus gebildet, die bei Patienten mit Chorea nachweisbar sein können. Am Herzen entsteht eine **Pankarditis**. Im Myokard sind **Aschoff-Knötchen** nachweisbar. Im Rahmen einer verrukösen Endokarditis entstehen fibrotische Klappenverdickungen, Adhäsionen und Schrumpfungen der Segel und eine Verkürzung der Chordae tendineae. Daher entstehen **Klappenstenosen und -insuffizienzen**, insbesondere an der Mitral- und Aortenklappe (Abb. **A-9.1**, s. S. 191 u. S. 183). Am Perikard tritt eine serofibrinöse und an den Gelenken eine exsudative Entzündung auf. In der Subkutis entstehen **Rheumaknötchen**.

Klinik: 2–3 Wochen nach einer Streptokokkeninfektion treten Fieber, Abgeschlagenheit und **wandernde Gelenkbeschwerden** auf. Die Karditis ist häufig asymptomatisch, andernfalls treten Dyspnoe, Tachykardie, Ödeme oder retrosternale Schmerzen auf. An der Haut fallen **subkutane Knötchen** und ein **Erythema anulare** auf.

Als Spätmanifestation kann um Monate verzögert die **Chorea minor (Sydenham)**, mit unkontrollierten Bewegungen der Hände, auftreten.

⊚ A-9.1 | **Mitralklappe mit Deformierungen (→) nach rheumatischem Fieber** ⊚ A-9.1

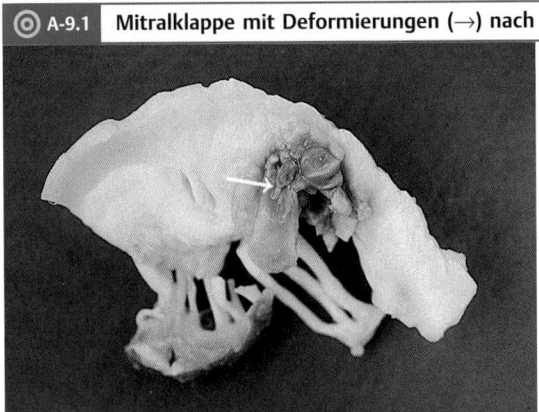

Diagnostik:
Auskultatorisch fällt häufig über der Herzspitze ein Systolikum (relative Mitralinsuffizienz) und basal ein Diastolikum (relative Aorteninsuffizienz) auf.

Laborbefunde: In der Regel ist die **BSG stark beschleunigt** und der Titer der gegen Streptokokkenantigene gerichteten Antikörper (Antistreptolysin O/L) erhöht oder steigend. Der Anti-Desoxyribonukleotidase-Titer steigt bei Streptokokkeninfekten der Haut an.

Im **EKG** treten PQ-Verlängerungen und ST-Streckenelevationen auf.

Echokardiographie: Bei Karditis können Klappenveränderungen, Ventrikeldilatation und Perikarderguss sichtbar sein.

▶ **Merke**

Diagnostische Kriterien: Nach den **Jones-Kriterien** (Tab. **A-9.1**) ist ein rheumatisches Fieber wahrscheinlich, wenn 2 Haupt- oder ein Haupt- und 2 Nebenkriterien erfüllt sind.

≡ **A-9.1**

Differenzialdiagnose: Die Differenzialdiagnose umfasst Arthritiden unterschiedlicher Genese (s. S. 1338) sowie Kollagenosen (s. S. 1353).

Therapie: Penicillin ist das Mittel der Wahl. Zur antiinflammatorischen Behandlung werden **nichtsteroidale Antirheumatika** und bei schweren Verläufen mit Karditis auch Steroide eingesetzt. Bei Chorea werden Sedativa und Tranquilizer empfohlen.

Rezidivprophylaxe: Eine Sanierung potenzieller Entzündungsfoci sollte nach Verschwinden der Entzündungszeichen durchgeführt werden. Zudem sollten pro Monat 1,2 Mio IE Benzathin-Penicillin G über mehrere Jahre gegeben werden (bei Penicillinallergie Erythromycin).

Diagnostik:
Auskultatorisch ist über der Herzspitze häufig ein mittelfrequentes Systolikum als Ausdruck einer relativen Mitralinsuffizienz und basal ein Diastolikum infolge einer relativen Aorteninsuffizienz zu hören. Gelegentlich treten Perikardreiben als Zeichen einer Perikarditis oder Reibegeräusche bei Pleuritis auf.

Laborbefunde: In nahezu allen Fällen ist eine **starke BSG-Erhöhung** nachweisbar. Der Titer der gegen Streptokokkenantigene wie Streptolysin O oder L gerichteten Antikörper ist pathologisch (über 200 IE) erhöht oder ansteigend. Nach der Streptokokkeninfektion fällt der Titer nicht ab. Der **Antistreptolysin-O-Test** ist der am weitesten verbreitete diagnostische Test. Der Anti-Desoxyribonukleotidase-B-(antiDNAse-B- oder ADB-)Titer steigt besonders nach Streptokokkeninfekten der Haut an. Bei einigen Patienten sind kreuzreagierende antisarkolemmale Antikörper nachweisbar.

Im **EKG** finden sich häufig ein verlängertes PQ-Intervall sowie Zeichen einer Perikarditis mit ST-Streckenelevationen.

Echokardiographie: Bei der rheumatischen Karditis kann es zu einer Dilatation der Herzhöhlen, zu morphologischen Veränderungen (wie z. B. Verdickungen) der Klappen sowie zur Ausbildung eines Perikardergusses kommen.

▶ **Merke:** Die Echokardiographie ist eine wesentliche Untersuchungsmethode in der Diagnostik der Endokarditis.

Diagnostische Kriterien: Nach den **Jones-Kriterien** ist ein rheumatisches Fieber anzunehmen, wenn 2 Hauptkriterien oder ein Hauptkriterium und 2 Nebenkriterien erfüllt sind, neben dem Anhalt für eine vor Kurzem abgelaufene Streptokokkeninfektion (Tab. **A-9.1**). Laborchemisch bestehen in der Regel ein persistierend erhöhter ASO-Titer sowie eine erhöhte BSG.

≡ **A-9.1** | **Jones-Kriterien der American Heart Association**

Hauptkriterien	Nebenkriterien
▪ Karditis	▪ Fieber
▪ Polyarthritis	▪ Arthralgie
▪ Chorea	▪ BSG- und/oder CRP-Erhöhung
▪ subkutane Knötchen	▪ verlängerte PQ-Zeit
▪ Erythema anulare (marginatum)	▪ rheumatisches Fieber oder rheumatische Karditis in der Anamnese

Differenzialdiagnose: Die Differenzialdiagnose umfasst postinfektiöse reaktive Polyarthritiden, Polyarthritis bei bakterieller Endokarditis, rheumatische Arthritis, juvenile chronische Arthritis (s. S. 1338), ankylosierende Spondylitis und Kollagenosen (s. S. 1353).

Therapie: Bei vorliegender Streptokokkeninfektion ist **Penicillin** das Mittel der Wahl und wird mit 3,5 Mio IE/d i. v. dosiert. Bei Penicillinallergie sollten Cephalosporine oder Erythromycin verabreicht werden. Zur antiinflammatorischen Behandlung werden **nichtsteroidale Antirheumatika** (ASS, Indometacin, Diclofenac) eingesetzt. Kortikoide werden nur bei schweren, fieberhaften Verläufen mit Vorliegen einer Karditis benötigt. Die antiinflammatorische Behandlung erfolgt bis zu einigen Wochen nach Normalisierung der BSG. Kortikoide und Salicylate haben wenig Wirkung bei Chorea: zur symptomatischen Therapie werden Sedativa und Tranquilizer empfohlen.

Rezidivprophylaxe: Nach völligem Verschwinden der Entzündungszeichen sollte bei Notwendigkeit eine Sanierung potenzieller Entzündungsfoci (z. B. Tonsillektomie, Zahnsanierung) erfolgen. Die langfristige medikamentöse Rezidivprophylaxe erfolgt durch intramuskuläre Gabe von 1,2 Mio IE Benzathin-Penicillin G pro Monat über mehrere Jahre; in der Regel bis mindestens zum 25. Lebensjahr. Alternativ kann Penicillin auch oral (2 × 400 000 IE/d oder Erythromycin bei Penicillinallergie) eingenommen werden. Bei der i. m.-Gabe ist die Compliance der Patienten jedoch besser.

Verlauf und Prognose: Der klinische Verlauf ist variabel. Meistens geht die Symptomatik nach spätestens 3 Monaten deutlich zurück. Bei den meisten Patienten mit Karditis treten entsprechende Zeichen innerhalb der ersten 3 Monate auf. Zu narbigen Veränderungen am Klappenapparat kommt es oft erst nach 1–3 Jahren. Die Prognose wird im Wesentlichen durch die Endokarditis und die resultierenden Klappenfehler bestimmt („das rheumatische Fieber beleckt die Gelenke und beißt das Herz"). Sie wird durch eine rechtzeitige Penicillintherapie verbessert. Bei Herzbeteiligung besteht eine erhöhte Rezidivneigung.

Verlauf und Prognose: Oft geht die Symptomatik nach 3 Monaten zurück. Zeichen der Karditis treten in den ersten Monaten auf. Nach 1–3 Jahren kommt es zu Klappenveränderungen, die meist die Prognose bestimmen. Bei Herzbeteiligung besteht eine erhöhte Rezidivneigung.

▶ **Klinischer Fall:** Bei einer 16-jährigen Patientin treten etwa 3 Wochen nach einer akuten Tonsillitis Fieber und äußerst schmerzhafte Kniegelenkschwellungen auf. Wenige Tage vorher hatte die Patientin eine girlandenförmige flüchtige Hautrötung und kleine Knötchen unter der Haut im Ellenbogenbereich bemerkt. Mit dem Fieber gehen retrosternales Druckgefühl, Herzstiche und wiederholtes Herzrasen einher. Bei der körperlichen Untersuchung fällt eine weiterbestehende Tonsillitis auf. Die Beweglichkeit der überwärmten und geschwollenen Kniegelenke ist eingeschränkt. Auskultatorisch ist über der Herzspitze ein leises Systolikum zu hören. Unter den Laborwerten sind die BSG, die Leukozytenzahl und der Antistreptolysintiter erhöht. Im EKG zeigt sich eine verlängerte PQ-Zeit (210 ms), ferner treten gehäuft supraventrikuläre und ventrikuläre Extrasystolen auf. Echokardiographisch bestehen eine leichte Verdickung der Mitralklappe und eine geringgradige Mitralklappeninsuffizienz.
Nach der Diagnose des rheumatischen Fiebers wird der Patientin Bettruhe empfohlen. Umgehend wird eine Therapie mit Penicillin und Azetylsalizylsäure eingeleitet.

◀ **Klinischer Fall**

9.2 Infektiöse Endokarditis

9.2 Infektiöse Endokarditis

▶ **Definition:** Bei der infektiösen Endokarditis liegt eine **meist bakterielle** Entzündung des Endokards vor. In der Regel sind die Herzklappen beteiligt. Man unterscheidet nach dem Verlauf eine **akute** von einer **subakuten** Form (**Endocarditis lenta**).

◀ **Definition**

Ätiologie: Die Häufigkeit der infektiösen Endokarditis variiert je nach dem zugrunde liegenden Erreger. Etwa 60 % der Fälle werden durch **α-hämolysierende Streptokokken** (davon > 50 % S. viridans), 30–40 % durch **Staphylokokken**, ca. 10 % durch Enterokokken, gramnegative Bakterien und seltene Erreger sowie Pilze verursacht. Die Häufigkeit der durch Streptokokken bedingten Endokarditiden ist rückläufig, während die Endokarditis durch Staphylokokken und andere Erreger deutlich zunimmt. 10–20 % der Endokarditisfälle kommen bei Patienten mit Klappenprothesen vor. Auch an Schrittmacherkabeln und Teflonprothesen treten vermehrt Infektionen auf. Eine gehäufte Inzidenz von Endokarditiden wird bei i.-v.-Drogenabhängigen nach Benutzung verunreinigter Spritzen beobachtet (> 50 % durch Staphylococcus aureus bedingt).

Ätiologie: Die häufigsten Erreger einer infektiösen Endokarditis sind **α-hämolysierende Streptokokken, Staphylokokken** und **Enterokokken**. Endokarditiden treten gehäuft bei Patienten mit Klappenprothesen, Schrittmacherkabeln und Teflonprothesen sowie bei i.-v.-Drogenabhängigen auf.

Pathogenese: Zwischen 60 % und 80 % der Patienten haben eine **prädisponierende kardiale Vorschädigung**. 30 % der Fälle stehen im Zusammenhang mit einer rheumatischen Klappenerkrankung. Am häufigsten ist die Mitralklappe betroffen, am zweithäufigsten die Aortenklappe. Die Trikuspidalklappe ist bei Drogenabhängigen häufig befallen. Bei 10–20 % der Patienten liegt ein kongenitaler Herzfehler vor (z. B. ein persistierender Ductus arteriosus, VSD, ASD oder eine Aortenisthmusstenose). Bei Patienten mit gestörter Immunabwehr ist das Risiko einer Endokarditis erhöht.
Charakteristisch sind **Destruktionen** und **Vegetationen an den Klappen** (Abb. A-9.3). Primär entstehen an einem Endotheldefekt unterschiedlicher Genese sterile Vegetationen aus Thrombozyten und Fibrin, welche während einer Bakteriämie mit Erregern besiedelt werden. Auf den Bakterien kommt es erneut zu Thrombozyten- und Fibrinablagerungen, durch die immunkompetente Zellen schlecht einwandern können. Transiente Bakteriämien werden regelhaft z. B. durch Infektionen oder kleine Eingriffe im Rachenraum verursacht. Sehr pathogene Keime befallen die Klappen auch ohne Prädispositionsstelle.

Pathogenese: Oft besteht eine **prädisponierende kardiale Läsion**, ein Klappenvitium oder ein kongenitaler Herzfehler.

Charakteristisch sind **Destruktionen und Vegetationen an den Klappen**. Initial entstehen an einem Endotheldefekt sterile Vegetationen aus Thrombozyten, die nach einer Bakteriämie mit Erregern besiedelt werden. Zu Bakteriämien kommt es oft bei Infektionen und bei invasiven Eingriffen.

A-9.2   Embolische Ereignisse bei Endokarditis

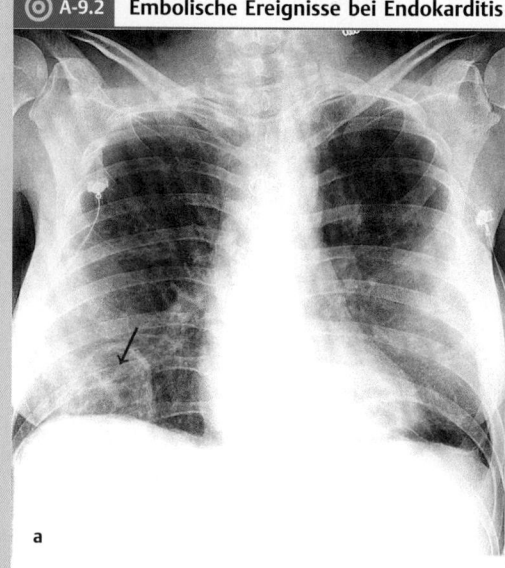 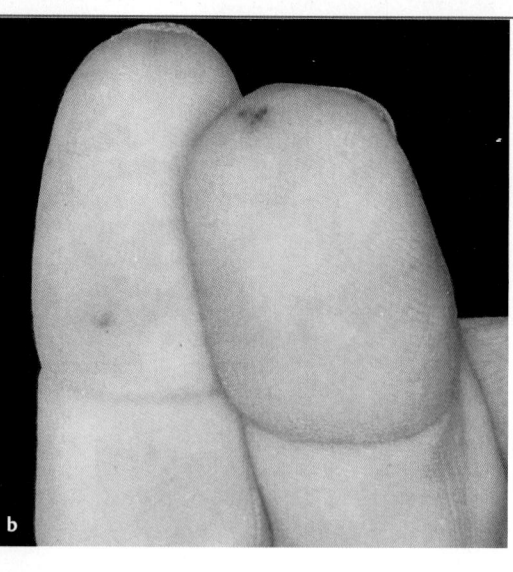

a A.-p.-Röntgen-Thoraxaufnahme einer 31-jährigen i.-v.-drogenabhängigen Patientin mit akuter staphylokokkeninduzierter Trikuspidalklappenprothesenendokarditis. Als Folge embolischer Ereignisse entstand eine abszedierende Pneumonie mit einer Abszesshöhle (→).
b Periphere Mikroembolien bei Staphylokokkenendokarditis.

Von den Klappenvegetationen gehen **Embolien** aus, die u. a. Gehirn, Milz, Niere und die Gefäßperipherie betreffen (Abb. **A-9.2 a**, Abb. **A-9.2 b**). Häufig besteht eine glomeruläre **(Löhlein-)Herdnephritis**.

Von den Klappenvegetationen ausgehende **embolische Ereignisse** betreffen das Gehirn, die Milz, die Niere, die Lunge (Abb. **A-9.2 a**) und die Gefäßperipherie (Abb. **A-9.2 b**). Seltener sind Embolien in die Koronararterien oder die Retinazentralarterie. Fast regelmäßig ist bei der Endokarditis eine glomeruläre Herdnephritis **(Löhlein-Herdnephritis)** und seltener eine diffuse Glomerulonephritis nachweisbar.

Klinik: Bei der Endokarditis tritt meist Fieber auf. Es kommt zu **Krankheitsgefühl, Abgeschlagenheit, Schweißausbrüchen, Tachykardie, Schüttelfrost, Arthralgien** und **Gewichtsverlust**. Häufig ist ein **neues Herzgeräusch** auskultierbar. Weitere Zeichen sind Splenomegalie, **Petechien, Osler-Knötchen** und **Splinterhämorrhagien, Janeway-Läsionen**. **Mikroembolien** können zu neurologischen Defiziten führen. **Hämaturie** und **Proteinurie** treten bei Nierenbeteiligung auf.

Klinik: Bei akuter Endokarditis tritt häufig **Fieber** mit Temperaturen zwischen 39 und 40 °C auf. Bei der subakuten Form liegt die Temperatur gewöhnlich unter 39 °C. Meist kommt es zu **allgemeinem Krankheitsgefühl, Abgeschlagenheit, nächtlichen Schweißausbrüchen, Tachykardie, Schüttelfrost, Arthralgien** und **Gewichtsverlust**. Häufig besteht bereits ein Herzgeräusch, welches seinen Charakter ändern kann. In vielen Fällen treten während der Endokarditis Herzinsuffizienzzeichen sowie ein **neues Herzgeräusch** auf. Letzteres weist oft auf eine Veränderung der Herzklappen unter der Infektion hin. In ca. 30 % der subakuten Fälle ist eine Splenomegalie nachweisbar. Bei 25 % der Patienten kommt es zu **Petechien**. Insbesondere bei der subakuten Endokarditis entstehen schmerzhafte stecknadelkopfgroße rötliche Knötchen **(Osler-Knötchen)** als Ausdruck einer infektallergischen Kapillarentzündung sowie subunguale **Splinterhämorrhagien**. Nicht schmerzhaft sind die sog. **Janeway-Läsionen**, die an den Palmarflächen und Fußsohlen auftreten können und fleckförmig-erythematös sind. Bei Auftreten von zerebralen **Mikroembolien** kann es zu neurologischen Ausfällen kommen. Bei Nierenbeteiligung treten häufig eine **Hämaturie** und **Proteinurie** auf.

▶ **Merke**

▶ **Merke:** Bei multiplen zerebralen Embolien oder unklarem Fieber stets an Endokarditis denken!

Diagnostik: Zur Diagnosestellung werden die **Duke-Kriterien** verwendet (Tab. **A-9.2**, Tab. **A-9.3**).

Diagnostik: Aufgrund der Variabilität des klinischen Erscheinungsbildes mit zum Teil schwieriger Diagnosefindung wurden die **Duke-Kriterien** entwickelt, anhand derer in großen Patientenkollektiven die Diagnose leichter gestellt werden konnte und die heute oft verwendet werden (Tab. **A-9.2** und **A-9.3**).

Laborbefunde: Charakteristisch sind: **BSG-/CRP-Erhöhung**, Leukozytose, normochrome **Anämie**, Proteinurie, Hämaturie sowie zirkulierende Immunkomplexe. Der **Erregernachweis** in der **Blutkultur** muss versucht werden (s. Tab. **A-9.3**).

Laborbefunde: In der Regel liegen eine deutliche **BSG- und CRP-Erhöhung** sowie meist eine Leukozytose mit Linksverschiebung vor. Bei etwa 80 % der Patienten findet sich eine normozytäre normochrome **Anämie**. Häufig bestehen Proteinurie und Hämaturie sowie ein erhöhtes Serumkreatinin. In ca. 90 % der Fälle sind zirkulierende Immunkomplexe und in etwa 50 % Rheumafaktoren nachweisbar. Entscheidend für die Diagnosesicherung ist der **Erregernachweis mit-**

≡ A-9.2 | **Definition der infektiösen Endokarditis (IE) nach den modifizierten Duke-Kriterien***

definitive IE

pathologische Kriterien:
- Mikroorganismen in der Blutkultur, in der histologischen Analyse des Materials einer Vegetation oder eines intrakardialen Abszesses
- pathologische Läsion, Vegetation oder intrakardialer Abszess vereinbar mit IE

klinische Kriterien:
- 2 Hauptkriterien** oder
- 1 Hauptkriterium und 3 Nebenkriterien oder
- 5 Nebenkriterien

mögliche IE
- 1 Hauptkriterium und 1 Nebenkriterium oder
- 3 Nebenkriterien

IE sehr unwahrscheinlich
- sichere Alternativdiagnose für die „IE"-Symptomatik oder
- Verschwinden des „IE"-Syndroms unter antibiotischer Therapie in < 4 Tagen oder
- keine pathologischen Zeichen der IE bei chirurgischer Versorgung oder Autopsie
- weniger Kriterien als bei möglicher IE

* empfohlen von der American Heart Association 2005
** s. Tab. **A-9.3**

≡ A-9.3 | **Definitionen für die modifizierten Duke-Kriterien* zur Diagnose der infektiösen Endokarditis (IE)**

Hauptkriterien

Blutkulturen positiv für IE
- typische Mikroorganismen/Erreger der IE aus 2 separaten Blutkulturen: Streptococcus viridans, Streptococcus bovis Streptococcus aureus, Enterokokken, HACEK-Gruppe oder
- Mikroorganismen/Erreger der IE aus persistierend positiven Blutkulturen: ≥ 2 positive Blutkulturen entnommen in > 12 h Abstand oder alle von 3 oder die Mehrzahl von ≥ 4 separaten Blutkulturen entnommen in ≥ 1 h Abstand

Evidenz für endokardiale Beteiligung = Echokardiogramm positiv für IE
- oszillierende intrakardiale Massen auf Klappen oder Klappenapparat, im Verlauf von Insuffizienzjets oder auf implantiertem Material in Abwesenheit alternativer anatomischer Erklärungsmöglichkeiten, Abszess, neue Dehiszenz einer prothetischen Klappe, neue Klappeninsuffizienz

Nebenkriterien
- Prädisposition: z. B. Herzfehler, i. v. Drogenkonsum
- Fieber, Temperatur > 38 °C
- vaskuläre Zeichen: z. B. Embolien, septische Lungeninfarkte, intrakranielle und konjunktivale Hämorrhagien
- immunologische Phänomene: z. B. Glomerulonephritis, Osler-Knötchen
- mikrobiologische Evidenz: positive Blutkultur, die nicht o. g. Kriterien erfüllt

* empfohlen von der American Heart Association 2005

---

tels Blutkultur (s. Tab. **A-9.3**). Die Bakteriämiequelle sollte gesucht und saniert werden.

▶ **Merke:** Keine Entnahme von Blutkulturen aus liegenden Kathetern, da eine Verunreinigung falsch positive Befunde verursachen kann.

◀ Merke

Echokardiographie: Vegetationen können ab einer Größe von etwa 2 mm nachgewiesen werden; besonders geeignet ist dazu die transösophageale Echokardiographie. Bei den meisten Patienten mit Endokarditis sind morphologische Klappenveränderungen nachweisbar (s. Tab. **A-9.3**, Abb. **A-9.3**).
Die **EKG-Veränderungen** fehlen oder sind unspezifisch.
Radiologische Befunde: Entwickelt sich eine Herzinsuffizienz, kann die Herzgröße zunehmen. Bei Rechtsherzendokarditis können infolge septischer Embolien multiple Lungenherde sichtbar sein.
Sonographie des Abdomens: Bei ca. 30 % der Patienten liegt eine Splenomegalie vor.

Echokardiographie: Häufig werden Klappenveränderungen mit Vegetationen nachgewiesen (s. Tab. **A-9.3**, Abb. **A-9.3**).

Keine spezifischen **EKG-Zeichen**.
Radiologische Befunde: Bei Herzinsuffizienz kann die Herzgröße zunehmen.

▶ **Merke:** Wichtig ist es an die Diagnose zu denken, vor allem bei der Kombination **Fieber, BSG-Erhöhung, Anämie, Herzgeräusch und Klappenvegetation**!

◀ Merke

⊚ A-9.3 | **Bakterielle Endokarditis der Aorten-und Mitralklappe**

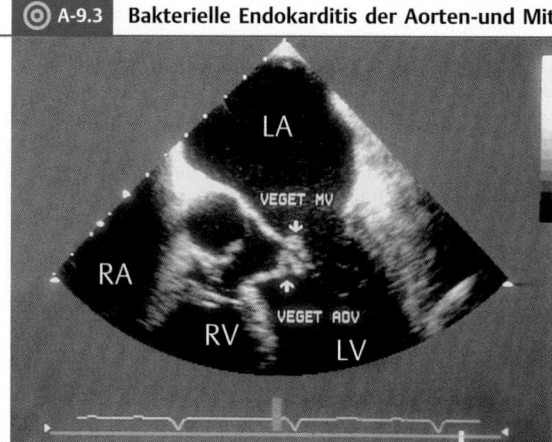

Nachweis von Vegetationen auf der Aorten-(AOV) und Mitralklappe (MV).
RA = rechter Vorhof,
RV = rechter Ventrikel,
LA = linker Vorhof,
LV= linker Ventrikel.

Differenzialdiagnose: Die Differenzialdiagnose umfasst infektiöse und immunologische Erkrankungen sowie Neoplasien.

Differenzialdiagnose: Differenzialdiagnostisch muss ein weites Spektrum infektiöser sowie immunologisch bedingter Erkrankungen wie rheumatisches Fieber, systemischer Lupus erythematodes, andere Bindegewebserkrankungen und Neoplasien berücksichtigt werden.

Therapie: Eine **antibiotische** Therapie erfolgt möglichst nach Antibiogramm. Bei fehlendem Erregernachweis richtet sich die Therapie primär gegen Streptokokken und Staphylokokken. Bei Streptokokkennachweis wird primär mit Penicillin und Gentamicin, bei Staphylokokkennachweis mit Isoxazolyl-Penicillin und einem Aminoglykosid behandelt. Die antibiotische Therapie sollte mindestens 4–6 Wochen durchgeführt werden.

Therapie: Bei gesichertem Erreger erfolgt eine **antibiotische** Therapie nach Resistenzbestimmung im Antibiogramm. Bei klinischem Verdacht erfolgt auch ohne positive Blutkultur eine Antibiotikatherapie, die bei subakuter Endokarditis primär gegen Streptokokken und bei der akuten Form gegen Staphylokokken gerichtet ist. Abhängig vom **nachgewiesenen Erreger** werden gegeben:

- **Streptokokken:** Therapie der Wahl ist Penicillin (12–40 Mio IE/d) plus Gentamicin
- **Enterokokken:** Ampicillin oder Mezlocillin plus Gentamicin
- **Staphylokokken:** Isoxazolyl-Penicillin (Oxacillin, Flucloxacillin) oder Cephalosporin oder Vancomycin kombiniert mit einem Aminoglykosid; bei Kunstklappenprotheseninfektionen wird zusätzlich Rifampicin eingesetzt
- **seltenere Erreger:** die meisten werden durch Penicilline, Cephalosporine, Aminoglykoside oder Ciprofloxacin erfasst.

Die antibiotische Therapie sollte in der Regel mindestens 4–6 Wochen durchgeführt werden.

Bei **Candidabefall** besteht die Therapie der Wahl in der Gabe von **Amphotericin B** und **5-Fluorocytosin**.

Ein **Klappenersatz** erfolgt bei persistierender Infektion unter Antibiose, rezidivierenden Thromboembolien oder sich vitiumbedingt entwickelnder Herzinsuffizienz.

Ein **Klappenersatz** ist durchzuführen bei persistierender Infektion unter antibiotischer Therapie, bei wiederholten Thromboembolien und bei progredienter Herzinsuffizienz infolge einer Klappeninsuffizienz. Pilzinfektionen sind unter konservativer Therapie in der Regel nicht zu sanieren.

▶ Merke

▶ **Merke:** Die antibiotische Therapie muss ausreichend lange durchgeführt werden. Nicht zu zögerliche Entscheidung zur Operation bei nicht beherrschbarer Infektion mit Klappenzerstörung.

Verlauf und Prognose: Die akute Endokarditis kann rasch eine Sepsis mit Multiorganversagen verursachen. Bei der subakuten **Endocarditis lenta** steht die Herzinsuffizienz im Vordergrund. Septische Embolien sind häufig.

Verlauf und Prognose: Bei **akuter** Endokarditis kann sich rasch eine akute Sepsis mit Multiorganversagen entwickeln, bei dem ohne adäquate Therapie eine infauste Prognose besteht. Bei der subakuten **Endocarditis lenta**, meist durch Streptococcus viridans verursacht, ist der Verlauf langsam, und die Entwicklung einer Herzinsuffizienz steht im Vordergrund. Auch hier treten septische Embolien in verschiedene Organe mit entsprechenden Folgesymptomen (z. B. septische Herdenzephalitis, selten Verbrauchskoagulopathie) und eine Niereninsuffizienz auf.

Eine **schlechte** Prognose besteht bei Infektionen mit Staphylokokken, gramnegativen Keimen und Pilzen.

Die Gesamtüberlebensrate beträgt unter Therapie mehr als 70 %. Eine **schlechte** Prognose haben Patienten mit Infektionen durch Staphylokokken, gramnegative Keime oder Pilze. Bei bis zu 10 % aller Patienten rezidiviert die Endokarditis.

▶ **Klinischer Fall:** Bei einer 40-jährigen Patientin mit bekannter leichter Mitralstenose bestehen nach einer Zahnwurzelentzündung über mehrere Wochen allgemeines Krankheitsgefühl, Abgeschlagenheit, Inappetenz und Gewichtsverlust. Zudem treten rezidivierend subfebrile Temperaturen und Schweißausbrüche auf. Wegen eines sich plötzlich entwickelnden und ca. 30 Minuten anhaltenden Gesichtsfeldausfalles sucht die Patientin die Klinik auf. Bei der allgemeinen Untersuchung sieht die Patientin blass aus und befindet sich in leicht reduziertem Allgemeinzustand. Neurologische Defizite sind nicht nachweisbar. An der Haut fallen vereinzelte stecknadelkopfgroße rötliche Knötchen auf. Palpatorisch zeigt sich ein Pulsus celer et altus.

Der Blutdruck beträgt 160/60 mm Hg. Auskultatorisch fällt ein bislang nicht bekanntes hochfrequentes hauchendes Sofortdiastolikum mit P. m. im 3.–4. ICR am linken Sternalrand auf.
Die Blutsenkungsgeschwindigkeit der Patientin ist mit 30/60 mm n. W. erhöht. Es bestehen eine Leukozytose (14 000 Leukozyten/mcl) und eine Anämie (Hb 9,6 g/dl). Bei der Patientin wird eine Farbdopplerechokardiographie durchgeführt, bei der eine bislang nicht bekannte Aortenklappeninsuffizienz mit flottierenden Vegetationen an den Klappenrändern festgestellt wird. Unter dem hochgradigen Verdacht auf eine Endokarditis werden mehrfach Blutkulturen abgenommen und eine stationäre Antibiotikatherapie eingeleitet.

≡ A-9.4 | Kardialer Notfall: akute Endokarditis mit Herzinsuffizienz

Leitsymptome
- Fieber unklarer Genese
- neu aufgetretenes Herzgeräusch
- körperliche Abgeschlagenheit
- Dyspnoe

Anamnese
- Fieberverlauf
- Herzklappenfehler, angeborene Herzfehler
- Zustand nach Herzklappenoperation
- Schrittmacher, entzündete venöse Zugänge
- entzündliche Vorerkrankungen, ggf. mit Antibiotikatherapie
- zahnmedizinische und medizinische Interventionen
- Embolien
- i. v. Drogen

Untersuchungen
- Blässe
- Vitalfunktionen (Veränderung der Blutdruckhöhe und -amplitude infolge Klappeninsuffizienz, Tachykardie?)
- Auskultation des Herzens (Insuffizienzgeräusch?)
- Herzinsuffizienzzeichen (Rasselgeräusche über der Lunge?)
- Zeichen septischer Embolien (Hemiparese, Nierenklopfschmerz, subunguale Läsionen?)
- Körpertemperatur
- BSG, Blutbild (Leukozytose, Anämie?)
- Gerinnungswerte, Serumelektrolyte, Kreatinin, Transaminasen, Urinstatus
- Blutkulturen, mindestens 3–6/d, beginnend vor der antibiotischen Therapie, auch außerhalb der Fieberschübe
- EKG (oft unauffällig)
- Röntgen-Thorax (Lungenstauung, septische Embolien?)
- Echokardiographie/transösophageale Echokardiographie (Klappeninsuffizienz, Vegetationen?)
- Abdomen-Sonographie (Milz vergrößert?)

Therapie
Nach der Blutentnahme (Blutkultur s. Exkurs S. 1037) erfolgt die i. v. Therapie je nach Verlauf und Erreger:
- primär schleichender Verlauf bei unbekanntem Erreger (meist durch Streptokokken verursacht): Penicillin G 12–40 Mio IE in 3–4 Einzeldosen plus Gentamicin 3 mg/kg KG/d in 3 Einzeldosen
- primär akuter Verlauf mit unbekanntem Erreger (oft durch Staphylokokken bedingt): Oxacillin 4 × 3 g plus Gentamicin 3 mg/kg KG in 3 Einzeldosen
- Enterokokken: Ampicillin 3 × 4 g plus Gentamicin 3 mg/kg KG in 3 Einzeldosen
- gramnegative Erreger: Cefotaxim bis 4 g plus Gentamicin 3–5 mg/kg KG/d in 3 Einzeldosen
- Pilze: Amphotericin B 0,6–1,0 mg/kg KG als Einzeldosis plus 5-Flucytosin 150 mg/kg KG/d in 3 Einzeldosen

Bei **Komplikationen** (hämodynamische Verschlechterung, rezidivierende Embolien, Pilzendokarditis) besteht in der Regel die Indikation zur operativen Therapie.
- bei Herzinsuffizienzzeichen durch Klappeninsuffizienz Gabe eines ACE-Hemmers
- bei Lungenstauung Furosemid 20–40 mg i. v.
- bei Tachyarrhythmie rasche Aufdigitalisierung mit Anfangsdosis Acetyldigoxin 0,4 mg i. v.
- Antikoagulation nur bei Patienten, bei denen bereits eine Indikation zur Antikoagulation bestand bzw. durchgeführt wurde

Cave:
Übersehen der Diagnose Endokarditis bei der Abklärung des Fiebers unklarer Genese!
Überhören von Herzgeräuschen auf Aufnahmestationen!
Anlage von zu wenigen Blutkulturen zur Identifikation des Erregers!
Zu späte operative Intervention!

9.3 Endokarditisprophylaxe

Bei **Patientengruppen** (Tab. **A-9.5**) mit einem **hohen Risiko** für den schweren oder letalen Verlauf einer infektiösen **Endokarditis**, höchstem Lebenszeitrisiko oder höchstem Risiko für das Auftreten einer Endokarditis nach Zahnbehandlungen wird eine antibiotische Endokarditisprophylaxe durchgeführt. Die derzeit gültigen Richtlinien der Fachgesellschaften stellen im Vergleich zu früheren Empfehlungen einen Paradigmenwechsel dar, weil nur noch solche Patienten antibiotisch behandelt werden, die mit hoher Wahrscheinlichkeit von der Prophylaxe profitieren.
Die Empfehlung zur Endokarditisprophylaxe besteht, wenn bei Hochrisikopatienten bestimmte **Eingriffe** durchgeführt werden (Tab. **A-9.6**).

9.3 Endokarditisprophylaxe

Bei **Hochrisikopatienten** (Tab. **A-9.5**) wird eine antibiotische **Endokarditisprophylaxe** durchgeführt.

Die Indikation besteht vor bestimmten **Eingriffen** (Tab. **A-9.6**).

Die Prophylaxe richtet sich nach dem zu erwartenden **Erregerspektrum** (Tab. **A-9.7**, Tab. **A-9.8**).

Je nach Lokalisation des Eingriffs ist ein bestimmtes **Erregerspektrum** zu erwarten, nach dem sich die Prophylaxe richtet (Tab. **A-9.7** und Tab. **A-9.8**). Bei hohem Risiko und fortdauernder Bakteriämie sollte sie bis zu 2 Tagen fortgesetzt werden.

≡ A-9.5 Hochrisikopatienten für den schweren oder letalen Verlauf einer Endokarditis*

- Herzklappenersatz (mechanisch oder biologisch)
- rekonstruierte Herzklappen unter Verwendung von alloprothetischem Material in den ersten 6 Monaten nach Operation

- überstandene Endokarditis

- angeborene Herzfehler
  - zyanotische Herzfehler, die nicht oder palliativ mit systemisch-pulmonalem Shunt operiert sind
  - operierte Herzfehler mit Implantation von Conduits (mit oder ohne Klappe) oder residuellen Defekten (turbulente Blutströmung im Bereich des prothetischen Materials)
- alle operativ oder interventionell unter Verwendung von prothetischem Material behandelten Herzfehler innerhalb der ersten 6 Monate nach Operation**

- nach Herztransplantation, wenn eine kardiale Valvulopathie auftritt

* nach den Leitlinien der Deutschen Gesellschaft für Kardiologie, Herz- und Kreislaufforschung 2007
** nach 6 Monaten wird eine suffiziente Endothelialisierung der Prothese angenommen

---

≡ A-9.6 Indikationen für Endokarditisprophylaxe vor Eingriffen bei Risikopatienten

Oropharynx
- zahnärztliche, oral- und kieferchirurgische Eingriffe mit Bakteriämie-Risiko
- HNO-ärztliche invasive Eingriffe mit Bakteriämie-Risiko

Respirationstrakt
- Eingriffe mit Inzision der Mukosa oder Biopsieentnahme

Gastrointestinaltrakt
- bei Patienten mit den in Tab. **A-9.5** genannten Risikokonstellationen und mit Enterokokkeninfektionen des Gastrointestinaltrakts oder bei Patienten, die Antibiotika zur Vermeidung einer Wundinfektion oder Sepsis im Rahmen eines Eingriffs am Gastrointestinaltrakt erhalten, sollte das Antibiotikaregime eine Substanz enthalten, die gegen Enterokokken wirksam ist

Urogenitaltrakt
- bei Patienten mit den in Tab. **A-9.5** genannten Risikokonstellationen und mit Enterokokkeninfektionen des Urogenitaltrakts oder bei Patienten, die Antibiotika zur Vermeidung einer Wundinfektion oder Sepsis im Rahmen eines Eingriffs am Urogenitaltrakt erhalten, sollte das Antibiotikaregime eine Substanz enthalten, die gegen Enterokokken wirksam ist
- bei Patienten mit den in Tab. **A-9.5** genannten Risikokonstellationen und mit Harnwegsinfektion oder Bakteriurie durch Enterokokken, bei denen eine Zystoskopie oder andere Manipulationen am Urogenitaltrakt erforderlich ist, sollte das Antibiotikaregime eine Substanz enthalten, die gegen Enterokokken wirksam ist

Haut
- operative Eingriffe bei Infektionen der Haut und ihrer Anhangsgebilde

Herz
- Herzklappenprothesenoperation
- herzchirurgischer Eingriff mit Implantation von Fremdmaterial

---

≡ A-9.7 Prophylaxe bei zahnärztlichen Eingriffen*

Situation	Antibiotikum	Einzeldosis 30–60 min vor dem Eingriff für Erwachsene
orale Einnahme	▪ Amoxicillin[1]	▪ 2,0 g p. o.
orale Einnahme nicht möglich	▪ Ampicillin[1,2]	▪ 2,0 g i. v.
Penicillin- oder Ampicillinallergie – orale Einnahme	▪ Clindamycin[3,4]	▪ 600 mg p. o.
Penicillin- oder Ampicillinallergie – orale Einnahme nicht möglich	▪ Clindamycin[2,4]	▪ 600 mg i. v.

* nach den Leitlinien der Deutschen Gesellschaft für Kardiologie, Herz- und Kreislaufforschung 2007
[1] Penicillin G oder V kann weiterhin als Alternative verwendet werden.
[2] Alternativ Cefazolin, Ceftriaxon 1g i. v. für Erwachsene.
[3] Alternativ Cefalexin: 2 g p. o. für Erwachsene oder Clarithromycin 500 mg p. o. für Erwachsene.
[4] Cave: Cephalosporine sollten generell nicht appliziert werden bei Patienten mit vorangegangener Anaphylaxie, Angioödem oder Urtikaria bei Penicillin oder Ampicillingabe.

≡ A-9.8	Empfehlungen zur Prophylaxe bei Patienten mit manifesten Infektionen am Respirations-, Gastrointestinal- und Urogenitaltrakt*	
Lokalisation	**Erreger**	**Medikament**
Respirationstrakt	Streptococcus angiosus, Staphylococcus aureus	▪ Aminopenicillin mit β-Laktamaseinhibitor, Cefazolin, Clindamycin
	methicillinresistente S.-aureus-Stämme (MRSA)	▪ Vancomycin oder ein anderes MRSA-wirksames Antibiotikum
Gastrointestinal- oder Urogenitaltrakt	Enterokokken	▪ Ampicillin, Piperacillin, bei Unverträglichkeit von β-Laktam-Antibiotika Vancomycin
Haut, Hautanhangsgebilde, muskuloskelettales Gewebe	Staphylokokken, β-hämolysierende Streptokokken	▪ staphylokokkenwirksames Penicillin oder Cephalosporin, bei β-Laktam-Allergie Clindamycin, bei MRSA Vancomycin und andere MRSA-wirksame Antibiotika

* nach den Leitlinien der Deutschen Gesellschaft für Kardiologie, Herz- und Kreislaufforschung 2007

▶ **Merke:** Patienten über die Notwendigkeit der Endokarditisprophylaxe informieren und Endokarditis-Pass ausstellen.

◀ Merke

9.4 Sonstige Endokarderkrankungen

Nicht durch rheumatisches Fieber bedingte und nichtinfektiöse Endokarditiden und Endokarderkrankungen sind selten und werden im Folgenden kurz zusammengefasst.

Abakterielle thrombotische Endokarditis

Abakterielle thrombotische Vegetationen finden sich außer bei Endokardschädigungen auch bei Hyperkoagulabilität bei malignen Tumoren sowie bei Sepsis mit disseminierter intravasaler Koagulation und bei immunologischen Erkrankungen.

Endokardfibroelastose

Bei der Endokardfibroelastose liegen **fibröse Verdickungen** hauptsächlich des linksventrikulären Endokards vor. Die **primäre dilatative Form** betrifft auch die Mitral- und Aortenklappe, auf denen es meist zu kleinen abakteriellen Vegetationen kommt. Die **sekundäre Endokardfibroelastose** tritt insbesondere bei Patienten mit druckbelastetem linkem Ventrikel und Myokardhypertrophie auf.

Endomyokardfibrose

Die Endomyokardfibrose kommt hauptsächlich in tropischen Gebieten vor. Charakteristisch sind eine **Fibrosierung** des **Einflusstraktes** des rechten oder linken **Ventrikels** sowie die Anlagerung von Thromben an die betroffenen Bereiche. Klinisch entsteht bei linksventrikulärer Beteiligung eine pulmonale Stauung und bei rechtsventrikulärer Fibrose das Bild einer restriktiven Kardiomyopathie. Ohne operative Therapie ist die Prognose schlecht.

Löffler-Endokarditis

Die auch als **Endocarditis parietalis fibroplastica** bezeichnete Erkrankung kommt im Rahmen des **hypereosinophilen Syndroms** (s. S. 159) vor. Die Ursachen der Eosinophilie sind bei ca. 25 % der Patienten eine Eosinophilenleukämie und bei weiteren 25 % Asthma bronchiale, Panarteriitis nodosa, Parasitosen, Morbus Hodgkin, sonstige Neoplasien oder Medikamente. Bei etwa der Hälfte der Fälle ist die Genese der Eosinophilie unklar. Zu Diagnostik und Therapie s. S. 160.

9.4 Sonstige Endokarderkrankungen

Im Folgenden werden seltene Endokarderkrankungen kurz dargestellt.

Abakterielle thrombotische Endokarditis

Abakterielle thrombotische Vegetationen entstehen bei verschiedenen Erkrankungen.

Endokardfibroelastose

Charakteristisch sind **fibröse Verdickungen** des linksventrikulären Myokards und – bei der primären Form – auch der Mitral- und Aortenklappe.

Endomyokardfibrose

Es entsteht eine **Fibrosierung** der **Einflusstrakte** der **Ventrikel**, in denen sich Thromben anlagern. Die kardiale Pumpfunktion wird deutlich eingeschränkt. Ohne Operation ist die Prognose schlecht.

Löffler-Endokarditis

Synonym: **Endocarditis parietalis fibroplastica**. Diese tritt beim **hypereosinophilen Syndrom** (s. S. 159 u. S. 160) auf, dessen Ursache oft unklar ist.

Endokardbeteiligung bei systemischem Lupus erythematodes

Endokardbeteiligung bei systemischem Lupus erythematodes

Der systemische Lupus erythematodes (SLE) geht häufig mit einer abakteriellen verrukösen Endokarditis einher (**Libman-Sacks-Endokarditis**). Pathogenetisch bedeutsam sind zirkulierende Immunkomplexe. Die Endokarditis beeinflusst die Prognose der Erkrankung nicht wesentlich.

In etwa 50 % der obduzierten Fälle geht der systemische Lupus erythematodes (SLE) mit einer abakteriellen verrukösen Endokarditis einher (**Libman-Sacks-Endokarditis**). Durch Ablagerung zirkulierender Immunkomplexe kommt es zur Endothelzellalteration mit nachfolgender Schädigung der tieferen Endokardschichten sowie zur Entwicklung einer Valvulitis mit Vegetationen, sodass das Bild einer verrukösen Endokarditis entsteht. Die Klappenfunktion ist nur selten hämodynamisch bedeutsam eingeschränkt. Für die Prognose des SLE ist die Endokardbeteiligung in der Regel unbedeutend.

Endokarditis beim Karzinoidsyndrom

Endokarditis beim Karzinoidsyndrom

Bei der Hälfte der Patienten mit Karzinoidsyndrom bestehen eine **flächige Verdickung des Endokards** und eine **Trikuspidalklappeninsuffizienz**. Therapeutisch wird primär die Grunderkrankung behandelt.

Eine kardiale Beteiligung ist bei etwa der Hälfte der Patienten mit Karzinoidsyndrom nachweisbar. Durch die freigesetzten endokrin aktiven Substanzen kommt es wahrscheinlich zur Schädigung des Endothels und zu einer Proliferation von Myozyten, Myofibroblasten und zu überschießender Kollagensynthese. Häufig bestehen eine **flächige Verdickung des Endokards** und eine **Trikuspidalklappeninsuffizienz**. Therapeutisch steht die Beseitigung der Grunderkrankung im Vordergrund.

Endokardbeteiligung bei verschiedenen Grunderkrankungen

Endokardbeteiligung bei verschiedenen Grunderkrankungen

Bei malignen Erkrankungen (Abb. **A-9.4**), rheumatoider Arthritis, ankylosierender Spondylitis, Sklerodermie, Takayasu-Aortitis sowie nach Radiatio kann es in seltenen Fällen zu einer Endokardbeteiligung kommen, die jedoch in der Regel die Prognose der Erkrankung nicht entscheidend beeinflusst.

A-9.4

A-9.4   Abakterielle Endokarditis bei einer Patientin mit Endokarditis bei metastasiertem Mammakarzinom

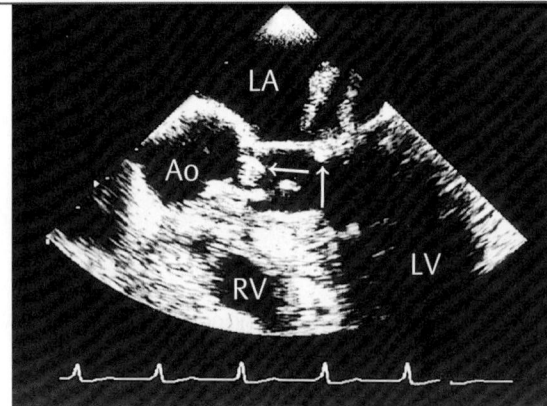

Man erkennt multiple flottierende Auflagerungen auf der Aorten- und Mitralklappe (→).
RV = rechter Ventrikel,
LA = linker Vorhof,
LV = linker Ventrikel,
Ao = Aorta.

10   Kardiomyopathien und Myokarditis

10   Kardiomyopathien und Myokarditis

▶ **Definition**

▶ **Definition:** Unter Kardiomyopathien versteht man eigenständige Erkrankungen des Herzmuskels, die nicht auf Ischämie, Klappenfehler, arteriellen Hypertonus, angeborene Vitien oder Perikarderkrankungen zurückgeführt werden können.

Einteilung: Die **WHO** unterscheidet zwischen **dilatativen, hypertrophen, restriktiven, rechtsventrikulären** und **nicht klassifizierbaren Kardiomyopathien** (Abb. **A-10.1**).

Einteilung: Die **WHO** unterscheidet **5 Hauptformen** der Kardiomyopathien: Nach funktionellen und pathophysiologischen Gesichtspunkten werden die **dilatative, hypertrophe** und **restriktive Kardiomyopathie** unterteilt, dies hat sich vor allem in der Klinik etabliert. Die **arrhythmogene rechtsventrikuläre** Kardiomyopathie und die **nicht klassifizierbaren** Kardiomyopathien wurden zusätzlich aufgenommen (Abb. **A-10.1**).

◉ A-10.1

◉ A-10.1 | **Die verschiedenen Typen der Kardiomyopathien in Systole und Diastole**

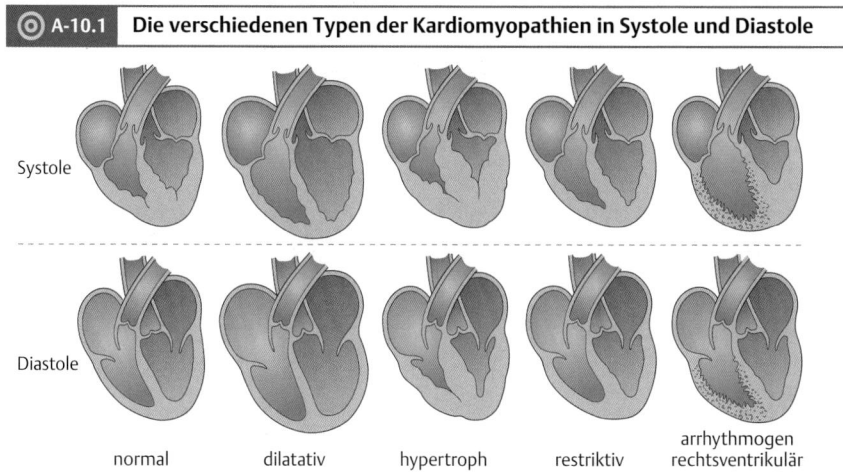

Systole

Diastole

normal · dilatativ · hypertroph · restriktiv · arrhythmogen rechtsventrikulär

Eine anders geartete Unterteilung erfolgt gemäß der **Ätiologie** in primäre und sekundäre Formen. Danach sind **primäre** oder **idiopathische** Kardiomyopathien Erkrankungen unbekannter Ätiologie, bei denen der pathologische Prozess ausschließlich das Myokard und nicht die Herzklappen, die Herzkranzgefäße oder andere kardiale Strukturen betrifft. **Sekundäre** oder **spezifische** Kardiomyopathien stellen die myokardiale Manifestation einer Grunderkrankung dar, z. B. einer KHK, einer arteriellen Hypertonie, einer chronischen Herzklappenerkrankung, chronisch-metabolischer oder -toxischer Störungen (Cb) oder Systemerkrankungen (Tab. **A-10.1**).

Die Unterteilung nach der **Ätiologie** erfolgt in **primäre** oder **idiopathische** Kardiomyopathien unbekannter Ätiologie, bei der ausschließlich das Myokard betroffen ist, oder in **sekundäre** oder **spezifische** Kardiomyopathien mit myokardialer Manifestation einer Grunderkrankung (Tab. **A-10.1**).

▶ **Merke:** Die einzelnen Formen der Kardiomyopathien können sich überlappen, sodass eine Einordnung in Einzelfällen schwierig ist.

◀ **Merke**

10.1 Dilatative Kardiomyopathie (DCM)

10.1 Dilatative Kardiomyopathie (DCM)

▶ **Definition:** Die dilatative Kardiomyopathie (DCM) ist durch eine Vergrößerung und systolische Funktionsstörung der linken oder beider Herzkammern charakterisiert.

◀ **Definition**

Epidemiologie: Mit einer Prävalenz von 40 Fällen pro 100 000 Einwohner stellt sie die häufigste Form der Kardiomyopathien dar. Männer sind zweimal häufiger betroffen. Die Erkrankung kann in jedem Alter auftreten, der Krankheitsgipfel liegt zwischen dem 20. und 50. Lebensjahr.

Epidemiologie: Die Prävalenz liegt bei 40 : 100 000 und ist somit die häufigste Kardiomyopathie.

◉ A-10.2 | **Dilatative Kardiomyopathie**

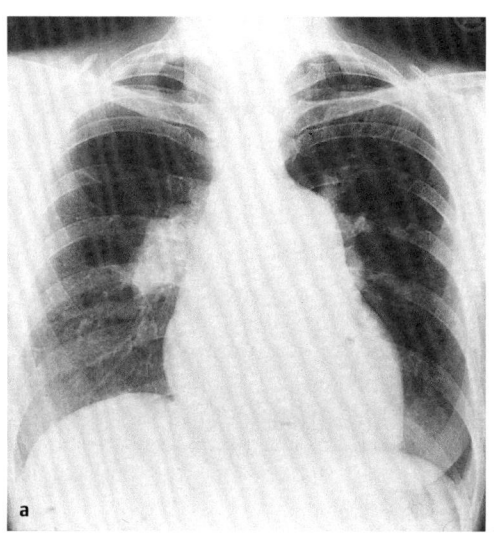

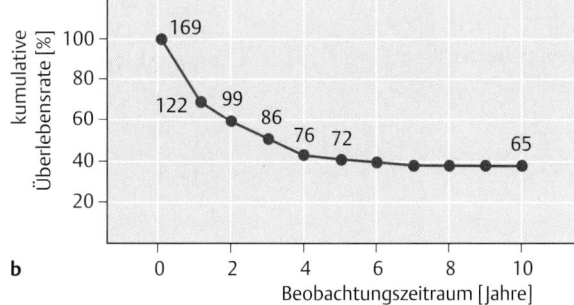

b

kumulative Überlebensrate [%] / Beobachtungszeitraum [Jahre]

169 · 122 · 99 · 86 · 76 · 72 · 65

a Global vergrößertes Herz bei dilatativer Kardiomyopathie.
Im Röntgenbild in anterio-posteriorer Projektion.

b Verhältnis zwischen der kumulativen Überlebensrate und der Zeit nach Diagnose der dilatativen Kardiomyopathie.
Der Spontanverlauf der Erkrankung ist dadurch gekennzeichnet, dass nach etwa 4 Jahren 50 % der Patienten ohne Therapie verstorben sind.

≡ A-10.1 **Einteilung der spezifischen Kardiomyopathien**

Myokarditis und inflammatorisch:
- Viren: Coxsackie-, Influenza- oder Adenoviren
- Bakterien: septische Prozesse, Typhus, Scharlach, Streptokokkenkarditis
- Bakterientoxin: Diphtherie
- Protozoen: Toxoplasmose, Chagas-Krankheit (südamerikanische Raubwanze, Trypanosoma cruzi)
- Parasiten: Trichinen, Echinokokken u. a.

Systemerkrankungen:
- Kollagenosen
- Morbus Boeck
- Kawasaki-Syndrom
- Leukämie

metabolisch:
- Mangel an Vitaminen oder Spurenelementen (Vit. B_{12}, Selen)
- endokrinologisch: Thyreotoxikose, Myxödem, Phäochromozytom, Urämie
- Diabetes mellitus

infiltrativ:
- Amyloidose, Hämochromatose
- Glykogen- und Lipidspeichererkrankungen
- Endomyokardfibrose
- Löffler-Endokarditis
- Karzinoid-Syndrom
- Herztumoren

toxisch:
- Alkohol
- Chemotherapeutika (Doxorubicin)
- Kobalt, Blei
- Chloroquin, Ergotamin
- Kokain
- Bestrahlung

genetisch:
- dilatative Kardiomyopathie
- hypertrophe Kardiomyopathie
- neuromuskuläre Erkrankungen (Morbus Duchenne)

sonstige:
- peripartale Kardiomyopathie
- ischämische Kardiomyopathie
- valvuläre Kardiomyopathie
- hypertensive Kardiomyopathie

Ätiologie: Die **primäre** Form tritt in 10 % der Fälle auf. Zu jeweils 30 % werden bei den **sekundären** Formen familiäre, entzündliche oder toxische Ursachen angegeben.

Ätiologie: 10 % der Erkrankungen entfallen auf die **primäre** dilatative Kardiomyopathie. Bei den **sekundären** Formen sind jeweils 30 % familiär, abakteriell entzündlich (einschließlich der exogen induzierten inflammatorischen bzw. autoimmunologischen Formen) oder toxisch bedingt.

Bei der **familiären** Form handelt es sich überwiegend um Gendefekte, die kardiale Strukturproteine oder Bestandteile des kontraktilen Apparates verändern. Exogen induzierte inflammatorische Ursachen (Viren, Bakterien) und autoimmunologische Mechanismen werden diskutiert. Immer mehr Beweise sprechen dafür, dass die DCM bei einigen Patienten die – wahrscheinlich immunologisch vermittelte – **Spätfolge** einer **akuten viralen Myokarditis** ist. In den Industrieländern wird Alkohol als **toxischer** Auslöser diskutiert.

Zu den möglichen Ursachen der spezifischen DCM s. Tab. **A-10.1**.

Mögliche Ursachen der spezifischen dilatativen Kardiomyopathien sind in Tab. **A-10.1** zusammengefasst.

Klinik: Klinische Symptome entwickeln sich langsam oder sehr schnell – bis hin zum plötzlichen Herztod. Bei asymptomatischen Patienten ist der linke Ventrikel dilatiert.

Klinik: Klinische Symptome entwickeln sich entweder langsam und graduell mit Zeichen der Herzinsuffizienz oder können zum plötzlichen Herztod durch Rhythmusstörungen führen. Bei asymptomatischen Patienten zeigen Röntgen-Thoraxuntersuchung oder Ultraschalluntersuchung des Herzens einen deutlich vergrößerten linken Ventrikel.

Das **Initialsymptom** ist meistens **Dyspnoe**, sie wird nach der **NYHA** in 4 Stadien eingeteilt (s. S. 80).

Das **Initialsymptom** ist bei den meisten Patienten **Luftnot** (75–95 %) als Ausdruck einer führenden **Linksherzinsuffizienz**, die bis zum **akuten Lungenödem** fortschreiten kann. Eine semiquantitative Einteilung der Herzinsuffizienz in 4 Grade aufgrund der Schwere der Dyspnoe erlaubt die **Klassifikation** der **New York Heart Association** (**NYHA**, s. S. 80).

In fortgeschrittenen Stadien finden sich Zeichen der **Rechtsherzinsuffizienz** und **Thoraxschmerzen**. **Allgemeine Ermüdung**, Schwindel und Präsynkope sind Zeichen mangelhafter Organperfusion.

In fortgeschrittenen Stadien mit biventrikulärer Beteiligung kommt es zu Zeichen der **Rechtsherzinsuffizienz** wie Beinödemen bis hin zu Anasarka, Hepatosplenomegalie und Aszites. Weiterhin sind **Thoraxschmerzen** aufgrund von Lungenembolien und abdominelle Schmerzen bei Leberstauung häufig. **Allgemeine Ermüdung** bzw. reduzierte Leistungsfähigkeit ist ein weiteres wichtiges Symptom, das sich durch die mangelhafte Perfusion der Skelettmuskulatur erklärt. Schwindel, Präsynkope, Bewusstseinsstörungen lassen auf eine mangelhafte zerebrale Durchblutung schließen.

In bis zu 50 % der Fälle treten **kardiale Arrhythmien** auf, die ihrerseits zu Palpitationen, Bewusstseinsstörungen oder Synkopen führen können.

Manche Patienten geben **Angina pectoris** an; nuklearmedizinisch kann in solchen Fällen zum Teil eine diffuse Reduktion der myokardialen Perfusion nachgewiesen werden, deren Korrelat vermutlich eine durch hohe enddiastolische Drücke bedingte subendokardiale Ischämie ist.
Ein häufiges **Spätsymptom** sind systemische und pulmonale **Embolien** aufgrund von **Thrombenbildung** in den erweiterten Herzhöhlen.

Diagnostik:
Körperliche Untersuchung: Zusätzlich zu den Zeichen der Links- und Rechtsherzinsuffizienz (s. S. 78) sowie zur **Ruhetachykardie** bestehen Zeichen der **Herzvergrößerung**: Der Herzspitzenstoß ist nach lateral verlagert, oft bestehen präkordiale **Brustwandpulsationen**. Der systolische Blutdruck ist normal oder eher niedrig, die Amplitude kann entsprechend dem verringerten Schlagvolumen erniedrigt sein. Eine **Halsvenenstauung** mit prominenter a- und v-Welle als Zeichen einer Trikuspidalinsuffizienz ist häufig. Ein 4. Herzton geht oft der Dekompensation voraus; ist diese ausgeprägt, so ist zumeist ein 3. Herzton hörbar. Systolische Geräusche aufgrund einer durch Klappenringdilatation bedingten relativen **Mitral- und Trikuspidalinsuffizienz** sind ebenfalls häufig.
EKG: Es gibt keine für die DCM spezifischen EKG-Veränderungen, allerdings liegt in etwa 90 % ein pathologisches EKG vor. Häufig finden sich Leitungsstörungen im Sinne eines **Linksschenkelblocks**, der als prognostisch ungünstig bewertet wird. In vielen Fällen liegt eine **Sinustachykardie** vor. Es kann zu Rhythmusstörungen in Form supraventrikulärer und ventrikulärer Extrasystolen sowie zum gesamten Spektrum von supraventrikulären und ventrikulären Tachykardien kommen. In etwa 20–30 % der Fälle tritt **Vorhofflimmern** auf. Im Endstadium einer ischämischen Herzerkrankung lassen sich im EKG häufig alte Infarktzeichen nachweisen. Die Sensitivität des EKGs ist gering für den Nachweis einer linksventrikulären Hypertrophie. Häufig finden sich pathologische P-Wellen; dennoch korreliert deren Morphologie nicht mit der Größe des linken Vorhofes.
Röntgen-Thorax: Die Röntgenbefunde sind unspezifisch, sie können nur im Zusammenhang mit den übrigen Befunden gesehen werden (Abb. **A-10.2a**). Überschreitet der Herzdurchmesser 50 % des Thoraxquerdurchmessers, spricht man von einer **Kardiomegalie**; diese Beobachtung wird bei Patienten mit DCM häufig gemacht. Bei rechtsventrikulärer Beteiligung fällt eine **Verkleinerung** des **Retrosternalraumes** im seitlichen Bild auf. Häufig bestehen sekundäre Zeichen der Herzinsuffizienz mit **pulmonaler Stauung** und **interstitiellem Lungenödem**. Bei chronischem Verlauf lassen sich häufig dichte, horizontale Streifen im rechten Unterfeld (**Kerley-B-Linien**) oder Interlobärlinien in den oberen Lungenfeldern (**Kerley-A-Linien**) nachweisen. Zu einem **alveolären Lungenödem** kann es kommen, wenn der Pulmonalkapillardruck 25 mm Hg für längere Zeit überschreitet.
Echokardiographie: Die Echokardiographie stellt die wesentliche Säule in der Diagnostik und vor allem der Verlaufsbeurteilung der DCM dar. Im Zusammenhang mit der Verabreichung kardiotoxischer Chemotherapeutika dient die Echokardiographie der Überwachung der linksventrikulären Funktion und damit der Kardiotoxizität. Eine Differenzierung der Ätiologie der dilatativen Kardiomyopathie ist auch mit der Echokardiographie nicht immer zuverlässig möglich. **Charakteristische Befunde** sind:
- die Dilatation des linken Ventrikels, aber auch der übrigen Herzkammern
- global eingeschränkte systolische Funktion.
In der **Dopplerechokardiographie** fallen eine durch Dilatation bedingte Klappeninsuffizienz sowie die gestörte diastolische Ventrikelfunktion auf (Abb. **A-10.3a**).
Herzkatheteruntersuchung: Die Koronararterien sind bei DCM typischerweise unverändert. Die linksventrikuläre Angiographie zeigt das Ausmaß der **systolischen** bzw. **diastolischen Funktionsstörung** ähnlich wie bei der Echokardiographie. Bei DCM sind gewöhnlich der **enddiastolische linksventrikuläre** Druck und der **pulmonalarterielle Druck erhöht**. Die medikamentöse Senkung des pulmonalarteriellen Drucks gilt als Gradmesser des Therapieerfolges.

Kardiale Arrhythmien führen zu Palpitationen, Bewusstseinsstörungen und Synkopen.
Angina pectoris kann durch die hohen enddiastolischen Drücke zu einer subendokardialen Ischämie führen.

Ein **Spätsymptom** sind **Embolien** aufgrund **kardiogener Thromben**.

Diagnostik:
Körperliche Untersuchung: Neben Herzinsuffizienz und **Ruhetachykardie** fällt die **Herzvergrößerung** auf (**Brustwandpulsationen**). Der systolische RR ist eher niedrig bei verringertem Schlagvolumen. Eine **Halsvenenstauung** als Zeichen einer Trikuspidalinsuffizienz ist häufig, ein 3. und 4. Herzton zumeist hörbar. Eine **Klappenringdilatation** bedingt eine **Mitral- und Trikuspidalinsuffizienz** (systolische Geräusche).

EKG: Der häufig anzutreffende **Linksschenkelblock** ist als prognostisch ungünstig zu bewerten. In vielen Fällen liegt eine **Sinustachykardie** vor. Es treten supraventrikuläre und ventrikuläre Tachykardien und Vorhofflimmern in bis zu bis 30 % der Fälle auf.

Zeichen im **Röntgen-Thorax** sind:
- Kardiomegalie (Abb. **A-10.2a**)
- Verkleinerung des Retrosternalraumes bei rechtsventrikulärer Beteiligung
- pulmonale Stauung und interstitielles Lungenödem
- Kerley-A- und -B-Linien
- alveoläres Lungenödem.

Die **Echokardiographie** ist die wesentliche Säule der Diagnostik der DCM. **Charakteristisch** sind:
- linksventrikulär betonte Dilatation
- global eingeschränkte systolische Funktion.
Dopplerechokardiographisch fallen eine Insuffizienz sowie die diastolische Ventrikelfunktionsstörung auf (Abb. **A-10.3a**).

Herzkatheteruntersuchung: Die Ventrikulographie zeigt das **Ausmaß** der **systolischen** und **diastolischen Funktionsstörung**. Erhöht sind **enddiastolisch-linksventrikulärer** und **pulmonalarterieller Druck**.

Die **Myokardbiopsie** kann im Rahmen der Herzkatheteruntersuchung durchgeführt werden. Typischerweise werden **unspezifische Veränderungen** nachgewiesen.

Myokardbiopsie: Im Rahmen einer Herzkatheteruntersuchung kann auch eine Biopsie des rechtsventrikulären Myokards zum Nachweis oder Ausschluss einer Myokarditis durchgeführt werden. Typischerweise werden **unspezifische Veränderungen** nachgewiesen. Da es nur in wenigen Fällen gelingt, mit der endomyokardialen Biopsie eine ätiologische Klärung der DCM zu erreichen, ist ihre Bedeutung für die Diagnostik umstritten.

Therapie: Die Therapie der DCM stützt sich auf die Richtlinien der Herzinsuffizienztherapie. Neben **Allgemeinmaßnahmen** sind die **Basistherapeutika ACE-Hemmer, β-Blocker, Diuretika, Aldosteronantagonisten** und **Digitalisglykoside**. Bei ACE-Hemmer-Unverträglichkeit bieten sich **Angiotensin-1-Rezeptor-Antagonisten** an.

Therapie: Die Therapie der dilatativen Kardiomyopathie stützt sich auf die Richtlinien der Herzinsuffizienztherapie, die ab S. 82 dargestellt sind. Neben **allgemeinen Maßnahmen** wie tägliche Gewichtskontrolle, kontrolliertes, aerobes, körperliches Training (Herzsportgruppen) sowie jährliche Influenzaimpfungen stellt die medikamentöse Therapie einen wichtigen Pfeiler in der Therapie der DCM dar.

Die **Basistherapie** der DCM besteht in Abhängigkeit von der klinischen Symptomatik aus **ACE-Hemmern, β-Rezeptoren-Blockern, Diuretika, Aldosteronantagonisten** und **Digitalisglykosiden**. Bei ACE-Hemmer-Unverträglichkeit bieten sich in erster Linie **Angiotensin-1-Rezeptor-Antagonisten** an. Es ist nachgewiesen, dass eine adäquate medikamentöse Basistherapie das Risiko eines plötzlichen Herztodes des Patienten mit DCM senkt.

Zur Therapie der DCM gehört auch die **orale Antikoagulation** mit **Kumarinderivaten** wegen des Risikos kardiogener Embolien (Abb. **A-10.3b**).

Zur umfassenden Therapie der DCM gehört auch die **orale Antikoagulation**, um das Risiko von systemischen und pulmonalen Embolien zu reduzieren. Ohne Antikoagulation kommt es bei ca. 18 % der Patienten mit DCM zu peripheren Embolien. Als Antikoagulanzien kommen **Kumarinderivate** infrage; ihr therapeutischer Einsatz muss jedoch angesichts der erhöhten Blutungsinzidenz abgewogen werden (Abb. **A-10.3b**). Eine Indikation liegt vor, wenn sich bei dem Patienten ein Vorhofflimmern oder ein Sinusrhythmus mit eingeschränkter linksventrikulärer Funktion (EF < 30 %) findet.

Bei vielen Patienten mit fortgeschrittener Herzinsuffizienz kommt es aufgrund intraventrikulärer Leitungsverzögerung zu einer asynchronen ventrikulären Kontraktion. In Studien konnte eine **BVS**-Implantation die Morbidität und Mortalität senken.

Bei vielen Patienten mit fortgeschrittener Herzinsuffizienz besteht eine bedeutsame intraventrikuläre Leitungsverzögerung, die durch die asynchrone ventrikuläre Kontraktion zu einer weiteren Verschlechterung der Herzinsuffizienz führt. Die Implantation eines **biventrikulären Schrittmachers (BVS)** kann die Synchronisierung der Kontraktion verbessern sowie die Morbidität und Mortalität signifikant senken. Die **Indikationen** sind: medikamentös refraktäre, symptomatische Herzinsuffizienz in den Stadien NYHA III und IV; Linksschenkelblock (QRS > 130 ms), linksventrikulärer enddiastolischer Durchmesser > 55 mm und Auswurffraktion < 35 % sowie echokardiographisch nachgewiesene asynchrone Ventrikelkontraktion.

⊚ **A-10.3** | **Befunde bei dilatativer Kardiomyopathie**

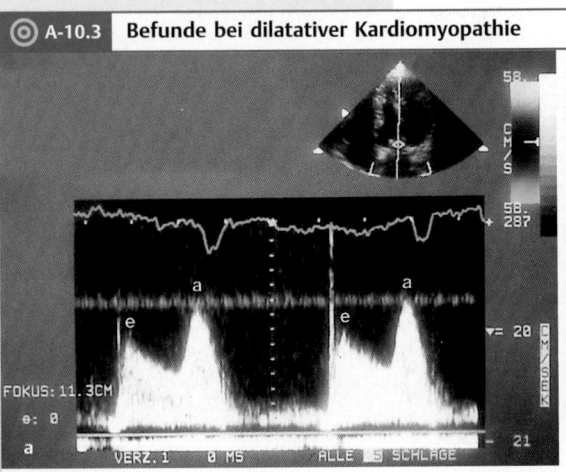
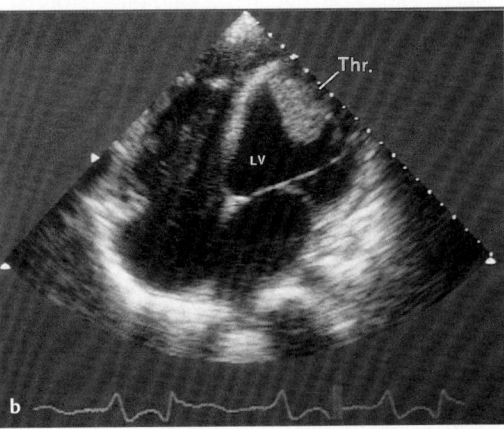

a Typischer dopplersonographischer Befund bei Linksherzinsuffizienz mit gesteigerter später Füllungsgeschwindigkeit (pathologisch hohe a-Welle). Die e-Welle kennzeichnet die frühdiastolische Füllung, während die a-Welle im Wesentlichen den Anteil der Vorhofkontraktion an der Füllung des linken Ventrikels reflektiert.

b Echokardiogramm bei dilatativer Kardiomyopathie. Thrombenbildung im linken Ventrikel, in diesem Fall ist eine Langzeittherapie mit oralen Antikoagulanzien angezeigt.

▶ **Merke:** Wegen der hohen Inzidenz ventrikulärer Arrhythmien und Fällen von plötzlichem Herztod spielen die Therapie und Prävention dieser Herzrhythmusstörungen bei Patienten mit DCM eine wichtige Rolle.

◀ Merke

Die dilatative Kardiomyopathie ist die häufigste Indikation zur **Herztransplantation** bei Erwachsenen und Kindern. Die 1-Jahres-Überlebensrate beträgt ca. 80 %; die 5-Jahres-Überlebensrate ca. 70 %.

Patienten mit anhaltenden ventrikulären Tachykardien oder nach einem überlebten plötzlichen Herztod sollten durch einen **implantierbaren Kardioverter-Defibrillator (ICD)** geschützt werden. Eine ICD-Implantation zur Primärprophylaxe bei Patienten mit DCM und einer EF < 30 % hat nach derzeitiger Studienlage keinen Einfluss auf die Mortalität. Die biventrikuläre Stimulation (kardiale Resynchronisationstherapie, CRT) mit CRT-ICD senkt die Mortalität signifikant im Vergleich zur alleinigen medikamentösen Therapie.

Prognose: Bei der **primären DCM** sind ein chronischer, mehr oder weniger stabiler Verlauf oder eine rasch progrediente Verschlechterung bekannt (Abb. **A-10.2b**). Der Verlauf ist im Einzelfall unvorhersehbar. Die 5-Jahres-Mortalität liegt unter einer adäquaten medikamentösen Therapie bei etwa 20 %. Ventrikuläre Tachyarrhythmien und der damit verbundene **plötzliche Herztod** ist bei 20–50 % der Patienten die Todesursache. Für die Prognose hat die Schwere der Dilatation und der linksventrikulären Funktioneinschränkung den höchsten Voraussagewert.

▶ **Merke:** Der **plötzliche Herztod** (s. S. 131) ist definiert als ein unerwarteter, natürlicher Tod infolge kardialer Ursachen bei einer Person mit bekannter oder unbekannter Herzerkrankung, der durch einen plötzlichen Bewusstseinsverlust eingeleitet wird und nach Definition der WHO innerhalb eines Zeitraums von 24 Stunden nach Krankheitsbeginn eintritt.

Tab. **A-10.2** fasst die prognostisch relevanten Faktoren bei DCM zusammen.

Die dilatative Kardiomyopathie ist die häufigste Indikation zur **Herztransplantation** bei Erwachsenen und Kindern.

Bei anhaltenden ventrikulären Tachykardien oder nach einem überlebten plötzlichen Herztod wird ein **implantierbarer Kardioverter-Defibrillator (ICD)** eingesetzt.

Prognose: Der Verlauf der **primären DCM** kann lange stabil bleiben oder rasch progredient sein (Abb. **A-10.2b**). Er ist im Einzelfall nicht vorhersehbar. Der **plötzliche Herztod** ist bei bis zu 50 % der Patienten die Todesursache.

◀ Merke

Tab. **A-10.2** stellt die prognostisch relevanten Faktoren bei DCM dar.

≣ A-10.2 Prognostisch relevante Faktoren bei DCM

Klinik
- NYHA III u. IV
- Tachykardie, 3. Herzton

Röntgen-Thorax
- Herzthoraxquotient > 0,5

EKG
- Linksschenkelblock, Vorhofflimmern

Langzeit-EKG
- ventrikuläre Arrhythmien, ventrikuläre Tachykardien

Echokardiogramm
- linksventrikulärer enddiastolischer Durchmesser > 70 mm
- enddiastolisches Volumen > 130 ml
- Herzindex < 2,5 l/min/m²
- mittlerer rechtsatrialer Druck > 10 mm Hg
- linksventrikulärer enddiastolischer Druck > 20 mm Hg

Linksherzkatheter
- linksventrikuläre Ejektionsfraktion < 35 %

Labor
- BNP stark erhöht
- Serum-Natrium erniedrigt
- Serum-Noradrenalin erhöht

10.2 Hypertrophe Kardiomyopathie (HCM)

10.2 Hypertrophe Kardiomyopathie (HCM)

◀ Definition

▶ **Definition:** Die hypertrophe Kardiomyopathie (HCM) ist als ventrikuläre Hypertrophie ohne adäquate hämodynamische Belastung definiert, die vorwiegend den linken Ventrikel betrifft und histologisch durch eine irreguläre Anordnung der Myozyten gekennzeichnet ist. Während der Systole kann es zu einer dynamischen intraventrikulären Obstruktion mit Ausbildung eines Druckgradienten kommen. Hinsichtlich der Hämodynamik werden deshalb zwei Formen der HCM unterschieden: die **hypertroph-obstruktive Kardiomyopathie (HOCM)** und die **hypertrophisch nichtobstruktive Kardiomyopathie (HNCM)**.

Epidemiologie: Die Prävalenz liegt bei 0,02–0,2 %.

Ätiologie: Die HCM wird autosomal-dominant vererbt und tritt familiär gehäuft auf. Die Mutationen betreffen Proteine des kontraktilen Apparates bzw. des Energiestoffwechsels der Herzmuskelzellen.

Pathogenese: Die Hypertrophie des Myokards zeigt bei der HCM eine unterschiedliche Progression, gehäuft nimmt die Wanddicke während der Kindheit oder im Jugendalter zu.

Histologische Charakteristika der segmentalen Hypertrophie:
- fokale Narben
- Einengungen der intramuralen Koronargefäße
- Desorganisation der Muskelzellanordnung.

Außerdem gibt es **makroskopisch** unterscheidbare Formen der Hypertrophie (Abb. **A-10.4**).

Epidemiologie: Die Prävalenz der HCM liegt bei 0,02–0,2 % der Bevölkerung.

Ätiologie: Die hypertrophe Kardiomyopathie (HCM) ist eine **autosomal-dominant vererbte** Erkrankung, die in ca. 50 % der Fälle familiär gehäuft auftritt. Ohne positive Familienanamnese wird eine Neumutation vermutet. Inzwischen sind 11 verschiedene Gene mit mehr als 100 (Punkt-)Mutationen bekannt, die Proteine des kontraktilen Apparates bzw. den Energiestoffwechsel der Herzmuskelzellen betreffen.

Pathogenese: Die HCM entwickelt sich in der Fetalzeit oder kurz nach der Geburt. Die Hypertrophie des Myokards ist nicht immer unmittelbar nach der Geburt voll ausgebildet, sondern zeigt eine unterschiedliche Progression. Die Wanddicke kann spontan während der Kindheit oder im Jugendalter zunehmen, gehäuft findet sich das Phänomen während bzw. kurz nach der Pubertät. Die HCM wird deshalb gewöhnlich bei Kindern und jungen Erwachsenen diagnostiziert, die durch die typischen Symptome (s. u.) auffallen.

Trotz unterschiedlicher klinischer Ausprägung sind die **histologischen Charakteristika** der segmentalen Herzmuskelhypertrophie relativ einheitlich und bestehen in **fokalen Narben** im Herzmuskelgewebe, **Veränderungen** und Verengungen der **kleinen intramuralen Koronargefäße** sowie **Desorganisation der Muskelzellanordnung**, die bei 95 % der Fälle mit HCM auftritt und z. T. für die gestörte diastolische und systolische Funktion verantwortlich gemacht wird.

Neben diesen histologischen Charakteristika haben sich **makroskopisch** unterscheidbare Formen der Hypertrophie herauskristallisiert. Nach **Maron** unterschiedet man je nach Ausprägung und Lokalisation der Hypertrophie **4 Typen** (Abb. **A-10.4**):
- **Typ I:** isolierte Hypertrophie des ventrikulären Septums
- **Typ II:** gesamtes Septum und Teile der angrenzenden Vorder- bzw. Hinterwand
- **Typ III:** gesamtes linksventrikuläres Myokard unter Einbeziehung sämtlicher Wandanteile
- **Typ IV:** Hypertrophie der anterioren bzw. posterioren Wandsegmente unter Ausschluss des Septums.

Zusätzlich existiert ein sogenannter **apikaler Hypertrophietyp**, der vor allem in Japan häufig vorkommt (Giant T-Wave-Syndrome, Yamaguchi-Typ).

⊚ A-10.4

⊚ A-10.4 **Hypertrophietypen**

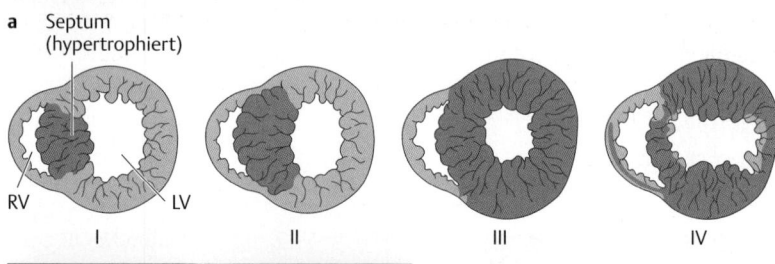

a Septum (hypertrophiert)

RV   LV

I   II   III   IV

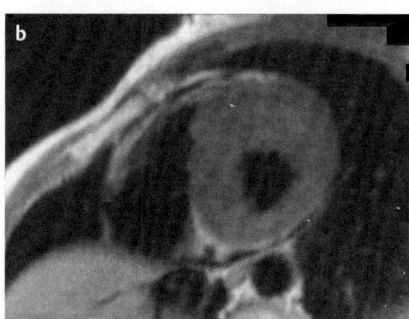

a Die 4 typischen Hypertrophiemuster bei hypertopher Kardiomyopathie (Maron-Typ I–IV).
Die verschiedenen Typen unterscheiden sich nach der Verteilung der Hypertrophie im linksventrikulären Myokard.

b Kernspintomogramm eines Patienten mit hypertropher Kardiomyopathie,
bei dem ein Typ-III-Muster nach *Maron* vorliegt, d. h., insbesondere das Septum und die Vorderwandanteile pathologisch verdickt sind.

Von den verschiedenen Hypertrophieformen der HCM ist die **homogene Hypertrophie** des **Sportlerherzens** abzugrenzen. Beim Sportlerherz kann es unter Dauerbelastung, vor allem durch ergometrisches Training, im Laufe der Jahre zu einer Gewichtszunahme kommen. Bei dieser Hypertrophie sind in der Regel das enddiastolische und endsystolische Volumen erhöht. Bei der inhomogenen Hypertrophie der HCM mit teilweiser Obliteration des linksventrikulären Cavums sind sie dagegen vermindert.

Klinik: Typische Symptome der hypertrophen Kardiomyopathie sind **belastungsabhängige Angina**, **Dyspnoe** und **Ermüdungserscheinungen** sowie **Schwindel**, **Präsynkope** oder **Synkope**. Der Schweregrad der Symptomatik scheint mit dem Hypertrophiegrad zu korrelieren, obwohl es auch Fälle von schwerer Symptomatik bei nur isolierter, geringgradiger Hypertrophie gibt. Die Höhe des intraventrikulären Gradienten, d. h. des Druckunterschiedes im linksventrikulären Cavum, scheint das Ausmaß der Symptome nicht widerzuspiegeln.
Die beschriebenen Symptome lassen sich aus den oben genannten pathogenetischen Vorgängen ableiten: Neben der **dynamischen Obstruktion** des **linksventrikulären Ausflusstraktes** mit systolischer Funktionseinschränkung spielt die **gestörte diastolische Relaxation** und damit **gestörte Füllung** des linken Ventrikels eine wichtige Rolle für das **begrenzte Auswurfvolumen** und die fehlende Steigerbarkeit unter Belastung. Das Auftreten von **regionaler Ischämie**, bedingt durch Verengung der kleinen, intramuralen Koronargefäße, und das **Missverhältnis** zwischen **Gefäßdichte** und **Herzmuskelgewebe** erklärt die Symptome der Angina pectoris.

> ▶ **Merke:** Klinisch ist die HCM durch eine Störung der systolischen und diastolischen Funktion sowie durch atriale und ventrikuläre Rhythmusstörungen mit erhöhtem Risiko für den plötzlichen Herztod gekennzeichnet.

Diagnostik: Die oben genannten Symptome geben in der Regel erste Hinweise auf die Diagnose.

> ▶ **Merke:** Besonders bei jungen Menschen sollte Luftnot oder Angina pectoris Anlass zur Abklärung einer HCM sein.

Typisch ist bei der körperlichen Untersuchung ein **systolisches Pressstrahlgeräusch** über dem Erb-Punkt während des Valsalva-Manövers. Durch diesen Versuch kann das Systolikum bei HCM von anderen Ursachen systolischer Geräusche abgegrenzt werden (VSD, Pulmonalstenose, s. S. 170 u. S. 175).
Die **definitive Diagnose** wird in der Regel **echokardiographisch** durch Nachweis der regionalen Hypertrophie des linksventrikulären Myokards unter Betonung des Septums gestellt (Abb. **A-10.5a**).

Von den verschiedenen Hypertrophieformen der HCM ist die **homogene Hypertrophie** des **Sportlerherzens** abzugrenzen. Sie entsteht durch extensives Training und zeichnet sich durch erhöhte endddiastolische und endsystolische Volumina aus.

Klinik: Symptomatik der HCM:
- belastungsabhängige Angina
- Dyspnoe
- Ermüdungserscheinungen
- Schwindel, (Prä-)Synkope.

Ursachen für die **Symptome:**
- obstruierter linksventrikulärer Ausflusstrakt → systolische Funktion ↓
- gestörte Relaxation und Füllung → Auswurfvolumen ↓
- Missverhältnis zwischen Gefäßdichte und Gewebe → regionale Ischämie.

◀ **Merke**

◀ **Merke**

Typisch ist ein systolisches **Pressstrahlgeräusch** über dem Aortenareal.

Die **definitive Diagnose** wird **echokardiographisch** gestellt (Abb. **A-10.5a**).

⊚ **A-10.5** | **Befunde bei hypertropher Kardiomyopathie**

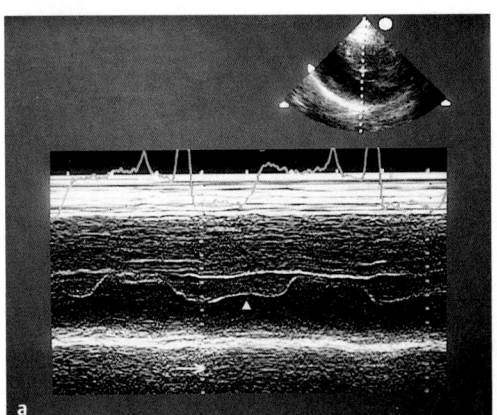
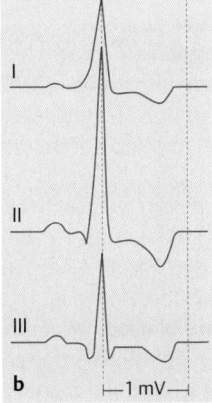

a Echokardiographische Dokumentation (M-Mode) eines SAM (systolic anterior movement) des anterioren Mitralsegels (Pfeil). Bei erhöhter Flussgeschwindigkeit im linksventrikulären Auflusstrakt kann das anteriore Mitralsegel durch den Venturi-Effekt an das Septum angesaugt werden, wodurch ein dynamischer Gradient im linken Ventrikel entsteht.
b 12-Kanal-EKG bei einem Patienten mit hypertropher Kardiomyopathie. Besonders auffällig ist die ausgeprägte septale Hypertrophie, erkennbar an dem positiven Sokolow-Lyon-Index und der ausgeprägten R-Zacken-Amplitude in den Ableitungen V_2 bis V_6. Auch die Repolarisationsstörungen in V_4 bis V_6 sowie II, III und aVF sprechen für eine ausgeprägte linksventrikuläre Hypertrophie.

Das **EKG** ist bei ca. 75 % der Patienten pathologisch, die Veränderungen sind unspezifisch. Es zeigt sich häufig eine **globale** oder **septal betonte Hypertrophie** (Abb. **A-10.5b**). Häufig liegen auch asymptomatische Rhythmusstörungen vor.

Der intraventrikuläre Druckgradient kann bei der HOCM zunehmen unter:
- körperlicher Belastung
- Digitalisierung
- Therapie mit Sympathomimetika
- arterieller Hypertonie
- Valsalva-Manöver
- Amylnitrit-Inhalation.

Therapie: Die Patienten sollten schwere körperliche Belastungen meiden.
Medikamentöse Therapie: Durch Einsatz von negativ inotropen bzw. bradykardisierenden Medikamenten (**β-Blocker, Verapamil**) können die Hauptsymptome Angina, Dyspnoe, Schwindel und Synkope in vielen Fällen gebessert werden. Eine Hypotonie sollte vermieden werden.
Verapamil hat im Vergleich zu den β-Blockern eine bessere Wirkung auf die Relaxation des steifen linken Ventrikels. Dadurch werden eine verbesserte Füllung und ein höheres Auswurfvolumen erreicht.

▶ Merke

Kalziumantagonisten vom **Nifedipin-Typ** haben sich bisher in der Therapie der HCM als **ungünstig** erwiesen. **Kontraindiziert** sind außerdem Medikamente, die den systolischen Gradienten verstärken.

Interventionelle Therapie: Die **transkoronare Ablation der Septumhypertrophie (TASH)** ist die Therapie der Wahl bei HCM. Über einen Ballonkatheter injizierter reiner Alkohol infarziert Bereiche des Septums, Septummasse und Obstruktion des linksventrikulären Ausflusstraktes nehmen ab.

Bei der **endokardialen Radiofrequenzablation der Septumhypertrophie (ERASH)** wird elektrische Energie mittels eines Herzkatheters im Obstruktionsareal am rechtsventrikulären Septum abgegeben. Durch Narbenbildung kommt es

Das **EKG** der Patienten mit HCM ist in etwa 75 % der Fälle pathologisch. Die Veränderungen sind jedoch unspezifisch und können allenfalls die Diagnose erhärten. Es zeigen sich häufig eine **globale** oder **septal betonte Hypertrophie** mit erhöhtem Sokolow-Lyon-Index (Abb. **A-10.5b**) sowie ST-Streckensenkungen oder T-Negativierungen. Häufig liegen auch asymptomatische supraventrikuläre oder ventrikuläre Rhythmusstörungen vor, die überwiegend passager auftreten. Die Rhythmusstörungen lassen sich auch im **Langzeit-EKG** nachweisen. Der intraventrikuläre Druckgradient kann bei der HOCM zunehmen unter:
- körperlicher Belastung
- Digitalisierung
- Therapie mit Sympathomimetika
- arterieller Hypertonie
- Valsalva-Manöver
- Amylnitrit-Inhalation (wird oft als Provokationstest während einer Echokardiographie angewandt).

Therapie: Generell sollten die Patienten schwere körperliche Belastungen meiden, da diese den intraventrikulären Druckgradienten erhöht.
Medikamentöse Therapie: Die medikamentöse Therapie der hypertrophen Kardiomyopathie beruht auf dem Einsatz von negativ inotropen bzw. bradykardisierenden Medikamenten, die eine verbesserte Füllung und verlängerte Füllungsphase des linken Ventrikels erlauben. **β-Rezeptoren-Blocker** (Metoprolol, Propranolol) können die Hauptsymptome Angina, Dyspnoe, Schwindel und Synkope in vielen Fällen bessern. Die Dosierung muss im Einzelnen angepasst werden, um eine Hypotonie zu vermeiden. Die Standard-Dosen liegen zwischen 160 und 320 mg/d. Ähnlich gute, wenn nicht bessere Erfahrung wurde mit der oralen Gabe des Kalziumantagonisten **Verapamil** gemacht. Durch den negativ inotropen Effekt und die verbesserte diastolische linksventrikuläre Funktion kommt es zu einem höheren Auswurfvolumen. Die orale, individuell angepasste Gabe von Verapamil wirkt bei mehr als 50 % der Patienten positiv auf die kardialen Symptome und steigert auch die Belastungskapazität. Es werden Dosen bis zu 720 mg/d verwendet.

▶ **Merke:** Patienten mit gleichzeitig bestehender, linksventrikulärer Dysfunktion im Spätstadium der HCM, mit Sinusknotendysfunktion oder AV-Block sollten nicht mit β-Rezeptoren-Blockern oder Verapamil behandelt werden. Diese Gruppe umfasste etwa 5 % aller Patienten. Durch die prophylaktische **Implantation** eines **Schrittmachers** lässt sich bei einigen Patienten diese Kontraindikation aufheben.

Kalziumantagonisten vom **Nifedipin-Typ** haben sich bisher in der Therapie der HCM als **ungünstig** erwiesen, da sie den peripheren Widerstand senken und den Blutstrom im linksventrikulären Ausflusstrakt beschleunigen. Dies provoziert oder steigert den Ausflusstraktgradienten. **Kontraindiziert** sind außerdem Medikamente, die den systolischen Gradienten am Ausflusstrakt des LV verstärken: positiv inotrope Substanzen (Digitalis, Sympathomimetika) sowie starke Nachlastsenker und Nitrate.
Interventionelle Therapie: Mittlerweile stellt die **transkoronare Ablation der Septumhypertrophie (TASH)** die Therapie der Wahl bei HCM dar. Durch die Injektion von 1–5 ml reinen Alkohols über einen Ballonkatheter in einen Septalast der linken Koronararterie wird eine Infarzierung im Bereich des Septums erreicht. So nehmen die Septummasse und dadurch die Obstruktion des linksventrikulären Ausflusstraktes ab. Die wesentliche Komplikation des TASH ist das Auftreten eines AV-Blocks mit der Notwendigkeit einer Schrittmacherversorgung in 20–30 % der Fälle.
Bei erfolgloser oder nicht durchführbarer TASH kann die **endokardiale Radiofrequenzablation der Septumhypertrophie (ERASH)** angewendet werden. Hier gibt der Ablationskatheter im Obstruktionsareal des rechtsventrikulären Septums Hochfrequenzstrom ab. Durch die Narbenbildung kommt es wie bei der TASH zu einer Abnahme des Gradienten im linksventrikulären Ausflusstrakt.

Diese neue Methode wird erst in wenigen Zentren durchgeführt und stellt heute noch kein Routineverfahren im klinischen Alltag dar.

Auch die Implantation eines **Zweikammer-Schrittmachersystems** zur Therapie der HCM wurde diskutiert. Da weder die Hypertrophie noch das Risiko für einen plötzlichen Herztod beeinflusst werden, besteht keine generelle Therapieempfehlung.

Operative Therapie: Bei Versagen der vorgenannten Therapien wird die klassische **Myotomie** bzw. **Myotomie-Myektomie** eingesetzt, bei der ein Teil des hypertrophierten linksventrikulären Septums entfernt und der Ausflusstrakt vergrößert wird. Andere operative Formen sind die **Entfernung** der **Papillarmuskeln** und der **Mitralklappenersatz** mit dem Ziel, das linksventrikuläre Füllungsvolumen zu steigern.

Prognose: Neben den oben genannten Symptomen stellt die erhöhte Rate des **plötzlichen Herztodes** das größte Problem bei Patienten mit HCM dar. Betroffen sind vor allem jüngere Patienten zwischen 10 und 30 Jahren. Der Mechanismus ist offenbar komplex und unterschiedlich bei verschiedenen Patientengruppen. Faktoren, die die Wahrscheinlichkeit eines plötzlichen Herztodes erhöhen, sind in Tab. **A-10.3** aufgeführt. Je mehr dieser Faktoren vorliegen, desto höher ist das Risiko. Die Implantation eines ICD ist die effektivste Maßnahme, einen plötzlichen Herztod zu verhindern.

zu einer Abnahme des Gradienten im linksventrikulären Ausflusstrakt.

Es gibt keine generelle Empfehlung für die **Implantation** eines **DDD-Schrittmacher-Systems** bei HCM.

Operative Therapie: Durch **Myotomie (-Myektomie)** wird das hypertrophierte Septum verkleinert, der Ausflusstrakt vergrößert. Andere Möglichkeiten sind die **Entfernung** der **Papillarmuskeln** und der **Mitralklappenersatz.**

Prognose: Der **plötzliche Herztod** betrifft vor allem Patienten zwischen 10 und 30 Jahren. Prognostisch ungünstige Faktoren sind in Tab. **A-10.3** aufgeführt. Die Implantation eines ICD verhindert einen plötzlichen Herztod bei Hochrisikopatienten am effektivsten.

☰ A-10.3	Faktoren, die die Wahrscheinlichkeit erhöhen, einen plötzlichen Herztod zu erleiden

- Ausmaß der linksventrikulären Hypertrophie (Wandstärke > 30 mm)
- plötzlicher Herztod in der Familienanamnese bei 2 oder mehr Angehörigen im Alter unter 45 Jahren
- registrierte nicht anhaltende ventrikuläre Tachykardien
- überlebter plötzlicher Herztod
- Synkope unklarer Genese im letzten Jahr
- Obstruktion des linksventrikulären Ausflusstraktes mit einem Gradienten > 30 mm Hg
- spezielle Genotypen

10.3 Restriktive Kardiomyopathie (RCM)

10.3 Restriktive Kardiomyopathie (RCM)

▶ **Definition:** Die restriktiven Kardiomyopathien sind funktionell durch eine verminderte Compliance beider Ventrikel bei normaler systolischer Funktion charakterisiert. Insofern sind sie mit der Pericarditis constrictiva vergleichbar, die jedoch als Perikarderkrankung und wegen der anderen Therapie (Perikardektomie) abgegrenzt werden muss.

◀ **Definition**

Epidemiologie: In den westlichen Industrieländern ist die restriktive Form die seltenste Kardiomyopathie. In tropischen Ländern sind Endomyokardfibrosen dagegen häufig und in bestimmten Regionen für bis zu 25 % aller kardiovaskulären Todesfälle verantwortlich.

Epidemiologie: In Industrieländern ist die restriktive Form die seltenste Kardiomyopathie, in tropischen Ländern sind Endomyokardfibrosen häufig.

Ätiologie und Klassifikation: Die Einteilung erfolgt in die **primäre** RCM mit idiopathischer RCM und Endomyokardfibrosen und die **sekundäre** RCM, die infiltrative, endomyokardiale Erkrankungen und Speichererkrankungen beinhaltet (s. u.). Bei den **Endomyokardfibrosen** werden zwei Erkrankungen unterschieden: die tropische Endomyokardfibrose und das **Hypereosinophilie-Syndrom,** auch **Löffler-Endokarditis** (s. S. 149) genannt, das in gemäßigten Zonen auftritt. Da die histologischen Befunde in fortgeschrittenen Fällen identisch sind, besteht weitgehend Einigkeit darüber, dass es sich um verschiedene Manifestationen derselben Erkrankung handelt. Die initiale Hypereosinophilie der Löffler-Endokarditis ruft scheinbar die typischen Veränderungen hervor. Es treten **3 Phasen** auf:

- In der ersten Phase findet sich eine ausgeprägte **eosinophile Myokarditis.**
- Nach ca. einem Jahr (zweite Phase) kommt es zu einer zunehmenden **unspezifischen Myokardverdickung** und mehr oder weniger ausgeprägter **endokardialer Thrombenbildung** mit partieller Obliteration des linksventrikulären Cavums.

Ätiologie und Klassifikation: Die vorwiegend in den Tropen vorkommende **Endomyokardfibrose** und das in gemäßigten Zonen anzutreffende **Hypereosinophilie-Syndrom** (auch **Löffler-Endokarditis** genannt) sind verschiedene Manifestationen derselben Erkrankung.

Die mit der Löffler-Endokarditis assoziierte (initiale) **Hypereosinophilie** scheint die Ursache der Veränderungen zu sein.

3 Phasen treten auf:
- **eosinophile Myokarditis**
- unspezifische **Myokardverdickung** und endokardiale **Thrombenbildung** mit partieller Obliteration
- **endomyokardiale Fibrose.**

- Das letzte Stadium zeigt dann die ausgeprägte **endomyokardiale Fibrose**, wie sie auch bei der tropischen Form der Endomyokardfibrose bekannt ist, und die für die typische Pathophysiologie der restriktiven Kardiomyopathie verantwortlich ist.

Pathogenese: Auswirkungen sind eine **erhöhte Steifigkeit** und **schlechtere diastolische Füllung** beider Ventrikel.

Pathogenese: Die hämodynamischen Auswirkungen der endokardialen Vernarbung bestehen in einer **erhöhten Steifigkeit** und **verschlechterten diastolischen Füllung** beider Ventrikel mit entsprechender Zunahme der rechts- und linksventrikulären Füllungsdrücke sowie der atrialen Drücke.

Klinik: Abhängig vom hauptsächlich betroffenen Ventrikel dominieren die Symptome der Links- oder Rechtsherzinsuffizienz.

Klinik: Die Klinik der restriktiven Kardiomyopathie ist davon abhängig, welcher Ventrikel überwiegend betroffen ist. Entsprechend können die Symptome der Links- oder Rechtsherzinsuffizienz einzeln oder in Kombination vorliegen.

Diagnostik:
Körperliche Untersuchung:
Halsvenenstauung, 3. und 4. Herzton, Kußmaul-Zeichen.

Echokardiographie: Kleine, evtl. verdickte Herzkammern bei stark dilatierten Vorhöfen. Bei Endomyokardfibrose bindegewebige Verdickung des Endokards.

Dopplerechokardiographie: Pathologisches Füllungsverhalten des Ventrikels.

Diagnostik:
Bei der **körperlichen Untersuchung** können eine Halsvenenstauung sowie ein 3. und 4. Herzton auffallen. Ein paradoxer Anstieg des Venendruckes bei Inspiration wird Kußmaul-Zeichen genannt.
In der zweidimensionalen **Echokardiographie** erkennt man kleine, möglicherweise verdickt erscheinende Herzkammern bei stark dilatierten Vorhöfen. Bei Fällen von Endomyokardfibrose lässt sich die bindegewebige Verdickung des Endokards direkt darstellen, die aber differenzialdiagnostisch von wandständigen Thromben abgegrenzt werden muss.
Dopplerechokardiographisch lässt sich das pathologische Füllungsverhalten mit deutlich reduziertem Füllungsvolumen der Ventrikel anhand der Mitralflusskurve erfassen.

Therapie: **Diuretika, β-Blocker** und **nachlastsenkende Substanzen**, bei Löffler-Endokarditis zusätzlich Cortison. Medikamentös wird die Einengung des Ventrikels nicht beseitigt. Die **operative Exzision** des **verdickten Endokards** ist die Therapie der Wahl.

Therapie: Die medikamentöse Therapie ist symptomatisch und beinhaltet eine Herzinsuffizienztherapie mit **Diuretika, β-Rezeptoren-Blockern** und **nachlastsenkenden Substanzen**. Bei Löffler-Endokarditis wird zusätzlich mit **Cortison** therapiert. Letztlich kann aber die fibrotisch bedingte Einengung des Ventrikelcavums auf diese Weise nicht beseitigt werden. Die **operative Exzision** des **verdickten Endokards** bewirkt oft eine deutliche Verbesserung der Symptomatik und ist daher die Therapie der Wahl.

Verlauf: Das Ausmaß der systolischen und diastolischen Funktionsstörung korreliert mit der Einschränkung der Lebenserwartung.

Verlauf: Es liegen wenig Daten über den Spontanverlauf der unterschiedlichen Formen der RCM vor. Als Faustregel gilt, dass das Ausmaß der systolischen und diastolischen Funktionsstörung mit der Einschränkung der Lebenserwartung korreliert.

10.3.1 Sekundäre RCM

Amyloidose

Eine Herzbeteiligung bei systemischer Amyloidose ist nicht selten und zählt neben der Niereninsuffizienz zu den typischen Todesursachen. Auch die intramuralen Koronararterien können beteiligt sein. Makropathologisch erscheint das **Ventrikelmyokard** abnorm **steif** und **verdickt**.
Echokardiographisch imponiert eine **erhöhte Echogenität** des **Myokards**.

Eine Herzbeteiligung bei systemischer Amyloidose ist nicht selten und zählt neben der Niereninsuffizienz zu den typischen Todesursachen. Histologisch findet man ausgedehnte extrazelluläre Amyloidablagerungen zwischen den Myozyten der Ventrikel und der Vorhöfe unter Beteiligung des spezifischen Reizleitungssystems. Auch die intramuralen Koronararterien können beteiligt sein und durch Lumeneinengung Anlass zu fokalen Nekrosen geben. Makropathologisch erscheint das **Ventrikelmyokard** abnorm **steif** und **verdickt**; die inneren Ventrikeldiameter sind normal, die Vorhöfe dilatiert.
Echokardiographisch lässt sich neben den dilatierten Vorhöfen eine **erhöhte Echogenität** des **Myokards** nachweisen.

Sarkoidose

Bei 5 % der Patienten mit Sarkoidose kommt es zu Rhythmusstörungen sowie zu systolischer und diastolischer Funktionsstörung beider Ventrikel. Ursache ist eine Infiltration mit **nichtverkäsenden Granulomen** und folgender Vernarbung.

Obwohl bei der Sarkoidose eine Herzbeteiligung histologisch in 20–30 % der Fälle nachgewiesen werden kann, führt sie nur bei ca. 5 % der Patienten zu klinisch fassbaren Symptomen. Neben Rhythmusstörungen kann die kardiale Sarkoidose eine systolische sowie eine diastolische Funktionsstörung beider Ventrikel verursachen. Ursache ist die Infiltration mit den typischen **nichtverkäsenden Granulomen** und die folgende Vernarbung, welche alle Abschnitte des Herzens betreffen kann.

Hämosiderose

Auch die **Eisenablagerung** bei Hämosiderose kann neben einer systolischen eine diastolische Funktionsstörung der Ventrikel verursachen. In schweren Fällen ist die Eisenüberladung makroskopisch als braune Verfärbung des Myokards erkennbar.

Lipid- und Polysaccharid-Speicherkrankheiten

Eine Herzbeteiligung durch Infiltration mit dem pathologischen Substrat findet sich besonders beim α-1,4-Glukosidasemangel (Typ II, Morbus Pompe), beim α-L-Iduronidasemangel (Morbus Hurler), beim Ceramid-Trihexosidasemangel (Morbus Fabry) und beim β-Glukosidasemangel (Morbus Gaucher).

Therapie: Für die sekundären restriktiven Kardiomyopathien existieren keine spezifischen Therapien. Bei der Hämosiderose kann eine weitere Eiseneinlagerung durch das Meiden der Noxe verhindert werden. Die Sarkoidose wird durch eine Behandlung mit Cortison günstig beeinflusst. Im Übrigen werden Zeichen der Herzinsuffizienz klassischerweise mit Diuretika und vorsichtig mit ACE-Hemmern behandelt.

> ▶ **Merke:** Die Gabe von Digitalis (Digoxin, Digitoxin) bei Amyloidose ist äußerst umstritten, da die konventionelle Dosierung zu schweren Arrhythmien führen kann, die ihrerseits möglicherweise durch Bindung des Digoxins an Amyloidfibrillen im Myokard hervorgerufen werden.

In Einzelfällen kann ein permanenter Schrittmacher bei Patienten mit symptomatischen Erregungsleitungsstörungen indiziert sein.

10.4 Arrhythmogene rechtsventrikuläre Kardiomyopathie (ARVC) *Epsilon-Welle in EKG (Pot. am Ende QRS)*

> ▶ **Definition:** Die arrhythmogene rechtsventrikuläre Kardiomyopathie (ARVC) ist durch eine progressive, lokalisierte oder generalisierte Degeneration und den Abbau von Herzmuskelzellen des rechten Ventrikels mit nachfolgendem Ersatz durch Fett- und/oder Bindegewebe charakterisiert.

Epidemiologie: Die Prävalenz beträgt in der Gesamtbevölkerung 1 : 10 000. Die ARVC betrifft meist **junge Männer**, bei ihnen ist sie für 10–20 % der Fälle von plötzlichem Herztod verantwortlich. Geografisch gehäuft tritt die ARVC in Italien auf.

Ätiologie: Die Ätiologie der ARVC ist nicht vollständig geklärt. Sie wird meist autosomal-dominant, seltener autosomal-rezessiv vererbt. Die Familienanamnese ist in 40 % der Fälle positiv.

Pathogenese: Es wird postuliert, dass ein Gendefekt zu einem Ersatz des Myokards durch Fettgewebe mit eingestreuten Myozyten und fibrotischem Gewebe führt. Der rechte Ventrikel ist dabei fast immer dilatiert, z.T. sind aber auch der linke Ventrikel und das Septum beteiligt.

Klinik: Synkopen, Kammertachykardien, plötzlicher Herztod sind typische Befunde. Das Vorliegen einer ARVC sollte bei diesen Symptomen vor allem bei jungen Männern in Betracht gezogen werden.

Diagnostik: Das **EKG** zeigt häufig eine Inversion der T-Wellen in den rechtspräkordialen Ableitungen (V_1–V_3), ohne dass ein Rechtsschenkelblock vorliegt. Es findet sich oft eine **Epsilon-Welle**, ein kleines elektrisches Potenzial am Ende des QRS-Komplexes bzw. zu Anfang des ST-Segmentes. Dies ist ein hochspezifisches Zeichen, das in ca. 30 % der Fälle vorliegt.
Echokardiographisch stellt sich der rechte Ventrikel häufig dilatiert und hypokinetisch dar. In der **Kernspintomographie** lassen sich Morphologie und Funktion des rechten Ventrikels gut darstellen. Außerdem erlaubt das Verfahren die

Hämosiderose

Die **Eisenablagerung** bei Hämosiderose kann eine systolische und diastolische Funktionsstörung der Ventrikel verursachen.

Lipid- und Polysaccharid-Speicherkrankheiten

Eine Herzbeteiligung geschieht durch Infiltration des jeweiligen pathologischen Substrats.

Therapie: Es existiert keine spezifische Therapie. Die weitere Eiseneinlagerung muss bei Hämosiderose vermieden werden. Die Sarkoidose wird mit Cortison günstig beeinflusst. Zeichen der Herzinsuffizienz werden behandelt.

◀ **Merke**

Evtl. kann ein permanenter Schrittmacher indiziert sein.

10.4 Arrhythmogene rechtsventrikuläre Kardiomyopathie (ARVC)

◀ **Definition**

Epidemiologie: Meist sind junge Männer betroffen.

Ätiologie: Die Ätiologie der ARVC ist unvollständig geklärt, meist wird sie autosomal-dominant vererbt.

Pathogenese: Ein Gendefekt führt zu einem Ersatz des Myokards durch Fett- und Bindegewebe. Meist ist der rechte Ventrikel betroffen.

Klinik: Bei Synkopen, Kammertachykardien, plötzlichem Herztod sollte an eine ARVC gedacht werden.

Diagnostik: In bis zu 30 % der Fälle findet sich im **EKG** eine **Epsilon-Welle**. **Echokardiographisch** stellt sich der rechte Ventrikel oft dilatiert und hypokinetisch dar. Morphologie und Funktion lassen sich auch in der **Kernspintomographie** gut darstellen.

Unterscheidung von muskulären und lipomatösen Wandanteilen des Myokards.
Um die Diagnosestellung zu erleichtern, hat die europäische Arbeitsgruppe für Kardiomyopathien in den letzten Jahren entsprechende Kriterien erarbeitet.

Die Diagnosestellung erfolgt nach speziellen Kriterien.

Differenzialdiagnose: Es muss an den **Morbus Uhl** gedacht werden.

Differenzialdiagnose: Beim **Morbus Uhl** handelt es sich um eine Aplasie des rechten Ventrikels, die zu einer Dilatation und Hypokinesie führt. Die Erkrankung manifestiert sich meist schon im Kindesalter und mündet in eine Herzinsuffizienz. Im Gegensatz zur AVRC sind beide Geschlechter gleich häufig betroffen.

Therapie und Prognose: Ein ICD schützt die Patient am effektivsten vor der häufigsten Todesursache, dem plötzlichen Herztod. Die jährliche **Mortalität** der ARVC liegt bei 2–3 %.

Therapie und Prognose: Eine kausale Therapie der ARVC ist nicht möglich. Die effektivste medikamentöse antiarrhythmische Therapie wird mit Sotalol erreicht. Die Implantation eines ICD stellt den besten Schutz vor der häufigsten Todesursache, dem plötzlichen Herztod dar. Die jährliche Mortalität der ARVC wird mit 2–3 % angegeben.

10.5 Unklassifizierte Kardiomyopathien

10.5 Unklassifizierte Kardiomyopathien

Die **unklassifizierbaren Kardiomyopathien** umfassen wenige, sehr seltene Kardiomyopathien, die keiner anderen Gruppe zuzuordnen sind.

Die **unklassifizierten Kardiomyopathien umfassen wenige, sehr seltene Kardiomyopathien**, die keiner anderen Gruppe zuzuordnen sind. Dazu gehören die Fibroelastose, die systolische Dysfunktion mit minimaler Dilatation, mitochondriale Erkrankungen und die isolierte linksventrikuläre Noncompaction (ILNC). Letzterer liegt ein Gendefekt zugrunde, der eine intrauterine Entwicklungsstörung der linksventrikulären Wand bedingt. In der Folge ist der linke Ventrikel hypertrophiert, bis in die äußeren Wandschichten trabekularisiert und in seiner systolischen Funktion eingeschränkt.

10.6 Myokarditis

10.6 Myokarditis

▶ **Definition**

▶ **Definition:** Die Myokarditis ist eine durch infektiöse, immunologische, chemisch-toxische oder physikalische Ursachen hervorgerufene Entzündung des Myokards. Der inflammatorische Prozess kann die Myozyten, das Interstitium und die vaskulären Anteile erfassen. Ist auch das Perikard betroffen, spricht man von einer Perimyokarditis.

Ätiologie: Coxsackie-Viren Typ B sind häufige Auslöser der Myokarditis. Tab. **A-10.1** fasst die Ursachen der Myokarditis zusammen.

Ätiologie: In den westlichen Industrieländern sind Viren die häufigsten Auslöser der Myokarditis, vor allem **Coxsackie-Viren** vom **Typ B**. Darüber hinaus kann eine Myokardbeteiligung bei vielen anderen Erkrankungen nachgewiesen werden. Tab. **A-10.1**, S. 152, gibt einige Ursachen wieder.

Epidemiologie: Die Häufigkeit der aktiven Myokarditis ist wegen asymptomatischer Verläufe nicht genau bekannt.

Epidemiologie: Die Häufigkeit der aktiven Myokarditis kann nicht genau angegeben werden, da es viele asymptomatische Verläufe gibt. In Autopsiestudien wurde eine Häufigkeit von 1,2 % nachgewiesen.

Klinik: Die Dallas-Klassifikation (Tab. **A-10.4**) standardisiert die Diagnose-Kriterien.

Klinik: Um die diagnostischen Kriterien einer Myokarditis zu standardisieren, wurde die „Dallas-Klassifikation" entwickelt (Tab. **A-10.4**).

≡ A-10.4

≡ A-10.4 **Dallas-Klassifikation**

I Biopsie
- Myokarditis mit/ohne Fibrose
- grenzwertige Myokarditis (erneute Biopsie indiziert)
- keine Myokarditis

II Folgebiopsien
- persistierende Myokarditis mit/ohne Fibrose
- ausheilende Myokarditis mit/ohne Fibrose
- abgeheilte Myokarditis mit/ohne Fibrose

III Histopathologie
- inflammatorisches Infiltrat, klassifiziert als: lymphozytär, eosinophil, neutrophil, Riesenzell-Infiltrat, granulomatöses gemischtes Infiltrat

▶ **Merke:** Ein lymphozytäres Infiltrat und geschädigte Myozyten sind Voraussetzung für den zweifelsfreien Nachweis einer Myokarditis.

◀ **Merke**

Das klinische Bild der Myokarditis ist von **Herzinsuffizienzsymptomen, perikarditischen Reizerscheinungen** und **Herzrhythmusstörungen** geprägt. Entsprechend klagen die Patienten über Luftnot, thorakale Schmerzen oder Druckgefühl und Palpitationen. Die Ausprägung kann sehr variabel sein: Manche Patienten bleiben vollständig asymptomatisch, andere bemerken einen Leistungsknick, wieder andere entwickeln Symptome einer schweren progredienten Herzinsuffizienz. Ventrikuläre Rhythmusstörungen oder höhergradige AV-Blockierungen können zu Synkopen oder auch zum plötzlichen Herztod führen.

Diagnostik:
Körperliche Untersuchung: Erster objektiver Hinweis kann eine Sinustachykardie sein. Stauungszeichen in den basalen Lungenabschnitten und Beinödeme sprechen für eine **Herzinsuffizienz**. Bei stärkerer Ventrikeldilatation kann ein systolisches Geräusch als Zeichen der **Mitral-** oder **Trikuspidalinsuffizienz**, bei Perikardbeteiligung ein Perikardreiben auskultierbar sein.
Im **EKG** finden sich passagere Veränderungen des ST-Segmentes und der T-Welle, vorübergehend auftretende Q-Zacken, atriale und ventrikuläre Arrhythmien sowie Leitungsstörungen. Keine dieser Veränderungen ist jedoch spezifisch für eine Myokarditis.
Echokardiographisch findet sich häufiger alleine eine linksventrikuläre Dysfunktion als zusätzlich eine rechtsventrikuläre segmentale Wandbewegungsstörung. Die echokardiographischen Zeichen der Myokarditis sind ebenfalls unspezifisch und polymorph; sie erinnern an das Bild einer dilatativen, restriktiven oder ischämischen Kardiomyopathie. Die **Kernspintomographie** kann die ventrikuläre Dysfunktion und regionale Wandbewegungsstörungen ebenfalls darstellen. Durch Kontrastmittelgabe ist in der Frühphase der Myokarditis zunächst fokal, später auch global die Mehraufnahme von Kontrastmittel in der T1-Aufnahme bzw. ein Gewebsödem in T2-Aufnahmen zu beobachten.
Die **Diagnose** einer viralen Myokarditis wird durch den Nachweis von **Virusantikörpern** im Blut, Stuhl, Rachenabstrich, aus der **Myokardbiopsie** oder im Perikardpunktat gestellt. Die Routineparameter sind häufig normal oder nur unspezifisch verändert. Bei ca. 30 % der Patienten findet sich in der Frühphase der Erkrankung eine Troponin-T- oder CK-MB-Erhöhung. Virale Nukleinsäuren lassen sich in 20–30 % der Fälle mittels Polymerase-Kettenreaktion (PCR) und In-situ-Hybridisierung nachweisen.
Eine weitere, nichtinvasive diagnostische Methode zum Nachweis einer aktiven Myokarditis ist die **Szintigraphie** nach Injektion von [67]Galliumcitrat, das von den entzündeten Myokardzellen etwa 72 Stunden nach der Injektion aufgenommen wird. Auf einem ähnlichen Ansatz beruht die Szintigraphie nach Injektion von [111]Indium-markierten monoklonalen Myosinantikörpern, die von nekrotischen Zellen im Rahmen einer aktiven Myokarditis selektiv aufgenommen werden. Die Szintigraphie ist sehr sensitiv und kann daher Patienten für eine diagnostische Biopsie vorselektieren (Abb. **A-10.6**).

Klinisches Bild:
- Herzinsuffizienz
- perikarditische Reizerscheinungen
- Herzrhythmusstörungen.
Die Ausprägung ist sehr variabel. Herzrhythmusstörungen können zu Synkopen oder zum Herztod führen.

Diagnostik:
Körperliche Untersuchung: Es können Zeichen der **Herzinsuffizienz** auffallen. Ein systolisches Geräusch weist auf eine **Mitral-** oder **Trikuspidalinsuffizienz** hin.

EKG: Es gibt keine spezifischen Veränderungen bei Myokarditis.

Echokardiographie: Die echokardiographischen Zeichen der Myokarditis sind ebenfalls unspezifisch und polymorph. Die **Kernspintomographie** kann zusätzlich durch Mehraufnahme von Kontrastmittel Hinweise auf das Vorliegen einer Myokarditis geben.

Die Diagnose wird durch den Nachweis von **Virusantikörpern** aus der **Myokardbiopsie** oder im Perikardpunktat gestellt. Virale Nukleinsäuren lassen sich in 20–30 % der Fälle mittels **Polymerase-Kettenreaktion** (PCR) und mittels In-situ-Hybridisierung nachweisen.

Durch eine **Szintigraphie** mit Gallium oder Indium können wegen der hohen Sensitivität für eine aktive Myokarditis die Patienten für eine diagnostische Biopsie vorselektiert werden (Abb. **A-10.6**).

⊙ **A-10.6** | **Typischer nuklearmedizinischer Befund bei Myokarditis**

⊙ A-10.6

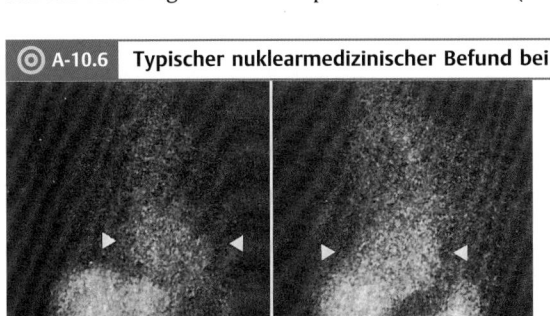

Nach Injektion von [111]Indium-markierten monoklonalen Myosinantikörpern zeigt sich bei Myokarditis eine Anreicherung dieser markierten Antikörper im entzündlich veränderten Myokard (s. Markierung durch Pfeile).

Mit der **Biopsie** können entzündliches Infiltrat und Myozytennekrosen nachgewiesen werden.

Mit der **Biopsie** kann der direkte Nachweis einer Myokarditis geführt werden. Nach der Dallas-Klassifikation (s. o.) erfordert der histopathologische Nachweis einer Myokarditis ein entzündliches Infiltrat und Myozytennekrosen. Bei der Myokardbiopsie muss bedacht werden, dass die Diagnose nur bei positivem Befund gestellt werden kann, der Ausschluss einer Myokarditis ist jedoch nicht sicher möglich.

Therapie: Sie ist supportiv. **Akute Phase:** Bettruhe, Überwachung, Sauerstoffzufuhr, Analgetika, medikamentöse Therapie der Herzinsuffizienz.

Therapie: Die Therapie bei Myokarditis ist symptomatisch und supportiv. In der **akuten Phase** sind Bettruhe, die Überwachung des Herzrhythmus, ausreichende Sauerstoffzufuhr und Analgetika-Gabe indiziert. Symptome der Herzinsuffizienz werden mit Digoxin, Betablocker, Diuretika sowie ACE-Hemmer behandelt.

▶ **Merke**

▶ **Merke:** Patienten mit Myokarditis haben eine höhere Sensitivität gegenüber Digitalis, was bei der Dosierung beachtet werden muss.

Neue Therapieansätze bieten:
- Virusstatikum
- Interferon
- Immunsuppressiva
- Immunadsorption von IgG-Immunglobulinen.

Neue Therapien basieren auf folgenden Ansätzen:
- Pleconaril, ein für Picornaviren wie Coxsackie- und Echoviren spezifisches **Virusstatikum**
- **Interferon**
- **Immunsuppressiva:** Prednison und Azathioprin (Cave: kontraindiziert bei nachgewiesener Viruspersistenz)
- **Immunadsorption** mit Entfernung von IgG-3-Immunglobulinen.

Verlauf: Je ⅓ der Erkrankungen zeigt einen günstigen Spontanverlauf, geht in ein chronisches Stadium ohne Besserung über oder zeigt einen rasch progredienten Verlauf.

Verlauf: ⅓ der Erkrankungen zeigt einen günstigen Spontanverlauf mit Verbesserung der linksventrikulären Funktion, ⅓ geht in ein chronisches Stadium ohne wesentliche Verbesserung über und ⅓ zeigt einen rasch progredienten Verlauf bis zur schweren Herzinsuffizienz.

11 Angeborene Herz- und Gefäßfehlbildungen

11 Angeborene Herz- und Gefäßfehlbildungen

11.1 Übersicht

Epidemiologie: Etwa 0,8–1,0 % aller lebend geborenen **Kinder** weisen eine Herz- oder Gefäßfehlbildung auf, die meist auf eine embryonale Entwicklungsstörung zurückgeht. Die Vielfalt der Fehlbildungen ist groß, so dass an dieser Stelle nur auf die Formen eingegangen werden kann, die im Erwachsenenalter von Bedeutung sind. Die Häufigkeit der wichtigsten Fehlbildungen im Kindesalter ist unterschiedlich (Tab. **A-11.1**). Patienten mit komplexen Herzfehlern erreichen häufig nicht das Erwachsenenalter.

11.1 Übersicht

Epidemiologie: Etwa 0,8–1,0 % aller **Kinder** haben eine Herz- oder Gefäßfehlbildung. Ursache ist meist eine embryonale Entwicklungsstörung. Die Vielfalt der Fehlbildungen ist groß, ihre Häufigkeit unterschiedlich (Tab. **A-11.1**).

≡ A-11.1 Häufigkeit wichtiger angeborener Herz- und Gefäßfehlbildungen im Kindesalter

Herzfehler	*Häufigkeit*
▪ Ventrikelseptumdefekt	25–30 %
▪ Vorhofseptumdefekt	7–10 %
▪ persistierender Ductus arteriosus	9–11 %
▪ Aortenisthmusstenose	7 %
▪ Aortenklappenstenose	4– 7 %
▪ Pulmonalstenose	7 %
▪ Fallot-Tetralogie	4–10 %

≡ A-11.1

Im **Erwachsenenalter** werden meist die symptomarmen kongenitalen Vitien und Gefäßfehler festgestellt. Dabei überwiegt der Vorhofseptumdefekt (ASD, 30–50 %) vor dem Ventrikelseptumdefekt (VSD, ca. 25 %), der Pulmonalstenose (15 %), dem persistierenden Ductus arteriosus (6 %) und der Fallot-Tetralogie (2–3 %).

Im **Erwachsenenalter** fallen oft die symptomarmen kongenitalen Fehlbildungen auf. Dabei überwiegen Vorhof- und Ventrikelseptumdefekte.

Einteilung: Hierzu siehe Tab. **A-11.2**.

Einteilung: Tab. **A-11.2**

≡ A-11.2 Einteilung der angeborenen Herz- und Gefäßfehlbildungen

Herz-/Gefäßfehler ohne Shunt (20–30 %)	*Herz-/Gefäßfehler mit Links-Rechts-Shunt (azyanotisch, ca. 50 %)*	*Herz-/Gefäßfehler mit Rechts-Links-Shunt (oft zyanotisch, 20–30 %)*
▪ Pulmonalklappenvitien ▪ Aortenklappenvitien ▪ Mitralklappenvitien ▪ Aortenisthmusstenose ▪ Ebstein-Anomalie	▪ Ventrikelseptumdefekt ▪ Vorhofseptumdefekt ▪ persistierender Ductus arteriosus Botalli	**mit verminderter Lungendurchblutung:** ▪ Fallot-Tetralogie ▪ Pulmonalstenose/-atresie **mit vermehrter Lungendurchblutung:** ▪ weitere komplexe Fehlbildungen mit ASD oder VSD

Ätiopathogenese: Kardiovaskuläre Entwicklungsstörungen sind gehäuft mit **chromosomalen Veränderungen an einzelnen oder multiplen Genen** assoziiert. So gehen Trisomien gehäuft mit einem AV-Septumdefekt einher, das Turner-Syndrom mit einer Aortenisthmusstenose und Bindegewebsveränderungen. Die häufigste Mikrodeletion des Menschen 22q11 ist in 80 % mit Herzfehlern assoziiert.

Exogene Faktoren wie ionisierende Strahlen, teratogene Medikamente wie Zytostatika und Immunsuppressiva, Alkohol und Virusinfekte können die Entwicklung des kardiovaskulären Systems insbesondere im ersten Drittel der Schwangerschaft beeinflussen. Bei einer Rötelnembryopathie im ersten Trimenon kommt es in etwa 50 % der Fälle zu angeborenen Herzfehlern.

Pathophysiologie bei vermehrter Durchblutung des Lungenkreislaufs: Bei angeborenen Herzfehlern wie dem Vorhofseptumdefekt und Ventrikelseptumdefekt liegt ein Links-Rechts-Shunt vor, durch den der Lungenkreislauf vermehrt durchblutet wird. Oft entsteht eine irreversible pulmonale Hypertonie

Ätiopathogenese: Kardiovaskuläre Entwicklungsstörungen sind oft mit **chromosomalen Defekten oder Gendefekten** assoziiert (z. B. bei Trisomien oder Turner-Syndrom).

Exogene Faktoren, die die kardiovaskuläre Entwicklung beeinflussen können, sind: ionisierende Strahlen, teratogene Medikamente, Alkohol, Viren.

Pathophysiologie bei vermehrt durchblutetem Lungenkreislauf: Ein Links-rechts-Shunt führt zur pulmonalen Hypertonie mit erhöhtem Gefäßwiderstand.

⊚ **A-11.1**   **Schematische Darstellung der Herzkonfiguration bei verschiedenen angeborenen Vitien**

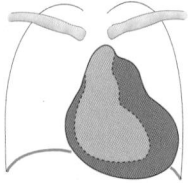 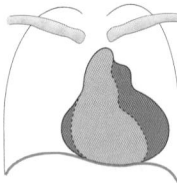 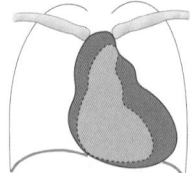 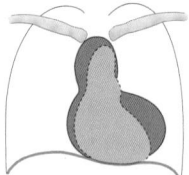 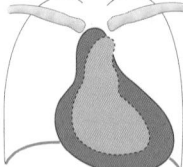 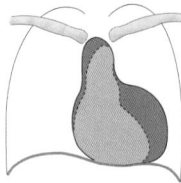

a Ventrikelseptum-defekt   **b** Vorhofseptum-defekt   **c** Persistierender Ductus arteriosus   **d** Fallot-Tetralogie   **e** Ebstein-Anomalie.   **f** Transposition der großen Gefäße

---

Übersteigt dieser den systemischen Gefäßwiderstand, tritt eine Shuntumkehr auf **(Eisenmenger-Reaktion)**. Es entstehen **zentrale Zyanose, Polyglobulie, Trommelschlegelfinger und -zehen**.

und der pulmonale Gefäßwiderstand steigt an. Übersteigt der pulmonale Gefäßwiderstand denjenigen des Systemkreislaufs, kommt es bei ASD oder VSD zu einer Shuntumkehr **(Eisenmenger-Reaktion)**. Dann fließt venöses, nicht arterialisiertes Blut in den großen Kreislauf.
Durch die Sauerstoffuntersättigung entstehen eine **zentrale Zyanose**, eine **Polyglobulie** sowie **Trommelschlegelfinger und -zehen**.

Klinik: Bei **Säuglingen** treten Trinkschwäche, Gedeihstörung, Tachy-/Dyspnoe auf, bei **älteren Patienten** eine Leistungsminderung. Bei Links-Rechts-Shunt besteht eine zentrale Zyanose (s. S. 13), bei starker Rechtsherzbelastung evtl. ein Herzbuckel (Voussure). Schwirren ist bei verschiedenen Vitien palpabel.

Klinik: Bei **Säuglingen** sind Trinkschwäche, Gedeihstörung und Tachy-/Dyspnoe typisch. **Ältere Patienten** klagen häufig über eine zunehmende Leistungsminderung. Patienten mit Rechts-Links-Shunt haben meist eine zentrale Zyanose (s. S. 13). Bei Links-Rechts-Shunt liegt nie eine Zyanose vor. Bei starker Rechtsherzbelastung kann es zu rechtsparasternal tastbaren Pulsationen und, bei noch nicht verkalktem Thoraxskelett, zu einem Herzbuckel (Voussure) kommen. Die Linksherzbelastung verschiebt den Herzspitzenstoß nach links. Ein systolisches Schwirren kann bei Aortenstenose, Pulmonalstenose und kleinem VSD tastbar sein.

Diagnostik: Zur Diagnostik dienen die **klinische Untersuchung**, das **EKG**, die **Röntgenaufnahme** des **Thorax** (Abb. **A-11.1**), die **Echokardiographie** und die **Herzkatheteruntersuchung** (Bestimmung hämodynamischer Messgrößen, Analyse anatomischer Besonderheiten).

Diagnostik: Hinweise auf angeborene Herzfehler ergeben sich neben der **klinischen Untersuchung** aus dem **EKG** (Nachweis z. B. einer Rechtsherzbelastung). Mithilfe der **Röntgenaufnahme** des **Thorax** kann die Blutfülle im Lungenkreislauf abgeschätzt, und anhand charakteristischer Herzkonfigurationen können sich Hinweise auf einen angeborenen Herzfehler ergeben (Abb. **A-11.1**).
Einen sehr großen Stellenwert hat die **Echokardiographie**, die Morphologie und Shunt darstellen kann. Mittels **Herzkatheter** können Shuntvolumina und Kreislaufwiderstände sowie anatomische Besonderheiten genau analysiert werden.

Differenzialdiagnose: Tab. **A-11.3**

Differenzialdiagnose: Hierzu siehe Tab. **A-11.3**.

≡ **A-11.3**   **Differenzialdiagnose angeborener Herz- und Gefäßfehlbildungen**

Fehlbildungen ohne Zyanose	Auskultations-/Palpationsbefund
• Vorhofseptumdefekt	• Systolikum 2./3. ICR linksparasternal, fixiert gespaltener II. Herzton
• Ventrikelseptumdefekt	• systolisches Pressstrahlgeräusch P. m. 4. ICR linksparasternal, häufig präkordiales Schwirren bei kleinem VSD („viel Lärm um nichts"); bei großem VSD kann ein Geräusch fehlen; bei pulmonaler Hypertonie ist der II. Herzton betont
• Pulmonalstenose	• Systolikum 2./3. ICR linksparasternal, gespaltener II. Herzton
• persistierender Ductus arteriosus	• systolisch-diastolisches „Maschinengeräusch", P. m. im 2. ICR linksparasternal
• Aortenstenose	• Systolikum im 2. ICR rechtsparasternal, Schwirren im Jugularbereich
• Aortenisthmusstenose	• Blutdruck an der oberen Körperhälfte erhöht, an den unteren Extremitäten erniedrigt
Fehlbildungen mit Zyanose in den ersten Lebenstagen	
• Transposition der großen Arterien • Trikuspidalatresie mit Reduktion der Lungenperfusion • Pulmonalatresie	
Fehlbildungen mit Entwicklung einer Zyanose im ersten Lebensjahr	
• Fallot-Tetralogie • beginnende Shuntumkehr (Eisenmenger-Reaktion) • Ebstein-Anomalie bei ASD	

Therapie: Die **konservative** Therapie ist abhängig vom jeweils vorliegenden Herzfehler. Bei den meisten Vitien ist eine Behandlung der entstehenden Herzinsuffizienz erforderlich. Wichtig ist eine adäquate Endokarditisprophylaxe. Diese ist nach den Empfehlungen der Deutschen Gesellschaft für Kardiologie – Herz- und Kreislaufforschung von 2007 generell erforderlich bei Patienten mit der höchsten Wahrscheinlichkeit eines schweren oder letalen Verlaufs einer infektiösen Endokarditis (s. Tab. **A-9.5 – A-9.8**, S. 148 f). Die deutsche Arbeitsgruppe eröffnet die Möglichkeit der individuellen Endokarditisprophylaxe bei Patienten, die nicht in Tab. **A-9.5** aufgelistet sind (s. S. 148).

Außerdem besteht bei einigen Herzfehlern die Möglichkeit, die Hämodynamik über **Katheterinterventionen** zu verbessern (z. B. Ballon-Valvuloplastie einer valvulären Pulmonal- oder Aortenklappenstenose oder Ballon-Atrioseptostomie bei der Transposition der großen Gefäße, durch die ein Shunt auf Vorhofebene hergestellt werden kann).

Die meisten angeborenen Vitien bedürfen einer **chirurgischen Korrektur.** Sofern aufgrund eines erhöhten Operationsrisikos keine vollständige Korrektur möglich ist, erfolgt ein Palliativeingriff (z. B. mit Anlegen eines Bändchens um die A. pulmonalis = Banding, das durch Drosselung des Lungendurchflusses die pulmonale Hypertonie reduziert und deren Fixierung entgegenwirkt). Die definitive Korrektur wird dann zwei- oder mehrzeitig durchgeführt. Besteht bei einem hämodynamisch relevanten Vitium die Gefahr, dass sich eine Herzinsuffizienz oder eine pulmonale Hypertonie entwickeln, sollte die operative Korrektur so früh wie möglich erfolgen. Bei **Links-Rechts-Shunt** mit **mehr als 40 %** des **Kleinkreislaufvolumens** ist eine **operative Korrektur indiziert.** Bei einer fixierten pulmonalen Hypertonie mit $R_{pulmonalis}/R_{systemisch} > 0,8$ ist eine operative Korrektur mit **Herz- und Lungentransplantation** die einzige verbleibende Möglichkeit.

Verlauf und Prognose: Bei vielen angeborenen Herzfehlern ist der Entleerungswiderstand im linken oder rechten Herzen erhöht (z. B. Aortenstenose, Pulmonalstenose), was zur Druckbelastung und zur Entwicklung einer Herzinsuffizienz führt. Auch eine längerfristige Volumenbelastung (wie z. B. bei Vorhof- oder Ventrikelseptumdefekten) verursacht eine Herzinsuffizienz.

Etwa die Hälfte der angeborenen Herzfehler sind ohne adäquate Therapie bereits im Säuglingsalter letal. Nach operativer Korrektur kann bei den meisten Patienten eine deutliche Verbesserung der Hämodynamik erreicht werden. In vielen Fällen ist die Lebenserwartung dann annähernd normal.

11.2 Kurzschlüsse zwischen linkem und rechtem Herzen

11.2.1 Vorhofseptumdefekt

▶ **Synonym:** Atrioseptaldefekt (ASD).

▶ **Definition:** Angeborene offene Verbindung zwischen linkem und rechtem Vorhof (Links-Rechts-Shunt).

Epidemiologie: 10 % aller angeborenen Herzfehler sind Vorhofseptumdefekte. Der ASD ist der häufigste erst bei Erwachsenen diagnostizierte Herzfehler.

Einteilung:
1. **Sinus-venosus-Defekt:** seltener „hoher" Vorhofseptumdefekt an der Grenze zur V. cava superior, welcher fast immer mit partieller Fehleinmündung der rechten oberen Lungenvene einhergeht.
2. **Ostium-secundum-Defekt (ASD II):** mit 70 % häufigste Form des Vorhofseptumdefektes, der durch eine Entwicklungsstörung des Septum secundum bedingt ist und gelegentlich mit fehleinmündenden Lungenvenen kombiniert sein kann. Der ASD II liegt im mittleren Teil des Vorhofseptums.

Therapie: Bei den meisten Vitien ist eine **konservative** Behandlung der entstehenden Herzinsuffizienz nötig. Wichtig ist die Endokarditisprophylaxe (s. Tab. **A-9.5 – A-9.8**, S. 148 f). Bei einigen Herzfehlern kann eine **Katheterintervention** die Hämodynamik verbessern (z. B. durch Ballon-Valvuloplastie).

Viele kongenitale Vitien müssen **operativ korrigiert** werden. Bei hohem Operationsrisiko erfolgen ein Palliativeingriff und eine spätere definitive Korrektur. Bei **Links-Rechts-Shunt** mit > **40 %** des **Kleinkreislaufvolumens** sollte eine **operative Korrektur** durchgeführt werden. Bei einer fixierten pulmonalen Hypertonie mit hohem pulmonalem Widerstand ist eine Korrektur nicht möglich. Eine **Herz-/ Lungentransplantation** ist die einzige Therapiemöglichkeit.

Verlauf und Prognose: Bei erhöhtem Entleerungswiderstand in der ventrikulären Ausflussbahn entsteht eine Druckbelastung, die ebenso wie eine Volumenbelastung (z. B. bei Shunts) zu einer Herzinsuffizienz führt. Die operative Korrektur verbessert die Hämodynamik oft deutlich, häufig ist die Lebenserwartung dann normal.

11.2 Kurzschlüsse zwischen linkem und rechtem Herzen

11.2.1 Vorhofseptumdefekt

◀ Synonym

◀ Definition

Epidemiologie: Der ASD ist der häufigste im Erwachsenenalter diagnostizierte Herzfehler.

Einteilung:
1. **Sinus-venosus-Defekt:** hoher Vorhofseptumdefekt an der Grenze zur V. cava sup.
2. **Ostium-secundum-Defekt (ASD II):** häufigster ASD, liegt im mittleren Teil des Septums.
3. **Ostium-primum-Defekt (ASD I):** Der ASD I reicht bis zur AV-Klappenebene.

Zu den Endokardkissendefekten (atrioventrikulären Septumdefekten) zählen:
- **partieller AV-Kanal:** ASD I + AV-Klappenanomalie
- **totaler AV-Kanal:** ASD I + VSD + AV-Klappenanomalie.

4. Offenes Foramen ovale: Verbindung in der Fossa ovalis.

5. Lutembacher-Syndrom: Vorhofseptumdefekt + Mitralstenose.

Pathogenese: Es entstehen pulmonale Hypertonie, Rechtsherzbelastung und **zentrale Zyanose** bei **Eisenmenger-Reaktion**.

Klinik: Symptome treten meist nach dem 2.–20. Lebensjahr auf. **Kleine ASD II** sind meist **bis ins Erwachsenenalter asymptomatisch**. Bei **größeren ASD II** treten ab dem **Kleinkindalter** Belastungsdyspnoe, Palpitationen und Leistungsminderung auf.

Diagnostik: Der volumenbelastete rechte Ventrikel wird häufig linksparasternal durch Pulsationen sicht- und tastbar. Der **2. Herzton** ist **fixiert gespalten.** Häufig ist ein **raues Systolikum mit P. m. im 2. ICR linksparasternal** auskultierbar (relative Pulmonalstenose, Abb. **A-11.2a**). Bei großem Links-Rechts-Shunt tritt ein **mesodiastolisches Geräusch im 4. ICR linksparasternal** auf (relative Trikuspidalstenose).

EKG: Typisch sind bei **ASD II** ein **Steil- bis Rechtstyp** und bei **ASD I** ein **Links- bis überdrehter Linkstyp** (Abb. **A-11.2b**) sowie ein (in-)kompletter Rechtsschenkelblock. **Röntgen-Thorax** (Abb. **A-11.3**): Das Pulmonalissegment ist betont, die **Hilusgefäße** sind **erweitert** und pulsieren bei Durchleuchtung (**„tanzende Hili"**), die **Lungengefäßzeichnung** ist **vermehrt**.

Mithilfe von **Echokardiographie** und **Herzkatheter** können die ASD-Morphologie und der Shunt dargestellt werden (Abb. **A-11.4**).

Differenzialdiagnose: Pulmonalstenose (2. Herzton **nicht fixiert** gespalten).

Therapie: Asymptomatische Patienten mit einem Shuntvolumen < 40 % des Kleinkreislaufvolumens bedürfen keiner Therapie. Eine Endokarditisprophylaxe (s. S. 147) ist nur bei gleichzeitiger Mitralinsuffizienz notwendig. Bei einem **Links-**

3. Ostium-primum-Defekt (ASD I): seltener, tiefsitzender, bis zur AV-Klappenebene reichender Vorhofseptumdefekt, der durch eine Hemmungsmissbildung der Endokardkissen bedingt ist. Der ASD I ist in der Regel mit einer Spaltung des vorderen Mitralsegels und einer Mitralklappeninsuffizienz verbunden (**partieller AV-Kanal**). Beim **totalen AV-Kanal** bestehen ein ASD I, ein VSD und eine AV-Klappenanomalie. Die Endokardkissendefekte werden auch als **atrioventrikuläre Septumdefekte** bezeichnet.

4. Offenes Foramen ovale: offene Verbindung im Bereich der Fossa ovalis.

5. Lutembacher-Syndrom: Kombination eines Vorhofseptumdefekts mit angeborener oder erworbener Mitralstenose. Extrem seltene Fehlbildung.

Pathogenese: Durch die Volumenbelastung der Lungengefäße entstehen selten eine pulmonale Hypertonie und nachfolgend eine rechtsventrikuläre Hypertrophie. Bei Shuntumkehr (**Eisenmenger-Reaktion**) tritt eine **zentrale Zyanose** auf.

Klinik: Die Symptome hängen von der Shuntgröße ab, meist entwickeln sie sich nach dem 2.–20. Lebensjahr. Bei **kleinem ASD II** mit einem Shunt unter 30 % des Kleinkörperkreislaufvolumens bestehen meist **bis ins Erwachsenenalter keine Beschwerden**. Bei 50 % der Patienten fallen Herzrhythmusstörungen in der 4.–5. Lebensdekade auf. Herzinsuffizienzzeichen treten ebenfalls meist erst im höheren Erwachsenenalter auf. Die Patienten haben häufig ein blasses Hautkolorit und eine leichte periphere Zyanose. Bei **größerem ASD II** kommt es im **Kleinkindalter** oder später zu Palpitationen, Belastungsdyspnoe und Leistungsminderung.

Diagnostik: Der volumenbelastete rechte Ventrikel wird häufig im 3. und 4. ICR linksparasternal durch Pulsationen sicht- und tastbar und führt gelegentlich zu einer präkordialen Vorwölbung.
Auskultatorisch fallen auf:
- atmungsunabhängige, **fixierte Spaltung des 2. Herztons**, bedingt durch die ständige atemunabhängig verlängerte Systole des volumenbelasteten rechten Ventrikels (Abb. **A-11.2a**)
- **raues, spindelförmiges Systolikum mit P. m. im 2. ICR linksparasternal** (relative Pulmonalstenose)
- bei großem Links-Rechts-Shunt: **mesodiastolisches Geräusch im 4. ICR linksparasternal** (relative Trikuspidalstenose).

EKG: Beim **ASD II** liegt in der Regel ein **Steil- bis Rechtstyp** bis ins Erwachsenenalter vor (Abb. **A-11.2b**). Für den **ASD I** ist ein **Links- bis überdrehter Linkstyp** typisch, häufig ist ein (in-)kompletter Rechtsschenkelblock (rSR-Konfiguration des QRS in V_1). Gelegentlich sind auch ein P-Pulmonale und Rechtsherzhypertrophiezeichen nachweisbar. Bei der **Thoraxaufnahme** kann der vergrößerte rechte Ventrikel links randbildend werden (Abb. **A-11.3**), im Seitenbild ist der Retrosternalraum eingeengt. Das Pulmonalissegment ist betont, die **Hilusgefäße** sind **erweitert** und die **Lungengefäßzeichnung** bis in die Peripherie **vermehrt**. Bei Durchleuchtung zeigen sich Weitenveränderungen der Pulmonalarterien infolge des großen Schlagvolumens (**„tanzende Hili"**).
Ziel der Diagnostik mittels transthorakaler bzw. transösophagealer **Echokardiographie** (Abb. **A-11.4**) und **Herzkatheteruntersuchung** ist die Lokalisation und Größenbestimmung des Defektes. Auch seine hämodynamischen Auswirkungen, wie die Vergrößerung von rechtem Vorhof und Ventrikel, können nachgewiesen sowie weitere Fehlbildungen diagnostiziert werden.

Differenzialdiagnose: Bei der Pulmonalstenose kommt es zu einem vergleichsweise lauteren systolischen Austreibungsgeräusch über der Pulmonalklappe mit **nicht fixiert** gespaltenem 2. Herzton.

Therapie: Asymptomatische Patienten mit einem Shuntvolumen unter 40 % bedürfen keiner Therapie. Eine Endokarditisprophylaxe ist nur bei gleichzeitig vorliegender Mitralinsuffizienz notwendig (s. S. 147). Bei Herzinsuffizienzzeichen erfolgt eine entsprechende Therapie.
Die **Indikation** zum **Verschluss** ist bei einem **Links-Rechts-Shunt** > **40 %** des **Minutenvolumens** im **kleinen Kreislauf** oder beim **Auftreten** von **Symptomen**

⊚ A-11.2   Befunde beim Vorhofseptumdefekt

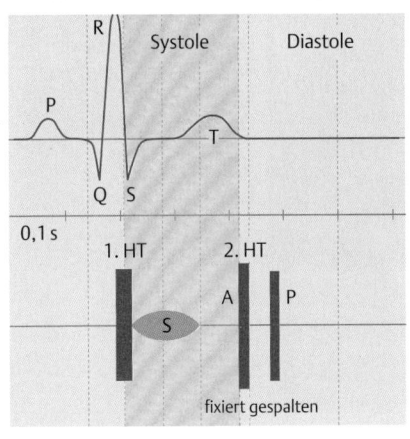

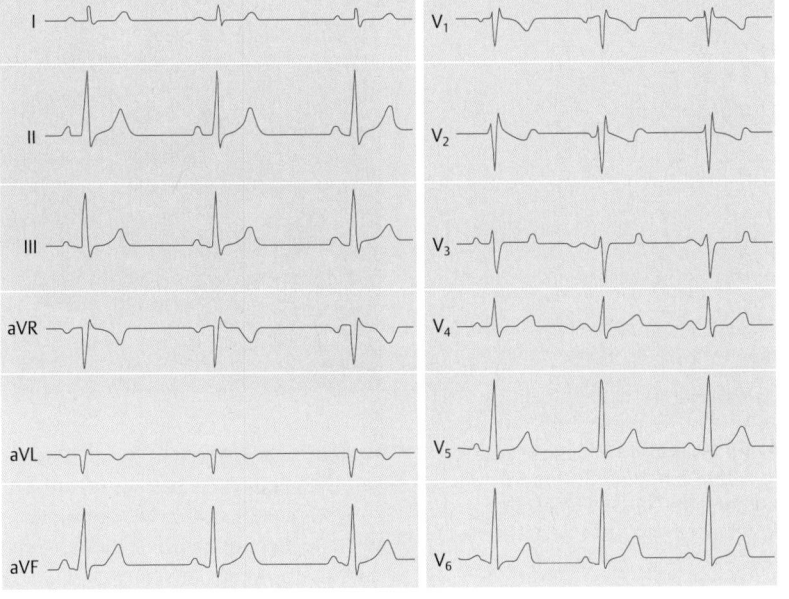

a

a **Auskultation:** 1. HT = 1. Herzton,
S = spindelförmiges Systolikum
(P. m. 2. ICR linksparasternal,
Folge relativer Pulmonalstenose),
2. HT = 2. Herzton, fixiert gespalten
in aortales (A) und pulmonales (P)
Segment.

b **EKG eines 17-jährigen Patienten mit ASD II:** charakteristisch sind Steiltyp und inkompletter Rechtsschenkelblock.

⊚ A-11.3   Röntgen-Thorax-Übersicht einer Patientin mit ASD

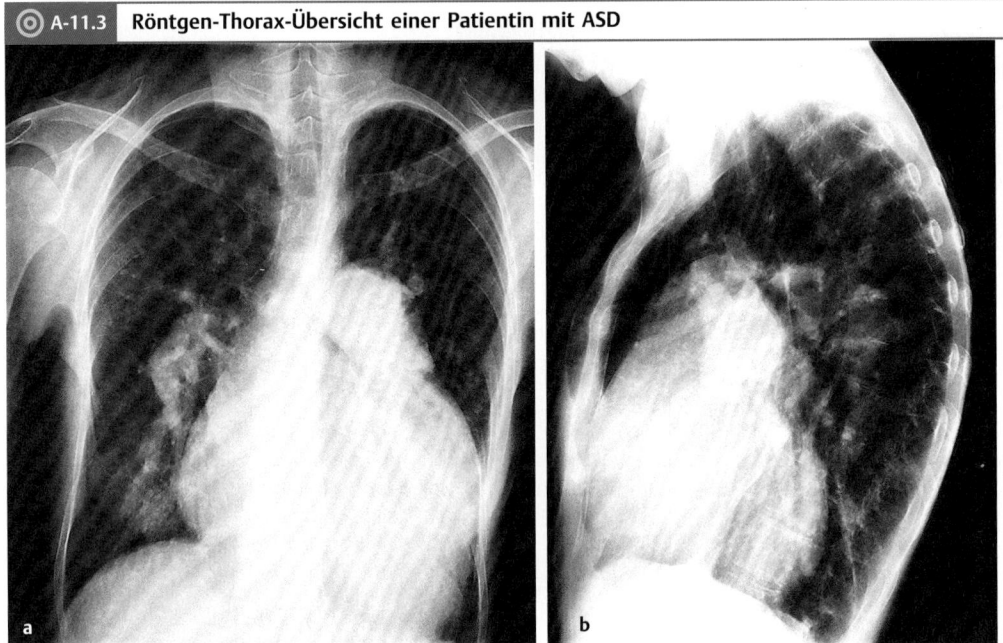

a **Posterioanteriorer Strahlengang:** Das Herz ist nach links durch den vergrößerten rechten Ventrikel verbreitert. Der dilatierte rechte Vorhof führt zu einer Verbreiterung nach rechts. Der Truncus pulmonalis und die zentralen Lungenarterien sind aufgrund des zusätzlichen Shuntvolumens erweitert.

b Auffällig ist die **Vorwölbung des rechtsventrikulären Ausflusstraktes und des Truncus pulmonalis** nach vorn oben. Die linken Pulmonalarterien (in Projektion auf den Hilus) sind deutlich dilatiert.

gegeben. Bei der interventionellen Katheterbehandlung wird ein **ASD II** mit einem eingebrachten Schirm verschlossen (Abb. **A-11.5**). Ein chirurgischer Verschluss erfolgt bei **großen Defekten** oder zusätzlichen **Fehlbildungen**. Bei Verschluss im Erwachsenenalter wird die späte Rhythmusstörung nicht mehr verhindert.

Rechts-Shunt > 40 % oder bei **Symptomen** sollte der ASD **verschlossen** werden.

▶ **Merke:** Bei eingetretener Eisenmenger-Reaktion kann nur noch mit einer kombinierten Herz- und Lungentransplantation operativ behandelt werden.

◀ **Merke**

⊚ A-11.4

⊚ A-11.4   **Subkostale echokardiographische Darstellung eines Vorhofseptumdefektes vom Sekundum-Typ (Pfeil)**

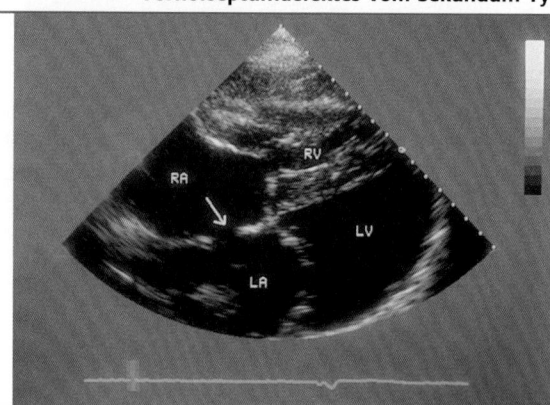

RA = rechter Vorhof,
RV = rechter Ventrikel,
LA = linker Vorhof,
LV= linker Ventrikel.

Verlauf und Prognose: Es besteht eine Neigung zu **bronchopulmonalen Infekten**. Bei geringem Shuntvolumen sind Leistungsfähigkeit und Lebenserwartung normal.

Verlauf und Prognose: Es besteht eine **Neigung** zu **bronchopulmonalen Infekten**. Bei Patienten mit geringem Shuntvolumen bestehen eine normale Leistungsfähigkeit und Lebenserwartung. Bei operationsbedürftigem Befund entwickelt sich ohne Operation in seltenen Fällen eine Eisenmenger-Reaktion nach dem 40. Lebensjahr.

⊚ A-11.5   **Schematische Darstellung eines ASD-Verschlusses mittels perkutan eingeführtem Occluder**

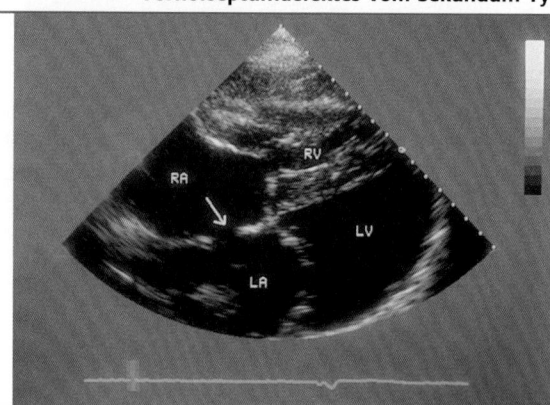

a Ein Katheter, auf dessen Spitze das Schirmchen aufmontiert ist, wird über den Defekt vorgeschoben.
b Durch Zurückziehen der auf dem zusammengefalteten Schirmchen liegenden Schutzhülle entfaltet sich zunächst das distale – im linken Vorhof liegende – Schirmchenteil.
c Durch weiteres Zurückziehen der Schutzhülle entfaltet sich der im rechten Vorhof liegende Schirmchenteil, so dass der Defekt verschlossen wird.

▶ Klinischer Fall

▶ **Klinischer Fall:** Während des Auskultationskurses fallen bei einem 22-jährigen Medizinstudenten ein Systolikum über der Pulmonalregion sowie eine atmungsunabhängige, fixierte Spaltung des 2. Herztones auf. Der Student, der gelegentliche Palpitationen und geringgradige Dyspnoe bei starken Belastungen auf Bewegungsmangel und Nikotinkonsum zurückgeführt hatte, fühlte sich körperlich bislang normal belastbar. Aufgrund der Befunde wird ein EKG geschrieben, das einen Steiltyp sowie einen inkompletten Rechtsschenkelblock zeigt. In der Echokardiographie ist der rechte Vorhof vergrößert. Farbdopplerechokardiographisch und nach Kontrastmittelinjektion wird ein Shunt zwischen linkem und rechtem Vorhof nachgewiesen. Bei der Rechtsherzkatheteruntersuchung wird ein Sauerstoffsättigungssprung auf Vorhofebene festgestellt und ein zentral liegender Defekt durch Sondierung dargestellt. Das Shuntvolumen beträgt 40 % des Kleinkreislaufminutenvolumens. Dem Patienten wird daher ein Verschluss des ASD II empfohlen.

11.2.2 Ventrikelseptumdefekt

11.2.2 Ventrikelseptumdefekt

▶ Definition

▶ **Definition:** Offene Verbindung zwischen linker und rechter Herzkammer mit überwiegender Lokalisation im Septum membranaceum (Links-Rechts-Shunt).

Epidemiologie: Häufigster angeborener Herzfehler (25–30 % der Fälle).

Epidemiologie: Der Ventrikelseptumdefekt (VSD) ist mit 25–30 % der häufigste angeborene Herzfehler. Bei der Hälfte der Patienten kommt er in Kombination mit anderen Herzfehlern vor.

Einteilung: Nach der Lage in den vier Anteilen des interventrikulären Septums unterscheidet man 4 Formen:
- (peri-)membranöser VSD
- infundibulärer VSD
- muskulärer VSD
- VSD vom AV-Kanaltyp mit Fehlbildung der linken AV-Klappe oder kleinem Inlet-VSD.

Außerdem bestehen in 10 % der Fälle Kombinationen verschiedener Defekte. Die genaue Kenntnis der Lage ist wichtig für die Wahl des Zugangs bei einer Verschlussoperation.

Ätiopathogenese: Die überwiegende Zahl der VSD ist angeboren. Zum erworbenen VSD kommt es am häufigsten nach Myokardinfarkten mit Beteiligung des interventrikulären Septums, selten nach Trauma. Anhand der Defektgröße und der Druckverhältnisse werden die VSD unterteilt in:

Kleiner drucktrennender VSD: Das Shuntvolumen liegt <30 % des Lungendurchflusses, die Druckdifferenz zwischen rechtem und linkem Ventrikel ist weitgehend erhalten, der Druck im Lungenkreislauf ist normal.

Mittelgroßer druckreduzierender VSD: Der Links-Rechts-Shunt liegt > 30 % des Lungendurchflusses und hat somit hämodynamische Relevanz. Der Druck im Lungenkreislauf ist gering erhöht. Der Patient wird klinisch symptomatisch.

Großer druckangleichender VSD: Der Links-Rechts-Shunt beträgt > 50 %. Es besteht eine pulmonale Hypertonie. Schon im 2. Lebensjahr können Pulmonalsklerose und Eisenmenger-Reaktion auftreten.

Klinik: Bei kleinem VSD treten keine Symptome auf, bei mittelgroßem VSD kommt es zu Belastungsdyspnoe und Neigung zu bronchopulmonalen Infekten. Bei großem VSD treten bereits im Säuglingsalter Herzinsuffizienzzeichen und Zyanose auf.

Diagnostik:
Bei **kleinem VSD** fühlt man ein systolisches **Schwirren** am linken unteren Sternalrand. Auskultierbar ist ein **lautes**, bandförmiges, **holosystolisches Pressstrahlgeräusch** mit P. m. im 3./4. ICR linksparasternal („viel Lärm um nichts") und Fortleitung über das gesamte Präkordium bis zum Rücken (Abb. **A-11.6a**).
Bei **mittelgroßem VSD** ist zusätzlich ein tieffrequentes diastolisches Mitralströmungsgeräusch (relative Mitralstenose) zu hören. Bei pulmonaler Hypertonie ist der 2. Herzton eng gespalten bis singulär, der Pulmonalisanteil ist betont.
Bei **großem VSD** ist der Herzspitzenstoß nach links verlagert, präkordiale Pulsationen sind häufig. Gelegentlich bildet sich eine Voussure. Besteht eine pulmonale Hypertonie, wird das Systolikum leiser oder kann ganz fehlen. Mit zunehmendem Rechts-Links-Shunt tritt eine Zyanose auf, es entwickeln sich Trommelschlegelfinger und Uhrglasnägel. Das Mitralströmungsgeräusch wird wieder leiser und verschwindet.

Einteilung: Nach der Lage im Septum werden 4 VSD-Formen unterschieden:
- (peri-)membranös
- infundibulär
- muskulär
- VSD vom AV-Kanaltyp (Inlet-VSD). Außerdem kommen Kombinationen verschiedener Defekte vor.

Ätiopathogenese: Der VSD ist meist angeboren oder erworben durch Infarkt. Die VSD werden unterteilt in:

- kleiner drucktrennender VSD
- mittelgroßer druckreduzierender VSD
- großer druckangleichender VSD.

Klinik: Bei großem VSD treten Herzinsuffizienzzeichen und Zyanose auf.

Diagnostik:
Kleiner VSD: Es besteht ein lautes Pressstrahlgeräusch mit P. m. im 3./4. ICR rechtsparasternal („viel Lärm um nichts") (Abb. **A-11.6a**).

Mittelgroßer VSD: Zusätzlich tritt ein diastolisches Mitralströmungsgeräusch (relative Mitralstenose) auf.

Großer VSD: Das Systolikum wird leiser oder fehlt ganz. Bei Rechts-Links-Shunt kommt es zu einer Zyanose. Es entwickeln sich Trommelschlegelfinger und Uhrglasnägel.

⊚ **A-11.6** **Befunde beim Ventrikelseptumdefekt**

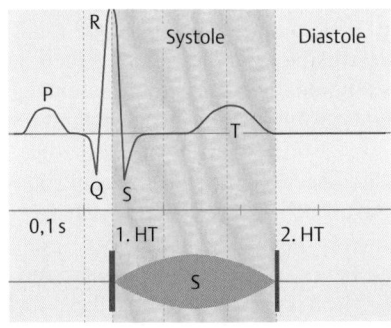

a

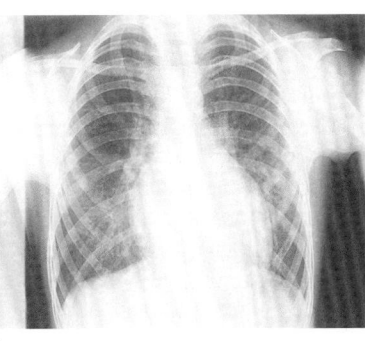

b

a **Auskultation:** 1. HT = 1. Herzton, S = Systolikum (bei kleinem Defekt besteht ein lautes bandförmiges Pressstrahlgeräusch mit P. m. im 3./4. ICR linksparasternal, bei großem Defekt wird das Geräusch leiser und spindelförmig). 2. HT = 2. Herzton (bei pulmonaler Hypertonie ist der Pulmonalisanteil betont).
b **Röntgen-Thorax-Übersicht:** Das Herz ist bei vergrößertem rechten und linken Ventrikel im Transversaldurchmesser verbreitert. Der Lungendurchfluss ist erhöht und der Truncus pulmonalis ist erweitert.

⊚ A-11.7 **Großer VSD im membranösen Teil des interventrikulären Septums**

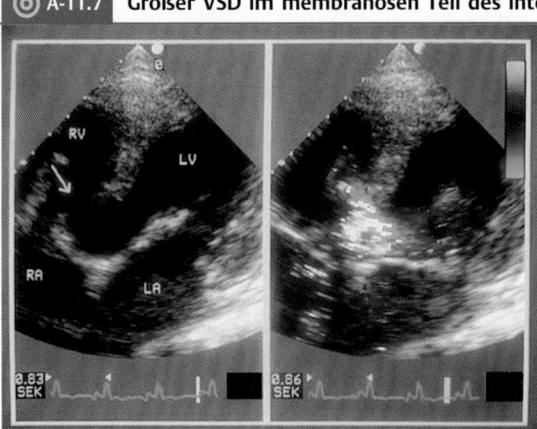

Links: Der Pfeil deutet auf den Defekt. Rechts: Im Farbdoppler erkennt man eine turbulente Blutströmung zwischen den beiden Ventrikeln. RA = rechter Vorhof, LA = linker Vorhof, RV = rechter Ventrikel, LV = linker Ventrikel.

Im **EKG** treten je nach Defekt Zeichen der **Links-/Rechts-/biventrikulären Hypertrophie** auf.

Röntgen-Thorax bei **mittelgroßem VSD:** Der linke Vorhof und Ventrikel sind vergrößert, das Pulmonalissegment prominent, die Lungengefäße verbreitert und erst bei ausgeprägter Hypertonie verkleinert (Abb. **A-11.6b**). Bei Durchleuchtung sind „tanzende Hili" sichtbar.

Die bildgebenden Verfahren erfassen Größe und Lage des Defekts (Abb. **A-11.7**) sowie die hämodynamischen Auswirkungen und weitere Fehlbildungen.

Differenzialdiagnose: Die Differenzialdiagnose umfasst Aortenstenose, Mitralinsuffizienz, Trikuspidalinsuffizienz, HOCM, Pulmonalstenose, Fallot-Tetralogie und den persistierenden Ductus Botalli.

Therapie: Bei Herzinsuffizienz entsprechende Therapie.

Bei einer Volumenbelastung des linken Ventrikels ist ein Verschluss des VSD indiziert. Bei sehr großen VSD mit pulmonaler Hypertonie muss die Therapie früh erfolgen. Bei Shuntumkehr und hohem Pulmonalwiderstand ist die Herz-/Lungentransplantation die einzige Therapieoption.

Verlauf und Prognose: VSD verschließen/verkleinern sich meist spontan, nur 10 % sind operationsbedürftig.

Das **EKG** ist bei kleinem VSD normal. Es bestehen Zeichen der **Linksherzhypertrophie** bei **mittelgroßem** Defekt, der **Rechtsherzhypertrophie** bei **pulmonaler Hypertonie** und der **biventrikulären Hypertrophie** bei **großem** Defekt.

Bei kleinem VSD ist der **Röntgenbefund** unauffällig. Bei **mittelgroßem VSD** sind der linke Vorhof und Ventrikel vergrößert (Abb. **A-11.6b**). Das Pulmonalarteriensegment ist prominent, die Lungengefäße sind bis in die Peripherie deutlich verbreitert, und bei Durchleuchtung sind „tanzende Hili" sichtbar. In der seitlichen Aufnahme ist der Retrokardialraum eingeengt. Bei pulmonaler Hypertonie ist das Pulmonalissegment unverändert weit, das Kaliber der Gefäße verringert sich jedoch zur Peripherie hin deutlich („Kalibersprung").

Die bildgebenden Verfahren **Echokardiographie**, **Farb-Doppler-Echokardiographie** (Abb. **A-11.7**), **Herzkatheter** und **Angiokardiographie** zeigen Größe und Lage des Defekts. Auch die hämodynamischen Auswirkungen auf die Herzhöhlen und den Pulmonalarteriendruck sowie weitere Fehlbildungen lassen sich erfassen.

Differenzialdiagnose: Die Aortenstenose und die Mitralinsuffizienz können aufgrund der typischen Geräuschmaxima leicht differenziert werden. Das Trikuspidalinsuffizienzgeräusch nimmt bei Inspiration zu, das Geräusch bei hypertrophischer obstruktiver Kardiomyopathie (HOCM) ändert sich typischerweise bei Lagewechsel oder Valsalva-Manöver. Die Abgrenzung der infundibulären Pulmonalstenose ist auskultatorisch schwierig und erfolgt daher primär durch Echokardiographie. Bei mittelgroßem Links-Rechts-Shunt sind die azyanotische Form der Fallot-Tetralogie sowie ein persistierender Ductus Botalli auszuschließen.

Therapie: Bei Herzinsuffizienz wird eine entsprechende medikamentöse Therapie durchgeführt.

Der chirurgische Verschluss des Defektes ist bei einer Volumenbelastung des linken Ventrikels ein Standverfahren. Bei perimembranösem oder muskulärem VSD kann auch der Verschluss mit einem Occluder erwogen werden. Bei sehr großen VSD mit pulmonaler Hypertonie muss eine Korrekturoperation oder eine palliative Verengung des Pulmonalarterienstammes (Banding-Operation) bereits im Säuglingsalter erfolgen, um irreversiblen pulmonalen Schäden zu begegnen. Bei Shuntumkehr und hohem Pulmonalwiderstand ist die einzige operative Therapiemöglichkeit eine kombinierte Herz-/Lungentransplantation.

Verlauf und Prognose: Mehr als 50 % der kleinen VSD verschließen sich spontan bis zum Adoleszenzalter, ein großer Anteil der VSD verkleinert sich deutlich. Es verbleiben ca. 10 % operationsbedürftige Defekte. Bei ca. 5 % der Patienten entwickelt sich eine Aorteninsuffizienz, bei ca. 10 % eine subvalvuläre Ausflussbahnstenose des rechten Ventrikels. Nach operativem Verschluss tritt häufig ein Rechtsschenkelblock auf.

Die Prognose bei kleinem VSD ist gut. Bei großem VSD liegt die natürliche Lebenserwartung bei 30–40 Jahren. 25 % aller Patienten ohne Operation entwickeln eine fixierte pulmonale Hypertonie nach dem 1. Lebensjahr; die Lebenserwartung liegt dann im Mittel bei 24 Jahren. Die Neigung zur bakteriellen Endokarditis beeinflusst die Prognose ungünstig. Bei rechtzeitiger Operation oder interventioneller Versorgung ist die Korrektur meist kurativ und die Lebenserwartung normal.

11.3 Kurzschlüsse zwischen den großen Gefäßen

11.3.1 Persistierender Ductus arteriosus Botalli (PDA)

▶ **Synonym:** offener Ductus Botalli

▶ **Definition:** Beim persistierenden Ductus arteriosus (PDA) hat sich die fetale Gefäßverbindung zwischen dem linken Pulmonalarterienstamm und der Aorta nach der Geburt nicht verschlossen.

Einteilung:
- isolierter PDA
- PDA in **Kombination** mit **anderen Vitien** (15 %), wobei er in Form des **kompensierenden** PDA lebenswichtig sein kann, etwa bei Herzfehlern mit verminderter Lungendurchblutung (z.B. bei Pulmonalatresie oder Pulmonalstenose) oder mit vermindertem Aortendurchfluss (z.B. Aortenisthmusstenose).

Epidemiologie: Aufgrund der hohen spontanen Verschlussrate macht der PDA ca. 2 % der angeborenen Herzfehler beim Erwachsenen aus.

Pathogenese: Etwa 60 % des rechtsventrikulären Auswurfvolumens werden im fetalen Kreislauf über den Ductus arteriosus unter Umgehung des Lungenkreislaufs in die Aorta befördert. Durch den pO_2-Anstieg im Blut kontrahiert sich der Ductus postnatal und wird funktionell verschlossen, später obliteriert er. Beim PDA kommt es durch den gesunkenen pulmonalen Lungengefäßwiderstand zu einer Umkehr der fetalen Shuntrichtung in einen Links-Rechts-Shunt. Dieser verursacht eine **Volumenbelastung** des Lungenkreislaufs und des **linken** Herzens. Die pulmonale Hypertonie führt zu einer Rechtsherzbelastung. Nach Entwicklung einer fixierten pulmonalen Hypertonie mit Pulmonalsklerose kommt es zu einer Eisenmenger-Reaktion.

Klinik: Bei kleinem PDA sind die Patienten beschwerdefrei und körperlich voll leistungsfähig. Bei größerem Ductus kommt es zu **Belastungsdyspnoe, herabgesetzter körperlicher Leistungsfähigkeit** und zu **Palpitationen**. Nur bei sehr großem Ductus treten im Säuglingsalter manifeste Herzinsuffizienzzeichen mit Dyspnoe, Trinkschwäche und Gedeihstörung auf.

Diagnostik:
Körperliche Untersuchung: Bei **großem Shunt** kommt es zu:
- **Pulsus celer et altus** (schnelle und hohe Blutdruckamplitude)
- häufig systolisches Schwirren im 2. ICR links infraklavikulär
- hebender, nach links verlagerter Herzspitzenstoß
- **mittel- bis hochfrequentes kontinuierliches systolisch-diastolisches Crescendo-Decrescendo-Geräusch ("Maschinengeräusch")** mit P.m. im 2. ICR links medioklavikulär und Fortleitung zur linken Schulter und in den Rücken (Abb. **A-11.8**)
- es kann ein **mesodiastolisches Mitralströmungsgeräusch** hörbar sein.

Bei pulmonaler Hypertonie ist der Pulmonalklappenschlusston betont, das Maschinengeräusch wird mit zunehmendem Druck im Lungenkreislauf schwächer oder fehlt ganz und bei fixierter pulmonaler Hypertonie ist ein hochfre-

◀ Synonym

◀ Definition

Bei kleinem VSD ist die Prognose gut. Bei großem VSD liegt die Lebenserwartung ohne Operation bei 30–40 Jahren, bei rechtzeitiger Operation ist sie normal. Die Neigung zur bakteriellen Endokarditis ist prognostisch ungünstig.

Einteilung:
- isolierter PDA
- PDA **kombiniert** mit **anderen Vitien:** lebenswichtig als **kompensierender** PDA bei Lungendurchblutung/Aortendurchfluss ↓.

Epidemiologie: Der PDA macht beim Erwachsenen ca. 2 % der kongenitalen Herzfehler aus.

Pathogenese: Fetal wird der Lungenkreislauf weitgehend über den Ductus arteriosus umgangen. Postnatal kommt es normal zu einem Verschluss des Ductus. Beim PDA verursacht der Shunt eine **Volumenbelastung** des Lungenkreislaufs und des **linken** Herzens. Es entstehen pulmonale Hypertonie und später Eisenmenger-Reaktion.

Klinik: Ein kleiner PDA verursacht keine Beschwerden. Bei größerem PDA treten **Belastungsdyspnoe, herabgesetzte Leistungsfähigkeit** und **Palpitationen** auf.

Diagnostik:
Körperliche Untersuchung: Bei **großem Shunt** bestehen ein **Pulsus celer et altus** mit hoher Blutdruckamplitude und ein systolisches Schwirren im 2. ICR links. Charakteristisch sind ein **mittel- bis hochfrequentes kontinuierliches systolisch-diastolisches Crescendo-Decrescendo-Geräusch ("Maschinengeräusch")** mit P.m. im 2. ICR links medioklavikulär (Abb. **A-11.8**) sowie ein Mitralströmungsgeräusch bei großem Shunt. Bei pulmonaler Hypertonie verschwindet das Maschinengeräusch.

⊚ A-11.8   **Auskultationsbefund bei persistierendem Ductus arteriosus**

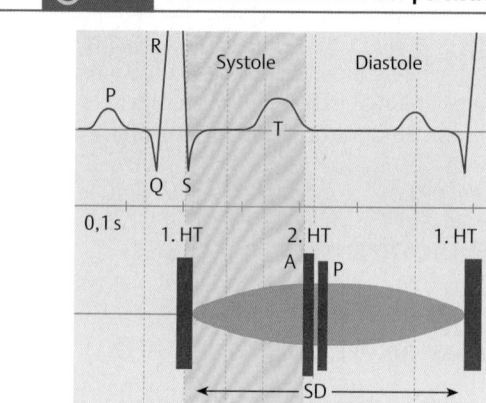

1. HT = 1. Herzton,
2. HT = 2. Herzton mit aortalem (A) und pulmonalem (P) Segment, SD = systolisch-diastolisches Crescendo-Decrescendo-Geräusch („Maschinengeräusch", P. m. 2. ICR links medioklavikulär, Fortleitung zur linken Schulter und in den Rücken).

quentes frühdiastolisches Decrescendogeräusch (**Graham-Steel-Geräusch**, Pulmonalinsuffizienz) auskultierbar. Eine zentrale Zyanose tritt nur bei Eisenmenger-Reaktion auf.

Bei großem Shunt zeigen sich im **EKG** Zeichen der linksventrikulären Hypertrophie mit Volumenbelastung (große R-Zacken und Q-Zacken in V_5, V_6). Bei pulmonaler Hypertonie kommen Zeichen der Rechtsherzbelastung hinzu.

Röntgen-Thorax: Bei **großem Shuntvolumen** vergrößert sich der Herzschatten nach links, die A. pulmonalis wird prominent und die Lungengefäßzeichnung stellt sich vermehrt dar. Im Seitenbild zeigt sich eine Einengung des Retrokardialraumes. Für die pulmonale Hypertonie ist ein Kalibersprung der Lungengefäße typisch.

Die weitere bildgebende Diagnostik dient der Darstellung des PDA und der Einschätzung der hämodynamischen Situation. Angewendet werden die **Echokardiographie**, bei ungenügender Bildqualität auch die **MRT**. Ein **Herzkatheter** wird bei Verdacht auf eine pulmonale Hypertonie durchgeführt oder um einen interventionellen Verschluss vorzunehmen.

Im **EKG** können Zeichen der Linksherzhypertrophie und der Rechtsherzbelastung sichtbar sein.

Röntgen-Thorax: Bei **großem Shunt** vergrößern sich linker Vorhof und Ventrikel, die Pulmonalgefäße sind zentral und peripher weit.

Mittels **Echokardiographie** und bei zu geringer Bildqualität mit **MRT** wird der PDA dargestellt und die Hämodynamik beurteilt.

Differenzialdiagnose: „Maschinengeräusch"-artige Auskultationsbefunde treten auf bei aortopulmonalem Fenster, Koronarfistel und perforierendem Sinus-Valsalvae-Aneurysma.

Differenzialdiagnose: Ein „maschinengeräusch"-artiger Auskultationsbefund tritt auf bei aortopulmonalem Fenster, Koronarfistel, perforierendem Sinus-Valsalvae-Aneurysma und Nonnensausen (kontinuierliches zervikales Venengeräusch, verschwindet nach Kompression der Halsvene). Beim kombinierten Aortenvitium sind die Geräusche voneinander abgesetzt.

Therapie: Jeder PDA sollte schon bei geringer hämodynamischer Beeinträchtigung mit einem Occluder verschlossen werden.

Therapie: Aufgrund der hohen Endokarditisgefahr sollte jeder PDA schon bei geringer hämodynamischer Beeinträchtigung verschlossen werden. Die Therapie der Wahl ist die interventionelle Occluder-Einlage. Nur in Ausnahmefällen erfolgt ein chirurgischer Verschluss.

Verlauf und Prognose: Ein kleiner PDA beeinträchtigt die Entwicklung selten. Die **bakterielle Endokarditis** verschlechtert die Prognose, bei Linksherzinsuffizienz kann es zu Pumpversagen kommen. Bei mittelgroßem PDA liegt die Lebenserwartung ohne Operation bei ca. 30 Jahren, bei rechtzeitiger Operation ist sie normal.

Verlauf und Prognose: Kinder mit kleinem PDA und geringem Shuntvolumen können asymptomatisch sein und sich normal entwickeln. Kinder mit großem PDA werden bald nach der Geburt symptomatisch und sterben ohne Behandlung früh. Patienten mit PDA haben ein erhöhtes Risiko einer **bakteriellen Endokarditis**, die die Prognose verschlechtert. Bei Linksherzinsuffizienz infolge der Volumenbelastung kann es zum Pumpversagen kommen.

Die mittlere Lebenserwartung bei mittelgroßem PDA beträgt ohne operative Therapie 3 Jahrzehnte. Vor dem Eintritt von Komplikationen ist die Operationssterblichkeit gering und die Lebenserwartung normal.

11.4 Klappen- und Gefäßfehlbildungen mit und ohne Kurzschluss: rechtes Herz und Truncus pulmonalis

11.4.1 Pulmonalstenose

▶ **Definition:** Bei einer Pulmonalstenose liegt eine Verengung der pulmonalen Strombahn vor. Die Stenose kann **valvulär**, **subvalvulär (infundibulär)** oder **supravalvulär** lokalisiert sein.

Epidemiologie: Die Pulmonalstenose macht etwa 7 % aller angeborenen Herzklappenfehler aus; am häufigsten ist der valvuläre Typ.

Ätiopathogenese: Die angeborene Pulmonalstenose ist gelegentlich mit anderen Herzfehlern (z. B. bei Fallot-Tetralogie) oder genetischen Defekten kombiniert.
Durch die Druckbelastung des rechten Ventrikels entstehen eine konzentrische Hypertrophie und nachfolgend eine Rechtsherzinsuffizienz mit herabgesetztem Herzzeitvolumen. Bei kritischer Stenose zusammen mit einem offenen Foramen ovale kommt es zum Rechts-Links-Shunt und einer zentralen Zyanose.

Klinik: Patienten mit leichter Pulmonalstenose sind häufig asymptomatisch. Bei schweren Fällen treten eine Einschränkung der körperlichen Belastbarkeit, Brustschmerz, Präsynkopen sowie eine periphere Zyanose auf.

Diagnostik: Palpatorisch ist im **2./3. ICR linksparasternal** ein systolisches Schwirren tastbar. Auskultatorisch sind mit P. m. an dieser Stelle ein **raues, spindelförmiges Systolikum** und ein systolischer „Klick" hörbar (Abb. **A-11.9a**). Der 2. Herzton ist gespalten, wobei der Pulmonalanteil verspätet und abgeschwächt ist. Bei Inspiration und hochgradiger Stenose wird das Intervall zwischen dem Aorten- und Pulmonalissegment des 2. Herztons größer.
Bei hochgradiger Stenose sind im **EKG** häufig Rechtstyp, inkompletter Rechtsschenkelblock, p-dextrokardiale und Rechtsherzhypertrophiezeichen nachweisbar.
Im **p. a. Röntgenbild** des Thorax ist als Zeichen der **rechtsventrikulären Hypertrophie** eine abgerundete, angehobene Herzspitze sichtbar. Im Seitenbild ist der Retrokardialraum eingeengt. Das Pulmonalissegment stellt sich durch

11.4 Klappen- und Gefäßfehlbildungen mit und ohne Kurzschluss: rechtes Herz und Truncus pulmonalis

11.4.1 Pulmonalstenose

◀ Definition

Epidemiologie: 7 % der kongenitalen Herzfehler.

Ätiopathogenese: Die Pulmonalstenose ist meist angeboren, seltener erworben.

Durch Druckbelastung entstehen eine rechtsventrikuläre Hypertrophie und nachfolgend eine Rechtsherzinsuffizienz.

Klinik: Bei schwerer Stenose treten Leistungsabfall, Brustschmerz, Präsynkopen und periphere Zyanose auf.

Diagnostik: Es besteht ein **raues, spindelförmiges Systolikum** mit P. m. im **2./3. ICR linksparasternal** (Abb. **A-11.9a**).

Im **EKG** zeigen sich Zeichen der Rechtsherzbelastung.

Im **p. a. Röntgenbild** sind Zeichen der **rechtsventrikulären Hypertrophie** und eine **poststenotische A.-pulmonalis-Dilatation** zu sehen.

⊚ **A-11.9** | **Befunde bei Pulmonalstenose**

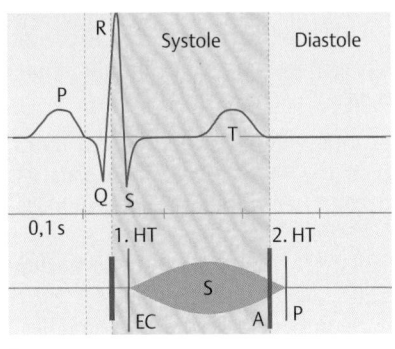

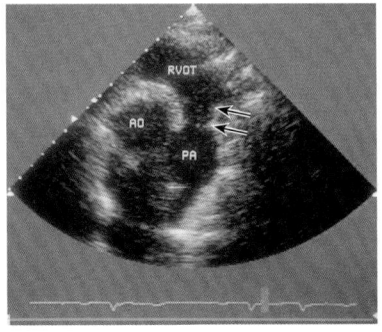

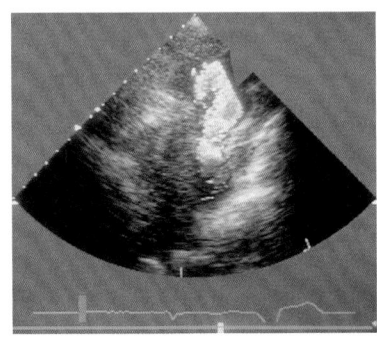

a   b   c

a Auskultation: 1. HT = 1. Herzton, S = raues, spindelförmiges Systolikum (P. m. 2./3. ICR linksparasternal), A, P = aortale und pulmonale Komponente des gespaltenen 2. Herztones (2. HT).
b + c Echokardiographie einer supravalvulären, membranösen Pulmonalstenose:
b Der obere Pfeil zeigt auf die Pulmonalklappe, der untere Pfeil auf die Membran im Pulmonalarterienhauptstamm. RVOT = rechtsventrikulärer Ausflusstrakt, Ao = Aorta, PA = Pulmonalarterie.
c In der Farbdopplerdarstellung erkennt man eine turbulente Flussbeschleunigung (Mosaikmuster) im Bereich der Stenose.

Echokardiographie (Abb. **A-11.9 b + c**) und **Rechtsherzkatheter** zeigen Morphologie und Hämodynamik der Pulmonalstenose.

Differenzialdiagnose:
- hyperzirkulatorische Kreislaufregulation
- Vorhofseptumdefekt
- Ventrikelseptumdefekt
- Aortenstenose
- Mitralinsuffizienz.

Therapie: Medikamentöse Behandlung der Herzinsuffizienz. Ab einem transvalvulären Druckgradienten > 50 mm Hg oder dem Auftreten von Symptomen ist die Indikation zur Ballonvalvuloplastie gegeben.

11.4.2 Fallot-Tetralogie

▶ **Definition**

Epidemiologie: Bei ca. 10 % der angeborenen Herzfehler liegt eine Fallot-Fehlbildung vor.

Ätiologie: 15 % = 22q11-Deletion.

Pathogenese: Es entstehen verminderte Lungendurchblutung und Rechts-links-Shunt.

Klinik: Im Erwachsenenalter wird sehr selten eine unoperierte Fallot-Tetralogie diagnostiziert. Palliativ operierte Patienten zeigen eine leichte Zyanose, korrektiv therapierte Patienten evtl. Belastungsdyspnoe und verminderte körperliche Leistungsfähigkeit.

Diagnostik: Auskultatorisch besteht ein **raues Systolikum** mit P. m. im 3./4. ICR links parasternal (Abb. **A-11.10a**).

Im **EKG** bestehen oft Zeichen der **Rechtsherzbelastung**.

Radiologische Befunde: Das **Herz** weist eine „Holzschuh"-Form auf („cœur en sabot", Abb. **A-11.10b**). Die **Lungengefäßzeichnung** ist **vermindert**.

In **Echokardiogramm** und **MRT** wird die Morphologie der Herzfehler vor und nach Operation beurteilt. **Herzkatheter** und

---

eine **poststenotische Dilatation der A. pulmonalis** prominent dar. Bei kritischer Pulmonalstenose ist die Lungengefäßzeichnung vermindert.

Die Methode der Wahl, um Morphologie und Hämodynamik der Pulmonalstenose zu beschreiben, ist die **(Doppler-)Echokardiographie** (Abb. **A-11.9 b + c**). Ein **Rechtsherzkatheter** wird meist nur bei gleichzeitig geplanter interventioneller Therapie durchgeführt.

Differenzialdiagnose: Ein systolisches Geräusch in der Pulmonalisregion kann bei Jugendlichen auch bei hyperzirkulatorischer Kreislaufregulation entstehen. Beim Vorhofseptumdefekt ist die Spaltung des zweiten Herztons fixiert. Das Geräuschmaximum beim Ventrikelseptumdefekt liegt im 3.–5. ICR, während das der Pulmonalstenose im 2. ICR liegt. Die Aortenstenose und die Mitralinsuffizienz unterscheiden sich ebenfalls durch ihre Geräuschmaxima.

Therapie: Die konservative Therapie umfasst die medikamentöse Behandlung der Rechtsherzinsuffizienz. Ab einem Druckgradienten über der Stenose > 50 mm Hg oder beim Auftreten von Symptomen ist die Indikation zur interventionellen Behandlung gegeben. Bei valvulärer Stenose kann mittels Ballonkatheter eine Valvuloplastie mit Kommissureneröffnung erfolgen. Bei supravalvulärer Stenose werden Dilatation und Stenteinlage durchgeführt. Nur bei erfolgloser Ballonvalvuloplastie wird eine chirurgische Valvulotomie oder ein Klappenersatz vorgenommen.

11.4.2 Fallot-Tetralogie

▶ **Definition:** Als Fallot-Tetralogie bezeichnet man die Kombination aus einem großen **Ventrikelseptumdefekt**, einer meist **infundibulären Pulmonalstenose**, einer sekundären **rechtsventrikulären Hypertrophie** und einer das Ventrikelseptum **überreitenden Aorta** (s. Abb. **A-11.1**, S. 166). Bei zusätzlichem **Vorhofseptumdefekt** besteht eine Fallot-Pentalogie.

Epidemiologie: Bei 10 % aller angeborenen Herzfehler liegt eine Fallot-Fehlbildung vor, davon sind 17 % Pentalogien. Das weibliche Geschlecht ist häufiger betroffen.

Ätiologie: Bei 15 % der Patienten liegt eine Deletion 22q11 vor.

Pathogenese: Durch die Pulmonalstenose kommt es zu verminderter Lungenperfusion, rechtsventrikulärer Hypertrophie und einem Rechts-Links-Shunt über den meist großen und hochsitzenden VSD.

Klinik: Im Erwachsenenalter wird heute nur noch bei sehr wenigen unoperierten Patienten eine Fallot-Tetralogie diagnostiziert. Bei palliativ operierten Patienten zeigt sich eine leichte Zyanose, Zeichen einer Rechtsherzinsuffizienz sowie einer pulmonalen Drucksteigerung. Bei korrektiv therapierten Patienten können als Restsymptome eine Belastungsdyspnoe und eine Einschränkung der körperlichen Leistungsfähigkeit bestehen.

Diagnostik: Auskultatorisch hört man bei unoperierten Patienten ein **raues, spindelförmiges Systolikum** mit P. m. über dem 3.–4. ICR links parasternal als Ausdruck der Pulmonalstenose (Abb. **A-11.10a**). Der Pulmonalklappenschlusston ist abgeschwächt.

Charakteristisch für das **EKG** sind ein Rechtstyp, P-pulmonale sowie **Rechtsherzhypertrophiezeichen** (hohe R-Zacken in V_1, tiefe S-Zacken in V_5). Herzrhythmusstörungen kommen häufiger vor als in der Normalbevölkerung.

Radiologische Befunde: Im Kindesalter entwickelt sich bei normal großem Herz eine typische **„Holzschuh"-Form** des **Herzens** („cœur en sabot") mit ausgeprägter Herztaille infolge der Pulmonalishypoplasie und angehobener Herzspitze infolge der rechtsventrikulären Hypertrophie (Abb. **A-11.10b**). Die **Lungengefäßzeichnung** ist **vermindert**.

Bei nicht operierten Patienten können im **Echokardiogramm** die meist infundibuläre Pulmonalstenose, der VSD, die „reitende Aorta" und das Ausmaß der rechtsventrikulären Hypertrophie dargestellt werden. Nach einer operativen

A-11.10 | Befunde bei Fallot-Tetralogie

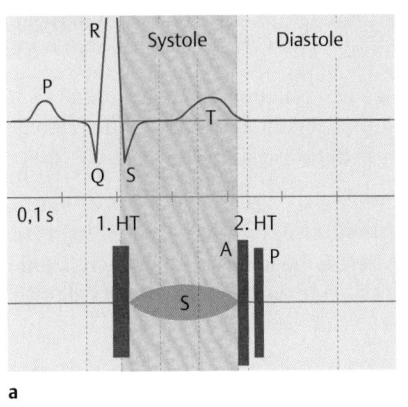

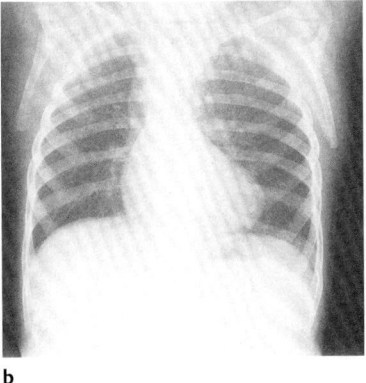

a **b**

a Auskultation bei nicht operierten Patienten: 1. HT = 1. Herzton, S = raues Systolikum (entsteht an der Pulmonalklappe), A, P = aortale und pulmonale Komponenten des gespaltenen 2. Herztons (2. HT).
b Röntgen-Thorax: Das Herz ist durch den vergrößerten rechten Ventrikel nach links verbreitert und weist eine typische „Holzschuh"-Form auf. Die Lungengefäßzeichnung ist vermindert.

Korrektur ist vor allem die Beurteilung einer weiter bestehenden Pulmonalinsuffizienz von Bedeutung. Zunehmend wird auch die **MRT** eingesetzt. Die Widerstands- und morphologischen Verhältnisse werden mittels **Herzkatheteruntersuchung** und **Angiokardiographie** bestimmt.

Differenzialdiagnose: Alle zyanotischen Herzfehler mit verminderter Lungenperfusion sind zu berücksichtigen.

Therapie: Bei der primären Korrekturoperation im Alter von 1 Jahr wird der VSD durch einen Kunststoffpatch verschlossen und die rechtsventrikuläre Obstruktion möglichst beseitigt. Ist eine **frühzeitige primäre Korrektur** z. B. wegen hypoplastischer Lungengefäße nicht möglich, wird palliativ der rechtsventrikuläre Ausflusstrakt erweitert oder ein Shunt zwischen Aorta oder A. subclavia und der A. pulmonalis angelegt (klassische Blalock-Taussig-Anastomose oder entsprechende Modifikationen).

Verlauf und Prognose: Bei Rechtsherzbelastung kann sich eine Rechtsherzinsuffizienz entwickeln. Die mittlere Lebenserwartung ohne Operation beträgt ca. 12 Jahre. Bei rechtzeitiger Operation ist die Lebenserwartung normal.

11.4.3 Ebstein-Anomalie

Bei der Ebstein-Anomalie ist der Ansatz des septalen und posterioren Trikuspidalklappensegels in den rechten Ventrikel verlagert (s. Abb. **A-11.1**, S. 166). Meist bestehen eine Trikuspidalinsuffizienz und ein ASD, so dass ein Rechtslinks-Shunt resultieren kann. Der rechte Vorhof ist dilatiert. Oft findet sich gleichzeitig ein WPW-Syndrom (s. S. 115). Häufig werden die Patienten erst durch Auftreten von Herzrhythmusstörungen symptomatisch. Therapeutisch ist bei schweren Formen der Anomalie eine operative Korrektur indiziert.

11.5 Klappen- und Gefäßfehlbildungen mit und ohne Kurzschluss: linkes Herz und Aorta

11.5.1 Aortenisthmusstenose

▶ **Synonym:** Coarctatio aortae = CA

▶ **Definition:** Bei der Aortenisthmusstenose besteht eine Verengung der thorakalen Aorta am Übergang vom Aortenbogen zur Aorta descendens. Man unterscheidet nach dem Zeitpunkt der Manifestation zwischen der **infantilen** (früher präduktalen, s. Lehrbücher der Pädiatrie) und der **Erwachsenen-** (früher postduktalen) **Form**, auf die sich die folgenden Informationen beziehen.

Angiokardiographie stellen die Widerstands- und morphologischen Verhältnisse dar.

Differenzialdiagnose: Alle zyanotischen Herzfehler mit Lungenperfusion ↓.

Therapie: Ziel ist eine **frühe operative Korrektur.** Ist dies nicht möglich, erfolgt eine palliative Erweiterung des rechtsventrikulären Ausflusstraktes oder eine Shuntanlage zwischen Aorta oder A. subclavia und A. pulmonalis.

Verlauf und Prognose: Es kann sich eine Rechtsherzinsuffizienz entwickeln. Ohne Operation ist die Prognose schlecht, mit Operation sehr gut.

11.4.3 Ebstein-Anomalie

Der Trikuspidalklappenansatz ist in den rechten Ventrikel verlagert (s. Abb. **A-11.1**), der rechte Vorhof vergrößert. Meist bestehen Trikuspidalinsuffizienz und ASD. Symptome treten oft erst durch Herzrhythmusstörungen auf. Bei schweren Formen ist die Operation indiziert.

11.5 Klappen- und Gefäßfehlbildungen mit und ohne Kurzschluss: linkes Herz und Aorta

11.5.1 Aortenisthmusstenose

◀ **Synonym**

◀ **Definition**

Epidemiologie: Bei 7 % der angeborenen Herzfehler besteht eine Aortenisthmusstenose.

Pathogenese: Die Druckdifferenz zwischen prä- und poststenotischer Aorta wird meist durch ein **Kollateralsystem** reduziert.

Klinik: Es kommt zu Kopfschmerzen, Schwindel, Nasenbluten, Tinnitus und Kältegefühl an den Füßen.

Diagnostik: Bei prästenotischem Abgang der A. subclavia ist die gesamte **obere Körperhälfte hyperton** und die **untere hypoton**. Bei poststenotischem Abgang der A. subclavia besteht eine **Blutdruckdifferenz zwischen rechtem und linkem Arm**.

▶ Merke

Auskultation: Systolischer Klick und Systolikum im 3./4. ICR linksparasternal (Abb. **A-11.11a**).

Im Jugendalter zeigt sich eine Linksherzhypertrophie im **EKG**. Röntgenologisch sind **Rippenusuren** und eine **prominente Aorta ascendens** typisch.

Echokardiographie: Meist wird die linksventrikuläre Hypertrophie nachgewiesen, bei einigen Patienten auch die Stenose.

MRT und **digitale Subtraktionsangiographie** ermöglichen eine gute Darstellung der Stenose, in **Katheteruntersuchung** und **Angiographie** sind Morphologie und Hämodynamik zu beurteilen (Abb. **A-11.11b**).

Differenzialdiagnose: Bei Hypertonie anderer Genese fehlt die Druckdifferenz zwischen den Extremitäten.

Therapie: Ein Druckgradient zwischen oberer und unterer Körperhälfte oder eine arterielle Hypertonie mit linksventrikulärer Hypertrophie sind Indikationen zur Operation.

Verlauf und Prognose: Komplikationen sind Apoplex, Aneurysmaruptur, Arteriosklerose, Herzinsuffizienz. Die mittlere Lebenserwartung bei mittelgradiger Stenose beträgt 30–35 Jahre, mit Operation kann sie normal sein.

Epidemiologie: Die Aortenisthmusstenose macht ca. 7 % aller angeborenen Herzfehler aus. Das männliche Geschlecht ist doppelt so häufig betroffen wie das weibliche. Die Aortenisthmusstenose ist häufig mit anderen Fehlbildungen, wie der bikuspidalen Aortenklappe assoziiert.

Pathogenese: Der Ductus arteriosus ist meist verschlossen. Es entsteht eine Druckdifferenz zwischen prä- und poststenotischem Gefäßabschnitt. Häufig wird sie von einem deutlich ausgeprägten **Kollateralsystem** über die Aa. intercostales und mammariae herabgesetzt.

Klinik: Bei wenig ausgeprägter Stenose besteht oft Beschwerdefreiheit bis zum Schulalter. Dann kommt es zu Kopfschmerzen, Schwindel, Nasenbluten, Tinnitus, Kältegefühl an den Füßen und Claudicatio intermittens. Es entwickelt sich eine Herzinsuffizienz.

Diagnostik: Palpatorisch fallen häufig ein Schwirren und verstärkte Pulsationen im Jugulum sowie über den Halsgefäßen auf. Die interkostalen Kollateralgefäße sind gelegentlich tastbar. Die Pulse an den Armen sind kräftig und an den unteren Extremitäten schwach. Bei prästenotischem Abgang der A. subclavia besteht eine **Hypertonie** der gesamten **oberen Körperhälfte**, bei **Hypotonie** der **unteren**. Geht die linke A. subclavia jenseits der Stenose ab, ist der Blutdruck am linken Arm ebenfalls niedrig; es besteht also eine **Blutdruckdifferenz zwischen rechtem und linkem Arm**.

▶ **Merke:** Der Blutdruck sollte **beidseits** gemessen werden, um eine Aortenisthmusstenose nicht zu übersehen.

Auskultatorisch hört man einen frühsystolischen Klick infolge der Aortendehnung und ein Mesosystolikum mit P. m. über dem 3.–4. ICR linksparasternal mit Fortleitung in den Rücken (Abb. **A-11.11a**).
Das **EKG** zeigt im Kindesalter häufig Zeichen der rechtsventrikulären Hypertrophie, später Zeichen der linksventrikulären Hypertrophie. Ab dem 6.–8. Lebensjahr lassen sich im **Röntgenbild Rippenusuren** infolge des Kollateralkreislaufs nachweisen. Die **Aorta ascendens** ist **prominent**.
Echokardiographisch ist meist eine linksventrikuläre Hypertrophie nachweisbar. Mithilfe der zweidimensionalen Technik kann die Stenose bei einem Teil der Patienten dargestellt werden. Durch Doppler-Untersuchung kann der Druckgradient bestimmt werden.
Mithilfe der **MRT** bzw. **digitalen Subtraktionsangiographie** ist die Stenose in der Regel gut darstellbar.
Durch **Herzkatheteruntersuchung** und **Aortographie** können die Stenose und gegebenenfalls begleitende Fehlbildungen dargestellt (Abb. **A-11.11b**) und der Druckgradient über der Stenose gemessen werden. Die Untersuchung erfolgt gleichzeitig mit Ballonangioplastie und Stentimplantation.

Differenzialdiagnose: Arterielle Hypertonie anderer Genese. Dabei fehlt jedoch in der Regel die Druckdifferenz zwischen oberer und unterer Extremität.

Therapie: Ein systolischer Druckgradient zwischen oberer und unterer Körperhälfte > 20 mm Hg oder eine arterielle Hypertonie mit linksventrikulärer Hypertrophie sind Operationsindikationen. Die Behandlung mit End-zu-End-Anastomose oder Erweiterungsplastik sollte spätestens bis zum 6. Lebensjahr erfolgen. Vereinzelt wird heute eine Ballondilatation und Stentimplantation in die Stenose mit gutem Erfolg durchgeführt. Spätfolgen können Aneurysmen und Restenosen (bis zu 50 %) sein.

Verlauf und Prognose: Komplikationen sind Apoplex, Ruptur zerebraler und aortaler Aneurysmen, frühe Arteriosklerose, Herzinfarkt und Linksherzinsuffizienz. Das Endokarditisrisiko ist erhöht. Die mittlere Lebenserwartung liegt bei mittelgradiger Aortenisthmusstenose **ohne** Operation bei 30–35 Jahren. Bei rechtzeitiger Operation besteht eine normale Lebenserwartung. Erfolgt die operative Therapie nach dem Kleinkindesalter, bleibt die Hypertonie bei einigen Patienten lebenslang bestehen.

◎ A-11.11

◎ A-11.11   **Befund bei Aortenisthmusstenose**

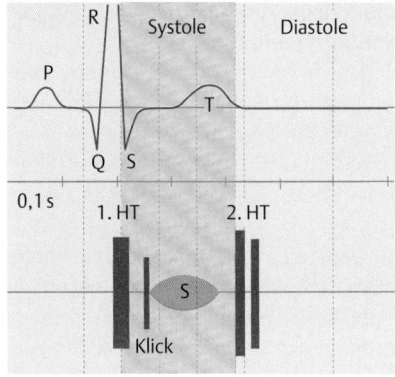
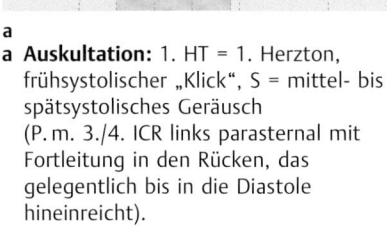

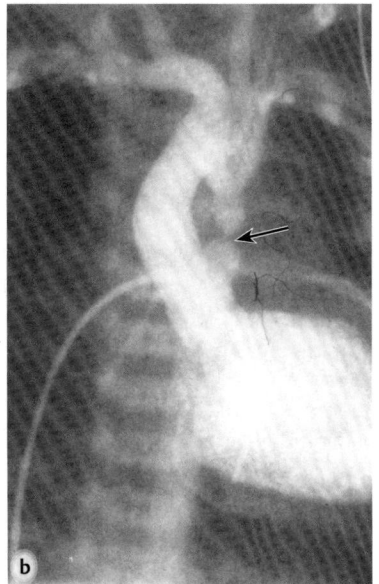

a
a Auskultation: 1. HT = 1. Herzton, frühsystolischer „Klick", S = mittel- bis spätsystolisches Geräusch (P. m. 3./4. ICR links parasternal mit Fortleitung in den Rücken, das gelegentlich bis in die Diastole hineinreicht).
b Herzkatheteruntersuchung:
typische Einengung des Aortenrohres im Isthmusbereich.

▶ **Klinischer Fall:** Bei der Musterungsuntersuchung berichtet ein 18-Jähriger über gelegentliches Nasenbluten sowie häufige Kopfschmerzen und Schwindel. Der Blutdruck beträgt 160/90 mm Hg beidseits. Die Pulse der Aa. femorales sind deutlich abgeschwächt. Der Blutdruckgradient zwischen oberer und unterer Körperhälfte beträgt etwa 40 mm Hg und vergrößert sich deutlich bei körperlicher Belastung. Auskultatorisch fallen ein frühsystolischer Klick und ein Systolikum (P. m. 3.–4. ICR linksparasternal) mit Fortleitung in den Rücken auf. Die weitere Diagnostik wird stationär durchgeführt. Im Ruhe-EKG sind Zeichen der beginnenden linksventrikulären Hypertrophie sichtbar. Echokardiographisch wird der aufgrund der vorliegenden Befunde erhobene Verdacht auf eine Aortenisthmusstenose bestätigt. Der dopplerechokardiographisch ermittelte Druckgradient über der Stenose liegt bei 35 mm Hg. Im MRT bestätigt sich der Befund. Dem Patienten wird eine operative Beseitigung der Stenose empfohlen.

◀ **Klinischer Fall**

11.5.2 Angeborene Aortenklappenstenose

11.5.2 Angeborene Aortenklappenstenose

▶ **Definition:** Bei der angeborenen **valvulären** Aortenklappenstenose besteht eine Einengung der Aortenklappe. Davon abzugrenzen ist die **supravalvuläre** Stenose, die oberhalb der Klappe zu einer Einengung führt. Die **subvalvuläre** Stenose ist entweder durch eine hypertrophische obstruktive Kardiomyopathie (s. S. 155) oder durch eine membranöse Verdickung der Ausflussbahn des linken Ventrikels bedingt.

◀ **Definition**

Epidemiologie: Eine kongenitale valvuläre Aortenstenose kommt bei 3–6 % der Patienten mit kongenitalen Herzfehlern vor und ist beim männlichen Geschlecht häufiger.

Epidemiologie: Die valvuläre Aortenstenose kommt bei 3–6 % der Patienten mit kongenitalen Herzfehlern vor.

Pathogenese und Klinik: Die Aortenklappe kann unikuspidal, bikuspidal oder trikuspidal (physiologisch) angelegt sein. Durch die Einengung des Ausflusstraktes entsteht infolge der Druckbelastung des linken Ventrikels eine linksventrikuläre Hypertrophie und später eine linksventrikuläre Dilatation mit Zeichen der **Herzinsuffizienz**. Die valvuläre Aortenstenose bleibt lange asymptomatisch. Erste Symptome sind leichte Ermüdbarkeit, Schwindel und Belastungsdyspnoe sowie pektanginöse Beschwerden. Bei höhergradiger Stenose treten Synkopen unter Belastung auf.

Pathogenese und Klinik: Die Aortenklappe kann uni-, bi- oder trikuspidal angelegt sein. Durch Stenosierung des Ausflusstraktes entstehen linksventrikuläre Hypertrophie und **Herzinsuffizienz**. Die Symptome sind Ermüdbarkeit, Schwindel, Belastungsdyspnoe, pektanginöse Beschwerden und Synkopen.

Diagnostik: Im Jugulum ist häufig ein systolisches Schwirren tastbar. Auskultatorisch entwickelt sich ein **raues, systolisches Austreibungsgeräusch**.

EKG: Oft gibt es Zeichen linksventrikulärer Hypertrophie und linkspräkordiale Erregungsbildungsstörungen.

Röntgen-Thorax: Das Herz ist oft aortal konfiguriert.

Echokardiographie: Methode der Wahl zur Beurteilung der Klappenmorphologie, des Ausmaßes und der Form der ventrikulären Hypertrophie sowie der Pumpfunktion. Mit der Echokardiographie werden die Klappenöffnungsfläche und der **Druckgradient** über der Stenose bestimmt.

Herzkatheter: Bei Patienten ab 40 Jahren mit entsprechender Risikokonstellation wird meist eine präoperative Koronarangiographie durchgeführt.

Differenzialdiagnose: Aortenisthmusstenose, Ventrikelseptumdefekt.

Therapie: Konservative Therapie bei niedriggradigen Stenosen. Bei höher- und hochgradigen symptomatischen Stenosen werden Aortenklappenvalvuloplastie und operative Verfahren durchgeführt.

Verlauf und Prognose: Unikuspidale Klappen verursachen häufig früh Symptome. Bei bikuspidalen und trikuspidalen Klappen treten Symptome meist erst im Erwachsenenalter auf.

Komplikationen: Plötzlicher Herztod.

▶ Merke

11.5.3 Angeborene Mitralklappenfehler

Symptomatik und Therapie gleichen denen der erworbenen Vitien (s. S. 191).

Diagnostik: Oft ist der Herzspitzenstoß verbreitert und im Jugulum ein systolisches Schwirren tastbar. Auskultatorisch entwickelt sich meist erst im Laufe der Jahre ein **raues, systolisches Austreibungsgeräusch** mit P. m. im 2. ICR rechtsparasternal, welches in die Karotiden fortgeleitet wird.

EKG: Die häufig im EKG vorhandenen Zeichen linksventrikulärer Hypertrophie korrelieren nicht immer mit dem Schweregrad der Stenose. Linkspräkordiale Erregungsbildungsstörungen sprechen für eine höhergradige Stenose.

Röntgen-Thorax: Das Herz ist oft normal groß oder nur geringfügig vergrößert und aortal konfiguriert. Meist ist eine poststenotische Erweiterung der Aorta ascendens nachweisbar.

Echokardiographie: Methode der Wahl zur Beurteilung von Klappenmorphologie, Ausmaß und Form der ventrikulären Hypertrophie sowie Pumpfunktion. Es werden die Klappenöffnungsfläche und der Druckgradient über der Stenose bestimmt, die Aufschluss über den Schweregrad der Stenose geben. Bei normaler Auswurfleistung beträgt der **Druckgradient:**

- leichte Stenose < 50 mm Hg, mittelgradige Stenose 50–80 mm Hg und hochgradige Stenose > 80 mm Hg.

Eine kritische Einengung der Aortenklappenöffnungsfläche besteht unter $0,5 \text{ cm}^2/\text{m}^2$ Körperoberfläche.

Herzkatheter: Mit der Herzkatheteruntersuchung kann grundsätzlich eine hämodynamische Untersuchung mit Bestimmung des Druckgradienten über der Herzklappe erfolgen. Diese Technik wurde jedoch weitgehend von der Echokardiographie verdrängt.

Bei Patienten ab 40 Jahren wird bei entsprechender Risikokonstellation meist präoperativ eine Koronarangiographie durchgeführt, um eine evtl. bestehende KHK und Koronaranomalien zu erfassen.

Differenzialdiagnose: Die Aortenisthmusstenose ist zu berücksichtigen. Bei kleinen subvalvulären Stenosen ist differenzialdiagnostisch an einen kleinen Ventrikelseptumdefekt zu denken.

Therapie: Niedriggradige asymptomatische Stenosen werden konservativ behandelt. Bei höher- und hochgradigen valvulären Stenosen wird gelegentlich eine Aortenklappenvalvuloplastie durchgeführt, bei der die Klappe durch einen Ballonkatheter gedehnt wird. Eine Indikation zur Operation (Kommissurotomie, Klappenersatz, Resektion des stenosierenden Gewebes) ist bei symptomatischen Patienten bei einem Druckgradienten > 50 mm Hg gegeben.

Verlauf und Prognose: Unikuspidale Klappen verursachen häufig schon im ersten Lebensjahr Zeichen der Ausflusstraktobstruktion. Biskuspidale und trikuspidale Klappen werden nicht immer symptomatisch. Bei Kindern und Jugendlichen kompensiert ein hypertrophierter Ventrikel häufig die Stenose. Symptome treten meist erst nach Kalzifikation der Klappe im Erwachsenenalter auf.

Komplikationen: Ein plötzlicher Herztod tritt fast ausschließlich bei vorher symptomatischen Patienten auf.

▶ **Merke:** Bei einer höhergradigen Aortenklappenstenose sollten starke körperliche Anstrengungen wegen der Gefahr der **Synkope** vermieden werden.

11.5.3 Angeborene Mitralklappenfehler

Die angeborenen Mitralklappenfehler sind im Gegensatz zu den erworbenen Mitralvitien fast immer subvalvulär. Isolierte angeborene Mitralklappenfehler sind selten. Die Symptomatik gleicht der der erworbenen Vitien (s. S. 191). Die Therapie ist operativ.

11.6 Fehlbildungen des Ursprungs und der Einmündung der großen Gefäße

11.6.1 Transposition der großen Gefäße

Bei der Transposition der großen Gefäße **entspringt** die **Aorta** aus dem **rechten Ventrikel** und die **A. pulmonalis** aus dem **linken Ventrikel**. Somit sind System- und Lungenkreislauf getrennt. Diese Entwicklungsstörung ist nur dann mit dem Leben vereinbar, wenn gleichzeitig ein ASD (s. S. 167), VSD (s. S. 170) oder persistierender Ductus arteriosus (s. S. 173) besteht. Die Transposition der großen Gefäße ist der zweithäufigste zyanotische Herzfehler und liegt bei ca. 4 % aller angeborenen Herzfehler vor. Bei den Patienten tritt innerhalb der ersten Lebenstage eine **zentrale Zyanose** auf. Zudem zeigen sich rasch Zeichen der **Herzinsuffizienz**. Wesentliche diagnostische Hinweise ergeben sich aus dem echokardiographischen Befund und aus der Herzkatheteruntersuchung. Therapeutisch wird Prostaglandin E appliziert, um den Ductus arteriosus offen zu halten. Mittels Herzkatheter kann eine Ballonatrioseptostomie nach *Rashkind* erfolgen. Dabei wird durch den Ballonkatheter ein Shunt auf Vorhofebene hergestellt. Die Therapie der Wahl ist die Korrektur durch eine arterielle Switch-Operation, bei der die großen Gefäße auf die dazugehörigen Ventrikel gesetzt werden. Die Koronararterien müssen hierbei transferiert werden.

11.7 Lageanomalien des Herzens

Lageanomalien wie der **Situs inversus partialis (thoracalis)** oder der **Situs inversus totalis** (mit Inversion der Bauchorgane) haben keine hämodynamische Bedeutung. Die klinische Symptomatik erworbener Erkrankungen kann jedoch unterschiedlich sein (z. B. strahlt der Angina-pectoris-Schmerz bei Situs inversus meist in die rechte Schulter und in den rechten Arm aus). Der Situs inversus ist gehäuft mit komplexen Herzfehlern assoziiert.

12 Erworbene Herzklappenfehler

12.1 Einleitung

12.1.1 Allgemeines

Während bis zum Ende des 20. Jahrhunderts die rheumatische Karditis die häufigste Ursache von erworbenen Klappenfehlern war, stehen heute **degenerative Prozesse** im Vordergrund. Erworbene Klappenfehler entstehen meist **chronisch**, selten akut. Häufig liegt eine Kombination von Stenose und Insuffizienz vor. Eine aus einem Klappenfehler resultierende Volumenbelastung wird längerfristig oft besser toleriert als eine Druckbelastung. Bei den **akut** entstandenen Vitien handelt es sich meist um Klappeninsuffizienzen, die durch Klappenperforation (z. B. Endokarditis) oder Papillarmuskelabriss (mechanische Frühkomplikation eines Myokardinfarkts) bedingt sind. Die Beurteilung der subjektiven Leistungseinschränkung erfolgt nach der Klassifikation der New York Heart Association (NYHA) durch Einstufung von Symptomen und Belastbarkeit in 4 Schweregrade (s. S. 80). Nach den neuen Leitlinien besteht bei Patienten mit degenerativen oder rheumatischen Klappenfehlern keine Indikation mehr für eine Endokarditisprophylaxe.

11.6 Fehlbildungen des Ursprungs und der Einmündung der großen Gefäße

11.6.1 Transposition der großen Gefäße

Die **Aorta entspringt** aus dem **rechten Ventrikel**, die **A. pulmonalis** aus dem **linken Ventrikel**. Lebensfähigkeit besteht nur bei einem weiteren Herzfehler mit Shunt. Die Transposition liegt in 4 % aller angeborenen Herzfehler vor. Meist besteht eine **zentrale Zyanose**.
Es entwickelt sich rasch eine **Herzinsuffizienz**. Diagnostisch wesentlich sind die Echokardiographie und Herzkatheteruntersuchung. Die Therapie der Wahl ist die arterielle Switch-Operation.

11.7 Lageanomalien des Herzens

Die meisten Lageanomalien des Herzens (z. B. **Situs inversus**) haben keine hämodynamische Bedeutung. Die Symptomatik (z. B. Angina pectoris) kardialer Erkrankungen kann jedoch unterschiedlich sein.

12 Erworbene Herzklappenfehler

12.1 Einleitung

12.1.1 Allgemeines

Erworbene Klappenfehler entstehen meist **chronisch** aufgrund von **degenerativen Prozessen**. Häufig liegt eine Kombination von Stenose und Insuffizienz vor. **Akut** entstandene Vitien sind meist durch Klappenperforation oder Papillarmuskelabriss bedingt. Die Beurteilung der subjektiven Leistungseinschränkung erfolgt nach der Klassifikation der New York Heart Association (NYHA) (s. S. 80).

12.1.2 Diagnostik

Nach gründlicher **Anamnese** erfolgt die **körperliche Untersuchung** mit Inspektion (Jugularvenenpuls), Palpation (arterielle Pulse, Präkordium) und Auskultation des Herzens. Der Quantifizierung dienen **apparative Untersuchungen**.

Im **EKG** können sich HRST und Vorhof- oder Ventrikelvergrößerungen zeigen. Ein **Belastungs-EKG** kann eine Belastungsinsuffizienz oder begleitende KHK aufdecken. Das **Thorax-Röntgenbild** gibt Aufschluss über Veränderungen der Herzhöhlen und großen Gefäße (Abb. **A-12.1**). Die **Echokardiographie** erlaubt eine Beurteilung der Herzklappen und eine Quantifizierung des Schweregrads von Vitien mittels **Dopplerechokardiographie**. **MRT** und **CT** müssen nicht routinemäßig eingesetzt werden. Die **Herzkatheteruntersuchung** ist vor allem präoperativ indiziert.

12.1.2 Diagnostik

Neben einer gründlichen **Anamnese** erfolgt die Diagnose von Herzklappenfehlern durch die **körperliche Untersuchung** mit Inspektion des Jugularvenenpulses, Palpation der arteriellen Pulse sowie des Präkordiums zur Beurteilung des Herzspitzenstoßes und Erkennung eines präkordialen Schwirrens sowie durch Auskultation von Herztönen und Herzgeräuschen. Zur genauen Quantifizierung von Vitien gehören zusätzlich **apparative Untersuchungen**.

Ein routinemäßiges **EKG** ermöglicht die Diagnose von begleitenden Rhythmusstörungen und gibt Hinweise zur Größe der Vorhöfe und Hypertrophie der Ventrikel. Ein **Belastungs-EKG** kann bei vermeintlich asymptomatischen Patienten eine latente Belastungsinsuffizienz aufdecken und Anhaltspunkte für eine begleitende KHK liefern. Das **Thorax-Röntgenbild** gibt Aufschluss über Veränderungen der Herzhöhlen und großen Gefäße (Aorta, Pulmonalarterien) sowie eine Beteiligung der Lungenstrombahn (Abb. **A-12.1**). Die **Echokardiographie** gilt heutzutage als Goldstandard in der Vitiendiagnostik und erlaubt neben einer morphologisch-pathologischen Beurteilung der Herzklappen eine genaue Quantifizierung des Schweregrads von Vitien mittels **Dopplerechokardiographie**. Zusätzlich werden wichtige Daten zur Größe und Funktion der Herzhöhlen gewonnen. Außerdem können das Herzzeitvolumen und der pulmonalarterielle Druck errechnet werden. Mit **MRT** und **CT** stehen weitere bildgebende Verfahren zur Verfügung, die allerdings nicht routinemäßig eingesetzt werden müssen. Im Allgemeinen ist eine **Herzkatheteruntersuchung** nur noch zur präoperativen Koronardiagnostik bei bestehender Indikation zur operativen Therapie indiziert. Allerdings kann eine Rechts-/Linksherzkatheteruntersuchung bei eingeschränkter echokardiographischer Bildqualität oder einer Diskrepanz zwischen der Symptomatik und dem nicht invasiv ermittelten Schweregrad nützlich sein.

⊚ A-12.1   Charakteristische Veränderungen der Herzkonfiguration bei erworbenen Herzfehlern

| Mitralstenose | Mitralinsuffizienz | Aortenfehler | Trikuspidalstenose | Trikuspidalinsuffizienz | Pulmonalfehler |

12.1.3 Therapie

Die **medikamentöse Therapie** wird abhängig vom Vitium gewählt. Sie kann als flankierende Maßnahme die Symptomatik verbessern; eine kurative Therapie erfordert operatives oder interventionelles Vorgehen.

Die Empfehlung zum **operativen Vorgehen** ist im Allgemeinen bei Symptomen gegeben. Die **Klappenrekonstruktion** ist dem Klappenersatz vorzuziehen, da sie meist eine bessere Hämodynamik bewirkt.

12.1.3 Therapie

Zur **medikamentösen Therapie** stehen verschiedene Substanzklassen zur Verfügung, deren Indikation vom zugrunde liegenden Vitium abhängt. Es gibt keine allgemeinen Empfehlungen, da ein und dasselbe Medikament bei einem Vitium nützlich und bei einem anderen schädlich sein kann. Zum Beispiel verbessert ein Betablocker durch seine negativ chronotrope Wirkung die Füllung des linken Ventrikels bei einer Mitralstenose, während unter bradykardisierenden Medikamenten bei der Aorteninsuffizienz das Regurgitationsvolumen und der linksventrikuläre enddiastolische Druck zunehmen. Eine medikamentöse Therapie kann als flankierende Maßnahme die Symptomatik verbessern; eine kurative Therapie erfordert ein operatives oder interventionelles Vorgehen.

Die Empfehlung zum **operativen Vorgehen** ist abhängig vom Klappenvitium, im Allgemeinen wird sie beim Auftreten von Symptomen gegeben. Allerdings profitieren – insbesondere bei schwerer Mitralinsuffizienz – auch beschwerdefreie Patienten, wenn bestimmte echokardiographische Kriterien vorliegen. Schließlich sollte auch der Patientenwunsch berücksichtigt werden. Bei der **Klappenrekonstruktion** wird meist eine bessere Hämodynamik erreicht. Deshalb ist sie, wenn anatomisch möglich, dem Klappenersatz vorzuziehen.

⊚ A-12.2 | Häufig verwendete Herzklappenprothesen

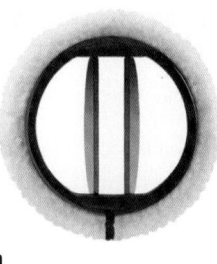 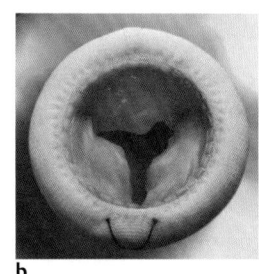 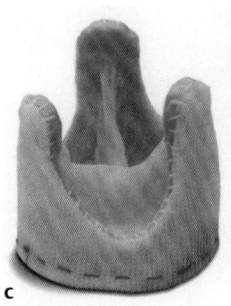

a mechanisch (Doppelflügel).
b, c biologisch (Heterograft): konventionell mit einem Stentgerüst (b) bzw. gerüstfrei, vorgesehen für Aortenposition (c).

a   b   c

Beim Klappenersatz werden mechanische oder biologische **Klappenprothesen** verwendet (Abb. **A-12.2**). Bisher kommen bei den **mechanischen** Prothesen am häufigsten Kippscheibenprothesen (z.B. Björk-Shiley, Medtronic-Hall) oder Doppelflügelklappenprothesen (z.B. St.-Jude-Medical, Carbomedics) zum Einsatz. Letztere besitzen etwas verbesserte hämodynamische Eigenschaften. Der Vorteil mechanischer Prothesen ist eine nahezu unbegrenzte Lebensdauer. Nachteilig ist die lebenslang notwendige Antikoagulation, um **thromboembolische Komplikationen** zu vermeiden. Bei künstlichen Mitralklappen beträgt der INR-Zielbereich (INR = International Normalized Ratio) 2,5–3,5, bei Aortenkunstklappen 2,0–3,0. Generell ist das Thromboserisiko bei Aortenkunstklappe geringer als bei Mitralkunstklappen und am höchsten bei Trikuspidalkunstklappen. Bei adäquater und besonders bei zu intensiver Dauerantikoagulation besteht ein **Blutungsrisiko**. Obwohl ein höheres Lebensalter kein unabhängiger Risikofaktor für ein erhöhtes Blutungsrisiko ist, treten zerebrovaskuläre, renale und hepatische Begleiterkrankungen häufiger auf, die für ein erhöhtes Blutungsrisiko verantwortlich sind. An mechanischen Klappen kann es zur **intravasalen Hämolyse** mit LDH-Anstieg, Haptoglobinabfall und Retikulozytenanstieg kommen. Bei ausgeprägter Hämolyse fällt der Hämoglobinwert ab.

Patienten im fortgeschrittenen Lebensalter (ab ca. 65 Jahren) werden bevorzugt mit **biologischen** Klappenprothesen ohne Notwendigkeit zur Antikoagulation versorgt, die aus Klappen oder Perikard vom Schwein oder Rind (Heterograft) oder aus Klappen von humanen Spendern (Homograft) hergestellt werden (s. Abb. **A-12.2**). Allerdings kommt es besonders bei jüngeren Patienten und bei Dialysepatienten zu einer beschleunigten Degeneration mit der Notwendigkeit eines erneuten Klappenersatzes. Trotzdem kann es z.B. bei jüngeren Frauen mit Kinderwunsch sinnvoll sein, eine biologische Kunstklappe zu verwenden, da es unter Kumarin-Therapie zu einer erhöhten Rate kindlicher Missbildungen kommt.

Bei beiden Klappenprothesenarten treten gelegentlich **paravalvuläre Lecks** auf, die zu einer Insuffizienz der jeweiligen Klappe führen und manchmal eine Reoperation erforderlich machen. Mindestens einmal jährlich sollte deshalb neben einer echokardiographischen Kontrolluntersuchung auch das Blutbild kontrolliert werden. Patienten mit Klappenprothesen haben ein **hohes Endokarditisrisiko** und sollten daher bei entsprechenden Eingriffen (z.B. Zahnbehandlung) eine **Endokarditisprophylaxe** erhalten (s.S. 147).

Beim Klappenersatz werden mechanische oder biologische **Klappenprothesen** verwendet (Abb. **A-12.2**). Der Vorteil **mechanischer** Prothesen liegt in der nahezu unbegrenzten Lebensdauer, der Nachteil in der lebenslangen Antikoagulation mit **Blutungsrisiko** zur Vermeidung **thromboembolischer Komplikationen**. An mechanischen Klappen kann es zur **intravasalen Hämolyse** kommen.

Bei älteren Patienten werden **biologische** Klappenprothesen ohne Antikoagulation vom Schwein/Rind oder humanen Spendern bevorzugt (s. Abb. **A-12.2**). Bei jüngeren Patienten und Dialysepatienten degenerieren die Klappen schneller, so dass ein erneuter Klappenersatz nötig ist.

Beide Prothesenarten können zu **paravalvulären Lecks** mit Klappeninsuffizienz führen. Regelmäßig sollten Echokardiographien und Blutbildkontrollen durchgeführt werden. Die Patienten sollten bei entsprechenden Eingriffen eine **Endokarditisprophylaxe** erhalten (s.S. 147).

▶ **Merke:** Mechanische Kunstklappen haben eine lange Lebensdauer, erfordern aber eine dauerhafte Antikoagulation. Biologische Klappen erfordern keine Antikoagulation, führen aber besonders bei jüngeren Patienten zu einer vorzeitigen Degeneration.

◀ Merke

12.2 Aortenstenose

12.2 Aortenstenose

▶ **Definition:** Eine Blockade der linksventrikulären Ausstrombahn kann bedingt sein durch eine subvalvuläre, valvuläre oder supravalvuläre Obstruktion.

◀ Definition

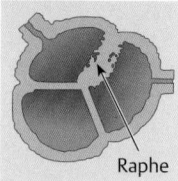
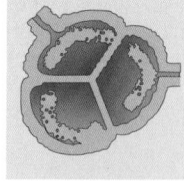
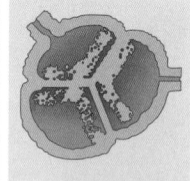

Raphe

a kongenital bikuspid   **b** degenerativ   **c** postrheumatisch

a Eine kongenital bikuspidale Aortenklappe entsteht durch eine embryonale Fehlbildung mit Fusion zweier Segel. Der degenerative Prozess mit Fibrosierung und Verkalkung beginnt oft an der Fusionsnaht (Raphe).
b Bei der degenerativen Aortenstenose beginnt der Prozess an den Segelbasen.
c Beim postrheumatischen Typ sind vornehmlich die Segelränder und Kommissuren betroffen.

Epidemiologie und Ätiologie: Die Aortenstenose ist die dritthäufigste kardiovaskuläre Erkrankung in der westlichen Welt.

Valvuläre Stenose: Die **kongenital bikuspidale Klappe** (s. S. 179) ist die häufigste Ursache für eine Aortenstenose bei Patienten < 55 Jahren. Bei Geburt ist die Klappe nicht stenotisch, erst später kommt es zur Klappenfibrose und -verkalkung.

Die **degenerative** Aortenklappenstenose ist im Alter > 55 Jahre häufiger.

Beim selteneren **postrheumatischen** Typ fusionieren und verkalken die Klappensegel. Begleitend liegen Aorten- und Mitralklappenfehler vor.

Siehe Abb. **A-12.3.**

Eine **subvalvuläre Stenose** resultiert aus einer Obstruktion durch ein membranöses **Diaphragma** bzw. einen **fibrösen Ring** oder durch **Septumverdickung** bei HOCM.

Die **supravalvuläre Stenose** ist mit dem **Williams-Syndrom** assoziiert und geht mit Dilatation, Verdickung und vorzeitiger Arteriosklerose der Koronararterien einher.

Pathogenese: Eine Obstruktion mit **Zunahme** der **Wandspannung** im **linken Ventrikel** führt zur **konzentrischen Hypertrophie**. Bei Belastung steigt das HZV unzureichend an. Mit fortschreitender Erkrankung kommt es zur Herzinsuffizienz mit linksventrikulärer Dilatation.

Klinik: Belastungsdyspnoe, Angina pectoris und **Synkopen** sind klassische Symptome, die Patienten können aber auch asymptomatisch sein.

Epidemiologie und Ätiologie: Die Aortenstenose ist nach der arteriellen Hypertonie und der koronaren Herzkrankheit die dritthäufigste kardiovaskuläre Erkrankung in der westlichen Welt.

- **Valvuläre Stenose:** Die **kongenital bikuspidale Klappe** (s. S. 179) ist die häufigste Ursache für eine Aortenstenose im Alter bis zu 55 Jahren. Zum Zeitpunkt der Geburt ist die Klappe nicht stenotisch, erst mit der Zeit kommt es durch die hämodynamische Belastung zu einer progressiven Fibrosierung und Verkalkung der Klappensegel. Im fortgeschrittenen Stadium ist es oft schwierig, dieses angeborene Vitium von den beiden folgenden Aortenklappenstenosen zu unterscheiden.
- Die **degenerative** Aortenklappenstenose ist die häufigste Form im Alter über 55 Jahre. Die anatomisch normale trikuspidale Klappe ist deutlich verkalkt. Meist liegt gleichzeitig eine Aorteninsuffizienz vor.
- Der **postrheumatische** Typ tritt in der westlichen Welt deutlich seltener auf, er manifestiert sich im Alter von 40–60 Jahren. Dabei kommt es bei einer ursprünglich unauffälligen Klappe zu einer Fusion der Klappensegel und sekundären Verkalkung. Begleitend liegen immer eine Aorteninsuffizienz und ein Mitralklappenfehler vor.

Die unterschiedlichen pathologischen Veränderungen sind in Abb. **A-12.3** dargestellt.

Die sub- und supravalvuläre Stenose sind seltene Sonderformen.

- **Subvalvuläre Stenose:** Eine Subaortenstenose resultiert aus einer Obstruktion unterhalb der Aortenklappe entweder durch ein membranöses **Diaphragma** bzw. einen **fibrösen Ring**, die den linksventrikulären Ausflusstrakt einschnüren (fixierte Stenose) oder durch eine **Septumverdickung** bei hypertroph-obstruktiver Kardiomyopathie (dynamische Stenose).
- **Supravalvuläre Stenose:** Diese Anomalie ist assoziiert mit dem **Williams-Syndrom** (Hyperkalzämie, Elfengesicht, geistige Retardierung) und resultiert aus einer sanduhrförmigen Einengung der Aorta ascendens direkt oberhalb des Sinus Valsalvae. Da die Koronararterien dem erhöhten linksventrikulären Druck ausgesetzt werden, sind sie dilatiert, verdickt und von vorzeitiger Arteriosklerose betroffen.

Pathogenese: Eine hämodynamisch bedeutsame Obstruktion mit **Zunahme** der **Wandspannung** im **linken Ventrikel** führt zu einer **konzentrischen Hypertrophie**. So kann die systolische Funktion bis ins Endstadium der Erkrankung aufrechterhalten werden. Gleichzeitig besteht häufig eine diastolische Funktionsstörung mit erhöhtem linksventrikulären enddiastolischen Druck. Im Ruhezustand ist das Herzzeitvolumen regelrecht, steigt aber bei Belastung unzureichend an. Mit fortschreitender Erkrankung erschöpfen sich die Kompensationsmechanismen und es kommt zu einer Herzinsuffizienz mit linksventrikulärer Dilatation.

Klinik: Belastungsdyspnoe, Angina pectoris und **Synkopen** gehören zur klassischen Symptomtrias, obwohl viele Patienten auch mit einer hochgradigen Stenose bei alltäglicher körperlicher Aktivität asymptomatisch sind. Belastungsdyspnoe ist das häufigste Initialsymptom. Angina pectoris deutet nicht zwangsläufig auf eine begleitende KHK hin, sondern ist Zeichen einer relativen Myokardischämie im hypertrophierten linken Ventrikel.

Synkopen oder Präsynkopen treten bei Patienten mit hochgradiger Aortenstenose auf. Ein erhöhter intrakavitärer Druckgradient führt zu übermäßiger Aktivierung der myokardialen Barorezeptoren mit reflektorischer peripherer Vasodilatation. Aufgrund der Obstruktion im linksventrikulären Ausflusstrakt kann das Herzzeitvolumen nicht entsprechend gesteigert werden, so dass es zu einer zerebralen Minderperfusion mit Schwindelgefühl oder Synkope kommen kann. Seltener sind ein kompletter AV-Block oder andere Rhythmusstörungen für Synkopen verantwortlich.

(Prä-)Synkopen treten bei hochgradiger Aortenstenose auf. Sie entstehen durch reflektorische periphere Vasodilatation bei erhöhtem intrakavitären Druckgradienten oder durch eine zerebrale Minderperfusion bei unzureichendem HZV. Seltener sind HRST für Synkopen verantwortlich.

▶ **Merke:** Die Kardinalsymptome der Aortenstenose sind Belastungsdyspnoe, Angina pectoris und Synkopen. Die Aortenstenose kann lange Zeit asymptomatisch bleiben.

◀ **Merke**

Diagnostik:

Körperliche Untersuchung: Die periphere arterielle Pulswelle hat eine kleine Amplitude und steigt langsam an **(Pulsus parvus et tardus)**. Allerdings kann ein langsamer Anstieg der Pulswelle durch ein altersbedingt starres Gefäßsystem maskiert werden. Der **Herzspitzenstoß** ist hebend und gelegentlich nach lateral verlagert (linksventrikuläre Hypertrophie). Es sind zu **auskultieren:**

- **systolisches Austreibungsgeräusch** mit **Crescendo-decrescendo-Form** (Spindelgeräusch) im 2. ICR rechts, Fortleitung in beide Karotiden (Abb. **A-12.4**)
- **paradoxe Spaltung** des 2. Herztons (HT), wenn die aortale Komponente des 2. HT (A_2) verspätet ist
- ein leiser 2. HT, wenn A_2 abgeschwächt ist oder fehlt
- oft ein 4. HT.

Bei leichter Aortenstenose mit noch elastischer Klappe kann es zu einem oder mehreren frühsystolischen Ejektionsklicks kommen. Mit zunehmendem Schweregrad verlagert sich das Geräuschmaximum in die späte Systole. Bei hochgradiger Aortenstenose kann man auch ein präkordiales systolisches Schwirren palpieren.

Diagnostik: In der körperlichen Untersuchung zeigt sich ein **Pulsus parvus et tardus**. Der **Herzspitzenstoß** ist hebend und nicht verbreitert. Man **auskultiert** ein **systolisches Austreibungsgeräusch mit Crescendo-decrescendo-Form** im 2. ICR rechts (Abb. **A-12.4**). Der 2. HT ist paradox gespalten oder leise, oft hört man einen 4. HT.

Eine leichte Stenose kann zu frühsystolischen Ejektionsklicks führen. Bei hochgradiger Aortenstenose ist ein präkordiales systolisches Schwirren palpabel.

▶ **Merke:** Eine schwere Aortenstenose zeichnet sich durch ein Crescendo-decrescendo-Geräusch mit spätsystolischem Maximum und einen leisen 2. HT aus.

◀ **Merke**

EKG: Das Elektrokardiogramm zeigt häufig eine linksventrikuläre Hypertrophie, die aber **weder spezifisch noch sensitiv** für das Vorliegen einer Aortenklappenstenose ist. Im fortgeschrittenen Stadium kann es zu einem Linksschenkelblock oder kompletten AV-Block kommen, wenn die degenerative Verkalkung der Aortenklappe das benachbarte Erregungsleitungssystem beeinträchtigt.

Das **EKG** zeigt oft eine linksventrikuläre Hypertrophie, die **weder spezifisch noch sensitiv** für das Vorliegen einer Aortenklappenstenose ist. Später kann es zum Linksschenkel- oder AV-Block kommen.

◉ A-12.4 | **Auskultationsbefund bei Aortenstenose**

◉ A-12.4

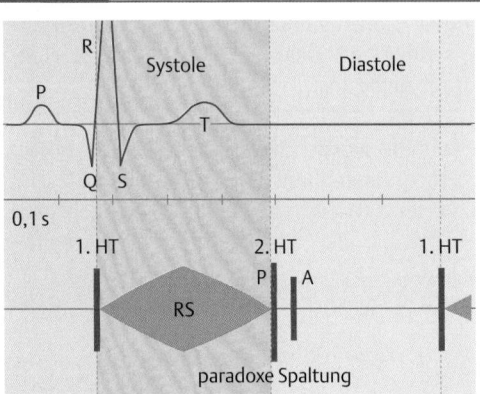

Das **Belastungs-EKG** sollte nur bei **asymptomatischen Patienten** zur **Aufdeckung belastungsabhängiger Symptome** eingesetzt werden. Die Aussagekraft bezüglich KHK ist beschränkt. Bei belastungsinduziertem RR-Abfall ist ein Klappenersatz indiziert.

Belastungs-EKG: In der Vergangenheit wurde von einem Belastungstest bei Patienten mit Aortenstenose abgeraten, auch weiterhin sollte er bei Patienten mit symptomatischer Aortenstenose nicht durchgeführt werden. Bei vermeintlich **asymptomatischen Patienten** ist er aber ungefährlich und kann eine eingeschränkte Belastbarkeit oder sogar **belastungsabhängige Symptome aufdecken.** Aufgrund vorbestehender EKG-Veränderungen (s. o.) und eingeschränkter koronarer Flussreserve ist die Aussagekraft bezüglich des Vorhandenseins einer KHK allerdings beschränkt. Ein belastungsinduzierter Blutdruckabfall deutet auf einen ungünstigen Verlauf hin und stellt eine hinreichende Indikation für einen baldigen Aortenklappenersatz dar. Obwohl ein kontrollierter Belastungstest unter ärztlicher Aufsicht unbedenklich ist, sollten sich Patienten mit mittelschwerer oder schwerer Aortenstenose im täglichen Leben keiner übermäßigen körperlichen Belastung aussetzen.

Im **Röntgen-Thorax** ist die Herzgröße i. d. R. normal, der **Aortenbogen** ist prominent. Auf den Seitaufnahmen sind evtl. Klappenverkalkungen erkennbar.

Röntgen-Thorax: Die Herzgröße auf der Röntgenaufnahme ist in der Regel normal, da die Myokardhypertrophie mit Wandverdickung auf Kosten des Kavums geht. Der **Aortenbogen** stellt sich durch eine poststenotische Dilatation **prominent** dar. Auf den Seitaufnahmen kann man häufig die verkalkten Aortenklappensegel bei einer degenerativen Aortenklappenstenose erkennen.

Die **Echokardiographie** ist der **Goldstandard** in der Diagnostik der Aortenstenose. Die Messung des Druckgradienten (s. Abb. **A-12.6b**) mittels Doppler dient der **Schweregradbestimmung** (Tab. **A-12.1**). Hohe Flussgeschwindigkeiten weisen auf eine bedeutsame Stenose hin (Abb. **A-12.5b**). Bei niedrigem Druckgradienten kann die Aortenöffnung transösophageal gemessen (Abb. **A-12.5c**) oder berechnet werden.

Echokardiographie: Die Echokardiographie ist heute der **Goldstandard**, um eine Aortenstenose zu diagnostizieren. Zusätzlich liefert sie Informationen über die linksventrikuläre Funktion und assoziierte Klappenvitien. Eine Stenose kann im Allgemeinen bereits in der zweidimensionalen Echokardiographie erkannt werden. Zur **Schweregradbestimmung** (Tab. **A-12.1**) wird der in der Dopplerechokardiographie bestimmte Druckgradient herangezogen (s. Abb. **A-12.6b**). Hohe Flussgeschwindigkeiten weisen auf eine bedeutsame Stenose hin (Abb. **A-12.5b**). Allerdings schließt ein niedriger Druckgradient bei eingeschränkter linksventrikulärer Pumpfunktion eine signifikante Stenose nicht aus. In diesem Fall helfen eine direkte Messung der Aortenöffnungsfläche in der transösophagealen Echokardiographie (Abb. **A-12.5c**) oder eine Berechnung mit der Kontinuitätsgleichung.

≡ A-12.1	Schweregradeinteilung der Aortenstenose	
	mittlerer Druckgradient [mm Hg]	**Aortenöffnungsfläche [cm²]**
Normalzustand	< 10	2,0–3,0
leichte Stenose	10–25	1,5–2,0
mittelschwere Stenose	25–50	1,0–1,5
schwere Stenose	> 50	< 1,0

▶ Merke

▶ **Merke:** Die Echokardiographie ist die Methode der Wahl in der Diagnostik und Schweregradbestimmung einer Aortenstenose. Bei eingeschränkter linksventrikulärer Pumpfunktion schließt ein niedriger Druckgradient eine signifikante Aortenstenose allerdings **nicht** aus.

Die **Linksherzkatheteruntersuchung** (Abb. **A-12.6a**) wird wegen der Gefahr zerebraler Embolien nur noch durchgeführt, um **präoperativ** das Bestehen einer **KHK** abzuklären.

Herzkatheteruntersuchung: Traditionell wurde die Diagnostik der Aortenstenose mit einer Linksherzkatheteruntersuchung und simultaner Messung des Drucks im linken Ventrikel und der Aorta durchgeführt. Wegen zerebraler Embolien nach der retrograden Passage der stenosierten und verkalkten Klappe mit dem Katheter (Abb. **A-12.6a**) wurde diese Methode weitgehend verlassen (s. S. 182). Durchgeführt wird sie noch, um **präoperativ** das Bestehen einer **KHK** abzuklären.

Therapie:
Es gibt bisher **keine effektive medikamentöse** Therapie der Aortenstenose. Bei Symptomen ist eine **operative** Therapie erforderlich. Eine begleitende Hypertonie wird mit Betablockern behandelt.

Therapie:
Medikamentöse Therapie: Es gibt bisher **keine effektive** medikamentöse Behandlung der Aortenstenose. Wenn Patienten Symptome entwickeln, ist eine **operative** Therapie erforderlich. Eine begleitende arterielle Hypertonie wird überbrückend medikamentös behandelt. Es empfehlen sich β-Rezep-

---

⊚ A-12.5 | **Echokardiographie bei Aortenstenose**

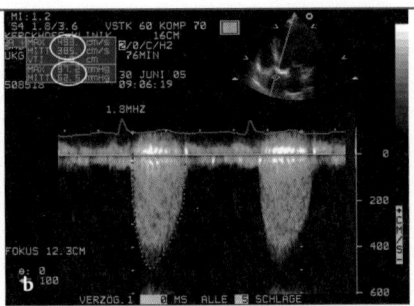 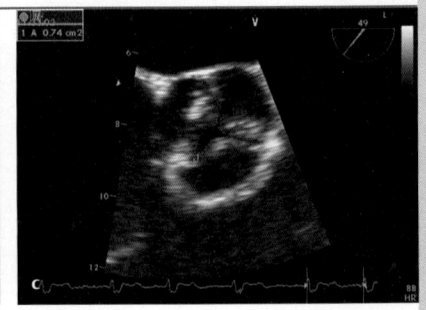

a Längsschnitt des linken Ventrikels bei einem Patienten mit schwerer Aortenklappenstenose: Die Aortenklappensegel (↓) sind verdickt und echogen als Zeichen einer starken Verkalkung. Der linke Ventrikel ist konzentrisch hypertrophiert mit verdickten Wandsegmenten. LV = linker Ventrikel, RV = rechter Ventrikel, LA = linker Vorhof.

b Kontinuierliche (cw) Doppleruntersuchung bei einem Patienten mit Aortenstenose: Die eingebaute Software hat einen maximalen Druckgradienten von 97 mm Hg nach einer vereinfachten Bernoulli-Gleichung ($P = 4V^2$) aus der maximalen Flussgeschwindigkeit von 493 cm/s berechnet. Der über die Systole gemittelte Druckgradient beträgt 62 mm Hg, somit liegt eine schwere Aortenstenose vor.

c TEE: Dargestellt ist die geöffnete Aortenklappe in der Systole im Querschnitt. Die planimetrisch bestimmte Aortenklappenöffnungsfläche beträgt 0,74 cm^2. Dies entspricht einer schweren Aortenstenose.

⊚ A-12.6 | **Linksherzkatheter bei Aortenklappenstenose**

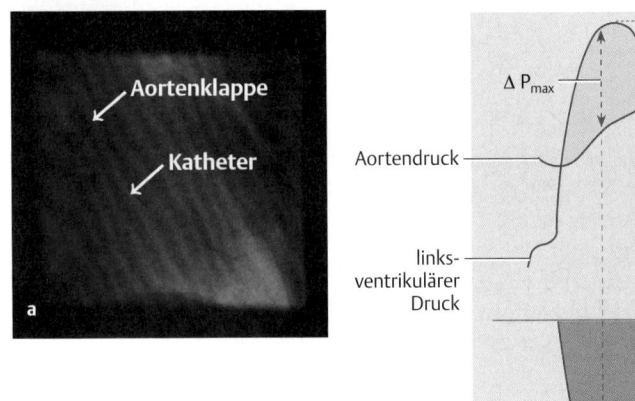

a Der Katheter wurde retrograd von der Aorta kommend über die verkalkte Aortenklappe in den linken Ventrikel eingeführt.

b Schematische Darstellung von Druckkurven in der Aorta und im linken Ventrikel bei einer Aortenstenose mit dem korrespondierenden Dopplersignal. Der maximale Druck wird in der Aorta nach dem Druckmaximum im linken Ventrikel erreicht, daher ist der invasiv bestimmte Spitzendruckgradient (Peak-to-Peak-Gradient) kein wirklich existierender Druckgradient. Der maximale momentane Druckgradient ist größer als der Spitzendruckgradient. Der mittlere Druckgradient (schraffierte Fläche) zwischen dem linken Ventrikel und der Aorta – invasiv und dopplerechokardiographisch bestimmt – ist vergleichbar.

---

toren-Blocker mit negativ inotroper Wirkung. Nachlastsenkende Medikamente (z. B. ACE-Hemmer, Vasodilatatoren) sind dagegen bei stenosierenden Vitien kontraindiziert, da aufgrund der Obstruktion im linksventrikulären Ausflusstrakt das Herzzeitvolumen zur Aufrechterhaltung des Blutdrucks nicht entsprechend gesteigert werden kann.

Operativer Klappenersatz: Die Aortenstenose beruht auf einem mechanischen Problem mit Obstruktion des Blutflusses und bedarf daher einer mechanischen Therapie (Klappenersatz). Der richtige Operationszeitpunkt hängt nicht ausschließlich vom Schweregrad der Stenose, sondern vielmehr vom Auftreten der klassischen **Symptome** ab (Tab. **A-12.2**).

Obwohl die meisten Patienten mit Aortenklappenstenose ein fortgeschrittenes Alter haben, kann ein Klappenersatz auch bei 80-Jährigen ohne nennenswerte Begleiterkrankungen mit geringem Risiko durchgeführt werden. Es werden mechanische und biologische Klappen verwendet. Eine weniger häufig genutzte Alternative ist die Verwendung der eigenen Pulmonalklappe als Auto-

Nachlastsenkende Medikamente (z. B. ACE-Hemmer, Vasodilatatoren) sind bei stenosierenden Vitien kontraindiziert.

Operativer Klappenersatz: Der richtige Operationszeitpunkt hängt mehr von den **Symptomen** als vom Schweregrad der Stenose ab (Tab. **A-12.2**).

Ein Klappenersatz kann auch bei 80-Jährigen durchgeführt werden. Es werden mechanische und biologische Klappen verwendet. Seltener wird die eigene Pulmonalklappe als Autograft verwendet (Ross-Prozedur).

≡ A-12.2

≡ A-12.2   **Empfehlungen zum Klappenersatz bei Aortenstenose**

- symptomatische Patienten mit mittelschwerer oder schwerer Aortenstenose
- asymptomatische Patienten mit mittelschwerer oder schwerer Aortenstenose, die sich einem anderen herzchirurgischen Eingriff (z. B. aortokoronare Bypassoperation) unterziehen
- asymptomatische Patienten mit schwerer Aortenstenose und
  – eingeschränkter linksventrikulärer Pumpfunktion (Ejektionsfraktion < 50 %) oder
  – abnormalem Belastungstest mit Blutdruckabfall

graft bei gleichzeitigem Ersatz der Pulmonalklappe durch einen Homograft (sog. Ross-Prozedur).

▶ **Merke**

▶ **Merke:** Bei allen symptomatischen Patienten mit Aortenstenose besteht eine Indikation zum Klappenersatz.

Alternative Behandlungen: Die perkutane Ballonvalvuloplastie sprengt die Klappe durch einen aufblasbaren Ballon. Die Hämodynamik bessert sich sofort. Aufgrund der häufigen Restenosierung wird das Verfahren nur palliativ oder überbrückend eingesetzt.

Alternative Behandlungen: Bei der perkutanen Ballonvalvuloplastie wird die Klappe durch einen von der Leiste eingeführten aufblasbaren Ballon gesprengt. Die verkalkten Aortensegel brechen und die Aortenwurzel dilatiert leicht, es kommt zur sofortigen Besserung von Hämodynamik und Symptomatik. Allerdings tritt nach 6–12 Monaten häufig eine Restenosierung auf. Daher besitzt dieses Verfahren nur palliativen Charakter oder kann in Einzelfällen bei instabilen Patienten als Überbrückungseingriff bis zum Klappenersatz durchgeführt werden.

Zukünftige Entwicklungen: Ein perkutaner Aortenklappenersatz mittels Katheter könnte in Zukunft die Operation am offenen Herzen ersparen.

Zukünftige Entwicklungen: In Einzelfällen wurde bereits ein perkutaner Aortenklappenersatz mit einer Bioklappe durch einen Katheter von der Leiste aus durchgeführt. Dadurch wird dem Patienten eine Operation am offenen Herzen erspart. Es gibt histopathologische Hinweise, dass es sich bei der Aortenklappenstenose nicht ausschließlich um einen degenerativen, sondern auch um einen aktiven entzündlichen Prozess handelt, vergleichbar mit der Arteriosklerose. Die daraus abgeleitete Hypothese, dass cholesterinsenkende Medikamente möglicherweise die Progression der Aortenstenose verzögern, konnte in der kürzlich veröffentlichten SEAS-Studie allerdings nicht bestätigt werden. Demnach gibt es weiterhin keine medikamentöse Therapie für die Aortenstenose.

Verlauf: Die progressive Erkrankung ist durch eine **lange Latenzzeit ohne Symptomatik** mit ausgezeichneter Prognose gekennzeichnet. Bei **Symptomen verschlechtert** sich die Prognose **rapide**. BNP besitzt eine unabhängige prognostische Bedeutung. Das Risiko eines Klappenersatzes muss gegen das Risiko eines OP-Aufschubs abgewogen werden. Der **plötzliche Herztod** kommt fast nur bei Symptomen vor. Beschwerdefreie Patienten können zunächst beobachtet werden.

Verlauf: Die Aortenstenose ist eine progressive Erkrankung, die durch eine **lange Latenzzeit ohne Symptomatik** mit ausgezeichneter Prognose gekennzeichnet ist. Sobald **Symptome** auftreten, **verschlechtert** sich die Prognose allerdings **rapide:** Bei Angina pectoris beträgt die mittlere Überlebenszeit 5 Jahre, bei Synkopen oder Präsynkopen 3 Jahre und bei symptomatischer linksventrikulärer Dysfunktion nur 2 Jahre. Neuere Untersuchungen haben zeigen können, dass das N-terminale pro-**BNP** (brain natriuretic peptide) eine unabhängige prognostische Bedeutung besitzt. Das operative Risiko eines Klappenersatzes und die assoziierten kunstklappenspezifischen Komplikationen müssen gegen das Risiko eines Aufschubs der Operation abgewogen werden. Da der **plötzliche Herztod** fast nur bei symptomatischen Patienten vorkommt, können beschwerdefreie Patienten prinzipiell bis zum Auftreten von Symptomen beobachtet werden.

12.3 Aorteninsuffizienz

12.3   Aorteninsuffizienz

▶ **Definition**

▶ **Definition:** Schlussunfähigkeit der Aortenklappe mit Blutrückfluss von der Aorta in den linken Ventrikel in der Diastole.

Epidemiologie: Die Prävalenz steigt mit dem Alter und ist bei Männern höher.

Epidemiologie: Die Prävalenz der Aorteninsuffizienz steigt mit zunehmendem Alter. Eine hämodynamisch signifikante Aorteninsuffizienz findet sich häufiger bei Männern als bei Frauen.

Ätiologie: Grundsätzlich kann eine **chronische** Aorteninsuffizienz entweder durch eine **primäre Klappenerkrankung** oder durch eine **Erweiterung der Aorta ascendens** hervorgerufen werden (Tab. **A-12.3**). Bei Letzterer resultiert aus der erweiterten Aortenwurzel (Anulus) ein inkompletter Segelschluss in der Diastole. Ist die Ursache der Aorteninsuffizienz eine primäre Klappenerkrankung, kann der Anulus sekundär dilatieren und dadurch die Aorteninsuffizienz verstärken. Bei einer membranösen Subaortenstenose ist die Aortenklappe ständig einem turbulenten Jet ausgesetzt, was im Laufe der Jahre zu einer Endothelläsion und degenerativen Veränderungen führt.

Das gleichzeitige Vorliegen einer hämodynamisch bedeutsamen Aortenstenose und Aorteninsuffizienz deutet im Allgemeinen auf ein postrheumatisches oder kongenitales Vitium (s. S. 179) hin.

Ätiologie: Eine **chronische** Aorteninsuffizienz kann durch eine **primäre Klappenerkrankung** oder eine **Erweiterung der Aorta ascendens** hervorgerufen werden (Tab. **A-12.3**). Die erweiterte Aortenwurzel bewirkt einen inkompletten Segelschluss. Bei primärer Klappenerkrankung kann der Anulus dilatieren und die Insuffizienz verstärken.

A-12.3 Ursachen einer chronischen Aorteninsuffizienz

valvulär (primär/organisch)	Erweiterung des Aortenbogens (sekundär/funktionell)
• kongenital bikuspidale Aortenklappe (s. S. 179)	• arterielle Hypertonie (s. S. 1000)
• rheumatisches Fieber (s. S. 140)	• thorakales Aortenaneursyma (s. S. 284)
• bakterielle Endokarditis (s. S. 143)	• Spondylitis ankylosans (Morbus Bechterew, s. S. 1349)
• degenerative Veränderungen	• zystische Medianekrose (Marfan-Syndrom. s. S. 1277)
	• idiopathische Dilatation (aortoannuläre Ektasie)
	• Syphilis (s. S. 1081)

Eine **akute** Aorteninsuffizienz wird am häufigsten durch eine **bakterielle Endokarditis** oder **retrograde Aortendissektion** mit Klappenbeteiligung verursacht.

Pathogenese: Eine **chronische** Aorteninsuffizienz führt durch das **Regurgitationsvolumen** zu einer vermehrten diastolischen Füllung des linken Ventrikels und somit zu einer erhöhten Vorlast. Gleichzeitig steigt aufgrund der Impedanz (Wellenwiderstand) der Aorta mit dem vermehrten Schlagvolumen auch die Nachlast, allerdings in geringerem Maße. Insgesamt resultiert daraus eine Zunahme des Schlagvolumens und der Ejektionsfraktion. Die **Druck- und Volumenbelastung** des linken Ventrikels führt neben einer Dilatation zu einer erheblichen Zunahme der Wanddicke **(exzentrische Hypertrophie)**.

Bei der **akuten** Aorteninsuffizienz kommt es zu einer dramatischen Zunahme des linksventrikulären Füllungsdrucks und einer **pulmonalen Stauung**, während das effektive **Schlagvolumen** (Vorwärtsschlagvolumen) **abnimmt**. Deshalb stellt sie eine Indikation zum notfallmäßigen Klappenersatz dar, da der linke Ventrikel nicht an das beträchtliche Regurgitationsvolumen adaptiert ist.

Klinik: Das deutlich vermehrte aortale Schlagvolumen führt bei der **chronischen** Aorteninsuffizienz zu einer Zunahme des systolischen Blutdrucks und der Blutdruckamplitude, die initial zum Empfinden von **Palpitationen** führen kann. Im weiteren Krankheitsverlauf kommt es durch eine linksventrikuläre Funktionseinschränkung zum Auftreten von **Belastungsdyspnoe** und **Orthopnoe** und im Spätstadium durch eine gestörte rechtsventrikuläre Funktion auch zu peripheren Ödemen, Leberstauung und Aszites. Da die Koronarperfusion überwiegend in der Diastole stattfindet, führt der erniedrigte diastolische Druck bei der Aorteninsuffizienz zu einer verminderten Myokarddurchblutung. Gleichzeitig steigt der myokardiale Sauerstoffverbrauch durch die vermehrte Muskelmasse an. Die Kombination beider Faktoren kann auch bei angiographisch unauffälligen Koronararterien zu einer Myokardischämie mit **Angina-pectoris-Symptomatik** sowohl in Ruhe wie auch unter Belastung führen.

Die **akute** Aorteninsuffizienz ist durch eine schnell auftretende Linksherzinsuffizienz bis hin zur **Linksherzdekompensation** gekennzeichnet.

Die **akute** Aorteninsuffizienz wird meist durch eine **bakterielle Endokarditis** oder **retrograde Aortendissektion** verursacht.

Pathogenese: Eine **chronische** Aorteninsuffizienz führt durch das **Regurgitationsvolumen** zur erhöhten Vorlast. Gleichzeitig steigt die Nachlast mit dem Resultat einer Zunahme von Schlagvolumen und EF. Die **Druck- und Volumenbelastung** des linken Ventrikels führt zur Dilatation **(exzentrischer Hypertrophie)**.

Bei der **akuten** Aorteninsuffizienz führt ein erhöhter linksventrikulärer Füllungsdruck zur **pulmonalen Stauung**, das **Schlagvolumen nimmt ab**. Ein notfallmäßiger Klappenersatz ist indiziert.

Klinik: Bei **chronischer** Aorteninsuffizienz kommt es initial zu **Palpitationen**, später zu **Belastungsdyspnoe**, **Orthopnoe**, peripheren Ödemen und Aszites. Der niedrige diastolische Druck führt in Kombination mit erhöhtem myokardialen Sauerstoffverbrauch zu **Angina-pectoris-Symptomatik**.

Die **akute** Aorteninsuffizienz führt schnell bis zur **Linksherzdekompensation**.

▶ **Merke:** Angina pectoris kann auch bei unauffälligen Koronarien ein Symptom der Aorteninsuffizienz sein. Im dekompensierten Stadium treten Symptome einer Herzinsuffizienz auf.

◀ Merke

Diagnostik: In der körperlichen Untersuchung findet sich ein **Pulsus celer et altus** mit sichtbarem Quincke-Kapillarpuls im Nagelbett. Der kräftige **Herzspitzenstoß** ist verbreitert und nach lateral-kaudal verlagert. Auskultatorisch findet sich ein **abgeschwächter 2. HT**, häufig ein **3. HT**, ein **decrescendoartiges Diastolikum** (Abb. **A-12.7a**), ein **systolisches Austreibungsgeräusch** und gelegentlich ein **Austin-Flint-Geräusch**.

Das **EKG** zeigt oft eine linksventrikuläre Hypertrophie. Ein **Belastungs-EKG** kann die OP-Indikation stützen. Die **Radionuklidventrikulographie** erlaubt die Beurteilung der Ejektionsfraktion.

Röntgen-Thorax: Bei fortgeschrittener Aorteninsuffizienz besteht eine **Linksherzvergrößerung** mit prominentem Aortenbogen.
Die Farbdoppler-**Echokardiographie** ist die **Methode der Wahl** zum Nachweis und zur Schweregradbestimmung einer Aorteninsuffizienz (Abb. **A-12.7b**).

Die **Linksherzkatheteruntersuchung** ist nur noch präoperativ vor einem Klappenersatz indiziert. Durch Aortographie kann die Aorteninsuffizienz in 4 Schweregrade eingeteilt werden.

Diagnostik:
Körperliche Untersuchung: Bei einer schweren Aorteninsuffizienz mit einer großen Blutdruckamplitude findet sich klassischerweise der so genannte Wasserhammerpuls mit einem schnellen Anstieg und ebenso raschem Abfall **(Pulsus celer et altus)** sowie eine sichtbare Kapillarpulsation im Nagelbett (Quincke-Kapillarpuls). Ein kräftig zu palpierender **Herzspitzenstoß** ist verbreitert und nach lateral und kaudal verlagert. **Auskultatorisch** findet sich:

- ein **abgeschwächter 2. HT**
- häufig ein **3. HT**
- ein **decrescendoartiges Diastolikum** im Anschluss an den 2. HT (diastolisches Sofortgeräusch), es ist am deutlichsten endexspiratorisch in nach vorn übergebeugter Haltung entlang des linken Sternalrands während der gesamten Diastole oder einem Teil der Diastole (Abb. **A-12.7a**) zu hören; das Geräusch ist bei schwerer Aorteninsuffizienz kürzer:
  - bei einer Dekompensation ist der Druck zwischen Aorta und linkem Ventrikel in der späten Diastole ausgeglichen und der Reflux sistiert
  - bei der akuten Aorteninsuffizienz kann ein normal großer linker Ventrikel akut nur ein relativ kleines Regurgitationsvolumen aufnehmen
- ein **systolisches Austreibungsgeräusch** (gesteigertes aortales Schlagvolumen)
- gelegentlich ein niederfrequentes rumpelndes Diastolikum in Linksseitenlage an der Herzspitze **(Austin-Flint-Geräusch)**, das durch eine aorteninsuffizienzbedingte Verlagerung des anterioren Mitralsegels hervorgerufen wird.

Das **EKG** zeigt häufig eine unspezifische linksventrikuläre Hypertrophie. Ein **Belastungs-EKG** kann bei eingeschränkter Leistungsfähigkeit die Indikationsstellung zur Operation unterstützen. Ein Belastungstest in Verbindung mit einer **Radionuklidventrikulographie** erlaubt die Beurteilung der linksventrikulären Auswurffraktion (Ejektionsfraktion) bei Belastung.

Röntgen-Thorax: Eine fortgeschrittene Aorteninsuffizienz ist durch eine **Linksherzvergrößerung** mit betonter Herztaille gekennzeichnet. Der Aortenbogen ist prominent und die Aorta kann aneurysmatisch erweitert sein.

Echokardiographie: Die Farbdopplerechokardiographie ist die **Methode der Wahl** zum Nachweis und zur Schweregradbestimmung einer Aorteninsuffizienz (Abb. **A-12.7b**). In der zweidimensionalen Echokardiographie kann darüber hinaus häufig die Ursache einer Aorteninsuffizienz festgestellt werden.

Herzkatheteruntersuchung: Im Allgemeinen ist eine Linksherzkatheteruntersuchung nur noch zur präoperativen Koronardiagnostik vor einem Klappenersatz indiziert. Zur Anwendung in Einzelfällen s. S. 182. Die Aortographie ermöglicht die semiquantitative Einteilung der Aorteninsuffizienz in 4 Schweregrade.

⊙ **A-12.7** **Aorteninsuffizienz**

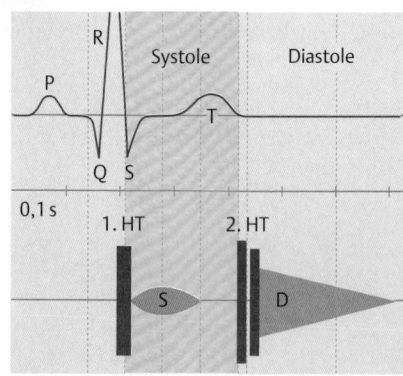
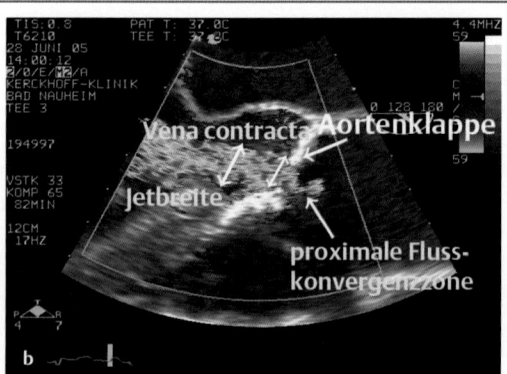

a **Auskultationsbefund.**
b **Farbdopplerechokardiographie bei einer schweren Aorteninsuffizienz:** diastolisches Standbild mit der Darstellung von drei Komponenten des Aorteninsuffizienzjets: die proximale Flusskonvergenzzone oberhalb der Aortenklappe, die Vena contracta als engste Stelle des Jets auf Klappenhöhe und der Insuffizienzjet im linksventrikulären Ausflusstrakt eignen sich zur Graduierung einer Aorteninsuffizienz.

Therapie:

Medikamentöse Therapie: Die Diastolendauer und der diastolische Druckgradient bestimmen im Wesentlichen das Regurgitationsvolumen bei der Aorteninsuffizienz. Dies bildet die theoretische Grundlage für den Einsatz von **Vasodilatatoren** bzw. **Nachlastsenkern** (z. B. ACE-Hemmer). Bei der chronischen Aorteninsuffizienz haben sie eine günstige hämodynamische Wirkung, allerdings haben sie **keinen Einfluss** auf die Notwendigkeit bzw. den Zeitpunkt eines **operativen Klappenersatzes** bei schwerer Aorteninsuffizienz. Die Dauer der Diastole wird maßgeblich durch die Herzfrequenz bestimmt; mit steigender Herzfrequenz wird die Diastole relativ verkürzt. Regurgitationsvolumen, enddiastolischer Druck und Volumen nehmen bei der Aorteninsuffizienz ab. Daher sind **bradykardisierende Medikamente** bei höhergradiger Aorteninsuffizienz (z. B. β-Rezeptoren-Blocker, Kalziumantagonisten) **ungünstig**.

Operative Therapie: Die Wahl des **optimalen Zeitpunktes** für den Aortenklappenersatz mit einer mechanischen oder biologischen Prothese wird kontrovers diskutiert. Grundsätzlich ist der Aortenklappenersatz bei **allen symptomatischen Patienten** indiziert. Idealerweise sollten Patienten mit Aorteninsuffizienz vor dem Auftreten einer linksventrikulären Dysfunktion operativ behandelt werden. In Tab. **A-12.4** sind die einzelnen Indikationen zusammenfassend aufgeführt.

Therapie:
In der **medikamentösen Therapie** werden **Vasodilatatoren** bzw. **Nachlastsenker** (z. B. ACE-Hemmer) eingesetzt. Allerdings haben sie **keinen Einfluss** auf die Notwendigkeit bzw. den Zeitpunkt eines **operativen Klappenersatzes** bei schwerer Aorteninsuffizienz. **Bradykardisierende Medikamente** (z. B. β-Rezeptoren-Blocker, Kalziumantagonisten) sind bei höhergradiger Aorteninsuffizienz **ungünstig**.

Operative Therapie: Der Aortenklappenersatz ist bei **allen symptomatischen Patienten** indiziert und bei asymptomatischen Patienten unter bestimmten Voraussetzungen.

☰ A-12.4	Empfehlungen zum Aortenklappenersatz bei schwerer Aortenklappeninsuffizienz

- symptomatische Patienten

- asymptomatische Patienten und
- – eingeschränkte linksventrikuläre Pumpfunktion (Ejektionsfraktion < 55 %) oder
- – linksventrikulärer endsystolischer Durchmesser > 55 mm oder
- – linksventrikulärer enddiastolischer Durchmesser > 75 mm oder
- – Abfall der linksventrikulären Ejektionsfraktion um mehr als 5 % unter Belastung (Radionuklidventrikulographie)

☰ A-12.4

Da es bei einer chronischen, hämodynamisch bedeutsamen Aorteninsuffizienz zu einer sekundären Dilatation der **Aortenwurzel** (Anulus) bzw. der **Aorta ascendens** kommt, ist häufig auch eine **Raffung** bzw. **teilweise Resektion** dieser Strukturen erforderlich. Alternativ zum Klappenersatz ist eine chirurgische Rekonstruktion der Aortenklappe nur selten möglich und kommt nur bei einem Segelprolaps oder einer Segelperforation (z. B. durch eine bakterielle Endokarditis) in Betracht.

Eine sekundäre Dilatation der **Aortenwurzel/Aorta ascendens** macht häufig eine **Raffung** bzw. **teilweise Resektion** dieser Strukturen erforderlich. Eine chirurgische Rekonstruktion der Aortenklappe ist nur selten möglich.

Verlauf: Der natürliche Krankheitsverlauf der Aorteninsuffizienz ist wie bei der Aortenstenose durch eine **langjährige asymptomatische Phase** gekennzeichnet. Gewöhnlich entwickeln Patienten erst Symptome nach dem Auftreten einer deutlichen linksventrikulären Funktionsstörung.

Verlauf: Für die Aorteninsuffizienz ist die **langjährige asymptomatische Phase** typisch, bis es zur deutlichen linksventrikulären Funktionsstörung kommt.

12.4 Mitralinsuffizienz

12.4 Mitralinsuffizienz

▶ **Definition:** Schlussunfähigkeit der Mitralklappe mit Blutrückfluss vom linken Ventrikel in den linken Vorhof in der Systole.

◀ Definition

Ätiologie: Die Mitralklappe ist eine komplexe Struktur, die aus dem Klappenring (Anulus), 2 Segeln, 2 Kommissuren, ca. 60–80 Sehnenfäden und 2 Papillarmuskeln besteht. Eine pathologische Veränderung an jeder einzelnen Komponente kann zu einer Schlussunfähigkeit führen; in diesem Fall spricht man von einer **primären** oder **organischen** Mitralinsuffizienz. Ist die Klappe anatomisch unauffällig, kann jede Vergrößerung des linken Ventrikels mit nachfolgend dilatiertem Mitralklappenring ursächlich für die Mitralinsuffizienz sein, die dann als **sekundär** oder **funktionell** bezeichnet wird (Tab. **A-12.5**, s. Abb. **A-12.9b**). Tritt eine Mitralinsuffizienz **akut** auf, wird sie meist durch eine Sehnenfaden- oder Papillarmuskelruptur oder eine infektiöse Endokarditis verursacht.

Ätiologie: Eine pathologische Veränderung an der Mitralklappe kann zur Schlussunfähigkeit führen (**primäre** oder **organische** Mitralinsuffizienz). Bei unauffälliger Klappe kann jede Vergrößerung des linken Ventrikels eine **sekundäre** oder **funktionelle** Mitralinsuffizienz bedingen (Tab. **A-12.5**, s. Abb. **A-12.9b**). Die **akute** Form wird meist durch Sehnenfadenruptur oder Endokarditis verursacht.

☰ A-12.5   Ursachen einer Mitralinsuffizienz

primär = organisch

- myxomatöse Degeneration mit Mitralklappenprolaps

  häufigste Ursache in der westlichen Welt (Abb. **A-12.8a**)

- Sehnenfadenruptur ("flail leaflet") mit Durchschlagen von Segelanteilen

  oft degenerativ bedingt (Abb. **A-12.8b**)

- postinflammatorisch

  rheumatisches Fieber: die Mitralinsuffizienz wird häufig von einer Mitralstenose begleitet; häufigste Ursache in Entwicklungsländern
  Lupus erythematodes

- infektiöse Endokarditis

  bakteriell: vorwiegend liegt eine Segelarrosion oder -perforation vor (Abb. **A-12.8c**), große Vegetationen behindern den Klappenschluss mechanisch, bei einer Beteiligung der Chordae tendineae ist eine Sehnenfadenruptur möglich

- Papillarmuskelruptur (akuter Myokardinfarkt)

  in der ersten Woche nach einem Myokardinfarkt, betrifft in der Regel den ausschließlich von der rechten Kranzarterie versorgten posteromedialen Papillarmuskel nach Hinterwandinfarkt

- Mitralringverkalkung

  kommt besonders bei älteren Frauen mit Hypertonus vor, führt selten zu einer schweren Mitralinsuffizienz

- kongenitale Anomalie

  z. B. Mitralklappenspalt des anterioren Segels bei Endokardkissendefekt, selten

sekundär = funktionell

- hypertroph-obstruktive Kardiomyopathie

  systolische Vorwärtsbewegung der Mitralsegel (SAM = **s**ystolic **a**nterior **m**ovement) führt zu einer spätsystolischen Mitralinsuffizienz

- Remodeling nach Myokardinfarkt
- dilatative Kardiomypathie

  eine Dilatation des Mitralklappenrings und Außenverlagerung eines oder beider Papillarmuskeln beeinträchtigt die Schlussfähigkeit (Koaptation) der Mitralsegel

---

◎ A-12.8   Ursachen der Mitralinsuffizienz dargestellt in der Echokardiographie

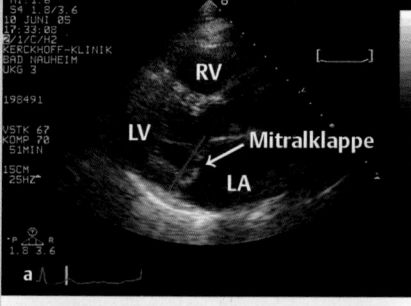

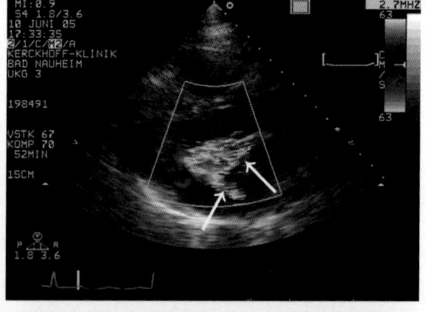

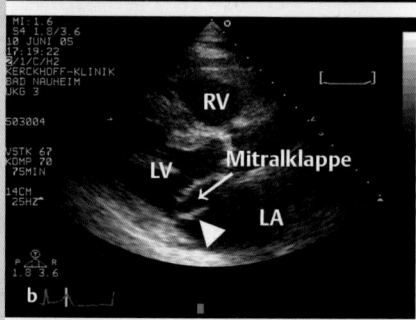

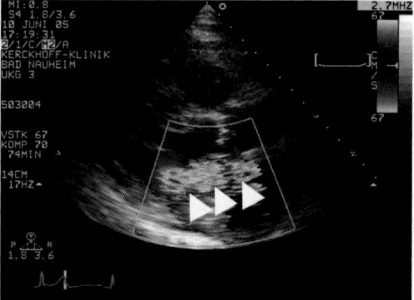

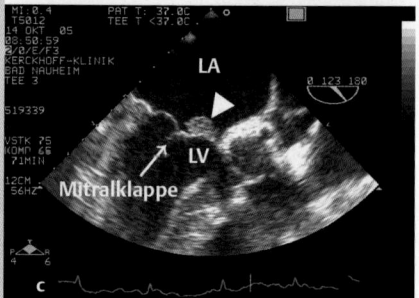

a Mitralklappenprolaps bei myxödematös veränderten Mitralsegeln: Längsschnitt des linken Ventrikels. **Links:** beide Mitralsegel sind verdickt und wölben sich in der Diastole in den linken Vorhof vor (Überschreiten der rot durchgezogenen Linie). **Rechts:** Korrespondierende Farbdopplerechokardiographie; Darstellung eines divergierenden Mitralinsuffizienzjets (Pfeile) mit einem größeren, anterior und kleineren, posterior durchgezogenen Anteil.

b Schwere Mitralinsuffizienz durch Sehnenfadenruptur: Längsschnitt des linken Ventrikels. **Links:** Teile des posterioren Mitralsegels (Pfeilspitze) prolabieren in der Systole in den linken Vorhof. **Rechts:** korrespondierende Farbdopplerechokardiographie; Darstellung eines exzentrischen, anterior gerichteten Mitralinsuffizienzjets (Pfeilspitzen).

c Mitralklappenendokarditis (TEE): Am anterioren Mitralsegel findet sich auf der Seite des Vorhofs eine rundliche Vegetation (Pfeilspitze) mit inhomogener Binnenstruktur. Die bakterielle Vegetation führt zu einer signifikanten Mitralinsuffizienz durch Arrosion der Segelränder und Perforation des anterioren Segels. LV = linker Ventrikel, RV = rechter Ventrikel, LA = linker Vorhof.

Pathogenese: Eine **chronische** Mitralinsuffizienz führt zu einer Volumenbelastung des linken Ventrikels, die über längere Zeit toleriert wird. Letztendlich bedingt eine schwere Insuffizienz jedoch eine **linksventrikuläre Dysfunktion**, die eine erhebliche Morbidität und Mortalität aufweist und deren Beginn durch die Regurgitation in den linken Vorhof verschleiert wird. Hierdurch wird die Nachlast reduziert, während die Volumenbelastung gleichzeitig die Vorlast des linken Ventrikels erhöht. Beides führt anfänglich zu einer Zunahme der Ejektionsfraktion. Im weiteren Krankheitsverlauf nimmt das linksventrikuläre Volumen zu und das effektiv in den systemischen Kreislauf ausgeworfene Herzzeitvolumen ab. Dies markiert den Übergang vom kompensierten zum dekompensierten Stadium und führt letztendlich zu Symptomen.

Pathogenese: Eine **chronische** Mitralinsuffizienz führt zur **linksventrikulären Dysfunktion**, deren Beginn oft durch die Regurgitation verschleiert wird. Durch die Nachlastreduktion und Vorlasterhöhung kommt es zunächst zu einer Zunahme der Ejektionsfraktion. Später nimmt jedoch das HZV ab und es treten Symptome auf.

Klinik: Initial klagen Patienten über **Müdigkeit** und **Belastungsdyspnoe**. Mit fortschreitender Erkrankung kann es zu Orthopnoe und paroxysmaler nächtlicher Dyspnoe kommen. Einige Patienten entwickeln eine pulmonale Hypertonie, was zu einer **Rechtsherzinsuffizienz** führen kann mit Jugularvenenstauung, peripheren Ödemen sowie Hepatomegalie und Aszites. Gelegentlich berichten Patienten mit Mitralklappenprolaps über atypische Angina pectoris, ohne dass eine KHK vorliegt. Das Auftreten von **Vorhofflimmern** geht oft mit einer klinischen Verschlechterung einher. Außerdem besteht die Gefahr von **arteriellen Embolien** in die zerebrale Zirkulation (neurologische Ausfälle), Koronararterien (Myokardinfarkt) oder die Mesenterial- bzw. Nierengefäße (Abdomen- bzw. Flankenschmerz). Eine **akute** Mitralinsuffizienz führt klinisch zu plötzlicher Ruhedyspnoe, Ortho- und Tachypnoe.

Klinik: Initial bestehen **Müdigkeit** und **Belastungsdyspnoe**, später Orthopnoe und paroxysmale nächtliche Dyspnoe. Eine pulmonale Hypertonie kann zur **Rechtsherzinsuffizienz** mit Jugularvenenstauung und Ödemen führen. **Vorhofflimmern** geht oft mit klinischer Verschlechterung einher. Es besteht die Gefahr **arterieller Embolien**. Die **akute** Mitralinsuffizienz führt zu plötzlicher Dys-, Ortho- und Tachypnoe.

▶ **Merke:** Die Mitralinsuffizienz ist eine progressive Erkrankung, die nach einer mehrjährigen asymptomatischen Latenzphase zu einer linksventrikulären Dysfunktion und Symptomatik führt.

◀ **Merke**

Diagnostik:
Körperliche Untersuchung: Der **Herzspitzenstoß** ist **verbreitert** sowie nach kaudal und lateral **verlagert**. Auskultatorisch (Abb. **A-12.9a**) ist:
- der 1. HT häufig leise und der 2. HT weit gespalten (früher A$_2$); bei pulmonaler Hypertonie kann der pulmonale Teil des 2. HT (P$_2$) besonders laut sein
- ein 3. HT häufig, ein 4. HT selten
- ein **bandförmiges, holosystolisches Geräusch** mit P. m. am **Apex** mit Ausstrahlung in die Axilla zu hören.

Bei großem Regurgitationsvolumen findet sich ein kurzes, niederfrequentes Diastolikum. Eine Sehnenfadenruptur mit Prolaps des posterioren Segels führt zu einem exzentrischen, anterior gerichteten Insuffizienzjet mit Aus-

Diagnostik: In der **körperlichen Untersuchung** ist der **Herzspitzenstoß** verbreitert und nach kaudal-lateral **verlagert**. Auskultatorisch ist der 1. HT häufig leise und der 2. HT gespalten. Ein 3. HT ist häufig, ein 4. HT selten. Ein **bandförmiges, holosystolisches Geräusch** mit P. m. am **Apex** ist zu hören.

Bei starker Regurgitation findet sich ein kurzes, niederfrequentes Diastolikum (Abb. **A-12.9a**). Ein Prolaps des posterioren Segels führt zu einem Insuffizienzjet

◎ **A-12.9** | **Mitralinsuffizienz**

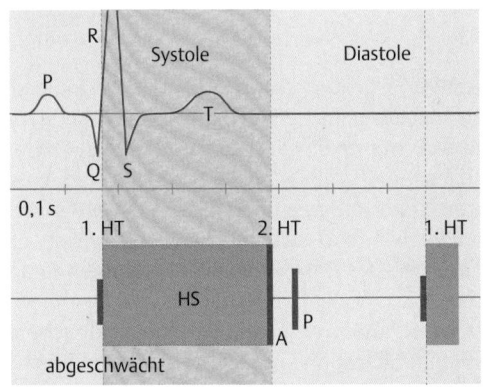
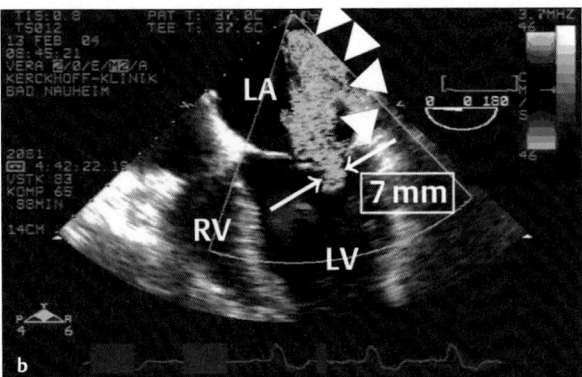

a **Auskultationsbefund** bei mittelschwerer Mitralinsuffizienz.
b **TEE** bei einem Patienten mit dilatativer Kardiomyopathie und schwerer, funktioneller Mitralinsuffizienz: Vierkammerblick mit Darstellung des Insuffizienzjets im linken Vorhof (Pfeilspitzen). Die Vena contracta (Pfeile) ist die engste Stelle des Jets und eignet sich zur Schweregradbestimmung. LV = linker Ventrikel, RV = rechter Ventrikel, LA = linker Vorhof.

mit Ausstrahlung zur Herzbasis. Bei der **akuten** Mitralinsuffizienz sind ein apikales Systolikum und pulmonale Rasselgeräusche auskultierbar.

Das EKG ist unspezifisch verändert. Ein Belastungs-EKG kann latente Leistungseinschränkung zeigen.

Im **Röntgen-Thorax** sind bei fortgeschrittener Insuffizienz der linke Ventrikel und Vorhof vergrößert, die Gefäßzeichnung vermehrt.

Die **Farbdopplerechokardiographie** ist die Methode der Wahl zum **Nachweis** und zur **Schweregradbestimmung** einer Mitralinsuffizienz (Abb. **A-12.9b**). Sie liefert außerdem Informationen zur **zugrunde liegenden Pathologie** sowie Größe und Funktion des linken Ventrikels, assoziierten Vitien und zur Hämodynamik.

Eine **Linksherzkatheteruntersuchung** ist im Allgemeinen nur zur präoperativen Koronardiagnostik indiziert.

In der **Rechtsherzkatheteruntersuchung** können der **pulmonalarterielle Druck** und **pulmonalkapillare Verschlussdruck** (PCWP) gemessen werden.

Therapie:
Medikamentöse Therapie: Diuretika verbessern die Symptomatik bei **pulmonalvenöser Stauung**. Vasodilatatoren bzw. Nachlastsenker können nützlich oder schädlich sein. **Vasodilatatoren** reduzieren die Regurgitation, erhöhen das Schlagvolumen und bessern die Symptomatik, ohne die EF zu verändern. Den **größten Vorteil** bringen Vasodilatatoren bei **schwerer linksventrikulärer Dysfunktion** und **Dilatation**. Nachlastsenker führen bei Mitralklappenprolaps oder HOCM zur Zunahme der Mitralinsuffizienz.

---

strahlung des Geräuschs zur Herzbasis. Dies kann mit einem Geräusch im linksventrikulären Ausflusstrakt (z. B. Aortenstenose) verwechselt werden. Bei einer **akuten** Mitralinsuffizienz findet sich ein Systolikum am Apex, das entweder holosystolisch ist oder nur in der frühen Systole auskultierbar ist. Gleichzeitig finden sich pulmonal feuchte Rasselgeräusche.

EKG: Es zeigen sich allenfalls **unspezifische Veränderungen** (evtl. P-mitrale oder Vorhofflimmern). Ein Belastungs-EKG kann bei scheinbarer Beschwerdefreiheit eine latente Einschränkung der Leistungsfähigkeit nachweisen.

Röntgen-Thorax: Eine fortgeschrittene Mitralinsuffizienz ist durch eine Vergrößerung des linken Ventrikels und Vorhofs gekennzeichnet. Außerdem findet sich oft eine vermehrte pulmonalvenöse Gefäßzeichnung.

Echokardiographie: Die Farbdopplerechokardiographie ist die Methode der Wahl zum **Nachweis** und zur **Schweregradbestimmung** einer Mitralinsuffizienz, die anhand der Größe der Farbwolke im linken Vorhof semiquantitativ beurteilt wird (Abb. **A-12.9b**). Außerdem ermöglicht die Echokardiographie eine morphologische Beurteilung der Mitralklappe und der **zugrunde liegenden Pathologie**. Dies ist für die weitere Therapieplanung von Bedeutung. Die Methode liefert außerdem Informationen zu Größe und Funktion des linken Ventrikels sowie assoziierten Vitien. Zusätzliche hämodynamische Daten können aus der Bestimmung des Herzzeitvolumens und des rechtsventrikulären bzw. pulmonalarteriellen Drucks gewonnen werden.

Herzkatheteruntersuchung: Im Allgemeinen ist eine **Linksherzkatheteruntersuchung** nur noch zur präoperativen Koronardiagnostik vor einer operativen Therapie indiziert. Zum Einsatz darüber hinaus s. S. 182.

Zusätzlich besteht die Möglichkeit einer **Rechtsherzkatheteruntersuchung** in Ruhe oder unter Belastung mit Messung des **pulmonalarteriellen Drucks** und **Verschlussdrucks** (PCWP). Dazu wird ein transvenös eingeführter Ballonkatheter durch das rechte Herz in die A. pulmonalis vorgeschoben. Nach Aufblasen des Ballons an der Spitze des Katheters kann der pulmonalarterielle Verschlussdruck gemessen werden, der die phasischen Druckveränderungen des linken Vorhofs widerspiegelt. Zu erkennen sind:

- 2 positive Wellen:
  - **a-Welle:** Vorhofkontraktionswelle
  - **x-Abfall:** systolischer Druckabfall bedingt durch die Abwärtsbewegung der Herzbasis
  - **y-Abfall:** diastolischer Druckabfall, der durch die Öffnung der Mitralklappe entsteht.
  - **v-Welle:** spätsystolisch, entsteht durch das erhöhte Füllungsvolumen des linken Vorhofs und der Pulmonalvenen in der Systole, wenn die Mitralklappe geschlossen ist, sie ist bei einer schweren **Mitralinsuffizienz besonders prominent** (Abb. **A-12.10**); fehlt sie, ist eine signifikante Mitralinsuffizienz ausgeschlossen
- 2 negative Täler (**x-, y-Abfall**).

Therapie:
Medikamentöse Therapie: Diuretika verbessern die Symptomatik im Falle einer **pulmonalvenösen Stauung**. Eine medikamentöse Behandlung mit Vasodilatatoren bzw. Nachlastsenkern (z. B. ACE-Hemmer) kann abhängig von der Ursache einer chronischen Mitralinsuffizienz nützlich, aber auch schädlich sein. **Vasodilatatoren** reduzieren das Regurgitationsvolumen und erhöhen das effektiv ausgeworfene aortale Schlagvolumen, während sich die Ejektionsfraktion nicht wesentlich ändert. Begleitend werden das linksventrikuläre Volumen und der enddiastolische Druck reduziert, was die Symptomatik bessert. Den **größten Vorteil** von einer Therapie mit Vasodilatatoren haben Patienten mit **schwerer linksventrikulärer Dysfunktion** und **Dilatation**. Im Gegensatz dazu führt der Einsatz von **Nachlastsenkern** bei Patienten mit Mitralklappenprolaps oder hypertroph-obstruktiver Kardiomyopathie zu einer Zunahme der Mitralinsuffizienz. In anderen Fällen von primär organischer Mitralinsuffizienz können Nachlastsenker die Entwicklung einer linksventrikulären Dysfunktion verschleiern und so zu einer Verzögerung der operativen Behandlung führen.

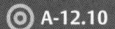

⊚ A-12.10 | **Druckregistrierung des pulmonalkapillaren Verschlussdrucks (PCWP) mittels Rechtsherzkatheter bei schwerer Mitralinsuffizienz**

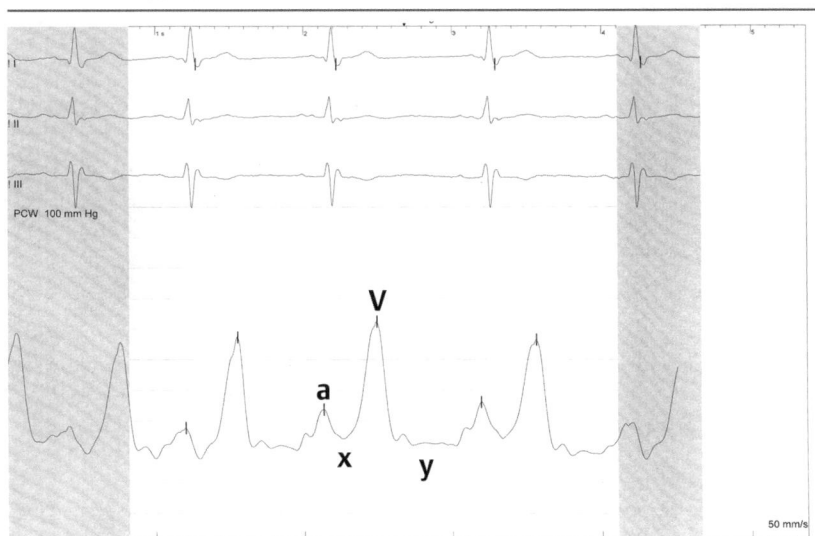

Zu erkennen sind 2 positive Wellen (**a-, v-Welle**; letztere ist bei **Mitralinsuffizienz besonders prominent**) und 2 negative Täler (**x-, y-Abfall**).

Operative Therapie: Die **Indikationen** zur operativen Therapie sind in Tab. **A-12.6** dargestellt.

Die postoperative Überlebensrate wird vom Lebensalter, der Symptomatik (NYHA-Klasse), der linksventrikulären Funktion und von einer begleitenden KHK bestimmt. Bei einer primären Mitralinsuffizienz ist die präoperative linksventrikuläre Ejektionsfraktion der wichtigste prognostische Faktor.

Eine **Mitralklappenrekonstruktion** (z. B. Implantation eines Kunstrings) ist im Vergleich zum Klappenersatz mit einer **niedrigeren perioperativen Mortalität** und einer **verbesserten Langzeitprognose** verbunden. Der Hauptgrund dafür ist die bessere postoperative linksventrikuläre Funktion durch Erhaltung des subvalvulären Apparats. Bei einem Klappenersatz kann sowohl eine mechanische wie auch eine biologische Prothese verwendet werden. Letztere kommen wegen ihrer begrenzten Lebensdauer erst bei Patienten ab 65 Jahren zum Einsatz.

Zukünftige Entwicklungen: Im Erprobungsstadium befinden sich folgende Verfahren:

- perkutane Rekonstruktion der Mitralklappe durch Adaptation der mittleren Segelabschnitte („edge-to-edge repair") über einen Katheter von der Leiste aus
- perkutaner Einsatz eines Rings im Koronarsinus
- gezieltes Abtrennen von Sehnenfäden mit dem Ziel eines verbesserten Segelschlusses.

Verlauf: Patienten in der **NYHA-Klasse III und IV** haben auch bei nur vorübergehenden Symptomen und unter medikamentöser Therapie eine Mortalität von ca. 30 % pro Jahr. Bei Patienten mit einer **linksventrikulären Dysfunktion** ist das Vorhandensein jeglicher Mitralinsuffizienz mit einer erhöhten Mortalität verbunden; je schwerer die Mitralinsuffizienz, desto schlechter die Prognose.

Operative Therapie: Die **Indikationen** zeigt Tab. **A-12.6**.

Die postoperative Überlebensrate wird von Lebensalter, Symptomatik, linksventrikulärer Funktion und begleitender KHK bestimmt.

Eine **Mitralklappenrekonstruktion** ist im Vergleich zum Klappenersatz mit einer **niedrigeren perioperativen Mortalität** und einer **verbesserten Langzeitprognose** verbunden. Bei Klappenersatz kann eine mechanische oder biologische Prothese verwendet werden.

Zukünftige Entwicklungen: In Erprobung befinden sich die perkutane Rekonstruktion der Mitralklappe über einen Katheter, der perkutane Einsatz eines Rings im Koronarsinus und das Abtrennen von Sehnenfäden.

Verlauf: Bei **NYHA-Klasse III und IV** liegt die Mortalität bei ca. 30 % pro Jahr. Bei **linksventrikulärer Dysfunktion** ist die Prognose umso schlechter, je schwerer die Mitralinsuffizienz ist.

≡ A-12.6 | **Empfehlungen zur operativen Therapie bei schwerer, organischer Mitralinsuffizienz**

- symptomatische Patienten
- asymptomatische Patienten mit
  - eingeschränkter linksventrikulärer Pumpfunktion (Ejektionsfraktion < 60 %) oder
  - linksventrikulärer endsystolischer Durchmesser > 45 mm oder
  - Vorhofflimmern oder
  - pulmonaler Hypertonie
- asymptomatische Patienten, falls eine Rekonstruktion mit hoher Wahrscheinlichkeit möglich ist

Das **BNP** ermöglicht bei asymptomatischen Patienten eine Aussage zum Mortalitätsrisiko.

Neuere Untersuchungen haben zeigen können, dass das natriuretische Peptid **BNP** bei asymptomatischen oder wenig symptomatischen Patienten mit Mitralklappenprolaps und Mitralinsuffizienz eine Aussage zum Mortalitätsrisiko ermöglicht.

▶ **Klinischer Fall**

▶ **Klinischer Fall:** Eine 35-jährige Patientin stellt sich beim niedergelassenen Kardiologen wegen Herzrhythmusstörungen und belastungsabhängiger Schmerzen in der Herzgegend vor. Sie ist 1,80 m groß, ein asthenischer Typ und es bestehen keine Grunderkrankungen. In der Auskultation sind ein mesosystolischer Klick über der Herzspitze sowie ein spätsystolisches Crescendogeräusch zu hören. Die weitere körperliche Untersuchung ist unauffällig. Die Echokardiographie zeigt ein verdicktes Mitralklappensegel mit Mitralklappeninsuffizienz. Der Kardiologe stellt die Diagnose eines Mitralklappenprolapses und erklärt seiner Patientin, dass zwar keine Therapie, dafür aber eine Befundkontrolle in 5 Jahren nötig ist.

12.5 Mitralstenose

▶ **Definition**

▶ **Definition:** Die Mitralstenose führt zu einer Behinderung des Blutflusses vom linken Vorhof in den linken Ventrikel.

Epidemiologie: ⅔ aller Patienten mit Mitralstenose sind Frauen.

Epidemiologie: Zwei Drittel aller Patienten mit Mitralstenose sind Frauen.

Ätiologie: Eine Mitralstenose ist i. d. R. Folge eines **rheumatischen Fiebers** (s. S. 140).

Ätiologie: Eine Mitralstenose ist abgesehen von einer seltenen kongenitalen Fehlbildung immer Folge eines **rheumatischen Fiebers** (s. S. 140).

Pathogenese: Die mechanische Obstruktion führt zu einer Druckerhöhung im linken Vorhof, der Lungenstrombahn und im rechten Herzen (s. Abb. **A-12.11**).

Pathogenese: Zur Pathogenese des rheumatischen Fiebers s. S. 141. Die normale Mitralöffnungsfläche beträgt 4,0–6,0 cm²; bei einer Abnahme unter 2,0 cm² besteht ein diastolischer Druckgradient zwischen dem linken Vorhof und Ventrikel. Die mechanische Obstruktion führt zu einer Druckerhöhung im linken Vorhof, der Lungenstrombahn und im rechten Herzen (s. Abb. **A-12.11**).

Klinik: Bei einer Mitralöffnungsfläche < 2 cm² tritt eine **Belastungsdyspnoe** auf. Es können supraventrikuläre Arrhythmien oder **Vorhofflimmern** mit Tachyarrhythmia absoluta, niedrigem HZV, pulmonaler Stauung und Vorhofthromben entstehen. Zu den Symptomen arterieller Embolien s. S. 269.

Klinik: Ist die Mitralöffnungsfläche < 2,0 cm², klagen Patienten über eine **Belastungsdyspnoe**. Vom Auftreten der ersten Symptome bis zu einer schweren Beeinträchtigung können 10 Jahre vergehen. Unter Progression können supraventrikuläre Arrhythmien auftreten. **Vorhofflimmern** kann bei einer schnellen ventrikulären Überleitung (Tachyarrhythmia absoluta) zu einem Abfall des Herzzeitvolumens mit Symptomen der pulmonalen Stauung (Ruhedyspnoe, Orthopnoe) führen. Außerdem ist das Risiko für eine linksatriale Thrombenbildung bei permanentem oder intermittierendem Vorhofflimmern besonders hoch. Zu den Symptomen arterieller Embolien s. S. 269.

Durch den steigenden linksatrialen Druck wird auch der rechte Ventrikel belastet (s. S. 80). **Hämoptysen** treten bei pulmonalvenöser Hypertonie auf.

Durch den im Krankheitsverlauf stetig steigenden linksatrialen Druck steigt auch der pulmonalarterielle Druck und der rechte Ventrikel wird zunehmend belastet. Zu den Symptomen einer Rechtsherzinsuffizienz s. S. 80. **Hämoptysen** (Herzfehlerzellen im Sputum) sind Ergebnis einer Gefäßruptur bei pulmonalvenöser Hypertonie.

▶ **Merke**

▶ **Merke:** Patienten mit Mitralstenose werden erst Jahre nach einem rheumatischen Fieber mit zunehmender Belastungsdyspnoe, Orthopnoe und Vorhofflimmern symptomatisch.

Diagnostik:
Körperliche Untersuchung: Auskultatorisch finden sich (Abb. **A-12.11a**) ein **betonter 1. HT**, ein **Mitralöffnungston** (MÖT) und ein **niederfrequentes, decrescendoartiges Diastolikum** am Apex.

Diagnostik:
Körperliche Untersuchung: Ein typischer Auskultationsbefund ist oft schon 5 bis 10 Jahre vor dem Auftreten von Symptomen zu erheben. **Auskultatorisch** finden sich (Abb. **A-12.11a**):
- **betonter 1. HT**
- **Mitralöffnungston** (MÖT)
- niederfrequentes, decrescendoartiges Diastolikum am Apex
- präsystolisches Crescendogeräusch (nur im Sinusrhythmus).

Ein Pulmonalinsuffizienzgeräusch ist bei pulmonaler Hypertonie im 2. ICR links zu auskultieren (Graham-Steell-Geräusch).

Ein Pulmonalinsuffizienzgeräusch ist bei einer pulmonalen Hypertonie im 2. ICR links zu auskultieren (Graham-Steell-Geräusch). Im Falle einer rechtsventrikulären Dysfunktion findet sich u. U. ein holosystolisches Trikuspidalinsuffizienzgeräusch am linken Sternalrand.

⊚ A-12.11 | **Diagnostik bei Mitralklappenstenose**

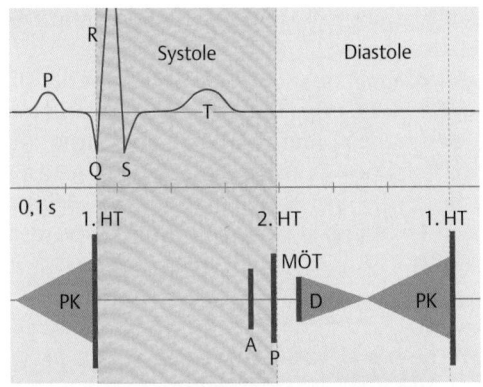

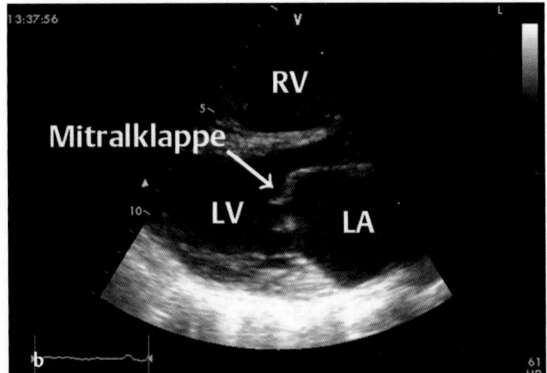

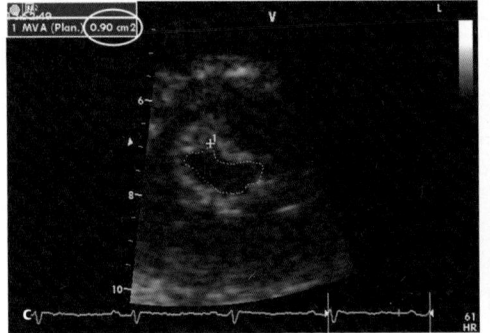

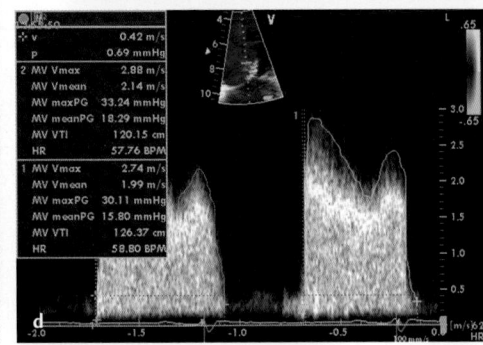

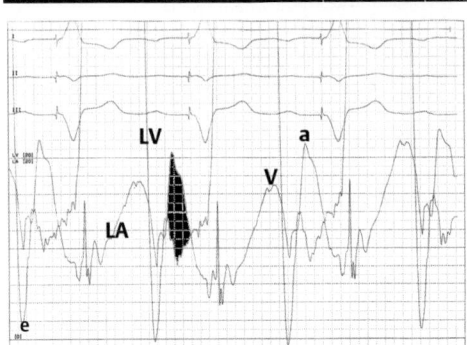

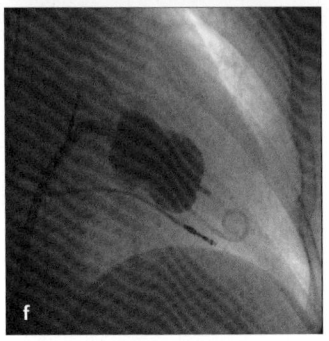

a Auskultationsbefund.

b **Echokardiographie:** Längsschnitt des linken Ventrikels bei einem Patienten mit Mitralstenose. Die Mitralsegel (↓) sind verdickt und vermehrt echogen. Die Beweglichkeit beider Segel ist an den Rändern deutlich eingeschränkt, so dass es besonders beim anterioren Segel zu einer pathognomischen **Domstellung** in der Diastole kommt. LV = linker Ventrikel, RV = rechter Ventrikel, LA = linker Vorhof.

c **TEE** (Ausschnittvergrößerung): Dargestellt ist die maximal geöffnete Mitralklappe in der Diastole im Querschnitt. Die planimetrisch bestimmte Mitralöffnungsfläche beträgt 0,9 cm², was einer schweren Mitralstenose entspricht.

d **Korrespondierende Dopplerechokardiographie** (gleicher Patient wie in Abb. **A-12.11c**): dargestellt ist das kontinuierliche diastolische Mitralisdopplerprofil von zwei aufeinanderfolgenden Herzzyklen. Der über beide Zyklen gemittelte Druckgradient beträgt 17 mm Hg, entsprechend einer schweren Mitralstenose.

e **Druckregistrierung mittels Links-/Rechtsherzkatheter bei einer schweren Mitralklappenstenose:** simultane Darstellung des linksatrialen (LA) und linksventrikulären (LV) Drucks im Sinusrhythmus. In der LA-Druckkurve sind die beiden positiven v- und a-Wellen zu erkennen. Die a-Welle übersteigt aufgrund der Mitralstenose den linksventrikulären Druck (schwarze Fläche) und führt zu einem diastolischen Druckgradienten zwischen LA und LV.

f **Mitralklappenvalvuloplastie bei einer Patientin mit hochgradiger Mitralklappenstenose:** Die Mitralsegel befinden sich an der Taille des entfalteten Ballonkatheters. Eine mehrfache Insufflation des Ballons führt zu einer Aufweitung der Mitralklappe.

▶ **Merke:** Je kürzer das Zeitintervall vom 2. HT zum MÖT und je länger das diastolische Geräusch ist, desto schwerer ist die Stenose.

◀ Merke

EKG: Die Belastung des linken Vorhofs ist am **P-mitrale** (gekerbte P-Welle in den Ableitungen II, III oder aVF mit einer Dauer ≥ 120 ms oder Amplitude des negativen Anteils der P-Welle in Ableitung V_1 > 1 mm und länger als 40 ms) zu erkennen, im fortgeschrittenen Stadium zeigt sich eine **rechtsventrikuläre Hypertrophie** sowie evtl. **Vorhofflimmern**. Ein **Belastungs-EKG** kann bei vermeintlich asymptomatischen Patienten eine latente Belastungsinsuffizienz aufdecken.

EKG: Die Belastung des linken Vorhofs bewirkt ein **P-mitrale**, **rechtsventrikuläre Hypertrophie** und evtl. **Vorhofflimmern**. Ein **Belastungs-EKG** kann eine Belastungsinsuffizienz aufdecken.

Röntgen-Thorax: Das Herz hat eine rechtsventrikuläre Kontur mit **abgerundeter Herzspitze** und **verstrichener Herztaille**. Die Pulmonalarterien sind prominent.

Die **Echokardiographie** stellt den **Goldstandard** in der Diagnostik der Mitralstenose dar (Abb. **A-12.11b**). Zur Schweregradbestimmung werden Mitralöffnungsfläche (Tab. **A-12.7**, Abb. **A-12.11c**) und diastolischer Druckgradient (Abb. **A-12.11d**) gemessen.

Röntgen-Thorax: Das Herz hat eine rechtsventrikuläre Kontur mit **abgerundeter Herzspitze**, die **Herztaille** ist **verstrichen** bei einem deutlich vergrößerten linken Vorhof. Außerdem finden sich prominente Pulmonalarterien und eine vermehrte pulmonalvenöse Gefäßzeichnung.

Echokardiographie: Die Echokardiographie stellt den **Goldstandard** in der Diagnostik der Mitralstenose dar (Abb. **A-12.11b**). Die Schweregradbestimmung (Tab. **A-12.7**) erfolgt durch Bestimmung der Mitralöffnungsfläche (Abb. **A-12.11c**) und des mittleren diastolischen Druckgradienten (Abb. **A-12.11d**). Außerdem kann der pulmonalarterielle Druck in Ruhe und bei Belastung anhand einer häufig begleitenden Trikuspidalinsuffizienz errechnet werden.

≡ A-12.7

≡ A-12.7	Schweregradeinteilung der Mitralstenose	
	mittlerer Druckgradient [mm Hg]	**Mitralöffnungsfläche [cm²]**
Normalzustand	< 5	4,0–6,0
leichte Stenose	5–8	1,5–2,0
mittelschwere Stenose	8–15	1,0–1,5
schwere Stenose	> 15	< 1,0

Herzkatheteruntersuchung: Die **Linksherzkatheteruntersuchung** ist nur noch präoperativ vor einem Klappenersatz indiziert. Der Schweregrad der Stenose wird durch simultane Druckregistrierung des linksventrikulären und pulmonalarteriellen Verschlussdrucks bestimmt (Abb. **A-12.11e**).

Herzkatheteruntersuchung: Im Allgemeinen ist die Linksherzkatheteruntersuchung nur noch zur **Koronardiagnostik** vor operativem Klappenersatz indiziert. Allerdings kann die kombinierte Rechts-/Linksherzkatheteruntersuchung bei eingeschränkter echokardiographischer Bildqualität oder einer Diskrepanz zwischen der Symptomatik und dem nicht invasiv ermittelten Schweregrad nützlich sein. Dazu wird der linke Ventrikel retrograd über die Aortenklappe sondiert, gleichzeitig wird ein transvenös eingeführter Ballonkatheter durch das rechte Herz in die Arteria pulmonalis vorgeschoben. Die Schweregradbestimmung der Stenose erfolgt durch die simultane Druckregistrierung des linksventrikulären und pulmonalkapillaren Verschlussdrucks (PCWP), der in etwa dem linksatrialen Druck entspricht (Abb. **A-12.11e**).

Therapie:
Medikamentöse Therapie: Diuretika verbessern die Symptomatik bei **pulmonalvenöser Stauung** (s. S. 79). Bei **Vorhofflimmern** sind **frequenzregulierende Medikamente** erforderlich. Zur Thromboembolieprophylaxe werden Cumarin-Derivate gegeben.

Therapie:
Medikamentöse Therapie: Diuretika verbessern die Symptomatik im Falle einer **pulmonalvenösen Stauung** (s. S. 79). Beim Auftreten von **Vorhofflimmern** sind **frequenzregulierende Medikamente** (z. B. Digitalis, β-Rezeptoren-Blocker, Kalziumantagonisten) erforderlich. Sie wirken häufig so effektiv, dass das Auftreten dieser Rhythmusstörung allein noch keine Operationsindikation darstellt. Um thromboembolische Komplikationen zu verhindern, ist eine Antikoagulation mit Kumarinderivaten (INR Zielbereich 2,5–3,5) erforderlich.

Operative Therapie: Ab NYHA-Stadium III (s. S. 80) ist ein **Mitralklappenersatz** oder eine **offene Kommissurotomie** (Spaltung der verklebten Mitralklappenkommissuren) angezeigt. Für Letztere eignen sich besonders Klappen ohne ausgedehnte Verkalkungen und Deformitäten.

Operative Therapie: Ein operatives Vorgehen kommt bei allen Patienten im NYHA-Stadium III (s. S. 80) trotz medikamentöser Therapie in Betracht. Neben dem **Mitralklappenersatz**, der bei über 70-Jährigen mit einer biologischen Klappenprothese erfolgen kann, besteht die Möglichkeit einer **offenen Kommissurotomie**. Hierbei werden vom Chirurgen nach Anschluss an die Herz-Lungen-Maschine die verklebten Mitralklappenkommissuren unter Sicht gespalten. Gleichzeitig kann ein Thrombus aus dem linken Vorhof entfernt werden. Für dieses Verfahren eignen sich besonders Mitralklappen ohne ausgedehnte Verkalkungen der Segel oder Kommissuren und ohne Deformitäten des subvalvulären Klappenapparates.

Die **perkutane Ballonmitralvalvuloplastie** (**PBMV**, Abb. **A-12.11f**) ist besonders bei jüngeren Patienten eine Alternative. Ausschlusskriterien sind ein linksatrialer Thrombus und eine höhergradige Mitralinsuffizienz. Offene Kommissurotomie und PBMV erzielen ähnliche Ergebnisse und können wiederholt angewendet werden.

Die **perkutane Ballonmitralvalvuloplastie** (**PBMV**, Abb. **A-12.11f**) stellt besonders bei jüngeren Patienten eine Alternative dar. Die Voraussetzungen entsprechen denen der offenen Kommissurotomie (s. o.). Ausschlusskriterien für die PBMV sind ein linksatrialer Thrombus sowie eine begleitende, höhergradige Mitralinsuffizienz. Die Kurz- und Langzeitergebnisse von offener Kommissurotomie und PBMV sind vergleichbar. Bei beiden Verfahren wird die Mitralöffnungsfläche auf durchschnittlich 2,0 cm² erhöht, was zu einer deutlichen Abnahme des linksatrialen Drucks führt. Beide Verfahren können bei einer Mitralklappenrestenosierung wiederholt angewendet werden.

▶ **Merke:** Bei allen Patienten mit Symptomen bei alltäglichen Belastungen trotz medikamentöser Therapie besteht eine Indikation zur operativen Therapie. Mitralklappenersatz, offene Kommissurotomie und perkutane Ballonmitralvalvuloplastie sind mögliche Verfahren.

◀ Merke

Verlauf: Eine rheumatische Mitralstenose ist eine **langsam progressive Erkrankung**, die Symptomatik stellt sich erst 15–20 Jahre nach dem rheumatischen Fieber ein. Unbehandelt führt eine Mitralstenose durch das Auftreten einer Rechtsherzinsuffizienz oder eines Lungenödems zum Tode. Außerdem ist das Risiko erhöht, durch die vorgeschädigte Klappe eine bakterielle Endokarditis zu entwickeln.

Verlauf: Die rheumatische Mitralstenose ist **langsam progressiv.** Unbehandelt führt sie durch Rechtsherzinsuffizienz zum Tode. Das Risiko einer bakteriellen Endokarditis ist erhöht.

12.6 Trikuspidalinsuffizienz

12.6 Trikuspidalinsuffizienz

▶ **Definition:** Schlussunfähigkeit der Trikuspidalklappe mit Blutrückfluss vom rechten Ventrikel in den rechten Vorhof in der Systole.

◀ Definition

Ätiologie: In den meisten Fällen liegt eine **sekundäre** (funktionelle) Trikuspidalklappeninsuffizienz vor, die auf eine Vergrößerung des rechten Ventrikels zurückgeht und diese wiederum verkompliziert. Sehr viel seltener ist eine **primäre** (organische) Trikuspidalinsuffizienz, die durch eine Klappenerkrankung hervorgerufen wird (Tab. **A-12.8**).

Ätiologie: Man unterscheidet die häufigere **sekundäre** Trikuspidalklappeninsuffizienz durch Vergrößerung des rechten Ventrikels und die viel seltenere **primäre** Form durch Klappenerkrankung (Tab. **A-12.8**).

A-12.8   Ursachen einer Trikuspidalklappeninsuffizienz

sekundär = funktionell	primär = organisch
• pulmonale Hypertonie (primär oder sekundär) • Pulmonalstenose • rechtsventrikulärer Myokardinfarkt • rechtsventrikuläre Kardiomyopathie (z. B. arrhythmogene rechtsventrikuläre Dysplasie) • Linksherzinsuffizienz	• infektiöse Endokarditis bei i. v. Drogenabhängigen, nach Injektionen mit Verweilkathetern oder Legen von Schrittmachersonden • postinflammatorisch (rheumatisches Fieber: immer in Verbindung mit einem rheumatischen Mitralvitium und häufig von einer Trikuspidalstenose begleitet) • myxomatöse Degeneration mit Prolaps: häufig ist die Mitralklappe mitbetroffen • Karzinoid-Syndrom: vom Tumor produzierte vasoaktive Substanzen führen zu einer Fibrosierung der Trikuspidalklappe mit in geöffneter Position fixierten Segeln • Trauma • kongenitale Anomalie (s. S. 177)

Pathogenese: Für eine **sekundäre** Trikuspidalinsuffizienz spricht eine pulmonale Hypertonie, die vielfach eine **Rechtsherzinsuffizienz** verursacht. Symptome und Prognose werden hierbei von der ursächlichen Erkrankung bestimmt. Eine **primäre** Trikuspidalinsuffizienz mit **normalen Druckverhältnissen** im **kleinen Kreislauf** führt zu einer reinen Volumenbelastung des rechten Ventrikels und wird auch langfristig gut toleriert. Dies trifft auch auf eine komplette chirurgische Resektion der Trikuspidalklappe z. B. bei antibiotikaresistenter Endokarditis zu.

Pathogenese: Eine **sekundäre** Trikuspidalinsuffizienz geht mit einer pulmonalen Hypertonie und evtl. **Rechtsherzinsuffizienz** einher. Eine **primäre** Trikuspidalinsuffizienz mit **normalen Druckverhältnissen** im **kleinen Kreislauf** wird langfristig gut toleriert.

Klinik: Eine Rechtsherzinsuffizienz kann durch eine venöse Stauung im Gastrointestinaltrakt zu **Appetitlosigkeit, Übelkeit, Erbrechen** und **Aufstoßen** führen.

Klinik: Es kann zu **Appetitlosigkeit, Übelkeit, Erbrechen** und **Aufstoßen** kommen.

Diagnostik:
Körperliche Untersuchung: Durch das beträchtliche Regurgitationsvolumen sind die **Halsvenen** meist **gestaut** mit einer prominenten v-Welle und die Palpation der **Leber** zeigt eine **systolische Pulsation**. Eine Pulsation des rechten Ventrikels findet sich häufig subkostal und am linken Sternalrand. Bei einer Rechtsherzinsuffizienz entstehen periphere Ödeme, Pleuraergüsse, Hepatomegalie und Aszites.
Auskultiert werden:
• häufig **leiser 1. HT**
• besonders **laute pulmonale Komponente des 2. HT (P₂)** bei pulmonaler Hypertonie

Diagnostik:
Körperliche Untersuchung: Meist sind die **Halsvenen gestaut** und die Palpation der **Leber** zeigt eine **systolische Pulsation**. Es entstehen periphere Ödeme, Pleuraergüsse, Hepatomegalie und Aszites.

Auskultiert werden ein **leiser 1. HT**, eine laute pulmonale Komponente des 2. HT bei pulmonaler Hypertonie, ein **bandförmiges, holosystolisches Geräusch** mit **P. m.** am **linken Sternalrand** und

⊙ A-12.12   Trikuspidalinsuffizienz

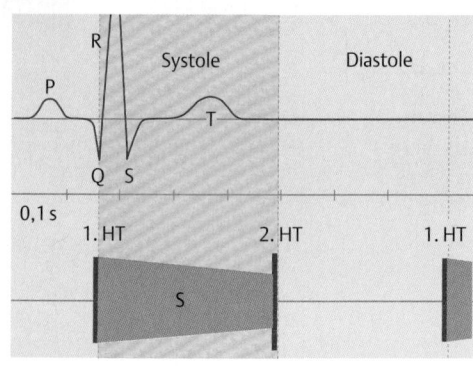
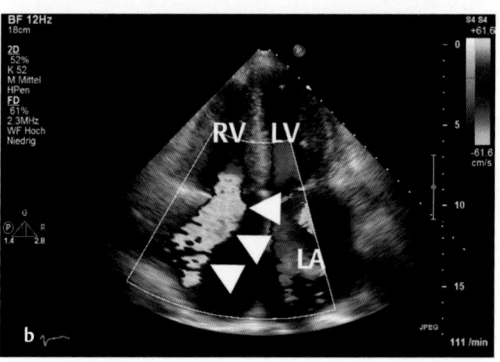

a **Auskultationsbefund.**
b **Echokardiographie:** Vierkammerblick bei einem Patienten mit pulmonaler Hypertonie und schwerer,
funktioneller Trikuspidalinsuffizienz. Darstellung des Insuffizienzjets im rechten Vorhof (Pfeilspitzen).
LV = linker Ventrikel, RV = rechter Ventrikel, LA = linker Vorhof.

gelegentlich ein rechtsventrikulärer 3. HT
(Abb. **A-12.12a**).

Das **EKG** zeigt einen Rechtstyp, eine
rechtsventrikuläre Hypertrophie sowie ein
P-pulmonale.

Der **Röntgen-Thorax** zeigt eine Vergrößerung des rechten Herzens.

Die **Farbdopplerechokardiographie** ist die
Methode der Wahl in der Diagnostik der
Trikuspidalinsuffizienz (Abb. **A-12.12b**).
Es können der Schweregrad und in der
Dopplerechokardiographie der rechts-
ventrikuläre systolische Druck bestimmt
werden.

In der **Rechtsherzkatheteruntersuchung**
ist der enddiastolische Druck oft erhöht.
Ein rechtsventrikuläres **Angiogramm** ist
selten erforderlich.

Therapie: Eine **medikamentöse Herzinsuffizienztherapie**, die Behandlung der
Grunderkrankung und die chirurgische
Trikuspidalklappenanuloplastie (Raffung)
vermindern die funktionelle Trikuspidalinsuffizienz. Gelegentlich ist ein Klappenersatz indiziert.

▶ **Merke**

- **bandförmiges, holosystolisches Geräusch** mit **P. m.** am **linken unteren Sternalrand**, das in der Intensität inspiratorisch zunimmt
- gelegentlich ein rechtsventrikulärer 3. HT (Abb. **A-12.12a**).

Das **EKG** zeichnet sich durch einen Rechtstyp, eine rechtsventrikuläre Hypertrophie sowie ein P-pulmonale (P-Wellen Amplitude > 2,5 mm in den Ableitungen II, III oder aVF oder Amplitude des positiven Anteils der P-Welle in
Ableitung V_1 > 1,5 mm) aus.

Die **Röntgen-Thorax-Untersuchung** zeigt eine Vergrößerung der rechten
Herzhöhlen.

Die **Farbdopplerechokardiographie** ist die Methode der Wahl zum Nachweis
und zur Schweregradbestimmung einer Trikuspidalinsuffizienz und der
zugrunde liegenden Pathologie (Abb. **A-12.12b**). Die Größe der Farbwolke im
rechten Vorhof ermöglicht eine Abschätzung des Schweregrads. Außerdem
kann in der **Dopplerechokardiographie** anhand des Trikuspidalinsuffizienz-
signals der rechtsventrikuläre systolische Druck bestimmt werden. Er entspricht beim Fehlen einer Pulmonalstenose dem pulmonalarteriellen systolischen Druck.

In der **Rechtsherzkatheteruntersuchung** sind der mittlere rechtsatriale und
rechtsventrikuläre enddiastolische Druck oft erhöht. Ein rechtsventrikulärer
systolischer Druck < 40 mm Hg deutet in der Regel auf eine primäre, ein
Druck > 60 mm Hg auf eine funktionelle Trikuspidalinsuffizienz bei rechtsventrikulärer Dekompensation hin. Ein rechtsventrikuläres **Angiogramm** ist selten
erforderlich.

Therapie: Eine **medikamentöse Herzinsuffizienztherapie** vermindert in der
Regel die funktionelle Trikuspidalinsuffizienz. Sie bessert sich außerdem nach-
haltig, wenn die Grunderkrankung auskuriert wird. Im Falle einer Mitralklap-
penchirurgie wird das Ergebnis weiter verbessert, wenn gleichzeitig eine
Trikuspidalklappenanuloplastie (Raffung) durchgeführt wird. Eine isolierte
Trikuspidalklappenrekonstruktion oder ein -ersatz ist bei einem primären
Klappenvitium gelegentlich indiziert, falls keine pulmonale Hypertonie vor-
liegt.

▶ **Merke:** Biologische Prothesen degenerieren in Trikuspidalposition seltener
als im linken Herzen.

12.7 Trikuspidalstenose

▶ **Definition:** Eine Trikuspidalstenose führt zu einer Behinderung des Blutflusses vom rechten Vorhof in den rechten Ventrikel.

◀ **Definition**

Epidemiologie: Seltenes Vitium.

Ätiologie: Die Trikuspidalstenose ist fast immer Folge eines **rheumatischen Fiebers** (s. S. 140) und tritt nicht als isoliertes Vitium auf, sondern wird immer von einer rheumatischen Mitralklappenerkrankung (s. S. 196) begleitet. Aufgrund der narbigen Verkürzung der Trikuspidalsegel besteht häufig gleichzeitig eine Trikuspidalinsuffizienz.

Eine **funktionelle** Trikuspidalstenose kann von Tumoren, Thromben oder Vegetationen verursacht werden, die durch die Trikuspidalklappe prolabieren.

Pathogenese: Der zentralvenöse Druck wird durch die Stenose erhöht.

Klinik: Zu den typischen Symptomen gehören **Appetitlosigkeit, Übelkeit, Erbrechen** und **Aufstoßen** bedingt durch eine passive venöse Stauung im Gastrointestinaltrakt.

Diagnostik: In der **körperlichen Untersuchung** fallen gestaute Jugularvenen mit einer sehr prominenten a-Welle (Vorhofkontraktionswelle) auf und es finden sich Hepatomegalie, Aszites und periphere Ödeme. Der **1. HT** ist **laut**. Das nach einem **Trikuspidalöffnungston** zu auskultierende **Diastolikum** am linken unteren Sternalrand hat ähnliche Qualitäten wie das Diastolikum einer Mitralstenose. Da eine rheumatische Trikuspidalstenose nicht isoliert auftritt, kann dieses seltene Vitium bei einer Kombination von Klappenfehlern leicht übersehen werden. Das **EKG** zeichnet sich durch ein P-pulmonale (s. S. 200) ohne Zeichen einer rechtsventrikulären Hypertrophie aus. Die PQ-Zeit ist häufig verlängert. Die Trikuspidalklappenstenose kann in der zweidimensionalen **Echokardiographie** direkt dargestellt werden (Abb. **A-12.13**) und die Dopplerechokardiographie ermöglicht eine Berechnung des Druckgradienten. Im **Röntgen-Thorax** ist der rechte Vorhof vergrößert bei normalkalibrigem Pulmonalissegment.

Epidemiologie: Selten.

Ätiologie: Die Trikuspidalstenose ist Folge eines **rheumatischen Fiebers** (s. S. 140) und wird von einer rheumatischen Mitralklappenerkrankung (s. S. 196) begleitet. Häufig besteht auch eine Trikuspidalinsuffizienz.

Eine **funktionelle** Trikuspidalstenose kann von Tumoren, Thromben oder Vegetationen verursacht werden.

Pathogenese: Der ZVD wird erhöht.

Klinik: Typisch sind **Appetitlosigkeit, Übelkeit, Erbrechen** und **Aufstoßen.**

Diagnostik: In der **körperlichen Untersuchung** fallen gestaute Jugularvenen, Hepatomegalie, Aszites und periphere Ödeme auf. Der **1. HT** ist **laut**. Nach einem **Trikuspidalöffnungston** ist ein **Diastolikum** am linken unteren Sternalrand zu auskultieren. Das **EKG** zeigt ein P-pulmonale (s. S. 200) ohne rechtsventrikuläre Hypertrophie, oft mit verlängerter PQ-Zeit. In der **Echokardiographie** kann die Trikuspidalstenose dargestellt werden (Abb. **A-12.13**). Im **Röntgen-Thorax** ist der rechte Vorhof vergrößert.

▶ **Merke:** Eine Trikuspidalstenose ist fast ausnahmslos Folge eines rheumatischen Fiebers und tritt immer zusammen mit einem rheumatischen Mitralvitium auf. Auskultatorisch finden sich ein lauter 1. HT und ein Diastolikum im Anschluss an einen Trikuspidalöffnungston.

◀ **Merke**

⊚ **A-12.13**   Trikuspidalstenose: modifizierter echokardiographischer Vierkammerblick

⊚ **A-12.13**

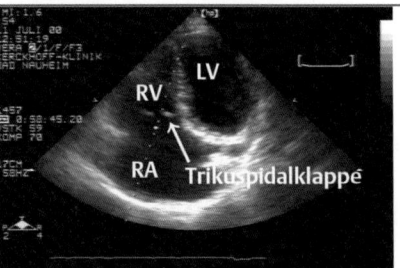

Die Trikuspidalsegel (Pfeil) sind verdickt und vermehrt echogen als Zeichen einer Verkalkung. Die Beweglichkeit beider Segel ist deutlich eingeschränkt, so dass es zu einer pathognomischen Domstellung in der Diastole kommt.
LV = linker Ventrikel,
RV = rechter Ventrikel,
RA = rechter Vorhof.

Therapie: Diuretika verbessern durch Vorlastsenkung die Symptome einer venösen Stauung. Beim Auftreten von Vorhofflimmern sind frequenzregulierende Medikamente (s. S. 84) erforderlich. Eine **perkutane Valvuloplastie** sollte bei einer Klappenöffnungsfläche < 3,0 cm^2 in Erwägung gezogen werden. Alternativ erfolgt ein **Trikuspidalklappenersatz** z. B. bei stark verkalkten Klappen. Aufgrund des hohen Thromboembolierisikos von mechanischen Klappen werden Bioklappen bevorzugt.

Therapie: Diuretika verbessern die Symptome bei venöser Stauung. Bei Vorhofflimmern sind frequenzregulierende Medikamente erforderlich (s. S. 84). Eine **perkutane Valvuloplastie** oder ein **Trikuspidalklappenersatz** können erwogen werden.

12.8 Pulmonalinsuffizienz

12.8 Pulmonalinsuffizienz

Epidemiologie und Ätiologie: Die seltene **primäre** Pulmonalinsuffizienz tritt nach bakterieller Endokarditis, Thoraxtrauma, Pulmonalklappenvalvuloplastie und bei Karzinoidsyndrom (s. S. 150) auf. Die häufigere **sekundäre** Form ist Folge einer pulmonalen Hypertonie.

Epidemiologie und Ätiologie: Eine **primäre** (organische) Pulmonalinsuffizienz ist selten und findet sich nach einer bakteriellen Endokarditis, einem Thoraxtrauma oder einer Pulmonalklappenvalvuloplastie. Sowohl eine Pulmonalinsuffizienz wie auch -stenose können im Rahmen eines Karzinoidsyndroms (s. S. 150) auftreten. Dagegen tritt eine **sekundäre** (funktionelle) Pulmonalinsuffizienz als Folge einer pulmonalen Hypertonie häufiger auf.

Pathogenese: Eine **primäre** Pulmonalinsuffizienz kann langfristig asymptomatisch bleiben. Bei **sekundärer** Pulmonalinsuffizienz zeigen sich Symptome der Grunderkrankung.

Pathogenese: Während eine **primäre** Pulmonalinsuffizienz ohne Druckerhöhung im kleinen Kreislauf auch langfristig asymptomatisch bleiben kann, klagen Patienten mit einer **sekundären** Pulmonalinsuffizienz über Symptome der Grunderkrankung (z. B. Dyspnoe bei pulmonaler Hypertonie)

Klinik: Nach **jahrelanger Latenzzeit** kann es zur **Rechtsherzinsuffizienz** mit gastrointestinalen Symptomen kommen (s. S. 80).

Klinik: Ähnlich wie bei der Trikuspidalinsuffizienz kann es erst nach einer **jahrelangen Latenzzeit** zur Entwicklung einer **Rechtsherzinsuffizienz** mit Symptomen durch eine passive venöse Stauung im Gastrointestinaltrakt kommen (s. S. 80).

Diagnostik: In der körperlichen Untersuchung finden sich eine Jugularvenenstauung, periphere Ödeme, Hepatomegalie und Aszites. Der **2. HT** ist **weit gespalten**. In der Auskultation findet sich ein **descrescendoartiges Diastolikum** links, evtl. ein 3. HT rechts und das holosystolische Geräusch einer Trikuspidalinsuffizienz.

Diagnostik: In der körperlichen Untersuchung finden sich eine Jugularvenenstauung, periphere Ödeme, Hepatomegalie und sogar Aszites. Der **2. HT** ist **weit gespalten** und die pulmonale Komponente (P_2) v. a. bei pulmonaler Hypertonie betont. Ein **descrescendoartiges Diastolikum** ist verstärkt in Inspiration im 2. ICR links zu auskultieren. Bei einer schweren Insuffizienz findet sich auch ohne begleitende Pulmonalstenose ein kurzes Systolikum bedingt durch den vermehrten antegraden Fluss. Bei einer ausgeprägten Rechtsherzinsuffizienz finden sich außerdem ein rechtsseitiger 3. HT (S_3) sowie das bandförmige holosystolische Geräusch einer Trikuspidalinsuffizienz am linken unteren Sternalrand.

▶ Merke

▶ **Merke:** Eine primär-organische Pulmonalinsuffizienz ist selten und wird bei normalen Druckverhältnissen im kleinen Kreislauf gut toleriert. Eine pulmonale Hypertonie mit funktioneller Pulmonalinsuffizienz führt häufig zu einer Rechtsherzinsuffizienz.

Die Rechtsherzveränderungen zeigen sich im **Röntgen-Thorax** (rechter Ventrikel vergrößert, Pulmonalarterien dilatiert), **EKG** (Rechtsherzbelastung), **Echokardiogramm** (Volumenbelastung) und **Farbdoppler** (semiquantitative Beurteilung, Abb. **A-12.14**).

Im **Röntgen-Thorax** ist der rechte Ventrikel vergrößert bei gleichzeitig dilatierten Pulmonalarterien. Das **EKG** zeigt einen Rechtstyp, eine rechtsventrikuläre Hypertrophie und gelegentlich einen Rechtsschenkelblock. Im zweidimensionalen **Echokardiogramm** findet sich ein volumenbelasteter rechter Ventrikel, die **Farbdopplerechokardiographie** ermöglicht eine semiquantitative Beurteilung der Pulmonalinsuffizienz (Abb. **A-12.14**).

Therapie: Asymptomatische Patienten bedürfen keiner medikamentösen Therapie. Bei **primärer** Pulmonalinsuffizienz sollte ein **Klappenersatz** erwogen werden. Bei der **sekundären** Form hängt die Prognose von der Grunderkrankung ab.

Therapie: Asymptomatische Patienten bedürfen keiner medikamentösen Therapie. Da die schwere **primäre** Pulmonalinsuffizienz letztendlich zur Rechtsherzinsuffizienz führt, sollte zu diesem Zeitpunkt ein operativer **Klappenersatz** erwogen werden. Bei einer **sekundären** Pulmonalinsuffizienz hängt die Prognose wesentlich von der Grunderkrankung ab.

⊚ A-12.14

⊚ **A-12.14**   **Farbdopplerechokardiographie bei schwerer Pulmonalinsuffizienz**

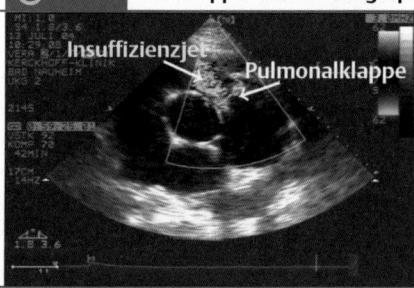

Diastolisches Standbild mit der Darstellung eines breiten Insuffizienzjets, der den gesamten rechtsventrikulären Ausflusstrakt ausfüllt.

12.9 Pulmonalstenose

(s. S. 175)

12.9 Pulmonalstenose

(s. S. 175)

13 Herztumoren

Epidemiologie: Herztumoren sind selten. Die Inzidenz wird im Sektionsgut mit 2/1000–2/100 000 angegeben. Weil viele Herztumoren asymptomatisch sind oder ihre Symptomatik unspezifisch ist, wurde die Diagnose eines Herztumors in der Ära vor Einsatz der Echokardiographie überwiegend postmortal gestellt. Mit der breiten Nutzung der **Echokardiographie** wird die Diagnose eines Herztumors zunehmend intravital gestellt. Mit den **verbesserten Behandlungsmöglichkeiten** können zumindest die gutartigen Herztumoren **operativ** angegangen werden.

Klassifikation: Herztumoren werden als **primär**, **sekundär**, **benigne** und **maligne** klassifiziert.
Primäre Herztumoren sind sehr selten, in großen Sektionsstatistiken wird ihre Häufigkeit mit 0,0017 %–0,08 % angegeben. Die häufigsten primären Herztumoren sind in Tab. **A-13.1** aufgeführt. Unter den primären Herztumoren treten die benignen mit 75 % weitaus häufiger auf als die malignen (25 %).
Die **sekundären**, metastatisch bedingten Herztumoren treten ca. 30–40-mal häufiger auf als die primären Herztumoren. **Sekundäre** Herztumoren entstehen entweder durch eine Metastasierung (Abb. **A-13.1**) **per continuitatem** oder werden als Metastasen des Primärtumors durch das venöse Blut in das Herz **eingeschwemmt**; sie kommen häufiger im rechten als im linken Herz vor. In absteigender Reihenfolge gehen sie von folgenden Primärtumoren aus: Bronchial-, Mammakarzinom (Infiltration per continuitatem) und Nieren-, Hodenkarzinom (venöse Einschwemmung).

13 Herztumoren

Epidemiologie: Die Inzidenz wird mit 2/1000–2/100 000 angegeben. Seit Nutzung der **Echokardiographie** wird die Diagnose intravital gestellt. Durch die **verbesserten Operationsmöglichkeiten** können die gutartigen Tumoren erfolgreich therapeutisch angegangen werden.

Klassifikation:
- **Primäre Tumoren:** sie sind sehr selten (Tab. **A-13.1**).
- **Sekundäre Tumoren:** metastatisch bedingte Herztumoren (Abb. **A-13.1**). Sie metastasieren **per continuitatem** (Bronchial-, Mammakarzinom) oder werden durch das venöse Blut **eingeschwemmt** (Nieren-, Hodenkarzinom). Sie kommen häufiger im rechten Herzen vor.

A-13.1 Häufigkeit der benignen und malignen primären Herztumoren bei Erwachsenen

Herztumor	Häufigkeit	Herztumor	Häufigkeit
benigne	75 %	**maligne**	25 %
Myxom	46 %	Angiosarkom	33 %
papilläres Fibroelastom	16 %	Rhabdomyosarkom	21 %
Lipom	21 %	Mesotheliom	16 %
Rhabdomyom	2 %	Fibrosarkom	11 %
Fibrom	3 %	malignes Lymphom	6 %
Hämangiom	5 %	Thymom	3 %
Mesotheliom des AV-Knotens	3 %	malignes Synovialom, Leiomyosarkom, Liposarkom	3 %
Granulosazelltumor, Neurofibrom, Lymphangiom	3 %		

Klinik: Herztumoren zeichnen sich durch unspezifische Symptome aus, die durch Lokalisation, Größe und Mobilität des Tumors zu erklären sind. Sie können durch Füllungsbehinderung zu einer **Rechts-** oder **Linksherzinsuffizienz** führen oder aufgrund der engen nachbarschaftlichen Beziehung die Funktion der **Herzklappen** als **Stenose-** oder **Insuffizienzkomponente** einschränken. Ein gestielter Herztumor kann die Öffnungsfläche einer Herzklappe oder das Ostium eines Koronargefäßes komplett verschließen und durch akute Blockade der Zirkulation zu Synkope, Myokardinfarkt oder plötzlichem Herztod führen. Fragmente des Tumormaterials oder aufgelagerte Thromben verursachen bei bis zu 60 % der intrakavitären Tumoren system- oder pulmonalarterielle **Embolien**. Herztumoren können durch supra- oder ventrikuläre Herzrhythmusstörungen auffallen; die Art der Herzrhythmusstörung kann auf die Tumorlokalisation hinweisen. Klinisch irreführende Symptome wie Fieber, Gewichtsverlust, Anämie oder Arthralgien können den diagnostischen Weg frühzeitig fehlleiten.

Diagnostik: Die **Echokardiographie** (inklusive der transösophagealen Form) ist die wichtigste Untersuchungsmethode zum Nachweis eines intrakardialen Tumors, vielfach wird der Tumor als Zufallsbefund diagnostiziert. Lokalisation und Ausdehnung eines Herztumors können valide nichtinvasiv bestimmt und

Klinik: Große intrakavitäre Tumoren behindern die Füllung der betroffenen Kammer und führen zu einer **Rechts-** oder **Linksherzinsuffizienz**. Klappennahe Herztumoren können eine **Insuffizienz** oder **Stenose** verursachen. Periphere **Embolien** entstehen durch Fragmente von Tumormaterial oder von aufgelagerten Thromben. Unspezifische Symptome können den diagnostischen Weg frühzeitig fehlleiten.

Diagnostik: Durch die **Echokardiographie** können Lokalisation und Ausdehnung des Tumors erfasst werden. Im echokardiographischen Bild kann die Mobilität des

Herztumors analysiert werden und es gelingt, die Insertion des Tumors zu lokalisieren. CT und MRT liefern zusätzlich wertvolle Informationen.

die Mobilität analysiert werden. Vielmals gelingt es, die Insertion des Tumors zu lokalisieren. Für die Diagnostik intramuraler Herztumoren liefern CT und MRT zusätzlich wertvolle Informationen.
Herzkatheteruntersuchung und selektive Angiographie wurden durch Echokardiographie, MRT und CT obsolet.

▶ Merke

▶ **Merke:** Die angiographische Darstellung eines Herztumors gelingt nur selten und ist wegen des hohen Risikos der Embolisation von Tumormaterial oder von aufgelagerten Thromben nicht indiziert.

Therapie: Alle **primären malignen** Herztumoren haben eine extrem schlechte Prognose. Alle **benignen intrakavitären** Herztumoren müssen wegen der potenziellen Komplikationen operativ entfernt werden. Die Therapie der **sekundären Herztumoren** richtet sich nach der Prognose des Primärtumors.

Therapie: Alle **primären malignen** Herztumoren haben durch infiltratives Wachstum und Metastasierung eine extrem schlechte Prognose, was die therapeutischen Möglichkeiten limitiert. Alle **benignen intrakavitären** Herztumoren müssen wegen der potenziellen Komplikationen (s. o.) operativ entfernt werden. Die Therapie der **sekundären Herztumoren** richtet sich nach der Prognose des Primärtumors. In vielen Fällen ist bei metastatischem Befall des Herzens eine operative Entfernung des Tumors nicht mehr möglich.

◎ A-13.1 | Kardiale Metastasierung

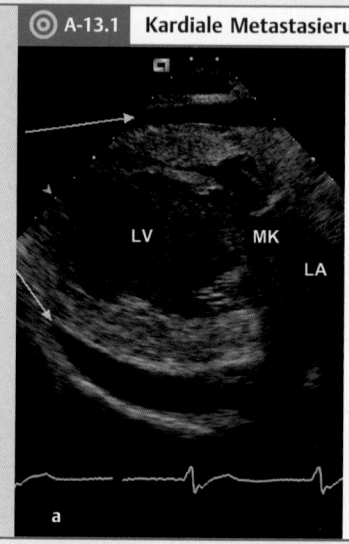 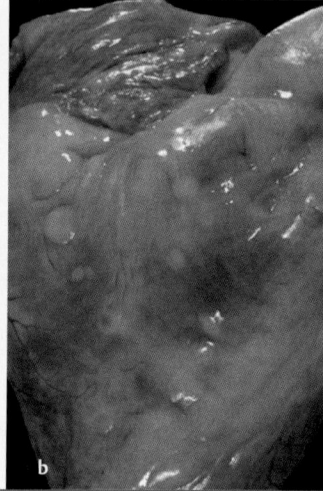

a **TEE-Befund** bei Mammakarzinom mit kardialer Metastasierung. Der konzentrisch verteilte Perikarderguss (Pfeile) hat in diesem Fall keine hämodynamische Relevanz (LA = linker Vorhof, LV = linker Ventrikel, MK = Mitralklappe).
b **Anatomisches Präparat** bei gleicher Patientin wie in a. Es zeigen sich blasse noduläre metastatische Tumorabsiedlungen des Karzinoms.

13.1 Benigne primäre Herztumoren

13.1.1 Myxom

Epidemiologie: Das Myxom ist mit 46 % der **häufigste kardiale Tumor**. Es kann in jedem Alter auftreten (Abb. **A-13.2**).

13.1 Benigne primäre Herztumoren

13.1.1 Myxom

Epidemiologie: Das Myxom ist mit 46 % der **häufigste kardiale Tumor**. Es kann in jedem Alter auftreten (Neugeborene bis 95. Lebensjahr); der Altersgipfel liegt zwischen der dritten und sechsten Dekade. In vielen Untersuchungsserien sind Frauen häufiger betroffen. Das Myxom kommt mit > 90 % in den Vorhöfen vor (75 % linker und ca. 20 % rechter Vorhof) und hat seine typische Lokalisation am Vorhofseptum. Die meisten Vorhofmyxome inserieren gestielt in der Gegend der Fossa ovalis des Vorhofseptums (Abb. **A-13.2**). Selten treten Myxome in den Ventrikeln auf.

Pathogenese: Myxome sind nach ihrer Metastasierungstendenz als benigne einzustufende Abkömmlinge **mesenchymaler** Zellen mit polypoider oder villöser Erscheinungsform. Beide Formen treten meist gestielt auf.

Pathogenese: Myxome sind Neoplasien, die von embryonalen, pluripotenten **Mesenchymzellen** abstammen. Ihre Dignität ist durch fehlende Metastasierung gekennzeichnet; es gibt aber Einzelberichte von malignen, metastasierenden Myxomen. Makroskopisch kann man einen polypoiden und einen villösen Typ unterscheiden. Beide Formen treten überwiegend gestielt auf und variieren in ihrer Größe von 1–15 cm, wobei die meisten um 5 cm messen.

Klinik: Die Patienten weisen (häufig) die **Symptomentrias** auf:
- Embolisation
- intrakardiale Obstruktion und

Klinik: Die Patienten weisen häufig die **Symptomentrias** Embolisation (30–40 %), intrakardiale Obstruktion und uncharakteristische Allgemeinsymptome (Fieber, tumorassoziierte Symptome) auf.

⊙ **A-13.2** | **Vorhofmyxom**

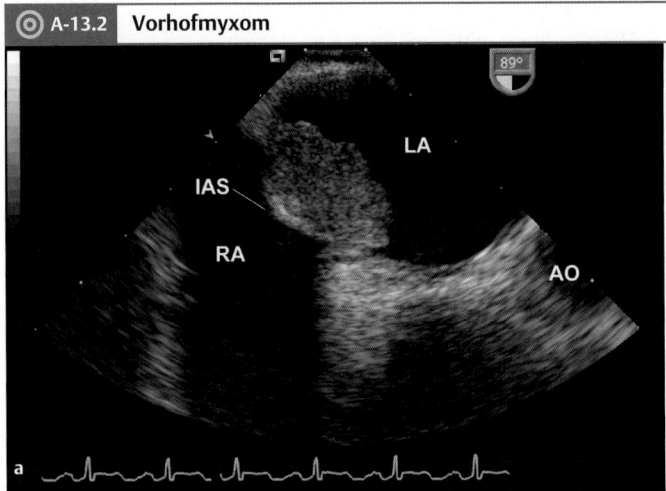 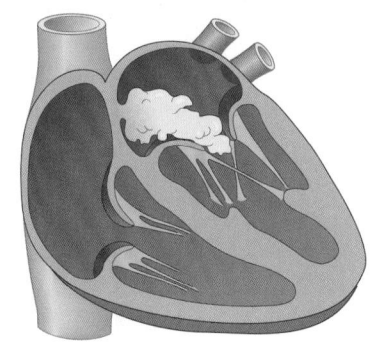

a **TEE-Befund** einer 37-jährigen Patientin mit einem dem Vorhofseptum breitbasig aufsitzendem, polypösen Myxom (AO = Aorta, IAS = Vorhofseptum, LA = linker Vorhof, RA = rechter Vorhof).
b Eine Obstruktion des Mitralklappenostiums kann lageabhängig auftreten.

Myxome können bei entsprechender Größe Symptome einer links- oder rechtsseitigen Einflussstauung mit Dyspnoe und kardialer Dekompensation verursachen.
Die **Obstruktion** des **Mitralklappenostiums** kann **lageabhängig** auftreten: Eine Änderung der Körperhaltung, wie die Neigung des Oberkörpers nach vorne, verschließt das Ostium der Mitralklappe (Abb. **A-13.2b**). Der Blutstrom aus dem linken Ventrikel wird unterbrochen, der abrupte Abfall des Herzzeitvolumens führt zur **Synkope**.

■ uncharakteristische Allgemein-symptome.
Die **lageabhängige Obstruktion** des **Mitralklappenostiums** (Abb. **A-13.2b**) kann zur **Synkope** führen.

Therapie: Wegen der möglichen Komplikationen muss die operative **Resektion** des Tumors angestrebt werden. Eine großzügige Entfernung der Tumorbasis – meist des gesamten Vorhofseptums – ist zu empfehlen, da das Myxom rezidivieren kann. Der Defekt wird durch direkte Naht oder einen perikardialen Patch verschlossen. Die Prognose ist nach operativer Entfernung des Myxoms gut.

Therapie: Wegen möglicher Komplikationen muss die **Resektion** des Tumors angestrebt werden. Die Prognose ist nach operativer Entfernung des Myxoms gut.

13.1.2 Papilläres Fibroelastom

Epidemiologie: Das papilläre Fibroelastom macht nur 10 % aller primären Herztumoren aus, ist aber der häufigste Tumor der **Herzklappen** und des **Klappenapparats** (Abb. **A-13.3**). Am Endokard der Ventrikel oder der Vorhöfe stellt es eine Rarität dar. Der Altersgipfel dieses Tumors liegt jenseits des 60. Lebensjahrs, es besteht keine Geschlechtspräferenz.

Pathogenese: Der Tumor wird als benigne Neoplasie eingestuft. Der makroskopische Aspekt der papillären Fibroelastome ist auffallend: sie sind gestielt und erinnern mit ihren multiplen, fingerartigen Auswüchsen an eine **Seeanemone** (Abb. **A-13.3c**). Im Zentrum der Papillen findet sich mikroskopisch ein kollagenreiches Fasergerüst und lockeres Bindegewebe, das von einem einreihigen Endothel umgeben ist.

Klinik: Meistens sind die Patienten **asymptomatisch** und die Tumoren werden als Zufallsbefund bei der Autopsie entdeckt. Manche Patienten fallen klinisch durch zentrale oder periphere Embolien auf, die sich auf den fingerartigen Fortsätzen bilden können. Kasuistisch wurde beschrieben, dass papilläre Fibroelastome der Aortenklappe durch Verlegung der Koronarostien zum Myokardinfarkt und plötzlichen Herztod geführt haben.

Therapie: Eine **operative Entfernung** des Tumors muss wegen der möglichen Komplikationen angestrebt werden. Die Exzision des Tumors ist meist unter Erhalt der Klappe oder des Klappenapparats möglich. Nur in seltenen Fällen ist bei ausgedehntem Tumorbefall ein prothetischer Ersatz der Herzklappe notwendig.

13.1.2 Papilläres Fibroelastom

Epidemiologie: Es ist der häufigste Tumor der **Herzklappen** und des **Klappenapparats** (Abb. **A-13.3**).

Pathogenese: Die gestielten Tumoren erinnern mit ihren multiplen, fingerartigen Auswüchsen an eine **Seeanemone** (Abb. **A-13.3c**).

Klinik: Meistens sind die Patienten **asymptomatisch** und die Tumoren werden als Zufallsbefund bei der Autopsie entdeckt. Manche Patienten fallen klinisch durch zentrale oder periphere Embolien auf.

Therapie: Eine **operative Entfernung** muss wegen der möglichen Komplikationen angestrebt werden.

A-13.3   Papilläres Fibroelastom

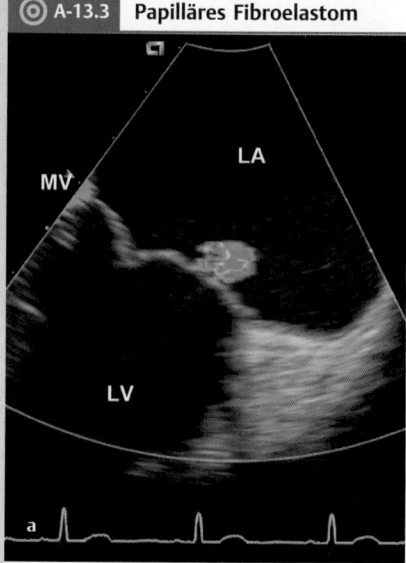
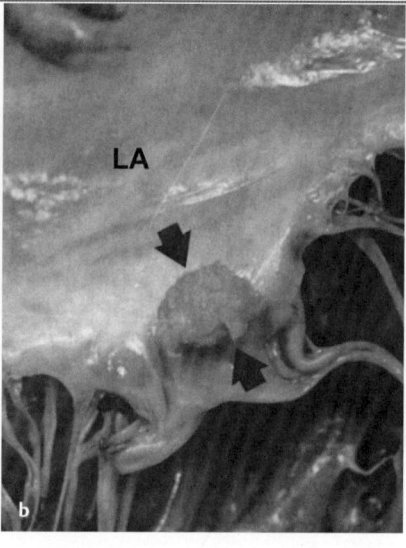
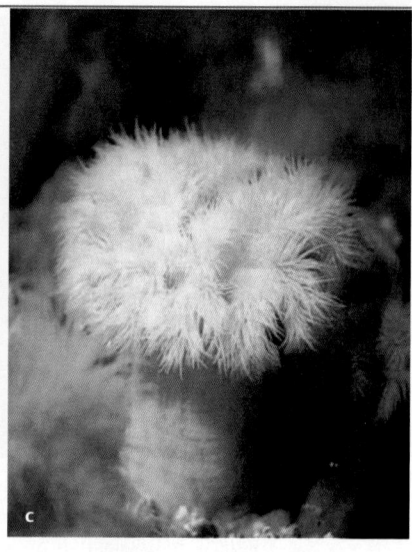

a **TEE-Befund** eines papillären Fibroelastoms der Mitralklappe. Der Gewebedopplermodus veranschaulicht eindrucksvoll
die Mobilität des gestielten Herzklappentumors (LA: linker Vorhof, LV: linker Ventrikel, MV: Mitralklappe).
b **Autoptischer Befund**.
c Makroskopisch wird das papilläre Fibroadenom häufig mit einer **Seeanemone** verglichen. Diese weist jedoch in Bezug auf ihren
Kopf einen wesentlich dickeren Stiel als der Herztumor auf.

13.1.3 Rhabdomyom

Epidemiologie: Das Rhabdomyom ist der **häufigste kardiale** Tumor bei **Kindern**, meistens in den Ventrikeln lokalisiert und multipel.

Ätiopathogenese: Bis zu 50 % der Patienten haben eine tuberöse Sklerose. Ein Rhabdomyom stellt keine Neoplasie dar, sondern ist ein **Hamartom**.

Klinik: Rhabdomyome wachsen intramural und können sich in die Herzkammer vorwölben. Die mechanische Behinderung der Ventrikelfüllung und/oder die Verlegung der Ausflussbahn sind für das häufigste Symptom, die **Herzinsuffizienz**, verantwortlich. Es finden sich **Rhythmus- und Reizleitungsstörungen**. Die Prognose ist gut.

Therapie: Konservativ unter Befundkontrolle, in 80 % spontane Rückbildung.

13.1.4 Lipom

Epidemiologie: In 70 % der Fälle findet sich eine **lipomatöse Hypertrophie** des **Vorhofseptums** (Abb. **A-13.4**), in 30 % sind die übrigen Herzräume befallen.

Pathogenese: Sie ist unklar.

13.1.3 Rhabdomyom

Epidemiologie: Das Rhabdomyom ist selten, aber mit 50 % der **häufigste kardiale** Tumor im **Kindesalter**. Rhabdomyome sind zu 90 % in den Ventrikeln lokalisiert und multipel auftretend.

Ätiopathogenese: Bis zu 50 % der Patienten mit Rhabdomyom haben eine tuberöse Sklerose (die Hälfte davon geht auf die autosomal-dominante neurokutane Dysgenesie mit Hirnrindenknoten, Naevi albi und Verkalkungsneigung zurück).
Ein Rhabdomyom stellt keine Neoplasie dar, sondern ist ein **Hamartom**, das von den Myozyten ausgeht.

Klinik: Rhabdomyome wachsen intramural und können sich in das Cavum der jeweiligen Herzkammer vorwölben. Weniger die Verdrängung von Herzmuskelgewebe durch den Tumor als die mechanische Behinderung der Ventrikelfüllung und/oder die Verlegung der Ausflussbahn sind für das häufigste Symptom, die **Herzinsuffizienz**, verantwortlich. Weiterhin finden sich supraventrikuläre und ventrikuläre tachykarde **Rhythmus-** sowie **Reizleitungsstörungen** bis zum kompletten AV-Block. Die Prognose des kardialen Rhabdomyoms ist als gut zu bezeichnen, Rezidive werden nicht berichtet.

Therapie: Weil sich 80 % der Rhabdomyome bis zum 6. Lebensjahr zurückbilden, ist ein konservatives Vorgehen unter Befundkontrolle angezeigt.
Ein operativer Eingriff mit Entfernung des Tumors ist lediglich im Fall einer relevanten Ausflusstraktobstruktion oder der Entwicklung schwerwiegender kardialer Arrhythmien indiziert.

13.1.4 Lipom

Epidemiologie: Lipome treten in jedem Alter ohne Geschlechtspräferenz auf. In 70 % der Fälle findet sich eine **lipomatöse Hypertrophie** des **Vorhofseptums** (Abb. **A-13.4**). In 30 % sind die übrigen Herzhöhlen betroffen, wobei der linke Ventrikel als Prädilektionsort angegeben wird. Die meisten Lipome finden sich im subendo- und subepikardialen Raum.

Pathogenese: Die Pathogenese ist unklar: Hamartom, Neoplasie.

A-13.4 Lipomatöse Hypertrophie des Vorhofseptums

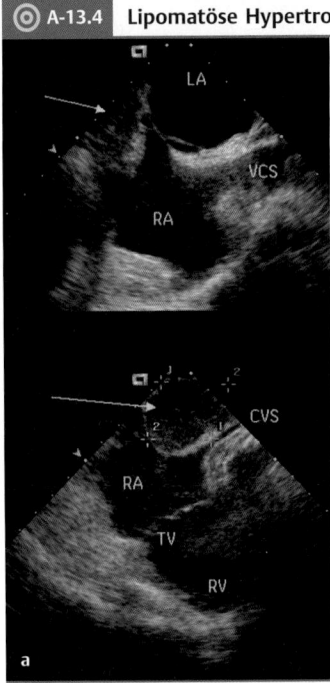
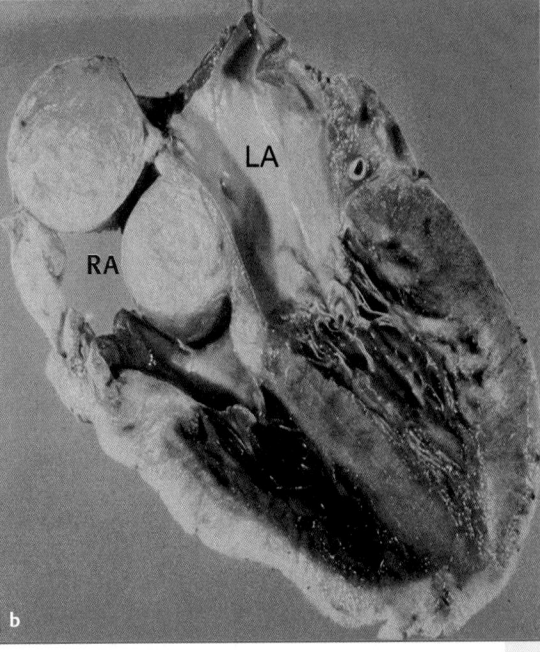

a **TEE-Befund** mit massiver Auftreibung des Septum secundum (Pfeil). V. cava inferior und der Koronarvenensinus (CVS) werden durch das Lipom leicht eingeengt, die Fossa ovalis bleibt von der Lipomatose ausgespart (LA = linker Vorhof, RA = rechter Vorhof, RV = rechter Ventrikel, TV = Trikuspidalklappe, VCS = obere Hohlvene).

b **Anatomisches Präparat** eines Patienten mit Lipomatose des Vorhofseptums. Die Lipome wölben sich prominent in den rechten Vorhof (RA) vor (LA = linker Vorhof).

Klinik: Die Veränderung am interatrialen Septum kann mit supraventrikulären Rhythmus- und Reizleitungsstörungen assoziiert sein. Es kann zur oberen Einflussstauung kommen.

Therapie: Meist symptomatische Therapie der Rhythmusstörungen. Nur bei sehr großen Tumoren mit Kompression ist eine operative Entfernung indiziert.

13.2 Maligne primäre Herztumoren

Epidemiologie: Maligne primäre Herztumoren können in jedem Alter auftreten, meist zwischen dem 30.–50. Lebensjahr. Das rechte Herz ist der Prädilektionsort, Vorhof und Ventrikel sind gleich häufig betroffen.

Pathogenese: Alle malignen primären Herztumoren sind **Sarkome**, sie stammen von mesenchymalen Zellen ab. Sie können sich in Angiosarkome, Rhabdomyosarkome, Fibrosarkome und Lymphosarkome differenzieren.

Klinik: Aufgrund des schnellen Wachstums der Tumoren stehen **Kompression** und **Einengung** des **Cavums** der entsprechenden **Herzhöhlen** mit Rechtsherzinsuffizienz, Obstruktion der Vena cava oder der Trikuspidal- oder Pulmonalklappe im Zentrum der Symptomatik. Die Erkrankung verläuft rasch, die Patienten versterben wenige Wochen bis zwei Jahre nach Beginn der Symptomatik. In 75 % der Erkrankungsfälle entwickeln sich Fernmetastasen.

Therapie: Der Verlauf beeinträchtigt die therapeutischen Möglichkeiten. Die operative Entfernung des Tumors entspricht meistens nur einem palliativen Eingriff. Beim Lymphosarkom liegen Einzelberichte über Chemo- und Strahlentherapie vor.

Klinik: Supraventrikuläre Rhythmus- und Reizleitungsstörungen.

Therapie: Meist symptomatische Therapie der Rhythmusstörungen.

13.2 Maligne primäre Herztumoren

Epidemiologie: Maligne primäre Herztumoren können in jedem Alter auftreten, ihr Prädilektionsort ist das rechte Herz.

Pathogenese: Maligne primäre Herztumoren sind **Sarkome**.

Klinik: Aufgrund des schnellen Wachstums der Herztumoren entwickeln sich **Kompression** und **Einengung** des **Cavums** der entsprechenden **Herzhöhle**. Typisch ist der rasche Verlauf.

Therapie: Wegen des Verlaufs gibt es weitgehend keine kurative Therapie.

14 Hypotonie und Synkope

14.1 Hypotonie

▶ **Definition:**
Chronisch rezidivierende Blutdruckwerte unter 110/60 mm Hg bei Männern und 100/60 mm Hg bei Frauen. Krankheitswert nur bei Symptomatik.
Wenn die Symptomatik nur beim Lagewechsel zum Stehen auftritt, spricht man von orthostatischer Hypotonie.

14.1.1 Ätiopathogenese

Die Einteilung der Hypotonie erfolgt in:

Akute und chronische Hypotonie: Die Hypotonie kann sich **akut** als Synkope bzw. Schock oder als **chronisch** rezidivierende Form präsentieren. Im Folgenden wird nur auf Letztere eingegangen.

Primäre und sekundäre Hypotonie: Die **primäre** essenzielle Hypotonie findet sich vor allem bei Jugendlichen und Frauen.
Die **sekundäre** Hypotonie ist Folge einer organischen Grunderkrankung:
- kardiovaskulär: Herzinsuffizienz, Kardiomyopathie, Aortenstenose, anhaltende schwere Arrhythmien
- endokrin: Morbus Addison, adrenogenitales Syndrom, Hypothyreose, Hypophysenvorderlappeninsuffizienz, Bartter-Syndrom
- neurogen: Vagotonie, neurozirkulatorische Asthenie, Sympathektomie, Syringomyelie, Tabes dorsalis, Multisystematrophie (MSA; Shy-Drager-Syndrom), isolierte autonome Insuffizienz
- medikamentös: Antihypertensiva wie Kalziumantagonisten, Nitrate, Diuretika, Trizyklika, Antiparkinsonmittel, Phenothiazine u. a.

Orthostatische und chronische Hypotonie: Bei der **orthostatischen Hypotonie** fällt der Blutdruck nach raschem körperlichem Lagewechsel ab, bedingt durch das Absacken des Blutes in die Beine beim Übergang vom Liegen zum Stehen (Orthostase). Ursachen sind ein Versagen des Spannungszustands der Venen und eine ungenügende Blutförderung entgegen der Schwerkraft. **Chronisch** erniedrigter Blutdruck tritt nicht nur bei Lagewechsel auf (siehe oben).

14.1.2 Diagnostik

Klinische Beschwerden

Alle Hypotonieformen bewirken eine Minderdurchblutung der peripheren Organe. Die Beschwerden aufgrund der mangelnden Organdurchblutung sind vielfältig und meist unspezifisch wie Müdigkeit, Abgeschlagenheit, Leistungsschwäche, Schwarzwerden vor den Augen, Schwindel, Leeregefühl im Kopf, Kältegefühl in den Gliedmaßen, Ohrensausen, herzbezogene Missempfindungen, Schlafstörungen, Reizbarkeit. Zu erfragen ist das Auftreten im Liegen oder bei Lagewechsel bzw. im Stehen.

Apparative Untersuchungsmethoden

Blutdruck in Ruhe: Wiederholte Blutdruckmessungen sind durchzuführen, um eine Hypotonie sicher zu diagnostizieren.
Schellong-Test: Bei Verdacht auf orthostatische Hypotonie sind Puls und Blutdruck nach fünf bis zehn Minuten Liegen, eine Minute nach dem Aufstehen sowie nach drei, sieben und zehn Minuten im freien Stand zu registrieren. Als normal gilt ein Absinken des systolischen Blutdruckwertes um 15 mm Hg während der Stehzeit, die Frequenz sollte dabei maximal um 20 Schläge/min steigen. Einteilung der orthostatischen Regulationsstörung nach **Thulesius:**

Marginalspalte

14 Hypotonie und Synkope

14.1 Hypotonie

▶ Definition

14.1.1 Ätiopathogenese

Die Einteilung der **Hypotonie** erfolgt in:
- **akut und chronisch** (im Folgenden wird nur auf Letztere eingegangen)
- **primär** (essenziell): vor allem bei Jugendlichen und Frauen
- **sekundär**: als Folge einer Grunderkrankung oder medikamentös verursacht

- **orthostatisch:** der Blutdruck fällt nach raschem Lagewechsel durch das Absacken des Blutes in die Beine ab (Orthostase).

14.1.2 Diagnostik

Klinische Beschwerden

Alle Hypotonieformen bewirken eine Minderdurchblutung der peripheren Organe. Daraus resultieren unspezifische Symptome, wie Müdigkeit und Leistungsschwäche.

Apparative Untersuchungsmethoden

Wiederholte **Blutdruckmessungen in Ruhe**, um eine Hypotonie sicher zu diagnostizieren.
Schellong-Test:
Blutdruckmessungen im Liegen und dann im Stehen. Normal: systolischer Wert sinkt um 15 mm Hg im Stehen, die Frequenz steigt um max. 20 Schläge/min.
Einteilung der orthostatischen Regulationsstörung nach **Thulesius:**

- Typ I (hypertone Reaktion): systolischer und diastolischer Blutdruck und Herzfrequenz steigen an
- Typ II (sympathikotone Reaktion): Herzfrequenz steigt stark, diastolischer Blutdruck wenig an, systolischer Blutdruck fällt ab
- Typ IIa (asympathikotone Störung): Herzfrequenz bleibt gleich, systolischer und diastolischer Blutdruck fallen ab
- Typ III (vagovasale Reaktion): Herzfrequenz, systolischer und diastolischer Blutdruck fallen ab.

Die asympathikotone Störung ist typisch für neurologische Schädigungen, bei denen der Sympathikus inaktiviert wird (z. B. Sympathikusblockade, traumatische Schädigungen, schwere Polyneuropathie).

- Typ I = hypertone Reaktion
- Typ II = sympathikotone Reaktion
- Typ IIa = asympathikotone Störung
- Typ III = vagovasale Reaktion

Die asympathikotone Störung ist typisch für neurologische Schädigungen, bei denen der Sympathikus inaktiviert wird.

14.1.3 Therapie

Bei einer Hypotonie sind zunächst organische Ursachen auszuschließen bzw. deren Behandlung zu veranlassen (sekundäre Hypotonie). Die asympathikotone Störung ist je nach zugrunde liegender neurologischer Ursache zu behandeln. Die Behandlung einer primären Hypotonie sollte erfolgen, wenn wesentliche hypotoniebedingte Beschwerden vorliegen. Bei den meisten Patienten ist eine medikamentöse Therapie nicht notwendig (keine Blutdruckkosmetik!).

14.1.3 Therapie

Zunächst Therapie der Grunderkrankung bei sekundärer Hypotonie. Eine primäre Hypotonie wird bei wesentlichen hypotoniebedingten Beschwerden behandelt.

Nichtmedikamentöse Behandlung

- Vermeiden von Auslösefaktoren (Hitze, längeres Stehen)
- nicht aus dem Liegen sofort in den Stand übergehen
- Reduzierung antihypertensiver Medikamente
- Vermeiden von übermäßigem Alkoholgenuss
- bei venöser Insuffizienz Gummistrümpfe bzw. Wickeln der Beine mit elastischen Binden
- bei eingetretenem oder drohendem Kollaps Lagerung mit Kopf tief und Beine hoch.

Nichtmedikamentöse Behandlung

- Auslöser meiden
- langsames Aufrichten
- antihypertensive Medikamente ↓
- Alkoholgenuss ↓
- bei venöser Insuffizienz: Gummistrümpfe bzw. elastische Binden
- bei Kollaps: Kopf tief, Beine hoch

Medikamentöse Behandlung

Eine medikamentöse Behandlung sollte erfolgen, wenn die aufgezählten Maßnahmen ohne Wirkung sind. Die Therapieprinzipien sind eine venöse und arterielle Vasokonstriktion sowie eine Volumenretention (Tab. **A-14.1**).

Medikamentöse Behandlung

Ist die konservative Behandlung wirkungslos, wird medikamentös therapiert (Tab. **A-14.1**).

A-14.1 Medikamentöse Therapie der Hypotonie

Indikationen	Substanzgruppe	Wirkmechanismus	Nebenwirkungen
Typ IIa u. III n. Thulesius	Sympathomimetika (Etilefrin; 1–2 × 25 mg), (Midodrin; 3 × 7,5–30 mg)	periphere Vasokonstriktion	Herzrhythmusstörungen, Angina Glaukom
Typ I n. Thulesius	Betablocker	Dämpfung des erhöhten Sympathikotonus	Asthma bronchiale
alle Hypotonieformen	Dihydroergotamin (1–3 × 2/20 g)	Optimierung des venösen Rückstroms	sekundäres Raynaud-Syndrom
alle Hypotonieformen	Fludrokortison (1–3 × 0,1 mg)	Volumenretention	Gewichtszunahme, Gewebsödeme, Kaliummangel

14.2 Synkope

14.2 Synkope

▶ **Definition:** Das Symptom Synkope ist definiert als plötzlicher Bewusstseinsverlust verbunden mit einem Tonusverlust der Skelettmuskulatur sowie spontaner Erholung innerhalb weniger Minuten.

◀ **Definition**

14.2.1 Ätiopathogenese

Zu unterscheiden ist zwischen der **Synkope** und **nichtsynkopalen Zuständen mit und ohne Bewusstseinsstörung** sowie Erkrankungen mit **scheinbarem Bewusstseinsverlust** (Tab. **A-14.2**).

▶ Merke

14.2.1 Ätiopathogenese

Zunächst ist zwischen der **Synkope** und **nichtsynkopalen Zuständen mit und ohne Bewusstseinsstörung** zu unterscheiden (Tab. **A-14.2**). Erkrankungen mit tatsächlichem Bewusstseinsverlust sind außer der Synkope neurologische Erkrankungen wie Epilepsie oder eine transitorisch ischämische Attacke (TIA) vertebrobasilären Ursprungs sowie internistisch-metabolische Erkrankungen (Hypoglykämie, Hypoxie, Hyperventilation) oder eine Intoxikation. Erkrankungen mit **scheinbarem Bewusstseinsverlust** sind vor allem neurologisch-psychiatrische Erkrankungen wie die Kataplexie oder psychogene Synkopen. Trotz zahlreicher diagnostischer Untersuchungen lässt sich bei bis zu einem Drittel der Patienten keine definitive Ursache für die Synkope finden.

▶ **Merke:** Ca. 30 % der Patienten verletzen sich durch Stürze usw. während einer Synkope.

A-14.2 Ursachen für Bewusstlosigkeit*

Ursachen für Synkopen

neurokardiogene Synkope (23 %)	• Karotissinus-Syndrom • vasovagale Synkope • situationsbedingte Synkope (Husten [Vorlast des Herzens ↓], Miktion [venöser Rückstrom ↓], Schreck, Niesen, Erbrechen, Stuhlgang, nach Belastung, Blasinstrumente) • andere (postprandial, Gewichtsabnahme)
rhythmogene Synkope (14 %)	• Sinusknoten-Syndrom • AV-Überleitungsstörungen • supraventrikuläre oder ventrikuläre Tachykardien • angeborene rhythmogene Syndrome (z. B. Brugada-Syndrom, Long-QT-Syndrom) • medikamenteninduzierte Proarrhythmie
orthostatische Synkope (8 %)	• autonome Dysregulation (Unfähigkeit des autonomen Nervensystems zur adäquaten Vasokonstriktion) • primär (z. B. bei Parkinson) • sekundär (z. B. diabetische Neuropathie, Amyloidose) • Volumenmangel (Hämorrhagie, Diarrhö, Morbus Addison) • medikamenteninduzierte orthostatische Synkope
mechanische Ursachen für Synkopen bei strukturellen Herz-Gefäß-Erkrankungen (4 %)	• Klappenfehler (insbesondere Aortenstenose) • obstruktive Kardiomyopathie • Myxom • akuter Myokardinfarkt • akute Aortendissektion • Perikardtamponade • Lungenembolie/pulmonale Hypertonie
Synkope bei zerebrovaskulären Erkrankungen	• Steal-Syndrome

Bewusstseinsstörungen anderer Ursachen

mit Verschlechterung des Bewusstseins bzw. mit Bewusstlosigkeit	• metabolische Störungen (Hypoglykämie, Hypoxie, Hyperventilation) • Epilepsien • Intoxikation • TIA (vertebrobasilärer Ursprung)
ohne Bewusstlosigkeit	• Kataplexie • „drop attacks" • psychogen (Somatisierung) • TIA

* nach den Leitlinien der Europäischen Gesellschaft für Kardiologie (2001, 2004)

14.2.2 Diagnostik

Im Anschluss an eine Synkope unterscheidet man die **Basisdiagnostik** unmittelbar nach dem Ereignis bzw. bei der Erstvorstellung des Patienten und die **weiterführende Diagnostik**, die im Verlauf bei gegebener Indikation veranlasst wird (Abb. **A-14.1**).

Basisdiagnostik

Die Basisdiagnostik besteht im Wesentlichen aus der Anamnese, der körperlichen Untersuchung, Schellong-Test und dem Ruhe-EKG. Sie hat die Aufgabe, die **Überlebensprognose** und die **Rezidivwahrscheinlichkeit** abzuschätzen. Die diagnostische Wertigkeit von Anamnese und körperlicher Untersuchung ist hoch, sie machen in ca. 20–40 % eine Synkopenursache wahrscheinlich. Bei etwa der Hälfte kardial bedingter Synkopen liegt ein pathologischer EKG-Befund vor.

Wichtig ist bei der Synkopenabklärung der Nachweis oder Ausschluss einer kardialen Grunderkrankung, da Patienten mit **Synkope und kardialer Grunderkrankung** im Vergleich zu Patienten mit nichtkardialer Synkope bzw. mit Synkope unklarer Genese eine deutlich schlechtere Prognose haben.

Anamnestisch (Tab. **A-14.3**, Tab. **A-14.4**) können typische Auslöser, Symptome und vegetative Begleiterscheinungen vor und nach der Synkope, der Zeitpunkt des Bewusstseinsverlusts, die Dauer der Synkopen-Vorgeschichte und die Häufigkeit erhoben werden. Außerdem sind kardiale Vorerkrankungen, frühere Diagnostik oder kardiochirurgische Eingriffe zu erfragen. Eine komplette Medikamentenanamnese ist obligatorisch.

Die **körperliche Untersuchung** konzentriert sich auf: Hydratationszustand, Schockmerkmale, Herzfrequenz und -rhythmus, kardiale Dekompensationszeichen, pathologische Geräusche über Herz (Aortenstenose und andere Vitien, hypertroph-obstruktive Kardiomyopathie) und Gefäßen (Karotiden) sowie neurologische Befunde.

14.2.2 Diagnostik

Es werden **Basisdiagnostik** und **weiterführende Diagnostik** unterschieden (Abb. **A-14.1**).

Basisdiagnostik

Sie besteht aus Anamnese, körperlicher Untersuchung und Ruhe-EKG und schätzt **Überlebensprognose** und **Rezidivwahrscheinlichkeit** ab. Die diagnostische Wertigkeit von Anamnese und körperlicher Untersuchung ist hoch.

Am schlechtesten ist die Prognose von Patienten mit **Synkope und kardialer Grunderkrankung**.

Anamnestisch (Tab. **A-14.3**, Tab. **A-14.4**) werden erfragt: Auslöser, Begleitsymptome, Zeitpunkt des Bewusstseinsverlusts, Vorgeschichte, Häufigkeit, Vorerkrankungen, frühere Diagnostik, Operationen und Medikamentenanamnese.

Die **körperliche Untersuchung** konzentriert sich auf: Hydratationszustand, Zeichen für Schock und kardiale Dekompensation, Herzfrequenz, -rhythmus, -geräusche, Gefäßgeräusche und neurologische Befunde.

⊚ **A-14.1** | **Synkopenabklärung**

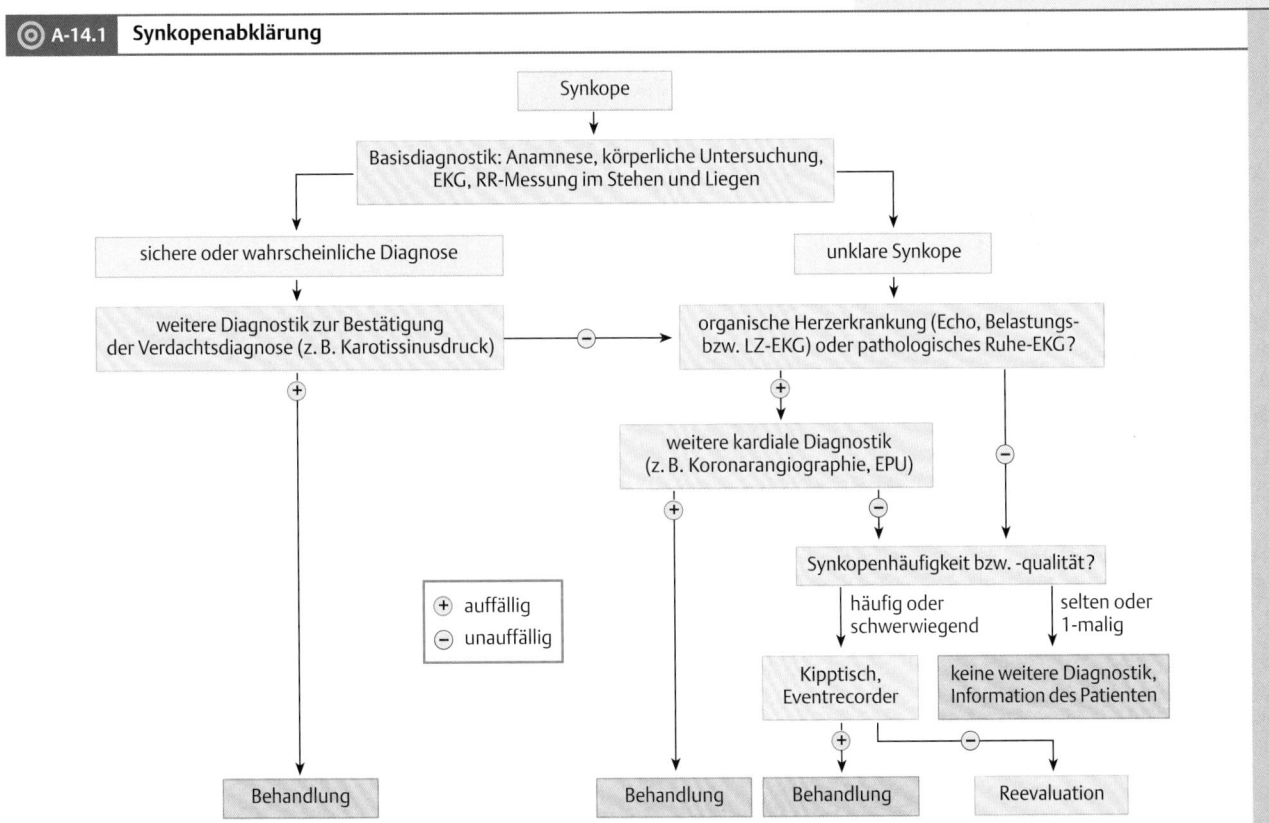

A-14.3 Wesentliche Fragen und Befunde bei plötzlicher Bewusstlosigkeit*

Symptom „plötzliche Bewusstlosigkeit…"	wahrscheinliche Ursache
nach unerwartet aufgetretenem Schmerz, Angst, Anblick, Geräusch oder Geruch	vasovagale Synkope
nach längerem Stehen unter Anspannung	vasovagale Synkope
während Miktion, Defäkation, Husten, Erbrechen	Situationssynkope
unmittelbar nach Lagewechsel	orthostatische Synkope
nach Kopfbewegungen oder Druck auf den Karotissinus (Rasieren, Waschen, Tumor)	Karotis-Sinus-Syndrom
nach Medikamenteneinnahme, die zu einer Verlängerung des QT-Intervalls, zur Orthostase oder Bradykardie führten	medikamenteninduzierte Synkope
die kurzzeitig und ohne Prodromi ist	Arrhythmien
bei positiver Familienanamnese für plötzlichen Herztod	Long-QT-Syndrom, arrhythmogene rechtsventrikuläre Kardiomyopathie, Brugada-Syndrom
unter Anstrengung	Aortenklappenstenose, hypertroph-obstruktive Kardiomyopathie, pulmonale Hypertonie, Mitralstenose, KHK
mit Herzgeräusch und tritt nach Lagewechsel auf	Vorhofmyxom, Thrombus
bei Kopfschmerzen	Migräne, Krampfleiden
mit Verwirrtheit nach Synkope, Bewusstseinsverlust über mehr als 5 Minuten	Krampfleiden
verbunden mit Schwindel, Dysarthrie, Doppelsehen	TIA, Subclavian-steal-Syndrom, zerebrale Durchblutungsstörung
tritt bei Armbewegungen auf	Subclavian-steal-Syndrom
bei Blutdruck- oder Pulsdifferenz zwischen beiden Armen	Subclavian-steal-Syndrom, Aortendissektion
die häufig und mit somatischen Symptomen sowie ohne Herzerkrankung ist	psychiatrische Erkrankungen

* nach den Leitlinien der Europäischen Gesellschaft für Kardiologie (2001, 2004)

A-14.4 Klinische Befunde, die auf eine spezifische Ursache einer Synkope hinweisen*

neurokardiogene Synkope
- Abwesenheit einer organischen Herzerkrankung
- lange Anamnese von Synkopen
- nach einem unangenehmen Anblick, Geräusch, Geruch oder Schmerz
- längeres Stehen, vor allem an überfüllten, heißen Orten
- Übelkeit, Erbrechen assoziiert mit Synkope
- während oder nach dem Essen
- bei Kopfdrehung oder Druck auf den Karotissinus (Tumor, Rasur, enge Krawatten)
- nach Anstrengung
- systolischer und diastolischer RR fallen ab

orthostatische Synkope
- beim Aufstehen
- zeitlicher Zusammenhang mit einer neu begonnenen Medikation oder Dosisänderung, die mit einer Hypotension einhergeht
- längeres Stehen vor allem an überfüllten oder heißen Orten
- bekannte autonome Neuropathie oder Morbus Parkinson
- nach Anstrengung

kardiale Synkope
- bekannte schwere organische Herzkrankheit
- bei Anstrengung oder in aufrechter Position
- vorausgegangene Palpitation oder begleitender Brustschmerz
- positive Familienanamnese für plötzlichen Herztod

zerebrovaskuläre Synkope
- bei Armbewegungen
- Seitendifferenz von Blutdruck oder Puls

* nach den Leitlinien der Europäischen Gesellschaft für Kardiologie (2001, 2004)

Der **Schellong-Test** (Stehtest) ist eine Screening-Untersuchung, um die orthostatische Hypotension nachzuweisen oder das POTS (postural orthostatic tachycardia syndrome) zu demaskieren.

Durchführung: Am mindestens 5 Minuten lang ruhig liegenden Patienten werden der Ausgangsblutdruck und -puls bestimmt. Dann steht der Patient auf und die Messungen erfolgen nach 1 und 3 Minuten. Sie werden fortgeführt, wenn der Blutdruck nach 3 Minuten weiter fällt. Toleriert der Patient das Stehen über diese Zeit nicht, ist der niedrigste systolische Blutdruckwert aufzuzeichnen. Nach spätestens 10 Minuten legt sich der Patient wieder hin und Blutdruck sowie Puls werden über 10 Minuten weitergemessen.

Ein Abfall des systolischen Blutdrucks um > 20 mm Hg oder ein Abfall des systolischen Blutdrucks auf < 90 mm Hg wird auch ohne klinische Beschwerden als **orthostatische Hypotension** bezeichnet. Beim gemeinsamen Auftreten einer orthostatischen Hypotension und einer (Prä-)Synkope wird von einer **orthostatischen Synkope** gesprochen.

Typisch für das **POTS** ist die überschießende orthostatische Tachykardie beim Schellong-Test: Innerhalb der ersten 10 Minuten steigt die Frequenz um mindestens 30 Schläge/min über den Ausgangswert. Demgegenüber fällt der systolische Blutdruck nur geringfügig ab. Trotz der relativ stabilen Blutdruckwerte treten oft schon nach kurzer Standzeit orthostatische Symptome auf (diffuser Schwindel, Schwächegefühl in den Beinen, Gefühl des drohenden Kollapses).

Das **Ruhe-EKG** ist mit 12 Ableitungen aufzuzeichnen. Sofern sich ein pathologischer Befund zeigt, stellt es einen unabhängigen Prädiktor für eine **kardiale Synkope** dar. Auch bei der **arrhythmieinduzierten Synkope** finden sich im EKG spezifische Veränderungen.

Weiterführende Diagnostik

Ist nach der Basisdiagnostik keine Zuordnung möglich, schließt sich die weiterführende Diagnostik an.

Selten sind **laborchemische Untersuchungen** indiziert. Ausnahmen sind Diabetiker, Patienten mit Verdacht auf Hypovolämie oder Patienten, die nicht innerhalb weniger Minuten komplett bewusstseinsklar sind. Ein **neurologisches Konsil** ist nur indiziert, wenn der Patient eigen- oder fremdanamnestisch über neurologische Symptome berichtet, wobei eine wichtige Differenzialdiagnose die Epilepsie ist. Die **psychiatrische Abklärung** findet bei Verdacht auf psychogene Anfälle (z. B. junge herzgesunde Patienten, häufige Synkopen, keine Verletzung) oder eine psychiatrische Erkrankung statt.

▶ **Merke:** Weiterführende Untersuchungen wie Doppler- bzw. Duplexsonographie der Halsgefäße, CT oder MRT des Gehirns sind bei Patienten mit Synkope nur in begründeten Ausnahmefällen gerechtfertigt.

Standarduntersuchungen

Karotissinusmassage: Vor der Karotissinusmassage sind beide Karotiden zu auskultieren. Der Karotissinus befindet sich am anterioren Rand des M. sternocleidomastoideus in Höhe des Zungenbeins. Wichtig ist, für 5–10 sec zu massieren und nicht durch Druck zu komprimieren. Bei negativem Ergebnis wird nach 1–2 Minuten Pause der kontralaterale Karotissinus massiert. Die Karotissinusmassage ist sowohl im Liegen als auch im Stehen durchzuführen. Die Untersuchung erfolgt bei kontinuierlicher EKG-Aufzeichnung. **Pathologisch** sind eine **Asystolie** ≥ **3 Sekunden** und/oder ein **systolischer Blutdruckabfall** ≥ **50 mm Hg**. Letzteres lässt sich nur mit kontinuierlicher arterieller Blutdruckmessung nachweisen. Ein positives Testergebnis ermöglicht bei Fehlen anderer Befunde die Diagnosestellung.

Die Karotissinusmassage wird bei Patienten über 40 Jahre empfohlen, wenn die Basisdiagnostik ohne wegweisenden Befund war. Bei einer Karotisarterienerkrankung sollte wegen des Risikos eines Schlaganfalls keine Massage erfolgen.

Der **Schellong-Test** (Stehtest) ist eine Screening-Untersuchung.

Durchführung: Am ruhig liegenden Patienten werden Ausgangsblutdruck und -puls bestimmt. Dann steht der Patient auf und die Messungen erfolgen nach 1 und 3 Minuten, längstens über 10 Minuten. Der Patient legt sich wieder hin und die Werte werden über weitere 10 Minuten gemessen.

Fällt der systolische RR um > 20 mm Hg oder ist er < 90 mm Hg besteht auch ohne Symptome eine **orthostatische Hypotension**. Eine zugleich auftretende (Prä-)Synkope wird als **orthostatische Synkope** bezeichnet.

Typisch für das **POTS** ist die überschießende orthostatische Tachykardie. Trotz relativ stabiler Blutdruckwerte treten oft schon nach kurzer Standzeit orthostatische Symptome auf.

Es wird eine **12-Kanal-Ruhe-EKG** aufgezeichnet. Pathologische Befunde zeigen sich bei **kardialer** und **arrhythmieinduzierter Synkope**.

Weiterführende Diagnostik

Ermöglicht die Basisdiagnostik keine Zuordnung, erfolgt die weiterführende Diagnostik.
Laborchemische Untersuchungen sind indiziert bei Diabetes, Verdacht auf Hypovolämie oder wenn das Bewusstsein nicht innerhalb von Minuten klar ist. Die **neurologische Abklärung** ist bei entsprechenden Symptomen indiziert, die **psychiatrische** bei Verdacht auf psychogene Anfälle oder eine psychiatrische Erkrankung.

◀ Merke

Standarduntersuchungen

Karotissinusmassage: Vor der Massage werden beide Karotiden auskultiert. Die Untersuchung erfolgt bei kontinuierlicher EKG-Aufzeichnung. **Pathologisch** sind eine **Asystolie** ≥ **3 Sekunden** und/oder ein **systolischer Blutdruckabfall** ≥ **50 mm Hg**. Letzteres lässt sich nur mit kontinuierlicher arterieller Blutdruckmessung nachweisen. Ein positives Testergebnis ermöglicht bei Fehlen anderer Befunde die Diagnosestellung.

Die Karotissinusmassage wird bei Patienten > 40 Jahre empfohlen, bei Karotisarterienerkrankung sollte sie unterbleiben.

Echokardiographie: Die Untersuchung verfolgt zwei **Ziele:**
- **Bestimmung** der **linksventrikulären Funktion** und
- **Nachweis** einer möglichen **Ursache.**

Sie wird durchgeführt bei **kardialer Grunderkrankung, pathologischem Auskultationsbefund** oder sich **wiederholenden Synkopen.**

EKG-Monitoring: Ziel ist es, eine **zeitliche Korrelation** zwischen erfassten **EKG-Abnormalitäten** und **Symptomen** nachzuweisen. Ein normofrequenter Sinusrhythmus während einer Synkope schließt eine arrhythmogene Ursache aus. Zum Einsatz kommen:

- Langzeit-EKG

- externe Ereignis-Rekorder

- implantierbare Ereignis-Rekorder (Endless-Loop-Event-Recorder).

Echokardiographie: Die Untersuchung verfolgt zwei **Ziele:**
- **Bestimmung** der **linksventrikulären Funktion** als wichtigsten Parameter bei der Risikostratifikation; bei einer Einschränkung ist eine arrhythmogene Genese zu erwägen und ggf. mit einer elektrophysiologischen Untersuchung abzuklären
- **Nachweis** einer möglichen **Ursache:** sehr selten gelingt die Darstellung einer Obstruktion des linksventrikulären Ein- und Ausflusstrakts (Aortenstenose und andere Vitien, hypertroph-obstruktive Kardiomyopathie, Myxom) oder des rechtsventrikulären Ausflusstrakts (z. B. Lungenembolie).

Die Echokardiographie wird bei Patienten mit bekannter **kardialer Grunderkrankung,** mit **pathologischem kardialen Auskultationsbefund** oder sich in kurzer Zeit **wiederholenden Synkopen,** die verdächtig auf kardiale/arrhythmogene Ursache sind, durchgeführt.

EKG-Monitoring: Ziel ist es, mit Langzeit-EKG, externem und implantierbarem Ereignisrekorder eine **zeitliche Korrelation** zwischen erfassten **EKG-Abnormalitäten** (Brady- oder Tachyarrhythmien) und **Symptomen** nachzuweisen. Ein normofrequenter Sinusrhythmus während einer Synkope schließt eine arrhythmogene Ursache aus. Wird eine Arrhythmie während einer Synkope nachgewiesen, ist sie wahrscheinlich ursächlich. Eine Ausnahme sind vasovagale Synkopen, die ebenfalls mit Bradykardien einhergehen können.

- **Langzeit-EKG:** trägt relativ selten zur Diagnostik der Synkopen bei; es findet sich in wenigen Fällen eine Symptom-Rhythmus-Korrelation.
- **Externe Ereignis-Rekorder:** speichern diskontinuierlich 1- bis 2-kanalige EKG-Aufzeichnungen mehrere Minuten vor dem Ereignis sowie eine Minute nach der Aktivierung; sie werden häufig über einen Zeitraum von etwa 4 Wochen eingesetzt; sie sind bei häufigen Synkopen bzw. häufiger Symptomatik indiziert.
- **Implantierbare Ereignis-Rekorder (Endless-Loop-Event-Recorder):** subkutan implantiert werden sie über 18 bis 24 Monate eingesetzt; das EKG wird über einen festgelegten Zeitraum vor und nach der Aktivierung gespeichert und ist zu einem späteren Zeitpunkt telemetrisch abfragbar; sie sind bei selten rezidivierenden Synkopen unklarer Genese indiziert, bei denen externe Systeme nicht infrage kommen.

▶ Merke

▶ **Merke:** Ein **intrahospitales EKG-Monitoring** ist bei Patienten indiziert, die eine strukturelle Herzerkrankung haben und einem hohen Risiko vom Auftreten lebensgefährlicher Arrhythmien ausgesetzt sind.

Ohne Symptom-Rhythmus-Korrelation sind weitere Untersuchungen auch bei fehlender Symptomatik durchzuführen.

Liegt keine Symptom-Rhythmus-Korrelation vor, sind weitere Untersuchungen auch bei fehlender Symptomatik durchzuführen.

Eine Präsynkope während der Diagnostik ist kein ausreichender Hinweis auf eine Synkope. Deshalb sollte keine Therapie auf einer Untersuchung beruhen, in der nur eine Präsynkope auftrat.

Spezielle Untersuchungen

Kipptischtest: Er wird durchgeführt, um die Diagnose „vasovagale Synkope" zu sichern **und** bei **Konsequenzen** für die **Rezidivprophylaxe.**

Aus der liegenden Position wird der Patient passiv bis zu einem Winkel von 60–70° für 20–45 Minuten aufgerichtet. Bei negativem passivem Test wird pharmakologisch provoziert. Tritt eine Synkope auf, ist der Test diagnostisch beweisend.

Spezielle Untersuchungen

Kipptischtest: Die Durchführung des Tests ist sinnvoll, um die Diagnose **„vasovagale Synkope"** zu **sichern und** wenn dies **therapeutische Konsequenzen** für die **Rezidivprophylaxe** von Patienten mit häufigen Synkopen hat.

Vor dem Test sollte der Patient, wenn eine venöse Punktion erfolgt ist, für mindestens 20 Minuten liegen. Dann wird er passiv bis zu einem Winkel von 60–70° aufgerichtet. Die passive Phase erstreckt sich über 20–45 Minuten. Bei negativem passivem Test werden zur pharmakologischen Provokation 400 µg Nitroglyzerin sublingual in aufrechter Position gegeben. Die pharmakologische Provokation sollte 15–20 Minuten dauern. Endpunkte der Untersuchung sind die Induktion einer Synkope oder eine ausreichend lange pharmakologische Provokation ohne Synkope. Tritt eine Synkope auf, ist der Test diagnostisch beweisend.

Elektrophysiologische Untersuchung (EPU): Eine EPU sollte folgende Informationen geben:

- Messung der **Basiswerte** bei **Spontanrhythmus:** Zykluslänge, AH-Zeit und HV-Zeit (HV > 100 ms spricht für totale AV-Blockierungen und ist damit als Ursache für die Synkope anzusehen)
- programmierte und festfrequente **Vorhofstimulation:** Beurteilung der Sinusknotenfunktion, AV-Überleitung, Lokalisation potenzieller AV-Blockierungen sowie Induzierbarkeit supraventrikulärer Tachykardien (selten eine Ursache für Synkopen)
- programmierte **Ventrikelstimulation:** Evaluierung der retrograden Leitungseigenschaften des His-Purkinje-AV-Knotensystems, Diagnostik akzessorischer Leitungsbahnen sowie Induzierbarkeit von Kammertachykardien (häufiger Ursache für Synkopen, vorwiegend bei Patienten mit organischer Herzerkrankung).

Belastungs-EKG: Es wird bei Patienten mit unklaren Synkopen durchgeführt (Ausnahme mechanische Obstruktion wie Aortenstenose). Ein dabei nachgewiesener AV-Block II. oder III. Grades ist auch ohne begleitende Synkope diagnostisch beweisend.

Invasive Koronardiagnostik: Empfohlen, sofern eine Synkope unmittelbar im zeitlichen Zusammenhang mit einer myokardialen Ischämie auftrat.

Um ein Brugada-Syndrom auszuschließen oder zu bestätigen, ist bei Patienten mit unklaren Synkopen der **Ajmalintest** mit 1 mg/kg Körpergewicht Ajmalin i.v. oder der **Flecainidtest** mit 2 mg/kg Körpergewicht Flecainid i.v. über 10 Minuten zu erwägen. So können die typischen EKG-Veränderungen wie ST-Streckenhebungen in den Ableitungen V_1 bis V_3 demaskiert werden.

14.2.3 Therapie

Das wichtigste **Ziel** in der Behandlung von Patienten mit Synkopen ist das **Verhindern von Rezidiven.** So wird die Lebensqualität gesteigert und die Überlebensprognose verbessert.

Nachweis oder Anhalt für neural-vermittelte, vasovagale Synkopen: Die Überlebensprognose bei neural-vermittelten Synkopen ist ohne und mit Therapie gut. Alle Patienten werden intensiv über ihre Erkrankung und Prognose aufgeklärt. Die Patienten sollten regelmäßig ausreichend Flüssigkeit trinken und Triggersituationen (längeres Stehen, „überwärmte", enge Räume) meiden. Blutdrucksenkende Medikamente sind bei älteren Patienten zunächst so weit wie möglich zu reduzieren oder ganz abzusetzen. Akutinterventionen bei Prodromi (z. B. Beine über Kreuz stellen, Muskelanspannung) können das Auftreten einer Synkope verhindern.

Patienten < 40 Jahre kann bei positivem Kipptischtest ein Kipptischtraining angeboten werden. Als medikamentöse Therapie ist die Gabe des peripheren Vasokonstriktors Midodrin vorzuschlagen. Nachteilig sind die dreimal tägliche Einnahme und ein möglicher Blutdruckanstieg. Eine Alternative sind Serotonin-Wiederaufnahme-Hemmer wie Paroxetin; Langzeitergebnisse sind jedoch abzuwarten.

Kardiale Arrhythmien: Alle Patienten mit arrhythmogener Synkope und lebensbedrohlichen Rhythmusstörungen sowie mit erhöhtem Verletzungs- bzw. Gefährdungspotenzial müssen eine ursachenorientierte Behandlung erhalten. Die Therapie kann erwogen werden, sofern die Rhythmusstörung nicht dokumentiert wurde, jedoch wahrscheinlich bedrohlich ist und sofern die Rhythmusstörung eindeutig erkannt, aber als nicht bedrohlich einzustufen ist.

Bradykarde Herzrhythmusstörungen: Zur Behandlung bradykarder Rhythmusstörungen einschließlich des hypersensitiven Karotissinussyndroms s. S. 102.

Tachykarde Herzrhythmusstörungen: Entsteht durch die Synkope eine anhaltende, hämodynamisch instabile ventrikuläre Tachyarrhythmie bei struktureller Herzerkrankung und reduzierter linksventrikulärer Funktion, ist eine ICD-Implantation (s. S. 86) indiziert. Bei Patienten mit hämodynamisch stabilen Kammertachykardien ohne strukturelle Herzerkrankung oder mit nur leicht

Elektrophysiologische Untersuchung (EPU): Es werden durchgeführt:
- Messung der **Basiswerte** bei **Spontanrhythmus**
- programmierte und festfrequente **Vorhofstimulation**
- programmierte **Ventrikelstimulation**.

Belastungs-EKG: Es wird bei unklaren Synkopen durchgeführt und ist bei AV-Block II. oder III. Grades beweisend.

Invasive Koronardiagnostik: Empfohlen, wenn Synkope und myokardiale Ischämie im zeitlichen Zusammenhang auftraten. Ein Brugada-Syndrom kann mit dem **Ajmalin-** oder **Flecainidtest** ausgeschlossen oder bestätigt werden.

14.2.3 Therapie

Das **Verhindern von Rezidiven** steigert die Lebensqualität und verbessert die Prognose.

Neural-vermittelte, vasovagale Synkopen: Die Prognose ist ohne und mit Therapie gut. Die Patienten sollten regelmäßig ausreichend trinken und Triggersituationen meiden. Blutdrucksenkende Medikamente sind zu reduzieren oder abzusetzen. Akutinterventionen können bei Prodromi eine Synkope verhindern.

Patienten < 40 Jahre kann bei positivem Kipptischtest ein Kipptischtraining angeboten werden. Medikamentöse Therapie mit dem peripheren Vasokonstriktor Midodrin, alternativ Serotonin-Wiederaufnahme-Hemmer.

Kardiale Arrhythmien: Alle Patienten mit lebensbedrohlichen Rhythmusstörungen sowie mit erhöhtem Verletzungs- bzw. Gefährdungspotenzial müssen eine ursachenorientierte Behandlung erhalten.

Bradykarde Herzrhythmusstörungen: Zur Behandlung s. S. 102.

Tachykarde Herzrhythmusstörungen: Entsteht durch die Synkope eine anhaltende, hämodynamisch instabile ventrikuläre Tachyarrhythmie bei struktureller Herzerkrankung und reduzierter linksventrikulärer Funktion, ist eine ICD-Implantation (s. S. 86) indiziert.

Bei einer paroxysmalen supraventrikulären Tachykardie mit Synkope ist die Katheterablation (s. S. 130) die Therapie der Wahl.

eingeschränkter Pumpfunktion ist die ICD-Indikation nicht eindeutig. Die medikamentöse Rezidivprophylaxe mittels Klasse-III-Antiarrhythmika (insbesondere Amiodaron, s. S. 128) erscheint dann als mögliche Alternative.
Wird bei einer paroxysmalen supraventrikulären Tachykardie ein Zusammenhang mit der Synkope vermutet oder ist dieser wahrscheinlich, ist die Katheterablation (s. S. 130) bei AV-Knoten-Reentry-Tachykardie, WPW-Syndrom und typischem Vorhofflattern die Therapie der Wahl. Über die Langzeitwirksamkeit einer pharmakologischen Therapie gibt es für diese Arrhythmien nur wenige Daten.

▶ Merke

▶ **Merke:** Bei einem jungen Patienten mit orthostatischer Kreislaufstörung ist eine physikalische Therapie mit kalten Kneipp-Güssen sinnvoll.

15 Schock

15 Schock

▶ Definition

▶ **Definition:** Der Schock ist ein klinisches Syndrom mit unzureichendem Blutfluss und unzureichender Durchblutung des peripheren Gewebes, die durch ein zu geringes Herzzeitvolumen oder die Umverteilung des peripheren Blutflusses entstehen. Infolgedessen findet sich häufig eine Hypotension und Oligurie. Die verminderte Gewebeperfusion bedingt – insbesondere in den lebenswichtigen Organen – eine Gewebehypoxie und eine Verschiebung zum anaeroben Stoffwechsel; letzteres verbunden mit einem Anstieg des Laktats. Entscheidend für die Entwicklung des Schocks sind das rasche Auftreten des Kreislaufversagens (z. B. im Unterschied zur chronischen Blutung) und die ohne Therapie durch Multiorganversagen entstehenden irreversiblen Organschäden (z. B. im Unterschied zur Synkope).

Einteilung: Die Ursachen lassen sich auf das Versagen einer/mehrerer Funktionen zurückführen:
- intravasales Flüssigkeitsvolumen ↓
- kardiale Pumpfunktion akut beeinträchtigt
- Gefäßvolumen verändert.

Einteilung: Jede Klassifikation der verschiedenen Schockformen hat ihre Limitationen. Vereinfacht lassen sich die Ursachen auf das Versagen einer oder mehrerer Funktionen zurückführen:
- Verminderung des intravasalen Flüssigkeitsvolumens (z. B. hypovolämischer Schock)
- akute Beeinträchtigung der kardialen Pumpfunktion (z. B. kardiogener Schock)
- Veränderungen des Gefäßvolumens (z. B. vasodilatativer oder septischer Schock).

15.1 Ätiologie

15.1 Ätiologie

Reduziertes intravasales Flüssigkeitsvolumen

Ein akut einsetzender größerer intravasaler Volumenverlust führt zum **hypovolämischen Schock** mit verminderter kardialer Füllung und verringertem Schlagvolumen. Die häufigsten Ursachen sind **Blutungen** und **Flüssigkeitsverlust**.

Reduziertes intravasales Flüssigkeitsvolumen

Ein akut einsetzender größerer (20–25 %) intravasaler Volumenverlust führt zum **hypovolämischen Schock** mit verminderter kardialer Füllung und verringertem Schlagvolumen. Die häufigsten Ursachen sind Blutungen und Flüssigkeitsverlust. **Blutungen** sind am häufigsten durch Traumata vor allem in Verbindung mit Frakturen (z. B. Autounfall) oder eine obere und untere gastrointestinale Blutung (z. B. Ulkusblutung, Ösophagusvarizenblutung) bedingt. Größere **Flüssigkeitsverluste** können die Folge von Diarrhö, Erbrechen, Verbrennungen oder vom Verlust in den „dritten Raum" wie bei Pankreatitiden sein.

Beeinträchtigung der kardialen Pumpfunktion

Beim **kardiogenen Schock** sind systolische Funktion und Herzzeitvolumen reduziert. Es lassen sich 5 Kategorien einteilen:
- **akuter Myokardinfarkt**

Beeinträchtigung der kardialen Pumpfunktion

Die verminderte kardiale Pumpfunktion beim **kardiogenen Schock** geht meist mit einer herabgesetzten systolischen Funktion und einem stark reduzierten Herzzeitvolumen einher. Die Ursachen lassen sich in 5 Kategorien einteilen:
Akuter Myokardinfarkt: Die häufigste Ursache für einen kardiogenen Schock ist der akute **ST-Streckenhebungs-**, aber auch **Nicht-ST-Streckenhebungs-Myo-**

kardinfarkt. Der kardiogene Schock tritt bei 7 % aller Myokardinfarkte auf. Bei ¾ der Patienten entwickelt sich der Schock innerhalb des ersten Tages nach Infarktbeginn, meist erst nach der stationären Aufnahme. Die Sterblichkeit schwankt zwischen 40–60 %. Zusätzliche Ereignisse wie tachy- oder brady-karde Rhythmusstörungen können den Beginn des Schocks triggern. Komplikationen des Myokardinfarktes wie akute Mitralinsuffizienz, Ventrikelseptumdefekt oder Perikardtamponade können ebenfalls zum kardiogenen Schock führen.

Kardiomyopathien als Ursache für einen kardiogenen Schock sind eine fortgeschrittene dilatative Kardiomyopathie und selten eine akute Myokarditis.

Arrhythmien: Sowohl atriale als auch ventrikuläre meist tachykarde Rhythmusstörungen können einen kardiogenen Schock verursachen.

Mechanische Veränderungen: Mechanische Ursachen sind Klappenerkrankungen wie eine akute Mitralinsuffizienz (z. B. infolge einer Papillarmuskelruptur bei akutem Myokardinfarkt) oder akute Aorteninsuffizienz (z. B. bei einer Aortendissektion der Aorta ascendens) oder eine kritische Aortenstenose.

Obstruktive Veränderungen: Obstruktive (extrakardiale) Faktoren sind eine massive Lungenembolie, ein Spannungspneumothorax oder eine Perikardtamponade.

- Kardiomyopathien
- Arrhythmien
- mechanische Veränderungen
- obstruktive Veränderungen

▶ **Klinischer Fall:** Der Notarzt übergibt einen 42-jährigen Patienten in der Notaufnahme an den diensthabenden Kollegen. Der Patient gibt an, sich von einem fieberhaften Infekt vor 3 Wochen nicht richtig erholt zu haben. Bei der körperlichen Untersuchung fällt auf, dass der Patient kaltschweißig, blass und kurzatmig ist. RR 140/40 mmHg, Puls 120/min. Auskultatorisch besteht ein 2/6-Systolikum mit P. m. über dem 2. ICR rechts. Ein Diastolikum lässt sich bei Tachykardie nicht sicher nachweisen. In der Echokardiographie stellen sich eine Aortenklappeninsuffizienz III–IV sowie Vegetationen auf der Aortenklappe dar. Somit liegt eine akute Aortenklappeninsuffizienz bei Endokarditis vor. Im Unterschied zur chronischen Aortenklappeninsuffizienz ist das Herz-Kreislauf-System nicht an die Regurgitationen des Schlagvolumens in den linken Ventrikel adaptiert. Zum notfallmäßigen Ersatz der Aortenklappe wird der Patient in ein herzchirurgisches Zentrum verlegt.

◀ **Klinischer Fall**

Veränderungen des Gefäßvolumens

Beim **vasodilatativen Schock** ist das intravasale Volumen infolge ausgeprägter Vasodilatation relativ zu gering. Das zirkulierende Blutvolumen ist normal, aber unzureichend für die adäquate Füllung des Herzens. Verschiedene Erkrankungen gehen mit einer venösen oder arteriellen Vasodilatation einher. Die wichtigste Ursache ist das **systemische inflammatorische Response Syndrom (SIRS)** und im Speziellen der **septische Schock**.

Ein **SIRS** liegt vor, wenn der Patient mindestens 2 der folgenden Merkmale aufweist:
- Körpertemperatur > 38 °C oder < 36 °C
- Herzfrequenz > 90/min
- Hyperventilation mit Atemfrequenz > 20/min oder PCO_2 < 32 mmHg
- Leukozytose > 12 000 Zellen/ul bzw. Leukozytopenie < 4 000 Zellen/ul.

Das SIRS kann unabhängig von einer Infektion auch bei Verbrennungen oder Pankreatitis vorliegen. Bei einer Sepsis hat der Patient ein SIRS als Antwort auf die Infektion.

Der **septische Schock** ist charakterisiert durch eine systolische Hypotonie < 90 mmHg bzw. einen mittleren arteriellen Blutdruck (MAD) < 60 mmHg oder eine Verringerung des systolischen Blutdrucks um > 40 mmHg bei Abwesenheit anderer Ursachen für eine Hypotension. Die Mortalität beim septischen Schock beträgt ca. 40 %.

Seltenere vasodilatative Schockformen sind der **neurogene** Schock (nach Hirntrauma, zerebralen Blutungen), der **endokrine** Schock (Addison-Krise, thyreotoxische Krise, akute Hypophysenvorderlappeninsuffizienz), der **Intoxikationsschock** bei Vergiftungen (z. B. Medikamente, Gifte) und der **anaphylaktische** Schock entweder als Anaphylaxie (immunologisch) oder seltener eine Pseudoallergie (nicht immunologisch).

Veränderungen des Gefäßvolumens

Beim **vasodilatativen Schock** ist das intravasale Volumen infolge ausgeprägter Vasodilatation relativ zu gering. Die häufigsten Ursachen sind **SIRS (systemisches inflammatorisches Response Syndrom)** und **septischer Schock**.

Ein **SIRS** besteht bei mindestens 2 der folgenden Merkmale:
- Körpertemperatur > 38 °C oder < 36 °C
- Herzfrequenz > 90/min
- Hyperventilation mit Atemfrequenz > 20/min oder PCO_2 < 32 mmHg
- Leukozytose > 12 000 bzw. Leukozytopenie < 4 000 Zellen/ul.

Der **septische Schock** ist charakterisiert durch: systolische Hypotonie bzw. erniedrigter MAD oder systolischer RR um > 40 mmHg verringert ohne andere Ursachen für die Hypotension.

Seltenere vasodilatative Schockformen sind der **neurogene** und **endokrine** Schock, der **Intoxikationsschock** und der **anaphylaktische** Schock.

15.2 Klinik und Verlauf

Typisch für den Schock sind folgende **Symptome:**
- **Hypotension**
- **Tachykardie**
- **herabgesetzter Hauttugor**

- **blasse, kalte und schweißige Haut**

- zuerst **agitiertes Bewusstsein**, dann Übergang ins Koma

- **Oligurie**

Unbehandelt führt jeder Schock in ein **Multiorganversagen**. Die Organe werden zunächst reversibel und im protrahierten Schock irreversibel geschädigt (Abb. **A-15.1**)

15.2 Klinik und Verlauf

Typisch für den Schock sind folgende **Symptome:**

Die **Hypotension** mit systolischem Blutdruck < 90 mm Hg ist ein Zeichen für die Hypovolämie. Vor allem zu Beginn des Schocks sind die Blutdruckveränderungen in Relation zu den Ausgangswerten zu beurteilen; ein Blutdruckabfall > 40 mm Hg spricht für einen beginnenden oder manifesten Schock. Weitere Zeichen der Hypovolämie sind die **Tachykardie** und der **herabgesetzte Hauttugor**.

Die **blasse, kalte und schweißige Haut** ist der Ausdruck der herabgesetzten effektiven Gewebeperfusion. Die Vasokonstriktion verteilt das Blut von den peripheren Organen zu den vital wichtigen Organen (Herz, Hirn) um. Eine Ausnahme ist die Frühphase des septischen Schocks mit warmer und trockener Haut infolge des verminderten Gefäßwiderstandes.

Der **Bewusstseinszustand** kann sich im Schock verändern. In der Initialphase kann der Patient agitiert reagieren, im weiteren Verlauf wirkt er immer konfuser und geht in ein Koma über.

Die **Oligurie** spiegelt ebenfalls die Umverteilung des Blutes und den intravasalen Flüssigkeitsbedarf wider.

Unbehandelt führt jeder Schock in ein **Multiorganversagen**, das vor allem Lunge, Niere, Leber, Magen-Darm-Trakt und das Immunsystem betrifft. Die Organe werden zunächst nur reversibel in ihrer Funktionsleistung beeinträchtigt. Bei protrahiertem Schock kommt es zu nur schwer reversiblen oder irreversiblen morphologischen Veränderungen (Abb. **A-15.1**). Bei zu später oder unzureichender Behandlung ist der protrahierte Schock mit einer hohen Mortalität verbunden.

⊚ **A-15.1**

⊚ **A-15.1** | **Verlauf des Schocks**

reduziertes Herzzeitvolumen
↓
Zentralisation durch sympathoadrenerge Reaktion
↓
periphere Minderperfusion (Hypoxie, Zellnutrition)
↓
Zellfunktionsstörungen
↓
Freisetzung von Schockmediatoren
↓
reversibel/irreversibel gestörte Organfunktionen
↓
Tod

15.3 Diagnostik

Die Diagnose stützt sich auf Anamnese, körperliche Untersuchung, Labor und hämodynamische Parameter.

Laboruntersuchungen

Blutgase: Anfangs besteht eine respiratorische Alkalose, später eine **metabolische Azidose.**

Laborchemie: Das in der anaeroben Glykolyse gebildete **Laktat** quantifiziert die Sauerstoffschuld des Körpers.

Der Anstieg der **Nierenretentionswerte** zeigt ein beginnendes akutes Nierenversagen an (Schockniere). Zahlreiche **Schockmediatoren** induzieren die Organfunktionsstörungen. Das Ungleichgewicht zwischen Gerinnung und Lyse kann eine

15.3 Diagnostik

Die Diagnose „Schock" stützt sich auf (Fremd)Anamnese, körperliche Untersuchung (s. o.) sowie Laboruntersuchungen und hämodynamische Parameter.

Laboruntersuchungen

Blutgase: Im Schock findet sich anfangs eine respiratorische Alkalose und später eine respiratorische Partial- oder Globalinsuffizienz. Bei Fortschreiten der Gewebehypoxie kommt es zum Anstieg des Laktats mit **metabolischer Azidose.**

Laborchemie: Die im Schock eingeschränkte Sauerstoffabgabe an das Gewebe beeinträchtigt die aerobe Synthese energiereicher Phosphate. Daher wird ATP auch über die anaerobe Glykolyse gewonnen. Das dabei gebildete **Laktat**, welches an das Blut abgegeben wird, quantifiziert die Sauerstoffschuld des Körpers.

Der Anstieg der **Nierenretentionswerte** zeigt ein beginnendes akutes Nierenversagen an (Schockniere). Die verminderte Gewebeperfusion setzt zahlreiche Substanzen (z. B. Gerinnungsfaktoren, Komplementfaktoren, Kinine, Zytokine, plättchenaktivierenden Faktor [PAF]) frei. Diese werden zusammenfassend als **Schockmediatoren** bezeichnet und sind an der Induktion der Organfunktionsstörungen (z. B. Schocklunge, Schockniere) beteiligt. Darüber hinaus stört das aktivierte Gerinnungssystem das physiologische Gleichgewicht zwischen Gerinnung und Lyse; dies kann im weiteren Verlauf eine **disseminierte intravasale Gerinnung (DIC)** auslösen. Neuere Marker vor allem für den septischen Schock sind **Interleukin-6** und **Pro-Calcitonin**.

Invasive Verfahren

Die invasiven Verfahren dienen dem **hämodynamischen Monitoring**. Neben einem großlumigen peripher venösen Zugang sollte der Patient einen **zentralen Venenkatheter** in einer großen herznahen Vene erhalten, um den **zentralvenösen Venendruck (ZVD)** zu bestimmen. Der ZVD (Normalwert: 4–8 mm Hg) spiegelt den Füllungszustand des venösen Systems wider. Insbesondere beim hypovolämischen Schock objektiviert ein ZVD von 1 mm Hg die Hypovolämie und ist eine **Steuergröße** für die **Infusionstherapie**.

Bei Hypotension < 80 mm Hg lässt sich der arterielle Blutdruck nur mit **intraarteriellem Druckmonitoring** zuverlässig und kontinuierlich bestimmen. Dies gilt vor allem für Patienten im kardiogenen Schock. Außerdem können so vasopressive Medikamente wie Dopamin oder Noradrenalin (z. B. Arterenol) oder positiv inortrope Substanzen besser gesteuert werden.

Bei allen Patienten im Schock, die sich nach Flüssigkeitsgabe nicht rasch verbessern oder bei Patienten im kardiogenen Schock insbesondere bei pulmonaler Stauung sollte ein kleiner **Ballonkatheter** (5–7 French) mit dem Blutstrom in die Pulmonalarterie eingeschwemmt werden (Swan-Ganz-Einschwemmkatheter). Damit lassen sich die systolische und diastolische **Pulmonalarteriendrücke** bestimmen (Normalwerte: systolisch < 25 mm Hg, diastolisch < 10 mm Hg, Mitteldruck < 15 mm Hg). Der linksventrikuläre Füllungsdruck ist am besten mit dem Pulmonalkapillardruck (Synonym: Wedge-Druck, PCWP, Normalwert: < 10 mm Hg) zu erfassen (s. Abb. **A-12.10**, S. 195). Zur Messung wird der Ballon kurzzeitig mit Luft gefüllt, worauf sich eine kleine Pulmonalarterie verschließt. Darüber hinaus ermöglicht der Pulmonaliskatheter das Herzzeitvolumen (HZV) zu messen (z. B. mit der Thermodilutionsmethode). Dies ist ein wichtiger Verlaufsparameter bei der Überwachung von Patienten im kardiogenen Schock.

> ▶ **Merke:** Im Schock sind multiple Organfunktionen eingeschränkt; es ist ein konsequentes intensivmedizinisches Monitoring der verschiedenen Organfunktionen vor allem von Herz, Lunge, Niere, Leber notwendig.

15.4 Therapie

Patienten mit **manifestem Schock** haben eine **schlechte Prognose**. Diagnostik und Therapie zielen darauf hin, einen Schock frühzeitig zu erkennen oder zu verhindern und Organfunktionsstörungen zu vermeiden. Im Rahmen der „Schockprophylaxe" werden disponierende Grunderkrankungen (z. B. Sepsis, akute Blutung, Myokardinfarkt) diagnostiziert und behandelt.

Um die Gewebeperfusion wiederherzustellen, wird zuerst **intravenös Flüssigkeit** gegeben. Eine Zielgröße ist ein Pulmonalkapillardruck < 18 mm Hg. Als Zweites werden zur Behandlung der Hypotonie **Vasopressoren** wie Dopamin und Noradrenalin verabreicht. Bei fortschreitender Gewebehypoxie und unzureichender Sauerstoffsättigung wird frühzeitig nasal **Sauerstoff** appliziert. **Intubation** und **maschinelle Beatmung** sind bei einer Sauerstoffsättigung < 90 % indiziert.

> ▶ **Merke:** Im Frühstadium eines Schocks ist „watch and see" nicht angebracht; nur die rechtzeitig eingeleitete, adäquate Therapie bewahrt den Patienten vor der Ausbildung eines manifesten Schocks; konsequente Behandlung der zum Schock führenden Grundkrankheit.

Invasive Verfahren

Die invasiven Verfahren dienen dem **hämodynamischen Monitoring**. Die Patienten erhalten einen großlumigen peripher venösen Zugang sowie einen **zentralen Venenkatheter**, um den **zentralvenösen Venendruck (ZVD)** zu bestimmen.

Mit **intraarteriellem Druckmonitoring** lassen sich der arterielle Blutdruck zuverlässig bestimmen und positiv inotrope Substanzen steuern.

Im kardiogenen Schock sollte ein **Ballonkatheter** mit dem Blutstrom in die Pulmonalarterie eingeschwemmt werden (Swan-Ganz-Einschwemmkatheter), um den systolischen und diastolischen **Pulmonalarteriendruck** (s. Abb. **A-12.10**, S. 195) sowie das Herzzeitvolumen zu bestimmen.

◀ Merke

15.4 Therapie

Patienten mit **manifestem Schock** haben eine **schlechte Prognose**. Diagnostik und Therapie zielen auf eine frühzeitige Erkennung des Schocks.

Zuerst wird **intravenös Flüssigkeit** gegeben, dann **Vasopressoren**. Bei unzureichender Sauerstoffsättigung wird **Sauerstoff** appliziert.

◀ Merke

disseminierte intravasale Gerinnung (DIC) auslösen. Neuere Marker v. a. für den septischen Schock sind **Interleukin-6** und **Pro-Calcitonin**.

Kardiogener Schock

Bei einem kardiogenen Schock infolge
eines akuten **Myokardinfarktes** sind die
auf S. 72 aufgeführten Maßnahmen zügig
anzuwenden.

Bleibt trotz Optimierung des intravasalen
Flüssigkeitsvolumens das HZV niedrig,
sind **positiv inotrope Substanzen**
(z. B. Dobutamin) einzusetzen.

Wenn sich der Patient weder durch medi-
kamentöse Maßnahmen noch durch die
maschinelle Beatmung stabilisiert, ist der
Einsatz einer **intraaortalen Ballonpumpe
(IABP)** angezeigt (s. Abb. **A-15.2** sowie
S. 72).

Kardiogener Schock

Bei einem kardiogenen Schock infolge eines akuten **Myokardinfarktes** sind die
auf S. 72 aufgeführten Maßnahmen zügig anzuwenden. Der Patient erhält
Aspirin und Heparin sowie GP-IIb/IIa-Inhibitoren. Die kausale Therapie ist
die rasche Reperfusion mit perkutaner Koronarangioplastie (PTCA) und Stentimplantation oder Thrombolyse. Die Kontraindikationen werden hierbei gelegentlich überbewertet und die Maßnahmen deshalb nicht durchgeführt.

Beim kardiogenen Schock kann es infolge der linksventrikulären Funktionsstörung zu einem Anstieg des pulmonalen Druckes mit pulmonaler Stauung
kommen. Bleibt trotz Optimierung des intravasalen Flüssigkeitsvolumens das
HZV niedrig, sind **positiv inotrope Substanzen** (z. B. Dobutamin) einzusetzen,
um die Kontraktilität des verbleibenden Myokards zu steigern.

Wenn sich der Patient weder durch medikamentöse Maßnahmen noch durch
die maschinelle Beatmung stabilisiert, ist der Einsatz einer **intraaortalen Ballonpumpe (IABP)** angezeigt (s. Abb. **A-15.2** sowie S. 72). Hierbei wird ein Ballonkatheter über die A. femoralis in die Aorta eingeführt und direkt unterhalb
des Abgangs der A. subclavia links platziert. Der Ballon inflatiert EKG-getriggert unmittelbar nach Aortenklappenschluss. Dadurch wird der diastolische
Aortenfluss in die unteren Körperpartien vermindert und der diastolische Aortendruck in der oberen Körperhälfte erhöht. Der mittlere Aortendruck bleibt
dabei stabil. Der Ballon deflatiert unmittelbar vor Beginn der Systole. Bei unverändertem mittlerem Aortendruck sinkt der linksventrikuläre Füllungsdruck
um 20 % ab und das HZV steigt von einem deutlich erniedrigten Wert um bis zu
40 % an. Über den erhöhten diastolischen aortalen Druck verbessert sich die
Myokardperfusion. Da der Ballonkatheter den Blutfluss in die untere Körperhälfte vermindert, können als Komplikationen kritische Ischämien der unteren
Extremitäten entstehen. Weitere Komplikationen sind Aortenperforation, Aortendissektion und Infektion. Kontraindikationen gegen den Einsatz der IABP
sind Aorteninsuffizienz, Aortenaneurysma sowie anhaltende Rhythmusstörungen, sodass eine zeitgerechte Triggerung des Gerätes nicht möglich ist.

▶ Merke

▶ **Merke:** Invasive Diagnostik und interventionelle Therapien (Koronarangioplastie, intraaortale Ballonpumpe) sind beim kardiogenen Schock rechtzeitig in Erwägung zu ziehen und der Patient ggf. in ein Schwerpunktkran-
kenhaus zu verlegen.

◎ A-15.2

◎ A-15.2   **Intraaortale Ballonpumpe**

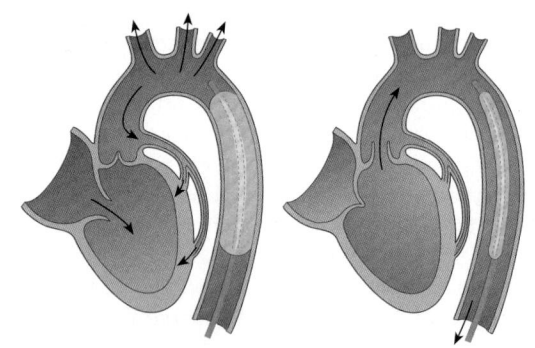

Über den erhöhten diasto-
lischen Druck kommt es zu
einer Verbesserung der
Myokardperfusion. Durch
den erhöhten aortalen
Druck kommt es weiterhin
zu einem schnelleren
Abfließen des Blutes, so
dass der enddiastolische
intraaortale Druck niedriger
liegt als ohne Ballonpumpe.
Über den damit verminder-
ten Druck während der
frühen Systole (Senkung
der Nachlastdrücke) wird
die Belastung des
Herzmuskels reduziert.

◀ Klinischer Fall

▶ **Klinischer Fall:** Eine 47-jährige Patientin mit bekanntem metastasierendem Mammakarzinom klagt seit mehreren Tagen über zunehmende Dyspnoe. Bei der Aufnahmeuntersuchung in der Notaufnahme sind die Halsvenen prall gefüllt, die Herztöne leise und beide Lungenfelder auskultatorisch unauffällig. Die Herzfrequenz beträgt > 120/min, der Blutdruck < 100/70 mm Hg. Radiologisch ist der Herzschatten gering vergrößert, echokardiographisch findet sich ein großer Perikarderguss (enddiastolischer Durchmesser 3,0 cm) mit Kompression des rechten Ventrikels. Bei der daraufhin durchgeführten Perikardpunktion werden 750 ml serösblutige Flüssigkeit abpunktiert. Die Patientin gibt sofort an, dass die Luftnot nachlassen würde; Atem- und Herzfrequenz normalisieren sich, und der Blutdruck steigt auf < 130/80 mm Hg.

Septischer Schock

Der wichtigste kausale Ansatz ist die **Behandlung** der zugrunde liegenden **systemischen Infektion** mit intravenösen Antibiotikagaben. Nach Abnahme von Blutkulturen und Abstrichen dürfen diese Befunde nicht abgewartet werden, sondern es ist gleich mit einer empirischen **antibiotischen Initialtherapie** zu beginnen. Diese kann aus einem Aminoglykosid (Gentamicin oder Tobramycin) und einem Cephalosporin der 3. Generation (Cefotaxim, Ceftriaxon, oder bei vermutetem Pseudomonasbefall Ceftazidim) bestehen. Bei Verdacht auf methicillinresistenten Staphylococcus aureus ist frühzeitig Vancomycin einzusetzen. Bei nachgewiesenen Foci als Ausgangsherd der Infektion, z. B. Abzesse, sind diese rasch zu sanieren und zu drainieren.

Im Hinblick auf die hämodynamischen Veränderungen des Schocks ist als Erstes die **unzureichende intravasale Flüssigkeit** z. B. durch die Gabe von 0,9 % NaCl zu **ersetzen**, wobei einige Patienten bis zu 10 Liter innerhalb der ersten 24 Stunden benötigen. Häufig ist der Blutdruck mit **Vasopressoren**, z. B. Dopamin, Noradrenalin und Vasopressin, anzuheben, die Gewebeperfusion wiederherzustellen. Um die Gewebehypoxie zu beseitigen, ist eine ausreichende (> 97 %) arterielle Sauerstoffsättigung nötig. Dies erfordert auf jeden Fall die nasale O_2-Gabe und ggf. die frühzeitige Maskenbeatmung bzw. Intubation mit maschineller Beatmung. Unterschiedlich wird der Einsatz physiologischer **Kortikosteroiddosen** zur Behandlung der relativen Nebenniereninsuffizienz bewertet.

▶ **Merke:** Auch bei unspezifischen Symptomen rechtzeitig an die Entwicklung eines Schocks denken und den Patienten auf der Intensivstation überwachen.

◀ Merke

Septischer Schock

Der wichtigste kausale Ansatz ist die **Behandlung** der zugrunde liegenden **systemischen Infektion** mit intravenösen Antibiotikagaben. Nach Abnahme von Blutkulturen und Abstrichen dürfen diese Befunde nicht abgewartet werden, sondern es ist gleich mit einer empirischen **antibiotischen Initialtherapie** zu beginnen.

Die **unzureichende intravasale Flüssigkeit** wird z. B. durch die Gabe von 0,9 % NaCl **ersetzt**. Häufig ist der Blutdruck mit **Vasopressoren** anzuheben, die arterielle Sauerstoffsättigung mit O_2. Der Einsatz physiologischer **Kortikosteroiddosen** zur Behandlung der relativen Nebenniereninsuffizienz wird unterschiedlich bewertet.

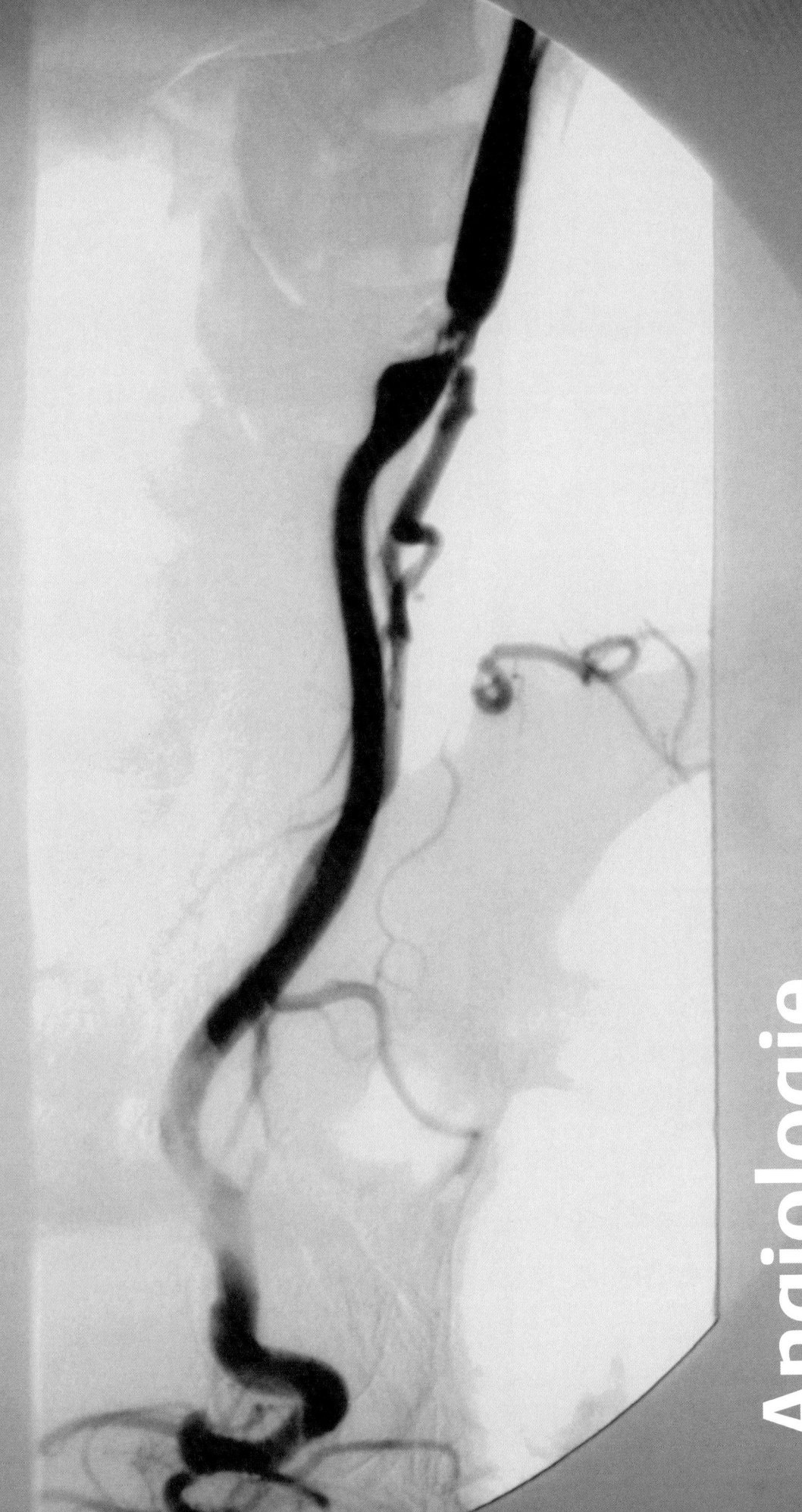

B

Angiologie

1 Grundlagen

▶ **Definition:** Die **Angiologie** befasst sich mit der Diagnostik und Therapie arterieller, venöser und lymphatischer Erkrankungen aller Gefäßprovinzen mit Ausnahme der Koronargefäße.

◀ **Definition**

Eine wichtige Rolle bei Gefäßerkrankungen spielen Mikrozirkulationsstörungen (Arteriolen, Venen und Kapillaren), die nicht nur durch Erkrankungen der großen und kleinen Gefäße selbst (Makro- und Mikroangiopathie), sondern auch bei Veränderungen der zellulären und plasmatischen Zusammensetzung des Blutes, die mit einer Verschlechterung der Fließeigenschaften oder einer erhöhten Thrombosebereitschaft einhergehen, auftreten können. Durch dieses inhaltlich weitgesteckte Themenspektrum ergeben sich zahlreiche Berührungspunkte mit anderen Schwerpunkten der Inneren Medizin (z. B. Hämatologie, Hämostaseologie) sowie anderen Fachgebieten (z. B. Neurologie).

Die Angiologie hat viele Schnittpunkte mit der Hämatologie und Hämostaseologie. Durch die ubiquitäre Existenz des Gefäßsystems in unserem Organismus gibt es zahlreiche Berührungspunkte mit anderen Teilgebieten der Inneren Medizin und mit anderen Fachbereichen, wie z. B. der Neurologie.

1.1 Anatomische und physiologische Grundlagen zum Gefäßsystem

1.1 Anatomische und physiologische Grundlagen zum Gefäßsystem

1.1.1 Aufgabe und Aufbau

1.1.1 Aufgabe und Aufbau

Aufgabe des Herz-Kreislauf-Systems: Die Blutgefäße sind ein wesentlicher Teil des Herz-Kreislauf-Systems, das ein komplexes **Transportorgan** darstellt. Aufgabe des Herz-Kreislauf-Systems ist es, jedes Organ situationsgerecht mit O_2 und Nährstoffen zu versorgen sowie CO_2 und Abfallprodukte des Stoffwechsels zu entsorgen. Neben den genannten Stoffen werden Metaboliten des Stoffwechsels, Botenstoffe (z. B. Hormone), Antikörper sowie Zellen der körpereigenen Abwehr transportiert. Außer der Transportfunktion erfüllt das Herz-Kreislauf-System eine wichtige Aufgabe bei der **Regulation der Körpertemperatur.**

Aufgabe des Herz-Kreislauf-Systems:
- bedarfsgerechte Versorgung der Organe mit O_2 und Nährstoffen
- Entsorgung von CO_2 und Abfallprodukten des Stoffwechsels
- Regulation der Körpertemperatur.

Bestandteile des Herz-Kreislauf-Systems: Technisch gesehen besteht das Herz-Kreislauf-System aus folgenden Bestandteilen:
- zwei in Serie geschalteten **Pumpen:** „linkes Herz" (linker Vorhof und Ventrikel) und **„rechtes Herz"** (rechter Vorhof und Ventrikel)
- einem **Rohrleitungssystem** aus **Gefäßen**, die sich hinsichtlich ihres Wandaufbaus und ihrer Funktion unterscheiden. Während Arterien, Kapillaren und Venen in Serie geschaltet sind, verlaufen die Lymphgefäße parallel zu den Venen.

(Technische) Bestandteile des Herz-Kreislauf-Systems:
- zwei in Serie geschaltete **Pumpen:** „linkes und rechtes Herz"
- ein **Rohrleitungssystem** aus verschieden differenzierten **Gefäßen**.

Funktionelle Aufteilung des Herz-Kreislauf-Systems: Man unterscheidet
- den **Lungen- oder kleinen Kreislauf,** über den der O_2- und CO_2-Austausch gewährleistet wird, vom **Körper- oder großen Kreislauf,** der für die Blutversorgung der Organe verantwortlich ist.
- das **Hochdrucksystem,** das den linken Ventrikel zusammen mit den arteriellen Gefäßen des Körperkreislaufs umfasst, vom **Niederdrucksystem,** zu dem die venösen Gefäße des Körperkreislaufs sowie die Strombahn bis zum linken Vorhof zählen.

Funktionelle Aufteilung des Herz-Kreislauf-Systems:
- Lungen- oder kleiner Kreislauf
- Körper- oder großer Kreislauf
- Hochdrucksystem
- Niederdrucksystem.

Anordnung der Blut- und Lymphgefäße: Der linke Ventrikel fördert mit jedem Herzschlag eine bestimmte Menge Blut mit einem bestimmten Druck in das **arterielle Gefäßsystem.** Das geförderte Schlagvolumen wird über die **Arterien** an die einzelnen Organe weitertransportiert. Dabei bilden sich unter steter Verzweigung eine Anzahl parallel geschalteter Kreisläufe aus. Das Prinzip der Verzweigung setzt sich in den Organen über kleinste Arterien zu den **Arteriolen** (Durchmesser 20 µm) und **Metarteriolen** (Durchmesser zwischen 9 µm und 20 µm) bis zum Kapillargefäßsystem fort (s. Abb. **B-1.1**).
Beim **Kapillargefäßsystem** handelt es sich um ein fein verzweigtes Netz von Gefäßen mit Durchmessern zwischen 5 und 9 µm. Die einschichtige Gefäßwand besteht aus flachem, teilweise unterbrochenen Endothel und einer Basal-

Anordnung der Blut- und Lymphgefäße: Vom linken Ventrikel gelangt das sauerstoffreiche Blut über Arterien, Arteriolen und Metarteriolen in das Kapillargefäßsystem (s. Abb. **B-1.1**).

Im **Kapillargefäßsystem** findet der **Stoffaustausch** mit der interstitiellen Flüssigkeit statt.

Über das **venöse System** gelangt das sauerstoffarme Blut zurück zum rechten Herzen. Nach der Oxigenierung im Lungenkreislauf erreicht das Blut wieder das linke Herz.

Parallel zur Dränage des Kapillarbettes über die Venen erfolgt eine Dränage über das **Lymphgefäßsystem**.

Prinzipieller Aufbau der Gefäßwand:
- **Intima** (Tunica intima)
- **Media** (Tunica media)
- **Externa** (Tunica externa) oder **Adventitia.**

membran. Die Wandstärke ist mit 0,5 µm sehr gering. In den Kapillaren findet der **Stoffaustausch** mit der interstitiellen Flüssigkeit statt (s. u.).

Kleinste **Venen** (Durchmesser zwischen 8 und 100 µm) sammeln dann das Blut aus dem Kapillarbett, vereinigen sich zu immer größeren Venen und führen es schließlich über die untere und obere Hohlvene (Vv. cavae superior und inferior) dem rechten Herzen zu. Dieses transportiert das sauerstoffarme Blut durch den Lungenkreislauf. Oxigeniert erreicht es wieder das linke Herz.

Parallel zur Dränage des Kapillarbettes über die Venen erfolgt eine Dränage über das **Lymphgefäßsystem**. Die Lymphgefäße entspringen als Lymphkapillaren direkt im Interstitium und können auch große Moleküle, die die Kapillarwand nicht passieren können, transportieren. Auch die Lymphgefäße vereinigen sich zu immer größeren Gefäßen und münden beidseits am Zusammenfluss der V. jugularis und der V. subclavia in das Venensystem.

Prinzipieller Aufbau der Gefäßwand: Die Gefäßwand von Arterien und Venen besteht aus 3 Schichten. Die Schichten umfassen von innen nach außen:
- **Intima** (Tunica intima), bestehend aus
  - **Endothel**, einer dem Gefäßlumen zugewendeten Lage ovaler Zellen, die eine Reihe von antithrombotisch und fibrinolytisch wirkenden Faktoren sowie vasodilatierende (z. B. NO) und vasokonstringierende Substanzen (z. B. Endothelin) produzieren,
  - **subendotheliale Schicht** aus Grundsubstanz mit eingelagerten kollagenen Fasern und glatten Muskelzellen und
  - **Membrana elastica interna** als Grenze zur Media.
- **Media** (Tunica media) mit unterschiedlichem Anteil elastischer Fasern (v. a. herznahe Gefäße) und glatten Muskelzellen (v. a. herzferne Gefäße)
- **Externa** (Tunica externa) oder Adventitia, die die bindegewebige Verbindung zum umliegenden Gewebe herstellt und die Krafteinwirkungen von außen, wie sie z. B. im Bereich der Gelenke entstehen, auffängt. Sie ist überwiegend aus kollagenen Faserelementen aufgebaut. In der Adventitia liegen Nervenfasern, über die eine Regulation der Gefäßweite stattfinden kann. In größeren Gefäßen finden sich dort auch Blutgefäße (Vasa vasorum) zur Versorgung des äußeren Drittels der Gefäßwand. Die innen liegenden Schichten größerer Gefäße werden wie kleine Gefäße über das Endothel versorgt.

▶ Merke

▶ **Merke:** Bei den arteriellen Gefäßen zeigen sich v. a. in der Tunica media histologische Unterschiede zwischen den herznahen Gefäßen, die für die Windkesselfunktion (s. S. 246) verantwortlich sind, und den herzfernen Gefäßen, die die Transportfunktion (s. S. 246) übernehmen.

1.1.2 Stoffaustausch im Kapillarbett

Voraussetzungen für den Stoffaustausch

1.1.2 Stoffaustausch im Kapillarbett

Voraussetzungen für den Stoffaustausch

Für den Stoffaustausch im Kapillarbett sind verschiedene Voraussetzungen von Bedeutung.

Querschnitt, Oberfläche und Strömungsgeschwindigkeit: Die große Oberfläche und die Abnahme der Strömungsgeschwindigkeit im Kapillarbett sind wichtige Bedingungen für den Stoffaustausch.

Querschnitt, Oberfläche und Strömungsgeschwindigkeit: Durch die stetige Verzweigung der Gefäße auf dem Weg zur Kreislaufperipherie nimmt ihr Gesamtquerschnitt stark zu. Im Kapillarbett (ca. 10 Milliarden parallelgeschaltete Kapillaren) sind dadurch zwei für den Stoffaustausch wichtige Bedingungen erfüllt:
- Es steht eine maximal **große Oberfläche** (500–700 m^2) zur Verfügung.
- Durch die **Abnahme der Strömungsgeschwindigkeit** besteht genügend Zeit für den Stoffaustausch.

Druckverhältnisse: Im **Hochdrucksystem** liegt der mittlere Blutdruck bei 90 mmHg, der während der Kapillarpassage abnimmt. Im venösen System liegt das mittlere Druckniveau nur noch bei 15 mmHg (**Niederdrucksystem**).

Druckverhältnisse: Der mittlere arterielle Blutdruck liegt in Ruhe bei 90 mmHg (**Hochdrucksystem**). Dieser hohe Druck wird zum Transport des Blutes durch die engen Kapillaren und zur Filtration benötigt. Bei der Kapillarpassage geht ein großer Teil der kinetischen Energie des Blutes durch Reibung (Wärme) verloren. Dieser Energieverlust dokumentiert sich im niedrigen Druckniveau des

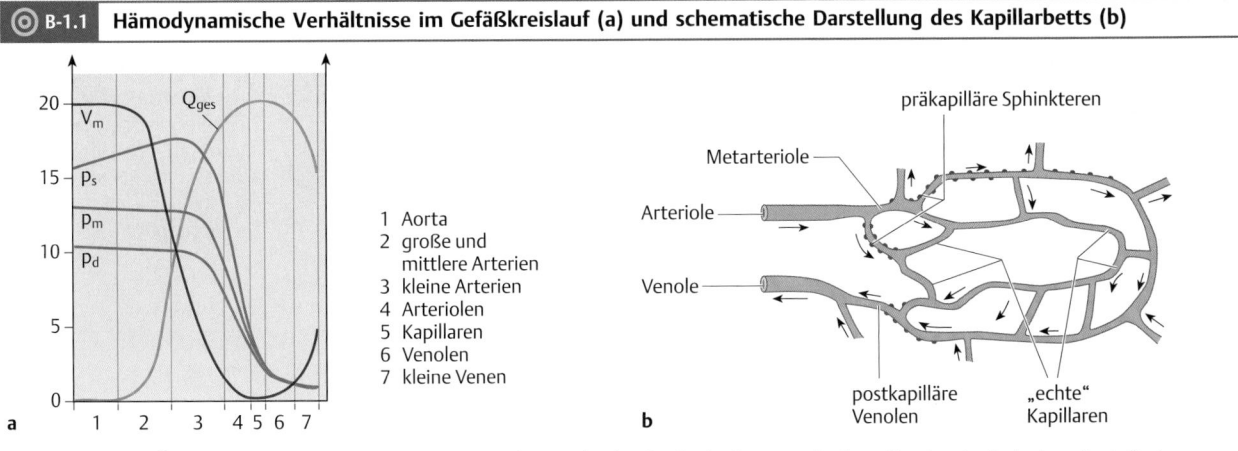

B-1.1 Hämodynamische Verhältnisse im Gefäßkreislauf (a) und schematische Darstellung des Kapillarbetts (b)

1 Aorta
2 große und mittlere Arterien
3 kleine Arterien
4 Arteriolen
5 Kapillaren
6 Venolen
7 kleine Venen

a Schematische Übersicht über das Verhalten des mittleren Blutdrucks (p_m), des systolischen Blutdrucks (p_s), des diastolischen Blutdrucks (p_d) sowie des Gesamtquerschnitts (Q_{ges}) und der mittleren Strömungsgeschwindigkeit (V_m) entlang des Arteriensystems und des Anfangsabschnitts des Niederdrucksystems.

venösen Systems von durchschnittlich 15 mmHg (**Niederdrucksystem**). Abb. B-1.1 zeigt die Veränderungen von Druck, Gefäßquerschnitt und Strömungsgeschwindigkeit im Gesamtkreislauf.

Vorgang des Stoffaustauschs

Der Stoffaustausch zwischen intra- und extravasalem Raum zeigt 3 unterschiedliche Mechanismen:

1. **Filtration und Rückfiltration** von Wasser und wasserlöslichen Substanzen bis zu einem relativen Molekulargewicht von 5000 über feine Spalten oder Poren in der Kapillarwand (Interzellularfugen von 6–8 nm Durchmesser). Der Mechanismus beruht auf einem fein abgestimmten Gleichgewicht zwischen Druckkomponenten, die einen Flüssigkeitsstrom aus den Kapillaren ins Interstitium (Filtration) oder umgekehrt (Rückfiltration) fördern.
2. **Diffusion** von fettlöslichen Substanzen durch die Kapillarwand selbst
3. **vesikulärer Transport** von Makromolekülen (z. B. Proteinen).

Filtration und Rückfiltration: Die **Filtration** findet auf der arteriellen Seite der Kapillaren statt. Die wesentliche filtrierende Kraft ist der vom linken Ventrikel erzeugte Blutdruck (= hydrostatische Filtrationsdruck).
Für die **Rückfiltration** auf der venösen Seite der Kapillaren ist der kolloidosmotische Druck entscheidend, d. h. die Fähigkeit der großen Eiweißkörper (v. a. Albumin), Wasser im Gefäßsystem zu halten.
Am Anfang des Kapillarbettes übersteigt der hydrostatische den kolloidosmotischen Druck, sodass ein Flüssigkeitsstrom Richtung Interstitium erfolgen kann. Am Ende des Kapillarbettes übersteigt der kolloidosmotische den hydrostatischen Druck, sodass ein Flüssigkeitstransport aus dem Interstitium in die Kapillare erfolgt. Dieser Wechsel in der Richtung des Druckgradienten wird durch den Abfall des hydrostatischen (s. o.) und den Anstieg des kolloidosmotische Drucks, die im Verlauf des Kapillarbettes auftreten, verursacht. Letzterer kommt zustande, weil beim Abpressen des Serums die Konzentration der Eiweißkörper, die die Kapillarwand nicht passieren können, steigt (Abb. B-1.2). Grundsätzlich überwiegt die Filtration die Rückfiltration in geringem Umfang (um 10 %). Die im Gewebe verbleibende Flüssigkeit wird parallel zu den Venen über die Lymphgefäße abtransportiert, sodass es beim Gesunden nicht zu einem Nettoverbleib von Flüssigkeit im Gewebe kommt.
Ist das fein abgestimmte Gleichgewicht zwischen Filtration und Rückfiltration gestört oder entsteht durch eine Schädigung der Gefäßwand eine erhöhte Durchlässigkeit, sammelt sich Flüssigkeit im Interstitium und es entsteht ein **Ödem**, sobald die Dränagekapazität des Lymphgefäßsystems überschritten ist.

Vorgang des Stoffaustauschs

Der Stoffaustausch zwischen intra- und extravasalem Raum zeigt 3 unterschiedliche Mechanismen:
- Filtration und Rückfiltration
- Diffusion
- vesikulärer Transport.

Filtration und Rückfiltration:
- Die **Filtration** im arteriellen Abschnitt der Kapillaren (v. a. durch arteriellen Blutdruck)
- Die **Rückfiltration** im venösen Schenkel der Kapillaren (v. a. durch kolloidosmotischen Druck).

Am Anfang des Kapillarbettes übersteigt der hydrostatische den kolloidosmotischen Druck. Die Folge ist ein Flüssigkeitsstrom Richtung Interstitium. Am Ende des Kapillarbettes übersteigt der kolloidosmotische den hydrostatischen Druck. Flüssigkeit wird aus dem Interstitium in die Kapillare transportiert (Abb. **B-1.2**).

Grundsätzlich überwiegt die Filtration die Rückfiltration.

Bei Störung des Gleichgewichts zwischen Filtration und Rückfiltration entstehen **Ödeme**.

⊙ B-1.2   **Schematische Darstellung der Filtration und Rückfiltration**

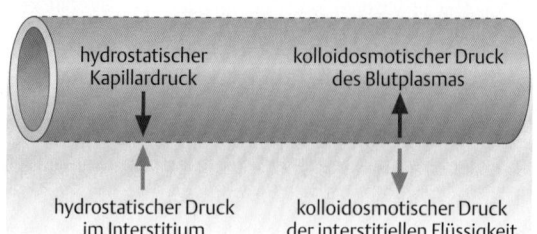

hydrostatischer
Kapillardruck

kolloidosmotischer Druck
des Blutplasmas

hydrostatischer Druck
im Interstitium

kolloidosmotischer Druck
der interstitiellen Flüssigkeit

Hydrostatischer und
kolloidosmotischer Druck
bewirken an der Kapillar-
membran entweder einen
Flüssigkeitsein- oder
-ausstrom durch die
Membranporen.

1.2 Angiologische Basisdiagnostik

1.2   Angiologische Basisdiagnostik

Ziele:
- Liegt überhaupt eine Gefäßerkrankung vor?
- **Lokalisation** der Gefäßerkrankung (betroffener Abschnitt des Gefäßsystems und betroffene Körperregion)
- **hämodynamische Auswirkungen** und **Schweregrad**
- **Ursache** bzw. **Entstehungsmechanismus**.

Ziel der angiologischen Diagnostik ist die Klärung folgender Fragen:
- grundsätzliche Klärung, ob dem vom Patienten geäußerten Beschwerdebild überhaupt eine Gefäßerkrankung zugrunde liegt
- **Lokalisation** der Gefäßerkrankung mit Differenzierung nach dem primär betroffenen **Abschnitt des Gefäßsystems** (Arterien, Venen oder Lymphgefäße) und der betroffenen **Körperregion**
- **hämodynamische Auswirkungen** und **Schweregrad** des Gefäßprozesses
- **Ursache** bzw. **Entstehungsmechanismus** der Gefäßerkrankung.

1.2.1 Anamnese

1.2.1 Anamnese

Das Spektrum der Symptome bei Erkrankungen der Gefäße ist groß.

In Abhängigkeit von der Art und der Lokalisation des erkrankten Gefäßes ist das mögliche Spektrum an Symptomen, mit denen sich Patienten beim Angiologen vorstellen, sehr breit: Es reicht von Beschwerdefreiheit über kosmetische Beeinträchtigungen bis hin zu starken Schmerzen, neurologischen Ausfallserscheinungen oder einem Kreislaufschock.

Eine **sorgfältige Anamneseerhebung** gibt häufig richtungsweisende Anhaltspunkte. Wesentliche Bestandteile sind die **Schmerzanamnese**, die Abklärung von **Risikofaktoren** und die **Familienanamnese**.

Die **sorgfältige Anamneseerhebung** kann bereits richtungsweisende Anhaltspunkte geben, die das weitere diagnostische Vorgehen bestimmen. Klagt der Patient über Schmerzen, muss eine genaue **Schmerzanamnese** erhoben werden, um zwischen arterieller und venöser Ursache zu differenzieren sowie ein akutes Geschehen von einem chronischen Prozess zu unterscheiden. Die Angaben des Patienten zu Schmerzentwicklung (plötzlich einsetzend, sich allmählich entwickelnd), -muster (Schmerzen in Ruhe, unter Belastung, in Abhängigkeit von der Körperlage), -charakter, -intensität, -dauer und -lokalisation erlauben zusammen mit den klinischen Befunden oft schon Rückschlüsse auf die zugrunde liegende Art der Gefäßerkrankung. Auch mögliche **Risikofaktoren**, die sich für arterielle und venöse Erkrankungen unterscheiden, sind zu erfragen. Bei einer Reihe von Erkrankungen spielt die **Familienanamnese** eine wichtige Rolle. Bei arteriellen Gefäßerkrankungen müssen anamnestisch Erkrankungen in anderen Gefäßregionen, insbesondere das Vorliegen einer KHK, bei venösen Erkrankungen wie einer tiefen Thrombose auch die möglichen Folgeerkrankungen wie Lungenarterienembolie berücksichtigt werden.

1.2.2 Klinische Untersuchung

1.2.2 Klinische Untersuchung

Es sollte vor allem auf farbliche und trophische Veränderungen der Haut, Ödeme, Pulsstatus, Strömungsgeräusche sowie die Gesamtkreislaufsituation geachtet werden.

Die klinische Untersuchung der Gefäße umfasst Inspektion, Palpation und Auskultation. Sie sollte stets in einem gut temperierten Raum zur Vermeidung von Kältereaktionen der Haut und am ausreichend entkleideten Patienten erfolgen. Bei der **Inspektion** sind Veränderungen der Hautfarbe, Gefäßzeichnungen, Umfangsvermehrungen sowie trophische Störungen zu berücksichtigen. Die **Palpation** beurteilt die Hauttemperatur, den Zustand der Haut sowie die Art des Ödems. Zur **Palpation** gehört auch die exakte Erhebung des Pulsstatus (s. S. 229). Die **Auskultation** erfasst vornehmlich arterielle, seltener venöse Strömungsphänomene. Für viele angiologische Erkrankungen ist die Beurteilung der Gesamtkreislaufsituation mit Erfassung der Herzfrequenz und des Herzrhythmus, der Atemfrequenz, der Blutdruckmessung im Seitenvergleich und des Auskultationsbefunds am Herzen (z. B. Vitium) von großer Bedeutung.

Inspektion

Sie ist sowohl bei arteriellen als auch bei venösen Gefäßerkrankungen von besonderer Bedeutung und kann häufig erste Hinweise auf die Grunderkrankung oder bereits entstandene Komplikationen bringen. Sie sollte immer im Seitenvergleich erfolgen (Tab. **B-1.1**).

Inspektion

Sie gibt erste Hinweise auf die Grunderkrankung oder bereits entstandene Komplikationen (Tab. **B-1.1**).

☰ B-1.1 Wichtige Befunde bei der Inspektion und Palpation

Inspektion	Befund	Hinweis auf
Hautfarbe	Blässe oder marmorierte Haut	verminderte Blutversorgung, z. B. ■ schwere pAVK ■ akuter arterieller Verschluss ■ Raynaud-Syndrom
	Zyanose	erhöhte Sauerstoff-Ausschöpfung des Blutes in den Kapillaren bei ■ vermindertem Blutangebot, z. B. – arterielle Durchblutungsstörung – Raynaud-Syndrom – Herzinsuffizienz ■ verlängerter Blutpassage in den Kapillaren, z. B. – venöse Abflussbehinderung – Herzinsuffizienz
	Rötung	entzündlicher Gefäßprozess (Thrombophlebitis) Hyperämie durch Stauung bei akuter Thrombose reaktive Hyperämie bei Raynaud-Syndrom
auffällige Hautzeichnung	vermehrte Venenfüllung	venöse Abflussbehinderung Herzinsuffizienz
	Besenreiser, Teleangiektasien, Braun- und Weißfärbung der Haut	chronisch venöse Insuffizienz (venöse Hypertonie)
	Livedo reticularis und racemosa	Gefäßentzündungen Cholesterinembolie
Umfangsvermehrung		venöse Abflussbehinderung Herzinsuffizienz Lymphabflussstörung Lipödem
trophische Störungen	z. B. Gangrän, Ulkus, Muskelatrophien, vermindertes Haar-, gestörtes Nagelwachstum	dauerhaft eingeschränkte Versorgung des Endorgans mit Sauerstoff und Nährstoffen, z. B. ■ arterielle Durchblutungsstörung ■ venöse Hypertonie ■ diabetische Neuropathie
Hauttemperatur	kalte Haut	arterielle Durchblutungsstörungen ausgeprägtes subfasziales Ödem bei venöser Abflussbehinderung mit Anstieg des interstitiellen Drucks und konsekutiver Drosselung des arteriellen Einstroms
	warme Haut	venöse Abflussbehinderung entzündliche Prozesse

Palpation und Pulsstatus

Palpation: Insbesondere bei venösen Gefäßerkrankungen, bei entzündlichen Gefäßveränderungen (Thrombophlebitis, Arteriitis) und bei akuten arteriellen Verschlüssen mit fortgeschrittenem Gewebeuntergang zeigt die betroffene Region bzw. das erkrankte Gefäß eine erhöhte Druckschmerzhaftigkeit.

Pulsstatus: Die Erhebung des Pulsstatus ist sowohl bei arteriellen als auch bei venösen Gefäßerkrankungen unerlässlich. Bei Letzteren ist der Pulsstatus in Hinblick auf eine eventuell notwendige Kompressionstherapie (s. S. 308) erforderlich. Dabei wird die Pulsstärke (kräftig, abgeschwächt, fehlend) beurteilt. Bei hochgradig arteriellen und venösen Stenosen sowie bei arteriovenösen Fisteln kann häufig ein Schwirren „getastet" werden.

Palpation und Pulsstatus

Palpation: V.a. bei venösen oder entzündlichen Gefäßveränderungen und bei akuten arteriellen Verschlüssen können Region oder erkranktes Gefäß druckschmerzhaft sein.

Pulsstatus: Bei Erhebung des Pulsstatus wird die Pulsstärke beurteilt.

Praktisches Vorgehen:
- Pulstatus immer gleichzeitig auf beiden Seiten erheben
- nach einer Ruhephase und in einem gut temperierten Raum
- Fehlende oder abgeschwächte Pulse weisen auf eine periphere arterielle Verschlusskrankheit hin.

Fehlerquellen:
- Arterielle Durchblutungsstörungen, die nur bei Belastung auftreten, werden nicht erfasst.
- Eine Hypotension kann zu symmetrisch abgeschwächten und fehlenden Pulsen führen.

Praktisches Vorgehen: Der **Pulsstatus** sollte rechts und links gleichzeitig tastend und vergleichend erhoben werden. Dies ist an den Extremitäten mit Ausnahme der A. poplitea und an den extrakraniellen hirnversorgenden Gefäßen immer möglich. Bei schlanken Patienten lässt sich auch die abdominelle Aorta gut durch die Bauchdecke palpieren. Die Untersuchung sollte nach einer Ruhephase in einem ausreichend temperierten Raum erfolgen, um Auswirkungen einer vorausgehenden Gehbelastung bzw. einer Kältereaktion auf den Pulsstatus zu vermeiden. Im Seitenvergleich fehlende oder abgeschwächte Pulse weisen auf eine periphere arterielle Verschlusskrankheit hin. Dabei sind folgende **Fehlerquellen** zu beachten:
- Ein tastbarer Puls schließt eine arterielle Durchblutungsstörung, die sich ausschließlich bei Belastung bemerkbar macht, nicht aus.
- Eine allgemeine Hypotension kann zu symmetrisch abgeschwächten und fehlenden Pulsen führen.

Neurologische Untersuchung (DMS)

Neben der Überprüfung der **Durchblutung (D)** gehören die Untersuchung von **Motorik (M)** und **Sensibilität (S)** zur angiologischen Diagnostik.

Neurologische Untersuchung (DMS)

Akute und schwere chronische Ischämien sowie Druck von Gefäßstrukturen auf benachbarte Nerven können zu sekundären Nervenschäden führen. Darüber hinaus wird die diabetische Gefäßerkrankung häufig von einer Neuropathie begleitet. Sowohl bei arteriellen als auch venösen Gefäßerkrankungen ist es daher häufig wichtig, eine Erkrankung insbesondere peripherer Nerven differenzialdiagnostisch zu belegen oder auszuschließen. Bei diesen Patienten ist es erforderlich, neben der **Durchblutung (D)** auch **Motorik (M)** und **Sensibilität (S)** zu prüfen.

Blutdruckmessung

Der Blutdruck sollte immer an beiden Oberarmen gemessen werden.

Blutdruckmessung

Der Blutdruck sollte immer an beiden Oberarmen gemessen werden, um zum einen eine Subklaviastenose bzw. einen -verschluss zu erfassen und zum anderen den korrekten Referenzdruck zur Messung des Blutdrucks an den unteren Extremitäten zu identifizieren.

Auskultation

Herz: dient der Erfassung kardialer Emboliequellen (z. B. Rhythmusstörungen, v. a. absolute Arryhthmie, Herzklappenfehler).

Gefäße: s. S. 233.

Auskultation

Auskultation des Herzens: Sie dient in erster Linie der Erfassung kardialer Emboliequellen (Rhythmusstörungen, insbesondere absolute Arryhthmie, Herzklappenfehler).

Auskultation der Gefäße: s. S. 233.

1.2.3 Apparative Diagnostik

Zur Verfügung stehen:
- Sonographie
- radiologische Verfahren (CTA, MRA, DSA).

1.2.3 Apparative Diagnostik

Die primäre apparative Diagnostik bei Gefäßerkrankungen erfolgt heute mit dem **Ultraschall**. Dabei lässt sich grundsätzlich die morphologisch orientierte B-Bild-Sonographie von den funktionell ausgerichteten Dopplerverfahren unterscheiden. Die weiterführende Diagnostik wird mit den **radiologischen Schnittbildverfahren**, der CT- und der MR-Angiographie sowie der **klassischen Angiographie** als DSA (digitale Subtraktionsangiographie) durchgeführt. Die Grundprinzipien der einzelnen Verfahren werden im Folgenden kurz zusammenhängend dargestellt. Da ihr Anwendungsbereich in Abhängigkeit vom betroffenen Gefäßgebiet variiert, wird hierauf im Rahmen der Kapitel zu arteriellen und venösen Erkrankungen getrennt eingegangen (s. S. 234 und S. 240).

Sonographie

Prinzip: Von einer Schallquelle werden Pulse mit einer bestimmten Frequenz ins Gewebe gesendet und dort gestreut oder reflektiert. Die zurückkehrenden Echos werden anhand ihrer Energie, Frequenz und Phase ausgewertet.

Sonographie

Prinzip: Alle Ultraschallverfahren beruhen darauf, dass ein oder mehrere zeitlich versetzte Pulse von einer Schallquelle mit einer bestimmten (Sende-) Frequenz ins Gewebe gesendet und die durch Reflexion oder Streuung entstehenden Echos zurück zur Schallquelle gelangen. Diese Echos können hinsichtlich ihrer Energie (Amplitude), Frequenz und Phase ausgewertet werden.

> ▶ **Merke:** Die Eindringtiefe der Schallwellen im Gewebe ist umso tiefer, je niedriger die Sendefrequenz bzw. je größer die Wellenlänge ist.

◀ Merke

Bei oberflächlich lokalisierten Gefäßen (z. B. Karotiden, Leistengefäße) werden Sendefrequenzen zwischen 5 MHz und 10 MHz, bei tiefer lokalisierten Gefäßen (z. B. retroperitoneal) Frequenzen um 3,5 MHz verwendet.

Die Sendefrequenzen liegen zwischen 5 und 10 MHz bei oberflächlichen Gefäßen und um 3,5 MHz bei tiefer lokalisierten Gefäßen.

B-Bild-Sonographie

B-Bild-Sonographie

> ▶ **Merke:** Die B-Bild-Sonographie dient der morphologischen Darstellung von Gefäßprozessen. Sie zeigt aber auch funktionelle Momente wie Pulsatilität und Gefäßfüllung.

◀ Merke

Prinzip: Die B-Bild-Sonographie arbeitet mit kurzen Sendepulsen. In der einem Sendepuls folgenden langen Empfangspause werden Laufzeit und Amplitude der empfangenen reflektierten bzw. gestreuten Echos analysiert: Je größer die Amplitude, desto heller ist die Darstellung der Echos im Bild (**B-Mode** = Brightness-Mode). Die Lage einzelner Strukturen, an denen eine Schallreflexion oder -streuung stattfindet, kann dabei bei bekannter Schallgeschwindigkeit (im Durchschnitt 1540 m/s) über Messung der Laufzeit von Sende- und Rücklaufpuls ermittelt werden. Reflektierende Strukturen (z. B. Gefäßwände, Organgrenzen) liefern anatomisch getreue Bilder, während streuende Strukturen (z. B. rote Blutkörperchen, feine Gewebestrukturen) virtuelle Gewebemuster ergeben.

Prinzip: Die Amplitude reflektierter und gestreuter Echos werden in Echtzeit („real time") dargestellt. Je größer die Amplitude, desto heller die Darstellung des Echos im Bild (**B-Mode** = Brightness-Mode = helligkeitsmodulierte Darstellung). Die Lage einzelner Strukturen kann bei bekannter Schallgeschwindigkeit über Messung der Laufzeit von Sende- und Rücklaufpuls ermittelt werden.

Einsatz: Die B-Bild-Sonographie stellt Gefäße in Längs- und Querschnitten dar. So können neben dem Gefäßverlauf auch Wand-, Lumen- und perivaskuläre Veränderungen sowohl erkannt als auch qualitativ und quantitativ beurteilt werden.

Für die Darstellung morphologischer Einzelheiten (z. B. der Gefäßwand) ist eine gute Ortsauflösung erforderlich. Unter der **Ortsauflösung** versteht man die Fähigkeit, zwei benachbarte Strukturen, an denen eine Reflexion oder Streuung stattfindet, getrennt darstellen zu können. Dabei ist die Ortsauflösung des Ultraschalls ebenso wie die Eindringtiefe abhängig von der **Sendefrequenz**. Sie ist umso schlechter, je niedriger die verwendete Sendefrequenz ist. Da für tiefer gelegene Strukturen wegen der benötigten Eindringtiefe eine niedrigere Sendefrequenz verwendet wird, ist dort die Ortsauflösung entsprechend schlechter als für oberflächlich gelegene Strukturen.

Einsatz: Darstellung von Gefäßen im Längs- und Querschnitt; beurteilt werden Gefäßverlauf, -weite und -morphologie.

Ortsauflösung: beschreibt die Fähigkeit, zwei benachbarte Strukturen, an denen eine Reflexion oder Streuung stattfindet, getrennt darzustellen. Sie ist abhängig von der **Sendefrequenz**.

> ▶ **Merke:** Die Fähigkeit des B-Bildes, Wandprozesse zu diagnostizieren und zu analysieren, nimmt mit zunehmender Eindringtiefe ab.

◀ Merke

Wandprozesse oberflächennaher Gefäße (extrakranielle hirnversorgende Arterien, Extremitätengefäße) können mit der B-Bild-Sonographie sehr gut dargestellt werden. Dies gilt aufgrund ihrer Ausdehnung auch für die Aorta, jedoch z. B. nicht mehr für Viszeralgefäße.

Die Darstellung von Wandprozessen oberflächennaher Gefäße (extrakranielle hirnversorgende Arterien, Extremitätengefäße) und der Aorta gelingt mit der B-Bild-Sonographie sehr gut.

Dopplersonographie

Dopplersonographie

> ▶ **Merke:** Die Dopplersonographie dient der funktionellen Beurteilung von Gefäßprozessen.

◀ Merke

Prinzip: Bei der Dopplersonographie wird die Frequenz des empfangenen Echos mit der des Sendesignals verglichen. Aufgrund des Dopplereffektes zeigen von bewegten Strukturen gestreute bzw. reflektierte Signale (Blutkörperchen, Gefäßwände) eine Frequenzverschiebung im Vergleich zu der Frequenz des Sendesignals. Anhand der Frequenzdifferenz kann entsprechend der Dopplergleichung bei bekanntem Untersuchungswinkel die **Strömungsgeschwindigkeit** errechnet werden (Duplexsonographie, s. u.).

Prinzip: Aus den Frequenzverschiebungen zwischen Sendesignalen und von bewegten Objekten (Blutkörperchen) reflektierten Signalen kann die **Strömungsgeschwindigkeit** errechnet werden.

Dopplersonographische Techniken:
- **pw-Doppler** (pw = pulsed wave): gepulstes Verfahren mit Möglichkeit der Ortszuordnung, begrenzt bei sehr hohen Strömungsgeschwindigkeiten.
- **cw-Doppler** (cw = continuous wave): kontinuierlich sendendes und empfangendes Verfahren ohne Ortszuordnung und ohne Begrenzung bei der Messung von Strömungsgeschwindigkeiten.

Der Sendebetrieb der Dopplersonographie kann gepulst (wie bei der B-Bild-Sonographie) oder kontinuierlich erfolgen. Beide Techniken unterscheiden sich in der Ortszuordnung und der Messung hoher Strömungsgeschwindigkeiten.
- Der **pw-Doppler** (pw = pulsed wave) befindet sich abwechselnd im Sende- und Empfangsbetrieb. Mit diesem **gepulsten Verfahren** ist eine Ortszuordnung möglich. Aus physikalischen Gründen können sehr große Strömungsgeschwindigkeiten in großer Untersuchungstiefe nicht immer korrekt gemessen werden.
- Mit dem **cw-Doppler** (cw = continuous wave) wird kontinuierlich gesendet und gleichzeitig empfangen. Dieses **kontinuierliche Verfahren** erlaubt keine Ortszuordnung der empfangenen Echos. Für die Messung schneller Strömungsgeschwindigkeiten existiert bei dieser Methode (praktisch) keine obere Grenze.

Einsatz: Erfassung der **Strömungsverhältnisse** im Blut.

Einsatz: Mithilfe der Dopplersonographie können die **Strömungsverhältnisse** des Blutes innerhalb der untersuchten Gefäße erfasst werden. Abweichungen vom physiologischen Strömungsverhalten treten z. B. bei Gefäßverengungen (Zunahme der Strömungsgeschwindigkeit) auf (s. S. 236).

Mithilfe von **Stiftsonden** in cw-Dopplertechnik können oberflächlich liegende Gefäße untersucht werden, da bei ihnen die Ortszuordnung aufgrund anatomischer Kenntnisse erfolgen kann.

Dopplermessungen können mit **Stiftsonden** (ohne B-Bild-Kontrolle) durchgeführt werden. Stiftsonden verwenden überwiegend die cw-Dopplertechnik. Dabei werden ausschließlich oberflächlich liegende arterielle und venöse Gefäße untersucht, bei denen die Ortszuordnung aufgrund anatomischer Kenntnisse erfolgt.

Duplexsonographie: Kombination des B-Bildes mit einer Dopplereinheit (Abb. **B-1.3**).

Als **Duplexsonographie** bezeichnet man die Kombination des B-Bildes mit einer Dopplereinheit. So ist es möglich, gezielt Doppleruntersuchungen in Gefäßbereichen, die im B-Bild auffällig sind, vorzunehmen und Strömungsanalysen des Gefäßquerschnittes (Strömungsgeschwindigkeit, -verhalten und -richtung) durchzuführen. Dabei wird jeweils eine Messprobe, d. h. ein kompletter Gefäßquerschnitt analysiert (Abb. **B-1.3**).

Farbkodierte Duplexsonographie: Mithilfe verschiedener Farben und Farbwerte können **Strömungsrichtung und -geschwindigkeit** wiedergegeben werden (s. Abb. **B-3.2**, S. 249).

Die **farbkodierte Duplexsonographie** ermöglicht es, unter Sicht mehrere Messungen in axialer und lateraler Ausbreitungsrichtung eines Gefäßes zeitgleich vorzunehmen. Die Strömungsgeschwindigkeiten an den einzelnen Messpunkten wird farbkodiert in Echtzeit im Gefäß wiedergegeben, sodass eine flächenhafte Information über die Blutströmung erfolgt. Die verschiedenen Farben geben dabei die **Strömungsrichtung** gegen oder in Schallkopfrichtung wieder. Die verschiedenen Farbwerte innerhalb einer Farbe zeigen verschiedene **Strömungsgeschwindigkeiten** an (s. Abb. **B-3.2**, S. 249).

Radiologische Verfahren

Hierzu zählen: MRA, CTA, DSA, Phlebographie und Lymphographie.

Radiologische Verfahren

Zu den radiologischen Verfahren zur Gefäßdarstellung zählen: MRA, CTA, DSA (s. S. 237), Phlebographie (s. S. 240) und Lymphographie.

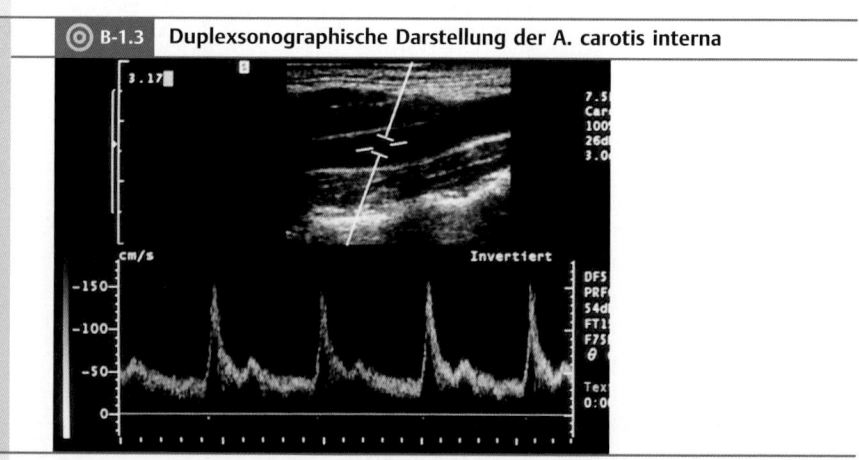

Ⓒ B-1.3

Ⓒ B-1.3 **Duplexsonographische Darstellung der A. carotis interna**

1.3 Spezielle Diagnostik bei arteriellen Gefäßerkrankungen

1.3.1 Anamnese

Die Symptomatik arterieller Durchblutungsstörungen hängt wesentlich vom zugrunde liegenden Prozess ab. Im Vordergrund stehen dabei die **ischämischen Auswirkungen** der Gefäßerkrankung (s. S. 260). Lokale Symptome an der Gefäßwand und ihrer Umgebung dürfen dabei nicht übersehen werden. Zudem sollten Hinweise auf mögliche Begleiterkrankungen in anderen Gefäßregionen eruiert werden. Die Ermittlung möglicher Risikofaktoren spielt v. a. bei atherosklerotisch bedingten Erkrankungen eine Rolle (s. S. 249). Hier ist häufig auch die Familienanamnese von Bedeutung.

1.3.2 Klinische Untersuchung

Inspektion (s. S. 229), Palpation (s. S. 229), Pulsstatus (s. S. 229) und Herzauskultation (s. S. 25) wurden bereits besprochen. In diesem Abschnitt soll auf die wichtigsten, speziell bei arteriellen Gefäßerkrankungen angewandten klinischen Untersuchungsmethoden eingegangen werden.

Gefäßauskultation

Die Gefäßauskultation sollte in einem ruhigen Raum erfolgen, um auch leise, insbesondere hochfrequente Strömungsgeräusche zu erfassen. Strömungsgeräusche entstehen durch die erhöhte Strömungsgeschwindigkeit des Blutes in der Stenose sowie die Störung der Strömung (Turbulenzen) unmittelbar poststenotisch. Bei Gefäßgeräuschen werden vor allen Dingen die Frequenz, die Lautstärke sowie die zeitliche Zuordnung des Gefäßgeräusches zum Herzzyklus beurteilt. Charakteristisch für das Vorliegen einer höhergradigen arteriellen Stenose ist ein systolisches gemischtfrequentes Geräusch mit leisen hochfrequenten (Zischen) und lauten niederfrequenten (Fauchen) Anteilen. Strömungsgeräusche bei falschen Aneurysmen (s. S. 261) und AV-Fisteln (s. S. 313) zeigen einen besonderen Charakter.

▶ **Merke:** Bei Vorliegen eines Gefäßverschlusses ist kein Strömungsgeräusch mehr zu hören!

Funktionstests

Die Minderversorgung der Extremitäten kann im Bereich der Hand und Akren durch funktionelle Tests geprüft werden.

Allen-Test: Mithilfe des Allen-Tests kann eine arterielle Minderversorgung der **Hand** nachgewiesen werden (Details s. Abb. **B-1.4**).

Lagerungsprobe nach Ratschow: Sie dient dem Nachweis einer Minderversorgung der **unteren Extremitäten**, wird heute allerdings nur noch zur Erfassung von Strombahnhindernissen distal des Sprunggelenkes durchgeführt. Beim liegenden Patient werden bei angehobenen Beinen kreisende Bewegungen des Fußes durchgeführt. Wie im Allen-Test weist ein fleckiges Abblassen der Fußsohle und der Zehen auf Strombahnhindernisse im Fuß- bzw. Zehenbereich hin. Alternativ zur Ratschow-Lagerungsprobe können wiederholte Zehenstände durchgeführt werden.

Gehtest: Bei Verdacht auf eine pAVK oder zur Objektivierung der **Gehstrecke** bei nachgewiesener pAVK im Stadium II können Belastungs- bzw. Gehtests durchgeführt werden. Am geeignetsten ist hierfür eine standardisierte Belastung auf einem Laufbandergometer, bei der eine bestimmte Laufgeschwindigkeit und Steigung vorgegeben sind (z. B. 3,5 km/h, 12 % Steigung). Erfasst werden das erste Auftreten der Beschwerden (**initiale Klaudikationsdistanz**), ihre **Lokalisation** sowie schließlich die maximale Gehstrecke (**absolute Klaudikationsdistanz**). Der Grad der Ischämie kann durch die Bestimmung der Knöchelperfusionsdrücke (s. S. 236) eine Minute nach Beendigung der Belastung einge-

1.3 Spezielle Diagnostik bei arteriellen Gefäßerkrankungen

1.3.1 Anamnese

Ein besonderes Augenmerk ist auf die **ischämischen Auswirkungen**, Begleiterkrankungen und Risikofaktoren der Gefäßerkrankung (s. S. 249) zu legen.

1.3.2 Klinische Untersuchung

Gefäßauskultation

Die Gefäßauskultation sollte in einem möglichst ruhigen Raum erfolgen, um auch hochfrequente Strömungsgeräusche zu erfassen. Beurteilt werden:
- Frequenz
- Lautstärke
- zeitliche Zuordnung des Strömungsgeräusches.

◀ **Merke**

Funktionstests

Allen-Test: erfasst eine arterielle Minderversorgung im **Handbereich** (Abb. **B-1.4**).

Lagerungsprobe nach Ratschow: erfasst eine arterielle Minderversorgung der **unteren Extremitäten**.

Gehtest: dient dem Nachweis oder der Objektivierung der **Gehstrecke** bei pAVK. Erfasst werden erstes Auftreten von Beschwerden (**initiale Klaudikationsdistanz**), ihre **Lokalisation** und die maximale Gehstrecke (**absolute Klaudikationsdistanz**).

⊚ **B-1.4**   **Allen-Test**

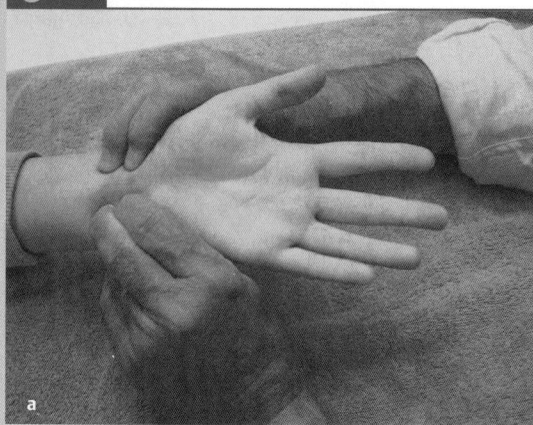
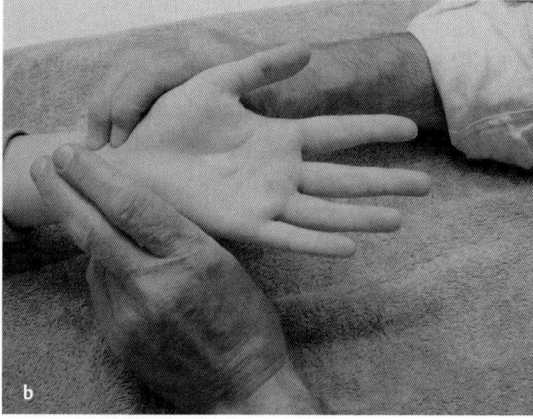

Anmerkung: Zeigt sich nach Freigabe beider Gefäße ein fleckiges Ischämiemuster, ist dies ein Hinweis auf Gefäßprozesse in der Hand bzw. an den Fingern.

a Durch manuelle Kompression der Aa. radialis und ulnaris und wiederholte schnelle Faustschlüsse wird eine Ischämie der Hand provoziert.

b Nach selektiver Freigabe eines der beiden Gefäße tritt physiologischerweise eine reaktive Hyperämie ein, ansonsten muss von einem hämodynamisch relevanten Gefäßprozess der jeweiligen Unterarmarterie ausgegangen werden.

≡ **B-1.2**   **Klinische Untersuchungen bei Verdacht auf arterielle Gefäßerkrankungen**

Untersuchung bei Verdacht auf Erkrankung der extrakraniellen zerebrovaskulären Gefäße
- Erhebung des Pulsstatus (A. carotis, A. subclavia, A. temporalis superficialis und A. facialis) im Seitenvergleich
- Inspektion und Palpation der A. temporalis superficialis und ihrer Endäste
- Inspektion der Mundhöhle und der Kopfhaut hinsichtlich trophischer Störungen (Ulzerationen)
- Auskultation der Aa. carotis und subclavia beidseits
- Blutdruckmessung beidseits

Untersuchungen bei Verdacht auf Erkrankungen der Extremitäten
- Inspektion insbesondere der Hände, Finger, Füße und Zehen (auch interdigital) hinsichtlich trophischer Störungen (s. S. 244)
- Vergleich der Hautfarbe (Blässe, Zyanose, Rötung) und der Hauttemperatur im Seitenvergleich
- Erhebung des Pulsstatus (Aa. subclavia, axillaris, brachialis, radialis und ulnaris, A. femoralis communis, A. poplitea, A. tibialis posterior und A. dorsalis pedis) im Seitenvergleich
- Auskultation der Gefäße von der A. subclavia bis zur A. brachialis/Aorta bis Kniekehle beidseits
- Blutdruckmessung beidseits an den oberen Extremitäten
- Allen-Test (s. S. 233) bzw. Ratschow-Lagerungsprobe (s. S. 233)
- Überprüfung des Pulses der A. radialis bei verschiedenen Armhaltungen
- Untersuchung von Motorik und Sensibilität bei kritischer Ischämie/Diabetes mellitus

Untersuchung bei Verdacht auf Erkrankung der abdominellen und retroperitonealen Gefäße
- Palpation der Aorta (z. B. pulsierender Tumor)
- Auskultation der Bauch- und Beckengefäße (auch von dorsal im Wirbelsäulen-Rippen-Winkel)

Untersuchung des Herzens
- Auskultation (Rhythmusstörung, Vitium)

Klinische Untersuchung arterieller Gefäße: Tab. **B-1.2**.

1.3.3 Apparative Diagnostik

B-Bild-Sonographie

Die B-Bildsonographie ermöglicht die qualitative und quantitative Erfassung und Beurteilung morphologischer Veränderungen der Gefäße und der perivaskulären Umgebung.

schätzt werden. Steht kein Laufbandergometer zur Verfügung, können standardisierte Gehtests mit einer vorgegebenen Schrittgeschwindigkeit auf bekannter Strecke vorgenommen werden. Zur Provokation einer Beinischämie sind auch Zehenstandsübungen und Kniebeugen geeignet.

Tab. **B-1.2** fasst die wichtigsten Aspekte der **klinischen Untersuchung im arteriellen Gefäßgebiet** zusammen.

1.3.3 Apparative Diagnostik

B-Bild-Sonographie

Die B-Bildsonographie ermöglicht die qualitative und quantitative Erfassung und Beurteilung morphologischer Veränderungen der Gefäße und der perivaskulären Umgebung. Dies gelingt besonders gut an oberflächennah lokalisierten Gefäßen (extrakranielle hirnversorgende und Extremitätengefäße). Bei tief liegenden Gefäßen (z. B. Viszeralgefäße) und stark sklerosierten oder verkalkten Gefäßen (Atherosklerose oder Mediasklerose) kann die morphologische Untersuchung limitiert sein.

Unter Einbeziehung klinischer Daten ist es bei vielen Patienten möglich, die Ursache einer Wandverdickung zu erkennen. Bei den quantitativen Aspekten der Untersuchung hat die Messung der **Intima-Media-Einheit (IME)** als prognostischer Parameter der Atherosklerose eine besondere Bedeutung.

Messung der Gefäßwanddicke (Intima-Media-Einheit): Wie im histologischen Schnitt können arterielle Gefäße bei einer Untersuchung mit dem hochauflösenden B-Bild (10 MHz) im Längsschnitt eine Dreischichtigkeit der Gefäßwand zeigen, die aber nicht den drei bekannten anatomischen Schichten (Intima, Media, Adventitia) gleichzusetzen ist. Das Ultraschallbild zeigt die Reflexion des Schalls an Grenzflächen, die Gewebe verschiedener akustischer Impedanz trennen, und stellt auf diese Weise ein virtuelles Bild der Gefäßwand her. Von innen nach außen zeigen sich:
- eine schmale, echodichte innere Schicht: Sie entspricht dem Übergang des strömenden Blutes zur Intima (= **innere Reflexion**)
- eine breitere, nahezu echofreie mittlere Schicht
- eine breite, echodichte, äußere Schicht: Sie zeigt den Übergang der Adventitia zum perivaskulären Gewebe (= **äußere Reflexion**).

Da pathologische Prozesse der Gefäßwand überwiegend Intima und Media betreffen, hat es sich für den Untersuchungsalltag bewährt, die innere Reflexion und die nahezu echofreie mittlere Schicht zwischen innerer und äußerer Reflexion gemeinsam als **Intima-Media-Einheit** zu betrachten. Ihre Dicke kann mit dem Ultraschall gemessen werden (Abb. **B-1.5**).

Intima-Media-Einheit: Im Ultraschall zeigt sich eine virtuelle Dreischichtigkeit der Gefäßwand:
- schmale, echodichte innere Schicht (= **innere Reflexion**): Übergang des strömenden Blutes zur Intima
- breitere, nahezu echofreie mittlere Schicht
- breite, echodichte, äußere Schicht (= **äußere Reflexion**): Übergang der Adventitia zum perivaskulären Gewebe.

Innere und äußere Reflexion werden gemeinsam als **Intima-Media-Einheit** betrachtet (Abb. **B-1.5**).

▶ **Merke:** Die Dicke der **Intima-Media-Einheit** sollte einen Wert von 0,8 mm (gemessen an der A. carotis communis auf einer Strecke von 1 cm proximal der Karotisbifurkation) nicht überschreiten.

◀ Merke

Bei atherosklerotischen Entwicklungen zeigt sich hier bereits frühzeitig eine Dickenzunahme. Dies ermöglicht eine Vorhersage über das Vorliegen einer koronaren Gefäßerkrankung oder einer diabetischen Angiopathie.

Bei atherosklerotischen Entwicklungen ist die Intima-Media-Einheit schon frühzeitig verdickt.

◎ B-1.5   Intima-Media-Einheit

◎ B-1.5

Dreischichtiger Aufbau der Gefäßwand im Ultraschallbild. Darstellung der A. carotis communis im Längsschnitt.

Dopplersonographie

Die wichtigsten pathophysiologischen Folgen stenosierender Gefäßerkrankungen lassen sich dopplersonographisch gut erfassen:
- Änderungen der Strömungsgeschwindigkeiten (intrastenotische Zunahme/ poststenotische Abnahme)
- poststenotisch gestörte Strömung (Umverteilung des Geschwindigkeits- bzw. Frequenzspektrums)
- Änderungen der Pulsatilität (prästenotische Zunahme, poststenotische Abnahme [Abb. **B-1.7**, S. 237])
- poststenotischer Blutdruckabfall.

Für die Diagnostik der pAVK der unteren Extremitäten hat die Messung der **Verschlussdrücke** (**Perfusionsdrücke**) am Knöchel im Vergleich zu denen des Oberarms große Bedeutung. Ebenso wichtig ist die Aufzeichnung der

Dopplersonographie

Mit der Dopplersonographie können die wichtigsten pathophysiologischen Folgen stenosierender Gefäßerkrankungen erfasst werden.

Strömungsgeschwindigkeitspulskurven über den verschiedenen Etagen der Extremität (A. femoralis communis, A. poplitea, A. tibialis posterior und A. dorsalis pedis bzw. A. subclavia, A. brachialis, A. radialis und A. ulnaris).

Messung der Perfusionsdrücke und Bestimmung des Knöchel-Arm-Indexes (ABI): Dokumentiert werden die absoluten Drücke sowie der Quotient aus **Knöchel- und Oberarmdruck** (Abb. **B-1.6**). Bei hämodynamisch relevanter Stenose sinken Knöchelperfusionsdruck und ABI.

Messung der Perfusionsdrücke und Bestimmung des Knöchel-Arm-Indexes (Ankle-brachial-Index, ABI): Am Beginn der apparativen Diagnostik einer pAVK steht die vergleichende dopplersonographische Messung der **Oberarm- und Knöchelverschlussdrücke** in Ruhe und nach einem Belastungstest (z. B. Laufbandergometrie). Die Messung erfolgt mit einer cw-Doppler-Stiftsonde und normalen Blutdruckmanschetten, die typischerweise an den Oberarmen bzw. am Unterschenkel direkt oberhalb der Knöchel angebracht werden (Abb. **B-1.6**). Die Fußarterien werden mit der Stiftsonde geortet, die Blutdruckmanschette suprasystolisch aufgeblasen und der systolische Perfusions- bzw. Verschlussdruck durch langsames Ablassen des Manschettendrucks bestimmt. Beim Gefäßgesunden steigt der systolische Blutdruck mit zunehmender Entfernung von der Aortenklappe an und liegt im Knöchelbereich über dem Druckwert am Oberarm. Liegt in der Gefäßachse eine hämodynamisch relevante Stenose (70–80 % Durchmessereinengung) oder ein Verschluss vor, sinkt der Knöchelperfusionsdruck und liegt unter dem Oberarmdruck. Dokumentiert werden die absoluten Drücke sowie der Quotient aus Knöchel- und Oberarmdruck (ABI).

▶ Merke

▶ **Merke:** Bei Gefäßgesunden liegt der Verschlussdruck der Knöchelarterien deutlich über dem Druck in den Oberarmarterien. Der ABI beträgt > 1. Ein **ABI < 0,9** in Ruhe oder nach einem Belastungstest gilt als Beweis für das Vorliegen einer arteriellen Verschlusskrankheit. Bei einem **Perfusionsdruck < 50 mmHg** und einem **ABI < 0,5** besteht die Gefahr einer kritischen Ischämie (s. S. 260).

Bei einer **Mediasklerose** können falsch hohe oder falsch normale Drücke am Knöchel gemessen werden. Hier sollte daher der Verschlussdruck im Zehenbereich bestimmt werden.

Beim Vorliegen einer **Mediasklerose** (s. S. 252) können falsch hohe oder falsch normale Drücke am Knöchel gemessen werden. In diesen Fällen wird der Verschlussdruck im Zehenbereich bestimmt, da die akralen Gefäße in aller Regel nicht von einer Mediasklerose betroffen sind.

◉ **B-1.6**   **Bestimmung des Knöchel-Arm-Indexes**

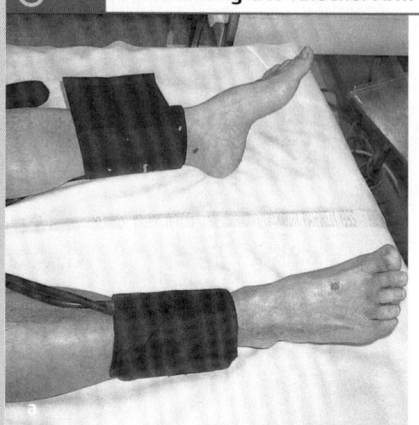 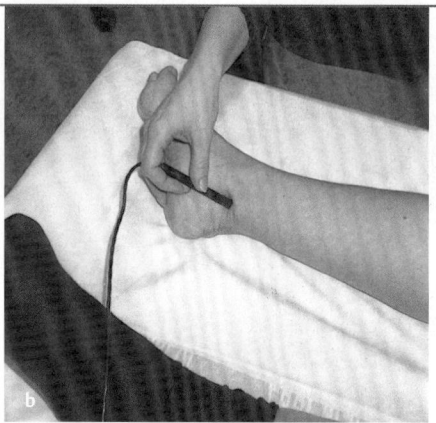 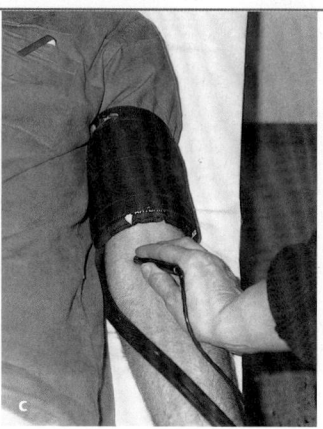

a Korrekte Lage der Blutdruckmanschette bei der Messung der Knöchelperfusionsdrücke.
b Dopplersonographische Messung der A. tibialis posterior hinter dem Innenknöchel.
c Dopplersonographische Messung der A. brachialis.

Messung der Strömungsgeschwindigkeitspulse: Das Strömungsmuster des Blutes ändert sich distal eines relevanten Hindernisses. Es kommt zum Auftreten poststenotischer Strömungspulse (Abb. **B-1.7**).

Messung der Strömungsgeschwindigkeitspulse: Das Strömungsmuster des Blutes ändert sich distal eines relevanten Hindernisses in charakteristischer Weise (s. S. 247). Es treten **poststenotische Strömungspulse** auf (Abb. **B-1.7**). Durch die etagenweise Messung dieser Pulse mit einer Dopplerstiftsonde ist eine **orientierende Lokalisationsdiagnostik** mit Einteilung in pAVK vom Becken-, Oberschenkel- oder Unterschenkeltyp möglich. Vergleicht man die Flussmuster über der A. femoralis communis, der A. poplitea und den Fußarterien, weisen z. B. ein triphasischer Strömungspuls (s. S. 247) über der

⊙ **B-1.7** | Poststenotische Strömungsgeschwindigkeitspulse

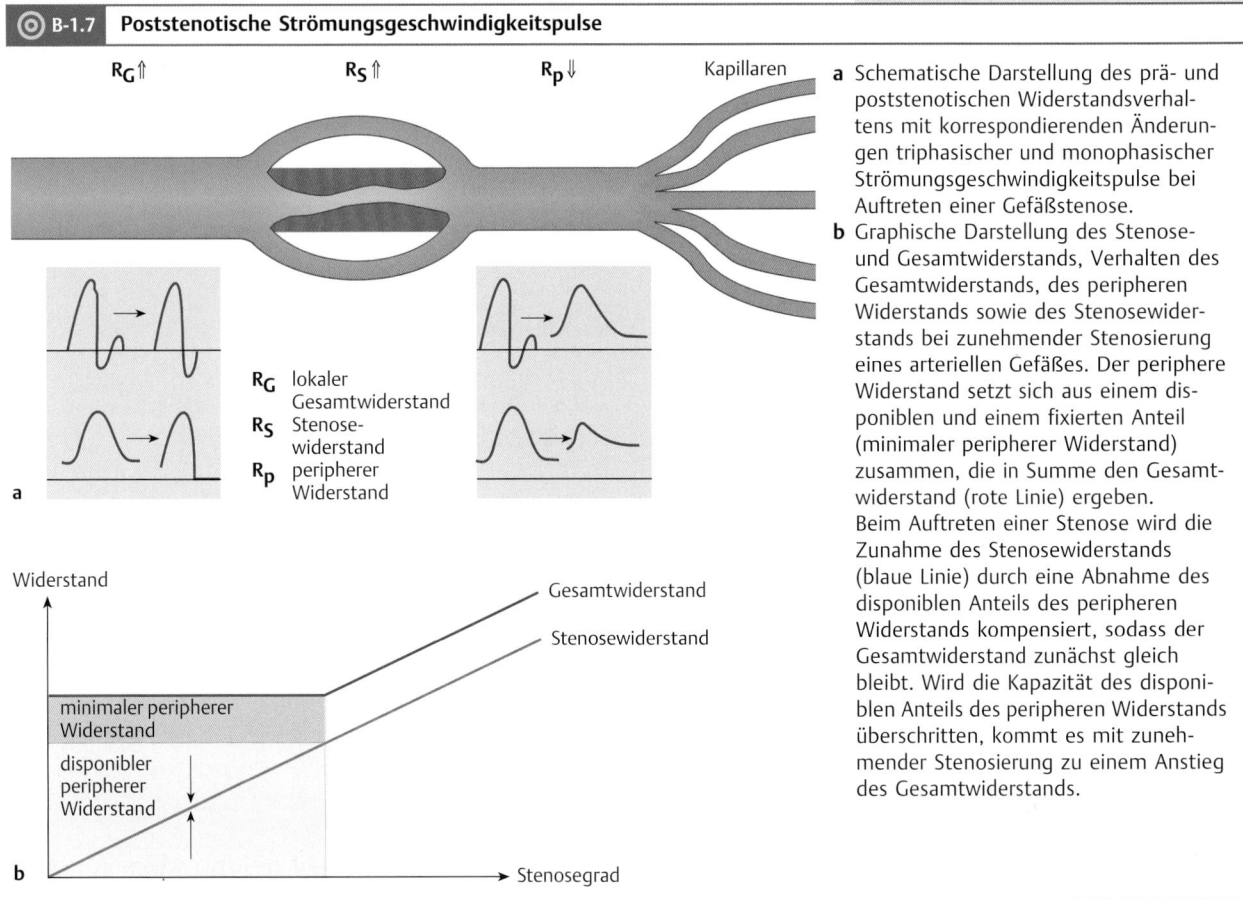

a Schematische Darstellung des prä- und poststenotischen Widerstandsverhaltens mit korrespondierenden Änderungen triphasischer und monophasischer Strömungsgeschwindigkeitspulse bei Auftreten einer Gefäßstenose.

b Graphische Darstellung des Stenose- und Gesamtwiderstands, Verhalten des Gesamtwiderstands, des peripheren Widerstands sowie des Stenosewiderstands bei zunehmender Stenosierung eines arteriellen Gefäßes. Der periphere Widerstand setzt sich aus einem disponiblen und einem fixierten Anteil (minimaler peripherer Widerstand) zusammen, die in Summe den Gesamtwiderstand (rote Linie) ergeben.
Beim Auftreten einer Stenose wird die Zunahme des Stenosewiderstands (blaue Linie) durch eine Abnahme des disponiblen Anteils des peripheren Widerstands kompensiert, sodass der Gesamtwiderstand zunächst gleich bleibt. Wird die Kapazität des disponiblen Anteils des peripheren Widerstands überschritten, kommt es mit zunehmender Stenosierung zu einem Anstieg des Gesamtwiderstands.

A. femoralis communis und poststenotische Muster ab der A. poplitea darauf hin, dass das erste relevante Strombahnhindernis zwischen den beiden Ableitungsorten im Verlauf des Oberschenkels zu finden ist.

Weitere Verfahren zur funktionellen Diagnostik

Die Auswirkungen einer arteriellen Durchblutungsstörung an einem zugänglichen Endorgan kann durch die **transkutane Messung des Sauerstoffpartialdrucks** $tcPO_2$ **bzw. der Sauerstoffsättigung** SO_2 dokumentiert werden. Bei kritischer Ischämie kann mithilfe der Festlegung von Sauerstoffisobaren die Amputationsgrenze bestimmt werden.

Untersuchung der Mikrozirkulation: Hierzu stehen die **Laser-Doppler-Fluxmetrie** und **Kapillarmikroskopie** zur Verfügung. Bei der Laser-Doppler-Fluxmetrie kann die Strömungsgeschwindigkeit bzw. der Blutfluss in der Haut bestimmt werden. Bei der Kapillarmikroskopie wird die Kapillardichte (normal: 9–13/mm) und Morphologie (normal: palisadenförmig) gemessen. Pathologische Befunde finden sich z. B. bei Kollagenosen (avaskuläre Felder, Riesenkapillaren, Büschelkapillaren und mikroskopische Einblutungen) und primärem Raynaud-Syndrom (dilatierte Kapillaren).

Radiologische Schnittbildverfahren und Angiographie

Als bildgebende Verfahren stehen heute neben der Farbdopplersonographie die MR-Angiographie, die CT-Angiographie sowie die Angiographie als Digitale Subtraktionsangiographie (DSA) zur Verfügung. Über Limitationen und mögliche Nebenwirkungen der einzelnen Untersuchungsmethoden informiert Tab. **B-1.3**. Die **MR-Angiographie (MRA)** ist wegen der fehlenden Strahlenbelastung, der besseren Verträglichkeit der verwendeten Kontrastmittel und ihrer ausgezeichneten Ergebnisse die Methode der Wahl bei elektiver Diagnostik (Abb. **B-1.8**). Einschränkungen entstehen in erster Linie durch den Patienten selbst (Klaustrophobie, in den Körper eingebrachte Implantate). Für diese

Weitere Verfahren zur funktionellen Diagnostik

Mithilfe der **transkutanen Messung des Sauerstoffpartialdrucks** $tcPO_2$ **bzw. der Sauerstoffsättigung** SO_2 können die Auswirkungen arterieller Durchblutungsstörungen an einem zugänglichen Endorgan dokumentiert werden.

Untersuchung der Mikrozirkulation:
- **Laser-Doppler-Fluxmetrie:** Bestimmung von Strömungsgsgeschwindigkeit bzw. Blutfluss in der Haut.
- **Kapillarmikroskopie:** Beurteilung der Kapillardichte und -morphologie.

Radiologische Schnittbildverfahren und Angiographie

s. Tab. **B-1.3**.

MR-Angiographie (MRA): Methode der Wahl bei der elektiven Diagnostik (fehlende Strahlenbelastung, geringere Toxizität der verwendeten Kontrastmittel, ausgezeichnete Ergebnisse, Abb. **B-1.8**).

B-1.3 Limitationen und Nebenwirkungen sowie Zeitaufwand wichtiger technischer Untersuchungen bei Gefäßerkrankungen

Duplexsonographie/farbkodierte Duplexsonographie
- Grenzen bei der Untersuchung des Abdomens durch Adipositas und Meteorismus
- schlechte Wandauflösung bei Untersuchung in größerer Tiefe mit niedriger Sendefrequenz
- Untersucherabhängigkeit
- Zeitaufwand: 30 Minuten

MR-Angiographie (MRA)
- Klaustrophobie
- Signalauslöschung oder schlechte Beurteilbarkeit von Stents
- Untersuchung nicht möglich bei Implantation von Schrittmachern, Defibrillatoren, intrazerebralen Shunts, Kochlea-Implantaten und großen Metallstützen nach Operation der Wirbelsäule
- Gefahr der nephrogenen systemischen Fibrose (NSF) bei bestimmten Kontrastmitteln bei Vorliegen einer Niereninsuffizienz
- Zeitaufwand: 30 Minuten

CT-Angiographie (CTA)
- Strahlenexposition
- Signalartefakte bei ausgeprägten Verkalkungen und Stents
- Einschränkungen, die sich durch die Gabe von jodhaltigem Kontrastmittel ergeben: Kontrastmittelallergie, Niereninsuffizienz, Überfunktion der Schilddrüse
- Zeitaufwand: wenige Minuten

Digitale Subtraktionsangiographie (DSA)
- Punktionskomplikationen (Hämatom, Pseudoaneurysma)
- Gefäßkomplikationen, z. B. Dissektion, Perforation
- Strahlenexposition
- Einschränkungen, die sich durch die Gabe von jodhaltigem Kontrastmittel ergeben: Kontrastmittelallergie, Niereninsuffizienz, Überfunktion der Schilddrüse
- Zeitaufwand: abhängig von der Fragestellung

CT-Angiographie (CTA): Methode der Wahl in der Notfalldiagnostik (kürzere Untersuchungsdauer).
3D-Rekonstruktionen bieten faszinierende diagnostische Möglichkeiten (s. Abb. **B-4.11**, S. 283 und Abb. **B-4.12**, S. 286).

Patienten bietet die **CT-Angiographie (CTA)** eine Alternative. Auch in Notfallsituationen (z. B. bei Verdacht auf rupturiertes Aortenaneurysma) wird der CTA aufgrund ihrer deutlich kürzeren Untersuchungsdauer der Vorzug gegeben. Einschränkungen entstehen v. a. durch die notwendige Gabe von Kontrastmitteln (Niereninsuffizienz, Kontrastmittelallergie, latente oder manifeste Hyperthyreose). **3D-Rekonstruktionen**, die sowohl mit der MRA als auch mit der CTA möglich sind, bieten faszinierende diagnostische Möglichkeiten (s. Abb. **B-4.11**, S. 283 und Abb. **B-4.12**, S. 286).

B-1.8 MR-Angiographie eines Patienten mit Z. n. aortobifemoralem Bypass

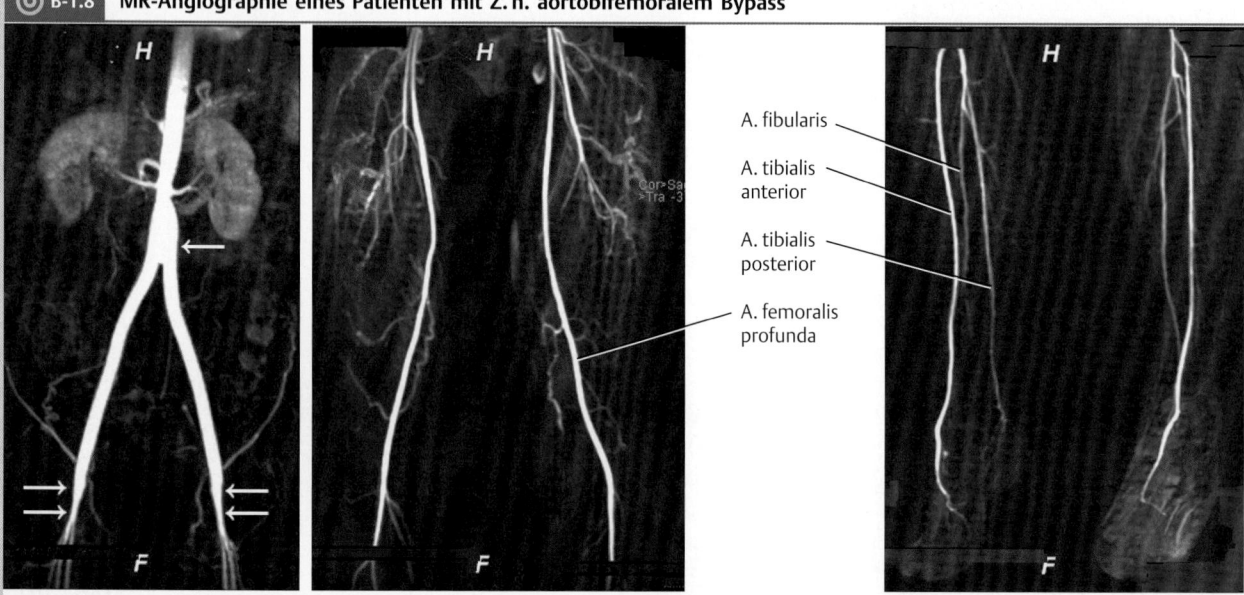

a Abdomen-Becken-Leistenbereich (proximale Anastomose [Pfeil] und distale Anastomosen [Doppelpfeile] des aortobifemoralen Bypass).
b Oberschenkel-Knie-Bereich.
c Unterschenkel-Fuß-Bereich.

Eine **Digitale Subtraktionsangiographie (DSA)** zur ausschließlichen Diagnostik von Gefäßerkrankungen ist heute nur noch selten erforderlich und wird in der Regel durchgeführt, wenn gleichzeitig eine interventionelle Therapie geplant ist (s. Abb. **B-4.8a**, S. 278).

Digitale Subtraktionsangiographie (DSA): Einsatz bei gleichzeitig geplanter interventioneller Therapie (s. Abb. **B-4.8a**, S. 278).

1.4 Spezielle Diagnostik bei venösen Gefäßerkrankungen

1.4.1 Anamnese

Die Anamnese bei Venenerkrankungen zielt neben der Diagnose der Grunderkrankung vor allen Dingen auf die Erkennung einer **thrombophilen Disposition**. Daneben muss bei Verdacht auf Phlebothrombose nach den Symptomen einer Lungenarterienembolie gefragt werden. Tab. **B-1.4** zeigt die Anamneseschwerpunkte.

1.4 Spezielle Diagnostik bei venösen Gefäßerkrankungen

1.4.1 Anamnese

s. Tab. **B-1.4**.

≡ B-1.4	Anamnese bei Venenerkrankungen

allgemeine Anamnese:
- Art und Dauer der Beschwerden
- Tagesrhythmik der Beschwerden
- bei akuten Beschwerden: Begleitumstände (s. Komponenten der Virchow-Trias, s. S. 300)
- bei chronischen Beschwerden: schubhaftes Auftreten (z. B. während Schwangerschaft)
- bei Frauen: Fehlgeburten und Schwangerschaftskomplikationen (Thrombophilie)
- bei Thromboseverdacht: Symptome der Lungenarterienembolie

Berufsanamnese: stehende Tätigkeit, sitzende Tätigkeit ohne Bewegungsmöglichkeit, schweres Heben

Familienanamnese: Varikose, venöse Thrombose, Lungenarterienembolie, Thrombophilie

Medikamentenanamnese: Ovulationshemmer, Hormonsubstitution in der Menopause, antihormonelle Therapie bei Tumorerkrankungen (z. B. Östrogenrezeptor-Modulatoren)

1.4.2 Klinische Untersuchung

Bei der klinischen Untersuchung venöser Gefäßerkrankung stehen die **Inspektion** und **Palpation** im Vordergrund (Tab. **B-1.5**). Wann immer möglich, sollte die Untersuchung sowohl im Liegen als auch im Stehen erfolgen. Bei einer

1.4.2 Klinische Untersuchung

Sie sollte im Liegen und Stehen erfolgen. **Inspektion** und **Palpation** stehen bei der klinischen Untersuchung venöser Gefäßerkrankung im Vordergrund (Tab. **B-1.5**).

≡ B-1.5	Inspektorische und palpatorische Befunde bei venösen Gefäßerkrankungen	
Inspektion	*Palpation*	*Diagnose*
• varikös veränderte Venenabschnitte (Stamm- oder Seitenastvarikose) • bei Perforansinsuffizienz: erbsengroße Vorstülpungen der Haut („Blow-out"-Phänomen)	• sichtbare Venen ausstreichbar • weiches, gut eindrückbares (epifasziales) Ödem • bei Perforansinsuffizienz: Vorstülpungen wegdrückbar, tastbare Faszienlücken	primäre Varikose (s. S. 295)
• strangförmig prominente Venen bzw. Varizenknoten, gerötete Haut	• verhärteter Venenstrang/Varizenknoten • überwärmte Haut	Thrombo-/Varikophlebitis (s. S. 309)
• Warnvenen (nicht varikös verändert) • Beinumfangsvermehrung • periphere Zyanose	• sichtbare Venen ausstreichbar • Überwärmung der Haut • sub- und/oder epifasziales Ödem	Phlebothrombose (s. S. 299)
• Varizen • Beinumfangsvermehrung • Venenzeichnung (Corona phlebectatica, perimalleoläre Kölbchenvenen) • Braunfärbung der Haut • dünne pergamentartige Haut (Atrophie blanche) • zyanotische Hautfarbe • Ulcus cruris (v. a. medialer Knöchel)	• epi- und/oder subfasziales Ödem • konsistenzvermehrte, kaum verschiebliche Haut (Dermatosklerose) • im Bereich der Weißfärbung stark druckschmerzhafte Haut	chronisch venöse Insuffizienz bei postthrombotischen Syndrom oder primärer Varikose
• maximale Beinschwellung • zyanotische bis blasse Hautfarbe	• stark schmerzhafte Palpation • fehlende Pulse • kühle Haut	Phlegmasia coerulea dolens (s. S. 309)

Phlegmasia coerulea dolens müssen wie beim akuten arteriellen Verschluss Motorik und Sensibilität geprüft werden.

1.4.3 Labordiagnostik

D-Dimere: Sie sind bei thrombotischen Prozessen erhöht. Allerdings dienen sie nur der **Ausschlussdiagnostik**, da sie auch bei anderen Erkrankungen nachweisbar sind.

1.4.3 Labordiagnostik

Bestimmung der D-Dimere: Bei Prozessen, die mit einer Thrombenbildung einhergehen (venöse Thrombosen, Lungenarterienembolien, Aneurysmata, Dissektionen), können Fibrin- und Fibrinogen-Spaltprodukte als **D-Dimere** im Plasma nachgewiesen werden. Da D-Dimere auch nach Traumata, bei DIC und Tumorerkrankungen nachweisbar sind, ist der D-Dimer-Test wegen seiner geringen Spezifität allerdings nur zur **Ausschlussdiagnostik** eines thrombotischen Geschehens geeignet.

▶ Merke

▶ **Merke:** Dies bedeutet, dass bei einem normalen D-Dimer-Test und einer geringen Wahrscheinlichkeit für das Vorliegen einer tiefen Beinvenenthrombose diese als ausgeschlossen gelten kann. Umgekehrt sollte bei hoher klinischer Wahrscheinlichkeit und normalem D-Dimer-Test eine weitere Abklärung auf eine tiefe Beinvenenthrombose erfolgen (Bildgebung, s. S. 303).

Thrombophiliediagnostik: s. S. 304

Thrombophiliediagnostik: Bei einer Reihe von Patienten mit einer Phlebothrombose ist eine hämostaseologische Abklärung erforderlich. Vgl. hierzu S. 304.

1.4.4 Apparative Diagnostik

Wichtigste Methode zur Erfassung morphologischer und funktioneller Aspekte venöser Erkrankungen ist die Sonographie.

1.4.4 Apparative Diagnostik

An erster Stelle der diagnostischen Verfahren steht heute der Ultraschall, der sowohl die morphologischen als auch die funktionellen Aspekte venöser Erkrankungen mit großer Treffsicherheit erfasst. Bei erschwerter Zugänglichkeit im abdominellen und retroperitonealen Bereich (Adipositas, Meteorismus) kann eine CT- oder MR-Phlebographie erfolgen. Für gutachterliche Fragestellungen kann die Aufnahmekapazität der Venen mit der Venenverschlussplethysmographie, die Dränagefähigkeit mit der Venendruckmessung (Phlebodynamometrie) oder der Lichtreflexionsrheographie bestimmt werden. Eine Phlebographie mit Einspritzen jodhaltigen Kontrastmittels in eine Fußrückenvene bleibt Ausnahmeindikationen vorbehalten.

Sonographie

Kompressionssonographie: Methode der Wahl in der Diagnostik der **Phlebothrombose**. Lässt sich das Gefäß vollständig komprimieren, liegt kein Thrombus vor. Lässt es sich nicht komprimieren, ist von einer Thrombose (s. Abb. **B-6.5**, S. 303) auszugehen.

Sonographie

Kompressionssonographie: Sie ist bei der Fragestellung einer **Phlebothrombose** im Bereich der Beinvenen die Methode der Wahl. Hierbei werden die Venen im Querschnitt kontinuierlich dargestellt und regelmäßig komprimiert. Kann das Gefäß vollständig komprimiert werden, ist es frei von Thromben. Lässt es sich nicht komprimieren, liegt eine Thrombose vor (s. Abb. **B-6.5**, S. 303). Bei partieller Komprimierbarkeit handelt es sich um einen parietalen Thrombus oder eine postthrombotische Wandverdickung. Im Bereich der Beckengefäße sowie der abdominellen und retroperitonealen Gefäße ist die Kompressionssonographie nicht anwendbar.

Farbkodierte Dopplersonographie: Darstellung der Durchgängigkeit der Gefäße und der Thrombus-Gefäßwand-Beziehung. Beim **postthrombotischen Syndrom** gelingt der Nachweis einer verdickten Gefäßwand, Klappeninsuffizienzen lassen sich an einem Farbwechsel an der insuffizienten Klappe erkennen (s. Abb. **B-6.3b, c**, S. 298).

Farbkodierte Dopplersonographie: Mit ihr lässt sich die Durchgängigkeit der Gefäße im Bereich der Beckengefäße sowie der abdominellen und retroperitonealen Gefäße darstellen. Weiterhin kann die Beziehung des Thrombus zur Gefäßwand dargestellt werden. Beim **postthrombotischen Syndrom** gelingt der Nachweis einer verdickten Gefäßwand. Klappeninsuffizienzen lassen sich an einem Farbwechsel an der insuffizienten Klappe erkennen (s. Abb. **B-6.3b, c**, S. 298). Bei der primären Varikose lassen sich die Klappeninsuffizienzen im Bereich der oberflächlichen und transfaszialen Venen, bei dekompensierter Rezirkulation auch im tiefen Venensystem nachweisen.

Duplexsonographie: Sie dient zur Strömungsanalyse: z. B. fehlende Atemmodulation der Strömung bei Phlebothrombose in den gestauten Venenabschnitten; Wechsel der Strömungsrichtung bei Klappeninsuffizienz.

Duplexsonographie: Die funktionellen Aspekte von Venenerkrankungen können dopplersonographisch erfasst werden. Mithilfe der Duplexsonographie wird dabei der auffällige Gefäßbezirk mit dem B-Bild lokalisiert und dann die dopplersonographische Untersuchung durchgeführt. Beim Gefäßgesunden erfolgt der Abstrom atemvariabel. Liegt ein Abflusshindernis vor, kommt es infolge der akuten venösen Hypertonie distal zu einem Verlust der Atemvariabilität (kontinuierlicher Abstrom). Klappeninsuffizienzen zeigen sich am Wechsel der Strömungsrichtung.

Venenverschlussplethysmographie (VVP)

Mit plethysmographischen Verfahren werden Volumenänderungen an Extremitäten, Organen und Körperabschnitten (z. B. Thorax) relativ genau erfasst. An den Extremitäten kann die venöse Kapazität, d. h. die Aufnahmefähigkeit der Venen für Blut und damit indirekt ihre Dehnbarkeit gemessen werden. Das heute am häufigsten verwendete technische Prinzip ist der Dehnungsmessstreifen (Strain-gauge-Plethysmographie).

Prinzip:. Ein Dehnungsmessstreifen besteht aus einer Gliederkette, deren elektrischer Widerstand gemessen werden kann. Sie wird mit einer leichten Vorspannung um Unterschenkel oder Thorax angelegt. Wird die Kette gedehnt (z. B. durch Einatmen), ändert sich ihr elektrischer Widerstand. Die gemessene Änderung ist proportional der Umfangs- bzw. Volumenänderung des untersuchten Körperteils.

Durchführung: Der Patient liegt bei der Messung auf einer speziellen Liege, die eine bequeme Hochlagerung der Beine unter einem Winkel von 45° erlaubt. Bei dieser Lagerung sind die Venen des Unterschenkels entleert. Die Dehnungsmessstreifen werden mit einer leichten Vordehnung am größten Umfang der Waden angelegt. Mit einer Oberschenkelblutdruckmanschette wird ein Staudruck von 60–80 mmHg erzeugt. Bei diesem Druck kommt es zur Blockade des venösen Abstroms, der arterielle Einstrom ist unbehindert, so dass die für den gegebenen Staudruck maximale Venenfüllung erreicht ist. Das hierbei ermittelte aufstaubare Venenvolumen wird als **venöse Kapazität** in ml pro 100 ml Gewebe angegeben.

Auswertung: Der Normwert beim Venengesunden liegt zwischen 2 und 4 ml/100 ml Gewebe. Eine **erhöhte venöse Kapazität** weist auf eine erhöhte Dehnbarkeit der Venen hin (z. B. bei primärer Varikose). Eine **verminderte venöse Kapazität** kann mehrere Gründe haben:
- ein Teil der Venen der untersuchten Extremität ist thrombotisch verschlossen
- die Venen können sich aufgrund einer postthrombotischen Verdickung der Gefäßwand nur vermindert füllen
- bei durchlässigen, wandgesunden Venen können diese durch einen perivaskulären Prozess (z. B. Ödem) nicht ausreichend gefüllt werden.

Lichtreflexionsrheographie

Bei der Lichtreflexionsrheographie (Photoplethysmographie) werden ähnlich wie bei der VVP Schwankungen des Extremitätenvolumens bzw. der venösen Füllung gemessen. Dabei wird Infrarotlicht einer bestimmten Wellenlänge in die Haut emittiert und der reflektierte Anteil, der vom Füllungszustand der subkutanen Venen abhängig ist, erfasst. Wie bei der Venendruckmessung (s. u.) wird die Dränagefähigkeit der Extremitäten mithilfe von Zehenständen überprüft. Messparameter ist dabei die Wiederauffüllzeit nach Entleerung der Venen durch Zehenstände. Eine verkürzte Wiederauffüllzeit weist auf eine Störung der Klappenfunktion hin.

Venendruckmessung – Phlebodynamometrie

Die Venendruckmessung ist ein invasives Verfahren zur Messung der Dränagekapazität der Extremitätenpumpe.

Durchführung: Eine Fußrückenvene wird punktiert und die Kanüle mit einem elektromechanischen Wandler verbunden. Der Nullpunkt wird auf Höhe der Punktionsstelle abgeglichen und der Druck im Stehen bestimmt (Normalwert bei mittlerer Körpergröße: 90–100 mmHg). Anschließend wird die Muskelpumpe durch wiederholte Zehenstände und Kniebeugen so lange aktiviert, bis der Druckabfall ein Plateau erreicht. Danach wird die Wiederauffüllung im Stehen beobachtet.

Venenverschlussplethysmographie (VVP)

Mit plethysmographischen Verfahren werden Volumenänderungen an Extremitäten, Organen und Körperabschnitten (z. B. Thorax, Unterschenkel) relativ genau erfasst.

Prinzip: Eine Gliederkette wird mit leichter Vorspannung am Unterschenkel bzw. Thorax angebracht. Bei Dehnung ändert sich der elektrische Widerstand der Gliederkette. Die Änderung ist proportional der Umfangs- bzw. Volumenänderung.

Durchführung: Hochlagerung der Beine unter einem Winkel von 45°, Messung der **venösen Kapazität** (aufstaubares Venenvolumen).

Auswertung:
- **erhöhte Kapazität:** entspricht einer erhöhten Dehnbarkeit der Venen (z. B. primäre Varikose)
- **verminderte Kapazität:** Thrombose, verminderte Füllbarkeit der Venen bei PTS oder perivaskuläre Prozesse.

Lichtreflexionsrheographie

Nichtinvasives Verfahren zur Messung der Dränagekapazität der Extremitätenpumpe.

Venendruckmessung – Phlebodynamometrie

Invasives Verfahren zur Messung der Dränagekapazität der Extremitätenpumpe.

Durchführung: vergleichende Druckmessungen an einer punktierten Fußrückenvene.

Auswertung: Der normale **maximale Druckabfall** liegt > 50 mmHg. Bei Klappeninsuffizienz der Leitvenen oder Abflusshindernis kann der venöse Druck nur unzureichend oder gar nicht gesenkt werden.

2   Leitsymptome

2.1   Schmerzen im Bein

Ätiologie: s. Tab. **B-2.1**.

Diagnostik: Die Klärung von 3 Fragen ist wesentlich:
- Schmerzen nur bei **Belastung** oder auch in Ruhe?
- gleichzeitige **Beinschwellung** (Hinweis auf venöse Erkrankung)?
- gleichzeitige **Parese** (Hinweis auf akuten arteriellen Verschluss)?

Bewegungsabhängige Schmerzen:
- **Claudicatio intermittens (CI) bei pAVK:** Typisch ist das schmerzfreie Anlaufen bis zum Limit, kurze Erholungsphase.
- **Erkrankungen der Venen und des Bewegungsapparates:** häufig Anlaufschmerz, keine komplette Schmerzfreiheit nach Einlegen einer Ruhepause, zunehmende Beschwerden im Laufe des Tages, Abklingen bei längerer Schonung; bei **Claudicatio venosa** zusätzlich Umfangsvermehrung.

Nicht belastungsabhängige Schmerzen:
Der ischämische Ruheschmerz ist Ausdruck einer Ischämie, einer Stauung oder eines lokalen Gefäßprozesses.

- **Gefäßwandprozesse:** lokalisiert; bei venösen Prozessen häufig Schwellung und Besserung durch Hochlagerung

---

Auswertung: Als verlässlichster Parameter zur Beurteilung der Dränagekapazität hat sich der **maximale Druckabfall** erwiesen (beim Gesunden > 50 mmHg). Bei Insuffizienz des Klappenapparates der Leitvenen bzw. persistierendem Abflusshindernis kann der venöse Druck durch Einsatz der Muskelpumpe nur ungenügend oder gar nicht gesenkt werden. Anhand der verminderten Druckreduktion kann eine Schweregradeinteilung der Dränagestörung vorgenommen werden.

Internet-Link: www.dga-gefaessmedizin.de (Deutsche Gesellschaft für Angiologie [DGA]).

2   Leitsymptome

2.1   Schmerzen im Bein

Ätiologie: Beinschmerz ist ein uncharakteristisches Symptom, das auf sehr unterschiedliche Erkrankungen zurückgeführt werden kann. Siehe hierzu Tab. **B-2.1**.

Diagnostik: Stellt sich ein Patient wegen Beinschmerzen vor, sind für die weitere differenzialdiagnostische Weichenstellung 3 Fragen wesentlich:
- Bestehen die Beinschmerzen nur bei **Belastung** oder auch in **Ruhe**?
- Liegt gleichzeitig eine **Beinschwellung** vor?
- Besteht gleichzeitig eine **Parese**?

Eine Schwellung der Beine weist auf eine venöse Erkrankung hin. Bei Paresen muss dringlich ein akuter arterieller Verschluss belegt oder ausgeschlossen werden.

Bewegungsabhängige Schmerzen:
- **Claudicatio intermittens (CI) bei pAVK:** Es muss gezielt nach dem typischen Beschwerdemuster (schmerzfreies Anlaufen bis zum Limit, kurze Erholungsphase) gefragt werden.
- **Erkrankungen der Venen und des Bewegungsapparates:** häufig Anlaufschmerz, keine komplette Schmerzfreiheit nach Einlegen einer Ruhepause, zunehmende Beschwerden im Laufe des Tages, Abklingen bei längerer Schonung (z. B. Nachtruhe oder Schonhaltung [z. B. Hochlagern bei Venenerkrankungen, Beugehaltung bei Lumboischialgie]). Die **Claudicatio venosa** zeigt zusätzlich ausnahmslos eine Umfangsvermehrung (im Wesentlichen subfasziales Ödem). In aller Regel liegt eine positive Thromboseanamnese vor. Bei Erkrankungen des **Bewegungsapparates** sind die betroffenen Bereiche lokal druckempfindlich, überwärmt und häufig umschrieben geschwollen. Die passive Bewegung ist schmerzhaft, die Beweglichkeit oft eingeschränkt.

Nicht belastungsabhängige Schmerzen:
In Ruhe oder spontan auftretenden Extremitätenschmerzen bei Gefäßerkrankungen sind Ausdruck einer Ischämie, einer Stauung oder eines lokalen Gefäßprozesses. Der **ischämische Ruheschmerz** zeigt wie die CI ein charakteristisches Muster (Auftreten oder Zunahme im Liegen, Besserung im Stehen) und ist typischerweise akral und pedal lokalisiert.

- **Gefäßwandprozesse** sind umschrieben lokalisiert und finden sich jeweils dort, wo sie ablaufen. Hierzu gehört auch die tiefe Venenthrombose (TVT), die meist mit einer Schwellung einhergeht. Stauungsbeschwerden im Rahmen akuter (TVT) oder chronischer (primäre Varikose, PTS) venöser Erkrankungen betreffen größere Körperareale (z. B. Unterschenkel) und sind mit einer Schwellung kombiniert. Im Gegensatz zum „arteriellen" Ruheschmerz bessern sich venöse Spontanschmerzen durch Hochlagern. Zu in Ruhe auftretenden Beschwerden des Bewegungsapparates vgl. oben.

- **diabetische Polyneuropathie:** Die besonders nachts auftretenden teilweise schmerzhaften Symptome lassen sich in aller Regel durch ihre Schmerzqualität (brennend) und das symmetrisch strumpfförmige Ausbreitungsmuster differenzialdiagnostisch abgrenzen.
- Beim **akuten arteriellen Verschluss** stehen (Ruhe-) Schmerzen, wenngleich vorhanden, nicht im Vordergrund der Symptomatik. Es ist vielmehr die Kombination der Symptome und Befunde, die in den 6 P's (s. S. 269) zusammengefasst werden. Dabei ist der neurologische Status mit wechselnd ausgeprägten Paresen und Sensibilitätsstörung bei blasser kalter Extremität und fehlenden Pulsen von großer klinischer und prognostischer Bedeutung.

▶ **Merke:** Belastungsabhängige Schmerzen bei Claudicatio intermittens verschwinden nach Beendigung der Belastung, belastungsabhängige Schmerzen bei Erkrankungen des Bewegungsapparates oder der Venen werden lediglich gemildert, klingen aber nur selten vollständig ab. Um sich Linderung zu verschaffen, nehmen die Patienten häufig Schonhaltungen ein. Viele dieser Erkrankungen zeigen eine Zunahme der Beschwerden im Laufe des Tages und ein Abklingen während der Nachtruhe.

- **diabetische Polyneuropathie:** besonders nachts auftretende Schmerzen, brennend mit symmetrisch strumpfförmiger Ausbreitung
- **akuter arterieller Verschluss:** typische Befundkonstellation („6P's).

◀ **Merke**

≡ B-2.1	Schmerzen im Bein	
mögliche Ursache	**Klinik**	**wegweisende Diagnostik**
Gefäßerkrankungen		
Claudicatio intermittens bei pAVK	▪ charakteristisches Schmerzmuster (s. S. 262) ▪ typisches Kennzeichen: die Schmerzen verschwinden nach Abbruch der Belastung innerhalb von wenigen Minuten vollständig	Anamnese, Pulsdefizit, dopplersonographische Messung des Knöchel-Arm-Indexes in Ruhe und nach Belastung (ABI < 0,9, Abfall nach Belastung, s. S. 264).
ischämischer Ruheschmerz (CLI) bei pAVK	Charakteristisches Schmerzmuster und -lokalisation (s. S. 263)	Anamnese, Pulsdefizit, dopplersonographische Messung des Knöchel-Arm-Indexes (s. S. 264)
akuter arterieller Verschluss	Begleitsymptome „6 P's" (s. S. 269)	klassischer klinischer Befund, arterieller und venöser Dopplerbefund des Fußes, farbkodierte Duplexsonographie, wenn ausreichend Zeit CTA oder DSA
Wandumbauprozesse bei Gefäßalterung (Athero-, Phlebosklerose), Aneurysmen, Dissektionen, Wandhämatomen und Gefäßentzündungen (Arteriitiden, Phlebitiden)	spontan, ohne Belastungsprovokation auftretender, umschrieben lokalisierter Schmerz	Ultraschall, CTA, MRA
Claudicatio venosa bei schlecht kollateralisiertem postthrombotischem Syndrom (ausgeprägtes subfasziales Ödem der Wadenmuskulatur)	▪ heftiger Bewegungsschmerz der Wade bei hohem interstitiellem Druck ▪ Stehenbleiben mildert die Symptome, lässt sie allerdings nicht verschwinden	farbkodierte Duplexsonographie
Phlebothrombose	▪ dumpfe Schmerzen in Oberschenkel, Wade, Fuß (selten auch Unterbauch), die sich beim Auftreten verstärken können und durch Hochlagerung der Extremität bessern ▪ Schwere- und Spannungsgefühl, überwärmte Haut ▪ klinisch auffälligstes Zeichen: prall gefüllte Warnvenen (z. B. V. saphena magna oder an der Tibiakante)	Kompressionssonographie, farbkodierte Duplexsonographie
Phlegmasia coerulea dolens	▪ heftige Schmerzen ▪ starke Schwellung ▪ Zyanose ▪ kühle Haut ▪ selten venöse Gangrän und Paresen	Kompressionssonographie, farbkodierte Duplexsonographie, arterielle Dopplersonographie

mögliche Ursache	Klinik	wegweisende Diagnostik

≡ B-2.1　Schmerzen im Bein (Fortsetzung)

mögliche Ursache	Klinik	wegweisende Diagnostik
neurologische Erkrankungen		
Spinalstenose (Claudicatio spinalis intermittens)	▪ Schmerzen beim Gehen ▪ Parästhesien, selten Paresen ▪ die Symptome bessern sich im Sitzen ▪ gute Gehleistung morgens, Verschlechterung der Gehstrecke im Tagesverlauf	MRT
Nervenwurzelkompressions-syndrom	▪ Schmerzen im Bereich der LWS, die in das Bein ausstrahlen (Lumbo-Ischialgie) ▪ positives Lasègue-Zeichen ▪ evtl. zusätzlich Sensibilitätsstörungen, Paresen, Reflexabschwächung	MRT
Polyneuropathie	▪ distal betonte, symmetrische, häufig strumpfförmige brennende Schmerzen (burning feet), die v. a. nachts auftreten. ▪ häufig verbunden mit einer deutlichen Berührungsempfindlichkeit der Haut und neurologischen Auffälligkeiten (verminderte Tiefensensibilität, abgeschwächter oder aufgehobener Achillessehnenreflex)	klinische Untersuchung, motorische und sensible Nervenleitgeschwindigkeit (NLG), EMG
weitere		
Arthrose	▪ gelenknahe Schmerzen, v. a. bei Belastung („Anlaufschmerz") ▪ typische radiologische Befunde	konventionelles Röntgen, MRT
Arthritiden der Hüfte, des Knies sowie der Fußgelenke	▪ schmerzhaftes, gerötetes geschwollenes und überwärmtes Gelenk ▪ Entzündungsparameter ↑ (CRP, BSG) (zur DD der Arthritiden, s. S. 1337)	individuelle Labordiagnostik sowie Diagnostik mit konventionellem Röntgen, CT und MRT; bei Gelenkergüssen Punktion und labor-chemische, zytologische und bakteriologische Untersuchung des Materials
posttraumatisch	Trauma in der Anamnese	individuelle Diagnostik mit konventionellem Röntgen, CT und MRT

2.2　Trophische Störungen

2.2　Trophische Störungen

▶ **Definition**

▶ **Definition:** Trophische Störungen sind Ernährungsstörungen der Gewebe. Sie zeigen sich an den Extremitäten vor allem in Form von **Ulzera** und **Gangränen** an der Haut, können aber auch die Muskulatur und die Gewebe des Bewegungsapparates beteiligen.

Ätiologie: Gefäßerkrankungen, neurologische Störungen (Tab. **B-2.2**).

Ätiologie: Trophische Störungen entstehen v. a. im Rahmen von Gefäßerkrankungen und neurologischen Störungen (Tab. **B-2.2**) oder einer Kombination von beiden (arterielle und venöse Makro- und Mikrozirkulationsstörungen).

Diagnostik:

Diagnostik: Bei trophischen Störungen muss zunächst die **Art der Störung** (Ulkus, Gangrän) sowie die **Lokalisation** festgehalten werden. Wichtig sind die Frage nach dem Auftreten von **Schmerzen** und die **Inspektion des Wundgrundes**.

▪ **Anamnese:** Begleitsymptome helfen bei der Differenzierung (Schmerzen?, Symptome einer arteriellen oder venösen Gefäßerkrankung?, bei V. a. Cholesterinemboliesyndrom Frage nach stattgehabten angiographischen Untersuchungen)

▪ **Anamnese:** Wichtig ist die Frage nach begleitenden **Schmerzen**. Bei ischämisch verursachten Ulzerationen treten ausgeprägte Schmerzen auf, die bei venösen weniger ausgeprägt sind und bei neuropathischen fehlen. Weiterhin muss nach den typischen Symptomen einer arteriellen Verschlusskrankheit (vorausgehende CI, begleitender typischer ischämischer Ruheschmerz etc.) und nach den Symptomen einer venösen Gefäßerkrankung gefragt werden. Außerdem sollte nach dem Vorliegen eines Diabetes mellitus und den Symptomen einer diabetischen Neuropathie gefahndet werden. Bei Verdacht auf ein Cholesterinemboliesyndrom ist nach vorausgegangenen angiographischen Untersuchungen (Koronarangiographie, Angiographie mit anderem Zielgebiet) zu fragen, die durchaus sehr lange zurückliegen können.

≡ B-2.2	Trophische Störungen		
Ursache	*Grunderkrankung*	*Klinik*	*wegführende Diagnostik*
trophische Störungen bei Gefäßerkrankungen			
venöses Ulkus	chronisch venöse Insuffizienz bei primärer Varikose oder postthrombotischem Syndrom	▪ Lokalisation: bevorzugt medialer Knöchel ▪ wenig schmerzhaft ▪ unregelmäßige Form, rosa Grund, feucht	Duplexsonographie
arterielles Ulkus	pAVK IV, Morbus Buerger	▪ Lokalisation: Zehen, Fuß und Knöchel ▪ stark schmerzhaft ▪ verschiedene Formen, blasser Grund, trocken	dopplersonographische Messung des Knöchel-Arm-Indexes, bei Diabetikern Strömungsgeschwindigkeitspulse, Zehendruckmessung, $tcPO_2$, SO_2, farbkodierte Duplexsonographie, MRA
Haut-infarkte	kardiale Embolie, arterioarterielle Embolie	▪ Lokalisation: untere Drittel des Beines am Knöchel, Zehen, Blue-Toe-Syndrom ▪ stark schmerzhaft ▪ multiple kleine Ulzerationen	Ausschluss kardiale Emboliequelle: TEE, LZ-EKG; Ausschluss arterielle Emboliequelle: farbkodierte Duplexsonographie der Aorta und des gesamten Becken-, Beinarteriensystems, MRA
Cholesterin-Embolie-syndrom	arterioarterielle Embolie	▪ vorausgegangene Katheteruntersuchung ▪ Lokalisation: gesamtes Bein ▪ wenig schmerzhaft ▪ „purple toes", Livedo racemosa	Anamnese, Eosinophilie, Augenhintergrund, Niereninsuffizienz, ggf. Biopsie
gemischt venösarterielles Ulkus	chronisch venöse Insuffizienz + pAVK	▪ Lokalisation: meistens Knöchel ▪ wenig schmerzhaft ▪ unregelmäßige Form, rosa Basis	
neuropathische trophische Störungen			
neuro-pathisches Ulkus	periphere Polyneuropathie bei Diabetes mellitus oder anderen Ursachen	▪ Lokalisation: Fußsohle, verbunden mit Fußdeformität ▪ nicht schmerzhaft! ▪ tief, wie ausgestanzt, rosig mit umgebendem hyperkeratotischem Randwall	dopplersonographische Messung des Knöchel-Arm-Indexes, Strömungsgeschwindigkeitspulse, Zehendruckmessung, $tcPO_2$, SO_2, farbkodierte Duplexsonographie, MRA, neurologische Untersuchung, ggf. NLG, EMG
neuroischämisch bedingte trophische Störungen			
neuro-ischämi-sches Ulkus	diabetische Neuropathie und Ischämie	▪ Lokalisation: Fußsohle, verbunden mit Fußdeformität ▪ wenig schmerzhaft ▪ verschiedene Formen, blasser Grund, trocken	s. o.

▪ **Inspektion:** Wichtig für die Differenzialdiagnose ist die **Lokalisation** des Ulkus. Das venöse Ulkus ist typischerweise medial oberhalb des Knöchels lokalisiert, das ischämische bzw. neuropathische Ulkus sitzt meist distal im Fußbereich. Multiple kleine Ulzera kommen im Rahmen arterioarterieller Embolien vor. **Makroskopisch** kann die „schwarze" Gangrän der Zehen von blauen und purpurfarbenen Zehen bei arterioarteriellen Embolien und Cholesterinemboliesyndrom abgegrenzt werden. Auch die Inspektion des Wundgrundes liefert erste Hinweise. Ischämische Ulzera zeigen einen blassen, venöse und neuropathische Ulzera einen rosigen Wundgrund.

▪ **Inspektion:** Lokalisation, makroskopischer Aspekt und Inspektion des Wundgrunds helfen bei der Differenzierung der Ursache.

▶ **Merke:** Ulzera oberhalb des Knöchels sind überwiegend venös, distal des Knöchels arteriell bzw. durch eine diabetische Neuropathie verursacht. Gangränöse Zehen entstehen vorwiegend im Rahmen einer arteriellen Verschlusskrankheit oder im Rahmen einer arterioarteriellen Embolie, seltener neuropathisch und extrem selten venös.

◀ Merke

2.3 Beinödem

s. S. 21.

2.3 Beinödem

s. S. 21.

Erkrankungen der arteriellen Gefäße stehen an der Spitze der Morbiditäts- und Mortalitätsstatistiken der Industrienationen. Besondere Bedeutung haben dabei, was Lebenserwartung und auch Lebensqualität anbelangen, die koronariellen (vgl. Kap. KHK, S. 36) und die zerebrovaskulären Erkrankungen.

Abhängig von Hauptfunktion und Lokalisation zeigen die Arterien **histologische Besonderheiten:**
- Arterien vom **elastischen Typ:** Sie enthalten einen hohen Anteil elastischer Fasern in der Media und übernehmen die Windkesselfunktion (Transformation der hohen linksventrikulären Blutdruckamplitude in einen kontinuierlichen, systolisch-diastolischen Blutfluss).
- Arterien vom **muskulären Typ:** Ihre Media enthält v. a. ringförmig angeordnete glatte Muskelzellen; sie übernehmen die Transportfunktion mit bedarfsgerechter Blutversorgung der Organe/Extremitäten.

Die Anpassung des HZV erfolgt über die **venöse Füllung** und **Ventrikelkontraktilität**.
Die bedarfsgerechte Verteilung des Herzzeitvolumens auf Organe und Extremitäten erfolgt über eine Anpassung des **lokalen peripheren Widerstands R$_{lok}$** (hoher Bedarf führt zur Weitstellung der Gefäße, ein niedriger Bedarf zur Engstellung).

3 Erkrankungen der Arterien – allgemeiner Teil

3.1 Einleitung

Erkrankungen der arteriellen Gefäße stehen an der Spitze der Morbiditäts- und Mortalitätsstatistiken der Industrienationen. Besondere Bedeutung haben dabei, was Lebenserwartung und auch Lebensqualität anbelangen, die koronariellen (vgl. Kap. KHK, S. 36) und die zerebrovaskulären Erkrankungen. Das folgende Kapitel legt den Schwerpunkt auf Erkrankungen der sog. peripheren Gefäße der unteren und oberen Extremitäten, die der zerebrovaskulären Erkrankungen, was die internistische Grundversorgung anbelangt, sowie die Erkrankungen der Hauptschlagader und der von ihr abgehenden Gefäße. Dabei wird besonderer Wert auf das Gemeinsame hinsichtlich pathophysiologischer Entwicklungen sowie Symptombildung gelegt und das Spezielle nur so weit besprochen, wie es für den klinischen Alltag von Bedeutung ist. Auf das häufig gemeinsame Vorkommen arterieller Erkrankungen in verschiedenen Gefäßprovinzen ist besonders zu verweisen.

3.2 Anatomische und physiologische Besonderheiten arterieller Gefäße

3.2.1 Aufbau und Funktion

Der prinzipiell dreischichtige Aufbau der arteriellen Gefäßwand aus Intima, Media und Externa (= Adventitia), (s. S. 226) zeigt in Abhängigkeit von der Hauptfunktion und Lokalisation der jeweiligen Arterie **histologische Besonderheiten:** Von der Aorta zu den kleinen Gefäßen nehmen innerhalb der in Arterien stark ausgebildeten Media die elastischen Faserelemente ab und muskuläre Anteile zu, sodass man zwei Typen arterieller Gefäße unterscheidet:
- Arterien vom **elastischen Typ:** Diese großen, herznahen Gefäße (Aorta und Beckenarterien) enthalten in der Media einen hohen Anteil elastischer Fasern. Sie übernehmen die **Windkesselfunktion**: Ein Teil des systolisch vom linken Ventrikel ausgeworfenen Schlagvolumens verbleibt unter Dehnung der Gefäßwand zunächst in den großen Arterien und wird diastolisch mithilfe der elastischen Rückstellkräfte der Gefäßwände weitertransportiert. Hierdurch wird die rhythmisch vom linken Ventrikel erzeugte hohe Blutdruckamplitude (systolischer Druck 120 mmHg, endsystolischer Druck 0 mmHg, enddiastolischer Druck 8 mmHg) deutlich gedämpft (systolischer Druck 120 mmHg, enddiastolischer Druck 70 mmHg) und ein kontinuierlicher, systolisch-diastolischer Blutfluss erzeugt.
- Arterien vom **muskulären Typ:** In der Media dieser eher herzfern gelegenen Arterien, die Organe und Extremitäten versorgen, überwiegt der Anteil ringförmig angeordneter glatter Muskelzellen. Ihre Hauptaufgabe ist die bedarfsgerechte Versorgung der Organe und Extremitäten mit sauerstoff- und nährstoffreichem Blut (**Transportfunktion**).

Die situationsgerechte Anpassung des Herzzeitvolumens erfolgt über die **venöse Füllung** und die **Kontraktilität des linken Ventrikels**, seine bedarfsgerechte Verteilung auf Extremitäten und Organe über eine entsprechende Anpassung des **lokalen peripheren Widerstand R$_{lok}$**, der im Wesentlichen durch die Arteriolen und präkapillären Sphinkteren des zu versorgenden Organs bestimmt wird. Bei hohem Bedarf sind diese kleinen muskelstarken Gefäße weit gestellt und ermöglichen einen hohen Einstrom aus der Versorgungsarterie in das zugehörige Kapillarbett. Ist der Bedarf niedrig, wird durch eine entsprechende Engstellung der Zufluss aus den Arterien gedrosselt.

3.2.2 Arterieller Blutfluss

Der arterielle Blutfluss wird dabei durch verschiedene Parameter beeinflusst.

Parameter zur Beschreibung des arteriellen Blutflusses

Quantitativ lässt sich die Beziehung zwischen Blutfluss (**Volumenstromstärke**), **arteriellem Blutdruck** und **peripherem Widerstand** durch das **Ohm-Gesetz** I = Δp/R beschreiben. Wendet man diese Beziehung auf den Gesamtkreislauf an, entspricht I dem Herzzeitvolumen und R dem peripheren Gesamtwiderstand. Bezogen auf die Durchblutung einer Extremität oder eines Organs ist I die lokale Volumenstromstärke I_{lok} und R der lokale periphere Widerstand R_{lok}. Der Druckgradient Δp entspricht der Differenz zwischen aortalem Mitteldruck und Druck im rechten Vorhof. Aus Herzzeitvolumen I und peripherem Gesamtwiderstand R lässt sich nach dem ohmschen Gesetz der momentan erforderliche Blutdruck Δp als I $\times$ R errechnen. Im gesunden arteriellen Gefäßsystem bleibt der **mittlere Blutdruck** auf dem Weg von der Aortenklappe zur Kreislaufperipherie nahezu konstant, während die Blutdruckamplitude durch eine Zunahme des systolischen Blutdrucks stetig wächst.

Ein weiterer für arterielle Gefäße relevanter Parameter ist die **Strömungsgeschwindigkeit (v)** des Blutes, die ohne Aufwand dopplersonographisch gemessen werden kann (s. S. 235). Sie ändert sich in Abhängigkeit von der Volumenstromstärke (I), dem Gefäßquerschnitt (A) und dem peripheren Widerstand. Diese Größen stehen über die **Kontinuitätsbedingung** miteinander in Beziehung: I = A x v = konstant. Bei gegebener Volumenstromstärke ändert sich die Strömungsgeschwindigkeit also umgekehrt zum Gefäßquerschnitt: Bei Verkleinerung des Gefäßdurchmessers nimmt sie zu bzw. umgekehrt. Eine Änderung der Volumenstromstärke führt bei konstantem Gefäßquerschnitt zu einer gleichsinnigen Änderung der mittleren Strömungsgeschwindigkeit.

Misst man die Strömungsgeschwindigkeit über die Zeit, erhält man einen **Strömungsgeschwindigkeitspuls**. Dabei lassen sich in Abhängigkeit vom peripheren Widerstand zwei Grundformen des Strömungsgeschwindigkeitspulses unterscheiden (Abb. **B-3.1**):

- **triphasischer** Strömungsgeschwindigkeitspuls bei niedriger Durchblutung und hohem peripheren Widerstand (z. B. Mesenterialgefäße vor Nahrungsaufnahme, Extremitätenarterien in Ruhe)
- **monophasischer** Strömungsgeschwindigkeitspuls bei hoher Durchblutung und niedrigem peripheren Widerstand (z. B. Niere, Gehirn, Schilddrüse, Leber bzw. Mesenterialgefäße in der Verdauungsphase, Extremitätenarterien bei Aktivität).

▶ **Merke:** Der distal von arteriellen Stenosen und Verschlüssen auftretende poststenotische Strömungsgeschwindigkeitspuls ist ein monophasischer Puls (s. Abb. **B-1.7**, S. 237).

3.2.2 Arterieller Blutfluss

Parameter zur Beschreibung des arteriellen Blutflusses

Quantitativ lässt sich die Beziehung zwischen **Volumenstromstärke**, **arteriellem Blutdruck** und **peripherem Widerstand** durch das **Ohm-Gesetz** I = Δp/R beschreiben. Bezogen auf den Gesamtkreislauf, entspricht I dem HZV und R dem peripheren Gesamtwiderstand.

Die **Strömungsgeschwindigkeit (v)** ändert sich in Abhängigkeit von der Volumenstromstärke (I), dem Gefäßquerschnitt (A) und dem peripheren Widerstand. Durch die **Kontinuitätsbedingung** I = A x v = konstant) stehen diese Größen miteinander in Beziehung:
- Verkleinerung von A → Zunahme von v
- Änderung von I → gleichsinnige Änderung von v.

Strömungsgeschwindigkeitspulse:
- Der **triphasische** Strömungsgeschwindigkeitspuls findet sich bei niedriger Durchblutung und hohem peripheren Widerstand.
- Ein **monophasischer** Strömungsgeschwindigkeitspuls zeigt sich bei hoher Durchblutung und niedrigem peripheren Widerstand.

◀ **Merke**

B-3.1 | **Triphasischer (a) und monophasischer (b) Strömungsgeschwindigkeitspuls in der Analogkurvendarstellung**

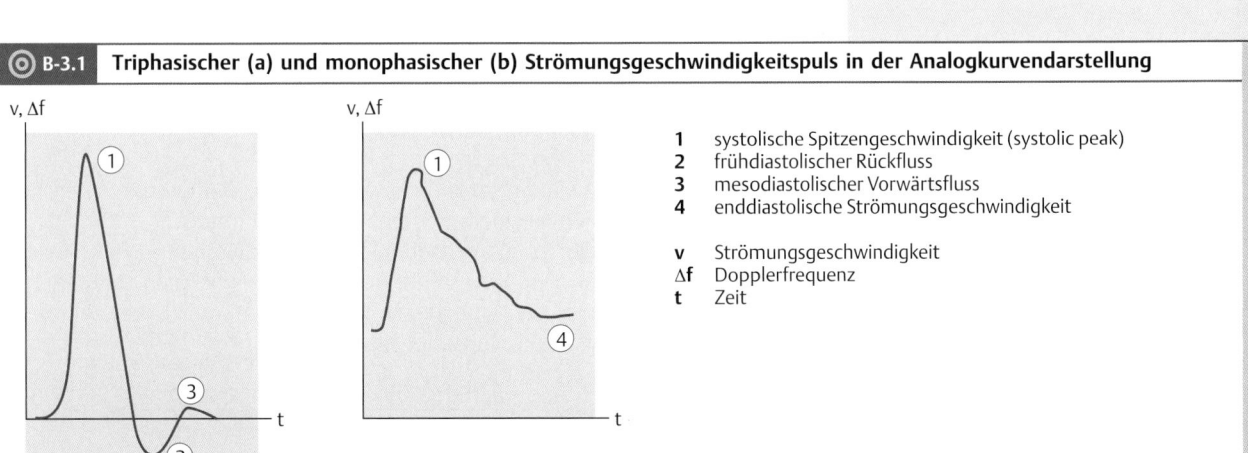

1 systolische Spitzengeschwindigkeit (systolic peak)
2 frühdiastolischer Rückfluss
3 mesodiastolischer Vorwärtsfluss
4 enddiastolische Strömungsgeschwindigkeit

v Strömungsgeschwindigkeit
Δf Dopplerfrequenz
t Zeit

Pulsatilität: Semiquantitatives Maß für den peripheren Widerstand.

Als semiquantitatives Maß für den peripheren Widerstand wird die **Pulsatilität** verwendet, die die Differenz der maximalen systolischen und minimalen diastolischen Strömungsgeschwindigkeit ins Verhältnis zur mittleren Strömungsgeschwindigkeit setzt. Beim triphasischen Strömungsgeschwindigkeitspuls ist die Pulsatilität hoch, beim monophasischen klein.

Strömungsprofile

Im gesunden Gefäß herrscht ein **laminares Strömungsprofil**. Das Blut fließt in parallel zur Gefäßachse ausgerichteten, konzentrisch angeordneten Schichten unterschiedlicher Strömungsgeschwindigkeiten (Laminae).

Im Bereich von Gefäßverzweigungen, Gefäßkrümmungen und bei Änderungen des Gefäßquerschnittes kommt es zu einer **gestörten Strömung** (Verwirbelungen).

In sehr weiten Gefäßen kann es bei hoher (mittlerer) Geschwindigkeit zu einer kompletten Auflösung des laminaren Strömungsprofils (= **turbulente Strömung**) kommen.

Strömungsprofile

In gesunden Gefäßen fließt das Blut meist in parallel zur Gefäßachse ausgerichteten, konzentrisch angeordneten Schichten unterschiedlicher Strömungsgeschwindigkeiten (Laminae), die sich kaum miteinander vermischen (**laminares Strömungsprofil**). Die Strömungsgeschwindigkeit nimmt kontinuierlich vom Zentralstrom zum Randstrom ab. Ihre Änderung lässt sich mit einer Parabelfunktion beschreiben. Die Strömungsrichtung der einzelnen Schichten ist in einer bestimmten Phase des Herzzyklus immer gleich. Die Differenz der Strömungsgeschwindigkeiten von Zentral- und Randstrom ist relativ klein und wächst mit Zunahme der Strömungsgeschwindigkeit.

Auch beim Gefäßgesunden gibt es eine Reihe von Abweichungen vom laminaren Strömungsprofil. Bei Gefäßverzweigungen, Gefäßkrümmungen und bei Änderungen des Gefäßquerschnittes kommt es im Bereich von Ablösezonen zu Verwirbelungen, die meist nur einen Teil des Strömungsprofils erfassen (= **gestörte Strömungen**).

In sehr weiten Gefäßen kann es bei hoher (mittlerer) Geschwindigkeit zu einer kompletten Auflösung des laminaren Strömungsprofils kommen. Die Strömungskomponenten fließen mit unterschiedlichsten Geschwindigkeiten in alle denkbaren Richtungen (= **turbulente Strömung**). Beim Gefäßgesunden findet sich dieses Verhalten regelhaft in der Aorta ascendens.

3.3 Formale Pathogenese und Ursachen arterieller Gefäßerkrankungen

3.3 Formale Pathogenese und Ursachen arterieller Gefäßerkrankungen

3.3.1 Übersicht

3.3.1 Übersicht

Gefäßveränderungen: Es überwiegen Erkrankungen der **Gefäßwand** mit sekundären Veränderungen des **Gefäßlumens**. Läuft der Krankheitsprozess primär intraluminal ab, kann er die Gefäßwand sekundär miteinbeziehen. Wichtige quantitative Parameter sind: **Wanddicke**, **Durchmesser des freien Lumens** und **gesamten Gefäßes**.

Es lassen sich unterscheiden:
- Gefäßerkrankungen infolge **Stenose** oder **Obturation**
- Gefäßerkrankungen infolge **Dilatation** und/oder **Dissektion** (Abb. **B-3.2**).

Ursachen:
- degenerativ
- embolisch
- entzündlich
- traumatisch
- toxisch
- neoplastisch
- angeboren.

Gefäßveränderungen: Arterielle Gefäßerkrankungen sind überwiegend Erkrankungen der **Gefäßwand** mit sekundären Veränderungen des **Gefäßlumens**. Läuft der Krankheitsprozess primär intraluminal ab, kann er die Gefäßwand sekundär miteinbeziehen. Seltener greift eine in der Nachbarschaft eines Gefäßes ablaufende Erkrankung auf Gefäßwand und -lumen über. Wichtige quantitative Parameter sind die **Wanddicke** sowie der **Durchmesser des freien Lumens und des gesamten Gefäßes**. Nahezu in allen Gefäßgebieten können die qualitativen und quantitativen Aspekte von Gefäßerkrankungen sonographisch beurteilt und gemessen werden.

Unabhängig vom Ausgangspunkt des Krankheitsprozesses lassen sich unterscheiden:
- Gefäßerkrankungen, die durch eine Einengung (**Stenose**) oder einen Verschluss (**Obturation**) des Gefäßlumens charakterisiert sind
- Gefäßerkrankungen, die als pathognomonisches Merkmal eine Erweiterung des Gefäßdurchmessers (**Dilatation**) und/oder eine Aufspaltung der Gefäßwandschichten (**Dissektion**) aufweisen (Abb. **B-3.2**).

Ursachen: Arterielle Gefäßerkrankungen weisen ein vielfältiges Ursachenspektrum auf. So finden sich degenerative, embolische, entzündliche, traumatische, toxische, neoplastische und angeborene Gefäßerkrankungen. Viele Grunderkrankungen können sowohl zu stenosierenden (s. u.) wie auch zu dilatierenden und dissezierenden Gefäßprozessen (s. S. 256) führen. Dabei zeigen sie zum Teil charakteristische Lokalisationsmuster.

▶ Merke

▶ **Merke:** Die häufigste Grunderkrankung ist die Atherosklerose.

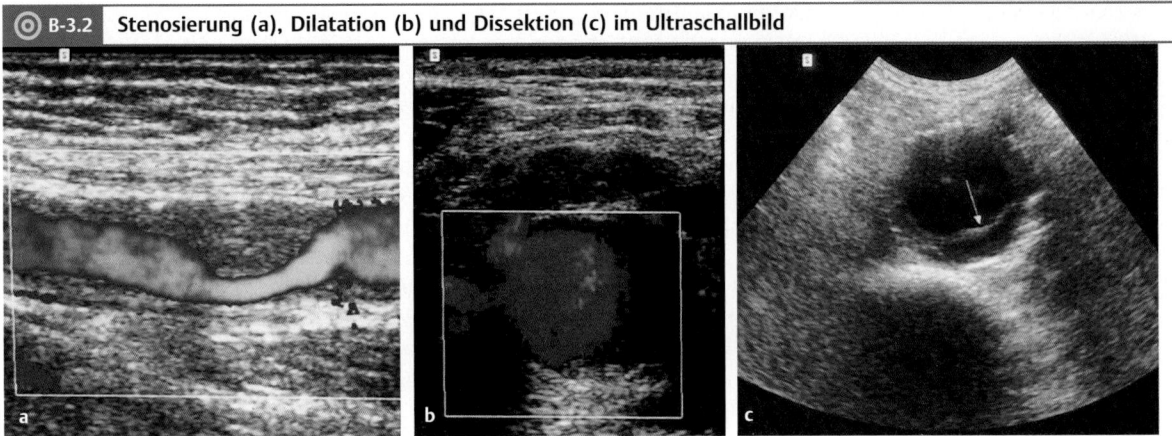

⊚ B-3.2 **Stenosierung (a), Dilatation (b) und Dissektion (c) im Ultraschallbild**

a 67-jähriger Patient mit ca. 80 %iger echoarmer Stenose ca. 9 cm distal der Femoralisgabel.
b 68-jähriger Patient mit teilthrombosiertem Aneurysma der A. poplitea.
c Infrarenales Aortenaneurysma mit alter Dissektionsmembran (Pfeil).

Risikofaktoren der Atherosklerose: Zur atherosklerotischen Entwicklung tragen eine ganze Reihe von Risikofaktoren bei, von denen neben der Hyperlipidämie, der Diabetes mellitus, die arterielle Hypertonie sowie der Nikotinkonsum eine entscheidende Rolle spielen. Daneben gibt es eine Reihe von Gefäßrisikofaktoren, die epidemiologisch belegt, deren Wirkungsmechanismen z.T. jedoch noch nicht genügend geklärt sind (Tab. **B-3.1**).

Risikofaktoren der Atherosklerose: s. Tab. **B-3.1**.

≡ B-3.1 **Risikofaktoren der Atherosklerose**

- Nikotin
- Diabetes mellitus
- Hyperlipidämie
- arterielle Hypertonie
- Hyperhomozysteinämie
- Erhöhung des Lipoprotein (a)
- chronisch entzündliche Erkrankung (CRP-Erhöhung)
- Alter
- Niereninsuffizienz

≡ B-3.1

▶ **Merke:** Die Bedeutung der diversen Risikofaktoren für die einzelnen Gefäßprovinzen ist verschieden. Während z.B. der Nikotinabusus der wichtigste Risikofaktor für die Entstehung einer pAVK ist (s.S. 261), stellt der arterielle Hypertonus den wichtigsten Risikofaktor für die Entwicklung zerebrovaskulärer Erkrankungen dar (s.S. 272).

◀ Merke

3.3.2 Stenosierende Gefäßerkrankungen

Grundlagen

Die **Zunahme der Gefäßwanddicke** ist das häufigste Phänomen bei arteriellen Gefäßerkrankungen. Folge ist eine Einengung (**Stenose**) des Gefäßlumens. Ausgangspunkt der Wandverdickung ist vornehmlich die **Intima**. Selten liegt ihr Ursprung in der Adventitia oder allen Gefäßschichten. Die stenosierende Gefäßerkrankung betrifft bevorzugt die im Dienste der Transportfunktion stehenden **Arterien vom muskulären Typ** (Extremitäten-, Organgefäße). Die Verdickung der Gefäßwand kann kurz- oder langstreckig sein. Im Bereich segmentaler Wandverdickungen kann der Gesamtdurchmesser des Gefäßes im Rahmen eines Remodelling vergrößert sein (abnehmender Innen-, zunehmender Außendurchmesser). Langstreckig verengte Gefäße weisen dagegen eher einen verringerten Gefäßdurchmesser auf.

3.3.2 Stenosierende Gefäßerkrankungen

Grundlagen

Das häufigste Phänomen arterieller Gefäßkrankheiten ist eine **Zunahme der Gefäßwanddicke.** Der Ausgangspunkt der Wandverdickung ist vornehmlich die **Intima**, betroffen sind v. a. **Arterien vom muskulären Typ.**

Einteilung der Stenosen nach Pathogenese:

- primäre strukturelle (= organisch fixierte) Wandveränderungen
- funktionelle Stenosierungen
- Veränderungen des Gefäßlumens bzw. der perivaskulären Umgebung.

Einteilung nach Pathogenese: Es muss prinzipiell zwischen 3 Formen der Stenosierungen unterschieden werden:

- Stenosen durch **primäre strukturelle** (= **organisch fixierte**) **Wandveränderungen:** degenerative (Atherosklerose) bzw. entzündliche, durch Traumen oder Toxine ausgelöste sowie angeborene Gefäßerkrankungen (Tab. **B-3.2**)
- **funktionelle Stenosierungen** (Vasospasmus) (s. S. 254)
- Stenosen durch **Veränderungen des Gefäßlumens** (**Embolie**) bzw. der **perivaskulären Umgebung** (s. S. 254).

▶ Merke

▶ **Merke:** Die häufigste Grunderkrankung der stenosierenden Gefäßerkrankung ist die degenerativ bedingte Gefäßerkrankung der Atherosklerose. Im deutschen Sprachgebrauch wird für Atherosklerose sehr häufig auch der Terminus Arteriosklerose verwendet. Atherosklerose weist sprachlich auf das Atherom hin, während die Arteriosklerose die Sklerosierung des arteriellen Gefäßes anzeigt. Eine weitere Ursache der Arteriosklerose ist die Mediasklerose.

≡ B-3.2   **Ursachen arterieller stenosierender primärer Gefäßwandprozesse mit strukturellen Veränderungen**

Pathogenese	*Ursachen bzw. Krankheitsbild*	
degenerative Gefäßwandveränderung (= Atherosklerose)	Atherosklerose (**am häufigsten!**)	
Gefäßentzündungen (Arteriitiden)	Autoimmunerkrankungen	• Morbus Bürger • Riesenzellarteriitis vom Typ Takayasu oder Typ Horton • Panarteriitis nodosa • Lupus erythematodes
	bakterielle, mykotische, virale Entzündungen	
traumatisch verursachte (entzündliche) Reaktionen der Gefäßwand	mechanische Schädigungen	• externe Traumen • „interne Traumen": – Popliteal-Entrapment-Syndrom – Ligamentum-arcuatum-Syndrom (Dunbar-Syndrom) – Schultergürtelkompressionssyndrome (Thoracic-Outlet-Syndrom) bei Halsrippe, Skalenus-, Hyperadduktions- oder kostoklavikulärem Syndrom – „Endofibrose" der Beckengefäße bei Leistungssportlern
	thermische Schäden	• Starkstromunfälle • Blitzunfälle
	toxische Schädigungen z. B. Medikamente (Zytostatika u. a.)	
	Schädigung durch ionisierende Strahlung (Strahlenangiopathie)	
angeborene Störungen des Gefäßwandaufbaus (Angiodysplasien)	zystische Adventitiadegeneration	
	fibromuskuläre Dysplasie (FMD)	

Einteilung nach Lokalisation:

- **Makroangiopathie** (große, mittelgroße Arterien; v. a. Atherosklerose)
- **Mikroangiopathie** (Arteriolen, Kapillaren, Venolen, heterogenes Ursachenspektrum).

Einteilung nach Lokalisation:

- **Makroangiopathie:** Betroffen sind die großen und mittelgroßen Arterien; die häufigste Ursache ist die Atherosklerose (90 %), gefolgt von entzündlichen Erkrankungen.
- **Mikroangiopathie:** Betroffen sind die Gefäße der Endstrombahn (Arteriolen, Kapillaren, Venolen). Das Ursachenspektrum ist heterogen (degenerative, funktionelle, entzündliche Gefäßerkrankungen). Besonders häufig lässt sich eine generalisierte Mikroangiopathie im Rahmen eines Diabetes mellitus beobachten (diabetische Glomerulosklerose, diabetische Retinopathie).

Degenerative Gefäßstenosen (Atherosklerose)

Degenerative Gefäßstenosen (Atherosklerose)

▶ Merke

▶ **Merke:** Die Atherosklerose ist mit Abstand die häufigste Form der degenerativen Gefäßerkrankung.

Atherosklerotische Gefäßstenose

> ▶ **Merke:** Die wichtigsten Manifestationsformen der Atherosklerose sind die koronare Herzerkrankung, die zerebrovaskulären Gefäßerkrankungen, die periphere arterielle Verschlusskrankheit (pAVK, s. S. 261) sowie das infrarenale Aortenaneurysma.

◀ **Merke**

Ätiologie: Der Atherosklerose liegt eine entzündliche Reaktion der Gefäßwand auf oxidiertes LDL-Cholesterin zugrunde. Morphologisch zeigen sich in der Intima Ablagerungen von Lipiden, Zelldedritus und Kalzium sowie eine Proliferation des Bindegewebes. Funktionell ist eine endotheliale Dysfunktion (s. S. 252) nachzuweisen. Das Ergebnis ist eine meist umschriebene Wandverdickung (= **Plaque**). Sie führt zur Einengung des Gefäßlumens und Remodelling des Gefäßes mit Zunahme des Gefäßdurchmessers. Die Atherosklerose ist vornehmlich eine Erkrankung der großen und mittleren arteriellen Gefäße vom muskulären Typ.

Ätiologie: Der Atherosklerose liegt eine entzündliche Reaktion der Gefäßwand auf oxidiertes LDL-Cholesterin zugrunde. In der Intima kommt es zur Ablagerung von Lipiden, Zelldedritus und Kalzium und zu einer Proliferation des Bindegewebes. Es entsteht eine umschriebene Wandverdickung (= **Plaque**) mit Einengung des Gefäßlumens und Remodelling des Gefäßes.

Entwicklung: Sie beginnt mit der Entstehung der **atherosklerotischen Frühläsion (= fatty streaks).** Es kommt zu einer Anreicherung von LDL-Cholesterin in der Intima; in der Regel liegt bei den Patienten eine Hypercholesterinämie (s. S. 695) vor. Das abgelagerte LDL-Cholesterin wird oxidiert und verursacht eine lokale inflammatorische Antwort. Einwandernde Monozyten phagozytieren das LDL-Cholesterin. Dabei entstehen Schaumzellen, die in ihrem Zytoplasma fein verteilte Fetttröpfchen enthalten. Makroskopisch zeigen sich streifige subendotheliale Fettablagerungen, die als „**fatty streaks**" bezeichnet werden. **Prädilektionsorte** sind Gefäßbezirke, die einer erhöhten mechanischen Beanspruchung (erhöhte Scherkräfte) ausgesetzt sind. Hierzu zählen Gefäßverzweigungen, Gefäßkrümmungen und Gefäßabschnitte, an denen sich der Querschnitt ändert. Solche Gefäßabschnitte sind z. B. der proximale Ramus interventricularis anterior der linken Herzkranzarterie, die proximalen ostiumnahen Abschnitte der Aa. renales sowie die Karotisbifurkation.

Entwicklung: Am Anfang steht die **atherosklerotische Frühläsion (= fatty streaks).** Prädilektionsorte sind Gefäßbezirke, die einer erhöhten mechanischen Beanspruchung (erhöhte Scherkräfte) ausgesetzt sind.

Im weiteren Verlauf kommt es zu einer stetigen Akkumulation von LDL-Cholesterin und einer bindegewebigen Reaktion. Untergehende Makrophagen setzen Fett frei. Aus diesem extrazellulär liegenden Fett und dem Zelldedritus bildet sich ein Fett- bzw. Nekrosekern (lipid core, necrotic core) in der Intima. Aus Schaumzellen und anderen Zellen der Gefäßwand werden Mediatoren frei gesetzt, die eine Migration von glatten Muskelzellen aus der Tunica media in die Tunica intima verursachen. Diese produzieren vermehrt extrazelluläre Matrix, die insbesondere zwischen Endothel und Fettkern eingebaut wird (fibrous cap). Die Ausbildung des Fettkerns sowie die bindegewebige Reaktion führen zur klassischen **atherosklerotischen Plaque.** Je nach Zusammensetzung der Plaque spricht man von einem Atherom (mehr Fett), einer fibrösen Plaque (mehr Bindegewebe) oder einem (ausgeglichen zusammengesetzten) Fibroatherom.

Freigesetztes Fett führt zur Sekretion von Mediatoren, die die arterosklerotische Entwicklung unterstützen. Es entsteht die **atherosklerotische Plaque.**

In eine Plaque können vonseiten der Vasa vasorum feine Gefäße einsprossen (**Mikrovaskularisierung**), über die es zu Einblutungen in die Plaque kommen kann. Schließlich lagern größer werdende atherosklerotische Plaques Kalzium ein.

Durch eine **Mikrovaskulierung** kann es zu Einblutungen in die Plaque kommen.

Durch feine Einrisse des Endothels (Endothelarrosion) kommt es zur Aktivierung der Gerinnung mit **Mikrothrombosierung.** Das dem Endothel anhaftende thrombotische Material wird durch verschiedene Reparaturmechanismen wieder in die Gefäßwand integriert.

Endothelarrosionen führen zur Aktivierung der Gerinnung mit **Mikrothrombosierung.**

Da sich die Plaques in ihren Anfangsstadien „extraluminal" entwickeln, wird das Gefäßlumen durch den atherosklerotischen Prozess zunächst nicht eingeengt. Bei diesem als Remodelling bezeichneten Vorgang nimmt der Außendurchmesser des Gefäßes zu.

Durch das einsetzende Remodelling nimmt der Außendurchmesser des Gefäßes zu.

> ▶ **Merke:** Erst wenn ca. 40 % der Intima des erkrankten Gefäßsegmentes von der Plaque eingenommen werden, kommt es zu einer Stenosierung des Gefäßlumens.

◀ **Merke**

◉ B-3.3   Stadien der Ruptur einer atherosklerotischen Plaque

B-3.3   Stadien der Ruptur einer atherosklerotischen Plaque

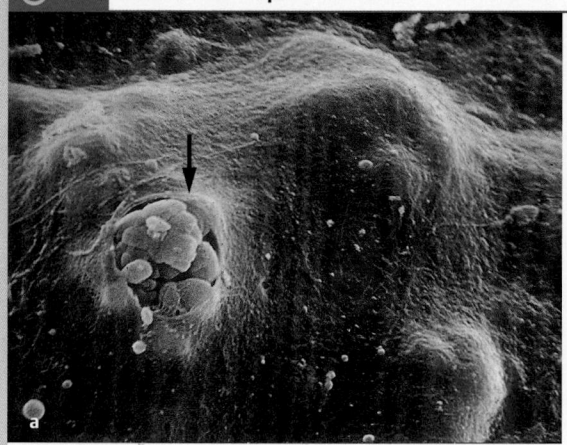
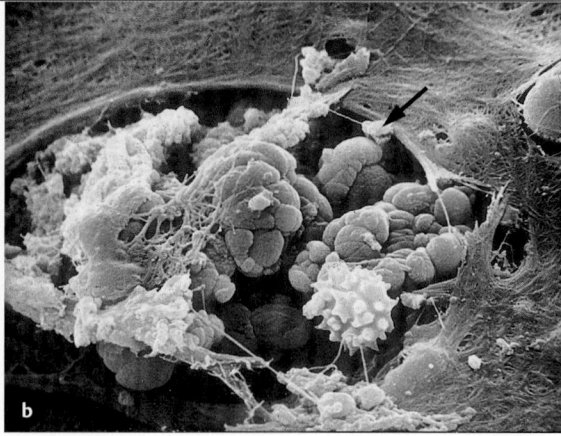

a Oberflächlicher Einriss (Pfeil) des geschädigten Endothels der Plaque.
b Durchbrechen des atheromatösen Materials (Pfeil) in das Gefäßlumen.

Bei Progression des atherosklerotischen Prozesses kann ein **chronischer arterieller Verschluss** entstehen.

Atherosklerotische Läsionen entstehen an ihren Prädilektionsorten über Jahre, ohne dass sie Symptome verursachen müssen. Dabei wechseln sich Phasen relativer Stagnation mit Aktivitätsschüben ab. Bei stetiger Progression der Grunderkrankung kann schließlich ein **chronischer arterieller Verschluss** entstehen.

Auf dem Boden der Atherosklerose entwickelt sich eine **endotheliale Dysfunktion** (verminderte endothelabhängige Gefäßdilatation und paradoxe Vasokonstriktion).

Neben strukturellen Veränderungen führt die Vermehrung des intimalen LDL-Cholesterins auch zu Störungen der Funktion des Endothels. Es kommt zu einer verminderten Synthese und Inaktivierung von NO. Folgen sind eine **endotheliale Dysfunktion** mit verminderter endothelabhängiger Gefäßdilatation und paradoxer Vasokonstriktion.

Eine **komplizierte Plaque** kann zur **Plaqueruptur** (Abb. **B-3.3**) und Aktivierung des Gerinnungssystems mit **akutem thrombotischen Verschluss** führen.

Kommt es zu größeren Läsionen des Endothels, entsteht aus einer unkomplizierten eine **komplizierte Plaque**. Reißt das geschädigte Endothel der Plaque ein oder bricht der Fettkern durch das Endothel zum Gefäßlumen durch (**Plaqueruptur**, Abb. **B-3.3**), kann die Aktivierung des Gerinnungssystems zu einem **akuten thrombotischen Verschluss** des Gefäßlumens führen. 90 % der Gefäßverschlüsse, die bei einem akuten Myokardinfarkt nachgewiesen werden, sowie 50 % der akuten arteriellen Verschlüsse an den unteren Extremitäten zeigen diesen Pathomechanismus. Besonders rupturgefährdet sind Plaques mit einem großen Fettkern und einer nur dünnen fibrösen Kappe.

Untergräbt der Blutstrom die Plaque, kann eine **Dissektion** entstehen.

Im Rahmen eines Plaqueeinrisses (Fissur) bzw. einer Plaqueruptur kann der Blutstrom allmählich die Plaque untergraben, in die Media eindringen und die Gefäßwand aushöhlen. Die entstandene umschriebene **Dissektion** gleicht phänomenologisch Ulzera im Gastrointestinaltrakt, weshalb von einem penetrierenden arteriellen Ulkus gesprochen wird (s. Abb. **B-3.6**, S. 259). Sie finden sich bevorzugt in der thorakalen Aorta (PAU = penetrating aortic ulcer). Erreicht das Ulkus die Adventitia, kann eine **Ruptur** eintreten.

Internet-Link: www.dgaf.de (Deutsche Gesellschaft für Arterioskleroseforschung).

▶ Exkurs

▶ **Exkurs: Mediasklerose (Mönckeberg-Sklerose)**
Bei der Mediasklerose kommt es zu einer spangenförmigen Verkalkung der Tunica media. Sie findet sich meist an den Extremitätenarterien und tritt bei Diabetes mellitus, Niereninsuffizienz sowie Störungen des Kalziumstoffwechsels auf. Hautnahe Arterien lassen sich kalkhart tasten („Gänsegurgel").

Die Mediasklerose führt nicht zu einer Stenosierung der Gefäße. Die Mediasklerose wird häufig bei der Bestimmung der Knöchelperfusionsdrücke entdeckt, wenn die Arterie nicht komprimiert werden kann. Sie lässt sich radiologisch und sonographisch belegen.

Nicht degenerative Gefäßstenosen

Entzündliche Gefäßerkrankungen (Arteriitis, Vaskulitis)

Entzündungen der Gefäßwand sind für ca. 5 % der stenosierenden Gefäßerkrankungen verantwortlich. Dabei übertrifft die autoimmune deutlich die infektiöse Genese. Bei Autoimmunerkrankungen kann der entzündliche Prozess die Gefäßwand oder die Vasa vasorum betreffen. Bei infektiösen Erkrankungen dringen die Krankheitserreger entweder auf dem Blutweg durch das geschädigte Endothel oder die Vasa vasorum oder per continuitatem aus der Gefäßnachbarschaft in die Gefäßwand ein. Häufig sind alle Gefäßwandschichten am Entzündungsprozess beteiligt. Entzündliche Infiltrate und ein sekundäres Gefäßwandödem führen zur Wandverdickung und Stenosierung, die häufig langstreckig ist. Am primär oder sekundär geschädigten Endothel bilden sich parietale Thromben. Wird im Rahmen der Entzündung die Tunica media zerstört, kann es zu einer Dilatation oder Dissektion der Gefäßwand kommen. Wichtige inflammatorische Gefäßerkrankungen sind die **Thrombangiitis obliterans (Morbus Buerger)** und die **Riesenzellarteriitiden vom Typ Horton und Takayasu** (s. S. 1377). Häufige Krankheitserreger, die zu einer Gefäßentzündung führen, sind **Staphylococcus aureus** oder **E. coli** sowie Viren der **Herpesgruppe**.

Traumatische Gefäßerkrankungen

Mechanische Schädigung: Neben offenen und stumpfen Gefäßverletzungen bei äußerer Gewalteinwirkung können mechanische Schäden an arteriellen Gefäßen durch Kompression oder Zug benachbarter Strukturen auftreten.

- Beim **Popliteal-Entrapment-Syndrom** handelt es sich um eine Lageanomalie der A. poplitea mit Kompression der A. poplitea durch die Sehne des medialen Gastroknemiuskopfes. Die zu weit lateral inserierende Sehne umschlingt dabei die „medialisierte" Arterie. Zug und Kompression im Rahmen der Kniebewegung führen zunächst zu einer funktionellen reversiblen Stenose, können aber auf Dauer die Gefäßwand so schädigen, dass eine organisch fixierte Stenose auftritt.
- Bei den **neurovaskulären Schultergürtelsyndromen** kann die A. subclavia im Bereich anatomischer Engstellen des Schultergürtels traumatisiert werden. Nach einer Phase der funktionellen Stenosierung treten organisch fixierte Stenosen auf (**Thoracic-Outlet-Syndrome**). Der Begriff neurovaskuläre Kompressionssyndrome weist darauf hin, dass auch nervöse Strukturen durch die Kompression geschädigt werden können. Der Begriff **Thoracic-Inlet-Syndrome** zeigt die mögliche Beteiligung der V. subclavia an (vgl. Paget-von-Schroetter-Syndrom, S. 1299).
- Narbige Stenosen der Beckengefäße (**Endofibrose**) finden sich bei Leistungssportlern, insbesondere Radrennfahrern, wenn bei elongierten Beckengefäßen diese durch das Auf und Ab des Fahrens geknickt werden und gleichzeitig das Endothel hohen Scherkräften unter Hyperämiebedingungen ausgesetzt ist.

Weitere Ursachen: Eine Schädigung der Gefäßwand kann auch **thermisch**, durch **Toxine** und durch **ionisierende Strahlung** (Strahlenangiopathie) verursacht werden. Nicht selten werden Arterien und begleitende Venen gleichermaßen geschädigt.
Unabhängig von der Art der Traumatisierung entsteht akut ein entzündlich-stenosierendes Infiltrat der Gefäßwand. Die Entzündung kann dabei alle Schichten der Gefäßwand beteiligen. Im Rahmen der Abheilung kann eine narbige Stenose verbleiben.

Angeborene Gefäßerkrankungen

- **Zystische Adventitiadegeneration:** Betroffen sind arterielle und venöse Gefäße der Kniekehle. Wahrscheinlich kommt es embryonal zu einer Verschleppung von Synovia in die Tunica adventitia, z. B. der A. poplitea. Mechanische Reize (z. B. langes Bergaufgehen oder Treppensteigen) regen die Schleimproduktion in der Adventitia an. Es entsteht eine Zyste, die sowohl das Gefäßlumen stenosiert als auch zu einer Zunahme des Gefäßdurchmessers führt. Beschwerden treten je nach Reizzustand der Zyste fluktuierend auf.

Nicht degenerative Gefäßstenosen

Entzündliche Gefäßerkrankungen

Entzündungen der Gefäßwand sind für ca. 5 % der stenosierenden Gefäßerkrankungen verantwortlich. Autoimmunologische Entzündungen sind dabei häufiger als solche infektiöser Genese.
Wird im Rahmen der Entzündung die Tunica media zerstört, kann es zu einer Dilatation oder Dissektion der Gefäßwand kommen.

Zu den entzündlichen Gefäßerkrankungen gehören:
- Thrombangiitis obliterans
- Riesenzellarteriitiden (s. S. 1377).
Häufige Infektionserreger: Staphylococcus aureus, E. coli, Herpesviren.

Traumatische Gefäßerkrankungen

Mechanische Schädigung durch äußere Gewalteinwirkung oder durch Kompression bzw. Zug benachbarter Strukturen.
- **Popliteal-Entrapment-Syndrom:** Eine Kompression der A. politea durch die Sehne des medialen Gastroknemiuskopfes führt zu einer funktionellen, später organisch fixierten Stenose.
- **neurovaskuläre Schultergürtelsyndrome:** Im Bereich anatomischer Engstellen wird die A. subclavia geschädigt. Nach einer Phase der funktionellen Stenosierung treten organisch fixierte Stenosen auf (**Thoracic-Outlet-Syndrome**). Neben arteriellen Gefäßen können auch die begleitende Venen und Nerven traumatisiert werden.
- **Endofibrose** bei Leistungssportlern durch mechanische Schädigung.

Weitere Ursache:
- thermische Schäden
- Toxine
- ionisierende Strahlung.

Hier sind häufig Arterien und Venen gleichermaßen geschädigt.

Angeborene Gefäßerkrankungen

- **Zystische Adventitiadegeneration:** Durch embryonal verschlepptes Synovialgewebe in die Tunica adventitia kommt es zur Zystenbildung mit konsekutiver Stenosierung des Gefäßes.

- **Fibromuskuläre Dysplasie (FMD):** Segmente mit Proliferation bzw. Rarifizierung der Gefäßwandstruktur wechseln einander ab. Es entsteht ein perlschnurartiges Bild.

- **Fibromuskuläre Dysplasie (FMD):** Bei der FMD wechseln sich Gefäßsegmente mit einer vermehrten Proliferation von Muskelzellen und Produktion von Grundsubstanz mit Abschnitten, die eine Rarifizierung der Gefäßwandstruktur vorweisen, ab. So zeigen sich wandstarke, stenosierte Gefäßabschnitte neben wanddünnen, dilatierten. Morphologisch zeigt sich ein perlschnurartiges Bild. Prädilektionsort der FMD sind die Nierenarterien, gefolgt von den zerebrovaskulären und den iliakalen Gefäßen. Komplizierend treten Dissektionen auf.

Funktionelle Gefäßwandstenosierungen (Vasospasmus)

Pathogenese: Funktionelle Gefäßwandstenosierungen entstehen durch eine unphysiologische Kontraktion der Muskelelemente der Tunica media (**Vasospasmus**); ausschließlich Gefäße vom muskulären Typ, v. a. an den Akren, sind betroffen.

Pathogenese: Funktionelle Gefäßwandstenosierungen entstehen durch eine unphysiologische Kontraktion der Muskelelemente der Tunica media (**Vasospasmus**). Die Stenose ist meist längerstreckig, der Gefäßdurchmesser verkleinert. Sekundär kann ein **thrombotischer Verschluss** entstehen. Naturgemäß sind von der vasospastischen Gefäßerkrankung ausschließlich Gefäße vom muskulären Typ, insbesondere akrale Gefäße, betroffen.

Ätiologie:
- medikamentös
- mechanisch
- nervös
- mediatorvermittelt.

Ätiologie: Vasospasmen können medikamentös (z. B. β-Rezeptoren-Blocker, Katecholamine, Ergotamin), mechanisch (katheterinduziert bei angiographischen Untersuchungen), nervös (erhöhter Sympathikotonus) oder über endotheliale Mediatoren (endotheliale Dysfunktion, s. S. 252) ausgelöst werden.

Embolische Gefäßerkrankung

Pathogenese: Eine Embolie führt in der Regel zu einem Verschluss (Obturation) des Lumens. Proximal wie distal des Embolus entsteht eine appositionelle Thrombose (Gerinnungsthrombus).

Pathogenese: Bei der embolischen Gefäßerkrankung geht der lokale vaskuläre Prozess vom Gefäßlumen aus. Es kommt in der Regel zu einem Verschluss (**Obturation**), seltener zu einer Stenosierung des Lumens. Nahezu regelhaft kommt es proximal wie distal des Embolus zu einer appositionellen Thrombose (Gerinnungsthrombus), sodass die Ausdehnung des „thromboembolischen" Verschlusses bei Diagnosestellung meist größer als die des zugrunde liegenden Embolus ist. Die distale Thrombosierung reicht häufig bis zur Einmündung des ersten Kollateralgefäßes. Der Gefäßdurchmesser ist am Ort des Embolus meist erweitert und verjüngt sich im Bereich der appositionellen Thrombosierung.

Emboliequellen (Tab. **B-3.3**): Die häufigste (90 %) Emboliequelle ist das **Herz**.

Emboliequelle: Der **Embolus** stammt aus vorgeschalteten Abschnitten des Herz-Kreislauf-Systems. Die häufigste (90 %) Emboliequelle ist das **Herz**.

▶ **Merke**

▶ **Merke:** Häufigste kardiale Emboliequelle ist der linken Vorhof bei Vorhofflimmern.

In 10 % d. F. stammt der Embolus aus einer **atherosklerotischen Plaque**. Bei einem offenen Foramen ovale besteht die Gefahr der **paradoxen Embolie**.

Seltener (10 %) stammt der Embolus aus dem **arteriellen Gefäßsystem**. Die häufigste Quelle arterioarterieller Embolien ist die atherosklerotische Plaque (Atheroembolie). Der Embolus besteht aus abgelösten Teilen andernorts ablaufender Wandprozesse und/oder (parietal-) thrombotischem Material (Abscheidungsthrombus). Bei einem offenen Foramen ovale (Foramen ovale apertus [FOA] bzw. persistierenden Foramen ovale [PFO]) können venöse Thromben in das arterielle Gefäßsystem übertreten und eine **paradoxe Embolie** verursachen. Aus Präventionsgründen ist die Frage nach der Emboliequelle von großer Wichtigkeit (Tab. **B-3.3**).

≡ B-3.3

≡ B-3.3	Emboliequellen

Herz
- linker Vorhof bei Vorhofflimmern
- linker Ventrikel bei Herzinfarkt
- linker Ventrikel bei Z. n. Infarkt mit Aneurysmabildung
- linker Ventrikel bei hochgradig eingeschränkter LV-Funktion
- Herzklappe bei Vitium und bei Endokarditis

arterioarteriell
- komplizierte atherosklerotische Plaque (Atheroembolie)
- parietaler Thrombus bei Aneurysma

paradoxe Embolie

Besondere Embolieformen:

- Bei arterioarteriellen Embolien kann es zu einer Embolisation von **cholesterinhaltigen Plaquebestandteilen** (Atheroembolie) kommen, die zu einer entzündlichen Reaktion in den betroffenen Geweben führen können. Die vielfältig entstehende Symptomatik wird unter dem Begriff des **Cholesterinemboliesyndroms** zusammengefasst (s. S. 950).
- Ist der Embolus **infiziert**, wie z. B. bei bakterieller Endokarditis, greift der entzündliche Prozess auf die Gefäßwand über und kann die Gefäßstruktur zerstören **(mykotisches Aneurysma)**.
- Werden Emboli aus dem **Tumorgewebe**, das ein Gefäß infiltriert, abgeschwemmt, findet eine **Metastasierung** statt.

Je nach Quelle und Größe des Embolus können verschiedene Ebenen des arteriellen Gefäßsystems betroffen sein. **Größere Emboli** bleiben häufig an Gefäßverzweigungen (z. B. Femoralisbifurkation) oder an anatomische Engstellen des Gefäßsystems (z. B. Adduktorenkanal) hängen. **Kleinere Emboli** verschließen die peripheren Gefäße (z. B. kleine zerebrale Gefäße, akrale Gefäße, kleine Muskel- und Nierenarterien, kleine hautversorgende Gefäße).

▶ **Merke:** Abhängig von der Emboliequelle (linker Vorhof, Aorta ascendens) können mehrere Organe oder Extremitäten gleichzeitig betroffen sein. Folge ist häufig eine akute kritische Ischämie (s. S. 260).

Gefäßerkrankungen bei perivaskulären Prozessen

Perivaskuläre Entzündungen und Tumoren können von außen auf die Gefäße übergreifen. **Entzündliche Prozesse** können die Gefäßwand infiltrieren, zerstören und zur lokalen Aktivierung der Gerinnung mit parietaler Thrombose führen. Mögliche Folgen sind eine Stenosierung, eine arterioarterielle (septische) Embolie sowie eine Ruptur des Gefäßes.

Bei **benignen** perivaskulär auftretenden **Tumoren** kann das Gefäßlumen durch Kompression des Tumors stenosiert werden. Bei **malignen Tumoren** ist neben der Kompression auch eine Infiltration der Gefäßwand möglich, die die gleichen Folgen wie eine entzündliche Infiltration zeigt. **Primäre Gefäßtumoren** (z. B. Angiosarkom) sind sehr selten.

▶ **Merke:** Arterioarterielle Embolien bei malignen Tumoren führen zu einer Metastasierung des Tumorleidens.

Pathophysiologie stenosierender Gefäßerkrankungen

Unabhängig vom Entstehungsmechanismus und der Lokalisation einer Gefäßerkrankung sind die pathophysiologischen Folgen bzw. hämodynamischen Symptome einer Stenosierung bzw. eines Verschlusses überall gleich. Dabei sind die Veränderungen abhängig vom Grad der Einengung. **Ischämiesymptome** treten in der Regel ab einem **Stenosegrad von 70–80 %** Durchmessereinengung auf. Parallel dazu bilden sich über vorhandene oder neu gebildete Gefäße **Umgehungskreisläufe** (s. auch S. 314).

▶ **Merke:** Alle hämodynamischen Symptome der stenosierenden Gefäßerkrankung können zuverlässig dopplersonographisch erfasst werden (s. S. 235).

Durch die Stenosierung des Gefäßes verändert sich der arterielle Blutfluss. Dabei können folgende Veränderungen beobachtet werden:

Abnahme der lokalen Volumenstromstärke: Stenosen und Verschlüsse setzen dem strömenden Blut den sog. **Stenosewiderstand** entgegen, der sich mit dem peripheren Widerstand zum Gesamtwiderstand addiert. Bis zu einem Stenosegrad von 70–80 % bleiben Gesamtwiderstand und lokaler Bluteinstrom durch eine kompensatorische Erniedrigung des lokalen peripheren Widerstands unter Ruhebedingungen normal (s. Abb. **B-1.7**, S. 237). Bei einem Stenosegrad von > 80 % steigt der Gesamtwiderstand mit Zunahme der prästenotischen Pul-

---

Besondere Embolieformen:

- **Cholesterinkristalle:** Die Folge kann ein Cholesterinemboliesyndrom sein.

- **infizierter Embolus:** entzündlicher Prozess, der auf die Gefäßwand übergreifen kann.

- **Tumorgewebe:** Metastasierung.

Während **größere Emboli** häufig an Gefäßverzweigungen oder anatomischen Engstellen stecken bleiben, verschließen **kleinere Emboli** periphere Gefäße.

◀ **Merke**

Gefäßerkrankungen bei perivaskulären Prozessen

Entzündliche Prozesse können die Gefäßwand infiltrieren, zerstören und zur lokalen Aktivierung der Gerinnung mit parietaler Thrombose führen.

Benigne Tumoren können das Gefäßlumen komprimieren, **maligne Tumoren** infiltrieren die Gefäßwand zusätzlich.

◀ **Merke**

Pathophysiologie stenosierender Gefäßerkrankungen

Ischämiesymptome treten in der Regel ab einem **Stenosegrad von 70–80 %** Durchmessereinengung auf. Parallel dazu bilden sich über vorhandene oder neu gebildete Gefäße **Umgehungskreisläufe**.

◀ **Merke**

Veränderungen des arteriellen Blutflusses:

- **Abnahme der lokalen Volumenstromstärke:** Ab einem Stenosegrad > 80 % steigt der Gesamtwiderstand und die prästenotische Pulsalität, die lokale Volumenstromstärke nimmt ab (s. Abb. **B-1.7**, S. 237). Die Folge ist eine **Ischämie** der betroffenen Körperpartie.

satilität, die lokale Volumenstromstärke nimmt ab (Ohm, s. S. 247) und das betroffene Gefäßgebiet wird ungenügend mit Sauerstoff versorgt: Es tritt eine **Ischämie** auf.

Poststenotischer Blutdruckabfall: Nach der Kontinuitätsbedingung (s. S. 247) muss das Blut in einer Stenose oder in den meist schmalkalibrigen Kollateralgefäßen beschleunigt werden. Hierzu wird ein Teil der statischen Energie (statischer Druck) des Blutes in kinetische Energie (Staudruck) umgewandelt. Folge ist ein intrastenotischer Blutdruckabfall. Da in der Stenose Energie durch Reibung (Umwandlung in Wärme) verloren geht, wird bei der poststenotischen Verlangsamung der Strömungsgeschwindigkeit nur ein Teil der statischen Energie zurückgewonnen und somit das prästenotische Blutdruckniveau nicht mehr vollständig erreicht. Dieser **poststenotische Blutdruckabfall** ist ebenfalls ab einem Stenosegrad von 70–80% Durchmessereinengung nachweisbar. Das Ausmaß des poststenotischen Blutdruckabfalls korreliert mit dem Schwergrad der Ischämie.

- **Poststenotischer Blutdruckabfall:** Intrastenotisch wird das Blut beschleunigt. Die Folge ist ein intrastenotischer Blutdruckabfall. Poststenotisch kann das prästenotische Blutdruckniveau nicht mehr erreicht werden. Ab einem Stenosegrad von 70–80% Durchmessereinengung kommt es daher zu einem poststenotischen Blutdruckabfall.

3.3.3 Dilatierende und dissezierende Gefäßerkrankungen

3.3.3 Dilatierende und dissezierende Gefäßerkrankungen

Grundlagen

Grundlagen

Dilatation: Erweiterung des Gefäßdurchmessers
Dissektion: Aufspaltung der Gefäßwandschichten
Gemeinsames pathoanatomisches Merkmal: segmentale oder generalisierte Destabilisierung und Zerstörung der elastischen Fasernetze der Tunica media. Dilatation und Dissektion treten überwiegend an der **Aorta** auf.

Gefäßerkrankungen, die als pathognomonisches Merkmal eine Erweiterung des Gefäßdurchmessers (**Dilatation**) und/oder eine Aufspaltung der Gefäßwandschichten (**Dissektion**) aufweisen, gehen von der Tunica media aus. Gemeinsames pathoanatomisches Merkmal dieser Krankheitsentwicklungen ist die segmentale oder generalisierte **Destabilisierung und Zerstörung der elastischen Fasernetze der Tunica media**. Diese führt in Abhängigkeit von ihrer zeitlichen Dynamik und lokalen Ausdehnung zu unterschiedlichen Krankheitsentwicklungen, die vor allen Dingen die Gefäße vom elastischen Typ und hier insbesondere die **Aorta** betreffen.

Ätiologie: Häufigste Grunderkrankung ist die **Atherosklerose**.

Ätiologie: Wie auch bei den stenosierenden Gefäßerkrankungen ist die **Atherosklerose** die häufigste Grunderkrankung. Pathogenetisch wird angenommen, dass die Ernährung der Media durch den atherosklerotischen Umbau der Intima sowohl vom Gefäßlumen her wie auch über die Vasa vasorum nicht mehr gewährleistet ist.

Mediadegenerative Entwicklungen nichtatherosklerotischer Natur treten beim **Marfan- und Ehlers-Danlos-Syndrom** (generalisierte Destabilisierung der Bindegewebe) oder bei **Erdheim-Gsell** (zystische Mediadegeneration oder -nekrose) auf. Weitere Ursachen zeigt Tab. **B-3.4.**

Als zweithäufigste Ursache bei der Entstehung insbesondere dissezierender Angiopathien sind **mediadegenerative Entwicklungen nichtatherosklerotischer Natur** zu nennen, wie sie z. B. beim **Marfan- und Ehlers-Danlos-Syndrom** (generalisierte Destabilisierung der Bindegewebe) oder bei der zystischen Mediadegeneration oder -nekrose **Erdheim-Gsell** auftreten. Bei letzterer Erkrankung kommt es zu einer umschriebenen Zerstörung der extrazellulären Matrix der Media mit Bildung zystischer, mukoidgefüllter Hohlräume. An diesen Stellen verminderter Widerstandsfähigkeit können Media und/oder Intima leicht einreißen, die Gefäßwand kann sich spalten. Weitere mögliche Ursachen dilatierender bzw. dissezierender Gefäßprozesse zeigt Tab. **B-3.4.**

Eine wichtige Rolle bei der Entwicklung der dilatierenden und dissezierenden Gefäßerkrankungen spielt der **arterielle Blutdruck**, insbesondere, wenn eine **arterielle Hypertonie** vorliegt. Die Gefäßwand mit destabilisierter Media gibt dem normalen oder erhöhten Blutdruck nach. Durch den im Rahmen der Dilatation zunehmenden Durchmesser steigt die Wandspannung (Laplace-Modell).

Eine wichtige Rolle bei der Entwicklung der dilatierenden und dissezierenden Gefäßerkrankungen spielt der **arterielle Blutdruck**, insbesondere, wenn eine **arterielle Hypertonie** vorliegt. So weisen Hypertoniker eine erhöhte Inzidenz dilatierender und dissezierender Gefäßerkrankungen auf. Die Hypertonie ist auch häufig dann eine Begleiterkrankung dieser Krankheitsentwicklungen, wenn die Atherosklerose nicht die Grunderkrankung ist. Nach dem Laplace-Modell ist die Wandspannung eines Gefäßes direkt proportional zum transmuralen Druck und zum Gefäßdurchmesser und umgekehrt proportional zur Wanddicke. Die Gefäßwand mit destabilisierter Media gibt dem normalen oder erhöhten Blutdruck nach. Der im Rahmen der Dilatation zunehmende Durchmesser lässt – selbst bei gleich bleibendem transmuralem Druck – die Wandspannung weiter wachsen. So entsteht ein Circulus vitiosus.

B-3.4	Ursachen dilatierender und dissezierender Gefäßprozesse		
Ätiologie bzw. Pathogenese		**bevorzugtes Auftreten**	**bevorzugter Gefäßbefall**
degenerative Mediaprozesse	atherosklerotisch	▪ Risikofaktoren und Begleiterkrankungen der atherosklerotischen Angiopathie	▪ abdominelle Aorta (insbesondere infrarenale Aorta) ▪ Aorta descendens ▪ A. poplitea
	nichtatherosklerotisch („idiopathische Mediadegeneration")	▪ Erdheim-Gsell ▪ Marfan-Syndrom ▪ Ehlers-Danlos-Syndrom	▪ Aorta thoracalis
entzündliche Gefäßprozesse (Arteriitis, Aortitis)	entzündlich bakteriell	▪ septische Streuung in die Gefäßwand bei Endokarditis	▪ verschieden
	chronisch entzündlich	▪ luetisches Spätsyndrom	▪ Aorta ascendens
	autoimmun	▪ Riesenzellarteriitis Typ Takayasu ▪ Riesenzellarteriitis Typ Horton	▪ verschieden
weitere Ursachen	chronische Volumenüberlastung (hyperzirkulatorische dilatative Gefäßerkrankungen)	▪ z. B. Dialyseshunt	▪ verschieden
	Traumata	▪ z. B. Entschleunigungstrauma	▪ Aorta descendens direkt distal des Abgangs der linken A. subclavia
	kongenital		▪ verschieden

Dilatierende Gefäßerkrankungen

▶ **Definition:** Von einer dilatierenden Gefäßerkrankung spricht man, wenn die Destabilisierung und Zerstörung der Tunica media zu einer **allmählichen Zunahme des Gefäßdurchmessers** führt. Die Gefäßwand wird dabei in der Regel dünner. Sie kann allerdings auch normal stark oder in seltenen Fällen (bei zugrunde liegendem entzündlichen Prozess) verdickt sein. Die Gefäßerweiterung ist in der Regel segmental; betrifft die Dilatation das ganze Gefäßsystem, spricht man von einer generalisierten dilatierenden **Arteriopathie** oder **Arteriomegalie**.

Von einem **Aneurysma** spricht man, wenn die Gefäßerweiterung segmental umschrieben ist und der Gefäßdurchmesser des betroffenen Gefäßabschnittes das 1,5-Fache des normalen Wertes erreicht bzw. überschreitet. Bei erhaltener Dreischichtigkeit der Gefäßwand liegt ein **Aneurysma verum** vor. Morphologisch können spindelförmige Aneurysmen (**Aneurysma fusiforme**) von sackförmigen (**Aneurysma sacculare**) unterschieden werden (Abb. **B-3.4**).

Dilatierende Gefäßerkrankungen

◀ **Definition**

B-3.4	Aneurysma verum fusiforme (a) und sacculare (b)		B-3.4

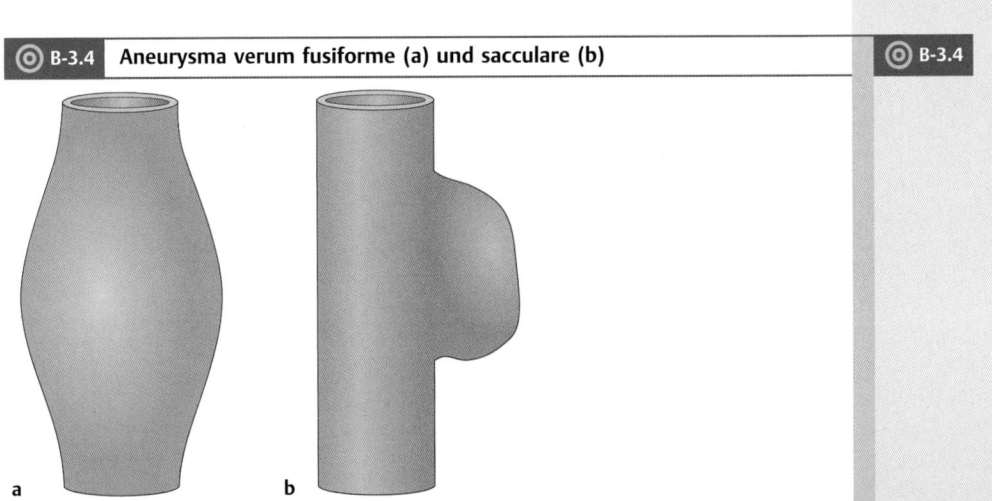

a   b

Die Zunahme des Gefäßdurchmessers (**Dilatation, Ektasie**) geht mit einer Zunahme der Gefäßlänge (**Elongation**) und einer Abweichen des Gefäßverlaufes aus seiner Längsrichtung (Schleifenbildung, **Kinking**) einher. Die Zunahme von Gefäßdurchmesser und -länge bei zunehmender Wandspannung kann bei intakter Dreischichtigkeit der Gefäßwand als erfolgreiches **Remodelling** der Gefäßwand verstanden werden.

Im Bereich der Gefäßschädigung kommt es durch die verlangsamte Strömung zur Aktivierung der Gerinnung und somit häufig zur Ablagerung von **parietalen Thromben** (Abscheidungsthromben, s. Abb. **B-3.5**).
Mit zunehmendem Gefäßdurchmesser und damit zunehmender Wandspannung wächst die Gefahr einer **Dissektion** oder **Ruptur**.

Eine Gefäßerweiterung ist ein dreidimensionaler Prozess. Die Zunahme des Gefäßdurchmessers (**Dilatation, Ektasie**) geht mit einer Zunahme der Gefäßlänge (**Elongation**) einher. Da dem Längenwachstum der Gefäße anatomisch Grenzen gesetzt sind, führt eine Elongation auch immer zu einem Abweichen des Gefäßverlaufes aus seiner Längsrichtung (Schleifenbildung, **Kinking**). Die Zunahme von Gefäßdurchmesser und Gefäßlänge bei zunehmender Wandspannung kann, solange die Dreischichtigkeit der Gefäßwand erhalten bleibt, als erfolgreiches **Remodelling** der Gefäßwand verstanden werden.

In den erweiterten wandgeschädigten Gefäßabschnitten kommt es durch die verlangsamte und gestörte Strömung zur Aktivierung der Gerinnung, sodass es häufig zur Ablagerung von Thromben an der Gefäßwand (**parietale Thromben,** Abscheidungsthromben s. Abb. **B-3.5**) kommt, die zu athero-arteriellen Embolien führen können. Gehen aus dem aneurysmatisch erweiterten Gefäßsegment Seitenäste ab, können diese durch den aneurysmatischen Prozess selbst wie auch embolisch verschlossen werden (z. B. die A. mesenterica inferior bei infrarenalem Aortenaneurysma). Bei schlechten Abstromverhältnissen aus dem Aneurysma kann es zu einem Verschluss des Hauptgefäßes kommen (z. B. Poplitea-Aneurysma). Mit zunehmendem Gefäßdurchmesser und damit zunehmender Wandspannung wächst die Gefahr einer **Dissektion** oder **Ruptur**.

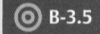

⊙ B-3.5	**Parietaler Abscheidungsthrombus bei abdominalem Aortenaneurysma**

Über 50 mm messendes, überwiegend thrombosiertes Aneurysma der infrarenalen Aorta abdominalis.

Dissezierende Gefäßerkrankungen

▶ Definition

▶ **Definition:** Bei einer Dissektion zerreißen und trennen sich die destabilisierten Faserschichten der Tunica media. Findet die Dissektion in einem aneurysmatisch erweiterten Gefäß statt oder tritt in einem dissezierten Gefäß eine Dilatation auf, spricht man von einem **Aneurysma dissecans**.
Bei einer Dissektion lassen sich zwei Wandschichten abgrenzen:
- **innere Wandschicht:** Sie besteht aus der Intima und inneren Anteilen der Media und ist dem Lumen zugewandt bzw. kommt im Lumen zu liegen.
- **äußere (freie) Wandschicht:** Sie besteht aus den äußeren Teilen der Media und der Adventitia und begrenzt das Lumen nach außen hin.
Beide Wandschichten sind durch fließendes oder stehendes Blut oder ein Hämatom voneinander getrennt.

Entstehung:
- primärer Einriss der **Intima** mit Einblutung in die Media
- primärer Einriss der **Media** mit sekundärem Intimaeinriss
- primärer Einriss der **Media** ohne sekundären Intimaeinriss.

Entstehung:
- Primärer Einriss der **Intima** mit Einblutung in die Media. Das Blut stammt in diesem Fall aus dem Gefäßlumen.
- Primärer Einriss der **Media** mit Einblutung aus den Vasa vasorum und sekundärem Einriss der Intima.
- Primärer Einriss der **Media** ohne sekundären Intimaeinriss.
In den ersten beiden Fällen wühlt sich Blut in die Media und spaltet diese meist in Strömungsrichtung (**anterograde Dissektion**), seltener gegen sie

⊙ **B-3.6** | Endergebnisse einer Dissektion

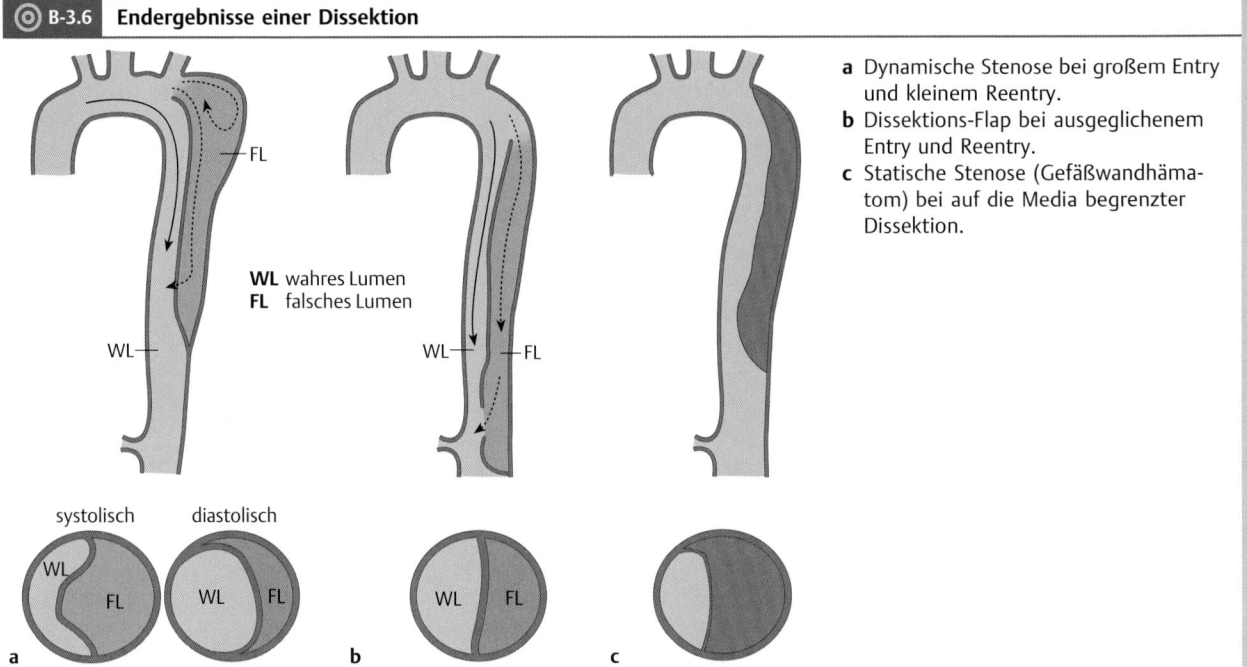

a Dynamische Stenose bei großem Entry und kleinem Reentry.
b Dissektions-Flap bei ausgeglichenem Entry und Reentry.
c Statische Stenose (Gefäßwandhämatom) bei auf die Media begrenzter Dissektion.

WL wahres Lumen
FL falsches Lumen

(**retrograde Dissektion**). Das in der Media neu entstandene Lumen wird als **falsches Lumen**, das eigentliche Gefäßlumen als **wahres Lumen** bezeichnet. Als **Entry** wird die Verbindung zwischen wahrem Lumen und Media bezeichnet, über die das Blut in die Gefäßwand eindringt. Distal des Entry können weiterer Verbindungen zwischen dem falschen und dem wahren Lumen entstehen, über die das Blut wieder in das wahre Lumen gelangt (**Reentries**).

Pathophysiologische Folgen der Dissektion: Sie hängen davon ab, ob überhaupt ein Entry besteht, ob Reentries vorhanden sind und wie in letzterem Fall das Verhältnis von Zustrom in das falsche Lumen (über das Entry) und Abstrom aus dem falschen Lumen (über die Reentries) ist. Drei Situationen lassen sich unterscheiden (Abb. **B-3.6**):

- Findet der Blutstrom im falschen Lumen kein Reentry oder ist der Zustrom über das Entry größer als der Abstrom über die Reentries (= ungenügend dränierendes Reentry), bläht sich das falsche Lumen sackartig auf und stenosiert das wahre Lumen. Dabei nimmt die Stenosierung systolisch zu und diastolisch ab. Systolisch kann es zu einem kompletten Verschluss des wahren Lumens kommen (systolischer Kollaps des wahren Lumens = **dynamische Stenose**).
- Sind Entry und Reentries in den Zu- und Abstrommöglichkeiten ausgeglichen, entstehen 2 frei durchblutete Lumina, die durch den Intima-Flap (**Dissektions-Flap**) voneinander getrennt sind; hierbei tritt in der Regel keine Ischämie auf.
- Bleibt die Dissektion auf die Media begrenzt – fehlen also Entry und Reentries – entsteht ein stenosierendes (selten verschließendes) Gefäßwandhämatom (= **statische Stenose**). Der Gesamtdurchmesser des Gefäßes ist meist vergrößert.

3.3.4 Folgen stenosierender, dilatierender und dissezierender Gefäßerkrankungen

Arterielle Gefäßerkrankungen zeigen ein vielfältiges Spektrum von Symptomen:
- Organ- und Extremitätenischämie insbesondere bei der stenosierenden Gefäßerkrankung der versorgenden Gefäße
- Ischämie peripherer Abschnitte von Organen und Extremitäten bei arterioarteriellen Embolien (Atheroembolie)
- Kompression benachbarter Organe (bei Gefäßdilatation)
- Umbauprozesse der Gefäßwand (Entzündung, Dehnung, Zerstörung).

- **Entry:** Verbindung zwischen wahrem Lumen und Media, über die Blut in die Gefäßwand eindringt.
- **Reentry:** Wiederanschluss an das wahre Lumen.

Pathophysiologisch Folgen der Dissektion (Abb. **B-3.6**):
- ungenügende Dränage über das Reentry mit Ausbildung einer **dynamischen Stenose** (systolischer Verschluss des Lumens)
- Ausbildung von 2 frei durchbluteten Lumina, die durch den Intima-Flap (**Dissektions-Flap**) voneinander getrennt sind
- Bildung eines stenosierenden Gefäßwandhämatoms (**statische Stenose**).

3.3.4 Folgen stenosierender, dilatierender und dissezierender Gefäßerkrankungen

Symptome arterieller Gefäßerkrankungen:
- Organ- und Extremitätenischämie
- Ischämie peripherer Abschnitte
- Kompression benachbarter Organe
- Umbauprozesse der Gefäßwand.

Ischämie

Organ- und Extremitätenischämie:
Führende Komplikation der stenosierenden Gefäßerkrankung. Es kommt zur Minderversorgung von Organen und Extremitäten mit Blut.

Periphere Ischämie: Durch die Aktivierung der Gerinnungskaskade kommt es zur Thrombenbildung mit Gefahr der arterio-arteriellen Embolie.

Klinische Manifestationsformen der Ischämie:
- chronische (kompensierte) Ischämie
- chronische (kritische) Ischämie
- akute (kritische) Ischämie.

Kompression benachbarter Organstrukturen

Von der Kompression sind v. a. die begleitenden Venen, Nerven und benachbarten Hohlorgane betroffen (venöse Abflussstörungen, periphere Nervenschäden, Hohlorganstenosierungen).

Veränderungen der Gefäßstruktur

Gefäßwandprozesse machen sich durch **Schmerzen** bemerkbar.

Gefäßruptur/Aneurysma spurium:
Die Gefäßruptur ist die am meisten gefürchtete Komplikation einer Aneurysmaerkrankung bzw. Dissektion.
- **offene Ruptur:** Blut strömt ungehindert in das Gewebe.
- **gedeckte Ruptur:** Der Blutaustritt wird durch eine anatomische Struktur begrenzt.

Ischämie

Organ- und Extremitätenischämie: Die Ischämie ist die führende Folge der stenosierenden Gefäßerkrankung; sie kann allerdings auch bei der dilatierenden bzw. dissezierenden Gefäßerkrankung auftreten. Dabei betreffen Stenosen bzw. Verschlüsse das erkrankte Gefäß und/oder die aus diesem abgehenden Gefäße, die Blutversorgung des dazugehörigen Organs/der Extremität ist nicht mehr gewährleistet. Bei einer Dissektion werden statische von dynamischen Stenosen bzw. Verschlüssen unterschieden. **Statische** Stenosen entstehen bei Wandhämatomen oder bei Einbezug der Gefäßabgänge in den Dissektionsprozess. **Dynamische** (systolische) Stenosierungen entstehen im erkrankten Gefäß und daraus abgehenden Gefäßen, wenn der Zustrom über das Entry größer ist als der Abstrom über das Reentry (systolischer True-Lumen-Kollaps, s. o.).

Periphere Ischämie: Die strukturellen Veränderungen (v. a. Endothelschaden) und die veränderte Stömung im Bereich von Stenosen und Dilatationen führt zur Aktivierung der Gerinnung. Es kommt zur Bildung von Thromben, die sich an der geschädigten Gefäßwand ablagern (parietale Thrombose, Abscheidungsthrombus). Sowohl vom eigentlichen Wandprozess als auch von parietalen Thromben können sich Teile lösen und kleinere Gefäße in der Gefäßperipherie verschließen (arterio-arterielle Embolie). Diese Prozesse können bereits eintreten, bevor die zugrunde liegende Gefäßerkrankung hämodynamische Auswirkungen zeigt.

Klinische Manifestationsformen der Ischämie: Sie sind von der zeitlichen Entwicklung des Gefäßprozesses abhängig. Dabei werden eine akute und eine chronische (kompensierte/kritische) Ischämie unterschieden:
- **chronische (kompensierte) Ischämie:** Gefäßstenosierungen sind in der Regel langsam progredient. Funktionseinschränkungen von Extremitäten und Organen treten nur bei Belastung auf (z. B. Claudicatio intermittens, Angina abdominalis).
- **chronische (kritische) Ischämie:** Wird auch die Ruhedurchblutung dauerhaft eingeschränkt, droht der Organuntergang (z. B. Gangrän, arterielles Ulkus, ischämische Kolitis, vaskuläre Schrumpfniere).
- **akute (kritische) Ischämie:** Kommt es zu einem akuten Gefäßverschluss ohne Vorhandensein einer Kollateralisierung (Embolie, Plaqueruptur mit thrombotischem Verschluss), ist das betroffene Organ akut vom Untergang bedroht.

Kompression benachbarter Organstrukturen

Die Dilatation eines Gefäßes führt zu einer Kompression benachbarter Organstrukturen. Die dabei entstehende Symptomatik ist lokalisationsspezifisch und vielfältig. Betroffen sind v. a. die begleitenden Venen, Nerven und benachbarten Hohlorgane: die Folge sind venöse Abflussstörungen mit Gefahr der sekundären Thrombose, periphere Nervenschäden und Hohlorganstenosierungen.

Veränderungen der Gefäßstruktur

Gefäßwandprozesse können sich durch **Schmerzen** bemerkbar machen, dies insbesondere, wenn eine Gefäßwandverdickung rasch an Größe gewinnt (Gefäßwandödem bei Arteriitiden und Trauma, Wandhämatom), eine starke Dehnung der Gefäßwand auftritt (Embolus, Thrombus, Stentimplantation) oder die Gefäßwand zerstört wird (Endotheleinrisse, Dissektionen, Ruptur).

Gefäßruptur/Aneurysma spurium: Die am meisten gefürchtete Komplikation einer Aneurysmaerkrankung bzw. einer Dissektion ist die Gefäßruptur, die offen oder gedeckt erfolgen kann. Bei einer **offenen** Ruptur strömt Blut ungehindert in das benachbarte Gewebe. Klassisches Beispiel ist die Ruptur eines infrarenalen Aortenaneurysmas in die freie Bauchhöhle. Eine Ruptur kann auch in benachbarte Hohlraumorgane (Darm, Bronchialsystem), Gefäße (Vena cava) oder in das Perikard erfolgen. Bleibt der Blutaustritt durch eine anatomische Struktur begrenzt, spricht man von einer **gedeckten Ruptur** (z. B. Ruptur in das Mediastinum oder Retroperitoneum). Bei gedeckten Rupturen können perivaskuläre, mit dem Gefäßlumen kommunizierende durchblutete Hohlräume entstehen, die als **Aneurysma spurium** (Aneurysma falsum, Pseudoaneurysma, falsches Aneurysma) bezeichnet werden (vgl. S. 286). Gerinnt das Blut in den entstandenen Höhlen, entsteht ein perivaskuläres Hämatom. Falsche Aneurysmen findet man auch bei Insuffizienz der Gefäßnaht nach chirurgischen Eingriffen (**Anastomosenaneurysmen**) sowie relativ häufig nach Gefäßpunktionen. Gefäßrupturen werden begünstigt, wenn ein bakteriell entzündlicher Prozess der Erkrankung zugrunde liegt (**mykotisches Aneurysma**).

- **Aneurysma spurium:** Im Rahmen einer gedeckten Ruptur können mit dem Gefäßlumen kommunizierende durchblutete Hohlräume entstehen.

4 Erkrankungen der Arterien – spezieller Teil

4.1 Periphere arterielle Verschlusskrankheit der unteren Extremitäten

4.1.1 Chronische pAVK

▶ **Definition:** Unter einer peripheren arteriellen Verschlusskrankheit (**pAVK**) versteht man im deutschen Sprachgebrauch die **stenosierende Gefäßerkrankung der unteren Extremitäten**. In den angelsächsischen Ländern wird peripher häufig als Gegensatz zu koronariell verstanden. Unter dem Begriff „peripheral arterial occlusive disease" werden alle stenosierenden arteriellen Gefäßerkrankungen mit Ausnahme der koronaren Herzkrankheit zusammengefasst.

◀ **Definition**

Epidemiologie: Die Prävalenz der pAVK ist vom Lebensalter abhängig. Sie beträgt im Durchschnitt 3–10 %, steigt bei über 70-Jährigen auf Werte zwischen 15–20 % an und erreicht in Risikogruppen Werte von 30 %. Männer erkranken etwas häufiger als Frauen. Nur ein kleinerer Teil der Patienten, bei denen sich objektiv eine pAVK nachweisen lässt, zeigt Symptome. Auf einen symptomatischen Patienten entfallen drei bis vier asymptomatische.

Epidemiologie: Zunehmende Prävalenz mit dem Lebensalter. Männer erkranken häufiger als Frauen. Nur etwa ¼ der Patienten wird im Laufe seines Lebens symptomatisch.

Ätiologie: Die Hauptursache der pAVK ist die Atherosklerose (ca. 95 %). Seltenere Ursachen sind Embolien und Gefäßentzündungen.

Ätiologie: In ca. 95 % d. F. beruht die pAVK auf einer generalisierten Atherosklerose.

Risikofaktoren: Die Risikofaktoren der Atherosklerose zeigt Tab. **B-3.1**, S. 249.

Risikofaktoren: s. Tab. **B-3.1**, S. 249

▶ **Merke:** Die größte Bedeutung für die pAVK haben Nikotinkonsum und Diabetes mellitus.

◀ **Merke**

Nikotin ist der aggressivste Risikofaktor für die Entwicklung einer pAVK. Aktive Raucher haben ein vierfach erhöhtes Risiko, eine pAVK zu entwickeln. Sie erkranken ein Jahrzehnt früher als Nichtraucher. Dabei korreliert der Grad der pAVK direkt mit dem Ausmaß des Zigarettenkonsums.
Diabetiker haben ein 2–4fach erhöhtes Risiko, an einer pAVK zu erkranken. Dabei korreliert die Wahrscheinlichkeit, eine pAVK zu entwickeln, direkt mit dem HbA1c-Wert. Ein Anstieg des HbA1c-Wertes um 1 %-Punkt erhöht das pAVK-Risiko um 26 %. Außerdem sind Diabetiker prädisponiert für schwere Verläufe der pAVK: Sie erleiden deutlich häufiger kritische Ischämien (CLI = „chronic critical limb ischemia", s. u.) und haben ein 5–10fach erhöhtes Amputationsrisiko im Vergleich zu Nichtdiabetikern. Gründe hierfür sind eine frühe Erkrankung großer Gefäße, die häufig die Gefäßerkrankung begleitende distale symmetrische Polyneuropathie und die erhöhte Infektanfälligkeit.

Nikotin ist der aggressivste Risikofaktor für die Entwicklung einer pAVK (vierfach erhöhtes Risiko).

Diabetiker haben ein etwa 2–4fach erhöhtes Risiko, an einer pAVK zu erkranken. Die Wahrscheinlichkeit, eine pAVK zu entwickeln, korreliert dabei direkt mit dem HbA1c-Wert.
Der Verlauf der pAVK bei Diabetikern ist aggressiver.

Komorbidität: Der generalisierte Charakter der Atherosklerose prädisponiert für Erkrankungen in anderen Gefäßabschnitten (KHK, Hirngefäße, NAST).

Komorbidität: Aufgrund des generalisierten Charakters der Atherosklerose leiden Patienten mit einer pAVK häufig an Erkrankungen in anderen Gefäßgebieten. Sie weisen in 40–60% der Fälle eine begleitende koronare Herzkrankheit auf, 50% zeigen bei Routine-Ultraschalluntersuchungen eine Erkrankung der extrakraniellen hirnversorgenden Gefäße und in 5% findet sich eine Anamnese mit zerebrovaskulären Ereignissen. Bei ⅓ der Patienten mit pAVK findet sich eine über 50%ige Stenose der Nierenarterien.

▶ **Merke**

▶ **Merke:** Aufgrund der hohen Komorbidität, die die pAVK vorweist, ist sie insbesondere in den frühen Stadien als „Markererkrankungen" für das Vorliegen bislang asymptomatischer und nicht diagnostizierter kardiovaskulärer Erkrankungen zu verstehen.

Stadieneinteilung: s. Tab. **B-4.1**.

Stadieneinteilung der pAVK: Die Stadieneinteilung der pAVK richtet sich nach der klinischen Symptomatik. Tab. **B-4.1** zeigt zwei weit verbreitete Stadieneinteilungen nach Fontaine und Rutherford. Dabei sind der chronischen Ischämie die Fontaine-Stadien I und II sowie die Rutherford-Kategorien 0–3, der kritischen Ischämie die Fontaine-Stadien II und IV sowie die Rutherford-Kategorien 4–6 zuzuordnen.

≡ B-4.1 **Stadieneinteilung der chronischen pAVK nach Fontaine und Rutherford**

Fontaine		Rutherford		
Stadium	Klinik	Grad	Kategorie	Klinik
I	asymptomatisch	0	0	asymptomatisch
IIa	Gehstrecke > 200 m	I	1	milde Claudicatio intermittens
IIb	Gehstrecke < 200 m	I	2	mäßige Claudicatio intermittens
			3	schwere Claudicatio intermittens
III	ischämischer Ruheschmerz	II	4	ischämischer Ruheschmerz
IV	Ulzeration oder Gangrän	III	5	geringer Gewebsdefekt
			6	großer Gewebsdefekt

Klinik: Die häufigste Manifestationsform der pAVK der unteren Extremität ist die funktionelle Störung in Form der **Claudicatio intermittens** (CI). Die **chronische kritische Extremitätenischämie** (CLI = chronic critical limb ischemia) ist deutlich seltener.

Claudicatio intermittens: Leitsymptom des Stadiums II nach Fontaine bzw. der Kategorien 1–3 nach Rutherford. die CI manifestiert sich als ischämisch bedingte streng (geh-) belastungsabhängige Beschwerden in der Muskulatur. Bei Beendigung der Belastung sistieren die Beschwerden.
- **initiale Klaudikationsdistanz:** diejenige Gehstrecke, die bis zum Beginn der Beschwerden zurückgelegt werden kann.
- **absolute Klaudikationsdistanz:** diejenige Gehstrecke, bei der der Patient stehen bleiben muss.

Klinik: Die häufigste Manifestationsform der pAVK der unteren Extremität ist die funktionelle Störung in Form der **Claudicatio intermittens** (CI). Jeder 10. Patient mit pAVK zeigt eine **chronische kritische Extremitätenischämie** (CLI = chronic critical limb ischemia). **Leitsymptome** sind der belastungsabhängige wie belastungsunabhängige Beinschmerz sowie das Ulkus und die Gangrän.

Die **Claudicatio intermittens** ist das Leitsymptom des Stadiums II nach Fontaine bzw. der Kategorien 1–3 nach Rutherford. Unter einer CI versteht man ischämisch bedingte streng (geh-) **belastungsabhängige Beschwerden** in der Muskulatur, die sich als krampfartige Muskelschmerzen oder (seltener) Müdigkeitsgefühl äußern. Der Ablauf ist charakteristisch: Vor der Belastung ist der Patient beschwerdefrei, während der Belastung kommt es zum Auftreten der Schmerzen, die nach Beendigung der Belastung innerhalb weniger Minuten **spontan** verschwinden. Die häufigste Lokalisation der CI ist die Wade, wo krampfartige Wadenschmerzen sich bereits beim Gehen zu ebener Erde zeigen. Beim Treppensteigen und Bergaufgehen schmerzen der M. quadriceps des Oberschenkels, beim schweren Heben Gesäß- und Rückenmuskulatur. Beschwerden beim Bergabgehen sind niemals ischämisch bedingt. Die Lokalisation der Beschwerden lässt einen Rückschluss auf die Lokalisation des Gefäßprozesses zu (s. Tab. **B-4.2**), wird aber auch von der jeweils eingesetzten Muskulatur bestimmt. Als **initiale Klaudikationsdistanz** wird die Gehstrecke bezeichnet, die bis zum Beginn der Beschwerden zurückgelegt werden kann. Die **absolute Klaudikationsdistanz** beschreibt die Gehstrecke, die der Patient, ohne Stehenbleiben zu müssen, maximal zurücklegen kann.

▶ **Merke:** Bei manchen Patienten tritt keine limitierende Klaudikation auf. Die Beschwerden lassen – ohne Abbruch der Tätigkeit – allmählich nach und verschwinden bei weiterem Gehen vollständig. In diesen Fällen wird von einem „Walking-Through-Phänomen" gesprochen.

◀ Merke

Eine **chronisch kritische Extremitätenischämie** liegt vor, wenn die Durchblutung der unteren Extremitäten durch die stenosierende Gefäßerkrankung so vermindert ist, dass der Erhaltungsstoffwechsel der Gewebe nicht mehr gewährleistet ist. Eine Herzinsuffizienz mit Verminderung des Herzzeitvolumens kann zu einer CLI beitragen.
Die CLI zeigt sich klinisch als (typischer) **ischämischer Ruheschmerz** und/oder **ischämische Hautläsionen** in Form eines Ulkus oder einer Gangrän (Stadien III und IV nach Fontaine bzw. Kategorien 4–6 nach Rutherford). Von einer chronisch kritischen Ischämie spricht man, wenn Ruheschmerz, Ulkus und/oder Gangrän mehr als 2 Wochen bestehen. Nur eine kleinere Gruppe von Patienten mit einer CLI gibt anamnestisch eine Claudicatio intermittens an. Dies gilt insbesondere für Patienten mit einem Diabetes mellitus.

Chronisch kritische Extremitäten-ischämie: Die Durchblutung der unteren Extremitäten ist so vermindert, dass der Erhaltungsstoffwechsel der Gewebe nicht mehr gewährleistet ist.

Die CLI zeigt sich klinisch als (typischer) **ischämischer Ruheschmerz** und/oder **ischämische Hautläsionen** in Form eines Ulkus oder einer Gangrän (Stadien III und IV nach Fontaine bzw. Kategorien 4–6 nach Rutherford).

▶ **Merke:** Ruheschmerzen treten auf, wenn der Knöchelperfusionsdruck < 50 mmHg, der Zehenperfusionsdruck < 30 mmHg und der transkutane Sauerstoffpartialdruck ($tcpO_2$) < 30 mmHg liegen. Das Druckniveau für intakte Haut liegt höher. Es beträgt für den Knöchelperfusionsdruck 70 mmHg, für den Zehenperfusionsdruck 50 mmHg.

◀ Merke

Neben symptomatischen Patienten gibt es eine kleinere Patientengruppe, die den hämodynamischen Kriterien einer chronisch kritischen Ischämie entsprechen, aber weder über Klaudikations- noch Ruheschmerzen klagen oder Hautläsionen aufweisen. Hierbei handelt es sich meistens um Patienten, die nicht gehfähig sind und den Tag überwiegend sitzend verbringen oder um Patienten mit gestörter Schmerzempfindung (z. B. im Rahmen einer diabetischen Polyneuropathie). In diesen Fällen spricht man von einer **chronischen subklinischen kritischen Ischämie**.
Der **ischämische Ruheschmerz** ist in der Regel distal am Fuß, meist in den Zehen lokalisiert. In den Anfangsstadien kann der Schmerz durch Aufstehen und Gehen gebessert oder sogar zum Verschwinden gebracht werden (Verbesserung des Perfusionsdrucks im Stehen). Die mögliche Gehstrecke ist dabei allerdings stark limitiert. Der Schmerz wird durch Liegen provoziert und tritt deshalb besonders nachts auf. Daher schlafen die Patienten häufig mit aus dem Bett hängendem Bein oder im Sessel. Hochlagern und Kälte verschlimmern bzw. provozieren die Symptomatik ebenfalls. Durch die Tieflagerung der Extremität sowie die Einschränkung des Gehens kann es zu einem Begleitödem kommen, das durch einen Infekt bei gleichzeitigem Vorliegen einer trophischen Störung noch verschlimmert werden kann.
Die Schmerzen, die durch eine begleitende **periphere ischämische Neuropathie** entstehen, sind plötzlich einschießende, bohrende Schmerzen („Messerstiche").
Trophische Störungen der CLI äußern sich als (arterielles) Ulkus oder Gangrän. Wie der ischämische Ruheschmerz sind auch trophische Störungen v. a. peripher lokalisiert. Prädilektionsort sind die Akren und die Ferse.

Chronisch subklinische kritische Ischämie: Patienten mit den hämodynamischen Kriterien einer CLI, aber ohne Klaudikationsbeschwerden, Ruheschmerz oder Hautläsionen.

Der **ischämische Ruheschmerz** ist in der Regel distal am Fuß, meist in den Zehen lokalisiert. Zunächst lässt er sich durch Aufstehen oder Gehen verbessern. Die Gehstrecke ist deutlich limitiert. Der Schmerz wird durch Liegen provoziert und tritt deshalb besonders nachts auf (Patienten schlafen häufig mit aus dem Bett hängendem Bein oder im Sessel). Hochlagern und Kälte verschlimmern bzw. provozieren die Symptomatik ebenfalls.

Periphere ischämische Neuropathie: plötzlich einschießende, bohrende Schmerzen („Messerstiche").

Trophische Störungen: (arterielles) Ulkus oder Gangrän. Prädilektionsort sind die Akren und die Ferse.

Lokalisation der pAVK (s. Tab. **B-4.2**): Bei der Lokalisation arterieller Gefäßerkrankungen an den unteren Extremitäten lassen sich Becken-, Oberschenkel- und Unterschenkeltyp unterscheiden. Die Lokalisation hängt von der Grunderkrankung und der Konstellation der Risikofaktoren ab. Während beim Nichtdiabetiker die häufigste Lokalisation das Oberschenkel-, Kniesegment (insbesondere der Adduktorenkanal) ist, gefolgt von der aortoiliakalen Achse und den Unterschenkelgefäßen, spielen sich zwei Drittel der im Rahmen einer diabetischen Makroangiopathie entstandenen Läsionen an Unterschenkelgefäßen ab.

Lokalisation: s. Tab. **B-4.2**.

☰ B-4.2	Lokalisation der pAVK entsprechend der Symptomatik

Beschwerdelokalisation	*Lokalisation der Gefäßerkrankung*
Claudicatio abdominalis	aortoiliakal mit Steal (A. mesenterica inferior)
ischialgiforme Klaudikation	aortoiliakal
isolierte Gesäßklaudikation	(beide) Aa. iliacae internae
Oberschenkelklaudikation/Wadenklaudikation	A. iliaca externa, A. femoralis communis, A. femoralis superficialis/ A. profunda femoris
isolierte Oberschenkelklaudikation	A. profunda femoris
Wadenklaudikation	A. femoralis superficialis, A. poplitea, Truncus tibiofibularis, prox. Unterschenkelarterien
Fußklaudikation	mittlere/distale Unterschenkelarterien

Das Kniesegment stellt bezüglich der Ätiologie der Gefäßerkrankung eine Herausforderung dar. Neben häufigen Ursachen, wie Atherosklerose und kardialer Embolie, finden sich hier seltenere Erkrankungen wie der Morbus Buerger, die zystische Adventitiadegeneration sowie das sog. Popliteal-Entrapment-Syndrome (s. S. 253). Nach den infrarenalen Abschnitten der Aorta ist die A. poplitea die häufigste Lokalisation von Aneurysmen, die dort nicht selten zu akuten Verschlüssen führen.

Diagnostik: Abgrenzung der CI von der CLI mithilfe der Schmerzananmnese, Eruierung des Risikoprofils.

- **Inspektion:** blasse Haut, ggf. trophische Störungen
- **Palpation:** abgeschwächte oder fehlende Pulse
- **Auskultation:** Strömungsgeräusche.

Apparative Diagnostik: Knöchelperfusionsdruck/ABI: s. S. 235 bzw. 236. Bei diabetischer Mediasklerose können diese Werte aufgrund der eingeschränkten Komprimierbarkeit der Gefäße nicht verwendet werden. Hier ist zur Einschätzung der Situation eine Bestimmung des Zehenperfusionsdrucks oder die transkutane Bestimmung des Sauerstoffpartialdrucks bzw. der Sauerstoffsättigung erforderlich.

Lokalisationsdiagnostik: etagenweise Messung der Strömungsgeschwindigkeitspulse **(cw-Doppler, Abb. B-4.1) und farbkodierte Duplexsonographie.**

Bei **trophischen Störungen** muss nach einer knöchernen Beteiligung (z. B. Osteomyelitis) gefahndet werden (Röntgennativaufnahmen, Knochenszintigraphie); MRT zur Beurteilung der Weichteilbeteiligung.

Diagnostik: Die **Anamnese** zielt im Wesentlichen auf die Charakterisierung des Schmerzes (typische Muster der CI und des ischämischen Ruheschmerzes, CLI) und die Eruierung des individuellen Risikoprofils ab.

Die wichtigsten Befunde bei der **Inspektion** sind blasse Haut und trophische Störungen. Fehlende und abgeschwächte Pulse werden durch **Palpation** erfasst. Bei der **Auskultation** lassen sich Strömungsgeräusche über den stenosierten Gefäßen nachweisen.

Mithilfe der **apparativen Diagnostik** lassen sich Aussagen zu Schweregrad und Lokalisation der pAVK erzielen. An erster Stelle steht die Bestimmung der **Knöchelperfusionsdrücke** (s. S. 235) bzw. des **Knöchel-Arm-Indexes** (ABI, s. S. 236). Bei diabetischer Mediasklerose können diese Werte aufgrund der eingeschränkten Komprimierbarkeit der Gefäße nicht verwendet werden. Hier ist zur Einschätzung der Situation eine Bestimmung des Zehenperfusionsdrucks oder die transkutane Bestimmung des Sauerstoffpartialdrucks bzw. der Sauerstoffsättigung erforderlich. Im Stadium der CI ist die Einschränkung der Gehstrecke laufbandergometrisch zu evaluieren. Bei der CLI ist die Bestimmung des transkutanen Sauerstoffpartialdrucks bzw. Sauerstoffsättigung auch bei Patienten ohne Mediasklerose zur Beurteilung der Prognose der Extremität empfehlenswert. Die **Lokalisationsdiagnostik** erfolgt orientierend über die etagenweise Messung der Strömungsgeschwindigkeitspulse (**cw-Doppler**, Abb. **B-4.1**) und wird dann mit der **farbkodierten Duplexsonographie** präzisiert. In Zusammenschau mit der Klinik kann hiermit in den meisten Fällen auch die Ursache der arteriellen Gefäßerkrankung geklärt werden. Ist eine interventionelle oder operative Therapie geplant, ist der nächste diagnostische Schritt eine **MR-Angiographie.**

Liegen **trophische Störungen** vor (v. a. entzündlich komplizierte), muss geklärt werden, ob bereits eine knöcherne Beteiligung (z. B. Osteomyelitis) vorliegt. Neben Röntgennativaufnahmen der Region in 2 Ebenen kann eine Knochenszintigraphie zur Klärung durchgeführt werden. Zur Beurteilung von Weichteil- und Knochenbeteiligung bei der CLI gewinnt die MRT zunehmend Bedeutung.

⊙ B-4.1 | **Lokalisationsdiagnostik der pAVK mit einem cw-Doppler**

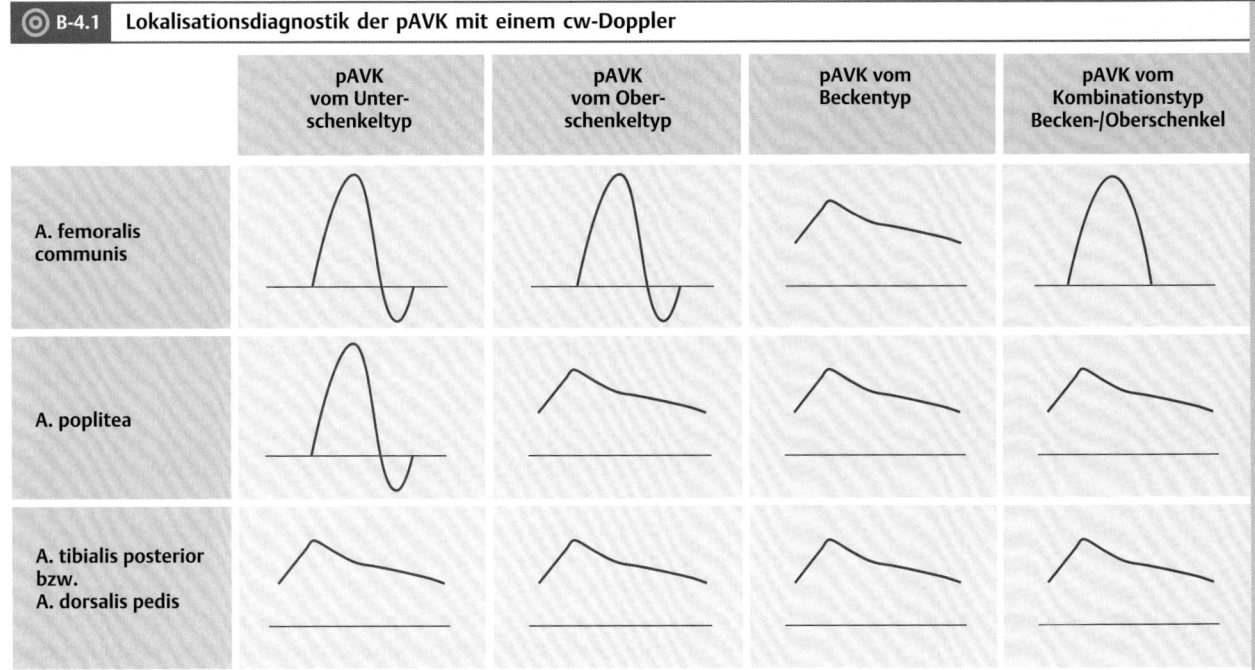

	pAVK vom Unter-schenkeltyp	pAVK vom Ober-schenkeltyp	pAVK vom Beckentyp	pAVK vom Kombinationstyp Becken-/Oberschenkel
A. femoralis communis				
A. poplitea				
A. tibialis posterior bzw. A. dorsalis pedis				

Ergebnisse der etagenweisen Messung der Strömungsgeschwindigkeitspulse bei pAVK vom Unterschenkel-, Oberschenkel-, Becken- und Mehretagentyp Becken/Oberschenkel.

Kausale Therapie: Ziel der kausalen Therapie ist die **Behandlung der Grunderkrankung** zur sekundären Prävention (Rezidivfreiheit) sowie zur Verbesserung der Prognose quoad vitam (Freiheit von kardiovaskulären Komplikationen). Das Gesamtziel ist das amputationsfreie Überleben des Patienten.

- Beseitigung der Risikofaktoren der Atherosklerose:
  - Behandlung eines **Nikotinabusus:** verbessert die Prognose.
  - **Blutzuckereinstellung** bei Diabetes mellitus: Der HbA_{1c} sollte möglichst nah an 6 % liegen.
  - Behandlung einer **Hypercholesterinämie:** Ziel ist ein LDL von < 100 mg/dl; bei Erkrankungen in mehreren Gefäßgebieten gilt als Zielwert < 70 mg/dl. Bei asymptomatischen Patienten werden in erster Linie diätetische Maßnahmen, bei symptomatischen Patienten Statine eingesetzt.
  - Behandlung einer **Hypertriglyzeridämie** mit Fibraten oder Niacin.
  - **Blutdruckeinstellung:** Ziel sind Blutdruckwerte < 140/90 mmHg, bei begleitendem Diabetes mellitus oder Niereninsuffizienz < 130/80 mmHg. Für die initiale Blutdrucktherapie sollte in erster Linie ein ACE-Hemmer, gegebenenfalls mit einem Thiaziddiuretikum kombiniert, eingesetzt werden. Die Gabe von β-Rezeptoren-Blockern bei Patienten mit pAVK ist – im Gegensatz zu früheren Meinungen – ohne Einschränkung möglich.
- **Thrombozytenaggregationshemmung:** Alle Patienten mit einer pAVK erhalten ASS in niedriger Dosierung (z.B. 100 mg/d); Ersatzweise kann Clopidogrel (z.B. Plavix, Iscover) in einer Dosis von 75 mg/d verordnet werden. Ziel der Behandlung ist dabei vor allen Dingen die Senkung der kardiovaskulären Morbidität und Mortalität.

Symptomatische Therapie: Das Ziel der symptomatischen Therapie der pAVK ist es, die **Blutversorgung** der Extremität zu **normalisieren** oder zumindest so zu **verbessern**, dass sich die Gehleistung steigert, trophische Läsionen heilen oder erst gar nicht entstehen. Hierfür stehen zwei grundsätzliche Wege zur Verfügung: Die konservative Therapie und die revaskulisierende Therapie, die sowohl interventionell wie operativ erfolgen kann.

Kausale Therapie: Ziel ist die **Behandlung der Grunderkrankung** zur sekundären Prävention.
- Beseitigung der Atherosklerose-Risikofaktoren
- Thrombozytenaggregationshemmung.

Symptomatische Therapie: Ziel ist eine **Optimierung der Blutversorgung**, so dass sich die Gehleistung steigert und trophische Läsionen abheilen oder erst gar nicht entstehen.

- **konservative Therapie:**
  - **Im Stadium der CI:** Gehtraining, Gabe vasoaktiver Substanzen.
  - **Im Stadium der CLI:** Wenn eine interventionelle und operative Therapie nicht möglich ist, können vasoaktive Prostaglandine versucht werden. Wichtig ist eine gezielte Infektionsprophylaxe.

- **interventionelle Therapie:** Indiziert bei kurzstreckigen bis mittellangen Stenosen oder Verschlüssen (bis max. 15 cm). **Verfahren:**
  - **perkutane transluminale Angioplastie** (PTA, Ballondilatation) ggf. mit Stentimplantation
  - **lokale Fibrinolyse**
  - **perkutane Aspirationsthrombektomie** (PAT)
  - **perkutane mechanische Thrombektomie** (PMT).

Nach einer Angioplastie erhalten die Patienten eine **lebenslange Thrombozytenaggregationshemmung.**

- **operative Therapie:** Bei fehlenden Möglichkeiten oder Erfolglosigkeit interventioneller Verfahren kann eine **chirurgische Rekanalisation** durchgeführt werden. **Verfahren:**
- **Thrombendarteriektomie** (TEA): Methode der Wahl
- **Embolektomie**
- **Thrombektomie** (TE)
- **Bypass-Operation:** Im Anschluss muss eine orale Antikoagulation (wenn Unterschenkel oder Fuß betroffen, meist mit Phenprocoumon, z. B. Marcumar) durchgeführt werden.

▶ Merke

Prophylaxe: konsequente Fußpflege.

- **konservative Therapie:** Für die konservative symptomatische Therapie der Claudicatio intermittens (Stadium II) stehen das **Gehtraining** sowie eine Behandlung mit **vasoaktiven Substanzen** zur Verfügung. Gehtraining unter fachkundiger Anleitung verlängert die schmerzfreie Gehstrecke. Vasoaktive Substanzen haben u. a. thrombozytenaggregationshemmende und vasodilatierende Eigenschaften und verbessern den Muskelstoffwechsel (Cilostazol und Naftidrofuryl). Ist im Stadium der chronisch kritischen Ischämie eine interventionelle und operative Therapie nicht möglich, kann eine medikamentöse Therapie mit **Prostaglandinen** (z. B. Prostavasin, Iloprost) durchgeführt werden, die eine leichte Verbesserung der Amputationsrate erbringt. Im Stadium IV mit Auftreten trophischer Läsionen ist eine **engagierte aktive Wundbehandlung** erforderlich. Sekundäre Infektionen müssen gezielt antibiotisch behandelt werden.

- **interventionelle Therapie:** Ob eine interventionelle Therapie durchgeführt werden kann, hängt vom Alter, der Lokalisation und der Länge des Gefäßprozesses ab. Die interventionellen Therapieverfahren sind besonders geeignet für kurzstreckige bis mittellange Stenosen oder Verschlüsse (bis max. 15 cm). Wichtigste Methode ist die **perkutane transluminale Angioplastie** (PTA, Ballondilatation), die im geeigneten Fall zur Sicherung des Therapieerfolges mit dem Einbringen einer Gefäßstütze (**Stent**) kombiniert wird. Bei der **lokalen Fibrinolyse** wird der Thrombus medikamentös aufgelöst. Mithilfe der **perkutanen Aspirationsthrombektomie** (PAT) bzw. **perkutanen mechanischen Thrombektomie** (PMT) wird das thrombotische Material mechanisch entfernt bzw. zerstört. Nach einer Angioplastie erhalten die Patienten eine **lebenslange Thrombozytenaggregation** mit niedrig dosierter Azetylsalizylsäure (100 mg/d). Nach Stentimplantation wird für vier Wochen eine **kombinierte Thrombozytenaggregationshemmung** (Azetylsalizylsäure, Clopidogrel) durchgeführt (s. Therapie der KHK, S. 51).

- **operative Therapie:** Können interventionelle Verfahren nicht angewendet werden oder bleiben sie erfolglos, kann eine **chirurgische Rekanalisation** durch eine Embolektomie, Thrombektomie (TE) oder eine Thrombendarteriektomie (TEA), bei der neben thrombotischem Material auch das Plaquematerial entfernt wird, durchgeführt werden. Ist eine Rekanalisation nicht möglich, können die verschlossenen Gefäßsegmente durch eine **Bypass-Operation** umgangen werden. Als Bypassmaterial finden körpereigene Venen (z. B. V. saphena magna) oder Kunststoffmaterial (z. B. PTFE = Polytetrafluoroethylen) Verwendung. Die Bypass-Systeme werden jeweils nach der Lage der proximalen und distalen Anastomose benannt (z. B. aortobiiliakale, aortobifemorale (s. Abb. **B-1.8**, S. 238), femoropopliteale, femorokrurale und femoropedale Bypass-Systeme). Auch Bypass-Systeme bedürfen einer medikamentösen Nachbehandlung, die meist mit Thrombozytenaggregationshemmern durchgeführt wird. Bypass-Systeme, die am Unterschenkel bzw. am Fuß inserieren, werden häufig „marcumarisiert" (Phenprocoumon, z. B. Marcumar).

▶ **Merke:** Die Prognose der Venenbypass-Systeme ist deutlich günstiger als die eines Kunststoffgrafts. Sie wird weiter bestimmt durch die Lage der distalen Anastomose und nimmt von Becken zum Fuß deutlich ab.

Prophylaxe: Insbesondere Diabetiker sind in hohem Maße amputationsgefährdet, wenn trophische Läsionen auftreten. Durch eine **konsequente Fußpflege** kann die Amputationsrate deutlich gesenkt werden. Hierzu gehören die tägliche Inspektion der Füße, die Einhaltung der Regeln der Fußhygiene, die sorgfältige, sachkompetente Nagelpflege sowie das Tragen geeigneten Schuhwerks.

Prognose der Extremität: Der überwiegende Teil der symptomatischen Patienten mit pAVK weisen eine CI auf. Nur jeder Zehnte der symptomatischen Patienten zeigt primär eine CLI. Von den Patienten, die sich mit einer CI vorstellen, bleiben 75 % über einen Zeitraum von 5 Jahren stabil, 10–20 % erfahren eine Abnahme der Gehstrecke und 5–10 % gehen in die CLI über. Die Amputationsrate beträgt, auf das Gesamtkollektiv gesehen, in 5 Jahren 2 %. Die Prognose ist im Stadium der CLI deutlich schlechter: Nur bei 45 % der Patienten kann über einen Zeitraum von mehr als einem Jahr das erkrankte Bein erhalten werden.

Die **Lebenserwartung der Patienten** wird nicht durch die pAVK selbst, sondern wesentlich von seinen kardiovaskulären Begleiterkrankungen bestimmt. Bei Patienten mit CI beträgt die Mortalität 10–15 % auf 5 Jahre gesehen. Hiervon gehen 75 % auf kardiovaskulär verursachte Todesfälle zurück. Interessanterweise ist die Prognose der Patienten mit asymptomatischer pAVK und Patienten mit einer CI nicht verschieden. Im Vergleich zu diesen Patienten weisen Patienten mit einer CLI eine deutlich schlechtere Prognose auf. So versterben 25 % dieser Patienten innerhalb des ersten Jahres nach Auftreten der CLI an kardiovaskulären Komplikationen.

Prognose:
- **Extremität:** abhängig von der klinischen Symptomatik. Sie ist bei CLI deutlich schlechter als bei der CI. Die Amputationsrate des Gesamtkollektivs liegt bei 2 % in 5 Jahren.

- **Patient:** Die **Lebenserwartung** der Patienten wird nicht durch die pAVK selbst, sondern wesentlich von seinen kardiovaskulären Begleiterkrankungen bestimmt. Bei Patienten mit CI beträgt die Mortalität 10–15 % auf 5 Jahre gesehen. Hiervon gehen 75 % auf kardiovaskulär verursachte Todesfälle zurück.

▶ **Merke:** Sowohl was die Prognose der Extremität als auch die Lebenserwartung des Patienten anbelangt, ergibt sich eine strenge Korrelation zum Schweregrad der pAVK. Dieser kann über die Bestimmung des ABI (s. S. 236) objektiv bestimmt werden.

◀ Merke

▶ **Klinischer Fall:** Ein 45 Jahre alter Patient stellt sich wegen Schmerzen beim Gehen bei seinem Hausarzt vor. Er berichtet, dass er als Briefträger seine Arbeit in den letzen Wochen kaum noch bewältigen könne. Er leidet unter starken rechtsseitigen Wadenschmerzen, die ihn bereits nach 30–40 Schritten zum Stehenbleiben zwingen. Darüber hinaus beschreibt er beim Bergaufgehen bestehende Beschwerden im Oberschenkelbereich, die nach Einlegen einer Pause vollständig abklingen, um sich bei erneuter Belastung jedoch sofort wieder einzustellen. Begonnen haben die Beschwerden vor einem Jahr. Dabei habe die Strecke, die er schmerzfrei gehen könne, immer weiter abgenommen. Der Patient war ansonsten bis auf eine chronische Bronchitis immer gesund gewesen. Er rauchte seit dem 14. Lebensjahr 2 Schachteln Zigaretten pro Tag (62 packyears).

Bei der klinischen Untersuchung stellt der Hausarzt eine Abschwächung des rechtsseitigen Leistenpulses im Seitenvergleich sowie ein Fehlen der Pulse beidseits der A. poplitea fest. Oberhalb des Leistenbandes lässt sich ein lautes gemischtfrequentes Geräusch auskultieren. Die Haut am Fuß ist intakt, die Kapillarisierung regelrecht. Nach 20 Kniebeugen ist der Fuß vollständig abgeblasst, die Kapillarisierung deutlich verzögert. Im Rahmen einer dopplersonographischen Messung der Knöchelperfusionsdrücke zeigt sich eine Minderung des rechtsseitigen Drucks auf 60 mmHg systolisch. Linksseitig liegt der Druck bei 90 mmHg, der systolische Druck an den Oberarmen beträgt seitengleich 130 mmHg (ABI rechts 0,46, links 0,69). Es erfolgt eine Überweisung zum Angiologen.

Bei der dort durchgeführten Laufbandergometrie stellen sich nach 60 m Beschwerden in der rechten Wade ein, nach 90 m muss der Patient beschwerdebedingt stehen bleiben. Der Fuß ist nach der Belastung leichenblass, ein Knöchelperfusionsdruck nur noch rudimentär nachweisbar. Eine im Anschluss durchgeführte MR-Angiographie ergibt folgende Befunde: einen langstreckigen proximalen Verschluss der A. femoralis superficialis, eine hochgradige Stenosierung der A. iliaca externa im mittleren Verlauf bei unauffälliger A. profunda femoris rechtsseitig sowie kontralateral eine mittelgradige Stenose auf Höhe des Adduktorenkanals.

Im nahegelegenen Klinikum wird daraufhin im Rahmen einer angiographischen Übersichtsaufnahme (Katheterzugang über die linke A. femoralis communis) der MR-angiographische Befund bestätigt. Eine Dilatation und Stentimplantation der hochgradigen Iliacaexterna-Stenose wird in Cross-over-Technik durchgeführt. Der Patient wird medikamentös mit Aspirin (100 mg/d) sowie Clopidogrel (75 mg/d) versorgt. Darüber hinaus erhält er ein Statin mit einem LDL-Zielcholesterin unter 100 mg/dl. Die laufbandergometrische Kontrolle eine Woche nach Durchführung der Dilatation zeigt eine Verbesserung der schmerzfreien Gehstrecke auf gute 250 m. Der ABI hat sich auf 0,8 gesteigert, nach Beendigung der Belastung lässt sich ein Druckabfall nachweisen.

Nach 2 Wochen nimmt der Patient seine Arbeit wieder auf. Aufgrund der Möglichkeit, bei Bedarf kurze Pausen einzulegen, kommt er mit dem Austragen jetzt zügig voran. Bei längeren Spaziergängen am Wochenende muss er jedoch nach 300 m halt machen. Der dringend angeratene Nikotinverzicht fällt ihm schwer. Der Klinikarzt hat ihm gesagt, dass der noch bestehende Verschluss des Oberschenkelgefäßes aktiv nur durch eine Bypass-Operation therapiert werden kann.

▶ **Klinischer Fall:** Einem 59-jährigen Patienten (technischer Kaufmann) war es in den letzten Jahren gesundheitlich nicht gut gegangen. Seit 20 Jahren ist bei ihm ein Diabetes mellitus bekannt. Seit 5 Jahren spritzt er Insulin. Wegen einer schweren diabetischen Retinopathie wurde er mehrfach operativ behandelt. Jetzt hat ihn seine Firma in den vorzeitigen Ruhestand geschickt. Umso mehr freut er sich auf die bevorstehende Hochzeit seiner Tochter, vor allem auf das Tanzen. Auf dem Fest tanzt er dann auch ausgiebig in seinen neu gekauften Schuhen. Allerdings muss er wegen linksbetonter Wadenkrämpfe, die er in letzter Zeit auch bei längerem Gehen bemerkt hatte, immer wieder Pausen einlegen. Er führt dies auf seine geringe körperliche Aktivität in den letzten Jahren zurück. Gegen Mitternacht verspürt er einen unangenehmen Druck an der linken Großzehe, den er aber nicht weiter beachtet. Am Morgen nach der Hochzeit wird er früh wegen Schmerzen an dieser Großzehe wach. Eine große Blutblase hat sich gebildet, die Zehe ist stark gerötet und geschwollen. Den ganzen Tag über und die Nacht plagen ihn Beschwerden. Da es Sonntag ist, beschließt er erst am nächsten Tag zum Arzt zu gehen, in der Nacht kann er jedoch wegen der Schmerzen im Fuß kaum schlafen. Am nächsten Morgen ist die Zehe bläulich verfärbt, die Blutblase hat sich geöffnet, der Wundgrund ist gelblich belegt, der gesamte Vorfuß stark gerötet und angeschwollen. Ohne Frühstück begibt er sich zum Hausarzt.

Bei der Untersuchung findet der Hausarzt eine blau livide, stark geschwollene große Zehe links mit mazerierter Haut und schmierig eitrig belegtem Zehenrücken. Der Fußrücken ist rötlich verfärbt, die Leistenlymphknoten sind deutlich vergrößert, der Patient hat 38,2 °C Temperatur. Bei kräftigen Leistenpulsen sind die Fußpulse beidseits nicht tastbar, die Kniepulse nicht sicher beurteilbar. In der Kniekehle links lässt sich ein gemischtfrequentes Strömungsgeräusch auskultieren. Der Hausarzt weist den Patienten mit der Diagnose „Phlegmone nach Zehenverletzung durch neues Schuhwerk bei diabetischer Makroangiopathie" in das nahe gelegene Universitätsklinikum ein.

Die dort durchgeführte angiologische Untersuchung zeigt poststenotische Strömungsgeschwindigkeitspulse ab der A. poplitea links. Die dopplersonographische Messung der Knöchelperfusionsdrücke muss bei Werten über 200 mmHg wegen starker Schmerzen des Patienten abgebrochen werden. Der Zehenperfusionsdruck beträgt 60 mmHg. Bei der farbdopplersonographischen Untersuchung findet sich eine hochgradige Stenose der A. poplitea linksseitig, die Unterschenkelgefäße zeigen eine ausgeprägte Mediasklerose, Blutfluss ist nur über die A. tibialis anterior nachzuweisen.

Die notfallmäßig durchgeführte MR-Angiographie bestätigt linksseitig eine hochgradige Stenose der A. poplitea sowie ein Verschluss der A. tibialis posterior und der A. fibularis, Leitgefäß ist die A. tibialis anterior. Rechts ist das Kniegefäß unauffällig, die Unterschenkelsituation jedoch identisch. Der Patient wird stationär aufgenommen, eine lokale Wundreinigung durchgeführt sowie ein gewebegängiges Breitbandantibiotikum angesetzt. Am nächsten Tag erfolgt die Dilatation der A. poplitea. Der Patient wird mit Azetylsalicylsäure (100 mg/d) versorgt und erhält Prostaglandininfusionen. Unter der systemischen und lokalen Behandlung geht die Phlegmone am Fußrücken rasch zurück, die große Zehe wird allerdings nekrotisch und muss schließlich amputiert werden. Der weitere Verlauf ist unkompliziert, die Wunde verheilt primär. Es erfolgte eine Versorgung mit einem orthopädischen Schuh. Ein neurologisches Konsil zeigt eine ausgeprägte distale symmetrische (diabetische) Polyneuropathie.

4.1.2 Akuter arterieller Verschluss

▶ Definition

4.1.2 Akuter arterieller Verschluss

▶ **Definition:** Ein akuter arterieller Verschluss liegt vor, wenn die arterielle Strombahn durch ein embolisches oder lokal thrombotisches Ereignis abrupt verschlossen wird. Eine akute kritische Ischämie (ALI) tritt auf, wenn dabei der Ruhebedarf der betroffenen Extremität/des Organs unterschritten wird. Zeitlich wird von einer akuten kritischen Ischämie gesprochen, wenn der Beginn der Erkrankung innerhalb der letzten 14 Tage liegt.

Epidemiologie: Die Inzidenz beträgt 140 Patienten/1 Million Einwohner/Jahr.

Ätiologie:
- **Embolie** (ca. 70 %): Emboliequelle ist in ca. 90 % das Herz, in ca. 10 % stammt der Embolus aus atherosklerotischen Plaques (arterio-arterielle Embolie), seltener ist ein offenes Foramen ovale (paradoxe Embolie).
- **akute thrombotische Gefäßverschlüsse** (20 %)
- selten: **traumatische** oder **entzündliche Gefäßläsionen**.

Epidemiologie: Die Inzidenz der ALI beläuft sich auf 140 Patienten pro 1 Million Einwohner pro Jahr (1,4 : 10 000).

Ätiologie: Führende Ursache sind **embolische Ereignisse** (ca. 70 %), insbesondere kardiale Embolien (90 %, z. B. bei Vorhofflimmern, akutem Herzinfarkt, hochgradig eingeschränkter LV-Funktion), aber auch arterio-arterielle Embolien (10 %) und selten die paradoxe Embolie (vgl. Tab. **B-3.3**, S. 254). An zweiter Stelle der Ursachen stehen **thrombotische Verschlüsse** (20 %). Dabei kann es sich um Plaqueaufbrüche mit akutem thrombotischem Verschluss, um einen thrombotischen Verschluss eines Aneurysmas (z. B. Popliteaaneurysma) oder auch um lokale Thrombosen bei toxischer Gefäßwandschädigung (Zytostatika), Thrombozythämie und Hyperkoagulabilitätssyndromen handeln. Wichtig sind auch die thrombotischen Verschlüsse nach revaskulisierenden Eingriffen (Dilatation, Stent, Bypass). Seltene Ursachen eines akuten Arterienverschlusses sind **traumatische** oder **entzündliche Gefäßläsionen**.

▶ Merke

▶ **Merke:** Häufigste Ursache für einen akuten arteriellen Verschluss ist die **Embolie**, zweithäufigste Ursache eine arterielle **Thrombose** bei vorgeschädigtem Gefäß!

Lokalisation: Embolien betreffen meist Verzweigungen oder physiologische Engstellen des Gefäßsystems (Abb. **B-4.2**). Von **lokalthrombotischen Verschlüssen** ist v. a. die femoropopliteale Achse betroffen.

Lokalisation: Embolien betreffen meist Verzweigungen oder physiologische Engstellen des Gefäßsystems. Führend an den unteren Extremitäten ist die Femoralisbifurkation, gefolgt von der Iliakalbifurkation, der Aortenbifurkation, der A. poplitea (Abb. **B-4.2**) sowie der tibiofibularen Achse. Von **lokalthrombo-**

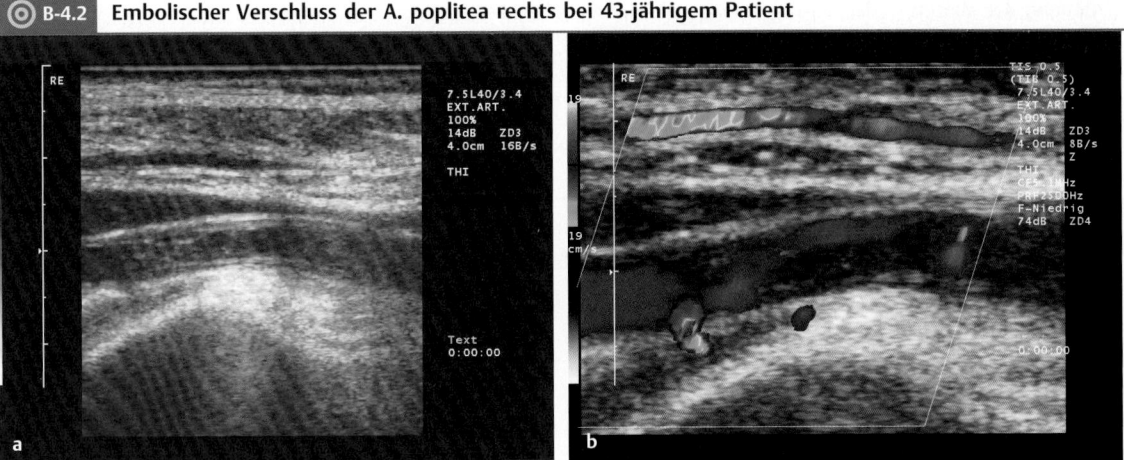

B-4.2 **Embolischer Verschluss der A. poplitea rechts bei 43-jährigem Patient**

a B-Bild-Längsschnitt mit torpedoartigem Embolus, der sich im Video-Mode pulssynchron bewegt.
Direkt vor der A. poplitea ist – wie auch in b – die durch den Schallkopf teilkomprimierte Vene zu erkennen.
b Farbdopplerlängsschnitt, der den Embolus umspült zeigt. Vor der genannten teilkomprimierten Vene ist hier noch
ein farbkodiertes (arterielles) Kollateralgefäß dokumentiert.

tischen Verschlüssen im Rahmen einer Plaqueruptur ist in erster Linie die femoropopliteale Achse betroffen.

Besondere differenzialätiologische Überlegungen sind bei einem **Verschluss der A. poplitea** anzustellen. Neben einer rupturierten Plaque kann es sich hier auch um einen thrombotischen Verschluss eines vorbestehenden Popliteaaneurysmas, um einen thrombotischen Verschluss im Rahmen einer zystischen Adventitiadegeneration oder eines Popliteal-Entrapment-Syndroms (s. S. 253) handeln. Nur noch sehr selten kommt es im Rahmen eines Ergotismus zu thrombotischen Verschlüssen.

Klinik: Die klinische Symptomatik setzt sich aus den Zeichen der Minderdurchblutung, der Muskelischämie und der ischämischen Nervenschädigung (ischämische Neuropathie) zusammen. 6 klassische Symptome charakterisieren eine ALI, diese werden im englischen Sprachgebrauch als die „6 P's" bezeichnet:

- **Pain:** Plötzlich einsetzender Schmerz, der wie bei der chronischen kritischen Ischämie peripher lokalisiert ist.
- **Pulslessness:** fehlende Pulse. Die Kapillarisierung ist verzögert bis aufgehoben, die venöse Füllung vermindert oder fehlend.
- **Paleness:** blasse, kühle, marmorierte Haut.
- **Paresthesia:** Missempfindungen (Parästhesien, Hypästhesien) und sensible Ausfallserscheinungen (Taubheitsgefühl).
- **Paralysis:** Motorische Schwäche/Lähmung. Bei Verschlüssen der femoropoplitealen Achse zeigt sich eine Schwäche/Parese der Fußheber, bei Verschlüssen der Beckenachse eine Schwäche/Parese des M. quadriceps. Liegt der Verschluss in der aortoiliakalen Achse (Leriche-Syndrom), kommt es zu einer querschnittsartigen Symptomatik, die häufig als Bandscheibenproblematik verkannt wird (Tab. **B-4.3**).
- **Prostration:** Schocksymptomatik.

Das **Ausmaß** der Ischämie ist abhängig von der Ischämiedauer, der Ischämietoleranz und Kollateralisierung des betroffenen Gewebes.

Komplikation der ALI: Patienten mit akuter kritischer Ischämie sind – v. a. bei spätem Behandlungsbeginn (>12 h) – von der Ausbildung eines **Schocks** bedroht. Ursache ist die Erhöhung der Nachlast (insbesondere bei zentraler gelegenen Verschlüssen [Leriche-Syndrom]) und die Einschwemmung toxischer Substanzen, die durch den Gewebeuntergang freigesetzt werden. Weitere Komplikationen, die nach Therapie einer ALI auftreten können, sind das **Kompartmentsyndrom** und das **Reperfusionstrauma** mit Rhabdomyolyse (erhöhte CK), metabolischer Azidose, Hyperkaliämie, Myoglobinurie und Gefahr der Entwicklung eines akuten Nierenversagens.

Differenzialätiolgie bei Verschluss der A. poplitea:
- rupturierte Plaque
- thrombotischer Verschluss bei Poplitea aneurysma.

Klinik: „6 P's"
- Pain
- Pulslessness
- Paleness
- Paresthesia
- Paralysis
- Prostration.

Das **Ausmaß** der Ischämie ist abhängig von Ischämiedauer, Ischämietoleranz und Kollateralisierung.

Komplikationen:
- Schock
- Kompartmentsyndrom
- Reperfusionstrauma.

| ☰ B-4.3 | Einteilung der akuten kritischen Extremitätenischämie nach Rutherford |

Kategorie	kapillare Füllung	Ruhe-schmerz	neurologische Symptome		Dopplersignal der Fußarterien		Therapie/Prognose
			Sensibilitätsstörung	Muskel-schwäche	arteriell	venös	
I (nicht akut gefährdet)	aus-reichend	inter-mittierend	keine	keine	pulsatiles Signal ableitbar	ableitbar	zügige Diagnostik möglich; Lysetherapie; ohne Therapie auf Dauer gefährdet
II (gefährdet)							
II a (grenz-kompensiert)	verzögert	inter-mittierend	intermittierend oder minimal an den Zehen, Taub-heitsgefühl	keine	nicht sicher ableitbar	ableitbar	zügige Diagnostik möglich; Lysetherapie; bei zügiger Therapie Ischämie reversibel; keine große Amputation
II b (akut gefährdet)	verzögert bis fehlend	persistie-rend	Minderung der Sensibilität proximal der Zehen oder vollständiger Verlust im Zehenbereich	gering- bis mäßiggradig	nicht ableitbar	ableitbar	sofortige Therapie, ggf. auch ohne vorherige Diagnostik einleiten; operative Therapie aufgrund geringerem Zeitaufwand; bei sofortiger Therapie Ischämie reversibel; keine große Amputation
III (irre-versibel ischämisch geschädigt)	fehlend (marmo-rierte Haut)	persistie-rend	ausgeprägter bis vollständiger Verlust	ausgeprägt über den Fuß hinausgehend, Paralyse, Rigor	nicht ableitbar	nicht ableitbar	große Amputation und permanenter Nerven-schaden unvermeidbar

Stadieneinteilung der ALI: s. Tab. **B-4.3**.

Stadieneinteilung der ALI: Nach Rutherford wird die ALI in 3 Schweregrade bzw. Kategorien eingeteilt (Tab. **B-4.3**). Rutherford unterscheidet die nicht gefährdete (Kat. I) von der gefährdeten (Kat. II) und der irreversibel ischämisch geschädig-ten Extremität (Kat. III). Innerhalb der Kategorie II wird die grenzkompensierte von der akut gefährdeten Situation unterschieden. Entscheidend für die Eintei-lung sind der Doppler- sowie der neurologische Befund im Fußbereich.

Diagnostik:

Diagnostik:

▶ Merke

▶ **Merke:** Bei der akuten kritischen Extremitätenischämie darf die dringend erforderliche Therapie nicht durch langwierige Diagnostik verzögert werden. Insbesondere im Stadium II muss der Zeitaufwand der Diagnostik kritisch abgewogen werden.

- **Anamnese:**
  - Beginn der Symptomatik?
  - Vorgeschichte?
  - Vorbestehende Herz-/Gefäßerkrankungen?
- **Klinik:** s. „6 P's", S. 269.
- **cw-Dopplersonographie:** arterielle und venöse Strömungssignale am Fuß beur-teilen; ggf. Perfusionsdruck messen.
- **Farbdopplersonographie:** Klärung des Niveaus, Ausmaßes und der Ätiologie. Ggf. **CTA, MRA** (Abb. **B-4.3**) oder **DSA**.

Anamnestisch sollten v. a. der Beginn der Symptomatik (plötzlich/schleichend?), Beschwerden in der Vorgeschichte (bekannte Klaudikation spricht für zugrunde liegende pAVK) und vorbestehende Herzerkrankungen (spricht für ein embo-lisches Geschehen) eruiert werden. **Klinisch** werden die „6 P's" untersucht (s. S. 269).

Nach der klinischer Untersuchung folgt sofort eine **cw-dopplersonographische Untersuchung** der Extremität, die durch das Fehlen arterieller und venöser Strömungssignale und einem nicht messbaren Perfusionsdruck die klinischen Befunde objektiviert. Danach kann ebenso zügig eine **farbdopplersono-graphische Untersuchung** Niveau, Ausmaß und Ätiologie des akuten arteriellen Verschlusses klären (Abb. **B-4.2**). In unklaren Fällen können eine **CTA, MRA** (Abb. **B-4.3**) oder **DSA** angeschlossen werden.

Therapie: Zu den **Sofortmaßnahmen** gehören die Tieflagerung der Extremität (ggf. im Watteverband), eine suffiziente Analgesie (z. B. 50–100 mg Pethidin i. v.), eine Heparinisierung (initial 10 000 IE i. v.) und eine Schockprophylaxe/ -bekämpfung durch Volumengabe. Eine ALI im Stadium I und IIa (= inkomplettes Ischämiesyndrom) und arterielle Thrombosen können durch **lokale Fibrinolyse** behandelt werden. Sie kann ggf. mit einer Katheter-Thrombektomie kombiniert werden. Bei einer ALI im Stadium IIb ist der **operativen Rekanalisation** (Thrombektomie, Embolektomie) aufgrund des geringeren Zeitaufwands der Vorzug zu geben. Bei einer ALI im Stadium III oder sehr spätem Behandlungsbeginn mit entsprechendem Gewebsuntergang kann eine **primäre Amputation** indiziert sein.
Postoperativ erhalten die Patienten eine **Antikoagulation** mit Heparin. Bei Patienten mit thrombotischem Verschluss auf dem Boden einer rupturierten Plaque wird diese langfristig auf die Gabe von ASS umgestellt, Patienten mit embolischem Gefäßverschluss erhalten Phenprocoumon (z. B. Macumar), wenn die Emboliequelle nicht ausgeschaltet werden kann.

Prognose: Sie ist abhängig von der Gesamtsituation, insbesondere von der atherosklerotischen Grunderkrankung. Die **Amputationsrate**, gesehen auf einen Monat, liegt zwischen 10–30 %. Die **Mortalität** des akuten Ereignisses wird mit bis zu 25 % angegeben.

4.2 Arterielle Durchblutungsstörungen der oberen Extremität

Erkrankungen der Gefäße der oberen Extremitäten einschließlich der Schlüsselbeingefäße sind im arteriellen – wie auch im venösen Bereich – eher selten.

Subclavian-Steal-Syndrom: Ein klassisches Krankheitsbild ist die meist atherosklerotisch verursachte Stenose bzw. der Verschluss der A. subclavia proximal des Abgangs der A. vertebralis. Die Folge ist eine (intermittierend oder ständig) retrograde, d. h. armwärts gerichtete Strömung in der ipsilateralen A. vertebralis. Die Patienten verspüren bei körperlicher Arbeit mit den Armen Schwindelgefühl (Subclavian-Steal-Syndrom) und/oder ein Müdigkeitsgefühl bzw. Schmerzen in der Armmuskulatur. Von einem **Subclavian-Steal-Phänomen** spricht man, wenn bei einer proximalen Subclavistenose zwar eine retrograde Durchblutung der A. vertebralis vorliegt, eine Schwindelsymptomatik durch körperliche Belastung der Arme jedoch nicht provoziert werden kann. Klinisch wegweisend sind das Pulsdefizit sowie die Blutdruckdifferenz (< 20 mmHg) zwischen beiden Armen. Die Strömungsverhältnisse über der A. vertebralis lassen sich leicht dopplersonographisch darstellen (Abb. **B-4.3**). Beim Subclavian-Steal-Syndrom sowie einschränkender Armklaudikation ist eine interventionelle (PTA, Stent) oder operative Therapie angezeigt (extraanatomischer Bypass zwischen A. carotis communis und A. subclavia distal der Stenose).
Atherosklerotisch verursachte stenosierende Gefäßerkrankungen distal der A. subclavia finden sich bei Patienten mit Diabetes mellitus und/oder Dialysepflichtigkeit. Sie sind therapeutisch schwierig zu beeinflussen.

Akute Arterienverschlüsse: Emboli bleiben häufig in der Brachialisbifurkation hängen, können aber auch die Unterarmarterien und die Arterien der Hohlhandbögen und der Akren betreffen. Akute thrombotische Verschlüsse der A. brachialis sowie der Unterarmarterien finden sich immer häufiger bei akzidenteller intraarterieller Injektion z. B. bei Drogenabhängigen. Akute Verschlüsse der Brachialisbifurkation sowie der Aa. brachialis, axillaris und subclavia werden operativ, die der Unterarm-, Hand- und Fingergefäße durch eine lokale Lyse behandelt.
Zu akralen vasospastischen Durchblutungsstörungen vergleiche Abschnitt akrale Durchblutungsstörungen (S. 279).

Therapie:
- **Sofortmaßnahmen:** Tieflagerung der Extremität, suffiziente Analgesie, Heparinisierung, Schockprophylaxe/ -bekämpfung
- **lokale Fibrinolyse** (ALI Stad. I und IIa/ arterielle Thrombosen), ggf. Kombination mit Katheter-Thrombektomie
- **operative Rekanalisation** (ALI ab Stad. IIb)
- ggf. **primäre Amputation** (ALI im Stad. III).

Postoperative Antikoagulation mit Heparin; bei arterieller Thrombose langfristig Umstellung auf ASS; bei embolischem Gefäßverschluss Phenprocoumon (z. B. Macumar).

Prognose: abhängig von der atherosklerotischen Grunderkrankung.

4.2 Arterielle Durchblutungsstörungen der oberen Extremität

Subclavian-Steal-Syndrom: Stenose bzw. Verschluss der A. subclavia proximal des Abgangs der A. vertebralis. Die Folge ist eine retrograde, d. h. armwärts gerichtete Strömung in der ipsilateralen A. vertebralis, insbesondere während körperlicher Betätigung der Armmuskulatur in Verbindung mit Schwindelgefühl (Abb. **B-4.3**). Dieselbe Situation ohne Schwindel bezeichnet man als **Subclavian-Steal-Phänomen**.

Atherosklerotisch verursachte Stenosierungen distal der A. subclavia finden sich bei Patienten mit Diabetes mellitus und/ oder Dialysepflichtigkeit.

Akute Arterienverschlüsse: Emboli bleiben häufig in der Brachialisbifurkation hängen, können aber auch die Unterarmarterien und die Arterien der Hohlhandbögen und der Akren betreffen. Akute thrombotische Verschlüsse der A. brachialis und der Unterarmarterien finden sich häufig bei akzidenteller intraarterieller Injektion.

⊚ B-4.3   **Subclavian-Steal-Syndrom**

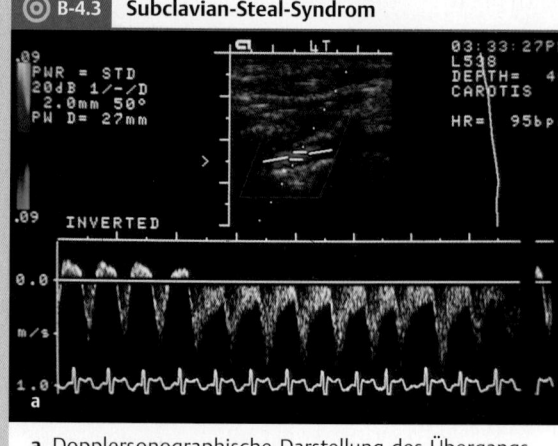
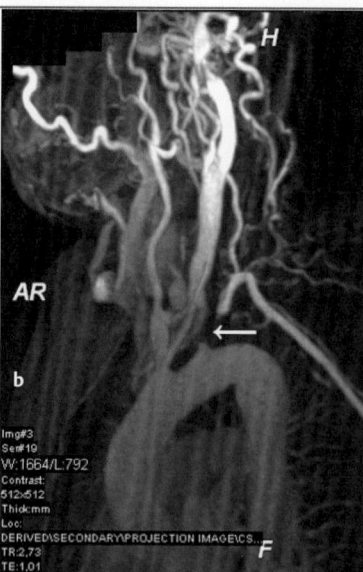

a Dopplersonographische Darstellung des Übergangs
von Pendelblutbewegung zu kontinuierlicher
retrograder Strömung über der A. vertebralis links
bei körperlicher Arbeit mit dem Arm.
b MR-Angiographie bei Verschluss der A. subclavia links
(Pfeil).

4.3   Zerebrovaskuläre Erkrankungen

Zerebrovaskuläre Erkrankungen stehen
nach den kardiovaskulären und Krebserkrankungen an dritter Stelle der
Morbiditäts- und Mortalitätsstatistiken
der Industrieländer.

4.3   Zerebrovaskuläre Erkrankungen

Zerebrovaskuläre Erkrankungen stehen nach den kardiovaskulären und Krebs-
erkrankungen an dritter Stelle der Morbiditäts- und Mortalitätsstatistiken der
Industrieländer (Prävalenz: 700–800 pro 100 000 Einwohner). Ihre Symptoma-
tik ist vielfältig. Der Bogen spannt sich von Störungen der Sprache, Motorik,
Sinneswahrnehmungen und vegetativer Funktionen bis hin zu Bewusstseins-
störungen und Beeinträchtigungen komplexer psychischer Funktionen, die zu
Abhängigkeit und Hilfsbedürftigkeit führen können. Zu den zerebrovaskulären
Erkrankungen zählen der ischämische (s. u.) und hämorrhagische (s. S. 276)
Schlaganfall sowie zerebrovaskuläre Gefäßanomalien (intrakranielle Aneurys-
men und arteriovenöse Fehlbildungen).

4.3.1 Ischämischer Schlaganfall

4.3.1 Ischämischer Schlaganfall

▶ Definition

▶ **Definition:** Unter einem ischämischen Schlaganfall versteht man ein akutes
fokales neurologisches Defizit infolge einer umschriebenen Durchblutungsstörung des Gehirns mit Unterbrechung der Sauerstoffversorgung. Morpholog-
isches Korrelat der Ischämie ist der Hirninfarkt (Hirnparenchymnekrose).

Epidemiologie: Die Inzidenz flüchtiger
ischämischer Defizite beträgt 50/100 000
Einwohner/Jahr, für ischämische Schlaganfälle 160–240/100 000 Einwohner/Jahr.
Sie nimmt mit dem Lebensalter zu.
Männer sind etwa 30 % häufiger betroffen
als Frauen.

Epidemiologie: Die Inzidenz flüchtiger ischämischer Defizite beträgt 50/
100 000 Einwohner/Jahr, für ischämische Schlaganfälle 160–240/100 000 Ein-
wohner/Jahr. Sie nimmt mit dem Lebensalter zu. Männer sind etwa 30 % häufiger betroffen als Frauen. Bei den Ausgaben im Gesundheitswesen stehen der
Schlaganfall und seine Folgeerkrankungen mit an der Spitze.

Ätiologie: 85 % der akuten Schlaganfälle
sind **ischämisch** bedingt:
- thromboembolisch
- hämodynamisch
- mikroangiopathisch.

Ca. 60 % entstehen auf dem Boden einer
atherosklerotischen Grunderkrankung:
- arterioarterielle Embolien
- höhergradige Stenosierungen oder
  Gefäßverschlüsse.

Ätiologie: 85 % der akuten Schlaganfälle sind **ischämisch** bedingt. Der ischämische Schlaganfall kann **thromboembolisch**, **hämodynamisch** oder **mikroangiopathisch** verursacht sein.

Etwa 60 % entstehen auf dem Boden einer **atherosklerotischen Grunderkrankung.** Arterioarterielle Embolien (ca. 55 %) stammen aus Plaqueläsionen im
Bereich der Karotisbifurkation, der Aorta ascendens und dem Aortenbogen.
Seltener (ca. 5 %) führen höhergradige Stenosierungen oder Gefäßverschlüsse
hämodynamisch zu einem ischämischen Schlaganfall.

⊚ B-4.4   **Bildgebung bei Karotisstenose**

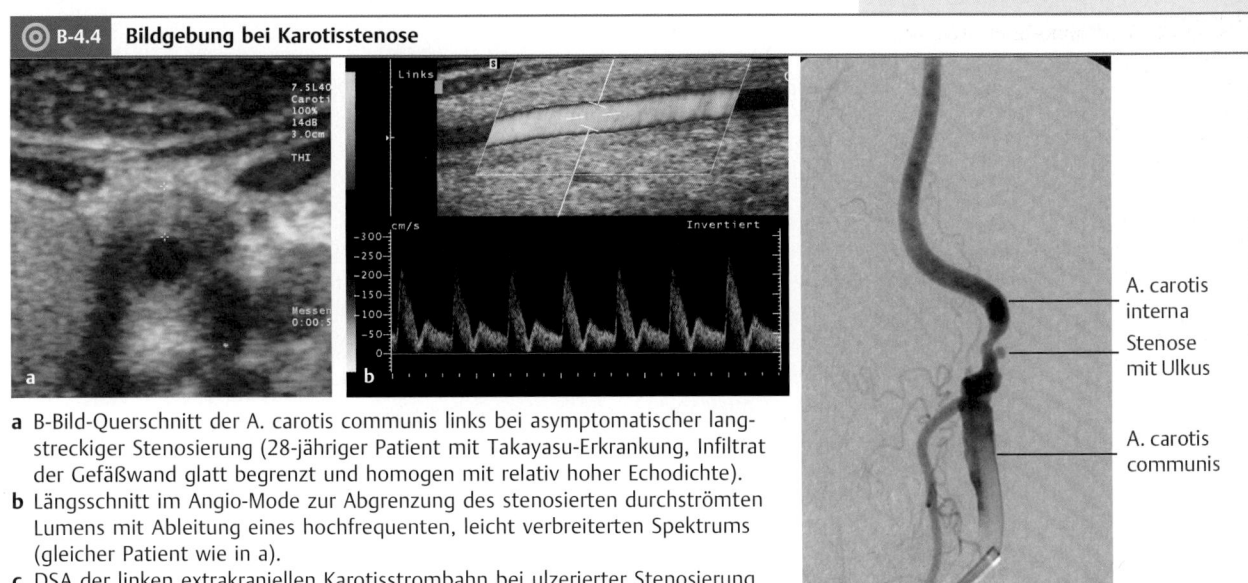

A. carotis interna

Stenose mit Ulkus

A. carotis communis

a B-Bild-Querschnitt der A. carotis communis links bei asymptomatischer langstreckiger Stenosierung (28-jähriger Patient mit Takayasu-Erkrankung, Infiltrat der Gefäßwand glatt begrenzt und homogen mit relativ hoher Echodichte).
b Längsschnitt im Angio-Mode zur Abgrenzung des stenosierten durchströmten Lumens mit Ableitung eines hochfrequenten, leicht verbreiterten Spektrums (gleicher Patient wie in a).
c DSA der linken extrakraniellen Karotisstrombahn bei ulzerierter Stenosierung der A. carotis interna.

Kardiale Embolien sind für ca. 20 % aller ischämischen Schlaganfälle verantwortlich. Die häufigste Ursache ist das Vorhofflimmern. Selten treten paradoxe Embolien (s. S. 254) auf.

Bei **mikroangiopathischen Prozessen** (weitere 20 %) kommt es zu thrombotischen Verschlüssen kleinster Gefäße. Führende Ursachen sind die arterielle Hypertonie und der Diabetes mellitus. Hierzu gehört auch das Krankheitsbild der **subkortikalen arteriosklerotischen Enzephalopathie** (SAE).

Weitere seltene Ursachen eines ischämischen Schlaganfalls sind Gefäßentzündungen, die fibromuskuläre Dysplasie oder Dissektionen.

Die Ursache des Schlaganfalls lässt sich im CT bzw. MRT an der Art des Hirninfarktes erkennen. Hämodynamisch ausgelöste Durchblutungsstörungen verursachen **Grenzzoneninfarkte** (im Versorgungsgebiet zwischen zwei Gefäßterritorien). Embolien führen zu **Territorialinfarkten** (Versorgungsgebiet einer großen Hirnarterie oder ihrer Äste) oder multiplen Ischämien. Mikroangiopathische Entwicklungen zeigen kleinste umschriebene Infarkte, so genannte **Lakunen** (z. B. penetrierende Marklagerarterien). Abb. **B-4.5** zeigt Beispiele der radiologischen Bildgebung bei verschiedenen Infarkttypen.

Kardiale Embolien sind für ca. 20 % aller ischämischen Schlaganfälle verantwortlich.

Bei **mikroangiopathischen Prozessen** (z. B. subkortikale arteriosklerotische Enzephalopathie, SAE) kommt es zu thrombotischen Verschlüssen kleinster Gefäße (häufig bei arterieller Hypertonie und Diabetes mellitus).

Die Ursache des Schlaganfalls lässt sich im CT bzw. MRT an der Art des Hirninfarktes (Abb. **B-4.5**) erkennen:
- **Grenzzoneninfarkte** (durch hämodynamisch Durchblutungsstörungen)
- **Territorialinfarkte** (durch Embolien)
- **Lakunen** (durch Mikroangiopathie).

⊚ B-4.5   **Radiologische Bildgebung bei verschiedenen Infarkttypen**

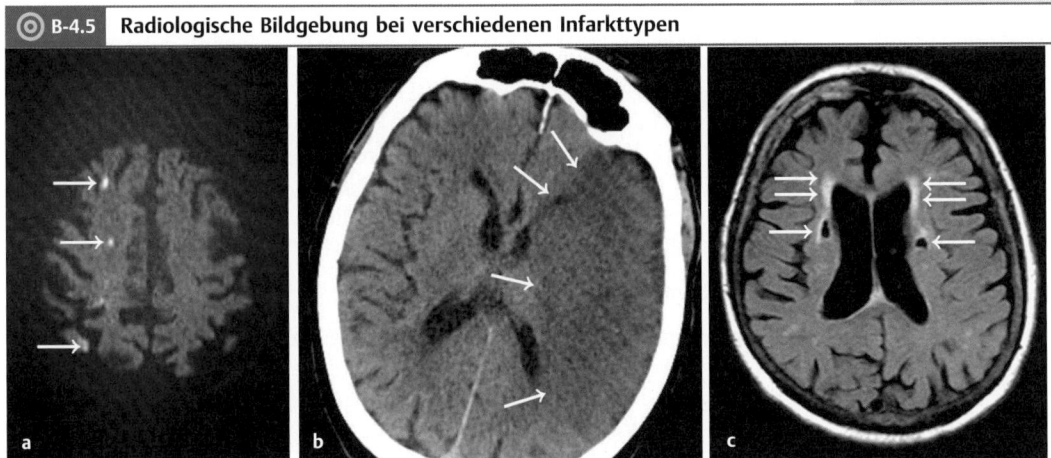

a MRT-Befund bei **Grenzzoneninfarkten** (Pfeile) im rechten Mediaterritorium.
b CT-Befund bei **Territorialinfarkt** des Mediastromgebiets links (Pfeile: Grenze der Ischämiezone).
c MRT (Flair-Sequenz) mit **mikroangiopathischen Marklagerveränderungen** mit zwei lakunären Defekten (Pfeile) und gliösem Randsaum beidseits paraventrikulär (Doppelpfeile).

Risikofaktoren: s. Tab. **B-3.1**, S. 249

Risikofaktoren: Bei Patienten mit einer atherosklerotischen Grunderkrankung finden sich die klassischen Risikofaktoren der Atherosklerose (s. Tab. **B-3.1**, S. 249). Führend ist dabei die arterielle Hypertonie. Atherosklerotische Gefäßläsionen finden sich mit gut 50 % am häufigsten an der A. carotis interna bzw. der Karotisbifurkation. 25 % sind intrakraniell und hier führend im Bereich der A. cerebri media, weitere 15 % in der A. vertebralis lokalisiert.

Stadieneinteilung:
Die Ischämietoleranz des Gehirns ist kurz (4–10 min). Die klinische Symptomatik ist abhängig vom Ausmaß der Hirnschädigung, der Lokalisation und der Kollateralisierung.

Stadieneinteilung: Die Ischämietoleranz des Gehirns ist kurz (4–10 Minuten). Die klinische Symptomatik ist abhängig vom Ausmaß der Hirnschädigung, der Lokalisation und der Kollateralisierung. Sowohl extra- als auch intrakranielle Gefäße sind in der Regel gut kollateralisiert. Daher können einseitige, sich langsam entwickelnde Verschlüsse häufig asymptomatisch bleiben, während ein akuter embolischer Verschluss in aller Regel einen schwersten Schlaganfall auslöst.

Bei den zerebrovaskulären Durchblutungsstörungen werden unterschieden:
- **TIA** (transitorisch-ischämische Attacke): Symptome bilden sich innerhalb von 24 h zurück
- **RIND oder PRIND** (reversibles oder partiell reversibles ischämisch neurologisches Defizit): Symptome dauern > 24 h bis mehrere Tage
- **vollendeter Schlaganfall:** permanent vorhandenes neurologisches Defizit.

Bei den zerebrovaskulären Durchblutungsstörungen können klinisch die transitorisch-ischämische Attacke (**TIA**), deren Symptome sich innerhalb von 24 Stunden zurückbilden, oder die reversiblen oder partiell reversiblen ischämisch neurologischen Defizite (**RIND** oder **PRIND**), deren Symptomatik mehr als 24 Stunden bis wenige Tage andauert, von den Situationen, bei denen das neurologische Defizit permanent vorhanden ist (**vollendeter Schlaganfall**), unterschieden werden. Wenngleich diese Einteilung deskriptiv nützlich sein mag, zeigt sich, dass Prognose und Rezidivereignisse unabhängig davon sind, ob es sich um eine transitorisch-ischämische Attacke oder um einen vollendeten Schlaganfall in der Akutphase handelt. Häufig sind bei einer TIA auch nach Rückbildung der klinischen Befunde im CT oder MRT Ischämiezonen, wie sie sich bei einem vollendeten Schlaganfall zeigen, nachweisbar.

Klinik: Die klassischen Symptome des Schlaganfalls sind abhängig von der Lokalisation:
- **vorderer Kreislauf:** Amaurosis fugax, Aphasie, halbseitige motorische und sensible Ausfälle
- **hinterer Kreislauf:** Schwindel, „drop attacks", Doppelsehen, Ataxien, Schluckstörungen, Dysarthrie, transiente globale Amnesie.

Klinik: Das Ausmaß der klinischen Symptome hängt vom Umfang des Gewebeuntergangs ab. Die klassischen Symptome des Schlaganfalls sind abhängig von der Lokalisation.
- **vorderer Kreislauf** (A. carotis communis/interna und A. cerebri media): Amaurosis fugax (nicht bei A. cerebri media), Aphasie, halbseitige motorische und sensible Ausfälle.
- **hinterer Kreislauf** (Aa. vertebrales und A. basilaris): Schwindel, „drop attacks", Doppelsehen, Ataxien, Schluckstörungen, Dysarthrie, transiente globale Amnesie.

▶ Merke

▶ **Merke:** Bei der Amaurosis fugax kommt es durch einen embolischen Verschluss der A. ophthalmica zu einer kurzfristigen Blindheit.

Komplikationen:
- Aspirationspneumonie
- Harnwegsinfekte
- tiefe Beinvenenthrombose mit Lungenembolie
- Hirnödem.

Komplikationen: Insbesondere nach schweren Schlaganfällen können eine Aspirationspneumonie, Harnwegsinfekte oder eine tiefe Beinvenenthrombose mit Lungenembolie auftreten. V. a. bei schweren Mediainfarkten tritt gelegentlich 24–78 Stunden nach dem akuten Ereignis ein **Hirnödem** auf. Klinisch zeigen sich Kopfschmerzen, Bewusstseinstrübung und eine Verschlechterung der fokalen neurologischen Defizite. Der erhöhte Hirndruck wird durch Oberkörperhochlagerung, Gabe von Analgetika, Normalisierung der Körpertemperatur und Gabe intravenöser Osmotherapeutika (Glycerol, Mannitol) behandelt. Ein viel versprechender Therapieansatz ist die dekompressive Kraniektomie, bei der ein Teil der Schädeldecke entfernt wird.

Diagnostik und Therapie:

Diagnostik und Therapie:

Akutversorgung: Wesentlich ist eine kurze diagnostische Phase, der unverzüglich das Einleiten der Therapie folgt.

Akutversorgung: Der Schlaganfall stellt einen medizinischen Notfall dar. Durch eine primäre Versorgung der betroffenen Patienten auf Schlaganfallstationen kann die Mortalität der Erkrankung um 30 %, die Pflegebedürftigkeit um 25 % verringert werden. Wesentlich ist eine kurze diagnostische Phase, der unverzüglich die Therapie folgt.

- **Innerhalb der ersten 10 Minuten** sollten die Patienten klinisch untersucht werden (neurologische Untersuchung, Pulsstatus, Blutdruck, Auskultation).
- **Innerhalb 1 Stunde** sollte die CT- und ggf. MRT-Diagnostik erfolgen.

Patienten, die mit einem Schlaganfall in ein Zentrum eingeliefert werden, sollten **innerhalb von 10 Minuten** klinisch untersucht werden. Neben einer neurologischen Untersuchung sollte der Pulsstatus (ggf. Arrhythmie bei Vorhofflimmern), der Blutdruck an beiden Oberarmen und die Halsgefäße auskultiert werden. **Innerhalb 1 Stunde** nach Eintreffen des Patienten sollte die CT-, gege-

benenfalls die MRT-Diagnostik vorliegen. Neben der Ausdehnung und Lokalisation des Infarktes kann hier zwischen ischämischem (zu Beginn ggf. unauffällig, im Verlauf hypodens) und hämorrhagischem (hyperdens) Schlaganfall unterschieden werden. In der MRT kann zwischen irreversibel infarziertem, vitalem und grenzwertig versorgtem („Penumbra") Gewebe unterschieden werden. Dies hat therapeutische Konsequenzen, da das Hirngewebe im Bereich der „Penumbra" durch eine konsequente Lysetherapie gerettet werden kann.
Weitere diagnostische Maßnahmen sind die duplexsonographische Untersuchung der Halsgefäße und eine kardiale Diagnostik mit EKG und Echokardiographie (kardiale Emboliequelle?).

Ziele der **Akutbehandlung** des Schlaganfalls sind die Rekanalisierung verschlossener Gefäßareale sowie die Überwachung und Optimierung der Vitalparameter.

Bei der **Sicherung der Vitalparameter** stehen die Normalisierung der Atmung, der Herzfrequenz und des Blutdrucks im Vordergrund.

> ▶ **Merke:** Bei Hypertonikern liegt der Zielwert bei 180/100–105 mmHg, bei Normotonikern bei 160–180/90–100 mmHg. Eine drastische Blutdrucksenkung muss während des akuten Schlaganfallereignisses unbedingt vermieden werden, um das Ischämieareal nicht zu vergrößern.

Die **rekanalisierende Therapie** wird durch eine intravenöse (systemische) **Lysetherapie** mit rtPA (recombinant tissue plasminogen activator) durchgeführt. Diese Therapie muss innerhalb von 3 Stunden nach Beginn der Symptomatik initiiert werden. Bei akuten Verschlüssen der A. basilaris kann eine lokale Lyse erfolgen (Angiographie). Neben den allgemein geltenden Kontraindikationen für eine fibrinolytische Therapie (s. S. 308), sollte kein Lyse erfolgen, wenn der Blutdruck nicht auf 180/110 mmHg gesenkt werden kann oder ein ausgeprägter Infarkt vorliegt (Gefahr der sekundären Einblutung).
Bei symptomatischer Karotisstenose mit einem Stenosegrad von > 70 % ist eine **operative** Therapie (Eversionsendarteriektomie [EEA] oder TEA) indiziert. Der Stellenwert einer **interventionellen** Behandlung (PTA, Stent der ACI) ist noch nicht definitiv geklärt. Die interventionelle Therapie wird sich aber vermutlich als Alternative zur Operation etablieren können. Bei strahleninduzierter oder Rezidivstenose ist der interventionellen Therapie bereits heute der Vorzug zu geben (Abb. **B-4.6**).
Neben den medikamentösen Maßnahmen sind entsprechende physiotherapeutische, logopädische und sozialmedizinische Betreuung wesentliche Bestandteile der Therapie.

Prophylaxe: Neben der konsequenten Ausschaltung der Risikofaktoren ist bei Patienten mit asymptomatischer Karotisstenose (**Primärprophylaxe**) oder zerebrovaskulären Ereignissen (**Sekundärprophylaxe**) eine Thrombozytenaggregationshemmung mit Aspirin (100–300 mg/d) oder bei Unverträglichkeit mit Clopidogrel (75mg/d) indiziert. Bei kardioembolischer Ursache des Infarkts

---

Weitere Untersuchungen: Dopplersonographie der Halsgefäße, Herzdiagnostik mit EKG und Echokardiographie (kardiale Emboliequelle?).
Ziele: Überwachung und Optimierung der Vitalparameter. Rekanalisierung verschlossener Gefäßareale.
Vitalparameter: Normalisierung der Atmung, der Herzfrequenz und des Blutdrucks.

◀ **Merke**

Rekanalisierung:
- **Lysetherapie:** innerhalb von 3 h nach Beginn der Symptomatik

- **operative Therapie** (EEA, TEA): bei symptomatischer Karotisstenose mit einem Stenosegrad von > 70 %
- **interventionelle Therapie** (PTA, ACI-Stent): mögliche Alternative (Abb. **B-4.6**).

Zusätzliche physiotherapeutische, logopädische und sozialmedizinische Betreuung.

Prophylaxe: Ausschaltung der Risikofaktoren, langfristige Antikoagulation, Macumarisierung bei Kardioembolie.

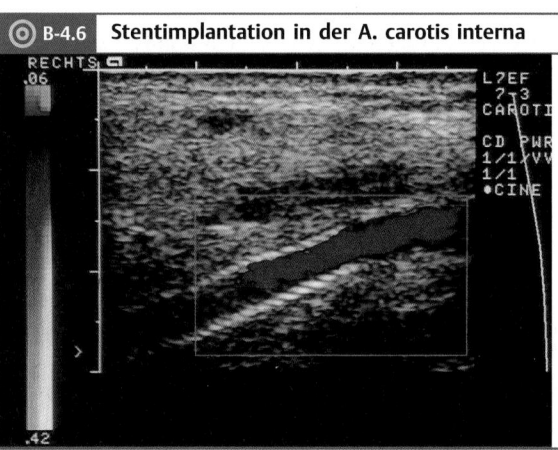

B-4.6 Stentimplantation in der A. carotis interna

◉ **B-4.6**

Stenteingang im Farbdopplerlängsschnitt bei 57-jähriger Patientin mit Z. n. Stentimplantation in der rechten A. carotis interna; langstreckige Stenosierung, vermutlich auf dem Boden einer fibromuskulären Dysplasie.

muss eine Antikoagulation mit Heparin bzw. überlappend Marcumar erwogen werden. Ein vielversprechender Therapieansatz ist die dekompressive Kraniotomie, bei der ein Teil der Schädeldecke entfernt wird.

Prognose: Die Mortalität des ischämischen Schlaganfalls wird mit durchschnittlich 25 % angegeben.

Internet-Links: www.dsg-info.de (Deutsche Schlaganfall-Gesellschaft), www.kompetenznetz-schlaganfall.de (Kompetenznetz Schlaganfall).

Prognose: Die Mortalität beträgt durchschnittlich 25 %.

4.3.2 Hämorrhagischer Schlaganfall

Ätiologie: 15 % der Schlaganfälle sind hämorrhagisch bedingt:
- intrazerebrale Blutung (ca. 50 %) (Abb. **B-4.7**)
- Subarachnoidalblutung (ca. 25 %)
- Sinusvenenthrombose (selten).

4.3.2 Hämorrhagischer Schlaganfall

Ätiologie: 15 % der Schlaganfälle sind hämorrhagisch bedingt. Etwa 50 % der hämorrhagischen Schlaganfälle entstehen durch eine **intrazerebrale Blutung** (ICB) bei arterieller Hypertonie (Abb. **B-4.7**). 25 % treten im Rahmen einer **Subarachnoidalblutung** (SAB) auf, der am häufigsten eine Ruptur intrakranieller Aneurysmen zugrunde liegt. Eine seltene Ursache hämorrhagischer Schlaganfälle ist die **Sinusvenenthrombose** (s. Tab. **B-6.4**, S. 303).

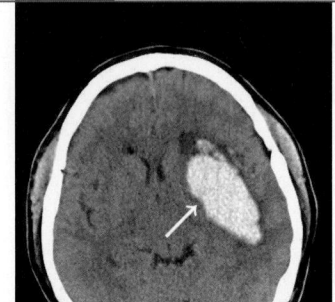

⊚ B-4.7 **CT-Befund bei Stammganglienblutung links in loco typico**

Klinik: fokale neurologische Defizite, starke Kopfschmerzen, rascher Bewusstseinsverlust und Meningismus (bei SAB).

Klinik: Neben fokal neurologischen Defiziten zeigen die Patienten häufig starke Kopfschmerzen sowie raschen Bewusstseinsverlust und Koma, bei SAB in vielen Fällen einen Meningismus.

Diagnostik: CT oder MRT, ggf. Angiographie; bei V. a. SAB und unauffälliger Bildgebung Lumbalpunktion.

Diagnostik: Diagnostisch steht die Durchführung einer CT zur Differenzialdiagnose Ischämie/Hämorrhagie im Vordergrund. Eine MRT-Diagnostik mit MR-Angiographie schließt sich an. Insbesondere zur Prüfung interventioneller und operativer Therapiemöglichkeiten wird die Diagnostik mit einer Angiographie abgerundet. Bei V. a. eine SAB und unauffälliger Bildgebung sollte eine Lumbalpunktion durchgeführt werden.

Therapie:
- Aufrechterhaltung der Vitalfunktion
- Senkung des Hirndrucks
- Kontrolle der arteriellen Hypertonie
- Aneurysmaruptur: interventionelle oder operativ Ausschaltung
- Gerinnungsstörungen: Normalisierung der Gerinnung.

Therapie: Die wichtigsten therapeutischen Maßnahmen neben der Aufrechterhaltung der Vitalfunktionen sind die Senkung des Hirndrucks (s. S. 274) und die Kontrolle der arteriellen Hypertonie. Auch hier gilt: Zur Vermeidung sekundärer ischämischer Komplikationen darf der Blutdruck nicht zu radikal abgesenkt werden. Bei Aneurysmaruptur kann im geeigneten Fall eine interventionelle oder operative Ausschaltung erfolgen. Bei Blutungen aufgrund von Gerinnungsstörungen (z. B. Marcumarblutung) muss die Gerinnung normalisiert werden.

4.4 Durchblutungsstörungen der Nieren

Epidemiologie: Eine Urämie entsteht in 15–20 % der Fälle auf dem Boden einer AVK der Nierengefäße.

4.4 Durchblutungsstörungen der Nieren

Epidemiologie: Zwischen 15–20 % der Urämien entstehen auf dem Boden einer arteriellen Verschlusskrankheit der Nierengefäße. Eine renovaskuläre Hochdruckform soll in 2–5 % der Fälle vorliegen.
Patienten mit einer renalen Gefäßerkrankung haben ein hohes Risiko für kardiovaskuläre Ereignisse bzw. Tod.

Formal können akute und chronische Durchblutungsstörungen mit Funktionsstörungen und kritischer Ischämie unterschieden werden.

4.4.1 Akuter Verschluss der Nierenarterien

Ätiologie: Akute Verschlüsse der Nierenarterien entstehen meist (kardio)-embolisch. In 15–30 % der Fälle sind beide Nierenarterien betroffen.

Klinik: Zunächst kommt es zu heftigen Flankenschmerzen, die mit vegetativen Symptomen wie Übelkeit und Erbrechen einhergehen. Zeitlich abgesetzt zum akuten Ereignis können sich ein paralytischer Ileus, eine Hämaturie und ein arterieller Hypertonus entwickeln.

Diagnostik: Wichtig ist: Daran denken! Bei Rhythmusstörung (Vorhofflimmern) oder anderen emboligenen Herzerkrankungen muss auch immer an eine Nierenarterienembolie gedacht werden! Die Bestätigung bzw. der Ausschluss erfolgt mithilfe der CT.

Therapie: Ein interventioneller oder operativer Rekanalisationsversuch kann unternommen werden, kommt aber wegen der uncharakteristischen Symptomatik und der kurzen Ischämietoleranz der Niere häufig zu spät. Die Patienten werden mit unfraktioniertem Heparin antikoaguliert, ggf. marcumarisiert.

Prognose: Häufig bleibt eine Funktionseinschränkung der Niere zurück.

4.4.2 Chronische renale Durchblutungsstörungen – Nierenarterienstenosen (NAST)

Ätiologie: Chronische Ischämien der Niere beruhen in 90 % d. F. auf einer **Atherosklerose**. Die Stenose ist dabei in der Regel ostial (aortennah am Abgang der Nierenarterien) lokalisiert. Seltener liegt der NAST eine **fibromuskuläre Dysplasie (FMD)** zugrunde. Hiervon sind überwiegend junge Frauen betroffen, die Stenosen befinden sich dann meist in den mittleren und distalen Abschnitten und in Seitenästen der Nierenarterien.

Klinik: Wie die arterielle Hypertonie verläuft auch die renovaskuläre Hypertonie ohne charakteristische Symptome ab. Es gibt allerdings wichtige Konstellationen, bei denen an eine NAST gedacht werden muss (s. bei Diagnostik).

Pathomechanismus: Die renale Hypoperfusion führt zu einer Steigerung der Reninausschüttung mit konsekutiver Aktivierung des Renin-Angiotensin-Systems (**Goldblatt-Mechanismus**). Folge ist eine periphere Vasokonstriktion und eine renale Wasser- und Natriumretention. Kommt es zur **kritischer Ischämie**, kann sich eine progrediente Niereninsuffizienz mit vaskulärer Schrumpfniere entwickeln.

Diagnostik: Wichtig ist, dass Patienten mit einem entsprechenden **Risikoprofil** für das Vorliegen einer NAST erkannt werden und eine entsprechende Diagnostik (s. u.) eingeleitet wird.
Bei folgenden Konstellationen muss an eine NAST gedacht werden:
- arterielle Hypertonie bei Patienten jünger als 30 Jahre
- neu diagnostizierte schwere arterielle Hypertonie bei Patienten älter als 55 Jahre
- progrediente (plötzliche oder permanente) Verschlechterung einer bis dato gut eingestellten arteriellen Hypertonie
- therapierefraktäre arterielle Hypertonie (volle Dosis dreier antihypertensiver Medikamente einschließlich eines Diuretikums)
- maligne arterielle Hypertonie
- Verschlechterung der Nierenfunktion nach Gabe von ACE- und ATR-Hemmern
- ungeklärte Schrumpfniere bzw. Seitendifferenz der Nierengröße von mehr als 1,5 cm.

Diagnostisch an erster Stelle steht die **farbkodierte Duplexsonographie**, die eine hohe Sensitivität zum Nachweis einer Nierenarterienstenose aufweist. Aufgrund der aortennahen Lage der atherosklerotischen Stenose ist diese im Gegensatz

4.4.1 Akuter Verschluss der Nierenarterien

Ätiologie: meistens (kardio)-embolisch, in 15–30 % der Fälle beidseits.

Klinik:
- heftiger Flankenschmerz
- Übelkeit und Erbrechen
- im Verlauf: paralytischer Ileus, Hämaturie, arterieller Hypertonus.

Diagnostik: Die Bestätigung bzw. der Ausschluss erfolgt mithilfe der CT.

Therapie: interventionelle oder operative Rekanalisation (kommt häufig zu spät); Heparinisierung.

Prognose: In der Regel bleibt eine Funktionseinschränkung der Niere zurück.

4.4.2 Chronische renale Durchblutungsstörungen – Nierenarterienstenosen (NAST)

Ätiologie:
- Atherosklerose (90 %)
- fibromuskuläre Dysplasie (seltener).

Klinik: keine charakteristischen Symptome.

Pathomechanismus:
- **chronische** (kompensierte) **Ischämie:** Renovaskuläre Hypertonie (Goldblatt-Mechanismus)
- **kritische Ischämie:** progrediente Niereninsuffizienz mit vaskulärer Schrumpfniere.

Diagnostik: Bei bestehendem **Risikoprofil** sollte eine entsprechende Diagnostik eingeleitet werden.

- **farbkodierte Duplexsonographie** (Methode der Wahl)
- **MRA** oder **CTA**

⊚ B-4.8 | Chronische Nierenarterienstenose

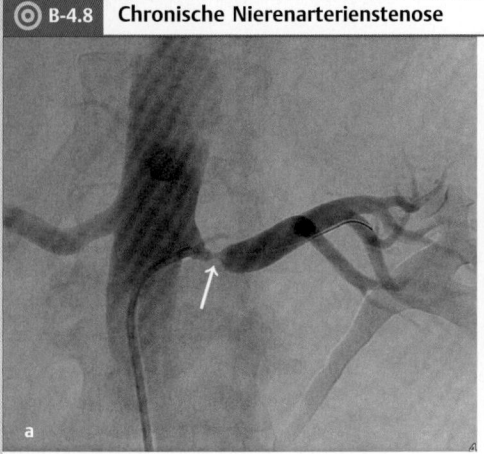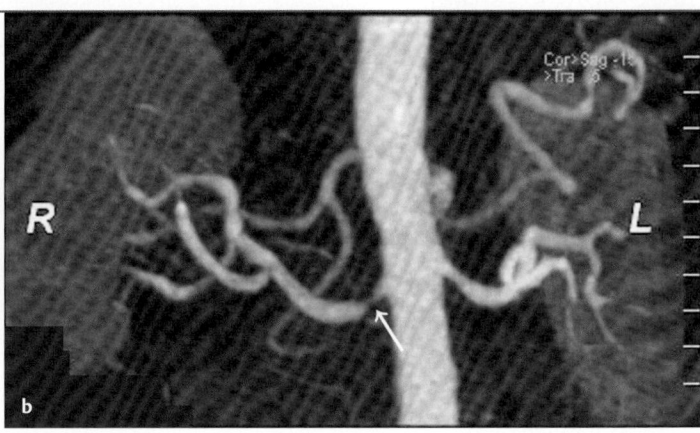

a DSA-Befund bei hochgradiger Nierenarterienstenose links (Pfeil).
b MRA-Befund bei hochgradiger Nierenarterienstenose rechts (Pfeil).

- **digitale Subtraktionsangiographie (DSA):** bei begründetem klinischen Verdacht oder geplanter Intervention (Abb. **B-4.8**).

zur Stenose bei FMD der Ultraschalldiagnostik meist gut zugänglich. Alternativ und ergänzend stehen **MRA** oder **CTA** zur Verfügung (Abb. **B-4.8b**). Eine **digitale Subtraktionsangiographie (DSA)** zur Diagnostik ist heute nur noch selten erforderlich und wird nur bei gleichzeitig geplantem therapeutischem Eingriff durchgeführt (Abb. **B-4.8a**).

Therapie: 2 Therapieziele: Besserung der Hypertonie, Nephroprotektion.
Individuelle Therapie hämodynamisch relevanter Stenosen:
- **PTA mit Stent** (bei ostialer bzw. atherosklerotischer Stenose)
- **PTA** ohne Stent (bei FMD)
- **Bypass** (wenn Intervention nicht möglich).

Therapie: Ziele der Therapie der Nierenarterienstenose sind die bessere Einstellung der Hypertonie sowie die Verhinderung einer Urämie (Nephroprotektion). Eine interventionelle oder operative Therapie ist angezeigt bei hämodynamisch relevanten Stenosen (Durchmessereinengung > 70 %) und therapierefraktärer Hypertonie, maligner Hypertonie und Hypertonie mit einseitiger Schrumpfniere, bei Patienten mit progredienter Verschlechterung der Nierenfunktion und beidseitigen höhergradigen Nierenarterienstenosen oder einseitiger Nierenarterienstenose und funktioneller Einzelniere. Schließlich besteht eine Indikation zur Intervention oder Operation bei relevanter Nierenarterienstenose und ätiologisch unklarer Herzinsuffizienz, bzw. Lungenödem und bei instabiler Angina pectoris. **Therapie der Wahl** ist heute die PTA mit Stentimplantation bei ostialen und atherosklerotischen Stenosen sowie die PTA bei FMD. Ist eine Intervention nicht möglich, kann eine operative Therapie (z. B. aortorenaler Bypass) erfolgen.

4.5 Erkrankungen der Viszeralarterien

4.5   Erkrankungen der Viszeralarterien

Betroffen ist v. a. die **A. mesenterica superior** (Näheres s. S. 531).

Erkrankungen der Viszeralarterien betreffen bevorzugt die **A. mesenterica superior**. Das Ursachenspektrum der mesenterialen Durchblutungsstörung ist mit dem der peripheren arteriellen Verschlusskrankheit vergleichbar. Details s. Kap. **E-4.13**, S. 531.

4.6 Entzündliche Gefäßerkrankungen

4.6   Entzündliche Gefäßerkrankungen

4.6.1 Thrombangiitis obliterans

4.6.1 Thrombangiitis obliterans

▶ Synonyme

▶ **Synonyme:** Morbus Buerger, früher: Winiwarter-Buerger-Syndrom

▶ Definition

▶ **Definition:** Die Thrombangiitis obliterans ist eine multilokuläre, segmentale Entzündung kleiner und mittelgroßer Arterien und Venen. Die Entzündung befällt alle Wandschichten (Panangiitis). Betroffen sind bevorzugt die Extremitäten, in der Regel distal der A. poplitea bzw. A. brachialis. Selten wird eine Beteiligung viszeraler, renaler, koronarieller und zerebraler Gefäße beobachtet.

Epidemiologie: Die Thrombangiitis obliterans ist eine Erkrankung des jungen Mannes. Sie macht insgesamt 2 % der Patienten mit pAVK aus.

Ätiologie: Die Ursache der Erkrankung ist unbekannt. Es findet sich jedoch ein strenger Bezug zum Nikotinabusus.

Klinik: Die Erkrankung verläuft in Schüben und führt zu einem thrombotischen Verschluss des Gefäßes. Klinisch stellen sich die Patienten überwiegend mit **ischämischen Ruheschmerzen** und **trophischen Läsionen**, meist an den Akren, vor. Seltener zeigen sie primär eine **Claudicatio intermittens** oder ein **Raynaud-Phänomen** (s. S. 280). Typisch ist eine Entzündung der oberflächlichen Venen, die als **Thrombophlebitis migrans et saltans** (vgl. S. 309) verlaufen kann.

Diagnostik: Sie wird klinisch anhand der **typischen Trias** peripher lokalisierter arterieller Verschlüsse, Nikotinabusus und Thrombophlebitis gestellt. Spezielle Laborparameter existieren nicht. Bei entsprechender Klinik ist der in Abb. **B-4.9** gezeigte Ultraschallbefund weitgehend beweisend. Die Angiographie, falls sie zur Therapieplanung notwendig wird, zeigt peripher lokalisierte, segmentale Verschlüsse mit korkenzieherartigen Kollateralen.

Therapie: Die Therapie besteht in einer strikten Nikotinabstinenz sowie in der Behandlung mit Prostaglandinen (bevorzugt Iloprost).

Prognose: Während die Lebenserwartung der Patienten nur wenig beeinträchtigt ist, ist die Prognose der Extremität schlecht. In 20–30 % d. F. wird innerhalb von 5 Jahren eine Amputation notwendig.

Epidemiologie: v. a. junge Männer; ca. 2 % der Patienten mit pAVK.

Ätiologie: unbekannt; starke Assoziation mit Nikotinabusus.

Klinik: schubhafter Verlauf; häufig ischämische Ruheschmerzen, trophische Störungen; seltener Claudicatio intermittens oder Raynaud-Phänomen. Typisch ist die Thrombophlebitis migrans et saltans.

Diagnostik:
- klinisch: **typische Trias** (peripher lokalisierte arterielle Verschlüsse, Nikotinabusus und Thrombophlebitis)
- Sonographie (Abb. **B-4.9**)
- ggf. Angiographie.

Therapie: Nikotinabstinenz, Prostaglandine (z. B. Iloprost).

Prognose: Lebenserwartung kaum eingeschränkt; Prognose der Extremität schlecht (20–30 % Amputation/5 Jahre).

⊚ **B-4.9** | Ultraschallbefund bei Thrombangiitis obliterans (Morbus Buerger)

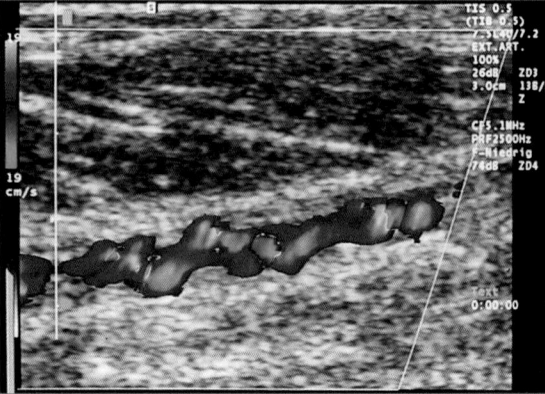

42-jähriger Patient mit klassischem Morbus Buerger. Farbdopplersonographische Darstellung der korkenzieherartigen Kollateralen im ursprünglichen Gefäßbett der A. tibialis posterior links.

⊚ **B-4.9**

4.6.2 Riesenzellarteriitis vom Typ Horton und vom Typ Takayasu

Siehe S. 1377.

4.6.2 Riesenzellarteriitis vom Typ Horton und vom Typ Takayasu
s. S. 1377.

4.7 Akrale Durchblutungsstörungen

Formen: Siehe Tab. **B-4.4**.

4.7 Akrale Durchblutungsstörungen
Formen: s. Tab. **B-4.4**.

≡ **B-4.4** | Übersicht akraler Durchblutungsstörungen

- primäres (idiopathisches) Raynaud-Phänomen
  (Synonyme: primäres Raynaud-Syndrom, Morbus Raynaud)
- sekundäres Raynaud-Phänomen (Synonym: sekundäres Raynaud-Syndrom)
- Akrozyanose (s. S. 281)
- Erythromelalgie (s. S. 282)

≡ **B-4.4**

4.7.1 Raynaud-Syndrom

▶ Definition

▶ **Definition:** Das Raynaud-Syndrom ist durch eine episodenhaft auftretende reversible, teils kritische Ischämie der Akren insbesondere der oberen Extremitäten gekennzeichnet.

Ätiologie:
- **primäres Raynaud-Syndrom:** rein vasospastisches Phänomen ohne auslösende Grunderkrankung
- **sekundäres Raynaud-Syndrom:** Vasospasmen und Gefäßverschlüsse auf dem Boden einer Grunderkrankung (Tab. **B-4.5**).

Ätiologie: Es werden ein primäres und ein sekundäres Raynaud-Syndrom unterschieden (Tab. **B-4.5**).
- **primäres Raynaud-Syndrom:** Rein vasospastisches Phänomen ohne erkennbare auslösende Grunderkrankung (idiopathisches Raynaud-Syndrom), das bevorzugt junge Frauen betrifft und mehr als 50 % der Fälle mit Raynaud-Phänomen ausmacht.
- **sekundäres Raynaud-Syndrom:** Eine Grunderkrankung führt zu Vasospasmen, Gefäßverschlüssen und Verschlechterung der Fließeigenschaften des Blutes (Tab. **B-4.5**).

☰ B-4.5	Ursachen des sekundären Raynaud-Syndroms
organische Gefäßveränderungen	<ul><li>Kollagenosen: z. B. Lupus erythematodes (s. S. 1354), CREST-Syndrom (s. S. 1358), Sklerodermie (Abb. **B-4.10b**, s. auch S. 1358)</li><li>akrale Gefäßverschlüsse</li><li>Embolien: kardial, arterioarteriell (stenosierende oder dilatierende Veränderung der A. subclavia bei Schultergürtelkompressionsmechanismus)</li><li>Morbus Buerger (s. S. 278)</li><li>Traumen: stumpf, offen, berufsbedingt: z. B. Hypothenar-Hammer-Syndrom, Vibrationstraumen durch Pressluftbohrer und Kettensägen</li></ul>
neurologische Störungen	<ul><li>Störung der autonomen Innervation bei neurologischen Erkrankungen (z. B. Z. n. Schlaganfall)</li><li>periphere neurologische Erkrankungen: radikuläre Syndrome, Plexusirritationen, periphere Nervenschäden</li></ul>
veränderte Fließeigenschaften des Blutes	<ul><li>Hyperviskositätssyndrome (Polycythaemia vera, essenzielle Thrombozythämie, Morbus Waldenström)</li><li>Kälteagglutininämie</li><li>Kryofibrinogenämie</li><li>Kryoglobulinämie</li></ul>
medikamenteninduziert	<ul><li>z. B. β-Rezeptoren-Blocker</li><li>Ergotamin</li><li>Zytostatika (z. B. Cisplatin)</li></ul>

Pathogenese:
- **primäres Raynaud-Syndrom:** erhöhter Sympathikonus oder erhöhte Empfindlichkeit auf sympathische Reize
- **sekundäres Raynaud-Syndrom:** neurologische Störung, medikamentös, Gefäßverschlüsse.

Pathogenese: Beim **primären** Raynaud-Syndrom wird angenommen, dass ein erhöhter Sympathikotonus oder eine erhöhte Empfindlichkeit der akralen Gefäße auf sympathische Reize zum Vasospasmus mit Einschränkung der akralen Durchblutung führen. Beim **sekundären** Raynaud-Syndrom wird der Vasospasmus durch eine neurologische Grunderkrankung oder medikamentös verursacht oder es liegen Gefäßverschlüsse vor.

Klinik: anfallsweises Auftreten nach Kälte- oder Stressprovokation. Ablauf in **3 Phasen:**
- **Abblassung** (Vasospasmus)
- **zyanotische Blaufärbung** (Dilatation von Kapillaren und Venolen)
- **Rotfärbung** (reaktive Hyperämie mit starken Schmerzen).

Klinik: Das Raynaud-Phänomen tritt **anfallsweise** auf und wird durch Kältereiz (niedrige Außentemperatur, Anfassen kalter Gegenstände) und psychischen Stress ausgelöst. Der Anfall läuft häufig in **3 Phasen** ab: Zunächst kommt es zu einem Vasospasmus der Digitalarterien mit **Abblassung** der Haut, die von Sensibilitätsstörung, Taubheitsgefühl und Parästhesien begleitet wird. Anschließend dilatieren Kapillaren und Venolen, klinisch erscheinen die Finger durch die erhöhte Sauerstoffausschöpfung des Blutes **zyanotisch blau**. Nach Lösen des Spasmus folgt die Phase der reaktiven Hyperämie mit kräftiger, schmerzhafter **Rotfärbung**. Typischerweise sind ausschließlich die Fingerglieder 2–5 betroffen, der Daumen ist in der Regel ausgespart (Abb. **B-4.10**). Die Veränderungen finden sich häufig symmetrisch an beiden Händen. Das beschriebene Anfallsmuster kann abortiv ablaufen, die Phase der reaktiven Hyperämie und/oder Zynose können fehlen.

⊙ B-4.10 | Raynaud-Phänomen

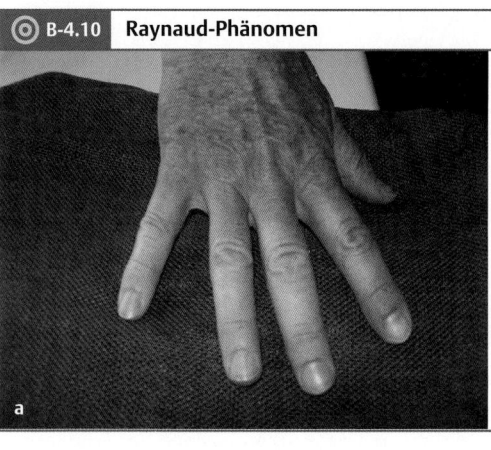
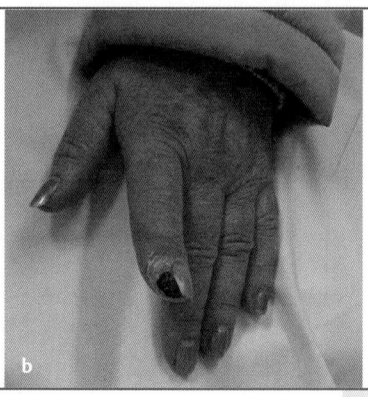

a Typische Abblassung der Fingerglieder (hier v. a. 3–5) durch Vasospasmus der Digitalarterien.
b Kuppennekrose des linken Zeigefingers bei Sklerodermie.

▶ **Merke:** Läuft das anfallsweise Geschehen in der beschriebenen Reihenfolge ab, spricht man von einem Tricolore-Phänomen, sind nur einzelne Finger betroffen, von einem Digitus mortuus.

◀ Merke

Beim sekundären Raynaud-Syndrom finden sich häufig trophische Störungen (v. a. Fingerkuppennekrosen), die beim primären fehlen.

Trophische Störungen nur beim sekundären Raynaud-Phänomen.

Diagnostik: Die klinische Symptomatik lässt sich durch Kälteprovokation auslösen. Der rein vasospastische Charakter des primären Raynaud-Phänomens zeigt sich in der **akralen Oszillographie** (Sägezahnkurven, die sich durch Erwärmen der Finger oder Gabe von Nitro wieder normalisieren). Mithilfe der **Kapillarmikroskopie** können beim sekundären Raynaud-Phänomen im Anfall eine verminderte Fließgeschwindigkeit des Blutes und beim primären Raynaud-Phänomen morphologische Veränderungen der Kapillaren nachgewiesen werden.
Klinisch muss sorgfältig nach Ursachen für ein sekundäres Raynaud-Syndrom gesucht werden, da das vasospastische Raynaud-Phänomen bei einigen Erkrankungen (z. B. Kollagenosen) der Manifestation der Grunderkrankung Jahre vorausgehen kann.

Diagnostik:
- Kälteprovokation
- akrale Oszillographie (primäres Raynaud-Phänomen)
- Kapillarmikroskopie
- Suche nach Ursachen für ein sekundäres Raynaud-Phänomen.

Therapie: Wichtigste therapeutische Maßnahme ist ein **konsequenter Kälteschutz** der Akren. Medikamentös können Kalziumantagonisten (Nifedepin, Diltiazem), Nitropräparate (auch lokal) oder ACE-Hemmer eingesetzt werden. Beim sekundären Raynaud-Syndrom muss eine Behandlung der Grunderkrankung erfolgen.

Therapie: Kälteschutz, Kalziumantagonisten, Nitropräparate, ACE-Hemmer; beim sekundären Raynaud-Phänomen Behandlung der Grunderkrankung.

Prognose: Die Prognose des primären Raynaud-Phänomens ist gut. Beim sekundären Raynaud-Phänomen ist die Prognose abhängig von der Grunderkrankung.

Prognose: primäres Raynaud-Phänomen: gut; sekundäres: abhängig von Grunderkrankung.

4.7.2 Akrozyanose

4.7.2 Akrozyanose

▶ **Definition:** Phänomenologisch handelt es sich bei der Akrozyanose um eine ausgeprägte Blauverfärbung der Akren, die auf die angrenzende Extremität (Hand/Fuß und Teile des Unterarms/Unterschenkels) übergreifen kann.

◀ Definition

Ätiopathogenese: Die Ursache der Erkrankung ist unklar. Pathogenetisch liegt der Akrozyanose eine Verminderung des arteriellen Einstroms durch Vasokonstriktion und konsekutive Dilatation der Kapillaren und Venolen mit vermehrter Sauerstoffausschüttung zugrunde. Frauen sind bevorzugt betroffen.

Ätiopathogenese: Ursache unklar; die Akrozyanose beruht auf einem verminderten arteriellen Einstrom durch Vasokonstriktion und konsekutiver Dilatation der Kapillaren und Venolen mit vermehrter Sauerstoffausschüttung.

Klinik: Anders als beim Raynaud-Phänomen persistiert die Blauverfärbung der Haut über längere Zeit, der anfallsartige Charakter fehlt. Schmerzsensationen und trophische Störungen fehlen ebenfalls. Die Hautverfärbung kann durch Kälte akzentuiert werden, wird jedoch nicht durch sie ausgelöst.

Klinik: persistierende Blaufärbung.

Therapie: nicht bekannt; gute Prognose.

Therapie: Eine spezifische Therapie gibt es nicht. Die Prognose ist gut.

4.7.3 Erythromelalgie

4.7.3 Erythromelalgie

▶ **Definition**

> ▶ **Definition:** Anfallsweise auftretende, durch Wärme provozierte ausgeprägte Rotfärbung von Akren, Füßen und Händen, die oft mit starken Schmerzen verbunden ist.

▶ **Merke**

> ▶ **Merke:** Die Erythromelalgie ist in vielen Punkten das Gegenteil des Raynaud-Syndroms.

Ätiopathogenese: Ursache unklar; Wärme führt zu einer Vasodilatation mit Hyperämie.

Ätiopathogenese: Die Ursache der Erkrankung ist unklar. Wärme führt zu einer Vasodilatation mit Hyperämie. Die Erythromelalgie wird sekundär bei der Polycythaemia vera, der Kryoglobulinämie und einigen Formen der Polyneuropathie beobachtet.

Klinik: durch Wärme provozierte Rötung der Akren, Hände und Füße; oft kombiniert mit starken Schmerzen und Schwellung.

Klinik: Anfallsweise durch Wärme provoziert (erhöhte Außentemperatur, Bettwärme) tritt eine ausgeprägte Rötung von Akren, Händen und Füßen auf, die oft mit quälenden brennenden Schmerzen verbunden ist. Ein Anschwellen der betroffenen Körperteile kann auftreten.

Therapie: Kühlung und ASS.

Therapie: Kühlung und Gabe von Azetylsalizylsäure in höherer Dosierung werden empfohlen.

4.8 Spezielle Aneurysmaformen
4.8.1 Abdominelles Aortenaneurysma (AAA)

4.8 Spezielle Aneurysmaformen

4.8.1 Abdominelles Aortenaneurysma (AAA)

▶ **Definition**

> ▶ **Definition:** Ein infrarenales Aortenaneurysma liegt vor, wenn der sagittale Durchmesser der infrarenalen Aorta ≥ 3 cm misst. AAA sind zu 95 % **infrarenal** lokalisiert.

Epidemiologie: häufigste Lokalisation aller Aneurysmaerkrankungen; Prävalenz: alters- und geschlechtsabhängig; häufig Mehrfacherkrankungen.

Epidemiologie: Die infrarenale Aorta zeigt mit mehr als der Hälfte aller Aneurysmaerkrankungen die häufigste Aneurysmalokalisation überhaupt. Die Prävalenz ist alters- und geschlechtsabhängig. Bevorzugt erkranken Männer (> 55 Jahre), deutlich seltener Frauen (> 70 Jahre). Insbesondere bei Männern zeigt sich nicht selten eine positive Familienanamnese, mit einer im Vergleich zu Kontrollpersonen 2–4-fach erhöhten Wahrscheinlichkeit, ein Aneurysma zu entwickeln. Häufig sind Aneurysma-Mehrfacherkrankungen: In bis zu 13 % der Fälle finden sich bei Patienten mit einem AAA auch Aneurysmen in anderer Lokalisation, insbesondere im Bereich der thorakalen Aorta und der A. poplitea.

Ätiologie: s. Tab. **B-3.4**, S. 257.

Ätiologie: Das AAA ist überwiegend atherosklerotisch bedingt (s. auch Tab. **B-3.4**, S. 257).

Klinik und Komplikationen: Die meisten AAA sind **asymptomatisch** (Zufallsbefund, z. B. bei Abdomensonographie, Abb. **B-4.11**). Bei **symptomatischen** AAA ist Schmerz das häufigste Symptom ("nagender" Dauerschmerz). Die **Ruptu**r, gedeckt retroperitoneal (80 %) oder in die freie Bauchhöhle, akzentuiert die Symptomatik dramatisch.

Klinik und Komplikationen: Die meisten AAA sind **asymptomatisch** und werden zufällig z. B. im Rahmen einer Ultraschalluntersuchung des Abdomens entdeckt (Abb. **B-4.11**). Bei **symptomatischen** AAA ist Schmerz das häufigste Symptom. Er ist überwiegend im Unterbauch und in den unteren Partien des Rückens lokalisiert und strahlt in das Gesäß, die Leiste und Beine aus. Er ist ein **"nagender" Dauerschmerz**, der Stunden und Tage anhält, und sich durch eine Änderung der Körperlage nur wenig beeinflussen lässt.
Die **Ruptur**, gedeckt retroperitoneal (80 %) oder in die freie Bauchhöhle, akzentuiert die Symptomatik dramatisch. Es können schwere abdominelle und Rückenschmerzen, Druckempfindlichkeit des Abdomens (insbesondere der Aorta selbst) bis hin zur Abwehrspannung, Hypotension und Schock auftreten. Die Ruptur kann, was das klinische Bild anbelangt, mit einer Nierenkolik, einer Divertikulitis oder einer akuten gastrointestinalen Blutung verwechselt werden.

B-4.11   Abdominelles Aortenaneurysma

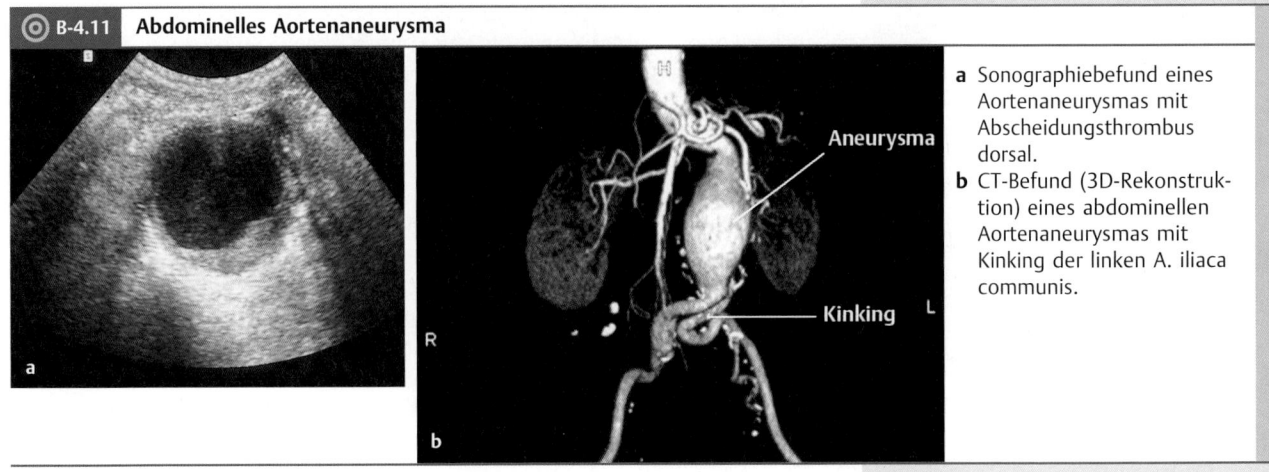

a Sonographiebefund eines Aortenaneurysmas mit Abscheidungsthrombus dorsal.
b CT-Befund (3D-Rekonstruktion) eines abdominellen Aortenaneurysmas mit Kinking der linken A. iliaca communis.

Das Aneurysma kann aus dem Aneurysmabereich abgehende Gefäße wie die A. mesenterica inferior verschließen, wobei bei meist guter Kollateralisation nur selten Symptome entstehen. Zudem kann es aus dem Aneurysma nach peripher embolisieren und je nach Ausmaß der **Embolie** zu chronisch kompensierten oder akut kritischen **Ischämien** (akuter arterieller Verschluss, Blue-Toe-Syndrom, s. S. 268) kommen.

> Das Aneurysma kann aus dem Aneurysmabereich abgehende Gefäße (z. B. A. mesenterica inferior) verschließen. Zudem kann es aus dem Aneurysma nach peripher embolisieren.

▶ **Merke:** In einem Drittel der Fälle der Ruptur eines AAA zeigen die Patienten die **Trias:** Bauch und/oder Rückenschmerzen, pulsierender abdomineller Tumor, arterielle Hypotension. Diese Trias bedarf einer unverzüglichen Diagnostik und einer sofortigen chirurgischen Exploration des Abdomens.

◀ **Merke**

Diagnostik: Große Aneurysmen (Durchmesser > 5 cm) können in der Regel getastet werden. Das diagnostische Instrument der Wahl ist die **Sonographie**, sowohl was Screeninguntersuchungen, Akutdiagnostik als auch Verlaufskontrollen anbelangt. Sie wird ergänzt durch die CT (CTA) und ggf. die MRT (MRA) (Abb. **B-4.11**).
Diese Untersuchungen sind notwendig zur Therapieplanung. Eine Angiographie (DSA) ist hierfür heute nur noch selten erforderlich.

Diagnostik:
- klinische Untersuchung
- Sonographie
- CTA, MRA
- DSA.

▶ **Merke:** Ziel der Diagnostik muss sein, Aneurysmaerkrankung frühzeitig zu erkennen und so rechtzeitig präventiv zu behandeln, dass eine Ruptur und/oder ischämische Komplikationen verhindert werden.

◀ **Merke**

Therapie:
- **konservativ:** Das noch **nicht interventionswürdige AAA** bedarf einer konsequenten sekundären Prävention (ebenso wie die KHK und pAVK). Wichtig ist dabei die konsequente Einstellung der arteriellen Hypertonie (β-Rezeptoren-Blocker gelten als günstig), um das Wachstum des Aneurysmas zu verlangsamen. Auch die anderen Risikofaktoren der Atherosklerose (z. B. Nikotinkonsum) müssen konsequent behandelt, auf eine begleitende KHK muss geachtet werden (für Patienten mit Aortenaneurysma ist die KHK die die Lebenserwartung bestimmende Erkrankung). Asymptomatische AAA < 4 cm sollten jährlich, > 4 cm halbjährlich sonographisch kontrolliert werden.
- **operativ/interventionell:** Prinzipiell stehen die operative und interventionelle Therapie (Stentprothese), mit dem Ziel der Aneurysmaausschaltung, zur Verfügung. Eine Indikation zur operativen oder interventionellen Therapie beim asymptomatischen Aneurysma liegt vor, wenn der sagittale Durchmesser bei Frauen > 4,5 cm und bei Männern > 5,0 cm misst. Eine Indikation zum Handeln ist unabhängig vom Durchmesser immer gegeben, wenn das Aneurysma symptomatisch wird. Bei der **operativen Therapie** wird das Aneurysma ausgeschaltet und durch eine Rohr- oder Bifurkationsprothese überbrückt. Bei der **interventionellen Therapie** wird über beide Leistenge-

Therapie:
- **konservativ:** Das noch **nicht interventionswürdige AAA** bedarf einer konsequenten sekundären Prävention, insbesondere konsequente Blutdruckeinstellung und Behandlung der übrigen Atherosklerose-Risikofaktoren; sonographische Verlaufskontrollen.
- **operativ** (Rohr- oder Bifurkationsprothese)/**interventionell** (Stentprothese): Aneurysmaausschaltung, wenn Durchmesser > 4,5 (Frauen) bzw. > 5,0 cm (Männer) oder wenn symptomatisch. **Hauptkomplikation** nach Stentimplantation ist die Endoleckage.

fäße eine y-förmige Stentprothese in die Aorta abdominalis vorgebracht und nach Entfaltung das Aneurysma von innen abgedichtet. Um eine Stentprothese platzieren zu können, muss das Aneurysma eine geeignete Anatomie aufweisen. So darf z. B. der Aneurysmahals (Abstand zwischen Abgang der Nierenarterien und Aneurysma) nicht zu kurz sein. 70 % der Aneurysmen sind stentfähig. War diese Methode zunächst nur für nicht operationsfähige Patienten gedacht gewesen, wird sie wegen des im Vergleich zur Operation deutlich kürzeren Krankenlagers zunehmend, wann immer es technisch möglich ist, auch bei Patienten verwendet, bei denen keine Bedenken gegen eine Operation bestehen. Der Aortenstent bedarf im Gegensatz zur operativ eingebrachten Prothese einer steten Überwachung und Pflege. **Hauptkomplikation** nach Stentimplantation ist die Endoleckage (= der überbrückte Aneurysmasack wird weiter durchblutet und kann erneut wachsen). 90 % der Komplikationen entfallen auf Endoleckagen, 10 % auf Gefäßverschlüsse, 1 % auf Spätrupturen.

Prognose: Die AAA ist eine progrediente Erkrankung, abhängig von Ausgangsgröße (im Mittel 4 mm/Jahr); das **Rupturrisiko** korreliert mit dem Durchmesser (0,3–> 20 % pro Jahr); die **Mortalität** der elektiven Operativen des AAA liegt bei 4–6 % und steigt mit dem Alter, bei drohender Ruptur (19 %) bzw. stattgehabter Ruptur (> 50 %).

Prognose: Das AAA ist eine progrediente Erkrankung, wobei die Durchmesserzunahme abhängig von der Ausgangsgröße ist (im Mittel 4 mm/Jahr). Das **Rupturrisiko** korreliert streng mit dem Durchmesser des Aneurysmas. Bei einem Durchmesser < 4,0 cm beträgt es 0,3 %, bei ≥ 6 cm steigt das Risiko dramatisch auf Werte > 20 % pro Jahr an. Frauen und Patienten mit einer positiven Familienanamnese haben ein erhöhtes Rupturrisiko. Daher ist es sehr wichtig, den richtigen Zeitpunkt zur präventiven Therapie zu wählen. Die **Mortalität** der elektiven Operation des AAA liegt bei 4–6 % und steigt im Alter deutlich an. Bei drohender Ruptur liegt sie bei 19 %, bei rupturiertem Aneurysma bei über 50 %.

▶ Exkurs

▶ **Exkurs: Inflammatorisches Aortenaneurysma** Das inflammatorische Aortenaneurysma wurde früher für eine eigenständige Erkrankung gehalten, heute ist man der Auffassung, dass es sich dabei überwiegend um eine **entzündliche Verlaufsform des atherosklerotisch verursachten Aortenaneurysmas** handelt. Die Erkrankung ist durch einen perivaskulären entzündlichen Pannus gekennzeichnet (Periaortitis). Die Entzündung betrifft insbesondere Media, Adventitia und perivaskuläre Gewebe und befällt bevorzugt die Aorta abdominalis. Eine Erweiterung des Gefäßlumens ist nicht immer anzutreffen. Klinisch ist das Krankheitsbild durch die **Trias** abdominelle Schmerzen, Gewichtsverlust und eine CRP- oder BSG-Erhöhung gekennzeichnet. Die Erkrankung wird immunsuppressiv behandelt. Bei Größenwachstum gelten dieselben Indikationen zur aktiven Versorgung wie bei nicht inflammatorischen Aneurysmen.

4.8.2 Thorakales Aortenaneurysma

Epidemiologie: 26 % der Aneurysmaerkrankungen betreffen die **Aorta thoracalis** (s. Tab. **B-3.4**, S. 257).

Epidemiologie: 26 % der Aneurysmaerkrankungen betreffen die **Aorta thoracalis** (s. Tab. **B-3.4**, S. 257). Jeder 4. Patient weist ein begleitendes abdominelles Aortenaneurysma auf.

Ätiologie: Häufigste Ursache des Aneurysmas im Bereich der aszendierenden Aorta ist die **zystische Mediadegeneration**, im Bereich der deszendierenden Aorta die **Atherosklerose**.

Ätiologie: Häufigste Ursache des Aneurysmas im Bereich der **aszendierenden Aorta** ist die **zystische Mediadegeneration**, während im Bereich der **deszendierenden Aorta** die **Atherosklerose** die führende Rolle spielt. Die Erweiterung der Aorta ascendens kann zu einer Aorteninsuffizienz führen (**annuloaortale Ektasie**). Umgekehrt begünstigt eine Aorteninsuffizienz die Entstehung bzw. Progression eines Aszendensaneurysmas.

Klinik und Komplikationen: Mehr als 50 % sind asymptomatisch. Symptome entstehen bei Aorteninsuffizienz oder durch Kompressionen bzw. bei Komplikationen wie Dissektion und Ruptur.

Klinik und Komplikationen: Mehr als 50 % der Patienten weisen keine Symptome auf und werden zufällig diagnostiziert. Symptome entstehen bei Aorteninsuffizienz oder durch Kompressionen (Schluckbeschwerden, Stridor, Dyspnoe und Husten, obere Einflussstauung sowie Heiserkeit). Stenosierungen der Atemwege führen zu rezidivierenden Pneumonien. Bei schnellem Wachstum, Dissektion und Ruptur treten starke Brust- und Rückenschmerzen auf. Rupturen erfolgen ins Mediastinum, in die linke Pleura (hämorrhagischer Pleuraerguss), in die Speiseröhre oder in die Atemwege. Thromboembolische Komplikationen können alle nachgeschalteten Stromgebiete betreffen.

Diagnostik: Die Diagnostik wird mittels CT und MRT gestellt. Patienten > 40 Jahren müssen sich vor einer Intervention oder Operation wegen der hohen Koinzidenz der KHK einer Koronarangiographie unterziehen.

Therapie: Eine Indikation zum **präventiven, operativen Vorgehen** besteht bei einem Aneurysma der Aorta ascendens mit einem Durchmesser > 5,5 cm, bei Patienten mit positiver Familienanamnese, Marfan-Syndrom oder bikuspider Aortenklappe bereits ab 5,0 cm. Aneurysmen der Aorta descendens können in geeigneten Fällen auch mit **Stentgrafts** versorgt werden (s. Therapie der Aortendissektion, S. 288).

Prognose: Das **mittlere Wachstum** liegt bei 1 mm pro Jahr. Die **Rupturgefahr** liegt bei < 5 cm bei 2 %, bei solchen > 6 cm bei 7 % pro Jahr, die **operative Letalität** bei 5 %. Die **Mortalität** bei Ruptur beträgt bis zu 75 %.

Diagnostik: CT und MRT; ggf. Koronarangiographie (Patienten > 40 Jahren).

Therapie: Bei Aneurysmen der Aorta ascendens mit einem Durchmesser > 5,5 cm besteht **Operationsindikation** (bei Risikofaktoren bereits ab 5,0 cm). Aneurysmen der Aorta descendens können ggf. mit **Stentgrafts** versorgt werden.

Prognose: Die **Rupturgefahr** liegt bei Aneurysmen < 5 cm bei 2 %, bei > 6 cm bei 7 % pro Jahr, die **operative Letalität** bei 5 %.

4.8.3 Poplitea-Aneurysma

4.8.3 Poplitea-Aneurysma

▶ **Definition:** Ein Aneurysma der A. poplitea liegt vor, wenn der maximale sagittale Durchmesser des Gefäßes 12 mm überschreitet.

◀ **Definition**

Epidemiologie: Die A. poplitea ist mit bis zu 12 % der Aneurysmaerkrankungen das dritthäufigste betroffene Gefäß (s. Tab. **B-3.4**, S. 257). Überwiegend erkranken ältere Männer. Fast die Hälfte der Patienten mit einem Poplitea-Aneurysma zeigen entweder ein Aneurysma der kontralateralen A. poplitea und/oder ein begleitendes abdominelles Aortenaneurysma.

Epidemiologie: s. Tab. **B-3.4**, S. 257.

Ätiologie: s. auch Tab. **B-3.4**, S. 257. Meist handelt es sich um atherosklerotisch bedingte Aneurysmen. Falsche Aneurysmen sind selten und kommen posttraumatisch oder als Komplikation operativer Eingriffe vor.

Ätiologie: s. Tab. **B-3.4**, S. 257.

Klinik und Komplikationen: Mehr als ein Drittel der Patienten mit Poplitea-Aneurysma sind asymptomatisch. Symptome treten gehäuft bei Durchmessern > 3 cm auf, meist unter dem Bild eines akuten thrombotischen Verschlusses (ca. 30 %), einer peripheren Embolie (20 %), eines Kompressionssyndroms der V. poplitea (funktionelle oder thrombotische venöse Abflussstörung) oder des N. tibialis, oder einer Ruptur (dann häufig verbunden mit dem Bild eines akuten Verschlusses).

Klinik und Komplikationen: Meist wird das Aneurysma ab einem Durchmesser > 3 cm symptomatisch mit dem Bild eines akuten thrombotischen Verschlusses, einer peripheren Embolie, eines Kompressionssyndroms oder einer Ruptur.

▶ **Merke:** Das grundlegende klinische Problem des Poplitea-Aneurysmas ist der thrombotische Verschluss des Aneurysmas mit konsekutivem Verschluss der Unterschenkelgefäße und akuter kritischer Extremitätenischämie.

◀ **Merke**

Diagnostik: Die Diagnostik erfolgt mittels Sonographie. Eine Angiographie (MR-Angiographie, ggf. DSA) kann für die präzise Beurteilung der Abstromsituation an den Unterschenkelgefäßen („run-off") notwendig sein.

Diagnostik: Die Diagnostik erfolgt mittels Sonographie; ggf. Angiographie.

Therapie und Prognose: Eine Indikation zur **präventiven Operation** besteht bei symptomatischen (größenunabhängig), „kinkenden" Aneurysmen sowie bei einem Durchmesser > 2 cm. Die operative Therapie besteht in der Ausschaltung des Aneurysmas und in der Anlage eines Bypass-Systems (Venengraft). Der Abstrom („run-off") kann durch eine Lyse-Therapie der Unterschenkelarterien insbesondere in der akuten Situation verbessert werden. Asymptomatische Poplitea-Aneurysmen < 2 cm werden halbjährlich mit **Ultraschall kontrolliert**.
Tritt ein thrombotischer Verschluss auf, ist die **Komplikationsrate** der Notfalltherapie hoch. Die Amputationsrate liegt bei bis zu 30 %, die Sterblichkeit bei bis zu 5 %. Komplikationen entstehen vor allen Dingen durch die hohe Komorbidität, die Patienten mit Aneurysmen aufweisen. Dagegen ist die **Komplikationsrate** elektiver Eingriffe gering.

Therapie: Eine Operationsindikation besteht bei symptomatischem Aneurysma und > 2 cm Durchmesser. Die **operative Therapie** besteht in der Ausschaltung des Aneurysmas und in der Anlage eines Bypass-Systems (Venengraft), ggf. Lyse-Therapie.
Asymptomatische Aneurysmen < 2 cm werden **sonographisch verlaufskontrolliert**.
Die **Komplikationsrate** elektiver Eingriffe ist gering, bei thrombotischem Verschluss mit durchzuführender Notfalltherapie jedoch hoch.

4.8.4 Aneurysmen anderer Lokalisation

Aneurysmen der viszeralen, renalen und zerebrovaskulären Gefäße sind eher selten.

4.8.4 Aneurysmen anderer Lokalisation

Aneurysmen der viszeralen, renalen und zerebrovaskulären Gefäße sind eher selten.

Viszerale Aneurysmen (z.B. der Aa. lienales) treten bevorzugt bei Frauen auf und finden sich nicht selten bei komplexen hereditären Krankheitsbildern. Bei chronischen Pankreatitiden kann es zu Pseudoaneurysmen der A. lienalis kommen. Die Aneurysmen rupturieren meist gedeckt ins Retroperitoneum. Die Ruptur ist von Gefäßverschlüssen begleitet.

Aneurysmen der zerebrovaskulären Gefäße finden sich meist intrakraniell. Ihre Ruptur kann zu Subarachnoidalblutungen (SAB) und intrazerebralen Blutungen führen. Neben den entsprechenden Symptomen einer SAB und dem hämorrhagischen Insult bei intrazerebraler Blutung sind die Patienten insbesondere durch die Steigerung des Hirndrucks bedroht (vgl. S. 274).

Aneurysma spurium der Leistenregion

Aneurysma spurium der Leistenregion

▶ Definition

▶ **Definition:** Unter einem Aneurysma spurium versteht man einen perivaskulären, mit dem Gefäßlumen über einen Gefäßwanddefekt kommunizierenden, durchbluteten Hohlraum (vgl. auch S. 260). Ein Aneurysma im strengen Sinn liegt somit nicht vor.

Ätiologie: meist Komplikation eines diagnostischen oder interventionellen Eingriffs.

Ätiologie: Beim Aneurysma spurium der A. femoralis handelt es sich meist um eine Komplikation eines diagnostischen oder interventionellen Eingriffs (z.B. nach Gefäßpunktion) oder eines nicht iatrogenen Gefäßtraumas.

Klinik: schlagartige druckschmerzhafte Schwellung der Leistenregion.

Klinik: Meist entwickelt sich das Krankheitsbild in den ersten 24 h nach der Untersuchung oder dem Trauma, selten später (bis zu einer Woche). Die Patienten klagen über eine **schlagartig** entstandene **druckschmerzhafte Schwellung der Leistenregion.**

Diagnostik: Die klinische Diagnose wird mit der **farbkodierten Duplexsonographie** gesichert.

Diagnostik: Auskultatorisch zeigt sich über der Leistenregion der Befund eines unreinen Aortenvitiums (lautes spindelförmiges gemischtfrequentes Systolikum, leises hochfrequentes Sofortdiastolikum), der pathognomonisch ist. Die Diagnose wird mit der **farbkodierten Duplexsonographie** gesichert, die eine oder auch mehrere durchblutete perivaskuläre Höhlen („Fuchsbau") zeigt, die über einen Aneurysmastiel mit einem normalkalibrigen Gefäß in Verbindung stehen. Häufig sind bei der Erstdiagnose Teile des Aneurysmas bereits thrombosiert.

Therapie: Aneurysmen < 2 cm Durchmesser bedürfen keiner aktiven Therapie, sie thrombosieren spontan. Größere Aneurysmen werden sonographisch geführt manuell komprimiert.

Therapie: Aneurysmen < 2 cm Durchmesser bedürfen keiner aktiven Therapie, sondern thrombosieren in den nächsten 2 Monaten spontan (ggf. Antikoagulation zurückfahren). Größere Aneurysmen werden sonographisch geführt manuell komprimiert. Gelingt dies nicht, kann das Aneurysma durch eine ebenfalls sonographisch geführte Injektion von Thrombin verschlossen werden. Äußerst selten ist eine operative Versorgung notwendig.

◉ B-4.12

◉ **B-4.12** **CTA-3D-Rekonstruktion eines Aneurysma spurium in der Leistenregion (Pfeil)**

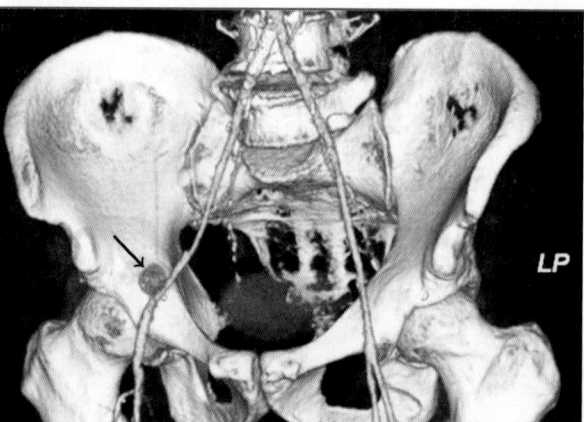

4.9 Spezielle Dissektionsform

4.9.1 Thorakale Aortendissektion

Epidemiologie: Die Dissektion der thorakalen Aorta ist das klassische Krankheitsbild aus dem Formenkreis der Dissektionen. Sie kann in einem dilatierten (Aneurysma dissecans, s. auch S. 258) wie auch in einem nicht dilatierten Gefäßabschnitt auftreten. Ihre **Inzidenz** beträgt 2,9/100 000 Einwohner und Jahr. Sie ist vor allen Dingen eine Erkrankung des 6. und 7. Lebensjahrzehnts mit einer Bevorzugung des männlichen Geschlechts (2 : 1). 75 % der Patienten weisen anamnestisch eine arterielle Hypertonie auf. 65 % der Aortendissektionen beginnen in der Aorta ascendens, 20 % in der Aorta descendens, 10 % im Bogen und 5 % abdominell.

Klassifikation: Zur Einteilung der thorakalen Aortendissektion werden die Klassifikation nach Stanford (Stanford A und B) sowie die ältere Klassifikation nach deBakey (deBakey I, II und III) verwendet. Entscheidend für die Prognose der thorakalen Aortendissektion ist die Beteiligung der Aorta ascendens. Dieser Tatsache tragen die beiden Klassifikationen Rechnung (Abb. **B-4.13**).

Klinik: Leitsymptom ist der **plötzlich mit voller Intensität einsetzende, vernichtende Schmerz**, der je nach Lokalisation der Dissektion hinter dem Brustbein, zwischen den Schulterblättern sowie im Rücken lokalisiert sein kann. Der Schmerz kann entsprechend dem anatomischen Fortschreiten der Dissektion wandern (z.B. von retrosternal zum Rücken). Neben dem Schmerz können sich eine Reihe von Symptomen zeigen, die durch Gefäßverschlüsse, Kompression umgebender Strukturen oder Einbruch in verschiedenen Strukturen entstehen (Tab. **B-4.6**).

> ▶ **Merke:** Tritt bei der Aortendissektion eine Hypotension bzw. ein Schock auf, kann dies durch einen Volumenmangel (Sequestration von Blut in der Gefäßwand, gedeckte oder freie Ruptur), ein Herzversagen bei akuter Aorteninsuffizienz, eine Perikardtamponade oder vasovagal bedingt sein.

Diagnostik: Wesentlich bei der Diagnostik der Aortendissektion ist es, an das Krankheitsbild zu denken! Die Diagnose wird mittels CT und/oder transösophagealer Echokardiographie (TEE) gestellt. Ein transthorakales Echo (TTE) beweist eine klinisch diagnostizierte Aorteninsuffizienz bzw. Perikardtamponade und kann erste Hinweise auf die vermutete Dissektion bringen. Das CT zeigt neben der Lokalisation und Ausdehnung auch mögliche Kompressionen benachbarter Strukturen sowie gedeckte und offene Rupturen. Die Beteiligung der extrakraniellen hirnversorgenden wie auch der viszeralen Gefäße kann farbdopplersonographisch diagnostiziert werden.

4.9 Spezielle Dissektionsform

4.9.1 Thorakale Aortendissektion

Epidemiologie: Dies ist das klassische Krankheitsbild aus dem Formenkreis der Dissektionen. Die **Inzidenz** beträgt 2,9/100 000 Einwohner pro Jahr. Es handelt sich um eine Erkrankung des 6. und 7. Lebensjahrzehnts mit Bevorzugung des männlichen Geschlechts. 65 % der Aortendissektionen beginnen in der Aorta ascendens.

Klassifikation: zur Einteilung der thorakalen Aortendissektion nach Stanford und deBakey s. Abb. **B-4.13**.

Klinik: Leitsymptom ist der **plötzlich mit voller Intensität einsetzende, vernichtende Schmerz**, der je nach Lokalisation der Dissektion hinter dem Brustbein, zwischen den Schulterblättern sowie im Rücken lokalisiert sein kann. Weitere mögliche Symptome zeigt Tab. **B-4.6**.

◀ **Merke**

Diagnostik: Wesentlich bei der Diagnostik der Aortendissektion ist es, an das Krankheitsbild zu denken! Die Diagnose wird mittels CT und/oder transösophagealer Echokardiographie (TEE) gestellt; ggf. transthorakale Echokardiographie (TTE).

⊙ B-4.13 | **Klassifikation der thorakalen Aortendissektion nach Stanford und deBakey**

Stanford-Klassifikation

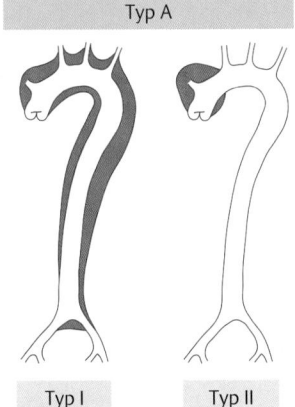

Typ A

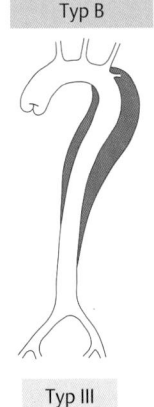

Typ B

Stanford A und **deBakey I und II** zeigen die Beteiligung der Aorta ascendens an. Stanford A zeigt die Erkrankung der Aorta ascendens ohne Angabe über das Ausmaß der Beteiligung der distalen Aortenabschnitte an. Die ältere Einteilung nach deBakey differenziert bei einem Ausgangspunkt der Dissektion in der Aorta ascendens je nach Ausdehnung den Typ I, wenn die Dissektion die gesamte Aorta – u.U. bis in die Beckengefäße – erfasst, vom Typ II, wenn ausschließlich die Aorta ascendens betroffen ist.
Als **Stanford Typ B** und **deBakey Typ III** werden alle Dissektionen der thorakalen Aorta klassifiziert, die nicht die Aorta ascendens beteiligen. In aller Regel handelt es sich dabei um Dissektionen der Aorta descendens. Eine isolierte Dissektion des Arkus ist wie eine Beteiligung des Arkus an einer Dissektion der Aorta descendens ebenfalls eine Dissektion Typ B bzw. Typ III.

Typ I   Typ II   Typ III

DeBakey-Klassifikation

B-4.6	Weitere Symptome bei thorakaler Aortendilatation und -dissektion (neben dem Leitsymptom Schmerz)

Ursachen	klinische Symptome
Stenosen oder Verschlüsse von Gefäßen (durch Wandhämatome oder eine Dissektionsmembran)	**kritische Ischämie** im betroffenen Versorgungsgebiet
Verlegung der aus dem Aortenbogen abgehenden hirnversorgenden Gefäße (6 %)	Sprachstörungen, Halbseitenlähmung, Bewusstlosigkeit
Versorgung des Rückenmarks durch die jeweiligen Aa. intercostales unterbrochen	Querschnittslähmung (Paraplegie)
Verschluss des Truncus coeliacus	Leberuntergang (zunächst nur laborchemisch erkennbar)
Verlegung des A. mesenterica superior (3–5 %)	akute Darmischämie mit zunächst uncharakteristischen abdominellen Symptomen bis hin zum Bild eines akuten Abdomens
Verschluss einer Nierenarterie (5–8 %)	heftige abdominelle Symptomatik, der zeitversetzt Oligurie und Anurie folgen
akute Verschluss-Syndrome an den Extremitäten (12 %)	Blutdruckdifferenz, Leriche-Syndrom
Kompressionen oder Klappeninsuffizienz bei zusätzlicher Gefäßdilatation	
V. cava superior	obere Einflussstauung
obere Atemwege	Bronchialobstruktion
N. recurrens	Stimmbandlähmung
sympathisches oberes zervikales Ganglion	Horner-Syndrom
Dilatation des Aortenklappenringes	akut schwere Aorteninsuffizienz möglich, die ein Herzversagen nach sich ziehen kann
Ruptur in angrenzende Organe	
Perikard	Perikardtamponade mit Hypotension, Dyspnoe, Tachykardie, oberer Einflussstauung, Pulsus paradoxus
Pleura	Hämorrhagischer Erguss, Hämoptoe
Ösophagus	Hämatemesis
Mediastinum	Kompression des linken Vorhofs mit Symptomen wie bei Perikardtamponade

Wichtig ist es, elektrokardiographisch eine Beteiligung der Koronarien zu erkennen (Liegt ein akutes Koronarsyndrom durch Verlegung der Koronararterien vor?).

Der Pulsstatus zeigt eine mögliche Beteiligung der Extremitäten und weist weiterhin über den Nachweis eines Pulsus paradoxus auf einen hämodynamisch relevanten Perikarderguss hin. Ein Sofortdiastolikum sowie eine große Blutdruckamplitude sind charakteristisch für eine Aorteninsuffizienz.

Therapie: Akutversorgung: Die Aortendissektion ist ein Notfall (Mortalität bei Stanford Typ A beträgt 1 % pro Stunde!). Die Akutversorgung hat die Stabilisierung der Kreislaufverhältnisse (Normotension bei Hypertension, Hypotension und Schock) sowie die Schmerzbekämpfung (Morphin) während der Notfalldiagnostik bis zur definitiven Therapie zum Ziel.

Therapieziele sind die Verhinderung von Ruptur und Tamponade, die Behebung lokaler Ischämien sowie bei erfolgter Ruptur die Wiederherstellung der Integrität des Gefäßes. Bei Aortendissektionen **Stanford Typ A, bzw. deBakey I und II** besteht **immer** eine **Operationsindikation**. Dabei wird die Aorta ascendens durch eine Prothese ersetzt (bei beeinträchtigter Aortenklappe zusätzlich klappentragende Prothese bzw. Reinsertion der Nativklappen in die Prothese). Die Dissektionsmembran im Arcus und der Aorta descendens werden belassen, sofern keine Verlegung von Gefäßabgängen vorliegt. Ist dies der Fall, kann die Membran interventionell gefenstert und der freie Zufluss zum abgehenden Gefäß durch einen Stent gesichert werden.

Die **Dissektion der Aorta descendens** wird primär **konservativ** behandelt (Blutdruckkontrolle). Eine Indikation zum aktiven Vorgehen ist bei persistierenden Schmerzen, Ruptur und ischämischen Komplikation gegeben. Die Versorgung der Aorta descendens kann auch über einen Stentgraft erfolgen.

Die **Dissektion der Aorta descendens** wird primär **konservativ** behandelt (Blutdruckkontrolle).

▶ **Klinischer Fall:** Ein 55-jähriger Mechaniker fühlt sich beim morgendlichen Arbeitsantritt um 6 : 00 Uhr nicht wohl. Er empfindet einen dumpfen Brustschmerz. Vor einem Jahr war bei ihm, nachdem er rezidivierend belastungsabhängige Angina-pectoris-Beschwerden verspürt hatte, eine Stentimplantation bei hochgradiger RIVA-Stenose durchgeführt worden. Auf dem Weg zur Werkbank wird der Patient kaltschweißig und kollabiert. Der herbeigerufene Notarzt bringt den Patienten unter der Verdachtsdiagnose Myokardinfarkt direkt in das Katheterlabor des nahe gelegenen Universitätsklinikums. Hier zeigt das Ruhe-EKG keine Besonderheiten, das Troponin I ist negativ, die Brustschmerzen haben allerdings zugenommen und sind von der Qualität ähnlich wie die Belastungsangina vor einem Jahr. Daraufhin wird unter der Verdachtsdiagnose eines akuten Koronarsyndroms eine **Herzkatheteruntersuchung** durchgeführt, die ein gutes Ergebnis nach Stentimplantation des RIVA sowie lediglich Wandunregelmäßigkeiten in den übrigen Gefäßen zeigt. Der Patient wird auf Normalstation verlegt, eine echokardiographische Untersuchung angemeldet. Nachdem der Patient nach 6 Stunden wieder aufstehen kann, kollabiert er auf dem Weg zum Kaffeeautomaten erneut und wird auf Intensivstation gebracht. Die dort sofort durchgeführte **echokardiographische Untersuchung** zeigt einen systolisch 2 cm messenden Perikarderguss. Unter der Verdachtsdiagnose Aortendissektion wird notfallmäßig ein **CT** durchgeführt. Es bestätigt die Verdachtsdiagnose: eine Aortendissektion Typ Stanford A wird dokumentiert. Der Patient wird in die Kardiochirurgie verlegt und sofort notfallmäßig operiert. Es erfolgte ein Ersatz der Aorta ascendens, die Aortenklappen werden reinseriert (Operation nach David). Der postoperative Verlauf gestaltet sich komplikationslos.

◀ **Klinischer Fall**

5 Erkrankungen der Venen – allgemeiner Teil

5 Erkrankungen der Venen – allgemeiner Teil

5.1 Einleitung

Erkrankungen der Venen sind ausgesprochen häufig und zählen zu den Volkskrankheiten. Sie betreffen vornehmlich die unteren Extremitäten. Im Zentrum der Pathophysiologie stehen die **gestörte Klappenfunktion** und die daraus resultierende **venöse Hypertonie**. Bei Reihenuntersuchungen zeigt ein Drittel der erwachsenen Bevölkerung der Industrienationen eine Klappeninsuffizienz in wenigstens einem Venensegment. Bei mehr als 80 % finden sich kleinere Krampfadern (Besenreiservarizen, retikuläre Varizen) und bei bis zu einem Drittel größere Krampfadern (Stammvarizen). 3–10 % der Untersuchten weisen Hautveränderungen, 1 % eine Ulkusanamnese und 0,3 % ein florides Ulcus cruris infolge einer Venenerkrankung auf. Neben der **primären Varikose** zählen die **Phlebothrombose** (tiefe Venenthrombose, S. 299) mit der Frühkomplikation der Lungenarterienembolie und der Spätkomplikation des **postthrombotischen Syndroms** (PTS, S. 310), die **Thrombophlebitis** (S. 309) und die **chronisch venöse Insuffizienz** (CVI, S. 311) zu den klassischen „venösen" Krankheitsbildern.

5.1 Einleitung

Bei bis zu 80 % der Bevölkerung der Industrienationen zeigen sich leichtere Formen von Venenerkrankungen. Im Zentrum der Pathophysiologie stehen die **gestörte Klappenfunktion** und die daraus resultierende **venöse Hypertonie**. Wichtige Erkrankungen sind:
- primäre Varikose
- Phlebothrombose
- postthrombotisches Syndrom
- Thrombophlebitis
- chronisch venöse Insuffizienz.

5.2 Anatomische und physiologische Besonderheiten venöser Gefäße

5.2.1 Anatomie der Venenwand

5.2 Anatomische und physiologische Besonderheiten venöser Gefäße

5.2.1 Anatomie der Venenwand

Der prinzipiell **dreischichtige Aufbau** der Venenwand aus Tunica intima, media und externa (adventitia) wurde bereits auf S. 226 besprochen. Da die Venenwand dünner ist als die arterieller Gefäße, ist eine Abgrenzung der verschiedenen Schichten weniger deutlich.

Die venöse Gefäßwand besitzt wie die arterielle einen **dreischichtigen Aufbau** (s. S. 226), ist aber deutlich dünner. Ihre Dicke ist an den lokalen Druck angepasst.

Durch Duplikatur der **Intima** entstehen die paarigen **Venenklappen**, die einen venösen Transport lediglich zum Herzen hin zulassen.

▶ Merke

Die **Media** regelt über spiralförmig angeordnete Muskelfasern und elastische Netzstrukturen den **Gefäßtonus**.

Die **Adventitia** dient der **mechanischen Stabilisierung**.

5.2.2 Der besondere Aufbau des Venensystems der Extremitäten

▶ Merke

Die **oberflächlichen Venen** dränieren das Blut aus Haut und subkutanem Gewebe über die transfaszialen Venen in das Leitvenensystem.
Das **tiefe Venensystem** verläuft intrafaszial zwischen den einzelnen Muskelgruppen parallel zum arteriellen Gefäßsystem. Viele tiefe Venenabschnitte sind paarig angelegt.

Die Strömungsrichtung wird durch **Venenklappen** gesichert.

Spezielle Anatomie der oberflächlichen Venen der unteren Extremitäten

▶ Merke

Die **V. saphena magna** entspringt den medialen Anteilen des venösen Fußrückenbogens und mündet in die V. femoralis communis.

Die Dicke der Venenwand ist an den lokal herrschenden Blutdruck angepasst. So zeigen die Venen der unteren Extremitäten, die im Stehen die höchsten Drücke im Venensystem aufweisen, die größten Wanddicken. Von den 3 Schichten der Gefäßwand ist die Adventitia in der Regel am stärksten ausgebildet.

Die **Tunica intima** der Venen ist vom Grundaufbau der der Arterien vergleichbar. Eine Besonderheit venöser Gefäße sind die **Venenklappen**, die eine durch kollagene Fasergeflechte verstärkte Duplikatur der Intima darstellen. Die Form der jeweils 2 gegenüberliegenden Venenklappen ist taschenförmig und so ausgerichtet, dass ein **venöser Transport** nur zum Herzen hin erfolgen kann. Voraussetzung für einen suffizienten Transport ist eine an die Größe der Klappen angepasste Gefäßweite.

▶ **Merke:** Venenklappen finden sich regelhaft in Extremitäten- und Halsvenen. Sie fehlen in aller Regel in der V. cava superior und inferior, den Becken-, Organ- und Muskelvenen.

Die **Tunica media** weist in den mittelgroßen und kleinen Venen spiralförmig angeordnete Bündel aus glatter Muskulatur auf, die mit elastischen Netzen und kollagenen Fasern verwoben sind, über die der **Tonus** des venösen Gefäßes reguliert wird.
Aufgabe der **Tunica adventitia** ist es, die auf die Venen von außen einwirkenden Kräfte aufzufangen und zu garantieren, dass z. B. herznahe Venen und die Venen im Gelenkbereich (Gelenkpumpe) nicht kollabieren.

5.2.2 Der besondere Aufbau des Venensystems der Extremitäten

▶ **Merke:** An den Extremitäten werden ein **oberflächliches** und ein **tiefes Venensystem** unterschieden, die durch die Fascia superficialis voneinander getrennt sind. Das oberflächliche Venensystem wird auch als epi-, supra- und extrafasziales, das tiefe Venensystem als subfasziales oder Leitvenensystem bezeichnet. Oberflächliches und tiefes Venensystem stehen durch Venen, die die Faszie durchbohren, miteinander in Verbindung (Vv. perforantes, Perforatoren, transfasziales Venensystem) (Abb. **B-5.1**).

Die **oberflächlichen Venen** sammeln das Blut aus Haut und subkutanem Gewebe und dränieren es über die transfaszialen Venen in das Leitvenensystem. Das **tiefe Venensystem** der Extremitäten verläuft in den Faszien zwischen benachbarten Muskelgruppen (intermuskulär und intrafaszial) streng parallel zum arteriellen System. Viele tiefe Venenabschnitte sind paarig angelegt, regelhaft die Venen des Unterschenkels und des Unterarms. Aber auch Knie-, Oberschenkel- und Oberarmvenen können Doppelungen aufweisen. Zu den tiefen Venen werden auch die Muskelvenen, die das Blut aus der Muskulatur in die Leitvenen dränieren, gerechnet.
Die Strömungsrichtung in den Venen der Extremitäten wird durch Ventile, die **Venenklappen**, gesichert.

Spezielle Anatomie der oberflächlichen Venen der unteren Extremitäten

▶ **Merke:** Im oberflächlichen Venensystem der unteren Extremitäten lassen sich medial (V. saphena magna) und dorsal (V. saphena parva) gelegen 2 große Sammelvenen unterscheiden, die als Stammvenen bezeichnet werden (Abb. **B-5.1**). Stammvenen haben keine arteriellen Begleitgefäße.

Die **V. saphena magna** verläuft vor dem medialen Knöchel und zieht über die Innenseite von Unter- und Oberschenkel bis auf Höhe der Leistenfalte, um dort die Faszie zu durchbohren und in die V. femoralis communis einzumünden.

⊚ **B-5.1** | **Anatomie des Venensystems am Bein**

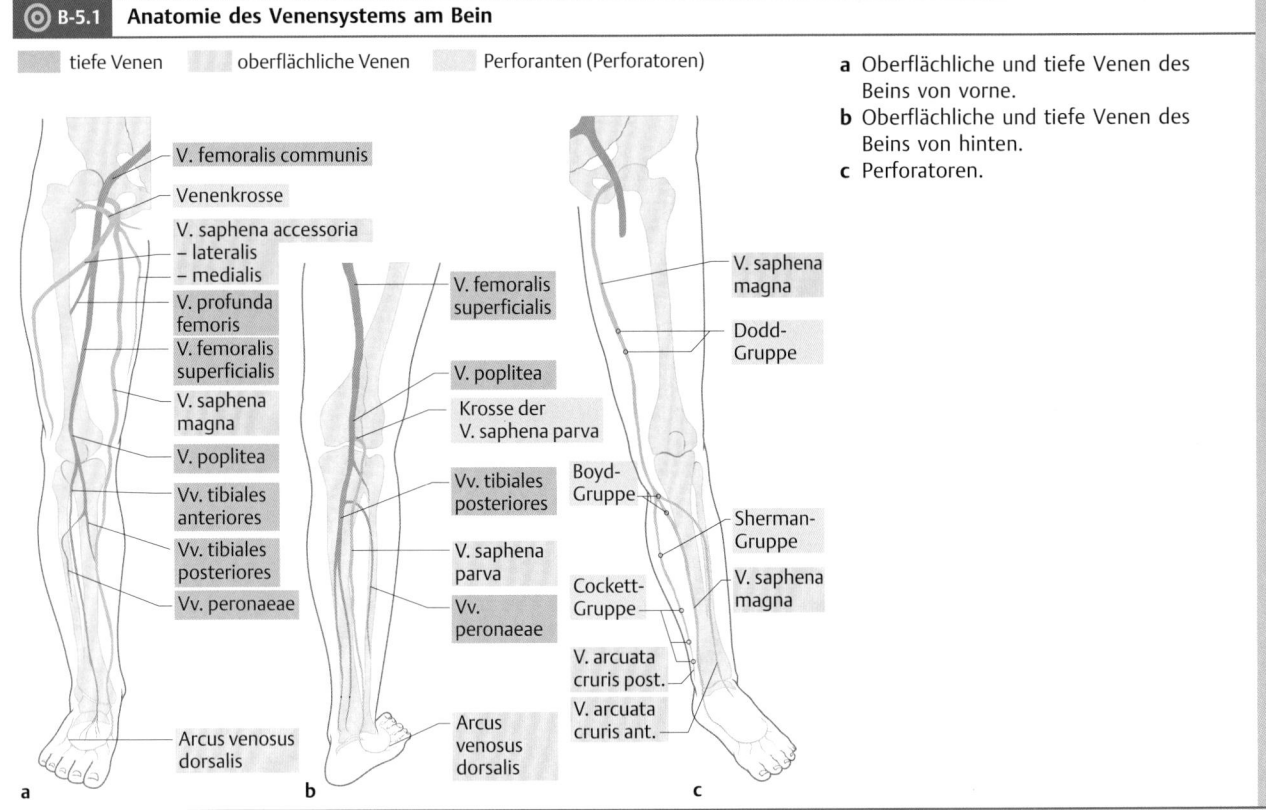

tiefe Venen   oberflächliche Venen   Perforanten (Perforatoren)

a Oberflächliche und tiefe Venen des Beins von vorne.
b Oberflächliche und tiefe Venen des Beins von hinten.
c Perforatoren.

Labels in figure a:
- V. femoralis communis
- Venenkrosse
- V. saphena accessoria – lateralis – medialis
- V. profunda femoris
- V. femoralis superficialis
- V. saphena magna
- V. poplitea
- Vv. tibiales anteriores
- Vv. tibiales posteriores
- Vv. peronaeae
- Arcus venosus dorsalis

Labels in figure b:
- V. femoralis superficialis
- V. poplitea
- Krosse der V. saphena parva
- Vv. tibiales posteriores
- V. saphena parva
- Vv. peronaeae
- Arcus venosus dorsalis

Labels in figure c:
- V. saphena magna
- Dodd-Gruppe
- Boyd-Gruppe
- Sherman-Gruppe
- Cockett-Gruppe
- V. saphena magna
- V. arcuata cruris post.
- V. arcuata cruris ant.

Die **V. saphena parva** entspringt aus den lateralen Anteilen des venösen Fußrückenbogens, zieht hinter dem lateralen Knöchel zur Mitte der Wade, um in der Kniekehle in die V. poplitea einzumünden.

Die Stammvenen, insbesondere die V. saphena magna, nehmen eine Reihe von **Seitenästen** auf. Wichtige Seitenäste der V. saphena magna sind die **Vv. saphenae accessoriae lateralis** und **medialis** am Oberschenkel sowie die **hinteren** und **vorderen Bogenvenen** (V. arcuata cruris posterior et anterior) am Unterschenkel. Die Stammvenen und ihre Seitenäste sind untereinander (epifaszial) durch **Vv. communicantes** verbunden.

Beim transfaszialen Venensystem werden **direkte** und **indirekte Perforatoren** unterschieden. Wichtige direkte Perforatoren am Unterschenkel sind die **Cockett-Venen**, die die hintere Bogenvene mit den Vv. tibiales posteriores auf Höhe und oberhalb des Innenknöchels „direkt" verbinden. Indirekte Perforatoren dränieren das Blut aus den epifaszialen Abschnitten über Muskelvenen in die tiefen Venen. Wichtige Muskelvenen sind die **unteren Soleusvenen** und die **Vv. gastrocnemiae**. An jedem Bein finden sich bis zu 150 Perforatoren.

▶ **Merke:** 85–90 % des Blutes verlassen die unteren Extremitäten über das Leitvenensystem, 10–15 % über die Stammvenen.

◀ **Merke**

5.2.3 Aufgaben des venösen Systems

Aufgaben der Venen des **großen Kreislaufs** sind:
- Sammeln des Blutes
- Speichern des Blutes
- bedarfsgerechter Rücktransport des Blutes zum rechten Herzen.

Die **V. saphena parva** entspringt aus den lateralen Anteilen des venösen Fußrückenbogens und mündet in die V. poplitea.

Stammvenen zeigen eine Reihe von **Seitenästen**.

Beim transfaszialen Venensystem sind **direkte** und **indirekte Perforatoren** zu unterscheiden.

5.2.3 Aufgaben des venösen Systems

Aufgaben der Venen des **großen Kreislaufs** sind:
- Sammeln des Blutes
- Speichern des Blutes
- bedarfsgerechter Rücktransport des Blutes zum rechten Herzen.

▶ **Merke:** Die bedarfsadaptierte Füllung des rechten Ventrikels ist neben der erhaltenen Kontraktilität des linken Ventrikels und einer freien Durchgängigkeit der Lungengefäße die elementare Voraussetzung zur Aufrechterhaltung eines adäquaten Herzzeitvolumens und arteriellen Blutdrucks.

Sammelfunktion

Die venösen Gefäße vereinigen sich zu Gefäßen immer größeren Durchmessers und münden schließlich in die **V. cava superior** und die **V. cava inferior**.

Das Blut aus dem Gastrointestinaltrakt gelangt über die Pfortader und ein zweites Kapillargefäßsystem in die V. cava inferior.

Sammelfunktion

Das sauerstoffarme Blut fließt aus den Kapillaren über Venolen und kleinste Venen in Venen immer größeren Durchmessers, die sich schließlich zur oberen und unteren Hohlvene vereinigen. Die **V. cava superior** sammelt das Blut aus Kopf-, Hals- und Brustorganen und den oberen Extremitäten, die **V. cava inferior** aus den Organen des Abdomens und Retroperitoneums (Leber, Nieren, Genitalien) und den unteren Extremitäten.

Das Blut aus dem Gastrointestinaltrakt, der Milz und dem Pankreas nimmt einen besonderen Weg zur unteren Hohlvene: Es wird zunächst im **Pfortadersystem** gesammelt und gelangt anschließend in ein zweites venöses Kapillarbett, die Lebersinusoide. Von dort fließt es über die Zentralvenen in die Lebervenen und die untere Hohlvene.

Speicherfunktion

Durch die **hohe Dehnbarkeit** des venösen Systems ist eine Aufnahme von großen Mengen Blut bei geringem Druck möglich. Ein Maß für die **Speicherkapazität** der Venen ist die **Volumendehnbarkeit**, die mithilfe der **Venenverschlussplethysmographie (VVP)** gemessen werden kann (Abb. **B-5.2**).

Speicherfunktion

In Ruhe befinden sich ca. 85 % des zirkulierenden Blutvolumens im kleinen Kreislauf und in den Venen des großen Kreislaufs. Hiervon entfallen 70 % auf die extrathorakal gelegenen Venenabschnitte. Der mittlere venöse (Füllungs-) Druck (statischer Druck) beträgt im Liegen 15 mmHg. Mit diesem Druck können ca. 3 Liter Blut in den Venen gespeichert werden. Voraussetzung für die Aufnahme dieses großen Blutvolumens unter einem geringen Druck ist die im Vergleich zu den arteriellen Gefäßen sehr **hohe Dehnbarkeit** der venösen Gefäßwand. Die **Volumendehnbarkeit** ist ein Maß für die **Speicherkapazität** eines Gefäßes. Sie ist definiert als die Menge Blut, die pro Druckeinheit in einem Gefäßsegment aufgenommen werden kann. Sie lässt sich mithilfe der Methode der **Venenverschlussplethysmographie** (**VVP**) messen (Abb. **B-5.2**, siehe auch S. 241).

◉ **B-5.2**   **Venenverschlussplethysmographie**

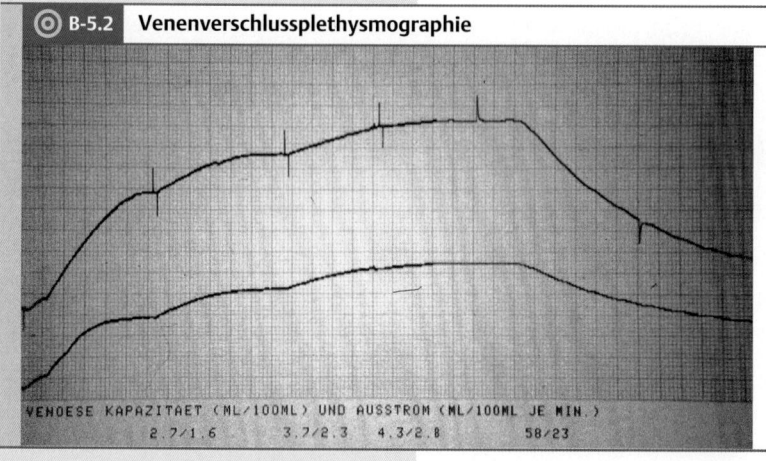

VENOESE KAPAZITAET (ML/100ML) UND AUSSTROM (ML/100ML JE MIN.)
2.7/1.6   3.7/2.3   4.3/2.8   58/23

Mithilfe der Venenverschlussplethysmographie wird die Volumendehnbarkeit eines Gefäßes dokumentiert. Die obere der beiden Kurven zeigt einen physiologischen Kurvenverlauf mit relativ größerem Volumenanstieg als in der unteren Kurve bei thromboseverdächtigem Befund: Die venöse Kapazität und der venöse Ausstrom sind hier deutlich erniedrigt.

Bedarfsgerechter Rücktransport

Wesentlich für einen bedarfsgerechten Rücktransport sind:
- dynamischer Druck
- Ventilebenenmechanismus
- Atempumpe
- Extremitätenpumpe.

Bedarfsgerechter Rücktransport

Für einen bedarfsgerechten Rücktransport sind folgende Komponenten entscheidend:
- dynamischer Druck (vis a tergo, Staudruck)
- Ventilebenenmechanismus
- Atempumpe
- Extremitätenpumpe.

Druck im venösen System: Der Druck im venösen Gefäßsystem setzt sich aus 3 Komponenten zusammen:

- **dynamischer Druck:** Von dem vom linken Ventrikel erzeugten Druckgradienten stehen nach der Passage der Kapillaren und Venolen dem Venensystem nur noch ca. 15 mmHg zur Verfügung. Dieser Druck wird als **vis a tergo** bezeichnet.
- **statischer Druck:** Er entsteht durch Füllung eines elastischen Gefäßes mit Blut (Füllungsdruck).
- **hydrostatischer Druck:** Der venöse Druck variiert erheblich mit der Körperlage. Im Stehen stellt sich in der V. femoralis communis wegen des Fehlens von Venenklappen zwischen rechtem Vorhof und Leistenvenen ein Druck ein, der dem Gewicht der Blutsäule über dem Messpunkt entspricht. Bei dicht schließenden Klappen der Oberschenkelvenen wird der hydrostatische Druck zunächst nicht an die Extremität weitergegeben. Bei längerem Stehen kommt es allerdings durch den ständigen Zufluss von Blut aus dem Kapillarbett über die Venolen in das tiefe Beinvenensystem zu einer Dehnung der Venen mit Dehiszenz des Klappenapparates. So stellt sich schließlich bis zum Fuß eine kommunizierende Flüssigkeitssäule ein. Im Fußbereich wird dann ein hydrostatischer Druck gemessen, der dem vollen Gewicht dieser Blutsäule entspricht und je nach Körpergröße 90–100 mmHg erreichen kann.

> ▶ **Merke:** Für die Gesundheit der unteren Extremität ist es von entscheidender Bedeutung, dass dieser hohe Druck durch Gehen reduziert werden kann.

Ventilebenenmechanismus: Während der Ventrikelkontraktion wird die Ventilebene zur Herzspitze verlagert. Hierdurch wird das venöse Blut in den zentralen Gefäßen bereits mit diesen Gefäßen in jene Bereiche des Thorax verlagert, in denen sich der rechte Ventrikel nach seiner Relaxation wieder befinden wird. Bei der Entspannung des Herzens in der Diastole bewegt sich der Ventrikel diesem Blut entgegen und füllt sich schlagartig.

Atempumpe: Einen wesentlichen Anteil am venösen Rückfluss hat die Atmung. Sie arbeitet im rhythmischen Wechsel zwischen Exspiration und Inspiration als eine Zweiphasenpumpe. Durch sie werden wechselnde Druckgradienten zwischen den unteren Extremitäten und der V. cava inferior einerseits und zwischen der V. cava inferior und dem rechten Vorhof andererseits erzeugt.
Beim **Ausatmen** entsteht durch das Höhertreten des Zwerchfells abdominell eine Druckerniedrigung. Hierdurch ist der Druck in der V. cava inferior niedriger als der Druck in den Venen der unteren Extremitäten. Die Folge ist ein Einstrom von Blut aus den Extremitätenvenen in die Beckenvenen und die V. cava inferior.
Beim **Einatmen** kehren sich die Druckverhältnisse um. Durch das Tiefertreten des Zwerchfells entsteht ein abdomineller Überdruck. Der Einstrom aus den Extremitätenvenen in die Beckenvenen und in die V. cava inferior nimmt ab, der Ausstrom aus der V. cava inferior zum rechten Vorhof zu. Ein Rückstrom aus den in aller Regel klappenlosen Beckenvenen in die Beinvenen wird durch deren Klappen verhindert. Die Modulation, die der venöse Rückstrom durch die Atmung erfährt, lässt sich dopplersonographisch darstellen.

Extremitätenpumpe: An den unteren Extremitäten ist die Extremitätenpumpe zur Vis a tergo des linken Ventrikels in Serie geschaltet. Vereinfachend wird sie oft als **Muskelpumpe** bezeichnet. Die Wirkung dieser Pumpe entsteht durch ein komplexes Zusammenspiel von Muskulatur, Faszien- und Gelenkapparat beim Gehen. Beim Stehen, Sitzen und Liegen ist die Extremitätenpumpe nicht wirksam.
Bei der Muskelpumpe im strengen Sinn werden die Venen durch die Muskelkontraktion mit den Faszien als Widerlager komprimiert und Blut zum Herzen transportiert (Abb. **B-5.3**). Im Gelenkbereich werden in bestimmten Phasen der Gehbewegung insbesondere oberflächliche Venen durch ihre Fixierung an den Faszien aufgespannt, wodurch ein relativer Unterdruck und damit eine Saugwirkung erzeugt werden. Die Extremitätenpumpe der unteren Extremitäten

Der **Druck im venösem System** setzt sich aus 3 Komponenten zusammen:
- dynamischer Druck (vis a tergo)
- statischer Druck (Füllungsdruck)
- hydrostatischer Druck.

◀ **Merke**

Der **Ventilebenenmechanismus** kommt durch die Bewegung der Klappenebene gegen die Herzspitze zustande.

Die **Atempumpe** ist eine Zweiphasenpumpe, die im Rhythmus der Atmung **exspiratorisch** Blut aus den Venen der unteren Extermitäten in die V. cava inferior bzw. die Beckenvenen hebt, um es **inspiratorisch** weiter zum rechten Vorhof zu befördern.

Die **Extremitätenpumpe** an den unteren Extremitäten besitzt eine muskuläre (Abb. **B-5.3**) und eine artikulare Komponente, die beim Gehen einen Wechsel zwischen relativem Unter- und Überdruck erzeugt und das Blut paternosterartig vom Fuß- in den Beckenbereich hebt. Dadurch kann der Druck von 90–100 mmHg, der im Stehen im Fußbereich entsteht, auf 35 mmHg gesenkt werden.

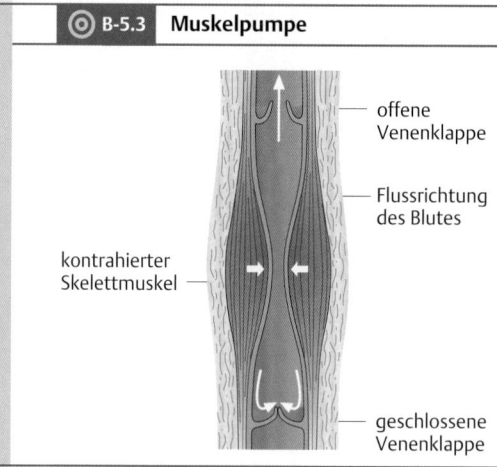

⊚ B-5.3 | Muskelpumpe

offene
Venenklappe

Flussrichtung
des Blutes

kontrahierter
Skelettmuskel

geschlossene
Venenklappe

Bei der Muskelpumpe werden die Venen durch Muskelkontraktionen komprimiert. Das venöse Blut wird paternosterartig zum Herzen transportiert, ein Rückfluss ist bei suffizient schließenden Venenklappen nicht möglich.

setzt sich aus einer Reihe von Komponenten zusammen, die das Blut beim Gehen in einem Wechselspiel von relativen Unter- und Überdrücken paternosterartig vom Fuß in den Beckenbereich heben. Voraussetzung für ein einwandfreies Funktionieren der Extremitätenpumpe sind ein ungestörter Bewegungsablauf beim Gehen und dicht schließende Venenklappen. Durch das rhythmische Entleeren und Füllen von Venenabschnitten sowie die Kompartimentierung durch die Klappen stellt sich beim Gehen in den unteren Extremitäten ein deutlich niedrigerer venöser Blutdruck ein, als nach der Berechnung des Gewichts der Blutsäule zu erwarten wäre. So ist es möglich, den im Stehen im Fußbereich auf 90–100 mmHg ansteigenden venösen Druck auf 35 mmHg zu reduzieren und eine persistierende venöse Hypertonie zu vermeiden.

> Die venöse Dränage kann mithilfe der **Venendruckmessung** untersucht werden.

Die venöse Dränage und die damit verbundene Drucksenkung lassen sich an den Extremitäten mithilfe der Methode der **Venendruckmessung** (**Phlebodynamometrie**) prüfen (vgl. S. 241).

5.2.4 Formale Pathogenese venöser Erkrankungen

▶ **Merke**

▶ **Merke:** Wie im arteriellen Gefäßsystem liegen auch den venösen Erkrankungen Pathomechanismen zugrunde, die entweder zu einem Verschluss bzw. seltener zu einer Stenose (Phlebothrombose) führen, oder die mit einer Gefäßerweiterung (Varikose) einhergehen.

Die Entstehung einer **venösen Hypertonie** beruht auf 4 Hauptursachen:
- Verschluss oder hochgradige Stenose der Leitvenen
- Störungen der Klappenfunktion
- venöse Hypervolämie
- Ausfall der Extremitätenpumpe.

Vier pathophysiologische Entwicklungen gefährden den venösen Rückfluss aus Organen und Extremitäten zum rechten Herzen und führen zu einer **venösen Hypertonie**. Hierzu gehören:
- Verschluss oder hochgradige Stenose der tiefen Venen
- gestörte Klappenfunktion
- venöse Hypervolämie
- Ausfall der Extremitätenpumpe.

Ein **Verschluss** tiefer Venenabschnitte ist am häufigsten Folge einer **Phlebothrombose**.

Verschluss/Stenosierung der tiefen Venen: Ein **Verschluss** tiefer Venenabschnitte ist meist thrombotisch bedingt (**Phlebothrombose**). Er kann grundsätzlich überall im Venensystem auftreten, betrifft aber bevorzugt die Leitvenen der unteren Extremitäten.

Eine der Thrombose vergleichbare Abflussstörung entsteht, wenn ein venöses Gefäß durch einen perivaskulären Prozess (z. B. ein Hämatom oder einen bösartigen Tumor) komprimiert oder gar infiltriert wird.

Eine **gestörte Klappenfunktion** ist in der Regel erworben und der führende Befund bei der primären Varikose und dem postthrombotischen Syndrom.

Gestörte Klappenfunktion: Sie ist meist erworben und ist der zentrale funktionelle Befund der **primären Varikose** und des **postthrombotischen Syndroms**. Seltener ist die Klappenfunktionsstörung angeboren (**Klappendysgenesie, -agenesie**).

Venöse Hypervolämie: Sie entsteht bei **Rechtsherzinsuffizienz** (vgl. S. 80) und **arteriovenösen Kurzschlussverbindungen.** Letztere verursachen durch veränderte Druckgradienten eine Flussumkehr in den distal der Fistel gelegen Abschnitten der betroffenen Venen. Ihre hämodynamischen Auswirkungen können denen einer Thrombose vergleichbar sein. Zur AV-Fistel vgl. S. 313.

Ausfall der Extremitätenpumpe: Sie ist in der Regel Folge einer Parese oder Immobilisierung (z. B. Gipsverband). Es liegt eine rein funktionell bedingte venöse Abflussstörung vor.

> ▶ **Merke:** Symptomatisch stehen bei einer Behinderung des venösen Abstroms die klinischen Folgen der akuten oder chronischen venösen Hypertonie an der betroffenen Extremität oder dem betroffenen Organ im Vordergrund. Seltener führt eine ausgeprägte Verminderung des venösen Rückstroms, wie sie z. B. bei einer Thrombose der V. cava superior und/oder V. cava inferior entstehen kann, über eine ungenügende Füllung des rechten Ventrikels zu einer Verminderung des HZV mit arterieller Hypotonie.

Internet-Link: www.phlebology.de (Deutsche Gesellschaft für Phlebologie)

6 Erkrankungen der Venen – spezieller Teil

6.1 Primäre Varikose

> ▶ **Definition:** Die primäre Varikose ist eine Erkrankung des epi- und transfaszialen Venensystems der unteren Extremitäten. Sie kann sekundär das Leitvenensystem beteiligen. Die tiefen Venen sind dabei frei durchgängig und nicht postthrombotisch verändert.

Epidemiologie: Etwa ein Drittel der erwachsenen Bevölkerung zeigt eine Klappeninsuffizienz in wenigstens einem Venensegment. Bei über 80 % finden sich kleinere Varizen (Besenreiser und/oder retikuläre Varizen), bis zu 30 % haben eine Stammvarikose (Stammvenen, s. S. 290). Frauen sind häufiger betroffen als Männer. Die Prävalenz der Krampfadern nimmt mit dem Alter zu.

Ätiologie:

> ▶ **Merke:** Der primären Varikose liegen eine Störung der Klappenfunktion und eine erhöhte Dehnbarkeit der Gefäßwand zugrunde. Klappenfunktionsstörung und erhöhte Volumendehnbarkeit können angeboren oder erworben sein.

Angeborene Klappenfunktionsstörungen sind die Klappenagenesie oder -dysgenesie. Eine vermehrte Volumendehnbarkeit kann im Sinne einer prädisponierten Bindegewebsschwäche vorliegen. Die **erworbene Störung der Klappen- und Wandfunktion** ist ein degenerativer Prozess, der in vielen Aspekten der Atherosklerose der arteriellen Gefäße ähnelt. Auch hier kommt es zu einer entzündlichen Infiltration der Intima und einer Einwanderung von glatten Muskelzellen aus der Media in die Intima mit Vermehrung der extrazellulären Matrix. Der Prozess ist gekennzeichnet durch einen Abbau der elastischen Fasergerüste und eine zunehmende Fibrosierung (Phlebosklerose). Im Rahmen des chronischen Wandumbaus werden zum einen Klappen zerstört, zum anderen nimmt der Gefäßdurchmesser zu. Dieser Vorgang kann wie bei der dilatierenden Angiopathie der Arterien als Remodelling verstanden werden. Begünstigende Faktoren sind ein permanent erhöhter venöser Druck

Venöse Hypervolämie: Sie entsteht als Folge einer Rechtsherzinsuffizienz oder einer arteriovenösen Kurzverbindung.

Ausfall der Extremitätenpumpe: Sie ist in der Regel Folge einer Parese oder Immobilisierung.

◀ Merke

6 Erkrankungen der Venen – spezieller Teil

6.1 Primäre Varikose

◀ Definition

Epidemiologie: Ca. ⅓ der erwachsenen Bevölkerung zeigt eine Klappeninsuffizienz. Kleinere Varizen sind mit > 80 % häufiger als die Stammvarikose (ca. 30 %). Die Prävalenz nimmt mit dem Alter zu.

Ätiologie:

◀ Merke

Zu den **angeborenen** Ursachen zählen die Klappenagenesie oder -dysgenesie und eine erhöhte Volumendehnbarkeit („Bindegewebsschwäche").
Bei **erworbenen** Störungen der Klappen- und Wandfunktion liegen – ähnlich wie bei der Atherosklerose – degenerative Prozesse der Gefäßwand vor, die durch Faktoren wie erhöhten venösen Druck und Stase mit Hypoxie begünstigt werden. Die Erweiterung des Gefäßquerschnitts ist als Remodelling zu verstehen.

(z. B. stehende Tätigkeit, Schwangerschaft) und die im Rahmen der Stase auftretende Hypoxie. Der Bezug zum erhöhten venösen Druck erklärt die ausschließliche Manifestation der primären Varikose an den unteren Extremitäten.

▶ **Merke**

▶ **Merke:** Die primäre Varikose muss differenzialdiagnostisch von der sekundären Varikose abgegrenzt werden. Letztere entsteht entweder im Rahmen eines postthrombotischen Syndroms (s. S. 310) oder selten durch die Volumenbelastung bei arteriovenösen Kurzschlussverbindungen (s. S. 313).

Formen: Die primäre Varikose ist eine Erkrankung des epi- und transfaszialen Venensystems der unteren Extremitäten, die durch einer Erweiterung und Schlängelung der betroffenen Gefäße gekennzeichnet ist (**Krampfadern**).

Formen: Phänomenologisch ist die primäre Varikose durch eine Erweiterung (vermehrte Füllung) und Schlängelung der oberflächlichen Venen gekennzeichnet. Sichtbar erweiterte und geschlängelte Venen werden als **Krampfadern** bezeichnet. Der Name Krampfader leitet sich aus dem mittelhochdeutschen Krumb- oder Krummader ab und verweist nicht auf das unspezifische Symptom Wadenkrampf.

▶ **Merke**

▶ **Merke:** Je nachdem, auf welchem Niveau sich im Bereich der oberflächlichen Venen Krampfadern entwickeln, können Stamm- und Seitenastvarizen von retikulären und Besenreiservarizen unterschieden werden.

Formen: Je nach Lage und Größe können unterschieden werden:
■ retikuläre Varizen
■ Besenreiservarizen
■ Seitenastvarizen
■ Stammvarizen.
Eine Stammvarikose entsteht durch eine Insuffizienz der Mündungsklappe der V. saphena magna oder parva (**komplette Stammvarikose**) oder durch eine Perforansinsuffizienz (**inkomplette Stammvarikose**).

■ **retikuläre Varizen:** Es handelt sich um erweiterte intrakutane Venen mit einem Durchmesser von 1–3 mm, die mit dem subkutanen Venenplexus in Verbindung stehen. Klinisch zeigt sich ein feines Netz bläulich erweiterter Gefäße im Hautniveau.
■ **Besenreiservarizen** (Synonym: Teleangiektasien): Sie liegen ebenfalls intrakutan und haben einen Durchmesser unter 1 mm. Sie weisen Verzweigungsmuster auf, die Birkenreisern ähneln, wovon sich der Name ableitet.
■ **Stamm- und Seitenastvarizen:** Eine Stamm- bzw. Seitenastvarikose zeigt subkutan erweiterte und geschlängelte Venen („Venenkonvolute", Venenknoten) im Stromgebiet der Stammvenen und/oder ihrer Seitenäste. Sie entwickelt sich, wenn eine Insuffizienz der Mündungsklappe der V. saphena magna oder parva oder eine Perforansinsuffizienz vorliegen. Im ersten Fall entsteht eine **komplette**, im zweiten Fall eine **inkomplette Stammvarikose**.

▶ **Merke**

▶ **Merke:** Retikuläre und Besenreiservarizen sind Symptome einer venösen Hypertonie, Stamm- und Seitenastvarizen eine ihrer Ursachen.

Pathophysiologie: Durch die insuffizienten Klappen ermöglicht bildet sich ein **Rezirkulationskreislauf** entgegen der normalen Strömungsrichtung des Blutes (aus dem tiefen ins oberflächliche und wieder zurück ins tiefe Venensystem).

Pathophysiologische Folgen der Stamm-/Seitenastvarikose: Über die insuffizienten Klappen gelangt Blut entgegen seiner normalen Strömungsrichtung aus dem tiefen Venensystem in einen meist varikös veränderten, ebenfalls klappeninsuffizienten Abschnitt der Stammvenen (Reflux). Dort fließt es bis zu einem Punkt fußwärts, an dem die Venenklappen wieder dicht schließen. Von hier gelangt es über einen klappensuffizienten Perforator wieder ins tiefe Venensystem.

Der Rückfluss in das tiefe Venensystem kann direkt (**Perforatortyp**) oder indirekt über einen Seitenast (**Seitenasttyp**) erfolgen.

Dabei sind 2 Wege zu unterscheiden:
■ Beim **Perforatortyp** erfolgt der Rückfluss in das tiefe Venensystem direkt über eine suffiziente Perforansvene.
■ Beim **Seitenasttyp** ist zwischen erkrankte Stammvene und Perforansvene ein meist varikös veränderter Seitenast geschaltet.

Auf Höhe der insuffizienten Mündungsklappe oder des insuffizienten Perforators gelangt das Blut erneut in das epifasziale Venensystem (**Rezirkulations-** oder **Privatkreislauf**, s. Abb. **B-6.1**).

Im nächsten Schritt wird das rezirkulierte Blut mithilfe der Extremitätenpumpe (s. S. 293) wieder auf das Niveau der insuffizienten Mündungsklappe oder des insuffizienten Perforators gehoben und gelangt erneut in das epifasziale Venensystem. So entsteht ein Kreislauf zwischen tiefem und oberflächlichem Venensystem, dessen „rezirkulierendes" Volumen dem Gesamtkreislauf entzogen und zusätzlich dräniert werden muss (**Rezirkulations-** oder **Privatkreislauf**, s. Abb. **B-6.1**).

⊚ B-6.1	Rezirkulationskreislauf bei Stammvarikose (a) und klinisches Bild (b)

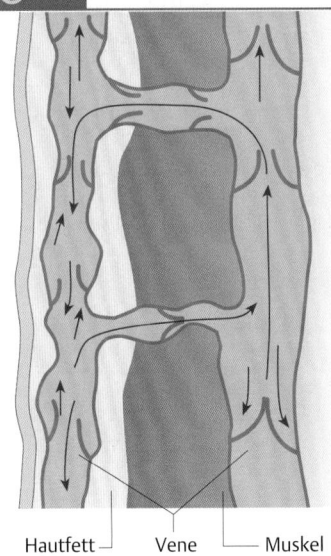 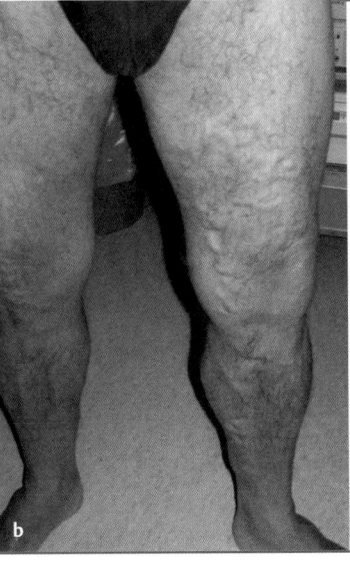

a Schema des undichten Klappenapparats bei primärer Varikose. Über eine suffiziente V. perforans gelangt das Blut vom oberflächlichen in das tiefe Venensystem und wird eine Etage nach proximal transportiert. Dort fließt es über eine insuffiziente V. perforans wieder in das oberflächliche System und sackt über die insuffiziente Stammvene auf das ursprüngliche Niveau zurück (Privatkreislauf).
b Stamm- und Seitenastvarikose der V. saphena magna (links).

a Hautfett ⌐ Vene ⌐ Muskel   b

▶ **Merke:** Rezirkulationskreisläufe können das tiefe Venensystem so überlasten und überdehnen, dass eine sekundäre Klappeninsuffizienz des tiefen Venensystems entsteht (dekompensierte Rezirkulation).

◀ **Merke**

Als Folge der geschilderten Entwicklung kann die Extremitätenpumpe den venösen Druck beim Gehen nicht mehr reduzieren und es entsteht eine persistierende **venöse Hypertonie** mit konsekutiver Störung der Mikrozirkulation.

In der Folge entsteht eine persistierende **venöse Hypertonie**.

Stadieneinteilung der Stammvarikose: Der Ort, an dem das venöse Blut aus dem tiefen Venensystem retrograd in die betroffene Stammvene gelangt, nennt man den **proximalen Insuffizienzpunkt**. Er liegt im Falle der kompletten Stammvarikose im Niveau der Mündungsklappen (z. B. Krosse). Bei der inkompletten Stammvarikose ist dies ein Perforator, z. B. die Dodd-Perforansvene am distalen Oberschenkel. Als **distaler Insuffizienzpunkt** wird der Ort bezeichnet, ab dem die Klappen der erkrankten Stammvene wieder kompetent schließen und eine Dränage in das tiefe Venensystem erfolgen kann. Unabhängig von der Art der Stammvarikose und der Lage des proximalen Insuffizienzpunktes wird die Schwere der venösen Hypertonie durch den distalen Insuffizienzpunkt bestimmt. Sie ist umso ausgeprägter, je weiter distal an der Extremität die Rezirkulation in das tiefe Venensystem erfolgt. Konsequenterweise erfolgt die **Stadieneinteilung** der Stammvarikose in Abhängigkeit von der Lage des distalen Insuffizienzpunkts. Abb. **B-6.2** zeigt die Einteilung der kompletten Stammvarikose der V. saphena magna nach Hach.

Stadieneinteilung: Sie erfolgt in Abhängigkeit der Lage des sog. distalen Insuffizienzpunkts.
- **proximaler Insuffizienzpunkt:** Hier gelangt das venöse Blut aus dem tiefen Venensystem retrograd in die betroffene Stammvene.
- **distaler Insuffizienzpunkt:** Hier schließen die Klappen der erkrankten Stammvenen wieder, eine Dränage in das tiefe Venensystem kann erfolgen.
Die **Stadieneinteilung** erfolgt nach Hach (Abb. **B-6.2**).

Klinik: Druck- und Volumenbelastung machen sich als diffus lokalisierter Extremitätenschmerz sowie Spannungs- und Schweregefühl bemerkbar. Die Beschwerden zeigen eine deutliche Abhängigkeit von der Körperlage und somit eine Tagesrhythmik. Sie nehmen im Laufe des Tages und insbesondere im Stehen zu. Sie bessern sich oder verschwinden im Liegen und somit im Laufe der Nachtruhe. Dasselbe gilt für Ödeme, die sich im Rahmen der Varikose ausbilden.

Klinik: Diffus lokalisierter Extremitätenschmerz und Schweregefühl in Abhängigkeit von der Körperlage.

Komplikationen: Die häufigste Komplikation einer primären Varikose ist die Entwicklung einer **chronisch venösen Insuffizienz** (CVI, s. S. 311). Besonders gefürchtet ist dabei die Entwicklung eines Ulcus cruris. Weitere Komplikationen sind die **Varikophlebitis** (s. S. 309) oder die **Ruptur eines Varizenknotens**, die zu einer erheblichen Blutung führen kann.

Die häufigsten **Komplikationen** einer primären Varikoses sind:
- CVI
- Varikophlebitis
- Ruptur eines Varizenknotens.

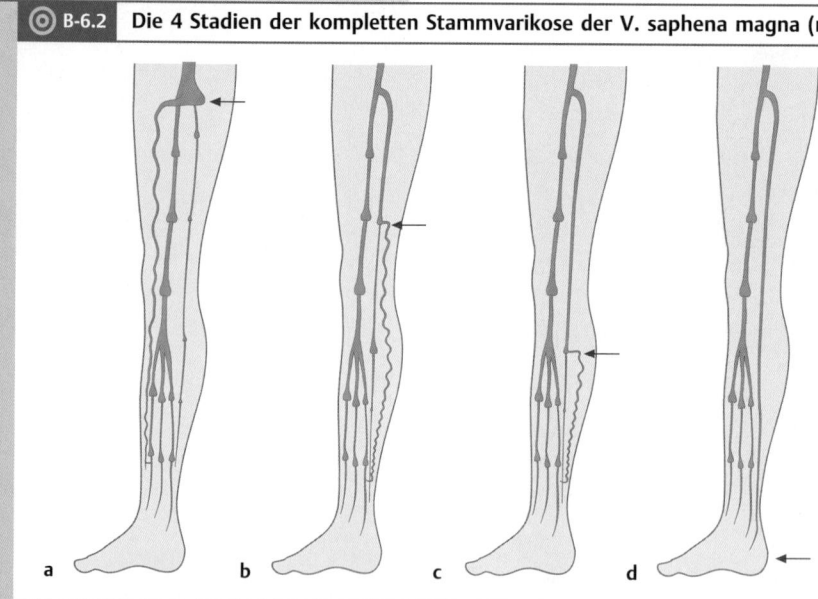

a Distaler Insuffizienzpunkt am
  vergrößerten Mündungstrichter
  in der Leiste.
b Distaler Insuffizienzpunkt im Bereich
  des Oberschenkels.
c Distaler Insuffizienzpunkt am
  Unterschenkel.
d Distaler Insuffizienzpunkt am Fuß.

Diagnostik: Klinik (u. a. Blow-out-Phänomen, Dopplersonographie, farbkodierte Duplexsonographie (Abb. **B-6.3**).

Diagnostik: Klinisch lassen sich die erweiterten und geschlängelten Venen erkennen, die sich, falls keine postphlebitischen Veränderungen bestehen, ausstreichen lassen. Insuffiziente Perforatoren verursachen über ihrem Abgang aus der Stammvene eine wegdrückbare Vorstülpung der Haut, **Blow-out-Phänomen** genannt (Abb. **B-6.3a**), unter der sich am Durchtritt des Perforators durch die Faszie eine **Faszienlücke** tasten lässt.

Bei der **Ultraschalluntersuchung** lässt sich die Klappeninsuffizienz der oberflächlichen und transfaszialen Venen (Festlegung oberer und unterer Insuffizienzpunkt), bei dekompensierter Rezirkulation auch der tiefen Venen nachweisen. Dies gelingt am besten farbdopplersonographisch mit Darstellung eines Farbwechsels (vgl. Abb. **B-6.3b, c**) in den klappeninsuffizienten Venenabschnitten z. B. bei Valsalva-Manöver. Im Vergleich zum postthrombotischen Syndrom ist die Venenwand der tiefen Venen unauffällig. Für eine freie Durchgängigkeit der Leitvenen sprechen eine Komprimierbarkeit des Gefäßes im Rahmen der Kompressionssonographie (s. S. 240) und ein atemvariabler Abstrom des Blutes (s. S. 293).

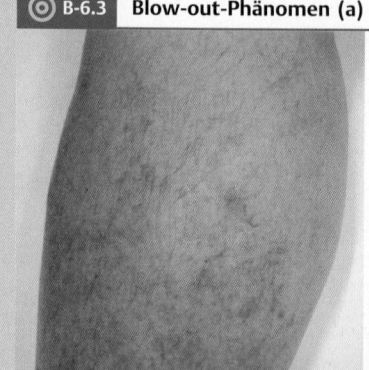
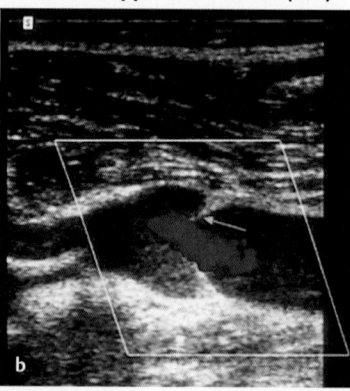
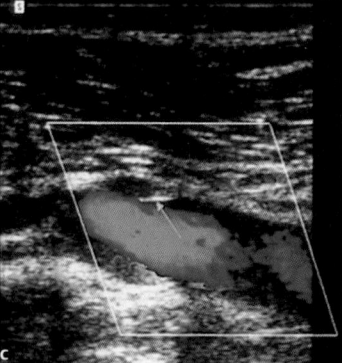

Blow-out-Phänomen Boyd-Perforans, rechter Unterschenkel (**a**). Farbdopplersonographische Darstellung einer postthrombotischen Klappenfixation der V. poplitea rechts: Vorwärts- (**b**) und Rückfluss (**c**).

Therapie:

> ▶ **Merke:** Therapieziel der primären Varikose ist die Beseitigung oder Minimierung der beim Gehen persistierenden („ambulatorischen") venösen Hypertonie, um die Folgeschäden der chronisch venösen Insuffizienz zu verhindern.

Zur Beseitigung der persistierenden venösen Hypertonie ist die Ausschaltung der Rezirkulationskreisläufe erforderlich. Hierzu werden die insuffizienten epi- und transfaszialen Venenabschnitte durch eine **Operation** und Verödung (**Sklerosierung**) beseitigt. Während die Stamm- und Perforansvarikose bevorzugt operativ behandelt werden, kann die Seitenastvarikose in geeigneten Fällen alternativ durch eine Sklerosierung (Verödung) therapiert werden. Retikuläre und Besenreiservarizen, deren Sanierung nicht unter hämodynamischen, sondern ästhetischen Aspekten erfolgt, können durch Sklerosierung oder **transkutane Lasertherapie** behandelt werden.

Die **operative Therapie** der Stammvarikose umfasst die Abtragung der insuffizienten Mündungssegmente (**Krossektomie**), die Resektion der erkrankten Abschnitte der Stammvene sowie die Beseitigung der insuffizienten Perforatoren (Dissektion). Die Resektion der Stammvene sollte heute stadiengerecht erfolgen. Gesunde distale Abschnitte sollten als mögliche Spendergefäße (z.B. für aortokoronare Bypassoperationen) erhalten bleiben. Die Dissektion insuffizienter Perforatoren kann insbesondere im Bereich trophischer Störungen auch endoskopisch erfolgen. Als junges Verfahren zur Behandlung der Stammvarikose steht die endovenöse Lasertherapie zur Verfügung.

Die Ödembehandlung bei primärer Varikose erfolgt durch **Kompression**. **Physiotherapeutische Maßnahmen** zum Training der Extremitätenpumpe (sportliche Aktivität, Kneipp-Güsse) sind sinnvoll. Überzeugende medikamentöse Ansätze fehlen.

> ▶ **Merke:** Bei Vorliegen einer begleitenden höhergradigen pAVK sowie entzündlichen Hautveränderungen muss die Kompressionstherapie individuell erfolgen und ggf. unterbleiben.

Therapie:

◀ Merke

Durch **Operation** und Verödung (**Sklerosierung**) werden die insuffizienten epi- und transfaszialen Venenabschnitte beseitigt und dadurch eine Besserung der venösen Hypertonie erzielt.
Retikuläre und Besenreiservarizen können durch Sklerosierung oder **transkutane Lasertherapie** behandelt werden.

Die **operative Therapie** der Stammvarikose umfasst die Abtragung der insuffizienten Mündungssegmente (**Krossektomie**), stadiengerechte Resektion der erkrankten Abschnitte der Stammvene und Beseitigung der insuffizienten Perforatoren (Dissektion).

Die Ödembehandlung erfolgt durch **Kompression**; die Extremitätenpumpe wird durch **physiotherapeutische Maßnahmen** trainiert.

◀ Merke

6.2 Phlebothrombose

6.2 Phlebothrombose

> ▶ **Definition:** Gerinnselbildung im tiefen Venensystem mit unvollständigem oder komplettem Verschluss des Gefäßlumens. Die Folge ist ein gestörter Abfluss des Blutes mit akuter venöser Hypertonie.

◀ Definition

> ▶ **Merke:** Eine **venöse Thrombose** entsteht ebenso wie eine arterielle Thrombose durch eine lokal begrenzte, intravaskuläre Aktivierung des Gerinnungssystems mit Ausbildung fibrinhaltiger Thrombozytenaggregate. Venöse Thromben sind meist gemischte Thromben: Sie bestehen aus einem **Abscheidungsthrombus**, an den sich ein **Gerinnungsthrombus** anlagert. Thrombenbildung im venösen Gefäßsystem führt meist zu einem Gefäßverschluss, selten zu einer Stenosierung. Gerinnungsphysiologisch ist der Vorgang der Thromboseentstehung identisch mit den Gerinnungsvorgängen, die an der Gefäßwand bei Verletzungen zur Blutstillung führen. Thromben können im venösen Gefäßsystem sowohl in den tiefen als auch oberflächlichen Venen entstehen. Überwiegend ist die Venenthrombose eine Erkrankung der tiefen Venenabschnitte und befällt bevorzugt die Venen der unteren Extremitäten.

◀ Merke

Epidemiologie: Die **Prävalenz** der Phlebothrombose lässt sich in den Industrienationen anhand epidemiologischer Untersuchungen auf 7% hochrechnen. Ihre **mittlere Inzidenz** liegt in einem unselektierten Patientengut bei 1–2 Erkrankungen pro 1000 Einwohner und Jahr. Bei Sektionen finden sich in bis zu 30% Phlebothrombosen.

Epidemiologie: Die **Prävalenz** beträgt ca. 7%, die **mittlere Inzidenz** 1–2 Erkrankungen pro 1000 Einwohner und Jahr.

≡ B-6.1   **Thromboselokalisationen**

Becken-, Beinvenenthrombose

- isolierte Thrombose der Leit- und/oder Muskelvenen des Unterschenkels
- popliteocrurale Thrombose: Unterschenkelvenenthrombose bis zum Knie
- femoropopliteo (-crurale): Oberschenkel-Knie-Venenthrombose
- iliofemorale Thrombose: Becken-Oberschenkel-Venenthrombose
- isolierte iliakale Thrombose: Beckenvenenthrombose
- Thrombose der V. cava superior und/oder V. cava inferior

Hals-, Schulter-, Armvenenthrombose

- Thrombose der Schultergürtelvenen (Paget-von-Schroetter-Syndrom, s. S. 1299)
- Armvenenthrombose
- Jugularvenenthrombose: Halsvenenthrombose

Organvenenthrombosen

- Sinusvenenthrombose
- Lebervenenthrombose (Budd-Chiari-Syndrom, s. S. 303)
- Pfortaderthrombose
- Milzvenenthrombose
- Mesenterialvenenthrombose
- Nierenvenenthrombose

Vorkommen und Lokalisation:
s. Tab. **B-6.1**. Am häufigsten tritt eine tiefe Venenthrombose am Unterschenkel auf. Da sie hier häufig a- bis oligosymptomatisch verläuft, findet sich das **klassische Thromboseausbreitungsmuster** bei Diagnosestellung femoropopliteal und iliofemoral.

Vorkommen und Lokalisation: Tab. **B-6.1** gibt einen Überblick über verschiedene Thromboselokalisationen. Am häufigsten tritt eine tiefe Venenthrombose am Unterschenkel auf. Da sie oft a- oder oligosymptomatisch verläuft, wird sie häufig nicht diagnostiziert. Diese Thrombosen haben ihren Ursprung meist in den Muskelvenen des Unterschenkels, aus denen sie in die Leitvenen hineinwachsen. Interessanterweise sind hiervon ausschließlich die Vv. tibiales posteriores und die Vv. fibulares, praktisch aber nie die Vv. tibiales anteriores betroffen. Diese Thrombosen können bis in die Beckenetage oder in die V. cava inferior aszendierend wachsen. **Klassische Thromboseausbreitungsmuster** bei Diagnosestellung sind die femoropopliteale Thrombose und die iliofemorale Thrombose. Umschriebene Thrombosen der Beckenvenen oder Organvenenthrombosen sind selten.

Ätiologie: Virchow-Trias (Tab. **B-6.2**):
- Gefäßwandschädigungen
- Verlangsamung des Blutstroms (Stase)
- erhöhte Gerinnungsbereitschaft (Hyperkoagulabilität).

Ätiologie: Die Ursachen einer venösen Thrombose fasst die **Virchow-Trias** zusammen (vgl. Tab. **B-6.2**). Hierzu gehören:
- Schädigung der Gefäßwand
- Verlangsamung des Blutstroms (Stase)
- erhöhte Gerinnungsbereitschaft (Hyperkoagulabilität).
Dabei können mehrere Faktoren zusammenwirken.

Thrombophilie: Thrombosen in Zusammenhang mit einer erhöhten Gerinnungsbereitsschaft; Syndrome: s. Tab. **B-6.3**.

Thrombophilie: Entstehen Thrombosen in Zusammenhang mit einer erhöhten Gerinnungsbereitschaft, wird von einer Thrombophilie gesprochen. Die Prävalenz und das relative Thromboserisiko zeigt Tab. **B-6.3**.
Das häufigste Thrombophiliesyndrom ist die heterozygote **Faktor-V-Leiden-Mutation**, die in 4–7 % der Normalbevölkerung zu finden ist und mit einem 5–7-fach erhöhten Thromboserisiko einhergeht. Ein Antithrombinmangel ist zwar selten, geht allerdings mit dem höchsten Thromboserisiko einher.

▶ Merke

▶ **Merke:** Bei Frauen mit Faktor-V-Leiden-Mutation entstehen Thrombosen insbesondere bei Einnahme von Ovulationshemmern. Bei Frauen besteht generell in Situationen hormoneller Umstellung oder im Rahmen einer Hormonbehandlung ein deutlich erhöhtes Risiko für die Entwicklung einer venösen Thrombose (z. B. Schwangerschaft und Wochenbett, Einnahme von Östrogenen zur Antikonzeption, Substitution im Klimakterium oder Therapie mit Östrogen-Rezeptor-Modulatoren [z. B. beim Mammakarzinom]).

Allgemeine Risikofaktoren: Hierzu gehören **höheres Alter** und eine **positive Thromboseanamnese**.

Allgemeine Risikofaktoren: Unabhängig von den Aspekten der Virchow-Trias gibt es eine Reihe weiterer Faktoren, die ein erhöhtes Thromboserisiko aufweisen. Hierzu gehören **höheres Alter** und eine **positive Thromboseanamnese**.

| ☰ B-6.2 | Faktoren der Virchow-Trias |

☰ B-6.2

Gefäßwandverletzung

- mechanische Traumen
  - direktes stumpfes oder offenes Trauma
  - operative Eingriffe, z. B. Gelenksersatz, neurochirurgische Eingriffe
  - Kathetersysteme: zentralvenöse Katheter, Portsysteme, Systeme zur Dialyse (Shaldon-, Demers-Katheter), Schrittmacher- und Defibrillatorsysteme.
  - Injektionen
  - wiederholte subklinische Traumen durch einseitige körperliche Arbeit oder sportliche Aktivität („thrombose par effort"): z. B. Schädigung der V. subclavia bei Überkopfarbeiten, Rudern, Gewichtheben, Fechten (Paget-von-Schroetter-Syndrom).
  - Druck durch enge Kleidung (Thrombophlebitis durch enge Jeans oder Gürtel)
  - durch Kompression von außen (venen-infiltrierendes Tumorwachstum (z. B. Nierenvenen- oder Kavathrombose bei Nierenzellkarzinom)
- ionisierende Strahlung (Strahlentherapie)
- thermisches Traumen (Verbrennung)

Stase (Verlangsamung des Blutstroms) mit sekundärer Hypoxie der Venenwand

- Reiseimmobilisation (z. B. Flugthrombose, lange Busreise)
- Immobilisation aus gesundheitlichen Gründen (Bettruhe)
- „lokale" Immobilisation (Paresen, Gipsverbände)
- Rechtsherzinsuffizienz
- Varikose
- pAVK

erhöhte Gerinnungsbereitschaft (Hyperkoagulabilität)

- Verminderung des gerinnungshemmenden Potenzials
  - Faktor-V-Leiden-Mutation
  - G20 210A-Prothrombin-Gen-Mutation
  - erworbener oder angeborener Antithrombinmangel
  - erworbener oder angeborener Protein-C-Mangel
  - erworbener oder angeborener Protein-S-Mangel
- Vermehrung des gerinnungsfördernden Potenzials
  - erhöhter Faktor-VIII-, -IX- oder -XI-Spiegel
  - Dysfibrinogenämien
  - Polycythaemia vera
  - essenzielle Thrombozythämie
  - Hyperviskositätssyndrome wie bei Morbus Waldenström
  - paraneoplastische Produktion gerinnungsfördernder Proteine

| ☰ B-6.3 | Prävalenz und relatives Thromboserisiko bei wichtigen Thrombophiliesyndromen |

☰ B-6.3

Defekt	Prävalenz	relatives Risiko
heterozygote Faktor-V-Leiden-Mutation	4–7 %	5–7
homozygote Faktor-V-Leiden-Mutation		25
heterozygoter Antithrombinmangel	0,02 %	25
heterozygoter Protein-C-Mangel	0,2–0,4 %	6–10
heterozygoter Protein-S-Mangel		gering
heterozygote Prothrombinmutation	2–3 %	2,5

Pathophysiologie der akuten Thrombose: Der sistierende oder zumindest verminderte Ausstrom durch einen Verschluss oder eine hämodynamisch relevante Stenosierung im Rahmen einer akuten thrombotischen Entwicklung eines tiefen Venenabschnittes führt bei zunächst unverändertem postkapillärem Einstrom distal der Thrombose zu einem akuten Aufstau mit venöser Hypertonie: Folge ist die Ausbildung eines Ödems. Die venöse Hypertonie besteht im Gegensatz zu der primären Varikose auch im Liegen. Die Volumenüberlastung und Überdehnung der tiefen Venenabschnitte verursacht eine Klappendehiszenz und -insuffizienz, die, wenn sie die Perforanten betei-

Pathophysiologie: Der verminderte Ausstrom führt bei zunächst unverändertem postkapillärem Einstrom distal der Thrombose zu einem akuten Aufstau mit venöser Hypertonie: Folge ist die Ausbildung eines Ödems. Die Volumenüberlastung und Überdehnung der tiefen Venenabschnitte führt zur Klappendehiszenz und -insuffizienz.

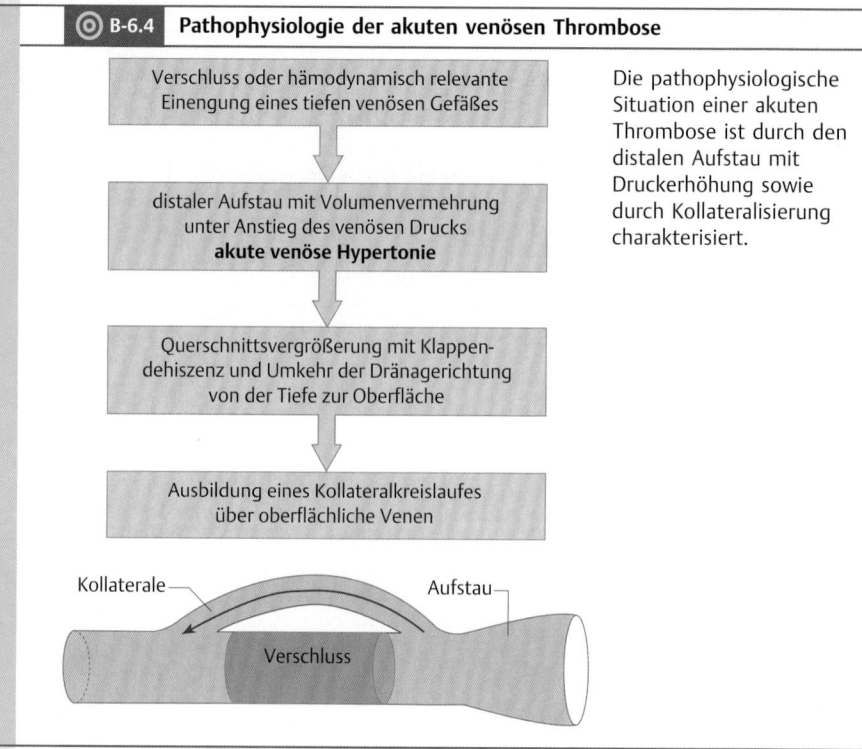

⊙ B-6.4   **Pathophysiologie der akuten venösen Thrombose**

Verschluss oder hämodynamisch relevante Einengung eines tiefen venösen Gefäßes

distaler Aufstau mit Volumenvermehrung unter Anstieg des venösen Drucks **akute venöse Hypertonie**

Querschnittsvergrößerung mit Klappendehiszenz und Umkehr der Dränagerichtung von der Tiefe zur Oberfläche

Ausbildung eines Kollateralkreislaufes über oberflächliche Venen

Kollaterale   Aufstau

Verschluss

Die pathophysiologische Situation einer akuten Thrombose ist durch den distalen Aufstau mit Druckerhöhung sowie durch Kollateralisierung charakterisiert.

Abhängig von den zur Verfügung stehenden **Kollateralen** wird die gestaute Extremität zunächst entlastet. Im Rahmen des erhöhten Volumentransports in den Kollateralen können auch diese überdehnt und klappeninsuffizient werden.
Abb. **B-6.4** zeigt die pathophysiologische Situation der akuten venösen Thrombose, Abb. **B-6.5** ein klinisches Beispiel.

ligt, einen Dränageweg für die gestauten tiefen Venenabschnitte über das oberflächliche Venensystem bei retrograder Flussrichtung in den Perforanten eröffnet.

Inwieweit über diese **Kollateralisierung** eine Entlastung der gestauten Extremität erreicht wird, hängt vom Ausmaß und der Lokalisation der Thrombose sowie der Qualität der zur Verfügung stehenden Kollateralen ab. Gute funktionelle Ergebnisse zeigen sich, wenn präformierte Kollateralen (z. B. V. saphena magna oder Vv. pudendae externae) zur Verfügung stehen. Eine akute thrombotische Entwicklung endet funktionell zunächst in einem Gleichgewicht zwischen kapillarem Ein- und venösem Ausstrom. Dieses Gleichgewicht ist entscheidend von der Transportkapazität des sich entwickelnden Kollateralkreislaufs abhängig. Im Rahmen des erhöhten Volumentransports in den Kollateralen können auch diese überdehnt und klappeninsuffizient werden. Abb. **B-6.4** zeigt die pathophysiologische Situation der akuten venösen Thrombose, Abb. **B-6.5** ein klinisches Beispiel.

Klinik: Schwere- und Spannungsgefühl, Schmerzen, geschwollene, überwärmte und zyanotische Extremität. Typischer Befund sind die sog. „Warnvenen". Ursachen und Befunde wichtiger Organvenenthrombosen zeigt Tab. **B-6.4**.

Klinik: Eine akute Phlebothrombose der Extremität kann sich durch umschriebene Schmerzen, Schwere- und Spannungsgefühl, Umfangs- und Konsistenzvermehrung (subfasziales Ödem), Überwärmung und eine periphere Zyanose bemerkbar machen. Ein wichtiger Befund sind die sog. „Warnvenen" (z. B. sichtbare Kollateralvenen an der Tibiakante). Ursachen und Befunde wichtiger Organvenenthrombosen zeigt Tab. **B-6.4**.

▶ Merke

▶ **Merke:** Symptome und klinische Befunde bei Thrombosen der Extremitäten sind uncharakteristisch und zeigen sich auch bei anderen Erkrankungen. Deshalb ist bis zum Beweis des Gegenteils bei den genannten Symptomen immer eine Thrombose in die differenzialdiagnostischen Überlegungen mit einzubeziehen.

Komplikationen: Frühkomplikation: **Lungenarterienembolie** (bei ca. 30 %); Spätkomplikation: **postthrombotisches Syndrom** (ca. ⅓).

Komplikationen: Die gefürchtete Frühkomplikation ist die **Lungenarterienembolie** (s. S. 397), sie entwickelt sich bei ca. 30 % der Patienten. Etwa ein Drittel der Patienten entwickeln im Verlauf die Spätkomplikation **postthrombotisches Syndrom** (s. S. 310).

☰ B-6.4	Ursachen (U) und wichtige klinische Befunde (K) bei Organvenenthrombosen	☰ B-6.4

Sinusvenen-thrombose	U: fortgeleitete Entzündung im Kopfbereich (z. B. Mastoiditis, Otitis, Nasenfurunkel), Meningitis, Thrombophilie, hämatologische Grunderkrankungen, Malignome K: Kopfschmerzen, Hirndruckzeichen, Herdsymptome, Sepsis, zerebrale Blutung
Lebervenen-thrombose (Budd-Chiari-Syndrom)	U: Gefäßanomalien, Thrombophilie, Polycythaemia vera K: bei schneller Entwicklung Leberversagen bei langsamer Entwicklung Folgeerkrankungen der portalen Hypertension (vgl. S. 1299)
Pfortader-thrombose	Inzidenz (Autopsie) 0,05–0,5 % U: Leberzirrhose, entzündliche und maligne Erkrankungen der Leber und der in die Pfortader dränierenden Organe, Thrombophilie K: akut: uncharakteristische abdominelle Symptome chronisch: portale Hypertension

Milzvenen-thrombose	U: entzündliche und maligne Pankreaserkrankungen
	K: uncharakteristische abdominelle Symptome
	  gastrointestinale Blutungen
	  Splenomegalie

Mesenterial-venen-thrombose	Inzidenz von 0,01–1,5 % U: Leberzirrhose, portale Hypertension, Entzündungen und Tumoren der dränierten Organe K: uncharakteristische abdominelle Symptome, blutige Diarrhöen, Hämatemesis, peranaler Blutabgang bei Darminfarkt
Nierenvenen-thrombose	U: Tumor im dränierten Stromgebiet (z. B. Hypernephrom), nephrotisches Syndrom, Thrombophilie K: Verschlechterung der Nierenfunktion, Proteinurie, Hämaturie

Diagnostik: Die Befunde der Inspektion und Palpation zeigt Tab. **B-1.5**, S. 239. Bei der apparativen Diagnostik steht die **Kompressionssonographie** (s. S. 240) an erster Stelle (durch den Thrombus aufgehobene oder verminderte Komprimierbarkeit des erkrankten Gefäßes). **Farbdopplersonographisch** lässt sich in dem thrombosierten Gefäßabschnitt sowie distal der Thrombose kein Fluss demonstrieren. Es besteht ein Verlust der Atemmodulation der Strömung (Abb. **B-6.5**). Eine **Phlebographie** ist heute nur noch sehr selten in sonographisch unklaren Fällen indiziert. Thrombosen der iliakalen, abdominellen

Diagnostik: Inspektion, Palpation, **Kompressionssonographie** (aufgehobene Komprimierbarkeit des Gefäßes durch Thrombus), **Farbdopplersonographie** (am Thrombus kein Fluss, distal des Thrombus Verlust der Atemmodulation der Strömung [Abb. **B-6.5**]).

◎ B-6.5	Phlebothrombose

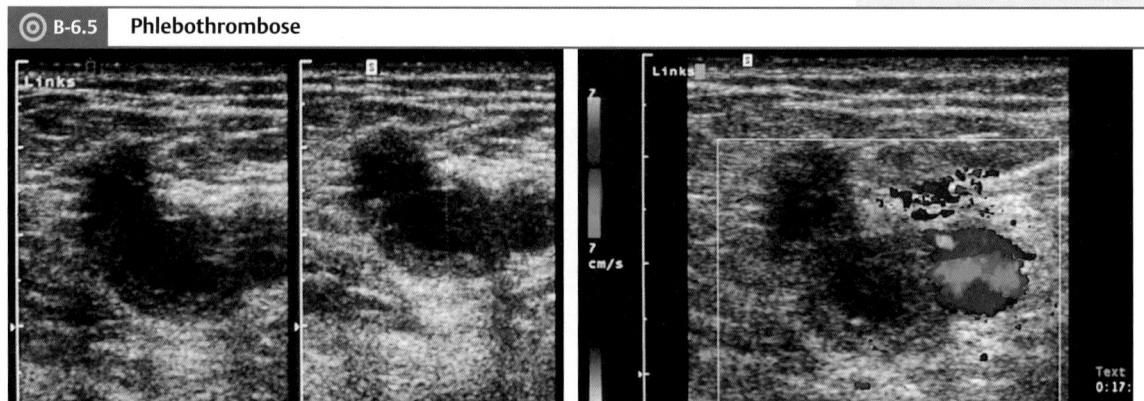

37-jährige Patientin mit ausgedehnter iliofemoraler Thrombose links mit Beteiligung der V. saphena magna. B-Bild- und Farbdopplerquerschnitt auf Höhe der Krosse.
a Die venösen Gefäße sind nicht komprimierbar (Dualdarstellung links ohne, rechts mit Kompression).
b Es ist weder spontan noch nach Valsalva-Manöver noch nach distaler manueller Kompression Strömung in den Venen nachweisbar.

und retroperitonealen Venen können ggf. mit **CT** und **MRT** diagnostiziert werden.

Für die Rezidivprophylaxe ist es unerlässlich, die Ursache einer Thrombose zu eruieren. Hierzu gehören insbesondere die Thrombophilien und das paraneoplastische Syndrom. **Indikationen** für das sehr kostenaufwendige **Thrombophiliescreening** sind: idiopathische Thrombose, positive Familienanamnese, venöse Thromboembolie vor Erreichen des 46. Lebensjahres, rezidivierende Thromboembolien, Thromboserezidiv bzw. -progression unter effektiver Antikoagulation, Thrombosen ungewöhnlicher Lokalisation (z. B. mesenterial, hepatisch, renal oder zerebral). Weiter sollte ein Thrombosescreening durchgeführt werden, wenn bei Frauen ein Zustand nach Tot- oder Fehlgeburten vorliegt (V. a. Antiphospholipidsyndrom, s. S. 1380).

Dabei sollten die folgenden Faktoren überprüft werden:
- Faktor-V-Leiden-Mutation
- Prothrombin-Mutation
- Homozystein
- Antiphospholipid-Antikörper, Lupusantikoagulans, Antikardiolipin-Antikörper
- Antithrombin
- Protein-C und -S
- Faktor VIII.

Zur Abgrenzung eines **paraneoplastischen Syndroms** gehören eine sorgfältige Anamnese und allgemeine klinische Untersuchung. An technischen Untersuchungen empfiehlt sich eine Aufnahme des Thorax in 2 Ebenen, eine valide abdominelle Sonographie, eine gynäkologische Untersuchung bei Frauen und eine urologische Untersuchung bei Männern einschließlich PSA-Bestimmung sowie gegebenenfalls eine Koloskopie, insbesondere bei positiver Familienanamnese. Die konsequente Durchführung von Vorsorgeuntersuchungen ist für Patienten nach einer venösen Thromboembolie von großer Bedeutung.

Therapieziele: Die Behandlung der akuten Phlebothrombose verfolgt 4 grundlegende Ziele:
- Linderung der akuten Stauungssymptome
- Verhinderung der Frühkomplikation Lungenembolie
- Verhinderung der Spätkomplikation postthrombotisches Syndrom
- Rezidivprophylaxe (sekundäre Prävention).

Pathophysiologisch verlangt die Behandlung eine schnelle Senkung und dauerhafte **Normalisierung des akut erhöhten venösen Drucks**. Hierzu wäre eine rasche Wiedereröffnung (**Rekanalisierung**) der thrombotisch verschlossenen Gefäßabschnitte unter Erhalt der Klappenfunktion erforderlich. Eine Rekanalisation mit Entfernung des Gerinnsels lindert die akuten Stauungssymptome und beseitigt die Emboliequelle. Bleiben dabei die Venenklappen intakt, wird eine postthrombotische Entwicklung mit persistierender venöser Hypertonie vermieden.

Folgende Maßnahmen haben sich als **Standardtherapie** etabliert:
- gerinnungshemmende Therapie (Antikoagulation)
- Rekanalisationstherapie in ausgesuchten Fällen
- Kompressionstherapie.

▶ **Merke:** 80–90 % der thrombosierten venösen Gefäßabschnitte rekanalisieren durch den postthrombotisch einsetzenden Organisationsprozess spontan.

Antikoagulation (s. Tab. **B-6.5**): Da Operation und Fibrinolyse unter Anstieg der Nebenwirkungsrate keine überzeugenden Vorteile gegenüber einer ausschließlichen Antikoagulation aufweisen, ist die Therapie mit Thrombin-, Faktor-Xa- bzw. Vitamin-K-Antagonisten gegenwärtig als **Therapie der Wahl** der akuten Becken-/Beinvenenthrombose anzusehen.

Thrombophiliescreening bei:
- idiopathischer Thrombose
- positiver Familienanamnese
- venöser Thromboembolie vor Erreichen des 46. Lebensjahres
- rezidivierenden Thromboembolien
- Thromboserezidiv bzw. -progression unter effektiver Antikoagulation
- Thrombosen ungewöhnlicher Lokalisation
- bei Frauen: Z. n. Tot- oder Fehlgeburten.

Überprüfung folgender Faktoren:
- Faktor-V-Leiden-Mutation
- Prothrombin-Mutation
- Homozystein
- Antiphospholipid-Antikörper, Lupusantikoagulans, Antikardiolipin-Antikörper
- Antithrombin
- Protein-C und -S
- Faktor-VIII.

Abgrenzung eines **paraneoplastischen Syndroms**:
- Anamnese
- allgemeine klinische Untersuchung
- Röntgen-Thorax
- abdominelle Sonographie
- gynäkologische bzw. urologische Untersuchung (inkl. PSA-Bestimmung)
- ggf. Koloskopie (v. a. bei positiver Familienanamnese).

Therapieziele:
- Linderung der akuten Stauungssymptome
- Verhinderung der Frühkomplikation Lungenembolie und der Spätkomplikation postthrombotisches Syndrom
- Rezidivprophylaxe.

Wesentlich zur **Normalisierung des akut erhöhten venösen Drucks** ist eine **rasche Rekanalisierung** der thrombotisch verschlossenen Gefäßabschnitte unter Erhalt der Klappenfunktion.

Standardtherapie:
- gerinnungshemmende Therapie
- ggf. Rekanalisationstherapie
- Kompressionstherapie.

▶ Merke

Antikoagulation: Therapie der Wahl bei akuter Becken-/Beinvenenthrombose.

Ebenso werden Schulter-, Armvenenthrombosen wegen ihrer guten Prognose ausschließlich antikoaguliert. Auch bei venösen Thrombosen in anderen Organgebieten (Sinus-, Nieren-, Mesenterial-, Lebervenen- sowie Pfortaderthrombose) wird überwiegend eine Antikoagulation durchgeführt.

Die **initiale Antikoagulation** erfolgt mit niedermolekularem Heparin (NMH) oder Fondaparinux (Heparinanalogon).

Eine (intravenöse) Behandlung mit unfraktioniertem Heparin (UFH) wird wegen der kurzen Halbwertszeit dieser Substanzgruppe durchgeführt, wenn die Begleitumstände der Thrombose eine rasche Unterbrechung der Antikoagulation (z. B. bei einer Blutungskomplikation) erfordern (z. B. perioperativ aufgetretene Thrombose, Z. n. Reanimation aufgrund einer Lungenembolie). Bei der operativen und fibrinolytischen Behandlung (s. u.) der Thrombose erfolgt die Antikoagulation ebenfalls mit UFH.

Bei intakter Nierenfunktion sind bei NMH und Fondaparinux keine Laboruntersuchungen zur Überwachung der Wirkspiegel erforderlich. Bei eingeschränkter Nierenfunktion muss eine **Dosisanpassung** mithilfe der Anti-Xa-Aktivität im Plasma (**Heptest**) durchgeführt werden. Ab einer Kreatinin-Clearance von unter 20 ml/min sollte der Einsatz von NMH und Fondaparinux kritisch überdacht werden. Alternativ kann UFH dosisangepasst verwendet werden. Die **Therapiekontrolle** bei Anwendung von UFH wird mit der **aPTT** (aktivierte partielle Thromboplastinzeit) durchgeführt. Angestrebt wird das 1,5- bis 2,5-Fache des Ausgangswerts.

Die **heparininduzierte Thrombozytopenie** (HIT, s. auch S. 1302) ist neben Blutungskomplikationen die wichtigste Nebenwirkung einer Heparintherapie (v. a. UFH). Zur frühen Erfassung einer HIT sollte eine regelmäßige Kontrolle der Thrombozytenzahl durchgeführt werden: Nach Bestimmung eines Ausgangswertes sollte diese bei vorausgegangenen Heparinanwendungen am zweiten, bei erstmaliger Anwendung am fünften Tag der Therapie und danach wöchentlich erfolgen. Grundsätzlich sollte der Einsatz von Heparinen so kurz wie möglich gehalten werden.

Parallel zur Behandlung mit niedermolekularen Heparinen erfolgt ab dem ersten Tag die **orale Antikoagulation** mit dem Ziel der Sekundärprävention. In Deutschland wird in der Regel Phenprocoumon (z. B. Marcumar) verabreicht. Alternativ kann Warfarin-Natrium (z. B. Coumadin) Verwendung finden. Eine erste Kontrolle der INR (international normalized ratio) bzw. des Quickwertes ist am dritten oder vierten Behandlungstag sinnvoll. Die angestrebte Ziel-INR beträgt in aller Regel bei der Indikation tiefe Beinvenenthrombose 2,0–3,0. Die Marcumarisierung wird heute wegen der Gefahr einer Kumarinnekrose (s. S. 1304) bei Protein-C-Mangel „sanft", d. h. niedrig dosiert eingeleitet. Die überlappende Therapie mit NMH kann beendet werden, wenn der INR an zwei aufeinander folgenden Tagen gleich oder größer 2,0 ist.

Die **Dauer der Antikoagulation** muss differenziert erfolgen. Sie richtet sich dabei nach der Thrombose und ihren Begleitumständen und nicht mehr nach der komplizierenden Lungenarterienembolie. Vergleiche hierzu Tab. **B-6.6**.

▶ **Merke:** Die Therapie der Phlebothrombose in der Schwangerschaft erfolgt mit NMH, Fondaparinux oder UFH, da diese Substanzen die Plazenta-Schranke im Gegensatz zu den Kumarinderivaten nicht passieren. In der Stillzeit kann Warfarin-Natrium verwendet werden.

Rekanalisationstherapie: Sie kann entweder **medikamentös** oder **interventionell/operativ** erreicht werden.

Aktiv wiedereröffnende Maßnahmen bleiben Patienten vorbehalten, die jünger als 60 Jahre sind oder eine die Extremität bedrohende Thrombose, z. B. eine Phlegmasia coerulea dolens (s. S. 309) aufweisen.

Bei jungen Patienten mit Becken-, Beinvenenthrombose (geringeres Blutungsrisiko bei langer Lebenserwartung mit postthrombotischem Syndrom) kann unter sorgfältigem Abwägen des individuelle Risikos und Nutzens eine **Lyse** zur Verringerung des postthrombotischen Schadens erwogen werden. Bei

---

Die **Antikoagulation** ist alleinige Therapie bei Schulter-, Armvenenthrombosen und Organthrombosen.
Die **initiale Antikoagulation** erfolgt mit niedermolekularem Heparin (NMH) oder Fondaparinux (Heparinanalogon).

Unfraktioniertes Heparin (UFH, kurze HWZ) wird eingesetzt, wenn die Antikoagulation ggf. schnell unterbrochen werden muss. Auch die antikoagulatorische Begleittherapie bei operativer oder fibrinolytischer Therapie erfolgt mit UFH.

Bei intakter Nierenfunktion ist bei NMH und Fondaparinux keine Überwachung der Wirkspiegel erforderlich. Bei eingeschränkter Nierenfunktion muss eine **Dosisanpassung** mithilfe der Anti-Xa-Aktivität im Plasma (**Heptest**) durchgeführt werden. Die **Therapiekontrolle** bei Anwendung von UFH wird mit der **aPTT** (aktivierte partielle Thromboplastinzeit) durchgeführt.

Zur Prävention einer **heparininduzierten Thrombozytopenie** (HIT) sollte eine regelmäßige Kontrolle der Thrombozytenzahl erfolgen.

Parallel zur Behandlung mit niedermolekularen Heparinen erfolgt ab dem ersten Tag die **orale Antikoagulation** (i. d. R. Phenprocouomon, z. B. Marcumar) mit dem Ziel der Sekundärprävention. Die angestrebte Ziel-INR beträgt in aller Regel bei der Indikation tiefe Beinvenenthrombose 2,0–3,0.

Dauer der Antikoagulation: s. Tab. **B-6.6**.

◀ **Merke**

Rekanalisationstherapie: Sie erfolgt **medikamentös** oder **interventionell/operativ**.

Indikationen: Patienten < 60 Jahre, ausgeprägte Thrombose mit vitaler Bedrohung der Extremität, junge Patienten mit Becken-, Beinvenenthrombose (geringeres Blutungsrisiko bei langer Lebenserwartung mit postthrombotischem Syndrom).

B-6.5

B-6.5 Behandlungsschemen der Antikoagulation bei Phlebothrombose

Antikoagulation mit niedermolekularen Heparinen (NMH)

Präparate:
- Enoxaparin (z. B. Clexane), Nadroparin (z. B. Fraxiparin)

Dosierung:
- Nadroparin 0,1 ml/10 kgKG 2 × tgl. s. c.
  – z. B. 62 kg schwerer Patient: 2 × 0,6 ml Nadroparin
- Enoxaparin 1 mg/kgKG 2 × tgl. s. c.
  – z. B. 78 kg schwerer Patient: 2 × 80 mg Enoxaparin

max. Dosierung:
- 2 × 1,0 ml Nadroparin oder 2 × 100 mg Enoxaparin

Laborkontrollen:
- Therapiekontrolle bei normaler Nierenfunktion nicht erforderlich
- Anpassung der Dosis bei Niereninsuffizienz über die Bestimmung der Anti-Xa-Aktivität im Plasma (Heptest), Bestimmung der Thrombozyten am 2. und 5. Tag (HIT-Syndrom)

Antikoagulation mit Fondaparinux (z. B. Arixtra)

Dosierung:
- < 50 kgKG: 5 mg 1 × tgl. s. c.
- 50–100 kgKG: 7,5 mg 1 × tgl. s. c.
- > 100 kgKG: 10 mg 1 × tgl. s. c.
- Therapiekontrolle bei normaler Nierenfunktion nicht erforderlich

Antikoagulation mit unfraktioniertem Heparin (UFH)

Präparate:
- z. B. Calciparin, Liquemin

Dosierung:
- Einleitung der Therapie mit 5000 IE Heparin i. v.
- Fortführung der Therapie mit 20 000–30 000 IE Heparin in 24 Stunden, entsprechend einer Dosis von 400–500 IE/kgKG in 24 Stunden

Laborkontrollen:
- regelmäßige Therapiekontrollen (aPTT) erforderlich, Einstellung des Wertes auf das 2-fache des Wertes vor Therapiebeginn
- Bestimmung der Thrombozyten am 2. und 5. Tag (HIT-Syndrom)
- Anpassung der Dosis bei Niereninsuffizienz erforderlich

Antikoagulation mit Phenprocoumon (z. B. Marcumar)

Dosierung:
- einschleichende Dosierung, z. B. 2-2-2 Tabletten Marcumar an 3 aufeinanderfolgenden Tagen, individuelle Erhaltungsdosis

Laborkontrollen:
- erste Quick- bzw. INR-Kontrolle am 4. Tag, weitere Kontrollen individuell, Ziel-INR bei venöser Thrombose 2,0–3,0.
- beachte Medikamenteninterferenzen!

Phlegmasia coerulea dolens ist die **operative Therapie**, ersatzweise die **Fibrinolyse**, indiziert.

Eine **aktive Rekanalisierung** thrombotisch verschlossener venöser Gefäße macht nur Sinn, solange das Gerinnselmaterial noch frei mobilisierbar, d. h. nicht wandadhärent ist und ohne Wand- und Klappenschaden entfernt werden kann. Das **Zeitfenster** für eine erfolgversprechende aktive Rekanalisation liegt für Beckenvenenthrombosen erfahrungsgemäß bei max. 14, für Oberschenkelvenenthrombosen bei 7 Tagen. Dabei ist das Thrombosealter oft schwierig anamnestisch zu bestimmen. So kann zwar häufig eine Rekanalisation erzielt, die Funktionstüchtigkeit des Klappenapparates aber nicht erhalten werden.

▶ **Merke:** Maßnahmen der aktiven Rekanalisation zeigen eine erhöhte Rate von Lungenembolien sowie Blutungskomplikationen (Kombination von fibrinolytischer und gerinnungshemmender Therapie).

Sowohl die operative wie die fibrinolytische Therapie bedürfen einer begleitenden therapeutischen Antikoagulation mit UFH.

Eine **aktive Rekanalisierung** thrombotisch verschlossener venöser Gefäße ist nur sinnvoll, solange das Gerinnselmaterial noch frei mobilisierbar ist und ohne Wand- und Klappenschaden entfernt werden kann. Das **Zeitfenster** für einen Erfolg liegt bei Beckenvenenthrombosen erfahrungsgemäß bei max. 14, für Oberschenkelvenenthrombosen bei 7 Tagen.

▶ Merke

☰ B-6.6	Dauer der Therapie mit Antikoagulantien bei Phlebothrombose

Ausgangssituation	Dauer der Antikoagulation
Thrombose bei vorübergehendem Risikofaktor (z. B. postoperativ)	6 Wochen bis 3 Monate
erstmalige idiopathische Thrombose (Thrombose ohne erkennbare Ursache) Unterschenkelvenenthrombose Oberschenkel- u./o. Beckenvenenthrombose	3 Monate 6 Monate
erstmalige Thrombose mit fortbestehendem Risikofaktor, z. B. heterozygote Faktor-V-Leiden-Mutation, Hemiparese	6 Monate
Rezidiv einer idiopathischen Thrombose	12 Monate
erstes Rezidiv bei behebbarem Risikofaktor	für die Dauer des Bestehens des Risikofaktors

Unter der Voraussetzung, dass kein relevant erhöhtes Blutungsrisiko vorliegt, wird eine zeitlich unbegrenzte Therapie empfohlen bei Patienten mit:

rezidivierenden idiopathischen Thrombosen	zeitlich unbegrenzt
Thrombose und nicht kurabler Krebserkrankung als nicht behebbarem Risikofaktor	zeitlich unbegrenzt
Thrombose bei Kombination der heterozygoten Mutation für Faktor-V-Leiden- und der Prothrombin-Gen-Mutation	zeitlich unbegrenzt
Thrombose bei Antithrombin-, Protein-C- und Protein-S-Mangel	zeitlich unbegrenzt
Thrombose bei persistierendem Antiphospholipid-Antikörpern	zeitlich unbegrenzt
Thrombose bei homozygoter Faktor-V-Leiden-Mutation	zeitlich unbegrenzt
Thrombose bei homozygoter Prothrombin-Gen-Mutation	zeitlich unbegrenzt

- **Fibrinolyse:** Bei der fibrinolytischen oder thrombolytischen Therapie wird das Fibrinolytikum systemisch oder lokal gegeben. Bei der **systemischen Therapie** erfolgt die Gabe des Medikamentes intravenös über eine Armvene. Das Medikament ist so im gesamten Gefäßsystem fibrinolytisch wirksam. Bei einer **lokalen Lyse** wird es distal des Thrombus über eine Fußrückenvene in das erkrankte Gefäßsystem infundiert (lokoregionäre Lyse). Der Katheter kann auch in die thrombosierten Gefäßabschnitte vorgeschoben und der Thrombus mit dem Medikament infiltriert werden (lokale Lyse im strengen Sinn). Durch Anlegen eines venösen Staus proximal des thrombosierten Gefäßabschnitts wird die lokale Verweildauer des Medikamentes verlängert. Hinter den lokalen Lyseformen steht die Vorstellung, dass das Medikament nur im Thrombus wirkt und so eine systemische Lyse weitgehend vermieden wird. Man verspricht sich so eine Reduzierung der Dosis und damit auch der Nebenwirkungen. Zugelassene Medikamente zur fibrinolytischen Therapie der venösen Thrombose sind Urokinase und Streptokinase.

  Die **Kontraindikationen** gegen eine fibrinolytische Therapie (vgl. Tab. **B-6.7**) müssen streng beachtet werden.

- **interventionelle Verfahren:** Interventionelle Therapieformen (Venoplastie, Stentimplantation, mechanische Thrombusentfernung), wie sie für arterielle Gefäßverschlüsse etabliert sind, bleiben im venösen Gefäßgebiet Ausnahmen vorbehalten (Kompressionssyndrom der V. cava superior oder narbige Stenosen der Beckenvenen).

- **operative Verfahren:** Bei der operativen Therapie wird die Leistenvene eröffnet (Venotomie) und Thromben in klappenfreien Gefäßabschnitten (z. B. den Beckenvenen) mithilfe eines Ballonkatheters (Fogarthykatheter) entfernt (Thrombektomie). Thromben in klappentragenden Gefäßabschnitten (z. B. V. femoralis superficialis) können durch manuelles „Ausmelken" oder Auswickeln des Gefäßes mit einer elastischen Binde über die geöffnete Leistenvene geborgen werden.

- **Fibrinolyse:**
  systemische Fibrinolyse: Das Medikament wird über eine Armvene (systemisch) verabreicht.
  lokale Lyse: Infusion distal des Thrombus in den Fußrücken in das erkrankte Gefäßsystem (lokoregionäre Lyse); mögliches Vorschieben des Katheters in die thrombosierten Gefäßabschnitte und Infiltration des Thrombus mit dem Medikament (lokale Lyse im strengen Sinn), eine systemische Lyse kann vermieden werden.

  Kontraindikationen: s. Tab. **B-6.7**.

- **interventionelle Verfahren:** selten indiziert, z. B. bei Kompressionssyndrom der V. cava superior oder narbige Stenosen der Beckenvenen.

- **operative Verfahren:** operative Thrombusentfernung (Venotomie und Thrombektomie). Thromben in klappentragenden Gefäßabschnitten können durch manuelles „Ausmelken" oder Auswickeln des Gefäßes über die geöffnete Leistenvene geborgen werden.

≣ B-6.7	Kontraindikationen der fibrinolytischen Therapie

Blutungsrisiko

- floride Magen-Darm-Ulzera
- Z. n. Operation < 4 Wochen
- Z. n. Schädel-Hirn-Operationen < 8 Wochen
- Z. n. i. m.-Injektionen < 10 Tage
- Z. n. arteriellen Punktionen
- hämorrhagische Diathese
- Retinablutungen (z. B. diabetische Retinopathie)
- schwere arterielle Hypertonie
- maligne Tumoren
- Gravidität in der 1. Hälfte der Schwangerschaft

Embolierisiko

- absolute Arrhythmie
- arterielle Aneurysmen

allgemeine Risiken

- Leberinsuffizienz
- Niereninsuffizienz

Begleittherapie:

- **Kompressionstherapie:** Durchführung mit Kompressionsstrümpfen meist der Klasse 2. Folgen sind eine Wiederherstellung der Klappendichtigkeit, eine erhöhte Strömungsgeschwindigkeit und eine verbesserte Dränage zur Ödembeseitigung.

- **Immobilisation:** Bettruhe ist nicht indiziert! Die Häufigkeit der LE bei Bettruhe und Mobilisation ist gleich groß. Sie sollte daher nur in Ausnahmefällen oder beim Vorliegen einer Kreislaufinstabilität bei komplizierender LE verordnet werden.

Schirmfilter: Embolieprophylaxe bei Z. n. rezidivierenden Lungenarterienembolien unter suffizienter Antikoagulation.

Prognose:

- ca. 30 % erleiden eine LE
- bei ca. 30 % entsteht ein postthrombotisches Syndrom
- jeder 3. Patient mit einer Thrombose erleidet innerhalb von 8 Jahren ein Rezidiv.

Begleittherapie bei tiefer Beinvenenthrombose:

- **Kompressionstherapie:** Sie wird zunächst mit Kurzzugbinden, dann mit Kompressionsstrümpfen meist der Klasse 2 (Kompressionsklasse (1–4) = Kompressionsdruck 18–60 mmHg) durchgeführt. Sie verkleinert den venösen Querschnitt einer Extremität, stellt die Klappendichtigkeit wieder her und erhöht die Strömungsgeschwindigkeit in den Venen. Die venöse Dränage wird verbessert, ein vorhandenes Ödem kann ausgeschwemmt, eine sekundäre Varikose verhindert werden. Einzige Kontraindikation ist die schwere pAVK, bei der es bei niedrigen Perfusionsdrücken durch die Kompressionstherapie zu einer kritischen Reduzierung der Ruhedurchblutung kommen kann. Wenngleich der Wert einer Kompressionstherapie für die akute Phase nicht belegt ist, so beeinflusst eine konsequente „situationsadaptierte" Kompressionstherapie in vielen kleinen Studien sowie Fallbeobachtungen den Verlauf des postthrombotischen Syndroms (s. S. 310) günstig.

- **Immobilisation versus Mobilisation:** Der Wert der Bettruhe zur Prävention der Lungenarterienembolie (LE), die jahrzehntelang zur Standardtherapie der TVT gehörte, lässt sich nicht belegen. Die Häufigkeit der LE bei Bettruhe und Mobilisation ist gleich groß. Grundsätzlich ist die Häufigkeit einer komplizierenden LE nach Einleitung einer wirksamen Antikoagulation gering und liegt unter 1 %. Bettruhe sollte deshalb heute nur noch ausnahmsweise z. B. beim Vorliegen einer Kreislaufinstabilität bei komplizierender LE verordnet werden.

Embolieprophylaxe mit dem Schirmfilter: Kommt es unter einer wirksamen Antikoagulation zu rezidivierenden Lungenarterienembolien, kann die Implantation eines Schirmfilters in die V. cava inferior erwogen werden. Der prophylaktische, passagere Einsatz von Schirmfiltern beim Vorliegen von Kontraindikationen für eine Antikoagulation ist umstritten.

Prognose: Etwa 30 % der Patienten erleiden eine Lungenarterienembolie, 30 % entwickeln ein postthrombotisches Syndrom, 30 % erleiden innerhalb von 8 Jahren ein Rezidiv. Jeder 7. Patient erkrankt innerhalb eines Jahrzehntes an einer malignen Grunderkrankung. Die tiefe Beinvenenthrombose mit Lungenembolie ist die häufigste Todesursache in der Schwangerschaft.

▶ **Exkurs: Phlegmasia coerulea dolens** Bei ausgedehnter Thrombosierung einer Extremität kann der venöse Druck so extrem ansteigen, dass die Mirkozirkulation durch den erhöhten Gewebedruck aufgrund des epi- und subfaszialen Ödems zum Erliegen kommt und eine „venöse" Gangrän droht. Klinische Folgen sind eine extreme Beinschwellung und eine livide bis blasse Extremität. Die Phlegmasia coerulea dolens ist eine angiologische Notfallsituation. Der arterielle Einstrom ist aufgrund des hohen peripheren Widerstandes vermindert und die Fußpulse in dem ausgedehnten Ödem nicht tastbar. Die Durchgängigkeit des arteriellen Systems lässt sich jedoch leicht dopplersonographisch belegen. Ein Hochwiderstandspuls zeigt den durch den erhöhten Gewebedruck verminderten arteriellen Einstrom an. Therapie der Wahl ist die Operation, alternativ eine Fibrinolyse.

◀ **Exkurs**

6.3 Thrombophlebitis

6.3 Thrombophlebitis

▶ **Definition:** Unter einer Thrombophlebitis versteht man eine Thrombosierung oberflächlicher Venenabschnitte, die häufig eine entzündliche Komponente zeigt (Abb. **B-6.6**). Entsteht eine oberflächliche Thrombophlebitis in einem varikös veränderten Venenabschnitt, wird sie als **Varikophlebitis** bezeichnet.

◀ **Definition**

Ätiologie: Auch der Thrombophlebitis liegen die Faktoren der Virchow-Trias zugrunde (s. S. 300). Im Vergleich zur Phlebothrombose finden sich jedoch häufiger mechanische Ursachen. So kann Druck durch zu enge Kleidung (Jeans, Schienbeinschützer) oder ein heftiger Stoß gegen eine Vene zu einer Thrombophlebitis führen. Iatrogen entstehen Thrombophlebitiden durch Venenkatheter, Verweilkanülen sowie Injektionen und Blutentnahmen.

Ätiologie: Faktoren der Virchow-Trias (s. S. 300); häufiger als bei der Phlebothrombose mechanische Ursachen; iatrogen durch Venenkatheter, Verweilkanülen sowie Injektionen und Blutentnahmen.

Klinik: Lokalisierte Schmerzen im Bereich des strangförmig verdickten und meist geröteten Venenstrangs. Da das Blut über die distal des thrombophlebitisch erkrankten Gefäßsegmentes liegenden Venenabschnitte via Perforansvenen in das tiefe Venensystem dräniert werden kann, entsteht keine Schwellung der Extremität.

Klinik: lokalisierte Schmerzen im Bereich des strangförmig verdickten und geröteten Venenstrangs, jedoch keine Schwellung der Extremität.

Komplikationen: Thrombophlebitiden können über Perforatoren oder die Mündungsklappen in das tiefe Venensystem vordringen und zu Lungenembolien führen. In seltenen Fällen entwickelt sich über eine Infizierung des Thrombus mit Abszedierung ein septisches Krankheitsbild.

Komplikationen: Lungenembolien (über Vordringen in das tiefe Venensystem) und in seltenen Fällen septisches Krankheitsbild über Infizierung des Thrombus mit Abszedierung.

Sonderform: Entstehen Thrombophlebitiden ohne erkennbare äußere Ursache in nicht varikös veränderten Venenabschnitten, wandern und wechseln die Extremität oder Lokalisation (untere und obere Extremitäten, Bauchdecken, Hautvenen des Thorax, Penisvenen), liegt eine **Thrombophlebitis saltans et migrans** vor. Sie ist klinisch verdächtig auf das Vorliegen einer malignen oder entzündlichen Grunderkrankung (z.B. Morbus Buerger, s.S. 278), kann aber auch idiopathisch vorkommen.

Sonderform: Thrombophlebitiden ohne erkennbare äußere Ursache in nicht varikös veränderten Venenabschnitten und häufigem Wechsel der Lokalisation bezeichnet man als **Thrombophlebitis saltans et migrans**. Sie kann bei maligner oder entzündlicher Grunderkrankung, aber auch idiopathisch vorkommen.

◉ **B-6.6**   **Thrombophlebitis**

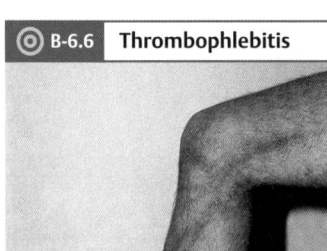

Oberflächliche Thrombophlebitis der V. spahena magna.

◉ **B-6.6**

Diagnostik: klinische Blickdiagnose, sonographischer Ausschluss einer Beteiligung tiefer Venen.

Therapie: Symptomatisch mit Antiphlogistika, ggf. kombiniert mit einer **Kompressionstherapie.** Durch **Stichinzision** kann bei frischer Varikophlebitis der Thrombus beseitigt werden. Bei der Thrombophlebitis einer Stammvene ist die akute **operative Versorgung** (vgl. S. 299) zu erwägen. Bei Übergreifen auf das tiefe Venensystem ist eine **therapeutische Heparinisierung** indiziert.

6.4 Postthrombotisches Syndrom

▶ **Definition**

Epidemiologie: Ca. 30 % der Patienten mit tiefer Becken- und Beinvenenthrombose entwickeln ein PTS.

Pathogenese: In den meisten Fällen kommt es im Rahmen der Reparationsprozesse bei venöser Thrombose nicht zu einer Restitutio ad integrum, sondern zu einer **Organisation des Thrombus:** Er ist zwischen dem 8. und 12. Tag mithilfe kollagener Fasern fest mit der Gefäßwand verwoben. In ca. 80–90 % d. F. kommt es im Anschluss zu einem proteolytischen Abbau des Gerinnsels mit bindegewebiger Organisation. Die entstehenden Hohlräume werden endothelialisiert und kapillarisiert. Überwiegt der Gewebeabbau, entsteht schließlich wieder ein durchgängiges Venensegment mit verdickter, wenig dehnbarer Venenwand. Die Klappen werden allerdings im Rahmen des Organisationsprozesses zerstört bzw. funktionsuntüchtig.

Pathophysiologie: Durch den Ausfall der Klappenfunktion und/oder eine persistierende Obliteration kommt es zu einer beim Gehen **persistierenden venösen Hypertonie**.
Sowohl die verschlossenen als auch die wandstarren Venenabschnitte müssen **kollateralisiert** werden. Das Blut kann über die funktionsfähigen Kollateralen abfließen, die sich jedoch mit der Zeit durch Volumenüberlastung mit daraus folgender Klappeninsuffizienz varikös verändern (**sekundäre Varikose**) und einer vorzeitigen Degeneration ausgesetzt sind (Abb. **B-6.7**).

Diagnostik: Klinische Blickdiagnose. Mit dem Ultraschall kann die Ausdehnung der Thrombophlebitis auch in Abschnitten, die der klinischen Untersuchung schwieriger zugänglich sind, untersucht und eine Beteiligung des transfaszialen und tiefen Venensystems erkannt werden.

Therapie: Es gibt keine einheitlichen Richtlinien. Die **symptomatische Therapie** der Schmerzen erfolgt mit Antiphlogistika (z. B. Diclofenac). Eine **Kompressionstherapie** sollte nur dann durchgeführt werden, wenn sie toleriert wird; Bettruhe ist nicht erforderlich. Greift die Thrombophlebitis über Stammklappen oder Perforatoren auf das tiefe Venensystem über, ist eine **therapeutische Heparinisierung** indiziert. Bei einer frischen Varikophlebitis kann der Thrombus aus den häufig prall gefüllten, stark schmerzenden Varizenknoten durch eine **Stichinzision** entfernt werden. Bei der Thrombophlebitis einer Stammvene kann eine akute **operative Versorgung** (vgl. S. 299) erwogen werden.

6.4 Postthrombotisches Syndrom

▶ **Definition:** Spätkomplikation einer tiefen Becken- und Beinvenenthrombose.

Epidemiologie: Etwa 30 % der Patienten mit tiefer Becken- und Beinvenenthrombose entwickeln ein postthrombotisches Syndrom (PTS).

Pathogenese: Unmittelbar mit Manifestation einer venösen Thrombose setzten Reparationsprozesse mit dem Ziel der Rekanalisation des verschlossenen Venensegments ein. In seltenen Fällen gelingt es der körpereigenen Fibrinolyse, das Gerinnsel vollständig ohne Gefäßwandschaden zu beseitigen (Restitutio ad integrum). Gelingt dies nicht, kommt es zu einer **Organisation des Thrombus:** Bereits am 1. Tag wird der Thrombus von der Tunica intima ausgehend endothelialisiert. Ab dem vierten Tag wandern aktivierte Myozyten aus der Tunica media in das Gerinnsel ein. Gleichzeitig bildet die Intima Kapillarsprossen aus. Im Gerinnsel wandeln sich mononukleäre Zellen in Makrophagen, Fibroblasten, Myozyten und Endothelzellen um. Zwischen dem 8. und 12. Tag ist das Gerinnsel mithilfe kollagener Fasern fest mit der Gefäßwand verwoben. In ca. 80–90 % der Fälle schließt sich ein proteolytischer Abbau des Gerinnsels mit bindegewebiger Organisation an. Die entstehenden Hohlräume werden endothelialisiert und kapillarisiert. Überwiegt der Gewebeabbau, entsteht schließlich wieder ein durchgängiges Venensegment mit verdickter, wenig dehnbarer Venenwand. Die Klappen werden allerdings im Rahmen des Organisationsprozesses zerstört bzw. funktionsuntüchtig. Ein kleinerer Teil der betroffenen Venensegmente bleibt als bindegewebiger Strang verschlossen.

Pathophysiologie: Durch den Ausfall der Klappenfunktion und/oder eine persistierende Obliteration kann der venöse Druck im Stehen in den betroffenen venösen Abschnitten nur ungenügend gesenkt werden. Die Folge ist eine beim Gehen **persistierende venöse Hypertonie**.

Verschlossene Venenabschnitte müssen ebenso wie die rekanalisierten wandstarren Gefäße mit aufgehobener Klappenfunktion und verminderter Dränagefähigkeit **kollateralisiert** werden. Die Kollateralisation erfolgt über die bei akuten Thrombosen vorbeschriebenen Wege. Die oberflächlichen Venenabschnitte wie auch die noch dränierenden tiefen Venenabschnitte sind volumenüberlastet und dilatieren zunehmend, was zu einer Klappenfunktionsstörung auch im Bereich der Kollateralgefäße führt. Oberflächliche Kollateralgefäße verändern sich aufgrund der Volumenlast varikös (**sekundären Varikose**). Die kollateralisierenden Venen sind wie die Venen bei primärer Varikose durch Volumenlast und Druckerhöhung einer vorzeitigen Degeneration ausgesetzt. Abb. **B-6.7** stellt die beiden postthrombotischen Entwicklungen graphisch dar.

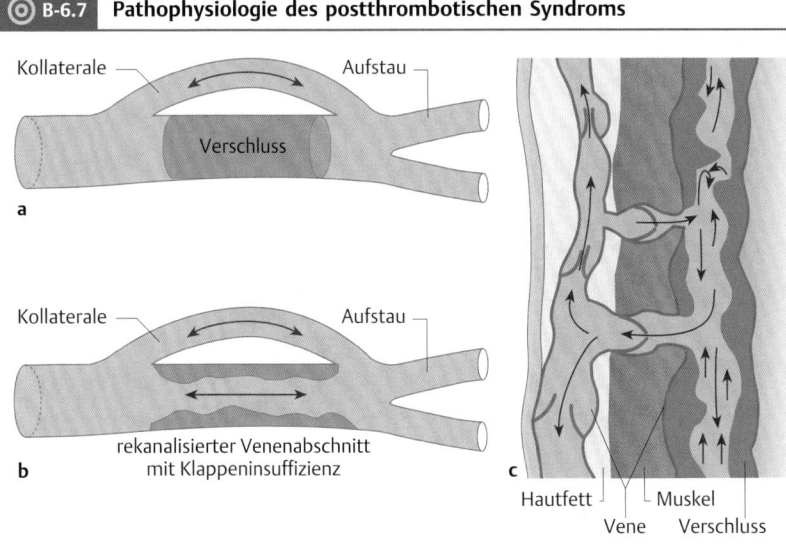

⊚ **B-6.7** | **Pathophysiologie des postthrombotischen Syndroms**

Kollaterale — Aufstau —

Verschluss

a

Kollaterale — Aufstau —

rekanalisierter Venenabschnitt
mit Klappeninsuffizienz

b

c

Hautfett — ⌐ Muskel

Vene Verschluss

a Die pathophysiologische Situation des postthrombotischen Syndroms bei persistierendem Verschluss ist wie die der akuten venösen Thrombose durch einen distalen Aufstau mit Druckerhöhung sowie Kollateralisierung gekennzeichnet.
b Beim postthrombotischen Syndrom vom rekanalisierenden Typ steht die Klappeninsuffizienz im rekanalisierten Gefäßabschnitt bei der pathophysiologischen Entwicklung im Vordergrund.
c Schema der Klappeninsuffizienz bei postthrombotischem Syndrom.

▶ **Merke:** Bei der primären Varikose kann sekundär eine Insuffizienz der Klappen des tiefen Venensystems entstehen. Beim postthrombotischen Syndrom liegt eine primäre Klappeninsuffizienz des tiefen Venensystems vor. Im Rahmen der Kollateralisierung entwickelt sich eine sekundäre Varikose der oberflächlichen Venen. Beide Entwicklungen zeigen eine venöse Hypertonie und führen zur chronisch venösen Insuffizienz.

◀ **Merke**

Klinik: Die klinische Folge des PTS ist die **chronisch venöse Insuffizienz** (CVI) (s. u.).

Klinik: Folge des PTS ist die CVI (s. u.).

Diagnostik: Anamnese (Thrombose in der Vorgeschichte?) und klinische Untersuchung (Kollateralvenen, CVI?) geben erste Hinweise. Die morphologischen und hämodynamischen Veränderungen können gut mit dem **Ultraschall** erfasst werden (verdickte Gefäßwand, Klappeninsuffizienz, s. Abb. **B-6.3**, S. 298). Mithilfe der **Phlebodynamometrie** kann der Kompensationsgrad beurteilt werden.

Diagnostik: Anamnese und klinische Untersuchung; **Sonographie** (Gefäßwandverdickung und Klappeninsuffizienz?, s. Abb. **B-6.3**, S. 298); ergänzend **Phlebodynamometrie** (Kompensationsgrad?).

Therapie: Die Basistherapie des PTS besteht in der konsequenten Durchführung einer situationsgerechten Kompressionstherapie. In vielen kleinen Studien sowie Fallbeobachtungen scheint diese den Verlauf des PTS günstig zu beeinflussen. Die Kompressionstherapie kann mit Kurzzugbinden und/oder gut sitzenden Kompressionsstrümpfen (in der Regel der Klasse 2) durchgeführt werden. In seltenen Fällen kann beim Auftreten trophischer Störungen, insbesondere eines Ulkus, die Ausschaltung insuffizienter Perforansvenen und epifaszialer Venenabschnitte erwogen werden. Hierbei muss vorher abgeklärt werden, dass diese nicht als Kollateralwege für verschlossene Leitvenen benötigt werden.

Therapie: Im Vordergrund steht die situationsgerechte Kompressionstherapie. In seltenen Fällen kann beim Auftreten trophischer Störungen, die Ausschaltung insuffizienter Perforansvenen und epifaszialer Venenabschnitte erwogen werden, wenn diese nicht als Kollateralwege für verschlossene Leitvenen benötigt werden.

6.5 Chronisch venöse Insuffizienz

6.5 Chronisch venöse Insuffizienz

▶ **Definition:** Unter dem Begriff der chronisch venösen Insuffizienz (CVI) werden die klinischen Folgen der venösen Hypertonie unabhängig von ihrer Ursache zusammengefasst.

◀ **Definition**

Ätiologie: Venöse Hypertonie bei primärer Varikose, postthrombotischem Syndrom und arteriovenösen Kurzschlussverbindungen.

Ätiologie: Venöse Hypertonie.

Klassifikation: Weit verbreitet ist die **Klassifikation nach Widmer**, die die CVI in 3 klinische Stadien einteilt. Daneben hat sich die **CEAP-Klassifikation** etabliert, die neben einer klinischen (C) Einteilung in 6 Stadien noch ätiologische (E = etiology), anatomische (A) und pathophysiologische (P) Aspekte berücksichtigt. Zu den Symptomen und den Klassifikationen der CVI vergleiche Tab. **B-6.8**.

Klassifikation: 3 klinische Stadien nach **Widmer** und 6 Stadien der **CEAP-Klassifikation** mit klinischen, ätiologischen, anatomischen und pathophysiologischen Aspekten (Tab. **B-6.8**).

B-6.8 Klinische Einteilung der chronisch venösen Insuffizienz (CVI) nach Widmer und der CEAP- Klassifikation im Vergleich	
Stadieneinteilung der CVI nach Widmer	**Einteilung der CVI nach den klinischen Kriterien der CEAP-Klassifikation**
	C0 keine klinisch erkennbare Venenerkrankung
1 ▪ perimalleoläre Kölbchenvenen ▪ Corona phlebectatica ▪ (Phlebödem perimalleolär über Nacht reversibel)	C1 Besenreiser- (Teleangiektasien) oder retikuläre Varikose C2 Stamm- oder Seitenastvarikose C3 Phlebödem mit oder ohne Varikose
2 ▪ Hyperpigmentation (Dermite ocre) ▪ Stauungsekzem ▪ Lipodermatosklerose ▪ Hypodermitis ▪ Atrophie blanche ▪ (Phlebödem bis zum Unterschenkel)	C4 Hautveränderungen ohne Ulzerationen
3 ▪ abgeheiltes oder florides Ulcus cruris ▪ (Gelenkversteifung)	C5 Hautveränderungen mit abgeheiltem Ulcus cruris C6 Hautveränderungen mit floridem Ulcus cruris

Pathophysiologie und klinische Folgen: Folge der persistierenden venösen Hypertonie ist eine Mikrozirkulationsstörung mit gestörter Rückfiltration (vgl. S. 227) und Gewebshypoxie (s. S. 296). Solange die Lymphgefäße den vermehrten Flüssigkeitstransport bewältigen können, entsteht kein merkliches Ödem. Wird die Kapazität der Lymphdränage überschritten, entsteht ein sichtbares Ödem mit Entwicklung eines Circulus vitiosus, der letztendlich zu Atrophie und Ulzeration der Haut führt (Abb. **B-6.8**).

Die Veränderungen zeigen sich bevorzugt im Bereich des höchsten venösen Drucks am medialen Knöchel.

Komplikationen: arthrogenes Stauungssyndrom.

Pathophysiologie und klinische Folgen: Die persistierende venöse Hypertonie verändert die Bedingungen am Kapillarfilter entscheidend und führt zunächst rein hämodynamisch zu einer gestörten Rückfiltration mit Zunahme des Gewebeflüssigkeit (vgl. S. 227). Die sich entwickelnde Störung der Mikrozirkulation geht mit einer Gewebshypoxie (s. S. 296) einher. Solange die Lymphgefäße die vermehrte Flüssigkeitslast bewältigen können, entsteht kein merkliches Ödem. Wird die Kapazität der Lymphdränage überschritten, entwickelt sich ein sichtbares Ödem. Der weitere Verlauf ist ein Circulus vitiosus:
- Ödembildung: zunächst v. a. tagsüber, später auch nachts
- Verdickung und Fibrosierung der Haut und des Unterhautfettgewebes (Dermatoliposklerose)
- chronische Inflammation (Ekzem)
- Thrombosierung der Kapillarstrombahn
- Extravasation von korpuskulären Blutbestandteilen mit Ablagerung von Eisenpigment (Hyperpigmentierung)
- sekundär entstehende Lymphabflussstörung durch hohe Lymphlast
- Atrophie und Ulzeration der Haut (Abb. **B-6.8**).

Die beschriebenen Veränderungen zeigen sich bevorzugt im Bereich des höchsten venösen Drucks am medialen Knöchel.

Komplikationen: Die Dermatoliposklerose im Knöchelbereich und die mit ihr verbunden Umbauprozesse können zu einer Beeinträchtigung der Beweglichkeit des oberen Sprunggelenkes mit Störung der Muskel- und Gelenkkomponente der Extremitätenpumpe führen (**arthrogenes Stauungssyndrom**).

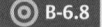 **B-6.8**

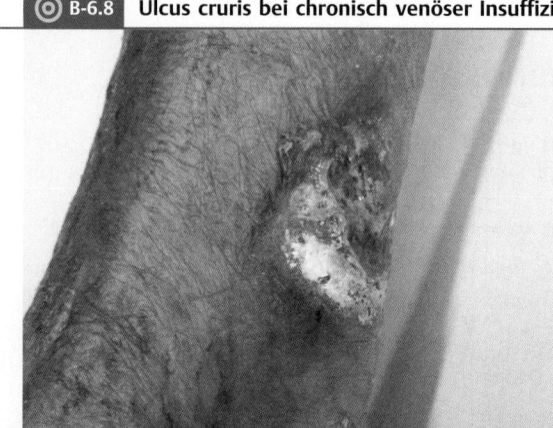 **B-6.8**   Ulcus cruris bei chronisch venöser Insuffizienz

Schmierig belegtes, gemischt arteriellvenöses Ulkus mit entzündlichem Randwall am medialen Knöchel rechts. Nebenbefundlich ausgeprägte Teleangiektasien.

Diagnostik: Entscheidend ist die Klärung der Ursache, da die jeweiligen Therapieregime unterschiedlich sind. **Anamnestisch** muss nach einer tiefen Becken- und/oder Beinvenenthrombose oder primären Varikose gefragt werden.

Die wichtigste apparative Untersuchungsmethode ist der **Ultraschall**, der im **B-Bild** die postthrombotischen Wandveränderungen, mit den **Dopplerverfahren** Vorliegen und Ausmaß der Klappeninsuffizienz zeigt (s. Abb. **B-6.3**). Dabei können in aller Regel primäre Varikose und postthrombotisches Syndrom gut differenziert werden.

Therapie: Im Vordergrund steht die Behandlung der Grunderkrankung. Eine **hämodynamische Sanierung** ist – soweit möglich – dringlich erforderlich. Zur Ödembehandlung eignet sich die **Kompressionstherapie**. Bei der Behandlung des Ulcus cruris müssen die Aspekte des modernen **Wundmanagements** einschließlich plastischer Deckung der Gewebedefekte berücksichtigt werden. Bei Vorliegen eines arthrogenen Stauungssyndroms ist eine Faszienspaltung (**Fasziotomie**) oder eine Entfernung der Faszie (**Fasziektomie**) zu überlegen.

Diagnostik: Entscheidend ist die Klärung der Ursache. **Anamnestische Hinweise** werden durch die **duplexsonographische** Untersuchung mit Nachweis einer Klappeninsuffizienz (Abb. **B-6.3**) und verdickter Gefäßwand im tiefen Beinvenensystem ergänzt.

Therapie: im Vordergrund steht die Behandlung der Grunderkrankung; soweit möglich **hämodynamische Sanierung**; neben der **Kompressionstherapie** müssen Aspekte des modernen **Wundmanagements** berücksichtigt werden; bei arthrogenem Stauungssyndrom ggf. **Fasziotomie** oder **Fasziektomie**.

▶ **Klinischer Fall:** Eine 62-jährige Patientin sucht wegen einer sich seit geraumer Zeit entwickelten, nässenden offenen Stelle an der Innenseite ihres rechten Knöchels ihren Hausarzt auf. Seit diesem Jahr hat die hauptsächlich am Käsestand arbeitende Verkäuferin abends zunehmend eine Schwellung beider Unterschenkel und Knöchelbereiche bemerkt, die zuletzt über Nacht nicht mehr vollständig zurückgegangen ist. Zeitweise trug sie auf Anraten des Hausarztes Kompressionsstrümpfe, die ihr aber jetzt in der heißen Jahreszeit lästig sind.
Der Hausarzt, der die Patientin seit vielen Jahren kennt, hat bei ihr im Laufe dieser Zeit eine zunehmende Krampfaderbildung an den Innenseiten des Ober- und Unterschenkels linksbetont bemerkt. Während ihrer ersten Schwangerschaft hatte die Krampfaderbildung begonnen und sich in den weiteren zwei Schwangerschaften verstärkt. Bei der klinischen Untersuchung findet der Hausarzt ein typisches, im Durchmesser 5 cm messendes Ulcus cruris oberhalb des medialen Knöchels. Die Patientin zeigt beidseits ein ausgeprägtes Unterschenkel- und Knöchelödem. Der Pulsstatus ist unauffällig.
Der Hausarzt überweist sie zum Phlebologen, der farbdopplersonographisch eine Stammvarikose der V. saphena magna Hach IV mit multiplen Perforansinsuffizienzen, insbesondere der Cockettgruppe, feststellt. Das tiefe Venensystem ist frei durchgängig, ohne postthrombotische Veränderungen und weist dicht schließende Klappen auf. Der Phlebologe schreibt die Patientin krank. In den nächsten 6 Wochen heilt das Ulcus cruris unter lokaler Wundbehandlung sowie Kompressionstherapie und körperliche Schonung komplett ab. Im Intervall wird eine Babcock-Operation mit Unterbindung der insuffizienten Perforatoren durchgeführt.

◀ **Klinischer Fall**

7 Arteriovenöse Erkrankungen und Erkrankungen der Lymphgefäße

7 Arteriovenöse Erkrankungen und Erkrankungen der Lymphgefäße

7.1 Arteriovenöse Fisteln

7.1 Arteriovenöse Fisteln

▶ **Definition:** Arteriovenöse Fisteln (AV-Fisteln) sind pathologische Kurzschlussverbindungen zwischen Arterien und begleitenden oder benachbarten Venen.

◀ **Definition**

Ätiologie: Grundsätzlich können erworbene von angeborenen Fistelbildungen unterschieden werden. Die häufigste Ursache **erworbener** arteriovenöser Fisteln sind Traumen. Weiterhin können arteriovenöse Fisteln iatrogen nach Punktionen arterieller und venöser Gefäße, z. B. bei Herzkatheteruntersuchungen oder Angiographien, nach Organpunktionen (z. B. Nierenbiopsie) oder nach operativen Eingriffen entstehen. Spontan können arteriovenöse Fisteln bei Rupturen von arteriellen Aneurysmen in die begleitenden venösen Gefäße (z. B. aortokavale Fistel bei Aortenaneurysma) und durch Infiltrationen benachbarter arterieller und venöser Gefäße bei entzündlichen oder malignen Erkrankungen auftreten. Auch die zu therapeutischen Zwecken angelegten arterio-

Ätiologie: Es gibt angeborene und erworbene Fistelbildungen. Die häufigste Ursache **erworbener** arteriovenöser Fisteln sind Traumen (am häufigsten iatrogen). Zu den **angeborenen arteriovenösen Fisteln** gehören die sehr komplexen arteriovenösen Kurzschlussverbindungen im Rahmen von Angiodysplasien (arteriovenöse Malformationen).

venösen Verbindungen wie z. B. Dialyseshunts werden zu den erworbenen arteriovenösen Fisteln gerechnet. Zu den **angeborenen arteriovenösen Fisteln** gehören die sehr komplexen arteriovenösen Kurzschlussverbindungen im Rahmen von Angiodysplasien (arteriovenöse Malformationen).

Klinik: abhängig von der Größe des Shuntvolumens:

- **Steigerung des Herzzeitvolumens:** Folge sind Hypertrophie und Dilatation der Ventrikel und schließlich eine Abnahme der links- und rechtsventrikulären Funktion.
- **Strömungsumkehr:** entspricht in der Wirkung einer arteriellen Stenose bzw. eines venösen Abflusshindernisses (Abb. **B-7.1**). Die Folgen sind eine periphere arterielle Ischämie („steal effect") und eine venöse Hypertonie (Gefahr der Entwicklung einer chronisch venösen Insuffizienz (s. S. 311).
- **Gefäßerweiterung:** arteriell Dilatation und Aneurysmen, venös Krampfaderbildung.

Klinik: Sie wird durch die **hämodynamischen Folgen** arteriovenöser Fisteln bestimmt. Ihr Ausmaß ist abhängig von der Größe der Fistel bzw. des Shuntvolumens.

- **Steigerung des Herzzeitvolumens:** Die über die Fistel in das venöse Gefäßsystem abfließende Menge Blut muss vom Herzen zusätzlich gefördert werden. Bei großen Fisteln kann die stete Steigerung des HZV über die Volumenbelastung der Ventrikel – ähnlich wie bei einem Insuffizienzvitium – zu einer Hypertrophie und Dilatation der Ventrikel mit konsekutiver Abnahme der links- und rechtsventrikulären Funktion führen.
- **Strömungsumkehr:** Die hohe Strömungsgeschwindigkeit in der Fistel reduziert den lokalen arteriellen Druck (Bernoulli-Effekt). In der Fistel ist der Druck somit im Vergleich zur zuführenden Arterie sowie zur distal der Fistel liegenden Arterie geringer, zur distal der Fistel gelegenen Vene aber höher. Aufgrund der entstehenden Druckdifferenzen kehrt sich die Strömung in den proximalen Anteilen der distal gelegenen Arterie und Vene um: Blut fließt entgegen der erwarteten Strömungsrichtung arteriell von der Peripherie zur Fistel und venös von der Fistel zur Peripherie (Abb. **B-7.1**). Diese inversen Druckgradienten wirken hämodynamisch wie eine arterielle Stenose bzw. ein venöses Abflusshindernis und führen zur Ausbildung arterieller und venöser Umgehungskreisläufe. Die Folgen sind eine periphere arterielle Ischämie („steal effect") und eine venöse Hyperämie und Hypertonie (Gefahr der Entwicklung einer chronisch venösen Insuffizienz, s. S. 311).
- **dilatierende Gefäßerkrankung:** Druck- und/oder Volumenüberlastung der betroffenen Gefäße können arteriell zur Dilatation und Aneurysmenbildung, venös zur Krampfaderbildung führen.

Diagnostik: Nachweis eines Maschinengeräusches und pulssynchronen Schwirrens. Direkte Fisteldarstellung mit der **farbkodierten Duplexsonographie** oder **Angiographie**.

Diagnostik: Arteriovenöse Fisteln können sich durch lokale Beschwerden, Symptome der arteriellen Minderversorgung sowie der venösen Hypertonie bemerkbar machen. Über der Fistel lässt sich ein systolisch diastolisches Geräusch („Maschinengeräusch") auskultieren und häufig ein Schwirren palpieren. Der Fistelnachweis kann meist mit der **farbkodierten Duplexsonographie** geführt werden, gegebenenfalls muss er **angiographisch** erfolgen. Die hämodynamischen Auswirkungen auf das Herz werden echokardiographisch evaluiert.

◎ B-7.1

◎ **B-7.1**   **Arteriovenöse Fistel**

Schematische Darstellung der hämodynamischen Situation einer arteriovenösen Fistel (Strömungsumkehr).

1	proximale Fistelarterie	5	arterioarterielle Kollaterale
2	distale Fistelarterie	6	venovenöse Kollaterale
3	proximale Fistelvene	7	arteriovenöse Fistel
4	distale Fistelvene		

Therapie: Kleinere AV-Fisteln bedürfen zunächst keiner Therapie. AV Fisteln sind jedoch grundsätzlich progrediente Erkrankungen. Fisteln müssen verschlossen werden, wenn eine kardiale Dekompensation entsteht, die Versorgung des der Fistel nachgeschalteten Organs gefährdet ist, sich arterielle Aneurysmen entwickeln oder venös Blutungen aus Krampfadern auftreten. Zur Therapie stehen **operative** (Ligatur und Fisteldurchtrennung) und **interventionelle** (Embolisation) **Verfahren** zur Verfügung.

Therapie: bei gegebener Indikation **interventioneller** (Embolisation) oder **operativer** (Ligatur und Fisteldurchtrennung) **Verschluss**.

7.2 Erkrankungen des Lymphsystems

7.2.1 Lymphödem

7.2 Erkrankungen des Lymphsystems

7.2.1 Lymphödem

▶ **Merke:** Abflussstörungen der Lymphgefäße können als eigenständige Erkrankung auftreten oder im Rahmen verschiedener Grunderkrankung erworben werden. Im ersten Fall werden sie als primäres, im zweiten Fall als sekundäres Lymphödem bezeichnet.

◀ Merke

▶ **Definition:** Durch eine eingeschränkte Transportkapazität der Lymphgefäße kommt es zu einer Stauung der Lymphflüssigkeit mit Ausbildung eines Ödems.

◀ Definition

Epidemiologie: Erkrankungen der Lymphgefäße sind nicht selten. Weltweit leiden 140 Millionen Menschen an einem Lymphödem. In den europäischen Kulturen ist bei bis zu 12 % der Frauen und 1,8 % der Männer mit Ausbildung eines Lymphödems zu rechnen.

Epidemiologie: Weltweit leiden 140 Millionen Menschen an einem Lymphödem.

Primäres Lymphödem

Ätiologie: Das primäre Lymphödem beruht auf angeborenen Fehlanlagen der Lymphwege (Aplasie oder Ektasie der initialen Lymphgefäße, Hypo- oder Hyperplasie der Lymphkollektoren, Atresie des Brustmilchganges oder Agenesie der Lymphknoten). Das primäre Lymphödem ist familiär erblich, kann aber auch sporadisch auftreten.

Primäres Lymphödem

Ätiologie: angeborene Fehlanlagen der Lymphwege; familiär erblich, aber auch sporadisch auftretend.

Formen: Der Beginn ist meist schleichend nach der Pubertät. Abhängig vom Zeitpunkt des Auftretens werden das vor dem 35. Lebensjahr auftretende **Lymphoedema praecox** und das nach dem 35. Lebensjahr auftretende **Lymphoedema tardum** unterschieden.

Formen:
- **Lymphoedema praecox:** vor dem 35. LJ
- **Lymphoedema tardum:** nach dem 35. LJ.

Klinik: Das primäre Lymphödem ist durch eine primär einseitige, bei Beidseitigkeit asymmetrische, schmerzlose Schwellung meist der unteren Extremitäten gekennzeichnet. Es breitet sich meist ausgehend von einem polsterkissenartigen Ödem des Fußrückens aszendierend aus. Seltener ist ein deszendierendes Ausbreitungsmuster. Der Aufstau eiweißreicher Lymphe führt zu einer bindegewebigen Proliferation mit zunehmender Induration der Haut. Das primäre Lymphödem wird nach klinischen Kriterien in **3 Stadien** eingeteilt (Tab. **B-7.1**).

Klinik: Primär einseitige, schmerzlose Schwellung meist der unteren Extremitäten mit zunehmender Induration der Haut. Meistens aszendierender Ausbreitungsweg. **Stadieneinteilung:** s. Tab. **B-7.1**.

Diagnostik: Die Diagnose eines Lymphödems erfolgt klinisch. Das wichtigste klinische Zeichen des primären Lymphödems ist das **Stemmer-Zeichen:** Über den Zehen lässt sich keine Hautfalte abheben. Eine weiterführende invasive apparative Diagnostik ist nur selten erforderlich (Abb. **B-7.2**).

Diagnostik: Klinisch (Stemmer-Zeichen).

≡ B-7.1	Stadien des primären Lymphödems	
Stadium I	Schwellung spontan reversibel Rückbildung über Nacht	Ödem eindrückbar
Stadium II	Schwellung spontan irreversibel	Ödem nicht eindrückbar
Stadium III	Schwellung spontan irreversibel	induriertes, lobuliertes Ödem, verdickte vergrößerte Haut („Elephantiasis")

≡ B-7.1

⊙ **B-7.2** **Primäres Lymphödem**

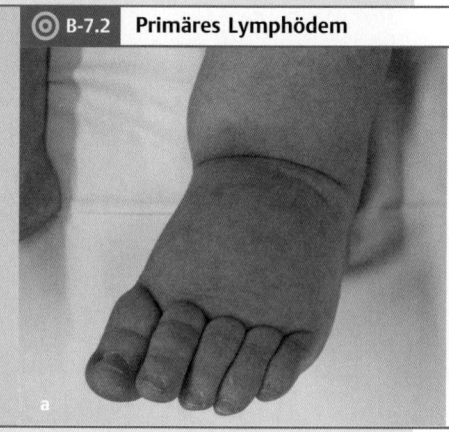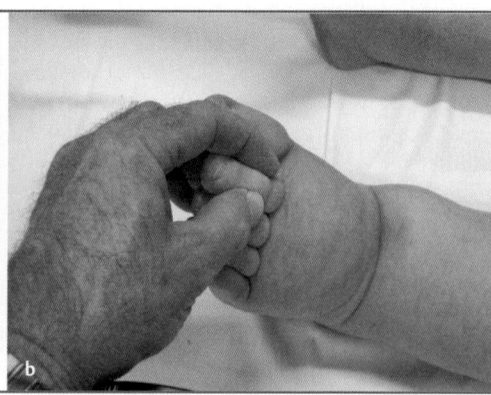

a Typisches „polsterkissen-
artiges" Fußrückenödem
und verdickte und ver-
gröberte Haut über den
Zehen.
b Positives Stemmer-
Zeichen.

▶ Merke

▶ **Merke:** Im Vergleich zum venösen Ödem sind beim Lymphödem die Zehen
mitbetroffen!

Therapie: komplexe physikalische
Entstauungstherapie (KPE).

Therapie: Die Therapie des Lymphödems besteht in der **komplexen physikalischen Entstauungstherapie** (KPE). Hierzu zählen Hautpflege, manuelle
Lymphdränage, Kompressionstherapie und Bewegung. In ausgewählten Fällen
kommen rekonstruktive und resektive Verfahren in Betracht.

Prognose: unbehandelt progredient.

Prognose: Unbehandelt ist die Erkrankung meist progredient.

Sekundäres Lymphödem

Sekundäres Lymphödem

Ätiologie: erworbene Erkrankung der
Lymphwege; Grunderkrankungen
s. Tab. **B-7.2**.

Ätiologie: Das sekundäre Lymphödem ist eine erworbene Erkrankung der
Lymphwege und/oder der Lymphknoten. Es zeigt morphologisch ähnliche
Aspekte wie das primäre Lymphödem, ist aber immer deszendierend und in
seiner lokalen Manifestation stark durch die Grunderkrankung geprägt. Die
wichtigsten Grunderkrankungen zeigt Tab. **B-7.2**.

Diagnostik und Therapie: s. primäres
Lymphödem.

Diagnostik und Therapie: s. primäres Lymphödem.

≣ **B-7.2**

≣ **B-7.2** **Ursachen des sekundären Lymphödems**

- metastatischer Befall der Lymphgefäße und/oder der Lymphknoten
  – z. B. „Lymphangiosis carcinomatosa"
- operative und strahlentherapeutische Maßnahmen an Lymphknoten
  – z. B. bei 25–42 % der Patienten mit Mammakarzinom
  – bei 80 % der Patienten mit Melanom
  – bei 70 % der Patienten mit Prostatakarzinom
- nach rekonstruktiver Gefäßchirurgie
  – (postrekonstruktives/postischämisches Lymphödem)
- nach Operationen am Kniegelenk
- nach Operationen an den oberflächlichen Venen
- Traumen der Weichteile und des Knochens
- Entzündungen der Lymphgefäße und/oder der Lymphknoten
  – Erysipel
  – Parasitenbefall (Filariose)
- artifizielle Manipulationen
- bei Phlebödem
- bei Lipödem (s. u.)

7.2.2 Lipödem

7.2.2 Lipödem

▶ Definition

▶ **Definition:** Beim Lipödem handelt es sich um eine druckschmerzhafte symmetrische Vermehrung des Unterhautfettgewebes der unteren oder seltener
oberen Extremitäten.

Die Vermehrung des Fettgewebes der Extremitäten steht dabei in einem deutlichen Missverhältnis zum schlanken Rumpf. Selbst bei allgemeiner Adipositas bleibt die Dysproportion zwischen Extremitäten und Rumpf erhalten. An den unteren Extremitäten kann das Gesäß von der Fettgewebsvermehrung mit betroffen sein (Bild einer Reithose), die Füße sind allerdings stets frei.

Epidemiologie: Zur Epidemiologie der Erkrankung gibt es keine verlässlichen Daten. Das Lipödem ist eine Erkrankung der jungen Frau, die nach der Pubertät beginnt. Selten tritt ein Lipödem erst in den mittleren Lebensjahren auf, findet sich dann, wenngleich auch selten, auch bei Männern und ist in der Regel mit einer äthyltoxischen Lebererkrankung verknüpft.

Ätiologie und Pathophysiologie: Die Ursachen des Lipödems sind unklar. Die wesentlichen pathophysiologischen Momente sind die Vermehrung des Unterhautfettgewebes sowie eine Mikroangiopathie mit erhöhter Kapillarpermeabilität und vermehrter Filtration ins wasseraufnahmebereite Fettgewebe. Es bildet sich ein diffuses epifasziales Ödem aus. Das prall gespannte Gewebe ist ausgesprochen druckschmerzhaft. Daneben besteht eine Kapillarfragilität, die sich in einer Hämatomneigung manifestiert. Im Laufe der Erkrankung kommt es über viele Jahre zu einer Überlastung der Lymphgefäße mit einer sekundären Lymphabflussstörung (kombiniertes Lip-, Lymphödem).

Klinik und Stadien: Das Lipödem ist eine progrediente Erkrankung. Es lassen sich 3 Stadien abgrenzen:
- **Stadium I:** gleichmäßige Fettverteilung mit glatter Haut
- **Stadium II:** Auftreten von Unebenheiten der Hautoberfläche
- **Stadium III:** Fibrosierung des subkutanen Gewebes. Es finden sich ausgeprägte Fettwülste im Knie- und Oberschenkelbereich.

Diagnostik: Die Diagnose wird anhand des **typischen klinischen Bildes** gestellt (druckschmerzhafte symmetrische Vermehrung des Unterhautfettgewebes an den Extremitäten mit Hämatomneigung). **Sonographisch** lässt sich die Verbreiterung des subkutanen Fettgewebes und die diffuse Wassereinlagerung (vermehrter Echogenität, „Schneegestöber") gut nachweisen. Echofreie Flüssigkeitsspalten, wie sie sich z. B. bei venösen und lymphatischen Abflussstörungen finden, fehlen. Sie zeigen sich erst im Spätstadium bei zunehmender sekundärer Lymphabflussstörung.

Differenzialdiagnose: Differenzialdiagnostisch muss vom Lipödem die reine **Lipohypertrophie**, die dasselbe Verteilungsmuster wie das Lipödem zeigt, jedoch keine relevante Wassereinlagerung und somit auch keine Druckschmerzhaftigkeit aufweist, unterschieden werden. Das **primäre Lymphödem** grenzt sich ebenfalls durch die fehlende Druckschmerzhaftigkeit sowie den Befall des Fußrückens ab.

Therapie: Therapeutisch wird die Ödemkomponente des Lipödems – wie das Lymphödem – mit der **komplexen physikalischen Entstauungstherapie** (KPE) sowie **Kompressionsverbänden** behandelt. Dadurch soll der Ödemanteil beseitigt oder zumindest vermindert werden. Eine diuretische Therapie ist nicht erforderlich und als ungünstig zu bewerten. Günstige Erfolge werden nach Kompensation des Ödems durch die Beseitigung des Fettgewebes durch Fettabsaugung (**Liposuktion**) berichtet. Das Lipödem ist wie die Lipohypertrophie im Gegensatz zur allgemeinen Adipositas diätetisch nicht beeinflussbar.

Epidemiologie: Erkrankung der jungen Frau; Beginn nach der Pubertät, seltener Beginn im mittleren Lebensalter, dann auch bei Männern und Assoziation mit äthyltoxischer Lebererkrankung.

Ätiologie und Pathophysiologie: Ursache unklar. Durch eine Vermehrung des Unterhautfettgewebes sowie eine Mikroangiopathie mit erhöhter Kapillarpermeabilität kommt es zu einer erhöhten Filtration ins wasseraufnahmebereite Fettgewebe. Sekundär kann eine Lymphabflussstörung entstehen.

Klinik und Stadien:
- **Stadium I:** gleichmäßige Fettverteilung mit glatter Haut
- **Stadium II:** Unebenheiten der Hautoberfläche
- **Stadium III:** Fibrosierung des subkutanen Gewebes.

Diagnostik: Klinisch. Mithilfe der **Sonographie** kann die Verbreiterung des subkutanen Fettgewebes und die diffuse Wassereinlagerung nachgewiesen werden.

Differenzialdiagnose: Lipohypertrophie, primäres Lymphödem.

Therapie: komplexe physikalische Entstauungstherapie (KPE) und Kompressionstherapie, ggf. Liposuktion.

⊚ B-7.3 | Lipödem   ⊚ B-7.3

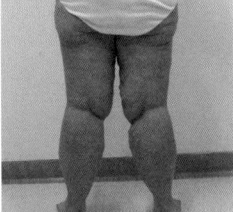

Fettwülste im Knie- und Oberschenkelbereich bei Lipödem Stadium II–III.

Pneumologie

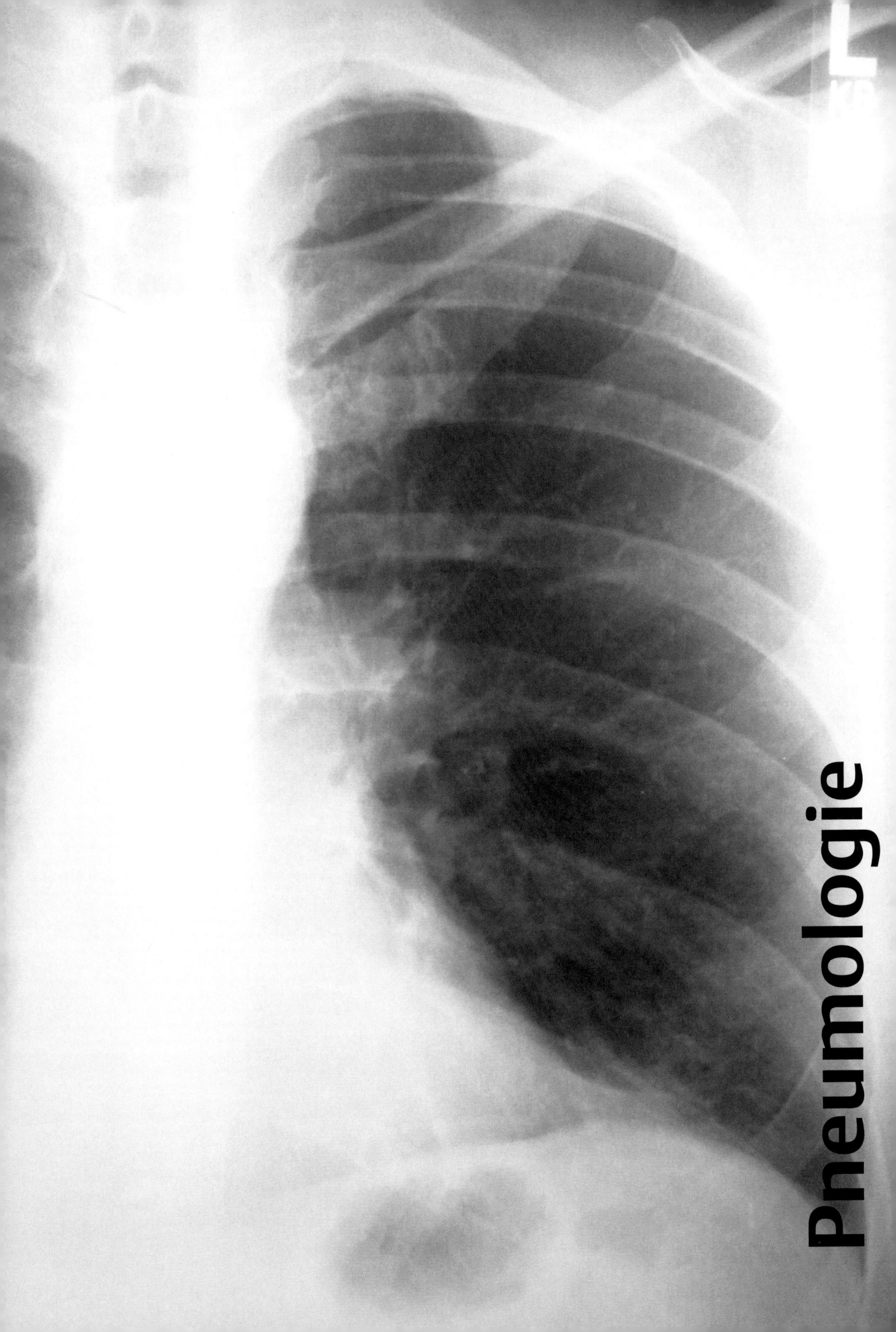

Pneumologie

1 Anatomie und Physiologie

1 Anatomie und Physiologie

1.1 Anatomie

1.1 Anatomie

1.1.1 Bronchialbaum und Lunge

1.1.1 Bronchialbaum und Lunge

Die Atmungsorgane gliedern sich topographisch in obere und untere Atemwege:

- **obere Atemwege:** Nasenhöhle, Pharynx, Larynx
- **untere Atemwege:** Trachea, Bronchialbaum mit Bronchioli terminales.

Die wichtigste Funktion der Atemwege besteht in der **Führung der Atemluft** zur Gasaustauschfläche der Alveolen.

Die Atmungsorgane gliedern sich in **obere** und **untere Atemwege.** Sie sind für die **Luftleitung** zu den Gasaustauschflächen in den Alveolen zuständig.

Die **Trachea** teilt sich in Höhe des 4./5. Brustwirbels in die beiden Hauptbronchien (Bifurcatio tracheae). Im weiteren Verlauf verzweigen sich die **Bronchien** ca. 23-mal und verkleinern dabei ihren Durchmesser von 16 mm (Trachea) bis auf 0,6 mm (Bronchiolus terminalis). Ab etwa der 10. Teilung verlieren die Bronchien ihre Knorpelspangen und ihr Gesamtquerschnitt nimmt mit jeder weiteren Teilungsgeneration erheblich zu (Abb. **C-1.1**).

Die **Trachea** teilt sich in die beiden Hauptbronchien (Bifurcatio tracheae). Die **Bronchien** verzweigen sich im weiteren Verlauf ca. 23-mal (Abb. **C-1.1**).

Jeder Lungenflügel gliedert sich in **Lungenlappen**. Während die rechte Lunge aus 3 Lappen besteht, besitzt die linke Lunge nur 2 Lappen. Die Lungenlappen teilen sich wiederum in **Lungensegmente**, rechts in 10, links in 9 Segmente (Abb. **C-1.2**).

Die rechte Lunge besteht aus 3, die linke Lunge aus 2 **Lappen.** Diese teilen sich wiederum in 10 bzw. 9 **Lungensegmente** (Abb. **C-1.2**).

> ▶ **Merke:** Die **anatomischen Grenzen** der Lungen wirken sich auf einige Krankheitsbilder aus. Eine segment- und lappenbegrenzte Ausbreitung findet man zum Beispiel häufig bei einer **bakteriellen Pneumonie** (insbesondere Pneumokokken), bei der die Erreger aufgrund des ausgedehnten und raschen Befalls erst vor anatomischen Grenzen Halt machen.

◀ Merke

Bis zum Beginn der Bronchioli respiratorii sind die Atemwege mit einem **respiratorischen Epithel** ausgekleidet. Es besteht vorwiegend aus **zilientragenden Zellen** mit rachenwärts gerichtetem Zilienschlag und schleimproduzierenden **Becherzellen.** Sie spielen eine große Rolle bei den Reinigungsmechanismen der Atemwege (**mukoziliäre Clearance**) (s. S. 326).

Das **respiratorische Epithel** besteht vorwiegend aus **zilientragenden Zellen** und schleimproduzierenden **Becherzellen.**

1.1.2 Alveolen

1.1.2 Alveolen

Die Alveolarräume werden von zwei verschiedenen Zelltypen ausgekleidet: **Typ-I-Pneumozyten:** Sie bedecken 95 % der Alveolen. Über sie läuft der Gasaustausch ab. **Typ-II-Pneumozyten:** Sie sezernieren Surfactant, ein Phospholipid-Proteingemisch, das nach der Sekretion den Alveolarraum bedeckt und die Oberflächenspannung herabsetzt (s. S. 326).
Im Lumen und an den Wänden der Alveolen befinden sich **Alveolarmakrophagen.** Sie spielen durch die Phagozytose von Fremdkörpern und die Antigenerkennung eine Schlüsselrolle im Abwehrsystem (s. S. 326).

Typ-I-Pneumozyten kleiden den Alveolarraum aus, **Typ-II-Pneumozyten** produzieren Surfactant. **Alveolarmakrophagen** haben eine Schlüsselrolle in der lokalen Abwehr.

◉ **C-1.1**   **Gliederung des Bronchialbaums**

◉ C-1.1

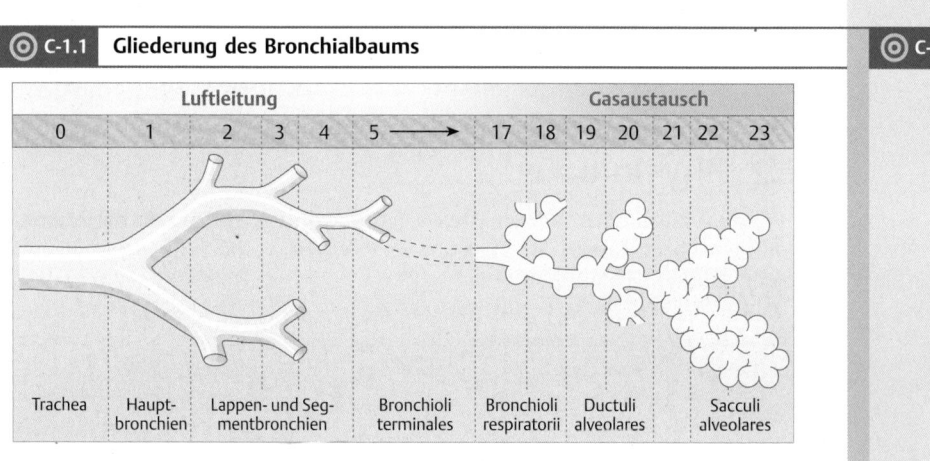

Luftleitung						Gasaustausch						
0	1	2	3	4	5 ⟶	17	18	19	20	21	22	23

| Trachea | Haupt-bronchien | Lappen- und Seg-mentbronchien | Bronchioli terminales | Bronchioli respiratorii | Ductuli alveolares | Sacculi alveolares |

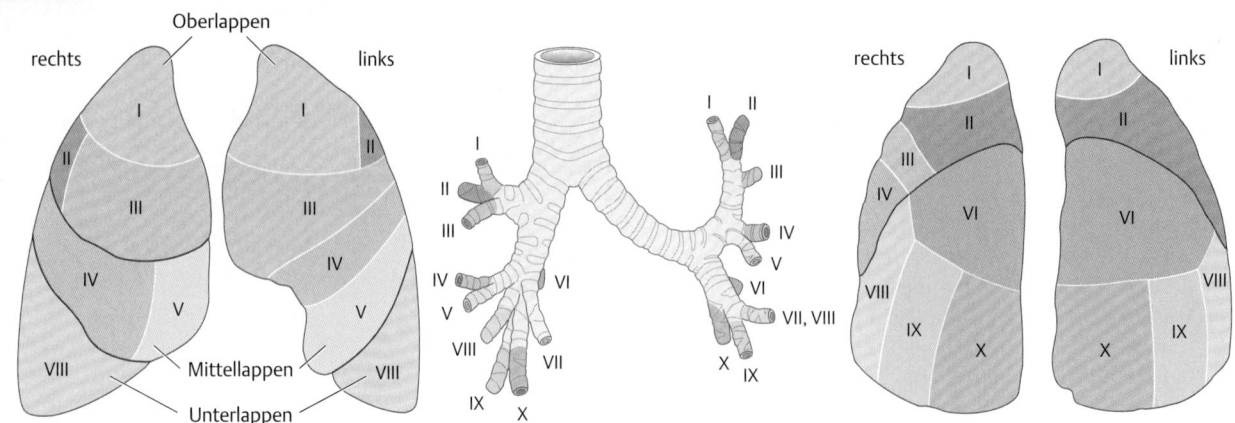

C-1.2   Lungenlappen und Lungensegmente

a Lungen von ventral.　　　　b Lappen- und Segmentbronchien.　　c Lungen von dorsal.

Der **rechte Lungenflügel** enthält 10 Lungensegmente:
- apikaler, anteriorer und posteriorer **Oberlappen** (S I–S III)
- lateraler und medialer **Mittellappen** (S IV, S V)
- superiorer, mediobasaler, anterobasaler, laterobasaler und posterobasaler **Unterlappen** (S VI–S X).

Der **linke Lungenflügel** enthält in der Regel 9 Lungensegmente (Segment VII fehlt meist):
- apikal-posteriorer und anteriorer **Oberlappen** (S I–S III) sowie die superiore und inferiore Lingula (S IV, S V)
- superiorer, (mediobasaler), latero- und posterobasaler **Unterlappen** (S VI, S VIII, S IX, S X).

Das **alveoläre Interstitium** besteht aus einer Proteoglykanmatrix mit elastischen und kollagenen Fasern, einem dichten Kapillarnetz und verschiedenen Zelltypen.

Das **alveoläre Interstitium** besteht an den Stellen des Gasaustausches aus einer sehr dünnen Schicht, die nur von Typ-I-Pneumozyten und dem Endothel der Pulmonalarterien gebildet wird. Außerhalb dieser Areale liegt das eigentliche Bindegewebe: In eine Proteoglykanmatrix sind **Elastinfasern** und **Kollagenbündel** sowie ein dichtes **Kapillarnetz** eingebettet. Außerdem findet man Myofibroblasten, Bindegewebsmastzellen, Lymphozyten und Makrophagen. Bei Patienten mit interstitiellen Lungenkrankheiten (z. B. bei der idiopathischen Lungenfibrose) vermehrt sich die Bindegewebsmatrix und breitet sich in die Gasaustauschareale hinein aus. Dadurch nimmt einerseits die Elastizität des Lungengewebes ab, andererseits kommt es zu Störungen des Gasaustausches (s. S. 333).

1.1.3 Pleuraraum

Die Pleuraflüssigkeit wird durch einen **Pumpmechanismus** bewegt. Pleuraergüsse entstehen bei Überforderung der Pleurapumpe (z. B. bei Linksherzinsuffizienz).

Der Pleuraraum wird von der **Pleura parietalis** und der **Pleura visceralis** gebildet. Er ist von Mesothelzellen ausgekleidet und beim Gesunden mit sehr wenig Pleuraflüssigkeit (ca. 10 ml) gefüllt. Diese wird von den apikalen Anteilen der Pleura parietalis abgegeben und von den Lymphspalten der basalen Pleura parietalis wieder resorbiert. Der Abfluss erfolgt über die Lymphbahnen der Thoraxwand ins Mediastinum. Der atemsynchron wechselnde Druck im Pleuraraum wirkt als Pumpmechanismus. Diese **Pleurapumpe** ist bei größerer Flüssigkeitssekretion schnell überfordert und es bilden sich Pleuraergüsse (z. B. bei Linksherzinsuffizienz).

1.2 Physiologie

Die Hauptaufgabe der unteren Atemwege besteht in der **Führung der Atemluft** und dem **Gasaustausch**. Darüber hinaus verfügen sie noch über verschiedene lokale **Schutzmechanismen.**

1.2.1 Gasaustausch

Für den Gasaustausch in den Alveolen müssen die drei Teilfunktionen der Lunge optimal aufeinander abgestimmt sein:

- **Ventilation:** Zu- und Abführung der Atemgase über die Atemwege
- **Perfusion:** An- und Abtransport der Atem- bzw. Blutgase mithilfe des Blutes
- **Diffusion:** Austausch der Blut- und Atemgase über das Lungenparenchym.

Ventilation

An der Ventilation sind folgende Kräfte beteiligt:

- **Atempumpe:** Das Zusammenspiel von Atemzentrum, Nerven, Atemmuskulatur und Skelettsystem nennt man Atempumpe. Beispiele für Störungen der Atempumpe sind die zentrale Schlafapnoe (Atemzentrum), die Phrenikusparese (Nerven), neuromuskuläre Krankheiten (Atemmuskulatur) oder die Kyphoskoliose (Skelettsystem).
- **Dehnbarkeit der Lunge:** Lungengewebe setzt jeder Verformung einen Widerstand entgegen, der als **Compliance** messbar ist ($C_L = V / p$; L = Lunge, V = Atemzugvolumen, p = Füllungsdruck). Die C_L wird durch die Bindegewebematrix, die Blutgefäße mit ihrem Kapillarnetz, den Alveolarraum einschließlich Surfactant und die Pleura visceralis beeinflusst. In der Praxis ist neben der Dehnbarkeit der Lunge auch die der Thoraxwand zu berücksichtigen. Eine erhöhte C_L findet man beim Lungenemphysem, eine niedrige C_L bei interstitiellen Lungenkrankheiten.
- **Atemwegswiderstand [R_{aw}]:** Der Atemwegswiderstand hängt von der Länge und dem Radius des Bronchus sowie der Gasviskosität ab. Durch Zunahme des Gesamtquerschnitts nimmt der R_{aw} zur Bronchienperipherie hin stark ab. Der R_{aw} wird entscheidend vom Gleichgewicht zwischen Tonus der Bronchialmuskulatur und der Rückstellkraft der Knorpelspangen sowie des umgebenden Lungengewebes bestimmt. Der Tonus der Bronchien wird cholinerg und adrenerg sowie durch Neuropeptide kontrolliert. Daneben erhöht sich der R_{aw} auch durch entzündliche Schleimhautschwellung oder Hypersekretion. Ein erhöhter R_{aw} findet sich bei allen obstruktiven Atemwegserkrankungen (Asthma bronchiale, COPD).
- **Druckverhältnisse:** Bei Inspiration in Ruhe senkt sich die Zwerchfellkuppel. Über die Kapillarkräfte des Pleuraraums wird die Lunge entfaltet. Der Atemwegsdruck sinkt, der Gasstrom bewegt sich in Richtung Alveolarraum. Dehnungsrezeptoren in Lungenparenchym und Thoraxwand signalisieren das Ende der Inspiration. Die elastischen Rückstellkräfte von Thoraxwand und Lunge sorgen für die passive Exspiration: Der Atemwegsdruck wird positiv, die Luft wird ausgeatmet. Die Hyperventilation bei körperlicher Arbeit wird von der Atemhilfsmuskulatur in- und exspiratorisch unterstützt. Bei einem Pneumothorax z. B. folgt die Lunge nicht mehr den Atembewegungen, sie bleibt kollabiert und ist von der Ventilation ausgeschaltet.

Als **Totraumvolumen** bezeichnet man den nicht am Gasaustausch teilnehmenden Volumenanteil des Respirationstraktes. Der **anatomische Totraum** entspricht dem Gasvolumen von der Nase bis zu den Bronchioli terminales (ca. 120–150 ml). Der **alveoläre Totraum** umfasst den Teil des alveolären Gasvolumens, der aus Krankheitsgründen am Gasaustausch gehindert ist. Die Summe aus anatomischem und alveolärem Totraum wird als **funktioneller Totraum** bezeichnet. Bei einer **Totraumventilation** wird vorwiegend das nicht am Gasaustausch teilnehmende Volumen bewegt. Eine respiratorische Insuffizienz ist die Folge.

Man unterscheidet zwei Gruppen von Ventilationsstörungen (Tab. **C-1.1**). Die **restriktive Ventilationsstörung** ist durch Verminderung der statischen Volumina (Vitalkapazität [VC], Residualvolumen [RV], totale Lungenkapazität [TLC]) gekennzeichnet. Eine **obstruktive Ventilationsstörung** entsteht durch Flussbehinderung in den Bronchien. Entsprechend sind das forcierte Exspirationsvolumen der ersten Sekunde (Einsekundenkapazität [FEV_1]), der exspiratorische Spitzenfluss (PEF), die maximalen Flüsse bei 50 und 25 % der VC (MEF_{50}, MEF_{25}) reduziert und der Atemwegswiderstand (R_{aw}) ist erhöht (s. S. 331).

1.2.1 Gasaustausch

Der Gasaustausch ist abhängig von:
- Ventilation
- Perfusion
- Diffusion.

Ventilation

Beteiligte Kräfte:
- **Atempumpe:** bestehend aus Atemzentrum, Nerven, Atemmuskulatur und Skelettsystem.

- **Dehnbarkeit** von Lunge und Thoraxwand (**Compliance**).

- **Atemwegswiderstand [R_{aw}]:** nimmt zur Bronchienperipherie hin ab. Der Tonus der Bronchialmuskulatur ist insbesondere von der cholinergen bzw. adrenergen Innervation abhängig.

- **Druckverhältnisse:** Bei Inspiration nimmt der Atemwegsdruck ab, bei Exspiration zu. Entsprechend bewegt sich die Luft in Richtung Alveolarraum bzw. in die entgegengesetzte Richtung.

Totraumvolumen = der nicht am Gasaustausch teilnehmende Volumenanteil des Respirationstraktes.
anatomischer Totraum = Gasvolumen bis zu den Bronchioli terminales.
alveolärer Totraum = Teil des alveolären Gasvolumens, der am Gasaustausch gehindert ist.
Die Summe aus beiden = **funktioneller Totraum**.

Man unterscheidet zwei Gruppen von Ventilationsstörungen (Tab. **C-1.1**).

≡ C-1.1

≡ **C-1.1**   **Restriktive und obstruktive Ventilationsstörungen**

restriktive Ventilations- störungen	▪ Lungenparenchymerkrankungen, z. B. interstitielle Lungen- krankheiten, Pneumonie
	▪ Erkrankungen der Pleura, z. B. Pleuraerguss, Pleuraschwiele
	▪ Thoraxdeformitäten, z. B. Kyphoskoliose
obstruktive Ventilations- störungen	▪ COPD
	▪ Asthma bronchiale
	▪ Bronchusstenosen

Perfusion

Die Lungendurchblutung folgt der **Druck- differenz** zwischen Pulmonalarterie und Lungenkapillaren. Schlecht ventilierte Areale werden von der Perfusion aus- geschlossen (**Euler-Liljestand-Mechanis- mus**).

Perfusion

Die Lungendurchblutung folgt der **Druckdifferenz** zwischen Pulmonalarterie (systolischer Druck 15–28 mmHg) und Lungenkapillaren (4–12 mmHg). Durch die Eröffnung zusätzlicher Gefäßabschnitte (**Recruitment**) kann die Lunge eine Vermehrung des Blutvolumens ohne nennenswerte Steigerung des Pulmonalarteriendrucks verkraften. Andererseits werden schlecht venti- lierte Areale von der Perfusion ausgeschlossen (**Euler-Liljestand-Mechanismus**). Die Abschwemmung eines Thrombus aus einer tiefen Beinvene in die pulmo- nale Strombahn führt im Versorgungsgebiet der embolisierten Pulmonalarterie zu einer erheblichen Minderperfusion.

Diffusion

CO_2 kann schneller diffundieren als O_2. Das Diffusionsgefälle hält den Austausch von CO_2 und O_2 aufrecht.

Diffusion

CO_2 diffundiert sehr schnell aus den Lungenkapillaren in den Alveolarraum, solange die Lungenperfusion genügend CO_2 in das alveoläre Kapillarnetz liefert und dort das Diffusionsgefälle durch Ventilation aufrechterhalten wird. Hin- gegen diffundiert Sauerstoff (O_2) relativ langsam, seine Diffusionsstrecke ist durch seine Diffusionshindernisse (Alveolarwand, Lungenbindegewebe, Kapil- larwand, Plasma, Erythrozytenwand und Hämoglobinbindung). Das Diffusions- gefälle wird durch die Lungenperfusion aufrechterhalten. Beispiele für eine Störung der O_2-Diffusion sind Pneumonie, interstitielle Lungenkrankheiten, Anämien.

Verhältnis von Ventilation (V') zur Perfusion (Q)

V'/Q-Homogenität

In aufrechter Haltung nimmt der Quotient V'/Q von den apikalen Lungenabschnitten zu den basalen hin ab.

Verhältnis von Ventilation (V') zur Perfusion (Q)

V'/Q-Homogenität

Ventilation (V') und Perfusion (Q) der Lunge sind von der Körperlage und dem Atemzyklus abhängig. In aufrechter Haltung sind die apikalen Lungen- abschnitte besser ventiliert, die basalen besser durchblutet: Der Quotient V'/Q als Maß für das Mismatch wird von apikal nach basal kleiner. Bei Inspira- tion nimmt V'/Q zu, bei Exspiration ab. Bei körperlicher Belastung nähern sich V' und Q deutlich an, über die ganze Lunge gemittelt erreicht V'/Q aber auch beim Gesunden nie den Wert 1,0, d. h. ein kleines V'/Q-Mismatch ist physiolo- gisch. Das Optimum von V'/Q (gerechnet über die gesamte Lunge) liegt etwa bei etwa 0,8.

V'/Q-Mismatch

Das V'/Q-Verhältnis kann bei einer Störung von Ventilation oder Perfusion über den Euler-Liljestand-Mechanismus stabilisiert werden. Reduktion der Ventilation: V'/Q geht gegen 0, PaO_2 fällt ab, $PaCO_2$ steigt an. Reduktion der Perfusion: V'/Q geht gegen ∞, PaO_2 fällt ab. Die CO_2-Abgabe kann durch gesunde Lungenareale kompensiert werden.

V'/Q-Mismatch

Alle Änderungen von Ventilation oder Perfusion, die das Verhältnis von V'/Q beeinflussen, führen zu einer Störung des Gasaustausches. Zwar bewirkt eine Vasokonstriktion im Bereich niedriger alveolärer Sauerstoffpartialdrücke über den Euler-Liljestand-Mechanismus eine Stabilisierung des optimalen V'/Q- Verhältnisses, schwerwiegendere Störungen können auf diese Art jedoch nicht kompensiert werden. Eine Reduktion der Ventilation (V'/Q geht gegen 0) bedeutet, dass der alveoläre O_2-Partialdruck (P_AO_2) sinkt und somit weniger Blut oxigeniert werden kann: Der PaO_2 fällt ab. Außerdem nimmt bei reduzierter V' das alveoläre Diffusions- gefälle für CO_2 ab, d. h. $PaCO_2$ wird ansteigen. Beispiel: Bei einer Atelektase (kollabiertes, luftleeres Lungensegment) wird gemischt-venöses Blut den Lun- genvenen und damit dem arteriellen System zugeführt, der PaO_2 sinkt. Eine Reduktion der Perfusion (V'/Q geht gegen ∞) vermindert das kapilläre Dif- fusionsgefälle für O_2, und es wird nur noch unzureichend oxigeniertes Blut der

◎ **C-1.3** Beziehung zwischen Sauerstoffpartialdruck und Sauerstoffsättigung und Verschiebung der Sauerstoffdissoziation durch Umgebungseinflüsse

◎ C-1.3

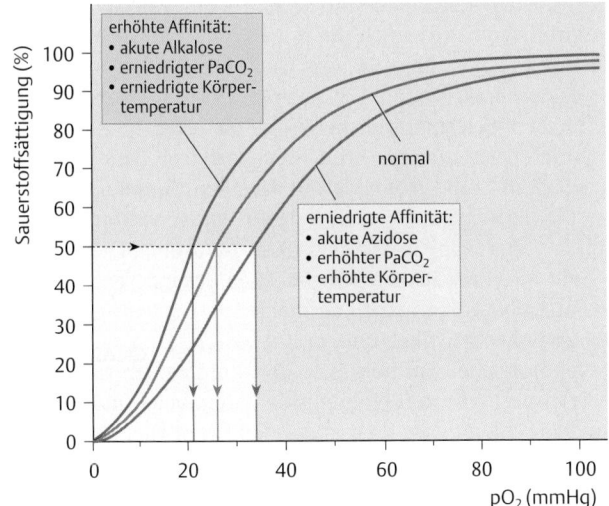

erhöhte Affinität:
- akute Alkalose
- erniedrigter $PaCO_2$
- erniedrige Körpertemperatur

normal

erniedrigte Affinität:
- akute Azidose
- erhöhter $PaCO_2$
- erhöhte Körpertemperatur

Sauerstoffsättigung (%)

pO_2 (mmHg)

Zirkulation zugeführt: Der PaO_2 wird abfallen. Nur bei erheblichen Perfusionsausfällen großer Lungenareale wird $PaCO_2$ ansteigen: Die erhaltene Ventilation gesunder Areale gleicht die CO_2-Abgabe aus. Beispiel: Bei einer Lungenembolie kann aus dem stark minderperfundierten Abschnitt kein oxigeniertes Blut mehr abtransportiert werden. Die Folge ist ein PaO_2-Abfall.

▶ **Merke:** Der Gasaustausch von **Kohlendioxid** ist durch die Ventilation limitiert. Störungen führen zu einer **Hyperkapnie** (Anstieg des $PaCO_2$).
Der Gasaustausch des **Sauerstoffs** ist durch Diffusion und Ventilations-Perfusions-Homogenität (V'/Q-Match) limitiert. Störungen führen zu einer **Hypoxämie** (Senkung des PaO_2).

◀ Merke

Sauerstofftransport im Blut

Nach Diffusion ins Blut und Passage der Erythrozytenmembran bindet O_2 am zweiwertigen Eisen des Hämoglobinmoleküls (Hb). Nachdem ein O_2-Molekül an der Hb-α-Kette gebunden hat, erhöht sich die Affinität der Hb-β-Kette für O_2 und es werden weitere drei O_2-Moleküle aufgenommen. Aus diesem Grund verläuft die Dissoziationskurve nicht linear (Abb. **C-1.3**). Nur ein sehr kleiner Anteil des Sauerstoffs wird physikalisch im Serum gelöst (1,5 %).
Die Sauerstoffbindung an Hb unterliegt einigen Umgebungsbedingungen. Eine Alkalose, ein niedriger $PaCO_2$ und eine niedrige Körpertemperatur, verschieben die Dissoziationskurve nach links, d. h. die O_2-Beladung des Hb wird erleichtert. Bei Azidose, hohem $PaCO_2$ und erhöhter Körpertemperatur, verschiebt sich die Kurve nach rechts. Die Affinität des Hb zu O_2 nimmt ab, was andererseits die Sauerstoffabgabe ans Gewebe erleichtert (Abb. **C-1.3**).

Sauerstofftransport im Blut

Nur ein sehr kleiner Anteil des Sauerstoffs wird physikalisch im Serum gelöst (1,5 %). Der Rest wird an Hämoglobin gebunden transportiert.

Die Sauerstoffbindung an Hb unterliegt Umgebungsbedingungen (Abb. **C-1.3**). Linksverschiebung der O_2-Bindungskurve: erleichterte O_2-Beladung des Hb. Rechtsverschiebung: Affinität des Hb zu O_2 nimmt ab.

Atmungsregulation

Der basale Atemrhythmus wird vom **Atemzentrum** im Hirnstamm eingestellt. Höhere Strukturen in der Pons und im Großhirn greifen modifizierend ein: unwillkürlich z. B. bei Schmerz, Stress, willkürlich z. B. beim Sprechen, Husten. Eine zusätzliche Atemregulation erfolgt über zentrale und periphere **Chemorezeptoren**. Sie melden die O_2- und CO_2-Konzentration sowie die H^+-Ionenkonzentration im Blut an das Atemzentrum. **Dehnungsrezeptoren** in Trachea und Bronchien begrenzen die Inspirationstiefe (**Hering-Breuer-Reflex**). Rezeptoren in den großen Atemwegen lösen bei mechanischer Reizung einen **Hustenreflex** aus.
Ziel ist eine Sicherung des Atemantriebs und Gasaustausches unter allen Bedingungen, auch bei körperlicher Belastung oder im Schlaf.

Atmungsregulation

Der basale Atemrhythmus wird vom **Atemzentrum** im Hirnstamm generiert. Eine zusätzliche Atemregulation erfolgt durch höhere Hirnzentren, **Chemo- und Mechanorezeptoren**.

1.2.2 Schutzmechanismen der Lunge

Reinigungsmechanismen

Bei den Reinigungsmechnismen spielen **mukoziliäre Clearance, Hustenreflex, Phagozytose** durch Alveolarmakrophagen sowie die **Surfactant-Pumpe** eine wichtige Rolle.

1.2.2 Schutzmechanismen der Lunge

Reinigungsmechanismen

Im inspiratorischen Luftstrom befinden sich stets Partikel und Aerosole. Je nach **Partikelgröße** setzen sie sich auf der Oberfläche der Atemwege ab (**Partikeldeposition**). Teilchen über 10 μm Durchmesser (z. B. Pollen) erreichen größtenteils das Bronchialsystem erst gar nicht, da sie in den oberen Atemwegen hängen bleiben. Bei einer Teilchengröße bis etwa 2,5 μm (z. B. Bakterien, Ruß) sedimentieren sie auf der Bronchienoberfläche. Nur kleinere Teilchen (< 2,5 μm, z. B. Feinstaub) erreichen die Alveolen. Dieser Zusammenhang ist wichtig für die Entwicklung verschiedener Lungenerkrankungen und die gezielte Applikation von pharmakologischen Aerosolen. Die Schleimhaut der Atemwege stellt mit ihrer **Schleimschicht** einen besonderen Schutz gegen eingedrungene Partikel dar. Zum einen vermeidet die Schleimschicht einen direkten Kontakt zwischen Partikel und Epithelzellen, zum anderen sorgen die Zilien des respiratorischen Epithels (s. S. 321) durch einen ständigen oralwärts gerichteten Transport für die Reinigung der Atemwege (**mukoziliäre Clearance**). Der Bronchialschleim wird dann durch Räuspern oder Husten expektoriert und normalerweise verschluckt. Durch Schadstoffe (z. B. inhalatives Zigarettenrauchen) und/oder rezidivierende Entzündungsreaktionen kann es zu einer Einschränkung der mukoziliären Clearance kommen (s. S. 355).

Größere Partikel oder Fremdkörper werden zusammen mit den Sekretflocken durch den **Hustenreflex** entfernt. Auch **Alveolarmakrophagen** spielen eine wichtige Rolle bei der Reinigung der Atemwege. Durch Phagozytose sorgen sie vor allem in den Alveolen, wo keine zilientragenden Zellen im Epithel enthalten sind, für den Abtransport der Partikel.

Bei inspiratorischer Dehnung des Lungengewebes sezernieren die Typ-II-Pneumozyten Surfactant. Dieser nimmt sofort seine Tertiärstruktur ein und kann sich danach bei der Exspiration nicht mehr mit der Alveolaroberfläche zusammenziehen. Infolgedessen wird er in das Bronchialsystem weitertransportiert (**Surfactant-Pumpe**) und alveolär deponierte Partikel werden so in den Bereich der mukoziliären Clearance abgegeben.

Humorale und zelluläre Abwehrmechanismen

Humorale und zelluläre Abwehrmechanismen

Humorale Abwehrmechanismen: Immunglobuline IgA und IgG, die von lokalen Plasmazellen sezerniert werden.

Zelluläre Abwehrmechnismen: Lymphozyten, Alveolarmakrophagen, dendritische Zellen, neutrophile Granulozyten und Mastzellen.

Humorale Abwehrmechanismen: Im Sekret der Bronchien findet man lokal von Plasmazellen sezernierte und aus der Blutbahn importierte IgA und (etwas geringer) IgG. Diese **Immunglobuline** dienen u. a. der Opsonisierung, der Komplementaktivierung und der Agglutination von Mikroorganismen.

Zelluläre Abwehrmechanismen: Lymphozyten durchlaufen in den Atemwegen ein Homing und bilden das bronchusassoziierte lymphatische Gewebe (BALT). („Homing" allgemein bezeichnet eine spezifische Interaktion von Lymphozyten über Rezeptoren mit anderen Oberflächenmolekülen des jeweiligen Epithels oder auch des Endothels). Lymphozyten aus der Zirkulation, **Alveolarmakrophagen** und **dentritische Zellen** steuern die spezifische Immunantwort der Atemwege und der Lunge. In den Gefäßwänden der Alveolarkapillaren finden sich zahlreiche **neutrophile Granulozyten**, die etwa 50 % des gefäßwandständigen Leukozytenpools ausmachen. **Mastzellen** mit verschiedener Funktion findet man im Bindegewebe und in der Bronchienschleimhaut. Beim Gesunden sind wenige Eosinophile vorhanden.

▶ Merke

▶ **Merke: Alveolarmakrophagen** sorgen im Alveolarraum, in dem die mukoziliäre Clearance noch nicht greift, für den enzymatischen Abbau der meisten inhalierten Fremdstoffe. Sie sind ein **essenzielles Bindeglied zur spezifischen zellulären Immunität.**

2 Pneumologische Untersuchungsmethoden

2   Pneumologische Untersuchungsmethoden

Tab. **C-2.1** zeigt die zur Verfügung stehenden diagnostischen Verfahren, die bei Verdacht auf eine Atemwegs- oder Lungenerkrankung in Abhängigkeit von der Fragestellung eingesetzt werden können.

s. Tab. **C-2.1**

2.1 Anamnese

2.1   Anamnese

Atemwegs- oder Lungenerkrankungen haben meist nur wenige wegweisende Symptome (s. S. 340). Nach folgenden **Leitsymptomen** sollte stets gefragt werden:

- **Husten** (trocken, produktiv)
- **Auswurf** inkl. Hämoptyse (Farbe, Geruch)
- **Atemnot** bei Belastung oder in Ruhe
- **Thoraxschmerzen** (atemabhängig, nicht atemabhängig), thorakales Engegefühl
- **Störungen des Atemrhythmus** (Fremdanamnese!).

Folgende **Leitsymptome** sollten anamnestisch erfragt werden:
- Husten
- Auswurf
- Atemnot
- Thoraxschmerzen
- gestörter Atemrhythmus.

Ein wichtiger Bestandteil der Anamnese ist die Frage nach dem **Nikotinkonsum**. Er wird in Packungsjahren angeben (Packyear = Anzahl der gerauchten Zigarettenpäckchen pro Tag mal Anzahl der Jahre). Typische Raucherkrankheiten sind Bronchialkarzinom, COPD und einige interstitielle Lungenkrankheiten. Weiterhin sollte – wie bei jeder Anamnese – nach der aktuellen **Medikamenteneinnahme, früheren Erkrankungen** und **Therapien** sowie nach **Drogen-** und **Alkoholabusus** gefragt werden.

Weitere Fragen:
- Nikotinkonsum (Packyear)
- Medikamenteneinnahme
- frühere Erkrankungen und Therapien
- Drogen- und Alkoholabusus.

Die **Familienanamnese** ist bei Lungenerkrankungen aufschlussreich, weil einige Erkrankungen familiär gehäuft vorkommen oder vererblich sind. Bei α1-Proteaseinhibitor-Mangel findet man bei den Familienmitgliedern oft ein Lungenemphysem mit und ohne chronisch obstruktive Bronchitis. Das allergische Asthma kommt beispielsweise familiär gehäuft vor.

Die **Familienanamnese** kann erste Hinweise auf familiär gehäufte oder vererbliche Lungenerkrankungen geben.

Die **Berufs- und Umgebungsanamnese** ist ein wichtiger Bestandteil bei jedem Erstkontakt. Bei vielen Berufen werden potenziell toxische Stoffe inhaliert (z. B. Quarzstäube im Bergbau), die akute oder chronische Lungenerkrankungen verursachen können (z. B. Asthma, interstitielle Lungenerkrankungen oder Karzinome).

Die **Berufsanamnese** ist bezüglich der inhalierten Schadstoffe wichtig.

Im Rahmen der **Allergieanamnese** wird nach möglichen Allergenen gefragt. Durchaus hilfreich sind dabei Symptomenkalender und Fragebögen. Meist handelt es sich um natürlich vorkommende Stoffe, die inhaliert werden, z. B. Pollen, Tierepithelien, Schimmelpilzsporen, Hausstaubmilbenkot (s. S. 339).

Mit der **Allergieanamnese** versucht man, die auslösenden Allergene einzugrenzen.

☰ C-2.1	Pneumologische Untersuchungsmethoden
Anamnese	typische Leitsymptome, Nikotinkonsum, Familienanamnese, Berufs- und Umgebungsanamnese, Allergieanamnese
körperliche Untersuchung	Inspektion, Palpation, Perkussion, Auskultation
Labordiagnostik	Entzündungsparameter, immunologische Parameter, Allergieparameter, Tumormarker, α1-Proteaseinhibitor, ACE
Lungenfunktionsanalyse	Spirometrie, Ganzkörperplethysmographie, inhalative Provokationstests, Diffusionskapazität, Lungen-Compliance
Blutgasanalyse	invasiv (arterielle Punktion) oder nichtinvasiv (Pulsoxymetrie)
Spiroergometrie	Beurteilung der körperlichen Belastbarkeit
bildgebende Verfahren	Röntgen-Thorax-Übersicht, CT, MRT, thorakale Sonographie, Perfusions-Ventilations-Szintigraphie, Bronchographie, FDG-PET
invasive Methoden	Bronchoskopie, transthorakale Lungenbiopsie, Pleurapunktion, Thorakoskopie
Allergiediagnostik	Hauttests (Prick-, Reibtest), Gesamt-IgE, allergenspezifisches IgE
kardiologische Techniken	Echokardiographie, Rechtsherzkatheter

2.2 Körperliche Untersuchung

2.2.1 Inspektion

Bei der **Inspektion** ist zu achten auf:
- Thoraxform
- Atemexkursion
- Atemfrequenz
- Atemtyp
- Stridor
- morphologische Auffälligkeiten.

2.2.2 Perkussion und Palpation

Der **Stimmfremitus** ist z. B. bei Pleuraerguss, Pneumothorax oder Lungenemphysem **abgeschwächt**.

Die **Perkussion** gibt Hinweise auf die **Lungengrenzen** und deren Atemverschieblichkeit. Der **Klopfschall** kann **sonor, hypersonor** oder **gedämpft** sein.

2.2.3 Auskultation

Bei der Auskultation werden Atemgeräusche und Nebengeräusche erfasst (Tab. **C-2.2**).

Tab. **C-2.3** zeigt Untersuchungsbefunde bei verschiedenen Lungenerkrankungen.

2.3 Labordiagnostik

Die wichtigsten Parameter der Labordiagnostik bei Lungenerkrankungen sind:
- Entzündungsparameter
- immunologische Parameter
- Allergieparameter
- Tumormarker
- α1-Proteinaseinhibitor
- ACE.

2.2 Körperliche Untersuchung

2.2.1 Inspektion

Bei der **Inspektion** sollte auf Folgendes geachtet werden:
- **Thoraxform:** z. B. Fassthorax (bei Lungenemphysem), Gibbus (anguläre Kyphose)
- **Atemexkursion:** Symmetrie des Thorax, Einsatz der Atemhilfsmuskulatur, paradoxe Atmung, ggf. Schonhaltung
- **Atemfrequenz** (normal ca. 8–20/min): Tachypnoe (> 20/min), Bradypnoe (< 8/min)
- **Atemtyp:** z. B. maximale Hyperventilation bei Kußmaul-Atmung (s. S. 346)
- **Stridor:** inspiratorisch (bei extrathorakaler Stenose, z. B. Struma) oder exspiratorisch (bei intrathorakaler Stenose, z. B. Asthma)
- **morphologische Auffälligkeiten:** z. B. Hautkolorit (Zyanose, Blässe), Trommelschlegelfinger, Uhrglasnägel, Halsvenenstauung, periphere Ödeme.

2.2.2 Perkussion und Palpation

Die Lunge ist der direkten **Palpation** nicht zugänglich (Ausnahme: Emphysemkissen in der Supraklavikulärgrube bei COPD, s. S. 354).

Der **Lymphknotenstatus** kann z. B. bei Verdacht auf ein Bronchialkarzinom hilfreich sein. Bei der Untersuchung des **Stimmfremitus** wird die Leitfähigkeit des Thoraxgewebes für tiefe Frequenzen geprüft. Der Patient muss mit tiefer Stimme „99" sagen, während der Untersucher mit der Ulnarseite der Handflächen die Vibration der Thoraxwand fühlt. Die Fortleitung der tiefen Stimmfrequenzen wird durch Flüssigkeit (z. B. Pleuraerguss) oder große Luftansammlungen (z. B. Pneumothorax, Lungenemphysem) behindert, entsprechend ist der Stimmfremitus dort einseitig **abgeschwächt**.

Die **Perkussion** ermöglicht eine Abgrenzung von lufthaltigen und nichtlufthaltigen Räumen. Durch vergleichende Perkussion (z. B. mit der Finger-Finger-Perkussion) können somit die **Lungengrenzen** und deren Atemverschieblichkeit erfasst werden. Man unterscheidet verschiedene Klopfschallqualitäten:
- **sonor:** gesunde Lunge
- **hypersonor:** bei vermehrtem Luftgehalt im Thorax (z. B. bei Lungenemphysem, Pneumothorax)
- **gedämpft** (Schenkelschall): über Gewebe mit vermindertem/fehlendem Luftgehalt (z. B. bei Pleuraerguss, Pneumonie).

2.2.3 Auskultation

Die Auskultation der Lunge ist eine wichtige diagnostische Methode, die unmittelbar Informationen über den Luftstrom in den Atemwegen liefert. Mit dem Stethoskop können verschiede Lungengeräusche in vielfältigen Qualitäten erfasst werden (Tab. **C-2.2**).

In Tab. **C-2.3** sind die Untersuchungsbefunde verschiedener Lungenerkrankungen im Vergleich dargestellt.

2.3 Labordiagnostik

Laborparameter liefern selten spezifische Ergebnisse für bestimmte Lungenerkrankungen. Dennoch können sie zur Diagnostik der Lungenerkrankung beitragen.
- **Entzündungsparameter:** Eine **Erhöhung der BSG** (> 5/10 mm) und des **CRP** (> 0,5 mg/dl) sowie ggf. eine **Leukozytose** (> 11 000/µl) können Hinweise auf entzündliche Prozesse geben. Der CRP eignet sich besonders zur Verlaufsbeobachtung akuter bakterieller Infektionen. Eine **Eosinophilie** (> 6 % der Leukozyten) kann auf eine Infektion mit ungewöhnlichen Erregern (z. B. Aspergillus, Parasiten), auf eine überstandene Infektionskrankheit oder auf eine Allergie hindeuten.

C-2.2 Atemgeräusche und Nebengeräusche

Atemgeräusche		Nebengeräusche	
Vesikuläratmen	leises inspiratorisches „Rauschen", normales Atemgeräusch	**trockene (klingende) Rasselgeräusche** (RG)	Giemen, Pfeifen, Brummen, v. a. bei obstruktiven Atemwegserkrankungen (z. B. bei Asthma bronchiale)
Bronchialatmen	in- und exspiratorisch verschärftes Atemgeräusch ▪ normal über Trachea/große Bronchien zu hören (zentrales Atemgeräusch) ▪ pathologisch in der Lungenperipherie (z. B. bei Pneumonie oder kranial von Pleuraergüssen)	**feuchte Rasselgeräusche**	▪ Knisterrasseln (Sklerosiphonie): z. B. bei Alveolitis oder Lungenfibrose ▪ feinblasige (hochfrequente) RG: z. B. bei Pneumonie ▪ mittelblasige RG, z. B. bei Bronchitis, Pneumonie, Lungenstauung ▪ grobblasige (tieffrequente) RG: z. B. bei Lungenödem, Bronchiektasie
abgeschwächtes Atemgeräusch	z. B. bei Lungenemphysem (silent chest) oder einseitig bei Pneumothorax	**Reiben**	z. B. bei Pleuritis
aufgehobenes Atemgeräusch	z. B. bei Pleuraerguss	**Knarren**	z. B. bei Lungenfibrose

C-2.3 Untersuchungsbefunde bei verschiedenen Lungenerkrankungen

Erkrankung	Klopfschall	Atemgeräusche/Nebengeräusche
Asthma bronchiale	im Anfall hypersonor	Vesikuläratmen mit starkem exspiratorischem Giemen, trockene RG
Lungenemphysem	hypersonor	abgeschwächtes Atemgeräusch
Pneumonie	gedämpft	Bronchialatmen, feinblasige, klingende RG
Pleuraerguss	gedämpft, lageveränderlich	aufgehobenes Atemgeräusch
Lungenödem	gedämpft	Atemgeräusch durch grobblasige RG überdeckt
Pneumothorax	hypersonor	abgeschwächtes Atemgeräusch

▪ **immunologische Parameter:** Immundefekte sind an niedrigen Serumspiegeln von **IgA** ($<$ 70 mg/dl), **IgG** ($<$ 700 mg/dl) und **IgM** ($<$ 40 mg/dl) erkennbar. Bei exogen-allergischen Alveolitiden findet man **präzipitierende IgG** und **IgM** im Serum. Ein selektiver **IgA-Mangel** kann bei rezidivierenden Infekten vorliegen. Bei Kollagenosen sind oft **Autoantikörper** (ANA, ENA) nachweisbar. Bei einer Lungenblutung sollte man ANCA (Vaskulitis) und Basalmembran-Antikörper (Goodpasture-Syndrom) bestimmen.
▪ **serologische und molekularbiologische Erregertests:** Einige Pneumonieerreger sind serologisch oder durch die DNA im Bronchialsekret nachweisbar, z. B. Zytomegalievirus, Mycoplasma pneumoniae, Legionella spp., Chlamydia pneumoniae. Bei zweifelhaften Tuberkulinhauttests kann die Messung der Interferonfreisetzung aus Patientenlymphozyten im Reagenzglas nach Zugabe von Mykobakterienproteinen weiterhelfen.
▪ **Allergieparameter:** Gesamt IgE, spezifisches IgE (s. S. 339).
▪ **Tumormarker:** Tumormarker werden nicht zur Diagnostik, sondern primär zur Verlaufsbeobachtung maligner Erkrankungen eingesetzt, z. B. CEA bei Adenokarzinomen, NSE bei kleinzelligen Karzinomen, CYFRA 19-9 bei Plattenepithelkarzinomen der Lunge.
▪ **α1-Proteaseinhibitor:** α1-Proteaseinhibitor (α1-Pi; früher α1-Antitrypsin) ist ein **Akutphasenprotein**, das in den Leberzellen produziert wird. Beim **hereditären α1-Pi-Mangel** wird es nicht in ausreichender Menge sezerniert, die Serumkonzentration liegt unter 90 mg/dl. Die Folge kann ein rasch progredientes Lungenemphysem sein.
▪ **ACE (Angiotensin-converting-Enzym):** Bei Sarkoidosen findet man häufig ein erhöhtes ACE im Serum.

2.4 Lungenfunktionsanalyse

Mit der Lungenfunktionsanalyse stellt man selten konkrete Diagnosen, die Befunde sind aber meist wegweisend.

2.4.1 Spirometrie und Fluss-Volumen-Diagramm

2.4.1 Spirometrie und Fluss-Volumen-Diagramm

Prinzip: Die wichtigsten Messgrößen der Spirometrie (Abb. **C-2.1**) sind die **Vitalkapazität** (VC), die **FEV$_1$** und die **forcierte Vitalkapazität** (FVC).

Prinzip: Mit der Spirometrie werden statische und dynamische **Lungenvolumina** auf einer Zeitachse dargestellt (Abb. **C-2.1**). Zu den wichtigsten Messgrößen zählen:

- **Vitalkapazität** (VC)
- **FEV$_1$** (Einsekundenkapazität, Tiffenau-Volumen)
- **forcierte Vitalkapazität** (FVC).

▶ **Merke**

Die wichtigsten Messgrößen des **Fluss-Volumen-Diagramms** sind PEF, MEF$_{50}$ und MEF$_{25}$ (Abb. **C-2.2**).

Im **Fluss-Volumen-Diagramm** (Abb. **C-2.2**) werden die in- und exspiratorischen Flüsse auf einer Volumenachse dargestellt, d.h. zu jedem ausgeatmeten Volumen kann ein bestimmter Gasfluss registriert werden. Zu den wichtigsten Messgrößen zählen:

- **Peak-Flow** (peak exspiratory flow, **PEF**): maximaler Atemfluss bei forcierter Ausatmung (Messung auch durch Patienten möglich → Heimkontrolle der Asthmatherapie)
- **MEF$_{50}$** und **MEF$_{25}$**: maximaler exspiratorischer Fluss bei 50 bzw. 25 % der Vitalkapazität.

Indikation: V. a. obstruktive bzw. restriktive Ventilationsstörungen.

Indikation: Mit der Spirometrie und der Fluss-Volumen-Kurve lassen sich obstruktive Ventilationsstörungen sichern und Hinweise auf restriktive Ventilationsstörungen gewinnen.

Auswertung: Obstruktion bei FEV$_1$/FVC < 0,7.

Auswertung: Der **Tiffeneau-Index** (FEV$_1$/FVC, relative Einsekundenkapazität) wird bei der Spirometrie häufig zur Erkennung einer **obstruktiven Ventilationsstörung** herangezogen (FEV$_1$/FVC < 0,7).

Der **Bronchospasmolysetest** misst die Reversibilität einer Obstruktion.

Ergibt die Spirometrie eine obstruktive Lungenfunktionsstörung, muss in einem anschließenden **Bronchospasmolysetest** die Reversibilität der Obstruktion geprüft werden: Nach Inhalation eines Bronchospasmolytikums (z. B. 100–200 µg Salbutamol) werden die Messungen wiederholt und der Akuteffekt

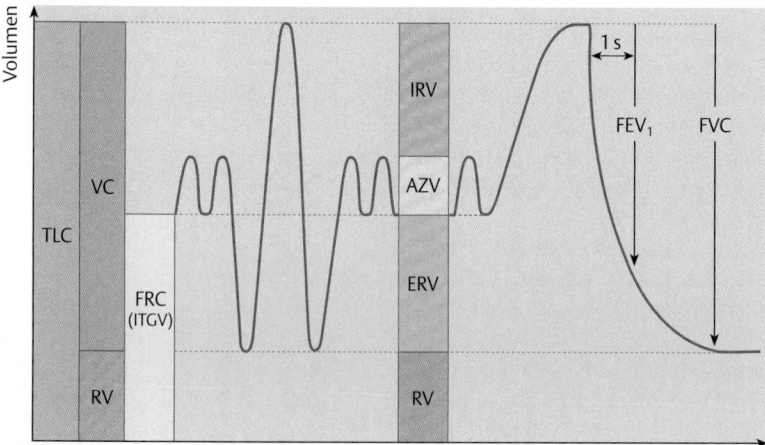

⊚ **C-2.1** **Spirometrische Lungenvolumina**

Vitalkapazität (VC): Volumen, das nach kompletter Exspiration maximal eingeatmet werden kann. Es umfasst ERV, AZV und IRV.
Inspiratorisches Reservevolumen (IRV): Volumen, das nach normaler Ruheinspiration zusätzlich maximal eingeatmet werden kann.
(Ruhe-)Atemzugvolumen (AZV): Volumen der normalen Ruheatmung.
Exspiratorisches Reservevolumen (ERV): Volumen, das nach normaler Ruheexspiration (d. h. aus Atemruhelage heraus) ausgeatmet werden kann.
Einsekundenkapazität (FEV$_1$; forciertes Exspirationsvolumen in einer Sekunde): Volumen, das nach kompletter Inspiration in einer Sekunde maximal ausgeatmet werden kann.
Forcierte Vitalkapazität (FVC): Volumen, das nach kompletter Inspiration maximal wieder ausgeatmet werden kann.
Residualvolumen (RV): Nicht mobilisierbares Lungenvolumen unterhalb der VC (kann spirometrisch nicht gemessen werden).
Totale Lungenkapazität (TLC): VC + RV (kann spirometrisch nicht bestimmt werden).

⊚ C-2.2 | **Fluss-Volumen-Diagramm**

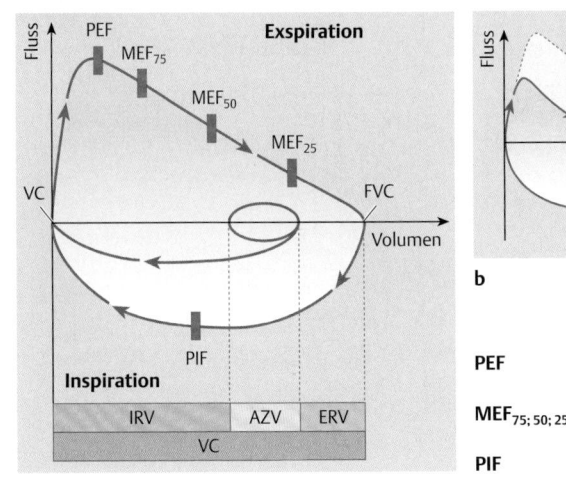

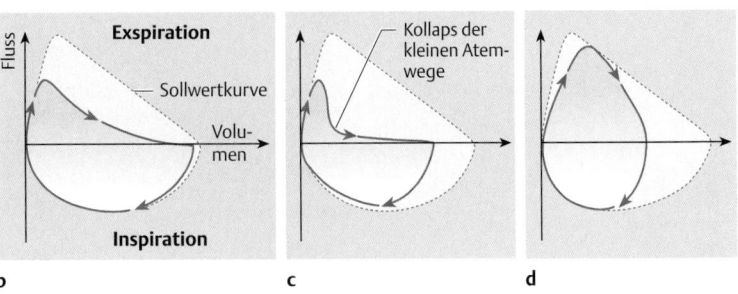

b c d

PEF	= exspiratorischer Spitzenfluss (Peak flow)
MEF$_{75;\,50;\,25}$	= maximale exspiratorische Atemstromstärke bei 75, 50 und 25 % der VC
PIF	= inspiratorischer Spitzenfluss

a

a Normalbefund: Nach steilem Anstieg zum PEF folgt ein linearer Abfall über MEF_{75}, MEF_{50} und MEF_{25} bis zur FVC. Es folgt eine tiefe Inspiration mit PIF bis zum Erreichen der VC.
b Asthma bronchiale: Die Inspiration ist kaum verändert. Exspiratorisch sind PEF und MEF's vermindert. Auch FVC ist reduziert, weil (wahrscheinlich) eine Vergrößerung des RV vorliegt.
c COPD: Die Inspiration ist kaum behindert. Exspiratorisch ist PEF reduziert; der anschließende Knick in der Kurve zeigt den Kollaps der kleinen Atemwege bei verminderter elastischer Rückstellkraft des Lungenparenchyms an. Die FVC ist bei großem RV ebenfalls vermindert.
d Lungenfibrose: Die Inspirationsflüsse sind fast normal. VC und FVC sind klein, der Anstieg zu PEF ist flacher, die weitere Exspirationskurve ist leicht konvex verformt.

dokumentiert. Eine obstruktive Ventilationsstörung gilt als reversibel, wenn FEV_1 nach 15–30 Minuten um wenigstens 15 % des Ausgangswertes (und mehr als 200 ml) zugenommen hat.

Spirometrie und Fluss-Volumen-Kurve können Hinweise auf eine **restriktive Ventilationsstörung** geben: 1) Bei kleiner VC ist FEV_1 annähernd genauso groß; 2) die Fluss-Volumen-Kurve zeigt einen flacheren und abgerundeten Anstieg zum PEF; 3) die exspiratorische Fluss-Volumen-Kurve ist leicht konvex verformt (Abb. **C-2.2**). In vielen Fällen sind weitere Messgrößen diagnostisch nützlich, z. B. Atemwegswiderstand oder Residualvolumen, die mittels **Ganzkörperplethysmographie** bestimmt werden können (s. unten).

Restriktion:
- Spirometrie: FEV_1 entspricht annähernd VC
- Fluss-Volumen-Kurve: flacher Anstieg zum PEF, exspiratorische Kurve mit konvexer Form (Abb. **C-2.2**).

▶ **Merke:** Mit der „kleinen Lungenfunktion" (VC, FEV_1, PEF, MEF_{50}) können obstruktive Ventilationsstörungen relativ sicher erkannt werden. Für restriktive Ventilationsstörungen benötigt man die „große Lungenfunktion" (mit RV und TLC).

◀ **Merke**

2.4.2 Ganzkörperplethysmographie

Prinzip: Die Ganzkörperplethysmographie dient der Berechnung des **Residualvolumens** (RV) und der Messung des **Atemwegswiderstandes** (R_{aw}). Der Patient sitzt dazu in einer druckdichten Kabine und atmet Raumluft, dabei erzeugt er Druckschwankungen. Durch kurzen Verschluss seines Mundstücks erhält man Druckänderung in den Atemwegen und der Lunge. Aus der synchronen Änderung des Kammer- und des Alveolardrucks lässt sich das **intrathorakale Gasvolumen** (ITGV) bestimmen. Es entspricht etwa der funktionellen Residualkapazität (FRC). Nach Abzug des exspiratorischen Reservevolumens erhält man das Residualvolumen. Die Summe von Residualvolumen und Vitalkapazität ist die **totale Lungenkapazität** (TLC). Bei Ruheatmung kann man den Atemwegswiderstand aus der Druckschwankung in der Kabine und dem Fluss am Mundstück bestimmen.

2.4.2 Ganzkörperplethysmographie

Prinzip: Die Ganzkörperplethysmographie erfasst folgende Parameter:
- **Atemwegswiderstand** (R_{aw}) **intrathorakales Gasvolumen** (ITGV) = FRC

Daraus lassen sich das **Residualvolumen** (**RV** = FRC – ERV) und die **totale Lungenkapazität** (**TLC** = RV + VC) berechnen.

≡ C-2.4	**Typische Lungenbefunde bei obstruktiven und restriktiven Ventilationsstörungen**	
	obstruktive Störung	*restriktive Störung*
VC	normal ($\downarrow$)	$\downarrow$
FVC	$\downarrow$	$\downarrow$
FEV_1	$\downarrow$	$\downarrow$
PEF	$\downarrow$	normal
MEF_{50}	$\downarrow$	nicht verwertbar ($\downarrow$)
R_{aw}	$\uparrow$	normal
RV	$\uparrow$	$\downarrow$
TLC	normal ($\uparrow$)	$\downarrow$
klinische Beispiele	Asthma bronchiale, COPD	interstitielle Lungenkrankheiten, Pneumonie, Pleuraerguss, Z. n. Lungen(teil)resektion

Auswertung:
- **Obstruktion:** Atemwegswiderstand $\uparrow$, Residualvolumen oft $\uparrow$
- **Restriktion:** Vitalkapazität $\downarrow$, totale Lungenkapazität $\downarrow$.

Auswertung: Bei einer typischen **obstruktiven Ventilationsstörung** findet man einen erhöhten Atemwegswiderstand. Das oft vergrößerte Residualvolumen zeigt die Lungenüberblähung bei Obstruktion an. Eine **restriktive Ventilationsstörung** ist definiert als Verminderung der Vitalkapazität unter 80 % des Sollwerts und Verminderung der totalen Lungenkapazität unter 90 % des Sollwerts. Eine restriktive Ventilationsstörung ist deshalb ohne Messung des Residualvolumens nie sicher diagnostizierbar (Tab. **C-2.4**).

2.4.3 Inhalative Provokationstests

2.4.3 Inhalative Provokationstests

Mit diesen Untersuchungen kann eine Überempfindlichkeit der Atemwege gegenüber **unspezifischen Reizen** (Test auf unspezifische bronchiale Hyperreaktivität) oder **spezifischen Allergenen** (inhalative Allergenprovokation) ermittelt werden.

Der Test auf **unspezifische bronchiale Hyperreaktivität** erfolgt durch Inhalation eines Parasympathomimetikums.

Der **Test auf unspezifische bronchiale Hyperreaktivität** ist eine wichtige Zusatzuntersuchung bei obstruktiven Atemwegserkrankungen (s. S. 364). Die Hyperreaktivität äußert sich durch eine zu starke Verengung der Bronchialwege bei Inhalation von Reizsubstanzen. Eine schwere bronchiale Hyperreaktivität ist typisch für das (unbehandelte) Asthma bronchiale. Bei COPD ist sie nur gering ausgeprägt.

Man lässt den Patienten ein **Parasympathomimetikum** (z. B. Methacholin) in steigender Konzentration inhalieren (alternativ Inhalation kalter [–20 °C], trockener Luft) und registriert auf jeder Dosisstufe FEV_1 und den Atemwegswiderstand.

▶ Merke

▶ **Merke:** Eine bronchiale Hyperreaktivität (Obstruktion) gilt als bewiesen, wenn die **FEV_1 um 20 % des Ausgangswertes fällt** oder der Atemwegswiderstand um 100 % ansteigt.

Die **inhalative Allergenprovokation** erfordert eine strenge Indikation und ein hohes Sicherheitsniveau.

Die „spezifische" Variante ist die **inhalative Allergenprovokation** im Rahmen einer Allergiediagnostik. Durch die inhalative Allergengabe lässt sich eine IgE-vermittelte allergische Reaktion an den Bronchien nachweisen, wie z. B. beim berufsbedingten allergischen Asthma.

Man lässt steigende Konzentrationen einer wässrigen Allergenlösung inhalieren. Es gelten dieselben Erfolgskriterien wie bei der unspezifischen Hyperreaktivität. Da die inhalative Allergenprovokation immer die Gefahr eines anaphylaktischen Schocks birgt, sollte die Indikation streng gestellt werden und die Patientensicherheit an erster Stelle stehen (trainiertes Personal, Reanimationsbereitschaft).

2.4.4 Diffusionskapazität

Prinzip: Die Messung der Diffusionskapazität gibt Auskunft über den O_2-Austausch in der Lunge und beschreibt die Gasmenge, die pro Zeiteinheit und Partialdruckdifferenz (Alveolarluft – Kapillarblut) ins Blut diffundiert. Sie wird über den **Kohlenmonoxid-Transferfaktor** (**T-CO**) bestimmt, der Rückschlüsse auf die O_2-Aufnahme zulässt: Es wird ein tiefer Atemzug aus einem Testgasgemisch (0,2 % CO, 8–10 % He, Restluft) eingeatmet und 8–10 s die Luft angehalten. In dieser Zeit verteilt sich das eingeatmete Gasgemisch in der Lunge und nur CO diffundiert zum Teil ins Blut. Bei der folgenden tiefen Exspiration werden in der alveolären Fraktion die Gase analysiert. Dabei wird vergleichsweise weniger CO als He wiedergefunden.

Auswertung: Eine **verminderte Diffusionskapazität** findet man bei Verbreiterung der Diffusionsstrecke (z. B. bei interstitiellen Lungenkrankheiten wie Lungenfibrose) und Abnahme der Diffusionsfläche (z. B. beim Lungenemphysem).

2.4.5 Compliance-Messung

Prinzip: Bei der Compliance-Messung wird die **Dehnbarkeit** der Lunge erfasst. Ein Ballonkatheter im Ösophagus misst die atemsynchronen **Druckschwankungen,** die den Pleuradruckschwankungen entsprechen. Gleichzeitig wird über ein Mundstück das **Atemzugvolumen** gemessen. Die Compliance ist der Quotient aus Volumenzunahme und korrespondierendem Druckanstieg (V_T/$P_{\text{Ösophagus}}$ [ml/kPa]).

Indikation: Diese früher weit verbreitete Technik findet heute noch Anwendung bei der maschinellen Beatmung. Die Compliance-Messung bei der künstlichen Beatmung gibt Auskunft über die Änderung der Atemzugvolumina durch den Beatmungsdruck. Hierdurch sollen gefährlich hohe Beatmungsdrücke vermieden werden.

2.4.6 Inspirationskraft

In den letzten Jahren gab es klinisch wichtige Erkenntnisse zur Bedeutung der **Atempumpe** für die effektive Ventilation. Man kann den Mundverschlussdruck kurz (0,1 s) nach Inspirationsbeginn als Maß für den **zentralen Atemantrieb** ($P_{0,1}$) verwenden und die maximalen Inspirationsdrücke als Maß für die **Atemmuskelkraft** (P_{imax}). Der Quotient $P_{0,1}/P_{imax}$ ist ein Maß für die Erschöpfung der Atempumpe.

2.5 Blutgasanalyse

Prinzip: Die Blutgasanalyse gibt Auskunft über den pulmonalen **Gasaustausch** und den **Säure-Basen-Haushalt** (s. S. 431). Das für die Untersuchung notwendige Blut kann entweder durch arterielle Punktion oder aus einem hyperämisierten Ohrläppchen gewonnen werden. Wichtige Parameter der Blutgasanalyse sind der Sauerstoff- (**PaO₂**) und der Kohlendioxidpartialdruck (**PaCO₂**), die Sauerstoffsättigung (O_2-Sättigung, **SaO₂**) sowie der **pH-Wert** des Blutes.

Auswertung: Bei der **respiratorischen Partialinsuffizienz** ist nur der PaO_2 erniedrigt (Hypoxämie). Bei der **respiratorischen Globalinsuffizienz** ist der PaO_2 erniedrigt und der $PaCO_2$ erhöht (Hypoxämie mit Hyperkapnie). Isolierte **Hypoxämien** sprechen immer für ein Problem des Lungenparenchyms, also Diffusionsstörungen oder Ventilation-Perfusions-Inhomogenitäten (V/Q-Mismatches). **Hyperkapnien** sind meist durch eine ineffektive Ventilation verursacht (s. S. 349)

Die O_2-Sättigung kann auch nichtinvasiv mittels eines **Pulsoxymeters** gemessen werden. Diese Methode ist vor allem bei körperlicher Belastung (z. B. bei der Ergometrie), aber auch zum Monitoring während eines Eingriffs (z. B. bei der Bronchoskopie) hilfreich. Über einen Fingerclip wird die pulssynchrone Lichtreflektion des oxygenierten Blutes registriert.

2.4.4 Diffusionskapazität

Prinzip: Die Diffusionskapazität gibt Auskunft über den O_2-Austausch in der Lunge und wird mit dem **Kohlenmonoxid-Transferfaktor** (T-CO) bestimmt.

Auswertung: Sie ist vermindert bei interstitiellen Lungenkrankheiten oder beim Lungenemphysem.

2.4.5 Compliance-Messung

Prinzip: Die Compliance stellt ein Maß für die **Dehnbarkeit** der Lunge dar und ist der Quotient aus Volumenzunahme und korrespondierendem Druckanstieg.

Indikation: künstliche Beatmung.

2.4.6 Inspirationskraft

Aus Atemantrieb und Atemmuskelkraft kann das Maß für die **Erschöpfung der Atempumpe** berechnet werden.

2.5 Blutgasanalyse

Prinzip: Die Blutgasanalyse gibt Auskunft über den pulmonalen **Gasaustausch** und den **Säure-Basen-Haushalt**.
Parameter: PaO₂, PaCO₂, SaO₂, pH-Wert.

Auswertung:
- **Partialinsuffizienz:** PaO₂ ↓
- **Globalinsuffizienz:** PaO₂ ↓, PaCO₂ ↑
- **Hypoxämie:** meist Diffusionsstörungen oder V/Q-Mismatches
- **Hyperkapnie:** meist ineffektive Ventilation.

Mit einem **Pulsoxymeter** kann die O_2-Sättigung nichtinvasiv ermittelt werden.

2.6 Spiroergometrie

▶ Synonym

2.6 Spiroergometrie

▶ **Synonym:** Ergospirometrie.

Prinzip: Die Spiroergometrie erfasst die **körperliche Belastbarkeit** und ihre Grenzen.

Prinzip: Bei der Spiroergometrie wird unter ergometrischer Belastung (Fahrradergometer, Laufband) durch die Messung verschiedener Parameter die **körperliche Belastbarkeit** erfasst. Bei körperlicher Belastung nimmt der Sauerstoffbedarf der Organe (v. a. der Muskulatur) zu. Diese geben vermehrt Kohlendioxid ab und die Ventilation wird entsprechend gesteigert. Dabei kommt es zu typischen Veränderungen im Säure-Basen-Haushalt. Die wichtigsten **Messparameter** der Spiroergometrie sind:

- **kontinuierliche Messung:** Atemzugvolumen, Atemfrequenz, Sauerstoffaufnahme (V'O$_2$), Kohlendioxidabgabe (V'CO$_2$)
- **punktuelle Messung:** Blutgase (PaO$_2$, PaCO$_2$), pH-Wert, Standardbikarbonat, ggf. auch Laktat im arteriellen Blut.

Mithilfe dieser Messdaten und weiterer Berechnungen können Rückschlüsse auf die körperliche Belastbarkeit gezogen werden.

Indikation: Klärung, ob Belastungsdyspnoe primär kardial oder pulmonal bedingt ist.

Indikation: Die Spiroergometrie wird hauptsächlich eingesetzt, um bei bestehender **Belastungsdyspnoe** zu klären, ob die Ursache eher kardialen oder pulmonalen Ursprungs ist. Bei bekannter Lungenerkrankung kann sie diese quantifizieren, was z. B. bei Fragen zur körperlichen Belastbarkeit am Arbeitsplatz hilfreich sein kann. Pulmonale oder kardiale Leistungsminderungen können so objektiviert und der Erfolg einer Therapie nachgewiesen werden.

Auswertung:
- **V'O$_2$:** Auskunft über die maximale Belastbarkeit
- **V'CO$_2$:** Auskunft über die anaerobe Schwelle
- **RQ > 1:** Anaerobie.

Auswertung: Eine Vielzahl von Rechengrößen kann spezielle Fragestellungen beantworten. Die maximale **V'O$_2$** gibt Auskunft über die maximale Belastbarkeit, eine vermehrte **V'CO$_2$** zeigt den Eintritt in die anaerobe Energiebereitstellung (anaerobe Schwelle). Wenn der Quotient V'CO$_2$/V'O$_2$ (**RQ = respiratorischer Quotient**) den Wert 1 überschreitet, befindet man sich endgültig in der Anaerobie und die Grenze für die Dauerbelastbarkeit ist überschritten. Ein Abfall des PaO$_2$ zeigt die Grenzen des Gasaustausches, ein Anstieg des PaCO$_2$ die Grenzen der Atempumpe an.

Bei **interstitiellen Lungenkrankheiten** kann schon bei geringer Belastung V'O$_2$ nicht weiter gesteigert werden. Entsprechend fallen SaO$_2$ oder PaO$_2$ ab (Limitierung durch Gasaustausch). Bei einer **Linksherzinsuffizienz** wird die Herzfrequenz (HF) schon bei kleiner Leistungsstufe den Grenzwert erreichen (Abbruchkriterium), V'O$_2$/HF bleibt zu klein (kardiale Limitierung). Bei einer **COPD** wird keine hohe Belastungsstufe erreicht, weil PaCO$_2$ bei ineffektiver Ventilation ansteigt und der pH rasch in den sauren Bereich abfällt (Limitierung durch Ventilation).

2.7 Bildgebende Verfahren

2.7.1 Röntgen-Thorax-Übersicht

Eine Röntgen-Thorax-Übersicht in zwei Ebenen (**posterior-anteriorer und seitlicher Strahlengang**) ist für die Diagnostik fast aller pneumologischen Krankheitsbilder erforderlich.

Die Röntgen-Thorax-Übersicht in zwei Ebenen – **posterior-anteriorer** (p.-a.) und **seitlicher Strahlengang** – ist die Basis der pneumologischen Diagnostik. Die seitliche Aufnahme gibt Einblick in den Retrokardialraum und erlaubt die genauere segmentale Zuordnung von Herdbefunden. Frühere Indikationen zur **Durchleuchtung** sind heute nur noch selten gegeben (z. B. Zwerchfellbeweglichkeit heute sonographisch überprüfbar, Herdlokalisation gelingt über CT weitaus besser). Nicht verzichtet werden kann auf die Durchleuchtung als Lokalisationstechnik für bronchoskopische Biopsien.

Einen **Normalbefund** zeigt Abb. **C-2.3**.

Der **Normalbefund** der Röntgen-Thorax-Übersicht ist in Abb. **C-2.3** dargestellt. Bei der Befundung der einzelnen Strukturen empfiehlt sich ein systematisches Vorgehen (Abb. **C-2.3**).

C-2.3 | **Befundungsschema einer Röntgen-Thorax-Übersicht (Normalbefund)**

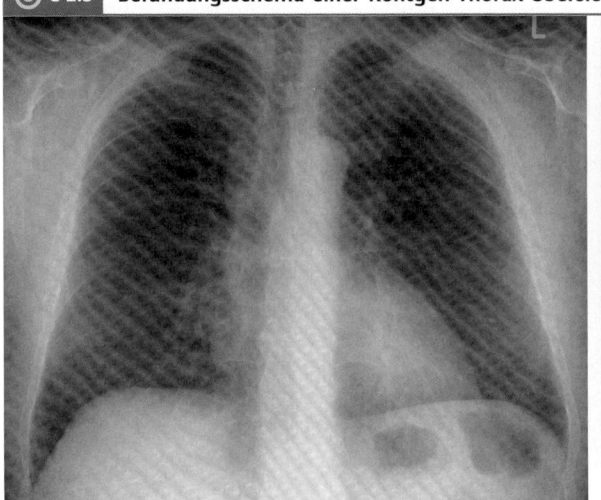

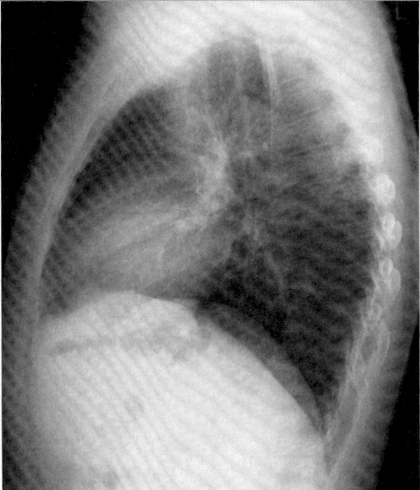

a Dorsoventraler Strahlengang p.-a.　　　**b** Seitlicher Strahlengang.

Eine **Röntgen-Thorax-Übersicht** (s. auch Abb. **A-3.5**, S. 32) **kann folgende pathologische Muster aufweisen:** Aufhellungen, Verschattungen (Trübung, Verdichtung, Schatten), Lungenstrukturveränderungen (streifige, retikuläre, fleckige [miliar, fein- oder grobfleckig] Zeichnung), Formveränderungen (Verbreiterung, Verschmälerung, Konturveränderung, Deformierung, Destruktion) und Verlagerungen [nach Kulke].

Man beschreibt die sichtbaren Strukturen in folgender Reihenfolge:

1. Zwerchfell und Pleura: In der dorsoventralen Aufnahme befindet sich die rechte Zwerchfellkuppel auf Höhe der 10. oder 11. dorsalen Rippe rechts, die linke etwa einen ICR tiefer. Die Zwerchfellkontur ist glatt und mündet in den lateral gelegenen, spitzwinkligen Sinus phrenicocostalis. Medial kann man den flacheren Herzzwerchfellwinkel erkennen.

In der seitlichen Aufnahme liegt die obere Begrenzung der Zwerchfellkuppel rechts entsprechend höher als links. Die spitzwinkligen, dorsalen Sinus phrenicocostales stehen links und rechts etwa auf gleicher Höhe. Die ventralen Sinus sind von Herzschatten überlagert. Die Pleura eines Gesunden kommt nur ausnahmsweise zur Darstellung, etwa in der Lungenspitze oder als Begrenzug eines Lobus venae azygos.

Pathologika: Flüssigkeitsansammlungen in der Pleurahöhle sind beim stehenden Patienten zunächst in den dorsalen Sinus als lateral ansteigende Linie mit darunter liegender kompletter Verschattung sichtbar.

2. Lunge: Man teilt in der dorsoventralen Aufnahme die rechte und linke Lunge in das Spitzenfeld (bis zum Sternoklavikulargelenk), das Oberfeld (bis zum ventralen Anteil der zweiten Rippe), das Mittelfeld (bis zum ventralen Anteil der 4. Rippe) und das Unterfeld ein. Die Lunge weist eine streifige Lungengrundstruktur auf, die vorwiegend durch Blutgefäße verursacht wird, ein gesundes Interstitium ist nicht sichtbar. Am Lungenhilus sind auch quer getroffene Bronchusschatten (glattrandige Ringfiguren) und Blutgefäße (glattrandige Rundschatten) anzutreffen. Der Lungenhilus ist ein Bündel aus zentralen Bronchien, Pulmonalarterien und -venen und steht rechts auf Höhe des 8. bis 9. Brustwirbelkörpers, links einen Wirbelkörper höher. Glattrandige große und hilifugale Streifenschatten sind Pulmonalarterien. Die rechte Unterlappenarterie soll 1,5 cm Durchmesser nicht überschreiten (Kreuzungsstelle mit dem Bronchus intermedius rechts).

Die **pathologischen Veränderungen des Lungenparenchyms** sind vielfältig. Man findet z. B. unscharfe konfluierende größere Fleckschatten bei einer Pneumonie, konkav-bogig begrenzte und dichte Verschattungen bei einer Atelektase, kleinfleckig und retikuläre Verdichtungen bei interstitiellen Lungenkrankheiten. Verbreite-

rungen der zentralen Pulmonalarterien sprechen für eine pulmonale Hypertonie. Durch langdauernde Druckerhöhungen im postkapillären Lungenkreislauf (z. B. bei Mitralvitien) werden Lymphspalten sichtbar, die man in den Unterfeldern lateral als waagrecht laufende, maximal 1 cm lange, zarte Streifenschatten (Kerley-B-Linien) erkennen kann. Seltener sieht man die bis zu 4 cm langen, oft gewellten Kerley-A-Linien, die im Mitteloberfeld radiär zum Hilus laufen. Lungenrundherde sind verschieden große, glatt begrenzte, mehr oder weniger homogene und annähernd runde Strukturen. Dabei besteht immer der Verdacht auf einen Lungentumor oder eine Metastase.

3. Mediastinum, Herz, zentrale Blutgefäße: Der zentrale Schatten auf der dorsoventralen Aufnahme entspricht dem Mediastinum und seinen Strukturen. Die Messung der Mediastinalbreite wird immer durch die Höhenangabe (dorsale Rippen) präzisiert. Vergrößerte Lymphknoten oder eine Struma verbreitern den Mediastinalschatten. Am linken Mediastinalrand erkennt man vier bogige Strukturen („Herzbögen"): Aorta descendens, linke Pulmonalarterie, linkes Herzohr, linker Ventrikel. Rechts wird das untere Mediastinum durch den rechten Vorhof begrenzt. Diese Bögen sind erweitert bei z. B. pulmonaler Hypertonie oder Linksherzhypertrophie. Die Herzgröße kann auf der dorsoventralen Aufnahme als transversaler Durchmesser (auf Höhe der weitesten Ausladung nach rechts) angegeben werden. Sie wird zum Transversaldurchmesser (auf Höhe der rechten Zwerchfellkuppel) in Beziehung gesetzt und soll das Verhältnis 1:2 nicht überschreiten. **Herzverbreiterungen** sind z. B. bei einer Herzinsuffizienz zu erwarten. Durch den Mediastinalschatten hindurch kann man meist die Trachea und deren Bifurkation gut erkennen. Der Winkel der beiden Stammbronchien soll 65° nicht überschreiten. **Eine Vergrößerung des linken Vorhofs** führt zur Aufspreizung dieses Winkels. Die seitliche Aufnahme lässt den Herzschatten und den Aortenbogen gut erkennen.

4. Thoraxskelett: Auf einer dorsoventralen Aufnahme sind Teile der Brustwirbelsäule durch den Mediastinalschatten verdeckt. Gut erkennen kann man die dorsalen Rippenanteile, die ventralen schwerer. Die Schulterblätter sollten seitlich der Lungen zur Abbildung kommen. Kranial sind die Schlüsselbeine und das Manubrium sterni zu erkennen. Auf der seitlichen Aufnahme sind Brustwirbelsäule, laterale Rippen und Sternum gut sichtbar. Der Sternovertebralabstand beschreibt den dorsoventralen Throaxdurchmesser (auf Höhe der Sternumspitze). Bei einer Trichterbrust liegt er unter 10 cm beim Mann und 9 cm bei der Frau.

2.7.2 Weitere bildgebende Verfahren

Weitere Bildgebende Verfahren sind in Tab. **C-2.5** dargestellt.

2.7.2 Weitere bildgebende Verfahren

☰ C-2.5	Bildgebende Verfahren in der Pneumologie
Verfahren	**Indikationen**
Computertomographie (CT)	Beurteilung des Lungenparenchyms, der Bronchien, Lungengefäße, mediastinalen Lymphknoten. Unerlässlich z. B. zur Stadienfestlegung eines Bronchialkarzinoms Nachweis von Lungenembolien in den großen und mittleren Pulmonalarterien
Magnetresonanztomographie (MRT)	spezielle Fragestellungen, z. B. Tumorinfiltration von Herz und großen thorakalen Gefäßen, der Thoraxwand, des Ösophagus oder der extrathorakalen Strukturen (z. B. Plexus brachialis, Spinalkanal)
thorakale Sonographie	Pleuraergüsse, v. a. vor Pleurapunktionen thoraxwandnahe Herdbefunde in der Lunge Beurteilung der Zwerchfellbeweglichkeit (z. B. bei Verdacht auf Phrenikusparese)
Perfusions-Ventilations-Szintigraphie	Lungenembolie
Bronchographie	ggf. Darstellung von Bronchusstenosen während der Bronchoskopie vor einem rekanalisierenden Eingriff
Positronenemissionstomographie (FDG-PET)	Tumorstaging, v. a. vor kurativen Eingriffen

2.8 Invasive Methoden

2.8 Invasive Methoden

2.8.1 Bronchoskopie

2.8.1 Bronchoskopie

Diagnostische Bronchoskopie

Diagnostische Bronchoskopie

Prinzip: Die diagnostische Bronchoskopie wird heute meist mit einem **flexiblen Bronchoskop** in Lokalanästhesie durchgeführt, die **starre Bronchoskopie** erfolgt in Vollnarkose (Abb. **C-2.4**). Die starre Bronchoskopie wird für diagnostische Zwecke kaum noch eingesetzt.

Prinzip: Die diagnostische Bronchoskopie führt man heute meist mit einem **flexiblen Bronchoskop** durch (Abb. **C-2.4**). Als Zugang dienen die Nase oder der Mund. Nach Lokalanästhesie der oberen Atemwege, des Kehlkopfes, der Trachea und der zentralen Bronchien werden die Bronchien bis zur Subsegmentebene – mit schlanken Geräten auch darüber hinaus – inspiziert. Mit Spülkathetern, Bürsten, Zangen und Nadeln können dabei Proben entnommen werden. Darüber hinaus kann Lungengewebe auch über eine **transbronchiale Biopsie** (z. B. bei disseminierten Lungenprozessen oder bei lokalisierten Lungeninfiltraten) oder mittels **perbronchialer Nadelbiopsie** (z. B. bei bronchiennahen Tumoren oder Lymphknoten) entnommen werden.

Die **starre Bronchoskopie** wird für diagnostische Zwecke kaum noch eingesetzt. Bei der starren Bronchoskopie wird unter Allgemeinanästhesie ein beleuchtetes, etwa 40 cm langes und 9–13 mm breites Tubusrohr in die Trachea und die Hauptbronchien eingeführt. Über diesen Tubus wird auch beatmet. Die starren Optiken verfügen über verschiedene Ausblickwinkel und kräftige Zangen zur Entnahme von Biopsien.

Indikationen: z. B. Tumorverdacht, Hustenabklärung oder Hämoptyse.

Die **bronchoalveoläre Lavage** ist ein Verfahren zur Gewinnung von Zellen aus peripheren Bronchien und Alveolarraum.

Indikationen: Die diagnostische Bronchoskopie ist z. B. bei Tumorverdacht, Hustenabklärung oder Hämoptyse indiziert.

Im Rahmen der Bronchoskopie kann je nach Befund bzw. Krankheitsverdacht eine **bronchoalveoläre Lavage** (BAL) durchgeführt werden, um eine zytologische Diagnostik der Zellen aus peripheren Bronchien und Alveolarraum zu ermöglichen. Dabei werden nach Okklusion eines Bronchus durch das Bronchoskop etwa 120–180 ml physiologische Kochsalzlösung in mehreren Portionen in die Peripherie gespült und anschließend wieder schonend abgesaugt. Das Differenzialzellbild aus der BAL-Flüssigkeit ist meist recht unspezifisch, kann allerdings gute Hinweise auf die entzündliche Aktivität einer Erkrankung geben.

Therapeutische Bronchoskopie

Therapeutische Bronchoskopie

Prinzip: Sie wird mit einem **starren** oder **flexiblen Bronchoskop** durchgeführt.

Prinzip: Die therapeutische Bronchoskopie wird je nach Indikation mit einem **starren** oder **flexiblen Bronchoskop** durchgeführt.

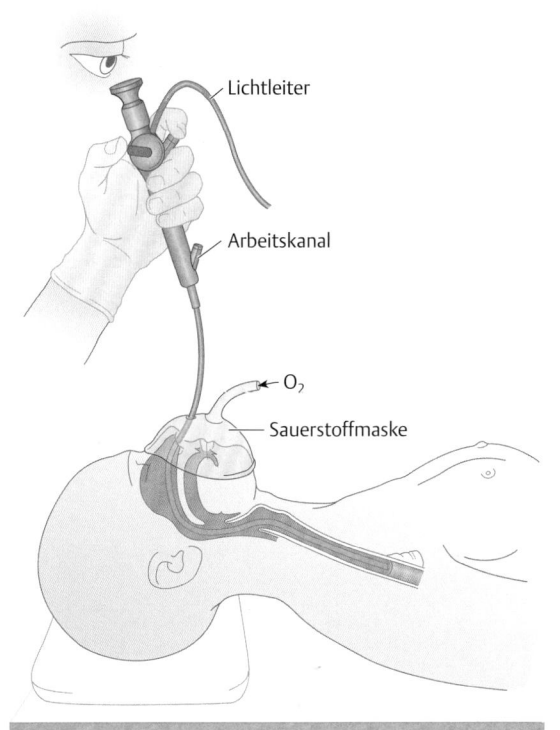

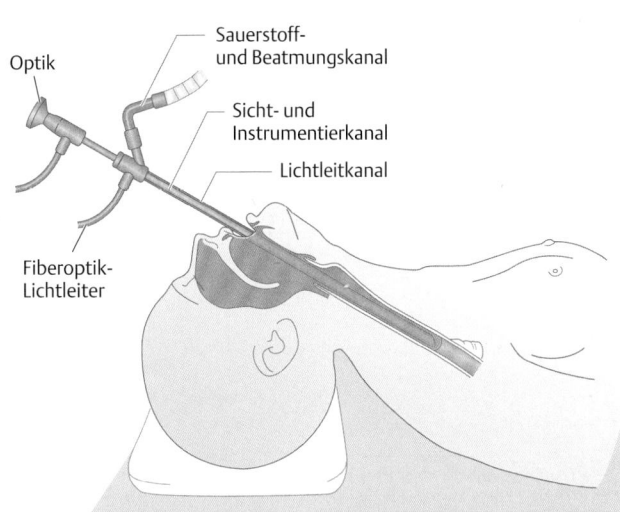

a Flexible Bronchoskopie (transnasale Fiberbronchoskopie).　　**b** Starre Bronchoskopie.

Indikationen:
- **flexible Bronchoskopie:** z. B. Absaugen von Sekreten auf Intensivstationen, Platzierung einer Afterloadingsonde für die endobronchiale Strahlentherapie
- **starre Bronchoskopie:** Entfernung eines Fremdkörpers (in Narkose), bronchiale Blutungen, endobronchiale Lasertherapie.

Endobronchiale Stents sind mit starren oder flexiblen Geräten implantierbar.

2.8.2 Transthorakale Lungenbiopsie

Mit der **transthorakalen Lungenbiopsie** können Gewebeproben peripher sitzender Lungenherde, die der Bronchoskopie meist nicht zugänglich sind, gewonnen werden. Die Biopsie verläuft heute **CT-gesteuert,** weil so eine größere Treffsicherheit erreicht werden kann. In etwa 20 % der Punktionen tritt ein Pneumothorax auf, deshalb ist eine 24-stündige Nachbeobachtung erforderlich.

2.8.3 Pleurapunktion

Prinzip: Bei allen Pleuraergüssen, die nicht offensichtlich ätiologisch erklärbar sind, wird eine **diagnostische Pleurapunktion** notwendig (Abb. **C-2.5**). Nach thoraxsonographischer Lokalisation setzt man eine Lokalanästhesie und punktiert am Oberrand einer Rippe. **Geschlossene Punktionssysteme** sind wegen der geringeren Pneumothoraxgefahr zu bevorzugen. Für die diagnostische Punktion genügen 10–20 ml. Das Material wird untersucht auf Gesamtprotein, LDH, Glukose, pH-Wert, Mikroorganismen und auf zytologische Auffälligkeiten. Entscheidend für die weitere Diagnostik ist, ob es sich um eine eiweißreiche (**Exsudat**) oder eiweißarme Pleuraflüssigkeit (**Transsudat**) handelt (s. S. 338). Aus der Pleuraflüssigkeit kann man viele diagnostische Erkenntnisse gewinnen (Tab. **C-2.6**).

Oft schließt sich eine **therapeutische Pleurapunktion** an, um dem Patienten die Atemnot zu nehmen.

Indikationen:
- **flexible Bronchoskopie:** Absaugen von Sekreten, Platzierung einer Afterloadingsonde
- **starre Bronchoskopie:** Fremdkörperentfernung, bronchiale Blutungen, endobronchiale Lasertherapie.

2.8.2 Transthorakalen Lungenbiopsie

Die CT-gesteuerte **transthorakale Lungenbiopsie** ist bei peripher sitzenden Lungenherden indiziert.

2.8.3 Pleurapunktion

Prinzip: Eine Pleurapunktion (Abb. **C-2.5**) kann sowohl aus **diagnostischen** Gründen, als auch zu **therapeutischen** Zwecken angewendet werden. Das Pleurapunktat liefert viele diagnostische Erkenntnisse (Tab. **C-2.6**).

◎ C-2.5 **Pleurapunktion**

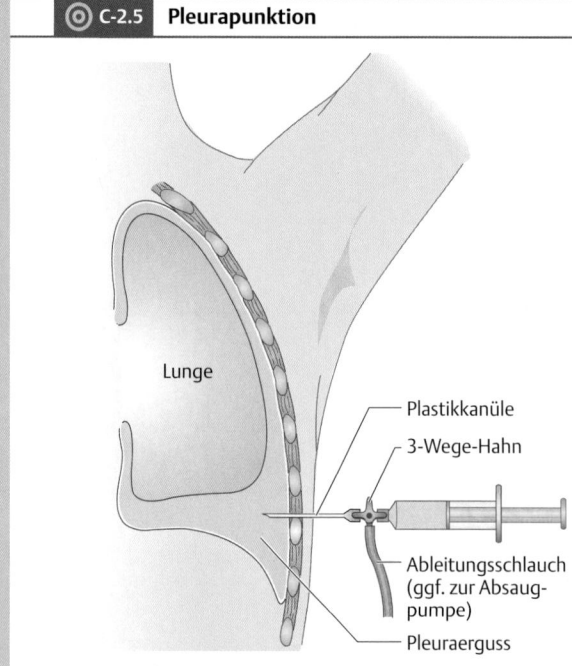

Zunächst Lokalisation des Pleuraergusses und der optimalen Punktionsstelle mittels Sonographie. Anschließend Lokalanästhesie über dem nächstgelegenen Oberrand einer Rippe (Subkutis bis Pleura parietalis); über diese Punktion kann bereits eine diagnostische Ergussprobe gezogen werden (20 ml). Danach ggf. Punktion mit einer größeren Kanüle und Dreiwegehahn zur therapeutischen Entlastung.

Labels in figure: Lunge — Plastikkanüle — 3-Wege-Hahn — Ableitungsschlauch (ggf. zur Absaugpumpe) — Pleuraerguss

≡ C-2.6   **Diagnostik des Pleurapunktats**

Untersuchung	Befund	Diagnose
Eiweißgehalt	Gesamtprotein im Erguss > 50 % des Serumgesamtproteins	Exsudat
LDH	LDH im Erguss > 60 % der Serum-LDH	Exsudat
Glukose	Glukose im Erguss < 60 mg/dl	Infektion (Empyem, Tbc) parapneumonischer Erguss Kollagenose
pH-Wert	pH > 7,2 pH 7,0–7,2 pH < 7,0	Empyem unwahrscheinlich Empyem möglich Empyem dringend dränagebedürftig (selten Ösophagusruptur)
Hämatokrit	HK im Erguss > 50 % des Blut-HK HK im Erguss < 50 % des Blut-HK	Hämatothorax hämorrhagischer Erguss (z. B. Tumor, Lungenembolie, Tbc)
Zytologie	Neutrophilie Monozytose Lymphozytose Eosinophilie	akute Entzündung chronische Entzündung Tumoren, Tbc selten (Asbestose, Churg-Strauss-Vaskulitis, Z. n. thorakalem Eingriff, Pneumothorax, Medikamente)
Mikrobiologie	Nachweis von Bakterien	Empyem tuberkulöse Pleuritis
bei milchigem Aspekt	Triglyzeride > 110 mg/dl Cholesterin > 200 mg/dl	Chylothorax Pseudochylothorax

▶ Merke

▶ **Merke:** Nie mehr als **1000 ml** Flüssgkeit in einer Sitzung ablassen, da Gefahr eines Reexpansionsödems der Lunge!

2.8.4 Thorakoskopie

Prinzip: Die **diagnostische Thorakoskopie** ermöglicht über ein starres Endoskop den Einblick in die Pleurahöhle. Mit der videoassistierten Thorakoskopie in Vollnarkose

2.8.4 Thorakoskopie

Prinzip: Die **diagnostische Thorakoskopie** ermöglicht über ein starres Endoskop den Einblick in die Pleurahöhle. Über einen Zugang in Lokalanästhesie (mit Sedation) kann thorakoskopiert und mit Zangen eine Biopsie entnommen werden. Oft wird im Sinne einer minimal invasiven Chirurgie die videoassistierte

◉ C-2.6 | Thorakoskopie

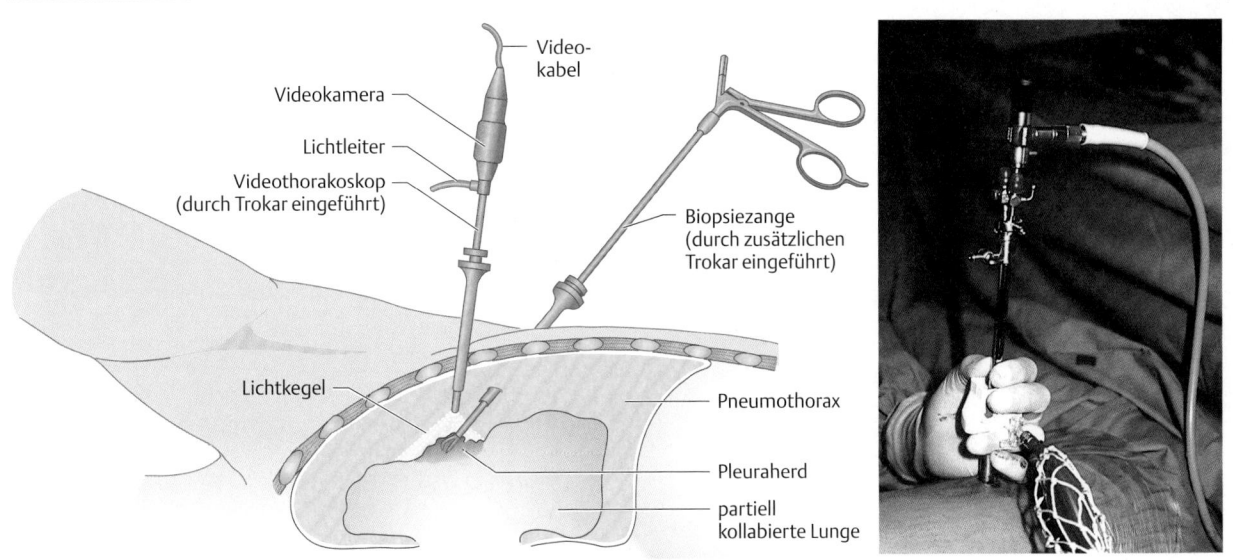

Video-
kabel
Videokamera
Lichtleiter
Videothorakoskop
(durch Trokar eingeführt)
Biopsiezange
(durch zusätzlichen
Trokar eingeführt)
Lichtkegel
Pneumothorax
Pleuraherd
partiell
kollabierte Lunge

Über einen ersten Zugang erfolgt die Beleuchtung und Videodarstellung, über einen zweiten Zugang wird die Biopsiezange eingeführt. Meist wird über einen dritten Zugang die Lunge fixiert, ein Koagulationsgerät zur Blutstillung oder das Gerät zur Lungennaht bereitgehalten.

Thorakoskopie über drei Zugänge in Allgemeinnarkose durchgeführt (Abb. **C-2.6**). Diese chirurgische Methode wird man wählen, wenn z. B. im Rahmen des Eingriffs Verwachsungen zu lösen oder größere Blutungen zu erwarten sind, die Lunge nach Biopsie vermutlich zu nähen ist oder wenn eine kleine Operation durchgeführt werden soll, z. B. Abtragung von Emphysemblasen.

können auch kleine Operationen durchgeführt werden (Abb. **C-2.6**).

Indikationen: Sie ist bei pleuralen Prozessen indiziert, die sich nicht sicher ätiologisch zuordnen lassen.

Indikationen: ätiologisch unklare Pleuraprozesse.

2.9 Allergiediagnostik

Pneumologen führen im Rahmen der Asthmadiagnostik selbst die erforderlichen allergologischen Untersuchungen durch. Mit der Allergieanamnese können die zu untersuchenden Allergene eingeengt werden (s. S. 327). Mit Hauttests untersucht man die Reaktivität auf die vermuteten Allergene. Meist kommen modifizierte **Pricktests** mit kommerziellen Allergenlösungen zur Anwendung, bei hohem Sensibilisierungsgrad auch **Reibtests** mit Nativmaterial (Abb. **C-2.7**). Ergänzend untersucht man das **Gesamt-IgE** und allergenspezifische IgE im Serum. Diese Untersuchung liefert Hinweise über das Ausmaß einer Sensibilisierung. Ein fehlendes IgE ist allerdings kein Beweis gegen eine Sensibilisierung. Eine inhalative Provokationstestung ist nur selten notwendig (s. S. 332).

2.9 Allergiediagnostik

Wichtige Bestandteile der Allergiediagnostik sind **Hauttests,** z. B. Pricktest, Reibtest (Abb. **C-2.7**) und ergänzende **Laborparameter** (Gesamt-IgE und allergenspezifische IgE).

2.10 Kardiologische Techniken in der Pneumologie

Die **Echokardiographie** (Näheres s. S. 29) dient hier hauptsächlich zum Nachweis eines Cor pulmonale (Rechtsherzhypertrophie) und zur Abschätzung des pulmonal-arteriellen Drucks (Flussdoppler-Echokardiographie). Weiterhin ist sie sehr nützlich zum Ausschluss von Erkrankungen des linken Ventrikels, etwa bei der Abklärung einer Belastungsdyspnoe.

2.10 Kardiologische Techniken in der Pneumologie

Die **Echokardiographie** dient in der Pneumologie der Beurteilung des rechten Ventrikels und des pulmonal-arteriellen Drucks.

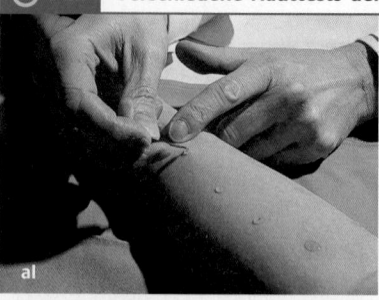
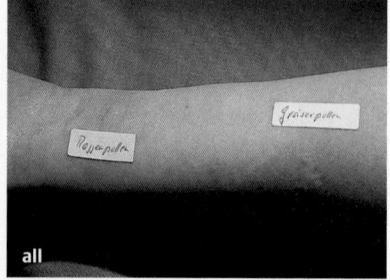
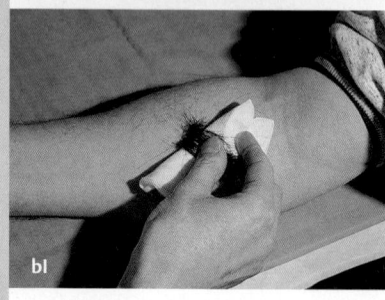
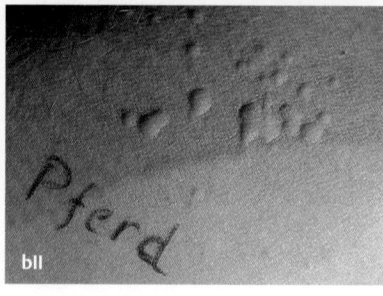

a Prick-Test: Testlösungen, positive Kontrolle (Histamin 1 : 10 000) und Lösungsmittel (0,9 %ige NaCl-Lösung) werden an der Palmarseite des Unterarms in Tropfen aufgebracht und die Haut mit einer sterilen Lanzette flach durchstochen. Dabei wird die Haut leicht angehoben, sodass die Allergenlösung in den Stichkanal eindringen kann. Positive Reaktionen: bewertet wird die urtikarielle Sofortreaktion mit + bis ++++ im Vergleich mit negativer Kontrolle (∅) und Histaminreaktion (+++). Hier bestehen positive Reaktionen auf Gräserpollen (mit pseudopodienartigen Ausläufern der Quaddel) und Roggenpollen.

b Reibtest: Mit dem nativen Allergen (hier: Pferdehaare) wird die Haut der Unterarmpalmarseite etwa 10-mal kräftig gerieben. Als Kontrolle dient das Reiben mit einem Mulltupfer. Positive Reaktion: deutliche urtikarielle Sofortreaktion.

Durch **Rechtsherzkatheter** kann man prä- und postkapilläre pulmonale Druckanteile genau differenzieren.

Durch eine **Rechtsherzkatheter**-Untersuchung (s. S. 34) kann der pulmonalarterielle Druck, der pulmonalvenöse Druck (wedge pressure) und der pulmonale Gefäßwiderstand in Ruhe und bei Belastung gemessen werden. Damit lässt sich die postkapilläre von der präkapillären pulmonalen Druckerhöhung abgrenzen.

3 Leitsymptome

Zu den Leitsymptomen der Pneumologie zählen Husten, Auswurf, Atemnot, Thoraxschmerzen (s. S. 19), Störungen des Atemrhythmus und Zyanose.

3.1 Husten

▶ **Definition**

▶ **Definition:** Husten ist nicht nur ein wichtiger Teil der bronchialen Reinigungsmechanismen, sondern auch gemeinsames Symptom fast aller Erkrankungen der Atemwege wie auch einiger extrapulmonaler Erkrankungen. Nach Dauer des Hustenleidens unterscheidet man **akuten** (< 3 Wochen) und **chronischen** (> 3 Wochen) **Husten.**

Ätiologie: Häufigste Ursache des **akuten** Hustens ist der **virale Infekt. Chronischer** Husten findet sich am häufigsten bei Rauchern (Tab. **C-3.1**).

Ätiologie: Häufigste Ursache des **akuten** Hustens ist der **virale Infekt.** Chronischer Husten findet sich am häufigsten bei Rauchern im Rahmen einer **chronischen Bronchitis** und bei **Asthma bronchiale.** Eine Übersicht weiterer möglicher Differenzialdiagnosen gibt Tab. **C-3.1**.

Diagnostik: Bei **akutem Husten** ist zunächst eine **Reizstoffinhalation** auszuschließen. Anschließend wird nach möglichen Symptomen eines **akuten tiefen Atemwegsinfekts** oder einer **Pneumonie** gesucht. Mit dem Röntgenthorax kann ein **Pneumothorax** ausgeschlossen werden. Selten findet sich eine **Pleuritis** als Ursache.

Diagnostik: Bei **akutem Husten** ist zunächst eine akute **Reizstoffinhalation** (Gase, Rauche, Aerosole) auszuschließen. Anschließend werden mögliche Symptome und Befunde eines **akuten tiefen Atemwegsinfekts** oder einer **Pneumonie** erhoben. Beide Krankheiten gehen mit Allgemeinsymptomen wie Fieber, Schwitzen, Abgeschlagenheit und Appetitlosigkeit einher. Oft sind auch die oberen Atemwege mit Schnupfen, Halsschmerzen oder Heiserkeit betroffen. Das typische thorakale Symptom eines tiefen Atemwegsinfektes bzw. einer Pneumonie ist ein anfangs trockener Husten, der nach einigen Tagen produktiv werden kann, sowie Atemnot und thorakales Engegefühl. Bei der Auskultation

3 Leitsymptome

3.1 Husten

C-3.1	Häufige Ursachen des Hustens und wegweisende Untersuchungen		
	*mögliche Ursachen**	*Klinik/Hustenqualität*	*wegweisende Diagnostik*
akuter Husten	akute Bronchitis	Schnupfen, Halsschmerzen, Auswurf, zunächst trockener, später produktiver **Husten**	klinische Diagnose
	Pneumonie	Fieber, schweres Krankheitsgefühl, **trockener** oder **produktiver Husten**	Leukozyten und CRP erhöht, Röntgenthorax (frisches Infiltrat)
	Lungenembolie	plötzliche schwere Luftnot mit atemabhängigem Thoraxschmerz, **plötzlicher Reizhusten**	Blutgasanalyse ($PaO_2 \downarrow$, $PaCO_2 \downarrow$), EKG (akute Rechtsherzbelastung), Echokardiographie, thorakale CT
	Pleuritis	**Reizhusten**, atemabhängige Schmerzen bei Pleuraerguss: Verschwinden der Symptomatik und Dyspnoe	Auskultation (Pleurareiben), Röntgenthorax/Sonographie (Pleuraverdickung, Pleuraerguss)
	Aspiration/Inhalation von Reizgasen, Stäuben	**trockener Reizhusten**	Anamnese
chronischer Husten	Asthma bronchiale	vorwiegend **trockener Husten** (auch **nachts**), anfallsweise Luftnot, exspiratorisches Giemen	Anamnese, Auskultation (Giemen, Pfeifen, Brummen), Lungenfunktionsanalyse (obstruktive Ventilationsstörung), Allergiediagnostik
	chronische Bronchitis	**produktiver Husten**, häufige Exazerbationen	langjährige Hustenanamnese, Auskultation (feuchte Rasselgeräusche)
	COPD	**produktiver Husten**, Belastungsdyspnoe, häufige Exazerbationen	Auskultation (mittelblasige RG, Pfeifen und Brummen) leises Atemgeräusch bei Emphysem, Lungenfunktionsanalyse (obstruktive Ventilationsstörung)
	interstitielle Lungenkrankheiten	Belastungsdyspnoe, **trockener Husten** (Attacken)	Auskultation (Knisterrasseln), Lungenfunktionsprüfung (restriktive Ventilationsstörung), Diffusionsstörung, Belastungsuntersuchungen (verminderte Sauerstoffaufnahme), thorakale CT (Milchglastrübung, streifige und noduläre Strukturvermehrung, Honey Combs), serologische Methoden, Lungenbiopsie
	Bronchialkarzinom	**hartnäckiger Husten** (auch Hämoptysen)	Röntgenthorax, thorakale CT, Biopsie mit Histologie (Bronchoskopie, transthorakale Punktion, Mediastinoskopie)
	Lungentuberkulose	subfebrile Temperatur, Müdigkeit, Schwitzen, **hartnäckiger Husten (trocken oder produktiv)**, auch Hämoptysen	positive Umgebungsanamnese, positiver Tuberkulinhauttest, Röntgenthorax, ggf. thorakale CT, Nachweis von Mycobacterium tuberculosis (Sputum, Magennüchternsekret)
	rezidivierende Lungenembolien	Belastungsdyspnoe, Schwindelgefühl, selten **trockener Husten**	thorakale CT (Ausschluss durch Perfusions-Ventilations-Szintigraphie)
	Linksherzinsuffizienz	**trockener**, insbesondere **nächtlicher Husten** (im Liegen ↑)	Auskultation (feinblasige RG, evtl. Giemen, Brummen), Röntgenthorax (Lungenstauung), Echokardiographie
	Bronchiektasen	**produktiver Husten mit großen Auswurfvolumina**, Sputum oft gelb-grünlich verfärbt	„maulvoller" Auswurf (eitrig, fötider Geruch), Hämoptysen, CT
	gastroösophagealer Reflux (30 %)	**trockener Husten**, mit und ohne Sodbrennen, oft beim Hinlegen zunehmend	Ösophagogastroskopie, 24-h-pH-Metrie alternativ: unter Protonenpumpenblockade verschwindet der Husten
	chronische Rhinitis/ Sinusitis	meist **trockener Husten**, oft im Liegen zunehmend	HNO-ärztliche Untersuchung (postnasal Drip), Nasennebenhöhlen-CT
	medikamentös bedingt: ACE-Hemmer-Husten	**trockener Husten**, oft in Attacken	Absetzen der Medikamente oder Umsetzen auf andere Antihypertensiva

* Reihenfolge in abnehmender Häufigkeit

kann man feuchte Rasselgeräusche hören, oft auch Giemen und Brummen. Um zwischen einem akuten tiefen Atemwegsinfekt und einer Pneumonie differenzieren zu können, wird das CRP bestimmt (bei Pneumonie > 5 mg/dl) und ein Röntgenthorax angefertigt (bei Pneumonie frisches pneumonisches Infiltrat). Mit dem Röntgenthorax kann auch ein **Pneumothorax** erkannt bzw. ausgeschlossen werden.

Eine seltenere Ursache für einen akuten Husten ist die **Pleuritis**; hier überwiegt der atemabhängige Thoraxschmerz.

▶ Merke

▶ **Merke:** Jeder Husten, der länger als 3 Wochen andauert, muss abgeklärt werden.

Einem **chronischen, produktiven Husten** liegt häufig eine **chronische Bronchitis** oder **COPD** zugrunde. Besonders große Sputumvolumina sind typisch für eine **Bronchiektasie.**

Ein **chronischer, produktiver** Husten hat mit hoher Wahrscheinlichkeit eine bronchiale Ursache. Bei **chronischer Bronchitis** und **COPD** finden sich oft eine langjährige inhalative Noxe (z. B. Zigarettenrauch) sowie häufige Erkältungen in der Anamnese. Die Exazerbation einer chronischen Bronchitis bzw. COPD geht mit der Produktion noch größerer Sputummengen, Verfärbung des Sputums, verstärkter Atemnot und noch häufigerem Husten einher. Auskultatorisch finden sich feuchte Rasselgeräusche mit exspiratorischem Giemen. Die Lungenfunktionsanalyse zeigt eine obstruktive Ventilationsstörung. Besonders große Sputumvolumina sind typisch für eine **Bronchiektasie.** Bei Exazerbation treten hier eine gelb-grüne Verfärbung des Auswurfs, permanenter Husten, Müdigkeit, Schweißausbrüche und Atemnot auf.

Hauptursachen für einen **chronischen, trockenen Husten** sind:

1. **chronische Rhinitis/Sinusitis** (20 % der Fälle)
2. **gastroösophageale Refluxkrankheit** (30 % der Fälle)
3. **pulmonale Ursachen** (30–40 % der Fälle):
   - Asthma bronchiale
   - interstitielle Lungenkrankheiten
   - Bronchialkarzinom
   - Lungentuberkulose.

Die Diagnostik bei **chronischem, trockenem Husten** ist umfangreicher. Es gibt drei Hauptursachen:

1. **chronische Rhinitis/Sinusitis:** Das an der Rachenhinterwand abwärts laufende Nasensekret wird von vielen Patienten als kitzelndes Gefühl angegeben. Im Liegen kann dies verstärkt sein (postnasal drip, etwa 20 % aller Fälle). Die Reizung sensibler Nervenendigungen in der Rachenwand führt reflektorisch zu heftigen, trockenen Hustenattacken. Trinken stoppt den Hustenreiz. Bei der HNO-ärztlichen Untersuchung zeigt sich eine entzündlich veränderte Rachenhinterwand. Oft ist eine CT der Nasennebenhöhlen zur Sicherung der Diagnose einer Sinusitis erforderlich.
2. **gastroösophageale Refluxkrankheit (GERD):** Der Säurereiz im Ösophagus kann in etwa 30 % der Fälle ursächlich für den chronischen, trockenen Husten sein. Bei einem Teil der Patienten fließt die Magensäure sogar bis zum Kehlkopf hinauf zurück (Laryngitis gastrica, HNO-Diagnose). Anamnestisch muss kein Sodbrennen vorliegen. Bei Vorliegen typischer Symptome und Befunde kann die Diagnose ex juvantibus gestellt werden: Bei vierwöchiger Gabe eines Protonenpumpenhemmers sollte der trockene Husten verschwinden. Sicherer ist der direkte Nachweis der Refluxkrankheit durch Gastroösophagoskopie und/oder 24-Stunden-ph-Metrie.
3. In etwa 30–40 % liegt eine **pulmonale Ursache** zugrunde.
   - **Asthma bronchiale:** Anamnestisch wird von trockenen Hustenanfällen berichtet. Fast immer lassen sich konkrete Auslöser festmachen. Im Intervall können sämtliche Befunde unauffällig sein. Bei sorgfältiger Untersuchung finden sich Peakflow-Schwankungen von > 20 %, eine obstruktive Ventilationsstörung, zumindest der kleinen Atemwege, und ein positiver Test auf bronchiale Hyperreaktivität.
   - **Interstitielle Lungenkrankheiten:** Sie entstehen schleichend. Die Dyspnoe entwickelt sich innerhalb von Wochen bis Monaten und geht mit trockenem Husten einher. In vielen Fällen lässt sich das typische Knisterrasseln auskultieren. Wegweisend sind die Lungenfunktionsuntersuchung (restriktive Ventilationsstörung mit Diffusionsstörung), körperliche Belastungstests (Abfall des PaO_2) und eine thorakale CT (Milchglastrübung, streifige oder noduläre interstitielle Strukturvermehrung, Honigwaben).
   - **Bronchialkarzinom:** Auch an ein Bronchialkarzinom ist zu denken, insbesondere, wenn der Patient raucht bzw. geraucht hat. Ein hartnäckiger Husten, der die übliche Raucherbronchitis überlagert, kann erstes Symptom sein.

- **Lungentuberkulose:** Sie ist heute selten geworden, leider wird sie zu oft erst verzögert diagnostiziert. Anamnestisch lassen sich Hämoptysen (Bluthusten) finden, sie sind jedoch seltener als der hartnäckige, vorwiegend trockene Husten. Weitere Symptome wie Müdigkeit, subfebrile Temperatur und Schwitzen können wegweisend sein. Entscheidend sind der Tuberkulin-Hauttest und die Röntgen-Thorax-Übersicht.

Seltenere Ursachen sind z. B. eine Linksherzinsuffizienz, rezidivierende Lungenembolien oder der durch ACE-Hemmer induzierte Husten.

3.2 Auswurf

3.2   Auswurf

▶ **Synonym:** Sputum

◀ Synonym

▶ **Definition:** Auswurf bezeichnet das beim Husten ausgeworfene, krankhaft vermehrte Sekret der Atemwege (Bronchialsekret). Das normale Bronchialsekret ist farblos-glasig und von sehr geringer Menge (150 ml/d). Es wird nicht ausgehustet, sondern durch Räuspern expektoriert und normalerweise verschluckt.

◀ Definition

Ätiologie: Das Sekretvolumen wird von den muskösen, serösen und seromuskösen Drüsen der Bronchialschleimhaut bestimmt. Akute und chronische Reize der Schleimhaut (z. B. Fremdkörper, Luftverunreinigungen, Infekte, chronische bronchiale Entzündungen) führen zu einer Hypersekretion. Die Sekretomotorik des Flimmerepithels transportiert die Schadstoffe mit dem Bronchialsekret nach außen. Eine **Gelbfärbung** des Sekrets ist durch einen Übertritt von neutrophilen bzw. eosinophilen Granulozyten ins Sekret bedingt. Behinderungen des Sekretabflusses (z. B. bei Bronchiektasen, Narben, Epithelmetaplasien) führen zum Sekretstau und begünstigen eine Besiedelung des Sekrets mit Bakterien (**grüne Verfärbung** des Sekrets).

Hämoptysen bezeichnen einen **blutigen Auswurf** (Bluthusten). Häufige Ursachen sind Bronchitis, Bronchiektasie, Pneumonie, Lungenembolie, Bronchialkarzinom, Lungentuberkulose und Fremdkörperaspiration. Seltenere Ursachen sind z. B. Linksherzinsuffizienz, Gerinnungsstörung oder Antikoagulation, Aspergillom, Lungenabszess, arteriovenöse Fistel, Lungentrauma, Vaskulitiden.

Ätiologie: Reizstoffe und Entzündungen steigern das Sekretvolumen. Gelbes Bronchialsekret entsteht durch Entzündungszellen. Grünverfärbung spricht für bakterielle Infektionen.

Blutiges Bronchialsekret (**Hämoptysen**) ist ein Alarmsymptom für Bronchialkarzinom, Tuberkulose, Lungenembolie, Pneumonie.

Diagnostik: Auswurf ist immer krankhaft und bedarf einer Abklärung. Zunächst sollten **Menge, Farbe** und eventuelle **Blutbeimengungen** beurteilt werden. Bei unklaren Fällen schließen sich **weiterführende Untersuchungen** an: Röntgen-Thorax-Übersicht, ggf. thorakale CT, Bronchoskopie mit mikrobiologischer und zytologischer Begutachtung des Bronchialsekrets.

Diagnostik: Zunächst sollten **Menge, Farbe** und eventuelle **Blutbeimengungen** beurteilt werden. Bei unklaren Fällen schließen sich **weiterführende Untersuchungen** an (Röntgen, CT, Bronchoskopie mit Zytologie).

3.3 Atemnot

3.3   Atemnot

▶ **Synonym:** Dyspnoe, Luftnot.

◀ Synonym

▶ **Definition:** Atemnot ist ein häufiges, aber eher unspezifisches Symptom. Während die akute Atemnot innerhalb weniger Minuten bis Stunden auftritt, entwickelt sich die chronische Atemnot über Tage bis Monate hinweg.

◀ Definition

Formen: Belastungsdyspnoe ist abhängig vom Grad der körperlichen Belastung (z. B. gemessen in Watt) und der Art der Belastung (z. B. Intervall- oder Dauerbelastung). **Ruhedyspnoe** ist ein Zeichen für fortgeschrittene und schwere Krankheitsbilder.

Formen: Man unterscheidet **Belastungs-** und **Ruhedyspnoe.** Ruhedyspnoe ist Zeichen für fortgeschrittene und schwere Krankheitsbilder.

≡ C-3.2 Häufige Ursachen von Dyspnoe

	Erkrankung	Klinik	wegweisende Diagnostik
pulmonal	Asthma bronchiale	anfallsweise exspiratorische Luftnot	Anamnese, Auskultation (Giemen, Pfeifen, Brummen), Lungenfunktionsanalyse (obstruktive Ventilationsstörung), Allergiediagnostik
	COPD	exspiratorische Belastungsdyspnoe	Auskultation (mittelblasige RG, Pfeifen und Brummen) leises Atemgeräusch bei Emphysem, Lungenfunktionsanalyse (obstruktive Ventilationsstörung)
	Pneumonie	Ruhedyspnoe	Leukozyten und CRP erhöht, Röntgenthorax (frisches Infiltrat)
	große Atelektasen	Belastungsdyspnoe	Dämpfung bei fehlendem Atemgeräusch, thorakale CT, Bronchoskopie
	interstitielle Lungenkrankheit	Belastungsdyspnoe	Auskultation (Knisterrasseln), Lungenfunktionsprüfung (restriktive Ventilationsstörung), Diffusionsstörung, Belastungsuntersuchungen (verminderte Sauerstoffaufnahme), thorakale CT (Milchglastrübung, streifige und noduläre Strukturvermehrung, Honey Combs), serologische Methoden, Lungenbiopsie
	Lungenembolie	akute Ruhedyspnoe	Blutgasanalyse ($PaO_2\downarrow$, $PaCO_2\downarrow$), EKG (akute Rechtsherzbelastung), Echokardiographie, thorakale CT
	chronische pulmonale Hypertonie	Belastungsdyspnoe	Echokardiographie
	Pleuritis	Schmerzen, die Schmerzhemmung reduziert die Atemexkursion und führt zur Dyspnoe	Auskultation (Pleurareiben), Röntgenthorax/Sonographie (Pleuraverdickung)
	Pleuraerguss	Belastungsdyspnoe	Röntgenthorax/Sonographie
	Pneumothorax	Belastungsdyspnoe	Röntgenthorax
	Spannungspneumothorax	Ruhedyspnoe, obere Einflussstauung, Schock	körperliche Untersuchung (fehlendes Atemgeräusch, hypersonorer Klopfschall), Röntgenthorax
	Zwerchfellhochstand, -lähmung	einseitig: Belastungsdyspnoe (durch Phrenikusparese, Hepatomegalie), oft ohne wesentliche Symptome, beidseitig: schwere Ruhedyspnoe	Thoraxsonographie (Zwerchfellbewegung)
	zentraler endobronchialer Tumor oder Fremdkörper	in- und exspiratorische Belastungsdyspnoe, meist Husten	thorakale CT, Bronchoskopie

Ätiologie: Akute Atemnot findet man v. a. bei Lungenödem, Asthma bronchiale, Lungenembolie, **chronische** Atemnot v. a. bei Linksherzinsuffizienz, COPD, interstitieller Lungenkrankheit (Tab. **C-3.2**).

Klinik: Häufig finden sich eine Atemfrequenz > 20/min, sichtbare Anstrengung bei In- oder Exspiration, Einsatz der Atemhilfsmuskulatur oder Sprechdyspnoe.

Diagnostik: Bei Dyspnoe aus pulmonaler Ursache unterscheidet man 5 **Schweregrade** (Tab. **C-3.3**).

- **Anamnese:** Wichtig ist eine sorgfältige Anamneseerhebung (Beruf, Hobby, Rauchgewohnheiten, Medikamente, Allergien). Die **Dyspnoeform** kann Hinweise auf die Ätiologie geben.

Ätiologie: Die **akute** Atemnot ist ein typisches Leitsymptom für z. B. Lungenödem, Asthma bronchiale, Lungenembolie, Pneumothorax, Hyperventilationssyndrom, Fremdkörperaspiration. Die **chronische** Atemnot findet man vorwiegend bei Linksherzinsuffizienz, COPD, interstitieller Lungenkrankheit. Je nach Lokalisation lassen sich pulmonale und extrathorakale Ursachen unterscheiden (Tab. **C-3.2**, kardiale Ursachen mit Dyspnoe s. S. 17).

Klinik: Atemnot ist ein sehr subjektives Gefühl und nicht immer vollständig objektivierbar. Hinweise sind eine hohe Atemfrequenz (> 20/min), sichtbare Anstrengung bei In- oder Exspiration, Einsatz der Atemhilfsmuskulatur, interkostale Einziehungen, Zyanose oder Sprechdyspnoe.

Diagnostik: Atemnot sollte immer quantifiziert werden. Bei Dyspnoe aus pulmonaler Ursache unterscheidet man 5 **Schweregrade** nach der Dyspnoe-Skala der American Thoracic Society (Tab. **C-3.3**).

- **Anamnese:** Die Anamnese umfasst Beruf, Hobby, Rauchgewohnheiten, Medikamente, Allergien. Die **Dyspnoeform** kann Hinweise auf die Ätiologie geben. Bei Herzinsuffizienz besteht meist eine Belastungsdyspnoe, im Stadium NYHA IV eine Ruhedyspnoe. Die Atemnot kann beim Liegen zunehmen, sodass eine aufrechte Körperhaltung bevorzugt wird (Orthopnoe). Bei COPD findet man eine exspiratorische Belastungsdyspnoe, die im Krankheitsverlauf zunimmt. Bei interstitiellen Lungenkrankheiten geht die in-

C-3.2 Häufige Ursachen von Dyspnoe (Fortsetzung)

	Erkrankung	Klinik	wegweisende Diagnostik
obere Atemwege	Trachealstenose, Laryngospasmus, Larynxödem	inspiratorischer Stridor, oft schon bei geringer Belastung	thorakale CT, Endoskopie
kardial	s. S 17		
andere	Adipositas	Belastungsdyspnoe	Ergospirometrie (bezogen auf das Körpergewicht [V'O$_2$/kg] normale Leistung)
	metabolische Azidose (z. B. ketoazidotisches diabetisches Koma)	schwere Ruhedyspnoe mit maximaler Hyperventilation	Azidose (pH $\downarrow$) trotz Hyperventilation (PaCO$_2$ $\downarrow$; PaO$_2$ $\uparrow$), Hyperglykämie
	akutes und chronisches Hyperventilationssyndrom	Ruhedyspnoe mit neurologischen, kardialen und gastroenteralen Symptomen	PaCO$_2$ $\downarrow$
	Aufenthalt in großer Höhe	Belastungsdyspnoe, auch bei gut trainierten Bergsteigern, nächtliche Hypoxämien, Lungenödem, Hirnödem	Zunahme der Belastungsdyspnoe, Abnahme der Leistungsfähigkeit
	Atemnot in der Schwangerschaft (physiologisch)	1. Trimenon: Hyperventilation durch hormonelle Veränderungen 3. Trimenon: Behinderung der Zwerchfellbeweglichkeit	1. Trimenon: PaCO$_2$ $\downarrow$ 3. Trimenon: Abnahme der Vitalkapazität
	Kohlenmonoxid-Vergiftung	Kopfschmerzen, Müdigkeit, Ruhedyspnoe, Angina pectoris, Herzrhythmusstörungen, Halluzinationen, Apathie	Hb-CO $\uparrow$, Cave: SaO$_2$ ist pulsoximetrisch normal. Selten: kirschrote Hautfarbe
	Blausäure-Vergiftung (Blockade der Atmungskette)	bei schwerer Vergiftung Atemlähmung: Atemfrequenz $\downarrow$, Atempausen	Kopfschmerzen, Schwindel, Ohrgeräusche, Bittermandelgeruch (Marzipan) der Atemluft, Krampfanfälle, Bewusstlosigkeit
	Opioid-Vergiftung	Atemlähmung: Atemfrequenz $\downarrow$, Atempausen, Atemstillstand	PaCO$_2$ $\uparrow$

C-3.3 Dyspnoe-Skala der American Thoracic Society (ATS)

Grad 0 **keine Dyspnoe**, Atemnot nur bei deutlicher körperlicher Anstrengung

Grad 1 **leichte Belastungsdyspnoe**, Kurzatmigkeit bei raschem Gehen oder leichtem Anstieg

Grad 2 **mäßige Belastungsdyspnoe**, Kurzatmigkeit bei normalem Gehen auf der Ebene, Gehpausen zum Luftholen auch bei eigenem Tempo

Grad 3 **schwere Belastungsdyspnoe**, Pausen beim Gehen nach einigen Minuten oder nach etwa 100 Metern im Schritttempo

Grad 4 **sehr schwere Dyspnoe (Ruhedyspnoe)**; zu kurzatmig, um das Haus zu verlassen; Luftnot beim Reden und/oder Anziehen

und exspiratorische Belastungsdyspnoe mit trockenem Husten einher. Atemnotsanfälle mit lautem exspiratorischem Pfeifen, auch nachts, sind typisch für das Asthma bronchiale. Extrapulmonale Atemwegsstenosen (Laryngospasmus, Trachealstenose) sind bei inspiratorischer Dyspnoe mit lautem Stridor zu vermuten.

- **körperliche Untersuchung:** Sie konzentriert sich auf Atem- und Pulsfrequenz, Einsatz der Atemhilfsmuskulatur, Zyanose. Bei der Auskultation erfasst man das Punctum maximum der Nebengeräusche (feuchte und trockene Rasselgeräusche). Die Perkussion zeigt eine Dämpfung (z. B. bei Pleuraerguss oder Lungeninfiltraten) oder einen hypersonoren Klopfschall (z. B. bei Lungenemphysem oder Pneumothorax).

- **körperliche Untersuchung:** Sie ist auf Atem- und Pulsfrequenz, Einsatz der Atemhilfsmuskulatur und Zyanose zu achten. Auskultation und Perkussion geben weitere Hinweise.

- Folgende **technische Untersuchungen** gehören zur Basisdiagnostik der Atemnot:
  - EKG
  - Röntgen-Thorax-Übersicht
  - thorakale Spiral-CT
  - Echokardiographie
  - Blutgasanalyse
  - Lungenfunktionsanalyse
  - Labor.

- Folgende **technische Untersuchungen** gehören zur Basisdiagnostik der Atemnot:
  - **EKG:** Myokardischämie, Rechtsherzbelastung, Rhythmusstörungen?
  - **Röntgen-Thorax-Übersicht:** frische Infiltrate, Lungenstauung, Pleuraerguss, Änderung der Herzkontur, Raumforderungen, Pneumothorax?
  - **thorakale Spiral-CT:** Lungenembolie?
  - **Echokardiographie:** Störungen der Pumpfunktion, Kontraktionsstörungen, Perikarderguss?
  - **Blutgasanalyse:** Bestimmung von PaO_2 und $PaCO_2$ bei Dyspnoe mit pulmonaler Ursache (die pulsoxymetrische O_2-Sättigung erfasst eine eventuelle Hypo- oder Hyperkapnie nicht!)
  - **Lungenfunktionsanalyse:** kleine oder große Lungenfunktion zur Erfassung obstruktiver oder restriktiver Ventilationsstörungen (s. S. 330)
  - **Labor: akute Dyspnoe:** Troponin (erhöht bei Herzinfarkt), D-Dimere (erhöht bei Lungenembolie), BNP (erhöht bei Herzinsuffizienz) – **chronische Dyspnoe:** rotes Blutbild (Anämie, Polyglobulie), weißes Blutbild (Leukozytose), CRP, arterieller pH, evtl. α_1-Antitrypsin.

▶ Merke

▶ **Merke:** Um Zeit zu sparen, besteht die **Notfalldiagnostik** bei schwerer Dyspnoe lediglich aus Anamnese, körperlicher Untersuchung, Pulsoxymetrie, Peak-flow-Messung und EKG.

Abhängig von der Verdachtsdiagnose schließen sich ggf. **weiterführende Untersuchungen** an (Koronarangiographie, Echokardiographie, Perfusions-Ventilations-Szintigraphie, Ergospirometrie).

Weiterführende Untersuchungen sind z. B. bei V. a. Myokardischämie indiziert (Koronarangiographie). Zeichen einer Rechtsherzbelastung werden durch einen Rechtsherzkatheter verifiziert, bei Folgeuntersuchungen genügt die Schätzung des pulmonal-arteriellen Drucks durch echokardiographische Methoden. Der Ausschluss einer Lungenembolie gelingt am sichersten über die Perfusions-Ventilations-Szintigraphie. Alle Formen der Belastungsdyspnoe, die durch Lungenfunktions- und Blutgasanalyse nicht ausreichend erklärbar sind, werden mittels Ergospirometrie weiter differenziert.

Therapie: je nach Grunderkrankung.

Therapie: Die Therapie richtet sich nach der Ursache (s. einzelne Kranheitsbilder). Im **respiratorischen Notfall** sollte der Patient sitzen oder mit erhöhtem Oberkörper liegen (45°). Wenn er unter Beobachtung bleibt, ist Sauerstoffzufuhr über Nasensonde oder Maske (2–4 l/min) ungefährlich. Bei Atemstillstand muss beatmet werden.

3.4 Störungen des Atemrhythmus

Störungen des Atemrhythmus äußern sich in einer unregelmäßigen oder pausierenden Atmung (Abb. **C-3.1**):
- Cheyne-Stokes-Atmung
- Biot-Atmung
- Kußmaul-Atmung
- Obesitas-Hypoventilation
- Schnappatmung
- Schlafapnoe.

3.4 Störungen des Atemrhythmus

Störungen des Atemrhythmus äußern sich in einer unregelmäßigen oder pausierenden Atmung. Selten werden sie von Patienten bemerkt und angegeben, oft jedoch in der Fremdanamnese gefunden.
- **Cheyne-Stokes-Atmung:** sinusförmige Abwechslung von Hyper- und Hypoventilation (an- und abschwellend) mit Pausen (wahrscheinlich bei Hirndurchblutungsstörungen, z. B. im Rahmen einer Linksherzinsuffizienz oder bei einer intrazerebralen Einblutung)
- **Biot-Atmung:** gleichmäßig tiefe Atemzüge im Wechsel mit Apnoephasen (z. B. bei Enzephalitis)
- **Kußmaul-Atmung:** abnorm vertiefte, aber regelmäßige Atmung (maximale Hyperventilation, um über die CO_2-Abatmung den pH-Wert zu normalisieren, z. B. ketoazidotisches diabetisches Koma)
- **Obesitas-Hypoventilation** (früher Pickwick-Syndrom): Hyperventilationen, Hypoventilationen und Apnoephasen im Wechsel, Einschlafneigung tagsüber (Schwäche des Rhythmusgenerators und adipositasbedingte Störung der Atemmechanik).
- **Schnappatmung:** kurze, kräftige Atemzüge zwischen sehr langen Atempausen, häufig während des Sterbeprozesses als Zeichen eines sterbenden Gehirns.
- **Schlafapnoe:** Die normale Atmung wird durch Hypoventilationen und Apnoephasen unterbrochen, was über den $PaCO_2$-Anstieg zu einer Weckreaktion führt. Ursachen: Obstruktion der oberen Atemwege (obstruktive Form), Störung des zentralen Atemantriebs (zentrale Form), (s. S. 350).

◎ C-3.1

◎ C-3.1 **Atemtypen**

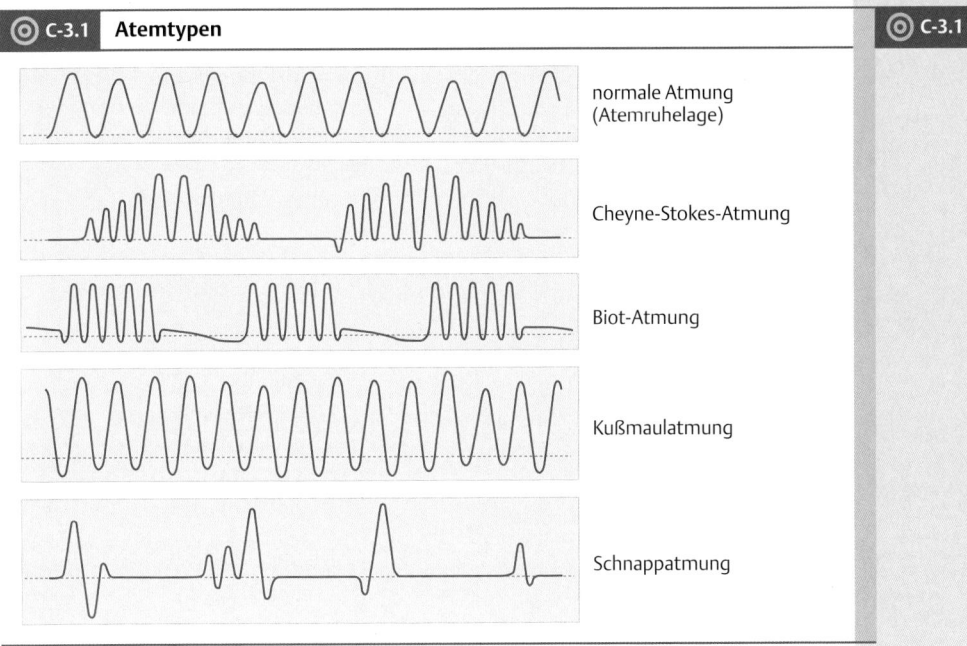

normale Atmung
(Atemruhelage)

Cheyne-Stokes-Atmung

Biot-Atmung

Kußmaulatmung

Schnappatmung

3.5 Zyanose

Eine Zyanose stellt ein wichtiges Symptom der respiratorischen Insuffizienz dar, Näheres hierzu s. S. 348.

3.5 Zyanose

s. hierzu S. 348.

4 Störungen der Atmungsregulation

4 Störungen der Atmungsregulation

4.1 Respiratorische Insuffizienz

Das Versagen des respiratorischen Systems nennt man **respiratorische Insuffizienz**. Das respiratorische System besteht aus zwei tragenden Säulen:
1. **Lungenparenchym** (Gasaustausch): Funktionell besteht es aus Alveolarraum und Kapillarnetz. Die wesentlichen Störungen betreffen Behinderungen der Diffusion, ein V'/Q-Mismatch oder (seltene) anatomische Shunts.
2. **Atempumpe** (Ventilation): bestehend aus ZNS (Atemzentrum), peripheren Nerven, Atemmuskulatur und Thoraxskelett. Die häufigsten Störungen sind eine Dämpfung des Atemzentrums oder Ermüdung der Atemmuskulatur.
Beide Säulen können bei Erkrankungen voneinander unabhängig oder zusammen gestört sein.
Je nach Lokalisation der Störung unterscheidet man eine Vielzahl von Ursachen (Tab. **C-4.1**).

4.1 Respiratorische Insuffizienz

Das Versagen des respiratorischen Systems (Lungenparenchym und Atempumpe) nennt man **respiratorische Insuffizienz**. Je nach Lokalisation der Störung unterscheidet man eine Vielzahl von Ursachen (Tab. **C-4.1**).

4.1.1 Lungen(parenchym)versagen

Ätiopathogenese: Es gibt drei unterschiedliche Ätiologien für ein Lungenversagen. Die häufigste Störung ist das **V'/Q-Mismatch** (s. S 324). Entzündliche Lungeninfiltrate (z. B. bei Pneumonie) verhindern eine effektive Ventilation bei erhaltener Perfusion. Eine Verlegung der Gefäßbahn (z. B. bei Lungenembolie) verhindert eine homogene Perfusion bei erhaltener Ventilation. In beiden Fällen wird der PaO_2 im arteriellen System in Richtung des gemischtvenösen PvO_2 abfallen, d. h. es resultiert eine **Hypoxämie. Diffusionsstörungen** durch Verlängerung der Diffusionsstrecke sind etwas seltener (z. B. bei interstitiellen Lungenkrankheiten). Davon ist immer nur der schlecht diffundierende Sauer-

4.1.1 Lungen(parenchym)versagen

Ätiopathogenese: Durch V'/Q-Mismatches, Diffusionsstörung oder arteriovenöse Shunts entwickelt sich eine **Hypoxämie**.

≡ C-4.1 | Ursachen einer respiratorischen Insuffizienz

Krankheiten des Lungenparenchyms (Gasaustauschstörungen)	• Pneumonie • Atelektase • interstitielle Lungenkrankheit • Lungenödem (kardial oder toxisch) • Lungenembolie • akutes Lungenversagen (ARDS)
Störungen der Atempumpe (Ventilationsstörungen)	• ZNS: Intoxikationen (Alkohol, Heroin, Sedativa), schlafassoziierte Atmungsstörungen • Nerven: Phrenikusparese, neuromuskuläre Erkrankungen, Relaxation während einer Narkose • Muskulatur: zu große Atemarbeit (bei bronchialer Obstruktion, Stenosen der Trachea) • Thoraxskelett: Rippenserienfrakturen, schwere Kyphoskoliose

stoff betroffen, so dass auch in diesem Fall eine **Hypoxämie** resultiert. Sehr selten sind **arteriovenöse Shunts** in der Lunge (z. B. bei einer angeborenen arteriovenösen Fistel), bei denen ein Teil des Herzzeitvolumens nicht oxygeniert wird. Das Ausmaß der daraus folgenden **Hypoxämie** ist vom Shuntvolumen abhängig.

Klinik: Die wichtigsten klinischen Zeichen sind **Zyanose** und **Dyspnoe**. Durch die Hypoxie kommt es zu **Ausfällen des ZNS** und **Herzrhythmusstörungen**.

Klinik: Das Hauptsymptom ist die **zentrale Zyanose**, d. h. eine blaue Verfärbung von Akren, Lippen, Zunge und Mundschleimhaut ist sichtbar. Es besteht eine **Dyspnoe** bei leichter Belastung, später oft schon in Ruhe (WHO/NYHA III–IV, s. S. 80). Auch Todesangst kann auftreten. Als Folge der Hypoxämie kommt es zu **Ausfällen des ZNS** (Verwirrtheit, Krampfanfälle, Koma), zu **Herzrhythmusstörungen**, Asystolie und Schock.

Diagnostik: Bei der Blutgasanalyse zeigt sich eine **Hypoxämie**, der $PaCO_2$ bleibt zunächst unverändert (= **respiratorische Partialinsuffizienz**).

Diagnostik: Die Diagnose wird durch die arterielle **Blutgasanalyse** gestellt, ggf. auch aus dem arterialisierten Ohrläppchenblut (Cave: Zentralisierung bei Schock!). Das Lungenversagen ist gekennzeichnet durch eine **Hypoxämie**, der $PaCO_2$ bleibt zunächst unverändert. Man spricht von **respiratorischer Partialinsuffizienz**.

▶ Merke

▶ **Merke: Lungenparenchymversagen:** PaO_2 erniedrigt, $PaCO_2$ normal, erhaltene alveoläre Ventilation.

Die Blutgasanalyse (BGA) unter **O_2-Gabe** und unter **leichter körperlicher Belastung** lässt weitere Differenzierungen zu:
- **BGA unter O_2-Gabe:** Besserung der Hypoxämie bei V'/Q-Mismatch und Diffusionsstörungen, keine Besserung bei Shunt
- **BGA unter Belastung:** Besserung der Hypoxämie bei V'/Q-Mismatch, Verschlechterung bei Diffusionsstörungen.

Die Blutgasanalyse (BGA) unter **O_2-Gabe** und unter **leichter körperlicher Belastung** lässt weitere Differenzierungen der Gasaustauschstörung zu:
- **BGA unter O_2-Gabe** (Nasensonde, 4 l/min): Bei V'/Q-Mismatch und bei Diffusionsstörungen lassen sich der PaO_2 und die O_2-Sättigung anheben. Bei arteriovenösen Shunts ist durch O_2-Zufuhr keine Verbesserung der Oxygenierung zu erzielen.
- **BGA unter Belastung** (Gehen in der Ebene, Fahrradergometer 40 Watt): Bei V'/Q-Mismatch steigen PaO_2 und O_2-Sättigung bei Raumluft an. Hingegen werden die Werte bei Diffusionsstörungen abfallen.
Im Anschluss muss die Diagnostik der zugrunde liegenden Lungenerkrankung erfolgen.

Therapie: Die symptomatische Therapie der respiratorischen Partialinsuffizienz besteht in **Sauerstoffgabe** über Nasenbrillen, Nasenmasken oder ggf. über CPAP-Masken.

Therapie: Wenn sich die Ursache des Lungenversagens nicht beseitigen lässt, besteht die Therapie (bei intakter Ventilation) in der **O_2-Gabe** über Nasenbrillen, Nasenmasken oder ggf. über CPAP-Masken. Dabei ist vor allem zu Beginn dieser Therapie eine engmaschige Blutgasanalyse unabdingbar: Sauerstoff ist in einer Konzentration von über 40 % (FiO_2 0,4) toxisch für das Atemwegsepithel, in höherer Konzentration auch für das Alveolarepithel. Man versucht deshalb, die pulsoxymetrische SaO_2 zwischen 88 und 90 % zu halten (PaO_2 etwa 55–63 mmHg). Bei Patienten mit geschwächter Atempumpe kann die akute Sauerstoffgabe zu einer Reduktion des Atemantriebs führen. Es resultiert eine Hypoventilation mit Hyperkapnie, die bei $PaCO_2$-Werten über 60–70 mmHg zur Somnolenz (bis hin zum Koma) führen kann.

Akutes Lungenversagen (ARDS)

s. S. 404

4.1.2 Atempumpenversagen

Pathogenese: Alle Behinderungen der Atempumpe führen zu einer **ineffektiven alveolären Ventilation**. Dabei geht das Diffusionsgefälle für CO_2 verloren, CO_2 akkumuliert und der **$PaCO_2$ steigt** entsprechend an. Da zu wenig O_2 in die Alveolen geliefert wird, **sinkt** auch der **PaO_2** ab.

Klinik: Ein wichtiges Symptom für die Ermüdung der Atempumpe ist der **Einsatz der Atemhilfsmuskulatur** bei Ruheatmung. Der Patient zieht dabei den Schultergürtel nach kranial und stabilisiert ihn durch Abstützen der Ellenbogen oder der Arme. Typisch ist eine starke **Ruhedyspnoe** (WHO/NYHA IV) mit Angst. Eine Zyanose kann sichtbar sein. Zentralnervöse Atmungsregulationsstörungen sind durch einen **gestörten Atemrhythmus** (s. S. 346) oder durch **Atemstillstände** erkennbar.

Diagnostik: Die Diagnose wird durch die **Blutgasanalyse** gestellt. Man findet eine **Hypoxämie** und **Hyperkapnie**, d. h. eine **respiratorische Globalinsuffizienz**. Die weitere Diagnostik muss die Ursachen des Atempumpenversagens auf den verschiedenen ätiologischen Ebenen klären.

▶ **Merke:** Versagen der Atempumpe: PaO_2 erniedrigt, $PaCO_2$ erhöht, eingeschränkte alveoläre Ventilation.

Therapie: Die Therapie eines Atempumpenversagens kann nie allein durch O_2-Gabe erfolgen. Oft führt sie gerade bei diesen Patienten zu einer weiteren gefährlichen Störung der Atmungsregulation. Wenn ein Patient unter einer chronischen Hyperkapnie leidet, toleriert er $PaCO_2$-Werte um 60–75 mmHg ohne zu hyperventilieren (seine Erkrankung erlaubt keine Hyperventilation). In diesem Fall tritt die CO_2-Regulation der Atmung zurück und die O_2-Regulation in den Vordergrund. Eine unkontrollierte O_2-Gabe schaltet die O_2-Regulation herunter und es resultiert ein erheblicher Anstieg des CO_2 bis zum Koma. Wenn eine ineffektive Ventilation zur Hyperkapnie führt und die Ursache dafür nicht akut behoben werden kann, muss die Ventilation durch **Beatmung** übernommen oder durch **Atemhilfen** zumindest erleichtert werden. Nicht-invasive Techniken sind dabei zu bevorzugen, also z. B. zeitgesteuerte **Bilevel-PAP-Beatmung** (**Bi**PAP = **Bi**level **P**ositive **A**irway **P**ressure) über **Nasenmasken**. Eine Beatmung sollte frühzeitig zum Einsatz kommen, bevor die Atemmuskulatur völlig erschöpft ist.

Notfalltherapie bei schwerer respiratorischer Insuffizienz:
Die ersten drei Schritte der Notfalltherapie sind
1. **Freihalten der Atemwege**
2. **O_2-Zufuhr** und
3. ggf. **Beatmung**

innerhalb der Ischämiezeit des Gehirns.
Wenn der Patient nicht ansprechbar ist oder Aspirationsgefahr besteht, soll unverzüglich intubiert werden. Erst dann kann sich vor Ort eine einfache Diagnostik anschließen (Auskultation, Blutdruckmessung, pulsoximetrische SaO_2, Notfall-EKG), die in der Klinik mit adäquaten Techniken fortgeführt wird. Ziel ist die Therapie der Ursachen, sodass man in möglichst kurzer Zeit die Beatmung als überbrückende Maßnahme wieder beenden kann.

Akutes Lungenversagen (ARDS)

s. S. 404

4.1.2 Atempumpenversagen

Pathogenese: Störungen der Atempumpe haben eine **ineffektive alveoläre Ventilation** zur Folge: **$PaCO_2$ steigt** an, **PaO_2 fällt** ab.

Klinik: Ein wichtiges Symptom ist der **Einsatz der Atemhilfsmuskulatur** bei Ruheatmung. Weiterhin zeigen sich eine starke **Ruhedyspnoe** und ggf. eine Zyanose.

Diagnostik: Bei der Blutgasanalyse findet man eine **Hypoxämie** und **Hyperkapnie** (= **respiratorische Globalinsuffizienz**).

◀ **Merke**

Therapie: Die symptomatische Therapie besteht in der Ventilation durch **Beatmung** oder **Atemhilfen**.

Notfalltherapie bei schwerer respiratorischer Insuffizienz:
Die ersten drei Schritte der Notfalltherapie sind
1. **Freihalten der Atemwege**
2. **O_2-Zufuhr** und
3. ggf. **Beatmung**

innerhalb der Ischämiezeit des Gehirns.

▶ Definition

C Pneumologie

4.2 Schlafapnoe-Syndrom

▶ **Definition:** Das Schlafapnoe-Syndrom ist eine schlafbezogene Atemstörung (SBAS, Tab. **C-4.2**). Eine Schlafapnoe liegt vor, wenn im Schlaf eine Atempause > 10 s auftritt und/oder ein Abfall der O_2-Sättigung $\geq 4\%$ folgt. Der Apnoeindex (AI) beschreibt die Häufigkeit der Apnoen pro Stunde. Ein AI ≥ 10/h ist pathologisch.

Epidemiologie: 1–2 % der Deutschen in erwerbsfähigem Alter leiden an einer Schlafapnoe.

Ätiologie: Die Ursache ist meist unbekannt. **Risikofaktoren** sind Adipositas, Alkohol, Medikamente, mangelnde Schlafhygiene.

Bei **obstruktiver Schlafapnoe** wird der Atemfluss durch einen Tonusverlust der **Pharynxmuskulatur** und durch ein Zurücksinken der Zunge blockiert.

Bei der **zentralen Schlafapnoe** liegt eine **Störung des zentralen Atemantriebs** vor. Die Ursachen sind bisher nicht bekannt.

Häufig sind auch **gemischtförmige Schlafapnoen.**

Alle Formen der Schlafapnoe stören die Schlafarchitektur erheblich und verhindern einen erholsamen Schlaf.

Klinik: Leitsymptom ist die **Tagesmüdigkeit** mit **Einschlafneigung.** Die **Atempausen** im Schlaf werden meist fremdanamnestisch beobachtet.

Diagnostik: Mit dem **Apnoe-Screening** werden SaO$_2$, Herzfrequenz, Mund-/Nasenatmung und evtl. noch Schnarchgeräusche und Körperlage registriert.

Epidemiologie: 1–2 % der Deutschen in erwerbsfähigem Alter leiden an einer Schlafapnoe. Besonders betroffen sind Männer ab dem 40. Lebensjahr, Frauen meist erst nach der Menopause.

Ätiologie: Die eigentliche Ursache des Schlafapnoe-Syndroms ist meist nicht bekannt. Zu den **Risikofaktoren** zählen Adipositas, Alkoholgenuss, Medikamente (Schlafmittel, Sedativa, β-Rezeptoren-Blocker), mangelnde Schlafhygiene.

Die **obstruktive Schlafapnoe** umfasst **90 %** der Fälle. Begünstigend wirken anatomische Hindernisse der oberen Atemwege, wie z. B. Tonsillenhyperplasie, Nasenpolypen, Makroglossis. Im Schlaf **vermindert** sich der **Tonus der Pharynxmuskulatur** und der Zungengrund sinkt zusätzlich in Rückenlage nach dorsal. Der Atemfluss wird nahezu komplett verhindert und die O_2-Sättigung sinkt. Mit zunehmender **Hyperkapnie** steigt der Atemantrieb und die Atemmuskulatur versucht, mit heftigen (zunächst frustranen) Exkursionen wieder eine Ventilation zu erreichen. Dabei erwacht der Patient (**Arousal**) und der Muskeltonus normalisiert sich vorübergehend. Die Ventilation wird kurzfristig effektiv bis die nächste Okklusion der oberen Atemwege eintritt.

Die **zentrale Schlafapnoe** ist auf eine **Störung des zentralen Atemantriebs** zurückzuführen. Sowohl der Atemfluss als auch die Bewegung der Atemmuskulatur sind reduziert oder kommen zum Stillstand. Die Hyperkapnie führt zum Arousal und die Ventilation normalisiert sich daraufhin vorübergehend. Die Ursachen der zentralen Schlafapnoe sind bisher nicht bekannt.

Häufig sind auch **gemischtförmige Schlafapnoen**, bei welchen die Apnoe zentral beginnt und als obstruktive Apnoe mit dem Arousal endet.

Alle Formen der Schlafapnoe stören die Schlafarchitektur erheblich und verhindern einen erholsamen Schlaf. Tagesmüdigkeit, Einschlafneigung und verminderte Leistungsfähigkeit sind die Folge. Durch die nächtlichen Hypoxien entwickelt sich eine Polyglobulie. Weitere Folgen sind pulmonale Hypertonie mit Cor pulmonale, Herzrhythmusstörungen, arterielle Hypertonie sowie Libido- und Potenzstörungen.

Klinik: 80 % der Patienten sind adipös und die Angehörigen berichten über Schnarchen in der Nacht. Leitsymptom ist die **Tagesmüdigkeit** mit **Einschlafneigung**, die zu Unfällen am Arbeitsplatz und im Straßenverkehr führen kann. Häufig finden sich morgendliche Kopfschmerzen und eine nachlassende intellektuelle Leistungsfähigkeit. Die **Atempausen** im Schlaf werden meist fremdanamnestisch beobachtet und als langes Aussetzen des Schnarchens beschrieben. Eine morgendliche arterielle Hypertonie kann schlafapnoeassoziiert sein.

Diagnostik: Bei Verdacht auf Schlafapnoe führt man zunächst ein einfaches **Apnoe-Screening** durch. Über eine oder mehrere Nächte werden O_2-Sättigung, Herzfrequenz und Mund-/Nasenatmung sowie evtl. noch Schnarchgeräusche und Körperlage registriert. Ergibt die Auswertung den Hinweis auf einen höhergradigen Apnoeindex, schließt sich die genauere polysomnographische Messung im Schlaflabor an.

☰ C-4.2	Schlafbezogene Atemstörungen (SBAS)
SBAS mit Obstruktion der oberen Atemwege	• obstruktive Schlafapnoe • obstruktives Schnarchen
SBAS ohne Obstruktion der oberen Atemwege	• zentrale Schlafapnoe • primäre oder sekundäre alveoläre Hypoventilation

☰ C-4.2

◎ C-4.1 **Polysomnographische Registrierbeispiele bei obstruktiver und zentraler Schlafapnoe**

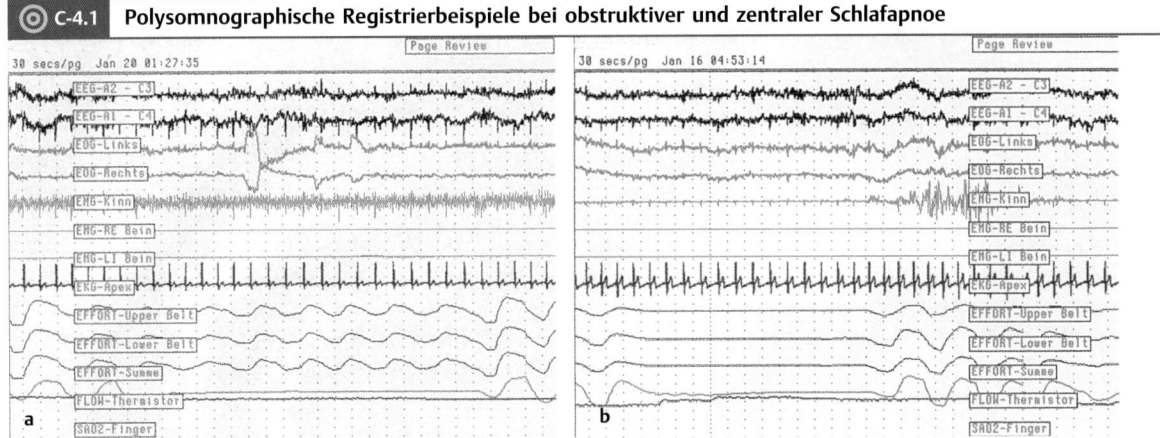

Registrierung von Elektroenzephalogramm (EEG), Elektrookulogramm (EOG), Elektromyogramm (EMG) des Kinns und beider Beine, EKG, Atembewegungen des Thorax und Abdomens (Effort Upper Belt, Lower Belt und Summe), Atemstrom an Mund und Nase (Flow-Thermistor) und pulsoximetrisch am Finger gemessener Sauerstoffsättigung (SAO$_2$).

a Obstruktive Schlafapnoe: Der Atemstrom an Mund und Nase sistiert über 20 s, während die Atembewegungen des Thorax und Abdomens mit leicht reduzierter Amplitude weiter zu registrieren sind. Der resultierende Abfall der Sauerstoffsättigung folgt entsprechend der Kreislaufzeit erst nach der Apnoe. Das EOG zeigt schnelle Augenbewegungen als Zeichen des REM-Schlafs.

b Zentrale Schlafapnoe: Der Atemstrom sistiert zusammen mit den thorakalen und abdominellen Atembewegungen über 12 s. Am Ende der Apnoe vermehrte EMG-Aktivität am Kinn als Zeichen einer Aufwachreaktion (Arousal).

Im Rahmen der **Polysomnographie** werden verschiedene Körperfunktionen während des Schlafes analysiert (Abb. **C-4.1**):

- **Schlafstadien** (2 EEG-Ableitungen, Muskelpotenzialableitungen an Augenmuskeln (EOG) und an peripheren Muskeln (EMG) zur Erfassung der Schlafstadien I–IV und des REM-Schlafs)
- **Atemfluss** an Nase und Mund (Fluss-Sensor)
- **Schnarchgeräusche** (Mikrophon)
- **Herzrhythmus** (EKG)
- **Atemexkursionen** von Thorax und Abdomen (Dehnungsgürtel mit Sensor)
- **Körperlage** (Lagesensor)
- **O$_2$-Sättigung** (Pulsoxymetrie)
- **Extremitätenbewegungen** (Bein-Elektroden).

Mithilfe dieser Daten können Schlafstörungen differenzialdiagnostisch abgegrenzt und zwischen obstruktiver und zentraler Apnoe unterschieden werden. Zum Ausschluss einer sekundären Schlafapnoe im Rahmen anderer Erkrankungen wird stets eine **HNO-ärztliche Untersuchung**, ggf. auch eine neurologische und kieferchirurgische Untersuchung erforderlich. Bei V. a. Hypothyreose ist ein TSH-Test indiziert.

Ein Schlafapnoe-Syndrom besteht, wenn neben der nachgewiesenen Schlafapnoe weitere **Kriterien** erfüllt werden: ausgeprägte Tagesmüdigkeit, lautes und unregelmäßiges Schnarchen, beobachtete Atemstillstände, Nachweis der gestörten Schlafarchitektur (EEG), bestehende Insomnie (Ein- und Durchschlafstörungen).

Differenzialdiagnose: Häufige schlafstörende Erkrankungen sind das **Restless-Legs-Syndrom** (5–10 % der Bevölkerung) und das **Periodic-Leg-Movement-Syndrom** (über 30 % der über 60-Jährigen). Wichtig ist auch die Abgrenzung zur **Narkolepsie** (Prävalenz unter 0,005 %). Bei schwerer **Linksherzinsuffizienz** kommt es zur Cheyne-Stokes-Atmung (Wechsel zwischen Hypo- und Hyperventilationen), auch mit Abfall der O$_2$-Sättigung. Das seltene **Obesitas-Hypoventilation-Syndrom** (früher Pickwick-Syndrom) ist eine Form der Hypoventilation, bei der es auch tagsüber zu einem zwanghaften Einschlafen kommt und die mit einer erheblichen chronischen Hyperkapnie einhergeht.

Die **Polysomnographie** erfasst folgende Parameter (Abb. **C-4.1**):
- Schlafstadien (EEG, EOG, EMG)
- Atemfluss (Nase und Mund)
- Schnarchgeräusche
- Herzrhythmus
- Atemexkursionen
- Körperlage
- O$_2$-Sättigung
- Extremitätenbewegungen.

Zum Ausschluss einer sekundären Schlafapnoe wird stets eine **HNO-ärztliche Untersuchung** durchgeführt.

Kriterien eines Schlafapnoe-Syndroms: Schlafapnoe, Tagesmüdigkeit, Schnarchen, Atemstillstände, gestörte Schlafarchitektur (EEG), Insomnie.

Differenzialdiagnose: Wichtig ist die Abgrenzung zu Restless-Legs-Syndrom, Periodic-Leg-Movement-Syndrom und Narkolepsie.

Therapie: Bei **geringgradiger Schlafapnoe** (AI < 20/h) reichen allgemeine Therapiemaßnahmen aus:
- Gewichtsreduktion
- Alkoholkarenz
- Schlafhygiene.

Die **mittelgradige Schlafapnoe** (AI > 20/h) erfordert spezifische Maßnahmen:
- **obstruktive Form:** kontinuierliche nächtliche Überdruckbeatmung (CPAP) über eine Nasenmaske
- **zentrale Form:** nächtliche O_2-Gabe, ggf. über zeitgesteuerte Bilevel-PAP-Geräte (BiPAP).

Therapie der **schweren** Schlafapnoe:
- sofortige Untersuchung
- schnelle Einstellung auf eine nasale CPAP- oder BiPAP-Therapie.

Die **medikamentöse Therapie** mit Theophyllin ist umstritten. In Ausnahmefällen kann eine **chirurgische Therapie** indiziert sein.

4.3 Hyperventilation

▶ **Definition**

Ätiologie: Es gibt **psychosomatische** (z. B. Angst, Aufregung) und **organische** Ursachen (z. B. Schwangerschaft, Ketoazidose, Herzinsuffizienz).

Pathogenese: Die CO_2-Speicher werden entleert, es entsteht eine **respiratorische Alkalose**. Die O_2-Abgabe im Gewebe wird erschwert und es entstehen Ionen-Ungleichgewichte.

Klinik:
akute Hyperventilation: Parästhesien, Zittern, Krämpfe, Angina-pectoris-ähnliche Beschwerden, Raynaud-Syndrom.

Therapie: Bei einer **geringgradigen Schlafapnoe** (AI < 20/h) sind oft **allgemeine Therapiemaßnahmen** wirksam, z. B. Gewichtsreduktion, Vermeiden von Alkohol oder sedierenden Stoffen, ausreichende Schlafhygiene (bedeutet u. a. regelmäßiger Tag-Nacht-Rhythmus, möglichst kurze Bettzeiten, kein Mittagsschlaf; keine großen Mahlzeiten am Abend, keine anstrengenden Tätigkeiten, kein Alkohol, Nikotin oder Koffein vor dem Schlafen). Aufbiss-Schienen können bei der obstruktiven Schlafapnoe den Unterkiefer nach ventral verlagern und so den Rachenraum vergrößern.

Die **mittelgradige Schlafapnoe** (AI > 20/h) ist mit einer deutlich schlechteren Prognose verbunden (Myokardinfarkt, Schlaganfall) und erfordert daher spezifische Maßnahmen:
- Bei der **obstruktiven Form** wird eine **kontinuierliche** nächtliche **Überdruckbeatmung** (**CPAP** = **C**ontinuous **P**ositive **A**irway **P**ressure) über eine Nasenmaske durchgeführt. Sie bewirkt eine Aufdehnung des Pharynx, wodurch eine Verlegung der Atemwege verhindert wird. Im Rahmen dessen verschwindet auch meist das Schnarchen. Bei der Anpassung auf die CPAP-Atmung im Schlaflabor wird das erforderliche Druckniveau festgelegt (ca. 6–15 mbar).
- Bei der **zentralen Form** kann zunächst eine nächtliche O_2-Gabe versucht werden. Dadurch wird die mittlere SaO_2 angehoben und die apnoebedingten Sauerstoffabfälle werden besser toleriert. Dabei muss allerdings gesichert sein, dass der $PaCO_2$ nicht zu weit ansteigt. Wenn dies nicht genügt, kommen zeitgesteuerte **Bilevel-PAP-Geräte** (**BiPAP** = **B**ilevel **P**ositive **A**irway **P**ressure) zum Einsatz. Durch den niedrigen Exspirationsdruck (ca. 5 mbar) und den höheren Inspirationsdruck (ca. 12 mbar) ist eine geregelte In- und Exspiration möglich. Auch die gewünschte Atemfrequenz (als Sicherung bei Apnoe) kann gesteuert werden.

Bei der **schweren Schlafapnoe** (AI > 50/h) sind die Patienten vital bedroht. Man umgeht die üblichen langen Wartezeiten und untersucht sofort im Schlaflabor. Die erste Nachthälfte dient der Diagnostik, die zweite der Therapieeinstellung (Split-Night). Es sollte eine schnelle Einstellung auf die nasale **CPAP**- oder **BiPAP-Therapie** erfolgen.

Leider gibt es bis heute keine ausreichend erfolgreiche **medikamentöse Therapie**. Versuche mit Theophyllin sind umstritten. In Ausnahmefällen greift man auf die **chirurgische Therapie** zurück (z. B. laserchirurgische Korrektur von Obstruktionen im Bereich der Nase oder des weichen Gaumens).

4.3 Hyperventilation

▶ **Definition:** Hyperventilation ist eine unphysiologisch vertiefte oder beschleunigte Atmung, die dem Patienten selbst nicht bewusst ist. Es gibt eine akute und eine chronische Form.

Ätiologie: Neben den meist ursächlichen **psychosomatischen** Faktoren, wie z. B. Angst, Panik (s. S. 1401), kommen auch **organische Ursachen** in Betracht (z. B. Schwangerschaft, Ketoazidose, Herzinsuffizienz, Lungenembolie, pulmonale Hypertonie, interstitielle Lungenkrankheiten, Asthma bronchiale oder Erkrankungen des ZNS).

Pathogenese: Bei vertieften Atemzügen und hoher Atemfrequenz wird vermehrt CO_2 abgeatmet. Es kommt zur **Entleerung der CO_2-Speicher** mit Entwicklung einer **respiratorischen Alkalose** und Absinken des freien Ca^{++} im Blut. Durch die Alkalose wird die O_2-Abgabe im Gewebe erschwert (Bohr-Effekt) und wahrscheinlich entsteht ein Ionen-Ungleichgewicht an allen Zellmembranen.
Das Resultat sind funktionelle Störungen an fast allen Organen.

Klinik: Die **akute Hyperventilation** führt zu Parästhesien, Zittern, Krämpfen (Tetanie), Angina-pectoris-ähnlichen Thoraxschmerzen, Durchblutungsstörungen der Extremitäten (Raynaud-Syndrom), Atemnot, Seufzeratmung, Gähnen,

Druck am Hals (Kloßgefühl), trockenem Mund, Aerophagie, Meteorismus, Müdigkeit und Wetterfühligkeit.

Die **chronische Hyperventilation** führt zu chronischen Symptomen an ZNS (Zittern, Lähmungen, Krämpfe), Herz (Angina-pectoris-ähnliche Beschwerden), Atmung (Atemnotanfälle, Belastungsdyspnoe). Die geringgradigen objektiven Befunde stehen in starkem Missverhältnis zur subjektiven Schwere des Krankheitsbildes.

Diagnostik: Die Diagnose wird durch das typische **klinische Bild** und durch die **Blutgasanalyse** gestellt. Bei der akuten Hyperventilation findet man eine **Hyperoxämie**, eine **Hypokapnie** und eine (metabolisch unkompensierte) **Alkalose**. Bei der chronischen Hyperventilation sind der PaO_2 und der $PaCO_2$ diskret verändert, die Alkalose kann metabolisch kompensiert sein.

Therapie: Die akute Hyperventilation kann meist durch **beruhigenden Zuspruch** behoben werden, ggf. können Benzodiazepine helfen. Die Patienten sollten über die Harmlosigkeit der Beschwerden aufgeklärt werden. Die chronische Hyperventilation sollte sowohl einer **Psychotherapie** als auch einer **krankengymnastischen Atemtherapie** (inklusive der „Tütenrückatmung") zugeführt werden, da es sich um ein schweres psychosomatisches Krankheitsbild handelt.

5 Krankheiten der unteren Atemwege

5.1 Akute Tracheobronchitis

▶ **Definition:** Die akute Tracheobronchitis ist eine **akute Entzündung der Trachea** und **der Bronchien**. Sie tritt meist im Rahmen einer viralen Infektion der oberen Atemwege („grippaler Infekt") auf.

Ätiopathogenese: In über 90 % der Fälle führen **Viren** zu einer Entzündung der Trachea und der Bronchien. Bei Erwachsenen sind dies überwiegend Rhino-, Adeno-, Entero-, ECHO-, Coxackie-, Parainfluenza- und Influenzaviren. Vor allem bei Vorschädigung der Bronchien (z. B. durch COPD) kann dem Virusinfekt eine **bakterielle Superinfektion** mit Pneumokokken, Haemophilus influenzae oder Moraxella catarrhalis folgen. Primär **bakterielle** Tracheobronchitiden sind selten (< 10 %) und können durch Chlamydia pneumoniae, Mykoplasma oder Bordetella pertussis ausgelöst werden. Die Keime werden durch Tröpfcheninfektion aufgenommen. Seltene Ursachen sind chemische **Inhalationsnoxen** wie Reizgase (inhalative Unfälle mit z. B. Ammoniak, Chlorgas, Stickoxiden).

Klinik und Komplikationen: In vielen Fällen geht dieser Infektionskrankheit eine Rhinitis voraus. Die akute Tracheobronchitis beginnt dann mit trockenem, bellendem **Husten**. Die Trachea kann dabei brennende, krampfartige Schmerzen verursachen. Eine begleitende **Heiserkeit** deutet auf eine Laryngitis hin. Erst nach einigen Tagen setzt die Hypersekretion ein und es kommt zu weißem bis hellgelblichem **Auswurf**, gelegentlich auch zu Hämoptysen. Daneben findet man **Allgemeinsymptome** einer Infektion wie Fieber, Muskel- und Gliederschmerzen, Kopfschmerzen, Krankheitsgefühl. Bei einer bakteriellen Superinfektion erhöht sich die Sputummenge und die Sputumfarbe wechselt ins Grünliche. Meist steigt auch das Fieber an. Komplikationen können vor allem durch den Übergang in eine Pneumonie oder eine chronische Bronchitis entstehen. Bei vorbestehender COPD wird die Erkrankung zu einer Exazerbation führen (s. S. 355)

chronische Hyperventilation: Symptome betreffen das ZNS (Lähmung, Krämpfe), Herz („Angina pectoris") sowie Atembeschwerden.

Diagnostik: Die Diagnose wird **klinisch** und durch die **Blutgasanalyse** gestellt. Bei akuter Hyperventilation findet man eine **Hyperoxämie**, eine **Hypokapnie** und eine **Alkalose**.

Therapie: Die akute Hyperventilation kann durch **beruhigenden Zuspruch** und ggf. Benzodiazepine behoben werden. Die chronische Hyperventilation wird mit **Psychotherapie** und **krankengymnastischer Atemtherapie** behandelt.

5 Krankheiten der unteren Atemwege

5.1 Akute Tracheobronchitis

◀ Definition

Ätiopathogenese: In > 90 % handelt es sich um eine **Virusinfektion**, die bei Vorschädigung der Bronchien bakteriell superinfizieren kann. Primär **bakterielle** Erkrankungen und chemische **Inhalationsnoxen** sind seltene Ursachen.

Klinik und Komplikationen: Leitsymptom ist ein trockener, später produktiver **Husten**. Begleitend finden sich **Heiserkeit**, **Auswurf** und **Allgemeinsymptome** einer Infektion. Komplikationen entstehen durch die Entwicklung einer Pneumonie oder einer chronischen Bronchitis.

Diagnostik: Meist führt das typische **klinische Bild** zur Diagnose. Trockene RGs deuten auf eine Obstruktion hin.

Differenzialdiagnose: Obstruktive Atemwegserkrankungen (z. B. **Asthma bronchiale**, **COPD**) und alle weiteren Ursachen des Hustens sollten bedacht werden.

▶ Merke

Therapie: Meist reicht eine **symptomatische** Therapie aus:
- ausreichende Flüssigkeitszufuhr, inhalative Maßnahmen
- Sekretolytika
- Antitussiva.

Bakterielle Infektionen werden anitbiotisch behandelt.

Prognose: Die einfache virale Tracheobronchitis heilt meist von selbst aus.

5.2 Chronische Bronchitis und COPD

▶ Definition

Epidemiologie: Die chronische Bronchitis betrifft etwa 15 % der Männer und 8 % der Frauen, ca. 10 % der Erwachsenen erkranken an einer COPD.

Ätiopathogenese: Hauptursache der chronisch-obstruktiven Bronchitis ist das **Zigarettenrauchen**. Rezidivierende **virale**

Diagnostik: Die Diagnose der akuten Bronchitis ergibt sich meist aus dem **typischen Beschwerdebild**. **Auskultatorisch** kann sich ein etwas verschärftes („raues") Atemgeräusch finden. Trockene Rasselgeräusche wie Giemen, Pfeifen und Brummen deuten auf eine Atemwegsobstruktion durch Bronchospasmus, Schleimhautödem oder Hypersekretion hin, die eine Lungenfunktionsprüfung erforderlich macht. Bei der **Laboruntersuchung** sind die Leukozyten bei einer bakteriellen Genese meist leicht erhöht (10–15 000/µl), können bei einer viralen Infektion aber auch erniedrigt sein (< 5000/µl). Das CRP liegt weit unter 5 mg/dl. Im **Röntgenthorax** finden sich im Unterschied zur Pneumonie keine frischen Lungeninfiltrate.

Differenzialdiagnose: Obstruktive Atemwegserkrankungen wie **Asthma bronchiale** oder **COPD** manifestieren sich häufig erstmals im Rahmen einer akuten Bronchitis. Alle weiteren Ursachen des Hustens sollten ebenfalls in Betracht gezogen werden (s. S. 341).

▶ **Merke:** Die Unterscheidung zwischen akutem Infekt und beginnender **Pneumonie** ist nicht immer einfach. Fein- bis mittelblasige Rasselgeräusche sind erste Zeichen für eine beginnende Pneumonie. In diesem Fall sind weitere Laboruntersuchungen (Leukozyten > 15 000/µl, CRP > 5 mg/dl, BSG) und eine Röntgen-Thorax-Übersicht indiziert (s. S. 334).

Therapie: Bei unkompliziertem Verlauf erfolgt die Therapie rein **symptomatisch**. Orale Sekretolytika können bei beginnender Hypersekretion hilfreich sein, meist genügt aber die reichliche Zufuhr warmer Flüssigkeiten. Unterstützend wirken auch inhalative Maßnahmen (z. B. mit Salzlösungen). Bei schmerzhaftem, trockenem Husten können Antitussiva (z. B. Codeinpräparate) vorübergehend, vorzugsweise nachts, eingesetzt werden, um einen ruhigeren Schlaf zu ermöglichen. Bei Vorliegen einer bakteriellen Infektion wird eine **antibiotische Therapie** durchgeführt. Gemäß der Leitlinien wird die Exazerbation einer nicht obstruktiven Bronchitis mit Amoxicillin oral behandelt.

Prognose: Die einfache virale Tracheobronchitis heilt meist von selbst innerhalb von 8–10 Tagen aus und hat eine gute Prognose. Zurückbleiben kann eine unspezifische bronchiale Hyperreaktivität mit Reizhusten (s. S. 332) für mehrere Monate.

5.2 Chronische Bronchitis und COPD

▶ **Definition:** Eine **chronische Bronchitis** liegt laut WHO dann vor, wenn bei einem Patienten in 2 aufeinander folgenden Jahren in mindestens 3 Folgemonaten Husten und Auswurf bestehen.
Eine **einfache chronische Bronchitis** liegt vor, wenn lediglich eine chronisch bronchiale Hypersekretion mit Husten und Auswurf (ohne Luftnot) besteht. Da die chronische Bronchitis oft in eine **chronisch-obstruktive Bronchitis** übergeht, wird sie heute als Grad „0" der COPD (Tab. **C-5.1**, s. S. 357) betrachtet. Sie ist zusätzlich durch eine Atemwegskonstriktion mit Dyspnoe gekennzeichnet. Die **COPD** (chronic obstructive pulmonary disease) ist die Kombination aus einer chronisch-obstruktiven Bronchitis mit einem Lungenemphysem. Weil diese Kombination häufig zusammen vorkommt, ist der Begriff COPD klinisch sinnvoll.

Epidemiologie: Die chronische Bronchitis betrifft etwa 15 % der Männer und 8 % der Frauen. Etwa 10 % der Erwachsenen in Deutschland erkranken an einer COPD. Weltweit ist die COPD gegenwärtig die vierthäufigste Todesursache, ein weiterer Anstieg ist zu erwarten.

Ätiopathogenese: Die **chronisch-obstruktive Bronchitis** wird in den meisten Fällen durch inhalatives **Zigarettenrauchen** verursacht. 90 % aller Patienten mit COPD sind aktive oder ehemalige Raucher. Bis zu 50 % aller Raucher entwickeln im Laufe ihres Lebens eine COPD. Auch andere inhalative Noxen wie berufliche Stäube, Schwefeldioxid, Stickoxide, saure Aerosole oder Feinstaub können die Erkrankung auslösen. Rezidivierende **virale Infekte** mit nachfolgender bakterieller Exazerbation können eine vorbestehende chronische Bronchitis zusätzlich verschlimmern.

Zwei eigenständige Pathogeneseprozesse bestimmen den Krankheitsverlauf, die obstruktive Bronchitis und das Lungenemphysem. Durch die kontinuierliche Noxeneinwirkung kommt es zunächst zu einer Hypertrophie der Bronchialschleimhaut mit gestörter Schleimsekretion (Hypersekretion). Die zilientragenden Zellen verlieren allmählich ihre Reinigungs- und Transportfunktion (**mukoziliäre Clearance** ↓) und werden schließlich durch ein robusteres Plattenepithel ersetzt (**Metaplasie**). Diese Prozesse führen zusammen mit einer **bronchialen Hyperreaktivität** (durch Vagusaktivierung) zu einer zunehmenden Obstruktion der Bronchien.

Das sich im Rahmen einer COPD entwickelnde **Lungenemphysem** (s. auch S. 359) entsteht ebenfalls durch die Einwirkung inhalativer Noxen (v. a. Zigarettenrauch). Im Rahmen der Noxenwirkung werden im Lungeninterstitium und Alveolarbereich vermehrt polymorphkernige Neutrophile und Makrophagen aktiviert, die u. a. **proteolytische Faktoren** (Proteasen) freisetzen. Die physiologisch reichlich vorhandenen Proteaseinhibitoren werden als Schutz insuffizient, weil sie durch die inhalativen Noxen inaktiviert werden. Infolgedessen kommt es zu einer Reduktion der extrazellulären Bindegewebsmatrix der Lunge und einer Rarefizierung der Alveolarsepten. Es bildet sich meist ein **zentroazinäres Lungenemphysem** mit abnehmender Gasaustauschfläche (Abb. **C-5.1**, s. S. 360).

Pathophysiologie: Die Folgen der COPD sind:

- Abnahme der elastischen Retraktionskraft der Lunge → **Zunahme des Residualvolumens** mit Verschiebung der Atemruhelage zur Inspiration
- zunehmende Obstruktion der kleinen Atemwege → Überstrapazierung der Atemmuskulatur mit **Hyperkapnie**
- Rarefizierung der Alveolarsepten mit Verlust der Lungenkapillaren und **hypoxämie**bedingte Vasokonstriktion (Euler-Liljestrand-Reflex) → Zunahme des Pulmonalarterienwiderstandes und damit des pulmonal-arteriellen Drucks → **pulmonale Hypertonie** und Hypertrophie des rechten Ventrikels (**Cor pulmonale**).

Klinik: Typische Beschwerden sind **Husten** und **Auswurf**, vor allem am Morgen und bei Witterungswechsel. Wenn das Sekret abgehustet ist, sind viele Patienten für den Rest des Tages relativ beschwerdearm (morgendliche Bronchialtoilette). Der Auswurf des Nichtrauchers ist am Morgen gelb, wird tagsüber weiß und nimmt an Menge ab. Bei Rauchern dagegen hat der Auswurf eine graue Farbe. Anfangs kommt es nur bei Exazerbationen zur **Belastungsdyspnoe**, eine Ruhedyspnoe ist den schweren Stadien vorbehalten. Die **Zyanose** ist ein Zeichen der Gasaustauschstörung, der **Einsatz der Atemhilfsmuskulatur** in Ruhe spricht für eine überforderte Atemmuskulatur.

▶ **Merke:** Eine anfallsartig auftretende Atemnot ist nicht typisch für die COPD, sondern für ein Asthma bronchiale.

Durch Virusinfekte oder inhalative Noxen kommt es immer wieder zu einer Verschlechterung der Symptomatik (**Exazerbation**): Husten und Auswurf nehmen zu, die Sputumfarbe wechselt nach gelb-grün, die Atemnot wird zur Ruhedyspnoe und es besteht ein deutliches Krankheitsgefühl.

Diagnostik: Ziele der Diagnostik sind, die Atembeschwerden richtig einzuordnen und von anderen möglichen Erkrankungen (v. a. Asthma bronchiale) abzugrenzen sowie den Schweregrad der Erkrankung zu ermitteln.

- **Anamnese:** Zuerst sollte eine sorgfältige Anamnese erhoben werden (s. S. 327). Hier sollte gezielt gefragt werden nach: **Art der Beschwerden** (Husten, Auswurf, Belastungs-/Ruhedyspnoe), **Rauchgewohnheiten** (Pack Years),

---

Infekte können eine bakterielle Exazerbation bewirken.

Durch die **Hypersekretion** der Bronchialschleimhaut und **Verminderung der mukoziliären Clearance** kommt es zu einer zunehmenden Obstruktion der Bronchien.

Das **Lungenemphysem** (s. auch S. 359) entsteht ebenfalls durch die Einwirkung inhalativer Noxen. **Proteolytische Faktoren** der Granulozyten und Makrophagen zerstören zunehmend die Alveolarwände. Es bildet sich meist ein **zentroazinäres Lungenemphysem** mit abnehmender Gasaustauschfläche (Abb. **C-5.1**, s. S. 360).

Pathophysiologie:
- **Zunahme des Residualvolumens** mit Verschiebung der Atemruhelage zur Inspiration
- Überstrapazierung der Atemmuskulatur mit **Hyperkapnie**
- **Hypoxämie** mit **pulmonaler Hypertonie** und **Cor pulmonale**.

Klinik: Leitsymptome sind **Husten** mit **Auswurf** und **Belastungsdyspnoe**.

◀ Merke

Häufige Virusinfekte oder inhalative Noxen verschlechtern die Symptomatik (**Exazerbation**).

Diagnostik: Ziele sind die Abgrenzung von anderen Erkrankungen (v. a. Asthma bronchiale) und die Bestimmung des Schweregrades.
- **Anamnese:** Es sollte gefragt werden nach: **Art der Beschwerden, Rauchgewohnheiten**, inhalativen Noxen am

Arbeitsplatz, Exazerbationen pro Jahr, Vorerkrankungen, Gewichtsverlust.

- **körperliche Untersuchung:** bei fortgeschrittener Erkrankung **Fassthorax** und **Zyanose**. Bei obstruktiver Bronchitis sind Giemen, Pfeifen und Brummen auskultierbar. Bei Emphysem findet sich ein abgeschwächtes Atemgeräusch (silent chest).

- **Labor:** Die **Blutgasanalyse** erfasst eine Hypoxämie und/oder Hyperkapnie. **Blutbild** und **CRP** sind bei Exazerbation sinnvoll. Der **α1-Proteinaseinhibitor-Spiegel** ist bei Verdacht auf einen α1-Proteinaseinhibitor-Mangel indiziert.

▶ Merke

- **Lungenfunktionsanalyse:** Bei Obstruktion sind **FVC** und **FEV$_1$ vermindert**, die **Resistance** ist **erhöht**. Typisch ist ein schneller Lungenfunktionsverlust.

▶ Merke

Beim **Akut-Bronchospasmolysetest** spricht eine Änderung der FEV$_1$ < 10 % für eine COPD.

Beim Lungenemphysem sind **ITGV** und **RV erhöht**.

- **bildgebende Verfahren:**
  - Röntgen-Thorax-Übersicht
  - CT
  - EKG und Echokardiographie (Ausmaß der Rechtsherzbelastung?).

- **Belastungstests:** Sie geben Aufschluss über die körperliche Leistungsfähigkeit. Einfach durchzuführen ist der **6-Minuten-Gehtest**.

inhalativen Noxen am Arbeitsplatz, Anzahl der akuten Verschlimmerungen pro Jahr (Exazerbationen), Vorerkrankungen, Gewichtsverlust.

- **körperliche Untersuchung:** Bei der Inspektion fallen bei fortgeschrittener Erkrankung ein **Fassthorax** und eine **Zyanose** auf. Die obstruktive Bronchitis ist als **Giemen, Pfeifen** und **Brummen** auskultierbar. Extrem leise bzw. **abgeschwächte Atemgeräusche** deuten auf ein Lungenemphysem (silent chest) hin. Das Exspirium ist deutlich verlängert und die Zwerchfelle stehen tief und bewegen sich wenig. Oft tastet man in den Supraklavikulärgruben vorgewölbte Lungenanteile (Emphysemkisschen). Halsvenenstauung, vergrößerte Leber und Beinödeme sind Zeichen eines dekompensierten Cor pulmonale (s. S. 397).

- **Labor:** Die Bestimmung der arteriellen **Blutgase** in Ruhe und unter leichter Belastung (Gehen in der Ebene) ermöglicht die Quantifizierung einer Hypoxämie und/oder Hyperkapnie. Bei Exazerbation ist die Bestimmung des **Blutbildes** (Leukozytose) und des **CRP** sinnvoll. Häufig finden sich im Blutbild auch eine Erhöhung von Hb und Hkt als Zeichen einer sekundären/reaktiven Polyglobulie, die bei schwerer Hypoxämie auftreten kann.

▶ **Merke:** Bei jüngeren Patienten (< 35 Jahre) oder Nichtrauchern mit Zeichen eines Lungenemphysems sollte der **α1-Proteinaseinhibitor-Spiegel** bestimmt werden. Werte unter 90 mg/dl weisen auf einen hereditären α1-Proteinaseinhibitor-Mangel hin (s. S. 360).

- **Lungenfunktionsanalyse:** Sie dient in erster Linie der Quantifizierung der Dyspnoe und der Schweregradeinteilung (Tab. **C-5.1**). Bei Obstruktion sind **FVC** und **FEV$_1$ vermindert**, die **Resistance** ist dagegen **erhöht**. Typisch für die COPD ist ein schneller Lungenfunktionsverlust.

▶ **Merke:** Auch bei Gesunden reduziert sich die FEV$_1$ nach dem 25. Lebensjahr um 20 ml (max. 30 ml) pro Jahr. Bei aktiven Rauchern mit COPD-Entwicklung fällt die FEV$_1$ jedoch um 50–100 ml (max. 200 ml) pro Jahr. Bei einem Ausgangswert von 3000 ml FEV$_1$ dauert es also beim Gesunden etwa 100 Jahre, beim rauchenden COPD-Patienten nur 20 Jahre bis es zu einer schweren Lungenfunktionseinschränkung (FEV$_1$ < 1000 ml) kommt.

Mit dem **Akut-Bronchospasmolysetest** (s. S. 330) wird die Reversibilität der Atemwegsobstruktion geprüft: Wenn sich das FEV$_1$ dabei kaum ändert (< 10 %), handelt es sich mit hoher Wahrscheinlichkeit um eine COPD und nicht um ein Asthma bronchiale.

Beim Lungenemphysem sind das **ITGV** und das daraus berechnete **RV erhöht**. Im Fluss-Volumen-Diagramm wird oft nach dem PEF ein starker Flussabfall sichtbar, der den Kollaps der kleinen Atemwege bei fehlender Retraktionskraft des Parenchyms zeigt („Emphysemknick", Abb. **C-2.2**, S. 331). Bei einem Teil der Patienten findet sich ein positiver Test auf bronchiale Hyperreaktivität.

- **bildgebende Verfahren:** Die **Röntgen-Thorax-Übersicht** ist weniger gut geeignet, das Lungenemphysem zu erkennen. Sicherer ist die **thorakale CT**. **EKG** und **Echokardiographie** sind ab Schweregrad III (Tab. **C-5.1**) indiziert, um das Ausmaß der Rechtsherzbelastung abzuschätzen.

- **Belastungstests:** Sie geben Aufschluss darüber, wie stark die COPD die körperliche Leistungsfähigkeit beeinträchtigt. Außerdem sind sie in der klinischen Praxis ein brauchbarer Erfolgsparameter für die Therapie. Ein einfacher Test ist der **6-Minuten-Gehtest**. Bei diesem Test wird dem Patienten zur Sicherheit ein Pulsoximeter angelegt. Dann soll er innerhalb von 6 Minuten so weit wie möglich laufen. Fällt die SaO$_2$ dabei auf unter 88 % ab oder steigt der Puls auf über 130/min, wird der Test abgebrochen. Ein Gesunder erreicht eine Gehstrecke von > 500 m. Ab einem Schweregrad III ist die Gehstrecke deutlich reduziert (um 150–200 m).

☰ C-5.1	Schweregradeinteilung der COPD (nach Nationale Versorgungsleitlinie 2006)	
Schweregrad	*Kriterien*	*Klinik*
0 (Risikopatient)	normale Spirometrie	chronische Symptome (Husten, Auswurf)
I (leichtgradig)	$FEV_1 > 80\%$ des Sollwerts $FEV_1/VC < 70\%$	mit oder ohne chronische Symptome (Husten, Auswurf, Dyspnoe – evtl. bei starker körperlicher Belastung)
II (mittelgradig)	FEV_1 50–< 80 % des Sollwerts $FEV_1/VC < 70\%$	mit oder ohne chronische Symptome (Husten, Auswurf, Dyspnoe)
III (schwer)	FEV_1 30–< 50 % des Sollwerts $FEV_1/VC < 70\%$	mit oder ohne chronische Symptome (Husten, Auswurf, Dyspnoe)
IV (sehr schwer)	$FEV_1 < 30\%$ des Sollwerts oder $FEV_1 < 50\%$ des Sollwerts mit chronischer respiratorischer Insuffizienz $FEV_1/VC < 70\%$	Patient kaum belastbar, Zeichen eines Cor pulmonale, einer Hypoxämie mit Polyglobulie und meist einer Hyperkapnie

FEV_1: forciertes exspiratorisches Volumen in einer Sekunde (Einsekundenkapazität), VC: inspiratorische Vitalkapazität

Die **GOLD-Klassifikation** (GOLD = Global Initiative for Obstructive Lung Disease) teilt die COPD in Schweregrade ein. Sie wird heute weltweit angewendet und erleichtert das therapeutische Vorgehen (Tab. **C-5.1**). Die historische Einteilung in „Pink Puffer" und „Blue Bloater" hatte keine therapeutische Konsequenz mehr und ist heute verlassen.

Die COPD wird nach der **GOLD-Klassifikation** in fünf **Schweregrade** eingeteilt (Tab. **C-5.1**).

Differenzialdiagnose: Die Entscheidung zwischen **Asthma bronchiale** und COPD ist aus therapeutischen und prognostischen Gründen wichtig und nicht immer ganz einfach (Tab. **C-5.2**). Weitere wichtige Differenzialdignosen sind die **Linksherzinsuffizienz** (Orthopnoe, gestaute Halsvenen), **Bronchiektasen** („maulvolles" Sputum, Röntgenthorax!) und das **Bronchialkarzinom** (Röntgenthorax!).

Differenzialdiagnose: Die wichtigste Differenzialdiagnose ist das **Asthma bronchiale** (Tab. **C-5.2**), weiterhin Linksherzinsuffizienz, Bronchiektasen und Bronchialkarzinom.

☰ C-5.2	Unterscheidungsmerkmal von COPD und Asthma bronchiale (nach Deutscher Atemwegsliga 2006)	
	COPD	*Asthma bronchiale*
Alter bei Erstdiagnose	meist zwischen 50. und 60. Lj.	meist in Kindheit oder Jugend
Tabakrauchen	direkter Zusammenhang	keine Kausalität
Atemnot	bei Belastung	anfallsartig
Verlauf	progredient	variabel, episodisch
Allergie	selten	häufig
akute Reversibilität der Obstruktion	nicht oder eingeschränkt reversibel ($FEV_1 < 10\%$), progredient	gut reversibel
pathologisch-anatomische Unterschiede	strukturelle Veränderung periphere Atemwege betroffen	funktionelle Veränderung zentrale Atemwege betroffen

Therapie: Die COPD ist nicht heilbar. Durch die verschiedenen Behandlungssäulen können aber eine deutliche Linderung der Symptomatik und eine Verbesserung der Lebensqualität erreicht sowie die Progredienz der Erkrankung gebremst werden. Je **nach Schweregrad** wird die Therapie der COPD intensiviert (Tab. **C-5.3**).

Prävention: Die effektivste Maßnahme ist der **Verzicht auf Tabakrauchen** (Raucherentwöhnungsprogramme). Vor allem bei älteren Patienten sollte eine Influenza- und Pneumokokken-**Schutzimpfung** durchgeführt werden.

- **medikamentöse Behandlung:** Bei der chronisch-obstruktiven Bronchitis kommen je nach Schweregrad verschiedene Medikamente zum Einsatz:
  - **Bronchodilatatoren:** schnellwirksame oder langwirksame inhalative **Anticholinergika** (schnellwirksam z. B. Ipratropium; langwirksam z. B. Tiotropium) und inhalative **β₂-Sympathomimetika** (schnellwirksam z. B. Salbutamol, langwirksam z. B. Sameterol, Formoterol), auch Kombinationspräparate

Therapie: Ziele sind eine Linderung der Symptomatik, eine Verbesserung der Lebensqualität und eine Verzögerung der Progredienz. Sie erfolgt schweregradabhängig (Tab. **C-5.3**).

Prävention: Hier stehen der Verzicht auf Tabakrauchen und Schutzimpfungen im Vordergrund.

- **medikamentöse Behandlung:**
  - **Bronchodilatatoren:** schnellwirksame oder langwirksame inhalative Anticholinergika und β₂-Sympathomimetika
  - **Theophyllin**
  - **Glukokortikoide**.

☰ C-5.3	**Stufenplan für die Dauertherapie der COPD**

Grad	medikamentöse Therapie	nichtmedikamentöse Therapie
0	keine Medikation	inhalative Noxen meiden (Raucherentwöhnung)
I	schnellwirksame inhalative Bronchodilatatoren bei Bedarf (einzeln oder in Kombination)	+ Schutzimpfungen (Hämophilus influenzae und Pneumokokken)
II	+ langwirksame inhalative Bronchodilatatoren als Dauertherapie (einzeln oder in Kombination)	+ Rehabilitationsmaßnahmen
III	+ evtl. inhalative Kortikosteroide + evtl. Theophyllin	s. Grad II
IV	+ O_2-Langzeittherapie	+ evtl. Emphysemchirurgie, Lungentransplantation

- **Theophyllin** (Retardpräparat): schwächerer Bronchodilatator, evtl. Minderung der Belastungsdyspnoe
- **Glukokortikoide:** Inhalative Glukokortikosteroide reduzieren die Exazerbationsrate deutlich, ab Schwergrad III ist ihr Einsatz sinnvoll. Orale Glukokortikosteroide sollen nur zur Behandlung einer Exazerbation und nicht als Dauertherapie verwendet werden.

Rehabilitationsmaßnahmen: Sie dienen dem Erhalt der körperlichen Mobilität und beinhalten u. a. körperliches Training (Lungensportgruppe), Atem- und Physiotherapie.

Rehabilitationsmaßnahmen: Die zunehmende Atemnot bei Belastung führt zur körperlichen Inaktivität. Dabei kommt es zur Muskelatrophie, die Belastbarkeit wird geringer und die Inaktivität nimmt bis zur Immobilität zu. Durch geeignetes Training kann diese Spirale durchbrochen werden. Es werden **stationäre** und **ambulante** Rehabilitationsprogramme angeboten, die u. a. körperliches Training (Lungensportgruppe), Atem- und Physiotherapie (z. B. Erlernen der „Lippenbremse" bei Emphysem) beinhalten.

- **apparative/operative Behandlung:**
  - **O_2-Langzeittherapie:** zu den Indikationen zählen:
  - PaO_2 in Ruhe < 55 mmHg
  - **PaO_2 in Ruhe < 60 mmHg** bei Cor pulmonale
  - **PaO_2 unter Belastung < 55 mmHg.**

- **apparative/operative Behandlung:**
  - **O_2-Langzeittherapie:** Bei Schweregrad IV ist die Überlebenszeit von der Dauer der täglichen O_2-Gabe abhängig. Die Patienten sollen mindestens 18 Stunden am Tag über Nasensonden versorgt werden. Die Indikation zu einer stationären O_2-Behandlung ist gegeben, wenn **in Ruhe** ein PaO_2 **< 55 mmHg** vorliegt. Bei Zeichen des Cor pulmonale liegt der Grenzwert bei 60 mmHg. Ist der Patient noch mobil und fällt der PaO_2 nur bei körperlicher Belastung unter 55 mmHg, kann er mit einem mobilen O_2-System versorgt werden.

▶ Merke

▶ **Merke:** Vor der Verordnung einer O_2-Langzeittherapie muss darauf geachtet werden, dass 1. unter O_2-Gabe der PaO_2 tatsächlich ansteigt (auf über 60 mmHg) und dass 2. der Patient den evtl. ebenfalls ansteigenden $PaCO_2$ ohne Symptome toleriert.

- Kommt es zu einer Ermüdung der Atempumpe, steigt der $PaCO_2$ an und die körperliche Belastbarkeit nimmt erheblich ab. Kopfschmerzen und Somnolenz sind Hinweise auf eine beginnende CO_2-Intoxikation.

- **Heimbeatmung:** Sie ist bei symptomatischer Hyperkapnie zu erwägen.

- **Heimbeatmung:** Falls die lebensnotwendige O_2-Langzeittherapie wegen symptomatischer Hyperkapnie nicht toleriert wird, kann man bei dafür geeigneten Patienten eine ambulante Heimbeatmung mit O_2-Gabe durchführen (meist über Nasenmasken). Oft genügt eine intermittierende, meist nächtliche Beatmung, damit sich die Atemmuskulatur regenerieren kann. Durch die höhere Sauerstoff- und niedrigere Kohlendioxidkonzentration im Blut nimmt die geistige und körperliche Leistungsfähigkeit wieder zu.

- **operative Behandlung** des Lungenemphysems:
  - Lungenvolumen-reduktionsplastik
  - Bullaresektion
  - Lungentransplantation.

- **operative Verfahren:** Es gibt verschiedene chirurgische Möglichkeiten der Emphysembehandlung, die in Stadium IV der Erkrankung in Erwägung gezogen werden sollten: Lungenvolumenreduktionsplastik, Bullaresektion, Lungentransplantation (letzte Möglichkeit).

- **Therapie der Exazerbation:** Die COPD-Exazerbation ist eine ernste Erkrankung, die eine konsequente Behandlung

- **Therapie der Exazerbation:** Da Exazerbationen bei COPD häufig sind und bei höheren Schweregraden eine schwere Krankheit bedeuten, sollte man diese konsequent behandeln. Neben der intensivierten **antiobstruktiven Therapie** mit inhalativen langwirksamen Bronchodilatatoren und Theophyllin verabreicht man 7–10 Tage lang orale **Antibiotika**, die auch gramnegative Bakterien abdecken (z. B. Cephalosporine oder Fluorchinolone). Ab Schweregrad III verkürzen orale **Kortikosteroide** (z. B. 30 mg Prednis(ol)on) die Exazerbationsdauer. Eine Kortikosteroid-Dauertherapie sollte vermieden werden, da nach kurzer Zeit die Nebenwirkungen den Nutzen überwiegen. Ob orale **Sekretolytika** wirksam sind, bleibt umstritten. Patienten, die eine Wirkung berichten, scheinen davon zu profitieren. Treten im Rahmen der Exazerbation Hypoxämien auf, ist eine vorübergehende **O$_2$-Therapie** indiziert. In schweren Fällen wird intermittierend mit nasalem Bilevel-PAP beatmet.

Prognose: Die langfristige Prognose ist davon abhängig, ob die auslösenden Noxen vermieden werden können. Dies betrifft in erster Linie das Tabakrauchen, aber auch alle anderen inhalativen Noxen (z. B. am Arbeitsplatz). Andernfalls sind Lebensqualität und Lebenserwartung deutlich eingeschränkt.

erfordert. Diese beinhaltet eine intensivierte antiobstruktive Therapie, Antibiotika, Kortikosteroide, ggf. Sekretolytika und evtl. eine O$_2$-Therapie.

Prognose: Sie hängt davon ab, ob die inhalativen Noxen (v. a. Tabakrauchen) vermieden werden können.

▶ **Klinischer Fall:** Ein 62-jähriger Mann sucht die Sprechstunde auf. Er sei vor 6 Wochen erkältet gewesen. Fieber und Grippegefühl wären inzwischen verschwunden. Geblieben sei die Belastungsdyspnoe: Beim Treppensteigen zu seiner Wohnung im 3. Stockwerk müsse er mindestens einmal stehen bleiben, um Luft zu holen. In den letzten Jahren habe er dies im Rahmen eines Atemwegsinfekts zwar auch hin und wieder gehabt, diesmal werde es aber mit der Luftnot gar nicht mehr besser. Er habe sich jetzt auch ernsthaft überlegt, das Rauchen aufzugeben. Derzeit rauche er 5 Zigaretten pro Tag (früher bis zu 40 Zigaretten täglich). Den Husten habe er früher nur zeitweise als störend empfunden. In den letzten Wochen habe er aber vor allem morgens heftige Hustenattacken mit Auswurf von Schleim. Bei der körperlichen Untersuchung zeigen sich: athletischer Körperbau, 182 cm groß und 79 kg schwer, keine Zyanose, keine Halsvenenstauung, keine Ödeme, keine tastbaren Lymphknoten. Rachenring reizlos, Schilddrüse unauffällig. Tiefstehendes Zwerchfell mit geringer Beweglichkeit beidseits, hypersonorer Klopfschall über allen Abschnitten bei sehr leisem Atemgeräusch. Bei Hyperventilation deutliches endexspiratorisches Giemen in beiden Mittelunterfeldern mit verlängertem Exspirium. Herzaktion rhythmisch, Herztöne leise, rein, Puls 86/min, Blutdruck 135/75 mmHg. Abdominalorgane o. B., neurologisch keine Auffälligkeiten.
Im EKG finden sich: ein Steiltyp, Sinusrhythmus 82/min, normaler Erregungsablauf. Die Röntgen-Thorax-Übersicht zeigt ein tiefstehendes Zwerchfell, erhöhte Strahlentransparenz der Lunge, schlankes, mittelständiges Herz, keine frischen pneumonischen Infiltrate: Hinweise auf ein Lungenemphysem.
Bei der Lungenfunktionsanalyse ergeben sich folgende Werte: VC 86 % d. S., FEV$_1$ 65 % d. S., PEF 81 % d. S., MEF$_{50}$ 44 % d. S.: mittelgradige obstruktive Ventilationsstörung. Beim Bronchospasmolysetest liegt 15 Minuten nach Inhalation von Salbutamol 200µg die FEV$_1$ bei 67 % d. S., die MEF$_{50}$ bei 45 %, d. h. kein Nachweis einer Akutbronchospasmolyse.
Die Laborwerte (Leukozyten, Eosinophile, Gesamt-IgE, IgG, CRP und α1Pi) sind unauffällig.
Die Diagnose lautet: COPD Grad II. Die Therapie besteht in Nikotinkarenz und der Gabe eines langwirkenden Anticholinergikums inhalativ.

5.3 Lungenemphysem

5.3 Lungenemphysem

▶ **Definition:** Das Lungenemphysem wird nach morphologischen Gesichtspunkten definiert. Es handelt sich um eine irreversible Erweiterung der Lufträume distal der terminalen Bronchiolen, die durch Destruktion des Lungenparenchyms (Alveolarsepten) hervorgerufen wird.

◀ **Definition**

Epidemiologie: Das Lungenemphysem kommt meist im Rahmen einer COPD vor. Deshalb ist von einer Inzidenz von etwa 10 % in der Bevölkerung auszugehen.

Epidemiologie: Das Lungenemphysem ist meist mit einer COPD assoziiert.

Ätiopathogenese: Die Destruktion der Alveolarsepten ist auf ein Ungleichgewicht der **Proteasen** (v. a. Elastase) und **Proteaseinhibitoren** (v. a. α1-Antitrypsin) im Lungengewebe zurückzuführen. Die Proteasen werden von Neutrophilen zur Erregerabwehr eingesetzt und bei Überschuss von Proteaseinhibitoren (Pi), die in der Leber gebildet werden, neutralisiert. So wird eine Proteolyse des Lungengewebes verhindert. Dieses Gleichgewicht kann durch unterschiedliche Ursachen gestört werden:
- Mangel an Proteaseninhibitoren aufgrund eines genetischen Defekts: **α1-Proteaseinhibitorenmangel** (= α1-Pi-Mangel, α1-Antitrypsinmangel) (s. S. 360)
- Inaktivierung der Proteaseninhibitoren durch Einwirkung von Noxen: meist durch **Tabakrauch** im Rahmen einer **COPD** (häufigste Ursache), auch durch Stäubeexposition (s. S. 355)
- verstärkte Proteasenfreisetzung: im Rahmen **chronischer Entzündungsprozesse** der Lunge (z. B. chronische Bronchitis) (s. S. 355)

Ätiopathogenese: Sie beruht auf einem Ungleichgewicht zwischen Proteasen und Proteaseinhibitoren im Lungengewebe und kann folgende Ursachen haben:
- α1-Proteaseinhibitorenmangel (α1-Antitrypsinmangel)
- Tabakrauch (im Rahmen einer COPD)
- chronische Entzündungsprozesse der Lunge.

⊚ **C-5.1** **Zentrilobuläres und panlobuläres Lungenemphysem**

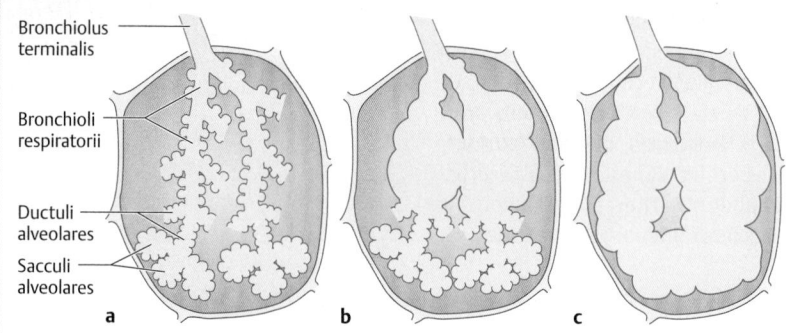

Bronchiolus terminalis
Bronchioli respiratorii
Ductuli alveolares
Sacculi alveolares

a   b   c

a Azinus der gesunden Lunge.
b Zentrilobuläres (zentroazinäres) Emphysem: Dilatation und Destruktion der proximalen Azinusanteile (respiratorische Bronchiolen), häufig bei Tabakrauchen, Staubexposition oder im Rahmen chronischer Entzündungen der unteren Atemwege (z. B. chronisch-obstruktive Bronchitis); oberlappenbetont.
c Panlobuläres (panazinäres) Emphysem: Dilatation und Destruktion aller Azinusanteile, häufig bei α1-Proteaseinhibitorenmangel; unterlappenbetont.

Morphologisch unterscheidet man **zentrilobuläres** und **panlobuläres** Emphysem (Abb. **C-5.1**).

▶ **Exkurs**

- Sonderformen: Narbenemphysem, Altersemphysem, Überdehnungsemphysem.

Morphologisch unterscheidet man zwei verschiedene Emphysemformen: **zentrilobuläres** (zentroazinäres) und **panlobuläres** (panazinäres) Lungenemphysem (Abb. **C-5.1**).

▶ **Exkurs: α1-Proteaseinhibitorenmangel (α1-Pi-Mangel, α1-Antitrypsinmangel)**
Es handelt sich um einen **autosomal-rezessiven** Erbgang mit eingeschränkter Proteaseinhibitoren-Synthese in der Leber. Der α1-Pi-Mangel führt bei jungen Erwachsenen (Altersgipfel 25–40 Jahre) zum Lungenemphysem. Die Wahrscheinlichkeit der Emphysementstehung hängt von den **Phänotypen** und den daraus resultierenden α1-Pi-Serumkonzentrationen ab: Beim Phänotyp **PiSZ** (30–50 % des α1-Pi-Normwertes) wird sich nur bei vorliegenden Noxen (vorwiegend Tabakrauchen) ein Lungenemphysem entwickeln. Die Phänotypen **PiZZ** (10–15 % des Normwertes) und **PiNull** (kein α1-Pi im Serum, extrem selten) führen auch bei Nichtrauchern obligat zum Lungenemphysem. Ein kleiner Teil der Patienten mit dem homozygoten Typ PiZZ entwickeln bereits im Kindesalter eine Lebererkrankung, die zur Zirrhose führen kann. Die Phänotypen **PiMM** (100 % des Normwertes), **PiMZ** (60 % des Normwertes) und **PiSS** (40–60 % des Normwertes) entwickeln kein Lungenemphysem.

Klinik: Das Lungenemphysem wird häufig erst im Rahmen eines Atemwegsinfektes symptomatisch. Es kommt zu **Belastungsdyspnoe**, im fortgeschrittenen Stadium zu Ruhedyspnoe, eingeschränkter körperlicher Mobilität und Zeichen einer Rechtsherzbelastung.

Klinik: Ein Lungenemphysem beginnt schleichend mit **Belastungsdyspnoe**. Die maximale körperliche Leistungsfähigkeit nimmt sehr langsam und oft unmerklich ab. Meist wird die Atemnot erstmals im Rahmen eines Atemwegsinfektes und einer dadurch bedingten Zunahme der Beschwerden bemerkt. Spätsymptome sind Ruhedyspnoe, eingeschränkte körperliche Mobilität, Gewichtsverlust (pulmonale Kachexie durch hohe Atemarbeit) und Zyanose. Es folgen Zeichen der Rechtsherzdekompensation infolge der sekundären pulmonal-arteriellen Hypertonie: Halsvenenstauung, periphere Ödeme, Ruhetachykardie.

Diagnostik: Auskultatorisch findet sich ein leises Atemgeräusch mit Giemen und Brummen. Es entwickelt sich ein Fassthorax. Die Spirometrie und das thorakale CT liefern weitere Hinweise auf ein Lungenemphysem. Laborchemisch ist an einen α1-Pi-Mangel zu denken.

Diagnostik: Die körperliche Untersuchung zeigt ein sehr leises Atemgeräusch mit Giemen und Brummen als Nebengeräusche. Mit Fortschreiten der Erkrankung entwickelt sich ein Fassthorax mit tiefstehenden, immobilen Zwerchfellen. Lungenfunktionsanalytisch findet sich eine kleine VC bei hohem RV, die Flüsse MEF_{50} und MEF_{25} sind stark reduziert, die Diffusion ist eingeschränkt. Liegt gleichzeitig eine COPD vor, finden sich zusätzlich Zeichen einer obstruktiven Ventilationsstörung (Reduktion der FEV_1). Bereits bei geringer körperlicher Belastung (etwa 80 Watt auf dem Fahrrad oder Laufband) fällt der PaO_2 ab. Bei der Bildgebung eignet sich insbesondere die thorakale CT (bei einer Übersichtsaufnahme des Röntgenthorax werden die morphologischen Veränderungen meist unterschätzt). Laborchemisch ist vor allem an einen α1-Pi-Mangel zu denken wenn das Lungenemphysem bei einem Patienten vor dem 50. Lebensjahr auftritt. Einen Hinweis kann hier die Serumelektrophorese liefern: Es fehlt die α1-Globulin-Zacke. α1-Pi-Konzentrationen unter 90 mg/dl sind suspekt für einen hereditären α1-Pi-Mangel. In diesem Fall sollte eine Phänotypisierung erfolgen. Eine Untersuchung aller Familienmitglieder sollte sich anschließen, gefolgt von einer genetischen Beratung.

Therapie und Prognose: Entscheidend ist der **Rauchverzicht**, auch alle anderen inhalativen Noxen (z. B. am Arbeitsplatz) sind strikt zu meiden. Die Therapie richtet sich bei vorliegender COPD nach den jeweiligen Schweregraden. Bei schwerem α1-Pi-Mangel (d. h. bei PiSZ, PiZZ und PiNull) erfolgt eine Substitution mit α1-Pi i. v. Wegen der kurzen Halbwertszeit sind wöchentliche Gaben erforderlich. Wird die Diagnose des angeborenen α1-Pi-Mangels bereits im Kindesalter gestellt und eine Substitutionstherapie eingeleitet, ist die Prognose heute gut.

Therapie und Prognose: Entscheidend ist der **Rauchverzicht**. Die Therapie wird nach den Leitlinien der COPD durchgeführt. α1-Pi-Substitution bei schwerem α1-Pi-Mangel. Bei angeborenem α1-Pi-Mangel ist die Prognose bei früher Diagnose und α1-Pi-Substitution gut.

5.4 Bronchiektasie

5.4 Bronchiektasie

▶ **Definition:** Bronchiektasen gehören zu den chronisch-entzündlichen Erkrankungen der Atemwege. Es handelt sich um irreversible zylindrische oder sackförmige Erweiterungen der Bronchialwände.

◀ **Definition**

Epidemiologie: Durch Impfungen und frühzeitige gezielte Antibiotikatherapien ist die Bronchiektasie heute eher eine seltene, durch häufige thorakale CT-Untersuchungen aber öfter erkannte Erkrankung.

Epidemiologie: heute eher eine seltene Erkrankung.

Ätiopathogenese: Bronchiektasien gehen auf eine Vielzahl angeborener und erworbener Ursachen zurück (Tab. **C-5.4**). Angeborene Bronchiektasen können infolge einer **alveolären Fehlbildung** bereits bei Geburt vorhanden sein. Meist entstehen Bronchiektasen aber aufgrund einer **Störung der mukoziliären Clearance**. Infolge der gestörten Bronchialreinigung staut sich das Bronchialsekret, was häufige Infektionen, eine bakterielle Besiedlung (häufig spezielles Keimgemisch aus Bakterien und Pilzen: Pseudomonaden + Aspergillen) und chronische bronchiale Entzündungen zur Folge hat. Dies führt zu einer Zerstörung der Schleimhaut und im weiteren Verlauf zu Ausbuchtungen der Bronchialwände. Die Erweiterung der Bronchien erschwert zusätzlich die Entleerung des Bronchialsekretes, wodurch wiederum Infektionen begünstigt werden und ein chronisch fortschreitender Krankheitsverlauf entsteht (Circulus vitiosus).

Ätiopathogenese: Angeborene Bronchiektasen sind **alveoläre Fehlbildungen.** Meist entstehen Bronchiektasen durch eine **Störung der mukoziliären Clearance** (Tab. **C-5.4**).

Klinik und Komplikationen: Typisch ist ein massiver **Husten** mit reichlichem **Auswurf** („maulvolle Expektorationen") am Morgen nach dem Aufstehen. Das Sputum ist **eitrig** und hat einen unangenehm **fötiden Geruch**. **Hämoptysen** (blutiger Auswurf) sind keine Seltenheit.
Sekretpröpfe können zu **Atelektasen** führen. **Lungenabszesse** und **Pleuraempyeme** kommen vor. **Septische Embolien** z. B. ins Gehirn sind eine Seltenheit.

Klinik und Komplikationen: Typisch sind Husten mit großen Mengen eitrigen Sputums („maulvolle Expektorationen"). Atelektasen, Lungenabszesse, Pleuraempyeme und septische Embolien stellen mögliche Komplikationen dar.

Diagnostik: Das typische klinische Bild (Sputumdiagnostik) und die **körperliche Untersuchung** sind wegweisend. Bei der Auskultation sind grobblasige Rasselgeräusche und Brummen zu hören. Im späteren Krankheitsverlauf sind Zyanose, Einsatz der Atemhilfsmuskeln, Uhrglasnägel und Trommelschlegelfinger als Zeichen einer respiratorischen Insuffizienz erkennbar (**Blutgasanalyse!**). Ein Röntgenthorax unterschätzt das Ausmaß einer Bronchiektasie. Die endgültige Diagnosesicherung erfolgt über die **thorakale CT** (Abb. **C-5.2**). Im Längsschnitt sind die verdickten Bronchialwände als parallele Strukturen („Schienenphänomen") erkennbar, im Querschnitt stellen sie sich als Ringstruktur dar, welcher

Diagnostik: Bei der Auskultation sind grobblasige RG und Brummen zu hören. Die sichere Diagnose erfolgt durch die **thorakale CT** (Abb. **C-5.2**), eine Bronchographie ist nur in Ausnahmefällen indiziert. **EKG** und **Echokardiographie** dienen der Diagnostik eines Cor pulmonale.

☰ C-5.4	Ursachen von Bronchiektasen
angeborene Ursachen	▪ Mukoviszidose ▪ Immundefekte (Antikörpermangelsyndrom) ▪ primäre Ziliendyskinesie ▪ alveoläre Fehlbildung
erworbene Ursachen	▪ rezidivierende Infekte der unteren Atemwege (häufigste Ursache) ▪ Bronchusstenosen durch Fremdkörper oder Tumoren ▪ Narbenbildungen nach Abheilung von Pneumonien oder Tbc

☰ C-5.4

⊙ C-5.2   **Bronchiektasen**

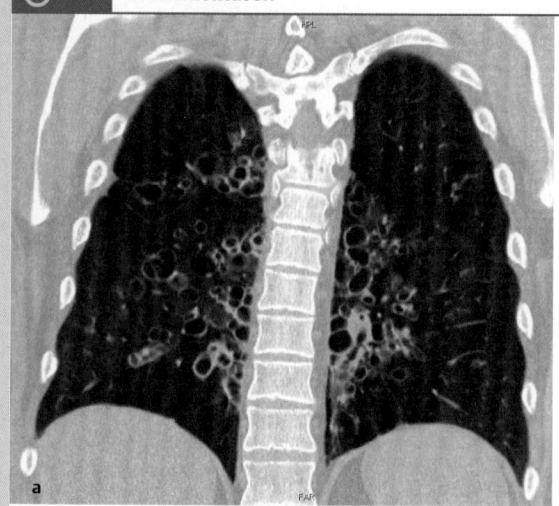

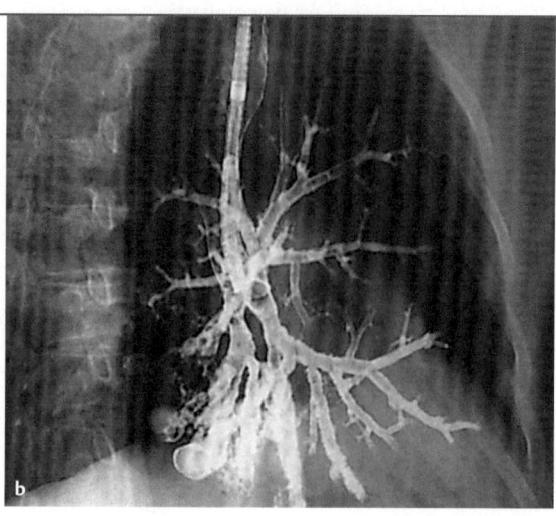

a Thorakale CT (koronare Rekonstruktion, dorsale Lungenabschnitte): Vorwiegend zentral liegende zystische Bronchiektasen, die teilweise sekretgefüllt sind.

b Bronchographie: Kranial ist das flexible Bronchoskop zu erkennen, über welches das Kontrastmittel selektiv in den Bronchus appliziert wurde. Rechts basal sind normale Bronchien dargestellt, links basal sind vorwiegend zylindrische Bronchiektasen sichtbar.

Bei der **Labordiagnostik** sollte eine Sputumdiagnostik erfolgen und Ursachen wie Immundefekte, Mukoviszidose und primäre Ziliendyskinesie ausgeschlossen werden.

die zugehörige Pulmonalarterie mit kleinerem Durchmesser anliegt („Siegelringphänomen"). Eine **Bronchographie** ist nur in Ausnahmefällen erforderlich. **EKG** und **Echokardiographie** dienen der Diagnostik eines Cor pulmonale.
Im Rahmen der **Labordiagnostik** sollten eine Sputumdiagnostik mit Antibiogramm und eine Abklärung der Ursachen erfolgen. Ausgeschlossen werden sollten Immundefekte (Immunglobulinbestimmung, Lymphozytenpopulationen im Blut), eine Mukoviszidose (s. S. 363) und eine primäre Ziliendyskinesie (Nasenschleimhautprobe).

Therapie: Wichtige Maßnahmen sind die **Sekretelimination** und die **Infektvorsorge** bzw. **-behandlung.** Mögliche Grundkrankheiten sollten frühzeitig therapiert werden.

Die tägliche **„Bronchialtoilette"** mit Inhalationen, Klopfmassage und Abhusten in Dränagelagerung ist die Basis der Sekreteliminierung.

Therapie: Die therapeutischen Maßnahmen bestehen in der regelmäßigen **Sekretelimination** und der **Infektvorsorge** bzw. **-behandlung**, um einer Progredienz der Erkrankung entgegenzuwirken. Von Bedeutung ist darüber hinaus die möglichst frühzeitige Diagnose und Therapie verschiedener Grundkrankheiten, z. B. eines Immunglobulinmangels.
Als primäre Maßnahme muss eine tägliche **„Bronchialtoilette"** (Bronchialpflege) erlernt und durchgeführt werden, um den Sekretabfluss zu erleichtern (kann bis zu 1 h in Anspruch nehmen). Diese beinhaltet die Verflüssigung des Bronchialsekrets durch **Inhalation** (z. B. von mukolytischen Lösungen oder Solelösungen), anschließend die Mobilisierung des Sekrets durch **externe Klopfmassage** oder interne Perkussion (z. B. Flutter-Ventil) und schließlich das Abhusten in einer Körperhaltung, die den Sekretabfluss erleichtert (**Dränagelagerung** entsprechend der Schwerkraft je nach Lokalisation der Bronchiektase). Bestimmte **physiotherapeutische Atemtechniken** können das Abhusten effektiver gestalten und die Thoraxwand beweglicher halten.

Die häufigen bakteriellen Exazerbationen erfordern eine gezielte **Antibiotikatherapie** nach Antibiogramm.

Die häufigen bakteriellen Exazerbationen machen eine gezielte **Antibiotikatherapie** nach Antibiogramm notwendig. Als kalkulierte Anfangstherapie empfiehlt sich ein Fluorchinolon über 3 Wochen: Bei bekanntem Pseudomonasbefall Azlocillin + Tobramycin oder Piperacillin + Tobramycin oder Ceftazidim + Tobramycin je nach Resistenzlage. In schweren Fällen führt man prophylaktisch eine intermittierende i. v. Antibiose durch, um die Zahl der Exazerbationen zu reduzieren. Eine andere Möglichkeit ist die tägliche Inhalation mit 800 mg Tobramycin zur Prophylaxe.

Bei Antikörpermangelsyndrom sollte eine **IgG-Substitution** durchgeführt werden.

Bei Antikörpermangelsyndrom sollte man durch eine **IgG-Substitution** (i. v.) die Serum-IgG-Konzentration in den Bereich der unteren Sollwertgrenze anheben.

Eine **operative Behandlung** (Segmentresektion oder Lobektomie) kommt nur bei schweren Fällen infrage und ist beispielsweise bei unstillbarer Hämoptyse oder bei Entwicklung eines Aspergilloms indiziert.

Prognose: Durch die heute mögliche effektive Bronchialpflege und Antibiotikatherapie hat sich die Lebenserwartung bedeutend verbessert und ist selten eingeschränkt.

5.5 Mukoviszidose

▶ **Synonym:** Zystische Fibrose (CF).

▶ **Definition:** Die Mukoviszidose ist eine erbliche Funktionsstörung exokriner Drüsen, bei der vor allem die Lunge und die Bauchspeicheldrüse betroffen sind.

Epidemiologie: Mukoviszidose ist die häufigste angeborene Stoffwechselkrankheit in West- und Mitteleuropa. In Deutschland leben etwa 6000–8000 CF-Kranke.

Ätiopathogenese: Die Mukoviszidose wird autosomal-rezessiv vererbt. Aufgrund eines **Defekts des CFTR-Gens** (CFTR = cystic fibrosis transmembran conductance regulator) auf Chromosom 7 kommt es zu einer **Störung der Chlorid-Sekrektion** in den exokrinen Drüsen. Es wird ein hoch visköses Sekret produziert, das kaum abtransportiert werden kann und die Sekretgänge der Organe verstopft. Im weiteren Verlauf werden die Organe teils **zystisch**, teils **fibrotisch** umgebaut und verlieren langfristig ihre Funktion. Es können alle Organe betroffen sein, die Schleimhäute aufweisen, z.B. Atmungsorgane, Darm, Pankreas (Tab. **C-5.5**).

Klinik: Im Vordergrund stehen die Beschwerden durch krankheitsbedingte Veränderungen an Lunge und Pankreas, da diese den Verlauf der Erkrankung bestimmen. In Tab. **C-5.5** sind die typischen klinischen Zeichen der einzelnen Organbereiche dargestellt.

Diagnostik: Wichtig ist die frühe Diagnose, möglichst im ersten Lebenshalbjahr. Hinweise auf eine Mukoviszidose geben Mekoniumileus, Gedeihstörungen, Fettstühle, Meteorismus, Obstipation, rezidivierende Bronchitiden, Pneumonien, ggf. auch ein auffallender Salzgeschmack der Haut. Die Diagnose wird gesichert durch den **Pilokarpin-Iontophorese-Schweißtest** (Cl⁻-Konzentration > 70 mmol/l), in Zweifelsfällen auch über eine **transepitheliale Potenzialdifferenz** an der Nasenschleimhaut (Werte bis –80 mV) und über eine **Gen-**

Eine **operative Behandlung** (Segmentresektion oder Lobektomie) kommt nur bei schweren Fällen infrage.

Prognose: Die Lebenserwartung ist selten eingeschränkt.

5.5 Mukoviszidose

◀ Synonym

◀ Definition

Epidemiologie: häufigste angeborene Stoffwechselkrankheit in West- und Mitteleuropa.

Ätiopathogenese: Die Mukoviszidose wird autosomal-rezessiv vererbt (**Defekt des CFTR-Gens**). Es kommt zu einer **Störung des Chlorid-Transports**, die zur Bildung eines hoch viskösen Sekrets führt. Alle Schleimhäute können betroffen sein.

Klinik: Im Vordergrund stehen die Beschwerden der Lunge und des Pankreas (Tab. **C-5.5**).

Diagnostik: Die Diagnose wird gestellt durch:
- Schweißtest
- transepitheliale Potenzialdifferenz
- Genanalyse.

C-5.5	Häufige Organmanifestationen bei Mukoviszidose
Organ	**Klinik**
Atmungsorgane	• chronischer Husten, Auswurf, Dyspnoe, evtl. Zyanose • rezidivierende Bronchitiden und Pneumonien, Bronchiektasen, Lungenemphysem (Endstadium: Wabenlunge), Atelektasen • Komplikationen: respiratorische Insuffizienz, Cor pulmonale, Pneumothorax (durch die Traktionskräfte)
Pankreas (endokrin, exokrin)	• chronische Pankreatitis mit Steatorrhö, Maldigestion, Wachstumsretardierung und Gewichtsverlust • evtl. Diabetes mellitus (durch reduzierte Insulinproduktion)
Haut	• auffallender Salzgeschmack der Haut (durch erhöhten NaCl-Gehalt im Schweiß)
Darm	• Mekoniumileus bei Neugeborenen
Gallenwege	• Gallenkoliken (Cholelithiasis)
Samenleiter, Nebenhoden, Tubenepithel	• Infertilität (Männer), verminderte Fertilität (Frauen)

analyse. Bei jedem neu aufgedeckten Fall muss die Familie untersucht und eine genetische Beratung durchgeführt werden.

Therapie: Die Bronchialpflege und die **antibiotische Behandlung** der Infekte sind die entscheidenden Therapiemaßnahmen.

Therapie: Eine Heilung der Mukoviszidose ist derzeit nicht möglich. Dennoch können die Beschwerden stark gemildert werden. Bei pulmonaler Manifestation stehen die regelmäßige **Bronchialpflege** (s. S. 362) und die **antibiotische Behandlung** der Infekte im Vordergrund. Bei Hypoxämie besteht die Indikation zur **O$_2$-Langzeittherapie**. Als letzte Therapiemöglichkeit bleibt die doppelseitige **Lungentransplantation**. Je nach Organmanifestation folgen weitere therapeutische Schritte (z. B. Substitution von Pankreasenzymen bei Pankreasinsuffizienz).

Prognose: Die Lebenserwartung liegt heute bei über 40 Jahren.

Prognose: Die Prognose der Mukoviszidose-Patienten hat sich in den letzten 20 Jahren erheblich verbessert, vor allem hinsichtlich der metabolischen Probleme im Kindesalter. Die Lebenserwartung liegt heute bei über 40 Jahren. Die respiratorische Insuffizienz begrenzt aber nach wie vor die Lebenserwartung.

5.6 Asthma bronchiale

▶ **Definition**

▶ **Definition:** Asthma ist eine chronisch-entzündliche Erkrankung der Atemwege. Eine Vielzahl von Zellen und Mediatoren spielen dabei eine Rolle. Diese chronische Entzündung ist mit einer bronchialen Hyperreaktivität verbunden, die zu rezidivierenden Episoden mit pfeifendem Atemgeräusch, Atemnot, thorakalem Engegefühl und Husten führt, vor allem nachts oder am frühen Morgen. Diese Episoden gehen mit einer ausgeprägten, aber dennoch variablen Atemwegsobstruktion einher, die oft spontan oder nach Behandlung abklingt (GINA 2006).

Epidemiologie: Etwa 5 % der Kinder und Erwachsenen sind in Deutschland erkrankt.

Epidemiologie: In Deutschland beträgt die Prävalenz bei Kindern und Erwachsenen etwa 5 % der Bevölkerung. Asthma bronchiale ist die häufigste chronische Erkrankung im Kindesalter.

5.6.1 Asthmaformen und deren Ätiologie

Allergische und nichtallergische Trigger können einen Asthmaanfall auslösen.

Zu jedem Asthmaanfall gibt es einen **Trigger**, der allergischer oder nichtallergischer Genese sein kann. In Abhängigkeit davon unterscheidet man folgende **Asthmaformen:**

Allergisches Asthma

Das allergische Asthma wird meist durch **Inhalationsallergene** ausgelöst. Auch **Nahrungsmittelallergene** und **berufsbedingte Allergene** sind seltenere Ursachen.

Das allergische Asthma (extrinsisches, exogenes Asthma) kann bereits ab dem 2.–3. Lebensjahr auftreten und ist oft mit Konjunktivitis, Rhinitis, Asthma, Enteritis und Dermatitis (**Atopiker**) kombiniert. Die häufigsten Auslöser sind **Inhalationsallergene** wie Pollen frühblühender Bäume (Hasel, Erle, Birke), Gräser- (inkl. Getreide) und Kräuterpollen (z. B. Spitzwegerich), Tierepithelien (v. a. von Katzen), Hausstaubmilbenkot und sehr selten Schimmelpilzsporen. Ferner kann ein Asthmaanfall auch durch **Nahrungsmittelallergene** (z. B. Nüsse) und berufsbedingte Allergene (**Berufsasthma**) wie z. B. Mehle (Bäcker), Holzstaub (Schreiner), Latex (medizinisches Personal), Isozyanate (Industriearbeiter, Maler) auslöst werden.

Es beruht auf einer **IgE-vermittelten Sofortreaktion** und einer **IgE-vermittelten verzögerten Reaktion**.

Das allergische Asthma beruht auf einer **IgE-vermittelten Reaktion**. Die Allergene binden an mastzellständige IgE-Moleküle, wodurch es zur Freisetzung verschiedener Mastzellmediatoren kommt (z. B. Histamin, Leukotriene). Die Folge ist eine sofortige Bronchokonstriktion, die sich klinisch mit den Symptomen eines Asthmaanfalls äußert (IgE-vermittelte **Sofortreaktion**). Bei häufigem Allergenkontakt entwickelt sich eine chronische Entzündung mit T-Lymphozyten und Eosinophilen, die auf den Allergenkontakt erst nach 6–8 Stunden reagieren (IgE-vermittelte **verzögerte Reaktion**). Die Folge ist eine chronische, sich selbst unterhaltende Entzündung (s. S. 365).

Nichtallergisches Asthma

Das nichtallergische Asthma (intrinsisches, endogenes Asthma) beginnt meist nicht vor dem Erwachsenenalter und wird durch unspezifische Reize ausgelöst, die auch beim allergischen Asthma zu einem Asthmaanfall führen können. Es wird bei entsprechender Disposition eine abnorme Reaktion auf Virusinfekte vermutet. Bei diesem Krankheitsbild kann zusätzlich eine chronische Sinusitis mit Polyposis nasi vorliegen.

Unspezifische Asthmaauslöser sind:

- respiratorische Virusinfektionen
- physikalische Reize wie kalte Luft, Dämpfe, Rauch, Nebel
- körperliche Anstrengung (Anstrengungsasthma)
- Stress, psychische Traumen, akute Hyperventilation
- inhalierte Noxen
- gastroösophagealer Reflux.

Das nichtallergische, endogene Asthma ist durch eine **fehlende IgE-vermittelte** Reaktion gekennzeichnet. Auffällig sind eine Eosinophilie und eine Erhöhung des Gesamt-IgE ohne Allergennachweis.

Mischformen

Häufig liegen auch Mischformen aus beiden Asthmaformen vor. Oft geht ein jugendliches allergisches in ein nichtallergisches Asthma des Erwachsenen über.

Asthmasonderformen

Je nach Auslöser, zeitlichem Auftreten oder im Vordergrund stehender Symptomatik unterscheidet man weitere Asthmasonderformen, die im Rahmen eines allergischen oder nichtallergischen Asthmas auftreten können.

Anstrengungsasthma (exercise-induced asthma, EIA): Es wird durch maximale körperliche Belastung in trockener, kühler Umgebungsluft ausgelöst und tritt immer erst **nach** der Belastung (im cooling down) auf. Dazu müssen länger als 5 Minuten wenigstens 80 % der V'O$_2$max geleistet werden, d. h. Patienten mit dauerhafter Atemwegsobstruktion sind dazu gar nicht in der Lage. Es kann durch Intervallbelastung umgangen werden. Unter EIA leiden viele Kinder und junge Erwachsene mit intermittierendem oder leichtem Asthma. Nicht verwechselt werden darf es mit einem Asthma **unter** Belastung, bei dem der Atemwegsfluss schon vorher limitiert war.

Medikamenteninduziertes Asthma: Es gibt zwei wichtige Formen.

- Das **Analgetikaasthma** ist eine Form der Analgetikaintoleranz und tritt fast immer bei Patienten mit endogenem Asthma auf. An der Auslösung sind alle NSAR, aber nicht die zentral wirkenden Analgetika beteiligt. Häufig haben diese Patienten andere nichtallergische Unverträglichkeiten von z. B. Alkoholika, Käse, Schokolade oder Farbstoffen.
- Das **β-Rezeptoren-Blocker-induzierte Asthma** wird nicht nur durch i. v. Applikation oder Tabletten ausgelöst, sondern auch durch β-Rezeptoren-Blocker-Augentropfen. β-Rezeptoren-Blocker haben als übliche Wirkung eine leichte Bronchienverengung, die beim Gesunden gering ausgeprägt ist und keine Symptome verursacht. Bei Patienten mit Asthma führen auch „selektive" β-Rezeptoren-Blocker zu einem schweren Anfall.

Saisonales Asthma und **Cough-Variant-Asthma** s. S. 366.

> ▶ **Merke:** Patienten mit COPD vertragen β-Rezeptoren-Blocker meist gut, für Asthmapatienten sind sie strikt kontraindiziert.

5.6.2 Pathogenese

Von zentraler Bedeutung ist die **chronische Entzündungsreaktion** der Bronchialwand, bei der Mastzellen, Eosinophile und T-Lymphozyten sowie verschiedene Entzündungsmediatoren (z. B. Leukotriene, Histamin, Zytokine) eine wichtige Rolle spielen.

Nichtallergisches Asthma

Das nichtallergische Asthma wird durch unspezifische Reize ausgelöst. Es wird bei entsprechender Disposition eine abnorme Reaktion auf Virusinfekte vermutet.

Zu den **unspezifischen Asthmaauslösern** zählen z. B. respiratorische Virusinfektionen, physikalische Reize, körperliche Anstrengung, Stress, gastroösophagealer Reflux.

Typisch ist eine **fehlende IgE-vermittelte** Reaktion.

Mischformen

Asthmasonderformen

Je nach Auslöser, zeitlichem Auftreten oder Symptomatik unterscheidet man weitere Asthmasonderformen.

Anstrengungsasthma: Es wird durch maximale körperliche Belastung in trockener, kühler Umgebungsluft ausgelöst und tritt immer erst **nach** der Belastung (im cooling down) auf.

Medikamenteninduziertes Asthma:
- **Analgetikaasthma:** Auslöser sind alle NSAR, nicht jedoch die zentral wirkenden Analgetika
- **β-Rezeptoren-Blocker-induziertes Asthma:** Auslöser sind β-Rezeptoren-Blocker (i. v., Tabletten, Augentropfen).

auch Augentropfen !!

Saisonales Asthma und **Cough-Variant-Asthma** s. S. 366.

◀ **Merke**

5.6.2 Pathogenese

Von zentraler Bedeutung ist die **chronische Entzündungsreaktion** der Bronchialschleimhaut.

Typisch für ein Asthma ist eine **bronchiale Hyperreaktivität** (BHR) auf unspezifische, nichtallergene Reizstoffe.

Typisch für ein Asthma ist die **bronchiale Hyperreaktivität** (BHR), die mit einer Überempfindlichkeit gegen zahlreiche unspezifische, nichtallergene Reizstoffe einhergeht. Sie löst über **Mediatoren** der Entzündungszellen oder auf **nervalem Weg** (N. vagus) nichtallergiebedingte Asthmaanfälle aus. Die bronchiale Hyperreaktivität ist wahrscheinlich genetisch bedingt und wird bei entsprechender Disposition durch Entzündung zum Vorschein gebracht und unterhalten.

Die bronchiale Obstruktion wird ausgelöst durch:
- **Bronchospasmus**
- **Hypersekretion**
- **Ödem** und **Schwellung**.

Die **bronchiale Obstruktion** bzw. die Limitierung des Atemflusses wird durch folgende Mechanismen ausgelöst (klassische Asthmatrias nach Virchow):
- **Bronchospasmus** (akute Bronchokonstriktion)
- **Hypersekretion** (erhöhte Viskosität)
- **Ödem** und **Schwellung** der Schleimhaut.

Nach heutiger Auffassung stehen der **Bronchospasmus** durch Entzündungsmediatoren und die **bronchiale Hyperreaktivität** zusammen mit der entzündlichen **Schleimhautschwellung** ganz im Vordergrund. Eine nennenswerte Hypersekretion tritt nur im Asthmaanfall (nie im Intervall) auf. Typisch ist hier die Produktion eines sehr zähen, glasigen Sekrets, das kaum abgehustet werden kann.

5.6.3 Klinik und Komplikationen

Typisch sind:
- anfallsartige Luftnot
- Husten
- giemende Atmung
- Engegefühl im Thorax.

Das **Volumen pulmonum auctum** bezeichnet eine funktionelle Überblähung der Lunge im Rahmen eines Asthmaanfalls.

5.6.3 Klinik und Komplikationen

Typisch ist die **anfallsartige Atemnot**, meist mit Husten, exspiratorischem Stridor (Giemen und Pfeifen) und Engegefühl im Thorax. Bei Vorliegen einer Sensibilisierung gegenüber saisonalen Allergenen (z. B. gegen Pollen) können die asthmatischen Beschwerden auf eine bestimmte Jahreszeit begrenzt sein (**saisonales Asthma**). Eine Gruppe von Patienten klagt ausschließlich über Husten und gibt keine Atemnot an (sog. **Cough-Variant-Asthma**). Aufgrund dessen wird die Diagnose häufig erst spät oder gar nicht gestellt wird. Im Intervall sind Asthmapatienten meist beschwerdefrei. Bei fortgeschrittenem Asthma kann sich eine persistierende Belastungs- oder Ruhedyspnoe einstellen. Im Rahmen eines Asthmaanfalls kann es zu einer funktionellen Überblähung der Lunge kommen, zu einem **Volumen pulmonum auctum.**

Beim **Status asthmaticus** entwickelt sich in kurzer Zeit eine zunehmende Bronchokonstriktion, die zu einer respiratorischen Insuffizienz führt.

Der **Status asthmaticus** bezeichnet einen schweren β2-Adrenergika-resistenten Asthmaanfall. Trotz Inhalation bronchodilatatorischer Dosieraerosole nimmt die Bronchokonstriktion innerhalb von Minuten oder Stunden zu. Es kommt zu einer zunehmenden respiratorischen Insuffizienz. Eine schwere respiratorische Insuffizienz kann u. U. lebensbedrohlich sein.

Ein langjähriges schweres Asthma mit chronischer respiratorischer Insuffizienz kann über eine sekundäre pulmonale Hypertonie zur Entwicklung eines **Cor pulmonale** führen.

Nach langjährigem schwerem Asthma mit chronischer respiratorischer Insuffizienz entwickelt sich eine sekundäre pulmonal-arterielle Hypertonie, die zu einer Rechtsherzhypertrophie (**Cor pulmonale**) führen kann. Die Entwicklung eines Cor pulmonale ist in den letzten Jahren sehr selten geworden.

▶ Merke *häufig nachts!*
Adrenalin ↓
Parasympathikus ↑

▶ **Merke:** Viele Patienten haben **nächtliche Asthmaanfälle** nach 3 Uhr morgens. Zu diesem Zeitpunkt ist der Adrenalinspiegel am niedrigsten und der Vagotonus am höchsten, was zur Bronchokonstriktion führen kann.

5.6.4 Diagnostik

Allgemeine Diagnostik

In der **Anamnese** sollte erfragt werden:
- typische Symptomatik
- allergene oder nichtallergene Auslöser
- positive Familienanamnese (Allergie, Asthma).

5.6.4 Diagnostik

Allgemeine Diagnostik

Folgende Symptome und auslösende Faktoren sollten bei der **Anamnese** erfragt werden:
- **typische Symptomatik** mit wiederholter anfallsartiger Atemnot (Häufigkeit, Symptome nachts/tagsüber)
- Zusammenhang mit **allergenen** oder **nichtallergenen Auslösern**, jahreszeitliche Variabilität, berufs-, tätigkeits- oder umgebungsbezogene Auslöser
- **positive Familienanamnese** (Allergie, Asthma).

Die **körperliche Untersuchung** kann **im Intervall** völlig normal sein. **Im Asthmaanfall** zeigen sich ein exspiratorisches Giemen, ein verlängertes Exspirium, Tachypnoe und Tachykardie.

Die **körperliche Untersuchung** zeigt **im Intervall** meist normale Atemgeräusche und oft nur ein leises endexspiratorisches Giemen beidseits. Im **Asthmaanfall** sind ein exspiratorisches Giemen sowie ein Brummen und Pfeifen zu hören. Der Klopfschall ist bei tief stehendem Zwerchfell hypersonor. Das Exspirium ist deutlich verlängert und es bestehen Tachypnoe und Tachykardie. Oft kommt es zum Einsatz der Atemhilfsmuskulatur. Je nach Schwere des Anfalls können auch Zeichen einer Zyanose erkennbar sein.

> ▶ **Merke:** Im **schweren** und **langdauernden Asthmaanfall** können die trockenen Rasselgeräusche aufgrund maximaler Lungenüberblähung und entsprechender Tachypnoe sehr leise sein oder fehlen (silent chest). Typische Zeichen, auf die geachtet werden muss, sind weiterhin: Sprechdyspnoe, paradoxe thorakale und abdominelle Atembewegungen, Senkung des systolischen Blutdrucks (Bradykardie), paradoxer Puls, Atemfrequenz > 25/min, Herzfrequenz > 120/min (akute Lebensgefahr!).

◀ Merke

Diagnostik im Asthmaanfall

Die Diagnose wird mithilfe der **Anamnese** und der **körperlichen Untersuchung** gestellt (s. o.). Falls vorhanden ist eine **Peak-Flow-Messung** zur Einschätzung des Schweregrades hilfreich. Ein PEF unter 100 l/min weist dabei auf einen schweren Verlauf hin. In der **Blutgasanalyse** findet man häufig eine Hypoxämie und eine Hyperkapnie; vor allem die Hyperkapnie ist ein lebensbedrohliches Zeichen, da es für eine Erschöpfung der Atemmuskulatur spricht. Röntgen-Thorax-Übersicht, EKG und Echokardiographie dienen dem Ausschluss von Differenzialdiagnosen.

Diagnostik im Intervall

Lungenfunktionsanalyse:
- **Spirometrie, Ganzkörperplethysmographie** (s. S. 331): Bei einer obstruktiven Ventilationsstörung sind FVC, FEV_1, PEF und MEF_{50} erniedrigt, Residualvolumen (RV) und Resistance dagegen erhöht.
- **Bronchospasmolysetest** (s. S. 330): Er wird bei nachgewiesener Obstruktion durchgeführt und zeigt typischerweise eine gute Akut-Bronchospasmolyse (akute Reversibilität), d. h. einen Anstieg der FEV_1 um mehr als 15 %.
- **Test auf unspezifische bronchiale Hyperreaktivität (Methacholintest):** Dieser Test ist indiziert, wenn die vorherigen Untersuchungen keine obstruktive Ventilationsstörung erkennen lassen. Typisch für Asthma ist ein Abfall von FEV_1 um wenigstens 20 % und ein Anstieg der Resistance um wenigsten 100 %.
- **Peak-Flow-Protokoll:** Die Messungen sollten am Morgen (meist niedrigste Werte) und am Abend (meist höchste Werte) erfolgen. Zirkadiane Schwankungen im Peak-Flow über 20 % sind typisch für ein (nicht behandeltes) Asthma (Abb. **C-5.3a**).

Labor: Eine arterielle **Blutgasanalyse** wird zum Ausschluss einer respiratorischen Insuffizienz durchgeführt. Im Blutbild findet man eine **Eosinophilie** (> 400 Eosinophile/μl).

Allergiediagnostik: spezielle Anamnese (bekannte Allergien/Auslöser), Hauttestung (z. B. Pricktest), Serum-IgE-Bestimmung (Gesamt-IgE und spezifische IgE erhöht).

Diagnostik im Asthmaanfall

Die Diagnose wird mithilfe der **Anamnese** und der **körperlichen Untersuchung** gestellt. Hilfreich sind weiterhin die **Peak-Flow-Messung** und die **Blutgasanalyse**.

$PaCO_2$ *prognostisch!!*

Diagnostik im Intervall

Lungenfunktionsanalyse:
- **Spirometrie, Ganzkörperplethysmographie:** FVC, FEV_1, PEF, MEF_{50} sind erniedrigt, RV und Resistance erhöht
- **Bronchospasmolysetest:** akute Reversibilität mit Anstieg der FEV_1 > 15 %
- **Methacholintest:** Abfall der FEV_1 > 20 %, Anstieg der Resistance > 100 %
- **Peak-Flow-Protokoll:** zirkadiane Schwankungen > 20 % (Abb. **C-5.3a**).

Labor: Blutgasanalyse, Eosinophilie.

Allergiediagnostik: spezielle Anamnese, Hauttestung, Serum-IgE, ggf. inhalative Provokationstestung.

⊚ **C-5.3** | Typisches Peak-Flow-Protokoll (a) und Röntgen-Thorax-Befund (b) bei Asthma bronchiale

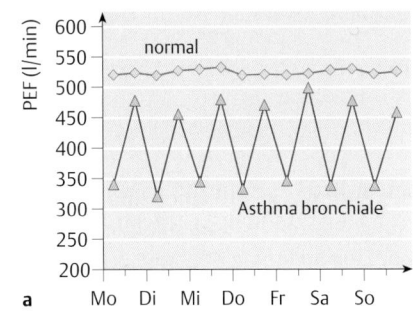

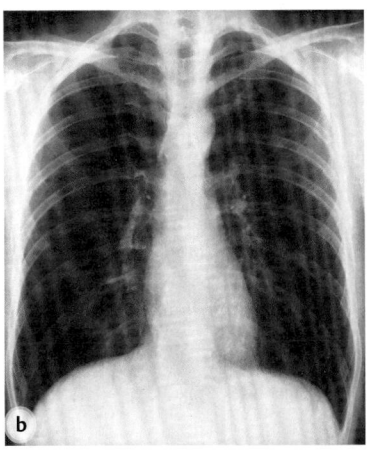

a **Peak-Flow-Protokoll** eines Gesunden (blaue Kurve) und eines Patienten mit Asthma bronchiale (rote Kurve): Erhebliche PEF-Schwankungen innerhalb eines Tages sind typisch für ein unkontrolliertes Asthma.

b **Röntgen-Thorax-Übersicht im Asthmaanfall:** tief stehende Zwerchfelle, erhöhte Strahlentransparenz, schlankes mittelständiges Herz. Zeichen für ein Volumen pulmonum auctum.

Schweregrad	Symptomatik	Lungenfunktion (im Intervall)
I (intermittierend)	intermittierende Symptome < 1 ×/Woche tagsüber < 2 ×/Monat nachts normale Belastbarkeit im Intervall	FEV$_1$ oder PEF > 80 % Tagesvariabilität < 20 %
II (leicht persistierend)	< 1 ×/Tag tagsüber > 2 ×/Monat nachts normale Belastbarkeit im Intervall	FEV$_1$ oder PEF > 80 % Tagesvariabilität 20–30 %
III (mittelgradig persistierend)	tägliche Symptome > 1 ×/Woche nachts eingeschränkte Belastbarkeit im Intervall	FEV$_1$ oder PEF 60–80 % Tagesvariabilität > 30 %
IV (schwer persistierend)	anhaltende Symptome am Tag, häufig auch nachts deutlich verminderte Belastbarkeit	FEV$_1$ oder PEF < 60 % Tagesvariabilität > 30 %

C-5.6 Schweregradeinteilung des Asthma bronchiale (nach Deutscher Atemwegsliga, 2006)

Röntgen-Thorax-Übersicht (Abb. **C-5.3b**) und **EKG:** Ausschluss von Differenzialdiagnosen.

Das Asthma bronchiale wird in vier **Schweregrade** eingeteilt (Tab. **C-5.6**).

5.6.5 Differenzialdiagnose

Die häufigste Differenzialdiagnose ist die **COPD** (s. S. 357).
Weitere Erkrankungen, die zu Atemnot führen und differenzialdiagnostisch in Betracht kommen, sind:
- Hyperventilationssyndrom oder Panikattacken
- Fremdkörperaspiration
- Vocal Cord Dysfunction
- interstitielle Lungenkrankheiten
- Linksherzinsuffizienz.

5.6.6 Therapie

Allgemeine Maßnahmen

Ziel der Therapie ist es, eine Kontrolle des Asthmas zu erreichen und möglichst andauernd zu erhalten.

Eher selten wird eine inhalative Provokationstestung benötigt. **Röntgen-Thorax-Übersicht** (Abb. **C-5.3b**) und **EKG** dienen dem Ausschluss von Differenzialdiagnosen.

Die Ergebnisse der Diagnostik lassen eine **Einteilung** in vier **Schweregrade** (Tab. **C-5.6**) zu, die zur Orientierung für eine Ersttherapie genutzt werden.

5.6.5 Differenzialdiagnose

- Die häufigste Differenzialdiagnose ist die **COPD** (s. S. 357/Tab. **C-5.2**). Bei und nach Belastung kommt es zur Atemnot, erst im Schweregrad 4 besteht eine Ruhedyspnoe.
- Akute Atemnotanfälle können auch durch das **Hyperventilationssyndrom** oder **Panikattacken** verursacht sein. Die Blutgasanalyse weist eine Hyperventilation nach (Hypokapnie).
- Eine Flussbehinderung in den oberen Atemwegen (z. B. bei **Fremdkörperaspiration**) führt ebenfalls zu anfallsartiger Atemnot: Wegweisender Befund ist der inspiratorische Stridor.
- Das Krankheitsbild der **Vocal Cord Dysfunction** führt zu einer in- oder exspiratorischen, anfallsartigen Atemnot, die ganz plötzlich von einem Atemzug auf den nächsten auftritt. Diese Kehlkopfmotilitätsstörungen dauern selten länger als 2–5 Minuten an. Die Patienten verspüren dabei Todesangst. Das Maximum des exspiratorischen Giemens bzw. des inspiratorischen Stridors ist ventral am Hals zu auskultieren, über der Lunge sind diese Nebengeräusche nur leise auskultierbar.
- **Interstitielle Lungenkrankheiten** verursachen eine schwere inspiratorische Belastungsdyspnoe. Atemnotanfälle in Ruhe oder nachts kommen nicht vor.
- Im Rahmen einer **Linksherzinsuffizienz** kommt es zur Belastungsdyspnoe, später Ruhedyspnoe. Mit der Entwicklung eines Lungenödems kann es auch zu Atemnotanfällen in Ruhe kommen, insbesondere im Liegen (siehe Kap. A6).

5.6.6 Therapie

Allgemeine Maßnahmen

Ziel der Therapie ist es, eine Kontrolle des Asthmas zu erreichen und möglichst andauernd zu erhalten. Bei einem gut kontrollierten Asthma sind die Patienten am Tag und in der Nacht beschwerdefrei. Eine adäquate Therapie erlaubt auch eine normale körperliche Belastung und erfordert nicht den Einsatz von Notfallsprays (schnellwirkende β$_2$-Adrenergika). Die Lungenfunktionsanalyse ist normal, es kommt nicht zu Exazerbationen.

> ▶ **Merke:** Die Therapie des endogenen Asthmas unterscheidet sich nur dadurch von der des allergischen Asthmas, dass man keine Allergenkarenz oder Hyposensibilisierung durchführt.

◀ Merke

- **Reizabschirmung** (z. B. Allergenkarenz, Meiden sämtlicher Trigger)
- **Hyposensibilisierung:** Bei jeder Allergieerkrankung der Atemwege, die nicht durch Karenz behoben werden kann, kommt diese spezifische Immuntherapie in Betracht. Ihr Einsatz bei Asthma bronchiale ist jedoch umstritten. Junge Patienten mit kurzer Dauer der Asthmaerkrankung, wenigen Allergenen (v. a. Pollenallergene) und wenigen unspezifischen Triggern weisen die größten Erfolge auf.
- **Patientenschulung:** Der Patient lernt mit seinen individuellen Triggern umzugehen, die korrekte Peak-Flow-Messung (Deutung der Peak-Flow-Kurve) und die Medikamente richtig einzusetzen.
- **Krankengymnastische Atemtherapie:** Der Patient lernt die besten Atem- und Hustentechniken.
- **Lungensportgruppen:** Durch regelmäßigen Ausdauersport stabilisiert sich das Asthma.
- Der **Aufenthalt** in einem **allergen- und schadstoffarmen Klima** hat bei instabilem Asthma seine Berechtigung, wenn die multiplen Trigger anders nicht beherrschbar sind.

- **Reizabschirmung** (z. B. Allergenkarenz)
- **Hyposensibilisierung**
- **Patientenschulung:** Umgang mit Triggern, Peak-Flow-Messung, Einsatz der Medikamente
- **krankengymnastische Atemtherapie:** Atem- und Hustentechniken
- Lungensportgruppen
- Aufenthalt in einem allergen- und schadstoffarmen Klima.

Medikamentöse Therapie

Zum Einsatz kommen Medikamente, deren Wirkung schnell eintritt (sog. **Reliever** → Bedarfstherapie) und Medikamente, die langsamer und vorbeugend wirken (sog. **Controller** → Dauertherapie).

Reliever-Medikamente

Schnell wirkende β_2-Adrenergika als Dosieraerosol sind die typische Bedarfstherapie (Salbutamol 100 µg, Fenoterol 100 µg, Terbutalin 250 µg).

Controller-Medikamente

Inhalative Kortikosteroide (z. B. 100–200 µg/Hub Beclomethason, 125–500 µg/Hub Fluticason, 200–400 µg/Hub Budesonid): Sie wirken antientzündlich und erzielen hohe Stoffkonzentrationen in den Bronchien bei niedriger systemischer Belastung. Allerdings wird der klinische Wirkeintritt erst nach einigen Tagen, das Optimum nach einigen Wochen erreicht. Daher eignen sie sich nicht für Anfallsbehandlung.
Langwirksame inhalative β_2-Sympathomimetika (z. B. 25–50 µg/Hub Salmeterol, 6–12 µg/Hub Formoterol): Sie dürfen wegen der Gefahr einer Tachyphylaxie nur zusammen mit inhalativen Kortikosteroiden gegeben werden.
Kombinationspräparate: inhalative Kortikosteroide + langwirksame inhalative β_2-Sympathomimetika (z. B. Formoterol + Budesonid; Salmeterol + Fluticason).
Theophyllin (Retardpräparat, 300–500 mg): Es wirkt als schwacher Bronchodilatator (additiv zu β_2-Sympathomimetika) und verbessert die mukoziliare Clearance. Eine Serumkonzentration (Talspiegel vor der nächsten Einnahme) von etwa 10 mg/l ($\pm$ 5) ist anzustreben. Wegen individuell unterschiedlicher Clearance und häufigen Nebenwirkungen, muss der Theophyllinspiegel überwacht werden.
Inhalative Cromone (z. B. Cromoglycin, Nedocromil): Sie wirken schwach antientzündlich, vor allem bei allergischem Asthma. Ihre kurze Wirkdauer macht eine mehrfach tägliche Anwendung erforderlich (häufig schlechte Patientencompliance!).
Antileukotriene = Leukotrienantagonisten (z. B. Montelukast oral 10 mg): Sie sind schwach antientzündlich und bronchodilatatorisch wirksam. Sie können eine Asthmaerkrankung zusätzlich zur inhalativen Kortikosteroidtherapie stabilisieren.
Anti-IgE-Therapie: Der rekombinante humane IgE-Antikörper Omalizumab kommt als Zusatzbehandlung bei schwerem allergischem Asthma (Schweregrad 4) zum Einsatz. Er kann die Erkrankung stabilisieren und eine Reduktion der oralen Kortikosteroidtherapie ermöglichen.

Medikamentöse Therapie

Zum Einsatz kommen Substanzen der Bedarfstherapie (**Reliever**) und der Dauertherapie (**Controller**).

Reliever-Medikamente

Controller-Medikamente

- inhalative Kortikosteroide
- langwirksame inhalative β_2-Sympathomimetika
- Kombinationspräparate
- Theophyllin (Retardpräparat)
- inhalative Cromone
- Antileukotriene.

☰ C-5.7	**Fünf-Stufen-Anpassung** (nach GINA 2006)
Stufe 1	schnellwirksames β_2-Adrenergikum inhalativ bei Bedarf
Stufe 2	schnellwirksames β_2-Adrenergikum bei Bedarf; zusätzlich ein niedrig dosiertes inhalatives Kortikosteroid oder ein Leukotrienantagonist
Stufe 3	schnellwirksames β_2-Adrenergikum bei Bedarf; zusätzlich ein niedrig dosiertes inhalatives Kortikosteroid mit einem langwirksamen β_2-Adrenergikum. Alternativ eine höhere Dosierung des inhalativen Kortikosteroids oder die zusätzliche Gabe eines Leukotrienantagonisten oder eines Retardtheophyllins
Stufe 4	schnellwirksames β_2-Adrenergikum bei Bedarf; zusätzlich ein hochdosiertes inhalatives Kortikosteroid mit einem langwirksamen β_2-Adrenergikum. Alternativ ein Leukotrienantagonist oder ein Retardtheophyllin
Stufe 5	zusätzlich zu 4) ein orales Kortikosteroid und evtl. ein Anti-IgE

Stufenplan

Er richtet sich nach dem initialen Schweregrad und wird fortlaufend angepasst, um eine gute Asthmakontrolle zu erreichen (Tab. **C-5.7**).

Stufenplan

Um die medikamentöse Therapie an das sehr variable Krankheitsbild anzupassen, beginnt man mit der Therapiestufe, die dem aktuellen Schweregrad des Asthmas entspricht. Ziel ist das Erreichen einer Asthmakontrolle, die sich im Verlauf einiger Wochen einstellt. Bei jedem Patientenkontakt wird die Behandlung so angepasst, dass eine optimale Asthmakontrolle erreicht wird. Man orientiert sich an den folgenden fünf Stufen (Tab. **C-5.7**).

▶ **Merke**

▶ **Merke:** Ziel der Therapie ist es, eine optimale Asthmakontrolle zu erreichen und zu erhalten.

Therapie des schweren Asthmaanfalls (Status asthmaticus)

Der **Patient** sollte β_2- Sympathomimetika inhalieren sowie oral Theophyllintropfen und Kortikosteroide einnehmen.

Therapie des schweren Asthmaanfalls (Status asthmaticus)

Der **Patient** kann folgende Maßnahmen ergreifen:
- mehrfache **Inhalation schnellwirksamer β_2-Sympathomimetika** (100–200 µg), am besten über eine Inhalierhilfe (Spacer), ggf. auch über einen Pressluftvernebler
- oral **Theophyllintropfen** (ca. 200 mg)
- orale **Kortikosteroide** (ca. 50 mg Prednisolonäquivalent)
- atemerleichternde Körperhaltung (sitzend)

Der **Notarzt** behandelt mit Sauerstoff, Kortikosteroiden i. v., β_2-Sympathomimetika s. c. oder langsam i. v. und Theophyllin i. v.

Wenn sich der Zustand im Laufe einer Stunde nicht bessert, sollte ein **Notarzt** gerufen oder eine Notfallambulanz aufgesucht werden:
- 2–4 l/min **Sauerstoff** über eine Nasensonde
- **Kortikosteroide i. v.** (ca. 250 mg)
- **β_2-Sympathomimetika** (250–500 µg) **s. c.** oder verdünnt langsam **i. v.** (auch über Pressluftvernebler)
- **Theophyllin i. v.** (ca. 200 mg) mit Zurückhaltung: Bei Vorbehandlung mit Theophyllin sind toxische Serumspiegel zu erwarten!
- Ausreichend parenterale **Flüssigkeitszufuhr**, falls wegen der Atemnot nicht ausreichend getrunken werden kann (etwa 3 l warme Flüssigkeit am Tag).

Die Aufnahme auf einer **Intensivstation** ist nur erforderlich, wenn die Atemmuskulatur überstrapaziert wurde und die Hyperkapnie eine Beatmung erforderlich macht.

Therapiekontrolle

Bei jeder Neueinstellung und auch bei jeder Verschlimmerung sollte ein **Peak-Flow-Protokoll** erstellt werden und der Therapieerfolg durch den Arzt regelmäßig kontrolliert werden.

Therapiekontrolle

Bei jeder Neueinstellung und auch bei jeder Verschlimmerung sollte über ein Vierteljahr hinweg ein **Peak-Flow-Protokoll** erstellt werden. Arzt und Patient können so den Therapieerfolg oder -misserfolg gut erkennen. Anfangs sollte der Patient einmal monatlich den Arzt aufsuchen, später reichen größere Abstände. Anamnese, körperliche Untersuchung und Lungenfunktionsanalyse werden erhoben und die jeweils notwendige Therapiemodifikation (Fünf-Stufen-Anpassung) festgelegt.

5.6.7 Prognose

Die Prognose des Asthma bronchiale ist sehr gut. Die Lebensqualität ist kaum eingeschränkt.

5.6.7 Prognose

Durch die Einführung der inhalativen Kortikosteroide und langwirksamen β_2-Sympathomimetika ist das Asthma bronchiale heute eine sehr gut beherrschbare Erkrankung. Die Lebensqualität ist beim kooperativen Patienten kaum eingeschränkt. Die Lebenserwartung ist normal, Todesfälle sind sehr selten.

▶ **Klinischer Fall:** Eine 22-jährige Patientin kommt gegen 4 Uhr morgens in die Notaufnahme. Sie leide schon seit zwei Tagen an zunehmender Luftnot beim Treppensteigen und auch vor allem nachts. Sie müsse so stark husten, dass sie keine Luft mehr bekomme. Seit einer Woche sei sie erkältet und nehme ein Antibiotikum. Als Kind habe sie zwischen dem 5. und 13. Lebensjahr ein allergisches Asthma bronchiale gehabt, seither sei sie diesbezüglich beschwerdefrei gewesen.

Die Patientin fixiert den Schultergürtel und verwendet bei Ruheatmung die Atemhilfsmuskulatur. Es besteht eine Lippen- und Akrenzyanose. Das Exspirium ist verlängert. Die Auskultation ergibt ein bronchiales Atemgeräusch mit Giemen und Pfeifen als Nebengeräusche über allen Lungenabschnitten. Die Zwerchfelle stehen tief und sind wenig atemverschieblich. Atemfrequenz 22/min, Pulsfrequenz 112/min, Blutdruck normal.

Die Blutgasanalyse ergibt: PaO$_2$ 58 mmHg, PaCO$_2$ 32 mmHg, pH 7,47. Pulsoximetrie: SaO$_2$ 89%. Die Röntgen-Thorax-Übersicht zeigt ein Volumen pulmonum auctum, keine frischen pneumonischen Infil-trate. Im EKG findet sich eine Sinustachykardie 120/min, normaler Lagetyp, unauffällige Erregungsausbreitung und -rückbildung. Das Notfalllabor ist unauffällig, Peak Flow: 251 l/min (normal über 450). **Diagnose und Notfalltherapie:** Exazerbation eines Asthma bronchiale durch einen Atemwegsinfekt. Wahrscheinlich Übergang von einem allergischen in ein endogenes Asthma. Monitoring auf der Überwachungsstation. Dort 100 mg Prednison i.v. alle 3 Stunden, Inhalation von 500 µg Salbutamol in 0,9% NaCl alle 3 Stunden, Infusion von 3000 ml 0,9% NaCl/24 Std., Sauerstoff (3 l/min) über eine Nasensonde.

Verlauf: Nach 3 Stunden deutliche Besserung der Atemnot, Einsatz der Atemhilfsmuskulatur nicht mehr erforderlich, pulsoximetrisch SaO$_2$ (unter O$_2$-Zufuhr) 95%. Am Mittag Verlegung auf Normalstation. Einleitung einer Dauertherapie mit einem schnellwirksamen β$_2$-Adrenergikum bei Bedarf sowie einem langwirksamen β$_2$-Adrenergikum und inhalativen Kortikosteroid 2-mal täglich. Am 3. Tag Entlassung in beschwerdefreiem Zustand mit normaler Lungenfunktion und normalen Blutgasen.

6 Erkrankungen des Lungenparenchyms

Das **Lungenparenchym** ist eine komplexe Struktur aus Gefäßendothelien, verschiedenen Arten von Bindegewebe und Alveolarepithel. Seine Aufgabe ist der Gasaustausch. Noxen können dort akute oder chronische Entzündungen verursachen, die nicht immer folgenlos abheilen, sondern durch Fehlreparatur zur Narbenbildung führen. Beides führt zur Gasaustauschstörung. Die Lungenparenchymerkrankungen lassen sich in **infektiöse** (z.B. Pneumonie) und **nichtinfektiöse** Erkrankungen (interstitielle Lungenkrankheiten) einteilen.

6.1 Infektiöse Erkrankungen des Lungenparenchyms

6.1.1 Pneumonien

▶ **Definition:** Pneumonien sind akute oder chronische Infektionskrankheiten der Lunge, die durch Bakterien, Viren, Pilze, Protozoen oder Parasiten verursacht werden.

Einteilung: Frühere Einteilungen nach Erregern, radiologischem Befund oder Vorerkrankungen (Tab. **C-6.1**) bieten nicht genügend Sicherheit für die Therapieentscheidung in der Akutsituation. In den letzten Jahren hat sich die klinische Einteilung in **ambulant erworbene** Pneumonien (**CAP** = community-acquired pneumonia) und **nosokomiale** Pneumonien (**NP** = nosocomial pneumonia) zusammen mit einer **Risikobeurteilung** zur Einteilung der Pneumonien durchgesetzt.

▶ **Merke: CAP** sind Pneumonien, die **außerhalb des Krankenhauses** erworben werden. Als **NP** dagegen werden Pneumonien bezeichnet, die **48 Stunden nach Krankenhausaufnahme** auftreten.

Eine Sonderform der NP ist die Pneumonie des beatmeten Patienten (**VAP** = ventilator-associated pneumonia).

6 Erkrankungen des Lungenparenchyms

6.1 Infektiöse Erkrankungen des Lungenparenchyms

6.1.1 Pneumonien

◀ Definition

Einteilung: Klinisch hilfreich ist die Unterscheidung in **ambulant erworbene (CAP)** und **nosokomiale (NP)** Pneumonien mit einer zusätzlichen **Risikobeurteilung** (Tab. **C-6.1**).

◀ Merke

Eine Sonderform der NP ist die Pneumonie des beatmeten Patienten (**VAP.**)

≣ C-6.1	Einteilungen der Pneumonien

Prinzip	Einteilung	klinische Bedeutung
Erreger	▪ bakterielle Pneumonie ▪ virale Pneumonie ▪ andere Erreger	für die akute Therapieentscheidung kommt der Erregernachweis meist zu spät
Röntgenbefund	▪ Lobärpneumonie ▪ Bronchopneumonie ▪ interstitielle Pneumonie ▪ Pleuropneumonie ▪ beidseitige Infiltrate ▪ Lungenabszess, Kaverne	wichtig für die Primärdiagnose und für Hinweise auf zusätzliche Risiken
Vorerkrankungen	▪ ohne Vorerkrankung: primäre Pneumonie ▪ mit Vorerkrankung: sekundäre Pneumonie	durch Risikoabschätzung ersetzt
Aufenthaltsort während der Infektion	▪ im Alltagsleben: ambulant erworbene Pneumonie (CAP) ▪ im Krankenhaus: nosokomiale Pneumonie (NP)	heute die sinnvollste klinische Einteilung

Epidemiologie: In Deutschland liegt die Inzidenz der CAP bei ca. 300 000/Jahr. Die NP entwickelt sich bei bis zu 1 % aller Patienten im Krankenhaus.

Ätiologie: Die wichtigsten Erreger der **CAP** sind: **Streptococcus pneumoniae**, Hämophilus influenzae, Mykoplasma pneumoniae, Legionellen, Chlamydia pneumoniae und respiratorische Viren.

Die häufigsten Erreger der **NP** sind Staphylokokken, Pseudomonaden, Klebsiellen, Acinetobacter, Enterobacter, Legionellen.

Erreger **interstitieller Pneumonien** sind Mykoplasmen, Chlamydien, Legionellen, Viren. Erreger von **SARS** ist ein bisher unbekanntes Coronavirus.

Hauptrisikofaktor für eine CAP sind chronisch-obstruktive Atemwegserkrankungen, für eine NP die maschinelle Beatmung. Tab. **C-6.2** zeigt Risikofaktoren für schwere Pneumonieverläufe.

Pathogenese: Die Pneumokokkenpneumonie verläuft in Phasen:
▪ Anschoppung
▪ rote Hepatisation
▪ graue Hepatisation
▪ Lyse.

Epidemiologie: Die CAP ist die weltweit am häufigsten registrierte Infektionskrankheit. In Deutschland wird ihre Inzidenz auf über 300 000/Jahr geschätzt, etwa 180 000 Patienten pro Jahr werden in Krankenhäusern behandelt. Bis zu 1 % aller Patienten im Krankenhaus entwickeln eine NP. Mit der Dauer des Aufenthaltes nimmt die Inzidenz zu.

Ätiologie: Etwa 70 % der **CAP** werden durch **Streptococcus pneumoniae** (Pneumokokken) verursacht. Weitere Erreger sind Haemophilus influenzae, Mykoplasma pneumoniae, Legionellen, seltener Chlamydia pneumoniae und respiratorische Viren (Influenza-, Parainfluenza-, Adenoviren). Bei schweren Begleiterkrankungen oder in höherem Alter findet man auch Staphylokokken, Escherichia coli, Klebsiellen und Pseudomonas aeruginosa. Nur bei Immuninkompetenten trifft man auf ungewöhnliche Erreger wie Pilze (Aspergillen, Pneumocystis jiroveci), atypische Mykobakterien oder seltene Viren (z. B. Zytomegalievirus).

Patienten sind der besonderen Keimselektion des Krankenhauses ausgesetzt. Die häufigsten Erreger der **NP** sind Staphylokokken, Pseudomonaden, Klebsiellen, Acinetobacter, Enterobacter, Legionellen, Mykoplasmen und Chlamydien. Darunter sind auch therapieresistente Krankenhauskeime, z. B. MRSA.

Interstitielle Pneumonien werden durch Infektion mit Mykoplasmen, Chlamydien, Legionellen oder Viren verursacht. Als **SARS** (severe acute respiratory syndrome) wird eine erstmals 2002 in China beobachtete Lungenkrankheit bezeichnet, die als interstitielle Pneumonie verläuft, hervorgerufen durch ein bisher unbekanntes Coronavirus.

Allgemein **prädisponierende Faktoren** für eine CAP sind Zigarettenrauchen, Z. n. Splenektomie, ein viraler Infekt der Atemwege sowie ein Alter > 60 Jahre. Hauptrisikofaktor sind chronisch-obstruktive Atemwegserkrankungen. Bei der NP gelten ein Alter > 60 Jahre, Antazidagabe, eine nasogastrale Sonde sowie Bewusstseinstrübung als prädisponierende Faktoren. Hauptrisikofaktor ist die maschinelle Beatmung.

Risikofaktoren für einen schweren Pneumonieverlauf sind in Tab. **C-6.2** dargestellt.

Pathogenese: Die Pneumokokkenpneumonie zeigt einen phasenhaften Verlauf. Wenn die Körperabwehr durch die Masse der Erreger überwunden wurde, entsteht zunächst eine Hyperämie mit alveolärem Exsudat (**Anschoppung**), in welches innerhalb von Stunden Fibrin und Erythrozyten, später Leukozyten einwandern (**rote Hepatisation**). Nach 3–4 Tagen bereinigt eine massive Infiltration aus polymorphkernigen Neutrophilen und Makrophagen die Situation (**graue Hepatisation**). Abschließend kommt es ab dem 8. Tag zum Abbau des Fibrins und zur Wiederherstellung der ursprünglichen Alveolarstruktur (**Lyse**).

≡ C-6.2	Risikofaktoren für schwere Pneumonieverläufe

ambulant erworbene Pneumonie (CAP)	nosokomiale Pneumonie (NP)
■ Alter > 65 Jahre ■ schwere Begleiterkrankung: Tumoren, Herzinsuffizienz, ZNS-Erkrankungen, Leber- und Nierenerkrankungen (mit Harnstofferhöhung) ■ ZNS-Symptome: Verwirrtheit, Stupor, Koma ■ Zeichen der respiratorischen Insuffizienz: Tachypnoe ≥ 30/min ■ Zeichen des Kreislaufversagens: systolischer Blutdruck < 90 mmHg oder Puls ≥ 125/min ■ Körpertemperatur < 35 °C oder > 40 °C	■ Alter > 60 Jahre ■ schwere Grundkrankheit ■ chronisch-obstruktive Atemwegserkrankungen (s. S. 354) ■ Beatmung ■ Z. n. neuro-, Herz-Thorax- oder abdominalchirurgischem Eingriff ■ immunsuppressive Therapie

Bei **interstitiellen Pneumonien** entstehen großflächige Infiltrationen der Alveolarsepten und des peribronchiolären Bindegewebes, die häufig narbig abheilen.

Die **CAP** wird fast immer durch eine **Tröpfcheninfektion** verursacht. Wichtige Infektionswege der **NP** sind die **Mikroaspiration** aus dem Mund-Rachen-Raum in die Atemwege. Oro- und nasotracheale Tuben wirken dabei als Infektionsschiene. Bei nasaler Intubation oder nasogastraler Sonde besteht durch den erschwerten Abfluss des Nasensekrets zusätzlich das Risiko von Sinusitiden als Keimquelle. Im Rahmen einer Antazida-Therapie können Darmkeime durch den Verlust der Säurebarriere des Magens in Pharynx und Mundhöhle aufsteigen und so ebenfalls aspiriert werden. **Hämatogene Infektionen** kommen selten vor.

Klinik: Bei **bakteriellen Pneumonien** (z. B. Pneumokokkenpneumonie) ist ein **plötzlicher** Beginn der Erkrankung typisch. Innerhalb weniger Stunden steigt das Fieber auf 40 °C, verbunden mit Schüttelfrost und schwerem Krankheitsgefühl. Ein zunächst trockener Husten setzt ein, der am 2.–3. Tag mit gelbem bis rostbraunem Sputum produktiv wird. Der Patient leidet an Ruhedyspnoe, Tachypnoe und Tachykardie. Darüber hinaus kann er verwirrt sein oder eintrüben. Bei einer Begleitpleuritis können atemabhängige Schmerzen auftreten. Bei **interstitiellen Pneumonien** ist der Beginn oft **schleichend** mit leichtem Fieber, geringem Husten und langsam zunehmender Atemnot, die klinisch im Vordergrund steht. Erregerbedingt treten Allgemeinsymptome wie Gliederschmerzen, Kopfschmerzen, Halsschmerzen und ein schweres Krankheitsgefühl auf.
Der Beginn einer **NP** ist oft **schwer erkennbar**, da bei den Patienten meist eine schwere Grunderkrankung vorbesteht; dies ist insbesondere bei beatmeten Patienten, die sich nicht äußern können, der Fall. Frühe Zeichen können ein neu aufgetretenes Fieber, ansteigende Entzündungsparameter (Akutphasenproteine, CRP, Leukozyten) und zunehmende Atemnot bei fallender arterieller Sauerstoffsättigung (SaO_2) sein.

Verlauf und Komplikationen: Bei einer **unkomplizierten CAP** normalisieren sich nach etwa 3 Tagen die klinischen Infektionszeichen, bis zum 7. Tag ist meist klinische Stabilität erreicht. Bei **persistierender Herpes-simplex-Infektion** (HSV-1) kann mit Beginn der Pneumonie ein Herpes labialis als Zeichen für die vorübergehende Immunschwäche auftreten. Ein **schwerer Pneumonieverlauf** (Risikofaktoren s. Tab. **C-6.2**) ist insbesondere bei einer Verschlimmerung der Grunderkrankung zu befürchten. Bei schwerer Herzinsuffizienz ist z. B. die Kreislaufbelastung durch Fieber und Toxine eine häufige Todesursache. Bei COPD Grad IV (s. S. 357) oder bei interstitieller Lungenkrankheit kann sich eine **respiratorische Insuffizienz** entwickeln oder verschlimmern. Bei geschwächter Immunität kann eine **Sepsis** mit Kreislaufversagen entstehen. Abhängig von Erreger und Immunstatus heilt eine Pneumonie nicht immer komplett ab: **Lungenabszesse** können sich nach größeren Gewebezerstörungen bilden. Chronische Verläufe enden oft in einer **karnifizierenden Pneumonie**. Bei chronischen Verläufen muss man an ungewöhnliche Erreger (z. B. an Mykobak-

Bei **interstitiellen Pneumonien** entstehen großflächige Infiltrationen der Alveolarsepten und des peribronchiolären Bindegewebes.
Die CAP wird meist durch eine **Tröpfcheninfektion,** die NP häufig durch **Mikroaspiration** verursacht. **Hämatogene Infektionen** sind selten.

Klinik: Bei **bakteriellen Pneumonien** ist ein **plötzlicher** Beginn typisch. Klassische Symptome sind hohes Fieber, Schüttelfrost, schweres Krankheitsgefühl, trockener Husten.

Bei **interstitiellen** Pneumonien ist der Beginn oft **schleichend.** Klinisch zeigen sich leichtes Fieber, geringer Husten und langsam zunehmende Atemnot.

Bei einer **NP** ist der Beginn oft **schwer erkennbar.** Frühe Zeichen können ein neu aufgetretenes Fieber, ansteigende Entzündungsparameter und eine zunehmende Atemnot ($SaO_2\downarrow$) sein.

Verlauf und Komplikationen: Bei einer **unkomplizierten CAP** bessert sich der klinische Befund nach etwa 3 Tagen. Bei **persistierender HSV-1-Infektion** kann mit Beginn der Pneumonie ein Herpes labialis auftreten. Ein **schwerer Pneumonieverlauf** (Risikofaktoren s. Tab. **C-6.2**) ist bei einer Verschlimmerung der Grunderkrankung zu befürchten. Es kann zu **respiratorischer Insuffizienz** und **Sepsis** kommen.

Typische **Komplikationen** sind:
■ Lungenabszess
■ karnifizierende Pneumonie
■ parapneumonischer Erguss
■ Pleuraempyem.

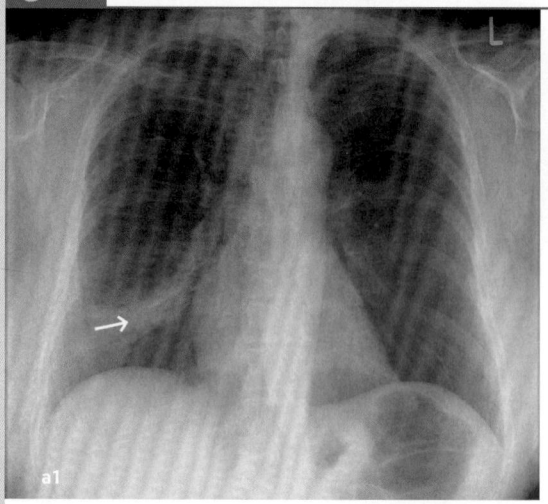

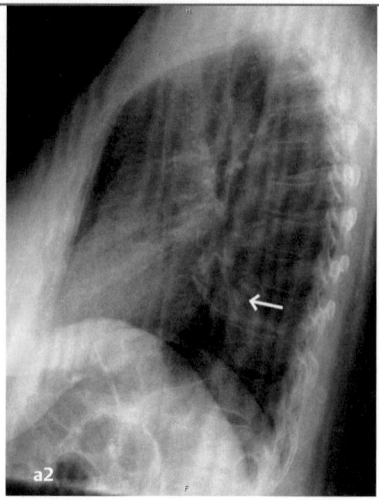

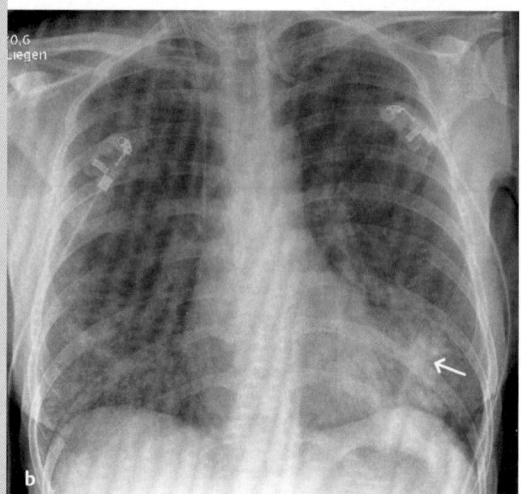

a Streifig-fleckiges Infiltrat im Mittel-Unterfeld rechts lateral. Die seitliche Aufnahme zeigt das Infiltrat dorsal (Pfeile). Pneumonie im Unterlappensegment 8.

b Schwere interstitielle Pneumonie mit respiratorischer Partialinsuffizienz. Röntgen-Thorax-Übersicht im Liegen. Flächenhafte Trübung mit feinfleckigen Einlagerungen disseminiert in allen Abschnitten. Dichteres, konfluierendes Infiltrat im linken Unterfeld (Pfeil). Fremdmaterial: zwei EKG-Elektroden, Venenkatheter in V. jugularis und V. cava rechts, Sauerstoffschlauch zur nasalen Sonde von links.

terien), eine Infarktpneumonie oder eine poststenotische Pneumonie denken. Etwa 40 % aller Pneumonien haben eine Pleurabeteiligung, die sich als **parapneumonischer Erguss** darstellt. Dieser Pleuraerguss kann persistieren und in etwa 5 % aller Pneumonien in ein **Pleuraempyem** übergehen, das durch Thoraxdränage behandelt werden muss (s. S. 421).

Diagnostik: Die Diagnose einer **CAP** ist gesichert, wenn der Patient das **Hauptkriterium** (apparativer Befund, Abb. **C-6.1**) und **2 Nebenkriterien** (klinischer Befund) aufweist.

Diagnostik: Die Diagnose CAP ist mit ausreichender Sicherheit gestellt, wenn das **Hauptkriterium** (apparativer Befund) und **2 Nebenkriterien** (klinischer Befund) nachgewiesen werden können:

- **apparativer Befund:** (neues) Infiltrat in der Röntgen-Thorax-Übersicht (Abb. **C-6.1**).
- **klinischer Befund:** Fieber, Husten (trocken oder produktiv), blutig tingierter Auswurf, typischer Auskultationsbefund (fein- bis mittelblasige Rasselgeräusche, Knackgeräusche, Bronchophonie).

- **Erregernachweis:** Er sollte nur bei schweren Verläufen und bei Therapieversagen versucht werden, z. B. aus **Sputum**, **bronchoalveolärer Lavageflüssigkeit**, **Pleurapunktat** oder **Blutkulturen**. Bei interstitiellen Pneumonien ist ein **Antigennachweis** in Bronchialsekret, Urin oder Serum sinnvoll.

- **Erregernachweis:** Bei einer ambulant erworbenen „typischen" Pneumonie ohne Risiken muss vor Therapiebeginn kein Erregernachweis durchgeführt werden, da die üblichen Erreger bekannt sind und die im ambulanten Bereich einsetzbaren Antibiotika diese gut erreichen. Nur bei schweren Verläufen und bei Therapieversagen sollte eine Erregerisolierung angestrebt werden. Sie kann aus **Sputum**, **bronchoalveolärer Lavageflüssigkeit**, **Pleurapunktat** oder **Blutkulturen** versucht werden. Bei interstitiellen Pneumonien ist es sinnvoll, durch **Antigennachweise** (inkl. DNA-Analytik) in Bronchialsekret, Urin oder Serum den Erreger zu suchen. Antigennachweis und DNA-

≡ C-6.3   Risikokriterien des CRB-65- bzw. CURB-Scores   ≡ C-6.3

	CRB-65	CURB
C (Confusion, Bewusstseinstrübung)	1	1
U (Urea, Serumharnstoff $\geq$ 7 mmol/l)	–	1
R (respiratory Rate, Atemfrequenz $\geq$ 30/min)	1	1
B (Blood Pressure, systolischer Blutdruck $\leq$ 90 mmHg; diastolischer Blutdruck $\leq$ 60 mmHg	1	1
65 (Alter $\geq$ 65 Jahre)	1	–

Analytik erlauben eine wesentlich schnellere Identifizierung des Erregers mit nachfolgend gezieltem Einsatz von Antibiotika bzw. Virostatika
Die üblichen serologischen Tests (Antikörpernachweise) können im Nachhinein die Diagnose sichern, sie sind aber für die akute Therapieentscheidung nicht relevant.

- **Risikostratifikation:** Die schnelle Abschätzung der **Erkrankungsschwere** (und damit der Prognose) ist bei der Erstuntersuchung eine wichtige Entscheidungshilfe hinsichtlich einer ambulanten oder stationären Behandlung. Eine einfache Risikoabschätzung erlaubt der sog. **CRB-65- oder CURB-Score** (Tab. **C-6.3**): Für jede erfüllte klinische Variable kann 1 Punkt vergeben werden. Bei einem Score > 0 ist eine stationäre Behandlung indiziert, da eine erhöhte Mortalität zu erwarten ist.

Risikopatienten einer NP (Tab. **C-6.2**) sollten regelmäßig **auskultiert** werden. Wichtig ist außerdem eine Verlaufsbeobachtung des **CRP** und der **Leukozyten** im Blut. Bei beatmeten Patienten (**VAP**) können serielle Trachealsekrete eine auffällige Kolonisierung entdecken. Auch alle Katheterspitzen sollten routinemäßig **mikrobiologisch** untersucht werden.
Bei Verdacht auf eine NP sollten eine **Röntgen-Thorax-Übersicht** angefertigt und stets ein **Erregernachweis** (s. o.) versucht werden, da dieser für eine erfolgreiche Therapie essenziell ist.
Für die **Verlaufskontrolle** einer Pneumonie sind Bestimmungen des **CRP** und der **Leukozyten** im Blut sehr hilfreich. Bei hoher Atemfrequenz und schweren Verläufen sind **Blutgasanalysen** sinnvoll, um eine respiratorische Insuffizienz rechtzeitig zu erkennen.

▶ **Merke:** Es ist nicht immer ganz einfach, einen **schweren Infekt der Atemwege** von einer Pneumonie zu unterscheiden. Deshalb sollte man sich nie allein auf Anamnese, körperliche Befunde und Labor beschränken, sondern **immer** eine **Röntgen-Thorax-Übersicht** anfertigen.

◀ Merke

Differenzialdiagnose: Die wichtigste Differenzialdiagnosen sind **akute Infektionen der tiefen Atemwege**, z. B. akute Bronchitis oder akute Exazerbation einer chronischen Bronchitis (ähnliche Symptomatik, aber **kein** pneumonisches Infiltrat in der Röntgen-Thorax-Übersicht, s. S. 355). Bei Persistenz des Infiltrats trotz Antibiotikatherapie sollten auch immer ein Bronchialkarzinom und eine Tuberkulose ausgeschlossen werden.

Therapie: Eine Therapie mit **Antibiotika** ist bei Diagnosestellung einer Pneumonie immer erforderlich. Der Therapiebeginn sollte möglichst rasch erfolgen und nicht durch diagnostische Maßnahmen verzögert werden.
- **Antibiotikatherapie der CAP:** Das Risikoprofil des Patienten und der Behandlungsort (ambulant – stationär) sind entscheidend für die Primärtherapie.

Ambulante CAP-Patienten werden in der Regel mit **oralen** Antibiotika behandelt. Mittel der Wahl bei V. a. eine Pneumokokkenpneumonie ist **Amoxillin** (ein Aminopenicillin) als hochdosierte Monotherapie. Aktuelle Therapieempfehlungen der Fachgesellschaften sind in Tab. **C-6.5** dargestellt. Bei Mykoplasmenpneumonie sind Tetrazykline wirksam, bei Chlamydienpneumonie zusätzlich Makrolide oder das Fluorchinolon Moxifloxacin.

- **Risikostratifikation:** Eine einfache Risikoabschätzung zur Erfassung der **Erkrankungsschwere** erlaubt der **CRB-65- oder CURB-Score** (Tab. **C-6.3**).

Für **Risikopatienten** einer **NP** (Tab. **C-6.2**) gilt: regelmäßige Auskultation, Beobachtung von CRP und Leukozyten, mikrobiologische Untersuchung von Trachealsekreten und Katheterspitzen.

Bei Verdacht auf eine NP sind eine **Röntgen-Thorax-Übersicht** und ein **Erregernachweis** indiziert.

Zur **Verlaufskontrolle** werden CRP und **Leukozyten** bestimmt, ggf. auch eine **Blutgasanalyse**.

Differenzialdiagnose: Wichtig ist die Abgrenzung zu **akuten Infektionen der tiefen Atemwege** (kein Infiltrat!).

Therapie: Eine **Antibiotikatherapie** ist immer erforderlich.

- **Antibiotikatherapie der CAP:** Risikoprofil des Patienten und der Behandlungsort sind entscheidend.

Ambulante CAP-Patienten werden mit **oralen** Antibiotika behandelt (Tab. **C-6.5**). Bei Mykoplasmenpneumonie: Tetrazykline, bei Chlamydienpneumonie zusätzlich Makrolide.

☰ C-6.4	Antibiotikatherapie bei ambulanten CAP-Patienten (Therapieempfehlung der Fachgesellschaften 2005)

Risiko	Kriterien	Therapie
ohne Risiko	< 65 Jahre keine Vorerkrankung keine Risikosymptome, keine Risiko- laborwerte **(CRB-65 oder CURB < 0)**	**Therapie der Wahl:** ▪ **Aminopenicillin:** Amoxicillin **alternativ:** ▪ **neueres Makrolid:** Azithromycin, Clarithromycin, Roxithromycin ▪ **Tetrazyklin:** Doxycyclin
mit Risiko	≥ 65 Jahre bekannte Vorerkrankung Nachweis von Risikosymptomen und Risikolaborwerten **(CRB-65 oder CURB < 0)**	**Therapie der Wahl:** ▪ **Aminopenicillin + Betalaktamaseinhibitor:** Amoxicillin + Clavulansäure ▪ **Betalaktamaseinhibitor:** Sultamicillin **alternativ:** ▪ **Fluorchinolon:** Levofloxacin, Moxifloxacin ▪ **Cephalosporin:** Cefpodoxim, Cefuroxim

▶ Merke

▶ **Merke:** Das Aminopenicillin **Amoxicillin** ist das am besten geeignete Oral-penicillin gegen **Pneumokokken**.

Hospitalisierte CAP-Patienten erhalten eine **intravenöse** Antibiose (Tab. **C-6.5**).

Hospitalisierte CAP-Patienten erhalten eine **intravenöse** Antibiose. Die Therapie richtet sich nach dem Risiko einer Pseudomonas-Infektion (Tab. **C-6.5**). Risikofaktoren für das Auftreten von Pneumonien durch Pseudomonas aeruginosa sind zusätzliche pulmonale Erkrankungen (COPD, Bronchiektasie), kürzlicher Krankenhausaufenthalt, kürzliche Breitspektrumantibiotika-Therapie, orale Kortisontherapie, Aspiration.

▪ **Antibiotikatherapie der NP:** Sie hängt vom Risikoprofil des Patienten und vom Aufenthaltsort im Krankenhaus ab (Tab. **C-6.6**).

▪ **Antibiotikatherapie der NP:** Noch bevor die mikrobiologischen Ergebnisse inkl. Resistenzbestimmung vorliegen, wird eine kalkulierte Anfangstherapie gestartet. Sie hängt vom Risikoprofil des Patienten und vom Aufenthaltsort im Krankenhaus ab. Dabei gibt es allerdings erhebliche Unterschiede zwischen verschiedenen Krankenhäusern und Stationen (z. B. Intensivstationen). Die folgende Empfehlung ist deshalb nur ein Anhaltspunkt (Tab. **C-6.6**).

Sequenztherapie: Die i. v. Antibiose sollte möglichst früh auf eine **orale** Gabe umgestellt werden.

Sequenztherapie: Bei gutem Ansprechen auf die Behandlung (Herzfrequenz ≤ 100/min, Atemfrequenz ≤ 24/min, systolischer Blutdruck ≥ 90 mmHg, Körpertemperatur ≤ 37,8 °C, Fähigkeit zur oralen Nahrungsaufnahme, normaler Bewusstseinszustand, keine Hypoxämie, sichere orale Medikamenteneinnahme) kann man i. v. Antibiotika auf entsprechende **orale** Präparate umstellen. Der Patient ist so besser mobilisierbar und eine orale Antibiose ist zudem kostengünstiger.

Supportive Maßnahmen:
▪ Antipyretika
▪ Antitussiva, Sekretolytika
▪ ausreichende Flüssigkeitszufuhr
▪ Atemgymnastik.

Supportive Maßnahmen: Neben der Antibiose sind supportive Maßnahmen zur Unterstützung der Genesung durchzuführen:
▪ Antipyretika (z. B. Paracetamol) zur Fiebersenkung bis 38,5 °C
▪ Antitussiva bei trockenem Husten, Sekretolytika bei produktivem Husten
▪ ausreichende Flüssigkeitszufuhr (1500 ml + 500 ml pro Grad Fieber)

☰ C-6.5	Antibiotikatherapie bei hospitalisierten CAP-Patienten (Therapieempfehlung der Fachgesellschaften 2005)

Pseudomonas-Risiko	Therapie
kein Pseudomonas-Risiko	**Therapie der Wahl:** ▪ **Aminopenicillin + Betalaktamaseinhibitor:** Amoxicillin + Clavulansäure; Ampicillin + Sulbactam ▪ **Cephalosporin:** Cefuroxim, Ceftriaxon, Cefotaxim jeweils +/– Makrolid **alternativ:** ▪ **Fluorchinolon:** Levofloxacin, Moxifloxacin
Pseudomonas-Risiko	**Therapie der Wahl:** ▪ **Acylaminopenicillin + Betalaktamaseinhibitor:** Piperacillin + Tazobactam ▪ **Cephalosporin:** Cefepim ▪ **Carbapenem:** Imipenem, Meropenem jeweils +/– Makrolid **alternativ:** ▪ **Fluorchinolon:** Levofloxacin, Ciprofloxacin (+ Pneumokokken-/S.-aureus-wirksames Antibiotikum)

C-6.6	Antibiotikatherapie bei NP-Patienten (Empfehlungen der Paul-Ehrlich-Gesellschaft)		
Risiken und Kriterien	**Therapie**	**Risiken und Kriterien**	**Therapie**
ohne besondere Risiken	▪ Acylaminopenicillin + Beta-lactamaseinhibitor (BLI) ▪ Cephalosporin ▪ Fluorchinolon + Clindamycin	lange antibiotische Vor-behandlung, bekannte Atemwegs- und Lungen-krankheit, langer Aufenthalt auf der Intensivstation	▪ Cephalosporin ▪ Acylaminopenicillin + BLI ▪ Carbapenem jeweils + Aminoglykosid oder Fluorchinolon
Schluckstörung, Ein-griffe im Oropharynx, Bewusstseinsstörung	▪ Acylaminopenicillin + BLI ▪ Carbapenem ▪ Cephalosporin + Clindamycin ▪ Fluorchinolon + Clindamycin	hämatologische System-erkrankung, Kortikosteroid-therapie	▪ Cephalosporin ▪ Acylaminopenicillin + BLI ▪ Carbapenem ▪ Fluorchinolon + Clindamycin jeweils + Makrolid +/– Rifampicin
Kopftrauma, nach neurochirurgischem Eingriff, Nierenversagen, Diabetes mellitus	▪ Acylaminopenicillin + BLI ▪ Cephalosporin ▪ Fluorchinolon + Clindamycin jeweils + Glykopeptid bei MRSA	schwerster Verlauf, auch bei Beatmung	▪ Cephalosporin ▪ Acylaminopenicillin + BLI ▪ Carbapenem jeweils + Fluorchinolon oder Aminoglykosid

▪ ggf. Sauerstoffzufuhr
▪ Atemgymnastik (Erleichterung des Abhustens, Erhalt der Muskulatur).

Therapiekontrolle: Eine erfolgreiche Antibiotikatherapie bei bakterieller Pneumonie erkennt man am Fieberabfall, an der klinischen Besserung, an der Abnahme des CRP und an der Normalisierung der Leukozytenzahl bis zum 3. Tag. Der Röntgenbefund bessert sich erst verzögert im Laufe weiterer Tage (s. o. Verlaufskontrolle).

Therapiekontrolle: Eine erfolgreiche Therapie erkennt man an Fieberabfall, klinischer Besserung, Abnahme von CRP und Leukozytenzahl.

Prognose: Die **unkomplizierte CAP** eines Patienten mit geringen Risiken hat unter adäquater Antibiose eine sehr geringe Letalität. Sie heilt in der Regel komplett aus. **Schwere CAP**, die auf Intensivstationen behandelt werden müssen, und **NP** weisen eine Letalität bis zu 20 % auf. Meist wird die beginnende respiratorische Insuffizienz oder die beginnende Sepsis nicht rechtzeitig erkannt.

Prognose: Die **unkomplizierte CAP** ohne Risiken heilt meist komplett aus. Bei **schwerer CAP** oder **NP** sterben bis zu 20 % der Patienten.

Prävention: Nach den Empfehlungen der Ständigen Impfkommission von 2006 soll eine **Pneumokokkenschutzimpfung** bei folgenden Personen alle 5 Jahre durchgeführt werden:
Lebensalter > 60 Jahre, chronische Erkrankungen wie Herz-Kreislauf-Erkrankungen, Asthma, COPD, Diabetes mellitus, Leberkrankheiten, Nierenerkrankungen, Z. n. Organtransplantation, Z. n. Splenektomie, HIV-Infizierte, Patienten mit Leukämie.
Die Ständige Impfkommission empfiehlt zudem eine jährliche **Grippeschutzimpfung** bei o. g. Risikopatienten und darüber hinaus bei Personen, die einer erhöhten Ansteckungsgefahr ausgesetzt sind (z. B. medizinisches Personal, Publikumsverkehr, Lehrer).

Prävention: Eine **Pneumokokkenschutzimpfung** sowie **Grippeschutzimpfung** wird für folgende Personen empfohlen: Lebensalter > 60 Jahre, chronische Erkrankungen wie Herz-Kreislauf-Erkrankungen, Asthma, COPD, Diabetes mellitus, Leberkrankheiten, Nierenerkrankungen, Z. n. Organtransplantation, Z. n. Splenektomie, HIV-Infizierte, Patienten mit Leukämie.

▶ **Klinischer Fall:** Ein 23-jähriger Mann leidet seit zwei Tagen an Schnupfen und starkem Husten. Als nun auch Nachtschweiß hinzukommt und er am Morgen ein schweres Krankheitsgefühl empfindet, sucht er gegen 6:30 Uhr die Notaufnahme der Klinik auf.
Der diensthabende Arzt erhebt bei der körperlichen Untersuchung folgende Befunde: feuchte Haut bei erhöhter Körpertemperatur (38,9 °C), einen leicht geröteten Rachenring, feinblasige Rasselgeräusche links dorsobasal mit leisen Knackgeräuschen. Blutdruck 95/65 mmHg, Puls 110/min, Atemfrequenz 22/min. Die Röntgen-Thorax-Übersicht zeigt ein flächiges Infiltrat eines Oberlappensubsegementes rechts (Abb. **C-6.5**). Laborwerte: Leukozyten 18 500/µl (Normwert: 4400–11 300/µl), CRP 6,7 mg/dl (<0,5 mg/dl), Natrium mit 133 mmol/l (135–145 mmol/l) leicht erniedrigt, Serum-Harnstoff normal.
Der diensthabende Arzt stellt die Diagnose „Lobärpneumonie". Er nimmt den Patienten wegen eines CRB-65- und CURB-Scores von 0 nicht stationär auf, sondern leitet eine ambulante Antibiotikatherapie mit 1000 mg Amoxicillin 3 × tägl. für 7 Tage ein. Der Patient erhält eine Arbeitsunfähigkeitsbescheinigung und wird weiter an den Hausarzt verwiesen. 10 Tage später berichtet der Hausarzt bei telefonischer Rücksprache über eine gute Rekonvaleszenz des Patienten. Bis auf einen leichten Husten ist der Patient symptomfrei und körperlich bereits wieder belastbar. Die Laborwerte haben sich normalisiert. In einer Woche wird er wieder arbeiten können.

◀ **Klinischer Fall**

◎ **C-6.2** Röntgen-Thorax-Übersicht bei Lobärpneumonie

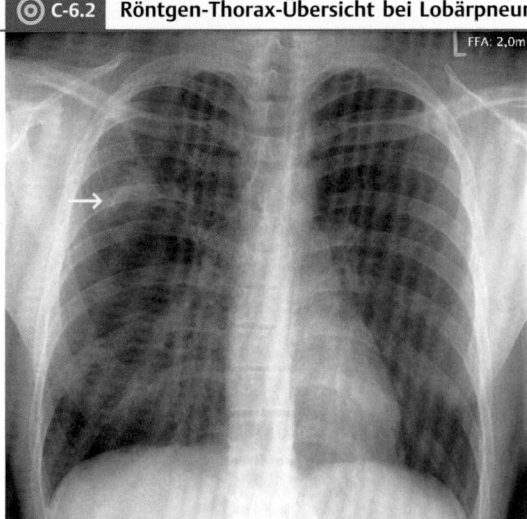

Flächiges Infiltrat in einem Oberlappensegment rechts (Pfeil).

Besonderheiten spezieller Pneumoniearten

Pneumonien bei Immunschwäche

Bei herabgesetztem Immunstatus können sog. **opportunistische Erreger** eine Pneumonie verursachen:
- **Viren:** Zytomegalievirus, Herpes-simplex-Virus, Varizella-Zoster-Virus
- **Bakterien:** atypische Mykobakterien
- **Pilze:** Aspergillen, Candida, Pneumocystis jiroveci (früher P. carinii).

Für eine erfolgreiche Therapie ist eine korrekte **Diagnose** mit sicherem **Keimnachweis** (bronchoalveoläre Lavage, Lungenbiopsie) sehr wichtig.

Pneumocystis-jiroveci-Pneumonie (PCP): Sie kommt häufig bei **AIDS-Patienten** vor. Typisch ist eine **interstitielle Pneumonie** mit plasmazellulären Infiltraten. Die Behandlung erfolgt durch **Cotrimoxazol** (s. S. 1032).

Infarktpneumonie

In etwa 10 % aller **Lungenembolien** kommt es zu einem hämorrhagischen Lungeninfarkt, der sekundär infizieren und zu einer **chronisch** verlaufenden Pneumonie führen kann.

Besonderheiten spezieller Pneumoniearten

Pneumonien bei Immunschwäche

Bei Patienten mit **herabgesetztem Immunstatus** (z. B. Therapie mit Immunsuppressiva oder Zytostatika, maligne Lymphome, Leukämien, HIV-Infektion, Alkoholkrankheit mit schlechtem Ernährungszustand) kann eine Pneumonie zusätzlich durch sog. **opportunistische Erreger** ausgelöst werden. Darunter versteht man Erreger, die bei normalem Immunstatus keine Erkrankung verursachen, aber bei Abwehrschwäche die „Gelegenheit" (lat. opportunitas) nutzen, sich zu verbreiten.
- **Viren:** Zytomegalievirus, Herpes-simplex-Virus, Varizella-Zoster-Virus
- **Bakterien:** atypische Mykobakterien
- **Pilze:** Aspergillen, Candida, Pneumocystis jiroveci (früher P. carinii).

Für eine erfolgreiche Therapie ist bei diesen Patienten eine korrekte **Diagnose** mit sicherem **Keimnachweis** sehr wichtig. Diese gelingt nur durch eine invasive Diagnostik (bronchoalveoläre Lavage, Lungenbiopsie).

Pneumocystis-jiroveci-Pneumonie (PCP): Sie ist häufig Erstmanifestation von AIDS und die häufigste opportunistische Infektion bei **AIDS-Patienten**. Typisch ist eine **interstitielle Pneumonie** mit plasmazellulären Infiltraten. Der Beginn ist schleichend, der Verlauf meist sehr langsam. Die Patienten leiden unter zunehmender Dyspnoe, Tachypnoe, trockenem Husten und Fieber. Die Auskultation ist meist unauffällig. Die Röntgen-Thorax-Übersicht (besser thorakale CT) zeigt beidseits interstitielle Infiltrate. Die Diagnose wird durch den Erregernachweis in der bronchoalveolären Lavage oder transbronchialen Lungenbiopsie gestellt. Die Therapie besteht in der Gabe von hochdosiertem **Cotrimoxazol** i. v. Da der Erreger bei den meisten Patienten in der Lunge persistiert, benötigt man eine Rezidivprophylaxe, z. B. Cotrimoxazol oral in niedriger Dosierung (s. S. 1032).

Infarktpneumonie

In etwa 10 % aller **Lungenembolien** kommt es zum hämorrhagischen Lungeninfarkt. Die anfangs sterilen Lungeninfarkte können innerhalb weniger Tage bakteriell besiedelt werden. Es entwickelt sich eine **chronisch** verlaufende Pneumonie mit narbiger Abheilung, gelegentlich auch mit Nekrosen. Typische Lungeninfarkte liegen pleuranah und stellen sich in der Röntgen-Thorax-Übersicht als keilförmige Infiltrate dar. Diagnoseführend ist der Nachweis von Lungenembolien (thorakale CT).

Poststenotische Pneumonie

Wenn **Fremdkörper** oder **bronchiale Tumoren** den Sekretfluss behindern, kann das verhaltene Sekret durch Bakterien besiedelt werden und sich eine poststenotische Pneumonie entwickeln (obstruktive Pneumonie, Retentionspneumonie). Die Therapie besteht nicht nur in einer **Antibiotikagabe**, sondern vor allem in der Beseitigung des endobronchialen Hindernisses. Zur **Rekanalisierung** kommen Laser, Stents sowie transkutane und endobronchiale Bestrahlungen in Betracht (s. S. 337).

Aspirationspneumonie

Aspiration ist definiert als das Einatmen bzw. Eindringen von körpereigenen (z. B. Magensaft) oder körperfremden Substanzen (z. B. Nahrung) in die Atemwege. **Risikofaktoren** für eine Aspiration sind:
- **Bewusstseinsstörungen:** Alkoholkrankheit, Bewusstlosigkeit, Schädel-Hirn-Trauma, Schlaganfall, Narkose, Medikamente
- **neurologische Erkrankungen:** Morbus Parkinson, Myastenie, neuromuskuläre Erkrankungen
- **Dysphagie:** Ösophaguskarzinom, Ösophagusdivertikel, Achalasie, gastroösophagealer Reflux, ösophagotracheale Fistel
- **medizinische Eingriffe:** z. B. Bronchoskopie, Gastroskopie, Intubation, nasogastrale Sonde.

In Abhängigkeit vom aspirierten Material können verschiedene Krankheitsbilder entstehen, die unterschiedlich behandelt werden müssen:
- **festes Material** (z. B. Nahrung, Tabletten): Es entsteht eine poststenotische Pneumonie. Die Therapie besteht aus der bronchoskopischen Fremdkörperentfernung und einer Antibiose
- **wässrige Flüssigkeit** (z. B. Getränke): Es kann sich eine Bronchitis, eine Pneumonie, bei großen Mengen auch ein Lungenödem entwickeln (Beatmung erforderlich)
- **oropharyngeales Sekret oder Mageninhalt (inkl. Bakterien):** Es entsteht eine Pneumonie mit gramnegativen und anaeroben Bakterien. Der Krankheitsverlauf ist langwierig; es entwickeln sich häufig Lungenabszesse und Pleuraempyeme
- **vorwiegend Magensäure** (z. B. bei Notfallintubation): Innerhalb eines Tages entsteht ein sehr schweres Krankheitsbild (**Mendelson-Syndrom**), das sich bis zum akuten Lungenversagen (ARDS) entwickeln kann. Es sollte sofort ein Absaugen über ein flexibles Bronchoskop erfolgen und eine Antibiose (z. B. Carbapenem oder Cephalosporin + Clindamycin) eingeleitet werden.

Pilzpneumonie

Pilzpneumonien sind selten und betreffen vorwiegend immungeschwächte Patienten. In Europa kommen als Erreger **Candida**, **Aspergillen** und **Kryptokokken** in Betracht, außerhalb Europas auch Histoplasma, Kokzidien und Blastomyces (Reiseanamnese!). Candida und Aspergillus sind opportunistische Erreger, d. h. sie infizieren nur Menschen mit einem Immundefizit.

Candida-Pneumonie: Sie ist extrem selten und kommt bei **systemischer Candidiasis** (Candida-Sepsis) vor. Sie wird durch eine transbronchiale Lungenbiopsie gesichert. Mittel der Wahl ist eine Therapie mit **Amphotericin B**, evtl. zusammen mit Fluconazol (alternativ: Monotherapie mit Itraconazol, Voriconazol oder Caspofungin). Die Candida-Pneumonie ist ein lebensgefährliches Krankheitsbild mit sehr **schlechter Prognose.** Weitere Informationen zur Candidiasis s. S. 1117.

Aspergillus-Pneumonie (invasive pulmonale Aspergillose): Aspergillen verursachen sehr verschiedene Erkrankungen an Atemwegen und Lunge, die unter dem Sammelbegriff „Aspergillose" zusammengefasst werden (s. S. 1116). Eine Aspergillus-Pneumonie tritt nur bei **langdauerndem Immundefekt** auf, z. B. bei Leukämien unter Chemotherapie, bei Immunsuppression nach Organtransplantation, bei HIV-Infektion im Stadium AIDS. Die Diagnose muss über eine Lungenbiopsie gestellt werden, ein Antigennachweis in Sekret oder Blut erhärtet den Verdacht, Antikörpertests sind bei immunsupprimierten Patienten unzuverlässig. Als Therapie kommen **Amphotericin B** (Mittel der Wahl), Fluconazol, Itraconazol, Voriconazol oder Caspofungin zur Anwendung.

Poststenotische Pneumonie

Die poststenotische Pneumonie kann durch **Fremdkörper** oder **Tumoren** ausgelöst werden. Neben der **Antibiotikagabe** muss vor allem die Stenose beseitigt werden (**Rekanalisierung** durch Laser, Stents, Bestrahlung).

Aspirationspneumonie

Risikofaktoren für eine Aspiration sind:
- Bewusstseinsstörungen
- neurologische Erkrankungen
- Dysphagie
- medizinische Eingriffe.

In Abhängigkeit vom aspirierten Material können verschiedene Krankheitsbilder entstehen:
- **festes Material:** poststenotische Pneumonie
- **wässrige Flüssigkeit:** Bronchitis, Pneumonie, bei großen Mengen auch Lungenödem
- **oropharyngeales Sekret oder Mageninhalt:** Pneumonie mit gramnegativen und anaeroben Bakterien (langwieriger Verlauf)
- **Magensäure:** sehr schweres Krankheitsbild (**Mendelson-Syndrom**), ggf. akutes Lungenversagen (ARDS).

Pilzpneumonie

In Europa kommen als Erreger **Candida**, **Aspergillen** und **Kryptokokken** in Betracht, außerhalb Europas auch Histoplasma, Kokzidien und Blastomyces.

Candida-Pneumonie: Sie kommt bei systemischer Candidiasis (Candida-Sepsis) vor. Eine Lungenbiopsie sichert die Diagnose. Mittel der Wahl ist Amphotericin B.

Aspergillus-Pneumonie (invasive pulmonale Aspergillose): Sie tritt nur bei langdauerndem Immundefekt auf. Die Diagnose wird durch Lungenbiopsie und Antigennachweis gestellt. Mittel der Wahl ist Amphotericin B.

6.1.2 Lungenabszess

6.1.2 Lungenabszess

▶ Definition

▶ **Definition:** Ein Lungenabszess ist eine nekrotische Gewebedestruktion mit Anhäufung von neutrophilen Granulozyten.

Ätiologie: Häufig im Rahmen einer **Aspirationspneumonie** durch anaerobe Bakterien. Multiple Lungenabszesse sprechen für eine **hämatogene Infektion**.
Klinik: Die Pneumonie klingt nicht ab, Entzündungsparameter sinken nicht, Husten und eitriger Auswurf persistieren.

Ätiologie: Häufig entwickelt er sich im Rahmen einer **Aspirationspneumonie**, die durch anaerobe Bakterien ausgelöst wurde. Multiple Lungenabszesse sprechen für eine **hämatogene Infektion** (z. B. bei i. v. Dogenabusus).

Klinik: Klinische Hinweise sind, dass die Pneumonie nicht wie erwartet abklingt, die Entzündungsparameter nicht sinken sowie Husten und eitriger Auswurf persistieren. Der Auswurf kann fötide riechen, auch Hämoptysen kommen vor.

Diagnostik: Röntgen-Thorax-Übersicht mit Höhlenbildung und Flüssigkeitsspiegel. **Bronchoskopie** zur differenzialdiagnostischen Abklärung und zum Erregernachweis. **Blutkulturen** bei Fieber.

Diagnostik: Die **Röntgen-Thorax-Übersicht** zeigt eine Höhlenbildung mit Flüssigkeitsspiegel. Wegen der Differenzialdiagnose „poststenotische Pneumonie" und zum Erregernachweis ist eine diagnostische **Bronchoskopie** sinnvoll. Sputum enthält ein verunreinigtes Keimgemisch und trifft selten den relevanten Erreger. Bei Fieber sind **Blutkulturen** abzunehmen.

Therapie: Es ist eine sofortige **Antibiotikatherapie** indiziert. Ggf. sind eine **transthorakale Abszessdränage** oder eine **thoraxchirurgische Entfernung** der Abszesshöhle nötig.

Therapie: Es ist eine sofortige **Antibiotikatherapie** indiziert (Cephalosporin + Clindamycin oder Fluorchinolon + Clindamycin oder Carbapenem + Metronidazol). Nach Eintreffen der bakteriologischen Ergebnisse muss die Antibiose ggf. gezielt umgestellt werden. Die Ausheilung kann mehrere Wochen dauern und erfolgt meist unter Narbenbildung. Falls der Lungenabszess nicht abklingt, ist eine **transthorakale Abszessdränage** indiziert. Eine persistierende Abszesshöhle sollte **thoraxchirurgisch entfernt** werden.

Komplikationen: Pleuraempyeme oder Rupturen mit resultierender bronchopleuraler Fistel und Seropneumothorax.

Komplikationen: Häufige Komplikationen sind Pleuraempyeme oder Rupturen mit resultierender bronchopleuraler Fistel und Seropneumothorax, die drainiert werden müssen.

6.1.3 Lungentuberkulose

6.1.3 Lungentuberkulose

▶ Synonym

▶ **Synonym:** Morbus Koch, Tbc, früher „Schwindsucht."

▶ Definition

▶ **Definition:** Die Tuberkulose ist eine chronische Infektionskrankheit eines oder mehrerer Organe, die durch Mykobakterien verursacht wird.

Epidemiologie: Die Inzidenz liegt in Deutschland bei etwa 5,1/100 000 Einwohner/Jahr.

Epidemiologie: In Deutschland beträgt die Inzidenz durchschnittlich 5,1/100 000 Einwohnern/Jahr. Bei den in Deutschland lebenden Ausländern dagegen liegt ist sie höher (etwa 27,4/100 000/Jahr). Weltweit gibt die Tuberkulose-Epidemie Anlass zur Sorge; die WHO berichtet von 8 Mio. Neuerkrankungen und 3 Mio. Todesfällen pro Jahr.

▶ Merke

▶ **Merke:** Die Lungentuberkulose ist in Deutschland eine seltene Krankheit geworden. Dies beinhaltet das Risiko, dass sie verzögert diagnostiziert wird.

Ätiologie: Die **Mykobakterien** M. tuberculosis und selten M. bovis oder M. africanum infizieren über eine **Tröpfcheninfektion** die Lunge.

Ätiologie: Die **Mykobakterien** M. tuberculosis und selten M. bovis oder M. africanum (Mycobacterium-tuberculosis-Komplex) infizieren über eine **Tröpfcheninfektion** von Mensch zu Mensch die Lunge. In Mitteleuropa ist die enterale Infektion (Milchprodukte) eliminiert und die Hautinfektion extrem selten.

Pathogenese: Es können drei Stadien unterschieden werden.

Pathogenese: Beim Verlauf der Lungentuberkulose können drei Stadien unterschieden werden: Primärinfektion, primäre Tuberkulose und postprimäre Tuberkulose.

▪ **Primärinfektion:** 6 Wochen nach der Infektion entwickelt sich ein epitheloidzelliges Granulom (**Primäraffekt**); zusätzlich können auch die hilären Lymphknoten beteiligt sein (**Primärkomplex**). Zum glei-

▪ **Primärinfektion:** Alveolarmakrophagen nehmen die Erreger auf und lösen im Laufe von 2–3 Wochen eine zelluläre **verzögerte Immunreaktion** aus. 6 Wochen nach Infektion bildet sich der sog. **Primäraffekt:** Ein epitheloidzelliges Granulom aus Makrophagen, Langerhans-Riesenzellen und Lymphozyten, das die Mykobakterien abkapselt und zunächst für den Körper unschädlich macht. Greift die Infektion zusätzlich auf die erste hiläre Lymphknotenstation über, spricht man von **Primärkomplex**. Zum gleichen Zeitpunkt wird der **Tuberkulin-Test positiv**. Das Granulom wird dann durch Fibroblasten, Bindegewebe und später Kalkeinlagerung stabilisiert. Das Zentrum des Granuloms kann einschmelzen (Verkäsung), wo die Mykobakterien viele Jahre virulent überleben können. Bei einer ausreichenden Immunitätslage ist die Infektion damit beendet, es entsteht keine Tuberkulose-Erkrankung.

chen Zeitpunkt wird der **Tuberkulin-Test positiv**.

> ▶ **Merke:** Bei Erwachsenen mit intaktem Immunsystem entsteht aus dem Primäraffekt keine Tuberkulosekrankheit. Als Zeichen der erworbenen Immunität bleibt der Tuberkulin-Test positiv (**latente Tuberkulose**).

◀ **Merke**

- **primäre Tuberkulose:** Sie ist bei Erwachsenen selten. Primär gefährdet sind Säuglinge und Kleinkinder sowie Patienten mit schwerer **Immunschwäche** (z.B. Alkoholismus, Niereninsuffizienz, Diabetes mellitus, Tumorkrankheit, Mangelernährung und Kachexie, immunsuppressive Therapie, HIV-Infektion). Folgende Verläufe sind möglich:
Das Lungeninfiltrat kann sich **lokal** ausbreiten (**tuberkulöse Pneumonie**). Bei **lymphogener** Ausbreitung entwickelt sich eine **Lymphknotentuberkulose** (Hilus, Mediastinum, Hals) oder eine **Pleuritis tuberculosa**. Durch eine **hämatogene** Streuung kann es schließlich zur Erkrankung extrapulmonaler Organe (**Organtuberkulose**) kommen. Bei massiver hämatogener Streuung finden sich in vielen Organen Tuberkel, man spricht von **Miliartuberkulose**.

- **primäre Tuberkulose:** Primär gefährdet sind Säuglinge und Kleinkinder sowie Patienten mit schwerer **Immunschwäche**. Eine tuberkulöse Pneumonie, eine Lymphknotentuberkulose, eine Pleuritis tuberculosa, eine Organ- oder Miliartuberkulose können entstehen.

- **postprimäre Tuberkulose:** Sie tritt typischerweise bei Erwachsenen auf. Ein abgeheilter Primärinfekt wird bei gestörter Immunität reaktiviert und die ruhenden Mykobakterien beginnen sich wieder zu teilen (**Reaktivierung**). Wenn Lymphknoten in Bronchien einbrechen, können durch Abhusten der Verkäsung neue tuberkulöse Herde in der Lunge gesetzt werden (**bronchogene Streuung**). In großen Granulomen entstehen ausgedehnte Verkäsungen, aus denen sich **Kavernen** entwickeln, wenn sie Anschluss an einen Bronchus gewinnen. Durch **lymphogene** und **hämatogene** Streuungen kann sich auch hier eine Organtuberkulose bilden (z.B. Pleuritis, Skelett-, Nieren-, Genitaltuberkulose).

- **postprimäre Tuberkulose:** Sie tritt typischerweise bei Erwachsenen durch eine **Reaktivierung** abgeheilter Primärinfekte auf. Es kann zu einer bronchogenen (Kavernen), lymphogenen oder hämatogenen Streuung kommen.

Nach Erstinfektion besteht eine spezifische Immunität und ein erneuter Kontakt mit M. tuberculosis führt bei ausreichender Körperabwehr in der Regel zu keinem erneuten Primäraffekt. Nur bei schlechter Abwehrlage können sich neue Mykobakterienstämme ausbreiten (**Superinfektion**). Wenn allerdings durch Therapie alle Mykobakterien eliminiert wurden, kann nach Verlust der spezifischen Immunität wieder eine neue Infektion erfolgen (**Reinfektion**).

Bei schlechter Abwehrlage können sich zusätzliche Mykobakterienstämme ausbreiten (**Superinfektion**). Wenn durch Therapie alle Mykobakterien eliminiert wurden, kann wieder eine neue Infektion erfolgen (**Reinfektion**).

Klinik: Die **Primärinfektion** verläuft meist **asymptomatisch**, ggf. unter dem Bild eines Atemwegsinfekts mit trockenem Husten und leichtem Fieber. Es kann sich ein Erythema nodosum ausbilden.
Die **primäre Tuberkulose** äußert sich meist als therapierefraktäre **Pneumonie** mit Fieber, Husten und Auswurf oder als **Pleuritis** mit Atemnot und Thoraxschmerzen. Die Lymphknotentuberkulose entsteht erst nach Wochen, ebenso die Organmanifestationen durch frühe Generalisierung.
Bei der **postprimären Tuberkulose** entwickeln sich die Symptome schleichend.
- **Allgemeinsymptome:** subfebrile Temperatur, Nachtschweiß, Müdigkeit, Schwäche, Antriebslosigkeit, Appetitlosigkeit und Gewichtsverlust („Schwindsucht")
- **Lungentuberkulose:** Anfangs trockener, später produktiver Husten mit gelblichem Auswurf, Hämoptysen (bei Kavernenbildung). Ausgedehnte Befunde führen zu Atemnot und respiratorischer Insuffizienz
- **Pleuritis tuberculosa:** atemabhängige Thoraxschmerzen, später zunehmende Atemnot und Thoraxenge
- **Lymphknotentuberkulose:** Nichtschmerzhafte Lymphknotenschwellungen am Hals mit Rötung, Erwärmung, Fistelbildung. Bei Mediastinal- und Hiluslymphknoten-Befall kann durch Komprimierung der Bronchien („Mittellappensyndrom") eine poststenotische Pneumonie entstehen

Klinik: Die **Primärinfektion** verläuft meist **asymptomatisch**.

Die **primäre Tuberkulose** äußert sich meist als therapierefraktäre **Pneumonie** oder als **Pleuritis**.

Bei der **postprimären Tuberkulose** entwickeln sich die Symptome schleichend.
- **Allgemeinsymptome:** subfebrile Temperatur, Nachtschweiß, Gewichtsverlust

- **Lungentuberkulose:** trockener Husten

- **Pleuritis tuberculosa:** atemabhängiger Thoraxschmerz

- **Lymphknotentuberkulose:** Lymphknotenschwellungen am Hals

- **Skeletttuberkulose:** Rückenschmerzen

- **Urogenitaltuberkulose:** chronische Pyelonephritis

- **Meningitis tuberculosa:** schleichend entstehender Meningismus

- **Miliartuberkulose:** schweres, lebensbedrohliches Krankheitsbild.

Diagnostik: Die **Anamnese** kann Hinweise auf Infektionsquellen oder Immunschwäche geben.

Der **Tuberkulin-Test** nach Mendel-Mantoux ist positiv, wenn die Induration **größer als 10 mm** ausfällt. Falsch negative Tuberkulin-Hauttests kommen vor bei medikamentöser Immunsuppression, schwerer Immunschwäche (z. B. HIV-Infektion) oder konsumierender Erkrankung.

▶ Merke

In Zweifelsfällen kann ein **In-vitro-Tuberkulose-Test** hilfreich sein.

Die **Röntgen-Thorax-Übersicht** ist für die Darstellung der Tuberkulose-Ausdehnung wichtig (Abb. **C-6.4**). Bei Miliartuberkulose findet man die typischen, disseminierten feinstfleckigen Lungenherde. In Zweifelsfällen wird eine **thorakale CT** angefertigt.

- **Skeletttuberkulose:** Leitsymptom sind Rückenschmerzen bei **Spondylodiscitis tuberculosa**. Entlang der Faszien können sich paravertebrale Senkungsabszesse entwickeln

- **Urogenitaltuberkulose:** Krankheitsbild einer chronischen Pyelonephritis mit „steriler" Leukozyturie. Die Nebenhodentuberkulose und die Tubentuberkulose führen zu Sterilität

- **Meningitis tuberculosa:** Schleichend entwickeln sich die Symptome einer Meningitis (Kopfschmerzen, Nackensteifigkeit, Hirnnervenausfälle)

- **Miliartuberkulose:** Schleichender Beginn mit Schwäche, Appetitlosigkeit, Gewichtsverlust, schwerem Krankheitsgefühl, Fieber bis zu 40 °C. Man findet eine Hepatosplenomegalie, oft Zeichen einer Meningitis (s. o.) und einer Peritonitis. In der Retina kann man die Tuberkuloseherde durch Augenspiegelung erkennen. Die Extremform ist die **Tuberkulosepsis** (**Landouzy**) mit einer Letalität von 25 %.

Diagnostik: Die **Anamnese** kann Hinweise auf eine Tuberkuloseerkrankung in der Umgebung des Patienten geben. Außerdem sollte man gezielt nach einer geschwächten Immunität (s. S. 1328) fragen.
Im nächsten Schritt sollte eine **Tuberkulin-Testung** durchgeführt werden. Üblich ist der **Intrakutan-Test** nach Mendel-Mantoux, bei dem 2 Tuberkulin-Units an der Beugeseite des Unterarms intrakutan injiziert werden. Nach 48–72 Stunden wird der Befund (die tastbare derbe Schwellung = Induration, nicht die Rötung!) abgelesen: Er ist **positiv,** wenn die Induration **größer als 10 mm** ausfällt (bei Immunschwachen > 5 mm, bei Geimpften > 15 mm; Abb. **C-6.3**a). Falsch negative Tuberkulin-Hauttests kommen vor bei medikamentöser Immunsuppression, schwerer Immunschwäche (HIV-Infektion) oder konsumierender Erkrankung (schwere Tbc, Tumorkrankheiten, auch Sarkoidose).

▶ **Merke:** Ein **positiver** Tuberkulin-Test spricht für eine zelluläre Immunität (entweder durch Infektion oder durch BCG-Impfung), beweist aber noch keine Tuberkuloseerkrankung. Ein **negatives** Testergebnis spricht i. d. R. gegen eine Tuberkuloseerkrankung, schließt diese aber auch nicht sicher aus.

In Zweifelsfällen kann ein **In-vitro-Tuberkulose-Test** hilfreich sein (allerdings hohe Kosten). Dabei wird im Patientenblut die Lymphozytenreaktion auf spezifische Mykobakterien-Antigene untersucht (Interferon-γ-Produktion bei sensibilisierten Lymphozyten).
Unbedingt erforderlich ist eine **Röntgen-Thorax-Übersicht** in zwei Ebenen zur Darstellung der Ausdehnung der Tuberkulose.
Die **Röntgenmorphologie** der Lungentuberkulose ist sehr **vielgestaltig.** Es finden sich u. a. fleckig-konfluierende Infiltrate, Aufhellungen mit Ringschatten (Kavernen), peribronchiale Infiltrate sowie Hilus- und Mediastinal-Lymphknotenvergrößerungen. Pleuraergüsse und Pleuraschwielen können hinzukommen. Im weiteren Verlauf entwickeln sich narbige Verziehungen, Kalkeinlagerungen sowie Schrumpfungen größerer Lungenabschnitte. Bei Miliartuberkulose findet man die typischen, disseminierten feinstfleckigen (miliare) Lungenherde. In Zweifelsfällen wird eine **thorakale CT** angefertigt.

◎ C-6.3

◎ C-6.3　**Tuberkulin-Testung**

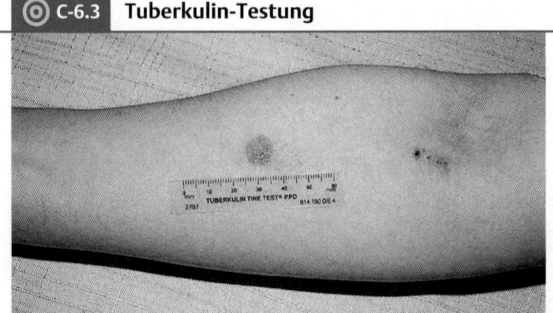

Positiver Ausfall eines **Intrakutan-Tests** nach Mendel-Mantoux mit Tuberkulin GT 100 E: tastbare Induration mit einem Durchmesser > 10 mm.

◎ C-6.4 | **Schwere Lungentuberkulose mit großer Kaverne links**

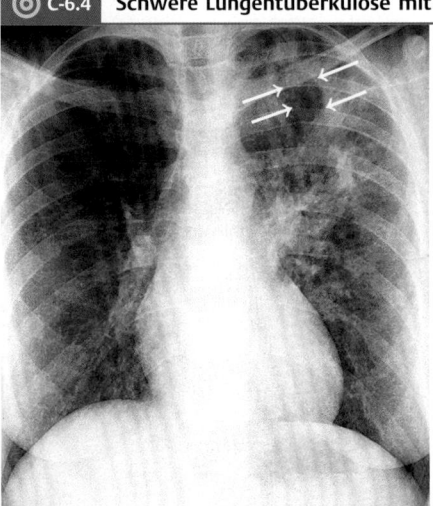

Röntgen-Thorax-Übersicht p.-a.: Es kommt ein großflächiges, **fleckig-konfluierendes Infiltrat** des linken Lungenoberfeldes zur Darstellung (Pfeile). Zudem findet sich in diesem Bereich eine rundliche Aufhellung **(Kaverne)**.

Der endgültige Beweis einer Tuberkuloseerkrankung gelingt nur durch den **Nachweis von M. tuberculosis** in ausreichendem Probenmaterial:
- **Lungentuberkulose:** Sputum an drei aufeinander folgenden Tagen, Magennüchternsekret (säurefeste Bakterien!); höhere Treffsicherheit bei bronchoalveolärer Lavage, Bürstenbiopsie oder transbronchialer Lungenbiopsie; Pleuraflüssigkeit oder besser Pleurabiopsie
- **bei bestehendem Verdacht:** Lymphknotenbiopsie (Lymphknoten-Tbc), Punktionspräparate (Skelett-Tbc), Urin (Nieren-Tbc), Menstrualblut und Sperma (Genital-Tbc), Liquorpunktat (Meningitis tuberculosa), Biopsie eines befallenen Organs (Miliartuberkulose).

Bei der **mikrobiologischen Diagnostik** sucht man zunächst im Ausstrichpräparat **mikroskopisch** nach Mykobakterien, z.B. mittels Auraminfärbung im Polarisationsmikroskop (positiv ab 1000 Mykobakterien/ml). Sehr sensitiv ist der Nachweis von **Mykobakterien-DNA** mittels PCR (positiv ab 6 Erregern pro Probe). Dieser Test unterscheidet jedoch nicht zwischen lebenden und abgestorbenen Mykobakterien. Der Nachweis lebensfähiger Erreger und damit einer aktiven Lungentuberkulose gelingt heute nur über **kulturelle Verfahren**. Die angezüchteten Mykobakterien werden für eine **Resistenztestung** aller gebräuchlichen Antituberkulotika weiterverwendet.

Nachweis von M. tuberculosis in ausreichendem Probenmaterial:
- **Lungentuberkulose:** Sputum, Magennüchternsekret, bronchoalveoläre Lavage, Lungenbiopsie, Pleuraflüssigkeit/-biopsie
- **bei bestehendem Verdacht:** Lymphknotenbiopsie, Punktionspräparat, Urin, Menstrualblut, Liquorpunktat, Biopsie eines befallenen Organs.

Die wichtigsten **mikrobiologischen Nachweismethoden** sind Mikroskopie (Ausstrichpräparat), DNA-Analysen und Kulturverfahren.

▶ **Merke:** Sind Mykobakterien in Sputum, Urin oder anderen Körpermaterialen, die auf „natürlichem" Weg nach außen gelangen, nachweisbar, spricht man von einer **offenen** (**aperten**) Tuberkulose, die potenziell infektiös ist! Bei einer **geschlossenen Tuberkulose** dagegen besteht keine Ansteckungsgefahr. Als **aktive** Tuberkulose bezeichnet man eine offene oder geschlossene Tuberkulose, die mit klinischen und radiologischen Zeichen einer floriden Erkrankung einhergeht.

◀ **Merke**

Tab. **C-6.7** zeigt zusammenfassend ein Schema zur Diagnostik der Tuberkulose.

Differenzialdiagnose: Die Allgemeinsymptome sind nicht für Tuberkulose spezifisch und können auch bei malignen Lymphomen, anderen Tumoren, Vaskulitiden und anderen Infektionskrankheiten vorkommen. Die Differenzialdiagnosen einer Kaverne im Röntgenbefund sind sehr umfangreich (Tab. **C-6.8**).

Differenzialdiagnose: malignes Lymphom, Tumoren, Vaskulitiden, andere Infektionskrankheiten. DD Kaverne im Röntgenbefund s.Tab. **C-6.8**.

Therapie: Jede aktive Tuberkulose muss behandelt werden (offene Tuberkulosen unter Isolierung), auch wenn der Erregernachweis noch aussteht. Ziel der Behandlung ist die vollständige Eliminierung der Mykobakterien und die Sanierung der entstandenen Defekte. Aufgrund der drohenden Resistenzbildung müssen immer mehrere **Antituberkulotika** (Tab. **C-6.9**) miteinander kombiniert werden. Die Standardtherapie der Tuberkulose gliedert sich in eine Initial- und Erhaltungstherapie:

Therapie: Jede aktive Tuberkulose muss mit **Antituberkulotika** (Tab. **C-6.9**) behandelt werden (offene Tuberkulosen unter Isolierung).

≡ C-6.7   Diagnostik der Tuberkulose

- Anamnese
- klinische Untersuchung
- klinisches Labor: Blutsenkung, Blutbild, Urinstatus
- Rö-Thorax, evtl. thorakale CT
- Tuberkulin-Test
- Sputum-Untersuchung auf Mykobakterien (an 3 aufeinanderfolgenden Tagebn mikroskopische und kulturell), evtl. Magensaft-Untersuchung
- evtl. Bronchoskopie mit Untersuchung des Bronchialsekrets und transbronchialer Biopsie
- evtl. perkutane Lungenbiopsie

Bei Verdacht auf Pleuraerguss:

- Thoraxsonographie
- Pleurapunktion mit Untersuchung des Pleurapunktats auf:
  – Gesamteiweiß
  – LDH
  – Glukose
  – Zytologie
  – Mykobakterien (mikroskopisch und kulturell, evtl. PCR)
- Pleurabiopsie therakoskopisch

Bei Verdacht auf Hals- oder Mediastinallymphknotentuberkulose:

- CT
- Lymphknoten-Biopsie oder -Punktion mit histologischer und bakteriologischer Untersuchung

Bei Verdacht auf Urogentialtuberkulose:

- Computertomographie
- kulturelle Untersuchung des Urins auf Mykobakterien
- evtl. kulturelle Untersuchung des Menstrualblutes
- evtl. operative Diagnostik mit histologischer und bakteriologischer Untersuchung des gewonnenen Materials

Bei Verdacht auf Meningitis tuberculosa:

- Untersuchung des Liquors
  – Zellzahl, Zellfifferenzierung
  – Gesamtprotein, Albuminquotient
  – Glukose
  – mikroskopische und kulturelle Untersuchung auf Mykobakterien
  – evtl. PCR

Bei Verdacht auf eine Knochen- oder Gelenktuberkulose:

- Röntgen-Diagnostik
- CT, evtl. MRT
- evtl. Punktion oder Biopsie der Läsion, chirurgische Ausräumung von Nekrosen oder kaltem Abszess, histologische und mikrobiologische Untersuchung des Materials

---

≡ C-6.8

≡ C-6.8   Differenzialdiagnosen kavitärer und zystischer Lungenveränderungen

- kavernöse Lungentuberkulose
- einschmelzendes Bronchialkarzinom
- abszedierende Pneumonie, Lungenabszess
- einschmelzender Lungeninfarkt
- nichttuberkulöse Mykobakteriose
- invasive Aspergillose, Aspergilluspneumonie
- Aspergillom
- Wegener-Granulomatose
- einschmelzende silikotische Schwielen
- zystische Bronchiektasie
- Emphysembullae
- Mukoviszidose
- Echinokokkuszyste
- Bronchuszyste
- intralobuläre bronchopulmonale Sequestration

- **Initialtherapie:** Isoniazid + Rifampizin + Pyrazinamid (+ Ethambutol) für ≥ 2 Monate

- **Initialtherapie:** Zunächst gibt man über wenigstens 2 Monate (oder bis zur deutlichen radiologischen und klinischen Besserung) eine **Dreifachtherapie** aus Isoniazid (INH), Rifampizin (RMP) und Pyrazinamid (PZA). Bei Hinweisen auf eine Resistenzsituation, einen schweren Krankheitsverlauf oder eine Immunschwäche wird mit einer **Vierfachtherapie** behandelt, d. h. zusätzlich mit Ethambutol (EMB) oder (selten) Streptomycin (SM). Bei klinischem Ansprechen auf die Therapie sind nach 3–4 Wochen die Mykobakterien nicht mehr infektiös und der Patient kann ambulant weiterbehandelt werden.

☰ C-6.9	Dosierungen und Nebenwirkungen der Antituberkulotika	
Wirkstoffe	*Dosierungen*	*Nebenwirkungen*
Isoniazid (INH)	5 mg/kgKG/d max. 400 mg/d	Hepatopathien, Polyneuropathien, allergische Hautreaktionen, Blutbildveränderungen (megakaryozytäre Anämie), Senkung der Krampfschwelle
Rifampizin (RMP)	10 mg/kgKG/d max. 600 mg/d	Hepatopathien, allergische Hautreaktionen, Thrombozytopenie, Enzyminduktion mit schnellerem Abbau von Medikamenten (z. B. orale Kontrazeptiva)
Pyrazinamid (PZA)	30 mg/kgKG/d max. 2 g/d	Hepatopathien, Hyperurikämie, Gichtanfälle
Ethambutol (EMB)	25 mg/kgKG/d max. 2,5 g/d	Schädigung des N. opticus (Störung von Gesichtsfeld und Farbsehen)
Streptomycin (SM)	15 mg/kgKG/d (i. m.) max. 1 g/d	Schädigung des N. vestibulocochlearis (Hör- und Gleichgewichtsstörungen)

- **Erhaltungstherapie:** Mit einer **Zweifachtherapie** aus Isoniazid und Rifampizin wird wenigstens 4 Monate (oder bis zum bestmöglichen Ergebnis) weiterbehandelt.

▶ **Merke:** Induktionstherapie über **2 Monate** mit **INH + RMP + PZA** (+ **EMB**), anschließend weitere **4 Monate** mit **INH + RMP**.

Therapieüberwachung: Bei offener Tuberkulose soll wenigstens einmal monatlich der Mykobakteriennachweis wiederholt werden, um dessen mikroskopische Negativierung zu dokumentieren. Eine Mykobakterienkultur ist zu Beginn der Therapie, mit Abschluss der Drei- oder Vierfachtherapie sowie mit Therapieende erforderlich.

Bei **Resistenzen** wird auf die getesteten Antibiotika umgestellt. Eine Multiresistenz (MDR = Multi-Drug-Resistance) gegen Isoniazid und Rifampizin ist schwer therapierbar, kommt aber zumindest in Deutschland (noch) selten vor (2,7 %). Risikozonen sind z. B. Estland (14,1 %), Lettland (9 %), die Russische Föderation (9 %), das südliche Afrika oder einige Großstädte der USA. Die extreme Multiresistenz (XDR) wird bisher nur in Einzelfällen berichtet: Hier lässt sich bisher keine wirksame Antibiotikakombination finden.

Die tuberkuloziden Antibiotika sind **nebenwirkungsträchtig** (Tab. **C-6.9**) und können auch bei einer Reihe von **Kontraindikationen** nicht gegeben werden. Bei vorbestehenden **Lebererkrankungen** ist die Gabe von **INH, RMP** oder **PZA** durch engmaschige Kontrollen von Bilirubin, GOT und GPT zu überwachen. **PZA** soll bei **Niereninsuffizienz** oder **Gicht** nicht verabreicht werden. Der **Augenarzt** entscheidet über den Einsatz von **EMB**.

In solchen Fällen weicht man von o. g. Therapieempfehlungen ab. Mögliche Ausweichpräparate sind Moxifloxacin oder Rifabutin, deren Anwendung als Dauertherapie spezialisierten Ärzten überlassen werden sollte. Die Therapiedauer verlängert sich dadurch auf 9–12 Monate.

Begleitende Maßnahmen: Neben der medikamentösen Therapie versucht man die immunitätsschwächenden Faktoren in den Griff zu bekommen, z. B. eine Alkoholkrankheit.

Prävention und Prophylaxe:

BCG-Impfung: Die Impfung mit dem abgeschwächten Mykobakterienstamm Bacille Calmette-Guérin ruft eine schwach verlaufende Hauttuberkulose hervor, die zu einer schwachen Immunität gegen M. tuberculosis führt. Sie ist nur in Ländern mit **hoher Inzidenz** (nicht in Deutschland) empfohlen, da sich dadurch bei Kindern die Häufigkeit von Miliartuberkulosen und Meningitis tuberculosa deutlich absenken lässt.

Chemoprophylaxe: Wenn eine tuberkulinnegative Person Kontakt zu einer Person mit infektiöser Tuberkulose hat, kann **Isoniazid** für die Dauer der Exposition gegeben werden. In Deutschland findet dies bei Kindern Anwendung, die in einem Haushalt mit Tuberkulosekranken leben.

◀ Merke

Therapieüberwachung: Bei offener Tuberkulose soll wenigstens einmal monatlich der Mykobakteriennachweis wiederholt werden.

Bei **Resistenzen** wird auf die getesteten Antibiotika umgestellt.

Die tuberkuloziden Antibiotika sind **nebenwirkungsträchtig** (Tab. **C-6.9**) und können auch bei einer Reihe von **Kontraindikationen** nicht gegeben werden.

Begleitende Maßnahmen: Behandlung der immunitätsschwächenden Faktoren.

Prävention und Prophylaxe:
BCG-Impfung: nur in Ländern mit hoher Inzidenz empfohlen.

Chemoprophylaxe: zum Schutz tuberkulinnegativer Personen bei Kontakt mit einer infektiösen Tuberkulose empfohlen.

Erhaltungstherapie: Isoniazid + Rifampizin für ≥ 4 Monate.

Chemoprävention: zum Schutz von Tuberkulinkonverten vor der Erkrankung empfohlen.

Infektionsschutz: Tuberkulose ist eine **meldepflichtige** Erkrankung.

Bei Verdacht auf eine offene Tuberkulose sind **persönliche** und **institutionelle Schutzmaßnahmen** (z. B. Isolierung, Besuchsregeln) zu ergreifen.

Prognose: Bei konsequenter Therapie können etwa **80 %** der Patienten **geheilt** werden.

6.1.4 Atypische Mykobakteriosen

▶ **Definition**

Ätiopathogenese: Atypische Mykobakterien führen in der Regel nur bei erheblichen **Immundefekten** zur Erkrankung.

Klinik: An der Lunge verläuft die Erkrankung als therapieresistente Pneumonie.

Diagnostik: Organbiopsien sind für eine sichere Diagnose unerlässlich.

Therapie: Die **medikamentöse** Therapie atypischer Mykobakteriosen ist problematisch. Es gibt verschiedene Ausweichsubstanzen.

Prognose: Chronische Verlaufsformen sind häufig.

6.2 Nichtinfektiöse Erkrankungen des Lungenparenchyms (= interstitielle Lungenerkrankungen, ILD)

▶ **Definition**

Chemoprävention: Bei Patienten mit frischer Tuberkulinkonversion wird **Isoniazid** über 6 Monate empfohlen. Dazu muss ein früher sicher negativer Tuberkulintest vorliegen, da man sonst nicht von einer frischen Infektion ausgehen kann. Menschen mit positivem Tuberkulin-Test (**latente Tuberkulose**) stellen eine potenzielle Gefahr für noch nicht Infizierte dar, wenn es zu einer Reaktivierung ihrer Tuberkulose kommt. Ob eine generelle medikamentöse Therapie bei latenter Tuberkulose sinnvoll wäre, ist derzeit noch Gegenstand der Diskussion.

Infektionsschutz: Meldepflichtig nach Infektionsschutzgesetz sind alle mikrobiologischen Mykobakteriennachweise, alle offenen und alle therapiebedürftigen Tuberkulosekrankheiten sowie der Tod an Tuberkulose. Das Gesundheitsamt führt in der privaten und beruflichen Umgebung des Kranken eine Suche nach Erkrankten durch.

Bei V. a. eine offene Tuberkulose sind die vorgeschriebenen **persönlichen** (z. B. Schutzkleidung, mykobakteriendichter Mundschutz) und **institutionellen Schutzmaßnahmen** zu ergreifen (z. B. Isolierung, Besuchsregeln). Bei multiresistenten Keimen gelten besondere Infektionsschutzmaßnahmen.

Prognose: Mit konsequenter Therapie über wenigstens 6 Monate kommt es in Deutschland bei etwa **80 %** der Tuberkulosekrankheiten zur **Ausheilung.** Bei Patienten mit Resistenzen oder fehlender Compliance können chronische Verläufe mit erheblichen Organschäden auftreten. Der Tod an Tuberkulose ist heute in Deutschland sehr selten.

6.1.4 Atypische Mykobakteriosen

▶ **Definition:** Infektionen durch atypische Mykobakterien (**MOTT** = mycobacteria other than tuberculosis), die üblicherweise keine typische Tuberkulose hervorrufen.

Ätiopathogenese: MOTT kommen ubiquitär in Wasser und Erdboden vor. Vorwiegend handelt es sich um M. avium intracellulare, M. kansasii und M. chelonae. Sie sind für ein gesundes Immunsystem nicht pathogen. Bei erheblichen **Immundefekten**, wie HIV-Infektion, Tumorleiden oder Mangelernährung, können sie Lungenerkrankungen, Lymphadenopathien sowie Haut- und Weichteilkrankheiten verursachen.

Klinik: Die Lungenerkrankungen verlaufen als therapieresistente Pneumonie, als kavernöser Prozess oder selten als miliare Tuberkulose.

Diagnostik: Organbiopsien mit mikrobiologischem Nachweis sind für eine sichere Diagnose unerlässlich.

Therapie: Die **medikamentöse** Therapie atypischer Mykobakteriosen ist problematisch, da MOTT weitgehend resistent gegen tuberkulozide Antibiotika sind. Ausweichsubstanzen sind Clarithromycin, Azithromycin, Rifabutin, Ciprofloxacin, Amikazin, Linezolid.

Prognose: Der Verlauf der atypischen Mykobakteriose hängt vom Immunstatus des Patienten ab, chronische Verlaufsformen sind deshalb häufig.

6.2 Nichtinfektiöse Erkrankungen des Lungenparenchyms (= interstitielle Lungenerkrankungen, ILD)

▶ **Definition:** Disseminierte Erkrankungen des Lungenbindegewebes mit Tendenz zur Fibrosierung ohne infektiöse Ursache nennt man interstitielle Lungenkrankheiten (ILD).

☰ C-6.10	Nichtinfektiöse Erkrankungen des Lungenparenchyms (= interstitielle Lungenerkrankungen, ILD)
ILD durch inhalative Noxen	▪ exogen-allergische Alveolitis ▪ Pneumokoniosen (z. B. Silikose) ▪ toxische Lungenerkrankungen
ILD durch nichtinhalative Noxen	▪ Lungenerkrankungen durch Medikamente ▪ Strahlenpneumonitis
ILD bei Systemerkrankungen	▪ Kollagenosen (rheumatoide Arthritis, Lupus erythematodes, progressive systemische Sklerose, Dermatomyositis/Polymyositis) ▪ Vaskulitiden (Morbus Wegener, mikroskopische Polyangiitis, Churg-Strauss-Syndrom) ▪ Sarkoidose ▪ Histiozytosis X (Langerhans-Zell-Histiozytose) ▪ eosinophile Lungenerkrankungen
idiopathische interstitielle Lungenkrankheiten	▪ idiopathische Lungenfibrose (IPF/UIP) ▪ desquamative interstitielle Pneumonie (DIP) ▪ respiratorische Bronchiolitis mit ILD (RBILD) ▪ akute interstitielle Pneumonie (AIP) ▪ cryptogen organisierende Pneumonie (COP) ▪ nichtspezifische interstitielle Pneumonie (NSIP) ▪ lymphoide interstitielle Pneumonie (LIP)

Tab. **C-6.10** gibt einen Überblick über die nichtinfektiösen Erkrankungen des Lungenparenchyms.

6.2.1 ILD durch inhalative Noxen

Exogen-allergische Alveolitis

6.2.1 ILD durch inhalative Noxen

Exogen-allergische Alveolitis

▶ **Synonym:** Hypersensitivitäts-Pneumonitis

◀ Synonym

▶ **Definition:** Als exogen-allergische Alveolitis (EAA) wird die hyperergische Reaktion des Lungenparenchyms auf inhalative organische Stäube (und selten Chemikalien) bezeichnet.

◀ Definition

Epidemiologie: Die Prävalenz in der Gesamtbevölkerung liegt bei etwa 4/100 000 Einwohner. Unter Landwirten steigt die Prävalenz auf 85/100 000, unter Vogelzüchtern auf 150/100 000. Die meisten Fälle der EAA sind Berufserkrankungen (BeKV-Nr. 4201).

Ätiologie: Die EAA wird durch die Inhalation sehr kleiner **organischer Staubpartikel** (1–3 μm Durchmesser) ausgelöst, die sich im Alveolarraum ablagern. Häufigste Formen sind die Farmerlunge und die Vogelhalterlunge (Tab. **C-6.11**).

Pathogenese: Es kommt zur Immunreaktion Typ Arthus (Immunkomplexkrankheit) im Alveolarbereich mit Bildung von **antigenspezifischen IgG-Immunkomplexen**. Eine wiederholte Antigenexposition führt zur chronischen interstitiellen Entzündung mit Aktivierung von Neutrophilen, später von **CD8-Lymphozyten**. Es können sich entzündliche Granulome bilden. Gestörte

Epidemiologie: Die Prävalenz in der Gesamtbevölkerung liegt bei etwa 4/100 000 Einwohner.

Ätiologie: Die EAA wird durch Inhalation sehr kleiner **organischer Staubpartikel** ausgelöst (Tab. **C-6.11**).

Pathogenese: Typisch sind **antigenspezifische Immunkomplexe** und die Vermehrung der **CD8-Lymphozyten**.

☰ C-6.11	Antigenquellen und Antigene der exogen-allergischen Alveolitis		
Erkrankung	**Beschäftigung**	**Antigenquelle**	**Antigen**
Vogelhalterlunge	Kontakt zu Vögeln (Wellensittiche, Tauben, Papageien)	Vogelkot, Vogelfederstaub	Vogelkot- und Vogelserumproteine
Farmerlunge	Landwirtschaft mit Tierhaltung	verschimmeltes Heu	thermophile Aktinomyzeten, Schimmelpilze
Befeuchterlunge	Aufenthalt in Räumen mit Luftbefeuchtern oder Klimaanlagen	kontaminierte Aerosole	thermophile Aktinomyzeten, Schimmelpilze, Amöben
Chemiearbeiterlunge	Lackierer	Klebstoffe, Lacke	Isozyanate

Reparaturmechanismen führen schließlich zu einer disseminerten Narbenbildung, d. h. zur Lungenfibrose.

Klinik: Die **akute** EAA beginnt nach 6–8 Stunden mit Fieber, Frösteln, Kopfschmerzen, Thoraxdruck, Atemnot. Die **chronische** Form beginnt schleichend.

Klinik: Die Symptome der **akuten Form** der EAA beginnen etwa 6–8 Stunden nach Exposition mit Fieber, Frösteln, Kopfschmerzen, Krankheitsgefühl, Thoraxdruck und Belastungsdyspnoe. Sie verschwinden spontan innerhalb von 2 Tagen. Die **chronische Form** der EAA beginnt schleichend mit trockenem Husten, Belastungsdyspnoe, Müdigkeit und Gewichtsverlust (pulmonale Kachexie).

Diagnostik: Anamnese (Berufsanamnese!), **Auskultation:** velcro rales, **Serologie:** präzipitierende Antikörper.

Diagnostik: Die genaue Erhebung der **Anamnese** liefert wichtige Hinweise auf die Antigenexposition (Berufsanamnese!). Bei der **Auskultation** hört man ein feines endinspiratorisches Knisterrasseln (velcro rales). Der **serologische** Nachweis von präzipitierenden Antikörpern gegen das verdächtige Antigen beweist eine stattgefundene Exposition.

Lungenfunktion: restriktive Ventilationsstörung mit Diffusionsstörung. Das **HR-CT** kann disseminierte Milchglastrübungen aufzeigen. **Röntgen-Thorax-Übersicht:** disseminierte, feinfleckige, manchmal feinretikuläre Zeichnungsvermehrung.

In der **Lungenfunktionsanalyse** zeigt sich eine restriktive Ventilationsstörung mit kleiner TLC (totale Lungenkapazität) und Behinderung des CO-Transfers (Diffusionsstörung). In Ruhe kann die Blutgasanalyse normal ausfallen, unter leichter Belastung (40 Watt) jedoch entwickelt sich eine Hypoxämie. Das **HR-CT** kann bereits frühe Stadien der EAA nachweisen (disseminierte Milchglastrübungen), die in der Röntgen-Thorax-Übersicht oft schwer zu erkennen sind. In der **Röntgen-Thorax-Übersicht** in 2 Ebenen findet sich eine disseminierte, feinfleckige, manchmal feinretikuläre Zeichnungsvermehrung über allen Lungenabschnitten.

BAL-Befund: hohe Gesamtzellzahl; anfangs Neutrophilen-, später Lymphozytenvermehrung.

Bei der **bronchoalveolären Lavage (BAL)** ist die Gesamtzellzahl stark erhöht. Direkt nach Exposition sind die Neutrophilen vermehrt, später findet man eine erhebliche Lymphozytose (30–50%) mit einem Anstieg der CD8-Zellen.

Lungenbiopsie: Ausschluss von Differenzialdiagnosen.

Eine **Lungenbiopsie** ist nur zur differenzialdiagnostischen Abklärung notwendig, vor allem bei der chronischen Verlaufsform.

Inhalative Provokation: Beobachtung eines alveolitischen Schubes innerhalb von 48 Stunden.

Um die Auslösung der akuten EAA durch bestimmte (z. B. berufliche) Stoffe endgültig nachzuweisen, kann man das native Antigen inhalieren lassen (**inhalative Provokation**). Unter Klinikbedingungen beobachtet man in den nächsten 48 Stunden die Entwicklung eines alveolitischen Schubes mit Fieber, trockenem Husten, Atemnot, Leukozytose, Lungenfunktionsverschlechterung, Hypoxämie.

Differenzialdiagnose: Die wichtigsten Differenzialdiagnosen sind das **OTDS** und die **idiopathische Lungenfibrose.**

Differenzialdiagnose: Die massive Exposition von Getreidestaub kann ein grippeähnliches Syndrom verursachen, das oft mit der EAA verwechselt wird: das **OTDS** (organic toxic dust syndrome, Drescherfieber). Einige Stunden nach Exposition kommt es zu Fieber, thorakaler Enge, Belastungsdyspnoe und trockenem Husten. Innerhalb von 24 Stunden klingen alle Symptome wieder ab. Es entwickeln sich nie Antikörperkomplexe und kein bleibender Lungenschaden. Die chronische Form der EAA ist schwer von einer **idiopathischen Lungenfibrose** zu unterscheiden, wenn keine Präzipitine nachweisbar sind.

C-6.5   Röntgen-Thorax-Übersicht bei exogen-allergischer Alveolitis

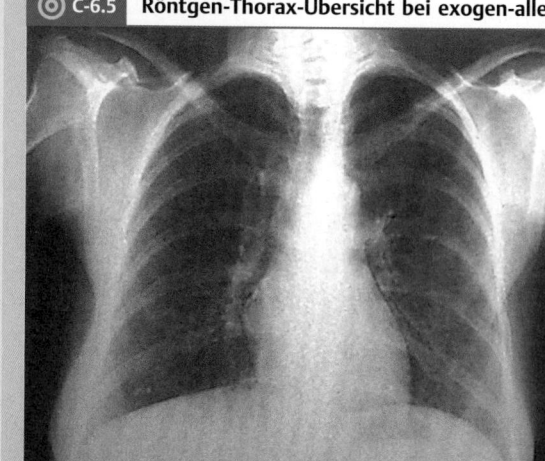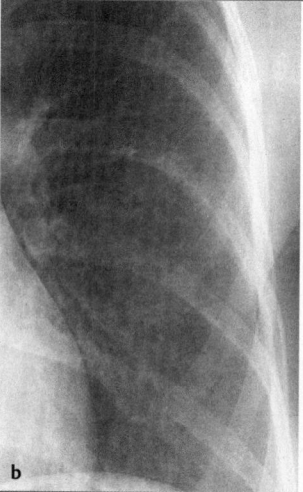

Disseminierte kleinfleckig-retikuläre Lungenzeichnung.
a Übersichtsaufnahme.
b Detailaufnahme linkes Unter- und Mittelfeld.

Therapie: Wie bei jeder hyperergischen Reaktion ist die **Expositionsprophylaxe** mit Antigenkarenz (u. U. Berufswechsel) essenziell. Ihre Effizienz kann am Abfall der Präzipitin-Titer, aber auch am Abklingen der Beschwerden beobachtet werden. Zumindest die akute EAA spricht gut auf orale **Kortikosteroide** an (0,5 mg Prednison/kg KG/Tag für 4–6 Wochen, anschließend ausschleichen).

Prognose: Die Prognose der akuten EAA ist bei konsequenter Antigenkarenz generell gut. Die chronische EAA kann trotz Therapie progredient verlaufen und infolge einer respiratorischen Insuffizienz oder eines Rechtsherzversagens auch tödlich enden.

Pneumokoniosen

> ▶ **Definition:** Pneumokoniosen sind Lungenparenchmyerkrankungen durch anorganische Stäube, vor allem Quarzstäube (Staublunge, Bergmannslunge). Es handelt sich um Berufserkrankungen, die bei der Bearbeitung von Gestein auftreten. Die wichtigste Form ist die Silikose (BKV-Nummer 4101), die in Deutschland selten geworden ist (im Jahr 2005 nur noch 1011 Silikosen bei insgesamt 5168 Pneumokoniosen).

Asbestose

Asbest verursacht vier Krankheiten: Die Pleuraasbestose ist die häufigste Manifestationsform einer durch Asbest verursachten Erkrankung (Näheres s. S. 421). Die Lungenasbestose (d. h. die interstitielle Lungenkrankheit) ist extrem selten, ebenso selten ist das durch Asbest verursachte Bronchialkarzinom, selten das Mesotheliom.

Silikose

Ätiologie: Eine Silikose entsteht durch die Inhalation von alveolengängigen **Quarzstäuben** (Kieselsäure; SiO_2) z. B. im Bergbau, bei Mineuren, in Gießereien, in der keramischen Industrie, bei Sandstrahlarbeitern, bei Steinmetzen.

Pathogenese: Die Quarzstäube werden im Alveolarraum von Makrophagen aufgenommen, können aber von diesen nicht abgebaut werden. Es bildet sich eine interstitielle Entzündung mit lokaler Fibrogenese aus. Im Lungeninterstitium entstehen **Silikoseknötchen** mit hyaliner Degeneration. Diese Knötchen können zu großflächigen **Schwielen** konfluieren und aufgrund ihrer Schrumpfungstendenz ein perifokales **Emphysem** ausbilden. Die Hilus- und Mediastinallymphknoten können „abgeschwemmtes" silikotisches Material aufnehmen und Verkalkungen der Randsinus bilden (sog. **Eierschalen-Lymphknoten**).

Klinik: Eine beginnende Silikose verursacht keine Symptome. Sie ist nur durch arbeitsmedizinische Vorsorgeuntersuchung zu erkennen. Später dominieren die Symptome der COPD, d. h. Husten, Auswurf, Belastungsdyspnoe (s. S. 354). Eine ausgeprägte Lungenparenchymbeteiligung führt zur Belastungsdyspnoe und letztlich zur Ruhedyspnoe. In der Folge steigt der pulmonal-arterielle Druck, es entwickelt sich ein Cor pulmonale.

Komplikationen: Es kann sich eine schwere Verlaufsform der Lungentuberkulose entwickeln, die heute aber selten ist (**Silikotuberkulose**; BKV-Nr. 4102). Das **Caplan-Syndrom** ist das gemeinsame Auftreten von Lungensilikose und rheumatoider Arthritis. Dabei entstehen Lungenrundherde (bis 2 cm Durchmesser). Silikosepatienten (v. a. Raucher) haben außerdem eine höhere Inzidenz für **Bronchialkarzinome** (BKV-Nr. 4112).

Diagnostik: Die zentrale Rolle in der Diagnostik haben **Berufsanamnese** und die **Röntgen-Thorax-Übersicht** (Abb. **C-6.6**), die nach standardisierten Kriterien beurteilt wird (ILO-Klassifikation der International Labor Organization). Das HR-CT ist zwar sensitiver, wird aber nicht routinemäßig eingesetzt. **Funktionsanalytisch** besteht meist eine obstruktive Ventilationsstörung und individuell sehr unterschiedlich entweder eine Lungenüberblähung (Vergrößerung des Residualvolumens im Sinne der COPD) oder eine restriktive Ventilationsstörung (im Sinne der ILD). Unter leichter körperlicher Belastung (40 Watt)

Therapie: Besonders wichtig ist eine **Expositionsprophylaxe**. Das akute Stadium spricht gut auf orale **Kortikosteroide** an.

Prognose: Bei Antigenkarenz ist die Prognose gut.

Pneumokoniosen

◄ Definition

Asbestose

Silikose

Ätiologie: Eine Silikose entsteht durch die Inhalation von alveolengängigen **Quarzstäuben** (Kieselsäure, SiO_2).

Pathogenese: Quarzstäube können von den Alveolarmakrophagen nicht abgebaut werden. Es bilden sich **Silikoseknötchen**. Auch die Hilus- und Mediastinallymphknoten können beteiligt sein (sog. **Eierschalen-Lymphknoten**).

Klinik: Beginnende Silikosen sind asymptomatisch. Die späteren Symptome ähneln einer COPD (s. S. 354).

Komplikation: Tuberkuloseinfektionen führen bei Silikose zu schweren Krankheitsbildern (**Silikotuberkulose**). Außerdem besteht ein höheres Risiko für **Bronchialkarzinome**.

Diagnostik: Die Diagnose kann mittels **Berufsanamnese** und **Röntgen-Thorax-Übersicht** (Abb. **C-6.6**) gesichert werden. **Funktionsanalytisch** zeigt sich eine eingeschränkte Lungenfunktion (obstruktive Ventilationsstörung, Lungenüberblähung oder restriktive Ventilationsstörung). In Zweifelsfällen empfiehlt sich eine **chirurgische Lungenbiopsie**.

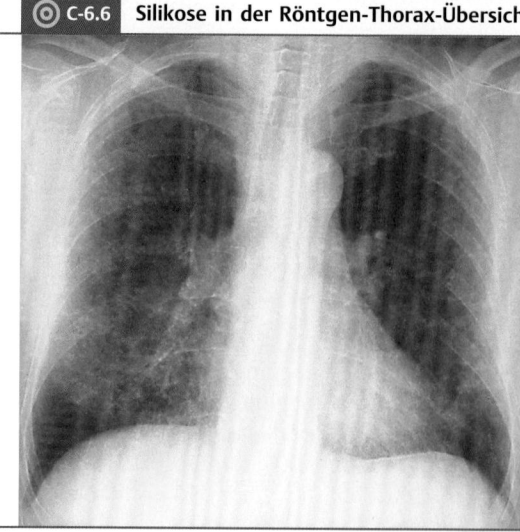

C-6.6 Silikose in der Röntgen-Thorax-Übersicht

Röntgen-Thorax-Übersicht p.-a.: Es kommen disseminierte, unterschiedlich große, relativ scharf begrenzte Fleckschatten in beiden Lungen zur Darstellung. Die Pleura ist abschnittsweise verbreitert.

Therapie: Entscheidend ist die **Expositionsprophylaxe**. Ggf. Behandlung der COPD und des Cor pulmonale.

Prognose: Früh erkannte Silikosen haben eine gute Prognose.

Toxische Lungenerkrankungen

▶ **Definition**

Ätiologie: Verschiedene **inhalative, enterale** und **parenterale** Noxen können zur toxischen Lungenschädigung führen.

Pathogenese: Die Noxen führen zu unterschiedlichen Reaktionsformen (Alveolitiden, Bronchiolitiden).

Klinik: Leitsymptome sind **Dyspnoe** und **respiratorische Insuffizienz**.

Diagnostik: Entscheidend sind **Anamnese** und **Identifizierung der Noxe**. Zusätzlich können bronchoalveoläre Lavage, HR-CT und Lungenbiopsie weiterhelfen.

Therapie: Die Noxe muss eliminiert werden. Häufig ist eine orale Kortikosteroidtherapie notwendig.

wird die Gasaustauschstörung deutlich sichtbar. In Zweifelsfällen empfiehlt sich eine **chirurgische Lungenbiopsie**.

Therapie: Entscheidend ist die konsequente **Expositionsprophylaxe** schon bei begründeten Verdachtsfällen. Man kann die begleitende COPD behandeln (s. S. 357), nicht jedoch die Restriktion (Fibrosierung) durch die Lungenparenchymerkrankung. Eine Sauerstoff-Langzeittherapie (mehr als 18 Stunden tägl.) hemmt die Progression des Cor pulmonale.

Prognose: Durch die arbeitsmedizinische Vorsorge werden in Deutschland Silikosen sehr früh erkannt und sind meist ohne Einfluss auf Lebensqualität oder Lebenserwartung.

Toxische Lungenerkrankungen

▶ **Definition:** Verschiedene inhalative und nichtinhalative Schadstoffe führen auf toxischem Wege zum Lungenschaden und zu einer ILD.

Ätiologie: Inhalative Noxen sind z.B. Nitrosegase, Chlorgas, Schwefeldioxid, Metalldämpfe, Haarsprays, Ledersprays. **Enteral** oder **parenteral** aufgenommene Noxen sind meist Medikamente, z.B. Amiodarone, Bleomycin, Nitrofurantoin, Methotrexat, Goldsalze.

Pathogenese: Die verschiedenen Noxen führen zu den unterschiedlichsten Reaktionsformen des Lungenparenchyms. Man findet akute Alveolarschäden, Alveolitiden (lymphozytär, neutrophil oder eosinophil) mit mehr oder weniger Fibrogenese sowie obliterierende Bronchiolitiden.

Klinik: Inhalative Noxen führen meist innerhalb weniger Stunden, nichtinhalative in Tagen bis Wochen zu **Belastungs-** bis **Ruhedyspnoe** mit akuter **respiratorischer Insuffizienz**.

Diagnostik: Entscheidend sind die **Anamnese** und die **Identifizierung der Noxe**. Eine bronchoalveoläre Lavage mit entzündlichen Zellbildern und eine HR-CT mit interstitieller Zeichnungsvermehrung können bereits zu Sicherung der Diagnose ausreichen. In Zweifelsfällen wird eine transbronchiale Lungenbiopsie erforderlich. Lungenfunktionsanalyse und Blutgasanalyse dienen der Erfassung der Funktionsstörung.

Therapie: Die Noxe muss eliminiert werden, das genügt in vielen Fällen zur kompletten Sanierung. Andernfalls sollte eine orale Kortikosteroidtherapie begonnen werden (s. S. 799).

Internet-Link: www.pneumotox.com.

6.2.2 ILD durch nichtinhalative Noxen

Lungenerkrankungen durch Medikamente

ILD können unter der Einnahme einer Vielzahl von Medikamenten auftreten, z. B. häufig Zytostatika (z. B. Bleomycin, Nitrosoharnstoffe, Cyclophosphamid; meist dosisabhängig), seltener andere Substanzgruppen wie z. B. Analgetika, Antibiotika, Antiarrhythmika (aktuelle Liste unter www.pneumotox.com). Daher spielt die **Medikamentenanamnese** bei der Diagnostik einer neu aufgetretenen ILD eine entscheidende Rolle.

Strahlenpneumonitis

Ionisierende Strahlen wirken lungenschädigend; ab einer Strahlendosis von **30 Gy** kann damit gerechnet werden. Deshalb versucht der Strahlentherapeut, durch eine 3-D-konforme Bestrahlung möglichst wenig Lungengewebe zu schädigen. Der akute Alveolar- und Endothelschaden heilt mit Narbenbildung ab.

6.2.3 ILD in Verbindung mit Systemerkrankungen

Kollagenosen

Ätiologie: Alle Kollagenosen (s. S. 1353) können mit einer Lungenbeteiligung einhergehen (ca. 30–50 % aller Fälle). Dabei treten ILD und andere Erkrankungen auf (Tab. **C-6.12**).

Diagnostik: Wenn die Diagnose der Kollagenose schon feststeht, müssen lediglich Differenzialdiagnosen (s. Tab. **C-6.12**) ausgeschlossen werden. Dazu genügen meist eine **thorakale CT** und eine **bronchoalveoläre Lavage**.

Therapie: Meist reicht die Therapie der Grundkrankheit (Kollagenose) aus.

☰ C-6.12	Lungenbeteiligung bei Kollagenosen
Kollagenose	*Lungenbeteiligung*
rheumatoide Arthritis	▪ ILD („Rheumalunge") ▪ Lungenrundherde (Rheumaknoten)
systemischer Lupus erythematodes (SLE)	▪ Pleuritis (Perikarditis) ▪ ILD ▪ profuse Lungenblutung
progressive systemische Sklerose	▪ ILD ▪ Aspirationspneumonie ▪ pulmonal-arterielle Hypertonie
Dermatomyositis/Polymyositis	▪ Zwerchfellschwäche ▪ ILD
Mischkollagenose	▪ ILD

Vaskulitiden

Prinzipiell findet man Lungenbeteiligungen bei allen Vaskulitiden, jedoch in stark unterschiedlicher Häufigkeit. Bei den **ANCA-assoziierten Kleingefäßvaskulitiden** (s. S. 1367) sind Lungenerkrankungen die Regel. Die nachfolgenden Krankheitsbilder beinhalten nur die pneumologischen Manifestationen. Weitere Informationen finden sich in den entsprechenden Kapiteln.

Wegener-Granulomatose: Man findet eine granulomatös-nekrotisierende Rhinitis und Sinusitis, eine ulzerierende Tracheobronchitis, einschmelzende Lungenrundherde. Die Lungenherde verursachen Hämoptysen. Interstitielle Lungenveränderungen kommen selten vor (s. S. 1367).

Mikroskopische Polyangiitis: Sie ist durch eine lebensbedrohlich verlaufende profuse Lungenblutung kompliziert, die eine rasche Diagnostik und Therapie erforderlich macht. Eine langsam verlaufende interstitielle Lungenerkrankung kommt vor (s. S. 1369).

6.2.2 ILD durch nichtinhalative Noxen

Lungenerkrankungen durch Medikamente

Die ILD kann durch zahlreiche Medikamente ausgelöst werden (www.pneumotox.com). Wichtig ist die **Medikamentenanamnese**.

Strahlenpneumonitis

Strahlendosen über **30 Gy** können zu einer Schädigung der Lunge führen.

6.2.3 ILD in Verbindung mit Systemerkrankungen

Kollagenosen

Ätiologie: Alle Kollagenosen (s. S. 1353) können mit einer Lungenbeteiligung einhergehen (Tab. **C-6.12**).

Diagnostik: thorakale CT und bronchoalveoläre Lavage zum Ausschluss von Differenzialdiagnosen (s. Tab. **C-6.12**).

Therapie: Behandlung der Kollagenose.

☰ C-6.12

Vaskulitiden

Eine Lungenbeteiligung findet man häufig bei **ANCA-assoziierten Kleingefäßvaskulitiden** (s. S. 1367)

Wegener-Granulomatose: granulomatös-nekrotisierende Rhinitis und Sinusitis, ulzerierende Tracheobronchitis, einschmelzende Lungenrundherde (Hämoptysen), selten interstitielle Lungenveränderungen.

Mikroskopische Polyangiitis: profuse Lungenblutung, interstitielle Lungenerkrankung.

Churg-Strauss-Syndrom: Rhinitis mit Polyposis, schwer einstellbares Asthma bronchiale, wechselhafte „pneumonische" Lungeninfiltrate.

Sarkoidose

▶ Synonym

▶ Definition

Epidemiologie: Die Prävalenz beträgt ca. 40/100 000 Einwohner. Der Altergipfel liegt zwischen dem 20. und 40. Lebensjahr.
Ätiologie: Diskutiert wird eine spezielle individuelle Körperabwehrreaktion auf ubiquitäre Antigene.

Pathogenese: Es entwickeln sich **nichtverkäsende epitheloidzellige Granulome**, die in allen Organen vorkommen können (Abb. **C-6.7**).

Churg-Strauss-Syndrom: Diese Erkrankung kann sich äußern durch Rhinitis mit Polyposis, schwer einstellbarem Asthma bronchiale, wechselhafte „pneumonische" Lungeninfiltrate (eosinophile interstitielle Infiltrate), (s. S. 395 und S. 1370).

Sarkoidose

▶ **Synonym:** Morbus Boeck (sprich: „Boog")

▶ **Definition:** Die Sarkoidose ist eine granulomatöse Multisystemerkrankung mit häufiger Lungenbeteiligung.

Epidemiologie: Die Prävalenz beträgt in Mitteleuropa ca. 40/100 000 Einwohner und nimmt von Nord nach Süd ab. Der Altersgipfel der Erstmanifestation liegt zwischen dem 20. und 40. Lebensjahr.

Ätiologie: Die jahrzehntelange Suche nach einem pathogenen Agens war bisher erfolglos. Eine neuere Hypothese geht von einer speziellen individuellen Körperabwehrreaktion auf ubiquitäre Antigene aus. Dabei gibt es familiäre Häufungen.

Pathogenese: Es entwickeln sich disseminierte, **nichtverkäsende epitheloidzellige Granulome**, die in allen Organen auftreten können (Abb. **C-6.7**). Diese können hyalin degenerieren und mit oder ohne Narbenbildung abheilen. Als immunologische Begleitreaktion kommen bei akuten Formen eine Arthritis und ein Erythema nodosum vor.

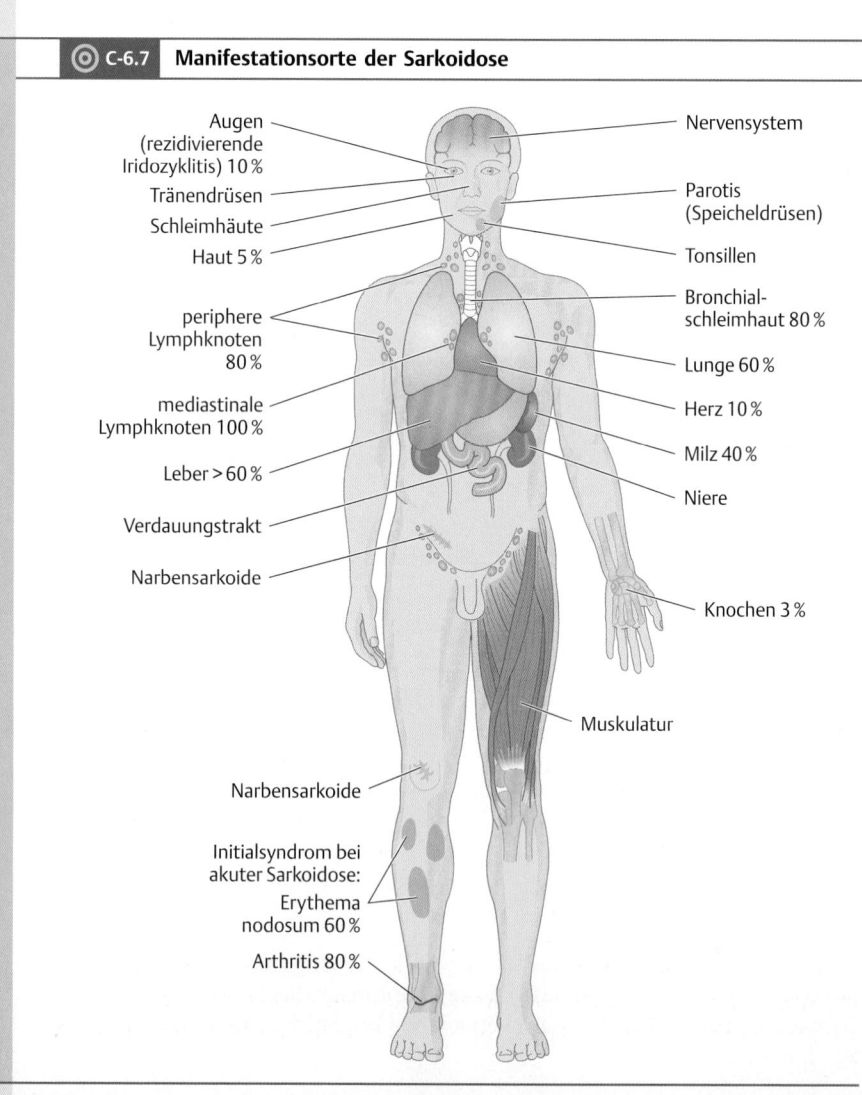

◎ C-6.7 **Manifestationsorte der Sarkoidose**

C-6.8 Sarkoidose

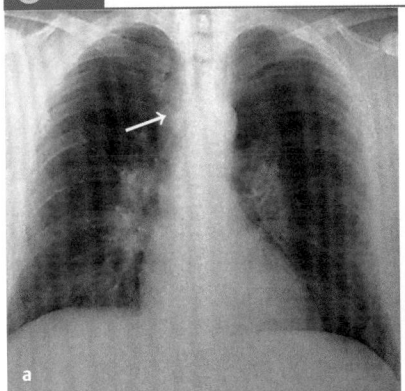 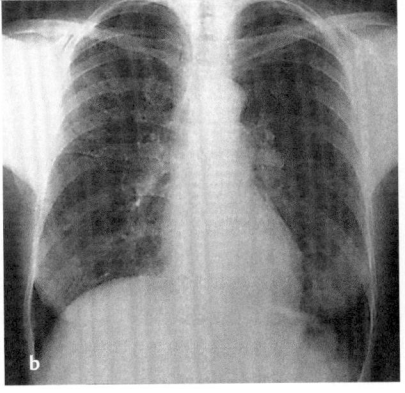 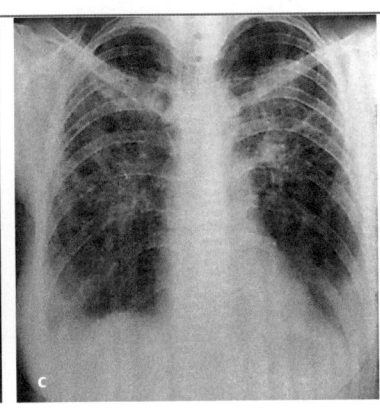

a Akute Sarkoidose Röntgentyp I.
38-jähriger Mann mit Reizhusten und beidseitiger Sprunggelenksarthritis. Röntgenologisch **beidseitige Hiluslymphome**, mäßige Verbreiterung des Mediastinums im rechten Tracheobronchialwinkel nach rechts durch Mediastinallymphome (→). Rückbildung der Gelenkbeschwerden nach 2-wöchiger Diclofenac-Therapie.
b Chronische Sarkoidose Röntgentyp II. 47-jährige Frau. Disseminierte kleinfleckig-streifige, z. T. konfluierende Infiltrate beider Lungen, geringe Hiluslymphome beidseits. Die Patientin ist symptomfrei.
c Chronische Sarkoidose Röntgentyp IV. 37-jährige Frau. Dichte beidseitige grobfleckig-streifige z. T. konfluierende Lungenverschattungen mit unscharfer Abgrenzung der Zwerchfelle, geringe Verdichtung und Kranialverziehung der Hili beiderseits. Die Patientin wurde durch Belastungsdyspnoe auffällig.

Klinik: Bei der **Lungensarkoidose** unterscheidet man zwei Verlaufsformen:
- **akute Sarkoidose (5 %):** Sie beginnt meist als **Löfgren-Syndrom** mit Fieber, schwerem Krankheitsgefühl, Erythema nodosum (meist an den Beinen) und Arthritis (meist der Sprunggelenke). Dazu gehört der Röntgen-Thorax-Befund einer Hiluslymphknotenschwellung (Adenopathie) beidseits.
- **chronische Sarkoidose (95 %):** Sie macht sich schleichend mit Belastungsdyspnoe und trockenem Husten bemerkbar und wird oft zufällig bei einer Röntgenuntersuchung entdeckt.

Diagnostik: Besteht der Verdacht einer Sarkoidose, sollte eine **Röntgen-Thorax-Übersicht** durchgeführt werden. Die Lungensarkoidose kann nach dem Röntgen-Thorax-Befund in vier **Röntgentypen** eingeteilt werden (Abb. **C-6.8**):
- **Typ I:** beidseitige Hilusadenopathie ohne Lungeninfiltrate
- **Typ II:** beidseitige Hilusadenopathie mit Lungeninfiltraten
- **Typ III:** Lungeninfiltrate ohne Hilusadenopathie
- **Typ IV:** Zeichen der Lungenfibrose.

Bei Erkrankungen vom Typ I können bei 70–90 % der Fälle innerhalb eines Jahres spontane Remissionen erwartet werden, vor allem wenn ein Löfgren-Syndrom vorliegt (akute Sarkoidose). Beim Typ II findet man immerhin noch 50 % Spontanremissionen.

In der **Lungenfunktionsanalyse** kann beim chronischen Verlauf vom Normalbefund bis zur schweren restriktiven Ventilationsstörung alles gefunden werden. In fortgeschrittenen Fällen sieht man oft eine begleitende obstruktive Ventilationsstörung.

Zur Sicherung der Diagnose sollte ein **histologischer Nachweis** der nichtverkäsenden epitheloidzelligen Granulome erfolgen (DD zur Tuberkulose!). Dazu eignet sich die transbronchiale Lungenbiopsie besonders gut.

Die **bronchoalveoläre Lavage** zeigt das Bild einer lymphozytären Alveolitis: Erhöhung der Gesamtzellzahl vor allem durch Lymphozyten (vorwiegend CD4-Zellen) mit entsprechend erhöhtem CD4/CD8-Quotienten. Bei einem Quotienten > 3,5 ist eine Sarkoidose wahrscheinlich.

Im **Labor** zeigen sich u. a. eine Erhöhung der BSG (insbesondere bei akutem Verlauf), der Gammaglobuline (v. a. IgG) und des Kalziums in Blut und Urin. Als **Aktivitätsmarker** eignen sich: Serum-ACE (Angiotensin-converting enzyme), Serum-Kalzium und Serum-LDH. Der Tuberkulin-Test ist üblicherweise negativ.

Klinik:
- **akute Sarkoidose: Löfgren-Syndrom** mit Fieber, Krankheitsgefühl, Erythema nodosum, Arthritis, Hilusadenopathie beidseits
- **chronische Sarkoidose:** schleichender Beginn mit Belastungsdyspnoe und trockenem Husten.

Diagnostik: Die Lungensarkoidose kann nach dem Röntgen-Thorax-Befund einteilt werden:
- **Typ I:** beidseitige Hilusadenopathie ohne Lungeninfiltrate
- **Typ II:** beidseitige Hilusadenopathie mit Lungeninfiltraten
- **Typ III:** Lungeninfiltrate ohne Hilusadenopathie
- **Typ IV:** Zeichen der Lungenfibrose.

In der **Lungenfunktionsanalyse** kann vom Normalbefund bis zur schweren restriktiven Ventilationsstörung alles gefunden werden.

Zur Sicherung der Diagnose sollte ein **histologischer Nachweis** mithilfe der transbronchialen Lungenbiopsie erfolgen.

In der **BAL** findet man eine erhöhte Gesamtzellzahl v. a. der **CD4-Lymphozyten** (CD4/CD8-Quotient > 3,5).

Im **Labor** zeigt sich eine Erhöhung von BSG, IgG und Kalzium. Als **Aktivitätsmarker** eignen sich Serum-ACE, -Kalzium und -LDH.

Andere Organe sind mit zu untersuchen, vor allem ZNS, Herz, Auge und Gehirn.

Immer sollte auch an andere Organmanifestationen (Abb. **C-6.7**) gedacht werden, vor allem an ZNS, Herz, Niere (s. S. 392), Auge und Gehirn wegen der schwerwiegenden Folgen für diese Organe.

Differenzialdiagnosen: Malignes Lymphom, Lungentuberkulose.

Differenzialdiagnosen: Bei Hilusadenopathie sind immer alle Formen des **malignen Lymphoms** abzugrenzen. Die interstitiellen Lungeninfiltrate können mit einer **Lungentuberkulose** verwechselt werden.

Therapie: Die **akute Sarkoidose** wird **symptomatisch** behandelt.

Therapie: Da sich die **akute Sarkoidose** mit Löfgren-Syndrom meist spontan zurückbildet, beobachtet man den Verlauf und behandelt nur **symptomatisch**. Bei Schmerzen (Arthritis, Erythema nodosum) können nichtsteroidale Antiphlogistika sowie lokale Umschläge verabreicht werden.

Die **chronische Sarkoidose** wird mit **Kortikosteroiden** behandelt, sofern die Erkrankung fortschreitet oder lebenswichtige extrapulmonale Organe betroffen sind.

Die **chronische Sarkoidose** wird nur behandelt, wenn Hinweise für eine Krankheitsprogression bestehen oder lebenswichtige extrapulmonale Organe betroffen sind. Indikationen für eine **Kortikosteroidtherapie** sind:
- Röntgentyp II bis IV oder Progression des Röntgentyps
- Symptome
- Lungenfunktionseinschränkung oder -verschlimmerung
- auffällige Aktivitätsmarker im Blut
- bedrohliche extrapulmonale Manifestation.

Die Kortikosteroidtherapie beginnt mit einer **Prednison**-Dosis von 40 mg (oder 0,5 mg/kgKG/d) über 4–6 Wochen, die bei Ansprechen der Therapie alle 4–6 Wochen um 5–10 mg reduziert wird. Bei Rezidiven geht man auf die letzte erfolgreiche Dosisstufe zurück. Die Dauer dieser Standardtherapie beträgt meist 6 Monate. Eine Lungensarkoidose spricht meist gut auf diese Therapie an. Rezidive entstehen häufig durch eine voreilige Dosisreduktion. Bei den seltenen Therapieversagern kommen experimentelle Therapieansätze zum Einsatz (z. B. TNF-alpha-Blocker).

Prognose: Die Prognose der akuten Sarkoidose ist sehr gut. Bei der chronischen Sarkoidose bestimmen die Organschäden den Ausgang. Die Gesamtletalität liegt bei 5–10 %.

Prognose: Die Prognose der akuten Sarkoidose ist sehr gut. Bei der chronischen Sarkoidose bestimmen die Organschäden den Ausgang. Die Gesamtletalität der Lungensarkoidose liegt zwischen 5–10 %. Gleichzeitige Manifestationen an anderen Organen können die Prognose deutlich verschlechtern. Neurosarkoidose und Herzsarkoidose sind mit einer Letalität von 50–70 % verbunden.

Pulmonale Langerhans-Zell-Histiozytose

Pulmonale Langerhans-Zell-Histiozytose

▶ Definition

▶ **Definition:** Die **Langerhans-Zell-Histiozytose (früher Histiozytosis X)** gehört in die Erkrankungsgruppe der benignen Histiozytosen. Diese Proliferation des Monozyten-Makrophagen-Systems kann sich an allen Organen entwickeln, auch in Form einer interstitiellen Lungenkrankheit.

Ätiopathogenese: Unbekannte Ätiologie. Granulomatöse Entzündung entlang der Bronchiolen und zystische Veränderungen.

Ätiopathogenese: Die Ätiologie ist unbekannt. 90 % der Patienten sind Raucher. Durch Proliferation von Langerhans-Zellen entsteht eine **Granulomatose** entlang der kleinsten Bronchiolen. Fehlreparaturen führen zu den typischen **zystischen Veränderungen** in der Lunge.

Klinik: Belastungsdyspnoe mit trockenem Husten.

Klinik: Die Patienten entwickeln langsam eine **Belastungsdyspnoe** mit **trockenem Husten**, Spontanpneumothoraces kommen häufiger vor.

Diagnostik: Lungenfunktionsanalyse (obstruktive und restriktive Ventilationsstörung), **HR-CT** (feinnoduläre/retikuläre Verdichtungen mit zystischen Veränderungen), **BAL** (Langerhans-Zellen).

Diagnostik: Die **Lungenfunktionsanalyse** zeigt eine Mischung aus obstruktiver und restriktiver Ventilationsstörung. Bei typischem **HR-CT** (feinnoduläre und retikuläre Verdichtungen mit disseminiert zystischen Veränderungen) genügt die **bronchoalveoläre Lavage** zur endgültigen Diagnose (zytologischer Nachweis der Langerhans-Zellen).

Therapie: Spontanremissionen können bei **Raucherentwöhnung** auftreten. Bei schweren Verläufen werden Kortikoide oral verabreicht.

Therapie: Offensichtlich kann sich die Lungenhistiozytose nach **Raucherentwöhnung** spontan zurückbilden. Bei schweren Verläufen gibt man eine **orale Kortisontherapie** (entsprechend einer Sarkoidosebehandlung).

Eosinophile Lungenerkrankungen

▶ **Synonym:** Eosinophile Pneumonien

▶ **Definition:** Eosinophile Lungenerkrankungen sind durch eine Infiltration des Lungengewebes mit eosinophilen Leukozyten gekennzeichnet. Es lassen sich acht verschiedene Formen unterscheiden (Tab. **C-6.13**).

☰ C-6.13	Eosinophile Lungenerkrankungen	
Erkrankung	*Merkmale*	*Therapie*
akute eosinophile Pneumonie	▪ eosinophile Lungeninfiltrate beidseits (thorakale CT; chirurgische Biopsie) ▪ akuter Beginn, respiratorische Insuffizienz ▪ akute Todesfälle beschrieben	Beatmung hochdosierte Kortisontherapie
chronische eosinophile Pneumonie	▪ akuter Beginn mit Husten, Fieber, zunehmender Luftnot, Giemen, Nachtschweiß und schwerem Krankheitsgefühl ▪ auch zusammen mit Asthma bronchiale ▪ Blut- und Gewebeeosinophile nachweisbar ▪ ohne Therapie: Abheilung mit Lungenfibrose	langdauernde Kortisontherapie
Löffler-Syndrom	▪ Ascaridiasis: Askariden-Nachweis im Stuhl ▪ akute asthmaähnliche Symptome mit beidseitigen, wechselnden Lungeninfiltraten ▪ Blut- und Gewebeeosinophilie	Mebendazol, Albendazol orale Kortikosteroide nur bei persistierenden Lungeninfiltraten
tropische eosinophile Pneumonie	▪ Parasiteninfektion: Parasitennachweis im Stuhl ▪ chronische Symptomatik: Husten, Hämoptysen ▪ Hepatosplenomegalie, generalisierte Lymphadenopathie	Mebendazol, Albendazol; orale Kortikosteroide nur bei persistierenden Lungeninfiltraten
medikamentös-induzierte eosinophile Lungeninfiltrate	▪ trockener Husten, oft Fieber, Belastungsdyspnoe ▪ Ursachen: www.pneumotox.com	Absetzen des Medikamentes orale Kortikosteroide
eosinophile Pneumonie bei Asthma bronchiale	▪ sehr schweres, therapierefraktäres Asthma ▪ oft bronchialer Sekretverhalt ▪ Bluteosinophilie um 30 %	bronchoskopisches Absaugen der Sekretpröpfe orale Kortikosteroidtherapie Optimierung der Asthmatherapie (Stufenplan, s. S. 370)
Churg-Strauss-Syndrom (s. S. 1370)	▪ Rhinitis mit Polyposis, schwer einstellbares Asthma bronchiale, wechselhafte Lungeninfiltrate ▪ ANCA-Nachweis im Serum	orale Kortikosteroide Optimierung der Asthmatherapie (Stufenplan, s. S. 370) ggf. Cyclophosphamid
allergische bronchopulmonale Aspergillose	▪ Kolonisation von Bronchiektasen durch Aspergillus spp. mit Sensibilisierung ▪ Atemnot, Fieber, schweres Krankheitsgefühl ▪ IgE- und IgG-Antikörper gegen Aspergillen ▪ Bluteosinophilie > 500/µl	orale Kortikosteroide

6.2.4 Idiopathische interstitielle Lungenkrankheiten

▶ **Definition:** Als idiopathische interstitielle Lungenkrankheiten (IIP = idiopathische interstitielle Pneumonitis) bezeichnet man folgende Erkrankungen:

- **idiopathische Lungenfibrose** (IPF = idiopathic pulmonary fibrosis; UIP = usual interstitial pneumonia)
- **desquamative interstitielle Pneumonie** (DIP)
- **respiratorische Bronchiolitis mit interstitieller Lungenkrankheit** (RBILD: respiratory bronchiolitis interstitial lung disease)
- **akute interstitielle Pneumonie** (AIP)
- **cryptogen organisierende Pneumonie** (COP; früher BOOP = Bronchiolitis obliterans mit organisierender Pneumonie)
- **nichtspezifische interstitielle Pneumonie** (NSIP)
- **lymphoide interstitielle Pneumonie** (LIP).

Idiopathische Lungenfibrose

Idiopathische Lungenfibrose

▶ Synonym

▶ **Synonym:** IPF = idiopathic pulmonary fibrosis; UIP = usual interstitial pneumonia.

Epidemiologie: Die IPF ist eine seltene Erkrankung (0,5/100 000 Einwohner/Jahr).

Epidemiologie: Die IPF ist die häufigste Erkrankungsform der IIP, tritt aber insgesamt selten auf. Die Inzidenz liegt bei etwa 0,5/100 000 Einwohner/Jahr.

Ätiopathogenese: Rezidivierende **Noxen** führen vermutlich über eine interstitielle Entzündung zur **Lungenfibrosierung**.

Ätiopathogenese: Die Ätiologie ist unbekannt. Man vermutet, dass wiederholte Einwirkungen von **Noxen** einen sequenziellen Gewebeschaden hervorrufen. Dadurch entsteht eine interstitielle Entzündung, die allerdings zu keiner regelrechten Reparatur führt, sondern in eine gestörte Wundheilung mündet. Durch disseminierte Narbenbildung entsteht als Endstadium eine **Lungenfibrose**.

Klinik: schleichender Beginn mit **Husten** und **Belastungsdyspnoe**, später schwere Dyspnoe.

Klinik: Die Erkrankung beginnt meist schleichend und nimmt oft einen schubweisen Verlauf. Trockener **Husten** und **Belastungsdyspnoe** sind erste Symptome. Im Verlauf von einigen Jahren kommt es zu schwerer Dyspnoe und erheblich eingeschränkter Belastbarkeit, ggf. mit Cor pulmonale.

Diagnostik: Die **Lungenfunktionsanalyse** zeigt eine restriktive Ventilationsstörung mit Diffusionsstörung, die **Röntgen-Thorax-Übersicht** kleinfleckige bis streifige Einlagerungen mit hohem Zwerchfellstand. In der **thorakalen CT** sind frühe interstitielle Veränderungen erkennbar. Diagnostisch entscheidend ist die **Lungenhistologie**.

Diagnostik: Die **Lungenfunktionsanalyse** zeigt eine restriktive Ventilationsstörung mit gestörtem CO-Transfer. Bei leichter Belastung (40 Watt) wird die Hypoxämie sichtbar. Die **Röntgen-Thorax-Übersicht** zeigt relativ spät kleinfleckige bis streifige Einlagerungen mit hohem Zwerchfellstand beidseits und unscharfen Herz- und Zwerchfellkonturen. Es kommen zystische Umbauzonen des Lungengewebes zur Darstellung (Honigwaben). In der **thorakalen CT** sind auch frühe interstitielle Veränderungen zu erkennen. Zur Sicherung der Diagnose ist der **histologische Nachweis** erforderlich, entweder über eine **transbronchiale Lungenbiopsie** oder in allen Zweifelsfällen über eine chirurgische Lungenbiopsie (z. B. mittels videoassistierter Thorakoskopie). **Histologisch** sieht man ein fleckförmiges, subpleural betontes, oft nur geringfügig ausgeprägtes Infiltrat (Plasmazellen, Lymphozyten), eine erhebliche Fibroblasten- und Myofibroblastenproliferation mit kollagenreicher, interstitieller Fibrosierung sowie eine Hyperplasie der Typ-II-Pneumozyten.
Die zutreffende Diagnose ist in vielen Fällen nur durch eine interdisziplinäre Konferenz mit Klinikern, Radiologen und Pathologen möglich.

Differenzialdiagnosen: ILD mit bekannter Ursache (Tab. **C-6.10**).

Differenzialdiagnosen: Alle interstitiellen Lungenkrankheiten bekannter Ursache sind auszuschließen (Tab. **C-6.10**).

Therapie: Die aktuelle Therapie besteht in der Gabe von **Prednison** und **Azathioprin**. Eine Lungentransplantation ist häufig die Ultima Ratio.

Therapie: Die aktuelle Therapie besteht in einer Kombination aus **Prednison** (0,5 mg/kgKG/d) und **Azathioprin** (2–3 mg/kg KG/d) oder Cyclophosphamid (2–3 mg/kgKG/d). Nach 6 Wochen wird Prednison langsam auf die Erhaltungsdosis von 0,125 mg/kg KG/d reduziert. Diese Behandlung wird etwa ein Jahr durchgehalten und soll die Progression der Erkrankungen aufhalten. Leider spricht die Behandlung nicht immer an und häufig ist eine Lungentransplantation die Ultima Ratio.

Prognose: Die Lebenserwartung ist kurz (3–5 Jahre).

Prognose: Die Lebenserwartung einer IPF ist kurz. Ab Diagnosestellung liegt sie bei etwa 3–5 Jahren.

⊚ **C-6.9** **Idiopathische Lungenfibrose**

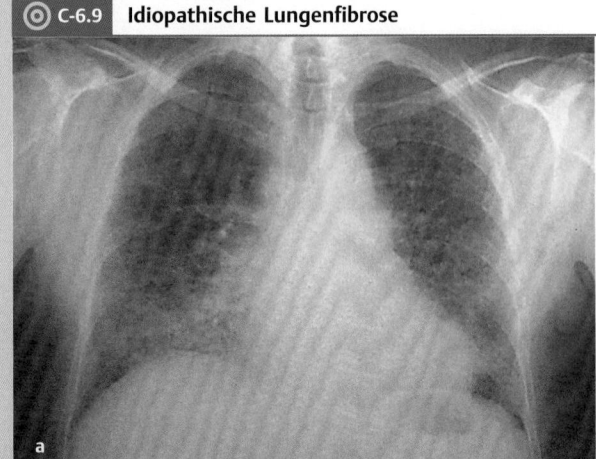

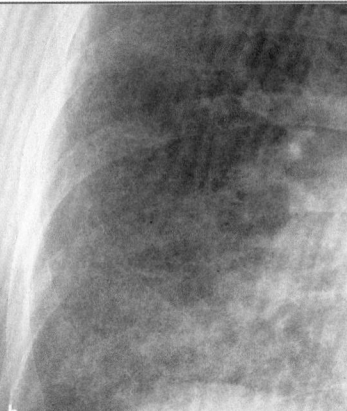

a Übersichtsaufnahme. Zwerchfellhochstand beidseits, unscharfe Abgrenzung der Herz- und Zwerchfellkonturen.
b Detailaufnahme rechtes Unter- und Mittelfeld. Kleinfleckige Zeichnungsvermehrung mit kleinzystischem Umbau („Honigwabenlunge").

7 Erkrankungen der Lungenblutgefäße

7 Erkrankungen der Lungenblutgefäße

7.1 Pulmonale Hypertonie und Cor pulmonale

7.1 Pulmonale Hypertonie und Cor pulmonale

▶ **Definition:** Eine **pulmonale Hypertonie** (PH) liegt vor bei einem systolischen Lungenarteriendruck (PAP) von > 28 mmHg (normal 15–28 mmHg).
Das **akute Cor pulmonale** ist definiert als rechtsventrikuläre Dilatation bei akutem Anstieg des PAP. Das **chronische Cor pulmonale** bezeichnet eine rechtsventrikuläre Hypertrophie bei chronisch erhöhtem PAP. Dem Cor pulmonale liegt immer ein Anstieg des pulmonal-arteriellen Druckes zugrunde.

◀ **Definition**

Ätiopathogenese: Die weitaus häufigste Ursache einer akuten pulmonalen Hypertonie ist die Lungenembolie (s. u.). Die chronische pulmonale Hypertonie ist seltener (s. S. 401).

Ätiopathogenese: Häufigste Ursache einer akuten pulmonalen Hypertonie ist die Lungenembolie.

7.1.1 Lungenembolie (akute pulmonale Hypertonie)

7.1.1 Lungenembolie

▶ **Definition:** Die Verlegung von Pulmonalarterien(ästen) durch eine venöse Embolie bezeichnet man als Lungenembolie. Bei einem Teil der Patienten kommt es zum hämorrhagischen Infarkt im Emboliegebiet (Infarktpneumonie).

◀ **Definition**

Epidemiologie: Wenigstens 10 % aller Patienten mit tiefen Beinvenenthrombosen erleiden symptomatische Lungenembolien. Die Mortalität der unbehandelten Lungenembolie wird mit 30 % angegeben. Nach Sektionsstatistiken finden sich bei 20 % aller Toten Lungenembolien, die zu Lebzeiten nur bei einem Bruchteil Symptome verursacht hatten.

Epidemiologie: Lungenembolien sind bei 10 % aller Patienten mit tiefer Beinvenenthrombose zu erwarten.

Ätiologie: Die venösen Embolien stammen fast immer aus **Thromben der Bein-** und **Beckenvenen** bei Thrombophlebitis oder Phlebothrombose, seltener aus Thromben des rechten Vorhofs, der Armvenen oder Uterusvenen. Verschiedene Risikofaktoren können das Auftreten einer Lungenembolie begünstigen (Tab. **C-7.1**). Auch andere, nicht thrombotisch bedingte Embolien wie Fettembolien aus großen Röhrenknochen, Fruchtwasserembolien oder Luftembolien können eine Lungenembolie auslösen.

Ätiologie: Hauptursache sind **tiefe Bein-** und **Beckenvenenthrombosen**, seltener Thrombosen des rechten Vorhofs und der Arm- und Uterusvenen. Verschiedene Risikofaktoren können das Auftreten begünstigen (Tab. **C-7.1**).

Pathogenese: Von den Thrombosen lösen sich Embolien ab, die mit dem venösen Blutstrom in die Pulmonalarterien befördert werden. Kleinere Emboli löst das Fibrinolysesystem der Lunge schnell wieder auf, sie machen sich daher klinisch nicht bemerkbar. Größere Embolien führen zu einer **Verlegung der Lungenstrombahn**. Der embolisch verminderte Gesamtgefäßquerschnitt wirkt als akute Widerstandserhöhung (**akute pulmonale Hypertonie**) für den rechten Ventrikel und führt zu einer akuten Rechtsherzbelastung (**akutes Cor pulmonale**). Zusätzlich kommt es zu einer **Freisetzung vasoaktiver Mediatoren** (z. B. Thromboxan, Serotonin) aus dem Embolus und dem Gefäßendothel, die auch in nicht embolisierten Arealen zum Anstieg des Gefäßwiderstandes führen.

Pathogenese: Durch die **Verlegung der Lungenstrombahn** und durch **Freisetzung vasoaktiver Mediatoren** steigt der pulmonal-arterielle Druck erheblich an.

≡ **C-7.1**   **Risikofaktoren der Lungenembolie**

- Immobilisierung (Bettruhe, längere Flugreisen)
- Herzinsuffizienz
- Traumata (besonders an Beinen oder am Becken)
- Operationen der unteren Extremitäten
- längerdauernde Operationen in Allgemeinnarkose
- frühere Lungenembolien oder tiefe Beinvenenthrombose

- maligne Tumoren
- Schlaganfall
- bei Frauen: Adipositas; Schwangerschaft, Wochenbett; Behandlung mit oralen Antikonzeptiva, Östrogene; Zigarettenrauchen (> 25/d)
- höheres Lebensalter
- Polyzythämie, Polyglobulie, Exsikkose
- Verminderung von AT III, Protein C, Protein S, APC-Resistenz (Faktor-V-Leiden-Mutation)

Die akute Rechtsherzbelastung führt zu einer **Rechtsherzdilatation** und **-insuffizienz**. Bei Versagen der Kompensationsmechnismen resultiert ein **kardiogener Schock**.

Es kommt zu einer plötzlichen Erhöhung des pulmonal-arteriellen Mitteldrucks von etwa 10 mmHg auf 30–40 mmHg, wodurch die Nachlast des rechten Ventrikels erheblich ansteigt. Auf diese akute Widerstandserhöhung kann das rechte Herz nur begrenzt mit Kontraktilitätssteigerung reagieren. Die Folgen sind eine **Dilatation** und **Insuffizienz** des rechten Ventrikels sowie eine Abnahme des Herzminutenvolumens. Versagen diese Kompensationsmechnismen, resultiert ein **kardiogener Schock**.

▶ Merke

▶ **Merke:** Neben der Größe der Embolie ist die Konstitution und die Anpassungsfähigkeit des rechten Ventrikels für die Prognose der Lungenembolie von entscheidender Bedeutung.

Die pathophysiologische Folge ist eine erhebliche **Störung der Ventilations-Perfusions-Homogenität** ($PaO_2 \downarrow$, $PaCO_2 \downarrow$).

Folgende Komplikationen können auftreten:
- Lungeninfarkt
- gekreuzte Embolie
- chronische pulmonale Hypertonie.

Die pathophysiologische Folge einer Lungenembolie ist eine erhebliche **Störung der Ventilations-Perfusions-Homogenität**. Daraus resultiert eine Hypoxämie ($PaO_2 \downarrow$), die durch die häufig vorhandene Hyperventilation ($PaCO_2 \downarrow$) nicht kompensiert werden kann.
Im weiteren Verlauf können verschiedene Komplikationen auftreten:
- **hämorrhagischer Lungeninfarkt:** Stehen die Kollateralen der pulmonalen Stombahn unter erhöhtem Druck, blutet es in den embolisierten Lungenabschnitt ein und es kommt zur Ausbildung eines hämorrhagischen Lungeninfarktes. Dieser tritt bei vorbestehender Linksherzinsuffizienz, multiplen Lungenembolien oder Kreislaufversagen in etwa 10 % der Fälle auf.
- Durch mangelhafte Perfusion des Areals kann eine **Infarktkaverne** entstehen, die sich meist sekundär bakteriell besiedelt (s. S. 378).
- **gekreuzte Embolie:** Durch den Anstieg des pulmonal-arteriellen Drucks und die Dilatation des rechten Ventrikels steigt auch der Druck im rechten Vorhof an. Infolgedessen kann sich das Foramen ovale wieder eröffnen und embolisches Material aufgrund der Druckdifferenz (Rechts-Links-Shunt) in den linken Vorhof und somit in den großen Kreislauf gelangen.
- **chronische pulmonale Hypertonie:** Sie entsteht durch rezidivierende kleinere Lungenembolien oder Narbenbildung in den Pulmonalarterien.

Klinik: Leitsymptome sind:
- Atemnot
- Thoraxschmerzen
- Husten
- Hämoptysen.

Klinik: Kleine Lungenembolien werden klinisch nicht bemerkt. Größere führen zu Atemnot (in > 70 % der Fälle), atemabhängigen Thoraxschmerzen (> 65 %), Husten (> 35 %), Hämoptysen (etwa 13 %). Die Symptome treten oft nach vorangegangener Mobilisation auf. Weitere wichtige Befunde sind Tachypnoe (70 %), Rasselgeräusche (> 50 %), Tachykardie (30 %), ein vierter Herzton oder ein betontes Pulmonalsegment des zweiten Herztons (etwa 23 %). Bei etwa 8 % der Patienten kommt es zu einem Kreislaufkollaps.
Die Einteilung des Schweregrades einer Lungenembolie richtet sich nach der hämodynamischen Stabilität des Patienten (Tab. **C-7.2**).

Zur Einteilung des Schweregrads s. Tab. **C-7.2**.

Diagnostik: Bei der **körperlichen Untersuchung** findet man gestaute Halsvenen.

Diagnostik: Bei der **körperlichen Untersuchung** findet man gestaute Halsvenen und ggf. die unter „Klinik" aufgeführten Symptome. Die Lungenauskultation ist unauffällig.

Die **Blutgasanalyse** zeigt eine Hypokapnie mit Hypoxämie.
EKG mit Zeichen der akuten Rechtsherzbelastung. **Echokardiographie** mit Dilatation des rechten Ventrikels und paradoxen Septumbewegungen. **Thorakale Angio-CT** zur Darstellung der Emboli (Abb. **C-7.1**).

Die **Blutgasanalyse** zeigt eine Hypokapnie mit Hypoxämie ($PaO_2 \downarrow$, $PaCO_2 \downarrow$).
Im **EKG** sind die Zeichen der akuten Rechtsherzbelastung zu erkennen: Rechtslage mit $S_I Q_{III}$-Typ, Rechtsschenkelblock, T-Negativierung in II, V_1, V_2, V_3. Deutlich sensitiver ist die **Echokardiographie**. Hier sind zu erkennen: Dilatation des rechten Ventrikels, paradoxe Septumbewegung, Trikuspidalinsuffizienz (Abschätzung des systolischen pulmonal-arteriellen Druckes mit Flussdopplersig-

≡ C-7.2

≡ C-7.2	Schweregrade der Lungenembolie
Schweregrad	**hämodynamische Stabilität**
I	hämodynamisch stabil *ohne* rechtsventrikuläre Dysfunktion
II	hämodynamisch stabil *mit* rechtsventrikulärer Dysfunktion
III	Schock (RR systolisch < 100 mmHg, Puls > 100/min)
IV	Reanimationspflicht

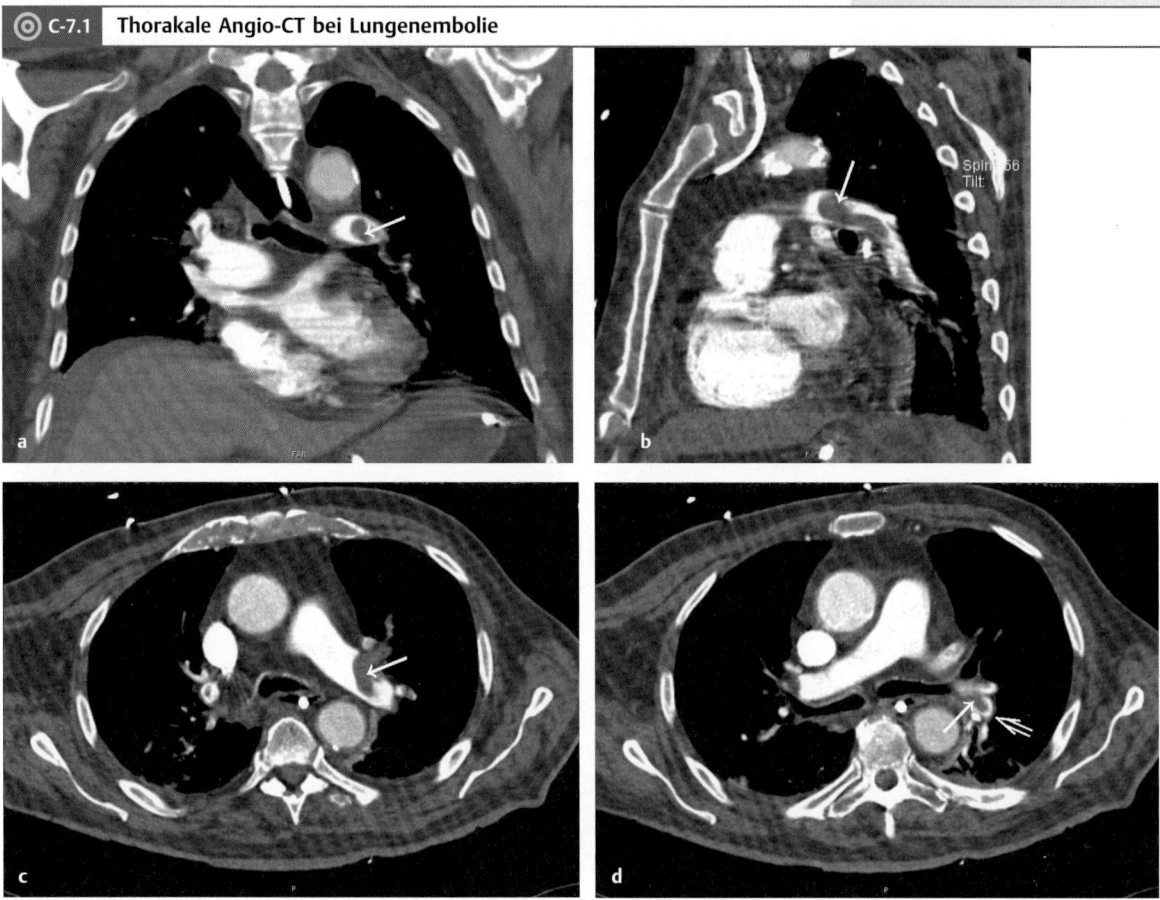

C-7.1 | Thorakale Angio-CT bei Lungenembolie

a, b Thorakale Angio-CT, **c** koronare und **d** sagitale Rekonstruktion: Große Kontrastmittelaussparung im Pulmonalarterien-Hauptstamm links (Pfeil) und am Abgang der Unterlappenarterie links (Doppelpfeil).

nal), fehlender Kollaps der V. cava inferior oder direkter Nachweis von Emboli. Während die Röntgen-Thorax-Übersicht nicht sehr sensitiv ist, stellt die **thorakale Angio-CT** eine wertvolle Hilfe bei der Sichtbarmachung der Emboli dar (Abb. **C-7.1**). Pulmonalisangiographien sind kaum noch erforderlich. Die Ventilations-Perfusions-Szintigraphie hat ihre Bedeutung eher beim Ausschluss von Lungenembolien.

▶ **Merke:** Essenziell ist die Suche nach der Emboliequelle. Oft ist die Phlebothrombose bei der körperlichen Untersuchung offensichtlich. Beinvenen sind (doppler-)**sonographisch** gut zugänglich, ggf. wird man eine **Phlebographie** durchführen. Im Becken und V.-cava-Bereich ist die **CT** diagnostisch führend.

◀ **Merke**

Die Rolle von **Laborwerten** ist umstritten: Erhöhte Werte von Serum-Troponin I und T sowie Serum-BNP (brain natriuretic peptide) scheinen mit einer schlechteren Prognose einherzugehen. Erhöhte D-Dimere sind diagnostisch nicht beweisend für eine Lungenembolie, Werte unter 500 ng/ml sprechen aber mit großer Treffsicherheit gegen die Diagnose. Um die diagnostischen Methoden bei Verdacht auf Lungenembolie rational einsetzen zu können, hat man sich auf eine Diagnostik in drei Schritten geeinigt.
Der **erste Schritt** vor Beginn einer aufwendigen apparativen Diagnostik dient dem Abschätzen des klinischen Risikos für eine Lungenembolie, z.B. nach dem **Wells-Score** (Tab. **C-7.3**).
Eine hohe Wahrscheinlichkeit für eine Lungenembolie besteht bei ≥ 7 Punkten, ein mittleres Risiko bei 2-6 Punkten, ein geringes Risiko bei 0–1 Punkt.
Aus dieser Risikoabschätzung ergibt sich der **zweite** diagnostische **Schritt**, die Bestimmung der **D-Dimere im Serum** (Abb. **C-7.2**). Wenn bei einem niedrigen oder mittleren Risiko der D-Dimer-Test negativ ausfällt (D-Dimer im Serum

Die Rolle von **Laborwerten** ist umstritten (Serum-Troponin I und T, Serum-BNP, D-Dimere).
Um die diagnostischen Methoden bei Verdacht auf Lungenembolie rational einsetzen zu können, erfolgt die Diagnostik in **drei Schritten**, jeweils abhängig vom klinischen Risiko einer Lungenembolie. Zur Abschätzung des Risikos dient z.B. der **Wells-Score** (Tab. **C-7.3**). Aus dieser Risikoabschätzung ergibt sich der zweite diagnostische Schritt, die Bestimmung der **D-Dimere im Serum** (Abb. **C-7.2**).

≡ C-7.3

≡ C-7.3 Klinische Risikoabschätzung einer Lungenembolie (Wells-Score)	
Anamnese und Befund	**Punkte**
frühere tiefe Beinvenenthrombose oder Lungenembolie	1,5
Herzfrequenz > 100/min	1,5
kürzliche Operation oder Immobilisation	1,5
klinische Zeichen einer tiefen Beinvenenthrombose	3
wahrscheinlicher Ausschluss anderer Diagnosen	3
Hämoptysen	1
Tumorerkrankung	1

◎ C-7.2

◎ C-7.2 **Bestimmung der D-Dimere im Serum und diagnostische Konsequenzen**

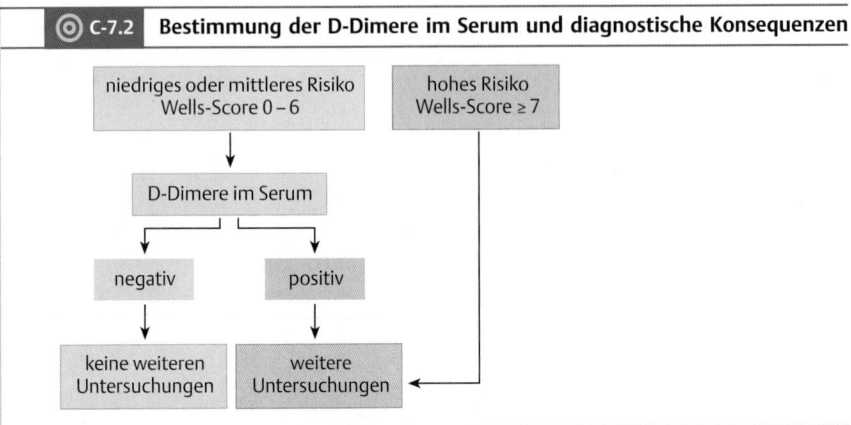

Mittels **thorakaler Angio-CT** wird die Diagnose einer Lungenembolie gesichert.
- Ist bei **niedrigem** Risiko mit positivem D-Dimer-Test die Angio-CT unauffällig, kann eine klinisch relevante Lungenembolie ausgeschlossen werden.

- Bei **mittlerem** Risiko, positivem D-Dimer-Test und negativer thorakaler Angio-CT ist eine Lungenembolie unwahrscheinlich (weitere bildgebende Diagnostik!).

- Bei **hohem** Risiko für eine Lungenembolie wird sofort eine thorakale Angio-CT veranlasst.

Differenzialdiagnosen: Asthma bronchiale, Angina pectoris, Pleuritis, Schock.

Therapie: Sie beinhaltet folgende Maßnahmen:
- Behandlung der Hypotonie
- Behandlung der respiratorischen Insuffizienz

< 500 ng/ml), ist eine Lungenembolie sehr unwahrscheinlich. Bei hohem Risiko kann auf einen D-Dimer-Test verzichtet werden.

Im **dritten Schritt** wird anhand der Bildgebung mittels **thorakaler Angio-CT** die Diagnose einer Lungenembolie gesichert.
- Ist bei **niedrigem** Risiko (Wells-Score 0-1) mit positivem D-Dimer-Test die Angio-CT unauffällig, kann eine klinisch relevante Lungenembolie als ausgeschlossen betrachtet werden. Sind in der Angio-CT Verlegungen der Pulmonalarterien-Hauptstämme oder der Lappenarterien zu sehen, gilt die Lungenembolie als gesichert. Bei Verlegung kleinerer Pulmonalarterien schwankt die Treffsicherheit und es sind weitere bildgebende Methoden angezeigt: Echokardiographie, Lungenperfusions-Szintigraphie, Pulmonalarterien-Angiographie, Kernspin-Angiographie.
- Bei **mittlerem** Risiko (Wells-Score 2-6) und positivem D-Dimer-Test wird ebenfalls eine thorakale Angio-CT durchgeführt. Fällt sie negativ aus, ist eine Lungenembolie unwahrscheinlich. Eine weitere bildgebende Diagnostik (s. o.) ist erforderlich. Ist die Angio-CT positiv, liegt mit großer Wahrscheinlichkeit eine Lungenembolie vor.
- Bei **hohem** Risiko für eine Lungenembolie (Wells-Score ≥ 7) ist ein D-Dimer-Test nicht erforderlich. Es wird sofort eine thorakale Angio-CT veranlasst. Bei negativem CT-Befund ist eine weitere bildgebende Diagnostik (s. o.) unbedingt erforderlich. Sind in der Angio-CT Emboli zu sehen, ist die Lungenembolie gesichert.

Differenzialdiagnosen: Eine plötzliche Atemnot kann auf ein **Asthma bronchiale** hinweisen. Thoraxschmerzen sind verdächtig auf eine **Angina pectoris** oder eine Pleuritis. Bei Kreislaufversagen ist an alle Ursachen des **Schocks** zu denken (s. S. 216).

Therapie: In der Akutphase stehen lebenserhaltende Maßnahmen im Vordergrund. Die Therapie der Hypotonie besteht in einer intravenösen Volumenzufuhr und der Gabe vasoaktiver Substanzen (z. B. Adrenalin). Bei respiratorischer Insuffizienz wird mit Sauerstoff behandelt. Bereits bei Verdacht auf eine Lungenembolie sollte mit der **Heparinisierung** begonnen werden, da der Therapieerfolg vom frühen Therapiebeginn abhängt. Nach einer intravenösen Heparin-Bolusgabe (5000 IE) wird Heparin entweder kontinuierlich intravenös (ca. 25 000 IE/24 h; PTT_{soll} = 1,5–2,5-fache Verlängerung) oder als therapeutisch dosiertes niedermolekulares Heparin (z. B. Tinzaparin 175 I. E./kgKG/d) subkutan verabreicht.

Bei stabilen Kreislaufverhältnissen kann nach einer Woche überlappend mit der **Gabe oraler Antikoagulanzien** begonnen werden, z. B. Phenprocoumon (Marcumar, Ziel-INR = 2,0– 3,0).

Bei instabilem Kreislauf (Lungenembolie Schweregrad III und IV) ist eine **Fibrinolysetherapie** indiziert, z. B. mit Streptokinase, Urokinase oder Gewebeplasminogenaktivator (rt PA). Die chirurgische Pulmonalarterien-Embolektomie oder herzkatheterbasierte Embolektomie spielen in der Praxis kaum noch eine Rolle.

Die **orale Antikoagulation** wird bei erstmaliger Lungenembolie über 6 Monate, bei rezidivierenden Lungenembolien länger als 12 Monate fortgesetzt. Falls trotz optimaler Antikoagulation immer wieder Lungenembolien auftreten und die Emboliequelle im Einzugsbereich der V. cava inferior liegt, kann dort ein **Vena-cava-Filter** implantiert werden.

Prophylaxe: Sie beinhaltet die niedrigdosierte prophylaktische Gabe von niedermolekularem **Heparin** (s. c.). Dadurch kann die Häufigkeit der Lungenembolien bei Bettlägerigen erheblich reduziert werden. Darüber hinaus sollten alle Risikopatienten **frühzeitig mobilisiert** werden.

Prognose: Die Prognose hängt von der Größe der Embolie und von der Konstitution des rechten Ventrikels ab. Insgesamt liegt die Letalität aller Lungenembolien bei etwa 3–8 %. Bei 4–17 % der Patienten mit Lungenembolie treten Rezidive auf. Etwa 4 % aller Patienten entwickeln eine chronische pulmonale Hypertonie.

7.1.2 Chronische pulmonale Hypertonie

Die chronische pulmonale Hypertonie ist eine seltene Krankheit sehr heterogener Ätiologie. Die Erhöhung des pulmonal-arteriellen Druckes führt langfristig zum Rechtsherzversagen und begründet die schlechte Prognose.

Ätiologie: Die Ursachen der chronischen pulmonalen Hypertonie (PH) sind sehr vielfältig (Tab. **C-7.4**). Am häufigsten sind die (postkapilläre) PH bei Linksherzinsuffizienz und die (präkapilläre) PH bei COPD und anderen Lungenkrankheiten.

Pathogenese: Entsprechend der Ätiologie sind die Pathomechanismen der chronischen PH sehr vielfältig. Gemeinsam ist allen eine endotheliale Dysfunktion mit Remodelling, also einem Umbau mit dauerhafter Funktionsänderung oder -störung der pulmonalen Gefäßbahn. Dabei kommt es zu **struktureller Verengung** durch Intima- und Adventitiaproliferationen (Myofibroblasten) sowie zu einem erhöhten Muskeltonus. Folgen sind eine zunehmende Widerstandserhöhung im kleinen Kreislauf und ein **Anstieg des pulmonal-arteriellen Drucks**. Infolgedessen steigt die Nachlast des rechten Ventrikels, der sich an die vermehrte Druckbelastung nur begrenzt durch Hypertrophie anpassen kann und bei zunehmender Funktionseinschränkung dilatiert. Schließlich kommt es zur Ausbildung eines chronischen **Cor pulmonale** mit Zeichen einer **Rechtsherzinsuffizienz** (relative Trikuspidalinsuffizienz).

Klinik: Im Vordergrund steht die **abnehmende körperliche Belastbarkeit** bei **Belastungsdyspnoe**. Sie wird eingeteilt in WHO-Funktionsklassen (s. S. 402). Oft findet man einen Angina-pectoris-ähnlichen **Thoraxschmerz** und **Synkopen**. Periphere Ödeme (Beinödeme oder eine Hepatomegalie) signalisieren das Rechtsherzversagen.

- Heparinisierung
- Fibrinolyse
- Antikoagulation.

Prophylaxe: Sie beinhaltet die Gabe von niedermolekularem **Heparin** (s. c.) und eine **frühzeitige Mobilisierung**.

Prognose: Die Prognose hängt von der Größe der Embolie und der Konstitution des rechten Ventrikels ab.

7.1.2 Chronische pulmonale Hypertonie

Ätiologie: Die Ursachen der chronischen pulmonalen Hypertonie sind vielfältig (Tab. **C-7.4**).

Pathogenese: Durch Remodelling der Pulmonalarterien wird der **Gefäßquerschnitt verengt**. Es folgt ein **Anstieg des pulmonal-arteriellen Drucks** und eine Hypertrophie und Dilatation des rechten Ventrikels (→ chronisches **Cor pulmonale** mit **Rechtsherzinsuffizienz**).

Klinik: Typische Symptome sind verminderte Belastbarkeit, Belastungsdyspnoe, Thoraxschmerzen, Synkopen, periphere Ödeme.

C-7.4 Ätiologie der pulmonalen Hypertonie (WHO-Klassifikation, 2003)

pulmonal-arterielle Hypertonie (PAH)
- idiopathische PAH (IPAH)
- familiäre PAH
- PAH assoziiert mit Kollagenosen, kongenitalen systemisch-pulmonalen Shuntvitien, portaler Hypertension, HIV-Infektion, Drogen/Medikamenten, anderen Erkrankungen (Schilddrüsenkrankheiten, Speicherkrankheiten, hereditärer Teleangiektasie, Hämoglobinopathien, myeloproliferative Erkrankungen, Z. n. Splenektomie)
- PAH assoziiert mit signifikanter venöser/kapillärer Erkrankung (pulmonale venookklusive Erkrankung; pulmonal-kapilläre Hämangiomatose)
- persistierende PAH der Neugeborenen

pulmonale Hypertonie bei Linksherzerkrankungen
- linksatriale oder linksventrikuläre Erkrankungen
- linksseitige Herzvitien

pulmonale Hypertonie assoziiert mit Lungenerkrankungen und/oder Hypoxie
- COPD
- interstitielle Lungenkrankheiten
- Schlafapnoe-Syndrom
- Erkrankungen mit alveolärer Hypoventilation
- Aufenthalt in großer Höhe
- pulmonale Entwicklungsstörungen

pulmonale Hypertonie aufgrund chronisch-thrombotischer und/oder embolischer Erkrankungen
- Thromboembolie der proximalen Lungenarterien
- Thromboembolie der distalen Lungenarterien
- nichtthrombotische Lungenembolie (Tumor, Parasiten, Fremdkörper)

sonstige Formen der pulmonalen Hypertonie
- Sarkoidose
- pulmonale Langerhans-Zell-Histiozytose
- Lymphangioleiomyomatose
- Gefäßkompression von außen (Tumor, Lymphknoten, fibrosierende Mediastinitis)

Diagnostik: Zur Basisdiagnostik gehören:
- körperliche Untersuchung
- EKG
- Echokardiographie
- Röntgen-Thorax-Übersicht.

Erhärtet sich der Verdacht auf eine chronische PH, folgen eine **Spirometrie** und eine **Doppler-Echokardiographie**.

Bei Diagnose einer chronischen PH muss nach ursächlichen **Grunderkrankungen** gesucht werden. Vor einer differenzierten Therapie ist eine **Rechtsherzkatheter-Untersuchung** mit Test auf pulmonale Drucksenkung sinnvoll.

Therapie: Primär werden die Grunderkrankungen behandelt. Die weitere Therapie beinhaltet:
- Antikoagulation
- Diuretika
- Kalziumantagonisten
- Prostanoide

Diagnostik: Bei der Verdachtsdiagnose chronische PH ist folgende Basisdiagnostik einzuleiten:
- **körperliche Untersuchung:** gestaute Halsvenen, lauter 2. Herzton über der Pulmonalklappe
- **EKG:** Zeichen einer Rechtsherzhypertrophie (s. S. 176)
- **Echokardiographie:** Hypertrophie und Dilatation des rechten Ventrikels mit relativer Trikuspidalinsuffizienz
- **Röntgen-Thorax-Übersicht:** Dilatation der zentralen Pulmonalarterie, Prominenz des Pulmonalsegments, „Kalibersprung".

Falls sich der Verdacht auf eine chronische PH erhärtet, folgen in der zweiten Stufe eine **Spiroergometrie** zur Objektivierung der körperlichen Leistungsfähigkeit (zumindest ein Sechs-Minuten-Gehtest mit **Blutgasanalyse** [PaO_2 ↓]) und eine **Doppler-Echokardiographie** zur Abschätzung des systolischen pulmonal-arteriellen Drucks.

Ergeben diese Untersuchungen die Diagnose einer chronischen PH, muss nach der verantwortlichen **Grunderkrankung** gesucht werden. Falls diese nicht behandelbar ist oder eine idiopathische Form einer chronischen PH vorliegt, wird in der dritten Stufe eine **Rechtsherzkatheter-Untersuchung** durchgeführt, um präkapilläre von postkapillären Drucksteigerungen zu unterscheiden. Mithilfe einer pharmakologischen Testung (inhaliertes Stickstoffmonoxid; i.v. Epoprostenol; i.v. Adenosin) wird die mögliche pulmonale Drucksenkung geprüft (Vasoreaktivität).

Therapie: Die Behandlung einer vorliegenden Grunderkrankung steht immer an erster Stelle. Werden damit keine zufriedenstellenden Ergebnisse erzielt, sollte eine **Antikoagulation** durchgeführt werden (Phenprocoumon; Ziel-INR = 2,3–3). Bei Rechtsherzinsuffizienz und -dekompensation werden **Diuretika** gegeben. Eine pulmonale Drucksenkung erreicht man bei vasoreaktiven Patienten mit hochdosierten **Kalziumantagonisten** (z. B. Diltiazem).

Sollten diese Maßnahmen zu keiner Besserung führen, stehen ab WHO-Funktionsklasse III neue Therapieformen zur Verfügung; sie bewirken eine pulmonale Vasodilatation:

Prostanoide werden inhaliert (Iloprost 6–8 ×/tgl.) oder bei sehr schweren Formen als Dauerinfusion gegeben (i. v. Epoprostenol, s. c. Treprostinil; in Deutschland nicht zugelassen). Eine orale Therapie ist mit den **Endothelin-Rezeptor-Antagonisten** Bosentan, Sitaxentan oder Ambrisentan möglich. Auch der **Phosphodiesterase-5-Inhibitor** Sildenafil hat eine günstige Wirkung, vor allem in Kombination mit den Prostanoiden oder Endothelinrezeptorantagonisten.

Da diese neuen Therapieformen erhebliche Kosten verursachen, sollte man diese Therapieentscheidungen in spezialisierten Zentren treffen.

Bei Versagen der medikamentösen Therapiemöglichkeiten ist eine **atriale Ballonseptostomie** möglich: Durch die Eröffnung des Vorhofseptums wird ein Rechts-links-Shunt erzeugt und dadurch die Auswurfleistung des linken Herzens gesteigert, allerdings auf Kosten einer abnehmenden O_2-Sättigung. Das Rechtsherzversagen bessert sich und die Synkopen nehmen ab. Langfristig wird man bei diesen Patienten jedoch eine bilaterale **Lungentransplantation** planen müssen.

Therapiekontrollen: Viele Patienten, die früher nicht behandelt werden konnten, verfügen heute aufgrund der neuen Therapiemöglichkeiten über eine verbesserte körperliche Belastbarkeit. Zur Therapiekontrolle mit ggf. nachfolgender Dosisanpassung sind eine regelmäßige **Durchführung des Sechs-Minuten-Gehtests** und eine Überprüfung des echokardiographisch geschätzten systolischen **Pulmonalarteriendrucks** erforderlich.

Prognose: Die Prognose ist abhängig von der Funktionsklasse nach WHO. Kann die Therapie eine Funktionsklasse IV nicht überwinden, liegt die 3-Jahres-Überlebensrate etwa bei 40 %; bei Therapieerfolg kann man von etwa 65–75 % ausgehen. Mit der neuen vasodilatatorischen Therapie scheint sich die Prognose zu verbessern.

7.2 Lungenödem

▶ **Definition:** Austritt von Flüssigkeit in das Lungeninterstitium und/oder den Alveolarraum mit nachfolgender Behinderung des Gasaustausches.

Ätiologie: Bei Weitem die häufigste Ursache für ein Lungenödem ist das Linksherzversagen (s. Kap. A6). Wenn sich eine Herzinsuffizienz ausschließen lässt, bleiben einige seltenere Differenzialdiagnosen (nicht kardiales Lungenödem (s. S. 404).

Pathogenese: Durch inhalative Noxen, Mediatorfreisetzung bei schwerer körperlicher Belastung in großer Höhe, Überwässerung bei Urämie oder Reexpansion einer kollabierten Lunge kann es zu einem Flüssigkeitsaustritt ins Lungeninterstitium oder in den Alveolarraum kommen.

Klinik: Luftnot mit Ruhedyspnoe und Orthopnoe steht im Vordergrund der Symptomatik. Objektive Befunde sind eine Zyanose, Tachypnoe und Tachykardie.

Diagnostik: Beim alveolären Lungenödem sind großblasige Rasselgeräusche zu auskultieren. Trotz Hyperventilation ist die pulsoximetrische SaO_2 vermindert. Bei der Blutgasanalyse findet man eine Hypoxämie ($PaO_2 \downarrow$) bei normalem oder leicht erniedrigtem $PaCO_2$. Mit dem Röntgenthorax wird das alveoläre oder interstitielle Lungenödem sichtbar (Abb. **C-7.3**).

- Endothelin-Rezeptor-Antagonisten
- Phosphodiesterase-5-Inhibitoren.

Bei Versagen der medikamentösen Therapie sind eine **atriale Ballonseptostomie** und als letzte Option eine bilaterale **Lungentransplantation** möglich.

Zur **Therapiekontrolle** werden regelmäßig der **Sechs-Minuten-Gehtest** sowie eine Überprüfung des **Pulmonalarteriendrucks** (Echokardiographie) durchgeführt.

Prognose: Sie ist abhängig vom Schweregrad. Mit der neuen vasodilatatorischen Therapie scheint sich die Prognose zu verbessern.

7.2 Lungenödem

◀ **Definition**

Ätiologie: Die häufigste Ursache ist das Linksherzversagen. Nichtkardiale Ursachen: s. S. 404.

Pathogenese: Ein Lungenödem kann auf inhalative Noxen, Mediatorfreisetzung bei körperlicher Belastung, Überwässerung bei Urämie oder Reexpansion einer kollabierten Lunge zurückgeführt werden.
Klinik: Luftnot mit Ruhedyspnoe und Orthopnoe, Zyanose, Tachypnoe und Tachykardie.

Diagnostik: großblasige RGs beim alveolären Lungenödem, pulsoximetrisch SaO_2 vermindert, Blutgasanalyse mit Hypoxämie ($PaO_2 \downarrow$) bei normalem oder leicht erniedrigtem $PaCO_2$, Röntgen-Thorax-Übersicht (Abb. **C-7.3**).

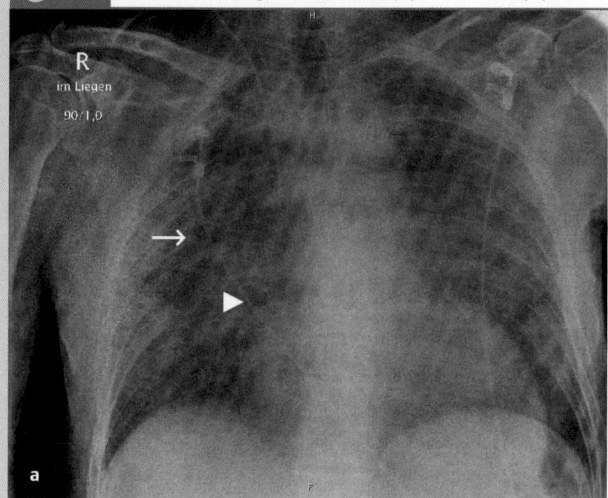
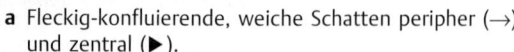
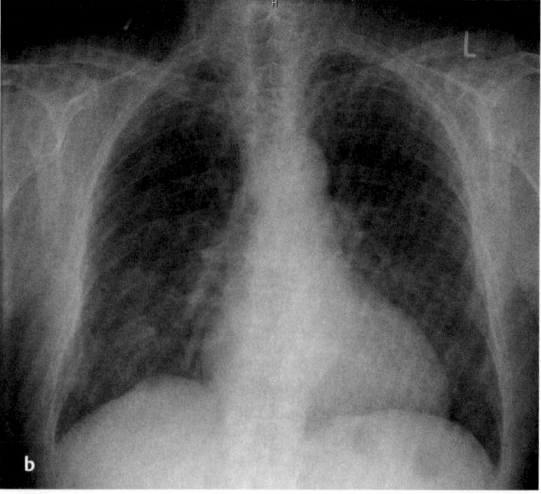

◉ C-7.3   Kardiales Lungenödem vor (a) und nach (b) diuretischer Therapie

a Fleckig-konfluierende, weiche Schatten peripher (→) und zentral (▶).

b Geringe Residuen in beiden Mittel- und Unterfeldern.

7.2.1 Nicht kardiales Lungenödem

Die wichtigsten Formen des nicht kardialen Lungenödems sind
- toxisches Lungenödem
- Höhenlungenödem
- Fluid Lung
- Reexpansionslungenödem.

7.2.1 Nicht kardiales Lungenödem

Ein **toxisches Lungenödem** kann nach Inhalation von Stickoxiden und Chlorgas (oder Phosgen) auftreten. Ursache ist ein toxischer Alveolarschaden mit Erhöhung der Gefäßpermeabilität. Die Therapie entspricht der des ARDS (s. u.).

Das **Höhenlungenödem** tritt bei schwerer körperlicher Arbeit in Höhen über 2500 m auf. Die Pathogenese ist noch unklar. Womöglich sind Mediatorfreisetzungen und pulmonaler Druckanstieg unter den Ursachen. Die Therapie besteht im Abstieg auf Höhen unter 2500 m und in Sauerstoffgabe.

Die **Fluid Lung** bei Urämie und Überwässerung entsteht durch toxische Wirkung des Harnstoffs auf das Endothel und einen hohen hydrostatischen Druck. Die Therapie besteht in Dialyse und Hämofiltration.

Das **Reexpansions-Lungenödem** tritt auf, wenn eine über längere Zeit kollabierte Lunge (oder ein Lungensegment) wieder belüftet wird. Der Pathomechanismus ist unklar. Es kann bei thoraxchirurgischen Operationen auftreten, aber auch schon bei einer Pleurapunktion (s. S. 420).

Ein **neurogenes Lungenödem** kann bei plötzlicher intrakranieller Druckerhöhung entstehen (Gehirnverletzung, Hirnblutung, Hirninfarkt, Hirntumor, Krampfanfälle). Um die Perfusion des Gehirns aufrecht zu halten, wird der Sympathicotonus gesteigert, was einen Blutdruckanstieg zur Folge hat. Die Nachlast des linken Ventrikels übersteigt die Auswurfleistung des Herzens; es dekompensiert und daraus resultiert das Lungenödem.

Akutes Lungenversagen (ARDS)

▶ Synonym

▶ Definition

▶ **Synonym:** ARDS = (früher) adult Respiratory Distress Syndrome, (heute) Acute Respiratory Distress Syndrome.

▶ **Definition:** Akute respiratorische Insuffizienz durch akuten Lungenschaden oder im Rahmen eines Multiorganversagens mit Permeabilitätsstörungen, die zu einem nichtkardialen Lungenödem und im weiteren Verlauf zu einer Lungenfibrose führen. Die milde Form des ARDS wird als acute Lung Injury (ALI) bezeichnet.

Epidemiologie: Das ARDS tritt vorwiegend bei **beatmeten Patienten** auf.

Epidemiologie: Das ARDS tritt vorwiegend bei **beatmeten Patienten** auf: etwa 10 % aller auf Intensivstationen beatmeten und etwa 20 % aller langzeitbeatmeten Patienten entwickeln ein ARDS.

☰ C-7.5	Auslösende Ereignisse eines akuten Lungenversagens	☰ C-7.5

indirekte Lungenschädigung

- Sepsis
- schwere Allgemeininfektion
- Polytrauma
- Verbrennungen
- Pankreatitis
- Schock
- Vergiftungen (z. B. Paraquat)
- Verbrauchskoagulopathie
- Fruchtwasserembolie
- Eklampsie

direkte Lungenschädigung

- schwere Pneumonie
- Magensaftaspiration
- Inhalation toxischer Gase (z. B. Rauchgase)
- Beinahe-Ertrinken
- Lungenkontusion

Ätiologie: Ein ARDS kann durch viele verschiedene **Noxen** oder durch ein **Multiorganversagen** ausgelöst werden (Tab. **C-7.5**). Zu den häufigsten Ursachen zählen Pneumonie, Magensaftaspiration, Sepsis und Schock.

Pathogenese: Schäden des Alveolarepithels und/oder des Gefäßendothels führen zur Exsudation von Serumflüssigkeit und Infiltration mit Entzündungszellen ins Lungeninterstitium (interstitielles Ödem). Die O_2-Diffusionsstrecke verlängert sich innerhalb weniger Stunden, der PaO_2 fällt entsprechend ab. Im Verlauf von Tagen wird die Surfactant-Produktion aus Typ-II-Alveolarzellen reduziert, es kommt zu Atelektasen mit hyalinen Membranen. Durch endotheliale Dysfunktion entsteht eine disseminierte Mikrothrombenbildung. Dieses Stadium ist unter Therapie oft noch reversibel, andernfalls bildet sich im Verlauf von Wochen eine Lungenfibrose aus.

Diagnostik: Die Diagnose kann durch folgende Kriterien gesichert werden:
- **Klinik:** akuter Beginn
- **Blutgasanalyse:** eingeschränkte Oxygenierung durch Zunahme der alveoloarteriellen O_2-Differenz mit $PaO_2/FiO_2 \leq 200$ mmHg, d. h. niedriger PaO_2 des Patienten und hohe inspiratorische O_2-Konzentration (FiO_2)
- **Röntgen-Thorax-Übersicht:** beidseitige diffuse Infiltrate (Lungenödem). Bei beatmeten Patienten ist die thorakale CT aussagekräftiger (Abb. **C-7.4**).
- **Rechtsherzkatheter-Untersuchung:** normaler pulmonal-arterieller und postkapillärer Druck (pulmonal-kapillärer Verschlussdruck [= linker Vorhofdruck] < 12 mmHg).
- **Lungenfunktion:** Abnahme der Lungencompliance (Messung am Respirator).

Da das ARDS Ausdruck eines Multiorganversagens sein kann, sind alle Organe des Patienten auf Ausfälle zu untersuchen.

Differenzialdiagnose: Die wichtigste Differenzialdiagnose ist das **kardiale Lungenödem** durch Linksherzversagen. Es kann durch Messung des pulmonal-kapillären Verschlussdrucks und eine Echokardiographie ausgeschlossen werden.

Therapie: Die vitalen Funktionen des Patienten (Kreislauf und Atmung) müssen aufrechterhalten werden. Es sollte eine sorgfältige Flüssigkeitsbilanzierung unter Kontrolle des Pulmonalisdrucks erfolgen. Wegen der gestörten Permeabilität ist eine **negative Flüssigkeitsbilanz** anzustreben. Die stets erforderliche **Beatmung** ist komplex und Aufgabe von Spezialisten, da es einerseits schwierig ist, eine effektive Ventilation zu erreichen und andererseits der Gasaustausch erheblich gestört ist. Man versucht dabei, durch **kleine Atemzugvolumina** den inspiratorischen Beatmungsdruck niedrig zu halten. Ein Anstieg des $PaCO_2$ wird in Kauf genommen (**permissive Hyperkapnie**). Durch einen erhöhten endexspiratorischen Beatmungsdruck (**PEEP**) soll der Atelektasenbildung entgegengewirkt werden.

Als Ultima Ratio können **extrakorporale Methoden** der Oxygenierung und CO_2-Eliminierung einsetzt werden (Extracorporeal Lung Assist).

Eine effektive medikamentöse Therapie des ARDS existiert bis heute nicht. Langfristig entscheidend bleibt daher die effektive **Therapie der Grunderkrankung**.

Ätiologie: Ein ARDS kann durch viele verschiedene **Noxen** oder durch ein **Multiorganversagen** ausgelöst werden (Tab. **C-7.5**).

Pathogenese: Schäden des Alveolarepithels und/oder des Gefäßendothels führen zur Exsudation von Serumflüssigkeit und zum interstitiellen Ödem. Die O_2-Diffusionsstrecke verlängert sich, der PaO_2 fällt entsprechend ab. Die Surfactant-Produktion wird reduziert → Atelektasen.

Diagnostik: Diagnosesicherung durch folgende Kriterien:
- **Klinik:** akuter Beginn
- **Blutgasanalyse:** $PaO_2/FiO_2 \leq 200$ mmHg
- **Röntgen-Thorax-Übersicht:** beidseitige Infiltrate, bei beatmeten Patienten thorakale CT (Abb. **C-7.4**)
- **Rechtsherzkatheter:** normaler pulmonal-kapillärer Verschlussdruck
- **Lungenfunktion:** Abnahme der Lungencompliance.

Differenzialdiagnose: Die wichtigste Differenzialdiagnose ist das **kardiale Lungenödem**.

Therapie: Entscheidend ist die Erhaltung der vitalen Funktionen des Patienten. Anzustreben ist eine **negative Flüssigkeitsbilanz**. Eine **Beatmungstherapie** ist stets erforderlich, aber schwierig durchzuführen. Auch **extrakorporale Methoden** sind möglich. Die **Therapie der Grunderkrankung** ist entscheidend.

⊚ C-7.4 **Röntgen-Thorax-Übersicht und thorakale CT bei einer Patientin mit ARDS**

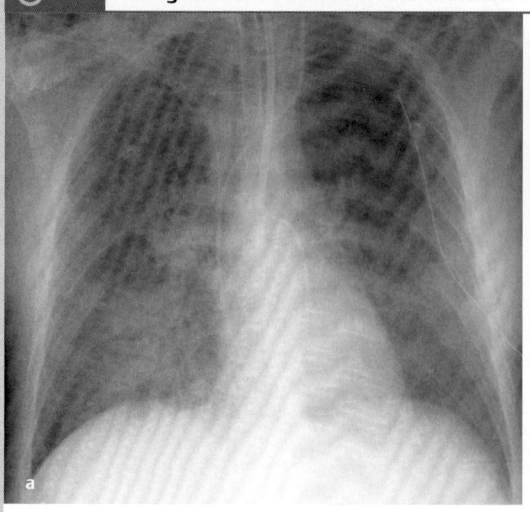
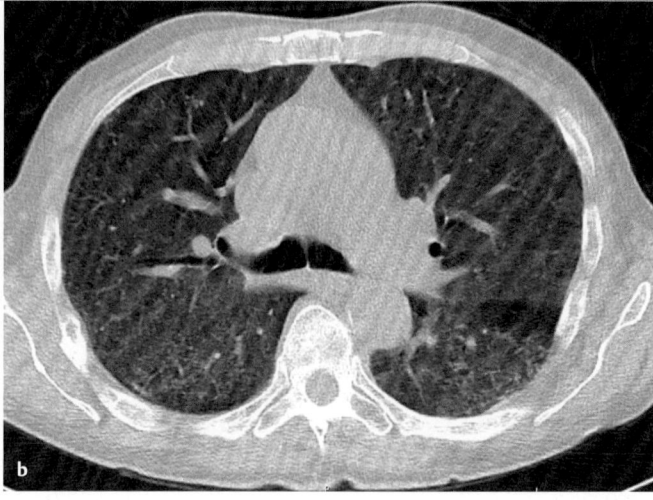
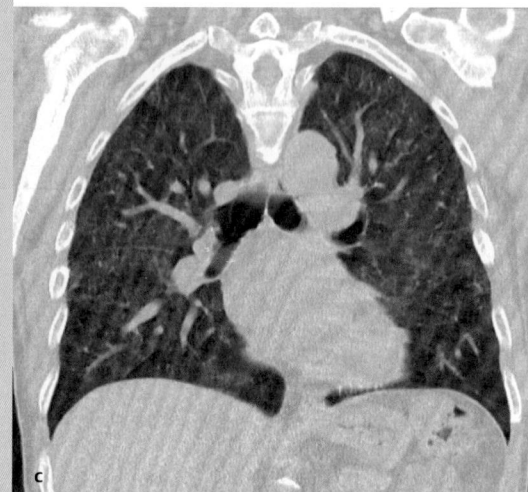

a Röntgen-Thorax-Übersicht: Pneumonisches Infiltrat perihilär rechts. In beiden Mittelunterfeldern zusätzlich großfleckig-konfluierende Infiltrate. Bei septischem Verlauf einer Pneumonie entwickelt sich ein ARDS.
b, c Thorakale CT transversal (**b**) und koronar (**c**) rekonstruiert: Vorwiegend interstitielle Flüssigkeitsansammlung in allen Lungenabschnitten.

Prophylaxe: Kontinuierliche Überwachung der Risikopatienten und frühzeitige Therapie.

Prognose: Entscheidend ist das Ausmaß des Lungenschadens und des Multiorganversagens. Die Letalität reicht bis zu 50 %.

Prophylaxe: Nur durch kontinuierliche Überwachung der Risikopatienten (Tab. C-7.5) kann ein ALI oder ARDS im Frühstadium erkannt und erfolgreich behandelt werden.

Prognose: Die Prognose hängt einerseits vom Ausmaß des Lungenschadens, andererseits von den Schädigungen der übrigen Organe ab (Multiorganversagen). Die Letalität reicht bis zu 50 %.

▶ **Klinischer Fall:** Eine 27-jährige Frau entwickelt am 3. Tag nach der Entbindung Fieber, Durchfall, Atemnot und eine Kreislaufschwäche. Sie wird auf die Intensivstation des Krankenhauses verlegt, nachdem die pulsoximetrische SaO$_2$ auf unter 86 % gefallen ist. Die Patientin ist zyanotisch und hat eine Atemfrequenz um 40/min. Über allen Lungenabschnitten sind feinblasige, ohrnahe Rasselgeräusche zu auskultieren. Das Abdomen ist gespannt und druckschmerzhaft. Puls 135/min, Blutdruck 85/55 mmHg. Die Röntgen-Thorax-Übersicht zeigt fleckig-konfluierende, zentrale und periphere Einlagerungen. Blutgasanalyse: PaO$_2$ 53 mmHg, PaCO$_2$ 28 mmHg, pH 7,55. Die Patientin entwickelt eine akute Niereninsuffizienz mit einem Serumkreatinin von 5,5 mg/dl. Im Verlauf wird die Patientin orotracheal intubiert und mit kleinen Atemzugvolumina kontrolliert beatmet. Die inspiratorische Sauerstoffkonzentration wird auf 50 % angehoben, der positive endexspiratorische Druck auf 10 mmHg eingestellt. Blutgase unter Beatmung: PaO$_2$ 63 mmHg, PaCO$_2$ 58 mmHg, pH 7,31. Der Blutdruck kann durch Volumenzufuhr stabilisiert werden: Blutdruck 110/72 mmHg. Die anschließende gynäkologische Untersuchung ergibt den Verdacht auf eine Puerperalsepsis mit Hinweisen auf eine Peritonitis (sonographisch zeigt sich ein Aszites). Noch am selben Abend wird die Patientin hysterektomiert. Histologisch findet sich eine phlegmonöse Uteruswand sowie ein Plazentapolyp. Der Verdacht einer eitrigen Peritonitis wird bestätigt. Die **Diagnose** lautet Puerperalsepsis und eitrige Peritonitis mit Multiorganversagen (ALI/ ARDS, Nierenversagen, Kreislaufversagen). Die weitere Therapie besteht in einer Fortführung der Beatmung, intravenösen Antibiotika-Kombinationstherapie, bilanzierten Volumengabe (Ziel-ZVD 0) sowie vorübergehenden Hämodialyse. Vier Tage später ist die Patientin nicht mehr beatmungspflichtig, ihr Kreislauf ist stabil. Aufgrund des Nierenversagens wird sie weiterhin vorübergehend hämodialysiert. Nach acht Tagen kann die Patientin auf die Normalstation zurückverlegt werden.

8 Tumoren der Bronchien und der Lunge

8 Tumoren der Bronchien und der Lunge

8.1 Gutartige Tumoren

Gutartige Tumoren sind selten (etwa 4 % aller Lungentumoren) und bereiten vor allem differenzialdiagnostische Schwierigkeiten bei der Abklärung eines Lungenrundherdes. Der häufigste benigne Tumor ist das Hamartom, es folgen Fibrome und Adenome (Tab. **C-8.1**).

Allen Lungentumoren ist gemeinsam, dass man die Diagnose nur anhand einer ausreichend großen Gewebeprobe stellen kann.

8.1 Gutartige Tumoren

Die gutartigen Tumoren der Lunge sind (Tab. **C-8.1**):
- epitheliale Tumoren
- mesenchymale Tumoren
- Mischformen.

≡ C-8.1	Gutartige Tumoren der Bronchien und der Lunge
epitheliale Tumoren	
▪ Papillome	plattenepitheliale oder Transitionalzell-Papillome, solitäres oder multilokuläres Wachstum in den zentralen Bronchien und der Trachea (selten)
▪ Adenome	pleomorphe und monomorphe Adenome (z. B. Klarzell-Adenom, muzinöses Adenom), vorwiegend in den Bronchien (sehr selten)
mesenchymale Tumoren	
▪ Lipome	gestielte Tumoren in den zentralen Bronchien
▪ Osteome und Chondrome	Tumoren im Lungenparenchym, in der CT Kalkeinlagerungen nachweisbar Abgrenzung zum Hamartom ggf. schwierig
▪ Fibrome	gestielte endobronchiale und parenchymatöse Tumoren
▪ Leimomyo(fibro)me	Tumoren im Lungenparenchym, v. a. bei jungen Frauen
▪ Myoblastome	kugelige Tumoren in den großen Bronchien
▪ Chemodektome	entstammen den paraganglionären Zellen der Lunge, solitäre oder multiple Lungenrundherde
▪ Pleurafibrome	solitäre kugelige oder gelappte Tumoren des subpleuralen Parenchyms, oft mit expansivem Wachstum
▪ Neurofibrome	solitär oder im Rahmen der Neurofibromatose von Recklinghausen multipel
▪ Hämangioperizytome	Tumoren der Perizyten kleiner Lungenblutgefäße, häufig Hämoptysen, maligne Entartung in ca. 20 % der Fälle
Mischformen	
▪ Hamartome	unterschiedliche Anteile an knorpeligem und drüsigem Gewebe, meist solitäre Lungenrundherde, CT mit Kalk- und Fettanteilen, operative Entfernung (maligne Entartungen möglich!)
▪ Teratome	aus Gewebe mehrerer, meist aller drei Keimblätter; meist im Mediastinum lokalisiert, selten intrabronchial oder im Lungenparenchym CT mit Kalk- und Fettanteilen, maligne Varianten möglich

8.2 Bronchialkarzinom

8.2 Bronchialkarzinom

▶ **Definition:** Bronchialkarzinome sind bösartige epitheliale Tumoren der Bronchien oder der Lunge.

◀ Definition

Epidemiologie: In Deutschland erkranken ca. 40 000 Mensche/Jahr an einem Bronchialkarzinom, etwa 38 000/Jahr sterben daran. Das Bronchialkarzinom ist beim Mann die häufigste Krebstodesursache, gefolgt vom Prostata- und Kolonkarzinom. Bei Frauen nimmt es nach dem Mamma- und Kolonkarzinom den 3. Rang ein. Die Tendenz ist bei Männern etwa gleichbleibend, bei Frauen jedoch deutlich steigend.

Epidemiologie: Das Bronchialkarzinom ist beim Mann die häufigste, bei Frauen die dritthäufigste Krebstodesursache.

Ätiologie: Die Hauptursache des Bronchialkarzinoms sind **inhalative Noxen:**
- Tabakrauchen (85 %)

Ätiologie: Die Hauptursache des Bronchialkarzinoms sind inhalative Noxen:
- Tabakrauchen (85 %)

- berufliche Karzinogene (8 %)
- Luftverschmutzung inkl. Passivrauchen (5 %).

Das Karzinomrisiko des Rauchers liegt bis zu 22-fach über dem des Nichtrauchers. Auch Passivrauchen erhöht das Risiko.

- berufliche Karzinogene (8 %), z. B. Asbest, Chromverbindungen, Arsen, Dichlordiäthylsulfid, Nickel, Haloäther, polyzyklische aromatische Kohlenwasserstoffe, Radon
- Luftverschmutzung inkl. Passivrauchen (5 %), unbekannte Ursache (2 %).

Inwieweit genetische Faktoren eine Rolle spielen, ist noch unklar.

Raucher haben gegenüber Nichtrauchern ein 12- bis 22-fach erhöhtes Risiko, an einem Bronchialkarzinom zu erkranken. Dabei spielt natürlich die Menge der gerauchten Zigaretten und die Dauer des Rauchens eine Rolle. Die Verdopplung der Packyears (s. S. 327) bedeutet ein 2- bis 4-fach erhöhtes Risiko, an einem Bronchialkarzinom zu sterben. Auch für das Passivrauchen (am Arbeitsplatz) gibt es eine Dosis-Karzinomrisiko-Beziehung: Bei mehr als 20 Jahren Rauchexposition über 8 Stunden täglich erhöht sich das Erkrankungsrisiko um das 2,6-Fache des Nichtpassivrauchers.

Pathogenese und Histologie: Man unterscheidet **kleinzellige (SCLC)** und **nicht kleinzellige** Tumoren **(NSCLC)** (Tab. **C-8.2**).

Über eine **Metaplasie** und **Dysplasie** entwickelt sich ein **Carcinoma in situ**. Mit dem Anschluss an die Gefäßbahn beginnt das invasive Karzinom.

Pathogenese und Histologie: Man unterscheidet verschiedene histologische Typen. Für die Therapieplanung ist die Unterscheidung in **kleinzellige** (**SCLC** = small cell lung cancer) und **nicht kleinzellige** Tumoren (**NSCLC** = non small cell lung cancer) wichtig (Tab. **C-8.2**).

Die Pathogenese des Bronchialkarzinoms ist unbekannt. Zumindest für das Plattenepithelkarzinom nimmt man an, dass die ständige Konfrontation mit der inhalativen karzinogenen Noxe zu einer Basalzellhyperplasie der Bronchialschleimhaut führt. Später findet man einen Verlust des zilientragenden Epithels zugunsten fleckförmiger **Plattenepithelmetaplasien**. Durch Zelltypien entstehen **Dysplasien** als Vorstufe zum **Carcinoma in situ**. Nach Durchbrechen der Basalmembran beginnt das invasive Karzinom.

Klinik: Frühsymptome werden meist übersehen und sind unspezifisch mit Husten und Auswurf, **Spätsymptome** sind Atemnot, Fieber, Schmerzen, Heiserkeit und Gewichtsverlust.

Klinik: Häufig werden Bronchialkarzinome zufällig entdeckt, da sie asymptomatisch sind. Die **Symptome im Frühstadium** sind völlig unspezifisch mit Husten und Auswurf, wie sie auch bei der häufig begleitenden COPD zu finden sind. Allerdings ändert sich oft die Hustenfrequenz und der Hustenreiz nimmt zu. Zu den **Symptomen im Spätstadium** zählen Atemnot, Fieber, Thoraxschmerzen, Heiserkeit und Gewichtsverlust.

▶ Merke

▶ **Merke:** Bei Änderungen der Hustenfrequenz, Hämoptysen, rezidivierenden Pneumonien oder therapieresistente Erkältungskrankheiten muss an ein Bronchialkarzinom gedacht werden.

Eine **spezifische Symptomatik** ergibt sich aufgrund der Tumorausdehnung:
- obere Einflussstauung
- Heiserkeit
- Schluckstörungen
- Belastungsdyspnoe
- Schmerzen
- neurologische Störungen, Krampfanfälle.

Im **fortgeschrittenen Stadium** können je nach Ausdehnung des Tumors verschiedene **spezifische Symptome** hinweisend sein:
- **obere Einflussstauung** bei Stenosierungen der V. cava superior (Vena-cava-superior-Syndrom)
- **Heiserkeit** bei Kompression oder Infiltration des N. laryngeus recurrens
- **Schluckstörungen** bei Affektionen des Ösophagus

≡ C-8.2

≡ C-8.2 **Histologische Klassifikation des Bronchialkarzinoms (WHO 2004)**

kleinzellige Bronchialkarzinome (SCLC, etwa 20 %)
- kleinzelliges Bronchialkarzinom
- kombiniertes kleinzelliges Karzinom

nicht kleinzellige Bronchialkarzinome (NSCLC)
- Plattenepithelkarzinome (etwa 30 %): papilläre, klarzellige, kleinzellige, basaloide Karzinome
- Adenokarzinome (etwa 30 %): azinäre, papilläre, bronchioloalveoläre, solide und schleimbildende Karzinome
- adenosquamöses Karzinom
- großzellige Karzinome (unter 20 %): großzellig neuroendokrine, basaloide, lymphoepithelomähnliche, klarzellige u. a. Karzinome
- sarkomatoides Karzinom (selten)
- Karzinoidtumor (selten)
- Speicheldrüsentumoren (selten)
- unklassifizierbare Karzinome

- **Belastungsdyspnoe** bei Pleuraerguss, Kreislaufschwäche bei Perikarderguss
- **Schmerzen** bei Knochenmetastasen und Infiltration von Pleura, Perikard, Ösophagus oder Zwerchfell
- **neurologische Störungen** oder **Krampfanfälle** bei Hirnmetastasen.

Paraneoplastische Syndrome treten häufig beim kleinzelligen Bronchialkarzinom auf. Es handelt sich um Begleitreaktionen der Tumorerkrankung, die weder primär durch den Tumor noch durch mögliche Metastasen ausgelöst werden. Ursachen sind die Produktion hormonähnlicher Substanzen, Tumortoxine oder immunologische Mechanismen.

Paraneoplastische Syndrome sind Begleitreaktionen, die weder primär durch den Tumor noch durch mögliche Metastasen ausgelöst werden.

▶ **Exkurs: Paraneoplastische Syndrome bei Bronchialkarzinom**
- **ektopisches Cushing-Syndrom:** durch ACTH-Sekretion des Tumors (SCLC)
- **Syndrom der inadäquaten ADH-Sekretion (SIADH):** durch Sekretion von Adiuretin-Vasopressin (SCLC) → massive Hyponatriämie bei niedriger Serum- und hoher Urinosmolarität
- **zerebelläre Degeneration:** durch Degeneration von Purkinje-Zellen (Kleinhirnrinde) → fortschreitende Ataxie (SCLC)
- **limbische Enzephalopathie:** Kurzzeitgedächtnis-Störung mit Persönlichkeitsstörungen und Krampfanfällen oder Halluzinationen (SCLC)
- **Lambert-Eaton-Syndrom:** durch tumorassoziierte Antikörper, die präsynaptisch die Acetylcholin-Freisetzung hemmen → myastenieähnliches Krankheitsbild (SCLC)
- **Hyperkalzämie:** durch Sekretion parathormonähnlicher Peptide (SCLC, NSCLC); auch bei Skelettmetastasen
- **Dermatomyositis** (NSCLC, SCLC): entzündliche Erkrankung der Skelettmuskulatur einhergehend mit vernarbenden Hautinfiltraten
- **hypertrophische Osteoarthropathie** (**Pierre-Marie-Bamberger** [Abb. **C-8.1**]): Uhrglasnägel und Trommelschlegelfinger sowie Arthritiden der mittelgroßen Gelenke (NSCLC, SCLC)
- **Venenthrombosen:** durch Thrombozytose und Fibrinogenerhöhung (NSCLC, SCLC), auch nicht-paraneoplastisch.

◀ **Exkurs**

Als **Pancoast-Tumor** bezeichnet man ein peripheres Bronchialkarzinom, das von der Lungenspitze ausgehend in die Rippen, die Wirbelsäule und den Plexus brachialis einwächst. Es ist gekennzeichnet durch heftige Schmerzen, Lähmungen und evtl. ein Horner-Syndrom (Störung der sympathischen Innervation, z. B. des Ganglion stellatum, mit Miosis, Ptosis und Enophthalmus). Der Pancoast-Tumor unterscheidet sich histologisch nicht von den anderen Bronchialkarzinomen.

Der **Pancoast-Tumor** geht von der Lungenspitze aus und führt durch Infiltration von benachbarten Strukturen (Rippen, Wirbelsäule, Plexus brachialis) zu heftigen Schmerzen und neurologischen Ausfällen (u. a. Horner-Syndrom).

Komplikationen: Bronchialverschlüsse gehören zum Krankheitsbild des Bronchialkarzinoms. Hinter dem verschlossenen Bronchus kann sich das Sekret anstauen und infizieren; es entwickelt sich eine **Retentionspneumonie**. Diese Pneumonieform verläuft schwer und spricht auf die übliche Therapie schlecht an. Falls es zu keiner Infektion kommt, wird die Luft langsam aus dem unbelüfteten Lungenabschnitt resorbiert und es entsteht eine **Atelektase**. Je nach deren Größe kann schwere Luftnot die Folge sein.

Komplikationen: Bronchialverschlüsse können **Retentionspneumonie** oder **Atelektase** mit schwerer Luftnot zur Folge haben.

Diagnostik: Die Röntgenaufnahme des Thorax in 2 Ebenen liefert erste Hinweise auf einen Tumor. Die thorakale CT ermöglicht aufgrund einer deutlich besseren Auflösung eine exakte Größenbestimmung des Tumors und eine Beurteilung der hilären und mediastinalen Lymphknoten (Abb. **C-8.2**, Abb. **C-8.3**).

Diagnostik: Basis der bildgebenden Diagnostik ist der Röntgenthorax. Mit der thorakalen CT können Tumorgröße und Lymphknotenstatus genau bestimmt werden (Abb. **C-8.2**, Abb. **C-8.3**).

◎ C-8.1 | **Paraneoplastische hypertrophische Osteoarthropathie bei großzelligem Bronchialkarzinom**

◎ C-8.1

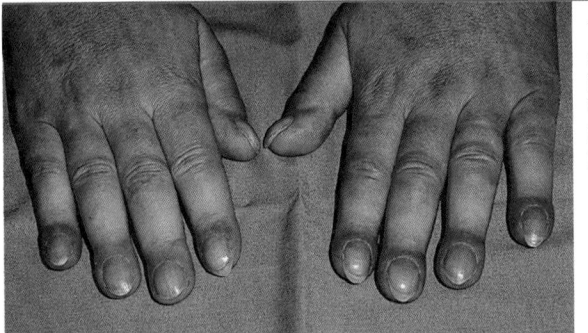

Trommelschlegelfinger und Uhrglasnägel sind innerhalb weniger Wochen vor Feststellung des Bronchialkarzinoms aufgetreten.

⊚ **C-8.2** **Peripheres Bronchialkarzinom**

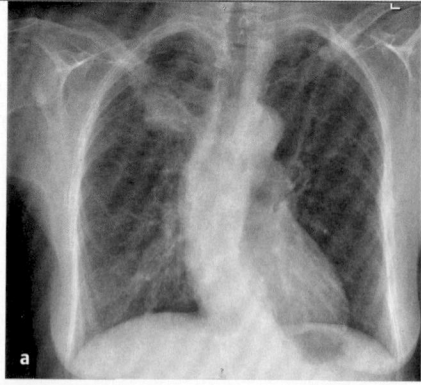

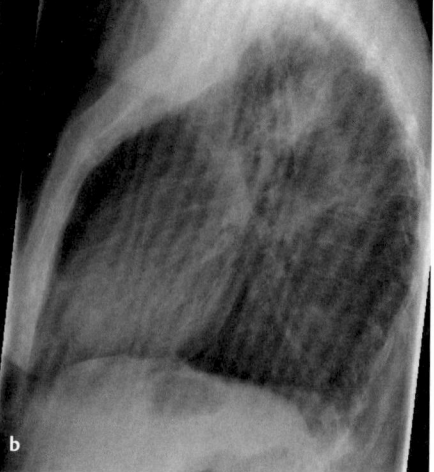

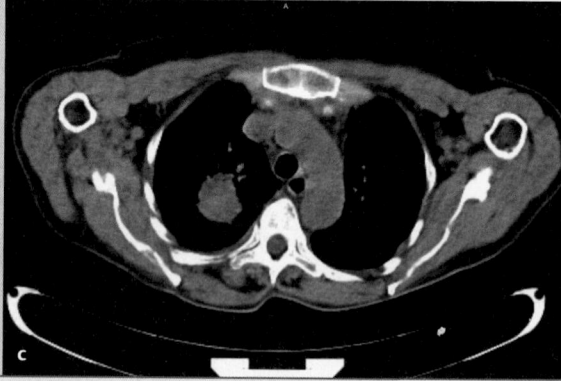

72-jährige Frau mit **nicht kleinzelligem** Bronchialkarzinom (Adenokarzinom).
a Röntgenthorax p.-a.: Tumor im rechten Oberlappen.
b Röntgenthorax seitlich: Tumorschatten im Oberfeld dorsal.
c Thorakale CT: Peripherer Tumor im rechten Oberlappen.

⊚ **C-8.3** **Zentrales Bronchialkarzinom**

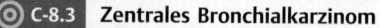

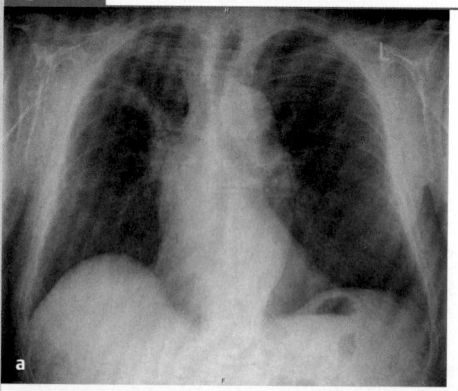

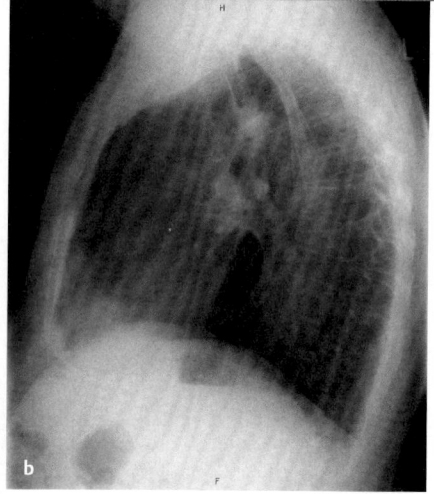

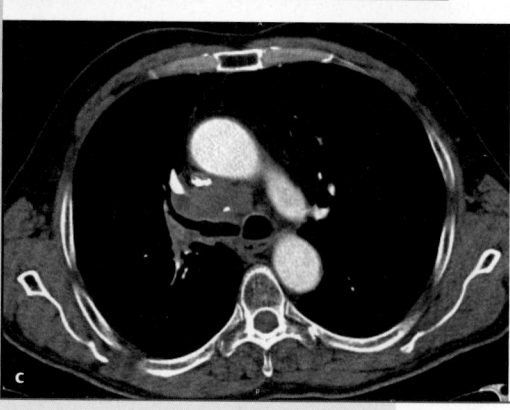

64-jähriger Mann mit zentralem **kleinzelligem** Bronchialkarzinom.
a Röntgenthorax p.-a.: Verbreiterung des mittleren und oberen Mediastinums im Oberlappen rechts.
b Röntgenthorax seitlich: Tumorschatten in Projektion auf den Aortenbogen.
c Thorakale CT: zentraler Tumor um den rechten Stammbronchus.

Die **histologische Diagnose** ist die Basis der Therapie. Die Histologiegewinnung erfolgt **bronchoskopisch** (Abb. **C-8.5**).

Entscheidend ist die **histologische Diagnose**, in Ausnahmefällen ist auch ein zytologischer Nachweis ausreichend (z. B. wenn die Biopsie mit einem zu gro-ßen Risiko verbunden ist). Die Histologiegewinnung erfolgt im Rahmen einer **diagnostischen Bronchoskopie** in Lokalanästhesie (Abb. **C-8.5**). In etwa 15 %

⊙ C-8.4 | **Plattenepithelkarzinom des rechten Lungenunterlappens mit Übergreifen auf das hintere Mediastinum**

⊙ C-8.4

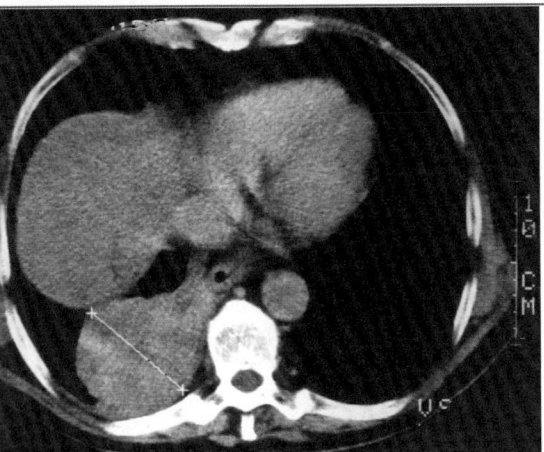

der Fälle ist man hierbei nicht erfolgreich, weil der Tumor zu weit peripher liegt, dann kommen transthorakale (z. B. CT-gesteuerte) **Nadelbiopsien** zum Einsatz.

▶ **Merke:** Nur beim solitären Lungenrundherd ohne Lymphknotenmetastasen wird ohne Kenntnis des histologischen Typs primär diagnostisch-kurativ operiert.

◀ Merke

Tumormarker im Serum sind für die Primärdiagnostik nicht sehr hilfreich. Allerdings liefern sie wertvolle Informationen zum **Verlauf** der Krankheit. Die neuronenspezifische Enolase (NSE) kann beim SCLC erhöht sein, das karzinoembryonale Antigen (CEA) bei Adenokarzinomen oder das Zytokeratinfragment 21-1 (CYFRA 21-1) bei Plattenepithelkarzinomen.

Tumormarker sind für die **Verlauf**sbeobachtung hilfreich (z. B. NSE, CEA, CYFRA 21-1).

Screening-Untersuchungen von Risikogruppen (z. B. Raucher, beruflich mit Karzinogenen Exponierte) durch CT-Techniken, Sputumanalysen oder Fluoreszenzbronchoskopie sind immer noch umstritten, da damit nur wenige zusätzliche Bronchialkarzinome zu sichern sind. Die sichersten Daten gibt es zum Screening mittels thorakaler CT.

Mit **Screening-Untersuchungen** von Risikopatienten können nur wenige zusätzliche Karzinome gesichert werden.

Für die **Staging-Untersuchungen** stehen verschiedene Verfahren zur Verfügung. Mit der **thorakalen CT** werden die Tumorgröße und lokale Ausbreitung (s. Abb. 8-3), hiläre und mediastinale sowie supraklavikuläre Lymphknotenmetastasen erfasst. Hämatogene Fernmetastasen in Gehirn, Leber, Nebenniere und Skelett werden durch **zerebrale** und **abdominelle CT**, **Sonographie** und **Skelettszintigraphie** untersucht. In Zweifelsfällen ist eine Positronen-Emissions-Tomographie (**FDG-PET**, ggf. mit PET-CT-Fusion) hilfreich.

Zu den **Staging-Untersuchungen** gehören (Abb. **C-8.4**):
- thorakale CT
- abdominelle CT
- zerebrale CT
- Skelettszintigraphie
- evtl. FDG-PET.

Anhand der genannten Untersuchungen kann die Tumorerkrankung nach **TNM** klassifiziert werden (Tab. **C-8.3**) und die therapierelevante Einteilung in klinische Stadien des NSCLC (Tab. **C-8.4**) oder des SCLC (Tab. **C-8.5**) durchgeführt werden.

Anhand der Untersuchungen kann die Tumorerkrankung nach **TNM** klassifiziert (Tab. **C-8.3**) und die Stadieneinteilung vorgenommen werden (Tab. **C-8.4** und **C-8.5**).

Mit dem **Karnofsky-Index** wird der **Allgemeinzustand** des Patienten festgestellt. Ein guter Allgemeinzustand ist mit guten Therapieerfolgen und guter Prognose verknüpft. Für eine eingreifende kurative oder lebensverlängernde Therapie ist ein Karnofsky-Status von mindestens 70 % (Selbstversorgung möglich, keine normale Aktivität) nötig.

Der **Karnofsky-Index** erfasst den **Allgemeinzustand** des Patienten. Für eine kurative oder lebensverlängernde Therapie muss er mindestens 70 % betragen.

Therapie und Prognose: Die Behandlung der kleinzelligen (SCLC) und nicht kleinzelligen Bronchialkarzinome (NSCLC) ist wegen ihrer Tumorzellbiologie sehr unterschiedlich.

SCLC metastasieren sehr früh lymphogen und hämatogen, sodass man auch in niedrigen Tumorstadien immer von Mikrometastasen ausgehen muss. Das Therapiekonzept sieht deshalb nur bei einem **solitären Lungenrundherd**

Therapie und Prognose: je nach Tumor und Stadium (SCLC, NSCLC) sehr unterschiedlich.

SCLC werden bei **solitärem Lungenrundherd** diagnostisch-**kurativ operiert**. Stellt sich eine SCLC (very limited disease)

≡ C-8.3   **TNM-Klassifikation des Bronchialkarzinoms (UICC/AJCC 1987)**

T – Primärtumor

TX   Primärtumor kann nicht beurteilt werden oder Nachweis von malignen Zellen im Sputum oder Bronchialsekret ohne radiologische oder bronchoskopische Tumorlokalisation

T0   kein Anhalt für Primärtumor

Tis   Carcinoma in situ

T1   Tumor maximal 3 cm im größten Durchmesser, umgeben von Lungengewebe oder viszeraler Pleura, keine Infiltration proximal eines Lappenbronchus

T2   Tumor mit einem der folgenden Kennzeichen
- Durchmesser mehr als 3 cm
- Befall des Hauptbronchus, 2 cm oder weiter distal der Carina
- Infiltration der viszeralen Pleura
- Atelektase oder obstruktive Entzündung bis zum Hilus, aber nicht der ganzen Lunge

T3   Tumor jeder Größe mit direkter Infiltration einer der folgenden Strukturen
- Brustwand
- Zwerchfell
- mediastinale Pleura
- parietales Perikard
oder Tumor im Hauptbronchus weniger als 2 cm distal der Carina, aber Carina selbst nicht befallen
oder Tumor mit Atelektase oder obstruktiver Entzündung der ganzen Lunge

T4   Tumor mit Invasion einer der folgenden Strukturen
- Mediastinum
- Herz
- große Gefäße
- Trachea
- Ösophagus
- Wirbelkörper
- Carina
oder Tumor mit malignem Pleuraerguss
oder vom Primärtumor getrennte Tumorherde im gleichen Lappen

N – regionäre Lymphknoten

N0   keine regionären Lymphknotenmetastasen

N1   Metastasen in ipsilateralen peribronchialen Lymphknoten und/oder ipsilateralen Hiluslymphknoten

N2   Metastasen in ipsilateralen mediastinalen und/oder subcarinalen Lymphknoten

N3   Metastasen in kontralateralen mediastinalen, kontralateralen Hilus-, ipsi- oder kontralateralen Skalenus- oder supraklavikulären Lymphknoten

M – Fernmetastasen

M0   keine Fernmetastasen

M1   Fernmetastasen

≡ C-8.4

≡ C-8.4   **Stadieneinteilung des Bronchialkarzinoms (UICC/AJCC 1996)**

Stadium	*TNM-Kategorien*		
0	Tis	N0	M0
IA	T1	N0	M0
IB	T2	N0	M0
IIA	T1	N1	M0
IIB	T2	N1	M0
	T3	N0	M0
IIIA	T1–3	N2	M0
	T3	N1	M0
IIIB	T4	jedes N	M0
	jedes T	N3	M0
IV	jedes T	jedes N	M1

☰ C-8.5	Stadieneinteilung des kleinzelligen Bronchialkarzinoms

„limited Disease"	„extensive Disease"

▪ Primärtumor auf einen Hemithorax begrenzt, einschließlich:
  – Befall ipsilateraler supraklavikulärer Lymphknoten
  – Befall mediastinaler Lymphknoten
  – Atelektase
  – Rekurrens- und/oder Phrenikusparese
  – kleiner Pleuraerguss ohne Nachweis maligner Zellen
	▪ Befall beider Thoraxhälften und/oder
	  – Pleuraerguss mit Nachweis maligner Zellen und/oder
	  – Pleuraerguss mit Nachweis maligner Zellen und/oder
	  – Vena-cava-superior-Syndrom und/oder
	  – extrathorakale Metastasierung

(T1N0M0) die **diagnostisch-kurative Operation** vor. Falls sich ein SCLC herausstellt (**very limited disease**) folgt darauf eine adjuvante **Chemotherapie** (mit z.B. Cisplatin + Etoposid). Man erreicht so ein 5-Jahres-Überleben um 75%. Im **Stadium limited Disease** erfolgt eine **simultane Radiochemotherapie** mit anschließender konsolidierender Chemotherapie. Man kann nach Operation ein 2-Jahres-Überleben über 50%, nach Chemostrahlentherapie zwischen 25 und 50% erwarten. Patienten im Stadium **extensive Disease ohne Fernmetastasen** erhalten eine Induktionschemotherapie mit anschließender Strahlentherapie. Das 2-Jahres-Überleben liegt unter 20%. Im **Stadium extensive Disease mit Fernmetastasen** sind symptomorientierte **palliative** Maßnahmen, ggf. auch eine Chemotherapie angezeigt (s. u.). Falls man durch die Behandlung eine komplette Remission erreichen konnte, schließt sich die **prophylaktische Schädelbestrahlung** an. So reduziert man die Häufigkeit der Hirnmetastasierung von etwa 47 auf 20% und die Überlebensrate steigt entsprechend.

NCSLC wachsen meist lange lokal, bevor sie Fernmetastasen setzen. Daher steht hier die **operative Therapie** im Vordergrund. Sie richtet sich nach dem jeweils vorliegenden Stadium (Tab. **C-8.4**):
- **Stadium IA–IIB:** Segment- oder Lappenresektion mit systematischer mediastinaler Lymphadenektomie (Methode der Wahl), adjuvante Chemotherapie in den Stadien IIA bis IIB. 5-JÜR zwischen 50 und 70%
- **Stadium IIIA:** Operation mit adjuvanter Chemo- oder Strahlentherapie. 5-JÜR zwischen 30 und 40%
- **Stadium IIIB** (ohne maligne Ergüsse): simultane Radiochemotherapie. 3-JÜR zwischen 25 und 30%
- **Stadium IV** (und **IIIB** mit malignem Pleura- oder Perikarderguss): palliative Therapieformen (s. u.). Mittlere Lebenserwartung ca. 10–12 Monate.

Seit Kurzem werden **molekular gezielte Therapien** beim fortgeschrittenen NSCLC eingesetzt. Erlotinib hemmt die Tyrosinkinase des Epidermal Growth Factor Receptor und führt die Zellen der Apoptose zu. Man kann in 40% der Fälle eine Stabilisierung der Erkrankung, in > 10% eine inkomplette Remission erzielen. Bevacizumab ist ein monoklonaler rekombinanter IgG_1-Antikörper, der am Vascular Endothelial Growth Factor bindet und die Angioneogenese hemmt. In Kombination mit einer platinhaltigen Chemotherapie erreicht man in über 30% inkomplette Remissionen.

Palliative Therapiemaßnahmen: Das Ziel einer palliativen Therapie ist die optimale Symptomenkontrolle, um die Lebensqualität zu verbessern oder zu erhalten.
- **Schmerztherapie** nach dem WHO-Stufenschema (s. Abb. **O-2.3**, S. 1411) bei Schmerzen durch Knochenmetastasen oder Tumorinfiltration in benachbarte Organe
- **Therapie der Atemnot:** Je nach Ursache gibt es verschiedene Möglichkeiten, z.B. Punktion von Pleuraergüssen, endobronchiale Rekanalisierung von Bronchialstenosen (endobronchiale Laserchirurgie, endobronchiale Strahlentherapie über eine Afterloading-Sonde, Stent-Implantation)
- **Antiemetika** bei Übelkeit und Brechreiz
- **Erythrozytentransfusion** oder **Erythropoetin** bei einer Anämie
- **flüssige Zusatznahrung** bei Mangelernährung
- **psychosoziale Zuwendung**, Seelsorge, anxiolytische und antidepressive Therapie.

heraus, folgt darauf eine adjuvante **Chemotherapie.** Im Stadium limited Disease eine simultane **Radiochemotherapie.**

NSCLC werden primär **operativ** behandelt (sofern möglich), evtl. simultane Radiochemotherapie.
- **Stadium IA–IIB:** Segment- oder Lappenresektion, adjuvante Chemotherapie (IIA, IIB)
- **Stadium IIIA:** Operation mit adjuvanter Chemo- oder Strahlentherapie
- **Stadium IIIB:** simultane Radiochemotherapie
- **Stadium IV:** palliative Therapiemaßnahmen.

Seit Kurzem werden **molekular gezielte Therapien** beim fortgeschrittenen NSCLC eingesetzt (z.B. Erlotinib, Bevacizumab).

Palliative Therapiemaßnahmen dienen dem Erhalt der Lebensqualität.
- Schmerztherapie nach WHO-Stufenschema (s. S. 1411)
- Therapie der Atemnot
- Antiemetika
- Erythrozytentransfusion, Erythropoetin
- flüssige Zusatznahrung
- psychosoziale Zuwendung.

◉ C-8.5

◉ **C-8.5**　**Bronchoskopischer Aspekt bei Bronchialkarzinom**

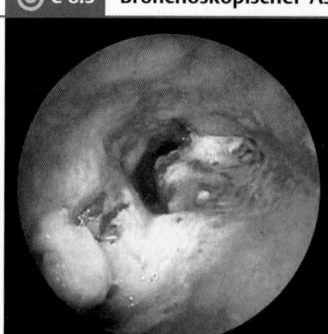

Blick auf die Hauptkarina und den rechten Stammbronchus (Bildmitte). Von lateral her verschließt ein Tumor das Lumen sichelförmig. An den blutig unterlegten Stellen wurde biopsiert, die weißen Flecken entsprechen Tumornekrosen. Links im Bild (bei 8 Uhr) kommt ein polypoider Tumoranteil (mit Nekrose) zur Darstellung, der auf die Hauptkarina übergreift.

Tumornachsorge: körperliche Untersuchung, Labortests (Blutbild, Tumormarker), Oberbauchsonographie (Leber, Nebennieren) und thorakale CT (Tumor, Lymphknoten).

Tumornachsorge: Nach kurativer oder lebensverlängernder Therapie sind regelmäßige Nachsorgeuntersuchungen indiziert, in den ersten beiden Jahren vierteljährlich, später halbjährlich. Neben **körperlicher Untersuchung** und **Labortests** (Blutbild, Tumormarker) sind eine **Oberbauchsonographie** (Leber, Nebennieren) und eine **thorakale CT** (Tumor, Lymphknoten) erforderlich.

▶ **Klinischer Fall**

▶ **Klinischer Fall:**
Ein 57-jähriger Mann wird vom Hausarzt wegen therapieresistenten Hustens vorgestellt. Der Husten bestehe seit etwa 4 Monaten. Einmal seien Blutspuren im Sputum aufgetreten. Daraufhin habe der Patient das Rauchen eingestellt (insgesamt 42 Packyears, entspricht ca. 20 Zigaretten pro Tag über 42 Jahre). Der Röntgenthorax zeigt eine leichte Hilusvergrößerung links. Bronchoskopisch findet sich ein höckeriger Tumor im Oberlappenabgang links und ein kleinerer Tumor im Unterlappenbronchus (Abb. **C-8.5**). Histologisch handelt es sich um ein Plattenepithelkarzinom.
Die Staging-Untersuchungen ergeben ein Tumorstadium T4N2M0 (entsprechend Stadium IIIB). Im Rahmen einer klinischen Studie wird eine Radiochemotherapie durchgeführt, die zu einer inkompletten Remission führt. Erst nach 14 Monaten, in denen der Patient weitgehend symptomfrei war, kommt es zu einem lokalen Fortschreiten des Tumors ohne Fernmetastasierung. Derzeit ist die Tumorerkrankung des Patienten unter ambulanter Chemotherapie wieder stabil.

8.3　Karzinoidtumoren der Lunge

8.3　Karzinoidtumoren der Lunge

▶ **Definition**

▶ **Definition:** Karzinoidtumoren der Lunge sind neuroendokrine Tumoren. Ihre Ätiologie ist unbekannt.

Epidemiologie: Karzinoidtumoren der Lunge sind selten.

Epidemiologie: 1–2 % aller Lungentumoren sind Karzinoidtumoren. Der Altersgipfel liegt im 4. Jahrzehnt. Männer und Frauen sind gleich häufig betroffen.

Pathologie: Man unterscheidet in der Lunge zwei Formen: **typische und atypische Karzinoide**.

Pathologie: Die Karzinoidtumoren gehören in die Gruppe der neuroendokrinen Tumoren. Man unterscheidet in der Lunge zwei Formen:
- **typische Karzinoide:** Tumoren mit geringer Mitoserate und wenigen Zellatypien. Sie sind vorwiegend in den zentralen Bronchien lokalisiert, wo sie Verschlüsse verursachen können. Nur 10 % der Patienten haben Lymphknotenmetastasen, hämatogene Fernmetastasen sind sehr selten.
- **atypische Karzinoide:** Tumoren mit hoher Mitoserate. Sie finden sich vorwiegend im Lungenparenchym. Bei den meisten Patienten liegen bei Diagnosestellung schon Lymphknoten- oder Fernmetastasen vor.

Klinik: Karzinoide der zentralen Bronchien verursachen Husten, Hämoptysen und Retentionspneumonien. Sie sind selten hormonell aktiv.

Klinik: Die in den zentralen Bronchien wachsenden Karzinoide verursachen **Husten, Hämoptysen** und **Retentionspneumonien**. Eine hormonelle Aktivität im Sinne eines Karzinoidsyndroms ist im Gegensatz zu den gastrointestinalen Karzinoidtumoren (s. S. 529) selten (2 % der Fälle).

Diagnostik: Die Diagnose wird durch **Bronchoskopie** oder **transthorakale Biopsie** gestellt.

Diagnostik: Bei den o. g. Symptomen ist eine **thorakale CT** und eine **Bronchoskopie** indiziert. In 75 % der Fälle kann die Diagnose bronchoskopisch gestellt werden. Andernfalls wird eine **transthorakale Biopsie** (CT-gesteuert), beim solitären Lungenrundherd ohne Lymphknotenmetastasen auch die primäre chirurgische Entfernung erforderlich.

Zu den **Staging**-Untersuchungen zählen die abdominelle und zerebrale CT sowie die Skelettszintigraphie.

Therapie: Die Standardtherapie ist die kurative **chirurgische Resektion** mit systematischer mediastinaler Lymphadenektomie. Bei symptomatischer Retentionspneumonie kann die vorherige bronchiale Rekanalisierung durch Lasertherapie erforderlich werden. Bei einer inkompletten Resektion schließt sich eine adjuvante Strahlentherapie an.

Prognose: Bei typischen Karzinoiden ist nach kurativer operativer Therapie eine Heilung zu erwarten. Bei atypischen Karzinoiden liegt die 5-Jahres-Überlebensrate bei 60 %.

Staging-Untersuchungen mit abdomineller und zerebraler CT sowie Skelettszintigraphie.

Therapie: Wenn möglich erfolgt eine kurative **chirurgische Resektion**.

Prognose: Bei typischen Karzinoiden Heilung möglich, bei atypischen liegt die 5-JÜR bei 60 %.

8.4 Lungenmetastasen

Ätiopathogenese: Die Lunge ist als venöser Filter für Tumorembolisationen prädestiniert. Hämatogene Mikrometastasen wachsen zu **Lungenrundherden** heran, die meist beidseits **multipel** im Lungenmantel liegen. Häufig treten sie auf bei malignem Melanom, Sarkomen, Keimzelltumoren, Chorionkarzinom, Schilddrüsen-, Mamma-, Prostata-, Nierenzell- und kolorektalem Karzinom. Bei einem Befall der pulmonalen Lymphbahnen entsteht eine disseminierte Infiltration großer Lungenabschnitte, die **Lymphangiosis carcinomatosa**. Sie tritt vor allem beim Mamma-, Magen- und Pankreaskarzinom auf. Einige Tumoren, wie Mammakarzinom, Bronchialkarzinom und maligne Lymphome, verursachen lymphogen eine **Pleurakarzinose** mit malignem Pleuraerguss. Sehr selten ist die **tumorthrombotische Mikroangiopathie** mit pulmonaler Hypertonie, Hämolyse und Verbrauchskoagulopathie.

Klinik: Die Mehrzahl der Lungenmetastasen sind klinisch über lange Zeit asymptomatisch, auch bei multiplem Vorkommen. Metastasen des Schilddrüsenkarzinoms können z. B. zu **Hämoptysen** führen. Metastasen des Nierenzellkarzinoms wachsen auch intrabronchial und verursachen **Stenose-Symptome** (z. B. Luftnot). Die Lymphangiosis carcinomatosa und die Pleurakarzinose können mit **Belastungsdyspnoe** einhergehen.

Diagnostik: Lungenmetastasen werden fast immer zufällig entdeckt. Leider ist die **Röntgen-** oder **CT-Morphologie** der Lungenrundherde nicht sehr spezifisch, sie liefert keine Aussage zum Primärtumor. Ein solitärer Lungenrundherd spricht eher für ein primäres Lungenkarzinom und wird daher primär diagnostisch-kurativ operiert. Zwei oder mehr Herde sprechen eher für Metastasen. Bei unbekanntem Tumorleiden und möglichen therapeutischen Konsequenzen sollte nach dem Primärtumor gesucht werden. Das Untersuchungsprogramm der **Tumorsuche** umfasst Schilddrüsensonographie, HNO-ärztliche Untersuchung, Bronchoskopie, Ösophagogastroduodenoskopie, Koloskopie, Rektoskopie, Untersuchung der Haut, bei Männern Untersuchung der Prostata, bei Frauen Untersuchung der Mammae und des inneren und äußeren Genitales. Dabei kann die **PET** eine Entscheidungshilfe sein.

Differenzialdiagnose: Lungenrundherde sind aufgrund der vielfältige Ätiologie schwierig zu differenzieren (Tab. **C-8.6**).

8.4 Lungenmetastasen

Ätiopathogenese: Sehr viele Tumoren gehen mit Lungenmetastasen einher. Sie können durch hämatogene (**Lungenrundherde**) oder lymphogene Streuung (**Lymphangiosis carcinomatosa, Pleurakarzinose**) der Primärtumoren entstehen.

Klinik: Lungenmetastasen verursachen selten Symptome, ggf. können **Hämoptysen** oder **Dyspnoe** auftreten.

Diagnostik: Die **Röntgen-** oder **CT-Morphologie** der Lungenrundherde ist nicht sehr spezifisch. Ein solitärer Lungenrundherd wird primär diagnostisch-kurativ operiert. Bei multiplen Lungenrundherden führt man eine **Tumorsuche** durch.

Differenzialdiagnose: wegen vielfältiger Ätiologie schwierig (Tab. **C-8.6**).

> ▶ **Exkurs: Dignitätskriterien bei Lungenrundherden**
> Anhand der anamnestischen Daten des Patienten, der CT-Morphologie und des Wachstumsverhaltens des Tumors kann man mit einiger Wahrscheinlichkeit auf die Dignität eines Lungenrundherdes schließen.
> Bei einem Patientenalter von unter 40 Jahren ist ein solitärer Lungenrundherd eher benigne, bei einem Patientenalter von über 50 Jahren ist das Risiko für Malignität hoch. Hat der Patient nie geraucht oder ist er bereits seit mehr als sieben Jahren Nicht-
> raucher, ist das Malignitätsrisiko geringer. Das Malignitätsrisiko ist hoch, wenn der Patient mehr als 20 Zigaretten/d raucht und wenn Hämoptysen auftreten. Tabelle **C-8.7** zeigt die morphologischen CT-Kriterien für solitäre Lungenrundherde.
> Bei geringem Malignitätsrisiko dürfen Lungenrundherde mit einer Größe von unter 10 mm zunächst weiterbeobachtet werden. Wenn sich das Volumen des Tumors innerhalb von 21 bis 450 Tagen verdoppelt, spricht dies für Malignität (< 21 Tage: eher infektiöse Ursache; > 450 Tage: eher langsam wachsender gutartiger Tumor).

≡ C-8.6 **Differenzialdiagnosen solitärer und multipler Lungenrundherde**

solitärer Lungenrundherd	*multiple Lungenrundherde*
häufig	**häufig**

solitärer Lungenrundherd

häufig

- Bronchialkarzinom, bronchioalveoläres Karzinom, Karzinoid
- tuberkulöser Rundherd (Tuberkulom)
- Lungenmetastase
- Lungenabszess
- Lungeninfarkt

seltener

- silikotische Schwiele
- Hamartom
- pulmonales Hämatom
- Interlobärerguss
- pleurale Plaque (Pleuraasbestose)
- Rundatelektase (Asbestose)
- pulmonale arteriovenöse Fistel
- malignes Lymphom, Plasmozytom
- Wegener-Granulomatose
- Echinokokkus-Zyste

multiple Lungenrundherde

häufig

- Lungenmetastasen
- Lungeninfarkte
- multiple Abszesse
- silikotische Schwielen

seltener

- Sarkoidose
- Wegener-Granulomatose
- malignes Lymphom, Plasmozytom
- Rheumaknoten, Caplan-Syndrom (multiple Lungenrundherde bei Koinzidenz von rheumatoider Arthritis und Staubbelastung)
- multiple pulmonale arteriovenöse Fisteln
- pulmonale Amyloidose

Therapie: Die Therapie der Lungenmetastasen ist vom Primärtumor abhängig.

Therapie: Eine kurative **Metastasenchirurgie** ist gerechtfertigt, wenn einerseits der Primärtumor saniert und rezidivfrei ist und andererseits die Lungenmetastasen die einzige Rezidivlokalisation darstellen. Andernfalls können einzelne symptomatische Lungenmetastasen auch einer **Kleinraumbestrahlung** zugeführt werden. Ob eine **Chemotherapie** erfolgversprechend ist, entscheidet sich nach der Histologie des Primärtumors oder der Metastase, am Allgemeinzustand des Patienten und am Therapiekonzept der Erkrankung. Bei positivem Rezeptorstatus kann eine **antihormonelle Therapie** sinnvoll sein. Schilddrüsenkarzinom-Metastasen, die Jod speichern, sprechen auf eine Behandlung mit ^{131}**Jod** gut an.

 C-8.7

≡ C-8.7 | **Kriterien für solitäre Lungenrundherde (LRH)**

CT-Morphologie des solitären LRH	*eher benigne*	*eher maligne*
Rand	glatt	gelappt, Spiculae
Dichte	< 164 HE	> 164 HE
Kontrastmittelaufnahme	< 20 HE	> 20 HE
Kalk	homogen, randbetont	exzentrisch
Fett, Knorpel	ja	nein
Luftsaum	ja	nein
Einschmelzung	dünner Randsaum	dicker Randsaum
Gefäßverbindung	Ja	nein
HE = Houncefield-Einheiten		

9 Erkrankungen der Pleura

9.1 Pneumothorax

▶ **Definition:** Ein Pneumothorax ist eine Luftansammlung im Pleuraraum, also zwischen Pleura visceralis und Pleura parietalis.

◀ Definition

Ätiologie: Die Luft kann entweder spontan oder traumabedingt in den Pleuraspalt eindringen.

- **Spontanpneumothorax:** Dieser tritt spontan und ohne Fremdeinwirkung auf. Ein primärer Spontanpneumothorax entsteht meist durch den Einriss einer kleinen subpleuralen Emphysemblase bei Druckanstieg (Husten, Pressen), oft sind Raucher betroffen. Ein sekundärer Spontanpneumothorax tritt im Rahmen einer Grundkrankheit auf (z. B. bei COPD, Asthmaanfall, Tuberkulose oder interstitiellen Lungenkrankheiten).
- **Traumatischer Pneumothorax:** Dieser ist durch Einwirkung von außen bedingt, entweder durch einen Unfall (z. B. perforierende Stichverletzung, stumpfes Thoraxtrauma) oder iatrogen im Rahmen medizinischer Eingriffe (z. B. Pleurapunktion, Thoraxoperation) mit der Sonderform des diagnostischen Pneumothorax (z. B. Thorakoskopie).

Ätiologie:
- **Spontanpneumothorax:** Er entsteht ohne Fremdeinwirkung. **Primär** durch Einriss kleiner subpleuraler Emphysemblasen, **sekundär** bei Grundkrankheiten (z. B. COPD).
- **Traumatischer Pneumothorax:** Er entsteht durch Fremdeinwirkung, unfallbedingt oder iatrogen.

▶ **Merke:** Beim **offenen Pneumothorax** (Abb. **C-9.1**) besteht eine Verbindung der Pleurahöhle zur Außenluft, entweder über eine Öffnung in der Thoraxwand (= **äußerer** Pneumothorax, z. B. Stichverletzung) oder über das Tracheobronchialsystem (= **innerer** Pneumothorax, z. B. bei Rippenfraktur). Beim **geschlossenen Pneumothorax** besteht keine Verbindung zur Außenluft.

◀ Merke

Pathogenese: Der Lufteintritt hebt den Unterdruck im Pleuraspalt auf und führt allmählich zu einem Lungenkollaps. Falls es sich um ein kleines Leck der Pleura visceralis handelt, kann sich diese Öffnung durch die Verkleinerung

Pathogenese: Bei kleinen Luftmengen im Pleuraspalt kommt es zum partiellen Lungenkollaps (**Mantelpneumothorax**).

◎ C-9.1   **Formen des Pneumothorax**

◎ C-9.1

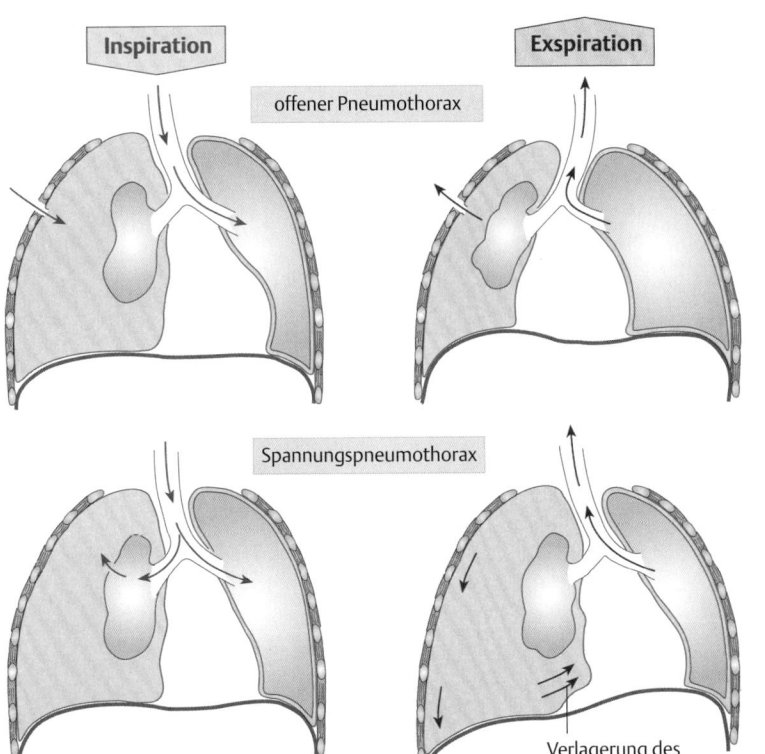

Inspiration   Exspiration

offener Pneumothorax

Spannungspneumothorax

Verlagerung des Mediastinums

der Lunge spontan schließen und die Lunge kollabiert nur partiell (**Mantelpneumothorax**).

Größere Pleuralecks führen zu einem kompletten Pneumothorax. Durch die atemabhängigen thorakalen Druckschwankungen kann ein Ventilmechanismus entstehen| inspiratorisch gelangt Luft in den Pleuraraum, die exspiratorisch nicht entweichen kann, da sich das Leck verschließt. Dadurch nimmt der Druck im Pneumothorax zu und das Mediastinum wird zur gesunden Seite hin verlagert (**Spannungspneumothorax**, Abb. **C-9.1**).

Große Luftansammlungen führen zum kompletten Pneumothorax. Ventilmechanismen können einen **Spannungspneumothorax** hervorrufen (Abb. **C-9.1**).

Die Kompression der gesunden Lunge führt zur **respiratorischen Insuffizienz**, die Verlagerung des Mediastinums behindert den venösen Blutfluss in den rechten Vorhof mit der Folge einer oberen Einflussstauung oder eines **Kreislaufversagens**.

Ein offener traumatischer Pneumothorax ist meist mit einer Lungenverletzung verbunden, d. h. man findet Blut in der Pleurahöhle (**Hämatopneumothorax**) und der Patient hustet Blut (**Hämoptyse**). Wenn das Leck der Pleura visceralis an der Mediastinalseite liegt, kann es zu einem Lufteintritt ins Mediastinum kommen (**Mediastinalemphysem**). Die Luft bahnt sich ihren Weg entlang mediastinaler Strukturen nach kranial, wo sie als **Hautemphysem** an der oberen Thoraxapertur, am Hals und im Gesicht tastbar wird (s. S. 425).

Bei einem offenen traumatischen Pneumothorax kann sich ein **Hämatopneumothorax** mit **Hämoptysen** bilden. Ein Luftaustritt an der Pleura mediastinalis kann zu **Mediastinal**- und nachfolgendem **Hautemphysem** führen.

Klinik: Leitsymptom ist die **Dyspnoe**. Vorübergehend können Thoraxschmerzen auftreten.

Klinik: Oft geben die Patienten einen kurzen stechenden Schmerz an, danach beginnt eine **Belastungsdyspnoe**, später entwickelt sich eine **Ruhedyspnoe** mit Tachypnoe und Zyanose. Es kann Husten auftreten. Eine Hypotonie mit Tachykardie spricht für einen Spannungspneumothorax (Notfall!).

Diagnostik: Die endgültige Diagnose wird anhand einer **Röntgen-Thorax-Übersicht** in Exspiration (Abb. **C-9.2**) gestellt. In Zweifelsfällen hilft eine thorakale CT.

Diagnostik: Bei der körperlichen Untersuchung ist ein größerer Pneumothorax durch ein abgeschwächtes Atemgeräusch mit hypersonorem Klopfschall und einseitig tiefstehendem, wenig beweglichem Zwerchfell zu erkennen. Die endgültige Diagnose erhält man durch eine **Röntgen-Thorax-Übersicht**, ggf. in Exspiration, da hier der Pneumothoraxspalt erst richtig sichtbar wird (Abb. **C-9.2**). In Zweifelsfällen hilft eine thorakale CT. Eine Blutgasanalyse gibt Auskunft über die Beeinträchtigung des Gasaustausches.

Therapie: Ein Spannungspneumothorax muss durch **Punktion im 2. Interkostalraum** (Medioklavikularlinie) sofort druckentlastet werden.

Therapie: Der Spannungspneumothorax ist ein lebensbedrohlicher Notfall, der nur durch eine unverzügliche Druckentlastung zu beheben ist. Vorher kann weder eine effektive Beatmung noch eine effektive Herzdruckmassage durch-

---

⊙ **C-9.2**   **Spontanpneumothorax**

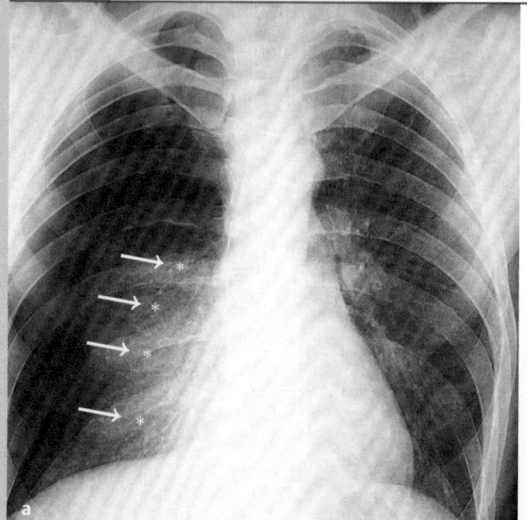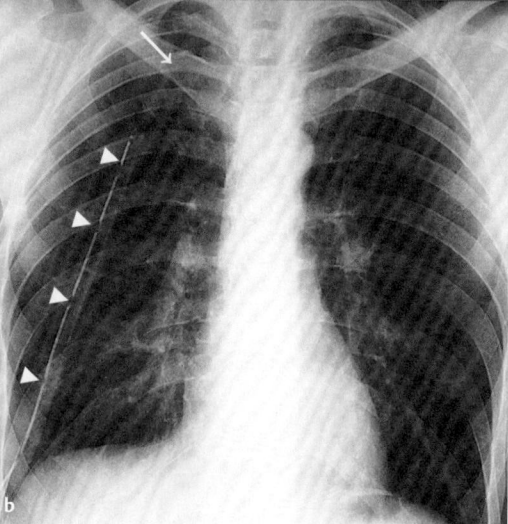

37-jähriger Mann mit plötzlich aufgetretenen rechtsseitigen Thoraxschmerzen und Belastungsdyspnoe. Klinisch hypersonorer Klopfschall und abgeschwächtes Atemgeräusch über der rechten Lunge.
a Ausgeprägter Pneumothorax rechts mit sichtbaren Pneulinien (→) und fehlender Lungengefäßzeichnung jenseits der Lungengrenzen (*).
b Nach Anlage einer Pleuradränage (▶) ist die Lunge bis auf einen schmalen Kuppelpneumothorax (→) ausgedehnt.

◎ C-9.3 Technik der Pleuradränage (Bülau-Dränage)

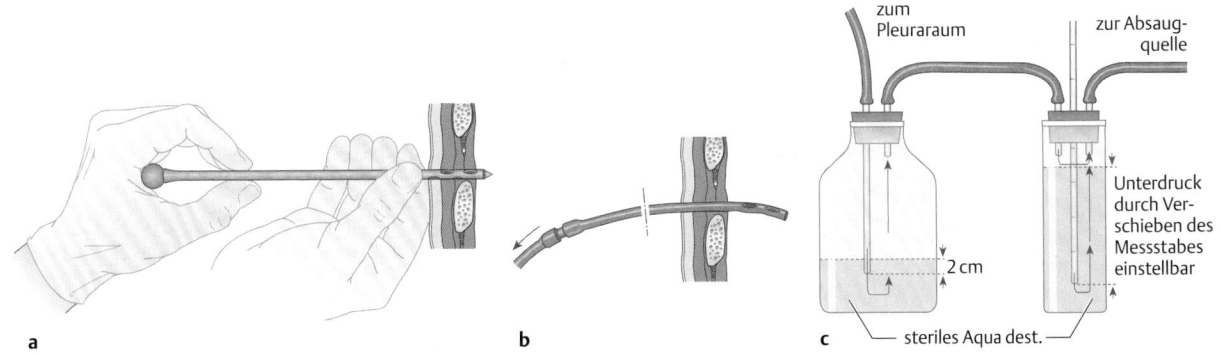

a Nach Lokalanästhesie und Stichinzision wird der Thoraxkatheter am Oberrand der Rippe eingeführt. Absicherung mit der zweiten Hand gegen zu tiefes Einführen.
b Anschluss eines Katheters an ein Absaugsystem mit Wasserschloss, ein Heimlich-Ventil oder ein Mehrkammerabsaugsystem.
c Absaugsystem mit Wasserschloss (Bülau-Dränage).

geführt werden. Die Druckentlastung erfolgt durch **Punktion im 2. Interkostalraum** in der Medioklavikularlinie mit einer großlumigen Kanüle; ein Ventil ist nicht unbedingt erforderlich. Bei Rezidiven (ca. 1/3 der Fälle) sollte nicht nur drainiert, sondern auch auf chirurgischem Wege die Ursache beseitigt werden; ggf. kann sich eine Pleurodese (s. S. 421) anschließen.

Alle anderen Pneumothoraxformen lassen einen ausreichenden Gasaustausch in Ruhe zu. Unter O_2-Zufuhr wird die Hypoxämie zunächst besser. Bei einem sehr kleinen Pneumothoraxspalt (Mantelpneumothorax ≤ 2 cm in der Röntgen-Thorax-Übersicht) kann unter **Beobachtung** abgewartet werden. Bei Husten gibt man **Antitussiva**, um größere Druckschwankungen zu vermeiden. Kontinuierliche O_2-Zufuhr (5–10 l/min über Nasensonde) führt zum Auswaschen des schwer resorbierbaren Stickstoffes und verbessert so die Gasresorption aus dem Pleuraspalt erheblich.

Größere Pneumothoraxformen erfordern eine **Pleuradränage** (Abb. **C-9.3**). Der Thoraxkatheter wird je nach Situation meist **im 5. oder 6. Interkostalraum** in der mittleren bis vorderen Axillarlinie in Lokalanästhesie eingebracht. Die Dränage dauert einige Tage, der Effekt wird durch Röntgen-Thorax-Übersicht kontrolliert. Falls sich die Lunge nicht mehr entfaltet, muss ein **thorakoskopischer Verschluss** des Pleuralecks erfolgen.

Bei einem Mantel-pneumothorax kann man unter **Beobachtung** abwarten, ggf. Gabe von **Antitussiva** und kontinuierliche O_2-Zufuhr.

Größere Pneumothoraxformen erfordern eine **Pleuradränage** über einen Thoraxkatheter **im 5. oder 6. Interkostalraum** (Abb. **C-9.3**). Ggf. erfolgt ein **thorakoskopischer Verschluss**.

9.2 Pleuraerguss

9.2 Pleuraerguss

▶ **Definition:** Der Pleuraerguss ist eine Ansammlung von Flüssigkeit in der Pleurahöhle.

◀ Definition

Ätiopathogenese: Bei Überforderung der lymphatischen Dränage des Pleuraspaltes (≥ 500 ml/d/Hemithorax) entsteht ein Pleuraerguss. Je nach Zusammensetzung unterscheidet man:
- **Transsudate** (eiweißarme Pleuraergüsse): Sie entwickeln sich infolge eines erhöhten hydrostatischen Drucks in den Gefäßen (z. B. Linksherzinsuffizienz) oder eines verminderten onkotischen Drucks des Blutes bei Hypalbuminämie (z. B. Leberzirrhose, nephrotisches Syndrom), (Tab. **C-9.1**).
- **Exsudate** (eiweißreiche Pleuraergüsse)| Sie entstehen meist durch entzündliche oder tumoröse Veränderungen (Tab. **C-9.1**). Exsudate sind auch der **Hämatothorax** (Einblutung, vorwiegend traumtischer Genese), der **Chylothorax** (traumatischer oder tumorbedingter Einriss des Ductus thoracicus) oder der **Pseudochylothorax** (chronische Pleuraentzündungen).

Ätiopathogenese: Die Überforderung der lymphatischen Dränage des Pleuraspaltes führt zum Pleuraerguss.
- **Transsudate** (eiweißarme Pleuraergüsse): meist infolge eines erhöhten hydrostatischen oder eines verminderten onkotischen Drucks (Tab. **C-9.1**)
- **Exsudate** (eiweißreiche Pleuraergüsse): meist durch entzündliche oder tumoröse Veränderungen (Tab. **C-9.1**).

C-9.1

≡ C-9.1	Ursachen von Pleuraergüssen
Transsudat	■ Herzinsuffizienz (v. a. Linksherzinsuffizienz) ■ Lungenembolie ■ Leberzirrhose ■ nephrotisches Syndrom ■ Perikarderkrankungen, z. B. Perikarderguss
Exsudat	■ Malignome, z. B. Bronchial-, Ovarial- und Mammakarzinom, Pleuramesotheliom, Lymphome (Morbus Hodgkin) ■ Infektionen, z. B. Pneumonie, Tbc ■ seltenere Ursachen: z. B. Kollagenosen, Sarkoidose

Klinik: Leitsymptome sind **Dyspnoe, Thoraxschmerzen** und **Husten**.

Diagnostik:

Körperliche Untersuchung: gedämpfter Klopfschall und aufgehobener Stimmfremitus.
Bildgebende Verfahren: Sonographie (ab 100 ml Erguss), Röntgen-Thorax-Übersicht (ab 500 ml Erguss), thorakale CT (ab 70 ml Erguss).

Diagnostische Pleurapunktion: Sie ist bei unklarer Ätiologie indiziert. Die Punktion erfolgt unter sonographischer Kontrolle.

■ **Inspektion:**
  – **hell,** bersteinfarben, **klar** (normal)
  – **blutig:** Hämatothorax, hämorrhagischer Erguss
  – **trüb:** zellreich (Entzündungen, Tumoren)
  – **milchig:** Chylothorax, Pseudochylothorax
  – **eitrig:** Pleuraempyem.

■ **Biochemie:**
  – Pleura-TP, Pleura-LDH (Tab. **C-9.2**)
  – Pleura-Glukose
  – Pleura-pH-Wert.

Klinik: Ein Pleuraerguss verursacht **Belastungsdyspnoe**, später Ruhedyspnoe. Es können **Thoraxschmerzen** (evtl. atemabhängig) und bei Reizung der Pleura visceralis **Husten** auftreten.

Diagnostik:
Körperliche Untersuchung: Typisch sind ein gedämpfter Klopfschall mit schwachem bis fehlendem Atemgeräusch und ein aufgehobener Stimmfremitus.

Bildgebende Verfahren: Mit der **Sonographie** lässt sich die liquide Separation am schnellsten nachweisen (erforderliche Ergussmenge etwa 100 ml). Die **Röntgen-Thorax-Übersicht** zeigt eine lateral ansteigende Linie als Projektionsphänomen (Ellis-Damoiseau-Linie; erforderliche Ergussmenge etwa 500 ml). Die sensitivste Nachweismethode ist die **thorakale CT** (Erguss ab etwa 70 ml Ergussmenge nachweisbar).

Diagnostische Pleurapunktion: Sie ist immer dann erforderlich, wenn es keine treffende klinische Erklärung für den Erguss gibt. Man punktiert unter sonographischer Kontrolle über dem nächstgelegenen Oberrand einer Rippe (s. Abb. **C-9.3**). Wenn man nicht zugleich symptomatisch entlasten will, genügen 10–20 ml Pleuraflüssigkeit. Folgende Untersuchungen sind erforderlich:

■ **Inspektion:** Die Farbe und die Konsistenz des Ergusses erlauben erste diagnostische Aussagen:
  – **hell, bernsteinfarben, klar:** normal
  – **blutig:** Ein **Hämatothorax** liegt vor, wenn der Hämatokrit größer als 50 % des Bluthämatokrits ist. Bei geringerem Hämatokrit spricht man von einem **hämorrhagischem Erguss** (bei z. B. Tumoren, Lungenembolie, Tuberkulose)
  – **trüb:** zellreicher Erguss, der nach Zentrifugieren klar wird (bei Entzündungen und Tumoren)
  – **milchig:** enthält Fette. **Chylothorax** bei Triglyzeriden > 110 mg/dl. **Pseudochylothorax** bei Triglyzeriden < 110 mg/dl, aber hohem Cholesterin (> 200 mg/dl)
  – **eitrig:** typisch für ein **Pleuraempyem** (zusätzlich faulig fötider Geruch).
■ **Biochemie:**
  – **Pleura-Totalprotein** (Pleura-TP) und die **Pleura-Laktatdehydrogenase** (Pleura-LDH) sind die wichtigsten Kriterien der Ergussdiagnostik (Tab. **C-9.2**).
  – Die **Pleura-Glukose** liegt im selben Konzentrationsbereich wie die Serum-Glukose. Bei Infektionen sinkt sie unter 60 mg/dl.
  – Der **Pleura-pH-Wert** kann für die Therapie des Pleuraempyems entscheidend werden: Werte > 7,2 sprechen für einen unkomplizierten Verlauf, Werte < 7,0 erfordern eine schnelle Dränage.

C-9.2

≡ C-9.2	Differenzialdiagnose bei Pleuraerguss		
Parameter		*Transsudat*	*Exsudat*
Pleura-TP/Serum-TP		< 0,5	> 0,5
Pleura-LDH/Serum-TP		< 0,6	> 0,6

- **Zytologie:** Eine Neutrophilie spricht für eine akute, eine Monozytose für eine chronische Entzündung. Lymphozytosen findet man bei Tuberkulose und Tumoren. Eine Eosinophilie ist selten und differenzialdiagnostisch schwierig abzugrenzen (z. B. Pleuraasbestose, Churg-Strauss-Syndrom, Dressler-Syndrom, Pneumothorax, Medikamente). Außerdem sucht man im Pleurapunktat immer nach Tumorzellen.
- **Mikrobiologie:** Der Bakteriennachweis erfordert natives Material, das ohne Verzögerung im Labor eintreffen sollte.

In etwa 40 % der Fälle kann die Diagnose mit diesen Untersuchungen nicht gesichert werden. Zur weiteren Abklärung sollte eine **Thorakoskopie** mit **Pleurabiopsie** (Histologie) durchgeführt werden (s. auch S. 338).

Therapie: Transsudate haben extrapulmonale Ursachen, die kausal behandelt werden müssen. **Exsudate** bedürfen einer differenzierten pneumologischen Behandlung.

- **parapneumonischer Erguss und Pleuraempyem:** Etwa ein Drittel aller Pneumonien gehen mit einem parapneumonischen Erguss einher. Die Therapie richtet sich nach dem Pleura-pH-Wert:
  - **pH > 7,2:** antibiotische Behandlung
  - **pH 7,0–7,2:** Thoraxdränage mit Fibrinolyse. Man gibt täglich 250 000 IU Streptokinase (oder 100 000 IU Urokinase), klemmt den Katheter für einige Stunden ab und drainiert anschließend weiter. Nach wenigen Tagen ist die Pleurahöhle gereinigt und heilt ohne große Schwielenbildung ab
  - **pH ≤ 7,0:** Saug-Spül-Dränage (evtl. nach chirurgischer Lösung von Verwachsungen) über mehrere Wochen
- **maligner Pleuraerguss:** Wenn die Prognose der Tumorkrankheit kürzer als drei Monate geschätzt wird oder der Patient durch die Tumorerkrankung sehr geschwächt ist, kann **regelmäßig** zur **Entlastung** eine Pleurapunktion durchgeführt werden. Die regelmäßige Punktion führt jedoch zu einem Eiweißverlust. Wenn die Prognose länger als 3 Monate beträgt und es keine andere Therapieoption gibt, kann bei rezidivierendem Erguss eine **Pleurodese** durchgeführt werden.
  Bei einer Pleurodese wird über eine Thoraxdränage eine sklerosierende Substanz (z. B. Talkum, Bleomycin, Doxycyclin) in den Pleuraspalt eingebracht. Nach einer Einwirkdauer von etwa vier Stunden erfolgt eine kontinuierliche Absaugung des Ergusses, sodass die beiden Pleurablätter über einige Tage direkten Kontakt haben. Die durch die eingebrachte Substanz chemisch induzierte Entzündung führt zu einer Fibrinausschwitzung und zur Verklebung der Pleurablätter.
- **Chylothorax:** Wenn ein Verschluss des Ductus thoracicus unmöglich ist, kann durch eine **Thoraxdränage** und durch **diätetische** Maßnahmen (spezielle fettmodifizierte Kost) versucht werden, den Druck auf den Ductus thoracicus zu vermindern. Häufig wird eine **Pleurodese** durchgeführt.

9.3 Pleuramesotheliom

▶ **Definition:** Der genuine maligne Tumor der Pleura heißt Pleuramesotheliom. Die Bezeichnung malignes Pleuramesotheliom ist verlassen, da das früher so genannte „benigne Pleuramesotheliom" ein Pleurafibrom ist (s. S. 407).

Epidemiologie: Das Pleuramesotheliom tritt bei etwa 10–15/100 000 Einwohnern/Jahr auf mit leicht steigender Tendenz. Nach partiellen Anwendungseinschränkungen ab 1979 besteht seit 1993 ein absolutes Asbestverbot in Produktion, Handel und Montage in Deutschland. Die Latenzzeit nach Asbestexposition bis zur Tumormanifestation beträgt bis zu 30 Jahre. Man erwartet deshalb noch einen Anstieg der Tumorinzidenz bis zum Jahr 2020 und erst danach eine Abnahme.

- **Zytologie:** Neutrophilie, Monozytose, Lymphozytose, Eosinophilie, Tumorzellen.

- **Mikrobiologie:** Bakteriennachweis durch natives Material.

In etwa 40 % der Fälle ist eine **Thorakoskopie** mit **Pleurabiopsie** zur Diagnosesicherung erforderlich.

Therapie: Transsudate werden kausal (Grundkrankheit), Exsudate symptomatisch behandelt.

- **parapneumonischer Erguss und Pleuraempyem:**
  - pH > 7,2: antibiotisch
  - pH 7,0–7,2: Thoraxdränage mit Fibrinolyse
  - pH ≤ 7,0: chirurgische Saug-Spül-Dränage

- **maligner Erguss:**
  - regelmäßige Entlastung durch Punktion
  - Pleurodese

- **Chylothorax:**
  - chirurgischer Verschluss des Ductus thoracicus
  - Thoraxdränage + Diät
  - Pleurodese.

9.3 Pleuramesotheliom

◀ Definition

Epidemiologie: Aufgrund des seit 1993 bestehenden Asbestverbotes im industriellen Bereich erwartet man noch einen Anstieg der Tumorinzidenz bis zum Jahr 2020 und erst danach eine Abnahme (Latenzzeit bis zu 30 Jahre).

Ätiopathogenese: In fast allen Fällen ist eine **Asbestexposition** nachweisbar.

Histologisch unterscheidet man den bösartigeren **epithelialen** vom **mesenchymalen** (fibrosarkomatösen) **Typ**.

Klinik: Leitsymptome sind **Thoraxschmerz** und **Atemnot**. Fast immer besteht ein **Pleuraerguss**.

Diagnostik: körperliche Untersuchung: abgeschwächtes Atemgeräusch, perkutorische Dämpfung, verminderter Stimmfremitus. Bei V. a. Pleuraerguss wird ein **Röntgenthorax** angefertigt. Die Diagnose wird mittels **thorakaler Sonographie** und **thorakaler CT** bestätigt (Abb. **C-9.4**). Zur Sicherung der Diagnose ist eine Histologie notwendig (Gewebeentnahme im Frühstadium thorakoskopisch). Zum **Staging:** thorakale und abdominelle CT (Tab. **C-9.3** und **C-9.4**).

Ätiopathogenese: Bei etwa 90 % der Erkrankungen lässt sich eine frühere **Asbestexposition** nachweisen (s. S. 389). Daher ist das Pleuramesotheliom meist eine meldepflichtige Berufskrankheit.

Histologisch unterscheidet man den bösartigeren **epithelialen** vom **mesenchymalen** (fibrosarkomatösen) **Typ**. Das Tumorwachstum findet anfangs lokal entlang der thorakalen Strukturen statt (Pleura, Thoraxwand, Zwerchfell). Später kann es per continuitatem in Leber, Niere oder Mediastinum einwachsen. Ein Befall von Peritoneum und Perikard ist ebenfalls möglich. Lymphknotenmetastasen sind selten, beim epithelialen Typ können sehr selten Fernmetastasen auftreten. Eine Besonderheit ist das Tumorwachstum entlang von Dränagekanälen und Operationsnähten.

Klinik: Im Vordergrund der Symptome stehen **Thoraxschmerzen** und **Atemnot**. Fast immer besteht ein **Pleuraerguss**. In Spätstadien sind die perforierenden Tumormassen auch tastbar. Es entwickelt sich eine ausgeprägte Tumorkachexie mit erhöhter Temperatur und Schweißausbrüchen.

Diagnostik: Die körperliche Untersuchung mit abgeschwächtem Atemgeräusch, perkutorischer Dämpfung und vermindertem Stimmfremitus weist auf einen Pleuraerguss oder eine Pleuraschwiele hin. Bei Verdacht auf Pleuraerguss wird ein **Röntgenthorax** angefertigt. Die empfindlichsten bildgebenden Methoden zum Nachweis eines Pleuramesothelioms sind die **thorakale Sonographie** und die **thorakale CT** (Abb. **C-9.4**). Endgültig kann die Diagnose nur über die **Histologie** gestellt werden. Die Gewebeproben werden im Frühstadium thorakoskopisch gewonnen, im Spätstadium evtl. auch durch eine CT-gesteuerte transthorakale Nadelbiopsie. Zum **Staging** sind eine thorakale CT und eine abdominelle CT notwendig. Die TNM-Stadien und die klinische Stadieneinteilung sind in Tab. **C-9.3** und Tab. **C-9.4** dargestellt.

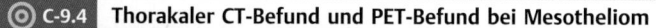

C-9.4   Thorakaler CT-Befund und PET-Befund bei Mesotheliom

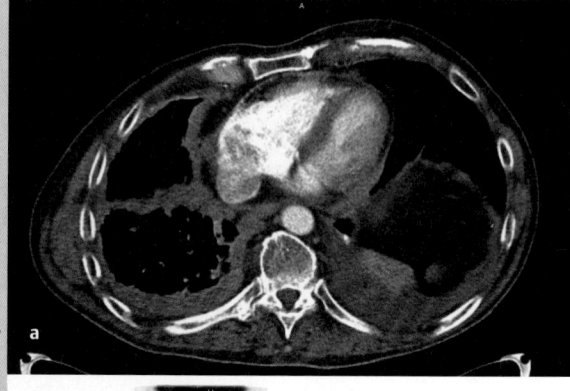
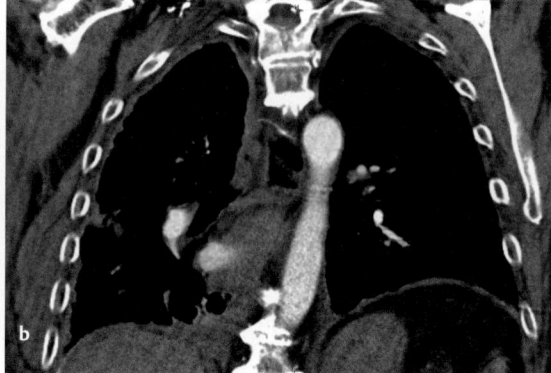
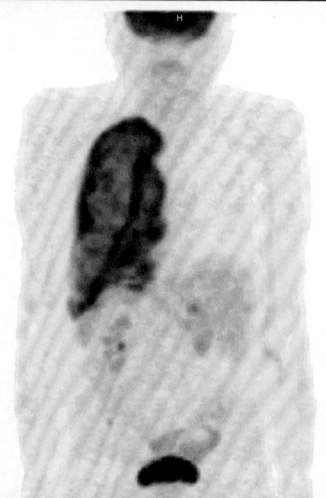

a, b Thorakale CT transversal (**a**) und koronar rekonstruiert (**b**):
Der rechte Hemithorax zeigt ein breit an der Thoraxwand, am Mediastinum, auf dem Zwerchfell und im Interlobärspalt wachsendes Pleuramesotheliom.
c FDG-PET: Das Mesotheliom kleidet den rechten Pleuraraum wie eine Tapete aus.

≡ C-9.3 **TNM-Schema des Pleuramesothelioms** | ≡ C-9.3

T1a Tumor limitiert auf die ipsilateral parietale Pleura

T1b Tumor der ipsilateralen parietalen Pleura mit Streuherden auf der viszeralen Pleura

T2 Tumorausbreitung ipsilateral auf der viszeralen und parietalen Pleura mit
- Infiltration der Zwerchfellmuskulatur
- und/oder konfluierender Ausbreitung auf der viszeralen Pleura mit Einbezug der Lappenspalten
- und/oder kontinuierlicher Tumorinfiltration ins angrenzende Lungenparenchym

T3 Tumorausbreitung auf sämtliche ipsilateralen Pleuraanteile mit Infiltration
- der Fascia endothoracica
- und/oder des mediastinalen Fettgewebes
- und/oder der Thoraxwand (solitär)
- und/oder des Perikards (nicht transmural)

T4 Tumorausbreitung auf sämtliche ipsilateralen Pleuraanteile mit Infiltration
- disseminierte Infiltration der Thoraxwand
- und/oder Durchbruch in das Peritoneum, die Mediastinalorgane, die Wirbelsäule

N0 keine regionalen Lymphknotenmetastasen

N1 ipsilaterale bronchiale oder hiläre Lymphknotenmetastasen

N2 subkarinale oder ipsilateral mediastinale Lymphknotenmetastasen

N3 kontralaterale mediastinale oder supraklavikuläre Lymphknotenmetastasen

M0 keine Fernmetastasen

M1 Fernmetastasen

≡ C-9.4 **Klinische Stadien des Pleuramesothelioms** | ≡ C-9.4

Stadium Ia	T1a N0 M0
Stadium Ib	T1b N0 M0
Stadium II	T2 N0 M0
Stadium III	alle T3, alle N1 und N2
Stadium IV	alle T4, alle N3, alle M1

Therapie: Die einzig mögliche kurative Behandlung ist eine **radikale Pleuropneumonektomie** mit Entfernung des ipsilateralen Perikards und des Zwerchfells in den Tumorstadien Ia und Ib. Eine adjuvante Strahlentherapie schließt sich an. Ob in höheren Stadien eine palliative chirurgische Tumorverkleinerung die Prognose verbessert, bleibt umstritten. **Palliative Chemotherapien** (z. B. Platinsalz + Pemetrexed) erreichen eine Symptomkontrolle in etwa 50 %. Alle Zugangswege ins Mesotheliom sollten bestrahlt werden, um einen Durchbruch per continuitatem zu verhindern. Besonders wichtig beim Mesotheliom ist eine solide Schmerztherapie.

Prognose: Die meisten Pleuramesotheliome werden erst in den Stadien III und IV diagnostiziert. Die mittlere Überlebenszeit liegt dann bei 12–18 Monaten. Nach kurativer Operation in den Stadien Ia und Ib mit adjuvanter Strahlentherapie liegt die mittlere Überlebenszeit bei etwa 2 Jahren; allerdings gab es in Einzelfällen auch ein langjähriges Überleben.

Therapie: im sehr frühen Stadium (Ia und Ib) wird **kurativ operiert**. Für spätere Stadien bleibt die **palliative Chemotherapie** und Strahlentherapie.

Prognose: Die mittlere Überlebenszeit liegt in den Stadien III und IV bei 12–18 Monaten, nach kurativer Operation bei 2 Jahren.

10 Erkrankungen des Mediastinums

10.1 Mediastinitis

▶ **Definition**

▶ **Definition:** Bei den entzündlichen Erkrankungen des Mediastinums werden akute und chronische Mediastinitis unterschieden.

Ätiopathogenese: Die akute Mediastinitis ist eine akute **bakterielle Infektion**.

Die chronische Mediastinitis wird durch **chronische Infektionskrankheiten** verursacht. Eine **Mediastinalfibrose** kann nach chronischer Mediastinitis oder idiopathisch entstehen.

Ätiopathogenese: Die **akute Mediastinitis** wird durch akute **bakterielle Infektionen** ausgelöst. Meist besteht eine Perforation des Ösophagus durch Tumoren, Fremdkörper oder Eingriffe; auch schweres Erbrechen kann zu einer epiphrenischen Ruptur führen (Boerhaave-Syndrom). Infektionen benachbarter Organe können übergreifen, z. B. bei Tonsillitis.
Die **chronische Mediastinitis** wird durch chronische Infektionskrankheiten verursacht, z. B. durch Mykobakterien, Aktinomyzeten, Kryptokokken oder (in Amerika) durch Histoplasma. Daraus kann sich eine progressive **Mediastinalfibrose** entwickeln, bei der eine Narbenbildung das ganze Mediastinum erfasst. Es gibt auch idiopathische Mediastinalfibrosen.

Klinik:
- **akute Mediastinitis:** hohes Fieber, Tachykardie, Hypotonie
- **chronische Mediastinitis:** subfebrile Temperatur, Müdigkeit, Schwäche
- **Mediastinalfibrose:** Stenosierungen.

Klinik: Die **akute Mediastinitis** ist ein hoch fieberhaftes Krankheitsbild mit Tachykardie und Hypotonie. Es kann zu Perikarditis, Rekurrensparese und Phrenikusparese kommen. Die **chronische Mediastinitis** kann mit subfebrilen Temperaturen, Müdigkeit und Schwäche verbunden sein. Bei der **Mediastinalfibrose** werden Vena cava, Perikard, Ösophagus und Bronchien eingeengt. Es kommt zur oberen Einflussstauung, zu Schluckstörungen und Atemnot.

Diagnostik: Die Diagnose erfolgt mittels **thorakaler CT**.

Diagnostik: Alle Formen der Mediastinitis werden mittels **thorakaler CT** erkannt. Es findet sich eine Verbreiterung des Bindegewebes, das oft von Gasbläschen durchsetzt ist. Zeichen der Entzündung sind eine Leukozytose im Blut, eine BSG-Erhöhung und ein Anstieg des CRP. Ein mikrobiologischer Erregernachweis ist anzustreben.

Therapie:
- **akute Mediastinitis:** Antibiotika, ggf. chirurgischer Verschluss mit Dränage
- **chronische Mediastinitis:** Antibiotika, Antimykotika
- **Mediastinalfibrose:** Beseitigung der Stenosen.

Therapie: Bei der akuten Mediastinitis kommen **Antibiotika** (i. v.) zum Einsatz; ein **chirurgischer Verschluss** der Bakterieneintrittspforte mit Dränage des Mediastinums kann indiziert sein. Die chronische Mediastinitis wird je nach Erreger **antibiotisch** oder **antimykotisch** behandelt. Bei der Mediastinalfibrose kann ein Versuch zur Behebung der Stenosierungen unternommen werden, z. B. durch Stentimplantationen in Blutgefäße und Bronchien.

Prognose: Die akute Mediastinitis hat eine **hohe Letalität**.

Prognose: Die akute Mediastinitis hat eine **hohe Letalität**, bei der chronischen Mediastinitis hängt die Prognose von der Entwicklung der Mediastinalfibrose ab.

10.2 Mediastinalemphysem

▶ **Definition**

▶ **Definition:** Es handelt sich um eine Luftansammlung im Mediastinum.

Ätiopathogenese:
- **primär:** bei körperlicher Anstrengung, Hustenattacken, heftigem Erbrechen
- **sekundär:** durch Verletzungen an Pleura, Bronchien, Ösophagus, Darm oder durch Eingriffe.

Ätiopathogenese: Das Mediastinalemphysem kann primär (spontan) oder sekundär auftreten.
- **primäres Emphysem:** bei körperlicher Anstrengung, Hustenattacken, heftigem Erbrechen, Gebärenden oder Tauchern
- **sekundäres Emphysem:** durch Verletzungen an Pleura, Bronchien, Ösophagus, Darm oder durch Eingriffe (z. B. Operationen am Hals, Fremdkörperentfernungen), bei schweren Asthmaanfällen oder im Rahmen einer Beatmungstherapie.

Die Luft gelangt entweder direkt (Eingriffe) oder über einen Einriss der Pleura visceralis auf der mediastinalen Seite ins Mediastinum. Oft findet sich gleichzeitig ein Pneumothorax.

⊙ **C-10.1** Thorakale CT bei Mediastinalemphysem

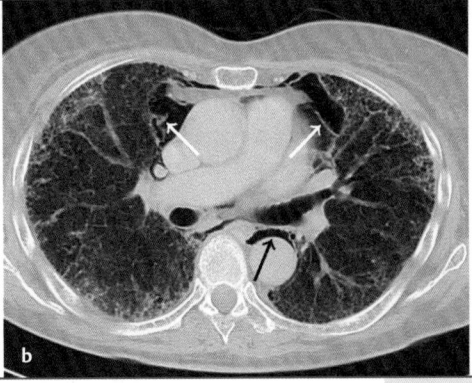

Gut sichtbare Lufteinschlüsse im Mediastinum (→).

Klinik und Komplikationen: Wenn sich die mediastinale Luft nach apikal ausbreitet, zeigt sich ein **Hautemphysem**. Es ist als subkutane Schwellungen an Hals, oberer Thoraxapertur und im Gesicht erkennbar. Typisch ist ein luftkissenartiger Befund mit deutlichem Knistern. Oft kommt es zu Dysphonie und Atemnot. Es kann sich eine **Mediastinitis** entwickeln.

Diagnostik: Eine **thorakale CT** zeigt das Ausmaß der Veränderung und oft auch die Ursache (Abb. **C-10.1**). Bei Verdacht auf innere Verletzungen ist eine Ösophagoskopie oder eine Bronchoskopie erforderlich.
Therapie: Folgende Maßnahmen sollten durchgeführt werden:
1. **Antitussiva:** Der Patient sollte möglichst wenig husten.
2. **Verschluss vorhandener Lecks:** z. B. chirurgischer Verschluss bei gastrointestinalen Lecks, Dränage eines bestehenden Pneumothorax (wenn beide Pleurablätter dicht anliegen, kann sich das mediastinale Leck verschließen).
3. **Kontinuierliche O$_2$-Zufuhr** über eine Nasensonde (4–8 l/min) fördert die Gasresorption.
4. Aufgrund der Gefahr einer Mediastinitis intravenöse Gabe von **Antibiotika**.

Prognose: Bei unkompliziertem Verlauf ist die Prognose gut und das Mediastinalemphysem klingt innerhalb weniger Tage ab. Wenn sich die Ursache nicht beseitigen lässt, besteht erhebliche Infektionsgefahr. Dann bestimmt die akute Mediastinitis die Prognose.

Klinik und Komplikationen: Leitsymptom ist meist das **Hautemphysem**, oft mit Dysphonie und Atemnot. Es kann sich eine **Mediastinitis** entwickeln.

Diagnostik: Die Diagnose wird mit der **thorakalen CT** gestellt (Abb. **C-10.1**).

Therapie:
1. Antitussiva.
2. Verschluss vorhandener Lecks.
3. O$_2$-Zufuhr über eine Nasensonde.
4. Antibiotika i. v.

Prognose: Bei unkompliziertem Verlauf ist die Prognose gut.

10.3 Mediastinaltumoren

Ätiologie: Mediastinaltumoren sind selten. Am häufigsten kommen Thymome, Lymphome und neurogene Tumoren vor (ca. 60 %). Je nach anatomischer Lokalisation sind verschiedene Tumoren (oder tumorähnliche Strukturen) zu erwarten (Tab. **C-10.1**).

Klinik: Kleinere Mediastinaltumoren verursachen keine Symptome und werden zufällig entdeckt. Bei großen Tumoren kommt es zur **Verdrängung von Nachbarorganen** und somit zu Schluckstörungen, Husten, Heiserkeit (N. laryngeus recurrens), Atemnot mit Stridor, Zwerchfellhochstand (N. phrenicus), Herzbeschwerden oder oberer Einflussstauung. Nur das Thymom kann spezi-

10.3 Mediastinaltumoren

Ätiologie: Mediastinaltumoren sind selten. Am häufigsten kommen Thymome, Lymphome und neurogene Tumoren vor (Tab. **C-10.1**).

Klinik: Die meisten Mediastinaltumoren werden zufällig entdeckt. Größere Tumoren führen zu **Kompressionserscheinungen**, z. B. Schluckstörungen, Husten, Dyspnoe mit Stridor.

≡ **C-10.1** Lokalisation von Mediastinaltumoren

oberes Kompartiment	Epithelkörperchenadenome, Thymome, Schilddrüsentumoren, Lymphome, Keimzelltumoren
vorderes Kompartiment	Thymome, Schilddrüsentumoren, Lymphome und Lymphknotenmetastasen, Keimzelltumoren, Paragangliome, Perikardzysten
mittleres Kompartiment	Lymphome und Lymphknotenmetastasen, Paragangliome, bronchogene Zysten, Ösophagusdivertikel
hinteres Kompartiment	neurogene Tumoren (Schwannome, Neurofibrome, Ganglioneurome, Neuroblastome), Paragangliome, gastroenterale Zysten

Diagnostik: Entscheidend ist die **thorakale CT**. Es folgen eine **histologische Sicherung** oder ggf. diagnostisch-chirurgische Methoden.

fischere Symptome verursachen (Bild einer Myasthenia gravis mit Muskelschwäche).

Diagnostik: Das entscheidende Untersuchungsverfahren ist die **thorakale CT**, ggf. ergänzt durch die MRT, die transösophageale Sonographie, die Ösophagoskopie und die Bronchoskopie. Bei Verdacht auf eine intrathorakale Struma kann die Szintigraphie weiterhelfen. Problematisch ist in vielen Fällen die **histologische Sicherung**. Wenn der Tumor einer Thorakoskopie oder transthorakalen Nadelbiopsie nicht zugänglich ist, bleiben die diagnostisch-chirurgischen Methoden Mediastinoskopie oder parasternale Mediastinotomie mit kurativer Zielsetzung.

Therapie: je nach Ätiologie entweder operative Sanierung oder Radiochemotherapie.

Therapie: Je nach Ätiologie unterscheidet sich die Therapie grundlegend. Eine operative Sanierung wird bei allen bösartigen Tumoren angestrebt. Eine Ausnahme ist das Lymphom, das durch Chemo- und Strahlentherapie therapiert werden kann. Gutartige Tumoren, die verdrängend wachsen, werden ebenfalls operativ behandelt.

10.3.1 Thymome

10.3.1 Thymome

▶ **Definition**

▶ **Definition:** Ein Thymom beschreibt einen gutartigen oder bösartigen Tumor der Thymusdrüse.

Epidemiologie: Etwa 20 % aller Mediastinaltumoren sind Thymome.

Epidemiologie: Etwa 20 % aller Mediastinaltumoren sind Thymome. Das mittlere Alter der Patienten liegt bei 40 Jahren.

Ätiologie und Pathologie:
- **A-Thymome:** gutartig
- **B-Thymome:** lokal infiltratives Wachstum
- **C-Thymome:** hochmaligne Karzinome.

Ätiologie und Pathologie: Die WHO-Klassifikation unterscheidet drei Typen:
- **A-Thymome:** Meist sind sie abgekapselt, zeigen kein infiltratives Wachstum und verursachen keine Metastasen. Die Prognose ist gut.
- **B-Thymome:** Sie können lokal infiltrierend wachsen und intrathorakal metastasieren.
- **C-Thymome:** Es handelt sich um hochmaligne Karzinome mit infiltrativem Wachstum, die auch Fernmetastasen verursachen.

Klinik: Typische Symptome sind:
- Myasthenia gravis
- Dyspnoe
- Vena-cava-superior- Syndrom.

Klinik: In bis zu 40 % der Fälle besteht eine Assoziation zur **Myastenia gravis** (Sehstörungen, Ptosis, Dysphagie, Muskelschwäche und Müdigkeit). Weitere Symptome sind **Dyspnoe** und **Vena-cava-superior-Syndrom**. Selten bestehen erhöhte Temperatur, Schwitzen und Gewichtsverlust. Als Paraneoplasie können Hypogammaglobulinämie, Anämie und Leukopenie auftreten.

Diagnostik: Die Diagnose kann anhand der **CT** vermutet werden. Eine **Biopsie** ist zur Therapieplanung erforderlich.

Diagnostik: Anhand der Bildgebung (**CT**) kann ein Thymom vermutet werden. Wenn möglich, sollte eine **Biopsie** erfolgen, um mithilfe der histologischen Klassifikation die Therapie zu planen. Das Staging beruht auf der thorakalen und abdominellen CT.

Therapie: Die Therapie ist **operativ**, ggf. kann eine neoadjuvante **Chemotherapie** durchgeführt werden.

Therapie: Wenn möglich, sollte jedes Thymom **operativ** entfernt werden. In geeigneten Fällen kann eine neoadjuvante **Chemotherapie** die Operabilität verbessern. Falls Tumorreste verbleiben, wird eine adjuvante Strahlentherapie durchgeführt.

Prognose: A- und B-Thymome haben eine gute Prognose.

Prognose: Die Prognose hängt hauptsächlich vom histologischen Typ und damit von der Tumorausbreitung ab. Bei A-Thymomen liegt die 5-Jahres-Überlebensrate bei 100 %, bei B-Thymomen zwischen 70 und 90 % und bei C-Thymomen (Thymuskarzinome) unter 25 %.

11 Krankheiten des Zwerchfells und der Thoraxwand

11 Krankheiten des Zwerchfells und der Thoraxwand

11.1 Zwerchfellhernien

Eine **Hiatushernie** (häufigste Hernie) kann selten zu restriktiven Ventilations-störungen führen. Häufig geht sie mit einem gastroösophagealen Reflux einher, der zu Hustenattacken führt. Die **Morgagni-Hernie** (im Trigonum sternocosta-le) oder die **Bochdalek-Hernie** (im Trigonum lumbocostale) sind sehr selten. Sie verursachen ein thorakales Druckgefühl und selten Tachykardie oder Atemot. Man differenziert die Zwerchfellhernien in der **thorakalen CT**. Symptomatische Hernien können **operativ** saniert werden.

11.1 Zwerchfellhernien

Hiatushernien gehen häufig mit Reflux und Hustenattacken einher. Die **Morgagni-Hernie** oder die **Bochdalek-Hernie** sind sehr selten.

11.2 Zwerchfelllähmungen

Die **einseitige Phrenikusparese** entsteht durch Verletzungen (medizinische Ein-griffe, Unfälle, Tumoren, mediastinale Lymphknoten, Aortenaneurysma) des Nerven auf seiner langen Strecke zwischen Halswirbelsäule (C4–C6) und Zwerchfell. Die Patienten sind oft symptomlos, ggf. klagen sie über **Belastungs-dyspnoe**. Die Diagnose kann über eine thorakale Sonographie gestellt werden (**Zwerchfellhochstand** und fehlende Beweglichkeit oder asynchrone Bewe-gung). Bei unklaren Fällen kann unter Durchleuchtung die **paradoxe Zwerch-fellbeweglichkeit** nachgewiesen werden| Die gesunde Zwerchfellkuppel senkt sich bei Inspiration ab, die kranke steigt nach kranial an. Besonders deutlich ist dies bei ruckartiger Inspiration erkennbar (Hitzenberger-Schnupfversuch). Die seltene **beidseitige** Phrenikusparese entsteht fast immer infolge medizi-nischer Eingriffe oder ist traumatisch bedingt. Es besteht immer eine **respirato-rische Insuffizienz** mit Tachypnoe und Einsatz der Hilfsmuskulatur. Die Patien-ten sind körperlich nicht belastbar. Funktionsanalytisch findet man eine **res-triktive Ventilationsstörung**, der maximale Inspirationsdruck ist stark redu-ziert. Der $PaCO_2$ ist erhöht, der PaO_2 erniedrigt. Es handelt sich um ein bedroh-liches Krankheitsbild, eine Beatmung kann erforderlich werden. Alternativ gibt es implantierbare Zwerchfellschrittmacher.

11.2 Zwerchfelllähmungen

Einseitige Phrenikusparese: Leitsymptom der einseitigen Phrenikusparese ist die **Belastungsdyspnoe**. Diagnostisch findet man einen **Zwerchfellhochstand** und eine **paradoxe Zwerchfellbeweglichkeit**.

Beidseitige Phrenikusparese: Es besteht immer eine **respiratorische Insuffizienz** mit Tachypnoe und Einsatz der Hilfsmus-kulatur. Funktionsanalytisch findet man eine **restriktive Ventilationsstörung**. Der $PaCO_2$ ist erhöht, der PaO_2 erniedrigt. Bedrohliches Krankheitsbild!

11.3 Neuromuskuläre Erkrankungen

Neuromuskuläre Erkrankungen können das Zwerchfell und die übrige Atem-muskulatur betreffen. Dazu zählen **Myopathien** (z. B. Muskeldystrophien, Spei-cherkrankheiten, Dermatomyositis/Polymyositis), **Myasthenie-Erkrankungen**, **spinale Muskelatrophien** und **Motoneuronerkrankungen** (z. B. Poliomyelitis, Muskelatrophie Aran-Duchenne, amyotrophe Lateralsklerose, Guillain-Barre-Syndrom). Funktionsanalytisch entwickelt sich eine **restriktive Ventilations-störung**, der maximale Inspirationsdruck ist deutlich reduziert und der $PaCO_2$ erhöht. Die Therapie besteht in der Behandlung der Grunderkrankung. Vorübergehend kann auch (nicht invasiv) beatmet werden.

11.3 Neuromuskuläre Erkrankungen

Bei neuromuskulären Erkrankungen findet man eine **restriktive Ventilationsstörung** mit Abnahme der Inspirationskraft und einen erhöhten $PaCO_2$.

11.4 Singultus

Eine spastische Kontraktion des Zwerchfells löst den Singultus (Schluckauf) aus. Ihm liegen eine **Vielzahl von Erkrankungen** zugrunde, die von zentral-nervös über infektiös-toxisch bis zur lokalen Alteration des N. phrenicus rei-chen. Plötzlicher Temperaturwechsel, kalte Füße, rasches Trinken heißer oder eiskalter Getränke, psychische Belastung, komatöse oder toxische Zustände (z. B. diabetisches Koma, Alkoholintoxikation) sowie organische Erkrankungen im Hals-, Thorax- und Abdominalbereich (z. B. gastroösophagealer Reflux, Pan-kreatitis, Lymphome, Peritonitis, Metastasen) können einen Singultus auslösen. Der **meist linksseitige** über den N. phrenicus vermittelte **Zwerchfellspasmus** sistiert häufig spontan, kann jedoch bei längerem Anhalten zu Störungen des

11.4 Singultus

Ein Singultus (Schluckauf) kann durch eine **Vielzahl von Erkrankungen** ausgelöst werden wie z. B. zentralnervöse, infek-tiös-toxische Erkrankungen oder lokale Alteration des N. phrenicus
Der **meist linksseitige** über den N. phre-nicus vermittelte **Zwerchfellspasmus** sistiert häufig spontan. Da immer nur ein Zewerchfell betroffen ist, führt dieser zu **keiner relevanten Behinderung der Atmung**.

Allgemeinbefindens (z. B. Beeinträchtigung der Nahrungsaufnahme und des Schlafes) führen. Da immer nur ein Zwerchfell (meist das linke) betroffen ist, gibt es **keine relevante Störung der Atmung**.

Therapie: Meist sind „**Hausmittel**" (z. B. Atem anhalten, kaltes Wasser trinken) ausreichend. Selten ist eine **medikamentöse** Therapie erforderlich (z. B. mit Metoclopramid oder Chloramphenicol). Bei **Therapieresistenz** bleibt als Ultima Ratio nur die Ausschaltung des N. phrenicus.

Therapie: Die Therapie hat sich nach der Ursache zu richten. In der Regel sind so genannte **Hausmittel** (z. B. Atem anhalten, Trinken von Eiswasser, psychische Ablenkungsmanöver [wie Erschrecken]) ausreichend. **Medikamentöse Maßnahmen** (z. B. Metoclopramid, Chlorpromazin, Amitryptilin, Carbamazepin, Protonenpumpenhemmer) spielen eine untergeordnete, in seltenen Fällen jedoch wichtige Rolle. Daneben können auch eine Rückatmung über eine Plastiktüte, eine Lokalanästhesie der Rachenwand oder eine Beatmung mit 10–15 % CO_2 versucht werden. Bei **Therapieresistenz** bleibt als Ultima Ratio nur die Ausschaltung des N. phrenicus (vorherige Bestimmung der Lungenfunktion!).

11.5 Kyphoskoliose

11.5   Kyphoskoliose

Eine Kyphoskoliose führt zu einer erheblichen **Störung der Atemmechanik**. Langfristig wird die Inspirationsmuskulatur ermüden. Die Folge ist eine **respiratorische Globalinsuffizienz**.

Die Kyphoskoliose ist eine s-förmige Deformation der BWS mit gleichzeitiger Vorwärtsbeugung. Sie führt zu einer komplexen **Störung der Atemmechanik:** Der eine Hemithorax wird verkleinert und die Atemmuskulatur steht in Exspirationshaltung. Der andere Hemithorax wird vergrößert und die Atemmuskulatur steht in Inspirationshaltung. Langfristig wird die Inspirationsmuskulatur ermüden. Eine effektive Ventilation ist so kaum möglich, was sich zuerst als **Belastungsdyspnoe**, später auch als **Ruhedyspnoe** äußert. Funktionsanalytisch sieht man eine **restriktive Ventilationsstörung**. Anfangs findet man eine Hypoxämie unter leichter Belastung, später eine Hyperkapnie schon bei Ruheatmung (**respiratorische Globalinsuffizienz**). Durch nicht invasive **Heimbeatmung** kann die Lebensqualität erheblich gesteigert und die Prognose verbessert werden.

11.6 Trichterbrust

11.6   Trichterbrust

▶ Synonym

▶ **Synonym:** Pectus excavatum.

Eine Trichterbrust führt selten zu Behinderungen der Atmung oder der Blutzirkulation.

Der Trichterbrust liegt wahrscheinlich eine **Störung im Bindegewebehaushalt** zugrunde. Es gibt eine familiäre Häufung, Männer sind häufiger betroffen als Frauen. Je nach Ausprägung der Veränderung findet man funktionsanalytisch eine eher **leichte restriktive Ventilationsstörung** ohne Diffusionshindernis und ohne Verschlechterung der Blutgase. Trotz Verlagerung arbeitet das Herz ohne Einschränkung. Die körperliche Belastbarkeit ist meist normal, allenfalls leicht eingeschränkt. Aus internistischer Sicht besteht fast nie eine Operationsindikation. Da die Trichterbrust jedoch bei vielen Patienten zu psychischen Störungen (mangelndes Selbstbewusstsein, psychosoziale Störungen) führt, kann eine medizinisch-kosmetische Operationsindikation bestehen.

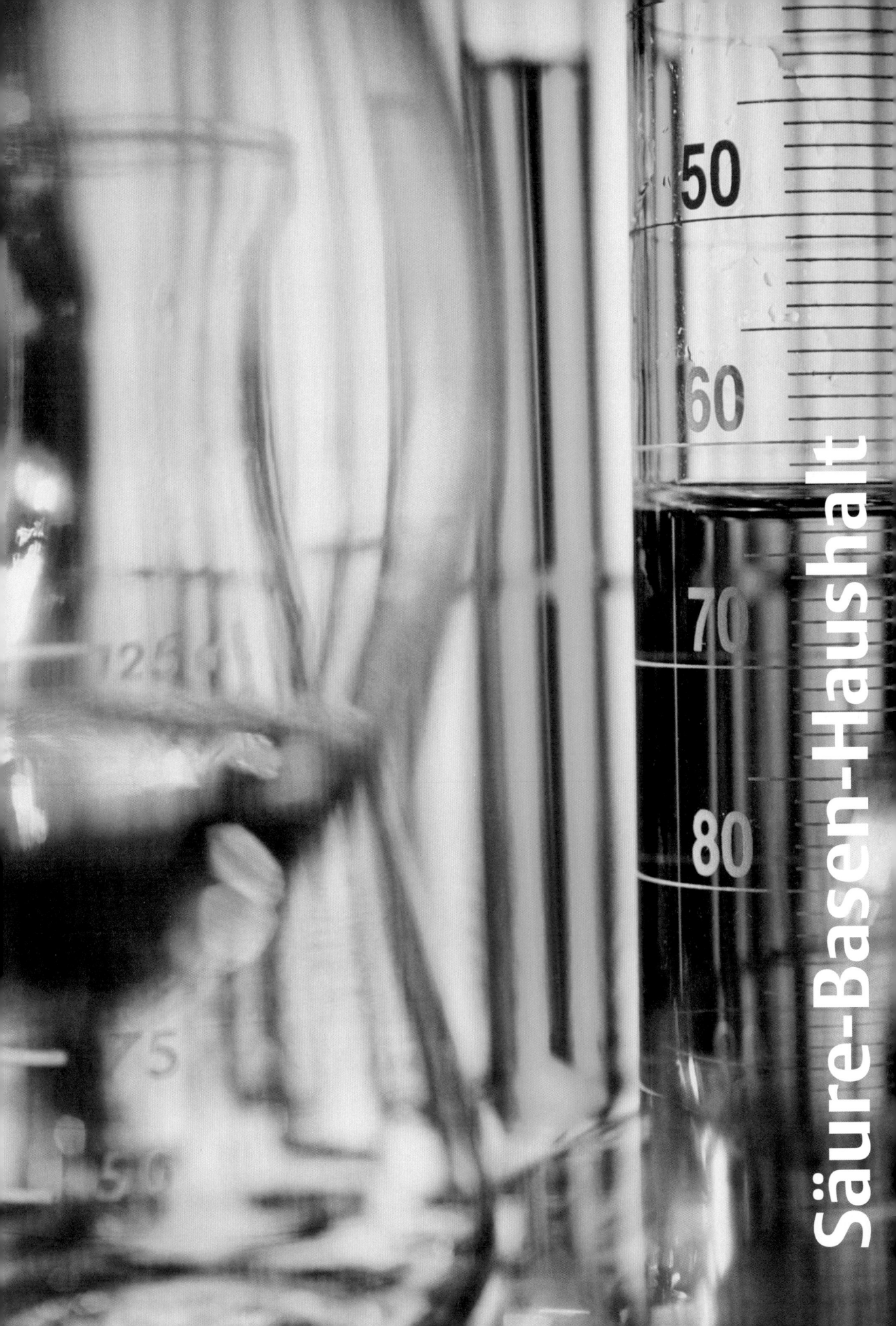

Säure-Basen-Haushalt

D

Säure-Basen-Haushalt

1 Diagnostik der Störungen des Säure-Basen-Haushalts

Ziel der Diagnostik von Störungen des Säure-Basen-Haushalts ist die Feststellung einer Azidose oder Alkalose mit Differenzierung in metabolische, respiratorische und gemischte Formen sowie die Klärung der Ursache.

1.1 Kenngrößen des Säure-Basen-Haushalts

Die wichtigsten Kenngrößen des Säure-Basen-Haushalts sind

- **pH:** negativer dekadischer Logarithmus der Wasserstoffionenkonzentration
- **PCO_2:** Kohlendioxid-Partialdruck (mmHg oder kPa)
- **$[HCO_3^-]$:** Aktuelle Bikarbonat-Konzentration im Blut (mmol/l)
- **Standard-Bikarbonat:** Bikarbonat-Konzentration im Vollblut (mmol/l) bei einem PCO_2 von 40 mmHg, einer O_2-Sättigung von 100 % und 37 °C
- **BE:** Base Excess, Basenüberschuss oder Basenabweichung = titrierbare Base (mmol/l) bei Titration bis pH 7,40 bei PCO_2 von 40 mm Hg und 37°C
- **Anionenlücke:** Differenz zwischen den Konzentrationen der wichtigsten Serum-Kationen $[Na^+]$ und Serum-Anionen $[Cl^-]$ und $[HCO_3^-]$: $[Na^+] – ([Cl^-] + [HCO_3^-])$

Die **Anionenlücke** enthält normalerweise Phosphate, Sulfate, Proteine und andere organische Anionen. Eine Zunahme der Anionenlücke ist Ausdruck einer erhöhten Konzentration organischer Anionen (Laktat, Azetessigsäure usw.) und somit Zeichen einer metabolischen Azidose.

Anmerkung.: Eine Anionenlücke existiert im Körper natürlich nicht. Sie ist eine Rechengröße, die auf eine Störung des normalen Ionengleichgewichts hinweist und Hinweise auf die Ursache einer metabolischen Azidose geben kann.

1.2 Untersuchungsmethoden

pH und PCO_2 werden im Allgemeinen zusammen mit PO_2 im Rahmen der Blutgasanalyse im arteriellen Blut oder im arterialisierten Kapillarblut (nach Hyperämisierung des Ohrläppchens, z. B. mit Finalgon) (= P_aO_2 bzw. P_aCO_2) gemessen. Mithilfe der **Henderson-Hasselbalch-Gleichung** lassen sich aus pH und P_aCO_2 die aktuelle Bikarbonat-Konzentration $[HCO_3^-]$, die Standard-Bikarbonat-Konzentration und die Basen-Abweichung errechnen:

$$pH = pK + \log [HCO_3^-]//[H_2CO_3] = 6,1 + \log [HCO_3^-]//0,03 \times P_aCO_2$$

$$[HCO_3^-] = 10^{(pH-6,1)} \times 0,03\ P_aCO_2$$

Das Verhältnis $[HCO_3^-]/[H_2CO_3]$ bzw. $[HCO_3^-]/(0,03 \times P_aCO_2)$ beträgt normalerweise 20 : 1, das Zahlenverhältnis von aktuellem Bikarbonat (in mmol/l) zum P_aCO_2 (in mmHg) dementsprechend etwa 0,6 : 1.

Standard-Bikarbonat und Basenabweichung haben im Vergleich zum aktuellen Bikarbonat (HCO_3^-) den Vorteil, dass ausschließlich metabolische Veränderungen und nicht die durch Hypo- oder Hyperkapnie verursachten Bikarbonat-Veränderungen angezeigt werden. Die Beurteilung gemischter metabolischer und respiratorischer Veränderungen wird hierdurch erleichtert.

> ▶ **Merke:** Standardbikarbonat und Basenabweichung sind die beiden wichtigsten Parameter zur Feststellung metabolischer Störungen!

Zur genaueren Beurteilung des Säure-Basen-Status ist die Kenntnis der Serum-Elektrolyte, insbesondere von Natrium, Kalium und Chlorid, erforderlich (s. Kap. I 10.2, S. 967), aus denen sich die Anionenlücke errechnen lässt. Eine weitere Klärung der metabolischen Azidose ist durch die Bestimmung der Serum-Laktat-Konzentration, den Nachweis von Ketonkörpern im Urin, den Urin-pH und die Elektrolyt-Ausscheidung im 24-h-Urin möglich.

1 Diagnostik der Störungen des Säure-Basen-Haushalts

Die Diagnostik dient der Feststellung einer Azidose oder Alkalose mit Differenzierung der Formen und Klärung der Ursache.

1.1 Kenngrößen des Säure-Basen-Haushalts

Die wichtigsten Parameter des Säure-Basen-Haushalts sind:
- pH
- PCO_2
- aktuelles Bikarbonat
- Standard-Bikarbonat
- Basenabweichung
- Anionenlücke.

Die **Anionenlücke** enthält Phosphate, Sulfate, Proteine und andere organische Anionen. Eine Vergrößerung der Anionenlücke spricht für eine erhöhte Konzentration organischer Säuren (z. B. Laktat) und somit für eine metabolische Azidose.

1.2 Untersuchungsmethoden

pH und PCO_2 werden zusammen mit PO_2 im Rahmen der Blutgasanalyse im arteriellen Blut oder im arterialisierten Kapillarblut (= P_aO_2 bzw. P_aCO_2) gemessen. Aus pH und P_aCO_2 können aktuelles Bikarbonat, Standard-Bikarbonat und Basenabweichung nach der **Henderson-Hasselbalch-Gleichung** errechnet bzw. durch Nomogramme ermittelt werden.

Die Umrechung auf Standard-Bikarbonat oder Basenabweichung eliminiert den Einfluss des P_aCO_2 und erleichtert so die Beurteilung gemischter metabolisch-respiratorischer Störungen.

◀ Merke

1.3 Kompensationsmechanismen

Kompensationsmechanismen dienen der Aufrechterhaltung der Homöostase des Säure-Basen-Haushaltes.
Puffersysteme:

- **extrazelluläre Puffer:** v. a. Bikarbonat/Kohlensäure-Puffer
- **intrazelluläre und Gewebs-Puffer:** Hämoglobin, Bikarbonat, Proteine, Phosphate.

▶Merke

1.3 Kompensationsmechanismen

Die Homöostase des Säure-Basen-Haushalts wird durch **Kompensationsmechanismen** aufrechterhalten, die den Veränderungen der Wasserstoffionenkonzentration entgegenwirken. Hierfür stehen unterschiedliche Puffersysteme zur Verfügung:

- **extrazelluläre Puffer:** im Wesentlichen der Bikarbonat/Kohlensäure-Puffer, daneben Proteine, Phosphate
- **intrazelluläre und Gewebspuffer:** Hämoglobin, Bikarbonat, Proteine, Phosphate.

▶ **Merke:** Das wichtigste Puffersystem ist der **Bikarbonat/Kohlensäurepuffer**; Bikarbonat (HCO_3^-) und Kohlensäure (H_2CO_3) befinden sich in einem chemischen Gleichgewicht, wie die Gleichgewichtsreaktion $CO_2 + H_2O \leftrightarrow H_2CO_3 \leftrightarrow H^+ + HCO_3^-$ zeigt. Bikarbonat fungiert hier als Base (Protonenakzeptor), Kohlensäure als Säure (Protonendonator). Dieses Puffersystem ist in der Lage, den pH-Wert sowohl respiratorisch über die Abatmung von CO_2 als auch metabolisch über die renale Bikarbonat-Ausscheidung bzw. -Resorption zu regulieren. Pro Tag werden etwa 40–60 mmol mit der Nahrung zugeführte oder im Stoffwechsel gebildete Säureäquivalente renal ausgeschieden und etwa 20 000–24 000 mmol CO_2 pulmonal eliminiert. Dabei kann die pulmonale CO_2-Ausscheidung auf etwa das 20-fache, die renale H^+-Elimination auf etwa das 10-fache gesteigert werden.

Die **respiratorische** Kompensation erfolgt durch eine Veränderung der alveolären Ventilation mit konsekutiver Änderung der CO_2-Ausscheidung (s. Gleichgewichtsreaktion).

Die **respiratorische** Kompensation erfolgt durch eine Veränderung der alveolären Ventilation mit daraus resultierender Änderung der CO_2-Ausscheidung. Der Einfluss der Atmung auf die Wasserstoffionenkonzentration lässt sich aus der oben genannten Gleichgewichtsreaktion ableiten. Im Falle einer metabolischen Azidose werden die überschüssigen H^+-Ionen durch die Pufferbase HCO_3^- gebunden; es entsteht Kohlensäure (H_2CO_3), die als CO_2 abgeatmet werden kann. Bei einer metabolischen Alkalose dissoziiert die Säure H_2CO_3 zu Bikarbonat (HCO_3^-) und H^+, die Wasserstoffionenkonzentration steigt und die Abatmung von CO_2 sinkt.

Die **metabolische Kompensation** erfolgt v. a. renal; folgende Mechanismen spielen eine Rolle:

- Rückresorption von HCO_3^-
- Steigerung der H^+-Ionen-Ausscheidung
- Bildung und Sekretion von Ammoniumionen (NH_{4+}) und Dihydrogenphosphat in das Tubuluslumen.

Die **metabolische Kompensation** erfolgt v. a. renal, hierbei spielen im Wesentlichen 3 Mechanismen eine Rolle:

- **Rückresorption von HCO_3^-:** Im Tubuluslumen bildet sich aus dem filtrierten Bikarbonat und sezerniertem H^+ Kohlensäure. Diese zerfällt anschließend in CO_2 und Wasser. Das CO_2 diffundiert in die Tubuluszelle, hydratisiert unter Beteiligung der Carboanhydratase zu H_2CO_3 und dissoziiert zu H^+ (wird mit dem Urin ausgeschieden) und Bikarbonat (wird an das Blut abgegeben).
- **Steigerung der H^+-Ionen-Ausscheidung** (im Austausch mit Na^+), überwiegend im proximalen Tubulus; dabei konkurrieren H^+ und K^+, sodass bei Hyperkaliämie eine Neigung zur metabolischen Azidose und bei Hypokaliämie eine Neigung zur metabolischen Alkalose besteht
- Bildung und Sekretion von **Ammoniumionen** (NH_{4+}) und **Dihydrogenphosphat** in das Tubuluslumen.

▶Merke

▶ **Merke:** Metabolische Störungen werden respiratorisch, respiratorische Störungen werden metabolisch kompensiert!

Die respiratorische Anpassung erfolgt sehr rasch (Minuten), renale Anpassungsmechanismen benötigen 1–3 Tage.

Während die respiratorische Anpassung sehr rasch (innerhalb von Minuten) wirksam wird, benötigen die renalen Anpassungsmechanismen 1–3 Tage.

1.4 Bewertungen der Befundkonstellationen

Normwerte und Bewertung von Normabweichungen der Kenngrößen des Säure-Basen-Haushalts zeigt Tab. **D-1.1**.

1.4 Bewertungen der Befundkonstellationen

Normwerte und Bewertung von Normabweichungen der Kenngrößen des Säure-Basen-Haushalts sind Tab. **D-1.1** zu entnehmen. Zumeist liegt eine Teilkompensation vor, d. h. Azidose oder Alkalose sind nicht vollständig ausgeglichen. Bei vollständiger Kompensation befindet sich der pH-Wert wieder im Normbereich.

☰ D-1.1	Kenngrößen des Säure-Basen-Haushalts – Normwerte und Bewertung von Normabweichungen

(in Klammern: durch Kompensation eintretende Veränderungen)

Kenngröße	Normbereich	Azidose metabolisch	respiratorisch	Alkalose metabolisch	respiratorisch
pH	7,38–7,45	↓ (bis n)		↑ (bis n)	
P_aCO_2	35—46 mmHg	n (↓)	↑	n (↑)	↓
Standard-Bikarbonat	21—26 mmol/l	↓	n (↑)	↑	n (↓)
Basen-Überschuss	–2 bis +3 mmol/l				
Anionenlücke	7—16 mmol/l	↑[1]	–	–	–

[1] metabolische Azidose durch Vermehrung organischer Anionen (Laktat, Azetat, andere Säureradikale, s. S. 431)

Eine vollständig kompensierte metabolische Azidose ist von einer vollständig kompensierten respiratorischen Alkalose mitunter nur durch Berücksichtigung der Vorgeschichte, des klinischen Befundes und weiterer Laborparameter (Elektrolyte, Anionenlücke, evtl. Laktat) abzugrenzen. Dasselbe gilt für die Differenzierung zwischen einer vollkompensierten metabolischen Alkalose von einer vollkompensierten respiratorischen Azidose.

Nicht selten sind metabolische und respiratorische Störungen miteinander kombiniert, z. B. metabolische und respiratorische Azidose im Schock mit akuter respiratorischer Insuffizienz.

Zur genaueren Differenzierung der Störung des Säure-Basen-Haushalts ist daher die Kenntnis der Anamnese, der Klinik und weiterer Laborwerte (Elektrolyte, Anionenlücke, Ketonkörper in Urin oder Serum) notwendig.

Vollkompensierte Azidosen und Alkalosen sind mitunter schwer voneinander abzugrenzen. Nicht selten sind metabolische und respiratorische Störungen miteinander kombiniert.

Zur Beurteilung der Störung des Säure-Basen-Haushalts sind daher auch Anamnese, Klinik und weiterer Laborwerte (z. B. Elektrolyte, Anionenlücke, Ketonkörper) erforderlich.

2 Metabolische Störungen

2   Metabolische Störungen

2.1 Metabolische Azidose

2.1   Metabolische Azidose

▶ **Definition:** Die metabolische Azidose ist primär mit einer Abnahme des Standard-Bikarbonats (oder einer negativen Basenabweichung) verbunden. Der pH-Wert ist im Allgemeinen vermindert, kann aber infolge einer respiratorischen Kompensation im Normbereich liegen. Abzugrenzen ist eine sekundäre kompensatorische Verminderung der Plasma-Bikarbonat-Konzentration bei einer respiratorischen Alkalose.

◀ Definition

Ätiopathogenese: Eine metabolische Azidose kann durch drei Mechanismen verursacht werden:
- **Säureaddition:** vermehrte Bildung oder Zufuhr von Säuren, z. B. Milchsäure, Ketosäuren, Chloride, Intoxikationen
- **Säureretention:** verminderte renale Ausscheidung von H⁺-Ionen oder verminderte Bikarbonatreabsorption in der Niere infolge Niereninsuffizienz, tubulärer Funktionsstörung oder hormoneller Störung)
- **Basenverlust:** enteraler oder renaler Bikarbonatverlust.

Ätiopathogenese: 3 Mechanismen:
- **Säureaddition** (vermehrte Bildung oder Zufuhr von Säuren)
- **Säureretention** (verminderte renale Ausscheidung von H⁺Ionen oder verminderte Bikarbonat-Reabsorption in der Niere)
- **Basenverlust** (enteraler oder renaler Bikarbonatverlust).

▶ **Merke:** Die metabolischen Azidosen lassen sich unterteilen in Azidosen mit **vergrößerter Anionenlücke** (Tab. **D-2.1**) und **hyperchlorämischen Azidosen,** bei denen die Anionenlücke nicht vergrößert ist (Tab. **D-2.2**).

◀ Merke

≡ D-2.1   Formen und Ursachen der metabolischen Azidose mit vergrößerter Anionenlücke

Formen	Ursachen
Ketoazidose	▪ Diabetes mellitus, chronischer Alkoholismus, Hunger
Laktatazidose (< 5 mmol/l)	▪ Gewebshypoxie (Schock, schwere Anämie, Kohlenmonoxidintoxikation, Methämoglobinämie) ▪ mitochondriale Stoffwechselstörungen (Zyanidintoxikation, Salicylatintoxikation, schwerer Eisenmangel, mitochondriale Enzymdefekte) ▪ primäre Laktatüberproduktion (zerebrale Krampfanfälle, Hitzschlag bei körperlicher Anstrengung, Enzymdefekte der Glukoneogenese) ▪ verminderte Laktat-Extraktion (Leber-/Nierenversagen) ▪ Intoxikationen (Salizylate, Ethylenglykol, Methanol, Paraldehyd)
Urämie	▪ Niereninsuffizienz (akut, chronisch)

▶ Merke

▶ **Merke:** Die Azidose selbst führt zu einem erhöhten Anfall von Laktat im Organismus, da der Laktatmetabolismus in der Leber und Niere beeinträchtigt ist!

Pathophysiologische Folgen:
▪ kompensatorische alveoläre Hyperventilation mit vertiefter regelmäßiger Atmung (Kußmaul-Atmung)
▪ Abnahme der Reaktivität der Gefäß- und Herzmuskulatur auf Katecholamine
▪ Vasokonstriktion im kleinen Kreislauf (Gefahr: pulmonale Hypertonie)
▪ Hyperkaliämie
▪ Abnahme der O_2-Affinität des Hb mit erleichterter O_2-Abgabe im Gewebe
▪ zentralnervöse Störungen.

Klinik: Die Symptomatik wird durch das **Grundleiden** und den **Schweregrad der Azidose** bestimmt. Eine ausgeprägte metabolische Azidose geht mit **Hyperventilation (Kußmaul-Atmung,** Abb. **C-3.1**, S. 347), **Apathie** bis **Bewusstseinstrübung, Blutdruckanstieg** bei mäßiger bzw. **Blutdruckabfall** bei schwerer Azidose, **Herzrhythmusstörungen** und einer **„Pseudoperitonitis"** einher.

Pathophysiologische Folgen:
▪ kompensatorische alveoläre Hyperventilation mit **vertiefter regelmäßiger Atmung (Kußmaul-Atmung)**
▪ Abnahme der Reaktivität der Gefäß- und Herzmuskulatur auf Katecholamine
▪ **Vasokonstriktion** im kleinen Kreislauf mit Gefahr der Entstehung einer pulmonalen Hypertonie
▪ **Hyperkaliämie** durch Kaliumverschiebung aus dem Intra- in den Extrazellulärraum
▪ **Abnahme der O_2-Affinität des Hämoglobins** durch Rechtsverschiebung der O_2-Dissoziationskurve (Bohr-Effekt) mit **erleichterter O_2-Abgabe im Gewebe**
▪ **zentralnervöse Störungen** infolge zerebraler Vasodilatation.

Klinik: Das klinische Bild der metabolischen Azidose wird durch die zugrunde liegende **Ursache** der verschiedenen Formen und durch den **Schweregrad** der Azidose bestimmt. **Gemeinsame Symptome** aller Formen einer ausgeprägten metabolischen Azidose sind die **Hyperventilation mit vertiefter regelmäßiger Atmung** (**Kußmaul-Atmung**, s. Abb. **C-3.1**, S. 347), zerebrale Störungen (**Apathie** bis **Bewusstseinstrübung)** sowie **hämodynamische** und **kardiale Veränderungen.** Bei mäßiger Azidose kommt es infolge vermehrter Katecholaminfreisetzung zu einem Blutdruckanstieg; bei schwerer Azidose (pH < 7,1) führt das verminderte Ansprechen der Gefäß- und Herzmuskulatur auf Katecholamine zu einem Blutdruckabfall. Daneben können Herzrhythmusstörungen (ventrikuläre Arrhythmien und Bradykardien) auftreten. Die Darmmotilität ist herabgesetzt, es kann das Bild der **„Pseudoperitonitis"** entstehen.

≡ D-2.2   Pathomechanismen und Ursachen der hyperchlorämischen metabolischen Azidose mit normaler Anionenlücke

Pathomechanismus	Serumkalium	Ursache
verminderte Säureelimination	↓	distal renal-tubuläre Azidose
	↑	renal-tubuläre Azidose Typ IV (interstitielle Nephritis, Hypoaldosteronismus, Hydronephrose)
erhöhte Säurezufuhr	↓	Ureterosigmoidostomie, Ileumconduit (mit Stase des Urins) Korrekturphase der diabetischen Ketoazidose
	↑ bis n	HCl-Zufuhr
Bikarbonatverlust	↓	Kompensation nach Hypokapnie
	↑	medikamenteninduzierte proximal renal-tubuläre Azidose (z. B. Azetazolamid) Diarrhö Pankreasfistel und biliäre Dränage
Verdünnungsazidose	↑ bis n	rasche Zufuhr nichtbikarbonathaltiger Infusionslösungen

▶ **Merke:** Während akute metabolische Azidosen immer symptomatisch sind, kann das klinische Bild bei sich langsam entwickelnden, chronischen Azidosen unauffällig sein.

◀ Merke

Diagnostik: Bei blutgasanalytischem Nachweis einer metabolischen Azidose sollten eine **gezielte Anamnese** erhoben und entsprechende **klinische Untersuchungen** durchgeführt werden. Daneben sind **Blutzucker, harnpflichtige Substanzen (Harnstoff, Kreatinin), Na$^+$, K$^+$ und Cl$^-$ im Serum** zu bestimmen. Ist die **Anionenlücke** vergrößert, sollten Untersuchungen auf **Ketone in Urin oder Serum,** in unklaren Fällen auch Bestimmungen des **Serum-Laktats** und **toxikologische Serum-Untersuchungen** auf **Salizylate, Ethylenglykol** und **Methanol** erfolgen.

Diagnostik: Die metabolische Azidose wird durch die Bestimmung der Blutgase nachgewiesen. Die Klärung der Ursache erfolgt durch **Anamnese, klinische Untersuchungen,** die Bestimmung von **Blutzucker, harnpflichtigen Substanzen** und **Elektrolyten i. S., Ketonen** im Urin oder Serum und durch **toxikologische Untersuchungen.**

Therapie: Bei **metabolischen Azidosen mit großer Anionenlücke** steht die **Therapie des Grundleidens** im Vordergrund (z. B. Insulingabe, Schockbehandlung mit Flüssigkeitszufuhr, Dialyse). Eine **Bikarbonat-Zufuhr** ist bei Azidosen mit großer Anionenlücke nur dann indiziert, wenn die Azidose selbst bedrohlich wird (pH $\leq$ 7,1, $P_a CO_2 \leq$ 12 mm Hg). Allerdings sollte die Azidose durch Bikarbonat nur teilweise ausgeglichen werden. Als Komplikationen einer zu hoch dosierten Bikarbonat-Zufuhr drohen Hyperosmolarität, Hypokaliämie und metabolische Alkalose.
Da der Effekt der Bikarbonat-Zufuhr nicht exakt errechnet werden kann, sollte **die Dosis fraktioniert in Mengen von 100 mmol unter Kontrolle der Blutgase und des Säure-Basen-Status verabreicht werden,** wobei eine Anhebung des pH-Wertes auf 7,2–7,3 ausreichend ist.

Therapie: Bei **metabolischen Azidosen mit großer Anionenlücke** steht die Behandlung des **Grundleidens** im Vordergrund. Eine **Bikarbonat-Zufuhr** ist hier nur bei bedrohlicher Azidose (pH $\leq$ 7,1) indiziert; dann fraktionierte Infusion in Teildosen von 100 mmol i. v. unter Kontrolle der Blutgase und des Säure-Basen-Status (Anhebung des pH-Wertes auf 7,2–7,3 ausreichend). Komplikationen einer zu hoch dosierten Bikarbonat-Zufuhr: Hyperosmolarität, Hypokaliämie, metabolische Alkalose.

▶ **Merke:** Als **Faustregel** für den **Bikarbonatbedarf** gilt die Formel: Bikarbonatbedarf (mmol/l) = BE x 0,3 $\times$ kg KG.

◀ Merke

Bei Kontraindikationen gegen die Gabe von Bikarbonat (z. B. Hypernatriämie) kann **Tris-Puffer** verabreicht werden. Beachte hierbei: Tris-Puffer wirkt atemdepressiv, sodass er auf keinen Fall bei noch spontan atmenden Patienten mit respiratorischer Insuffizienz eingesetzt werden darf!
Die **hyperchlorämischen metabolischen Azidosen,** die auf eine verminderte Säure-Ausscheidung oder einen HCO$_3^-$-Verlust zurückzuführen sind, sprechen zumeist gut auf eine orale Natriumbikarbonat-Zufuhr an.

Bei Kontraindikationen gegen die Gabe von Bikarbonat kann **Tris-Puffer** verabreicht werden (Cave: atemdepressive Wirkung!).

Die **hyperchlorämischen metabolischen Azidosen** sprechen zumeist gut auf eine orale Zufuhr von Natriumbikarbonat an.

▶ **Merke:** Die unter der Behandlung mit Bikarbonat eintretende Abnahme der H$^+$-Ionen-Konzentration führt zu einer Verschiebung von K$^+$-Ionen in den Intrazellularraum mit Abnahme des Serum-Kaliums, sodass **Kontrollen der Kalium-Werte** erforderlich sind und häufig auch Kalium substituiert werden muss.

◀ Merke

2.2 Metabolische Alkalose

2.2 Metabolische Alkalose

▶ **Definition:** Die metabolische Alkalose ist definiert durch eine **Erhöhung des Standard-Bikarbonats bzw. eine positive Basen-Abweichung.** Der pH-Wert ist im Allgemeinen erhöht, kann sich aber durch respiratorische Kompensation normalisieren. Abzugrenzen ist die metabolische Kompensation einer respiratorischen Azidose.

◀ Definition

Ätiopathogenese: Die metabolische Alkalose wird hervorgerufen durch:
- **Säureverlust** (z. B. Magensaftverlust durch häufiges Erbrechen oder Magendränage)
- **exzessive Alkalizufuhr** (z. B. Zufuhr von Bikarbonat, Laktat, Zitrat; Milch-Alkali-Syndrom).

Da die Bikarbonat-Ausscheidung bei ungestörter Nierenfunktion kompensatorisch stark gesteigert werden kann (s. S. 432), entwickelt sich eine anhaltende metabolische Alkalose nur, wenn zugleich eine **Störung der Bikarbonat-Exkretion** vorliegt. Ursächliche Mechanismen sind:

Ätiopathogenese: Die metabolische Alkalose wird hervorgerufen durch:
- **Säureverlust** oder
- **exzessive Alkalizufuhr.**

Die Alkalose kann nur aufrechterhalten werden, wenn zugleich eine **Störung der Bikarbonat-Exkretion** vorliegt, z. B. durch:

- **verminderte glomeruläre Filtrationsrate** mit resultierender verminderter HCO_3^--Filtration
- **gesteigerte HCO_3^--Rückresorption im proximalen Tubulus**
- **gesteigerte K^+-Sekretion** im distalen Nephron mit verminderter H^+-Ionen-Sekretion.

Tab. **D-2.3** zeigt Ursachen und Formen.

Pathophysiologische Folgen der metabolischen Alkalose sind:
- **zentralnervöse Veränderungen**
- **Linksverschiebung der O_2-Dissoziationskurve** mit erschwerter O_2-Abgabe im Gewebe
- **alveoläre Hypoventilation** mit Hypoxämie
- **Hypokaliämie:** meist durch erhöhte Mineralokortikoid-Aktivität.

Klinik: Die Symptomatik ist zumeist **diskret** und vom **Grundleiden überlagert.** In schweren Fällen können **Schwäche, Bewusstseinstrübung, EKG-Veränderungen** und **Herzrhythmusstörungen** auftreten.

- **verminderte glomeruläre Filtrationsrate** mit daraus resultierender verminderter HCO_3^--Filtration (z. B. bei Volumenkontraktion oder Niereninsuffizienz)
- **gesteigerte HCO_3^--Rückresorption** im proximalen Tubulus
- **gesteigerte K^+-Sekretion** im distalen Tubulus mit konsekutiv verminderter **H^+-Ionen-Sekretion** (z. B. bei Hyperaldosteronismus). (Erinnerung: Kalium und Wasserstoff konkurrieren bei der renalen Ausscheidung).

Tab. **D-2.3** zeigt Ursachen und Formen der metabolischen Alkalose mit differenzialdiagnostischen Hinweisen.

Bedeutsame **pathophysiologische Folgen** der metabolischen Alkalose sind:
- **zentralnervöse Veränderungen** (Bewusstseinstrübung, neurologische Symptome) durch zerebrale Vasokonstriktion und Abnahme der Hirndurchblutung
- Zunahme der O_2-Affinität des Hämoglobins durch **Linksverschiebung der O_2-Dissoziationskurve** (Bohr-Effekt) mit erschwerter O_2-Abgabe im Gewebe
- kompensatorische **alveoläre Hypoventilation mit Hypoxämie**
- **Hypokaliämie:** sie ist in der Regel Folge einer erhöhten Mineralokortikoid-Aktivität mit erhöhtem Plasmaaldosteronspiegel (durch die Verschiebung von H^+-Ionen aus dem Extra- in den Intrazellularraum kann die Alkalose verstärkt werden).

Klinik: Die Symptomatik der metabolischen Alkalose ist unspezifisch und zumeist **diskret.** Im Vordergrund stehen im Allgemeinen die **Symptome des Grundleidens.** Bei schwerer Alkalose können **Schwäche, Apathie, Verwirrtheitszustände** und **Bewusstseinstrübung** eintreten. Die begleitende **Hypokaliämie** kann mit **Polyurie, Polydipsie, Muskelschwäche** und **EKG-Veränderungen** (QT-Verlängerung, U-Wellen, **Herzrhythmusstörungen**) einhergehen.

≡ **D-2.3**	Ursachen der metabolischen Alkalose und differenzialdiagnostisch bedeutsame Befunde				
Ursachen	**differenzialdiagnostisch bedeutsame Befunde**				
		Volumenstatus ↑ expandiert ↓ kontrahiert	**arterieller Blutdruck**	**Serum-Kalium**	**Plasma-Aldosteron**
gastrointestinaler Säureverlust	▪ häufiges Erbrechen ▪ Ableitung von Magensaft ▪ kongenitale Chloriddiarrhö	↓	n–↓	↓	↑
renaler Säureverlust	▪ posthyperkapnisch ▪ Z.n. Diuretika-Therapie (Thiazide, Ethacrynsäure, Furosemid)	↓	n–↓	↓	↑
Volumenkontraktion		↓	n–↓	↓	↑
Kaliummangel	▪ einseitige Ernährung ▪ Alkoholismus ▪ Laxanzienabusus ▪ Diuretikatherapie			↓	
vermehrte Alkalizufuhr	▪ Milch-Alkali-Syndrom	↓–↑	n–↑	n	n–↓
primärer Hyperaldosteronismus	▪ Conn-Syndrom	↑	↑	↓	↑
sekundärer Hyperaldosteronismus	▪ maligne Hypertonie ▪ reninproduzierende Tumoren	↑	↑	↓	↑
	dekompensierte Herzinsuffizienz Leberzirrhose	↑	n–↓	↓	↑
erhöhte Mineralkortikoidwirkung	▪ Cushing-Syndrom (mineralkortikoide Wirkung von Kortison) ▪ exogene Mineralokortikoid-Zufuhr ▪ adrenogenitales Syndrom	↑	n–↑	↓	↓
Bartter-Syndrom		↓	↓	↓	↑

n = normal, ↓ = vermindert, ↑ = erhöht

Diagnostik: Die Ursache einer blutgasanalytisch verifizierten metabolischen Alkalose kann zumeist durch die **gezielte Anamnese** und **klinische Untersuchung** geklärt werden. Zusätzlich ist die Bestimmung des **Serum-Kaliums** differenzialdiagnostisch wertvoll (Tab. **D-2.3**).

Für die Therapieentscheidung (s. u.) sind der Volumenstatus und die **Chloridkonzentration im Urin** zu beachten. Unterschieden werden eine Volumenkontraktion (Hypovolämie oder vermindertes effektives arterielles Blutvolumen) und eine Volumenexpansion. Diese können **klinisch** (Hautturgor, Ödeme, Kreislaufsituation) und durch die Bestimmung der Chloridkonzentration im Urin abgeschätzt werden. Eine **Chloridkonzentration des Urins < 20 mmol/l** spricht für eine **Volumenkontraktion,** eine **Konzentration > 30 mmol/l** im Allgemeinen für eine **Volumenexpansion.** Eine Aldosteron-Bestimmung ist nur bei speziellen Fragestellungen (primärer Hyperaldosteronismus?) erforderlich.

Therapie: In leichteren Fällen ist außer der **Behandlung des Grundleidens** keine Therapie erforderlich. Metabolische Alkalosen mit Volumenmangel bzw. verminderter Chloridkonzentration des Urins sprechen gut auf die **Infusion isotoner NaCl-Lösung** an. Bei Hypervolämie, Ödemen und hoher Chloridkonzentration im Urin ist diese nicht wirksam oder kontraindiziert. Hier empfehlen sich **kaliumsparende Diuretika** (z. B. Spironolacton, Amilorid, Triamteren). Zusätzlich ist oft eine **Kalium-Substitution mit KCl** erforderlich. Die posthyperkapnische metabolische Alkalose kann in ausgeprägten Fällen mit dem Carboanhydratasehemmer **Azetazolamid** (z. B. Diamox, $1 \times 250–500$ mg i. v. oder p. o.) behandelt werden, der die renale Bikarbonat-Ausscheidung steigert.

Diagnostik: Ursachenklärung meist durch **gezielte Anamnese** und **klinische Untersuchung** möglich. Zusätzlich Bestimmung des Serum-Kaliums (Tab. **D-2.3**).

Für die Therapieentscheidung müssen der **Volumenstatus** und die **Chloridkonzentration im Urin** beachtet werden. Der **Volumenstatus** kann sowohl **klinisch** als auch durch Bestimmung der **Chlorid-Konzentration im Urin** abgeschätzt werden.

Therapie: In leichteren Fällen ist **Behandlung des Grundleidens** ausreichend, bei Volumenkontraktion ist die **Infusion isotoner NaCl-Lösung** wirksam, bei Hypervolämie, Ödemen und hoher Chloridkonzentration im Urin sind **kaliumsparende Diuretika** indiziert. Die posthyperkapnische metabolische Alkalose kann mit **Azetazolamid** behandelt werden.

3 Respiratorische Störungen

3 Respiratorische Störungen

3.1 Respiratorische Azidose

3.1 Respiratorische Azidose

▶ **Definition:** Die respiratorische Azidose ist definiert durch eine Hyperkapnie ($P_aCO_2 > 45$ mm Hg). Sie muss gegen die respiratorische Kompensation einer metabolischen Alkalose abgegrenzt werden.

◀ Definition

Ätiopathogenese: Ursächlich liegt der Hyperkapnie eine **alveoläre Hypoventilation (= respiratorische Globalinsuffizienz)** zugrunde. Diese kann durch zahlreiche Erkrankungen von Atemwegen, Lunge, Herz-Kreislauf-System, Pleura, Thoraxwand, Atemmuskulatur sowie peripherem und zentralem Nervensystem bedingt sein (s. S. 347). Zu unterscheiden sind eine **akute** und eine **chronische respiratorische Azidose.**

Die **akute respiratorische Azidose** wird zumeist durch eine akute Exazerbation chronisch obstruktiver Atemwegserkrankungen oder durch eine akute respiratorische Insuffizienz bei schweren akuten Erkrankungen hervorgerufen und ist durch eine fehlende oder nur geringe metabolische Kompensation (Basenabweichung oder Standard-Bikarbonat nicht oder nur gering erhöht) gekennzeichnet. Dagegen findet sich bei der **chronischen respiratorischen Azidose** eine weitgehende metabolische Kompensation der Azidose. Ursächlich sind am häufigsten obstruktive Atemwegserkrankungen (chronische obstruktive Bronchitis und Lungenemphysem).

Ätiopathogenese: Ursächlich liegt immer eine **alveoläre Hypoventilation** vor, die bei Luftatmung regelmäßig mit einer **arteriellen Hypoxämie** einhergeht **(respiratorische Globalinsuffizienz).**

Die **akute respiratorische Azidose** ist meist durch eine akute Exazerbation chronischer obstruktiver Atemwegserkrankungen oder ein akute respiratorische Insuffizienz bedingt. Die **chronische respiratorische Azidose** ist metabolisch weitgehend kompensiert und zumeist auf chronische obstruktive Atemwegserkrankungen zurückzuführen.

▶ **Merke:** Die respiratorische Azidose geht bei Luftatmung immer mit einer **arteriellen Hypoxämie** einher (= respiratorische Globalinsuffizienz).

◀ Merke

Pathophysiologische Folgen sind:
- zentralnervöse Störungen
- Abnahme der Reaktivität der Gefäß- und Herzmuskulatur auf Katecholamine
- Vasokonstriktion im Lungenkreislauf
- **Hyperkaliämie** durch Kaliumverschiebung aus dem Intra- in den Extrazellulärraum
- Rechtsverschiebung der O_2-Dissoziationskurve mit **erleichterter O_2-Abgabe im Gewebe.**

Pathophysiologische Folgen der respiratorischen Azidose sind:
- **zentralnervöse Störungen,** z. T. als Folge der zerebralen Vasodilatation; da die Permeabilität der Blut-Hirn-Schranke für CO_2 deutlich stärker ist als die für andere Stoffwechselsäuren, kommt es bei respiratorischer Azidose deutlich früher zu zentralnervösen Störungen als bei metabolischer Azidose
- Abnahme der Reaktivität der Gefäß- und Herzmuskulatur auf Katecholamine
- Vasokonstriktion im kleinen Kreislauf mit Gefahr der Entwicklung einer pulmonalen Hypertonie
- Hyperkaliämie durch Kaliumverschiebung aus dem Intra- in den Extrazellulärraum
- Abnahme der O_2-Affinität des Hämoglobins durch Rechtsverschiebung der O_2-Dissoziationskurve (Bohr-Effekt) mit **erleichterter O_2-Abgabe im Gewebe.**

Klinik: Bei **raschem P_aCO_2-Anstieg** (akute respiratorische Azidose) entwickeln sich **Dyspnoe, Zyanose, Angstgefühl, Tachykardie, Verwirrtheitszustände** und zunehmende **Bewusstseinstrübung (hyperkapnisches Koma).** Bei **chronischer Hyperkapnie** ist die Symptomatik diskreter (**Gedächtnisstörungen, Schläfrigkeit, Kopfschmerzen, Koordinationsstörungen, Tremor).**

Klinik: Die Symptomatik hängt von der Grunderkrankung, dem Schweregrad, der Dauer und der begleitenden Hypoxämie ab.

Bei **raschem P_aCO_2-Anstieg** (akute respiratorische Azidose) sind die Symptome am deutlichsten ausgeprägt. Im Vordergrund stehen **Dyspnoe, Zyanose, Angstgefühl, Tachykardie, Verwirrtheitszustände** und zunehmende **Bewusstseinstrübung (hyperkapnisches Koma).**

Bei **langsamem P_aCO_2-Anstieg** und **chronischer Hyperkapnie** ist die Symptomatik diskreter (**Gedächtnis- und Persönlichkeitsstörungen, Schläfrigkeit, Kopfschmerzen, Koordinationsstörungen, Tremor,** Reflexabnormitäten, Muskelschwäche).

▶ Merke

▶ **Merke:** Während die akute respiratorische Azidose bei einem P_aCO_2 von etwa 60 mm Hg zur Bewusstseinstrübung führt, kann eine chronische respiratorische Azidose mit P_aCO_2-Werten von 80–90 mmHg ohne Bewusstseinstrübung toleriert werden.

Diagnostik: Die Klärung der Ursache einer nachgewiesenen respiratorischen Azidose ergibt sich zumeist aus **Anamnese** und **klinischer Untersuchung.** Eine weitere Klärung ist durch **Röntgen-Thorax, Lungenfunktionsprüfung** und evtl. **nächtliche Registrierung der O_2-Sättigung** sowie **Polysomnographie** möglich.

Diagnostik: Die Ursache einer blutgasanalytisch nachgewiesenen respiratorischen Azidose ergibt sich im Allgemeinen aus der **Anamnese** und der **klinischen Untersuchung.** Weitere diagnostische Maßnahmen zur ursächlichen Klärung sind **Röntgen-Thorax, Spirometrie, Bodyplethysmographie** und Bestimmung des **Hämatokrits** (Polyglobulie bei chronischer Hyperkapnie). Da die respiratorische Insuffizienz zum einen im Schlaf häufig zunimmt, zum anderen häufig in Kombination mit einem Schlaf-Apnoe-Syndrom auftritt, sind eine **nächtliche Registrierung der Sauerstoffsättigung** und evtl. auch eine **Polysomnographie** indiziert. Die Messung von $P_{0,1}$ und Pi_{max} kann Schwächen der Atempumpe differenzieren (s. S. 333).

Therapie: Die **akute respiratorische Insuffizienz** ist im Allgemeinen eine **Beatmungsindikation.** Die **chronische respiratorische Azidose** wird in den meisten Fällen **medikamentös antiobstruktiv** sowie mit **O_2-Insufflation** und **Physiotherapie** behandelt.

Therapie: Die **akute respiratorische Azidose** stellt im Allgemeinen eine **Indikation zur Beatmung** dar. Eine **chronische respiratorische Azidose** kann in den meisten Fällen durch eine **medikamentöse antiobstruktive Behandlung** (Kortikoide, β-Sympathomimetika, Anticholinergica, Theophyllin) in Kombination mit einer **O_2-Insufflation** und **physiotherapeutischen Maßnahmen** behoben oder gebessert werden.

▶ Merke

▶ **Merke:** Da unter einer höher dosierten O_2-Therapie eine Verschlechterung der Hyperkapnie mit hyperkapnischem Koma auftreten kann (s. S. 348), sollte die O_2-Insufflation immer niedrig dosiert (0,5–1 l/min) und unter engmaschiger klinischer Beobachtung mit Blutgaskontrolle begonnen werden.

Bei **chronischer respiratorischer Azidose** sollte die Indikation zur trachealen Intubation und Beatmung sehr zurückhaltend gestellt werden. Nichtinvasive Beatmungsmethoden sind zu bevorzugen.

Bei **chronischer respiratorischer Azidose** sollte die Indikation zur trachealen Intubation und Beatmung zurückhaltend und erst bei Auftreten von **Bewusstseinstrübung** oder **Kreislaufinsuffizienz** gestellt werden. Alternativ kommt auch eine nichtinvasive Beatmung über eine Nasen- oder Gesichtsmaske in Betracht (nächtliche Heimbeatmung), insbesondere, wenn sie durch neuromuskuläre Störungen oder eine schwere Kyphoskoliose verursacht wird.

> ► **Merke:** Die Hyperkapnie sollte durch die Respiratorbeatmung nicht sofort beseitigt, sondern allmählich reduziert werden, um Komplikationen durch den plötzlichen P_aCO_2-Abfall und das Auftreten einer metabolischen Alkalose (Hypotonie, Herzrhythmusstörungen, zerebrale Anfälle) zu vermeiden.

◄ Merke

3.2 Respiratorische Alkalose

3.2 Respiratorische Alkalose

> ► **Definition:** Die respiratorische Alkalose ist definiert durch eine Hypokapnie ($P_aCO_2 < 35$ mm Hg). Abzugrenzen ist eine sekundäre Verminderung des P_aCO_2 als Folge einer Kompensation einer metabolischen Azidose.

◄ Definition

Ätiopathogenese: Die respiratorische Alkalose bzw. Hypokapnie ist immer Folge einer **alveolären Hyperventilation,** die durch zahlreiche Ursachen bedingt sein kann (s. auch S. 352). Häufig liegt ein **gesteigerter Atemantrieb** (Hypoxie, Anämie, Schock, Sepsis, Fieber, Asthma bronchiale, Lungenkrankheiten, zentralnervöse Erkrankungen oder Hirntrauma, Leberversagen, hormonelle Einflüsse [Progesteron], Schwangerschaft, Medikamentenwirkung [Salizylate, Theophyllin], Zustand nach metabolischer Azidose) vor. Daneben können **psychische Faktoren** (Angst, emotionelle Erregung) und **Gewohnheitsbildungen** zugrunde liegen. Bei **Respiratorbeatmung** ist häufig eine alveoläre Hyperventilation als Folge eines zu hoch eingestellten Atemminutenvolumens zu beobachten.

Während bei der **akuten respiratorischen Alkalose** keine oder nur eine geringe metabolische Kompensation erfolgt, wird die **chronische respiratorische Alkalose** weitgehend metabolisch kompensiert (Abnahme des Bikarbonats bzw. negative Basenabweichung).

Die wichtigsten **pathophysiologischen Folgen** der respiratorischen Alkalose sind:

- **Abnahme der Hirndurchblutung** durch zerebrale Vasokonstriktion (wahrscheinlich direkte Folge der Hypokapnie)
- **Zunahme der O₂-Affinität des Hämoglobins** durch Linksverschiebung der O_2-Dissoziationskurve (Bohr-Effekt) mit erschwerter O_2-Abgabe im Gewebe
- **Zunahme der neuromuskulären Erregbarkeit:** Durch die Abnahme der proteingebundenen Wasserstoffionenkonzentration steht mehr Protein für die Bindung von Kalzium zur Verfügung; der Anteil des freien Kalziums im Plasma sinkt.

> ► **Merke:** Den vasokonstriktorischen Effekt von CO_2 macht man sich in der Therapie des erhöhten Hirndrucks zunutze, indem man am Beatmungsgerät eine leichte Hyperventilation einstellt!

◄ Merke

Klinik: Eine akute starke Senkung des P_aCO_2 führt zu **Schwindel, Verwirrtheitszuständen,** selten zu **zerebralen Anfällen.** Eine leichtergradige oder chronische respiratorische Alkalose verursacht **im Allgemeinen** keine oder nur eine diskrete Symptomatik (z. B. thorakales Kompressionsgefühl, Kloßgefühl im Hals). Den Symptomenkomplex aus perioralem Kribbeln mit Taubheitsgefühl, Kloßgefühl, Schwindel, Pfötchenstellung der Hände, Zittern (machmal auch Krämpfen) und Panik bezeichnet man als **Hyperventilationstetanie.**

Diagnostik: Die Klärung der Ursache einer blutgasanalytisch festgestellten respiratorischen Alkalose ergibt sich aus der **gezielten Anamnese** im Hinblick auf die möglichen Ursachen und der **klinischen Untersuchung.** In unklaren Fällen oder bei gemischten Störungen sind weitere Untersuchungen (Serum-Elektrolyte, Anionenlücke, Salizylat-Spiegel, Röntgen-Thorax, Lungenfunktionsprüfung) erforderlich.

Therapie: Die respiratorische Alkalose lässt sich fast immer durch die **Behandlung des Grundleidens** beheben. Der **akute Hyper-ventilationsanfall** kann durch **verbale Beruhigung** mit Aufklärung über den Zusammenhang zwischen forcierter Atmung und Auftreten der beängstigenden Symptome sowie Anleitung

Ätiopathogenese: Die respiratorische Alkalose ist Folge einer **alveolären Hyperventilation.** Diese wird verursacht durch:
- **gesteigerten Atemantrieb** (z. B. durch Hypoxie, Anämie, Schock etc.)
- **psychische Faktoren** und **Gewohnheitsbildungen**
- falsch eingestellte **Respiratorbeatmung.**

Die **akute respiratorische Alkalose** ist nicht oder nur gering metabolisch, die **chronische respiratorische Alkalose** weitgehend metabolisch kompensiert.

Pathophysiologische Folgen:
- Abnahme der Hirndurchblutung
- Verschlechterung der O₂-Dissoziation
- Zunahme der neuromuskulären Erregbarkeit.

Klinik: Eine akute schwere respiratorische Alkalose geht mit **Schwindel, Verwirrtheitszuständen,** selten mit **zerebralen Anfällen** einher.

Als **Hyperventilationstetanie** bezeichnet man den Symptomenkomplex: periorales Kribbeln, Kloßgefühl, Schwindel, Pfötchenstellung und Panik.

Diagnostik: Anamnese und **klinische Untersuchung** erlauben im Allgemeinen die Klärung einer respiratorischen Alkalose. In unklaren Fällen oder bei gemischten Störungen sind zusätzliche Untersuchungen (Serum-Elektrolyte, Anionenlücke, Salizylat-Spiegel) indiziert.

Therapie: Die respiratorische Alkalose ist durch die **Behandlung des Grundleidens** zu beheben. Der akute Hyperventilationsanfall kann durch **verbale Beruhigung** unterbrochen werden.

zu langsamer flacher Atmung, ggf. auch durch Sedierung, unterbrochen werden. Eine durch Respiratorbeatmung induzierte respiratorische Alkalose ist durch **Verminderung des Atemminutenvolumens** zu korrigieren.

4   Typische Befunde bei Störungen des Säure-Basen-Haushalts

4   Typische Befunde bei Störungen des Säure-Basen-Haushalts

Typische Befunde zeigen Tab. **D-4.1** und Abb. **D-4.1**.

Tab. **D-4.1** zeigt typische und häufige blutgasanalytische Befunde bei Störungen des Säure-Basen-Haushalts; Abb. **D-4.1** Störungen des Säure-Basen-Haushalts und mögliche Kompensationen.

D-4.1 Störungen des Säure-Basen-Haushalts – klinische Beispiele

Blutgasanalyse				Klinik zusätzliche Laborwerte	Beurteilung des Säure-Basen-Status	weitere Maßnahmen, Therapie
pH	P_aCO_2 (mmHg)	Basen-abweichung (mmol/l)	P_aO_2 (mmHg)			
7,55	23	–0,5	105	23-jährige Frau, Gefühl, „nicht richtig durchatmen" zu können; Kloßgefühl im Hals	akute respiratorische Alkalose (alveoläre Hyperventilation)	Klärung akuter psychischer Belastung, verbale Beruhigung, Aufklärung über Zusammenhang zwischen Hyperventilation und Beschwerden
7,46	24	–5,2	102	28-jährige Frau mit unklarem thorakalen Engegefühl	kompensierte respiratorische Alkalose (chronische alveoläre Hyperventilation)	Ausschluss organischer Ursachen, chronische Konfliktsituation? – evtl. Psychotherapie
7,42	80,4	20,8	56,8 (unter 1,5 l O_2/min)	69-jährige Frau, schwere chronische obstruktive Bronchitis und Lungenemphysem, Cor pulmonale	schwere chronische kompensierte respiratorische Azidose (chronische respiratorische Globalinsuffizienz)	antiobstruktive Behandlung (orale Kortikoide, β-Sympathomimetika, Theophyllin), O_2-Langzeit-Therapie, evtl. nichtinvasive Beatmung
7,10	57	–13	35	58-jähriger Mann, Zustand nach Reanimation mit Lungenödem nach Herzinfarkt und Kammerflimmern. Anionenlücke 25 mmol/l Laktat 11,5 mmol/l	schwere kombinierte respiratorische und metabolische Alkalose mit hypoxisch bedingter Laktatazidose	Respiratorbeatmung mit PEEP (5–8 cm H_2O), FiO_2 0,6 (nach Kontrolle des P_aO_2), Nitropräparate, Diuretika, evtl. Katecholamine. Bei Persistenz des Schocks Bikarbonat-Zufuhr i. v. in Dosen von 100 mmol bis zu einem pH von 7,2–7,3
7,29	26	–12	58	42-jähriger Mann, insulinbedürftiger Diabetes mellitus, Pneumonie. Anionenlücke 24 mmol/l Blutglukose 485 mg/dl Ketonkörper i. Urin ++	teilweise kompensierte metabolische Azidose (diabetische Ketoazidose), arterielle Hypoxämie	Insulin nach Blutglukose, isotone Kochsalzlösung, Kaliumsubstitution nach Serum-Kalium, O_2-Insufflation, Antibiotikum
7,28	29	–13	74	45-jähriger Mann, terminale Niereninsuffizienz. Anionenlücke 20 mmol/l Kreatinin i. S. 5,8 mg/dl	teilweise kompensierte metabolische Azidose (urämische Azidose)	Dialyse
7,52	46	+12	64	48-jähriger Mann, anhaltendes Erbrechen Natrium i. S. 130 mmol/l Kalium i. S. 2,8 mmol/l Chlorid i. S. 84 mmol/l	teilweise kompensierte metabolische Alkalose (hypochlorämische Alkalose durch Magensaftverlust) mit Hypokaliämie	Volumensubstitution mit isotoner Kochsalzlösung und Kalium-Substitution mit KCl-Lösung

≡ D-4.1 | Störungen des Säure-Basen-Haushalts – klinische Beispiele (Fortsetzung)

Blutgasanalyse				Klinik zusätzliche Laborwerte	Beurteilung des Säure-Basen-Status	weitere Maßnahmen, Therapie
pH	P_aCO_2 (mmHg)	Basen-abweichung (mmol/l)	P_aO_2 (mmHg)			
7,50	21	–4	11,2	54-jähriger Mann, Dyspnoe, Verwirrtheit, zunehmende Bewusstseinstrübung, zerebrale Anfälle, laufende Behandlung mit Azetylsali-cylsäure wegen Arthrosen. Temperatur 38,3 °C. Rö-Thorax: V.a. Lungenödem. Natrium i. S. 142 mmol/l Kalium i. S. 2,5 mmol/l Chlorid i. S. 2,5 mmol/l Anionenlücke 23 mmol/l Blutglukose 64 mg/dl Kreatinin i. S. 1,68 mg/dl Harnstoff i. S. 45 mg/dl	kombinierte respirato-rische Alkalose und metabolische Azidose (erkennbar an vergrö-ßerter Anionenlücke) mit Hypokaliämie	V.a. Salizylat-Intoxikation, durch Salizylat-Bestimmung im Serum bestätigt. Magenspülung, Gabe von Aktivkohle, vorsichtige Bikarbonatzufuhr (unter Kontrolle des Säure-Basen-Haushalts) zur Verminderung der ionisierten Salizylatfrak-tion und Förderung der Salizylatelimination. Kalium-substitution und Glukose-zufuhr. Evtl. Hämodialyse

◎ D-4.1 | Störungen des Säure-Basen-Haushalts und Kompensationen

◎ D-4.1

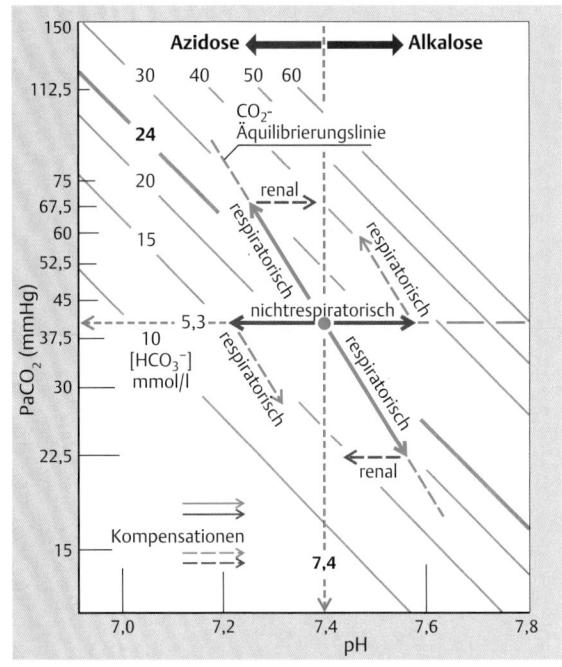

	Azidose		Alkalose	
	respiratorisch	nicht-respiratorisch	respiratorisch	nicht-respiratorisch
pH	↓	↓	↑	↑
$PaCO_2$	↑	•	↓	•
aktuelle [HCO_3^-]	↑	↓	↓	↑
BE	•	↓	•	↑
Standard [HCO_3^-]	•	↓	•	↑

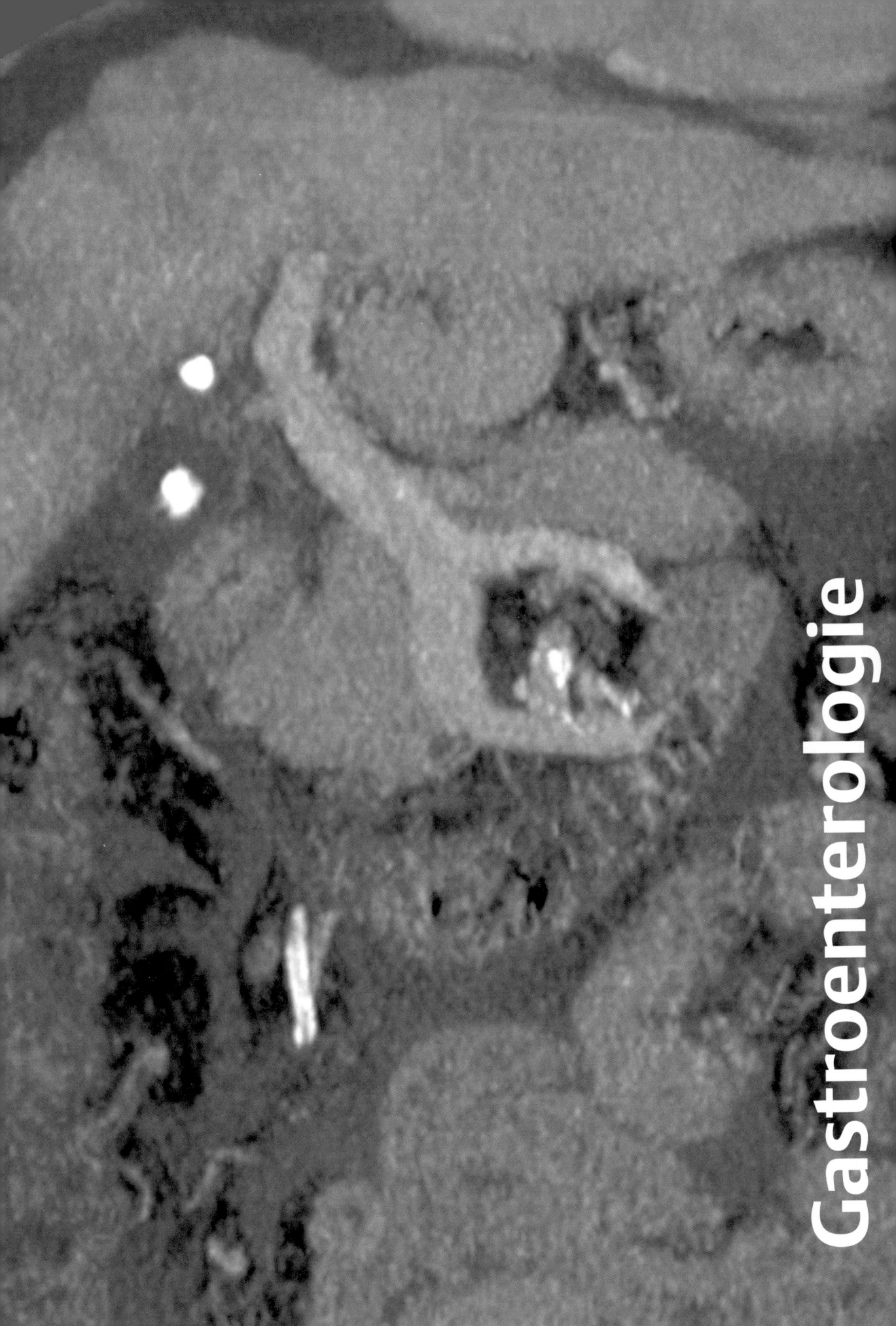

Gastroenterologie

E

1 Gastroenterologische Leitsymptome

1 Gastroenterologische Leitsymptome

1.1 Leitsymptome bei Erkrankungen von Mund, Mundhöhle und Rachen

Die Inspektion von Mund, Mundhöhle und Rachen gehört zu jeder klinischen Routineuntersuchung. Daher werden im Folgenden einige Leitsymptome dieser Region kursorisch dargestellt (Tab. **E-1.1**).

1.1 Leitsymptome bei Erkrankungen von Mund, Mundhöhle und Rachen

Die Inspektion von Mund, Mundhöhle und Rachen gehört zur klinischen Routineuntersuchung (Tab. **E-1.1**).

≡ E-1.1   Leitsymptome bei Erkrankungen des Mundes, der Mundhöhle und des Rachens

Symptom	Ursachen	Bemerkungen
Cheilitis (entzündliche Veränderung im Lippenbereich)	**primär infektiöse Entzündung** • virale Infektionen (z. B. Herpes simplex) • mykotische Infektionen (z. B. Candida albicans) • bakterielle Infektionen (z. B. Impetigo contagiosa) **nichtinfektiöse Entzündung** • allergisch (z. B. Kontaktekzem) • dermatologisch (z. B. Psoriasis, Lichen planus) • metabolisch (z. B. Eisen-, Vitamin-B-Mangel) • autoimmunologisch (z. B. Lupus erythematodes) • radiogen (z. B. durch UV-Licht)	Bei den Infektionen dominieren Virusinfekte und Mykosen. Bei den nichtinfektiösen Entzündungen am häufigsten als Begleiterscheinung einer allergischen Reaktion, dermatologischer Erkrankungen oder allgemeiner Stoffwechselstörungen (Eisenmangel, Vitamin-B-Mangel).
Makrocheilie (abnorme Verdickung der Lippen)	**akute** • Quincke-Ödem (z. B. als angioneurotische Reaktion auf Arzneimittel oder Nahrungsmittelallergene), häufig mit Zungen- und Glottisbeteiligung **chronische** • Lymphangiektasien, Hämangiome • Melkersson-Rosenthal-Syndrom (idiopathische familiäre periphere Fazialisparese mit Lippen- und Gesichtsschwellung und Lingua plicata, s. Abbildung)	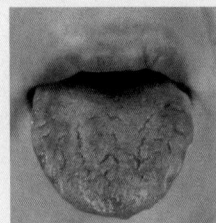
Stomatitis aphthosa (Aphthen = linsenförmige fibrinbedeckte, schmerzhafte Epitheldefekte)	• habituelle Aphthen • Herpes-simplex-Infektion • Malabsorptionssyndrome • Morbus Behçet • Morbus Crohn	Jeder 10. Erwachsene leidet an „habituellen Aphthen", die zu Rezidiven neigen und therapeutisch nicht zugänglich sind (Myrrhentinktur wirkt schmerzlindernd). Bei einer Herpes-simplex-Infektion ist eine antivirale Therapie möglich (z. B. Zovirax) Bei Morbus Crohn zeigen sich typische Granulome in der Biopsie.
Mundtrockenheit	**chronische** • mangelnder Speichelfluss (Xerostomie) durch: – Langzeitmedikation mit Psychopharmaka, Antidepressiva und Antihypertensiva (z. B. Clonidin, α-Methyldopa) – Sjögren-Syndrom (Sicca-Syndrom) – Amyloidose	Eine Xerostomie kann Ursache eines Foetor ex ore sein (s. u.) **Therapie:** Wird mit Kauen von Kaugummi keine ausreichende Speichelproduktion erreicht, kann symptomatisch künstlicher Speichel (z. B. Glandosane als Spray) eingesetzt werden.
Foetor ex ore (übler Mundgeruch)	• Knoblauch, Zwiebel • mangelhafte Mundhygiene und Zahnpflege, Parodontose bzw. schlecht sitzende und zur Belagsbildung neigende Zahnprothesen • starker Nikotinkonsum • Xerostomie • (bakterielle) Entzündungen • zerfallende Tumoren	Ist der Foetor ex ore für die Umgebung nicht reproduzierbar, muss eine endogene Depression ausgeschlossen werden.
Halitosis (übler Geruch der Atemluft – auch bei geschlossenem Mund)	• Gastrointestinaltrakt: Zenker-Divertikel, Achalasie, Ösophagus-, Kardia- oder Magenkarzinom oder benigne Magenausgangsstenose, flüchtige Fettsäuren aus dem Dünndarm (durch Reflux in den Magen) • Respirationstrakt: eitrige Brochitis, Bronchiektasen, Pneumonie, Lungenabszess, evtl. werden auch entsprechende Gase (H_2S, Methan) resorbiert und über die Lunge abgeatmet • Stoffwechselerkrankungen: Urämie, Coma diabeticum oder Coma hepaticum	**Therapie:** primär wird kausal behandelt (z. B. bei Zenker-Divertikel) bzw. symptomatisch (z. B. Zahnreinigung, Mund- und Rachenspray, Gurgellösungen). Weiterhin können Prokinetika (z. B. Metoclopramid), aber auch Chlorophyllpräparate, neben reichlich grünem Salat hilfreich sein.

1.2 Leitsymptome bei Erkrankungen des Ösophagus

1.2.1 Dysphagie

▶ Definition

Formen: Unterschieden werden die **oropharyngeale** und die **ösophageale Dysphagie**. Die ösophageale Dysphagie ist meist auf eine organische oder funktionelle Stenose zurückzuführen (s. Abb. E-2.1 und Tab. E-1.2).

▶ Merke

1.2 Leitsymptome bei Erkrankungen des Ösophagus

1.2.1 Dysphagie

▶ **Definition:** Unter einer Dysphagie versteht man Schwierigkeiten beim Schlucken und beim Transport der Nahrung durch die Speiseröhre.

Formen: Je nach Lokalisation der Missempfindung während des Schluckens wird die **oropharyngeale** von der **ösophagealen Dysphagie** unterschieden. Die oropharyngeale Dysphagie entsteht durch einen gestörten Eintritt der Nahrung in den Ösophagus und geht in der Regel auf Koordinationsstörungen im Bereich des Ösophagusmundes zurück. Die ösophageale Dysphagie ist meist auf organische oder funktionelle Stenosen im Ösophagus zurückzuführen und durch einen unzureichenden Nahrungstransport in der Speiseröhre selbst bedingt (s. Abb. **E-2.1**, S. 465 und Tab. **E-1.2**).

▶ **Merke:** Allein die Tatsache, dass sich die Speiseröhre bei einem Patienten bemerkbar macht, d. h. der Patient seinen Ösophagus spürt, rechtfertigt eine gezielte Untersuchung.

E-1.2 Ursachen der oropharyngealen bzw. ösophagealen Dysphagie

oropharyngeale (= oroösophageale) Ursachen

zentralnervöse Systemerkrankungen	**myogene Erkrankungen**	**postoperative Dysphagie**	**weitere**
▪ Bulbärparalyse	▪ Muskeldystrophie	▪ nach ausgedehnten Eingriffen am Oropharynx	▪ idiopathische Dysfunktion
▪ zerebrale Ischämie	▪ Myasthenia gravis		▪ Zenker-Divertikel
▪ amyotrophe Lateralsklerose	▪ thyreotoxische Myopathie		▪ Tumoren des Pharynx oder Zungengrundes
▪ multiple Sklerose			
▪ Morbus Parkinson			
▪ Polyneuritis und Pseudobulbärparalyse			

seltene Ursachen: Dysphagia lusoria bei Aortenbogenanomalie (mit röntgenologisch nachweisbarer Ösophagusimpression), retrosternale Struma, Aortenaneurysma, Mediastinaltumoren, Plummer-Vinson-Syndrom (postkrikoidale Membranen bei Eisenmangel)

ösophageale Ursachen

mechanische Läsionen (65 %)	**neuromuskuläre Motilitätsstörungen** (15 %)	**Schleimhautläsionen** (15 %)	**ohne organischen Befund** (5 %)
▪ Ösophaguskarzinom (40 %)	▪ neurogene oder myogene Funktionsstörungen	▪ Ösophagusulkus (z. B. bei Morbus Crohn, medikamentös induziert, Barrett-Ulkus)	▪ Pseudodysphagie (Globusgefühl)
▪ mediastinale Prozesse (z. B. Lymphom)	▪ Achalasie	▪ Ösophagitis (meist Refluxösophagitis)	
▪ peptische Stenosen (Folge von Reflux)	▪ diffuser oder hyperkontraktiler Ösophagusspasmus	▪ Candidamykose	
▪ Narben, Membranen und „webs" (z. B. Plummer-Vinson-Syndrom)	▪ Kollagenosen		
▪ Osteophyten (bei degenerativen HWS-Veränderungen)			
▪ Hiatushernie			

▶ Merke

▶ **Merke:** Das Leitsymptom Dysphagie sollte immer ernst genommen werden, da bei Patienten > 40 Jahre das Ösophaguskarzinom die häufigste Ursache darstellt. Bei jüngeren Patienten sind Refluxösophagitis und Motilitätsstörungen die häufigsten Ursachen einer Dysphagie.

Diagnostisches Vorgehen: Tab. E-1.3.

Diagnostisches Vorgehen: Tab. E-1.3.

☰ E-1.3	Diagnostisches Vorgehen bei Dysphagie		

Basisdiagnostik	**Anamnese**	• Wann tritt das Symptom auf?
		  – ausschließlich bei fester Nahrung: V. a. mechanische Obstruktion
		  – bei fester und flüssiger Nahrung: V. a. motorische Störung des Ösophagus (z. B. Achalasie)
		  – Zunahme der Dysphagie während der Nahrungsaufnahme: V. a. Divertikel
		• Wie ist der zeitliche Verlauf?
		  – über Tage/Wochen zunehmend: z. B. Karzinom
		  – über Jahre zunehmend: z. B. Achalasie
		• Begleitsymptome?
		  – z. B. Gewichtsabnahme (Karzinom), Anämie (Refluxkrankheit, Karzinom)
		• weitere Symptome, die bei Ösophaguserkrankungen auftreten können,
		  s. Tab. **E-1.4**.		

	Inspektion	• Oropharynx
	Endoskopie (evtl. mit Biopsie)	
weiterführende Diagnostik	**Funktions-diagnostik**	• Röntgen-Barium-Breischluck oder Röntgen mit wasserlöslichem Kontrastmittel (bei V. a. Divertikel) • Ösophagusmanometrie (bei V. a. Motilitätsstörung) • Ösophagus-pH-Metrie (bei V. a. Reflux)

Bei der **Pseudodysphagie** (Globus hystericus) ist im Gegensatz zur „echten" Dysphagie die Nahrungsaufnahme unproblematisch; das Enge- bzw. Fremdkörpergefühl im Hals besteht zwischen den Mahlzeiten und tritt intermittierend auf (häufig bei **neurotischen Persönlichkeiten**). Ein Globusgefühl kann auch durch einen **gastroösophagealen Reflux** bedingt sein (s. S. 471).

Bei der **Pseudodysphagie** (Globus hystericus) ist eine normale Nahrungsaufnahme möglich. Die Betroffenen klagen über ein intermittierend auftretendes Engegefühl im Hals, unabhängig von der Nahrungsaufnahme.

1.2.2 Weitere Leitsymptome bei Ösophaguserkrankungen

1.2.2 Weitere Leitsymptome bei Ösophaguserkrankungen

☰ E-1.4	Weitere Leitsymptome und deren mögliche Ursachen bei Ösophaguserkrankungen				
Odynophagie (Schmerzen beim Schlucken)	**Sodbrennen** (retrosternales und pharyngeales Brennen)	**Regurgitation** (Zurücklaufen von Nahrungsbrei)	**retrosternales Druckgefühl**	**epigastrischer Schmerz**	**Aphagie** (Bolusobstruktion)
• medikamenten-induzierte Ulzera • Ösophagusverätzung • Soorösophagitis • CMV-Ösophagitis • eosinophile Ösophagitis	• Refluxkrankheit	• Zenker-Divertikel • Achalasie • peptische Stenosen • Karzinom • neuromuskuläre Motilitätsstörungen	• Achalasie • idiopathischer diffuser Ösophagusspasmus • Refluxösophagitis	• Reflux-krankheit • Paraösopha-gealhernie	• idiopathischer diffuser Ösophagusspasmus

1.3 Leitsymptome bei Erkrankungen des Magen-Darm-Traktes

1.3 Leitsymptome bei Erkrankungen des Magen-Darm-Traktes

1.3.1 Dyspepsie

1.3.1 Dyspepsie

▶ **Synonym:** nichtulzeröse Dyspepsie (NUD), funktionelle Dyspepsie, Reizmagen.

◀ Synonym

▶ **Definition:** Unter dyspeptischen Beschwerden fasst man unspezifische Oberbauchbeschwerden ohne organischen Befund zusammen.

◀ Definition

Epidemiologie: Etwa ein Drittel der mitteleuropäischen Bevölkerung ist betroffen, Frauen etwa doppelt so häufig wie Männer.

Epidemiologie: Vorkommen bei ca. 30 % der mitteleuropäischen Bevölkerung.

allgemein
- abgesehen von dyspeptischen Beschwerden fühlt sich der Patient wohl
- konstantes Körpergewicht
- „besorgter Typ"

refluxähnliche Symptome
- retrosternale Beschwerden: besonders beim Bücken, nach üppigen Mahlzeiten, bei flachem Liegen
- brennender Retrosternalschmerz (temporäre Besserung durch Antazida)
- zyklisch wechselnder Schweregrad
- Gewichtszunahme neueren Datums

Motilitätsstörung
- Auftreibung des Leibes
- hungrig, aber vorzeitiges Sättigungsgefühl
- postprandiales Völlegefühl im Oberbauch
- variable, multiple Nahrungsmittelunverträglichkeiten
- diffuser Schmerz, der nur tagsüber auftritt (oft mehrere Schmerzformen)
- vor allem Übelkeit
- ähnliche Erscheinungen wie beim Colon irritabile
- falls Erbrechen: „Ich kann kein Essen mehr sehen"
- nicht episodisch, eher kontinuierlich

Einteilung: Je nach Leitsymptom unterscheidet man: Dyspepsie vom **Ulkustyp**, vom **Dysmotilitätstyp**, vom **Refluxtyp** und eine **idiopathische Dyspepsie**.

Einteilung: Je nach Leitsymptom werden eine Dyspepsie vom **Ulkustyp** (Leitsymptom epigastrischer Nüchternschmerz), vom **Dysmotilitätstyp** (Leitsymptom frühes Sättigungsgefühl, postprandiales Völlegefühl, Aufstoßen), vom **Refluxtyp** (Leitsymptom Sodbrennen) und eine **idiopathische Dyspepsie** (wechselnde Symptome) unterschieden.

Ätiopathogenese: Bei bis zu 60 % aller Patienten mit Reizmagensymptomen lässt sich eine **verzögerte Magenentleerung** nachweisen.

Ätiopathogenese: Bei bis zu 60 % der Patienten lässt sich eine **verzögerte Magenentleerung** nachweisen. Eine Übersäuerung scheint beim Reizmagen eher die Ausnahme zu sein. Inwieweit eine Besiedlung der Magenschleimhaut mit H. pylori oder der Einfluss zentralnervöser Störungen („nervöser Magen") zu einer Dyspepsie führen kann, ist noch umstritten.

Klinik: Epigastrischer Schmerz, postprandiales Völlegefühl, Aufstoßen, Sodbrennen, Übelkeit, Erbrechen und Meteorismus sind häufige Symptome der Dyspepsie (Tab. **E-1.5**).

Klinik: Epigastrischer (Nüchtern-) Schmerz, postprandiales Völlegefühl, Aufstoßen, Übelkeit, Erbrechen und Meteorismus kennzeichnen den Patienten mit einer Reizmagensymptomatik, wobei die Beschwerden konstant oder intermittierend auftreten können. Nicht selten finden sich zusätzlich Zeichen der vegetativen Dystonie wie Schlaflosigkeit, kalte Extremitäten, Neigung zu Palpitationen, Dysmenorrhö, Muskelverspannung, Wirbelsäulenbeschwerden und depressive Verstimmung (Tab. **E-1.5**).

Diagnostik und Differenzialdiagnose: Bei der Diagnose Dyspepsie handelt es sich um eine klassische **Ausschlussdiagnose**: Durch Endoskopie und Ultraschall muss eine organische Erkrankung (z. B. Refluxösophagitis, peptisches Geschwür, Neoplasma) ausgeschlossen werden.

Diagnostik und Differenzialdiagnose:. Die Diagnose „Reizmagen" ist nach wie vor eine klassische **Ausschlussdiagnose**. Überwiegen Oberbauchsymptome und fehlen Stuhlunregelmäßigkeiten, kann nach Ausschluss einer organischen Erkrankung mittels bildgebender Verfahren (wie z. B. Endoskopie, Ultraschall) von funktionellen Oberbauchbeschwerden ausgegangen werden. Differenzialdiagnostisch kommen z. B. Refluxösophagitis, peptisches Geschwür, Neoplasma, Cholelithiasis und chronische Pankreatitis infrage.

▶ Merke

▶ **Merke:** Auch bei makroskopisch unauffälliger Magenschleimhaut wird neben der Histologie der Urease-Schnelltest (s. S. 486) empfohlen, um eine Helicobacter-pylori-Besiedlung der Magenschleimhaut auszuschließen.

Therapie: Im Vordergrund steht die „kleine Psychotherapie" durch Aufklärung über Häufigkeit und Harmlosigkeit des Leidens.

Zur **symptomatischen Therapie** eignen sich z. B. bei Nüchternschmerz antisekretorisch aktive Substanzen, bei postprandialem Völlegefühl Gastroprokinetika.

Therapie: Dyspeptische Beschwerden zeichnen sich wie alle funktionellen Erkrankungen durch eine hohe Plazebo-Ansprechrate aus. Die „kleine Psychotherapie" steht deshalb ganz im Vordergrund, d. h. der Patient muss über die Harmlosigkeit seiner Krankheit aufgeklärt werden.
Ferner empfiehlt sich eine leitsymptomorientierte **symptomatische Therapie**. Beim dominierenden Symptom Nüchternschmerz („Ulcus sine ulcere") kommen z. B. H_2-Blocker oder PPI, bei postprandialem Völlegefühl Gastroprokinetika oder Phytotherapeutika infrage. Bei diffusen abdominellen Beschwerden und positivem H.-pylori-Nachweis ist eine Eradikationstherapie zu diskutieren. Psychopharmaka sollten nach Möglichkeit vermieden werden.

Prognose: gut. Ein Übergang einer funktionellen Oberbaucherkrankung in eine organische Erkrankung ist nicht zu erwarten.

Prognose: Die Langzeitprognose ist gut, ein Übergang in eine organische Erkrankung ist nicht zu erwarten. Einer symptomatischen Besserung gastrointestinaler Symptome folgt nicht selten eine Verlagerung auf kardiovaskuläre Beschwerden.

1.3.2 Erbrechen

1.3.2 Erbrechen

▶ **Definition:** Retrograde Entleerung des Magen-Darm-Inhaltes durch den Mund nach außen infolge unwillkürlicher Kontraktion der Magen- und Zwerchfellmuskulatur und der Bauchpresse.

◀ Definition

Ätiopathogenese: Das Brechzentrum (Area postrema) kann entweder direkt über vagale Reize (z. B. Dehnung eines viszeralen Hohlorgans, peritoneale Reizung), indirekt über die sog. dopaminerge „Triggerzone", die das Brechzentrum umgibt (metabolische und hormonelle Reize, z. B. durch Medikamente) oder über zentralnervöse Einflüsse (z. B. erhöhter Hirndruck, optische / olfaktorische Reize) gereizt bzw. stimuliert werden.
Mögliche Ursachen zeigt Tab. **E-1.6**.

Ätiopathogenese: Das Brechzentrum kann entweder direkt über vagale Reize, indirekt über die sog. dopaminerge „Triggerzone" oder über zentralnervöse Einflüsse stimuliert werden.

Mögliche Ursachen s. Tab. **E-1.6**.

Diagnostik: Zur Diagnosefindung ist eine genaue **Anamnese**erhebung häufig wegweisend. Sie muss Fragen nach dem Aussehen des Erbrochenen, dem zeitlichen Auftreten, nach Begleitsymptomen, nach Vorerkrankungen bzw. -operationen und eine Medikamentenanamnese umfassen (Tab. **E-1.7**).
Die **körperliche Untersuchung** beinhaltet den abdominellen und rektalen Befund (z. B. Abdomenauskultation mit Hyperperistaltik bei mechanischem Ileus), die Herz-und Lungenauskultation sowie die grob neurologische Untersuchung einschließlich Augenhintergrund.
Weiterführende Untersuchungen werden in Abhängigkeit von der Verdachtsdiagnose durchgeführt:

Diagnostik: Eine genaue Anamnese ist häufig wegweisend (Tab. **E-1.7**).

Die **körperliche Untersuchung** beinhaltet den abdominellen und rektalen Befund, die Herz- und Lungenauskultation und die neurologische Untersuchung.

Weiterführende Untersuchungen erfolgen je nach Verdachtsdiagnose: z. B. Labor-Screening, Abdomensonographie bei V.a Gallensteine, Gastroskopie bei V. a. Ulkus.

- Labor-Screening, z. B. Hb (Blutung?), Kreatinin (Urämie?), Amylase, Lipase (Pankreatitis?), CK-MB, Troponin (Myokardinfarkt?), Säure-Basen-Haushalt (Blut-pH, pCO_2), Elektrolyte (K, Na)
- Sonographie des Abdomens (z. B. Gallensteine?)
- Röntgenleeraufnahme des Abdomens, z. B. Ileus (Spiegelbildung)
- Gastroskopie, z. B. Gastritis, Ulkus
- evtl. EKG (Myokardinfarkt?), evtl. HNO-Konsil (Hypopharynx, „Rauchstraße"?), CT Schädel (Hirntumor?)

Therapie: Neben der Behandlung der Grunderkrankung, symptomatische Therapie mit Antiemetika (Tab. **E-1.8**). Gegebenenfalls ist ein Ausgleich des Wasser- und Elektrolythaushaltes notwendig.

Therapie: kausale Therapie entsprechend der Grunderkrankung, ggf. symptomatische Therapie (Tab. **E-1.8**).

☰ E-1.6	Mögliche Ursachen von Erbrechen
gastrointestinale Ursachen	
• entzündlich/infektiös	Gastroenteritis, Gastritis, chronisch entzündliche Darmerkrankungen, Appendizitis, Pankreatitis, Hepatitis, Cholezystitis, Peritonitis, Pneumonie
• Passagehindernisse/-störungen	Magenausgangsstenose, Ileus, Afferent-loop-Syndrom (s. S. 511)
• obere gastrointestinale Blutung (Bluterbrechen)	blutendes Ulkus, Mallory-Weiss-Syndrom
metabolische Ursachen	Urämie, diabetische Ketoazidose
vestibuläre Ursachen	Morbus Menière, Neuritis vestibularis
medikamentöse und toxische Ursachen	zahlreiche Medikamente und Toxine können Erbrechen auslösen, häufig z. B. nach Zytostatikagabe, nach übermäßigem Alkoholkonsum, nach Lebensmittelintoxikation
zentralnervöse Ursachen	Raumforderung, Meningitis, Migräne, „Sonnenstich"
weitere Ursachen	Schwangerschaft (Hyperemesis gravidarum), Essstörungen (Bulimie), starke bis stärkste Schmerzen (Myokardinfarkt, Nierenkolik, Glaukomanfall), Herzinsuffizienz (Stauungsgastritis)

≡ E-1.7   Wegweisende anamnestische Fragen

Fragen	mögliche Befunde und Umstände	Verdachtsdiagnosen
Wie sieht das Erbrochene aus?	unverdaut	z. B. Zenker-Divertikel, Achalasie
	gallig	z. B. Afferent-loop-Syndrom
	blutig • hellrotes Blut (= Zeichen einer „frischen" Blutung)	z. B. Ösophagusvarizenblutung
	• dunkles Blut (kaffeesatzartig) (= Blut und Magensäure hatten Kontakt)	z. B. blutendes Ulcus ventriculi, hämorrhagische Gastritis
	fäkulent	z. B. Ileus
Wann und wie wird erbrochen?	morgens	z. B. Schwangerschaft, erhöhter intrakranieller Druck, Alkoholabusus
	ohne vorausgehende Übelkeit	z. B. zentralnervös
	postprandial	z. B. Magenausgangsstenose, Bulimie, Gastritis
	im Schwall	z. B. Magenausgangsstenose, Afferent-loop-Syndrom, intrakranielle Drucksteigerung
Welche Begleitsymptome bestehen?	Schwindel	z. B. vestibuläre Ursache
	Fieber	z. B. entzündliches Geschehen
	Diarrhö	z. B. Gastroenteritis
	Kopfschmerzen	z. B. Migräne
	abdominelle/thorakale Schmerzen • kolikartig • ausstrahlend • gürtelförmig	z. B. Gallen- oder Nierenkolik z. B. Myokardinfrakt z. B. Pankreatitis
	Gewichtsabnahme	z. B. Obstruktion, Karzinom
	Augenschmerzen	z. B. Glaukomanfall
Welche Medikamente werden eingenommen?	z. B. Digoxin, Theophyllin, Antibiotika, orale Antidiabetika, Kontrazeptiva, Glukokortikoide, Opiate, Zytostatika	medikamenteninduzierte unerwünschte Nebenwirkung?
Bestehen Vorerkrankungen/Voroperationen?	Gewichtsabnahme, galliges Erbrechen	z. B. Magenbypass, Magenband, Magenteilresektion, Gastrektomie

≡ E-1.8   Antiemetika

Wirkungsweise	Wirkstoff (Handelsname)	Hauptindikation
Anticholinergika	Scopolamin (z. B. Scopoderm TTS)	Kinetosen
Antihistaminika	Meclozin (z. B. Peremesin) Dimenhydrinat (z. B. Vomex A)	Kinetosen
Dopaminantagonisten	Metoclopramid (z. B. Paspertin) Domperidon (z. B. Motilium)	Übelkeit, Erbrechen
Neuroleptika	Phenothiazine (z. B. Atosil) Droperidol (z. B. Dehydrobenzperidol)	Übelkeit, Erbrechen
Glukokortikoide	Dexamethason (z. B. Dexa)	postoperatives Erbrechen, zytostatikainduziertes Erbrechen
Serotoninantagonisten	Dolasetron (z. B. Anemet), Granisetron (z. B. Kevatril), Ondansetron (z. B. Zofran), Tropisetron (z. B. Navoban)	zytostatikainduziertes Erbrechen

1.3.3 Bauchschmerz

Das Spektrum der dem Bauchschmerz zugrunde liegenden Erkrankungen ist groß.

1.3.3 Bauchschmerz

Das Spektrum der dem Bauchschmerz zugrunde liegenden Erkrankungen ist sehr groß und reicht von funktionellen Beschwerden, akuten gastroenterologischen Infektionen, über chronische Krankheitsbilder bis hin zum akuten Abdomen (s. u.), das einer umgehenden, ggf. chirurgischen, Behandlung bedarf.

E-1.9	Häufige Ursachen von Bauchschmerzen und wegweisende Untersuchungen			
	mögliche Ursachen	**Schmerzlokalisation**	**Schmerzcharakter**	**wegweisende Diagnostik**
akute Bauchschmerzen	Gastroenteritis	diffus	kolikartig	Anamnese
	Cholezystitis	Oberbauch	dumpf	Sonographie
	Pankreatitis	Oberbauch mit Ausstrahlung in den Rücken	Dauerschmerz (zunehmend)	Labor, Palpation (Gummibauch), Sonographie
	Appendizitis	typischerweise zunächst im Epigastrium, im Verlauf in den linken Unterbauch absteigend	Dauerschmerz (zunehmend)	Palpation (Abwehrspannung), Sonographie
	Ileus	diffus	kolikartig	Auskultation, Sonographie, Röntgen-Abdomenübersicht
	Nierenstein	in die Leiste ausstrahlend	kolikartig	Sonographie
	Aortenaneurysma	Rücken	kolikartig	Blutdruck- und Pulsdifferenz zwischen oberer und unterer Extremität, Sonographie, CT
	Divertikulitis	umschriebener Schmerz im linken Unterbauch	Dauerschmerz	Sonographie, CT
	Ulkusperforation	diffus	akuter Schmerzbeginn	Palpation, brettharter Bauch, Sonographie, Röntgen-Abdomenübersicht
chronische Bauchschmerzen	Reizdarm	diffus	wechselnd	Ausschlussdiagnostik
	Angina abdominalis	diffus	brennend	Auskultation, Gefäßdoppler
	Morbus Crohn	oft rechter Unterbauch	kolikartig oder Dauerschmerz	Sonographie, Endoskopie
	chronische Pankreatitis	linker Oberbauch	nahrungsabhängige Schmerzen	Sonographie, (CT)
	Ulcus duodeni/ventriculi	Oberbauch	nahrungsabhängige Schmerzen	Endoskopie

Häufig handelt es sich bei Bauchschmerzen um funktionelle Beschwerden im Sinne einer somatoformen Symptomatik. Abdominale (und thorakale) Schmerzen sind aber nicht selten auch vertebragener Natur.

Wichtig ist zunächst die Unterscheidung, ob es sich um **akute** oder **chronische** (oder chronisch-rezidivierende) **Bauchschmerzen** handelt. Insbesondere bei chronischen Bauchschmerzen muss zwischen organisch bedingten und funktionellen Beschwerden unterschieden werden. Hier helfen anamnestische Angaben (z. B. der Einfluss von Stress als Hinweis auf ein funktionelles Geschehen) bzw. eine weiterführende apparative Diagnostik weiter. Chronische Krankheitsbilder werden in der Regel konservativ behandelt.

Tab. **E-1.9** fasst wegweisende Untersuchungen zur Diagnostik der häufigsten Ursachen von Bauchschmerzen zusammen.

Wichtige anamnestische Hinweise auf die Ursache abdomineller Schmerzen geben in der Regel Fragen nach Schmerzlokalisation (Abb. **E-1.1**) Schmerzqualität und Schmerzausstrahlung (s. u.).

Schmerzqualität: Der **viszerale Schmerz** ist schlecht lokalisierbar und von dumpfem, krampf- oder kolikartigem Charakter. Die Patienten sind motorisch unruhig und versuchen durch Lageänderungen den Schmerz zu lindern.

Der viszerale Schmerz entsteht durch Affektion sympathischer Nerven des viszeralen Peritoneums. Afferente, viszerale Schmerzfasern treten in das Rückenmark ein, von dort wird die **Schmerzsensation** zum ZNS, aber auch als somatische Schmerzleitung in bestimmte Zonen der Haut weitergeleitet (**Head-Zonen** = spezifische Dermatome, in die der Schmerz projiziert wird). Daher können z. B. Irritationen der Gallenblase in der rechten Schulter, Milzaffektionen als

Häufig handelt es sich um funktionelle Beschwerden.

Wichtig ist die Unterscheidung zwischen **akuten** und **chronischen Bauchschmerzen.** Insbesondere bei chronischen Bauchschmerzen muss zwischen organisch bedingten und funktionellen Beschwerden differenziert werden.

Tab. **E-1.9** führt die häufigsten Ursachen und wegweisende Untersuchungen auf.

Wichtig sind Fragen nach Schmerzlokalisation (Abb. **E-1.1**) Schmerzqualität und Schmerzausstrahlung.

Schmerzqualität: Der **viszerale Schmerz** ist schlecht lokalisierbar, dumpf, krampf- oder kolikartig. Die Patienten sind motorisch unruhig.

Der viszerale Schmerz geht vom viszeralen Peritoneum aus. **Head-Zonen** bezeichnen spezifische Dermatome, in die der viszerale Schmerz projiziert wird. Daher können z. B. Irritationen der Gallenblase in der rechten Schulter imponieren.

⊙ E-1.1 Typische intraabdominelle Schmerzangaben beim akuten Abdomen nach dem Quadrantenschema

1 rechter Oberbauch

- **Cholezystitis**
- **Cholelithiasis**
- **Ulcus duodeni**
- Choledocholithiasis
- Papillenstenose
- Courvoisier-Zeichen
- Stauungsleber
- Pfortader-
  thrombose
- Nephrolithiasis
- Niereninfarkt

– akute Pyelitis
– Pyelonephritis
– Pankreaskopftumor
– Kolontumor
– subphrenischer
  Abszess
– basale Pleuritis
– Pneumonie
– atypische
  Appendizitis
– Divertikulitis

2 linker Oberbauch

- **Ulcus ventriculi**
- **Myokardinfarkt**
- **Pneumonie**
- Pankreatitis
- Pankreas-
  nekrose
- Milzinfarkt
- Milzruptur
- Kolontumor

– rupturiertes
  Aortenaneurysma
– Nephrolithiasis
– Niereninfarkt
– akute Pyelitis
– Pyelonephritis
– subphrenischer
  Abszess
– basale Pleuritis

4 rechter Unterbauch

- **Appendizitis**
- **Adnexitis**
- perityphlitischer
  Abszess
- Ileitis
- Kolontumor
- Divertikulitis

– Ovarialzysten
– Torsionsovar
– Extrauteringravidität
– Ureterstein
– inkarzerierte
  Leistenhernie
– Hodentorsion

5 linker Unterbauch

- **Divertikulitis**
- Kolontumor
- Kolitiskompli-
  kationen
- Adnexitis
- Ovarialzysten
- Torsionsovar

– Extrauterin-
  gravidität
– Ureterstein
– inkarzerierte
  Leistenhernie
– Hodentorsion

3 periumbilikal

- **Pankreatitis**
- Appendizitis

– Ulcus ventriculi/
  duodeni

– Pankreasnekrose
– Nabelhernie

– rupturiertes
  Aortenaneurysma

– Meckel-Divertikel-
  Komplikationen

---

linksseitige Schulterschmerzen empfunden werden oder eine Pankreatitis als Rückenschmerzen imponieren. Erkrankungen der harnableitenden Wege strahlen häufig in die Leisten- oder Genitalregion aus. Greift der Prozess auf das parietale Peritoneum über, tritt der somatische Schmerz auf (z. B. im Rahmen einer Appendizitis, s. S. 564).

Der **somatische Schmerz** ist meist gut lokalisierbar, kontinuierlich zunehmend vorhanden und von scharfem oder brennendem Charakter. Dieser Schmerz geht vom parietalen Peritoneum aus (z. B. nach Hohlorganperforation). Die Patienten nehmen eine Schonhaltung, ggf. auch Schonatmung ein, um Schmerzintensivierung durch Bewegung zu vermeiden.

Der **somatische Schmerz** ist meist gut lokalisierbar, kontinuierlich zunehmend vorhanden und von scharfem oder brennendem Charakter. Er geht vom parietalen Peritoneum aus. Die Patienten nehmen eine Schonhaltung ein.

Akutes Abdomen

Akutes Abdomen

▶ **Definition**

▶ **Definition:** Das akute Abdomen ist ein plötzlich einsetzendes, bedrohliches Krankheitsbild mit rasch fortschreitender Abdominalsymptomatik, welches sofortiges Handeln erfordert.

Pathophysiologie und Ätiologie: ursächlich kommen infrage:
- Hohlorganverschluss
- Hohlorganperforation
- intraabdominelle Entzündung
- viszerale Ischämie
- intraabdominelle/retroperitoneale Blutung
- extraabdominelle Ursachen (Tab. **E-1.11**).

Tab. **E-1.10** fasst wichtige intraabdominelle Ursachen des akuten Abdomens zusammen. In ca. 30 % der Fälle kann keine Ursache für den akuten Bauchschmerz gefunden werden (**NSAP = non-specific abdominal pain**).

Pathophysiologie und Ätiologie: Für akute abdominelle Schmerzen kommen folgende pathophysiologische Mechanismen infrage:
- Hohlorganverschluss (z. B. mechanischer Ileus durch Tumor)
- Hohlorganperforation (z. B. Ulkusperforation, Divertikelperforation)
- intraabdominelle Entzündung (z. B. Appendizitis, Pankreatitis)
- viszerale Ischämie (z. B. Mesenterialinfarkt, ischämische Kolitis)
- intraabdominelle/retroperitoneale Blutung (z. B. Extrauteringravidität, Aneurysmaruptur)
- extraabdominelle Ursachen (Tab. **E-1.11**).

Zu den häufigsten **intraabdominellen Ursachen** eines akuten Abdomens zählen die akute Appendizitis (insbesondere beim jüngeren Patienten), die akute Cholezystitis, der mechanische Ileus (z. B. duch Briden), die akute Pankreatitis und das perforierte Magen- oder Duodenalulkus (Tab. **E-1.10**). Extraabdominelle Ursachen sind insgesamt eher selten (Tab. **E-1.11**). In ca. 30 % der Fälle kann keine Ursache für den akuten Bauchschmerz gefunden werden (**NSAP = non-**

≡ E-1.10 | **Wichtige intraabdominelle Ursachen des akuten Abdomens**

≡ E-1.10

gastrointestinal	akute Appendizitis, Divertikulitis, akute Pankreatitis, perforiertes Ulcus duodeni oder ventriculi, Cholezystolithiasis, (Sub)Ileus z. B. infolge inkarzerierter Hernie, bei Bride, Darmtumoren, Peritonitis, mesenteriale Ischämie
gynäkologisch	Adnexitis, Extrauteringravidität, Ovarialzystenruptur
urogenital	Nephrolithiasis mit Nierenkolik

≡ E-1.11 | **Wichtige extraabdominelle Ursachen des akuten Abdomens**

≡ E-1.11

Herz- und Kreislauf-Erkrankungen	Hinterwandinfarkt
Lungenerkrankungen	basale (Pleuro-)Pneumonie, Lungenembolie
hämatologische Erkrankungen	hämolytische Krisen
Infektionen	Herpes-zoster-Infektion, Malaria
Intoxikationen	Blei, Arsen
Stoffwechselstörungen	diabetische Ketoazidose (Pseudoperitonitis), Porphyria acuta intermittens, fam. Hyperlipidämie
weitere	fam. Mittelmeerfieber, Hodentorsion

specific abdominal pain). In diesen Fällen klingen die Symptome typischerweise innerhalb von 48 h wieder ab.

Klinik: Leitsymptome des akuten Abdomens sind:
- starke, akute Bauchschmerzen
- abdominelle Abwehrspannung (reflektorische Anspannung der Bauchdecke durch Peritonealreizung, die lokalisiert oder diffus vorliegen kann)
- Kreislaufreaktionen bis hin zum Schock
- schlechter Allgemeinzustand
- vegetative Begleitreaktionen wie Fieber, Übelkeit und Erbrechen.

Klinik: Leitsymptome:
- starke, akute Bauchschmerzen
- abdominelle Abwehrspannung (lokalisiert oder diffus)
- Kreislaufreaktionen bis hin zum Schock
- schlechter Allgemeinzustand,
- vegetative Begleitreaktionen (Fieber, Übelkeit, Erbrechen).

▶ **Merke:** Bei älteren Patienten können die klassischen Symptome des akuten Abdomens fehlen oder weniger ausgeprägt sein.

◀ Merke

Diagnostik: Wesentlich ist es, ein akutes Abdomen frühzeitig zu erkennen.

Diagnostik: Ein akutes Abdomen muss frühzeitig erkannt werden.

▶ **Merke:** Das akute Abdomen bedarf der sofortigen diagnostischen Abklärung und spezifischen Therapie.

◀ Merke

Die Anamnese ist häufig bereits diagnostisch wegweisend. Anamnestische **Schlüsselfragen** zum abdominellen Schmerz lauten:
- Wo und wann begann der Schmerz?
- Welche Schmerzqualität liegt vor (viszeral/somatisch, s. S. 451)?
- Wie ist der Schmerzverlauf (Tab. **E-1.12**)?
- Wo ist der Schmerz lokalisiert (Abb. **E-1.1**) und wohin strahlt er aus?
- Was ging dem Schmerz voraus (z. B. Alkoholkonsum – Pankreatitis, Trauma)?

Die Anamnese ist meist wegweisend. **Schlüsselfragen** umfassen:
- Schmerzbeginn und initiale Schmerzlokalisation
- Schmerzqualität (viszeral/somatisch, s. S. 451)
- Schmerzverlauf (Tab. **E-1.12**)
- Schmerzlokalisation (Abb. **E-1.1**) und -ausstrahlung
- Ereignisse vor Beginn des Schmerzes.

▶ **Merke:** Bei Bauchschmerzen, die mit Dyspnoe einhergehen, auch immer an Myokardinfarkt, Pneumonie, Lungenembolie, Pneumothorax oder subphrenischen Abszess denken.

◀ Merke

≡ E-1.12

≡ E-1.12   **Schmerzverläufe und mögliche Differenzialdiagnosen**

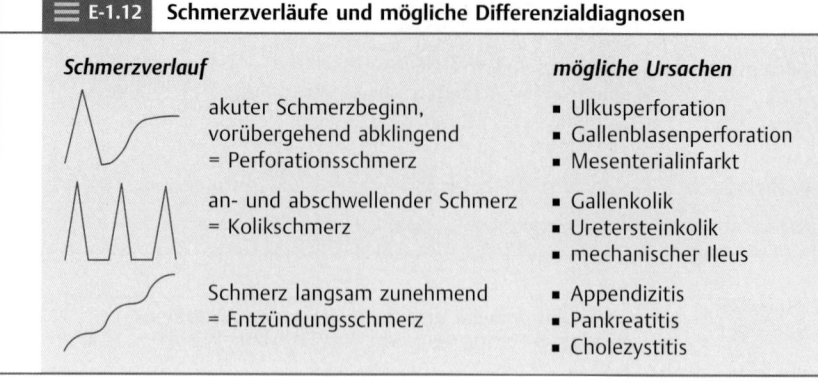

Schmerzverlauf		*mögliche Ursachen*
	akuter Schmerzbeginn, vorübergehend abklingend = Perforationsschmerz	▪ Ulkusperforation ▪ Gallenblasenperforation ▪ Mesenterialinfarkt
	an- und abschwellender Schmerz = Kolikschmerz	▪ Gallenkolik ▪ Uretersteinkolik ▪ mechanischer Ileus
	Schmerz langsam zunehmend = Entzündungsschmerz	▪ Appendizitis ▪ Pankreatitis ▪ Cholezystitis

Bei der **körperlichen Untersuchung** spielen lokale Abwehrspannung und Loslassschmerz als Hinweis auf eine peritoneale Reizung eine wichtige Rolle.

Bei der **körperlichen Untersuchung** ist, neben der **Inspektion** und **Perkussion** des Abdomens (Narben? Meteorismus?), die **Palpation** wesentlich. **Lokale Abwehrspannung** und Loslassschmerz spielen eine wichtige Rolle als Hinweis auf eine peritoneale Reizung oder umschriebene Peritonitis. Eine **diffuse Abwehrspannung** findet sich bei einer generalisierten Peritonitis. Bei der akuten Appendizitis, als häufigste Ursache des akuten Abdomens dienen spezifische Provokationsmanöver (z. B. Psoas-Schmerz) der weiteren Abklärung. (s. S. 565).

Gynäkologische bzw. andrologische Ursachen sind auszuschließen.

Eine gynäkologische bzw. andrologische Untersuchung muss diesbezügliche mögliche Ursachen ausschließen (z. B. Extrauteringravidität, Hodentorsion).

Auf mögliche **Bruchpforten** ist zu achten. Die **rektale Untersuchung** kann weitere Hinweise liefern.

Daneben ist auf **Bruchpforten** (z. B. Leisten-, Nabel-, Narbenhernie) zu achten. Im Rahmen der **rektalen Untersuchung** (in Linksseitenlage) werden Analkanal und Ampulla recti ausgetastet und geachtet auf: palpable Resistenz (z. B. Karzinom), druckschmerzhaften Douglas-Raum (z. B. Adnexitis), Blut am Fingerling (z. B. Rektumkarzinom, Mesenterialinfarkt).

Klingende „hochgestellte" Darmgeräusche weisen auf einen mechanischen Ileus hin. Fehlende Geräusche („Totenstille") finden sich beim paralytischen Ileus.

Bei der **Auskultation** des Abdomens (über allen 4 Quadranten) ist auf klingende „hochgestellte" Darmgeräusche zu achten; diese sind hinweisend auf einen mechanischen Ileus. Spärliche oder fehlende Geräusche („Totenstille") finden sich hingegen beim paralytischen Ileus.

Tab. **E-1.13** fasst weitere diagnostische Maßnahmen bei akutem Abdomen zusammen.

Zur weiteren Abklärung werden **Laboruntersuchungen, EKG, Röntgen-Thorax** und **Röntgen-Abdomen-Übersicht, Ultraschalldiagnostik, Endoskopie** und **Computertomographie** eingesetzt (Tab. **E-1.13**).

≡ E-1.13   **Weitere diagnostische Maßnahmen (Labor und apparative Diagnostik) bei akutem Abdomen**

Labor	**Basisdiagnostik:** Blutbild, BSG, CRP, Kreatinin, Lipase, Elektrolyte, Gerinnungsparameter, Blutzucker, Säure-Basen-Haushalt
	organspezifische Diagnostik: ▪ Leber- oder Gallenerkrankung (Hepatitis, Cholestase): LDH, GOT, GPT, γGT, Bilirubin, alkalische Phosphatase ▪ Pankreaserkrankung (Pankreatitis): Alpha-Amylase, Lipase ▪ Herzerkrankung (Myokardinfarkt): CKMB, LDH Troponin ▪ Lungenerkrankung (Lungenembolie): D-Dimere ▪ Nierenerkrankung (Pyelonephritis, Nephrolithiasis): Urinstatus, Kreatinin, Harnstoff ▪ Darmerkrankung (z. B. Mesenterialinfarkt): Laktat, Stuhluntersuchung auf Bakterien, Parasiten, okkultes Blut ▪ Stoffwechselerkrankung (z. B. Diabetes mellitus, akute intermittierende Porphyrie): Urinstatus, Kreatinin, Harnstoff, TSH, T_4, Porphyrine im Urin ▪ β-HCG-Bestimmung (Schwangerschaftstest)
EKG	Myokardinfarkt?
Röntgen-Thorax-Übersicht	Beurteilung von Herz (Größe und Konfiguration) und Lunge/Pleura (Infiltrate, Erguss?)
Röntgen-Abdomen-Übersicht	Abdomenübersicht im Stehen bzw. Linksseitenlage: Flüssigkeitsspiegel (z. B. Ileus), subphrenische bzw. freie Luft (Hohlorganperforation), Aerobilie (Gallensteinileus), Verkalkungen (z. B. Pankreatitis), Konkremente (z. B. Nephrolithiasis)?
Ultraschall	freie Flüssigkeit, freie Luft, Affektionen von Leber, Galle, Pankreas, Niere?
Endoskopie	z. B. bei Verdacht auf Ulkus
weiteres	CT und MRT dienen häufig der Bestätigung einer bereits im Ultraschall erhobenen Verdachtsdiagnose.

▶ **Merke:** Wichtig ist eine frühzeitige, interdisziplinäre Zusammenarbeit mit dem Chirurgen, da schnell ein operativer Eingriff erforderlich werden kann.

◀ Merke

Therapie: Durchzuführende allgemeine Maßnahmen bei Patienten mit akutem Abdomen sind **ausreichende Volumensubstitution (Infusionstherapie), suffiziente Analgesie** (Analgetika mit spasmolytischer Komponente) und evtl. das Legen einer Magensonde. Die weitere Therapie richtet sich nach der auslösenden Ursache (s. einzelne Krankheitsbilder). Wesentlich ist es zu klären, ob eine Operationsindikation vorliegt oder zunächst konservativ therapiert werden kann.

Therapie: Diese umfasst eine **ausreichende Volumensubstitution,** eine **suffiziente Analgesie** sowie evtl. das Legen einer Magensonde. Das Vorliegen einer Operationsindikation ist zu prüfen.

Peritonitis

Peritonitis

▶ **Definition:** Umschriebene oder diffuse Entzündung des Bauchfells, meist im Rahmen eines „akuten Abdomens". Davon zu unterscheiden ist eine peritoneale Reizung, z. B. durch einen umschriebenen Entzündungsprozess, der das Peritoneum (noch) nicht erreicht hat.

◀ Definition

Generalisierte Peritonitis

Generalisierte Peritonitis

Ätiopathogenese: Meist Folge eines akuten Abdomens, z. B. nach Perforation eines Hohlorgans oder durch die Entwicklung einer Gangrän. Eine hämatogene Streuung kann bei einer Pneumokokkenerkrankung (z. B. nach Milzexstirpation) Ursache einer eitrigen Peritonitis sein. Bei einer dekompensierten Leberzirrhose stellt eine spontane bakterielle Peritonitis (SBP) (s. S. 578) eine gefürchtete Komplikation des Grundleidens dar. Von einer Pseudoperitonitis spricht man bei Stoffwechselentgleisungen (akute intermittierende Porphyrie, diabetisches Koma), wenn keine granulozytäre Reaktion nachweisbar ist.

Ätiopathogenese: Sie ist meist Folge eines akuten Abdomens, z. B. nach Hohlorganperforation. Von einer Pseudoperitonitis spricht man bei Stoffwechselentgleisungen (akute intermittierende Porphyrie, diabetisches Koma), wenn keine granulozytäre Reaktion nachweisbar ist.

Klinik: Abwehrspannung bis hin zum bretthart Bauch, diffuse Bauchschmerzen, Kreislaufdekompensation bis hin zum Schock und Symptome eines paralytischen Ileus sind die wesentlichen Symptome dieses lebensbedrohlichen Krankheitsbildes, mit Gefahr der Entwicklung einer Sepsis. Eine peritoneale Abwehrspannung kann z. B. fehlen bei entzündlichen Prozessen im kleinen Becken, nach hochdosierter Kortisongabe, nach vorheriger Gabe von Spasmolytika bzw. Analgetika, bei Polyneuropathie und bei Beatmungspatienten (Sedativa, Muskelrelaxanzien).

Klinik: Wesentliche Symptome umfassen Abwehrspannung, diffuse Bauchschmerzen sowie Kreislaufdekompensation bis hin zum Schock. Weiterhin finden sich Symptome eines paralytischen Ileus.

Diagnostik und Differenzialdiagnose: Zu Diagnostik s. S. 453 (akutes Abdomen). Von der akuten Peritonitis abzugrenzen sind chronische Entzündungsvorgänge wie z. B. eine Peritonealtuberkulose oder Erkrankungen aus dem rheumatischen Formenkreis (Polyserositis) oder eine Peritonealkarzinose.

Diagnostik: s. S. 453 (akutes Abdomen).

Therapie: Therapeutisch muss eine chirurgische Sanierung der Grundkrankheit – nach Flüssigkeitssubstitution und Breitbandantibiose – erfolgen. Häufig ist eine Spülbehandlung über mehrere Dränageschläuche notwendig. Zur Therapie der SBP s. S. 580.

Therapie: Eine chirurgische Sanierung der Grundkrankheit muss erfolgen.

Lokalisierte Peritonitis

Lokalisierte Peritonitis

Ätiologie: Lokale Mitreaktion des Bauchfells bei umschriebenem Entzündungsprozess, der durch Fibrinverklebungen oder Omentum abgedeckt wird, sodass sich ein Abszess bilden kann (perityphlitischer, subphrenischer oder Douglas-Abszess).

Ätiologie: lokale Mitreaktion des Bauchfells bei umschriebenem Entzündungsprozess.

Klinik: Im Initialstadium findet sich bei der Auskultation des Abdomens gelegentlich ein Reibegeräusch (z. B. bei Milzabszess, Perihepatitis gonorrhoica), später ein umschriebener Druckschmerz mit Abwehrspannung, meist keine Kreislaufsymptome. Gefahr der Bridenbildung mit Ileus, Schlingenabszess im Dünndarmbereich oder des Übergangs in eine diffuse Peritonitis.

Klinik: Es findet sich ein umschriebener Druckschmerz mit Abwehrspannung, meist keine Kreislaufsymptome.

Therapie: Zunächst Versuch einer antibiotischen Therapie. Bei Abszessbildung sonographie- oder CT-gesteuerte Dränage oder chirurgische Exploration. Anschließend Sanierung des Grundleidens (z. B. bei rezidivierender Divertikulitis).

Therapie: zunächst Versuch einer antibiotischen Therapie, ggf. chirurgische Exploration.

1.3.4 Obstipation

▶ **Definition**

▶ **Definition:** Stuhlentleerung $< 3 \times$ wöchentlich bei in der Regel zu festem Stuhlgang.

Klinische Einteilung: akute Obstipation (max. 3 Monate), **chronische** Obstipation (> 3 Monate).

Einteilung: Klinisch wird die Obstipation nach ihrer Dauer in eine **akute** (maximal 3 Monate) und eine **chronisch funktionelle** (> 3 Monate) Obstipation unterteilt.

▶ **Merke**

▶ **Merke:** Setzt die Obstipation relativ unvermittelt ein und bleibt länger bestehen, muss an einen lumenobstruierenden Prozess im Kolon gedacht werden.

Epidemiologie: Mit zunehmendem Lebensalter klagen immer mehr Patienten über Obstipation.

Epidemiologie: Obstipation ist eine Zivilisationskrankheit. Mit zunehmendem Lebensalter klagen immer mehr Patienten über zu harten Stuhl, Schmerzen bei der Defäkation oder Völlegefühl nach dem Stuhlgang. Ein unkontrollierter Laxanzienabusus unterhält zusätzlich diese Situation.

Ätiopathogenese: Tab. **E-1.14**.

Ätiopathogenese: Obstipation ist ein häufig vorkommendes Symptom und kann sehr vielfältige Ursachen haben (Tab. **E-1.14**).

Klinik: Die Stuhlfrequenz beträgt < 3/Woche. Der Stuhl ist oft hart und die Stuhlentleerung kann schmerzhaft sein.

Klinik: Neben seltenem Stuhlgang (per definitionem < 3/Woche) ist der Stuhl oft hart, wodurch meist ein starkes Pressen bei der Stuhlentlehrung notwendig wird. Die Stuhlentleerung kann schmerzhaft sein und ist ggf. von einem Gefühl der unvollständigen Entleerung begleitet.

Diagnostik: Bei der **Anamneseerhebung** sind auch Fragen nach begleitenden Symptomen (Blut im Stuhl, Gewichtsverlust) sowie die Medikamentenanamnese zu berücksichtigen. Neben einer **körperlichen Untersuchung** einschließlich Austastung des Rektums und einer **Laboruntersuchung** wird eine **Prokto-** und **Rektosigmoidoskopie** durchgeführt.

Diagnostik: Die **Anamnese** umfasst Fragen zur Dauer der Obstipation, der Stuhlfrequenz und -konsistenz, begleitenden Symptomen (Blut im Stuhl, Gewichtsverlust) sowie die Medikamentenanamnese (Einnahme obstipierender Medikamente, Laxanziengebrauch). Die **körperliche Untersuchung** schließt die digitale Austastung des Rektums mit ein. Die **Laboruntersuchung** beinhaltet die Bestimmung von Elektrolyten, Glukose, Kreatinin und Schilddrüsenhormonen. Die endoskopische Diagnostik umfasst **Prokto-, Rekto-, Sigmoidoskopie** und ggf. ergänzend eine totale Koloskopie (v.a. bei älteren Patienten Karzinomfrüherkennung). Zur Spezialdiagnostik bei Verdacht auf neurogene Störungen gehören die anorektale Manometrie (Obstipierte zeigen eine verminderte Rektumsensibilität), Defäkographie und Elektromyographie des Beckenbodens. Die **Kolontransitzeit** (s. S. 517) gibt Auskunft darüber, wo die Transitstörung liegt.

▶ **Merke**

▶ **Merke:** Bei über 90 % aller obstipierten Patienten lässt sich keine behandelbare ursächliche Grunderkrankung finden.

≡ **E-1.14** **Pathomechanismen der Obstipation und deren mögliche Ursachen**

Störung	mögliche Ursachen
funktionell	verzögerte Kolonpassage und verminderte Rektumsensibilität auf physiologischen Dehnungsreiz bedingt durch: ballaststoffarme Kost, mangelnde Bewegung und Flüssigkeitsaufnahme, Unterdrückung des Defäkationsreizes, Reizdarm
mechanisch	z. B. Kolonkarzinom, Analkarzinom z. B. Uterus- oder Ovarialtumoren z. B. Fremdkörper z. B. entzündliche oder narbige Stenose (Morbus Crohn, stenosierende Divertikulitis)
endokrinologisch/ metabolisch	z. B. Hypothyreose, Hypokaliämie (Laxanzien!), Hyperkalzämie, Hyperparathyreoidismus, Gravidität
reflektorisch/ schmerzbedingt	z. B. Analfissur, Analekzem, Analabszess, Perianalthrombose
medikamentös	z. B. Opiate, Antidepressiva, Anticholinergika, aluminiumhaltige Antazida, Kalziumantagonisten, Nitrate, ß-Blocker, Benzodiazepine
neurogen	z. B. Morbus Parkinson, diabetische Polyneuropathie, Multiple Sklerose, Morbus Hirschsprung
psychogen	z. B. Anorexia nervosa, Depression, Bulimie
situativ	z. B. Reiseobstipation

☰ E-1.15	Übersicht der Laxanzien zur symptomatischen Behandlung bei Obstipation	
Wirkungsweise	**Wirkstoffe**	**Bemerkungen**
hydragoge ("wassertreibende") Laxanzien* (führen zu einem erhöhten Wassereinstrom ins Darmlumen)	▪ Bisacodyl (z. B. Dulcolax) ▪ Natriumpicosulfat (z. B. Laxoberal) ▪ Antrachinone ▪ Rhizinusöl	Anthrachinone führen zu einer Pseudomelanosis coli (braun-schwärzliche Verfärbung der Kolonschleimhaut)
osmotisch wirkende Laxanzien* (salinische: durch osmotische Wasserbindung wird der Stuhl weniger eingedickt	▪ salinische Laxanzien: – Natriumsulfat (= Glaubersalz) – Magnesiumsulfat (= Bittersalz)	synthetischer Zucker hat ein hohes Blähpotenzial
▪ Zucker: synthetische Disaccharide aus Galaktose und Fruktose können im Darm kaum resorbiert werden und wirken laxierend)	▪ Zucker: – Laktulose (= Bifiteral) – Sorbit	
Füll- und Quellmittel (führen über eine Volumenzunahme zu einer reflektorischen Peristaltikzunahme)	▪ z. B. Leinsamen, Weizenkleie, indischer Flohsamen	Gefahr der Bolusobstruktion bei ungenügender Flüssigkeitszufuhr Meteorismus, Flatulenz
stuhlaufweichende Mittel (vermengen sich mit dem Stuhl und wirken als Gleitmittel, gasfreisetzend, dadurch vermehrter Dehnungsreiz im Rektum)	▪ z. B. Paraffinöl ▪ z. B. Lecicarbon	

* hydragoge und osmotisch wirkende Laxanzien eignen sich nicht für eine Dauertherapie
Anmerkung: Polyethylenglycol (PEG 3350) + Elektrolyte werden primär zur Koloskopievorbereitung, aber auch bei bestimmten Formen der Obstipation (z. B. Morbus Parkinson) eingesetzt.

Therapie: Findet sich eine ursächliche Grunderkrankung, sollte diese kausal therapiert werden. Zu den möglichen, die Symptomatik bessernde Allgemeinmaßnahmen bei chronisch habitueller Obstipation zählen: ausreichende Flüssigkeitszufuhr, Bewegung und die Behandlung mit Ballaststoffen (z. B. Weizenkleie) über 4–6 Wochen. Einen Überblick über mögliche Laxanzien gibt Tab. **E-1.15**.

Therapie: Die symptomatische Behandlung der chronisch habituellen Obstipation beinhaltet eine ausreichende Hydratation, Bewegung und Ballaststoffgabe. Eine Übersicht der Laxanzien gibt Tab. **E-1.15**.

▶ **Merke:** Mit Ausnahme der Füll- und Quellmittel führen alle Laxanzien bei langfristiger Einnahme zu folgenden Nebenwirkungen: Störungen im Wasser- und Elektrolythaushalt (Hypokaliämie, Hyponatriämie, Hypokalzämie), Pigmentierung der Darmschleimhaut, Nierenschädigung (durch Hypokaliämie) und Darmträgheit/Darmatonie.

◀ Merke

1.3.5 Diarrhö

1.3.5 Diarrhö

▶ **Definition:** Die **Diarrhö** ist durch eine häufige Stuhlentleerung ($> 3 \times$ tgl.) mit einem Stuhlgewicht > 250 g/d bei verminderter Stuhlkonsistenz (ungeformt bis wässrig) gekennzeichnet. Von **Steatorrhö** spricht man bei einer vermehrten Fettausscheidung mit dem Stuhl (> 7 g/d). Bei der **Pseudodiarrhö** ist die Stuhlfrequenz erhöht, die Konsistenz aber normal.

◀ Definition

Einteilung: Klinisch wird die Diarrhö nach ihrer Dauer unterteilt in eine **akute Diarrhö** (maximal 3 Wochen) und eine **chronische Diarrhö** (> 3 Wochen).

Pathogenese: s. Tab. **E-1.16**.

Klinische Einteilung: akute Diarrhö (max. 3 Wochen), **chronische** Diarrhö (> 3 Wochen).

Pathogenese: s. Tab. **E-1.16**.

▶ **Merke:** Die osmotische Diarrhö sistiert unter Nahrungskarenz (Fastentest), während die sekretorische Diarrhö persistiert.

◀ Merke

E-1.16	Pathomechanismen der Diarrhö und mögliche Ursachen	

Formen*	Pathogenese	mögliche Ursache
osmotische Diarrhö	Störung des osmotischen Gradienten zwischen Darmlumen und Darmwand durch Ansammlung größerer Mengen nicht resorbierbarer hypertoner Substanzen im Darmlumen → erhöhte osmotische Lücke (s. Exkurs S. 460)	▪ Einnahme magnesiumhaltiger Magenschutz- oder Abführmittel (z. B. Magnesiumsulfat) ▪ Einnahme größerer Mengen nicht resorbierbarer Zuckeraustauschstoffe (z. B. Xylit, Sorbit, Laktulose) ▪ intestinaler Disaccharidasemangel (z. B. Laktoseintoleranz [s. S. 527], Fruktoseintoleranz) ▪ Sprue (s. S. 520), Morbus Whipple (s. S. 523) ▪ Pankreasinsuffizienz (s. S. 653)
sekretorische Diarrhö	gesteigerte Wasser- und Elektrolytsekretion fehlende osmotische Lücke im Stuhlwasser	▪ Laxanzien (z. B. Anthrachinone, Bisacodyl, Rhizinusöl) ▪ Enterotoxine (z. B. Infektion mit ETEC, s. S. 1060, Rotaviren, Noroviren, s. S. 1102) ▪ Gallensäuren (z. B. Gallensäurenverlust-Syndrom, s. S. 525) ▪ Hormone (z. B. Serotonin bei Karzinoid-Syndrom, s. S. 529; Gastrin bei Zollinger-Ellison-Syndrom, VIPom)
entzündliche/ exsudative Diarrhö	Mukosaschäden durch Entzündungen und Ulzerationen führen zu einer vermehrten Exsudation von Schleim, Eiweiß und Blut	▪ chronisch entzündliche Darmerkrankungen (z. B. Morbus Crohn, Colitis ulcerosa [s. S. 539]) ▪ Kolonkarzinom (s. S. 555) ▪ bakteriell-parasitär (z. B. Salmonellen, Shigellen, Lamblien)
Diarrhö durch Motilitätsstörung	gesteigerte Darmmotilität (mit zu schneller Nahrungspassage und verkürzter Resorptionszeit) oder verlangsamte Darmmotilität (mit bakterieller Überbesiedlung des Darms)	▪ Hyperthyreose (s. S. 746) ▪ Karzinoid (s. S. 529) ▪ Reizdarm-Syndrom (s. S. 536) ▪ postoperativ (z. B. Postvagotomie-Syndrom, nach Magenresektion) ▪ diabetische Enteropathie (Polyneuropathie)

* Die einzelnen Formen treten häufig in Kombination auf.

Ätiologie: s. Tab. **E-1.17**.

Ätiologie: Bei den Ursachen ist die akute von der chronischen Diarrhö zu unterscheiden (Tab. **E-1.17**).

E-1.17	Ursachen der akuten und chronischen Diarrhö (Auswahl)

Ursachen	wesentliche diagnostische Hinweise/Maßnahmen
akute Diarrhö	
infektiöse Ursachen:	
bakteriell: z. B. Enteritis-Salmonellen, Campylobacter jejuni, Shigellen, EHEC	Erregernachweis im Stuhl
viral: z. B. Rotaviren, Noroviren (ehemals Norwalkviren)	Erregernachweis im Stuhl
toxische Ursachen:	
Lebensmittelvergiftungen (Enterotoxine, insbesondere Staph. aureus)	Anamnese, klinisches Bild, ggf. Toxinnachweis
Pilzvergiftung	Anamnese (ggf. Diagnose an erhaltenen „Restpilzen")
Urämie	Kreatinin
Medikamente:	
pseudomembranöse Kolitis (antibiotikaassoziierte Kolitis)	Anamnese, Stuhlkultur auf Clostridium difficile inklusive Toxinnachweis (Antibiotikum absetzen) – Rektosigmoidoskopie
Einnahme von z. B. Laxanzien, Eisenpräparaten, Zytostatika	Anamnese (Diarrhö sistiert nach Absetzen des jeweiligen Medikaments)
allergische Ursachen:	
Nahrungsmittelallergien (z. B. Erdbeeren, Kiwi, Fisch oder Meeresfrüchte)	Anamnese (Durchfälle nach bestimmten Nahrungsmitteln), häufig begleitende Hauterscheinungen (z. B. Urtikaria), ggf. Auslass- oder Expositionsversuch
psychische Ursachen:	
Angstzustände (z. B. Examensangst)	Anamnese

☰ E-1.17	Ursachen der akuten und chronischen Diarrhö (Auswahl) (Fortsetzung)
Ursachen	**wesentliche diagnostische Hinweise/Maßnahmen**

chronische Diarrhö

Ursachen	wesentliche diagnostische Hinweise/Maßnahmen
funktionelle Ursache:	
Reizdarm-Syndrom	Anamnese (oft über Jahre, meist jüngere Menschen in gutem AZ und EZ – Ausschlussdiagnose!)
infektiöse Ursachen:	Erregernachweis in Stuhl und Gewebeproben (Biopsie)
Yersiniose, Campylobacter-Enteritis, Amöbiasis	Kultur, Serologie, Quetschpräparat
entzündliche Ursachen:	
Colitis ulcerosa	Koloskopie
Morbus Crohn	Ileokoloskopie
Divertikulose	Koloskopie (Röntgen-Doppelkontrast/KE)
Divertikulitis	Sonographie, CT (evtl. Koloskopie)
Parasitosen	Stuhluntersuchung auf Parasiten und Wurmeier
Tumoren:	
familiäre adenomatöse Polypose (FAP)	Koloskopie
Karzinom (v. a. Kolonkarzinom)	Koloskopie
Malassimilations-Syndrome:	
▪ **Maldigestion:**	
– chronische Pankreatitis	Chymotrypsin, Elastase im Stuhl
– Gallensäurenverlust-Syndrom	^{14}C-Glykocholat-Atemtest oder ^{15}SeHCAT-Test
– Mukoviszidose	Schweißtest
– biliäre Zirrhose	AMA, ANA
– Verschlussikterus	Bilirubin, alkalische Phosphatase, Sonographie
▪ **Malabsorption:**	
– Sprue	ÖGD mit Dünndarmbiopsie (Zottenatrophie)
– Morbus Whipple	ÖGD mit Dünndarmbiopsie (PAS-positive Makrophageneinschlüsse)
– Amyloidose	tiefe Rektumbiopsie (Nachweis in der Submukosa)
– Durchblutungsstörungen	Doppler-Sonographie, Angio-CT, MRT, (Angiographie)
Nahrungsmittelintoleranz:	
Laktoseintoleranz	Laktose-Toleranztest
endokrine Ursachen:	
Hyperthyreose	Labor (TSH-basal)
Karzinoid	Bestimmung der 5-Hydroxyindolessigsäure (5-HIE)
Gastrinom	Bestimmung von Gastrin
diabetische Enteropathie	Anamnese, Bestimmung von Blutzucker und HbA1c, Manometrie, EMG
Medikamente:	
Antibiotika, magnesiumhaltige Antazida, Reserpin, Digitalis, Eisenpräparate, Laxanzien	Anamnese (Sistieren der Diarrhö nach Absetzen des Medikaments?)
weitere Ursachen:	
AIDS	Nachweis von HIV-Antikörpern
Kurzdarm-Syndrom	Anamnese (OP-Protokolle)
Postvagotomie-Syndrom	Anamnese

Diagnostik: Da die **akute Diarrhö** in der Regel leicht und selbstlimitierend verläuft, sind meistens keine weitergehenden diagnostischen Maßnahmen erforderlich. Schwerere und länger dauernde Verläufe (z. B. Gefahr der Dehydratation) stellen jedoch, insbesondere auch in Verbindung mit Begleiterscheinungen (z. B. fieberhaft, blutig), eine Indikation zur weiteren diagnostischen Abklärung dar (Tab. **E-1.18** und **E-1.19**).

Diagnostik: Die **akute Diarrhö** verläuft in der Regel selbstlimitierend und bedarf nur der Basisdiagnostik (Tab. **E-1.18**). Indikationen für weiterführende diagnostische Maßnahmen zeigt Tab. **E-1.19**.

≡ E-1.18   Diagnostisches Vorgehen bei akuter Diarrhö

Basisdiagnostik		*Bemerkungen*
Anamnese	• Krankheitsbeginn (z. B. Dauer der Symptome, nach Nahrungsaufnahme, Auslandsaufenthalt, Umgebungserkrankungen)? • Begleiterscheinungen (z. B. Bauchschmerzen, Erbrechen, Fieber, Gewichtsverlust)? • Stuhlbeschaffenheit (wässrig, schleimig, blutig)? • Stuhlfrequenz? Stuhlmenge? • Zeitpunkt der Defäkation (z. B. nachts)? • Medikamenteneinnahme (z. B. Antibiotika)?	Fieber und Erbrechen treten typischerweise bei akut entzündlichen Diarrhöen auf (z. B. Enteritis-Salmonellen oder Campylobacter jejuni) Diarrhöen aus dem Schlaf heraus mit Blutbeimengungen oder begleitender Gewichtsverlust sind zügig abzuklären
körperliche Untersuchung	• abdomineller Tastbefund (z. B. Resistenzen, Abwehrspannung?) • Hydratationszustand (Exsikkose?)	
weiterführende Diagnostik		
mikrobiologische Stuhluntersuchung	z. B. bei Fieber > 38,5 °C, blutigen Diarrhöen, Diarrhö unter Antibiotikaeinnahme (V. a. pseudomembranöse Kolitis)	zunächst „Fahndung" nach den beiden häufigsten Erregern (Campylobacter und Enteritis-Salmonellen)
Blutkulturen	bei Fieber > 38,5 °C	
Abdomensonographie	bei starken abdominellen Schmerzen, blutigen und fieberhaften Diarrhöen	
Koloskopie	sofern blutige Diarrhöen durch o. g. diagnostische Maßnahmen nicht abgeklärt werden konnten bzw. bei V. a. mikroskopische Kolitis (z. B. Kollagenkolitis)	

≡ E-1.19   Indikationen für eine weiterführende Diagnostik bei akuter Diarrhö

klinische Kriterien:
- Persistenz der Diarrhö > 2 Tage
- Fieber > 38,5 °C
- Dehydratationserscheinungen
- Blut- oder Eiterbeimengungen im Stuhl
- starke abdominelle Schmerzen

weitere Kriterien:
- Patienten > 70 Jahre bzw. Kleinkinder
- immungeschwächte Personen
- Umgebungserkrankungen
- Z. n. Auslandsaufenthalt
- Beschäftigte in lebensmittelrelevanten Bereichen / Gesundheitswesen

Für die Diagnostik der **chronischen Diarrhö** gibt es aufgrund der Vielzahl an Differenzialdiagnosen kein festes Schema. Wichtig im Rahmen der **Basisdiagnostik** sind eine gezielte Anamnese (Tab. **E-1.20**) und die Stuhlinspektion (Tab. **E-1.21**). Für die **weiterführende Diagnostik** stehen zahlreiche Untersuchungen zur Verfügung, u. a. Blutuntersuchungen, Laktosetoleranztest, Röntgen, Endoskopie, Pankreasfunktionstests.

Für das diagnostische Vorgehen bei **chronischer Diarrhö** lässt sich aufgrund der Vielzahl an Differenzialdiagnosen kein festes Schema aufstellen, vielmehr kommt es auf das diagnostische Geschick des Arztes an. Eine ausführliche und gezielte Anamnese kann erste Hinweise auf eine mögliche Verdachtsdiagnose geben (Tab. **E-1.20**). Eine der wichtigsten orientierenden Maßnahmen ist die Stuhlinspektion. Die wesentlichen Informationen, die daraus gewonnen werden können, sind in Tab. **E-1.21** zusammengefasst. Für die **weiterführende Diagnostik** stehen zahlreiche Untersuchungen zur Verfügung, die je nach Verdachtsdiagnose zum Einsatz kommen können. Dazu zählen u. a. Blutuntersuchungen (z. B. BSG, Blutbild, Eiweiß, Elektrolyte, alkalische Phosphatase, Serumeisen, T_3, T_4), Laktosetoleranztest, Abdomenleeraufnahme (Pankreasverkalkungen?), Abdomensonographie, Magen-Darm-Passage, Endoskopie mit Biopsie, Pankreasfunktionstests (z. B. Chymotrypsin/Elastase im Stuhl, Pankreolauryltest).

▶ Exkurs

▶ **Exkurs: Stuhlosmolalität** Unter normalen Bedingungen ist der Stuhl im Dickdarm **isoton** (Stuhlosmolalität 290 mosmol/l). Dies ist durch die Elektrolyte Na^+, K^+, Cl^- und HCO_3^- bedingt und lässt sich durch das Produkt Na^+ und $K^+ \times 2$ grob abschätzen. Als **osmotische Lücke** wird der Unterschied zwischen der auf diese Weise geschätzten und der im Labor direkt gemessenen Osmolalität des Stuhls bezeichnet (osmotische Lücke = 300 mosmol/l − [$(cNa^+)+(cK^+)$] × 2). Diese liegt normalerweise unter 50 mosmol/kg. Ist die osmotische Lücke erhöht, deutet dies auf eine osmotische Diarrhö hin, z. B. bei Malabsorption, oder auf die Einnahme osmotischer Laxanzien.

☰ E-1.20 Anamnestische Hinweise bei chronischer Diarrhö

Dauer seit Kindheit	Mukoviszidose (mit Bronchitis), Zöliakie (seit „Breialter")
Körpergewicht	konstant bei funktioneller Diarrhö
Wechsel Obstipation/Diarrhö	Reizdarmsyndrom, diabetische Neuropathie, Divertikulitis, Karzinom, Darmstenosen
nächtliche Diarrhö	fast immer organisch
Fieber	Morbus Crohn, Colitis ulcerosa, Tuberkulose, Amöbiasis, malignes Lymphom
Flush und Asthma	Karzinoid
Arthritis	Morbus Crohn, Colitis ulcerosa, Morbus Whipple
Neuropathie	Diabetes mellitus, chronischer Alkoholabusus, Amyloidose
peptische Ulzera	Zollinger-Ellison-Syndrom
Leberkrankheiten	Zirrhose, Metastasen, Morbus Crohn, Colitis ulcerosa
Hautveränderungen	Sklerodermie, Lupus erythematodes visceralis
Auslandsaufenthalte	Protozoen, tropische Sprue, Salmonellosen
Medikamente	Laxanzien, „Schlankmacher", Cholestyramin, Biguanide
Unverträglichkeiten	Milch, Eier
Zustand nach Bestrahlung	Strahlenenteritis, Strahlenkolitis
Operationen	Resektion von Magen und Dünndarm, Vagotomie, Strumaresektion

☰ E-1.21 Stuhlbeschaffenheit bei nichtinfektiös bedingter chronischer Diarrhö

Fettstühle (Steatorrhö)	▪ **mit abdominellen Beschwerden:** chronische Pankreatitis, Pankreaskarzinom, Morbus Crohn, Karzinoid **ohne Schmerzsymptomatik:** Lymphangiektasien, malignes Lymphom, Sprue, Morbus Whipple, Diabetes mellitus, Mukoviszidose **acholische Diarrhö:** Verschlussikterus, intrahepatische Cholestase, biliäre Zirrhose
wässrige Diarrhö	▪ funktionelle Diarrhö, Verner-Morrison-Syndrom (WDAH-Syndrom, Vipom), villöses Adenom
schleimige Diarrhö	▪ **mit Tenesmen:** Colon irritabile, Enteritis regionalis Crohn ▪ **ohne wesentliche Schmerzsymptome:** anaphylaktische Diarrhö
blutig-schleimige Diarrhö	▪ **mit Fieber, Leukozytose, Tenesmen:** Colitis ulcerosa, Divertikulitis ▪ **gelegentlich Blutbeimengungen:** kolorektales Karzinom, familiäre adenomatösen Polypose (FAP)
uncharakteristische Stühle	▪ **mit Koliken und Meteorismus:** Laktoseintoleranz ▪ **unter medikamentöser Therapie:** Abführmittel, Antibiotika, Cholestyramin, Zytostatika

Therapie: Die **symptomatische** Therapie besteht in Nahrungskarenz bzw. leichter Kost bei ausreichender Flüssigkeitszufuhr (bei Exsikkose intravenös inklusive Elektrolytsubstitution); in Verbindung mit Loperamid führt dies in der Regel rasch zum Sistieren der Durchfälle. Die WHO empfiehlt eine Lösung bestehend aus 2 Esslöffeln Rohrzucker und 1 Teelöffel Kochsalz auf 1 l Wasser (z. B. Elotrans, Oralpädon), da Glukose den Natriumeinstrom in die Enterozyten fördert. Eine Übersicht der Antidiarrhoika gibt Tab. **E-1.22**.

Therapie: symptomatische Therapie in Form von Nahrungskarenz bzw. leichte Kost, ausreichende Flüssigkeitszufuhr, ggf. Loperamid. Eine Übersicht der Antidiarrhoika gibt Tab. **E-1.22**.

▶ **Merke:** Während die akute Diarrhö meist selbstlimitierend verläuft, erfordert die chronische Diarrhö je nach Grunderkrankung oft eine spezifische Therapie.

◀ **Merke**

E-1.22   Übersicht der Antidiarrhoika zur symptomatischen Therapie bei Diarrhö

Wirkstoffgruppen/Wirkstoffe	Wirkung	Kommentar
adsorbierende Mittel z. B. Kohle-Kompretten, Kaolin, Siliziumdioxid, Pectin, Tannin	Adsorption von Toxin und Bakterien und Ausscheidung mit dem Stuhl	bei infektiöser Diarrhö Wirkung fraglich
Opioide z. B. Loperamid (z. B. Imodium), Codein, Tinctura opii (Morphingehalt 1 %)	Hemmung der propulsiven Peristaltik und Reduktion der Flüssigkeitssekretion	Loperamid: Standardmedikament für alle Diarrhöformen, keine zentrale Wirkung Codein spielt aufgrund der Suchtgefahr für die chronische Diarrhö nur eine untergeordnete Rolle
Gallensäure-Binder z. B. Cholestyramin (z. B. Quantalan)	Bindung toxischer Gallensäuren durch Ionenaustauschharz und Ausscheidung mit dem Stuhl	Mittel der Wahl bei chologener Diarrhö bei Diarrhö durch Vagotomie, bei diabetischer Polyneuropathie
Somatostatin-Analogon z. B. Octreotid	Absorptionsförderung, Hemmung der Hormonwirkung und der Darmmotilität	Diarrhö bei endokrinen Tumoren
Pankreasfermentpräparate z. B. Kreon, Panzytrat	Fermentsubstitution	bei pankreatogener Diarrhö
Antibiotika z. B. Tetrazyklin	Reduktion der „Darmflora"	bei bakteriellen Kontaminationssyndrom (Syndrom der blinden Schlinge), evtl. bei diabetischer Diarrhö oder älteren Menschen kontraindiziert bei EHEC (Gefahr des akute Nierenversagens)

1.3.6 Blut im Stuhl

Formen:

- **Teerstuhl (Meläna):** schwarz verfärbter, klebriger, glänzender Stuhl (die Schwarzfärbung ist durch den bakteriellen Abbau des Blutes bedingt).
- **frische rote Darmblutung (Hämatochezie):** peranaler Abgang frischen Blutes (Blutauflagerung).
- **okkulte Blutung:** makroskopisch unsichtbare Blutung, die mithilfe von Teststreifen nachgewiesen werden kann.

Ätiologie: Die Ursachen für Blut im Stuhl sind äußerst vielfältig. Im Rahmen **okkulter Blutungen,** die in der Regel auf geringe Blutverluste von < 10 ml/Tag hinweisen, kommen Blutungsquellen ausgehend vom Oropharynx bis zur Analregion infrage (Abb. **E-1.2**).

Frisches Blut im bzw. auf dem Stuhl findet sich typischerweise bei unteren GI-Blutungen (z. B. Hämorrhoiden), in 10 % aber auch bei massiver oberer GI-Blutung (s. S. 568).

Teerstuhl entsteht bei Blutungen > 100 ml/Tag und Fermentierung des Blutes im Darm von > 5 Stunden, daher ist Teerstuhl meist Zeichen einer oberen GI-Blutung (s. S. 569). Bei träger Darmpassage kann er aber auch bei Blutungen aus tieferen Darmabschnitten auftreten.

▶ **Merke:** Die Blutungsform (Meläna, Hämatochezie oder okkulte Blutung) erlaubt keinen sicheren Rückschluss auf die Blutungslokalisation; bei allen Formen kann es sich sowohl um eine obere, als auch um eine untere gastrointestinale Blutung handeln.

Diagnostik: Die **Basisdiagnostik** umfasst Anamnese (z. B. Fragen nach Begleitsymptomen, Vorerkrankungen, Medikamenteneinnahme), klinische Untersuchung (wie Inspektion Oropharynx, rektale Untersuchung: Blut am Fingerling?) und Laborscreening (Hb, Serumeisen, Ferritin, Gerinnungsparameter). Bei V. a. auf eine obere und/oder untere GI-Blutung wird eine **Ösophagogastro-Duodenoskopie bzw. eine Rekto-Sigmoidoskopie** oder **Ileokoloskopie** durchgeführt. Ist die Diagnose anhand dieser Maßnahmen nicht zu stellen, werden weiterführende diagnostische Maßnahmen (z. B. Mesenterikographie, Kapselendoskopie, Abdomenübersicht) notwendig.

⊚ E-1.2

⊚ E-1.2 **Mögliche Ursachen bei okkultem Blut im Stuhl**

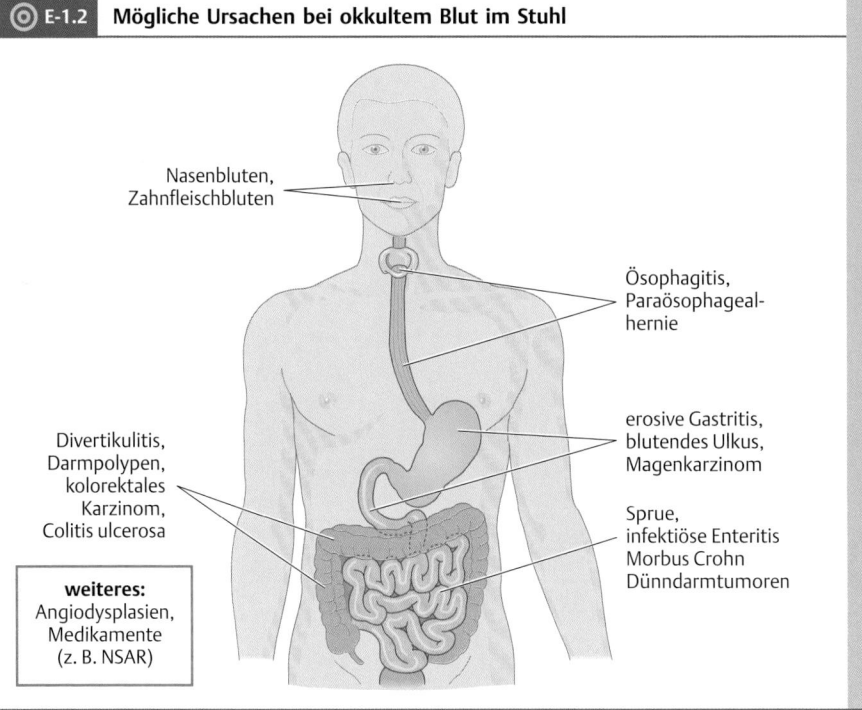

Nasenbluten, Zahnfleischbluten

Ösophagitis, Paraösophageal-hernie

erosive Gastritis, blutendes Ulkus, Magenkarzinom

Divertikulitis, Darmpolypen, kolorektales Karzinom, Colitis ulcerosa

Sprue, infektiöse Enteritis Morbus Crohn Dünndarmtumoren

weiteres: Angiodysplasien, Medikamente (z. B. NSAR)

▶ **Merke:** Nach Einnahme bestimmter Medikamente (z. B. Eisen, Kohle, Wismut) bzw. Lebensmittel (z. B. Spinat, Heidelbeeren) kann es zu einer harmlosen Schwarzfärbung des Stuhls kommen.

◀ Merke

Therapie: Die Therapie hat sich nach der Ursache zu richten.

Therapie: gezielte Therapie entsprechend Ursache.

1.4 Leitsymptome bei Erkrankungen des Anorektums

1.4.1 Pruritus ani

1.4 Leitsymptome bei Erkrankungen des Anorektums

1.4.1 Pruritus ani

▶ **Definition:** Nur ein **persistierender** perianaler Juckreiz ist pathologisch. Er führt infolge Schlaflosigkeit und Übermüdung häufig zu Nervosität und Reizbarkeit.

◀ Definition

Ätiologie und Klinik: Ekzembedingter Juckreiz führt häufig zu sichtbaren Kratzeffekten. Juckreiz fördernd wirken eine erhöhte Hautdurchblutung und Fieber. Ferner können ein Trichteranus, Adipositas, eine Ektoparasitose oder mangelnde Analhygiene eine juckreizverursachende Perianitis bedingen (Tab. **E-1.23**).

Ätiologie: s. Tab. **E-1.23**.

Diagnostik: Eine perianale Mykose (Candida albicans) sollte durch eine Pilzkultur ausgeschlossen werden. Sie ist nicht selten durch eine externe oder interne Kortikosteroidapplikation bedingt. Probeexzision, Kutan- und ggf. Scratchtestung, Bakteriologie, Abklatschpräparate auf Oxyuren, Lues-Serologie und Blutbild (Eosinophilie) ergänzen die endoskopische Diagnostik.

Diagnostik: Ausschluss einer perianalen Mykose. Probeexzision, Kutan-, ggf. Scratchtestung, Bakteriologie, Abklatschpräparat (Oxyuren), Lues-Serologie, Blutbild (Eosinophilie), Endoskopie.

Therapie: Pruritus ani ist häufig Ausdruck einer mangelhaften Analhygiene. Eine gründliche **Reinigung** nach Defäkation sowie **Sitzbäder** (z. B. in Eichenrindenextrakt) schaffen daher Erleichterung. Ansonsten sind auslösende Ursachen zu beseitigen.

Therapie: auslösende Ursache beseitigen. Sorgfältige Analhygiene und Sitzbäder sind hilfreich.

☰ E-1.23	Ursachen des Pruritus ani
systemische Erkrankungen	Parasitosen (z. B. Oxyuren), Tuberkulose, Lues, Diabetes mellitus, Gicht, Leukämie, Diarrhö (z. B. Morbus Crohn, Colitis ulcerosa), Ikterus
lokalisierte anorektale Erkrankungen	Hämorrhoiden, Analfisteln, Analfissuren, Marisken, Condylomata acuminata, Condylomata lata, Analkarzinome, Morbus Paget, Morbus Bowen, Anal- oder Rektumprolaps, radiogene Proktitis/Anitis
Dermatosen	Hyperhidrosis, Mykosen, Erythrasma, Psoriasis (isomorpher Reizeffekt), toxisches Exanthem (z. B. Seife), langdauernde lokale Kortikoidtherapie
Allergien	Arzneimittel (z. B. Laxanzien, Salben, Heroin), Nahrungsmittel (z. B. Gewürze, Süßigkeiten), Genussmittel (z. B. Alkohol, Nikotin, Koffein), Parfümstoffe (z. B. Intimspray, Toilettenpapier)
psychogene Erkrankungen	Depressionen, Hysterie, Anorektalphobie, Analneurose
Besonderheiten	wollene Unterwäsche, Trichteranus

▶ Merke

> ▶ **Merke:** Kortisonhaltige Salben erleichtern die Entwicklung einer Mykose und sollten daher nicht zur Anwendung kommen.

1.4.2 Analinkontinenz (Stuhlinkontinenz)

1.4.2 Analinkontinenz (Stuhlinkontinenz)

▶ Definition

> ▶ **Definition:** Eine Analinkontinenz führt zu einer Stuhlinkontinenz verschiedener Schweregrade. Stuhlinkontinenz bezeichnet die Unfähigkeit, den Stuhl bis zur willentlichen Defäkation zurückzuhalten. Bis zu 3 % der Bevölkerung klagen über einen unfreiwilligen Stuhlabgang.

Ätiologie: Die Schädigung des Kontinenzorgans kann auf verschiedenen Ebenen erfolgen (Tab. **E-1.24**).

Ätiologie: Eine Störung des Kontinenzorgans kann auf verschiedenen Ebenen erfolgen. Ursächlich kann z. B. eine Überlaufinkontinenz sein, z. B. bei Einnahme von Ballaststoffen ohne ausreichende Flüssigkeitszufuhr, wodurch es zu einer vermehrten Flüssigkeitsabsonderung auf den Dehnungsreiz hin kommt. Weiterhin können eine muskuläre Schädigung, eine Zerebralsklerose, eine chronische Durchfallerkrankung oder ein Verlust sensibler Rezeptoren (Whitehead-Anus nach Operation) zugrunde liegen (weiteres s. Tab. **E-1.24**).

Klinik:
Schweregrade der Stuhlinkontinenz:
- **Grad I:** Winde
- **Grad II:** flüssiger Stuhl
- **Grad III:** fester Stuhl.

Klinik: Man unterscheidet folgende **Schweregrade** der Stuhlinkontinenz:
- **Grad I:** unkontrollierter Abgang von Winden
- **Grad II:** unkontrollierter Abgang von flüssigem Stuhl
- **Grad III:** unkontrollierter Abgang von festem Stuhl.
Eine Sonderform ist das isolierte Stuhlschmieren (Abgang geringster Stuhlmengen). Das Urge-Symptom beschreibt die Notwendigkeit zum sofortigen Toilettengang bei Stuhldrang.

☰ E-1.24	Ursachen der Analinkontinenz
funktionell	idiopathische Inkontinenz, Rektumprolaps, Diarrhö, Colon irritabile, Laxanzienabusus, Überlaufinkontinenz
neurologisch	vaskuläre und degenerative Erkrankungen des ZNS, multiple Sklerose, Querschnittlähmung, Diabetes mellitus, Tabes dorsalis, Kompression der Cauda equina
entzündlich	Morbus Crohn, Colitis ulcerosa, venerische Infektionen, Fisteln, Strahlenproktitis
traumatisch	Dammriss, Operationen (Karzinom, Hämorrhoiden 3. Grades, Fisteln, Abszesse, Fissuren, Colitis ulcerosa), Korrektur kongenitaler Defekte (Morbus Hirschsprung, Atresien), Pfählungsverletzungen, Beckenringfrakturen
neoplastisch	Analkarzinom, Rektumkarzinom
ischämisch	ischämische Proktitis
kongenital	Atresien, Meningomyelozele
myopathisch	Dystrophia myotonica, Dermatomyositis, hyperthyreote Myopathie

Diagnostik: Zur Basisdiagnostik zählen Anamnese, körperliche Untersuchung (einschließlich rektal-digitaler Untersuchung und Beurteilung des Sphinktertonus), Prokto-/Rekto-/Sigmoidoskopie und Rektummanometrie. Defäkogramm und MRT des Sphinkterapparates kommen je nach Verdacht ergänzend hinzu.

Therapie: Die Allgemeinmaßnahmen umfassen Stuhlregulierung und pflegerische Maßnahmen. Antidiarrhoika wie Loperamid erhöhen den Tonus des M. sphincter ani internus. Beckenbodengymnastik und Elektrostimulation sind weniger überzeugend als das Biofeedback-Training, das der Kräftigung der Willkürkontraktion des M. sphincter ani externus dient. Alternativ sind chirurgische Verfahren zur Wiederherstellung der Sphinkterfunktion in Erwägung zu ziehen.

Diagnostik: Anamnese, körperliche Untersuchung, ggf. Prokto-/Rekto-/Sigmoidoskopie, Rektummanometrie.

Therapie: Allgemeinmaßnahmen: Stuhlregulierung und pflegerische Maßnahmen. Loperamid und Biofeedback-Training dienen der Kräftigung des M. sphincter ani externus.

2 Ösophagus

2.1 Anatomie und Physiologie

Anatomie: Der ca. 25 cm lange Ösophagus beginnt in Höhe des Ringknorpels und endet an der Kardia. Der Ösophagus ist bis zur sog. **Ora serrata** (Z-Linie) mit **Plattenepithel** ausgekleidet; die Ora serrata stellt den Übergang zum Zylinderepithel der Kardia dar, sie verläuft 2–3 cm oberhalb der anatomischen Kardia und ist, insbesondere bei einer axialen Hernie, als ringförmige Struktur (Schatzki-Ring) ausgebildet. Die Wand des Ösophagus besteht aus der Mukosa, Submukosa, Muskularis und Adventitia, im Gegensatz zu den anderen Abschnitten des Gastrointestinaltraktes fehlt dem Ösophagus der Serosaüberzug.

Als **physiologische Engen** werden der Ösophagusmund (oberer Ösophagussphinkter), die **leichte Einengung in Höhe des Aortenbogens** und der **untere Ösophagussphinkter** bezeichnet. Sie stellen **Prädilektionsstellen für Malignome** dar (Abb. **E-2.1**).

2 Ösophagus

2.1 Anatomie und Physiologie

Anatomie: Der ca. 25 cm lange Ösophagus reicht vom Ringknorpel bis zur Kardia. Die Auskleidung der Speiseröhre mit **Plattenepithel** reicht bis zur **Ora serrata** (Z-Linie), der Grenze zum Zylinderepithel des Magens.

Die 3 physiologischen Engen (Abb. **E-2.1**) stellen **Prädilektionsstellen für Malignome dar.**

⊚ **E-2.1** | **Physiologische Engen des Ösophagus und mögliche Ursachen einer ösophagealen Dysphagie**

⊚ E-2.1

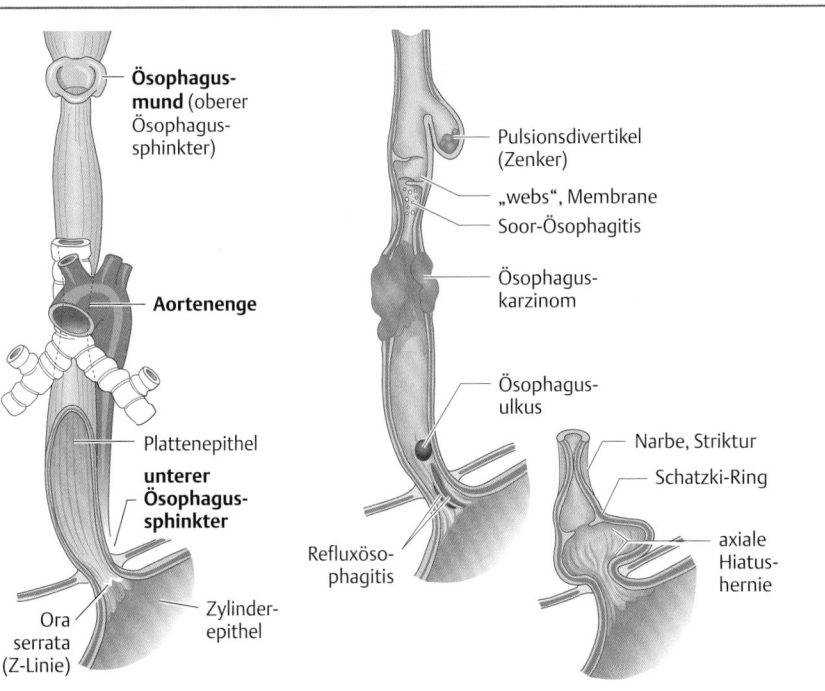

a Physiologische Engen.

b Mögliche Ursachen einer ösophagealen Dysphagie.

Physiologie: Peristaltik und Antireflux-mechanismen: Durch **gerichtete peristaltische Wellen** werden Nahrung und Flüssigkeit in den Magen befördert. Die Kardiamuskulatur verhindert den Reflux von Mageninhalt in den Ösophagus.

Physiologie: Peristaltik und Antirefluxmechanismen: Primäre Aufgabe der Speiseröhre ist der aktive Transport der Nahrung, auch gegen die Schwerkraft, in den Magen (**gerichtete = primäre Peristaltik**). Bei einer Reihe von funktionellen Erkrankungen ist die gerichtete Peristaltik gestört, wobei der Übergang zu organischen Läsionen fließend ist, wenn das Prinzip der „Einbahnstraße" verlassen wird. Sekundäre und tertiäre Peristaltik (Kräuselperistaltik) sind nicht durchlaufend und und tragen nicht zur **ösophagealen Clearance** (Transport von Säurereflux wieder zurück in den Magen) bei. Die Kardiamuskulatur verhindert als funktioneller Sphinkter physiologischerweise einen Reflux von Mageninhalt in die Speiseröhre.

2.2 Diagnostische Methoden

2.2.1 Anamnese

2.2 Diagnostische Methoden

2.2.1 Anamnese

Normalerweise spürt der Patient die Nahrungspassage der Speiseröhre nicht. Wichtige anamnestische Fragen bei V. a. eine Ösophaguserkrankung sind: Einschluckstörung? Dysphagie? Schmerzen?

Wichtige anamnestische Fragen bei V. a. eine Ösophaguserkrankung sind: Einschluckstörung? Dysphagie? Schmerzen?
Normalerweise spürt der Patient die Nahrungspassage der Speiseröhre nicht. Kommt es zum „Verschlucken", liegt meist eine **„Einschluckstörung"** in Höhe des Ösophagusmundes vor. Hat der Patient das Gefühl, dass die Nahrungspassage nach dem Schluckakt nicht glatt erfolgt (**Dysphagie**), ist das Speiseröhrenlumen eingeengt. **Schmerzen** bei der Nahrungspassage oder zwischen den Mahlzeiten sind ein wichtiger Hinweis auf Motilitätsstörungen. Von der Umwelt wahrgenommener Mundgeruch kann ebenso wie eine verlängerte Nahrungsaufnahme bei den Mahlzeiten oder eine Nahrungsumstellung von fester über breiige zu flüssiger Kost Hinweis auf eine Stase der Nahrung in der Speiseröhre sein. Jede anhaltende Störung der Ösophaguspassage geht mit einem Gewichtverlust einher.

2.2.2 Apparative Diagnostik

Ösophagoskopie

Prinzip und Indikationen: Endoskopische Inspektion des Ösophagus, bei V. a. Refluxkrankheit, Ösophaguskarzinom.

2.2.2 Apparative Diagnostik

Ösophagoskopie

Prinzip und Indikationen: Endoskopische Inspektion des Ösophagus im Rahmen der Ösophago-Gastro-Duodenoskopie (ÖGD) und ggf. Entnahme von Gewebsproben mittels Zange. Bei V. a. Refluxkrankheit, Ösophagus- bzw. Kardiakarzinom, Odynophagie. Röntgenuntersuchungen (s. u.) sind indiziert, wenn eine ÖGD unmöglich ist (z. B. Stenose) oder zusätzliche Informationen erwartet werden (z. B. Fistel).

Barium-Breischluck (Ösophagusbreipassage)

Prinzip: Darstellung des Schluckaktes der tubulären Speiseröhre und des ösophagealen Übergangs mit Bariumsulfat.

Barium-Breischluck (Ösophagusbreipassage)

Prinzip: Darstellung des Schluckaktes der tubulären Speiseröhre und des gastro-ösophagealen Übergangs mit Bariumsulfat (röntgenpositives Kontrastmittel) im Liegen, Stehen und in Kopftiefage (= Einfachkontrast), eventuell ergänzt durch eine Buscopan-Hypotonie (durch die i. v. Gabe von Buscopan wird die Peristaltik gehemmt und die glatte Muskulatur weitgestellt). Beim Doppelkontrast werden Luft und CO_2 (röntgennegative Kontrastmittel) zugesetzt, um das Schleimhautrelief besser darstellen zu können (z. B. bei Soor, Frühkarzinom).

Indikationen: Schluckstörungen.

Indikationen: Schluckstörungen, V. a. Ösophagus- oder Kardiakarzinom, Kardiomegalie, Achalasie (s. Abb. **E-2.2**, S. 469).

▶ Merke

▶ **Merke:** Bei Verdacht auf Perforation oder Fistel ist die Anwendung von Barium oder nichtresorbierbarem Kontrastmittel kontraindiziert!

Gastrografinschluck

Prinzip und Indikationen: Ösophagusdarstellung mit wasserlöslichem Kontrastmittel, z. B. bei V.a ösophago-tracheale Fistel.

Gastrografinschluck

Prinzip und Indikationen: Darstellung des Ösophagus mit wasserlöslichem Kontrastmittel. Bei Schluckstörungen, insbesondere bei V. a. ösophago-tracheale Fistel bzw. bei Z. n. Bougierung oder Dilatation zum Ausschluss einer Perforation.

2.2.3 Sphinkterfunktionsdiagnostik

2.2.3 Sphinkterfunktionsdiagnostik

☰ E-2.1	Spinkterfunktionsuntersuchungen		
Untersuchung	*Prinzip*	*Indikationen*	*typische Befunde*
Ösophagusmano-metrie (inkl. Mehr-punktmanometrie [mehrere Sondenöff-nungen], Durchzugs-manometrie)	Messung der ösophagealen Druckabläufe mittels mehrerer, zu einer Sonde zusam-mengefasster Katheter von etwa 5 mm Durchmesser. Der Katheter mit mehreren Öffnungen wird in Abständen von etwa 0,5–1 cm aus dem Magen durch die Sphinkterregion in die Speiseröhre zurückgezogen (Durchzugsmanometrie). Die registrierten Drucke werden durch einen Druckwandler in elektrische Signale umgewandelt	Dysphagie nach Ausschluss einer organischen Stenose Brustschmerz nach Aus-schluss einer kardialen Ursache Achalasie vor und nach pneumati-scher Kardiadehnung vor Antireflux-Operationen	z. B. erhöhter Sphinkter-druck bei Achalasie erniedrigter Sphinkterdruck bei Sklerodermie fehlende Peristaltik im oberen Ösophagusdrittel bei Dermatomyositis
Stimulation mit Pentagastrin (Pharmako-manometrie)	Versuch der Stimulation des unteren Ösophagussphinkters mit Pentagastrin i. v. Liegt eine schwere Insuffizienz vor, ist der UÖS nicht mehr stimulierbar	Überprüfung der Tonisierbarkeit prä- und postoperativ V.a Sphinkterinsuffizienz, die zum Reflux führt	Bei fehlendem Druckanstieg nach Pentagastringabe besteht eine Operations-indikation
Ösophagus-pH-Metrie	Messung der intraösophagealen pH-Werte kontinuierlich über 24 h (24-pH-Metrie), über eine pH-Elektrode, die 5 cm oberhalb der Kardia platziert wird. Die Daten werden mithilfe eines batteriebetriebenen trag-baren Aufzeichnungsgerätes gespeichert	Nachweis einer Reflux-krankheit bei negativer Endoskopie V. a. nächtliche Aspiration fehlendes Ansprechen auf eine PPI-Therapie	Pathologisch ist ein pH-Wert < 4 während > 5 % der Messzeit
Messung der Säureclearance	pH-Metrie der Speiseröhre nach Installa-tion eines Bolus n/10 Salzsäure, physio-gischerweise ist nach 2–3 Schluckakten der Bolus in den Magen befördert	V. a. Motilitätsstörungen des Ösophagus	Bei Motilitätsstörungen im Rahmen einer Refluxkrank-heit kommt es zu einer ver-zögerten Säureclearance
Reflux-Szintigraphie	Installation eines radioaktiven Markers (meist Technetium) in den Magen und Darstellung eines Refluxes in Kopftieflage	V. a. Refluxkrankheit	s. Prinzip
Bernstein-Test (Säureperfusion der Speiseröhre)	Instillation von n/10 Salzsäure im Wechsel mit physiologischer Kochsalzlösung. Normalerweise ist der Patient in der Lage zwischen NaCl und HCl-Gabe (schmerz-haft) zu unterscheiden	endoskopisch negative Refluxkrankheit – wird heute kaum mehr durch-geführt	Registrierung schmerzhafter Sensationen bei Reflux-krankheit der Speiseröhre

2.3 Funktionelle Motilitätsstörungen

2.3 Funktionelle Motilitätsstörungen

2.3.1 Achalasie

2.3.1 Achalasie

▶ **Definition:** Fehlen der schluckreflektorischen Erschlaffung des unteren Ösophagussphinkters bei erhöhtem Ruhedruck und Fehlen einer gerichteten Peristaltik.

◀ Definition

Epidemiologie: Der Häufigkeitsgipfel liegt zwischen dem 40.–50. Lebensjahr. Die jährliche Inzidenzrate beträgt 1 : 100 000.

Epidemiologie: Die Achalasie ist selten (1 : 100 000/Jahr).

Ätiopathogenese: Der Achalasie liegt eine neuromuskuläre Erkrankung der gesamten Speiseröhre zugrunde, die auf eine partielle parasympathische De-nervierung des Plexus myentericus Auerbach zurückzuführen ist. Die Ätiologie der häufigeren **primären Achalasie** ist unklar; meist, aber nicht immer, lässt sich eine Reduktion der Ganglienzellzahl nachweisen. Die seltenere **sekundäre Achalasie** findet sich bei den „Achalasia-like-syndroms", der Chagas-Krankheit und paraneoplastisch, wenn durch das Tumorwachstum die intramuralen Ple-xus zerstört wurden (Pseudoachalasie) (Tab. **E-2.2**). Pathogenetisch fehlt die gerichtete (propulsive) Peristaltik, jegliche peristaltische Aktivität läuft simul-tan ab **(tertiäre Kontraktionen)**. Auf einen Schluckakt hin erschlafft der untere

Ätiopathogenese: Neuromuskuläre Erkrankung der gesamten Speiseröhre, die auf eine partielle parasympathische Denervierung des Plexus myentericus Auerbach zurückzuführen ist. Die Ätiologie der **primären Achalasie** ist unklar, eine **sekundäre Achalasie** findet sich z. B. bei der Chagas-Krankheit und gelegentlich beim Kardiakarzinom (Tab. **E-2.2**).

≡ E-2.2　Ätiologie der Achalasie

primäre Achalasie	***sekundäre Achalasie***
■ familiäre oder angeborene Form ■ idiopathische Form (häufig) 　– Autoimmunprozess? 　– virale Infektion?	■ Achalasia-like syndroms" 　– Sarkoidose, Amyloidose, Postvagotomiesyndrom, chronisch idiopathische 　　Pseudoobstruktion ■ Chagas-Krankheit (Befall des unteren Ösophagus mit Trypanosoma cruzi; 　v. a. in Südamerika) ■ Pseudoachalasie (paraneoplastisch) 　– Ösophaguskarzinom, Magenkarzinom, Bronchuskarzinom, Lymphom

Ösophagussphinkter (UÖS) unzureichend (Kardiospasmus), bei gleichzeitig erhöhtem Ruhedruck. Es resultiert eine Nahrungsretention mit Ausbildung eines Megaösophagus.

Klinik und Komplikationen: Leitsymptom ist die **Dysphagie für flüssige und feste Speisen.** Retrosternalschmerz und Regurgitation unverdauter Nahrung sind häufig (nächtliche Aspiration mit rezidivierenden Bronchopneumonien möglich). Durch fortschreitende Einengung kommt es zum **Megaösophagus** mit Gewichtsverlust, bei kaum noch passierbarer Kardia. Mögliche Spätkomplikation ist die Entwicklung eines **Plattenepithelkarzinoms** der Speiseröhre (Krebsrisiko um den Faktor 10 erhöht, s. S. 480).

Klinik und Komplikationen: Leitsymptom ist die **Dysphagie für flüssige und feste Speisen,** die sich über Jahre hin entwickelt. Häufig treten **retrosternale Schmerzen** (spontan) und **Regurgitation** unverdauter Nahrung hinzu, nächtlicher Husten kann auf eine Aspiration im Liegen hinweisen (Gefahr der Aspirationspneumonie). Mit zunehmender Ausbildung eines **Megaösophagus** kommt es zu **Gewichtsverlust** (im Spätstadium liegt oft eine ausgeprägte Kachexie vor), da es dem Patienten nicht mehr gelingt, durch Nachtrinken von Flüssigkeit oder Pressmanöver die Nahrung durch die Engstellung der Kardia in den Magen zu befördern. Eine weitere Spätkomplikation ist die Ausbildung eines **Plattenepithelkarzinoms** (s. S. 480) im mittleren Ösophagusdrittel, das wegen der schon jahrelang bestehenden Dysphagie fast immer zu spät erkannt wird. Das Karzinomrisiko ist um den Faktor 10 höher als bei einem Kontrollkollektiv.

Diagnostik (Tab. **E-2.3**): Die Diagnose wird mittels **Barium-Breischluck** gesichert (Abb. **E-2.2**), Die **Endoskopie** dient dem Ausschluss eines Kardiakarzinoms.

Diagnostik (Tab. **E-2.3**): Die **Anamnese** ist wegweisend, die Diagnose wird röntgenologisch („**Barium-Breischluck**") (Tab. **E-2.3**, Abb. **E-2.2**) und endoskopisch gesichert. Eine endoskopisch sichtbare Flüssigkeitsretention kann erster Hinweis auf eine Achalasie sein. Die **Endoskopie** mit Biopsie dient primär dem **Ausschluss eines Kardiakarzinoms.**

Manometrisch beweisend sind:
■ eine fehlende Erschlaffung des UÖS
■ eine Erhöhung des Ruhedrucks
■ eine Überempfindlichkeit gegenüber Parasympathikomimetika.

Die **Ösophagusmanometrie** wird nur in Zweifelsfällen eingesetzt oder um die Wirksamkeit einer pneumatischen Dehnung zu überprüfen (prä-und postoperativ). Sie dient v.a der Differenzierung zwischen **Achalasie** und **diffusem Ösophagospasmus** (s. u.). **Beweisend** für eine Achalasie sind eine fehlende Erschlaffung des UÖS, eine Erhöhung des Ruhedrucks sowie eine Überempfindlichkeit gegenüber Parasympathomimetika.

Differenzialdiagnose: In erster Linie ist an ein Ösophagus- oder Kardiakarzinom zu denken.

Differenzialdiagnose: In erster Linie ist ein Ösophagus- oder Kardiakarzinom auszuschließen, das bei Zerstörung der intramuralen Plexus eine sekundäre Achalasie induzieren kann. Dann bereitet aber die endoskopische Passage in den Magen Probleme und es besteht die Gefahr einer iatrogenen Perforation

≡ E-2.3　Diagnostisches Vorgehen und typische Befunde

1. Anamnese und Klinik
■ Dysphagie (Beschwerden seit Jahren), Regurgitation, Aspiration, retrosternales Brennen/Druckgefühl
■ nächtlicher Husten
■ Gewichtsabnahme

2. Radiologie (Barium-Breischluck)
■ verzögerte Entleerung
■ Stenose im terminalen Ösophagus
■ prästenotische Ösophagusdistension (sog. „Sektglasform")

3. Endoskopie
■ dilatierter atonischer Ösophagus
■ leicht passierbare „Stenose" des UÖS
■ Flüssigkeits- und Nahrungsretention, „Retentionsösophagitis" (gelegentlich Soorösophagitis)
■ Probeexzisionen zum Ausschluss einer sekundären Achalasie bei Kardiakarzinom!

4. Manometrie
■ inkomplette oder fehlende Erschlaffung des UÖS
■ fakultativ hyper-/normotoner UÖS-Ruhedruck
■ verminderte und verlängerte Kontraktionsamplituden
■ simultane und repetitive Kontraktionen (vigorous Achalasie = zu Beginn der Erkrankung)
■ amotiler Ösophaguskörper (amotile Form = im Endstadium der Erkrankung)

⊚ **E-2.2** | **Megaösophagus bei Achalasie** | ⊚ **E-2.2**

Differenzialdiagnose: Achalasie – Kardiakarzinom

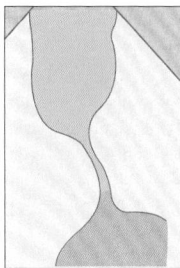 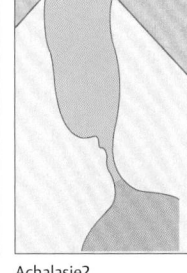 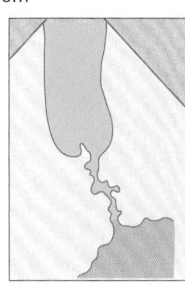 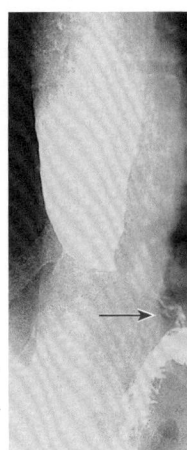

fast immer Achalasie Achalasie?   immer Karzinom
       Kardiakarzinom?

Je nach Ausbildung eines Megaösophagus werden bei der Bariumdarstellung drei Schweregrade unterschieden. Im **Stadium I** ist eine unkoordinierte Motorik (tertiäre Kontraktionen) bei Flüssigkeitsretention, im **Stadium II** eine Dilatation und im **Stadium III** (dekompensierte Achalasie) eine massive Nahrungsretention nachweisbar. Kennzeichnend für alle Stadien ist eine trichterförmige Engstellung des ösophagokardialen Übergangs (Sektglasform) bei Megaösophagus (→) mit fehlendem oder stark verzögertem Übertritt des Kontrastmittels in den Magen.

(z. B. bei Dilatationsbehandlung, Tab. **E-2.4**). Auch seltene Motilitätsstörungen wie der Nussknacker-Ösophagus oder ein hypertensiver UÖS kommen infrage, diese werden manometrisch differenziert.

Therapie: Nifedipin oder Isosorbiddinitrat sind nur im Anfangsstadium hilfreich (senken den Druck im UÖS). Bei Patienten mit **geringem Operationsrisiko** ist die Methode der Wahl die mechanische Aufweitung des eng gestellten Kardiasegments als **pneumatische Dilatation** mit einer Ballonsonde. Diese Therapie führt in bis zu 90 % der Fälle zum Erfolg und kann in mehrjährigen Intervallen wiederholt werden. Das Perforationsrisiko liegt bei ca. 1 %, daher ist immer eine nachfolgende radiologische Kontrolle mit wasserlöslichem Kontrastmittel notwendig (Abb. **E-2.3**). Ist die pneumatische Dilatation nicht erfolgreich, kann eine **Heller-Myotomie** (Längsspaltung der Sphinktermuskulatur), häufig in Kombination mit einer Antirefluxoperation, durchgeführt werden (heute in der Regel laparoskopisch).

Bei **hohem Operationsrisiko** oder Ablehnung einer Operation werden neuerdings endoskopisch 4-Quadranteninjektionen mit insgesamt 100 E **Botulinumtoxin** (z. B. Botox, Dysport) vorgenommen (das Toxin hemmt die Azetylcholinfreisetzung aus den peripheren Nervenendigungen und führt damit zur Senkung des Sphinktertonus). Der Effekt hält etwa 6–12 Monate an und muss bei Bedarf wiederholt werden, die Wirkung lässt jedoch bei wiederholter Anwendung nach.

Therapie: Nifedipin ist nur im Anfangsstadium hilfreich. Bei Patienten mit **geringem Operationsrisiko** ist Ziel der Behandlung eine mechanische Aufdehnung (Sprengung) der Kardiamuskulatur (**pneumatische Dilatation**, Abb. **E-2.3**). Ist diese nicht erfolgreich, wird eine **Heller-Myotomie** (Längsspaltung der Sphinktermuskulatur) durchgeführt.

Neuerdings werden bei Patienten mit **hohem Operationsrisiko** endoskopisch Injektionen mit **Botulinumtoxin** (z. B. Botox, Dysport) vorgenommen, der Effekt hält etwa 6–12 Monate an.

▶ **Merke:** Wegen der Gefahr eines sich entwickelnden Plattenepithelkarzinoms sollten endoskopische Kontrolluntersuchungen des Ösophagus in Abständen von 3–5 Jahren durchgeführt werden.

◀ **Merke**

≡ **E-2.4** | **Differenzierung Achalasie – Ösophagusneoplasie** | ≡ **E-2.4**

	Achalasie	*Ösophagusneoplasma*
spontaner Retrosternalschmerz	ja	nein
rasche Zunahme der Dysphagie	nein	ja
Dysphagie nur für feste Speisen	nein	ja
Besserung bei langsamem Essen	ja	nein
Schmerzen bei Beginn des Essens	nein	ja

⊚ E-2.3

⊚ E-2.3 **Mechanische Aufweitung der Kardiamuskulatur mit einem pneumatischen Dilatator**

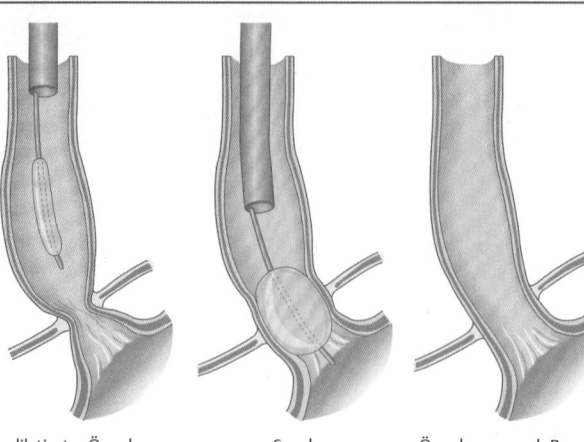

In der Regel wird mit dem Dilatator bei einem Druck von 300 mmHg mehrfach (im Abstand von einigen Tagen) eine „Kardiasprengung" vorgenommen.

dilatierter Ösophagus vor Aufdehnung   Sonde nach Aufdehnen   Ösophagus nach Beendigung der Behandlung

▶ **Klinischer Fall**

▶ **Klinischer Fall:** Der 74-jährige Patient klagte seit seinem 38. Lebensjahr über Schluckbeschwerden sowohl für flüssige wie für feste Speisen. Gelegentlich traten krampfartige retrosternale Schmerzen auf. Mit 45 Jahren wurde röntgenologisch eine Achalasie diagnostiziert und eine pneumatische Dehnung vorgenommen. Diese Therapie wurde mehrfach im Abstand von einigen Jahren wiederholt, letztmals vor 8 Jahren.
Bei einer Röntgenaufnahme vor einigen Wochen wegen anhaltendem Gewichtsverlust fand sich ein mit Speisen gefüllter Megaösophagus. Endoskopisch konnte ein ausgedehntes, zentral nekrotisch zerfallendes Plattenepithelkarzinom in Ösophagusmitte bei unverändert bestehender Achalasie mit Flüssigkeits- und Nahrungsretention nachgewiesen werden. Im CT fanden sich vergrößerte Hiluslymphknoten, sonographisch Lebermetastasen, weshalb auf eine tumororientierte Therapie verzichtet wurde.

2.3.2 Diffuser idiopathischer Ösophagusspasmus und hyperkontraktiler Ösophagus

2.3.2 Diffuser idiopathischer Ösophagusspasmus und hyperkontraktiler Ösophagus

▶ **Definition**

▶ **Definition:** Spastische Kontraktionen des Ösophagus **(diffuser Ösophagusspasmus)** bzw. verstärkte und verlängerte Ösophaguskontraktionen **(hyperkontraktiler Ösophagus, sog. Nussknacker-Ösophagus)** lösen plötzlich einsetzende heftige retrosternale Schmerzen in Verbindung mit einer Dysphagie aus.

Epidemiologie: Beide Erkrankungen betreffen meist ältere Menschen.

Ätiopathogenese: Die Ursache der spastischen Kontraktionen ist unklar. Simultan ablaufende Kontraktionen mit hoher Amplitude bei unauffälligem UÖS (DD Achalasie) können zu einer Boluseinklemmung führen. Es bestehen fließende Übergänge zum hyperkontraktilen Ösophagus.

Ätiopathogenese: Die Ursache der spastischen Kontraktionen, die zur Ausbildung von epiphrenischen Divertikeln (vgl. S. 479) führen können, ist unklar. Der UÖS erschlafft im Gegensatz zur Achalasie regelrecht. Im Korpusteil der Speiseröhre finden sich abnorm kräftige und lang anhaltende simultan ablaufende Kontraktionen, die zu einer Boluseinklemmung führen können. Im unteren und mittleren Ösophagusdrittel lässt sich eine Hypertrophie der glatten Muskulatur nachweisen, die Nahrungspassage in den Magen wird letztlich jedoch nicht behindert. Offensichtlich bestehen fließende Übergänge zum hyperkontraktilen Ösophagus.

Klinik: Anfallsartig auftretende **retrosternale Schmerzen**, in 50 % während der Nahrungsaufnahme sowie **Dysphagie** (häufig nach kalten Getränken) sind kennzeichnend.

Klinik: Die Patienten klagen über **Schluckbeschwerden** und anfallsartige **retrosternale Schmerzen**, die in der Hälfte der Fälle während der Nahrungsaufnahme (häufig nach kalten Getränken) auftreten. Gelegentlich kommt es beim diffusen Ösophagusspasmus zu einer Boluseinklemmung mit konsekutiver Aphagie, selten zu Gewichtsverlust (bedingt durch die Angst vor Schmerzen bei Nahrungsaufnahme).

E-2.4 **Korkenzieher-Ösophagus (Pseudodivertikulose) bei diffusem idiopathischem Ösophagusspasmus (Barium-Breischluck)**

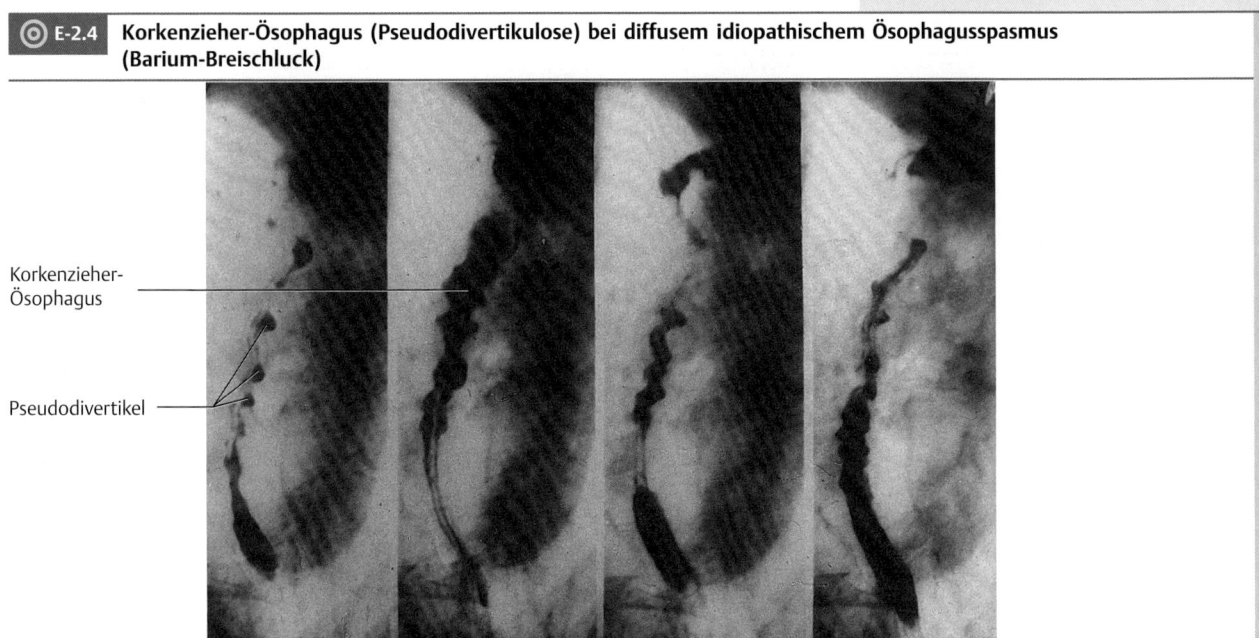

Korkenzieher-Ösophagus

Pseudodivertikel

▶ **Merke:** Bei allen Patienten mit unklaren retrosternalen Schmerzen und unauffälligem Belastungs-EKG bzw. Koronarangiogramm muss an einen idiopathischen diffusen Ösophagusspasmus und einen Nussknackerösophagus gedacht werden.

◀ Merke

Diagnostik: Da die Beschwerden nur intermittierend auftreten, kann die **Ösophagusbreipassage** unauffällig sein. Im Anfall findet sich beim **diffusen Ösophagusspasmus** das Bild der **Pseudodivertikulose** oder des **Korkenzieher-Ösophagus** (Abb. **E-2.4**), wobei die spastischen Kontraktionen durch Parasympathomimetika oder Pentagastrin provoziert werden können. Endoskopisch muss ein tumoröser Prozess ausgeschlossen werden. Die endgültige Diagnose wird **manometrisch** gestellt: bei der Druckmessung findet man abnorm hohe, langanhaltende Werte simultan ablaufender Kontraktionen bei normaler Sphinktererschlaffung. Beim **Nussknacker-Ösophagus** finden sich abnorm hohe Amplituden bei erhaltener Peristaltik.

Diagnostik: Im Anfall findet sich beim **diffusen Ösophagusspasmus** röntgenologisch das Bild der **Pseudodivertikulose** oder des **Korkenzieher-Ösophagus** (Abb. **E-2.4**). Beweisend ist die **Ösophagusmanometrie** (abnorm hohe Drucke bei normaler Sphinktererschlaffung). Der **Nussknacker-Ösophagus** zeigt abnorm hohe Amplituden bei erhaltener Peristaltik.

Differenzialdiagnose: In erster Linie ist differenzialdiagnostisch an eine hypermotile Form der Achalasie zu denken. Die Unterscheidung ist manometrisch möglich (Funktion des UÖS bei Achalasie gestört). Eine Angina pectoris sowie ein Kardiakarzinom sind auszuschließen.

Differenzialdiagnose: Sie umfasst die hypermotile Form der Achalasie, eine Angina pectoris und das Kardiakarzinom.

Therapie: Die anfallsartig auftretenden Schmerzen lassen sich durch Spasmolytika (z. B. Buscopan) kupieren, Nitropräparate (z. B. Isoket) oder Kalziumantagonisten (z. B. Dilzem) werden prophylaktisch 30 Minuten vor Nahrungsaufnahme empfohlen. Bei einer Boluseinklemmung wirken meist Buscopan oder Glukagon i. v.; ansonsten ist eine endoskopische Extraktion indiziert.

Therapie: Zur Prophylaxe wird die regelmäßige Einnahme von Nitrolangzeitpräparaten oder Kalziumantagonisten 30 Minuten vor Nahrungsaufnahme empfohlen. Bei einer Bolusobstruktion: Buscopan oder Glukagon i. v.

2.4 Refluxkrankheit des Ösophagus (GERD)

2.4 Refluxkrankheit des Ösophagus (GERD)

▶ **Definition:** Ein pathologischer Reflux (zu häufig, zu lange) von Mageninhalt in die Speiseröhre führt zur **gastroösophagealen Refluxkrankheit** (GERD = **g**astro**o**esophageal **r**eflux **d**isease).

◀ Definition

Epidemiologie: Die Prävalenz dieser in Schüben verlaufenden Krankheit nimmt mit dem Alter zu. Ca. ¼ der „gesunden" Bevölkerung leidet an einer Refluxkrankheit, davon entwickeln wiederum 10 % eine Refluxösophagitis.

Epidemiologie: Die Refluxkrankheit nimmt mit dem Alter zu, sie verläuft in Schüben.

☰ E-2.5 Ursachen und Auslöser von Reflux

Faktoren, welche die primäre (idiopathische) Refluxkrankheit verstärken oder auslösen
- Presbyösophagus (Motilitätsstörung des Ösophagus im Alter)
- Schwächung des Sphinkters durch Medikamente (z. B. Azetylsalizylsäure, Anticholinergika, Koronardilatanzien, Kontrazeptiva), Nahrungs- und Genussmittel (z. B. Fett, Nikotin, Gewürze, Pfefferminztee, Fruchtsäfte, konzentrierter Alkohol)
- Schwächung des Sphinkters durch endogene Hormone (z. B. Schwangerschaft)
- Überforderung des Sphinkters durch einen hohen Abdominaldruck (z. B. Adipositas [70 % der Refluxkranken], Obstipation, Aszites, Schwangerschaft)
- psychische Faktoren („Stress")

Ursachen einer sekundären Refluxkrankheit
- Zerstörung des Sphinkters durch operative Eingriffe (z. B. Heller-Myotomie oder Resektion der Kardia)
- Schwächung bzw. Zerstörung des Sphinkters bei internistischen Erkrankungen (z. B. Sklerodermie)
- Magenstase nach Operationen oder bei Pylorusstenose oder Duodenalstenose
- Erkrankungen mit lang dauerndem massivem Erbrechen (z. B. Hyperemesis gravidarum)
- Unreife des Sphinkterapparates bei Frühgeborenen

Grenzfälle primäre/sekundäre Refluxkrankheit
- ungünstige Körperhaltung (z. B. Immobilisation in Rückenlage)
- Intubation des Magens mit Nährsonde

Ätiopathogenese (Tab. **E-2.5**): Eine Überempfindlichkeit der Speiseröhre gegenüber aggressiven Noxen bedingt **Epitheldefekte im Rahmen des pathologischen Refluxes**. Voraussetzung ist ein **Verlust der Druckbarriere** zwischen dem Hochdrucksystem Abdomen und dem Niederdrucksystem Thorax durch eine **Insuffizienz des UÖS**. Die Refluxkrankheit geht immer mit **Motilitätsstörungen** einher (**gestörte ösophageale Clearance**).

Bei 95 % aller Patienten mit Refluxkrankheit findet sich eine Hiatushernie.

Klinik: Sodbrennen, vermehrtes Aufstoßen und **epigastrischer Schmerz** gelten als Leitsymptome, die durch verschiedene Faktoren (z. B. Liegen) verstärkt werden (s. Tab. **E-2.5**). Ein refluxbedingter **Spasmus** der Speiseröhrenmuskulatur kann zu anfallsartigen **retrosternalen Schmerzen** führen.

▶ Merke

Komplikationen:
- peptische Striktur
- marginales Ulkus
- Endobrachyösophagus (Barrett-Syndrom, Barrett-Ösophagus, s. S. 480)
- Adenokarzinom.

▶ Merke

Ätiopathogenese (Tab. **E-2.5**): Bis zu einem gewissen Grad ist Reflux von Mageninhalt physiologisch (z. B. nach Hefegebäck oder stark fruchtsäurehaltigem Weißwein). Ursache eines gesteigerten Refluxes ist eine Insuffizienz des UÖS (Kardia). Dieser resultiert aus einem **Verlust der Druckbarriere** zwischen dem Hochdrucksystem Abdomen und dem Niederdrucksystem Thorax. Die Refluxkrankheit geht immer mit **Motilitätsstörungen** einher, das heißt, das Refluat wird nur verzögert durch die peristaltische Aktivität wieder in den Magen befördert (**gestörte ösophageale Clearance**). Diese sekundären Motilitätsstörungen führen zum Leitsymptom Sodbrennen. Der in erster Linie **nachts** auftretende Reflux bei **erhöhter Schleimhautempfindlichkeit** gegenüber aggressiven Noxen führt zu Epithelschädigungen des Ösophagus bis hin zu Ulzera. Bei 95 % aller Patienten mit einer Refluxkrankheit findet sich eine Hiatushernie. Auch bei Patienten mit Asthma oder chronisch obstruktiver Lungenerkrankung findet sich oft ein pathologischer Reflux (kann eine reflektorische Bronchokonstriktion auslösen).

Klinik: Leitsymptome sind **Sodbrennen, vermehrtes Aufstoßen bzw. Aerophagie** (Verschlucken großer Mengen Luft, die durch Rülpsen wieder entweichen) und **epigastrischer Schmerz,** die z. B. durch Liegen, Nahrungsaufnahme, Alkohol- und Nikotinkonsum sowie Stress verstärkt werden können (s. Tab. **E-2.5**). Anfallsartige **retrosternale Schmerzen** (nichtkardialer Thoraxschmerz) können durch einen refluxbedingten **Spasmus** der Speiseröhrenmuskulatur bedingt sein. Eine chronische Laryngitis, chronischer Husten und rezidivierende Pneumonien (refluxassoziierte Atemwegserkrankungen) können Ausdruck eines nächtlichen Refluxes sein.

▶ **Merke:** Ein Symptomwandel mit **zunehmenden dysphagischen Beschwerden** weist auf **Komplikationen der Refluxkrankheit** hin (z. B. Ausbildung einer Striktur).

Komplikationen: Hierzu zählen die **peptische Striktur**, das **marginale Ulkus** an der Grenze zwischen Platten- und Zylinderepithel (Übergangsulkus) und der **Endobrachyösophagus** (Zylinderzellmetaplasie, auch Barrett-Syndrom oder Barrett-Ösophagus genannt, s. S. 480), auf dessen Boden sich zum einen ein Ulkusleiden (Barrett-Ulkus), zum anderen nach Jahren ein **Adenokarzinom** entwickeln kann.

▶ **Merke:** Man kann davon ausgehen, dass von 1000 Patienten mit Refluxsymptomen 100 eine Refluxösophagitis, 10 ein Barrett-Syndrom und einer ein Adenokarzinom entwickeln (Zehner-Regel).

90 % aller Patienten mit Endobrachyösophagus werden zufällig anlässlich einer endoskopischen Untersuchung entdeckt, weisen jedoch anamnestisch eine lange zurückliegende Refluxsymptomatik auf.

> ▶ **Merke:** In einem Endobrachyösophagus kann sich ein Ulkus, aber viele Jahre später auch ein Adenokarzinom entwickeln.

◀ **Merke**

Blutungen aus einer Refluxösophagitis sind selten und machen sich durch Kaffeesatzerbrechen bemerkbar; beim marginalen Ulkus und beim Barrett-Ulkus sind massive Blutungen oder eine Perforation des Geschwürs in ein Nachbarorgan möglich.

Als schwerste Komplikation kann es beim **marginalen oder Barrett-Ulkus** zu massiven Blutungen und zur Perforation kommen.

Diagnostik: Viele Patienten haben eine jahrelange Anamnese; die typischen klinischen Symptome sind in der Regel wegweisend, körperliche Untersuchung und Labordiagnostik meist unauffällig.

Diagnostik: Häufig wird eine jahrelange Anamnese angegeben, die typische Klinik führt oft schon zur Diagnose.

> ▶ **Merke:** Grundsätzlich sind zwei Fragen zu beantworten:
> 1. Besteht ein pathologischer Reflux?
> 2. Hat der Reflux die Ösophaguswand geschädigt?

◀ **Merke**

Die Auswirkungen des pathologischen Refluxes auf die Ösophagusschleimhaut sind nur **endoskopisch** verifizierbar.
- **Einteilungen:** Gemäß dem endoskopischen Befund werden bei der **GERD** eine nicht erosive, endoskopisch negative Form (**NERD**) und eine erosive Form (**ERD**), dem alten Begriff der Refluxösophagitis entsprechend, unterschieden. Die **ERD** wird nach **Savary und Miller** in **4 Schweregrade** eingeteilt (Abb. **E-2.5**). Eine neuere Einteilung der Refluxkrankheit, die **Los Angeles-Klassifikation** (Abb. **E-2.6**), orientiert sich an der Größe der Erosionen und dem zirkumferenziellen Befall. In Deutschland findet zunehmend die **MUSE-Klassifikation** (M = Metaplasie, U = Ulkus, S = Striktur, E = Erosion) Verwendung, die im Gegensatz zur Los Angeles-Klassifikation auch die Komplikationen der Refluxkrankheit berücksichtigt.

Veränderungen der Ösophagusmukosa sind nur **endoskopisch** fassbar.
- **Einteilungen:** Gemäß dem endoskopischem Befund wird die Refluxösophagitis nach **Savary und Miller** in **4 Schweregrade** eingeteilt (Abb. **E-2.5**). Zur **Los Angeles-Klassifikation** s. Abb. **E-2.6**.

> ▶ **Merke:** Es besteht keine Korrelation zwischen endoskopischem Befund und Ausmaß der Beschwerden.

◀ **Merke**

Spezialuntersuchungen wie: Manometrie, 24-Stunden-pH-Metrie, Szintigraphie und Bestimmung der Säureclearance (Tab. **E-2.1**) dienen präoperativen Fragestellungen (insbesondere vor Fundoplicatio) und tragen wenig zur Diagnosefindung bei.

Spezialuntersuchungen (z. B. Manometrie, pH-Metrie) dienen präoperativen Fragestellungen.

◎ **E-2.5**   **Einteilung der Refluxkrankheit in 4 Schweregrade**
(nach Savary und Miller)

◎ E-2.5

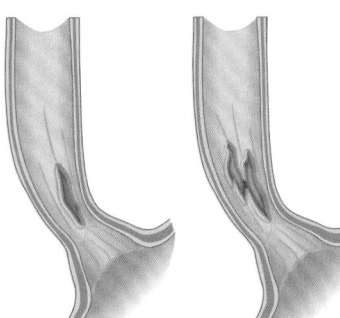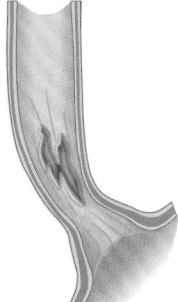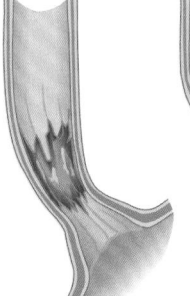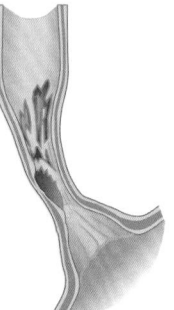

Stadium I:
Erosionen auf Faltenkämmen

Stadium II:
Erosionen auf Faltenkämmen und -tälern

Stadium III:
die ganze Zirkumferenz betreffend

Stadium IV:
(Komplikationsstadium) peptische Strikturen, Ulzerationen, Endobrachyösophagus

◉ E-2.6　**LA-Klassifikationssystem der Refluxkrankheit ERD und korrelierende klinisch-endoskopische Befunde**

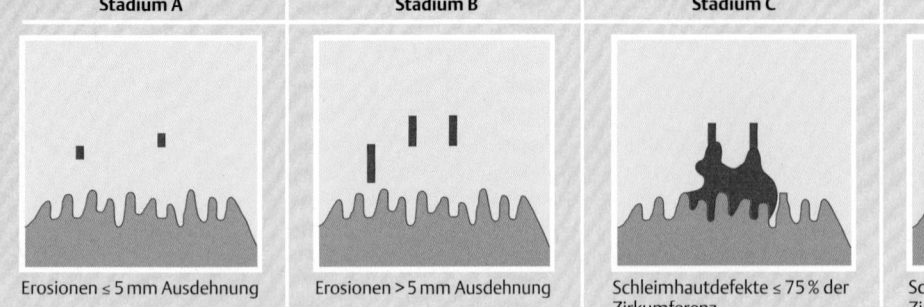

Stadium A	Stadium B	Stadium C	Stadium D
I			
Erosionen ≤ 5 mm Ausdehnung	Erosionen > 5 mm Ausdehnung	Schleimhautdefekte ≤ 75 % der Zirkumferenz	Schleimhautdefekte > 75 % der Zirkumferenz

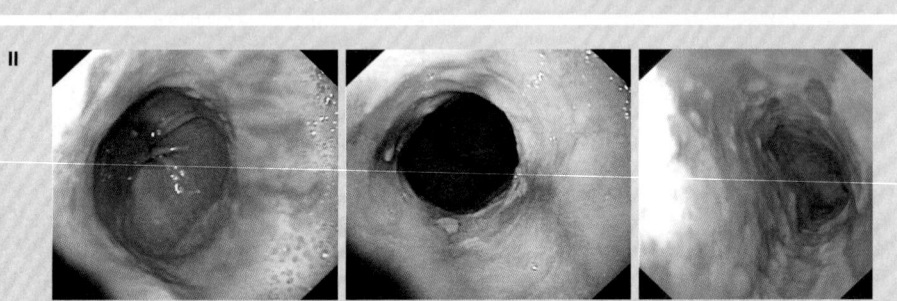

II

a　　　　　　b　　　　　　c

I. LA-Klassifikationssystem der endoskopischen Einteilung der Refluxösophagitis.
II. Klinisch endoskopische Befunde entsprechend der LA-Klassifikation.

a Refluxösophagitis 1. Grades (Los Angeles A) mit fleckförmiger Rötung (hier durch alkalischen Reflux bedingt).
b Refluxösophagitis 2. Grades (Los Angeles B) mit fibrinbedeckten Ulzerationen.
c Refluxösophagitis 3. Grades (Los Angeles D) mit ausgedehnten Nekrosestraßen und beginnender peptischer Striktur.

Differenzialdiagnose: s. Tab. **E-2.6**. Bei primär retrosternalen Schmerzen: diffuser Ösophagospasmus, KHK.

Differenzialdiagnose: Differenzialdiagnostisch kommen **nicht-refluxbedingte Ösophagitiden** in Betracht. Sie treten eher selten auf und sind häufig infektiöser Genese oder werden durch mechanisch-irritative oder chemische Ursachen ausgelöst (Tab. **E-2.6**). Stehen nur retrosternale Schmerzen im Vordergrund, ist an einen diffusen Ösophagospasmus, einen Nussknackerösophagus (hyperkontraktiler Ösophagus) und eine KHK zu denken.

≡ E-2.6　**Differenzialdiagnosen der Refluxösophagitis**

Ursachen	Bemerkungen
Virusösophagitis (Herpes simplex, Zytomegalie)	Veränderungen im proximalen und mittleren Ösophagusdrittel
bakterielle Ösophagitis (z. B. Streptokokken)	diffuse Veränderungen der Ösophagusschleimhaut
Soorösophagitis (Candida albicans)	weißliche Membranen (im proximalen Ösophagusdrittel stärker ausgeprägt als im distalen)
Systemerkrankungen (Lymphom, Sarkoidose, Morbus Crohn)	makroskopisches Erscheinungsbild identisch dem „klassischen" Organbefall
medikamenteninduzierte Ulzera (z. B. durch Tetrazykline, Emepromiumbromid oder Clomethiazol)	besonders im Bereich physiologischer Engstellen (v. a. in Höhe des Aortenbogens). Leitsymptom ist dabei die Odynophagie einige Stunden nach Einnahme des Medikaments durch eine umschriebene Verätzung der Mukosa. Vorbeugend sollten die Tabletten mit viel Wasser (> 120 ml) geschluckt werden
Verätzungen	versehentlich oder in suizidaler Absicht verschluckte Säuren oder Laugen führen zu Akutsymptomen (pharyngeale und retrosternale Schmerzen) und zu ausgedehnten Nekrosen der Mukosa des oberen Verdauungstraktes. Eine frühzeitige, vorsichtig durchgeführte Endoskopie (Perforationsgefahr!) dient der Erfassung der Gewebeschädigung (Mukosaschädigung vs. transmurale Nekrose).

☰ E-2.7	Allgemeine Maßnahmen zur Behandlung der Refluxkrankheit

- Gewichtsreduktion
- Schlafen mit erhöhtem Oberkörper
- Nikotinabstinenz
- Verzicht auf hochprozentige alkoholische Getränke
- fett- und kohlenhydratarme, eiweißreiche Kost
- keine einengende Kleidung (Gürtel, Korsett) tragen
- Verzicht auf Abendmahlzeit
- Vermeidung von Stress
- Obstipationstherapie bzw. -prophylaxe
- Verzicht auf sphinkterdrucksenkende Medikamente (z. B. Anticholinergika, Spasmolytika, Karminativa, Nitropräparate, Kalziumantagonisten, orale Kontrazeptiva)

Therapie: In erste Linie geht es darum, den Reflux zu reduzieren (Tab. **E-2.7**) und das aggressive Potenzial des Refluats medikamentös zu neutralisieren. Weiterhin sollen die Verschlusskraft des Sphinkters gestärkt (medikamentös und/oder operativ) sowie sphinkterschädigende Maßnahmen (Tab. **E-2.7**) vermieden werden.

Therapie: Neben Allgemeinmaßnahmen (Tab. **E-2.7**) muss das Refluat medikamentös neutralisiert werden.

- **medikamentöse Therapie:**

Mittel der Wahl sind **Protonenpumpeninhibitoren (PPI),** die sowohl bei der NERD als auch bei der ERD zum Einsatz kommen. Antazida und niedrigdosierte H_2-Blocker (z. B. Zantic 75) stehen den Patienten als OTC-Medikamente („over the counter") zur Verfügung. Reichen diese zur symptomatischen Therapie nicht mehr aus, müssen PPI verordnet werden.

- **medikamentöse Therapie:**

Mittel der Wahl sind **Protonenpumpeninhibitoren (PPI).**

Bei V. a. eine **NERD** wird zunächst ein sog. PPI-Test durchgeführt. Wird der Patient auf eine 1-wöchige Therapie mit PPI in der Standarddosierung beschwerdefrei, liegt mit großer Sicherheit eine Refluxkrankheit vor. Tritt keine Beschwerdefreiheit, aber eine Besserung der Symptomatik ein, wird eine 2–3-wöchige Behandlung in halber Standarddosierung angeschlossen, gefolgt von einer Bedarfstherapie, die der Patient je nach Beschwerden steuert. Wird der Patient nach Absetzen der Therapie wieder symptomatisch (bei 75 % der Patienten), wird eine Erhaltungstherapie in halber Standarddosis angeschlossen. Zeigt der Patient nach 1-wöchiger PPI-Therapie keine Symptombesserung, wird endoskopiert (Abb. **E-2.7**).

Bei V. a. eine **NERD** wird zunächst ein 1-wöchiger sog. PPI-Test durchgeführt, tritt hierunter keine Beschwerdefreiheit ein, wird eine PPI-Therapie über 2–3 Wochen in halber Standarddosis angeschlossen (Abb. **E-2.7**).

Bei schweren Formen der **ERD** ist zunächst meist eine 6–8-wöchige PPI-Behandlung in Standarddosierung erforderlich, um die Epithelläsionen zur Ausheilung zu bringen. Je schwerer die Ösophagitis, desto länger muss die Akuttherapie praktiziert werden (Abb. **E-2.8**).

Bei schweren Formen der **ERD** ist zunächst meist eine 6–8-wöchige Behandlung mit PPI erforderlich (Abb. **E-2.8**).

◉ E-2.7	Therapie bei Verdacht auf NERD (nichterosive Refluxkrankheit)

PPI-Standarddosierungen (äquipotente Dosen):	Omeprazol (Antra, Generika): 20 mg	Lansoprazol (Agopton, Lanzor): 30 mg	Pantoprazol (Pantozol, Rifun): 40 mg
	Rabeprazol (Pariet): 20 mg	Esomeprazol (Nexium mups): 40 mg	

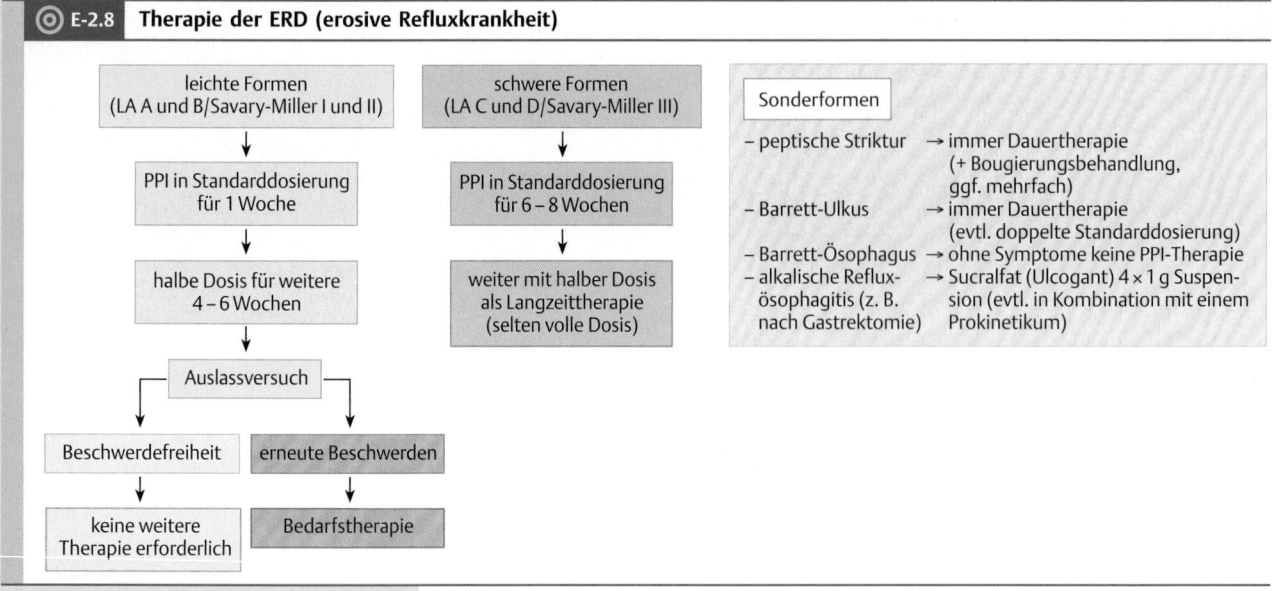

⊙ **E-2.8** | **Therapie der ERD (erosive Refluxkrankheit)**

leichte Formen (LA A und B/Savary-Miller I und II)	schwere Formen (LA C und D/Savary-Miller III)	Sonderformen

Ablauf linke Spalte:
- PPI in Standarddosierung für 1 Woche
- halbe Dosis für weitere 4–6 Wochen
- Auslassversuch
  - Beschwerdefreiheit → keine weitere Therapie erforderlich
  - erneute Beschwerden → Bedarfstherapie

Ablauf mittlere Spalte:
- PPI in Standarddosierung für 6–8 Wochen
- weiter mit halber Dosis als Langzeittherapie (selten volle Dosis)

Sonderformen:
- peptische Striktur → immer Dauertherapie (+ Bougierungsbehandlung, ggf. mehrfach)
- Barrett-Ulkus → immer Dauertherapie (evtl. doppelte Standarddosierung)
- Barrett-Ösophagus → ohne Symptome keine PPI-Therapie
- alkalische Refluxösophagitis (z. B. nach Gastrektomie) → Sucralfat (Ulcogant) 4 × 1 g Suspension (evtl. in Kombination mit einem Prokinetikum)

▶ **Merke**

▶ **Merke:** In den meisten Fällen ist eine Langzeittherapie der Refluxkrankheit erforderlich: bei der NERD meist in Form einer Bedarfstherapie, bei der ERD in halber Standarddosierung.

▪ **operative Therapie:**
Bei Versagen der konservativen Therapie oder Komplikationen (z. B. Aspirationspneumonie): **Operation.** Verfahren der Wahl ist die **Fundoplicatio** nach Nissen (zu Komplikationen nach Fundoplicatio s. S. 513). Neuere **endoskopische Antirefluxverfahren** (z. B. Radiofrequenzablation, endoskopische Nahtverfahren) befinden sich in Erprobung.

▪ **operative Therapie:**
Spricht der Refluxkranke auf eine konservative Therapie nicht an oder treten Komplikationen auf (z. B. Volumenreflux mit Aspirationspneumonie), muss **operativ** vorgegangen werden, wobei die **Fundoplikatio** nach Nissen bzw. Toupet als Verfahren der Wahl gilt (zu möglichen Komplikationen nach Fundoplicatio s. S. 513). Insgesamt ist eine operative Intervention jedoch nur selten erforderlich. Neuere **endoskopische Antirefluxverfahren** wie STRETTA (Radiofrequenzablation), Injektion von Polymeren (z. B. Enteryx) und endoskopische Nahtverfahren (z. B. Plicator, Endocinch) befinden sich in Erprobung, liefern bislang jedoch eher enttäuschende Langzeitergebnisse.

Verlauf und Prognose:

Verlauf und Prognose: Die Prognose der Refluxkrankheit (GERD) ist günstig.

▶ **Merke**

▶ **Merke:** Die Refluxkrankheit der Speiseröhre verläuft nicht progressiv, das heißt NERD bleibt NERD und ein Fortschreiten einer Refluxösophagitis über mehrere Schweregrade ist die große Ausnahme.

Ein Ersatz des Platten- durch Zylinderepithel (**Barrett-Syndrom**) gilt als präkanzeröse Kondition für ein Adenokarzinom der Speiseröhre.

Die Refluxösophagitis kann ohne Narbenbildung durch Regeneration des Plattenepithels ausheilen. Nicht selten findet sich jedoch, v. a. in fortgeschrittenen Stadien, ein Ersatz des zerstörten Plattenepithels, ausgehend von der Basalzellschicht, durch ein spezialisiertes Zylinderepithel (**Barrett-Syndrom**), das als Präkanzerose für ein Adenokarzinom der Speiseröhre gilt. Endoskopische Verlaufskontrollen alle drei Jahre zur Früherkennung einer intraepithelialen Neoplasie sind dann zu empfehlen.

2.5 Hiatushernie

2.5 Hiatushernie

▶ **Definition**

▶ **Definition:** Verlagerung von Magenanteilen durch den Hiatus oesophageus des Zwerchfells in den Thoraxraum.

Epidemiologie: Mit zunehmendem Lebensalter wird eine Hiatushernie immer häufiger angetroffen.

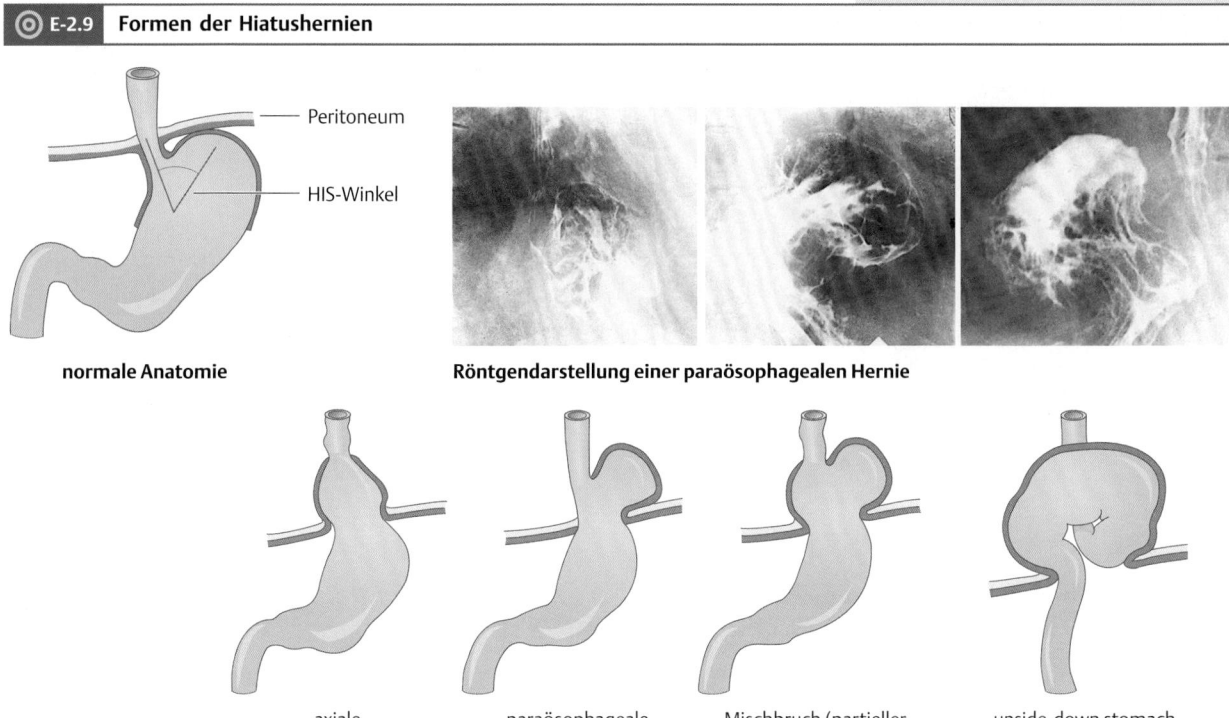

⊙ E-2.9 **Formen der Hiatushernien**

Peritoneum

HIS-Winkel

normale Anatomie

Röntgendarstellung einer paraösophagealen Hernie

axiale
Hiatushernie

paraösophageale
Hernie

Mischbruch (partieller
Thoraxmagen)

upside-down stomach
(Thoraxmagen)

Formen: Bei der häufigen **axialen Hernie (= Gleithernie)** ist die Kardia in den Thorax hochgezogen. Hiervon abzugrenzen ist die **paraösophageale Hernie**, bei der die Kardia in normaler Position anzutreffen ist und sich parakardial eine Verlagerung eines Magenabschnitts in den Thoraxraum findet. **Mischhernien** stellen eine Kombination aus axialer und paraösophagealer Hernie dar. Der **„Upside-down"-Magen** beinhaltet eine Totalverlagerung des Magens in den Thoraxraum: Kardia und Pylorus liegen praktisch nebeneinander. Es handelt sich somit um eine Extremvariante der Paraösophagealhernie (Abb. **E-2.9**).

▶ **Merke:** Bei der Refluxösophagitis findet sich praktisch immer eine axiale Hernie.

Klinik: Patienten mit einer **Gleithernie** sind häufig asymptomatisch, 25 % leiden an **Refluxsymptomen**, 5 % entwickeln eine **Refluxösophagitis.** Leitsymptom der **Paraösophagealhernie** ist der **epigastrische Schmerz;** blutende Schleimhauterosionen im Bereich der Hernie können zudem zu einer Eisenmangelanämie führen.

Diagnostik: Die Diagnose wird endoskopisch (Abb. **E-2.10**) oder radiologisch (Breischluck in Kopftieflage) gestellt.

Therapie: Die axiale Hernie wird nur operiert, wenn eine schwere therapierefraktäre Refluxösophagitis vorliegt (zur Therapie der Refluxösophagitis s. S. 475). Die paraösophageale Hernie gilt bei Vorliegen einer Blutungsanämie als operationsbedürftig. Mischhernien und der „Upside-down"-Magen stellen aufgrund der Gefahr von Komplikationen immer eine Indikation zur Operation dar. Operationsverfahren der Wahl ist die transabdominale Gastropexie. Hierbei wird der hernierte Magenanteil reponiert und am Zwerchfell fixiert.

Formen: Von der axialen **Gleithernie** abzugrenzen ist die **paraösophageale Hernie**. **Mischhernien** stellen eine Kombination aus axialer und paraösophagealer Hernie dar. Beim **„Upside-down"-Magen** liegt eine Totalverlagerung des Magens in den Thoraxraum vor (Abb. **E-2.9**).

◀ **Merke**

Klinik: Gleithernie: 25 % entwickeln Refluxsymptome, 5 % eine Refluxösophagitis. **Paraösophageale Hernie**: epigastrischer Schmerz und Eisenmangelanämie.

Diagnostik: Endoskopie (Abb. **E-2.10**) oder Breischluck.

Therapie: Die axiale Hernie wird nur bei schwerer therapierefraktärer Ösophagitis operiert. Paraösophageale Hernien, Mischhernien und der upside-down-Magen werden immer operativ korrigiert (Gastropexie).

2.6   Mallory-Weiss- und
        Boerhaave-Syndrom

Ätiopathogenese: Gemeinsames pathogenetisches Prinzip ist ein gastroösophagealer Prolaps beim Würgen.

▶ Merke

Klinik: Beim **Mallory-Weiss-Syndrom**
kommt es zu blutenden Einrissen der
Schleimhaut des gastroösophagealen
Überganges, beim **Boerhaave-Syndrom** zu
einer kompletten Ruptur der Speiseröhre
mit Pleuraerguss und Mediastinalemphysem.

Therapie: Die Blutung beim Mallory-
Weiss-Syndrom sistiert meist von alleine,
die Ösophagusruptur muss operativ versorgt werden.

2.7   Ösophagusdivertikel

▶ Definition

Epidemiologie: Am häufigsten findet
sich das **Zenker-Divertikel**, gefolgt von
**Bifurkations- und epiphrenischen Diver-
tikeln**, die selten sind (Abb. **E-2.11**).

⊚ **E-2.10**   **Physiologische Schleimhautgrenze (a), axiale (b) und paraösophageale (c) Hernie**

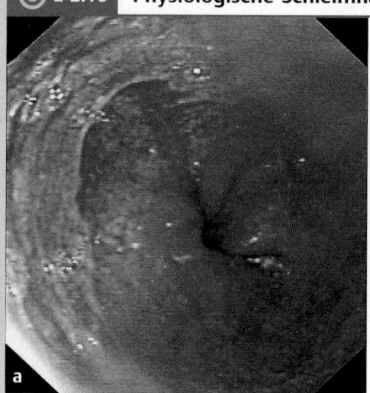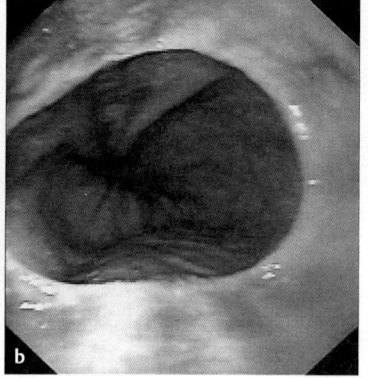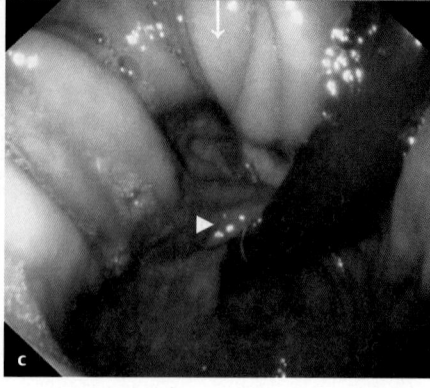

a **Physiologische Schleimhautgrenze** zwischen Plattenepithel (rosa) und Zylinderepithel (rot) im terminalen Ösophagus.
  Die Magenschleimhaut reicht dabei 2–3 cm in den Ösophagus (sog. Z-Linie/Ora serrata).
b **Axiale Hernie** (Gleithernie). Magenschleimhautfalten ziehen über den Hiatus oesophageus nach oben. Deutlich ausgeprägter
  Schatzki-Ring (Grenze zwischen Platten- und Zylinderepithel).
c **Paraösophageale Hernie** bei 12 Uhr (Pfeil). Kardia an normaler Stelle (Pfeilspitze), Hernie parakardial (endoskopische Sicht „von
  unten nach oben" [Inversion]).

2.6 Mallory-Weiss- und Boerhaave-Syndrom

Ätiopathogenese: Gemeinsames pathogenetisches Prinzip ist ein ausgeprägter
gastroösophagealer Prolaps, ausgelöst durch Würgen oder Erbrechen (häufig
bei Alkoholikern), wobei die große Kurvatur des Magens pilzförmig in den Ösophagus hochgleitet und es dabei zu Einrissen im Bereich der fixierten kleinen
Kurvatur kommt.

▶ **Merke:** Das Mallory-Weiss-Syndrom und das Boerhaave-Syndrom sind
fast immer mit einer axialen Hiatushernie assoziiert.

Klinik: Beim **Mallory-Weiss-Syndrom** kommt es zu einer akuten Blutung aus
Längsrissen der Mukosa des gastroösophagealen Übergangs, meist innerhalb
der Hernie, die zu Hämatemesis und epigastrischen Schmerzen führt. Das seltene **Boerhaave-Syndrom** geht mit einer kompletten Ösophagusruptur mit
retrosternalem Vernichtungsschmerz einher. Es kommt zur Ausbildung eines
linksseitigen Pleuraergusses und eines Mediastinalemphysems.

Therapie: Die Blutung bei Mallory-Weiss-Syndrom kommt in 90 % spontan zum
Stillstand (sonst endoskopische Blutstillung). Die Ösophagusruptur beim Boerhaave-Syndrom bedarf einer umgehenden chirurgischen Versorgung und antibiotischen Therapie.

2.7 Ösophagusdivertikel

▶ **Definition:** In der Speiseröhre werden Traktions- von Pulsionsdivertikeln
unterschieden (Abb. **E-2.11**). **Traktionsdivertikel** sitzen in Höhe der Trachealbi-
furkation, entstehen durch Zug von außen und umfassen alle Wandschichten
(echte Divertikel). **Pulsionsdivertikel** sind im oberen und/oder unteren Drittel
der Speiseröhre lokalisiert (= zervikales und/oder epiphrenales Pulsionsdivertikel). Bei diesen stülpt sich nur Schleimhaut und Submukosa durch
eine Wandlücke aus **(falsche bzw. Pseudodivertikel)**.

Epidemiologie und Ätiologie: 70 % aller Divertikel sind im Hypopharynx als
Zenker-Divertikel (= zervikales Pulsionsdivertikel) im Bereich des Killian-Drei-
ecks, meist linksseitig, lokalisiert. Bevorzugt betroffen sind Männer im höheren
Lebensalter (> 60 Jahre). **Bifurkationsdivertikel (parabronchiale Traktionsdivertikel)** machen 20 % der Ösophagusdivertikel aus, möglicherweise handelt es

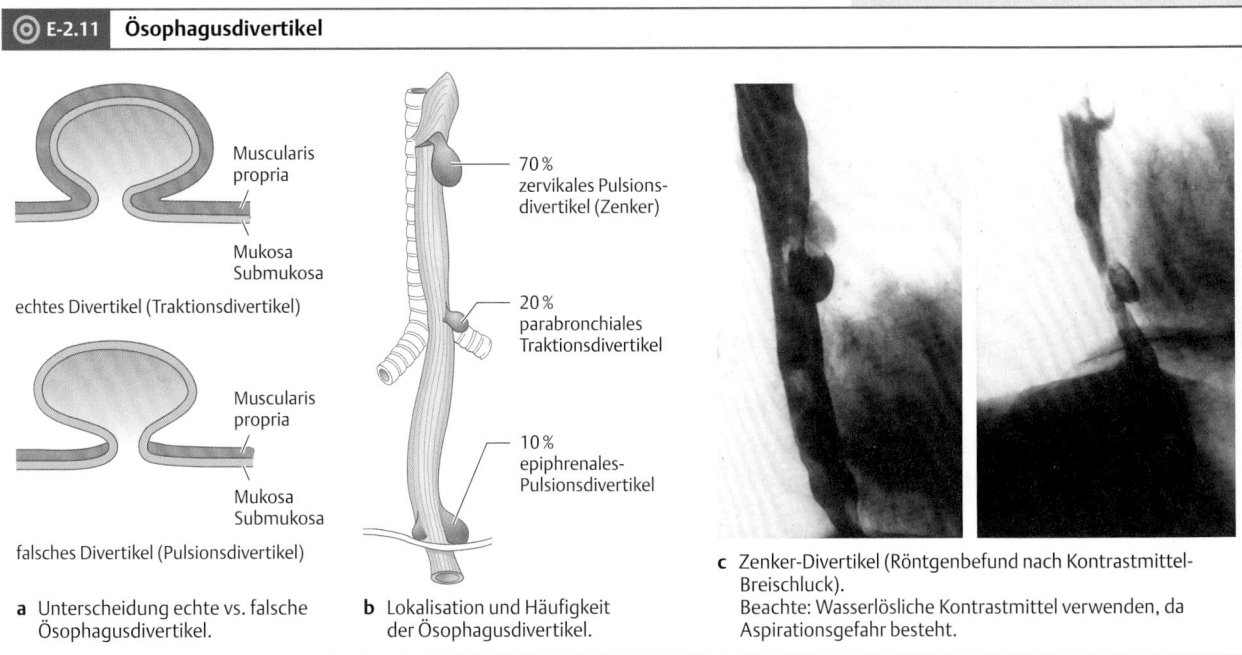

E-2.11 Ösophagusdivertikel

Muscularis propria
Mukosa
Submukosa
echtes Divertikel (Traktionsdivertikel)

Muscularis propria
Mukosa
Submukosa
falsches Divertikel (Pulsionsdivertikel)

a Unterscheidung echte vs. falsche Ösophagusdivertikel.

70 % zervikales Pulsionsdivertikel (Zenker)

20 % parabronchiales Traktionsdivertikel

10 % epiphrenales-Pulsionsdivertikel

b Lokalisation und Häufigkeit der Ösophagusdivertikel.

c Zenker-Divertikel (Röntgenbefund nach Kontrastmittel-Breischluck). Beachte: Wasserlösliche Kontrastmittel verwenden, da Aspirationsgefahr besteht.

sich hierbei um Abortivformen einer angeborenen Ösophago-Trachealfistel bzw. einer Ösophagusatresie. **Epiphrenische Pulsionsdivertikel** finden sich bei 10 % und sind häufig Ausdruck einer Motilitätsstörung (Achalasie, idiopathischer Ösophagusspasmus) (Abb. **E-2.11**).

Klinik und Komplikationen: Symptome ruft in erster Linie das **Zenker-Divertikel** hervor. Je nach Größe reicht die Symptomatik von der Dysphagie bis zur Aphagie (wenn das nahrungsgefüllte Divertikel die normale Nahrungspassage zudrückt). Rapider Gewichtsverlust bei gleichzeitiger Regurgitation unverdauter Nahrung ist die Folge, zudem kann es zu rezidivierenden Aspirationen kommen. Nicht selten findet der Patient beim morgendlichen Erwachen Nahrungsreste auf dem Kopfkissen, daneben besteht häufig ein ausgeprägter Foetor ex ore. Mitunter kann der Patient das Divertikel auf der linken Halsseite tasten und den Inhalt exprimieren. Bei **Traktionsdivertikeln** handelt es sich häufig um Zufallsbefunde ohne klinische Symptomatik.

Eine Divertikulitis, eine Pilzbesiedlung eines Divertikels oder die Entwicklung eines Divertikelkarzinoms sind Raritäten.

Diagnostik: Ösophagusdivertikel werden radiologisch **(Gastrografinkontrastmittel-Breischluck)** nachgewiesen (Abb. **E-2.11**), da die Gefahr einer Aspiration besteht. Endoskopisch können Divertikel durchaus übersehen werden. Bei V. a. ein Zenker-Divertikel ist wegen erhöhter Perforationsgefahr vorsichtig vorzugehen.

Bei den parabronchialen Divertikeln können Röntgen-Thoraxaufnahme mit Durchleuchtung und CT Hinweise auf mediastinale und hiläre Prozesse geben.

Therapie: Das **Zenker-Divertikel** sollte, sofern es symptomatisch wird, operativ abgetragen werden. Da häufig auch eine Funktionsstörung im Bereich des oberen Ösophagussphinkters vorliegt, wird die Abtragung gerne mit einer Längsmyotomie des M. cricopharyngeus kombiniert (auch endoskopisch möglich). **Bifurkationsdivertikel** stellen nur bei Fistelbildung zum Tracheobronchialsystem eine Operationsindikation dar. Große **epiphrenische Divertikel** müssen bei Beschwerden ggf. reseziert werden; therapeutisch muss jedoch primär die häufig nachweisbare Grundkrankheit (z. B. Achalasie, peptische Striktur) angegangen werden. Kleine epiphrenische Divertikel sind rückbildungsfähig.

Klinik: Dysphagie, Regurgitation unverdauter Nahrung und rezidivierende Aspiration sind die Leitsymptome des **Zenker-Divertikels**. Bei **Traktionsdivertikeln** handelt es sich häufig um Zufallsbefunde ohne klinische Symptomatik.

Diagnostik: Die Divertikeldokumentation erfolgt durch einen **Gastrografinschluck**, (Abb. **E-2.11**).

Therapie: Divertikelabtragung und Längsmyotomie des M. cricopharyngeus sind die Therapie der Wahl beim **Zenker-Divertikel**. **Bifurkationsdivertikel** bedürfen in der Regel keiner Therapie. Liegt ein **epiphrenisches Divertikel** vor, ist vorrangig die Therapie der häufig nachweisbaren Grundkrankheit (z. B. Achalasie) erforderlich.

2.8 Ösophaguskarzinom

▶ Definition

▶ **Definition:** Maligner Tumor epithelialen Ursprungs, der von der Speiseröhrenschleimhaut ausgeht.

Epidemiologie: selten in den westlichen Industrieländern, häufig in Südafrika, am Kaspischen Meer und in China. Prädilektionsalter ist das 6.–7. Lebensjahrzehnt.

Lokalisation: Das Ösophaguskarzinom findet sich bevorzugt an den „physiologischen Engen" (s. Abb. **E-2.1**, S. 465)

Ätiopathogenese: Umweltfaktoren führen zu einer **atrophischen Ösophagitis** und dann über eine **Epitheldysplasie** zum **Ösophaguskarzinom**. Das **Adenokarzinom** entwickelt sich auf dem Boden der **Zylinderzellmetaplasie** (Abb. **E-2.12a**). Das **Plattenepithelkarzinom** entsteht aus **Epitheldysplasien** über das Carcinoma in situ.
Weitere **präkanzeröse Faktoren** s. Tab. **E-2.8**.

Epidemiologie: Beim Ösophaguskarzinom lassen sich große geographische Unterschiede feststellen: Als Endemiegebiete gelten Südafrika, die Gegend um das Kaspische Meer und China. In der westlichen Welt erkranken Männer wesentlich häufiger als Frauen, Prädilektionsalter ist das 6. – 7. Lebensjahrzehnt.

Lokalisation: Das Ösophaguskarzinom findet sich bevorzugt an den „physiologischen Engen" (s. Abb. **E-2.1**, S. 465), wobei 20 % der Karzinome im oberen Drittel, 35 % im mittleren Drittel und 45 % im unteren Drittel lokalisiert sind.

Ätiopathogenese: Umweltfaktoren (heiße Getränke, konzentrierter Alkohol, Nikotin) führen zunächst zu einer **atrophischen Ösophagitis.** Diese fördert die Entwicklung von **Epitheldysplasien**, welche sich ihrerseits über das Carcinoma in situ zum häufig multizentrischen **Ösophaguskarzinom** entwickeln können. Das **Adenokarzinom** entwickelt sich auf dem Boden der **Zylinderzellmetaplasie** (Barrett-Ösophagus) (Abb. **E-2.12a**) über das Adenom bzw. die Dysplasie (intraepitheliale Neoplasie). Bei ca. 50 % der Karzinome handelt es sich um Plattenepithelkarzinome, bei den anderen 50 % um Adenokarzinome.
Patienten mit einem Karzinom der sog. „Tabakstraße" (Mundhöhle, Larynx, Bronchus) haben ein um den Faktor 10 erhöhtes Risiko eines metachronen Zweitkarzinoms der Speiseröhre. Weitere **präkanzeröse Faktoren** zeigt Tab. **E-2.8**.

▶ Merke

▶ **Merke:** 60–70 % aller Patienten mit einem Plattenepithelkarzinom der Speiseröhre weisen anamnestisch einen Alkohol- und/oder Nikotinabusus auf.

▶ Merke

▶ **Merke:** Der fehlende Serosaüberzug bedingt eine frühe Infiltration der Nachbarstrukturen. Je nach Infiltrationstiefe wird ein Frühkarzinom (Mukosa- oder Submukosainvasion) von einem fortgeschrittenen Karzinom unterschieden.

E-2.8	Risikoerkrankungen für die Entwicklung eines Ösophaguskarzinoms	
Tumortyp	*präkanzeröse Faktoren*	*Lebensrisiko*
Plattenepithelkarzinom	▪ Z. n. Laugenverätzung	▪ 0,2–5 %
	▪ nicht oder unbehandelte Achalasie	▪ 0,5–29 %
	▪ Karzinom in anderen Abschnitten des Aerodigestiv-Trakts	▪ 2–3 %
	▪ Plummer-Vinson-Syndrom (Patterson-Kelly-Syndrom)	▪ 4–16 %
	▪ postkrikoidale webs (s. auch Abb. **E-2.1**, S. 465)	▪ ?
	▪ Sklerodermie, Dermatomyositis	▪ ?
	▪ Palmoplantarkeratosen (Tylosis palmaris et plantaris)	▪ 95 %
	▪ Z. n. Röntgenbestrahlung	▪ ?
	▪ benigne Striktur	▪ 1,2 %
Adenokarzinom	▪ Barrett-Ösophagus	▪ 10–15 %

Bei vielen dieser Risikofaktoren besteht eine langjährige Passagestörung, sodass eine mechanische Komponente im Sinne einer chronischen Irritation ausschlaggebend sein dürfte.
Vorsorgeuntersuchungen alle 3 Jahre empfohlen, bei Laugenverätzung und Achalasie frühestens nach 15 Jahren.

Beim Plattenepithelkarzinom sollten definitionsgemäß ¾ der Tumormasse in der Speiseröhre lokalisiert und der Tumor allseits von Plattenepithel umgeben sein. Von einem Adenokarzinom auf dem Boden eines Barrett-Ösophagus sollte erst gesprochen werden, wenn ein primäres Kardiakarzinom ausgeschlossen werden kann und der Tumor allseits von Zylinderepithel umgeben ist.

Klinik: Leitsymptom des Ösophaguskarzinoms ist die Dysphagie. Diese macht sich erst bemerkbar, wenn zwei Drittel der Zirkumferenz durch den Tumor verlegt sind. Im Frühstadium bestehen allenfalls vage retrosternale Schmerzen, mitunter gepaart mit einer Hypersalivation. Gewichtsverlust, Erbrechen, Appetitlosigkeit und Aufstoßen sind weitere häufige Symptome. Heiserkeit weist auf eine tumorbedingte Rekurrensparese hin.

Diagnostik: Zur Sicherung der Diagnose dient die **Endoskopie mit Biopsien** (Cave: ein submuköses Vorwachsen des Tumors führt zu negativen Biopsien) (Abb. **E-2.12c**). Fortgeschrittene Ösophaguskarzinome lassen sich problemlos durch einen **Röntgenbreischluck** darstellen (Abb. **E-2.12b**). Mit dieser Untersuchung können Abweichung der Längsachse, die Länge der Tumorstenose und eventuelle Fisteln zu Nachbarorganen besonders gut beurteilt werden.

Stadien- und TNM-Klassifikation: Das Staging ist für die Therapieplanung von wesentlicher prognostischer Bedeutung (s. u.). Dem lokalen Staging dient die **Endosonographie**, mit der sich die Tiefenausdehnung (T-Stadium) und meist auch ein Lymphknotenbefall (N-Stadium) erfassen lassen.

Im Rahmen der weiteren Therapieplanung (M-Stadium) müssen Lebermetastasen durch die Sonographie und regionäre Lymphknoten- und Lungenmetastasen durch eine Thoraxübersicht in 2 Ebenen und eine CT oder MRT ausgeschlossen werden.

Lymphknotenmetastasen: Die lymphogene Metastasierung tritt früh ein, die hämatogene Metastasierung erst spät und wird daher meist gar nicht mehr vom Patienten erlebt.

Früherkennung: In Endemiegebieten tragen Röntgenreihenuntersuchungen und eine blinde Bürstenzytologie zur Früherkennung bei. Durch Intravitalfärbung mit Lugol-Lösung oder O-Toluidinblau lassen sich präkanzeröse Schleimhautveränderungen des Plattenepithels sichtbar machen. Diese und Frühstadien des Karzinoms können auch endoskopisch erfasst und behandelt werden. Zur Früherkennung neoplastischer Veränderungen im Zylinderepithel dient die Chromoendoskopie mit Indigocarmin oder Methylenblau.

Klinik: Leitsymptom ist die Dysphagie, die sich erst bemerkbar macht, wenn ⅔ der Zirkumferenz durch den Tumor verlegt sind. Gewichtsverlust, retrosternale Schmerzen, Heiserkeit und Aufstoßen sind weitere häufige Symptome.

Diagnostik: Die **Endoskopie mit Biopsien** sichert die Diagnose (Abb. E-2.12c). Ein **Röntgenbreischluck** (Abb. E-2.12b) lässt die Tumorausdehnung erkennen,

Stadien- und TNM-Klassifikation: Das Staging ist wichtig für die Therapieplanung. **Endosonographisch** lassen sich das T- und N-Stadium erfassen.

Zur weiteren Therapieplanung (M-Stadium) sind Sonographie, Thoraxaufnahme in 2 Ebenen und CT oder MRT erforderlich.

E-2.12 Ösophaguskarzinom

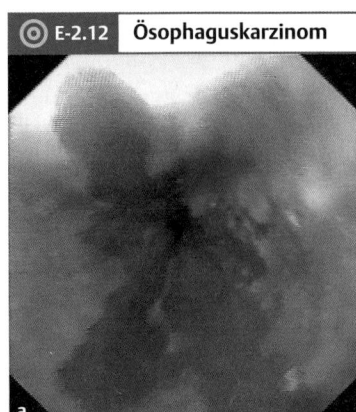
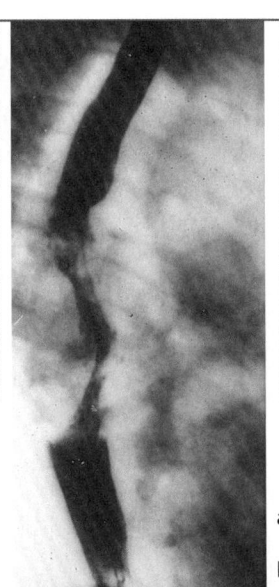
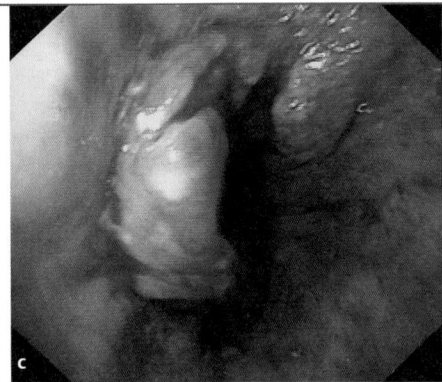

a Endobrachyösophagus (= Barrett-Ösophagus, Zylinderzellmetaplasie).
b Röntgenbefund bei Ösophaguskarzinom.
c Endoskopischer Befund bei Plattenepithelkarzinom.

Differenzialdiagnose: Die Differenzialdiagnose zwischen benignen (z. B. Zysten, Polypen etc.) und malignen Ösophagustumoren ist einfach, die zwischen benigner und maligner Striktur mitunter außerordentlich schwierig.

Therapie: Das therapeutische Prozedere orientiert sich stark an der Karzinom-Lokalisation.

▶ Merke

Die Operabilität wird häufig zusätzlich durch einen reduzierten Allgemeinzustand eingeschränkt.

Besteht Operabilität, wird eine zervikale oder pharyngeale Anastomose zwischen Ösophagus und hochgezogenem Magen bevorzugt (Tab. **E-2.9**).

Frühkarzinome lassen sich mittels endoskopischer Mukosaresektion erfolgreich therapieren.

- Eine **Strahlentherapie** kann beim strahlensensiblen **Plattenepithelkarzinom** unter kurativen oder palliativen Aspekten durchgeführt werden. Beim wenig strahlensensiblen Adenokarzinom sollte keine Radiatio erfolgen.
- Die **Chemotherapie** hat die in sie gesetzten Erwartungen nicht erfüllt.

Differenzialdiagnose: Benigne Ösophagustumoren wie Papillome und mesenchymale Tumoren (Myom, Fibrom, Neurofibrom, Hämangiom) einschließlich deren sarkomatöser Entartung sind einfach von einem malignen Tumor abzugrenzen. Gleiches gilt für Zysten und Polypen, die jedoch seltener auftreten. Schwierigkeiten kann die Differenzierung zwischen einer benignen und einer malignen Striktur bereiten. Auch die Abgrenzung eines auf den Ösophagus übergreifenden Kardiakarzinoms von einem primären Ösophaguskarzinom kann schwierig sein. Die Differenzialdiagnose erfolgt durch die histologische Untersuchung von Biopsiematerial, wobei die Zangenbiopsie bei unterminierend wachsendem Tumor auch negativ sein kann.

Therapie: Zum Zeitpunkt der Diagnosestellung ist eine operative Therapie häufig nicht mehr möglich. Das therapeutische Prozedere orientiert sich stark an der Karzinom-Lokalisation.

▶ **Merke:** In der Regel sind Karzinome im oberen Ösophagusdrittel inoperabel, da ein Sicherheitsabstand von 5 cm eingehalten werden sollte (Tab. **E-2.9**). Eine kurative Therapie ist nur möglich, sofern der Tumor begrenzt ist, keine Fern- und Lymphknotenmetastasen vorliegen, und der Tumor nicht im oberen Drittel lokalisiert ist.

Weiterhin gilt, je länger die Tumorstenose ist (über 8–10 cm), desto eher besteht Inoperabilität. Da das Ösophaguskarzinom in der Regel im höheren Lebensalter auftritt, wird die Operabilität häufig zusätzlich durch Faktoren wie schlechter Allgemeinzustand und niedriges Serumalbumin eingeschränkt. Besteht Operabilität, wird derzeit eine zervikale oder pharyngeale Anastomose zwischen Ösophagus und hochgezogenem Magen nach stumpfer Ösophagusdissektion bzw. Ausräumung der regionären Lymphknoten bevorzugt (Tab. **E-2.9**).

Frühformen des Ösophaguskarzinoms wie hochgradige Dysplasien (intraepitheliale Neoplasien) und auf die Schleimhaut begrenzte Frühkarzinome lassen sich mittels endoskopischer Mukosaresektion erfolgreich therapieren; bei einer Infiltration der Submukosa sollte nachreseziert werden, da die Gefahr einer regionären Lymphknotenmetastasierung bei 20 % liegt.

- **Strahlentherapie:** Die Strahlentherapie wird beim strahlensensiblen **Plattenepithelkarzinom**, insbesondere im oberen Drittel unter kurativen Gesichtspunkten mit 50–60 Gy durchgeführt oder palliativ um dem Patienten eine normale Nahrungsaufnahme zu ermöglichen. Derzeit in der Diskussion steht die präoperative Radiatio. Beim Adenokarzinom hat die Strahlentherapie keinen Erfolg gebracht.
- **Chemotherapie:** Die Chemotherapie des inoperablen Plattenepithelkarzinoms der Speiseröhre hat die in sie gesetzten Erwartungen nicht erfüllen können. Derzeit werden Kombinationstherapien mit Cisplatin, Bleomycin, 5-FU und Vincristin mit Remissionsraten von 15–20 % angewandt.
- Durch eine **präoperative Radiochemotherapie** kann u. U. bei primär als inoperabel eingestuften Tumoren doch noch eine Operabilität erreicht werden.

E-2.9 Ösophaguskarzinom – lokal differenzierte Therapie des Plattenepithelkarzinoms

Lokalisation	primäre Therapie	sekundäre Therapie
supraaortale Karzinome (oberer Ösophagusanteil)	• Strahlentherapie	• Chemotherapie • photodynamische Therapie (bei Frühformen)
infraaortale Karzinome (mittlerer und unterer Ösophagusanteil)	• Ösophagektomie (transthorakal, bei Risikopatienten, z. B. schlechter Allgemeinzustand, hohes Alter, auch sog. stumpfe Dissektion möglich) • partielle (bei kardianahem Karzinom auch totale) Gastrektomie mit Ersatzplastik (primärer Magenhochzug oder sekundäre Koloninterposition)	• Strahlentherapie • Chemotherapie • photodynamische Therapie (bei Frühformen)

Mögliche Palliativmaßnahmen bei Ösophaguskarzinom

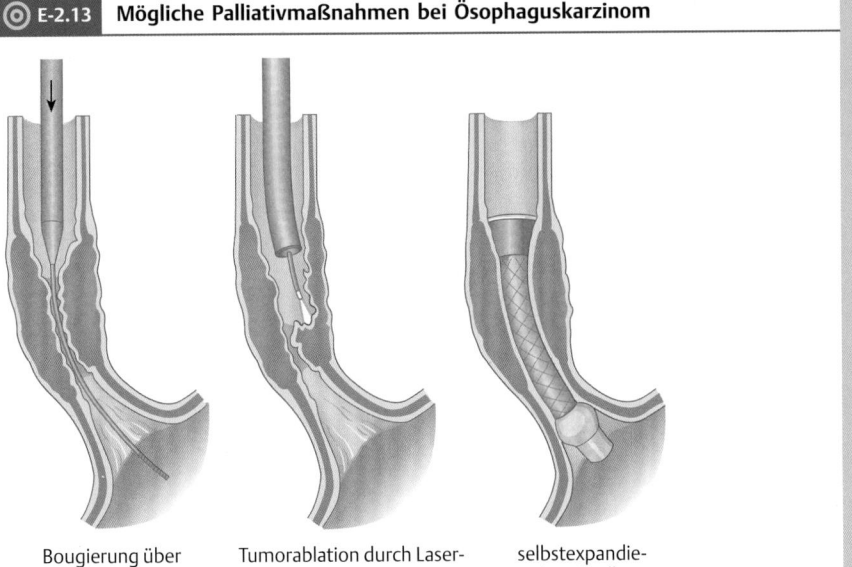

Bougierung über Führungsdraht

Tumorablation durch Laser-therapie oder APC (Argon-Plasma-Koagulation)

selbstexpandie-render Metallstent

Weitere Palliativmaßnahmen: Hier kommen die Tumorablation und die endo-skopische **Implantation von selbstexpandierenden Matallgitter- (oder Kunst-stoff-)Stents** in Betracht (Abb. **E-2.13**). Insbesondere bei Tumorfisteln zum Bronchialsystem stellt die Stentüberbrückung eine wichtige Alternative dar. Dadurch ist der Patient mit inoperablem Tumor bis zu seinem Tod zu einer weitgehend normalen Nahrungsaufnahme fähig.
Nur in Ausnahmefällen (z. B. wenn der Patient eine Operation oder Chemothe-rapie ablehnt) ist heute noch die Anlage einer perkutanen endoskopischen Gastrostomie (PEG) (Abb. **E-2.14**) indiziert.

Prognose: 40 % aller Patienten mit einem Ösophaguskarzinom werden als kurativ operabel angesehen. Die Überlebenszeit ohne Operation liegt unter 12 Monaten. Die 5-Jahres-Überlebensrate bei kurativen Eingriffen beträgt 10–20 %, die Operationsletalität liegt bei 10 %. Bei der palliativen Resektion mit Bestrahlung liegt die 5-Jahres-Überlebensrate bei ca. 4 %.

Als Palliativmaßnahmen kommen die Tumorablation und die endoskopische **Implantation von Stents** in Betracht (Abb. **E-2.13**). Insbesondere bei Tumor-fisteln zum Bronchialsystem hin stellt die Stentüberbrückung eine wichtige Alterna-tive dar.
In Ausnahmefällen kann auch über eine PEG Nahrung zugeführt werden (Abb. **E-2.14**).

Prognose: Ohne Operation liegt die Überlebenszeit unter 12 Monaten. Die 5-Jahres-Heilung beträgt bei kurativen Eingriffen 10 %, bei der palliativen Resek-tion 4 %.

Perkutane endoskopische Gastrostomie (PEG)

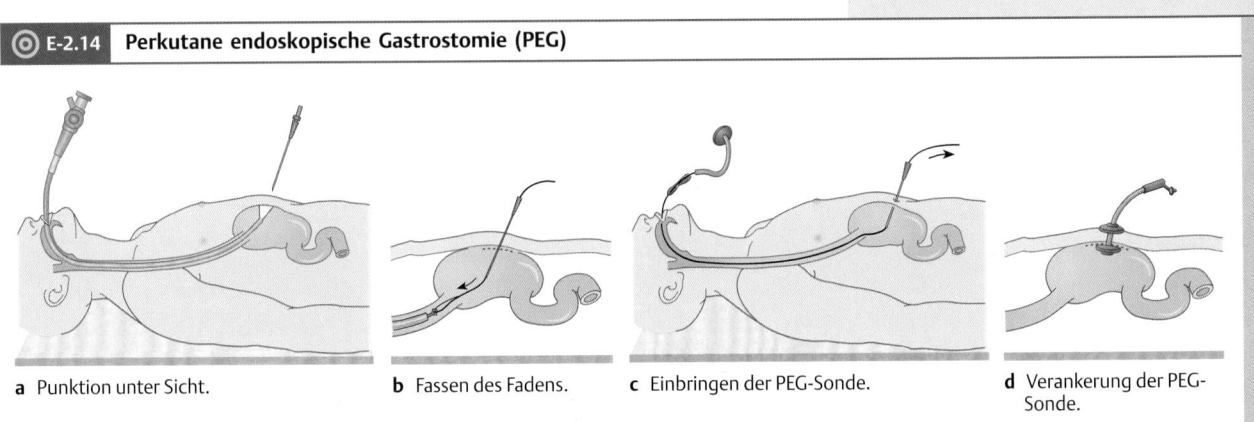

a Punktion unter Sicht. **b** Fassen des Fadens. **c** Einbringen der PEG-Sonde. **d** Verankerung der PEG-Sonde.

E   Gastroenterologie

3   Magen und Duodenum

3.1   Anatomie und Physiologie

Anatomisch wird der Magen in 5, das Duodenum in 4 Abschnitte unterteilt (Abb. **E-3.1a, c**).

Funktionell werden 3 Zonen differenziert (Abb. **E-3.1a, b**):
- **Kardiaregion** (Schleim bildende Drüsen)
- **Korpusregion** (Haupt- und Belegzellen)
- **Antrumregion** (Gastrin produzierende Zellen).

Magensaftsekretion: In den **Hauptzellen** wird Pepsin, in den **Belegzellen** Salzsäure und Intrinsic Factor produziert.

Die Belegzellen besitzen Rezeptoren für Histamin, Acetylcholin und Gastrin (Abb. **E-3.2**).

Die **postprandiale Säuresekretion** wird unterschieden in:
- die **kephale Phase** (vagale Stimulation auf optische Signale, Riechen und Schmecken)
- die **gastrale Phase** (Gastrinfreisetzung)
- die **intestinale Phase** (Säurehemmung durch Dünndarmhormone).

3.1   Anatomie und Physiologie

Anatomisch wird der Magen in 5 (Kardia, Fundus, Korpus, Antrum und Pylorus), das Duodenum in 4 Abschnitte (Pars superior, descendens, horizontalis und ascendens) unterteilt (Abb. **E-3.1a, c**).

Funktionell werden je nach Bau und Sekret der Magendrüsen drei unterschiedliche Regionen differenziert (Abb. **E-3.1a, b**):
- die mit Schleim bildenden Drüsen ausgekleidete und meist nur wenige Millimeter lange **Kardiaregion**
- die primär Haupt- und Belegzellen tragende **Fundus- und Korpusregion**
- die **Antrumregion,** die Gastrin (G-Zellen) und Schleim produzierende Zellen enthält.

Magensaftsekretion: Pro Tag werden 1–3 Liter Magensaftsekret produziert. Magensaft besteht vorrangig aus alkalischem Schleim, verschlucktem Speichel, Intrinsic Factor, Pepsinogen (aus **Hauptzellen**) und Salzsäure. Für die Salzsäureproduktion sind etwa 1 Milliarde **Belegzellen** verantwortlich, die auch den Intrinsic Factor produzieren, der für die Vitamin-B$_{12}$-Resorption im terminalen Ileum notwendig ist.

Die Belegzellen tragen an ihrer Oberfläche Rezeptoren für Histamin, Acetylcholin und Gastrin (Abb. **E-3.2**). Gemeinsame Endstrecke intrazellulär ist eine Protonenpumpe (K$^+$-H$^+$-ATPase), die Wasserstoffionen im Austausch gegen K-Ionen in den sekretorischen Kanal abgibt.

Bei der Magensaftsekretion dominiert unter Basalbedingungen (BAO = basal acid output) der Vaguseinfluss. Die Säuresekretion beträgt in Abhängigkeit von Alter und Geschlecht 0–5 mmol/h. Unter Stimulationsbedingungen (z. B. nach Nahrungsaufnahme) werden durchschnittlich 25 mmol Säure/h gebildet.

Die **postprandiale Säuresekretion** wird unterteilt in:
- die **kephale Phase** (vagale Stimulation auf optische Signale, Riechen und Schmecken der Speisen führt zur Magensaftsekretion)
- die **gastrale Phase** (die Antrumdehnung führt zur Gastrinfreisetzung) und
- die **intestinale Phase** (die Gastrinfreisetzung wird durch Hormone der Duodenal- und Jejunumschleimhaut gehemmt).

E-3.1   Anatomie des Magens und Duodenums

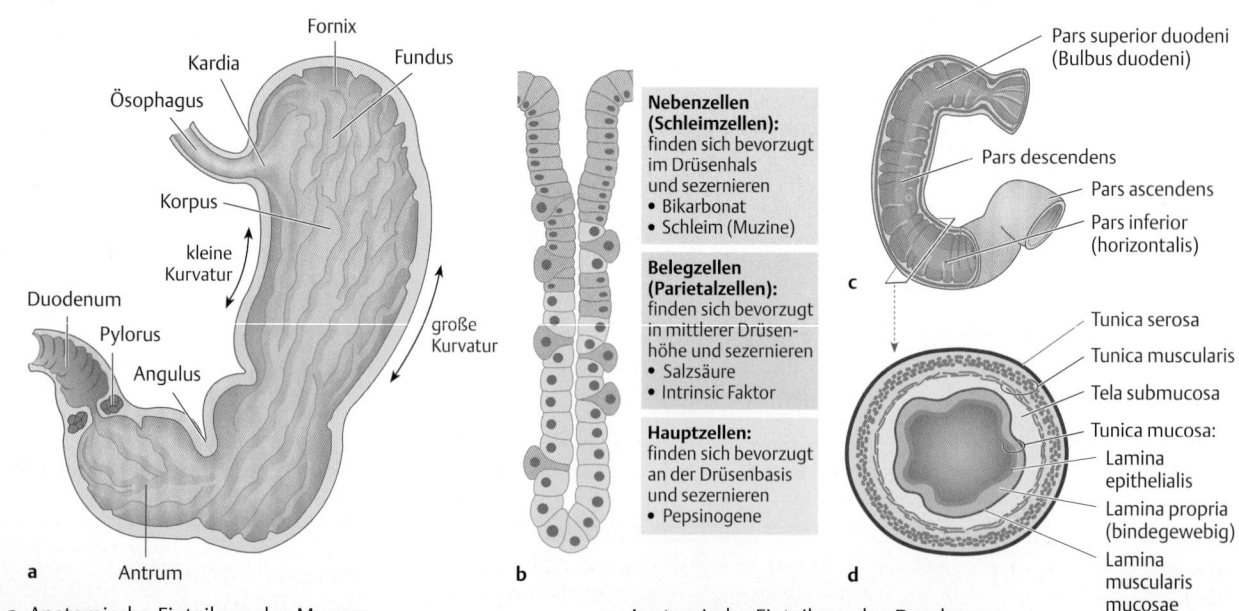

a Anatomische Einteilung des Magens.
b Zellen der Magenschleimhaut und ihre Funktionen.
c Anatomische Einteilung des Duodenums.
d Wandaufbau des „Rumpfdarms".

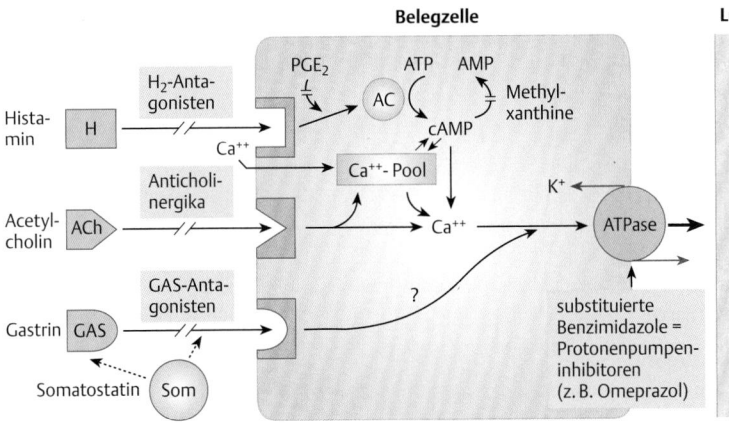

E-3.2 | **Salzsäureproduktion und deren Hemmung durch verschiedene Pharmaka**

Histamin, Acetylcholin und Gastrin stimulieren die Säureproduktion, H_2-Blocker, Anticholinergika und Gastrin-Antagonisten hemmen diese. Gemeinsame Endstrecke ist die ATPase als Protonenpumpe, die durch Benzimidazole gehemmt wird.
AC = Adenylatcyclase

▶ **Merke:** Die Magendehnung ist der stärkste Reiz zur Ausschüttung von Gastrin.

◀ Merke

Magenschleimhautintegrität: Ein kompliziertes, durch Prostaglandine gesteuertes System aus Schleim und Bikarbonat hält die Schleimhautintegrität aufrecht und verhindert eine Selbstandauung der Magenmukosa.

Magenmotorik: Die Magenmotorik wird über Dehnungsrezeptoren im oberen Magendrittel von einem Schrittmacherzentrum aus gesteuert. Sie sorgt in Form einer in Richtung Antrum laufenden Peristaltik für eine Verkleinerung der Nahrungspartikel in der sogenannten **Antrummühle**. Nur 1–2 mm große Partikel können den Pylorus passieren, größere unverdauliche Partikel bleiben zunächst im Magenfornix liegen. Sie werden im nüchternen Zustand (also zwischen den Mahlzeiten) in Form eines **migrierenden Motorkomplexes** (s. Exkurs) weitertransportiert.

▶ **Exkurs: Migrierender Motorkomplex** Dieser Motorkomplex sorgt durch peristaltische Aktivitäten vom Magen ausgehend bis ins Kolon für den Weitertransport des Darminhaltes. Gleichzeitig kommt es zu einer Ausschüttung von Magen-, Gallen- und Bauchspeicheldrüsensekret, einer „inneren Spülung" entsprechend (Selbstreinigung des Magens). Die Selbstreinigung des Magens ist dabei nur ein Teilaspekt, entscheidend ist die Spülung des terminalen Ileums, um Bakterien, die aus dem Dickdarm durch die Ileozökalklappe in den Dünndarm gelangt sind, wieder zurückzubefördern.

◀ Exkurs

Duodenalsaftsekretion: Wie der gesamte Dünndarm produziert auch die Duodenalschleimhaut kontinuierlich ein flüssiges Sekret, welches durch den Bauchspeichel und die zu den Mahlzeiten aus der Gallenblase sezernierte Galle ergänzt wird (Gesamtmenge 2–3 l/d). Wesentlicher Bestandteil des Duodenalsekretes ist Bikarbonat zur Neutralisierung der aus dem Magen weiter transportierten Salzsäure.

3.2 Diagnostische Methoden

3.2.1 Anamnese und körperliche Untersuchung

Inappetenz und Gewichtsverlust in Verbindung mit Nüchternschmerz bzw. postprandialen Oberbauchbeschwerden sprechen für eine Erkrankung von Magen und/oder Duodenum. Erbrechen verdauter Nahrung weist auf eine Magenausgangsstenose hin, Hämatin oder Hämatemesis auf eine Blutungsquelle proximal des Treitz-Bandes. Ausgedehnte Magenkarzinome lassen sich bei kachektischen Individuen durch die Bauchdecke tasten, selten findet sich auch ein vergößerter Lymphknoten in der linken Subklaviagrube (Virchow-Drüse). Weiteres s. auch unter „Gastroenterologische Leitsymptome", S. 445 ff.

Magenschleimhautintegrität: Prostaglandingesteuerte Schleim- und Bikarbonatproduktion verhindert eine Selbstandauung der Magenmukosa.
Magenmotorik: Über Dehnungsrezeptoren wird die Magenmotorik von einem Schrittmacherzentrum aus gesteuert. Die Peristaltik in Richtung Antrum sorgt für eine Verkleinerung der Nahrungspartikel in der **Antrummühle**. Nur 1–2 mm große Partikel können den Pylorus passieren.

Duodenalsaftsekretion: Die Duodenalschleimhaut sezerniert kontinuierlich ein flüssiges Sekret, dessen wesentlicher Bestandteil Bikarbonat ist (zur Neutralisierung der Salzsäure aus dem Magen).

3.2 Diagnostische Methoden
3.2.1 Anamnese und körperliche Untersuchung

Inappetenz und Gewichtsverlust in Verbindung mit Nüchternschmerz bzw. postprandialen Oberbauchbeschwerden sprechen für eine Erkrankung von Magen und/oder Duodenum. Weiteres s. auch unter „Gastroenterologische Leitsymptome", S. 445 ff.

3.2.2 Apparative Diagnostik

Gastroduodenoskopie

Prinzip: Endoskopische Spiegelung von Magen und Duodenum mit der Möglichkeit, Gewebsproben zu entnehmen.

Indikationen: V. a. Gastritis, Ulkus, Karzinom, Lymphom, Sarkom, Sprue, Morbus Whipple, obere gastrointestinale Blutung.

Komplikationen: Instrumentelle Perforationen oder Blutungen sind sehr selten.

Sonographie

Prinzip und Indikationen: Untersuchung von Magen und Duodenum im B-Mode-Verfahren. Tumoren und eine Magenentleerungsstörung lassen sich sonographisch gut erfassen. Zum Tumorstaging wird die **Endosonographie** eingesetzt.

Typische Befunde: Bei der Endosonographie lassen sich die Wandschichten gut darstellen, diese sind bei Vorliegen eines Karzinoms durchbrochen.

Röntgen

Indikationen: Abdomenleeraufnahme: V. a. Ulkusperforation.

Computertomographie (CT), Magnetresonanztomographie (MRT)

Zunehmende Indikation im Rahmen der Abdominaldiagnostik. Angio-CT und Angio-MRT ermöglichen darüber hinaus die Beurteilung von Darm und Gefäßen.

3.2.3 Funktionsdiagnostik

Urease-Schnelltest

Prinzip: Ein Biopsiestück wird in 10%iges Harnstoffmedium + Kongorot gegeben. Durch Ammoniakproduktion kommt es zu einem Farbumschlag.

Indikationen: V. a. Helicobacter-pylori-Gastritis, Magen-oder Duodenalulkus.

^{13}C-Harnstoff-Atemtest

Prinzip: Gabe von ^{13}C-Harnstoff, der durch H.-p.-eigene Urease gespalten wird, gemessen wird $^{13}CO_2$ in der Ausatemluft.

Indikationen: V. a. H.-p.-Befall, Magenlymphom, rezidivierendes Ulkusleiden, Eradikationskontrolle.

H$_2$-Atemtest

s. S. 517.

3.2.2 Apparative Diagnostik

Gastroduodenoskopie

Prinzip: Endoskopische Spiegelung von Magen und Duodenum im Rahmen der Ösophagogastroduodenoskopie (ÖGD) mit der Möglichkeit, Gewebsproben zu entnehmen. Die Untersuchung wird je nach Durchmesser des Endoskops transperoral oder nasal, mit oder ohne Rachenanästhesie bzw. Sedierung durchgeführt.

Indikationen: Funktionelle Dyspepsie zum Ausschluss einer organischen Erkrankung, Nachweis und histologische Verifizierung einer Gastritis, benigne und maligne Magengeschwüre und Karzinome, Lymphome bzw. Sarkome, Hämochromatose, Sprue, Morbus Whipple (s. auch S. 523), obere gastrointestinale Blutung.

Komplikationen: 50% aller Komplikationen gehen auf die Prämedikation zurück, instrumentelle Perforationen oder iatrogene Blutungen sind sehr selten. Kontraindikationen sind Ösophagusstenosen und Ulkusperforation.

Sonographie

Prinzip und Indikationen: Untersuchung von Magen und Duodenum im B-Mode-Verfahren, häufig im Rahmen einer Routineuntersuchung des Abdomens. Tumoren und eine Magenentleerungsstörung lassen sich sonographisch gut erfassen. Zum Tumorstaging wird die **Endosonographie** eingesetzt, bei der ein Endoskop mit eingebautem Ultraschallkopf oder spezielle Ultraschallsonden durch den Biopsiekanal des Endoskops vorgeführt werden.

Typische Befunde: Bei der Endosonographie lassen sich die 5 Wandschichten des Magens meist gut darstellen. Beim frühen Magenkarzinom ist diese Schichtung bereits aufgehoben bzw. durch invasives Wachstum durchbrochen. Bei fortgeschrittenem Tumorleiden mit Infiltration aller Wandschichten kann auf eine Endosonographie verzichtet werden.

Röntgen

Indikationen: Insbesondere Abdomenleeraufnahme bei V. a. Ulkusperforation (subphrenische Luftsichel) bzw. bei akutem Abdomen (s. S. 452).

Computertomographie (CT), Magnetresonanztomographie (MRT)

CT und MRT werden zunehmend in der Abdominaldiagnostik eingesetzt, da (v. a. parenchymatöse) Organe und Strukturen sich gut darstellen lassen. Die zusätzliche Gabe von Kontrastmittel ermöglicht die Beurteilung von Darm und Gefäßen (Angio-CT, Angio-MRT).

3.2.3 Funktionsdiagnostik

Urease-Schnelltest

Prinzip: Magenschleimhautbiopsien werden in ein 10%iges Harnstoffmedium gegeben. Die Ureaseaktivität von H. pylori setzt Ammoniak frei, der durch 2 Tropfen Kongorot an einem Farbumschlag innerhalb von 3 Stunden nachgewiesen werden kann.

Indikationen: Verdacht auf Helicobacter-pylori-Gastritis (Typ-B-Gastritis), Magen- und Duodenalulkus, MALTom.

^{13}C-Harnstoff-Atemtest

Prinzip: Orale Gabe von ^{13}C-Harnstoff, der nur durch Helicobacter-pylori-eigene Urease gespalten werden kann. Gemessen wird die über die Ausatemluft ausgeschiedene Menge an $^{13}CO_2$.

Indikationen: Verdacht auf Helicobacter-pylori-Befall, Magenlymphom (MALTom), rezidivierendes Ulkusleiden, Eradikationskontrolle.

H$_2$-Atemtest

s. S. 517.

Magensaftsekretionsanalyse

Prinzip und Indikationen: Nach einer einstündigen Basalperiode, in der in 15-minütlichem Abstand Magensaft über eine Sonde gewonnen wird, erfolgt eine Stimulation mit Pentagastrin (6 µg/kg KG s.c. oder 1,5 µg/kg KG als Infusion). Für eine Stunde wird dann der maximale Säureausstoß (MAO = maximal acid output) bestimmt, der zwischen 10 und 25 mmol/l liegt (Messungen mittels pH-Elektroden dienen der Orientierung über die Säureverhältnisse im Magen). Diese Untersuchung wird heute nur noch selten durchgeführt.

Schilling-Test (Vit.-B_{12}-Resorptionstest)

Prinzip: Messung der Funktionsfähigkeit des terminalen Ileums durch orale Gabe von radioaktiv markiertem Vit. B_{12} und Messung der im terminalen Ileum resorbierten Menge an Vit. B_{12} anhand der ausgeschiedenen Menge im 24-Stunden-Sammelurin.

Indikationen und typische Befunde: Verdacht auf Resorptionsstörung des terminalen Ileums (z.B. Sprue), Perniziosa, Typ-A-Gastritis. Eine verminderte Ausscheidung von Vit. B_{12} im Urin (trotz Zugabe von Intrinsic Factor) spricht für eine Malabsorption im terminalen Ileum.

▶ **Merke:** Vit. B_{12} kann nur in Verbindung mit Intrinsic Factor resorbiert werden. Daher kommt es bei fehlendem Intrinsic Factor (z.B. im Rahmen einer chronisch atrophischen Gastritis) zu einem (falsch) negativen Testergebnis, auch wenn das terminale Ileum eine ausreichende Resorptionsleistung erbringt. Um diese Fehlerquelle auszuschließen, sollte der Test mit und ohne Gabe von Intrinsic Factor durchgeführt werden (Differenzierung zwischen Typ-A-Gastritis und Vit.-B_{12}-Resorptionsstörung).

Langzeit-pH-Metrie

Prinzip und Indikationen: Messung der Säureverhältnisse im Magen über 24 h mittels pH-Elektrode, bei V.a. atrophische Gastritis (alkalisches Milieu/Achlorhydrie).

Magenmotilitätsmessung

Prinzip: Messung der Magenentleerung für feste und/oder flüssige Nahrung, szintigraphisch nach Gabe eines Tracers oder sonographisch nach Gabe von 750 ml Orangensaft.

Indikationen: Verdacht auf Magenentleerungsstörungen, z.B. diabetisch viszeraler Neuropathie.

Typische Befunde: Retentionsmagen, gestörte antroduodenale Koordination bei Reizmagen.

3.3 Gastritis

3.3.1 Akute Gastritis

▶ **Definition:** Der Begriff der **akuten Gastritis (Magenschleimhautentzündung)** ist nicht präzise definiert. Zum Teil wird die Klinik, zum Teil werden auslösende Noxen oder die histologisch nachweisbaren granulozytären Infiltrationen der Lamina propria in den Vordergrund gestellt.

Epidemiologie: Wegen der unpräzisen Definition lassen sich keine epidemiologischen Daten angeben.

Ätiopathogenese: Der akuten Gastritis liegt eine Schädigung der Magenschleimhaut durch exogene oder endogene Noxen zugrunde (s. Tab. **E-3.1**). Diese Noxen führen zu einer **Zerstörung der Schleimhautbarriere** mit Rückdiffusion von H^+-Ionen und Schleimhautblutungen bis hin zur erosiven Gastritis.

Magensaftsekretionsanalyse

Prinzip: Bei der Magensekretionsanalyse wird über 1 Stunde in 15-minütlichem Abstand Magensaft gewonnen und der Basalwert (BAO) bestimmt. Nach Pentagastrin-Stimulation wird dann der maximale Säureausstoß (Normalwert 10–25 mmol/l) ermittelt.

Schilling-Test (Vit.-B_{12}-Resorptionstest)

Prinzip: Nach oraler Gabe von radioaktiv markiertem Vit. B_{12} wird die renale Ausscheidung der Substanz gemessen.

Indikationen und typische Befunde: V.a. Resorptionsstörung des terminalen Ileums. Verminderte Vit.-B_{12}-Ausscheidung im Urin bei Malabsorption im unteren Ileum.

◀ Merke

Langzeit-pH-Metrie

Prinzip: Messung der Säureverhältnisse im Magen bei V.a. atrophische Gastritis.

Magenmotilitätsmessung

Prinzip: Messung der Magenentleerung für flüssige/feste Nahrung szinti- oder sonographisch.

Indikationen: V.a. Magenentleerungsstörung.

3.3 Gastritis

3.3.1 Akute Gastritis

◀ Definition

Epidemiologie: unklar.

Ätiopathogenese: **Exogene** und **endogene Noxen** führen zu einer Zerstörung der **Schleimhautbarriere** mit Mukosablutungen (s. Tab. **E-3.1**).

☰ E-3.1　Mögliche Ursachen einer akuten Gastritis

- **häufige exogene Noxen:**
  - Alkohol
  - Pharmaka (insbesondere: Azetylsalizylsäure, nicht-steroidale Antirheumatika, Zytostatika)
  - Bakterien (H. pylori, Salmonellen) und Bakterientoxine (Staphylokokken-, Streptokokkentoxine)
- **häufige endogene Noxen:**
  - Urämie
  - portale Hypertension

- **seltenere (exogene) Ursachen:**
  - abdominelle Radiatio, Virusinfekte (z. B. Noroviren), Verätzungen (akute Ätzgastritis nach akzidenteller Aufnahme von Säuren oder Laugen), stressinduzierte Ischämie (akutes Stressulkus, s. S. 500), Nahrungsmittelallergie (eosinophile Gastroenteritis)

Klinik und Komplikationen: epigastrische Schmerzen, Inappetenz, Übelkeit, Erbrechen und Durchfall.

Eine gastrointestinale Blutung aus akuten Erosionen (**hämorhagisch erosive Gastritis**) wird unter Einnahme von NSAR beobachtet.

Diagnostik: zunächst Verlaufsbeobachtung. Spezielle Diagnostik nur bei Hämatemesis und Teerstuhl.

Differenzialdiagnose: alle Erkrankungen, die sich auf den Oberbauch projizieren (z. B. peptisches Ulkus, Refluxkrankheit Gallenblasenaffektionen).

▶ Merke

Therapie: Nahrungskarenz, Antazida, Spasmolytika und Motilitätsregulatoren führen innerhalb weniger Tage zu Beschwerdefreiheit.
Mittel der Wahl bei der **H.-pylori-Gastritis** sind Antibiotika plus PPI, zur Prophylaxe medikamentöser Schleimhautschädigungen durch **NSAR:** PPI.

Bei der **Ätzgastritis** sollte frühzeitig Kortison gegeben werden (Verhinderung einer narbigen Schrumpfung).

Prognose: In der Mehrzahl der Fälle heilt die akute Gastritis aus, nur bei der H.-pylori-Infektion ist ein Übergang in ein chronisches Stadium die Regel. Bei längerer Einnahme von NSAR können sich Geschwüre ausbilden.

Klinik und Komplikationen: Die akute Gastritis zeigt die gleichen Symptome wie eine akute Magenverstimmung: Schmerzen im Epigastrium, Übelkeit, Inappetenz, Erbrechen und Durchfall, gelegentlich auch schlechter Mundgeruch.
Eine gastrointestinale Blutung aus akuten Schleimhauterosionen (**hämorrhagisch erosive Gastritis**) mit den Symptomen Hämatemesis oder Teerstuhl wird unter Einnahme von NSAR beobachtet. Eine Magenperforation wird gelegentlich bei der korrosiven (Ätz-) Gastritis gesehen.

Diagnostik: Zunächst ist eine Verlaufsbeobachtung ausreichend, bei Persistenz der Beschwerden sollte eine Endoskopie durchgeführt werden, dies gilt v. a. bei Zeichen einer akuten gastrointestinalen Blutung.
Bei Patienten, die unter Medikamenteneinnahme über Magenverstimmungen klagen, findet man in über 50 % endoskopisch keine Mukosaläsionen, sodass eine Motilitätsstörung anzunehmen ist.

Differenzialdiagnose: In Betracht zu ziehen sind alle Erkrankungen, die sich auf den Oberbauch projizieren, wie das peptische Ulkus, die Refluxkrankheit der Speiseröhre, Pankreas- und Gallenblasenaffektionen, wie auch eine akute Magenverstimmung.

▶ **Merke:** Magenverstimmungen dürfen nicht mit einer akuten, histologisch definierten Gastritis gleichgesetzt werden.

Therapie: Unter Alkohol-, Nikotin- und passagerer Nahrungskarenz sowie der (symptomatischen) Gabe von Antazida, H_2-Blocker, PPI, Spasmolytika oder Gastroprokinetika klingen die Symptome meist innerhalb weniger Tage ab.
Bei der **H.-pylori-induzierten** akuten Gastritis sind Mittel der Wahl Antibiotika in Kombination mit PPI (s. Abb. **E-3.2**, S. 485). Zur Prophylaxe von Schleimhautschädigungen durch NSAR werden, neben PPI, fixe Kombinationspräparate mit oralen Prostaglandinen, z. B. Diclofenac mit Misoprostol (Arthotec), zur Therapie der Schleimhautschädigungen die in Tab. **E-3.2** aufgeführten Medikamente eingesetzt.

Bei der **Ätzgastritis** muss die endoskopische Untersuchung schnell das Ausmaß der Schleimhautschädigung erfassen und frühzeitig Kortison verabreicht werden (verhindert eine narbige Schrumpfung tiefergreifender Läsionen). Führt eine Verätzung der Antrummukosa zu einer narbigen Magenausgangsstenose, kann ein operativer Eingriff notwendig werden.

Prognose: In der Regel klingen die Gastritissymptome innerhalb weniger Tage ab. Eine Ausnahme stellt die Infektion mit H. pylori dar; die akute Gastritis geht hier meist in eine chronische über. Erosionen heilen, ohne Narbenbildung innerhalb von 1–2 Tagen ab. Bei einer längerfristigen Einnahme von NSAR finden sich neben Erosionen auch zunehmend Ulzera (s. Abb. **E-3.7**, S. 494).

3.3.2 Chronische Gastritis

▶ **Definition:** Die **chronische Gastritis** ist eine histologisch zu sichernde Diagnose, die durch eine Infiltration der Lamina propria mit Lymphozyten und Plasmazellen gekennzeichnet ist (s. Abb. **E-3.1**). Findet sich zusätzlich eine Infiltration mit Granulozyten, spricht man von einer **aktiven chronischen Gastritis**. Diese ist meist Ausdruck einer persistierenden H.-pylori-Infektion der Magenschleimhaut.

◀ **Definition**

Epidemiologie: Die chronische Gastritis mit oder ohne Symptome wird mit zunehmendem Lebensalter immer häufiger gefunden (über 50 % der über 65-jährigen Patienten weisen eine chronische Gastritis auf).
In Ländern mit einer hohen Prävalenz für das Magenkarzinom ist auch die chronisch atrophische Gastritis (s. u.) entsprechend häufiger zu finden.

Epidemiologie: außerordentlich häufig (findet sich bei > 50 % der über 65-Jährigen).

Einteilung, Ätiologie und Pathogenese: Folgende Gastritisformen werden **ätiopathogenetisch** nach dem sog. ABC-Schema differenziert:
- Typ A: **A**utoimmungastritis (selten)
- Typ B: **B**akterielle, H.-pylori-induzierte Gastritis (häufig)
- Typ C: **C**hemisch-toxische Refluxgastritis (selten)
- Sonderformen: lymphozytäre, granulomatöse, spezifische Gastritis, z. B. bei Morbus Crohn, Sarkoidose, Tuberkulose, Lues, Candidiasis und Kombinationen aus Typ B und C, Ex-H.-p.-Gastritis (Gastritis nach Eradikation. Es dauert bis zu einem Jahr, bis die Entzündungszellen verschwinden).
  - **Typ-A-Gastritis:** Bei dieser auf die Korpusschleimhaut beschränkten **Autoimmungastritis** finden sich in 90 % Antikörper gegen die Protonenpumpe der Belegzellen und in 50 % Intrinsic-Factor-Antikörper. Es resultiert das Bild einer **histaminrefraktären Achlorhydrie**. Da der Regelkreis zwischen den G-Zellen des Antrums und den Parietalzellen des Korpus unterbrochen ist, kommt es zu einer exzessiven **Hypergastrinämie**. Diese kann sekundär zu einer Hyperplasie der enterochromaffinen (ECL-) Zellen und zu einer Mikrokarzinoidose oder zu Karzinoidtumoren der Korpusschleimhaut führen (bei ca. 5 %). Das Fehlen von Intrinsic Factor bedingt eine **Vitamin-B$_{12}$-Mangelanämie** mit entsprechenden neurologischen Ausfallserscheinungen (funikuläre Spinalerkrankung). Gelegentlich ist die Typ-A-Gastritis mit anderen Autoimmunerkrankungen wie z. B. dem Morbus Addison oder einer Hashimoto-Thyreoiditis (mit entsprechenden Antikörpern) vergesellschaftet.

– **Typ-A-Gastritis:** Diese **Autoimmungastritis** ist auf die Korpusschleimhaut beschränkt. In 90 % finden sich Belegzell- und in 50 % Intrinsic-Factor-Antikörper, sodass eine **histaminrefraktäre Achlorhydrie** resultiert. Das Fehlen des Intrinsic Factors bedingt eine **Vitamin-B$_{12}$-Mangelanämie** und eine funikuläre Spinalerkrankung.
Eine Vergesellschaftung mit anderen Autoimmunerkrankungen (z. B. Morbus Addison) ist möglich.

  - **Typ-B-Gastritis:** Diese bevorzugt im Antrum lokalisierte Gastritisform ist auf eine Besiedlung des Magens mit H. pylori zurückzuführen. Sie ist praktisch immer beim Ulcus duodeni und in über 70 % beim Ulcus ventriculi und der funktionellen Dyspepsie nachweisbar. Unter PPI-Langzeittherapie kommt es zu einer Verlagerung der Gastritis aus dem Antrum in die Korpusregion (korpusdominante Gastritis).

– **Typ-B-Gastritis:** bevorzugt im Antrum lokalisiert und auf eine Besiedlung mit H. pylori zurückzuführen; bei Ulcus duodeni (immer), Ulcus ventriculi und funktioneller Dyspepsie (meist).

  - **Typ-C-Gastritis:** Bei dieser chemisch-toxisch verursachten Entzündung, die meist durch einen Gallereflux (**Refluxgastritis,** vor allem beim operierten Magen, z. B. nach Billroth-Operation), Alkohol oder NSAR bedingt ist, findet sich weniger eine zelluläre Infiltration der Magenschleimhaut als vielmehr ein Ödem und eine Fibrose der Lamina propria.

– **Typ-C-Gastritis:** Beim operierten Magen trifft man häufig eine **Refluxgastritis** an (histologisches Korrelat: Schleimhautödem und Fibrose der Tunica propria).

  - Bei den selteneren **Sonderformen** ist eine pathogenetische Zuordnung entweder noch nicht möglich, oder es handelt sich um eine Mitbeteiligung des Magens im Rahmen von Systemerkrankungen.

– Bei den seltenen **Sonderformen** handelt es sich zumeist um eine Mitbeteiligung bei Systemerkrankungen.

Histologisch wird eine **Oberflächengastritis** (entzündliches Infiltrat auf die oberflächennahe interfoveoläre Lamina propria beschränkt) von einer **chronisch atrophischen Gastritis** (zunehmende Reduktion des spezifischen Drüsenkörpers bis zu dessen völligem Schwund) unterschieden. Mit zunehmendem Umbau des spezifischen Drüsenkörpers kommt es zu einer **intestinalen Metaplasie** (Auftreten von Enterozyten, Becherzellen und Paneth-Zellen).

Histologisch wird eine **Oberflächengastritis** von einer **chronisch atrophischen Gastritis** mit und ohne einer intestinalen Metaplasie unterschieden.

Klinik und Komplikationen:

▶ Merke

Dyspepsie-Symptome (s. S. 447) finden sich nur bei jedem 2. Patienten mit histologisch nachweisbarer Gastritis.

- **Typ-A-Gastritis:** Eine eingeschränkte oder fehlende Säure- bzw. Pepsinsekretion führt nicht zu Verdauungsstörungen.

Komplikationen: perniziöse Anämie und die Neigung zu Dysplasien und Magenkarzinomen.

- **Typ-B-Gastritis:** Die Patienten haben uncharakteristische Oberbauchbeschwerden. Erhöhtes Risiko für ein Ulcus duodeni bei positivem H.-pylori-Nachweis.

Komplikationen: Ulcus duodeni oder ventriculi, Neigung zu Magenkarzinom und MALT-Lymphom.

- **Typ-C-Gastritis:** Die Patienten entwickeln nach Einnahme von ASS oder NSAR Oberbauchbeschwerden.

Diagnostik:

▶ Merke

- **Typ-A-Gastritis:** Zur Diagnosesicherung sind Gewebeproben aus Antrum **und** Korpus erforderlich.

Laborchemisch finden sich Antikörper gegen Belegzellen und Intrinsic Factor, sowie infolge des Intrinsic-Factor-Mangels eine Vitamin-B$_{12}$-Resorptionsstörung (**Schilling-Test**, s. S. 487). Die **Serumgastrinspiegel** sind exzessiv erhöht.

- **Typ B-Gastritis:** Es erfolgt eine Beurteilung in drei Schwere- (abhängig von der Dichte des lymphozytären und plasmazellulären Infiltrates) und drei Aktivitätsgrade (entsprechend der Dichte des granulozytären Infiltrates).

Klinik und Komplikationen:

▶ **Merke:** Die meisten Patienten mit einer histologisch verifizierten chronischen Gastritis sind beschwerdefrei.

Uncharakteristische Oberbauchbeschwerden („Dyspepsie-Symptome", s. auch S. 447) wie Sodbrennen, postprandiales Völlegefühl, Aufstoßen, Inappetenz, Nüchternschmerz, Meteorismus und ulkusähnlicher Schmerz werden nur von jedem 2. Patienten geklagt.

- **Typ-A-Gastritis:** Auch der zunehmende Verlust der sekretorischen Leistung macht keine Symptome. Selbst bei Vorliegen einer histaminrefraktären Achlorhydrie ist die Verdauungsleistung nicht beeinträchtigt, es resultiert allenfalls eine vermehrte Anfälligkeit für gastrointestinale Infekte (agastrische Diarrhö).

Komplikationen: perniziöse Anämie sowie eine Neigung zu Dysplasien und ein erhöhtes Risiko zur Entwicklung eines Magenkarzinoms.

- **Typ-B-Gastritis:** Von 7 Patienten mit einer H.-pylori-Besiedlung der Magenschleimhaut entwickeln 4 uncharakteristische Oberbauchbeschwerden, aber nur bei einem Patienten sind diese Beschwerden auf H. pylori zurückzuführen. Jeder 9. Patient mit positivem H.-pylori-Nachweis kann im Laufe seines Lebens an einem Ulcus duodeni erkranken.

Komplikationen: Entwicklung eines Ulcus duodeni oder ventriculi möglich. Neigung zur Entwicklung eines Magenkarzinoms (geringer als bei Typ A) und eines MALT-Lymphoms. Folge einer eingeschränkten Säureproduktion kann eine Eisenmangelanämie sein.

- **Typ-C-Gastritis:** Die Patienten entwickeln nach Einnahme von ASS oder NSAR Oberbauchbeschwerden. Der histologische Nachweis einer Typ-C-Gastritis dient auch der Beweisführung bei negiertem ASS-Abusus.

Diagnostik:

▶ **Merke:** Die Diagnose einer chronischen Gastritis kann (definitionsgemäß) nur histologisch gestellt werden (Abb. **E-3.3c**).

- **Typ-A-Gastritis:** Da dieser Typ in der Regel nur die Korpusmukosa betrifft, müssen für die histologische Untersuchung mindestens zwei Gewebeproben aus Antrum **und** Korpus genommen werden, um eine Gastritis klassifizieren zu können.

Laborchemisch finden sich Antikörper gegen Belegzellen und Intrinsic Factor, gelegentlich auch Schilddrüsenantikörper sowie eine ausgeprägte Hypergastrinämie. Liegt eine Vitamin-B$_{12}$-Mangelanämie vor, sollte immer der **Serumgastrinspiegel** bestimmt werden. Dem Nachweis einer gestörten Vitamin-B$_{12}$-Resorption dient der **Schilling-Test** (s. S. 487). Beim Vollbild der Perniziosa kommt es zu einer hyperchromen (megaloblastären) Anämie mit übersegmentierten Leukozyten und entsprechenden Knochenmarkveränderungen. Neurologische Ausfälle sind Ausdruck einer funikulären Spinalerkrankung (funikuläre Myelose). Der Nachweis von H.-pylori-Antikörpern bei Patienten mit einer Typ-A-Gastritis macht es wahrscheinlich, dass es bei einem Teil der Perniziosa-Patienten zu einer H.-pylori-getriggerten Autoimmungastritis kommt. Intraepitheliale Lymphozyten weisen dabei auf eine Frühform im Sinne einer präA-Gastritis hin. Hier führt eine frühzeitige Eradikation von H. pylori zu einer Normalisierung der Mukosa und einer Prävention der A-Gastritis. Wegen der bei Typ-A-Gastritis möglichen Assoziation mit Autoimmunerkrankungen (s. S. 489) sollte eine erweiterte Diagnostik durchgeführt werden.

- **Typ B-Gastritis:** Bei dieser H.-pylori-induzierten Gastritis erfolgt eine Beurteilung in drei Schwere- (abhängig von der Dichte des lymphozytären und plasmazellulären Infiltrates) und drei Aktivitätsgrade (entsprechend der Dichte des granulozytären Infiltrates). Zusatzbefunde wie Atrophie, intestinale Metaplasie (Magentyp, Kolontyp) und Lymphfollikelnachweis bedürfen

E-3.3 Histologischer und endoskopischer Befund bei chronischer Gastritis

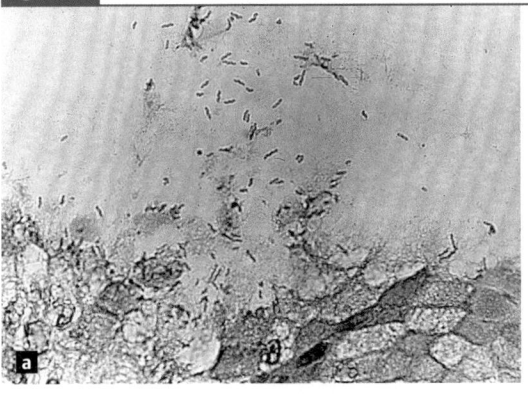
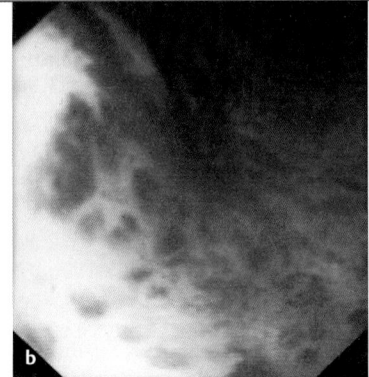

a H. pylori auf dem Oberflächenepithel der Magenschleimhaut (HE-Färbung).
b Fleckförmige Rötung bei chronischer Gastritis (Differenzialdiagnose: Wassermelonenmagen [Gefäßektasien/Angiodysplasien bei kryptogener Leberzirrhose])

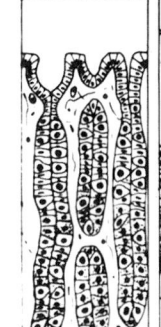
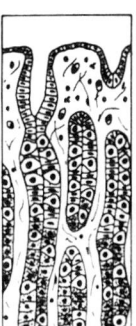
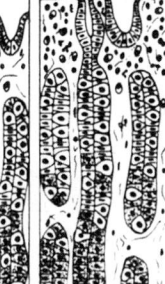
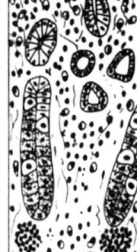
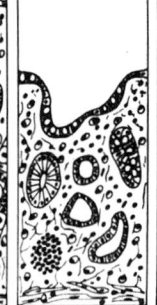
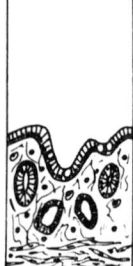

c Histologischer Befund: von der gesunden Schleimhaut über die Oberflächengastritis zur chronisch atrophischen Gastritis.

der besonderen Erwähnung. Bei massivem Mukosabefall mit H. pylori kann ein Morbus Ménétrier (s. u.) vorgetäuscht werden.

Nachweis von H. pylori: H. pylori kann direkt histologisch (H. E.-Färbung [s. Abb. **E-3.3a**], Silberimprägnierung, Giemsa), kulturell und indirekt serologisch (IgA-, IgG-Antikörper) oder mittels ^{13}C- oder ^{14}C-Harnstoff-Atemtest (s. S. 486) nachgewiesen werden. Am billigsten ist der H.-pylori-Antigen-Nachweis im Stuhl (HpSAg). In der Praxis durchgesetzt hat sich der Urease-Schnelltest (s. S. 486).

- **Typ-C-Gastritis:** Die Diagnose wird histologisch gestellt (Mukosaödem, beginnende Fibrose der Lamina propria).

Therapie:

▶ **Merke:** Die chronische Gastritis ist primär nicht behandlungsbedürftig.

Die rein **symptomatische Therapie** orientiert sich am Leitsymptom: bei **Sodbrennen** Antazida, H$_2$-Blocker oder PPI, bei **postprandialem Völlegefühl** Gastroprokinetika, bei **Aufstoßen und Aerophagie** Entschäumer und Prokinetika. Auch feuchtwarme Kataplasmen (Breiumschläge) können sich positiv auf die Beschwerden auswirken. Hilfreich sind auch autogenes Training, Sport oder psychotherapeutische Maßnahmen.

Ist bei der **Typ-A-Gastritis** ein Vitamin-B$_{12}$-Mangel nachgewiesen, muss Vitamin B$_{12}$ in einer Dosierung von 500–1000 µg/Monat parenteral lebenslang substituiert werden.

Bei der **Typ-B-Gastritis** lässt sich eine erfolgreiche **Eradikationstherapie** (s. S. 499) durch einen Abfall der Antikörpertiter oder mittels Atemtest sichern. Bei der **aktiven chronischen Typ-B-Gastritis** ist gegenwärtig (insbesondere bei Beschwerdefreiheit) der Einsatz von Antibiotika in Verbindung mit PPI primär nicht indiziert, wohl aber bei positiver Ulkusanamnese und vor einer NSAR- oder PPI-Langzeittherapie.

H. pylori kann histologisch (s. Abb. **E-3.3a**), kulturell, serologisch (IgA-, IgG-Antikörper), mittels Urease-Schnelltest (s. S. 486) und durch einen ^{13}C- oder ^{14}C-Atemtest (s. S. 486) nachgewiesen werden.

- **Typ-C-Gastritis:** histologisch: Mukosaödem und Fibrose der Lamina propria.

Therapie:

◀ Merke

Symptomatische Therapie je nach Leitsymptom: **Sodbrennen:** Antazida, H$_2$-Blocker, PPI, **postprandiales Völlegefühl:** Gastroprokinetika, **Aerophagie:** Entschäumer. Hilfreich sind auch autogenes Training und psychotherapeutische Maßnahmen.

Besteht bei der **Typ-A-Gastritis** ein Vit.-B$_{12}$-Mangel, muss parenteral substituiert werden.

Typ-B-Gastritis: Eine erfolgreiche **Eradikationstherapie** lässt sich durch einen Antikörpertiterabfall oder durch den Atemtest sichern.
Bei der **aktiven chronischen Typ-B-Gastritis** ist keine Antibiotikagabe in Kombination mit PPI indiziert.

Typ-C-Gastritis: bei symptomatischem Galllereflux Prokinetika oder Colestyramin. NSAR möglichst absetzen.

Bei der **Typ-C-Gastritis** können bei symptomatischem Gallereflux Prokinetika oder Colestyramin verabreicht werden. NSAR sollten möglichst abgesetzt werden. Ist dies nicht möglich, ist eine begleitende Gabe von PPI oder oralen Prostaglandinen (Kombinationspräparat Diclofenac + Misoprostol) indiziert.

Prognose: Der Übergang von der Oberflächengastritis zur chronisch atrophischen Gastritis dauert etwa 20 Jahre.

Prognose und Prophylaxe: Die chronische Gastritis verläuft in Schüben; der Übergang von der Oberflächengastritis zur chronisch atrophischen Gastritis nimmt etwa 20 Jahre in Anspruch.

▶ Merke

▶ **Merke:** Bei Vorliegen einer Typ-A-Gastritis besteht ein deutlich erhöhtes **Magenkarzinomrisiko.** Dies gilt auch – wenngleich in geringerem Maße – für die chronisch atrophische Typ-B-Gastritis. Daher sind endoskopische Kontrolluntersuchungen in 3–5-jährlichen Abständen zu empfehlen.

3.3.3 Spezielle Form der Gastritis – Morbus Ménétrier

3.3.3 Spezielle Form der Gastritis – Morbus Ménétrier

▶ Definition

▶ **Definition:** Beim früher Riesenfaltengastritis genannten Morbus Ménétrier findet sich eine foveoläre Hyperplasie der Magenschleimhaut mit oder ohne chronische Gastritis.

Ätiologie: meist Infektion mit H. pylori.

Ätiologie: Überwiegend durch eine Infektion mit H.pylori (bei Kindern evtl. durch CMV-Infektion).

Klinik: Anämie und gastraler Eiweißverlust, Letzterer kann im Rahmen der exsudativen Gastropathie zu Ödemen führen.

Klinik: Zum klinischen Bild gehören eine Anämie und ein gastraler Eiweißverlust (Nachweis mit radioaktiv markiertem Albumin), der im Rahmen der exsudativen Gastropathie zu ausgeprägten Ödemen führen kann.

Diagnostik: histologische Diagnosesicherung. Der H.-pylori-Nachweis ist häufig positiv.

Diagnostik: Die histologische Sicherung der Diagnose erfolgt durch eine Dickenmessung der Schleimhaut, bei der der foveoläre Anteil auf über 1 mm verbreitert ist. Der H.-pylori-Nachweis ist häufig positiv.

▶ Merke

▶ **Merke:** Der Morbus Ménétrier neigt zur malignen Entartung und bedarf der endoskopischen Überwachung (alle zwei Jahre).

Differenzialdiagnose: Eine glanduläre Hyperplasie, eine lymphatische Hyperplasie bei Non-Hodgkin-Lymphom und eine Amyloidose der Mukosa müssen abgegrenzt werden. Ein diffus infiltrierend wachsendes Karzinom kann eine Riesenfaltengastritis vortäuschen.

Differenzialdiagnose: Abgegrenzt werden muss eine glanduläre Hyperplasie, bei der der belegzellentragende Anteil der Korpusmukosa verbreitert ist (klassischerweise beim Gastrinom). Mischformen zwischen foveolärer und glandulärer Hyperplasie werden gelegentlich beobachtet (hypersekretorische Gastropathie). Riesenfalten finden sich auch bei einer lymphatischen Hyperplasie (z. B. bei Non-Hodgkin-Lymphom) und einer Amyloidose der Magenmukosa. Ein diffus infiltrierend wachsendes Karzinom (Magenszirrhus) kann eine Riesenfaltengastritis vortäuschen.

▶ Merke

▶ **Merke:** Foveoläre Hyperplasie = Morbus Ménétrier. Glanduläre Hyperplasie = Gastrinom (Zollinger-Ellison-Syndrom, s.S. 660).

Therapie: bei positivem H.-pylori-Nachweis: Eradikationstherapie. Ggf Magenresektion.

Therapie: Der Eiweißverlust kann nur gelegentlich durch Anticholinergika reduziert werden. Ggf. wird bei nicht beherrschbarem Eiweißverlust oder Anzeichen einer malignen Entartung eine Magenresektion notwendig. Bei positivem H.-pylori-Nachweis sollte in jedem Fall eine Eradikation angestrebt werden (s.S. 498).

3.4 Gastroduodenale Ulzera

3.4 Gastroduodenale Ulzera

▶ Definition

▶ **Definition:** Im Gegensatz zur Erosion, bei der der Gewebsdefekt die Muscularis mucosae nicht überschreitet und die ohne Vernarbung abheilt, handelt es sich beim **Ulkus** um eine umschriebene, bis tief in die Muscularis propria reichende Läsion (s. auch Abb. **E-3.1**, S. 484).

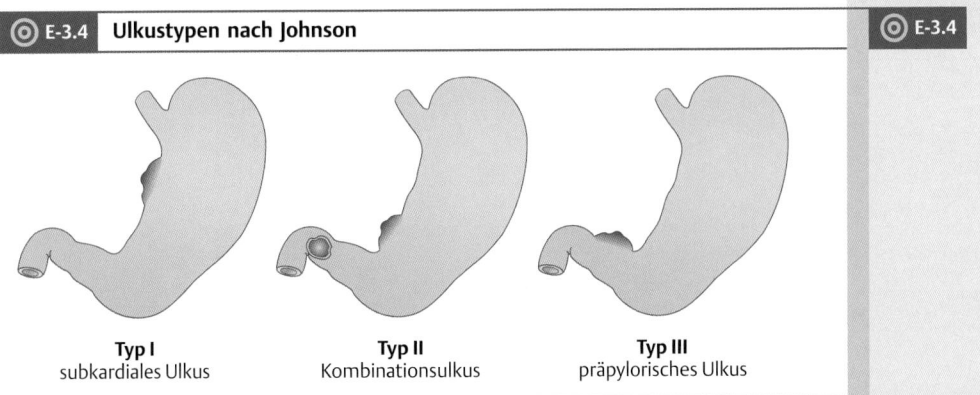

◉ E-3.4

◉ E-3.4 **Ulkustypen nach Johnson**

Typ I
subkardiales Ulkus

Typ II
Kombinationsulkus

Typ III
präpylorisches Ulkus

Epidemiologie

Jeder 10. erkrankt im Laufe seines Lebens an einem Ulkus. Beide Geschlechter sind gleichermaßen betroffen. Insgesamt ist festzustellen, dass in den westlichen Industrienationen die Ulcus-duodeni-Inzidenz abnimmt. Bei einem Drittel der Patienten finden sich zwei und mehr Ulzera.

Lokalisation

Das Ulcus duodeni ist zu 95 % im Bulbus lokalisiert, bevorzugt an der Vorderwand. Das Ulcus ventriculi findet sich bevorzugt im Bereich der kleinen Kurvatur. Je nach Lokalisation werden beim Magengeschwür verschiedene Ulkustypen nach Johnson unterschieden (Abb. **E-3.4**)

▶ **Merke:** Atypisch, z. B. im Bereich der großen Kurvatur lokalisierte Magenulzera sind malignomverdächtig (Karzinom, Lymphom) oder sprechen für eine medikamentös-toxische Genese (ASS, NSAR).

Ätiologie und Pathogenese

▶ **Merke:** Es gilt heute als gesichert, dass die **H.-pylori-Infektion** Hauptursache der Entstehung von Duodenal- und Magenulzera ist.

Ulcus duodeni: Bei über 90 % der Patienten mt Duodenalulkus lässt sich eine H.-pylori-Besiedlung der Antrummukosa und bei 50 % auch der Duodenalschleimhaut nachweisen. Für die Entstehung wird ein Ungleichgewicht zwischen protektiven und aggressiven Faktoren verantwortlich gemacht (Abb. **E-3.5**). Neben einer genetischen Disposition (Blutgruppe 0, Non-secretor-Status) spielt der Säurefaktor eine ausschlaggebende Rolle: Ob Stresssituationen oder ein spezifisches Persönlichkeitsprofil ein Ulcus duodeni auslösen können ist umstritten. 80 % der Ulkuspatienten sind Raucher.
Gehäuft finden sich Duodenalulzera bei COPD, rheumatoider Arthritis, chronischer Niereninsuffizienz, nach Ileumresektion, bei Leberzirrhose, bei systemischer Mastozytose, bei der multiplen endokrinen Adenomatose, beim Hyperparathyreoidismus (Kalzium setzt Gastrin frei) und der Amyloidose Typ IV. Zum Gastrinom als Ursache eines therapieresistenten Ulkusleidens s. S. 660.

Ulcus ventriculi: Auch hier gilt: Ohne Säure kein Ulkus. Allerdings steht beim Ungleichgewicht zwischen aggressiven und protektiven Faktoren ein **Mangel an protektiven Faktoren** im Vordergrund (Abb. **E-3.6**). Die Säuresekretion ist umso niedriger, je kardianaher das Geschwür lokalisiert ist. Dies hängt mit der zunehmenden Ausbreitung der Gastritis zusammen. Im Rahmen der Umbaugastritis wird nämlich der für die Säuresekretion verantwortliche spezifische Drüsenkörper immer mehr im Sinne einer **intestinalen Metaplasie** umgebaut, jedoch ohne dass die Säuresekretion ganz zum Erliegen kommt.

Epidemiologie

Jeder 10. erkrankt im Laufe seines Lebens an einem Ulkus, beide Geschlechter sind gleich häufig betroffen.

Lokalisation

95 % der Duodenalulzera sind im Bulbus lokalisiert; das Ulcus ventriculi bevorzugt im Bereich der kleinen Kurvatur. Nach Johnson werden verschiedene Ulkustypen unterschieden (Abb. **E-3.4**).

◀ **Merke**

Ätiologie und Pathogenese

◀ **Merke**

Ulcus duodeni: Bei über 90 % der Ulcus-duodeni-Patienten lässt sich eine H.-pylori-Besiedlung der Antrummukosa nachweisen. Bei der Ulkuspathogenese dominieren aggressive über defensive Faktoren (Abb. **E-3.5**). 80 % der Ulkuspatienten sind Raucher.

Begleiterkrankungen wie COPD, Leberzirrhose. rheumatoide Arthritis, Niereninsuffizienz, einige seltene Syndrome wie auch Blutgruppe 0 und ein „Non-secretor-Status" erhöhen die Ulkusinzidenz.

Ulcus ventriculi: Hier spielt das Ungleichgewicht zwischen aggressiven und protektiven Faktoren, insbesondere ein **Mangel protektiver Faktoren**, eine entscheidende Rolle (Abb. **E-3.6**).

⊚ E-3.5   **Entstehung eines Ulcus duodeni durch Ungleichgewicht zwischen protektiven und aggressiven Faktoren**

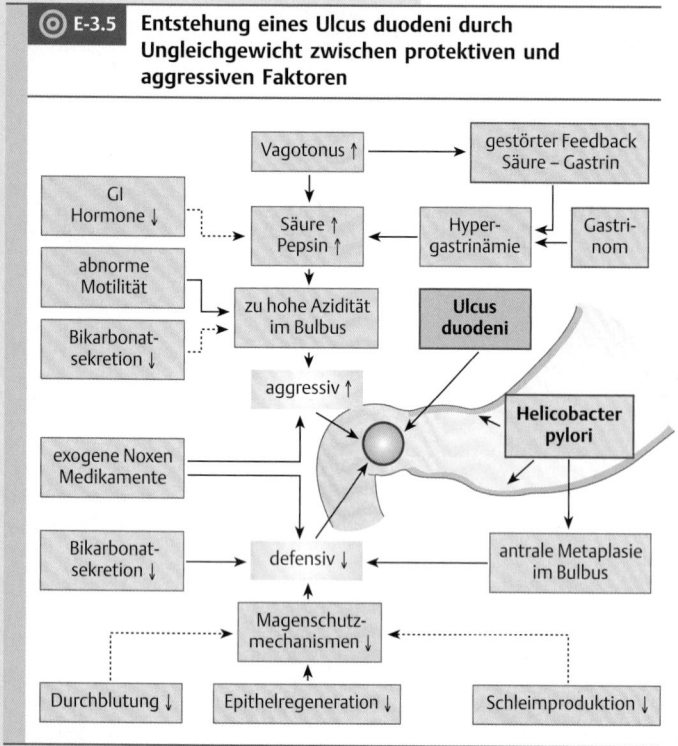

⊚ E-3.6   **Entstehung eines Ulcus ventriculi durch Ungleichgewicht zwischen protektiven und aggressiven Faktoren**

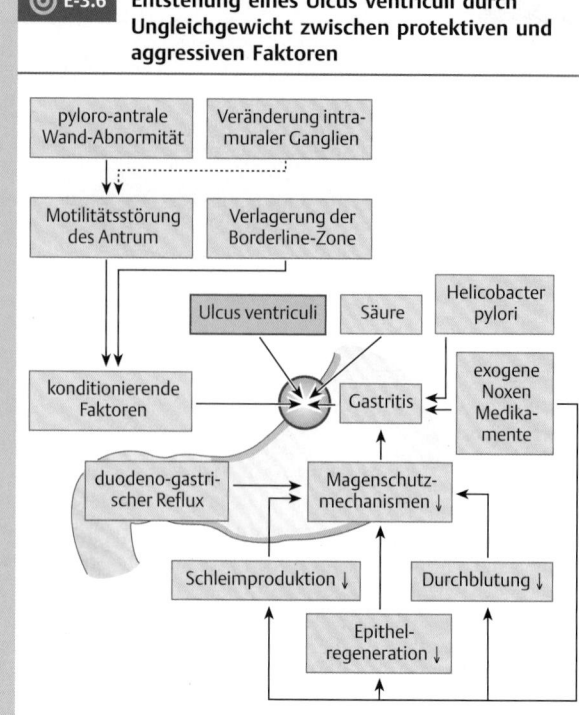

⊚ E-3.7

⊚ E-3.7   **NSAR-induzierte Ulcera ventriculi**

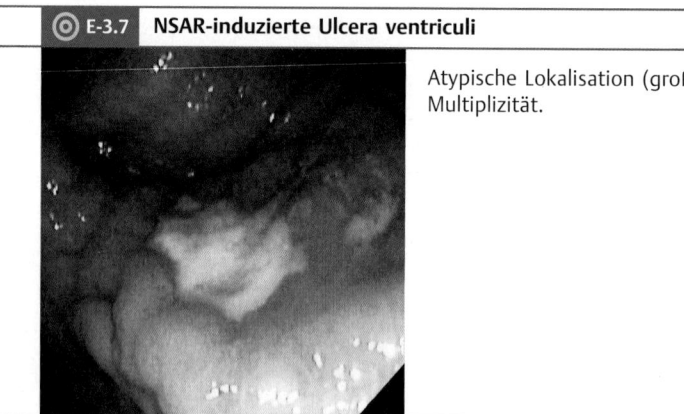

Atypische Lokalisation (große Kurvatur), Multiplizität.

NSAR hemmen die Prostaglandinsynthese in der Magenschleimhaut und scheinen bei der Ulkusentstehung eine große Rolle zu spielen (Abb. **E-3.7**).

Die Einnahme von NSAR scheint eine große Rolle bei der Ulkusentstehung zu spielen (Abb. **E-3.7**). NSAR hemmen die Prostaglandinsynthese in der Magenschleimhaut und beeinflussen damit die Schleim- und Bikarbonatsekretion sowie die Mukosadurchblutung und die Epithelregeneration negativ. Auch Rauchen führt zu einer Hemmung der Prostaglandinsynthese in der Magenmukosa.

Klinik

Die Symptome einer Ulkuskrankheit sind unspezifisch.

Klinik

Die Symptome einer Ulkuskrankheit sind unspezifisch, d. h. alleine aufgrund der klinischen Beschwerden ist eine Diagnose nicht möglich. Folgende Symptome werden jedoch häufig beobachtet:

Ulcus duodeni: Nüchternschmerzen im Epigastrium, mit deutlicher Besserung nach Nahrungsaufnahme sind typisch.

Ulcus duodeni: Nüchternschmerzen im Epigastrium, die sich nach Nahrungsaufnahme oder Einnahme eines Antazidums bessern, sind relativ typisch. Viele Patienten wachen infolge der Schmerzen in den frühen Morgenstunden auf (gesteigerte Nüchternsekretion während der Nacht). Typisch ist auch die **Periodizität der Beschwerden** mit einem in letzter Zeit umstrittenen Frühjahrs- und Herbstgipfel.

E-3.8 Ulkuskomplikationen

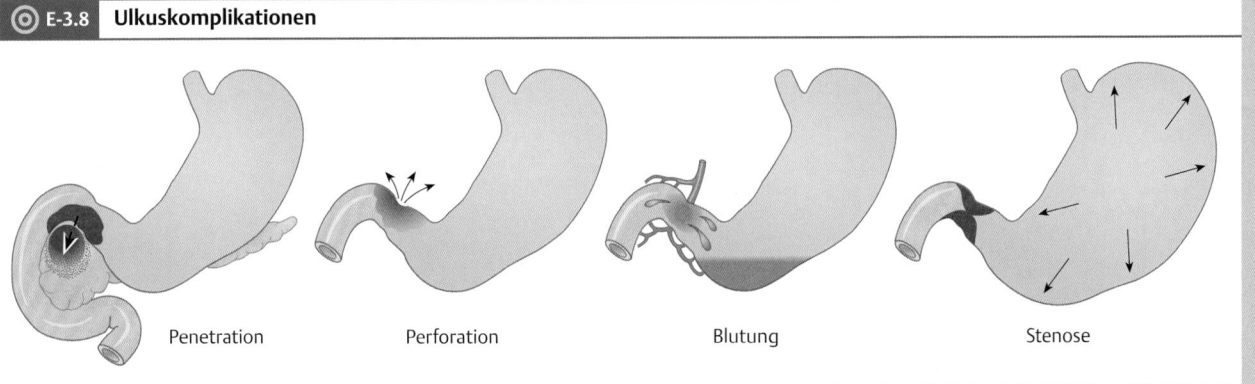

Penetration   Perforation   Blutung   Stenose

Ulcus ventriculi: Die Schmerzlokalisation ist zumeist links paraumbilikal, häufig verstärkt Nahrungsaufnahme die Beschwerden. In 30 % werden nächtliche Schmerzen angegeben. Viele Patienten klagen über eine Gewichtsabnahme. Asymptomatische Verlaufsformen sind häufig, insbesondere beim NSAR-Ulkus.

Komplikationen

Allgemein liegt das Komplikationsrisiko bei 2,7 % pro Jahr, nach einer einmal durchgemachten Komplikation bei 5 % pro Jahr.

> ▶ **Merke:** Bis zu 40 % aller Ulzera sind klinisch stumm und machen sich erst durch Komplikationen (Abb. **E-3.8**) bemerkbar.

Ulkusblutung: Dies ist die häufigste Ursache einer oberen gastrointestinalen (GI) Blutung und tritt bei jedem 10. Ulkuspatienten im Laufe der Jahre in Form einer Hämatemesis oder Meläna auf. Unter stationären Bedingungen sollte die Blutungsquelle lokalisiert und das individuelle Risiko anhand des endoskopischen Befundes mittels der Forrest-Kriterien abgeschätzt werden (Abb. **E-3.9**).
Therapeutisch steht bei Ulkusblutungen (wie auch bei Blutungen aus Erosionen) heute die **endoskopische Blutstillung** durch Unterspritzung mit Suprarenin 1 : 10 000 oder Fibrinkleber oder mechanisch durch „Clipping" ganz im Vordergrund (Abb. **E-3.9**).

Perforation: Eine Perforation wird fast ausschließlich bei Männern beobachtet, bevorzugte Lokalisation ist die Vorderwand von Antrum und Bulbus. Eine **freie Perforation** ist wahrscheinlich, wenn sich bei einem Patienten mit Ulkusanamnese plötzlich (der Patient kann die Uhrzeit angeben) heftigste Schmerzen im Epigastrium, gefolgt von brettharter Abwehrspannung, Tachykardie, Blässe, Tachypnoe und Schweißausbruch einstellen. Ein Verschwinden der Leberdämpfung weist auf freie Luft im Abdomen hin, eine subphrenische Luftsichel im Röntgenbild beweist die freie Perforation.
Eine Änderung des Schmerzcharakters, insbesondere ein in den Rücken ausstrahlender Dauerschmerz, kennzeichnet eine **gedeckte Perforation** (= Ulkuspenetration). Beim Ulcus duodeni erfolgt die Perforation meist in den Pankreaskopf (ggf. erhöhte Amylase). Therapiemaßnahmen, die bislang Beschwerdefreiheit brachten, greifen dann nicht mehr.

Magenausgangsstenose: Ein florides Ulkus ad pylorum oder rezidivierende Ulzera in einem Narbenbulbus können zu einer akuten Magenausgangsstenose mit anhaltendem Erbrechen (von z. T. unverdauten Nahrungsresten) und der Gefahr einer metabolischen Alkalose führen. Völlegefühl, Übelkeit, Erbrechen im Schwall und anhaltender Gewichtsverlust weisen auf diese Komplikation hin. Die Diagnose wird endoskopisch oder durch einen Röntgenbreischluck gestellt. Zunächst wird ein konservativer Therapieversuch (z. B. Magenverweilsonde, endoskopische Ballondilatation) unternommen, bei Erfolglosigkeit wird ein operativer Eingriff notwendig.

Ulcus ventriculi: Nahrungsaufnahme verstärkt häufig die Beschwerden. 30 % geben nächtliche Schmerzen an, viele Patienten klagen über eine Gewichtsabnahme.

Komplikationen

◀ Merke

Ulkusblutung: Bei jedem 10. Ulkuspatienten kommt es im Laufe der Jahre zu einer akuten GI-Blutung. Die Blutungsquelle muss lokalisiert und das Risiko anhand des endoskopischen Befundes (Abb. **E-3.9**) abgeschätzt werden.

Wenn möglich wird versucht, durch Unterspritzung mit z. B. verdünntem Suprarenin die Blutung zu stillen (Abb. **E-3.9**).

Perforation: Sie wird fast ausschließlich bei Männern beobachtet (meist Vorderwand von Antrum und Bulbus). Eine **freie Perforation** ist wahrscheinlich, wenn sich plötzlich heftigste Schmerzen im Epigastrium, gefolgt von Symptomen des akuten Abdomens einstellen.

Ein in den Rücken ausstrahlender Dauerschmerz weist auf eine **gedeckte Perforation** (= Ulkuspenetration) hin.

Magenausgangsstenose: Ein florides Ulcus ad pylorum oder rezidivierende Ulzera in einem Narbenbulbus können zu einer akuten Magenausgangsstenose führen. Symptome sind Völlegefühl, Übelkeit, Erbrechen (z. T. unverdaute Nahrungsreste) im Schwall und Gewichtsverlust.

E-3.9 | **Stadieneinteilung der Ulkusblutung (Forrest-Klassifikation) und entsprechende Therapieoptionen**

Forrest Ia:
spritzende Blutung
Therapie:
endoskopische Blutstillung, ggf. Operation

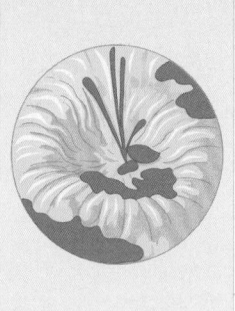

Forrest Ib:
Sickerblutung
Therapie: Lokalmaßnahmen (endoskopischer Gefäßclip, Unterspritzung mit Suprarenin 1 : 10 000, Fibrinkleber) oder die systemische Gabe von Somatostatinanaloga oder Sekretin i. v.

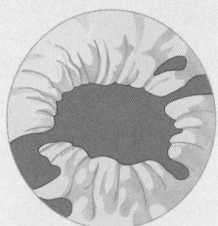

zusätzlich medikamentöse Blutungsrezidivprophylaxe mit PPI

Forrest IIa:
Gefäßstumpf im Ulkusgrund
Therapie:
endoskopischer Gefäßclip, wenn nicht zu applizieren (Bulbus, Magenhinterwand): Operation

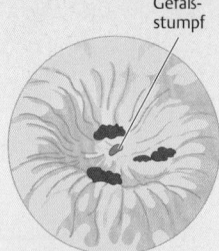

Gefäß-
stumpf

Forrest IIb bzw. IIc:
Koagel bzw. Hämatinbelag
Therapie:
konservativ (PPI, evtl. H.-p.-Therapie)

Forrest III:
Ulkus ohne Zeichen der vorausgegangenen Blutung
Therapie:
konservativ (Standardtherapie)

Unterspritzung
zur Kompression eines blutenden Gefäßes

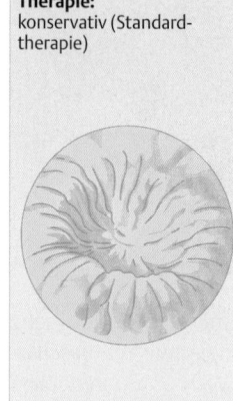

blutendes Gefäß

Gefäß-
stumpf

endoskopische dopplersonographische Untersuchung zur Detektion eines Gefäßstumpfes

---

Diagnostik

Endoskopie: Diagnostisches **Verfahren der Wahl** (Abb. **E-3.10**), das häufig zusätzliche Veränderungen aufdeckt (Kombinationsulkus im Magen und Duodenum, Refluxösophagitis).

▶ **Merke**

E-3.10

Diagnostik

Körperliche Untersuchung und Labor: Häufig wenig hilfreich; beim Ulcus ventriculi besteht gelegentlich ein Palpationsschmerz im Epigastrium.

Endoskopie: Diagnostisches **Verfahren der Wahl** ist die Endoskopie (Abb. **E-3.10**). Nicht selten deckt diese Untersuchung multiple Geschwüre (Kombinationsulkus in Magen und Duodenum) oder zusätzliche Veränderungen, z. B. eine sekundäre Refluxösophagitis, auf. Findet sich ein Ulcus ventriculi, muss anhand von 6–8 Gewebeproben eine Differenzierung zwischen benignem und malignem Ulkus erfolgen. Biopsieentnahmen aus Antrum und Korpus sind ferner zur H.-pylori-Diagnostik wichtig.

▶ **Merke:** 5 % aller **Magengeschwüre** sind maligne. Daher gilt eine konservative Therapie ohne endoskopisch-bioptische Abklärung als Kunstfehler. Da bei großen Geschwüren repräsentative Gewebeentnahmen problematisch sein können, muss die Gastroskopie mit Biopsie am Ende der Therapie wiederholt werden. Auf eine Biopsie des **Ulcus duodeni** kann fast immer verzichtet werden, da Malignome in diesem Bereich mit 0,35 % sehr selten sind (malignes Lymphom, Metastasen, Duodenalkarzinom).

Röntgenuntersuchung: Eine Röntgenuntersuchung ist nur bei V. a. Perforation sinnvoll.

E-3.10 | **Endoskopischer Aspekt eines Ulcus duodeni der Bulbusvorderwand**

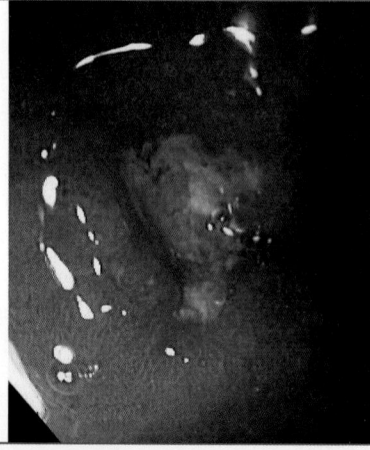

E-3.11 Endoskopische Befunde bei Ulcus ventriculi

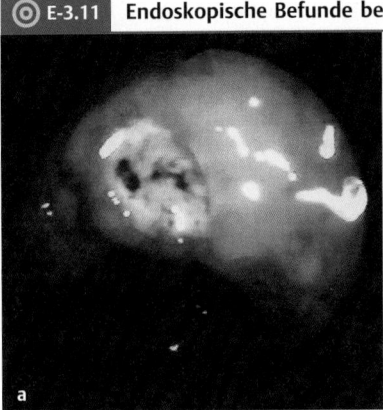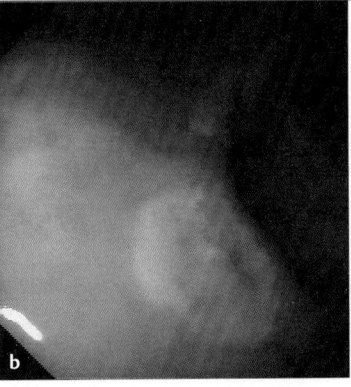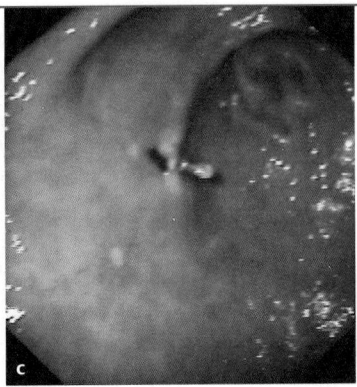

a Ulcus ventriculi am Angulus mit Zeichen der vorausgegangenen Blutung.
b Ulcus ventriculi im präpylorischen Antrum mit Gefäßstumpf im Zentrum.
c Mit Clip versorgter Gefäßstumpf im Zentrum eines Ulkus.

Spezielle diagnostische Maßnahmen bei Ulcus duodeni: Beim **Ulkus** dient der bioptische H.-pylori-Nachweis (Urease-Schnelltest, s. S. 486) der Differenzierung zwischen einem idiopathischen rezidivierenden Ulkusleiden (H.-pylori-positiv) und dem medikamenteninduzierten Ulkus (H.-pylori-negativ).

Bei **Therapieresistenz** ist eine Überprüfung der erzielten Säuresuppression durch eine **Langzeit-pH-Metrie** (s. S. 487), sinnvoll.

Eine Magensaftsekretionsanalyse und Serumgastrinbestimmung sind nur in Ausnahmefällen indiziert (z. B. bei V. a. ein Gastrinom, s. S. 660), wobei jedoch nach wie vor gilt: Ein Ulkus bei Achlorhydrie ist mit großer Wahrscheinlichkeit ein Magenkarzinom.

Differenzialdiagnose

Ulcus duodeni: Die Differenzialdiagnose erfasst alle organischen und funktionellen Oberbaucherkrankungen wie Refluxkrankheit, Magenulkus und -karzinom, Dyspepsie, Cholelithiasis, chronische Pankreatitis und Pankreaskarzinom. Weiterhin ist beim Nachweis eines Ulcus duodeni auch an einen Morbus Crohn, eine Tuberkulose, einen Morbus Boeck und eine Lues zu denken.

Ulcus ventriculi: Im Rahmen der Differenzialdiagnose ist neben dem **exulzerierten Karzinom** in erster Linie an das **maligne Lymphom** zu denken, bei dem sich häufig multiple Exulzerationen der Schleimhaut neben einer Infiltration mit Riesenfalten finden. Eine Sonderform stellt die **Exulceratio simplex Dieulafoy** dar, bei der ein großlumiges Gefäß ohne Aufzweigung bis an die Mukosa heranreicht (Kaliberpersistenz) und peptisch angedaut wird, sodass es zu einer lebensbedrohlichen Blutung kommt. Endoskopisch imponiert ein aus einem flachen Ulkus im oberen Korpusdrittel ins Magenlumen ragender Gefäßstumpf, aus dem es arteriell blutet.

Therapie

Ziele der Ulkustherapie sind:
- Linderung der Beschwerden
- Beschleunigung der Ulkusheilung
- Vermeiden von Komplikationen
- Verhinderung eines Rezidivs.

Allgemeine Therapie: Durch eine vernünftige Lebensweise (Verzicht auf Nikotin!) lassen sich die Ziele der Ulkustherapie nachhaltig unterstützen. Von individuellen Nahrungsmittelunverträglichkeiten abgesehen, sind diätetische Restriktionen nicht erforderlich. Eine stationäre Behandlung oder Bettruhe werden nur noch bei gravierenden Ulkuskomplikationen empfohlen. Oft kann das Befinden durch häufige kleine Mahlzeiten und leichte Kost gebessert werden;

Spezielle Diagnostik bei Ulcus duodeni: Beim **Ulkus** dient der bioptische H.-pylori-Nachweis der Differenzierung zwischen idiopathischem rezidivierenden und medikamenteninduziertem Ulkus.

Bei **Therapieresistenz:** Überprüfung der Säuresuppression durch **Langzeit-pH-Metrie**.

Magensaftsekretionsanalyse und Serumgastrinbestimmung sind nur in Ausnahmefällen (z. B. bei V. a. Gastrinom) indiziert.

Differenzialdiagnose

Ulcus duodeni: alle organischen und funktionellen Oberbaucherkrankungen (z. B. Refluxkrankheit, Magenulkus). Auch an einen Morbus Crohn bzw. Boeck, Tbc und Lues muss gedacht werden.

Ulcus ventriculi: Sie umfasst das **exulzerierte Karzinom**, das **maligne Lymphom** und die **Exulceratio simplex Dieulafoy**, bei der eine Gefäßanomalie (Kaliberpersistenz) zu lebensbedrohlichen Blutungen Anlass geben kann.

Therapie

Ziele:
- Linderung der Beschwerden
- Beschleunigung der Ulkusheilung
- Vermeiden von Komplikationen
- Verhinderung von Rezidiven.

Allgemeine Therapie: Nikotinverbot, Berücksichtigung von Nahrungsmittelunverträglichkeiten. Stationäre Behandlung oder Bettruhe sind nur bei komplikativem Verlauf erforderlich. Ulzerogene Medikamente sind zu meiden.

☰ E-3.2	Ulkustherapeutika*
Protonenpumpen-inhibitoren (PPI)	Sie gelten heute als stärkste Säurehemmer (Hemmung der H^+/K^+-ATPase). Esomeprazol z. B. hebt in einer Dosierung von 40 mg/d den Magen-pH-Wert für etwa 18 h auf über 3 an und blockiert damit 90 % der Säureproduktion. Unter PPI-Therapie kommt es zu einem Anstieg des Serumgastrin auf das Doppelte des Normbereichs. **Nebenwirkungen:** Sie entsprechen denen der H_2-Blocker. Im Tierversuch (nicht beim Menschen) wurden bei lebenslanger Therapie in Höchstdosen gelegentlich ECL-Zellkarzinoide beobachtet (diese treten in 3–5 % auch beim Perniziosakranken auf).
H_2-Blocker	H_2-Rezeptorantagonisten (z. B. Ranitidin, Famotidin) werden in einer **Einmaldosierung** nach dem Abendessen gegeben und hemmen insbesondere die nächtliche Nüchternsekretion. Die Symptome klingen meist schon in den ersten Tagen ab. **Nebenwirkungen:** Kopfschmerzen, Allergien, Obstipation, Diarrhö, Transaminasenanstieg und Blutbildveränderungen. Wegen Arzneimittelinteraktionen im Lebermetabolismus (Hemmung des Arzneimittelabbaus über Cytochrom P450) sind H_2-Blocker der ersten Generation (z. B. Cimetidin) in den Hintergrund getreten.
Anticholinergika	Selektive, an Muskarinrezeptoren angreifende Substanzen wie z. B. das Pirenzepin werden unter dem Aspekt einer medikamentösen Vagolyse in einer **Dosierung** von 2 × 50 mg gegeben. **Nebenwirkungen:** Akkommodationsstörungen, Mundtrockenheit und Blasenauslassstörungen.
ulkusprotektive Substanzen	Zu diesen zählt das **Sucralfat** (z. B. Ulcogant), das ähnlich wie die Antazida zum Teil als Filmbildner wirkt, zum Teil die Prostaglandinsynthese anregt. Sucralfat bindet als basisches Aluminiumsucrosesulfat an den Nekroseschorf des Geschwürgrunds. **Nebenwirkung:** Obstipation. **Dosierung:** 4 × 1 g/d.
Antazida	Sie wirken zum Teil als Filmbildner, zum Teil regen sie die Prostaglandinsynthese an. Postprandial eingenommen, neutralisieren sie die Magensäure für einige Stunden. Aluminiumhydroxidhaltige Antazida adsorbieren andere Medikamente wie z. B. Eisen oder Tetrazykline (z. T. unter Komplexbildung), und sollten deshalb eine Stunde zeitversetzt gegeben werden. Starke pH-Verschiebungen ins alkalische Milieu können die Resorption von Pharmaka (z. B. Nizoral) erschweren. **Nebenwirkungen:** Aluminiumhydroxid und Kalziumkarbonat führen zu Obstipation, Magnesiumhydroxid eher zu Durchfall. **Dosierung:** 4 × tgl. ein Antazidum (als Richtzahl gilt eine Neutralisationskapazität von 50 mmol/Einzeldosis).
orale Prostaglandine	Orale Prostaglandine wie das **Misoprostol** spielen in erster Linie zum Schutz der Schleimhaut unter Einnahme von NSAR eine Rolle. Sie sind derzeit nur noch in fixer Wirkstoffkonzentration mit NSAR zur Therapie von Rheuma- und Gelenkerkrankungen auf dem Markt (z. B. Arthotec). **Nebenwirkungen:** Bauchschmerzen und Diarrhöen (bei 10 %), Schmerzen im Bereich der Gebärmutter und Menorrhagien. **Dosierung:** Arthotec 1–3 × 1 Tbl. (50 mg Diclofenac + 0,2 mg Misorprostol) bzw. Arthotec forte 2 × 1 Tbl. (75 mg Diclofenac + 0,2 mg Misoprostol) tgl.

* Von allen genannten Ulkustherapeutika spielen heute nur noch PPI eine bedeutende Rolle.

sog. „Säurelocker" (z. B. hochkonzentrierter Alkohol, Zitrussäfte, Koffein) können hingegen zu einer Verstärkung der Beschwerden führen. Ulzerogene Medikamente (v. a. ASS, NSAR, Kortikosteroide) sind zu meiden.

Medikamentöse Therapie: Von allen Ulkustherapeutika spielen heute nur noch die PPI eine bedeutende Rolle (Tab. **E-3.2**).

Medikamentöse Therapie: Durch moderne Ulkustherapeutika wird die Heilungsrate erhöht und die Therapiedauer verkürzt. Die meisten heute in der Ulkustherapie eingesetzten Pharmaka **reduzieren die Säurebildung** bzw. **neutralisieren die Säure**. Von allen in Tab. **E-3.2** genannten Ulkustherapeutika spielen heute **nur noch die PPI eine bedeutende Rolle**.

▪ Therapie des H.-pylori-positiven Ulkus:
Bei positivem H.-pylori-Nachweis ist die **H.-pylori-Eradikationstherapie** (Tab. **E-3.3**) sowohl beim Ulcus duodeni als auch ventriculi Standard.

▪ Therapie des H.-pylori-positiven Ulkus:
Bei positivem H.-pylori-Nachweis ist die kombiniert antibiotisch-antisekretorische Therapie (= **H.-pylori-Eradikationstherapie**, Tab. **E-3.3**) des Ulcus duodeni und ventriculi mittlerweile Standard. Therapie der 1. Wahl ist die „italienische oder französische Tripel-Therapie". Greifen diese Therapien nicht, muss auf Reservetherapien ausgewichen werden. Eine Reinfektion kommt nach erfolgreicher Eradikationstherapie praktisch nicht vor, das Ulkusleiden heilt aus.

▶ Merke

▶ Merke: Bei einem Erstulkus unter ASS und/oder NSAR-Einnahme ist immer nach H. pylori zu suchen. Findet sich der Erreger, sollte immer eine Eradikationsbehandlung veranlasst werden.

▪ Therapie des H.-pylori-negativen Ulkus:
Meidung von Noxen wie NSAR, Glukokortikoide, Nikotin.

▪ Therapie des H.-pylori-negativen Ulkus:
Die Therapie besteht neben der 4-wöchigen Gabe eines PPI insbesondere in der Meidung ulzerogener Noxen (NSAR, Glukokortikoide, Nikotin). Rezidiviert ein H.-pylori-negatives Ulkus, sollte eine medikamentöse Langzeittherapie, z. B. mit PPI in halber Standarddosierung (s.Tab. **E-3.3**) vorgenommen werden.

| ☰ E-3.3 | Therapieschema beim unkomplizierten Helicobacter-pylori-positiven Ulkus | ☰ E-3.3 |

- **modifizierte Tripel-Therapie** („italienische" Tripel-Therapie)
  - Protonenpumpenhemmer (2 × 1 Standarddosis*/d)   7 Tage
  - Clarithromycin (2 × 250 mg/d)   7 Tage
  - Metronidazol (2 × 400 mg/d)   7 Tage

  Nebenwirkungen: etwa 15 %, Therapieabbrüche: < 5 %

- **alternativ: modifizierte Tripel-Therapie** („französische" Tripel-Therapie)
  - Protonenpumpenhemmer (2 × 1 Standarddosis*/d)   7 Tage
  - Clarithromycin (2 × 500 mg/d)   7 Tage
  - Amoxicillin (2 × 1 g/d)   7 Tage

  Nebenwirkungen: etwa 30 %, Therapieabbrüche: < 5 %

- **Reserveschema: Quadrupel-Therapie**
  - Protonenpumpenhemmer (2 × 1 Standarddosis*/d)   Tag 1–10
  - Wismutsalz (4 × tgl.)   Tag 4–10
  - Tetrazyklin (4 × 500 mg/d)   Tag 4–10
  - Metronidazol (3 × 400 mg/d)   Tag 4–10

  Nebenwirkungen: etwa 80 %, Therapieabbrüche: 5–10 %

- **weitere Reserveschemata:**
  - zweiwöchige Dualtherapie mit – oder einwöchige Behandlung mit
    - 3 × Standarddosis PPI und   2 × PPI in Standarddosierung und
    - 3 × 1 g Amoxicillin   2 × 500 mg Clarithromycin (Biaxin Hp) und
         300 mg Rifabutin (Alfacid)** (2 Tbl. morgens)

  In der Regel ist nach erfolgreicher H.-pylori-Sanierungs-Therapie nur dann eine antisekretorische Nachbehandlung erforderlich, wenn der Patient persistierende Beschwerden hat oder ASS bzw. NSAR einnimmt.

  * Standarddosen der Protonenpumpenhemmer (PPI):
    Omeprazol/Rabeprazol 20 mg, Lansoprazol 30 mg, Pantoprazol/Esomeprazol 40 mg
    Beim stärksten PPI, dem **Esomeprazol** (Nexium mups) reicht die **halbe Standarddosis** zur Eradikationsbehandlung aus.
  ** Substanz färbt alle Körperflüssigkeiten rot!

- **intermittierende Therapie:**
  Viele Ulkuspatienten praktizieren eine intermittierende Therapie, d. h. bei erneut auftretenden Magenbeschwerden werden über einige Tage H$_2$-Blocker oder PPI eingenommen, die zu einem raschen Beschwerderückgang führen. Endoskopische Kontrollen in 2–3-jährlichem Intervall werden bei diesem Vorgehen empfohlen, um z. B. ein sich entwickelndes Karzinom nicht zu übersehen (Rarität).

- **Therapie von durch NSAR induzierten Ulzerationen:**
  Diese vorwiegend im Antrum lokalisierten, häufig multipel auftretenden Geschwüre können mit allen Ulkustherapeutika (s. S. 498) behandelt werden, sofern die Noxe abgesetzt wird. Bevorzugt werden PPI eingesetzt, die bis zur Abheilung (meist nach 4–8 Wochen) gegeben werden. Kann die Noxe nicht abgesetzt werden, PPI-Gabe bis zur Abheilung, dann Dauertherapie mit halber PPI-Standarddosierung.

Operative Therapie: Ein operatives Vorgehen ist zwingend erforderlich bei der freien Ulkusperforation. Auch eine Magenausgangsstenose, nicht beherrschbare arterielle Ulkusblutungen (s. Abb. **E-3.9**, S. 496) und ein therapieresistentes penetrierendes Ulkus können zu einem operativen Eingriff zwingen. Im Zeitalter von H.-pylori-Eradikation und PPI-Therapie sind Magenoperationen wegen Ulkustherapieresistenz extrem selten geworden.

▶ **Merke:** Bei arterieller endoskopisch nicht beherrschbarer Blutung muss umgehend operiert werden, ebenso bei einer Rezidivblutung nach zunächst erfolgreicher endoskopischer Blutstillung.

Seitenspalte:

- **intermittierende Therapie:**
  H$_2$-Blocker oder PPI bei Bedarf für einige Tage zur Kupierung eines Ulkusschubs (ohne endoskopischen Nachweis). Um ein evtl. sich entwickelndes Karzinom nicht zu übersehen, werden 2–3-jährliche endoskopische Kontrollen empfohlen.

- **Therapie von durch NSAR induzierten Ulzerationen:**
  Hier können alle Ulkustherapeutika, bevorzugt PPI, eingesetzt werden (s. S. 498). Noxe absetzen!

Operative Therapie: Indikationen hierzu sind Ulkuskomplikationen wie Perforation, Blutung (s. auch Abb. **E-3.9**) und Magenausgangsstenose.

◀ **Merke**

■ **Ulcus ventriculi:**
Verfahren der Wahl ist eine **Billroth-I-Resektion** (s. Abb. **E-3.15**, S. 508).

■ **Ulcus ventriculi:**
Verfahren der Wahl ist eine **Billroth-I-Resektion** mit Gastroduodenostomie (s. Abb. **E-3.15**, S. 508). Alternativ kann eine Ulkusexzision in Verbindung mit einer proximal selektiven Vagotomie vorgenommen werden.

▶ **Merke**

▶ **Merke:** Wenn ein Magengeschwür nicht innerhalb von 4 Wochen zu 50 %, innerhalb von 8 Wochen zu 90 % und innerhalb von 12 Wochen vollständig abgeheilt ist, sollte operativ interveniert werden, um nicht ein Malignom zu übersehen.

■ **Ulcus duodeni:**
Therapie der Wahl ist die **SPV**. Die Denervierung betrifft nur den säureproduzierenden Magenanteil. Die Antruminnervation, d. h. die Entleerungsfunktion, bleibt erhalten.

■ **Ulcus duodeni:**
Operation der Wahl ist heute die **selektiv proximale Vagotomie (SPV)**, bei der nur die sekretorischen (die motorischen Äste werden geschont) Vagusfasern des proximalen Magens (belegzelltragende Fundus- und Korpusregion) durchtrennt werden. Dadurch wird die Säuresekretionskapazität um etwa 50 % gesenkt. Die Antruminnervation und damit die Entleerungsfunktion bleiben erhalten.

Therapie bei Ulkuskomplikationen:
s. oben und S. 495.
Prophylaxe

Therapie bei Ulkuskomplikationen: s. oben und S. 495.

Prophylaxe

Langzeitrezidivprophylaxe: Indikation ist das aggressive Ulkusleiden und der ältere Patient, der das Risiko einer Ulkuskomplikation nicht eingehen kann. Besonders geeignet sind PPI in halber therapeutischer Dosis.

Langzeitrezidivprophylaxe: Indikation für diese Therapie ist das aggressive Ulkusleiden (mehr als 2–3 Rezidive pro Jahr) und der ältere Patient, der das Risiko einer Ulkuskomplikation nicht eingehen kann. Besonders geeignet sind **PPI** in halber therapeutischer Dosis. Komplikationen sind unter einer Rezidivprophylaxe praktisch nicht zu erwarten.

Magenschutztherapie: Sie ist indiziert bei Patienten > 65 Jahre, Patienten mit positiver Ulkus- oder Blutungsanamnese, anhaltender Komedikation mit Kortikosteroiden, Antikoagulanzien- oder Kombinationsbehandlung von ASS und NSAR. Eingesetzt werden PPI oder orale Prostaglandine.

Magenschutztherapie: Bei Patienten > 65 Jahre, Patienten mit positiver Ulkus- oder Blutungsanamnese, anhaltender Komedikation mit Antikoagulanzien oder Kombinationsbehandlung von Kortikosteroiden, ASS (auch in kardioprotektiver Dosis von 100 mg) oder NSAR wird heute eine Magenschutztherapie mit PPI oder oralen Prostaglandinen (Letztere nur noch als Kombinationspräparat mit Diclofenac erhältlich) empfohlen, um die Entwicklung von Magen- (80 %) und Duodenalulzera (20 %) zu vermeiden. Im direkten Vergleich sind PPI den oralen Prostaglandinen überlegen, deren unerwünschte Diarrhö-Neigung zur Behandlung einer Obstipation als Nebeneffekt gelegentlich genutzt wird.

▶ **Exkurs**

▶ **Exkurs: COX-2-selektive Antirheumatika:** Die Problematik der NSAR-Gastropathie bzw. des NSAR-Ulkus hat durch die Entwicklung COX-2-selektiver Antirheumatika (z. B. Celecoxib) eine gewisse Entschärfung erfahren.
Es gibt im Organismus 2 Zyklooxygenasen, die die Umwandlung von Arachidonsäure in Prostaglandine steuern. Dabei ist die für den Magenschutz verantwortliche Zyklooxygenase 1 (COX-1) als konstitutiv anzusehen, während COX-2 durch Entzündungsvorgänge aus Monozyten zur Verfügung gestellt wird, also induziert ist.
COX-2-selektive Antirheumatika wirken weniger „gastrotoxisch" als die bislang eingesetzten NSAR, die in unterschiedlichen Verhältnissen auf COX-1 und COX-2 wirken. Allerdings erhöhen alle COX-2-Hemmer das Risiko für kardiovaskuläre Erkrankungen (Herzinfarkt, Schlaganfall). Die Rate an Läsionen in Dünn- und Dickdarm wird um 50 % gesenkt.

Prognose

Mit Einführung der Eradikationstherapie hat sich die Prognose des Ulkusleidens dramatisch gebessert. Elektivoperationen sind kaum mehr notwendig.

Prognose

Mit Einführung der Eradikationstherapie hat sich die Prognose des Ulkusleidens dramatisch gebessert. Mit Verschwinden des Keims erlischt praktisch die Rezidivneigung. Die Zahl der Operationen wegen Komplikationen wie Blutung und Perforation hat nicht abgenommen, die Zahl der Elektivoperationen hingegen tendiert heute gegen Null. Eine maligne Entartung eines Ulcus ventriculi kommt höchstens in 1–2 % der Fälle vor.

3.4.1 Akute Stressläsionen (Stressulkus)

3.4.1 Akute Stressläsionen (Stressulkus)

▶ **Definition**

▶ **Definition:** Man spricht von Stressläsionen, wenn es unter definierten Stressbedingungen zu Erosionen und/oder Ulzera der Magen- und Duodenalschleimhaut mit dem Leitsymptom Blutung (selten Perforation) kommt.

▶ **Merke:** Das Stressulkus geht nie in ein chronisches Ulkusleiden über und ist in der Regel ein einmaliges Ereignis.

◀ Merke

Epidemiologie: Vor Einführung einer Stressulkusprophylaxe hatten nahezu alle Patienten auf Intensivstationen Stressläsionen, heute finden sich diese nur noch selten.

Ätiopathogenese: Gefährdet sind Patienten mit ausgedehnten Verbrennungen, nach neurochirurgischen Eingriffen, mit Sepsis oder renaler, hepatischer und pulmonaler Insuffizienz sowie polytraumatisierte Patienten. Innerhalb weniger Tage kommt es zu multiplen, vorwiegend im Korpus lokalisierten blutenden Erosionen (hämorrhagisch-erosive Gastritis), nach einer Woche zu mehr umschriebenen Ulzera in Magen und Duodenum (oberflächige Stressulzera). Am Anfang der Stressläsionen steht eine Ischämie der Mukosa, die zu einem Zusammenbruch der protektiven Faktoren führt.

Klinik: Die Blutung aus Stressläsionen erfolgt fast immer „aus heiterem Himmel" und ohne gleichzeitige Magensymptome. Zeichen eines hypovolämischen Schocks (Blutdruckabfall, Tachykardie, Kaltschweißigkeit, Oligurie und Anurie) können der Manifestation durch Hämatemesis und/oder Meläna um Stunden vorausgehen.

Diagnostik: Eine **Magenverweilsonde** erlaubt nur bedingt Rückschlüsse auf die Blutungsgefährdung.
Bei indirekten oder direkten Zeichen einer klinisch relevanten Blutung sollte eine **Notfallendoskopie** durchgeführt werden. Der Haemoccult-Test (im Stuhl oder im Magenaspirat) ist für die Überwachung des Patienten ungeeignet.

Therapie: Im Vordergrund der therapeutischen Maßnahmen stehen die Volumensubstitution (falls notwendig mit Erythrozytenkonzentraten) und eine Korrektur möglicher Gerinnungsstörungen mit Fresh-frozen-Plasma oder Gerinnungsfaktoren. Bei einer diffusen Blutung greifen endoskopische Blutstillungsmaßnahmen häufig nicht. Die Gabe von Sekretin (0,2–0,5 KE [kg KG/h]), Somatostatin (250 µg/h) oder PPI i. v. kann versucht werden. Eine operative Intervention (Gastrektomie) ist nur selten erforderlich. Die oft praktizierte Magenspülung mit Eiswasser hat **keinen** vasokonstriktiven Effekt.

Prophylaxe: Die beste Stressulkusprophylaxe ist sicherlich eine frühe enterale Ernährung. Ist diese nicht möglich, sollte der Magen-pH-Wert medikamentös auf über 3,5 angehoben werden (z. B. PPI i. v. 2 × 40 mg).

3.5 Maligne Magentumoren

3.5.1 Magenkarzinom

Klassifikation: Die WHO unterscheidet folgende **histologische Typen:**
- Adenokarzinom: papillär, tubulär, muzinös
- Siegelringzellkarzinom
- adenosquamöses Karzinom
- Plattenepithelkarzinom
- undifferenziertes Karzinom und
- nicht klassifizierbares Karzinom.

Unter pathobiologischen Gesichtspunkten werden entsprechend dem **Wachstumsmuster** nach Laurèn ein mehr umschrieben wachsendes Karzinom vom **Intestinalzelltyp** (Adenokarzinom) und ein **diffuses Karzinom** (entdifferenziertes Karzinom, Siegelringzellkarzinom) mit Neigung zur frühen Metastasierung unterschieden. Die häufigen Mischformen sollten dem diffusen Typ zugeordnet werden.

Unter prognostischen Gesichtspunkten wird das **Magenfrühkarzinom** (early cancer), bei dem das karzinomatöse Wachstum auf die Mukosa bzw. die Mukosa und Submukosa beschränkt ist, vom **fortgeschrittenen Magenkarzi-**

Epidemiologie: Ohne Stressulkusprophylaxe werden fast immer Stressläsionen nachgewiesen.

Ätiopathogenese: Gefährdet sind z. B. Patienten mit ausgedehnten Verbrennungen, nach Polytrauma, Sepsis und langzeitbeatmete Patienten. Eine schockbedingte Schleimhautischämie induziert eine Andauung durch aggressive Noxen, insbesondere Salzsäure und Pepsin, sodass Mukosagefäße freiliegen, die dann bluten.

Klinik: Leitsymptom ist die akute Blutung, meist aus „heiterem Himmel", ohne Magensymptome, die sich durch Hämatemesis und/oder Meläna äußert.

Diagnostik:

Bei direkten oder indirekten Zeichen einer klinisch relevanten Blutung sollte eine **Notfallendoskopie** durchgeführt werden.

Therapie: Neben einer Volumensubstitution, falls notwendig mit Blut, müssen bei Gerinnungsstörungen Fresh-frozen-Plasma oder Gerinnungsfaktoren gegeben werden. Eine Magenspülung mit Eiswasser hat **keinen** vasokonstriktiven Effekt.

Prophylaxe: Die beste Stressulkusprophylaxe ist eine frühe enterale Ernährung, sonst Magen-pH auf > 3,5 anheben.

3.5 Maligne Magentumoren

3.5.1 Magenkarzinom

Klassifikation: Nach der WHO werden verschiedene **histologische Typen** unterschieden. Am häufigsten handelt es sich um ein Adenokarzinom (95 %).

Entsprechend dem **Wachstumsmuster** werden nach Laurèn ein mehr umschrieben wachsendes Karzinom vom **Intestinalzelltyp** (Adenokarzinom) und ein **diffuses Karzinom** (entdifferenziertes Karzinom) unterschieden.

Beim **Magenfrühkarzinom** (early cancer) ist das Tumorwachstum noch auf Mukosa/Submukosa beschränkt. Ist die Submukosa überschritten spricht man vom **fortgeschrittenen Magenkarzinom**.

E-3.12   Klassifikation des Magenkarzinoms nach Borrmann

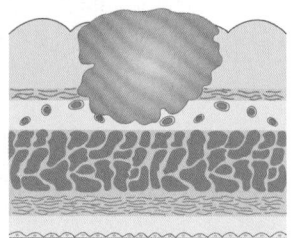 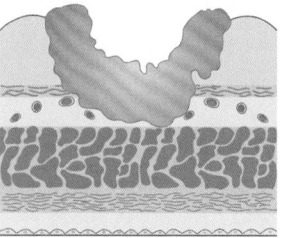 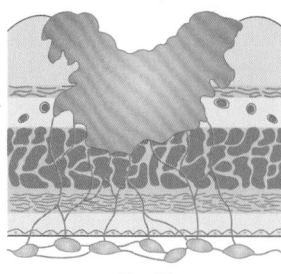 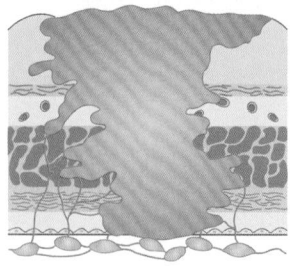

| **Typ I:** | **Typ II:** | **Typ III:** | **Typ IV:** |
| polypös-exophytisch (35%) | polypös-exulzerierend (35–40%) | exulzerierend (20%) | diffus infiltrierend (20%) |

E-3.4   pTNM-Klassifikation des Magenkarzinoms (nach WHO)

T-Klassifikation (Primärtumor nach Röntgen, Sonographie und Endoskopie)

T_0 kein Primärtumor nachweisbar

T_{is} Carcinoma in situ, auf die Lamina epithelialis mucosae beschränkt

T_1 beschränkt auf Mukosa oder Mukosa und Submukosa (Frühkarzinom)

T_2 Tumorinvasion der Tunica muscularis und subserosa

T_3 Tumorinvasion der Serosa ohne benachbarte Strukturen

T_4 Tumorinvasion angrenzender Strukturen

P-Klassifikation (postoperativ-histopathologisch bestimmte Tiefeninvasion des Primärtumors)

P_1 nur Mukosa

P_2 Submukosa (nicht Muscularis propria)   } Frühkarzinom

P_3 Muscularis propria oder Subserosa

P_4 Serosa oder weiter

N-Klassifikation (histologisch bestimmte Metastasierung in regionalen Lymphknoten)

NX   regionale Lymphknoten können nicht beurteilt werden

N_0 keine regionären Lymphknotenmetastasen

N_1 Metastasen in 1–6 regionären Lymphknoten

N_2 Metastasen in 7–15 regionären Lymphknoten

N_3 Metastasen in mehr als 15 regionären Lymphknoten

M-Klassifikation (Fernmetastasen)

M_0 keine Fernmetastasen

M_1 Fernmetastasen

M_x Fernmetastasen unbekannt

R-Klassifikation (Bestimmung des Residualtumors)

R_0 kein Residualtumor

R_1 mikroskopischer Resttumor

R_2 makroskopischer Resttumor

5-Jahres-Überlebensraten (nach OP mit kurativer Zielsetzung): T_1: 90–95%, T_2: 50%, T_3: 20%, N_1, N_2, M: 5%

Stadiengruppierung (UICC)

Stadium 0:	T_{is}	N_0	M_0	Stadium III A:	T_2	N_2	M_0
Stadium I A:	T_1	N_0	M_0		T_3	N_1	M_0
Stadium I B:	T_1	N_1	M_0		T_4	N_0	M_0
	T_2	N_0	M_0	Stadium III B:	T_3	N_2	M_0
Stadium II:	T_1	N_2	M_0	Stadium IV:	T_1, T_2, T_3	N_3	M_0
	T_2	N_1	M_0		T_4	N_1, N_2, N_3	M_0
	T_3	N_0	M_0		jedes T	jedes N	M_1

nom (Überschreiten der Submukosa) unterschieden. Aus prognostischer Sicht ist die Infiltration in die Tiefe wichtiger als der histologische Zelltyp.
Die **Klassifikation nach Borrmann** unterscheidet aufgrund des **makroskopischen Aspektes** 4 Wachstumstypen des (fortgeschrittenen) Magenkarzinoms (Abb. **E-3.12**).
Nach dem TNM-Stadium wird das Magenkarzinom wie in Tab. **E-3.4** gezeigt eingeteilt.

Nach **Borrmann** werden 4 Wachstumstypen des (fortgeschrittenen) Magenkarzinoms unterschieden (Abb. **E-3.12**).

TNM-Stadium: s.Tab. **E-3.4**.

Epidemiologie: Während das diffuse Karzinom weltweit in etwa gleicher Häufigkeit angetroffen wird (**endemisch**), ist das Auftreten des Intestinalzellkarzinoms mit der Prävalenz der chronisch atrophischen Gastritis in der Bevölkerung assoziiert (**epidemisch**). Zu den Ländern mit hoher Prävalenz für das Magenkarzinom gehören Japan, China, Kolumbien, Finnland, Österreich und Deutschland. Obwohl die Inzidenz des Magenkarzinoms in den letzten Jahrzehnten weltweit rückläufig ist, steht das Magenkarzinom bei Männern in der Todesursachenstatistik an dritter Stelle.

Epidemiologie: Das diffuse Karzinom tritt weltweit gleich häufig auf (**endemisch**). In Ländern mit hoher Magenkarzinomprävalenz dominiert das Intestinalzellkarzinom (**epidemisch**). Trotz weltweit rückläufiger Inzidenz steht das Magenkarzinom bei Männern an 3. Stelle in der Todesursachenstatistik.

Lokalisation: Ca. ⅔ aller Karzinome sind im Antrum-/Pylorusbereich lokalisiert, 20 % im Bereich der kleinen Kurvatur, 10–20 % im Kardiabereich (in den letzten Jahren Zunahme) und 10 % im Korpus- bzw. Fundusbereich und im Bereich der großen Kurvatur.

Lokalisation: Ca. ⅔ der Magenkarzinome sind im Antrum-/Pylorusbereich lokalisiert.

Ätiopathogenese: Die Entstehung des Magenkarzinoms ist multifaktoriell. Unter den **genetischen Faktoren** scheint die Blutgruppe A wichtig zu sein. Offensichtlich spielen auch Umweltfaktoren, vor allem **Ernährungsgewohnheiten** eine Rolle, was die geographischen Unterschiede der Prävalenz erklärt. Gesalzene und geräucherte Speisen sowie Alkohol- und Nikotinabusus wirken sich ungünstig aus, während Obst und frisches Gemüse einen positiven Effekt zeigen.
Eine entscheidende Rolle bei der Entstehung des Magenkarzinoms spielt die **H.-pylori-Besiedlung** des Magens, die das Magenkarzinom-Risiko um das 3–6-fache erhöht (die Senkung der H.-pylori-Durchseuchung hat in den „Industrienationen" zum Rückgang der Magenkarzinominzidenz geführt).

Ätiopathogenese: Genetische Faktoren (z. B. Blutgruppe A) scheinen eine Rolle zu spielen. Für die geographischen Unterschiede werden **Ernährungsfaktoren** verantwortlich gemacht (gesalzene und geräucherte Speisen, Alkohol- und Nikotinabusus ungünstig, frisches Obst und Gemüse protektiver Effekt).
H. pylori-positive Patienten weisen ein 3–6-fach erhöhtes Risiko auf, an einem Magenkarzinom zu erkranken.

▶ **Merke:** Es gibt einen signifikanten Zusammenhang zwischen der Inzidenz der H.-pylori-Infektion und der Inzidenz des Magenkarzinoms.

◀ Merke

Risikoerkrankungen, bei denen gehäuft mit dem Auftreten eines Magenkarzinoms gerechnet werden muss bzw. obligate Präkanzerosen zeigt Tab. **E-3.5**.

Als **Risikoerkrankungen** gelten die in Tab. **E-3.5** aufgeführten Erkrankungen.

≡ E-3.5 | **Krankheiten, die mit einem erhöhten Magenkarzinomrisiko einhergehen**

Krankheitsbild	Risiko	Zeitabstände der endoskopischen Kontrolluntersuchungen
▪ Morbus Ménétrier	10–40 %	alle 1–2 Jahre
▪ Perniziosa (chronische Typ-A-Gastritis)	0,5–14,8 %	alle 3 Jahre
▪ chronisch atrophische Gastritis (Typ-B-Gastritis) mit intestinaler Metaplasie vom Kolontyp	0–13,8 %	alle 5 Jahre
▪ operierter Magen (ab 15. postoperativem Jahr)	1–16 %	alle 3–5 Jahre
▪ Z. n. Ektomie eines hyperplasiogenen Magenpolypen	1–9 %	alle 3–5 Jahre
▪ Z. n. Ektomie eines Adenoms	2–4 %	zunächst halbjährlich, dann alle 1–2 Jahre
▪ allgemein erhöhtes Tumorrisiko bei Acanthosis nigricans, Dermatomyositis und Sklerodermie	?	alle 1–2 Jahre

zu den **obligaten Präkanzerosen** zählen:
▪ das seltene tubuläre und villöse Adenom des Magens
▪ die schwere Dysplasie (intraepitheliale Neoplasie)

Klinik: Bei kardianaher Lokalisation stehen eine Dysphagie, bei pylorusnaher Lokalisation Erbrechen im Vordergrund. Häufiger finden sich uncharakteristische Oberbauchbeschwerden wie Völlegefühl, Nüchternschmerz, Inappetenz, Übelkeit und Erbrechen gefolgt von Gewichtsverlust. 25 % der Patienten klagen über Ulkussymptome („malignes" Ulkus).

Diagnostik: Die **körperliche Untersuchung** ist meist wenig ergiebig. Bei fortgeschrittenen Karzinomen finden sich in 50 % ein palpabler Tumor, in 20 % eine Druckdolenz, in 5 % Lymphknotenmetastasen links supraklavikulär (Virchow-Drüse).

Laborbefunde sind uncharakteristisch.

Die Diagnose wird heute **endoskopisch-bioptisch** mit einer **Trefferquote von 98 %** gestellt (Abb. **E-3.13**). Nur bei einer Magenwandinfiltration (Szirrhus) empfiehlt sich eine zusätzliche Röntgenuntersuchung in Doppelkontrasttechnik.

Tumorstaging: Sonographisch, evtl. durch CT, müssen Leber- und Lymphknotenmetastasen, durch Thoraxaufnahmen Lungenmetastasen ausgeschlossen werden.

Klinik: Die Symptomatik des Magenkarzinoms wird weitgehend von der Lokalisation des Tumors bestimmt. Kardianahe Tumoren machen sich früh durch dysphagische Beschwerden bemerkbar, pylorusnahe Tumoren durch Magenentleerungsstörungen (maligne Magenausgangsstenose). Selbst beim Frühkarzinom finden sich fast immer unspezifische Symptome wie Gewichtsverlust, postprandiales Völlegefühl, Inappetenz, Übelkeit und Erbrechen. Widerwillen gegen Fleisch wird nur gelegentlich angegeben und ist keineswegs Hinweis auf ein tumoröses Geschehen. Jeder vierte Patient klagt über Ulkussymptome („malignes" Ulkus). Bei peptischer Andauung des Tumors tritt als Leitsymptom eine gastrointestinale Blutung auf.

Diagnostik: Die **körperliche Untersuchung** ist meist wenig ergiebig. Beim fortgeschrittenen Karzinom findet sich jedoch in rund 50 % ein palpabler Tumor im Epigastrium, in 20 % eine Druckdolenz, in 5 % ein palpabler Lymphknoten links supraklavikulär (Virchow-Drüse). In 3 % weist eine Hepatomegalie auf Lebermetastasen hin, in 2 % findet sich ein tumoröser Aszites, nicht selten in Verbindung mit einem Krukenberg-Tumor der Ovarien (Abtropfmetastasen eines Siegelringzellkarzinoms).

Auch die **Labordiagnostik** ist beim Magenkarzinom wenig ergiebig, die Befunde sind uncharakteristisch. Bei länger anhaltendem Erbrechen besteht die Gefahr einer hypochlorämischen Alkalose.

Methode der Wahl ist heute die **Gastroskopie mit multiplen Biopsien** aller suspekten Veränderungen (**Trefferquote 98 %**) (Abb. **E-3.13**). Die Röntgendiagnostik in Doppelkontrasttechnik spielt heute nur noch eine untergeordnete Rolle, insbesondere das Magenfrühkarzinom entgeht dem röntgenologischen Nachweis häufig. Bei V. a. eine diffuse Magenwandinfiltration sollte jedoch darauf zurückgegriffen werden, da sich eine starre Magenwand („schwimmendes Brett") mit dieser Methode leichter darstellen lässt.

Im Rahmen des **Tumorstagings** müssen mittels Sonographie und CT Leber- und Lymphknotenmetastasen und durch eine Röntgen-Thoraxaufnahme Lungenmetastasen ausgeschlossen bzw. nachgewiesen werden. Die **Endosonographie** dient der Einschätzung der Tiefenausdehnung des Tumors. Zur sicheren Diffe-

---

◉ E-3.13   **Endoskopische Erscheinungsformen eines Magenkarzinoms**

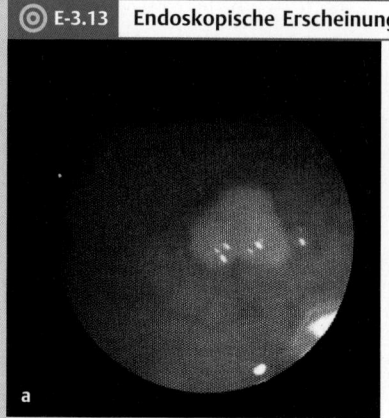
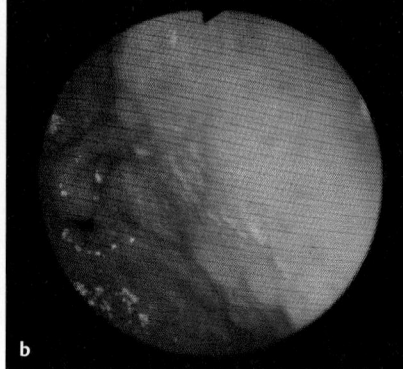
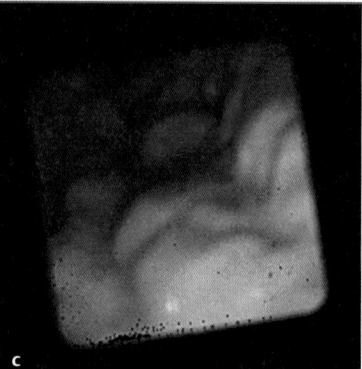
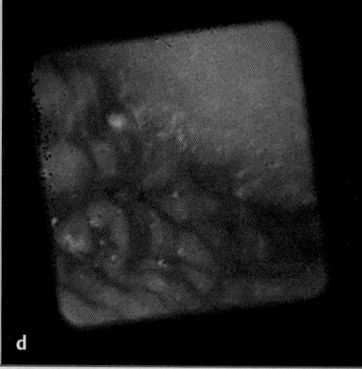

Bei der endoskopischen Untersuchung lässt das makroskopische Erscheinungsbild eine gewisse Differenzierung zwischen Intestinalzellkarzinom (polypöses Wachstum) und diffusem Karzinom (Szirrhus) zu (s. auch Abb. **E-3.12**, S. 502).
a Polypös wachsendes Magenfrühkarzinom (Intestinalzellkarzinom).
b Eingesenkte Läsion eines diffus wachsenden Magenfrühkarzinoms.
c Polypös wachsendes Adenokarzinom neben benignen hyperplastischen Magenpolypen.
d Szirrhöses Magenkarzinom mit Magenentleerungsstörung.

renzierung zwischen Magenfrühkarzinom und fortgeschrittenem Karzinom gewinnt sie zunehmend an Bedeutung, insbesondere unter dem Aspekt möglicher lokaler Maßnahmen (Polypektomie, Mukosektomie).

Differenzialdiagnose: Differenzialdiagnostisch ist an häufige Erkrankungen wie Reizmagen, Refluxösophagitis, Ulkuskrankheit, Gallenwegs- und Pankreaserkrankungen zu denken. Weiterhin kommen benigne Magentumoren (s. S. 506) und auch das Magenlymphom (MALT-Lymphom, s. u.) infrage.

Therapie: Eine **kurative** Therapie ist nur durch die vollständige Entfernung des Tumors möglich. Das Standardverfahren besteht beim **Intestinalzellkarzinom** des Antrums in der **subtotalen Gastrektomie**, beim **diffusen Typ** ist in jedem Fall (auch beim Frühkarzinom und beim kardianahen Karzinom) **eine komplette Gastrektomie** erforderlich. Begleitend müssen großes und kleines Netz entfernt, eine Lymphadenektomie und evtl. eine Splenektomie durchgeführt werden. Bei kardianaher Lokalisation ist zusätzlich eine distale Ösophagusresektion (Sicherheitsabstand zum Tumor > 3 cm) erforderlich.

Palliativmaßnahmen: Sie verbessern bei Inoperabilität die Lebensqualität. Eine palliative Resektion wird auch beim Vorliegen von Lebermetastasen diskutiert, sofern man nicht eine Gastroenterostomie beim Vorliegen einer Magenausgangsstenose vorzieht. Blutende Tumoren können durch Laservaporisation angegangen werden, beim stenosierenden Kardiakarzinom kann ein tumorüberbrückender Tubus oder Stent implantiert werden. Die Ergebnisse der Polychemotherapie sind eher enttäuschend, diskutiert wird der Einsatz von Cisplatin/Folinsäure/5-FU. Die Strahlentherapie hat sich beim Magenkarzinom als weitgehend ineffektiv erwiesen.

Nachsorge: Wichtig sind endoskopische Kontrolluntersuchungen in 6-monatlichen Abständen, sowie sonographische Verlaufsbeobachtungen zur Früherkennung von Lebermetastasen. Tumormarker wie CEA und CA 19-9 fallen nur relativ selten positiv aus, es sei denn, es liegt bereits eine ausgedehnte Lebermetastasierung vor.

Prognose: Die Prognose hängt entscheidend von der TNM-Klassifikation (Tab. **E-3.4**) ab, ergänzt durch die R-Klassifikation des postoperativen Stagings. Die beste Prognose haben Patienten mit einem Frühkarzinom ($T_1N_0M_0$, 5-Jahres-Überlebensrate 90–95 %). Ist der Tumor bis in die Muscularis propria vorgedrungen, verschlechtert sich die Prognose signifikant. Die schlechteste Prognose haben Patienten mit Fernmetastasen (M_1), ausgedehntem Tumorbefall (T_3 oder N_3) oder makroskopisch erkennbarem Tumorgewebe im Operationsgebiet (R_2). Die 5-Jahres-Überlebensrate liegt beim fortgeschrittenen Karzinom bei nur 30 %.

▶ **Merke:** Bei Magenbeschwerden sollte immer nur ein zeitlich begrenzter Therapieversuch unternommen werden. Persistieren die Beschwerden unter Therapie, muss spätestens nach 2–3 Wochen eine gezielte endoskopische Diagnostik veranlasst werden. Bei Risikopatienten empfehlen sich regelmäßige endoskopische Kontrollen in 1–5-jährlichem Intervall (s. Tab. **E-3.5**, S. 503).

3.5.2 Andere maligne Magentumoren

Maligne Lymphome des Magens

Das **Magen-Lyphom** umfasst 5 % aller malignen Magentumoren. Unterschieden werden das primäre, gastrointestinale MALT-Lymphom (= **M**ucosa **A**ssociated **L**ymphoid **T**issue) und die Mitbeteiligung des Magens im Rahmen eines generalisierten Non-Hodgkin-Lymphoms (s. S. 1231).

Mesenchymale maligne Magentumoren

Mesenchymale maligne Tumoren, auch **gastrointestinale Stromatumoren (GIST)** genannt, machen < 1 % aller Magenmalignome aus. Leitsymptom dieser

Zur sicheren Differenzierung zwischen Magenfrühkarzinom und fortgeschrittenem Karzinom gewinnt die **Endosonographie** an Bedeutung.

Differenzialdiagnose: zu denken ist an: Reizmagen, Refluxösophagitis, Ulkus, Gallenwegs- und Pankreaserkrankungen, aber auch an benigne Magentumoren und an das Magenlymphom.

Therapie: Beim **diffusen Karzinom** muss in jedem Tumorstadium (auch beim Frühkarzinom) eine totale Gastrektomie durchgeführt werden. Beim **Intestinalzellkarzinom** des Antrums ist eine Magenteilresektion mit Ausräumung der Lymphknoten gerechtfertigt.

Palliativmaßnahmen: Sie verbessern die Lebensqualität. Der Einsatz der Polychemotherapie wird zurückhaltend beurteilt. Das Magenkarzinom spricht in der Regel nicht auf eine Strahlentherapie an.

Nachsorge: endoskopische und sonographische (Lebermetastasen?) ½-jährliche Kontrollen. Tumormarker (CEA, CA 19-9) sind häufig nur bei ausgedehnter Metastasierung positiv.

Prognose: Für die Prognose ist die TNM-Klassifikation von Bedeutung (Tab. **E-3.4**). Ist der Tumor bis in die Muscularis propria vorgedrungen, verschlechtert sich die Prognose signifikant. Die 5-Jahres-Überlebensrate beträgt beim Frühkarzinom 95 %, beim fortgeschrittenen Karzinom 30 %.

◀ Merke

3.5.2 Andere maligne Magentumoren

Maligne Lymphome des Magens

s. Haupttext

Mesenchymale maligne Magentumoren

Gastrointestinale Stromatumoren machen <1 % aller Magenmalignome aus. Diese

Tumoren exulzerieren häufig und müssen operativ entfernt werden.

großen Tumoren ist die gastrointestinale Blutung durch Exulzeration des Tumors. Therapie der Wahl ist die operative Tumorentfernung. Die klassische Chemotherapie und Radiatio sind ineffektiv, während der Einsatz von Imatinib (Glivec) hohe Überlebensraten verspricht. GIST-Tumoren müssen abgegrenzt werden von Tumoren der glatten Muskulatur (Leiomyome), Schwannomen, entzündlichen Polypen und malignen Melanomen.

3.6   Benigne Magentumoren (Polypen)

3.6 Benigne Magentumoren (Polypen)

▶ Definition

▶ **Definition:** Der Begriff Polyp beschreibt **rein deskriptiv** eine kugelig ins Magenlumen vorspringende Vorwölbung. Pathologisch-anatomisch werden **epitheliale** und **mesenchymale** Polypen unterschieden.

▶ Merke

▶ **Merke:** Im engeren Sinne handelt es sich bei Polypen immer um gutartige Tumoren, der Begriff „maligner Polyp" sollte zugunsten des Begriffs „polypös wachsendes Karzinom" verlassen werden.

Epidemiologie: Benigne Magentumoren finden sich bei ca. 1 % der Erwachsenen. Am häufigsten sind fokale Schleimhauthyperplasien und hyperplastische Magenpolypen.

Epidemiologie: Epitheliale und mesenchymale Magentumoren sind selten, sie werden im Rahmen von Gastroskopien bei etwa 0,5–1 % aller Erwachsenen nachgewiesen. Am häufigsten handelt es sich um umschriebene fokale Magenschleimhauthyperplasien bzw. um hyperplastische (hyperplasiogene) Magenpolypen (Tab. **E-3.6**), neoplastische Polypen sind selten.

Lokalisation: Bevorzugte Lokalisation **epithelialer Magentumoren** ist der Antrum- und Kardiabereich. **Mesenchymale Magentumoren** sind selten (Abb. **E-3.14b**).

Lokalisation: Bevorzugte Lokalisation der **epithelialen Magentumoren** ist der Antrum- und Kardiabereich. Drüsenkörperzysten sind auf die Korpusregion beschränkt. **Mesenchymale Magentumoren** sind selten, sie finden sich, je nach morphologischem Substrat, in unterschiedlicher Lokalisation im Magen (Abb. **E-3.14b**).

≡ E-3.6   **Benigne epitheliale und mesenchymale Magentumoren**

Formen	Bemerkungen
epitheliale Magentumoren	
fokale Hyperplasien der Magenschleimhaut: Restzustand chronischer Erosionen	
hyperplastisch (hyperplasiogene) Magenpolypen (Abb. **E-3.14a**): sie finden sich gehäuft bei chronisch atrophischer Gastritis und in einiger Entfernung von einem Magenkarzinom.	Hyperplasiogene Magenpolypen entarten praktisch nicht, zeigen jedoch möglicherweise die Neigung der Magenmukosa an, ein Karzinom zu entwickeln (Indikatorfunktion).
echtes Magenadenom (dem tubulären Adenom des Kolons entsprechend): echte Neoplasie, sie macht 5 % aller Magenpolypen aus.	Gefahr der malignen Entartung (abhängig von der Tumorgröße).
flaches Adenom: Eine Variante des echten Magenadenoms stellt das flache Adenom, früher „borderline lesion" genannt, dar.	Kann in ein Frühkarzinom des Magens übergehen.
Drüsenkörperzystenpolypen: harmlose Funktionsstörung der Magenschleimhaut, die Polypen, die auf die Korpusregion beschränkt sind, können sich spontan zurückbilden.	Bei familiärer Adenomatosis coli findet sich in 50 % eine Drüsenkörperzystenpolypose der Korpusschleimhaut, sodass dieser eine gewisse Indikatorfunktion zukommt.
Magenpolypen im Rahmen von Polyposis-Syndromen: selten, z. B. bei Peutz-Jeghers-Syndrom, familiärer Adenomatosis coli, Cronkhite-Canada-Syndrom (s. S. 492).	
mesenchymale Magentumoren/GIST-Tumoren (= gastrointestinale Stromatumoren)	
Pankreasheterotopie: Pathognomonisch ist der Aspekt der Pankreasheterotopie (versprengtes Pankreasgewebe von Erbsen- bis Kirschgröße) im Bereich der großen Kurvatur des präpylorischen Antrums. GIST-Tumoren: c-kit-Protein (Antigen CD 117) positiv **weitere:** Neurofibrome, Myofibrome, Neurolemmone, Leiomyome, Glomustumoren, Lipome.	Bei größeren Tumoren (ab ca. 2 cm) Gefahr der sarkomatösen Entartung.

⊙ E-3.14   **Ependymale und mesenchymale Magentumoren**

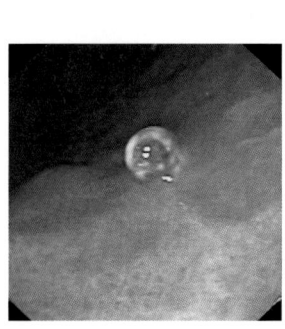

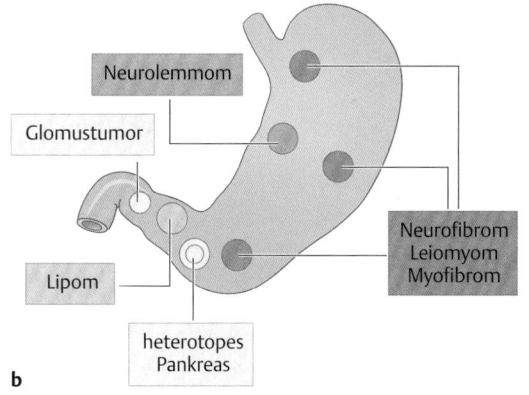

Neurolemmom

Glomustumor

Neurofibrom
Leiomyom
Myofibrom

Lipom

heterotopes
Pankreas

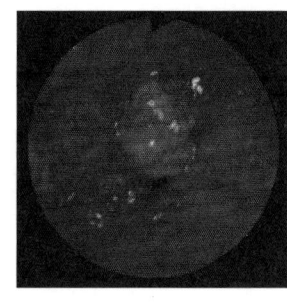

a   b   c

a Hyperplastischer Magenpolyp.
b Schematische Darstellung bevorzugter Lokalisationen mesenchymaler Magentumoren, in Abhängigkeit von ihrem morphologischen Substrat.
c Endoskopischer Aspekt eines präpylorisch gelegenen mesenchymalen Magenpolypen.

Klinik: Polypen machen selten Symptome (z. B. Passagestörung mit Dysphagie, Pylorusstenose). Ab einer bestimmten Größe ist bei oberflächlicher Exulzeration allenfalls eine Eisenmangelanämie möglich. Mesenchymale Polypen tendieren ab einer Größe über 3 cm jedoch zur Ulzeration und können zu massiven Blutungen führen.

Diagnostik: Magenpolypen werden in der Regel zufällig radiologisch oder endoskopisch entdeckt. **Endoskopisch** imponieren sie meist als breitbasig oder tailliert aufsitzende Gebilde. Epitheliale Polypen weisen eine dunklere Farbe auf, mesenchymale Tumoren hingegen liegen in der Regel submukös und sind von normaler Mukosa bedeckt (Abb. **E-3.14a, c**). Die **Zangenbiopsie** klärt die Dignität (nicht bei submukösen Prozessen).

Findet sich eine **Drüsenkörperzystenpolypose**, sollte in jedem Fall eine Kolondiagnostik erfolgen, da sich bei diesen Patienten gehäuft Kolonadenome finden. 50 % aller Patienten mit einer familiären Adenomatosis coli weisen eine Drüsenkörperzystenpolypose auf.
Endosonographisch lässt sich die Ausdehnung eines mesenchymalen Magentumors exakt festlegen, da vom Lumen her mitunter nur die „Spitze eines Eisberges" sichtbar ist.

Differenzialdiagnose: Differenzialdiagnostisch sind **chronische Erosionen**, die bevorzugt im Antrum auf den Faltenkämmen lokalisiert sind, abzugrenzen. Sie zeichnen sich durch eine zentrale Delle (Dellengastritis, Gastritis varioliformis) aus und können zu einer exsudativen Gastropathie führen. Auch der **Morbus Ménétrier** (s. S. 492) kann eine Polypenbildung vortäuschen.

Therapie:

▶ **Merke:** Adenome müssen in toto endoskopisch mit der Diathermieschlinge oder durch chirurgische Exzision entfernt werden. Mesenchymale Tumoren sollten ab einer Größe von 2–3 cm chirurgisch enukleiert werden, da die Gefahr einer sarkomatösen Entartung besteht.

Eine Therapie von hyperplasiogenen Polypen ist nur bei mechanischen Problemen im Kardia- und Pylorusbereich indiziert.

Klinik: Magenpolypen machen nur selten Beschwerden. Mesenchymale Magentumoren können ab einer Größe > 3 cm allerdings massiv bluten.

Diagnostik: meist Zufallsbefund im Rahmen einer Endoskopie (epitheliale Polypen haben eine dunkelrote Farbe, mesenchymale Tumoren sind von normaler Mukosa bedeckt, Abb. **E-3.14**). Die **Zangenbiopsie** klärt die Dignität.

Bei einer **Drüsenkörperzystenpolypose** sollte eine Kolondiagnostik erfolgen.

Endosonographisch lässt sich die Ausdehnung eines mesenchymalen Tumors festlegen.

Differenzialdiagnose: Chronische **Erosionen** und ein **Morbus Ménétrier** sind abzugrenzen.

Therapie:

◀ **Merke**

3.7 Der operierte Magen

Die Probleme des operierten Magens sind zunehmend „historischer Natur", da die Anzahl von Magenoperationen wegen benigner Erkrankungen seit der Einführung der medikamentösen H.-pylori-Therapie und aufgrund vermehrter endoskopischer Therapiemöglichkeiten stark rückläufig ist.

Bei den Folgekrankheiten nach Magenoperationen (**„Postgastrektomiesyndrome"**, Abb. **E-3.15**) spielen operationstaktische Fehler ebenso eine Rolle wie Funktionsstörungen, die entweder auf eine gestörte Physiologie der Verdauung oder auf metabolische Spätfolgen zurückzuführen sind.

Unter dem Begriff der **Postgastrektomiesyndrome** werden die in Abb. **E-3.15** aufgeführten Krankheitsbilder zusammengefasst.

⊚ E-3.15

⊚ E-3.15 **Magenresektionsverfahren und Postgastrektomiesyndrome**

Billroth-I-Resektion:
Resektion der distalen ²/₃ des Magens mit Gastroduodenostomie.

Billroth-II-Resektion:
Resektion der distalen ²/₃ des Magens und Rekonstruktion der Magen-Darm-Passage mittels Gastrojejunostomie. Die erste Jejunalschlinge, die zur Anastomisierung verwendet wird, kann retrokolisch oder antekolisch verlagert werden. Das Duodenum wird blind verschlossen.

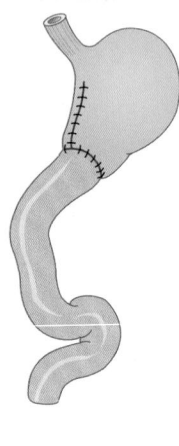
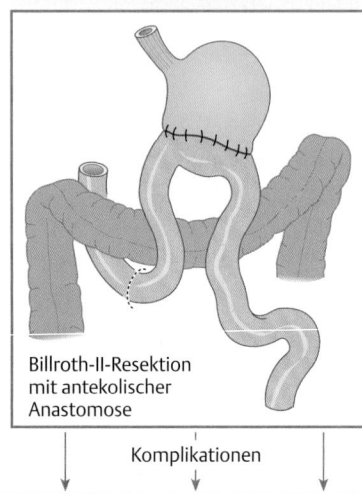
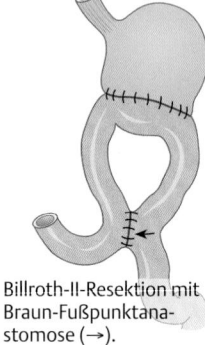

Billroth-II-Resektion mit antekolischer Anastomose

Billroth-II-Resektion mit Braun-Fußpunktanastomose (→). Diese wird vorgenommen, um einen ständigen Kontakt der Gallen- und Duodenalsekrete mit Magenschleimhaut zu vermeiden.

Komplikationen

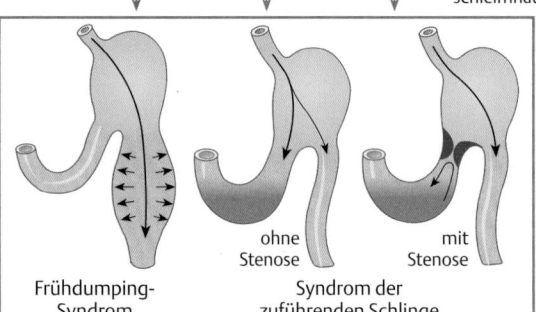

Frühdumping-Syndrom

ohne Stenose — mit Stenose
Syndrom der zuführenden Schlinge

Zu den Postgastrektomie-Syndromen zählen:
• Anastomosenulkus (z. B. Ulcus jejuni pepticum)
• Dumping-Syndrome (s. S. 509)
• Postvagotomie-Syndrome (s. S. 510)
• Syndrom der zuführenden Schlinge (s. S. 511)/ Syndrom der blinden Schlinge (s. S. 511)
• Syndrom der abführenden Schlinge
• Syndrom des kleinen Magens

3.7.1 Anastomosenulkus, Rezidivulkus

Ätiopathogenese: Ursachen des Ulkusrezidivs im operierten Magen sind: inkomplette Vagotomie, ungenügende Resektion, belassener Antrumrest, Gastrinom und ulzerogene Medikamente.

3.7.1 Anastomosenulkus, Rezidivulkus

Ätiopathogenese: Häufigste Ursachen eines Ulkusrezidivs sind eine ungenügende Säurereduktion durch eine inkomplette Vagotomie, eine ungenügende, zu kleine Resektion oder operationstaktische Fehler (belassener Antrumrest, Gastroileostomie). Selten stellt ein Gastrinom (s. auch S. 660) die Ursache für therapieresistente Rezidivzera dar. Auch an die Einnahme ulzerogener Medikamente muss ursächlich gedacht werden.

Lokalisation: Nach inkompletter Vagotomie tritt das Rezidivulkus meist im Bulbus duodeni, seltener als Staseulkus im Magen auf. Nach Billroth-I-Resektion findet sich ein Rezidivulkus im Restmagen, nach Billroth-II-Resektion im Jejunum (Ulcus pepticum jejuni). Anastomosenulzera nach B-II-Resektion finden sich bevorzugt auf dem Steg zwischen zu- und abführender Schlinge (s. Abb. **E-3.15**, S. 508).

Klinik: Ulzera im operierten Magen treten bevorzugt in den ersten Jahren nach dem Eingriff in Erscheinung. Die Patienten klagen wieder über die ihnen schon bekannten Schmerzen im Epigastrium. Nicht selten ist eine gastrointestinale Blutung erstes Symptom eines Ulkusrezidivs. Nach SPV verläuft ein Drittel der Ulkusrezidive asymptomatisch.

Diagnostik: Die Diagnose des Anastomosenulkus wird endoskopisch gestellt. Zum Ausschluss eines belassenen Antrumrestes (physiologisch einziger Ort der Gastrinproduktion) und eines Gastrinoms sollte eine Serumgastrinbestimmung, bei V. a. eine gastrokolische Fistel (infolge Penetration eines Anastomosengeschwüres ins Kolon) eine Röntgenuntersuchung (MDP, KE) erfolgen, sofern die endoskopische Diagnostik zweifelhaft ist.

Therapie: Patienten mit einem Rezidivulkus nach SPV sprechen im Allgemeinen auf eine PPI-Therapie hervorragend an. Beim Ulcus jejuni pepticum sollte, nach Ausschluss seltener Ursachen, eine PPI-Dauertherapie durchgeführt werden.
Operationstaktische Fehler, insbesondere ein belassener Antrumrest, machen einen erneuten operativen Eingriff mit einer Revision des Duodenalstumpfes erforderlich. Zu Gastrinom s. S. 660.

▶ **Klinischer Fall:** Bei dem jetzt 50-jährigen Patienten war vor 18 Jahren eine Magenperforation übernäht, 3 Jahre später wegen eines Ulkusrezidivs eine B-II-Resektion durchgeführt worden. Wiederum 3 Jahre später Entwicklung einer gastrokolischen Fistel mit Kolonteilresektion. Im Jahr darauf Fistel zwischen Magen und Bauchhaut, die exzidiert wurde. Zwischenzeitlich 3-mal ausgedehnte Anastomosenulzera. Ein Gastrinom und ein Adenom der Nebenschilddrüse waren ausgeschlossen worden. Das Serumgastrin lag im oberen Normbereich.
Wegen erneuter anhaltender Beschwerden mit gelegentlichem Erbrechen erfolgte eine stationäre Aufnahme. In der durchgeführten Endoskopie zeigten sich multiple Anastomosenulzera bei Zustand nach B-II-Resektion. Schlingenbiopsie: kein Anhalt für Belegzellhyperplasie.
Im Duodenalstumpf konnte ein großer Antrumrest als Ursache der rezidivierenden peptischen Geschwüre nachgewiesen werden. Offensichtlich war bei der B-II-Resektion die Übernähung für den Pylorus gehalten und die Resektionslinie nicht in den Pyloruskanal, sondern 3 cm proximal davon gelegt worden. Nach Revision des Duodenalstumpfs und Nachresektion der Anastomose ist der Patient beschwerdefrei.

3.7.2 Dumping-Syndrome

Bei diesen insbesondere nach Billroth-II- (seltener nach Billroth-I-) Resektion auftretenden postalimentären Beschwerden werden entsprechend ihres unterschiedlichen zeitlichen Auftretens ein **Früh-Dumping** durch Sturzentleerung des Magens und ein **Spät-Dumping** im Rahmen einer reaktiven Hypoglykämie unterschieden. Frauen sind häufiger betroffen als Männer. Nur selten treten Früh- und Spätdumping beim selben Patienten auf.

▶ **Merke:** Im Verlauf von 1–2 Jahren nach dem operativen Eingriff verschwinden Dumping-Symptome bei den meisten Patienten spontan.

Früh-Dumping

Ätiopathogenese: Durch operative Eingriffe am Pylorus bzw. durch eine Antrektomie geht die **Reservoirfunktion des Magens** weitgehend verloren. Aufgrund einer **Sturzentleerung** wird dem Dünndarm zu viel hyperosmolare Lösung pro Zeiteinheit angeboten. Ein rascher osmotischer Ausgleich zwischen intra- und extraluminaler Flüssigkeit führt zu einem deutlichen Abfall des zirkulierenden Plasmavolumens, freigesetzte vasoaktive Substanzen wie Bradykinin verstärken die **Hypovolämie.**

Klinik: Typische Ulkusschmerzen weisen auf ein Ulkusrezidiv im operierten Magen hin. Mitunter ist eine akute Magenblutung erstes Symptom. Nach SPV bleiben ⅓ der Rezidivulzera asymptomatisch.

Diagnostik: Am sichersten ist die endoskopische Diagnose. Beim Ulcus jejuni pepticum sollte eine Biopsie aus dem Duodenalstumpf erfolgen, bei V. a. eine gastrokolische Fistel diese radiologisch dargestellt werden.

Therapie: Rezidivulzera nach SPV sprechen auf eine PPI-Therapie gut an. Beim Ulcus jejuni pepticum: Dauermedikation mit PPI.

Operationstaktische Fehler bedürfen einer erneuten Operation (z. B. Nachresektion). Zu Gastrinom s. S. 660.

◀ **Klinischer Fall**

3.7.2 Dumping-Syndrome

Bei diesen insbesondere nach Billroth-II- (seltener nach Billroth-I-) Resektion auftretenden postalimentären Beschwerden werden ein **Früh-** und ein **Spät-Dumping** unterschieden.

◀ **Merke**

Früh-Dumping

Ätiopathogenese: Die **Reservoirfunktion des Magens** geht nach Magenteilresektion weitgehend verloren. Durch eine **Sturzentleerung** wird dem Dünndarm zu viel hyperosmolare Lösung angeboten. Hierdurch kommt es zu einer **Hypovolämie.**

Klinik: Ca. 30 Minuten nach Nahrungsaufnahme kommt es zu Schweißausbrüchen, Tachykardie, Blutdruckabfall, Schwindel, Übelkeit, hörbaren Darmgeräuschen, Flush und mitunter explosionsartigen Durchfällen.

Diagnostik und Therapie: Die Anamnese ist wegweisend. Kleine „trockene" Mahlzeiten, Meiden monomerer Kohlenhydrate, schlackenreiche Kost und Hinlegen nach dem Essen schwächen die Symptome ab, eine medikamentöse Therapie z. B. mit Betablockern ist nur ausnahmsweise erforderlich. Bei einem Großteil der Patienten verschwinden die Symptome nach wenigen Monaten spontan.

Spät-Dumping

Ätiopathogenese: 2–4 h postprandial tritt eine reaktive **Hypoglykämie** durch eine vermehrte Insulinfreisetzung auf.

Klinik und Diagnostik: Symptome einer Hypoglykämie mit Heißhunger, Zittern bis hin zum Schock. Hinweise ergibt die orale Glukosebelastung: zunächst massive Hyperglykämie, nach 2 h reaktive Hypoglykämie.

Therapie: häufige kleine Mahlzeiten. Die Gabe oraler Antidiabetika verhindert die Symptome. Guarpräparate verzögern die Glukoseresorption. Eine Operation ist nur selten gerechtfertigt.

3.7.3 Postvagotomie-Syndrome

Ätiopathogenese: Eine zu ausgedehnte SPV ohne Pyloroplastik kann zu einer **verzögerten Magenentleerung** mit der Folge einer Phytobezoarbildung führen. Nach trunkulärer Vagotomie mit Pyloroplastik klagen 20 % über episodisch auftretende **Diarrhöen**.

Klinik: Frühes Sättigungsgefühl, Aufstoßen, Inappetenz und Halitosis weisen auf eine vagotomiebedingte Magenentleerungsstörung hin. Postvagotomie-Durchfälle treten episodisch auf. In 50 % bestehen zusätzlich Dumpingsymptome (s. o.).

Diagnostik und Differenzialdiagnose: Radiologisch lassen sich eine verzögerte oder eine beschleunigte Magenentleerung objektivieren; andere Ursachen einer Diarrhö müssen ausgeschlossen werden.

Klinik: Das Früh-Dumping macht sich etwa 30 Minuten nach Nahrungsaufnahme durch Symptome wie Schweißausbruch, Tachykardie, Blutdruckabfall, Schwindel, Übelkeit, Borborygmi (hörbare Darmgeräusche), Flush-Symptome und gelegentlich explosionsartige Durchfälle bemerkbar. Häufig müssen sich die Patienten hinlegen, in Einzelfällen beeinträchtigen die Symptome den Patienten so sehr, dass er sich vor der Nahrungsaufnahme fürchtet und deshalb drastisch an Gewicht verliert.

Diagnostik und Therapie: Anamnese und Klinik sind wegweisend. Die Magen-Darm-Passage kann eine Sturzentleerung zeigen, doch braucht diese nicht mit Symptomen einherzugehen. Diätetische Maßnahmen wie das Meiden monomerer Kohlenhydrate (Einfachzucker), die Einnahme kleiner, „trockener" Mahlzeiten und eine schlackenreiche Kost wirken günstig. Auch flaches Liegen für 30 Minuten nach Nahrungsaufnahme schwächt die Symptome ab und wird daher als angenehm empfunden. Anticholinergika, Serotoninantagonisten und Betablocker wirken symptomatisch, sind jedoch nur ausnahmsweise indiziert. Bei einem Großteil der Patienten verschwinden die Symptome nach wenigen Monaten spontan.

Spät-Dumping

Ätiopathogenese: Nach Magenteilresektion (insbesondere nach B-II-Resektion) tritt in 1–3 % der Fälle 2–4 Stunden nach Nahrungsaufnahme eine **reaktive Hypoglykämie** auf, bedingt durch eine vermehrte Insulinfreisetzung, die auf eine Resorption großer Mengen an Kohlenhydraten zurückzuführen ist.

Klinik und Diagnostik: Als Folge einer hypoglykämisch induzierten Adrenalinfreisetzung kommt es zu ähnlichen Symptomen wie beim Früh-Dumping (s. o.), des Weiteren treten Symptome einer Hypoglykämie mit Heißhunger, Schwäche, Zittern, Schwitzen bis hin zum Schock (selten) auf. Neben der Anamnese ist die orale Glukosebelastung, bei der sich bei zunächst deutlich hyperglykämischen Werten nach 2–3 Stunden eine ausgeprägte Hypoglykämie findet, wegweisend.

Therapie: Zur Vermeidung des postalimentären Spätsyndroms werden häufige kleine Mahlzeiten, eine Kohlenhydratzufuhr ca. 3 Stunden nach einer Mahlzeit, orale Antidiabetika sowie Substanzen wie Guar empfohlen, welche die Glukoseresorption verzögern. Nur in seltenen Fällen ist eine Umwandlungsoperation (B II in B I, Roux-Y-Anastomose, antiperistaltische Jejunumschlinge) gerechtfertigt.

3.7.3 Postvagotomie-Syndrome

Ätiopathogenese: Wird der zum Antrum ziehende Latarjet-Ast des Vagus durchtrennt (entsprechend einer zu ausgedehnten SPV) und keine Pyloroplastik durchgeführt, kann eine **verzögerte Magenentleerung**, häufig in Verbindung mit einer Phytobezoarbildung (Knäuel aus Pflanzenfasern), auftreten. Nach trunkulärer Vagotomie mit Pyloroplastik klagen bis zu 20 % der Patienten über meist episodisch auftretende Diarrhöen (**Postvagotomie-Durchfälle**). Hierfür werden eine rasche Magenentleerung, eine gesteigerte intestinale Motilität und ein Überangebot an unkonjugierten Gallensäuren verantwortlich gemacht.

Klinik: Bei vagotomiebedingter Magenentleerungsstörung klagen die Patienten über frühes Sättigungsgefühl, Aufstoßen, Inappetenz, schlechten Mundgeruch und Refluxbeschwerden. Postvagotomie-Durchfälle halten in der Regel wenige Tage an und kehren periodisch wieder, meist bilden sie sich innerhalb eines Jahres spontan zurück. In 50 % finden sich zusätzliche klassische Dumpingsymptome (s. o.).

Diagnostik und Differenzialdiagnose: Eine verzögerte oder beschleunigte Magenentleerung sowie eine rasche Dünndarmpassage lassen sich radiologisch dokumentieren. Durch Laktosebelastung, Dünndarmbiopsie und entsprechende Stuhluntersuchungen müssen andere Ursachen einer Diarrhö ausgeschlossen werden.

Therapie: Bezoare aus Zellulose lassen sich durch zellulasehaltige Enzympräparate auflösen oder endoskopisch zerstückeln.
Zur Behandlung der Postvagotomiediarrhö werden Quellmittel (z. B. Metamucil) neben klassischen Antidiarrhoika (z. B. Imodium) empfohlen. Bei chologenen Diarrhöen wird Colestyramin eingesetzt.

Therapie: Phytobezoare können endoskopisch oder durch zellulasehaltige Enzympräparate entfernt werden. Zur symptomatischen Therapie von Postvagotomiediarrhöen: Quellmittel oder Antidiarrhoika.

3.7.4 Magenstumpfkarzinom

Ätiologie: Eine ⅔-Resektion des Magens verringert zunächst das Karzinomrisiko. Ab dem **15. postoperativen Jahr** steigt das Karzinomrisiko im Magenstumpf jedoch deutlich an und scheint im B-II-Magen höher zu liegen als im B-I-Magen. Diskutiert werden ein gesteigerter duodenogastraler Reflux, eine An- bzw. Hypazidität und eine bakterielle Fehlbesiedlung mit Produktion kanzerogener Nitrosamine, daneben eine primäre durch Umweltfaktoren (Nikotin) erhöhte Disposition. Nach einer ⅔-Resektion des Magens besteht generell ein **erhöhtes Karzinomrisiko,** insbesondere für das Bronchialkarzinom.

3.7.4 Magenstumpfkarzinom

Ätiologie: Der B-II-Magen weist ein höheres Risiko auf als der B-I-Magen. Gesteigerter duodenogastraler Reflux, An- bzw. Hypazidität, bakterielle Fehlbesiedlung und Umweltfaktoren (Nikotin) tragen zur Karzinogenese im operierten Magen bei. Generell besteht ein **erhöhtes Karzinomrisiko** (v. a. für ein Bronchialkarzinom).

▶ **Merke:** Das Karzinomrisiko im operierten Magen ist doppelt so hoch wie im nichtoperierten Magen und steigt ab dem 15. postoperativen Jahr deutlich an.

◀ **Merke**

Klinik: Das beschwerdefreie Intervall ist umso länger, je jünger der Patient zum Zeitpunkt der Operation war. An die Möglichkeit eines Magenstumpfkarzinoms sollte immer dann gedacht werden, wenn es bei einem Magenoperierten zu einem Leistungsknick kommt. Neu auftretende Oberbauchbeschwerden, Gewichtsverlust und eine Eisenmangelanämie weisen auf das Tumorgeschehen hin.

Klinik: Leistungsknick, Magenbeschwerden, Gewichtsverlust und eine Anämie müssen an ein Magenstumpfkarzinom denken lassen.

Diagnostik: Verfahren der Wahl ist die **Gastroskopie mit Biopsie.** Etwa die Hälfte der Stumpfkarzinome ist anastomosennah lokalisiert.

Diagnostik: Methode der Wahl ist die **Gastroskopie mit Biopsie.**

▶ **Merke:** Ab dem 10. postoperativen Jahr werden Routinebiopsien aus der anastomosennahen Magenschleimhaut zur Früherkennung empfohlen.

◀ **Merke**

Therapie und Prognose: Nur in 20 % besteht beim Magenstumpfkarzinom Operabilität (Restgastrektomie).

Therapie: Nur in 20 % besteht die Chance eines kurativen Eingriffes.

3.7.5 Syndrom der zuführenden Schlinge (Afferent-loop-Syndrom), Syndrom der blinden Schlinge (Blind-loop-Syndrom)

3.7.5 Syndrom der zuführenden Schlinge (Afferent-loop-Syndrom), Syndrom der blinden Schlinge (Blind-loop-Syndrom)

Ätiologie: Diese typischen, jedoch seltenen Syndrome können **nach einer B-II-Resektion** ohne Braun-Fußpunktanastomose auftreten.
- **Afferent-loop-Syndrom** (s. Abb. E-3.15, S. 508): Aufgrund einer fehlerhaften Anastomosentechnik fließt die **zugeführte Nahrung vorwiegend in die zuführende Schlinge** statt in die abführende (Typ I) oder bedingt durch eine Stenose oder Abknickung der zuführenden Schlinge **staut sich dort Galle- und Pankreassekret** (Typ II).
- **Blind-loop-Syndrom:** Nicht selten findet sich gleichzeitig, meist bei zu langer zuführender Schlinge, eine **bakterielle Fehlbesiedlung** (bakterielles Kontaminationssyndrom).

Ätiologie: Beide Syndrome können nach **B-II-Resektion** auftreten (s. Abb. E-3.15, S. 508).
- **Afferent-loop-Syndrom:** Unterschieden wird ein Typ I ohne Stenose (Speisebrei fließt in die zuführende Schlinge) und ein Typ II mit Stenose (Stau von Galle- und Pankreassekret in der zuführenden Schlinge).
- **Blind-loop-Syndrom:** Die zuführende Schlinge ist meist zu lang, es kommt zur **bakteriellen Fehlbesiedlung.**

Klinik: Das **Afferent-loop-Syndrom** ist durch morgendliches bzw. postprandiales Erbrechen gekennzeichnet, das Erleichterung bei bestehendem Völlegefühl bringt. Beim Typ II werden bevorzugt morgens große Mengen Galle und Pankreassekret ohne Nahrungsbeimengung erbrochen (der Druck im zuführenden Schenkel ist dann so groß geworden, dass die Stenose überwunden wird).

Klinik: Das **Afferent-loop-Syndrom** ist durch Völlegefühl und postprandiales Erbrechen gekennzeichnet. Beim Typ II wird reine Galle im Schwall erbrochen.

Die bakterielle Fehlbesiedlung beim **Syndrom der blinden Schlinge** führt zu Gewichtsverlust, Diarrhö, Steatorrhö, Vitaminmangel, Anämie und Nierensteinbildung (Oxalat).

Diagnostik: Die Diagnose des Afferent-loop-Syndroms wird **radiologisch** gestellt. **H_2-Atemtest und ^{14}C-Glykocholat-Atemtest** dienen dem Nachweis einer bakteriellen Fehlbesiedlung. Im Zweifelsfall scheint eine probatorische antibiotische Therapie sinnvoll, die bei Ansprechen als indirekter Hinweis dient.

Therapie: Beim Afferent-loop-Syndrom ist eine **operative Korrektur** unumgänglich.

Das Syndrom der blinden Schlinge wird **symptomatisch** mit Antibiotika (intermittierende Gabe) oder mit Antidiarrhoika therapiert.

3.7.6 Metabolische Folgezustände nach Magenresektion

Ätiologie: Ursächlich für die Mangel- bzw. metabolischen Folgezustände sind eine Maldigestion und/oder Malabsorption.

Klinik: Bei ca. 50 % aller Magenoperierten kommt es postoperativ zu einer Gewichtsabnahme.

Beim **Syndrom des zu kleinen Magens** besteht ein frühes Sättigungsgefühl.

Diarrhö und **Steatorrhö** sind Ausdruck einer relativen Pankreasinsuffizienz, die durch eine probatorische Enzymsubstitution mit konsekutiver Gewichtszunahme bewiesen wird.

Im Laufe der Jahre kommt es zu einer **Eisenmangelanämie,** nach totaler Gastrektomie zu einer **makrozytären Anämie**.

Selten finden sich als Zeichen einer schweren Malassimilation Knochenschmerzen bedingt durch eine **Osteoporose bzw. Osteomalazie** (Nachweis mittels Knochendichtemessung).

Kennzeichnend für das **Syndrom der blinden Schlinge** sind Gewichtsverlust, Diarrhö und Steatorrhö (gestörte Fettabsorption durch bakterielle Dekonjugierung konjugierter Gallensalze), Vitaminmangelerscheinungen und megaloblastäre Anämie (vermehrter Vit.-B_{12}-Verbrauch durch die Bakterien), und Neigung zur Nierensteinbildung (Oxalatsteine).

Diagnostik: Die Diagnose des Afferent-loop-Syndroms wird **radiologisch** gestellt. Bei der Magen-Darm-Passage fließt das Röntgenkontrastmittel bevorzugt in die zuführende Schlinge. Endoskopisch kann ein sog. Doppelflintenstoma (Abgang der zu- und abführenden Schlinge liegen wie bei einer Doppelflinte nebeneinander) auf das Krankheitsbild hinweisen. Der Nachweis einer bakteriellen Fehlbesiedlung ist direkt nicht möglich. **H_2-Atemtest und ^{14}C-Glykocholat-Atemtest** (s.S. 517) machen bei pathologischem Ausfall ein Blindloop-Syndrom wahrscheinlich. Einfacher ist eine probatorisch antibiotische Therapie, die bei Ansprechen als indirekter Hinweis auf ein bakterielles Kontaminationssyndrom dient.

Therapie: Beim Syndrom der zuführenden Schlinge ist eine **operative Korrektur** unumgänglich.
Die Durchfälle des Syndroms der blinden Schlinge werden **symptomatisch** mit Antidiarrhoika oder besser durch intermittierende Gabe eines Antibiotikums behandelt. Ein gegen Anaerobier gerichteter Versuch mit Metronidazol scheint erfolgversprechend.

3.7.6 Metabolische Folgezustände nach Magenresektion

Postoperative Mangelzustände können bereits unmittelbar nach der Operation oder aber, was häufiger der Fall ist, erst viele Jahre nach einem resezierenden Eingriff auftreten. Sie können durch eine frühzeitige Substitutionstherapie vermieden werden.

Ätiologie: Ursächlich für die Mangel- bzw. metabolischen Folgezustände sind eine Maldigestion und/oder Malabsorption, z. B. bedingt durch eine beschleunigte Magen-Darm-Passage, eine verminderte Kontaktzeit zwischen Nahrungsbrei und Dünndarm sowie eine postalimentäre Asynchronie (Entkoppelung von Nahrungspassage und Pankreassekretion). Daneben kommt es z. B. nach totaler Gastrektomie zu einem Vitamin-B_{12}-Mangel, da die Produktion von Intrinsic Factor in den Belegzellen des Magens entfällt.

Klinik und Diagnostik: Bei ca. der Hälfte aller Magenoperierten kommt es postoperativ zu einer Gewichtsabnahme, die sich jedoch in der Regel auf niedrigem Niveau stabilisiert.
Beim **Syndrom des zu kleinen Magens** entsteht bereits wenige Minuten nach Beginn der Nahrungsaufnahme infolge des geringen Fassungsvermögens des Magens ein Völlegefühl.
Diarrhö und Steatorrhö: Fettstühle weisen auf eine ungenügende Aufschlüsselung der Nahrung hin (relative Pankreasinsuffizienz). Ein Anstieg des Körpergewichts unter probatorischer Enzymsubstitution beweist eine relative Pankreasinsuffizienz.

Bei ausgeschalteter Duodenalpassage kommt es im Laufe der Jahre zu einer **Eisenmangelanämie,** nach totaler Gastrektomie macht sich ein Vitamin-B_{12}-Mangel (fehlende Intrinsic-Factor-Produktion) in Form einer **makrozytären Anämie** bemerkbar. Die Diagnose wird laborchemisch (Blutbildveränderungen bzw. Serumuntersuchungen) gestellt.
Knochenschmerzen bedingt durch eine **Osteoporose bzw. Osteomalazie** (Malabsorption von Kalzium und Vitamin-D-Mangel), Hautblutungen (Vitamin-K-Mangel), Nachtblindheit (Vitamin-A-Mangel) und trophische Hautstörungen (Mangel an essenziellen Fettsäuren) finden sich nur selten als Ausdruck einer schweren Malassimilation. Osteoporose bzw. Osteomalazie werden mittels Knochendichtemessung im CT verifiziert.

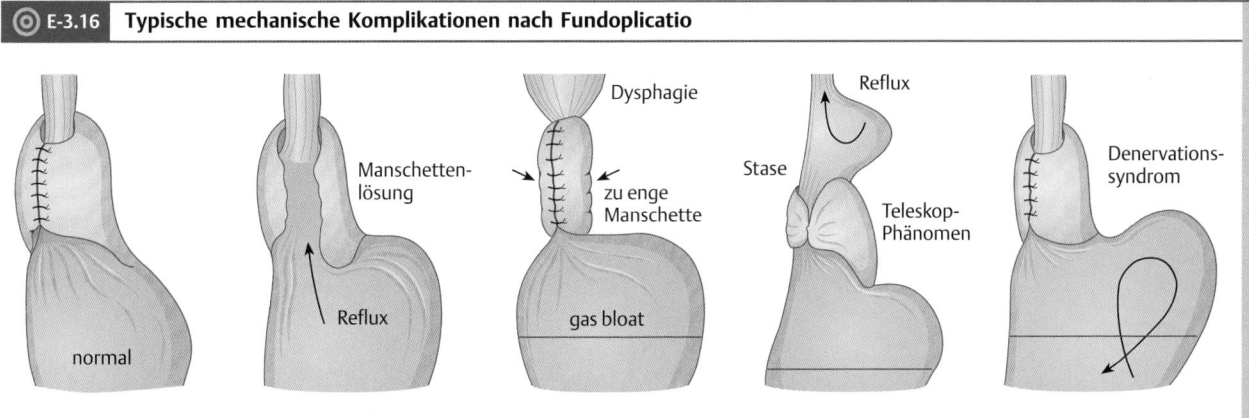

E-3.16 | Typische mechanische Komplikationen nach Fundoplicatio

normal · Manschettenlösung · Reflux · Dysphagie · zu enge Manschette · gas bloat · Stase · Teleskop-Phänomen · Reflux · Denervationssyndrom

Therapie: Beim Gastrektomierten ist die parenterale Vitamin-B_{12}-Substitution obligat. Zur Vermeidung metabolischer Spätschäden empfiehlt sich eine Eisensubstitution für 3 Monate im Jahr. Pankreasfermente sollten in Granulatform unter die Nahrung gemischt werden. Bei Zeichen der Malabsorption empfehlen sich Cholecalciferol, fettlösliche Vitamine und Kalzium.

Zur Behandlung der häufig hartnäckigen alkalischen Refluxösophagitis werden schleimhautschützende Medikamente (z. B. Sucralfat), Antazida oder der Ionenaustauscher Colestyramin empfohlen.

Nur selten ist eine Umwandlungsoperation (Roux-Y-Anastomose) oder eine Jejunoplicatio nach Gastrektomie erforderlich.

3.7.7 Weitere Folgezustände nach operativen Mageneingriffen

Probleme der Adipositas-Chirurgie

Bei morbider Adipositas galt eine Zeitlang der jejunoileale Bypass als Verfahren der Wahl. Abgelöst wurde dieses Verfahren, bei dem gehäuft toxische Leberschäden beobachtet wurden, durch den **Magenbypass** und das **„gastric banding"**. Beim „gastric-banding" wird durch ein laparoskopisch eingebrachtes Magenband ein kleines Reservoir im oberen Magendrittel geschaffen, das eine frühe Sättigung gewährleistet. Das Magenband kann in den Magen penetrieren und zu erheblichen Beschwerden führen, sodass es operativ wieder ent-

Therapie: Obligat ist die parenterale Vit.-B_{12}-Substitution. Bei einer Eisenmangelanämie sollte Eisensulfat, bei Vorliegen einer Steatorrhö fettlösliche Vitamine und Kalzium substituiert werden. Pankreasenzympräparate werden am besten in Granulatform verabreicht.

Die alkalische Refluxösophagitis spricht auf Sucralfat, aluminiumhaltige Antazida und Colestyramin an.

Nur selten ist eine Umwandlungsoperation notwendig.

3.7.7 Weitere Folgezustände nach operativen Mageneingriffen

Probleme der Adipositas-Chirurgie

Bei morbider Adipositas gilt das **„gastric banding"** als Verfahren der Wahl. Das eingebrachte Magenband kann in den Magen penetrieren und zu erheblichen Beschwerden führen.

E-3.17 | Gastric banding

E-3.17

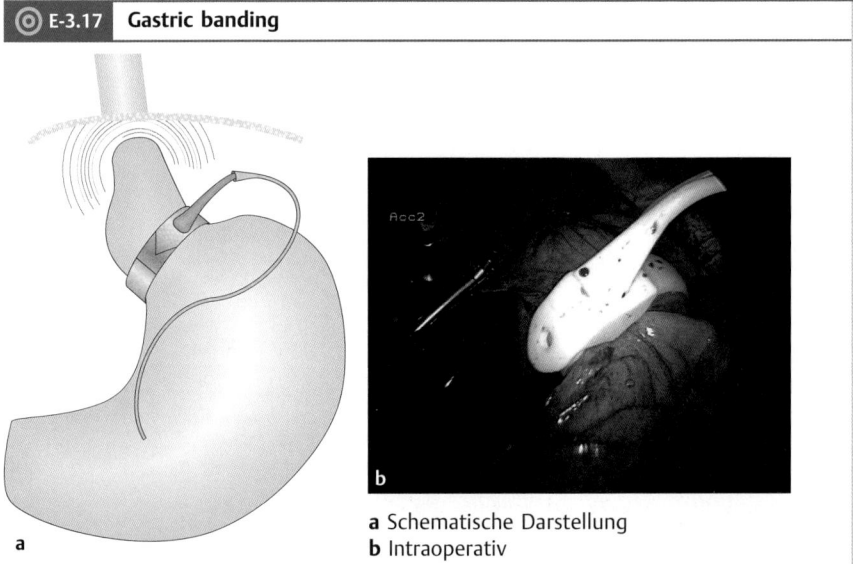

a Schematische Darstellung
b Intraoperativ

fernt werden muss. Wird der Magen durch Stapler-Nähte eingeengt, kann es zur Ausbildung von Ulzera kommen.

Postfundoplicatio-Syndrome

Bei der Fundoplicatio nach Nissen/Rosetti (360°) oder Toupet (270°) kann es infolge eines Ödems im Operationsgebiet zu dysphagischen Beschwerden kommen, die aber meist spontan abklingen. Eine Bougierungsbehandlung ist nur ausnahmsweise **bei zu enger Manschette** erforderlich. Mit einer zu engen Manschette verbunden ist meist ein „Gas-bloat-Syndrom", bei dem der Patient aufgrund der „Überkorrektur" Probleme hat, Luft aufzustoßen. Dies wiederum führt in vielen Fällen zu einer gesteigerten Flatulenz, sodass die Lebensqualität nachhaltig beeinträchtigt wird.

Ist die **Manschette zu weit** angelegt, kommt es nicht selten zu einem Teleskop-Phänomen, das heißt, ein Magenabschnitt rutscht durch die Manschette nach oben (entsprechend einem Hiatushernienrezidiv). Dann ist auch mit einem Rezidiv der Refluxkrankheit, die die Indikation für die Fundoplicatio dargestellt hat, zu rechnen.

Mitunter wird auch der Vagusnerv durch die Manipulationen beim Anlegen der Fundusmanschette lädiert, sodass ein denervierter Magen resultiert.

4   Dünndarm

4.1 Anatomie und Physiologie

Anatomie: Duodenum (s. auch S. 484 ff), Jejunum und Ileum bilden mit einer Gesamtlänge von 4–7 m den Dünndarm; die Resorptionsfläche beträgt 200 m². Während im Duodenum noch blatt- oder leistenförmige Zotten nachweisbar sind, nehmen die Dünndarmzotten im Jejunum und Ileum Fingerform an und tragen damit zu einer wesentlichen Oberflächenvergrößerung bei.

Dünndarmmotilität: Segmentations- und Pendelbewegungen dienen dem Transport der Nahrung durch den Dünndarm und der Resorption der Nah-

---

Sidebar (left column)

Postfundoplicatio-Syndrome

Dysphagie weist auf eine zu enge Manschette hin, meist bedingt durch ein vorübergehendes Ödem. Außerdem kann es zu einem „Gas-bloat-Syndrom" kommen, bei dem der Patient nicht mehr Luft aufstoßen kann.

Eine zu weite Manschette induziert ein Hiatushernien- und Refluxrezidiv.

4   Dünndarm

4.1   Anatomie und Physiologie

Anatomie: Der Dünndarm, bestehend aus Duodenum, Jejunum und Ileum, hat eine Gesamtlänge von 4–7 m, die Resorptionsfläche beträgt 200 m².

Dünndarmmotilität: Segmentations- und Pendelbewegungen dienen dem Transport der Nahrung (s. auch S. 485).

⊙ E-4.1   Oberflächenvergrößerung und mikroskopischer Aufbau des Dünndarms

	Struktur	Zunahme der Oberfläche (Zylinder = 1)	Oberfläche (m²)
Darm als Zylinder	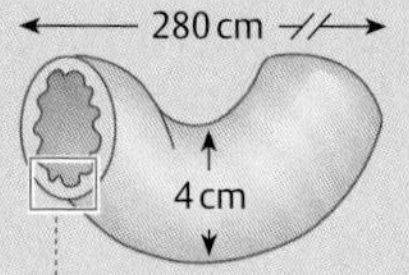 ←— 280 cm —//→ 4 cm	1	0,33
Kerckring-Falten	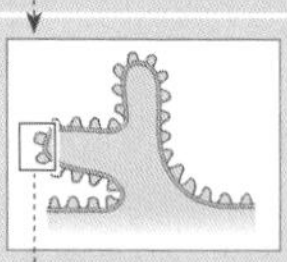	3	1
Zotten (Villi)	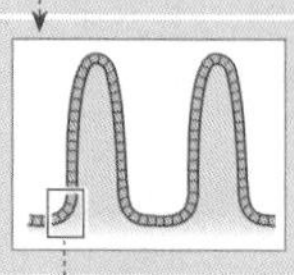	30	10
Mikrovilli	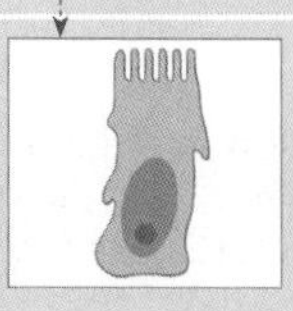	600	200

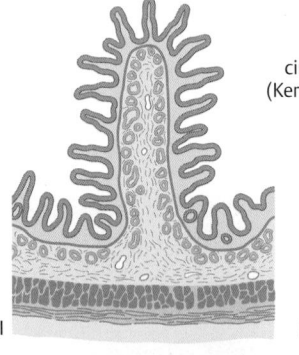

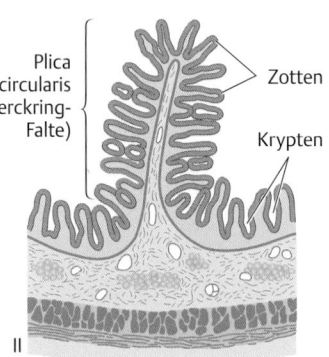

Plica circularis (Kerckring-Falte)

Zotten

Krypten

I

II

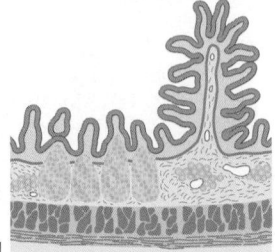

III

a Oberflächenvergrößerung des Dünndarms.
b Mikroskopischer Aufbau der drei Dünndarmabschnitte.
  I   Duodenum
  II Jejunum
  III Ileum

a   b

◎ E-4.2

◎ E-4.2 | Lokalisation der Absorption einzelner Substanzen im Dünndarm

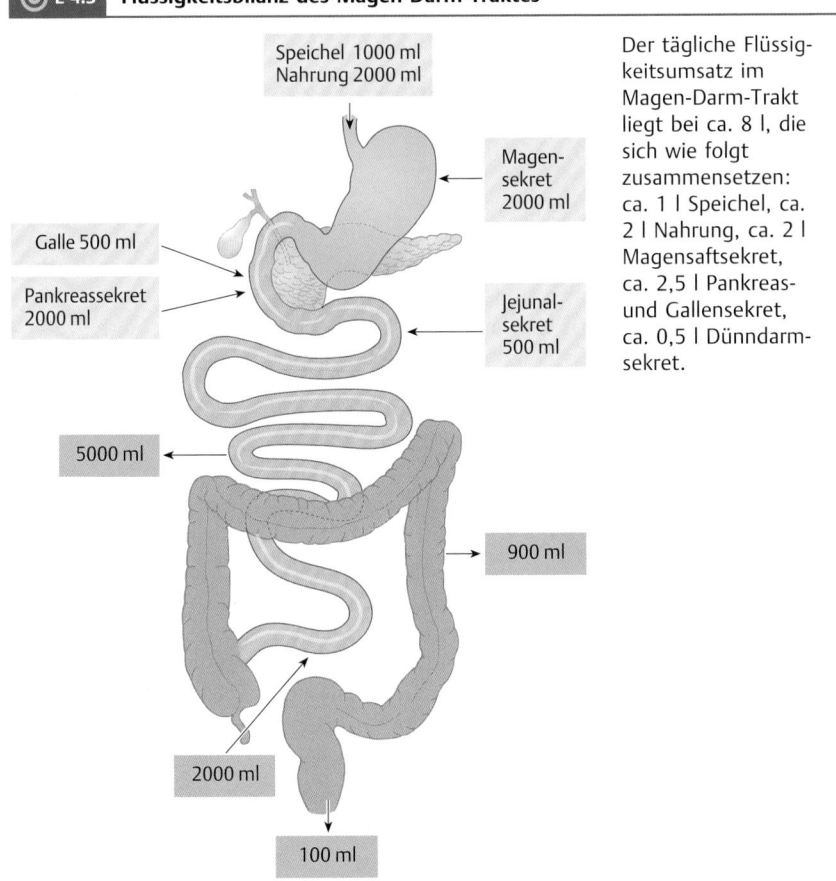

Kalzium, Eisen,
Magnesium,
Monosaccharide,
Disaccharide

H_2O

fettlösliche
Vitamine

Eiweiß

Fett

terminales
Ileum

Gallensäuren
Vitamin B_{12}

wasserlösliche
Vitamine

◎ E-4.3 | Flüssigkeitsbilanz des Magen-Darm-Traktes

◎ E-4.3

Speichel 1000 ml
Nahrung 2000 ml

Magen-
sekret
2000 ml

Galle 500 ml

Pankreassekret
2000 ml

Jejunal-
sekret
500 ml

5000 ml

900 ml

2000 ml

100 ml

Der tägliche Flüssig-
keitsumsatz im
Magen-Darm-Trakt
liegt bei ca. 8 l, die
sich wie folgt
zusammensetzen:
ca. 1 l Speichel, ca.
2 l Nahrung, ca. 2 l
Magensaftsekret,
ca. 2,5 l Pankreas-
und Gallensekret,
ca. 0,5 l Dünndarm-
sekret.

rungsbestandteile nach der enzymatischen Aufschlüsselung (zu „migrieren-
dem Motorkomplex" s. S. 485).

Resorption: Im Duodenum werden bevorzugt Kalzium und Eisen, im Jejunum
Kohlenhydrate, Fette und Eiweißspaltprodukte resorbiert. Gallensäuren und
Vitamin B_{12} werden ausschließlich im terminalen Ileum resorbiert (Abb. **E-4.2**),
ansonsten dient das Ileum als Reserve-Resorptionsfläche. Die Vorgänge der

Resorption: Im Duodenum werden v. a.
Kalzium und Eisen, im Jejunum Kohlenhydrate, Fette und Eiweißspaltprodukte,
im Ileum Vitamin B_{12} und Gallensäuren
resorbiert (Abb. **E-4.2**). Die Vorgänge der

Resorption und Digestion werden unter dem Begriff **Assimilation** zusammengefasst.

Die **digestiv-resorptive Funktion** besteht aus 4 Phasen:
- intraluminale Phase
- Bürstensaumphase
- intrazelluläre Phase
- basale Membranphase.

Sekretion: 3–5 h nach Nahrungsaufnahme gelangen bis zu 3 l Flüssigkeit in den Darm; der tägliche Flüssigkeitseinstrom beträgt ca. 8–9 l, davon sind etwa 7 l endogenen Ursprungs.

Der Inhalt des Jejunums ist iso- oder hypoton, das untere Ileum praktisch immer isoton. 85 % der Flüssigkeitsabsorption erfolgt im Dünndarm (Abb. **E-4.3**).

4.2 Diagnostische Methoden
4.2.1 Anamnese und körperliche Untersuchung

Anamnestisch v. a. Fragen nach: Ernährungsgewohnheiten und Malabsorptionssymptomen, Stuhlfrequenz und -konsistenz, Defäkationsschmerzen, Blut- oder Schleimbeimengungen im Stuhl und Kontinenz (s. auch gastroenterologische Leitsymptome S. 447 ff).
Bei der **körperlichen Untersuchung** ist z. B. auf Hautveränderungen durch Malabsorption (z. B. Effloreszenzen, Blutungsneigung?) zu achten. Durch die abdominelle **Auskultation** werden Darmgeräusche und arterielle Strömungsgeräusche beurteilt. Abschließend erfolgt eine **rektal-digitale Untersuchung**.

4.2.2 Apparative Diagnostik

Endoskopie

Endoskopie mit Dünndarmbiopsie

Prinzip: Mit der **Doppelballonendoskopie** und der **Push-Enteroskopie** lassen sich auch Dünndarmabschnitte jenseits des Treitz-Bandes erreichen.

Resorption und Digestion (Zerlegung der Nahrung in resorbierbare Moleküle durch chemische und mechanische Aufbereitung) werden unter dem Begriff **Assimilation** zusammengefasst (zu Malassimilations-Syndrom, s. S. 518).
Die **digestiv-resorptive Funktion** des Darms besteht aus vier Teilen:
- einer intraluminalen Phase mit Verdauung durch Pankreasfermente
- einer Bürstensaumphase, in der Nahrungsbestandteile durch Zellenzyme weiter aufgespalten und zur Absorption vorbereitet werden
- einer intrazellulären Phase, in der es zur Verdauung von Di-, Oligo- und Polymeren kommt und bei der intrazelluläre Transportsysteme, z. B. für Glukose, Galaktose, Xylose (natriumabhängig) und Fruktose greifen
- einer basalen Membranphase, die teils dem Abtransport zum Portalblut und zur Lymphe, teils der Energiebereitstellung für den Transport dient.

Sekretion: Der menschliche Darm enthält im Nüchternzustand normalerweise nur wenig Wasser. Innerhalb von 3–5 Stunden nach Nahrungsaufnahme gelangen durch die Nahrung selbst und durch die Verdauungssäfte bis zu 3 l Flüssigkeit in den Darm. Der tägliche Flüssigkeitseinstrom beträgt ca. 8 l, wovon etwa 6 l endogenen Ursprungs sind.
Dem Duodenum kommt die Aufgabe zu, durch Absorption oder Sekretion osmotische Differenzen auszugleichen. Der Inhalt des Jejunums ist isoton oder hypoton, der des unteren Ileums praktisch immer isoton. 85 % der Flüssigkeitsabsorption erfolgen im Dünndarm (Abb. **E-4.3**).

4.2 Diagnostische Methoden

4.2.1 Anamnese und körperliche Untersuchung

Die **Anamneseerhebung** bei Verdacht auf Erkrankungen des Darmtraktes (zu Magen/Duodenum s. S. 485) umfasst insbesondere Fragen zur Ernährung und zur Dauer von Malabsorptionssymptomen. Weiterhin sind Stuhlfrequenz und -konsistenz, Schmerzen bei der Defäkation, Juckreiz, Gefühl der unvollständigen Darmentleerung, Blut- oder Schleimbeimengungen, sowie die Kontinenz für Gase, flüssigen und festen Stuhl zu erfragen.
Näheres zur Diagnostik bei den klassischen Syptomen wie „Erbrechen", „Bauchschmerzen", „Obstipation" im Rahmen gastrointestinaler Erkrankungen s. unter Leitsymptome, S. 447 ff.
Die **körperliche Untersuchung** beurteilt z. B. den Hautturgor sowie Hautveränderungen, die z. B. auf eine Malabsorption fettlöslicher Vitamine hinweisen (z. B. Blutungsneigung, Effloreszenzen, Kratzeffekte bei Juckreiz), weiterhin ist z. B. auf Operationsnarben zu schauen. Bei der **Palpation** ist auf umschriebene Resistenzen (Tumor?), einen diffusen oder umschriebenen Druckschmerz und eine walzenförmige Kontraktion des Dickdarms zu achten. Die **Perkussion** dient der Beurteilung der Luftverteilung im Darm (Meteorismus) und dem Nachweis von freier Flüssigkeit. Ein Verschwinden der Leberdämpfung weist auf freie Luft im Abdomen hin. Im Rahmen der **Auskultation** des Abdomens können Darmgeräusche (Stenoseperistaltik, spärliche Darmgeräusche) sowie Strömungsgeräusche bei arterieller Stenose beurteilt werden. Abschließend ist eine **rektal-digitale Untersuchung** des Analkanals, der Prostata und des Rektums durchzuführen.

4.2.2 Apparative Diagnostik

Endoskopie

Endoskopie mit Dünndarmbiopsie

Prinzip: Untersuchung im Rahmen der ÖGD (s. auch S. 466). Mit der **Doppelballonendoskopie** und der **Push-Enteroskopie** lassen sich auch Dünndarmabschnitte jenseits des Treitz-Bandes erreichen. Damit sind auch therapeutische Eingriffe wie Blutstillung bei Angiodysplasien oder Polypektomien möglich. Während die Push-Enteroskopie nur das Jejunum erreicht, ist mit der Ballon-Enteroskopie der gesamte Dünndarm zu inspizieren.

Bei entsprechender Indikation kann über das Kolon das terminale Ileum untersucht werden.

Indikationen: Verdacht auf Sprue, Morbus Whipple, Lymphangiektasie, Blutungsquelle im Dünndarm, Dünndarmtumoren.

Kapselendoskopie

Prinzip: Die ca. 1–2 cm kleine Kapsel mit Miniaturkamera sendet über 6–8 Stunden 2 Bilder pro Sekunde aus dem Darm. Die Bilder werden über ein am Abdomen des Patienten montiertes Registriergerät gespeichert und mithilfe eines Computers ausgewertet.

Indikationen: Verdacht auf Angiodysplasien, Untersuchung bei okkulter GI-Blutung, Morbus Crohn, Sprue, Dünndarmtumoren.

Angiographie/Mesenterikographie

Prinzip und Indikationen: Angiographische Darstellung von Blutungsquellen, Angiodysplasien und Gefäßverschlüssen durch Emboli oder Thrombosen, z. B. bei V. a. okkulte Blutungen aus dem Dünndarm oder Angina abdominalis.

Indikationen: z. B. Verdacht auf Sprue, Blutungsquelle im Dünndarm.

Kapselendoskopie

Prinzip: Eine Kapsel sendet Bilder aus dem Darm, die über ein Registriergerät gespeichert und mithilfe eines Computers ausgewertet werden.

Indikationen: V. a. Angiodysplasien.

Angiographie/Mesenterikographie

Prinzip: Angiographische Darstellung von z. B. Blutungsquellen und Gefäßverschlüssen.

▤ E-4.1 Funktionsdiagnostik bei Erkrankungen des Dünndarms

Methode	Prinzip, Indikationen und typische Befunde
D-Xylose-Test	**Prinzip und Indikationen:** 25 g D-Xylose werden in Tee verabreicht mit nachfolgender Messung der Fünf-Stunden-Urinausscheidung (zusätzlich wird auch die D-Xylose-Konzentration im Serum bestimmt). Bei V. a.: Malabsorptions-Syndrom, z. B. Sprue. **Typische Befunde:** Bei Malabsorption werden in 5 Stunden weniger als 4 g Xylose im Urin ausgeschieden.
Schilling-Test	s. S. 487
Laktose-Toleranz-Test (Abb. E-4.4)	**Prinzip und Indikationen:** Es werden 50 g Laktose aufgelöst in 400 ml Tee verabreicht. Der Blutzuckerspiegel wird vor und 1–2 Stunden nach der Laktosegabe gemessen. Normalerweise kommt es zu einem Blutzuckeranstieg > 20 mg/dl. Bei V. a. Laktasemangel (s. S. 527). **Typische Befunde:** Bei Laktasemangel steigt die Serumglukose nicht oder nur gering (max. 20 mg/dl) im Vergleich zum Ausgangswert an.
H_2-Atemtest (Abb. E-4.5).	**Prinzip und Indikationen:** Durch Wasserstoff produzierende Bakterien entsteht bei der Verstoffwechslung verschiedener Zucker H_2, der durch Diffusion über das Darmkapillarblut in die Lunge gelangt und abgeatmet wird. Bei V. a. Laktoseintoleranz bzw. Laktasemangel, Blind-loop-Syndrom. **Typische Befunde:** Als pathologisch gilt ein H_2-Anstieg innerhalb von 120 min nach Gabe des Zuckers Laktose bei Laktasemangel (der Zucker gelangt aufgrund der Malabsorption im Dünndarm ins Kolon und führt dort zu einer vermehrten H_2-Produktion) oder ein H_2-Anstieg unmittelbar nach Gabe des Zuckers Glukose (sog. „Frühpeak") bei bakterieller Fehlbesiedlung des Dünndarms (der Zucker wird von den Bakterien bereits im Dünndarm verstoffwechselt).
^{14}C-Glykocholat-Atemtest	**Prinzip und Indikationen:** Nach oraler Gabe radioaktiv markierter Gallensäure werden normalerweise 95 % im terminalen Ileum resorbiert, die restlichen 5 % werden im Kolon bakteriell dekonjugiert und ausgeschieden. Im Rahmen der Dekonjugation wird radioaktives $^{14}CO_2$ frei, absorbiert und über die Lunge abgeatmet. Bei V. a. Gallensäurenverlust-Syndrom. **Typische Befunde:** Liegt ein Gallensäurenverlust-Syndrom vor, wird verstärkt $^{14}CO_2$ abgeatmet.
^{15}SeHCAT-Test	**Prinzip und Indikationen:** Orale Gabe einer Kapsel mit radioaktiv markierter synthetischer Gallensäure (^{15}Selenohomocholsäure-Taurin). Nach ca. 1 Stunde Messung der aufgenommenen Gallensäure im Ganzkörperzähler. Die Absorption ist spezifisch von einem intakten Ileum abhängig. Abklärung der Ileumfunktion, z. B. bei V. a. Gallensäurenverlust-Syndrom. **Typische Befunde:** Bei Resorptionsstörungen im Ileum zeigt sich eine verminderte Aktivität.
Endogene alpha-1-Antitrypsinclearance	**Prinzip:** Bestimmung von alpha-1-Antitrypsin im Stuhl; die im Stuhl ausgeschiedene Menge spiegelt den intestinalen Eiweißverlust wider. Zusätzlich zur fäkalen Ausscheidung muss die alpha-1-Antitrypsin-Konzentration im Blut bestimmt werden, da die Serumkonzentration dieses Akute-Phase-Proteins bei akuten Entzündungen erhöht ist und damit auch die Stuhlkonzentration. **Indikationen:** V. a. enterales Eiweißverlust-Syndrom (z. B. bei Sprue, Morbus Whipple, s. S. 523).
Kolontransitzeit	**Prinzip und typische Befunde:** Der Patient erhält hierbei eine Kapsel mit 24 nicht resorbierbaren, röntgendichten Markern. Nach 5 Tagen wird eine Abdomenübersichtsaufnahme angefertigt, Gesunde scheiden in den 5 Tagen mind. 80 % der Marker aus. Befinden sich noch > 20 % der Marker im Rektosigmoid, liegt eine Ausgangsobstruktion (outlet obstruction) vor. Sind die Pellets diffus verteilt, spricht man von einer slow transit obstipaton (30 %). **Indikation:** chronische Obstipation.

⊚ E-4.4   **Laktose-Toleranztest zur Diagnostik der Laktoseintoleranz**

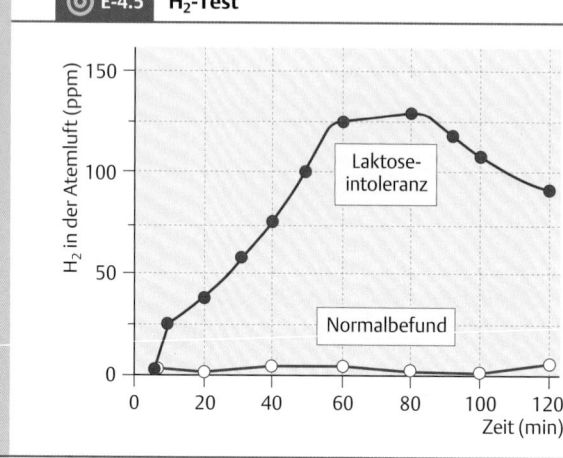

⊚ E-4.5   **H₂-Test**

Konzentration von H₂ (Wasserstoff) in der Atemluft von Patienten mit und ohne Laktoseintoleranz.

Komplikationen: Kontrastmittelallergie, Leistenhämatom, AV-Fistel.
Abdomenleeraufnahme, CT/MRT
s. S. 486 bzw. S. 536

4.2.3 Funktionsdiagnostik
s. Tab. **E-4.1**

4.3   Malassimilations-Syndrom

▶ **Definition**

Ätiopathogenese: Maldigestion: Störung der Vorverdauung durch fehlende oder verminderte Nahrungsaufspaltung oder unzureichende Emulgierung von Fetten. **Malabsorption:** Nahrung kann nicht ausreichend aus dem Darmlumen resorbiert und/oder über Blut- und Lymphbahnen abtransportiert werden (Ursachen s. Tab. **E-4.2**).

▶ **Merke**

Komplikationen: Kontrastmittelallergie, Leistenhämatom, AV-Fistel.

Abdomenleeraufnahme, CT/MRT

s. S. 486 bzw. S. 536

4.2.3 Funktionsdiagnostik

Methoden bei Erkrankungen des Dünndarms zeigt Tab. **E-4.1**.

4.3   Malassimilations-Syndrom

▶ **Definition:** Symptomkomplex bestehend aus chronischer Diarrhö, Gewichtsabnahme und Mangelerscheinungen bedingt durch eine Maldigestion und/oder Malabsorption unterschiedlichster Ätiologie.

Ätiopathogenese: Bei einer **Maldigestion** handelt es sich um eine Störung der Vorverdauung im Magen-Darm-Lumen, bedingt durch eine fehlende oder verminderte Nahrungsaufspaltung durch Pankreasenzyme oder durch eine unzureichende Emulgierung von Fetten durch Gallensäuren. Besteht eine **Malabsorption** wird die Nahrung zwar aufgeschlüsselt, kann aber wegen einer Dünndarmerkrankung nicht ausreichend aus dem Darmlumen resorbiert und/oder nicht ausreichend über Blut- und Lymphbahnen abtransportiert werden. Zu den einzelnen Ursachen s. Tab. **E-4.2**.

▶ **Merke:** Eine Maldigestion bei exokriner Pankreasinsuffizienz zeichnet sich primär durch eine Steatorrhö aus, da insbesondere die Fettaufnahme, weniger die Protein- und Kohlenhydratverdauung, beeinträchtigt ist.

E-4.2	Ursachen einer Maldigestion bzw. Malabsorption

Maldigestion

Z. n. Magenresektion

exokrine Pankreasinsuffizienz:
chronische Pankreatitis (s. S. 651),
Pankreaskarzinom (s. S. 656),
Z. n. Pankreasresektion, Mukoviszidose

Mangel an konjugierten Gallensäuren:
Cholestase (z. B. Verschlussikterus,
intrahepatische Cholestase), Gallensäureverlust-Syndrom
(s. S. 525)

Malabsorption

Z. n. Dünndarmresektion (Kurzdarm-Syndrom, s. S. 526)

Erkrankungen des Dünndarms:
Sprue (s. S. 520), Morbus Whipple (s. S. 523)
Morbus Crohn (s. S. 539), Laktoseintoleranz (s. S. 527)
chronische Darminfektionen mit Dünndarmbefall (z. B. Yersiniose), Parasitosen
Amyloidose des Dünndarms, intestinale maligne Lymphome
Strahlenenteritis

Duchblutungsstörungen des Dünndarms (s. S. 531)

Störung der enteralen Lymphdränage:
idiopathische Lymphangiektasie, Morbus Hodgkin, Morbus Whipple,
Non-Hodgkin-Lymphome

endokrinologische Erkrankungen:
Gastrinom, VIPom, Karzinoid (s. S. 660)

E-4.3	Mögliche Mangelerscheinungen bei Vorliegen eines Malassimilations-Syndroms

Mangel an:	Symptomatik
Eiweißen (Hypoproteinämie)	ggf. hypoproteinämische Ödeme, Gewichtsabnahme
Folsäure und Vitamin B_{12}	makrozytäre Anämie (s. S. 1159)
fettlöslichen Vitaminen (EDKA)	
Vitamin E	Anämie, neurologische Störungen
Vitamin D	Osteomalazie (bei Kindern: Rachitis), Osteopenie
Vitamin K	ggf. Blutungsneigung, Quick-Wert erniedrigt
Vitamin A	Nachtblindheit, trockene Haut bzw. Schleimhaut, verminderte Tränensekretion
Eisen	mikrozytäre Anämie (s. S. 1159)
Gallensäuren	Ausbildung von Oxalat- und Cholesteringallensteinen (s. S. 635)
Kalzium	evtl. Tetanie, Parästhesien, sek. Hyperparathyreoidismus

Klinik: Neben den Symptomen der Grunderkrankung finden sich folgende **Leit-symptome:**
- chronische Diarrhö (voluminös, ggf. Fettstühle)
- Gewichtsverlust
- Mangelerscheinungen durch Malabsorption (s. Tab. **E-4.3**, zur physiologi-schen Resorption einzelner Nahrungsbestandteile s. Abb. **E-4.2**, S. 515).

Diagnostik: Die Stuhlfettbestimmung (normal < 7 g/d) ist neben der Stuhlge-wichtsbestimmung (normal < 200 g/d) eine wichtige Maßnahme zur Erfassung einer Maldigestion, auch wenn im Labor nicht sehr geschätzt. Die Serumkaro-tin- und Vitamin-A-Spiegel sind bei der Steatorrhö erniedrigt. Zur Diagnostik der Malabsorption gehören der D-Xylose-Test, der Schilling-Test sowie die Endoskopie mit Biopsie, wobei die entnommenen Gewebeproben im Auflicht-mikroskop und feingeweblich untersucht werden sollten. Indirekte und direkte Pankreasfunktionstests lassen eine exokrine Pankreasinsuffizienz erfassen, der H_2-Atemtest sichert eine Laktoseintoleranz.

Therapie: Die kausale Therapie richtet sich nach der Ursache, bei der exokrinen Pankreasinsuffizienz besteht sie in einer Enzymsubstitution, bei der glutensen-sitiven Enteropathie in einer entsprechenden Diät. Die symptomatische Thera-pie ersetzt Störungen des Wasser-, Elektrolyt- und Vitaminhaushalts.

Klinik: Leitsymptome sind:
- chronische Diarrhö
- Gewichtsverlust
- Mangelerscheinungen (s. Tab. **E-4.3**).

Diagnostik: Zur Erfassung einer Maldiges-tion können Stuhlfett und Stuhlgewicht bestimmt werden. Zur Diagnostik der Malabsorption gehören der D-Xylose-Test, der Schilling-Test sowie die Endoskopie mit Biopsie.

Therapie: Sie muss sich nach der Ursache richten. Störungen des Wasser-, Elektrolyt- und Vitamingehalts sind auszugleichen.

4.4 Glutensensitive Enteropathie

▶ Synonyme

▶ **Synonyme:** Sprue, einheimische Sprue des Erwachsenen, Zöliakie des Kindes

▶ Definition

▶ **Definition:** Autoimmunenteropathie gegenüber Gluten (Klebereiweiß), die zu einer Schädigung der Dünndarmmukosa mit Zottenatrophie und konsekutivem Malabsorptions-Syndrom führt.

Epidemiologie: Die Prävalenz der Sprue beträgt 1:300–1:3000.

Epidemiologie: Die Prävalenz der Erkrankung liegt bei 1:300–1:3000 mit deutlichen geographischen Unterschieden (betroffen sind vor allem Nordeuropäer). Gelegentlich wird eine familiäre Häufung beobachtet. Der Manifestationsgipfel beim Erwachsenen liegt zwischen 30 und 40 Jahren. Frauen sind häufiger betroffen als Männer.

Ätiopathogenese: Die HLA-Antigene DR3 und DR5/7 finden sich in 60–90 %, aber nur 2 % der Träger erkranken.

Ätiopathogenese: Die Ätiologie beruht auf dem Zusammenwirken genetischer Faktoren mit Umweltfaktoren (glutenhaltige Nahrungsmittel). Die Erkrankung ist auf dem HLA-DQ2-Lokus mit den Antigenen HLA-DR3 oder HLA-DR5/7 assoziiert.

Das für die Dünndarmmukosa der betroffenen Personen schädliche Gluten besteht etwa zu gleichen Teilen aus Glutelinen und Prolaminen. Prolamine haben einen hohen Gehalt an Prolin (> 15 %) und Glutamin (> 30 %) und lösen sich im Gegensatz zu vielen anderen Proteinen in 50–70 %igem Ethanol. Die Erkrankung wird bei genetisch disponierten Personen durch Prolamine der Getreideeiweiße von Weizen (Gliadin), Roggen (Secalin), Gerste (Hordein), Grünkern, Dinkel und in geringerem Umfang auch von Hafer (Avenin) hervorgerufen (Prolamine fehlen z. B. in Reis und Hirse, weshalb diese Getreidesorten von den Patienten gut vertragen werden). A-Gliadin weist eine gewisse Sequenzhomologie zum Adenovirus 12 auf, sodass zu diskutieren ist, ob eine Infektion mit Adenovirus 12 auslösend wirkt.

Bei der Sprue ist die Regulation der Tight Junctions gestört, sodass vermehrt Prolamine in die Mukosa eintreten. Diese werden durch das Enzym Gewebstransglutaminase (tTG) mit Bindegewebsproteinen zu neuen antigenen Strukturen vernetzt. Diese leiten einen Autoimmunprozess ein, welcher eine gewebszerstörende, chronische Entzündung nach sich zieht.

Bei Kontakt mit Gluten kommt es zu einer Zottenatrophie bis hin zum Zottenkahlschlag (Kolonisation der Dünndarmschleimhaut).

Letztlich kommt es bei Kontakt mit Gluten zu einer Zottenreduktion bis hin zum Zottenkahlschlag (Kolonisation der Dünndarmschleimhaut) und zur Ansammlung IgM- und IgA-haltiger Rundzellen. Die Schleimhautdicke ist trotz des Zottenkahlschlags nicht reduziert, da die Regenerationszone verbreitert ist (hyperregeneratorische Enteropathie).

▶ Merke

▶ **Merke:** Die Zottenreduktion bzw. Atrophie führt zu einer Malabsorption und Reduktion der Bürstensaumenzyme und damit zu einer verminderten Disaccharidspaltung; Folge sind Mangelerscheinungen (Ca, Mg, Fe, Zn) und eine Laktoseintoleranz.

Klinik: primär gastrointestinale Symptome, asymptomatische Verläufe sind möglich (Abb. **E-4.6**, Tab. **E-4.4**).

Klinik: Bei der klassischen Sprue stehen gastrointestinale Symptome im Vordergrund. Die Erkrankung kann in 50 % der Fälle aber auch mono- oder oligosyptomatisch ohne gastrointestinale Symptome verlaufen (Abb. **E-4.6**, Tab. **E-4.4**).

Folgende Krankheiten sind gehäuft mit einer **glutensensitiven Enteropathie assoziiert:** Autoimmunerkrankungen (z. B. Autoimmunthyreoiditis), Diabetes mellitus Typ I, Typ-A-Gastritis, Sjögren-Syndrom und Morbus Addison.

Komplikationen:

Komplikationen: Neben den Spätzeichen der Malassimilation (s. o.) können sich als Spätkomplikation maligne Erkrankungen entwickeln.

▶ Merke

▶ **Merke:** Bei langjährigem Verlauf werden Lymphome und Karzinome des Gastrointestinaltraktes sowie selten Ulzera und Strikturen in Dünn- und Dickdarm beobachtet. Die Ulzera können zu Blutungen und zur Perforation führen.

E-4.6 Klinischer Aspekt bei Sprue

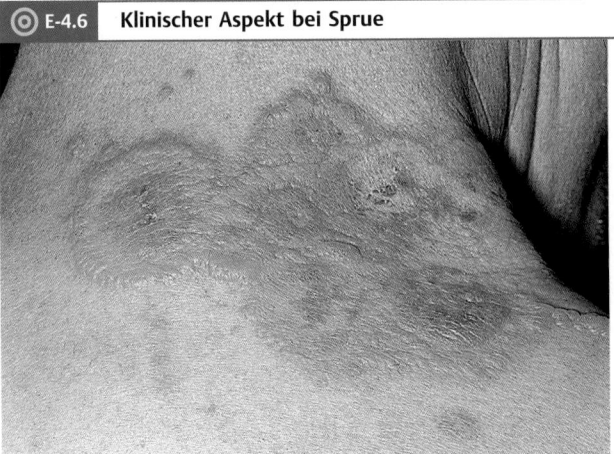

Patient mit Sprue und assoziierter **Dermatitis herpetiformis Duhring:** akute, stark entzündliche, „brennende" Herde, die randständig eine urtikarielle Schwellung zeigen, beginnende Blasenbildung.

E-4.4 Klinik der klassischen und der atypischen Form der Sprue

klassische Form

- chronische Diarrhö (voluminöse, ranzig riechende Stühle) und Steatorrhö
- Meteorismus („Blähbauch") und Flatulenz
- Übelkeit, Erbrechen, Inappetenz
- Gewichtsverlust, Anorexie, Blässe
- Aphthen, Mundwinkelrhagaden
- infolge der Malassimilation: Muskelschwäche, Adynamie, Zungenbrennen, Tetanie (Kalziummangel), Parästhesien, hämorrhagische Diathese, Knochenschmerzen, Spontanfrakturen mit Looser-Umbauzonen, Eiweißmangelödeme, Polyneuropathie, trophische Hautstörungen („Zigarettenpapierhaut") bis hin zur Pellagra.

atypische (mono- oder oligosymptomatische) Form

- Dermatitis herpetiformis Duhring (Erytheme, Plaques, juckende herpetiforme Bläschen)
- Eisenmangelanämie
- chronische Hepatitis und Transaminasenerhöhung
- neurologische Symptome (z. B. zerebelläre Ataxie)
- Kleinwuchs, verspätete Pubertät, reduzierte Fertilität, erhöhte Abortrate
- Zahnschmelzhypoplasie
- Arthritis und Arthralgien
- Osteoporose bzw. Osteomalazie (Rundrücken hinweisend)

E-4.7 Dünndarmbiopsie

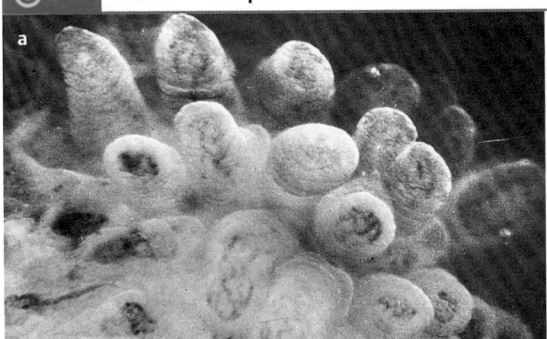

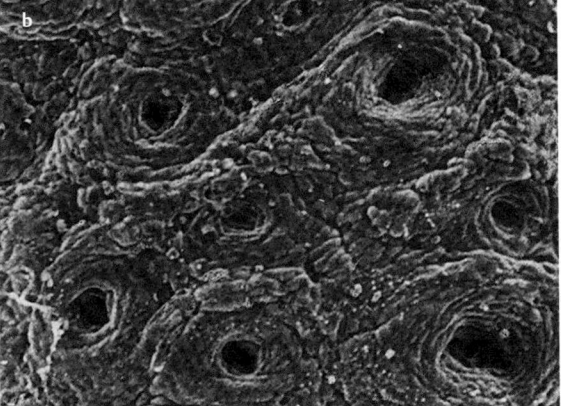

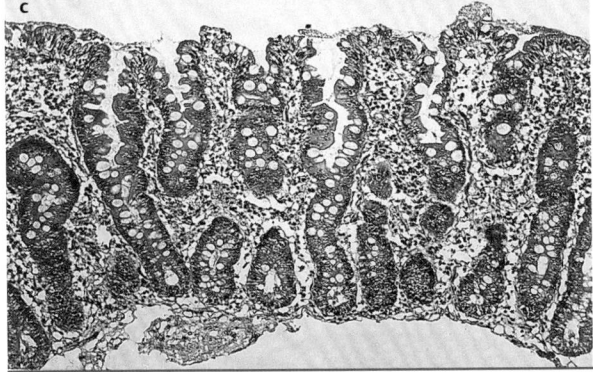

a Normale fingerförmige Zotten unter dem Lupenmikroskop.
b Zottenatrophie unter dem Lupenmikroskop bei Sprue.
c Totale Zottenatrophie (Sprue, histologisch).

☰ E-4.5 │ Differenzialdiagnosen der Sprue

Differenzialdiagnose	wegweisende diagnostische Maßnahmen
▪ Immunmangelzustände (selektiver IgA-Mangel [Cave: in 5 % ist die Sprue mit einem IgA-Mangel assoziiert, in diesen Fällen falsch negative IgA-Ak-Tests], Hypogamma- und Agammaglobulinämie)	Immunelektrophorese
▪ exokrine Pankreasinsuffizienz	Pankreasfunktionsdiagnostik
▪ simultan bestehende chronisch entzündliche Darmerkrankung	Endoskopie mit Biopsie
▪ Allergie/Intoleranz gegenüber anderen Nahrungsbestandteilen (z. B. Soja, Milch, Ei)	Eliminationsdiät
▪ bakterielles Überwucherungssyndrom (z. B. bei Dünndarmdivertikulose)	Ansprechen auf Antibiotika
▪ akute und chronische Enteritis (z. B. Morbus Crohn)	Dünndarmbiopsie
▪ Autoimmunenteropathie	Nachweis von Anti-Enterozyten-AK
▪ tropische Sprue (nach Auslandsaufenthalten)	Anamnese, Dünndarmbiopsie
▪ kollagene Sprue	Endoskopie mit Biopsie, Histologie mit Kollagenfärbung
▪ Kollagenkolitis	Endoskopie mit Biopsie (rein histologische Diagnose), Histologie mit Kollagenfärbung (charakteristisch ist ein breites subepitheliales Kollagenband)
▪ lymphozytäre Kolitis	Endoskopie mit Biopsie (rein histologische Diagnose; intraepitheliale Lymphozyten)
▪ eosinophile Gastroenteritis	Endoskopie mit Biopsie (Gewebeeosinophilie)
▪ Morbus Whipple	PAS-positives Material in PE, PCR
▪ Neomycin-Enteropathie	Anamnese
▪ Kwashiorkor	Labor (Eiweißmangel)
▪ chronische Giardiasis	Lambliennachweis in Duodenalsaft, -biopsie
▪ Strahlenenteritis	Anamnese

Diagnostik: In < 50 % der Fälle finden sich in der Anamnese Hinweise auf eine Gedeihstörung im Kindesalter.

Nur die **Dünndarmbiopsie** beweist die Zottenatrophie (Abb. **E-4.7**). Ein Verlust der Kerckring-Falten gilt als endoskopischer Hinweis.

Wegweisend ist der Nachweis von **Gliadin- und Endomysium-Antikörpern.** Noch aussagekräftiger ist die Bestimmung der **Gewebstransglutaminase (anti-tTG-AK).**

Labor: meist BSG-Erhöhung. Eisenmangel- oder Vitamin-B$_{12}$-Mangelanämie, Erhöhung der alkalischen Phosphatase und erniedrigter Quickwert.

Resorptionstests zum Nachweis funktioneller Störungen sind z. B.: quantitative Stuhlfettbestimmung, D-Xylose-Test, Laktosebelastung, Schilling-Test.

Bei Knochenschmerzen: Skelettszintigramm und gezielte Röntgenuntersuchung von Anreicherungen.

Differenzialdiagnose: s. Tab. **E-4.5.**

Diagnostik: In weniger als der Hälfte der Fälle finden sich in der Anamnese Hinweise auf eine Gedeihstörung im Kindesalter. Der Sprue-Patient ist klein, untergewichtig, der Bauch ist aufgetrieben.

Beweisend ist nur die **Dünndarmbiopsie** mit Histologie (Kryptenhyperplasie und Vermehrung intraepithelialer Lymphozyten, Abb. **E-4.7**), die unter endoskopischer Sicht aus dem tiefen Duodenum entnommen wird. Ein Verlust der Kerckring-Falten weist auf eine Glutenenteropathie hin. Bereits lupenmikroskopisch ist der Verlust der Zottenstruktur erkennbar. In Speziallabors können die deutlich reduzierten Bürstensaumenzyme analysiert werden.

Zur Diagnosefindung stehen weiterhin der Nachweis von **Gliadin- und Endomysium-Antikörpern** (IgA-Endomysium-AK) zur Verfügung. Noch aussagekräftiger ist die Bestimmung der **IgA-anti-Transglutaminase (anti-tTG-AK).** Dieser hochsensitive Marker hat eine Sensitivität von 100 % und eine Spezifität von 96 % und eignet sich gut zur Verlaufskontrolle (Abfall unter glutenfreier Diät).

Labor: Die BSG ist in der Regel deutlich beschleunigt, es besteht eine Eisenmangel-, seltener eine Vitamin-B$_{12}$-Mangelanämie. Eine erhöhte alkalische Phosphatase weist auf eine Osteomalazie hin. Der Quickwert ist bei Malabsorptionserscheinungen erniedrigt, desgleichen Gesamteiweiß und Albumin.

Zum Nachweis funktioneller Störungen stehen eine Reihe von **Resorptionstests** zur Verfügung: quantitative Stuhlfettbestimmung (Fettgehalt bei Sprue > 7 g), D-Xylose-Test (s. S. 517), Schilling-Test (s. S. 487), Laktosebelastung, Eisenresorptionsstudien, H$_2$-Atemtest, endogene α_1-Antitrypsinclearance (s. S. 517). Bei Knochenschmerzen sollten ein Skelettszintigramm und eine gezielte Röntgenuntersuchung hinsichtlich Anreicherungszonen (Frakturlinien, „hot spots") veranlasst werden.

Differenzialdiagnose: s. Tab. **E-4.5.**

Therapie: Wichtigste Therapiemaßnahme ist eine **glutenfreie Diät** (Weizen, Roggen, Gerste, Hafer, Grünkern und Dinkel sind zu meiden). Dabei ist zu berücksichtigen, dass diese Getreide auch in zahlreichen Fertigprodukten (z. B. Soßen, Konserven, Wurstwaren, Pudding, Bier) enthalten sind. **Erlaubt** sind Mais, Reis, Hirse, Kartoffeln, reine Stärke, Buchweizen, Sojamehl, Tapioka, Zucker, Obst und Gemüse. Eiweiß aus Fleisch sowie Fett kann in jeder Form gegessen werden.

> ▶ **Merke:** Wegen der Reduktion der Bürstensaumenzyme sollte zunächst eine milchfreie Kost eingesetzt werden. Später wird Milch vertragen, wenn eine ausreichende Laktaseaktivität im Bürstensaumepithel gebildet wird.

Fettlösliche Vitamine (A, D, E und K) müssen in regelmäßigen Abständen parenteral substituiert, Mineralsalzdefizite oder eine metabolische Azidose entsprechend ausgeglichen werden.
Nur in schweren Fällen wird initial Kortison (z. B. 20 mg Prednison) eingesetzt. Bleibt eine histologisch nachweisbare Befundverbesserung aus, sind in der Regel **Diätfehler** Ursache dieser „refraktären" Sprue.

Prognose: Unter einer glutenfreien Kost bilden sich die Malabsorptionserscheinungen langsam zurück, allerdings kommt es nicht immer zu einer vollständigen Normalisierung der Zottenarchitektur.
Internet-Link: www.dzg-online.de (Deutsche Zöliakie-Gesellschaft, die u. a. Informationen über glutenfreie Nahrungsmittel, Einkaufs- und Ferienmöglichkeiten bietet).

4.5 Morbus Whipple (Lipodystrophia intestinalis)

> ▶ **Definition:** Infektionskrankheit durch das Bacterium Tropheryma whipplei.

Epidemiologie: sehr seltenes Krankheitsbild, das bevorzugt bei Männern im 3. und 4. Lebensjahrzehnt angetroffen wird.

Ätiopathogenese: Infolge eines Defektes der zellulären Immunabwehr kommt es zu einer bakteriellen Invasion (Topheryma whipplei) der Darmmukosa. Von dort breiten sich die Bakterien lymphogen über den gesamten Organismus aus und werden von Makrophagen phagozytiert. Diese Makrophagen sind charakteristischerweise **PAS-(period-acid Schiff)positiv** und enthalten sichelförmige Plasmaeinschlüsse (sickle form particle containing cells = **SPC-Zellen**). Durch Verstopfung der Lymphbahnen mit PAS-positivem Material kommt es zu einer zystischen Erweiterung der Mukosalymphgefäße. PAS-positive Makrophagen lassen sich in fast allen Organen nachweisen.

Klinik: Eine abnorme braune **Hautpigmentierung, enteraler Eiweißverlust** und **Lymphknotenschwellungen** weisen in Verbindung mit der zunehmenden **Steatorrhö** auf das Krankheitsbild hin. Hinzu kommen leichtes Fieber, Appetitlosigkeit, Übelkeit, postprandiale Bauchschmerzen und Gewichtsverlust. Nicht selten geht der intestinalen Symptomatik (**Malabsorptions-Syndrom**) eine chronische nicht destruierende **Oligo- oder Polyarthritis** um Jahre voraus. Seltene extraintestinale Begleiterscheinungen sind: Polyserositis, Endo- oder Perikarditis sowie als Hinweis auf eine ZNS-Beteiligung eine Blicklähmung, tonisch-klonische Anfälle, Nystagmus, Ataxie u. a.

Diagnostik: Beweisend ist die **Dünndarmbiopsie**, die mehrfach in verschiedenen Anteilen des Dünndarms erfolgen muss. Endoskopisch können bereits eine vermehrte Verletzlichkeit der Mukosa und weiße Stippchen, den geschwollenen Zotten entsprechend, auffallen. In der PAS-Färbung lassen sich die charakteristischen Makrophagen mit SPC-Zellen in verplumpten Zotten nachweisen, die Lymphgefäße sind ektatisch erweitert. Heute wird häufig

Therapie: Wichtigste Therapiemaßnahme ist die **glutenfreie Diät**. Erlaubt sind Mais, Reis, Hirse, Kartoffeln, Buchweizen, Sojamehl, Zucker, Obst, Gemüse und Tapioka. Keine Einschränkung besteht hinsichtlich Eiweiß und Fett.

◀ **Merke**

Die fettlöslichen Vitamine sollten parenteral verabreicht, Mineralsalzdefizite oder eine metabolische Azidose ausgeglichen werden.

Ursache einer „refraktären" Sprue sind meist **Diätfehler**.

Prognose: unter glutenfreier Kost Rückbildung der Malabsorptionserscheinungen.

4.5 Morbus Whipple (Lipodystrophia intestinalis)

◀ **Definition**

Epidemiologie: seltenes Krankheitsbild, bevorzugt bei Männern mittleren Alters.

Ätiopathogenese: Infolge eines immunologischen Defektes des Mukosablocks durchdringen Bakterien die Mukosa und werden von Makrophagen phagozytiert (**SPC-Zellen**). Es kommt zu zystischen Erweiterungen der Mukosalymphgefäße. PAS-positive Makrophagen lassen sich in fast allen Organen nachweisen.

Klinik: Abnorme **Hautpigmentierung, enteraler Eiweißverlust, Lymphknotenschwellungen** und eine **Steatorrhö** sind hinweisend. Die Patienten berichten über postprandiale Bauchschmerzen und Gewichtsverlust. Eine chronische nicht destruierende **Oligo- oder Polyarthritis** kann dem **Malabsorptions-Syndrom** vorausgehen. Seltene extraintestinale Symptome sind: Polyserositis, Endo- oder Perikarditis und ZNS-Befall.

Diagnostik: Beweisend ist die **Dünndarmbiopsie** mit verplumpten Zotten und PAS-positivem Material in Makrophagen. Die Schleimhaut ist durch aufgetriebene Lymphspalten geschwollen.

die PCR aus der Biopsie eingesetzt. Im CT und sonographisch sind vergrößerte abdominelle Lymphknoten nachweisbar. Laborchemisch finden sich eine beschleunigte BSG, eine hypochrome Anämie, eine Leukozytose, ein erniedrigtes Serumeisen und -albumin und ein positiver Haemoccult-Test.

▶ **Merke:** Eine Dünndarmbiopsie sollte bei allen Patienten mit unklarer seronegativer Polyarthritis, ungeklärter Steatorrhö, enteralem Eiweißverlust-Syndrom oder mit unklarer Blicklähmung und Merkverlust veranlasst werden, da die Durchfallsymptomatik mitunter nur dezent ausgeprägt ist.

Differenzialdiagnose: andere Formen des Malassimilations-Syndroms und Krankheiten mit enteralem Eiweißverlust (s. u. und Tab. **E-4.6**).

Differenzialdiagnose: An alle Formen eines Malassimilations-Syndroms, insbesondere auch an ein malignes Lymphom des Bauchraums, und an Krankheiten, die mit einem enteralen Eiweißverlust einhergehen (s. u. und Tab. **E-4.6**), ist zu denken.

Therapie: zunächst liquorgängiges Antibiotikum i. v., dann über ein Jahr Cotrimoxazol.

Therapie: Initial werden Penicilline, bei ZNS-Beteiligung Ceftriaxon oder Minocyclin empfohlen (i. v. Gabe), für die sich anschließende etwa einjährige Dauertherapie eignet sich Cotrimoxazol oder Doxycyclin.

Prognose: Die Prognose ist günstig, vorzeitiges Absetzen des Antibiotikums führt allerdings zum Rezidiv.

Prognose: Während der Morbus Whipple früher zum Tode durch Kachexie führte – daher der Name Lipodystrophia intestinalis – ist die Prognose heute günstig. Unter Therapie kommt es rasch zu einer Normalisierung der Beschwerden, ein frühzeitiges Absetzen der antibiotischen Therapie führt allerdings zu einem Rezidiv.

▶ **Klinischer Fall:** Der 40-jährige Patient klagte über seit 2 Jahren bestehende Inappetenz sowie über seit 18 Monaten bestehende wechselnde wässrige Durchfälle mit 3–5 Stuhlentleerungen pro Tag ohne Blut und Schleimbeimengungen. Daneben bestanden eine wechselnde Arthritis aller großen Gelenke sowie rezidivierend Knoten an der Streckseite des rechten Ellenbogens. Insgesamt war eine Gewichtsabnahme von 13 kg innerhalb des letzten Jahres zu verzeichnen gewesen.
Bei den Laboruntersuchungen fiel eine mit 15/45 leicht beschleunigte BSG sowie ein erniedrigter Serumeisenspiegel mit 34 μg/dl auf. Alle übrigen Laborparameter lagen im Normbereich. Die endoskopische Untersuchung des oberen und unteren Verdauungstrakts, einschließlich terminalem Ileum, verlief negativ. Eine Duodenalbiopsie war unauffällig, in einer aus dem Jejunum entnommenen Dünndarmbiopsie fanden sich jedoch deutlich verplumpte Zotten mit massenhaft Makrophagen, sodass die Diagnose eines Morbus Whipple gestellt werden konnte. Unter einer Minocyclin/Doxycyclin-Therapie kam es zu einer raschen Besserung der Symptomatik.
Im weiteren Verlauf entwickelte der Patient eine Aortenklappenendokarditis mit arterieller Embolie, sodass eine Klappenprothese implantiert werden musste.

4.6 Enterales Eiweißverlust-Syndrom

4.6 Enterales Eiweißverlust-Syndrom

▶ **Definition:** Das enterale Eiweißverlust-Syndrom (Syn.: exsudative Enteropathie) fasst Krankheiten zusammen, die zu einem erhöhten Eiweißverlust aller Eiweißfraktionen über den Magen-Darm-Trakt führen.

Pathogenese: erhöhter enteraler Eiweißverlust durch Stauung von Lymphgefäßen (z. B. Morbus Whipple) oder Mukosaschädigung des Darms (z. B. Morbus Crohn).

Pathogenese: Folgende pathogenetische Mechanismen kommen infrage. Austritt von Lymphflüssigkeit durch Stauung von Lymphgefäßen im Bereich des Darms, bedingt durch eine mechanische Obstruktion (z. B. bei Morbus Whipple) oder durch einen erhöhten Lymphgefäßdruck (z. B. bei Pericarditis constrictiva). Weiterhin kann eine verstärkte Eiweißsekretion bei Schädigung der Darmmukosa (z. B. bei chronisch entzündlichen Darmerkrankungen, Riesenfaltengastritis) ursächlich sein.

Ätiologie: s. Tab. **E-4.6**.

Ätiologie: s. Tab. **E-4.6**.

Klinik: Hypoproteinämische Ödeme plus Symptome der Grundkrankheit.

Klinik: Neben den Symptomen der jeweiligen Grundkrankheit kommt es bei einem Serumalbumin < 2,5 g/dl zur Ausbildung generalisierter, hypoproteinämischer Ödeme mit Bevorzugung der unteren Extremität.

Diagnostik: vermindertes Serumalbumin und erhöhtes α_1-Antitrypsin im Stuhl (s. S. 517).

Diagnostik: Ein vermindertes Serumalbumin, ein Gesamteiweiß < 6 g/dl und erhöhtes α_1-Antitrypsin im Stuhl (s. S. 517) sind diagnostisch wegweisend. Weiterführende diagnostische Maßnahmen (z. B. Endoskopie mit Biopsie, CT) müssen die Ursache des enteralen Eiweißverlustes klären.

☰ E-4.6	**Krankheiten, die mit einem enteralen Eiweißverlust einhergehen können**	
Erkrankungen des intestinalen Lymphgefäßsystems	▪ idiopathische Form ▪ sekundäre Formen	– intestinale Lymphangiektasie – entzündliche und neoplastische Infiltration des Lymphsystems und/oder des Mesenteriums; Tuberkulose; Sarkoidose, Filariasis, Lymphom, Lymphogranulom, Lymphknotenmetastasen, Obstruktion und Kompression der Cisterna chyli und des Ductus thoracicus – Chylusfistel in den Darm
Erkrankungen des Verdauungstrakts	▪ Ösophagus ▪ Magen ▪ Darm	– Karzinom – atrophische Gastritis, Gastropathia hypertrophica gigantea (Morbus Ménétrier), Magenpolypen, Magenkarzinom, esosinophile Granulome, erosive Gastritis, Resektionsmagen, gastrokolische Fistel, Zollinger-Ellison-Syndrom – akute und chronische spezifische und unspezifische Enterokolitis, einheimische und tropische Sprue, Morbus Crohn, Morbus Whipple, Colitis ulcerosa, Dünndarmdivertikulose, Darmtumoren, allergische Enteropathie, Strahlenenteritis, Mesenterialgefäßverschluss, Amyloidose, Parasitosen. Morbus Hirschsprung, chronische Enteritis bei Antikörpermangelsyndrom, Blind-loop-Syndrom
Erkrankungen extraintestinaler Systeme	▪ Kardiopathien ▪ Nephropathien ▪ verschiedenes	– Pericarditis constrictiva, Rechtsherzinsuffizienz – nephrotisches Syndrom – Kwashiorkor, Mukoviszidose, Mastozytose, Thyreotoxikose, hereditäres angioneurotisches Ödem

Therapie: Im Vordergrund steht die Therapie der Grunderkrankung. Zur symptomatischen Behandlung des Eiweißverlustes können diätetische Maßnahmen hilfreich sein: eiweißreiche Kost, Fettrestriktion und Ersatz langkettiger durch mittelkettige Triglyzeride (MCT-Produkte).

Therapie: Therapie der Grunderkrankung, unterstützend Fettrestriktion und MCT-Produkte.

4.7 Gallensäurenverlust-Syndrom

4.7 Gallensäurenverlust-Syndrom

▶ **Definition:** Störung des enterohepatischen Kreislaufs der Gallensäuren durch Verlust bzw. Funktionsausfall des terminalen Ileums mit der Folge chologener Diarrhöen.

◀ Definition

Ätiopathogenese: Gallensäuren (und Vitamin B_{12}) werden zu > 90 % selektiv im terminalen Ileum resorbiert (enterohepatischer Kreislauf der Gallensäuren). Bei **Funktionsausfall des terminalen Ileums** (z. B. bei Morbus Crohn) oder nach **Ileumresektion** auf weniger als 100 cm kommt es zu einer ungenügenden Resorption von Gallensäuren. Die Gallensäuren gelangen ins Kolon, werden konsekutiv bakteriell dekonjugiert und wirken als endogene Laxanzien, die zu einer Motilitätssteigerung sowie zur Hemmung der Flüssigkeits- und Elektrolytresorption führen.

Daneben kann sich auch bei einer bakteriellen Fehlbesiedlung im Rahmen eines **Blind-loop-Syndroms** (s. S. 511) ein Gallensäurenverlust-Syndrom einstellen.

Infolge des Gallensäurenverlustes nimmt die Lithogenität der Galle zu und es können sich **Cholesteringallensteine** bilden (10 %). Ferner gehen im Rahmen der Steatorrhö durch Verseifung der Fette Kalziumionen verloren, die zur Bindung von Oxalsäure im Darmlumen benötigt würden. Daraus resultiert eine gesteigerte Oxalatresorption mit Hyperoxalurie und Ausbildung von **Oxalatsteinen** im Bereich der ableitenden Harnwege (10 %) (Abb. **E-4.8**).

Ätiopathogenese: Bei fehlender Resorption der Gallensäuren durch **Funktionsausfall des terminalen Ileums** oder nach **Ileumresektion** gelangen diese ins Kolon und werden bakteriell dekonjugiert. Dabei entstehen endogene Laxanzien.

Auch ein **Blind-loop-Syndrom** (s S. 511) kann zum Gallensäureverlust-Syndrom führen.

Der Gallensäurenverlust induziert wiederum eine lithogene Galle, 10 % der Patienten entwickeln **Cholesteringallensteine** (Abb. **E-4.8**). Im Rahmen der Steatorrhö kommt es zu einer gesteigerten Oxalatresorption mit Ausbildung von **Oxalatsteinen** (10 %).

Klinik: Krampfartige Schmerzen und Durchfälle (**chologene Diarrhö**), die unter Nahrungskarenz sistieren, sind kennzeichnend. Werden mehr als 100 cm Ileum reseziert, reicht die Gallensäurensyntheseleistung der Leber nicht mehr aus, es kommt zur **Steatorrhö**, da nicht genug Gallensäuren für die Mizellenbildung zur Verfügung stehen (dekompensiertes Gallensäurenverlust-Syndrom).

Klinik: Krampfartige Schmerzen und eine **chologene Diarrhö** sind kennzeichnend.

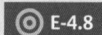

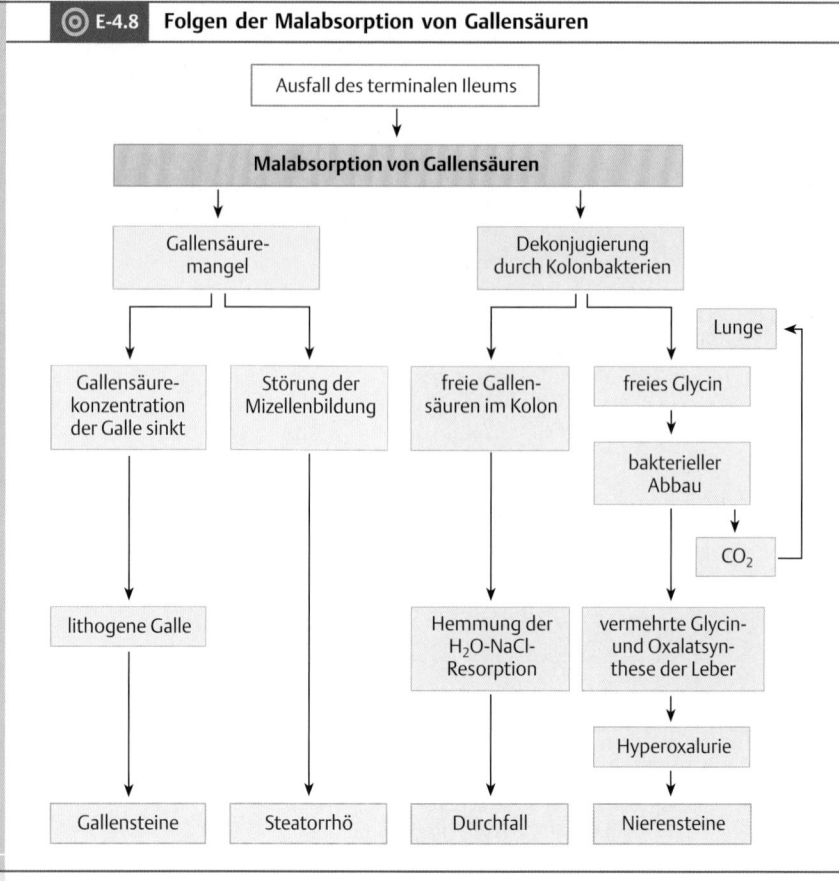

⊚ E-4.8   Folgen der Malabsorption von Gallensäuren

Ausfall des terminalen Ileums

Malabsorption von Gallensäuren

Gallensäure-mangel

Dekonjugierung durch Kolonbakterien

Gallensäure-konzentration der Galle sinkt

Störung der Mizellenbildung

freie Gallen-säuren im Kolon

freies Glycin

Lunge

bakterieller Abbau

CO_2

lithogene Galle

Hemmung der H_2O-NaCl-Resorption

vermehrte Glycin- und Oxalatsyn-these der Leber

Hyperoxalurie

Gallensteine

Steatorrhö

Durchfall

Nierensteine

Diagnostik: Bei Z. n. Darmoperation und therapieresistenten Diarrhöen ist an die Erkrankung zu denken.

Nachweis der bakteriellen Dekonjugation von Gallensäuren durch den ¹⁴**C-Glyko-cholat-Atemtest** oder **SeHCAT-Test** (s. S. 517).

Differenzialdiagnose: Postvagotomie-durchfälle, Blind-loop-Syndrom

Therapie: Mittel der Wahl bei der cholo-genen Diarrhö ist Colestyramin. Bei Stea-torrhö müssen MCT-Fette und fettlösliche Vitamine gegeben werden.

Prognose: im Allgemeinen gut.

Diagnostik: An ein Gallensäurenverlust-Syndrom ist immer dann zu denken, wenn es nach einem resezierenden Dünndarmeingriff zu weitgehend **therapie-resistenten Diarrhöen** kommt. Chologene Diarrhöen sprechen auf die üblichen Antidiarrhoika kaum an.
Der direkte Nachweis der gesteigerten Gallensäurendekonjugation geschieht durch den ¹⁴**C-Glykocholat-Atemtest** oder den ¹⁵**SeHCAT-Test** (s. S. 517).

Differenzialdiagnose: Ein Gallensäurenverlust-Syndrom findet sich auch nach Vagotomie und beim Blind-loop-Syndrom (s. S. 511).

Therapie: Mittel der Wahl bei der chologenen Diarrhö sind Austauscherharze (z. B. Colestyramin 4–12 g/d), die die Gallensäuren adsorbieren. Liegt bereits eine Steatorrhö vor, sollten keine Austauscherharze verabreicht werden, da diese die Symptomatik verstärken können. In diesen Fällen ist eine Fettrestrik-tion sinnvoll, langkettige Nahrungsfette sollten durch mittelkettige Fettsäuren (MCT-Fette) ersetzt und die fettlöslichen Vitamine parenteral substituiert wer-den. Beim Blind-loop-Syndrom erfolgt eine orale antibiotische Therapie, z. B. mit Tetrazyklin.

Prognose: Die Prognose ist im Allgemeinen gut, eine Normalisierung der Stuhl-frequenz gelingt allerdings nur selten.

4.8 Kurzdarmsyndrom

4.8 Kurzdarmsyndrom

▶ Definition

▶ **Definition:** Unter Kurzdarmsyndrom versteht man die metabolischen und nutritiven Folgen einer ausgedehnten Dünndarmresektion.

Ätiopathogenese: Häufigste Ursachen für ein Kurzdarmsyndrom sind der Morbus Crohn und Dünndarmresektionen infolge von Mesenterialgefäßverschlüssen.

Eine operative Entfernung von etwa 50 % des mittleren Jejunums wird problemlos kompensiert, da der Restdarm häufig in der Lage ist, durch eine Mukosahyperplasie den Verlust an Resorptionsfläche zu kompensieren. Darüber hinausgehende Resektionen können nicht mehr kompensiert werden und führen zu einem Malassimilations-Syndrom (s. S. 518). Werden Duodenum und oberes Jejunum reseziert, resultiert eine gestörte Resorption von Zucker, Kalzium, Eisen, NaCl und Wasser. Bei ausgedehnten Resektionen von Jejunum und Ileum steht die mangelnde Resorption von Wasser, später auch von Zucker, Eiweiß und Fetten im Vordergrund. Die Resektion des Ileums bedingt einen Vitamin-B_{12}-Mangel und ein Gallensäurenverlust-Syndrom (s. S. 525). Die operative Entfernung der Ileozökalklappe kann schließlich zu einer Keimaszension ins Ileum führen, sodass ein bakterielles Kontaminationssyndrom (Blind-loop-Syndrom, s. S. 511) resultiert.

Ohne parenterale Ernährung ist ein Überleben mit einem Darm, der nur noch das Duodenum und weniger als 20–30 cm Jejunum umfasst, kaum möglich.

Klinik: Nach ausgedehnten Resektionen kommt es zu persistierenden profusen Durchfällen, die zu einer Exsikkose und zu perianalen Hautreizungen führen, später stellen sich Zeichen der Malassimilation ein (s. S. 519).

Diagnostik: Die Diagnose wird klinisch gestellt. Die Länge des verbliebenen Dünndarms sollte radiologisch dokumentiert werden. Mangelerscheinungen lassen sich am besten durch die serologische Bestimmung der entsprechenden Parameter nachweisen. Ein Gallensäurenverlust-Syndrom ist entsprechend zu berücksichtigen.

Therapie: Mittelkettige Fette, Elektrolyte, fettlösliche Vitamine und Folsäure müssen substituiert werden. Über einen zentralen Zugang ist eine erfolgreiche Bilanzierung häufig problemlos möglich. In Extremfällen kann eine heimparenterale oder pumpengesteuerte enterale Ernährung das Überleben gewährleisten. Ziel der Behandlung ist jedoch eine enterale Ernährung durch Formuladiäten (Astronautenkost).

Hochkonzentrierte Nährlösungen führen häufig zu einer osmotischen Diarrhö. Die Diarrhö kann durch Loperamid (z. B. Imodium) symptomatisch angegangen werden. Häufig entwickelt sich eine sekundäre Laktoseintoleranz (s. u.); dies ist bei der Ernährung zu beachten. In ausgewählten Fällen ist eine Dünndarmtransplantation zu erwägen.

Prognose: Die Prognose ist von der Länge des resezierten Dünndarmabschnitts sowie der Grundkrankheit abhängig.

4.9 Nahrungsmittelintoleranzen und -allergien

▶ **Definition:** Auftreten gastrointestinaler und/oder systemischer Beschwerden im zeitlichen Zusammenhang mit der Aufnahme bestimmter Nahrungsmittel, meist in Kombination mit weiteren allergischen Phänomenen.

Ätiologie: Eine Nahrungsmittelallergie ist sehr selten, weitaus häufiger finden sich Nahrungsmittelintoleranzen (s. Tab. **E-4.7**)

4.10 Laktoseintoleranz

Epidemiologie: Eine Laktoseintoleranz findet sich in den Tropen bei 40–100 % der Bevölkerung, in Mitteleuropa bei 10–15 % und manifestiert sich bei entsprechender Exposition (Milchkonsum) in den ersten beiden Lebensjahrzehnten. Der sekundäre erworbene Laktasemangel ist Folge einer anderen Dünndarmerkrankung (z. B. Sprue).

Ätiopathogenese: Häufigste Ursachen sind ein Morbus Crohn und Z. n. Dünndarmresektion.

Eine Resektion des Duodenums führt zur Malabsorption von Zucker, Kalzium, Eisen und Wasser. Ausgedehnte Resektionen von Jejunum und Ileum beeinträchtigen die Resorption von Wasser, Zucker, Eiweiß und Fetten. Die Resektion des Ileums führt zu einem Vitamin-B_{12}-Mangel und zu einem Gallensäureverlust-Syndrom (s. S. 525). Eine Resektion der Ileozökalklappe kann ein Blind-loop-Syndrom zur Folge haben (s. S. 511).

Klinik: profuse Durchfälle mit Exsikkose und perianalen Hautreizungen, später stellen sich Zeichen der Malassimilation (s. S. 519) ein.

Diagnostik: Die Diagnose wird klinisch gestellt. Differenzialdiagnostisch ist ein Gallensäurenverlust-Syndrom zu erwägen.

Therapie: Mittelkettige Fette, Elektrolyte, fettlösliche Vitamine und Folsäure müssen substituiert werden. Bewährt haben sich auch Pumpensysteme für die enterale Sondenkost, doch sollte eine Formuladiät (Astronautenkost) angestrebt werden.

Gegen die Diarrhö kann Loperamid gegeben werden.

Prognose: abhängig von Resektionslänge und Grundkrankheit.

4.9 Nahrungsmittelintoleranzen und -allergien

◀ **Definition**

Ätiologie: s. Tab. **E-4.7**

4.10 Laktoseintoleranz

Epidemiologie: In den Tropen leiden 40–100 % der Bevölkerung an Laktoseintoleranz, in unseren Breiten 10–15 %. Sie manifestiert sich in den ersten beiden Lebensjahrzehnten.

E-4.7　Auslöser für Nahrungsmittelintoleranzen bzw. -allergien

Auslöser bzw. Ursachen	Bemerkungen
funktionelle Nahrungsmittelintoleranz z. B. im Rahmen des Reizdarmsyndroms (häufigste Form der Nahrungsmittelunverträglichkeit)	Näheres s. unter Reizdarmsyndrom, S. 536
spezifische Nahrungsmittelintoleranz durch Enzymdefekte (z. B. Laktoseintoleranz)	Näheres s. unter Laktoseintoleranz.
unspezifische Nahrungsmittelintoleranz z. B. im Rahmen des Malassimilations-Syndroms	Näheres s. unter Malassimilations-Syndrom, S. 518
spezifische allergische Reaktion gegen Nahrungsmittelallergene (z. B. Kuhmilch, Hühnereiweiß, Nüsse)	häufig Typ-I-Allergie (s. S. 1326), die mit Übelkeit, Erbrechen, Diarrhö, Hautreaktionen (Juckreiz, Urtikaria, Quincke-Ödem), Atembeschwerden bis hin zum Asthmaanfall und Kreislaufreaktionen bis hin zum anapylaktischen Schock einhergehen kann.
Nahrungsmittelpseudoallergie ausgelöst durch in den Lebensmitteln enthaltene vasoaktive Substanzen (z. B. Histamin in Wein oder Käse) oder durch Stimulation der Histaminausschüttung aus Mastzellen (z. B. nach Genuss von Erdbeeren, Tomaten, Krustentieren)	Symptomatik entspricht der bei Nahrungsmittelallergie (s. o.)

Ätiopathogenese: Ein Überangebot an Milchzucker führt bei einem relativen Laktasemangel zu einer bakteriellen Vergärung der Laktose. Milchsäure bedingt einen sauren Stuhl-pH, CO_2 und H_2 führen zu Flatulenz. Die erhöhte Osmolarität im Darm induziert einen Wassereinstrom.

Klinik: Heftige wässrige Durchfälle, Leibschmerzen, Borborygmi und Flatulenz sind kennzeichnend.

Diagnostik: Der **Laktose-Toleranztest** (s. S. 517) dient der Verifizierung des Krankheitsbildes. Der **Stuhl-pH-Wert** ist < 6,0.

In einer **Dünndarmbiopsie** kann die Laktaseaktivität direkt gemessen werden.

Differenzialdiagnose: Milcheiweißallergie.

Therapie: Das Vermeiden von Milch und Milchprodukten steht an erster Stelle. Die individuell tolerierte Milchzuckermenge schwankt stark, da nur ein relativer Laktasemangel besteht.

Prognose: Die Laktoseintoleranz ist eine lästige, aber harmlose Erscheinung.

Ätiopathogenese: Laktose wird physiologischerweise durch das Enzym Laktase in Glukose und Galaktose gespalten. Infolge fehlender oder erniedrigter Laktaseaktivität im Bürstensaum des Dünndarms gelangt unhydrolisierte Laktose ins Kolon und wird dort bakteriell zu Milchsäure (saurer Stuhl-pH), CO_2 und H_2 gespalten. Die erhöhte Osmolarität im Darmlumen bedingt einen vermehrten Wassereinstrom. Folge sind Durchfälle und Tenesmen.

Klinik: Die Patienten klagen nach Zufuhr von Milchprodukten über heftige wässrige Durchfälle, Leibschmerzen, Borborygmi (Bauchknurren) und Flatulenz. Häufig besteht nur ein relativer Laktasemangel, der sich erst nach Zufuhr größerer Laktosemengen manifestiert. Viele Patienten schränken die Zufuhr von Milch und Milchprodukten daher automatisch ein. Bei Kindern kommt es mitunter zu schweren Gedeihstörungen mit Azidose und Steatorrhö.

Diagnostik: In der Praxis genügt die Angabe des Patienten, dass er auf Milchgenuss mit Durchfällen reagiert; die Laktosebelastung beweist die Intoleranz (**Laktose-Toleranztest** s. S. 517). Gibt man 25 g Glukose und 25 g Galaktose, treten keine Symptome auf und die Blutglukose steigt an. Der Stuhl-pH liegt bei < 6,0.

In einer **Dünndarmbiopsie** kann die erniedrigte Laktaseaktivität direkt bestimmt werden. Der ^{14}C-Laktoseexhalationstest und H_2-Atemtest sind pathologisch (s. S. 517).

Differenzialdiagnose: Differenzialdiagnostisch ist an eine Milcheiweißallergie zu denken.

Therapie: Die Therapie besteht in **einer Einschränkung der Laktosezufuhr**, also in einem Vermeiden von Milch und Milchprodukten. Laktose ist auch in Trockenmilch sowie in vielen Fertignahrungsmitteln, Tabletten und Elementardiäten enthalten. Die Empfindlichkeit der Patienten gegenüber Milchzucker ist recht variabel, manche tolerieren über 20 g, andere nur 5 g. Laktase kann als Nahrungsergänzungsmittel substituiert werden (z. B. Lact-Aid). Eine **strenge diätetische Restriktion** ist nur **selten erforderlich**, bei laktoseintoleranten Patienten mit Reizdarm-Syndrom oder chronisch entzündlichen Darmerkrankungen aber ratsam.

Prognose: Bei der Laktoseintoleranz handelt es sich um eine lästige, aber harmlose Erscheinung; bei Kindern können die Diarrhöen allerdings lebensbedrohlich werden.

4.11 (Dünndarm)Karzinoid

▶ **Definition:** Von den enterochromaffinen Zellen des APUD-Systems (**a**mine **p**recursor **u**ptake and **d**ecarboxylation) ausgehender epithelialer Tumor, der vasoaktive Substanzen wie Serotonin, Kallikrein und Prostaglandine produziert und zu 90 % im Magen-Darm-Trakt und nur zu 10 % extraintestinal (meist im Bronchialsystem) lokalisiert ist.

Lokalisation: Karzinoide des Magen-Darm-Traktes (MDT) finden sich bevorzugt in der Appendix (45 %, meist solitär, gutartig, Zufallsbefund), im Ileum (30 %, in einem Drittel multipel, metastasierend) und im Rektum (10 %).

Epidemiologie: Die Inzidenz liegt bei 1 pro 100 000 pro Jahr, der Häufigkeitsgipfel zwischen dem 40. und 70. Lebensjahr.

Ätiopathogenese: Karzinoide entstehen aus einer APUD-Hyperplasie. Die zwischen 3 und 30 mm großen Dünndarmkarzinoide bilden im Gegensatz zum Appendixkarzinoid Metastasen in Lymphknoten und Leber. In den argentaffinen Tumorzellen werden neben Serotonin, Substanz P, Enteroglukagon und Bradykinin gelegentlich auch Kallikrein, Prostaglandin, Dopamin und Noradrenalin produziert.

▶ **Merke:** Serotonin wird durch Monoaminooxidasen der Leber abgebaut; Karzinoide machen deshalb, mit Ausnahme der Bronchuskarzinoide, erst bei ausgedehnter Lebermetastasierung Symptome.

Klinik: Uncharakteristische abdominelle Schmerzattacken (sowohl kolikartig als auch diffus) und Subileuszustände kennzeichnen das nicht metastasierte Dünndarmkarzinoid. Gelegentlich findet sich eine akute gastrointestinale Blutung bei Exulzeration des Tumors. Das **Karzinoid-Syndrom** (Cassidy-Scholte-Syndrom), dass sich nur in 5–7 % der Fälle entwickelt, und zu 95 % Ausdruck einer bereits ausgedehnten Lebermetastasierung ist, setzt sich aus 4 Hauptsymptomen zusammen (Abb. **E-4.9**):

◀ **Definition**

Lokalisation: Karzinoide des MDT finden sich bevorzugt in der Appendix (45 %, gutartig, Zufallsbefund), im Ileum (30 %) und im Rektum (10 %).
Epidemiologie: Die Inzidenz beträgt 1:100 000 pro Jahr.

Ätiopathogenese: Dünndarmkarzinoide treten in ⅓ der Fälle multipel auf und führen zu Lebermetastasen. Neben Serotonin werden in den argentaffinen Tumorzellen Substanz P, Enteroglukagon und Bradykinin produziert.

◀ **Merke**

Klinik: Kolikartige oder diffuse Leibschmerzen bis zum Subileus weisen auf ein Dünndarmkarzinoid hin. Beim **Karzinoid-Syndrom** (bei nur 5–7 %) finden sich
- Hauterscheinungen
- Magen-Darm-Störungen
- asthmoide Anfälle
- paroxysmaleTachykardien (Abb. **E-4.9**).

⊙ **E-4.9** | **Karzinoid-Syndrom**

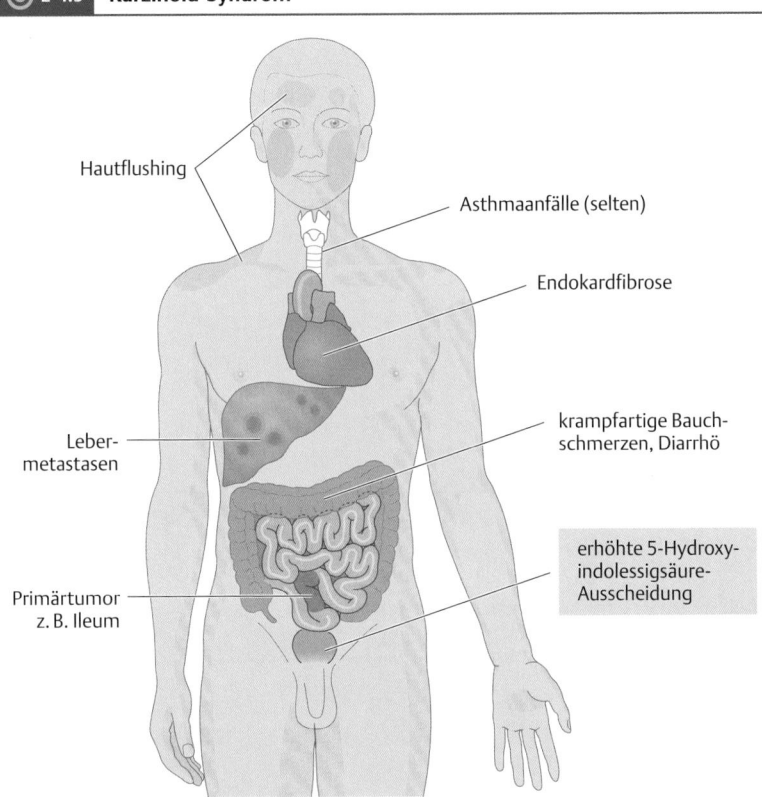

Hautflushing

Asthmaanfälle (selten)

Endokardfibrose

Leber-metastasen

krampfartige Bauchschmerzen, Diarrhö

Primärtumor z. B. Ileum

erhöhte 5-Hydroxy-indolessigsäure-Ausscheidung

Eine anfallsartig auftretende bläulich livide Verfärbung der oberen Körperhälfte kennzeichnet den bradykinininduzierten Flush. Teleangiektasien, eine permanente Zyanose und Gesichtsrötung weisen auf eine Dauerintoxikation mit vasoaktiven Substanzen hin. Krampfartige Bauchschmerzen, hörbare Darmgeräusche und explosionsartige Durchfälle sind Folge der Serotonin- und Prostaglandinfreisetzung. Asthmaattacken zusammen mit Tachypnoe und Flush sind seltener. Dauerfolge der persistierenden Serotoninproduktion ist eine Endokardfibrose der Trikuspidalklappe (evtl. auch der Pulmonalklappe) mit nachfolgender Insuffizienz oder Stenose (Hedinger-Syndrom). Der Tumor kann auch in seiner unmittelbaren Umgebung zur Fibrosierung von Peritoneum und Mesenterium führen.

☰ E-4.8	**Mögliche Differenzialdiagnosen bei Flush**	

■ Hypertonie
■ Hyperthyreose
■ Karzinoid-Syndrom
■ medulläres Schild-
  drüsenkarzinom
	■ Phäochromozytom
	■ systemische Mastozytose
	■ Analgetika-Intoleranz-
	  Syndrom (ASS)
		■ Affekterythem
		■ Fieberzustände
		■ klimakterisches Syndrom

- Hauterscheinungen (Flush)
- Magen-Darm-Störungen (explosionsartige Durchfälle)
- asthmoide Anfälle
- kardiovaskuläre Reaktionen (insbesondere paroxysmale Tachykardien).

Diagnostik: Durch die **Bestimmung der 5-Hydroxyindolessigsäure** (Abbauprodukt des Serotonins) lässt sich ein Karzinoid nachweisen.

Der Tumor selbst lässt sich schwer darstellen. Lebermetastasen werden sonographisch oder im CT erfasst. Die Feinnadelbiopsie sichert die Diagnose.

Diagnostik: Durch die **Bestimmung der 5-Hydroxyindolessigsäure** als Abbauprodukt des Serotonins im 24-Stunden-Urin lässt sich ein Karzinoid nachweisen. Da zahlreiche Medikamente (z. B. Antihistaminika) und serotoninreiche Nahrungsmittel (z. B. Käse, Bananen) das Ergebnis verfälschen können, sind diese im Vorfeld abzusetzen bzw. zu meiden.

Ist der Urinbefund positiv, erfolgt die Tumorsuche, wobei sich der Tumor sowohl endoskopisch als auch radiologisch nur schwer darstellen lässt, angiographisch imponiert er gefäßreich. Lebermetastasen werden sono- oder computertomographisch erfasst (mitunter führen erst Lebermetastasen zur Diagnosestellung). Die Feinnadelbiopsie sichert die Diagnose. Mittels Octreotid-Szintigraphie lassen sich sowohl Primärtumor wie Tumorrezidive als auch Metastasen hervorragend darstellen.

Differenzialdiagnose: Peptidhormon produzierende Tumoren des Duodenums, benigne und maligne epitheliale Tumoren, Non-Hodgkin-Lymphom. Zu DD Flush s. Tab. **E-4.8**.

Therapie: Prinzipiell ist die chirurgische Tumorresektion anzustreben.

Differenzialdiagnose: Differenzialdiagnostisch kommen Peptidhormon produzierende Tumoren des Duodenums (Gastrinom), benigne und maligne epitheliale Tumoren, die Urticaria pigmentosa und Non-Hodgkin-Lymphome infrage. Zur Differenzialdiagnose bei Flush s. Tab. **E-4.8**.

Therapie: Primär sollte die (ausgedehnte) chirurgische Resektion des Primärtumors angestrebt werden. Bei Lebermetastasen ist die Entfernung des Primärtumors nur bei lokalen Komplikationen indiziert oder wenn die Lebermetastasen resektabel erscheinen.

Therapie der Wahl ist heute das Hormon **Somatostatin**. Die Flush-Anfälle lassen sich mit Dibenzyran oder Presinol kupieren.

Therapie der Wahl ist heute die Gabe von **Somatostatin-Analoga** („Octreotid"): subkutan (z. B. Sandostatin, 3 × tgl.) oder i. m. (z. B. Sandostatin LAR, als Monatsdepot), das die Hormonsekretion über lange Zeit hemmt und dadurch ein weitgehendes Verschwinden der Symptomatik und einen gewissen Tumorstillstand garantiert. Die Flush-Anfälle lassen sich mit Dibenzyran (10–30 mg/d) oder Presinol (1–2 g/d) kupieren.

Die Ergebnisse der Chemotherapie sind wenig überzeugend, Ähnliches gilt für den Einsatz von Interferon. Eine Kombinationstherapie von Sandostatin mit einer „klassischen Chemotherapie" befindet sich derzeit in klinischer Erprobung.

Prognose: Die Prognose des inoperablen Karzinoids ist ungünstig.

Prognose: Die Prognose des nicht resezierbaren Karzinoids ist ungünstig, auch wenn die Tumorprogression langsamer verläuft als beim Karzinom. Die 5-Jahres-Überlebensrate inoperabler Tumoren liegt zwischen 30 und 40 %.

4.12 Angiodysplasien des (Dünn-)Darms

▶ **Definition**

▶ **Definition:** Unter dem Oberbegriff Angiodysplasie werden Gefäßveränderungen zusammengefasst, die als multiple Phlebektasien, kavernöse Hämangiome, Haemangioma simplex oder als Angiomatose im Rahmen des Rendu-Osler-Weber-Syndroms in Erscheinung treten und im Bereich des Magen-Darm-Traktes zu einer akuten gastrointestinalen Blutung führen können.

Ätiopathogenese: Angiodysplasien sind in Mukosa und/oder Submukosa gelegene Gefäßkonvolute, die nicht selten mit einer Aortenstenose (**Heide-Syndrom**) kom-

Ätiopathogenese: 1–5 % aller gastrointestinalen Blutungen stammen aus dem Dünndarm, häufigste Ursache sind Tumorblutungen und **Blutungen aus einer Angiodysplasie.** Kennzeichnend für Angiodysplasien sind Gefäßkonvolute in Mukosa und Submukosa aus mittelgroßen Arterien und Venen, die von

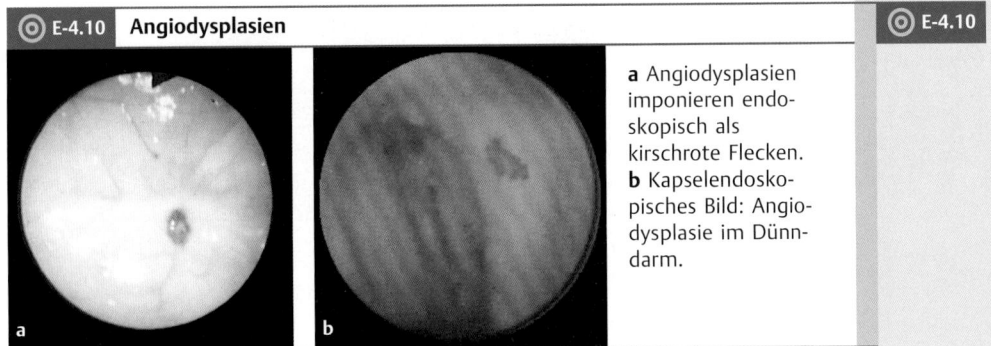

a Angiodysplasien imponieren endoskopisch als kirschrote Flecken. **b** Kapselendoskopisches Bild: Angiodysplasie im Dünndarm.

einem dünnen Endothel ausgekleidet sind. Angiodysplasien sind häufig mit dem **Morbus von Willebrand-Jürgens** assoziiert, bei Kombination mit einem **Aortenvitium** spricht man von einem **Heide-Syndrom**.

Klink: Leitsymptome sind zum einen eine (manchmal) lebensbedrohliche gastrointestinale Blutung, eine unklare Eisenmangelanämie oder ein konstant positiver Haemoccult-Test. Je nach klinischem Syndrom findet sich eine Reihe von zum Teil wegweisenden Begleitkrankheiten.

Diagnostik: Verfahren der Wahl ist die **Angiographie**, die nicht nur im akuten Blutungsstadium (**Kontrastmittelextravasat**), sondern auch im blutungsfreien Intervall die **Gefäßmissbildung** (Konvolut, frühdränierende Vene, AV-Shunt) erkennen lässt. Endoskopisch lassen sich Angiodysplasien als **kirschroter Fleck** in der Schleimhaut leicht identifizieren (Abb. **E-4.10a**). Zunehmend wird heute zur Diagnosefindung die Kapselendoskopie eingesetzt (Abb. **E-4.10b**).

Differenzialdiagnose: Differenzialdiagnostisch sind Varizen im Rahmen einer portalen Hypertension bzw. einer kavernösen Transformation der Pfortader abzugrenzen.

Therapie: Im Dünndarm ist meist eine chirurgische Blutstillung (Segmentresektion) erforderlich, in anderen Darmabschnitten lassen sich Angiodysplasien endoskopisch therapieren (Elektrokoagulation, Fibrinunterspritzung, Argon Plasma-Beamer). Der Darm sollte intraoperativ immer nach weiteren Angiodysplasien abgesucht werden (intraoperative Endoskopie). Bei Inoperabilität kommen Östrogen-/Progesteron-Kombinationspräparate und niedrig dosiertes Kortison (10 mg) infrage.

biniert oder mit einem **Morbus von Willebrand-Jürgens** assoziiert sind.

Klinik: Eine akute gastrointestinale Blutung, unklare Eisenmangelanämie oder ein konstant positiver Haemoccult-Test können hinweisend sein.

Diagnostik: Mittel der Wahl ist die **Angiographie**. Im akuten Blutungsstadium findet sich ein **Kontrastmittelaustritt**, im blutungsfreien Intervall ein **Gefäßknäuel**. Endoskopisch imponiert ein kirschroter Fleck in der Schleimhaut (Abb. **E-4.10**).

Differenzialdiagnose: Varizen bei portaler Hypertension bzw. kavernöse Veränderung der Pfortader.

Therapie: Die Behandlung der Angiodysplasie erfolgt chirurgisch, endoskopisch oder bei Inoperabilität konservativ mit Kortikosteroiden und Östrogen-/Progesteron-Kombinationspräparaten.

4.13 Vaskulär und ischämisch bedingte Darmerkrankungen

Vaskulär bzw. ischämisch bedingte Darmerkrankungen können durch arterielle Verschlüsse (akuter Mesenterialarterieninfarkt), venöse Abflussstörungen (Mesenterialvenenthrombose) oder durch eine ischämische Kolitis bedingt sein.

4.13 Vaskulär und ischämisch bedingte Darmerkrankungen

▶ **Merke:** Die A. mesenterica superior versorgt den Darm von der Flexura duodenojejunalis (Dünndarm) bis zur linken Kolonflexur (Dickdarm), wo das Versorgungsgebiet der A. mesenterica inferior beginnt, die über die A. rectalis superior auch noch Teile des Rektums versorgt.

◀ Merke

4.13.1 Akuter Mesenterialarterieninfarkt

4.13.1 Akuter Mesenterialarterieninfarkt

▶ **Definition:** Akuter embolischer oder thrombotischer Verschluss einer Mesenterialarterie mit konsekutiver Gangrän des infarzierten Darmsegmentes.

◀ Definition

Epidemiologie: bevorzugt bei Männern über 50 Jahre.

Ätiopathogenese: Am häufigsten ist die akute Mesenterialarterienthrombose. Quelle des embolischen Verschlusses ist fast immer das Herz (z. B. Parietalthromben nach Infarkt). Bevorzugt betroffen ist die A. mesenterica superior.

Klinik: Initialstadium (1–2 Stunden): heftigste periumbilikale Schmerzen und Kreislaufdepression, im **Intervallstadium** (2–12 Stunden) Rückgang der Beschwerden. Das **Endstadium** geht mit den Zeichen einer schweren Peritonitis (mit paralytischem Ileus, Dehydratation, blutigen Durchfällen) einher.

Diagnostik: Anamnestisch findet sich fast immer eine Angina abdominalis (postprandialer Bauchschmerz, Malabsorptions-Syndrom, Tab. **E-4.9**) als Hinweis auf eine **chronische Durchblutungsstörung.**

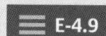 E-4.9

Pathologische **Laborbefunde** sind: Leukozytose, metabolische Azidose, LDH-Anstieg (Tab. **E-4.10**). Abdomenübersicht und **Sonographie** (Abb. **E-4.11a**) zeigen alterierte Darmschlingen.

Diagnostisch **beweisend** ist die **CT-Angiographie** bzw. **MR-Angiographie** (Abb. **E-4.11b**).

Differenzialdiagnose: Mesenterialvenenthrombose (s. Tab. **E-4.10**), Perfusionsischämie im Rahmen eines Schocks. Fokale Ischämien bei Strangulation, Vaskulitis, Strahlenenteritis, Einnahme kaliumhaltiger Dragees.

Therapie: frühzeitige **Embolektomie**, die nur **in den ersten 12 h** Erfolg hat. Danach ist nur eine ausgedehnte Resektion des infarzierten Darms möglich.

Prognose: Die Letalität des Mesenterialinfarktes beträgt > 80 %.

Epidemiologie: Der akute Mesenterialinfarkt ist eine Erkrankung des älteren Menschen (75 % > 50 Jahre); Männer überwiegen im Verhältnis 3 : 1.

Ätiopathogenese: Am häufigsten (⅔ d. F.) ist die akute Mesenterialarterienthrombose, die sich meist auf dem Boden einer ausgeprägten Arteriosklerose entwickelt. Akute arterielle Embolien sind seltener (⅓ d. F.), sie gehen fast immer vom Herz aus (z. B. Ventrikelthromben nach Infarkt, Herzohrthromben bei Rhythmusstörungen wie Vorhofflimmern, Herzklappenfehler). Bevorzugt betroffen ist die A. mesenterica superior proximal oder distal des Abgangs der A. colica media.

Klinik: Im **Initialstadium** finden sich abrupt einsetzende heftige abdominelle Schmerzen (zunächst lebhafte Darmgeräusche), Unruhe, Schweißausbruch, Blutdruckabfall, Pulsanstieg, Durchfall, Erbrechen und Fieber. Die Schmerzen sind auch durch stärkste Analgetika kaum zu beherrschen. Nach 1–2 Stunden schließt sich das Stadium des „faulen Friedens" von 2–12 Stunden Dauer an (**Intervallstadium**), in dem die Beschwerden deutlich weniger werden. Im **Endstadium** bildet sich eine schwere Durchwanderungsperitonitis mit paralytischem Ileus, fortschreitender Dehydrierung und blutigen Durchfällen aus.

Diagnostik: Anamnestisch findet sich fast immer eine **Angina abdominalis** (postprandialer Bauchschmerz, Malabsorptions-Syndrom, intraabdominelles Gefäßgeräusch) als Hinweis auf eine **chronische Durchblutungsstörung** (macht sich erst bemerkbar, wenn 2 der 3 Mesenterialgefäße signifikant stenosiert sind) des Darmes (Stadien s. Tab. **E-4.9**).

☰ E-4.9	Stadien der arteriellen Verschlusskrankheit viszeraler Gefäße
Stadium 1	Zufallsbefund im Rahmen einer Angiographie (keine Symptome)
Stadium 2	Angina abdominalis (ischämiebedingte postprandiale abdominelle Schmerzen)
Stadium 3	Abdominaler Dauerschmerz wechselnder Intensität, Malabsorptionssymptome (ggf. in Verbindung mit einer ischämischen Kolitis)
Stadium 4	Akuter Mesenterialarterienverschluss (mit Mesenterialinfarkt)

Laborparameter können wichtige Hinweise geben: Eine Leukozytose, ein erhöhter Serumkreatinin- und -phosphatspiegel, ein erhöhter LDH-Gehalt der Peritonealflüssigkeit und eine metabolische Azidose sind frühe Hinweiszeichen auf eine „abdominelle Katastrophe" (Tab. **E-4.10**).

Sonographisch imponieren verdickte Darmschlingen bei Meteorismus (Abb. **E-4.11**), die Abdomenübersichtsaufnahme zeigt initial einen auffallend gasleeren Darm, später das Bild eines paralytischen Ileus mit unbeweglichen verdickten Darmschlingen.

Verfahren der Wahl ist die **CT-Angiographie** (Cave: möglichst schnelle Diagnostik wegen geringer Ischämietoleranz des Darms!) bzw. MR-Angiographie (Abb. **E-4.11b**).

Differenzialdiagnose: Differenzialdiagnostisch ist an eine Mesenterialvenenthrombose (s. Tab. **E-4.10**) und an eine Perfusionsischämie ohne nachweisbaren Gefäßverschluss im Rahmen eines Schockgeschehens zu denken (nonokklusiver Mesenterialinfarkt = NOMI, in 20–50 % aller Darminfarkte). Fokale Ischämien finden sich bei Strangulation, Vaskulitis, Strahlenenteritis und nach Einnahme kaliumhaltiger Dragees.

Therapie: Einzige Therapiemöglichkeit ist die frühzeitige chirurgische Intervention zur **Embolektomie,** die nur **in den ersten 6–12 Stunden** Erfolg hat. Später müssen die infarzierten Darmsegmente großzügig reseziert werden, was nicht selten zu einem Kurzdarmsyndrom (s. S. 526) führt.

Prognose: Die Letalität des Mesenterialinfarktes beträgt über 80 %, da die meisten Patienten zu spät einer operativen Intervention zugeführt werden.

◉ E-4.11

◉ E-4.11 | **Sonographischer (a) und MR-angiographischer (b) Befund bei akuter arterieller mesenterialer Ischämie**

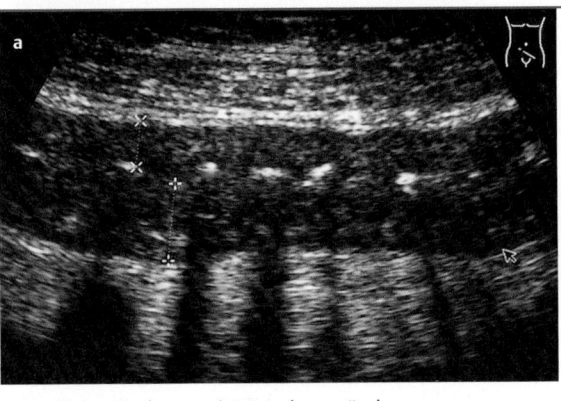 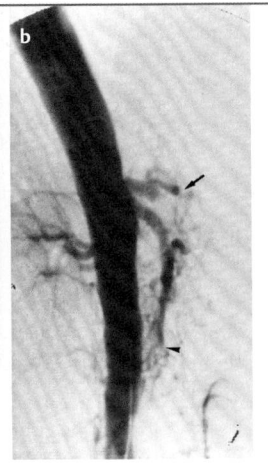

a Verdickte (echoarme) Dünndarmwände.
b Thrombotischer Verschluss des Truncus coeliacus (Pfeil) und der A. mesenterica superior (Pfeilspitze).

▶ **Merke:** Die Prognose hängt ganz wesentlich davon ab, wie viel Zeit vom Zeitpunkt des Verschlusses bis zur Operation vergeht. Deshalb möglichst früh CT-Angio oder MR-Angio durchführen und nicht auf LDH-Erhöhung warten.

◀ **Merke**

4.13.2 Mesenterialvenenthrombose

4.13.2 Mesenterialvenenthrombose

▶ **Definition:** Thrombotischer Verschluss der Mesenterialvenen.

◀ **Definition**

Epidemiologie: 15–20 % aller abdominellen Gefäßverschlüsse betreffen das venöse System. Eine Alters- und Geschlechtsdisposition besteht nicht, abgesehen von jungen Frauen, bei denen die Thrombose unter der Einnahme oraler Kontrazeptiva auftreten kann.

Epidemiologie: 35 % aller abdominellen Gefäßverschlüsse betreffen das venöse System.

Ätiopathogenese: Idiopathische Thrombose, häufig bei Patienten mit Thrombose der unteren Extremitäten oder Pfortaderthrombose, bei Thrombophlebitis migrans, sekundär nach Trauma, umschriebener Infektion (Pylephlebitis nach Appendizitis), Tumorkompression oder als paraneoplastisches Syndrom.
Eine Thrombose der V. mesenterica superior führt zu einer lividen Verfärbung des Darms, der mit blutigem Exsudat gefüllt ist. Der infarzierte Darm lässt sich makroskopisch gut vom gesunden Darm abgrenzen.

Ätiopathogenese: Idiopathische Thrombose häufig bei Thrombophlebitis der unteren Extremität, Thrombophlebitis migrans und nach Trauma.

Die Thrombose führt zu einer lividen Verfärbung der Darmwand, gut vom gesunden Darm abgrenzbar.

Klinik: Meistens setzen die Symptome langsam ein mit Oberbauch- oder Periumbilikalschmerz, Inappetenz, Erbrechen und Durchfall. Hämatemesis und Teerstuhl treten früher auf als beim arteriellen Verschluss.

Klinik: Meist langsam einsetzende Symptomatik mit Inappetenz, Erbrechen, Durchfall, Hämatemesis und Teerstuhl.

Diagnostik: In 80 % findet sich früh ein **sonographisch** zu verifizierender **Aszites,** der wegweisend ist und punktiert werden sollte (hämorrhagischer Aszites). Eine Bauchdeckenspannung fehlt in der Regel, die Leukozyten sind nur mäßig erhöht. **CT-angiographisch** zeigt sich eine verlängerte arterielle Phase bei fehlender Anfärbung des venösen Systems (pathognomonisch!).

Diagnostik: In 80 % ist ein blutig-seröser Aszites **sonographisch** verifizierbar, der punktiert werden sollte. Beweisend ist die **CT-Angiographie** mit fehlender venöser Darstellung.

Differenzialdiagnose: Zur Abgrenzung von arteriellen Verschlüssen s. Tab. **E-4.10**.

Differenzialdiagnose: s. Tab. **E-4.10**

Therapie und Prognose: Wenn es der Allgemeinzustand des Patienten erlaubt, muss der infarzierte Darmabschnitt reseziert werden. Postoperativ empfiehlt sich eine Antikoagulanzientherapie. Die Letalität liegt abhängig vom Ausmaß der Infarzierung bei ca. 20 %.

Therapie und Prognose: Resektion des infarzierten Darmabschnitts, anschließend muss antikoaguliert werden. Die Letalität liegt bei 20 %.

≡ E-4.10

≡ E-4.10	Klinische Differenzierung von arteriellen und venösen Verschlüssen der Mesenterialgefäße	
arterieller Verschluss		**venöse Thrombose**
■ schlagartiger Beginn, heftiger Dauerschmerz		■ schleichender Verlauf, kolikartig, langsam an Intensität zunehmend
■ Leukozytose bis 50 000/µl		■ mäßige Leukozytose
■ metabolische Azidose mit Basendefizit		■ Blut-pH-Wert häufig normal
■ erhöhter LDH-Gehalt im Aszites		■ serosanguinöser Aszites
■ Hämatemesis/Meläna (Spätsymptom)		■ frühzeitig blutige Durchfälle
■ häufig Schocksymptomatik mit Blutdruckabfall		■ normaler oder erniedrigter Blutdruck

4.13.3 Ischämische Kolitis

4.13.3 Ischämische Kolitis

▶ Definition

▶ **Definition:** Durchblutungsstörung der Dickdarmschleimhaut nach längerfristigem Blutdruckabfall (z. B. nach Herzinfarkt, schweren Herzrhythmusstörungen).

Ätiopathogenese: Nekrosenbildung in der Schleimhaut, bevorzugt im Grenzbereich des Versorgungsgebietes zweier Arterien.

Ätiopathogenese: Bevorzugt im **Grenzbereich des Versorgungsgebietes zweier Arterien** (v. a. A. mesenterica superior und inferior = Riolan-Anastomose) kommt es zur Nekrose der Schleimhaut, gelegentlich auch tieferer Wandschichten.

Klinik: Abdominelle Schmerzen und **blutige Durchfälle** stehen im Vordergrund. Es besteht die Gefahr der Ausbildung einer **ischämischen Striktur**.

Klinik: Nach abdominellem Schmerzereignis kommt es infolge Abstoßung der nekrotischen Schleimhaut zu **blutigen Durchfällen**. Bei ausgedehnter Nekrose finden sich anhaltende, weitgehend therapieresistente Durchfälle. Es kommt zu einer Restitutio ad integrum oder zur **Ausbildung einer ischämischen Striktur**.

Diagnostik: Koloskopie mit ödematöser, hämorrhagisch infarzierter Darmschleimhaut. **Kolonkontrasteinlauf** mit polypösen Kontrastmittelaussparungen der Darmkontur. **Angiographie** meist unauffällig. **Ultraschall** mit massiver Verbreiterung der Darmwand.

Diagnostik: Bei der vorsichtig durchzuführenden **Koloskopie** findet sich eine ödematöse, hämorrhagisch infarzierte Darmschleimhaut. Beim **Kolonkontrasteinlauf** zeigen sich polypöse Kontrastmittelaussparungen der Darmkontur („thumb printings") als Hinweis auf submuköse Hämatome. Die **Angiographie** ist meist unauffällig, da die großen Gefäße nicht betroffen sind. Der **Ultraschall** zeigt eine massive Verbreiterung der Darmwand. Durch tägliche **Palpationen des Abdomens** wird eine mögliche Durchwanderungsperitonitis frühzeitig erfasst.

Therapie: symptomatisch. Die parenterale Ernährung dient der Ruhigstellung des Darmes. Ggf. Somatostatin.

Therapie: Die Therapie erfolgt symptomatisch. Eine parenterale Ernährung dient der Ruhigstellung des Darmes. Bei Anhalten der Durchfälle kann ein Therapieversuch mit Somatostatin erfolgen.

5   Dickdarm

5   Dickdarm

5.1   Anatomie und Physiologie

5.1 Anatomie und Physiologie

Anatomie: Der Dickdarm hat eine Länge von ca. 1,5 m und besteht aus dem Zäkum und dem Kolon mit seinen vier Abschnitten (Abb. **E-5.1**, zu Anorektum s. S. 560). Der Dickdarm besitzt im Gegensatz zum Dünndarm **Haustren** und **Tänien**. Die Schleimhaut besitzt keine Zotten mehr, dafür aber tiefe **Krypten**. Außerdem findet sich eine Vielzahl von Lymphfollikeln.

Anatomie: Der Dickdarm hat eine Länge von ca. 1,5 m und besteht aus dem Zäkum (mit der Appendix vermiformis) und dem Kolon mit seinen vier Abschnitten (Abb. **E-5.1**, zu Anorektum s. S. 560). Kennzeichnend für den Dickdarm sind die **Haustren**, hervorgerufen durch **Plicae semilunares**. Die Längsmuskulatur des Dickdarms ist, im Gegensatz zum Dünndarm, nur in Form der **Tänien** ausgebildet, die im Bereich des Zäkumbodens sternförmig zusammenlaufen. Die Schleimhaut enthält keine Zotten mehr, sie ist durch tiefe **Krypten** gekennzeichnet, deren Epithel vorwiegend aus Schleim produzierenden Becherzellen besteht. Der Wurmfortsatz ist Teil des Immunsystems (MALT) und weist eine Vielzahl von Follikeln auf.

Aufbau des Dickdarms

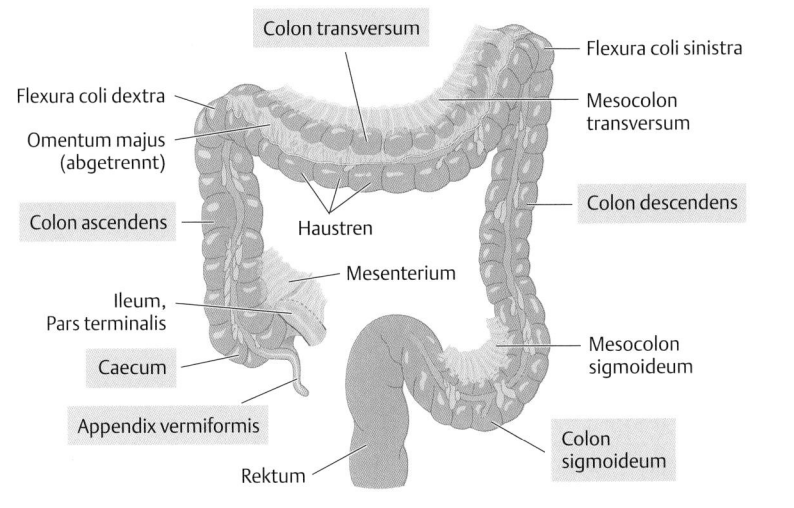

Physiologie: Aufgabe des Dickdarms ist zum einen die Eindickung der Fäzes auf 80–120 g/d durch Resorption von Wasser und Elektrolyten, zum anderen deren Transport durch nicht propulsive Segmentation und propulsive Massenbewegungen.

Die **physiologische Darmflora** besteht aus ca. 600 verschiedenen Bakterienstämmen (zu 99 % Anaerobier), die für den Menschen unverdauliche Nahrungsbestandteile (Zellulose, Hemizellulose, Pektin und Lignin) enzymatisch in kurzkettige Fettsäuren abbauen, welche energetisch genutzt werden. Dabei entstehen Darmgase (CO_2, Wasserstoff, Methan), die zum Teil resorbiert werden, zum Teil als Flatus abgehen.

5.2 Diagnostische Methoden

5.2.1 Anamnese und körperliche Untersuchung

s. S. 516

5.2.2 Apparative Diagnostik

Koloskopie

Prinzip: Eine effiziente, bereits am Vortag der Untersuchung einzuleitende Darmreinigung ist Voraussetzung für die Beurteilung der Kolonschleimhaut. Diese wird heute fast ausschließlich als Kolonlavage (3–5 l isotone Salzlösung mit PEG) oral durchgeführt. Bei der Ileo-Koloskopie wird der gesamte Dickdarm, einschließlich terminalem Ileum, mit einem flexiblen Instrument (Videoendoskop) meist unter Sedierung (Midazolam, Propofol) untersucht (Abb. **E-5.2**). Dabei können aus pathologischen Schleimhautarealen Gewebsproben entnommen sowie Polypen mittels Diathermieschlinge abgetragen werden. Auch eine Blutstillung durch Elektrokoagulation, Argon-Plasma-Beamer oder Hämoclip ist möglich.

Indikationen: Die **Ileo-Koloskopie**, ggf. ergänzt durch eine gezielte **Proktoskopie** (s. S. 560), ist die wichtigste Untersuchung zur Dickdarmdiagnostik und wird insbesondere eingesetzt bei: chronisch entzündlichen Darmerkrankungen, V. a. Dickdarmpolypen, Karzinom, untere gastrointestinale Blutung. Derzeit ist auch eine speziell für das Kolon entwickelte Kapsel in klinischer Erprobung. Eine **Rekto-Sigmoidoskopie** wird nur bei gezielter Fragestellung, z. B. postoperativ, durchgeführt.

Seit 2002 ist die **Vorsorgekoloskopie** zur Krebsfrüherkennung ab dem 55. Lebensjahr gesetzlich verankert (die nach 10 Jahren wiederholt werden kann).

Physiologie: Eindickung der Fäzes sowie deren Transport durch nichtpropulsive Segmentation und propulsive Massenbewegungen.

Die **physiologische Darmflora** besteht aus verschiedenen Bakterienstämmen, die unverdauliche Nahrungsbestandteile (z. B. Zellulose) enzymatisch in kurzkettige Fettsäuren abbauen. Dabei entstehen Darmgase.

5.2 Diagnostische Methoden
5.2.1 Anamnese und
      körperliche Untersuchung

s. S. 516

5.2.2 Apparative Diagnostik

Koloskopie

Prinzip: Beurteilung der Kolonschleimhaut nach vorheriger Darmreinigung. Die Ileo-Koloskopie erlaubt eine Beurteilung des gesamten Dickdarms einschließlich des terminalen Ileums (Abb. **E-5.2**).

Indikationen: Wichtigste Untersuchung zur Dickdarmdiagnostik ist die **Ileo-Koloskopie**, ggf. ergänzt durch eine gezielte **Proktoskopie** (s. S. 560), die insbesondere bei V. a Polypen, Karzinom oder GI-Blutung indiziert ist.
Die **Vorsorgekoloskopie** zur Krebsfrüherkennung wird ab dem 55. Lebensjahr alle 10 Jahre durchgeführt.

◉ E-5.2 | **Schematische Darstellung der Rekto-, Sigmoido- und Koloskopie**

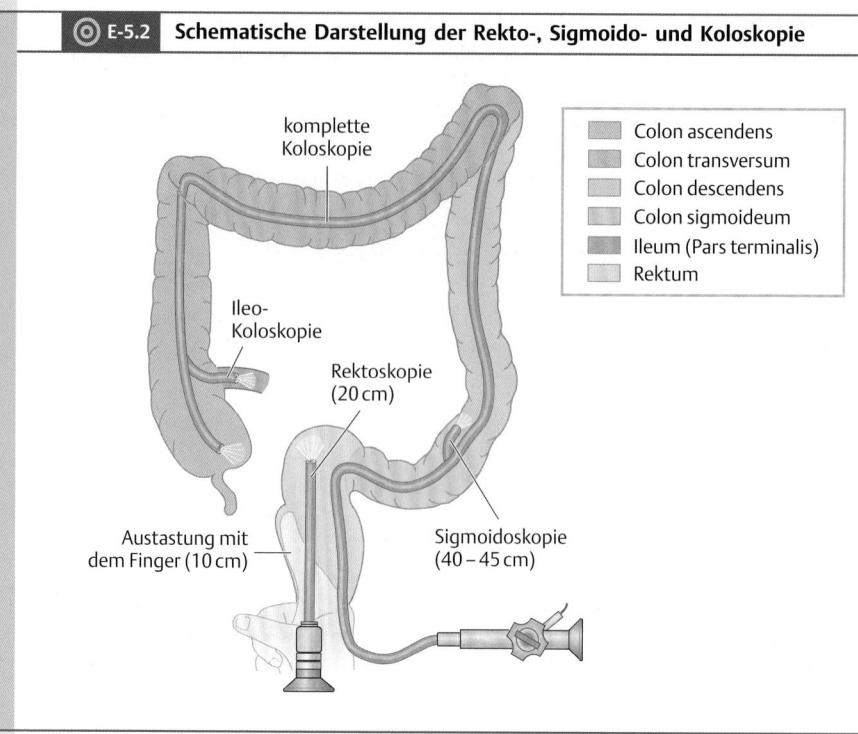

komplette
Koloskopie

Colon ascendens
Colon transversum
Colon descendens
Colon sigmoideum
Ileum (Pars terminalis)
Rektum

Ileo-
Koloskopie

Rektoskopie
(20 cm)

Austastung mit
dem Finger (10 cm)

Sigmoidoskopie
(40–45 cm)

Komplikationen: Die Perforationsgefahr liegt im Promillebereich (am häufigsten bei der Polypektomie).

Röntgenverfahren

Die **Kolon-** und **Dünndarmdoppelkontrastuntersuchung** wurden durch die **Endoskopie** bzw. **MRT** weitgehend ersetzt. Wichtigste Untersuchungsverfahren bei V. a. Divertikulitis sind die **CT** und die **Sonographie**.

5.2.3 Laboruntersuchungen

Haemoccult-Test

Die Untersuchung des Stuhls auf okkultes Blut zählt zu den **wichtigsten Früherkennungsuntersuchungen**. Die Empfindlichkeit des Tests liegt bei einem Blutverlust von 2 ml/d.

Komplikationen: Die Perforationsgefahr liegt im Promillebereich und ist am häufigsten bei der therapeutischen Endoskopie (Polypektomie) zu beobachten.

Röntgenverfahren

Die **Kolondoppelkontrastuntersuchung** (Kontrastmittelgabe plus Luft) wird nur noch selten eingesetzt, da sie durch die **Endoskopie** weitgehend verdrängt wurde. Mit ihr können Schleimhautläsionen (z. B. bei V. a. Karzinom) dargestellt werden. Der **Dünndarmdoppelkontrast** nach Sellink gehört zur ergänzenden Diagnostik bei Morbus Crohn, wird jedoch zunehmend durch die **MRT** ersetzt. Bei V. a. Divertikulitis stellt die **CT** (s. auch S. 550) neben der **Sonographie** das wichtigste Untersuchungsverfahren dar. Zur **Röntgen-Abdomenübersicht** s. S. 454.

5.2.3 Laboruntersuchungen

Haemoccult-Test

Die Untersuchung des Stuhls auf verstecktes (okkultes) Blut zählt, neben der Vorsorgekoloskopie, zu den **wichtigsten Früherkennungsuntersuchungen** (v. a. des kolorektalen Karzinoms). Der Test auf okkultes Blut sollte an 3 aufeinanderfolgenden Tagen auf je 2 Testfeldern durchgeführt und jährlich wiederholt werden. Die Empfindlichkeit des Haemoccult-Tests liegt bei einem Blutverlust von 2 ml/d.

Bei den **chemischen** Verfahren reagiert die Pseudoperoxidase des Hämoglobins durch Zusatz von H_2O_2 mit farblosen Chromogenen (z. B. Guajakol oder σ-Toluidin) und oxidiert diese zu Farbstoffen. Leider sind falsch positive Reaktionen relativ häufig (Ablesefehler, Diätfehler). Der Reduktion falsch positiver Screening-Tests dient der Einsatz **immunologischer** Verfahren (Latex-Agglutinationstest). Es handelt sich um zur Vorsorgeuntersuchung nicht validierte Tests.

5.3 Reizdarmsyndrom (RDS)

▶ **Synonym:** Colon irritabile, Reizkolon.

5.3 Reizdarmsyndrom (RDS)

▶ Synonym

▶ **Definition:** Beim RDS treffen abdominelle Symptome mit Störungen der Defäkation und vegetativen Symptomen zusammen (Ausschlussdiagnose).

◀ **Definition**

Epidemiologie: 20–30 % der „gesunden" Bevölkerung leiden unter den verschiedenen Varianten des RDS. Zwei Drittel der Betroffenen sind Frauen, der Beginn der Symptomatik fällt ins frühe Erwachsenenalter.

Epidemiologie: 20–30 % der Bevölkerung (v. a. Frauen) leiden unter dem RDS.

Ätiopathogenese: Patienten mit einem Reizkolon zeigen eine **herabgesetzte Schmerzschwelle** auf Dehnungsreiz, eine gesteigerte **motorische Aktivität** im Sigma, einen vermehrten **Gasreflux** aus dem Dünndarm in den Magen, eine pathologische **Transitzeit**, Änderungen im **Elektromyogramm** sowie eine gesteigerte Motorik nach Nahrungsaufnahme. Allerdings lässt die Quantifizierung dieser Parameter keine sichere Differenzierung zwischen Gesunden und Reizdarmpatienten zu.

Ätiopathogenese: Folgende Parameter spielen eine Rolle:
- herabgesetzte Schmerzschwelle auf Dehnungsreize
- gesteigerte Motorik im Sigma
- gesteigerter Gasreflux in den Magen
- pathologische Transitzeit.

Klinik: 90 % der Patienten klagen über wechselnde **Bauchschmerzen,** bevorzugt im linken Unterbauch in Verbindung mit einer **Obstipation** (Schafkot- oder Bleistiftstuhl, häufig mit Schleimbeimengungen), gelegentlich im Wechsel mit Diarrhöen. Nahrungsaufnahme bedingt eine Zunahme der Symptome mit Völlegefühl, Flatulenz, hörbaren Darmgeräuschen, Meteorismus, Aufstoßen und Sodbrennen. Viele Patienten schuldigen bestimmte **Nahrungsmittel** als schmerz- oder symptomauslösend an. Nicht selten besteht eine Verbindung mit kardialen Symptomen (Roemheld-Komplex). 10 % der Patienten klagen über morgendliche **Durchfälle ohne Schmerzen**, wobei der erste Stuhl fest, der zweite breiig und der dritte wässrig ist.
Bauchmassage und die Defäkation bringen Erleichterung, doch verbleibt häufig ein **Gefühl der unvollständigen Entleerung.**
Zusätzlich finden sich bei den betroffenen Patienten oft vegetative Symptome wie Schlaflosigkeit und Kopfschmerzen, depressive Verstimmungen, eine Überängstlichkeit (z. B. Karzinophobie) sowie urologische (z. B. Dysurie) und gynäkologische (z. B. Dysmenorrhö) Beschwerden.

Klinik: 90 % der Reizkolonpatienten klagen über wechselnde, meist linksseitige **Bauchschmerzen** bei Obstipation (Schafkot- oder Bleistiftstuhl), 10 % über morgendliche **Durchfälle**, wobei der erste Stuhl fest, der zweite breiig und der dritte wässrig ist. Meist finden sich Zeichen der **vegetativen Dysregulation**.

Defäkation bringt Erleichterung, oft aber **Gefühl der unvollständigen Entleerung.**

Zusätzlich finden sich bei den Patienten oft vegetative Symptome (z. B. Schlaflosigkeit und Kopfschmerzen).

Diagnostik: Zur Basisdiagnostik bei Verdacht auf ein RDS gehören eine ausführliche **Anamnese** (größte Bedeutung) und **körperliche Untersuchung** mit rektaler Austastung. Als typisch, aber keineswegs beweisend, gilt ein Ileozäkalgurren, eine Walze im rechten oder linken Unterbauch oder ein druckschmerzhafter Kolonrahmen. Die **Laboruntersuchung** beinhaltet: BSG, kleines Blutbild, GOT, GPT, γ-GT und Kreatinin. Daneben **Urinstatus und Stuhlanalyse** auf okkultes Blut und Parasiten, Endoskopie und Sonographie.

Diagnostik: Anamnese (größte Bedeutung) und **körperlicher Untersuchung** (typisch sind: Walze im Unterbauch, druckschmerzhafter Kolonrahmen). **Labor:** BSG, kleines BB, Leberenzyme, Kreatinin; Urinstatus und Stuhlanalyse auf okkultes Blut und Parasiten; Endoskopie und Sonographie.

▶ **Merke:** Je länger die Anamnese, desto eher sind die Beschwerden funktioneller Natur.

◀ **Merke**

Da das Reizkolon seine Ursache häufig in einer psychischen Störung mit vegetativer Dysregulation bei entsprechender Persönlichkeitsstruktur hat, sollte immer der Versuch einer **Exploration des psychischen Hintergrunds** erfolgen.

Eine Exploration des **psychischen Backgrounds** ist anzustreben.

▶ **Merke:** Die Schmerzangaben bei Patienten mit RDS sind häufig **diffus, wechselnd lokalisiert** und **wechselnd intensiv,** während sie bei organischen Erkrankungen oft präziser sind.

◀ **Merke**

Da viele der Patienten chronisch Laxanzien einnehmen, sind Übergänge zum **Laxanzienkolon** (Pseudomelanosis coli) keine Seltenheit.

Viele Patienten nehmen chronisch Laxantien ein.

▶ **Merke:** Im Laufe der Jahre kann sich bei einem Patienten mit einem RDS eine organische Erkrankung als unabhängiges Phänomen entwickeln. Hierfür sprechen zum Beispiel Leistungsknick, Gewichtsverlust, Wechsel oder Verstärkung der Beschwerden, nächtliche Beschwerden, Blut im Stuhl, Durchfälle unabhängig von der Nahrungsaufnahme, BSG-Beschleunigung, Eisenmangelanämie.

◀ **Merke**

Therapie: Im Vordergrund der therapeutischen Bemühungen steht die **„kleine Psychotherapie"**, evtl. ergänzt durch autogenes Training und sportliche Aktivität.

Diätempfehlungen sind subjektiv und nicht übertragbar. Bei spastischer Obstipation empfehlen sich eine **faserreiche Kost** und reichliche Flüssigkeitsaufnahme. Auf Quellstoffe sprechen auch funktionelle Durchfälle gut an.

Anticholinergika, evtl. in Kombination mit Tranquilizern, Mebeverinhydrochlorid, **Phytotherapeutika**, Sulpirid, Trimipramin, **Entschäumer** und diverse Kombinationspräparate werden beim Reizkolon erfolgreich eingesetzt. Funktionelle Durchfälle sollten mit Loperamid normalisiert werden. 30–50 % der Patienten sprechen auch auf eine **Placebomedikation** gut an.

Prognose: Die Erkrankung verläuft überwiegend chronisch. Ein Übergang in eine organische Darmerkrankung ist nicht zu erwarten, vielleicht mit Ausnahme der Divertikulose.

Therapie: Eine wirksame, kausale Therapie ist nicht bekannt. Die Therapie des RDS ist deshalb **vielschichtig** und beginnt mit der **„kleinen Psychotherapie"** durch den Hausarzt, der den Patienten von der Häufigkeit und der Harmlosigkeit seiner Symptome zu überzeugen hat. Psychotherapie und autogenes Training wirken unterstützend, sportliche Aktivität ist ratsam.

Erfahrungsgemäß verträgt der Patient mit funktionellen Beschwerden fette und blähende Speisen schlecht, desgleichen zu heiße und zu kalte Getränke, kohlensäurehaltige Mineralwasser und rohes Obst. Eine **faserreiche Kost**, eventuell ergänzt durch Weizenkleie, Leinsamen oder Muzilaginosa (indischer Flohsamen) mit **reichlich Flüssigkeit**, führt zu einer beschleunigten Darmpassage und einer Erhöhung des Stuhlvolumens. Durch die große Wasserbindungskapazität von Weizenkleie, Leinsamen u.ä. lassen sich auch funktionelle Durchfälle erfolgreich therapieren.

Die Wirkung von **Anticholinergika/Spasmolytika** wird unterschiedlich beurteilt, in Verbindung mit Tranquilizern sieht man jedoch häufig einen positiven Effekt. Mebeverinhydrochlorid (Duspatal) wirkt glattmuskulär relaxierend, **Entschäumer** (Dimethicon) und **Phytotherapeutika** (z.B. Iberogast) sind in ihrer Wirkung umstritten. Günstige Ergebnisse liegen auch für Sulpirid (Dogmatil) und Trimipramin (Stangyl) vor. Dominieren Durchfälle, sollten moderne Opiatabkömmlinge wie Loperamid (z.B. Imodium) zum Einsatz kommen. Eventuell können auch lokale rektale Entleerungshilfen (z.B. Microklyst, Lecicarbon Supp.) bei hartem Stuhl im Rektum eingesetzt werden. 30–50 % der Patienten sprechen auch auf eine **Placebomedikation** gut an.

Prognose: Die schmerzlose Diarrhö hat eine bessere Prognose als die spastische Obstipation. Die Prognose ist, was Heilung oder wesentliche Besserung anbelangt, eher ungünstig. Eine Verkürzung der Lebenserwartung besteht beim Reizkolon jedoch nicht. Ein Übergang in eine organische Erkrankung ist nicht zu erwarten, abgesehen vielleicht von einer Divertikulose.

5.4 Enterokolitiden

5.4 Enterokolitiden

▶ **Definition**

▶ **Definition:** Eine **Enteritis** ist eine entzündliche Erkrankung des Dünndarms, bei Mitbeteiligung des Dickdarms spricht man von einer **Enterokolitis**, bei einer Begrenzung auf den Dickdarm von einer **Kolitis**.

Einteilung: s. Tab. **E-5.1**.

Einteilung: Die Enterokolitiden werden grob in **infektiöse** und **nichtinfektiöse** Erkrankungen eingeteilt (Tab. **E-5.1**).

≡ E-5.1	Einteilung der Enterokolitiden
infektiös	■ **bakteriell:** z.B. durch Salmonellen, Shigellen, E. coli, Yersinien, Campylobacter, Tuberkulosebakterien, Clostridium perfringens, C. difficile, Staphylokokken
	■ **viral:** z.B. durch Rotaviren, Noro-Virus (früher Norwalk-Virus), Adenoviren, Zytomegalieviren
	■ **parasitär:** z.B. durch Kryptosporidien, Lamblien, Amöben, Würmer, Pilze
nichtinfektiös	■ **idiopathisch:** Morbus Crohn, Colitis ulcerosa (s. S. 539)
	■ **radiogen:** Strahlenenteritis bzw. -kolitis (s. S. 539)
	■ **ischämisch:** ischämische Kolitis (s. S. 534)
	■ **medikamentös:** z.B. durch Antibiotika (pseudomembranöse Enterokolitis, s. u.), NSAR, Ciclosporin, Zytostatika, goldhaltige Präparate
	■ **toxisch:** Gold
	■ **allergisch, alimentär:** durch Nahrungsmittelallergie
	■ **post operationem:** z.B. Pouchitis, Diversionskolitis

5.4.1 Pseudomembranöse (Entero-)Kolitis

5.4.1 Pseudomembranöse (Entero-)Kolitis

Sie tritt nach **Antibiotikatherapie** auf und führt nach Unterdrückung der normalen Darmflora zu einem Wachstum von **Clostridium difficile**, dessen Toxin eine Entzündungsreaktion mit Fibrinbelägen auf

Die pseudomembranöse (Entero-)Kolitis tritt nach **Antibiotikatherapie** auf (insbesondere Clindamycin, Lincomycin sowie Ureido-Penicilline, Tetrazykline, Aminoglykoside und Cephalosporine). Eine lange Therapiedauer kann die normale Darmflora unterdrücken und zu einem Wachstum von antibiotikaresis-

⊚ E-5.3

⊚ E-5.3 Endoskopisches Bild bei pseudomembranöser Kolitis

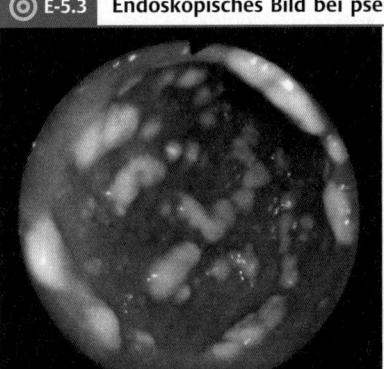

Kleieartige Membranen auf der Mukosa.

tenten Bakterien, v. a. von **Clostridium difficile**, führen. Das Toxin dieser Bakterien löst schließlich eine Entzündungsreaktion hervor und führt zur Ablagerung von Fibrinbelägen auf der Darmwand (Abb. **E-5.3**). Die Symptome reichen von einigen wässrigen, selbst limitierenden Durchfallstühlen bis zu profusen, schleimig-blutigen Durchfällen mit hohem Fieber und Abdominalkoliken (während oder bis zu 2–3 Wochen nach Antibiotikaeinnahme). Die Diagnose kann durch die Stuhlkultur inklusive Toxinnachweis (A und B) gesichert werden. Therapie der Wahl ist, neben dem Absetzen des auslösenden Antibiotikums, die orale Gabe von **Metronidazol** (3 × 400 mg) bzw. **Vancomycin** (3 × 125–250 mg). Zur **Rezidivprophylaxe** eignet sich z. B. die Gabe von Perenterol über einige Wochen.

der Darmwand hervorruft (Abb. **E-5.3**). Es kommt zu teils blutigen Durchfällen, Fieber und Abdominalkoliken. Durch Stuhlkultur inkl. Toxinnachweis kann die Diagnose gesichert werden. Therapie der Wahl ist, neben dem Absetzen des auslösenden Antibiotikums, die orale Gabe von **Metronidazol** bzw. **Vancomycin.** Zur Rezidivprophylaxe kann Perenterol eingesetzt werden.

5.4.2 Strahlen(entero-)kolitis

Das Darmepithel ist aufgrund seiner hohen Zellteilungsrate besonders strahlensensibel (Toleranzdosis Dünndarm 45–60 Gy, Kolon 45–65 Gy, Rektum 55–80 Gy). 50–75 % der Patienten entwickeln nach einer Abdomen- bzw. Beckenbestrahlung eine akute, 5–20 % eine chronische Strahlenenteritis.

Klinik: Die **akute Strahlenenteritis** geht mit Übelkeit, Erbrechen, Diarrhö und abdominellen Schmerzen einher. Die Symptomatik sistiert meist spontan nach zwei Monaten. Die **chronische Strahlenenteritis** beginnt frühestens drei Monate, nicht selten aber erst Jahre nach Ende der Bestrahlung und kann über Jahre persistieren. Kennzeichnend sind wässrige, häufig auch blutige Durchfälle in Verbindung mit Bauchschmerzen. Bei Beteiligung des Ileums kann sich ein Malabsorptionssyndrom einstellen. Die **Strahlenproktitis** kann sich durch perianale Blutungen und eine Analstenose äußern.

Therapie: Therapieversuche mit Sucralfat, 5-ASA, Sulfasalazin und Prednisolon werden unternommen. Symptomatisch kann z. B. Loperamid und Tinctura opii eingesetzt werden. Der Therapieerfolg ist wechselhaft.

5.4.2 Strahlen(entero-)kolitis

50–75 % der Patienten entwickeln nach einer Abdomen- bzw. Beckenbestrahlung eine akute, 5–20 % eine chronische Strahlenenteritis.

Klinik: Kennzeichen der **akuten Strahlenenteritis:** Übelkeit, Erbrechen, Diarrhö, abdominelle Schmerzen. Kennzeichen der **chronischen Strahlenenteritis:** beginnt frühestens drei Monate nach Ende der Bestrahlung. Symptome sind wässrige, auch blutige Durchfälle und Bauchschmerzen.

Therapie: Symptomatisch kann z. B. Loperamid eingesetzt werden.

5.5 Chronisch-entzündliche Darmerkrankungen (CED)

5.5 Chronisch-entzündliche Darmerkrankungen (CED)

▶ **Definition:** Zu den CED gehören der Morbus Crohn und die Colitis ulcerosa. Beide Erkrankungen verlaufen meistens schubweise.

◀ Definition

- **Morbus Crohn** (Syn.: Enterocolitis regionalis, Ileitis terminalis): chronische, alle Wandschichten des Darmes umfassende (transmurale), granulomatöse Entzündung, die grundsätzlich den gesamten Gastrointestinaltrakt betreffen kann, aber bevorzugt im terminalen Ileum und Kolon lokalisiert ist und segmental auftritt.
- **Colitis ulcerosa** (Syn.: ulzerative Kolitis): chronische diffuse Entzündung nur der Kolonschleimhaut, die mit flachen Ulzerationen einhergeht.

Epidemiologie: Beide Erkrankungen beginnen meist im jüngeren Erwachsenenalter und betreffen Männer und Frauen in etwa gleich häufig. Es besteht ein deutliches Nord-Süd-Gefälle.

Epidemiologie: Beide Erkrankungen beginnen meist im jüngeren Erwachsenenalter (20.–40. Lebensjahr), ein zweiter Manifestationsgipfel findet sich um das 60. Lebensjahr. Männer und Frauen sind etwa gleich häufig betroffen (Inzidenz 5–15/100 000/Jahr). Beide Krankheitsbilder werden in Nordamerika sowie Nord- und Mitteleuropa häufiger beobachtet als in südlichen Ländern. Es besteht ein deutliches Nord-Süd-Gefälle mit besonderer Häufung in den skandinavischen Ländern. Weiße (insbesondere Juden) erkranken viermal häufiger an Colitis ulcerosa als Farbige.

Ätiopathogenese: unbekannte Ätiologie. Die Pathogenese ist multifaktoriell: **genetische** Faktoren, **Infektionen, Umwelteinflüsse, immunologische** Ursachen.

Ätiopathogenese: Die Ätiologie beider Erkrankungen ist unbekannt. Pathogenetisch wird von einem **multifaktoriellen** Geschehen ausgegegangen. Eine besondere Rolle spielen dabei **genetische** Faktoren (z. B. Mutation des NOD2-Gens bei Morbus Crohn), virale/bakterielle **Infektionen** (z. B. Paratuberkulosebakterien bei Morbus Crohn), **psychosomatische** Faktoren, **Umwelteinflüsse** (z. B. Rauchen, NSAR, Nord-Süd-Gefälle). Auch **immunolgische** Faktoren sind ein wichtiger Bestandteil der Pathogenese. Es wird eine Fehlfunktion im Zusammenspiel zwischen intestinalem Immunsystem und mikrobieller Darmflora vermutet.

Pathologie: Befallsmuster sowie makroskopische und mikroskopische Veränderungen sind unterschiedlich.

Pathologie: Bei beiden Erkrankungen bestehen Unterschiede hinsichtlich des Befallsmusters sowie der makroskopischen und mikroskopischen (histologischen) Veränderungen.

Befallsmuster: s. Abb. **E-5.4**.

Befallsmuster: s. Abb. **E-5.4**.

- **Morbus Crohn:** Der **gesamte GIT** kann betroffen sein, am häufigsten terminales Ileum und Kolon (**diskontinuierliche** Ausbreitung).
- **Colitis ulcerosa:** Die Erkrankung beginnt im **Rektum** und breitet sich im Kolon aus (**kontinuierliche** Ausbreitung). Selten ist das terminale Ileum betroffen (**„Backwash-Ileitis"**).

- **Morbus Crohn:** Er kann sich im **gesamten Gastrointestinaltrakt** (**GIT**) von der Mundhöhle bis zum Anus manifestieren. Am häufigsten sind terminales Ileum und Kolon betroffen, von wo aus sich die Erkrankung **diskontinuierlich** und meist nach distal (analwärts) ausbreitet. Daraus ergibt sich ein **segmentaler** Befall mit dazwischen-liegenden unauffälligen Darmsegmenten („skip lesions").
- **Colitis ulcerosa:** Die Erkrankung beginnt im **Rektum** und breitet sich im Kolon **kontinuierlich** nach proximal (oralwärts) aus, sodass eine Proktitis, eine Rektosigmoiditis, eine Linksseiten-Kolitis, eine subtotale Kolitis (bis zur rechten Flexur) und eine Colitis ulcerosa totalis unterschieden werden. Selten greift der Entzündungsprozess auf die letzten 10–20 cm des terminalen Ileums über, sog. **„Backwash-Ileitis"**.

Makroskopisches Bild:

Makroskopisches Bild:

- **Morbus Crohn:** aphthöse Schleimhautläsionen, Ulzera (**Pflastersteinrelief**), Fisteln, Stenosen.

- **Morbus Crohn:** Im Initialstadium imponieren **aphthöse Schleimhautläsionen**, später tiefgreifende, bizarr konfigurierte **Ulzera** (Schneckenfraßulzera). Das

---

⊚ **E-5.4**   **Befallsmuster von Morbus Crohn und Colitis ulcerosa**

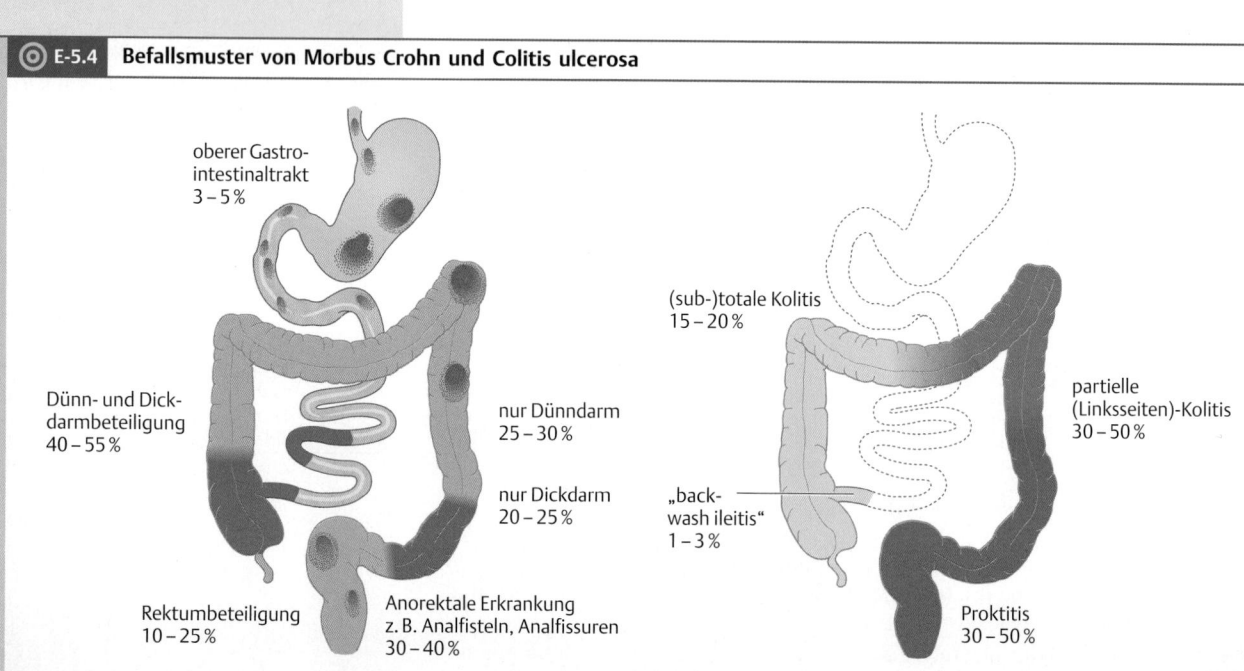

oberer Gastrointestinaltrakt 3–5 %

Dünn- und Dickdarmbeteiligung 40–55 %

nur Dünndarm 25–30 %

nur Dickdarm 20–25 %

Rektumbeteiligung 10–25 %

Anorektale Erkrankung z. B. Analfisteln, Analfissuren 30–40 %

(sub-)totale Kolitis 15–20 %

partielle (Linksseiten)-Kolitis 30–50 %

„backwash ileitis" 1–3 %

Proktitis 30–50 %

a Morbus Crohn.   **b** Colitis ulcerosa.

Nebeneinander von Ulzerationen und vorgewölbter ödematöser Schleimhaut ergibt das typische **Pflastersteinrelief**.

- **Colitis ulcerosa:** Die Mukosa ist diffus **gerötet** und vermehrt **verletzlich**, Spontan- oder Kontaktblutung sind daher häufig. Im Verlauf kommt es zu einer Abflachung des Schleimhautreliefs (**Haustrenverlust**) und oberflächlichen **Ulzerationen**.

Mikroskopisches Bild:

- **Morbus Crohn:** Der Entzündungsprozess umfasst meist die gesamte Darmwand (**transmural**) und ist durch eine disproportionierte Infiltration (ausgeprägter in der Submukosa) gekennzeichnet. Typisch sind **Epitheloidzellgranulome** (20–40 %) und eine Hyperplasie der zugehörigen Lymphknoten (70 %). Aufgrund der Beteiligung aller Wandschichten und des umgebenden Gewebes kann es durch Vernarbungs- und Schrumpfungsprozesse zu Fisteln, Stenosen und Abszessen kommen.
- **Colitis ulcerosa:** Kennzeichnend ist eine entzündliche Infiltration nur von **Mukosa** und **Submukosa**. Typisch sind **Kryptenabszesse**, Becherzellschwund und Epitheldysplasien. Tiefere Wandschichten sind in der Regel nicht betroffen. Stehengebliebene Schleimhautinseln und Regenerate imponieren als entzündliche **Pseudopolypen**. Bei langjährigem Verlauf kann es zu einer **malignen Entartung** (Adenokarzinom) kommen.

Klinik: Bei beiden Erkrankungen stehen unterschiedliche Leitsymptome im Vordergrund.

Die Symptome bei **Morbus Crohn** wechseln je nach Akuität des Entzündungsprozesses und sind stark abhängig von der Lokalisation. Häufig beginnt das Krankheitsbild schleichend mit uncharakteristischen **Abdominalschmerzen**, Borborygmi (gurrende Geräusche im Darm), meist **unblutiger Diarrhö** (Blutbemengungen nur bei Rektumbefall), Flatulenz, Gewichtsverlust und Fieber.

> ▶ **Merke:** Aufgrund des ähnlichen klinischen Bildes wird die Ileitis terminalis nicht selten als akute Appendizitis verkannt.

Leitsymptom der **Colitis ulcerosa** sind **blutig-schleimige Durchfälle**, deren Intensität vom Ausmaß des Kolonbefalls abhängt. Begleitend können Abdominalschmerzen, **Tenesmen** (mittlerer Unterbauch, Kreuzbeingegend, Kolonrahmen), Gewichtsverlust und Fieber (selten) auftreten.

Verlauf: Bei den betroffenen Patienten wird die Lebensqualität durch den chronischen und **in Schüben** verlaufenden Krankheitsprozess enorm belastet. Erschwerend kommen extraintestinale Symptome (häufiger bei Morbus Crohn) und lokale Komplikationen hinzu.

Beim **Morbus Crohn** ist der spontane klinische Verlauf nicht im Voraus zu bestimmen. Es finden sich Perioden des Aufflackerns und der relativen Inaktivität. Die Aktivität des Krankheitsbildes wird anhand eines **Aktivitätsindex** (**CDAI** = Crohn's Disease Activity Index) ermittelt, der sich an klinischen und laborchemischen Faktoren orientiert, u. a. Stuhlfrequenz, Grad der Bauchschmerzen, Allgemeinbefinden, Körpergewicht, Hämatokrit. Bei CDAI-Werten über 150 handelt es sich um einen akuten, behandlungsbedüftigen Schub. Werte unter 150 sprechen für eine Remission.

Bei der **Colitis ulcerosa** unterscheidet man folgende Verlaufsformen: **chronisch-rezidivierend** (80 %), **chronisch-persistierend** ohne komplette Remission (10–15 %), **akut fulminant** (5 %) mit einer Letalität von 30 %. Die Krankheitsaktivität bzw. die Schwere des Schubes wird hier mithilfe einer **Schweregradeinteilung** erfasst, die sich ähnlich wie der CDAI an klinischen und laborchemischen Parametern orientiert, u. a. Allgemeinbefinden, Stuhlfrequenz (Blut/Schleim?), Temperatur, Pulsfrequenz, Hämoglobin, BSG. Etwa 60 % der Patienten leiden an einer leichten Verlaufsform ohne wesentliche Beeinträchtigung des Allgemeinbefindens und mit nur kleinen Stuhlmengen; nur in etwa 10 % entwickelt sich ein schweres Krankheitsbild mit > 8 blutigen Entleerungen pro Tag, Fieber und Pulsfrequenz > 100/min.

Randspalte:

- **Colitis ulcerosa:** gerötete und verletzliche Mukosa, Haustrenverlust, Ulzerationen.

Mikroskopisches Bild:

- **Morbus Crohn:** Typisch sind Epitheloidzellgranulome, Hyperplasie der Lymphknoten.

- **Colitis ulcerosa:** Typisch sind Kryptenabszesse, Becherzellschwund, Epitheldysplasien (maligne Entartung möglich), Pseudopolypen.

Klinik: Der **Morbus Crohn** beginnt häufig mit **Abdominalschmerzen**, meist **unblutiger Diarrhö**, Flatulenz, Gewichtsverlust und Fieber.

◀ Merke

Leitsymptom der **Colitis ulcerosa** sind **blutig-schleimige Durchfälle**. Begleitend können Abdominalschmerzen, **Tenesmen**, Gewichtsverlust und Fieber auftreten.

Verlauf: Es handelt sich um chronische, **in Schüben** verlaufende Krankheitsbilder.

Zur Beurteilung der Aktivität des **Morbus Crohn** dient ein **Aktivitätsindex** (CDAI = Crohn's Disease Activity Index). Bei CDAI-Werten über 150 handelt es sich um einen akuten, behandlungsbedüftigen Schub.

Bei der **Colitis ulcerosa** unterscheidet man einen **chronisch-rezidivierenden** (80 %), **chronisch-persistierenden** und **akut fulminanten** Verlauf. Die Krankheitsaktivität wird mithilfe einer **Schweregradeinteilung** erfasst. In etwa 60 % der Fälle liegt eine leichte Verlaufsform vor.

Komplikationen: Beide Erkrankungen weisen relativ spezifische **intestinale Komplikationen** auf.

Typisch für **Morbus Crohn** sind:

- **Fisteln und Abszesse:** Fisteln können sich zwischen zwei Darmabschnitten oder zwischen Darm und anderen Organen (z. B. Harnblase, v. a. **perianal**, Abb. **E-5.5**) ausbilden. Häufig entstehen daraus Abszesse.
- **Stenosen und Strikturen:** Stenosen und Strikturen sind am häufigsten im terminalen Ileum lokalisiert und äußern sich durch eine Subileus- bzw. Ileussymptomatik.

Die wichtigsten Komplikationen der **Colitis ulcerosa** sind:

- **Blutungen:** Zum Teil können massive Blutungen auftreten.
- **Toxisches Megakolon:** Eine Darmparalyse führt zur **Dilatation** des Kolons. Gefahr einer Peritonitis und Perforation.
- **Perforation, Peritonitis:** Sie treten spontan oder im Rahmen eines toxischen Megakolons auf.
- **Kolonkarzinom:** Das Risiko hängt von der Erkrankungdauer und dem Befallsmuster ab (in Europa ca. 6 %).

Komplikationen: Beide Erkrankungen weisen relativ spezifische **intestinale Komplikationen** auf, die sich aus den entzündlichen Veränderungen der Darmwand ergeben.

Die häufigsten intestinalen Komplikationen des **Morbus Crohn** sind Fisteln (40 %), Abszesse, Stenosen und Strikturen. Selten kommt es zu freier Perforation, toxischem Megakolon oder Karzinomentwicklung (höheres Risiko bei Dickdarmbefall).

- **Fisteln und Abszesse:** Fisteln können sich zwischen zwei Darmabschnitten oder zwischen Darm und anderen Organen (Harnblase, Vagina, Haut) ausbilden. Häufig sind sie Ausgangspunkt von Abszedierungen (intra- und extraperitoneale Abszesse). Nicht selten gehen auch **perianale** Fistelbildungen (Abb. **E-5.5**) dem klassischen Krankheitsbild voraus oder weisen auf einen Morbus Crohn hin.
- **Stenosen und Strikturen:** Stenosen sind am häufigsten im terminalen Ileum lokalisiert und äußern sich klinisch durch Schmerzen und Subileus- bzw. Ileussymptomatik (s. S. 566). Aus den zunächst entzündlichen (reversiblen) Stenosen können im Verlauf narbige Strikturen entstehen.

Die wichtigsten intestinalen Komplikationen der **Colitis ulcerosa** sind Blutungen, toxisches Megakolon (1–2,5 %), Perforation und Kolonkarzinom. Stenosen sind eher selten und bei Vorliegen verdächtig auf ein Neoplasma (bioptische Abklärung!).

- **Blutungen:** Blutverluste führen zu Eisenmangel und Anämie; die zum Teil massiven Blutungen können lebensbedrohlich sein.
- **Toxisches Megakolon** (s. auch Exkurs): Hier kommt es durch ein Übergreifen des Entzündungsprozesses auf die gesamte Darmwand mit Darmparalyse zu einer **Dilatation** des Kolons auf über 10 cm. Es besteht die Gefahr einer lebensbedrohlichen Durchwanderungsperitonitis bzw. Perforation (wiederholte Abdomenübersichtsaufnahmen durchführen; gemeinsame Betreuung mit Chirurgen!).
- **Perforation mit nachfolgender Peritonitis:** Sie kann spontan oder im Rahmen eines toxischen Megakolons entstehen.
- **Kolonkarzinom:** Das Risiko hängt von der Erkrankungsdauer (> 10 Jahre) und dem Befallsmuster (Pankolitis > linksseitige Kolitis) ab; in Europa beträgt das Lebensrisiko etwa 6 % ab dem 10. Erkrankungsjahr.

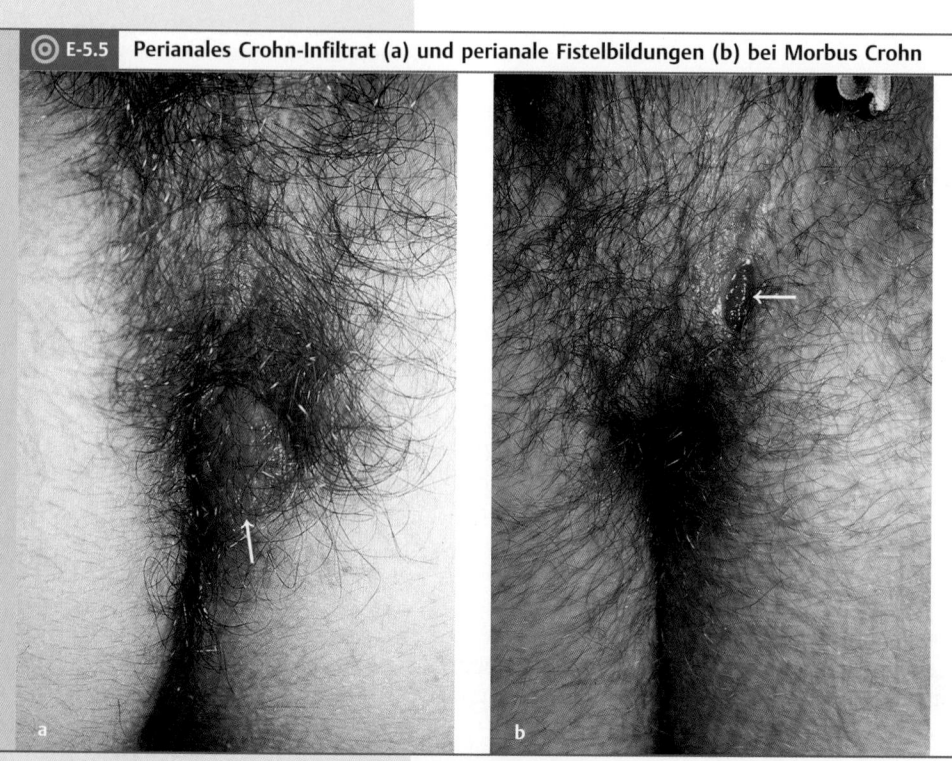

E-5.5 | **Perianales Crohn-Infiltrat (a) und perianale Fistelbildungen (b) bei Morbus Crohn**

E-5.6 Toxisches Megakolon in der Abdomenübersichtsaufnahme

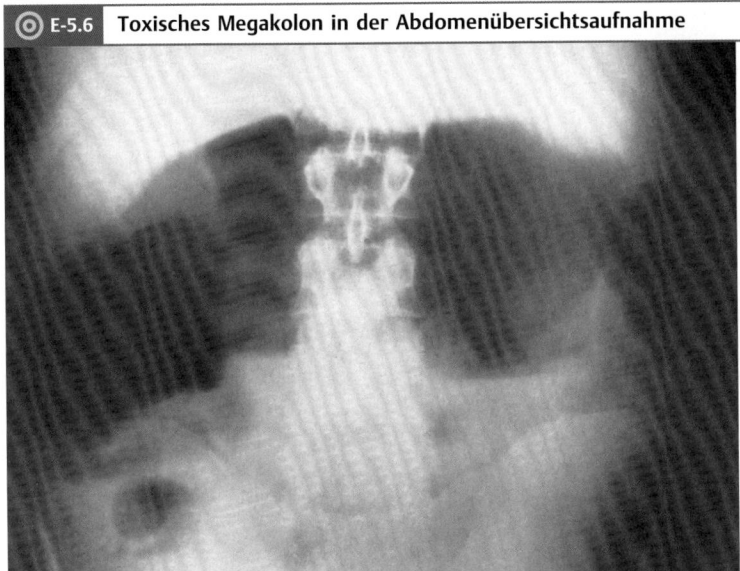

Die Abdomenleeraufnahme in Linksseitenlage zeigt eine massive Dilatation der Darmschlingen (Dilatation bis über 10 cm).

▶ **Exkurs: Toxisches Megakolon** Die Diagnose des toxischen Megakolons ergibt sich aus dem klinischen Bild und der Röntgenaufnahme. Die Indikation zur Koloskopie sollte wegen der hohen Perforationsgefahr streng gestellt werden. Ein **toxisches Bild** liegt vor bei Fieber > 38 °C, Tachykardie > 120/min, Leukozytose > 11 000/µl, Anämie. Hinweisend sind außerdem Flüssigkeitsmangel, Verwirrtheit, Elektrolytstörungen und Hypotension. Der Nachweis einer **Kolondilatation** in der Abdomenübersichtsaufnahme (Abb. **E-5.6**) bestätigt schließlich die Diagnose. Wenn das toxische Megakolon nicht innerhalb von 1–2 Tagen auf eine konservative Intensivtherapie (parenterale Ernährung) anspricht, muss operativ vorgegangen werden. In einem Teil der Fälle kann die endoskopische Einlage einer Dekompressionssonde durch einen erfahrenen Untersucher zum Abklingen des Krankheitsbildes beitragen. (Ein toxisches Megakolon kann auch im Rahmen einer pseudomembranösen Kolitis auftreten.)

◀ **Exkurs**

Extraintestinale Komplikationen und Manifestationen kommen bei beiden Erkrankungen in bis zu 80 % der Fälle vor (häufiger bei Morbus Crohn) und können auch der entzündlichen Darmerkrankung vorausgehen. Betroffen sind vorwiegend Haut, Augen, Gelenke, Leber und Gallenwege (Tab. **E-5.2**). Eine besondere Bedeutung haben auch Folgeerkrankungen bei Morbus Crohn, die durch **Malabsorption** bedingt sind. Neben Gewichtsverlust und Wachstumsstörungen (im Kindesalter) kommt es zu verschiedenen Mangelerscheinungen wie z. B. Vitamin-, Mineral-, Eiweißmangel. Insbesondere bei ausgedehntem Ileumbefall treten Vitamin-B$_{12}$-Mangel ($\rightarrow$ Vitamin-B$_{12}$-Mangelanämie, s. S. 1165) und Gallensäuren-Verlustsyndrom ($\rightarrow$ Gallen- und Nierensteine, s. S. 525) auf. Als seltene Spätkomplikation kann sich bei beiden Erkrankungen eine Amyloidose entwickeln.

Extraintestinale Komplikationen (häufiger bei Morbus Crohn) betreffen vorwiegend Haut, Augen, Gelenke, Leber und Gallenwege (Tab. **E-5.2**). Eine besondere Bedeutung haben auch Folgeerkrankungen bei Morbus Crohn, die durch **Malabsorption** bedingt sind (Gewichtsverlust, Wachstumsstörungen, Vitamin-, Mineral-, Eiweißmangel).

E-5.2 Extraintestinale Manifestationen bei Morbus Crohn (MC) und Colitis ulcerosa (CU)

Organ	Klinik
Haut, Mundschleimhaut	Erythema nodosum (2–4 %), Pyoderma gangraenosum (1–2 %), Aphthen (10 %), akute febrile neutrophile Dermatose (Sweet-Syndrom)
Augen	Konjunktivitis, Chorioiditis, Episkleritis, Iridozyklitis (5–8 %), Retrobulbärneuritis
Gelenke	Arthritis (10–15 %), Polyarthritis, ankylosierende Spondylitis (1–2 %, meist HLA-B27 positiv), Sakroileitis (12–15 %)
Leber und Gallenwege	primär sklerosierende Cholangitis (5 %, v. a. bei CU), Fettleber
Lunge	chronische Bronchitis, Bronchiolitis, interstitielle Lungenerkrankungen
sonstige	Vaskulitis, Perikarditis, Glomerulonephritis, Myositis

Differenzialdiagnose: Am ehesten ist an **infektiöse Kolitiden** zu denken: Yersiniose und Darm-Tuberkulose mit Morbus-Crohn-ähnlichem Bild, Salmonellen, Shigellen, Campylobacter jejuni und Amöben mit Colitis-ulcerosa-ähnlichem Bild.

Andere wichtige **nichtinfektiöse** Differenzialdiagnosen sind: CED (Tab. **E-5.3**), medikamenteninduzierte Kolitis, ischämische Kolitis, Strahlenkolitis, Divertikulitis, Appendizitis, Kollagen-Kolitis, Reizdarm-Syndrom, Nahrungsmittelallergien, Karzinome.

Diagnostik: Klinische Symptomatik, Labor und Endoskopie sind diagnoseführend.

Körperliche Untersuchung:
- **Palpation des Abdomens:** Druckschmerz im Unterbauch.
- **digital-rektale Untersuchung:** ggf. Infiltration des Analkanals, Fissuren, Fistel, Blut.

Labordiagnostik:
- **Stuhluntersuchung:** Ausschluss einer infektiösen Darmerkrankung.
- **Blutuntersuchung:** Erhöhung von CRP und BSG sowie Leukozytose, Thrombozytose und niedriges Albumin kennzeichnen den akuten Schub. Eine **Eisenmangelanämie** ist häufig.
- **Serologie:** pANCA bei Colitis ulcerosa, ASCA bei Morbus Crohn.

Differenzialdiagnose: Hier ist am ehesten an **infektiöse Kolitiden** zu denken, die durchaus auch einen protrahierten Verlauf nehmen können. Bei etwa einem Drittel aller Patienten, die mit der Verdachtsdiagnose einer CED untersucht werden, finden sich erregerbedingte Kolitiden. Yersiniose und Darm-Tuberkulose zeigen zum Beispiel Crohn-ähnliche Krankheitsbilder; Infektionen durch Salmonellen, Shigellen, Campylobacter jejuni und Amöben dagegen können eine Colitis ulcerosa imitieren. Auch an andere Parasiten (z. B. Lamblien, Schistosomiasis) und Viren, u. a. auch HIV (opportunistische Infektionen, s. S. 1109), sollte gedacht werden.

Andere wichtige **nichtinfektiöse** Differenzialdiagnosen sind: medikamenteninduzierte Kolitis (v. a. pseudomembranöse Kolitis), ischämische Kolitis, Strahlenkolitis, Divertikulitis, Appendizitis (v. a. bei Morbus Crohn), Kollagen-Kolitis, Reizdarm-Syndrom, Nahrungsmittelallergien, Karzinome. Die Differenzierung zwischen Colitis ulcerosa und Morbus Crohn ist nicht immer leicht. In 10–20 % der Fälle zeigt sich, dass die ursprüngliche Diagnose durch die Verlaufsbeobachtung revidiert werden muss. Beide Krankheitsbilder kommen aber nicht nebeneinander vor und gehen auch nicht ineinander über.

Diagnostik: Die Diagnose beruht im Wesentlichen auf der klinischen Symptomatik, den auffälligen Laborparametern und der Endoskopie (mit Histologie).

Körperliche Untersuchung:
- **Palpation des Abdomens:** Während sich bei Morbus Crohn bevorzugt im rechten Unterbauch eine schmerzhafte Resistenz findet, deutet ein Druckschmerz auf der linken Seite eher auf eine Colitis ulcerosa hin.
- **digital-rektale Untersuchung:** Sie gibt Hinweise auf Infiltration des Analkanals sowie Fissur- oder Fistelbildungen (v. a. bei Morbus Crohn). Bei Colitis ulcerosa ist häufig Blut erkennbar.

Labordiagnostik:
- **Stuhluntersuchung:** Um eine infektiöse Darmerkrankung auszuschließen, sind im Rahmen der Erstdiagnostik und auch bei Veränderung der Krankheitsaktivität Untersuchungen des Stuhls auf pathogene Keime notwendig.
- **Blutuntersuchung:** Erhöhung von **BSG** und **CRP** sowie **Leukozytose** und **Thrombozytose** sprechen für einen akuten Schub. Auch der Eiweißstoffwechsel ist in dieser Phase deutlich gestört und hat ein erniedrigtes **Albumin** zur Folge. Eine **Eisenmangelanämie** liegt häufig vor, während ein Vitamin-B_{12}-Mangel nur selten nachweisbar ist.
- **Serologie:** Während bei der Colitis ulcerosa **pANCA** häufig positiv sind, finden sich beim Morbus Crohn in vielen Fällen **ASCA** (= Anti-Saccharomyces-cerevisiae-Antikörper).

≡ **E-5.3**   **Differenzialdiagnose von Morbus Crohn und Colitis ulcerosa**

	Morbus Crohn	*Colitis ulcerosa*
Befallsmuster	gesamter GI-Trakt	auf Kolon begrenzt selten Ileumbefall („Backwash-Ileitis")
bevorzugte Lokalisationen	Ileum, Ileokolon, Kolon	Rektum
Ausbreitung	diskontinuierlich analwärts	kontinuierlich oralwärts
Pathologie		
– Mikroskopie:	transmural, Epitheloidzellgranulome	Mukosa, Submukosa Kryptenabszesse, Becherzellverlust, Schleimhautatrophie, Epitheldysplasie
– Makroskopie:	Aphthen, Stenosen, Fisteln, „Pflastersteinrelief"	Rötung, Ulzerationen, Pseudopolypen, Kontaktblutung (gesteigerte Vulnerabilität)
typische Symptomatik	Bauchschmerzen, Durchfälle (selten blutig)	blutige Durchfälle
Komplikationen	Fisteln (häufig), Abszesse, Stenosen	Blutung, toxisches Megakolon (selten), Perforation, Kolonkarzinom
extraintestinale Symptome	häufig	seltener

Apparative Untersuchungen (Abb. **E-5.7**):

- **Endoskopie:** Die **Ileokoloskopie** mit **Biopsien** ist für die Diagnosestellung unabdingbar und zeigt die typischen Veränderungen der Darmschleimhaut (makroskopische und histologische Befunde s. Tab. **E-5.3**). Da bei Morbus Crohn auch der obere Gastrointestinaltrakt betroffen sein kann, muss hier zusätzlich eine **ÖGD** (inkl. Biopsien) erfolgen. Die Erfahrung mit der Kapsel-Endoskopie zeigt, dass „skip lesions" im Dünndarm bei Morbus Crohn außerordentlich häufig sind, auch wenn die übrige Diagnostik nur einen Kolonbefall ergeben hat.

- **Sonographie:** Sie kann zur Erfassung der Ausdehnung der Entzündungsprozesse und von Komplikationen eingesetzt werden; u. a. können damit Darmwandverdickungen, Abzesse, Fisteln sowie Manifestationen an anderen Organen dargestellt werden. Die Sonographie wird bevorzugt zur Verlaufsbeobachtung des Morbus Crohn eingesetzt, um unnötige Strahlenbelastung zu vermeiden.

Apparative Untersuchungen (Abb. **E-5.7**):

- **Endoskopie: Ileokoloskopie** mit **Biopsien**, bei Morbus Crohn auch **ÖGD** (makroskopische und histologische Befunde s. Tab. **E-5.3**).
- **Sonographie:** zur Erfassung von Darmwandverdickungen, Abzessen, Fisteln sowie Manifestationen an anderen Organen.

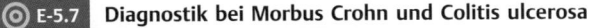

⊚ **E-5.7** Diagnostik bei Morbus Crohn und Colitis ulcerosa

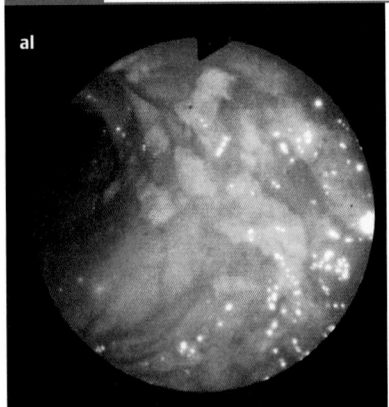

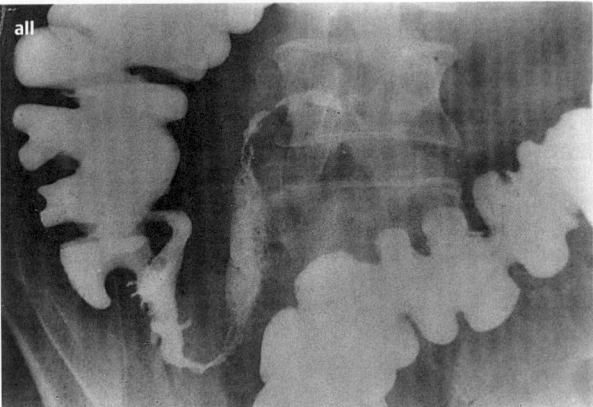

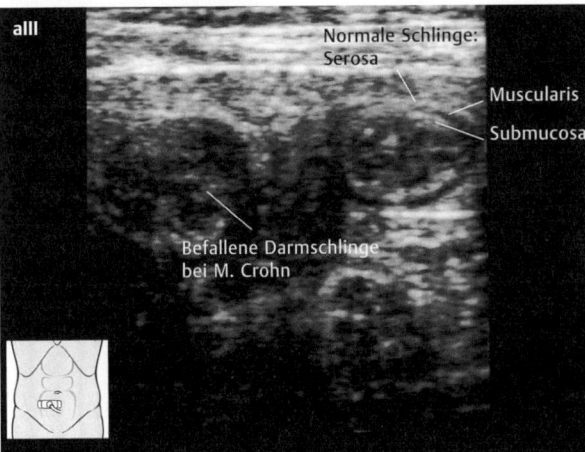

Normale Schlinge: Serosa
Muscularis
Submucosa
Befallene Darmschlinge bei M. Crohn

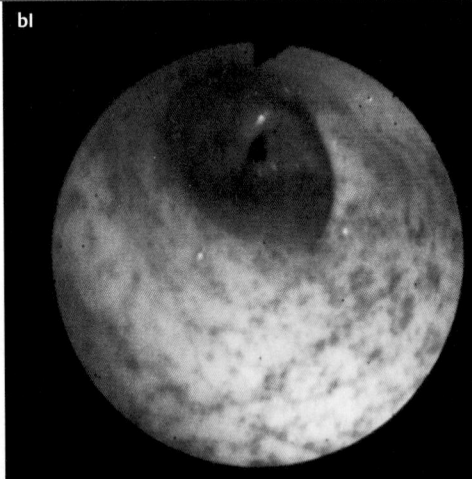

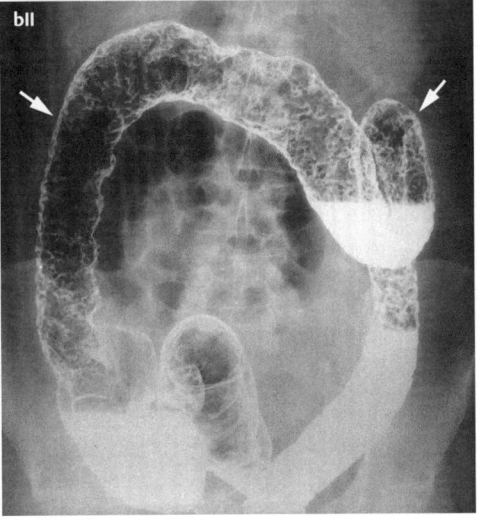

a Morbus Crohn:
I Koloskopie: Crohn-Ulzera in sonst unauffälliger Schleimhaut
II Röntgen: Pflastersteinstruktur und Stenosierung.
III Sonographie: Aufhebung der Wandschichtung im befallenen Abschnitt.

b Colitis ulcerosa:
I Koloskopie: Kleine, diffuse Ulzerationen in hyperämischer Mukosa.
II Röntgen: Sägezahnartige Ausziehung des Schleimhautreliefs (Pfeile).

- **Röntgenuntersuchung:** Kaum Bedeutung bei Colitis ulcerosa (Pseudopolyposis, „Fahrradschlauch" bei Haustrenschwund). Kontrastdarstellung (**MRT-Sellink**) bei Morbus Crohn sinnvoll zur Beurteilung tiefer Dünndarmabschnitte oder des Dickdarms („Pflastersteinrelief", Stenosen).

▶ Merke

Therapie: Zielsetzungen sind Beschwerden und Entzündungsaktivität zu verringern und erneute Schübe zu reduzieren.

▶ Merke

- **Ernährung und supportive Therapie:** unverträgliche Speisen meiden und auf eine ausgewogene Ernährung achten, ggf. Laktoseintoleranz berücksichtigen. Bei Malabsorption Mangelzustände ausgleichen. Bei schweren Schüben ballaststofffreie Flüssignahrung oder parenterale Ernährung.

- **medikamentöse Therapie:** Sie richtet sich nach der **Schwere**, dem **Verlauf** und dem **Befallsmuster** der Erkrankung (s. Tab. **E-5.5** und **E-5.6**).

- **chirurgische Therapie:** Bei **Morbus Crohn** ist aufgrund **postoperativer Rezidive** (30–50 %) auf eine zurückhaltende Indikation und eine „**minimal surgery**" zu achten. Dringliche

- **Röntgenuntersuchung:** Für die Colitis ulcerosa spielt sie heute nur noch eine untergeordnete Rolle (Pseudopolyposis, „Fahrradschlauch" bei Haustrenschwund). Eine Röntgenuntersuchung des Dünndarms im Doppelkontrast (Sellink) kann bei Morbus Crohn zur Beurteilung tiefer Dünndarmabschnitte oder auch des Dickdarms (z. B. bei erschwerter Endoskopie) hilfreich sein („Pflastersteinrelief", Stenosierungen). Sie wird heute jedoch zunehmend durch das **MRT** ersetzt.

▶ **Merke:** Nach Diagnosestellung des Morbus Crohn muss der **gesamte Verdauungstrakt** nach weiteren Manifestationen abgesucht werden.

Therapie: Zielsetzungen der Therapie sind die Beschwerden und die Entzündungsaktivität zu verringern, das Risiko eines erneuten Schubs zu reduzieren und dadurch die Lebensqualität zu erhalten.

▶ **Merke:** Während die **Colitis ulcerosa** letztendlich **durch Kolektomie geheilt** werden kann, ist eine operative Heilung bei Morbus Crohn aufgrund seiner möglichen Manifestation im gesamten Magen-Darm-Trakt in der Regel nicht möglich.

- **Ernährung und supportive Therapie:** Eine spezifische Crohn- oder Colitis-Diät gibt es nicht. Grundsätzlich sollten unverträgliche Speisen vermieden und auf eine normal ausgewogene Ernährung geachtet werden. Eine eventuelle Laktoseintoleranz (ca. 30 % der Crohn-Patienten, s. S. 527) sollte berücksichtigt werden. Mangelzustände bei Malabsorption (Blut, Eiweiß, Flüssigkeit, Elektrolyte, Mineralien, Vitamine etc.) sind auszugleichen. Bei schweren Schüben kann eine ballaststofffreie Flüssignahrung oder parenterale Ernährung notwendig werden.

- **medikamentöse Therapie:** Bei CED richtet sich die Wahl des Medikamentes (Tab. **E-5.4**) und die Applikationsform (lokal: Suppositorien, Schaum, Klysmen; systemisch) nach der **Schwere**, dem **Verlauf** und dem **Befallsmuster** der Erkrankung (Morbus Crohn Tab. **E-5.5**, Colitis ulcerosa Tab. **E-5.6**). Suppositorien erreichen etwa 15 cm des Rektums; Schäume und Klysmen werden bei Sigma- und Colon-descendens-Befall eingesetzt.

- **chirurgische Therapie:** Beim **Morbus Crohn** muss wegen starker Tendenz zu **postoperativen Rezidiven** (30–50 %) die Indikation zur chirurgischen Behandlung zurückhaltend gestellt und dabei so organerhaltend wie möglich vorgegangen werden („**minimal sur-**

≡ **E-5.4** **Medikamentöse Therapie CED**

Wirkstoffgruppen	Eigenschaften
Salizylate (z. B. Mesalazin [5-ASA], Sulfasalazin, Osalazin)	**Wirkung:** leichte Entzündungshemmung **Nebenwirkungen:** interstitielle Nephritis, Pankreatitis; Sulfasalazin: Stevens-Johnson-Syndrom, megaloblastäre oder hämolytische Anämie, Leukozytopenie
Kortikosteroide (z. B. Budesonid [topisch], Prednison [systemisch])	**Wirkung:** starke Entzündungshemmung **Nebenwirkungen:** z. B. Osteoporose, Hautatrophie, Akne (weniger Nebenwirkungen bei Budesonid)
Immunsuppressiva (z. B. Azathioprin, 6-Mercaptopurin, Methotrexat)	**Wirkung:** Unterdrückung des Immunsystems **Nebenwirkungen:** Blutbildveränderungen, allergische Reaktionen, Pankreatitis, medikamenteninduzierte Hepatitis. Cave: Kombination von AZA/6-Mercaptopurin mit Allopurinol
TNF-Antikörper (z. B. Infliximab)	Reservemittel bei Morbus Crohn (insbesondere bei Fisteln) **Wirkung:** gezielte Blockade spezieller Entzündungsbotenstoffe (TNF-α) **Nebenwirkungen:** Allergie, Reaktivierung einer Tuberkulose, LES, lymphoproliferative Erkrankungen (fraglich)
Antibiotika (z. B. Metronidazol, Ciprofloxacin)	**Wirkung:** Bekämpfung von Infektionserregern **Nebenwirkungen:** periphere Neuropathie, Antabuseffekt bei Alkoholkonsum
Antidiarrhoika (z. B. Loperamid)	**Wirkung:** symptomatische Durchfallbehandlung **Nebenwirkung:** Obstipation

☰ E-5.5 Medikamentöse Therapie des Morbus Crohn

- **akuter Schub**
  = typische Klinik (Abdominalschmerzen, unblutige Diarrhö) in Verbindung mit typischen Laborbefunden (BSG, CRP, Thrombozyten)

- **leichter bis mäßiger Schub: 5-ASA** oral, bei vorwiegend ileozäkalem Befall **Budesonid** oral; alternativ, bei Versagen oder bei proximalem Befall **Prednison**
- **schwerer Schub: Prednison** systemisch, bei häufigen Schüben zusätzlich **Azathioprin** oder **6-Mercaptopurin**

- **chronisch-aktiver Morbus Crohn**
  = persistierende oder rezidivierende Symptomatik über 6 Monate nach vorhergehender Therapie

- **Azathioprin** oder **6-Mercaptopurin** langfristig (2. Wahl: Methotrexat)
- **TNF-Antikörper** als Reservemedikament (Kortikosteroide nur im Schub, keine Antibiotika)

- **Remissionserhaltung**
  Remission = fehlende klinische Zeichen und Symptome eines Morbus Crohn (Bauchschmerzen, Diarrhö, andere intestinale/extraintestinale Symptome)

- **Indikation:** keine generelle Indikation gegeben wie bei Colitis ulcerosa, insbesondere aber indiziert bei steroidabhängigem oder chronisch-aktivem Verlauf oder bei Fistelleiden und bei mehrfachen Crohn-Operationen im Vorfeld
- **Azathioprin** oder **6-Mercaptopurin** (!) über 4–5 Jahre

gery"). Etwa 25 % aller Patienten müssen sich im Verlauf ihrer Erkrankung einer Operation unterziehen. Dringliche Indikationen sind Komplikationen wie Perforation, toxisches Megakolon, schwere Blutungen oder akuter Ileus, zu den relativen Indikationen zählen Fisteln, Abszesse oder Stenosen.

Indikationen sind Komplikationen wie Perforation, toxisches Megakolon, schwere Blutungen oder Ileus.

▶ **Merke:** Bei längerstreckiger Ileumresektion kann sich ein **Kurzdarm-Syndrom** entwickeln (chologene Diarrhö/Steatorrhö durch Verlust von Gallensäuren, Anämie durch Vitamin-B_{12}-Mangel, s. S. 1165).

◀ Merke

Bei der **Colitis ulcerosa** stellt die **Kolektomie** eine kurative Therapiemöglichkeit dar. Sie ist bei schweren Blutungen, toxischem Megakolon und schwerer Erkrankung indiziert, die innerhalb von 5 Tagen durch konservative Maßnahmen nicht deutlich gebessert werden kann. Eine prophylaktische Kolektomie ist nur dann gerechtfertigt, wenn hochgradige Epitheldysplasien nachweisbar sind. Da das Rektum praktisch immer betroffen ist, muss eine totale **Proktokolektomie** mit **ileoanaler Anastomose** und kontinentem **Pouch** (Ersatzampulle) angestrebt werden.

Die **Psychotherapie** kann insbesondere bei der nicht seltenen Neigung zur Anorexia nervosa hilfreich sein. Auch **Selbsthilfegruppen** können wertvolle Hilfe leisten.

Bei **Colitis ulcerosa** kann durch **Kolektomie** kurativ operiert werden. Dringliche Indikationen sind schwere Blutungen, toxisches Megakolon oder therapeutisch nicht beeinflussbarer Verlauf. Es sollte eine totale **Proktokolektomie** mit **ileoanaler Anastomose** und kontinentem **Pouch** angestrebt werden.

Psychotherapie und **Selbsthilfegruppen** können zusätzlich wertvolle Hilfe leisten.

Prognose: Die Lebenserwartung von Patienten mit **Morbus Crohn** ist nahezu normal.

Bei der **Colitis ulcerosa** hängt die Lebenserwartung von der Ausdehnung des chronischen Entzündungsprozesses ab. Bei ausschließlichem Rektumbefall ist die Prognose nicht eingeschränkt. Bei schweren Verlaufsformen versterben 4–6 % der Patienten im ersten Erkrankungsjahr, innerhalb von 5 Jahren 14–20 %. Eine frühzeitige Operation bei therapieresistentem Verlauf vermag die Letalität von 15–30 % auf annähernd 0 zu senken. Das toxische Megakolon ist durch eine Mortalität von 23–30 % gekennzeichnet. Insgesamt ist das Sterblichkeitsrisiko von Kolitispatienten 1,7-fach erhöht. Zur Früherfassung des Kolonkarzinoms werden ab dem 10. Erkrankungsjahr jährliche **Kontroll-Koloskopien** mit der Entnahme von Stufenbiopsien aus dem Kolon gefordert.

Prognose: Beim **Morbus Crohn** in etwa normale Lebenserwartung.

Bei der **Colitis ulcerosa** liegt das Sterblichkeitsrisiko um den Faktor 1,7 höher als bei der Normalbevölkerung. Es ist abhängig von der Ausdehnung und Krankheitsdauer sowie vom Schweregrad der Erkrankung. Zur Früherfassung des Kolonkarzinoms werden ab dem 10. Erkrankungsjahr jährliche **Kontroll-Koloskopien** mit Stufenbiopsien gefordert.

Internet-Links: www.kompetenznetz-ced.de oder www.dccv.de.

▶ **Klinischer Fall:** Bei einer heute 21-jährigen Patientin bestanden seit dem 14. Lebensjahr rezidivierende Schmerzen im rechten Unterbauch, die zunächst auf den Schulstress zurückgeführt wurden, später dann als „chronische Appendizitis" interpretiert wurden. Anlässlich einer Appendektomie bei geringgradiger Leukozytose und leichter CRP-Erhöhung wurde die Diagnose einer Ileitis terminalis gestellt. Die Patientin ist unter Therapie mit zunächst 5-ASA, dann Budesonid (initial 9 mg, dann für 2 Monate 6 mg) weitgehend beschwerdefrei.

◀ Klinischer Fall

E-5.6	Medikamentöse Therapie der Colitis ulcerosa
akuter Schub = typische Klinik (blutige Diarrhö, Tenesmen) in Verbindung mit typischen Laborbefunden (BSG, CRP, Thrombozyten)	**distale Kolitis:** • **leichter bis mittlerer Schub:** topisch **Aminosalizylate** (Zäpfchen bei Proktitis, Klysmen oder Schäume bei Proktosigmoiditis, Kombination mit oralen Aminosalizylaten bei Ausdehnung bis zur linken Flexur), evtl. zusätzlich **Steroide** (Budenosid, da weniger NW) zunächst topisch und bei Versagen oral • **schwerer Schub:** orale **Steroide** + lokal **Mesalazin**, bei Versagen Dosissteigerung der Steroide **ausgedehnte Kolitis:** • **leichter bis mittlerer Schub:** orale **Aminosalizylate**, evtl. zusätzlich orale **Steroide** • **schwerer Schub:** parenterale Ernährung, systemische **Steroide** + orale **Aminosalizylate** (Cave: Kortikosteroide können eine Perforation maskieren)
fulminanter Schub = klinische Symptomatik mit systemischer Beteiligung: häufige blutige Diarrhö, Fieber > 38,5°, reduzierter Allgemeinzustand, Gewichtsabnahme, Hb < 10 g/dl, Leukozytose, CRP > 45 mg/l, niedriges Albumin (< 30 g/l)	OP-Indikation? ansonsten systemische **Steroide** (i. v.), bei Kontraindikation **Cyclosporin A** (i. v.), Flüssigkeits- und Elektrolytsubstitution, parenterale Ernährung
chronisch-aktiver Verlauf = persistierende Symptomatik trotz medikamentöser Therapie, die zwar eine Besserung, jedoch ohne vollständige und dauerhafte (< 2 Rezidive pro Jahr) Remission	**Azathioprin**, bei Nebenwirkungen **6-Mercaptopurin** (Blutbild + Leberwerte regelmäßig kontrollieren!)
Remissionserhaltung Remission = keine Diarrhö (nicht > 3 Stühle/d), kein sichtbares Blut im Stuhl, keine anderen intestinalen oder extraintestinalen Symptome	**Aminosalizylate** oral/rektal (je nach Befallsmuster) für mind. 2 Jahre in reduzierter Dosis (im Gegensatz zum Morbus Crohn verhindert eine Dauermedikation Rezidive weitgehend) bei Versagen: oral/rektale Kombinationstherapie mit **Aminosalizylaten**, Erhöhung der oralen Dosis oder **Azathioprin/6-Mercaptopurin**

5.6 Divertikelkrankheit

▶ **Definition:** Divertikel sind Ausstülpungen der Darmwand. Dabei unterscheidet man:

- **Pseudodivertikel:** Ausstülpungen nur der Schleimhaut (Mukosa und Submukosa) durch die Muscularis propria mit bevorzugter Lokalisation in Sigma und Colon descendens; meist multipel (Synonyme: Graser-Divertikel, falsche Divertikel, Pulsionsdivertikel).
- **Echte Divertikel:** Ausstülpungen aller Wandschichten des Darmes mit bevorzugter Lokalisation in Zäkum und Colon ascendens; meist solitär.

Divertikulose beschreibt das Auftreten multipler Divertikel, bei Entzündung der Divertikel spricht man von **Divertikulitis**. Da die Differenzierung zwischen symptomatischer Divertikulose und einer protrahiert verlaufenden Divertikulitis mitunter schwierig ist, wird zunehmend nur noch von einer **Divertikelkrankheit** gesprochen.

Epidemiologie: Die Divertikulose ist eine häufige Zivilisationskrankheit, die im höheren Lebensalter zunehmend angetroffen wird. Jeder vierte Divertikelträger erkrankt im Laufe seines Lebens an einer Divertikulitis.

Epidemiologie: Die Divertikulose ist eine häufige Zivilisationskrankheit, die im höheren Lebensalter zunehmend angetroffen wird. So weisen über 60-Jährige in bis zu 50 % multiple Divertikel auf, mitunter sogar im gesamten Kolon. Jeder vierte Divertikelträger erkrankt im Laufe seines Lebens an einer Divertikulitis. Für Deutschland rechnet man mit 14 Mio. Divertikelträgern, von denen 450 000 Symptome aufweisen und 100 000 operiert werden müssen.

5.6.1 Divertikulose

5.6.1 Divertikulose

Ätiopathogenese: Meist liegen Pseudodivertikel vor, die vorwiegend im Sigma lokalisiert sind. **Erhöhung des intralumi-**

Ätiopathogenese: Kolondivertikel sind in der Regel Pseudodivertikel (Pulsionsdivertikel) und vorwiegend im **Sigma** lokalisiert. Sie entstehen bevorzugt an Schwachstellen der muskulären Darmwand, die sich an den Gefäßdurchtritts-

E-5.8 | **Sigmadivertikel (a) und Kolondivertikel (b)**

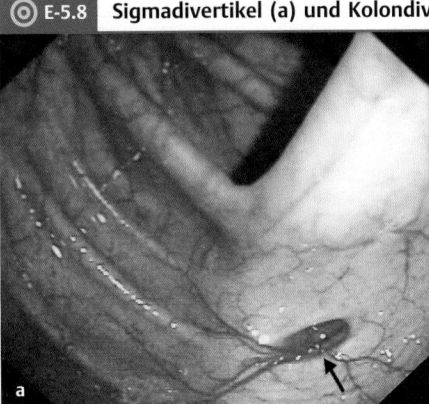
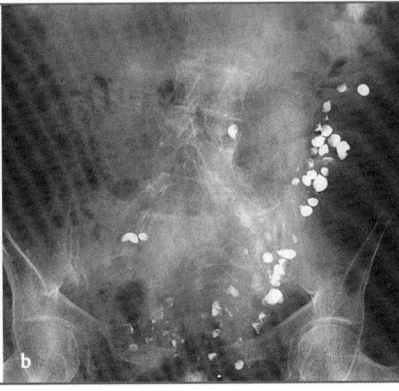

a Blandes Sigmadivertikel mit Schleimhautgefäßen (Pfeil). Bei der Divertikelblutung rupturiert ein arteriosklerotisch verändertes Gefäß im Divertikel.
b Mit Kontrastmittel gefüllte Kolondivertikel im Bereich von Colon descendens und Sigma.

stellen finden. Eine **Erhöhung des intraluminalen Drucks** durch ballaststoffarme Kost oder chronische Obstipation sowie eine (altersbedingte) **Muskel-** und **Bindegewebsschwäche** der Darmwand provozieren die Mukosaausstülpungen durch die Schwachstellen.

Klinik: Häufig wird eine Divertikulose als Zufallsbefund erhoben. Bei etwa 50 % der Patienten finden sich Symptome eines Colon irritabile: intermittierende oder konstante **Schmerzen im linken Unterbauch**, Stuhlunregelmäßigkeiten mit Obstipation und/oder Dirarrhö sowie eine druckschmerzhafte Walze im linken Unterbauch. Ob ein langjährig bestehendes Reizkolon (s. S. 536) zu einer Divertikulose prädisponiert, ist umstritten. Träger von Divertikeln sollen häufiger an Gallensteinen leiden, doch muss betont werden, dass es sich bei der Saint-Trias (axiale Hiatushernie, Cholelithiasis, Kolondivertikulose) sicher um ein zufälliges Zusammentreffen häufiger gastroenterologischer Erkrankungen handelt.

Komplikationen: Divertikulitis (s. S. 550), profuse Blutungen (bei der Divertikelblutung rupturiert ein arteriosklerotisch verändertes Gefäß im Divertikel) und spontane Perforationen (besonders beim Zäkumdivertikel).

Diagnostik: Divertikel lassen sich **endoskopisch** und **radiologisch** darstellen. Aufgrund der besseren Aussagekraft ist allerdings die **Röntgenuntersuchung** mit Kontrastmittel (s. auch S. 536) das Verfahren der Wahl (Abb. **E-5.8**).

▶ **Merke:** Nicht immer gelingt es radiologisch, **Divertikel** als Ausstülpungen von **Sigmapolypen** als Einstülpungen sicher zu differenzieren. Im Zweifelsfall muss deshalb **endoskopisch** die Situation geklärt werden, da beide Erkrankungen aufgrund ihrer Häufigkeit simultan auftreten können.

Bei einer massiven Divertikelblutung kann eine **Angiographie** erforderlich sein.

Differenzialdiagnose: Differenzialdiagnostisch ist an einen Morbus Crohn (s. S. 539), ein Kolonkarzinom (s. S. 555), aber auch an ein Reizdarmsyndrom (s. S. 536) oder gynäkologische Erkrankungen zu denken.

Therapie: Im Allgemeinen werden eine **ballaststoffreiche Kost** bzw. **kolloidale Laxanzien** empfohlen, um durch einen weicheren Stuhlgang Komplikationen durch Stuhlretention in den Divertikeln zu vermeiden. Bei bestehenden Schmerzen können **Anticholinergika** oder **Spasmolytika** (z. B. Mebeverinhydrochlorid) gegeben werden. Eine operative Intervention ist primär nicht erforderlich, solange es nicht zu divertikulitischen Komplikationen gekommen ist (s. S. 550). Massive Blutungen (3–5 %) können nach Versagen der konservativen Therapie (z. B. Vasokonstriktiva, endoskopische Gefäßkoagulation) eine Hemikolektomie erforderlich machen.

nalen Drucks sowie **Muskel-** und **Bindegewebsschwäche** führen zu Mukosaausstülpungen an Schwachstellen der Darmwand.

Klinik: Häufig handelt es sich um einen Zufallsbefund. In 50 % finden sich Symptome eines Reizkolons mit **Schmerzen im linken Unterbauch**, **Obstipation** und/oder **Diarrhö.**

Komplikationen: Divertikulitis, Blutung und Perforation.

Diagnostik: Divertikel lassen sich **endoskopisch** und **radiologisch** darstellen; die **Röntgenuntersuchung** ist allerdings Verfahren der Wahl (Abb. **E-5.8**).

◀ **Merke**

Bei Blutungen kann eine **Angiographie** indiziert sein.

Differenzialdiagnose: Morbus Crohn, Kolonkarzinom, Reizdarmsyndrom oder gynäkologische Erkrankungen.

Therapie: Es werden eine **ballaststoffreiche Kost** bzw. **kolloidale Laxanzien** zur Stuhlregulierung und Verhinderung von Komplikationen empfohlen. Bei bestehenden Schmerzen können **Anticholinergika** gegeben werden. Ein operatives Vorgehen ist primär nicht indiziert, kann aber bei Komplikationen erforderlich werden.

Prognose: Die unkomplizierte Divertikulose hat eine gute Prognose.

5.6.2 Divertikulitis

Ätiopathogenese: Retention und Eindickung von Kot (Kotsteine) in den Divertikeln führt zu einer Entzündung im peridivertikulären Gewebe (**Peridivertikulitis**). Eine Ausdehnung auf die Umgebung ist möglich (Abszesse, Fisteln, Perforation).

Klinik: Typisch ist die sog. „**Linksseitenappendizitis**": linksseitige Unterbauchschmerzen mit umschriebener Peritonitis, Fieber, erhöhte Entzündungsparameter.

- **Komplikationen** der Divertikulitis zeigt Abb. **E-5.9**.

Diagnostik: Diagnostische Methoden der Wahl sind die **Sonographie** und die **Röntgenabdomenleeraufnahme** (Hinweis auf Perforation oder Ileus?). Nach Abklingen der akuten Symptomatik kann ein **Kontrasteinlauf mit Gastrografin** durchgeführt werden (Stenosen? Fisteln?).

Die **CT** des Abdomens hat in den letzten Jahren bei der Diagnostik zunehmend an Bedeutung gewonnen (Abb. **E-5.10b**).

Prognose: Die unkomplizierte Divertikulose hat eine gute Prognose. Bei etwa 25 % der Patienten mit Blutung muss mit Rezidivblutungen gerechnet werden. 10–25 % der Divertikelträger entwickeln eine Divertikulitis.

5.6.2 Divertikulitis

Ätiopathogenese: Die Divertikulitis ist die häufigste Komplikation der Divertikulose. Sie entsteht nach Retention und Eindickung von Kot (Kotsteine) in den Divertikeln, die zu Drucknekrosen mit nachfolgender Entzündung der Divertikel und im peridivertikulären Gewebe (**Peridivertikulitis**) führen. Der Entzündungsprozess kann auf die Umgebung übergreifen und je nach Ausdehnung zu Stenosen, Abszessen, Fisteln oder Perforation führen.

Klinik: Kennzeichnend für eine akute Divertikulitis ist die sog. „**Linksseitenappendizitis**": linksseitige Unterbauchschmerzen mit umschriebener Peritonitis, Fieber, erhöhte Entzündungsparameter (CRP, Leukozyten, BSG). Nicht selten ist ein walzenförmiger Tumor tastbar.

Komplikationen: Die Divertikulitis ist ein hochakutes Krankheitsbild mit zum Teil lebensgefährlichen Komplikationen (Abb. **E-5.9**):
- **Abszess:** druckschmerzhafte Resistenz im linken Unterbauch mit ausgeprägter Leukozytose und septischen Temperaturen, evtl. Vorliegen weiterer Sepsiszeichen.
- **Perforation, Peritonitis:** Meist handelt es sich um eine gedeckte Perforation. Freie Luft im Abdomen oder eine diffuse Peritonitis weisen auf eine offene Perforation hin.
- **Stenose:** Je nach Ausprägung der Stenose finden sich Subileus- bis Ileuszeichen.
- **Fistelbildung:** z. B. in Blase (Pneumaturie, therapieresistente Harnwegsinfekte, Dysurie), Vagina oder Dünndarm.
- **Blutung:** Eine Blutung bei Divertikulitis ist sehr selten.

Diagnostik: Neben der laborchemischen Untersuchung (klassische Entzündungsparameter) sind heute diagnostische Methoden der Wahl die **Sonographie** (Abb. **E-5.10a**), mit der sich das Wandödem, ggf. eine Abszessbildung und freie Flüssigkeit (bei Perforation) darstellen lassen sowie die **Röntgenabdomenleeraufnahme** zur Suche nach Hinweisen auf eine Perforation (freie Luft subphrenisch?) oder auf einen Ileus. Die Diagnostik kann nach Abklingen der akuten Symptomatik mittels **Kontrasteinlauf mit Gastrografin** erweitert werden, insbesondere um eventuelle Stenosen und Fisteln darzustellen.

Die **CT** des Abdomens hat in den letzten Jahren bei der Diagnostik der Sigmadivertikulitis zunehmend an Bedeutung gewonnen. Hiermit lassen sich Wandverdickung, Abszesse und ggf. weitere parakolische und extraluminale Veränderungen nachweisen (Abb. **E-5.10b**).

⊙ **E-5.9**

⊙ **E-5.9**   **Komplikationen der Divertikulitis**

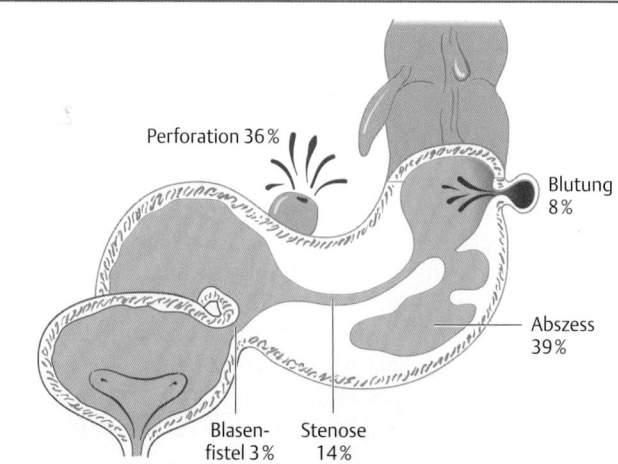

E-5.10 | **Divertikulitis im Sonogramm und CT**

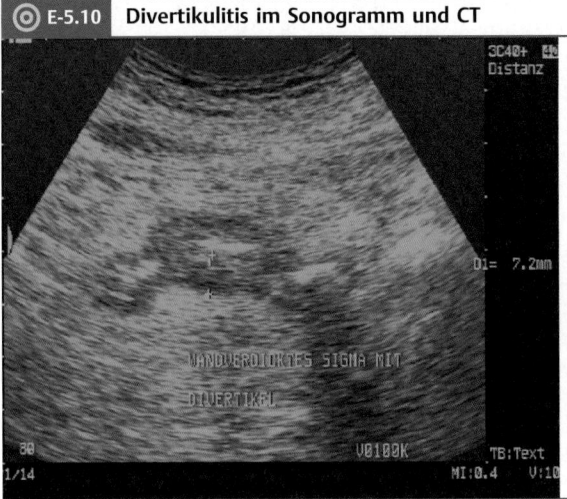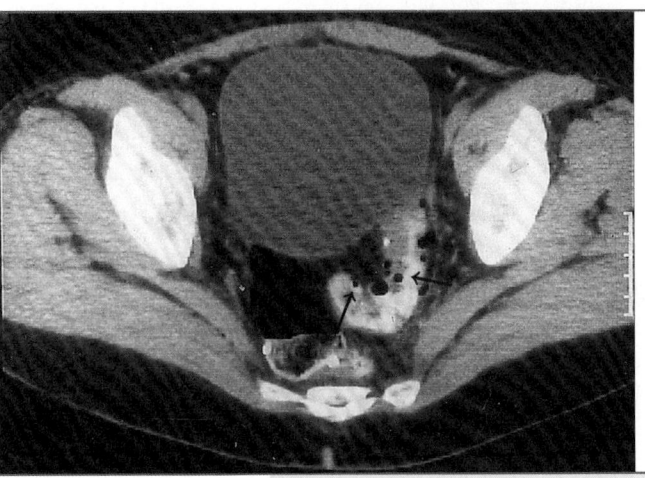

Die **Endoskopie** (Rektosigmoidoskopie) dient in erster Linie dem Ausschluss eines Kolonkarzinoms; die Divertikulitis lässt sich nur indirekt anhand einer Passagestörung oder ödematös gequollener Falten vermuten.

▶ **Merke:** Aufgrund der Perforationsgefahr sollte die Endoskopie erst nach Abklingen des akuten entzündlichen Schubes durchgeführt werden.

Differenzialdiagnose: In erster Linie ist an ein Kolon- bzw. Sigmakarzinom (Tab. **E-5.7**), den Morbus Crohn sowie eine ischämische oder aktinische Kolitis zu denken.

Die **Rektosigmoidoskopie** zeigt eine Passagestörung oder ödematös gequollene Falten. Sie dient in erster Linie dem Ausschluss eines Kolonkarzinoms.

◀ **Merke**

Differenzialdiagnose: Kolonkarzinom (Tab. **E-5.7**), Morbus Crohn, ischämische und aktinische Kolitis.

E-5.7 | **Differenzialdiagnose Divertikulitis – Kolonkarzinom anhand der Kontrastmitteldarstellung**

Divertikulitis	*Kolonkarzinom*
▪ lange Stenose, konisch verlaufend	▪ kurze Stenose mit überhängendem Rand
▪ erhaltenes Schleimhautrelief	▪ zerstörtes Schleimhautrelief
▪ veränderliches Bild	▪ konstantes Bild

Therapie: Die Divertikulitis wird in der Regel stationär behandelt, nur in leichten Fällen empfiehlt sich eine frühzeitige ambulante Antibiose mit Ampicillin oder Trimethoprim-Sulfamethoxazol (z. B. Bactrim, Eusaprim).
Ziel der Therapie ist zunächst die Ruhigstellung des Darmes durch **Nulldiät** und **parenterale Ernährung**. Eine Eisblase lindert den Entzündungsschmerz und verhindert eine Ausbreitung des Prozesses. Bei schwereren Fällen werden zudem Antibiotikakombinationen eingesetzt, z. B. Mezlocillin (3 × 4 g) + Gentamicin (2 × 80 mg) + Metronidazol (2 × 500 mg) oder Gyrasehemmer + Metronidazol.
Nur in 15–30 % ist wegen Therapieresistenz oder Komplikationen wie Abszess, Ileus oder Fistelbildung ein **operativer Eingriff** erforderlich (Indikationen s. Tab. **E-5.8**). Notfalleingriffe wegen Perforation oder Blutung sind mit einer Letalität von über 50 % belastet. Im Allgemeinen wird eine elektive chirurgische

Therapie: Bei leichter Divertikulitis können ambulant **Antibiotika** eingesetzt werden.

In der Regel wird stationär behandelt. **Nulldiät** und **parenterale Ernährung** dienen der Ruhigstellung des Darms. Bei schwereren Fällen werden Antibiotikakombinationen eingesetzt.

Bei Therapieresistenz oder Komplikationen ist ein **operativer Eingriff** erforderlich (Indikationen s. Tab. **E-5.8**).

E-5.8 | **Operationsindikationen bei Divertikulitis** | | **E-5.8**

absolute Indikation (dreizeitige Operation)	▪ Peritonitis ▪ Perforation
dringliche Indikation (zweizeitige Operation)	▪ Fisteln ▪ Divertikulitistumor
relative Indikation (einzeitige Operation)	▪ rezidivierende Divertikulitis

Behandlung 2–3 Monate nach dem 2. Schub einer Divertikulitis empfohlen (Letalität bei 1–2 %).

Prognose: Die unkomplizierte Divertikulitis hat eine gute Prognose, bei Komplikationen beträgt die Letalität 2 %.

Prognose: Die unkomplizierte Divertikulitis hat eine gute Prognose. Die komplizierte Divertikulitis hat eine Letalität von 2 %. Bei 25 % aller Divertikelblutungen muss mit Blutungsrezidiven gerechnet werden.

5.7 Polypen und Polyposis coli

▶ **Definition**

▶ **Definition:** Der Begriff **Polyp** beschreibt im Allgemeinen eine kugelig ins Darmlumen vorspringende Vorwölbung der Schleimhaut, die solitär oder multipel auftreten kann. Von einer **Polyposis** spricht man bei einem Auftreten von in der Regel über 100 Polypen, die meist auf hereditärer, seltener auf erworbener Basis entstehen.

Einteilung und Pathologie: Histologisch unterscheidet man **neoplastische** (95 %) und **nichtneoplastische** (5 %) Polypen (Tab. **E-5.9**). Etwa 90 % aller Kolonpolypen sind **Adenome**, die aufgrund ihres Entartungsrisikos in ein Kolonkarzinom übergehen können (**Adenom-Karzinom-Sequenz**). Das **Entartungsrisiko** hängt dabei vom histologischen Aufbau, der Wuchsform und der Größe des Adenoms ab.

Einteilung und Pathologie: Histologisch unterscheidet man **neoplastische** (95 %) von **nichtneoplastischen** (5 %) Polypen (Tab. **E-5.9**). Größte Bedeutung kommt dabei den Adenomen zu. Etwa 90 % aller Kolonpolypen sind **Adenome**, die als Neoplasie ein Entartungsrisiko in sich tragen. Die **Adenom-Karzinom-Sequenz** (Dysplasie-Karzinom-Sequenz) spielt dabei eine wesentliche Rolle, da sich ca. 95 % aller Kolonkarzinome auf dem Boden eines bestehenden Adenoms entwickeln. Erst wenn die Tumorzellen die Muscularis mucosae durchbrochen haben und in die Submukosa (mit Lymphgefäßen) eingedrungen sind, spricht man von einem Karzinom. Man kann davon ausgehen, dass ca. 5 % aller Adenome maligne entarten. Das **Entartungsrisiko** hängt dabei vom histologischen Aufbau, (tubulös, villös, tubulovillös) der Wuchsform, (gestielt, breitbasig) und der Größe des Adenoms ab.

▶ **Merke**

▶ **Merke:** **Villöse** Adenome entarten häufiger als tubuläre, **breitbasig** aufsitzende Polypen sind eher maligne als gestielte. Bei einem Durchmesser > **1 cm** beginnt die Gefahr einer malignen Entartung und bei > 2 cm lässt sich in 12–40 % ein invasives Karzinom nachweisen.

▶ **Exkurs**

▶ **Exkurs: Adenom-Karzinom-Sequenz**
Sie besagt, dass das Adenom sich über die Dysplasie zum Karzinom entwickelt.
Die Adenom-Karzinom-Sequenz beruht nach dem Stufenmodell von Vogelstein auf drei Schritten:
1) Mutationen im APC-(Adenomatous polyposis coli) Tumorsuppressor-Gen führen zur Entstehung von adenomatösen Polypen
2) Während des Adenom-Stadiums Auftreten von onkogenen K-ras-Mutationen
3) Mutationen der Gene p53 und Deletionen auf dem Chromosom 18q führen zur malignen Entartung.

Die **familiäre adenomatöse Polyposis** (FAP) wird autosomal-dominant vererbt.

Zu den wichtigsten intestinalen **Polyposis-Syndromen** (Tab. **E-5.10**) zählt die **familiäre adenomatöse Polyposis** (FAP), die autosomal-dominant vererbt wird. Varianten sind das Gardner-Syndrom (zusätzlich Osteome, Fibrome, Lipome, Epidermoidzysten) und das Turcot-Syndrom (zusätzlich Glioblastome, Medulloblastome).

▶ **Merke**

▶ **Merke:** Die FAP gilt als **obligate Präkanzerose** mit einem Entartungsrisiko von 80–100 % bis zum 40. Lebensjahr.

Das **Peutz-Jeghers-Syndrom** ist durch hamartomatöse Polypen gekennzeichnet. Diese neigen zu rezidivierenden Invaginationen, entarten aber nicht maligne. Die **juvenile Polypose** macht sich bereits im Kindesalter durch Blutungen bemerkbar.

Das **Peutz-Jeghers-Syndrom**, ebenfalls autosomal-dominant vererbt, ist durch hamartomatöse Polypen gekennzeichnet, die zu rezidivierenden Invaginationen neigen, aber nicht maligne entarten (Pigmentfleckenpolypose, s. Tab. **E-5.10**). Die **juvenile Polypose** macht sich bereits im Kindesalter durch Blutungen und Neigung zur Selbstamputation der Polypen bemerkbar.

Epidemiologie: Mit zunehmendem Lebensalter findet man tubuläre Adeno-

Epidemiologie: Mit zunehmendem Lebensalter findet man tubuläre Adenome (bei > 60-Jährigen in etwa 15 %). In 90 % handelt es sich um Solitärpolypen,

☰ E-5.9 Einteilung der Kolonpolypen

Typ	Formen, Histologie	Entartungsrisiko
neoplastische Polypen (95 %)	**epithelial:** Adenome	
	▪ tubulär (am häufigsten)	5 %
	▪ tubulovillös	10 %
	▪ villös	20–40 %
nicht-neoplastische Polypen (5 %)	**entzündliche** Polypen (z. B. bei Colitis ulcerosa)	0 %
	juvenile Polypen	0 %
	Hamartome (z. B. bei Peutz-Jeghers-Syndrom)	0 % (?)
	hyperplastische Polypen (8 % werden nach neuen Erkenntnissen als sessile serratierte Adenome (SSA) bezeichnet mit Progressions-potential zum Karzinom bei > 1 cm und rechtsseitiger Lokalisation)	0 %

☰ E-5.9

◎ E-5.11 Adenom-Karzinom-Sequenz (a) und endoskopische Befunde von Kolonpolypen (b)

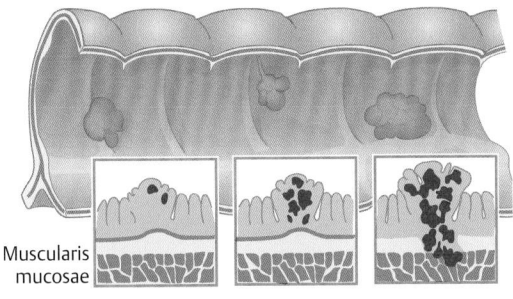

Muscularis mucosae

a Schematische Darstellung der **Adenom-Karzinom-Sequenz**.

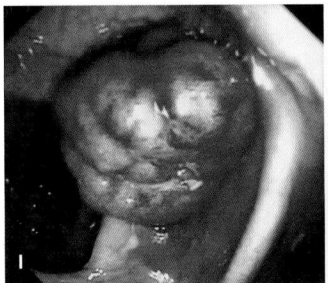 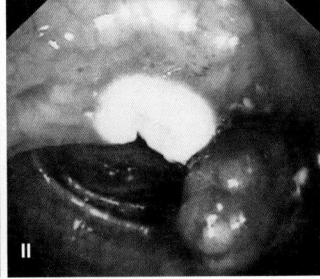

b **Tubulovillöses Adenom** des Sigma (I) und Z. n. Abtragung des Adenoms (II) mittels Diathermieschlinge (die weiße Nekrose markiert den Abtragungsrand der Polypektomie).

in 10 % finden sich zwei oder mehr Polypen. Die FAP hat eine Häufigkeit von 1:8000. Männer und Frauen sind gleich häufig betroffen.

Ätiopathogenese: Die Neigung zur Entwicklung von Adenomen scheint **genetisch** fixiert zu sein, wobei **Umweltfaktoren** (Ernährung) von wesentlicher Bedeutung sind. Alkohol, Rauchen, Mangel an körperlicher Aktivität, Übergewicht, Verzehr von rotem Fleisch und Vitaminmangel kommen hier infrage.

Klinik: Polypen (Adenome) sind meist **symptomlos** und werden oft durch Zufall im Rahmen einer Koloskopie endeckt. Bevorzugte Lokalisation sind Rektum und Sigma. Größere Polypen können sich durch okkulte oder sichtbare **Blutungen** bemerkbar machen. Villöse Adenome von über 5 cm Durchmesser (v. a. in Rektum und Sigma) können aktiv Natrium, Kalium, Eiweiß und Wasser sezernieren und somit zu einer massiven Diarrhö mit Exsikkose und hypokalämischer Nephropathie führen.
Bei der **FAP** beginnen die Durchfälle mit Blutbeimengungen um das 20. Lebensjahr. Extraintestinale Veränderungen (Gardner-, Turcot-Syndrom, Tab. **E-5.10**) können zunächst im Vordergrund stehen. In 85 % liegt eine kongenitale Hypertrophie des retinalen Pigmentepithels (CHRPE) vor, die zwar ein harmloser Befund des Augenhintergrundes ist, aber auch zur Identifizierung von betroffenen Familienangehörigen herangezogen werden kann.

Diagnostik: Polypen des Dickdarms werden häufig im Rahmen von Vorsorgeuntersuchungen (positiver Haemoccult-Test, Koloskopie) gefunden. Bei entsprechender Symptomatik können sie **koloskopisch** diagnostiziert werden. Das letztgenannte Verfahren erlaubt im gleichen Arbeitsgang die therapeutische Polypektomie. Grundsätzlich sollte bei Diagnose eines Adenoms das **gesamte Kolon** auf weitere Adenome untersucht werden.

me. Die FAP hat eine Häufigkeit von 1:8000.

Ätiopathogenese: Neben einer **genetischen** Fixierung sind **Umweltfaktoren** (Ernährung) von Bedeutung.

Klinik: Polypen (Adenome) sind meist **symptomlos**, sie können sich durch okkulte oder sichtbare **Blutungen** bemerkbar machen. Villöse Adenome können zu Diarrhö und hypokalämischer Nephropathie führen.

Bei der **FAP** kommt es um das 20. Lebensjahr zu Durchfällen mit Blutbeimengungen. In 85 % der Patienten liegt eine kongenitale Hypertrophie des retinalen Pigmentepithels (CHRPE) vor.

Diagnostik: Polypen können bei entsprechender Symptomatik **endoskopisch** diagnostiziert werden. Grundsätzlich muss das **gesamte Kolon** auf weitere Adenome untersucht werden.

E-5.10 Intestinale Polyposis-Syndrome

Krankheitsbild	gastrointestinale Manifestation	extraintestinale Manifestation
familiäre adenomatöse Polyposis (FAP) autosomal-dominant (Mutation des APC-Tumorsuppressorgens)	• Polypose des Kolons, selten Adenome in Magen, Duodenum (Karzinomrisiko fast 100 %) • in 50 % Drüsenkörperzystenpolypose des Magens (harmlos)	• Epidermoidzysten und Osteome (**Gardner-Syndrom**) • Glio- und Medulloblastome (**Turcot-Syndrom**) • CHRPE = **c**ongenitale **H**ypertrophie des **r**etinalen **P**igmentepithels (85 %)
Cronkhite-Canada-Syndrom erworben („sporadisch")	• generalisierte gastrointestinale Polypose • therapierefraktäre Diarrhöen mit Elektrolytverlusten	• Hyperpigmentierungen (v. a. Arme) • Alopezie • Nageldystrophien
familiäre juvenile Polyposis *	• Blutung, Invagination, Obstruktion	• Kolonkarzinom (Karzinomrisiko 10 %) Magenkarzinom
Peutz-Jeghers-Syndrom * autosomal-dominant	• Dünndarmpolypen, seltener Magen und Kolon (Karzinomrisiko 2–3 %) • häufig Invaginationen (kolikartige Abdominalschmerzen), evtl. Ileus	• Pigmentflecken (perioral, Lippen-/Wangenschleimhaut) • Mamma-, Ovarial-, Hoden-, Pankreas-, Gallenblasen-, Gallengangskarzinom
Cowden-Syndrom * autosomal-dominant	• intestinale Polypose (besonders Kolon)	• Papeln im Gesicht (Tricholemmome), an Händen und Füßen • Mundschleimhautpapillome • hamartöse Tumoren (v. a. Mamma, Schilddrüse; Karzinomrisiko bei Frauen bis 50 %)

* zählen zu den hamartomatösen Polyposis-Syndromen

▶ Merke

▶ **Merke:** Eine **Probebiopsie** ist wenig aussagekräftig, da sie nicht alle Anteile des Polypen erfassen kann. Gefordert wird die Biopsie in toto (**Polypektomie**), weil eine prognostische Aussage (schwere Dysplasie oder Karzinom) nur bei subtiler Aufarbeitung des ganzen Polypen in Stufenschnitten möglich ist.

Eine **FAP** wird bei endoskopischem Nachweis von > 100 Polypen und histologischem Adenomnachweis gestellt. Nach Diagnosesicherung muss auch im **oberen Verdauungstrakt** nach Adenomen gesucht werden.

Die Diagnose **FAP** wird bei endoskopischem Nachweis von > 100 Polypen und histologischem Adenomnachweis gestellt.
Zur primären **Diagnosesicherung** einer **FAP** werden neben der Endoskopie auch Untersuchungen wie molekulargenetische Untersuchung (APC-Gen), ophthalmologische Fundoskopie, Kieferpanorama-Aufnahme (Osteome) durchgeführt. Nach Sicherung der Diagnose **FAP** muss auch der **obere Verdauungstrakt** endoskopisch untersucht werden, da sich dort vereinzelt ebenfalls Adenome nachweisen lassen.

Differenzialdiagnose: Auf assoziierte Erkrankungen der Polyposeformen muss geachtet werden (Tab. **E-5.10**).

Differenzialdiagnose: Im Rahmen der Differenzialdiagnose der verschiedenen Polyposeformen ist auf assoziierte Erkrankungen (Tab. **E-5.10**) zu achten.

Therapie: Tubuläre Adenome < 5 mm Durchmesser werden mit der Zange, > 5 mm mit der Diathermieschlinge **endoskopisch** abgetragen (Abb. **E-5.12**). Bei breitbasig aufsitzendem villösem Adenom oder einem Durchmesser > 3 cm **endoskopische Mukosaresektion** bzw. **chirurgische Exzision**.

Therapie: Ziel der Therapie ist die Entfernung des Polypen. Tubuläre Adenome mit einem Durchmesser < 5 mm werden mit der Zange, mit einem Durchmesser > 5 mm mit der Diathermieschlinge **endoskopisch** abgetragen (Abb. **E-5.12**). Bei breitbasig aufsitzenden villösen Adenomen oder bei einem Durchmesser von > 3 cm wird eine **endoskopische Mukosaresektion** angeordnet, ansonsten ist eine **chirurgische Exzision** ratsam.

◉ E-5.12

◉ E-5.12 **Endoskopische Polypektomie mit Diathermieschlinge**

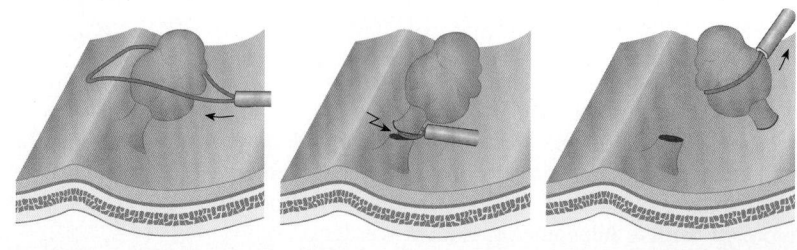

Findet sich bei der pathologisch-anatomischen Untersuchung des abgetragenen Polypen eine intraepitheliale Neoplasie oder ein Adenokarzinom, sind keine weiteren therapeutischen Maßnahmen erforderlich, wenn die Abtragung im Gesunden erfolgte und/oder es sich um ein „Low-risk-Adenokarzinom" ohne Gefäßeinbruch handelt. Bei einem „High-risk-Adenokarzinom muss in jedem Fall nachreseziert werden.

Bei der **FAP** ist eine **totale Kolektomie** mit pouch-analer Anastomose zum Zeitpunkt der Diagnosestellung indiziert, auch wenn noch keine Malignitätskriterien vorliegen (bei Kindern mit bekannter FAP-Kolektomie frühestens nach der Pubertät, jedoch vor dem 20. Lebensjahr). Bei den übrigen Polyposeformen werden vereinzelt stehende Polypen endoskopisch entfernt, beim Cronkhite-Canada-Syndrom wird konservativ behandelt.

Prognose und Prophylaxe: Die Tumorverdopplungszeit des tubulären Adenoms beträgt 10–15 Jahre. Lokalrezidive treten nur nach unvollständiger Polypektomie, metachrone Adenome in 5–10 % auf (übersehene Adenome?).

Nach kompletter endoskopischer Abtragung von 1–2 neoplastischen Adenomen < 1 cm sollten **endoskopische Kontrolluntersuchungen** nach 5 Jahren, bei Abtragung von mehr als 2 Adenomen bzw. Adenomen ≥ 1 cm oder villösen Adenomen nach 3 Jahren durchgeführt werden.

Bei der **FAP** weisen 60 % aller Patienten bei Diagnosestellung bereits ein Karzinom auf, das die weitere Prognose bestimmt. Durch regelmäßige **Vorsorgeuntersuchungen** ab dem 10. Lebensjahr bei Familienangehörigen lässt sich diese Rate auf 12,5 % senken. Dazu gehören molekulargenetische Untersuchung (APC-Gen), ophthalmologische Fundoskopie, Kieferpanorama-Aufnahme (Osteome) und Koloskopien. Eine besondere Bedeutung kommt heute auch der Gastroskopie zu, da mehr FAP-Patienten an einem Magenkarzinom oder periampullären Karzinom sterben als an den Folgen der Kolonerkrankung.

5.8 Kolorektales Karzinom

> ▶ **Definition:** Es handelt sich um einen malignen Tumor, der von der Dickdarmschleimhaut ausgeht. In den überwiegenden Fällen liegt ein Adenokarzinom vor.

Epidemiologie: Das kolorektale Karzinom ist eines der häufigsten Malignome der westlichen Welt. Bei Frauen ist es nach dem Mammakarzinom das zweithäufigste Karzinom, bei Männern steht es nach Bronchial- und Prostatakarzinom an dritter Stelle. Männer sind etwas häufiger betroffen als Frauen. Das mittlere Erkrankungsalter liegt bei ca. 70 Jahren.

Lokalisation: 60 % der Karzinome sind im Rektum, 20 % im Sigma, 10 % im Zäkum bzw. Colon ascendens und 10 % im übrigen Kolon lokalisiert. In den letzten Jahren ist eine Verlagerung aus dem Rektosigmoid in höhergelegene Abschnitte zu beobachten.

> ▶ **Merke:** Die Unterscheidung zwischen Rektum- und Kolonkarzinom kann endoskopisch (starres Rektoskop) ermittelt werden: Als **Rektumkarzinome** gelten Tumoren, deren unterer (aboraler) Rand bis **16 cm** von der Anokutanlinie entfernt ist.

Klassifikationen: Das kolorektale Karzinom wird anhand der UICC/TNM-Klassifikation in verschiedene Stadien eingeteilt (TNM = Einteilung anhand der anatomischen Ausbreitung des Tumors, UICC = Einteilung anhand der prognostischer Kriterien). Im klinischen Alltag ist häufig noch die Klassifikation nach Dukes gebräuchlich. Tab. **E-5.11** stellt die verschiedenen Klassifikationen einander gegenüber.

Ein im Gesunden abgetragener „maligner Polyp", bedarf keiner weiteren Therapie.

Bei der **FAP** ist eine **totale Kolektomie** zum Zeitpunkt der Diagnosestellung indiziert.

Prognose und Prophylaxe: Lokalrezidive treten nur nach unvollständiger Polypektomie auf, metachrone Adenome in 5–10 %.
Nach Adenomabtragung **endoskopische Kontrolluntersuchungen**.

Da bereits 60 % der **FAP-Patienten** bei Diagnosestellung ein Kolonkarzinom aufweisen, sollten ab dem 10. Lebensjahr **Vorsorgeuntersuchungen** durchgeführt werden (molekulargenetische Untersuchung, Fundoskopie, Kieferpanorama, Koloskopien).

5.8 Kolorektales Karzinom

◀ Definition

Epidemiologie: Das kolorektale Karzinom ist eines der häufigsten Malignome der westlichen Welt (bei Frauen zweithäufigstes, bei Männern dritthäufigstes Karzinom).

Lokalisation: 80 % aller Dickdarmkarzinome sind im Rektosigmoid lokalisiert.

◀ Merke

Klassifikationen: Das kolorektale Karzinom wird anhand der UICC/TNM-Klassifikation in verschiedene Stadien eingeteilt (Tab. **E-5.11**).

Bei einem **Adenom mit schwerer Zellatypie** ist die Muscularis mucosae nicht durchbrochen, weshalb keine Metastasierung möglich ist.

Ein **Adenom mit schwerer Zellatypie** liegt vor, wenn die karzinomatösen Strukturen die Muscularis mucosae noch nicht durchbrochen haben. Da im Kolon die Lymphgefäße nur bis zur Submukosa reichen, ist somit eine Metastasierung bei Beschränkung auf die Mukosa nicht möglich.

Histologie: Am häufigsten handelt es sich um ein **Adenokarzinom** (ca. 80 %).

Histologie: Das **Adenokarzinom** ist mit ca. 80 % der häufigste Typ. Seltenere Formen sind: muzinöses Karzinom, Siegelringzellkarzinom, adenosquamöses Karzinom, medulläres und undifferenziertes Karzinom.

Ätiopathogenese: Fast alle Karzinome gehen aus einem **Adenom** hervor.

Etwa 10 % der Kolonkarzinome sind auf **genetische Faktoren** zurückzuführen.

Ätiopathogenese: Fast alle Dickdarmkarzinome (95 %) entstehen auf dem Boden eines **Adenoms** (Adenom/Dysplasie-Karzinom-Sequenz, s. Exkurs S. 552).
Etwa 10 % der Kolonkarzinome sind auf **genetische Faktoren** zurückzuführen: Dickdarmkarzinome in der Familienanamnese, hereditäres kolorektales Karzinom ohne Polyposis (HNPCC), familäre adenomatöse Polyposis (FAP; s. S. 552) und andere seltenere intestinalen Polyposis-Syndrome (z.B. Peutz-Jeghers-Syndrom, familiäre juvenile Polyposis, s. S. 554).

▶ Exkurs

> **▶ Exkurs: Hereditäres kolorektales Karzinom ohne Polyposis (HNPCC):** Dem HNPCC (früher: Lynch-Syndrom) liegt eine Mutation verschiedener **DNA-Reparatur-Gene** (sog. Mismatch-Repair-Gene, v.a. MSH2 und MLH1) zugrunde. Neben den **Kolonkarzinomen** besteht außerdem ein erhöhtes Risiko für **extrakolische Neoplasien** (z.B. Endometrium-, Ovarial-, Magen-, Dünndarmkarzinom). Die Amsterdam- bzw. Bethesda-Kriterien weisen auf eine entsprechende Disposition hin (Tab. **E-5.12**). Die Diagnose kann letztendlich nur durch eine molekulargenetische Untersuchung bestätigt werden.

Auch **Ernährungsfaktoren** spielen eine Rolle, z.B. Alkohol, Nikotin, hoher Fett- und Eiweißkonsum, ballaststoffarme Ernährung.

Auch **Ernährungsfaktoren** wie Alkohol, Nikotin, hoher Fett- und Eiweißkonsum, Übergewicht oder niedriger Ballaststoffgehalt der Nahrung spielen eine Rolle. Gallensäuren können als Ko-Karzinogene wirken, während Vitamin C und Azetylsalizylsäure als Radikalenfänger protektive Eigenschaften zugeschrieben werden.

Die wichtigsten **Risikogruppen** sind in Tab. **E-5.13** zusammengefasst.

Die wichtigsten **Risikogruppen** eines kolorektalen Karzinoms sind zusammen mit dem jeweiligen Karzinomrisiko in Tab. **E-5.13** zusammengefasst.

Tumorausbreitung: Primär wächst der Tumor in Richtung Darmlumen, kann aber gleichzeitig über die Muscularis propria auch die Serosa infiltrieren.

Tumorausbreitung: Primär erfolgt das Tumorwachstum polypoid in Richtung Darmlumen. Gleichzeitig kann es zu einer Infiltration über die Muscularis propria in die Serosa kommen.

▤ E-5.11 **Stadieneinteilungen des kolorektalen Karzinoms**

TNM-System	Dukes	UICC	Definition
$T_{is}N_0M_0$		0	Carcinoma in situ
$T_{1-2}N_0M_0$	A	I	Ia Beschränkung auf Mukosa und Submukosa Ib Infiltration der Muscularis propria (nicht weiter)
$T_{3-4}N_0M_0$	B	II	Infiltration aller Wandschichten, Überschreitung der Darmwand
jedes T, jedes $N_{1-2,}M_0$	C	III	Regionale Lymphknoten oder Infiltration der Umgebung
jedes T, jedes N, M_1	D	IV	Fernmetastasen

▤ E-5.12 **Klinische HNPCC-Kriterien (KRK = kolorektales Karzinom)**

Amsterdam-Kriterien
(*alle* Kriterien müssen erfüllt sein)

- mind. 3 Familienangehörige mit KRK oder Karzinom des Endometriums, Dünndarms oder Urothels (Ureter/Nierenbecken), wobei ein Angehöriger mit den beiden anderen erstgradig verwandt sein muss
- mind. 2 aufeinanderfolgende Generationen betroffen
- mind. ein Patient mit Diagnose vor dem 50. Lebensjahr
- Ausschluss einer FAP

Bethesda-Kriterien
(*ein* Kriterium muss erfüllt sein)

- Patienten mit positiver Familienanamnese entsprechend den Amsterdam-Kriterien
- Patienten mit synchronen oder metachronen Tumoren des HNPCC-Spektrums
- Patienten mit KRK und einem erstgradig Verwandten mit KRK und/oder HNPCC-assoziierter Tumorerkrankung (einer vor dem 45. Lebensjahr) und/oder kolorektalem Adenom vor dem 40. Lebensjahr
- Patienten mit Kolon- oder Endometriumkarzinom vor dem 45. Lebensjahr
- Patienten mit Adenom vor dem 40. Lebensjahr

Die **lymphogene** Ausbreitung des **Rektumkarzinoms** erfolgt je nach Tumorsitz über 3 Metastasenstraßen. Die Prognose ist um so ungünstiger, je tiefer das Karzinom, von der Anokutanlinie aus betrachtet, sitzt:

- **hochsitzend** (8–16 cm): paraaortale Lymphknoten (1 Metastasenstraße)
- **mittlere Etage** (4–8 cm): zusätzlich Beckenwand (2 Metastasenstraßen)
- **tiefsitzend** (0–4 cm): zusätzlich inguinale Lymphknoten (3 Metastasenstraßen).

Die **hämatogene** Ausbreitung erfolgt zunächst in die **Leber**, von dort in die **Lunge**, erst dann ist eine generalisierte Ausbreitung möglich (Kaskadentheorie).

Klinik: Blut im Stuhl (sichtbar oder okkult), **Änderungen der Stuhlgewohnheiten**, Leibschmerzen, Gewichtsverlust, Leistungsschwäche, Anämie, gelegentlich unklares Fieber (bei Lokalisation im rechten Kolon) weisen auf ein kolorektales Karzinom hin.

▶ **Merke:** Jede **Änderung der Stuhlgewohnheiten** mit einer Dauer von **über 3 Wochen** sowie jede peranale **Blutung** sind, besonders bei älteren Menschen, karzinomverdächtig und sollten Anlass für eine endoskopische Untersuchung des gesamten Dickdarms sein.

Ein Karzinom im **Colon ascendens** verläuft lange Zeit wegen der noch flüssigen Stuhlkonsistenz klinisch stumm (selten sichtbare Blutungen), während sich ein Karzinom im **Colon descendens** durch Obstruktionserscheinungen bis hin zum mechanischen Ileus bemerkbar macht. Bei Lokalisation im **Rektum** ist häufig Blut im Stuhl sichtbar.

▶ **Merke:** Bei Blut im Stuhl sollte man sich nie mit der Diagnose Hämorrhoiden zufrieden geben, da 50 % aller Karzinompatienten auch aus Hämorrhoiden bluten. Durch eine digital-rektale Untersuchung und Koloskopie muss ein Karzinom ausgeschlossen werden.

Diagnostik: Bei der **körperlichen Untersuchung** ist bei jedem zweiten Patienten eine Resistenz im Abdomen tastbar, eventuell auch Lebermetastasen (evtl. Ikterus). Mit der **rektal-digitalen Austastung** lassen sich 10 % aller kolorektalen und 25 % aller Rektumkarzinome erfassen.

Diagnostisches Standardverfahren der Wahl ist die **komplette Koloskopie** mit Biopsie (die Rektosigmoidoskopie deckt nur 60 % aller Neoplasien auf). Ist eine komplette Koloskopie technisch nicht möglich (z. B. Stenose), kommen CT- oder MR-Kolonographie (virtuelle Endoskopie) zum Einsatz (Abb. **E-5.13**).

Tumorstaging: Im Rahmen des Tumorstagings geht es primär um die Erfassung von Lebermetastasen durch Sonographie und CT. Bei etwa 15–20 % finden sich zum Zeitpunkt der Diagnosestellung bereits Lebermetastasen. Beim Rektum-

Die **lymphogene** Ausbreitung des Rektumkarzinoms erfolgt über 3 Metastasenstraßen:
- **hochsitzend:** paraaortale Lymphknoten
- **mittlere Etage:** zusätzlich Beckenwand
- **tiefsitzend:** zusätzlich inguinale Lymphknoten.

Die **hämatogene** Ausbreitung erfolgt zunächst in die **Leber**, von dort in die **Lunge**.

Klinik: Blut im Stuhl, Änderungen der Stuhlgewohnheiten, Leibschmerzen, Gewichtsverlust, Leistungsschwäche, Anämie, Fieber weisen auf ein kolorektales Karzinom hin.

◀ Merke

Ein Karzinom im **Colon ascendens** verläuft lange klinisch stumm. Bei Lokalisation im **Colon descendens** können Obstruktionserscheinungen (Ileus), bei Lokalisation im **Rektum** häufig Blutungen auftreten.

◀ Merke

Diagnostik: Mit der **rektal-digitalen Austastung** lassen sich 10 % aller kolorektalen und 25 % aller Rektumkarzinome erfassen.

Verfahren der Wahl ist die **komplette Koloskopie**. Ist diese nicht möglich, kommen CT- oder MR-Kolonographie zum Einsatz (Abb. **E-5.13**).

Tumorstaging: Im Rahmen des Tumorstagings muss insbesondere nach Lebermetastasen, beim Rektumkarzinom auch nach Lungenmetastasen gesucht werden. Sonographie und CT kommen zum Einsatz.

E-5.13 Risikogruppen für kolorektale Karzinome

Risikoerkrankung/-gruppe	Karzinomrisiko
familiäre adenomatöse Polyposis (FAP)	100 %
hereditäres kolorektales Karzinom ohne Polyposis (HNPCC)	60 %
Colitis ulcerosa totalis	20 %
Morbus Crohn	3 %
Zustand nach Ureterosigmoidostomie	10 %
Mamma-, Ovarial- und Uteruskarzinom	10 %
kolorektale Adenome	
> 1 cm	5–10 %
> 2 cm	50 %
in der Familie	10 %
Normalbevölkerung	2–5 %

⊙ E-5.13   Kolorektales Karzinom

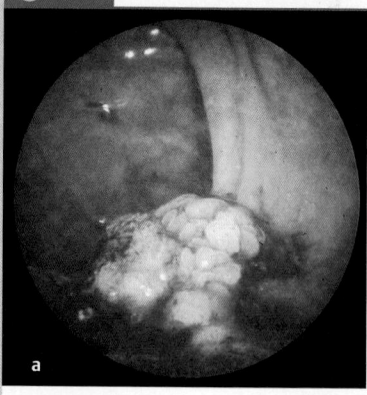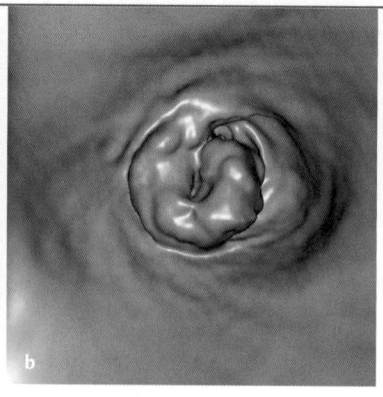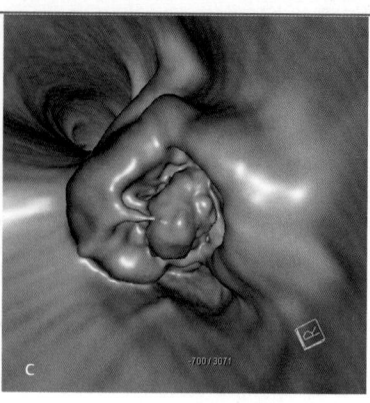

a Koloskopischer Befund: großer blumenkohlartiger Tumor.
b Virtuelle Koloskopie: zirkulär stenosierende Raumforderung bei stenosierendem Kolonkarzinom der linken Flexur.
c Virtuelle Koloskopie: große, polypöse Raumforderung mit zentralem Ulkus bei zentral exulzerierendem wandüberschreitendem Karzinom im Colon sigmoideum.

Die Tumormarker **CEA** und **CA19-9** dienen der postoperativen **Verlaufskontrolle**. Zur Diagnosestellung sind sie wegen mangelnder Spezifität nicht geeignet.

Differenzialdiagnose: gutartige Polypen, chronisch-entzündliche Darmerkrankungen, Ileozäkaltuberkulose, proktologische Erkrankungen.

Therapie: Primär ist eine **radikale Tumorresektion** mit Entfernung des regionalen Lymphabflussgebietes in **No-touch-Technik** anzustreben:

- **chirurgische Therapie:**
  - **Rektumkarzinom:** En-bloc-Resektion, entweder sphinktererhaltend (proximaler Tumor) oder mit Anlage eines Kolostomas (distaler Tumor).
  - **Kolonkarzinom:** En-bloc-Resektion in der No-touch-Technik.

Die Resektion umschriebener Lebermetastasen verlängert die Überlebenszeit.

Als **Palliativmaßnahmen** kommen u. a. Umgehungsanastomosen oder Tumorverkleinerungen durch Laser-, APC-Kryo- oder Elektrotherapie infrage.

- **medikamentöse Therapie:** Eingesetzt werden Kombinationen aus 5-Fluoruracil mit Folinsäure und Irinocetan oder Oxaliplatin sowie EGFR-Antikörper (Cetuximab) oder VEGF-Antikörper (Bevacizumab).

karzinom muss auch nach Lungenmetastasen (Röntgen-Thorax) gesucht werden (anderer Metastasierungsweg!), die in 5 % zu erwarten sind.

Die Tumormarker **CEA** und **CA 19-9** sind zur Diagnosestellung wegen mangelnder Spezifität nicht geeignet, korrelieren aber gut mit der Tumormasse und dienen in erster Linie der postoperativen **Verlaufskontrolle**. Nach kompletter Tumorentfernung normalisieren sich die erhöhten präoperativen Werte und steigen bei Rezidiven erneut an.

Differenzialdiagnose: Je nach Symptomatik ist im Rahmen der Differenzialdiagnose an gutartige Polypen, chronisch-entzündliche Darmerkrankungen, Ileozäkaltuberkulose oder proktologische Erkrankungen wie Hämorrhoiden, Analfissur, Proktitis, Kryptitis zu denken.

Therapie: Primär ist eine **radikale Tumorresektion** mit Entfernung des regionalen Lymphabflussgebietes anzustreben. Die Resektion erfolgt in der **No-touch-Technik** (Ligatur der zu- und abführenden Gefäße), um eine intraoperative Tumorzellverschleppung möglichst zu vermeiden. Die Verfahren unterscheiden sich je nach Lage des Karzinoms:

- **chirurgische Therapie:**
  - **Rektumkarzinom:** En-bloc-Resektion, entweder sphinktererhaltende **anteriore Rektumresektion** (Tumor im oberen und mittleren Drittel) oder **abdominoperineale Rektumexstirpation** mit Anlage eines Kolostomas, sog. Hartmann-Operation (Tumor im unteren Drittel, wenn Sicherheitsabstand kleiner als 3 cm).
  - **Kolonkarzinom:** En-bloc-Resektion; je nach Lokalisation erfolgt eine rechts- oder linksseitige Hemikolektomie bzw. eine Transversumresektion.

Eine Resektion umschriebener Lebermetastasen führt eindeutig zu einer Verlängerung der Überlebenszeit.

Als **Palliativmaßnahmen** kommen beim Kolonkarzinom Umgehungsanastomosen oder die Anlage eines Anus praeter infrage. Beim inoperablen Rektumkarzinom kann eine Tumorverkleinerung mit Wiederherstellung eines ausreichend weiten Darmlumens durch Laser-, APC-Kryo- oder Elektrotherapie erfolgen.

- **medikamentöse Therapie:** Zur Therapie metastasierender kolorektaler Karzinome werden Kombinationen aus 5-Fluoruracil mit Folinsäure und Irinocetan oder Oxaliplatin eingesetzt. Basierend auf den Ergebnissen der Signaltransduktionsforschung werden Antikörper, die den epidermalen Wachstumsfaktor (EGFR) blockieren (Cetuximab) oder Antikörper, die direkt den vaskulären endothelialen Wachstumsfaktor (VEGF) hemmen (Bevacizumab), eingesetzt. Daneben wird die sequenzielle Therapie als Standard in der Therapie des kolorektalen Karzinoms angewandt.

☰ E-5.14	Vorsorgeuntersuchungen zur Früherkennung des kolorektalen Karzinoms
familiäre adenomatöse Polyposis (FAP)	ab dem **10. Lebensjahr** jährliche Rektosigmoidoskopie (ggf. Koloskopie)
hereditäres kolorektales Karzinom ohne Polyposis (HNPCC)	ab dem **25. Lebensjahr** Koloskopie alle 5 Jahre
Adenom/Karzinom ohne hereditäre Basis	**Adenom:** 1. Kontrollkoloskopie nach kompletter Abtragung > 2 neoplastischer Adenome ≥ 1 cm oder villösen Adenomen nach 3 Jahren, bei 1–2 Adenomen < 1 cm nach 5 Jahren **kolorektales Karzinom:** zunächst jährliche Koloskopiekontrolle, dann alle 4 Jahre
Colitis ulcerosa	ab dem **8. Jahr nach Erkrankungsbeginn** jährliche Koloskopie

- **Strahlentherapie:** Eine Strahlentherapie wird beim Rektumkarzinom zur Tumorverkleinerung präoperativ eingesetzt, ansonsten als Schmerzbestrahlung bei Tumorinfiltration im kleinen Becken.

Nachsorgeuntersuchungen: Bei sehr frühem Tumorstadium (Dukes A) ist in der Regel wegen des geringen Metastasierungsrisikos und der guten Prognose keine regelmäßige Nachsorge erforderlich. Bei fortgeschrittenem Tumor sind jedoch regelmäßige Untersuchungen indiziert: rektal-digitale Austastung, Labor (Blutbild, Tumormarker), Koloskopie, Abdomensonographie. Sie dienen der Erfassung eines Lokalrezidivs (häufig operabel), von Zweitkarzinomen (5–10 %) und von Metastasen (v. a. Lebermetastasen, häufig operabel).

Prognose und Prophylaxe: Die Prognose des kolorektalen Karzinoms ist abhängig vom TNM- bzw. Dukes-Stadium (Tab. **E-5.11**) Mit einem Lokalrezidiv ist in rund 20 % der Fälle zu rechnen, doch selbst bei Leber- oder Lungenmetastasen ist mitunter noch eine kurative Behandlung möglich, wenn es gelingt, die Metastasen zu resezieren.

Vorsorgeuntersuchungen bei Nicht-Risikogruppen: Zur Früherkennung des kolorektalen Karzinoms wird der **Haemoccult-Test** (bei Frauen ab dem 35., bei Männern ab dem 45. Lebensjahr) durchgeführt (s. S. 536). Zur Vorsorgekoloskopie s. S. 535.

Vorsorgeuntersuchungen bei Risikogruppen: Tab. **E-5.14** gibt einen Überblick über empfohlene Vorsorgeuntersuchungen bei verschiedenen Risikoerkrankungen.

Internet-Links: www.dgvs.de (Deutsche Gesellschaft für Verdauungs- und Stoffwechselkrankheiten), www.gastro-liga.de (Deutsche Gesellschaft zur Bekämpfung der Krankheiten von Magen, Darm und Leber sowie von Störungen des Stoffwechsels und der Ernährung e. V., www.bng.de (Bundesverband der niedergelassenen Gastroenterologen in Deutschland)

■ **Strahlentherapie:** Sie kommt beim Rektum-Ca. zur präoperativen Tumorverkleinerung und als Schmerztherapie infrage.

Nachsorgeuntersuchungen: Sie sind v. a. bei fortgeschrittenem Tumor indiziert und beinhalten rektal-digitale Austastung, Labor (Blutbild, Tumormarker), Koloskopie, Abdomensonographie.

Prognose und Prophylaxe: Sie hängt vom TNM- bzw. Dukes-Stadium ab (Tab. **E-5.11**). Mit einem Lokalrezidiv ist in rund 20 % der Fälle zu rechnen.

Vorsorgeuntersuchungen bei Nicht-Risikogruppen: Haemoccult-Test s. S. 536, Vorsorgekoloskopie s. S. 535.

Vorsorgeuntersuchungen bei Risikogruppen: s. Überblick in Tab. **E-5.14**.

6 Erkrankungen des Anorektums

Die Proktologie beschäftigt sich mit Erkrankungen des Anorektums und ist ein Teilbereich der Gastroenterologie. Zu den proktologischen Erkrankungen zählen Veränderungen in der Perianalregion, im Analkanal und im Rektum. Proktologische Erkrankungen sind weit verbreitet. Fast jeder erkrankt im Laufe seines Lebens mehrfach an Beschwerden, die im Bereich des Anorektums liegen. Im Vordergrund stehen dabei Hämorrhoidalleiden, mit zunehmendem Lebensalter Kontinenzprobleme.

6 Erkrankungen des Anorektums

Die Proktologie beschäftigt sich mit Erkrankungen des Anorektums.

Proktologische Erkrankungen sind weit verbreitet. Im Vordergrund stehen Hämorrhoidalleiden und im Alter Kontinenzprobleme.

6.1   Anatomie und Physiologie

Zur Anatomie s. Abb. **E-6.1**.

Tritt Stuhl in das Rektum ein, erschlafft der **M. sphincter ani internus** reflektorisch. Die Kontinenz wird durch die willentliche Kontraktion des **M. sphincter ani externus** bis zur Defäkation aufrechterhalten.

6.1 Anatomie und Physiologie

Zur Anatomie des Anorektums s. Abb. **E-6.1**.

Tritt Stuhl in das Rektum ein, werden die lokalen Dehnungsrezeptoren in der Ampullenwand erregt. Der **M. sphincter ani internus** (glatte Muskulatur) erschlafft reflektorisch. Gleichzeitig wird der Tonus des **M. sphincter ani externus** (quergestreifte Muskulatur) erhöht. Es entsteht Stuhldrang. Die Kontinenz wird durch die willentliche Kontraktion des M. sphincter ani externus aufrechterhalten. Er wird erst entspannt, wenn willentlich die **Defäkation** erfolgen soll. Diese tritt bei Erschlaffung beider Sphinkteren (einhergehend mit einem Abschwellen des Corpus cavernosum recti) sowie des Beckenbodens bei gleichzeitiger reflektorischer Kontraktion des Rektosigmoids ein. Unterstützt wird die Defäkation durch die Bauchpresse sowie die Hockstellung (Begradigung des anorektalen Winkels).

◉ E-6.1   **Aufbau des Anorektums**

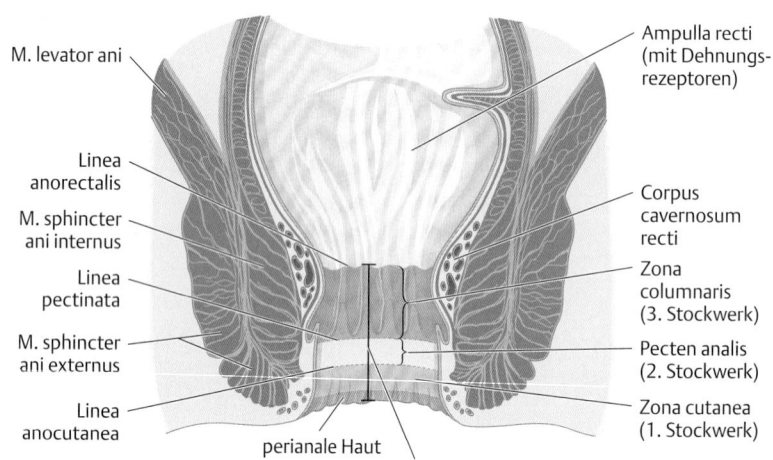

M. levator ani
Linea anorectalis
M. sphincter ani internus
Linea pectinata
M. sphincter ani externus
Linea anocutanea
perianale Haut
Canalis analis
Ampulla recti (mit Dehnungsrezeptoren)
Corpus cavernosum recti
Zona columnaris (3. Stockwerk)
Pecten analis (2. Stockwerk)
Zona cutanea (1. Stockwerk)

Das **Anorektum** besteht aus dem 12–15 cm langen Rektum und dem Analkanal. Entsprechend seiner Gefäßversorgung wird es in drei Stockwerke unterteilt. Das **erste Stockwerk** reicht von der äußeren Analöffnung bis zur Linea anorectalis. Die Blutversorgung erfolgt aus Ästen der **A. rectalis inferior**. Das **mittlere Stockwerk** ist eine schmale Zone, die dem Levatortrichter entspricht und noch nicht vom Peritoneum bedeckt ist. Die arterielle Versorgung erfolgt über die **A. rectalis media**. Das **obere Stockwerk** reicht bis zum Übergang in das Sigmoid, die Blutversorgung erfolgt über die **A. rectalis superior**.

Der **Analkanal** setzt sich aus drei Zonen zusammen. Die **erste Zone** (Zona cutanea) reicht von der äußeren Analöffnung bis zur Linea anocutanea. Die **zweite Zone** (Pecten analis) ist eine schmale Zone, die zahlreiche Dehnungs- und Schmerzrezeptoren enthält. Die obere **dritte Zone** (Zona columnaris) reicht bis zur Linea anorectalis, die den Übergang in die Ampulla recti darstellt.

6.2   Diagnostische Methoden

6.2 Diagnostische Methoden

Zu einer vollständigen proktologischen Untersuchung gehören eine Inspektion des Afters mit und ohne Pressen, eine digitale Austastung, eine Proktoskopie und eine Rektosigmoidoskopie, eventuell ergänzt durch eine Röntgenuntersuchung (Defäkogramm, Kontrasteinlauf) oder eine Koloskopie. Erweitert werden sollte sie ggf. durch eine parasitologische Stuhluntersuchung.

6.2.1 Körperliche Untersuchung

Eine äußere **Inspektion** des Analbereichs und eine **rektal-digitale Untersuchung** (pathol. Tastbefund?, Sphinktertonus?) sollten Bestandteil der Untersuchung sein.

6.2.1 Körperliche Untersuchung

Die äußere **Inspektion** des analen und perianalen Bereichs lässt perianale Veränderungen wie Mariske, Perianalthrombose, Condylomata etc. erkennen. Daran schließt sich die **rektal-digitale Untersuchung** des Analkanals (Prüfung des Sphinktertonus), der Prostata und des Rektums an.

6.2.2 Apparative Diagnostik

Ano- und **Proktoskopie** dienen der Beurteilung des Hämorrhoidalplexus, ggf. Durchführung einer **Rektosigmoidoskopie**.

Fistelgänge lassen sich mittels **Methylenblau**, **Kontrastmittel** oder **MRT** darstellen.

6.2.2 Apparative Diagnostik

Mittels **Anoskop** (Länge: 5–10 cm) und **Proktoskop** (Länge: 10–15 cm) kann der Hämorrhoidalplexus erfasst und beurteilt werden. Lassen sich hiermit die Beschwerden nicht eindeutig klären, schließt sich eine **Rektosigmoidoskopie** mit einem starren oder flexiblen Endoskop an.

Fistelgänge werden mit einer Knopfsonde kanüliert. Um den Verlauf und die innere Fistelöffnung besser dokumentieren zu können, wird **Methylenblau** oder ggf. **Kontrastmittel** appliziert. Die verschiedenen Fistelformen lassen sich mit der **MRT** gut darstellen.

Die anale **Endosonographie** und **Defäkographie** dienen zum einen der Darstellung von Analsphinkter und M. puborectalis, zum anderen der Darstellung einer Puborektalisdysfunktion bzw. einer Rekto-, Sigmoido- oder Enterozele. Die anorektale **Manometrie** als Durchzugsverfahren gibt Auskunft über Ruhedruck (M. sphincter ani internus), Kneifdruck (M. sphincter ani externus), Perzeptionsschwelle und Compliance (Wandelastizität des Rektums).
Elektrophysiologische Untersuchungen wie die Messung der Pudenduslatenzzeit und EMG sind speziellen Fragestellungen vorbehalten. Kontinenztests für Flüssigkeiten (800 ml kann der Gesunde zurückhalten) oder der Metallkugeltest (der Gesunde kann ein Gewicht von 600 g halten) dienen der Beurteilung des Schweregrades der Inkontinenz.

Endosonographie und **Defäkographie** zeigen Funktionsstörungen des Anorektums. Mit der anorektalen **Manometrie** werden Drücke gemessen.

Elektrophysiologische Untersuchungen erfolgen nur bei speziellen Fragestellungen.

6.3 Hämorrhoiden

6.3 Hämorrhoiden

▶ **Definition:** Der hämorrhoidale Schwellkörper (Corpus cavernosum) dient als arteriovenöses Gefäßkonvolut und ist ein zusätzlicher analer Verschlussmechanismus. Vergrößerte und beim Pressen in den Analkanal prolabierende Hämorrhoiden gelten als krankhaft (Hämorrhoidalleiden).

◀ **Definition**

Epidemiologie: Bei etwa 70 % der über 30-Jährigen lassen sich proktoskopisch Hämorrhoiden nachweisen.

Epidemiologie: Bei ca. 70 % der > 30-jährigen finden sich Hämorrhoiden.

Ätiopathogenese: Hämorrhoiden sind als physiologischer Schwellkörper aufzufassen. Anhaltendes Pressen bei chronischer Obstipation führt zur Knotenbildung des Hämorrhoidalplexus, meist bei 3, 7 und 11 Uhr in Steinschnittlage. Man unterscheidet äußere und innere Hämorrhoiden:

Ätiopathogenese: Hämorrhoiden sind ein physiologischer Schwellkörper.

- **Äußere Hämorrhoiden** (heute besser: **Perianalthrombose,**) sind schmerzhafte, intravasale Gerinnsel im Plexus haemorrhoidalis inferior (venös).
- **Innere Hämorrhoiden** (arteriell) sind, sofern sie nicht prolabieren, nur endoskopisch sichtbar.

Sekundäre Auslöser von Hämorrhoiden sind Übergewicht, häufige Schwangerschaften, mangelnde Bewegung und Laxanzienabusus.

Man unterscheidet:
- **äußere Hämorrhoiden:** schmerzhafte Knoten am Rande des Afters (= Perianalthrombose)
- **innere Hämorrhoiden:** nur endoskopisch sichtbar, sofern nicht prolabiert.

Klinik: Beim Hämorrhoidalleiden steht entweder eine akute hellrote **Blutung** oder ein reponibler **Prolaps** des Hämorrhoidalplexus im Vordergrund.
Es werden drei **Schweregrade** des Hämorrhoidalleidens unterschieden (Abb. **E-6.2**).

Klinik: Im Vordergrund stehen eine akute hellrote **Blutung** oder ein reponibler **Prolaps**.
Zur **Schweregradeinteilung** s. Abb. **E-6.2**.

Diagnostik: Zunächst wird die Analregion während des Pressens inspiziert, anschließend erfolgt die Ano- bzw. Proktoskopie (Abb. **E-6.3**).

Diagnostik: Inspektion während des Pressens, Ano- bzw. Proktoskopie (Abb. **E-6.3**).

Differenzialdiagnose:

Differenzialdiagnose:

▶ **Merke:** Hämorrhoiden und Rektumkarzinom kommen nicht selten nebeneinander vor, deshalb erfolgt die Behandlung der Hämorrhoiden erst nach Ausschluss eines Rektumkarzinoms!

◀ **Merke**

Therapie: Hämorrhoiden **1. und 2. Grades** werden nach Abklingen der akuten Entzündungszeichen mittels Salben und Zäpfchen **konservativ** behandelt: Sklerosierung, Gummibandligatur, Verödung mit dem Infrarotkoagulator. Hämorrhoiden **3. Grades** mit Analprolaps bedürfen einer **operativen** Therapie.

Therapie: Hämorrhoiden **1. und 2. Grades** werden **konservativ** (Sklerotherapie, Gummibandligatur, Infrarotkoagulator), Hämorrhoiden **3. Grades operativ** behandelt.

Prognose: Rezidive des Hämorrhoidalleidens sind häufig. Die Behandlung entspricht der bei Erstdiagnostik. Zur Rezidivprophylaxe kann die Sklerotherapie in regelmäßigen Abständen wiederholt werden.

Prognose: Rezidive sind häufig.

⊙ **E-6.2**   **Gradeinteilung der Hämorrhoiden**

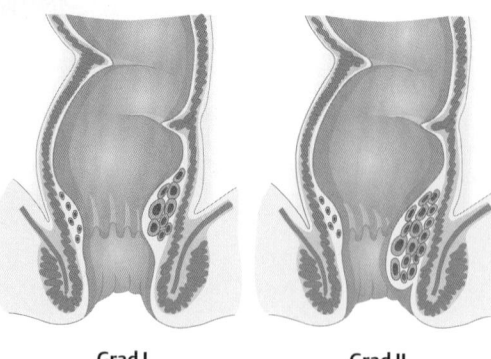

Grad I: Nur proktoskopisch sichtbare submuköse Polster.
Grad II: Auf Bauchpresse in den unteren Analkanal oder vor den Anus prolabierende Knoten mit spontaner Retraktion.
Grad III: Prolabierende Knoten; nur manuell reponibel.
Grad IV: permanenter Prolaps (nicht reponierbar).

Grad I   Grad II   Grad III
                              (bei Grad IV nicht reponierbar)

⊙ **E-6.3**   **Endoskopische Befunde bei Hämorrhoiden**

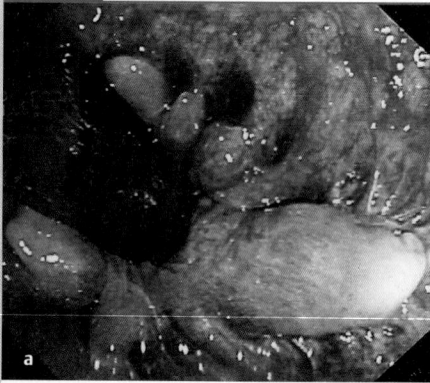 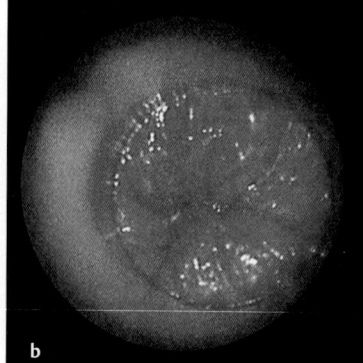 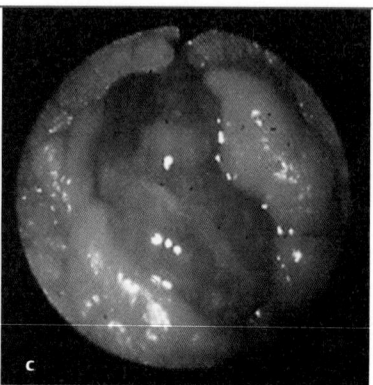

a Hämorrhoidalplexus in Inversion mit dem Sigmoidoskop aufgenommen, mit sog. Drachenzähnen (Analfibrome, Mariske).
b Hämorrhoiden I. Grades (proktoskopisches Bild): Hämorrhoiden bei 3 und 7 Uhr und düsterrote Vorwölbung der Schleimhaut.
c Hämorrhoiden III. Grades mit Vorfall der Analschleimhaut.

6.4   Analkarzinom

6.4 Analkarzinom

▶ **Definition**

▶ **Definition:** In 90 % der Fälle handelt es sich um ein Plattenepithelkarzinom des Analkanals bzw. Analrandes.

Epidemiologie: 1,5 % aller gastrointestinalen Malignome.

Epidemiologie: Analkarzinome machen 1,5 % aller gastrointestinalen Malignome aus.

Ätiopathogenese: Risikofaktoren sind virale (Herpes-Virus, HPV) und bakterielle Infektionen (Chlamydia trachomatis, Gonorrhö), Immunsuppression, andere Malignome, Promiskuität und Homosexualität.

Ätiopathogenese: Ursächlich kommen Virusinfektionen (Herpesvirus, humanes Papillomavirus), bakterielle Infektionen (Chlamydia trachomatis, Gonorrhö), Immunsuppression (Kortikosteroidtherapie, HIV-Infektion), Z. n. Zervix-, Vulva- und Vaginalkarzinom, Promiskuität und Homosexualität infrage.

Klinik: Blutungen, Sekretabsonderungen, Schmerzen.

Klinik: Klinische Zeichen sind Blutungen, Sekretabsonderungen, Schmerzen.

Diagnostik: Inspektion, Palpation, Proktoskopie mit Biopsie.

Diagnostik: Die diagnostischen Maßnahmen umfassen die Inspektion, Palpation sowie Proktoskopie mit Biopsie. An Staginguntersuchungen werden eine Abdomensonographie inklusive Untersuchung der Leistenregion, ein Abdomen-CT, eine Endosonographie der Analregion sowie ein Röntgen-Thorax durchgeführt. Ferner werden die Tumormarker CEA und SCC bestimmt.

Differenzialdiagnose: Condylomata lata oder accumulata, Herpesinfektion, Rektumkarzinom.

Differenzialdiagnose: Differenzialdiagnostisch kommen Condylomata lata oder accumulata, eine Herpesinfektion und ein Rektumkarzinom infrage.

Therapie und Prognose: Das Analkarzinom wird mit kombinierter Radiochemotherapie (Mitomycin und 5-FU plus Bestrahlung) behandelt. Die 5-Jahresüberlebensrate liegt bei 60–85 %.

Therapie: Das Analkarzinom wird mit kombinierter Radiochemotherapie behandelt. 5-Jahresüberlebensrate: 60–85 %.

6.5 Weitere Erkrankungen des Anorektums

6.5 Weitere Erkrankungen des Anorektums

≡ E-6.1 Weitere Erkrankungen des Anorektums

Erkrankung	*Bemerkungen*
Mariske	Bei der Mariske (Abb. **E-6.4a**) handelt es sich um einen perianal lokalisierten, schlaffen **Hautlappen**, häufig nach konservativer Therapie einer Perianalthrombose. Eine Mariske kann die Analhygiene beeinträchtigen. Eine Exzision in Lokalanästhesie ist dann sinnvoll.
Perianalthrombose	Es liegt eine **Thrombose** der subkutan gelegenen **Vv. rectales inferiores** vor, früher auch äußere Hämorrhoiden genannt. Heftiges Pressen bei Obstipation begünstigt eine Perianalthrombose (Abb. **E-6.4b**). Die akute Perianalthrombose führt zu plötzlich einsetzenden heftigen Schmerzen und macht ein Sitzen unmöglich. Sie muss in Lokalanästhesie inzidiert und der Thrombus exprimiert werden.
Analfissur	Der Analfissur (Abb. **E-6.4c**) liegt ein kleines Ulkus nach Thrombose im sensiblen Anokutanbereich zugrunde, das zu einer Kontraktion des Musculus sphincter internus führt (meist bei obstipierten Patienten mit erschwerter Defäkation). Der hochrote, schmerzhafte **Einriss der Analschleimhaut** reicht dabei bis zur Linea dentata. Die Defäkation ist außerordenlich schmerzhaft, sodass sich eine Dyschezie (chronische Obstipation wegen Angst vor schmerzhafter Defäkation) entwickelt. Die akute schmerzhafte Analfissur wird in Lokalanästhesie gedehnt (Dilatation des Analsphinkters) oder exzidiert. Alternativ kann eine Nitroglyzerinsalbe (0,1 %-ig) oder eine Injektion von Botulinum-Toxin versucht werden. Die chronische Analfissur wird exzidiert.
Analabszess Analfistel	Analfistel und Analabszess gehen auf eine **Infektion der Proktodäaldrüsen** zurück. Seltener entwickeln sie sich auf dem Boden chronisch-entzündlicher Darmerkrankungen (v. a. Morbus Crohn, s. S. 542). Man unterscheidet komplette (Darmlumen – äußere Haut), inkomplette innere (Öffnung ins Darmlumen) und inkomplette äußere Fisteln (keine Darmverbindung). Jede Analfistel muss operativ behandelt werden, wobei ein M. Crohn als Grundkrankheit ausgeschlossen werden sollte.
Rektum- und Analprolaps	Beim Analprolaps liegt ein meist reponibler **Vorfall des Anoderms** vor die Linea anocutanea mit radiärem Faltenmuster vor. Beim Rektumprolaps kommt es zu einem Vorfall aller Wandschichten bei häufig gleichzeitigem Vorliegen einer Sphinkter- oder Beckenbodenschwäche (Abb. **E-6.4d**).
Proctalgia fugax	Charakteristischerweise starke, plötzlich auftretende, bis zu 30 min andauernde Schmerzen im Rektum unbekannter Ursache. Die rektal-digitale Untersuchung wie die Proktoskopie sind unauffällig.

◎ E-6.4 Häufige proktologische Befunde

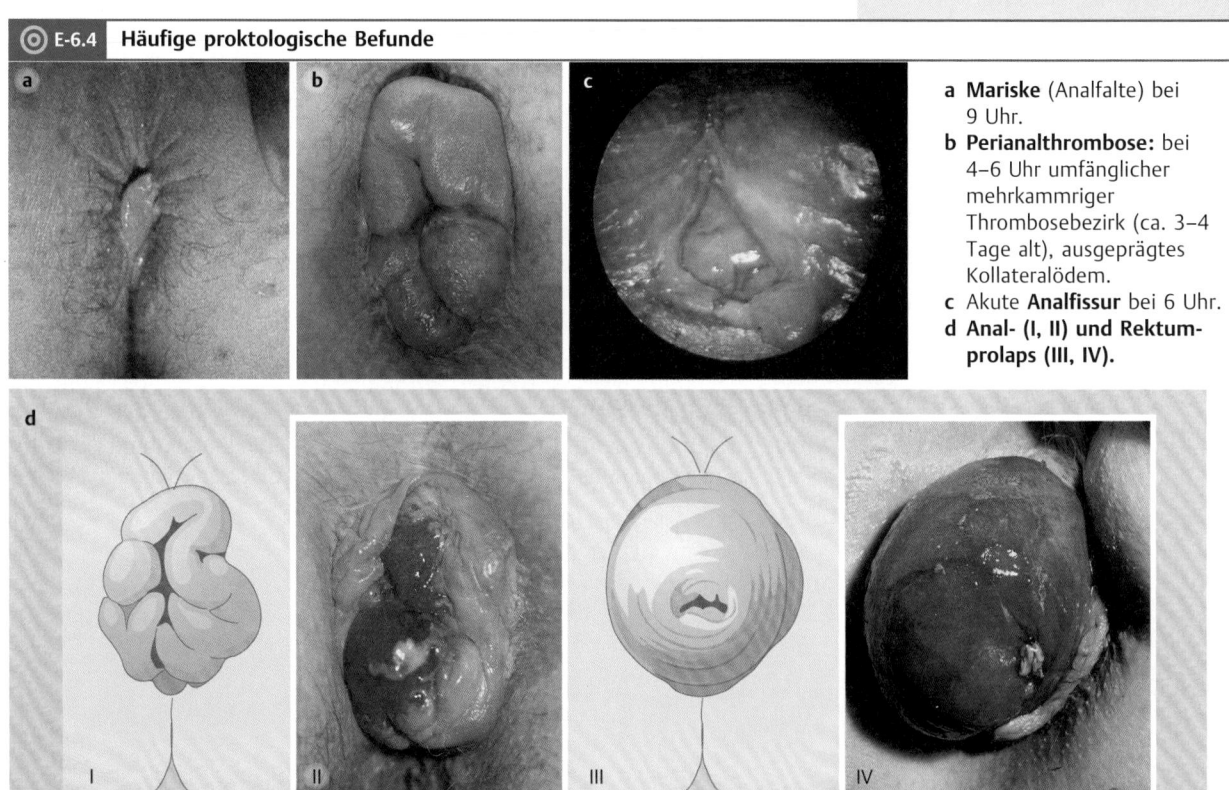

a **Mariske** (Analfalte) bei 9 Uhr.
b **Perianalthrombose:** bei 4–6 Uhr umfänglicher mehrkammriger Thrombosebezirk (ca. 3–4 Tage alt), ausgeprägtes Kollateralödem.
c Akute **Analfissur** bei 6 Uhr.
d **Anal-** (I, II) und **Rektumprolaps** (III, IV).

7 Gastroenterologische Notfälle

7.1 Akutes Abdomen

s. Leitsymptom Bauchschmerz, S. 450.

7.2 Akute Appendizitis

▶ **Definition**

▶ **Definition:** Akute seröse bis phlegmonöse Entzündung des Wurmfortsatzes mit Zeichen des akuten Abdomens unklarer Ätiologie. Die „chronische" Appendizitis ist häufig eine Verlegenheitsdiagnose bei unklaren rechtsseitigen Unterbauchschmerzen.

Epidemiologie: Männer erkranken häufiger als Frauen, der Altersgipfel liegt zwischen dem 20. und 30. Lebensjahr.

Epidemiologie: Männer erkranken häufiger an einer akuten Appendizitis als Frauen, der Altersgipfel liegt zwischen dem 20. und 30. Lebensjahr.

Ätiopathogenese: Die Ursache der Appendizitis ist unbekannt. Neben lokalen Faktoren werden auch systemische Infektionen diskutiert.

Der Entzündungsprozess beginnt in den Krypten und breitet bis zur Serosa hin aus. Er kann lokal begrenzt bleiben (**perityphlitisches Infiltrat**) oder eine diffuse **Peritonitis** zur Folge haben.

Ätiopathogenese: Die Ursache der Appendizitis ist unbekannt. Lokalen Faktoren (z. B. Kotsteine, Strangulation, Durchblutungsstörung, Schleimhautschwellung durch Retention von Darminhalt) kommt ebenso Bedeutung zu wie systemischen Infektionen (z. B. Yersiniose, Maserninfektion).
Die akute Appendizitis beginnt in der Tiefe der Schleimhautkrypten, wobei sich die Entzündungsherde submukös bis zur Serosa hin ausbreiten und konfluieren, sodass nach 24–48 Stunden das Bild einer phlegmonösen oder ulzerösen Appendizitis vorliegt. Der Entzündungsprozess kann entweder lokal begrenzt bleiben (**perityphlitisches Infiltrat**) oder durch Perforation in die Bauchhöhle zu einer diffusen **Peritonitis** führen.

Klinik: Zunächst treten **Schmerzen im Epigastrium** auf, die in den **rechten Unterbauch** wandern. Typisch ist eine rektal-axilläre **Temperaturdifferenz** von über 0,5 °C bei Temperaturen um 38 °C.

Klinik: Die akute Appendizitis beginnt plötzlich mit **Schmerzen im Epigastrium**, die innerhalb weniger Stunden in den **rechten Unterbauch** wandern und von Übelkeit, Brechreiz, Obstipation oder Durchfall begleitet sein können. Die Schmerzen selbst sind zunächst vorwiegend kolikartig, später kontinuierlich zunehmend bohrend. Charakteristisch ist eine rektal-axilläre **Temperaturdifferenz** von über 0,5 °C bei Temperaturen um 38 °C.

▶ **Merke**

▶ **Merke:** Mit einer **atypischen Verlaufsform** ist bei retrozäkaler Lage (20%) und bei Umschlagen der Appendix nach medial mesozäkal, ferner im Säuglings- und Greisenalter sowie während der Schwangerschaft zu rechnen.

Komplikationen: Komplikationen einer akuten Appendizitis sind **Gangrän, Perforation** mit **diffuser Peritonitis** (bei Perforation eines Abszesses vorübergehende Schmerzerleichterung möglich!) sowie ein **perityphlitischer Abszess**. Selten kommt es zu einer **Pylephlebitis**.

Komplikationen: Je nach Aktivität des entzündlichen Geschehens kann es innerhalb weniger Stunden nach Auftreten der ersten Symptome zu einer **Gangrän** und **Perforation** mit diffuser Peritonitis kommen. Bei Perforation eines Abszesses in die Bauchhöhle ist eine vorübergehende Schmerzerleichterung möglich, bis sich die Zeichen einer **diffusen Peritonitis** (diffuser Druckschmerz, Loslassschmerz, Abwehrspannung, fehlende Darmgeräusche) einstellen. Bei Ausbildung eines **perityphlitischen Abszesses** kann dieser nach 3–5 Tagen palpiert und sonographisch erfasst werden. Perforation und Ausbildung eines perityphlitischen Abszesses hängen von der Lokalisation der Appendix und der Abdeckung durch Umgebungsstrukturen ab. Selten tritt eine Entzündung der Pfortaderäste (**Pylephlebitis**) auf, die multiple Leberabszesse zur Folge haben kann.

Diagnostik: Diagnoseweisend sind körperliche Untersuchung, Sonographie und Labor.

Körperliche Untersuchung: Charakteristische Befunde bei **Palpation** sind (Abb. **E-7.1a**):

Diagnostik: Im Mittelpunkt der Diagnostik stehen die körperliche Untersuchung (Palpation, Perkussion, Auskultation), die Sonographie und die Laboruntersuchungen.

Körperliche Untersuchung: Bei **Palpation** des Abdomens können durch unterschiedliche Provokationsmanöver (Abb. **E-7.1a**) charakteristische Befunde auftreten, insbesondere bei Lokalisation des Wurmfortsatzes in der Fossa iliaca (70%):

- Druckschmerz am **McBurney-** oder **Lanz-Punkt**
- **Blumberg-Zeichen:** Loslassschmerz im rechten Unterbauch bei Eindrücken im linken Unterbauch
- **Rovsing-Zeichen:** Schmerz im rechten Unterbauch durch Ausstreichen des Darms in Richtung Zäkum
- **Psoasschmerz:** Schmerzen im rechten Unterbauch bei Anheben des rechten Beines.

Auch die **rektale** und **vaginale** Untersuchung muss stets durchgeführt werden. Dabei findet sich häufig neben der Ampulle ein Druckschmerz. Bei Auskultation des Abdomens ist auf Darmgeräusche zu achten.

Sonographie: Bei akuter Appendizitis finden sich entzündliche Infiltrate im rechten Unterbauch. Bei idealen Schallbedingungen kann die Appendix vergrößert und wandverdickt dargestellt werden, ebenso die mediale Zäkumwand (Abb. **E-7.1b**). Eine CT ist nur ausnahmsweise (Zweifelsfälle) erforderlich.

Labor: Häufig findet sich eine **Leukozytose** (11 000–15 000/µl). Erythrozyten können im Harn vorkommen und sprechen nicht gegen eine Appendizitis (Mitbeteiligung des Ureters bei der lokalen Entzündung).

Differenzialdiagnose: Im Rahmen der Differenzialdiagnose ist an alle Krankheitsbilder zu denken, die mit einem **akuten Abdomen** einhergehen können (s. S. 452). Besonders zu achten ist auf die akute Ileitis im Rahmen einer Yersiniose („Pseudoappendizitis") oder eines Morbus Crohn, ein entzündetes Meckel-Divertikel (Rest des Ductus omphaloentericus), eine akute Salpingitis, eine Extrauteringravidität bzw. Ruptur eines Graaf-Follikels oder einer Corpusluteum-Zyste.

Therapie: Die akute Appendizitis bedarf der **frühen Operation** (Abb. **E-7.1c**), da die Komplikationen der Appendizitis gefährlicher sind als die Operation. Bei unklarem Krankheitsbild muss der Patient engmaschig überwacht werden (außerdem frühe Kooperation mit Chirurgen). Nur beim umschriebenen perityphlitischen Infiltrat oder bei einem schlecht abgrenzbaren Konglomerattumor ist ein vorsichtiges Abwarten, eventuell bei gleichzeitiger Gabe eines Antibiotikums, erlaubt.

Prognose: Bei einer frühen Operation beträgt die Letalität der akuten Appendizitis 0,01 %, bei perforierter Appendizitis mit diffuser Peritonitis 5 %. In 0,7 % der Fälle ist eine Relaparotomie wegen lokaler Komplikationen erforderlich.

- Druckschmerz am **McBurney-** oder **Lanz-Punkt**
- Blumberg-Zeichen
- Rovsing-Zeichen
- Psoasschmerz.

Bei der **rektalen/vaginalen** Untersuchung findet sich häufig neben der Ampulle ein Druckschmerz.

Sonographie: Die Appendix stellt sich vergrößert und wandverdickt dar (Abb. **E-7.1b**).

Labor: Häufig findet sich eine **Leukozytose** (11 000–15 000/µl).

Differenzialdiagnose: An alle Formen des **akuten Abdomens** muss gedacht werden; insbesondere an akute Ileitis (im Rahmen einer Yersiniose), Morbus Crohn, entzündetes Meckel-Divertikel oder gynäkologische Ursachen wie z. B. Extrauteringravidität.

Therapie: Therapie der Wahl ist die **frühe Operation** (Abb. **E-7.1c**). Nur bei gut abgegrenztem perityphlitischen Infiltrat oder schlecht abgrenzbarem Konglomerattumor kann vorsichtig, evtl. unter Antibiotikaschutz, abgewartet werden.

Prognose: Die Letalität der akuten Appendizitis beträgt bei einer frühen Operation 0,01 %, bei diffuser Peritonitis 5 %.

⊚ E-7.1 Druck- und Schmerzpunkte bei akuter Appendizitis (a), sonographischer Befund (b) und intraoperativer Befund (c)

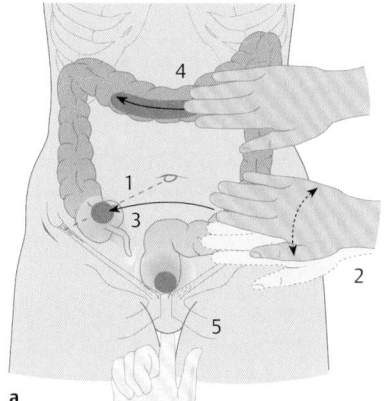
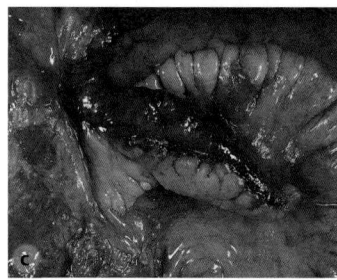

a

1 McBurney-Punkt
2 Blumberg-Zeichen
3 Lanz-Punkt
4 Rovsing-Zeichen
5 Douglas-Schmerz

b Wandödem der Appendix.
c Intraoperativer Befund mit aufgetriebener Spitze des Wurmfortsatzes und fibrös-eitrig belegter Serosa (phlegmonöses Stadium).

7.3 Ileus

▶ Definition

▶ **Definition:** Unter Ileus (Darmverschluss) versteht man eine **Störung der Darmpassage**, die sowohl Dünndarm als auch Dickdarm betreffen kann. Sie beruht auf einer dynamischen Störung (= funktioneller Ileus) oder auf einem mechanischen Hindernis (= mechanischer Ileus). Je nach Lage des Ileus unterscheidet man einen **hohen** (Dünndarm) von einem **tiefen** (Dickdarm) Ileus. Der Darmverschluss kann komplett (Ileus) oder inkomplett (**Subileus**) sein.

Ätiopathogenese: Je nach Ursache unterscheidet man einen **mechanischen** und **funktionellen** Ileus (Tab. **E-7.1**).

Ätiopathogenese: Je nach Ursache werden zwei Hauptformen unterschieden: der **mechanische** (häufiger) und der **funktionelle** Ileus (Tab. **E-7.1**). Beide Formen können auch in Kombination vorliegen. Während der Dünndarmileus meist durch Briden und Adhäsionen ausgelöst wird, ist der Dickdarmileus meist auf Karzinome zurückzuführen.

☰ E-7.1	Ursachen für Ileus
Form	*Ursachen*

mechanischer Ileus	▪ **Obstruktion** (v. a. im Dickdarm)
	  – **intraluminal:** z. B. Tumoren, Fremdkörper, Divertikulitis, Gallenstein
	  – **extraluminal:** z. B. Briden (Bridenileus), Adhäsionen, Hernien, Tumoren, Peritonealkarzinose
	▪ **Strangulation** (v. a. im Dünndarm): Durchblutungsstörung der Darmsegmente durch z. B. Inkarzeration (Hernien), Volvulus, Invagination

funktioneller Ileus	**paralytischer Ileus** (Paralyse der Peristaltik) ▪ **reflektorisch:** postoperativ nach Baucheingriffen, Gallenblasen- oder Ureterkolik ▪ **entzündlich:** z. B. Appendizitis, akute Pankreatitis, Divertikulitis, Pneumonie ▪ **metabolisch:** z. B. Hypokaliämie, Hyperkalzämie, diabetisches Koma ▪ **vaskulär:** z. B. akuter Mesenterialinfarkt ▪ **medikamentös:** z. B. Opiate, Neuroleptika, Anticholinergika ▪ **Spätstadium** eines mechanischen Ileus **spastischer Ileus** (spastische Darmwandkontraktion) ▪ **infektiös:** z. B. Wurmbefall ▪ **toxisch:** z. B. Bleivergiftung

Die Behinderung der Darmpassage führt zu einer **Stase** des Darminhaltes und einem **intraluminalen Druckanstieg**, die eine **Peritonitis** mit Gefahr einer **Perforation** und ein **septisches Schockgeschehen** zur Folge haben können.

Die Behinderung der Darmpassage führt zu einer **Stase** des Darminhaltes und einem **intraluminalen Druckanstieg**. Die Stase fördert das Wachstum pathogener Bakterien, die Darmwanddehnung führt zu einem Flüssigkeitseinstrom in die Darmwand und in das Darmlumen sowie zu einer Minderperfusion der Darmwand. Schließlich kommt es zu Schleimhauterosionen und später Darmwandnekrosen, die eine **Peritonitis** mit Gefahr einer **Perforation** und ein **septisches Schockgeschehen** mit irreversiblen Organschäden zur Folge haben können.

Klinik: Beim **mechanischen Ileus** kommt es zu Übelkeit, Erbrechen, Meteorismus mit Auftreibung des Abdomens, Stuhl- und Windverhalt sowie kolikartigen Abdominalschmerzen.

Klinik: Beim **mechanischen Ileus** kommt es zu Übelkeit, Erbrechen, Meteorismus mit Auftreibung des Abdomens, Stuhl- und Windverhalt sowie kolikartigen Abdominalschmerzen. Je nach Lokalisation des Ileus können die Symptome variieren:
▪ **hoher Ileus (Dünndarm):** frühes, heftiges Erbrechen (Mageninhalt, Galle, fäkulentes Material), wenig Meteorismus, fehlender Stuhlgang
▪ **tiefer Ileus (Dickdarm):** selten spätes Erbrechen (Kot), starker Meteorismus, Stuhlgang (evtl. Obstipation oder Diarrhö).

▶ Merke

▶ **Merke:** Je höher der Ileus, desto früher und stärker das Erbrechen.

Der **paralytische Ileus** zeigt ähnliche, weniger dramatische Symptome.

Der **paralytische Ileus** zeigt ähnlich Symptome, die aber weniger dramatisch einsetzen. Häufig findet sich ein begleitender Singultus (Schluckauf).
Der zunehmende Flüssigkeits- und Elektrolytverlust in das Darmlumen und das Erbrechen können eine Exsikkose bewirken und schließlich zu einem Schockzustand führen.

Diagnostik: Anamnestisch müssen v. a. Beginn der Beschwerden, Schmerzlokalisation, letzter Stuhl- oder Windabgang, Erbrechen und Voroperationen erfragt werden. Dann müssen das Abdomen inspiziert (Laparotomienarben) und nach Bruchpforten oder Resistenzen (Abwehrspannung?) abgetastet und eine rektale Palpation durchgeführt werden. Bei der Auskultation des Abdomens weisen klingende Darmgeräusche (**Durchspritzperistaltik**) auf einen länger bestehenden mechanischen Ileus hin, während beim paralytischen Ileus Darmgeräusche fehlen (**Totenstille im Bauchraum**).

Tachykardie, Blutdruckabfall (hypovolämischer Schock), Exsikkose, Hämatokritanstieg, Leukozytose ($< 15\,000/\mu l$: einfacher Ileus, $15\,000–25\,000/\mu l$: Strangulationsileus, $> 40\,000/\mu l$: primär vaskulär bedingter Ileus) sowie eine metabolische Azidose sind wichtige klinische Hinweise auf einen Ileus.

Die **Röntgenübersichtsaufnahme** des Abdomens im Stehen oder Linksseitenlage zeigt etwa 4–5 Stunden nach Beginn der Erkrankung geblähte Darmschlingen mit Flüssigkeitsspiegeln proximal des Hindernisses. Die abnorm lufthaltigen Dünndarmschlingen haben dabei die Tendenz, sich steigleiterartig aufzurichten (Abb. **E-7.2**). Die Zäkumblähung spricht für einen Dickdarmileus und ist das wichtigste Unterscheidungsmerkmal zwischen Dünndarm- und Dickdarmileus. Findet sich Luft im Zäkum, kann zur Lokalisationsdiagnostik des Hindernisses ein **Kolonkontrasteinlauf** mit Gastrografin oder ggf. eine Abdomen-CT durchgeführt werden.

Sonographisch zeigen sich stehende Darmschlingen mit Pendelperistaltik, ggf. freie Flüssigkeit oder Luft im Abdomen (Abb. **E-7.2c**). Bei einem Gallensteinileus sind die Gallenwege luftgefüllt (Aerobilie), bei fortgeschrittener intestinaler Ischämie findet sich Luft in den Pfortaderästen.

Bei V. a. Obstruktionsileus, z. B. durch ein Rektosigmoidkarzinom, ist eine **Endoskopie** (behutsames Vorgehen mit wenig Luftinsufflation) indiziert.

> ▶ **Merke:** Entscheidend ist, den Ileus möglichst schnell und früh zu erkennen. Eine verspätete Diagnose kann zu irreversiblen Darmischämien führen mit Perforation und Peritonitis.

Differenzialdiagnose: In den letzten Jahren hat die intestinale **Pseudoobstruktion** (s. Exkurs) zunehmende differenzialdiagnostische Bedeutung erlangt, da die Grenzen zum funktionellen Ileus fließend sind.

Diagnostik: Klingende Darmgeräusche (**Durchspritzperistaltik**) weisen auf einen mechanischen Ileus hin, während beim paralytischen Ileus Darmgeräusche fehlen (**Totenstille im Bauchraum**).

Die **Röntgenübersichtsaufnahme** des Abdomens zeigt geblähte Darmschlingen mit Flüssigkeitsspiegeln proximal des Hindernisses, die sich steigleiterartig aufrichten (Abb. **E-7.2**). Bei V. a. Dickdarmileus (Zäkumblähung) ist ein **Kolonkontrasteinlauf** mit Gastrografin indiziert.

Sonographisch zeigen sich stehende Darmschlingen sowie ggf. freie Flüssigkeit oder Luft im Abdomen (Abb. **E-7.2c**).

Die **Endoskopie** ist bei V. a. Obstruktionsileus indiziert.

◀ **Merke**

Differenzialdiagnose: Die **intestinale Pseudoobstruktion** hat zunehmende differenzialdiagnostische Bedeutung erlangt.

◉ E-7.2 | **Radiologische (a, b) und sonographische (c) Befunde bei mechanischem Ileus**

Duodenalileus „double bubble"

hochsitzender Dünndarmileus

tiefsitzender Dünndarmileus

Dickdarmileus

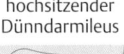
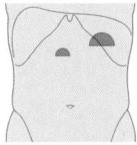
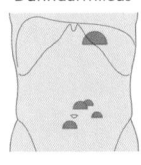
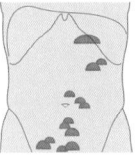
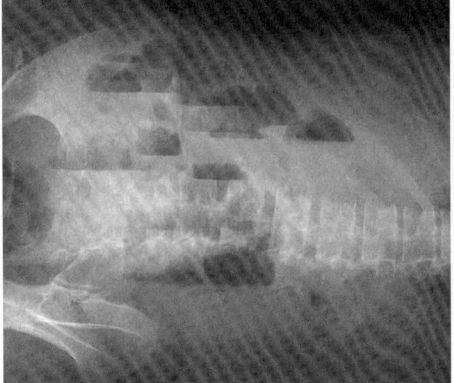
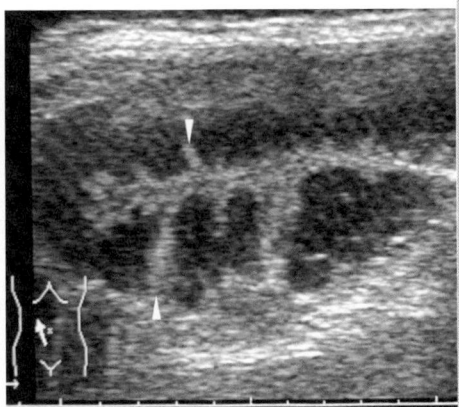

a Schematische Darstellung.

b Abdomenaufnahme in Linksseitenlage: Ausgedehnte Spiegel im Verlauf des Dünndarms.

c Dünndarmabschnitte dilatiert und flüssigkeitsgefüllt mit Pendelperistaltik, Kerckringfalten sichtbar (Pfeilspitzen).

▶ **Exkurs: Intestinale Pseudoobstruktion** Unterschieden werden die akute und chronische intestinale Pseudoobstruktion. Bei der **akuten** Form (Ogilvie-Syndrom, nichttoxisches Megakolon) kommt es zu einer massiven Aufweitung von Zäkum und Colon ascendens als Folge einer vorübergehenden Störung der autonomen Innervation. Bei der **chronischen** Form treten rezidivierend Symptome eines mechanischen Dünn- bzw. Dickdarmileus auf, ohne dass sich bei einer Operation eine mechanische Obstruktion nachweisen lässt. Kennzeichnend für beide Formen ist eine massive Gasdilatation des rechten Hemikolons ohne distale organische Läsion und ohne intraabdominelle Ursache der Darmparalyse. Die **Diagnose** lässt sich heute manometrisch stellen (Störungen des interdigestiven Motorkomplexes oder unkoordinierte Kontraktionen), wobei eine Ösophagusmanometrie bereits wichtige Hinweise liefern kann. Im Rahmen der symptomatischen Therapie kommt der endoskopischen Darmdekompression evtl. mit Legen einer Dekompressionssonde eine wichtige Rolle zu.

Therapie: Beim mechanischen Ileus stehen **Dekompression**, **Infusionstherapie** und **antibiotische** Abschirmung, gefolgt von der **Frühoperation** im Vordergrund.

Therapie: Beim mechanischen Ileus stehen zunächst die **Dekompression** des Magen-Darm-Traktes, die **Infusionstherapie** (Überwachung des Flüssigkeits- und Elektrolytverlusts) und die **antibiotische** Abschirmung im Vordergrund, gefolgt von der **Frühoperation** zur Wiederherstellung der normalen Darmpassage. Bei mehrzeitigem Vorgehen ist ggf. die Anlage eines (temporären) Stomas zur Entlastung des Darmes indiziert (Details s. chirurgische Lehrbücher).

Beim **paralytischen Ileus** können Substanzen zur Anregung der Peristaltik gegeben werden (z. B. Pantothensäure, Neostigmin, Ceruletid, Dextran-Sorbit-Infusion).

Beim **paralytischen Ileus** steht die Behandlung der Grundkrankheit im Vordergrund. Zur Anregung der Darmperistaltik können außerdem Substanzen wie Pantothensäure, Neostigmin, das Cholezystokinin-Analogon Ceruletid oder eine Dextran-Sorbit-Infusion verabreicht werden.

Ein paralytischer Ileus, der aus einem mechanischen Ileus entstanden, bzw. ein paralytischer Ileus, bei dem es zu einer Durchwanderungsperitonitis gekommen ist, muss chirurgisch behandelt werden.

7.4 Gastrointestinale Blutung

▶ **Definition:** Die gastrointestinale (GI) Blutung ist durch einen Blutverlust in Ösophagus-, Magen- oder Darmlumen gekennzeichnet. Je nach Lokalisation der Blutung unterscheidet man:

- **obere gastrointestinale Blutung:** Blutung proximal der Flexura duodenojejunalis (= Treitz-Band). 80–90 % aller GI-Blutungen entstehen hier
- **mittlere gastrointestinale Blutung:** Blutung zwischen Treitz-Band und Ileozökalklappe
- **untere gastrointestinale Blutung:** Blutung distal der Ileozökalklappe (kolorektal).

≡ **E-7.2** | **Häufige Ursachen bei oberer, mittlerer und unterer Gastrointestinalblutung**

obere GI-Blutung	*mittlere GI-Blutung*	*untere GI-Blutung*
■ **Magen-und Duodenalulzera** (s. S. 492)	■ Dünndarmtumoren (s. S. 529)	■ **Hämorrhoiden** (s. S. 561)
■ akute erosive Gastritis (s. S. 487)	■ Morbus Crohn (s. S. 539)	■ Kolonkarzinom (s. S. 555)
■ erosive Ösophagitis (s. S. 471)	■ Z. n. Mesenterialinfarkt (s. S. 531)	■ Polypen (s. S. 552)
■ Ösophagus- und Magenfundusvarizen (s. S. 608)	■ Angiodysplasien (s. S. 530)	■ Divertikel (s. S. 548), Meckel-Divertikel (s. S. 565)
■ Mallory-Weiss-Syndrom (s. S. 478)		■ entzündliche Darmerkrankungen: Morbus Crohn, Colitis ulcerosa (s. S. 539), infektiöse Kolitis, pseudomembranöse Kolitis (s. S. 538)
■ Magenkarzinom (s. S. 501)		■ ischämische Kolitis (s. S. 534)
■ selten: Vaskulopathien, Angiodysplasien, Hämobilie		■ Dünndarmtumoren
		■ Angiodysplasien (s. S. 530)
		■ Z. n. Mesenterialinfarkt (s. S. 531)
		■ Analfissuren (s. S. 563)

Ätiologie: Obere GI-Blutungen resultieren am häufigsten aus **Magen-** oder **Duodenalulzera**. Die Aktivität einer akuten Ulkusblutung wird nach **Forrest** in 3 Blutungstypen eingeteilt (s. Abb. E-3.9, S. 496). Mittlere GI-Blutungen (Blutungsquelle Jejunum oder Ileum) resultieren meist aus Dünndarmtumoren. Untere GI-Blutungen sind häufig auf Läsionen im kolorektalen Bereich und hier meist auf blutende **Hämorrhoiden** (s. S. 561) zurückzuführen. Die häufigsten Ursachen zeigt Tab. **E-7.2.**

Klinik: Prinzipiell muss zwischen **akuter** (Kreislaufdysregulation bis hin zum Volumenmangelschock, s. S. 216) und **chronischer Blutung** (evtl. nur Blutbildveränderungen im Sinne einer Anämie) unterschieden werden. Je nach Blutungslokalisation kann es zu folgenden sichtbaren Zeichen einer Blutung kommen:

Bluterbrechen (= Hämatemesis): Hinweis auf eine obere GI-Blutung. Das erbrochene Blut kann **kaffeesatzartig** (Kontakt mit Salzsäure führt zur Hämatinbildung (Abb. **E-7.3a**)) oder **hell- bis dunkelrot** (z. B. bei Ösophagusvarizenblutung) gefärbt sein.

Teerstuhl (**Meläna**, Abb. **E-7.3b**): meist Zeichen einer oberen GI-Blutung (s. S. 462).

Hämatochezie (Blutstuhl): typischerweise bei unterer GI-Blutung (s. S. 462).

> ▶ **Merke:** Hellrotes Blut findet sich auch beim Bluthusten (**Hämoptoe**), das Blut ist jedoch schaumig und es finden sich meist feuchte Rasselgeräusche über der Lunge (zur DD bei Teerstuhl und Hämatochezie s. S. 462).

In Abhängigkeit von der Ursache sind weiterhin vielfältige **Begleitsymptome** möglich (z. B. epigastrische Schmerzen bei Erosionen oder Ulzerationen, vorausgegangenes heftiges Erbrechen bei Mallory-Weiss-Syndrom, chronische Diarrhö bei bekannter chronisch-entzündlicher Darmerkrankung, schmerzhafte Defäkation bei Hämorrhoidalblutung), die auch diagnostisch wegweisend sein können (s. u.).

Diagnostik: Zur Basisdiagnostik gehören Anamnese (Medikamente? Ulkus?), körperliche Untersuchung (Schockzeichen?) und Laboruntersuchungen (u. a. Blutbild, Gerinnung, Blutgruppe).
Bei V. a. eine **obere GI-Blutung** wird bei klinisch relevanter Blutung und nach Kreislaufstabilisierung eine **Notfall-Ösophagogastroduodenoskopie** (ÖGD) durchgeführt. In nicht dringenden Fällen erfolgt eine Routine-Endoskopie mit Klassifikation der Blutungsaktivität nach Forrest (s. S. 496). Lässt sich die Blutungsquelle im Rahmen der ÖGD nicht lokalisieren, muss eine mittlere bzw. untere GI-Blutung abgeklärt werden.
Bei V. a. eine **untere GI-Blutung** ist eine **Ileokoloskopie** nach Kolonlavage indiziert. Bei negativem Ergebnis muss eine Kapselendoskopie bzw. eine **Push-**

Ätiologie: Obere GI-Blutungen resultieren meist aus **Magen-** oder **Duodenalulzera** (zur Einteilung nach Forrest s. S. 496), mittlere GI-Blutungen aus Dünndarmtumoren. Untere GI-Blutungen sind am häufigsten auf eine **Hämorrhoidalblutung** zurückzuführen (weiteres s. Tab. **E-7.2**).

Klinik: je nach Blutungslokalisation:

Bluterbrechen (= Hämatemesis): Das erbrochene Blut ist **kaffeesatzartig** (Abb. **E-7.3a**) (Hämatinbildung durch HCl) oder **hellrot** (z. B. bei Ösophagusvarizenblutung) gefärbt.
Teerstuhl (Abb. **E-7.3b**): meist bei oberer GI-Blutung (s. S. 462).

Hämatochezie: typisch bei unterer GI-Blutung (s. S. 462).

◀ Merke

Je nach Ursache sind weiterhin vielfältige **Begleitsymptome** möglich.

Diagnostik: Zur Basisdiagnostik gehören Anamnese, körperliche Untersuchung und Labor.

Bei V. a. eine **obere GI-Blutung** wird bei klinisch relevanter Blutung und nach Kreislaufstabilisierung eine **Notfall-ÖGD** durchgeführt.

Bei V. a. eine **untere GI-Blutung** ist eine **Ileokoloskopie** indiziert.

⊚ **E-7.3** **Kaffeesatzerbrechen (a), Teerstuhl (b), Blutstuhl (c)**

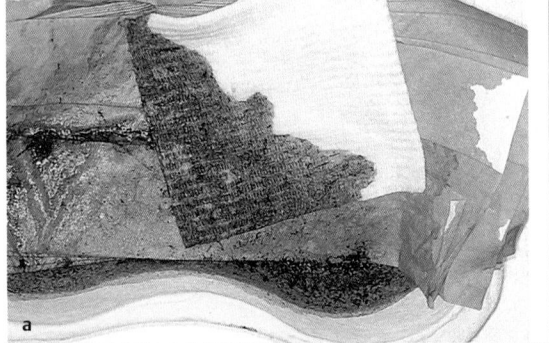
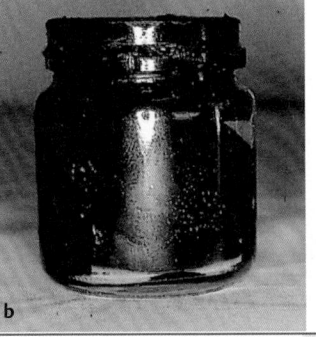
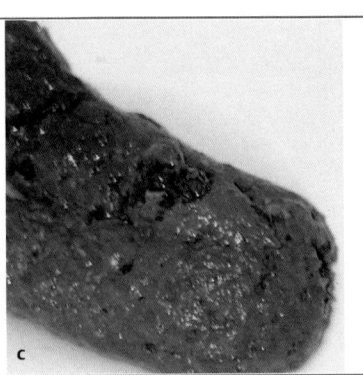

Enteroskopie (= Doppelballon-Enteroskopie = Methode der Wahl bei V. a. mittlere GI-Blutung) oder **selektive Angiographie** (Blutverlust > 1 ml/min erforderlich) angeschlossen werden, um die Blutungsquelle nachzuweisen.

Therapie: Primär endoskopische Blutstillung (Abb. **E-7.4**), in Ausnahmefällen explorative Laparotomie. Näheres s. einzelne ursächliche Krankheitsbilder.

Therapie: In den meisten Fällen gelingt die **Blutstillung endoskopisch** (z. B. Unterspritzung, Fibrinklebung, Sklerosierung, Clip) (Abb. **E-7.4**). Nur in Ausnahmefällen (z. B. massive GI-Blutung) ist eine explorative Laparotomie mit ggf. intraoperativer Endoskopie indiziert. Blutende Tumoren sollten reseziert werden. Zur Therapie der verschiedenen Krankheitsbilder, die in Tab. **E-7.2** dargestellt sind, s. entsprechende Kapitel.

⊚ **E-7.4**   **Endoskopische Blutstillung**

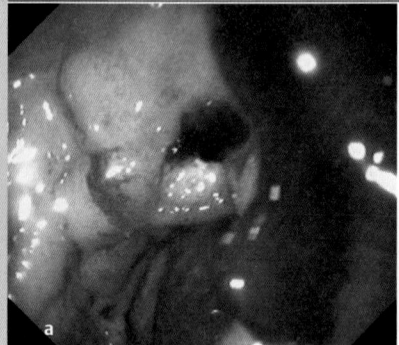 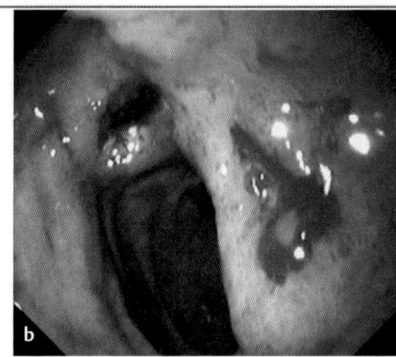 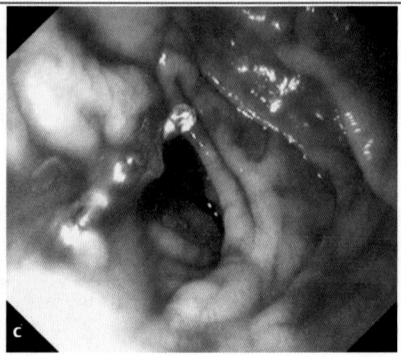

a, b Unterspritzung einer akuten Ulkusblutung mit Adrenalin (a), Aspekt nach Injektion (b)
c Blutstillung mittels Clip bei blutendem Ulcus ventriculi.

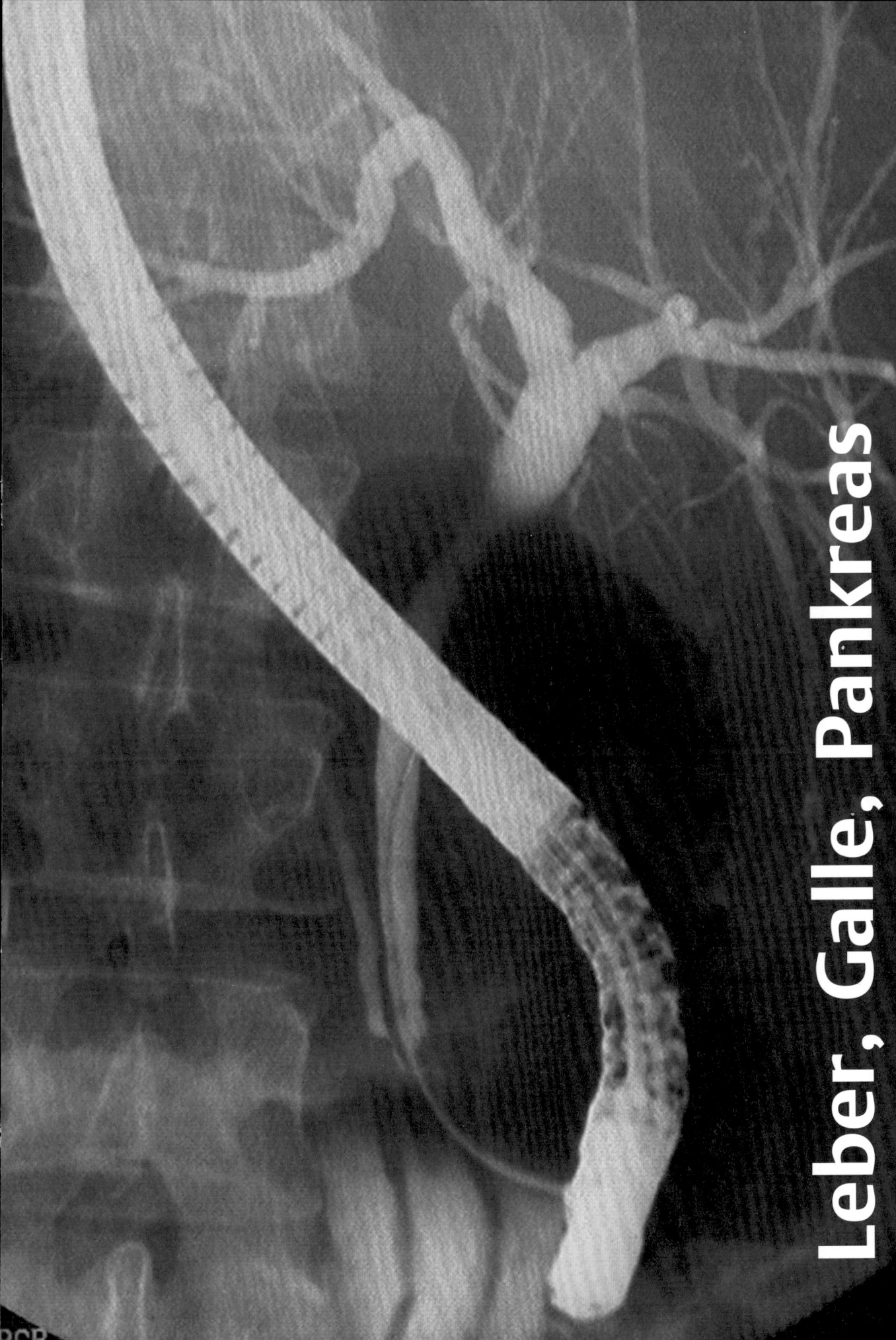

Leber, Galle, Pankreas

Leber, Galle, Pankreas

1 Leber

1.1 Anatomie

1.1.1 Lage und makroskopischer Aufbau

Die Leber ist mit ca. 1500 g die größte Drüse des Menschen und liegt weitgehend intraperitoneal unterhalb der rechten Zwerchfellkuppel. Sie wird durch das Lig. falciforme und das Lig. teres hepatis in den größeren **Lobus dexter** und den kleineren **Lobus sinister** unterteilt. An ihrer Unterfläche befindet sich die Facies visceralis, in deren Mitte die **Leberpforte** liegt. Diese ist Eintrittsstelle der V. portae, der A. hepatica propria und von Nervenfasern sowie Austrittsstelle des Ductus hepaticus communis.

1.1.2 Blutversorgung

Die Leber erhält ihren Blutzustrom zum einen aus dem **systemischen Kreislauf** über die A. hepatica (ca. 25 %), zum anderen aus dem **portalen Kreislauf** über die V. portae (Zusammenfluss der V. mesenterica superior und V. lienalis, führt O_2-armes, aber nährstoffreiches Blut, ca. 75 %). Das Blut beider Gefäßsysteme vereinigt sich in den Lebersinusoiden, die das Blut zur V. centralis weiterleiten, von dort gelangt es über die Vv. hepaticae in die V. cava inferior.

1.1.3 Mikroskopischer Aufbau

Die Leber besitzt aufgrund ihrer vielfältigen Funktionen eine differenzierte Struktur. Strukturelle Untereinheit ist das **Leberläppchen**, das einen polygonalen Querschnitt besitzt (Abb. **F-1.1a**). An den Ecken des Polygons befinden sich die **Portalfelder** mit dem Glisson-Dreieck (periportales Feld), bestehend aus einem Ast der Portalvene, einem Ast der A. hepatica und einem Gallengang. Im Zentrum des Polygons verläuft die Zentralvene. Zwischen den radiär zur Zentralvene führenden **Lebersinusoiden** (Abb. **F-1.1b**), die mit Sinusendothelzellen ausgekleidet sind, liegen die **Hepatozyten** in Bälkchen angeordnet und durch den Disse-Raum von den Sinusendothelien getrennt.

Zwischen benachbarten Hepatozyten befinden sich die Gallenkanalikuli, die die Galle dem Gallengang im Portalfeld zuleiten. Die Galle in den Kanalikuli fließt in entgegengesetzter Richtung zum Gallengang des Portalfelds. Das Leberläppchen ist keine funktionelle Untereinheit, da die produzierte Galle mehreren Portalfeldern zugeleitet wird und weil das zuströmende Blut aus mehreren Portalvenenästen und Arterien stammt. Außerdem haben die Hepatozyten in verschiedenen Arealen (portal, intermediär, zentral) eine unterschiedliche Enzymausstattung und entsprechend unterschiedliche metabolische Funktionen. Die **funktionelle Untereinheit** des Leberparenchyms wird als **Leberazinus** bezeichnet.

> ▶ **Merke:** Die periportal gelegenen Hepatozyten kommen als erste mit dem Pfortaderblut in Kontakt, was sie besonders anfällig für toxische Substanzen macht. Die in der Nähe der Zentralvene befindlichen Hepatozyten sind hingegen am ehesten durch eine Minderdurchblutung und Sauerstoffmangel gefährdet (toxische Substanzen sind bereits teilweise abgebaut, Blut aber O_2-ärmer).

Zellen des Leberparenchyms

Hepatozyten: Als Parenchymzellen haben sie metabolische Funktion, insbesondere die Metabolisierung der Nährstoffe, die Funktion der Biotransformation und Sekretion. Sie dienen außerdem dem Abbau von Hormonen und Signalstoffen, der Säure-Basen-Regulation und der Synthese der Akutphaseproteine und Komplementfaktoren (s. auch Stoffwechselfunktionen, S. 574).

1 Leber

1.1 Anatomie

1.1.1 Lage und makroskopischer Aufbau

Die Leber ist mit ca. 1500 g die größte Drüse des Menschen. Sie wird in einen **Lobus dexter** und einen **Lobus sinister** unterteilt. Am Unterrand der Leber liegt die **Leberpforte**, die Ein- bzw. Austrittstelle der V. portae, A. hepatica und des Ductus hepaticus ist.

1.1.2 Blutversorgung

Die Leber erhält ihren Blutzustrom zu ca. 25 % aus dem **systemischen Kreislauf** über die A. hepatica, zu ca. 75 % aus dem **portalen Kreislauf** über die V. portae

1.1.3 Mikroskopischer Aufbau

Die Leber besteht aus polygonalen **Läppchen**, an deren Ecken die **Portalfelder** (Ast der Portalvene und A. hepatica, Gallengang) und in deren Zentrum die Zentralvene lokalisiert ist (Abb. F-1.1a). Zwischen Portalfeldern und Zentralvene sind die **Hepatozyten** in Bälkchen angeordnet, die vom Blut der **Lebersinusoide** umspült werden (Abb. F-1.1b).

Zwischen den Hepatozyten entspringen die Gallenkanalikuli, die die Lebergalle den kleinen Gallengängen zuführen. Das Leberläppchen ist keine funktionelle Untereinheit, da z. B. die produzierte Galle mehreren Portalfeldern zugeleitet wird. Die **funktionelle Untereinheit** des Leberparenchyms wird als **Leberazinus** bezeichnet.

◀ Merke

Zellen des Leberparenchyms

Das Lebergewebe enthält außer den **Hepatozyten Sinusendothelzellen, Kupfer-Zellen, ITO-** und **PIT-Zellen.**

F-1.1 Anatomie der Leber

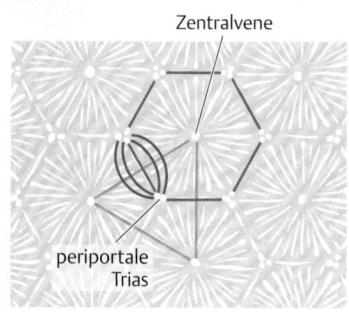

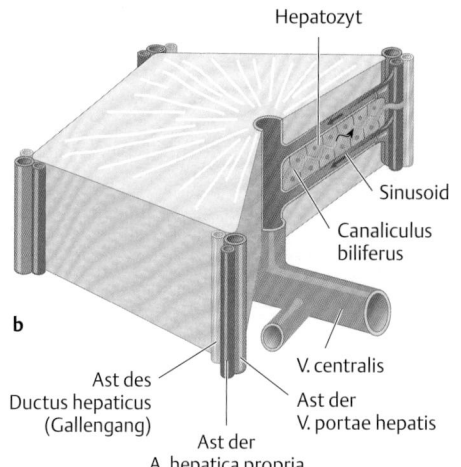

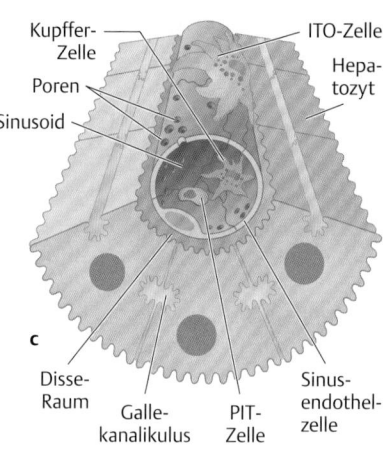

a, b Strukturelle Gliederung der Leber: Lebervenenläppchen (blau), Leberazinus (rot), Portalvenenläppchen (grün) (a); Zentralvenenläppchen (b).

c Schematische Darstellung eines Sinusoids mit den benachbarten Zellen des Leberparenchyms: Die Wand der Sinusoide wird von Sinusendothelzellen gebildet, deren Ausläufer von Poren (Fenestrae) durchbrochen werden. Zwischen den Sinusendothelzellen und den Hepatozyten befindet sich der Disse-Raum. An der sinusoidalen Membran der Hepatozyten wird die Austauschfläche durch Mikrovilli vergrößert. Zwischen die Sinusendothelzellen sind die Kupffer-Zellen eingelagert. Fettspeicherzellen liegen zwischen Sinusoid und Hepatozyten. Zwischen zwei aneinandergrenzenden Hepatozyten verlaufen parallel zu den Sinusoiden die Canaliculi biliferi (Gallenkanalikuli).

Sinusendothelzellen: kleiden, ähnlich wie Endothelzellen in den Gefäßen, die Lebersinusoide aus und stellen über Poren die Verbindung zum Disse-Raum her.

Kupffer-Zellen: Gehören zum Immunsystem. Sie liegen zwischen den Sinusendothelzellen, haben die Funktion der Phago- und Pinozytose, der Abgabe von Signalstoffen, der Elimination von Toxinen, der Synthese von Matrixkomponenten und der Antigenpräsentation.

ITO- und PIT-Zellen: ITO-Zellen sind Fettspeicherzellen, die im Disse-Raum liegen und bei chronischen Lebererkrankungen als Myofibroblasten für die Bindegewebsbildung verantwortlich sind (z. B. bei Leberzirrhose). **PIT-Zellen** sind Lymphozyten mit Killerzellfunktion.

1.2 Physiologie

1.2.1 Stoffwechselfunktionen

Die Leber ist das zentrale Stoffwechselorgan des Menschen. Mit Ausnahme der Fette, die über dem Ductus thoracicus direkt in den großen Kreislauf gelangen, fließen über die Pfortader alle Nahrungsstoffe, die aus dem Darm resorbiert wurden, in die Leber und werden dort unter Mitwirkung von Hormonen und vegetativen Nerven metabolisiert. Hepatozyten bearbeiten das nährstoffreiche Blut aus dem Gastrointestinaltrakt, bilden und scheiden die Galle aus und regulieren und koordinieren verschiedene Stoffwechselprozesse.

Aminosäuren- und Eiweißstoffwechsel

Die Aufgaben der **Hepatozyten** sind:
- Aufnahme und Verteilung der Aminosäuren aus der Nahrung und Regulation der Aminosäurekonzentration im Blut.
- Aufnahme und Verteilung der Körperproteine. Von den 400 g, die pro Tag anfallen, werden ¼ in Glukose umgewandelt oder abgebaut, ¾ rezirkuliert
- Abbau von Aminosäuren bzw. Ammoniak zu Harnstoff (im Darm durch bakteriellen Abbau von Proteinen und vom Dünndarm selbst gebildetes Ammoniak gelangt über die V. portae in die Leber und wird über den Harnstoffzyklus zu Harnstoff abgebaut). Täglich werden so im Harnstoffzyklus 6–20 g Harnstoff erzeugt und im Urin ausgeschieden.

--- Marginalien linke Spalte ---

1.2 Physiologie

1.2.1 Stoffwechselfunktionen

Aminosäuren- und Eiweißstoffwechsel

Die Aufgaben der **Hepatozyten** sind:
- Aufnahme und Verteilung der Aminosäuren und Körperproteine.
- Abbau von Aminosäuren bzw. Ammoniak zu Harnstoff.
- Synthese von Proteinen.

- Synthese von Proteinen (v.a. Albumin, Transportproteine, Akute-Phase-Proteine, Gerinnungsfaktoren [außer Faktor VIII] und Komplementfaktoren). Die tägliche Eiweißsynthese liegt bei rund 50 g, 50% davon sind Plasmaproteine.

Bei Leberinsuffizienz werden unter anderem die Synthese von Gerinnungsfaktoren (→Blutungsneigung), Albumin (→Aszites, Ödeme) und Cholinesterase vermindert sowie die Entgiftung stickstoffhaltiger Substanzen zu Harnstoff beeinträchtigt (→Hyperammonämie).

Kohlenhydratstoffwechsel

Bei der Regulation des Kohlenhydratstoffwechsels erfüllt die Leber folgende Funktionen:

- Nahrungskohlenhydrate aus dem Pfortaderblut (80% Glukose, 10% Galaktose, 10% Fruktose) werden in der Leber als **Glykogen** gespeichert. Galaktose und Fruktose werden in den Glukosestoffwechsel eingeschleust. Wird die Speicherkapazität von 300–400 g überschritten, kann eine Umwandlung in Fett (Triglyzeride) erfolgen.
- Bei Absinken des Glukosespiegels oder bei erhöhtem Bedarf in der Peripherie wird Glykogen in **Glukose rückverwandelt** oder **Glukose neu synthetisiert**, z.B. auch aus Muskelprotein.

Die Leber ist durch die Glykogensynthese, Glykogenolyse und Glukoneogenese an der Blutzuckerregulation beteiligt. Beim akuten Leberversagen wird zunächst eine Hyperglykämie, in späteren Stadien dann infolge der Störung der Glukoneogenese eine Hypoglykämie beobachtet, chronische Lebererkrankungen gehen mit einer gestörten Glukosetoleranz einher. Eine überkalorische Ernährung oder Stoffwechselerkrankungen (z.B. Diabetes mellitus) können zu einer Fettleber führen.

Fettstoffwechsel

Im Fettstoffwechsel besitzt die Leber folgende Funktionen:

- Synthese von Triglyzeriden aus Kohlenhydraten oder Aminosäuren, die entweder in der Leber deponiert oder als VLDL-Lipoproteine ins Blut abgegeben werden.
- Synthese von Apoproteinen für den Transport von Triglyzeriden im Blut.
- Synthese verschiedener Lipide als Bestandteile der Zellmembranen (Cholesterin, Phospholipide) oder der Galle (Cholesterin, Gallensäure, Lezithin).
- Abbau der Fettsäuren.

▶ **Merke:** Patienten mit alkoholischer Hepatitis (s.S. 599) weisen häufig exzessiv erhöhte Triglyzeridspiegel auf, die sich unter Alkoholkarenz innerhalb weniger Tage normalisieren. Bei Patienten mit chronischen Lebererkrankungen finden sich oft verminderte Fett- und Lipoproteinspiegel als Ausdruck einer verminderten Syntheseleistung.

1.2.2 Weitere Funktionen

Biotransformation: Die Leber ist Ort der **Entgiftung von Stoffwechselprodukten** (z.B. Harnstoffsynthese) und Arzneimitteln. In der Mikrosomenfraktion bzw. dem endoplasmatischen Retikulum besitzt die Leber ein Enzymsystem, das wasserunlösliche Stoffe (z.B. Steroidhormone, Prostaglandine, Medikamente) oxidiert (Phase I) und anschließend mit Glukuronid, Sulfat oder Glycin konjugiert (Phase II), d.h. wasserlöslich macht. Durch diese Biotransformation können **toxische Substanzen** (aber auch Medikamente) entgiftet werden, aber auch Metaboliten mit toxischer Wirkung entstehen. Die Aktivität dieser Enzyme unterliegt individuellen Schwankungen (langsame und schnelle Metabolisierer), eine Aktivitätssteigerung ist durch Theophyllin und Phenobarbital zu erzielen (Enzyminduktion). Bei Co-Medikation verschiedener Medikamente kann es durch Interaktionen zu einem verzögerten oder beschleunigten Arzneimittelabbau kommen.

Der **First-pass-Effekt** beschreibt den bei der 1. Leberpassage eliminierten Anteil einer Substanz bzw. eines Medikaments.

Kohlenhydratstoffwechsel

Hier erfüllt die Leber folgende Funktionen:
- Nahrungskohlenhydrate werden in der Leber als **Glykogen** gespeichert. Wird die Speicherkapazität überschritten, kann in Fett umgewandelt werden.
- Bei Absinken des Glukosespiegels wird Glykogen in **Glukose zurückverwandelt** oder **neu synthetisiert**.

Fettstoffwechsel

Im Fettstoffwechsel besitzt die Leber folgende Funktionen:
- Synthese von Triglyzeriden aus Kohlenhydraten oder Aminosäuren.
- Synthese von Apoproteinen für den Triglyzeridtransport.
- Synthese verschiedener Fette als Bausteine der Zellmembran.
- Abbau der Fettsäuren.

◀ Merke

1.2.2 Weitere Funktionen

Biotransformation: Die Leber besitzt Enzyme, die wasserunlösliche Stoffe (Steroide, Medikamente) oxidiert und anschließend konjugiert, d.h. wasserlöslich macht. Hierdurch können **toxische Substanzen** (z.B. Medikamente) entgiftet werden oder toxische Metaboliten entstehen.

First-pass-Effekt: der bei der 1. Leberpassage eliminierte Anteil eines Medikaments.

Weitere Funktionen sind:
- Sekretionsorgan
- Synthese von Signalstoffen, Akutphase-proteinen und Komplementfaktoren
- Säure-Basen-Regulation
- Funktion als Blutspeicher.

Außerdem werden in der Leber wichtige **Signalstoffe** (z. B. Hormone, Zytokine) gebildet und katabolisiert. Die Leber dient unspezifischen Abwehrvorgängen durch die Synthese von **Akutphaseproteinen** und **Komplementfaktoren** (s. Eiweißstoffwechsel, S. 574). Wichtig ist ferner die **Regulation des Säure-Basen-Haushalts** durch die leberspezifische Harnstoffsynthese und die Funktion der Leber als **Blutspeicherorgan**.

Gallebildung

Die Leber bildet täglich ca. 700 ml **Galle**. Die Gallensäuren durchlaufen dabei einen **enterohepatischen Kreislauf** (s. S. 629).

Die Leber bildet als exokrine Drüse täglich ca. 700 ml **Galle**. Lezithin und Gallensäuren wirken im Rahmen der Nährstoffresorption als Lösungsvermittler für wasserunlösliche Stoffe (Mizellenbildung). Die **Gallensäuren** durchlaufen einen **enterohepatischen Kreislauf** (s. S. 629).
Die Galle hat folgende Aufgaben:

Aufgaben der Galle sind:
- Förderung der Fettverdauung
- Ausscheidung verschiedener Substanzen.

- Förderung der Fettverdauung und der Aufnahme fettlöslicher Vitamine
- Ausscheidung verschiedener sog. „gallepflichtiger" Substanzen (z. B. Bilirubin, Medikamente).

Bilirubinstoffwechsel

Bilirubin entsteht als Abbauprodukt des Hämo- (75 %) und Myoglobins. Das an Albumin gebundene Bilirubin wird in der Leber an Glukuronsäure gebunden (konjugiertes Bilirubin) und im Darm weiter abgebaut.

Bilirubin entsteht als Abbauprodukt des Hämoglobins alter Erythrozyten (75 %), des Myoglobins und in den Zellen des RES in einer Menge von 250–350 mg/d. Bilirubin ist primär wasserunlöslich (unkonjugiertes oder indirektes Bilirubin). Es wird an Albumin gebunden in die Leber transportiert und dort mit Glukuronsäure konjugiert (konjugiertes oder direktes Bilirubin). Das Konjugat wird aktiv in die Galle sezerniert und gelangt in den Darm. Der weitere Abbau erfolgt durch die Darmflora, wobei farbloses Urobilinogen und dunkel pigmentierte Sterkobiline entstehen. Direktes Bilirubin kann besonders bei erhöhter Konzentration auch renal ausgeschieden werden.
Zu einer **Störung des Bilirubinstoffwechsels** führen schwere Lebererkrankungen, Hämolysen mit vermehrtem Anfall von Bilirubin oder Abflusshindernisse im Bereich der abführenden Gallenwege. Je nach Ursache kommt es zu einem Anstieg des direkten oder indirekten Bilirubins (s. Leitsymptom Ikterus).

1.3 Leitsymptome

1.3.1 Ikterus

▶ **Definition**

▶ **Definition:** Unter einem Ikterus versteht man die Gelbfärbung von Körpergeweben, durch verstärkte Ablagerung von Bilirubin. Er wird ab Bilirubinkonzentrationen im Blut von $\geq$ 2,5 mg/dl (Hyperbilirubinämie) zuerst an den Skleren (Abb. **F-1.2a**) und Schleimhäuten, oberhalb von 3–4 mg/dl als Hautikterus sichtbar (zum Bilirubinstoffwechsel s. o.).

Ätiologie: Unterschieden werden:
- prähepatischer
- hepatischer
- posthepatischer Ikterus.

Der **prähepatische Ikterus** entsteht bei verstärktem Blutabbau (Hämolyse), der die Kapazität der Bilirubinausscheidung übersteigt. Der **hepatische Ikterus** ist Folge einer hepatozellulären Schädigung unterschiedlicher Ursache (z. B. Hepatitis, Leberzirrhose). Näheres zur intrahepatischen Cholestase s. S. 631. Der **posthepatische Ikterus** resultiert aus Erkrankungen, die den Galleabfluss in den Gallewegen behindern (extrahepatische Cholestase, s. S. 631).

Ätiologie: Man unterscheidet drei Formen des Ikterus:
- prähepatischer Ikterus
- hepatischer Ikterus
- posthepatischer Ikterus.

Der **prähepatische Ikterus** entsteht bei verstärktem Blutabbau (Hämolyse), der die Kapazität der Bilirubinausscheidung übersteigt bzw. aufgrund einer ineffektiven Hämatopoese. Der **hepatische Ikterus** ist Folge einer hepatozellulären Schädigung unterschiedlicher Ursache. Er beruht entweder auf einer verminderten Bilirubin-Aufnahme in die Leberzelle (z. B. Hyperbilirubinämie des Neugeborenen, s. u.), auf einer verminderten intrazellulären Konjugation (z. B. Gilbert-Meulengracht-Syndrom [s.u.], infektiöse oder medikamentöse Hepatitis, Leberzirrhose) oder auf einer verminderten hepatozellulären Exkretion von Bilirubin in die Gallenwege (= **intrahepatische Cholestase**, Näheres hierzu s. S. 631). Der **posthepatische Ikterus** resultiert aus Erkrankungen (z. B. Gallensteine, Tumoren, narbige Stenosen, PSC), die den Galleabfluss in den Gallewegen behindern bzw. die Gallenwege aufstauen (= **extrahepatische Cholestase**, Näheres s. S. 631).

Bei vermehrter Ausscheidung von konjugiertem Bilirubin nimmt der Urin eine bierbraune Farbe an. Ein lehmfarbener acholischer Stuhl ist kennzeichnend für eine fehlende Bilirubinausscheidung in der Galle (s. Tab. **F-1.1**).

Eine **Hyperbilirubinämie** ist nur im Neugeborenenalter (Kernikterus) gefährlich.

Beim **Gilbert-Meulengracht-Syndrom** (Icterus intermittens juvenilis, Manifestationsalter ca. 20. Lebensjahr) findet sich eine Hyperbilirubinämie von über 1,5 mg/dl infolge einer Konjugationsstörung. Bei Fasten steigt das Bilirubin weiter an. Klinisch zeigen sich uncharakteristische Beschwerden wie Müdigkeit und Kopfschmerzen. Das Blutbild ist unauffällig, die Retikulozytenzahl liegt im Normbereich (DD: hämolytische Anämie). Therapiebedürftigkeit besteht nicht.

Diagnostik: Das diagnostische Vorgehen bei Vorliegen eines Ikterus bzw. wegweisende Laborparameter zur Differenzierung der Ikterusformen zeigen Abb. **F-1.2** und Tab. **F-1.1**.

Eine **Hyperbilirubinämie** ist nur im Neugeborenenalter (Kernikterus) gefährlich.

Beim **Gilbert-Meulengracht-Syndrom** findet sich eine Hyperbilirubinämie > 1,5 mg/dl infolge einer Konjugationsstörung. Es besteht keine Therapieindikation.

Diagnostik: s. Abb. **F-1.2** und Tab. **F-1.1**.

☰ F-1.1 | Parameter zur Differenzierung der Ikterusformen ☰ F-1.1

	prähepatischer (hämolytischer) Ikterus	hepatischer (hepatozellulärer) Ikterus	post-hepatischer Ikterus
Serumwerte:			
direktes Bilirubin	n	+	+
indirektes Bilirubin	+	(+)	(+)
Urin:			
Bilirubin	–	+	+
Urobilinogen	+	+	–
Stuhlfarbe	dunkel	hell (bis dunkel)	hell

⊚ F-1.2 | Klinischer Aspekt (a) und Diagnosealgorithmus zur Abklärung bei Ikterus (b)

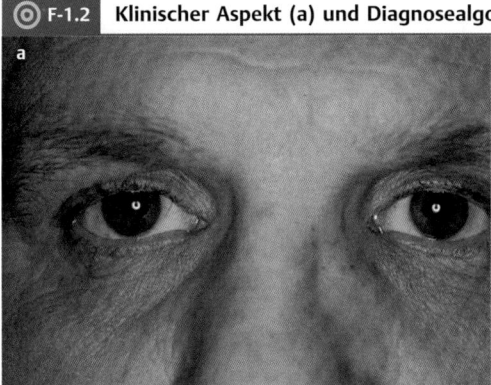

a Ikterisch verfärbte Konjunktiven.

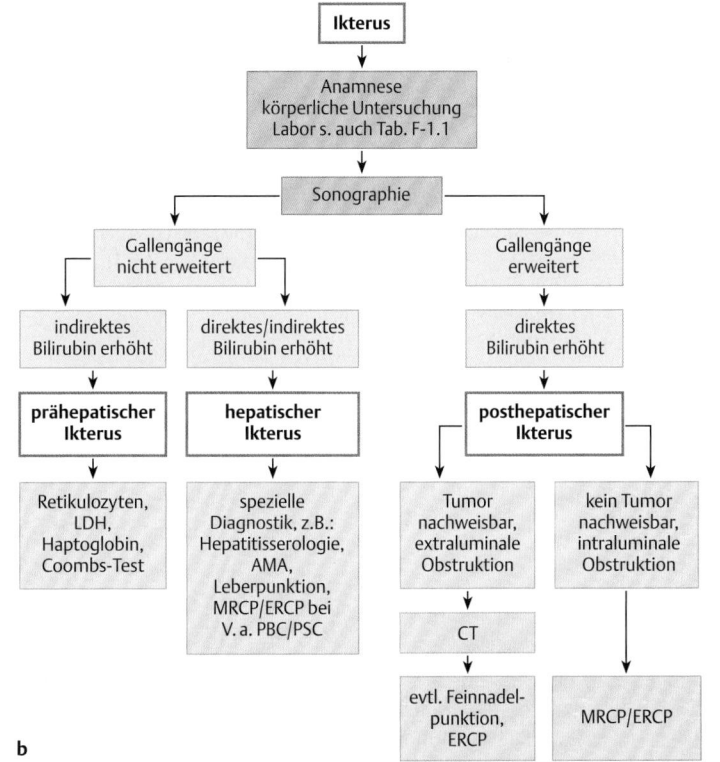

b

Differenzialdiagnose: „Falscher Ikterus" durch Farbstoffablagerung in der Haut.

Differenzialdiagnose: „Falscher Ikterus" bzw. „Pseudoikterus" durch Ablagerung von Farbstoffen in der Haut, z.B. nach intensivem Karottengenuss über einen längeren Zeitraum.

Therapie: je nach Ursache.

Therapie: Die Therapie hat sich nach der Ursache des Ikterus zu richten (s. einzelne Krankheitsbilder).

1.3.2 Aszites

1.3.2 Aszites

▶ **Definition**

▶ **Definition:** Unter Aszites versteht man die Ansammlung von freier Flüssigkeit in der Bauchhöhle.

Ätiologie: Ursächlich ist meist die **Leberzirrhose**. Näheres s. Tab. **F-1.2**.

Ätiologie: Die mit Abstand häufigste Ursache für einen Aszites ist die **dekompensierte Leberzirrhose** (ca. 80 % der Fälle). Weitere mögliche Ursachen zeigt Tab. **F-1.2**.

Pathogenese: Die Entwicklung eines **portalen Aszites** (häufigste Aszitesursache) ist ein multifaktorielles Geschehen: Die Verminderung des effektiven Plasmavolumens und eine endokrin bedingte Nierenfunktionsstörung bedingen eine Salz- und Wasserretention. Eine Erhöhung des portalen und sinusoidalen Drucks sowie die Abnahme des kolloidosmotischen Drucks führen zu einer intraperitonealen Flüssigkeitsansammlung.

Pathogenese: Die Entwicklung eines **portalen Aszites**, der mit Abstand häufigsten Aszitesursache, ist ein multifaktorielles Geschehen, welches in der Regel an eine sinusoidale portale Hypertension gebunden ist. Auf dem Boden einer Leberzirrhose ist der kolloidosmotische Druck bedingt durch die reduzierte hepatische Albuminsynthese vermindert und der hydrostatische Druck im Pfortadergebiet bedingt durch die zirrhotischen Umbauprozesse erhöht. Weitere entscheidende Faktoren sind eine Stimulation arterieller Barorezeptoren und kardiopulmonaler Volumenrezeptoren (Aktivierung des Renin-Angiotensin-Aldosteron-Systems, des sympathischen Nervensystems und der ADH-Ausschüttung). Diese Mechanismen bewirken in der Summe eine ausgeprägte Natrium- und Flüssigkeitsrestriktion, mit dem Ziel, den Blutdruck im großen Kreislauf anzuheben. Dies ist der Versuch einer Gegenregulation auf die vor allem im Splanchnikusgebiet bestehende Vasodilatation mit daraus resultierender relativer Hypovolämie und Hypotonie.

Aszites im Rahmen einer portalvenösen oder venösen Stauung = **Transsudat**.

Aszites als Folge einer Druckerhöhung im **portalvenösen** (Leberzirrhose) oder **venösen** (Rechtsherzinsuffizienz) System ist immer ein **Transsudat** (Proteinkonzentration < 3 g/dl).

Aszites im Rahmen entzündlicher oder maligner Prozesse = **Exsudat**.

Bei **Tumorerkrankungen** und **Entzündungen** wird Aszites als **Exsudat** (Proteinkonzentration > 3 g/dl) gebildet. Hierfür sind komplexe Ursachen (v. a. Zellmembranschäden) verantwortlich.

Klinik und Komplikationen: Kennzeichnend sind Bauchumfangszunahme, verstrichener Nabel, evtl. Nabelhernie. Bei massivem Aszites besteht Dyspnoe (Abb. **F-1.3a**).
Ca. 10–20 % der Patienten mit Leberzirrhose und Aszites entwickeln eine **spontan bakterielle Peritonitis**, die mit Fieber, Bauchschmerzen und Abwehrspannung einhergeht. Im Aszites sind dann > 250 Ganulozyten/µl nachweisbar.

Klinik und Komplikationen: Die Patienten bemerken eine Bauchumfangszunahme, einen verstrichenen Nabel, evtl. eine Nabelhernie. Bei ausgeprägtem Aszites bestehen ggf. eine Dyspnoe und eine Refluxösophagitis (durch Zwerchfellhochstand) (Abb. **F-1.3a**).

Etwa 10–20 % aller Patienten mit Leberzirrhose und Aszites entwickeln eine **spontane bakterielle Peritonitis (SBP)**. Diese ist meist hämatogen bedingt bzw. Folge einer lokalen Durchwanderung (es liegt keine Hohlorganperforation vor), in 60–80 % werden aerobe gramnegative Keime nachgewiesen (z. B. E. coli). Im Aszites finden sich dann > 250 neutrophile Granulozyten/µl.

≡ F-1.2	Verschiedene Aszitesformen und ihre Ursachen	
portaler Aszites ▪ Leberzirrhose ▪ Alkohol-Hepatitis ▪ Budd-Chiari-Syndrom, Lebervenenthrombose, Pfortader-Thrombose (selten)		**entzündlicher Aszites** ▪ bakterielle Peritonitis, Tuberkulose ▪ Vaskulitis ▪ eosinophile Gastroenteritis
kardialer Aszites ▪ schwere Rechtsherzinsuffizienz ▪ Pericarditis constrictiva		**pankreatogener Aszites** ▪ Pankreatitis vom Schweregrad II–III ▪ Pankreasfisteln
maligner Aszites ▪ Peritonealkarzinose, intraabdominelle Tumoren ▪ hepatozelluläres Karzinom, Metastasenleber ▪ Mesotheliom, lymphatische Systemerkrankungen, Pseudomyxom		**seltene Aszitesformen** ▪ schwere Hypalbuminämie, Mesenterialvenenthrombose, Peritonealdialyse, Morbus Whipple, Hypothyreose, Amyloidose, Stärkeperitonitis

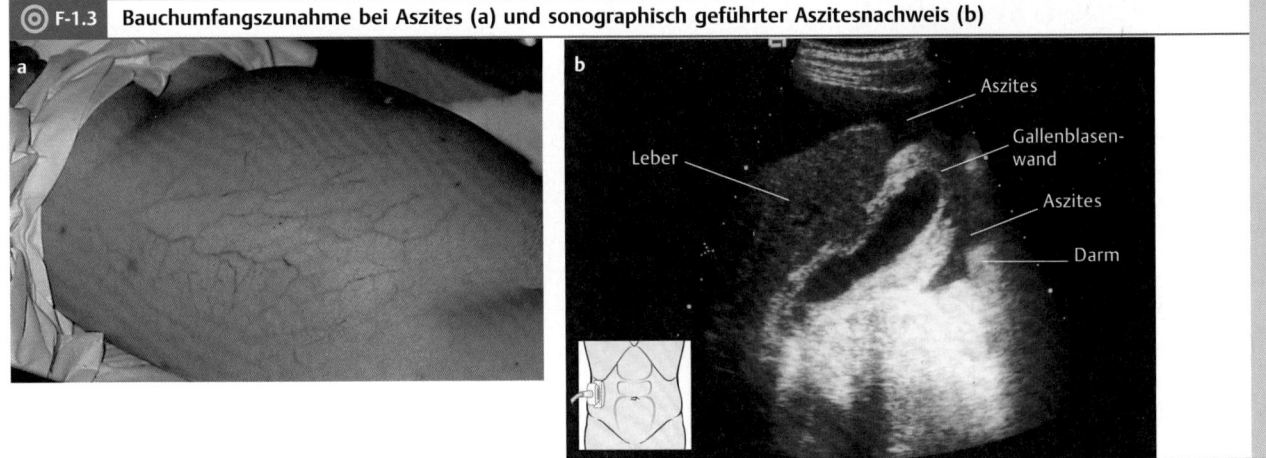

⊙ F-1.3 | **Bauchumfangszunahme bei Aszites (a) und sonographisch geführter Aszitesnachweis (b)**

Fieber, Bauchschmerzen, Abwehrspannung und systemische Leukozytose weisen auf diese Komplikation hin, die häufig mit einer Dekompensation der Leberfunktion und einer hepatischen Enzephalopathie vergesellschaftet ist.

Diagnostik: Der Aszitesnachweis kann klinisch durch Ballotement (Fluktuationswelle), Flankendämpfung und Dämpfungswechsel bei Lageänderung und durch Perkussion in Knie-Ellenbogen-Lage verifiziert werden.

Am sensitivsten (ab 50 ml) ist die **Sonographie** (Abb. **F-1.3b**). Im Rahmen einer **diagnostischen Punktion** (bei unklarer Genese), eventuell unter sonographischer Kontrolle, werden Laboruntersuchungen durchgeführt (Tab. **F-1.3**). Zur Unterscheidung eines Transsudates von einem Exsudat s. Tab. **F-1.4**. Liegt die Albuminkonzentration < 3 g/dl, ist eine **portale Hypertonie** als Ursache des Aszites sehr wahrscheinlich, Werte > 3 g/dl schließen eine portale Genese weitgehend aus. Ein **kardial** bedingter Aszites zeigt in der Regel ebenfalls eine Albuminkonzentration < 3 g/dl. Bei einem entzündlich oder maligne bedingtem Aszites liegt die Albuminkonzentration > 3 g/dl. Zur differenzialdiagnostischen Abgrenzung eines **malignen** Aszites eignet sich insbesondere die zytologische Untersuchung.

Differenzialdiagnose: Zur Differenzialdiagnose des Aszites muss ein weites Spektrum an Erkrankungen einbezogen werden (s. Tab. **F-1.2**). Aussehen (z. B. hämorrhagisch, trüb) bzw. Zusammensetzung des Aszites (Exsudat oder Transsudat) und/oder noch vorhandene weitere Symptome grenzen die Diagnose ein.

Diagnostik: Der Aszites kann klinisch z. B. durch eine Flankendämpfung, Dämpfungswechsel bei Lageänderung und durch Perkussion in Knie-Ellenbogen-Lage verifiziert werden.

Am sensitivsten ist die **Sonographie** (Abb. **F-1.3b**). Durch diagnostische Punktion können spezifisches Gewicht, Eiweißgehalt, LDH, Bakteriologie und Zytologie bestimmt werden (Tab. **F-1.3**, Abb. **F-1.4**). Zur Unterscheidung zwischen Exsudat und Transsudat s. Tab. **F-1.4**.

Differenzialdiagnose: s. Tab. **F-1.2**.

≡ F-1.3 | **Untersuchung der Aszitesflüssigkeit** | **≡ F-1.3**

- spezifisches Gewicht, Eiweiß, Albumin, AFP, Amylase, CEA, Cholesterin, Fibronektin, Glukose, Laktat, Leukozytenzahl/Zellzahl, Leukozytendifferenzierung, Lipase, pH-Wert
- Zytologie
- Gramfärbung, Tuberkelbakterien- und Pilzkultur
- aerobe und anaerobe Kultur
- Polarisationsmikroskopie

≡ F-1.4 | **Unterscheidungsmerkmale zwischen Transsudat und Exsudat** | **≡ F-1.4**

Unterscheidungsmerkmale	Transsudat	Exsudat
- spezifisches Gewicht	≤ 1016	> 1016
- Albuminkonzentration	< 3,0 g/dl	> 3,0 g/dl
- SAAG (Serum-Aszites-Albumin Gradient)	≥ 1,1 g/dl	< 1,1 g/dl

≡ F-1.5   Stufenplan der Aszitestherapie

Stufe 1 (leichter Aszites):
- Bettruhe (Besserung der renalen Perfusion, Diurese, Natriurese)
- Natriumrestriktion (≤ 3 g/d) und Wasserrestriktion (1–1,5 l/d, nur bei Hyponatriämie)
- evtl. Kaliumsubstitution
- Albuminzufuhr, wenn Serumalbumin < 3 g/dl (435 µmol/l)
- Gewichtskontrolle (Ziel maximal 500 g/d, bei Ödemen bis 1000 g/d Gewichtsabnahme)
- Enzephalopathiekontrolle (Schriftprobe)

Stufe 2 (mäßiger bis ausgeprägter Aszites bzw. wenn nach 4 Tagen kein Gewichtsverlust von 500 g/d):
- Spironolacton (100 mg/d) und Furosemid (40 mg/d)
- bei Wirkungslosigkeit (d. h. Gewichtsverlust < 500 g/d) Dosiserhöhung: Spironolacton auf 400 mg/d, zusätzlich Furosemid (max. 160 mg/d); bei zu geringer Wirksamkeit Torasemid
- Elektrolyt-, Kreatinin-, Enzephalopathiekontrolle
- bei Elektrolytentgleisung, Kreatininanstieg oder Enzephalopathiezeichen Diuretika absetzen

Stufe 3: wenn bei maximaler Diuretikatherapie kein Gewichtsverlust
- Ursachen der Therapieresistenz überprüfen (z. B. SBP)
- nach Beseitigung eventueller Ursachen erneut Stufe 2

Stufe 4 (therapierefraktärer Aszites oder keine Compliance):
- Aszitespunktion mit Albuminsubstitution (6–8 g/l Aszitespunktat) (Abb. **F-1.4**)
- TIPS (**t**ransjugulärer **i**ntrahepatischer **p**ortosystemischer **S**hunt eines intrahepatischen Pfortaderastes mit einer Lebervene über einen Stent, wirksame Maßnahme zur Verbesserung der Nierenfunktion)

Therapie: s. Tab. **F-1.5**. Zu Aszitespunktion s. Abb. **F-1.4** und Exkurs.

Therapie: Die Therapie hat sich nach der Ursache zu richten. Für den portal bedingten Aszites gilt der in Tab. **F-1.5** aufgeführte Stufenplan. Zur Durchführung einer Parazente s. Exkurs und Abb. **F-1.4**.

▶ **Merke**

▶ **Merke:** Bei der Punktion größerer Aszitesmengen (> 3 l) muss eine Eiweißsubstitution (6–8 g Albumin/l Aszites) erfolgen, um Kreislaufreaktionen und eine Niereninsuffizienz zu vermeiden.

▶ **Exkurs**

▶ **Exkurs: Parazentese** Die Punktionsstelle (Punktion optimalerweise im linken Unterbauch) wird am liegenden Patienten markiert, desinfiziert und lokal betäubt. Mit einer Hohlnadel wird die Abdominaldecke, ggf. unter sonographischer Kontrolle, durchstochen und die Aszitesflüssigkeit durch eine aufgesetzte Spritze aspiriert (= **diagnostische Punktion**). Im Rahmen einer **Entlastungspunktion** wird die Nadel entfernt und nur das Kunststoffröhrchen in der Bauchdecke belassen, durch welches der Aszites abfließen und in einen Beutel abgeleitet werden kann. Nach Beendigung der Punktion werden Nadel bzw. Röhrchen gezogen und die Punktionsstelle verbunden.

Die vollständige Entleerung des Aszites (**totale Parazentese**) ist wegen des Risikos der Entwicklung eines prärenalen Nierenversagens möglichst zu vermeiden.

Bei Vorliegen einer **SPB** ist eine **Breitbandantibiose** mit Cephalosporinen oder Gyrasehemmern indiziert.

Bei Vorliegen einer **SPB** ist eine **Breitbandantibiose** mit Cephalosporinen (Cefotaxim) oder Gyrasehemmern (Norfloxacin, Ofloxacin) indiziert, auch dann, wenn keine klinischen Symptome bestehen, aber mehr als 500 Leukozyten/µl Aszites nachgewiesen werden können.

◉ F-1.4   Parazentese

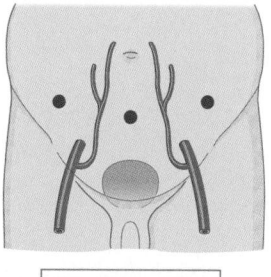

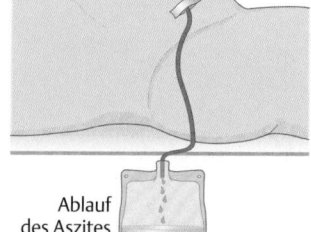

● Punktionsstellen

Ablauf des Aszites in Beutel

Prognose: Die Prognose ist abhängig von der Ursache des Aszites. Sie ist ernst, v. a. wenn der pH-Wert des Aszites unter pH 7,15 abfällt. Bei Zirrhosepatienten ist sie mit einer 2-Jahres-Überlebensrate von 50 % ungünstig.

1.4 Diagnostische Methoden

Neben Anamnese und körperlicher Untersuchung als Basismaßnahmen im Rahmen der Diagnostik dienen die klinisch-chemischen Untersuchungsverfahren sowohl der Erkennung und Klassifizierung als auch der Verlaufskontrolle von Leberkrankheiten. Sie werden ergänzt durch die modernen indirekten bildgebenden Verfahren wie Sonographie und CT. In vielen Fällen, insbesondere bei chronischen Lebererkrankungen, kann auf eine morphologische Diagnostik (Laparoskopie, Histologie) nicht verzichtet werden.

1.4.1 Anamnese und Inspektion

Im Rahmen der Anamnese müssen äußere Einflüsse (Alkohokonsum, Medikamente, berufsbedingte Noxen, Auslandsreisen, Transfusionen) und endogene Faktoren (z. B. frühere Lebererkrankungen, familiäre Stoffwechselstörungen wie Morbus Wilson), die sich auf die Leberfunktion auswirken können, eruiert werden. Patienten mit Lebererkrankungen haben wenig fassbare Beschwerden. Viele Erkrankungen nehmen einen chronischen, sich über viele Jahre erstreckenden Verlauf.

Im Rahmen der Inspektion können eine Reihe von **Leberhautzeichen** wie Palmarerythem, Weißnägel, Spider-Nävi, Lackzunge, Bauchglatze, Aszites oder Ikterus auf eine chronische Lebererkrankung hinweisen (Abb. **F-1.5**).

▶ **Merke:** Die enge Verbindung zwischen Gastrointestinaltrakt und Leber wird durch oft gemeinsam auftretende Erkrankungen beider Organe deutlich, wie z. B. bei schweren Entzündungen oder Vergiftungen.

Prognose: Nach 2 Jahren leben nur noch 50 % der Zirrhotiker mit Aszitesbildung.

1.4   Diagnostische Methoden

1.4.1 Anamnese und Inspektion

Anamnestisch müssen exogene Einflüsse (z. B. Medikamente, Alkohol) und endogene Faktoren, die sich auf die Leberfunktion auswirken können, eruiert werden.

Inspektorisch können typische **Leberhautzeichen** auf eine chronische Lebererkrankung hinweisen (Abb. **F-1.5**).

◀ Merke

◉ F-1.5   **Sichtbare Leberhautzeichen als Hinweis auf eine chronische Lebererkrankung**

◉ F-1.5

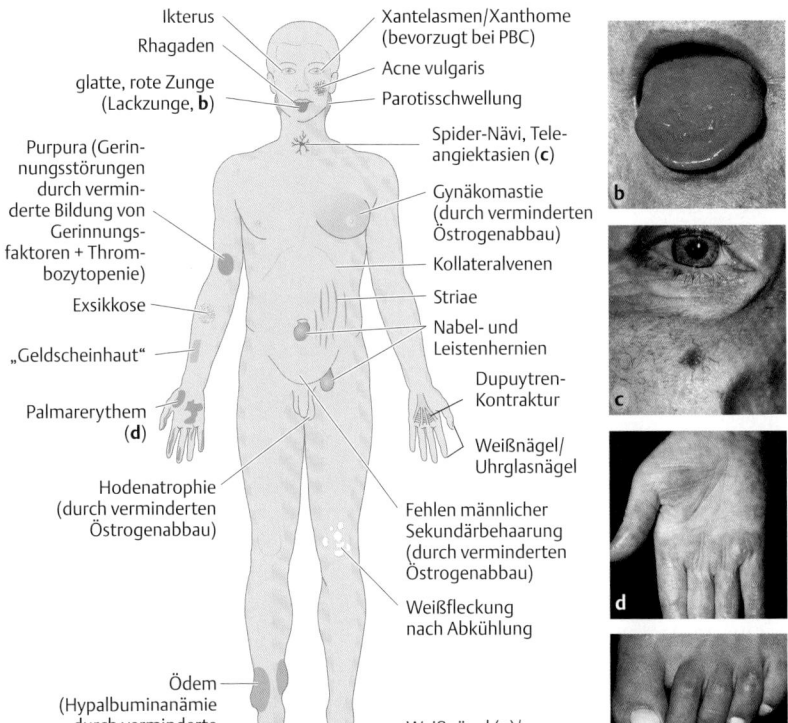

Ikterus
Rhagaden
glatte, rote Zunge (Lackzunge, **b**)
Purpura (Gerinnungsstörungen durch verminderte Bildung von Gerinnungsfaktoren + Thrombozytopenie)
Exsikkose
„Geldscheinhaut"
Palmarerythem (**d**)
Hodenatrophie (durch verminderten Östrogenabbau)
Ödem (Hypalbuminanämie durch verminderte Albuminbildung)

Xantelasmen/Xanthome (bevorzugt bei PBC)
Acne vulgaris
Parotisschwellung
Spider-Nävi, Teleangiektasien (**c**)
Gynäkomastie (durch verminderten Östrogenabbau)
Kollateralvenen
Striae
Nabel- und Leistenhernien
Dupuytren-Kontraktur
Weißnägel/ Uhrglasnägel
Fehlen männlicher Sekundärbehaarung (durch verminderten Östrogenabbau)
Weißfleckung nach Abkühlung
Weißnägel (**e**)/ Uhrglasnägel

a

1.4.2 Palpation und Perkussion

Die **Größe der Leber** kann palpatorisch und perkutorisch bestimmt werden. Der Leberunterrand sollte bei tiefer Inspiration eben in der MCL tastbar sein.

1.4.2 Palpation und Perkussion

Die **Größe der Leber** kann palpatorisch und perkutorisch bestimmt werden. Normalerweise ist der Leberunterrand bei tiefer Inspiration eben unterhalb des rechten Rippenbogens in der Medioklavikularlinie tastbar. Eine Größenzunahme (Leberdämpfung in der Medioklavikularlinie > 12 cm) findet sich bei der Fettleber, bei akuten Entzündungsprozessen, bei Lebermetastasen und bei der chronischen Hepatitis, während die Leber bei der fortgeschrittenen Zirrhose schrumpft. Eine genauere Größenbestimmung lässt sich sonographisch treffen (s. u.). Palpatorisch können zudem **Konsistenz** und **Oberflächenbeschaffenheit** der Leber beurteilt werden (z. B. Konsistenz weich: Leberverfettung, hart: Bindegewebsvermehrung, Zirrhose; Oberfläche grobknotig: z. B. Leberzirrhose, Metastasen).

1.4.3 Labor

Leberkrankheiten gehen mit einer Schädigung der Hepatozyten, d. h. mit einer Funktionseinschränkung einher.

Enzyme, die eine Schädigung der Hepatozyten anzeigen, sind: **GOT, GPT, GLDH, LDH**.

1.4.3 Labor

Leberkrankheiten gehen mit einer Schädigung der Hepatozyten, d. h. mit einer Funktionseinschränkung, einher. Diese Vorgänge lassen sich durch klinisch-chemische Untersuchungsverfahren im Serum indirekt erfassen (**Leberfunktionsproben**).

Hepatozelluläre Enzyme, deren vermehrter Übertritt ins Blut eine direkte Hepatozytenschädigung anzeigt, sind: **GOT** = Glutamat-Oxalacetat-Transferase (= **AST** = Aspartat-Amino-Transferase), **GPT** = Glutamat-Pyruvat-Transaminase (= **ALT** = Alanin-Amino-Transferase), **GLDH** (Glutamatdehydrogenase) und **LDH** (**Laktatdehydrogenase**). **Zytoplasmatische Enzyme** wie GPT und LDH treten bei Leberzellschäden mit Membranpermeabilitätsstörung in das Plasma über, während **mitochondriale Enzyme** (z. B. GOT, GLDH) erst durch Zelluntergänge ins Blut gelangen.

Die **Halbwertszeiten** der Elimination von diagnostischen Leberenzymen aus dem Serum betragen:
- GOT 17 ± 5 h, GPT 47 ± 10 h, AP 72–144 h, γ-GT 72–96 h
- Cholinesterase ca. 10 Tage
- Faktor VII ca. 4 h, Faktor V ca. 12 h, Faktor II ca. 72 h.

Testverfahren zur Erfassung von Leberfunktionseinschränkungen sind:
- **verminderte Elimination** von Stoffwechselprodukten aus dem Blut: Bilirubin, Gallensäuren, Ammoniak
- **eingeschränkte Synthese** von Blutbestandteilen: Albumin, Cholinesterase, Fibrinogen, Gerinnungsenzyme, Lipoproteine
- **eingeschränkte Eliminationsraten** bei „Belastungstests" mit gallepflichtigen Substanzen: z. B. Bromthalein, Indozyaningrün und harnpflichtigen bzw. abzubauenden Substanzen: z. B. Galaktose.

Indikatoren der Cholestase (hepatischer und posthepatischer Ikterus) sind erhöhte Aktivitäten der Cholestaseenzyme (alkalische Phosphatase, γ-GT) und ein Anstieg des direkten Bilirubins im Blut (s. S. 631).

Testverfahren zur Erfassung von Leberfunktionseinschränkungen:
- **verminderte Elimination** von Stoffwechselprodukten aus dem Blut: z. B. Bilirubin
- **eingeschränkte Synthese** von Blutbestandteilen: z. B. Albumin
- **eingeschränkte Eliminationsraten** bei „Belastungstests" mit galle- bzw. harnpflichtigen Substanzen.

Indikatoren der Cholestase sind die γ-GT, die AP und das direkte Bilirubin.

1.4.4 Bildgebende Verfahren

Sono-, Endo- und Farbdopplersonographie

Lebergröße und Lebertextur lassen sich **sonographisch** gut bestimmen bzw. darstellen.

1.4.4 Bildgebende Verfahren

Sono-, Endo- und Farbdopplersonographie

Die **Sonographie** der Leber ist unter den bildgebenden Verfahren Diagnostikum der ersten Wahl. Neben der Größenbestimmung können Änderungen der Textur erfasst werden, z. B. eine Zunahme der Echogenität im Rahmen einer Fettleber. Daneben können Raumforderungen bzw. herdförmige Prozesse (Zysten, Metastasen, Adenome) nachgewiesen, Gallenwege und Gallenblase beurteilt und ein evtl. bestehender Aszites dargestellt werden.

Die **endosonographische** Untersuchung ist der konventionellen Sonographie in der Beurteilung der Gallengänge und der Leberpforte überlegen. Die ultraschallgesteuerte Punktion erlaubt die histologische Beurteilung von Leberherden.

Die **Farbdopplersonographie** ist eine wichtige, die Sonographie ergänzende Untersuchung. Sie dient der Bestimmung der Fließgeschwindigkeit und Flussrichtung in den portalen Gefäßen (zentrifugaler oder zentripetaler Fluss in der Pfortader) und lässt Rückschlüsse auf das Ausmaß einer portalen Hypertension und das Vorliegen von Thrombosen zu.

In der Beurteilung der Gallengänge und der Leberpforte ist die **Endosonographie** der konventionellen Sonographie überlegen.

Die **Farbdopplersonographie** dient der Erfassung der Durchströmung der Leber (Gefäßverschlüsse, zentrifugaler oder zentripetaler Fluss in der Pfortader).

Computertomographie (CT) und Magnetresonanztherapie (MRT)

Sofern sonographisch keine eindeutige Diagnose zu stellen ist bzw. im Rahmen von Staging-Untersuchungen kommt die CT zum Einsatz. CT und MRT werden außerdem auch zum Nachweis und zur Beurteilung umschriebener Läsionen – hier oft bessere Darstellung nach Kontrastmittelgabe (z. B. Hämangiom) – oder bei Speicherkrankheiten (z. B. Hämochromatose) herangezogen.

Nuklearmedizinische Verfahren

Im Rahmen der nuklearmedizinischen Diagnostik stehen Leberszintigraphie (Metastasen), hepatobiliäre Lebersequenzszintigraphie (FNH), Perfusionsszintigraphie und Blutpoolszintigraphie (Hämangiome) zur Verfügung, wobei die hepatobiliäre Sequenzszintigraphie und Blutpoolszintigraphie zur Diagnostik der FNH bzw. von Hämangiomen aufgrund der verbesserten sonographischen Untersuchungsmöglichkeiten (Kontrastmittel-Sonographie) in den Hintergrund getreten sind und fast nicht mehr angewandt werden.

Angiographie

Die Angiographie der Leber wird hauptsächlich zur selektiven Darstellung und Embolisierung kleiner hepatozellulärer Karzinome mittels Lipiodol in zirrhotisch umgebautem Lebergewebe eingesetzt.

Leberpunktion und Laparoskopie

Viele Lebererkrankungen können letztlich nur histologisch gesichert werden (z. B. Hepatitis). Material zur histologischen Untersuchung kann bei sonographisch homogener Leber durch **ultraschallgesteuerte Punktion** gewonnen werden. Hierzu wird nach sonographischer Lokalisation und Lokalanästhesie in Höhe der vorderen Axillarlinie am Oberrand einer Rippe (nach Hautinzision) mit der Nadel eingegangen und in Menghini-Technik ein Punktionszylinder aus der Leber gewonnen. Herdbefunde können durch ultraschallgezielte Feinnadelpunktion untersucht werden. Bei Störungen der plasmatischen oder thrombozytären Gerinnung ist die Leberpunktion kontraindiziert. Hier können Leberproben nur durch eine transjuguläre Leberpunktion gewonnen werden.

Die **Laparoskopie** ermöglicht die Beurteilung der Morphologie und Durchblutung der Leber, die Erfassung kleiner Oberflächenherde der Bauchorgane, sowie die gezielte Biopsie. Sie ist bei weiterhin unklaren Befunden, trotz o. g. diagnostischer Maßnahmen, indiziert.

1.5 Entzündliche Lebererkrankungen

1.5.1 Übersicht

Die **akute Virushepatitis** ist eine diffuse, die gesamte Leber befallende entzündlich-nekrotisierende Erkrankung. Als Ursachen kommen Infektionen mit den Hepatitis-Viren A, B, C, D, E und G (nach dem heutigen Erkenntnisstand ist nicht davon auszugehen, dass das Hepatitis-G-Virus bedeutsam für die Entwicklung einer akuten oder chronischen Hepatitis ist), dem Epstein-Barr-Virus, dem Zytomegalie-Virus und in ca. 5 % nicht hepatotrope Viren in Betracht (Tab. **F-1.6**). Die Erkrankung heilt in **weniger als 6 Monaten** aus. Differenzialdiagnostisch sind toxische Leberschäden (Alkohol, Medikamente), Autoimmunhepatitiden, Schübe chronischer Lebererkrankungen, Cholangitiden bei Obstruktion und Transplantatabstoßungen abzugrenzen.

Von einer **chronischen Hepatitis** (s. S. 592) spricht man, wenn eine Leberentzündung **länger als 6 Monate** ohne wesentliche Besserung verläuft. Ursachen sind chronische Virusinfektionen (Hepatitis-B-, -C- und -D-Viren), Autoimmunhepatitiden, medikamentöse, genetische, metabolische und ungeklärte (kryptogene) Leberschäden. Die Diagnose wird histologisch gestellt.

Computertomographie (CT) und Magnetresonanztherapie (MRT)

CT und MRT werden z. B. zum Nachweis umschriebener Läsionen (z. B. Hämangiom) oder bei Speicherkrankheiten (z. B. Hämochromatose) herangezogen.

Nuklearmedizinische Verfahren

Hier stehen Leberszintigraphie (Metastasen), Sequenzszintigraphie (FNH), Perfusions- und Blutpoolszintigraphie (Hämangiome) zur Verfügung.

Angiographie

Die allein diagnostische Leberangiographie wird heute kaum mehr durchgeführt.

Leberpunktion und Laparoskopie

Lebergewebe zur histologischen Untersuchung kann bei homogener Leber durch **ultraschallgesteuerte Punktion** gezielt gewonnen werden, wobei zusätzlich Durchblutung und Morphologie der Leber beurteilt werden.
Bei Gerinnungsstörungen ist die Leberpunktion kontraindiziert.

Die **Laparoskopie** ermöglicht die Beurteilung der Morphologie und Durchblutung der Leber sowie die gezielte Biopsie.

1.5 Entzündliche Lebererkrankungen

1.5.1 Übersicht

s. Haupttext

≡ F-1.6

≡ F-1.6	Ursachen der akuten Hepatitis
virale Infektionen	▪ Hepatitis A, B, C, D, E, (G)-Viren ▪ Herpes-simplex-Virus ▪ Coxsackie-Virus ▪ Epstein-Barr-Virus (Mononukleose) ▪ Zytomegalie-Virus
Alkoholhepatitis	▪ akuter oder chronischer Alkoholkonsum
Arzneimittelhepatitis	▪ z. B. durch Paracetamol
bakterielle Infektionen	▪ Brucellen ▪ Leptospiren ▪ Salmonellen (Typhus abdominalis)
parasitäre Infektionen	▪ Malaria ▪ Amöbiasis
andere Lebererkrankungen	▪ akuter Schub einer chronischen Hepatitis ▪ Stoffwechselkrankheiten ▪ Morbus Wilson ▪ Hämochromatose ▪ toxische Leberschäden

≡ F-1.7	Differenzierungsmerkmale akuter viraler Hepatitiden				
	Hepatitis A	*Hepatitis B*	*Hepatitis C*	*Hepatitis D*	*Hepatitis E*
▪ **Erreger**	RNA-Virus Picornaviridae Enterovirus 72	DNA-Virus Hepadnaviridae	RNA-Virus Flaviviridae	RNA-Virus	RNA-Virus Caliciviridae
	HAV	HBV	HCV	HDV	HEV
▪ **Übertragungs-modus**	fäkal-oral (selten Intimverkehr)	parenteral perinatal Intimverkehr	parenteral Intimverkehr	parenteral perinatal Intimverkehr	fäkal-oral
▪ **infektiöses Material**	Stuhl	Blut, Serum, Sexual-sekrete, Speichel	Blut, Serum, Sexualsekrete	Blut, Serum, Sexual-sekrete	Stuhl
▪ **Inkubationszeit**	2–6 Wochen	2–6 Monate	2–10 Wochen	3–4 Monate (Simultaninfektion)	ca. 6 Wochen
▪ **gesunde Ag-„Dauer"-Träger**	nein	ja	Ja	ja	nein
▪ **inapparente Krank-heitsverläufe**	ca. 50 %	60–70 %	unbekannt	fraglich	unbekannt
▪ **chronische Krank-heitsverläufe**	nein	ca. 1–10 %	ca. 60–80 %	ja	nein
▪ **Prävention**	aktive Schutzimpfung passiv: Immunglobulin	aktive Schutzimpfung passiv: Immunglobulin	Vermeidung von Blutkontakten	aktive Schutzimpfung passiv: Immunglobulin	Hygiene
▪ **Labordiagnostik**	Serologie	Serologie	Serologie	Serologie	Ausschluss-diagnose

1.5.2 Akute Hepatitiden

Ätiologie: Zu den häufigsten Auslösern einer akuten Hepatitis zählen **virale Infektionen** der Leber und **Alkohol** (Tab. **F-1.6**). Erreger und deren Charakteristika zeigt Tab. **F-1.7**.

Histologie: Die akute Hepatitis ist durch eine Sternzellproliferation, Einzelzellnekrosen, Councilman-Körperchen und ballonierte Leberzellen gekennzeichnet.

1.5.2 Akute Hepatitiden

Ätiologie: Zu den häufigsten Auslösern einer akuten Hepatitis zählen **virale Infektionen** der Leber und **Alkohol**. Weitere mögliche Ursachen zeigt Tab. **F-1.6**. Akute Virushepatitiden werden durch eine Infektion mit den Hepatitiserregern A–E hervorgerufen. Einen Überblick über die Erreger und deren Differenzierungsmerkmale gibt Tab. **F-1.7**.

Histologie: Histologisch ist die akute Hepatitis durch eine Sternzellproliferation, Einzelzellnekrosen und Councilman-Körperchen, ballonierte Leberzellen und eine entzündliche Mitreaktion der Glisson-Felder gekennzeichnet. Im abklingenden Stadium finden sich eine Zeroidpigment- und Eisenanhäufung in Phagozyten.

Akute Hepatitis A

▶ **Definition:** Infektionen des Organismus durch ein hepatotropes Enterovirus (Hepatitis-A-Virus), das in erster Linie die Leber, aber auch andere Organsysteme (z. B. ZNS) befallen kann.

◀ Definition

Epidemiologie: Etwa 20–30 % aller Hepatitisfälle gehen auf eine Infektion mit HAV zurück. Die Krankheit tritt sporadisch, endemisch und pandemisch auf. In der Bundesrepublik werden jährlich 30–40 Neuerkrankungen pro 100 000 Einwohner gemeldet, in Tschechien und Polen 150–250. Bei den über 50-Jährigen findet sich eine gleichmäßige Durchseuchung von 50–60 % (HAV-Antikörper). In Mitteleuropa sind v. a. Urlaubsrückkehrer aus südlichen Ländern mit mangelhaften hygienischen Bedingungen betroffen (**„Tourismuserkrankung"**). Nicht selten sind Kinder Überträger, die meist asymptomatisch erkranken.

Epidemiologie: Etwa 20–30 % aller Hepatitisfälle gehen auf eine Infektion mit HAV zurück. In der Bundesrepublik werden jährlich 30–40 Neuerkrankungen pro 100 000 Einwohner gemeldet. Bei den > 50-Jährigen liegt die Durchseuchungsrate bei 50–60 % (Anti-HAV). Risikofaktoren sind Auslandsreisen.

Übertragung: Die in der Regel **fäkal-orale** Übertragung (bei Infizierten gelangt das Virus über die Galle in den Darm und wird über die Fäzes ausgeschieden) erfolgt durch kontaminierte Nahrungsmittel oder verunreinigtes Trinkwasser. Eine Übertragung ist ausnahmsweise auch sexuell (oral-anale Sexualpraktiken) möglich, aber sehr selten.

Übertragung: Der Übertragungsweg ist meist **fäkal-oral.** Eine sexuelle Übertragung ist möglich, aber sehr selten.

Erreger: Das Hepatitis-A-Virus (HAV) gehört zu den Picornaviren und hat einen Durchmesser von 27 nm. Das Genom (eine RNA) wurde inzwischen kloniert und sequenziert. Reife HAV-Partikel (Virionen) überstehen eine Erhitzung auf 56 °C für eine Stunde, ein pH-Wert < 4 zerstört hingegen die gereinigten Viruspartikel, die in verschiedenen Zellkultursystemen vermehrt werden können (s. auch Tab. **F-1.7**).
Die **Inkubationszeit** liegt bei 2–6 Wochen. Die Leberschädigung beginnt etwa 3 Wochen nach der Inokulation.

Erreger: Das Hepatitis-A-Virus (HAV) gehört zu den Picornaviren. Reife HAV-Partikel (Virionen) überstehen Erhitzen auf 56 °C für eine Stunde, ein pH < 4 zerstört die gereinigten Viruspartikel.

Die **Inkubationszeit** liegt bei 2–6 Wochen.

Klinik: Über 90 % aller Patienten bieten **Prodromi** wie **gastrointestinale Beschwerden** (Völlegefühl, Inappetenz, Übelkeit, Brechreiz, Durchfälle), allgemeine Müdigkeit, ein **grippales Vorstadium** mit Fieber und Gelenkbeschwerden, die einige Wochen anhalten. Mit dem Auftreten des **Ikterus** verschwinden diese Symptome. In zwei Drittel der Fälle verläuft die akute Hepatitis A anikterisch (altersabhängig). Mitunter finden sich flüchtige urtikarielle Exantheme. Eine Stuhl- und Urinverfärbung ist nicht obligat.

Klinik: Bei > 90 % aller Patienten findet sich ein **grippales Prodromalstadium mit gastrointestinalen Symptomen** wie Inappetenz, Übelkeit und Durchfall, neben Fieber und Gelenkbeschwerden, die mit dem Auftreten des Ikterus verschwinden.

▶ **Merke:** Mit Ende der 3. Krankheitswoche gilt der Patient als nicht mehr infektiös.

◀ Merke

Diagnostik: Bei 50 % der Patienten ist zum Zeitpunkt des Auftretens des Ikterus im Stuhl HAV-Ag nachweisbar. Antikörper gegen HAV werden zu Beginn der klinischen Symptome nachweisbar: IgM-AK ca. 1 Monat bis 1 Jahr nach der Infektion, **IgG-AK** treten 4–5 Wochen nach der Infektion auf und bleiben **lebenslang** erhalten (Abb. **F-1.6**).

Diagnostik: Anti-HAV-IgM sind durchschnittlich 6 Monate nachweisbar, **Anti-HAV-IgG lebenslang** (Abb. **F-1.6**).

F-1.6 Antikörper gegen HAV

F-1.6

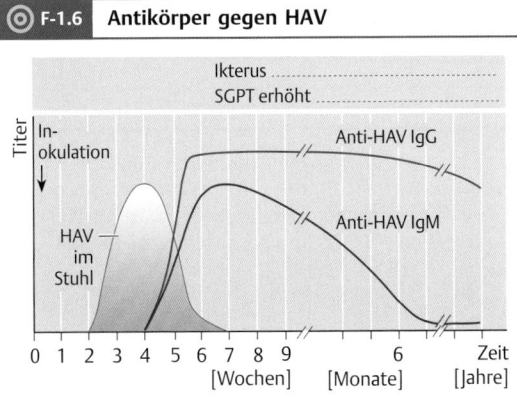

▶ Merke

▶ **Merke:** Eine **Serokonversion**, d.h. der Umschlag von Anti-HAV negativ in Anti-HAV positiv, sowie der spezifische Nachweis von **Antikörpern der IgM-Klasse** sind in Verbindung mit einem massiven **Transaminasenanstieg** beweisend für das Vorliegen einer Hepatitis A.

Ein **Transaminasenanstieg** auf > 500 U/l macht eine akute Hepatitis sehr wahrscheinlich. Bei ikterischer Verlaufsform findet sich ein Bilirubinanstieg bis 40 mg/dl. Eisen und Kupfer im Serum sind erhöht. Ein deutlicher Anstieg von y-GT und AP spricht für eine cholestatische Komponente.

Als Hinweis auf Leberparenchymnekrosen steigen die **Transaminasen** > 500 U/l an. Der de-Ritis-Quotient (SGOT/SGPT) liegt bei 0,6–0,8. Die Transaminasenerhöhung kann im Einzelfall bis zu 15 Monate anhalten. Bei ikterischem Verlauf kann **Bilirubin** bis auf 40 mg/dl ansteigen (vorwiegend direktes Bilirubin). Paralell zur Transaminasenerhöhung findet sich oft ein Anstieg von Eisen und Kupfer (als Folge der Leberzellnekrosen). Ein deutlicher Anstieg von y-GT und AP spricht für eine cholestatische Komponente.

Von prognostischer Bedeutung ist der **Quickwert**. Fällt er auf < 30%, ist mit einem Leberzerfallskoma zu rechnen, das jedoch sehr selten auftritt.

Eine histologische Sicherung der Diagnose ist nicht indiziert. Die Hepatitis A ist dann ausgeheilt, wenn sich die Transaminasen weitgehend normalisiert haben und es unter körperlicher Belastung nicht zu einem erneuten Transaminasenanstieg kommt.

Die Leber ist oft vergrößert und druckschmerzhaft (in 20% der Fälle Splenomegalie).

Bei der **körperlichen Untersuchung** stellt sich die Leber meist vergrößert, weich und druckempfindlich dar. In 20% der Fälle findet sich eine Splenomegalie.

Differenzialdiagnose: Abzugrenzen sind v.a. andere virale Hepatitisformen, medikamentös-toxischeLeberschäden und die akute Alkoholhepatitis (Tab. **F-1.6**).

Differenzialdiagnose: Im Rahmen der Differenzialdiagnose müssen andere virale Hepatitiden abgegrenzt werden. Ferner ist an medikamentös-toxische Leberschäden, die akute Alkoholhepatitis (hohe γ-GT) und die akute Stauungsleber zu denken (Tab. **F-1.6**).

Therapie: Es sind **keine spezifischen Therapiemaßnahmen** erforderlich. Meist kann der Patient zu Hause behandelt werden. Es gibt **keine spezifische Leberdiät**. Eine Isolierung ist nicht notwendig. Eine Infusionstherapie ist nur bei anhaltendem Erbrechen gerechtfertigt.

Therapie: Der Verlauf ist in der Regel günstig, eine **spezifische Therapie nicht erforderlich.** Eine Isolierung des Patienten ist nicht notwendig, eine separate Toilette aber zu empfehlen. Die Bedeutung der Bettruhe ist umstritten; sie ist anzuraten, wenn der Patient über starke Allgemeinsymptome und Müdigkeit klagt. Eine stationäre Behandlung ist nur bei hohen Bilirubinwerten, einer raschen Verkleinerung der Leber und einem Abfall des Quickwertes notwendig, ferner bei einer bekannten Vorschädigung der Leber. Eine Infusionstherapie ist bei anhaltendem Erbrechen indiziert, ansonsten gibt es **keine spezifische Leberdiät**, auch eine Fettrestriktion ist nicht indiziert, Alkohol und hepatotoxische Medikamente sind jedoch unbedingt zu meiden.

▶ Merke

▶ **Merke:** Der Einsatz von Kortikosteroiden ist auch bei extrem hohen Transaminasen kontraindiziert, da sie die Viruselimination verhindern, die Erkrankungsdauer nicht verkürzen und beim Absetzen einen erneuten Schub auslösen können (Transaminasenkosmetik).

Die Hepatitis A ist **meldepflichtig**.

Die Hepatitis A ist nach dem IfSG **meldepflichtig** (s. Tab. **J-2.2**, S. 1038).

Prophylaxe: Empfehlungen für eine **aktive Immunisierung** zeigt Tab. **F-1.8**. Die Schutzdauer einer **passiven Immunisierung** beträgt mehrere Wochen.

Prophylaxe: Bei Reisen in Gebiete mit einer hohen HAV-Durchseuchung empfiehlt sich eine **aktive Impfung** (Tab. **F-1.8**). Die Schutzdauer einer **passiven Immunisierung** beträgt mehrere Monate. Standardimmunglobuline sind sowohl für die pränatale wie für die postexpositionelle Prophylaxe geeignet (Näheres s. www.rki.de).

≡ F-1.8   **Impfindikation (aktiv) Hepatitis A (nach STIKO 2007)**

- Reisende in Endemiegebiete aus Ländern mit niedriger Antikörperprävalenz
- Beschäftigte im Gesundheitswesen
- Personal im Schuldienst bzw. Kindertagesstätten o.Ä.
- Personal in der Lebensmittelzubereitung
- Personal in der Abwasserentsorgung
- Personen mit einem Sexualverhalten mit hoher Infektionsgefährdung

- Personen mit häufiger Übertragung von Blutbestandteilen (z.B. Hämophilie) oder Krankheiten der Leber mit Leberbeteiligung
- Bewohner von psychiatrischen Einrichtungen o. vergleichbaren Fürsorgeeinrichtungen für Zerebralgeschädigte und Verhaltensgestörte

Prognose: Im Allgemeinen heilt die akute Hepatitis A **nach 4–8 Wochen vollständig aus.** Übergänge in eine chronische Form sind nicht bekannt. Es besteht eine **lebenslange Immunität.** Protrahierte Verläufe kommen vor, möglicherweise mitverursacht durch Alkohol- oder Medikamentenschädigung. Fulminante Verläufe, die im Leberzerfallskoma münden, sind sehr selten. Ein tödlicher Ausgang der Erkrankung wird in 0,5–2,0 % der Fälle gesehen.

Akute Hepatitis B

▶ **Definition:** Infektion mit dem Hepatitis-B-Virus (HBV), einem DNA-Virus, das in erster Linie die Leber, aber auch andere Organe befallen kann.

Erreger: Das komplette HB-Virus, auch als Dane-Partikel bezeichnet, gehört zu den Hepadnaviren (Hepa = hepatotrop; dna = DNA-Virus). Das Virus hat einen Durchmesser von 42 nm und besteht aus einer äußeren Lipoproteinhülle (Surface) und einem Kern (Core), der die DNA enthält. Im Blut der Patienten lassen sich neben dem kompletten Virus sphärische Partikel (früher Australia-Antigen genannt) und tubuläre Gebilde nachweisen. Diese kleinen Gebilde sind **HB$_s$-Antigene**, also Bestandteile der Hülle (s = surface). Der Innenkörper des HBV weist das **HB$_c$-Antigen** auf (c = core). In struktureller Beziehung zum Innenkörper existiert noch das **HB$_e$-Antigen** (Abb. **F-1.7**).

Epidemiologie: In Deutschland gehen 50–60 % aller gemeldeten Hepatitisfälle auf das HBV zurück. Weltweit rechnet man mit etwa 300 Millionen Trägern des HBV, vorwiegend in Südostasien und Zentralafrika. In unseren Breiten liegt die Prävalenz der HBV-Infektion bei 0,3–0,5 % HB$_s$-Ag-positiven und bei 4–15 % Anti-HB$_s$-positiven Personen. Im höheren Lebensalter weisen bis zu 30 % der Bevölkerung Antikörper gegen HBV auf.

Übertragung: Sie erfolgt überwiegend **parenteral.** Entsprechend gefährdet sind: medizinisches Personal (v. a. Nadelstichverletzungen), Dialysepatienten, Patienten, die Blutkonserven oder Plasmaprodukte erhalten und i. v.-Drogenabhängige. Daneben kann es zu **Infektionen durch sexuellen Kontakt** und beim Säugling **perinatal** oder **postpartal** durch die HB$_s$-Ag-positive Mutter kommen (weltweit häufigste Übertragungsform!). Auch im Rahmen von Akupunktur und Tätowierungen besteht Infektionsgefahr.
Ein erhöhtes Infektionsrisiko findet sich bei Patienten mit Down-Syndrom, CLL sowie angeborener oder erworbener Immunschwäche.

Klinik: Die Inkubationszeit der akuten Hepatitis B liegt zwischen 2 und 6 Monaten in Abhängigkeit von der Infektionsdosis. Der **Beginn** ist **häufig symptomarm.** Prodromi fehlen nicht selten. Die akute Hepatitis B verläuft in der Regel schwerer als die Hepatitis A, mit **hohen Transaminasen, hohem Bilirubin,**

Prognose: Regelmäßige **Ausheilung nach 4–8 Wochen**, kein Übergang in eine chronische Hepatitis. Es besteht eine **lebenslange Immunität**. Die Letalität liegt unter 2,0 %.

Akute Hepatitis B

◀ **Definition**

Das HBV besteht aus einer äußeren Lipoproteinhülle (Surface) und einem Kern, der die DNA enthält (Core). HB$_s$-Ag ist das Hüllprotein (s = surface) des HBV (Abb. **F-1.7**).

Epidemiologie: 50–60 % aller gemeldeten Hepatitisfälle gehen auf HBV zurück. Weltweit gelten 300 Millionen Menschen als HBV-infiziert.

Übertragung: Überwiegend **parenterale** Übertragung (z. B. Blutkonserven, Nadelstiche), daneben durch sexuellen Kontakt und **perinatal** und **postpartal**.
Ein erhöhtes Infektionsrisiko besteht bei angeborener oder erworbener Immunschwäche.

Klinik: Die Inkubationszeit (2–6 Monate) ist von der Infektionsdosis abhängig. Die akute Hepatitis B verläuft in der Regel schwerer als die Hepatitis A. Der **Beginn**

F-1.7   Das Hepatitis B-Virus und seine Bestandteile

Hülle: HBsAg
Core: HBcAg
prä-S1-Region
DNA
DNA-Polymerase
S-Protein
prä-S2-Region
42 nm

Virusbestandteile:
- HBV-DNA
- HBV-DNA-Polymerase, reverse Transkriptase
- Antigen-korrespondierende AK
  - Surface-Antigen (HB$_s$-Ag)
  - Core-Antigen (HB$_c$-Ag)
  - Envelope-Antigen (HB$_e$-Ag)

Anmerkung: Das HB$_s$-Ag besteht aus einem Hauptprotein (S), einem mittleren Protein (Prä-S$_2$) und einem großen Protein (Prä-S$_1$)

F-1.7

ist **häufig symptomarm,** der weitere, meist langwierige Verlauf umso schwerer (**hohe Transaminasen, hohes Bilirubin).**

Bei besonders schwerem und protrahiertem Verlauf ist an eine **Superinfektion mit dem Delta-Virus** zu denken. Als extrahepatische Manifestationen gelten ein serumkrankheitsähnliches Bild in der Inkubationsphase (**Gianotti-Syndrom**), die **chronische membranöse Glomerulonephritis** und die **Kryoglobulinämie.**

Diagnostik: Bei der serologischen Diagnostik der akuten HBV-Infektion spielen das HB$_s$-Ag und Anti-HB$_c$-IgM die wichtigste Rolle; bei positivem Ausfall von HB$_e$-Ag besteht erhöhte Infektiosität.

Abfall des Quickwertes und langem, sehr variabel verlaufendem **Krankheitsbild**, besonders bei vorgeschädigter Leber. Anikterische Verläufe finden sich bei Kleinkindern und immunsupprimierten Patienten.

Bei besonders schwerem und protrahiertem Verlauf ist an eine **Superinfektion mit dem Delta-Virus** zu denken (s. S. 590.) Als extrahepatische Manifestationen gelten ein serumkrankheitsähnliches Bild in der Inkubationsphase, das **Gianotti-Syndrom** (infantile papulöse Akrodermatitis) im Mittelmeerraum und Japan, sowie die **chronische membranöse Glomerulonephritis** und die **Kryoglobulinämie.** 30–60 % der Patienten mit Panarteriitis nodosa haben Immunkomplexe aus HB$_s$-Ag in der Gefäßwand, bei HB$_s$-Ag-positiven Patienten mit einer rheumatoiden Arthritis finden sich Immunkomplexe in der Synovia.

Diagnostik: Die Diagnose wird **serologisch** gestellt. Bei entsprechender Enzymaktivität und Verdacht auf das Vorliegen einer HBV-Infektion **genügt zunächst der Nachweis von HB$_s$-Ag** (evtl. in einem Schnelltest) zur Orientierung (in 90 % der Fälle positiv). Sehr früh ist auch Anti-HB$_c$-IgM positiv (in 100 % der Fälle positiv). In der Frühphase ist HB$_e$-Ag (Marker für die Infektiosiät), in der Spätphase Anti-HB$_e$ nachweisbar. Die quantitative Bestimmung der HBV-DNA ist notwendig zur quantitativen Bewertung der Infektiosität und zur Therapiekontrolle bei antiviraler Therapie.

▶ Merke

▶ **Merke:** Beweisend für eine akute HBV-Infektion sind HB$_s$-Ag (in 90 % positiv) bei gleichzeitigem Nachweis von Anti-HB$_c$-IgM-Antikörpern (in 100 % positiv) (Tab. **F-1.9**).

☰ **F-1.9** | **Labordiagnose und Interpretation bei HBV-Infektionen**

HB$_s$-Ag	HB$_e$-Ag	Anti-HB$_e$	Anti-HB$_c$-IgM	Anti-HB$_c$-IgG	Anti-HB$_s$	Interpretation	Infektiosität (Blut)
+	+	–	(+)	+	–	Inkubationszeit	hoch
+	+	–	+	+	–	akute Hepatitis B	hoch
–	–	+	+	–	+	Rekonvaleszenz	keine
–	–	–	–	+	(+)	Jahre nach Erkrankung	keine
–	–	–	–	–	+	Z. n. Schutzimpfung	keine
+	+	–	–	+	–	chronische Hepatitis B	hoch
+	–	+	–	+	–	chronische Hepatitis B	gering
+	–	–	–	+	–	HB$_s$-Ag-Träger	sehr gering

◉ **F-1.8** | **Schema des Verlaufs einer Hepatitis-B-Infektion**

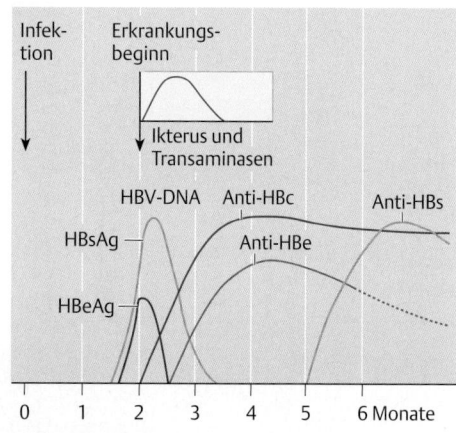

Aus der typischen Folge der Antigene und Antikörper sowie ihrer Verweildauer im Blut des Patienten lassen sich Schlüsse auf Infektiosität, Infektionsablauf und klinische Verlaufsformen der Hepatitis ziehen.
Der Nachweis von **Anti-HB$_c$-IgM** und **HB$_s$-Ag** im Serum beweist die akute Infektion.
HB$_c$-Ag induziert die Bildung von **Anti-HB$_c$** und wird in der **frühen Phase der Infektion**, in der Rekonvaleszenz (Anti-HB$_c$-IgM) und bei Carrier-Status (Anti-HB$_c$-IgG) nachgewiesen. Anti-HB$_c$-IgG ist ein Durchseuchungsmarker; Anti-HB$_c$ schützt nicht vor einer Reinfektion.
Der Nachweis von **HB$_e$-Ag** beinhaltet ein **erhöhtes Infektionsrisiko.**
Anti-HB$_e$ ist gegen Ende der akuten Hepatitisepisode nachweisbar.
Anti-HB$_e$ bei einem HB$_s$-Ag-Träger signalisiert ein geringes Infektionsrisiko.
Merke: In der späten akuten Phase können HB$_s$-Ag und HB$_e$-Ag bereits verschwunden, Anti-HB$_s$ und Anti-HB$_e$ noch nicht nachweisbar sein. Hier ist die Diagnose nur durch hohe Anti-HB$_c$-Titer zu stellen.

Verlaufsformen:

- **Spontanheilung:** Eine Spontanheilung deutet sich durch eine Abnahme des HB_s-Titers in der ersten Krankheitswoche um mindestens 50 % an, HB_e-Ag wird negativ. Ca. 90 % der HB-Infektionen heilen folgenlos aus. Bei vollständiger Ausheilung der Erkrankung werden gegen alle 3 Antigene (Hb_s, Hb_c und Hb_e) homologe Antikörper gebildet. Anti-HB_s bietet bei einem Titer > 10 einen Schutz vor einer Neuinfektion.

- **chronische Verläufe: 1–10 %** der HBV-Infektionen nehmen einen chronischen Verlauf (in 1 % kommt es auch dann zu einer Viruselimination). Das Spektrum des Verlaufs reicht vom gesunden Carrier (persistierende HB_s-Ag-Titer) mit minimalen histologischen Veränderungen und normalen Enzymen bis zur chronischen Hepatitis, zur Leberzirrhose und zum Leberzellkarzinom (Abb. **F-1.9**). Eine HBV-Infektion erhöht das Risiko eines hepatozellulären Karzinoms um das 200fache.

- Bei **schwerem oder fulminantem Verlauf** einer B-Hepatitis sollte nach HDV gefahndet werden (s. S. 590).

Differenzialdiagnose: Differenzialdiagnostisch ist an die in Tab. **F-1.6** (s. S. 584) genannten Krankheitsbilder, aber auch an einen akuten Schub einer chronischen Hepatitis zu denken.

Therapie: Bettruhe und Alkoholabstinenz stellen die Grundpfeiler der Therapie dar. Alle hepatotoxischen Medikamente wie Zytostatika, Immunsuppressiva, Phenylbutazon, Östrogene, INH, Methyldopa sollten gemieden werden. Wie bei der akuten Hepatitis A ist der Einsatz von Kortikosteroiden nicht indiziert, da sie die Viruselimination verzögern.

Prophylaxe: Zur Prophylaxe der B-Hepatitis, z. B. nach einer Nadelstichverletzung, kann die **postexpositionelle passive Immunisierung mit Hepatitis-B-Hyperimmunglobulin** in einer Dosierung von 0,05 ml/kg KG erfolgen (möglichst innerhalb von 6–12 h, Tab. **F-1.10**). Anstelle der früher üblichen zweiten Injektion nach 4 Wochen wird heute eine simultane aktive Immunisierung empfohlen, wobei gentechnologisch hergestellte Impfstoffe bevorzugt werden.
In Deutschland wird die **aktive Immunisierung** bei Kindern generell empfohlen, bei Erwachsenen beschränkt sie sich auf Risikogruppen (Tab. **F-1.11** und **F-1.12**). Die Grundimmunisierung besteht aus 3 Impfungen und reduziert die Inzidenz einer Hepatitis B bei exponierten Personen um 90–95 %. HBV selbst wird durch Formaldehyd bzw. Glutaraldehyd im Rahmen von Desinfektionsmaßnahmen abgetötet.
Zur Erfassung von HBV-Trägern (Blutspende) dient der Nachweis von HB_s-Ag. Hepatitis B ist nach IfSG **meldepflichtig** (s. Tab. **J-2.2**, S. 1038); die Isolierung des Patienten ist nicht erforderlich.

Verlaufsformen:

- **Spontanheilung:** Bei Abnahme des HB_s-Ag-Titers in der 1. Krankheitswoche um ≥ 50 % , HB_e-Ag wird negativ.

- In **1–10 %** geht die akute HBV-Infektion in ein **chronisches Stadium** über. Ein chronischer Verlauf kann zu einer Leberzirrhose bis zum Leberzellkarzinom führen (Abb. **F-1.9**). Kennzeichnend sind hohe persistierende HB_s-Ag-Titer.

- **schwerer oder fulminanter Verlauf:** nach HDV fahnden.

Differenzialdiagnose: s. Tab. **F-1.6**, daneben ist an einen akuten Schub einer chronischen Hepatitis zu denken.

Therapie: Bettruhe und strenge Alkoholabstinenz stehen bei der Therapie im Vordergrund. Daneben meiden aller hepatotoxischen Medikamente.

Prophylaxe: Bei entsprechender Exposition (z. B. Nadelstich) ist innerhalb von 6–12 h eine **passive Immunisierung durch HBV-Hyperimmunglobulin** zu empfehlen (Tab. **F-1.10**), simultan mit einer **aktiven Immunisierung**.

Die **aktive Immunisierung** wird generell bei Kindern und bei Erwachsenen bei besonders exponierten Personen, mit gentechnologisch gewonnenem Impfstoff durchgeführt (Tab. **F-1.11** und **F-1.12**).

Hepatitis B ist **meldepflichtig.**

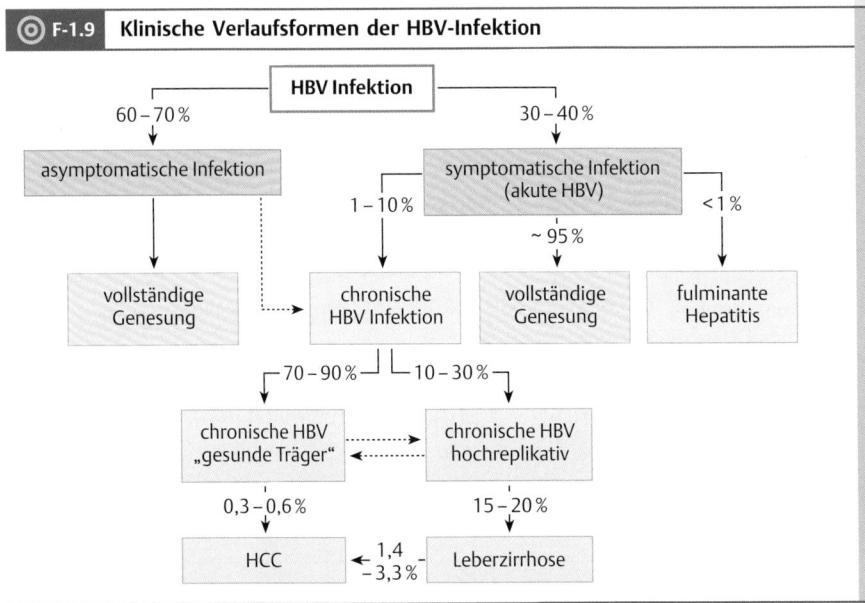

| ⊙ F-1.9 | Klinische Verlaufsformen der HBV-Infektion | ⊙ F-1.9 |

≡ F-1.10

≡ F-1.10	Indikation zur passiven Immunisierung gegen Hepatitis B mit Hyperimmunglobulin (nach STIKO 2007)

- Nadelstichverletzung oder Schleimhautkontakt mit HB$_s$-Ag-positivem Material
- Kinder HB$_s$-Ag-positiver Mütter (zusätzlich unmittelbar nach der Geburt noch Hepatitis-B-Immunoglobulin - aktiv-passive Simultanimpfung) und Mütter mit unbekanntem HB$_s$Ag-Status
- Sexualpartner von HB$_s$-Ag-positiven Personen (einmalige oder seltene Kontakte)
- Prophylaxe der HBV-Reinfektion nach Lebertransplantation

≡ F-1.11

≡ F-1.11	Impfindikationen (Aktivimpfung) Hepatitis B bei (bislang nicht gegen Hepatitis B geimpften) Erwachsenen (nach STIKO 2007)

- Beschäftigte im Gesundheitswesen
- Dialysepatienten, Patienten mit häufiger Übertragung von Blut oder mit chron. Leberkankheit, HIV-Positive, vor ausgedehnten chirurgischen Eingriffen
- Patienten in psychiatrischen Kliniken oder vergleichbaren Fürsorgeeinrichtungen
- Kontakt zu HB$_s$-Ag-positiven Menschen bzw. Neugeborene HB$_s$-Ag positiver Mütter und gefährdete Personen in Gemeinschaftseinrichtungen
- Prostituierte, Homosexuelle, Drogenabhängige, Strafgefangene
- Sexualkontakt zu HB$_s$Ag-Trägern
- Reisende in HBV-Endemie-Gebiete mit engem Kontakt zur Bevölkerung
- möglicher Kontakt zu infiziertem Blut oder infizierter Körperflüssigkeit (z. B. Müllentsorger, Polizisten)

≡ F-1.12	Titerkontrollen und Nachimpfzeitpunkt nach Hepatitis-B-Impfung

Anti-HBs nach Grundimmunisierung	Vorgehen
< 10	Wiederimpfung 3 Monate nach Grundimmunisierung
11–100	Wiederimpfung 3–6 Monate nach Grundimmunisierung
101–1000	Anti-HB$_s$-Kontrolle ½–1 ½ Jahre nach Grundimmunisierung, ggf. Wiederimpfung*
1001–10 000	Anti-HB$_s$-Kontrolle 1 ½–3 ½ Jahre nach Grundimmunisierung, ggf. Wiederimpfung*
> 10 000	Anti-HB$_s$-Kontrolle 3 ½–6 Jahre nach Grundimmunisierung, ggf. Wiederimpfung

* Anti-HB$_s$-Titer < 10IE/l: Wiederimpfung sofort, Anti-HB$_s$-Titer 10–100IE/l: Wiederimpfung innerhalb eines Jahres und erneute Kontrolle

Prognose: Die Letalität beträgt bis zu 1% (s. auch Abb. **F-1.9**).

Prognose: Die Letalität der akuten B-Hepatitis beträgt je nach Abwehrlage bis zu 1%, insbesondere bei Drogenabhängigen ist die Prognose ungünstig (zum Verlauf s. auch Abb. **F-1.9**).

Akute Hepatitis D

Erreger: Das Delta-Virus (HDV) benötigt HBV als Helfervirus (s. Tab. **F-1.7**, S. 584).

Akute Hepatitis D

Erreger: Das Delta-Virus (HDV) benötigt das HBV als Helfervirus. Beim HDV handelt es sich um ein defektes RNA-Virus, welches HB$_s$-Ag des HBV als Hüllprotein verwendet. Seine Vermehrung kann deshalb nur in Anwesenheit des Hepatitis-B-Genoms stattfinden (s. Tab. **F-1.7**, S. 584).

Epidemiologie: In Endemiegebieten wie dem Mittelmeerraum sind bis zu 90% der HB$_s$-Ag-Träger anti-HDV-positiv.

Epidemiologie: Endemisch in Süditalien, dem Balkan, dem nahen Osten sowie Afrika und Südamerika, bis zu 90% der HB$_s$-Ag-Träger sind hier anti-HDV-positiv.

Übertragung: Erfolgt wie bei HBV parenteral, sexuell und perinatal (s. S. 587).

Übertragung: Die Übertragung erfolgt auf demselben Wege wie beim HBV parenteral, sexuell und perinatal (s. S. 587).

Klinik: Die Inkubationszeit beträgt 3–4 Monate bei **simultaner Infektion**, bei **Superinfektion** eines HB$_s$-Ag-Trägers 3 Wochen. Hohe **Chronifizierungsrate** bei Superinfektion.

Klinik und Verlauf: Die Inkubationszeit beträgt bei **simultaner Infektion** (Ko-Infektion mit HBV und HDV) 3–4 Monate, bei **Superinfektion** eines chronischen HB$_s$-Ag-Trägers mit HDV 3 Wochen. Die **Chronifizierungsrate** bei Superinfektion liegt bei 70–95%. Die Infektion von chronischen Trägern des HBV mit HDV bewirkt eine Reaktivierung der bis dahin blanden Hepatitis.

☰ F-1.13	Serologie der HDV-Infektion

Simultaninfektion HBV und HDV	**Superinfektion eines chronischen HB$_s$-Ag-Trägers mit HD-Ag**
▪ nach 1–8 Wochen HB$_s$-Ag positiv ▪ 4 Wochen nach Auftreten von HB$_s$-Ag zweigipfliger Transaminasenanstieg (1. Gipfel durch HBV, 2. durch HDV verursacht) ▪ HDV-RNA und anti-HDV-IgM positiv ▪ Anti-HB$_c$-IgM positiv	▪ HD-Ag nach der 3. Woche in bis zu 80 % in Leberzellen positiv, HDV-RNA und anti-HDV-IgM positiv

▶ **Merke:** Bei einer Ko-Infektion mit HBV und HDV sind leichtere, selbst limitierende Verläufe die Regel. Insbesondere bei einer Superinfektion von Trägern des HBV-Virus kann es zu letalen Verläufen kommen.

◀ Merke

Diagnostik: Die Diagnose wird serologisch durch den Nachweis von HDV-Ag, Anti-HDV-IgM oder -IgG und HDV-RNA gestellt (Tab. **F-1.13**).

Therapie und Prophylaxe: Eine spezielle Therapie der akuten HDV-Hepatitis gibt es nicht. Die Prophylaxe der HDV-Infektion folgt den Regeln der Prophylaxe der B-Hepatitis (s. S. 589).

Diagnostik: Die Diagnose wird serologisch gestellt, wesentlich ist der Nachweis von HDV-RNA (Tab. **F-1.13**).

Therapie und Prophylaxe: Es gibt keine spezifische Therapie. Prophylaxe wie bei HBV (s. S. 589).

Akute Hepatitis C

Erreger: Der Erreger dieser früher als Non-A-non-B-Hepatitis bezeichneten Hepatitis konnte durch die PCR identifiziert und als Hepatitis-C-Virus klassifiziert werden. Das HCV ist ein RNA-Virus von 50–60 nm Durchmesser und gehört zu den Flaviviren. Es können mindestens 6 Genotypen unterschieden werden, das Virus vermag seine Struktur zu ändern (s. Tab. **F-1.7**, S. 584).

Epidemiologie: HCV kann bei 0,5–1,5 % aller Blutspender nachgewiesen werden. Das infektiöse Virus ist bei 50 % aller Anti-HCV-Positiven zu finden, auf der anderen Seite können aber auch Anti-HCV-Negative Virusträger sein. Patienten mit einer Thalassämie, Hämophiliepatienten sowie i.v.-Drogenabhängige zählen zu den Risikogruppen. Anti-HCV wird signifikant häufiger bei HIV-Positiven und bei Patienten mit Hinweisen auf eine durchgemachte HBV-Infektion gefunden.

Übertragung: Das Virus wird parenteral, aber auch durch sexuellen Kontakt übertragen. Es ist weniger infektiös als HBV.

Klinik und Komplikationen: Die Inkubationszeit beträgt 5–12 Wochen. Nur 25 % der Infizierten weisen einen Ikterus auf. Die Infektion kann vollkommen asymptomatisch verlaufen. Zu den Komplikationen der akuten Infektion zählen aplastische Anämie, Agranulozytose und periphere Neuropathie.

Diagnostik: Serum-HCV-RNA kann 1–2 Wochen nach Infektion nachgewiesen werden; es verschwindet nach Ausheilung, während die Antikörper über Monate persistieren. 7–8 Wochen post infectionem sind die Transaminasen bis zum 15fachen der Norm erhöht. Ein Jahr nach einer Posttransfusionshepatitis weisen 50 % der HCV-Infizierten noch erhöhte Transaminasen auf.

Therapie: Die Therapie sollte mit α-Interferon (Monotherapie) über 24 Wochen durchgeführt werden (auch pegyliertes Interferon möglich).

Verlauf: 60–80 % der HCV-Infizierten entwickeln eine chronische Hepatitis, in bis zu 35 % der Fälle entwickelt sich eine Leberzirrhose. Ein fulminanter Verlauf ist selten (Ausnahme: HIV-positive Patienten).

Prävention: Hierzu zählt die routinemäßige Testung von Blut- und Plasmaspendern auf Anti-HCV. Eine Impfung ist derzeit nicht in Sicht. Offensichtlich spielen bei der Posttransfusionshepatitis noch andere Viren eine Rolle, da derzeit nur 87 % aller „infektiösen Blutspender" anti-HCV-positiv sind. Es besteht **Meldepflicht** (s. S. 1037).

Akute Hepatitis C

Erreger: s. Tab. **F-1.7**, S. 584.

Epidemiologie: HCV kann bei 0,5–1,5 % aller Blutspender nachgewiesen werden.

Übertragung: Das HCV wird parenteral, selten sexuell übertragen.

Klinik: Die Inkubationszeit beträgt 5–12 Wochen. Nur 25 % weisen einen Ikterus auf. Häufig inapparenter, anikterischer Verlauf.

Diagnostik: Die Serum-HCV-RNA verschwindet nach Ausheilung, während die Antikörper über Monate persistieren. Die Transaminasen sind ca. 2 Monate nach Infektion bis zum 15fachen der Norm erhöht.

Therapie: Monotherapie mit α-Interferon über 24 Wochen.

Verlauf: Bei ca. 60–80 % chronischer Verlauf, bis zu 35 % Übergang in eine Leberzirrhose.

Prävention: Eine routinemäßige Testung von Blutspendern auf Anti-HCV ist erforderlich. Eine Impfung gibt es bislang nicht. Es besteht **Meldepflicht**.

Akute Hepatitis E

Erreger, Übertragung: HEV, ein RNA-Virus, wird fäkal-oral übertragen und spielt vor allem in Entwicklungsländern eine Rolle.

Klinik: Verlauf wie bei Hepatitis A, kein Übergang in ein chronisches Stadium bekannt. Nur ein Teil der Patienten wird ikterisch.

Bei Schwangeren im letzten Trimenon liegt die Letalität bei bis zu 25 %.

Diagnostik: Der Nachweis von Anti-HEV-IgM sichert die Diagnose.

Therapie: Keine spezifische Therapie.

Prävention: Trinkwasserhygiene.

Akute Hepatitis E

Erreger, Übertragung: Das Hepatitis-E-Virus ist ein 32–34 nm großes RNA-Virus und gehört wie das Norwalk-Virus zur Gruppe der Caliciviren. Es wird fäkal-oral übertragen und spielt vorwiegend in Entwicklungsländern als Erreger von Hepatitisepidemien eine Rolle (Tab. **F-1.7**, S. 584).

Klinik: Vorwiegend betroffen sind junge Erwachsene. Die Klinik ähnelt der bei Hepatitis A mit blandem, selbstlimitierendem Verlauf. Ein Übergang in ein chronisches Stadium ist nicht bekannt, nur ein Teil der Patienten entwickelt einen Ikterus.
Bei Frauen, die im letzten Trimenon der Schwangerschaft an HEV erkranken, wird allerdings eine Letalität von bis zu 25 % beobachtet.

Diagnostik: Der Nachweis von Anti-HEV-IgM sichert die Diagnose. Anti-HEV-IgG persisitiert nach einer HEV-Infektion lebenslang.

Therapie: Es gibt keine spezifische Therapie.

Prävention: Präventivmaßnahmen umfassen eine subtile Trinkwasserhygiene. Eine Vakzine gegen HEV ist in Entwicklung.

1.5.3 Chronische Hepatitiden

▶ **Definition**

▶ **Definition:** Eine chronische Hepatits ist eine entzündliche Lebererkrankung unterschiedlicher Ätiologie, die nach 6 Monaten nicht ausgeheilt ist.

Ätiologie: Die **Virushepatitiden** stellen den Hauptanteil der chronischen Hepatitiden. Weitere mögliche Ursachen zeigt Tab. **F-1.14**.

Ätiologie: **Virushepatitiden** sind für den Hauptanteil der chronischen Hepatitiden verantwortlich. Die **Virushepatitiden B, C und D** können in eine chronische Hepatitis übergehen (nicht A und E!). Daneben kommen ursächlich durch **Noxen** (Alkoholhepatitis) und **Medikamente** ausgelöste Hepatitiden sowie eine **Autoimmunhe patitis** („lupoide Hepatitis") in Betracht. Andere Ursachen sind selten (Tab. **F-1.14**).

Klassifizierung: Anhand der Ätiologie, dem Grading und dem Staging.

Klassifizierung: Die Klassifikation der chronischen Hepatitiden erfolgt anhand der **Ätiologie,** dem **Grading** (= Grad der entzündlichen Aktivität) und dem **Staging** (= Ausmaß der Fibrose).

Klinik: Bei **geringer entzündlicher Aktivität** besteht meist Beschwerdefreiheit.

Bei **mäßiger und schwergradiger entzündlicher Aktivität** klagen die Patienten v. a. über **Müdigkeit** (häufigstes Symptom bei Leberkrankheiten!) und Leistungsminderung.

Bei Frauen entwickelt sich eine sekundäre Amenorrhö, bei Männern eine Hypotrichose, Hodenatrophie und Gynäkomastie.

Klinik: Bei **geringer entzündlicher Aktivität** besteht meist Beschwerdefreiheit, ggf. treten Müdigkeit und uncharaktersitische Oberbauchschmerzen auf. Die Leber ist normal groß.
Bei **mäßiger und schwergradiger entzündlicher Aktivität** klagen die Patienten über **Müdigkeit** (häufigstes Symptom bei Leberkrankheiten!) und Leistungsminderung sowie Appetitlosigkeit und ggf. Arthralgien. Leberhautzeichen finden sich selten (s. S. 581). Die Leber ist meist vergrößert und konsistenzvermehrt, ein Ikterus kann fehlen.
Durch Störungen im Katabolismus der Sexualhormone in der Leber kommt es bei Frauen zu Menstruationsstörungen und sekundärer Amenorrhö, bei Männern entwickelt sich eine Hypotrichose, Hodenatrophie und Gynäkomastie.

Komplikationen: Leberzirrhose, primäres Leberzellkarzinom.

Komplikationen: Leberzirrhose, primäres Leberzellkarzinom.

≡ **F-1.14**

≡ F-1.14   Ursachen chronischer Hepatitiden
■ Hepatitisviren (HBV, HDV, HCV)
■ Noxen (z. B. Alkohol) und Medikamente (z. B. Oxyphenisatin, Isoniazid, α-Methyldopa)
■ Immunphänomene (Autoimmunhepatitis, lupoide Hepatitis)
■ Stoffwechselerkrankungen (Morbus Wilson, Hämochromatose)
■ α_1-Antitrypsinmangel
■ primär biliäre Zirrhose

Chronische Hepatitis B

Definition: Hepatitis, ausgelöst durch das Hepatitis-B-Virus, die länger als 6 Monate besteht.

Epidemiologie: Die Hepatitis-B-Infektion betrifft 5 % der Weltbevölkerung und ist weltweit die häufigste Ursache einer Leberzirrhose oder eines hepatozellulären Karzinoms (durch Infektion 200-fach häufiger). Bis zu 10 % der HBV-Infektionen gehen in ein chronisches Stadium über. Eine Spontanelimination wird nur in 1–2 % beobachtet. Männer erkranken häufiger als Frauen.

Klinik: Etwa 20–30 % aller Patienten mit chronischer Hepatitis B haben eine **hohe Virusreplikation**. Das führt zu einer ausgeprägten Symptomatik mit Müdigkeit, uncharakteristischen Oberbauchbeschwerden und rheumatischen Symptomen sowie deutlich erhöhten Transaminasen (s.auch S. 592). Ein weiteres Drittel der Patienten weist eine **niedrige Virusreplikation** auf. In diesen Fällen sind klinische Symptomatik und Leberenzymerhöhung geringer ausgeprägt. In 40 % der Fälle ist die Virusreplikation so gering, dass die HBV-DNA unter der Nachweisgrenze liegt, diese Patienten sind ggf. symptomfrei. Zu den klinischen Verlaufsformen s. auch S. 589 und Abb. **F-1.9**.

Diagnostik: Auf einen chronischen Verlauf weist ein > 6 Monate nach Beginn der Erkrankung persistierendes HB_s-Ag hin (allerdings gibt es auch eine HB_s-Ag-negative chronische HBV-Infektion).

> ▶ **Merke:** Die **Sicherung der Diagnose** erfolgt **histologisch**, nachdem HB_s-Ag und die Marker der Virusreplikation HB_e-Ag (ggf. Anti-HBe, Anti-HBc) erhöht nachweisbar sind. Die Quantifizierung der HBV-DNA ist für die Diagnose nicht erforderlich, aber bei negativem HB_s-Ag ratsam (Bestimmung der HBV-DNA ist dann im Hinblick auf Therapieplanung und Infektiosität bedeutsam).

Die erhöhten Leberenzyme gelten als Maß für die Aktivität der hepatozellulären Schädigung. In der Serumelektrophorese zeigt sich eine Hypalbuminämie und eine Hypergammaglobulinämie. Antikörper gegen glatte Muskulatur (SMA) werden in 30 % der Fälle gefunden. Wiederholt normale Transaminasen weisen auf einen HBV-Carrier-Status hin.
Bei Risikopatienten (z. B. Drogenabhängige) muss eine Superinfektion mit Hepatitis C und D sowie eine HIV-Infektion ausgeschlossen werden.

Therapie: Behandlungsbedürftig sind Patienten mit einer replikativen chronischen Hepatitis B, die einen nachweisbaren Leberzellschaden aufweisen (Tab. **F-1.15**). Günstige Parameter für einen Therapieerfolg sind eine hohe GPT-Aktivität, niedrige HBV-DNA im Blut, eine histologisch aktive Entzündung, Infektion im Erwachsenenalter, ikterische Hepatitis, ein HBV-Endemiegebiet, HB_e-Ag-Positivität.

Chronische Hepatitis B

Epidemiologie: Die HBV-Infektion betrifft 5 % der Weltbevölkerung. Die Chronifizierungsrate liegt bis zu 10 %. Männer erkranken häufiger als Frauen.

Klinik: Symptomatik (Müdigkeit, Oberbauchbeschwerden, rheumatische Beschwerden) und Transaminasenerhöhung sind unspezifisch.

Diagnostik: Auf einen chronischen Verlauf weist ein > 6 Monate nach Beginn der Erkrankung persistierendes HB_s-Ag hin.

◀ Merke

Bei Risikogruppen muss eine Superinfektion (Hepatitis C und D) sowie eine HIV-Infektion ausgeschlossen werden.

Therapie: Behandlungsbedürftig sind Patienten mit einer replikativen chronischen Hepatitis B, die einen nachweisbaren Leberzellschaden haben (Tab. **F-1.15**).

◎ F-1.10 **Verlauf einer Hepatitis B mit Chronifizierung**

◎ F-1.10

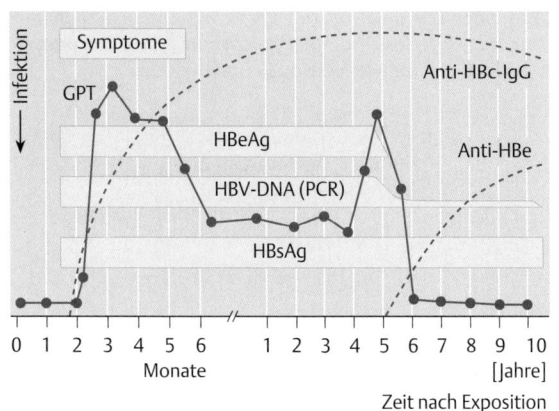

Infektion

Symptome

GPT

Anti-HBc-IgG

HBeAg

Anti-HBe

HBV-DNA (PCR)

HBsAg

0 1 2 3 4 5 6 1 2 3 4 5 6 7 8 9 10
Monate [Jahre]
Zeit nach Exposition

F-1.15 Behandlungsindikationen bei chronischer Hepatitis B*

in aller Regel behand-lungsbedürftige Patienten	■ HB$_e$-Ag-positiv, HBV-DNA-positiv, $\geq$ 1 000 000 Kopien/ml ■ HB$_e$-Ag-negativ, HBV-DNA-positiv, $\geq$ 100 000–1 000 000 Kopien/ml
besonders behandlungs-bedürftige Patienten	■ HBV-DNA-positive Patienten mit deutlicher oder fortschreitender Fibrose ■ Patienten mit Zirrhose bei Virusnachweis ■ Patienten mit dekompensierter Zirrhose bei Virusnachweis
in der Regel nicht behandlungsbedürftig	■ HB$_s$-Ag-Träger: wiederholt HBV-DNA-negativ oder niedrig (< 100 000 Kopien/ml), normale oder minimal erhöhte GPT, minimale histologische Veränderungen

* Eine Genotypisierung der Hepatitis B (Genotypen A–H) vor Therapiebeginn ist nicht notwendig, weil die Ansprechraten auf die Therapie wahrscheinlich nicht vom Genotyp abhängig sind.

Die primäre Behandlung erfolgt mit **α-Interferon**, wobei heute **pegylierte Interferone** zu bevorzugen sind.

Die **Kontraindikationen** der Interferontherapie sind zu beachten (Tab. **F-1.16**). Zu den häufigsten akuten **Nebenwirkungen** zählen ein grippeähnliches Syndrom und eine Leuko- und Thrombopenie.

Lamivudin kann ebenfalls zur primären Behandlung einer chronischen Hepatitis B eingesetzt werden. Ca. 30 % entwickeln eine Lamivudinresistenz.

Adefovir wird bei Lamivudinresistenz eingesetzt.

Prognose: Ziel der Behandlung ist eine Serokonversion.

Die Erfolgsraten der Therapie liegen für α-Interferon bei 42 %, für Lamivudin bei 52 %.

Die primäre Behandlung erfolgt mit **α-Interferon** (9–10 Mio IE 3 × /Woche oder 5–6 Mio IE täglich über 4–6 Monate). **Pegylierte Interferone** sind wegen ihrer besseren Wirksamkeit und aufgrund geringerer Nebenwirkungen heute zu bevorzugen.

Die **Kontraindikationen** gegen α-Interferone (Tab. **F-1.16**) sind zu beachten. Zu den häufigsten akuten **Nebenwirkungen** des Interferons zählen ein grippeähnliches Syndrom mit Fieber, Schüttelfrost und Myalgien sowie eine Leuko- und Thrombopenie; zu den chronischen Nebenwirkungen Gewichtsabnahme und Haarausfall.

Lamivudin (100 mg/d p.o.) kann, v.a. bei unzureichender Interferonwirkung, erfolgreich bei HB$_e$-Ag-positiven und HB$_e$-Ag-negativen Patienten eingesetzt werden. Die Therapie wird 6 Monate nach Serokonversion (HB$_e$-Ag pos. → HB$_e$-Ag neg.) oder nach > 1 Jahr (bei HB$_e$-Ag-negativen Patienten) beendet. Ca. 30 % der Patienten entwickeln eine Lamivudinresistenz.

Adefovir wird bei Lamivudinresistenz zusätzlich zu Lamivudin eingesetzt. Kontrollen des Kreatinins und des Phosphats im Serum sind erforderlich. Resistenzen gegen Adefovir treten sehr selten auf.

Bei Resistenzen stehen weitere Nukleosid- oder Nukleotidanaloga (z.B. Entecavir, Tenofovir) zur Verfügung.

Prognose: Ziel der Behandlung ist eine Serokonversion (HB$_e$-Ag → Anti-HB$_e$), eine Negativierung der HBV-DNA im Blut, eine Normalisierung der Transaminasenaktivität und der Leberhistologie.

Eine Serokonversion wird mit α-Interferon in 42 % der Fälle erreicht. Lamivudin führt in 52 % zur dauerhaften Eliminierung der HBV-DNA.

F-1.16 Kontraindikationen der Interferontherapie

Kontraindikationen	*Risiken einer Therapie mit Interferon müssen gegen die Risiken der Unterlassung einer solchen Therapie bei folgenden Situationen individuell abgewogen werden*
■ ausgeprägte Thrombopenie (< 50 000/µl) und Leukopenie (< 1500 µl) ■ aktuelle Depression (trotz antidepressiver Therapie) ■ aktuelle i.v.-Drogen- und Kokainabhängigkeit (nicht Patienten im Methadonprogramm) ■ aktueller Alkoholabusus (Quantifizierung?) ■ dekompensierte Leberzirrhose ■ nicht therapiertes/therapierbares HCC oder extrahepatisches Malignom ■ Z.n. Herz- oder Nierentransplantation	■ manifeste Autoimmunthyreoiditis ■ Vorliegen anderer Autoimmunerkrankungen ■ Drogenpatienten im Methadonprogramm ■ Depression in der Anamnese ■ Krampfleiden ■ koronare Herzkrankheit (KHK)

keine Kontraindikationen stellen dar: Vorliegen von Schilddrüsenantikörpern ohne Schilddrüsenfunktionsstörung

Chronische Hepatitis D

▶ **Definition:** Man spricht von einer chronischen HDV-Infektion, wenn die HDV-RNA im Blut mindestens 6 Monate persistiert.

Die chronische Hepatitis D tritt als Ko-Infektion mit Hepatitis B oder als **Superinfektion** von HBV-Trägern auf. Die Superinfektion führt zu einer schweren chronischen Hepatitis mit schlechter Prognose. Das Risiko der Zirrhoseentstehung, der Dekompensation und das Leberzellkarzinomrisiko sind höher als bei HBV-Monoinfektion. Die Ko-Infektion ist prognostisch günstiger und verläuft oft selbst limitierend. Serologisch sind Anti-HDV, HDV-RNA und HB$_s$Ag nachweisbar.
Die **Therapie** (9–10 Mio IE α-Interferon 3 × wö.) führt zu einer Besserung (Transaminasen, Histologie), aber nur selten zu einer dauerhaften Elimination des HDV.

Chronische Hepatitis C

▶ **Definition:** Eine chronische Hepatitis C liegt vor, wenn die HCV-RNA im Blut länger als 6 Monate nachweisbar ist.

Epidemiologie: Eine HCV-Hepatitis geht, insbesondere im Rahmen einer **Posttransfusionshepatitis**, sehr häufig in eine chronische Hepatitis über. Aufgrund der **hohen Chronifizierungsrate** von 60–80 % ist die chronische Hepatitis C in Deutschland 4-mal häufiger als die chronische Hepatitis B. In Deutschland leben derzeit etwa 500 000, weltweit ca. 170 Millionen Patienten mit chronischer Hepatitis C.

Verlauf: Bei 2–35 % der Patienten entwickelt sich nach 20–25 Jahren eine Leberzirrhose; bis zu 5 % der Zirrhosepatienten bekommen nach 20–40 Jahren ein hepatozelluläres Karzinom.

Klinik: Die Patienten haben wenig Beschwerden. Wenn Symptome auftreten (Müdigkeit, rechtsseitige Oberbauchbeschwerden, Übelkeit, Anorexie, Erbrechen, Pruritus), sind diese unspezifisch und von intermittierendem Verlauf.

Diagnostik: Charakterstisch sind die im Krankheitsverlauf stark wechselnden Transaminasenaktivitäten, die 1,5–10fach erhöht sein oder auch über lange Zeiträume im Normbereich liegen können. Cholestaseparameter sind in der Regel nicht erhöht. Bei der klinischen Untersuchung findet man eine Hepatosplenomegalie, ein Ikterus ist selten.
Serologisch sind **Anti-HCV-Antikörper** und **HCV-RNA** nachweisbar (Abb. **F-1.11**). Die quantitative HCV-RNA-Bestimmung ist erforderlich zur Indikationsstellung und Kontrolle der antiviralen Behandlung, zum Nachweis einer akuten Infektion und zur Kontrolle der Ausheilung.

Chronische Hepatitis D

◀ Definition

Durch Ko-Infektion mit Hepatitis B oder als **Superinfektion** von HBV-Trägern. Die Superinfektion führt zu einer schweren chronischen Hepatitis mit schlechter Prognose.

Die **Therapie** mit α-Interferon führt nur selten zu einer dauerhaften Elimination des HDV.

Chronische Hepatitis C

◀ Definition

Epidemiologie: Die Hepatitis C ist charakterisiert durch die **hohe Chronifizierungsrate** von 60–80 %. Deshalb ist die chronische Hepatitis C in Deutschland 4-mal häufiger als die chronische Hepatitis B. Weltweit gibt es etwa 170 Millionen chronisch HCV-Infizierte.

Klinik: Die klinische Symptomatik ist unspezifisch und kann intermittierend auftreten.

Diagnostik: Laborchemisch können die Transaminasen 1,5–10fach erhöht oder auch normal sein. Die Leber ist vergrößert.

Serologisch sind **Anti-HCV-Antikörper** und **HCV-RNA** nachweisbar (Abb. **F-1.11**).

⊙ F-1.11 **Diagnostisches Vorgehen bei Verdacht auf chronische Hepatitis C (a), Histologie (b)**

Anamnese/Klinik/Labor
↓
Anti-HCV im Serum (EIA)
↓
HCV-RNA (PCR)
↓
Histologie (Grading und Staging)
↓
HCV-RNA quantitativ und HCV-Genotypisierung
(wichtig zur Bestimmung der Therapiedauer und Prognose)

a Diagnostisches Vorgehen.

b Staging bei chronischer Hepatitis: mäßig portale und Septen bildende Fibrose.

Zur Beurteilung der Therapieindikation ist die **histologische Beurteilung** mit Bestimmung der entzündlichen Aktivität (Grading) und der Fibroseentwicklung (Staging) notwendig.

Differenzialdiagnose: Autoimmunhepatitis, PSC und metabolische Lebererkrankungen.

Therapie: Bei serologisch gesicherter Diagnose (Anti-HCV, HCV-RNA) und laborchemisch (Transaminasenaktivität) und histologisch nachgewiesener Entzündungsaktivität.

Die Primärtherapie erfolgt mit **Interferon-α_2 (a oder b) kombiniert mit Ribavirin.** Die HCV-Eliminationsrate 6 Monate nach Therapieende liegt bei ca. 50 %.

▶ **Merke**

Ist HCV-RNA 6 Monate nach Therapiebeginn nicht negativ, soll die Therapie wegen fehlender Erfolgschance beendet werden.

Die **Nebenwirkungen** des Interferons (s. S. 594) und Ribavirins (Cave: hämolytische Anämie) sind zu beachten (regelmäßige **Blutbildkontrollen!**). Zu **Kontraindikationen** s. Tab. **F-1.16**, S. 594.

Autoimmunhepatitis (AIH)

▶ **Definition**

Zur Beurteilung der Therapieindikation ist die **histologische Beurteilung** mit Bestimmung der entzündlichen Aktivität (Grading) und der Fibroseentwicklung (Staging) notwendig. Die Biopsie kann unter Ultraschallkontrolle oder laparoskopisch erfolgen. Die histologischen Aktivitätsindices korrelieren schlecht mit der Aktivität der GPT im Blut. Die Histologie erlaubt wichtige Aussagen über die Prognose (Schweregrad der Fibrose, zirrhotischer Umbau).

Differenzialdiagnose: Hierzu gehören die Autoimmunhepatitis, die alkoholtoxische Hepatitis, die primär-sklerosierende Cholangitis (PSC) und metabolische Lebererkrankungen. Ihre Klärung ist wegen der unterschiedlichen Therapiemöglichkeiten sehr wichtig.

Therapie: Die Indikation zur Therapie ist gegeben bei positivem HCV-RNA- und Anti-HCV-Nachweis, biochemischen und histologischen Kriterien der Entzündungsaktivität und der Fibrosierung, besonders aufgrund des hohen Zirrhoserisikos und der Gefahr der Transmission auf Dritte.

Die Behandlung nicht vorbehandelter Patienten erfolgt mit **pegyliertem Interferon-α_2** (a oder b) in **Kombination mit Ribavirin.** Dosierungen: PEG-Interferon-α_2a (Pegasys): 180 µg/Woche, PEG-Interferon-α_2b (PegIntron): 1,5 µg/kg KG/Woche, Ribavirin: 10,6 mg/kgKG/d. Die Behandlungsdauer beträgt beim Genotyp 1 48, beim Genotyp 2 und 3 24 Wochen. Je nach Geschwindigkeit des Abfalls der Viruslast kann die Therapiedauer individualisiert werden. Die dauerhafte HCV-Eliminationsrate liegt 6 Monate nach Therapieende bei ca. 50 %.

▶ **Merke:** Ziel der Behandlung ist der fehlende Nachweis der HCV-RNA im Serum 6 Monate nach Therapieende.

Die HCV-RNA sollte quantitativ vor, 4 und 12 Wochen nach Therapiebeginn sowie nach 24 Wochen bestimmt werden. Die Therapie sollte bei Patienten beendet werden, deren Viruslast in Woche 12 um < Faktor 100 abgefallen ist (< 2log-Stufen). Ist die Viruslast nach 12 Wochen um > als 2log-Stufen gefallen, die HCV-RNA aber nach 24 Wochen noch nachweisbar, kann die Therapiedauer auf 72 Wochen verlängert werden. Ist bei niedriger Viruslast nach 4-wöchiger Behandlung mit Interferon/Ribavirin die HCV-RNA nicht mehr nachweisbar, kann eine Therapiedauer von 24 Wochen bei Genotyp I ausreichend sein.

Die **Nebenwirkungen** des Interferons (s. S. 594) und Ribavirins (am bedeutsamsten: hämolytische Anämie) sind zu beachten. **Blutbildkontrollen** (kleines Blutbild, Transaminasen, Nierenfunktion) sind anfangs 2-, ab dem 3. Monat 4-wöchentlich, eine TSH-Bestimmung alle 12 Wochen erforderlich. Zu **Kontraindikationen** der Interferontherapie s. Tab. **F-1.16**, S. 594.

Autoimmunhepatitis (AIH)

▶ **Definition:** Chronische Hepatitis, die serologisch durch den Nachweis von Autoantikörpern, erhöhte Leberenzyme im Serum, eine Hypergammaglobulinämie und histologisch durch eine periportale Entzündung charakterisiert ist.

≡ F-1.17   **Typisierung der chronisch-autoimmunen Hepatitiden**

Autoimmunhepatitis	ANA	LKM-1	SLA	SMA	AMA	anti-HCV	Therapie
Typ 1	+	–	–	+	–	–	Immunsuppression
Typ 2a	–	+	–	–	–	–	Immunsuppression
Typ 2b	–	+	–	–	–	+	?
Typ 3	–	–	+	+/–	+/–	–	Immunsuppression
Typ 4	–	–	–	+	–	–	Immunsuppression

ANA = Antinukleäre Antikörper, LKM-1 = Antimikrosomale Antikörper gegen Cytochrom P450 II D6, SLA = Antikörper gegen lösliches zytoplasmatisches Leberantigen, SMA = Antikörper gegen glatte Muskulatur, AMA = Antimitochondriale Antikörper, anti-HCV = Hepatitis-C-Virus-Antikörper

Klassifikation: Es werden 4 Typen der AIH unterschieden (Tab. **F-1.17**).

Epidemiologie: In 80 % der Fälle sind Frauen (Typ 1) bzw. junge Mädchen (Typ 2) betroffen.

Klinik: Die Symptomatik entspricht anfangs einer **akuten Hepatitis** mit Müdigkeit, uncharakteristischen Oberbauchbeschwerden und Inappetenz, ein Ikterus findet sich seltener. Hinzukommen können Amenorrhö, Akne, rezidivierende Augenentzündungen, Gelenkbeschwerden, Alveolitis, Niereninsuffizienz und Thyreoiditis.

Diagnostik: Klinisch findet man eine Hepatomegalie, in 50 % eine Splenomegalie und Leberhautzeichen (s. Abb. **F-1.5**, S. 581). Bei Diagnosestellung besteht bei 10–20 % bereits eine Leberzirrhose. **Laborchemisch** zeigen sich erhöhte Transaminasen, die im akuten Stadium 1000 U/l erreichen, eine BSG-Erhöhung, eine Hyperbilirubinämie und eine Hypergammaglobulinämie, bedingt durch eine Erhöhung des IgG. Beweisend ist der **Nachweis von Autoantikörpern**, diese erlauben eine Typisierung der Autoimmunhepatitis (s. Tab. **F-1.17**). Virale, toxische und biliäre Hepatitisursachen müssen im Vorfeld ausgeschlossen werden.

Therapie: Um das **hohe Risiko** der Entwicklung einer **Leberzirrhose** zu vermeiden, sollen Patienten mit erhöhten Leberenzymen, Hypergammaglobulinämie und histologisch gesicherter Diagnose immunsuppressiv behandelt werden. Erwachsene werden zu Beginn mit 60 mg **Prednisolon/d** behandelt, dann Dosisreduktion in 5-mg-Schritten bis zu einer Dauerdosis ≤ 10 mg/d. Zur Vermeidung der Steroidnebenwirkungen wird mit **Azathioprin** (1–2 mg/kg KG/d) kombiniert, um eine Dosisreduktion der Steroide in einen Bereich der nebenwirkungsfreien Dauertherapie zu erreichen. Sollten dennoch Nebenwirkungen auftreten, können topisch wirksame Steroide (Budesonid) eingesetzt werden. Die Behandlungsdauer soll mindestens 2 Jahre betragen; danach kann die Therapie nach histologischer Inaktivierung der Entzündung ausschleichend beendet werden. Bei Relaps nach Therapieende (in ca. 50 % der Fälle) kann nach dem gleichen Schema erneut behandelt werden. Bei erfolgloser Therapie und Entwicklung einer Leberzirrhose ist die Indikation zur Lebertransplantation zu erwägen. Bei Non-Respondern kann ein Therapieversuch mit Cyclosporin (5–6 mg/d) gemacht werden.

Internet-Links: www.hep-net.de (Kompetenznetz Hepatitis)

1.6 Toxische und alimentäre Leberschäden

1.6.1 Alkoholische Leberschäden

Epidemiologie: Zwischen 1950 und 1980 stieg der Pro-Kopf-Alkoholkonsum von 3,6 l auf 12,7 l pro Jahr, im Jahr 2000 lag er bei 10,5 l/Jahr. Man rechnet mit 1,5 Millionen Alkoholikern in der Bundesrepublik. Die Lebenserwartung des Alkoholikers liegt 10–15 Jahre unter dem statistischen Durchschnitt, die Sterblichkeitsrate ist um den Faktor 3, die Suizidrate um den Faktor 12 erhöht. Unter den Todesursachen spielt die alkoholische Leberschädigung eine entscheidende Rolle.

Äiologie: Die kritische Grenze einer Lebertoxizität liegt beim Mann bei 40 g, bei der Frau bei 20 g pro Tag (regelmäßiger Konsum über mehr als 20 Jahre vorausgesetzt). Dabei entsprechen 2 l Bier, 0,75 l Wein, 0,5 l Sherry oder 0,2 l Whisky 60 g Alkohol. Ein täglicher Konsum von 60–80 g Alkohol erhöht die Zirrhosemorbidität beim Mann um den Faktor 15, bei der Frau um über 500. Bei bis zu **zwei Dritteln aller Leberzirrhosen** liegt ein **Alkoholabusus** zugrunde. Da aber nur 20 % aller Alkoholiker eine Leberzirrhose entwickeln, müssen noch andere Faktoren wie genetische Disposition, Mangelernährung und unterschiedliche Alkoholabbauraten eine Rolle spielen.

Klassifikation: s. Tab. **F-1.17**.

Epidemiologie: Bevorzugtes Auftreten bei Frauen.

Klinik: Die Symptome einer **akuten Hepatitis** sind häufig mit extrahepatischen Symptomen (z. B. Autoimmunthyreoiditis) kombiniert.

Diagnostik: Laborchemisch zeigen sich erhöhte Transaminasen, eine BSG-Erhöhung, eine Hyperbilirubinämie und eine γ-Globulin-Vermehrung durch IgG. Diagnosebeweisend ist der **Nachweis der Autoantikörper**, deren Verteilungsmuster eine Typisierung der Autoimmunhepatitis ermöglicht (s. Tab. **F-1.17**).

Therapie: Die Therapie besteht in einer Immunsuppression mit **Prednisolon.** Eine Kombination mit **Azathioprin** reduziert die Steroidnebenwirkungen, da Steroide in der Dosis reduziert werden können.

Behandlungsdauer mind. 2 Jahre; Therapie dann nach histologischer Inaktivierung der Entzündung ausschleichend beenden. Relapse nach Therapieende werden nach dem gleichen Schema erneut behandelt.

1.6 Toxische und alimentäre Leberschäden

1.6.1 Alkoholische Leberschäden

Epidemiologie: Die Lebenserwartung des Alkoholikers liegt 10–15 Jahre unter dem statistischen Durchschnitt, die Sterblichkeitsrate ist um den Faktor 3, die Suizidrate um den Faktor 12 erhöht.

Ätiologie: Als kritische lebertoxische Grenze werden bei 20-jährigem kontinuierlichen Konsum 40 g Alkohol/d beim Mann und 20 g bei der Frau angesehen.

Etwa **zwei Drittel aller Leberzirrhosen sind äthyltoxischer Natur.** Zusätzliche Risikofaktoren bei der Zirrhoseentwicklung sind z. B. Mangelernährung und eine genetische Disposition.

Pathogenese: Alkohol (7,1 kcal/g) wird durch die Alkoholdehydrogenase zu Acetaldehyd abgebaut, das in Azetat umgewandelt wird. Alkohol steigert die hepatische Lipogenese; die Folge ist eine **Leberzellverfettung**.

Pathogenese: Alkohol (7,1 kcal/g) wird in der Leber über die Alkohol-Dehydrogenase oxidativ zu Acetaldehyd metabolisiert. Acetaldehyd wird von einer Aldehyd-Dehydrogenase zu Acetat umgewandelt, welches sich mit Coenzym A verbindet, es entsteht Acetyl-CoA. Bei übermäßiger Alkoholzufuhr führt der Abbau des Ethanols zu einem Überangebot an NADH und Acetyl-CoA. Acetyl-CoA wird dann überwiegend zur Synthese von Fettsäuren verwendet, daneben ist die VLDL-Bildung erschwert. Dies führt zu einer zunächst reversiblen Fettanhäufung in den Hepatozyten, es entsteht eine **Fettleber**. Wahrscheinlich schädigt Acetaldehyd die Mikrotubuli und die Mitochondrien und steigert die Lipidoxidation. Im Laufe der Jahre kommt es zu entzündlichen Reaktionen der Leber (Fettleberhepatitis), die letztlich in einer Leberzirrhose münden. Eine vermehrte Kollagensynthese führt zur **Fibrose** der Periportalfelder und damit schon sehr frühzeitig zu einer Druckzunahme im Pfortaderbereich.

Daneben bedingt die Überflutung der Leberzelle durch Stoffwechselprodukte der Alkoholoxidation eine Hyperlaktazidämie, eine Laktazidose, eine Ketose und eine Hyperurikämie. Aber auch der Kohlenhydrat- und Aminosäurenstoffwechsel erfahren eine Störung.

Eine vermehrte Kollagensynthese führt initial zu einer Leberzellverfettung mit **perivenulärer Fibrose**. Die Fibrose schreitet dann bis zu den Periportalfeldern fort. Endstadium ist eine **kleinknotige Leberzirrhose**. Kennzeichnend sind **Mallory-Bodies** zur **Fibrose**.

Pathohistologisch finden sich in der **Frühphase** der alkoholischen Lebererkrankung eine **Leberzellverfettung** ($< 50\%$ der Leberzellen verfettet) und eine Proliferation des glatten endoplasmatischen Retikulums (Fettsynthese). Im Stadium der **alkoholischen Fettleber** ($> 50\%$ der Leberzellen verfettet) kommt eine **perivenuläre Fibrose** hinzu, die bei kontinuierlicher Alkoholzufuhr bis zu den Periportalfeldern fortschreitet. Bei der **alkoholischen Hepatitis** kommen Zellnekrosen und eine Leukozyteninfiltration hinzu. Als relativ alkoholspezifisch gelten **Mallory-Bodies**, d. h. hyaline Strukturen im Zytoplasma, die aus Aggregaten von Filamenten bestehen. Die **alkoholische Leberzirrhose** ist **mikronodulär** und kann nach Alkoholabstinenz in eine gemischtknotige Form übergehen.

Drei Stadien werden unterschieden:
- reine Fettleber ohne entzündliche Reaktion
- Fettleberhepatitis
- Fettzirrhose.

Es werden drei Stadien der alkoholtoxischen Leberschädigung unterschieden:
- Fettleber (Steatosis hepatis) ohne entzündliche Reaktion
- Fettleberhepatitis (Fettleber mit entzündlicher Reaktion)
- Fettzirrhose (mikronoduläre Leberzirrhose).

Alkoholische Fettleber

Alkoholische Fettleber

▶ **Definition**

▶ **Definition:** Von einer **Fettleber** (Steatosis hepatis) spricht man, wenn mehr als 50 % der Leberzellen verfettet sind. Geringgradigere Verfettungen werden als **Leberverfettung** bezeichnet (Tab. **F-1.18**).

Klinik: Die Fettleber bedingt bei 75 % der, meist beschwerdefreien, Patienten eine deutliche Lebervergrößerung. Eine begleitende Splenomegalie weist auf eine Fettleberzirrhose hin.

Klinik: Es besteht eine deutliche Diskrepanz zwischen der tastbar vergrößerten Leber und der meist völligen Beschwerdefreiheit des Patienten. Zunächst handelt es sich um einen reversiblen Vorgang, der bei 75 % der Patienten zu einer Hepatomegalie führt. Eine begleitende Milzvergrößerung weist auf eine Fettzirrhose hin.

Diagnostik: Sonographisch (Abb. **F-1.12**). findet sich ein deutlich verdichtetes Echomuster.

Diagnostik: Die Diagnose wird anamnestisch (Alkoholkonsum), sonographisch (Abb. **F-1.12a**) und laborchemisch gestellt. Laborchemisch imponiert eine deutliche Erhöhung der γ-GT, während die Transaminasen nur mäßig, AP und Bilirubin meist nicht erhöht sind. Häufig besteht eine Hypertriglyzeridämie (Hyperlipoproteinämie Typ IV, V).

▶ **Merke**

▶ **Merke:** Neben dem Anstieg der γ-GT ist eine Erhöhung des MCV der Erythrozyten ein guter Marker für einen Alkoholabusus.

≡ **F-1.18**   **Steatose der Leber**

Fettleber	**Leberverfettung**
(= mehr als 50 % der Leberzellen sind verfettet)	(= weniger als 50 % der Leberzellen sind verfettet)
▪ I (ohne Mesenchymaktivierung = Bindegewebsvermehrung)	▪ leicht (5–10 %)
▪ II (mit Mesenchymaktivierung)	▪ mäßig (> 10–25 %)
▪ III (Fettzirrhose)	▪ erheblich (> 25–50 %)

◉ **F-1.12** | **Fettleber**

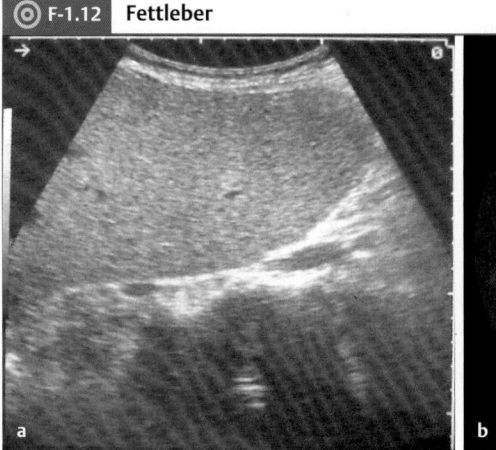 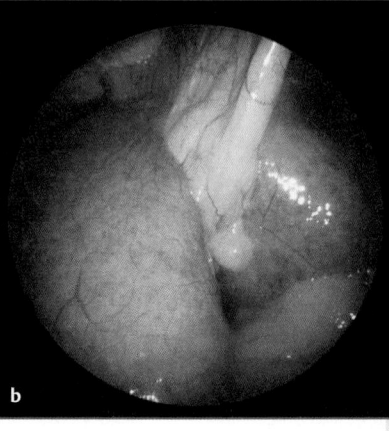

a Sonographie: Typisch sind der abgerundete Leberrand und eine deutlich verdichtete Echostruktur („weiße" Leber).
b Laparoskopie: gelber Farbton der Leber durch Fetteinlagerungen.

Zur Abgrenzung der Alkoholhepatitis (s. u.) bzw. Alkoholzirrhose (s. S. 600) dient die **Leberpunktion** oder die für diese Indikation nur selten angewandte **Laparoskopie** (Abb. **F-1.12**).

Differenzialdiagnose: Differenzialdiagnostisch sind eine diabetische Fettleber, Ernährungsfaktoren (Übergewicht, Eiweißmangel), Medikamente (z. B. Tetrazykline, Kortikosteroide) und toxische Einflüsse (z. B. Phosphor, chlorierte Kohlenwasserstoffe) auszuschließen.

Therapie: Die einzige wirksame Therapie ist die Alkoholabstinenz, darunter ist die Fettleber im Anfangsstadium voll reversibel.

Akute Alkoholhepatitis

▶ **Definition:** Bei der akuten Alkoholhepatitis (= Fettleberhepatitis) treten zur Fettleber noch massive Leberzellnekrosen mit leukozytärer Infiltration, Ablagerung von alkoholischem Hyalin (Mallory-Bodies) und eine Maschendrahtfibrose hinzu.

Klinik: Klinisch besteht im fortgeschrittenen Stadium ein schweres Krankheitsgefühl mit Appetitlosigkeit, Übelkeit, Erbrechen, Gewichtsverlust, Fieber, Ikterus, Aszites, Hepatosplenomegalie mit Schmerzen im rechten Oberbauch (Kapseldehnungsschmerz der rasch an Größe zunehmenden Leber). Zunehmende Konzentrationsschwäche ist erstes Anzeichen einer portalen Enzephalopathie.

Diagnostik und Prognose: Es besteht eine Leukozytose, die Transaminasen sind mäßig erhöht, **der de-Ritis-Quotient (GOT/GPT) liegt über 1,5**. Auch die AP ist meist exzessiv erhöht. Als Zeichen der gestörten Eiweißsynthese ist Albumin (und die Cholinesterase) erniedrigt, die Immunglobuline (IgA) sind erhöht. Dem Bilirubinanstieg parallel geht ein Abfall des Quickwertes, sodass an einen Verschlussikterus gedacht wird, der sich jedoch sonographisch ausschließen lässt.

Die Sicherung der Diagnose und die Beurteilung der Prognose erfolgen aufgrund des histologischen Befundes nach Leberpunktion und nachdem andere Ursachen des hepatozellulären Schadens (Hepatitis-Serologie, Autoimmun-Serologie, metabolische [z. B. Morbus Wilson] und toxische [z. B. Arzneimitel, Umweltgifte] Ursachen) ausgeschlossen wurden. Bei Nichtalkoholikern ist an eine nichtalkoholische Steatohepatitis zu denken (s. Exkurs).

▶ **Merke:** Prognostisch ungünstige Zeichen sind ein Quickwert < 20 %, ein Albumin < 2 g/l, ein Bilirubin > 20 mg/dl und das Auftreten einer hepatischen Enzephalopathie bei ansteigenden Serumammoniakwerten.

Differenzialdiagnose: Diabetische Fettleber, Ernährungsfaktoren, Medikamente und toxische Einflüsse.

Therapie: Die einzige wirksame Therapie ist die Alkoholabstinenz.

Akute Alkoholhepatitis

◀ **Definition**

Klinik: Schweres Krankheitsbild mit abdominellen Schmerzen, Gewichtsverlust, Fieber, Ikterus, Aszites, Hepatosplenomegalie und ggf. hepatischer Enzephalopathie.

Diagnostik und Prognose: Leukozytose, Hyperbilirubinämie (mit hohen AP-Werten) und Abfall des Quickwertes. Die Transaminasen sind nur mäßig (100 U/l) erhöht. **Der de-Ritis-Quotient (GOT/GPT) liegt > 1,5**. Albumin und Cholinesterase sind erniedrigt, IgA erhöht.

Bei Nichtalkoholikern ist an eine nichtalkoholische Steatohepatitis zu denken (s. Exkurs).

◀ **Merke**

Ein Teil der Patienten verstirbt im Leberzerfallskoma, auch ein Übergang in eine komplette Zirrhose ist möglich.

Therapie: Die wichtigste Maßnahme ist die absolute Alkoholkarenz. Hepatotoxische Medikamente sind zu meiden. Gegebenenfalls müssen Vitamine und Folsäure substituiert werden. Der Einsatz von Glukokortikoiden ist derzeit noch umstritten.

▶ **Exkurs: Nichtalkoholische Steatohepatitis (NASH).** Bei Nichtalkoholikern mit Steatohepatitis ist differenzialdiagnostisch an eine NASH zu denken.

Unter einer NASH versteht man das Auftreten einer Fettleber als Folge eines Leberzellschadens mit entzündlichen Zellinfiltraten aus neutrophilen Granulozyten und mononukleären Zellen und einer Fibrose. **Ursächlich** sind oft Medikamente (z.B. Amiodaron), Adipositas und Diabetes mellitus. 5–10% der Übergewichtigen und >20% der Patienten mit Adipositas permagna weisen eine NASH auf; 75% davon sind Frauen. **Histologisch** werden 4 Stadien (läppchenzentrale Fibrose, periportale Fibrose, Brückenfibrose und Zirrhose) unterschieden.

Die Spezifität des histologischen Befundes ist gering. Dennoch werden **Diagnose** und Schweregrad nur histologisch beurteilt. Die Patienten sind i.d.R. asymptomatisch. Es besteht eine Hepatomegalie. Der Nachweis erhöhter Leberenzymaktivitäten und der Befund der Verfettung der Leber in bildgebenden Verfahren sind unspezifisch. Die **Therapie** ist noch nicht gesichert. Eine behutsame Gewichtsreduktion (drastische Gewichtsverluste können nekroinflammatorische Schübe in der Leber auslösen) mit optimaler Diabeteseinstellung sowie Ursodesoxycholsäure (UDCA) senken die Leberenzyme und vermindern die Verfettung.

Alkoholische Leberzirrhose

Die Klinik der Alkoholzirrhose unterscheidet sich nicht von der anderer Ätiologie (s. S. 603). Bemerkenswert erscheint ein **gehäuftes Auftreten des hepatozellulären Karzinoms**.

Alkoholische Leberzirrhose

Zwischen der Trinkmenge, der Dauer des Alkoholabusus und der Intensität des Mesenchymumbaus lässt sich eine lineare Korrelation herstellen. Die Klinik der Alkoholzirrhose entspricht der von Zirrhosen anderer Ätiologie (s. S. 603), bemerkenswert erscheint ein **gehäuftes Auftreten eines hepatozellulären Karzinoms**, vor allem dann, wenn ein HB_s-Ag-Carrier-Status vorliegt. Die Prognose der Alkoholzirrhose ist dann als absolut schlecht zu bezeichnen, wenn der Alkoholabusus fortbesteht.

▶ **Exkurs: Zieve-Syndrom.** Das von Zieve 1958 beschriebene Syndrom ist durch die **Trias Ikterus, Hyperlipidämie und hämolytische Anämie bei alkoholtoxischer Leberschädigung** gekennzeichnet, betrifft bevorzugt Männer und tritt meist nach protrahiertem Alkoholexzess auf. Der Ikterus ist Ausdruck einer passageren **intrahepatischen Cholestase**. Entsprechend sind das direkte Bilirubin, die alkalische Phosphatase und die γ-GT erhöht. Die Erhöhung der Serumlipide ist auf eine gesteigerte Lipoproteinsynthese in der Leber zurückzuführen. Es besteht eine starke Senkungsbeschleunigung.

Die Erythrozyten weisen eine verkürzte Lebensdauer auf, im Sternalmark liegt eine gesteigerte Erythropoese mit megaloblastärem Einschlag vor, ferner finden sich Fettspeicherzellen.
Histologisch findet man eine massive Leberzellverfettung mit intrahepatischer Cholestase.
Bei vollständiger Alkoholkarenz normalisieren sich die Serumlipide, nach 3 Wochen kommt es zu einer Retikulozytenkrise, nach 3 Monaten normalisiert sich das Blutbild. Bilirubin und Transaminasen kehren nach 2, die γ-GT nach 3–4 Wochen zur Norm zurück.

▶ **Exkurs: Alkoholdelir.** Desorientiertheit, motorische Unruhe, Tremor, ängstliche Affektlage und schwere Halluzinationen kennzeichnen das Alkoholdelir, das Folge eines chronischen Alkoholkonsums, häufiger aber Folge eines akuten Alkoholentzugs ist. Offenbar besteht eine individuelle Disposition.
Auslösende Faktoren können eine Abnahme der Hirndurchblutung, Elektrolytentgleisung, eine Laktatazidose, ein Ammoniakanstieg im Serum oder ein Vitaminmangel sein.

Unter einer strengen Alkoholkarenz, einer Elektrolytsubstitution und Clomethiazol-Behandlung (Distraneurin) eventuell in Kombination mit Pirazetam (Nootrop) oder Haloperidol (Haldol), einem Derivat des Vitamins B_1, normalisiert sich das neurologisch-psychiatrische Krankheitsbild, wobei eine Infusionsbehandlung mit Distraneurin wegen der Atemdepression nur unter **Intensivbedingung**en erlaubt ist.

1.6.2 Toxische Leberschäden durch Medikamente

Substanzen, die **direkt hepatotoxisch** wirken, sind von **indirekt hepatotoxischen** zu unterscheiden.

- **direkte Hapatotoxine:** induzieren dosisabhängig nach kurzer Latenzzeit charakteristische Leberschäden.

- **indirekte Hepatotoxine:** bedingen dosisunabhängig nur bei einigen Personen nach variabler Latenz uncharakteristische Leberschäden.

1.6.2 Toxische Leberschäden durch Medikamente

Derzeit sind weit über 200 Medikamente bekannt, die als hepatotoxisch eingestuft werden müssen. Dabei sind Substanzen, die **direkt hepatotoxisch** wirken, von **indirekt hepatotoxisch** wirksamen zu unterscheiden.

- **direkte Hepatotoxine:** sie sind **dosisabhängig** und induzieren bei **allen exponierten Personen** nach **kurzer Latenzzeit** meist charakteristische Leberschäden. Sie sind relativ selten, hemmen bevorzugt die Mitochondrienfunktion und führen zu einer Leberzellverfettung.

- **indirekte Hepatotoxine:** sie bedingen **dosisunabhängig** nur **bei einigen Personen** nach **variabler Latenz** uncharakteristische Leberveränderungen. Die Reexposition des gleichen Medikamentes führt zu einer Verschlechterung. Unter der Annahme, dass immunologische Mechanismen eine Rolle spielen, wurde die Schädigung als **Medikamentenidiosynkrasie** bezeichnet. Bei den indirekt hepatotoxischen Substanzen ist die Leberschädigung im Tierversuch nicht reproduzierbar.

Die Palette der möglichen Leberschäden ist breit gestreut und reicht vom Bild der Virushepatitis mit cholestatischem Einschlag über die Fettleber bis zur intrahepatischen Cholestase.

Im Prinzip werden **4 Formen von Leberschädigungen durch Arzneimittel** unterschieden:
1. cholestatische (und Mischformen mit 2.)
2. hepatitische (und Mischformen mit 1.)
3. granulomatöse
4. tumoröse.

Cholestatische Form

Die wichtigsten Medikamente, die eine intrahepatische Cholestase auslösen können, zeigt Tab. **F-1.19**. Klinisch stehen eine Dunkelfärbung des Urins, heller Stuhl, Ikterus und starker Juckreiz im Vordergrund (Näheres s. S. 631).

≣ F-1.19	Cholestase auslösende Medikamente
• Antibiotika	• Diuretika
• Antidepressiva	• Hormonpräparate
• Antidiabetika	• Phenothiazine
• Antiepileptika	• Sedativa
• Antikoagulanzien	• Zytostatika

Die **Diagnose** wird durch die Medikamentenanamnese, das Auftreten klinischer Symptome (s. o.) in Zusammenhang mit der Medikamenteneinnahme und den histologischen Befund gestellt.
AP, LAP, γ-GT und Bilirubin sind stark erhöht, während die Transaminasen und der Quickwert nicht immer pathologisch sind. Mitunter findet sich eine Bluteosinophilie, Serumeisen und -kupfer sind im Gegensatz zur Hepatitis normal.
Im Rahmen der Differenzialdiagnose muss ein mechanischer Ikterus ausgeschlossen werden (Sono/ERCP).

Hepatitische Form

Zytotoxisch wirkende Medikamente, die das Bild einer **akuten Hepatitis** (s. S. 593) imitieren können, sind in Tab. **F-1.20** aufgeführt.

≣ F-1.20	Medikamente, die das Bild einer Hepatitis imitieren können
• **Antibiotika**	• Laxanzien
• Antimykotika	• Malariamittel
• **Antidiabetika**	• Narkotika
• Antipyretika	• **Phenothiazine**
• **Antikoagulanzien**	• **Sedativa**
• Antirheumatika	• **Zytostatika**
Die **fett** gedruckten Medikamente können gleichzeitig eine Cholestase verursachen.	

Immer finden sich eine deutliche Erhöhung der Transaminasen (aber auch von γ-GT, AP, Bilirubin), eine Erniedrigung von Albumin und Quickwert und eine Eosinophilie. Mitunter sind Antikörper gegen glatte Muskulatur (SMA) nachweisbar. Das histologische Bild entspricht dem einer akuten Hepatitis mit ausgedehnten Leberzellnekrosen.

Granulome

Lebergranulome werden unter Einnahme der in Tab. **F-1.21** aufgeführten Medikamente gesehen. In der Regel sind sie asymptomatisch. Der Nachweis erfolgt histologisch.
Differenzialdiagnostisch sind eine Sarkoidose, Tuberkulose, Kollagenose und eine primär biliäre Zirrhose in Erwägung zu ziehen.

Es findet sich ein breites Spektrum an Leberzellschäden (von der Fettleber über die Hepatitis bis zur intrahepatischen Cholestase).
4 Formen von Leberschädigungen durch Arzneimittel:
1. cholestastische
2. hepatitische
3. granulomatöse
4. tumoröse.

Cholestatische Form

Tab. **F-1.19** zeigt die wichtigsten auslösenden Medikamente einer intrahepatischen Cholestase (s. auch S. 631).

≣ F-1.19

Die **Diagnose** wird durch die Medikamentenanamnese, klinische Symptome und anhand der Leberhistologie gestellt.

AP, LAP, γ-GT und Bilirubin sind erhöht, Transaminasen und Quickwert meist normal.

Hepatitische Form

Zytotoxisch wirkende Medikamente zeigt Tab. **F-1.20**.

≣ F-1.20

Dem histologischen Bild einer akuten Hepatitis entsprechend findet sich eine erhöhte Transaminasenaktivität, aber auch AP, γ-GT und Bilirubin sind erhöht.

Granulome

Tab. **F-1.21** führt Medikamente auf, die Lebergranulome induzieren können.

Differenzialdiagnosen sind: Sarkoidose, Tbc, Kollagenose, primär biliäre Zirrhose.

≡ F-1.21

≡ F-1.21	**Medikamente, die zu Lebergranulomen führen können**

- Allopurinol
- Diazepam
- Halothan
- Hydralazin
- Methyldopa
- Penicillin
- Phenylbutazon
- Sulfonamide

Tumoren

Medikamente, die Lebertumoren induzieren können, zeigt Tab. **F-1.22**.

≡ F-1.22

Tumoren

Medikamente, die zu einer Tumorbildung in der Leber führen können, zeigt Tab. **F-1.22**. Leitsymptom ist häufig eine massive intraabdominelle Blutung.

≡ F-1.22	**Medikamente, die zu einer Tumorbildung führen können**

Medikament	*Krankheitsbild*
- Thorotrast	- „Thorotrastose" (historische Bedeutung)
- orale Kontrazeptiva	- Hamartome, Adenome (selten Übergang in hepatozelluläres Karzinom), FNH, Peliosis hepatis
- Anabolika	- Lebertumoren, hohe Dosen anaboler Steroide dürften die Entstehung eines Leberzellkarzinoms begünstigen

1.6.3 Leberschäden durch Nahrungsmittel

Pilztoxine des **Knollenblätterpilzes (Phalloidin, Amanitin)** führen nach einer Latenzzeit von 24 h zu schweren Intoxikationserscheinungen mit starken Bauchschmerzen und Durchfall. Nach 3–5 Tagen kommt es zu einem **Leberzerfallskoma**.

Nur frühzeitige Entgiftungsmaßnahmen können den schweren Verlauf günstiger gestalten.

Unter den **Mykotoxinen** können v. a. **Aflatoxine** schwere Leberzellschädigungen verursachen.

Auch über Nahrungsmittel aufgenommene **Insektizide** können zu Leberzellnekrosen führen.

1.6.4 Leberschäden durch gewerbliche Gifte

Chlorkohlenwasserstoff wirkt wegen seiner hohen Fettlöslichkeit direkt hepatotoxisch (**Chloroform, Tri** und **Per**).

Schwermetallverbindungen aus Quecksilber, Gold, Mangan, Arsen und Phosphor sind schwer hepatotoxisch, desgleichen **DDT** und **Hexachlorcyclohexan**.

Arbeiter, die bei der **PVC**-Herstellung eingesetzt werden, erkranken überzufällig häufig an einer schweren Leberfibrose und einem Angiosarkom der Leber.

1.6.3 Leberschäden durch Nahrungsmittel

Pilztoxine, insbesondere **Phalloidin** und **Amanitin** des **Knollenblätterpilzes**, führen nach einer Latenzzeit von 24 h zu einem schweren Krankheitsbild mit Erbrechen, starken Durchfällen, heftigen abdominellen Schmerzen, Muskelkrämpfen und einem Blutdruckabfall. Parallel zum Bilirubin- und Transaminasenanstieg kommt es nach 3–5 Tagen zu einer größer werdenden druckdolenten Leber, gefolgt von einem **Leberzerfallskoma**.

Nur **frühzeitige Entgiftungsmaßnahmen** (Magenspülung, Aktivkohle, Abführen) können den schweren Verlauf einer Knollenblätterpilzvergiftung günstiger gestalten. Von Silymarin, Penicillin und Thioctsäure werden protektive Effekte erwartet. Als **supportive Maßnahmen** werden Glukoseinfusionen mit Insulin, Frischplasmagabe, Antithrombin, Hirnödemprophylaxe und Gabe von Vitamin K und B empfohlen.

Mykotoxine, insbesondere **Aflatoxine**, gebildet von Aspergillus niger, z. B. in Erdnüssen nachweisbar, können schwere Leberzellnekrosen induzieren, die zu einer Leberzirrhose und zu einem Leberzellkarzinom führen können.

Über Milch oder Fleisch aufgenommene **Insektizide** (z. B. DDT) können ebenfalls zu Leberzellnekrosen führen.

1.6.4 Leberschäden durch gewerbliche Gifte

Chlorkohlenwasserstoff wirkt wegen seiner hohen Fett- und Lipoidlöslichkeit direkt hepatotoxisch. Chloroform, Trichlorethylen (Tri), Dichlor- und Tetrachlorethylen (Per) sind die wichtigsten Vertreter für akute und chronische Vergiftungen, die mit einem Ikterus, einem Transaminasenanstieg und einem Abfall der Gerinnungsfaktoren sowie einer tubulären Nierennekrose einhergehen.

Hochgradig lebertoxisch sind ferner **Schwermetalle** wie Quecksilber, Gold, Mangan, ebenso Arsen und Phosphor; sie führen zu schweren Leberzellnekrosen. Ebenfalls schwer lebertoxisch sind **DDT** und **Hexachlorcyclohexan**. Mit leichten Leberschäden muss man nach längerer Inhalation von Mitteln zur Holzkonservierung rechnen, die **PCP** (Pentachlorphenol) enthalten.

Bei Arbeitern, die mit der Herstellung von **Polyvinylchlorid (PVC)** beschäftigt sind, wurden gehäuft Leberfibrosen und Angiosarkome der Leber beobachtet. Schließlich führt die chronische Exposition von Arbeitern mit **Benzolderivaten** wie Trinitrotoluol, Dinitrophenol und Toluol zu akuten Leberschäden.

1.7 Leberzirrhose

▶ **Definition:** Bei der Zirrhose als Spätstadium verschiedener Lebererkrankungen liegt ein irreversibler Umbau des Leberparenchyms mit diffuser Bindegewebsvermehrung und Zerstörung der Läppchenstruktur vor, wobei Regeneratknoten das makroskopische Erscheinungsbild prägen. Funktionelle Folgen sind Leberinsuffizienz und portale Hypertension.

◀ Definition

Epidemiologie: Pro Jahr sterben in der Bundesrepublik etwa 25–30 Patienten pro 100 000 Einwohner an den Folgen einer Leberzirrhose. Bei Männern findet sich eine alkoholinduzierte Zirrhose etwa doppelt so häufig wie bei Frauen.

Ätiologie: Bei über 50 % aller Zirrhosepatienten findet sich anamnestisch ein **Alkoholabusus**, wobei eine enge Korrelation zwischen der Höhe des Alkoholkonsums und dem Auftreten einer Zirrhose besteht (s. S. 597).
Zweithäufigste Ursache einer Leberzirrhose ist mit 15–30 % die **Virushepatitis** (besonders im Mittelmeerraum, Afrika und Asien verbreitet), wobei die Entwicklung zur Zirrhose relativ rasch im Rahmen einer akuten nekrotisierenden Hepatitis oder mehr schleichend über eine chronische Hepatitis (B, C, D, Einzelheiten s. dort) erfolgen kann.
Bei 10–15 % der Leberzirrhosen ist die Ursache nicht feststellbar. Sie werden als **kryptogene Leberzirrhosen** bezeichnet. Weitere Ursachen sind Tab. **F-1.23** zu entnehmen.

Makroskopische Einteilung: Nach makroskopischen Gesichtspunkten wird eine **mikronoduläre** (Regeneratknoten bis 3 mm Durchmesser), eine **makronoduläre** (Durchmesser > 3 mm bis 3 cm) und eine **gemischtknotige Form** der Leberzirrhose unterschieden (Tab. **F-1.24**). Die mikronoduläre Form findet sich gehäuft bei der alkoholtoxischen Leberschädigung, die makronoduläre Form bei der hepatitischen Zirrhose (Abb. **F-1.13a, b**), wobei die pathologische Einteilung keinen Rückschluss auf die Ätiologie zulässt.

Klinik: Der zirrhotische Umbau der Leber kann zunächst **klinisch stumm** verlaufen bzw. sich ähnlich der chronischen Hepatitis oder der Fettleber nur durch **uncharakteristische Symptome** wie leichte Ermüdbarkeit, Leistungsschwäche, Appetitlosigkeit und Gewichtsabnahme bemerkbar machen. Mit zunehmender Progredienz des Parenchymumbaus finden sich jedoch Zeichen der Leberinsuffizienz und der portalen Hypertension (s. S. 607).

Epidemiologie: Die Sterbefälle an Leberzirrhose liegen zwischen 25 und 30 pro 100 000 Einwohner pro Jahr.

Ätiologie: Über 50 % aller Zirrhosen sind **äthyltoxischer** Natur.

In 15–30 % dürfte eine **Virushepatitis** Ursache einer Zirrhose sein.

10–15 % der Zirrhosen sind **kryptogen**.

Unter **makroskopischen Gesichtspunkten** werden eine **mikro-** (Alkohol), **makronoduläre** (Hepatitis) und **gemischtknotige Zirrhose** unterschieden (Tab. **F-1.24**, Abb. **F-1.13a, b**).

Klinik: Eine kompensierte Leberzirrhose verläuft häufig **klinisch stumm**, allenfalls finden sich **uncharakteristische Beschwerden** mit Müdigkeit, Leistungsschwäche, Inappetenz und Gewichtsverlust.

☰ F-1.23	Ätiologie der Leberzirrhose

☰ F-1.23

Toxine und Medikamente	**Stoffwechselerkrankungen**
▪ Alkohol	▪ Morbus Wilson, Hämochromatose
▪ Fremdstoffe und Arzneimittel (z. B. Tetrachlorkohlenstoff, Methotrexat, INH)	▪ α_1-Antitrypsin-Mangel
Infektionen	▪ Glykogenose, Galaktosämie
▪ Virushepatitis B, C und D	▪ Tyrosinämie
▪ Schistosomiasis	▪ Mukoviszidose
Autoimmunerkrankungen	**kardiovaskuläre Erkrankungen**
▪ autoimmune chronische Hepatitis	▪ Budd-Chiari-Syndrom
▪ primär biliäre Zirrhose	▪ Pericarditis constrictiva
Gallenwegserkrankungen	▪ chronische Rechtsherzinsuffizienz
▪ Gallengangsatresie und -stenose	**kryptogene Zirrhose**
▪ Choledocholithiasis	
▪ primär sklerosierende Cholangitis	

☰ F-1.24	Morphologische Einteilung der Leberzirrhose

☰ F-1.24

klinisch	*laparoskopisches Bild*	
▪ Leber tastbar vergrößert	▪ Knotengröße	▪ Aufbau
▪ Leber normal groß	– makronodulär > 0,3 cm	– multilobulär
▪ Leber nicht tastbar (klein)	– mikronodulär ≤ 0,3 cm	– monolobulär
	– gemischtknotig	– pseudolobulär

⊚ F-1.13   **Leberzirrhose**

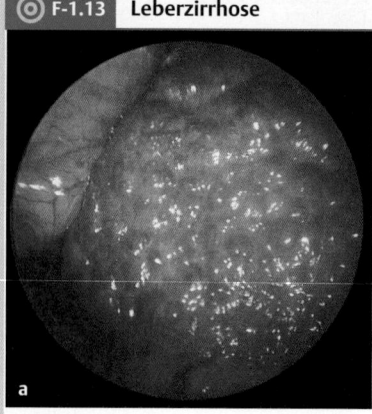

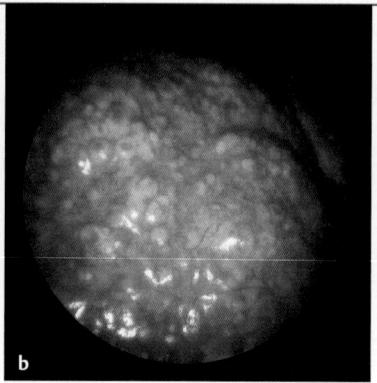

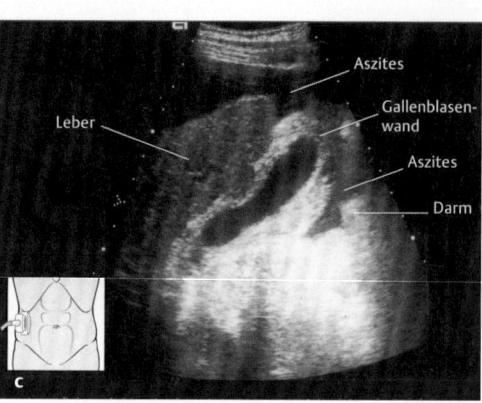

a Mikronoduläre Zirrhose.

b Makronoduläre Zirrhose.

c Inhomogenes Parenchym, höckrige Leberoberfläche, Aszites und verdickte Gallenblasenwand (Patient mit Hämochromatose).

Leberhautzeichen wie Spider-Nävi, Palmarerythem, Geldscheinhaut, Weißnägel, Dupuytren-Kontraktur und Zungenatrophie sowie Lacklippen weisen auf eine Leberzirrhose hin (Abb. **F-1.5**, S. 581).

Meist nur **geringer Ikterus**, außer bei der PBC (hier progredienter Ikterus, frühzeitig einsetzender Juckreiz, Xanthelasmen und Xanthome typisch).

Eine **Kardiomyopathie** geht auf eine Alkoholzirrhose oder eine Hämochromatose zurück.

Dekompensationszeichen sind: portale Hypertension und deren Folgen, hepatische Enzephalopathie, Störungen der Syntheseleistung. **Petechiale Hautblutungen** gehen auf eine Thrombozytopenie und auf Gerinnungsstörungen zurück.

Wichtige **Begleiterkrankungen** sind das „hepatogene Ulkus", die **Neigung zu Gallensteinen**, eine **chronische Pankreatitis** und ein **Diabetes mellitus**.

Diagnostik:
■ **Labor:** Zahlreiche biochemische Veränderungen weisen auf die gestörte Leberfunktion hin (Tab. **F-1.25**). Normale Leberwerte schließen eine Zirrhose jedoch nicht aus. Hohe Bilirubinwerte beinhalten in der Regel eine schlechte Prognose. Häufig besteht ein sekundärer **Hyperaldosteronismus**.

Häufig finden sich eine **Hypergammaglobulinämie**, besonders der IgM-Fraktion

Leberhautzeichen wie Spider-Nävi, Palmarerythem, Geldscheinhaut, Weißnägel, Dupuytren-Kontraktur und Zungenatrophie sowie Lacklippen deuten auf eine Leberzirrhose hin (s. Abb. **F-1.5**, S. 581). **Hormonelle Störungen** machen sich beim Mann durch einen zunehmend femininen Behaarungstyp (Bauchglatze) und eine Gynäkomastie bemerkbar, die auf einen gestörten Östrogenabbau in der Leber zurückzuführen sind. Potenz und Libido nehmen ab, bei Frauen ist der Menstruationszyklus gestört (s. Abb. **F-1.5**, S. 581).

Mit Ausnahme der primär biliären Zirrhose (PBC), bei der sich sehr früh ein Juckreiz einstellt, findet sich meist nur ein **gering- bis mäßiggradiger Ikterus**. Xanthelasmen und Xanthome sieht man praktisch nur bei der PBC.

Beim Zirrhotiker besteht eine **hyperdyname Kreislaufsituation** (Haut fühlt sich warm an). **Kardiomyopathien** mit Rhythmusstörungen finden sich vor allem bei der Alkoholzirrhose und der Hämochromatose.

Die **Dekompensation** der Leberzirrhose ist durch Zeichen des Pfortaderhochdrucks wie Ösophagusvarizen und Aszites sowie durch Störungen der Entgiftungsfunktion (hepatische Enzephalopathie) und der Syntheseleistung gekennzeichnet **Petechiale Hautblutungen** gehen sowohl auf die Thrombozytopenie (verstärkter Abbau in großer Milz, splenogene Markhemmung) als auch auf Gerinnungsstörungen (verminderte Produktion von Gerinnungsfaktoren) zurück, sie werden noch provoziert durch Kratzeffekte bei **Juckreiz**. Unterschenkelödeme sind häufig (meist hypoproteinämisch, selten kardial bedingt). Wichtige **Begleiterkrankungen** einer Leberzirrhose sind das „**hepatogene Ulkus**" (verminderter Gastrinabbau, portale Hypertension) in 5–13 %, die **Neigung zu Gallensteinen**, meist aus Bilirubinat bestehend, eine chronische, ebenfalls **alkoholinduzierte Pankreatitis** und ein **Diabetes mellitus**.

Diagnostik:
■ **Labor:** Die wichtigsten biochemischen Veränderungen bei einer Leberzirrhose sind in Tab. **F-1.25** zusammengefasst, sie geben Auskunft über die Aktivität der Zirrhose.

Die Transaminasen informieren über die Aktivität des Leberzellschadens. Hohe Bilirubinwerte beinhalten meist eine ernste Prognose. Die AP ist in erster Linie bei cholestatischen Verlaufsformen und bei der biliären Zirrhose stark erhöht. Eisen und Kupfer sind ebenfalls erhöht, das Kalium erniedrigt oder im unteren Normbereich, das Natrium eher im Sinne eines **sekundären Hyperaldosteronismus** erhöht (verminderter Abbau von Aldosteron in der Leber). Es muss jedoch betont werden, dass „normale" Leberwerte (z. B. Bilirubin, Transaminasen) eine Zirrhose keineswegs ausschließen.

Eine breitbasige **Erhöhung der Gammaglobuline** betrifft vorwiegend die IgM-Fraktion, die insbesondere bei der PBC stark erhöht ist, während bei der Alko

---

F-1.25 **Die wichtigsten biochemischen Veränderungen bei Leberzirrhose** F-1.25

- Störung der Eiweißsynthese (Albumin, Cholinesterase und Gerinnungsfaktoren erniedrigt, abfallender Quickwert), Hypergammaglobulinämie
- Störung des Bilirubinstoffwechsels (Bilirubin erhöht, AP erhöht)
- entzündliche Aktivität (Transaminasen erhöht, **de-Ritis-Quotient** (GOT/GPT) beträgt meist 3 : 1.
- Störung der Ausscheidungsfunktion (Bromthalein, Indozyaningrün)
- Störung der Entgiftungsfunktion (Hyperammoniämie)

F-1.26 **Klassifikation der Leberzirrhose nach Child-Pugh**

	1 Punkt	*2 Punkte*	*3 Punkte*	*Stadium*	*Punktsumme*
Bilirubin (mg/dl)	< 2,0	2,0–3,0	> 3,0	A	5–6
Albumin (g/dl)	> 3,5	3,0–3,5	< 3,0	B	7–9
Quick (%)	> 70	40–70	< 40	C	10–15
Aszites	–	leicht	schlecht zu behandeln		
Enzephalopathie	–	gering	fortgeschritten		

---

holzirrhose in erster Linie die IgA-Fraktion, bei der posthepatitischen Zirrhose die IgG-Fraktion betroffen ist.

Oft findet man eine leichte **hypochrome Anämie**, bei Alkoholikern öfter auch eine makrozytäre Anämie, desgleichen leichte Hämolysen. Eine ausgeprägte **Thrombo- und Leukozytopenie** weist auf eine splenogene Markhemmung hin. Besteht der Verdacht auf eine hepatische Enzephalopathie, muss das Serumammoniak bestimmt werden.

Zusatzuntersuchungen zur Ursachenklärung bei Leberzirrhose: Hepatitismarker, Antikörper gegen glatte Muskulatur, antinukleäre und antimitochondriale Antikörper, α_1-Antitrypsin, α-Fetoprotein (Leberzellkarzinom), Transferrinsättigung (Hämochromatose) und Coeruloplasmin (Morbus Wilson).

- **Child-Pugh-Kriterien:** Eine gute Orientierung über den Schweregrad der Zirrhose erlaubt die **Klassifikation nach Child-Pugh,** bei der einige klinische Parameter und Laborbefunde Anhaltspunkte über die Prognose liefern (Tab. **F-1.26**). Die 1-Jahres-Überlebensrate bei Child A beträgt nahezu 100 %, die bei Child B 85 %, bei Child C 35 %.

- **weiterführende Diagnostik:** Die Leber ist meist vergrößert, von derber Konsistenz, erst im Spätstadium einer Leberschrumpfung ist die Leber nicht mehr palpabel. Eine Milzvergrößerung sowie oberflächliche Kollateralvenen im Thorax- und Abdominalbereich, insbesondere ein Caput medusae (erweiterte Periumbilikalvenen, Cruveilhier-Baumgarten-Syndrom) weisen auf eine **portale Hypertension** (s. S. 607) hin.

Die **Sonographie** erlaubt eine sehr gute Beurteilung der Umbauvorgänge der Leber (abgerundeter Leberrand und unregelmäßige Leberoberfläche, Strukturverdichtung, Form- und Größenveränderung, Abb. **F-1.13c**). Zudem lassen sich Komplikationen wie Aszites (schon geringe Mengen nachweisbar) und indirekte Zeichen einer portalen Hypertension (Splenomegalie, weite Pfortader) gut dargestellten. Die farbkodierte **Duplexsonographie** erlaubt die Bestimmung der Fließgeschwindigkeit und Flussrichtung in den portalen Gefäßen und ist eine wichtige, die Sonographie ergänzende, Untersuchung.

Da die Leberpunktion bei nodulärer Zirrhose eine Fehlerquote von 20–30 % aufweist, stellt die **laparoskopische Leberbiopsie** in unklaren Fällen mit anschließender Histologie das diagnostische Verfahren der Wahl dar. Die **makroskopische** Beurteilung liefert wichtige Hinweise über Genese und Aktivität der Zirrhose, Zeichen der portalen Hypertension sowie Hinweise auf ein Leberzellkarzinom auf dem Boden einer Zirrhose (Abb. **F-1.13**). Lymphektasien oder Lymphzystchen gelten als Vorstufen einer Aszitesbildung.

Gastroskopisch müssen Ösophagus- und Fundusvarizen ausgeschlossen werden.

(die insbesondere bei der PBC stark erhöht ist) und eine **hypochrome Anämie**.

Bei V. a. hepatische Enzephalopathie muss Serumammoniak bestimmt werden.

Zusatzuntersuchungen sind: Hepatitismarker, SMA, ANA, AMA, α_1-Antitrypsin, α-Fetoprotein, Serumferritin und Coeruloplasmin.

- **Child-Pugh-Kriterien:** Eine gute Orientierung über die aktuelle Situation des Patienten erlaubt die Klassifikation nach Child-Pugh (Tab. **F-1.26**).

- **weiterführende Diagnostik:** Eine Splenomegalie, ein Kollateralkreislauf im Thorax- und Abdominalbereich sowie ein Caput medusae sind Zeichen einer **portalen Hypertension** (s. S. 607).

Die **Sonographie** (Abb. **F-1.13c**) erlaubt eine Beurteilung der Leber- und Milzgröße, der Leberoberfläche, der Bindegewebsvermehrung von Aszitesbildung und der Portalvene. Mithilfe der **Duplexsonographie** können Fließgeschwindigkeit und Flussrichtung in der V. portae bestimmt werden.

In unklaren Fällen ist die direkte Inspektion der Leber (**Laparoskopie**) mit Biopsie (Verfahren der Wahl) der Leberpunktion vorzuziehen (Abb. **F-1.13**). Letztere weist eine Fehlerquote von 20 % auf.

F-1.27	Spezielle Behandlungsmöglichkeiten der Leberzirrhose in Abhängigkeit von der Ätiologie
Ätiologie	**Behandlung**
▪ Alkohol	Alkoholabstinenz
▪ Virushepatitis (B, C und D)	Bei chronischer Virushepatitis Versuch der Viruselimination mit Interferon-α (s. S. 594)
▪ Autoimmunhepatitis	Immunsuppressiva (s. S. 597)
▪ Toxine oder Medikamente (z. B. Methotrexat, Amiodaron)	Exposition vermeiden
▪ metabolisch	
– Eisenüberlastung	Aderlass, Desferrioxamin
– Kupferüberlastung (Morbus Wilson)	Penicillamin (s. S. 619)
▪ Cholestase (biliäre)	Beseitigung des Gallenstaus

Differenzialdiagnose: Hier ist an eine Infiltration bei Systemerkrankungen, eine Schistosomiasis, eine Pfortader- und/oder Milzvenenthrombose sowie eine Stauungsleber zu denken.

Therapie:
- **Allgemeinmaßnahmen:** hepatotoxische Substanzen meiden! Ausgewogene Diät mit 1 g Protein/kgKG/d, bei beginnender Enzephalopathie Eiweißreduktion, Kalorienzufuhr von 2000–3000 kcal/d. Bei Ödemen und Aszites Kochsalzeinschränkung.
- **Behandlung der Grundkrankheit:** Beispiele s. Tab. **F-1.27**.

- **Behandlung der Komplikationen:** s. S. 578 bzw. 607ff.

▶ Merke

Differenzialdiagnose: Im Rahmen der Differenzialdiagnose ist an eine Infiltration der Leber bei Systemerkrankungen, eine Schistosomiasis, eine Pfortaderthrombose und eine Stauungsleber zu denken. Bei der isolierten Milzvenenthrombose, meist auf dem Boden einer chronischen Pankreaserkrankung, finden sich in der Regel isolierte Magenvarizen ohne Ösophagusvarizen.

Therapie:
- **Allgemeinmaßnahmen:** Wesentlich ist es, **hepatotoxische Substanzen** zu **meiden**, also kein Alkohol, keine hepatotoxischen Arzneimittel. Empfohlen werden eine **ausgewogene Diät** mit 1 g Protein/kgKG/d und eine Kalorienzufuhr von 2000–3000 kcal/d. Bei einer beginnenden portalen Enzephalopathie muss die Eiweißzufuhr jedoch begrenzt werden. Täglich zudem 300 mg Ursodesoxycholsäure, Ödeme und Aszites machen eine Einschränkung der Kochsalzzufuhr (< 3 g/d) erforderlich.
- **Behandlung der Grundkrankheit:** Tab. **F-1.27** fasst Behandlungsmöglichkeiten in Abhängigkeit von der Ätiologie zusammen.
- **Behandlung der Komplikationen:** Zu portaler Hypertension s. S. 607, zu Aszites s. S. 578, zu hepatorenalem Syndrom s. S. 609 und zu hepatischer Enzephalopathie s. S. 610.

▶ **Merke:** Wesentlich ist die Früherkennung des hepatozellulären Karzinoms, das einer Resektionsbehandlung zugänglich sein kann. Daher sind halbjährliche sonographische Kontrollen und jährliche AFP-Bestimmungen durchzuführen.

▶ **Exkurs: Lebertransplantation.** In zunehmendem Maße gewinnt, insbesondere bei den metabolisch bedingten Leberzirrhosen, die Lebertransplantation an Bedeutung. Sie stellt eine Behandlungsmöglichkeit für Endstadien von Lebererkrankungen dar, die mit anderen Methoden nicht mehr effektiv behandelbar sind.
Die **Indikationen** (Tab. **F-1.28**) werden unterteilt in **elektive** – (Allgemeinzustand stabil, Leberfunktion limitiert), **späte** – (Komplikation der Lebererkrankung) und **Notfallindikation** (akute Komplikation und Terminalphase der Lebererkrankung).
Die Lebertransplantation bei Leberzell-Malignomen im Frühstadium ohne extrahepatische Manifestation zeigt 5-Jahres-Überlebensraten von 75 % und stellt die effektivste Therapie des HCC dar (Einschränkung durch Mangel an Spenderorganen). Rezidive der Grundkrankheit treten auf bei Virus- und Autoimmunhepatitiden, Budd-Chiari-Syndrom und primär biliärer Zirrhose (in 30 %). Die wichtigsten **Kontraindikationen** der Lebertransplantation sind extrahepatische Malignomherde, septisch-entzündliche Krankheitsbilder, eine eingeschränkte Operabilität und ausgedehnte Pfortaderthrombosen.

Die **Operationstechniken** können hier nur aufgezählt und nicht näher erläutert werden (s. hierzu Lehrbücher der Chirurgie). Bei der **Split-Lebertransplantation** werden die Segmente V–VIII abgetrennt und einem Empfänger implantiert. Hierzu werden hochwertige Spenderorgane benötigt. Bei der **„reduce size"**-Modifikation werden Teile einer Erwachsenenleber einem kindlichen Empfänger transplantiert. Die **Leberlebendspende**, die dem Spenderorganmangel entgegenwirkt, beinhaltet auch Risiken für den Spender, die weiter evaluiert werden. Der Einsatz von **Stammzellen** oder **kultivierten Hepatozyten** bei akutem Leberversagen wird noch wissenschaftlich untersucht. Von großer Bedeutung für den dauerhaften Erfolg ist die **Immunsuppression nach der Lebertransplantation** zur Verhinderung der Organabstoßung. Hierfür werden Steroide und Immunsuppressiva kombiniert eingesetzt (z. B. Ciclosporin A, FK 506, Rapamycin, Mycophenolat-Mofetil). Das Nebenwirkungsprofil ist zu beachten (v. a. bei Diabetikern und Niereninsuffizienz). Die 5-Jahres-Überlebensraten zeigen eine steigende Tendenz (z. B. ca.70 % bei posthepatischer Zirrhose, ca. 50 % bei akutem Leberversagen).

Prognose: Die 5-Jahres-Überlebensrate beträgt 50 %. Die beste Prognose hat die Hämochromatose, die schlechteste die

Prognose: Die 5-Jahres-Überlebensrate liegt bei 50 %. Der Verlauf wird wesentlich durch die im Folgenden aufgeführten Komplikationen einer Leberzirrhose bestimmt. Häufigste Todesursachen sind die Leberinsuffizienz und Hepatome,

---

≡ F-1.28 | Erkrankungen, die für eine Lebertransplantation infrage kommen (Auswahl)

- **Zirrhose**
  - kryptogen, autoimmun, Virus B (HBV-DNA negativ) und C, alkoholisch
- **cholestatische Lebererkrankungen**
  - PBC, Gallengangsatresie, PSC, Graft-versus-host-Disease, cholestatische Sarkoidose

- **primäre Stoffwechselkrankheiten**
  - α₁-Antitrypsin-Mangel, Morbus Wilson, Tyrosinämie, Glykogenspeicherkrankheit, Crigler-Najjar-Syndrom, erythropoetische Protoporphyrie
- **fulminantes Leberversagen**
- **hepatorenales Syndrom**
- **maligne primäre Lebertumoren**
  - hepatozelluläres Karzinom, Hämangioendotheliom, Sarkom

---

gefolgt von der Varizenblutung. Am längsten leben Patienten, deren Zirrhose durch eine Hämochromatose bedingt ist, die schlechteste Prognose hat die kryptogene Zirrhose. Bei alkoholgbedingter Genese ist die Frage der **Alkoholabstinenz** entscheidend. Die Prognose der weiter trinkenden Patienten ist, insbesondere dann, wenn einmal Komplikationen eingetreten sind, deutlich schlechter als bei abstinenten.

kryptogene Zirrhose. Die Prognose der alkoholbedingten Zirrhose bessert sich unter **Alkoholabstinenz**, v. a. wenn sich noch keine Dekompensationszeichen finden.

1.7.1 Komplikationen der Leberzirrhose

Portale Hypertension

1.7.1 Komplikationen der Leberzirrhose

Portale Hypertension

▶ **Definition:** Steigt der Druck im Pfortaderbereich über 12 mmHg an, spricht man von einer portalen Hypertension.

◀ **Definition**

Pathogenese: Die Zerstörung der Gefäßstruktur der Leber führt zu einem reduziertem Gesamtgefäßquerschnitt innerhalb der Leber. Hierdurch erhöht sich der Gefäßwiderstand in der Pfortader, welcher seinerseits zu einem erhöhten Pfortaderdruck führt (portale Hypertension). Daneben kommt es im Rahmen der Zirrhose zur Bildung intrahepatischer Shunts zwischen Portalgefäßen und Lebervenen, die eine Minderperfusion der Leber zur Folge haben. Zusätzlich tragen arterioportale Shunts zur portalen Druckerhöhung bei.
Je nach Lokalisation des Widerstandes werden ein prähepatischer, ein intrahepatischer und ein posthepatischer Block unterschieden (Tab. **F-1.29**).
Folge der gestörten Strömungsverhältnisse ist die Ausbildung eines **Umgehungskreislaufes**. Dieser kann über die ösophagealen Venen erfolgen, aber auch über den Plexus haemorrhoidalis, gastrophrenikorenale bzw. umbilikale Kollateralen oder über retroperitoneale Venen.

Pathogenese: Die Zerstörung der Gefäßstruktur der Leber führt zu einem reduziertem Gesamtgefäßquerschnitt, wodurch sich der Gefäßwiderstand innerhalb der Pfortader und damit letztlich der Pfortaderdruck erhöht.

Es werden ein prä-, intra- und posthepatischer Block unterschieden (Tab. **F-1.29**).

Folge ist ein **Umgehungskreislauf**, der z. B. über die ösophagealen Venen oder den Plexus haemorrhoidalis erfolgen kann.

≡ F-1.29 | Erkrankungen, die mit einer portalen Hypertension einhergehen können

Lokalisation des Strömungshindernisses	häufige Erkrankungen	seltene Erkrankungen
■ **prähepatisch**	Pfortaderthrombose	arterioportalvenöse Fisteln
■ **intrahepatisch (75 %)**		
– präsinusoidal	primär biliäre Zirrhose	Schistosomiasis* Sarkoidose, Kollagenosen, Hämoblastosen, myeloproliferatives Syndrom, lymphatische Systemerkrankungen kongenitale hepatische Fibrose, idiopathische portale Hypertension
– sinusoidal	Leberzirrhose, alkoholbedingte Leberschädigung	noduläre Hyperplasie
– postsinusoidal	Leberzirrhose, alkoholbedingte Leberschädigung	Venenverschlusssyndrom, Budd-Chiari-Syndrom
■ **posthepatisch**	Rechtsherzinsuffizienz, Trikuspidalinsuffizienz, Pericarditis constrictiva	Budd-Chiari-Syndrom, Fehlbildung der Lebervene oder V. cava, Thrombose der Lebervene oder Vena-cava-Kompression (Tumor)

* weltweit eine der häufigsten Ursachen der portalen Hypertension, in Europa selten

---

Ösophagusvarizen (Abb. **F-1.14**) finden sich bei 20–60 % aller Zirrhotiker (häufiger bei der alkoholischen als bei der posthepatitischen Zirrhose). Ursache der **Varizenblutung** ist eine **plötzliche Druckerhöhung** im Pfortadersystem.

Diagnostik: Der Pfortaderdruck kann z. B. intraoperativ oder durch den Lebervenenverschlussdruck gemessen werden.

Therapie: Therapie der Wahl einer Ösophagusvarizenblutung ist die **endoskopische Sklerotherapie** und die **Gummibandligatur**, evtl. nach initialer **Ballontamponade** (Sengstaken-Blakemore-Sonde) (Abb. **F-1.14**). **Magenfundusvarizen** werden durch Injektion von Histoacryl thrombosiert.

Zusätzlich kann bei akuter Blutung eine **medikamentöse Behandlung** der portalen Hypertension mit Vasopressinderivaten (z. B. Terlipressin) durchgeführt werden (zur Vermeidung von Nebenwirkungen Kombination mit Nitraten).

Ösophagusvarizen finden sich bei 20–60 % aller Patienten mit Leberzirrhose, häufiger bei der alkoholischen als bei der posthepatitischen Form. **Magenfundusvarizen** (Fornixvarizen) sind dickwandiger als Ösophagusvarizen, stellen aber trotzdem eine sehr relevante Blutungsquelle dar (Duodenal- und Kolonvarizen sind eher selten) und sind in 15–20 % Ursache einer endoskopisch verifizierten gastrointestinalen Blutung. Ursache der **Varizenblutung** kann eine **plötzliche Druckerhöhung** im Pfortadersystem, z. B. nach einem Alkoholexzess in Verbindung mit lokalen Schäden der Venenwand (z. B. entzündliche Erosionsvorgänge) sein. Auch Varizen auf Varizen (cherry-red-spots) signalisieren bei stark prominenten Varizen das Vorhandensein solcher Wandschäden und damit eine Blutungsgefahr.

Nicht jeder Patient mit Leberzirrhose blutet aber aus Ösophagus- oder Fundusvarizen: in 25 % d. F. liegt ein Ulkus, in 25 % liegen Erosionen im Magen oder Duodenum vor.

Diagnostik: Der Druck im Pfortadersystem kann intraoperativ durch Umbilikalvenenkatherisierung, durch transjuguläre oder transhepatische Punktion, durch Lebervenen-Verschlussdruckmessung, aber auch durch direkte Punktion (z. B. von Ösophagusvarizen) gemessen werden.

Therapie: Mittel der Wahl bei einer diagnostizierten Ösophagusvarizenblutung ist heute die **Gummibandligatur** (Erfolgsrate 90 %) bzw. die **endoskopische Sklerotherapie** (Abb. **F-1.14**) mit Polidocanol (Aethoxysklerol). Die Gummibandligatur wird bevorzugt, weil sie nebenwirkungsärmer als die Sklerotherapie ist. **Magenfundusvarizen** werden durch Injektion von Histoacryl thrombosiert und somit verschlossen. Die endoskopische Blutstillung sollte unter Antibiotikaschutz erfolgen, um infektiöse Komplikationen zu vermeiden.

Als Überbrückungsmaßnahme bei endoskopisch nicht stillbarer Blutung hat sich eine **Ballontamponade** (Sengstaken-Blakemore-Sonde) bewährt. Wegen der Gefahr von Drucknekrosen sollte die Sengstaken-Sonde max. 6 h geblockt bleiben (Abb. **F-1.14**). Weitere Komplikationen sind eine Atemwegsobstruktion im Falle eines Hochrutschens des Ösophagusballons sowie die Aspiration von Blut und Sekret mit konsekutiver Aspirationspneumonie (regelmäßiges Absaugen erforderlich).

Zusätzlich kann bei akuter Blutung eine **medikamentöse Behandlung** der portalen Hypertension mit Vasopressinderivaten (z. B. Terlipressin) durchgeführt werden (diese werden zur Vermeidung von Nebenwirkungen mit Nitraten kombiniert). Über die Wirksamkeit des Somatostatinanalogums Octreotid und von AT_1-Rezeptoren-Blockern ist die Datenlage uneinheitlich. Diese Substanzen senken den Druck im Pfortadersystem um 30–40 %.

⊙ **F-1.14**   **Ösophagusvarizen und deren Behandlung**

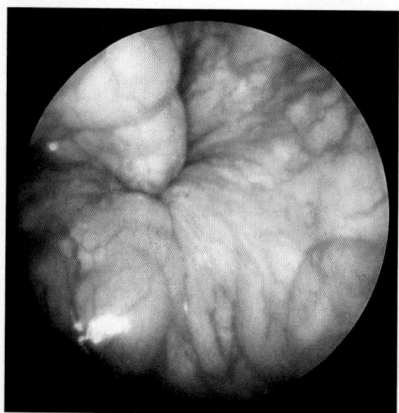

a Ösophagusvarizen.

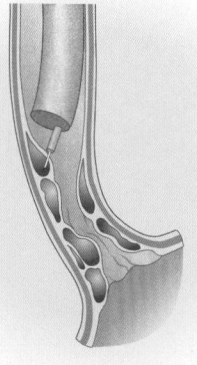

b Sklerotherapie von Ösophagusvarizen.

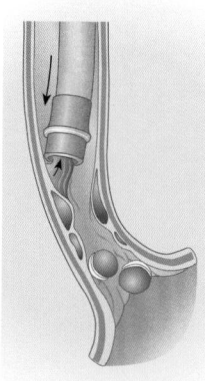

c Gummibandligatur.

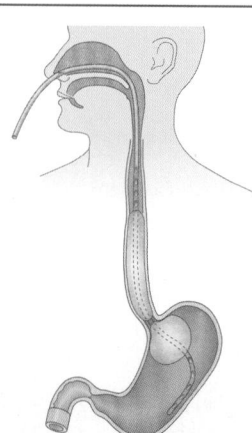

d Sengstakensonde bei Ösophagusvarizenblutung.

F-1.15

F-1.15 | Transjugulärer portosystemischer Shunt (TIPS)

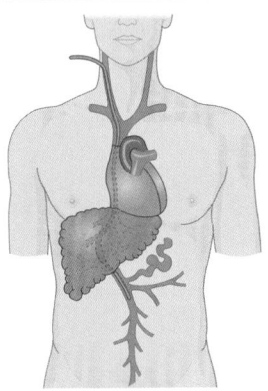

Hierbei wird nach Punktion der Halsvene und Schaffung einer Kommunikation zwischen Lebervene und Pfortader unter sonographischer oder röntgenologischer Kontrolle ein Stent implantiert.

Zur **Komaprophylaxe** muss das Blut aus dem Darm durch eine orale **Darmlavage** rasch eliminiert und die bakterielle Ammoniakproduktion durch Gabe von **Laktulose** und **nicht resorbierbaren Antibiotika** wie Neomycin oder Paromomycin reduziert werden.

Prognose: Die Letalität der akuten Ösophagusvarizenblutung beträgt 25–50%, über die Hälfte der Patienten verstirbt im Leberversagen. Die Letalität ist von der Blutungsintensität, dem Ausmaß der Leberschädigung (Child-C-Stadium > 70%) und dem Auftreten von Rezidivblutungen abhängig. In bis zu 50% ist innerhalb der ersten Woche mit einem Blutungsrezidiv zu rechnen.

Prophylaxe der Ösopagusvarizenblutung: Die **medikamentöse Drucksenkung** durch Gabe von β-Rezeptoren-Blockern ist zur Primärprophylaxe der Ösophagusvarizenblutung erfolgreich (eine prophylaktische Sklerosierung wird derzeit überwiegend abgelehnt). Zur Verhütung von Blutungsrezidiven (Sekundärprophylaxe) sind nicht kardioselektive β-Rezeptoren-Blockern (z. B. Propranolol) ebenso wirksam wie die Eradikation der Varizen durch Gummibandligatur. Kommt es trotzdem zu einer Rezidivblutung, wird ein **transjugulärer portosystemischer Shunt (TIPS)** implantiert (Abb. **F-1.15**). Dieses Verfahren, das die Shuntoperation fast ersetzt hat, ist wegen der Reduktion der portalen Perfusion bei Zirrhosen **im Stadium Child C kontraindiziert**. Die Stenosegefahr ist allerdings, längerfristig betrachtet, relativ hoch, was regelmäßige duplexsonographische Kontrollen erfordert.
Prophylaktische Shuntoperationen werden nicht mehr praktiziert. Der Notfallshunt konnte die Prognose nicht verbessern.

Aszites

s. S. 578

Hepatorenales Syndrom (HRS)

▶ **Definition:** Funktionelles Nierenversagen bei fortgeschrittener Hepatopathie (z. B. bei Zirrhose, fulminanter Hepatitis). Es kommt zur Minderperfusion der Niere mit starker Vasokonstriktion der glomerulären Arteriolen im Rindenbereich. Pathohistologisch zeigen die Nieren typischerweise keine Veränderungen.

Auslöser sind forcierte Diurese (z. B. bei Aszites), ausgiebige Parazentese (ohne Plasmavolumenexpansion), Sepsis, spontan bakterielle Peritonitis, nephrotoxische Medikamente oder eine gastrointestinale Blutung.

Parallel zur Behandlung der Hypovolämie geht die **Komaprophylaxe** durch eine orale Darmlavage, die Gabe von Laktulose sowie nicht resorbierbarer Antibiotika.

Prognose: Die Letalität der akuten Ösophagusvarizenblutung beträgt 25–50%, in bis zu 50% kommt es innerhalb der ersten Woche zu einer Rezidivblutung.

Prophylaxe der Ösopagusvarizenblutung: Ein Elektivshunt ist bei Child-A- und Child-B-Patienten nach erfolgreicher Blutstillung zu diskutieren. Blutungsrezidive erfordern die Implantation eines **TIPS** (bei **Child-C-Patienten kontraindiziert**).

Aszites

s. S. 578

Hepatorenales Syndrom (HRS)

◀ Definition

Auslöser: z. B. eine forcierte Diurese, ausgiebige Parazentese oder eine Varizenblutung.

Klinik und Diagnostik: s. Haupttext.

Therapie: Eine kausale Therapie ist nicht bekannt. Vasopressinanaloga können ggf. die renale Durchblutung verbessern. Die Letalität liegt bei 90 %. Ultima Ratio: Lebertransplantation.

Hepatopulmonales Syndrom (HPS)

▶ **Definition**

Pathogenese: Das HPS ist durch eine gestörte arterielle Oxygenierung gekennzeichnet.
Klinik und Diagnostik: Klinisch finden sich Zeichen der **Leberinsuffizienz** und **Lungenfunktionsstörungen**. Die intrapulmonalen Gefäßveränderungen sind mit der kontrastverstärkten Echokardiographie, der Szintigraphie mit ^{99m}Tc-markiertem makroaggregierten Albumin und der Pulmonalisangiographie darstellbar.

Therapie: Es existiert keine wirksame medikamentöse Therapie. Die Anlage eines TIPS (s. S. 609) kann die Hypoxämie bessern. Am effektivsten ist die Lebertransplantation.

Hepatische Enzephalopathie

▶ **Definition**

Ätiologie: Auslösend sind Leber**zerfalls**koma (Tab. **F-1.31**) oder Leber**ausfalls**koma (Folge einer Leberzirrhose, provoziert z. B. durch Alkoholexzess, Varizenblutung).

Die hepatische Enzephalopathie ist durch einen **vermehrten Anfall ZNS-toxischer Eiweißmetabolite** bedingt. Im ZNS greift Ammoniak in verschiedene Stoffwechselvorgänge ein. Auch Mercaptane, Fett-

Klinik und Diagnostik: Es gibt 2 Formen: Bei **Typ 1** nimmt die Nierenfunktion innerhalb weniger Tage ab (ohne Lebertransplantation Letalität > 95 %), bei **Typ 2** verschlechtert sie sich langsam progredient. Zu den **diagnostischen Hauptkriterien** zählen: Serum-Kreatinin > 1,5 mg/dl oder Kreatinin-Clearance < 40 ml/min, kein Anhalt für: Schock, bakterielle Infektionen, Flüssigkeitsverluste, Vorbehandlung mit nephrotoxischen Medikamenten. Zudem keine Besserung der Nierenfunktion nach Absetzen von Diuretika und Volumengabe, Proteinurie < 500 mg/d, nierensonographisch kein Nierenparenchymschaden, keine obstruktive Uropathie. **Nebenkriterien:** Hyponatriämie, Natriumausscheidung < 10 mmol/l, Urinosmolalität > Plasmaosmolalität.

Therapie: Eine kausale Therapie ist nicht bekannt. Günstige Ergebnisse werden nach Implantation eines TIPS berichtet (s. S. 609). Mit Ornithin-Vasopressin kann eine Zunahme des peripheren und eine Abnahme des renalen Gefäßwiderstandes und dadurch eine Steigerung der Diurese erreicht werden. Ultima Ratio ist die Lebertransplantation. Die Letalität liegt bei 90 %, Spontanremissionen sind selten.

Hepatopulmonales Syndrom (HPS)

▶ **Definition:** Das HPS ist durch die Trias fortgeschrittene Lebererkrankung, pulmonale Gasaustauschstörung, mit arterieller Hypoxämie (PaO$_2$ < 70 mmHg) und Verminderung des pulmonalen Gefäßwiderstandes – nach Ausschluss primärer kardiopulmonaler Erkrankungen – charakterisiert.

Pathogenese: Das HPS ist durch eine gestörte arterielle Oxygenierung gekennzeichnet (genauer Pathomechanismus unklar).

Klinik und Diagnostik: Das klinische Bild wird charakterisiert durch die Zeichen der **Leberinsuffizienz** und die **Lungenfunktionsstörung**. Typisch sind eine Dyspnoe im Stehen, die sich im Liegen bessert, eine Zyanose und Trommelschlegelfinger. Patienten mit HPS haben eine niedrige Diffusionskapazität und eine hyperdyname Zirkulation. Die intrapulmonalen Gefäßveränderungen sind mit der kontrastverstärkten Echokardiographie, der Szintigraphie mit ^{99m}Tc-markierten makroaggregiertem Albumin und der Pulmonalisangiographie darstellbar. Die Albuminpartikel erscheinen in der systemischen Zirkulation, es besteht eine arterielle Hypoxämie (PaO$_2$ < 70 mmHg), nach O$_2$-Gabe steigen die Werte nicht > 150 mmHg an.

Therapie: Es existiert keine wirksame medikamentöse Therapie. Die Anlage eines TIPS (s. S. 609) kann die Hypoxämie bessern, arteriovenöse Fisteln können im Rahmen einer Pulmonalisangiographie embolisiert werden. Die Lebertransplantation führt bei > 80 % der Patienten zu einer Rückbildung des HPS und kann die Hypoxämie nachhaltig verbessern.

Hepatische Enzephalopathie

▶ **Definition:** Die hepatische (Syn.: portosystemische) Enzephalopathie entwickelt sich aufgrund einer gestörten Entgiftungsleistung der Leber und ist durch zentralnervöse Störungen im Gefolge einer schweren Lebererkrankung charakterisiert, wobei vier Schweregrade unterschieden werden (Tab. **F-1.30**).

Ätiopathogenese: Auslösende Faktoren sind ein **Leberzerfallskoma** als Folge einer massiven **Leberzellnekrose** unterschiedlicher Ätiologie (Tab. **F-1.31**) oder ein **Leberausfallskoma** als Folge einer **fortgeschrittenen Leberzirrhose**. Letzteres entwickelt sich im Gegensatz zum Leberzerfallskoma langsam (daher häufiger latente Verlaufsformen) und wird häufig provoziert durch Alkoholexzess, Diätfehler, Varizenblutung und Elektrolytverschiebungen.
Die genauen pathophysiologischen und pathobiochemischen Vorgänge werden bisher nur unzureichend verstanden. Das neuropsychiatrische Syndrom bei Leberinsuffizienz wird durch zahlreiche pathogenetische Faktoren ausgelöst, die nachfolgend nur grob genannt werden können: Varizenblutung, orale Pro-

≡ F-1.30	Definition der Stadien der hepatischen Enzephalopathie		
Koma-Stadium	**Bewusstseinslage**	**Flapping Tremor (Asterixis)**	**EEG-Verän-derungen**
▪ **Stadium I** (Prodromalstadium)	Euphorie, gelegentlich Depression, geringe Verwirrtheit, Verlangsamung, verwaschene Sprache, Schlafstörungen	leicht	im Allgemei-nen fehlend
▪ **Stadium II** (drohendes Koma)	stärker ausgeprägte Symptome des Stadiums I, schläfrig, inadäquates Verhalten, Sphinkterkontrolle erhalten	vorhanden	vorhanden
▪ **Stadium III** (Stupor)	Patient schläft die meiste Zeit, erweckbar, unzusammen-hängende Sprache	vorhanden (falls der Patient mitarbeitet)	vorhanden
▪ **Stadium IV** (tiefes Koma)	Patient reagiert noch (IVa) oder reagiert nicht mehr (IVb) auf Schmerzreize	gewöhnlich fehlend	vorhanden

teinzufuhr, bakterielle Infektionen, chirurgische Eingriffe, Elektrolytverschie-bungen, Medikamente (z. B. Benzodiazepine, Tranquilizer), toxische Substan-zen (z. B. Alkohol), Elektrolytentgleisungen (z. B. Hypokaliämie) und die Stö-rungen des Säure-Basen-Haushalts. Die metabolische Alkalose, als Folge der verminderten Bikarbonat-Elimination, führt zur **vermehrten Aufnahme von Ammoniak ins Gehirn** und beeinflusst dort verschiedene Stoffwechselvorgänge (Zitratzyklus, Glutamin-Synthese, Malat-Aspartat-Shuttle). Das Ergebnis ist eine Dysfunktion der astroglialen neuronalen Kommunikation mit überwie-gend dämpfender neuronaler Aktivität.

Wichtige Faktoren für die Entwicklung einer hepatogenen Enzephalopathie sind: **Neurotoxine** (Ammoniak, Mercaptane, kurz- und mittelkettige Fettsäu-ren, Phenole), **Störungen der Astrozytenfunktion,** eine **Dysfunktion der Blut-Hirn-Schranke** und Störungen der **Aminosäurenbalance** (verzweigtkettig-aro-matisch) und **falsche Neurotransmitter** (GABA - Bedeutung noch unklar).

säuren und GABA tragen zur hepatischen Enzephalopathie bei.

Klinik und Diagnostik: Milde Zeichen einer hepatischen Enzephalopathie fin-den sich am häufigsten bei Patienten mit fortschreitender **chronischer** Leber-zirrhose. Das Auftreten einer hepatischen Enzephalopathie im Rahmen einer **akuten** Lebererkrankung weist auf einen schweren Verlauf hin. Der Schwere-grad der Enzephalopathie korreliert mit dem **Schweregrad des Komas** (Tab. **F-1.30**). Der **Reitan-Test** (Ziffern müssen in numerischer Reihenfolge verbun-den werden) und eine **Schriftprobe** erlauben eine rasche Einschätzung des vor-liegenden Schweregrades.

Klinik und Diagnostik: Der Schweregrad der Enzephalopathie korreliert mit dem **Schweregrad des Komas** (Tab. **F-1.30**). **Reitan-Test** und eine **Schriftprobe** orien-tieren rasch über den Schweregrad.

Laborchemisch finden sich bei über 90 % aller Patienten **erhöhte Ammoniak-spiegel** (> 100 µg/ml) im Blut. Die Höhe der Transaminasen im Rahmen einer akuten Schädigung korreliert mit der Zahl der Zellnekrosen, ein Trans-aminasensturz weist darauf hin, dass ein großer Teil der Leber zerstört ist. Ein Abfall der Gerinnungsparameter, zunächst Faktor VII, dann V, ist ein prog-nostisch ungünstiges Zeichen (Quick < 20 %), bei 50 % der betroffenen Patien-

Laborchemisch finden sich bei > 90 % aller Patienten ein **erhöhtes Serumam-moniak** (> 100 µg/ml). Ein Transamina-sensturz im Rahmen einer akuten Schädi-gung weist darauf hin, dass ein großer Teil der Leber zerstört ist. Der Abfall der Gerinnungsparameter ist prognostisch

≡ F-1.31	Mögliche Ursachen des akuten Leberversagens

Virus-Hepatitis
▪ A, B, C, D, E, selten: Herpes simplex, CMV?, EBV?

Medikamente
▪ Halothan, Paracetamol, INH, Rifampicin, α-Methyldopa, Valproinsäure, MAO-Hemmer, Ketoconazol, Cotrimoxazol, Disulfiram, NSAR wie Pirprofen, Phenothiazine, Phenhydan etc.

Toxine und Chemikalien
▪ Amantadin, Phalloidin, CCl_4, $CHCl_3$, gelber Phosphor

andere Ursachen
▪ akutes Kreislaufversagen, Hitzschlag, Ischämie
▪ Budd-Chiari-Syndrom und veno-occlusive disease

massive maligne Infiltrationen der Leber
▪ Metastasen
▪ akute Leukämie, Morbus Hodgkin, Non-Hodgkin-Lymphome

kleintropfige Verfettung
▪ Schwangerschaftsfettleber, Reye-Syndrom (meist Kinder < 15 J., gehäuft nach respiratorischem Infekt; Klinik: starkes Erbrechen, hepatische Enzephalopathie, Fettleber-hepatitis; symptomatische Therapie der Enzephalopathie und des erhöhten Hirndrucks; hohe Letalität)

Morbus Wilson

angeborene Stoffwechselanomalien im frühesten Kindesalter
▪ z. B. Galaktosämie, hereditäre Fruktoseintoleranz

≡ **F-1.32** Therapeutische Maßnahmen bei Leberversagen

allgemeine Intensivpflege
- Infektionsprophylaxe (Schutzkleidung)
- Überwachung von Blutdruck, Puls, Atemfrequenz, Temperatur (Dokumentation!)
- Gewichtskontrolle (Bettwaage) und Flüssigkeitsbilanz (Ausfuhr stündlich messen)
- Pneumonieprophylaxe
- ZVK, nasogastrale Sonde, suprapubischer Blasenkatheter
- kalorisch adäquate, proteinarme Ernährung (0,5 g/kgKG), parenteral oder über Sonde; verzweigtkettige Aminosäuren oder ihre Ketoanaloga

Pharmakotherapie
- Neomycin oder Paromomycin (Unterdrückung der ammoniakbildenden Darmflora) und/oder Laktulose (hemmt die bakterielle Urease und somit die Ammoniakbildung im Darm und senkt den pH-Wert des Darmes, weshalb weniger Ammoniak in die Blutbahn diffundiert, zudem laxierende Wirkung)
- PPI zur Prophylaxe gegen obere gastrointestinale Blutungen
- keine Sedierung, keine hepatotoxischen Medikamente
- bei Infektion gezielte Antibiotika (Blutkultur)

Atmung
- Intubation (prophylaktisch bei Notfallendoskopie)
- O_2-Beatmung bei respiratorischer Insuffizienz

Elektrolytentgleisung, Azidose, Alkalose
- Ausgleich einer Hypokaliämie (K^+ per Infusion)
- Ausgleich einer Hyperkaliämie (Resonium, Hämodialyse)
- Ausgleich einer Hyponatriämie (Flüssigkeitsrestriktion, keine hypertone NaCl-Lösung, da Verdünnungshyponatriämie!)
- Ausgleich einer Azidose oder Alkalose

Niereninsuffizienz
- bei Hypalbuminämie kochsalzfreie Albuminlösung
- Hämodialyse und Hämofiltration bei akutem Nierenversagen

Blutung
- ggf. endoskopische Blutstillung (Ligatur, Sklerosierung, bei Misserfolg Sengstaken-Blakemore-Sonde)
- FFP, Prothrombinkomplexkonzentrat
- ggf. Erythrozyten- oder Thrombozytenkonzentrat
- eventuell Antithrombin-Konzentrat und niedrig dosierte Heparingaben bei drohender Verbrauchskoagulopathie (DIC)

Hirnödem
- Mannitol 20 %ig, i.v. Infusion
- Oberkörper hochlagern

---

ungünstig (Quick < 20 %). Bei ca. 50 % kommt es zu einer **DIC** und zu **gastrointestinalen Blutungen**.

ten entwickelt sich eine **Verbrauchskoagulopathie** (DIC). In 70 % der Fälle ist ein Hirnödem nachweisbar, in 50 % **gastrointestinale Blutungen**, bevorzugt aus Magenerosionen.

Häufig findet sich eine **Hyperventilation**, die zu einer respiratorischen Alkalose führen kann. Die Hemmung der Harnstoffsynthese führt zur metabolischen Alkalose (verminderter Verbrauch von Bikarbonat).

Der Schweregrad der Enzephalopathie wird klinisch-neurologisch (u.a. durch das EEG, s. auch Tab. **F-1.30**) festgelegt.

Therapie: s. Tab. **F-1.32**. Darmreinigung, Laktulose und nicht resorbierbare Antibiotika (z.B. Neomycin) dienen der Darmdekontamination von ammoniakbildenden Bakterien.

Die Proteinzufuhr ist kurzzeitig auf 0,5 g/kgKG/d zu reduzieren.

Die Indikation zur **Lebertransplantation** ist zu prüfen.

Therapie: Die Patienten müssen intensivmedizinisch betreut werden (Tab. **F-1.32**). Bei der Aufnahme toxischer Substanzen sind Entgiftungsmaßnahmen erforderlich, eventuell Antidotgabe (z.B. Acetylcystein bei Paracetamolintoxikation). Eine Darmreinigung und die Gabe von Laktulose (3 × 30 ml) und nicht resorbierbaren Antibiotika wie Neomycin und Paromomycin dienen der Darmdekontamination von ammoniakbildenden Bakterien.

Die Proteinzufuhr ist vorübergehend auf 0,5 g/kgKG/d zu reduzieren, pflanzliches Eiweiß und Milcheiweiß sind dabei zu bevorzugen. Der positive Effekt einer parenteralen Applikation verzweigtkettiger Aminosäurelösungen (z.B. Falkamin) ist nicht gesichert, kann aber als unterstützende Maßnahme erfolgen.

Die **Lebertransplantation** bei akutem Leberversagen ergibt eine Überlebensrate von 50–70 %; allerdings versterben 12–25 % in der Vorbereitungsphase auf die Transplantation.

Prognose: Letalität der fulminanten Hepatitis: im Stadium IV 80 %, der schweren alkoholischen Hepatitis: 20 %.

Prognose: Die Letalität der fulminanten Hepatitis beträgt im Stadium IV 80 %, die der schweren alkoholischen Hepatitis 20 %.

1.7.2 Sonderformen der Leberzirrhose

Primär biliäre Zirrhose (PBC)

▶ Definition

▶ **Definition:** Die primär biliäre Zirrhose (PBC, nicht eitrige destruierende Cholangitis) ist eine chronisch verlaufende cholestatische Lebererkrankung unklarer Ätiologie, die durch eine **Zerstörung der intrahepatischen Gallengänge** mit der Entwicklung einer Zirrhose gekennzeichnet ist.

≡ F-1.33 | **Erkrankungsstadien der primären biliären Zirrhose** ≡ F-1.33

- **präsymptomatisches Stadium** mit pathologischen Leberwerten und histologisch nachweisbaren Veränderungen (floride Gallengangsläsionen)
- **oligosymptomatisches Stadium** mit Juckreiz und Cholestase (AP, γ-GT-Erhöhung)
- **symptomatisches anikterisches Stadium** mit Pruritis, Xanthelasmen, Zirrhose und Medikamentenempfindlichkeit
- **ikterisches Stadium** mit Zirrhose, Neuropathie, Malabsorptionssyndrom, intestinaler Osteopathie (Osteoporose, Osteomalazie)
- **Stadium des Leberversagens** mit portaler Hypertension, Aszites, Hypersplenie-syndrom und hepatischer Enzephalopathie

Epidemiologie: Etwa 1–2 % aller Leberzirrhosen sind der PBC zuzuordnen, die in über 90 % Frauen über 40 Jahre betrifft. Manchmal findet sich eine familiäre Häufung, bei nahen Verwandten können gelegentlich Antikörper gegen glatte Muskulatur oder Zellkerne nachgewiesen werden (SMA, ANA).

Ätiopathogenese: Die Ätiologie der PBC ist unbekannt; diskutiert wird ein infektiöses Agens. Da eine Reihe von Immunphänomenen nachgewiesen werden können (z. B. Anergie bei Hauttestung, Lebergranulome, zirkulierende Immunkomplexe und Komplementaktivierung), kann man von einer **Auto-immunerkrankung** ausgehen. Mitunter finden sich beim selben Patienten auch andere Autoimmunkrankheiten.

Klinik: Bei der PBC werden die in Tab. **F-1.33** aufgeführten fünf klinischen Stadien unterschieden.
Die Krankheit beginnt zunächst schleichend mit uncharakteristischem Krank-heitsgefühl. Schon früh findet sich ein **Juckreiz** wechselnder Intensität, der den Patienten häufig den Hautarzt aufsuchen lässt. **Ikterus** und hypercholeste-rinämie-bedingte **Xanthome und Xanthelasmen** sind Spätsymptome. Außer der Hellfärbung des Stuhls stellen sich Malabsorptionssymptome und Kno-chenschmerzen ein (Abb. **F-1.16a**).
Mit der PBC können eine Reihe von **Autoimmunerkrankungen** assoziiert sein wie Sjögren-Syndrom, rheumatoide Arthritis, Sklerodermie, Hashimoto-Thy-reoiditis, Sicca-Syndrom, limitierte kutane Sklerodermie, Raynaud-Phänomen, Polymyositis, Lupus erythematodes (SLE), Vitiligo und Lichen planus.

Diagnostik: Neben der klinischen Symptomatik (Juckreiz!) sind die Labor-parameter wegweisend. Bei > 90 % der Patienten sind **antimitochondriale Anti-körper** (AMA) nachweisbar, doch finden sich diese mitunter auch bei der CAH, bei Kollagenosen und anderen Autoimmunerkrankungen. **Anti-M$_2$** ist jedoch spezifisch für die PBC. Ebenfalls erhöht sind die IgM-Globuline. Außerdem finden sich in 75 % Antikörper gegen Gallengangsepithelien.

Epidemiologie: 1–2 % aller Zirrhosen sind der PBC zuzuordnen, die in über 90 % der Fälle Frauen betrifft.

Ätiopathogenese: Die Ätiologie der PBC ist unbekannt. Diskutiert werden **Auto-immunphänomene**, wofür auch der Nachweis von **antimitochondrialen Anti-körpern** spricht.

Klinik: Es werden 5 Stadien unterschieden (Tab. **F-1.33**).

Frühsymptom ist ein zunächst unerklärli-cher, wechselnder **Juckreiz, Ikterus** und **Xanthelasmen** sind Spätsymptome. Mal-absorptionssymptome und Knochen-schmerzen stellen sich im Verlauf ein (Abb. **F-1.16a**).

Mit der PBC können eine Reihe von **Auto-immunerkrankungen** (z. B. Sjögren-Syn-drom, Hashimoto-Thyreoiditis, rheuma-toide Arthritis) assoziiert sein.

Diagnostik: In über 90 % finden sich **AMA**. **Anti-M$_2$** ist spezifisch für die PBC. Auch **IgM** ist fast immer erhöht.

◎ F-1.16 | **Leitsymptome der primär biliären Zirrhose (a) und histologischer Befund bei PBC (b)**

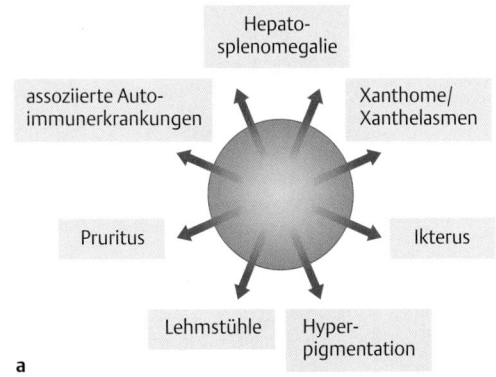

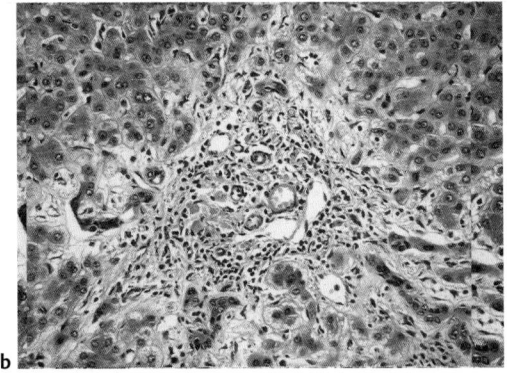

Portalfeld entzündlich infiltriert mit zerstörtem Gallengang und marginaler Duktusproliferation.

≡ F-1.34

≡ F-1.34	**Histologische Stadien der PBC**
Stadium	*Histologie*
I	floride Gallengangsläsion
II	duktuläre Proliferation
III	Fibrose
IV	Zirrhose (makroskopisch dunkelgrüne Leber)

≡ F-1.35

≡ F-1.35	**Differenzialdiagnose des Pruritus**
▪ Medikamentenallergie	▪ maligne Lymphome
▪ Hauterkrankungen	▪ Niereninsuffizienz
▪ Cholestase	▪ Polycythaemia vera
▪ PBC	▪ seniler Pruritis
▪ Diabetes mellitus	▪ psychogener Pruritus

▶ Merke

▶ **Merke:** Unter den Laborparametern wegweisend ist eine **Erhöhung der alkalischen Phosphatase**, meist ist auch die γ-GT erhöht. Den **mitochondrialen Antikörpern** kommt unter diagnostischen Gesichtspunkten eine besondere Bedeutung zu, denn die **AMA vom Subtyp M_2 sind ausschließlich bei der PBC vorhanden** (**Anti-M_2-Titer** > 1 : 100 ist beweisend).

Die Transaminasen steigen nur geringfügig an, eine Hyperbilirubinämie findet sich erst im Spätstadium. Das Cholesterin steigt parallel zu den Cholestaseenzymen (AP, LAP, γ-GT).

Eine Hepatosplenomegalie zeigt sich meist in einem bereits fortgeschrittenen Stadium. Sonographisch lässt sich ein diffuser Leberzellschaden nachweisen. Die Diagnose wird durch eine **Leberpunktion** gesichert. Im Leberpunktat kennzeichnend sind 4 histologische Stadien (Tab. **F-1.34**, Abb. **F-1.16b**).

Eine Hepatosplenomegalie findet sich erst im fortgeschrittenen Stadium.

Kennzeichnend sind im **Leberpunktat** 4 histologische Stadien (Tab. **F-1.34**).

Differenzialdiagnose: Mechanischer Ikterus, bakterielle und sklerosierende Cholangitis, Drogenikterus und chronische Hepatitis mit cholestatischem Einschlag. Zur Differenzialdiagnose des Pruritus s. Tab. **F-1.35**.

Differenzialdiagnose: Im Rahmen der Differenzialdiagnose sind in erster Linie ein mechanischer Ikterus (Sonographie), die bakterielle (Labor und klinisches Bild) und sklerosierende Cholangitis (Ausschluss mittels ERC), ein Drogenikterus (Anamnese) und die chronische Hepatitis mit cholestatischem Einschlag (Labor) auszuschließen. Zur Differenzialdiagnose des Pruritus s. Tab. **F-1.35**.

Therapie: Eine kausale Therapie gibt es nicht. Günstige Effekte sind unter **Ursodesoxycholsäure** beobachtet worden.

Therapie: Eine kausale Therapie der PBC gibt es nicht. Möglichst frühzeitig sollte jedoch **Ursodesoxycholsäure** (UDCA, 10–15 mg/kgKG/d) verabreicht werden, da sich damit eine Cholestaserückbildung und ein Sistieren der Fibrosierung erzielen lässt. Unter UDCA-Gabe verbessern sich nicht nur die Laborbefunde, sondern langfristig auch die Leberhistologie. Eine Plasmapherese kann versucht werden.

Symptomatisch wirksam gegen den Juckreiz ist Cholestyramin. Bei Malabsorption müssen die fettlöslichen Vitamine parenteral gegeben werden, bei Steatorrhö sind MCT-Fette indiziert.

Symptomatisch lässt sich der Juckreiz mit Ingelan-Puder angehen, Cholestyramin (Quantalan) oder Cholestabyl hemmen die Gallensäurenrückresorption. Bei Malabsorptionserscheinungen müssen die fettlöslichen Vitamine A, D, E und K substituiert werden. Bei Steatorrhö sind MCT-Fette (mittelkettige Triglyzeride) indiziert. D-Penicillamin (Metalcaptase, Trolovol) ist in der Lage, eine erhöhte Kupferablagerung in der Leber zu mobilisieren, doch ist die Substanz durch zahlreiche Nebenwirkungen belastet.

Bei Patienten mit ansteigenden Bilirubinwerten (prognostisch ungünstig!) sollte eine **Lebertransplantation** erwogen werden, die auch Ultima Ratio bei fortgeschrittener Zirrhose ist.

Lebertransplantation bei ansteigendem Bilirubinwerten und fortgeschrittener Zirrhose in Erwägung ziehen.

Prognose: Sie hängt vom Krankheitsstadium und dem Verlauf des Bilirubinwertes ab (bei symptomatischen Patienten durchschnittlich 12 Jahre).

Prognose: Eine Spontanremission ist nicht zu erwarten. Die durchschnittliche Lebenserwartung bei symptomatischen Patienten beträgt 12 Jahre. Der Bilirubinwert ist von prognostischer Bedeutung, sind die Bilirubinwerte konstant erhöht, ist von einer Spätphase der Erkrankung auszugehen. Bei Werten > 6 mg/dl liegt die mittlere Überlebenszeit meist nur noch < 2 Jahre.

Hämochromatose (Bronzediabetes)

Hämochromatose (Bronzediabetes)

▶ **Synonym:** Siderose, Eisenspeicherkrankheit

◀ Synonym

▶ **Definition:** Die **primäre Hämochromatose** ist eine autosomal-rezessiv ver-erbte Eisenspeicherkrankheit. Die Hämochromatose ist nachweisbar durch die klinische Trias Leberzirrhose, Diabetes mellitus und vermehrte Hautpigmentierung (Bronzediabetes) und durch eine exzessive Eisenablagerung in allen Organen gekennzeichnet.

◀ Definition

Sekundäre, erworbene Formen (Hämosiderosen) gehen auf eine Eisenüberlastung bei Hämolyse, Anämie (z. B. bei Thalassaemia major, sideroblastischer Anämie oder Porphyria cutanea tarda) oder erhöhter Eisenzufuhr (häufige Bluttransfusionen) zurück. Die Hämosiderose betrifft in erster Linie die Leber.

Epidemiologie: Eine manifeste homozygote **Hämochromatose** findet sich in Deutschland bei 1 von 4000 Einwohnern, die Zahl der heterozygoten Träger wird mit 1 : 20 angegeben. Es besteht ein autosomal-rezessiver Erbgang mit unterschiedlicher Penetranz, wobei eine perinatale Form mit einer immer letal verlaufenden intrauterinen Leberzirrhose und eine adulte Form, die meist Männer zwischen dem 40. und 60. Lebensjahr betrifft, unterschieden werden. Bei diesen sind in etwa 25 % Eisen und Ferritin im Serum erhöht, eine Leberschädigung liegt jedoch nicht vor. Es besteht eine Assoziation mit HLA-A3, -B7 und -B14. Männer erkranken 5–10-mal häufiger als Frauen, möglicherweise bedingt durch den physiologischen Blutverlust während der Menstruation.

Epidemiologie: Manifest Erkrankte finden sich bei 1 von 4000, heterozygote Träger bei 1 von 20 Einwohnern in Deutschland. Die primäre Hämochromatose ist mit den Gewebsantigenen HLA-A3, -B7 und -B14 assoziiert. Männer erkranken 5–10-mal häufiger als Frauen.

Pathogenese: Die Eisenresorption erfolgt bevorzugt im Duodenum und proximalen Jejunum, der Transport im Plasma durch das Transferrin. Die Regulation der Eisenresorption erfolgt über die Synthese des Transferrinrezeptors, die intrazelluläre Eisenspeicherung über die Synthese von Ferritin. Bei der Hämochromatose ist die **Resorption auf das 3fache gesteigert**, unabhängig von der Höhe der Eisenspeicher. Die Leber scheint vermehrt Eisen aufzunehmen, die Zellen des RES hingegen fangen wenig Eisen ab. Beim Vollbild der Hämochromatose steigt der Gesamtgehalt des Körpers an Eisen auf 20–50 g (Normalwerte Männer 3,5 g, Frauen 2,5 g) an, die Konzentration in Leber und Pankreas auf das 50–100fache der Norm. Eisen zerstört die lyosomalen Membranen und stimuliert die Kollagensynthese, so dass zunächst eine Fibrose, später eine **Pigmentzirrhose** resultiert.

Pathogenese: Bei der Hämochromatose ist die **Eisenresorption auf das 3fache gesteigert**, unabhängig von der Höhe der Eisenspeicher. Eisen zerstört die lysosomalen Membranen und induziert eine Steigerung der Kollagensynthese, sodass zunächst eine Fibrose, später eine **Pigmentzirrhose** resultiert.

Klinik: Bei 70–90 % findet sich eine **Hepatomegalie**, wobei die Leberfunktion normal sein kann. Die klassische Symptomentrias im Spätstadium der Erkrankung besteht aus **Leberzirrhose, Diabetes mellitus** und **Hyperpigmentation der Haut** (Abb. **F-1.17a**).

Klinik: Die klassische Trias umfasst: **Leberzirrhose, Diabetes mellitus, Hyperpigmentierung** der Haut (Abb. **F-1.17a**).

▶ **Merke:** Im Frühstadium, in dem heute das Krankheitsbild diagnostiziert werden sollte, stehen unspezifische Symptome wie Inappetenz, Gewichtsverlust, Müdigkeit, Impotenz, Libidoverlust und Oberbauchschmerzen im Vordergrund.

◀ Merke

Im Spätstadium dominieren die **Zeichen der fortgeschrittenen Leberzirrhose** mit Aszites, portaler Hypertension bis hin zum hepatozellulären Karzinom. **Bronzepigmentierung** und **insulinpflichtiger Diabetes mellitus** haben dem Krankheitsbild auch den Namen Bronzediabetes gegeben. Ferner lässt sich eine direkte Schädigung des Hypophysenvorderlappens mit **sekundärem Hypogonadismus** nachweisen, bei 15 % eine **dilatative** digitalisrefraktäre **Kardiomyopathie** mit Rhythmusstörungen sowie eine **Arthropathie** mit Chondrokalzinose, die alle durch die exzessive Eisenablagerung bedingt sind (Tab. **F-1.36**).

Bei 70–90 % findet sich eine **Hepatomegalie**, zunächst mit noch normalen Leberwerten, später mit allen **Zeichen der Leberzirrhose**. **Bronzepigmentierung** und **insulinpflichtiger Diabetes mellitus** haben zu der Bezeichnung Bronzediabetes geführt. Häufig sind Kardiomyopathie, Arthropathie und Endokrinopathie (Tab. **F-1.36**).

Diagnostik: Eine Erhöhung des Serumeisens über 180 µg/dl findet sich nur bei 80 % der Hämochromatosepatienten. Eine **über 55 %ige Sättigung des Transferrins** ist verdächtig auf eine Eisenspeicherkrankheit. **Ferritin-Werte über 300 µg/l** deuten auf eine Eisenüberlastung hin (Tab. **F-1.37**).

Diagnostik: Serumeisen bei Hämochromatose über 180 µg/dl. Eine über 55 %ige **Transferrinsättigung** ist verdächtig auf eine Eisenspeicherkrankheit. **Ferritin-Werte** über 300 µg/l deuten auf eine Eisenüberlastung hin (Tab. **F-1.37**).

≡ **F-1.36** Symptome der Hämochromatose

Lebererkrankung
- Hepatomegalie (75–95 %)
- Zirrhose, Ikterus (10 %)
- Leberhautzeichen (36 %)
- portale Hypertension (Varizen, Aszites, Splenomegalie) 50 %

Hauterscheinungen
- Bronzepigmentierung (75–90 %)
- Verlust der Kopf-, Achsel-, Schambehaarung
- Ichthyose, Nagelveränderungen

endokrine Störungen
- Libido-, Potenzverlust (20–70 %)

Diabetes mellitus (60–80 %)
- genetische Disposition
- schwere Leberparenchymschädigung
- direkte β-Zellschädigung des Pankreas durch Eisenablagerung

kardiologische Störungen
- dilatative Kardiomyopathie (15 %)
- pathologische EKG-Veränderungen (50 %)

Arthropathie
- Metakarpophalangealgelenke II und III (20–50 %)
- Hüft- und Kniegelenke mit Chondrokalzinose

◎ **F-1.17** Befunde bei Hämochromatose

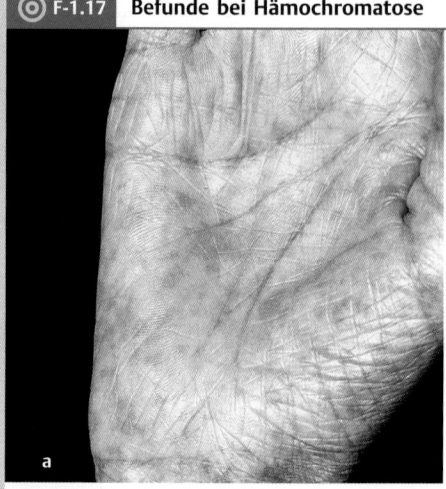
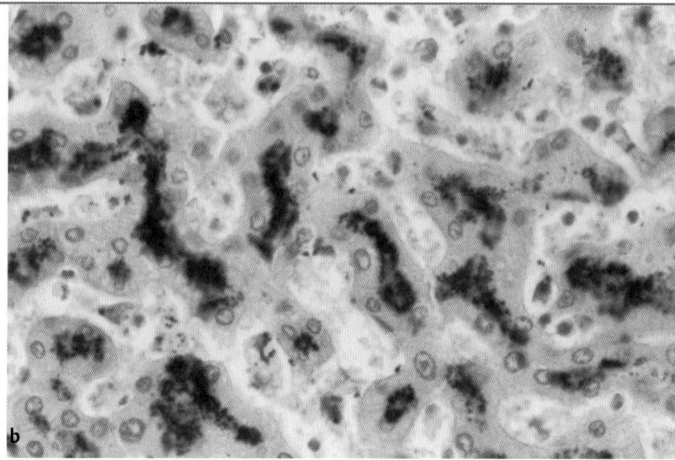

a Hyperpigmentierte Handlinien bei Hämochromatose.

b Histochemischer Nachweis des Eisengehalts der Leber.

Sicherung der Diagnose durch **Leberbiopsie** mit histochemischer (Abb. **F-1.17b**) und chemischer Bestimmung des Lebereisengehaltes oder durch den **Nachweis des homozygoten Hämochromatose-Gens.**

Die Diagnose wird, neben der wegweisenden Klinik (s. o.), bewiesen durch den altersbezogenen erhöhten **Eisengehalt der Leber** (hepatischer Eisenindex in der Leberbiopsie, Abb. **F-1.17b**) oder den **Nachweis des homozygoten Hämochromatose-Gens** bei erhöhter Transferrinsättigung. Bei > 90 % der Patienten mit homozygoter Hämochromatose liegt eine einzige Punktmutation (Cys-282-Tyr, Hämochromatosegen C-282Y) im HFE-Gen auf Chromosom 6. Der Gentest macht CT und MRT, die Bestimmung der HLA-Typen und den Desferaltest (nach Gabe von 0,5 g Desferrioxamin i. m. steigt die Eisenausscheidung im 24-Stunden-Urin von 1,5 mg auf über 8 mg an) überflüssig.

▶ Merke

▶ **Merke:** Familienuntersuchungen sind ratsam, um bei Geschwistern eines Hämochromatosepatienten prognostische Aussagen machen zu können und die Therapie vor Organschädigung einleiten zu können.

Differenzialdiagnose: Sekundäre Eisenüberladung.

Differenzialdiagnose: Im Rahmen der Differenzialdiagnose müssen **sekundäre** Eisenüberladungen (s. o.) ausgeschlossen werden.
Die gespeicherten Eisenmengen erreichen bei den sekundären Formen meist nicht das Ausmaß wie bei der primären Form. Durch eine Transfusion werden 250 mg Eisen zugeführt. Bei Alkoholikern lässt sich praktisch immer eine Eisenablagerung in der Leber nachweisen.

F-1.37

F-1.37	Laborbefunde bei Hämochromatose	
	Normalwerte	*Hämochromatose*
Serumeisen	40–170 µg/dl	> 180 µg/dl
Transferrinsättigung (Serumeisen: totale Eisenbindungskapazität × 100)	< 45 %	> 55 % (heterozygot) > 75 % (homozygot)
Serumferritin	20–360 µg/l	> 700 µg/l
Lebereisengehalt: chemisch	< 1 mg/g	> 4,5 mg/g
HLA-Bestimmung		Häufung von: A3, B7, B14

Therapie: Therapieziel ist eine nachhaltige Reduktion des Körpereisens durch **verminderte Zufuhr** (eisenarme Diät, z. B. Meiden von Fleisch) und erhöhte Ausscheidung. Initial werden wöchentlich 2 **Aderlässe** à 500 ml durchgeführt, was einem Eisenverlust von 500 mg entspricht.
Das Hb darf dabei nicht unter 12 g/dl und das Gesamteiweiß nicht unter 6 g/dl abfallen. Zur Therapiekontrolle sollte alle 2 Monate Ferritin bestimmt werden. Fällt es unter 30 µg/l ab, wird die Zahl der Aderlässe auf 1-mal pro Monat reduziert. Die Aderlasstherapie sollte nie ausgesetzt werden. Im weiteren Verlauf reichen allerdings 4–8 Aderlässe pro Jahr aus, um die genetisch bedingte erhöhte Eisenresorptionsrate zu kompensieren. In der Regel bessert sich der Diabetes mellitus unter einer Aderlasstherapie, nicht jedoch der Hypogonadismus und die Arthropathie.

> ▶ **Merke:** Eine frühzeitige Aderlasstherapie verhindert irreversible organische Schäden und reduziert auch das Risiko der Entwicklung eines hepatozellulären Karzinoms.

Ist eine Aderlasstherapie, z. B. bei schwerster kardialer Dekompensation oder gleichzeitiger Beta-Thalassämie nicht möglich, kann eine **Desferal-Therapie** (Deferoxamin) zur vermehrten Eisenausscheidung versucht werden. Dabei werden 25–50 mg/kgKG/d als s. c. Dauerinfusion über 12 Stunden verabreicht, wobei auf neurotoxische Reaktionen (Hörschwäche, Visusverschlechterung, Verlust des Farbsehens) zu achten ist. Die Desferal-Therapie wird insbesondere bei den sekundären Hämochromatosen eingesetzt.

Prognose: Die Prognose des Hämochromatosepatienten ohne Leberzirrhose und ohne Diabetes mellitus ist identisch mit der der Normalbevölkerung. Unter einer konsequenten eisenentspeichernden Therapie kommt es zu einer deutlichen Besserung der klinischen Symptomatik, Lebergröße und Transaminasen normalisieren sich.
Eine Leberfibrose ist weitgehend reversibel, nicht jedoch eine Pigmentzirrhose. Entscheidend sind frühzeitige Diagnose und Therapie, insbesondere auch **bei Verwandten** von Hämochromatosepatienten.

> ▶ **Merke:** Wegen des Risikos, ein hepatozelluläres Karzinom zu entwickeln, sollte regelmäßig in 6–12-monatlichem Intervall sonographiert und α-Fetoprotein bestimmt werden.

Morbus Wilson (hepatolentikuläre Degeneration)

> ▶ **Definition:** Der Morbus Wilson, eine autosomal-rezessiv vererbte Erkrankung, geht auf eine Störung des **Kupferstoffwechsels** in der Leberzelle zurück und führt zu einer Kupferüberladung von Leber, Gehirn, Augen, Nieren und anderen Organen.

Epidemiologie: An einem Morbus Wilson erkrankt einer von 200 000 Einwohnern, die Zahl der Heterozygoten liegt bei 1 : 200.

Therapie: Eine **eisenarme Diät** und **Aderlässe** dienen der Reduktion des Körpereisens.

Das Hb darf dabei nicht unter 12 g/dl, das Gesamteiweiß nicht unter 6 g/dl abfallen. Die Aderlasstherapie sollte nie ausgesetzt werden. Im weiteren Verlauf reichen 4–8 Aderlässe/Jahr aus.

◀ Merke

Ist eine Aderlasstherapie nicht möglich, kann **Desferal** in einer Dosierung von 25–50 mg/kgKG/d als s. c. Dauerinfusion über 12 Stunden gegeben werden.

Prognose: Patienten ohne Zirrhose und Diabetes mellitus haben eine normale Lebenserwartung, das Vorhandensein einer Zirrhose verschlechtert die Prognose signifikant. Entscheidend ist die Früherkennung (**Verwandtenuntersuchungen**).

◀ Merke

Morbus Wilson
(hepatolentikuläre Degeneration)

◀ Definition

Epidemiologie: Homozygote Wilson-Patienten: Häufigkeit 1 : 200 000, heterozygote: 1 : 200.

Ätiopathogenese: Ursächlich ist eine Mutation des Wilson-Gens. Bei normaler Kupferresorption findet sich eine **erniedrigte biliäre Kupferausscheidung**; es besteht ein **Mangel an Coeruloplasmin**, die Kupferkonzentration in Leber und Gewebe ist massiv erhöht.

Der Serumkupferspiegel ist erniedrigt, da das Kupfer in zahlreichen Organen gespeichert wird.

Klinik: Eine Leberschädigung ist immer festzustellen, Symptome besonderer Verlaufsformen zeigt Tab. **F-1.38**. Es finden sich immer **akute und chronische Leberschäden**. Häufig kommt es zu **hämolytischen Krisen**, besonders bei fulminantem Verlauf.

Bei 40 % der Patienten dominieren **neurologische Störungen**, das motorische System betreffend, und **psychische Veränderungen**.

Charakteristisch sind der **Kayser-Fleischer-Kornealring** und eine **Sonnenblumenkatarakt** (Abb. **F-1.18**).
Eine **Tubulusschädigung** der Niere macht sich durch eine Proteinurie bemerkbar. Ferner finden sich Nierensteine und eine Nephrokalzinose.

Diagnostik: Der **Kayser-Fleischer-Kornealring** ist mit der Spaltlampe nachweisbar. **Kupferbestimmungen** in Serum und Urin und die Bestimmung des Coeruloplasminwerts sind diagnostisch wegweisend (Tab. **F-1.39**).

Ätiopathogenese: Ursächlich ist eine Mutation des Wilson-Gens (ATPase 7B-Gen auf Chromosom 13q14.3); dieses Gen kodiert das Wilson-Protein (= P-Typ-ATPase) mit Kupfertransportfunktion. Das mit der Nahrung aufgenommene Kupfer (2–5 mg/d) wird physiologischerweise zur Leber transportiert und dort gespeichert, biliär ausgeschieden oder an Coeruloplasmin gebunden ins Serum sezerniert. Bei Patienten mit Morbus Wilson besteht bei normaler Kupferresorption eine **selektive Störung der biliären Kupferausscheidung** (normalerweise werden 2 mg Kupfer über die Galle ausgeschieden, Patienten mit Morbus Wilson scheiden nur 0,2–0,4 mg aus). Gleichzeitig ist die Synthese des kupferbindenden Proteins Coeruloplasmin, welches normalerweise 95 % des Serumkupfers bindet, vermindert (bei Heterozygoten um 20 %). Ob ein Zusammenhang zwischen dem Coeruloplasmin-Mangel und der Kupferüberladung der Zelle besteht, ist ungeklärt.

Die Serumkupferspiegel sind erniedrigt, da das Kupfer in zahlreichen Organen gespeichert wird. In Leber und Gewebe finden sich extrem hohe Kupferwerte. Freies Kupfer ist stark zytotoxisch und wandert rasch aus der Blutbahn ins Gewebe.

Klinik: Nach einem asymptomatischen Stadium von etwa 6 Jahren stellen sich die ersten Symptome ein. Eine Leberschädigung ist immer festzustellen. Tab. **F-1.38** zeigt Symptome, die bei besonderen Verlaufsformen des Morbus Wilson im Vordergrund stehen. Es finden sich immer **akute und chronische Leberschäden** bei uncharakteristischer Symptomatik, die sich bereits im Kindesalter manifestieren. Das Spektrum reicht dabei von der Fettleber bis zur fulminanten Hepatitis, die häufig mit einer schweren **Hämolyse** (15 %) einhergeht. Mitunter weisen erst die Zeichen einer fortgeschrittenen Leberzirrhose auf das Krankheitsbild hin.

Etwa ab dem 12. Lebensjahr entwickeln sich neben den Leberschäden **neurologische Symptome**. Bei 40 % aller Patienten stehen diese im Vordergrund. Sie betreffen in erster Linie die Motorik (Koordinationsstörungen, Tremor und Speichelfluss). **Psychische Veränderungen** (20–30 %) bis hin zu katatoner Psychose und Demenz können parallel gehen.

Charakteristisch und von besonderer diagnostischer Bedeutung sind der **Kayser-Fleischer-Kornealring** sowie eine **Sonnenblumenkatarakt** (Abb. **F-1.18**).

Ausdruck der Kupferablagerung in der Niere sind die **tubuläre Nierenschädigung** mit Proteinurie und Glukosurie, Nierensteine und eine Nephrokalzinose. Skelettmanifestationen und eine Herzbeteiligung sind ebenfalls möglich.

Diagnostik: Neben dem bei entsprechendem Verdacht mit der Spaltlampe leicht nachweisbaren **Kayser-Fleischer-Kornealring** sind **Kupferbestimmungen** im Serum und Urin sowie ein Coeruloplasminwert im Serum < 20 mg/dl (bei 95 % der Morbus-Wilson-Patienten, aber auch bei 10–20 % der gesunden Träger) diagnostisch wegweisend (Tab. **F-1.39**).

⊙ **F-1.18**   **Kayser-Fleischer-Kornealring (a) und Sonnenblumenkatarakt (b)**

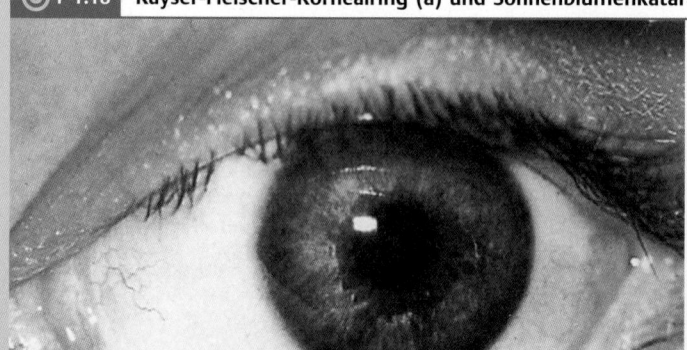
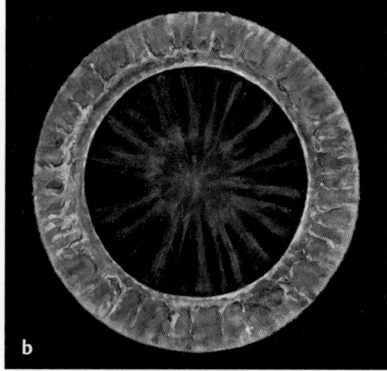

a Kupferablagerungen in der Kornea bei Morbus Wilson.   **b** Sonnenblumenkatarakt.

≡ F-1.38   Klinische Verlaufsformen bei Morbus Wilson

Frühsymptome
- flüchtige ikterische Schübe
- Hämolyse, Anämie
- Leuko- und Thrombozytopenie
- Hepatomegalie

hepatozerebrale Verlaufsform
- Rigor, Akinesie, Hypomimie
- Dysarthrie, Hypersalivation
- Retraktion der Oberlippe
- läppische Euphorie, psychischer Abbau

hepatische Verlaufsform
- schwer verlaufende Hepatitis mit rascher Progredienz zur postnekrotischen Zirrhose
- Tod im Leberversagen
- selten neurologische Symptomatik

neurologische Verlaufsform
- chronisch progrediente neurologische Ausfälle mit Intentionstremor, unkoordinierter Bewegungsablauf
- skandierende Sprache
- zunehmende Hilflosigkeit
- selten Leberbeteiligung

≡ F-1.39   Relevante Laborparameter beim Morbus Wilson

≡ F-1.39

	Normalwerte	Morbus Wilson
Serumkupfer (µg/dl)	80–130	< 70
Urinkupfer (µg/24 h)	< 100	> 400
Coeruloplasmin i. S. (mg/dl)	20–60	< 20
Kupfergehalt der Leber (µg/g Leber)	< 15–55	> 90

▶ **Merke:** Bei allen Jugendlichen mit unklarer chronischer Hepatitis sollte gezielt nach einem Morbus Wilson gefahndet werden.

◀ Merke

In der **Leberbiopsie** kann das Kupfer quantitativ bestimmt werden, ein Gehalt von über 90 µg ist verdächtig. Durch eine Rhodaminfärbung lassen sich die roten Kupfergranula im Zytoplasma nachweisen. In Zweifelsfällen trägt eine **Radiokupferkinetik** (Gabe von radioaktiv markiertem Kupfer und Messung der Syntheserate von Coeruloplasmin) zur Klärung bei, insbesondere auch bei der Untersuchung asymptomatischer Verwandter.
Histologie: Frühzeitig finden sich **mitochondriale Veränderungen** in den Leberzellen mit Verfettung und Lochkernen, ferner Mallory-Bodies. Später erinnert das Bild an eine chronische Hepatitis, seltener finden sich schwere Leberzellnekrosen unter dem Bild der fulminanten Hepatitis. Im **Spätstadium** ist eine Fibrose oder **Zirrhose** nachweisbar.

Durch eine **Leberbiopsie** können das Kupfer quantitativ bestimmt und die roten Kupfergranula nachgewiesen werden.

Histologie: **Frühveränderungen** betreffen die **Mitochondrien** mit Leberzellverfettung und Lochkernen sowie Mallory-Körperchen. Im **Spätstadium** finden sich Fibrose und **Zirrhose**.

Differenzialdiagnose: Differenzialdiagnostisch ist bei einem erniedrigten Coeruloplasminwert auch an ein nephrotisches Syndrom, eine exsudative Enteropathie, an Malabsorptionssyndrome und eine Malnutrition zu denken.

Differenzialdiagnose: Nephrotisches Syndrom, exsudative Enteropathie, Malabsorptionssyndrome, Malnutrition.

Therapie: Zur Entspeicherung der Kupferdepots wird heute in erster Linie **D-Penicillamin** eingesetzt. Dabei werden 900–1800 mg/d auf 3 Einzeldosen verteilt jeweils eine halbe Stunde vor dem Essen eingenommen. Unter dieser Therapie verschwindet der Kayser-Fleischer-Ring langsam, die Urinkupferausscheidung steigt erheblich an. Eine Normalisierung von Kupfer und Coeruloplasmin im Serum zeigen den Erfolg der Behandlung an, auch nach einer Remission empfehlen sich halbjährliche Kontrollen (Kupferkonzentration im Blut, Kupferausscheidung im Urin, ggf. Kupfergehalt der Leber [Biopsie]).
Neben Exanthemen und gastrointestinalen Beschwerden werden an **Nebenwirkungen** in 20–30 % eine Leukopenie, Agranulozytose, ein nephrotisches Syndrom, ein Lupus erythematodes, eine Myasthenia gravis und ein Goodpasture-Syndrom beobachtet. Aus diesem Grund empfehlen sich regelmäßige Blutbild- und Urinkontrollen. Als alternatives, ungefährliches Medikament gilt **Triäthylen-Tetramin-Dihydrochlorid (Trientine** 1,2–2,7 g/d). Günstige Effekte zeigen sich auch unter **Zinksulfat** (3 × 200 mg/d jeweils 1 Stunde vor jeder Hauptmahlzeit, Zink vermindert die Kupferresorption). Eine **kupferarme Diät** unterstützt die medikamentösen Maßnahmen. Kupferreiche Nahrungsmittel wie Seefrüchte, Innereien und Kakao sind zu meiden.

Therapie: Mittel der Wahl bei der Entleerung der Kupferspeicher ist **D-Penicillamin.** Unter dieser Therapie soll der Kayser-Fleischer-Ring langsam verschwinden. Eine Normalisierung von Kupfer und Coeruloplasmin im Serum zeigen den Erfolg der Behandlung an.

Die selten zu beobachtenden schweren **Nebenwirkungen** der Therapie wie aplastische Anämie, Myasthenia gravis und Goodpasture-Syndrom können ein Ausweichen auf **Trientine** erzwingen. Auch die orale Gabe von **Zink** hat sich als wirksam erwiesen. Eine **kupferarme Diät** unterstützt die medikamentösen Maßnahmen.

Prognose: Nur eine frühzeitig einsetzende, lebenslange Therapie kann ein Fortschreiten der Leberschädigung bis zur Zirrhose verhindern. Die psychischen Veränderungen sind nur bedingt rückbildungsfähig.

α₁-Antitrypsinmangel

10–20 % der Patienten mit einem α₁-Antitrypsinmangel entwickeln eine Leberdysfunktion, zunächst in Form einer **Cholestase** innerhalb der ersten 4 Lebensmonate, im jugendlichen Erwachsenenalter dann in Form einer **Zirrhose** mit deren Komplikationen. Therapie der Wahl ist eine Lebertransplantation.

1.8 Porphyrien

▶ **Definition**

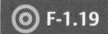 **F-1.19**

Bei der fulminanten Form ist derzeit eine **Lebertransplantation** indiziert.

Prognose: Da im Frühstadium unter einer konsequenten Dauermedikation die Veränderungen voll reversibel sind, kommt der Früherkennung eine entscheidende Bedeutung zu. Unter einer D-Penicillamin-Behandlung bessern sich die klinischen Erscheinungen, die psychiatrischen Symptome sind allerdings nur begrenzt rückbildungsfähig. Eine Zirrhose ist nicht mehr reversibel. Ohne Therapie ist die Prognose infaust.

Internet-Link: www.morbus-wilson.de

α₁-Antitrypsinmangel

10–20 % der Patienten mit einem α₁-Antitrypsinmangel entwickeln eine Leberdysfunktion, zunächst in Form einer **Cholestase** innerhalb der ersten 4 Lebensmonate, im jugendlichen Erwachsenenalter dann in Form einer **Zirrhose** mit deren Komplikationen. An dieses Krankheitsbild ist in erster Linie bei Patienten zu denken, die als Kind „leberkrank" waren und bei denen in Verbindung mit einer Leberzirrhose ein Lungenemphysem besteht. In der Elektrophorese fehlt das α₁-Globulin fast völlig. Therapie der Wahl ist heute eine Lebertransplantation (s. auch S. 606).

1.8 Porphyrien

▶ **Definition:** Bei Porphyrien handelt es sich um primäre oder sekundäre Störungen der Hämsynthese bedingt durch Enzymdefekte (Abb. **F-1.19**). Vor dem jeweiligen Enzymdefekt häufen sich die Porphyrine bzw. deren Vorstufen an. Je nachdem, in welchem Organ (Leber oder Knochenmark) die Hämsynthesestörung lokalisiert ist, werden **hepatische** und **erythropoetische** Formen unterschieden (s. u.). Nach ihrem Verlauf werden weiterhin akute von chronischen Porphyrien differenziert. Die meisten Porphyrien sind äußerst selten.

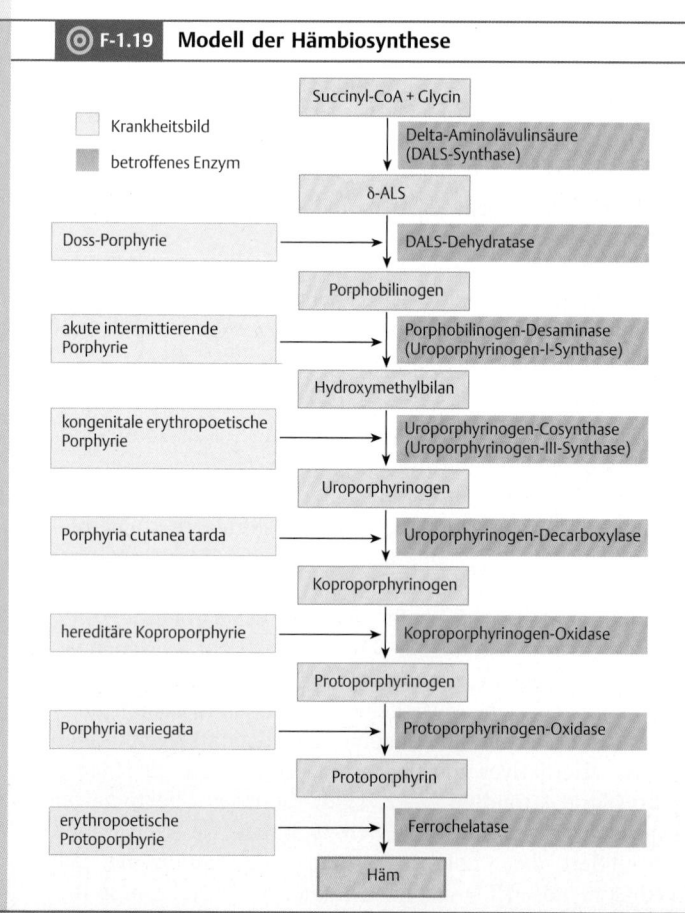

F-1.19 Modell der Hämbiosynthese

Formen:

- **hepatische Porphyrien:**
  Unter den **akuten hepatischen Porphyrien,** die alle autosomal-dominant vererbt werden, ist die **akute intermittierende Porphyrie** (s. S. 622) die häufigste. Die **gemischte Porphyrie (P. variegata)** (Enzymdefekt: Protoporphyrinogenoxidase) mit Symptomen der akuten und chronischen Porphyrie tritt bevorzugt in Südafrika und Schweden, nur ganz vereinzelt in Deutschland auf. Die **hereditäre Koproporphyrie** (Enzymdefekt: Koproporphyrinogenoxidase) ist sehr selten, nur bei der Hälfte der Träger kommt es zu Symptomen. Zu den **chronisch hepatischen Porphyrien** zählt die **Porphyria cutanea tarda** (s. S. 623).
- **erythropoetische Porphyrien:**
  Hierzu gehören die **erythropoetische Protoporphyrie** und die **kongenitale erythropoetische Porphyrie** (Morbus Günther, s. u.).

1.8.1 Erythropoetische Protoporphyrie (EPP)

Bei dieser seltenen, autosomal-dominant vererbten Erkrankung liegt der Defekt in der Ferrochelatase. In Gewebe und im Urin ist das Protoprophyrin erhöht. Kennzeichnend sind eine **Photosensitivität** sowie eine **Vergröberung und Verdickung der Haut** (Abb. **F-1.20**) sowie **Leberfunktionsstörungen**. Bei 10 % der Patienten entwickelt sich eine Leberzirrhose. In der Leberbiopsie finden sich Pigmentablagerungen, die Protoporphyrinkristalle enthalten. Hämatininfusionen verringern die Porphyrinproduktion, Cholestyramin steigert die Protoporphyrinausscheidung, eine Eisengabe verbessert die Leberfunktion.

Diagnostik und Therapie: Die Diagnose wird durch den Nachweis erhöhter Konzentrationen von freiem Protoporphyrin im Heparinblut (Erythrozyten und Plasma) bewiesen.
Die Therapie erfolgt symptomatisch mit Betacaroten und Lichtschutz. Cholestyramin unterbricht den enterohepatischen Kreislauf des Protoporphyrins. Bei hepatobiliärer Beteiligung sind Alkohol, Östrogenpräparate, Eisenmangel und Fasten zu vermeiden. Bei schwerer Leberfunktionsstörung sollte eine Lebertransplantation erwogen werden.

Formen:
hepatische Porphyrien:
- akute
  - akute intermittierende Porphyrie (s. S. 622)
  - Porphyria variegata
  - hereditäre Koproporphyrie
- chronische
  - Porphyria cutanea tarda (s. S. 623)

erythropoetische Porphyrien:
- erythropoetische Protoporphyrie
- kongenitale erythropoetische Porphyrie (Morbus Günther).

1.8.1 Erythropoetische Protoporphyrie (EPP)

Dominant vererbte Erythroporphyrie mit **Photosensitivität** (Abb. **F-1.20**) und **Leberfunktionsstörung,** bei 10 % Entwicklung einer Leberzirrhose.

Diagnostik und Therapie: Die Diagnose wird durch den Nachweis erhöhter Konzentrationen von freiem Protoporphyrin in Erythrozyten und Plasma gestellt. Die Therapie erfolgt symptomatisch mit Betacaroten und Lichtschutz.

◎ F-1.20 Erythropoetische Protoporphyrinämie (EEP)

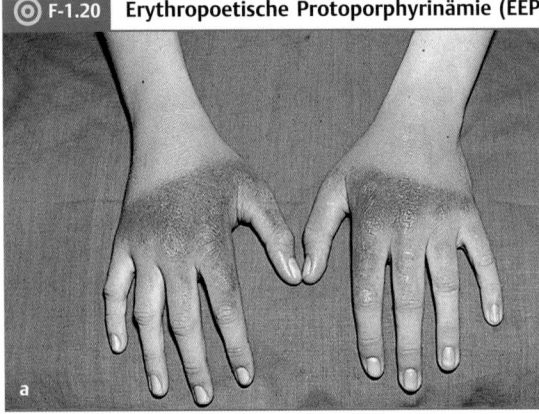 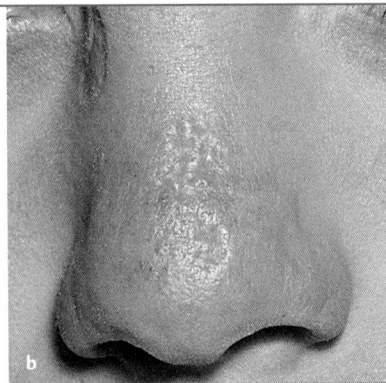

a Persistentes Erythem der lichtexponierten **Handrücken** mit deutlicher Abzeichnung des kleidungsgeschützten Vorderarms.
b Pachydermie des häufig exponierten **Nasenrückens** mit Einlagerung pathologischer Glykoproteine.

1.8.2 Porphyria erythropoetica congenita (CEP)

Diese sehr seltene Porphyrie manifestiert sich bereits im Kindesalter. Der Defekt liegt bei der Uroporphyrinogen-III-Synthase, wodurch sich Uroporphyrinogen I anstaut. Die Krankheit geht mit schwerer Lichtempfindlichkeit und Mutilationen der mehrfach befallenen Stellen einher, insbesondere an den Akren mit Narbenkarzinomen. Komplikationen entstehen durch die Splenomegalie und eine hämolytische Anämie.
Die Therapie (Lichtschutz, Bluttransfusionen bei Anämie, Splenektomie) ist unbefriedigend. Mit der homologen Knochenmarktransplantation sind die Erfahrungen noch begrenzt.

1.8.2 Porphyria erythropoetica congenita (CEP)

Sehr schwere Porphyrie mit Manifestation in der Kindheit (Defekt der Uroporphyrinogen-III-Synthase). **Klinisch:** schwere Lichtempfindlichkeit, Mutilationen, Narbenkarzinome, ggf. Splenomegalie und hämolytische Anämie. **Therapie:** Lichtschutz, ggf. Bluttransfusionen, Splenektomie.

Epidemiologie: Frauen erkranken 3–4 × häufiger als Männer. Die Attacken werden z. B. durch Medikamente, Schwangerschaft oder Kohlenhydratmangel ausgelöst.

Ätiopathogenese: Der AIP liegt ein Hämmangel zu Grunde. Ursache ist eine Reduktion der Uroporphyrinogen-I-Synthase um 50 % (s. Abb. **F-1.19**).

Atypische Metaboliten der Hämsynthese werden in bestimmten Zellen gespeichert und führen in der Leber über eine Verfettung und Zellnekrose bis zur Hepatitis. Da Eisen nicht in Häm eingebaut wird, kommt es zur **Hepatosiderose.**

Klinik:

▶ Merke

Im Vordergrund stehen **heftige, kolikartige Unterbauchschmerzen** ohne Abwehrspannung mit Spiegelbildung und Obstipation, sodass einige Patienten unter der Diagnose eines akuten Abdomens laparotomiert werden.

Die **motorischen Ausfälle** bis hin zur zentralen Atemlähmung werden von **psychischen Symptomen** begleitet, die **kardiovaskulären Beschwerden** erinnern an eine Hyperthyreose (Tachykardie, Hypertonie).

Verlaufsformen:
- manifeste Erkrankung
- latente Erkrankung
- Anlageträger.

Diagnostik:

▶ Merke

1.8.3 Akute intermittierende Porphyrie (AIP)

Epidemiologie: Diese autosomal-dominant vererbte Porphyrie tritt bei Frauen 3–4-mal häufiger als bei Männern auf. Hauptmanifestationsalter ist das 2.–4. Lebensjahrzehnt, wobei die akuten Attacken meistens durch Medikamente, hormonelle Umstellungen (z.B Schwangerschaft, Menstruation) sowie Kohlenhydratmangel (z. B. Fasten) ausgelöst werden.

Ätiopathogenese: Der primäre Enzymdefekt ist eine etwa 50 %ige Reduktion der Uroporphyrinogen-I-Synthase (s. Abb. **F-1.19**). Daraus resultiert eine Aktivitätszunahme der ALA-Synthase mit vermehrter Bildung von Delta-Aminolävulinsäure (ALA) und Porphobilinogen, die im Urin ausgeschieden werden. Kommt es durch Medikamente oder Hormone zu einem gesteigerten Hämbedarf, z. B. weil mehr Cytochrom P 450 gebraucht wird, entwickelt sich rasch ein Hämmangel mit entsprechenden Symptomen.
Atypische Metaboliten der Hämsynthese werden in bestimmten Zellen gespeichert und führen zu einer **Zellschädigung.** Hautsymptome fehlen i. d. R. bei der AIP. Der Syntheseort sind die intrahepatischen Mitochondrien. Es kommt zur Mitochondrienschädigung durch Ablagerungen. Ein zusätzlich bestehender Mangel an Katalase (Abbauenzym zytotoxischer Peroxide) bedingt eine Zunahme zytotoxischer Substanzen, eine **Leberzellschädigung** ist die Folge. Diese kann über eine Leberverfettung und Zellnekrose bis hin zur reaktiven Hepatitis reichen. Da Eisen nicht in Häm eingebaut wird, resultiert zusätzlich eine **Hepatosiderose.**

Klinik: Aufgrund der vielgestaltigen Klinik kommt es häufig zu Fehldiagnosen.

▶ **Merke:** Kennzeichnend ist eine **Kombination aus abdominellen, neurologisch-psychiatrischen und kardiovaskulären Symptomen** als Ausdruck einer Fehlsteuerung des peripheren und vegetativen Nervensystems.

Im Vordergrund stehen **heftige, kolikartige Leibschmerzen**, meist im Unterbauch lokalisiert, mit Dünndarmspiegeln, Fieber und Leukozytose. 60–80 % aller Patienten klagen über eine anhaltende, therapeutisch nur schwer zu beeinflussende **chronische Obstipation.** Rötlicher, beim Stehenlassen nachdunkelnder Urin ist ein wegweisendes Merkmal (dunkle Flecken in der Unterwäsche). Einige Patienten sind wegen der unklaren Bauchbeschwerden bereits unter der Verdachtsdiagnose einer akuten Appendizitis, eines Ileus oder Ähnlichem laparotomiert worden.
Paresen und Paralysen im zentralen, peripheren und autonomen Nervensystem stellen die neurologische Komponente des Krankheitsbildes dar, besonders gefürchtet ist die zentrale Atemlähmung. Die **sensiblen Störungen** betreffen Hyper- und Parästhesien sowie Hyper- und Analgesien, die **psychischen** Veränderungen reichen bis zu **Halluzinationen, Koma und Delir.**
Die **kardiovaskulären** Symptome lassen an eine Hyperthyreose denken mit **Tachykardie, Hypertonie** und **Schweißsekretionsstörungen.** Oligurie, Hypokaliämie und Hyponatriämie sind Ausdruck einer Nierenfunktionsstörung.

Verlaufsformen: Folgende Verlaufsformen werden beobachtet:
- manifeste Erkrankung (20–30 %)
- latente Erkrankung (Porphyrinausscheidung erhöht, keine klinischen Symptome)
- Anlageträger (klinisch und laborchemisch unauffällig).

Diagnostik:

▶ **Merke:** Da sich die Rotfärbung des Urins bei längerem Stehenlassen nur in zwei Drittel aller Fälle nachweisen lässt, muss nach den farblosen Porphyrinvorstufen Delta-Aminolävulinsäure und Porphobilinogen im Urin durch Suchtests gefahndet werden.

≡ F-1.40 Laborbefunde bei der AIP

- dunkler Urin – roter Urin durch Uroporphyrin (nur bei ⅔ der Patienten)
- Achtung bei stark positivem Urobilinogen und negativem Urobilinogen!
- umgekehrte Ehrlich-Aldehydprobe: 1 Tropfen Urin zu 1 ml Ehrlichs Reagenz ergibt eine kirschrote Färbung
- Schwartz-Watson-Test auf Porphobilinogen
- quantitative Bestimmung der ALA und Porphyrine
  - weitere pathologische Laborbefunde: BSG und Transaminasen leicht erhöht, Cholesterin, PBJ (protein bound jodine), Östrogene, Androsteron erhöht, Natrium erniedrigt

---

Suchtests sind die umgekehrte Ehrlich-Aldehydprobe und der Schwartz-Watson-Test. Bei positivem Ausfall der Suchtests erfolgt eine quantitative Bestimmung des Porphobilinogens und der Delta-Aminolävulinsäure im 24 h Sammelurin. In Tab. **F-1.40** sind die Laborbefunde bei der AIP zusammengefasst.

Differenzialdiagnose: Es müssen alle Erkrankungen, die mit einem „akuten Bauch" einhergehen, ausgeschlossen werden. Eine peritonitische Bauchdeckenspannung fehlt. Blei- und Thalliumvergiftungen können ähnliche Symptome hervorrufen (Psychosen, neurologische Krankheitsbilder).

Therapie: Die Therapie gliedert sich in 4 Abschnitte:
- Absetzen auslösender Ursachen (z. B. Medikamente)
- Intensivtherapie
- Hemmung der ALA-Synthese durch Glukose und Hämatin
- Therapie von Komplikationen.

> ▶ **Merke:** Patienten mit ausgeprägter Symptomatik einer AIP sind evtl. intensivstationspflichtig, da eine bulbäre Atemlähmung bei aufsteigender Paralyse eintreten kann.

Eine **hoch dosierte Glukosezufuhr** (300–500 g) in Form einer 20 %igen Lösung/24 h oder die Gabe von **Häm-Arginin** (Normosang) hemmen die Synthese von ALA und PBG und steigern deren Ausscheidung im Urin.
Eine **forcierte Diurese** dient der Ausschwemmung der Stoffwechselmetaboliten. **Sedierung** und **Schmerzbekämpfung** erfolgen mit Salizylaten, Morphin, Chlorpromazin, Chloralhydrat oder Tinctura valeriana. Tachykardie und Hypertonie können erfolgreich mit β-Rezeptoren-Blockern (z. B. Propranolol 50–200 mg/24 h) sowie Reserpin 0,5 mg/24 h therapiert werden. Die akute Obstipation spricht auf Neostigmin 0,25–1 mg i. m. an.

Prophylaxe: Von entscheidender Bedeutung ist die **Prophylaxe**, werden doch die meisten **Attacken durch Alkohol oder Medikamente ausgelöst**. Zu meiden sind Barbiturate, Sulfonamide, Metoclopramid, Pyrazolderivate, Ergotaminpräparate und Östrogene. Entsprechende Suchlisten helfen bei der Entscheidung, welche Präparate dem Patienten verordnet werden dürfen und welche er meiden muss. Dies gilt vor allem für Medikamente, die mit einer Enzyminduktion einhergehen.
Chirurgische Maßnahmen sind bei der AIP wegen der Anästhetika nicht ungefährlich (Exazerbation) und erfordern eine sorgfältige Narkosetechnik, wobei Halothan vermieden werden sollte, während die Mehrzahl der Muskelrelaxanzien erlaubt sind.
Auch wenn in Einzelfällen Porphyrieattacken durch eine Gravidität ausgelöst werden, besteht primär keine Indikation zur Interruptio. Familienscreening und Eheberatung sollten Patienten mit einer AIP nahegebracht werden.

1.8.4 Porphyria cutanea tarda

> ▶ **Definition:** Es handelt sich um eine Photodermatose, die durch chronische Haut- und Leberveränderungen ohne neurologische Symptome und durch eine Porphyrinurie gekennzeichnet ist.

Die umgekehrte Ehrlich-Aldehydprobe und der Schwartz-Watson-Test dienen dem Nachweis farbloser Porphyrinvorstufen. Laborbefunde fasst Tab. **F-1.40** zusammen.

Differenzialdiagnose: Im Rahmen der Differenzialdiagnose ist auch an eine Blei- oder Thalliumvergiftung zu denken.

Therapie:
- Absetzen auslösender Ursachen
- Intensivtherapie
- Hemmung der ALA-Synthese durch Glukose und Hämatin
- Therapie von Komplikationen.

◀ Merke

Glukose oder **Häm-Arginin** gelten als Mittel der Wahl zur Steigerung der ALA- und PBG-Ausscheidung.

Sedierung und Schmerzbekämpfung z. B. mit Salizylaten und Morphinderivaten. β-Rezeptoren-Blocker und Reserpin normalisieren Tachykardie und Hypertonus.

Prophylaxe: Die Prophylaxe besteht im Meiden von möglichen Auslösern (z. B. Medikamente, Alkohol).

Chirurgische Maßnahmen erfordern eine sorgfältige Narkosetechnik, wobei Halothan vermieden werden sollte.

1.8.4 Porphyria cutanea tarda

◀ Definition

⊚ F-1.21

⊚ F-1.21 **Porphyria cutanea tarda (PCT)**

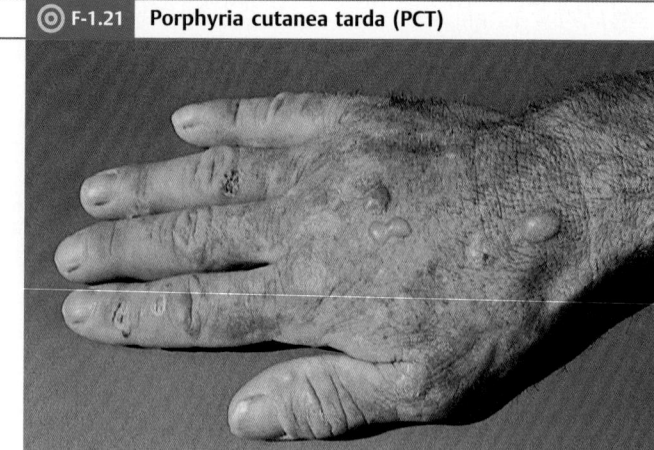

Blasen, Krusten, Narben und Narbenmilien an den lichtexponierten Handrücken eines Patienten.

Epidemiologie: Männer im Alter zwischen 40 und 60 Jahren erkranken 10-mal häufiger als Frauen.

Ätiopathogenese: Eine Verminderung der hepatischen und erythrozytären Uroporphyrinogen-Decarboxylase-Aktivität und eine chronische Leberschädigung durch Alkohol, Eisen, Lösungsmittel u. Ä. lösen das Krankheitsbild aus. Der HLA-Status entspricht dem bei der Hämochromatose, die Eisenresorption ist erhöht. Im **braunrot gefärbten Urin** wird vermehrt Uroporphyrin III ausgeschieden.

Klinik: Im Vordergrund steht eine **braune Pigmentierung der atrophen Haut** mit Neigung zu **Bläschenbildung** an lichtexponierten Stellen, die unter Depigmentierung abheilen. Ferner bestehen häufig eine periorbitale Hypertrichose und eine konjunktivale Injektion.

Diagnostik: Unter **UV-Licht fluoresziert ein Leberzylinder rot**, histologisch findet sich eine ausgeprägte **Siderose bei Fettleber**, chronischer Hepatitis oder Leberzirrhose. Serumeisen und Ferritin sind stark erhöht, Transferrin vermindert.

Therapie: Lichtschutzsalben schützen vor der Photodermatose. Konsequente **Alkoholabstinenz, Aderlässe, Chloroquin** und eine **Alkalisierung des Urins** mobilisieren das Uroporphyrin aus der Leber und steigern die Ausscheidung.

Prognose: Abhängig vom Ausmaß der Leberschädigung, im Allgemeinen aber gut. **Benigne und maligne Lebertumoren** werden gehäuft gefunden.

Epidemiologie: Mit 55 % die häufigste Form der Porphyrie, an der Männer 10 × häufiger als Frauen, bevorzugt im Alter zwischen 40 und 60 Jahren, erkranken. Oft besteht ein chronischer Alkoholabusus.

Ätiopathogenese: Eine genetisch fixierte Aktivitätsminderung der erythrozytären Uroporphyrinogen-Decarboxylase-Aktivität führt in Verbindung mit einer **toxischen Leberschädigung durch Alkohol, Lösungsmittel, Östrogene oder Hexachlorbenzol** zur Manifestation der Erkrankung. Regelmäßig ist eine Hämosiderose wegen mangelnden Eisenverbrauchs nachweisbar, der HLA-Status entspricht dem bei der idiopathischen Hämochromatose. Es findet sich eine erhöhte Eisenresorption. Infolge des Uroporphyrinogen-Decarboxylase-Defekts kommt es zu einer gesteigerten Ausscheidung von Uroporphyrin III und Koproporphyrin im Urin, der burgunder- bis braunrot gefärbt ist. In der Haut führen die erhöhten Porphyrine zur Photosensitivität, in der Leber bei Untersuchung des Biopsates unter UV-Licht zur Rotfluoreszenz.

Klinik: An den lichtexponierten Stellen bilden sich **Bläschen** (photoinduzierte zytotoxische Radikale), die platzen und mit depigmentierten Narben abheilen. Insgesamt ist die **Haut braun pigmentiert** (Abb. **F-1.21**). Es bestehen eine periokulare Hypertrichose und eine konjunktivale Injektion. Oft finden sich eine diabetische Stoffwechsellage sowie kardiovaskuläre Störungen, eine leichte Verletzbarkeit der Haut und vermehrte Faltenbildung.

Diagnostik: Die Leber ist in der Regel vergrößert. Sonographisch finden sich Zeichen der Fettleber oder der Leberzirrhose. Am einfachsten lässt sich die Diagnose anhand einer **Leberbiopsie** stellen: Unter UV-Licht (Wood-Lampe) kommt es zu einer **typischen Rotfluoreszenz**. Histologisch findet sich eine ausgeprägte **Siderose** bei Fettleber, chronischer Hepatitis oder Leberzirrhose. Das Serumeisen ist stark erhöht, das Ferritin ebenfalls, das Transferrin vermindert.

Therapie: Lichtschutzsalben schützen vor der Photodermatose. Konsequente Ausschaltung von Alkohol und Östrogenen bzw. oralen Kontrazeptiva und ein **Aderlass** (500 ml pro Woche bzw. Monat) von insgesamt 4–8 l normalisieren die Porphyrinurie. Ziel der Therapie ist die Ausschwemmung von Porphyrinen aus der Leber durch metabolische Alkalisierung des Urins mittels Uralyt U 8 g/d (Urin-pH bei sofortiger Messung im Spontanurin zwischen pH 7,0 und 7,4). Die Mindesttrinkmenge liegt bei 1,5 Liter. Bei der klinisch manifesten Form der chronischen hepatischen Porphyrie (Typ D) empfiehlt sich Chloroquin (Resochin) 500 mg/d für 7 Tage bei normaler Leberfunktion, sonst 125 mg 2-mal pro Woche über 6–20 Monate, bis die tägliche Porphyrinausscheidung im Urin 0,2 mg/24 h unterschreitet.

Prognose: Die Prognose ist vom Ausmaß der Leberschädigung und dem Meiden von Noxen abhängig, in der Regel aber günstig. Wie bei der Hämochromatose werden gehäuft **benigne und maligne Lebertumoren** angetroffen.

1.9 Lebertumoren

1.9.1 Benigne Lebertumoren

Eine Übersicht gibt Tab. **F-1.41**.

1.9 Lebertumoren

1.9.1 Benigne Lebertumoren

s. Tab. **F-1.41**

☰ F-1.41	Benigne Lebertumoren	
Tumor	*Klinik und Diagnostik*	*Therapie und Bemerkungen*
epithelial		
▪ Leberzelladenom	Patienten meist beschwerdefrei, Zufallsbefund Diagnostik: Power-Doppler, Kontrastmittel(KM)-Sonographie, MR-Angiographie, Histologie	Komplikation: Ruptur mit Blutung Therapie: nur bei Auftreten von Komplikationen
▪ biliäres Adenom	Zufallsbefund ohne Krankheitswert	keine Therapie
▪ fokale noduläre Hyperplasie	meist bei Frauen, die orale Kontrazeptive einnehmen, die Patienten sind beschwerdefrei Diagnostik: KM-Sonographie, Histologie	Rückbildung nach Absetzen des Ovulations-hemmers möglich, keine Präkanzerose
▪ nodulär regenerative Hyperplasie	Patienten sind meist beschwerdefrei, Zufallsbefund	Komplikation: portale Hypertension Therapie: nur bei Auftreten von Komplikationen
mesenchymal		
▪ Hämangiom (häufigs-ter benigner Tumor)	Patienten sind meist beschwerdefrei. Erhöhtes Blutungsrisiko bei großen und oberflächennahen Tumoren Diagnostik: KM-Sonographie, CT, MRT	Therapie: nur bei Auftreten von Komplikatio-nen, bei Blutung Embolisation oder operative Resektion
▪ Lymphangiom ▪ Lipom	Zufallsbefunde ohne Krankheitswert	Operation nur bei sehr großen Tumoren mit Abdominalbeschwerden

1.9.2 Maligne Lebertumoren

Die häufigsten malignen Lebertumoren sind Metastasen (z. B. bei Bronchial-oder Mammakarzinom). Das hepatozelluläre Karzinom (HCC) ist der häufigste primäre maligne Lebertumor (s. u.). Zu den selteneren malignen Lebertumoren gehören das Cholangiokarzinom, das Hämangiosarkom und das Hepatoblastom.

Primäres Leberzellkarzinom (HCC)

Epidemiologie: Die Inzidenz des primären Leberzellkarzinoms (HCC) liegt bei 1–7 pro 100 000 Einwohner bei steigender Tendenz. In einem Jahr erkranken und versterben 1 Millionen Menschen weltweit an diesem Tumor. Männer erkranken 4-mal häufiger als Frauen, Hauptmanifestationsalter ist das 5.–6. Lebensjahrzehnt. Es bestehen ausgeprägte geographische Unterschiede zwischen Europa (3/100 000 pro Jahr), Asien (17/100 000 pro Jahr) bzw. Mosambik (98/100 000 pro Jahr).

Ätiologie: Am häufigsten findet sich das HCC bei uns auf dem Boden einer **alkoholischen Leberzirrhose** (80 %). In Europa entstehen 75 % der hepatozellulären Karzinome in einer vorbestehenden Leberzirrhose. HB_s-Ag- und HCV-Träger haben ein deutlich erhöhtes Risiko, an einem HCC zu erkranken. Die Infektion mit dem Hepatitis-B-Virus erhöht das Risiko, an einem HCC zu erkranken um das 200fache, auch bei vorliegen einer Hämochromatose ist das Risiko deutlich erhöht.
Clonorchis sinensis (Leberegel) und Schistosomiasis prädisponieren ebenfalls zum HCC. Ferner gelten Aflatoxine als Co-Karzinogene, ebenso Nitrosamine und Pyrrolizidin-Derivate. Vereinzelt wurde über die Entwicklung eines Leberzellkarzinoms nach oralen Kontrazeptiva, hoch dosierten Androgenen und Thorotrast (früher verwendetes Röntgenkontrastmittel) berichtet, ferner bei α_1-Antitrypsin-Mangel und nach Behandlung mit Methotrexat.

1.9.2 Maligne Lebertumoren

Primäres Leberzellkarzinom (HCC)

Epidemiologie: Die Inzidenz beträgt 1–7 pro 100 000 Einwohner. Männer erkranken 4-mal häufiger als Frauen.

Ätiopathogenese: Bei uns werden die meisten Leberzellkarzinome auf dem Boden einer **Alkoholzirrhose** gesehen. HB_s-Ag-Träger haben ein massiv erhöhtes Risiko, an einem HCC zu erkranken.

Als Co-Karzinogene gelten Aflatoxine und Nitrosamine und Pyrrolizidin-Derivate.

⊙ F-1.22   **Leberzellkarzinom**

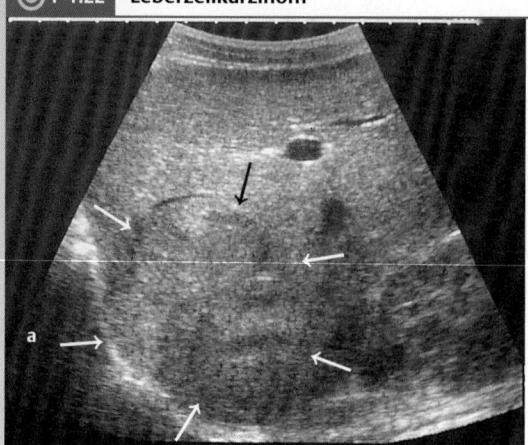
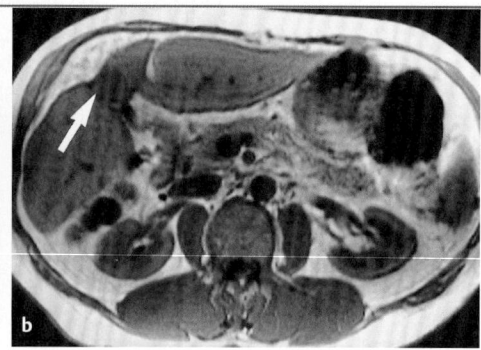

a Sonographischer Befund.   **b** MRT-Befund.

Histologie und Wachstumstypen: Feingeweblich sind das gut differenzierte, das mäßig differenzierte und das anaplastische Karzinom zu trennen. Vom Wachstumstyp werden ferner ein trabekuläres und ein pseudoglanduläres Karzinom differenziert.

Histologie und Wachstumstypen: Das hepatozelluläre Karzinom entsteht häufig multizentrisch. Feingeweblich werden gut differenzierte, mäßig differenzierte und anaplastische Formen unterschieden, ferner eine trabekuläre Form und eine pseudoglanduläre Form. Das hoch differenzierte HCC wächst trabekulär-sinusoidal, azinär-tubulär oder fibrolamellär (Letzteres entsteht in der Regel in einer nicht zirrhotischen Leber bei jungen Patienten, ist nicht virusassoziiert und in 50–80 % resezierbar und somit prognostisch günstiger als die anderen Formen).

Klinik: Neben **unspezifischen Symptomen** weisen ein therapieresistenter Aszites, eine Varizenblutung infolge Pfortaderthrombose oder ein Hämoperitoneum auf das HCC auf dem Boden einer Leberzirrhose hin. **Paraneoplastische Manifestationen** sind häufig.

Klinik: Druck im rechten Oberbauch, subfebrile Temperaturen, Gewichtsverlust und Inappetenz sind **unspezifische Symptome**, Ikterus ein Spätsymptom. Häufig sind **paraneoplastische Manifestationen** (durch ektop gebildete Hormone) wie Hyperkalzämie, Hypoglykämie, Hypercholesterinämie, Hypertriglyzeridämie, Erythrozytose, Pubertas praecox, Gynäkomastie und Dysfibrinogenämie. Die Symptome können von der oft zugrunde liegenden Leberzirrhose überlagert sein. Nicht selten weist erst ein therapieresistenter Aszites oder eine Ösophagusvarizenblutung bzw. ein Hämoperitoneum auf das HCC hin.

Diagnostik: Ein **Alpha-1-Fetoproteinspiegel** von 200–300 ng/ml gilt als diagnostisch wegweisend. Sonographie mit Feinnadelpunktion, Lipoidol-Angio-CT oder MRT und Laparoskopie sichern die Diagnose (Abb. **F-1.22**).

Diagnostik: Diagnostisch wegweisend ist der Nachweis des onkofetalen Antigens **Alpha-1-Fetoprotein**, das allerdings auch bei Embryonalzelltumoren (Hodentumoren), der akuten und chronischen Hepatitis sowie der Leberzirrhose erhöht sein kann. Werte über 200–300 ng/ml gelten als weitgehend beweisend. Der Tumor lässt sich sonographisch (mit Feinnadelpunktion), im Lipoidol-Angio-CT und der MRT oder bei kleinen Oberflächenherden laparoskopisch-bioptisch erfassen (Abb. **F-1.22**). Das Lipoidol-Angio-CT, das bisher als sensitivstes Verfahren zum Nachweis kleiner HCC (bis 3 mm Durchmesser) galt, wurde weitgehend durch die MRT abgelöst.

Differenzialdiagnose: s. Tab. **F-1.41** und **F-1.42**.

Differenzialdiagnose: Die Differenzialdiagnose umfasst neben Lebermetastasen eine Reihe von gutartigen (Tab. **F-1.41**) und malignen Tumoren sowie zystische Leberveränderungen, die in Tab. **F-1.42** aufgelistet sind.

≡ F-1.42

≡ F-1.42   **Differenzialdiagnose der Lebertumoren**

maligne Lebertumoren	*zystische Leberveränderungen*
▪ primäres hepatozelluläres Karzinom (HCC)	▪ biliäres Zystadenom
▪ Cholangiokarzinom	▪ multiple dysontogenetische Zysten
▪ embryonales Hepatoblastom	▪ solitäre Leberzysten
▪ Angiosarkom	▪ zystische Echinokokkose
▪ Lebermetastasen	*weitere Leberveränderungen*
	▪ Leberabszess
	▪ Hämatom

Therapie: Eine **kurative Therapie** ist selten möglich; Leberteilresektion (bei solitären bzw. wenigen resektablen Herden) und Lebertransplantation sind diesbezüglich die einzigen therapeutischen Alternativen. **Palliativ** können eine sonographisch gezielte Tumorverödung mit konzentriertem Alkohol, eine Tumor-Chemoembolisation und eine Radiofrequenzablation durchgeführt werden. Eine systemische Chemotherapie des HCC erfolgt heute zunehmend mit den Multi-Tyrosinkinaseinhibitoren Sunitinib und Sorafenib.

Prognose: Die meisten Patienten mit HCC versterben rasch an einer Tumorkachexie, einem Leberausfallskoma oder einer Varizenblutung. Die Überlebenszeit beträgt wenige Wochen bis Monate. In 80 % der Fälle ist der Tumor bei Diagnosestellung inoperabel. Die 5-Jahres-Überlebensrate liegt bei < 5 %. Häufig besteht wegen vorausgehender chronischer Krankheiten schon ein reduzierter Allgemeinzustand.

1.10 Lebererkrankungen in Verbindung mit einer Schwangerschaft

Zu den wichtigsten schwangerschaftsspezifischen Lebererkrankung zählen die Schwangerschaftscholestase, die Schwangerschaftsfettleber und die Leberbeteiligung bei Präeklampsie/Eklampsie. Eine Übersicht gibt Tab. **F-1.43**. Details s. Lehrbücher der Gynäkologie.

Therapie: Leberteilresektion und -transplantation können nur selten **kurativ** eingesetzt werden. Als **Palliativmaßnahmen** gelten die Tumor-Chemoembolisation, eine lokale Injektionsbehandlung mit Alkohol und die Radiofrequenzablation.

Prognose: Tumorkachexie, Leberkoma und Blutung terminieren das Leben in wenigen Wochen bis Monaten.

1.10 Lebererkrankungen in Verbindung mit einer Schwangerschaft

Eine Übersicht gibt Tab. **F-1.43**, Details s. Lehrbücher Gynäkologie.

☰ F-1.43	Schwangerschaftsassoziierte Lebererkrankungen
Erkrankung	*Bemerkungen*
▪ **Schwangerschaftscholestase**	Im dritten Schwangerschaftstrimenon treten, bei familiärer Disposition, Juckreiz und ein Ikterus auf. Die Transaminasen und Serumgallensäuren sind erhöht. Nach Entbindung ist die Schwangerschaftscholestase innerhalb weniger Tage reversibel. Es besteht keine Gefahr für die Mutter, das Kind ist jedoch durch eine erhöhte perinatale Mortalität und erhöhte Frühgeburtenrate (20 %) gefährdet. Therapeutisch wird Ursodeoxycholsäure eingesetzt (lindert den Juckreiz, vermindert die Frühgeburtenrate).
▪ **akute Schwangerschaftsfettleber**	Bei dieser seltenen Erkrankung entwickelt sich im dritten Schwangerschaftstrimenon ein fulminantes Leberversagen, gelegentlich in Verbindung mit einer gastrointestinalen Blutung oder Pankreatitis. Meist findet sich eine Gerinnungsstörung, die nierenpflichtigen Substanzen steigen an. Therapeutisch ist, neben supportiven Maßnahmen, v.a. die möglichst rasche Entbindung anzustreben. Die mütterliche Mortalität liegt heute bei ca. 5 %, die fetale bei 8 %.
▪ **Leberbeteiligung bei Präeklampsie/ Eklampsie/HELLP-Syndrom**	s. Kapitel Nephrologie, S. 947. Näheres siehe Lehrbücher der Gynäkologie und Geburtshilfe.
▪ **Ikterus bei Hyperemesis gravidarum**	Unstillbares Erbrechen während der Schwangerschaft, das je nach Intensität zu einer Verfettung der Leber und einem Anstieg von Transaminasen und Bilirubin (Ikterus) führen kann. Die Prognose ist gut (sisitiert das Erbrechen → spontane Remission)

2 Gallenwege und Gallenblase

2.1 Anatomie

2.1 Anatomie

Gallenblase: Die ca. 9 cm lange Gallenblase wird in Collum (nicht mit der Leber verwachsen), Corpus (breitflächig mit der Leber verwachsen) und Fundus (mit Peritoneum überzogen) unterteilt (Abb. **F-2.1**). Sie besitzt eine faltenbildende Schleimhaut zur Oberflächenvergrößerung.

Gallenblase: Die birnenförmige Gallenblase ist ca. 8–10 cm lang, liegt an der Unterseite der Leber (s. auch Abb. **F-3.1**, S. 643) und überragt bei praller Füllung deren ventralen Rand. Die Gallenblase wird in Collum (nicht mit der Leber verwachsen), Corpus (breitflächig mit der Leber verwachsen) und Fundus (mit Peritoneum überzogen) unterteilt (Abb. **F-2.1**). Sie besitzt eine faltenbildende Schleimhaut zur Oberflächenvergrößerung mit Mikrovilli und Becherzellen; das gebildete Sekret dient dem Schutz der Schleimhaut vor Mazeration durch Gallenbestandteile. Eine Muskelschicht aus scherengitterartig angeordneten Muskelspiralen ermöglicht die Kontraktion der Gallenblase.

Die **extrahepatischen Gallenwege** bestehen aus den D. hepatici, dem D. hepaticus communis, dem D. cysticus, der Gallenblase und dem D. choledochus, der in der Regel mit dem Pankreasgang in die Pars descendens duodeni in die Papilla duodeni major mündet.

Extrahepatische Gallenwege: Die beiden Ductus hepatici der Leber verlassen diese über die Leberpforte und vereinigen sich zum Ductus hepaticus communis, der nach Einmündung des Ductus cysticus aus der Gallenblase in den Ductus choledochus übergeht. Der Ductus choledochus verläuft hinter der Pars superior duodeni und dem Pankreaskopf weiter und mündet nach 6–8 cm, in ca. 80 % der Fälle gemeinsam mit dem Ductus pancreaticus, in der Hinterwand der Pars descendens des Duodenums in der Papilla duodeni major (Papilla Vateri).

Die Entleerung in das Duodenum wird durch den Sphincter Oddi gesteuert.

Die Wand des Gallengangs besteht aus glatter Muskulatur und ist mit einem hochprismatischen Epithel mit Becherzellen ausgekleidet. Die Entleerung der Galle in das Duodenum wird durch den M. sphincter Oddi gesteuert, der sich an der Mündung in das Duodenum aus der glatten Muskulatur, die den Gallengang umgibt, bildet.

⊚ F-2.1

| ⊚ F-2.1 | **Anatomie der Gallenblase und der extrahepatischen Gallenwege** |

Einteilung der Gallenblase und der Gallenwege.

2.2 Physiologie

2.2 Physiologie

Täglich werden ca. 600 ml **Lebergalle** sezerniert. Während der Mahlzeiten fließt die Galle direkt in das Duodenum ab, in den interdigestiven Phasen fließt sie über den Ductus cysticus in die Gallenblase.

Galle besteht aus Gallensäuren, Phospholipiden, Gallenfarbstoff (Bilirubin) und Cholesterin, daneben enthält sie Elektrolyte, Schleim und Wasser.
Täglich werden ca. 600–700 ml **Lebergalle** sezerniert (80 % aus den Hepatozyten, 20 % aus Gallengangsepithelien). Die Lebergalle wird in die Gallenkapillaren, die zwischen den Hepatozyten liegen, abgegeben und gelangt über die Ductuli interlobularis in die Ductus hepatici. Während der Nahrungsaufnahme fließt die Lebergalle direkt in das Duodenum ab (ca. 300 ml tgl.). In den interdigestiven Phasen ist der M. sphincter Oddi geschlossen, die Lebergalle fließt über den Ductus cysticus in die Gallenblase.

Blasengalle: Die Gallenblase hat ein Fassungsvermögen von ca. 50–60 ml. Sie besitzt eine hohe Resorptionskapazität für Wasser, die primär auf einen aktiven Na-Transport mittels NaK-ATPase zurückzuführen ist. Durch diesen Mechanismus kann die Galle bis auf das 10fache konzentriert werden. Die eingedickte Blasengalle wird während der Mahlzeiten durch Cholezystokinin, das die Erschlaffung des Sphincter Oddi und die Kontraktion der Gallenblase bewirkt, entleert. Der N. vagus steigert zusätzlich die Aktivität der Gallenblase.

Blasengalle: Über eine NaK-ATPase wird aktiv Na+ aus der Blasengalle resorbiert, wodurch Wasser „nachgezogen" und die Galle eingedickt wird. In der Verdauungsphase wird die Blasengalle durch Gallenblasenkontraktion und unter Erschlaffung des Sphincter Oddi (durch Cholezystokinin und Vagusreiz) in das Duodenum entleert.

▶ **Merke:** Galle emulgiert Nahrungsfette, die dadurch für fettspaltende Enzyme besser zugänglich werden. Störungen der Galleproduktion oder des Galleflusses können, da Nahrungsfette nicht mehr ausreichend verdaut werden, daher zu Fettstühlen (Steatorrhö, s. S. 457) führen.

◀ Merke

▶ **Exkurs: Gallensäuren.** Gallensäuren werden in der Leber aus Cholesterin gebildet. Zu den primären, d. h. direkt in der Leber synthetisierten, Gallensäuren zählen **Cholsäure** und **Chenodesoxycholsäure**. Sie werden in der Leber mit Glycin oder Taurin konjugiert und sind damit wasserlöslicher als unkonjugierte Gallensäuren. Mit entsprechenden Kationen bilden sie Gallensalze. Ein Teil der Gallensäuren wird im distalen Ileum bakteriell dehydroxyliert und in die sog. sekundären Gallensäuren Lithocholsäure und Desoxycholsäure umgewandelt.

Enterohepatischer Kreislauf der Gallensäuren: Ein Großteil der Gallensäuren durchläuft bis zu 10-mal täglich den enterohepatischen Kreislauf, indem die sekundären Gallensäuren im terminalen Ileum beinahe vollständig resorbiert und via Pfortader wieder der Leber zugeführt werden. Über den Stuhl werden nur ca. 0,5 g Gallensäuren (des insgesamt 2–5 g umfassenden Gallensäurepools) ausgeschieden; diese müssen neu synthetisiert werden. Die Neusynthese erfolgt in der Leber aus Cholesterin (= primäre Gallensäuren).

2.3 Diagnostische Methoden

2.3 Diagnostische Methoden

2.3.1 Sonographie/Endosonographie

2.3.1 Sonographie/Endosonographie

Prinzip: Diese Untersuchung sollte immer am nüchternen Patienten erfolgen, da die Gallenblase dann gefüllt und entfaltet ist. Die Schallwellen werden an den anatomischen Grenzflächen der Gallenblase und der Gallenwege reflektiert. Dadurch ist eine sonographische Beurteilung der Füllung, des Inhalts und der Wandbeschaffenheit der Gallenblase möglich. Die Beurteilung der Gallenwege, die bei Abflussbehinderungen gestaut und erweitert sind, ist intrahepatisch problemlos möglich, aber extrahepatisch durch Luftüberlagerungen eingeschränkt. Die Dicke der Gallenblasenwand sollte < 4 mm, der Durchmesser des Ductus choledochus < 7 mm (nach Cholezystektomie < 9 mm) betragen.

Prinzip: Untersuchung am nüchternen Patienten. Füllung, Inhalt und Wandbeschaffenheit der Gallenblase können beurteilt werden. Die Dicke der Gallenblasenwand sollte < 4 mm, der Durchmesser des Ductus choledochus < 7 mm betragen.

Indikationen: Die Sonographie folgt als nicht invasives Verfahren der klinischen Untersuchung zum Nachweis von Galleabflussbehinderungen (z. B. durch Gallengangssteine, Tumoren) oder Entzündungen (z. B. Cholezystitis), wenn klinische (Ikterus, Koliken) oder laborchemische Zeichen einer Galleabflussbehinderung vorliegen. Die Endosonographie eignet sich besonders zur Beurteilung des distalen Ductus choledochus und der Papillenregion (Konkremente, Stenosen).

Indikationen: Nachweis von Galleabflussbehinderungen (z. B. durch Tumoren) oder Entzündungen bei Vorliegen klinischer oder laborchemischer Zeichen. Die Endosonographie eignet sich besonders zur Beurteilung des distalen Ductus choledochus.

2.3.2 Endoskopisch-retrograde Cholangio-Pankreatikographie (ERCP)

2.3.2 Endoskopisch-retrograde Cholangio-Pankreatikographie (ERCP)

Prinzip: Mit einem oral eingeführten Seitblickduodenoskop wird die Papillenregion aufgesucht und die Papilla duodeni major (Papilla Vateri) sondiert. Röntgen-Kontrastmittel wird retrograd in den Pankreasgang und den Gallengang injiziert. Dies ermöglicht eine Röntgen-Kontrastdarstellung des Pankreasganges und des Gallengangsystems.

Prinzip: Mit einem Seitblickduodenoskop wird die Papilla Vateri sondiert. Kontrastmittel wird retrograd in den Pankreas- und Gallengang injiziert.

Indikationen: Die **ERC** wird in erster Linie bei V. a. eine Choledocholithiasis eingesetzt. Sie dient der Differenzialdiagnostik und Therapie des Verschlussikterus, bei biliär bedingten abdominellen Schmerzen, bei V. a. biliäre Pankreatitis, zur Diagnostik der primär-sklerosierenden Cholangitis, bei Papillenstenose oder Sphincter-Oddi-Dysfunktion, bei Beschwerden nach biliodigestiver Anastomose, bei Hämobilie und vor operativen Eingriffen an den Gallenwegen wie auch vor geplanter Cholezystektomie. Bei Vorliegen von Konkrementen wird die Papillenöffnung durch Papillotomie erweitert, um diese, wenn notwendig nach Lithotripsie, extrahieren zu können (Abb. **F-2.2**).

Indikationen: Die **ERC** wird primär zum Nachweis und ggf. zur Therapie einer Choledocholithiasis eingesetzt. Seltener erfolgt der Einsatz vor geplanten operativen Eingriffen an Gallenwegen und der Gallenblase (Abb. **F-2.2**).

⊚ F-2.2   **Endoskopisch-retrograde Cholangio-Pankreatikographie (ERCP)**

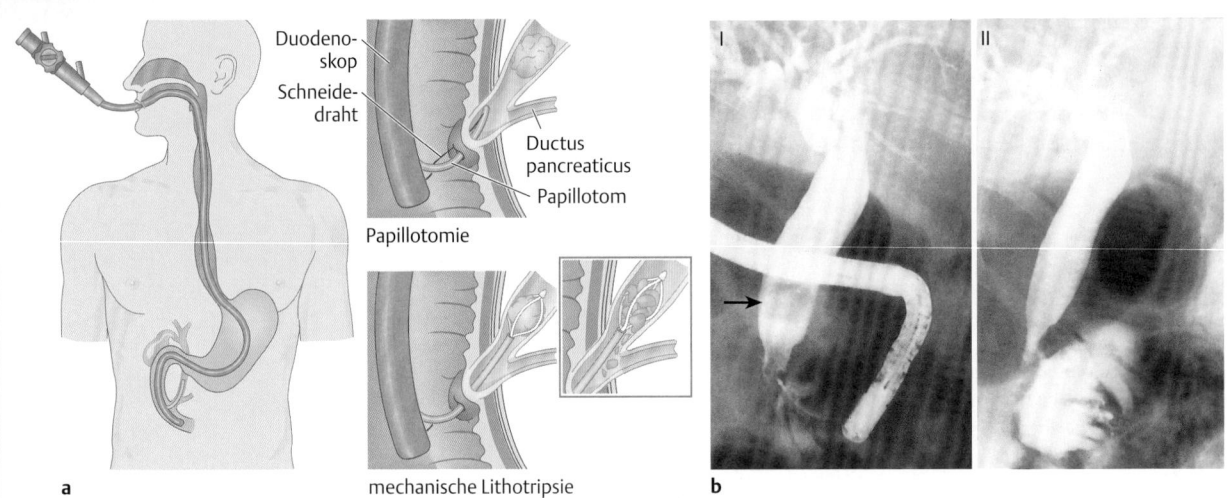

a Schematische Darstellung der endoskopischen Untersuchung der Gallengänge, der endoskopischen Papillotomie und Steinextraktion mittels mechanischer Lithotripsie.

b Als Ursache der bei diesem Patienten vorliegenden akuten bakteriellen Cholangitis zeigt sich in der ERCP eine Choledocholithiasis (I). Der Stein konnte direkt durch eine endoskopisch durchgeführte Sphinkterotomie extrahiert werden (II).

Die **ERP** ist insbesondere zur endoskopischen Therapie von Pankreasstenosen oder -steinen und bei V. a. Haemosuccus pancreaticus indiziert.

Die **ERP** wird zunehmend seltener eingesetzt. Sie ist indiziert bei V. a. Pankreastumoren, rezidivierenden Pankreatitisschüben unklarer Ursache, Unsicherheiten bei der nichtinvasiven Diagnostik der chronischen Pankreatitis, zur präoperativen Diagnostik, wenn die bildgebende Diagnostik mittels MRCP nicht aussagekräftig ist. Zur endoskopischen Therapie von Pankreasgangstenosen oder -steinen und bei V. a. Haemosuccus pancreaticus ist sie weiterhin unverzichtbar (S. 655).

Komplikationen: Cholangitis und akute Pankreatitis stellen die Hauptkomplikationen der ERCP dar.

Komplikationen: Cholangitis und akute Pankreatitis stellen die Hauptkomplikationen der ERCP dar. Liegen gleichzeitig Pankreaspseudozysten oder Gangstenosen vor, können septische Komplikationen mit Abszessbildung entstehen, die durch eine Antibiotikaprophylaxe verhindert werden können. Die Häufigkeit einer Post-ERCP-Pankreatitis beträgt 1 %, in prospektiven Studien ca. 5 %. Die Gesamtkomplikationsrate liegt bei ca. 2,4 %, die Letalität bei < 0,1 %.

Typische Befunde: Pankreas- oder Gallengangsteine zeigen sich als Kontrastmittelaussparung. Gangstrikturen und Gangsteine finden sich z. B. bei chron. Pankreatitis, Gangstenosen z. B. bei Tumoren und Pseudozysten.

Typische Befunde: Bei einer akuten biliären Pankreatitis findet sich ein biliäres Abflusshindernis (Steine, Gangstenosen). Bei einer chronischen Pankreatitis kommen Pankreasgangsteine und Strikturen zur Darstellung. Pankreaspseudozysten können eine Gangstenose verursachen. Weiterhin kommen Gallengangsstenosen z. B. bedingt durch Tumoren oder vernarbende Entzündungen (z. B. PSC) und Konkremente (Kontrastmittelaussparung) zur Darstellung.

2.3.3 Perkutane transhepatische Cholangiographie (PTC)

Prinzip: In der rechten Axillarlinie wird die Leber in Lokalanästhesie subphrenisch punktiert, ein Gallengang in Seldingertechnik sondiert und abschließend das Gallengangsystems kontrastiert, um Galleabflusshindernisse (Steine, Stenosen, Tumoren) zu lokalisieren.

Prinzip: In der rechten Axillarlinie wird die Leber in Lokalanästhesie subphrenisch punktiert und ein zur Sondierung geeigneter Gallengang aufgesucht. Der Gallengang wird in Seldingertechnik sondiert und das Gallengangsystem durch langsame Injektion von Röntgen-Kontrastmittel in der Durchleuchtung dargestellt, um Galleabflusshindernisse (Steine, Stenosen, Tumoren) zu lokalisieren. Ist hierbei eine Passage des Hindernisses möglich, kann eine innere Galledränage (Stent, Yamakawa-Katheter) erfolgen. Bei nicht passierbaren Hindernissen muss die Galle nach außen abgeleitet werden (PTCD).

Indikationen: Diagnostik und Behandlung von Galleabflussstörungen.

Indikationen: Die PTC wird zur Diagnostik und Behandlung von Galleabflussstörungen eingesetzt, wenn eine ERCP nicht möglich ist.

Komplikationen: selten; z. B. biliäre und intraperitoneale Blutungen.

Komplikationen: Biliäre und intraperitoneale Blutungen, biliäre Peritonitis und Fistelbildungen zwischen Gefäßen- und Gallengängen sind zu nennen, die aber nur selten auftreten.

2.3.4 Magnetresonanz-Cholangio-Pankreatikographie (MRCP)

Prinzip: Die MR-Cholangiopankreatikographie (MRCP) bildet Flüssigkeit in den Gallenwegen und im Pankreasgang signalreich ab. Sie stellt Abflusshindernisse in den Gängen mit hoher Präzision dar, auch Gangteile proximal von Verschlüssen. Die übrigen Gewebe erreichen nur eine geringe Signalgebung. Daher sind intravenöse Kontrastmittel für eine MRCP nicht erforderlich. Es können zwei- und dreidimensionale Bilder der Gangsysteme erzeugt werden, die fast die Auflösung der ERCP erreichen.

Indikation: Wenn klinisch und sonographisch Abflusshindernisse in den Gallenwegen oder dem Pankreasgang anzunehmen sind (Steine, Stenosen, Tumoren) und nicht primär eine ERCP mit therapeutischer Absicht infrage kommt, soll die MRCP als nicht-invasives Verfahren ohne Strahlenbelastung zum Einsatz kommen.

Kontraindikationen: Ferromagnetische Implantate (Herzschrittmacher, künstliche Herzklappen, Kochleaimplantate, Gelenkendoprothesen).

Typische Befunde: Veränderungen des Lumens des Pankreasganges und Gallengangsystems kommen exakt zur Darstellung, z.B. Stenosen durch narbige Strikturen bei chronischer Pankreatitis, tumorbedingte Gangstenosen, Erweiterung der Gallenwege bei Steinen oder tumorbedingten Stenosen, Erweiterung des Pankreasganges bei Pankreaskopftumoren oder chronischer Pankreatitis, durch Steine bedingte Aussparungen in beiden Gangsystemen. Die Ursache einer Gangstenose (Tumor, Entzündung) kann differenzialdiagnostisch geklärt werden.

2.4 Cholestase

▶ **Definition:** Retention von Gallenbestandteilen durch zu geringen oder fehlenden Abfluss von Galle in den Darm.

Formen:
Intrahepatische Cholestase: Hepatozelluläre Exkretionsstörung mit Störung der Bilirubinausscheidung (und weiterer gallepflichtiger Stoffe) innerhalb der Leber.
Extrahepatische Cholestase: Störung des Galleabflusses in den großen Gallengängen.

Ätiologie: s. Tab. **F-2.1**.

Klinik: Die führenden klinischen Symptome der Cholestase sind: **Ikterus, Pruritus, dunkler Urin und heller Stuhl**. Der (cholestatische) Ikterus ist auf einen Anstieg des (konjugierten) Bilirubins, der Pruritus auf einen Rückstau von Gallensäuren im Blut und deren Ablagerung in der Haut zurückzuführen. Der dunkle Urin resultiert aus dem vermehrten Übertritt von konjugiertem Bilirubin aus den Hepatozyten ins Blut, das es der renalen Ausscheidung zuführt. Die fehlende biliäre Ausscheidung der Gallebestandteile Urobilin und Sterkobilin, die normalerweise für die typische Stuhlfärbung verantwortlich sind, führt zu dem hellen Stuhl und weist auf ein extrahepatisches Galleabflusshindernis hin.

▶ **Merke:** Eine intrahepatisch bedingte Cholestase kann ohne Juckreiz und Stuhlentfärbung einhergehen, da die biliäre Ausscheidung von Gallensäuren bzw. Gallebestandteilen noch teilweise erhalten ist.

Diagnostik: Laborchemisch findet sich bei Vorliegen einer Cholestase klassischerweise eine **Erhöhung des direkten Bilirubins und der sog. „Cholestaseenzyme" alkalische Phosphatase (AP) und γ-GT**.

☰ F-2.1	Ursachen der intra- und extrahepatischen Cholestase
intrahepatische Cholestase	
obstruktiv bedingt	• intrahepatische Tumoren oder Metastasen • intrahepatische Gallensteine (Hepatikolithiasis) **selten:** • Entzündung und Fibrose im Bereich der Portalfelder
nicht obstruktiv bedingt	**primäre Cholestase** • Arzneimittel (Östrogene, Phenothiazine u. v. a.) • andere Fremdstoffe (gewerbliche Toxine, Pilzgifte u. v. a.) • endogene Substanzen (Endotoxine, atypische Gallensäuren?) **selten:** • familiäre Cholestasen, idiopathische Schwangerschaftscholestase, familiäre intrahepatische Cholestasen (Byler-Syndrom, Alagille-Syndrom, Dubin-Johnson-Syndrom und Rotor-Syndrom) **sekundäre Cholestase** • Virushepatitis, Alkoholhepatitis • primär biliäre Zirrhose, andere Zirrhoseformen
extrahepatische Cholestase	
obstruktiv bedingt	• Cholelithiasis • Cholangio- oder Gallenblasenkarzinom • Kompression der Gallenwege (Lymphknoten, Pankreastumor) • Cholangitis, Pericholangitis • Pankreatitis **selten:** • Pankreaszyste, Parasiteninfektionen (z. B. Askaridiasis), Choledochuszyste, Duodenaldivertikel, Gallengangsatresie, Mirizzi-Syndrom
nicht obstruktiv bedingt	• Rechtsherzinsuffizienz, Protoporphyrinurie, totale parenterale Ernährung

Ist die Cholestase obstruktiv bedingt, kann die Diagnose häufig bereits sonographisch gestellt werden. Die Ursache der posthepatischen Cholestase wird durch ERCP oder MRCP ermittelt.

Therapie: Bei obstruktiv bedingter Cholestase: Beseitigung des Abflusshindernisses. Bei nicht obstruktiv bedingter Cholestase: je nach Grunderkrankung.

Therapie: Bei der obstruktiv bedingten Cholestase sollte das Abflusshindernis möglichst endoskopisch oder chirurgisch beseitigt werden. Ein Ikterus durch Gallengangsteine wird endoskopisch behandelt, nur bei Unmöglichkeit oder Misserfolg der endoskopischen Streinextraktion ist eine operative Gallengangsrevision erforderlich. Die Therapie der nicht obstruktiv bedingten Cholestase richtet sich nach der jeweiligen Grunderkrankung.

2.5 Erkrankungen der Gallenblase und der Gallenwege

2.5 Erkrankungen der Gallenblase und der Gallenwege

2.5.1 Cholezystitis

2.5.1 Cholezystitis

▶ **Definition**

▶ **Definition:** Akute oder chronische Entzündung der Gallenblasenwand, die in über 90 % der Fälle Folge eines Steinleidens ist.

Epidemiologie: Bei 5 % aller Cholezystektomien findet sich eine akute Cholezystitis, bei über 90 % aller Cholezystektomien finden sich Gallensteine. In 20 % handelt es sich um Solitärsteine.

Ätiopathogenese: Die **akute Cholezystitis** ensteht meist infolge einer Steineinklemmung; erst sekundär finden sich bei 50–70 % Darmkeime im Lumen. In 20 % der Fälle finden sich Anaerobier, sodass das Bild der **Cholecystitis emphysematosa** entstehen kann.

Ätiopathogenese: Der **akuten Cholezystitis** liegt in der Regel eine Steineinklemmung mit Ausbildung eines Hydrops und lokaler Störung der Mikrozirkulation durch Wandüberdehnung zugrunde. Erst sekundär kommt es zur Keimbesiedlung (in 50–70 % sind zum Zeitpunkt der Operation Keime nachweisbar). Eine Sonderform stellt die **Cholecystitis emphysematosa** bei Infektion durch Anaerobier dar. Eine **steinfreie Cholezystitis** ist in der Regel Folge einer Durchblutungsstörung. Diese tritt vorzugsweise im Alter, durch Fasten, bei Immobilität, durch vaskuläre Veränderungen, bei Intensivpatienten (z. B. nach Verbrennungen oder Polytrauma) oder nach parenteraler Ernährung (Hyperalimentation) auf. Weitere begünstigende Faktoren sind, Salmonellose und Immunsuppression. Die Pathogenese der steinfreien Cholezystitis ist noch nicht geklärt.

Die **chronische Cholezystitis** ist meist Folge rezidivierender Entzündungsschübe; sie ist gekennzeichnet durch eine deutliche Wandverdickung mit bindegewebigem Umbau der Muskulatur. Folge ist eine funktionslose Schrumpfgallenblase, in die Kalk eingelagert werden kann **(Porzellangallenblase,** Abb. **F-2.3c).**

Klinik: Für die **akute Cholezystitis** sind ein ausgeprägter Spontan- und Druckschmerz unter dem rechten Rippenbogen als Ausdruck einer umschriebenen Peritonitis typisch. Häufig kommt es begleitend zu Übelkeit, Erbrechen, Fieber und Ikterus. Die Gallenblase kann tastbar werden, kennzeichnend ist das **Murphy-Zeichen**: Bei tiefer Inspiration stößt die entzündlich vergrößerte Gallenblase an die Finger der palpierenden Hand. Der dadurch ausgelöste Schmerz lässt den Patienten sofort die Inspiration beenden.

Die klinische Symptomatik der **chronischen Cholezystitis** ist schwächer ausgeprägt.

Komplikationen: Zu den Komplikationen zählen die gedeckte oder freie Perforation, der Gallensteinileus, das Gallenblasenempyem, der Gallenblasenhydrops und die Gallenblasengangrän (s. auch Tab. **F-2.2).**

Eine **steinfreie Cholezystitis** ist in der Regel Folge einer Durchblutungsstörung (z. B. durch Fasten, Immobilität, bei Intensivpatienten). Ihre Pathogenese ist noch nicht geklärt.

Bei der **chronischen Cholezystitis** ist die Gallenblasenwand durch rezidivierende Entzündungen verdickt; (bei Kalkeinlagerungen sog. **Porzellangallenblase,** Abb. **F-2.3c).**

Klinik: Typisch für eine **akute Cholezystitis** ist ein deutlicher Druckschmerz im rechten Oberbauch. Die Patienten klagen weiterhin über Übelkeit, Erbrechen und Fieber. Kennzeichnend ist das **Murphy-Zeichen.**

Komplikationen: Perforation, Gallensteinileus, Gallenblasenempyem und -gangrän.

⊚ F-2.3 Akute und chronische Cholezystitis

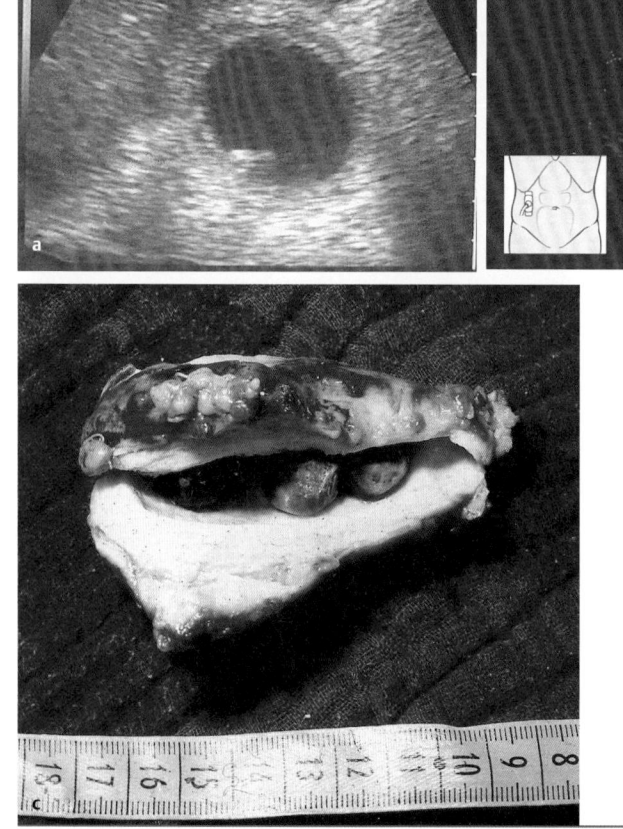

Leber — Gallenblasenwand
Steine
Schallschatten

a Akute Cholezystitis mit sonographisch gut sichtbarem Ödem der Gallenblasenwand (charakteristische Dreischichtung im Sonogramm).
b Chronische Cholezystits mit Wandverdickung bei Cholezystolithiasis.
c Porzellangallenblase: Operationspräparat.

Diagnostik: Bei der **akuten Cholezystitis** imponiert **sonographisch** neben dem Steinleiden eine ödematöse Auflockerung der Wand (Abb. **F-2.3a**). Es besteht eine Leukozytose, BSG-Erhöhung und geringe Transaminasenaktivität.

Bei der **chronischen Cholezystitis** findet sich sonographisch eine Wandverdickung (Abb. **F-2.3b**) oder Schrumpf- bzw. Porzellangallenblase (Abb. **F-2.3c**).

Differenzialdiagnosen sind Gallenkoliken bei Cholelithiasis, akute Appendizitis, Ulkusleiden, Pankreatitis, Porphyrie und rechtsseitiges Nierenleiden.

Therapie: Grundpfeiler der Therapie der **akuten Cholezystitis** sind: parenterale Ernährung, Gabe von Spasmolytika, Analgetika und Antibiotika; gefolgt von einer Frühoperation. Die **chronische Cholezystitis** wird elektiv operiert.

Prognose: Die Letalität der Frühoperation liegt nur unwesentlich über der eines Elektiveingriffes. Gangrän und Perforation mit galliger Peritonitis verschlechtern die Prognose deutlich.

▶ Merke

2.5.2 Cholelithiasis

▶ Definition

Epidemiologie: 50 % der Frauen und 35 % der Männer weisen autoptisch Gallensteine auf; in 90 % liegen Cholesterinsteine, in 10 % Pigmentsteine vor.

Ätiopathogenese: Risikofaktoren sind höheres Lebensalter, weibliches Geschlecht, genetische Faktoren, Übergewicht, Diabetes mellitus, Leberzirrhose, Erkrankungen des terminalen Ileums, Gravidität, Hämolyse und Östrogentherapie.

Diagnostik: Besteht der klinische V. a. eine **akute Cholezystitis** ist die **Sonographie** des Abdomens diagnostische Methode der Wahl. Neben den in der Regel nachweisbaren Gallenblasensteinen findet sich eine ödematöse Auflockerung der Gallenblasenwand und ein perivaskuläres Begleitödem (Abb. **F-2.3a**). Das Labor zeigt eine Leukozytose und eine Senkungsbeschleunigung, eine Zunahme der α_2- und β-Globuline und eine geringe Transaminasenaktivität. Bilirubin ist leicht erhöht.

Bei der **chronischen Cholezystitis** zeigt sich sonographisch eine deutlich fibrös verdickte Gallenblasenwand (Abb. **F-2.3b**) oder eine narbig geschrumpfte Gallenblase bzw. eine Porzellangallenblase (Abb. **F-2.3c**). Die laborchemischen Entzündungszeichen fehlen in der Regel.

Eine ERCP ist bei V. a. eine zusätzlich bestehende Choledocholithiasis indiziert, eine CT nur bei unklarem Sonographiebefund oder Tumorverdacht weiterführend.

Differenzialdiagnose: Hier ist an Gallenkoliken bei Cholelithiasis, eine akute Appendizitis, ein Ulkusleiden, eine Pankreatitis, eine akute Porphyrie und eine rechtsseitige Pyelonephritis bzw. Nephrolithiasis zu denken.

Therapie: Unter parenteraler Ernährung, der Gabe von Spasmolytika, Analgetika und einer systemischen Antibiose, klingt die **akute Cholezystitis** in der Regel rasch ab. Da fast immer ein Steinleiden besteht, wird die Cholezystektomie bereits in den ersten 24–48 Stunden angestrebt. Die **chronische Cholezystitis** stellt eine Indikation zur Elektiv-Cholezystektomie dar.

Prognose: Im Allgemeinen kann davon ausgegangen werden, dass die Letalität der Frühoperation nur unwesentlich über der eines Elektiveingriffes liegt. Gangrän und Perforation mit galliger Peritonitis erhöhen das Operationsrisiko jedoch deutlich, besonders hoch ist es bei der akalkulösen Cholezystitis ischämischer Genese.

▶ **Merke:** Cholelithiasis, chronische Cholezystitis und Porzellangallenblase sind Risikokonditionen für die Entstehung eines Gallenblasenkarzinoms. Die Erkrankungen rechtfertigen jedoch nicht eine prophylaktische Cholezystektomie.

Zum Postcholezystektomie-Syndrom s. S. 638.

2.5.2 Cholelithiasis

▶ **Definition:** Bildung von Cholesterin- oder Pigmentsteinen in Gallenblase (Cholezystolithiasis), Gallengang (Choledocholithiais) oder intrahepatischen Gallenwegen.

Epidemiologie: Etwa 50 % der Frauen und 35 % der Männer weisen laut Sektionsstatistiken zum Zeitpunkt des Todes eine Cholelithiasis auf. In 90 % handelt es sich dabei um Cholesterin-, in 10 % um Pigmentsteine (= Bilirubinsteine), zum Teil um sekundär verkalkte Mischsteine.

Ätiopathogenese: Prädisponierende Faktoren für die Ausbildung von Cholesterin- oder Mischsteinen sind höheres Lebensalter, Ernährung, weibliches Geschlecht, Adipositas, genetische Faktoren, Diabetes mellitus, Leberzirrhose, Erkrankungen des terminalen Ileums (z. B. Morbus Crohn), Gravidität und die Einnahme oraler Kontrazeptiva oder clofibrathaltiger Medikamente. Hämolytische Anämien und eine Leberzirrhose begünstigen die Bildung von Pigmentsteinen.

▶ **Exkurs: Cholesterin- und Pigmentsteine** (Abb. **F-2.4c**). **Cholesterin-gallensteine:** Nicht wasserlösliche Bestandteile der Galleflüssigkeit (z. B. Cholesterin) werden durch Bildung gemischter Mizellen mit Gallensäuren und Phospholipiden in Lösung gehalten. Eine Störung dieses Gleichgewichts führt zu einer Erhöhung des lithogenen Index und zur Auskristallisation von Cholesterin um einen Nidationspunkt (z. B. Bakterien oder Schleimflocken). Neben der Cholesterinübersättigung der Galle, der eine gesteigerte Cholesterinsynthese in der Leber zugrunde liegt, spielen eine Hypomotilität der Gallenblase mit verlängerter Verweildauer der Galle (z. B. während der Schwangerschaft, bei längerer parenteraler Ernährung oder „Abmagerungskuren") und eine Verminderung des Gallensäurepools durch verminderte Synthese (bei Leberzirrhose) oder ein erhöhter Gallensäureverlust (Störung des enterohepatischen Kreislaufs bei Ileitis terminalis) eine Rolle bei der Steinentstehung.

Pigmentsteine: Bilirubin als Abbauprodukt des Häms wird an Albumin gebunden zur Leber transportiert, in den Hepatozyten glukuronidiert und als wasserlösliches Diglukuronid in die Gallenkanälchen sezerniert. Bei z. B. chronischer Hämolyse fällt vermehrt Bilirubin an, dies kann zur Ausbildung sog. schwarzer Pigmentsteine führen. Die Dekonjugation von Bilirubin durch bakterielle Enzyme bei Gallenwegsinfektionen führt zur Ausfällung und Bildung von braunen Pigmentgallensteinen. Braune Pigmentsteine entstehen häufiger bei Galleabflussbehinderung und Infektion der Gallenwege (z. B. Caroli-Syndrom, Gallengangsstenosen, PSC).

Klinik: Über 50 % aller Gallensteinträger verspüren keine Symptome. Der „stumme" Gallenstein wird zufällig anlässlich einer Ultraschall- oder Röntgenuntersuchung (verkalkte Steine) entdeckt. Manche Patienten klagen über leichte postprandiale Oberbauchbeschwerden mit Völlegefühl, Aufstoßen, Meteorismus und Fettintoleranz.

Eine Steineinklemmung im Ductus cysticus oder im Bereich der Papilla Vateri führt zu Koliken mit rechtsseitigen Oberbauchschmerzen und ausstrahlenden Schmerzen in die rechte Schulter und Halsseite. Die Koliken können mit Übelkeit und Brechreiz einhergehen.

Komplikationen: Mögliche Komplikationen zeigt Tab. **F-2.2**.

Klinik: 50 % aller Gallensteine sind symptomlos und werden zufällig entdeckt. Gelegentlich finden sich uncharakteristische rechtsseitige, postprandiale Oberbauchbeschwerden.

Koliken entstehen bei Steineinklemmung im Zystikus- oder Papillenbereich, der rechtsseitige Oberbauchschmerz strahlt dann in die rechte Schulter und Halsseite aus.

Komplikationen: s. Tab. **F-2.2**.

≣ F-2.2 **Mögliche Komplikationen der Cholelithiasis**

mögliche Komplikation	ausgelöst durch	wegweisende Untersuchung
▪ akute Cholezystitis	meist Steineinklemmung	Sonographie und Labor
▪ chronische Cholezystitis	rez. Entzündungsschübe	Sonographie
▪ Gallenblasenhydrops	Verschluss des Ductus cysticus	Sonographie
▪ Gallenblasenempyem	akute bakterielle Cholezystitis	Sonographie, Labor (Entzündungszeichen)
▪ biliäre Pankreatitis	Galleabflussbehinderung im Ductus choledochus	Sonographie, Labor (Entzündungszeichen), CT
▪ freie Steinperforation	Steinperforation in die freie Bauchhöhle	Röntgen-Abdomen: Aerobilie
▪ Gallensteinileus	Steinperforation in den Darm	Röntgen-Abdomen: Spiegelbildungen
▪ Mirizzi-Syndrom	Druck der steingefüllten Gallenblase auf den Ductus choledochus, insbesondere nach gedeckter Perforation	ERCP

Diagnostik: Die unkomplizierte **Cholezystolithiasis** geht in der Regel ohne pathologische Laborbefunde einher. Verfahren der Wahl zum Nachweis von Gallenblasensteinen ist die **Sonographie**, mit der sich Gallensteine in über 95 % nachweisen lassen, wobei immer auch die Gallenblasenwand auf chronisch entzündliche Veränderungen (Wandverdickung) hin untersucht werden sollte.

Werden sonographisch Steine anlässlich eines abdominellen Screenings gefunden, muss zunächst geklärt werden, ob es sich um asymptomatische (stumme) oder symptomatische Steine handelt (Abb. **F-2.5**).

Die **Funktionsfähigkeit** der Gallenblase (freier Ductus cysticus?) wird röntgenologisch oder sonographisch mittels **Reizmahlzeit** beurteilt. Dabei muss es zu einer Verkleinerung des Gallenblasenvolumens um mindestens 50 % kommen.

Die **ERC** ist zum Nachweis einer **Cholezystolithiasis** nur bedingt verwertbar, da häufig nur unzureichend Kontrastmittel in die Gallenblase fließt. **ERC und PTC** (s. S. 629) haben ihre Indikation in erster Linie zum Nachweis einer **Choledocholithiasis**.

Diagnostik: Verfahren der Wahl zum Nachweis von **Gallenblasensteinen** ist die **Sonographie**.

Werden sonographisch Steine gefunden, muss geklärt werden, ob diese symptomatisch sind (Abb. **F-2.5**).

Die **Funktionsfähigkeit** der Gallenblase kann mittels Reizmahlzeit beurteilt werden.

ERC und PTC (s. S. 629) haben ihre Indikation in erster Linie zum Nachweis einer **Choledocholithiasis**.

⊚ **F-2.4**   **Gallenblasensteine**

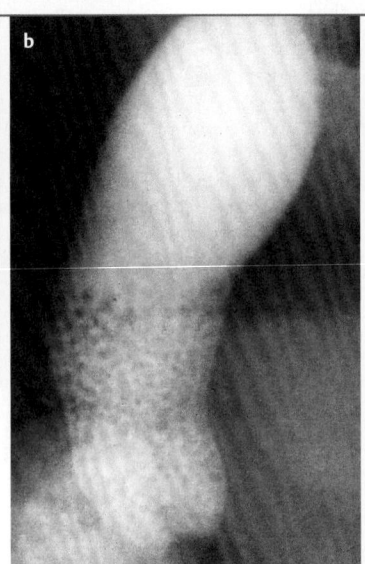
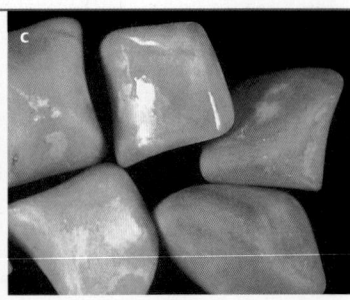
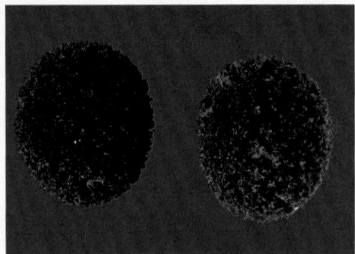

a Gallensteine mit Schallschatten im Sonogramm.
b Schwebende Gallensteine in der kontrastmittel-
    gefüllten Galle im CT.
c Cholesterinsteine (oben),
    schwarze Pigmentsteine (unten).

**Möglichkeiten der Gallensteindifferen-
zierung:** In der **CT** schweben kleine Cholesterinsteine in der Galle, während Pigmentsteine am Gallenblasenboden sedimentieren (Abb. **F-2.4**).

Die **Röntgenuntersuchung** kann röntgendichte kalkhaltige Pigmentsteine sowie
eine Aerobilie nachweisen.

Differenzialdiagnose: Zu denken ist an ein
Ulkusleiden, eine Pankreatitis, eine Lebererkrankung, ein Nierensteinleiden, einen
Dickdarmprozess und einen Hinterwandinfarkt.

Therapie: Der klinisch **stumme Gallen-
blasenstein** bedarf keiner Therapie. Gallengangsteine müssen endoskopisch entfernt werden.

Gallenkoliken erfordern den Einsatz von
i. v. Spasmolytika und/oder Analgetika, bei
Entzündungszeichen die Gabe von Antibiotika.

▶ Merke

- **chirurgische Maßnahmen der
Steinentfernung:**
Sobald die Akutsymptomatik abgeklungen
ist, sollten die Gallenblasensteine entfernt
werden (Abb. **F-2.5**).

Möglichkeiten der Gallensteindifferenzierung: Eine Differenzierung der chemischen Steinzusammensetzung ist **sonographisch nur bedingt** möglich. Die
CT erlaubt eine Unterscheidung: Pigmentsteine sedimentieren am Boden der
Gallenblase, während kleine Cholesterinsteine in der Galle schweben (Aufnahme im Stehen) (Abb. **F-2.4**). Die CT kommt außerdem bei unklaren Sonogra-
phiebefunden zum Einsatz.
Die **Röntgendarstellung** (Abdomenübersicht) kann röntgendichte, kalkhaltige
Pigmentsteine nachweisen sowie eine Aerobilie (bei Steinperforation) aufdecken.

Differenzialdiagnose: Rechtsseitige Oberbauchbeschwerden können auch
durch ein Nierensteinleiden, eine Lebererkrankung, einen Hinterwandinfarkt,
ein Pankreaskarzinom, eine chronische Pankreatitis, eine sklerosierende Cholangitis, ein Ulkusleiden oder eine entzündliche, tumoröse oder funktionelle
Darmerkrankung hervorgerufen werden.

Therapie: Der klinisch **stumme Stein** in der Gallenblase bedarf in der Regel keiner Behandlung, da er nur in 20 % der Fälle im Laufe von 10–15 Jahren symptomatisch wird. Eine prophylaktische Cholezystektomie ist nur in Ausnahmefällen (z. B. längere Auslandsreisen) indiziert. Gallengangsteine müssen
immer entfernt werden (ERC, EPT).
Bei **symptomatischen Gallenblasensteinen** besteht Handlungsbedarf, da es
häufig zu rezidivierenden Beschwerden kommt oder Komplikationen auftreten. Zu Beginn der Therapie sollte über mindestens 24 h Nahrungskarenz eingehalten werden. **Leichte Gallenkoliken** lassen sich durch Spasmolytika (z. B.
Buscopan) kupieren; auch Nitropräparate wirken spasmolytisch (z. B. Nitrolin-
gual). Bei **schweren Koliken** kann der Einsatz von Pethidin (z. B. Dolantin) plus
Butylscopolamin erforderlich werden. Finden sich Entzündungszeichen, ist die
Gabe von Antibiotika erforderlich (z. B. Ciprofloxacin).

▶ **Merke:** Mit Ausnahme des Pethidin können Morphinderivate einen Spasmus des Sphincter Oddi auslösen.

- **chirurgische Maßnahmen der Steinentfernung:**
Sobald die Akutsymptomatik abgeklungen ist, sollten die Gallenblasensteine
entfernt werden (Abb. **F-2.5**). Methode der 1. Wahl ist die **laparoskopische Cholezystektomie**. Eine konventionelle Cholezystektomie wird durchgeführt, wenn
eine laparoskopische Operation technisch nicht möglich ist.

◀ Merke

▶ **Merke:** Symptomatische Gallenblasensteine werden in der Regel durch eine laparoskopische Cholezystektomie, Gallengangsteine werden endoskopisch entfernt (ERC und EPT, s. auch S. 629).

◀ Merke

▶ **Merke:** Vor Durchführung einer Cholezystektomie sollte immer eine ERC zum Nachweis und ggf. zur Entfernung von Gallengangskonkrementen erfolgen. Zudem sollte präoperativ eine ÖGD veranlasst werden, um ein Ulkusleiden auszuschließen, das eigentliche Ursache der Beschwerden sein kann.

- **konventionelle Methoden der Steinentfernung:**

- **konventionelle Methoden der Steinentfernung:**

◀ Merke

▶ **Merke:** Voraussetzung aller konservativen Maßnahmen zur Beseitigung von Gallensteinen ist eine funktionsfähige Gallenblase.

Orale Cholelitholyse: Wegen der geringen Patientenbelastung laparoskopischer Operationen und der technischen Weiterentwicklung der endoskopischen Gallensteinentfernung wird eine Litholyse aufgrund der langen Behandlungsdauer und bei hohen Rezidivraten nur noch selten durchgeführt. Eine **Indikation** ist bei Ablehnung oder Kontraindikation einer endoskopischen oder operativen Behandlung bzw. bei hohem Operationsrisiko gegeben.

Röntgennegative Cholesterinsteine < 1 cm Durchmesser, die zwar leichte Symptome, aber noch keine Komplikationen verursachen, können durch **orale Zufuhr von Gallensäuren** mit Ursodesoxycholsäure (z.B. Urofalk) aufgelöst werden.

Kontraindikationen sind Cholezystitis, Choledocholithiasis, Cholangitis, Lebererkrankungen, entzündliche ulzeröse Magen-Darm-Erkrankungen, V.a. Gallenblasenkarzinom und Schwangerschaft.

Die Lyseraten liegen nach ca. 2-jähriger Behandlungsdauer bei 50–60%, die Rezidivraten bei 40%.

Die **Extrakorporale Stoßwellenlithotripsie (ESWL)** kann bei röntgennegativen Solitärsteinen < 2 cm Durchmesser eingesetzt und mit einer 6-monatigen Chemolitholysetherapie kombiniert. Die Steinfragmente der durch die ESWL zertrümmerten Steine können über den Gallengang spontan in den Darm abgehen (hohe Rezidivraten).

Indikationen und Kontraindikationen entsprechen denen der oralen Litholyse (s.o.), bei den Kontraindikationen sind ergänzend Gerinnungsstörungen zu nennen.

Orale Cholelitholyse: Sie ist bei Ablehnung oder Kontraindikationen einer endoskopischen oder operativen Behandlung indiziert.

Bei leichten Symptomen ohne Komplikationen können Cholesterinsteine < 1 cm mit Ursodesoxycholsäure behandelt werden.

Die **ESWL** kann bei Solitärsteinen < 2 cm Durchmesser eingesetzt und mit einer 6-monatigen Chemolitholyse kombiniert werden (hohe Rezidivrate!).

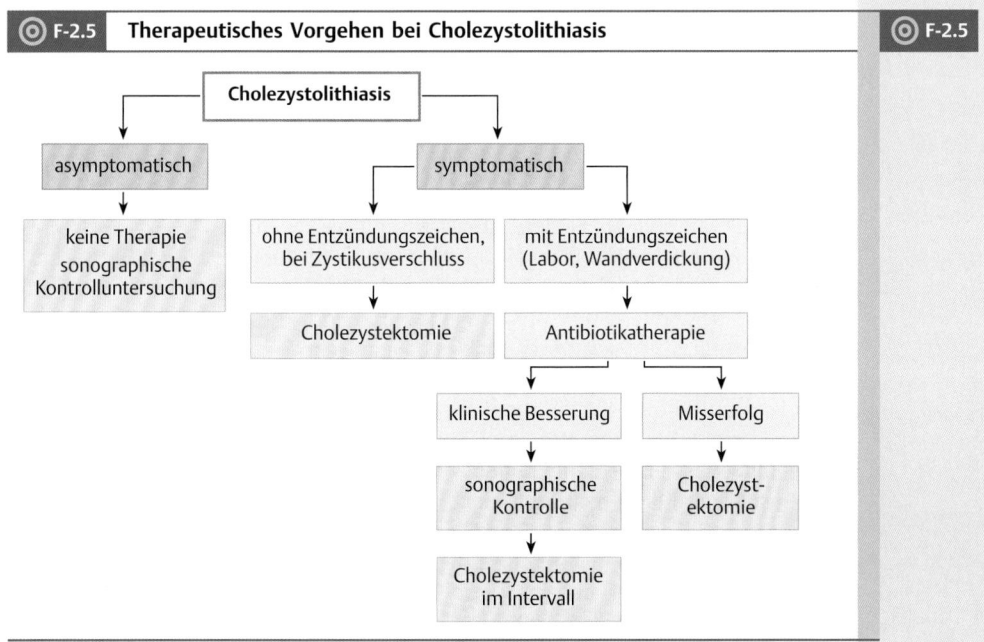

F-2.5 Therapeutisches Vorgehen bei Cholezystolithiasis

F-2.5

Prognose: Die Letalität der Cholezystektomie liegt bei 0,5–3 %. Bei ⅓ der Patienten persistieren die Beschwerden postoperativ (sog. **Postcholezystektomie-Syndrom**); mögliche Ursachen hiefür sind z. B. belassener Zystikusrest, Narbenstenose oder Papillensklerose.

2.5.3 Cholangitis

▶ **Definition**

Ätiopathogenese: Abflussstörungen im Bereich der ableitenden Gallenwege führen häufig zu einer aszendierenden bakteriellen Infektion. Daher korreliert die akute bakterielle Cholangitis eng mit der Prävalenz des Gallensteinleidens.

Erreger sind primär Darmkeime wie E. coli, Klebsiellen oder Enterokokken.

▶ **Merke**

Klinik: Kennzeichnend ist die sog. **Charcot-Trias**: rechtsseitige, z. T. kolikartige Oberbauchschmerzen, Ikterus und Fieber. Meist entwickelt sich eine Hepatomegalie.

Komplikationen: Die akute eitrige Cholangitis kann zu einer gramnegativen Sepsis, einem Leberabszess und seltener zu einer sekundären biliären Zirrhose führen.

Diagnostik: Leukozytose, BSG-Erhöhung und Anstieg der Cholestaseparameter und der Transaminasen sind typisch. Blutkulturen sind im Status febrilis abzunehmen.

Sonographie und **ERC** (s. auch S. 629) zeigen die anatomische Situation der Abflussstörung, die im Falle einer Choledocholithiasis durch eine endoskopische Papillotomie mit Steinextraktion saniert werden kann (s. Abb. **F-2.2**, S. 630). Die **Endosonographie** kann präpapilläre Konkremente und distale Choledochusstenosen nachweisen.

Differenzialdiagnose: Die **PBC,** eine seltene Autoimmunkrankheit (s. S. 612), wird histomorphologisch und anhand der AMA,

---

Prognose: Die Letalität der Cholezystektomie liegt, abhängig vom Alter des Patienten, zwischen 0,5 und 3 %. Bei ⅓ der Patienten persistieren die Beschwerden nach Cholezystektomie. Man spricht von einem sog. **Postcholezystektomie-Syndrom**. Dieses gibt es jedoch im eigentlichen Sinn nicht, da die Beschwerden bei korrekter Diagnose und Therapie nicht weiterbestehen. Ursachen einer Beschwerdepersistenz sind: Choledochusteilresektion, belassener Zystikusrest, Narbenstenose oder Choledochustumor, Papillensklerose. Daneben können postoperativ neu aufgetretene abdominelle Erkrankungen ursächlich sein.

2.5.3 Cholangitis

▶ **Definition:** Bakterielle Entzündung der intra- und extrahepatischen Gallenwege.

Ätiopathogenese: Ursache ist ein komplettes oder inkomplettes Abflusshindernis in den Gallenwegen, in Verbindung mit einer bakteriellen Infektion, die in der Regel durch einen Stein bedingt ist. Die Häufigkeit der bakteriellen Cholangitis korrelliert daher eng mit der Prävalenz des Gallensteinleidens (Cholezysto-Choledocholithiasis). Seltenere Ursachen der akuten bakteriellen Cholangitis können Tumoren, eine biliodigestive Anastomose oder ein peripapilläres Duodenaldivertikel sein.
Über die Einwanderung von Darmkeimen kommt es zu einer aszendierenden Infektion; als Erreger kommen in erster Linie Keime wie E. coli, Proteus, Klebsiellen und Enterokokken infrage, seltener Anaerobier wie z. B. Clostridien oder Bacteroides. Die lymphogene oder hämatogene Ausbreitung spielt nur eine untergeordnete Rolle.

▶ **Merke:** Ein Galleabflusshindernis führt zur Stase, Stase fördert Entzündung, Entzündung fördert Stase, sodass sich ein Circulus vitiosus ergibt.

Klinik: Die Erkrankung ist durch die sog. **Charcot-Trias** gekennzeichnet: rechtsseitige kolikartige Oberbauchschmerzen, Ikterus und Fieber. Das Fieber beginnt mit Schüttelfrost und persistiert entweder als Kontinua oder verläuft intermittierend (septische Temperaturen). Zumeist besteht eine Hepatomegalie, der rechte Oberbauch ist deutlich druckschmerzhaft bis hin zu einer lokalen Abwehrspannung.

Komplikationen: Eine akute eitrige Cholangitis kann Ausgangspunkt einer gramnegativen Sepsis sein. Die Infektion kann auf das angrenzende Lebergewebe übergreifen; die Ausbildung eines Leberabszesses ist möglich. Eine chronisch rezidivierende Cholangitis kann in seltenen Fällen zur sekundären biliären Zirrhose führen.

Diagnostik: Typische **Blutbildveränderungen** sind: Leukozytose mit ausgeprägter Linksverschiebung, erhöhte BSG, Anstieg der Cholestaseparameter (AP, γ-GT, Bilirubin) und der Transaminasen. Blutkulturen sind häufig positiv; sie müssen während des Fieberanstiegs entnommen werden.
Die **Sonographie** dient dem Nachweis erweiterter Gallenwege und Ausschluss eines Leberabszesses. Mittels **ERC** (s. auch S. 629) lässt sich in der Regel die Ursache der Abflussstörung nachweisen und bei der häufig vorliegenden Choledocholithiasis gleich durch eine endoskopische Sphinkterotomie mit Steinextraktion beseitigen (s. Abb. **F-2.2**, S. 630). Ist die ERC nicht durchführbar (z. B. nach Billroth II-Operation, Duodenalstenose), kommt die **PTC** (s. S. 630) zum Einsatz. Die **Endosonographie** weist präpapilläre Konkremente und distale Choledochusstenosen mit hoher Sensitivität nach, wenn eine ERC nicht gewünscht wird oder technisch nicht möglich war (z. B. Duodenaldivertikel).

Differenzialdiagnose: Differenzialdiagnostisch müssen insbesondere die chronische, nicht eitrige, destruierende Cholangitis **(primär biliäre Zirrhose [PBC]**, s. S. 612) und die **primär sklerosierende Cholangitis (PSC)** unterschieden werden. Die PBC, eine seltene Autoimmunkrankheit, wird anhand der charakteristischen Laborveränderungen (v. a. AMA) sowie histomorphologisch (Leberbiopsie) diagnostiziert. Die PSC wird anhand des ERC-Befundes diagnostiziert (s. u.). Auch an eine Malaria, septische Pfortaderthrombose oder Endokarditis und einen subphrenischen Abszess ist zu denken.

Therapie: Kurativ ist nur die operative oder endoskopische Beseitigung der Abflussstörung. Bis dahin benötigt der Patient Analgetika und Spasmolytika, eine parenterale Ernährung sowie eine perioperative antibiotische Therapie (Cephalosporine wie Ceftriaxon oder Breitspektrumpenicilline wie Mezlocillin, ggf. zusätzlich Aminoglykoside oder Metronidazol).

▶ **Merke:** Je ausgeprägter die Cholestase und je höher das Bilirubin, desto weniger werden Antibiotika in die Galle sezerniert. Deshalb sollte möglichst eine umgehende Beseitigung des Abflusshindernisses erfolgen.

Prognose: Sofern das Galleabflusshindernis rasch beseitigt werden kann, ist die Prognose günstig. Kommt es zur Ausbildung einer gramnegativen Sepsis mit Schock, ist die Letalität hoch.

2.5.4 Primär sklerosierende Cholangitis (PSC)

▶ **Definition:** Es handelt sich um eine fibrosierende Entzündung der intra- und extrahepatischen Gallenwege unklarer Ätiologie, die zu einer unregelmäßigen Stenosierung der Gallengänge führt. Folgen sind bakterielle Entzündungsschübe, die neben der Cholestasedie Entwicklung einer sekundär-biliären Leberzirrhose fördern.

Epidemiologie: Die Häufigkeit beträgt 1–5 Erkrankungen/100 000, wobei Männer 3 × häufiger erkranken als Frauen. In 80 % der Fälle mit PSC liegt eine Colitis ulcerosa vor, die besonders bei ausgeprägter Kolitis (> ⅔-Befall) und Pankolitis (insgesamt bei 5 %) zu dieser Komplikation führt.

Klinik: Nach einer asymptomatischen Frühphase kommt es zu Ikterus, Pruritus und einer Neigung zu bakteriellen Cholangitisschüben.

Komplikationen: Neben der Entwicklung einer sekundär biliären Zirrhose tritt in 8 % der Fälle mit PSC ein cholangiozelluläres Karzinom (CCC) auf. Auch die Inzidenz kolorektaler Karzinome ist erhöht.

Diagnostik: Laborchemisch sind die Cholestaseenzyme (AP, γ-GT) erhöht, pANCA, HLA-B8 und -DR3 nachweisbar. Die Diagnose wird durch den Nachweis **perlschnurartiger Gangunregelmäßigkeiten** am sensitivsten durch die ERC oder MRC gestellt und bezüglich des Schweregrades histologisch gesichert (Leberbiospsie).

Therapie: Die medikamentöse Therapie mit Ursodeoxycholsäure (UDCA) bessert die Entzündung histologisch und vermindert die Cholestase. Obwohl die Daten zur Langzeitprognose noch unzureichend sind, wurde eine Verminderung des CCC beschrieben. Bakterielle Cholangitisschübe werden antibiotisch behandelt; dominante Gallengangsstenosen meist endoskopisch (z. T. auch perkutan-transhepatisch) dilatiert und dräniert (Stents, Yamakawa-Katheter). Chirurgische Interventionen sind selten indiziert. Eine fortgeschrittene sekundär-biliäre Zirrhose wird mittels Lebertransplantation behandelt.

Seltene Gallengangserkrankungen

Caroli-Syndrom: angeborene intrahepatische zystische Gallengangserweiterung mit der möglichen Ausbildung intrahepatischer Gallensteine, die zu rezidivierenden Entzündungsschüben und Koliken führen können.

Choledochuszysten sind durch eine langsam zunehmende Erweiterung des Gallengangs auf Gallenblasengröße gekennzeichnet. Fast immer bestehen auch Missbildungen im Bereich des Ductus pancreaticus. Im Vordergrund der

schmerz im rechten Oberbauch und ggf. zur Pankreatitis führt.

Choledochozele: prolabierte Choledochusmukosa im Papillenbereich.

Beschwerden steht ein Druckschmerz im rechten Oberbauch, eventuell rezidivierende Pankreatitiden.

Bei einer **Choledochozele** prolabiert Choledochusmukosa im Papillenbereich ins Duodenallumen (DD: intraluminales Duodenaldivertikel), die Patienten sind i. d. R. beschwerdefrei.

2.5.5 Gallenblasenkarzinome

Epidemiologie: Etwa 1,5 % aller gastrointestinalen Tumoren betreffen Gallenblase und Gallenwege.

Ätiopathogenese: 95 % aller Patienten mit einem Gallenblasenkarzinom sind Steinträger. Bei einem Teil der Patienten entsteht das Adenokarzinom aus einem Adenom der Gallenblase.

Klinik: Ein rasch zunehmender Ikterus ist meist Spätsymptom.

Diagnostik: Die Cholestaseparameter sind fast immer massiv erhöht. Sonographisch lässt sich ein intrahepatischer Aufstau und eine tumoröse Infiltration des Gallenblasenbettes nachweisen (Abb. **F-2.6**). ERCP und CT komplettieren die Diagnostik.

2.5.5 Gallenblasenkarzinome

Epidemiologie: Etwa 1,5 % aller gastrointestinalen Tumoren betreffen Gallenblase und -wege. Der Altersgipfel liegt um das 70. Lebensjahr. Frauen erkranken 4-mal häufiger als Männer.

Ätiopathogenese: Man unterscheidet Adeno- und Plattenepithelkarzinome. 95 % aller Patienten mit einem Gallenblasenkarzinom sind Steinträger, wobei unklar ist, ob sich das Karzinom auf dem Boden einer chronischen Cholezystitis entwickelt oder es sekundär zur Gallensteinbildung kommt. Bei einem Teil der Patienten scheint die Karzinogenese über ein benignes Adenom der Gallenblase (ähnlich beim Dickdarm) zu erfolgen.

Klinik: Das Karzinom der Gallenblase macht sich zumeist erst in einem späten Stadium durch einen Verschlussikterus, Oberbauchbeschwerden und Gewichtsabnahme bemerkbar.

Diagnostik: In der Regel sind die Cholestaseparameter (AP, Bilirubin, γ-GT) massiv erhöht. Sonographisch lässt sich neben der Dilatation der intrahepatischen Gallengänge häufig auch eine tumoröse Infiltration des Gallenblasenbettes nachweisen (Abb. **F-2.6**). ERCP und CT komplettieren die Diagnostik, insbesondere auch unter dem Aspekt einer möglichen palliativen Therapie. Eine PTC wird durchgeführt, wenn die ERCP keine vollständige Darstellung des Gallengangssystems ermöglicht oder eine perkutan-transhepatische Galleableitung erfoderlich ist.

In einem Teil der Fälle wird das Karzinom zufällig anlässlich einer Cholezystektomie gefunden.

⊚ **F-2.6** │ **Gallenblasenkarzinom, das auf die Leber übergreift**

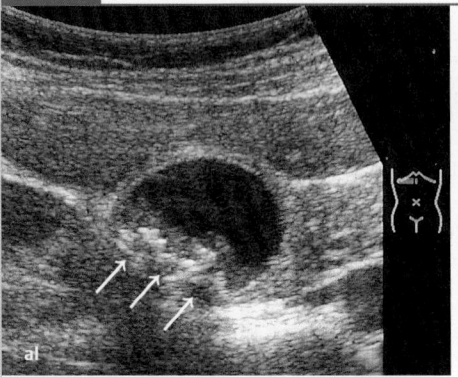
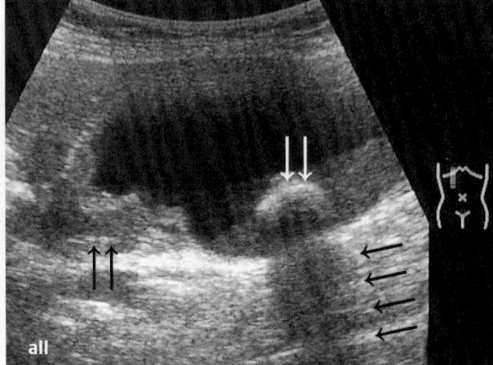
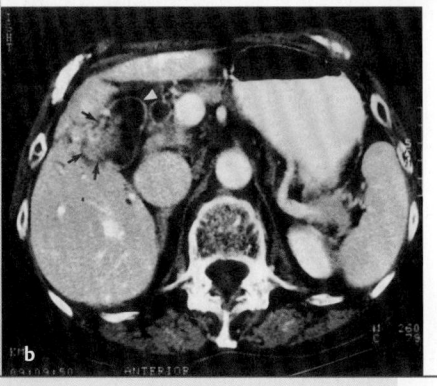

a Sonographisch ist im rechten Oberbauchquerschnitt (I) nur der Tumor sichtbar (Pfeile), im rechten Oberbauchlängsschnitt (II) stellen sich Tumor (schwarzer Doppelpfeil) und Stein (weißer Doppelpfeil) mit Schallschatten (schwarze Pfeile) dar. Der Tumor überschreitet die Schichten der Gallenblasenwand und infiltriert die Leber im Gallenblasenbett.

b CT eines histologisch gesicherten Gallenblasenkarzinoms. Der kontrastmittelaufnehmende Tumor hat die Gallenblasenwand zur Leber hin überschritten (Pfeile). Die Dicke des tumorfreien Gallenblasenwandbereiches ist regelrecht (Pfeilspitze).

Differenzialdiagnose: Im Rahmen der Differenzialdiagnose kommen alle Ursachen einer extrahepatischen Cholestase in Betracht (s. auch Tab. **F-2.1**, S. 632). Pankreaskopf- und Gallengangskarzinome machen sich frühzeitiger durch einen Verschlussikterus bemerkbar. Das Pankreaskopfkarzinom, seltener ein auf den Choledochus übergreifendes Gallenblasenkarzinom, bedingen eine massive Vergrößerung der Gallenblase, die tastbar wird (Courvoisier-Zeichen, s. u.). Gutartige Tumoren der Gallenblase sind selten (s. S. 642).

Therapie: In der überwiegenden Mehrzahl der Fälle besteht zum Zeitpunkt der Diagnosestellung bereits Inoperabilität, selbst die Anlage einer biliodigestiven Anastomose (Hepatikojejunostomie) ist häufig nicht mehr möglich.
Als Palliativmaßnahme wird heute bevorzugt eine externe und interne Galleableitung durch Dränagekatheter (Abb. **F-2.7**) eingesetzt, daneben kann eine Strahlentherapie im Afterloading-Verfahren versucht werden. Behandlungsversuche mit Zytostatika sind wenig erfolgversprechend.

Prognose: Die Prognose ist infaust, die Patienten überleben zumeist nur wenige Monate. Selbst beim zufällig entdeckten Gallenblasenkarzinom sind 5-Jahres-Überlebende selten.

2.5.6 Gallengangskarzinome

Epidemiologie: s. bei Gallenblasenkarzinom, S. 640.

Klinik: Gallengangskarzinome machen sich frühzeitig durch einen **Verschlussikterus** (zu Leitsymptom Ikterus s. auch S. 576) bemerkbar, dies gilt auch für den Klatskin-Tumor, der im Bereich der Hepatikusgabel lokalisiert ist (Tab. **F-2.3**). Das **Courvoisier-Zeichen** (Ikterus und schmerzlose Schwellung der Gallenblase) ist immer durch einen papillennahen Tumor bedingt. Der Rückstau von Galle dilatiert die Gallenblase, ohne dass diese entzündlich verändert wäre. Die Obstruktion entsteht langsam, die Gallenblase wird allmählich erweitert und schmerzt nicht.

Diagnostik: Die Sonographie weist tumorbedingte Galleabflussbehinderungen nach. Lokalisation und Ausdehnung von Tumorstenosen werden durch die ERCP und MRCP festgestellt.

Differenzialdiagnose: Das Pankreaskopfkarzinom kann ebenfalls mit dem Courvoisier-Zeichen einhergehen. Kleine Pankreaskopfkarzinome sind durch bildgebende Verfahren häufig nicht sicher von distalen Gallenwegskarzinomen zu differenzieren. Hierzu benötigt man die Histologie, die beim Pankreaskopfkarzinom erst postoperativ beurteilt werden kann. Zu möglichen Differenzialdiagnosen bei extrahepatischer Cholestase s. auch Tab. **F-2.1**, S. 632.
Ein plötzlicher steinbedingter Gallengangsverschluss geht mit schmerzhaften Koliken einher, da die Gallenblase gegen das Hindernis „ankämpft". Eine Entzündung ist ebenfalls oft schmerzhaft (akute Entzündung) oder führt zu einer kleinen Gallenblase durch Schrumpfung (chronische Entzündung).

Therapie: Die operative Therapie des Tumors ist anzustreben. Die Operabilität der Klatskin-Tumoren ist vom Stadium abhängig (Tab. **F-2.3**). Klatskin-Tumoren lassen sich zum Teil noch kurativ angehen, wobei meist eine ausgedehnte Segmentresektion erforderlich ist. Tumoren im Leberhilusbereich lassen sich ggf. durch eine Multisegmentresektion mit anschließender Hepatikojejunostomie therapieren. Bei nicht mehr operablen Gallengangskarzinomen werden

Differenzialdiagnose: Alle Ursachen einer extrahepatischen Cholestase kommen in Betracht (s. auch Tab. **F-2.1**, S. 632). Pankreaskopf- und Gallengangskarzinome machen sich frühzeitig durch einen Verschlussikterus bemerkbar.

Therapie: Fast immer ist das Gallenblasenkarzinom zum Zeitpunkt der Diagnosestellung inoperabel.

Als Palliativmaßnahme kommt eine externe und interne Galleableitung (Abb. **F-2.7**) infrage.

Prognose: Die Prognose ist infaust.

2.5.6 Gallengangskarzinome

Epidemiologie: wie Gallenblasenkarzinom.

Klinik: Gallengangskarzinome machen sich frühzeitig durch einen **Verschlussikterus** bemerkbar. Das **Courvoisier-Zeichen** (Ikterus, schmerzlose Schwellung der Gallenblase) ist immer durch einen papillennahen Tumor bedingt.

Diagnostik: Sonographie, ERCP und MRCP.

Differenzialdiagnose: Das Pankreaskopfkarzinom kann ebenfalls mit dem Courvoisier-Zeichen einhergehen. Zu möglichen Differenzialdiagnosen bei extrahepatischer Cholestase s. Tab. **F-2.1**, S. 632.

Therapie: Die kurative Operation von Gallenwegstumoren ist anzustreben. Palliativ werden zur Erhaltung des Galleabflusses endoskopisch Stents platziert (Abb. **F-2.7**).

≡ F-2.3	Stadieneinteilung der Klatskin-Tumoren nach Bismuth und Corlette
I	Tumor auf den Ductus hepaticus communis der Hepatikusgabel beschränkt
II	der Tumor erreicht die Hepatikusgabel
III	der Tumor stenosiert die Segmentabgänge des Ductus hepaticus dexter (IIIa) oder sinister (IIIb)
IV	der Tumor stenosiert die sekundären Gallengangsverzweigungen rechts und links

◎ F-2.7

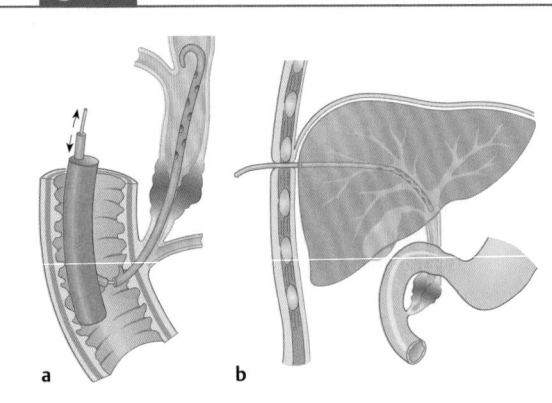

◎ F-2.7 **Endoskopische Diagnostik und Therapie von Gallengangserkrankungen**

Die Gallengangsdränage ist endoskopisch (a) und perkutan-transhepatisch (b) möglich. Bei der endoskopischen Stent-Implantation wird die tumorbedingte Stenose mit einem Führungsdraht sondiert, über den danach mit Hilfe einer Pusher-Sonde ein Gallengangsstent (Kunststoff oder Metallgeflecht) eingeführt wird. Kunststoffstents müssen wegen der Gefahr der Okklusion mit nachfolgender Cholangitis in 3-monatlichem Abstand endoskopisch gewechselt werden.

palliativ zur Erhaltung des Galleabflusses endoskopisch Stents platziert (Abb. **F-2.7**). Zudem kommen lokale Therapieverfahren (z. B. Chemoembolisation) zum Einsatz.

Prognose: Klatskin-Tumoren in fortgeschrittenem Stadium sind häufig nicht mehr kurativ zu behandeln. Die Prognose ist infaust, die Patienten überleben meist nur wenige Monate.

Prognose: Infaust.

2.5.7 Gutartige Gallenblasen- oder Gallengangstumoren

Gutartige Gallenblasen oder -gangstumoren sind selten. Meist handelt es sich um **Gallenblasenpolypen**.

2.5.7 Gutartige Gallenblasen- oder Gallengangstumoren

Benigne Tumoren sind selten, in erster Linie ist an **Gallenblasenpolypen** zu denken. Hierbei handelt es sich entweder um Cholesteatosen oder um Adenome. Die Polypen sind alle 6–12 Monate im Hinblick auf eine Größenzunahme zu kontrollieren. Sind sie > 1 cm, ist die Indikation zur Cholezystektomie gegeben (Adenom-Karzinom-Sequenz). Gallenblasenpolypen lassen sich von Gallensteinen dadurch unterscheiden, dass sie bei Änderung der Körperposition (z. B. Aufstehen) ihre Lage nicht ändern. Ferner rufen sie keine Schallauslöschung (Schallschatten) hervor.

3 Pankreas

3 Pankreas

3.1 Anatomie

3.1 Anatomie

Das Pankreas liegt retroperitoneal im Oberbauch an der dorsalen Wand der Bursa omentalis, es wird in Kopf, Körper und Schwanz unterteilt. Der Pankreaskopf liegt in der C-förmigen Krümmung des Duodenums in Höhe des 2. LWK, der Pankreasschwanz reicht meist bis zum Milzhilus. Der Hauptausführungsgang, der Ductus pancreaticus, mündet meist gemeinsam mit dem Ductus choledochus an der Papilla duodeni major ins Duodenum (Abb. **F-3.1**).

Das 15–23 cm lange Pankreas liegt retroperitoneal im Oberbauch an der dorsalen Wand der Bursa omentalis und kranial der Radix des Mesocolon transversum. Das S-förmig gekrümmte Organ wird in Kopf, Körper und Schwanz unterteilt. Der Pankreaskopf liegt in der C-förmigen Krümmung des Duodenums in Höhe des 2. LWK, der Pankreasschwanz reicht bis zum Milzhilus. Bedingt durch die embryologische Entwicklung aus einer dorsalen und ventralen Anlage hat das Pankreas zwei Ausführungsgänge. Der Hauptausführungsgang, der Ductus pancreaticus (Wirsungianus), durchzieht das gesamte Organ und mündet in der Regel gemeinsam mit dem Ductus choledochus an der Papilla duodeni major in die Pars descendens des Duodenums (Abb. **F-3.1**). Verlauf und Mündungsstelle des häufig rudimentär ausgebildeten Ductus pancreaticus accessorius (Santorini) unterliegt zahlreichen Variationen.

| ⊙ F-3.1 | Anatomie des Pankreas und Pankreasgangsystems |

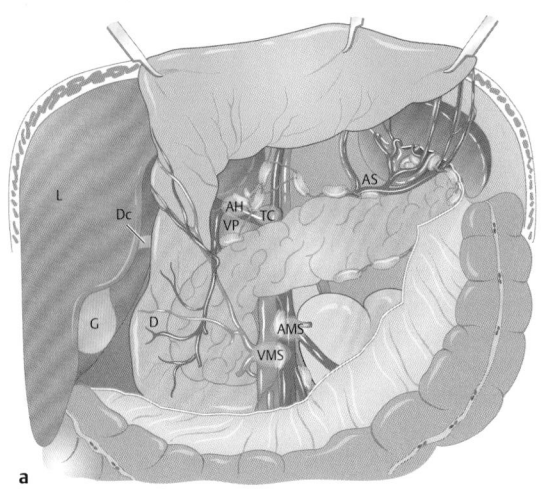

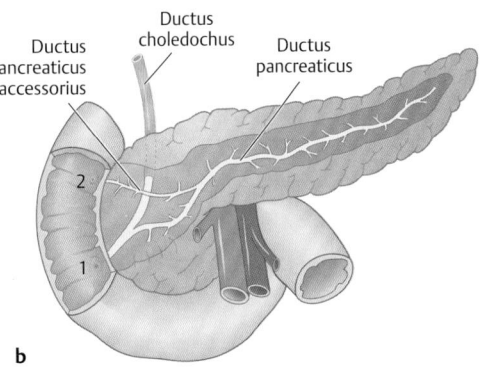

AH	A. hepatica
AMS	A. mesenterica superior
AS	A. splenica
D	Duodenum
Dc	Ductus cysticus
G	Gallenblase
L	Leber
TC	Truncus coeliacus
VMS	V. mesenterica superior
VP	V. porta

1 Papilla duodeni major, gemeinsame Mündungsstelle des Ductus pancreaticus (Wirsungianus) und des Ductus choledochus in das Duodenum.
2 Papilla duodeni minor, Mündungsstelle des Ductus pancreaticus accessorius (Santorini).

3.1.1 Pankreasanomalien

Bei etwa 7 % der Bevölkerung findet sich ein **Pancreas divisum** (Abb. **F-3.2a**). Hierbei ist die dorsale und ventrale Anlage des Organs nicht zu einer Drüse verschmolzen (Fusionsanomalie), sodass keine Kommunikation zwischen dem Ductus Wirsungianus (ventrale Anlage) und dem Ductus Santorini (dorsale Anlage) besteht. Beide Organsysteme können daher getrennt erkranken, wobei derzeit umstritten ist, ob diese Fusionsanomalie zu einer akuten oder chronischen Pankreatitis prädisponiert. Die Diagnose wird im Rahmen einer ERCP gestellt (Major- und Minor-Papille sind getrennt zu sondieren).

Unter **Pancreas anulare** versteht man ein ringförmig das Duodenum umgreifendes Pankreas, meist im Bereich der Pars descendens duodeni (Abb. **F-3.2b**). Je nach Ausprägung resultiert eine Duodenalstenose mit entsprechender Symptomatik.

Beim **Pancreas minus** liegt ein hypoplastisches Pankreas vor, das für chronisch entzündliche Veränderungen anfällig sein soll.

3.1.1 Pankreasanomalien

Bei ca. 7 % der Bevölkerung findet sich ein **Pancreas divisum** (Abb. **F-3.2a**), bei dem die dorsale und ventrale Anlage des Organs nicht zu einer Drüse verschmolzen sind (Fusionsanomalie).

Das **Pancreas anulare** bezeichnet ein ringförmig das Duodenum umgreifendes Pankreas (Abb. **F-3.2b**). Es kann zu einer Duodenalstenose führen.

Beim **Pancreas minus** liegt ein hypoplastisches Pankreas vor.

| ⊙ F-3.2 | Pancreas divisum im Bereich des Ductus Santorini (a) und Pancreas anulare (b) | | ⊙ F-3.2 |

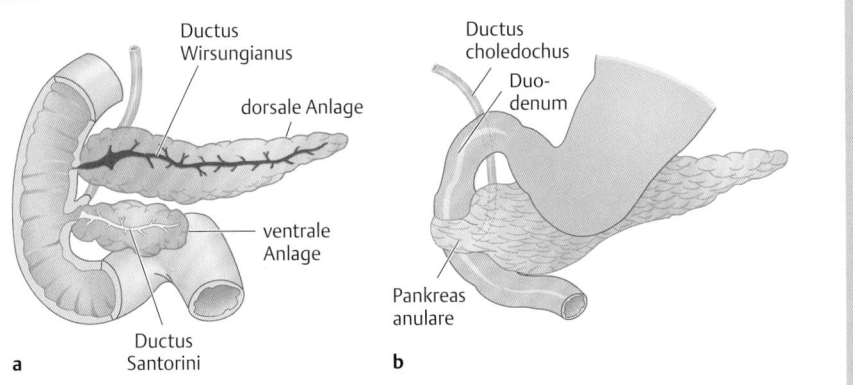

3.2 Physiologie

Das Pankreas verfügt über eine endokrine und eine exokrine Funktion. Im exokrinen Gewebe finden sich verstreut zu Inseln zusammengefasste **endokrine Zellen** (**Langerhans-Inseln**), die aus A-Zellen (20 %; Glukagon), B-Zellen (75 %; Insulin) und D-Zellen (5 %; Somatostatin) zusammengesetzt sind. Vereinzelt

3.2 Physiologie

Im **endokrinen Pankreasgewebe** (Langerhans-Inseln) werden v. a. die Hormone Insulin, Glukagon und Somatostatin gebildet. Vereinzelt kommen auch Zellen aus

---

F-3.1 **Pankreasenzyme**

- **eiweißspaltende Enzyme:** Trypsinogen, Chymotrypsinogen A und B, Proteasen, Procarboxypeptidase A und B und Kallikreinogen
- **stärkespaltendes Enzym:** Amylase
- **fettspaltende Enzyme:** Lipase, Colipase, Phospholipase A und Carboxyesterhydrolase
- **Bildung von Nukleasen:** Ribonuklease und Desoxyribonuklease

---

dem APUD-System, die pankreatisches Polypeptid (PP) oder vasoaktives intestinales Polypeptid (VIP) bilden, vor.

Die **exokrinen Zellen** sind in den Azini angeordnet. Hier werden **Enzyme** gebildet (Tab. **F-3.1**), deren Freisetzung hormonell durch Cholezystokinin-Pankreozymin und nerval (Vagus) gesteuert wird. In den Gangepithelien findet die Sekretion von Wasser und Elektrolyten statt (stimulierbar durch Sekretin).

3.3 Diagnostische Methoden

3.3.1 Apparative Diagnostik

Sonographie und Endosonographie

Indikation: Indiziert bei V. a. Pankreatitis, Pankreaspseudozysten und -tumoren, Metastasen.

Typische Befunde: akute Pankreatitis: Ödem, Flüssigkeitsansammlung, Nekrosen, ggf. Abflusshindernis; **chronische Pankreatitis:** Organvergrößerung oder narbige Schrumpfung, unregelmäßige Echostruktur, Erweiterung des Pankreasganges, Verkalkungen, Pseudozysten.

Endoskopisch-retrograde-Cholangio-Pankreatikographie (ERCP)

s. S. 629
Magnetresonanz-Cholangio-Pankreatikographie (MRCP)

s. S. 631

Computertomographie (CT)

Indikationen: unklare Sonographiebefunde, Tumorstaging, Kalkgehalt von Gallensteinen.

Typische Befunde: Sensitiver Nachweis von Pankreaszysten, Tumoren, Nekrosen und Stenosen.

Angiographie

Die arterielle Pankreasangiographie wird nur noch selten eingesetzt.

---

sieht man auch aus dem APUD-System stammende Zellen, die pankreatisches Polypeptid (PP) oder vasoaktives intestinales Polypeptid (VIP) bilden. Diesen Zellen kommt bei der Bildung Hormon produzierender Tumoren der Bauchspeicheldrüse eine besondere Bedeutung zu (s. S. 659).

Die **exokrinen Anteile** des Pankreas sind nach dem Prinzip einer azinösen Drüse aufgebaut. Täglich werden 1,5–2 l alkalischer Pankreassaft (pH ca. 8,5), bestehend aus Wasser, Ionen (v. a. HCO_3^- und Cl^-) und Verdauungsenzymen, gebildet. In den Gangepithelien findet die Sekretion von Wasser und Elektrolyten statt (hydrokinetische Funktion, stimulierbar durch Sekretin); die Enzymsekretion (Tab. **F-3.1**) wird hormonell (Cholezystokinin-Pankreozymin) und nerval (Vagus) gesteuert.

3.3 Diagnostische Methoden

3.3.1 Apparative Diagnostik

Sonographie und Endosonographie

Indikation: Die Sonographie ist indiziert bei V. a. akute und chronische Pankreatitis, Pankreaspseudozysten, Pankreastumoren und Metastasen. Im Vergleich zur konventionellen Sonographie erreicht die Endosonographie durch die Nähe des Schallkopfes zum Organ eine höhere Auflösung, zudem können bei dieser Untersuchung gezielt Punktionen vorgenommen werden.

Typische Befunde: Bei der **akuten Pankreatitis** finden sich ein Ödem, Flüssigkeitsansammlung, Nekrosen sowie ggf. ein biliäres Abflusshinderniss (z. B. Gallenstein). Komplikationen der akuten Pankreatitis (Pseudozysten, Pfortaderthrombose, Milztumor, Duodenalstenose) können zur Darstellung kommen. Typische Befunde bei **chronischer Pankreatitis** sind eine Organvergrößerung oder narbige Schrumpfung, eine unregelmäßige Echostruktur, Erweiterung des Pankreasganges, Verkalkungen sowie Pseudozysten.

Endoskopisch-retrograde-Cholangio-Pankreatikographie (ERCP)

s. hierzu S. 629

Magnetresonanz-Cholangio-Pankreatikographie (MRCP)

s. hierzu S. 631

Computertomographie (CT)

Indikationen: Die CT dient der differenzialdiagnostischen Abklärung unklarer Sonographiebefunde, dem Tumorstaging und kann den Kalkgehalt von Gallensteinen nachweisen.

Typische Befunde: Nachweis von Zysten, Tumoren und Nekroseherden im Pankreas sowie Stenosen des Ductus choledochus durch Pankreaskopftumoren.

Angiographie

Die arterielle Pankreasangiographie wird nur noch selten eingesetzt, z. B. bei der Diagnostik neuroendokriner Tumoren oder bei Komplikationen nach Pankreastransplantation.

Feinnadelpunktion

Ultraschall- oder CT-gezielte Punktion von herdförmigen Veränderungen des Pankreasparenchyms zur Klassifizierung von Pankreastumoren und zum Nachweis der Infektion von Pankreasnekrosen.

Seltene **Komplikationen** sind Blutung, Verletzung von Nachbarorganen und Implantationsmetastasen durch verschleppte Tumorzellen.

Feinnadelpunktion

Ultraschall- oder CT-gezielte Punktion zum Nachweis von Pankreastumoren und Pankreasnekrosen.

Komplikationen: Blutung, Verletzung von Nachbarorganen, Implantationsmetastasen.

3.3.2 Funktionsdiagnostik

Im Rahmen der Funktionsdiagnostik der Bauchspeicheldrüse kann zum einen die Aktivität einiger Enzyme in Körperflüssigkeiten (Amylase in Serum, Urin, Exsudat; Lipase im Serum) herangezogen werden. Die Verdauungsenzyme Amylase und Lipase werden bei Schädigung des Pankreas (Azinuszellen) in das Blut freigesetzt und renal ausgeschieden. Die Enzymaktivitäten unterliegen starken Schwankungen und geben nur grobe Hinweise auf den Schweregrad der Pankreasschädigung. Zum anderen kann die exokrine Pankreasfunktion durch eine Analyse der pankreasabhängigen Vorgänge im Darm erfasst werden (Tab. **F-3.2**).

Im reinen, mittels ERCP gewonnenen Sekret, können CEA, Ca 19-9 und andere Tumormarker bestimmt und zytologische Untersuchungen vorgenommen werden.

Zu den **endokrinen Funktionstests,** wie z.B. dem Glukosetoleranztest als klassische Untersuchung zur Testung des Inselzellapparates, s. S. 670.

3.3.2 Funktionsdiagnostik

Zum einen kann die Aktivität der Amylase und Lipase gemessen werden, zum anderen über Funktionstests die exokrine Pankreasfunktion erfasst werden (Tab. **F-3.2**).

Zu den endokrinen Funktionstests s. S. 670.

F-3.2	Tests zur Bestimmung der exokrinen Pankreasfunktion	
Funktionstest	*Durchführung*	*Bemerkungen*
Sekretin-Pankreozymin-Test (S-P-Test)	Bei diesem sehr präzisen Test wird nach i.v. Gabe der Hormone Sekretin und Pankreozymin mittels Duodenalsonde fraktioniert Bauchspeichel zur Analyse der hydrokinetischen (Wasser und Elektrolyte) und exokrinen Funktion der Bauchspeicheldrüse (Verdauungsenzyme) gewonnen.	Aufgrund der hohen Sensitivität und Spezifität können bereits geringe Funktionseinbußen, die noch ohne klinische Auswirkungen sind, erfasst werden.
Chymotrypsin- und Elastase-1-Bestimmung im Stuhl	Nicht invasiver (sondenloser) Pankreasfunktionstest, bei dem die Enzyme Chymotrypsin bzw. Elastase im Stuhl bestimmt werden.	Normalwert > 200 µg/dl. Für die Bestimmung des Chymotrypsins dürfen 3 Tage vor dem Test keine Pankreasfermentpräparate eingenommen werden (gilt nicht für die Bestimmung der Elastase).
Pankreolauryltest (Fluorescein-Dilaurat-Test)	Oral aufgenommenes Fluorescein-Dilaurat wird durch Cholesterolesterase in Laurinsäure und Fluorescein gespalten. Mittels Flureszenzphotometrie kann das Flurescein im Harn nachgewiesen werden, wobei die Konzentration direkt proportional zur Esteraseaktivität ist.	Normalwert > 30 %
PABA-Test	Oral aufgenommene Paraaminobenzoesäure wird im Darm durch Chymotrypsin gespalten und das Spaltprodukt im Urin gemessen.	
Stuhlgewicht- und Stuhlfettgehalt	Bestimmung von Stuhlgewicht und Fettgehalt im Stuhl.	Pathologisch ist ein Stuhlgewicht von > 350 g/d (an 3 aufeinanderfolgenden Tagen gemittelt) bzw. eine Fettausscheidung > 7 g/d. Der Test spielt im klinischen Alltag keine wesentliche Rolle mehr.

3.4 Erkrankungen des Pankreas

3.4.1 Pankreatitis

Akute Pankreatitis

▶ **Definition:** Der akuten Pankreatitis liegt eine Entzündung der Bauchspeicheldrüse durch Autolyse zugrunde, die mit Störungen der exokrinen und endokrinen Funktion einhergehen kann.

3.4 Erkrankungen des Pankreas

3.4.1 Pankreatitis

Akute Pankreatitis

◀ **Definition**

Epidemiologie: Pro 100 000 Einwohner werden 15–20 Fälle einer akuten Pankreatitis beobachtet.

Ätiopathogenese: Cholezysto(Choledocho)lithiasis und **Alkoholmissbrauch** sind die häufigsten Ursachen (Tab. **F-3.3**). Pathophysiologisch wirken oft verschiedene Faktoren zusammen: Sekretstau (z. B. Konkremente), Galle- oder Duodenalsaftreflux, Änderung der Sekretzusammensetzung (z. B. Alkohol), primäre Schädigung der Azini (z. B. Medikamente).

▶ **Merke**

Am Anfang steht ein Ödem mit deutlicher Organvergrößerung (**interstitiell-ödematöse akute Pankreatitis**); der Entzündungsprozess kann die Organgrenzen überschreiten und zu einer Kolliquationsnekrose des peripankreatischen Fettgewebes bis zur **hämorrhagisch-nekrotisierenden Pankreatitis** führen (Tab. **F-3.4**), wobei bis zu 30 % des Blutvolumens verloren gehen können. Die Entwicklung eines hypovolämischen Schocks induziert eine renale und pulmonale Insuffizienz.

Epidemiologie: Es erkranken 15–20 Einwohner von 100 000/Jahr in Mitteleuropa an einer akuten Pankreatitis. Bei Männern liegt der Altersgipfel zwischen dem 20. und 40., bei Frauen zwischen dem 50. und 60. Lebensjahr.

Ätiopathogenese: Zu den häufigsten Ursachen zählen die **Cholezysto(Choledocho)lithiasis** (**akute biliäre Pankreatitis**) und **Alkoholmissbrauch**. In bis zu 30 % d. F. kann keine Ursache gefunden werden, andere Ursachen sind selten (Tab. **F-3.3**). Pathogenetisch wirken häufig verschiedene Pathomechanismen wie Sekretstau (z. B. Konkrement, Tumor), Reflux von Galle oder Duodenalsekret (z. B. hoher Ileus), eine Änderung der Sekretzusammensetzung (z. B. Alkohol, eiweiß- und fettreiche Mahlzeit, Hyperparathyreoidismus) und eine primäre Schädigung der Azini (z. B. Infektion, Medikamente, ERCP) zusammen.

▶ **Merke:** Ursache der akuten Pankreatitis ist eine **Autodigestion der Bauchspeicheldrüse durch aktivierte Enzyme**, wobei Trypsin eine Schlüsselrolle zukommt (Abb. **F-3.3**).

Initial findet sich ein Ödem mit Vergrößerung des Organs um das 2–3fache (**interstitiell-ödematöse akute Pankreatitis**). Der sich entwickelnde Zellschaden führt zur Freisetzung von Enzymen. Überschreitet der Entzündungsprozess die Organgrenzen und greift auf das peripankreatische Fettgewebe über, entstehen durch Einschmelzung Kolliquationsnekrosen. Durch Freisetzung von Lipase kommt es zu einer Verseifung der Fettsäuren mit Kalzium (Kalkspritzer). Die Nekrosen können sich weiter ausdehnen und letztlich zu einer **hämorrhagisch-nekrotisierenden Pankreatitis** (Pankreasapoplexie) führen (Tab. **F-3.4**). Bedingt durch Gefäßarrosionen kann es zu Blutungen ins Retroperitoneum kommen, wobei bis zu 30 % des zirkulierenden Blutvolumens verloren gehen können. Aufgrund des vorliegenden Volumenmangels (hypovolämischer

---

≡ **F-3.3**   **Ursachen einer akuten Pankreatitis**

häufige Ursachen	*seltene Ursachen*	
▪ Gallenwegserkrankungen (40–50 %)	▪ verschiedene Medikamente (z. B. Thiazide, 5-ASA, Kortison, Azathioprin)	▪ Pankreasanomalien (Pancreas divisum)
▪ Alkoholabusus (30–40 %)	▪ Z. n. Bauchtrauma	▪ Obstruktion der Papilla Vateri
▪ idiopathisch (10–30 %)	▪ Z. n. ERCP oder nach Abdominaloperationen	▪ Infektionen (Mumps, Coxsackie)
	▪ Stoffwechselstörungen (z. B. Hyperkalzämie, Hypertrigylzeridämie)	▪ hereditär (autosomal-dominanter Erbgang, Punktmutation im Trypsinogen-Gen)
	▪ Systemerkrankungen (Lupus erythematodes, Sarkoidose)	▪ nach Nierentransplantation

---

◎ **F-3.3**   **Pathophysiologie der akuten Pankreatitis**

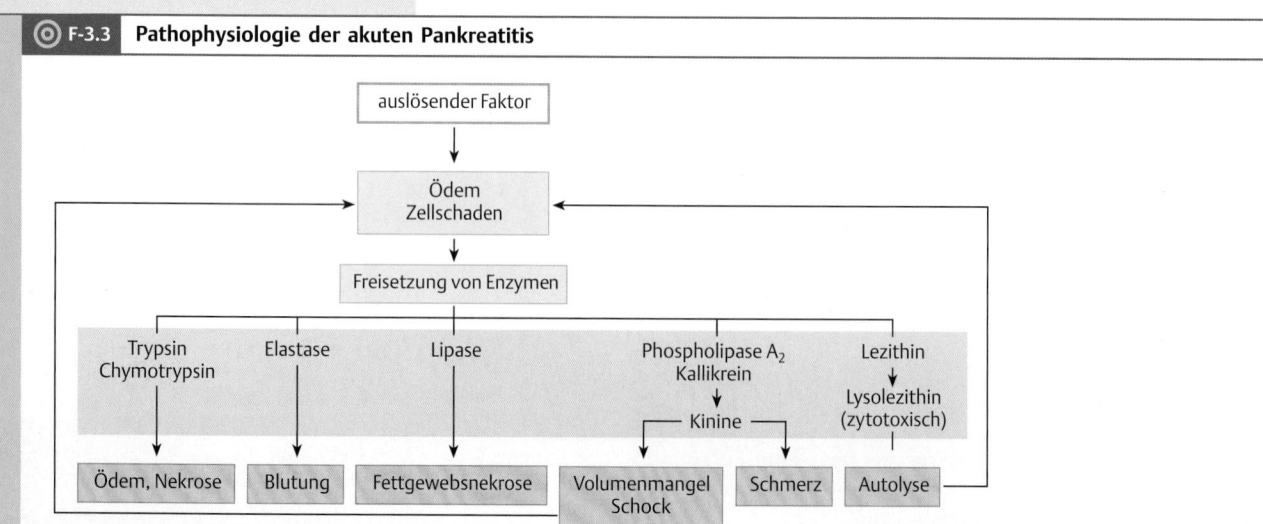

≡ F-3.4

≡ F-3.4 | **Schweregrade der akuten Pankreatitis anhand pathophysiologischer Kriterien**

Schweregrad		Häufigkeit
I	interstitiell-ödematöse akute Pankreatitis	ca. 80–90 %
II	akut nekrotisierende Pankreatitis mit Teilnekrosen	ca. 10–20 %
III	mit Totalnekrose (Letalität > 50 %)	

≡ F-3.5 | **Symptome der akuten Pankreatitis**

▪ intensive abdominelle Schmerzen	90–100 %	▪ Schock	30–50 %
▪ Schmerzausstrahlung in den Rücken	50 %	▪ Subikterus	30–50 %
▪ Übelkeit, Erbrechen	70–90 %	▪ Anurie, Oligurie	20 %
▪ Meteorismus, Darmparese	70–80 %	▪ passagere Hypertonie	10–15 %
▪ elastische Bauchdeckenspannung	50 %	▪ Enzephalopathie	10–15 %
▪ Aszites	50–70 %	▪ Hämatemesis, Meläna	5 %
▪ Fieber	40–50 %		

Schock) können sich ein Nierenversagen, eine respiratorische Insuffizienz entwickeln.

Gefürchtet ist die Infektion der Nekrosen durch Anaerobier. Zumeist gehen die Nekrosen in **Abszesse** oder blande **Pseudozysten** über (Abb. **F-3.4**).

Klinik: Leitsymptom der akuten Pankreatitis ist der **heftige**, meist 8–12 Stunden nach einem opulenten Mahl oder einem Alkoholexzess einsetzende **epigastrische Schmerz**, der meist **gürtelförmig in den Rücken** ausstrahlt. Übelkeit und Erbrechen sind praktisch immer vorhanden, Meteorismus, Subileus oder Ileus sowie ein Temperaturanstieg gelten als Frühsymptome. Durch den entzündlich vergrößerten Pankreaskopf kann es zu einer Gallengangskompression kommen, die zu einem (meist passageren) **Ikterus** führt. Bei schweren Verläufen dominiert ein **Schockgeschehen** mit Auswirkungen auf Niere, Leber und Lunge sowie den Zeichen einer Verbrauchskoagulopathie (Tab. **F-3.5**).

Komplikationen: Die möglichen Komplikationen bei akuter Pankreatitis zeigt Abb. **F-3.4**.

Diagnostik: Anamnese und körperliche Untersuchung erwecken den V. a. das Vorliegen einer akuten Pankreatitis. Eine elastische Bauchdeckenspannung (**„Gummibauch"**) gilt als kennzeichnend. Freigesetzte Bradykinine führen zu einer recht typischen **Rubeosis faciei**, selten hingegen sind periumbilikale Blutungen (Cullen-Zeichen) oder Einblutungen im Flankenbereich (Grey-Turner-Zeichen) (Abb. **F-3.5**) als Hinweis auf eine hämorrhagisch-nekrotisierende Pankreatitis.

Eine **Amylase- und Lipaseerhöhung** im Serum bzw. Urin bestätigen die Diagnose. Dabei ist die Lipase pankreasspezifisch, eine Hyperamylasämie findet sich hingegen bei einer Reihe von Erkrankungen (Niereninsuffizienz, akutes Abdomen, Parotitis). Täglich müssen neben der obligaten Enzymdiagnostik auch harnpflichtige Substanzen, Elektrolyte, Blutbild, Gerinnungsstatus, Blutzucker, Gesamteiweiß, Cholestaseenzyme sowie der Säure-Basen-Haushalt überprüft werden, um frühzeitig Komplikationen zu erkennen (s. Tab. **F-3.6**).

▶ **Merke:** Die Höhe der Serumamylase und Lipase lässt keinen Rückschluss auf den Schweregrad oder die Prognose der Erkrankung zu.

Gefürchtet ist die Nekroseninfektion durch Anaerobier. Meist gehen die Nekrosen in **Abszesse** oder **Pseudozysten** über.

Klinik: Leitsymptom der akuten Pankreatitis ist der **heftige**, meist 8–12 Stunden nach einem opulenten Mahl oder einem Alkoholexzess einsetzende **Schmerz im Epigastrium**, der oft **gürtelförmig in den Rücken** ausstrahlt. Bei schweren Verläufen dominiert ein **Schockgeschehen** (Tab. **F-3.5**).

Komplikationen: s. Abb. **F-3.4**.

Diagnostik: Anamnese und körperliche Untersuchung (Abb. **F-3.5**), ergänzt durch eine **Amylase-und Lipaseerhöhung** (pankreasspezifisch) sichern die Diagnose.

Tägliche Laborkontrollen sind erforderlich, um frühzeitig Komplikationen zu erkennen (Tab. **F-3.6**).

◀ Merke

◎ F-3.4   **Komplikationen der akuten Pankreatitis**

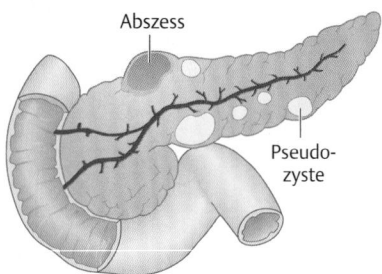

Abszess

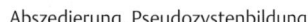

Pseudo-
zyste

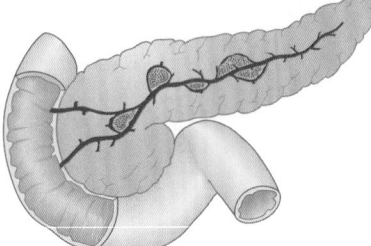

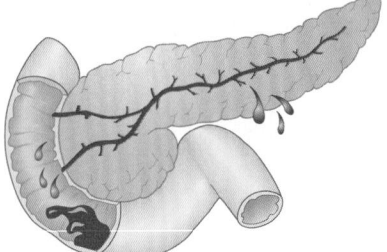

Abszedierung, Pseudozystenbildung   Organnekrosen mit Gewebssequestern   intestinale und abdominale Blutungen

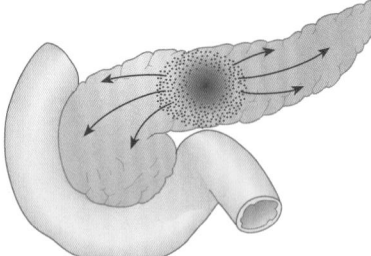

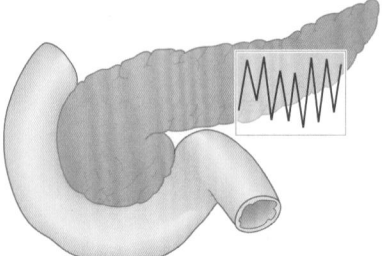

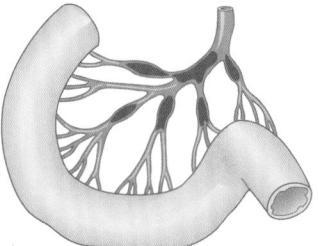

fortschreitende Entzündung   Sepsis   Thrombophlebitis der Mesenterialvenen

lokale Komplikationen	**systemische Komplikationen**	
• Pseudozysten (s. Exkurs, S. 655)	• Kreislaufschock	• paralytischer Ileus
• bakterielle Superinfektion von Nekrosen (Anaerobier)	• Verbrauchskoagulopathie	• Hyperglykämie (meist passager)
• Penetration in Nachbarorgane	• Herzinsuffizienz	• Hypokalzämie
• Arrosionsblutungen	• respiratorische Insuffizienz	
• pankreatogener Aszites bei Fistelbildung	• akutes Nierenversagen	
• Milz- und Pfortaderthrombose, Mesenterialvenenthrombose	• metabolische Psychose, Koma	

▶ Merke

▶ **Merke:** Für eine **biliäre Pankreatitis** sprechen eine Erhöhung von Bilirubin, AP, γGT, LAP und GOT sowie ein ggf. sonographisch nachweisbarer Galleaufstau.

▶ Merke

▶ **Merke:** Für eine **nekrotisierende Pankreatitis** spricht insbesondere eine Erhöhung des CRP auf > 120 mg/l, daneben sind eine Erhöhung von LDH und α_1-Antitrypsin und ein Abfall des α_2-Makroglobulins ungünstige Zeichen.

◎ F-3.5

◎ F-3.5   **Grey-Turner-Zeichen bei akuter Pankreatitis**

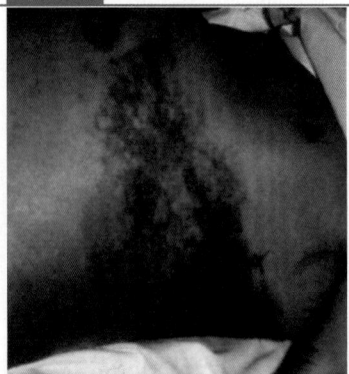

≡ F-3.6

F-3.6	Prognostisch ungünstige Parameter bei akuter Pankreatitis

- Blutzucker > 200 mg/dl
- Leukozyten > 16 000/µl
- LDH > 700 IE/l
- GOT > 166 U/l
- Hämatokritabfall um > 10 %
- Serumkalzium < 2 mmol/l
- CRP > 120 mg/l
- Alter > 65 Jahre
- Fieber > 38,5 °C
- Basendefizit > 4 mval/l
- arterielle PaO_2 < 60 mmHg
- Flüssigkeitsretention > 6 l innerhalb der ersten 48 Stunden
- Niereninsuffizienz

Sonographie (wegen krankheitsbedingter Luftüberlagerungen oft erschwert) und **Abdomen-CT** lassen das Ausmaß der Organdestruktion erkennen (Abb. F-3.6). Insbesondere die Sonographie dient auch der weiteren engmaschigen (täglichen) Überwachung des Patienten sowie der Suche nach lokalen Komplikationen (Pseudozysten, Abszesse, Nekrosen, Aszites, Pleuraerguss). Handelt es sich ursächlich um eine biliäre Pankreatitis, lassen sich ggf. Gallen(weg)steine und ein Galleaufstau nachweisen.

Ist ein sonographisch nachweisbarer Aszites bei Punktion hämorrhagisch und enthält hohe Aktivitäten der Pankreasenzyme, handelt es sich um eine schwere Verlaufsform der akuten Pankreatitis.

Die **Abdomenleeraufnahme** kann in Abhängigkeit von Ursache und Schweregrad Pankreasverkalkungen, Gallensteine und einen Subileus mit typischer Luftverteilung, der **Röntgenthorax** Atelektasen und einen linksseitigen Pleuraerguss zeigen. Der linksseitige Pleuraerguss geht auf eine Zwerchfelldurchwanderung freigesetzter Enzyme mit Irritation der Pleura zurück. Im **EKG** finden sich nicht selten Veränderungen im Sinne einer Außenschichtalteration des Herzens, die an einen akuten Hinterwandinfarkt denken lassen.

Bei V. a. eine **biliäre Pankreatitis** ist die **ERCP** in Kombination mit der endoskopischen Sphinkterotomie diagnostisches (und therapeutisches) Verfahren der Wahl. Weiterhin sollte auch bei **rezidivierenden Attacken** einer akuten Pankreatitis eine ERCP durchgeführt werden, um anatomische Ursachen (Pankreasgangstenose, -steine) auszuschließen.

Differenzialdiagnose: Im Rahmen der Differenzialdiagnose kommen alle mit dem Symptom des akuten Abdomens assoziierten Erkrankungen infrage. Außerdem: Hinterwandinfarkt, Lungenembolie, basale Pneumonie, dissezierendes oder rupturiertes Aortenaneurysma, Praecoma diabeticum, akute Porphyrie, Addison-Krise u. a.

Sonographie und **Abdomen-CT** erfassen das Ausmaß des Parenchymuntergangs (Abb. **F-3.6**) und dienen der weiteren Überwachung, wobei die Sonographie täglich durchgeführt werden sollte, um frühzeitig Komplikationen zu erkennen.

Abdomenleeraufnahme (Pankreasverkalkungen, Gallensteine, Subileus) und **Röntgenthorax** (Atelektasen, linksseitiger Pleuraerguss) dienen der groben Orientierung.

Bei V. a. eine **biliäre Pankreatitis** ist eine **ERCP** mit Sphinkterotomie indiziert.

Differenzialdiagnose: Infrage kommen alle Erkrankungen mit den Symptomen des akuten Abdomens, ferner Lungenembolie, Hinterwandinfarkt, akute Porphyrie, dissezierendes Aortenaneurysma u. a.

⊙ F-3.6	Sonographischer und CT- Befund bei akuter Pankreatitis

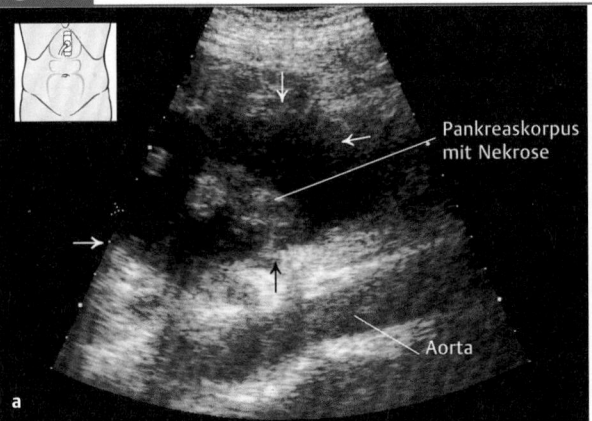
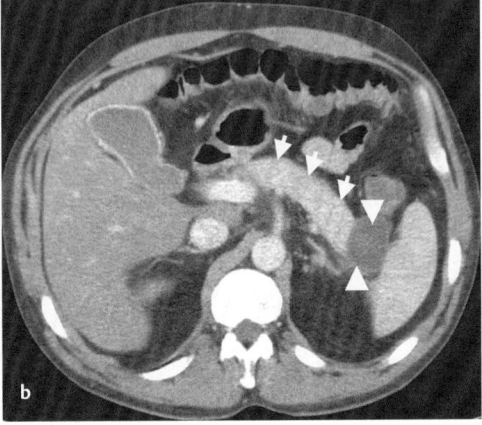

a Sonographie: Pankreaskorpus mit großer Nekrose; die Pfeile kennzeichnen das Ausmaß der Entzündung.
b CT-Befund bei akuter Pankreatitis infolge eines Konkrements. Pankreaskorpus und -schwanz sind leicht ödematös aufgetrieben (weiße Pfeile). Am Pankreasschwanz findet sich zusätzlich eine Pankreaspseudozyste (weiße Pfeilspitze).

Therapie:

Basistherapie: Initiale Nahrungskarenz (Nulldiät), Magenverweilsonde (entlastet den Ileus), parenterale Flüssigkeitszufuhr, Humanalbumin PPI (Tab. **F-3.7**).

Anfangs steht die **adäquate Flüssigkeits- und Elektrolytsubstitution** im Vordergrund, die baldmöglichst auf eine enterale Ernährung (Jejunalsonde) umgestellt werden sollte. **Schwere Verlaufsformen** sind **intensivmedizinisch** zu überwachen (Tab. **F-3.8**).

Erweiterte Therapie: Zur Therapie der **biliären Pankreatitis** ist eine umgehende **endoskopische Sphinkterotomie** angezeigt.

Bei **infizierten Nekrosen** oder septischen Verläufen ist eine **Antibiotikatherapi/b notwendig (Mezlocillin, Cefuroxim, Ciprofloxacin).**

Indikationen zur **Nekrosektomie** sind infizierte Nekrosen mit therapieresistenten Temperaturen, kontinuierlicher Hb-Abfall, ausgeprägte Leukozytose, zunehmende Atem- und Nierensinsuffizienz und Kompressionserscheinungen (Tab. **F-3.9**).

Therapie:

Basistherapie: Die Behandlung der akuten Pankreatitis ist primär konservativ. Die **Basistherapie** umfasst: Initiale Nahrungskarenz (Nulldiät zur Entlastung des Pankreas), Magenverweilsonde (entlastet den paralytischen [Sub]Ileus), parenterale Flüssigkeitszufuhr (s. u.), Humanalbumin. Protonenpumpenhemmer (PPI) hemmen die Säuresekretion und dienen der Stressulkusprophylaxe (Tab. **F-3.7**).

Therapeutisch steht anfangs die **adäquate Flüssigkeits- und Elektrolytsubstitution** im Vordergrund. Je nach zentralem Venendruck müssen i. d. R. mind. 3,0 l/d gegeben werden. Anstelle der parenteralen Flüssigkeitszufuhr soll baldmöglichst eine enterale Ernährung über Jejunalsonde durchgeführt werden. Mit der oralen Nahrungsaufnahme ist erst zu beginnen, wenn Schmerzfreiheit auftritt und die Serumenzyme eine eindeutige Tendenz zur Normalisierung erkennen lassen, da sonst die Gefahr eines Rezidivs besteht. Bei **schweren Verlaufsformen** ist eine **intensivmedizinische Überwachung** indiziert (Tab. **F-3.8**).

Erweiterte Therapie: Zur Therapie der akuten **biliären Pankreatitis** ist eine umgehende **endoskopische Sphinkterotomie** angezeigt. Nach Steinextraktion klingt die Entzündung meist innerhalb weniger Tage ab.

Der Nutzen einer prophylaktischen Antibiotikatherapie ist bisher nicht gesichert. Dennoch ist bei **schwerer nekrotisierender Pankreatitis** die Gabe eines Cephalosporins der 3. Generation (z. B. Cefuroxim) ratsam. Bei **infizierten Nekrosen** und septischen Komplikationen wird nach bakteriologischer Diagnostik (Punktion der Nekrosen) gezielt **antibiotisch** behandelt (z. B. Mezlocillin, Cefuroxim). Möglicherweise kann durch eine Darmdekontamination und eine jejunal-enterale Ernährung die Infektionsrate gesenkt werden.

Bei **schwerer Pankreatitis** mit **infizierten Nekrosen** sollte eine **Nekrosektomie** angestrebt werden, insbesondere bei therapieresistenten Temperaturen, einem kontinuierlichen Hb-Abfall, einer Leukozytose zwischen 20 000 und 30 000/µl, zunehmender Atem- und Niereninsuffizienz und Kompressionserscheinungen, die häufig das Colon transversum betreffen (Tab. **F-3.9**).

Die Therapie ggf. weiterer auftretender Komplikationen (s. Abb. **F-3.4**, S. 648) erfolgt entsprechend den intensivmedizinischen Vorgaben.

F-3.7 Basistherapie der akuten Pankreatitis

- sofortige Klinikeinweisung
- ggf. intensivmedizinische Überwachung (Tab. **F-3.8**)
- Magenverweilsonde (bei rezidivierendem Erbrechen), initial orale Nahrungskarenz
- ausreichende parenterale Volumensubstitution, ZVD-Kontrolle
- bei protrahiertem Verlauf ausreichende parenterale Kaloriensubstitution (Elektrolyt-Glukose-Aminosäuren-Fettemulsionen); sobald möglich enterale Ernährung
- ausreichende Analgesie (z. B. Pentazocin, Pethidin oder Tilidin; **Merke:** Einige Morphinderivate sind zur Schmerzbekämpfung kontraindiziert, da sie einen Papillenspasmus auslösen können)
- Stressulkusprophylaxe

F-3.8 Intensivmedizinisches Überwachungsprogramm bei schwerer akuter Pankreatitis

mehrmals täglich
- klinische Untersuchung
- Palpation und Auskultation des Abdomens
- Blutdruck-, Puls- und Temperaturkontrolle
- Flüssigkeitsbilanzierung
- Urinausscheidung
- ZVD-Kontrolle

- Kreatinin, Harnstoff
- Blutzucker-Tagesprofil
- Serumkalzium
- Gesamt-Eiweiß, Albumin
- Gerinnungsstatus
- Elektrolyte

täglich
- Amylase und Lipase im Serum
- Blutbild (CRP, Leukozyten, Hb, HK)
- arterieller PO_2, Säure-Basen-Haushalt
- Oberbauchsonographie

je nach klinischem Verlauf
- Röntgen-Thorax, Röntgen-Abdomenübersicht
- EKG
- Abdomen-CT unter i. v. Gabe von KM
- chirurgisches Konsil

≡ F-3.9 | **Operationsindikationen bei akuter Pankreatitis** ≡ F-3.9

- Versagen des konservativ-intensivmedizinischen Vorgehens über mindestens 3 Tage
- progredientes Multiorganversagen (Lunge, Nieren)
- akutes Abdomen, schwere Peritonitis
- Schock, Sepsis
- ausgedehnte übergreifende Nekrose
- therapieresistente infizierte Pankreasnekrose, ausgedehnter Abszess
- massive Hämorrhagien

◉ F-3.7 | **Entscheidungsbaum zur Therapie der akuten Pankreatitis**

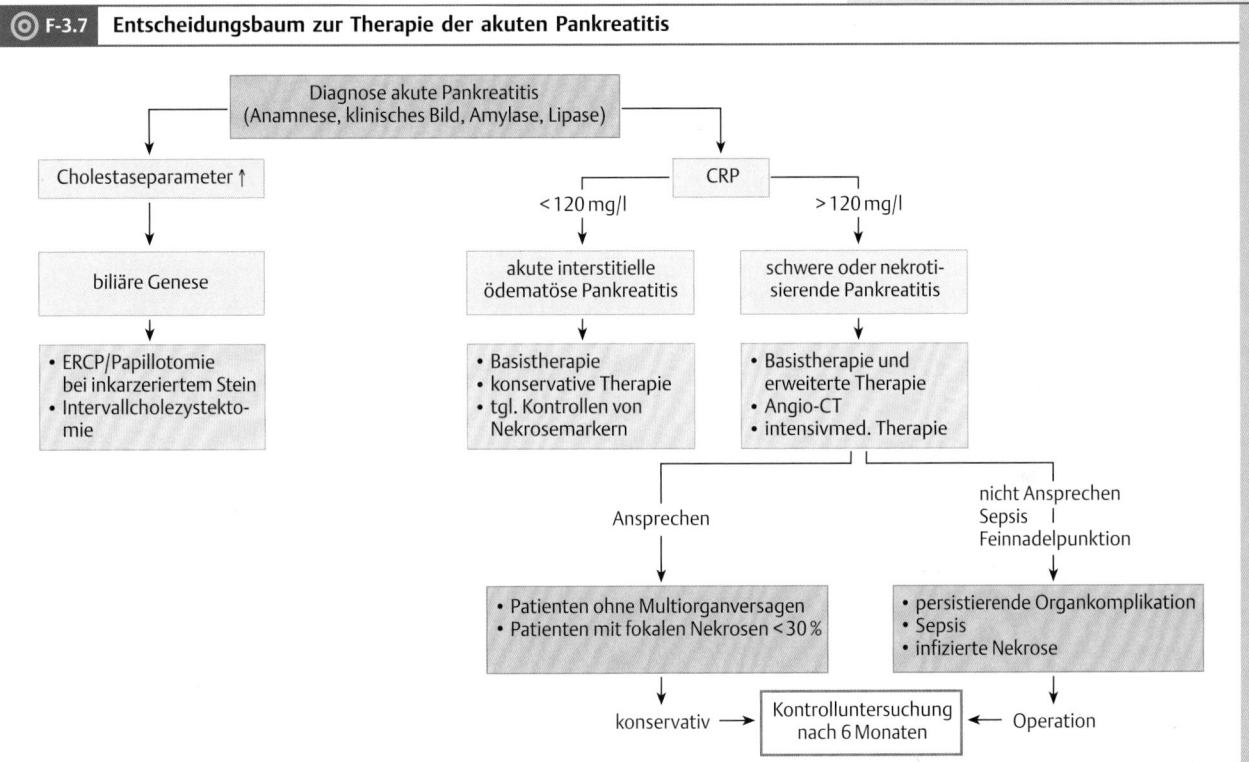

50% aller im Rahmen einer akuten Pankreatitis entstandenen **Pseudozysten** bilden sich spontan zurück. Bei Progredienz und Beschwerden werden die Zysten ultraschallgesteuert punktiert (s. auch S. 655). Zur Erfassung einer Defektheilung empfiehlt sich eine Kontrolluntersuchung nach 6 Monaten.
Prognose: Die Prognose der akuten alkoholischen und biliären Pankreatitis ist relativ günstig. In der Regel kommt es nicht zu einer Defektheilung, wenn man von der Ausbildung von Pseudozysten (s.S. 655) absieht. Postoperative Formen, eine steroidinduzierte Pankreatitis und die Pankreatitis nach Nierentransplantation haben allerdings eine schlechtere Prognose.

50% aller im Rahmen einer akuten Pankreatitis entstandenen **Pseudozysten** bilden sich spontan zurück.

Prognose: Günstig ist die Prognose bei der akuten alkoholischen und biliären Pankreatitis, ungünstig bei der postoperativen, der steroidinduzierten Form und nach Nierentransplantation.

▶ **Merke:** Die Letalität ist abhängig vom Schweregrad der Pankreatitis und reicht von 6% bei der ödematösen Pankreatitis bis zu 80–100% bei der hämorrhagisch-nekrotisierenden Form.

◀ Merke

Chronische Pankreatitis

Chronische Pankreatitis

▶ **Definition:** Chronisch rezidivierende oder chronisch-progredient verlaufende Pankreasentzündung, die mit irreversiblen Organschäden einhergeht und zu einer exokrinen, im weiteren Verlauf auch endokrinen, Pankreasinsuffizienz führt.

◀ Definition

Epidemiologie: Inzidenz: ca. 2–4/100 000, Tendenz steigend. Männer erkranken häufiger als Frauen. Durchschnittsalter: zwischen 45 und 54 Jahre.

Ätiopathogenese: 70–90 % aller Fälle sind **alkoholinduziert** (Tab. **F-3.10**). Alkohol wirkt direkt toxisch auf die Azinuszellen: Der Bauchspeichel wird eingedickt, es kommt zu Präzipitaten im Gangsystem, die verkalken. In ca. 10 % lässt sich keine Ursache finden (**idiopathische Form**).

Ursachen der **obstruktiven** chronischen Pankreatitis sind: **Mukoviszidose,** lumenobstruierende Prozesse im Papillen- und Pankreaskopfbereich.

Epidemiologie: In Mitteleuropa liegt die Inzidenz der chronischen Pankreatitis bei 2–4/100 000 Einwohner pro Jahr (steigende Tendenz durch zunehmenden Alkoholkonsum und Fortschritte in der Diagnostik). Männer erkranken viermal häufiger als Frauen, das Durchschnittsalter liegt zwischen 45 und 54 Jahren.

Ätiopathogenese: In **70–90 %** aller Fälle ist die chronische Pankreatitis **alkoholinduziert** (Tab. **F-3.10**). Der Alkohol wirkt dabei direkt toxisch auf die Azinuszellen. Chronischer Alkoholkonsum führt zu einer Zunahme der Bauchspeichelviskosität infolge vermehrter Eiweißsekretion; es bilden sich Proteinplaques, die verkalken können, sodass ein Sekretaufstau resultiert. Auch die Sekretion abnormer Proteine in den Bauchspeichel spielt eine Rolle (stone protein). Die morphologischen Veränderungen, den Parenchymverlust betreffend, können fokal, segmental oder diffus sein. Pathologisch anatomisch findet sich eine zunehmende Fibrosierung des Pankreas mit Untergang des Parenchyms (die Langerhans-Inseln bleiben länger erhalten). In ca. 10 % der Fälle lässt sich keine Ursache finden, sodass von einer **idiopathischen chronischen Pankreatitis** gesprochen wird. Zu weiteren selteneren Ursachen s. Tab. **F-3.10**. Intrakanalikulär lassen sich Eiweißpräzipitate und maulbeerartige Kalziumoxalatsteine nachweisen.

Eine Sonderform stellt die **obstruktive** chronische Pankreatitis dar, die durch lumenobstruierende Prozesse im Papillen- und Pankreaskopfbereich wie auch durch die zystische Pankreasfibrose (**Mukoviszidose**) (s. S. 363) verursacht wird. Diese Form ist durch eine gleichmäßige diffuse Fibrosierung bei einem papillennahen Abflusshindernis für das Pankreassekret gekennzeichnet.

≡ **F-3.10**

≡ **F-3.10**   **Ätiologie der chronischen Pankreatitis**

Ursache	*Häufigkeit*
▪ **Alkohol**	70 %–90 %

▪ **idiopathisch**
  – juvenile Form
  – senile Form
	10–25 %

▪ **seltene Ursachen:** hereditär, Hyperparathyreoidismus, Anomalien des Pankreasgangsystems, Mitreaktion bei primär biliärer Zirrhose oder sklerosierender Cholangitis, Analgetikaabusus, Trauma, Kwashiorkor	5–20 %
▪ **umstrittene seltene Ursachen:** Z. n. Nierentransplantation, Choledocholithiasis, Obstruktion	

Klinik: Leitsymptom ist der **epigastrische Schmerz**, der in ca. 10 % der Fälle jedoch auch fehlen kann (Tab. **F-3.11**). In fortgeschrittenen Fällen treten Symptome der exokrinen Pankreasinsuffizienz hinzu (Tab. **F-3.12**). Wenn ca. 90 % des Pankreas zerstört sind, finden sich eine Steatorrhö als Ausdruck einer Maldigestion und Anzeichen eines Mangels an fettlöslichen Vitaminen.

Nach ca. 15 Jahren kommt es zu einem „Ausbrennen der Drüse". Die Schmerzen nehmen kontinuierlich ab. Im Frühstadium besteht noch eine reversible, später das Vollbild der exokrinen Insuffizienz.

Klinik: Klinisches Leitsymptom ist der konstante oder intermittierende **Schmerz im Epigastrium**, der in ca. 90 % der Fälle auftritt; knapp 10 % der chronischen Pankreatiden verlaufen jedoch schmerzlos. Häufig treten die Schmerzen bei oder nach dem Essen auf oder werden durch Nahrungsaufnahme verstärkt. Weitere Begleiterscheinungen (s. auch Tab. **F-3.11**) wie Übelkeit und Erbrechen stehen ebenfalls häufig in Zusammenhang mit der Nahrungsaufnahme (z. B. Nahrungsintoleranz gegenüber Fetten). Sind ca. 90 % des Pankreas zerstört, treten Symptome einer Maldigestion auf (Tab. **F-3.12**) und es finden sich zunehmend Zeichen eines Mangels an fettlöslichen Vitaminen (A, D, E, K) (s. hierzu auch S. 519).

Die anhaltenden Schmerzen können eine Alkoholabhängigkeit verstärken, auf der anderen Seite führen sie nicht selten zu einem Analgetikaabusus. Im Verlaufe der Jahre nehmen die Schmerzen kontinuierlich ab, nach etwa 15 Jahren kommt es zu einem „Ausbrennen der Drüse". Während im Frühstadium eine reversible Insuffizienz besteht, liegt im Spätstadium das Vollbild einer exokrinen und endokrinen Insuffizienz vor.

☰ F-3.11	Symptome der chronischen Pankreatitis und ihre Häufigkeit	
Symptome		*Häufigkeit*
▪ Oberbauchschmerzen (intermittierend oder konstant)		90 %
▪ Übelkeit, Erbrechen		70 %
▪ Ikterus		20–30 %
▪ Depression		50 %
▪ Thrombophlebitis		10 %
▪ Insulinmangeldiabetes als Hinweis auf eine weit fortgeschrittene Zerstörung der Bauchspeicheldrüse (in 50 % lässt sich ein latenter Diabetes mellitus nachweisen)		25 %

☰ F-3.12	Symptome der exkretorischen Insuffizienz und ihre Häufigkeit	
Symptome		*Häufigkeit*
▪ Symptome der Maldigestion:		
– Gewichtsverlust		90 %
– Diarrhö		25–50 %
– Steatorrhö		10–80 %
– Meteorismus		50 %
▪ Ödeme		25 %
▪ Nachtblindheit, Gerinnungsstörungen, Osteomalazie		selten

Komplikationen: Im Gegensatz zur akuten Pankreatitis sind Pankreaspseudozysten (Näheres s. Exkurs, S. 655 und Abb. **F-3.9**) infolge einer chronischen Pankreatitis nur wenige Zentimeter groß und oft multipel. Alterationen von Nachbarorganen sind häufig (Duodenalstenose, Kompression des Ductus choledochus bzw. des Ductus pancreaticus), des Weiteren kann sich eine Milz- und Pfortaderthrombose mit Ausbildung einer portalen Hypertension entwickeln.

Diagnostik: Die **körperliche Untersuchung** ist meist wenig ergiebig (selten tastbare Raumforderung im Kopfbereich, evtl. Sklerenikterus). Der Allgemein- und Ernährungszustand ist häufig aufgrund der exokrinen Insuffizienz und des Alkoholabusus reduziert. **Serumamylase und -lipase** können – müssen aber nicht – im akuten Schub erhöht sein und damit die Verdachtsdiagnose stützen. Zur Beurteilung der exokrinen Pankreasfunktion eignet sich von den **indirekten exokrinen Funktionstests** am ehesten die Chymotrypsin- und Elastasebestimmung im Stuhl, aber auch der Pankreolauryl- und PABA-Test (s. Tab. **F-3.2**, S. 645) fallen bei fortgeschrittener exokriner Insuffizienz positiv aus. Um eine Malassimilation nachzuweisen, eignet sich die Bestimmung des Stuhlgewichts und des Stuhlfetts (s. Tab. **F-3.2**, S. 645). Eine **direkte Prüfung der exokrinen Pankreasfunktion** erlaubt der **Sekretin-Pankreozymintest** (s. Tab. **F-3.2**, S. 645), er gilt als empfindlichster Parameter zum Nachweis einer Einschränkung der sekretorischen Pankreasleistung, ist in der Praxis aber zu aufwändig. Lassen sich bei der **Abdomenleeraufnahme bzw. sonographisch** (Abb. **F-3.8**) Pankreasverkalkungen nachweisen, steht die Diagnose einer chronischen (kalzifizierenden) Pankreatitis fest.

Komplikationen: Pankreaspseudozysten (s. auch Exkurs), Duodenalstenose, Gallengangsstrikturen, Milz- und Pfortaderthrombose.

Diagnostik: Die körperliche Untersuchung ist in der Regel wenig ergiebig.

Folgende diagnostische Verfahren werden eingesetzt:
▪ **indirekte exokrine Funktionstests**: Chymotrypsin und Elastase im Stuhl, Pankreolaurylest, PABA- Test (s. Tab. **F-3.2**, S. 645)
▪ Nachweis der **Malassimilation**: Stuhlfettgehalt, Stuhlgewicht
▪ bildgebende Verfahren: **Abdomenleeraufnahme** (Abb. **F-3.8a**), **Sonographie** (Abb. **F-3.8b**).
Der Nachweis von Pankreasverkalkungen reicht zur Diagnose einer chronischen Pankreatitis aus.

◉ F-3.8	Diagnose der chronischen kalzifizierenden Pankreatitis

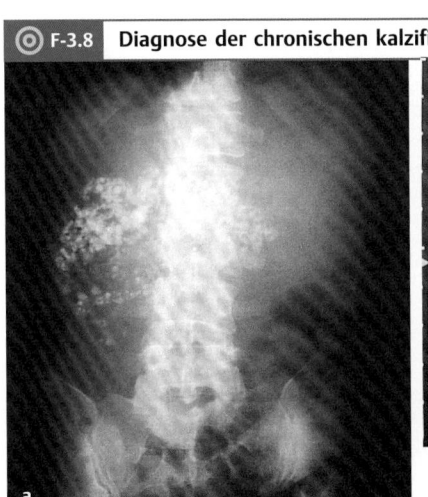 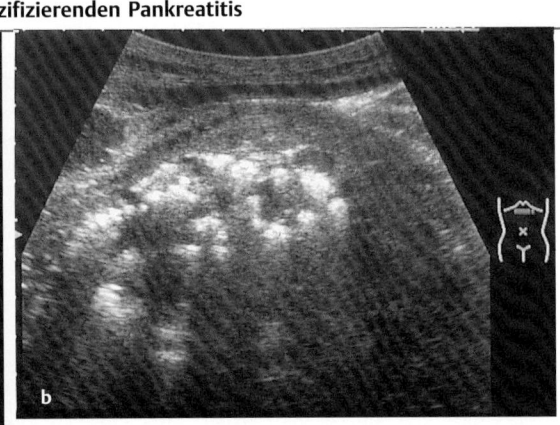

a Abdomenleeraufnahme: ausgedehnte Pankreasverkalkungen.
b Sonographischer Befund: vergrößerte Bauchspeicheldrüse mit Verkalkungen.

ERCP und MRCP dienen der Gangbeurteilung bzw. dem Tumorausschluss. Eine weitergehende Diagnostik ist in der Regel nicht notwendig.

Differenzialdiagnose: Mitunter ist ein Pankreaskarzinom schwierig von einem entzündlichen Pseudotumor des Pankreas abzugrenzen.

Therapie:

- **kausal:**

▶ Merke

- **symptomatisch:**
  - **Therapie des akuten Schubs:** wie akute Pankreatitis (s. S. 650).
  - **Therapie der exokrinen Insuffizienz:**

Ernährung: viele kleine Mahlzeiten, proteinreiche, fettarme Kost (Fettzufuhr auf 20–25 % der Kalorienzufuhr reduzieren), Einsatz von MCT (werden leichter resorbiert), Substitution fettlöslicher Vitamine.

Pankreasenzympräparate: Entscheidend ist die Zufuhr von Pankreasenzympräparaten, von besonderer Bedeutung ist der Lipasegehalt.
Empfehlenswert sind z. B. Kreon oder Panzytrat 20 000 3 × 1–2 Kapseln pro Mahlzeit.

▶ Merke

- **Therapie der endokrinen Insuffizienz:** Orale Antidiabetika wirken in der Regel bei chronischer Pankreatitis nicht: Der Patient wird insulinpflichtig.

- **Therapie der Schmerzen:** Zunächst endoskopisch oder chirurgisch angehbare Komplikationen abklären und entsprechend therapieren. Therapieresistente Schmerzen stellen eine Operationsindikation dar (s. u.).

Zur Beurteilung von Kaliberunregelmäßigkeiten von Hauptgang und Seitenästen (z. B. Ausschluss Tumor) sowie vor operativen Eingriffen kommen **ERCP** und **MRCP** zum Einsatz. Eine weitere Diagnostik (z. B. Zöliakographie) ist meist nicht erforderlich.

Differenzialdiagnose: Im Rahmen der Differenzialdiagnose müssen alle mit anhaltenden Oberbauchbeschwerden einhergehenden Erkrankungen Berücksichtigung finden. In erster Linie ist dabei an ein Ulkusleiden, ein Magenkarzinom, eine Cholezystolithiasis oder ein Reizdarm-Syndrom zu denken. Die Abklärung erfolgt durch Endoskopie und Sonographie. Schwierigkeiten bereitet mitunter die Differenzierung chronisch entzündlicher Veränderungen von einem Pankreaskarzinom.

Therapie: Die Therapie der chronischen Pankreatitis beinhaltet die Behandlung der Schmerzen sowie der exokrinen und endokrinen Insuffizienz.
- **kausal:**

▶ **Merke:** Nur eine **absolute Alkoholkarenz** bzw. die Beseitigung einer bestehenden Grunderkrankung (z. B. Pankreasgangsteine) lassen den Zerstörungsprozess im Pankreas zum Stillstand kommen.

- **symptomatisch:**
  - **Therapie des akuten Schubs:** Sie entspricht der bei akuter Pankreatitis (s. S. 650).
  - **Therapie der exokrinen Insuffizienz:** Die Therapie besteht zum einen aus einer angepassten Ernährung, zum anderen aus der Pankreasenzymsubstitution.

Eine auf viele kleine Mahlzeiten verteilte, **proteinreiche** (100–200 g/d), **fettarme** (20–25 % der Kalorien) **Kost**, ergänzt durch mittelkettige Triglyzeride (MCT, werden Lipase-unabhängig resorbiert) ist zu empfehlen. Fettlösliche Vitamine (A, D, E, K) müssen substituiert werden. Ballaststoffe werden wegen ihres Blähpotenzials im Allgemeinen schlecht vertragen. Bei ausgeprägter Kachexie kann ggf. eine Elementardiät oder eine parenterale Ernährung erforderlich werden.
Entscheidend ist die **Zufuhr von Pankreasenzympräparaten**, wobei 3–6 g Pankreatin erforderlich sind. Bei den Substitutionspräparaten, die heute frühzeitig auch als Analgetika einsparende Maßnahme zur Ruhigstellung der Bauchspeicheldrüse eingesetzt werden, ist auf einen hohen Lipasegehalt Wert zu legen (25 000–50 000 IE pro Hauptmahlzeit). Bewährt haben sich mikroverkapselte Enzyme (z. B. Kreon oder Panzytrat 20 000 3 × 1–2 Kapseln pro Mahlzeit), da die Lipase im Magen durch die Säure sehr rasch irreversibel zerstört wird, wenn nicht eine medikamentöse Säureblockade betrieben wird.

▶ **Merke:** Ziel der konservativen Therapie ist eine Gewichtszunahme, eine Reduktion des Stuhlgewichtes auf unter 350 g/d und der Stuhlfettausscheidung auf unter 15 g/d.

- **Therapie der endokrinen Insuffizienz:** Patienten mit chronischer Pankreatitis werden im Verlauf der Erkrankung in der Regel **insulinpflichtig**. Bei der Insulinsubstitution ist die besondere Hypoglykämieneigung zu beachten. Diese resultiert aus der verminderten Glukagonsekretion (Gegenregulation fehlt) und der häufig im Rahmen der Alkoholabhängigkeit unregelmäßigen Nahrungsaufnahme. Häufig sind viele, aber „kleine" Insulingaben günstig.
- **Therapie der Schmerzen:** Zunächst sollten endoskopisch oder chirurgisch angehbare Komplikationen abgeklärt und entsprechend therapiert werden. Schmerzen können z. B. durch einen erhöhten prästenotischen Druck bedingt bzw. verstärkt werden, daher sollten ggf. vorhandene Dränagehindernisse im Pankreasgangsystem möglichst beseitigt werden (s. u.). Therapieresistente Schmerzen stellen eine Operationsindikation dar (s. u.).

▶ **Merke:** Bei etwa 10 % aller Patienten ist wegen der anhaltenden Schmerzen mit einer Analgetikaabhängigkeit zu rechnen, daher sollten Schmerzmittel zurückhaltend eingesetzt werden.

◀ Merke

Empfehlenswerte Analgetika reichen von ASS über Tilidinhydrochlorid bis zu Pentazocin und Buprenorphin. Eine Kombination mit Neuroleptika kann sinnvoll sein.

Infrage kommen: ASS, Tilidinhydrochlorid, Pentazocin, Buprenorphin; ggf. kombiniert mit Neuroleptika.

Endoskopische Therapie: Sie kann bei Pankreasgangokklusion (z. B. bei Pankreasgangsteinen: endoskopische Papillotomie und ESWL, bei Pankreasgangstenosen: Einlage von Stents im Pankreasgang) zum Einsatz kommen. Diese Verfahren sind allerdings noch nicht abschließend bezüglich ihrer längerfristigen Effizienz evaluiert.

Endoskopische Therapie: z. B. bei Pankreasgangsteinen: endoskopische Papillotomie und ESWL, bei Pankreasgangstenosen: Einlage von Stents im Pankreasgang.

Operationsindikation: Therapieresistente chronische Schmerzen, ein tumorverdächtiger Befund und lokale Komplikationen (z. B. große Pseudozysten) stellen eine Operationsindikation dar. Um den Inselzellapparat zu schonen, ist man im Resektionsausmaß zunehmend zurückhaltender geworden.

Operationsindikation: Therapieresistente Schmerzen, ein tumorverdächtiger Befund und lokale Komplikationen stellen die Indikation für ein operatives Vorgehen dar. Dabei sollte möglichst viel des Inselzellapparates erhalten werden.

Dränierende Verfahren werden bei Pseudozysten (s. u.) und einer massiven Gangektasie angewandt. Eine Kompression des Gallengangs durch einen entzündlichen Pankreaskopftumor kann eine biliodigestive Anastomose erforderlich machen.

Prognose: Nicht wenige Patienten erleben das Ausbrennen des Entzündungsprozesses nicht mehr, weil sie bereits im Vorfeld Komplikationen erlegen sind. Die Letalität beträgt innerhalb von 10 Jahren 30–40 %, wobei Komplikationen vonseiten des Alkoholismus dominieren.

Prognose: Die Prognose wird wesentlich vom Fortbestehen des Alkoholabusus mitbestimmt. Nach 10 Jahren leben nur noch 60–70 % der Patienten.

▶ **Exkurs: Pankreaspseudozysten.** Pankreaspseudozysten, deren Wandung aus narbigem Bindegewebe besteht, sind in 95 % d. F. postpankreatitischer Natur und bestehen aus einer Ansammlung von altem Blut, Pankreasenzymen, Gewebsflüssigkeit und nekrotischem Gewebe.

Im Verlaufe einer akuten Pankreatitis entwickeln bis zu 30 % der Patienten Pseudozysten (in der Regel Solitärzyste), die sich in über 50 % spontan zurückbilden. Bei der chronischen Pankreatitis finden sich meist multiple, nur wenige Zentimeter große Zysten, die z. T. auch als Retentionszysten (meist < 3 cm) imponieren. Sie stehen mit dem Ductus Wirsungianus in Verbindung; ihre Wandung besteht aus Gangepithel. Peripankreatische Nekrosen neigen zur Verflüssigung und imponieren dann als Pseudozyste. Besteht eine Kommunikation zum Gangsystem, können sie extrem groß werden. Spontanrupturen können sie verschwinden lassen (**spontane innere Dränage**).

Klinik und Komplikationen: Druckschmerz im Oberbauch, Übelkeit, Erbrechen und Gewichtsverlust sind die Leitsymptome der Pankreaspseudozysten. Verdauungsbeschwerden mit Durchfällen, nach links ausstrahlende Schmerzen, Koliken und Ikterus sind seltenere Begleiterscheinungen. Bei der Hälfte der Patienten ist eine tastbare Resistenz im Oberbauch nachweisbar, die man nicht selten besser sieht als fühlt. Häufig bestehen auch Symptome durch Kompression von Nachbarorganen wie Magen und Duodenum, Kolon, Ductus choledochus, Pfortader, Milzvene, Niere und Plexus coeliacus. Gefürchtete Komplikationen, denen man durch eine Operation zuvorkommen will, sind **Spontanrupturen** in Nachbarorgane wie Milz und Kolon oder **in die freie Bauchhöhle** sowie **Blutungen in die Zyste** oder eine **Arrosion der Milzarterie**.

Diagnostik: Bei 50 % der Patienten findet man eine konstante Erhöhung der Serumamylase. Fieber, Leukozytose > 18 000/µl, Zeichen des paralytischen Ileus und positive Blutkulturen (in der Regel E. coli) sprechen für eine **infizierte Zyste** im Sinne eines Abszesses. Diagnostisches Verfahren der Wahl ist die **Sonographie** (Abb. **F-3.9a**), auch zur Verlaufsbeobachtung und bei Persistenz zur sonographisch gezielten Punktion. Vor einer Zystenoperation sollte kurzfristig eine ERCP veranlasst werden, um eine Kommunikation mit dem Gangsystem auszuschließen bzw. zu dokumentieren. Eine ERCP sollte wegen der Gefahr der Zysteninfektion nur unmittelbar präoperativ vorgenommen werden!

Therapie und Prognose: Etwa ⅔ aller Pankreaspseudozysten bleiben komplikationslos, häufig bilden sie sich spontan innerhalb von 6–12 Wochen zurück. Die Indikation zu einem operativen Vorgehen wird bei einem Durchmesser > 5 cm oder bei Auftreten lokaler Komplikationen gestellt. Mögliche Verfahren sind eine ultraschallgezielte oder operative Dränage (Zystojejunostomie) oder eine Pankreasteilresektion des zystentragenden Abschnittes.

Eine Zyste sollte mindestens 6 Wochen lang nachweisbar sein, bevor eine Operationsindikation gestellt wird, es sei denn, lokale Komplikationen machen einen Eingriff erforderlich.

Einige dem Verdauungstrakt eng anliegende Pseudozysten lassen sich endoskopisch angehen und durch einen Pigtail-Katheter ins Darmlumen dränieren. Nach einer operativen Zystendränage ist in 10–20 % der Fälle mit einem Rezidiv zu rechnen, insbesondere bei Patienten mit chronischer Pankreatitis. Die Blutung in eine Zyste, die mit dem Pankreasgang kommuniziert und die sich durch eine **Wirsungorrhagie** (**Haemosuccus pancreaticus** = Blutung in den Pankreasgang) bemerkbar macht, ist mit einer Letalität von über 20 % belastet.

F-3.9   Bildgebung bei Pankreaspseudozysten

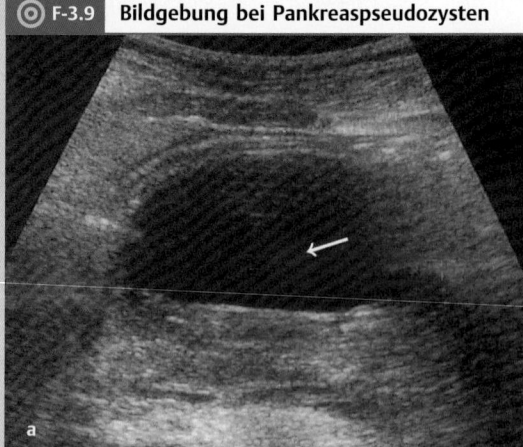

a Sonographie.
bI Computertomographie.
bII Kernspintomographie.
Z = Zyste

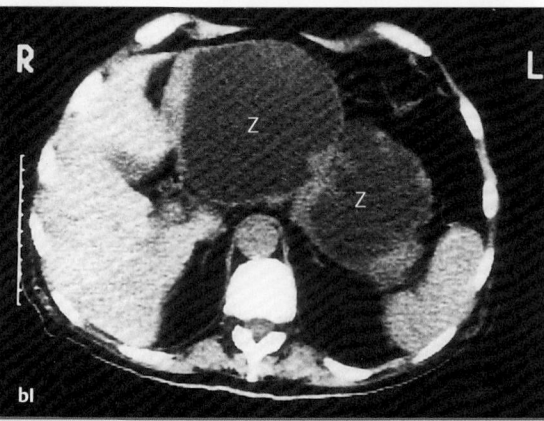

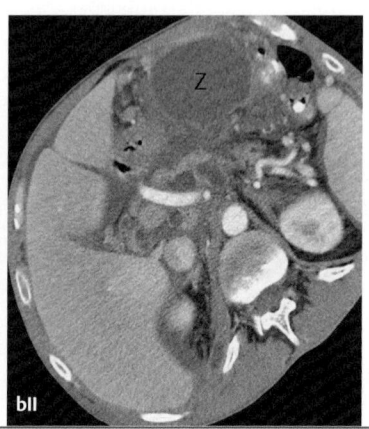

3.4.2 Pankreastumoren

Benigne Tumoren sind selten. Im Vordergrund steht das vom Pankreasgangepithel ausgehende Pankreaskarzinom. Zystische Tumoren und hormonell aktive Tumoren kommen ebenfalls vor.

Pankreaskarzinom

▶ **Definition**

Epidemiologie: Nach dem Kolon- und Magenkarzinom häufigster Tumor des Gastrointestinaltraktes. Bevorzugtes Erkrankungsalter zwischen dem 60. und 80. Lebensjahr.

Ätiopathogenese: Die Ätiologie ist unbekannt. Als disponierende Faktoren werden Alkohol-, Nikotin- und Kaffeekonsum diskutiert. 80–90 % aller Pankreaskarzinome sind im Pankreaskopfbereich lokalisiert.

▶ **Merke**

3.4.2 Pankreastumoren

Benigne Tumoren der Bauchspeicheldrüse sind selten. Daneben werden zystische Tumoren (Zystadenom, Zystadenokarzinom) und hormonell aktive, vom Inselzellapparat bzw. APUD-Zellen ausgehende Tumoren differenziert. Bei den häufigeren bösartigen Tumoren steht das vom Pankreasgangepithel ausgehende Pankreaskarzinom im Vordergrund.

Pankreaskarzinom

▶ **Definition:** Maligner Tumor der Bauchspeicheldrüse, bei dem es sich meist um ein Adenokarzinom mit schlechter Prognose handelt.

Epidemiologie: Nach dem Kolon- und Magenkarzinom ist das Pankreaskarzinom der häufigste Tumor des Gastrointestinaltraktes, in den westlichen Industrienationen lässt sich eine kontinuierliche Zunahme der Inzidenz feststellen. Die Mehrzahl der betroffenen Patienten ist zwischen 60 und 80 Jahre alt.

Ätiopathogenese: Die Ätiologie des Pankreaskarzinoms ist unbekannt. Als disponierender Faktor wird Nikotinkonsum diskutiert (nicht gesichert), weiterhin gelten Diabetes mellitus, Adipositas, chronische Pankreatitis und organische Lösungsmittel als Risikofaktoren. 80–90 % aller Pankreaskarzinome sind im Pankreaskopfbereich lokalisiert. In der Regel handelt es sich um ein Adenokarzinom, das seinen Ausgang meist vom Gangepithel, seltener vom Azinusepithel, nimmt.

▶ **Merke:** Pankreaskörper- und Pankreasschwanzkarzinome haben eine besonders ungünstige Prognose, da sie selten Symptome hervorrufen, bevor Sie in die Umgebung infiltrieren.

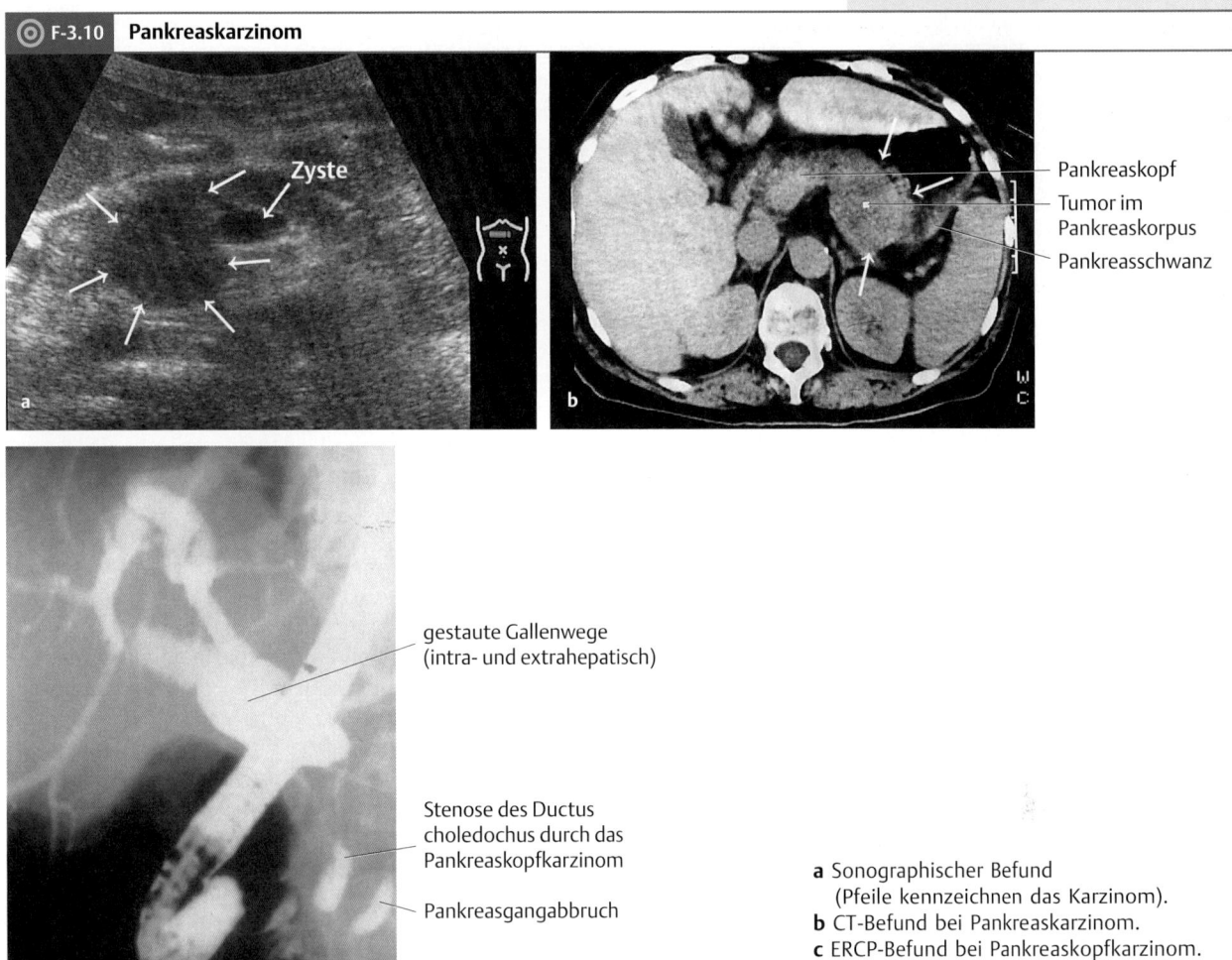

F-3.10 Pankreaskarzinom

Zyste

Pankreaskopf
Tumor im Pankreaskorpus
Pankreasschwanz

gestaute Gallenwege
(intra- und extrahepatisch)

Stenose des Ductus choledochus durch das Pankreaskopfkarzinom

Pankreasgangabbruch

a Sonographischer Befund
(Pfeile kennzeichnen das Karzinom).
b CT-Befund bei Pankreaskarzinom.
c ERCP-Befund bei Pankreaskopfkarzinom.

Klinik: Es gibt keine Frühsymptome. Vom Verschlussikterus abgesehen, der bei der bevorzugten Lokalisation im Pankreaskopf häufig beobachtet wird, weisen in den Rücken ausstrahlende Schmerzen, anhaltender Gewichtsverlust, Neigung zu rezidivierenden Thrombophlebitiden (als paraneoplastisches Syndrom) und eine depressive Verstimmung auf einen bereits fortgeschrittenen Befund hin.

Der Tumor ist nur ausnahmsweise tastbar; eher seine Auswirkungen, z.B. die ektatisch erweiterte Gallenblase (Courvoisier-Zeichen: Ikterus, schmerzlose Schwellung der Gallenblase), durch einen tumorbedingten Verschluss des Ductus choledochus.

Klinik: Frühsymptome sind nicht bekannt. Gewichtsverlust, rezidivierende Thrombophlebitiden, Rückenschmerzen und Verschlussikterus weisen auf einen fortgeschrittenen Befund hin.

▶ **Merke:** Ab einer Karzinomgröße von 2 cm kann die Pankreaskapsel durchbrochen werden, bis zu diesem Zeitpunkt sind die Patienten meist ohne Symptome. Dies erklärt, weshalb die Diagnose in der Regel zu spät gestellt wird und zum Zeitpunkt der Diagnose fast immer bereits regionäre Lymphknotenmetastasen bestehen.

◀ **Merke**

Stadieneinteilung: Derzeit wird das Pakreaskarzinom, insbesondere unter prognostischem Aspekt, nach der TNM-Klassifikation vereinfacht in **4 Stadien** unterteilt:

- Tumor auf das Pankreas beschränkt
- Pankreas und angrenzendes Gewebe betroffen
- auch regionale Lymphknoten befallen
- Fernmetastasen.

Diagnostik: Verfahren der Wahl, insbesondere im Rahmen von Screening-Untersuchungen bei uncharakteristischen Oberbauchbeschwerden, ist die **Sonographie** (Abb. **F-3.10a**).

Zur Früherfassung kleiner Pankreastumoren eignet sich die **Endosonographie.**

Am aussagekräftigsten sind **ERCP** (Abb. **F-3.10c**) und **MRCP.**

Die Diagnose sollte zytologisch, insbesondere bei Inoperabilität, gesichert werden (**ultraschall- oder CT-gesteuerte Feinnadelpunktion**).

Tumormarker wie CEA oder Ca 19-9 dienen eher der postoperativen Verlaufskontrolle.

Therapie: Die einzige **kurative** Therapie besteht in einer Resektion des Tumors. **Palliativmaßnahmen** wie biliodigestive Anastomose oder endoskopische Cholangiodränage führen beim Verschlussikterus zu einer Lebenserwartung von 6–9 Monaten.

Die Ansprechrate der **Chemo- und Strahlentherapie** liegt bei lediglich 5–25%. Die Strahlentherapie kann zur **Schmerzlinderung** eingesetzt werden. Pankreasenzympräparate sind bei Steatorrhö indiziert.

Prognose: Schlecht; die 5-Jahres-Überlebensrate liegt < 1%, bei den „kurativ" resezierten Patienten < 5%.

Diagnostik: Die größte Bedeutung kommt heute bei der Früherkennung des Pankreaskarzinoms der **Sonographie** zu. Typische Tumorzeichen sind neben dem peripheren Aufstau des Gallengangs Konturunregelmäßigkeiten der Organbegrenzung, inhomogene Schallechos, umschriebene Einschmelzungen und ein aufgeweiteter Ductus Wirsungianus (Abb. **F-3.10a**).

Zur Früherfassung kleiner Pankreastumoren und befallener Lymphknoten ist die **Endosonographie** wertvoll.

Da 95% aller Pankreaskarzinome vom Gangepithel ausgehen, ist die **ERCP** das aussagekräftigste Verfahren. Typisches Merkmal ist der Gangabbruch oder eine Stenose mit prästenotischer Dilatation, hiervon sind häufig beide Gangsysteme („double duct sign") betroffen. Die CT (Abb. **F-3.10b**) wird durch die MRT mit **MRCP** ergänzt, die der **ERCP** (Abb. **F-3.10c**) in der Gangdarstellung fast gleichwertig ist und zusätzlich die Länge eines tumorbedingten Gangverschlusses und den Tumorherd selbst sehr exakt darstellt.

Bei fehlendem präoperativen Nachweis von Metastasen wird eine R0-Resektion des Tumors durchgeführt und die Diagnose im Resektat histologisch gesichert, um eine Stichkanalmetastasierung zu vermeiden. Die Diagnose wird heute häufig durch eine **ultraschall- oder CT-gesteuerte Feinnadelpunktion** gesichert, wenn eine R0-Resektion nicht mehr möglich ist. Das CT weist auch ggf. bereits vorhandene Lebermetastasen nach, in diesen Fällen besteht wie auch bei Einbruch ins Duodenum Inoperabilität.

Die **diagnostische Laparoskopie** kann zur Beurteilung der Operabilität des Pankreaskarzinoms eingesetzt werden, wenn bei T_2-Tumoren kleine extrapankreatische Herde (Leberoberfläche, Peritoneum) durch bildgebende Verfahren nicht nachgewiesen werden konnten.

Laborparameter sind nur selten diagnostisch wegweisend, gelegentlich weist eine Hyperamylasämie oder ein Parameter einer akuten Pankreatitis auf die Tumorobstruktion des Bauchspeicheldrüsenganges hin. Tumormarker wie CEA oder Ca 19-9 sind meist erst bei fortgeschrittenem Tumorwachstum und Metastasierung erhöht und tragen nicht zur Frühdiagnostik bei, sie dienen eher der postoperativen Verlaufskontrolle.

Therapie: Eine **kurative** chirurgische Behandlung, z.B. durch eine subtotale Duodeno-Pankreatektomie mit Lymphadenektomie (pyloruserhaltende Whipple-Operation), ist wegen der späten Diagnosestellung nur bei wenigen Patienten (Pankreaskopfkarzinom, keine Fernmetastasen, lokale und allgemeine Operabilität) möglich; auch dann liegt die 5-Jahres-Überlebensrate unter 5%. Die Mortalität liegt bei 20%, die Morbidität bei 50%.

Bei der überwiegenden Mehrzahl der Patienten müssen **palliative** Eingriffe angewandt werden, die eine Überlebenszeit von 6–9 Monaten bringen. Sie reichen von der Anlage einer biliodigestiven Anastomose, häufig kombiniert mit einer Gastroenterostomie, über die perkutane transhepatische Cholangiodränage bis zur endoskopisch platzierten inneren Galleableitung.

Die Ergebnisse der **Strahlen- und Chemotherapie** sind mit Ansprechraten von 5–25% eher **enttäuschend.** Die Bestrahlung kann jedoch zur **Linderung** des nicht selten analgetikaresistenten Pankreasschmerzes erfolgreich eingesetzt werden. Die Chemotherapie, allein mit Gemcitabin oder kombiniert mit 5-Fluoruracil (und Folinsäure), erreicht nur einen geringen lebensverlängernden Effekt. Eine intraoperative Bestrahlung bei R0-resezierten Patienten hat keine Überlebensverlängerung ergeben und sich deshalb nicht bewährt. Supportivmaßnahmen wie die Gabe von Pankreasenzympräparaten sind in erster Linie bei Steatorrhö indiziert.

Prognose: Schwierige Diagnose, schwierige Therapie und schlechte Prognose kennzeichnen das Pankreaskarzinom. Die 5-Jahres-Überlebensrate liegt unter 1%, bei den „kurativ" resezierten Patienten unter 5%.

| ☰ F-3.13 | Peptide und Hormone mit einer, im Fall einer exzessiven Überproduktion, ähnlichen klinischen Symptomatik |

Diarrhö	*verminderte Glukosetoleranz*	*Flush*
▪ vasoaktives intestinales Polypeptid (VIP) ▪ Serotonin (5-Hydroxy-Tryptamin) ▪ Kalzitonin ▪ Gastrin ▪ Prostaglandine ▪ Bradykinine ▪ Kallikrein	▪ VIP ▪ Glukagon ▪ Somatostatin ▪ Wachstumshormon ▪ ACTH	▪ VIP ▪ Serotonin ▪ Substanz P ▪ Kallikrein

Hormonell aktive Tumoren

▶ **Definition:** Hormonproduzierende Tumoren des Pankreas (Inselzelltumoren) gehen auf die hellen Zellen der Neuralleiste zurück und können als umschriebene Tumoren (**Apudome**) oder als **diffuse Hyperplasie** in Erscheinung treten, wobei ein oder mehrere Hormone (multihormonelle Tumoren, Facettentumor) produziert werden.

Häufigkeit: Hormonell aktive Tumoren der Bauchspeicheldrüse sind sehr selten. Aus diesem Grunde werden die einzelnen Krankheitsbilder hier nur kursorisch abgehandelt.

Klinik: Häufige Symptome sind Diarrhö, verminderte Glukosetoleranz und Flush (Tab. **F-3.13**).

Insulinom

Insulinome sind in 90 % der Fälle benigne und mit 70–75 % die häufigsten endokrin aktiven Tumoren der Bauchspeicheldrüse. In 90 % der Fälle handelt es sich um Solitärtumoren, in 10 % um multiple Geschwülste, eventuell im Rahmen einer **multiplen endokrinen Neoplasie I** (MEN I, s. S. 820).

Klinik: Die unkontrollierte, vom Blutglukosespiegel unabhängige Insulinausschüttung führt zu **nüchternhypoglykämischen Zuständen** mit vasomotorischen Symptomen (Leitsymptom).
Die sog. **Whipple-Trias** ist gekennzeichnet durch Spontanhypoglykämien bei Nahrungskarenz, hypoglykämische Symptome (z. B. Schwitzen, Muskelzittern, Tachykardie) und eine prompte Besserung derselben auf Glukosegabe.
Mit zunehmender Dauer der Erkrankung treten Zeichen einer **Neuroglukopenie** (Unterversorgung des Gehirns mit Glukose) hinzu, die von Sehstörungen über Verhaltensänderungen bis hin zu psychiatrischen Krankheitsbildern (V. a. psychotische Symptome) reichen können, wodurch es nicht selten zu Fehldiagnosen kommt. Ein weiteres wichtiges Symptom ist die **Insulinmast**, Übergewicht durch vermehrte Zufuhr leicht aufschließbarer Kohlenhydrate. Unter Reduktionsdiät werden die Patienten hypoglykämisch.

Diagnostik: Fastenversuch (bei Insulinom: Hypoglykämie), Insulinprovokationstest, Insulinsuppressionstest (bei Insulinom: Hyperinsulinämie) und Proinsulinbestimmung tragen zur Diagnostik bei. Die Bestimmung des **C-Peptid-Spiegels** (**erhöht**) dient der Abgrenzung einer Insulinzufuhr von außen (= **Hypoglycaemia factitia**). Die **präoperative Lokalisationsdiagnostik** erfolgt mittels Endosonographie, CT und MRT (einschließlich MRT-Angio). Lässt sich der Tumor mit diesen Methoden nicht nachweisen, können die Somatostatin-Rezeptor- oder Octreotid-Szintigraphie (Suche nach verstärkt speichernden Gewebsanteilen, Abb. **F-3.11**) eingesetzt werden. **Intraoperativ** erfolgt die Lokalisationsdiagnostik anhand von: Palpation, Sonographie, ggf. selektive Insulinbestimmung im Pfortaderblut.

Therapie: Therapie der Wahl ist die Operation. Insulinome lassen sich bei einer Größe von wenigen Zentimetern meist problemlos operieren. Bei Inoperabilität kann eine Therapie mit Diazoxid (z. B. Proglicem) oder Octreotid (z. B. Sando-

Hormonell aktive Tumoren

◀ Definition

Häufigkeit: Hormonell aktive Tumoren sind sehr selten.

Klinik: Häufige Symptome s. Tab. **F-3.13**.

Insulinom

Häufigster endokrin aktiver Pankreastumor, der zu 90 % benigne ist und meist solitär auftritt. Multiple Geschwülste (ca. 10 %) entstehen evtl. im Rahmen einer **MEN I**.

Klinik: Leitsymptom des Insulinoms ist die **Nüchternhypoglykämie**. Mit zunehmender Krankheitsdauer dominieren zentralnervöse Störungen im Sinne einer **Neuroglukopenie**. Durch vermehrte Zufuhr leicht aufschließbarer Kohlenhydrate kommt es zur **Insulinmast**.

Diagnostik: Hungerversuch, Insulinprovokations- und Insulinsuppressionstest und Proinsulinbestimmung. Die **präoperative Lokalisation** erfolgt durch: Endosonographie, CT, MRT, ggf. Somatostatin-Rezeptor- oder Octreotid-Szintigraphie (Abb. **F-3.11**).

Therapie: Insulinome lassen sich meist problemlos operieren. Bei Inoperabilität

⊚ **F-3.11** | **Befunde bei Insulinom**

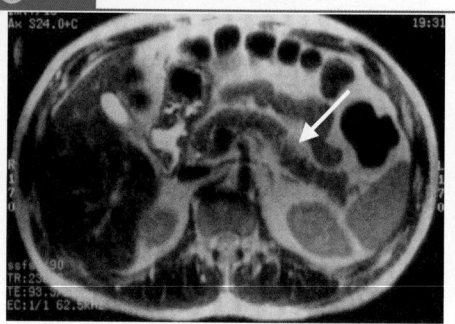 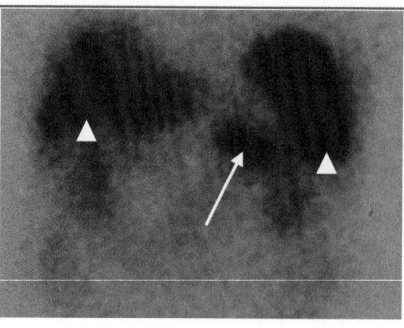

a MRT des Pankreas: signalreiche Raumforderung am Pankreasschwanz (Pfeil) bei klinischem V. a. Insulinom.
b Octreotid-Szintigraphie: Mehrbelegung im Bereich des Pankreasschwanzes (Pfeil); physiologische Octreotid-Aufnahme in Leber und Milz (Pfeilspitzen).

kann Diazoxid (Insulinsekretionshemmung) oder Octreotid versucht werden.

statin) – hemmen die Insulinsekretion – versucht werden. Chemotherapeutika (z. B. Streptozotocin und 5-FU [zerstören die B-Zellen]) kommen selten zum Einsatz.

Gastrinom (Zollinger-Ellison-Syndrom)

Gastrin produzierende Tumoren des Pankreas (80 % d. F.) oder der Duodenalwandung (20 % d. F.) führen zum **Zollinger-Ellison-Syndrom.** In 20 % besteht eine MEN Typ I (s. S. 820).

Klinik: Kennzeichnend sind **therapieresistente Magen- und Duodenalulzera.** Infolge exzessiver Säureproduktion kommt es zudem häufig zu Durchfällen mit Steatorrhö. Differenzialdiagnose: G-Zell-Hyperplasie des Antrums.

Klinik: Leitsymptom sind **therapieresistente Magen- und Duodenalulzera** infolge einer exzessiven Säureproduktion. Bei jedem 4. Patienten finden sich Ulzera an atypischer Stelle im Ösophagus, postbulbär oder im Jejunum. Nicht wenige Patienten klagen über Diarrhöen in Verbindung mit einer Steatorrhö (Folge einer irreversiblen Inaktivierung der Lipase). Vereinzelt wurden Neurotensin produzierende N-Zellen in Gastrinomen des Pankreas gefunden. Neurotensin steigert die Motilität des Dünndarms. Es ist unklar, welche Symptome neben den vom Zollinger-Ellison-Syndrom her bekannten, zu erwarten sind. Differenzialdiagnostisch ist an eine G-Zell-Hyperplasie des Antrums zu denken.

Diagnostik und Therapie: Gastrinbestimmung, Provokationstests und histologischer Nachweis **(Belegzellhyperplasie)** sichern die Diagnose. Die Tumorresektion bzw. bei Inoperabilität hochdosiert PPI sind Methoden der Wahl.

Diagnostik und Therapie: Eine Magensekretionsanalyse, die Serumgastrinbestimmung mit Provokationstests und der histologische Nachweis einer **Belegzellhyperplasie** sichern die Diagnose. Die Therapie besteht in der vollständigen Tumorresektion. Bei Inoperabilität des in 60 % der Fälle malignen Gastrinoms erfolgt eine hoch dosierte Therapie mit Protonenpumpenhemmern (PPI).

Karzinoid

Karzinoide des Pankreas sind selten. Leitsymptome sind **Abdominalschmerzen** und **wässrige Durchfälle.** Erst nach Lebermetastasierung kommt es zum Karzinoid-Syndrom (s. S. 529).

Karzinoide des Pankreas sind selten (0,5 % aller Karzinoide). Leitsymptome sind **Abdominalschmerzen** und **wässrige Durchfälle.** Das vom Tumor gebildete Serotonin, nachgewiesen durch die 5-Hydroxy-Indolessigsäure im Urin, führt zu einer intestinalen Hypermotilität. Erst bei einer ausgedehnten Lebermetastasierung kommt es zum klassischen Karzinoid-Syndrom (Näheres s. S. 529).

Verner-Morrison-Syndrom (Vipom)

Der Tumor produziert vasoaktives intestinales Polypeptid (VIP), das wie Choleratoxin die intestinale und pankreatische Adenylatzyklase aktiviert und zu einer starken Pankreas- und Dünndarmsekretion führt.

Klinik: Leitsymptome sind starke **wässrige Durchfälle**, eine **Hypokaliämie** und eine **Achlorhydrie**, die dem Vipom auch den Namen WDHA-Syndrom eingebracht haben.

Klinik: Kennzeichnend sind massive **wässrige Durchfälle** (4–6 l/d), eine **Hypokaliämie** und eine **Achlorhydrie** (auch WDHA-Syndrom genannt), hervorgerufen durch die Überproduktion von VIP. Man spricht auch von einer pankreatischen Cholera. Die Durchfälle führen sekundär über die Hypokaliämie nicht selten zu einer tubulären Niereninsuffizienz. Nebensymptome sind: pathologische Glukosetoleranz, Hypomagnesiämie, Hyperkalzämie und Flush-Attacken.

◎ F-3.12

◎ F-3.12 | **Erythema necrolyticum migrans**

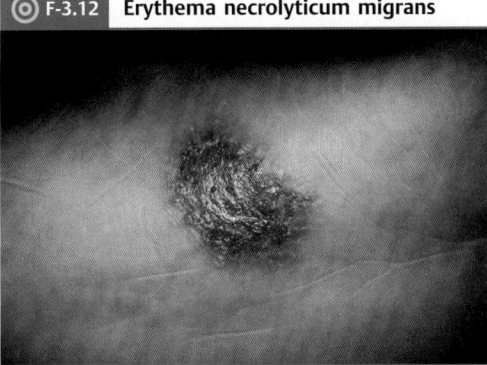

Hautveränderungen beim Glukagonom.

Diagnostik und Therapie: Der erhöhte **Plasma-VIP-Spiegel** sichert die Diagnose (evtl. zusätzlich Bestimmung von pankreatischem Polypeptid und Prostaglandin E). Ist eine Tumorenukleation nicht möglich, kommt eine symptomatische Therapie mit Somatostatin-Abkömmlingen (Octreotid) oder Streptozotocin infrage.

Glukagonom

Diese Glukagon sezernierenden A-Zell-Tumoren des Pankreas sind selten. Klinisch findet sich zumeist ein nekrolytisches Erythema migrans (Abb. **F-3.12**), eine Hypoaminoazidämie, eine atrophische Glossitis und Stomatitis sowie eine pathologische Glukosetoleranz. Die Diagnose wird durch den erhöhten Serumglukagonspiegel gesichert (in der Regel > 300 pmol/l). Therapie der Wahl ist die chirurgische Exstirpation.

Somatostatinom

Diese oft malignen Somatostatin produzierenden Pankreastumoren gehen auf die D-Zellen des Inselapparates zurück. Entsprechend der Hemmwirkung des Somatostatins auf alle Stoffwechselvorgänge finden sich eine pathologische Glukosetoleranz, Steatorrhö, gastrale Hypochlorhydrie und erhöhte Inzidenz von Gallensteinen. Die Diagnose wird durch den erhöhten Serum-Somatostatin-Spiegel gestellt. Therapeutisch ist eine Tumorresektion anzustreben.

Multiple endokrine Neoplasie (MEN)

s. hierzu S. 820

Diagnostik und Therapie: Der erhöhte **Plasma-VIP-Spiegel** sichert die Diagnose. Ist eine Tumorenukleation nicht möglich, symptomatische Therapie mit Somatostatin oder Streptozotocin.

Glukagonom

Diese seltenen A-Zell-Tumoren des Pankreas bedingen eine pathologische Glukosetoleranz, ein nekrolytisches Erythema migrans (Abb. **F-3.12**) und eine atrophische Glossitis und Stomatitis. Therapie: chirurgische Exstirpation.

Somatostatinom

Im Vordergrund der Symptomatik steht eine gestörte Glukosetoleranz, zudem kann eine Steatorrhö und eine gastrale Hypochlorhydrie auftreten. Der Somatostatin-Spiegel ist erhöht, therapeutisch sollte der Tumor möglichst reseziert werden.

Multiple endokrine Neoplasie (MEN)

s. S. 820

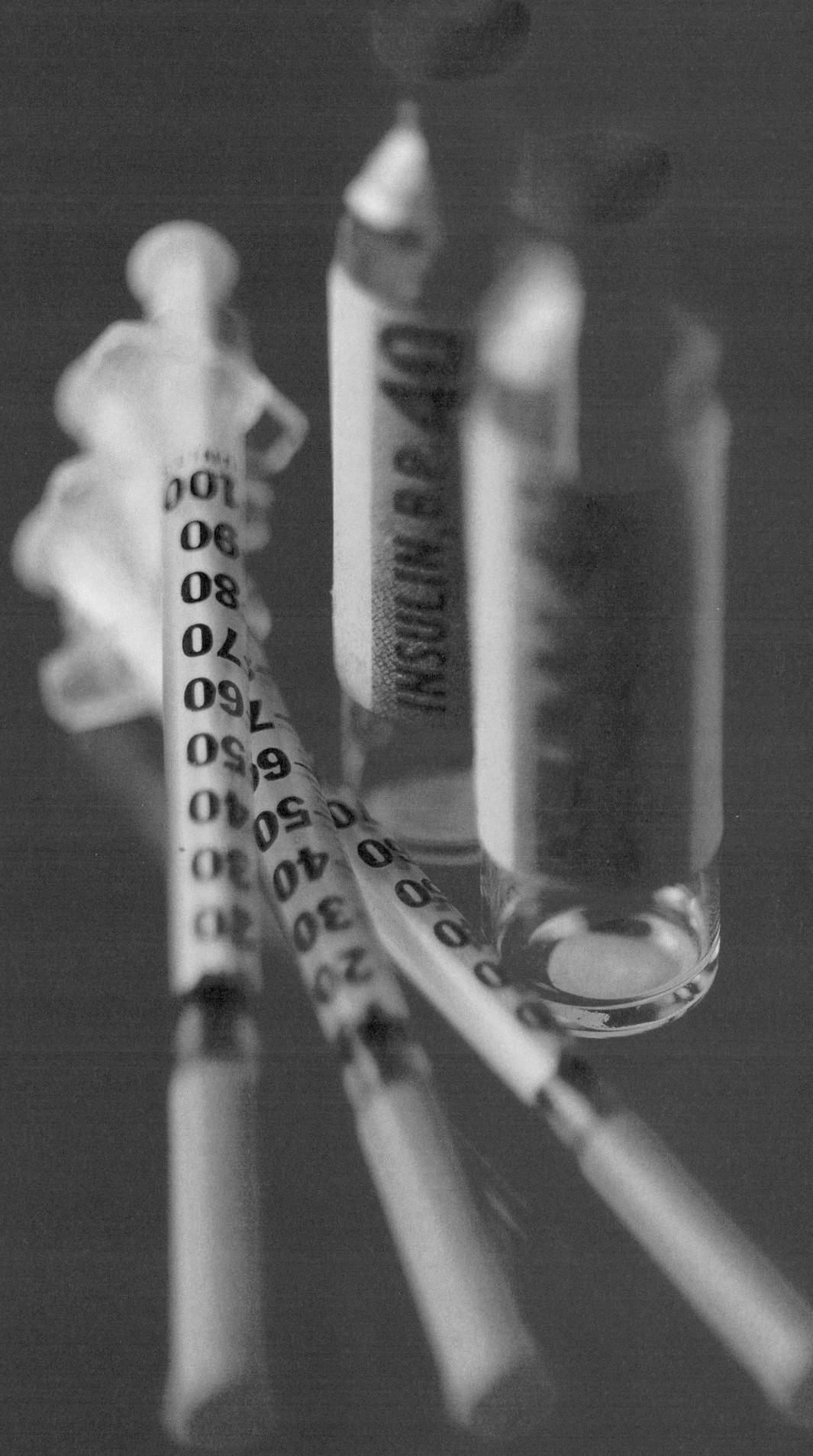

Diabetologie und Stoffwechsel

Diabetologie und Stoffwechsel

1 Diabetologie

1.1 Diabetes mellitus

▶ **Definition:** Der Begriff Diabetes mellitus umfasst chronische Stoffwechsel-krankheiten mit verminderter Insulinbildung oder Insulinwirkung. Gemeinsames Leitsymptom bei unbehandelten Patienten ist die chronische Hyperglykämie.

1   Diabetologie

1.1   Diabetes mellitus

◀ Definition

1.1.1 Physiologie

Glukosestoffwechsel

Kohlenhydrate zählen zu den wesentlichen **Energielieferanten** der Zelle. Wichtigster Baustein der Kohlenhydrate ist die **Glukose**. Der Glukosespiegel wird, mit Ausnahme des Pfortadersystems, beim Gesunden mit einer Konstanz von ca. 70– ≤ 100 mg/dl reguliert.

Die Leber nimmt bei der **Glukosehomöostase** eine zentrale Rolle ein, sie regelt den Zu- und Abstrom von Glukose. Leber (und auch Muskelzellen) können in kurzer Zeit große Mengen Glukose aufnehmen und diese dann entweder als Glykogen speichern oder in Energie umwandeln. Nervenzellen und Erythrozyten sind unmittelbar auf Glukose als Energielieferant angewiesen (nach Adaptation ist das Gehirn jedoch in der Lage, Ketonkörper zu verstoffwechseln). Muskeln wie auch andere Zellarten sind in der Lage, freie Fettsäuren und Ketonkörper als Energieträger zu oxidieren.

Die **Regulation des Blutzuckerspiegels** wird durch mehrere Hormone sichergestellt. Einerseits durch Insulin, als einziges blutzuckersenkendes Hormon, zum anderen durch die **insulinantagonistischen Hormone** Glukagon, Katecholamine, Wachstumshormon und Kortisol. Das physiologische Zusammenspiel dieser Hormone bewirkt, dass bei Nahrungskarenz zunächst durch eine Mobilisierung die Glykogenspeicher in Leber und Muskulatur (Glykogenolyse), bei längerer Nahrungskarenz durch eine Glukoseneubildung in Leber und Niere aus glukoplastischen Aminosäuren (Glukoneogenese) der Blutzucker konstant gehalten wird. Damit wird auch die Energieversorgung des ZNS sichergestellt, das auf Glukose als Energielieferant angewiesen ist und gewährleistet, dass unter Nahrungskarenz keine Hypoglykämien auftreten (erst nach längerem Hungern kann das ZNS auch Ketonkörper verwerten).

Insulin

Bildung: Aktives Insulin entsteht aus dem in den β-Zellen des Pankreas gebildeten Vorläufermolekül Proinsulin, durch proteolytische Abspaltung des sog. C-Peptids (zur diagnostischen Bedeutung des C-Peptids s. S. 671).

Sekretion: Die Insulinsekretion wird in Abhängigkeit von der Glukosekonzentration gesteuert. Ein erhöter Blutzuckerspiegel stellt den Hauptreiz zur Ausschüttung von Insulin dar. Die Sekretion verläuft nach einem Glukosereiz biphasisch. Unabhängig von der prandialen Insulinausschüttung wird auch bei niedrigen Glukosespiegeln eine Basalsekretion von Insulin aufrechterhalten. Neben Glukose wird die Insulinsekretion u. a. **stimuliert** durch Aminosäuren, gastrointestinale Hormone (z. B. GIP, CCK), β-adrenerge Substanzen und Azetylcholin. Gehemmt wird die Sekretion durch Adrenalin, Noradrenalin, Somatostatin wie auch durch verschiedene Pharmaka (z. B. Thiazide).

Wirkung: Insulin fördert die Aufnahme von Glukose in die Zellen (v. a. Muskel- und Fettzellen) und bedingt dadurch eine Senkung des Blutzuckerspiegels.

▶ **Merke:** Insulin ist das einzige Hormon, das eine Blutzuckersenkung bewirkt.

1.1.1 Physiologie

Glukosestoffwechsel

Glukose ist ein wichtiger **Energielieferant** der Zelle. Der normale Glukosespiegel liegt bei 70– ≤ 100 mg/dl.

Die Leber kann Glukose entweder als Glykogen speichern oder in Energie umwandeln. Nervenzellen und Erythrozyten sind ausschließlich auf Glukose als Energielieferant angewiesen.

Mehrere Hormone halten den Blutzuckerspiegel konstant: Insulin senkt den Blutzuckerspiegel, während Glukagon, Katecholamine, Wachstumshormon und Kortisol **insulinantagonistisch** wirken und den Blutzuckerspiegel anheben.

Insulin

Bildung: Aus Proinsulin entsteht in den β-Zellen des Pankreas durch proteolytische Abspaltung des sog. C-Peptids das Insulin.
Sekretion: Die Insulinsekretion erfolgt abhängig vom Blutzuckerspiegel. Hauptreiz für die Insulinausschüttung ist ein erhöhter Blutzuckerspiegel.

Wirkung: Insulin senkt den Blutzuckerspiegel durch vermehrte Aufnahme von Glukose in die Zellen (v. a. Muskel- und Fettzellen).

◀ Merke

≡ G-1.1	Insulinwirkung auf den Stoffwechsel	
Insulinwirkung	**Kohlenhydrat-stoffwechsel**	Hemmung der Glukoneogenese und Glykogenolyse Förderung des Glukosetransports in die Zelle und der Glykogensynthese (v. a. in Leber und Muskel)
	Fettstoffwechsel	Hemmung der Lipolyse Förderung der Lipogenese (in Leber und Fettzellen)
	Proteinstoffwechsel	Hemmung der Proteolyse Förderung der Proteinsynthese (positiver Stickstoffwechsel)
Auswirkungen bei Insulinmangel	**Kohlenhydratstoff-wechsel**	gesteigerte Glukoneogenese und Glykogenolyse (um die durch den Insulinmangel fehlende Glukose in den Zellen bereitzustellen) reduzierte Glukoseaufnahme in die Zellen (→ Hyperglykämie)
	Fettstoffwechsel	gesteigerte Lipolyse (mit Bildung von Ketonköpern → Ketoazidose)
	Proteinstoffwechsel	gesteigerte Proteolyse

Wirkungen von Insulin auf den **Kohlenhydrat-, Fett- und Proteinstoffwechel:** Tab. **G-1.1**.

Außerdem fördert Insulin die **Kaliumaufnahme in die Zellen.**

Insgesamt steigert Insulin anabole und hemmt katabole Stoffwechselvorgänge. Die Wirkungen von Insulin auf den **Kohlenhydrat-, Fett- und Proteinstoffwechel** zeigt Tab. **G-1.1**.

Daneben hat Insulin auch Einfluss auf den Elektrolythaushalt, indem es durch Stimulation der Na^+-K^+-ATPase die **Kaliumaufnahme in die Zellen** fördert. Dies muss bei der Behandlung (Insulinsubstitution) eines diabetischen Komas beachtet werden, da hierdurch gefährliche Hypokaliämien ausgelöst werden können.

Bei **Insulinmangel** entsteht eine katabole Stoffwechselsituation, unter der es zu einem vermehrten Abbau von Eiweiß, Fett und Glykogen kommt (Tab. **G-1.1**).

1.1.2 Epidemiologie

In der BRD schätzt man die Diabeteshäufigkeit auf ca. 8 % (> 90 % der Diabetiker sind Typ-2-Diabetiker).

1.1.2 Epidemiologie

In der Bundesrepublik Deutschland schätzt man die Diabeteshäufigkeit auf annähernd 8 %, mit steigender Tendenz. Über 90 % der Diabetiker sind Typ-2-Diabetiker.

1.1.3 Klassifikation

Klassifikation des Diabetes mellitus: Tab. **G-1.2**.

1.1.3 Klassifikation

Tab. **G-1.2** zeigt die Klassifikation des Diabetes mellitus, entsprechend den zugrunde liegenden Ursachen.

≡ G-1.2	Klassifikation des Diabetes mellitus (nach ADA 1997)	
1. Typ-1-Diabetes	β-Zellzerstörung, die zu einem **absoluten Insulinmangel** führt	
	A immunologisch bedingt (meistens)	
	B idiopathisch bedingt	
2. Typ-2-Diabetes	vorwiegende Insulinresistenz mit **relativem Insulinmangel**, bis hin zu einem vorwiegend sekretorischen Defekt mit Insulinresistenz	
3. andere spezifische Diabetesformen	A genetischer Defekt der β-Zellfunktion (z. B. Chromosom 20, HNF-4α = MODY 1)	
	B genetische Defekte der Insulinwirkung (z. B. Typ-A-Insulinresistenz)	
	C Erkrankungen des exokrinen Pankreas (z. B. Pankreatitis)	
	D Endokrinopathien (z. B. Cushing-Syndrom)	
	E medikamentös oder chemisch induziert (z. B. Glukokortikoide)	
	F Infektionen (z. B. kongenitale Röteln)	
	G seltene immunvermittelte Diabetesformen (z. B. Antiinsulin-Rezeptorantikörper)	
	H genetische Syndrome, die gelegentlich mit Diabetes assoziiert sind (z. B. Down- oder Turner-Syndrom)	
4. Gestationsdiabetes		

1.1.4 Ätiopathogenese

Typ-1-Diabetes

Ausgelöst durch eine **Autoimmuninsulitis** werden die β-Zellen der Langerhansinseln des Pankreas zerstört. Es besteht eine **genetische Prädisposition**. Die HLA-Typisierung lässt eine Häufung von HLA-DR3 (Feinallele DR_3/DQ_2) und/oder -DR4 (Feinallele DR_4/DQ_8) erkennen (liegen diese Merkmale vor, ist das Risiko an einem Diabetes Typ 1 zu erkranken um das 4–10fache erhöht). Die Konkordanz bei eineiigen Zwillingen beträgt jedoch nur 30–50%, d.h., dass ein **exogener Faktor** hinzukommen muss, der einen **Autoimmunprozess** in Gang setzt. Dieser führt dann zur Zerstörung der β-Zellen. Dieser Umweltfaktor ist noch nicht identifiziert, diskutiert werden Virusinfekte (z.B. Mumps, Röteln), Toxine und Chemikalien.

> ▶ **Merke:** Erst wenn 80–90% der β-Zellen im Pankreas zerstört sind, manifestiert sich der Typ-1-Diabetes.

Für den Autoimmunprozess spricht die bei frisch entdeckten Typ-1-Diabetikern nachweisbare Insulinitis mit lymphozytärer Infiltration und das Auftreten von Autoantikörpern (ICA, IAA, GADA, IA_2), die im Laufe weniger Jahre wieder verschwinden. Die Konstellation der mit einem Typ-1-Diabetes assoziierten HLA-Antigene und die unterschiedliche Persistenz von Inselzellantikörpern deuten darauf hin, dass es sich um kein einheitliches Krankheitsbild handelt. So können bei einer kleinen Gruppe der mit HLA-DR3 assoziierten Typ-1-Diabetiker noch andere autoimmune endokrine Mangelzustände bestehen (Morbus Addison, Hypothyreose, Polyendokrinopathie).

Sonderformen: Bei einem Teil der Typ-1-Diabetiker kommt es nach dem Ausbruch der Krankheit zu einer sog. Remissionsphase unterschiedlicher Dauer (Wochen, Monate), während der der Insulinbedarf stark absinkt (**honeymoon period**). Der **LADA** (late onset autoimmunity diabetes in the adult) ist ein erst im Erwachsenenalter auftretender Typ-1-Diabetes mit einem langsameren Verlust der β-Zellfunktion.

Typ-2-Diabetes

Bei diesem Diabetes-Typ sind **genetische Faktoren** wesentlich stärker ausgeprägt als beim Typ-1-Diabetes. Die Konkordanz bei eineiigen Zwillingen beträgt mehr als 50%. Eine HLA-Assoziation findet sich hier, im Gegensatz zum Typ 1, nicht.

Der **wichtigste Manifestationsfaktor** ist die **Überernährung mit Adipositas**. Die stetig vermehrte Nahrungszufuhr bewirkt eine **erhöhte Insulinsekretion**, die ihrerseits zu einer **peripheren Insulinresistenz** führt (d.h. es kommt zu einer mangelnden Insulinwirkung, die erhöhte Insulinspiegel erfordert, um Glukose in die Zellen aufnehmen zu können). Diese Insulinresistenz besteht wahrscheinlich schon Jahre vor der Manifestation des Diabetes (s. auch Exkurs) und wird zunächst durch die erhöhte Insulinsekretion kompensiert. Beim Typ-2-Diabetiker vermutet man, dass zusätzlich eine begrenzte Kompensationsfähigkeit des Pankreas besteht, die Insulinresistenz zu überwinden (diskutiert werden ein Kinasedefekt der Insulinrezeptoren und eine Verminderung der sog. Glukosetransporter). Außerdem ist von Bedeutung, dass die Leber vermehrt Glukose synthetisiert.

Unter **Sekundärversagen** versteht man ein Nachlassen der Wirkung von oralen Antidiabetika und ein Nachlassen der Insulineigenproduktion.

1.1.4 Ätiopathogenese

Typ-1-Diabetes

Beim Typ-1-Diabetes werden die β-Zellen des Pankreas immunvermittelt zerstört (**Autoimmuninsulitis**). Neben einer **genetischen Prädisposition** können **exogene Faktoren** (z.B. bestimmte Viren) den **Autoimmunprozess** auslösen.

◀ Merke

Für einen Autoimmunprozess sprechen histologisch eine Insulinitis mit lymphozytärer Infiltration sowie der Nachweis von Autoantikörpern. Der Typ-1-Diabetes kann mit anderen Autoimmunerkrankungen assoziiert sein, insbesondere bei Vorliegen von HLA-DR3.

Typ-2-Diabetes

Genetische Faktoren spielen beim Typ-2-Diabetes eine größere Rolle als beim Typ-1-Diabetes.

Eine der **Hauptursachen** für den Typ-2-Diabetes ist die **Fettleibigkeit,** die zu **erhöhter Insulinsekretion** mit zunehmender **peripherer Insulinresistenz** führt. Ein weiterer ursächlicher Faktor ist die vermehrte Glukoseproduktion der Leber. Das Pankreas kann die Insulinresistenz durch eine Mehrproduktion von Insulin begrenzt kompensieren.

Bei Nachlassen der Wirkung oraler Antidiabetika bzw. der Insulineigenproduktion spricht man von **Sekundärversagen.**

⊚ G-1.1   **Metabolisches Syndrom**

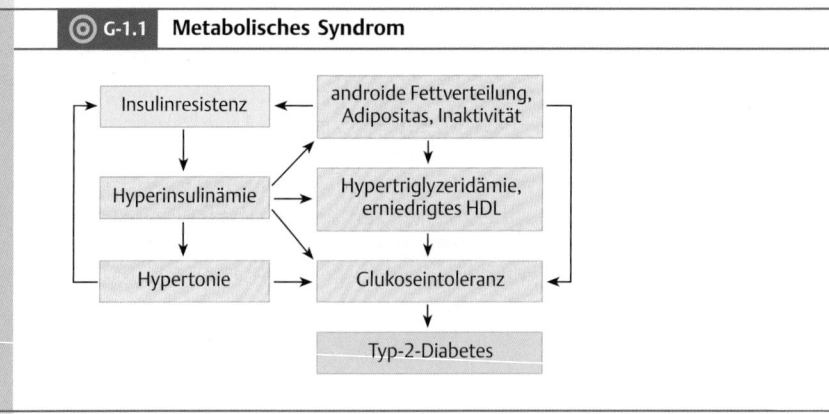

▶ **Exkurs: Metabolisches Syndrom** Als metabolisches Syndrom wird die Syntropie von **Dyslipoproteinämie** (Hypertriglyzeridämie oder HDL-Cholesterin ↓), **Hypertonie, Adipositas vom androiden Typ** (stammbetonte Fettverteilung) und **Typ-2-Diabetes** bzw. **gestörte Glukosetoleranz** bezeichnet. Das Syndrom ist mit einem **stark erhöhten Risiko** für eine **koronare Herzkrankheit** verbunden.

Die zugrunde liegende pathophysiologische Störung ist wahrscheinlich eine genetisch determinierte **Insulinresistenz**, die zunächst durch eine Hyperinsulinämie kompensiert wird. Die stetig erhöhten Insulinspiegel führen zu einem vermehrten Hungergefühl, die vermehrte Nahrungsaufnahme letztlich zu einer Hypertriglyzeridämie und Adipositas. Zudem scheint die Hyperinsulinämie die Na⁺-Reten-

tion zu fördern (→ Hypertonie). Erst Jahre, wahrscheinlich Jahrzehnte später manifestiert sich die diabetische Stoffwechselstörung, oft zusammen mit dann schon bestehenden **kardiovaskulären Komplikationen**. Der Typ-2-Diabetes ist damit der Endpunkt einer viele Jahre bestehenden **Insulinresistenz** (Abb. **G-1.1**).

Therapie der Wahl ist zunächst eine kohlenhydrat-, fett- und natriumarme, hypokalorische Kost zur Gewichtsreduktion in Verbindung mit körperlicher Aktivität (moderates Ausdauertraining mit einer Belastung von ca. 60 % der max. Leistungsfähigkeit). Durch das körperliche Training kann mit einer Verbesserung der Gewebsempfindlichkeit für Insulin gerechnet werden.

Andere Diabetesformen

Eine sekundäre diabetische Stoffwechsellage kann z. B. Folge einer Akromegalie, eines Cushing-Syndroms oder eines Phäochromozytoms sein. Es besteht ein **relativer Insulinmangel.** Auch endokrine Faktoren (z. B. Hyperthyreose), schwere Infekte, Stresssituationen und Lebererkrankungen können ursächlich sein.

Andere Diabetesformen

Diese Diabetesformen resultieren aus einer Überfunktion extrapankreatischer innersekretorischer Drüsen (z. B. Akromegalie, Cushing-Syndrom, Phäochromozytom) und sind durch einen **relativen Insulinmangel** gekennzeichnet. Die gebildeten Hormone wirken insulinantagonistisch. Entweder durch eine Unterempfindlichkeit des Gewebes gegenüber Insulin, eine Hemmung der Insulinfreisetzung oder aber über eine gesteigerte Glukoneogenese.

Nach Therapie der Grunderkrankung sind diese Diabetesformen in der Regel reversibel. Dies gilt auch für den **Steroiddiabetes** (Entwicklung eines sekundären Diabetes unter Einnahme von Glukokortikoiden). Neben Glukokortikoiden können noch andere Medikamente wie Thiazide, Ovulationshemmer und Nikotinsäure manifestationsfördernd oder verschlechternd auf einen schon bestehenden Diabetes wirken. Auch endokrine Faktoren (z. B. Hyperthyreose), schwere Infekte, Stresssituationen und Lebererkrankungen können ursächlich sein.

Genetische Defekte der β-Zellfunktion: Der **MODY-Typ** bezeichnet einen insulinabhängigen **Typ-2-Diabetes** bei Patienten **unter 25 Jahren** (autosomal-dominanter Erbgang).

Genetische Defekte der β-Zellfunktion (z. B. MODY-Form): Als **MODY-Typ** (**m**aturity **o**nset **d**iabetes of the **y**oung) wird ein nicht insulinabhängiger **Typ-2-Diabetes** bei Patienten **unter 25 Jahren** bezeichnet (autosomal-dominanter Erbgang). Charakteristisch sind eine starke familiäre Belastung, eine viele Jahre erhaltene Eigeninsulinproduktion und ein gutartiger Verlauf (diabetestypische Komplikationen sind selten). Es gibt 6 Formen, bei denen unterschiedliche genetische Defekte bestehen.

Gestationsdiabetes

In der Schwangerschaft kommt es zu einer **peripheren Insulinresistenz.** Ein Gestationsdiabetes entwickelt sich, wenn die Schwangere den erhöhten Insulinbedarf nicht durch eine vermehrte Insulinproduktion ausgleichen kann.

Gestationsdiabetes

In der Schwangerschaft besteht eine hormonell bedingte (HPL, Kortison u. a.) **periphere Insulinresistenz.** Der erforderliche Anstieg der Insulinproduktion nach dem 1. Trimenon auf das 2–3-fache übersteigt bei einigen Frauen die Kapazität des Pankreas, es resultiert eine pathologische Glukosetoleranz (ca. 3 % der Schwangeren). Nach der Geburt normalisiert sich die Glukosetoleranz fast immer (s. auch S. 670).

1.1.5 Klinik

Der **Typ-1-Diabetes** manifestiert sich vorwiegend im jugendlichen Alter mit einem Erkrankungsgipfel zwischen dem 15. und 25. Lebensjahr. Je stärker der Insulinmangel, desto ausgeprägter ist die Symptomatik, unter Umständen manifestiert sich der Typ-1-Diabetes in Form eines Coma diabeticum (s. S. 672). Häufig geht der Manifestation ein fieberhafter Infekt voraus.

▶ **Merke: Klassische Symptome** des Diabetes sind **Polyurie** (durch osmotische Wirkung der Glukose), **Polydipsie** (als Folge der Polyurie) und **Gewichtsabnahme** (u. a. durch die Glukosurie → Kalorienverlust); oft findet sich auch eine **Leistungsschwäche** (durch gesteigerte Glukoneogenese → Muskelmasse ↓).

Bleibt der Diabetes länger unentdeckt, können Pruritus (z. B. durch die Exsikkose), bakterielle oder mykotische Hautinfektionen wie Furunkulose, Candidamykose, Balanitis (durch Abwehrschwäche) oder Schmerzen und Missempfindungen in den Füßen und Unterschenkeln auftreten. Der übrige klinische Befund ist unauffällig. Ist der Diabetes ketotisch entgleist, lässt sich ein obstähnlicher Azetonfötor riechen. Bei zunehmender Entgleisung sind dann weitere Symptome möglich (z. B. Pseudoperitonitis, Kußmaul-Atmung bis Koma) (s. S. 672).

Typ-2-Diabetiker sind meist älter als 40 Jahre und fast immer übergewichtig. Selten findet sich die klassische Symptomatik des Insulinmangels. Nur gelegentlich klagen die Patienten über Beschwerden wie Pruritus, Balanitis, nachlassende Libido oder auch über Missempfindungen und Schmerzen in den Beinen. Die Patienten sind häufig **adipös**, haben eine „gesunde Gesichtsfarbe" (Rubeosis diabetica), eine **Hypertonie** und **erhöte Triglyzeride** (metabolisches Syndrom, s. S. 668). Die Diagnose wird meist zufällig bei einer Routineuntersuchung des Blutzuckers gestellt. Bleibt diese Diabetesform lange unerkannt, so können bereits Folgeerkrankungen bestehen (z. B. Polyneuropathie, pAVK, Retinopathie).

1.1.5 Klinik

Der **Typ-1-Diabetes** manifestiert sich vorwiegend im Jugendalter (Erkrankungsgipfel: 15.–25. Lebensjahr). Häufig geht ein fieberhafter Infekt voraus.

◀ **Merke**

Infolge einer Exsikkose kann es zu Juckreiz kommen. Bakterielle oder mykotische Hautinfektionen (Furunkulose, Candidamykose, Balanitis) können hinzukommen.

Typ-2-Diabetiker sind bei Erstmanifestation des Diabetes meist älter als 40 Jahre und übergewichtig. Häufig liegt ein metabolisches Syndrom vor (**Adipositas + Typ-2-Diabetes + Hypertonie + Hypertriglyzeridämie).**

☰ **G-1.3** **Überblick der differenzialdiagnostischen Kriterien für Diabetes-Typ-1 und Typ-2 bei Diagnosestellung** (nach Leitlinien AWMF, 2005)

Kriterien	Diabetes-Typ-1	Diabetes-Typ-2
Manifestationsalter	meist Kinder, Jugendliche, junge Erwachsene	meist mittleres und höheres Lebensalter*
Auftreten/Beginn	akut bis subakut	meist schleichend
Symptome	häufig Polyurie, Polidipsie, Gewichtsverlust, Müdigkeit	häufig keine Beschwerden
Körpergewicht	meist normalgewichtig	meist übergewichtig
Ketoseneigung	ausgeprägt	fehlend oder gering
Insulinsekretion	vermindert bis fehlend	subnormal bis hoch
Insulinresistenz	keine (oder nur gering)	oft ausgeprägt
familiäre Häufung	gering	typisch
Konkordanz bei eineiigen Zwillingen	30–50 %	> 50 %
Erbgang	multifaktoriell (polygen)	multifaktoriell (sehr wahrscheinlich polygen)
HLA-Assoziation	vorhanden	nicht vorhanden
diabetesassoziierte Antikörper	ca. 90–95 % bei Manifestation	fehlen
Stoffwechsel	labil	stabil
Ansprechen auf betazytotrope Antidiabetika	meist fehlend	zunächst meist gut
Insulintherapie	erforderlich	meist erst nach jahrelangem Verlauf mit Nachlassen der Insulinsekretion erforderlich

* Anmerkung: Manifestationsalter zunehmend auch bei Jüngeren wegen zunehmender Adipositas.

1.1.6 Diagnostik

1.1.6 Diagnostik

Anamnese

Anamnese

Die Anamnese liefert wichtige Informationen (z. B. familiäre Belastung, vermehrtes Durstgefühl, Leistungsknick).

Die Anamnese ist bedeutsam. Zu erfragen sind v. a. die **klassischen Symptome Polyurie, Polydipsie** und **Gewichtsverlust**, weiterhin Familienanamnese, Schwangerschaft, Leistungsknick und Symptome von Folgeerkrankungen (s. S. 674).

▶ Merke

▶ **Merke:** Die Diagnose Diabetes mellitus kann bei der Mehrzahl der Patienten durch die Anamnese bzw. klinische Symptomatik (s. o.) vermutet werden, gesichert wird sie allein durch die Bestimmung des Blutzuckers (Tab. **G-1.4**).

Labor

Labor

Erhöhte Nüchternblutzucker-Werte > 126 mg/dl (venöses Plasma) sind beweisend für einen Diabetes mellitus (s. Tab. **G-1.4**). Sind die BZ-Werte unklar → oGTT (s. u.)

Lassen sich neben der klassischen Symptomatik (s. o.) Gelegenheits-BZ-Werte > 200 mg/dl (venöses Plasma o. kapillares Vollblut) nachweisen bzw. liegt die Nüchternblutglukose > 126 mg/dl (venöses Plasma) (Wiederholungsbestimmung!), steht die Diagnose Diabetes mellitus fest (s. Tab. **G-1.4**). Sind die BZ-Werte nicht eindeutig, muss ein oGTT (s. u.) durchgeführt werden.

Blutzucker(BZ)-Bestimmung

Blutzucker(BZ)-Bestimmung

Die **enzymatische BZ-Bestimmung** ist die Methode der Wahl zur Diagnose des Diabetes mellitus.

Die **enzymatische BZ-Bestimmung** ist die Methode der Wahl zur Diagnose des Diabetes mellitus und für Verlauf und Therapiekontrolle unerlässlich. Folgende Methoden stehen zur Verfügung: Hexokinase- und Glukose-Dehydrogenase-Methode (photometrische Bestimmung) und Glukoseoxidase-Peroxidase-Methode (Peroxidase-Farbreaktion).

Zur **BZ-Selbstkontrolle** und Notfalldiagnostik stehen Teststreifen zur Verfügung.

Zur **BZ-Selbstkontrolle** und zur Notfalldiagnostik werden Messgeräte verwendet, mit denen mittels Teststreifen der Blutzucker schnell (innerhalb von 5–30 s) elektrochemisch bestimmt werden kann (Einsatz nicht für diagnostische Zwecke!).

Normwerte des Blutzuckers

Normwerte des Blutzuckers

Kapillares Vollblut (Nüchternzustand): < 90 mg/dl (< 5 mmol/l).

Der Normbereich des **Nüchternblutzuckers im kapillaren Vollblut** (i. d. R. gewonnen durch Lanzettenstich in die Fingerbeere, lateral des Fingernagels) liegt bei < 90 mg/dl (< 5 mmol/l). Die Glukosekonzentration im Plasma liegt höher als im Vollblut, da sich Glukose als wasserlösliches Molekül nur im Wasserverteilungsraum des Blutes findet.

Urinzucker- und Ketonkörperbestimmung

Urinzucker- und Ketonkörperbestimmung

Nach Überschreiten der **Nierenschwelle für Glukose** (beim Gesunden bei ca. 180 mg/dl) kommt es zur Glukosurie. Mittels Teststreifen lassen sich eine Glukosurie und Ketonurie anzeigen.

Eine Glukosurie ist von der **Nierenschwelle der Glukose** abhängig. Sie liegt bei Gesunden bei ca. **180 mg/dl**. Bei Kindern, Jugendlichen und Schwangeren ist sie nicht selten erniedrigt, auch bei der renalen Glukosurie, bei der die tubuläre Rückresorption gestört ist. Bei älteren Menschen und bei Diabetikern mit Nierenerkrankungen ist sie erhöht. Der Urinzucker kann mittels Teststreifen bestimmt werden. Auch zur Erfassung einer ketotischen Entgleisung können Ketonkörper (Warnzeichen bei Entgleisung – durch gesteigerte Lipolyse und Störung des Eiweißstoffwechsels entsteht neben der Hyperglykämie auch die Ketoazidose) mit Teststreifen bestimmt werden. Insbesondere die Bestimmung des Urinzuckers hat an Bedeutung verloren.

Oraler Glukosetoleranztest (oGTT)

Oraler Glukosetoleranztest (oGTT)

Indikationen: abnorme Nüchternglukose, Vorliegen von Risikofaktoren (z. B. Adipositas, PCO-Syndrom), V. a. Gestationsdiabetes.
Durchführung: Der Patient muss an den drei vorangegangenen Tagen mehr als 150 g KH zu sich genommen haben. Der Test wird am (10 Stunden) nüchternen Patienten durchgeführt. Der Blutzucker wird nüchtern bestimmt, dann trinkt der Patient 75 g Glukose in Wasser gelöst.

Indikation: Der oGTT zur Diagnose einer gestörten Glukosetoleranz wird bei abnormer Nüchternglukose, bei entsprechenden Risikofaktoren (z. B. Adipositas, PCO-Syndrom) und bei V. a. Gestationsdiabetes empfohlen.

Durchführung: Vor dem Test wird über 3 Tage eine kohlenhydratreiche Ernährung (ca. > 150 g KH/d) durchgeführt. Am Untersuchungstag trinkt der Patient nüchtern (mindestens 10 h Nahrungskarenz) 75 g Glukose (oder äquivalente Menge hydrolysierter Stärke), gelöst in ca. 250–300 ml Wasser. Der Blutzucker wird nüchtern und nach 120 min bestimmt (zur Diagnostik eines Gestationsdiabetes auch nach 60 min). Bei Verdacht auf eine reaktive Hypoglykämie

≡ G-1.4	**Diagnosekriterien in Abhängigkeit vom Glukosewert**		
	Zeitpunkt der Glukosemessung	**kapilläres Vollblut**	**venöses Plasma**
abnorme Nüchtern-glukose (IFG*)	nüchtern[1]	≥ 90 mg/dl (≥ 5,0 mmol/l) und < 110 mg/dl (< 6,1 mmol/l)	≥ 100 mg/dl (≥ 5,6 mmol/l) und < 126 mg/dl (< 7,0 mmol/l)
gestörte Glukose-toleranz (IGT**)	oGTT-2 h-Wert[2]	≥ 140 mg/dl (≥ 7,8 mmol/l) und < 200 mg/dl (< 11,1 mmol/l)	≥ 140 mg/dl (≥ 7,8 mmol/l) und < 200 mg/dl (< 11,1 mmol/l)
Diabetes mellitus	nüchtern[1]	≥ 110 mg/dl (≥ 6,1 mmol/l)	≥ 126 mg/dl (≥ 7,0 mmol/l)
	oGTT-2 h-Wert[2]	≥ 200 mg/dl (≥ 11,1 mmol/l)	≥ 200 mg/dl (≥ 11,1 mmol/l)
Gestationsdiabetes[3]	nüchtern[1]	≥ 90 mg/dl (≥ 5,0 mmol/l)	≥ 90 mg/dl (≥ 5,0 mmol/l)
	oGTT nach 60 min	≥ 180 mg/dl (≥ 10,0 mmol/l)	≥ 165 mg/dl (≥ 9,2 mmol/l)
	oGTT nach 120 min	≥ 155 mg/dl (≥ 8,6 mmol/l)	≥ 140 mg/dl (≥ 7,8 mmol/l)

* IFG = impaired fasting glucose, **IGT = impaired glucose tolerance, 1 = keine Kalorienzufuhr in den letzten 8 h, 2 = Durchführung s. S. 670, 3 = liegt vor, wenn mind. 2 der Grenzwerte überschritten werden

wird der Test verlängert und zusätzliche Glukosebestimmungen nach 150, 180, 210 und 240 min vorgenommen. Die Bewertung des oGTT zeigt Tab. **G-1.4**.
Störfaktoren: Falsch positiv auf das Testergebnis wirken sich längere Bettruhe, Magen- und Lebererkrankung, Infektionen, Menstruation und Stresssituationen aus.

Nach 120 Minuten erneute Blutzucker-bestimmung. Siehe auch Tab. **G-1.4**.

Plasmainsulin- und C-Peptid-Bestimmung

Die Bestimmung des **Plasmainsulins** zur Diagnostik und zur Verlaufskontrolle des Diabetes mellitus ist in der Praxis entbehrlich. Die Bestimmung des sog. **C-Peptids** als Maß für die noch vorhandene endogene Insulinsekretion ist von Bedeutung.

Plasmainsulin- und C-Peptid-Bestimmung

Die Bestimmung des **C-Peptids** gibt Hinweise auf die noch vorhandene endogene Insulinsekretion.

▶ **Merke:** Das C-Peptid ist eine Aminosäurenkette des Proinsulins, die bei der Umwandlung zu Insulin abgespalten wird. Daher entstehen bei der Sekretion von Insulin äquimolare Mengen C-Peptid, die einen direkten Rückschluss auf die noch erhaltene Insulinproduktion erlauben. Bei exogener Insulinüber-dosierung misst man hohe Insulin-, aber niedrige C-Peptidwerte.

◀ **Merke**

Glykohämoglobin HbA$_{1c}$-Bestimmung

Zur Beurteilung der Stoffwechseleinstellung eines Diabetikers dient die Bestimmung des Glykohämoglobins HbA$_{1c}$. Diese normal vorkommende Hämoglobinvariante entsteht durch eine nichtenzymatische Glykierung des Hämoglobinmoleküls, die kontinuierlich während der 120-tägigen Lebensdauer der Erythrozyten abläuft und von der Glukosekonzentration abhängig ist. Der Wert des HbA$_{1c}$ ist ein **ausgezeichnetes Maß** für die während der vorausgegangenen 8–10 Wochen bestehenden **durchschnittlichen Glukose-konzentrationen**. Der Normalwert des HbA$_{1c}$ (methodenabhängig, strenge Qualitätskontrolle notwendig) beträgt 4–6 % des Gesamthämoglobins. Der HbA$_{1c}$-Wert lässt die Güte der Stoffwechseleinstellung erkennen und ist im Gegensatz zu den Angaben des Patienten nicht manipulierbar, Therapieziel ist ein Wert < 6,5 %.

Glykohämoglobin HbA$_{1c}$-Bestimmung

Der HbA$_{1c}$-Wert ist ein Langzeit-Blutzuckerwert, mit dem der durchschnittliche Blutzuckerspiegel der letzten 8–10 Wochen ermittelt werden kann. Beim Gesunden liegt der Wert bei 4–6 %. Ziel der Diabetestherapie ist ein Wert < 6,5 %.

Immundiagnostik und HLA-Typisierung

Die Bestimmung der Inselzellantikörper (ICA), Insulinautoantikörper (IAA), Autoantikörper gegen Glutamatdecarboxylase (GADA) und Tyrosinphosphatase-verwandte Proteine (IA-2) und die HLA-Typisierung (DR-Locus) sind aufwändige Untersuchungen zur Bestätigung der Diagnose eines Typ-1-Diabetes. Sie sind zur Routinediagnostik nur in seltenen Fällen indiziert, haben jedoch bei wissenschaftlichen Studien zur Frühdiagnostik und Frühintervention Bedeutung.

Immundiagnostik und HLA-Typisierung

Immundiagnostik (z. B. Bestimmung der Inselzellantikörper, Insulinautoantikörper) und HLA-Typisierung sind zur Routinediagnostik bei V.a. Typ-1-Diabetes nur selten indiziert.

1.1.7 Differenzialdiagnose

1.1.7 Differenzialdiagnose

Differenzialdiagnostisch abzugrenzen sind eine **renale Glukosurie** (Glukosurie bei normalen BZ-Werten), eine **renale Schwangerschaftsglukosurie**, ein postprandialer starker BZ-Anstieg mit Glukosurie bei **Z. n. Magenresektion**. Eine pathologische Glukosetoleranz findet sich auch in **Stresssituationen** und bei **akuter Hepatitis**.

Bei der **renalen Glukosurie** ist die tubuläre Rückresorption von Glukose gestört, die Patienten haben eine Glukosurie, aber normale BZ-Werte. Auch in der **Schwangerschaft** kann die Nierenschwelle für Glukose herabgesetzt sein (renale Schwangerschaftsglukosurie), es muss immer ein Schwangerschaftsdiabetes durch einen oralen Glukosetoleranztest (s. S. 670) ausgeschlossen werden. **Magenresezierte Patienten** zeigen manchmal nach kohlenhydratreichen Mahlzeiten resorptionsbedingt einen starken BZ-Anstieg mit Glukosurie, ohne dass ein Diabetes vorliegt. Auch bei akuten **Stresssituationen** (Ausschüttung von diabetogenen Hormonen wie Glukokortikoide, Katecholamine) kann eine pathologische Glukosetoleranz mit erhöhten BZ-Werten kurzfristig auftreten. Patienten mit **akuter Hepatitis** haben eine pathologische Glukosetoleranz, die sich nach Abheilen der Erkrankung wieder normalisiert.

1.1.8 Komplikationen

Akute Komplikationen

Coma diabeticum

▶ **Definition**

▶ **Definition:** Zu den schwersten Formen der diabetischen Stoffwechselentgleisung (Notfall!) zählen das **ketoazidotische und das hyperosmolare Koma**. Da beide Formen in ein Koma münden können, spricht man vom „Coma diabeticum". Da diese Stoffwechselentgleisungen in vielen Fällen jedoch ohne komatöse Bewusstseinsveränderungen auftreten, ist die Bezeichnung „Coma diabeticum" etwas irreführend.

Epidemiologie: Die jährliche Inzidenz liegt bei 3–5 Fällen pro 1000 Diabetiker.

Epidemiologie: Die jährliche Häufigkeit wird mit 3–5 Fällen pro 1000 Diabetiker angegeben.

Ätiopathogenese: Auslöser sind Infekte und/oder eine inadäquate Insulintherapie.

Das **ketoazidotische Koma** ist typisch für den Typ-1-Diabetiker, tritt also bei absolutem Insulinmangel auf. Es kommt zu Hyperglykämie (gesteigerte Glukoneogenese und Glykogenolyse) und gesteigerter Lipolyse mit **Bildung von „sauren" Ketonkörpern (Ketoazidose)**.

Das **hyperosmolare Koma** ist typisch für den Typ-2-Diabetiker, tritt also bei relativem Insulinmangel auf. Das restliche körpereigene Insulin kann hier eine überschießende Lipolyse mit Bildung von Ketonkörpern verhindern.

Ätiopathogenese: Auslösende Faktoren sind Infekte und/oder eine inadäquate Insulintherapie.
- Das **ketoazidotische Koma** (meist bei Typ-1-Diabetikern) ist durch die Hyperglykämie (gesteigerte Glukoneogenese und Glykogenolyse bei verminderter peripherer Verwertung) und die Lipolysesteigerung mit **Bildung von Ketonkörpern** (Acetessigsäure, Beta-Hydroxybuttersäure, Azeton) und verringerter Utilisation mit nachfolgender **Ketoazidose** charakterisiert (pH < 7,3; Bicarbonat < 15 mmol/l). **Ursachen** sind der Insulinmangel (absoluter Insulinmangel beim Typ-1-Diabetes!) und die vermehrte Ausschüttung insulinantagonistischer Hormone (Glukagon, Katecholamine, STH, Kortisol). Folgen sind Verluste des Körpers an Glukose, Wasser, Kationen (Natrium, Kalium) und Ketonkörpern.
- Beim **hyperosmolaren Koma** kommt es zur hyperosmolaren Entgleisung infolge starker BZ-Erhöhung (meist bei Typ-2-Diabetes). Es besteht nur ein relativer Insulinmangel. Die noch vorhandene Insulinsekretion verhindert eine überschießende Lipolyse und damit die Bildung von Ketonkörpern in der Leber und somit auch die Entwicklung einer metabolischen Azidose. Häufigste Ursachen für diese Form der Entgleisung sind diätetische Fehler und medikamentöse Entgleisung.

Klinik: Das Koma entwickelt sich langsam (über Tage). 10 % der Patienten sind bewusstlos, 70 % bewusstseinsgetrübt. Hauptsymptom ist eine starke **Polyurie** mit nachfolgender **Polydipsie** und **Exsikkose**. Weitere Symptome sind Übelkeit und Erbrechen. Folge der Flüssigkeitsverluste sind Hypotonie bis hin zum hypovolämischen Schock. Beim **ketoazidotischen Koma** versucht der Körper, die Azidose durch verstärkte Atmung auszugleichen **(Kußmaul-Atmung)**. Man riecht den obstähnlichen Azetongeruch.

Klinik: Nur 10 % der Patienten sind bewusstlos, 70 % haben einen Bewusstseinsstatus zwischen ungetrübt und komatös, bei 20 % der Patienten besteht keine Störung des Sensoriums. Ein Koma entwickelt sich meist im Verlauf einiger Tage, typische Symptome sind **zunehmend stärker** werdende **Polyurie** und **Polydipsie**, Leistungsschwäche, Übelkeit und Erbrechen. In der Regel klagen die Patienten über **gastrointestinale Beschwerden** (Übelkeit, Brechreiz, Erbrechen), die die **Exsikkose** verstärken (Volumendefizit kann durch vermehrte Flüssigkeitsaufnahme nicht mehr kompensiert werden). Zeichen der Exsikkose sind ein verminderter Hautturgor und trockene Schleimhäute. Im weiteren Verlauf kann es zur Hypotonie bis hin zum hypovolämischen Schock, zur Oligurie oder Anurie bis hin zur Niereninsuffizienz, zur Hypothermie und zu Reflexausfällen kommen. Beim **ketoazidotischen Koma** bestehen gelegentlich

☰ G-1.5	Unterscheidungskriterien des ketoazidotischen vs. hyperosmolaren Coma diabeticum	☰ G-1.5

	ketoazidotisches Koma	*hyperosmolares Koma*
Alter	junger Patient	alter Patient
Diabetes-Typ	meist Typ 1	meist Typ 2
Insulinmangel	absolut	relativ
Blutzucker	oft > 300 mg/dl	oft > 1 000 mg/dl
Ketonurie	+++	–
pH-Wert	< 7,3	normal
Standardbikarbonat	< 15 mmol/l	normal
Plasma-Osmolalität	erhöht	stark erhöht
Kußmaul-Atmung	+	–
Pseudoperitonitis diabetica	+	–

heftige abdominelle Schmerzen, die an ein akutes Abdomen denken lassen (Pseudoperitonitis diabetica). Als Ausdruck der Ketoazidose finden sich ein **obstähnlicher Azetongeruch,** eine tiefe **Kußmaul-Atmung** und eine Ketonurie. Beim hyperosmolaren Koma fehlen die Zeichen einer Ketoazidose.

Diagnostik: Neben der oben geschilderten wegweisenden Symptomatik, wird die Diagnose laborchemisch gesichert. Der **Blutzucker** ist immer erhöht, beim **hyperosmolaren Koma** oft > 1000 mg/dl, beim ketoazidotischen Koma meist > 300 mg/dl. Die Höhe des Blutzuckers korreliert jedoch nicht mit der Schwere der Ketoazidose. Einzelheiten s. Tab. **G-1.5.**

Diagnostik: Neben der klinischen Symptomatik ist der **erhöhte Blutzucker** wegweisend (beim hyperosmolaren Koma oft > 1000 mg/dl, beim ketoazidotischen Koma meist > 300 mg/dl).

▶ **Merke:** Trotz K^+-Verlust (bedingt durch die osmotische Diurese → Polyurie) sind die K^+-Werte im Serum vor Beginn der Insulintherapie meist normal oder leicht erhöht, als Folge der azidosebedingten K^+-Verschiebung vom Intra- in den Extrazellulärraum. Cave: Hypokaliämie unter Insulintherapie!

◀ **Merke**

Differenzialdiagnose: Der **hypoglykämische Schock** entwickelt sich – im Gegensatz zum Coma diabeticum – plötzlich aus gutem Befinden heraus, die Patienten zeigen feuchte Haut und Schleimhäute und Hyperreflexie. Ein Koma entwickelt sich langsam, Exsikkose und Erbrechen fehlen nie. Eine Unterscheidung ist durch den BZ-Schnelltest möglich. Wegen der gastrointestinalen Symptomatik und der tiefen Atmung (ketoazidotisches Koma) werden gelegentlich auch Fehldiagnosen wie z.B. **Appendizitis** oder **Hyperventilationstetanie** gestellt.

Differenzialdiagnose: Der **hypoglykämische Schock** tritt im Gegensatz zum Coma diabeticum plötzlich aus gutem Allgemeinbefinden auf. Die gastrointestinalen Symptome und die tiefe Atmung (beim ketoazidotischen Koma) lassen auch an eine **Appendizitis** oder **Hyperventilationstetanie** denken.

Therapie: Das Coma diabeticum ist ein ernster Notfall und bedarf der **Intensivüberwachung und -behandlung.** Die Prognose wird entscheidend durch die Dauer des Komas bestimmt. Die Therapie muss deshalb nach Diagnosestellung ohne Verzögerung begonnen werden. **Ziel** der Komabehandlung ist der **Ausgleich des Flüssigkeitsdefizits** (höchste Priorität) und **Elektrolytverlusts** (ca. 1l/h; z.B. 0,9 % NaCl-Lösung), die **Behebung des Insulinmangels** (initial Normalinsulin i. v.) und beim ketoazidotischen Koma die **Beseitigung der Azidose.** Bei **hyperosmolarem Koma** muss Insulin meist niedriger dosiert werden. Auch sollten bei dieser Komaform keine hypotonen Lösungen infundiert werden, um eine rasche Änderung der Osmolalität und damit die Entwicklung eines osmotischen Gradienten zwischen Liquor- und Extrazellulärraum mit der Gefahr der Entwicklung eines Gehirnödems zu verhindern. Auch beim **ketoazidotischen Koma** sollte grundsätzlich ein zu schneller Abfall der Osmolalität vermieden werden. Als **Faustregel** gilt, dass der **Blutzucker in 4–8 Stunden nicht mehr als 50 % abfallen sollte.** Bei Abfall des Serumkaliums (Insulinwirkung) muss ggf. Kalium substituiert werden.

Therapie: Das Coma diabeticum bedarf einer intensivmedizinischen Behandlung. Höchste Priorität hat der **Ausgleich des Flüssigkeitsdefizits.** Wichtig sind außerdem ein **Ausgleich der Elektrolytverluste,** die **Insulinsubstitution** durch Gabe von **Normalinsulin** und beim ketoazidotischen Koma die **Beseitigung der Azidose.** Bei der Senkung des Blutzuckerspiegels (initial Normalinsulin i. v.) sollte der **Blutzucker in 4–8 Stunden um nicht mehr als 50 % abfallen.** Ggf. muss Kalium substituiert werden (Insulinwirkung).

▶ Merke

▶ **Merke:** Nicht eine möglichst schnelle Normalisierung des Glukosespiegels ist sinnvoll, sondern – wenn eine Tendenzwende nachgewiesen wird – sollte man sich mit der Therapie Zeit lassen.

Prognose: Die **Letalität** ist relativ hoch (6–10 %).

Prognose: Die **Letalität** liegt mit **6–10 %** relativ hoch. Die Prognose ist abhängig von der Schwere und der Dauer der Stoffwechselentgleisung sowie vom Alter des Patienten.

Chronische Komplikationen (Folgeerkrankungen)

Im Vordergrund stehen die **vaskulären Komplikationen** (Tab. **G-1.6**).

Chronische Komplikationen (Folgeerkrankungen)

Lebenserwartung und -qualität werden heute nicht mehr durch metabolische, sondern durch die **vaskulären Komplikationen** des Diabetes bestimmt (Tab. **G-1.6**). Ca. 70–80 % aller Diabetiker versterben an vaskulären Komplikationen, nur ca. 1 % im Koma.

G-1.6 Manifestationsformen diabetischer Mikro- und Makroangiopathien

Art der diabetischen Angiopathie	Manifestationsform
▪ **diabetische Mikroangiopathie**	▪ diabetische Retino- und Makulopathie (s. S. 675) ▪ diabetische Nephropathie (s. S. 675) ▪ diabetische Neuropathie (s. S. 676)
▪ **diabetische Makroangiopathie in Kombination mit einer Neuropathie**	▪ diabetisches Fuß-Syndrom (s. S. 677)
▪ **diabetische Makroangiopathie**	▪ KHK, Myokardinfarkt (s. S. 679 und S. 41) ▪ Schlaganfall (s. S. 679 und S. 272) ▪ pAVK (s. S. 679 und S. 261)

Retino- und Makulopathie
Zerebralarteriensklerose
koronare Herzkrankheit, Myokardinfarkt
diabetische Nephropathie
diabetische Neuropathie
periphere Polyneuropathie
periphere arterielle Verschlusskrankheit (pAVK)
diabetisches Fuß-Syndrom
neuropathisch
angiopathisch

Diabetische Mikroangiopathie

Ätiopathogenese: Die Mikroangiopathie manifestiert sich insbesondere als **Retino-, Nephro-** und **Neuropathie.**

Die **chronische Hyperglykämie** scheint bei der Pathogenese eine zentrale Rolle zu spielen.

Diabetische Mikroangiopathie

Ätiopathogenese: Bei der diabetischen Mikroangiopathie handelt es sich um einen **generalisierten diabetesspezifischen Prozess,** von dem alle Kapillargebiete betroffen sind. Sie manifestiert sich in erster Linie als **Retino- und Nephropathie.** Weitere betroffene Gefäßgebiete sind **Herz, Füße, Muskelkapillaren, Konjunktivalgefäße** und die **Vasa vasorum und nervorum.**

Die **Pathogenese** ist noch nicht in allen Einzelheiten geklärt. Am wahrscheinlichsten ist die **metabolische Theorie,** nach der vor allem die chronische Hyperglykämie eine zentrale Rolle spielt. Dafür spricht, dass sie mit der Manifestation des Diabetes beginnt und umso stärker ausgeprägt ist, je länger der Diabetes dauert und je schlechter die Stoffwechselkontrolle ist. Die chronische Hyperglykämie führt zur **nichtenzymatischen Glykosylierung zahlreicher Proteine** (z. B. Hämoglobin, Serumproteine, Basalmembran) mit Bildung sog. AGE-Produkte (advanced glycosylated end products) und mit entsprechenden Funktionsänderungen. Die Folgen sind eine Verdickung und qualitative **Veränderung der kapillaren Basalmembran**, ein gestörter Sauerstofftransport der Erythrozyten und veränderte Fließeigenschaften des Blutes. Weitere Auswirkungen der Hyperglykämie sind eine **vermehrte Sorbitbildung** in verschiedenen Zellsystemen, eine **Störung der Hämostase** und eine vermehrte Bildung von Wachstumshormon und Wachstumsfaktoren. Die meisten dieser Veränderungen sind bei Normalisierung des Blutzuckers reversibel. Zusätzliche Risikofaktoren, die den Verlauf der Mikroangiopathie negativ beeinflussen, sind **Hypertonie** und **Zigarettenrauchen.**

G-1.7 | Stadien und ophthalmologischer Befund der diabetischen Retinopathie und Makulopathie
(nach DDG Praxis-Leitlinie 2007)

1.1 Nichtproliferative diabetische Retinopathie (NPDR)
- milde Form: Mikroanaurysmen vorhanden
- mäßige Form: zusätzlich einzelne intraretinale Blutungen, perlschnurartige Venen
- schwere Form: „4-2-1-Regel", zahlreiche Mikroaneurysmen und intraretinale Blutungen in allen 4 Quadranten, oder perlschnurartige Venen in 2 Quadranten oder intraretinale mikrovaskuläre Anomalien (IRMA) in 1 Quadranten

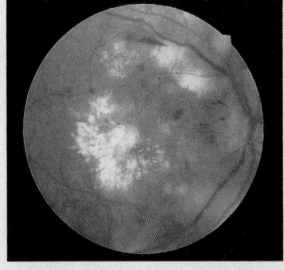

Punkt- und spritzerförmige Blutungen, gelblich harte Exsudate, diffuses Ödem der Netzhaut am hinteren Pol.

1.2. Proliferative diabetische Retinopathie (PDR)
- Papillen- und papillenferne Proliferation
- Glaskörperblutung, Netzhautablösung

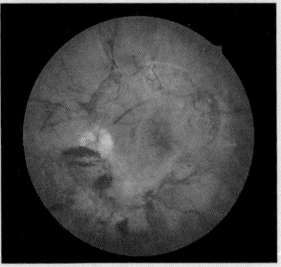

Massive extraretinale Neovaskularisation, begleitende präretinale Blutungen, Traktionsablatio.

2. diabetische Makulopathie

2.1 fokales Makulaödem | 2.2 diffuses Makulaödem | 2.3 ischämische Makulopathie

---

■ **Diabetische Retinopathie und Makulopathie**

Während Typ-1-Diabetiker bei Diabetesmanifestation selten eine Retinopathie oder Entwicklung zur Makulopathie aufweisen, findet sich diese bei Typ-2-Diabetikern in ca. ⅓ d. F., was wohl darauf zurückzuführen ist, dass Typ-2-Diabetiker jahrelang unentdeckt bleiben. Die **unterschiedlichen Stadien** zeigt Tab. **G-1.7**.

▶ **Merke:** Da die Retinopathie vom Patienten unbemerkt entsteht, sind **regelmäßige ophthalmoskopische Untersuchungen des Augenhintergrundes,** zunächst jährlich, nach zehnjähriger Diabetesdauer halbjährlich erforderlich, um möglichst frühzeitig therapeutisch eingreifen zu können.

Therapie: Therapie der Wahl bei bestehender Retinopathie ist die **rechtzeitige Laserkoagulation.** Auch die so genannte Vitrektomie wird heute bei ausgeprägten proliferativen Veränderungen und Einblutungen in den Glaskörper mit Erfolg eingesetzt. Die medikamentöse Therapie mit sog. gefäßabdichtenden Substanzen ist umstritten.

Verlauf und Prognose: Die Entwicklung der Retinopathie ist eng mit der Diabetesdauer korreliert, 20 Jahre nach Manifestation eines Typ-1-Diabetes sind bis zu 95 % aller Diabetiker betroffen.

▶ **Merke:** In den Industrienationen ist in der Altersgruppe der 30–60-Jährigen der Diabetes mellitus die häufigste Erblindungsursache.

■ **Diabetische Nephropathie**

Die Häufigkeit und Schwere der diabetischen Nephropathie (s. auch S. 901) zeigt eine deutliche Abhängigkeit von der Diabetesdauer sowie von der Stoffwechsel- und Hypertonuseinstellung; wobei ca. 40 % der Typ-1-(und wohl auch Typ-2-)Diabetiker eine Nephropathie entwickeln.

Das pathologisch anatomische Substrat der Mikroangiopathie der Glomerulumkapillaren ist die **diffuse** und **noduläre Glomerulosklerose** (Kimmelstiel-Wilson). Da häufig arteriosklerotische und pyelonephritische Veränderungen hinzukommen, wird allgemein etwas unscharf von der diabetischen Nephropathie gesprochen. Sie entwickelt sich schleichend und verläuft in Stadien (Tab. **G-1.8**).

■ Diabetische Retinopathie und Makulopathie

Tab. **G-1.7** fasst die verschiedenen Stadien der diabetischen Retinopathie und Makulopathie zusammen.

◀ Merke

Therapie: Therapie der Wahl bei Retinopathie ist die Laserkoagulation.

Verlauf und Prognose: Nach 20 Jahren sind bis zu 95 % aller Typ-1-Diabetiker betroffen.

◀ Merke

■ Diabetische Nephropathie

40 % der Typ-1- und Typ-2-Diabetiker entwickeln eine diabetische Nephropathie (s. auch S. 901).

Das charakteristische histologische Merkmal ist die **diffuse** und **noduläre Glomerulosklerose** (Kimmelstiel-Wilson). **Stadien der diabetischen Nephropathie:** Tab. **G-1.8**

☰ G-1.8	Stadien der diabetischen Nephropathie (nach DDG Praxis-Leitlinie 2008)		
Stadium	Albuminausscheidung mg/l	Kreatinin-Clearance ml/min	Bemerkungen
1. Nierenschädigung mit normaler Nierenfunktion			
a Mikroalbuminurie	20–200	> 90	S-Kreatinin normal
b Makroalbuminurie	> 200	> 90	Blutdruck im Normbereich steigend oder Hypertonie, Dyslipidämie, raschere Progression von KHK, AVK, Retinopathie und Neuropathie
2. Nierenschädigung mit Niereninsuffizienz			
a leichtgradig	> 200	60–89	S-Kreatinin grenzwertig oder erhöht
b mäßiggradig		30–59	Hypertonie, Dyslipidämie, Hypoglykämieneigung, rasche Progression von KHK, AVK, Neuropathie,
c hochgradig	abnehmend	15–29	Retinopathie, Anämieentwicklung, Störung des Knochenstoffwechsels
d terminal		< 15	

▶ Merke

▶ **Merke:** Die frühzeitige Diagnose einer beginnenden Nephropathie durch den Nachweis einer Mikroalbuminurie (20–200 mg/ml) und die konsequente Senkung des Blutdrucks in den unteren Normbereich (< 130/< 80 mmHg) sind, neben einer konsequenten BZ-Einstellung, von besonderer Bedeutung für die Prognose, da dieses Stadium noch therapeutisch beeinflusst werden kann. Daher gehört bei Patienten mit Diabetes mellitus die jährliche Bestimmung von Mikroalbumin im Urin zur Routinediagnostik.

Therapie: ACE-Hemmer und AT_1-Rezeptoren-Blocker wirken nephroprotektiv, daher werden sie zur Blutdrucksenkung bevorzugt eingesetzt. Wichtig ist außerdem eine Eiweißreduktion mit der Nahrung sowie die Behandlung kardiovaskulärer Risikofaktoren.

Therapie: ACE-Hemmer und AT_1-Rezeptoren-Blocker sind als protektive Maßnahme (Cytoprotektion) und zur Senkung des Blutdrucks von besonderer Bedeutung. Die Ernährung sollte nicht eiweißreich, sondern eher eiweißbeschränkt sein. Ebenso erforderlich ist die konsequente Behandlung der kardiovaskulären Risikofaktoren einschließlich Nikotinverzicht. Sind die Möglichkeiten einer konservativen Therapie erschöpft, muss eine Dialysebehandlung begonnen bzw. eine Nierentransplantation vorgenommen werden.

Verlauf und Prognose: Die diabetische Nephropathie bestimmt die **Lebenserwartung junger Diabetiker**. Etwa ein Viertel aller Dialysepatienten haben eine diabetische Nephropathie.

Verlauf und Prognose: Die Lebenserwartung **junger Diabetiker** wird durch das Auftreten der **diabetischen Nephropathie** bestimmt. Nach 20 Jahren Diabetesdauer haben etwa 25 %, nach 40 Jahren > 40 % der Patienten eine klinisch manifeste Nephropathie entwickelt. Andererseits sind nach 40-jähriger Diabetesdauer ca. 40 % immer noch frei von Nephropathie. Auch bei **Typ-2-Diabetikern** ist eine hohe Inzidenz einer **dialysepflichtigen terminalen Niereninsuffizienz** feststellbar; etwa ein Viertel aller Dialysepatienten haben eine diabetische Nephropathie. Bei gleichzeitigem Vorliegen weiterer kardiovaskulärer Risikofaktoren findet sich bei diesen Patienten eine besonders hohe Mortalität: die mittlere 1-Jahres-Überlebenszeit liegt bei 78 % und die 5-Jahres-Überlebenszeit bei 23 %.

■ Diabetische Neuropathie

■ **Diabetische Neuropathie**

▶ Definition

▶ **Definition:** Die diabetische Neuropathie umfasst chronische Störungen der Funktion und Struktur motorischer, sensibler und autonomer Nerven.

Epidemiologie: Insbesondere älteren Patienten und Patienten mit längerer Diabetesdauer und schlechter Stoffwechseleinstellung sind betroffen.

Epidemiologie: Sie ist häufiger bei älteren Patienten, bei längerer Diabetesdauer, bei schlechter Stoffwechseleinstellung und bei Patienten mit ausgeprägter Mikroangiopathie. Insgesamt wird die Häufigkeit nach 10 Krankheitsjahren mit ca. 50 % angegeben.

Pathogenese: Ursächlich sind **metabolische Veränderungen** und eine Mikroangiopathie der Vasa nervorum.

Pathogenese: Als pathogenetische Faktoren werden **metabolische Veränderungen** (Anhäufung von Sorbit in den Schwann'schen Zellen, Myoinositolmangel, Glykosylierung von Myelinscheidenproteinen bei schlechter Stoffwechseleinstellung) und eine Mikroangiopathie der Vasa nervorum diskutiert.

▶ **Merke:** Von der eigentlichen diabetischen Neuropathie sind akute, funktionelle, **schnell reversible neurologische Störungen** abzugrenzen, die **bei Diabetesbeginn oder nach einem Koma** auftreten können. Sie äußern sich in sensorischen Reizerscheinungen und bilden sich nach der Stoffwechselnormalisierung rasch zurück.

◀ Merke

Formen: Folgende Formen, die isoliert oder kombiniert auftreten können, lassen sich abgrenzen:
- symmetrische, periphere sensomotorische Polyneuropathie
- asymmetrische, proximale vorwiegend motorische (amyotrophe) Neuropathie
- Mononeuropathie
- autonome Neuropathie.

Am häufigsten ist die **symmetrische sensomotorische Polyneuropathie** mit distal betonten sensiblen Dys-, Hypo- und Parästhesien besonders an **Füßen und Unterschenkeln.** Diese äußern sich in Taubheitsgefühl, Kribbeln, Ameisenlaufen, Kältegefühl, brennenden Schmerzen („burning feet") und Wadenkrämpfen. Typisch ist die Zunahme der Beschwerden bei Nacht. Auch motorische Störungen sind möglich. Frühsymptome sind Veränderungen des Berührungs-, Kalt- und Warmempfindens sowie des Lagesinns.

Bei der **asymmetrischen, motorischen Neuropathie** treten Schwäche und Schmerzen im Bereich der Oberschenkel und der Beckenmuskulatur auf.

Von der **Mononeuropathie** können sowohl Hirnnerven (z. B. N. facialis oder N. oculomotorius) als auch periphere Nerven (N. medianus, N. peronaeus) betroffen sein (→ Paresen). Die **autonome diabetische Neuropathie** (ADN) kann grundsätzlich alle Funktionen des vegetativen (sympathischen und parasympathischen) Nervensystems beeinträchtigen. Die einzelnen Organsysteme können unterschiedlich stark betroffen sein (Tab. **G-1.9**).

Formen:
- symmetrische, periphere sensomotorische Polyneuropathie
- asymmetrische, proximale vorwiegend motorische (amyotrophe) Neuropathie
- Mononeuropathie
- autonome Neuropathie.

Die **symmetrische sensomotorische Polyneuropathie** ist am häufigsten. Die Beschwerden treten insbesondere an **Füßen und Unterschenkeln** auf. Die Patienten klagen über Taubheitsgefühl Kribbeln und brennende Schmerzen („burning feet"), v. a. nachts.

Typisch für die **asymmetrische, motorische Neuropathie** sind Schwäche und Schmerzen im Bereich der Oberschenkel.

Die **Mononeuropathie** betrifft sowohl Hirnnerven als auch periphere Nerven. Symptome der **autonomen diabetischen Neuropathie** sind in Tab. **G-1.9** zusammengefasst.

≡ G-1.9	Symptome der autonomen diabetischen Neuropathie
betroffenes Organ bzw. System	**Symptome/Befunde**
kardiovaskuläres System	Ruhetachykardie, Herzfrequenzstarre, Herzrhythmusstörungen, stumme Myokardischämie, schmerzlose Myokardinfarkte, orthostatische Hypotonie
Gastrointestinaltrakt	Gastroparese (Völle- und Druckgefühl), (nächtliche) Durchfälle im Wechsel mit Obstipation, Dysphagie und Dyspepsie
Urogenitalsystem	erektile Dysfunktion, retrograde Ejakulation und Blasenatonie
Haut	trophische Störungen in Form von Hyperkeratosen, Malum perforans pedis (s. S. 678), Schweißsekretionsstörungen (da Thermoregulation gestört)
Augen	gestörte Pupillenmotorik (verlangsamte Mydriasis)
Knochen	Osteoarthropathie (aseptische Osteolysen [Charcot-Fuß])

Therapie: Die Therapie ist unbefriedigend. Unbedingt ist eine Stoffwechselnormalisierung anzustreben, ein Versuch mit Thioctsäure ist gerechtfertigt. Bei der schmerzhaften Neuropathie können Antikonvulsiva oder trizyklische Antidepressiva eingesetzt werden. Die Therapie der autonomen diabetischen Neuropathie ist je nach betroffenem Organsystem symptomatisch.

Therapie: Am wichtigsten ist ein langfristig gut eingestellter Blutzuckerstoffwechsel, ggf. Gabe von Thioctsäure, Antikonvulsiva oder trizyklischen Antidepressiva.

Verlauf: Die Neuropathie ist nur selten für sich allein Ursache einer erhöhten Mortalität; bei diabetischem Fuß jedoch von ganz entscheidender Bedeutung für die Morbidität.

Verlauf: Die Neuropathie ist ein Risikofaktor für das diabetische Fuß-Syndrom.

Diabetisches Fuß-Syndrom (DFS)

Diabetisches Fuß-Syndrom (DFS)

▶ **Definition:** Unter diesem Begriff werden Läsionen des Diabetikers an den Füßen zusammengefasst, die sich infizieren und zu einem Ulkus oder einer Gangrän mit entsprechenden Komplikationen führen können (erhöhtes Amputationsrisiko bei Diabetikern).

◀ Definition

⊚ **G-1.2**   **Klinische Befunde des diabetischen Fußes**

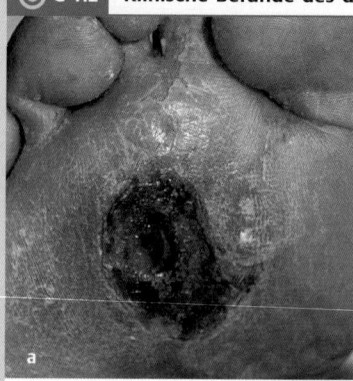 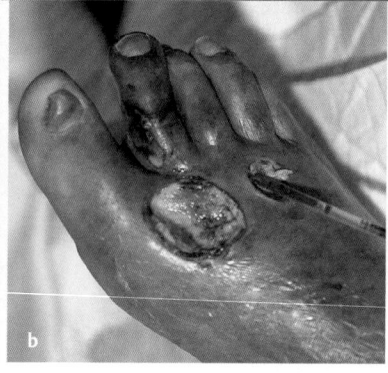 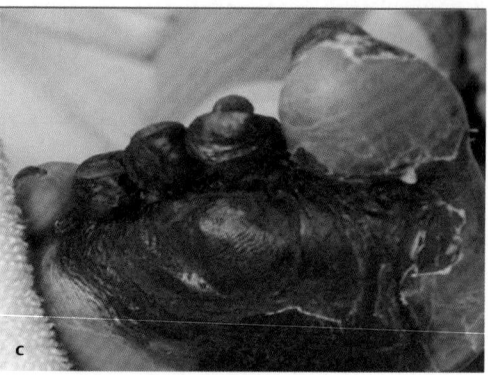

a, b Mal perforant (a) mit Druckulkus an der II. Zehe (b).   **c** Gangränöser Fuß (vaskulär bedingt).

Ätiologie: Ursächlich sind die diabetische Makroangio- und Neuropathie. Auslöser können lokale **Traumen** oder **Infektionen** sein.

Einteilung: Man unterscheidet den **neuropathisch diabetischen Fuß** und den **ischämischen Fuß.**
- **neuropathisch diabetischer Fuß:** warmer, rosiger Fuß mit trockener Haut, schmerzlose Geschwüre an den Fußsohlen, tastbare Fußpulse (Abb. **G-1.2a,b**)
- **ischämischer Fuß:** blasser, kalter Fuß, Fußpulse nicht tastbar. Verletzungen sind äußerst schmerzhaft, ggf. schmerzhafte **Gangrän** (Abb. **G-1.2c**).

Zur Klassifikation diabetischer Fußläsionen nach Wagner s. Tab. **G-1.10**.

≡ **G-1.10**

Ätiologie: Makroangio- und Neuropathie sind an der Entstehung maßgeblich beteiligt. Auslösende Faktoren sind häufig schon geringfügige lokale **Traumen** durch falsche Nagelpflege oder drückende Schuhe und **Infektionen** durch mangelnde Fußhygiene (Fußpilze).

Einteilung: Es werden der **neuropathisch diabetische Fuß** (v. a. bei jüngeren Typ-1-Diabetikern) und der **ischämischer Fuß bei pAVK** unterschieden. Bei ca. ⅓ der Patienten mit diabetischem Fuß treten die Störungen kombiniert auf.
- **neuropathisch diabetischer Fuß:** Der Fuß ist warm mit trockener Haut. Im Bereich starker Verhornungen z. B. an Groß- und Kleinzehenballen, finden sich scharf ausgestanzte, meist schmerzlose Geschwüre (**Mal perforant**, Abb. **G-1.2a,b**), bei gut tastbaren Fußpulsen. Die Patienten suchen deshalb oft sehr spät ihren Arzt auf.
- **ischämischer Fuß:** Die Läsionen manifestieren sich in der Regel an Zehen und Ferse als schmerzhafte **Gangrän** (Abb. **G-1.2c**), (feuchte Gangrän infolge von Infektionen)**, die **Fußpulse** sind **nicht tastbar**. Verglichen mit Nichtdiabetikern ist die Symptomatik wegen der oft mitbeteiligten Neuropathie diskreter, d. h., die typische Claudicatio intermittens kann fehlen.

Je nach Ausmaß der Gewebszerstörung, Infektion und/oder Ischämie kann das DFS klassifiziert werden (Tab. **G-1.10**).

≡ G-1.10	**Wagner-Klassifikation des DFS**
Grad	*Läsion*
0	keine Läsion, ggf. Fußdeformation
1	oberflächliches Ulkus
2	tiefes Ulkus bis zur Gelenkkapsel, zu Sehnen oder Knochen
3	tiefes Ulkus mit Abszedierung, Osteomyelitis, Infektion der Gelenkkapsel
4	begrenzte Nekrose im Vorfuß- oder Fersenbereich
5	Nekrose des gesamten Fußes

Therapie und Prophylaxe: Neben gut eingestellten BZ-Werten sind vorbeugende Maßnahmen (z. B. Fußpflege, geeignetes Schuhwerk) sowie eine regelmäßige Inspektion der Füße wichtig. Bei offenen Stellen am Fuß sind eine **absolute Entlastung des Fußes** (Bettruhe), eine lokale Wundbehandlung, ggf. Wunddébridement, bei **infizierter Gangrän** eine **antibiotische Behandlung** (vorwiegend gegen Staph. aureus) indiziert.

Therapie und Prophylaxe: Da der **neuropathische Fuß** meist keine Schmerzen hervorruft, sind **Prophylaxe** und **Früherkennung** besonders wichtig. Vorbeugende Maßnahmen sind, neben gut eingestellten BZ-Werten, regelmäßige gründliche Fußpflege, die Vermeidung von Verhornungen und geeignetes, nicht drückendes Schuhwerk. Der behandelnde Arzt sollte, auch wenn der Patient spontan keine Beschwerden angibt, regelmäßig die Füße untersuchen. Hat sich ein diabetischer Fuß entwickelt, ist eine interdisziplinäre Betreuung von großer Bedeutung, insbesondere in spezialisierten Fußambulanzen in Diabeteszentren oder Schwerpunktpraxen. Die Therapie besteht zunächst in der **absoluten Entlastung des Fußes** (Bettruhe), in der Normalisierung des Stoffwechsels, lokaler Wundbehandlung und **bei infizierter Gangrän** in einer gezielten **antibiotischen Behandlung** (vorwiegend gegen Staph. aureus).

Die Behandlung erfordert viel Geduld, es dauert oft Monate, bis eine diabetische Gangrän abheilt. Bedeutsam ist die sorgfältige Entfernung von Nekrosen und Wundtaschen (sog. Wunddébridement). Wenn notwendig, sollte der Chirurg nur zurückhaltend intervenieren (minor amputation). Besteht eine Gangrän bei pAVK (Makroangiopathie), entspricht die Therapie der bei Nichtdiabetikern.

Diabetische Makroangiopathie (Arteriosklerose)

Die Arteriosklerose ist die **häufigste Komplikation des Diabetikers;** sie verläuft beim Diabetiker schwerer, beginnt früher und lässt lokalisatorische Besonderheiten erkennen. Bevorzugt betroffen sind die **peripheren, großen und mittleren Arterien, die Koronar-, die Becken- und Zerebralarterien.**

Ätiologie: Neben den bekannten Risikofaktoren der Arteriosklerose (Hypertonie, Hyperlipidämie, Zigarettenrauchen), kommen wahrscheinlich noch diabetesspezifische Faktoren, wie z. B. der **Hyperinsulinismus,** hinzu. Die **Arteriosklerose** ist eine **diabetestypische,** aber **keine diabetesspezifische** Komplikation.

Klinik: Die klinischen Manifestationen der Arteriosklerose wie **KHK** und **Myokardinfarkt, Schlaganfall und pAVK** unterscheiden sich grundsätzlich nicht von denen des Nichtdiabetikers.

Besonderheiten sind: **Symptomarme** oder sog. stumme **Herzinfarkte** sind bei Diabetikern häufiger. Da eine KHK beim Diabetiker schmerzlos sein kann, sollten Belastungs-EKG-Untersuchungen alle 1–2 Jahre wiederholt werden. Die typische **Claudicatio intermittens** bei pAVK kann wegen einer zusätzlich bestehenden Neuropathie fehlen (s. S. 676). Bei Diabetikern mit einer Arteriosklerose der Zerebralarterien können Hypoglykämien protrahiert verlaufen oder schlaganfallähnliche Bilder hervorrufen.

Verlauf: Etwa 65 % aller Diabetiker sterben an Komplikationen der Makroangiopathie. Etwa 75 % aller Todesfälle beim Diabetiker sind dabei Folge einer KHK. Das Risiko, ein kardiovaskuläres Ereignis zu entwickeln, ist um das 3–6-fache gegenüber der Normalbevölkerung erhöht (s. S. 36). Das Risiko, an einer pAVK zu erkranken, ist um das 2–4-fache erhöht (s. S. 261).

1.1.9 Therapie

> ▶ **Merke:** Ziel der Diabetestherapie ist die **Vermeidung bzw. Verzögerung metabolischer und vaskulärer Komplikationen** zur Verbesserung von Lebensqualität und Lebenserwartung.

Dieses Ziel lässt sich nur durch eine weitgehende **Normalisierung des Stoffwechsels** erreichen, d. h.: **normnahe Blutzucker(BZ)werte (HbA$_{1c}$ < 6.5 %), Normalisierung** des **Körpergewichtes,** des **Blutdrucks,** der **Serumlipide** und **Nikotinverzicht.**

Die Therapie ruht auf 5 Fundamenten:
- Information und Patientenschulung
- Stoffwechselselbstkontrolle
- angepasste Ernährung/Gewichtsnormalisierung
- Lebensstil (sportliche Betätigung, Nikotinverzicht)
- Medikamente (Insulin bzw. orale Antidiabetika).

Patientenschulung

> ▶ **Merke:** Die Schulung ist integraler Bestandteil der Diabetestherapie und soll den Patienten dazu führen, seine Krankheit zu akzeptieren, ihn zu Selbstständigkeit und Unabhängigkeit erziehen und ihn positiv motivieren, eine optimale Stoffwechseleinstellung zu erzielen und aufrechtzuerhalten.

Diabetische Makroangiopathie (Arteriosklerose)

Die Arteriosklerose ist die **häufigste Spätkomplikation** und betrifft insbesondere die **Koronar-, Becken- und Zerebralarterien.**

Ätiologie: Neben den üblichen Risikofaktoren der Arteriosklerose spielen vermutlich auch diabetesspezifische Faktoren, wie z. B. der Hyperinsulinismus, eine Rolle.

Klinik: Klinisch manifestiert sich die Arteriosklerose als **KHK, Myokardinfarkt** (cave: stummer Myokardinfarkt!), **Schlaganfall** und **pAVK.** Die typische **Claudicatio intermittens** bei pAVK kann aufgrund einer Neuropathie fehlen.

Verlauf: Ca. 65 % aller Diabetiker sterben an Komplikationen der Makroangiopathie.

1.1.9 Therapie

◀ Merke

Ziel einer optimalen Diabetestherapie ist eine **Normalisierung des Blutzuckerwerts (HbA$_{1c}$ < 6.5 %), des Körpergewichtes, Blutdrucks,** der **Serumlipide** sowie **Nikotinverzicht.**

Patientenschulung

◀ Merke

Hier werden dem Patienten alle diabetes-relevanten Informationen vermittelt (z. B. Ernährung, Hypoglykämiewarnsymptome, Stoffwechselselbstkontrolle, Fußpflege). Bei insulinabhängigen Diabetikern müssen auch **Insulininjektionstechnik, Wirkprofile** der Insuline und **Insulindosisanpassung** behandelt werden.

Die Schulungsinhalte sind in **patientengerechter** und verständlichen **Sprache** zu vermitteln. Die Inhalte umfassen alle diabetesrelevanten Probleme wie: Ursachen des Diabetes, Ernährung bzw. Diätetik, Zeichen der Hypoglykämie und Behandlung (Vorsichtsmaßnahmen für Straßenverkehr, Diabetikerausweis), Stoffwechselselbstkontrolle (BZ-Bestimmung, Ketonkörperbestimmung i. Urin), Körperpflege (insbesondere Fußpflege), Diabetes und Sport, Verhalten bei Krankheit und Reisen und Informationen zu möglichen Spätschäden.

Bei insulinabhängigen Diabetikern müssen **Insulininjektionstechnik, Wirkprofile** der Insuline, **Dosisanpassung** u. a. ausführlich besprochen werden. Die Inhalte der Schulung sollen in kleinen Schritten vermittelt und häufig wiederholt werden. Die Schulung kann im Einzel- oder Gruppenunterricht erfolgen.

Selbstkontrolle

Eine **regelmäßige Selbstkontrolle des Blutzuckerspiegels** ist ein wesentlicher Eckpfeiler in der Diabetestherapie.

Selbstkontrolle

Ohne eine **regelmäßige Selbstkontrolle** ist eine moderne Diabetestherapie heute kaum noch vorstellbar. Sie stützt die Selbstsicherheit und Verantwortung und bezieht den Patienten aktiv in die Therapie ein. Bei Typ-1-Diabetikern sind regelmäßige **BZ-Selbstkontrollen zur Anpassung der prandialen Insulindosis** unverzichtbar. Auch bei Typ-2-Diabetikern, die mit Diät allein oder mit oralen Antidiabetika behandelt werden und bei älteren Patienten sind sie heute selbstverständlich. Die Werte sollten schriftlich dokumentiert werden.

Ernährung

▶ **Merke**

Ernährung

▶ **Merke:** Eine Diabetesbehandlung ohne angepasste Ernährung ist sinnlos, die **Ernährungsberatung** ist deshalb wesentlicher Bestandteil der Schulung.

Eine ausgewogene Ernährung besteht aus etwa **50–55 % Kohlenhydraten, 30 % Fett** und **15 % Eiweiß.** Das ist auch die für Diabetiker empfohlene Nahrungszusammensetzung.

Einfach ungesättigte Fette sowie kohlenhydrathaltige Lebensmittel, die den Blutzuckerspiegel **langsam** ansteigen lassen (z. B. Vollkornprodukte, Obst), sind zu bevorzugen.

Die Kohlenhydrate sollten auf **mehrere Mahlzeiten (bis zu 6)** verteilt werden.

Steht die Ernährungsberatung am Anfang der Therapie, kann der Patient oft schon durch die Besserung des Allgemeinzustandes von ihrem Nutzen überzeugt werden. Patienten, die längere Zeit behandelt wurden, ohne dass die Relevanz einer adäquaten Ernährung beachtet wurde, sind oft nur noch schwer vom Sinn einer vernünftigen Ernährung zu überzeugen. Daher sind im Rahmen der Beratung neben Sachverstand viel Geduld und Einfühlungsvermögen notwendig. Die Kost des Diabetikers sollte den Grundsätzen einer modernen Ernährung entsprechen. Dies bedeutet, dass ca. **50–55 % der Kalorien auf komplexe Kohlenhydrate, 30 % auf Fett und 15 % auf Eiweiß entfallen.** Die Ernährung sollte ballaststoffreich sein (ca. 30 g täglich), der Fettanteil der Nahrung zu einem großen Teil **einfach ungesättigte Fette** enthalten. Schnell resorbierbare Kohlenhydrate, die zu einem raschen und hohen Anstieg des Blutzuckers führen, sollten gemieden werden, besser geeignet sind Vollkornprodukte, Obst und ballaststoffreiche Rohkost.

In Abhängigkeit von der Therapieform ist auf eine **gleichmäßige Verteilung der Kohlenhydrate auf 3–6 Mahlzeiten** zu achten, dies gilt vor allem für Patienten, die mit Diät allein, mit oralen Antidiabetika bzw. mit einer konventionellen Insulintherapie behandelt werden.

Als Berechnungsbasis für Kohlenhydrate dient die **BE (Broteinheit oder Berechnungseinheit).** 1 BE = 12 g reine Kohlenhydrate. Neben der Broteinheit gibt es auch noch die **Kohlenhydrateinheit (KHE).** 1 KHE = 10 g reine Kohlenhydrate. Die nicht resorbierbaren Kohlenhydrate (Ballaststoffe) sind hier nicht berücksichtigt (**BE = KE + Ballaststoffe**).

Der Nahrungs- bzw. Kalorienbedarf richtet sich nach Gewicht, Alter und körperlicher Tätigkeit. Der tägliche Energiebedarf beträgt je nach körperlicher Arbeit 25–40 kcal/kg Normalgewicht. Langfristig ist eine Normalisierung des Körpergewichts bei Typ-2-Diabetikern anzustreben. Als Berechnungsbasis für Kohlenhydrate dient in Deutschland zur Zeit noch die **BE (Broteinheit, besser: Berechnungseinheit).** 1 BE = 12 g reine Kohlenhydrate (1 BE entspricht z. B. 25 g Schwarzbrot, 60 g Kartoffeln, ca. 15 g (ungekochte) Teigwaren, ca. 100 g Obst oder ¼ l Milch). Neuerdings wird als Berechnungseinheit auch die **KE (Kohlenhydrateinheit)** verwendet. Sie entspricht 10 g reinen Kohlenhydraten. Die bei der BE mitberechneten, nicht resorbierbaren Kohlenhydrate (Ballaststoffe) sind dabei nicht berücksichtigt (**BE = KE + Ballaststoffe**). Sog. **Zuckeraustauschstoffe** (Sorbit, Xylit, Fruktose) werden **in die BE-Berechnung nicht einbezogen.** Alkoholische Getränke sind nicht verboten, sind aber bei der Kalorienberechnung zu berücksichtigen.

▶ **Merke**

▶ **Merke:** Jeder Diabetiker muss darauf hingewiesen werden, dass Alkohol den Blutzucker senkt und zu Hypoglykämien führen kann.

Jeder Patient benötigt einen seinen Bedürfnissen und seinem Tagesablauf angepassten individuell ausgearbeiteten Ernährungsplan, der die tägliche Energiezufuhr und die Verteilung der Nahrungsmittel auf die einzelnen Mahlzeiten enthält. **Kalorientabellen** und **Austauschtabellen für Kohlenhydrate (BE) und Fett** ergänzen den Plan.

> ▶ **Merke:** Eine adäquate Gewichtsabnahme würde bei vielen Typ-2-Diabetikern zu einer Normalisierung der Stoffwechsellage führen.

◀ **Merke**

▶ **Klinischer Fall:** Bei der 58-jährigen, deutlich übergewichtigen Patientin war bei einer Routinekontrolle vom Hausarzt ein Blutzucker von 223 mg/dl bestimmt worden. Die Triglyzeride und das Cholesterin waren mit 278 mg/dl bzw. 225 mg/dl erhöht. Der HbA$_1$-Wert lag bei 9,5 %.
Die Patientin war beschwerdefrei und gab auf Befragen an, dass auch die Mutter „Alterszucker" gehabt hätte. Das jüngste ihrer drei Kinder habe bei der Geburt 4200 g gewogen. Bei der klinischen Untersuchung hatte die Patientin ein Gewicht von 87,5 kg bei einer Körpergröße von 168 cm. Die Leber war ca. 3 cm vergrößert tastbar, der Blutdruck betrug 165/100 mm Hg. Der übrige klinische Befund war unauffällig.

Der Patientin wurde bei einer ausführlichen Ernährungsberatung eine Kost mit 1200–1500 kcal/d empfohlen. Sie wurde in die Selbstkontrolle des Blutzuckers eingewiesen. Zwei Wochen nach Beginn der Ernährungstherapie hatte die Patientin 1,5 kg an Gewicht abgenommen, der Blutzucker postprandial nach dem Frühstück bestimmt lag bei 155 mg/dl, die Triglyzeride hatten sich normalisiert. Der Blutdruck lag bei 145/90 mm Hg. Da sich der Stoffwechsel durch die Ernährungstherapie völlig normalisiert hatte, konnte auf eine medikamentöse Therapie verzichtet werden.

Orale Antidiabetika (OAD)

Neben Diabetesdiät und Gewichtsreduktion stellen OAD Mittel der Wahl für den Typ-2-Diabetiker dar. Als therapeutischer Weg gilt der in Abb. **G-1.3** dargelegte Stufenplan.

Biguanide (Metformin)

Wirkungsweise: Biguanide verzögern die Glukoseresorption aus dem Darm und vermindern die Insulinresistenz vorwiegend an der Leber und zusätzlich an der Muskulatur (verstärkte Glukoseaufnahme), die pankreatische β-Zellsekretion wird nicht gesteigert.

Indikation: Indiziert bei übergewichtigen Patienten mit Typ-2-Diabetes, bei denen eine Ernährungstherapie allein nicht zu einem Erreichen des Therapieziels (HbA$_{1c}$ < 6.5 %) geführt hat.

Dosierung: Die durchschnittliche BZ-Senkung liegt bei 20 %. Die Dosis beträgt 1–3 × 500–850 mg/d. Metformin kann mit anderen oralen Antidiabetika und mit Insulin kombiniert werden.

Orale Antidiabetika (OAD)

Stufenplan s. Abb. **G-1.3**.

Biguanide (Metformin)

Wirkungsweise: Verzögerung der Glukoseresorption aus dem Darm, Verminderung die Insulinresistenz. Keine Steigerung der β-Zellsekretion.

Indikation: übergewichtige Typ-2-Diabetiker (ergänzend zur Ernährungstherapie).

Dosierung: 1–3 × 500–850 mg/d.

⊚ **G-1.3** **Stufenplan der medikamentösen Therapie des Typ-2-Diabetes**   ⊚ **G-1.3**

1.	Basistherapie: Schulung, Bewegungstherapie Zielwert: HbA 1c ≤ 6,5 %	
2.	bei HbA 1c > 7,0 % nach 3 Monaten erstes orales Antidiabetikum	
Übergewicht	Normalgewicht
Monotherapie: Metformin, α-GH; bei KI für Metformin: SH	Monotherapie: Glibenclamid, andere SH, Repaglinid
3.	bei HbA 1c > 7,0 % nach 3 Monaten zweites orales Antidiabetikum (OAD)	
OAD-Kombinationstherapie	OAD-Kombinationstherapie
Metformin + – α-Glucosidasehemmer – Glitazone – SH (Ø Glibenclamid) – SHA	Sulfonylharnstoff + – α-Glucosidasehemmer – Metformin * – Glitazone (bei KI gegen Metformin)
4.	bei HbA 1c > 7,0 % nach 3 Monaten Kombinationstherapie OAD + Insulin	
5.	bei HbA 1c > 7,0 % nach 3 Monaten Insulinmonotherapie ICT: Prandial: Analogon/Normal. Basal: Bedtime NPH oder Basalanalog CT: Mischinsulin (bei Indikation); ggf. + Metformin bei Übergewicht	

α-GH = α-Glucosidasehemmer
CT = konventionelle Insulintherapie
ICT = intensivierte konventionelle Insulintherapie
KI = Kontraindikation
SH = Sulfonylharnstoffe
SHA = Sulfonylharnstoffanaloga

* Neuere Studien ergaben Hinweise auf negative kardiovaskuläre Auswirkungen bei der Kombination Glibenclamid und Metformin.

• OAD + Basalinsulin
tags: Metformin/SH/SHA
Basalinsulin zur Nacht
• andere Option: prandiale Insulintherapie

Nebenwirkungen: gastrointestinale Störungen (Magendruck, Blähungen, Metallgeschmack), Laktatazidose.

Kontraindikationen: Niereninsuffizienz, Herzinsuffizienz, respiratorische Insuffizienz, Leberzirrhose, Alkoholismus.

Sulfonylharnstoffe
(z. B. Glibenclamid, Glimepirid):

Wirkungsweise: erhöhtes Ansprechen der β-Zellen auf den BZ-Spiegel und dadurch verstärkte Insulinsekretion des körpereigenen Insulins (**insulinotrope** Wirkung). Sulfonylharnstoffe haben **keinen Einfluss auf Insulinsynthese und Neubildung von β-Zellen.**

▶ Merke

Indikation: normalgewichtige Typ-2-Diabetiker mit noch ausreichender Insulineigenproduktion.

Dosierung:
Glibenclamid: 1,75 und 10,5 mg/d (einschleichend dosieren).
Glimepirid: 1–3 mg/d (einschleichend dosieren).

Nebenwirkungen: Hypoglykämie, selten Allergien, Leuko- oder Thrombopenien.

Sulfonylharnstoffanaloga
(Repaglinid und Nateglinid)

Wirkungsweise: Verminderung des prandialen BZ-Anstieges durch gesteigerte Insulinfreisetzung aus den β-Zellen.

Indikation: normalgewichtige Diabetiker bzw. übergewichtige mit Kontaraindikationen für Metformin.

Dosierung: Repaglinid: 0,5 (- 4 mg) pro Hauptmahlzeit. Nateglinid: 60–180 mg. Einnahme unmittelbar vor Hauptmahlzeiten.
Nebenwirkungen: entsprechen denen der Sulfonylharnstoffe.

Alpha-Glukosidasehemmer
(Acarbose und Miglitol):

Wirkungsweise: Verminderung des prandialen BZ-Anstieges durch Hemmung der intestinalen α-Glukosidase.

Nebenwirkungen: Gastrointestinale Störungen (Magendruck, Blähungen, Metallgeschmack), vor allem zu Beginn der Therapie, Metformin soll deshalb einschleichend dosiert werden.

Kontraindikationen: Niereninsuffizienz, Herzinsuffizienz, respiratorische Insuffizienz, Zustände, die zu einer Gewebshypoxie prädisponieren oder mit ihr einhergehen, Leberzirrhose und Alkoholismus. Bei strenger Beachtung der Kontraindikationen ist eine Laktazidose unwahrscheinlich.

Sulfonylharnstoffe (z. B. Glibenclamid, Glimepirid)

Sulfonylharnstoffe zählen zu den **insulinotropen** Substanzen. Von den vielen Sulfonylharnstoffderivaten wird am häufigsten **Glibenclamid,** das unter zahlreichen Handelsnamen erhältlich ist, verordnet.

Wirkungsweise: Sulfonylharnstoffe stimulieren die Insulinsekretion aus den β-Zellen des Pankreas durch erhöhtes Ansprechverhalten der β-Zellen auf die Glukosespiegel. Sie haben auf **Insulinsynthese und Neubildung von β-Zellen keinen Einfluss.** Auch extrapankreatische Angriffspunkte (z. B. Insulinrezeptoren) werden beschrieben, sind aber klinisch zu vernachlässigen.
Der Sulfonylharnstoff Glimepirid wirkt im Vergleich zu Glibenclamid etwas stärker blutzuckersenkend.

▶ **Merke:** Vor Therapie mit Sulfonylharnstoffen muss eine Gewichtsreduktion hin zum Normalgewicht angestrebt werden.

Indikation: Sulfonylharnstoffe sind nur indiziert für normalgewichtige Typ-2-Diabetiker, mit zunehmendem endogenen Insulinmangel, aber mit noch ausreichender Eigeninsulinbildung.

Dosierung: Die Dosierung von **Glibenclamid** liegt zwischen 1,75 und 10,5 mg/d. Um Hypoglykämien zu vermeiden, muss **einschleichend dosiert** werden, beginnend mit 1,75 mg morgens vor dem Frühstück. Die **Höchstdosis liegt bei 3 Tabletten** (2 morgens, 1 abends). Auch **Glimepirid** wird einschleichend dosiert und allmählich gesteigert. Die tägliche Einmaldosis von Glimeprird liegt bei 1–3 mg. Sulfonylharnstoffe können mit anderen OAD und mit Insulin kombiniert werden.

Nebenwirkungen: Hypoglykämien werden immer wieder beobachtet, sind aber nicht dem Medikament, sondern einer falschen Indikationsstellung oder Dosierung zuzuschreiben. Mit einer chronischen Toxizität ist nicht zu rechnen. Sehr selten treten Allergien oder Leuko- und Thrombopenien auf.

Sulfonylharnstoffanaloga (Repaglinid und Nateglinid)

Wirkungsweise: Betazytotrop (insulinotrop) wirkende Sulfonylharnstoff-Analoga mit einer schnellen und kurzen Wirkdauer, der prandiale BZ-Anstieg wird vermindert.

Indikation: Bei Normalgewichtigen, insbesondere älteren Patienten, da geringere Gefahr von Hypoglykämien, sowie bei adipösen Patienten mit Kontraindikationen für Metformin. Aufgrund der kürzeren Wirksamkeit müssen die Medikamente zu jeder Mahlzeit eingenommen werden.

Dosierung: Sie sollen unmittelbar vor Hauptmahlzeiten eingenommen werden. Für Repaglinid beträgt die Dosis zunächst 0,5 mg pro Hauptmahlzeit, sie kann bis 4 mg gesteigert werden. Für Nateglinid betragen die Dosen 60–180 mg.

Nebenwirkungen: Beide Glinide haben den Sulfonylharnstoffen entsprechende Nebenwirkungen und können wie diese kombiniert werden.

Alpha-Glukosidasehemmer (Acarbose und Miglitol):

Wirkungsweise: Sie hemmen die intestinale α-Glukosidase, dadurch werden Kohlenhydratspaltung und -absorption verzögert und der postprandiale BZ-Anstieg vermindert.

Indikation: Werden bei Typ-2-Diabetes eingesetzt, wenn ernährungstherapeutische Maßnahmen allein nicht zu einer befriedigenden Stoffwechseleinstellung führen. Auch eine Kombination mit Sulfonylharnstoffen ist möglich. Acarbose kann mit anderen oralen Antidiabetika kombiniert werden.

Dosierung: Mit einer Dosis von 25 mg abends (unmittelbar vor der Mahlzeit) einschleichen, die Dosis kann dann bis zu 3×100 mg täglich gesteigert werden.

Nebenwirkungen: Meteorismus, Flatulenz und Diarrhöen, vor allem wenn saccharosehaltige Nahrungsmittel gegessen werden.

Glitazone (Insulinsensitizer)

Wirkungsweise: Rosiglitazon und **Pioglitazon** sind selektive Agonisten des PPAR-γ-Rezeptors (peroxisomal proliferative activated receptor gamma) und gehören zur Klasse der Thiazolidendione. Diese Substanzen vermindern die Insulinresistenz an Fettgewebe, Skelettmuskulatur und Leber. Neben ihrer antihyperglykämischen Wirkung haben sie auch einen günstigen Einfluss auf Lipidparameter und diastolischen Blutdruck.

Indikation: Glitazone sind bei Typ-2-Diabetes indiziert in Kombination mit anderen oralen Antidiabetika (Metformin bzw. Sulfonylharnstoffen), wenn der Zielwert allein mit diesen OAD auch bei max. Dosierung nicht erzielt werden kann. **Kontraindikationen:** Herzinsuffizienz, Leberfunktionstörungen, Insulintherapie.

Dosierung: Die Rosiglitazon-Therapie wird mit 4 mg/d begonnen und bei Bedarf nach 8 Wochen auf 8 mg erhöht. Die Dosis von Pioglitazon 15 oder 30 mg/d. **Nebenwirkungen:** Gewichtszunahme, Ödeme, Diarrhöen, Flatulenz und Zephalgien.

> ▶ **Exkurs: Inkretin basierte Antidiabetika:** Sie sind seit kurzer Zeit als **GLP-1-Mimetika** (Glukagon-like-peptide-1) und **DPP-IV-Inhibitoren** (Dipeptidylpeptidase-IV) verfügbar. Beide Substanzklassen stimulieren die postprandiale Insulinantwort (durch Bindung an GLP-1-Rezeptoren der β-Zellen bzw. Hemmung der DPP-IV-Proteasen und damit des Abbaus der Inkretinhormone GLP-1 und GIP). Sie sind zugelassen zur Behandlung des Typ-2-Diabetes in Kombination mit Metformin und/oder SH und mit Glitazonen. Die Erfahrungen sind bislang noch sehr begrenzt, die weitere Entwicklung bleibt abzuwarten.

CB$_1$-Blocker

Ein neues Diabetes-Therapeutikum, Rimonabant, senkt den Studien nach die HbA$_{1c}$-Werte entsprechend den OAD. Es eignet sich zur Behandlung des Typ-2-Diabetes, bei gleichzeitig erwünschter Gewichtsreduktion. Bei Patienten mit bestehenden psychiatrischen Störungen sollte das Medikament nicht zum Einsatz kommen. Langzeitergebnisse bleiben noch abzuwarten.

Insulintherapie

Allgemeines: Die physiologische Insulinsekretion bei Gesunden ist durch eine Basalsekretion (mit einem Gipfel morgens und nachmittags) einerseits und einer prandialen Insulinausschüttung andererseits gekennzeichnet (zu „Insulin", s. auch S. 665). Die Basalsekretion bei Gesunden beträgt ca 1IE/h und entspricht ca. 40–50 % der täglichen Insulinproduktion. Der prandiale Insulinbedarf ist morgens höher als mittags und abends. Die Ersteinstellung eines Patienten auf Insulin kann bei parallel laufender Schulung und Beratung sowie guter Kooperation ambulant durchgeführt werden. Vorraussetzung sind engmaschige BZ-Kontrollen.

Verabreichung: Insulin wird in internationalen Einheiten (IE) dosiert und heute meist mit einer Injektionshilfe (Pen) subkutan injiziert. Die Ampullen für Pens und Insulinpumpen enthalten 100 IE/ml (U100). Insulin-Injektionsspritzen sind als U40 und U100 verfügbar. Einstichstellen sind die Bauchregion (rund um den Bauchnabel), seitliche Flanken und Oberschenkelvorderseite. Auf eine Desinfektion der Haut kann verzichtet werden, da Insulinlösungen bakterizide Substanzen enthalten.

Indikation: Typ-2-Diabetiker (ergänzend zur Ernährungstherapie).

Dosierung: bis zu 3×100 mg/d (einschleichend dosieren).

Nebenwirkungen: Meteorismus, Flatulenz, Diarrhö.

Glitazone (Insulinsensitizer)

Wirkungsweise: Verminderung der Insulinresistenz an Fettgewebe, Skelettmuskulatur und Leber (Insulinsensitizer).

Indikation: Typ-2-Diabetes. Als Monotherapie bei Metforminunverträglichkeit oder in Kombination mit Metformin und Sulfonylharnstoffen. **Kontraindikationen:** Herzinsuffizienz, Leberfunktionstörungen, Insulintherapie.

Dosierung: Rosiglitazon: anfangs 4 mg/d, ggf. nach 8 Wochen Erhöhung auf 8 mg/d. Pioglitazon: 15 oder 30 mg/d. **Nebenwirkungen:** Gewichtszunahme, Ödeme, Diarrhöen, Flatulenz, Zephalgien.

◀ **Exkurs**

CB$_1$-Blocker

Ein neues Diabetes-Therapeutikum (Rimonabant). Langzeitergebnisse sind hier noch abzuwarten

Insulintherapie

Allgemeines: Die physiologische Insulinsekretion bei einem normalgewichtigen gesunden Menschen setzt sich zusammen aus einer Basalsekretion und einer prandialen Insulinausschüttung. Die Basalsekretion entspricht ca. 40–50 % der täglichen Insulinproduktion.

Verabreichung: Insulin (Maßeinheit: IE = internationale Einheit) wird meist mittels einer Injektionshilfe (Pen) subkutan injiziert. Einstichstellen sind Bauchregion (um den Bauchnabel), seitliche Flanken, Oberschenkelvorderseite.

≡ **G-1.11** **Insulinpräparate** (nach A. Schüder)

Gruppe	Insuline	Wirkprofil	
kurz wirkende Insulinanaloga (Lys-Pro-Insulin, Insulin Aspart)	Humalog, Novo Rapid, Apidra, Liprolog	Wirkungseintritt:	0–15 min
		Wirkhöhepunkt:	nach 1 h
		Wirkdauer:	2–3 bis zu 4 h
		Spritz-Ess-Abstand: gespritzt werden	keiner; kann auch nach dem Essen
		Zwischenmahlzeiten:	keine nötig
Normalinsuline (Humaninsuline)	Insuman Rapid*, Insuman Infusat für Insulinpumpe Spirit (vorher H-Tron), Actrapid HM, Huminsulin Normal*, Berlinsulin H Normal, Insulin B. Braun ratiopharm rapid*	Wirkungseintritt:	15–30 min
		Wirkhöhepunkt:	nach ca. 2 h
		Wirkdauer:	4–6 bis zu 8 h
		Spritz-Ess-Abstand:	15–30 min
		Zwischenmahlzeiten:	ja ca. 2 h nach der Hauptmahlzeit
Verzögerungsinsuline (Intermediärinsuline = NPH-Insuline)	Insuman Basal*, Protaphane HM, Berlinsulin H Basal, Huminsulin Basal, Insulin B. Braun ratiopharm basal*	Wirkungseintritt:	nach ca. 1 h
		Wirkhöhepunkt:	4–12 h
		Wirkdauer:	8–12 bis zu 20 h
		Spritz-Ess-Abstand:	vom Essen unabhängig
langwirkende Insuline	Levemir	Wirkungseintritt:	nach ca. 60 min
		Wirkhöhepunkt:	3–14 h
		Wirkdauer:	ca. 14 bis zu 24 h
		Spritz-Ess-Abstand:	vom Essen unabhängig
sehr lang wirkende Insuline	Lantus	Wirkungseintritt:	nach ca. 3 h
		Wirkhöhepunkt:	gleichmäßig flach
		Wirkdauer:	ca. 24 h
		Spritz-Ess-Abstand:	vom Essen unabhängig

Mischinsuline (fixe Mischung aus Normal- und Verzögerungsinsulin)

Mischungsverhältnis Normal-/Verzögerungsinsulin	Insuline	Wirkprofil	
15 %/85 %	Insuman comb 15	Wirkungseintritt:	wie Normalinsulin und NPH-Insulin
25 %/75 %	Insuman comb 25	Wirkhöhepunkt:	wie Normalinsulin und NPH-Insulin
		Wirkdauer:	wie Normalinsulin und NPH-Insulin
30 %/70 %	Actraphane HM 30, Berlinsulin HM 30, Huminsulin Profil III, Insulin B. Braun ratiopharm Comb 30/70*	Spritz-Ess-Abstand:	15–30 min
		Zwischenmahlzeiten:	ja ca. 2 h nach der Hauptmahlzeit
50 %/50 %	Actraphane HM 50, Insuman comb 50*		

Mischinsulin (fixe Mischung aus Analog- und Verzögerungsinsulin)

Mischungsverhältnis Analog-/Verzögerungsinsulin	Insuline	Wirkprofil	
30 %/70 %	Novo Mix 30	Wirkungseintritt:	wie Insulinanaloga und NPH-Insulin
25 %/75 %	Humalog Mix 25, Liprolog Mix25	Wirkhöhepunkt:	wie Insulinanaloga und NPH-Insulin
		Wirkdauer:	wie Insulinanaloga und NPH-Insulin
50 %/50 %	Humalog Mix 50, Liprolog Mix 50	Spritz-Ess-Abstand:	keiner
		Zwischenmahlzeiten:	evtl. Nachmittag

* Insulin gibt es auch als U40 Insulin

Insulinpräparate: Tab. **G-1.11**.

Insulinpräparate: In der Regel werden heute gentechnologisch hergestellte **Human- und Analoginsuline** verwendet, die nach Wirkdauer und Wirkprofil unterschieden werden (Tab. **G-1.11**).

Indikation:
- Typ-1-Diabetes
- Präkoma/Coma diabeticum
- Typ-2-Diabetiker nach unzureichendem Therapieerfolg mit OAD und Ernährungsbehandlung
- Gestationsdiabetes
- Schwangere Typ-2-Diabetikerinnen mit OAD
- pankreopriver Diabetes.

Indikationen der Insulintherapie:
- alle Typ-1-Diabetiker
- diabetische Komplikationen: Präkoma, Coma diabeticum
- Typ-2-Diabetiker, die auf orale Antidiabetika (OAD) und Ernährungsumstellung nicht (mehr) ausreichend ansprechen
- Schwangerschaft mit Gestationsdiabetes, bei denen der Stoffwechsel mit Ernährung allein nicht normalisiert werden kann
- Schwangere Typ-2-Diabetikerinnen mit OAD
- pankreopriver Diabetes.

Nebenwirkungen der Insulintherapie: Die häufigste Nebenwirkung sind **Hypoglykämien.** Jeder Mensch mit Diabetes mellitus, der mit insulinotropen OAD oder mit Insulin behandelt wird, muss deshalb genau über die Symptome und Maßnahmen einer Hypoglykämie informiert werden (s. S. 690). **Häufige Ursachen einer Hypoglykämie** sind eine zu geringe Kohlenhydrataufnahme, übermäßiger Alkoholkonsum, Insulinüberdosierung, stärkere körperliche Aktivität oder eine Kombination dieser Faktoren.

Bei Beginn der Insulinbehandlung kann sich das Brechungsvermögen der Linse verändern (Refraktionsanomalie). Die **Sehstörungen** bilden sich nach 2–3 Wochen zurück.

Konventionelle Insulintherapie (CT)

Diese Form der Insulintherapie wird auch heute noch häufig durchgeführt (Abb. **G-1.4a**). Das Insulin wird 2 × tgl. (vor Frühstück und Abendessen) in einer fixen Mischung aus Normal- oder schnellwirksamem Analoginsulin mit Verzögerungs-(NPH-) Insulin verabreicht. Der Basalanteil der zwischen 50–75 % liegt, dient nicht nur zur Abdeckung des basalen Insulinbedarfs, sondern auch für die prandiale Insulinabdeckung des Mittagessens. Es muss ein Ernährungsplan mit festen definierten Kohlenhydratmengen zu festen Zeiten, meist mit Zwischenmahlzeiten, eingehalten werden. Isst der Patient nach der Injektion zu wenig Kohlenhydrate oder lässt eine Zwischenmahlzeit ausfallen, besteht Hypoglykämiegefahr!

Die Insulindosis ist abhängig von Körpergewicht (etwa 0,6–1IE/kg KG). Das Verhältnis ist morgens etwa ⅔, abends ⅓. Eine Anpassung der Insulintherapie ist nur in einem kleinen Rahmen möglich.

Eine CT sollte nur bei Patienten durchgeführt werden, wenn damit ein normaler HbA$_{1c}$-Wert erreicht werden kann.

Intensivierte konventionelle Insulintherapie (ICT)

Ziel dieser modernen Form der Insulinsubstitution **(Basis-Bolus-Konzept)** ist es, der physiologischen Insulinsekretion und damit der Normalisierung des Blutzuckers möglichst nahe zu kommen (Abb. **G-1.4b**).

Der **basale Insulinbedarf** wird durch 1–2 × tgl. Insulininjektion von NPH-Verzögerungsinsulin oder lang wirkende Analoginsuline ersetzt. Die Anzahl der Injektionen von Verzögerungsinsulin ist vom Wirkprofil und Diabetes-Typ abhängig (s. Tab. **G-1.11**). Grundsätzlich sollte dabei der basale Insulinbedarf im Fastenzustand völlig von dem prandialen Insulinbedarf getrennt werden.

Der **prandiale Insulinbedarf** wird durch Normal- oder schnellwirkendes Analoginsulin abgedeckt, die vor dem Essen injiziert werden (die schnellen Analoginsuline können auch direkt nach der Mahlzeit injiziert werden, s. Tab. **G-1.11**). Die Dosierung des prandialen Insulins richtet sich nach der vorgesehenen Kohlenhydratzufuhr und dem aktuell vor der Mahlzeit gemessenen BZ-Wert. Die Kohlenhydrate werden in BE/KE berechnet. 1BE/KE = 10–12 g reine Kohlenhydrate. Die Insulindosierung wird mithilfe des **KE/BE Faktors**, der Korrekturregel und dem Ziel-BZ-Wert berechnet. Der KE/BE Faktor sagt aus, wie viel schnell wirkendes Analog- oder Normalinsulin für 1 BE/KE injiziert werden muss. Liegt der Blutzucker über dem individuell festgelegtem Ziel-BZ-Wert, so muss zusätzlich zu den Einheiten für die BE/KE's Korrekturinsulin gespritzt werden. Dazu ist eine individuell angepasste Korrekturregel anzuwenden. Sie gibt Aussage darüber, um wie viel mg/dl (mmol/l) der Blutzucker durch 1 IE schnell wirkendes Analog- oder Normalinsulin gesenkt wird. Diese drei notwendigen Parameter (BE/KE Faktor, Korrekturregel und Ziel-BZ) müssen individuell angepasst werden.

Nebenwirkungen: Hypoglykämie. Zu Beginn der Insulintherapie **Sehstörungen** (infolge Refraktionsanomalie).

Konventionelle Insulintherapie (CT)

Bei der konservativen Insulintherapie wird zu festgesetzten Zeiten (zweimal täglich) eine bestimmte Menge Mischinsulin (Normal- oder schnellwirksames Analoginsulin plus Verzögerungsinsulin) gespritzt (Abb. **G-1.4a**). Diese Therapieform erfordert die pünktliche Einnahme von festgelegten Mahlzeitenmengen, ansonsten besteht die Gefahr einer Hypoglykämie.

Intensivierte konventionelle Insulintherapie (ICT)

Dieses **Basis-Bolus-Prinzip** adaptiert die Insulinsekretion des gesunden Pankreas (Abb. **G-1.4b**). Das Basisinsulin (NPH-Verzögerungsinsulin oder lang wirkende Analoginsuline) wird je nach Art ein- bis zweimal am Tag gespritzt (s. Tab. **G-1.11**).

Das Bolusinsulin (Normal- oder schnell wirkendes Analoginsulin) wird zu den Mahlzeiten injiziert. Die Insulindosierung wird mit Hilfe des **BE-/KE-Faktors** berechnet. Er dient zur Berechnung der Insulinbolusmenge, die vor jeder Mahlzeit in Abhängigkeit von der geplanten Kohlenhydratzufuhr gespritzt wird.

G-1.4

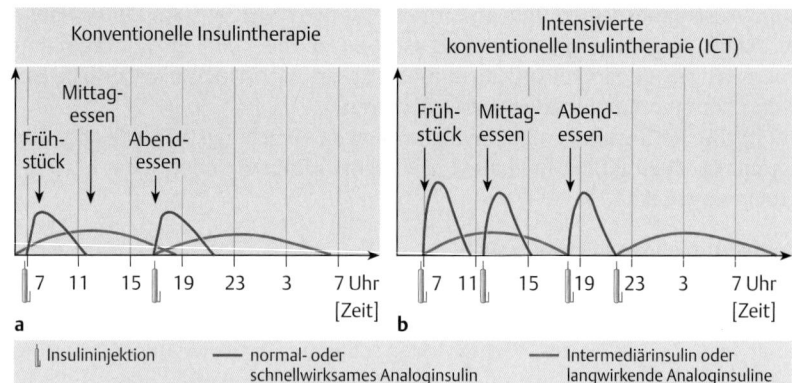

G-1.4 **Konventionelle (a) und intensivierte konventionelle (b) Insulintherapie (schematische Darstellung)**

▶ Merke

▶ **Merke:** Bei der ICT lassen sich folgende **Richtwerte** angeben:

basaler Insulinbedarf:	ca. 0,7–1,5 IE/h
prandialer Insulinbedarf:	ca. 1–2,5IE/BE
	(morgens mehr als mittags und abends)

1IE normal- oder schnellwirkendes Insulinanalog senkt den BZ um ca. 30–50 mg/dl

Kinder sind wesentlich insulinempfindlicher als Erwachsene, adipöse Patienten sind insulinresistenter und können weit größere Mengen an Insulin benötigen.

Die ICT setzt eine gründliche Schulung und regelmäßige BZ-Kontrollen voraus.

Die ICT setzt eine gründliche Schulung und regelmäßige BZ-Kontrollen (mind. 3–4 × tgl.) voraus. Je besser ein Diabetiker seine Therapie versteht und beherrscht, umso freier kann er seinen Tagesablauf gestalten und seine Lebensqualität erhalten.

▶ Exkurs

▶ **Exkurs: Beispiel für die Berechnung der Normal- oder schnell wirkenden Analoginsuline**

BE/KE zum Frühstück:	4 BE/KE	
BE/KE-Faktor:	1,5	
Korrekturregel:	30er-Regel	
Zielblutzucker:	100 mg/dl	
aktueller BZ:	160 mg/dl	
BE's/KE's	× BE/KE-Faktor	= Insulin für das Frühstück
4 BE	× 1,5	= 6 IE für das Frühstück
aktueller BZ	– Ziel-BZ-Wert	= mg/dl, die der BZ zu hoch ist
160 mg	– 100 mg/dl	= 60 mg/dl, die der BZ zu hoch ist
mg/dl, die der BZ zu hoch ist :	Korrekturregel	= Korrekturinsulin
60 md/dl	: 30	= 2 IE, um den BZ auf den Zielwert (100 mg/dl) zu senken
6 IE für Frühstück	+ 2 IE zur Korrektur	= 8 IE schnell wirkendes Analog- oder Normalinsulin insgesamt.

Neumanifestation eines Typ-1-Diabetes: Zu Beginn werden 0,3–0,5 (bis 0,7) IE/kg KG Insulin verabreicht (50% als Basalinsulin und 50% als Bolusinsulin).

Neumanifestation eines Typ-1-Diabetes: In diesem Fall benötigt der Körper etwa 0,3–0,5 (bis 0,7) IE/kg KG. Ca. 50% werden als Basalinsulin (morgens und spätabends oder 1 × tgl. alle 24 h) und 50% als prandiales Normal- oder schnellwirkendes Insulinanalog verabreicht (letztere werden in einem Verhältnis von 40%–30%–30% auf die drei Hauptmahlzeiten verteilt). In den folgenden Tagen muss die Dosis angepasst werden und kann bis zu 1IE/kg KG am Tag erreichen.

Patienten mit Dawn-Phänomen: Hier sollte das abendliche Verzögerungsinsulin erst vor dem Schlafengehen gegeben werden.

Patienten mit Dawn-Phänomen (s. u.): Hier ist eine Verschiebung der abendlichen Gabe von Verzögerungsinsulin auf einen Zeitpunkt vor dem Schlafengehen sinnvoll oder eine Umstellung auf das lang wirkende Insulinanalogon Detemir (Levemir).

▶ **Merke: Hohe Nüchtern-BZ-Werte** bei Diabetikern können drei Ursachen haben:
1. **Dawn-Phänomen** (erhöhter morgendlicher Insulinbedarf durch BZ-Anstieg nach nächtlicher, vor allem vermehrter Sekretion des somatotropem Hormons [besonders bei Typ 1])
2. reaktiv nach nächtlichen Hypoglykämien **(Somogy-Effekt)**
3. **zu geringe Insulindosis** am Vorabend.

◀ Merke

Supplementäre Insulintherapie (SIT) oder prandiale Insulintherapie

Ziel ist es, die physiologische Insulinausschüttung postprandial möglichst nachzuahmen und damit postprandiale Hyperglykämien zu vermeiden. Es wird vor jeder Mahlzeit ein Normal- oder schnellwirksames Analoginsulin injiziert (entweder feste Dosismenge unter Einhaltung einer fest definierten Kohlenhydratmenge/Mahlzeit oder wie bei der ICT berechnet).

Diese Therapieform ist besonders geeignet für kooperative insulinpflichtige Typ-2-Diabetiker, die keinen Basalinsulinbedarf haben.

Supplementäre Insulintherapie (SIT) oder prandiale Insulintherapie

Die supplementäre Insulintherapie wendet sich primär an Diabetiker, die noch über eine eigene Sekretionsrate an Insulin verfügen. Es wird vor jeder Mahlzeit ein Normal- oder schnellwirksames Analoginsulin injiziert.

▶ **Klinischer Fall:**
Die 23-jährige Patientin bemerkte in der letzten Woche ein vermehrtes Durstgefühl mit häufigem Wasserlassen (Poydipsie und Polyurie). Sie fühlte sich immer abgeschlagener, berichtete einen Gewichtsverlust von 8 kg in den letzten Wochen und äußerte eine Verschlechterung der Sehkraft. Deshalb suchte sie ihren Hausarzt auf. Der Blutzucker war mit dem Messgerät nicht messbar. Die Urinanalyse ergab 3-fach positive Ketonkörper. Es erfolgte eine Einweisung in ein Krankenhaus mit diabetologischem Schwerpunkt. **Klinisch** erschien die Patientin in einem leicht reduzierten Allgemein- und Ernährungszustand (1,65 m, 50 kg; BMI18). Der Hautturgor war schlaff, die Zunge trocken, und der Atem roch obstähnlich. Die laborchemischen Untersuchungen bestätigten die Befunde des Hausarztes. Der gemessene Blutzucker betrug 759 mg/dl. Die Blutgasanalyse ergab Normalwerte für pH-Wert, PaCO und Standardbikarbonat. Zur weiteren Diagnostik wurden noch Blutbild, Elektrolyte, Leber- und Nierenwerte, Blutfette, HbA$_{1c}$-W, C-Peptid und Antikörper (GAD, ICA, IA2, IAA) abgenommen. Nach der Befundkonstellation konnte die **Erstmanifestation eines Diabetes mellitus** gesichert werden. Eine genaue Aussage zur Form des Diabetes (Typ 1/Typ 2) kann erst nach Auswertung aller Blutanalysen erfolgen. Aufgrund des Untergewichtes, des Alters und der vorliegenden Laborwerte ist ziemlich sicher von einem Typ-1-Diabetes auszugehen. Es wurde sofort mit einer **Insulintherapie** begonnen, wobei die Patientin zunächst eine Initialdosis von 8 IE Normalinsulin subkutan injiziert bekam. Es erfolgte eine stationäre Aufnahme zur Einstellung und Diabetikerschulung. Nach 2 Stunden wurden erneut der Blutzucker gemessen und die Ketonkörper im Urin bestimmt. Der Blutzucker sank auf 402 mg/dl, im Urin waren Ketonkörper einfach positiv. Die Patientin wurde auf die Internistische Station aufgenommen und ausführlich über die Erkrankung aufgeklärt und ihr wurde der Grund für den sofortigen Beginn einer Insulintherapie erklärt. Blutzucker und Ketonkörper im Urin wurden weiter 2-stündlich kontrolliert und die Patientin angehalten, 1 Liter Wasser oder Tee pro Stunde zu trinken. Sie erlernte die Blutzucker- und Ketonkörperselbstkontrolle und führte am Mittag die Insulininjektion mit der Diabetesberaterin gemeinsam durch. Es wurde eine Insulintherapie mit Normalinsulin präprandial von 5-4-4 IE und NPH-Verzögerungsinsulin 6-0-0-6 IE begonnen. Am nächsten Tag fühlte sich die Patientin schon deutlich besser, der Blutzucker lag bei 289 mg/dl, Ketonkörper im Urin waren negativ.
Im weiteren **Verlauf** wurde die Patientin in folgenden Inhalten geschult: Was ist Diabetes, Ernährung, Berechnung der BE/KE's, Berechnung der Insulindosis mit BE-Faktor, Korrekturregel, Hypoglykämie, Hyperglykämie und Ketoazidose, Selbstkontrolle, Dosisanpassung bei körperlicher Aktivität, soziale Aspekte.
Nach einer Woche lag der Blutzucker nüchtern im Durchschnitt bei 120 mg/dl, und 2 Stunden postprandial stieg er bis auf 165 mg/dl an. Das Basalinsulin konnte auf 8IE reduziert werden (Remissionsphase), und die BE-Faktoren, Korrekturregel und Ziel-BZ-Wert wurden festgelegt. Im Laufe des Aufenthaltes erfolgten noch diagnostische Untersuchungen (Sonographie Abdomen, Carotis Doppler, USKG, augenärztliche Kontrolle). Die Blutwerte ergaben folgende pathologischen Ergebnisse: HbA$_{1c}$ 13,8 % (Normwert: 4–6 %), GAD Antikörper positiv, C-Peptid < 0,2 ug/l (Normwerte: 0,90–4,00 ug/l), Triglyzeride 325 mg/dl (Normwert: < 200 mg/dl). Damit konnte die Diagnose eines Typ-1-Diabetes gesichert werden. Nach 10 Tagen wurde die Patientin entlassen und eine diabetologische Weiterbehandlung empfohlen. Zu Hause muss täglich 4–6-mal eine BZ-Kontrolle, dreimal eine Normalinsulin- und zweimal eine Verzögerungsinsulininjektion durchgeführt werden.

Basalunterstützte orale Therapie (BOT)

Bei der BOT wird die orale Therapie beibehalten und mit einem Basalinsulin unterstützt. Besonders eignen sich dazu die neueren lang wirksamen Analoginsuline (s. Tab. **G-1.11**, S. 684). Die häufigste Form der BOT ist die Kombination von Glimepirid (Amaryl) und Insulin Glargin (Lantus). Die BOT setzt einen relativ starren Tagesablauf mit regelmäßiger Nahrungsaufnahme (Kohlenhydrate) voraus.

Die Therapie ist besonders für ältere Menschen und Patienten geeignet, die nicht mehrmals täglich Blutzucker messen und Insulin spritzen wollen. Wird unter dieser Therapie das Ziel, ein zumindest normnaher HbA$_{1c}$-Wert, nicht erreicht, muss auf eine konventionelle Insulintherapie (s. S. 685) oder prandiale Insulintherapie (s. u.) umgestellt werden.

Eine weitere Form der BOT ist die **„bedtime"-Insulingabe**, bei der zusätzlich zur oralen Therapie (Sulfonylharnstoff, Metformin, Acarbose) ein NPH-Verzögerungsinsulin oder langwirkendes Insulinanalogon (Levemir) vor dem Schla-

Basalunterstützte orale Therapie (BOT)

Bei der BOT wird der Patient oral durch Metformin, Acarbose und Sulfonylharnstoffe versorgt und spritzt nur 1 × Basalinsulin (NPH oder Lantus).

Werden hierbei keine zufriedenstellenden morgendlichen Nüchtern-BZ-Werte erreicht, kann zusätzlich ein NPH-Verzögerungsinsulin oder langwirkendes Insulinanalogon (Levemir) vor dem Schlafengehen injiziert wird (**„bedtime"-Insulingabe**).

Insulinpumpentherapie

Für die kontinuierlich subkutane Insulininfusion (CSII) kommen ausschließlich **Normalinsulin** oder **schnell wirksame Insulin-Analoga** infrage. Grundlage für die Insulinpumpentherapie ist wie bei der ICT das Basis-Bolus-Prinzip.

Voraussetzungen, Indikationen und Kontraindikationen: Tab. **G-1.12**.

Die **Basalrate** wird **stündlich** abgegeben. **Zu den Mahlzeiten** wird zusätzlich durch Knopfdruck ein **Bolus** injiziert.

▶ Merke

Vorteil der Pumpe ist die **genaue individuelle Anpassung des basalen Insulinbedarfs**.

fengehen injiziert wird. Sie wird eingesetzt, wenn unter einer oralen Therapie keine zufriedenstellenden morgendlichen Nüchtern-BZ-Werte erreicht werden. Liegen die BZ-Werte auch am Tag über dem definierten Zielbereich kann zusätzlich zur „bedtime"-Insulingabe morgens ein Basalinsulin verabreicht werden.

Insulinpumpentherapie

Bei der Insulinpumpentherapie erfolgt eine kontinuierlich subkutane Insulininfusion (CSII) und wie bei der ICT eine Trennung des basalen und des prandialen Insulinbedarfs. In der Pumpe befindet sich **ausschließlich Normal- oder Analoginsulin**. Das Insulin gelangt aus der Ampulle in der Pumpe, über einen Katheter mit eine Teflon- oder Metallkanüle, in das subkutane Fettgewebe. Dieser Katheter muss täglich vom Pumpenträger gewechselt werden.

Voraussetzungen, Indikationen und Kontraindikationen der Insulinpumpentherapie zeigt Tab. **G-1.12**.

Der basale Insulinbedarf wird in der Pumpe programmiert und kann bei Bedarf vom Patienten jederzeit verändert (angepasst) werden. Die **Basalrate** wird **stündlich**, **zu den Mahlzeiten** zusätzlich durch Knopfdruck ein **Bolus** abgegeben. Diese Insulindosis muss wie bei der ICT berechnet werden. Dem Patienten bleiben so die 4–6-mal täglichen Injektionen erspart.

▶ **Merke:** BZ-Messungen und Dosisanpassung müssen vom Diabetiker selber vorgenommen werden. Die Pumpe **hat keine Rückkopplung zum BZ-Wert** und der Körper holt sich nicht die benötigte Insulinmenge.

Vorteil der Pumpe ist die **genaue, individuelle Anpassung des basalen Insulinbedarfs**. Die tageszeitabhängigen Schwankungen können mit berücksichtigt werden (Dawn- und Dusk-Phänomen).

Da subkutan kein Insulindepot besteht (bei der ICT das Langzeitinsulin), kann es bei mangelnder Sorgfalt, Unzuverlässigkeit (Katheterverstopfung, abkoppeln der Pumpe für ein paar Stunden) schnell zu einer Stoffwechselentgleisung mit Ketoazidose kommen.

Bei Rückumstellung einer Pumpentherapie auf eine ICT wird die Basalrate entweder auf zwei Einzeldosen eines NPH-Insulins oder langwirkendes Insulin (z. B. Detemir) aufgeteilt oder als eine einmalige Dosis eines sehr langwirksamen Insulins (z. B. Glargin) verabreicht. Der prandiale Bolus wird als Normal- oder Analoginsulin zugeführt.

≡ G-1.12	Voraussetzungen, Indikationen und Kontraindikationen für eine Insulinpumpentherapie		
Voraussetzungen	▪ Motivation/Wunsch der Patienten ▪ mind. 4–6 BZ-Messungen täglich ▪ technische Fähigkeiten ▪ Routine bei der ICT (es muss jederzeit, eigenständig auf eine ICT umgestellt werden können, z. B. bei Pumpendefekt) ▪ gelegentliche nächtliche BZ-Messungen	**Indikationen**	▪ Dawn-Phänomen ▪ wenn trotz Anstrengung mit ICT Ziele nicht erreicht werden ▪ Hypoglykämie Wahrnehmungsstörungen ▪ sehr geringer Insulinbedarf ▪ insulinpflichtige Diabetikerin, die eine Schwangerschaft plant ▪ neuropathische Schmerzen ▪ Wunsch nach mehr Flexibilität (als alleiniger Grund schwierig) ▪ Sportler
Kontraindikationen	▪ psychische Störungen ▪ intellektuelle Einschränkungen ▪ Suchtprobleme		

Therapieziele

- Erhalt der Lebensqualität
- Vermeidung schwerer Hypoglykämien
- > 50 % der BZ-Werte im Zielbereich (80–120 mg/dl)
- HbA$_{1c}$ normnah
- Prävention von Sekundärerkrankungen.

Therapieziele

- keine wesentliche Einschränkung der Lebensqualität
- Vermeidung schwerer Hypoglykämien
- > 50 % der BZ-Werte im Zielbereich (80–120 mg/dl)
- HbA$_{1c}$ normnah (max. 1,2 % über Labornormwert)
- Prävention von Sekundärerkrankungen.

Zu fordern sind weiterhin:

- Normalisierung der oft erhöhten Lipidwerte
- quartalsweise diabetologische Untersuchungen gemäß Gesundheits-Pass Diabetes DDG (Deutsche Diabetes Gesellschaft).

Diabetestherapie während der Schwangerschaft

Die Schwangerschaft wirkt diabetogen. Dies ist in erster Linie auf die insulin-antagonistische Wirkung von **humanem Plazentalaktogen (HPL)** zurückzuführen. Bei manifestem Typ-1-Diabetes erhöht sich der Insulinbedarf. Auch die Erstmanifestation eines Typ-1-Diabetes während der Schwangerschaft ist möglich (zur Entwicklung eines **Gestationsdiabetes** s. S. 668).

In früheren Jahren war die Schwangerschaft der Diabetikerin mit einer hohen kindlichen Mortalität, einer 2- bis 3-mal höheren Fehlbildungsrate und häufiger mit Gestosen und Hydramnion belastet. Sog. Riesenkinder mit einem Geburtsgewicht über 4000 g (Makrosomie) mit pulmonaler Reifungsstörung und Atemnotsyndrom waren die Folge mütterlicher Hyperglykämie, die einen fetalen Hyperinsulinismus auslöst.

> ▶ **Merke:** Die erhöhte Fehlbildungsrate lässt sich durch eine schon präkon-zeptionelle Normalisierung des Blutzuckers (Planung der Schwangerschaft) beeinflussen.

Die Hauptursache des **Gestationsdiabetes** liegt in der insulinantagonistischen Wirkung des in hoher Konzentration vorliegenden **humanen Plazentalaktogens (HPL)**.

◀ **Merke**

Durch strenge Kriterien der Stoffwechselkontrolle während der gesamten Schwangerschaft und enger Zusammenarbeit mit dem Geburtshelfer können die Risiken für Mutter und Kind weitgehend denen nichtdiabetischer Schwangerer angenähert werden. Da schon bei nichtdiabetischen Schwangeren der Blutzucker erniedrigt ist, sollten bei der schwangeren Diabetikerin die BZ-Werte zwischen **60 und 130 mg/dl, die HbA$_{1c}$-Werte im unteren Normbereich** liegen. Dieses Ziel lässt sich nur durch eine lückenlose Selbstkontrolle des Blutzuckers und durch eine intensivierte Insulintherapie oder mit der Insulinpumpe verwirklichen. Praktisch immer sind drei und mehr Insulininjektionen erforderlich. Stärkere Hypoglykämien sind selten, eine Gefährdung des Fetus durch Hypoglykämien ist nicht gesichert. Meist steigt der Insulinbedarf ab dem 2. Trimenon an. Bei ungestörtem Schwangerschaftsverlauf kann die Entbindung am Termin erfolgen, bei erhöhtem Risiko (z. B. Gestose) vorzeitig in enger Zusammenarbeit mit dem Geburtshelfer.

Die BZ-Werte sollten zwischen **60 und 130 mg/dl, die HbA$_{1c}$-Werte im unteren Normbereich** liegen. Dies lässt sich nur durch eine lückenlose Selbstkontrolle des Blutzuckers und durch eine intensivierte Insulintherapie oder mit der Insulinpumpe erreichen.

1.1.10 Langzeitprognosen

Die Inzidenz diabetischer Spätschäden hängt entscheidend von der **metabolischen Kontrolle** ab. Das Diabetes Control and Complications Trial (DCCT-Studie) und die UK Prospective Diabetes Study (UKPDS) zeigten eindrucksvoll eine **Reduktion diabetischer Spätschäden bei verbesserten HbA$_{1c}$-Werten**. Es steht außer Zweifel, dass die primäre Ursache für die diabetische Mikroangiopathie die Hyperglykämie ist. Die Makroangiopathie ist nicht spezifisch für Diabetiker, findet sich jedoch hier häufiger und frühzeitiger. Genetische und andere Faktoren mögen dazu beitragen, dass sich die vaskulären Komplikationen bei den einzelnen Patienten unterschiedlich rasch und schwer manifestieren.

1.1.10 Langzeitprognosen

Umfangreiche Untersuchungen haben gezeigt, dass eine gute Diabeteskontrolle das Risiko für diabetische Folgeerkrankungen verringert.

> ▶ **Merke:** Bei Typ-1-Diabetikern findet sich eine Gesamtletalität nach 40-jähriger Krankheitsdauer von etwa 50 %. Bei Typ-2-Diabetikern ist die noch verbleibende Lebenserwartung um ca. 6–10 Jahre vermindert.

◀ **Merke**

Für die Letalität sind vor allem makrovaskuläre Erkrankungen, für die Morbidität vor allem mikrovaskuläre Erkrankungen verantwortlich. Die Lebenserwartung **junger Diabetiker** wird insbesondere durch das Auftreten der **diabetischen Nephropathie** (s. S. 676) sowie einer **KHK** bzw. eines **Myokardinfarkts** bestimmt (s. S. 41).

Internet-Links: www.deutsche-diabetes-gesellschaft.de, diabetes-deutschland.de

Die Lebenserwartung **junger Diabetiker** wird insbesondere durch das Auftreten einer **diabetischen Nephropathie, KHK** oder eines **Myokardinfarkts** bestimmt.

1.2 Hypoglykämien

▶ **Definition:** Als Hypoglykämie wird ein **Absinken des kapillaren Blutzuckers < 50 mg/dl** bezeichnet. Symptome im Rahmen einer Hypoglykämie können jedoch bereits bei BZ-Werten um 80 mg/dl auftreten, andererseits aber auch noch bei BZ-Werten um 30 mg/dl fehlen, dies ist abhängig von der Geschwindigkeit des BZ-Abfalls und der Dauer der Hypoglykämie.

Einteilung und Ätiologie: Tab. **G-1.13**.

Einteilung und Ätiologie: Die absolute oder relative Überdosierung von Insulin oder Sulfonylharnstoffen bei Diabetikern ist die häufigste Ursache der Hypoglykämie. Eine Einteilung und mögliche weitere Ursachen zeigt Tab. **G-1.13**.

≡ G-1.13	Einteilung und mögliche Ursachen der Hypoglykämie
spontane Hypoglykämien ■ **Insulinom** (s. S. 659), Inselzellkarzinom ■ **extrapankreatische Tumoren** (mit Produktion insulinähnlicher Substanzen) ■ **Lebererkrankungen** (Glykogenosen, erworbene diffuse Lebererkrankungen) ■ **Endokrinopathien** (Unterfunktion von Nebenniere und Hypophyse, Glukagonmangel) ■ **Alkoholexzess** bei Nahrungskarenz (Alkohol hemmt die Glukoneogenese)	**reaktive Hypoglykämien:** ■ reaktiv funktionell i. S. einer inadäquaten Insulinsekretion nach Nahrungsaufnahme (z. B. bei vegetativer Labilität) ■ Diabetesfrühstadien (deregulierte Insulinsekretion) ■ nach Magenoperation (Dumping) **exogen verursachte Hypoglykämien:** ■ Überdosierung von Insulin oder Sulfonylharnstoffen (häufigste Ursache einer Hypoglykämie), suizidal oder versehentlich (Dosierungsfehler, Auslassen einer Mahlzeit)

Physiologie und Pathophysiologie: Hypoglykämie ist die Folge einer Störung zwischen Glukoseangebot und Glukose-verbrauch.

Physiologie und Pathophysiologie: Die Hypoglykämie resultiert aus einer Störung des Gleichgewichts zwischen Glukoseangebot (Nahrung, Glykogenolyse, Glukoneogenese) und Glukoseverbrauch (Glukoseoxidation, Glykolyse, Glykogensynthese). Die Leber nimmt bei der Glukosehomöostase eine zentrale Rolle ein, sie regelt den Zu- und Abstrom von Glukose.

▶ **Merke:** Der blutzuckersenkenden Wirkung von Insulin steht die blutzuckererhöhende Wirkung anderer Hormone wie Adrenalin, Glukagon, STH und Kortison gegenüber (Gegenregulations-Hormone).

Das physiologische Zusammenspiel dieser Hormone bewirkt, dass auch unter Nahrungskarenz keine Hypoglykämien auftreten und die Energieversorgung des ZNS, das auf Glukose als Energielieferant angewiesen ist, sichergestellt wird (s. auch S. 665).

Klinik: Adrenerge Zeichen entstehen durch eine reaktive Adrenalinausschüttung, **neuroglukopenische Zeichen** durch den Glukosemangel im ZNS. Siehe Tab. **G-1.14**.

Klinik: Die Symptome der Hypoglykämie unterscheiden sich – unabhängig von der Ursache – grundsätzlich nicht. Sie sind breit gefächert, zeigen aber individuell ziemlich konstante Muster. Je rascher der Blutzucker abfällt, desto ausgeprägter sind meist die Warnsymptome, bei sehr langsamem BZ-Abfall und bei Diabetikern mit autonomer Neuropathie können Warnsymptome fehlen. Die Symptomatik (Tab. **G-1.14**) ist auf zwei pathogenetische Mechanismen zurückzuführen: auf die durch Katecholaminausschüttung hervorgerufene **adrenerge Gegenregulation (Warnsymptome!)** und auf die **Neuroglukopenie,** die zu zentralnervösen Ausfällen führt. Die psychischen und neurologischen Veränderungen treten dann in den Vordergrund, ohne vom Patienten selbst bemerkt zu werden.

≡ G-1.14	Symptome der Hypoglykämie
vegetativ	Heißhunger, Tremor, Tachykardie, Palpitationen, kalter Schweiß
psychisch	Angst, Unruhe, Beklommenheit, Kritiklosigkeit, Verwirrtheit, Somnolenz, depressive Verstimmung, verstärkte Reizbarkeit, Konzentrationsstörungen, Teilnahmelosigkeit, Apathie, psychotische oder delirante Zustände
neurologisch	Kopfschmerzen, Müdigkeit, Parästhesien, Seh- und Sprachstörungen, Paresen, zerebrale Krampfanfälle, Koma

▶ **Merke:** Die Symptomatik einer Hypoglykämie führt nicht selten zu psychiatrischen oder neurologischen Fehldiagnosen (z. B. Psychose, Alkoholrausch, apoplektischer Insult).

◀ Merke

Diagnostik: Die Diagnose Hypoglykämie beruht auf dem Nachweis der **Whipple-Trias:**
- klinische Symptome
- Nachweis einer BZ-Erniedrigung < 50 mg/dl
- Besserung der Symptome nach Glukosegabe.

Das Leitsymptom für die Differenzialdiagnose der **Hypoglykämien** ist der Zeitpunkt des Auftretens und somit anamnestisch bedeutsam.

In aller Regel sind bei Erkrankungen, die zu einer **Nüchternhypoglykämie** führen (Tab. **G-1.13**), andere spezifische Symptome richtungsweisend. Die Diagnose bereitet deshalb in der Regel keine Schwierigkeiten. Auch beim **Insulinom** (s. S. 659) sind Nüchternhypoglykämien typisch, die allerdings oft lange verkannt werden, da die Patienten hypoglykämische Reaktionen durch regelmäßige, auch nächtliche Nahrungszufuhr, kompensieren. Der wichtigste diagnostische Test ist der **3-tägige Hungerversuch** in Verbindung mit der mehrmaligen Bestimmung des **Insulin-/Glukose-Quotienten.**

Reaktive (postprandiale) Hypoglykämien sind durch hypoglykämische Symptome 2–5 Stunden nach Einnahme einer kohlenhydratreichen Mahlzeit charakterisiert. Die BZ-Werte liegen nur selten < 50 mg/dl. Die Symptomatik beschränkt sich meist auf die adrenergen Warnsymptome. Am häufigsten ist die **reaktive funktionelle Hypoglykämie.** Die Symptome dauern ca. 10–20 Minuten und verschwinden spontan bzw. nach oraler Glukosezufuhr. Die Diagnose wird durch einen **oGTT mit BZ-Bestimmungen über 5 Stunden** gesichert. Bei normalem Nüchtern-BZ fällt der Blutzucker in der 2–5. Stunde auf Werte um oder unter 50 mg/dl ab, es treten entsprechende Symptome auf. Die BZ-Werte steigen spontan wieder an; eine „Hypoglykämie-Symptomatik" ohne hypoglykämische BZ-Werte ist möglich. Bei **Frühdiabetes** zeigt die Belastungskurve (oGTT) einen diabetischen Verlauf und einen BZ-Abfall in der 3–4. Stunde unter 50 mg/dl, bedingt durch eine verzögerte, aber überschießende Insulinsekretion nach Glukosereiz. Ähnlich verläuft die Belastungskurve bei magenoperierten Patienten. Die rasche Resorption der Kohlenhydrate führt zu einer verstärkten postprandialen Hyperglykämie mit erhöhter Insulinsekretion und nachfolgender Hypoglykämie.

Als **„Nichthypoglykämie"** bezeichnet man die Symptome einer Katecholaminausschüttung ohne Hypoglykämie. Zur Erkennung eignet sich die Selbstbestimmung des Blutzuckers durch den „Patienten".

Differenzialdiagnose: Pseudodumping, s. Tab. **G-1.13**.

Therapie: Bei leichteren Hypoglykämien und bewusstseinsklaren Patienten genügt die **orale Zufuhr** von Kohlenhydraten in Form von z. B. Traubenzucker oder Obstsäften.

Der hypoglykämische Schock ist ein internistischer Notfall. Die Therapie besteht in der raschen Gabe von 40–60 ml 50%iger **Glukose streng i. v.** (da sonst Nekrosen entstehen können) oder, falls dies nicht möglich ist, in der Injektion von 1–2 mg **Glukagon i. m. oder s. c.** (bei fehlendem Leberglykogen wirkungslos!). Die Patienten sollten nach Erwachen sofort oral Kohlenhydrate (2–4 BE) erhalten.

Diagnostik: Nachweis der **Whipple-Trias:**
- klinische Symptome
- Nachweis einer BZ-Erniedrigung < 50 mg/dl
- Besserung der Symptome nach Glukosegabe.

Die Ursachen der **Nüchternhypoglykämie** können vielfältig sein (Tab. **G-1.13**), meist sind andere krankheitsspezifische Symptome richtungsweisend. Der Nachweis einer Nüchternhypoglykämie erfolgt durch den **Hungerversuch.**

Die **reaktive (postprandiale) Hypoglykämie** beschreibt ein starkes Absinken des Blutzuckerspiegels wenige Stunden nach Verzehr einer Mahlzeit. Mit dem **oralen Glukosetoleranztest** kann zwischen einer Nüchternhypoglykämie und einer **postprandialen Hypoglykämie** unterschieden werden.

Als **„Nichthypoglykämie"** bezeichnet man die Symptome einer Katecholaminausschüttung ohne Hypoglykämie.

Differenzialdiagnose: s. Tab. **G-1.13**.

Therapie: bei bewusstseinsklaren Patienten orale Zufuhr von Kohlenhydraten (z. B. Traubenzucker).

Bei bewusstlosen Patienten wird entweder **Glukose intravenös** gegeben oder **Glukagon i. m. bzw. s. c.** verabreicht.

▶ **Merke:** Sulfonylharnstoffinduzierte Hypoglykämien verlaufen bei älteren Patienten oft atypisch, protrahiert und neigen zu Rezidiven, sie erfordern deshalb eine länger (ca. 1 Tag) dauernde (stationäre) Überwachung mit laufenden Bestimmungen des Blutzuckers.

◀ Merke

Nach Abklärung der Hypoglykämie ist, wenn möglich, eine kausale Therapie durchzuführen. Bei exogenen Hypoglykämien muss die Diabetestherapie überprüft und evtl. geändert werden.

Nach Abklärung der Hypoglykämie sollte eine kausale Therapie erfolgen.

Bei **Tumorhypoglykämien** erfolgt wenn möglich die operative Entfernung des Tumors.

Die Behandlung von **Tumorhypoglykämien** besteht in der operativen Entfernung des Tumors. Ist diese nicht möglich, muss die Hypoglykämie symptomatisch behandelt werden. Die kausale Behandlung von Hypoglykämien bei **Endokrinopathien** besteht in der Behandlung des Grundleidens. Die Hypoglykämie in den Endstadien einer **Leberinsuffizienz** ist lediglich einer symptomatischen Behandlung zugänglich. Zur Therapie des **Insulinoms** s. S. 659.

Bei der **reaktiven funktionellen Hypoglykämie** sollte auf rasch resorbierbare Kohlenhydrate verzichtet werden.

Die **reaktive funktionelle Hypoglykämie** wird durch psychische Führung des Patienten und diätetisch behandelt. Rasch resorbierbare Kohlenhydrate sollten weggelassen, die Kohlenhydrate auf viele kleine Mahlzeiten verteilt werden. Bei Frühdiabetes wird eine kalorienreduzierte Diabetesdiät verordnet.

Die **hereditäre Fruktoseintoleranz** wird durch eine strenge fruktosearme Diät behandelt.

Bei der **hereditären Fruktoseintoleranz** müssen wegen der Gefahr schwerer Hypoglykämien fruktosehaltige Nahrungsmittel (Obst, Zucker oder Honig) vollständig aus der Nahrung eliminiert werden. Auch fruktosehaltige Infusionslösungen dürfen nicht verabreicht werden.

Prognose: Wenn die Hypoglykämie nur kurz dauert, ist die Prognose gut. Prolongierte Hypoglykämien können zu neurologischen Folgeschäden führen.

Prognose: Die Prognose kurz dauernder Hypoglykämien ist gut; dauert ein hypoglykämischer Schock länger als eine Stunde, können irreversible Schäden des ZNS, selten auch Todesfälle auftreten. Bei Kindern, die häufig Hypoglykämien erleiden, ist mit Entwicklungsstörungen zu rechnen.

2   Stoffwechsel

2   Stoffwechsel

2.1   Störungen des Lipidstoffwechsels

2.1 Störungen des Lipidstoffwechsels

▶ Synonym

▶ **Synonym:** Dyslipoproteinämien

2.1.1 Hyperlipoproteinämien

2.1.1 Hyperlipoproteinämien

▶ Definition

▶ **Definition:** Hyperlipidämien sind Krankheiten mit erhöhten Blutfetten im Nüchternserum. Da Lipide grundsätzlich an Proteine (Apolipoproteine) gebunden sind, sind Hyperlipidämien immer auch Hyperlipoproteinämien.

Epidemiologie: In den westlichen Industrienationen nehmen Fettstoffwechselstörungen stetig zu.

Epidemiologie: Aufgrund sich wandelnder Ernährungsgewohnheiten und einer zunehmend bewegungsarmen Lebensweise nehmen in den westlichen Industrienationen Fettstoffwechselstörungen stetig zu (> 50 % der > 40jährigen haben erhöhte Cholesterinwerte).

Physiologie und Pathogenese: Lipoproteine sind Transportvehikel für Triglyzeride und Cholesterin im Blut. Sie bestehen aus mehreren **Apolipoproteinen** und **Lipidfraktionen** (Triglyzeride, Cholesterin und -ester, Phospholipide; Tab. **G-2.1**). **Apolipoproteine** auf der Oberfläche der Lipoproteine regulieren den Lipoproteinstoffwechsel.

Physiologie und Pathogenese: Lipoproteine sind Transportvehikel für die sonst wasserunlöslichen Blutbestandteile Triglyzeride und Cholesterin im Blut. Sie setzen sich aus mehreren **Apolipoproteinen** und **Lipidfraktionen** (Triglyzeride, Cholesterin und -ester, Phospholipide) zusammen und können entsprechend ihrer Dichte mittels Ultrazentrifuge oder nach ihrer Wanderungsgeschwindigkeit in der Lipoproteinelektrophorese aufgetrennt werden (Tab. **G-2.1**). **Apolipoproteine** auf der Oberfläche der Lipoproteine regulieren den Lipoproteinstoffwechsel. Sie dienen als Strukturproteine, Enzyme oder Aktivatoren von Enzymen, Lipidtransferfaktoren oder Liganden für Zelloberflächenrezeptoren.

Chylomikronen transportieren das **exogen** aufgenommene **Nahrungsfett** nach Verdauung und Resorption über den Ductus thoracicus in die Blutbahn, wo sie rasch gespalten werden. Die entstehenden triglyzeridarmen und cholesterinreichen Chylomikronenreste werden an HDL angelagert oder als „Remnants" (Überbleibsel) **zur Leber transportiert** und dort weiter verstoffwechselt.

Chylomikronen transportieren das **exogen** aufgenommene **Nahrungsfett** (Triglyzeride und Cholesterin) nach Verdauung und Resorption unter Umgehung der Leber über den Ductus thoracicus in die Blutbahn. In den Kapillaren erfolgt eine rasche Spaltung durch Lipoproteinlipasen, abhängig vom Energiebedarf werden die frei werdenden Fettsäuren entweder im Fettgewebe gespeichert oder oxidiert. Es entstehen triglyzeridarme und cholesterinreiche Chylomikronenreste, die an HDL angelagert oder als „Remnants" (Überbleibsel) zur weiteren Verstoffwechselung in die **Leber** transportiert werden. Das **Cholesterin** wird teilweise in Gallensäuren umgewandelt und über die Galle in den Dünn-

☰ G-2.1	Charakteristika der Lipoproteine				
Lipoproteinklasse	**Hauptfunktion**	**Dichteklasse**	**Lipidanteil**	**Wanderung in der Elektrophorese**	
Chylomikronen*	Transport exogener Triglyzeride vom Darm in Leber und extrahepatische Gewebe	< 95 %	98–99,5 %	geringe bis keine Wanderung	
VLDL (very low density lipoproteins)	Transport endogener Triglyzeride, Vorläufer der LDL	0,95–1,006	85–90 %	Prä-β-Lipoproteine	
LDL (low density lipoproteins)	Katabolisierungsprodukt der VLDL, werden zur Leber rücktransportiert (50 %) oder intravasal zu LDL umgewandelt (50 %)	1,006–1,063	ca. 75 %	β-Lipoproteine	
HDL (high density lipoproteins)	Transport von ca. 20 % des Cholesterins zur Leber, Regulation der Lipolyse und Cholesterinhomöostase.	1,063–1,25	50 % (50 % Proteine)	α-Lipoproteine	

* Chylomikronen werden durch Lipoproteinlipasen rasch abgebaut und sind im Nüchternserum nicht nachweisbar.

■ Triglyceride ☐ Cholesterin ■ Cholesterinester ■ Phospholipide ☐ Proteine

darm ausgeschieden. Der größte Teil wird über den **enterohepatischen Kreislauf** unter Bildung von Chylomikronen wieder aufgenommen.

Endogen gebildete Lipide (Cholesterin, Triglyzeride) stammen aus der Leber, die aus überschüssigen Nahrungskalorien (v. a. Kohlenhydrate) **VLDL** synthetisiert. In den Kapillaren der Zielorgane (Muskel- und Fettgewebe) werden diese durch Lipoproteinlipasen hydrolysiert. Die frei werdenden Fettsäuren werden entweder zur Energiegewinnung genutzt oder im Fettgewebe gespeichert.

Nach Delipidierung der VLDL entstehen **IDL** (intermediate density lipoproteins; sog. VLDL-Remnants), die den Großteil des Cholesterins (65–70 %) zu extrahepatischen Zellen transportieren. Sie sind Vorläufer der LDL und regulieren die Cholesterinhomöostase.

Cholesterinreiche LDL versorgen die peripheren Zellen mit Cholesterin (endogene Synthese in den Leberzellen oder exogene Zufuhr aus der Nahrung). Die **Cholesterinaufnahme in die Zellen wird durch LDL-Rezeptoren gesteuert.** Die Dichte der hepatischen LDL-Rezeptoren entscheidet darüber, in welchem Ausmaß die Leber LDL aus dem Blut eliminieren kann. Ist die zelluläre Aufnahme von LDL durch Rezeptormangel oder -defekte gestört, gewinnen unspezifische Abbauwege durch Makrophagen und andere Zellen des RES an Bedeutung. Die Makrophagen entarten in der Gefäßwand zu Schaumzellen, die sich anhäufen und über die Enstehung von „fatty streaks" zur Bildung atherogener Plaques führen (S. 251).

VLDL werden in der Leber aus überschüssigen Nahrungskalorien synthetisiert (**endogen** gebildetes Fett). Nach Hydrolyse werden die frei werdenden Fettsäuren zur Energiegewinnung genutzt oder im Fettgewebe gespeichert.

IDL entstehen durch Katabolisierung aus VLDL. Sie transportieren 65–70 % des Cholesterins zu extrahepatischen Zellen.

Die **cholesterinreichen LDL** versorgen die peripheren Zellen mit Cholesterin. Die **Cholesterinaufnahme in die Zellen wird durch LDL-Rezeptoren gesteuert.** Bei Störung der zellulären Aufnahme von LDL kommt es zu unspezifischen Abbauwegen durch Makrophagen und andere Zellen des RES mit der Bildung atherogener Plaques.

▶ **Merke:** **LDL** kommen eine **Schlüsselfunktion** im Rahmen der **Atherogenese** zu. Im Gegensatz dazu besitzen **HDL eine antiatherogene Wirkung** (Aufnahme von Cholesterin aus den Zellen und Abgabe an die Leber).

◀ Merke

Das Plasmalipoprotein **Lipoprotein a** (Lp (a)) setzt sich aus LDL und dem Apolipoprotein Apo (a) zusammen. Apo (a) ist mit Plasminogen strukturverwandt und konkurriert mit diesem um endotheliale Bindungsstellen. Diese „antiplasminogene" Wirkung begünstigt möglicherweise eine lokale Thrombenbildung. Der Plasmaspiegel von **Lp (a)** ist genetisch determiniert und gilt als unabhängiger Risikofaktor für die Entstehung der Arteriosklerose. Der Normwert liegt bei 0–30 mg/dl.

Lipoprotein a (Lp (a)) setzt sich aus LDL und Apo (a) zusammen. Apo (a) konkurriert mit Plasminogen um endotheliale Bindungsstellen. Diese „antiplasminogene" Wirkung begünstigt möglicherweise eine lokale Thrombenbildung. Lp (a) gilt als unabhängiger Risikofaktor für Arteriosklerose.

Einteilung: Hyperlipoproteinämien werden nach unterschiedlichen Kriterien eingeteilt:

- **Ätiologie: Primäre** Hyperlipoproteinämien sind **genetisch determinierte** Fettstoffwechselstörungen. **Sekundäre** Hyperlipoproteinämien entwickeln sich **reaktiv** aufgrund eines ungünstigen Ernährungs- und Lebensstils (s. u.)

Einteilung: Hyperlipoproteinämien werden nach unterschiedlichen Kriterien eingeteilt:

- **Ätiologie: Primäre Formen** sind **genetisch** determiniert, **sekundäre Formen** können **reaktiv** oder **symptomatisch** (Tab. **G-2.2**) auftreten.

- **vermehrte Lipoproteinfraktion:** Hypercholesterinämie, Hypertriglyzeridämie und kombinierte Hyperlipidämie.
- **Typisierung nach Fredrickson:** Einteilung der primären Hyperlipoproteinämien nach Lipoproteinmuster.

oder treten **symptomatisch** bei Medikamenteneinnahme und zahlreichen Organ-, Stoffwechsel- oder endokrinologischen Erkrankungen auf (Tab. **G-2.2**).

- **vermehrte Lipoproteinfraktion im Serum:** Man unterscheidet **Hypercholesterinämie** (> 200 mg/dl), **Hypertriglyzeridämie** (> 150 mg/dl) und **kombinierte Hyperlipidämie** (pathologische Erhöhung von Cholesterin und Triglyzeriden)
- **Typisierung nach Fredrickson:** Einteilung der primären Hyperlipoproteinämien entsprechend ihrem Lipoproteinämiemuster. Nach dieser Einteilung ist jedoch weder eine Differenzierung von primären oder sekundären Formen noch eine sichere ätiologische Zuordnung möglich.

▶ **Merke**

▶ **Merke:** Im Krankheitsverlauf oder durch exogene Einflüsse (z. B. Ernährung, Alkoholkonsum, Therapie) kann sich das Lipoproteinmuster im Sinne eines Typenwechsels ändern.

Sekundäre Hyperlipoproteinämien

Sekundäre Hyperlipoproteinämien

▶ **Definition**

▶ **Definition:** Im Rahmen zahlreicher Erkrankungen auftretende Hyperlipoproteinämien (Tab. **G-2.2**), die nach Behandlung oder Heilung der Grundkrankheit nicht mehr nachweisbar sind.

≡ **G-2.2**   **Ursachen sekundärer Hyperlipoproteinämien**

Ursachen	Pathomechanismus
Diabetes mellitus	■ Typ-2-Diabetes: VLDL-Überproduktion bei Hyperinsulinismus, Adipositas und erhöhtem Blutzucker (ca. 50 %) ■ schlecht eingestellter Typ-1-Diabetes oder ketoazidotische Entgleisung: durch Insulinmangel hervorgerufene Störung der Lipoproteinlipase; nach Stoffwechselnormalisierung voll reversibel!
Lebererkrankungen	■ primär biliäre Zirrhose: Hypercholesterinämie mit Xanthomen und Xanthelasmen durch abnormes Lipoprotein (LPX) in der LDL-Fraktion ■ Hepatitis: Hypertriglyzeridämie durch Verminderung des Lipoproteinlipasesystems
Nierenerkrankungen	■ Niereninsuffizienz: verminderter Triglyzeridabbau und vermehrte Triglyzeridsynthese bei Hyperinsulinismus führen zu Hypertriglyzeridämie durch VLDL-Vermehrung (ca. 75 %) ■ nephrotisches Syndrom: zunächst Cholesterinanstieg (LDL), in schweren Fällen auch Erhöhung der Triglyzeride (VLDL) ■ Z. n. Nierentransplantation: wahrscheinlich durch Kortikosteroidbehandlung
Hypothyreose	■ Cholesterinerhöhung (LDL) durch verlangsamten Cholesterinkatabolismus
Pankreatitis	■ akute Pankreatitis: starke Triglyzeriderhöhung durch erhöhte Mobilisierung von Triglyzeriden bei Fettgewebsnekrosen (häufig)

exogene Ursachen	■ ernährungsbedingt:
	– Alkohol, zucker-/fettreiche Nahrung: Steigerung der endogenen Triglyzeridsynthese
	– fett- und cholesterinreiche Kost (z. B. tierische Fette, Eier): reaktiv-adaptive Hypercholesterinämie
	– Medikamente:
	  Thiazide: erhöhte Triglyzeridspiegel
	  Östrogene und Kortikosteroide: erhöhte Triglyzeridspiegel und Hypercholesterinämie (LDL-Vermehrung)

Primäre Hyperlipoproteinämien

Siehe Tab. **G-2.3**.

Primäre Hyperlipoproteinämien

In Tab. **G-2.3** sind die wichtigsten Merkmale primärer, familiärer Hyperlipoproteinämien zusammengefasst.

Ätiopathogenese: Der metabolische Defekt bei familiärer Hypertriglyzeridämie und bei kombinierten Hyperlipoproteinämien ist unbekannt. **Manifestationsfördernde exogene Faktoren** (Überernährung mit Adipositas, Hyperinsulinismus) überwiegen die genetische Disposition.

Ätiopathogenese: Bei der familiären Hypertriglyzeridämie und bei den kombinierten Hyperlipoproteinämien ist der metabolische Defekt noch unklar und wahrscheinlich heterogen. Sicher überwiegen jedoch **manifestationsfördernde exogene Faktoren** (z. B. Überernährung mit Adipositas, Hyperinsulinismus, Bewegungsmangel) die genetische Disposition. Pathogenetisch sind eine gesteigerte VLDL-Produktion und ein gestörter Katabolismus wahrscheinlich. Dies gilt auch für die kombinierte Hyperlipoproteinämie.

☰ G-2.3	Primäre hereditäre Hyperlipoproteinämien (nach Motulski)					

Bezeichnung	Serumlipide		Lipoprotein-muster (Fredrickson)	Erbgang	frühzeitige KHK	Häufigkeit (Allgemein-bevölkerung)
	Cholesterin	Triglyzeride				
polygene Hypercholesterinämie	↑	meist normal	IIa (IIb)	polygen	++	je nach Definition des Normalwertes 10–20 %
familiäre Hypercholesterinämie	↑	meist normal	IIa (IIb)	autosomal-dominant	++++	0,1–0,5 %
familiäre Hypertriglyzeridämie	normal	↑	IV (V)	autosomal-dominant	+	0,2–0,3 %
Typ-V-Hyperlipoproteinämie	↑	↑	V (VI)	unbekannt	++	0,2 %
familiäre kombinierte Hyperlipidämie	↑ (bei ⅔)	↑ (bei ⅔)	IIa, IIb, IV, (V)	autosomal-dominant	+++	0,3–0,5 %
familiärer Lipoproteinlipase-Mangel	mäßig	↑	I	autosomal-rezessiv	–	sehr selten
familiäre Dysbetalipoproteinämie	↑	↑	III	autosomal-rezessiv	+++	selten

Polygene Hypercholesterinämie

Eine jahrelange Überernährung mit Fett und Cholesterin führt bei entsprechender Disposition zu einer verminderten **Anzahl und Aktivität der LDL-Rezeptoren**. Die Mehrzahl aller Patienten mit einer isolierten Hypercholesterinämie (10–20 % der Bevölkerung) hat nur in geringem Ausmaß **hereditäre Fettstoffwechseldefekte**. Bei entsprechender Disposition ist die Hypercholesterinämie **erworben und ernährungsinduziert**.

Es gibt keine typische klinische Symptomatik. Der Cholesterinspiegel ist meist nur gering erhöht. Patienten sind verstärkt **KHK-** und **herzinfarktgefährdet**.

Diagnostik: Die Diagnose wird nach Ausschluss familiärer oder sekundärer Hypercholesterinämie gestellt. Cholesterin ist erhöht, die Triglyzeride sind meist normal.

Familiäre Hypercholesterinämie

Eine funktionelle Mutation im LDL-Rezeptorgen führt zu fehlenden, defekten oder fehlverteilten LDL-Rezeptoren mit **LDL-Anhäufung** im Plasma. Die Krankheit wird autosomal-dominant vererbt, die Häufigkeit bei heterozygoten Patienten beträgt ca. 2 : 1000, bei homozygoten Patienten ca. 1 : 1 Mio. Klinisch lassen sich **Arcus lipoides** (juvenilis), **Xanthelasmen** im Bereich der Augenlider und **Sehnenxanthome** (Achillessehne) nachweisen (Häufigkeit steigt mit Patientenalter und Höhe des Cholesterinspiegels; s. Abb. **G-2.1**). Sehr **früh** entwickelt sich eine **KHK**. Heterozygote Patienten erleiden ohne Therapie häufig

Polygene Hypercholesterinämie

Jahrelange Überernährung führt zu verminderter **Anzahl und Aktivität der LDL-Rezeptoren**. Die Hypercholesterinämie ist bei entsprechender Disposition **erworben und ernährungsinduziert**.

Es gibt keine typische klinische Symptomatik.

Diagnostik: Diagnosestellung nach Ausschluss familiärer oder sekundärer Hypercholesterinämie.

Familiäre Hypercholesterinämie

Eine autosomal-dominant vererbte funktionelle Mutation im LDL-Rezeptorgen führt zu fehlenden, defekten oder fehlverteilten LDL-Rezeptoren mit **LDL-Anhäufung** im Plasma. Symptome sind **Arcus lipoides**, **Xanthelasmen** und **Sehnenxanthome** (s. Abb. **G-2.1**). Sehr **frühzeitige** Entwicklung einer **KHK**.

◉ G-2.1	Symptome bei familiärer Hypercholesterinämie

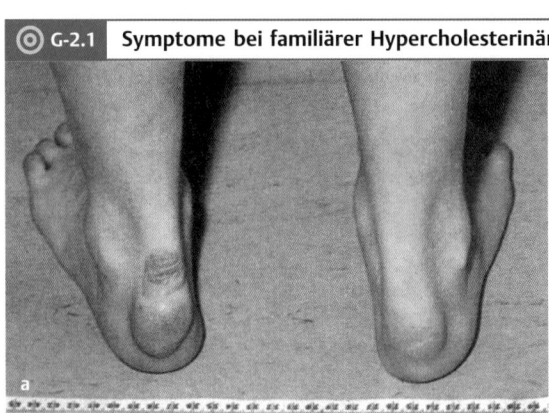
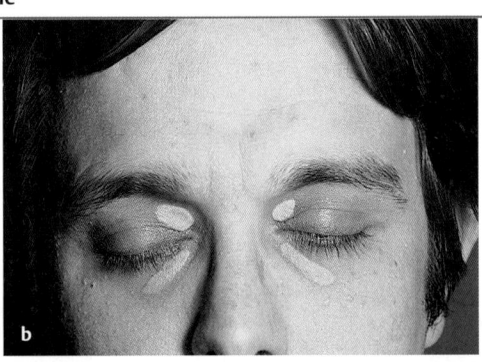

a Strecksehnenxanthome der Achillessehne.　　　　**b Xanthelasma palpebrarum** bei einer 32-jährigen Frau.

bereits im mittleren Lebensalter Myokardinfarkte, bei homozygoten Patienten werden Herzinfarkte bereits im Kindesalter beschrieben.

Diagnostik und Differenzialdiagnose: Das Serum ist klar, die Cholesterinspiegel liegen bei homozygoten Patienten bei 500-1000 mg/dl, bei heterozygoten bei 220-650 mg/dl. LDL ist auf > 200 mg/dl erhöht. Das typische klinische Bild **(Xanthome)** und **Familienuntersuchungen** bestätigen die Diagnose. Sekundäre Hyperlipoproteinämien mit Erhöhung des Serum-Cholesterins müssen ausgeschlossen werden.

Familiäre Hypertriglyzeridämie

▶ **Synonym:** Typ-IV-Hyperlipoproteinämie

Diese autosomal-dominant vererbte Fettstoffwechselstörung ist häufig mit **Übergewicht, gestörter Glukosetoleranz bzw. Diabetes mellitus und Hyperurikämie** vergesellschaftet. Der biochemische Defekt ist nicht bekannt (möglicherweise heterogen und auf Überproduktion oder verminderten Katabolismus der VLDL zurückzuführen). Klinisch verläuft die familiäre Hypertriglyzeridämie meist über Jahrzehnte asymptomatisch, das Arterioskleroserisiko ist nur mäßig erhöht.

Eine Sonderform der familiären Hypertriglyzeridämie ist die **Hyperlipoproteinämie Typ V**. Klinisch ist sie der Hyperlipoproteinämie Typ I ähnlich. Charakteristisch sind eine Manifestation bereits in jugendlichem Alter, Übergewicht, Glukoseintoleranz, rezidivierende abdominelle Schmerzattacken, (Pankreatitis), Hepatosplenomegalie und eruptive Xanthome.

Diagnostik: Charakteristisch sind **deutlich erhöhte Triglyzeride** (> 400 mg/dl), vermehrte VLDL, verminderte HDL und häufig **trübes Serum**. Die Diagnose kann nur durch Familienuntersuchungen gestellt werden, richtungsweisend ist das Vorliegen der familiären Hypertriglyzeridämie bei mehreren Verwandten 1. Grades.

Familiäre kombinierte Hyperlipoproteinämie

Autosomal-dominant vererbte Hyperlipoproteinämie (häufigste familiäre Form: 0,3–0,5 %). Es besteht eine gesteigerte Synthese von Apolipoprotein B 100 und damit eine vermehrte Produktion von LDL und VLDL. Klinisch lassen sich keine spezifischen Befunde nachweisen, häufig bestehen **Übergewicht** und **Glukoseintoleranz** bzw. **Diabetes mellitus.** Das **Herzinfarktrisiko** ist stark erhöht.

Diagnostik: Die Cholesterin- und Triglyzeridspiegel sind erhöht. Die Patienten sind meist > 30 Jahre alt.

Familiäre Dysbetalipoproteinämie

▶ **Synonym:** Typ-III-Hyperlipoproteinämie

Ursächlich ist eine **Apo-E2-Homozygotie** (normal E3) mit konsekutiver Störung des hepatischen Apo-E-Rezeptors. Folge ist eine Abbaustörung der Chylomikronen und VLDL mit konsekutiver Anhäufung von IDL. Die Krankheit manifestiert sich im Erwachsenenalter, jedoch nur bei 10 % der E2/E2 homozygoten Individuen.

Klinik: Typisch sind **gelbe Handlinienxanthome, tuberöse Xanthome** (z. B. an Knie und Ellenbogen) und **eruptive Xanthome** (z. B. an Rücken und Gesäß, Abb. **G-2.2**). Häufig bestehen **Diabetes mellitus** und **Glukoseintoleranz** sowie eine **Hyperurikämie**. Das Risiko für KHK und pAVK ist erhöht.

Marginalspalte (linke Spalte):

Diagnostik und Differenzialdiagnose: klares Serum, Cholesterinspiegel bei homozygoten Patienten 500–1000 mg/dl, bei heterozygoten 220–650 mg/dl. LDL erhöht (> 200 mg/dl). Bestätigend sind **Xanthome** und **Familienuntersuchungen**.

Familiäre Hypertriglyzeridämie

▶ Synonym

Autosomal-dominant vererbte Fettstoffwechselstörung, häufig kombiniert mit **Übergewicht, gestörter Glukosetoleranz bzw. Diabetes mellitus und Hyperurikämie**. Der biochemische Defekt ist nicht bekannt. Klinischer Verlauf meist über Jahrzehnte asymptomatisch, mäßig erhöhtes Arterioskleroserisiko.
Sonderform: **Hyperlipoproteinämie Typ V**. Klinisch ist sie der Hyperlipoproteinämie Typ I ähnlich.

Diagnostik: Charakteristisch sind **deutlich erhöhte Triglyzeride**, vermehrte VLDL, verminderte HDL und häufig **trübes Serum**. Diagnosestellung durch Familienuntersuchungen.

Familiäre kombinierte Hyperlipoproteinämie

Autosomal-dominant vererbte Hyperlipoproteinämie unbekannter Ursache (0,3–0,5 %). Häufig bestehen **Übergewicht, Glukoseintoleranz** bzw. **Diabetes mellitus**. Stark erhöhtes Herzinfarktrisiko.

Diagnostik: erhöhte Cholesterin- und Triglyzeridspiegel.

Familiäre Dysbetalipoproteinämie

▶ Synonym

Ursächlich ist eine **Apo-E2-Homozygotie** (normal E3) mit Abbaustörung der Chylomikronen und VLDL und konsekutiver Anhäufung der IDL.

Klinik: Typisch sind **gelbe Handlinienxanthome, tuberöse und eruptive Xanthome** (Abb. **G-2.2**). Häufig bestehen **Diabetes mellitus, Glukoseintoleranz** und **Hyperurikämie**.

G-2.2 Eruptive Xanthome

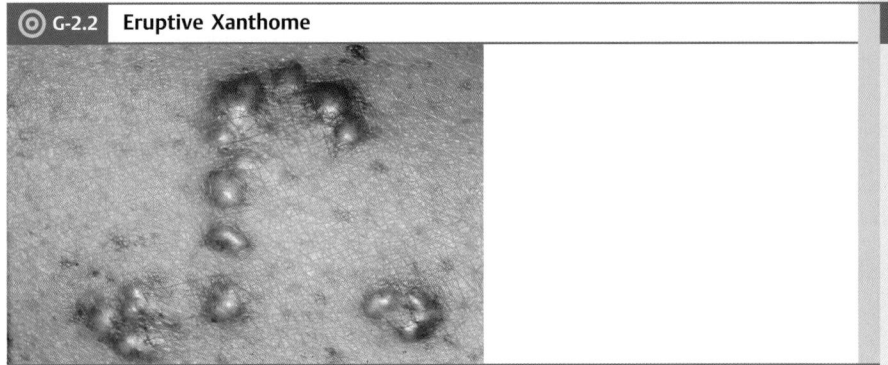

G-2.2

Diagnostik und Differenzialdiagnose: Charakteristisch ist eine verbreiterte β-Bande (broad beta disease) in der Lipoproteinelektrophorese sowie ein abnorm leichtes β-Lipoprotein (β-VLDL) in der Ultrazentrifuge. Cholesterin und Triglyzeride sind zunächst gleich stark erhöht, ab Werten > 500 mg/dl nehmen die Trigyzeride stärker zu. IDL sind erhöht. Im Kühlschranktest rahmt das Serum auf. Typisch ist ein Quotient VLDL-Chol./TG ≥ 0,3. Zur Diagnosesicherung wird der Apo-E2-Phänotyp mittels isoelektrischer Fokussierung bestimmt. Auch bei schweren Lebererkrankungen, diabetischer Ketoazidose und Dysglobulinämie kann ein Typ-III-Muster auftreten.

Diagnostik und Differenzialdiagnose: verbreiterte β-Bande (Elektrophorese) und abnorm leichtes β-Lipoprotein (Ultrazentrifuge). Ab Werten > 500 mg/dl nehmen Triglyzeride stärker zu. Typisch ist ein Quotient VLDL-Chol./TG ≥ 0,3 und erhöhte IDL. Diagnosesicherung mittels Apo-E2-Phänotyp. Differenzialdiagnose: Lebererkrankungen, diabetische Ketoazidose, Dysglobulinämie.

Familiärer Lipoproteinlipase- oder Apolipoprotein-C-II-Mangel

Familiärer Lipoproteinlipase- oder Apolipoprotein-C-II-Mangel

▶ **Synonym:** Hyperchylomikronämie, Typ-I-Hyperlipoproteinämie

◀ **Synonym**

Ein stark gestörter Katabolismus der Chylomikronen verursacht diese sehr seltene, autosomal-rezessiv vererbte Hyperlipoproteinämie. Ursächlich ist ein **Lipoproteinlipasemangel**. Die Krankheit manifestiert sich bereits im Kindesalter. Typische Symptome sind **eruptive Xanthome** (s. Abb. **G-2.2**), **Hepatosplenomegalie** und **rezidivierende abdominelle Krisen** bzw. **Pankreatitiden**.

Sehr seltene, autosomal-rezessiv vererbte Hyperlipoproteinämie durch **Lipoproteinlipasemangel**. Typisch sind **eruptive Xanthome** (s. Abb. **G-2.2**), **Hepatosplenomegalie** und **rez. abdominelle Krisen** bzw. **Pankreatitiden**.

Diagnostik: Starke Erhöhung der Triglyzeride (2–10 g/dl), das Serum ist lipämisch und rahmt im Kühlschranktest auf. In der Lipoproteinelektrophorese zeigt sich eine deutliche Chylomikronenbande.

Diagnostik: Triglyzeriderhöhung, Serum rahmt im Kühlschranktest auf (Lipämie).

Klinik und Folgekrankheiten

In den meisten Fällen werden Hyperlipoproteinämien im Rahmen von Routine- oder Screening-Laboruntersuchungen diagnostiziert. Bei chronischen Verlaufsformen und/oder stark erhöhten Werten finden sich jedoch auch folgende Symptome:

Klinik und Folgekrankheiten

Meistens werden Hyperlipoproteinämien im Rahmen von Routine- oder Screening-Laboruntersuchungen diagnostiziert. Es finden sich jedoch auch folgende Symptome:

Manifestationsformen der Hypercholesterinämie:
- **Arteriosklerose und Folgekrankheiten:** KHK, Myokardinfarkt, pAVK, AVK der Gehirnarterien und Schlaganfall (Näheres s. S. 41, 261 bzw. 679).
- **Xanthome** (selten): gelbliche Hautknoten (durch intrazelluläre Lipidablagerungen in Schaumzellen), die bevorzugt an Ellenbogen, Achilles- und Patellarsehne sowie Fingerstrecksehnen oder in den Zwischenfingerfalten auftreten (Abb. **G-2.3a**)
- **Xanthelasmen:** unregelmäßige Einlagerungen an den Augenlidern (Abb. **G-2.1b**).
- **Arcus lipoides corneae** (selten): grauweiße ringförmige Trübung der Cornea (Abb. **G-2.3b**).

Manifestationsformen der Hypercholesterinämie:
- **Arteriosklerose und Folgekrankheiten:** s. S. 41, 261 bzw. 679
- **Xanthome** (selten): z. B. an Ellenbogen und Achillessehne oder in Zwischenfingerfalten (Abb. **G-2.3a**)
- **Xanthelasmen:** Einlagerungen an Augenlidern (Abb. **G-2.1b**)
- **Arcus lipoides corneae** (selten): ringförmige Trübung der Cornea (Abb. **G-2.3b**).

⊙ G-2.3 **Symptome bei starker Hypercholesterinämie**

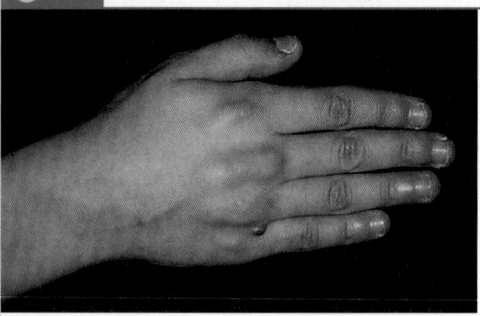 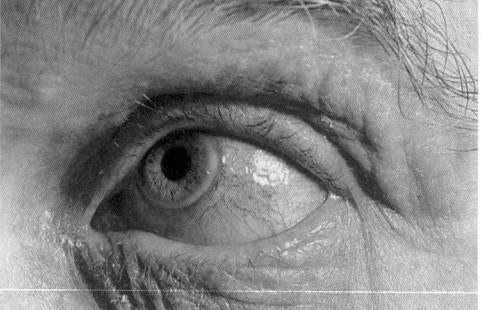

a **Xanthome*** der Fingerstrecksehnen bei heterozygoter familiärer Hypercholesterinämie.

b **Arcus lipoides corneae*** bei 60-jährigem Patienten mit seit 10 Jahren bekanntem Diabetes mellitus und Hypercholesterinämie.

* unspezifische Symptome, die auch bei normolipämischen Patienten beobachtet werden.

Manifestation einer starken Hypertriglyzeridämie:
- **Pankreatitis:** bei sehr stark erhöhten Triglyzeridwerten
- **eruptive Xanthome** (Abb. **G-2.2**): an Gesäß und Unterarmstreckseiten
- **Fettleber:** unspezifisch.

Diagnostik

Anamnese und körperliche Untersuchung (z.B. Xanthome, Arcus lipoides) sind diagnostisch richtungsweisend. Zur Klärung des Arteriosklerose-Risikoprofils ist nach sog. lipidunabhängigen Risikofaktoren zu fragen (Tab. **G-2.4**).

▶ Merke

Basislabordiagnostik: Bestimmung von **Triglyzeriden** und **Gesamtcholesterin** im Nüchternserum.

Routinemäßige Bestimmung von HDL- und LDL-Cholesterin. Erhöhtes koronares Risiko bei **erhöhten LDL-** und **erniedrigten HDL-Werten**.

▶ Merke

Kühlschranktest (Abb. **G-2.4**): Chylomikronen setzen sich nach 24 h als Rahmschicht in der Probe ab. Trübes Serum bei Vermehrung der VLDL.

Mittels **Lipoproteinelektrophorese** oder **Ultrazentrifuge** werden die einzelnen Lipoproteinklassen aufgetrennt.

Manifestation einer starken Hypertriglyzeridämie:
- **Pankreatitis:** sehr stark erhöhte Triglyzeridwerte (> 2000 mg/dl) können (v.a. in Kombination mit Chylomikronämie) eine Pankreatitis verursachen
- **eruptive Xanthome** (Abb. **G-2.2**): stecknadelkopf- bis linsengroße generalisierte Knötchen an Gesäß und Unterarmstreckseiten
- **Fettleber:** unspezifisch, bei stark erhöhten Triglyzeriden.

Diagnostik

Eine sorgfältige Anamnese und die körperliche Untersuchung des Patienten (Xanthome, Xanthelasmen, Arcus lipoides?) sind diagnostisch richtungsweisend. Zur Klärung des Arteriosklerose-Risikoprofils ist v.a. die Frage nach sog. lipidunabhängigen Risikofaktoren (z.B. familiäre Belastung, Rauchverhalten, Alkoholkonsum, Hypertonie, Diabetes mellitus, körperliche Aktivität; Tab. **G-2.4**) wichtig.

▶ **Merke:** Die Blutentnahme sollte nach einer mindestens 12-stündigen Nahrungs- und 72-stündigen Alkoholkarenz erfolgen, da eine ausreichend lange Nüchternphase Vorraussetzung für die exakte Bestimmung, v.a. der Triglyzeridwerte, ist.

Im Rahmen der **Basislabordiagnostik** werden **Triglyzeride** und **Gesamtcholesterin** im Nüchternserum bestimmt. Damit lassen sich Hypertriglyzeridämien, Hypercholesterinämien und gemischte Hyperlipidämien voneinander abgrenzen, ohne jedoch die ätiologischen oder genetischen Formen differenzieren zu können.

Routinemäßig werden heute zusätzlich HDL- und LDL-Cholesterin bestimmt. Erhöhte **LDL-Cholesterinwerte** gehen ebenso wie erniedrigte **HDL-Werte** (antiatherogene Wirkung) mit einem **erhöhten koronaren Risiko** einher.

▶ **Merke:** Zur Berechnung der LDL-Cholesterin-Werte dient die **Friedewald-Formel:** LDL-Cholesterin = Gesamtcholesterin – HDL-Chosterin – Triglyzeride/5.

Der sog. **Kühlschranktest** (Abb. **G-2.4**) erlaubt eine weitere Differenzierung: Bei exogener Hypertriglyzeridämie durch Chylomikronen setzen sich diese nach ca. 24 h als Rahmschicht in der Probe ab. Bei Vermehrung der VLDL ist das Serum trübe.

Zur Differenzierung der unterschiedlichen Hyperlipoproteinämien werden die einzelnen Lipoproteinklassen mittels **Lipoproteinelektrophorese** oder **Ultrazentrifuge** aufgetrennt (selten nötig).

◉ G-2.4

◉ G-2.4　**Kühlschranktest**

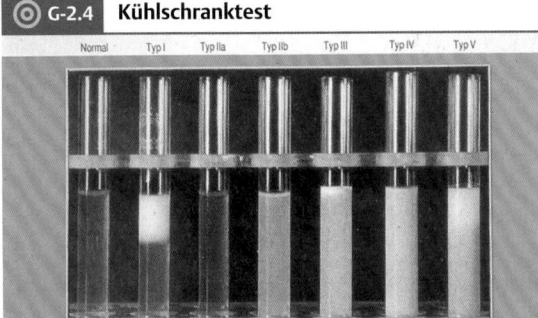

Seren bei Störungen des Lipidstoffwechsels.

Allgemeine Therapiestrategien

Arteriosklerotisch bedingte Herz-Kreislauf-Erkrankungen sind deutschlandweit die häufigste Krankheits- und Todesursache. Hyperlipoproteinämien (v. a. Hypercholesterinämie) stellen einen der Hauptrisikofaktoren dar. Zahlreiche Studien weisen darauf hin, dass eine Senkung des Cholesterinspiegels bei der Primär- und Sekundärprävention arteriosklerotisch bedingter Herz-Kreislauferkrankungen sinnvoll ist.

Grundlegende und wichtigste Maßnahme bei der Behandlung jeder Form der Hyperlipoproteinämie ist eine **Umstellung der Ernährungs-** (s. u.) **und Lebensgewohnheiten**, kombiniert mit **regelmäßigem körperlichen Training** (LDL-Senkung, HDL-Erhöhung und Triglyzeridsenkung). Bei sekundären Hyperlipoproteinämien müssen die auslösenden Ursachen beseitigt bzw. zugrunde liegende Erkrankungen therapiert werden.

Die Reduktion der Risikofaktoren (Tab. **G-2.4**) ist langfristig die beste Maßnahme zur Bekämpfung der Folgekrankheiten. Wichtig ist in diesem Zusammenhang eine ausführliche und zur Verhaltensänderung motivierende Beratung des Patienten.

> ▶ **Merke:** Der häufigste Fehler bei der Behandlung von Hyperlipoproteinämien ist die Verordnung lipidsenkender Medikamente ohne entsprechende Ernährungsberatung und Therapie (Pille statt Behandlung). Oft wird vergessen, dass Alkohol die häufigste Ursache erhöhter Triglyzeridwerte ist.

◀ Merke

Nur wenn durch o. g. Maßnahmen eine Senkung der Cholesterinspiegel < 200 mg/dl und der Triglyzeridspiegel < 150 mg/dl nicht erreicht wird, ist **zusätzlich** (nicht anstatt!) eine **medikamentöse Therapie** indiziert (s. u.).

> ▶ **Merke:** Die Ernährungstherapie ist bei allen Patienten ausreichend, bei denen sich die Hyperlipoproteinämie erst im Erwachsenenalter durch Fehl- und Überernährung manifestiert hat.

◀ Merke

Die **Therapieziele** werden individuell entsprechend dem Risikoprofil des Patienten festgelegt. Unter Berücksichtigung des Arterioseroserisikos wurden aus klinischen Studien die in Tab. **G-2.4** dargestellten Zielwerte für die Therapie der Hyperlipoproteinämien abgeleitet.

Allgemeine Therapiestrategien

Arteriosklerotisch bedingte Herz-Kreislauf-Erkrankungen sind deutschlandweit die häufigste Krankheits- und Todesursache. Eine Cholesterinsenkung ist zur Prävention arteriosklerotisch bedingter Herz-Kreislauf-Erkrankungen sinnvoll.

Grundlegende und wichtigste Behandlungsmaßnahme ist eine **Umstellung der Ernährung und Lebensgewohnheiten**, kombiniert mit **regelmäßigem körperlichen Training.** Die Reduktion der Risikofaktoren (Tab. **G-2.4**) ist langfristig die beste Maßnahme zur Bekämpfung der Folgekrankheiten.

Bei unzureichender Senkung der Cholesterin- bzw. Triglyzeridspiegel ist eine **zusätzliche** medikamentöse Therapie indiziert.

Die **Therapieziele** werden individuell entsprechend dem Risikoprofil des Patienten festgelegt. Zu Therapiezielwerten s. Tab. **G-2.4**.

≡ G-2.4　**Zielwerte für die Therapie von Hyperlipoproteinämien in mg/dl (mmol/l)**

	Triglyzeride	Gesamtcholesterin	LDL-Cholesterin	HDL-Cholesterin	LDL/HDL-Cholesterin-Quotient
keine weiteren Risikofaktoren*	< 150 (1,7)	< 250 (6,5)	< 160 (4,0)	> 40 (> 1,0)	< 4
mit weiteren Risikofaktoren*	< 150 (1,7)	< 200 (< 5,0)	< 130 (< 3,5)	> 40 (> 1,0)	< 3
bei manifester Gefäßkrankheit	< 150 (1,7)	< 180 (4,5)	< 100 (< 2,5)	> 40 (> 1,0)	< 2

* Risikofaktoren: arterielle Hypertonie, Nikotin, Diabetes mellitus, Adipositas, pAVK oder KHK in der Familienanamnese, männliches Geschlecht, Bewegungsmangel, Stress, Hyperhomozysteinämie, hohes Fibrinogen oder LP (a).

Therapeutisches Vorgehen bei Hypercholesterinämien

Ernährungstherapie: Empfohlen bei Patienten mit fehlernährungsbedingt erhöhten Cholesterinspiegeln. Basis ist eine **kalorienangepasste, fettreduzierte** und **modifizierte, cholesterinarme und ballaststoffreiche** Kost. Bei Übergewicht ist zusätzlich die Energiezufuhr zu kontrollieren.

▶ **Merke**

Bei **familiärer Hypercholesterinämie** ist meist eine **zusätzliche medikamentöse Therapie** erforderlich. Bei Therapieresistenz sind Verfahren der extrakorporalen LDL-Elimination indiziert.

Therapeutisches Vorgehen bei Hypertriglyzeridämien

Bei der Mehrzahl der Patienten kann durch diätetische Maßnahmen eine Normalisierung der Triglyzeridwerte erreicht werden. Im Vordergrund steht eine kalorienreduzierte Ernährung mit dem Ziel der Gewichtsreduktion. Die Kost soll **alkoholreduziert** und **ballaststoffreich** sein und entspricht in ihrer Nahrungszusammensetzung einer Diabetesdiät (S. 680).

Medikamentöse Therapie

Fibrate

Sehr häufig eingesetzt (z. B. Bezafibrat, Gemfibrozil).

Wirkung: VLDL-Triglyzeridsenkung und leichter HDL-Cholesterin-Anstieg.

Dosierung: 200–900 mg 1 × /d (Retardform).
Neben- und Wechselwirkungen: Die Verträglichkeit ist gut, nur selten gastrointestinale Nebenwirkungen. Dosisanpassung bei Niereninsuffizienz!

HMG-CoA-Reduktasehemmer (Statine)

Derivate: Lovastatin, Simvastatin, Pravastatin, Fluvastatin, Atorvastatin.

Wirkung: Hemmung der HMG-CoA-Reduktase mit LDL-Senkung (ca. 30 %), leichtem HDL-Anstieg und geringer Senkung der Triglyzeride.
Dosierung: je nach Präparat 10–80 mg 1 × tgl. abends.
Neben- und Wechselwirkungen: gastrointestinale Beschwerden, Kopfschmerzen, Schlafstörungen, Mundtrockenheit und Geschmacksstörungen, ggf. Trans-

---

Therapeutisches Vorgehen bei Hypercholesterinämien

Ernährungstherapie: Diese wird bei Patienten mit durch Fehlernährung bedingten erhöhten Cholesterinspiegeln empfohlen. Basis ist eine **kalorienangepasste**, **fettreduzierte** und **-modifizierte**, **cholesterinarme** und **ballaststoffreiche** Kost: Elimination gesättigter Nahrungsfette (Ersatz tierische Fette durch pflanzliche Fette), Cholesterinzufuhr reduzieren (< 300 mg/d; z. B. Eier und Innereien meiden) und Verwendung linolsäurereicher Öle (z. B. Olivenöl und Margarine). Bei Übergewicht ist zusätzlich die Energiezufuhr zu kontrollieren.

▶ **Merke:** Allein durch diätetische Maßnahmen kann der Cholesterinspiegel um 10–25 % gesenkt werden.

Bei Patienten mit **familiärer Hypercholesterinämie** ist meist eine **zusätzliche medikamentöse Therapie** erforderlich (z. B. Statine, Anionenaustauscher und Clofibratanaloga; s. u.). Bei therapieresistenten homozygoten Typ-II-Patienten müssen Verfahren der extrakorporalen LDL-Elimination eingesetzt werden (Plasmaaustausch, Immunabsorptionsbehandlung, LDL-Apherese).

Therapeutisches Vorgehen bei Hypertriglyzeridämien

Bei der Mehrzahl der Patienten kann durch diätetische Maßnahmen eine Normalisierung der Triglyzeridwerte erreicht werden. Im Vordergrund steht eine kalorienreduzierte Ernährung mit dem Ziel der Gewichtsreduktion. Die Kost soll **alkoholreduziert** und **ballaststoffreich** sein und entspricht in ihrer Nahrungszusammensetzung einer Diabetesdiät (S. 680). Nur selten sind ergänzend Medikamente nötig (z. B. Clofibratanaloga, Nikotinsäurederivate).
Bei **Typ V** ist eine fettarme Kost in Kombination mit Nikotinsäurederivaten und Fibratanaloga wirksam. Da Medikamente bei der **familiären Hyperchylomikronämie** (Typ I) wirkungslos sind, wird sie rein diätetisch (zunächst fettfrei, dann fettarm [< 25 g/d]) behandelt.

Medikamentöse Therapie

Fibrate

Sehr häufig eingesetzte Lipidsenker (z. B. Bezafibrat, Fenofibrat, Gemfibrozil).

Wirkung: Senkung der VLDL-Triglyzeride und in geringerem Maße LDL-Cholesterin, leichter Anstieg des HDL-Cholesterin.

Dosierung: 200–900 mg 1 × täglich (Retardform).

Neben- und Wechselwirkungen: Die Verträglichkeit ist gut, nur selten werden gastrointestinale Nebenwirkungen (Übelkeit, Brechreiz, Diarrhöe) beobachtet. Potenzstörungen und CK-Anstieg mit Muskelschmerzen sind beschrieben. Möglicherweise besteht ein erhöhtes Risiko der Gallensteinbildung. Die Wirkung von Kumarinderivaten und Sulfonylharnstoffen kann verstärkt werden, bei Niereninsuffizienz muss die Dosis reduziert werden.

HMG-CoA-Reduktasehemmer (Statine)

Folgende Derivate sind im Handel: Lovastatin, Simvastatin, Pravastatin, Fluvastatin, Atorvastatin. In der 4S-Studie (Langzeitstudie) konnte eine deutliche Verbesserung der Überlebensrate bei KHK-Patienten durch Simvastatin gezeigt werden.

Wirkung: Hemmung der HMG-CoA-Reduktase und damit der Cholesterinsynthese mit konsekutiver LDL-Cholesterin-Senkung um ca. 30 %, leichtem HDL-Cholesterin-Anstieg und geringem senkenden Einfluss auf Triglyzeride.

Dosierung: je nach Präparat 10–80 mg 1 × täglich abends.

Neben- und Wechselwirkungen: gastrointestinale Beschwerden, Kopfschmerzen, Schlafstörungen, Mundtrockenheit und Geschmacksstörungen. Ein Anstieg der Transaminasen wird gelegentlich beobachtet und ist vorübergehend; bei Anstieg der Werte über das Dreifache der Norm sollte das Medikament abgesetzt werden. Auch ein Anstieg der CK und myositisähnliche Syndrome wurden beobachtet. Während der Behandlung sind regelmäßige Kontrolluntersuchungen auf Linsentrübungen indiziert.

Anionenaustauscher

Wirkung: Colestipol-HCl und Cholestyramin hemmen die Rückresorption von Gallensäuren und senken das LDL-Cholesterin um ca. 15–35 %.

Dosierung: Colestipol: 15–30 g/d, Cholestyramin: 16–32 g/d. Zur besseren Verträglichkeit wird die Tagesdosis auf zwei Einzelgaben verteilt (Cave: Nicht zusammen mit anderen Medikamenten, die gebunden werden können, verabreichen!).

Neben- und Wechselwirkungen: Unerwünschte Wirkungen sind Übelkeit, Obstipation, Völlegefühl, Flatulenz und Verstärkung von Hämorrhoidalbeschwerden. Bei Langzeitanwendung höherer Dosen sind Hypovitaminosen (fettlösliche Vitamine) und Fettmalabsorption möglich. Bei jüngeren Patienten kann eine hyperchlorämische Azidose auftreten.

Nikotinsäure und -derivate

Nikotinsäure und -derivate werden heute nur noch selten verwendet.

Wirkung: Senkung der VLDL-Triglyzeride und in höherer Dosis auch des LDL-Cholesterin. Kein oder geringer Anstieg des HDL-Cholesterin.

Dosierung: Xantinolnicotinat: 1–3 g/d, Inositolnicotinat: 400–800 mg.

Neben- und Wechselwirkungen: Flush, Pruritus, Diarrhöen, Erbrechen und Oberbauchbeschwerden werden beschrieben, auch RR-Senkungen treten auf. Regelmäßige Kontrollen des Blutzuckers, der Harnsäure und der Transaminasen werden empfohlen.

2.1.2 Seltene Formen von Hypolipoproteinämien

Abetalipoproteinämie

▶ **Synonym:** Bassen-Kornzweig-Syndrom

▶ **Definition:** Apolipoprotein-B-Mangel aufgrund einer gestörten Synthese (sehr selten).

Klinik: Die Erkrankung manifestiert sich im Kindesalter. Erste Symptome sind Steatorrhö und Bauchschmerzen. Längenwachstum und Gewichtszunahme sind verzögert. Zwischen dem 5. und 10. Lebensjahr entwickeln sich eine Retinitis pigmentosa und neurologische Symptome, ähnlich der Friedreich-Ataxie.

Diagnostik: Die Diagnose stützt sich auf die klinische Symptomatik, erniedrigte Cholesterinwerte und Fehlen von Apolipoprotein B (immunologischer Nachweis).

Laborbefunde und Histologie: Charakteristisch sind erniedrigte Plasmaspiegel für Cholesterin (< 100 mg/dl), Triglyzeride und Phospholipide. Die Fettsäurenzusammensetzung ist in allen Lipidklassen verändert: Chylomikronen, Präbeta- und Betalipoproteine fehlen. Es besteht ein Vitamin-A- und -E-Mangel. Die Erythrozyten haben Stechapfelform (Akanthose). Dünndarmbiopsien zeigen histologisch pathognomonische Mukosaveränderungen mit Lipidablagerungen in den Spitzen der Dünndarmzotten.

Therapie: Die Behandlung besteht in einer fettarmen Kost und häufigen kleinen Mahlzeiten sowie Substitution von Triglyzeriden mit mittelkettigen Fettsäuren. Vitamin A und E sollten parenteral verabreicht werden.

Familiäre Hypoalphalipoproteinämie

Familiäre Hypoalphalipoproteinämie

▶ Definition

▶ **Definition:** Sehr seltene Stoffwechselkrankheit mit Strukturdefekt und Verminderung der Alphalipoproteine (vermutlich autosomal-rezessiv vererbt). Das Verhältnis der Apolipoproteine A1 und A2 ist stark vermindert und beträgt 1 : 11 (normal 3 : 1). Folge sind **Cholesterinablagerungen** im RES.

Klinik: Leitsymptom sind **orangefarbene, vergrößerte Tonsillen.** Oft Hepatosplenomegalie und neurologische Symptome.

Diagnostik: Klinik und erniedrigte Cholesterinwerte (< 100 mg/dl). **Schaumzellen** in der Histologie.

Therapie: nicht bekannt.

Klinik: Leitsymptom sind **orangefarbene, vergrößerte Tonsillen.** Oft finden sich eine Hepatosplenomegalie und neurologische Symptome (Muskelschwäche, Sensibilitätsstörungen an den unteren Extremitäten).

Diagnostik: Hinweisend sind der typische klinische Befund und erniedrigte Cholesterinwerte (< 100 mg/dl). **Histologisch** findet man **Schaumzellen** im Knochenmark, im RES und vereinzelt in der Haut.

Therapie: Eine Therapie ist nicht bekannt.

▶ **Klinischer Fall:** Der 49-jährige Patient wurde mit allen Symptomen eines akuten Herzinfarktes stationär aufgenommen. Die Anamnese war leer, er gab an, dass der Vater mit 64 Jahren an einem Herzinfarkt verstorben war. Bei der Untersuchung des Patienten wurde als einziger Risikofaktor ein erhöhter Cholesterinspiegel von 327 mg/dl bestimmt. Das HDL-Cholesterin lag bei 30mg/dl, die Triglyzeride bei 158 mg/dl. Klinisch ergaben sich keine Hinweise auf eine Hypercholesterinämie (Xanthelasmen, Xanthome), das Körpergewicht war normal.
Bei der Entlassung wurde dem Patienten empfohlen, neben den kardiologisch notwendigen Medikamenten eine kalorienangepasste, fettreduzierte und modifizierte, cholesterinarme, ballaststoffreiche Ernährung einzuhalten. Da bei einer Kontrolle nach 8 Wochen der Cholesterinspiegel immer noch auf 285 mg/dl erhöht war, wurde eine medikamentöse Behandlung mit Atorvastatin (40 mg mit dem Abendessen) begonnen. Nach 4 Wochen war der Cholesterinspiegel auf 190 mg/dl, das LDL-Cholesterin auf 100 mg/dl zurückgegangen, die Kontrolle von Transaminasen und CK zeigten Normalwerte.
Die bei dem Patienten bestehende polygene Hypercholesterinämie ist wesentlicher ätiologischer Faktor der bestehenden KHK. Die Progression kann durch die sekundäre Prävention günstig beeinflusst werden.

Internet-Link: www.Lipid-Liga.de

2.2 Störungen durch Über- und Untergewicht

2.2.1 Adipositas

2.2 Störungen durch Über- und Untergewicht

2.2.1 Adipositas

▶ Synonym

▶ **Synonym:** Fettsucht

▶ Definition

▶ **Definition: Adipositas** ist eine über das Normalmaß hinausgehende Vermehrung des Körperfetts. Berechnungsgrundlage zur indirekten Abschätzung des Fettgewebsanteils ist der Körpermassenindex **(Body-Mass-Index = BMI,** Abb. **G-2.5). Übergewicht** ist definiert als BMI $\geq$ 25 kg/m^2, **Adipositas** als BMI $\geq$ 30 kg/m^2.

$$BMI = \frac{\text{Körpergewicht (kg)}}{\text{Körpergröße (m}^2)}$$

Eine Gewichtsklassifikation definiert durch den BMI ist in Tab. **G-2.5** dargestellt.

Die **Broca-Formel** dient der Berechnung des **Normalgewichts** (= Körpergröße in cm – 100). **Idealgewicht** = Broca – 10 % (m) und Broca – 15 % (w).

adipositas stellt kein eigenständiges Krankheitsbild dar; potenziell schwerwiegende Folgeschäden haben hohen Krankheitswert. Ein wichtiger, das Gesundheitsrisiko beeinflussender Faktor ist das **Fettverteilungsmuster**. Ein erhöhter **Taillenumfang** ist Zeichen einer **abdominellen Adipositas**, die mit einem erhöhten Risiko für Folgekrankheiten einhergeht.

$$BMI = \frac{\text{Körpergewicht (kg)}}{\text{Körpergröße (m}^2)}$$

Eine Gewichtsklassifikation definiert durch den BMI ist in Tab. **G-2.5** dargestellt. Sie ist abhängig von Alter und Geschlecht.
Die **Broca-Formel** (= Körpergröße in cm –100) dient der Berechnung des **Normalgewichts**, besitzt jedoch heute nur noch geringe klinische Bedeutung. Das **Idealgewicht** ist das Gewicht mit der statistisch höchsten Lebenserwartung. Es wird unter Berücksichtigung von Körpergröße und Geschlecht berechnet: Idealgewicht = Broca – 10 % (m) und Broca – 15 % (w).
Adipositas stellt kein eigenständiges Krankheitsbild dar; hohen Krankheitswert haben die durch sie verursachten potenziell schwer wiegenden Folgeschäden (v. a. Herz-Kreislauf-Erkrankungen), die zu einer erhöhten Morbidität und Mortalität führen. Das metabolische und kardiovaskuläre Gesundheitsrisiko werden neben dem Grad des Übergewichts insbesondere durch das **Fettverteilungsmuster** bestimmt. Ein einfaches Maß hierfür ist die Schätzung der intraabdominalen Fettmasse durch **Messung des Taillenumfangs**. Bei einem Taillenumfang > 88 cm (Frauen) bzw. > 102 cm (Männer) besteht eine **abdominelle Adipositas** mit einem erhöhten Risiko für Folgekrankheiten.

G-2.5 BMI-Bestimmung aus Gewicht (kg) und Körpergröße (m)

Körpergewicht (kg)	40	45	50	55	60	65	70	75	80	85	90	95	100	105	110	115	120	125	130	135	140	145	150	155	160
1,40	20	23	26	28	31	33	36	38	41	43	46	48	51	54	56	59	61	64	66	69	71	74	77	79	82
1,42	20	22	25	27	30	32	35	37	40	42	45	47	50	52	55	57	60	62	64	67	69	72	74	77	79
1,44	19	22	24	27	29	31	34	36	39	41	43	46	48	51	53	55	58	60	63	65	68	70	72	75	77
1,46	19	21	23	26	28	30	33	35	38	40	42	45	47	49	52	54	56	59	61	63	66	68	70	73	75
1,48	18	21	23	25	27	30	32	34	37	39	41	43	46	48	50	53	55	57	59	62	64	66	68	71	73
1,50	18	20	22	24	27	29	31	33	36	38	40	42	44	47	49	51	53	56	58	60	62	64	67	69	71
1,52	17	19	22	24	26	28	30	32	35	37	39	41	43	45	48	50	52	54	56	58	61	63	65	67	69
1,54	17	19	21	23	25	27	30	32	34	36	38	40	42	44	46	48	51	53	55	57	59	61	63	65	67
1,56	16	18	21	23	25	27	29	31	33	35	37	39	41	43	45	47	49	51	53	55	58	60	62	64	66
1,58	16	18	20	22	24	26	28	30	32	34	36	38	40	42	44	46	48	50	52	54	56	58	60	62	64
1,60	16	18	20	21	23	25	27	29	31	33	35	37	39	41	43	45	47	49	51	53	55	57	59	61	63
1,62		17	19	21	23	25	27	29	30	32	34	36	38	40	42	44	46	48	50	51	53	55	57	59	61
1,64		17	19	20	22	24	26	28	30	32	33	35	37	39	41	43	45	46	48	50	52	54	56	58	59
1,66		16	18	20	22	24	25	27	29	31	33	34	36	38	40	42	44	45	47	49	51	53	55	56	58
1,68		16	18	19	21	23	25	27	28	30	32	34	35	37	39	41	43	44	46	48	50	51	53	55	57
1,70		16	17	19	21	22	24	26	28	29	31	33	35	36	38	40	42	43	45	47	48	50	52	54	55
1,72			17	19	20	22	24	25	27	29	30	32	34	35	37	39	41	42	44	46	47	49	51	52	54
1,74			17	18	20	21	23	25	26	28	30	31	33	35	36	38	40	41	43	45	46	48	50	51	53
1,76			16	18	19	21	23	24	26	27	29	31	32	34	36	37	39	40	42	44	45	47	48	50	52
1,78			16	17	19	21	22	24	25	27	28	30	32	33	35	36	38	39	41	43	44	46	47	49	50
1,80				17	19	20	22	23	25	26	28	29	31	32	34	35	37	39	40	42	43	45	46	48	49
1,82				17	18	20	21	23	24	26	27	29	30	32	33	35	36	38	39	41	42	44	45	47	48
1,84				16	18	19	21	22	24	25	27	28	30	31	32	34	35	37	38	40	41	43	44	46	47
1,86				16	17	19	20	22	23	25	26	27	29	30	32	33	35	36	38	39	40	42	43	45	46
1,88				16	17	18	20	21	23	24	25	27	28	30	31	33	34	35	37	38	40	41	42	44	45
1,90					17	18	19	21	22	24	25	26	28	29	30	32	33	35	36	37	39	40	42	43	44
1,92					16	18	19	20	22	23	24	26	27	28	30	31	33	34	35	37	38	39	41	42	43
1,94					16	17	19	20	21	23	24	25	27	28	29	31	32	33	34	36	37	39	40	41	42
1,96					16	17	18	20	21	22	23	25	26	27	29	30	31	33	34	35	36	38	39	40	42
1,98						17	18	19	20	22	23	24	26	27	28	29	31	32	33	34	36	37	38	40	41
2,00						16	18	19	20	21	23	24	25	26	28	29	30	31	33	34	35	36	38	39	40

Körpergröße [m]

Untergewicht	Normalgewicht	Präadipositas	Adipositas

Risiko für Begleiterkrankungen	niedrig	durchschnittlich	gering erhöht	erhöht	hoch	sehr hoch

☐ WHO I ▨ WHO II ▦ WHO III

G-2.5 Gewichtsklassifikation bei Erwachsenen

Kategorie	BMI	Risiko für Begleiterkrankungen
Untergewicht	< 18	niedrig
Normalgewicht	18–25,9	durchschnittlich
Übergewicht	≥ 26	
■ Präadipositas	26–30,9	gering erhöht
■ Adipositas WHO I	31–34,9	erhöht
■ Adipositas WHO II	35–39,9	hoch
■ Adipositas WHO III	≥ 40	sehr hoch

Man unterscheidet den **androiden** und **gynäkoiden Fettverteilungstyp:** Der androide Fettverteilungstyp ist vorwiegend durch eine abdominale Fettverteilung mit eher dünnem Gesäß und unteren Extremitäten (sog. Apfelform) gekennzeichnet. Beim gynäkoiden Fettverteilungstyp sind insbesondere Hüften und Oberschenkel betont (sog. Birnenform). Das Gesundheitsrisiko des androiden Typs ist höher als das des gynäkoiden Typs.

Epidemiologie: In den westlichen Industrieländern steigt die Prävalenz der Adipositas seit Jahrzehnten kontinuierlich an. In Deutschland hat nur noch etwa jeder 3. Erwachsene ein gesundheitlich wünschenswertes Gewicht, europaweit sind ca. 25 % der Kinder adipös.

Ätiopathogenese: Adipositas ist die **Folge einer dauerhaften positiven Energiebilanz,** d. h. die Energiezufuhr mit der Nahrung ist größer als der Energieverbrauch. Man unterscheidet zwei Formen:

Androider Fettverteilungstyp: abdominale Fettverteilung mit dünnem Gesäß und unteren Extremitäten (sog. Apfelform). **Gynäkoider Fettverteilungstyp:** Betonung von Hüften und Oberschenkeln (sog. Birnenform).

Epidemiologie: kontinuierlicher Anstieg der Prävalenz in den westlichen Industrieländern.

Ätiopathogenese: Adipositas ist die **Folge einer dauerhaften positiven Energiebilanz.** Man unterscheidet:

Primäre Adipositas: durch **Zusammenwirken von genetischen und Umweltfaktoren** (Überernährung, Lebensstil, mangelnde körperliche Aktivität). Auch psychische Faktoren sind ein wichtiger Einflussfaktor. Seltener wird die psychogene Hyperphagie (Binge-Eating-Störung"; S. 1409) beobachtet.

Primäre Adipositas: Ursächlich ist das **Zusammenwirken von genetischen und Umweltfaktoren** (Überernährung, Lebensstil, mangelnde körperliche Aktivität). Als genetisch determinierte Faktoren werden eine veränderte nutritive Thermogenese („gute Futterverwerter"?), gestörte Appetit- bzw. Hunger-Sättigungsregulation und Störungen der Insulinsekretion diskutiert. Auch psychische Faktoren (z. B. Stress, Einsamkeit, Frustration, Essen als Ersatzbefriedigung) sind ein wichtiger Einflussfaktor. Seltener wird eine psychogene Hyperphagie („Binge-Eating-Störung"; S. 1409) beobachtet.

Sekundäre Adipositas: im Rahmen endokrinologischer Erkrankungen oder zentral bedingt.

Sekundäre Adipositas: Ebenso kann sich eine Adipositas im Rahmen endokrinologischer Erkrankungen (z. B. Hypothyreose, Morbus Cushing, Insulinom, Testosteronmangel bei Männern) oder zentral bedingt (Hirntumoren und Z. n. Operation oder Bestrahlung) entwickeln.

Klinik und Komplikationen: Kosmetische Auswirkungen der übermäßigen Fettansammlung prägen das Beschwerdebild adipöser Patienten ebenso wie **Überbeanspruchung verschiedener Organsysteme:** Folgen sind **Überlastung des kardiovaskulären, respiratorischen und Skelettsystems**. Häufige Begleiterkrankungen sind **Typ-2-Diabetes mellitus, Hyperlipoproteinämie, Hyperurikämie** und **Cholelithiasis.**

Klinik und Komplikationen: Kosmetische Auswirkungen der übermäßigen Fettansammlung prägen das Beschwerdebild adipöser Patienten ebenso wie die bei länger bestehender Adipositas resultierende **Überbeanspruchung verschiedener Organsysteme: Verminderte körperliche Belastbarkeit** mit rascher Ermüdung, Dyspnoe und Zeichen der Herzinsuffizienz sind Ausdruck einer **Überlastung des kardiovaskulären und respiratorischen Systems**. Wirbelsäulen- und Gelenkbeschwerden sind Folge einer Mehrbelastung des **Skelettsystems**. Weiterhin verursachen eine Varikose der Beine und intertriginöse Ödeme Beschwerden. Bei ausgeprägter Adipositas besteht eine deutliche Tendenz zu Ödemen mit stärkeren Gewichtsschwankungen. Als metabolische Komplikationen entwickeln sich häufig Begleiterkrankungen wie **Typ-2-Diabetes mellitus** (über eine Insulinresistenz; s. S. 667), **Hyperlipoproteinämie, Hyperurikämie** und **Cholelithiasis** (s. Exkurs, S. 668).

▶ Merke

▶ **Merke:** Infolge der Adipositas entwickelt sich ein **Hyperinsulinismus,** der mit dem relativen Körpergewicht korreliert. Dieser hat eine **periphere Insulinresistenz** zur Folge, die bei entsprechender Disposition zu gestörter Glukosetoleranz bzw. manifestem Diabetes mellitus führt.

Eine gesteigerte Triglyzeridsynthese führt zu **Hypertriglyzeridämie. Hypertonie** entsteht möglicherweise durch erhöhte Kochsalzzufuhr und erhöhte Na^+-Retention bei Hyperinsulinämie.

Eine **Hypertriglyzeridämie** resultiert aus einer gesteigerten Triglyzeridsynthese. Die häufig zu beobachtende arterielle **Hypertonie** bei Adipösen ist möglicherweise auf eine erhöhte nahrungsbedingte Kochsalzzufuhr und eine erhöhte Na^+-Retention und Steigerung der Sympathikusaktivität bei Hyperinsulinämie zurückzuführen.

Diagnostik: Wichtig ist eine Ernährungsanamnese. Die klinische Untersuchung mit Inspektion, Bestimmung von Körpergewicht, Körpergröße und Messung des Taillenumfangs zur Schätzung der abdominellen Fettmasse (s. o.) ist zur Diagnosestellung ausreichend. Ausschluss endokriner Störungen als Ursache der Adipositas.

Diagnostik: Wichtig ist eine Ernährungsanamnese (Essverhalten, Essstörungen [s. S. 1406], körperliche Aktivität). Die klinische Untersuchung mit Inspektion, Bestimmung von Körpergewicht, Körpergröße und Messung des Taillenumfangs zur Schätzung der abdominellen Fettmasse (s. o.) ist zur Diagnosestellung ausreichend. Typische Laborbefunde lassen sich nicht nachweisen. Grundsätzlich sollte nach weiteren koronaren Risikofaktoren oder Manifestationen des metabolischen Syndroms (s. S. 668) und den o. g. Begleiterkrankungen gefahndet werden. Endokrine Störungen als Ursache der Adipositas müssen differenzialdiagnostisch ausgeschlossen werden.

Therapie: Eine Therapieindikation besteht ab einem **BMI ≥ 30 kg/m²** bzw. bei einem BMI von **25–29,9 kg/m²** bei gleichzeitig vorliegenden übergewichtsbedingten Gesundheitsstörungen oder abdominellem Fettverteilungsmuster.

Therapie: Eine Behandlung sollte ab einem **BMI ≥ 30 kg/m²** erfolgen. Bei einem BMI von **25–29,9 kg/m²** besteht eine Therapieindikation, wenn gleichzeitig übergewichtsbedingte Gesundheitsstörungen (z. B. Hypertonie, Typ-2-Diabetes), ein abdominelles Fettverteilungsmuster, Erkrankungen, die durch Übergewicht verschlechtert werden oder hoher psychosozialer Leidensdruck vorliegen.

▶ Merke

▶ **Merke:** Das Prinzip besteht in einer **langfristigen Negativierung** der Energiebilanz. Dies bedeutet nicht nur eine Verringerung der Energiezufuhr, sondern auch eine Erhöhung des Energieverbrauchs durch vermehrte körperliche Bewegung.

Voraussetzung für dauerhaften Erfolg ist die **Motivation des Patienten** (Mitprägung

Voraussetzung für einen dauerhaften Erfolg ist die **Motivation des Patienten,** die durch den Arzt entscheidend mitgeprägt wird. Dabei sollte jede negative

Motivation vermieden und der schwierigen Situation des Adipösen Verständnis entgegengebracht werden. Zur Unterstützung der Motivation sind Ernährungs- und Bewegungsprotokolle, ebenso wie Gruppentherapie, Selbsthilfegruppen und verhaltenstherapeutische Techniken hilfreiche Maßnahmen.

durch den Arzt!). Unterstützend sind Ernährungs- und Bewegungsprotokolle, Gruppentherapie, Selbsthilfegruppen und verhaltenstherapeutische Techniken.

> ▶ **Merke:** Grundsätzlich ist eine allmähliche und dauerhafte, nicht eine rasche Gewichtsabnahme anzustreben.

◀ **Merke**

Im Rahmen der Ernährungstherapie eignet sich eine **energiereduzierte, ballaststoffreiche** Kost mit Einschränkung sehr energiereicher Nahrungsmittel und schnell resorbierbarer Kohlenhydrate. Insbesondere sollte der Alkoholkonsum reduziert werden (Alkohol ist Kalorienträger). Langsames Essen ist oft hilfreich, da die Sättigung Zeit benötigt. Ergänzt wird die Reduktionskost durch erhöhte **körperliche Bewegung**, z. B. Freizeitsport.

Geeignet ist eine **energiereduzierte, ballaststoffreiche** Kost mit Einschränkung sehr energiereicher Nahrungsmittel und schnell resorbierbarer Kohlenhydrate, ergänzt durch **körperliche Bewegung**.

> ▶ **Merke:** Bei Senkung der täglichen Energiezufuhr um 500 kcal kann in 14 Tagen eine Gewichtsabnahme von 1 kg erreicht werden.

◀ **Merke**

Zahlreiche Diätformen (z. B. sog. Außenseiterdiäten: Trennkost etc.) können eine Überzeugungshilfe darstellen. Sie sollten nur das Prinzip der Kalorienreduktion verfolgen. Einseitige Kostformen und Außenseiterdiäten sind jedoch meistens nur kurzfristig erfolgreich. Sie erleichtern zwar die Einhaltung der Diät, können aber langfristig zu einer Minderversorgung mit Eiweiß, Vitaminen und Spurenelementen führen. Wesentlich für einen dauerhaften Erfolg ist eine **Änderung des Essverhaltens**.

Einseitige Kostformen und sog. Außenseiterdiäten sind meist nur kurzfristig erfolgreich. Wesentlich für einen dauerhaften Erfolg ist eine **Änderung des Essverhaltens**.

Derzeit sind zwei **gewichtssenkende Medikamente** zur Behandlung der Adipositas zugelassen: der selektive Serotonin- und Noradrenalin-Wiederaufnahmehemmer Sibutramin und der im Gastrointestinaltrakt wirkende Lipaseinhibitor Orlistat. Klinische Erfahrungen liegen für eine Anwendungsdauer von max. 2 Jahren vor, es fehlen prospektive Studien mit kardiovaskulären Endpunkten. Aufgrund zahlreicher Nebenwirkungen und Kontraindikationen ist eine Anwendung jedoch kaum zu empfehlen.

Sibutramin und Orlistat sind derzeit zur **medikamentösen Behandlung** zugelassen. Aufgrund zahlreicher Nebenwirkungen und Kontraindikationen ist eine Anwendung jedoch kaum zu empfehlen.

Bei schwerster Adipositasform sind Magenvolumen verkleinernde **operative Maßnahmen** zu diskutieren (z. B. gastric banding). Die Indikation ist sehr streng zu stellen. Nähere Informationen s. S. 513.

Bei schwerster Adipositasform ggf. **Operation** zur Verkleinerung des Magenvolumens (z. B. gastric banding). Sehr strenge Indikationsstellung (s. S. 513).

Internet-Link: www.adipositas-gesellschaft.de (Deutsche Adipositasgesellschaft-Leitlinien)

2.2.2 Unterernährung

2.2.2 Unterernährung

> ▶ **Definition:** Zustand, bei dem der Mindestbedarf an Energie und essenziellen Nahrungsbestandteilen nicht gedeckt ist. Als Mindestbedarf ist die kleinste Nährstoffmenge definiert, die klinische und biochemische Mangelerscheinungen verhindert. Magersucht bedeutet ein Absinken des Körpergewichts unter 75 % des Normalgewichts (nach Broca) bzw. ein BMI $\leq 17{,}5$ kg/m^2.

◀ **Definition**

Ätiologie: Die weltweit häufigste Ursache für eine Unterernährung ist eine **verminderte Nahrungsaufnahme** bedingt **durch** einen **Mangel an Nahrungsmitteln** (Entwicklungsländer). In den westlichen Ländern sind häufig psychosomatische bzw. psychiatrische Krankheiten (v. a. **Anorexia nervosa**, Bulimia nervosa = Fress-Brechsucht, S. 1406) sowie Erkrankungen des Gastrointestinaltraktes mit Maldigestion oder Malabsorption und ein erhöhter Energieumsatz (Hyperthyreose, konsumierende Erkrankungen, chronische Infekte) ursächlich.

Ätiologie: Weltweit ist die häufigste Ursache für Unterernährung eine **verminderte Nahrungsaufnahme durch Mangel an Nahrungsmitteln**. Andere Ursachen sind psychosomatische bzw. psychiatrische Krankheiten (v. a. in westlichen Ländern) sowie gastrointestinale Erkrankungen und ein erhöhter Energieumsatz.

> ▶ **Merke:** Ein Gewichtsverlust bis 25 % des Normalgewichts kann von gesunden Menschen ohne Lebensgefahr toleriert werden, als **lebensgefährlich** gilt eine Unterschreitung des Soll-Gewichts von 50 % und mehr.

◀ **Merke**

Pathogenese: Im Verlauf der Gewichtsabnahme entwickeln sich Energiesparmechanismen mit der Folge eines **verminderten Ruheumsatzes** und **Absinken der Körpertemperatur**. Folgen sind: z. B. eingeschränkte Bewegungsaktivität, Absinken des Blutzuckerspiegels ohne Auslösung von Hypoglykämie-Symptomen, Umstellung des zerebralen Energiestoffwechsels auf Ketonkörper, erniedrigter Insulinspiegel, verminderte Aktivität des sympathischen Nervensystems (verminderter Noradrenalinspiegel). **Libidoverlust, Impotenz** und **Amenorrhö** sind auf hypothalamische Regulationsstörungen zu beziehen.

Pathogenese: Im Verlauf der Gewichtsabnahme entwickeln sich Energiesparmechanismen, die einen **verminderten Ruheumsatz** und das **Absinken der Körpertemperatur** zur Folge haben. Der Körper reagiert mit einer eingeschränkten Bewegungsaktivität. Der Blutzuckerspiegel sinkt ab, ohne jedoch hypoglykämische Symptome auszulösen, das Gehirn stellt seinen Energiebedarf von Glukose auf Fett (Ketonkörper) um, der Insulinspiegel ist erniedrigt. Ausdruck einer verminderten Aktivität des sympathischen Nervensystems ist ein verminderter Noradrenalinspiegel. Blutdruck, Puls und HMV nehmen ab. Durchfälle und Meteorismus sind auf Tonusverluste des Darms zurückzuführen. Wie Insulin und Noradrenalin sinkt auch Trijodthyronin (T_3) ab, während Wachstumshormone und Kortisol ansteigen. **Libidoverlust, Impotenz** und **Amenorrhö** sind auf hypothalamische Regulationsstörungen zu beziehen. Weitere Zeichen der Mangelernährung sind **Mundwinkelrhagaden, Hungerosteopathie, trophische Haut-, Muskel- und Organveränderungen** (z. B. Herzmuskelatrophie). Ein Eiweißmangel äußert sich in Polyurie, später in Hungerödemen; Depressionen und Antriebslosigkeit sind Folgen zerebraler Mangelerscheinungen.

Komplikationen: Schwerste Untergewichtigkeit führt zum Tod (Eiweißmangel, endokrine Störungen und Herzrhythmusstörungen). Vorsichtige und langsam aufbauende Ernährungstherapie. Bei Anorexia nervosa ggf. intensivstationäre Behandlung mit psychiatrischer Unterstützung (s. S. 1406).

Komplikationen: Schwerste Untergewichtigkeit führt über Eiweißmangel, endokrine Störungen und Herzrhythmusstörungen zum Tod. Eine Ernährungstherapie muss (insbesondere bei Untergewicht durch Nahrungsmangel) eine vorsichtige und langsam aufbauende sein. Bei Anorexia nervosa kann eine intensivstationäre Behandlung mit psychiatrischer Unterstützung notwendig werden (Akzeptanz und Prognose sind jedoch schlecht). Näheres s. S. 1406.

2.3 Störungen des Harnsäurestoffwechsels

2.3.1 Hyperurikämie und Gicht

▶ **Synonym**

▶ **Definition**

▶ **Synonym:** Gicht: Arthritis urica

▶ **Definition:** Hyperurikämie ist eine chronische Erhöhung des Serum-Harnsäurespiegels > 7,0 mg/dl (Normalwerte: Mann bis 6,4 mg/dl, Frau vor der Menopause 0,5–1 mg niedriger; wahrscheinlich bedingt durch urikosurische Östrogenwirkung). Die klinisch manifeste Hyperurikämie wird als Gicht bezeichnet.

Epidemiologie: Genaue Häufigkeitsangaben liegen nicht vor. Schätzungswerte: Hyperurikämie (ca. 15 %), klinisch manifeste Gicht (ca. 1–2 %). Die Manifestationswahrscheinlichkeit der Gicht nimmt mit steigendem Harnsäurespiegel zu.

Epidemiologie: Genaue Häufigkeitsangaben liegen nicht vor. Man schätzt die Häufigkeit der Hyperurikämie in den Wohlstandsländern heute auf ca. 15 % mit deutlicher Bevorzugung des männlichen Geschlechts. Die klinisch manifeste Gicht ist wesentlich seltener (ca. 1–2 %) und manifestiert sich bevorzugt im Alter von 40–60 Jahren (M:F ~ 10 : 1). Die Wahrscheinlichkeit der Gicht nimmt mit steigendem Harnsäurespiegel zu (bei Harnsäurewerten < 6 mg/dl kommt es in 0,6 %, bei > 9 mg/dl in ca. 90 % zur klinischen Manifestation).

Ätiologie: Man unterscheidet zwischen primärer und sekundärer Hyperurikämie:

- **Primäre Hyperurikämie und Gicht:** Die häufigste Ursache der primären Hyperurikämie ist eine **Störung der renalen Harnsäuresekretion (99 % d. F.)**. Manifestationsfördernd sind Überernährung, übermäßiger Alkoholkonsum und berufliche Stresssituationen. Die Gicht ist eine typische **Wohlstandskrankheit**. Selten (1 %) entsteht die primäre Hyperurikämie aufgrund einer Steigerung der Harnsäuresynthese infolge eines Enzymdefektes. Am häufigsten besteht ein Hypoxanthin-Guanin-Phosphoribosyl-Transferase-Mangel (HGPRT). Bei starkem Enzymmangel resultiert das **Lesch-Nyhan-Sndrom**.

Ätiologie: Prinzipiell wird zwischen einer primären und sekundären Hyperurikämie unterschieden:

- **Primäre Hyperurikämie und Gicht:** Die häufigste Ursache der primären Hyperurikämie ist eine **Störung der renalen Harnsäuresekretion (99 % d. F.)**. Sie ist vermutlich Folge einer polygen vererbten Stoffwechselstörung, die genaue Ursache ist noch nicht geklärt. Zur Manifestation kommt es bei erhöhter Harnsäurezufuhr bzw. erhöhter endogener Harnsäureproduktion. **Manifestationsfördernd** wirken **Überernährung** (v. a. purinreiche Ernährung), **übermäßiger Alkoholkonsum** und berufliche **Stresssituationen**. Weiterhin können Unterkühlung, Fastenkuren und Ketoazidosen einen Gichtanfall auslösen. Die Gicht ist eine typische **Wohlstandskrankheit**, wie z. B. auch der Diabetes mellitus. Selten (1 %) entsteht die primäre Hyperurikämie aufgrund einer Steigerung der Harnsäuresynthese infolge eines definierten Enzymdefektes. Am häufigsten besteht ein Hypoxanthin-Guanin-Phosphoribosyl-Transferase-Mangel (HGPRT). Bei starkem Mangel dieses Enzyms ent-

☰ G-2.6	Ursachen der sekundären Gicht

Ursachen	Beispiele
erhöhte Harnsäurebildung bei vermehrtem Zellumsatz	v. a. myeloproliferative Erkrankungen, Tumorlysesyndrom (s. S. 1214) bei Zytostatikagabe oder Bestrahlung
verminderte renale Harnsäureausscheidung	Nierenerkrankungen, Medikamente (Hemmung der Harnsäureausscheidung z. B. durch Thiazide [Harnsäurerückresorption ↑], Salizylate, Pyrazinamid, Ethambutol oder Nikotinsäure)
erhöhter Anfall organischer Säuren	kompetetive Hemmung der Harnsäureausscheidung durch Ketoazidose (Diabetes mellitus, Fasten), Laktatazidose (z. B. Alkoholintoxikation)

wickelt sich das **Lesch-Nyhan-Syndrom** (Gicht im Kindesalter mit Mikrozephalie kombiniert mit Choreoathetose und Aggressivität, Lippenbeißen und Selbstverstümmelung).

- **Sekundäre Hyperurikämie:** Ursache ist eine erhöhte Harnsäurebildung und/ oder eine verminderte renale Harnsäureexkretion aufgrund unterschiedlichster Grunderkrankungen (Tab. **G-2.6**).

- **Sekundäre Hyperurikämie:** durch erhöhte Harnsäurebildung und/oder verminderte renale Harnsäureexkretion (Tab. **G-2.6**).

▶ **Merke:** Die klinisch manifeste Hyperurikämie wird als Gicht bezeichnet. Aufgrund derselben Manifestationsfaktoren sind primäre Hyperurikämie bzw. Gicht häufig mit anderen Erkrankungen des metabolischen Syndroms vergesellschaftet.

◀ Merke

Pathogenese: Bei genetischer Disposition beginnt die Hyperurikämie beim Mann mit der Pubertät, bei der Frau nach der Menopause (Wegfall der urikosurischen Östrogenwirkung). Die Dauer bis zur Manifestation der Gicht beträgt ca. 20–30 Jahre. Die positive Harnsäurebilanz führt allmählich zu einer Erhöhung des Harnsäurepools mit **Ablagerung von Uraten** in Gelenkknorpel und Synovien, Sehnenscheiden und Bursae, Helix und Subkutis, sowie im Interstitium und in den Nierentubuli. Reaktiv entstehen Fremdkörperreaktionen und Nierenfibrose.

Harnsäuresteine entstehen durch einen renal-tubulären Sekretionsdefekt und bei den sog. Hyperexkretoren (ursächlich sind Enzymdefekte mit Steigerung der Harnsäuresynthese) durch eine erhöhte Harnsäureausscheidung. Hinzu kommt eine verminderte Löslichkeit der Harnsäure durch vermehrte Harnsäuerung (Säurestarre des Urins mit pH < 5,4).

Pathogenese: Bei genetischer Disposition beginnt die Hyperurikämie beim Mann mit der Pubertät, bei der Frau nach der Menopause. Bis zur Manifestation der Gicht vergehen ca. 20–30 Jahre.

Harnsäuresteine entstehen durch den renal-tubulären Sekretionsdefekt und bei den sog. Hyperexkretoren durch eine erhöhte Harnsäureausscheidung.

▶ **Merke:** Der **akute Gichtanfall** ist auf eine **Ausfällung von Uraten** bei Erhöhung der Harnsäure in der Gelenkflüssigkeit mit **reaktiver Invasion von Leukozyten** und nachfolgender **Entzündung** zurückzuführen.

◀ Merke

Die Entzündung führt durch Überwärmung und Hyperämie zu einer besseren Löslichkeit und einem vermehrten Abtransport der Harnsäure, die Leukozyteninvasion zum Abbau der Harnsäure, daraus resultiert auch ohne Behandlung eine „Selbstheilung".

Die Entzündung führt zu besserer Löslichkeit und vermehrtem Abtransport der Harnsäure, die Leukozyteninvasion zum Abbau der Harnsäure („Selbstheilung").

Klinik und Komplikationen: Man unterscheidet vier Stadien der Gicht:
1. asymptomatische Hyperurikämie (Dauer: ca. 20–30 Jahre)
2. akuter Gichtanfall
3. interkritische Gicht (symptomloses Intervall)
4. chronische Gicht (Tophusbildung und irreversible Gelenkveränderungen).

- **akuter Gichtanfall:** Die akute Gichtarthritis ist meist die erste klinische Manifestation nach 20–30-jähriger symptomloser Hyperurikämie. Typisch ist das **plötzliche** (häufig nächtliche) Auftreten aus völliger Gesundheit. Auslösend wirken können reichliche Mahlzeiten, erhöhter Alkoholkonsum (Ess- und Trinkexzesse), Kälteeinwirkungen, Traumen und Operationen, aber auch psychischer Stress. Überwiegend ist das **Metatarsophalangealgelenk der Großzehe (Podagra 90 %,** Abb. **G-2.6)** betroffen, seltener Finger-, Hand- (Chiragra)

Klinik und Komplikationen: vier Stadien der Gicht:
1. asymptomatische Hyperurikämie
2. akuter Gichtanfall
3. interkritische Gicht
4. chronische Gicht.

- **Akuter Gichtanfall:** Die akute Gichtarthritis ist meist die erste klinische Manifestation. Auslösend können z. B. reichliche Mahlzeiten, erhöhter Alkoholkonsum oder psychischer Stress wirken. Überwiegend ist das **Metatarsophalangealgelenk der Großzehe (Podagra 90 %,** Abb. **G-2.6)** betroffen,

⊙ G-2.6

⊙ G-2.6 **Akute Arthritis urica (Podagra)**

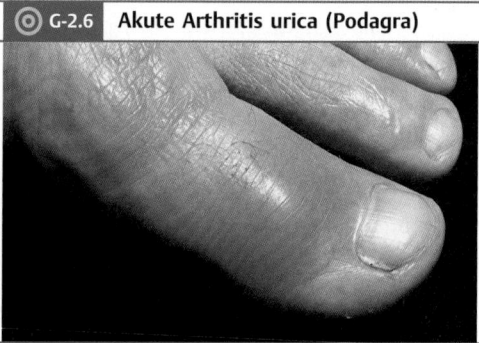

seltener Finger-, Hand- (Chiragra) und Kniegelenke. Typisch sind schmerzhafte **Schwellung, Rötung und Überwärmung des Gelenkbereichs** (Abb. **G-2.6**), begleitet von Allgemeinsymptomen. Abklingen der Symptome nach 3–5 Tagen.

- **interkritische Gicht:** Das **symptomfreie Intervall** kann sich über Jahre ausdehnen. Spätere Anfälle betreffen mehrere Gelenke und sind schwerer und länger.

- **chronische Gicht:** Weichteil- und Knochentophi (Uratablagerungen) bevorzugt an Ohrmuscheln, Händen, Füßen und Olekranon (Abb. **G-2.7**).

und Kniegelenke. Bei ca. 90 % der Patienten ist nur ein Gelenk betroffen. Typisch sind die schmerzhafte **Schwellung, Rötung und Überwärmung des Gelenkbereichs** (Abb. **G-2.6**), begleitet von Allgemeinsymptomen wie Fieber, Kopfschmerzen und Tachykardie. Die BSG ist beschleunigt, die Leukozytenzahl erhöht. Die Symptome klingen nach 3–5 Tagen, bei weiteren Anfällen nach 1–2 Wochen, auch ohne Therapie spontan ab und hinterlassen eine Schuppung und Hautjucken über dem betroffenen Gelenkbereich. Der Harnsäurespiegel ist meist erhöht, kann jedoch bei vorangegangener harnsäuresenkender Therapie normal sein.

- **interkritische Gicht:** Das **symptomfreie Intervall** zwischen zwei Gichtanfällen kann sich über Jahre ausdehnen. Nur wenige Patienten erleiden innerhalb eines Jahres einen zweiten Gichtanfall. Bei späteren Anfällen sind mehrere Gelenke betroffen. Der Anfall ist schwerer, länger und häufiger mit Fieber verbunden.

- **chronische Gicht:** Die chronische Gicht ist durch **Weichteil- und Knochentophi** (Uratablagerungen) gekennzeichnet (Abb. **G-2.7**). Sie finden sich bevorzugt an den Ohrmuscheln, Händen, Füßen und am Olekranon. Die Uratablagerungen in Gelenken und gelenknahen Knochenanteilen, ebenso wie die Beteiligung von Sehnen und Sehnenscheiden können zu erheblichen Funktionseinschränkungen führen.

⊙ G-2.7 **Chronische Gicht**

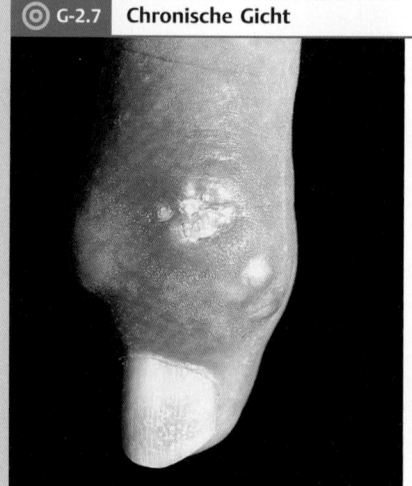

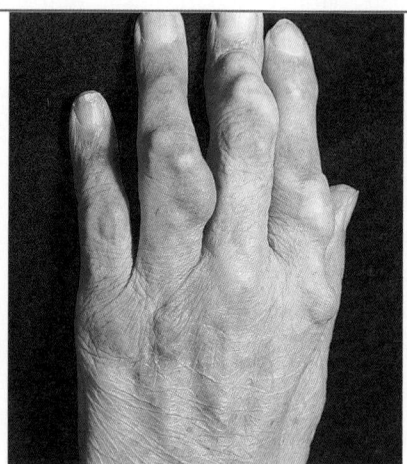

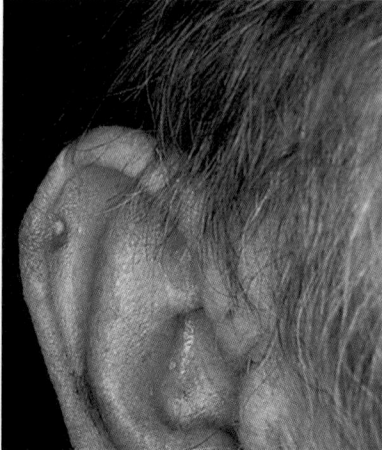

a Gichttophi.

b Massive Uratablagerungen an allen Fingern und Fingergelenken der Hände (hier rechte Hand).

c Gichttophus.

Uratnephrolithiasis und -nephropathie (renale Manifestationen): **interstitielle Ablagerungen** von **Uratmikrokristallen** im Sinne einer **abakteriellen interstitiellen Nephritis.** Frühzeitiges Auftreten einer Proteinurie. Häufig zusätzlich bestehende

Uratnephrolithiasis und -nephropathie (renale Manifestationen): Patienten ohne Gicht zeigen in nur 0,01 % eine Uratnephrolithiasis, bei Gichtpatienten sind bis zu 25 % betroffen, bei sog. Hyperexkretoren (s. o.) sogar bis zu 40 %. Die Gichtniere ist durch **interstitielle Ablagerungen von Uratmikrokristallen** im Sinne einer **abakteriellen interstitiellen Nephritis** gekennzeichnet. Frühzeitig tritt eine Proteinurie auf. Hämaturie und Leukozyturie sind auf eine häufig zusätzlich bestehende Nephrolithiasis und Pyelonephritis zurückzuführen. Nach neueren Untersuchungen führen Hyperurikämie und Gicht allein nicht zur Einschränkung der Nierenfunktion, wohl aber in Kombination mit anderen Faktoren wie Hypertonie und höherem Lebensalter. Infolge der Uratnephrolithiasis können sich Hypertonie und Niereninsuffizienz entwickeln.

Diagnostik: Der V.a. eine klinisch manifeste Gicht ergibt sich durch die **typische Anamnese** und den **klinischen Untersuchungsbefund**. Bestätigend sind eine schlagartige Besserung der Beschwerden nach Colchizingabe und das Vorliegen einer Hyperurikämie. Diese wird durch **enzymatische Bestimmung** der Harnsäure im Serum diagnostiziert (> **7,0 mg/dl**). Wegen nutritiv bedingter Schwankungen der Serumspiegel sind ggf. mehrere Messungen notwendig (Cave: harnsäuresenkenden Einfluss verschiedener Medikamente beachten!). Der polarisationsmikroskopische Nachweis von **Harnsäurekristallen** in den polymorphkernigen Leukozyten der Gelenkflüssigkeit sichert die Diagnose. Wesentliche Bedeutung bei chronischer Gicht kommt den Harnsäureablagerungen in Form von Weichteil- und Knochentophi zu:
Radiologisch lassen sich **Knochentophi** (am häufigsten an den Großzehengrundgelenken und Fingergelenken) als sog. **Lochdefekte** (Usur) nachweisen. Die **Murexidprobe** (Rotfärbung des Punktats bei Erhitzen mit einem Tropfen Salpetersäure) dient dem Nachweis von Uratablagerungen in **Weichteiltophi**.

▶ **Merke:** Grundsätzlich sollte bei jeder Hyperurikämie der Urin auf Eiweiß, die Nierenretentionswerte und Serumlipide untersucht werden. Mit der Nephrosonographie können Nierensteine ausgeschlossen werden.

Differenzialdiagnose:
- **Monarthritis:** Hierzu gehören nahezu alle **rheumatischen Erkrankungen**, v. a. Psoriasis, Morbus Reiter und reaktive Arthritiden (z. B. bei Yersiniose, Gonokokken). Auch die akute Sarkoidose kann ähnliche Gelenkbeschwerden hervorrufen (v. a. im Sprunggelenk). Als **Pseudogicht** wird ein seltenes Krankheitsbild bezeichnet, bei dem durch **Kalkablagerungen** an den Gelenken, fibrösen und Kollagenstrukturen ebenfalls Gelenkbeschwerden auftreten können. Betroffen sind hier jedoch überwiegend die großen Gelenke (v. a. das Kniegelenk).
- **Weichteiltophi:** Sie müssen von Rheumaknoten, Kalkknoten, Xanthomen oder Heberden-Knoten abgegrenzt werden. Wichtig ist die chemische oder histologische Untersuchung.

Allgemeine Therapiemaßnahmen: Wichtigste allgemeine **Therapiemaßnahmen** sind die Normalisierung des Körpergewichts und diätetische Maßnahmen in Form von Einschränkung der Alkohol- und Purinzufuhr (z. B. Restriktion von Innereien, bestimmten Fischsorten und Fleisch [ca. 100–150 g/d], aber auch von bestimmten Gemüsesorten wie z. B. Spargel und Erbsen). Bei Harnsäurewerten bis 9 mg/dl ist die diätetische Behandlung ausreichend, eine Arzneitherapie ist überflüssig. Kann mit diätetischen Maßnahmen allein keine ausreichende Senkung des Harnsäurespiegels erreicht werden, ist eine **medikamentöse Therapie** indiziert (v. a. bei Harnsäurewerten > 9 mg/dl). Mittel der Wahl ist das **Urikostatikum Allopurinol**. Urikosurika werden nur noch selten eingesetzt (Tab. **G-2.7**). Bei Gicht wird zur Prophylaxe von Uratablagerungen und einer Uratnephropathie eine ausreichende Trinkmenge (> 2 l/d) empfohlen.

Therapie des akuten Gichtanfalls: Allgemeine Therapiemaßnahmen sind Ruhigstellung des betroffenen Gelenks, kühlende Umschläge und ggf. Bettruhe. Zur medikamentösen Therapie der ersten Wahl zählen **nichtsteroidale Antiphlogistika** (z. B. Indometacin, Diclofenac). Im Rahmen des üblichen Therapieschemas werden zunächst 50–100 mg p. o. oder als Suppositorium verabreicht; anschließend gibt man bis zum Abklingen der Beschwerden alle 6–8 Stunden 25–50 mg. Die Nebenwirkungen dieser nichtsteroidalen Antiphlogistika sind zu beachten (z. B. Magenblutungen, Ulzera, akutes Nierenversagen). Im

Diagnostik: Der V.a. eine klinisch manifeste Gicht ergibt sich durch die **typische Anamnese** und den **klinischen Untersuchungsbefund**. Zur Diagnosesicherung ist die **enzymatische Bestimmung** der Harnsäure im Serum notwendig **(Erhöhung > 7,0 mg/dl)**. Diagnosesicherung durch Nachweis von **Harnsäurekristallen** in polymorphkernigen Leukozyten der Gelenkflüssigkeit.

Nephrolithiasis und Pyelonephritis führen zu Hämaturie und Leukozyturie. Hyperurikämie und Gicht alleine führen nicht zur Nierenfunktionseinschränkung, aber in Kombination mit anderen Faktoren wie Hypertonie und höherem Lebensalter.

Radiologisch zeigen sich **Knochentophi** als sog. **Lochdefekte**. Mit der **Murexidprobe** werden Uratablagerungen in sog. **Weichteiltophi** nachgewiesen.

◀ **Merke**

Differenzialdiagnose:
- **Monarthritis:** nahezu alle **rheumatischen Erkrankungen**, v. a. Psoriasis, Morbus Reiter und reaktive Arthritiden. Ähnliche Gelenkbeschwerden durch akute Sarkoidose.
Pseudogicht: Gelenkbeschwerden durch Kalkablagerungen an Gelenken, fibrösen und Kollagenstrukturen.
- **Weichteiltophi:** Abgrenzung von Rheuma-, Kalkknoten, Xanthomen oder Heberden-Knoten.

Allgemeine Therapiemaßnahmen: Wesentlich sind **Diätmaßnahmen:** Normalisierung des Körpergewichts und Einschränkung der Purin- und Alkoholzufuhr. Bei nicht ausreichender Senkung des Harnsäurespiegels durch Diätmaßnahmen ist eine **medikamentöse Therapie** indiziert. Mittel der Wahl ist **Allopurinol** (Tab. **G-2.7**). Bei Gicht wird eine ausreichende Trinkmenge (> 2 l/d) empfohlen.

Therapie des akuten Gichtanfalls: Zu den allgemeinen Maßnahmen zählen Ruhigstellung des Gelenks, kühlende Umschläge; ggf. Bettruhe. Die **medikamentöse Therapie** erfolgt mit **nichtsteroidalen Antiphlogistika** (z. B. Diclofenac); erst 50–100 mg, dann alle 6–8 h 25–50 mg [oral oder Suppositorium]). Im Bedarfsfall können zusätzlich **Kortikosteroide**

≡ **G-2.7**   **Medikamente zur Gichttherapie**

	Urikostatikum	*Urikosurikum*
Beispiele	Allopurinol	Benzbromaron
Indikationen	manifeste Hyperurikämie und Versagen der Diätmaßnahmen	Allopurinol-Allergie
Wirkung	Hemmung der Hypoxanthinoxidase → Harnsäurebildung bzw. De-novo-Purinsynthese ↓ → Serum-Harnsäurespiegel ↓, Ausscheidung von Hypoxanthin ↑	Hemmung der tubulären Rückresorption → Harnsäureexkretion ↑ *Cave:* erhöhte renale Harnsäureausscheidung in den ersten Wochen, es besteht **die Gefahr der Nierensteinbildung** (Prophylaxe: reichliche Flüssigkeitszufuhr und Harnalkalisierung)
Dosis	100–300 mg/d (abhängig vom Harnsäurespiegel)	50–80 mg/d
Nebenwirkungen	insgesamt selten; gastrointestinale Störungen, allergische Reaktionen	gastrointestinale Störungen, allergische Reaktionen
Wechselwirkung	Hemmung des Abbaus von 6-Mercaptopurin und Azathioprin (Dosisreduktion dieser Medikamente!), Verstärkung der Wirkung von Dicumarol	Salizylate, Sulfinpyrazon (urikosurische Wirkung abgeschwächt)
Kontraindikationen	Schwangerschaft, Stillzeit	Uratnephropathie

(z. B. 25–50 mg Prednison 2 ×/d) gegeben werden. Reservemittel ist **Colchizin**. Durchfälle unter Colchizin werden symptomatisch mit Imodium behandelt.

Langzeittherapie: Ziel ist die Normalisierung des Uratpools mit Senkung des Harnsäurespiegels auf Werte < 5 mg/dl.

▶ Merke

Therapie der sekundären Hyperurikämie: zunächst Therapie der Ursache. Bei Patienten mit Niereninsuffizienz Therapieindikation, bei Harnsäurespiegeln > 9 mg/dl und klinischen Zeichen einer Gicht.

▶ Klinischer Fall

Bedarfsfall können zusätzlich **Kortikosteroide** (z. B. 25–50 mg Prednison 2 ×/d) gegeben werden. **Colchizin** gilt heute aufgrund seiner hohen Nebenwirkungsrate (z. B. Übelkeit, Erbrechen, Diarrhö) als Reservemittel. Die Tageshöchstdosis von 6–8 mg sollte nicht überschritten werden. Durchfälle unter Colchizin-Therapie können symptomatisch mit Imodium behandelt werden.

Langzeittherapie: Ziel ist die Normalisierung des Uratpools. Zur Vermeidung chronischer Schäden sollte der Harnsäurespiegel dauerhaft auf Werte < 5 mg/dl gesenkt werden.

▶ **Merke:** Die niedrigen Harnsäurekonzentrationen führen zu einer Auflösung der Uratablagerungen und vorübergehend in den ersten Monaten zu hohen interstitiellen Harnsäurekonzentrationen, die einen erneuten Gichtanfall auslösen können. Eine Prophylaxe mit niedrigen Dosen eines nichtsteroidalen Antiphlogistikums ist zu empfehlen.

Therapie der sekundären Hyperurikämie: An erster Stelle steht die Therapie der zugrunde liegenden Ursache. Bei Patienten mit Niereninsuffizienz besteht Therapieindikation, wenn die Harnsäurespiegel bei > 9 mg/dl liegen und klinische Zeichen einer Gicht auftreten. Die Dosierung liegt zwischen 100–150 mg Allopurinol/d. Bei myeloproliferativen Erkrankungen und bei Zytostatika-Therapie ist eine Behandlung mit Allopurinol bei Harnsäurewerten > 10 mg/dl angezeigt.

▶ **Klinischer Fall:**
Der 51-jährige, deutlich übergewichtige Patient war nach einem Familienfest, bei dem er reichlich gegessen und Alkohol getrunken hatte, in der Nacht mit heftigen Schmerzen im Bereich des rechten Großzehenballens aufgewacht, die Gelenkgegend war geschwollen, hochrot und fühlte sich heiß an. Die Schmerzen wurden im Lauf der Nacht immer stärker, es war ihm unmöglich, Strümpfe oder Schuhe anzuziehen. Die Körpertemperatur betrug 38,5°C.
Auf Befragen gab der Patient an, dass auch sein Vater an solchen Schmerzanfällen gelitten hätte. Bei der Untersuchung zeigte das Großzehengrundgelenk alle Zeichen einer akuten Entzündung (Calor, Rubor, Dolor, Tumor). Die Leukozytenzahl war auf 11 000/µl erhöht, die Harnsäure betrug 10,8 mg/dl.
Unter Behandlung mit Diclofenac/Supp. 50 mg 3 × täglich klangen die Beschwerden rasch ab, in der Gelenkgegend zeigten sich eine Schuppung und Hautjucken. Eine Ernährungsberatung wurde durchgeführt.
Da der Harnsäurespiegel bei der Patientin diätetisch nicht ausreichend gesenkt werden konnte, wurde zusätzlich eine Behandlung mit Allopurinol eingeleitet.

RE   U   LI

Endokrinologie

Endokrinologie

1 Hypothalamus und Hypophyse

1.1 Anatomische und physiologische Grundlagen

Hypothalamus und Hypophyse sind sowohl morphologisch als auch funktionell eng miteinander verbunden, sie bilden das zentrale Steuer- und Regelsystem für die Bildung von Hormonen der Schilddrüse, Nebennieren und Gonaden sowie für weitere physiologische Funktionen.

Der **Hypothalamus** liegt als Teil des Zwischenhirns (Diencephalon) an dessen Basis und umschließt den unteren Teil des III. Ventrikels. Über den **Hypophysenstiel** sind Hypophyse und Hypothalamus miteinander verbunden. Die walzenartige **Hypophyse** (Gewicht 0,4–0,9 g) liegt in einer sattelartigen Ausbuchtung der knöchernen Schädelbasis, der Sella turcica. Entwicklungsgeschichtlich, morphologisch und funktionell setzt sich die Hypophyse aus unterschiedlichen Teilen zusammen: dem **Hypophysenvorderlappen** (HVL = Adenohypophyse) und dem **Hypophysenhinterlappen** (HHL = Neurohypophyse). Die von HVL und HHL sezernierten Hormone sind in Tab. **H-1.1** dargestellt.

Steuerung der Hormonsekretion: Die bedarfsgerechte Hormonproduktion und -sekretion wird in erster Linie durch **zentral-** und **peripher-endokrine** Faktoren gesteuert. Innerhalb der adrenokortikotropen, thyreotropen und gonadotropen Regelkreise regulieren die peripheren Drüsenhormone über negative und positive Rückkopplungs (**Feedback**)-Mechanismen zwischen Adenohypophyse und den von ihr kontrollierten endokrinen Zielorganen (Schilddrüse, Nebennierenrinde und Keimdrüsen) die hypophysäre Hormonsekretion. Die **hypothalamischen Releasinghormone** wirken stimulierend auf glandotrope HVL-Hormone (TSH, ACTH, LH und FSH) und unterliegen zumeist über negative Rückkopplung der Kontrolle durch periphere Hormonspiegel (Abb. **H-1.1**). **Somatostatin** und **Dopamin** werden im Hypothalamus gebildet. Somatostatin hemmt die GH- und TSH-Produktion, Dopamin wirkt inhibierend auf die Prolaktin (PRL)- und GH-Bildung.

1 Hypothalamus und Hypophyse

1.1 Anatomische und physiologische Grundlagen

Hypothalamus und Hypophyse sind das zentrale Steuer- und Regelsystem für die Bildung von Hormonen der Schilddrüsen, Nebennieren und Gonaden.

Der **Hypothalamus** liegt an der Basis des Zwischenhirns und umschließt den unteren Teil des III. Ventrikels. Er ist mit der Hypophyse über den **Hypophysenstiel** verbunden. Die **Hypophyse** setzt sich zusammen aus dem **Hypophysenvorderlappen** (HVL = Adenohypophyse) und dem **Hypophysenhinterlappen** (HHL = Neurohypophyse). Zur Sekretion der HVL- und HHL-Hormone s. Tab. **H-1.1**.

Steuerung der Hormonsekretion: **Feedback-Mechanismen** zwischen Adenohypophyse und den von ihr kontrollierten endokrinen Zielorganen garantieren die bedarfsgerechte Hormonsekretion. Die **hypothalamischen Releasinghormone** wirken stimulierend auf glandotrope HVL-Hormone (TSH, ACTH, LH und FSH) und unterliegen zumeist über negative Rückkopplung der Kontrolle durch periphere Hormonspiegel (Abb. **H-1.1**). **Somatostatin** hemmt die GH- und TSH-Produktion, **Dopamin** wirkt inhibierend auf die Prolaktin (PRL)- und GH-Bildung.

☰ H-1.1   **Hormone des Hypophysenvorder- (HVL) und Hypophysenhinterlappens (HHL)**

	Hormon	*Funktion*
HVL	**GH** (growth hormone, Synonym: **STH** [Somatotropes Hormon])	Stimulation des Wachstums und Beeinflussung zahlreicher Stoffwechselprozesse, z. B. Eiweißsynthese
	Gonadotropine: ■ **LH** (luteinisierendes Hormon) ■ **FSH** (follikelstimulierendes Hormon)	*bei beiden Geschlechtern:* Kontrolle von Wachstum und Funktion der Geschlechtsdrüsen. *Mann:* LH stimuliert die Testosteronbildung in den Leydigzellen des Hodens, FSH das Wachstum der Tubuli contortii und die Produktion des Androgen-bindenden Proteins in den Sertoli-Zellen, das die für die Spermatogenese erforderliche hohe testikuläre Anreicherung von Testosteron gewährleistet. FSH und LH sind für die Reifung der Spermatozoen erforderlich. *Frau:* LH stimuliert im Ovar die Estrogenbildung, den mittzyklischen Follikelsprung (Ovulation), und in der Lutealphase die Progesteronproduktion. FSH steuert die Follikelentwicklung. Die Sekretion von Estrogenen wird von LH und FSH kontrolliert.
	ACTH (adrenokortikotropes Hormon)	v. a. Stimulation der Bildung und Sekretion von Kortisol, Stimulation der Androgen- und in geringerem Maß auch der Mineralokortikoidbildung in der Nebennierenrinde.
	TSH (thyreoideastimulierendes Hormon)	Steuerung der Schilddrüsenhormonbildung und -sekretion
	PRL (Prolaktin)	Stimulation der postpartalen Laktation
HHL	**Vasopressin** (Synonym: **Antidiuretisches Hormon**, ADH)	Regulation der renalen Wasserrückresorption (durch Erhöhung der Permeabilität der luminalen Membran der distalen Nierentubuli und Sammelrohre)
	Oxytocin	Stimulation der Uteruskontraktionen (wehenauslösend bei der Geburt), Regulation der Milchausschüttung während der Laktation

⊙ **H-1.1** **Wichtige anatomische und physiologische Nachbarschaftsbeziehungen zwischen Hypothalamus und Hypophyse**

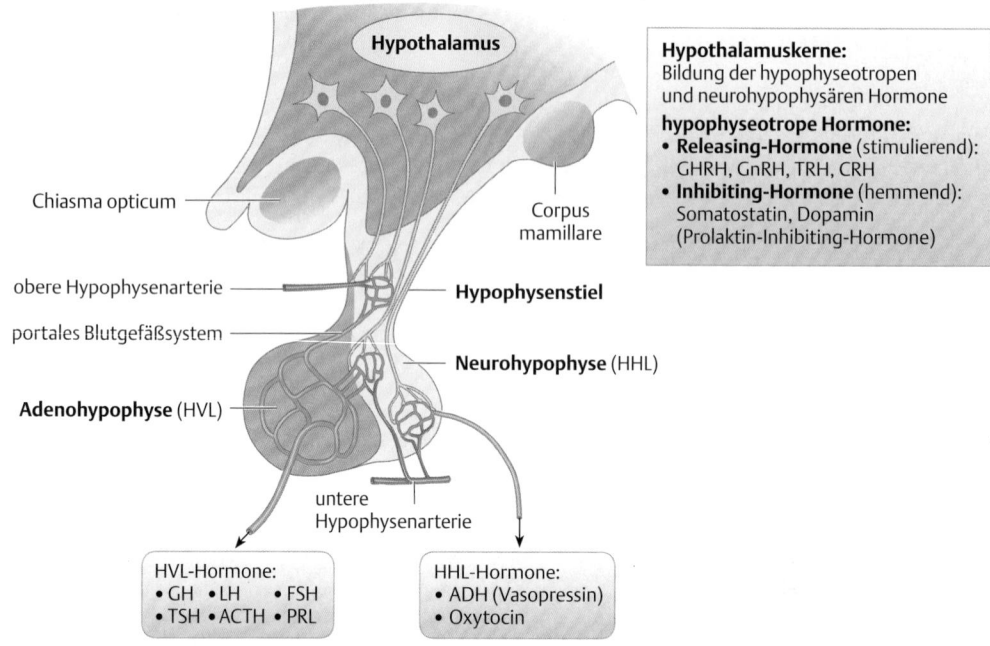

Die Sekretion der **HVL-Hormone** wird durch im **Hypothalamus** gebildete **Hormone** reguliert. Die hypophyseotropen Hormone werden in den Hypothalamuskernen (Nuclei = Ansammlungen von Ganglienzellen) gebildet und über ein dichtes Kapillarnetz (portales Blutgefäßsystem) durch den Hypophysenstiel zum HVL transportiert. Dort stimulieren **(RH = Releasing-Hormone)** oder hemmen **(IH = Inhibiting-Hormone)** sie die Produktion und Freisetzung der Hypophysenhormone. Bei Unterbrechung des Hormontransports durch den Hypophysenstiel werden infolge des Versiegens der entsprechenden Releasing-Hormone vermindert Wachstumshormon (GH) und Gonadotropine (LH, FSH) sowie TSH und ACTH synthetisiert und sezerniert. Dagegen steigt der Prolaktinspiegel an, weil die hemmende Wirkung von Dopamin (= Prolaktin-Inhibiting-Hormone) auf die Prolaktinsekretion entfällt. Die **HHL-Hormone** ADH (Vasopressin) und Oxytocin entstammen dem Hypothalamus. Hier werden sie in den Nuclei supraopticus und paraventricularis gebildet und in deren zu Bündeln zusammengefassten Axonen zur Neurohypophyse transportiert, dort gespeichert und bei Bedarf sezerniert.

1.2 Diagnostische Methoden

1.2 Diagnostische Methoden

1.2.1 Basalwerte

Die Bestimmung von Einzelwerten der Hypophysenhormone dient bei V. a. Hormonmangel der Ursachenklärung: Bei Insuffizienz peripherer endokriner Drüsen sind die regulierenden HVL-Hormone erhöht, bei zentral bedingter Insuffizienz erniedrigt.

1.2.1 Basalwerte

Mittels immunometrischer Verfahren können sämtliche Hypophysenhormone präzise bestimmt werden. Die Bestimmung von Einzelwerten ist bei V. a. einen Hormonmangel zur Differenzierung der Ursache angezeigt: Ist der Hormonmangel Folge einer Insuffizienz peripherer endokriner Drüsen (Schilddrüse, Nebennierenrinde, Gonaden), sind die entsprechenden glandotropen HVL-Hormone (TSH, ACTH, Gonadotropine) erhöht. Eine zentral bedingte Insuffizienz (Erkrankung auf hypothalamischer oder hypophysärer Ebene) ist dann ausgeschlossen.

1.2.2 Funktionstests

▶ Merke

1.2.2 Funktionstests

▶ **Merke:** Die Sekretion der meisten Hypophysenhormone unterliegt einer physiologischen Schwankung, da Produktion und Ausschüttung von unterschiedlichen Faktoren abhängen: die Synthese von ACTH erfolgt abhängig von der Tageszeit (d. h. zirkadian), die von GH und PRL abhängig vom Schlaf-Wach-Rhythmus, Gonadotropine werden schubweise (pulsatil) freigesetzt und die Sekretion und Produktion von GH, PRL und ACTH ist zudem stressabhängig. Daher sind Einzelhormonbestimmungen **nicht** zur Erfassung der endokrinen Funktion und Kapazität des Hypothalamus-Hypophysen-Systems ausreichend.

Die Bestimmung der Kapazität des HVL Hormone zu bilden, erfolgt mittels **dynamischer Tests:** Bei V.a. eine Insuffizienz werden **Stimulationstests**, bei vermutetem Hormonexzess **Suppressionstests** angewendet.

Stimulationstests

Insulin-Hypoglykämietest

Durch die insulininduzierte Hypoglykämie (Stress) wird die **Sekretion** von **GHRH, CRH** und **Prolaktin** stimuliert. Weiterhin wird die Funktion der **CRH-ACTH-Kortisolachse** erfasst.

Prinzip: Beim nüchternen Patienten werden GH, ACTH, Kortisol, Prolaktin und Glukose im Serum mehrmals vor und nach Injektion von 0,1–0,15 IE Insulin/kg KG über einen Zeitraum von 90 min. bestimmt. Der Test ist nur dann valide, wenn ein ausreichender Blutzuckerabfall ($\leq 50\%$ des Ausgangswertes bzw. < 40 mg/dl) erzielt wurde. **Kontraindikationen** sind zerebrale und kardiale Durchblutungsstörungen und Krampfleiden. Bei stärkeren Reaktionen wie Verwirrtheit oder Bewusstlosigkeit ist der Test durch sofortige Injektion einer 20%-Glukoselösung abzubrechen.

Beurteilung: Ein Anstieg der Hypophysenhormone beweist eine regelrechte Funktion des HVL, bei ungenügendem oder ausbleibendem Anstieg liegt eine partielle oder komplette HVL-Insuffizienz vor.

Releasing-Hormon-Tests

Prinzip: Die Injektion synthetisch hergestellter Releasing-Hormone ermöglicht eine **direkte Stimulation der HVL-Hormone**. Überprüft wird mit dem GHRH-Test die GH-Sekretion, dem TRH-Test die TSH- und PRL-Sekretion, dem CRH-Test die ACTH- und Kortisolsekretion sowie dem GnRH (LHRH)-Test die LH- und FSH-Sekretion. Die genannten Releasing-Hormone können auch miteinander verabreicht werden; mit dem **kombinierten Releasing-Hormon-Test** lassen sich alle Partialfunktionen des HVL auf einmal überprüfen.

Beurteilung: Ein adäquater Anstieg der Hypophysenhormone beweist eine regelrechte Funktion des HVL. Bei geringem oder ausbleibendem Anstieg liegt eine partielle oder komplette HVL-Insuffizienz vor.

Suppressions-Test

Oraler-Glukose-Toleranztest (oGTT) zur Überprüfung der Suppression von GH (Diagnostik der Akromegalie, Näheres s. S. 723).

1.2.3 Bildgebende Diagnostik

Schädel in zwei Ebenen, Sella-Zielaufnahme

Mittels **Röntgenaufnahmen des Schädels** in 2 Ebenen und der **selten** indizierten **Sella-Zielaufnahme** lassen sich nur knöcherne Veränderungen im Bereich der Sella (z.B. Knochenläsionen, Kraniopharyngeome, Verkalkungen) erfassen.

Magnetresonanz (MR)- und Computertomographie (CT)

Methode der Wahl zur Darstellung des **Hypothalamus** und der **Hypophyse** ist die MRT. Der Informationsgewinn durch ein CT ist erheblich geringer.

Perimetrie

Die **Gesichtsfeld- und Fundusuntersuchung** dienen der Diagnostik oder dem Ausschluss einer Kompression des Chiasma opticum durch suprasellär wachsende Tumoren. Die Untersuchung der Augenmuskelfunktion gibt Hinweise auf eine Beeinträchtigung der Augenmuskelinnervation durch Druck oder Verdrängung bei perisellärem Tumorwachstum.

Dynamische Tests: Bei V.a. Insuffizienz werden **Stimulationstests**, bei Hormonexzess **Suppressionstests** durchgeführt.

Stimulationstests

Insulin-Hypoglykämietest

Überprüfung der **Sekretion** von **GHRH, CRH** und **Prolaktin** sowie der Funktion der **CRH-ACTH-Kortisolachse.**

Prinzip: mehrmalige Bestimmung von GH, ACTH, Kortisol, Prolaktin und Glukose vor und nach Gabe von Insulin beim nüchternen Patienten. **Kontraindikationen** sind zerebrale und kardiale Durchblutungsstörungen und Krampfleiden.

Beurteilung: HVL-Insuffizienz (partiell oder komplett) bei ungenügendem oder ausbleibendem Anstieg.

Releasing-Hormon-Tests

Prinzip: Die **direkte Stimulation der HVL-Hormone** ist durch die Injektion synthetisch hergestellter Releasing-Hormone möglich (kombinierter Releasing-Hormon-Test).

Beurteilung: Bei ausbleibendem Anstieg liegt eine partielle oder komplette HVL-Insuffizienz vor.

Suppressions-Test

oGTT zur Diagnostik der Akromegalie.

1.2.3 Bildgebende Diagnostik

Schädel in zwei Ebenen, Sella-Zielaufnahme

Erfassung nur knöcherner Veränderungen im Bereich der Sella mittels **Röntgenaufnahmen des Schädels** in 2 Ebenen und **Sella-Zielaufnahme.**

Magnetresonanz (MR)- und Computertomographie (CT)

Die MRT ist **Methode der Wahl** zur Darstellung von **Hypothalamus** und **Hypophyse.**

Perimetrie

Perimetrie und **Augenhintergrunduntersuchung** dienen der Erfassung von Symptomen durch Druck auf das Chiasma opticum und extraokuläre Hirnnerven.

Sie können sich klinisch durch endokrine und/oder nichtendokrine Funktionsstörungen manifestieren (Tab. **H-1.2**). Ursächlich sind v. a. **Tumoren** und **Aneurysmen**.

1.3 Erkrankungen des Hypothalamus

Erkrankungen im Bereich des Hypothalamus, v. a. **Tumoren** können zu endokrinen und/oder nichtendokrinen Funktionsstörungen führen (Tab. **H-1.2**). Im anterioren Bereich des Hypothalamus sind Kraniopharyngeome (s. S. 730), **Aneurysmen** der A. carotis interna, Gliome des N. opticus, Keilbeinmeningeome, granulomatöse Veränderungen sowie Hypophysenadenome mit suprasellärer Ausdehnung ursächlich. Im posterioren Teil sind es Gliome, Hamartome, Germinome, Teratome und Ependymome.

☰ H-1.2	Funktionsstörungen bei Erkrankungen des Hypothalamus
Funktionsstörung	**Folgen**
endokrine Dysfunktionen	Verminderte Bildung und Sekretion von HVL-Hormonen mit entsprechenden Hormonstörungen. **Ausnahme** ist die vermehrte Produktion von Prolaktin (Wegfall des hemmenden Einflusses von Dopamin). Vasopressinmangel führt zum **zentralen Diabetes insipidus** (s. S. 732) und beruht meist auf Erkrankungen oder Läsionen (z. B. nach Schädel-Hirn-Trauma) im Bereich des Hypothalamus und der Neurohypophyse.
nichtendokrine Dysfunktionen	Zusätzlich zu den hormonellen Veränderungen zeigt sich eine Beeinträchtigung mentaler und vegetativer Funktionen (die sich aber auch isoliert entwickeln können): beispielsweise Bewusstseinsstörungen, Körpertemperatur-Regulationsstörung, gestörtes Ess- und Trinkverhalten sowie gestörter Schlaf-Wach-Rhythmus oder Veränderung der Persönlichkeitsstruktur.

Manifestation durch Symptome, die durch Hormonexzess oder -minderskretion verursacht werden (Abb. **H-1.2**, **H-1.3**, Tab. **H-1.3**).

1.4 Erkrankungen der Hypophyse

1.4.1 Erkrankungen des Hypophysenvorderlappens (HVL)

Erkrankungen des HVL manifestieren sich klinisch durch Symptome, die durch eine Mehr- oder Mindersekretion der Hypophysenhormone verursacht werden (Abb. **H-1.2**, **H-1.3**). Zu Ursachen s. Tab. **H-1.3**.

☰ H-1.3	Ursachen von HVL-Erkrankungen
HVL-Erkrankungen	**Ursachen**
mit Hypersekretion der HVL-Hormone	hormonproduzierende Tumoren: PRL (Prolaktinom), GH (Gigantismus / Akromegalie), ACTH (Morbus Cushing). Sehr selten sind TSH- und gonadotropinbildende (FSH/LH oder isoliert LH- bzw. FSH-bildende) Tumore.
mit Mindersekretion der HVL-Hormone	Zerstörung des endokrinen HVL-Gewebes durch endokrin inaktive Tumoren, postoperativ, traumatisch, Bestrahlung, entzündlich-infiltrativ im Rahmen systemisch-granulomatöser Erkrankungen (z. B. Sarkoidose, Morbus Wegener, Langerhans-Zell-Histiozytose)

Man unterscheidet **Mikro-** (Durchmesser < 1 cm; intrasellär gelegen) und **Makroadenome** (Durchmesser > 1 cm; meist mit Ausweitung der Sella turcica). **Hypophysenadenome** können zur **partiellen oder kompletten Hypophyseninsuffizienz** (s. S. 725) und durch Druck auf das Chiasma opticum zu **Gesichtsfeldeinschränkung** sowie zu **Visusstörungen** führen.

In der klinischen Praxis unterscheidet man Mikro- und Makroadenome: **Mikroadenome** sind intrasellär gelegene Adenome (Durchmesser < 1 cm), die selten invasiv wachsen. Bei progressivem Wachstum entwickeln sich **Makroadenome** (Durchmesser > 1 cm), die im Allgemeinen eine Ausweitung der Sella turcica bewirken. Je größer die Tumoren werden, desto eher führen sie, bedingt durch eine Verdrängung und Destruktion anderer Hypophysenzellen, zu deren Funktionseinschränkung oder zum Verlust von adenotropen Hypophysenhormonen und damit zur **partiellen oder kompletten Hypophyseninsuffizienz** (s. S. 725). Zusätzlich können Hypophysentumoren, die nach extrasellär wachsen, supra- oder paraselläre Strukturen wie z. B. das Chiasma opticum und okulomotorische Hirnnerven (Nn. III, IV, VI) beeinträchtigen und dadurch z. B. zu Visusstörungen, Gesichtsfeldeinschränkungen oder zum Auftreten von Doppelbildern führen.

Eine Mindersekretion kann unterschiedliche Ursachen haben (s. Tab. **H-1.3**).

Eine Mindersekretion kann neben Raumforderungen der Hypophyse traumatisch oder entzündlich bzw. infiltrativ bedingt sein (s. Tab. **H-1.3**).

⊙ H-1.2   Hypophysen-Erkrankungen mit Hormonexzess

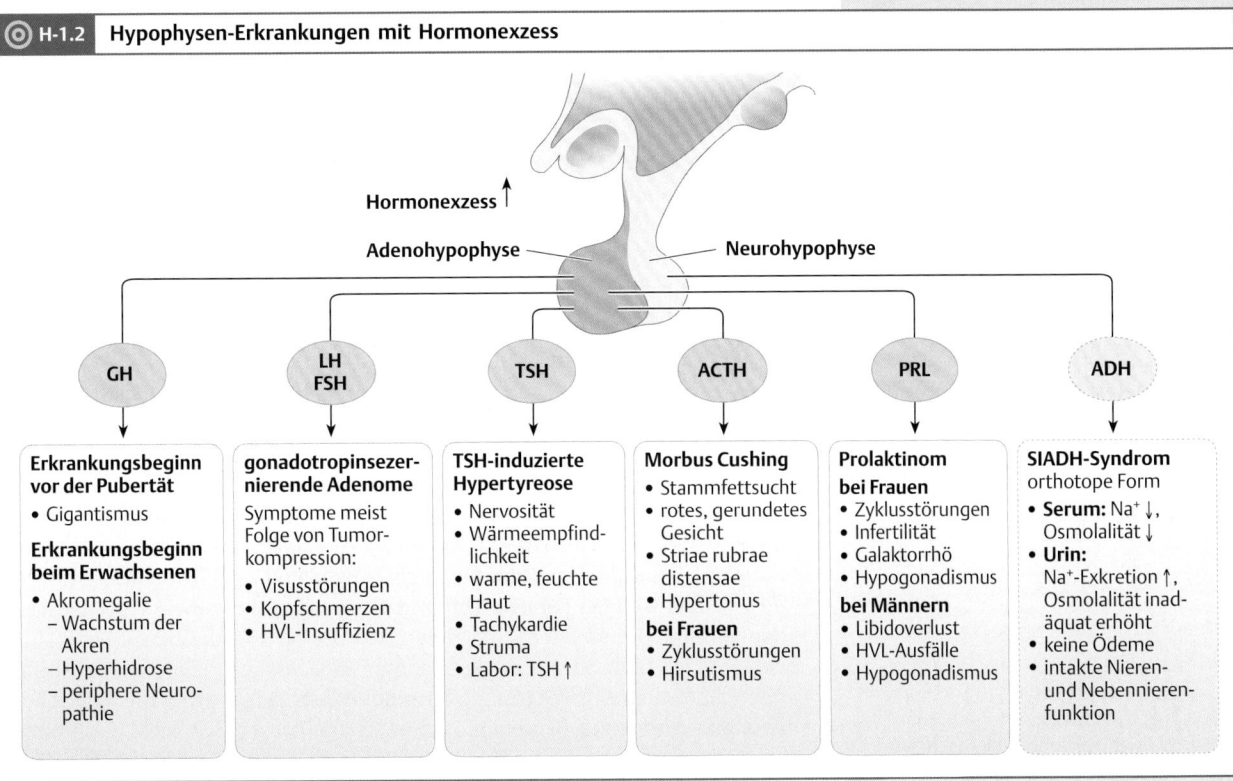

⊙ H-1.2   Hypophysen-Erkrankungen mit Hormonexzess

⊙ H-1.3   Hypophysen-Erkrankungen mit Verminderung oder Ausfall der Hormonsekretion

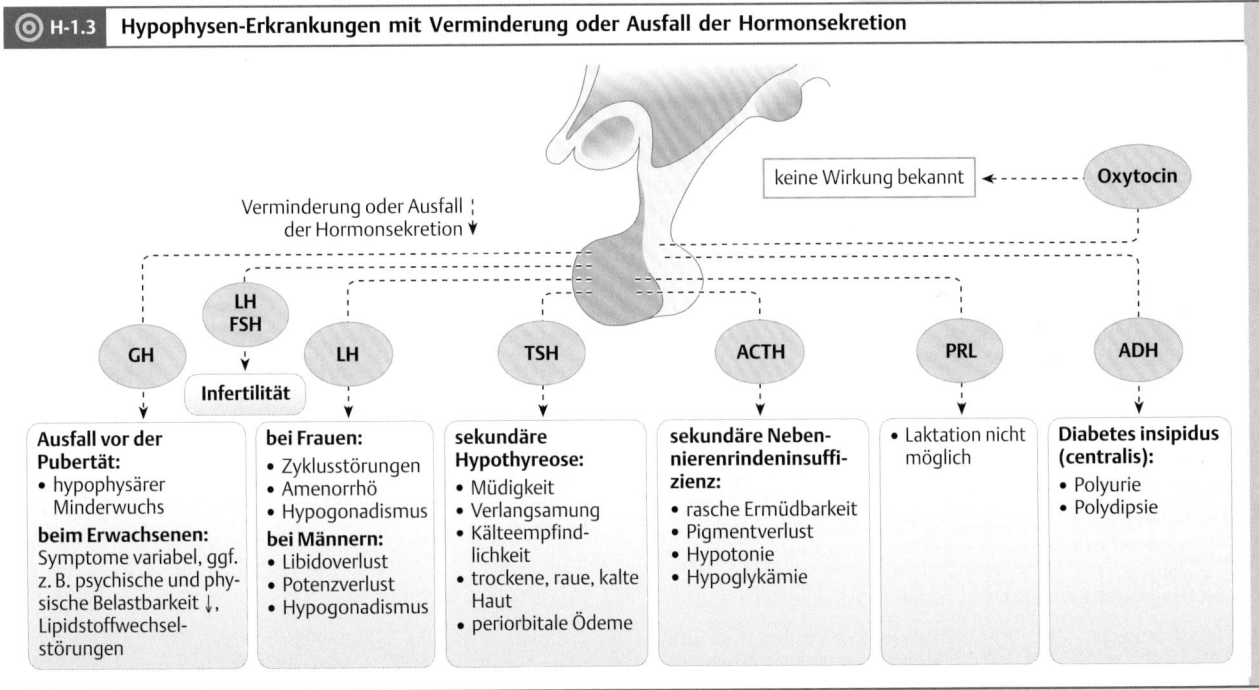

Endokrin aktive HVL-Tumore

▶ **Merke:** Die Mehrsekretion (Hormonexzess) von HVL-Hormonen wird durch endokrin-aktive Hypophysentumore (meist Adenome; s.o.) verursacht. Die Mehrzahl (60–80 %) der Hypophysentumore ist endokrin aktiv.

Die **häufigsten** Hypophysentumoren sind **Prolaktinome** (ca. 30–50 %). Etwa 20 % der Hypophysentumoren gehen mit einem **Wachstumshormonexzess** (S. 721) einher. Etwa 5–10 % der Tumoren sezernieren vermehrt **ACTH** und verursachen durch einen **Hyperkortisolismus** den **Morbus Cushing** (s. S. 804). TSH- oder Gonadotropin-sezernierende Hypophysenadenome sind Raritäten.

Endokrin aktive HVL-Tumore

◀ Merke

Die häufigsten Hypophysentumoren sind **Prolaktinome** (ca. 30–50 %). Etwa 20 % der Hypophysentumoren sezernieren vermehrt **Wachstumshormon**, 5–10 % vermehrt ACTH. TSH- und LH- bzw. FSH-produzierende Tumoren sind selten.

Prolaktinom

Prolaktinom

▶ Definition

▶ **Definition:** Häufigster endokrin-aktiver Hypophysentumor, der durch eine Proliferation Prolaktin-sezernierender Zellen entsteht.

Ätiopathogenese: Der **Prolaktinexzess** führt durch eine Beeinträchtigung der Hypophysen-Gonadenachse zu **Symptomen des Hypogonadismus**. Eine Hemmung des mittzyklischen LH-Anstiegs bei der Frau führt zur **Anovulation** und **Hypoöstrogenämie**.

Ätiopathogenese: Man nimmt an, dass Prolaktinome meist eigenständige Prolaktin-sezernierende Adenome der Hypophyse sind, die unabhängig von hypothalamischen Faktoren entstehen. Der **Prolaktinexzess** führt durch Hemmung der pulsatilen Gonadotropinsekretion zu einer Beeinträchtigung der Hypophysen-Gonaden-Achse und dadurch zu **Symptomen des Hypogonadismus**. Eine Hemmung des mittzyklischen LH-Anstiegs bei der Frau führt zur **Anovulation** und **Hypoöstrogenämie**.

Klinik: Bei Frauen sind **Galaktorrhö** und **Zyklusstörungen** die Leitsymptome des Prolaktinexzesses.

Klinik: Leitsymptome des Prolaktinexzesses bei **Frauen** sind **Galaktorrhö** und **Zyklusstörungen**. Eine Galaktorrhö lässt sich bei ca. 50 % der Patientinnen nachweisen, wobei die Milchsekretion häufig nicht spontan auftritt und erst durch die sorgfältige Untersuchung der Brust nachgewiesen wird. Kann keine Galaktorrhö nachgewiesen werden, liegt dies meist daran, dass die Tumormasse bereits zu einer Verminderung bzw. zu einem Ausfall der Gonadotropinsekretion – ohne die eine Laktation nicht möglich ist – geführt hat. Anovulation und Zyklusstörungen (Amenorrhö und Oligomenorrhö) sowie Hypoöstrogenämie verbunden mit Infertilität findet man bei ca. 90 % der Betroffenen.

Beim Mann sind **Potenz- und Libidoverlust** unspezifische Frühsymptome. Erst im fortgeschrittenen Stadium führen Spätsymptome (z. B. **Gesichtsfeldeinschränkungen**, Symptome einer **partiellen oder kompletten Hypophyseninsuffizienz**) zur Diagnose. Folge des Hypogonadismus ist eine **Osteoporose**.

Beim **Mann** führt der Prolaktinexzess zunächst zu eher unspezifischen Frühsymptomen wie **Potenz-** und **Libidoverlust**. Daher wird die Erkrankung meist erst im fortgeschrittenen Stadium diagnostiziert, wenn Makroprolaktinome Spätsymptome wie **chronische Kopfschmerzen, Gesichtsfeldeinschränkungen** oder Zeichen einer **partiellen oder kompletten Hypophyseninsuffizienz** verursachen. Ein weiteres Spätsymptom ist die **Osteoporose**, die sich infolge eines Hypogonadismus entwickelt. Die Entwicklung einer Galaktorrhö bei Männern mit Prolaktinom ist sehr selten.

Diagnostik und Differenzialdiagnose: Das diagnostische Vorgehen bei Hyperprolaktinämie ist in Abb. **H-1.4** dargestellt. Die Bestimmung des Prolaktinspiegels erfolgt frühestens 1–2 h nach dem Aufstehen.

Diagnostik und Differenzialdiagnose: Das diagnostische Vorgehen bei Hyperprolaktinämie ist in Abb. **H-1.4** dargestellt. Aufgrund des zirkadianen Rhythmus der Prolaktinsekretion (während des Schlafes höher als im Wachzustand) wird der Prolaktinspiegel frühestens 1–2 h nach dem Aufstehen bestimmt. Zu beachten ist, dass Stress (z. B. starker Schmerz, schmerzhafte Blutabnahme, Hypoglykämie) einen Prolaktinanstieg bewirkt.

Tumornachweis mittels **MRT** der Hypophyse. Anschließend Ermittlung der Hypophysenpartialfunktionen und Perimetrie. **Differenzialdiagnostische** abzuklärende Ursachen der Hyperprolaktinämie zeigt Tab. **H-1.4**.

Der Tumornachweis erfolgt mittels **MRT** der Hypophyse. Anschließend werden die Hypophysenpartialfunktionen (duch kombinierten Releasing-Hormontest) ermittelt und die Perimetrie veranlasst. **Differenzialdiagnostisch** sind physiologische und funktionelle Ursachen der Hyperprolaktinämie abzuklären (Tab. **H-1.4**).

≣ H-1.4	Differenzialdiagnosen der Hyperprolaktinämie
Ursachen	**Beispiele**
physiologische Ursachen	Schlaf, Schwangerschaft, Stillen, Stress, Stimulation der Brust
Medikamente	Östrogene, Neuroleptika, Antidepressiva, Opiate, Reserpin, α-Methyldopa, Verapamil, Dopaminantagonisten (z. B. Metoclopramid, Domperidon), Cimetidin, Antihistaminika
Hypophysentumoren	Prolaktinom, Mischtumoren: GH- und PRL-sezernierende Tumoren, ACTH- und PRL-sezernierende Tumoren (z. B. Nelson-Syndrom, Morbus Cushing), MEN-I-Syndrom
Begleithyperprolaktinämie	bei Erkrankungen von Hypothalamus, Hypophysenstiel und Hypophyse: Tumoren (z. B. Kraniopharyngeome, endokrin inaktive Hypophysentumoren), Z. n. Bestrahlung, granulomatöse Erkrankungen
primäre Hypothyreose	bei Schädigung oder Zerstörung des Schilddrüsengewebes durch Entzündung meist infolge Immunthyreoiditis, posttherapeutisch (OP, Bestrahlung, zu hohe Thyreostatikagabe)
andere	chronische Niereninsuffizienz, Leberzirrhose, Traumen der Brustwand

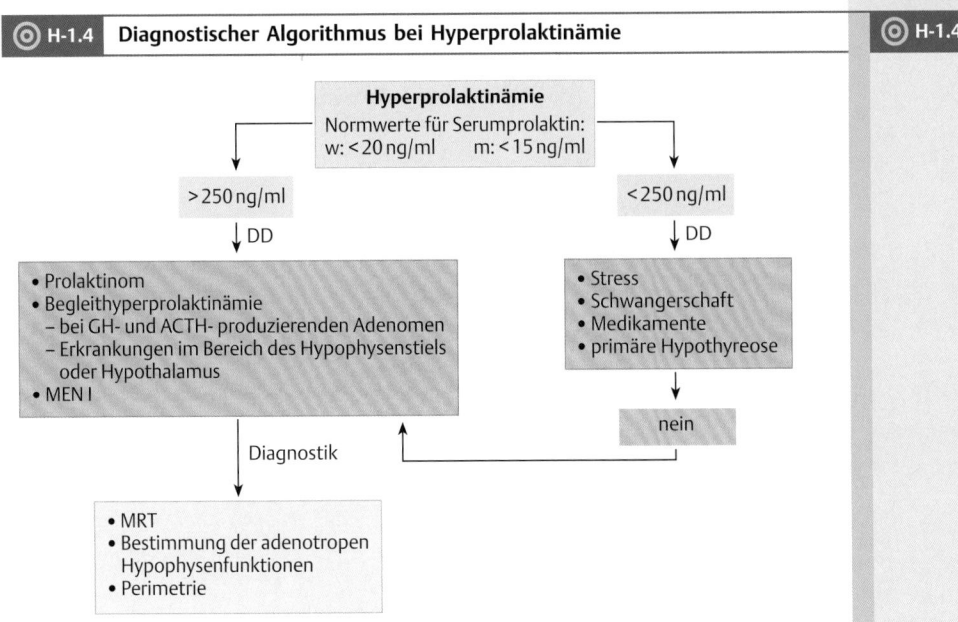

⊙ H-1.4 Diagnostischer Algorithmus bei Hyperprolaktinämie   ⊙ H-1.4

Hyperprolaktinämie
Normwerte für Serumprolaktin:
w: < 20 ng/ml   m: < 15 ng/ml

> 250 ng/ml   < 250 ng/ml

↓ DD   ↓ DD

- Prolaktinom
- Begleithyperprolaktinämie
  - bei GH- und ACTH- produzierenden Adenomen
  - Erkrankungen im Bereich des Hypophysenstiels oder Hypothalamus
- MEN I

- Stress
- Schwangerschaft
- Medikamente
- primäre Hypothyreose

nein

Diagnostik

- MRT
- Bestimmung der adenotropen Hypophysenfunktionen
- Perimetrie

Therapie: Ziel der Behandlung ist die Verkleinerung des Prolaktinoms und/oder die Reduktion bzw. Elimination der durch die Hyperprolaktinämie bedingten Symptome (s. o.). **Dopaminagonisten** (DA) sind die **Therapeutika der ersten Wahl.** Derzeit sind in Deutschland Bromocriptin, Quinagolid, Cabergolin, Lisurid und Metergolin zugelassen. Bei nahezu allen Patienten mit einer Hyperprolaktinämie führen DA zu einem prompten Abfall der Serumprolaktinspiegel und häufig auch zu einer Tumorverkleinerung (Abb. **H-1.6a, b**). Die Therapie wird grundsätzlich einschleichend begonnen. Beispielsweise wird die Behandlung mit Bromocriptin, das bisher am längsten und häufigsten eingesetzt wurde, mit einer Dosis von 1,25 mg begonnen. Zur Vermeidung oder Minimierung von Nebenwirkungen (Brechreiz, Übelkeit, orthostatische Dysregulation, Müdigkeit oder Obstipation) verabreicht man diese Anfangsdosis abends **nach** dem Abendessen. Wird das Präparat vertragen, verdoppelt man die Dosis nach 3 Tagen auf 2,5 mg, danach wird schrittweise weiter erhöht bis zur erforderlichen Gesamttagesdosis, die man verteilt auf 2–3 Einzeldosen, jeweils nach dem Essen einnehmen lässt. Bei Mikroprolaktinomen wird die Hyperprolaktinämie meist durch Bromocriptintagesdosen zwischen 2,5 und 7,5 mg normalisiert. Bei Makroprolaktinomen werden allerdings oft weit höhere Dosen (ggf. –20 mg) notwendig. Besser verträglich als Bromocriptin sind die DA der 2. Generation Quinagolid (Einzeldosis initial 50 μg; mittlere Tagesdosis 75–300 μg) oder Cabergolin (mittlere Dosis 0,5–1,0 mg, 1–2 ×/Woche).
Bromocriptin ist wie Quinagolid zur Behandlung der weiblichen Infertilität zugelassen und kann ggf. (strenge Indikationsstellung) auch in der Schwangerschaft gegeben werden.
Da sich Mikroprolaktinome nur selten zu Makroprolaktinomen weiterentwickeln, ist die Behandlung mit DA meist nur dann angezeigt, wenn bei Frauen eine **Schwangerschaft** gewünscht wird, eine **Galaktorrhö** als belastend empfunden wird oder ein erhöhtes **Osteoporoserisiko** vorliegt. Dementsprechend ist bei Männern die Behandlung bei Vorliegen von **Hypogonadismus**, bei **Libido**-, **Potenz**- oder **Fertilitätsstörungen** angezeigt (Abb. **H-1.5**).

Therapie: Therapeutika der Wahl sind **Dopaminagonisten** (DA). DA führen bei nahezu allen Patienten zu einem prompten Abfall der Serumprolaktinspiegel und häufig auch zu einer Tumorverkleinerung (Abb. **H-1.6**). Zugelassen sind Bromocriptin, Quinagolid, Cabergolin, Lisurid und Metergolin. Die Therapie mit DA wird grundsätzlich einschleichend begonnen. Einnahme von DA nach dem Abendessen (Vermeidung oder Verminderung von Nebenwirkungen). Initialdosis bei Bromocriptin-Therapie: 1,25 mg. Wird das Präparat vertragen, verdoppelt man die Dosis nach 3 Tagen auf 2,5 mg, danach wird schrittweise weiter bis zur erforderlichen Gesamttagesdosis erhöht.

Indikationen zur **medikamentösen Therapie** bei Mikroprolaktinomen sind bei Frauen ein Schwangerschaftswunsch, Galaktorrhö und Osteoporoserisiko; bei Männern die Behandlung von Hypogonadismus, Libido-, Potenz- und Fertilitätsstörungen (Abb. **H-1.5**).

▶ **Merke:** Die **operative Therapie** eines Mikroprolaktinoms ist nur dann indiziert, wenn DA nicht toleriert werden.

◀ Merke

Auch Makroprolaktinome mit oder ohne Kompressionserscheinungen werden primär mit DA behandelt. Indikationen für die Operation bei Makroprolaktinomen sind u. a. medikamentös nicht rasch beeinflussbare Tumoren mit Visuseinschränkungen und Kinderwunsch. In diesem Fall ist alternativ die medikamentöse Behandlung auch während der Schwangerschaft in Betracht zu ziehen.

Indikationen für die **Operation** bei Makroprolaktinomen sind u. a. medikamentös nicht rasch beeinflussbare Tumoren mit Visuseinschränkungen.

H-1.5   Therapiealgorithmen bei Mikro- (a) und Makroprolaktinom (b)

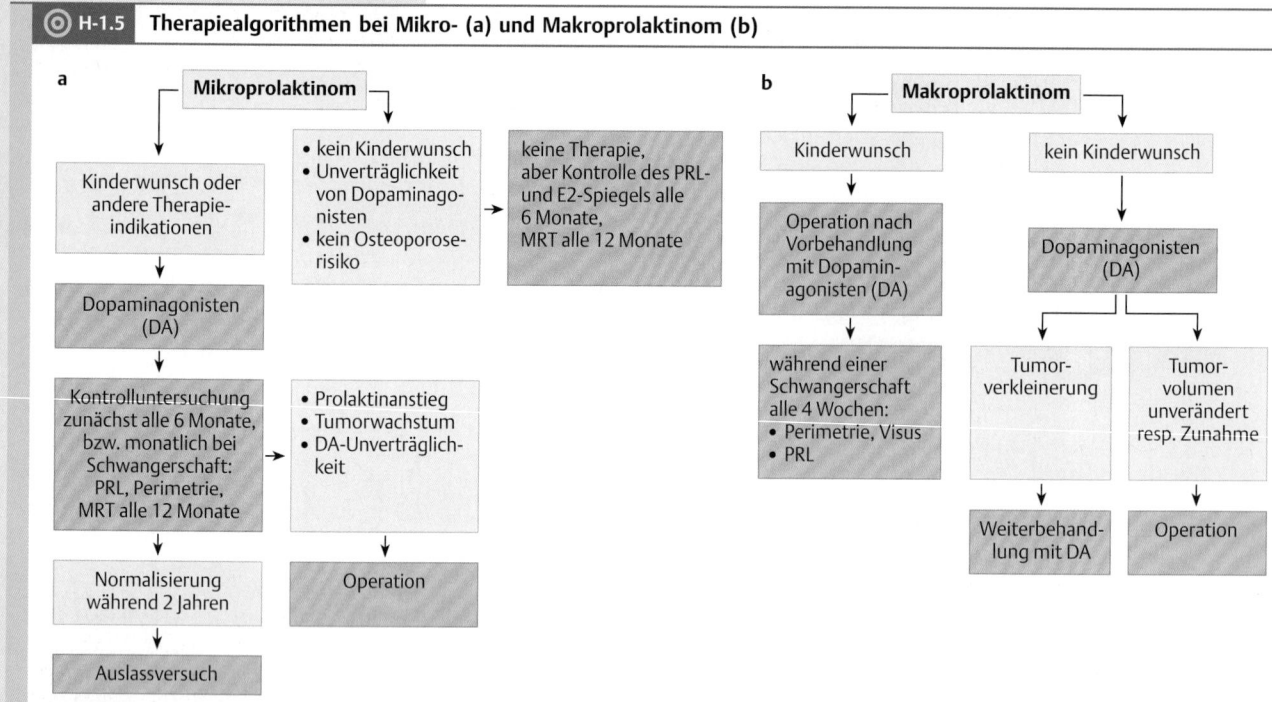

H-1.6   MRT-Darstellung eines Makroprolaktinoms vor (a) und während der Behandlung (b) mit dem Dopaminagonisten Bromocriptin

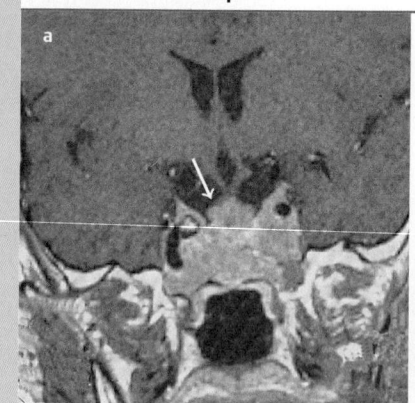
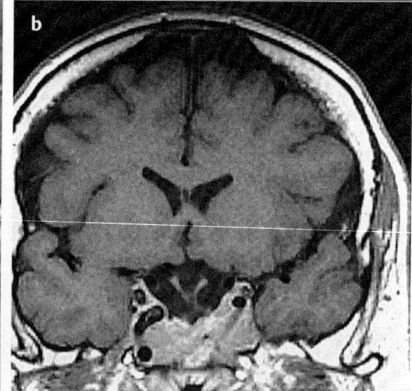

a Die koronare Projektion des MRT-Bildes zeigt ein bis zum Chiasma opticum reichendes blumenkohlartiges Hypophysenadenom vor Therapiebeginn.
b Deutliche Regression des Tumors bereits nach 2-monatiger Therapie mit 7,5 mg/d Bromocriptin.

▶ Merke

▶ **Merke:** Bei Auftreten akuter Hirndruckzeichen (z. B. starke Kopfschmerzen, Bewusstseinseintrübung) nach Beginn einer Therapie mit DA kann eine Tumoreinblutung vorliegen, die eine sofortige Operation erforderlich macht.

Verlauf und Prognose: meist Normalisierung der Prolaktinspiegel durch DA bei Mikroadenomen.

Verlauf und Prognose: Bei Mikroprolaktinomen kann mit DA nahezu immer eine Normalisierung der Prolaktinspiegel erreicht werden; bei 60–100 % der Patientinnen normalisieren sich Zyklus und Ovulation und eine Schwangerschaft wird möglich.

▶ Merke

▶ **Merke:** Bei nicht therapiebedürftigen Mikroprolaktinomen sind regelmäßige Kontrolluntersuchungen des Prolaktinspiegels zum frühzeitigen Erkennen einer Tumorproliferation unabdingbar. Geschieht dies nicht, können bei Tumorwachstum schwerwiegende Schäden wie z. B. Visusstörungen und HVL-Funktionsausfälle resultieren. Vor allem während der Schwangerschaft sind die Prolaktinkonzentrationen und das Gesichtsfeld in monatlichen Abständen zu kontrollieren, ggf. mit zusätzlicher MRT-Kontrolle.

Auslassversuch: Ein versuchsweises Absetzen der DA kann bei Mikroprolaktinomen nach 2–3 Jahren erfolgen, sofern im genannten Zeitraum eine Normalisierung der Prolaktinspiegel erreicht wurde. Eine kurzfristige Kontrolle – anfangs monatlich – muss allerdings gewährleistet sein. Zur Nachsorge s. Tab. **H-1.8**, S. 726.

Ein **Auslassversuch** der DA kann bei Mikroprolaktinomen nach 2–3 Jahren erfolgen. Zur Nachsorge s. Tab. **H-1.8**, S. 726.

Akromegalie

Akromegalie

> ▶ **Definition:** Chronische Erkrankung mit vermehrter Bildung von Wachstumshormon (GH) durch Hypophysenadenome. Abhängig vom Manifestationsalter kommt es zur **Akromegalie** (beim Erwachsenen) oder zum **Gigantismus** (bei Erkrankungsbeginn vor Epiphysenschluss).

◀ **Definition**

Epidemiologie: zweithäufigster (endokrin aktiver) Hypophysentumor. Die Prävalenz beträgt ca. 50–70 Erkrankte/1 Mio. Einwohner, die Inzidenz 3–4 Erkrankungen/1 Mio. Einwohner/Jahr.

Epidemiologie: Hypophysenadenome sind die zweithäufigsten endokrin aktiven Hypophysentumoren.

Ätiopathogenese: Ursache des Wachstumshormonexzesses sind meist **monoklonale Hypophysenadenome**, sehr selten extrahypophysäre Tumoren, die Growth-Hormone-Releasing-Hormone (GHRH) bilden. **GH** wird schubweise und tageszeitabhängig sezerniert (am stärksten nachts). Die wachstumsfördernde Wirkung wird indirekt über Stimulation der Synthese von **Somatomedin C** (SmC = Insulin-Like Growth-Factor I = IGF-I) vermittelt, das hauptsächlich in der Leber gebildet wird. Die Serumspiegel von SmC sind im Gegensatz zu GH während des ganzen Tages weitgehend konstant, da SmC überwiegend an ein Trägerprotein gebunden ist. Weiterhin beeinflusst GH direkt eine Reihe von Stoffwechselvorgängen (z. B. Förderung des Einbaus von Aminosäuren in Proteine, Freisetzung freier Fettsäuren aus Fettzellen).

Ätiopathogenese: ursächlich sind meist **Hypophysenadenome**, selten extrahypophysäre GHRH bildende Tumoren. **GH** wird schubweise sezerniert und vermittelt seine wachstumsstimulierende Wirkung indirekt durch Stimulation der Synthese von **Somatomedin C** (SmC = IGF-I). GH beeinflusst direkt eine Reihe von Stoffwechselvorgängen (z. B. Förderung der Proteinsynthese).

> ▶ **Merke:** GH wirkt **insulinantagonistisch**, d. h. die GH-Sekretion wird durch Hypoglykämie angeregt und durch raschen Blutzuckeranstieg (z. B. durch Nahrungsaufnahme) supprimiert.

◀ **Merke**

Die Regulation der GH-Sekretion erfolgt primär durch zwei Hormone: **GHRH** stimuliert die Produktion und Freisetzung, **Somatostatin** (GHIH= Growth Hormone Inhibiting Hormone) wirkt hemmend. Eine Reihe von Parametern wirken modulierend auf die GHRH-Sekretion: sie wird z. B. durch Insulin, Aminosäuren, Stress, Schlaf und Clonidin stimuliert, durch Glukose oder einen schlechten Ernährungszustand gehemmt. Die durch den GH-Exzess resultierende gesteigerte Bildung und Freisetzung von SmC (IGF-I) führt zu **pathologischem Wachstum** von **Skelett, Bindegewebe, Haut** und **inneren Organen.**

Die GH-Sekretion wird in erster Linie durch zwei Hormone reguliert: **GHRH** wirkt stimulierend, **Somatostatin** hemmend. Der GH-Exzess bewirkt eine gesteigerte SmC-Produktion mit **pathologischem Wachstum** von **Skelett, Bindegewebe, Haut** und **inneren Organen.**

Klinik: Die Symptomatik ist abhängig vom Manifestationszeitpunkt der Erkrankung: vor dem Epiphysenschluss und damit vor Abschluss des Längenwachstums resultiert ein **Gigantismus** mit einer Körpergröße > 2 m. Bei Erkrankungsbeginn im Erwachsenenalter kommt es zu **Akro-** und **Viszeromegalie** mit schleichender Entwicklung der Symptome. Dies führt dazu, dass die Erkrankung gewöhnlich erst in fortgeschrittenem Stadium, durchschnittlich nach ca. 5–7 Jahren, diagnostiziert wird (Abb. **H-1.7**, Abb. **H-1.8**). Besonders auffällig sind dann die **Veränderungen im Gesicht und am Skelett.** Die Patienten weisen aufgrund des appositionellen Knochenwachstums die namensgebende Vergrößerung der Akren auf (**Akromegalie**). Die Verdickung von Bindegewebe und Haut (**Pachydermie**) führt zudem zur Vergröberung der Gesichtzüge bzw. von Händen und Füssen. Durch das Wachstum von inneren Organen (Zunge, Darm, Herz, Nieren) entwickelt sich die **Viszeromegalie.** Die Vergrößerung des Herzens ist häufiger Folge des Hypertonus als der durch den Wachstumsexzess induzierten Kardiomegalie. Bei den Patienten besteht ein **deutlich erhöhtes Risiko an Kolontumoren** (Adenome und Karzinome) zu erkranken (Tab. **H-1.5**).

Klinik: Die Symptomatik ist abhängig vom Manifestationszeitpunkt der Erkrankung: Vor dem Epiphysenschluss resultiert ein **Gigantismus**, im Erwachsenenalter **Akro-** und **Viszeromegalie, Pachydermie.** Zu Leitsymptomen s. Abb. **H-1.7**, Abb. **H-1.8** und Tab. **H-1.5**.

H-1.5 Leitsymptome bei Akromegalie

Leitsymptom	Häufigkeit (ca. %)	Ursache
allgemeine Beschwerden		
▪ Müdigkeit, Lethargie	90	
▪ vermehrtes Schwitzen (Hyperhidrose)	60–90	
▪ Kopfschmerzen	70	Wachstum des STH-produzierenden Tumors
▪ Gesichtsfeldeinschränkungen	20	Wachstum des Tumors nach suprasellär
▪ bei Frauen: Zyklusstörungen	45	Zerstörung gonadotropinbildender Zellen durch den Tumor
▪ bei Männern: Abnahme der Libido	50	
Vergrößerung der Akren:		appositionelles Knochenwachstum:
▪ Kopf: Vergröberung der Gesichtszüge	100	Verdickung der Schädelknochen, Vergrößerung der Sinus frontales mit Hervortreten der supraorbitalen Knochenwülste, Wachstum des Unterkiefers nach vorn und kaudal, Wachstum aller Hautschichten (Pachydermie)
▪ Hände und Füße: Zunahme des Ringfingerumfangs, von Handschuh- und Schuhgröße	100	periostale Verdickung der Knochen, Pachydermie
▪ Arthrosis deformans der großen Gelenke	40	Knorpelwachstum in den großen Gelenken
Viszeromegalie		allgemeines Wachstum innerer Organe durch Stimulation der IGF-I-Bildung durch den GH-Exzess (z. B. Zunge vergrössert = Makroglossie, Darm, Herz, Nieren, Schilddrüse). Die typische tiefe, klosige Sprache ist durch das Wachstum des Kehlkopfs, die Verdickung der Stimmbänder und die Makroglossie bedingt
Schlafapnoe-Syndrom (SAS)	60	Makroglossie und Verdickung der Weichteilstrukturen im Nasen-Rachenraum
pathologische Glukosetoleranz	25–70	Insulinresistenz infolge exzessiver GH-Spiegel
Hypertonus	35	Folge des Wachstums des linken Herzventrikels und einer vermehrten renalen Natriumrückresorption
erhöhtes Risiko an Kolontumoren zu erkranken	35	möglicherweise Folge des chronischen GH-IGF-I Exzesses

Die häufigsten Beschwerden sind **Hyperhidrose**, **Parästhesien** im Bereich von Händen und Füßen, **Müdigkeit**, **Kopfschmerzen** und **Arthralgien**.
Im **fortgeschrittenen Stadium** der Erkrankung entwickeln sich häufig Sehstörungen, Gesichtsfelddefekte sowie Symptome eines **Hypogonadismus**.
Da ca. 15–20 % der Adenome zusätzlich Prolaktin sezernieren, kann auch eine **Hyperprolaktinämie** vorliegen.

Die wichtigsten Stoffwechselveränderungen sind **Diabetes mellitus** bzw. **pathologische Glukosetoleranz**.

Diagnostik: Verdachtsdiagnose mittels Anamnese und klinischem Befund. Diagnosesicherung durch Nachweis von GH-Exzess und Bildgebung.

Die häufigsten Beschwerden sind **Hyperhidrose** (vermehrtes Schwitzen), **Parästhesien** im Bereich der Hände (Karpaltunnelsyndrom) und Füße, **Müdigkeit**, **Lethargie**, **Kopfschmerzen** und **Arthralgien**.

Im **fortgeschrittenen Stadium** kann es infolge der zunehmenden Tumormasse zu **Sehstörungen** und **Gesichtsfelddefekten** kommen (supraselläre Ausbreitung des Tumors). Weiter entwickeln sich häufig Symptome des **Hypogonadismus:** bei Frauen **Zyklusstörungen** oder Auftreten einer **sekundären Amenorrhö**, bei Männern **Libido- und Potenzstörungen.** Zugrunde liegt eine Zerstörung Gonadotropin-bildender Hypophysenzellen durch das GH-produzierende Adenom. Da ca. 15–20 % der GH-produzierenden Adenome zusätzlich Prolaktin sezernieren und ggf. durch Druck auf den Hypophysenstiel den prolaktininhibierenden Dopamintransport beeinträchtigen, kann auch eine **Hyperprolaktinämie** resultieren.

Die direkten Stoffwechselwirkungen des Hormons manifestieren sich klinisch in erster Linie in Form von Störungen des Glukosestoffwechsels: bei ca. 25 % der Betroffenen findet sich ein **Diabetes mellitus**, bei ca. 10 % eine **pathologische Glukosetoleranz**.

Diagnostik: Die Verdachtsdiagnose kann aufgrund der Anamnese und des typischen klinischen Befundes gestellt werden. Die Diagnosesicherung erfolgt durch den laborchemischen Nachweis des GH-Exzesses sowie mittels bildgebender Verfahren.

⊙ H-1.7 Akromegalie: Entwicklung der Erkrankung

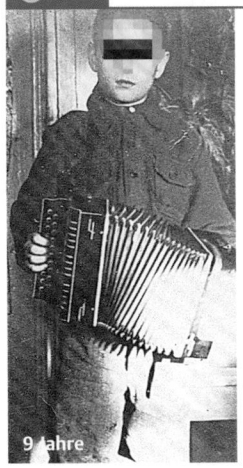 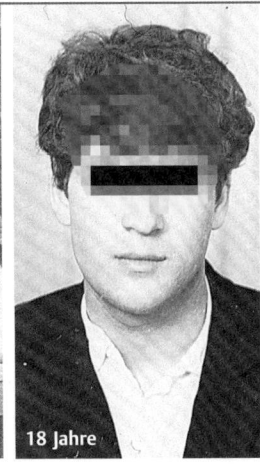 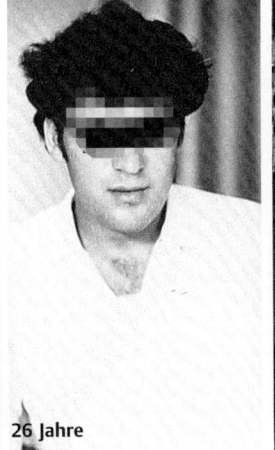 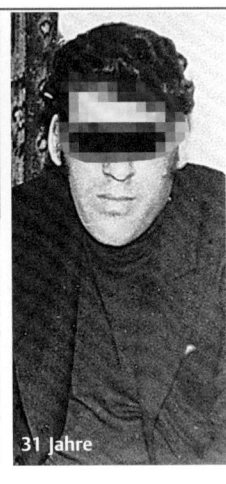

9 Jahre 18 Jahre 26 Jahre 31 Jahre

Die durch den **chronischen GH-Exzess** im Verlauf von vielen Jahren verursachten **morphologischen Veränderungen des Gesichts** (Vergröberung, Verwischung der individuellen Gesichtszüge) werden durch die in diesem Zeitraum aufgenommenen Fotografien deutlich. Die Bilder zeigen auch, dass die Erkrankung um das 26. Lebensjahr herum aufgetreten ist.

⊙ H-1.8 Klinische Zeichen bei Akromegalie

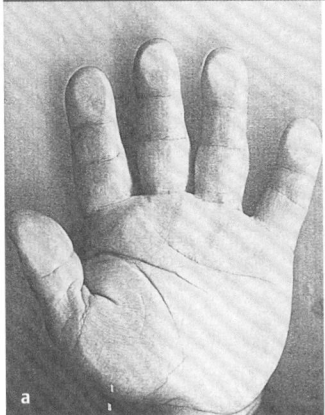 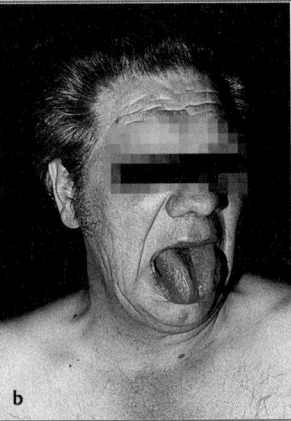 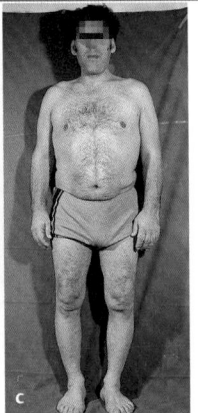

a b c

a Hand eines Patienten mit Akromegalie. Die mithilfe eines Fotokopierers angefertigte Abbildung zeigt die breiten und groben Hautleisten und Handlinien der spatenförmig vergrößerten Hand besonders plastisch.
b Makroglossie bei Akromegalie. Weiter auffällig sind die dicke Haut, die Prominenz der Supraorbitalwülste, die große, fleischige Nase, die großen Ohren und der kräftige Unterkiefer.
c Habitus eines 44-jährigen Patienten.

Der **wichtigste Suchparameter** ist der Serumspiegel von **SmC** (IGF-I), der praktisch immer erhöht ist.

Die Bestimmung von **GH** im Serum als Einzelparameter ist für die Diagnose ungeeignet, da eine Reihe von Faktoren (z. B. Stress, s. S. 721) die GH-Sekretion stimulieren, andererseits selbst niedrige GH-Basalwerte (1–3 ng/ml) eine Akromegalie in den Anfangsstadien nicht ausschließen. Im Gegensatz zu GH hat SmC eine lange Halbwertszeit, seine Serumspiegel fluktuieren daher erheblich weniger als die von GH. Schließlich spiegeln die SmC-Werte die GH-Aktivität im Gewebe direkt wider.

Ermittlung des GH-Exzesses anhand des Serumspiegels von **SmC** (IGF-I).

Die Bestimmung von **GH** im Serum als Einzelparameter ist ungeeignet, da die Werte von einer Reihe exogener und endogener Faktoren beeinflusst werden.

▶ **Merke:** Die Diagnose des Wachstumshormonexzesses erfolgt am einfachsten und sichersten durch die GH-Bestimmung unter Glukosebelastung (oraler Glukosetoleranztest): Beim Gesunden fallen die GH-Werte nach Gabe von 75 g Glukose auf Werte < 1 ng/ml. Bei Akromegalie lassen sie sich nicht < 1 (2) ng/ml supprimieren, ein paradoxer Anstieg ist möglich.

◀ Merke

Weiterhin werden die Hypophysenpartialfunktionen (Achsendiagnostik) zur Erfassung ihrer verbliebenen Reservekapazität bestimmt und eine Perimetrie durchgeführt. Im Rahmen der bildgebenden Diagnostik zeigt die **Schädelübersichtsaufnahme** bei > 90 % der Patienten eine **vergrößerte Sella** (Abb. **H-1.9a**), verdickte Schädelknochen sowie vergrößerte Nasennebenhöhlen und Unterkiefer.

Der Tumor lässt sich praktisch immer mittels **MRT** nachweisen, da die Diagnose im Durchschnitt erst 5–8 Jahre nach Auftreten der Erkrankung gestellt wird und somit in den meisten Fällen große Adenome vorliegen (Abb. **H-1.9b**).

Weiterhin Bestimmung der Hypophysenrestaktivität und Perimetrie. Die **Schädelübersichtsaufnahme** zeigt bei > 90 % der Patienten eine **vergrößerte Sella** (Abb. **H-1.9a**).

Das GH-sezernierende Hypophysenadenom lässt sich praktisch immer mittels **MRT** nachweisen (Abb. **H-1.9b**).

⊚ H-1.9   Radiologische Befunde bei Akromegalie

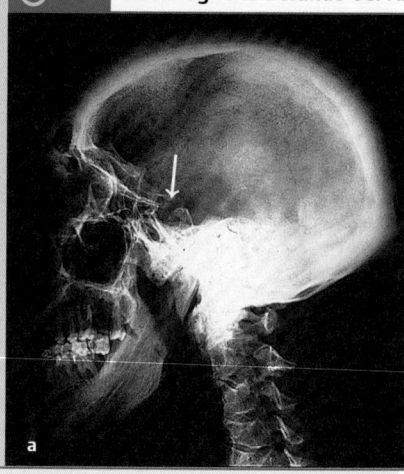
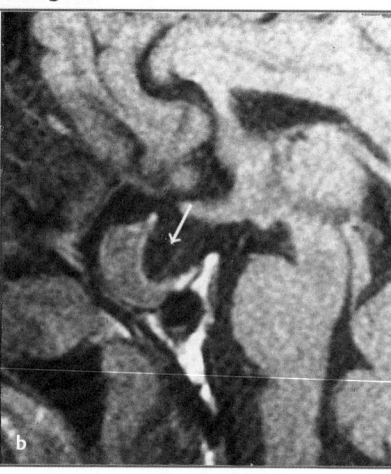

a Seitliches Röntgenbild des Schädels. **Vergrößerte Sella turcica.**

b Die sagittale Projektion der Hypophyse im MRT zeigt ein großes, konkav eingedelltes **Hypophysenadenom** (→), das zur Ausweitung der Sella geführt hat (gleicher Patient wie in a).

Differenzialdiagnose: ektope GH- oder **GHRH-Bildung** (sehr selten), **MEN-I-Syndrom** (s. S. 820).

Beim sog. **Akromegaloid** handelt es sich um **konstitutionelle Eigenarten des Phänotyps** ohne GH-Exzess, die Symptomen der Akromegalie ähneln können.

Therapie: Ziele sind eine Besserung der Symptomatik, Normalisierung der GH- und IGF-I-Spiegel und Tumorentfernung bzw. -reduktion (s. Tab. **H-1.7**, S. 725).

- **Operation: Therapie der Wahl** ist meist die transsphenoidale Tumorresektion. Entfernung großer Adenome mit supra- oder parasellärer Ausdehnung durch Kraniotomie.
- **Strahlentherapie:** bei inoperablen Patienten oder bei unzureichendem Erfolg der Operation. Die Wirkung der Strahlentherapie tritt erst nach Monaten bis Jahren ein. Eine gezieltere Bestrahlung des Tumors ist mit der „**Radiochirurgie**" nach stereotaktischer Lokalisierung möglich. Voraussetzung: kleinere Tumoren (< 4–5 cm Durchmesser) mit Abstand von ≥ 5 mm zum Chiasma opticum.
- **medikamentöse Therapie:** z. B. bei Ablehnung der Operation oder unzureichendem Operationserfolg (Tab. **H-1.6**).

Differenzialdiagnose: Bei Patienten mit **GH-Exzess ohne neuroradiologischen Adenomnachweis** oder mit uniform vergrößerter Hypophyse (Hyperplasie), muss an die (sehr seltene) **ektope GH-** oder **GHRH-Bildung** gedacht werden. Auch im Rahmen eines **MEN-I-Syndroms** (s. S. 820) kann eine Akromegalie auftreten.

Beim sog. **Akromegaloid** handelt es sich um **konstitutionelle Eigenarten des Phänotyps**, die Symptomen der Akromegalie ähneln können (z. B. Prognathie, grobe Gesichtszüge). Im Gegensatz zur Akromegalie sind bei Akromegaloiden z. B. anhand von Fotos im Verlauf von Jahren keine wesentlichen Veränderungen festzustellen; ein GH-Exzess besteht nicht.

Therapie: Therapeutisch werden folgende Ziele verfolgt: Besserung der klinischen Symptome, Normalisierung der GH- und IgF-I-Spiegel, Resektion bzw. Reduktion des Tumors und Erhalt der Hypophysenpartialfunktionen (s. Tab. **H-1.7**, S. 725).

- **Operation:** Die potentiell kurative transnasale transsphenoidale mikrochirurgische Resektion des Adenoms ist bei der Mehrzahl der Patienten die **Therapie der Wahl**. Große Adenome mit erheblicher supra- oder parasellärer Ausdehnung müssen durch Kraniotomie oder einen transfrontalen Zugang entfernt werden. Die häufigsten Komplikationen der Operation sind Liquorfistel, HVL-Insuffizienz, Meningitis und permanenter Diabetes insipidus
- **Strahlentherapie:** Sie ist bei inoperablen Patienten oder unzureichendem Operationserfolg indiziert. Abhängig von den GH-Konzentrationen im Serum tritt die Wirkung jedoch erst nach Monaten bis Jahren ein. Im Rahmen der **konventionellen, externen Strahlentherapie** wird die Hypophysenregion im Zeitraum von 4–6 Wochen bestrahlt. Die „**Radiochirurgie**" ermöglicht eine gezieltere Bestrahlung des Tumors und somit eine Schonung des gesunden Umgebungsgewebes. Hierbei wird der Tumor zunächst mittels stereotaktischer Verfahren präzise lokalisiert. Anschließend wird er fokussiert und in einer Sitzung einer hohen Strahlendosis (150 Gy) ausgesetzt (z. B. Behandlung mit „Gamma-Knife"). Dieses Verfahren ist jedoch nur bei kleineren Tumoren (< 4–5 cm Durchmesser) mit ausreichendem Abstand (≥ 5 mm) zum Chiasma opticum möglich
- **medikamentöse Therapie:** Die medikamentöse Hemmung der GH-Sekretion oder -Wirkung ist indiziert bei Ablehnung der Operation, Inoperabilität, unzureichendem Operationserfolg und als überbrückende Maßnahme nach Strahlentherapie (Tab. **H-1.6**).

▶ Merke

▶ **Merke:** Häufig resultiert nach ablativer Therapie ein zumeist partieller Hypopituitarismus (HVL-Insuffizienz): post-OP bei ca. 10–20 % der Patienten, 10 Jahre nach Radiotherapie bei ca. 50–80 %. Eine regelmäßige Nachsorge ist somit unerlässlich, um ggf. einen Hormonausfall zu diagnostizieren und entsprechend zu substituieren (s. „Nachsorge", [Tab. **H-1.8**, S. 726])

≡ H-1.6	Medikamentöse Therapie der Akromegalie	
Medikament	**Beispiele**	**Wirkmechanismus/Wirkung**
Dopamin-agonisten	Bromocriptin, Quinagolid, Cabergolin	Therapieerfolg in ca. 20–25 % d. F. Verminderung der GH-Sekretion (selten Normalisierung). Vorteilhaft sind die orale Applikation und der niedrige Preis.
Somatostatin-analoga	Octreotid	bei ca. 65 % der Patienten Senkung der GH-Spiegel mit häufig erheblicher Besserung der Symptomatik; gelegentlich Schrumpfung des Adenoms. Dosierung: 3 × 50 –3 × 100 (selten bis 3 × 200) µg s. c./d
	Lanreotide, Somatoline, Octreotid, Sandostatin LAR (= long acting release)	bei Wirksamkeit und Verträglichkeit der Octreotidtherapie Gabe lang wirksamer Depotpräparate: in 2-wöchentlichem Abstand (Lanreotide, Somatoline 15 mg) oder alle 4 Wochen (Octreotid, Sandostatin LAR, 20–30 mg) i. m.
Wachstums-hormon-Antagonisten	Pegvisomant	biosynthetisch hergestelltes Wachstumshormon-Analogon, bindet mit höherer Affinität als natürliches GH an GH-Rezeptoren. Blockade der biologischen GH-Wirkung durch Verhinderung der Dimerisierung der GH-Rezeptoren. Überprüfung der Wirkung durch IGF-I-Bestimmung (Normalisierung bei nahezu 100 % der Behandelten). Einsatz bei Unverträglichkeit/Unwirksamkeit gegen eine Therapie mit Somatostatinanaloga.

Prognose: Sie ist abhängig von der Größe des Hypophysenadenoms und der Erkrankungsdauer. Die relative **Überlebensrate** von Patienten mit Akromegalie ist im Vergleich zur Normalbevölkerung etwa **halb so groß**. Hauptursachen hierfür sind kardio- und zerebrovaskuläre Erkrankungen infolge von Bluthochdruck und Diabetes mellitus (frühzeitige Behandlung!).

Nachsorge s. Tab. **H-1.8**, S. 726.

Morbus Cushing

s. Kap. Nebennierenrinde (S. 805)

Therapie und Nachsorge endokrinaktiver Hypophysentumoren

Prognose: abhängig von der Größe des Adenoms und der Erkrankungsdauer. Die relative Überlebensrate ist bei Akromegalie im Vergleich zur Normalbevölkerung **nur halb so groß** (frühzeitige Behandlung!).

Nachsorge: s. Tab. **H-1.8**, S. 726.

Morbus Cushing

s. Kap. Nebennierenrinde (S. 805).

Therapie und Nachsorge bei Hypophysentumoren

≡ H-1.7	Therapie endokrinaktiver Hypophysentumoren – Übersicht		
Prolaktinom	**Akromegalie**	**Morbus Cushing**	
■ **Dopaminagonisten (DA)** ■ bei fehlendem Ansprechen auf DA oder Unverträglichkeit: **Operation** ■ bei Inoperabilität: **Strahlentherapie**	■ **Operation** ■ bei Inoperabilität: **Strahlentherapie** oder **medikamentöse Therapie** (DA, Somatostatinanaloga)	■ **Operation** ■ bei nicht ausreichendem Operationserfolg: **Strahlentherapie** bis zum Einsetzen des Therapieerfolges (Kinder nach ca. 3, Erwachsene nach ca. 12–18 Monaten); **überbrückend medikamentöse Therapie** mit Adrenokortikolytika (Mitotane) oder Glukokortikoid-Syntheseblocker (Ketoconazol)	

Erkrankungen des HVL mit Hormondefizit

Erkrankungen des HVL mit Hormondefizit

▶ **Synonym:** Hypophysenvorderlappeninsuffizienz (HVL-Insuffizienz), Hypopituitarismus

◀ Synonym

▶ **Definition:** Erkrankungen der Hypophyse, die zu einem partiellen Ausfall einzelner Teilfunktionen oder zum kompletten Ausfall der Sekretion adenotroper Hormone führen können.

◀ Definition

Ätiologie: Zugrunde liegende Ursachen der Erkrankungen sind: Tumoren (z. B. Kraniopharyngeom), Entzündungen (auch Autoimmunhypophysitis), vaskuläre und granulomatöse Erkrankungen, Traumen, Operationen, Sheehan-Syndrom (HVL-Insuffizienz durch postpartale Nekrose; heute sehr selten), Empty-Sella-Syndrom (s. S. 729) und Bestrahlungen im Bereich der Hypophyse oder des Hypothalamus. Gelegentlich bleibt die Ursache jedoch unbekannt.

Einteilung und Pathogenese: Man unterscheidet **partielle Formen** der HVL-Insuffizienz (Beeinträchtigung der Sekretion von einem oder mehreren Hypophysenhormonen) von der **kompletten** HVL-Insuffizienz (Panhypopituitaris-

Ätiologie: Ursache sind Tumoren, Entzündungen, vaskuläre und granulomatöse Erkrankungen, Traumen, Sheehan-Syndrom, Syndrom der leeren Sella (s. S. 729) und Bestrahlungen im Bereich der Hypophyse oder des Hypothalamus.

Einteilung und Pathogenese: Man unterscheidet die **partielle** (verminderte Sekretion von einem oder mehreren

H-1.8　Nachsorge bei endokrinaktiven Hypophysentumoren

Tumor	Kontrollintervalle*	Kontrollparameter		Perimetrie*	MRT*
		Klinik	Labor		
Prolak-tinom	▪ bis zur Prolaktin-normalisierung wöchentlich, danach alle (3 bzw.) 6 Monate ▪ Schwangerschaft: monatlich	▪ Galaktorrhö ▪ Zyklus ▪ sekundäre Geschlechts-merkmale ▪ Visus ▪ Libido ▪ Knochenschmerzen	▪ Prolaktin, ggf. Östradiol i. S.	▪ jährlich, bei Schwanger-schaft monatlich	▪ anfangs jährlich
Akro-megalie	▪ postoperativ nach 1 ½, 3, 6 Monaten, dann jährlich	▪ Hyperhidrose ▪ Umfang Ringfinger ▪ Schuhgröße ▪ Karpaltunnelsyndrom ▪ Arthropathie ▪ sekundäre Geschlechts-merkmale ▪ Zyklus ▪ Blutdruck ▪ Koloskopie**	▪ Somatomedin C (IgF-I), Blutzucker, ggf. OGTT-Test, HbA1$_c$	▪ jährlich	▪ jährlich, bei norma-len Somatomedin-(IgF-I) und GH-Wer-ten längere Interval-le, Kontrolle bei Anstieg
Morbus Cushing (meist durch Mikro-adenom des HVL)	▪ wie bei Akromegalie	▪ Habitus: Gesicht und Fettverteilung ▪ Hirsutismus ▪ Ödeme ▪ Blutdruck ▪ Knochenschmerzen	▪ Freies Kortisol im 24-h-Urin, ggf. simul-tane Bestimmung von ACTH und Kortisol im Serum ▪ Dexamethason-Kurz-test (Kortisol im Serum nach Suppres-sion mit 1 mg Dexa-methason)	▪ jährlich	▪ anfangs jährlich, bei normalen Kortisol-spiegeln längere Intervalle, Kontrolle bei Anstieg

* Richtwerte bei stabilem Verlauf. Die Intervalle hängen von der individuellen Ausgangslage ab.
** Bei allen Patienten > 40 Jahren, v. a. auch bei nicht ausreichend kontrollierter GH-Sekretion Koloskopie alle 2–3 Jahre.

HVL-Hormonen) von der **kompletten** Form (Panhypopituitarismus = Ausfall aller adenotropen Hormone).

mus = Ausfall aller HVL-Hormone). Der Ausfall des HHL ändert die klinische Symptomatik nicht wesentlich, da der Diabetes insipidus primär durch den Ausfall hypothalamischer Zentren bedingt ist. Bei Progredienz der Erkrankung von der partiellen zur kompletten Form fallen die Hormone in einer charakteristischen Sequenz aus. Zunächst werden vermindert **GH** und **Gonadotropine** (LH, FSH) sezerniert; danach fallen **TSH** und **ACTH** aus. Mit Ausnahme des Sheehan-Syndroms (s. u.) ist die Prolaktinsekretion selten beeinträchtigt.

Klinik: s. Abb. **H-1.10**.

Klinik: s. Abb. **H-1.10**.

▶ Merke

▶ **Merke:** Die klinische Symptomatik hängt vom Ausfall der Partialfunktionen und dem Erkrankungszeitpunkt ab. Fällt die Sekretion des Wachstumshormons bereits vor der Pubertät aus, ist ein **(hypophysärer) Minderwuchs** die Folge (s. Lehrbücher der Pädiatrie). Bei isoliertem Gonadotropinausfall vor der Pubertät bleibt die Geschlechtsreife aus – es resultiert ein **Eunuchoidismus** (vgl. Kallmann-Syndrom, S. 837). Nach der Pubertät kommt es zum **Hypogonadismus** (s. auch S. 832).

Erste Symptome sind bei der Frau **Zyklusstörungen**, beim Mann **Libidoverlust**. Der Ausfall von TSH führt zur **sekundären Hypothyreose**, der Verlust der ACTH-Produktion zur **sekundären Nebennierenrindeninsuffizienz**.

Typisches Bild bei **Panhypopituitarismus**: Bei den **teilnahmslosen und müden Patienten** ist die **Haut trocken**, dünn, zart und **kühl** und erscheint alabasterfarben (Pigmentmangel). Die **Pubes-, Axillar- und Körperbehaarung ist spärlich** oder fehlt.

Erste Symptome sind bei der Frau **Zyklusstörungen**, während Männer über **Libidoverlust** berichten. Bei der postpartalen Hypophyseninsuffizienz (Sheehan-Syndrom) ist das Versiegen der Laktation ein Frühsymptom (**Agalaktie**). Die Mindersekretion bzw. der Ausfall von TSH führt zur **sekundären Hypothyreose**, der Verlust der ACTH-Sekretion zur **sekundären Nebennierenrindeninsuffizienz**.

Bei **Panhypopituitarismus** findet sich ein charakteristisches Bild: Die **Patienten** erscheinen **teilnahmslos und müde** (Mangel an Schilddrüsenhormonen, Kortikosteroiden und Sexualsteroiden). Die **Haut** ist **trocken, kühl**, dünn und zart (Folge des Wachstumshormonmangels sowie der hypophysär bedingten Hypothyreose). Der ACTH-Ausfall führt zu einem **Pigmentmangel** mit alabasterfar-

⊚ H-1.10 | Habitus bei HVL-Insuffizienz

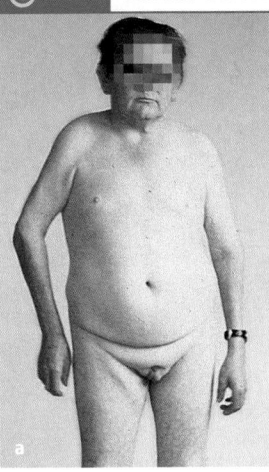 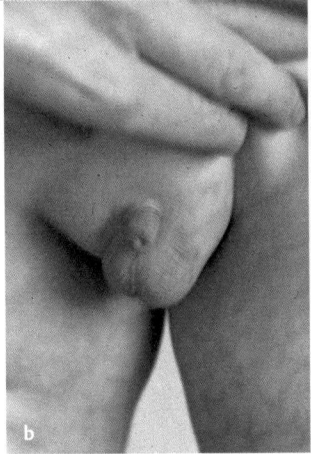 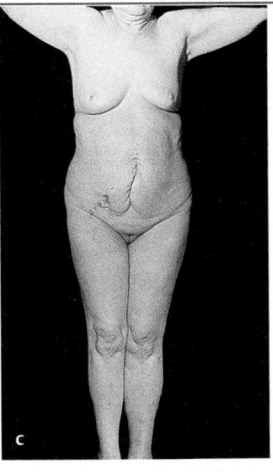

a, b Komplette HVL-Insuffizienz (Panhypopituitarismus). 47-jähriger unbehandelter Patient mit Kleinwuchs infolge des Wachstumshormonausfalls (Ausfall aller HVL-Hormone vor der Pubertät). Hypogonadismus aufgrund fehlender Gonadotropinsekretion (unterentwickeltes Genitale, vollständig fehlende Sekundärbehaarung, feine gefältelte weiß-livide Gesichtshaut). Folge des Ausfalls von ACTH ist eine sekundäre Nebennierenrindeninsuffizienz. Aufgrund der fehlenden adrenalen Androgenproduktion keine Axillar- und Pubesbehaarung. Die sog. ambisexuellen Haare finden sich beim Erwachsenen beiderlei Geschlechts; zu ihrem Wachstum genügt die im Vergleich zum Hoden niedrigere Androgenproduktion der Nebennieren (Nebenbefund: Madelung-Deformität des rechten Arms).

c Postpartale HVL-Insuffizienz (Sheehan-Syndrom). Ausfall aller HVL-Hormone. Blasses Hautkolorit, vollständig fehlende Sekundärbehaarung. Zustand vor Behandlung.

bener Haut, der besonders im Bereich der normalerweise stark pigmentierten Körperstellen (z. B. Sonnenlicht-exponierte Hautareale, Areolae mammae, Analbereich) ausgeprägt ist (bei primärer Nebennierenrindeninsuffizienz [Morbus Addison, S. 808] dagegen verstärkte Pigmentierung). Infolge Sistierens der adrenalen und gonadalen Androgensekretion fehlen die **Pubes-, Axillar-** und die grobe **Körperbehaarung**; bei Männern kommt es zusätzlich zum Potenzverlust und zum **Sistieren des Bartwuchses.** Der Blutdruck ist niedrig, es besteht eine **Neigung zur Hypoglykämie.**

Bei Männern kommt es zusätzlich zum **Potenzverlust** und zum **Sistieren des Bartwuchses.** Der Blutdruck ist niedrig, es besteht eine **Neigung zur Hypoglykämie.**

Diagnostik: Aufgrund des typischen Erscheinungsbildes lässt sich die Diagnose meist aufgrund der Anamnese und der körperlichen Untersuchung stellen (Abb. **H-1.10**). Die klinischen und endokrinologischen Befunde entsprechen dem Ausfall der Zieldrüsen (Schilddrüse: **Hypothyreose**, Nebennierenrinde: **Hypokortisolismus**, Gonaden: **Hypogonadismus**). Zusätzlich findet man ggf. eine **Agalaktie** (PRL-Mangel) und **Minderwuchs** (GH-Mangel).

Die Diagnosesicherung erfolgt durch Bestimmung der endokrinologischen Laborparameter: **Gonadotropine** und **Sexualsteroide** (LH, FSH, Testosteron bzw. Östradiol) im Serum sind bei Ausfall der gonadotropen Achse vermindert, **Plasma-ACTH** und **Kortisolexkretion** im 24-h-Urin bei Ausfall der adrenokortikotropen Achse. Ist die thyreotrope Achse betroffen, sind freies **Thyroxin (fT$_4$)** und **TSH** erniedrigt, bei Beeinträchtigung der somatotropen Achse **GH**. Liegen diese Werte im Normalbereich, ist eine manifeste HVL-Insuffizienz ausgeschlossen. Bei erniedrigten Werten muss die Restaktivität der entsprechenden Hypophysenpartialfunktion mit einem Funktionstest überprüft werden.

Differenzialdiagnose: Eine **Anorexia nervosa** (s. S. 1407) kann mit einem **tertiären Hypogonadismus** einhergehen, es findet sich jedoch keine Hypothyreose, kein Hypokortisolismus und kein Verlust der Sexualbehaarung. Weiterhin ist ein **Schmidt-Syndrom** (Polyendokrinopathie) auszuschließen: Autoimmunologische Vorgänge führen zum Funktionsverlust von ≥ 2 endokrinen Drüsen (häufigste Kombination: primäre Nebennierenrinden(NNR)atrophie mit immunogen bedingter Thyreoiditis [Hashimoto-Thyreoiditis]). Die entsprechenden **adenotropen Hormone** sind beim Schmidt-Syndrom jedoch **erhöht.**

Therapie: Die Substitution der ausgefallenen adenotropen Hormone erfolgt mit Ausnahme des GH (und bei Fertilitätswunsch der Gonadotropine) durch die **Gabe der Zieldrüsenhormone.** Dabei erfolgt die Dosierung entsprechend dem klinischen Befund und der Kontrollparameter (Tab. **H-1.9**). Die **sekundäre NNR-**

Diagnostik: Anamnese und körperliche Untersuchung (Abb. **H-1.10**). Der klinische Befund ist abhängig von den ausgefallenen Zieldrüsen, z. B. findet man bei Verminderung oder Verlust der thyreotropen Achse Symptome der **Hypothyreose.**

Diagnosesicherung durch Bestimmung der endokrinologischen Laborparameter: Verminderung von **Gonadotropinen, Sexualsteroiden, ACTH** und **Kortisol** oder **TSH** und **freiem Thyroxin (fT$_4$).** Bei Normalwerten Ausschluss einer manifesten HVL-Insuffizienz. Bei erniedrigten Werten Überprüfung der Restaktivität der Hypophysenpartialfunktionen.

Differenzialdiagnose: In Erwägung zu ziehen sind **Anorexia nervosa** und **Schmidt-Syndrom.**

Therapie: Substitution der ausgefallenen adenotropen Hormone durch **Gabe der Zieldrüsenhormone** (Tab. **H-1.9**). Ausnahme sind GH und bei Fertilitätswunsch

Gonadotropine. **Hydrokortison** zum Ausgleich der **sekundären NNR-Insuffizienz**.

Insuffizienz wird mit **Hydrokortison** ausgeglichen. Wichtig ist es, die Patienten darauf aufmerksam zu machen, dass die Tagesdosis bei körperlichem Stress aller Art erhöht werden muss.

▶ Merke

> ▶ **Merke:** Im Gegensatz zur primären NNR-Insuffizienz (Morbus Addison) ist die zusätzliche Gabe eines Mineralokortikoids nicht notwendig, da die Aldosteronsekretion in erster Linie durch das Renin-Angiotensin-System reguliert wird und bei zentral bedingter NNR-Insuffizienz über Jahre hin noch normal ist.

Gabe von Schilddrüsenhormonen nach Beginn der Hydrokortison-Substitution.

Schilddrüsenhormone werden erst nach Beginn der Substitutionsbehandlung mit Hydrokortison gegeben, da sie eine partielle NNR-Insuffizienz verschlimmern.

Notfallausweis: Aufgeführt werden sollten Name und Adresse des Patienten und der behandelnden Ärzte, Diagnose(n), Art und Dosierung der zu substituierenden Hormone für die Alltagssituation. Bei Substitution mit Glukokortikoiden zusätzlich Maßnahmen für die Stressadaptation.

Notfallausweis: Jeder Patient sollte einen Notfallausweis erhalten, in dem folgende Informationen aufgeführt sind: Name und Adresse des Patienten und der behandelnden Ärzte, Diagnose(n), Art und Dosierung der zu substituierenden Hormone für die Alltagssituation. Bei Substitution mit Glukokortikoiden sollten zusätzlich Maßnahmen für die Stressadaptation genannt werden, wie z.B. Verhalten bei Erbrechen und Durchfall, ungewöhnlichen körperlichen Anstrengungen, Operationen und Notfallsituationen. Außerdem ist ein injizierbares Glukokortikoid (z.B. 100 mg Hydrokortison), das der Patient zusammen mit dem Notfallausweis immer bei sich tragen sollte, zu verschreiben.

≡ **H-1.9   Substitutionstherapie bei HVL-Insuffizienz**

fehlendes Hormon	*Substitution*	*Dosierung*	*Kontrollparameter*
ACTH	▪ Hydrokortison	– 20–30 mg/d verteilt auf 2 (3) Gaben (⅔ der Dosis morgens, Rest mittags und abends), z.B. 20/0/10 resp. 15/5/5 (10)	– RR, Serumelektrolyte
TSH	▪ L-Thyroxin	– einschleichend dosieren: initial 50 µg, wochenweise Steigerung um 25–50 µg bis zur Therapieoptimierung: 100–200 µg 1×/d	– Serum-T_3
LH FSH	▪ **ohne Kinderwunsch:** – **Mann:** Testosteron-depotpräparat i.m. alternativ: Testosteron, transdermal	– z.B. Testosteronundecanoat, 1000 mg i.m., 1. Injektionsintervall nach 6 Wochen, danach alle 3 Monate – 50 mg Testosterongel, 1 Beutel Gel/d – Testosteronmembranpflaster, 2 × 5 mg/d	– sekundäre Geschlechtsmerkmale, Libido, Serum-Testosteron
	– **Frau:** zyklische Gabe eines Östrogen-Gestagen-Präparates	– 1 Tbl./d während 3 Wochen (Dosierung individuell unterschiedlich)	– sekundäre Geschlechtsmerkmale
	▪ **mit Kinderwunsch:** – beide Geschlechter hCG*-hMG**-Injektionen	– **Mann:** s. S. 833. – **Frau:** s. Lehrbücher der Gynäkologie	– **Mann:** Serum-Testosteron, Spermiogramm – **Frau:** Östradiol im Serum, Sonographie des Ovars: Follikulogenese Cave: Überstimulierung
GH	▪ biosynthetisch hergestelltes humanes GH		
	– bei Kindern und Jugendlichen mit hypophysär bedingtem Minderwuchs	– 0,025–0,035 mg/kgKG/d	– Zunahme des Längenwachstums
	– bei ausgeprägtem GH-Mangel des Erwachsenen	– Beginn mit 0,15–0,3 mg/d (Erhaltungsdosis max. 1,0 mg/d)	– Besserung der Symptome, Normalisierung des IgF-I-Spiegels
Prolaktin	▪ keine Substitution notwendig		

* hCG: humanes Choriongonadotropin, ** hMG: humanes Menopausengonadotropin

Verlauf und Prognose: Patienten mit HVL-Insuffizienz führen eine Vita minima. Ohne Behandlung beträgt die Lebenserwartung etwa 10–15 Jahre. Die Substitution der fehlenden peripheren Hormone bewirkt eine Normalisierung der Belastbarkeit und der Lebenserwartung.

Verlauf und Prognose: Durch Hormonsubstitution kann eine Normalisierung der Belastbarkeit und der Lebenserwartung erreicht werden.

▶ **Merke:** Die Aufklärung des Patienten über Sinn und Wesen der Substitutionstherapie (Ersatz des Hormonmangels) ist wichtig für die Compliance und den Therapieerfolg. Mangelnde oder unzureichende Hormoneinnahme z.B. bei Substitutionstherapie mit Glukokortikoiden und/oder L-Thyroxin kann schwerwiegende Folgen haben. Stresssituationen können dann ein lebensbedrohliches hypophysäres Koma (s.u.) auslösen.

◀ **Merke**

Hypophysäres Koma

Hypophysäres Koma

▶ **Definition:** Akute Insuffizienz der adrenokortikalen und thyreotropen Achse, bedingt durch eine krisenhafte Stoffwechselentgleisung, verursacht durch den Ausfall der Nebennierenrinden- und Schilddrüsenfunktion.

◀ **Definition**

Ätiopathogenese: Das hypophysäre Koma ist sehr selten. Am häufigsten wird es bei Patienten mit **chronischer HVL-Insuffizienz** vor Diagnose der Erkrankung beobachtet, ausgelöst durch **Stresssituationen**, oder bei inadäquater Substitutionstherapie. Stresssituationen aller Art (z.B. fieberhafte Erkrankungen, Erbrechen, Durchfall oder bereits kleinere operative Eingriffe) führen zur **krisenhaften Unterversorgung** des Organismus **mit Nebennierenrinden (NNR)- und Schilddrüsenhormonen** und damit zur akuten Dekompensation. Weitere Auslöser sind Durchblutungsstörungen, eine postpartale Nekrose (Morbus Sheehan) sowie Einblutungen oder Nekrosen bei größeren Hypophysentumoren.

Ätiopathogenese: Auslöser sind v.a. **Stresssituationen** bei Patienten mit chronischer HVL-Insuffizienz. Es kommt zur **krisenhaften Unterversorgung** des Organismus mit **Nebennierenrinden (NNR)-** und **Schilddrüsenhormonen**.

Klinik: Das Krankheitsbild kann in unterschiedlicher Ausprägung sowohl Symptome der **akuten Addison-Krise** (allerdings ohne Pigmentierung) und des **Myxödemkomas** aufweisen. Typische Symptome sind **Adynamie, Hypotonie, Bradykardie, Hypothermie** sowie **Bewusstseinsstörungen**. Die Patienten werden schläfrig, stuporös und schließlich komatös. Weiterhin können wächserne Hautblässe und Zeichen des Hypogonadismus vorliegen. Unbehandelt führt die schwere Stoffwechseldekompensation infolge **Herz-Kreislauf-Versagen** zum Tod.

Klinik: in unterschiedlicher Ausprägung sowohl Symptome der **Addison-Krise** (ohne Pigmentierung) und des **Myxödemkomas**. Typische Symptome sind **Adynamie, Hypotonie, Bradykardie, Hypothermie** und **Bewusstseinsstörungen**. Ggf. Tod durch **Herz-Kreislauf-Versagen**.

Diagnostik: Kortisol, ACTH, TSH und Schilddrüsenhormone sind im Blut erniedrigt oder nicht messbar, Blutzucker und Serumnatrium sind erniedrigt, während der Kaliumspiegel erhöht ist.

Diagnostik: Kortisol, ACTH, SD-Hormone, TSH, Glukose und Natrium sind erniedrigt; der Kaliumspiegel ist erhöht.

Therapie: Die lebensbedrohliche Situation (internistischer Notfall!) muss sofort behandelt werden. Nach der Asservierung von Blutproben für die diagnostisch beweisenden Laboruntersuchungen werden Glukokortikoide parenteral substituiert. Man gibt sofort 100 mg **Hydrokortison** i.v. im Bolus, anschließend in den ersten 24 h kontinuierlich 100 mg per infusionem. Nach Stabilisierung des Zustandes wird die Dosis reduziert. Zur Korrektur des Volumendefizits und der Hypoglykämie werden isotone Kochsalz- und Glukoselösung infundiert. Außerdem werden bei Vorliegen einer Hypothyreose am ersten Tag 500 µg **L-Thyroxin** als Bolus i.v. substituiert. Die weiteren intensivmedizinischen Maßnahmen erfolgen gemäß den für die Addison-Krise und das Myxödemkoma genannten Richtlinien (s.S. 761 und 811).

Therapie: sofortige Behandlung der lebensbedrohlichen Situation. Nach Asservierung von Blutproben für die Labordiagnostik, i.v.-Substitution von **Hydrokortison**. Zur Korrektur von Volumendefizit und Hypoglykämie Infusion isotoner Kochsalz- und Glukoselösung. Bei Hypothyreose am ersten Tag zusätzlich L-Thyroxin als Bolus i.v.

Syndrom der leeren Sella

Syndrom der leeren Sella

▶ **Synonym:** Empty-Sella-Syndrom

◀ **Synonym**

▶ **Definition:** Die Hypophyse ist infolge eines nach intrasellär reichenden liquorgefüllten Divertikels des Subarachnoidalraums nach unten und dorsal zusammengedrückt. Die Sella ist normal groß oder ballonförmig aufgeweitet.

◀ **Definition**

◎ H-1.11

◎ **H-1.11** **Kraniopharyngeom**

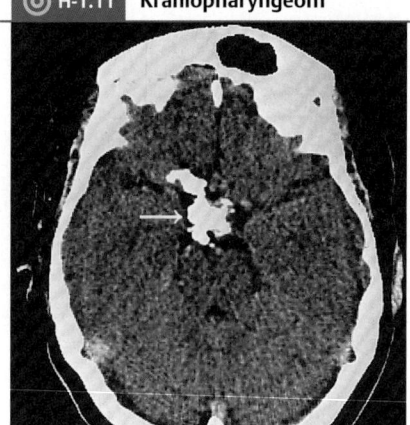

Die transversale Aufnahme des CT zeigt einen großen, verkalkten, die Hypophyse zerstörenden, nach suprasellär reichenden Tumor (→).

Ätiopathogenese: Gewebeschwäche des Diaphragma sellae (am häufigsten) und Erkrankungen mit konsekutiver Verkleinerung des Hypophysenvolumens.

Ätiopathogenese: Häufigste Ursache ist eine angeborene Gewebeschwäche des Diaphragma sellae. Auch Erkrankungen, die mit einer Schrumpfung des Hypophysenvolumens einhergehen (z. B. Atrophie, Infarkte, Nekrose von Hypophysentumoren und Bestrahlungen) führen zu einem Empty-Sella-ähnlichen Syndrom.

Klinik: Meist radiologischer **Zufallsbefund**. Gelegentliche Symptome sind **Kopfschmerzen**, **Rhinorrhö** und **Visusstörungen**.

Klinik: Häufig handelt es sich um einen radiologischen **Zufallsbefund** im Rahmen von CT- oder MRT-Untersuchungen des Gehirns ohne Auftreten von klinischen Symptomen. Gelegentliche Beschwerden sind **Kopfschmerzen**, **Rhinorrhö** und **Visusstörungen** (durch Sog auf die Nn. optici, wodurch diese gezerrt oder geknickt werden).

Diagnostik: Diagnosestellung mittels **MRT**. Teilweise besteht eine **Begleithyperprolaktinämie**. Selten kommt es zur HVL-Insuffizienz.
Therapie: bei Visusstörungen mikrochirurgische Therapie; bei HVL-Insuffizienz Substitution der entsprechenden Hormone.

Diagnostik: Diagnosestellung mittels **MRT**. Bei Beeinträchtigung der Verbindung zwischen Hypothalamus und Hypophyse findet sich eine **(Begleit-)Hyperprolaktinämie**. Selten kommt es zu einer meist partiellen HVL-Insuffizienz.

Therapie: Bei Visusstörungen (s. o.) mikrochirurgische Entlastung durch Ausfüllen des Hohlraumes mit Knochenlamellen. Bei HVL-Insuffizienz Substitution der entsprechenden Hormone.

Kraniopharyngeom

Epidemiologie: ca. 5–10 % der intrakraniellen Tumoren.
Ätiopathogenese: Entwicklung der Tumoren aus Resten der Rathke-Tasche. Die Tumoren manifestieren sich meist in der Kindheit (Manifestationsgipfel 6.–14. LJ).

Kraniopharyngeom

Epidemiologie: Ca. 5–10 % der intrakraniellen Tumoren sind Kraniopharyngeome.

Ätiopathogenese: Die zumeist zystischen und verkalkten Tumoren (Abb. **H-1.11**) entwickeln sich aus Resten der Rathke-Tasche (nach kranial reichende Ausstülpung des Oropharynx, aus der sich während der Embryogenese der HVL entwickelt). Sie sind zumeist parasellär, nur zu 15 % intrasellär lokalisiert. Die Tumoren manifestieren sich meist bereits während der Kindheit (Manifestationsgipfel ca. 6.–14. LJ).

Klinik: Sehstörungen, Kopfschmerzen, Verminderung der intellektuellen Leistungsfähigkeit, Symptome des Hypogonadismus, gelegentlich **Hypophyseninsuffizienz** und/oder **Diabetes insipidus** (s. u.). Beim Heranwachsenden: Ausbleiben der Pubertät oder Pubertas tarda.

Klinik: Beim Erwachsenen verursachen die Tumoren **Sehstörungen, Kopfschmerzen**, Verminderung der intellektuellen Leistungsfähigkeit sowie Symptome des Hypogonadismus. Eine Hyperprolaktinämie findet sich bei ca. ⅓ der Patienten (Prolaktinspiegel meist ≤ 150 ng/ml). **Gelegentlich** wird ein zentraler **Diabetes insipidus** (s. u.) und/oder eine **Hypophyseninsuffizienz** beobachtet. Ein zusätzliches Symptom beim Heranwachsenden ist das Ausbleiben der Pubertät bzw. eine Pubertas tarda.

Diagnostik und Therapie: s. Haupttext.

Diagnostik und Therapie: Die Diagnose wird mittels MRT oder CT (Abb. **H-1.11**) gesichert. Therapie der Wahl ist die Tumorentfernung. Zur Substitutionstherapie s. HVL- bzw. HHL-Insuffizienz, S. 728.

1.4.2 Endokrin inaktive Hypophysentumoren

Epidemiologie: zweithäufigste Hypophysentumoren.

1.4.2 Endokrin inaktive Hypophysentumoren

Epidemiologie: Mit etwa 20–40 % sind sie nach den endokrin-aktiven die **zweithäufigsten Hypophysentumoren**.

⊚ H-1.12 Endokrin inaktiver Hypophysentumor

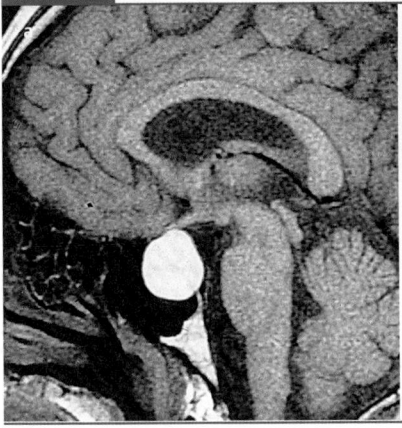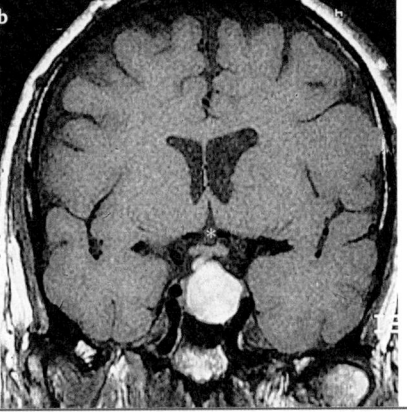

Die MRT-Aufnahmen (**a** sagittal, **b** koronar) zeigen einen großen, durch Einblutung (helles Signal im Hypophysenboden) zum Teil zystischen, bis zum Chiasma opticum (*) reichenden Tumor. Die endokrinologischen Untersuchungen ergaben keinen Hinweis auf einen endokrin aktiven Tumor. Infolge der Destruktion von normalem Gewebe der Adenohypophyse zeigte die Funktionsdiagnostik einen Ausfall der somato-, gonado- und adrenokortikotropen Hypophysenhormone.

Klinik: Die zum Zeitpunkt der Diagnostik meist bereits großen Tumoren führen durch Kompression und Destruktion zum partiellen oder kompletten **Ausfall der Hypophysenhormone** und/oder durch Druck auf das Chiasma opticum und/oder die Hirnnerven III, IV und VI zu **Sehstörungen** und **Gesichtsfeldausfällen**.

Klinik: durch Kompression und Destruktion partielle oder komplette **HVL-Insuffizienz** und/oder **Sehstörungen** und **Gesichtsfeldausfälle**.

Diagnostik und Differenzialdiagnose: Die Diagnose wird mittels MRT gesichert (Abb. **H-1.12**). Anschließend erfolgt die endokrinologische Diagnostik (s. S. 714), mit der eine Mehr- oder Mindersekretion adenotroper Hormone ausgeschlossen wird.

Diagnostik und Differenzialdiagnose:. Diagnosesicherung mittels MRT (Abb. **H-1.12**) und Labordiagnostik (s. S. 714).

Differenzialdiagnostisch sind **nicht** vom Hypophysengewebe ausgehende Tumoren (z. B. Metastasen, Kraniopharyngeome, Meningeome und granulomatöse Prozesse) auszuschließen.

Differenzialdiagnostisch sind **nicht** von der Hypophyse ausgehende Tumoren wie Metastasen, Kraniopharyngeome oder Meningeome auszuschließen.

Therapie: Ziel der Therapie ist die Resektion oder Verkleinerung des Tumors, möglichst unter Erhalt der noch bestehenden Hypophysenrestfunktion. Aufgrund der relativen Strahlenunempfindlichkeit der Tumoren ist die Therapie der Wahl die **mikrochirurgische Tumorresektion**. Supra- und parasellär reichende Tumoren müssen i. d. R. transkraniell operiert werden. Eine ergänzende Radiotherapie ist nur bei nicht vollständig operativ zu entfernenden Tumoren zu versuchen. Bei Therapieresistenz sollte eine medikamentöse Therapie mit einem Dopaminagonisten (z. B. Bromocriptin) oder dem Somatostatinanalogon Octreotid versucht werden (geringe Erfolgsaussichten). Die ausgefallenen Hypophysenpartialfunktionen müssen durch eine entsprechende **Substitutionstherapie** ausgeglichen werden.

Therapie: Therapie der Wahl ist die **operative Tumorresektion** unter Erhalt evtl. noch bestehender Hypophysenrestfunktionen. Die Radiatio ist nur bei nicht vollständig zu entfernenden Tumoren oder Inoperabilität indiziert, da die Tumoren meist wenig strahlenempfindlich sind. Bei HVL-Insuffizienz **Substitutionstherapie**.

▶ **Klinischer Fall:** Der 45-jährige Patient wird mit V. a. ein Prolaktinom überwiesen. Anamnestisch wird eine seit 3 Jahren bestehende zunehmende Müdigkeit, verbunden mit Leistungseinschränkung der körperlichen und intellektuellen Fähigkeiten, angegeben. Auf Befragen werden eine deutliche Kälteempfindlichkeit, trockene Haut, ein Nachlassen des Bartwuchses, eine Verminderung der Libido seit 3 Jahren, nach Einschätzung der Ehefrau 5 Jahren, angegeben. Die Hautpigmentierung nach UV-Bestrahlung sei im Vergleich zu früher vermindert. Außer Vitaminpräparaten nimmt der Patient keine Medikamente ein. Bei der **klinischen Untersuchung** fallen eine alabasterfarbene Gesichtshaut und etwas schütterer Bartwuchs auf. Die Haut erscheint blass, eine Gynäkomastie ist nicht nachweisbar. Hoden beidseits 10 ml Volumen.
Labor: Normochrome Anämie (Hb 12 g/dl, infolge Testosteronmangel bei Hypogonadismus). Gesamtcholesterin mit 300 mg/dl erhöht infolge einer Hypothyreose (fT$_4$ mit 0,4 pg/ml deutlich vermindert, TSH mit 1 µIE/ml relativ vermindert). Testosteron mit < 0,1 ng/ml

im präpuberalen Bereich, Gonadotropine mit < 1 µIE/ml vermindert, Kortisolexkretion im 24-h-Urin mit 36 µg erniedrigt, Aldosteron normal. Der nachfolgend durchgeführte Funktionstest mit gleichzeitiger Gabe der Releasing-Hormone GHRH, GnRH, CRH und TRH ergibt eine nahezu komplette HVL-Insuffizienz mit Ausfall der somato-, gonado-, thyreo- und adrenokortikotropen Partialfunktionen. Prolaktinbasalwert mit 90 ng/ml erhöht, jedoch nicht stimulierbar. Im **MRT** findet sich ein 2 × 2 cm großes Hypophysenadenom mit intra- und suprasellärer Ausdehnung, der Hypophysenstiel ist durch den Tumor abgeknickt (Ursache der Begleithyperprolaktinämie).
Diagnose: Endokrin nicht aktiver Hypophysentumor mit Begleithyperprolaktinämie.
Therapie: Fraktionierte Gabe von Hydrokortison (15-5-5 mg/d), danach einschleichende Substitutionsbehandlung mit L-Thyroxin (50 µg/d, nach 2 Wochen 100 µg). Substitution mit 250 mg Testosteronenanthat (Depot alle 2–3 Wochen). 4 Wochen später transsphenoidale Resektion des Hypophysenadenoms.

Nachsorge (Richtwerte bei stabilem Verlauf): Postoperativ sollten nach 1½, 3 und 6 Monaten, danach jährliche Kontrolluntersuchungen durchgeführt werden. Klinisch achtet man auf Symptome, die auf einen Ausfall der Hypophysen-

Nachsorge: Klinisch ist auf einen Ausfall der Hypophysenpartialfunktion zu achten, entsprechende Laborparameter sind zu bestimmen sowie jährliche Perimetrie und MRT.

partialfunktion hinweisen, eine laufende Substitutionstherapie ist ggf. zu kontrollieren. Im Serum werden IgF-1, TSH, T3, fT4, Gonadotropine und PRL bestimmt und im 24-h-Urin freies Kortison. Eine Perimetrie und ein MRT wird jährlich durchgeführt.

1.4.3 Erkrankungen des Hypophysenhinterlappens (HHL)

Diabetes insipidus centralis

▶ **Definition**

▶ **Definition:** Eine defizitäre Sekretion von ADH (Antidiuretisches Hormon = Adiuretin; Synonym: Vasopressin) des HHL führt zur Unfähigkeit der Nieren, bei Wasserentzug konzentrierten Harn zu bilden.

Epidemiologie: selten, v. a. Kinder und junge Erwachsene.

Epidemiologie: Es handelt sich um eine seltene Erkrankung, die vorzugsweise in der Kindheit und bei jungen Erwachsenen auftritt.

Ätiologie: Häufigste Ursache sind hier **Tumore** und granulomatöse Erkrankungen, **Schädel-Hirn-Traumen, neurochirurgische Eingriffe** und **Bestrahlungen** von Hypophyse/Hypothalamus. Die **idiopathische Form** ist selten, sie tritt meist; in der Kindheit auf. Sehr selten sind familiäre Formen.

Ätiologie: Häufigste Ursachen sind **Tumore** im Bereich des Hypothalamus und des oberen Hypophysenstiels sowie granulomatöse Erkrankungen, **Schädel-Hirn-Traumen, neurochirurgische Eingriffe** oder **Bestrahlungen** im Bereich von Hypophyse und Hypothalamus. Die seltenere **idiopathische Form** tritt meist bereits in der Kindheit auf. Man geht davon aus, dass eine anlagebedingte Verminderung Vasopressin-produzierender Neurone, sowie autoimmunologische Vorgänge (z. B. Antikörperbildung gegenüber ADH-produzierenden Neuronen) ursächlich sind. Sehr selten ist die familiäre Form, die dominant oder geschlechtsgebunden rezessiv vererbt wird.

Physiologische Grundlagen: Zentrales Effektorhormon der Wasserhomöostase ist das im Hypothalamus gebildete **ADH**. Die Freisetzung wird über hypothalamische Osmo- (s. u.) sowie arterielle und kardiale Barorezeptoren stimuliert.

Physiologische Grundlagen: Zentrales Effektorhormon der Wasserhomöostase ist das im Hypothalamus gebildete **antidiuretische Hormon** (**ADH,** Synonym **Vasopressin**). Es steuert den Natriumhaushalt und die Osmoregulation. Die ADH-Freisetzung wird über hypothalamische Osmo- (s. u.) sowie arterielle und kardiale Barorezeptoren stimuliert. Weitere Reize zur Sekretion sind z. B. Gefäßverletzungen, Erbrechen und Schmerz.

Beim Gesunden beträgt die Plasmaosmolalität konstant zwischen 280–295 mosmol/kg. Bei Übersteigen der Serumosmolalität > 280 mosmol/kg wird über eine Aktivierung hypothalamischer **Osmorezeptoren ADH** sezerniert und vermehrt renal Wasser rückresorbiert. An den Arteriolen bewirkt ADH eine **Vasokonstriktion**.

Beim Gesunden wird die Plasmaosmolalität in engen Grenzen konstant gehalten. Sie beträgt in Abhängigkeit von der Flüssigkeitszufuhr zwischen 280–295 mosmol/kg. ADH ist im Serum bei einer Osmolalität < 280 mosmol/kg nicht nachweisbar. Übersteigt die Serumosmolalität den Schwellenwert von 280 mosm/kg, werden hypothalamische **Osmorezeptoren** aktiviert, die einen raschen Anstieg der **ADH-Sekretion** vermitteln. Folge ist eine vermehrte **Rückresorption von Natrium und Wasser** an distalen Nierentubuli und Sammelrohren, die proportional zum Anstieg der Serumosmolalität erfolgt. An den Arteriolen bewirkt ADH eine **Vasokonstriktion** mit Blutdruckanstieg.

Der Gesunde scheidet ca. 1,5 l Urin/d aus (Urinosmolalität ca. 600 mosmol/kg). Beim Dursten kann die Urinmenge absinken (auf ca. 600 ml), die Urinkonzentration steigt an.

Die Urinausscheidung beträgt beim Gesunden ca. 1,5 l/d mit einer durchschnittlichen Urinosmolalität von 600 mosmol/kg. Beim Dursten kann die Urinmenge bis auf ca. 600 ml/d absinken, wobei dann die Urinkonzentration auf ≥ 850–1200 mosmol/kg ansteigt.

Pathogenese: Beim **zentralen (neurogenen) Diabetes insipidus** ist die Urinkonzentration durch die Wasserrückresorption in den distalen Nierentubuli vermindert oder aufgehoben (**Asthenurie**). Folge ist die Ausscheidung großer Mengen eines nahezu farblosen Urins (**Polyurie**). Bei der **partiellen Form** werden ca. **3–6 l Urin/d** ausgeschieden. Der Wasserverlust wird durch eine vermehrte Flüssigkeitsaufnahme (**Polydipsie**) ausgeglichen und eine Deydratation verhindert.

Pathogenese: Der **neurogene (zentrale) Diabetes insipidus** beruht auf einem **ADH-Mangel** des HHL. Konsekutiv ist die ADH-abhängige Urinkonzentrierung durch Wasserrückresorption in den distalen Nierentubuli und Sammelrohren vermindert oder nicht mehr möglich (**Asthenurie**). Es werden große Mengen eines nahezu farblosen Urins ausgeschieden (**Polyurie**). Bei **kompletten Verlaufsformen** betragen die Tagesvolumina **20–40 l** (selten), die Urinosmolalität liegt dann deutlich unter der des Serums (< 280 mosmol/kg) und das spezifische Gewicht des Urins beträgt < 1005 (normal: 1005–1030 g/l). Bei den häufiger auftretenden **partiellen Verlaufsformen** mit milderem Verlauf werden ca. **3–6 l Urin/d** ausgeschieden. Im Durstversuch ist hier ein Anstieg der Urinosmolalität bis auf max. 600 mosmol/kg möglich. Da das Durstzentrum beim Diabetes insipidus meist intakt bleibt, wird der Wasserverlust durch zwanghaften Durst mit **vermehrter Flüssigkeitsaufnahme (Polydipsie = häufiges Trinken)** ausgeglichen; eine Dehydratation wird dadurch verhindert.

Eine gefährliche **Dehydratation** kann schnell bei fehlender Flüssigkeitszufuhr, Tumoren, die das hypothalamische Durstzentrum zerstören sowie mangelnder Flüssigkeitszufuhr bei Bewusstseinsverlust entstehen. Folgen sind Schwäche, psychische Veränderungen und Fieber sowie schlimmstenfalls ein letaler Ausgang. Die Symptome gehen mit einer **Erhöhung des Hämatokrits** sowie stark **erhöhten Serumwerten** der **Osmolalität** und des **Natriums** (bis zu >160 mmol/l) einher.

Eine gefährliche **Dehydratation** kann z. B. bei fehlender Flüssigkeitszufuhr, Tumoren, die das hypothalamische Durstzentrum zerstören und bei Bewusstseinsverlust entstehen.

Klinik: Kardinalsymptome der Erkrankung sind die **Polyurie** verbunden mit einer **Polydipsie**. Der Anstieg der Serumosmolalität führt zu quälendem Durst mit zwanghaftem Charakter, wobei vorzugsweise kalte Getränke (auch nachts) konsumiert werden. Bei längerem Dursten kommt es zu einer **hypertonen Dehydratation** (S. 971).

Klinik: Kardinalsymptome sind **Polyurie** und **Polydipsie**. Der Anstieg der Serumosmolalität führt zu quälendem Durst mit zwanghaftem Charakter.

> ▶ **Merke:** Charakteristischerweise tritt die Erkrankung – im Gegensatz zur psychogenen Polydipsie – immer schlagartig auf.

◀ **Merke**

Diagnostik: Die wichtigsten Laborbefunde sind der nahezu **farblose, zucker- und eiweißfreie** Urin, ein erhöhtes Urinvolumen (> **3 l im 24-h-Urin)** und das niedrige spezifische Uringewicht (< 1005 g/l). Die Osmolalität im 24-h-Sammelurin liegt meist unterhalb der des Serums (275–300 mosmol/kg). Charakteristisch sind weiterhin **Hypernatriämie** und **Hyperosmolalität** des Serums.

Diagnostik: farbloser, zucker- und eiweißfreier Urin, **erhöhtes Urinvolumen** (> **3 l/24 h)**, spez. Uringewicht < 1005 g/l, Osmolalität des 24-h-Urins meist < 275–300 mosmol/kg, **Hypernatriämie** und **Hyperosmolalität** des Serums.

Die **Diagnosesicherung** erfolgt mit einem **Durstversuch,** der unter ärztlicher Aufsicht durchgeführt werden muss. Er sollte am Morgen beginnen und längstens 24 Stunden dauern. Unter Basalbedingungen werden zunächst Körpergewicht und Osmolalität im Serum und Urin bestimmt. Nach Beginn des Flüssigkeitsentzuges wird regelmäßig (idealerweise stündlich; mind. alle 3 h) die Osmolalität in Urinproben ermittelt und der Patient gewogen.

Die **Diagnosesicherung** erfolgt mittels **Durstversuch**, der am Morgen beginnen und längstens 24 h dauern sollte. Man bestimmt regelmäßig die Osmolalität in Urinproben.

Bleibt die Urinosmolalität < 290 mosmol/kg bei gleichzeitigem Anstieg der Serumosmolalität > 295 mosmol/kg, werden beim Erwachsenen 4 µg Desmopressin s. c. (oder 40 µg intranasal) verabreicht. 30 und 60 Minuten nach Applikation bestimmt man die Osmolalität in Urinproben. Beim Gesunden steigt die Urinosmolalität nach Desmopressingabe unabhängig vom zuletzt erreichten Wert um weniger als 9 % an, bei Patienten mit Diabetes insipidus centralis um mehr als 9 %. **Abbruchkriterien** beim Durstversuch sind Kreislaufstörungen oder ein Gewichtsverlust von mehr als 3 %.

Bleibt die Urinosmolalität < 290 mosmol/kg bei gleichzeitigem Anstieg der Serumosmolalität > 295 mosmol/kg, wird Desmopressin gegeben. Bei Patienten mit Diabetes insipidus centralis steigt die Urinosmolalität um mehr als 9 %.

≡ **H-1.10** | **Laborwerte bei zentral- und renal-bedingtem Diabetes insipidus sowie psychogener Polydipsie vor und nach Desmopressingabe**

	Urinosmolalität	Plasmaosmolalität	Desmopressin-Effekt
Diabetes insipidus centralis	erniedrigt (< 290 mosmol/kg)	hoch	Anstieg der Urinosmolalität (> 9 %)
Diabetes insipidus renalis	erniedrigt	hoch	kein Anstieg
psychogene Polydipsie	erniedrigt	erniedrigt	geringer Anstieg der Urinosmolalität (< 9 %)

≡ **H-1.11** | **Substitutionstherapie bei HHL-Insuffizienz**

fehlendes Hormon	Substitution	Kontrollparameter
ADH (= Vasopressin)	▪ Desmopressin (DDAVP = 1-Desamino-8-D-Arginin-Vasopressin, z. B. Minirin) ▪ Dosierung: 1–2 × 10–20 µg/d intranasal oder 2–3 × 0,1 mg/d oral (Behandlungsbeginn), individuelle Tagesdosis: 0,2–1,2 mg	▪ Urinvolumen ▪ Plasma und Urinosmolalität (Durst)

> ▶ **Merke:** Nimmt während des Durstens die Diurese auf < 0,5 ml/min ab und steigt das spezifische Gewicht des Urins > 1020 g/l und die Osmolalität > 800 mosmol/kg an, ist ein Diabetes insipidus ausgeschlossen.

◀ **Merke**

Bei Diabetes insipidus centralis wird zur Lokalisationsdiagnostik ein **MRT oder CT des Gehirns** angefertigt.

Bei Vorliegen eines Diabetes insipidus centralis wird zur Lokalisationsdiagnostik ein **MRT oder CT des Gehirns** angefertigt, um ggf. Raumforderungen (Tumoren oder Zysten) im Bereich von Hypothalamus oder Hypophyse zu erfassen bzw. auszuschließen.

Differenzialdiagnose: z.B. Diabetes mellitus, polyurische Nierenerkrankung, Hyperkalzämie und psychogen bedingte Polydipsie. Bei **nephrogen bedingtem Diabetes insipidus** steigt die Urinosmolalität nach Desmopressingabe nicht an (Tab. **H-1.10**); die vermehrte Urinausscheidung bleibt unbeeinflusst.

Differenzialdiagnose: Auszuschließen sind **Diabetes mellitus, polyurische Nierenerkrankung, Hyperkalzämie, Hypokaliämie** und **psychogene Polydipsie**. Wie bei Gesunden nimmt die Urinosmolalität nach Desmopressingabe um weniger als 9 % zu. Beruht die Polyurie auf einem **nephrogen bedingten Diabetes insipidus** (Diabetes insipidus renalis) steigt die Urinosmolalität nach Desmopressingabe nicht an (Tab. **H-1.10**). Die vermehrte Urinausscheidung bleibt unbeeinflusst. Der renale Diabetes insipidus kommt infolge eines fehlenden Ansprechens des distalen Tubulus auf die Wirkung von ADH zustande.

Therapie: Die Behandlung mit **Desmopressin** ist die Therapie der Wahl. Es kann intranasal oder in Tablettenform verabreicht werden (Tab. **H-1.11**).

Therapie: Im Rahmen der kausalen Therapie wird bei symptomatischen Formen das Grundleiden behandelt (z.B. Tumorentfernung). Die symptomatische Therapie mit **Desmopressin** (synthetisches, lang wirksames Arginin-Vasopressin-Derivat) ist heute die Therapie der Wahl. Es kann intranasal (Lösung zum Einsprühen in die Nase) oder in Tablettenform verabreicht werden (Tab. **H-1.11**).

Verlauf und Prognose: Normalisierung der Urinausscheidung durch Desmopressingabe. Die Grundkrankheit bestimmt die Prognose.

Verlauf und Prognose: Durch Desmopressingabe normalisiert sich die Urinausscheidung und die Patienten werden auf Dauer beschwerdefrei. Bei organisch bedingten Formen der Erkrankung (z.B. Tumoren, Granulomatose) hängt die Prognose von der Grundkrankheit ab, beispielsweise ist ein Diabetes insipidus, der postoperativ nach einer Hypophysenoperation auftritt, zumeist passagerer Natur.

Syndrom der inadäquaten ADH-Bildung (SIADH)

▶ **Synonym**

▶ **Synonym:** Schwartz-Bartter-Syndrom

▶ **Definition**

▶ **Definition:** Inadäquat hohe ADH-Sekretion bei gleichzeitiger Wasserretention und Verdünnungshyponatriämie (subnormale Serumosmolalität).

Ätiopathogenese: Das SIADH-Syndrom wird durch eine **hypothalamische** (orthotope) oder **extrazerebrale** (ektope) ADH-Überproduktion verursacht. Die orthotope ADH-Überproduktion kann Folge von ZNS- und pulmonalen Tumoren (z.B. kleinzelliges Bronchial-Ca), Schädel-Hirn-Traumata, Blutungen und Entzündungen sein. Auch **Medikamente** (z.B. trizyklische Antidepressiva) und endokrine Erkrankungen (z.B eine primäre Nebenniereninsuffizienz) können das SIADH-Syndrom verursachen.

Ätiopathogenese: Ursächlich ist eine **hypothalamische** (orthotope) oder **extrazerebrale** (ektope) ADH-Überproduktion. Die orthotope ADH-Überproduktion kann sich als Folge zentralnervöser und pulmonaler Erkrankungen wie Tumoren (z.B. kleinzelliges Bronchial-Ca), Schädel-Hirn-Traumata, Schlaganfall, Blutungen oder Thrombosen und Entzündungen entwickeln. Auch **Medikamente** oder Substanzen, die die ADH-Freisetzung stimulieren oder seine Wirkung verstärken (trizyklische Antidepressiva, Carbamazepin, Chlorpropramid, Vincristin, Cyclophosphamid und Anästhetika) können das SIADH-Syndrom verursachen. Die extrazerebrale ADH-Sekretion kann bei einer Reihe von Neoplasien (v.a. bei Bronchial- und Pankreaskarzinom) als **paraneoplastisches Syndrom** auftreten. Endokrine Erkrankungen wie eine schwere HVL-Insuffizienz, eine Hypothyreose oder eine primäre Nebenniereninsuffizienz können ebenfalls mit erhöhten ADH-Spiegeln einhergehen.

Beim **Gesunden** wird bei subnormaler Serumosmolalität die ADH-Sekretion eingestellt. Beim **SIADH** führt die fortbestehende ADH-Sekretion bzw. eine durch Medikamente verstärkte Hormonwirkung zur **Ausscheidung eines inadäquat konzentrierten Urins** (Osmolalität > 300 mosmol/kg) und im Serum zur Hyponatriämie und Hypervolämie.

Beim **Gesunden** bewirkt eine subnormale Serumosmolalität eine Drosselung der ADH-Sekretion. Beim **SIADH** führt die fortbestehende inadäquate ADH-Sekretion bzw. eine durch Medikamente gesteigerte Wirkung zur **Ausscheidung eines inadäquat konzentrierten Urins** (Osmolalität > 300 mosmol/kg). Die trotz Hyponatriämie fortdauernde Natriumausscheidung im Urin wird durch die Hypervolämie, die Suppression des Renin-Angiotensin-Aldosteron-Systems (RAAS) sowie die gesteigerte Sekretion des atrionatriuretischen Peptids (ANP) verursacht. Unklar ist, warum es bei diesem Syndrom trotz Vorliegens einer Hypervolämie nicht zur Ausbildung von Ödemen und Aszites kommt.

Klinik: Ausmaß und Geschwindigkeit des Abfalls von Serumnatrium bestimmen das klinische Bild. Nimmt die Serumosmolalität **langsam** ab, können die Patienten bis zu einer Serumnatriumkonzentration von 120 mmol/l beschwerdefrei sein; gelegentlich treten **Kopfschmerzen, Schläfrigkeit** und Apathie auf. Bei **schneller** Abnahme kommt es zu Kopfschmerzen, Brechreiz und Erbrechen. Bei weiterem Abfall des Serumnatriums (< 120 mmol/l) resultieren als Folge eines sich entwickelnden Hirnödems Unruhe, Verwirrtheit, schließlich Krämpfe und Koma.

Klinik: Bei schnellem Abfall des Serumnatriums treten **Kopfschmerzen, Brechreiz** und Erbrechen auf. Bei Abfall des Serumnatriums < 120 mmol/l kommt es zu einem Hirnödem mit Unruhe, Verwirrtheit, schließlich Krämpfen und Koma.

Diagnostik: Die Diagnose wird aufgrund der Anamnese, des klinischen Befundes (positive Flüssigkeitsbilanz **ohne** Vorliegen von peripheren Ödemen) und der typischen Laborkonstellation (bei intakter Nebennieren- und Nierenfunktion) gestellt.

- **Hyponatriämie** (< 130 mmol/l) im **Serum, Hypoosmolalität** (< 270 mosmol/kg), niedrige bzw. erniedrigte Harnstoff- und Harnsäurewerte.
- inadäquat hohe Osmolalität im **Urin** bei fortbestehender Natriumexkretion (Urinosmolalität > Serumosmolalität).

Die Diagnosesicherung erfolgt durch die Bestimmung des **ADH-Spiegels im Serum**, die trotz einer subnormalen Serumosmolalität **erhöht** bzw. messbar ist (erniedrigt bei anderen Hyponatriämie-Formen).

Diagnostik: Die Diagnose wird aufgrund von Anamnese, klinischem Befund (positive Flüssigkeitsbilanz **ohne** Ödeme und Aszites) und der typischen Laborkonstellation gestellt. **Im Serum: Hyponatriämie, Hypoosmolalität,** niedrige Harnstoff- und Harnsäurewerte. **Im Urin:** inadäquat hohe Osmolalität. Diagnosesicherung durch Bestimmung des Serum-ADH-Spiegels.

Differenzialdiagnose: Die Hyponatriämie bei schwerer Herzinsuffizienz führt im Gegensatz zum SIADH zur Bildung peripherer Ödeme, wobei hier die Natriurese im Urin (infolge der Aktivierung des RAAS) vermindert ist. Die Hyponatriämie bei der primären NNR-Insuffizienz wird durch Kochsalzverlust infolge von Erbrechen und Durchfall bedingt. Hier finden sich eine Hypovolämie, eine Hyperkaliämie und Hyperkalzämie, verbunden mit orthostatischer Kreislaufdysregulation.

Differenzialdiagnose: Hyponatriämie bei schwerer Herz- und primärer NNR-Insuffizienz.

Therapie: Falls die Ursache des Syndroms bekannt ist und kausal behandelt werden kann, ist bis zu deren Beseitigung die **Restriktion der täglichen Flüssigkeitszufuhr** auf ca. 0,8–1 l die wichtigste Maßnahme. Die hiermit erzielte negative Flüssigkeitsbilanz führt zu einer allmählichen Gewichtsreduktion, einer Verbesserung der klinischen Symptomatik und einem Anstieg von Natrium und der Osmolalität im Serum.
Bei ausgeprägter Hyponatriämie, die zu schwerwiegenden neurologischen Symptomen (Konfusion) geführt hat, infundiert man unter Fortführung der Flüssigkeitsrestriktion **langsam 200–300 ml einer 5 %igen Kochsalzlösung.**

Therapie: Die primäre Therapie ist die **Restriktion der Flüssigkeitszufuhr** auf 0,8–1 l/d.

Bei ausgeprägter Hyponatriämie infundiert man unter Fortführung der Flüssigkeitsrestriktion **langsam** 200–300 ml 5 %ige Kochsalzlösung.

▶ **Merke:** Eine zu rasche Normalisierung des Serumnatriums ist unbedingt zu vermeiden! Zur Verhinderung zerebraler Schäden (zentrale pontine Myelinolyse) muss die Infusion **langsam** (im Zeitraum von 4–6 h) erfolgen.

◀ **Merke**

Zur ADH-Blockierung am distalen Tubulus kann **Demeclocyclin** (in Deutschland nicht im Handel; erhältlich über die Internationale Apotheke; 900–1200 mg/d) eingesetzt werden, wobei auf Nebenwirkungen wie die Entwicklung einer Niereninsuffizienz oder das Auftreten von Superinfektionen geachtet werden muss.

Demeclocyclin ermöglicht eine renale ADH-Blockierung.

2 Schilddrüse

2.1 Anatomische und physiologische Grundlagen

2.1 Anatomische und physiologische Grundlagen

Anatomie: Die beiden Schilddrüsenlappen liegen in Höhe des Kehlkopfes schmetterlingsförmig rechts und links neben der Trachea, sie sind durch den Isthmus miteinander verbunden. Gelegentlich verläuft ein Ausläufer (Lobus pyramidalis) nach kranial in Richtung Zungengrund. Wesentliche Blutzuflüsse sind die paarigen oberen und unteren Aa. thyreoidales. Die A. thyreoida inferior wird auf beiden Seiten vom N. laryngeus reccurens gekreuzt (bei Operationen zu beachten!).

Anatomie: Die beiden Schilddrüsenlappen liegen schmetterlingsförmig beidseits der Trachea und sind durch den Isthmus miteinander verbunden. Die Blutversorgung wird durch die oberen und unteren Aa. thyreoidales sichergestellt.

Histologie: Das Schilddrüsenparenchym besteht aus Follikeln, deren Inhalt (das sog. Kolloid, welches aus Thyreoglobulin besteht) von den Thyreozyten umgrenzt wird. Die einzelnen Follikel sind von blut- und lyphmphgefäßreichem Bindegewebsstroma umgeben. Hier liegen in Zwickeln angereichert auch die kalzitoninproduzierenden C-Zellen.

Histologie: Das Schilddrüsenparenchym besteht aus Follikeln, deren Inhalt (Kolloid) von Thyreozyten umgrenzt wird.

Regelkreislauf: Die Funktion der Schilddrüse wird in einer hypothalamo-hypophysären-peripheren Hormonachse gesteuert, deren Zentrum im **Hypothalamus** liegt. Tonisch bzw. vermehrt bei erhöhtem peripherem Bedarf wird **TRH** (thyreotropin releasing hormone) vom Hypothalamus sezerniert, das im **Hypophysenvorderlappen** (HVL) die Ausschüttung von **TSH** (thyroid stimulating hormone) anregt. TSH stimuliert die Biosynthese und Sekretion der Schilddrüsenhormone **L-Thyroxin (T_4)** und **Trijodthyronin (T_3)**. Der Regelkreis schließt sich, indem im Serum befindliche freie (also nicht proteingebundene) Schilddrüsenhormone ihrerseits Einfluss auf die TSH- bzw. TRH- Sekretion haben. Bei einem hohen Schilddrüsenhormonspiegel, lässt der zentrale Stimulus nach und die Hormonproduktion sinkt (negatives feedback) und umgekehrt. Zur Bildung der Schildrüsenhormone in den Thyreozyten s. Abb. **H-2.1**.

Regelkreislauf: Der **Hypothalamus** sezerniert **TRH**, das im **Hypophysenvorderlappen** (HVL) die **TSH**-Sekretion stimuliert. **TSH** stimuliert in der **Schilddrüse** die Biosynthese und Ausschüttung von T_3 und T_4 (Abb. **H-2.1**).

Hormonsynthese: Wichtiger Baustein der Schilddrüsenhormone ist das Jodid (I^-). Es wird mittels des Natrium-Jodid-Symporters (NJS) vom Thyreozyten aufgenommen, zu I_2 oxidiert und angereichert (**Jodination**). Im Thyreoglobulinkomplex wird es an Tyrosin gekoppelt (**Jodisation**), es entstehen Mono- und Dijodtyrosin (MJT, DJT). Diese werden durch **Koppelung zu T_4 bzw T_3** vereinigt und im **Thyreoglobulin** gespeichert. Durch Proteolyse des Thyreoglobulins werden T_4 und T_3 bei Bedarf ins Blut abgegeben und dort wiederum zum größten Teil an verschiedene Eiweiße gebunden (thyroxinbindendes Globulin = **TBG**, thyroxinbindendes Präalbumin = **TBPA** und **Albumin**) (Abb. **H-2.1b**).
Nur ein sehr geringer Teil der Schilddrüsenhormone liegt in der biologisch aktiven, freien Form vor, wobei T_3 das biologisch weitaus aktivere Hormon ist. Bei der Sekretion beträgt das Verhältnis von T_4 zu T_3 für die freie Form etwa 10 : 1, T_3 kann aber bedarfsweise in den Endorganzellen aus T_4 durch Konversion (Abspaltung eines Jodatoms durch das Enzym Dejodase) erzeugt werden (in gleicher Menge entsteht dabei das hormonell inaktive rT_3). Die biologische Halbwertzeit für T_4 liegt bei ca. 190, die für T_3 bei ca. 19 Stunden.

Hormonsynthese: Jodid (I^-) wird in der Schilddrüse **jodiniert** (zu I_2), bei der **Jodisation** entstehen **Mono- und Dijodtyrosin (MJT, DJT)**, durch Kopplung T_4 und T_3. Sie liegen **im Thyreoglobulin gespeichert** vor. Im Blut kreisen T_4 (HWZ 1 Woche) und T_3 (HWZ 1 Tag), gebunden an TBG, TBPA und Albumin (Abb. **H-2.1b**).

Nur ein sehr geringer Teil der Schilddrüsenhormone liegt in der biologisch aktiven, freien Form vor, wobei T_3 das biologisch weitaus aktivere Hormon ist. Bei der Sekretion beträgt das Verhältnis von T_4 zu T_3 für die freie Form etwa 10 : 1.

Biologische Wirkung: Schilddrüsenhormone fördern den **Cholesterinabbau** und steigern den **Umsatz der freien Fettsäuren** – sie sind essenzielle Faktoren für Wachstum, Reifung und Stoffwechsel (**Wärmehaushalt**). Sie beschleunigen den Grundumsatz, induzieren Wachstum und Reifung des Gehirns sowie des Skelettsystems, **normalisieren die Nervenerregbarkeit** (Mangel führt zur Apathie, Exzession zur Hypererregbarkeit), tragen zur Muskelkontraktion bei (Mangel führt zu Myopathie und Reflexverlangsamung), **aktivieren** den Knochenstoffwechsel, hemmen die Glykogen- und Proteinsynthese und **erhöhen die Sensibilität des Herzmuskels gegenüber Katecholaminen.**

Biologische Wirkung: Schilddrüsenhormone **beschleunigen** den **Grundumsatz** und den **Lipidstoffwechsel**, ermöglichen **Wachstum und Reifung** von Gehirn und Skelett, **aktivieren Nervensystem, Muskelfunktion, Knochenstoffwechsel**, hemmen die Glykogen- und Proteinsynthese und **steigern die Katecholaminempfindlichkeit** des Herzmuskels.

◎ H-2.1 **Anatomie der Schilddrüse (a) und Bildung der Schilddrüsenhormone in den Thyreozyten (b)**

◎ H-2.1

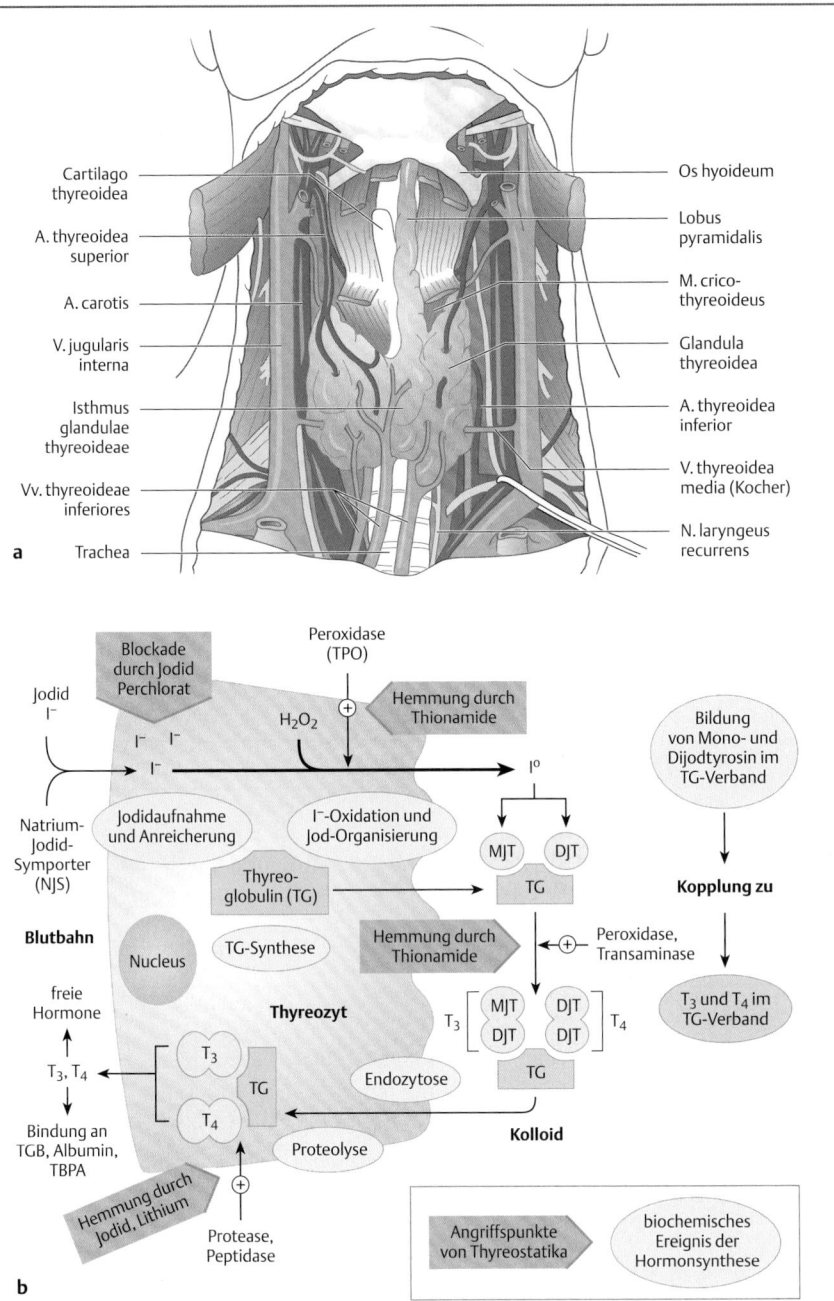

a

b

2.2   Diagnostische Methoden

s. Tab. **H-2.1**.

2.2 Diagnostische Methoden

Der diagnostische Prozess beginnt bei V. a. eine Schilddrüsenerkrankung mit der Anamneseerhebung. Weiterhin gilt es Größe, Morphologie (s. Tab. **H-2.1**) und Funktion (s. S. 741) der Schilddrüse zu bestimmen.

2.2.1 Anamnese

Anamnestisch gezielt Fragen nach: Symptomen einer Struma, Hypo- oder Hyperthyreose, Medikamenteneinnahme, Schilddrüsenerkrankungen innerhalb der Familie, Kontrastmittelapplikationen.

2.2.1 Anamnese

Besteht der V. a. eine Schilddrüsenerkrankung dient die Anamnese dem Abfragen von Leitsymptomen der großen Entitäten: Struma, Hyperthyreose, Hypothyreose (s. jeweils dort). Daneben treten die Möglichkeiten einer Entzündung oder eines Tumors mit entsprechenden Anschlussfragen. Familiäre Schilddrüsenerkrankungen sind wie auch die Medikamenteneinnahme gezielt zu erfragen. Auch eine in den letzten Wochen erfolgte Kontrastmittelapplikation ist zu eruieren.

2.2.2 Körperliche Untersuchung

Inspektion und Palpation: Die Untersuchung beginnt mit der Palpation: **Größe**, **Oberflächenbeschaffenheit** und **Verschieblichkeit** werden geprüft, nach Lymphomen ist zu suchen. **Retrosternale Anteile** können z. T. durch Schluckbewegungen tastbar gemacht werden.

2.2.2 Körperliche Untersuchung

Inspektion und Palpation: Die Untersuchung beginnt immer mit der Inspektion (sichtbare Struma?, zusätzliche Zeichen wie Halsvenenstauung o. a. ?) und der Palpation der Schilddrüse. Letztere wird am besten von hinten am sitzenden Patienten durchgeführt. Zu achten ist auf **Größe** und **Beschaffenheit** des Organs: eine gesunde Schilddrüse ist nicht tastbar, erst das vergrößerte Organ. Oberflächliche Knoten können recht gut palpiert, r**etrosternale Anteile** z. T. durch Schluckbewegungen tastbar gemacht werden. Die vorderen seitlichen Lymphstränge sind nach vergrößerten Lymphknoten abzutasten (z. B. bei Tumorverdacht).

▶ Merke

▶ **Merke:** Eine normal große Schilddrüse ist nicht tastbar.

Auskultation: Bei Trachealeinengung kann ein **Stridor,** bei einer Immunhyperthyreose ein **Gefäßrauschen** zu hören sein.

Auskultation: Bei relevanter Trachealeinengung ist ein **Stridor** auskultierbar, bei einer stark vaskularisierten Struma, z. B. im Rahmen einer Immunhyperthyreose, evtl. ein **Gefäßrauschen.**

≡ H-2.1	Schilddrüsen-Untersuchungsmethoden zu Größe und Morphologie
Maßnahme	**Aussagen**
Inspektion und Palpation	▪ Größe, Konsistenz, Schluckverschieblichkeit, kaudale Abgrenzbarkeit, „Schwirren"
Messung/Halsumfang	▪ Veränderungen im Verlauf bzw. unter Therapie
Sonographie	▪ diffuse Echoarmut: Immunthyreopathie, Entzündung? ▪ „Knoten" ▪ echodicht: Adenom? Verkalkung? ▪ echogleich: Adenom? (äußerst selten Malignom) ▪ echoarm: Adenom?, Malignom? ▪ echofrei: Flüssigkeit, Zyste (eingeschmolzene Nekrose, z. B. Malignom)
Szintigraphie Radionuklide ^{99m}Tc-Pertechnetat ^{123}I	▪ „kalter Knoten" – lokal fehlende Isotopenaufnahme: Zyste – Adenom? Malignom**?** Narbe? ▪ „warmer", „heißer" Knoten: lokale Überfunktion – autonomes Adenom? ▪ lokal oder diffus gesteigerte Aufnahme: überfunktionierendes Gewebe? ▪ diffuse Minderspeicherung: Jodblockade? Entzündung?
Ganzkörper-Szintigraphie	▪ Nachsorge eines papillären und follikulären Schilddrüsenkarzinoms: Restspeicherung? Metastasen?
Röntgen	▪ substernale Struma, Trachealweite, Lungenmetastasen
CT, MRT	▪ Analyse substernaler Strumaanteile, Metastasensuche
Feinnadelbiopsie	▪ Abklärung verdächtiger Knoten („echoarm", „kalt"), Zystenentleerung ▪ Abklärung bei V. a. Thyreoiditis

2.2.3 Bildgebende Diagnostik

Sonographie

Indikationen: Unter den bildgebenden Verfahren ist die Sonographie obligater Bestandteil der Basisdiagnostik und steht bei der bildgebenden Diagnostik an erster Stelle. Die Sonographie lässt eine exakte Größenbestimmung der Schilddrüse zu. Die Formel Länge x Breite x Dicke (in cm) x 0,5 ermöglicht die Volumenbestimmung eines Lappens, wobei das Schilddrüsenvolumen des Gesamtorgans bei Frauen max. 20 ml, bei Männern max. 25 ml betragen sollte.

Morphologie: Die Morphologie der gesunden Schilddrüse ist homogen und echoreicher als die umgebende Halsmuskulatur (Abb. **H-2.2**). Vom Normalbild abweichende Schallmuster werden als echoreicher oder echoärmer bezeichnet.

Typische Befunde: Echoreichere Knoten sind zumeist unverdächtig, gelegentlich findet man auch kalkdichte Areale im Sinne regressiver Veränderungen nach Einblutung oder Entzündung. **Echoarme Areale** können sich sowohl bei lokalen Entzündungen, als auch bei Tumoren einschließlich Malignomen zeigen. Diffus echoarm imponieren Immunthyreopathien. **Echofrei** oder **echoleer** sind Zysten sowie erweiterte Blutgefäße.

2.2.3 Bildgebende Diagnostik

Sonographie

Indikationen: Obligater Bestandteil der Basisdiagnostik. Die Sonographie lässt eine exakte Größenbestimmung der Schilddrüse zu. Das Schilddrüsenvolumen sollte bei Frauen ≤ 20 ml, bei Männern ≤ 25 ml betragen.

Morphologie: Die normale Schilddrüse (Abb. **H-2.2**) stellt sich homogen und „echonormal" dar.

Typische Befunde: Es kommen **echoreiche, echoarme** und **echofreie** Abweichungen vor. Entzündungen, eine Immunhyperthyreose, das autonome Adenom und Malignome können sich sich echoarm zeigen, Zysten sind echofrei.

⊙ H-2.2 | Sonographie der Schilddrüse

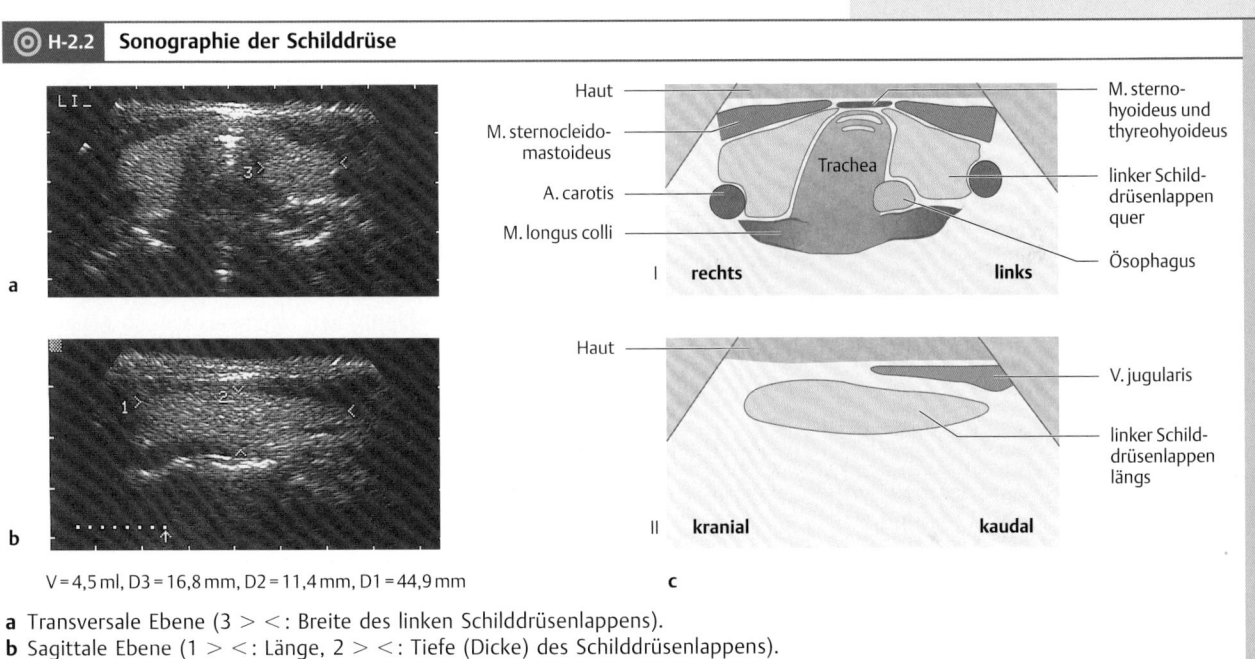

$V = 4,5 \, ml$, $D3 = 16,8 \, mm$, $D2 = 11,4 \, mm$, $D1 = 44,9 \, mm$

a Transversale Ebene (3 > <: Breite des linken Schilddrüsenlappens).
b Sagittale Ebene (1 > <: Länge, 2 > <: Tiefe (Dicke) des Schilddrüsenlappens).
c Topographie zu den dargestellten Schnittebenen **a** und **b**.

Szintigraphie

Prinzip: Verabreicht wird ein Isotop mit kurzer Halbwertszeit (z. B. ^{99m}Technetium-Pertechnetat), das von den Thyreozyten, ähnlich wie sonst Jodid, aufgenommen, gespeichert und von einer Gamma-Kamera in ein Bild umgesetzt wird.

Indikationen: Auffällige Befunde (z. B. ein echoarmer Bezirk) im Ultraschallbild, wie auch die Abklärung bei V. a. eine Schilddrüsenüberfunktion (insbesondere die DD zwischen **diffuser Hyperthyreose und lokaler Autonomie**). Besondere Bedeutung besitzt die Szintigraphie bei der **Kontrolle** des Therapieerfolges differenzierter **Schilddrüsenkarzinome** (papilläres und follikuläres Schilddrüsenkarzinom; s. S. 765 ff).

Typische Befunde: Minderspeichernde Areale werden als „kalt" bezeichnet. Zu ihnen gehören Zysten oder Adenome ohne ausreichende lokale Funktion der Thyreozyten. Auch Malignome sind in der Regel szintigraphisch „kalt".

Szintigraphie

Prinzip: Gabe eines Isotops mit kurzer Halbwertszeit (z. B. ^{99m}TcO$_4$), das von den Thyreozyten gespeichert und von einer Gamma-Kamera in ein Bild umgesetzt wird.

Indikationen: bei **Fragen der Überfunktion** (diffus oder lokal = autonomes Adenom), **Knotenbildungen** und **Tumorverdacht** sowie zur **Kontrolle** des Therapieerfolges bei papillären und follikulären **Schilddrüsenkarzinomen**.

Typische Befunde: Malignome sind meist **szintigraphisch „kalt"** (= minderspeichernd).

▶ **Merke:** Szintigraphisch kalte, sonographisch echoarme (nicht-zystische) Knoten sind verdächtig auf ein Malignom und müssen weiter abgeklärt werden.

Bei einem vermehrt speichernden = **warmen Knoten** (V. a. autonomes Adenom, Abb. **H-2.10**) kann durch Übersteuerung der Gammakamera das supprimierte gesunde Schilddrüsengewebe nachgewiesen werden.

In Überfunktion befindliches Gewebe speichert hingegen vermehrt Radionuklid– autonome Adenome zeichnen sich daher als **„warme" oder „heiße"** Knoten ab (s. auch Abb. **H-2.10**, S. 756). Im Gegensatz zum warmen Knoten, der im Bereich des (kompensierten) Adenoms intensiv, aber auch in seiner Umgebung in normalem Umfang Radionuklid anreichert, speichert das dekompensierte autonome Schilddrüsenadenom so stark, dass das benachbarte gesunde Gewebe gar nicht dargestellt wird (durch Übersteuerung der Gammakamera gelingt hier im Zweifelsfall der Nachweis der Präsenz der Restschilddrüse).

sonst: **Suppressionsszintigraphie** zum Ausschluss oder Nachweis autonomen Gewebes.

Ist bei einer unregelmäßigen Speicherung in einer regressiv veränderten Schilddrüse unklar, ob multiple oder disseminierte Autonomien vorliegen, dient die **Suppressionsszintigraphie** der Differenzierung. Hierbei wird der ^{99m}Tc-uptake (TcTU), nach Gabe von Trijodthyronin in suppressiver Dosis (7 Tage lang 60 µg), bestimmt: Normal funktionierende Drüsenanteile lassen sich supprimieren, autonome nicht.

▶ **Merke:** Die vollständige Aussage zum Befund einer Schilddrüse wird in der Regel erst aus der Kombination: Palpation, Sonographie, Szintigraphie (im Falle lokaler Auffälligkeiten) und Labordiagnostik erbracht.

Röntgen

Indikationen: Röntgenologisch können eine **Trachealeinengung** und „Downhill"-Varizen erfasst werden.

Röntgen

Indikationen: Radiologische Verfahren (Tracheazielaufnahme, Ösophagusbreischluck) dienen der **indirekten Größenbeurteilung** einer **retrosternalen Struma** (die sonographisch nicht erfassbar ist) anhand der **Trachealeinengung** („Säbelscheidentrachea") sowie dem angiographischen Nachweis von so genannten „Downhill"-Varizen bei großen Strumen (diese durch Druck im oberen Mediastinum entstehenden Varizen des oberen Ösophagusdrittels stehen im Gegensatz zu den distalen Varizen bei portalem Hochdruck). Bei V. a. Tracheomalazie sind Funktionsaufnahmen unter Druck und Sog (Valsalva-Versuch) indiziert.

Computertomographie (CT), Magnetresonanztomographie (MRT)

Indikationen: Die CT wird zur Suche nach substernalen Strumaanteilen oder Metastasen eingesetzt (**cave jodhaltige Kontrastmittel).**

Computertomographie (CT), Magnetresonanztomographie (MRT)

Indiaktionen: Die CT wird zur Abklärung eines substernalen Strumasitzes oder zur Metastasensuche im Brustraum eingesetzt. Bei **Gabe jodhaltiger Kontrastmittel** ist zu bedenken, dass sich die beim Thyreozytenkarzinom an die Operation anschließende erforderliche Radiojodtherapie durch Jodblockade über Monate verzögern kann.

Mittels CT bzw. MRT (und auch sonographisch) ist die endokrine Orbitopathie (s. S. 754) nachweisbar.

Die CT bzw. MRT findet (wie auch die Sonographie) in Zweifelsfällen bei der Diagnosestellung der endokrinen Orbitopathie (Nachweis verdickter Augenmuskeln, s. S. 754) Anwendung.

2.2.4 Feinnadelpunktion

2.2.4 Feinnadelpunktion

2.2.4 Feinnadelpunktion

Prinzip: Durch fächerförmiges Punktieren unter Sog lassen sich Zellen und Zellverbände gewinnen, die eine zytologische Aussage ermöglichen (in der Regel unter sonographischer Kontrolle).

Indikationen: Mittels Feinnadelpunktion werden verdächtige Knoten (sonographisch echoarm, szintigraphisch kalt) zytologisch abgeklärt.

Indikationen: Sie dient der zytologischen Abklärung sono- oder szintigraphisch verdächtiger Areale. An erster Stelle sind sonographisch echoarme (szintigraphisch kalte) Knoten ab 1 cm Durchmesser abklärungswürdig.
Im Hinblick auf die Treffsicherheit bei Malignomen ist in 61 % ein tumorpositiver Befund zu erheben, in 33 % ein verdächtiger Befund – falsch negativ sind etwa 6 % der Punktionen.

▶ **Merke:** Ein sicherer Tumorausschluss ist mit der Feinnadelpunktion nicht möglich.

Dennoch macht die vorliegende Zytologie die Operationsplanung sicherer (z. B. muss bei verdächtiger Zytologie von vornherein eine längere Operationszeit einkalkuliert werden). Zysten lassen sich durch Punktion gut verkleinern. Biopsien aus der Schilddrüse werden kaum noch durchgeführt (gelegentlich zur Verifizierung eines anaplastischen Karzinoms sowie in Ausnahmefällen einer Thyreoiditis de Quervain).

Das Punktionsergebnis erleichtert aber die Operationsplanung. Zysten können durch Punktion verkleinert werden.

Biopsien sind selten erforderlich, ggf. zum Nachweis eines anaplastischen Karzinoms oder einer Thyreoiditis de Quervain.

2.2.5 Schilddrüsenfunktionsparameter

TSH: Der Ausschluss einer Schilddrüsenfunktionsstörung ist im Grunde allein durch die Bestimmung des basalen (d. h. nicht durch Stimulationsverfahren angeregten) TSH möglich. Dieser sehr sensitive Parameter kann eine Funktionsstörung der Schildrüse bereits dann anzeigen, wenn die peripheren Schilddrüsenhormone noch im Normbereich liegen (= latente Funktionsstörung). So wird z. B. bei einer latenten Hyperthyreose die vermehrte Produktion von Schilddrüsenhormon zunächst durch ein Absinken des TSH-Spiegels gegenreguliert, der periphere Hormonspiegel liegt noch im Normbereich.

TRH-Test: Extrem selten führen hypothalamische oder hypophysäre Störungen zu einer Veränderung der TSH-Sekretion (sekundäre oder tertiäre Hypo- bzw. Hyperthyreose). Bei nicht messbarem TSH und im Grauzonenbereich (0,1–0,3 mU/l) ist ein TRH-Test (Stimulationstest bei dem der TSH-Spiegel vor und nach i. v.-Gabe von TRH bestimmt wird, s. auch S. 715) zu empfehlen. Selten gilt dies auch für den oberen Normbereich um 4 mU/l bei der Frage einer latenten oder manifesten Hypothyreose.

2.2.5 Schilddrüsenfunktionsparameter

TSH: Der Ausschluss einer Schilddrüsenfunktionsstörung ist im Grunde allein durch die Bestimmung des basalen TSH möglich.

TRH-Test: Sehr selten können hypothalamische oder hypophysäre Störungen zu einer Veränderung der TSH-Sekretion führen. Bei nicht messbarem TSH und im Grauzonenbereich dient der TRH-Test der Abklärung.

▶ **Merke:** Ein normales **basales TSH** reicht zum Ausschluss einer Schilddrüsenfunktionsstörung aus, ein erhöhtes basales TSH belegt die primäre Hypothyreose. Ein nicht messbares basales TSH kann Ausdruck einer Suppression durch Hyperthyreose, aber auch eines hypophysären TSH-Mangels sein.

◀ Merke

Periphere Schilddrüsenhormone: Aus Sicherheitsgründen wird bei V. a. eine Schilddrüsenerkrankung weiterhin empfohlen, neben dem basalen TSH den peripheren Schilddrüsenhormonspiegel (**fT$_3$, fT$_4$** bzw. ggf. **Gesamt-T$_3$** oder **Gesamt-T$_4$** plus **TBG** [aus dessen Höhe auf den freien Hormonanteil rückgeschlossen werden kann]) zu bestimmen, um die Diagnose nicht an einen einzigen Laborwert festzumachen.

T$_3$ und T$_4$ als Gesamthormonmengen geben einen Hinweis auf die tatsächlich im Blut kreisende Hormonmenge, die sich aus den freien Fraktionen und den an Eiweiße gebundenen Fraktionen (insbesondere TBG) zusammensetzen. Bei Vorliegen einer manifesten Hyperthyreose sind sie immer erhöht. Erhöhte Spiegel ohne Hyperthyreose finden sich bei Erhöhungen des TBG, erniedrigte Spiegel ohne Hypothyreose bei TBG-Mangel. Tab. **H-2.2** zählt mögliche Ursachen von TBG-Spiegel-Veränderungen auf, die bei der Deutung der Hormonspiegel beachtet werden müssen.

In den meisten Fällen korrigiert die Bestimmung des freien T$_4$ oder T$_3$ die TBG-induzierte Veränderung der Gesamthormonspiegel, so dass die **Bestimmung der freien Hormonkonzentration** die sicherere Methode darstellt. Jedoch können auch die freien Hormonfraktionen verändert werden, ohne dass eine Schilddrüsenfunktionsstörung vorliegt (z. B. Erhöhung durch Salizylate, Heparin, Jod oder Lebererkrankungen, Erniedrigung durch Antiepileptika, Phenylbutazon).

Periphere Schilddrüsenhormone: Ergänzend sollte bei V. a. eine Schilddrüsenerkrankung der periphere Schilddrüsenhormonspiegel bestimmt werden (freies T$_4$, freies T$_3$ bzw. ggf. Gesamt-T$_3$ bzw. -T$_4$ plus TBG).

Gesamt-T$_3$ und Gesamt-T$_4$ sind vom Thyreoglobulin (TG) abhängig; **TBG**-Veränderungen müssen beachtet werden (Tab. **H-2.2**).

Schilddrüsenantikörper: Die Schilddrüsenantikörper TgAK und TPO-AK sind Indikatoren für immunogene Schilddrüsenentzündungen (häufig erhöht bei Hashimoto-Thyreoiditis), eine gewisse Bedeutung besitzt TRAK bei der Immunhyperthyreose (Morbus Basedow, s. S. 749).

Schilddrüsenantikörper (TgAK, TPO-AK) sind Indikatoren bei Immunthyreopathien.

Tumormarker: Kalzitonin dient als Tumormarker beim C-Zell-Karzinom (s. S. 769), ergänzt durch das karzinoembryonale Antigen (CEA). Thyreoglobulin (TG) hat führende Bedeutung bei der Kontrolle der differenzierten Thyreozytenkarzinome (s. S. 765).

TG ist **Tumormarker** nach thyreoablativer Therapie des differenzierten Thyreozytenkarzinoms, Kalzitonin beim C-Zell-Karzinom.

Schilddrüsenfunktionsparameter: Tab. **H-2.2**.

Tab. **H-2.2** zeigt die wichtigsten Schilddrüsenfunktionsparameter.

≡ **H-2.2**   **Referenzbereiche der wichtigsten Schilddrüsenfunktionsparameter**

Parameter		Einheit	Referenz-bereiche	
T_4	= Gesamt-Thyroxin	ng/ml	53–126	* **TBG-Veränderungen:**
T_3	= Gesamt-Trijodthyronin	ng/ml	0,5–1,8	**Erhöhung bei:** **Erniedrigung bei:**
fT_4	= freies T_4	pg/ml	20–50	■ Östrogeneinfluss (Schwanger- ■ Katabolismus
fT_3	= freies T_3	pg/ml	2–6	schaft, Kontrazeptiva)
TBG	= thyroxinbindendes Globulin*	mg/ml	11–29	■ Leberzirrhose ■ schwerem Stress
TG	= Thyreoglobulin	ng/ml	5–60	■ Neugeborenen ■ Nephrose
TSH(b)	= thyreoideastimulierendes Hormon (basal)	mE/l	0,3–4	■ Hepatitis ■ Medikamenteneinnahme
TSH(s)	= thyreoideastimulierendes Hormon (TRH-stimuliert)	mE/l	3–20	■ Porphyrie – Glukokortikoide ■ hereditärer Hyper-TBG-Ämie – Anabolika ■ Hyperthyreosis factitia – Hydantoine ■ Schilddrüsenagenesie – Salizylate

bei C-Zellkarzinom:

CT	= Kalzitonin	pg/ml	männl.: < 48 weibl.: 10
CEA	= karzinoembryonales Antigen	ng/ml	< 2,5

typische Laborkonstellationen bei Funktionsstörungen der Schilddrüse:

Funktionsstörung	TSH	fT3, fT4
■ manifeste Hyperthyreose	↓	↑
■ latente Hyperthyreose	↓	n
■ manifeste Hypothyreose	↑	↓
■ latente Hypothyreose	↑	n
■ sekundäre bzw. tertiäre Hyperthyreose	↑	↑
■ sekundäre bzw. tertiäre Hypothyreose	↓	↓

n = normal, ↑ = erhöht, ↓ = erniedrigt

2.3 Struma

2.3 Struma

▶ **Definition**

▶ **Definition:** Eine Schilddrüsenvergrößerung, gleich welcher Ursache, wird als **Struma** bezeichnet. Bei der häufigsten „endemischen" Form ist die Funktion normal. Der Begriff „Jodmangel-Struma" deutet auf die Zusammenhänge mit dem geographisch bedingten chronischen Jodmangel hin.

Epidemiologie: In Mitteleuropa ist die Struma die häufigste endokrine Erkrankung (ca. 30 % der Bevölkerung). Frauen sind ca. doppelt so häufig betroffen wie Männer.

Epidemiologie: Die Strumaprävalenz beträgt in Mitteleuropa 30 %, die Struma ist damit die häufigste endokrine Erkrankung in dieser Region. Verantwortlich für den relativen alimentären Jodmangel ist u. a. die nicht ausgeglichene geologische Jodauswaschung in der Eiszeit mit der Folge eines niedrigen Jodgehaltes von Trinkwasser und lokalen Lebensmitteln. Frauen sind etwa doppelt so häufig betroffen wie Männer.

Ätiopathogenese: Das Optimum des Jodangebots liegt bei **200 µg Jodid** täglich.

Ätiopathogenese: Für eine optimale Funktion bei normaler Organgröße benötigt die Schilddrüse ein **ausreichendes Jodangebot**, optimal sind etwa **200 µg Jodid** täglich.

Je stärker das Jodangebot das Optimum unterschreitet, desto weniger kann die Schilddrüse mit der normalen Gewebemenge die vom Organismus angeforderte Schilddrüsenhormonmenge herstellen. Durch die **Abnahme der Schilddrüsenhormone** steigen TRH und TSH an.

Die Struma entsteht durch intrathyreoidalen Jodmangel, der zur Aktivierung lokaler Wachstumsfaktoren führt (**Thyreozyten-Hyperplasie**) und durch

Bedingt durch den **intrathyreoidalen Jodmangel** werden **lokale Wachstumsfaktoren** (z. B. EGF, IGF-I) aktiviert, die eine **Hyperplasie der Thyreozyten** und damit eine Größenzunahme der Schilddrüse bewirken. Gleichzeitig nimmt die Schilddrüse unter dem TSH-Reiz an Größe zu (**Hypertrophie der Thyreozyten**), um auf diesem Weg bessere Produktionsbedingungen zu bieten. Die Struma wächst zunächst gleichmäßig und ohne Knoten, im Laufe der Zeit kommt es aber zu **regressiven Umbauten**. Die „ältere" Jodmangel-Struma weist schließlich Adenom- und Zystenbildungen, Vernarbungen und Verkalkungen auf.

Eine andere Entwicklung der Struma beinhaltet den Weg zur **Autonomie.** Offenbar entfalten Gruppen von Schilddrüsenzellen lokal unter dem Dauerreiz des TSH eine funktionelle Autonomie, die nach Wegfall des Reizes nicht mehr der Rückkopplung unterliegt. So können **solitäre autonome Adenome,** aber auch multilokuläre oder diffuse Autonomien entstehen, die je nach Schilddrüsenhormonproduktionsrate zu einer **euthyreoten** oder **hyperthyreoten Funktionslage** führen (s. S. 746).

> ▶ **Merke:** Dass Frauen häufiger von der endemischen Struma und ihren Folgen betroffen sind als Männer, liegt an der unterschiedlichen Wirkung der Sexualhormone auf das TBG: Östrogene bewirken eine Zu-, Androgene eher eine Abnahme des TBG. Frauen müssen daher mehr Schilddrüsenhormon produzieren, um die Kapazität ihrer Transportproteine auszufüllen.

Erhöhungen des Östrogenspiegels in der Schwangerschaft oder während der Einnahme einer östrogenhaltigen Antibabypille stellen zusätzliche Strumareize dar.

Klinik und Komplikationen: Die endemische Struma ist zu Beginn in der Regel über viele Jahre klinisch stumm. Beschwerden treten erst relativ spät auf und können sich durch mechanische bzw. Stauungs- und Kompressionszeichen bemerkbar machen und/oder durch die Entwicklung einer Schilddrüsenautonomie. Die übliche Stadieneinteilung der Struma nach WHO zeigt Tab. **H-2.3**.

Beschwerden bei Vorliegen einer kleinen Struma sprechen eher für eine Thyreoiditis oder für Affektionen der Nachbarorgane (Lymphstränge).

Größere Strumen (v. a. Std. III) können **Druckgefühle** hervorrufen. Stärkerer Druck auf den Ösophagus führt zu mechanischen **Schluckbeschwerden.** Die Trachea kann säbelscheidenartig eingeengt werden (Pelottierung der Trachea), eine **Tracheomalazie** bewirkt vor allem einen **inspiratorischen Stridor.** Beeinträchtigungen der Atmung durch Trachealeinengung können bis zur chronischen Rechtsherzbelastung und zum Lungenemphysem führen. Der Ösophagus zeigt gelegentlich Varizen „bergab" (**„Downhill"-Varizen**). Auch Nervenausfälle wie **Läsionen des N. recurrens** oder ein **Horner-Syndrom** können auftreten. Wächst die Struma mehr nach außen, drückt sie die Gefäße an den Schlüsselbeinen und am Jugulum ab – es entwickelt sich eine **Halsvenenstauung** (Abb. **H-2.3**).

Entwickelt sich in der endemischen Struma eine **Autonomie,** kann die Funktionslage allmählich von der Euthyreose in die **Hyperthyreose** umschlagen (s. S. 755).

Diagnostik: Die Diagnose einer Struma wird zunächst inspektorisch und palpatorisch gestellt. Eine tastbare Schilddrüse ist definitionsgemäß bereits eine Struma (Tab. **H-2.3**).

≡ H-2.3	**Stadieneinteilung der Struma** (nach WHO)
Stadium I	bei Palpation erfassbares Organ, das nicht sichtbar ist
▪ Stadium Ia:	▪ Struma auch bei zurück gebeugtem Hals nicht sichtbar
▪ Stadium Ib:	▪ Struma bei zurück gebeugtem Hals sichtbar
Stadium II	bei normaler Kopfhaltung sichtbare Struma
Stadium III	deutlich vergrößerte, auch aus der Entfernung sichtbare, häufig nodöse Struma

den TSH-Stimulationsreiz (**Thyreozyten-Hypertrophie**).
Die Struma wächst zunächst gleichmäßig, später treten Adenome, Zysten und Vernarbungen hinzu (**regressive Veränderungen**).

Eine andere Entwicklung der Struma beinhaltet den Weg zur **Autonomie.** Teile der Schilddrüse unterliegen hierbei nicht mehr der Rückkopplung der Hypophyse. Unter TSH-Dauerreiz entstehen **solitäre** oder **multiple autonome Adenome** bzw. eine **diffuse** Autonomie.

◀ Merke

Zusätzliche Strumareize sind Schwangerschaft und die Einnahme einer östrogenhaltigen Antibabypille.

Klinik und Komplikationen: Klinisch tritt die Struma erst relativ spät in Erscheinung. Die Stadieneinteilung zeigt Tab. **H-2.3**.

Beschwerden in einer kleinen Struma sprechen eher für eine Thyreoiditis oder Lymphangitis.

Mögliche Beschwerden größerer Strumen:
▪ Schluckbeschwerden (Ösophaguseinengung)
▪ Halsvenenstauung (Abb. **H-2.3**)
▪ Einengung der Trachea und Tracheomalazie (Pelottierung der Trachea)
▪ Rechtsherzbelastung
▪ Lungenemphysem
▪ „Downhill"-Varizen
▪ selten sind Rekurrenspresen oder Horner-Syndrom.

Entwickelt sich eine **Autonomie,** kann die Eu- in eine **Hyperthyreose** (s. S. 755) umschlagen.

Diagnostik: Zunächst Inspektion und Palpation.

≡ H-2.3

⊙ H-2.3   Klinische Aspekte einer Struma nodosa

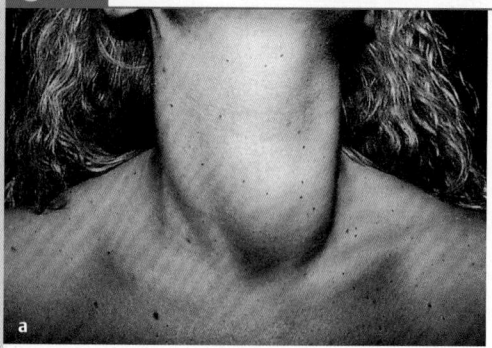
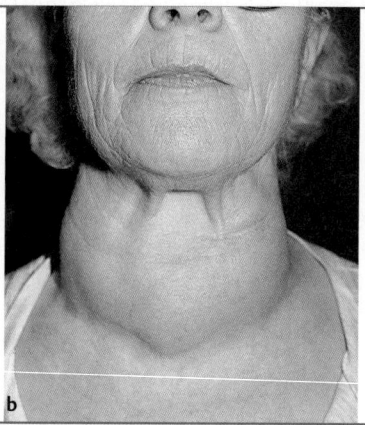
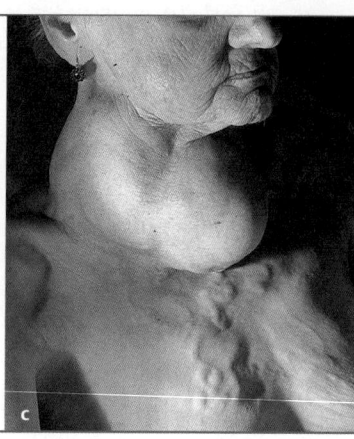

Nächster diagnostischer Schritt ist die **Sonographie**. Bei knotigen Abweichungen und Abweichungen im Schallmuster folgt die **Szintigraphie**. Echoarme und szintigraphisch kalte Knoten sind zu **punktieren** (bei einem Durchmesser > 10 mm).

Der Palpation schließt sich die aussagekräftigere **Sonographie** an. Ist die Struma sonographisch unauffällig, kann bei euthyreoten Schilddrüsenhormonspiegeln (s. u.) auf eine zusätzliche Szintigraphie verzichtet werden. Bestehen jedoch bereits Abweichungen im Schallmuster bzw. Knotenbildungen, ist die **Szintigraphie** zur weiteren Abklärung zu empfehlen. Bei echoarmen, echofreien und szintigraphisch kalten Knoten mit einem Durchmesser > 10 mm schließt sich die **Feinnadelpunktion** zur Zytologiegewinnung für den Malignomausschluss an.

▶ **Merke**

▶ **Merke:** Bei sonographischer Echoarmut und fehlender Speicherung im Szintigramm muss ein Karzinom mittels Feinnadelpunktion ausgeschlossen werden.

Ein normales **basales TSH** schließt eine Schilddrüsenfunktionsstörung aus.

Bei klinischer Euthyreose reicht zum **Ausschluss einer Funktionsstörung** die Bestimmung des **basalen** (sensitiv gemessenen) **TSH** aus, bedarfsweise gestützt durch den Nachweis des freien Schilddrüsenhormonspiegels.

▶ **Merke**

▶ **Merke:** Die Funktionsparameter der Schilddrüse (basales TSH, T4, und T3 mit Einschluss ihrer freien Anteile) sind bei der endemischen Struma völlig normal.

Differenzialdiagnose: Struma mit Hyper- und Hypothyreose sowie (bei Knotenstruma) das Schilddrüsenkarzinom.

Differenzialdiagnose: Strumen mit Über- (z. B. Morbus Basedow, dekompensierte Schilddrüsenautonomie, Anfangsstadium einer Thyreoiditis) oder Unterfunktion (Spätstadium einer Thyreoiditis, strumigene Substanzen, Jodverwertungsstörung) und Schilddrüsenmalignome (insbesondere bei Knotenstruma) sind wesentliche Differenzialdiagnosen.

Therapie: Im Strumastadium I–II sollten **200 µg Jodid täglich** eingenommen werden. Bei gutem Ansprechen ist nach 1–2 Jahren eine Halbierung der Dosis möglich.

Therapie: Bei **Strumastadium I–II** ohne jegliche sonographische Veränderung ist die **Jodid-Substitution** Therapie der Wahl. Jodid bewirkt einen Rückgang der Thyreozytenhyperplasie und damit eine Verkleinerung des Schilddrüsenvolumens. Die empfohlene Tagesdosis für den Erwachsenen liegt bei **180–200 µg Jodid**. Nach Reduktion des Schilddrüsenvolumens auf normale Organgröße kann die Dosis nach 1–2 Jahren auf 100 µg reduziert werden.

Im **Stadium II–III mit Knotenbildungen**, aber ohne Autonomie, wird **L-Thyroxin** über 1–2 Jahre verabreicht (Dosis: 75–150 µg/d, kombiniert mit Jodid).

Weist die Struma bereits **nodöse Umwandlungen** (**Stadium II–III**, ohne Autonomie) auf, sollte L-Thyroxin (übliche Dosis 75–150 µg/d, kombiniert mit Jodid) über 1–2 Jahre verabreicht werden. L-Thyroxin bewirkt über eine Senkung der TSH-Produktion einen Rückgang der Thyreozytenhypertrophie. Da nach 1–2 jähriger Therapie keine weitere Verkleinerung der Schilddrüse durch die Gabe von Schilddrüsenhormonen zu erreichen ist, sollten diese abgesetzt und im Weiteren nur noch Jodid verabreicht werden.

◀ Merke

▶ **Merke:** Zu warnen ist vor einer unkritischen, unnötig hoch dosierten Therapie mit L-Thyroxin, insbesondere bei älteren Menschen, wegen der damit verbundenen Gefahr von Tachykardien und Arrhythmien, auf die immer zu achten ist.

Bei der seltenen **Jodfehlverwertung** ist auf jeden Fall eine Therapie und Strumaprophylaxe mit **L-Thyroxin** indiziert.

Ist die Struma kosmetisch störend oder führt zu mechanischen Problemen, ist die **operative Verkleinerung** (in der Regel subtotale Strumektomie) Therapie der Wahl. Weitere Operationsgründe können ein V. a. Malignität oder das Vorliegen autonomer Adenome sein. Bei Patienten mit erhöhtem Operationsrisiko, Rezidivstruma, höherem Lebensalter oder multifokaler Schilddrüsenautonomie kann auch eine **Verkleinerung mittels Radiojodgabe** (Therapieeffekt nach 3–6 Monaten) durchgeführt werden. Sowohl nach der Strumaresektion als auch nach der Radiojodtherapie ist in der Regel eine lebenslange Strumarezidivprophylaxe mit L-Thyroxin bzw. Jodid notwendig. Die Verabreichung von Jodid setzt immer ein ausreichendes Restgewebe der Schilddrüse voraus, bei nur kleinen Schilddrüsenresten ist die Gabe von L-Thyroxin daher der „sicherere Weg". Bei der **posttherapeutischen Strumaprophylaxe** sind **reine L-Thyroxin-(L-T₄-) Präparate** ausreichend, da der Organismus aus dem angebotenen L-Thyroxin mittels Konversion selbst das nötige Trijodthyronin herstellt.

Bei der seltenen **Jodfehlverwertung** ist **L-Thyroxin** zur Therapie und Strumaprophylaxe indiziert.
Größere, kosmetisch störende oder mechanisch ins Gewicht fallende Strumen werden **reseziert**. Auch bei Malignitätsverdacht und Vorliegen autonomer Adenome ist eine Operation indiziert. Bei Patienten mit erhöhtem Operationsrisiko ist eine gewisse Verkleinerung durch die **Radiojodtherapie** möglich.
Reine L-T₄ Präparate reichen für die wirksame **posttherapeutische Strumaprophylaxe** aus, da sich der Organismus durch Konversion selbst T₃ herstellen kann.

◀ Merke

▶ **Merke:** Die ggf. erforderliche posttherapeutische Strumarezidivprophylaxe mit L-Thyroxin wird häufig nicht konsequent durchgeführt, dadurch können im Grunde vermeidbare Rezidiveingriffe notwendig werden.

Therapieziel ist die **Abschwächung des TSH-Spiegels,** der im niedrig-normalen Bereich liegen sollte; Jodid wirkt unterstützend. Bei Überdosierung von L-T₄ droht eine Hyperthyreosis factitia mit ihren typischen Symptomen (z. B. Tachykardie, Unruhe).

Therapieziel ist den **TSH-Spiegel im niedrig-normalen Bereich** zu halten, Jodid wirkt unterstützend.

Prophylaxe: Leider ist eine vorgeschriebene Jodsalzverwendung in Deutschland weiterhin nicht in Sicht (im Gegensatz z. B. zu Schweiz und Österreich). Etwa 60 % der Bevölkerung verwenden jodiertes Speisesalz (20 µg/g); grundsätzlich gilt die Empfehlung zur Verwendung von Jodsalz für die gesamte Bevölkerung.
Eine generelle Substitution mit **Jodidtabletten** sollte während der Schwangerschaft (Vermeidung einer Neugeborenenstruma) und Stillzeit sowie bei strumabelasteten Familien (hier v. a. bei Kindern) erfolgen.

Prophylaxe: Ideal wäre eine vorgeschriebene Jodsalzverwendung – in Deutschland verwenden 60 % der Bevölkerung Jodsalz.

In der Schwangerschaft und bei strumabelasteten Familien, sollte **Jodid** verabreicht werden.

◀ Merke

▶ **Merke:** Eine Verstärkung der Jodzufuhr kann in seltenen Fällen zur Aufdeckung einer Autonomie mit der Folge einer Hyperthyreose führen. Eine Jodid-Gabe verbietet sich bei Nachweis (TSH-Bestimmung) funktionell relevanter Autonomien.

Verlauf und Prognose: Das Frühstadium der Struma ist klinisch stumm. Je länger ohne adäquate Prophylaxe oder Therapie abgewartet wird, umso häufiger kommt es zu Komplikationen, insbesondere bei älteren Menschen.

Verlauf und Prognose: Die Prognose ist umso besser, je früher mit der Prophylaxe oder Therapie begonnen wird.

◀ Merke

▶ **Merke:** Entscheidend ist der intensive Einsatz therapeutischer Möglichkeiten bereits in einem möglichst frühen Strumastadium.

2.4 Hyperthyreose

▶ Definition

▶ **Definition:** Eine Hyperthyreose ist definiert als eine Erhöhung der Konzentrationen biologisch wirksamer Schilddrüsenhormone im Blut, die zu Funktionsstörungen in den von ihnen abhängigen Organen bzw. Zellsystemen führen.

Die Krankheitssymptome der Schilddrüsenüberfunktion entstehen durch den Exzess von T_3 und T_4.
Folgende **Schweregrade** werden unterschieden:
- **latente (subklinische) Hyperthyreose**
- **manifeste Hyperthyreose**
- **thyreotoxische Krise.**

Der Krankheitskomplex der Schilddrüsenüberfunktion umfasst heterogene Krankheitsbilder, die sich in der klinischen Symptomatik, dem Exzess der peripheren Schilddrüsenhormone und ihrer biologischen Wirkungen treffen. Folgende **Schweregrade** lassen sich differenzieren:
- die **latente Hyperthyreose** mit supprimierten TSH, aber noch im Normbereich liegenden peripheren Schilddrüsenhormonen (subklinisch).
- die **manifeste Hyperthyreose** mit erhöhten peripheren Schilddrüsenhormonen (in der Regel klinische Symptome)
- die **thyreotoxische Krise** (endokrinologisch lebensbedrohlicher Notfall).

Epidemiologie: Hyperthyreosen betreffen 1–2 % der Bevölkerung, in Deutschland stellen Immunhyperthyreose und Autonomie etwa je die Hälfte der Fälle.

Epidemiologie: Hyperthyreosen treten in der erwachsenen Bevölkerung mit einer Häufigkeit von 1–2 % auf; in Deutschland entfallen je etwa die Hälfte der Fälle auf die Immunhyperthyreose und auf die Autonomie, während in Ländern mit ausreichender Jodversorgung die Autonomie deutlich zurücktritt. Kinder sind prinzipiell sehr selten betroffen.

Ätiologie: s. Tab. **H-2.4** und Abb. **H-2.4.**

Ätiologie: Am häufigsten liegen der Hyperthyreose eine **Immunhyperthyreose** (s. S. 749). oder eine **Autonomie** (s. S. 755) zugrunde; wesentlich seltener andere Ursachen (Tab. **H-2.4**, Abb. **H-2.4**).

☰ H-2.4	Ursachen der Hyperthyreose
häufig	■ Immunhyperthreose (Morbus Basedow, s. S. 749) ■ Hyperthyreose bei Schilddrüsenautonomie (s. S. 755)

selten	■ Thyreoiditis (s. S. 762): – subakute
	  – postpartale
	  – Hashimoto
	■ Hyperthyreosis factitia (iatrogene Zufuhr von Schilddrüsenhormonen z.B. durch Verschreibungs- oder Einnahmefehler, letztere gelegentlich bewusst als inadäquatem Versuch zur Gewichtsreduktion)
	■ Schilddrüsenkarzinom mit Folge einer Schilddrüsenhormonüberproduktion (sehr selten, s. S. 765)
	■ Schilddrüsenhormonresistenz (durch Mutation des Schilddrüsen-Hormonrezeptors sind sowohl Zeichen der Hypo- als auch der Hyperthyreose möglich)
	■ zentrale Hyperthyreose durch TSH produzierenden Hypohysentumor (sehr selten)
	■ extrahypophysäre paraneoplastische TSH-Produktion, z.B. bei Chorionkarzinom (sehr selten)

Pathogenese: Folgende Effekte werden bei allen Hyperthyreoseformen beobachtet: gesteigerte Oxidation und Thermogenese, Beschleunigung des Fettstoffwechsels (Cholesterinabbau) und des Proteinumbaus, Tachykardie als Folge der gesteigerten Sensibilisierung des Herzmuskels gegenüber Katecholaminen, der NNR-Hormonabbau ist beschleunigt.

Pathogenese: Folgende Effekte werden bei allen Formen der Hyperthyreose beobachtet: Die erhöhten Schilddrüsenhormone führen zur Steigerung der **schilddrüsenhormonabhängigen biologischen Prozesse.** Dadurch werden Oxidation und **Thermogenese, Cholesterin-** und **Glykogenabbau** und der **Umsatz** der **freien Fettsäuren** gesteigert. Gesteigert wird auch der **Proteinumbau,** d. h. Synthese und Abbau; letzterer überwiegt bei Hormonüberschuss. Die Herzfrequenz nimmt infolge der **Sensibilisierung gegenüber den Katecholaminen** zu; gleiches gilt für **Muskelkontraktion** und **Nervenerregbarkeit.** Der **Abbau der Nebennierenrindenhormone** wird beschleunigt.

Klinik: Abb. **H-2.5**, S. 748 illustriert die Klinik. Zu Komplikationen s. S. 750

Klinik: Die Symptome der Hyperthyreose resultieren aus der Wirkung der Schilddrüsenhormone. Unabhängig von der Ursache einer Hyperthyreose klagen die Patienten über eine Vielzahl von Beschwerden (Abb. **H-2.5**, S. 748). Neben allgemeiner Unruhe und Nervosität, werden häufig Schlafstörungen, nächtlich auftretendes Herzrasen und Tachyarrythmien als störend oder sogar bedrohlich empfunden. Zu Komplikationen (thyreotoxische Krise), s. S. 750.

▶ Merke

▶ **Merke:** Bei jedem Patienten mit Vorhofflimmern sollte an eine Hyperthyreose gedacht werden.

⊙ H-2.4 Pathophysiologische Vorgänge bei den verschiedenen Formen der Hyperthreose

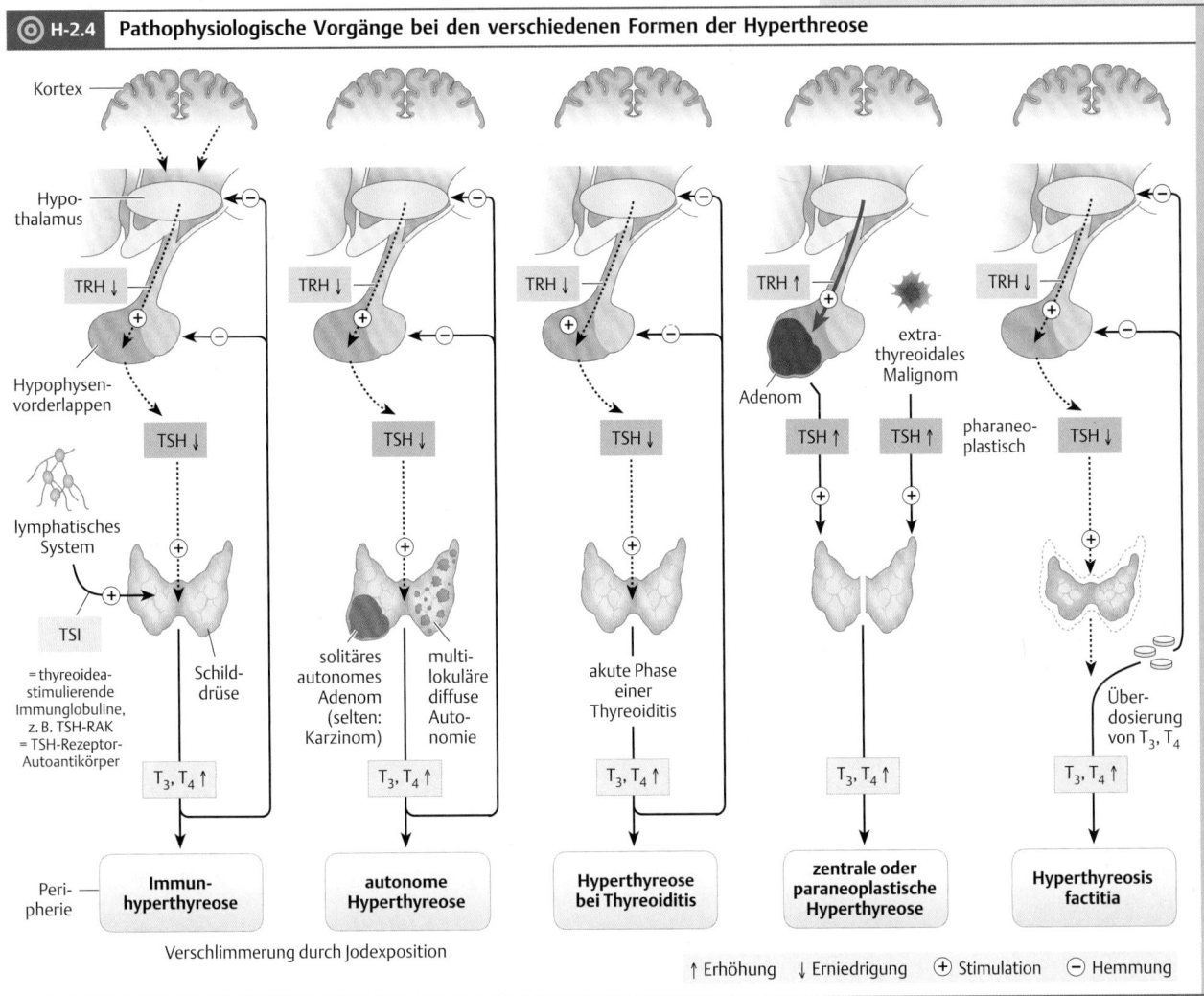

Verschlimmerung durch Jodexposition

↑ Erhöhung ↓ Erniedrigung ⊕ Stimulation ⊖ Hemmung

Diagnostik: Die Diagnose einer manifesten Hyperthyreose ergibt sich in Abhängigkeit von der Form der Hyperthyreose (s. jeweilige Krankheitsbilder) in der Regel aus Anamnese (z. B. jodhaltiges KM?), Klinik (typische Symptome, s. o.), Laborbefunden (TSH basal erniedrigt, periphere Schilddrüsenhormone erhöht) und bildgebenden Verfahren (Sonographie, Szintigraphie).

Diagnostik: In Abhängigkeit von der Form der Hyperthyreose (s. jeweilige Krankheitsbilder) wird die Diagnose meist klinisch (typische Symptome, s. o.), laborchemisch (TSH basal erniedrigt, Schilddrüsenhormone erhöht) und durch bildgebende Verfahren gestellt.

▶ **Merke:** Ein seltener, aber immer wieder beobachteter diagnostischer Fehler ist die Fehleinschätzung schwangerschaftsbedingter Anstiege von T_3 und T_4 (infolge angestiegenen TBGs) als Hyperthyreose. TSH kann infolge der Stimulation der Schilddrüse durch das HCG niedrig sein, ist jedoch selten völlig supprimiert.

◀ **Merke**

Therapie: Die Therapiewahl hängt entscheidend von der Form der Hyperthyreose ab (s. auch jeweilige Krankheitsbilder). Prinzipiell stehen drei Therapiemöglichkeiten zur Verfügung:
- medikamentöse thyreostatische Therapie
- operativer Therapie
- Radiojodtherapie.

Therapie: Sie hängt von der Form der Hyperthyreose ab (s. jeweilige Krankheitsbilder):
- medikamentöse thyreostatische Therapie
- operativer Therapie
- Radiojodtherapie.

▶ **Merke:** Jede Hyperthyreose sollte zunächst zur Entlastung des Patienten mit **Thyreostatika** in den Zustand der Euthyreose versetzt werden, insbesondere vor Operationen.

◀ **Merke**

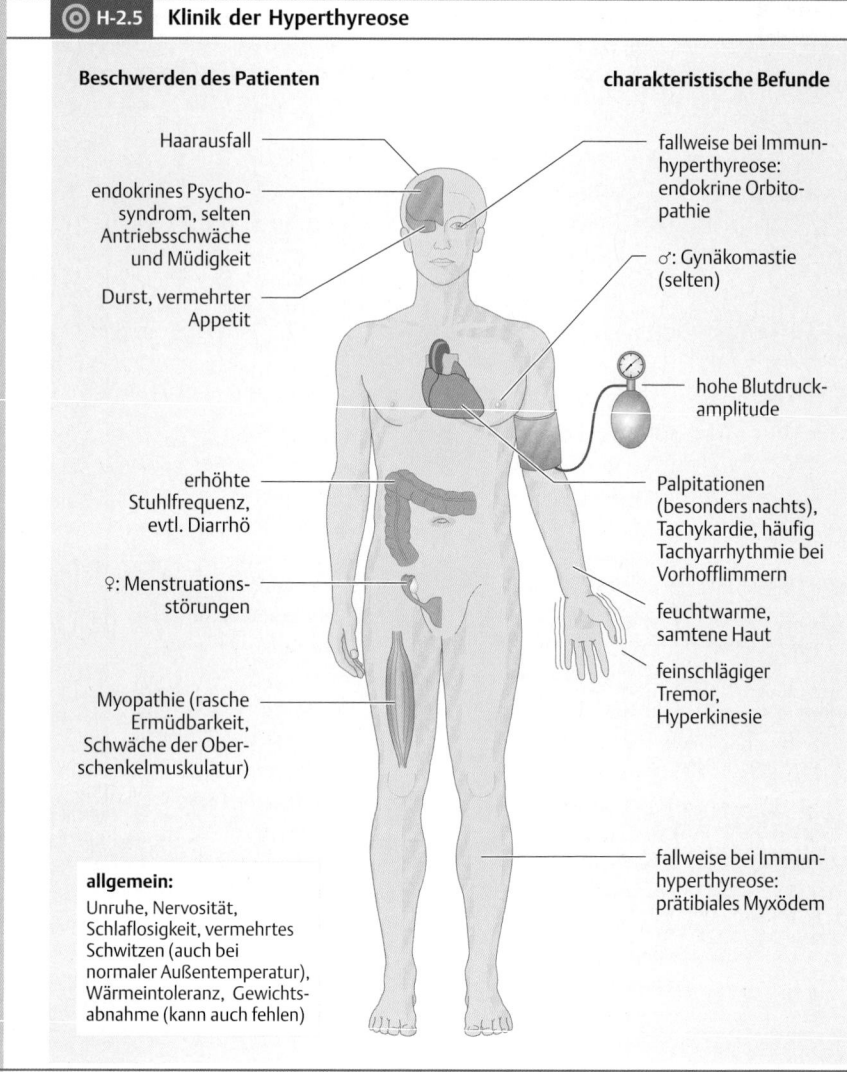

H-2.5   Klinik der Hyperthyreose

Beschwerden des Patienten   **charakteristische Befunde**

Haarausfall

endokrines Psycho-
syndrom, selten
Antriebsschwäche
und Müdigkeit

Durst, vermehrter
Appetit

fallweise bei Immun-
hyperthyreose:
endokrine Orbito-
pathie

♂: Gynäkomastie
(selten)

hohe Blutdruck-
amplitude

erhöhte
Stuhlfrequenz,
evtl. Diarrhö

♀: Menstruations-
störungen

Myopathie (rasche
Ermüdbarkeit,
Schwäche der Ober-
schenkelmuskulatur)

Palpitationen
(besonders nachts),
Tachykardie, häufig
Tachyarrhythmie bei
Vorhofflimmern

feuchtwarme,
samtene Haut

feinschlägiger
Tremor,
Hyperkinesie

allgemein:
Unruhe, Nervosität,
Schlaflosigkeit, vermehrtes
Schwitzen (auch bei
normaler Außentemperatur),
Wärmeintoleranz, Gewichts-
abnahme (kann auch fehlen)

fallweise bei Immun-
hyperthyreose:
prätibiales Myxödem

■ **medikamentöse thyreostatische
Therapie:**

Tab. **H-2.5** gibt eine Übersicht über die
gängigen Thyreostatika. **Carbimazol** und
Thiamazol sind Mittel der ersten Wahl.
Sie hemmen die Bildung von T_4 und T_3.

Propylthiouracil kommt in zweiter Linie in
Betracht (gleicher Angriffspunkt).

Perchlorat wird vor allem vor Jodexposition prophylaktisch verwendet: es hemmt
die Jodidanreicherung in der Schilddrüse.

▶ **Merke**

▶ **Merke**

■ **medikamentöse thyreostatische Therapie:**

Für die thyreostatische Therapie sind verschiedene Medikamente geeignet
(Tab. **H-2.5**). Mittel der ersten Wahl sind **Carbimazol** und **Thiamazol** (Carbima-
zol wird im Organismus in Thiamazol umgewandelt). Diese Thyreostatika vom
Mercaptoimidazol-Typ hemmen die Bildung der Schilddrüsenhormone T_4 und
T_3 im Niveau der Umwandlung der Jodtyrosine zu den Jodthyroninen (s. Abb.
H-2.1b, S. 737).
Eine Alternative (insbesondere bei Unverträglichkeit der Thyreostatika der
ersten Wahl) ist **Propylthiouracil** (gleicher Angriffspunkt). Die erforderlichen
Dosen sind höher.
Perchlorat wird vor allem prophylaktisch zum Schutz der Schilddrüse etwa bei
Autonomie vor einer Jodexposition (z. B. Röntgenkontrastmittel) verwendet; es
hemmt die Aufnahme von Jodid in die Schilddrüse.

▶ **Merke:** Bereits gebildetes Schilddrüsenhormon wird durch Thyreostatika
nicht mehr beeinflusst. Daher lässt ihr Wirkungseintritt einige Tage auf
sich warten.

▶ **Merke:** Das Blutbild ist während einer Thyreostatikatherapie in Abhängigkeit von der Dosis zu Beginn engmaschiger (z. B. 14-tägig), im weiteren Verlauf seltener (z. B. ¼-jährlich) zu überwachen, wobei ein Leukozytenabfall
auch zwischen zwei Kontrollen akut stattfinden kann.

| H-2.5 | Gängige Thyreostatika (Tagesdosen) und ihre Nebenwirkungen |

Thyreostatikum	Anfangsdosis*	Erhaltungsdosis
Carbimazol (z. B. Neo-Thyreostat)	30 mg (selten 60)	10–2,5 mg
Methamizol = Thiamazol (z. B. Favistan)	40 mg (selten 60)	10–2,5 mg
Propylthiouracil (z. B. Propycil)	300 mg (selten 600)	100–50 mg
Na-Perchlorat (z. B. Irenat)	1200 mg (3 × 20 Tropfen)	(5–10 Tropfen)

Nebenwirkungen: gastrointestinale Beschwerden (selten relevant), **allergische Reaktionen** mit Hauterscheinungen und Jucken. Besonders gefürchtet sind **Leukozytopenien** oder gar die **Agranulozytose** (diese dosisabhängigen Komplikationen haben bei den heute üblichen niedrigen Dosen stark abgenommen). Unter Perchlorat kann als Rarität eine **aplastische Anämie** auftreten.

* in Abhängigkeit vom Absinken des Schilddrüsenhormonspiegels Reduktion innerhalb einiger Wochen

Besonders für den Fall eines Leukozytenabfalls ist es wichtig zu wissen, dass auch **Jod in hohen Dosen** (z. B. Lugol-Lösung) eine vorübergehende thyreostatische Wirkung entfaltet – es hemmt die Freisetzung präformierter Schilddrüsenhormone aus dem Thyreoglobulinverband im Schilddrüsenkolloid.

Jod in hohen Dosen blockiert die Freisetzung präformierten Schilddrüsenhormons.

▶ **Merke:** Die Schilddrüsenhormonspiegel dürfen unter Therapie nicht zu tief absinken, da sonst TSH „anspringt" und als Strumareiz die Schilddrüse wachsen lässt (Kontrolle von Schilddrüsenhormonen und TSH anfangs alle 4–8 Wochen).

◀ Merke

Um diesen Mechanismus zu verhindern, besteht die Möglichkeit, das Thyreostatikum nach Erreichen der Euthyreose **mit L-Thyroxin zu kombinieren**. Diese Strategie hat vor allem bei bereits eindeutiger Struma ihre Vorteile. Während der **Schwangerschaft** ist die Monotherapie vorzuziehen, um mit einem Minimum an Thyreostatikum (bevorzugt Propylthiouracil) auszukommen (Thyreostatika sind plazentagängig). Im Prinzip versucht man aber, eine Hyperthyreose **vor** einer geplanten Schwangerschaft zu therapieren.

Um dies zu verhindern, kann das **Thyreostatikum** nach Erreichen der Euthyreose **mit L-Thyroxin kombiniert** werden.

In der **Schwangerschaft** ist eine Monotherapie mit einem Thyreostatikum zu empfehlen.

- **operative Therapie:**
Die operative Therapie dient der Entfernung (bei Autonomie) bzw. Reduzierung (bei Immunhyperthyreose) des überaktiven Schilddrüsengewebes (s. jeweilige Krankheitsbilder).

- **operative Therapie:**
Sie dient der Entfernung (Autonomie) bzw. Reduzierung (Immunhyperthyreose) des überaktiven Schilddrüsengewebes.

- **Radiojodtherapie:**
Diese Therapieform stellt eine Alternative zur Operation (z. B. bei älteren Patienten mit hohem Operationsrisiko) dar (s. S. 752). In der Schwangerschaft ist die Behandlung kontraindiziert.

- **Radiojodtherapie:**
Alternative zur Operation (s. S. 752); in der Schwangerschaft kontraindiziert.

▶ **Merke:** Eine Radiojodtherapie ist nur möglich, wenn keine relevante Jodexposition (z. B. Zufuhr jodhaltigen Kontrastmittels) vorausgegangen ist.

◀ Merke

Prognose: Die klinischen Symptome der Hyperthyreose bessern sich unter der Behandlung nach Erreichen der Euthyreose sehr rasch. Vegetativ stimulierte Menschen können allerdings durch die Erfahrung der Erkrankung verunsichert sein und manche Symptome protrahiert erleiden. Bleibende Schäden sind ausgesprochen selten, körperliche Veränderungen wie Haarausfall und Gewichtsabnahme restituieren sich in der Regel (weiteres s. einzelne Krankheitsbilder).

Prognose: Die klinischen Symptome der Hyperthyreose bessern sich unter Therapie rasch. Bleibende Schäden sind die Ausnahme.

Immunhyperthyreose

Immunhyperthyreose

▶ **Synonym:** Morbus Basedow (Graves' disease)

◀ Synonym

▶ **Definition:** Die Immunhyperthyreose ist eine Autoimmunerkrankung, bei der TSH-Rezeptor-Autoantikörper die Schilddrüsenfunktion stimulieren.

◀ Definition

Ätiopathogenese: Eine **genetische, familiäre Prädisposition** ist anzunehmen, der Mechanismus der Manifestation ist unbekannt. Durch einen Defekt im Immunsystem werden Autoantikörper gebildet, die u. a. den TSH-Rezeptor

Ätiopathogenese: Eine **genetische Prädisposition** ist anzunehmen. Autoantikörper besetzen und stimulieren den TSH-Rezeptor. T_4 und T_3 werden im

Überschuss produziert und sezerniert. Die Familie der Antikörper sind **thyreoideastimulierende Immunglobuline (TSI)**, Hauptvertreter: TRAK.

Die erhöhten T_3- und T_4-Spiegel supprimieren zwar das hypophysäre TSH; dies beeinflusst die Hyperthyreose aber nicht, da die Auslösung hypophysenunabhängig erfolgt.

Klinik: Zeichen der Hyperthyreose s. S. 746, weitere Zeichen bei **Immunhyperthyreose:**

- **endokrine Orbitopathie** bei 50% (Merseburger-Trias: Exophthalmus, Struma, Tachykardie, Details, s. S. 753)
- **Struma (nicht** obligat), kann fühlbar schwirren
- **prätibiales Myxödem** (Abb. **H-2.6**).

▶ Merke

Komplikationen: Die Hyperthyreose kann in eine **thyreotoxische Krise** (lebensgefährlich!) entgleisen; ausgelöst durch Jodexposition, Halspalpationen, Operation bei Immunhyperthyreose ohne Thyreostase.

Leitsymptome sind Tachykardie, Fieber bis 41°C, Erbrechen, Durchfälle, Schweißausbrüche, Gewichtsabnahme, ausgeprägtes Psychosyndrom. Schwerstes Stadium der Krise ist das **thyreotoxische Koma.**

Diagnostik: Das ausgeprägte klinische Bild ist pathognomonisch (**Blickdiagnose!**). Patienten mit partieller Symptomatik bereiten differenzialdiagnostische Schwierigkeiten.

T_3 und T_4 (bzw. fT_3, fT_4) sind **erhöht**, TSH ist **supprimiert.**

am Thyreozyten besetzen und gleichzeitig aktivieren. Die Folge ist eine Überproduktion an Schilddrüsenhormon. Die Familie der Antikörper wird als **thyreoideastimulierende Immunglobuline (TSI)** zusammengefasst, deren Hauptvertreter ist der TSH-Rezeptor-Autoantikörper (TRAK).

Die Stimulation des TSH-Rezeptors durch den Antikörper hält länger an, als dies bei Stimulation durch physiologisches TSH der Fall ist. Die im Überfluss gebildeten peripheren Hormone T_3 und T_4 bremsen zwar zentral die Sekretion von TRH und TSH, dies hat jedoch keinen Einfluss auf das Krankheitsbild, da der eigentliche Stimulus hypophysenunabhängig erfolgt.

Klinik: Bei der **Immunhyperthyreose** können neben den „klassischen" Symptomen einer Hyperthyreose (s. S. 746) folgende Stigmata hinzutreten:

- **endokrine Orbitopathie** bei 50% der Patienten (der klassische Morbus Basedow zeichnet sich durch die **Merseburger-Trias: Exophthalmus, Struma, Tachykardie** aus); die endokrine Orbitopathie wird heute als **eigenständige Krankheit** angesehen (Details, s. S. 753)
- die **Struma (nicht** obligat!) kann fühlbar schwirren und beim Auskultieren charakteristisch rauschen
- **prätibiales Myxödem** (selten, Abb. **H-2.6**).

▶ **Merke:** Die Stigmata der Immunhyperthyreose fehlen bei der Schilddrüsenautonomie.

Komplikationen: Die Hyperthyreose, insbesondere die Immunhyperthyreose, kann in eine **thyreotoxische Krise** entgleisen. Mögliche Auslöser sind: Jodexposition bei vorbestehender funktioneller Autonomie (z. B. jodhaltige Kontrastmittel, Medikamente), intensive Manipulation am Halsbereich, Operation einer Immunhyperthyreose ohne adäquate thyreostatische Therapie, Exsikkose.

Die thyreotoxische Krise stellt auch heute noch eine **lebensbedrohliche Situation** dar (Letalität 30–50%). Durch Wasserverlust kommt es zu einer starken Gewichtsabnahme, Erbrechen, Durchfälle und Schweißausbrüche verschlimmern das Bild, der Puls steigt auf 140–160/min, die Körpertemperatur auf bis zu 41 °C an. In Abhängigkeit von der klinischen Ausprägung wird die tyreotoxische Krise in 3 Stadien eingeteilt: Neben den oben erwähnten Symptomen herrschen im **Stadium I** Erregungsphasen vor, **Stadium II** weist zusätzlich Halluzinationen auf, im **Stadium III** befindet sich der Patient im **Koma.**

Diagnostik: In ausgeprägten Fällen des Morbus Basedow ist eine **Blickdiagnose** möglich: Aspekt des Patienten mit endokriner Orbitopathie in Verbindung mit dem Beschwerdebild; die Laborwerte dienen dann nur der Bestätigung. Patienten mit nur partieller Symptomatik können differenzialdiagnostische Schwierigkeiten bereiten.

Bei der manifesten Immunhyperthyreose findet sich eine eindeutige Konstellation von **erhöhten peripheren Schilddrüsenhormonspiegeln** (T_3, T_4 bzw. fT_3, fT_4) **bei supprimiertem TSH.** Liegt gleichzeitig eine endokrine Orbitopathie vor ist die Diagnose gesichert.

 H-2.6

◎ H-2.6   **Prätibiales Myxödem bei Morbus Basedow**

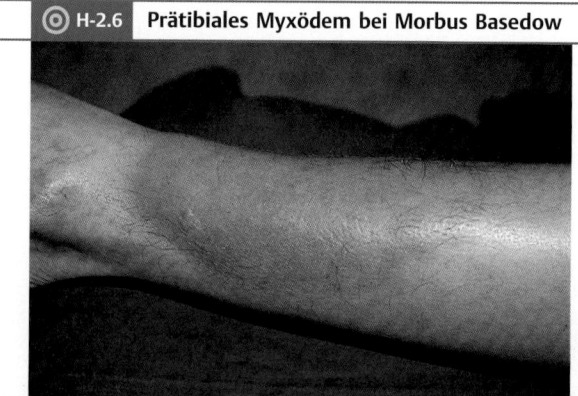

Liegt eine Hyperthyreose ohne orbitale Manifestation vor, sprechen **positive Schildrüsenantikörper** (TRAK, TgAK) für den Immuntyp, die sich in 60–70 % der Fälle finden.

In ⅔ der Fälle sind erhöhte **Antikörpertiter** vorzufinden (insbesondere TRAK).

▶ **Merke:** Der Antikörperbefund kann trotz vorliegen einer Immunhyperthyreose negativ ausfallen.

◀ Merke

Die **Schilddrüsensonographie** zeigt in der Regel ein diffuses, echoarmes Bild. Mittels **Sonographie, CT** oder **MRT** kann bei klinisch fraglichem Befund nachgewiesen werden, ob die äußeren Augenmuskeln verdickt sind (Abb. **H-2.8a**), dies ist auch häufig dann der Fall, wenn klinische Zeichen einer Orbitopathie fehlen (gleichzeitig ist der Ausschluss eines anderweitigen Lokalgeschehens einer Protrusio bulbi oder bulborum möglich).

Schilddrüsensonographie: diffuses, echoarmes Bild. **CT, MRT und Sonographie** dienen dem Nachweis von beim Morbus Basedow auftretenden Verdickungen der äußeren Augenmuskeln.

▶ **Merke:** Liegt keine Hyperthyreose aber eine Orbitopathie vor, kann es sich um das Stadium **vor** Eintritt einer Schilddrüsenüberfunktion handeln. In diesem Fall sind ¼-jährliche Kontrollen der Schiddrüsenfunktion notwendig.

◀ Merke

Differenzialdiagnose: Ohne Orbitopathie und ohne Antikörperbefunde ist die **schwierigste** Differenzialdiagnose die der **diffusen Autonomie.** Bei einem kleinen Teil der Patienten mit Hyperthyreose ist die endgültige Differenzierung erst im Verlauf möglich: weist z. B. ein älterer Patient ohne Augensymptome eine multinodöse Struma auf, in der einige Bereiche vermehrt speichern, so kann es sich einerseits um eine diffuse Autonomie handeln, wobei nicht speichernde Areale der Schilddrüse „gesünderes" Schilddrüsengewebe sein könnten. Zum anderen ist aber auch eine Immunhyperthyreose in einer regressiv veränderten Struma möglich: Die „gesunden", lediglich von den Antikörpern stimulierten Schilddrüsenanteile wären dann die szintigraphisch dargestellten, während die nicht speichernden Areale als regressiv eingestuft werden müssten.

Leichter ist die Abgrenzung vom lokalisierten, autonomen Adenom. Ein negativer Antikörperbefunde in Verbindung mit dem szintigraphischen Verdacht eines autonomen Adenoms spricht für eine Autonomie.

Zu möglichen anderen Hyperthyreoseformen s. Abb. **H-2.4**, S. 747.

Differenzialdiagnose: Ohne Orbitopathie und ohne Antikörperbefunde ist die **schwierigste** Differenzialdiagnose die der **diffusen Autonomie.** Leichter ist die Abgrenzung vom lokalisierten, autonomen Adenom.

Zu weiteren Hyperthyreoseformen s. Abb. **H-2.4**.

Therapie: Für die Behandlung der Immunhyperthyreose stehen drei Therapiewege zur Verfügung, die isoliert oder auch in Kombination, neben- und nacheinander einzusetzen sind (Abb. **H-2.7**):
- medikamentöse Behandlung mit Thyreostatika (s. S. 748)
- Operation
- Radiojod-Strahlentherapie.

Therapie: Es stehen die **Behandlung mit Thyreostatika** (s. S. 748), die **Operation** und die **Radiojod-Strahlentherapie** zur Verfügung (Abb. **H-2.7**).

⊙ H-2.7 | **Therapie bei Immunhyperthyreose**

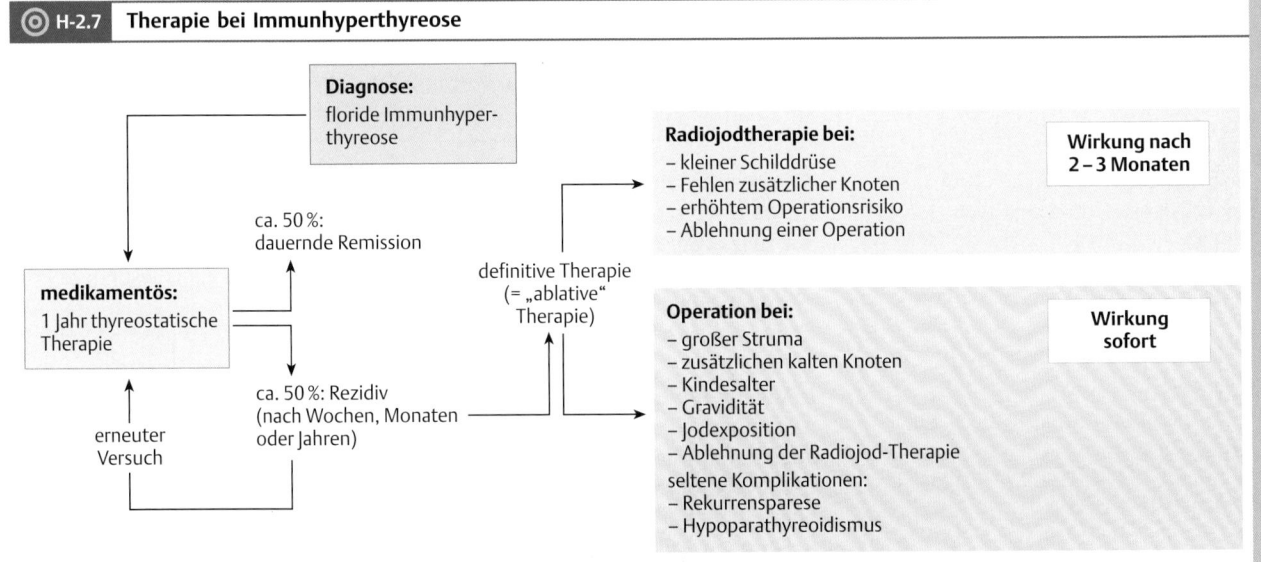

- **medikamentöse Therapie:**

Im Regelfall wird die **thyreostatische Therapie** (s. S. 748) bei der Immunhyperthyreose konsequent **über ein Jahr** fortgesetzt. Danach sind 50 % der Patienten im **Auslassversuch** in **Remission**, bei den anderen 50 % kommt es zur Persistenz bzw. zum Rezidiv. Beim **Rezidiv** ist eine definitive, **thyreoablative Therapie** durch Operation oder Radiojodbehandlung zu überlegen.

Bei der **nicht dekompensierten Immunhyperthyreose** ist zunächst die in Tab. **H-2.5** (s. S. 749) genannte Anfangsdosis zu geben. Die **Erhaltungsdosis** gilt für die Zeit bis zum Ende des ersten Behandlungsjahres.

- **operative Therapie:**

Die **Schilddrüsenresektion** ist die Behandlung der Wahl bei persistierender Immunhyperthyreose, v. a. bei großen Strumen, jüngeren Patienten, zusätzlichen, abklärungsbedürftigen Knoten, dem Erfordernis eines raschen Erfolges der ablativen Therapie, z. B. bei jodinduzierter Hyperthyreose.

Postoperativ ist die Entwicklung einer **Späthypothyreose** möglich. Weitere mögliche Komplikationen sind: postoperativer Hypoparathyreoidismus und Stimmbandparese.

- **Radiojodtherapie:**

Sie bietet sich alternativ bei z. B. eher kleinen Strumen und erhöhtem OP-Risiko an. Kontraindiziert ist sie bei noch florider Hyperthyreose, in der Schwangerschaft oder während der Stillzeit.

Die volle Wirkung der Radiojodtherapie ist nach 2–3 Monaten erreicht.

▶ Merke

Therapie der thyreotoxischen Krise:

Bei der thyreotoxischen Krise wird **Thiamazol** i. v. gegeben, 2 Stunden später **Jodid**. Als Adjuvans dient Propranolol. Lithium wird bei jodinduzierter thyreotoxischer Krise eingesetzt.

Glukokortikoide dienen als Ausgleich der **relativen NNR-Insuffizienz** (Tab. **H-2.6**).

- **medikamentöse Therapie:**

Da bei der Immunhyperthyreose unter **thyreostatischer Therapie** (s. S. 748) eine Spontanremissionen möglich ist, wird zunächst eine medikamentöse Therapie **über ein Jahr** versucht, danach erfolgt ein Auslassversuch. Bei ca. 50 % der Patienten kommt es unter dieser Therapie zu einer bleibenden **Remission**, bei der anderen Hälfte jedoch nach Wochen, Monaten oder auch Jahren zu einem **Rezidiv**. Im Falle eines Rezidivs entscheidet man sich in der Regel zu einer definitiven, **thyreoablativen Therapie**, d. h. zur **Operation** oder **Radiojodtherapie**, die das überaktive Gewebe reduziert. Gegebenenfalls kann auch nochmals ein zweites Jahr thyreostatisch therapiert und dann ein erneuter Auslassversuch unternommen werden.

Bei der **nicht dekompensierten Immunhyperthyreose** (d. h. es darf keine beginnende thyreotoxische Krise vorliegen) beginnt man mit der in Tab. **H-2.5** (s. S. 749) genannten Thyreostatikum-Anfangsdosis. Eine Reduktion der Anfangsdosis zur Erhaltungsdosis ist in Abhängigkeit von dem Absinken des Schilddrüsenhormonspiegels innerhalb einiger Wochen möglich. Die **Erhaltungsdosis** wird bis zum Ende des ersten Behandlungsjahres fortgeführt.

- **operative Therapie:**

Die partielle bzw. subtotale **Schilddrüsenresektion** auf ca. 4 g Restgewebe gehört zu den definitiven, ablativen Behandlungsmaßnahmen bei der Immunhyperthyreose. Man tendiert bei größeren Strumen eher zur Operation. Weitere Indikationen für die Operation sind jugendliches Alter, zusätzliche, abklärungswürdige Knoten in der Schilddrüse, der Wunsch nach raschem Wirksamwerden der ablativen Therapie (z. B. bei Leukozytopenie, s. auch Abb. **H-2.7**). Damit wird die Operation das Mittel der Wahl bei der jodinduzierten, teilweise thyreostatikarefraktären Hyperthyreose (häufiger bei Autonomie, seltener bei Immunhyperthyreose).

Rezidive in der Restschilddrüse sind selten. Postoperativ ist die Entwicklung einer **Späthypothyreose** möglich. Weitere mögliche Operationskomplikationen sind: postoperativer Hypoparathyreoidismus, Stimmbandlähmung durch Rekurrensparese (bei unkomplizierten Operationen jeweils weniger als 1 %).

- **Radiojodtherapie:**

Ist die Schilddrüse eher klein und in ihrer Struktur unauffällig oder ist das Operationsrisiko beim Patienten erhöht, hat die Radiojodtherapie ihre Vorteile. Die Risikoberechnung hat dazu geführt, dass man sie auch jüngeren Menschen (etwa ab dem 20. Lebensjahr) empfiehlt. Bei noch florider Hyperthyreose, in der Schwangerschaft oder während der Stillzeit ist die Radiojodtherapie kontraindiziert.

Die volle Wirkung der Radiojodtherapie ist nach 2–3 Monaten erreicht. Der Therapeut versucht eine Strahlendosis zu applizieren, die die Hyperthyreose behebt, ohne zur Hypothyreose zu führen.

▶ **Merke:** Sowohl nach einer thyreostatischen Therapie mit eingetretener Remission, als auch nach einer Schildrüsenoperation bzw. Radiojodtherapie kann es zur **Späthypothyreose** kommen. Um diese rechtzeitig zu erkennen, sind jährliche Kontrollen der Schilddrüsenfunktion unbedingt anzuraten.

Therapie der thyreotoxischen Krise:

Bei einer thyreotoxischen Krise verabreicht man zunächst hochdosiert **Thiamazol** i. v., etwa 2 Stunden später therapiert man zusätzlich mit **Jodid** (Lugol-Lösung). Die Herzfrequenz wird mit ß-Rezeptoren-Blockern, insbesondere Propranolol, gehemmt. Diese Substanz hemmt auch in einem gewissen Grad die Konversion von T_4 zu T_3. Das ebenfalls partiell thyreostatisch wirksame Lithium wird nur bei jodinduzierter Krise eingesetzt (Kontrollen des Lithiumspiegels). In der thyreotoxischen Krise liegt eine **relative NNR-Insuffizienz** vor, weshalb unbedingt Glukokortikoide substituiert werden müssen. Adjuvant sind weitere allgemeine Maßnahmen wie Flüssigkeitsersatz, Elektrolytkorrektur, physikalische Temperatursenkung, Thrombembolieprophylaxe, gegebenenfalls Antibiotika zur Infektprophylaxe und Digitalis erforderlich (Tab. **H-2.6**). In seltenen Fällen kann eine subtotale Strumaresektion unter der Vorstellung einer raschen Antigenelimination angezeigt sein (in spezialisierte Zentren).

| ☰ H-2.6 | **Vorgehen bei thyreotoxischer Krise (in der Regel auf der Intensivstation)** |

kausale Therapie	*symptomatische, begleitende Therapie*
■ Hemmung der Hormonsynthese: Thiamazol (80 mg als Bolus, danach bis 240 mg/d)	■ Flüssigkeits-, Elektrolyt-, Kalorienersatz parenteral
	■ β-Rezeptoren-Blocker (Propranolol)
■ Hemmung der Hormonausschüttung: Jodid, 3 × 15 Tropfen Lugol-Lösung p. o. **Cave:** Bei jodinduzierter Krise ist Jodid kontraindiziert, statt dessen: Lithiumchlorid 1500 mg/d i. v.; ggf. Plasmapherese	■ Glukokortikosteroide (Prednisolon)
	■ physikalische Temperatursenkung
	■ Sedativa
	■ Thromboembolieprophylaxe
■ bei bedrohlichem Verlauf und Versagen von 1. und 2.: Plasmapherese oder, insbesondere bei jodidinduzierter Krise, subtotale beidseitige Thyreoidektomie	■ Digitalis

Verlauf und Prognose: Die Verläufe bei der Immunhyperthyreose sind sehr unterschiedlich, wobei lebenslange Spontanremissionen durchaus möglich sind. An die Entwicklung einer Späthypothyreose nach Therapie ist zu denken. Am schwierigsten ist die Krankheitskomponente der endokrinen Orbitopathie. Hier sind Defektheilungen im Sinne eines bleibenden Exophthalmus möglich (s. auch S. 755).

Verlauf und Prognose: Die Verläufe bei der Immunhyperthyreose sind sehr unterschiedlich.

Der Verlauf bei Vorliegen einer endokrinen Orbitopathie ist schwer vorhersehbar (s. S. 755).

▶ **Klinischer Fall:** Eine 53-jährige Frau suchte wegen Beschwerden im Bereich der Augen (Augenbrennen, sandiges Gefühl bei Augenbewegungen, leichte Lichtscheu) den Augenarzt auf. Die Inspektion war verhältnismäßig unauffällig, lediglich eine leichte Schwellung der Unterlider und eine angedeutete Chemosis waren bemerkenswert (s. Abb. **H-2.8c**). Die mit dem Ophthalmometer nach Hertel gemessenen Werte des Bulbusstandes in der Orbita betrugen beidseits 16 mm. Da keine vorausgehenden Messungen vorlagen, war nicht eindeutig festzustellen, ob ein leichter Exophthalmus vorlag. Die Patientin wurde zur Überprüfung der Schilddrüsenfunktion zum Internisten überwiesen. Es fanden sich Normalwerte für T4 und T3, der TRH-Test war mit einem TSH-Anstieg um 5,5 mU/l normal positiv. Die Schilddrüsenantikörper waren negativ. Es wurde die Verdachtsdiagnose einer endokrinen Orbitopathie bei Euthyreose gestellt und eine ¼-jährliche Kontrolle der Schilddrüsenfunktion empfohlen. Bei der 1. Kontrolluntersuchung betrug der TSH-Anstieg im TRH- Test nur noch 2,5 mU/l, weitere 3 Monate später lag eine leichte Hyperthyreose mit nunmehr supprimiertem TRH-Test vor. Die Orbitopathie hatte sich nicht verschlechtert. Die Patientin wurde ein Jahr lang thyreostatisch therapiert, ohne dass es zur Progression der Augenkomponente kam, Restbeschwerden blieben. Nach Absetzen des Thyreostatikums lebt die Patientin euthyreot (seit 2 Jahren), restliche Augenbeschwerden werden toleriert.

Endokrine Orbitopathie

Endokrine Orbitopathie

▶ **Synonym:** endokriner Exophthalmus

◀ **Synonym**

Ätiopathogenese: Gegenwärtig ist nicht klar, warum die endokrine Orbitopathie teilweise vor, mit oder nach Manifestation einer Schilddrüsenüberfunktion auftritt. Bei ca. 50 % der Patienten mit Immunhyperthyreose kommt es zu peri- und retroorbitären immunologischen Reaktionen, die zu lokalen Ödemen (= Chemosis, Abb. **H-2.8**), Einlagerungen von Glukosaminoglykanen und zur Ausbildung autoreaktiver T-Lymphozyten führen. Die auslösenden Antikörper sind noch nicht eindeutig definiert. Diskutiert werden auch Antikörper gegen die Augenmuskulatur.

Gelegentlich tritt eine endokrine Orbitopathie auch ohne jegliche Schilddrüsenfunktionsstörung oder gar bei Hypothyreose auf, die dann ebenfalls immunologischer Natur ist. Rauchen verschlimmert die Orbitopathie.

Ätiopathogenese: Eigenständige Krankheit, die vor, mit oder nach Manifestation einer Hyperthyreose auftreten kann. Bei ca. 50 % der Patienten mit Immunhyperthyreose tritt eine endokrine Orbitopathie auf (Abb. **H-2.8**). Die spezifischen verantwortlichen Antikörper sind noch nicht erfassbar.

Selten tritt die endokrine Orbitopathie bei Euthyreose oder gar Hypothyreose auf.

Klinik: Die endokrine Orbitopathie lässt sich nach Schwere in 6 Stadien unterteilen (Tab. **H-2.7**). Durch die Ausdehnung des retrobulbären Gewebes entstehen ein **Exophthalmus** (Abb. **H-2.8**), **Bewegungseinschränkungen des Bulbus** und **Augenmuskelparesen** mit Doppelbildern, die Symptomatik kann sich bis zum Bild des **malignen Exophthalmus** steigern. Hierbei lässt sich das Auge infolge der starken Protrusio und der enormen Konjunktivalschwellung nicht mehr schließen, und es kommt zu **Hornhautschäden**. Bei fehlender Therapie kann es auch durch den hohen Druck in der Orbita zu Durchblutungsstörungen und dadurch zum **Verlust des Sehvermögens** kommen. Unter adäquater Therapie sind die schwereren Stadien meist zu vermeiden.

Klinik: Stadien der endokrinen Orbitopathie: s. Tab. **H-2.7**. Folgen sind ein **Exophthalmus** (Abb. **H-2.8**) und **Bewegungseinschränkungen des Bulbus**. Beim **malignen Exophthalmus** kann es durch Hornhautschäden und Ischämien von Retina und Sehnerv zur Erblindung kommen.

≡ H-2.7	Klassifikationen der Symptome der endokrinen Orbitopathie (stadienübergreifende Kombinationen kommen vor)
Stadium	**Definition**
I	nur Zeichen, keine Symptome (z. B. Oberlidretraktion = Dalrymple-Zeichen; starrer Blick, Konvergenzschwäche = Möbius-Zeichen; Zurückbleiben eines Augenlids beim Senken des Blickes = Graefe-Zeichen; seltener Lidschlag = Stellwag-Zeichen)
II	Bindegewebebeteiligung (mit Zeichen und Symptomen wie Lidschwellung, d. h. Ödem der Augenlider und der Bulbusbindehaut = Chemosis, Lichtempfindlichkeit, Augentränen, Fremdkörpergefühl)
III	Protrusio bulbi bzw. bulborum = Exophthalmus: (a) leicht, (b) deutlich, (c) sehr ausgeprägt
IV	Beteiligung der äußeren Augenmuskeln (Paresen mit der Folge von Unscharf- oder Doppeltsehen, ausgeprägte Konvergenzschwäche, Heberschwäche, seitliche Blockade, retrobulbäre Schmerzen)
V	Korneaaffektionen (insbesondere bei Lagophthalmus: Ulzerationen)
VI	Visusverschlechterung (Druckläsion der Nn. optici mit partiellen Sehausfällen bis Sehverlust)

◉ H-2.8 Befunde bei endokriner Orbitopathie

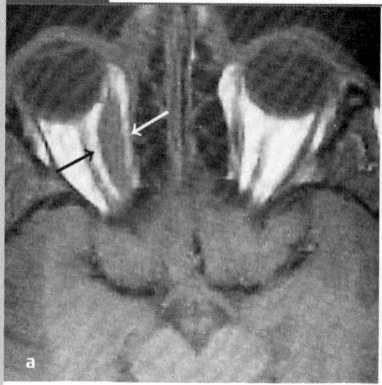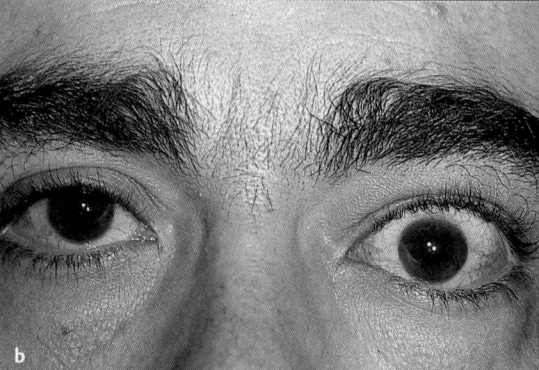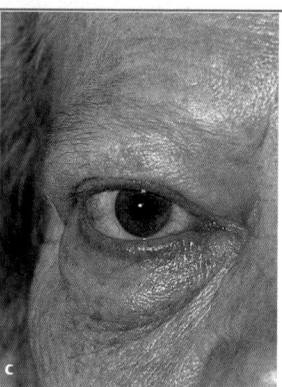

a MRT: **Verdickung der äußeren Augenmuskeln** (hier besonders am linken Auge nasal).
b **Asymmetrischer Exophthalmus** (li > re) und konjunktivale Gefäßinjektion.
c **Ödematöse Schwellung** (Chemosis) des Ober- und Unterlids.

▶ Merke

Diagnostik: Inspektion, augenärztlicher Befund und ggf. Sonographie, CT oder MRT der Orbita.

Therapie: Besteht eine Hyperthyreose, sollte diese optimal eingestellt werden.

Bei fortschreitender Orbitopathie trotz Erreichens der Euthyreose, führt man einen **Glukokortikoidstoß** mit nachfolgender langsamer Dosisreduzierung durch, bei ungenügender Wirksamkeit erfolgt eine **Retrobulbärbestrahlung.**

Mögliche **Lokalmaßnahmen** sind: Augensalbe, nächtliche Oklussivverbände, Kopfhochlagerung.
Bei malignem Exophthalmus kann eine Dekompressionsoperation zum Schutz des Auges erforderlich werden.

▶ **Merke:** Es besteht *kein* Zusammenhang zwischen dem Schweregrad einer endokrinen Orbitopathie und der aktuellen Schilddrüsenfunktion.

Diagnostik: Inspektion, augenärztlicher Befund und ggf. Sonographie, CT oder MRT der Orbita ergeben die Diagnose und Stadieneinteilung. Zur Schilddrüsendiagnostik s. S. 738.

Therapie: Besteht eine Hyperthyreose, muss diese optimal medikamentös eingestellt werden. Die adjuvante Gabe von L-Thyroxin zur Suppression des TSH muss ausreichend hoch sein.
Schreitet die Orbitopathie trotz Erreichens der Euthyreose fort, werden **Glukokortikoide** eingesetzt. Man beginnt mit 50 mg Decortin pro Tag und reduziert 1–2-wöchentlich um 5 mg; der Glukokortikoidstoß kann bedarfsweise wiederholt werden. Zeigt sich keine Besserung, sollte frühzeitig eine **Retrobulbärbestrahlung** mit Röntgenstrahlen unter Glukokortikoidbegleitung vorgenommen werden.
Andere Antikörper-reduzierende Maßnahmen wie der Einsatz von Immunsuppressiva oder Plasmapherese sind hinsichtlich ihres Nutzens noch nicht endgültig zu beurteilen.
Der mitbetreuende Augenarzt entscheidet über den Einsatz von **Lokalmaßnahmen** wie z. B. Augensalbe, nächtlicher Okklusivverband und Kopfhochlagerung.

Bei progressiver Orbitopathie (sog. maligne Orbitopathie) können in Extremfällen Entlastungsoperationen (Reduktion des in der Orbita proliferierenden Bindegewebes) zum Schutz des Auges und der Sehkraft erforderlich werden (Dekompressionsoperation nach Naffziger).

Prognose und Verlauf: Defektheilungen im Sinne eines bleibenden Exophthalmus sind möglich. Gelegentlich ist dann eine korrigierende Operation an den äußeren Augenmuskeln zur Vermeidung von Doppelbildern indiziert.

Schilddrüsenautonomie

▶ **Definition:** Autonome Thyreozyten produzieren Schilddrüsenhormone, ohne der hemmenden Rückkopplung durch das Hypophysenhormon TSH zu unterliegen. Je nach Verteilung des autonomen Schilddrüsengewebes im Szintigramm werden 3 Formen unterschieden: Die **unifokale Autonomie** (= autonomes Adenom), die **multifokale** oder die **diffuse** Autonomie (selten).

Ätiopathogenese: Vermutlich induziert ein kontinuierlicher TSH-Reiz bedingt durch einen endemischen Jodmangel in der Schilddrüse Mutationen im TSH-Rezeptor, welche eine konstitutive Aktivierung des Rezeptors bewirken und zu lokal begrenzten Autonomien führen. Auch der hypertrophisierende Reiz des STH bei der Akromegalie führt neben dem Strumawachstum zur Autonomie. Schließlich wird vermutet, dass auch die TSI bei dauernder Exposition eine Autonomie induzieren können.

Solange der Grad der Autonomie nicht sehr ausgeprägt ($< 3\%$ des Schilddrüsengewebes) und die autonome Gewebemenge bzw. das autonome Adenom klein sind, sind keine biologischen Folgen zu erwarten: Die produzierte Hormonmenge macht zwar evtl. einen Teil des täglichen Schilddrüsenhormonbedarfs aus und führt zu einer gewissen Senkung des TSH-Spiegels, die Steuerung der Sekretion durch das gesunde restliche Schilddrüsengewebe steht jedoch im Vordergrund. Die Funktionslage ist noch **„kompensiert".**

Wenn die vom autonomen Gewebe produzierte Hormonmenge jedoch weiter zunimmt und schließlich die Hormonsynthese des gesunden Restgewebes supprimiert, entwickelt sich eine **manifeste Hyperthyreose**, das autonome Adenom ist **„dekompensiert"** (supprimierter TRH-Test; Abb. **H-2.9**).

Autonome Adenome können ohne Progression in jedem Funktionszustand über längere Zeiträume verharren und gelegentlich auch wieder an Aktivität abnehmen, d.h. im Szintigramm als heißer Knoten verschwinden. Auslösend für den **Umschlag in die Überfunktion** (mit Gefahr der Entwicklung einer kritischen Hyperthyreose) kann eine **stärkere Jodexposition** sein (über die Ernährung oder iatrogen durch jodhaltige Medikamente bzw. Kontrastmittel).

▶ **Merke:** Die Schilddrüsenautonomie manifestiert sich meistens im höheren Lebensalter. Ein Autonomieausschluss beim älteren Paienten ist daher vor einer exogenen Jodzufuhr obligat.

Prognose und Verlauf: Defektheilungen im Sinne eines bleibenden Exophthalmus sind möglich.

Schilddrüsenautonomie

◀ **Definition**

Ätiopathogenese: Vermutlich induziert ein kontinuierlicher TSH-Reiz infolge eines Jodmangels Mutationen im TSH-Rezeptor mit konstitutiver Aktivierung. Ähnlich wirken ein Wachstumshormonexzess (Akromegalie) und vermutlich auch schilddrüsenstimulierende Autoantikörper.

Sobald die Hormonproduktion durch das autonome Gewebe den Bedarf übersteigt, entwickelt sich eine Hyperthyreose. Szintigraphisch lassen sich alle Übergangsstufen zwischen einem Adenom mit geringer Aktivität und einem solchen mit Hormonexzess bis zur Überfunktion nachweisen (Abb. **H-2.9**).

Der Verlauf der Autonomie ist unterschiedlich: Neben Progressionen, v. a. bei **Jodexposition** (Gefahr der Entwicklung einer kritischen Hyperthyreose) kommen stagnierende Formen und spontane Regressionen vor.

◀ **Merke**

⊚ **H-2.9**　**Entwicklung eines autonomen Schilddrüsenadenoms mit zunehmender Störung der Funktion der Schilddrüsenhormonachse**

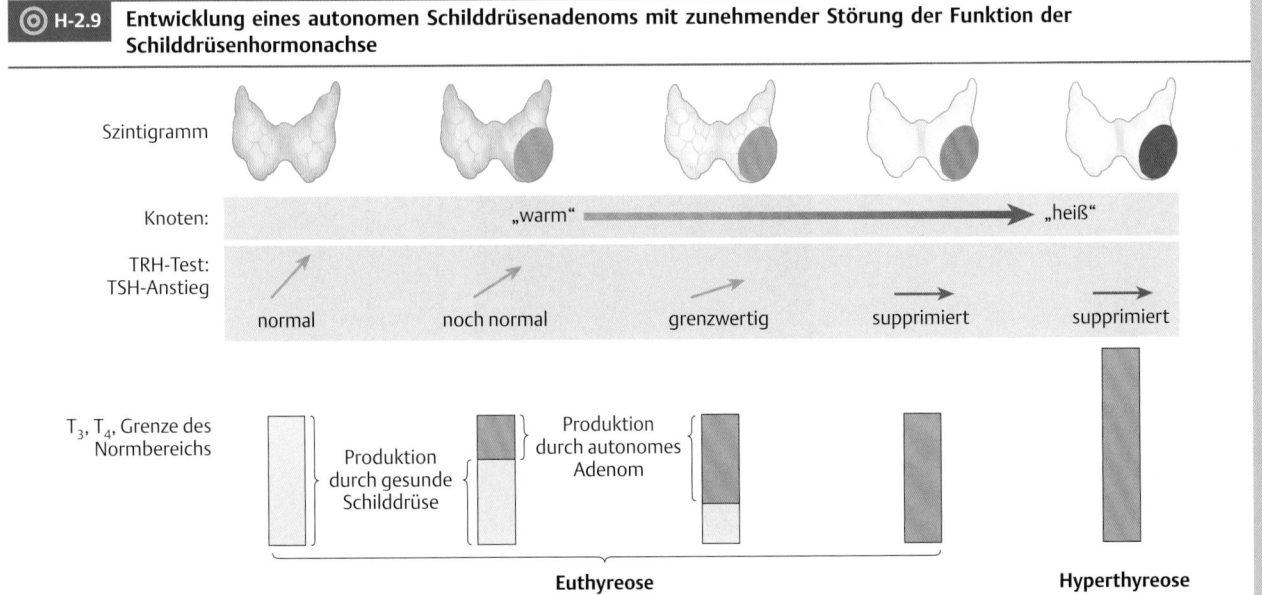

Klinik: Das noch nicht dekompensierte autonome Schilddrüsenadenom verursacht üblicherweise keine klinischen Beschwerden.

▶ **Merke**

Sind die peripheren Hormonspiegel deutlich erhöht, entwickeln sich die in Abb. **H-2.5** dargestellten Symptome.

▶ **Merke**

Diagnostik: T$_3$ und T$_4$ sind erhöht (selten ist die reine T$_3$-Hyperthyreose), TSH ist supprimiert. Beim solitären autonomen Adenom sind Sono- und Szintigraphie richtungweisend.

▶ **Merke**

Bei unklarer Aussage der Szintigraphie kann eine **Suppressionsszintigraphie** (s. S. 740) durchgeführt werden. Hier stellen sich nur noch die autonomen Areale dar.

Differenzialdiagnose: Am wichtigsten ist die Unterscheidung von einer Immunhyperthyreose ohne Augensymptome. Bei echoarmem Befund ist eine Struma maligna (szintigraphisch kalt) auszuschließen.

Therapie: Zunächst thyreostatische Therapie bis erreichen einer Euthyreose, im Anschluss erfolgt die definitive Therapie.

Klinik: Das noch nicht dekompensierte autonome Schilddrüsenadenom (gleiches gilt für multilokuläre oder diffuse Autonomien) macht in der Regel keine klinischen Beschwerden. Bei größeren Adenomen sind lokale Druckgefühle möglich.

▶ **Merke:** Bei peripherer Euthyreose, aber supprimiertem TSH, sind erste klinische Symptome möglich („latente" Hyperthyreose). Bei Tachykardien, Herzarrhythmien und vegetativen Störungen ist an die Möglichkeit der Auslösung durch ein autonomes Adenom zu denken.

Produziert die Autonomie derart viel Schilddrüsenhormon, dass die peripheren Spiegel deutlich erhöht sind, entwickeln sich die Krankheitssymptome wie sie in Abb. **H-2.5** dargestellt sind.

▶ **Merke:** Besonders beim älteren Menschen kann die Klinik oligo- oder monosymptomatisch sein – bei absoluter Arrhythmie durch Vorhofflimmern ist immer auch eine Funktionsstörung der Schilddrüse auszuschließen.

Diagnostik: Wegweisend sind die Symptome einer Hyperthyreose und die Bestimmung der Schilddrüsenfunktionsparameter. T$_3$ und T$_4$ sind erhöht (gelegentlich nur T$_3$; man nennt das Bild **T$_3$-Hyperthyreose**), TSH ist supprimiert. Die **Schilddrüsenantikörper** sind in der Regel **negativ**. **Sonographisch** imponiert ein autonomes Schilddrüsenadenom echoarm, zentral liegt nicht selten ein echofreier Bezirk im Sinne einer zystischen Umwandlung vor. Gelegentlich ist ein autonomes Adenom aber auch echogleich. Diffuse Autonomien können sonographisch ein inhomogen-fleckiges Bild erzeugen (s. auch S. 739).

▶ **Merke:** In der **Schilddrüsenszintigraphie** imponiert das autonome Adenom als „warmer" oder „heißer" Knoten (Abb. **H-2.10**, s. auch S. 739).

Bei unklarer Speicherung in komplex veränderten Schilddrüsen bleibt die Frage der Autonomie bei positivem TRH-Test gelegentlich unbeantwortet, dann empfiehlt sich eine **Suppressionsszintigraphie** (s. S. 740). Autonome Bezirke nehmen das Isotop weiterhin auf, während sich gesundes Gewebe nicht mehr darstellt.

Differenzialdiagnose: Wichtigste und schwierigste diagnostische Aufgabe ist die Unterscheidung zwischen Immunhyperthyreose ohne Augensymptome und Autonomie, daneben sind andere Formen der Hyperthyreose (s. S. 746) und die ebenfalls echoarme Struma maligna (szintigraphisch kalt, s. Abb. **H-2.10**, S. 739) auszuschließen.

Therapie: Zunächst erfolgt eine medikamentös **thyreostatische** Therapie (s. S. 748), nach Erreichen der Euthyreose erfolgt dann die definitive Therapie (Operation oder Radiojodtherapie, s. S. 752).

◉ H-2.10

◉ H-2.10 **Autonomes Schilddrüsenadenom**

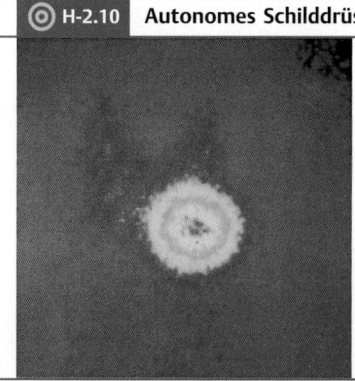

Autonomes Schilddrüsenadenom im linken unteren Schilddrüsenpol: das verstärkt das Isotop speichernde Adenom „überstrahlt" fast völlig das gesunde Restgewebe.

▶ **Merke:** Eine thyreostatische Langzeittherapie über Jahre ist bei Vorliegen einer Schilddrüsenautonomie nicht zu empfehlen, da Spontanremissionen zu selten vorkommen.

◀ Merke

Für eine **Operation** wird man sich vor allem bei sehr jungen Patienten (bis etwa 20 Jahre) und großen autonomen Adenomen entscheiden, wie auch bei zusätzlichen abklärungsbedürftigen Befunden wie „kalten" Knoten. Eine **Radiojodtherapie** kommt vor allem bei kleinen Adenomen, aber auch diffusen Autonomien in Betracht (ab 20 Jahre). Sie bietet v.a auch Vorteile bei älteren Patienten mit erhöhtem Operationsrisiko.

Die **Operation** wird bei großen Adenomen, abklärungsbedürftigen, z. B. „kalten" Knoten und jungen Patienten (bis 20 Jahre) erwogen. Kleine Adenome, diffuse Autonomien und ein erhöhtes Operationsrisikos sprechen für die **Radiojodtherapie**.

Verlauf und Prognose: Die Prognose ist nach adäquater Therapie sehr günstig. Rezidive sollten durch eine entsprechende Strumaprophylaxe vermieden werden. Späthypothyreosen nach Radiojodtherapie sind möglich (s. S. 752).

Verlauf und Prognose: Die Prognose ist bei adäquater Therapie günstig. Rezidive sollen durch eine Strumaprophylaxe vermieden werden.

▶ **Klinischer Fall:** Eine 50-jährige Frau litt anfallsweise unter beschleunigtem Pulsschlag. Das EKG war unauffällig. Nachdem die Periodenblutung unregelmäßig geworden war, wurden die Beschwerden als klimakterisch gedeutet. Therapeutisch wurden Valeriana-Präparate versucht.

Da keinerlei Besserung eintrat, wurde die Diagnostik erweitert. Die Schilddrüsendiagnostik ergab einen Spiegel des Gesamt-T_4 von 115 ng/ml (fallbezogener Normbereich 40–120 ng/ml) und ein Gesamt-T_3 von 2,0 ng/ml (fallbezogener Normbereich 0,7–2,2 ng/ml). Das basale TSH war supprimiert. Sicherheitshalber wurde ergänzend ein TRH-Test durchgeführt – auch nach Stimulation blieb das TSH supprimiert. Nachfolgend wurde bei palpatorisch unauffälliger Schilddrüse (eine Sonographie erfolgte nicht) ein Schilddrüsenszintigramm durchgeführt (Abb. **H-2.10**). Es zeigte ein gerade noch kompensiertes autonomes Schilddrüsenadenom links unten.

Das nachträglich angefertigte Sonographie der Schilddrüse ergab dort einen echoarmen Bezirk, vereinbar mit einem autonomen Adenom. Man entschloss sich zu einer Radiojodtherapie, die nach mehrtägiger Einnahme von 20–40 mg T_3 (Thybon) erfolgte, um den Restspeicherung des gesunden Schilddrüsengewebes völlig zu supprimieren. Nach 3 Monaten war das basale TSH messbar geworden, Tachykardien waren nicht mehr aufgetreten.

Weitere Kontrollen der Patientin sind hinsichtlich der Funktion der Restschilddrüse erforderlich, um das TSH nicht zu hoch ansteigen zu lassen. Im vorliegenden Fall wird man bei einer späteren Struma-Rezidivprophylaxe, wenn man bei lebhaftem TSH-Verhalten mit L-Thyroxin therapieren muss, so vorsichtig dosieren, dass das TSH keinesfalls vollständig supprimiert wird, um nicht erneut (und nunmehr iatrogen) kardiale Symptome zu provozieren.

2.5 Hypothyreose

2.5 Hypothyreose

▶ **Synonym:** Schilddrüsenunterfunktion

◀ Synonym

▶ **Definition:** Unzureichende Versorgung der Körperzellen mit Schilddrüsenhormonen.

◀ Definition

Formen: Man unterscheidet die **primäre Hypothyreose** (Fehlen oder Verlust der Glandula thyreoidea) von den wesentlich seltener auftretenden **sekundären** (Ausfalls des hypophysären TSH) bzw. **tertiären** (Ausfall des hypothalamischen TRH; Rarität) Hypothyreosen (Abb. **H-2.11**).

Formen: Man unterscheidet die **primäre, sekundäre und tertiäre Hypothyreose** (Abb. **H-2.11**).

2.5.1 Primäre Hypothyreose

2.5.1 Primäre Hypothyreose

▶ **Definition:** Die Schilddrüse selbst ist zur ausreichenden Hormonproduktion (T_3, T_4) nicht in der Lage, die zentrale Steuerung (Hypothalamus: TRH; Hypophysenvorderlappen: TSH) ist intakt.

◀ Definition

Epidemiologie: Die erworbene Hypothyreose tritt in der erwachsenen Bevölkerung mit einer Häufigkeit von 1 % auf. Bei Neugeborenen findet sich bei einem von 4000 eine primäre Hypothyreose.

Epidemiologie: in der Erwachsenenbevölkerung ist mit 1 % Häufigkeit zu rechnen.

Ätiopathogenese: Beim **Neugeborenen** liegt die Ursache einer primären Hypothyreose in der Regel in einer fehlenden Schilddrüsenanlage (Häufigkeit 1 : 4000), selten ist sie durch eine Schilddrüsendysplasie, -rezeptorresistenz, Thyreoiditis oder einen extremen Jodmangel begründet. Beim **Erwachsenen** steht ursächlich die Zerstörung der Schilddrüse durch Autoimmunprozesse im Vordergrund (Endzustand einer **Hashimoto-Thyreoiditis**), andere Ursachen

Ätiopathogenese: Beim **Neugeborenen** liegt die Ursache meist in einer fehlenden Schilddrüsenanlage. Beim Erwachsenen tritt eine Hypothyreose am häufigsten nach **Hashimoto-Thyreoiditis** auf (Abb. **H-2.11**). Bei allen Formen ist die Zentrale der Schilddrüsenachse intakt und das TSH damit erhöht.

⊙ H-2.11   Formen der Hypothyreose und deren mögliche Ursachen

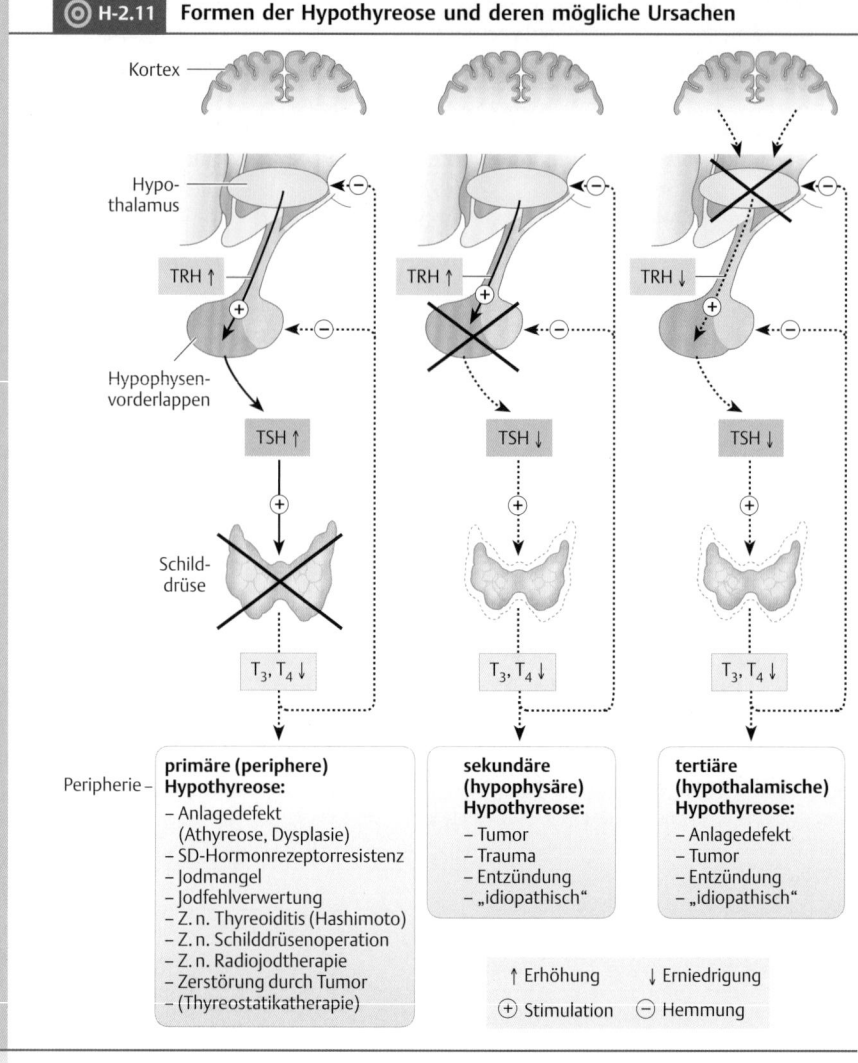

Kortex

Hypo-
thalamus

TRH ↑   TRH ↑   TRH ↓

Hypophysen-
vorderlappen

TSH ↑   TSH ↓   TSH ↓

Schild-
drüse

$T_3, T_4 ↓$ $T_3, T_4 ↓$ $T_3, T_4 ↓$

Peripherie –

primäre (periphere) Hypothyreose:	sekundäre (hypophysäre) Hypothyreose:	tertiäre (hypothalamische) Hypothyreose:
– Anlagedefekt (Athyreose, Dysplasie)	– Tumor	– Anlagedefekt
– SD-Hormonrezeptorresistenz	– Trauma	– Tumor
– Jodmangel	– Entzündung	– Entzündung
– Jodfehlverwertung	– „idiopathisch"	– „idiopathisch"
– Z. n. Thyreoiditis (Hashimoto)		
– Z. n. Schilddrüsenoperation		
– Z. n. Radiojodtherapie		
– Zerstörung durch Tumor		
– (Thyreostatikatherapie)		

↑ Erhöhung   ↓ Erniedrigung
⊕ Stimulation   ⊖ Hemmung

Klinik: Ohne Therapie ist keine adäquate Entwicklung des Menschen möglich. **Gehirnreifung** und **Skelettwachstum** bleiben **irreparabel geschädigt** (daher **TSH-Screening** am 5. Lebenstag!).

Beginnt die Hypothyreose im **Erwachsenenalter**, entwickeln sich die Symptome langsam.

Abb. **H-2.12** zeigt die klinischen **Symptome:** Die Patienten frieren, klagen über Schwäche, Leistungsabnahme und Obstipation.

Vigilanzstörungen sind häufig, psychotische Bilder möglich. Weiterhin kommt es zu Menstruationsstörungen, beim Mann zur Abnahme von Libido und Potenz.

sind seltener, s. Abb. **H-2.11**. Allen Formen ist gemeinsam, dass die Zentrale der Schilddrüsenachse intakt und das TSH damit reaktiv erhöht ist.

Klinik: Liegt bereits **zum Zeitpunkt der Geburt** (oder kurz danach) eine Schilddrüsenunterfunktion vor, kommt es ohne Therapie zu schweren **Entwicklungsstörungen** der Gehirnreifung und zu Wachstumsstörungen (Kretinismus) (Näheres s. pädiatrische Lehrbücher). Im Rahmen der U2 erfolgt daher am 5. Lebenstag ein gesetzlich vorgeschriebenes **TSH-Screening**.

Manifestiert sich die Hypothyreose beim **Erwachsenen**, entwickeln sich die Symptome auch beim akuten Ausfall der Schilddrüse nicht schlagartig, sondern allmählich im Laufe von Wochen.

Abb. **H-2.12** gibt eine Übersicht über die **typischen Symptome:** Das Allgemeinbefinden ist eingeschränkt durch eine Neigung zum Frieren, allgemeine Schwäche und Abnahme der Leistungsfähigkeit. Die Patienten leiden häufig unter einer Gewichtszunahme und Obstipation.

Nicht immer dem Patienten selbst, sondern eher der Umgebung fallen Einschränkungen der intellektuellen Leistungsfähigkeit auf: Müdigkeit und Schläfrigkeit sind verbunden mit nachlassendem Gedächtnis, Antriebs- und Denkschwäche. Frauen im gebärfähigen Alter klagen über Menstruationsstörungen, bei Männern zeigt sich eine Abnahme von Libido und Potenz. Muskelkrämpfe, Myotonien und „rheumatische" Beschwerden, wie auch psychotische Bilder sind möglich.

H-2.12 Klinik der Hypothyreose

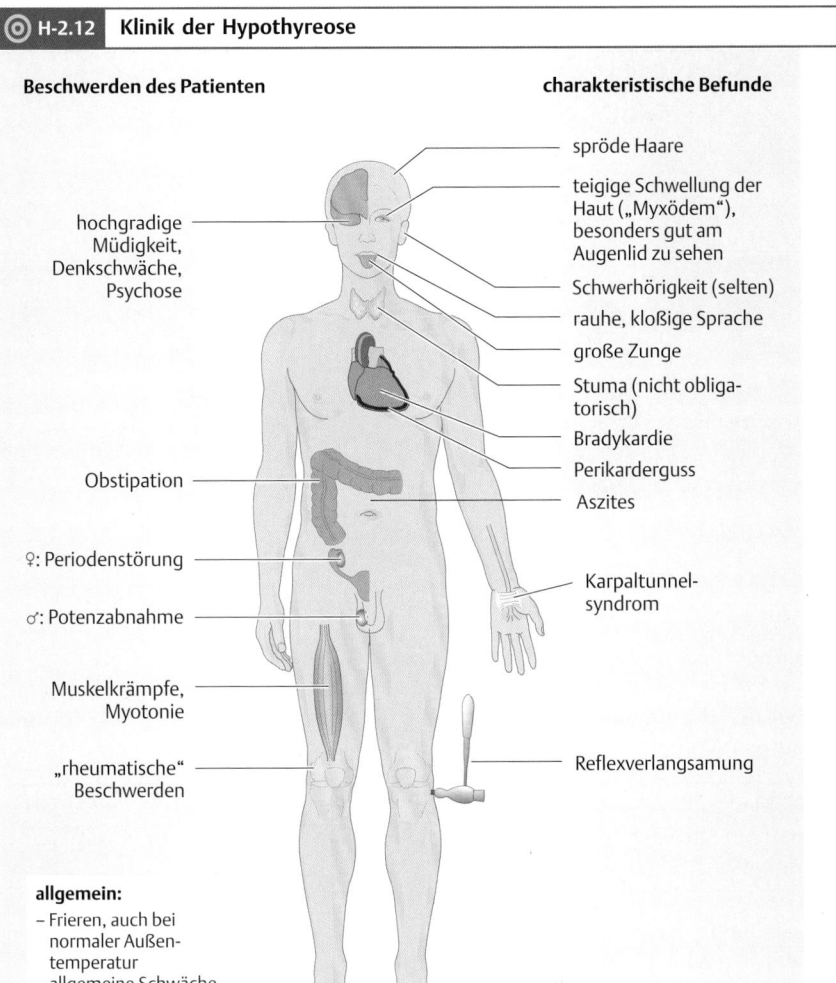

Beschwerden des Patienten

hochgradige Müdigkeit, Denkschwäche, Psychose

Obstipation

♀: Periodenstörung

♂: Potenzabnahme

Muskelkrämpfe, Myotonie

„rheumatische" Beschwerden

allgemein:
– Frieren, auch bei normaler Außentemperatur
– allgemeine Schwäche
– Gewichtszunahme

charakteristische Befunde

spröde Haare

teigige Schwellung der Haut („Myxödem"), besonders gut am Augenlid zu sehen

Schwerhörigkeit (selten)

rauhe, kloßige Sprache

große Zunge

Stuma (nicht obligatorisch)

Bradykardie

Perikarderguss

Aszites

Karpaltunnelsyndrom

Reflexverlangsamung

▶ **Merke:** Beim alten Menschen kann die Erkrankung oligo-symptomatisch verlaufen, einzelne Symptome werden dann häufig als „Alterserscheinung" verkannt!

◀ Merke

Bei voller Ausprägung des Krankheitsbildes ist der Aspekt charakteristisch: Das Integument ist **teigig geschwollen** (daher die Bezeichnung „Myxödem" [auf Druck bleibt im Gegensatz zum echten Ödem keine Delle]. Ausdruck, Mimik und Bewegungen sind hochgradig reduziert (schwere Augenlider, Abb. **H-2.13**). Haut und Haare sind trocken und spröde, infolge einer vergrößerten Zunge ist die Sprache kloßig, gelegentlich charakteristisch rau.

Als **Myxödemherz** bezeichnet man die Kombination von Bradykardie, Herzvergrößerung mit digitalisrefraktärer Insuffizienz und Niedervoltage im EKG.

Die schwerste Form der Schilddrüsenunterfunktion ist das **Myxödem-Koma**. Begleiterscheinungen sind die Entwicklung einer echten Untertemperatur, Zunahme von Obstipation, Bradykardie und Hypotonie. Das Myxödem-Koma ist eine **lebensgefährdende Situation mit hoher Letalität**.

Diagnostik: Das **Vollbild** der Hypothyreose gestattet eine Blickdiagnose, bei **latenter Hypothyreose** kann das klinische Bild verschleiert sein, die Verifizierung erfolgt über die Laborparameter (Tab. **H-2.2**, S. 742). Beim Vollbild finden sich **erniedrigte periphere Schilddrüsenhormone** bei gleichzeitig **erhöhtem basalen TSH**. Bei noch nicht vollständig ausgefallenem Schilddrüsengewebe ist gelegentlich das T_4 noch normal oder bereits eindeutig erniedrigt, das T_3

Die Haut ist **teigig geschwollen** („Myxödem"). Die Augenlider hängen herab, Haut und Haare sind trocken, die Zunge ist vergrößert, die Sprache kloßig (Abb. **H-2.13**).

Das **Myxödemherz** ist bradykard vergrößert, digitalisrefraktär insuffizient und zeigt im EKG eine Niedervoltage.

Das **Myxödem-Koma** ist lebensgefährdend: Klinische Zeichen sind Untertemperatur, Obstipation, Bradykardie und Hypotonie.

Diagnostik: Das **klinische Vollbild** ist pathognomonisch, bei **latenter Hypothyreose** kann das klinische Bild verschleiert sein. Das **erhöhte basale TSH** beweist die primäre Hypothyreose, T_4 und T_3 **sind erniedrigt**. Konstellationen einer latenten Hypothyreose kommen vor.

⊚ H-2.13   Aspekte bei Patienten mit Hypothyreose

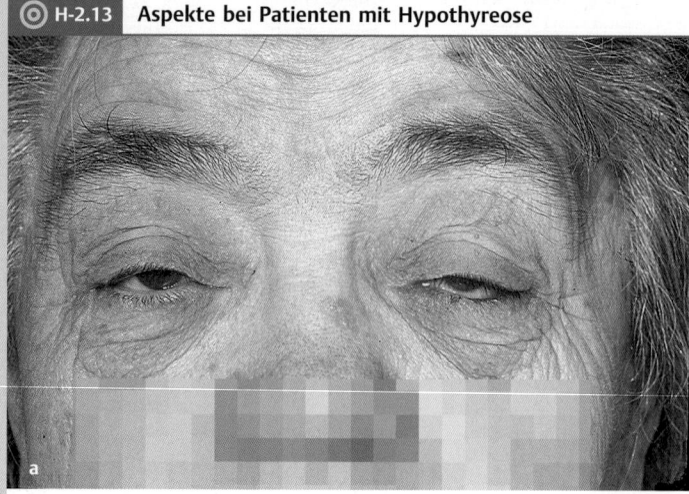
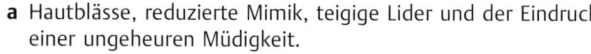

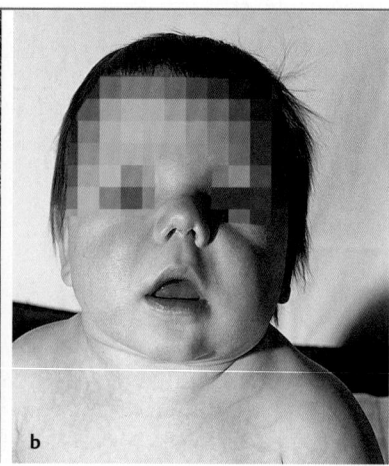

a Hautblässe, reduzierte Mimik, teigige Lider und der Eindruck einer ungeheuren Müdigkeit.

b Typische Fazies: ausdruckslose Mimik, Makroglossie, tiefsitzende Nasenwurzel.

Erhöhte **Schilddrüsenantikörper** bei Hashimoto-Thyreoiditis.

▶ **Merke**

Weitere Blutveränderungen sind CK-Erhöhung und Hypercholesterinämie.
Sonographisch können Verdachtsmomente für die Genese erhoben werden (fehlende Anlage, Echoarmut als Zeichen durchgemachter Entzündungen etc.).

Differenzialdiagnose: Das „**Syndrom des niedrigen T₃**" bei Patienten auf der Intensivstation (T₃ erniedrigt, T₄ normal oder erniedrigt, TSH inadäquat niedrig) ist **keine Hypothyreose** und nicht substitutionsbedürftig.

Therapie: Die Substitutionstherapie sollte **langsam** einsetzen.

▶ **Merke**

Beginn mit 12,5–25 µg L-Thyroxin/d, steigern um diese Dosis in Abständen von 1–2 Wochen bis zur Enddosis (100–200 µg/d). Ältere Menschen benötigen oft niedrigere Dosen. TSH soll nicht supprimiert sein.

Eine **latente Hypothyreose** sollte ggf. probatorisch niedrigdosiert substituiert werden.

---

gerade noch normal. Dennoch signalisiert das erhöhte basale TSH ($>$ 3–10 mE/l), dass diese latente Hypothyreose bereits biologisch relevant ist.
Bei der Hashimoto-Thyreoiditis (s. S. 763) finden sich erhöhte **Schilddrüsen-autoantikörper**.

▶ **Merke:** Bei positiven Schilddrüsenantikörpern ist an weitere Endokrinopathien (Diabetes mellitus, Morbus Addison) zu denken, da diese mit einer Autoimmunhypothyreose vergesellschaftet sein können.

Schwerere Hypothyreosen gehen mit einer Erhöhung der Kreatinphosphokinase (CK) und einer Hypercholesterinämie einher.
Die **Sonographie** bietet zusätzliche Informationen über den Lokalbefund der Schilddrüse (fehlende Anlage; kleine, „vernarbt" wirkende Schilddrüse (z. B. nach Threoiditis); seltener sind große nodöse Strumen, bei denen das restliche funktionierende Schilddrüsengewebe nicht mehr zur Versorgung des Organismus ausreicht [schwerer Jodmangel]).

Differenzialdiagnose: Bei vital Erkrankten (Intensivstation) kann die Funktion der Schilddrüsenhormonachse zentral „heruntergeluliert" werden. Es finden sich dann niedrige T₃ Spiegel (T₄ normal oder erniedrigt), ohne dass das TSH adäquat erhöht ist (sog. **Syndrom des niedrigen T₃**). Krankheitswert besitzt diese Konstellation nicht, eine Substitution mit Schilddrüsenhormon führt nicht zur Besserung des Zustands. Bei differenzialdiagnostischen Schwierigkeiten der Abgrenzung einer Hypothyreose kann eine Therapie mit Schilddrüsenhormon erforderlich sein.

Therapie: Die Substitutionstherapie mit **L-Thyroxin** sollte **langsam** einsetzen.

▶ **Merke:** Zu schnelle Steigerungen der Schilddrüsenhormongaben können zu pektanginösen Beschwerden, Herzrhythmusstörungen oder auch zu einem Myokardinfarkt führen.

Man beginnt mit 12,5–25 µg L-Thyroxin/d und steigert im Abstand von 1–2 Wochen in dieser Größenordnung, bis in Zeiträumen von 2–3 Monaten die Enddosis (100–200 µg/d [selten 250 µg]) erreicht ist. Ältere Menschen sind oft überempfindlich und benötigen niedrigere Dosen. TSH sollte im unteren Normbereich liegen, aber nie supprimiert sein.

Da eine **latente Hypothyreose** Ursache einer Infertilität sein kann und das Risiko einer Früharteriosklerose erhöht, sollte sie ggf. probatorisch niedrigdosiert substituiert werden.

▶ **Merke:** Hypothyreote Patienten sind gegenüber Schilddrüsenhormonen und Sedativa überempfindlich.

◀ Merke

■ **Therapie des Myxödem-Komas:**
Bei dieser lebensbedrohlichen Situation muss **L-Thyroxin hochdosiert i. v.** verabreicht werden (500 µg L-Thyroxin/24 h, ab 2. Tag 100 µg/24 h). Zusätzlich sind **Glukokortikoide** erforderlich (100–200 mg Hydrocortison/d). Intubation und Beatmung, die Infusion von Plasmaexpandern, Glukose und Elektrolyten sind Begleiterfordernisse. Beim Behandlungsversuch der Kreislaufschwäche sind Katecholamine wirkungslos. Die Hypothermie bessert sich unter Schilddrüsenhormonsubstitution, weitere aufwärmende Maßnahmen sind nicht notwendig.

■ **Therapie des Myxödem-Komas:**
Hier wird L-Thyroxin i. v. infundiert (500 µg/24 h, ab 2. Tag 100 µg/24 h). Zusätzlich sind **Glukokortikoide** erforderlich sowie intensivmedizinische Maßnahmen.

Verlauf und Prognose: Wird die Unterfunktion rechtzeitig erkannt und adäquat therapiert und überwacht, erholen sich die Patienten erstaunlich gut; eine Einschränkungen der Lebenserwartung ist nicht zu befürchten. Langjährig unbehandelte Hypothyreosen können über die Hypercholesterinämie zu einer Arteriosklerose führen.

Verlauf und Prognose: Die Prognose ist bei adäquater Therapie gut. Die lange unbehandelte Hypothyreose kann über die Hypercholesterinämie zur Arteriosklerose führen.

▶ **Merke:** Bei Patienten nach Radiojodtherapie oder Strumaresektion sollten auch in der Langzeitüberwachung jährlich einmal die Schilddrüsenwerte kontrolliert werden, um eine sich evtl. entwickelnde Hypothyreose rechtzeitig zu erkennen.

◀ Merke

▶ **Klinischer Fall:** Ein älterer Mann fühlte sich in undefinierbarer Weise nicht voll leistungsfähig, ohne jedoch diesen Zustand als stärker belastend zu empfinden. Wegen kleiner Ungenauigkeiten im Dienst (Eisenbahner: beim Stellen von Signalen und Weichen kam es zu Fehlern) wurde er mit 61 Jahren vorzeitig pensioniert. Familiär fiel auf, dass der früher eher etwas aufbrausende Mann sehr „bequem" geworden war. Erstaunlich war den Angehörigen, dass er die noch vor einigen Jahren geliebte Gartenarbeit anderen überließ. Bei einer eher zufälligen Untersuchung fielen eine Bradykardie und eine Hypercholesterinämie auf.

Anamnestisch ergab sich eine subtotale Strumaresektion im Alter von 40 Jahren. Kontrolluntersuchungen seien nach Angaben des Patienten nicht empfohlen worden. Der äußere Aspekt war der eines „gemütlich" wirkenden adipösen Herrn, der erst auf gezielte Fragen seine Neigung zum Frieren angab.
Die **Labordiagnostik** ergab den Befund einer primären Hypothyreose. Nach adäquater Einstellung auf 175 µg L-Thyroxin/d waren die Neigung zur Müdigkeit und die Interesselosigkeit geschwunden. Im Alter von 63 Jahren war eine Wiedereingliederung in den Beruf nicht mehr sinnvoll.

2.5.2 Sekundäre und tertiäre Hypothyreose

2.5.2 Sekundäre und tertiäre Hypothyreose

▶ **Definition:** Bei der **sekundären Hypothyreose** (hypophysäre Hypothyreose) sind die thyreotropen Zellen des HVL insuffizient, während die Schilddrüse selbst und der Hypothalamus intakt sind.
Bei der **tertiären Hypothyreose** (hypothalamische Hypothyreose) betrifft die Insuffizienz den Hypothalamus (Kern der TRH-Produktion).

◀ Definition

Ätiopathogenese: Bei der seltenen **sekundären** Form fehlt bei intaktem Hypothalamus das TSH – das erhöhte TRH kann in diesem Falle (ebenso wie bei der primären Hypothyreose) zum Prolaktinanstieg führen. Meist sind auch andere hypophysäre Hormone gestört. Ursachen dieser Erkrankung zeigt Abb. **H-2.11**, S. 758.
Noch seltener ist die **tertiäre Hypothyreose:** Infolge von z. B. Anlagedefekten fehlt das Kerngebiet der TRH-Produktion – nachfolgend sind sowohl TSH als auch periphere Schilddrüsenhormone erniedrigt (s. Abb. **H-2.11**, S. 758).

Ätiopathogenese: Bei der seltenen **sekundären Form** fehlt das TSH (bei erhöhtem TRH). Meist sind auch andere hypophysäre Hormone gestört. Ursachen zeigt Abb. **H-2.11**, S. 758.

Die **tertiäre Hypothyreose** ist sehr selten und kommt z. B. als Anlagedefekt vor (s. Abb. **H-2.11**, S. 758).

Klinik: Das klinische Bild deckt sich völlig mit dem der primären Hypothyreose (s. S. 757), die Symptome entwickeln sich jedoch langsamer. Fallweise können andere Krankheitssymptome hinzutreten, wenn etwa bei Hypophysenausfall auch ein Mangel an Nebennierenrinden- und Gonadenhormonen wirksam wird. Der Schweregrad der Hypothyreose erreicht oft nicht das Ausmaß wie bei der primären Hypothyreose, ein isoliertes Myxödem-Koma kommt kaum vor – eher handelt es sich bei Zuständen der Bewusstlosigkeit um ein hypophysäres Koma (bei HVL-Insuffizienz).

Klinik: Die klinischen Symptome unterscheiden sich nicht von denen der primären Form (s. S. 757).
Bei Hypophyseninsuffizienz treten andere Symptome z. B. durch ACTH-Mangel (NNR-Insuffizienz) in Erscheinung.

Diagnostik: Neben Klinik und Labor (T_3, T_4: niedrig-normal oder erniedrigt, TSH niedrig, steigt nicht im TRH-Test), treten bildgebende Verfahren für Hypophyse und Hypothalamus (CT, MRT).

Diagnostik: Klinik und Labor ergeben die Diagnose. Die peripheren Schilddrüsenhormonspiegel sind erniedrigt oder niedrig-normal. Nicht selten finden sich Werte im Grauzonenbereich mit leicht erniedrigtem T_4 und noch normalem T_3. Der **TRH-Test** ist für die Diagnose wichtig (TSH steigt nicht an) und darf nicht als „supprimiert" fehlgedeutet werden. Mit den bildgebenden Verfahren wird **die Hypophyse** überprüft (CT, MRT).

Therapie: Wie bei der primären Hypothyreose Therapie mit **L-Thyroxin**. Da TSH kein Parameter für die Kontrolle der Einstellung sein kann, muss man sich an T_4 und T_3 orientieren.

Therapie: Die Behandlung erfolgt wie bei der primären Hypothyreose mit **L-Thyroxin** (s. S. 760). Da TSH nicht zur Kontrolle der Einstellung herangezogen werden kann, muss man sich auf die peripheren Schilddrüsenhormonspiegel beschränken (T_4 im oberen, T_3 im mittleren Normbereich; bei vegetativen Störungen evtl. leichte Dosisminderung).

Verlauf und Prognose: Grundkrankheit entscheidend (z. B. Hypophysentumor).

Verlauf und Prognose: Unter adäquater Therapie sind keine Spätfolgen zu befürchten. Entscheidend kann die Prognose der Grundkrankheit sein (z. B. Hypophysentumor).

2.6 Thyreoiditis

2.6 Thyreoiditis

▶ Synonym

▶ **Synonym:** Schilddrüsenentzündung

Formen: s. Tab. **H-2.8.**

Formen: Die Klassifizierung der Thyreoiditiden zeigt Tab. **H-2.8.**

☰ H-2.8	**Formen der Thyreoiditis** (nach der Klassifizierung der Deutschen Gesellschaft für Endokrinologie)			
I	**akute Thyreoiditis** A eitrig B nicht eitrig (z. B. strahlenbedingt)			
II	**akut-subakute Thyreoiditis de Quervain**			
III	**chronische Thyreoiditis**			
A	**Immunthyreoiditis** 1. Struma lymphomatosa Hashimoto 2. atrophische Thyreoiditis (3. Morbus Basedow)	B **invasiv-sklerosierende Thyreoiditis** (Riedel-Struma)	C **spezifische Thyreoiditis** 1. Tuberkulose 2. Sarkoidose 3. Lues	D **andere Formen** 1. sog. „silent thyroiditis" 2. postpartale Thyreoiditis

2.6.1 Akute Thyreoiditis

2.6.1 Akute Thyreoiditis

▶ Definition

▶ **Definition:** Akute (z. B. durch bakterielle Erreger oder auch durch eine Strahlentherapie verursachte) Entzündung der Schilddrüse.

Ätiopathogenese: Sehr seltene akute, meist bakterielle Entzündung, der häufig ein Fokus im Halsbereich (z. B. Tonsillen) oder eine Septikämie zugrunde liegt.

Ätiopathogenese: Diese sehr seltene Thyreoiditisform ist meist bakteriell bedingt, häufig geht die Entzündung von einem Fokus im Halsbereich (z. B. Tonsillen) oder einer Septikämie aus. Nach Radiojodtherapie kommt es in ca. 1 % der Fälle zu einer akuten Strahlenthyreoiditis. Auch Traumen können eine Entzündungsreaktion verursachen.

Klinik: hochakuter Beginn mit Fieber und Entzündungserscheinungen bei schmerzender, geschwollener Schilddrüse.

Klinik: Die Schilddrüse schmerzt und ist vergrößert. Der Krankheitsbeginn ist hochakut, es bestehen Zeichen der Inflammation wie Fieber, lokale Schwellung, Fluktuation und Rötung.

Diagnostik: Klinik und Laborwerte (BSG/CRP-Erhöhung, Leukozytose mit Linksverschiebung). Die **Feinnadelbiopsie** sichert die Diagnose.

Diagnostik: Klinik und Laborwerte sind wegweisend. Eitrige Formen führen zu einer Erhöhung von BSG und CRP sowie einer Leukozytose mit Linksverschiebung. In der Regel besteht eine Euthyreose. Die **Feinnadelpunktion** sichert die Diagnose. Zytologisch zeigt die eitrige Thyreoiditis Granulozyten und Bakterien, dagegen z. B. die Thyreoiditis de Quervain Langhans-Riesenzellen (s. u.).

Differenzialdiagnose: subakute Thyreoiditis de Quervain.

Differenzialdiagnose: Verwechslung mit einer subakuten Thyreoiditis de Quervain möglich.

Therapie: Die akute Thyreoiditis wird **antibiotisch** (i. v.) behandelt, evtl. Gabe von **Antiphlogistika**. Kühlende Auflagen (Eiskrawatte) können schmerzlindernd wirken. Bei Abszedierung chirurgische Intervention (Abszessspaltung).

Die seltene Begleithyperthyreose bedarf nur ausnahmsweise der vorübergehenden Therapien mit β-Rezeptoren-Blockern.

2.6.2 Subakute Thyreoiditis (de Quervain)

▶ **Definition:** Subakute, granulomatöse Parenchymentzündung, die sich histologisch durch die charakteristischen Langhans-Riesenzellen auszeichnet.

Ätiopathogenese: Der Entstehungsmechanismus dieser als parainfektiös eingestuften Entzündung ist weiterhin unklar. Viren (z. B. Mumpserreger) werden als Auslöser vermutet.

Klinik: Zunächst lokale, eher undifferenzierte erhebliche **Schmerzen der Schilddrüse**, die im Verlauf nach kranial (Ohr/Kopf) und/oder kaudal (Thorax) ausstrahlen. Charakteristisch ist ein schweres **allgemeines Krankheitsgefühl**, das beim Vollbild als absolute Schwäche und Kraftlosigkeit geschildert wird. Kopfschmerzen, Fieber, Myalgien sowie klinische Zeichen einer Schilddrüsenüberfunktion sind möglich.

Diagnostik: Der Verdacht ergibt sich aus der Klinik und der hohen BSG (häufig bis zu 100 mm/1 h und darüber). **Sonographisch** imponiert die Schilddrüse fleckig **echoarm** und inhomogen. Die peripheren Schilddrüsenhormonspiegel sind meist normal, bei einem Teil der Patienten jedoch vorübergehend erhöht. Gesichert wird die Diagnose mittels Feinnadelzytologie: typische Granulome mit ungeordneten **Langhans-Riesenzellen** um Kolloidreste.

Differenzialdiagnose: Abzugrenzen sind schleichende Formen einer akuten Thyreoiditis, Entzündungsprozesse des lymphatischen Gewebes, und (eher selten) maligne Erkrankungen.

Therapie: Die Therapie ist rein symptomatisch, wobei die Stärke der Symptome die Intensität der Therapie bestimmt. **Leichtere Formen** werden mit **Antiphlogistika** behandelt (z. B. ASS).
Bei **schwereren Verläufen** ist eine **Glukokortikoidtherapie** indiziert. Man gibt einen Prednisonstoß (50 mg/d) und reduziert alle 1–2 Wochen um 5 mg. Über Wochen schleicht man aus, Rückfälle bei individuell zu rascher Dosisverminderung sind möglich.

Verlauf und Prognose: Der Krankheitsverlauf kann sich über Monate, selten auch über ein Jahr hinziehen. Auch ohne Therapie kommt es allmählich zum Sistieren der Entzündung. Die Prognose ist gut. Je nach Grad der entzündlichen Gewebszerstörung kann eine passagere Hypothyreose auftreten, die nur in etwa 2–5 % d. F. dauerhaft substitutionsbedürftig ist.

2.6.3 Chronische Thyreoiditis (Hashimoto)

▶ **Definition:** Durch einen immunogenen, chronischen lymphozytären Entzündungsprozess kommt es allmählich zur Verödung der Schilddrüse.

Epidemiologie: Frauen sind häufiger betroffen als Männer.

Ätiopathogenese: Der autoimmune Befall der Schilddrüse durch T-Lymphozyten und Plasmazellen (TPO-AK, TgAK) bewirkt im Laufe von Jahren den Untergang der funktionsfähigen Thyreozyten, es resultiert eine primäre Hypothyreose. Bei dieser Immunthyreopathie sind Überschneidungen mit der Immunhyperthyreose vom Typ Basedow möglich. Gelegentlich treten begleitend weitere Autoimmundefekte auf (Morbus Addison, Diabetes mellitus Typ I, perniziöse Anämie).

Therapie: Antibiotika (i. v.) und **Antiphlogistika**, lokal wirkt die Eiskrawatte schmerzlindernd. Abszesse werden chirurgisch dräniert.
Bei der seltenen Begleithyperthyreose ggf. β-Rezeptoren-Blocker.

2.6.2 Subakute Thyreoiditis (de Quervain)

◀ Definition

Ätiopathogenese: Es handelt sich um ein parainfektiöses Geschehen unklarer Genese.

Klinik: Neben **erheblichen Lokalbeschwerden** tritt ein schweres **allgemeines Krankheitsgefühl** mit Schwäche und Kraftlosigkeit auf. Anfangs kann gelegentlich eine Hyperthyreose bestehen.

Diagnostik: Klinik und BSG (> 50 mm/1 h) begründen die Diagnose, die Zytologie zeigt **Langhans-Riesenzellen**. **Sonographisch** ist die Schilddrüse **echoarm** und inhomogen.

Differenzialdiagnose: schleichende Formen der akuten Thyreoiditis und Erkrankungen des lymphatischen Gewebes.

Therapie: **Leichte Formen** sprechen auf Antiphlogistika an, **schwere** erfordern **Glukokortikoide**. Innerhalb von Wochen schleicht man aus (Rezidive sind jedoch möglich).

Verlauf und Prognose: Der Krankheitsverlauf kann sich über Monate hinziehen. Die Erkrankung heilt auch ohne Therapie aus. Die Prognose ist gut. Nur selten entwickeln sich substitutionsbedürftige Späthypothyreosen.

2.6.3 Chronische Thyreoiditis (Hashimoto)

◀ Definition

Ätiopathogenese: Diese chronische lymphozytäre Entzündung gehört zu den Immunthyreopathien (wie der Morbus Basedow). Häufige Krankheitsfolge ist die spätere primäre Hypothyreose.

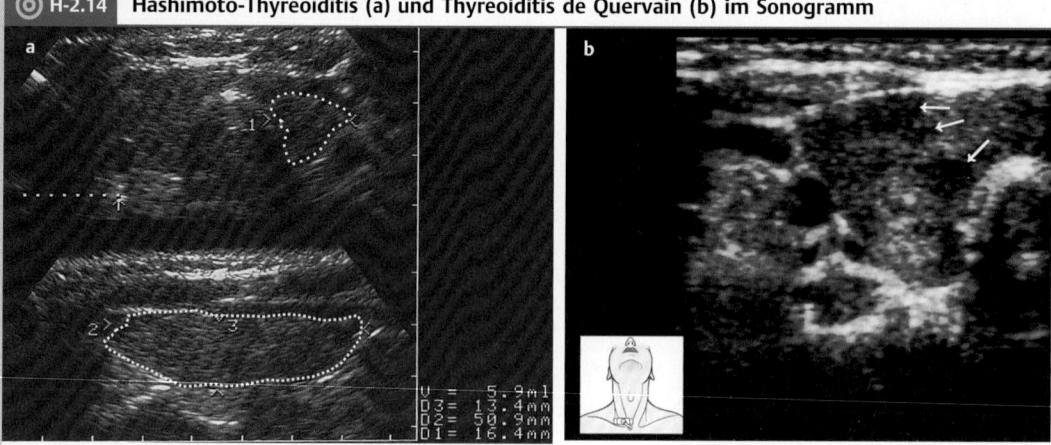

⊙ H-2.14   **Hashimoto-Thyreoiditis (a) und Thyreoiditis de Quervain (b) im Sonogramm**

a Inhomogene Echoarmut (1 > <: Breite, 2 > <: Länge, 3 > <: Tiefe (Dicke) des linken Schilddrüsenlappens, :::::: = Lappengrenzen).

b Der Querschnitt des rechten Lappens zeigt im inhomogen-echogleichen Gewebe in der Zone des Übergangs zum Isthmus etwas unscharf begrenzte Zonen der Echoarmut (Pfeile).

Klinik: Zunächst meist stumm, klinisch manifest wird die Erkrankung erst im Stadium der Hypothyreose.

Diagnostik und Differenzialdiagnose: Anfangs sind lediglich TgAK erhöht, erst spät ergibt sich das Laborspektrum der primären Hypothyreose. Vorher eher zufällige Diagnose (Echoarmut im Sonogramm, Abb. **H-2.14**, erhöhte Schilddrüsenantikörper). Andere Autoimmunerkrankungen sind auszuschließen.

Therapie: Eine Therapie ist nicht nötig; entwickelt sich eine Hypothyreose, muss substituiert werden.

Verlauf und Prognose: Die Prognose ist gut, die Substitution der späteren Hypothyreose vorausgesetzt.

Seltene Formen einer chronischen Thyreoiditis

Riedel-Struma („eisenharte Struma"): Bei dieser seltenen Entzündung imponiert die Schilddrüse „eisenhart". Eine medikamentöse Therapie ist nicht möglich, die Schilddrüse wird operativ verkleinert.

Tuberkulose, Lues: Bei spezifischen Thyreoiditiden durch diese chronischen Infektionskrankheiten wird die Grundkrankheit therapiert.

Klinik: Der eigentliche Entzündungsvorgang verläuft in der Regel ohne Symptome. Klinisch manifest wird die chronische Thyreoiditis erst im Stadium der Schilddrüsenunterfunktion mit Hypothyreose.

Diagnostik und Differenzialdiagnose: Die Schilddrüsenfunktionsparameter sind lange Zeit völlig normal, erst im Stadium des „Ausgebranntseins" ergibt sich die Konstellation der primären Hypothyreose (s. S. 757). Erhöhte Schilddrüsenantikörper ohne klinische Symptome können hinweisend sein; oft stark erhöht sind Schilddrüsenantikörper gegen Thyreoglobulin (TgAK). Andere Autoimmunerkrankungen sollten ausgeschlossen werden. Gelegentlich Zufallsdiagnose z. B. im Rahmen einer sonographischen Schilddrüsenuntersuchung (Echoarmut, Abb. **H-2.14**).

Therapie: Die Entzündung als solche bedarf keiner Therapie. Unnötigerweise wird gelegentlich beim Befund hoher Antikörpertiter ohne klinische Beschwerden antiphlogistisch, antibiotisch oder gar mit Glukokortikoiden therapiert. Therapiebedürftig ist jedoch die Hypothyreose.

Verlauf und Prognose: Eine Gefährdung des Patienten besteht nur bei unbehandelter Hypothyreose. Jährliche Laborkontrollen nach Diagnose einer Hashimoto-Thyreoiditis sind zur rechtzeitigen Entdeckung einer Späthypothyreose nötig. Unter Substitution ist der Patient wie ein Gesunder zu betrachten.

Seltene Formen einer chronischen Thyreoiditis

Riedel-Struma („eisenharte Struma"): Bei eher milden Lokalbeschwerden kommt es zu einer sklerosierenden Verhärtung der Schilddrüse mit geringer Infiltration auch der Nachbarorgane. Eine autoimmune Genese ist wahrscheinlich (bei 50 % finden sich Schilddrüsenautoantikörper, außerdem Assoziation mit Morbus Basedow). Die Erkrankung kann auch mit einer Takayasu-Arteriitis oder retroperitonealen Fibrose vergesellschaftet sein. Eine medikamentöse Beeinflussung ist nicht möglich (evtl. Versuch mit Glukokortikoiden). Das Organ wird je nach klinischer Notwendigkeit chirurgisch verkleinert (palliative Maßnahme). Je nach Funktion der Restschilddrüse Substitution von Schilddrüsenhormon.

Tuberkulose, Lues: Auch diese chronischen Infektionskrankheiten (selten andere Infektionen) können die Schilddrüse befallen, die dann jedoch nur ein Glied im allgemeinen Infektionsgeschehen darstellt. Eine spezifische schilddrüsenbezogene Therapie ist nicht erforderlich, bei ungenügender Schilddrüsenhormonproduktion wird natürlich substituiert.

Symptomlose („silent") Thyreoidits: Sie erholt sich in 75 % der Fälle. Die ihr zugeordnete **postpartale Thyreoiditis** hängt evtl. von zu starker Jodzufuhr ab (z. B. in USA).

Symptomlose („silent") Thyreoidits: Sie heilt in 75 % d. F. aus. Die **postpartale Thyreoiditis** ist evtl. durch eine zu starke Jodzufuhr bedingt.

2.7 Schilddrüsenmalignom

2.7 Schilddrüsenmalignom

▶ **Definition:** Die Schilddrüse kann wie jedes andere Organ maligne entarten, dabei kommen Malignome aller in der Schilddrüse angesiedelten Gewebearten vor (Tab. **H-2.9**).

◀ Definition

☰ H-2.9	Formen der Schilddrüsentumoren (WHO-Konferenz Zürich 1986)

☰ H-2.9

Tumorart

I epitheliale Tumoren
  A **gutartig**
    1. follikuläres Adenom (der Thyreozyten)
    2. andere

  B **bösartig** — **Häufigkeit in %**
    1. follikuläres Karzinom (der Thyreozyten, differenziert)   > 80
    2. papilläres Karzinom (der Thyreozyten, differenziert)
    3. medulläres Karzinom (der C-Zellen, differenziert)   5
    4. undifferenziertes (anaplastisches) Karzinom   ca. 1
    5. andere   < 10

II nicht epitheliale Tumoren
III malignes Lymphom
IV verschiedene Tumoren
V sekundäre Tumoren
VI unklassifizierte Tumoren
VII tumorähnliche Läsionen

Epidemiologie: Pro Jahr tritt auf etwa 30 000 Einwohner ein neuer Fall eines Schilddrüsenkarzinoms auf, über 80 % sind papilläre und follikuläre Schilddrüsenkarzinome (Tab. **H-2.9**). Beim differenzierten Typ sind Frauen dreimal häufiger als Männer betroffen. Eine Ausnahme stellen das C-Zell-Karzinom und das undifferenzierte anaplastische Karzinom dar, bei dem ein Geschlechtsverhältnis von etwa 1 : 1 vorliegt.

Epidemiologie: 1: 30 000 Neuerkrankungen/Jahr. Mehr als 80 % sind papilläre und follikuläre Schilddrüsenkarzinome (Tab. **H-2.9**). Bei differenzierten Karzinomen sind überwiegend Frauen betroffen.

▶ **Exkurs: Hinweise auf eine Struma maligna** Vor allem in frühen Stadien überschneiden sich die Zeichen der Struma nodosa und der Struma maligna! Die Aufmerksamkeit des Arztes muss daher darauf gerichtet sein, möglichst frühzeitig ein Malignom von einer Struma nodosa zu unterscheiden, wobei in einem Jahr **ein** Malignom unter ca. 7000 Fällen (meist) strumabedingter Knoten auftritt.

Warnzeichen die auf ein Malignom hinweisen sind: jüngeres Alter, männliches Geschlecht in Verbindung mit z. B. schnellem Wachstum eines Knotens, familiäre Belastung, sonographische Echoarmut, tastbare Halslymphknoten, Heiserkeit und/oder Halsvenenstauung. Jedes Zeichen muss ernst genommen und mit entsprechenden Untersuchungen weiter abgeklärt werden.

2.7.1 Differenziertes Karzinom der Thyreozyten (papilläres und follikuläres Schilddrüsenkarzinom)

2.7.1 Differenziertes Karzinom der Thyreozyten (papilläres und follikuläres Schilddrüsenkarzinom)

▶ **Definition:** Maligne Entartung der Thyreozyten ohne Entdifferenzierung.

◀ Definition

Ätiopathogenese: Die Genese ist unbekannt, jedoch erhöht ionisierende Strahlung das Risiko erheblich. Jodmangel scheint nicht zu einer Zunahme der Karzinomhäufigkeit zu führen, jodreichere Gebiete tendieren aber eher zum prognostisch günstigeren papillären als zum follikulären Schilddrüsenkarzinom. Mikrokarzinome kommen in einem gewissen Prozentsatz (ethnisch unterschiedlich häufig) vor.

Ätiopathogenese: Die Genese ist unbekannt, jedoch erhöht ionisierende Strahlung das Risiko erheblich. Jodreichere Gebiete tendieren eher zum prognostisch günstigeren papillären als zum follikulären Schilddrüsenkarzinom.

Klinik: Das **papilläre Schilddrüsenkarzinom** kommt recht häufig als lokal begrenztes Mikrokarzinom vor (< 1,5 cm Durchmesser) und ist klinisch zunächst stumm.

Klinik: Kleine **papilläre Schilddrüsenkarzinome** sind klinisch stumm.

▶ Merke

▶ **Merke:** Im fortgeschrittenen Stadium neigt das **papilläre Schilddrüsenkarzinom** zur lymphogenen Metastasierung. Regionale Lymphknotenmetastasen können klinisch vor dem Primärtumor in Erscheinung treten.

Papillär-follikuläre Schilddrüsenkarzinome werden dem papillären Typ zugeordnet.

Die Symptome beginnen mit dem Wachstum harter Knoten, Lymphome können hinzutreten. Zeichen des fortgeschrittenen Stadims sind Infiltrationen in die Umgebung, Rekurrensparese und Horner-Syndrom. Fernmetastasen betreffen das Skelett und die Lunge.

Wenn ein papilläres Schilddrüsenkarzinom auch follikuläre Strukturen enthält, verhält es sich klinisch meist wie der papilläre Typ und wird diesem zugeordnet. Krankheitszeichen entstehen durch das lokale Tumorwachstum und die Metastasierung. Zunächst tritt das Karzinom als harter Strumaknoten, gelegentlich auch bereits als Lymphom am Hals in Erscheinung. Zeichen des fortgeschrittenen Tumorwachstums sind Infiltrationen in die Umgebung (Halsmuskulatur, Trachea, Ösophagus) und Läsionen nervaler Strukturen (Rekurrensparese, Horner-Syndrom: Miosis, Ptosis, scheinbarer Enophtalmus). Fernmetastasen betreffen das Skelettsystem und die Lunge.

▶ Merke

▶ **Merke:** Das **follikuläre Schilddrüsenkarzinom** metastasiert vorwiegend **hämatogen**.

Diagnostik: Der Verdacht ergibt sich aus der Klinik und dem Befund szintigraphisch kalter und echoarmer Bezirke bzw. aus der Zytologie einer Feinnadelpunktion. Die Diagnosesicherung erfolgt histologisch. Die Schilddrüsenfunktionslage ist euthyreot.

Diagnostik: Die Diagnose wird meist im Rahmen der Abklärung einer Struma nodosa gestellt. Verdächtige, d. h. szintigraphisch kalte (s. auch S. 740) und echoarme Bezirke werden feinnadelpunktiert, bei verdächtiger Zytologie oder unklarer diagnostischer Situation erfolgt die histologische Klärung nach Resektion des verdächtigen Befundes. Die Schilddrüsenfunktionsparameter sind unauffällig, nur ausnahmsweise werden Schilddrüsenhormone bis zur Hyperthyreose produziert. Selten ist Thyreoglobulin (TG) erhöht.

Therapie: Beim gut **abgegrenzten papillären Schilddrüsenkarzinom** < 15 mm Durchmesser ist die **einseitige Thyreoidektomie** des befallenen Lappens möglich. **Bei allen anderen** Situationen (papilläres Karzinom > 15 mm, follikuläres Karzinom in jedem Fall) erfolgt eine **totale Thyreoidektomie** (Abb. **H-2.15**) inklusive Entfernung der regionalen Halslymphknoten.

Therapie: Eine exakte histologische Diagnose ist unabdingbare Voraussetzung für die korrekte Therapie des differenzierten Thyreozytenkarzinoms, die dann aber auch die hohe Wahrscheinlichkeit einer Heilung einschließt. Ergibt die histologische Diagnose ein **papilläres Karzinom** von < 15 mm Durchmesser **mit guter Abgrenzung** von der Umgebung und ohne Hinweise auf Lymphknotenmetastasen, reicht die ausgiebige **Resektion des gleichseitigen Lappens** und der regionalen Halslymphknoten aus. Ist das papilläre Karzinom dagegen größer, schlecht abgrenzbar oder liegt ein follikulärer Typ vor, muss die **totale Thyreoidektomie** erfolgen (Abb. **H-2.15**). Ergibt sich die histologische Diagnose erst nach einer Strumaoperation als Überraschungsbefund, muss sich die einseitige subtotale Thyreoidektomie (beim papillären Mikrokarzinom) oder die beidseitige totale Thyreoidektomie anschließen.

Ca. 2 Wochen nach totaler Thyreoidektomie schließt sich eine **Radiojodtherapie** zur Eliminierung von Restgewebe an. Sie dient der Verlaufskontrolle (Voraussetzung: keine relevante Jodexposition im Vorfeld): Einerseits können nach der Bestrahlung speichernde Tumorreste oder Metastasen aufgedeckt werden, zum anderen ist nach Threoidektomie/Radiojodtherapie TG negativ und kann als Tumormarker dienen.

10–14 Tage nach totaler Thyreoidektomie schließt sich eine **Radiojodtherapie** zur Eliminierung restlicher Zellverbände von Thyreozyten an. Sinn der Radiojodtherapie, zunächst der gesunden Schilddrüsenreste, ist es, alle gesunden Thyreozyten mit folgenden Zielen zu eliminieren: Zum einen sind die differenzierten Schilddrüsenkarzinome im Vergleich zu normalen Thyreozyten weniger jodavide. Sie imponieren im Szintigramm daher in der Regel als „kalt". Sobald die Schilddrüsenzellen mit normaler Kapazität für die Jodaufnahme eliminiert sind, führt das geringere Speicherverhalten der Schilddrüsenkarzinomzellen – sei es im Primärtumor oder in Metastasen – nunmehr zur Darstellung des malignen Gewebes. Voraussetzung ist, dass im Vorfeld keine relevante Jodexposition stattgefunden hat.

Zum anderen produzieren die differenzierten Thyreozytenkarzinome, wie auch normales Schilddrüsengewebe, **Thyreoglobulin** (TG), das hier als Tumormarker dient. Wenn die Restschilddrüse eliminiert ist, ist ein in der Verlaufsbeobachtung feststellbarer Anstieg des TG auf ein neuerliches Tumorwachstum bzw. auf eine Metastasierung zu beziehen (Abb. **H-2.16**).

Ein Wiederanstieg von TG nach posttherapeutischer Nichtmessbarkeit zeigt das Tumorrezidiv an (Abb. **H-2.16**).

Nachdem das Ganzkörper-Szintigramm negativ geworden ist, reichen halbjährliche Kontrollen des TG im Blut (am sichersten nach Stimulation mit rekombinantem humanem TSH, rhTSH) und des sonographischen Halsstatus aus, um ein Tumorrezidiv rechtzeitig aufzudecken.

Günstigerweise nehmen neu aufgetretene Metastasen meist so viel radioaktives Jod auf, dass sie durch eine Radiojodtherapie erneut neutralisiert werden können. Allerdings ist bei einigen Patienten im Verlauf der Erkrankung auch

H-2.15 Folliküläres Schilddrüsenkarzinom

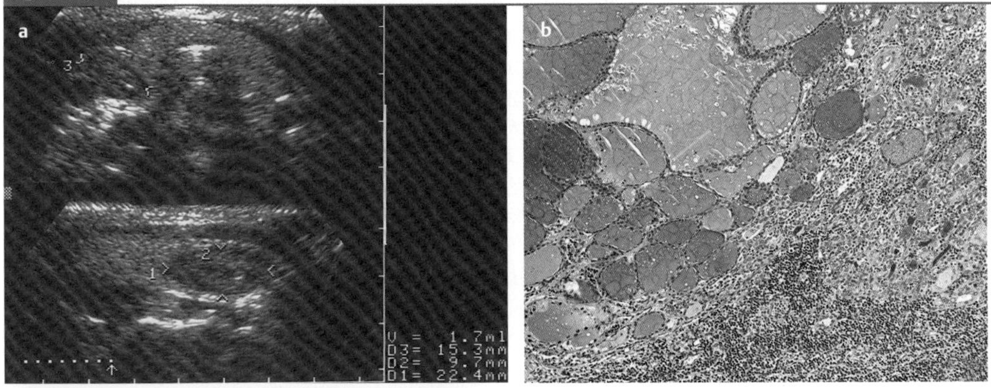

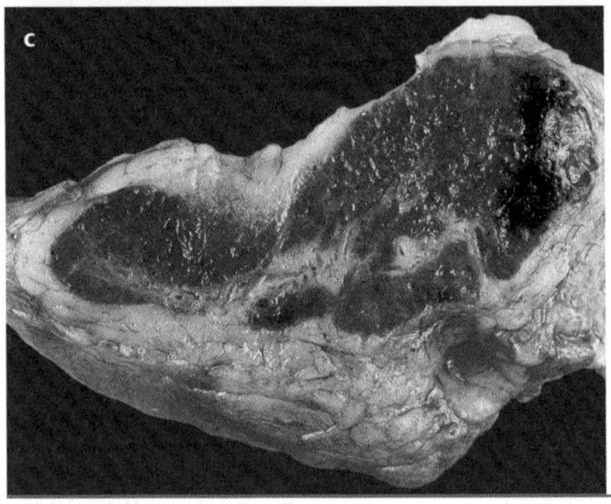

a Sonographisch zeigt sich ein inhomogen-echoarmer Knoten (Volumen 1,7 ml) im rechten kaudalen Schilddrüsenlappen (1 > <: Länge, 2 > <: Tiefe (Dicke), 3 > <: Breite des Knotens).
b Histologischer Befund mit hoher follikulärer Differenzierung in einer Lymphknotenmetastase (anderer Patient).
c Operationspräparat: grobinvasiver Typ mit diffuser Gewebeinfiltration.

H-2.16 Therapie des papillären und follikulären Schilddrüsenkarzinoms

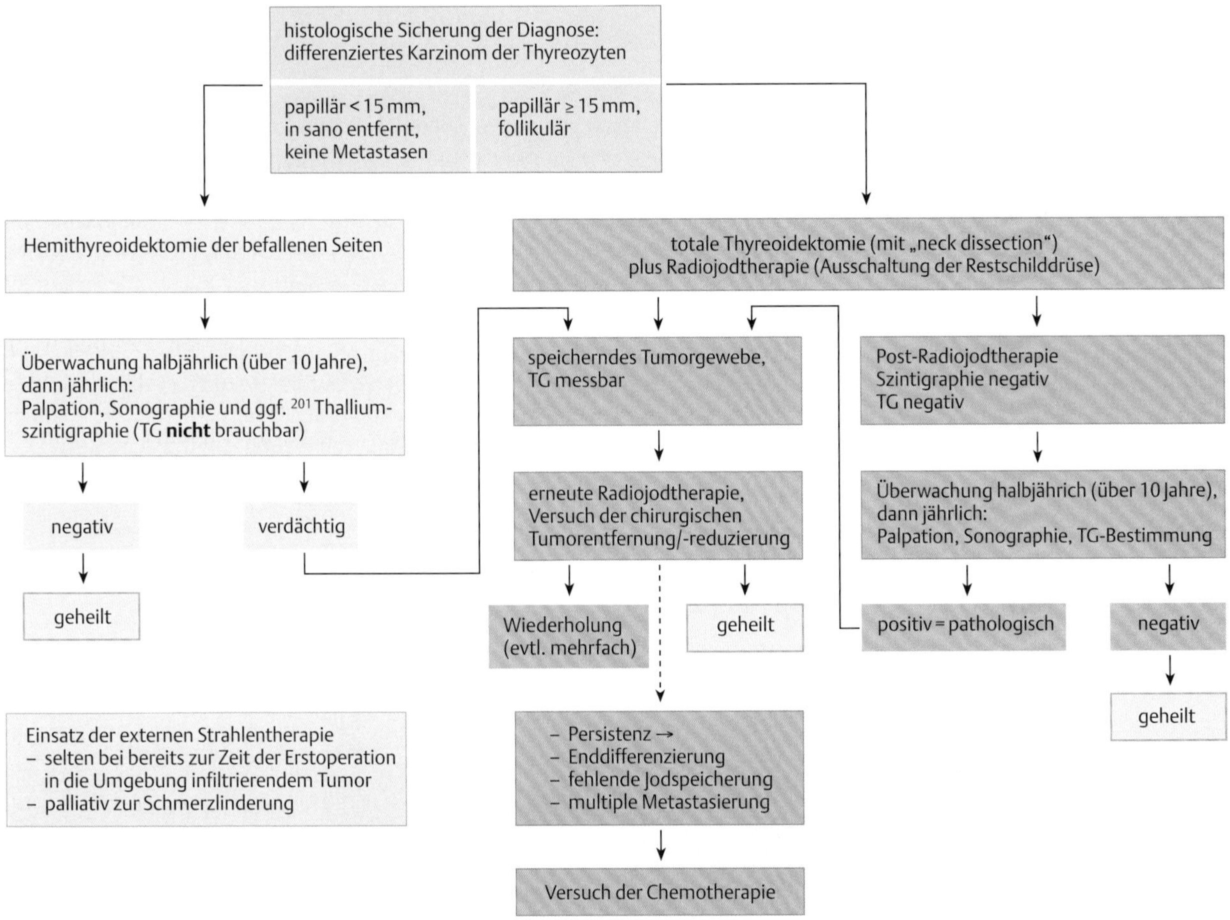

histologische Sicherung der Diagnose: differenziertes Karzinom der Thyreozyten

papillär < 15 mm, in sano entfernt, keine Metastasen	papillär ≥ 15 mm, follikulär

Hemithyreoidektomie der befallenen Seiten

totale Thyreoidektomie (mit „neck dissection") plus Radiojodtherapie (Ausschaltung der Restschilddrüse)

Überwachung halbjährlich (über 10 Jahre), dann jährlich: Palpation, Sonographie und ggf. ^{201}Thalliumszintigraphie (TG **nicht** brauchbar)

speicherndes Tumorgewebe, TG messbar

Post-Radiojodtherapie Szintigraphie negativ TG negativ

negativ — geheilt

verdächtig

erneute Radiojodtherapie, Versuch der chirurgischen Tumorentfernung/-reduzierung

Überwachung halbjährich (über 10 Jahre), dann jährlich: Palpation, Sonographie, TG-Bestimmung

Wiederholung (evtl. mehrfach)

geheilt

positiv = pathologisch

negativ — geheilt

Einsatz der externen Strahlentherapie
– selten bei bereits zur Zeit der Erstoperation in die Umgebung infiltrierendem Tumor
– palliativ zur Schmerzlinderung

– Persistenz →
– Enddifferenzierung
– fehlende Jodspeicherung
– multiple Metastasierung

Versuch der Chemotherapie

eine Entdifferenzierung in dem Sinne möglich, dass die Speicherung für eine Therapie nicht mehr ausreicht. In diesen Fällen kann eine Redifferenzierung durch Retinsäure versucht werden.

Die **externe Radiatio** hat nur palliative Bedeutung. Im Stadium der Entdifferenzierung und bei explosionsartiger Fernmetastasierung kann eine Chemotherapie versucht werden.

Eine **externe Radiatio** hat nur palliative Bedeutung (bei starken Schmerzen durch die Metastasen). Ein chirurgisches Vorgehen (Entfernung einzelner günstig sitzender Metastasen) kommt begrenzt zum Einsatz. Im Stadium der Entdifferenzierung und explosionsartigen Fernmetastasierung kann eine Chemotherapie (Doxorubicin, Cysplatin) versucht werden.

Zwingend notwendig ist die **völlige Suppression des TSH**, da die differenzierten Thyreozytenkarzinome unter TSH-Reiz wachsen können (L-Thyroxin-Dosen von 150–300 μg/d).

Essenzielles Element der adäquaten Therapie ist die völlige **Suppression des TSH mit** L-Thyroxin, da das Tumorwachstum durch das stimulierende Hypophysenhormon angeregt wird. **Auch nach TRH-Stimulation darf sich kein Anstieg zeigen.** Die individuelle Dosis liegt bei 150–300 μg L-Thyroxin/d.

Verlauf und Prognose: Die 10-Jahres-Überlebensrate liegt für das papilläre Karzinom bei 80–90 %, für das follikuläre bei 60–70 %.

Verlauf und Prognose: Bei adäquater Therapie ist das papilläre Schilddrüsenkarzinom in über 80 % der Fälle heilbar (10-Jahres-Überlebensrate). Die Prognose des follikulären Schilddrüsenkarzinoms ist etwas schlechter (Heilung bei 60–70 %).

2.7.2 Anaplastisches Schilddrüsenkarzinom

▶ **Definition**

▶ **Definition:** Rasant wachsendes undifferenziertes Schilddrüsenkarzinom.

Ätiopathogenese: höchste maligne Entdifferenzierung der Thyreozyten unbekannter Genese.

Ätiopathogenese: Die Ursache für die Entstehung ist unbekannt. Es handelt sich um einen ausgesprochen bösartigen, rasch aufschießenden, undifferenzierten Tumor, der vermutlich von den Thyreozyten ausgeht.

Klinik: sehr schnelle Ausbildung eines meist asymmetrischen Halstumors, ggf. Heiserkeit und Schluckbeschwerden.

Klinik: In kurzer Zeit entwickelt sich eine meist asymmetrische Halsschwellung, die sich rasch vergrößert und ggf. mit Heiserkeit und Schluckbeschwerden einhergeht.

▶ **Merke**

▶ **Merke:** Bei schnellen Halsschwellungen muss eine schnelle Diagnose erfolgen!

Diagnostik: Sonographisch ist das anaplastische Schilddrüsenkarzinom echoarm, szintigraphisch ist es kalt (Abb. **H-2.17**). Die diagnostische Biopsie sichert die Diagnose.

Diagnostik: Die Klinik ist wegweisend. Die Schilddrüsenparameter sind unauffällig, die BSG ist erhöht. Sonographisch ist der Bereich des Karzinoms echoarm, die übrige Schilddrüse unauffällig (Abb. **H-2.17**). Szintigraphisch ist der Bezirk „kalt". Die Feinnadelbiopsie zur Gewinnung der Zytologie erlaubt die Verdachtsdiagnose, die diagnostische Biopsie, die eine verlässliche Histologie liefert, sichert die Diagnose (Ausschluss Lymphom).

Therapie: Therapie der Wahl ist die **Strahlentherapie**, mit der sich das Tumorwachstum verlangsamen lässt, eine Heilung ist die Ausnahme. Die Operation hat nur palliative Bedeutung.

Therapie: Therapie der Wahl ist die **externe Röntgenbestrahlung,** die für eine begrenzte Zeit einen Rückgang der Tumorgröße und ein Nachlassen der lokalen Symptome (Druck auf Nachbarorgane) bewirkt. Eine Heilung ist die Ausnahme. Die operative Tumorverkleinerung hat – außer als Palliativmaßnahme – keinen Sinn. Zytostatika werden derzeit experimentell erprobt (evtl. Paclitaxel).

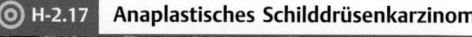
◉ H-2.17   **Anaplastisches Schilddrüsenkarzinom**

◉ H-2.17

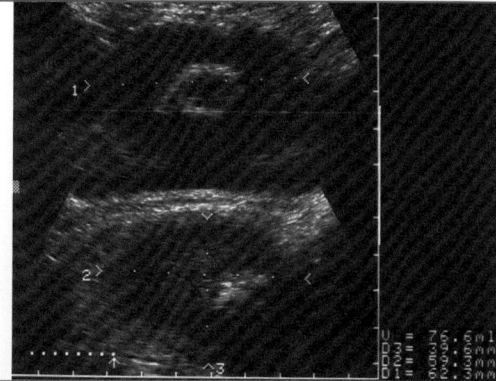

Von der Umgebung sehr unscharf abgegrenzter inhomogen-echoarmer Strumaknoten.
(Breite (1) – unkonventionell wegen des verdickten Isthmus beide Lappen erfassend; Länge (2) und Dicke (3) des rechtsseitigen Knotens).

Verlauf und Prognose: Das anaplastische Schilddrüsenkarzinom ist praktisch nicht heilbar, die mittlere Überlebenszeit nach Diagnosestellung beträgt ca. 6 Monate. Unter allen Schilddrüsenkarzinomen weist das anaplastische mit 10 % oder weniger die niedrigste 5-Jahres-Überlebensrate auf.

Verlauf und Prognose: Die Prognose ist ausgesprochen schlecht: Die 5-Jahres-Überlebensrate liegt < 10 %.

2.7.3 Medulläres Schilddrüsenkarzinom (C-Zell-Karzinom, MTC)

2.7.3 Medulläres Schilddrüsenkarzinom (C-Zell-Karzinom, MTC)

▶ **Definition:** Maligne Entartung der C-Zellen ohne Entdifferenzierung mit erhöhter Kalzitoninproduktion.

◀ Definition

Ätiopathogenese: Bei den familiären Formen (25 % der Fälle) liegen verschiedene Mutationen im RET-Proto-Onkogen auf Chromosom 11 vor, die mit einer Karzinommanifestation bereits im Kindesalter einhergehen können. Die genetischen Formen umfassen einerseits isoliert das C-Zell-Karzinom, andererseits Kombinationen mit dem Phäochromozytom o. a. im Rahmen der **multiplen endokrinen Neoplasie (MEN) Typ 2** (s. S. 822). Bei den sporadischen Fällen, die 75 % der Patienten stellen, ist die Ursache unbekannt (selten Mutationen).

Klinik: Anlass zur Untersuchung ist meist ein Schilddrüsenknoten, der in der weiteren Untersuchung (Sonographie, Feinnadelpunktion) verdächtig ist – gelegentlich wird auch primär eine Lymphknoten- oder Fernmetastase biopsiert und histologisch gesichert. Der Einzelfall eines nicht hereditären C-Zell-Karzinoms wird daher meist erst verhältnismäßig spät diagnostiziert. Gleiches gilt für den ersten Fall in einer Familie mit hereditärer Belastung.

In späteren Krankheitsstadien entwickeln sich bei einem Drittel der Patienten **therapierefraktäre Durchfälle**, die auf der paraneoplastischen Sekretion vasoaktiver Substanzen beruhen (nicht auf dem Hyperkalzitoninismus, der keine Symptome verursacht). Im späteren Verlauf können Metastasen Beschwerden verursachen (z. B. durch pathologische Frakturen oder Druck auf Nerven).

Diagnostik: Die Diagnose des C-Zell-Karzinoms ergibt sich aus der Histologie (im Zweifelsfalle Immunhistologie, s. auch „Therapie" unten). Sie kann aber auch über den **Kalzitoninspiegel** (charakteristischer Marker des C-Zell-Karzinoms) gestellt werden, der mehrfach bis über tausendfach erhöht ist. Parallel zum Kalzitonin steigt auch das **karzinoembryonale Antigen (CEA)** an.

Zur Frühdiagnose oder bei der Kontrolle eines C-Zell-Karzinom-Patienten nach operativer Therapie hat sich der **Pentagastrintest bewährt.** Man injiziert 0,5 µg Pentagastrin/kgKG i. v. im Schuss (cave: Blutdruckreaktion) und misst nach 2 und 5 Minuten den Kalzitoninanstieg.

Bei V. a. unbekannten Metastasen kann eine Körpervenenkatheterisierung mit nachfolgender Kazitoninbestimmung die Region aufzeigen, in der eine chirurgische Metastasenentfernung versucht werden kann. Bei therapieresistenten Durchfällen sollte an die Möglichkeit eines C-Zell-Karzinoms gedacht werden. Ein allgemeines Screening „kalter" Schilddrüsenknoten ist zu überlegen.

Differenzialdiagnose: Differenzialdiagnostisch findet sich eine Kalzitoninerhöhung ohne C-Zell-Karzinom selten einmal bei Phäochromozytom, Pankreatitis und Niereninsuffizienz bzw. paraneoplastisch.

Therapie: Therapie der Wahl ist die **Operation (totale Thyreoidektomie).** Im Regelfall wird die Diagnose erst postoperativ im Rahmen der operativen Entfernung einer Fernmetastase (mit anschließender Histologie) gestellt. Der erfahrene Chirurg kann in einer zweiten Sitzung durch diffizile Halspräparation lokale Lymphknotenmetastasen kompartimentell entfernen. Sind die Kalzitoninspiegel postoperativ noch erhöht, schließt sich eine Metastasensuche mittels Sonographie, CT, Szintigraphie und ggf. Körpervenenkatheterisierung mit nachfolgender Kalzitoninbestimmung an (Abb. **H-2.18**). Eine externe Strahlentherapie des Operationsgebietes bringt keinen Vorteil, da C-Zell-Karzinome

Ätiopathogenese: Es gibt genetische Formen, die entweder auf das C-Zell-Karzinom beschränkt oder mit dem Phäochromozytom kombiniert sind (s. **MEN 2**, S. 822).

Klinik: Die Klinik ist lange stumm. Häufig fallen zunächst Strumaknoten oder Lymphome am Hals auf, die sich erst relativ spät in der Histologie als C-Zell-Karzinom entpuppen.

Das erhöhte Kalzitonin bewirkt keine Symptome – Späterscheinungen sind **therapieresistente Durchfälle** durch eine paraneoplastische Sekretion vasoaktiver Substanzen.

Diagnostik: Diagnosebeweisend sind die Histologie und das erhöhte **Kalzitonin** (Tumormarker des C-Zell-Karzinoms). Auch **CEA** ist erhöht, aber erst später im Krankheitsverlauf.

Beim Staging nach Operation ist die Frühdiagnose von Tumorresten durch die Kalzitoninbestimmung, insbesondere nach Stimulation durch **Pentagastrin** möglich.

Die Kalzitoninbestimmung nach Körpervenenkatheterisierung dient auch der Lokalisierung von Tumorknoten.

Differenzialdiagnose: Hyperkalzitoninämien finden sich bei: Phäochromozytom, Pankreatitis, Niereninsuffizienz oder Paraneoplasien.
Therapie: Die Behandlung des C-Zell-Karzinoms sollte **chirurgisch (totale Thyreoidektomie)** erfolgen, auch bei Metastasen. Der Lokalisierung dienen Katheterisierungen mit Kalzitoninbestimmung, Sonographie, CT und Skelettszintigraphie (Abb. **H-2.18**). Die Radiojodtherapie ist wirkungslos.

strahlenresistent sind. Eine Radiojodtherapie ist nicht sinnvoll, da die C-Zellen kein Jod speichern.

Die **Hypothyreose** nach Thyreoidektomie bedarf lediglich einer normalen **Substitutionstherapie mit L-Thyroxin** wie bei einer primären Hypothyreose. Suppressive Dosen wie beim follikulären oder papillären Schilddrüsenkarzinom sind nicht erforderlich. Die Durchfälle sind medikamentös kaum beherrschbar, am besten hilft Tinctura opii.

Wenn ein nicht geheiltes C-Zellkarzinom über viele Jahre persistiert und palliativ beherrscht wird, kann es im weiteren Verlauf zu einer partiellen Entdifferenzierung kommen. Diese zeigt sich in einem Anstieg von Kalzitonin und CEA. Eine Chemotherapie (Cyclophosphamid, Vincristin, Dacosbazin) kann hier zur teilweisen Remission führen. Eine Immuntherapie mit Tumor-Antigen ist in Erprobung.

Nachsorge: Regelmäßige sonographische Untersuchungen der Halsregion wie auch Kontrollen der Tumormarker Kalzitonin und CEA sind notwendig.

Verlauf und Prognose: Die 10-Jahres-Überlebensraten liegt bei 50–70%. Bei den familiären Formen ist die Prognose bei Frühdiagnose besser. Eine genetische Beratung und Familienuntersuchung wird beim familiären Typ dringend angeraten.

Die **Hypothyreose** nach Thyreoidektomie muss nur **substitutiv**, nicht suppressiv behandelt werden. Gegen die Durchfälle hilft am besten Tinctura opii.

Mit einer Chemotherapie (Cyclophosphamid, Vincristin, Dacosbazin) lässt sich im Spätstadium teilweise eine Remission erzielen.

Nachsorge: Regelmäßig Sonographie des Halses und Kalzitonin- und CEA-Bestimmung.

Verlauf und Prognose. Die 10-Jahres-Überlebensraten liegen bei 50–70%. Beim familiären Typ genetische Beratung!

H-2.18   Therapie des C-Zell-Karzinoms

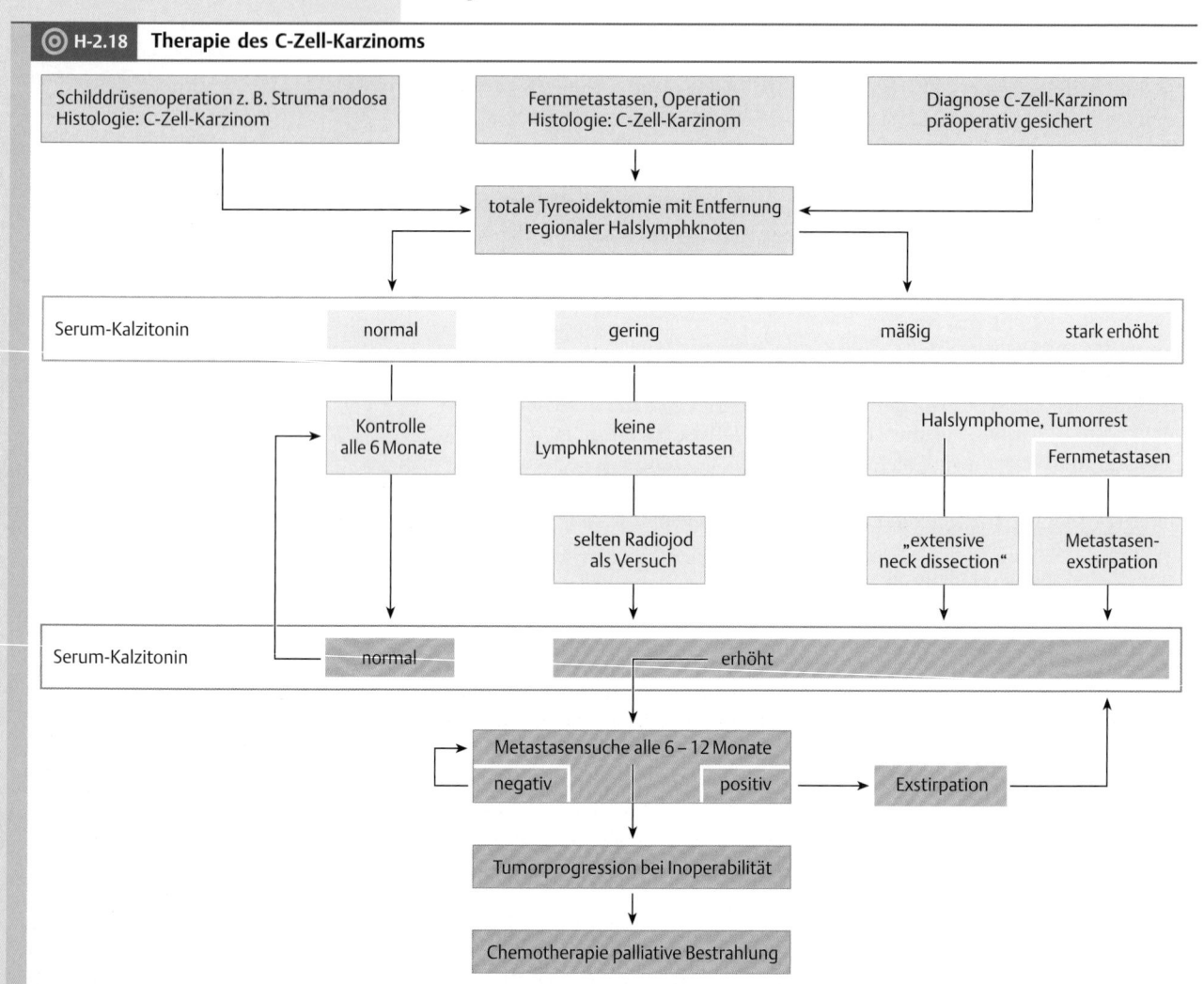

Internet-Links:

www.endokrinologie.net, www.schilddruesenliga.de, www.thyreoidmanager.org, www.infoline-schilddrüse.de, www.hashimotothyreoiditis.de

3 Störungen der Kalzium-Phosphathomöostase und des Knochenstoffwechsels

3   Störungen der Kalzium-
Phosphathomöostase und
des Knochenstoffwechsels

3.1 Physiologische Grundlagen

Knochen setzt sich zusammen aus Knochenmatrix (kollagenfaserreich) und aus Mineralbestandteilen (Kalzium, Phosphat und geringe Mengen Magnesium). Die dem Kollagen angelagerten Minerale (v. a. Hydroxylapatit [$Ca_{10}(PO_3)_6$ $(OH)^2$]) verleihen dem Knochen Härte. Diese Stützfunktion ist im Knochengewebe mit der Depotfunktion eines großen Kalzium- und Phosphatspeichers verbunden. Kalzium- und Phosphathomöostase und der Knochenstoffwechsel sind miteinander verflochten: Bei Kalziummangel werden Kalzium und Phosphat aus dem Knochen freigesetzt. Darm und Nieren sind die Organe, die wesentliche Bausteine des Knochenminerals (Kalzium, Phosphat) aufnehmen bzw. ausscheiden. Zu physiologischen Grundlagen s. Tab. **H-3.1**.

3.1 Physiologische Grundlagen

Kalziumhomöostase und Knochenstoffwechsel sind ineinander verflochten: Knochengewebe enthält neben Kalzium große Mengen an Phosphat, welche in Mangelsituationen freigesetzt werden (Kalzium- und Phosphatspeicher). Zu Kalzium und Phosphat s. Tab. **H-3.1**.

☰ H-3.1	Kalzium und Phosphat
Kalzium	
Normwerte	Serum: Gesamt-Ca^{2+}: 9–10,4 mg/dl bzw. 2,2–2,65 mmol/l, ionisiertes Ca^{2+}: 1,12–1,23 mmol/l Urin: 100–300 mg/24 h bzw. 2,0–7,5 mmol/24 h
Verteilung	99 % im Knochen als Hydroxylapatit, 1 % im EZR.
Fraktionen	Bindung von Serum-Ca^{2+} zu ca. 45 % an Eiweiß (Albumin und Globulin), zu ca. 5 % an Bikarbonat, Phosphat und Zitrat. Die biologisch aktive Fraktion sind freie Ionen im Serum (ca. 50 %). Proteingehalt des Serums und Blut-pH bestimmen den Anteil der ionisierten Ca^{2+}-Fraktion (Alkalose → niedriges Ca^{2+}, Azidose → erhöhtes Ca^{2+})
Homöostase des Serum-Kalziumspiegels	Anstieg durch PTH bei niedrigem Ca^{2+}-Spiegel, Abfall durch Kalzitonin bei hohem Ca^{2+}-Spiegel
Phosphat	
Normwerte	Serum: 2,5–5,0 mg/dl bzw. 0,85–1,60 mmol/l Urin: 300–1000 mg/24 h bzw. 10–32 mmol/24 h Phosphatclearance: 6–16 ml/min.
Funktion	Regulation des Kalziumphosphatstoffwechsels über PTH und Vitamin D. Regulation der Serum-Ca^{2+}-Homöostase

☰ H-3.1

Die Aufrechterhaltung der Kalziumhomöostase wird durch die **kalziotropen Hormone Parathormon (PTH), aktiviertes Vitamin D** und **Kalzitonin** gewährleistet. Vitamin D ist als Prohormon anzusehen, aus dem bedarfsweise vom Organismus gesteuert das **Vitamin-D-Hormon** (aktive Form: 1,25-$(OH)_2$-Vitamin D = **Kalzitriol**) entsteht (Tab. **H-3.2**). Die kalziotropen Hormone sorgen dafür, dass das mit der Nahrung angebotene Kalzium im Darm bedarfsgerecht resorbiert und für die Bildung des Kalziumdepots im Knochen zur Verfügung gestellt wird.

Darüber hinaus hat das Vitamin-D-Hormon wahrscheinlich differenzierende Wirkungen an zahlreichen Organsystemen wie Haut, Intestinum (Kolon), endokrinem Pankreas, Immunsystem sowie weißen Blutzellen. Vergleiche auch Kap. Elektrolythaushalt, S. 856.

Die Aufrechterhaltung der Kalziumhomöostase wird durch die kalziotropen Hormone **Parathormon** (PTH), **Kalzitriol** (biologisch aktives Vitamin D) und **Kalzitonin** gewährleistet. Vitamin-D-Hormon wird bedarfsweise aus Vitamin D (**Prohormon**) gebildet (Tab. **H-3.2**).

Hormon	Eigenschaften
Parathormon (PTH)	
Normwerte	1,5–6,0 pmol/l
Synthese	▪ in den Epithelkörperchen der Nebenschilddrüse als Prä-Pro-Parathormon (Peptid von 115 Aminosäuren), intaktes PTH mit 84 Aminosäuren, biologisch aktiv ist das N-terminale Peptid mit der Aminosäuresequenz 1–34, HWZ ca. 3 min.
	▪ im Blut zirkulieren intaktes PTH und PTH-Fragmente
	▪ Bestimmung von PTH-intakt ist unabhängig von der Nierenfunktion
Funktion	kurzfristige Steuerung der Ca^{2+}-Homöostase, Regulator des Knochenstoffwechsels
Steuerung	negativer Feedback-Mechanismus zwischen Kalzium und Parathormon: Absinken des Serum- Ca^{2+} stimuliert (ionisiertes $Ca^{2+} < 1{,}25$ mmol/l), Anstieg hemmt die PTH-Sekretion
Wirkung	an Nieren und Knochen über Stimulation der Adenylatzyklase: vermehrte Phosphatausscheidung und Ca^{2+}-Absorption → Stimulation der 1α-Hydroxylase mit Synthese von 1,25 $(OH)_2$-Vitamin D_3 → Förderung der enteralen Ca^{2+}-Absorption; erhöhtes PTH stimuliert die Osteolyse
Kalzitonin	
Normwerte	m: < 10 pg/ml; w: < 5 pg/ml
Synthese	Bildung in den C-Zellen der Schilddrüse
Funktion	Hemmung der Osteoklastenaktivität
Steuerung	über Ca^{2+}-Spiegel im Blut: hohe Ca^{2+}-Spiegel fördern, niedrige hemmen die Kalzitonin-Sekretion
weiteres	Tumormarker für medulläres Schilddrüsen-Karzinom (erhöht), Sepsismarker (Prokalzitonin)
Vitamin D-Hormon (Kalzitriol)	
Normwerte	25-OH-Vitamin D_3 im Serum: 15–95 ng/l (Sommer); 12–62 ng/l (Winter) 1,25-$(OH)_2$-Vitamin D_3 im Serum: 6–65 ng/l
Synthese	Aufnahme mit der Nahrung (tierisch: Vitamin D_3 = Cholekalziferol oder pflanzlich: Vitamin D_2 = Ergokalziferol) oder Bildung in der Haut aus 7-Dehydrocholesterol unter Einfluss von UV-Licht → in der Leber Umwandlung zu 25-OH-D_3 → Metabolisierung in der Niere durch das Enzym 1α-Hydroxylase zu 1α-25$(OH)_2$-D_3 (Kalzitriol); s. Abb. **H-3.1**
Steuerung	gesteigerte Bildung: niedriger Phosphatspiegel, Hypokalzämie und erhöhtes PTH, Hemmung durch gegenteilige Signale

Regulation der Serumkalzium- und Phosphat-Konzentration: s. Abb. **H-3.1**. In den Knochenstoffwechsel greifen noch weitere Hormone (z. B. Schilddrüsenhormone) ein.

Regulation der Serumkalzium- und Phosphat-Konzentration: Die pathophysiologischen Mechanismen, die zur Aufrechterhaltung der Kalziumphosphathomöostase beitragen, sind in Abb. **H-3.1** dargestellt. Weitere Hormone, die neben PTH, Kalzitriol und Kalzitonin in den Auf- und Umbau des Knochens eingreifen sind z. B. Schilddrüsen-, Sexualhormone (Förderung der Ca^{2+}-Aufnahme in den Knochen durch Östrogene und Androgene), Wachstumshormon und Glukokortikoide.

H-3.1 | **Mechanismen zur Aufrechterhaltung der Kalzium-Phosphathomöostase**

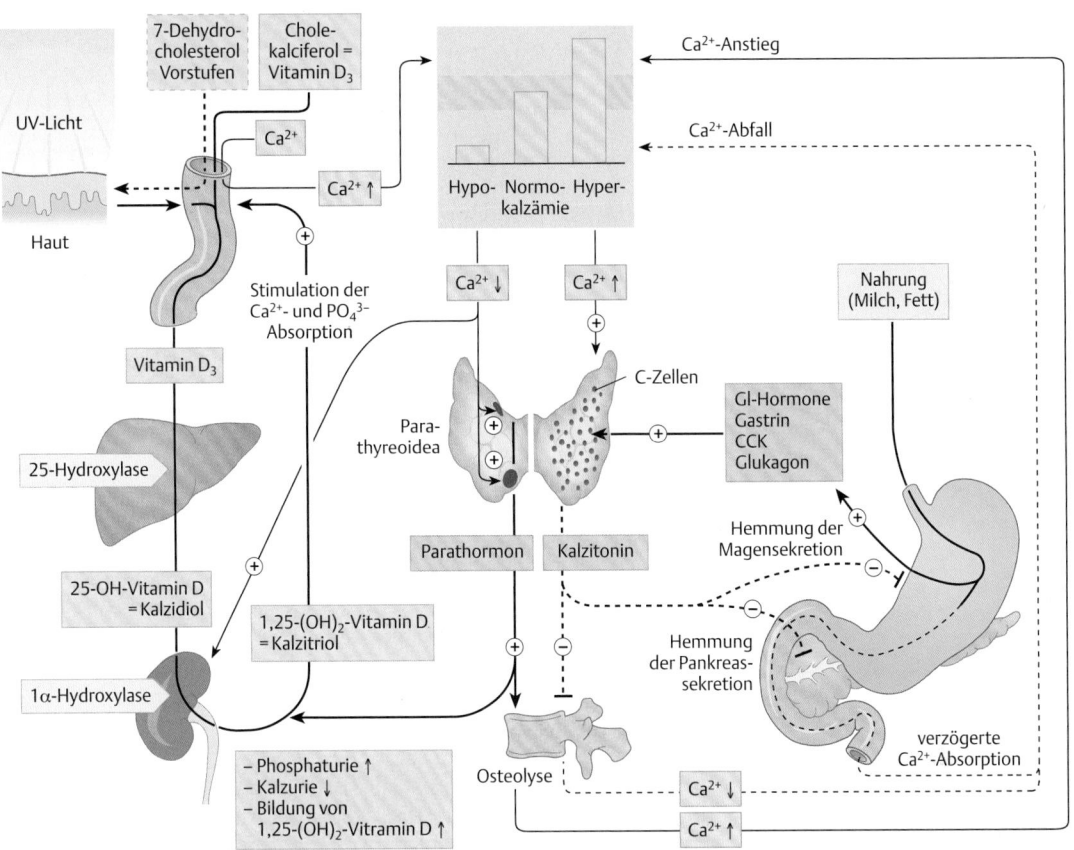

Hypokalzämie stimuliert die **PTH-Sekretion** mit der Folge einer gesteigerten Phosphatausscheidung in den Nieren. Das Absinken des Serum-Phosphatspiegels führt zur Stimulation der renalen **Kalzitriolbildung**. Über Induktion des kalziumbindenden Proteins bewirkt Kalzitriol eine gesteigerte enterale Kalzium- und Phosphatabsorption. Durch Aktivierung der Osteoklasten wird vermehrt Kalzium aus dem Knochengewebe freigesetzt, zudem wird die Ausscheidung von Kalzium durch die Nieren vermindert. Folge ist eine Normalisierung der Kalzium-Phosphat-Spiegel. Erhöhte alimentäre Kalziumzufuhr und **Hyperkalzämie** stimulieren die **Kalzitonin-sekretion**, wodurch die intestinale Kalziumabsorption verlangsamt und die Freisetzung von Kalzium und Phosphat aus dem Knochengewebe gehemmt wird – der Kalziumspiegel sinkt. ⊖ hemmender Einfluss, ⊕ stimulierender Einfluss.

3.2 Diagnostische Methoden

Labor

Der **Serumkalziumspiegel** ist der führende Laborparameter zur Diagnostik der Kalziumhomöostase. Daneben wird Phosphat in Blut und Urin bestimmt (s. Tab. **H-3.1**, S. 771). Zu Referenzwerten der kalziotropen Hormone s. Tab. **H-3.2**. **Parameter des Knochenanbaus** ist die **alkalische Serumphosphatase** (AP; Normbereich: 20–90 U/l) die sich aus mehreren Isoenzymen zusammensetzt. Die Konzentration der knochenspezifischen AP (Normbereich: 12–41 U/l) korreliert mit der Osteoblastentätigkeit. Gleiches gilt auch für das Osteokalzin. Der **Knochenabbau** (Osteoklastentätigkeit) kann anhand der Konzentration von Kollagenvernetzungsbruchstücken abgeschätzt werden: z. B. Pyridinolin-Crosslinks (Normbereich: m: 32,8±15,7; w: 43,6±19,1 nmol/mmol Krea) und C-Telopeptid im Urin (Normbereich: m: 207±128; w: 220±128 µg/mmol Krea).

Bildgebende Diagnostik

Röntgen

Standardtechnik zur morphologischen Skelettdiagnostik. Viele Erkrankungen zeigen eine unspezifische Demineralisierung (z. B. Osteoporosebild; s. Abb. **H-3.15c**), ohne Aussage zur Ursache der Veränderungen). Es zeigen sich jedoch auch pathognomonische Veränderungen (z. B. bei Morbus Paget, Abb. **H-3.2a**).

3.2 Diagnostische Methoden

Labor

Führender Laborparameter der Kalzium-homöostase ist der **Serumkalziumspiegel**. Weiterhin Bestimmung von Phosphat in Blut und Urin (s. Tab. **H-3.1**). Zu Referenzwerten der kalziotropen Hormone s. Tab. **H-3.2**. Parameter des **Knochenanbaus** ist die **alkalische Serumphosphatase (AP)** zur Abschätzung der Osteoblastentätigkeit. Der **Knochenabbau** wird anhand der Konzentration von Kollagenvernetzungsbruchstücken abgeschätzt.

Bildgebende Diagnostik

Röntgen

Standarddiagnostik mit je nach Erkrankung unspezifischen (z. B. Osteoporosebild; s. Abb. **H-3.15c**) oder pathognomonischen Veränderungen (z. B. bei Morbus Paget, Abb. **H-3.2a**).

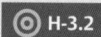

H-3.2 Morbus Paget der rechten Tibia: Hartstrahl-Röntgenaufnahme (a) vs. Szintigraphie (b)

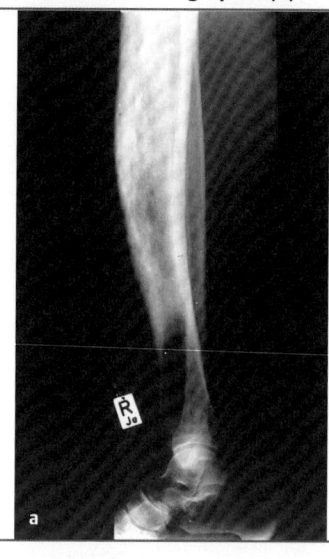

a Man sieht nebeneinander verdichtete (osteosklerotische) und demineralisierte (osteolytische) Zonen.
b Der erhöhte Knochenumbau des Pagetareals speichert das Isotop intensiv (Schwärzung).

Szintigraphie

Die Skelettszintigraphie mit 99^{m}Tc weist **Zonen gesteigerten Knochenumbaus** nach (z. B. Metastasen, Morbus Paget, [Abb. **H-3.2b**]).

▶ **Merke**

Computertomographie (CT), Magnetresonanztomographie (MRT)

CT zum Nachweis von **Veränderungen der Knochenkontur** und **-struktur,** MRT zum Nachweis von Weichteilgewebe im Knochen (z. B. Metastasen).

Knochendichtemessung (Osteodensitometrie)

Methode der Wahl ist die **Zwei-Energie-Röntgentechnik (DEXA**; Abb. **H-3.3**).

Die **quantitative CT** dient auch der Bestimmung von **Knochendichte** bzw. **-masse.**

Knochenhistologie

Diagnosesicherung in unklaren Fällen. Die **quantitative Morphometrie** kann (nach Tetrazyklinmarkierung) die Dynamik des Knochenumbaus darstellen (langsamer oder schneller Umbau bei Osteoporose).

Szintigraphie

Mithilfe der Szintigraphie können zuverlässig **Regionen gesteigerten Knochenumbaus** mit einem Radiopharmakon (99^{m}Technetium-markierte Bisphosphonate) dargestellt werden. Die Untersuchung ist z. B. hilfreich bei der Diagnose von Skelettmetastasen oder dem Morbus Paget (Abb. **H-3.2b**).

▶ **Merke:** Kleine osteolytische Herde ohne gesteigerten benachbarten Umbau (z. B. beim Plasmozytom) können szintigraphisch stumm sein.

Computertomographie (CT), Magnetresonanztomographie (MRT)

Die CT dient dem Nachweis von **Veränderungen der Knochenkonturen** (z. B. Einengung des Spinalkanals). Daneben ist bedingt die **intraossäre Strukturdarstellung** möglich. Für den **Nachweis von Weichteilgewebe** im Knochen (z. B. Metastasen) eignet sich die MRT.

Knochendichtemessung (Osteodensitometrie)

Anwendung zur Osteoporose-Diagnostik mittels Absorptiometer (niedrigere Strahlenbelastung als CT). Methode der Wahl zur Knochendichtebestimmung ist die **Zwei-Energie-Röntgentechnik** (DEXA = **D**ual **E**nergy **X**-ray **A**bsorptiometry = Dualphotonenröntgenabsorptiometrie; Abb. **H-3.3**).
Ein weiteres Verfahren zur Bestimmung der **Knochendichte** bzw. **Knochenmasse** ist die **quantitative CT** (QCT).

Knochenhistologie

Die Knochenhistologie aus einer Beckenkammbiopsie dient der Verifizierung der Diagnose in unklaren Fällen oder der Therapiekontrolle nach Verabreichung neuer Medikamente. Mithilfe der **quantitativen Morphometrie** der Knochenhistologie können durch Messung der Trabekeldicken, Volumenberechnungen u. a., insbesondere nach vorausgehender Tetrazyklinmarkierung, Einblicke in die Dynamik des Knochenumbaus gewonnen werden (Unterscheidung zwischen langsamem und schnellem Umbau bei Osteoporose).

H-3.3 Knochendichtemessung bei Osteoporose

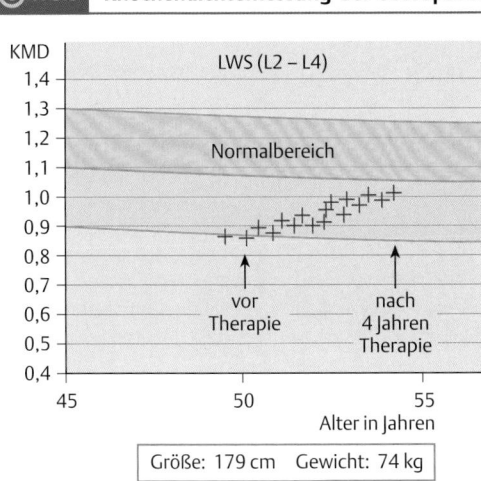

Größe: 179 cm   Gewicht: 74 kg

DEXA (Dualphotonen-röntgenabsorptiometrie): Zunahme der Knochendichte unter Fluoridtherapie bei Osteoporose (KMD = Knochenmineraldichte).

3.3 Erkrankungen der Nebenschilddrüsen

3.3.1 Primärer Hyperparathyreoidismus (pHPT)

3.3 Erkrankungen der Nebenschilddrüsen

3.3.1 Primärer Hyperparathyreoidismus (pHPT)

▶ **Definition:** Unkontrollierte Parathormonsekretion durch primäre Erkrankung einer (oder mehrerer) Nebenschilddrüsen.

◀ Definition

Epidemiologie: Gehäuftes Auftreten in der zweiten Lebenshälfte, die Häufigkeit beträgt ca. 2 : 10 000. Unter internistischen stationären Patienten findet sich eine Hyperkalzämie mit einer Häufigkeit von ca. 1 : 1000; etwa 20 % der Betroffenen leiden an einem pHPT (w > m).

Epidemiologie: vorwiegend in der zweiten Lebenshälfte. Die Häufigkeit in der Bevölkerung liegt bei ca. 2 : 10 000.

Ätiopathogenese: In ca. 80 % der Fälle ist ein **solitäres** monoklonales **Adenom** für die exzessive Parathormonsekretion verantwortlich, seltener **Mutationen des Kalziumrezeptors** mit gestörter Rückkoppelung durch erhöhte Kalziumspiegel. Eine **Hyperplasie** der **Epithelkörperchen** (histologisch Hauptzellen oder wasserhelle Zellen) ist zu 15 % Ursache eines pHPT, **Karzinome** der Epithelkörperchen sind selten (gelegentlich frühere Röntgenbestrahlungen der Halsregion als mutagenes Ereignis eruierbar). In ca. 5 % der Fälle sind **polyklonale Adenome** ursächlich. Genetische Ursachen liegen bei MEN I und IIa (s. S. 820) vor.

Ätiopathogenese: In ca. 80 % der Fälle solitäre **Adenome** der Nebenschilddrüsen, weiterhin kommen **Hyperplasien** und (selten) **Karzinome** der **Epithelkörperchen** vor (ggf. frühere Röntgenbestrahlungen der Halsregion als mutagenes Ereignis). Genetische Ursachen liegen bei MEN I und IIa (s. S. 820) vor.

Folgen des unkontrollierten PTH-Exzesses:

- Bildung von **Kalzitriol** (Vitamin D$_3$) in der Niere: Folge ist eine gesteigerte Kalziumaufnahme im Darm. Gleichzeitig wird die renale Kalziumrückresorption erhöht. Eine **Polydipsie** resultiert aus einer **ADH-refraktären Polyurie.**

- **Steigerung der Skelettresorption** am Knochen: Diese wirkt zunächst aktivierend auf den Knochenneubau. Über lange Zeit kann ein Gleichgewicht auf erhöhtem Umbauniveau gehalten werden, bis in späteren Krankheitsstadien der Abbau (Osteoklasie) überwiegt. Folgen sind Skelettschäden in Gestalt einer **generalisierten Kalksalzverminderung** (histologisch **Fibroosteoklasie**; Abb. **H-3.4**). Ein **Spätstadium** der Skelettmanifestation ist die Ausbildung osteoklastär-zystischer Pseudotumoren (sog. „braune" Tumoren), die das Krankheitsstadium der **Ostitis fibrosa generalisata cystica von Recklinghausen** dokumentieren.

- **Kalziumanstieg im Blut:** Dieser bewirkt in den Nieren eine **Hyperkalzurie**. In Verbindung mit der PTH-induzierten Hyperphosphaturie bewirkt diese eine **Prädisposition zur Nierensteinbildung.** Auch die Ausbildung einer **Nephrokalzinose** ist möglich. Die Hyperkalzämie belastet den gesamten Organismus, es kommt zum **Hyperkalzämie-Syndrom** (s. u.).

Folgen des PTH-Exzesses:

- Bildung von **Kalzitriol:** gesteigerte intestinale Kalziumabsorption und renale Kalziumrückresorption sowie Polydipsie

- **Steigerung der Skelettresorption:** zunächst aktivierende Wirkung auf Knochenneubau, in späteren Krankheitsstadien überwiegt der Abbau (s. Abb. **H-3.4**). **Spätstadium:** Ausbildung osteoklastär-zystischer Pseudotumoren.

- **Kalziumanstieg im Blut:** führt zur **Hyperkalzurie**. Gemeinsam mit der **Hyperphosphaturie** Prädisposition zur **Nierensteinbildung** und **Nephrokalzinose.**

⊙ H-3.4

⊙ H-3.4   **Knochenhistologie bei primärem Hyperparathyreoidismus**
(Goldner-Färbung)

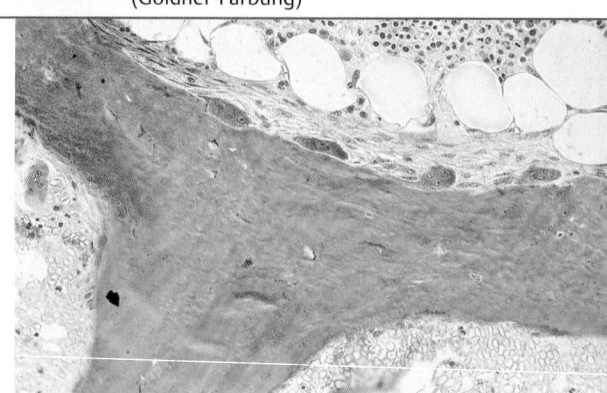

Aus dem verkalkten Knochen (grün) resorbieren die aktivierten Osteoklasten vermehrt Knochengewebe. Im darüber liegenden Mark entwickelt sich eine Fibrose (Bild der Fibroosteoklasie).

Klinik: Klassische Symptome des pHPT sind „**Stein-, Bein- und Magenpein**".

Organmanifestationen: renal: Nephrolithiasis, Nephrokalzinose; **ossär:** Knochenschmerzen, pathologische Frakturen (Abb. **H-3.6**); **artikulär:** Gelenkbeschwerden; **intestinal:** rezidivierende peptische Gastroduodenalulzera, Pankreatitis, Cholelithiasis.

▶ Merke

Klinik: Klassische Symptome des pHPT sind „**Stein-, Bein- und Magenpein**". Die größte Bedeutung hat die Nephrolithiasis, die vollständige Trias wird heute jedoch nur noch selten beobachtet.

Charakteristische **Organmanifestationen** sind an der Niere **Nephrolithiasis** und **-kalzinose** und **Knochenschmerzen** durch Osteoporose oder pathologische Frakturen (Abb. **H-3.6**). Eine Chondrokalzinose (Pseudogicht) kann zu **Gelenkbeschwerden** führen. **Intestinal** manifestiert sich der pHPT in Form von peptischen Ulzera des Magens oder Duodenums bzw. einer akuten Pankreatitis. Symptomärmer sind die bei pHPT gehäuft auftretenden Gallensteine.

▶ **Merke:** Die Krankheitssymptome des pHPT umfassen die der Organmanifestationen und die funktionellen Beschwerden des Hyperkalzämie-Syndroms (Abb. **H-3.5**).

- **Hyperkalzämie-Syndrom:** Die Symptome sind unspezifisch und reversibel: **Polyurie** und **Polydipsie**, Appetitlosigkeit, Übelkeit und Erbrechen. Auch ein **endokrines Psychosyndrom** kann induziert werden.

Weiterhin entwickeln sich **Reflexabschwächung, Adynamie, arterielle Hypertonie** und **Digitalisüberempfindlichkeit**.

- **Hyperkalzämische Krise:** Leitsymptome sind **Nierenversagen** (Oligurie bis Anurie) und **Bewusstseinsstörungen** (Somnolenz bis Koma).

- **Hyperkalzämie-Syndrom:** Die Symptome sind unspezifisch und nach Normalisierung des Serumkalziumspiegels reversibel. Es kommt zu vermehrtem Durst und Harndrang (**Polyurie** und **Polydipsie**), Appetitlosigkeit, Übelkeit und Erbrechen. Die Nierenfunktionsstörung kann in der **Oligurie** und **Anurie** enden. Ein klassisches **endokrines Psychosyndrom** mit Verstimmungen bis zur Depression, Antriebsarmut und Erinnerungsstörungen kann durch die Hyperkalzämie induziert werden.

Parallel zur **Adynamie** entwickelt sich die **Reflexabschwächung**. Extraossäre Verkalkungen kommen vor. Neben einer gehäuft auftretenden **arteriellen Hypertonie** kann eine **Überempfindlichkeit gegenüber Digitalis** bestehen.

- **Hyperkalzämische Krise:** Lebensgefährliche Situation bei Exazerbation des pHPT. Mögliche Auslöser sind ungenügendes Trinken, Bettlägerigkeit oder eine Behandlung mit Thiaziden. Bei guter Patientenüberwachung selten, jedoch ist eine Dunkelziffer zu vermuten. **Leitsymptome** sind **Nierenversagen** (Umschlagen der Polyurie in Oligurie/Anurie) und **Bewusstseinsstörungen** (Somnolenz bis Koma = Kalziumkoma).

▶ Merke

▶ **Merke:** Bei jedem Koma nicht eindeutiger Ursache ist daher die Kalziumdiagnostik erforderlich!

Der Anstieg des Serumphosphatspiegels kann **in diversen Organen** zu **Kalzifizierungen** führen.

Diagnostik:

▶ Merke

Weiterhin kommt es zu Erbrechen, Exsikkose und Adynamie. In ca. 50 % der Fälle führen Herzrhythmusstörungen zum plötzlichen Tod. Der renal bedingte Anstieg des Serumphosphatspiegels kann durch Ausfällen von Kalzium-Phosphat-Komplexen zu **Kalzifizierungen verschiedener Organe** führen (z. B. Herz, Lungengewebe, Gelenke).

Diagnostik:

▶ **Merke:** Die Hyperkalzämie bei erhöhtem PTH ist das laborchemische Leitsymptom des pHPT.

H-3.5

H-3.5 Klinik des primären Hyperparathyreoidismus

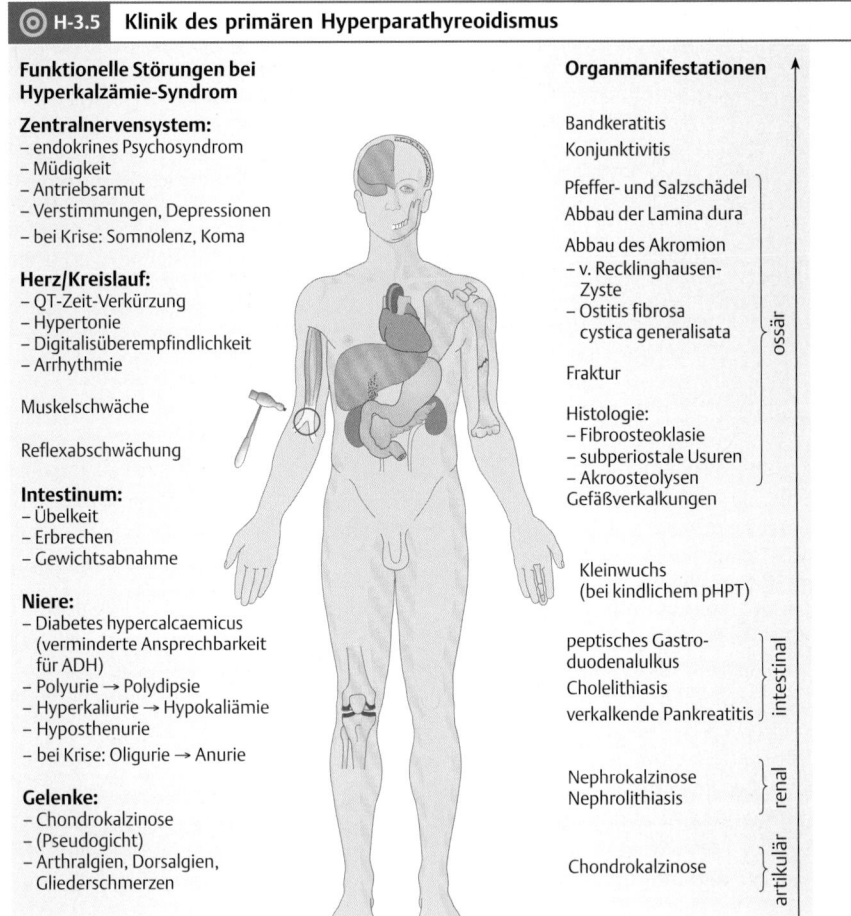

**Funktionelle Störungen bei
Hyperkalzämie-Syndrom**

Zentralnervensystem:
– endokrines Psychosyndrom
– Müdigkeit
– Antriebsarmut
– Verstimmungen, Depressionen
– bei Krise: Somnolenz, Koma

Herz/Kreislauf:
– QT-Zeit-Verkürzung
– Hypertonie
– Digitalisüberempfindlichkeit
– Arrhythmie

Muskelschwäche

Reflexabschwächung

Intestinum:
– Übelkeit
– Erbrechen
– Gewichtsabnahme

Niere:
– Diabetes hypercalcaemicus
  (verminderte Ansprechbarkeit
  für ADH)
– Polyurie → Polydipsie
– Hyperkaliurie → Hypokaliämie
– Hyposthenurie
– bei Krise: Oligurie → Anurie

Gelenke:
– Chondrokalzinose
– (Pseudogicht)
– Arthralgien, Dorsalgien,
  Gliederschmerzen

Organmanifestationen

Bandkeratitis
Konjunktivitis

Pfeffer- und Salzschädel
Abbau der Lamina dura

Abbau des Akromion
– v. Recklinghausen-
  Zyste
– Ostitis fibrosa
  cystica generalisata

Fraktur

Histologie:
– Fibroosteoklasie
– subperiostale Usuren
– Akroosteolysen
Gefäßverkalkungen

ossär

Kleinwuchs
(bei kindlichem pHPT)

peptisches Gastro-
duodenalulkus
Cholelithiasis
verkalkende Pankreatitis

intestinal

Nephrokalzinose
Nephrolithiasis

renal

Chondrokalzinose

artikulär

H-3.6 Pathologische Fraktur in einer von Recklinghausen-Zyste bei primärem Hyperparathyreoidismus

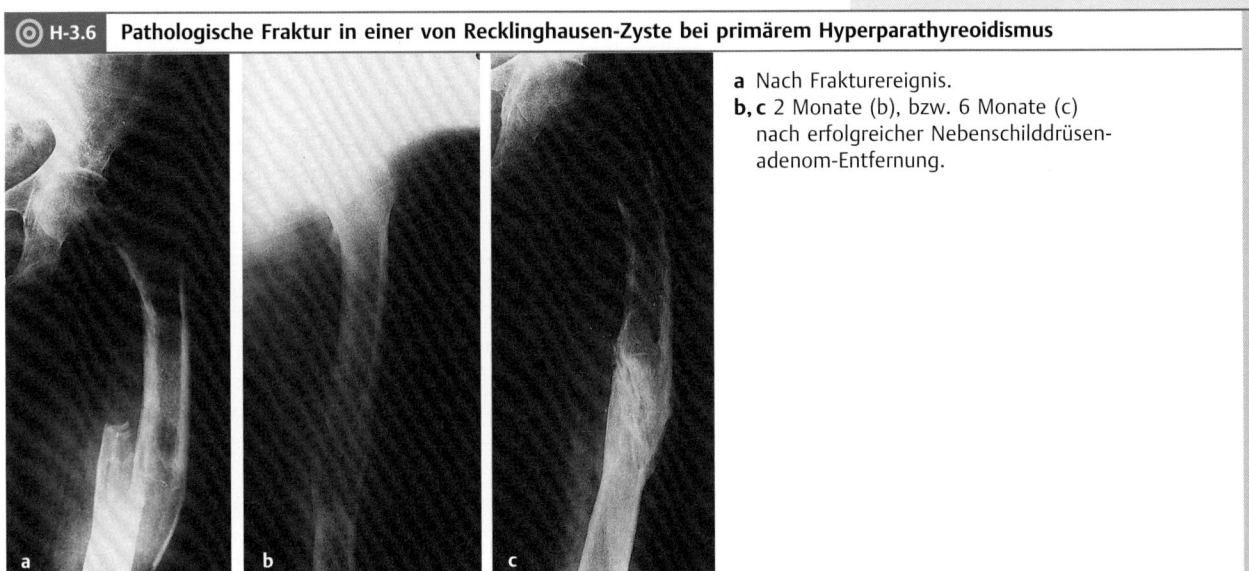

a Nach Frakturereignis.
b, c 2 Monate (b), bzw. 6 Monate (c)
nach erfolgreicher Nebenschilddrüsen-
adenom-Entfernung.

Die **Koinzidenz** von verifizierter **Hyperkalzämie** (bei normalem Gesamteiweiß und normaler Nierenfunktion) und eindeutig **erhöhtem PTH** sichert die Diagnose. Weitere Befunde sind **Hypophosphatämie** und eine **erhöhte alkalische Serum-Phosphatase (AP)**. Diese Befunde sind von geringerer diagnostischer Bedeutung (nur in ca. 50 % d. F. pathologisch). Ähnliches gilt für **Kalziurie** und **Phosphaturie** (auch bei osteolytischen Prozessen uncharakteristisch erhöht, jedoch ohne PTH-Anstieg). Infolge der Polyurie liegt bei Hyperkalzämie zumeist eine **Hypokaliämie** vor. Ausdruck einer Verschlechterung der Nieren-

Die **Koinzidenz** von verifizierter **Hyperkalzämie** und eindeutig **erhöhtem PTH** sichert die Diagnose. Laborparameter wie eine **Hypophosphatämie** und **erhöhte AP** besitzen eine mindere diagnostische Bedeutung. Ähnliches gilt für **Kalziurie** und **Phosphaturie**. Infolge der Polyurie liegt bei Hyperkalzämie zumeist eine **Hypokaliämie** vor. Länger dauernde Hyperkalz-

◎ H-3.7 | **Sonographische Darstellung eines Nebenschilddrüsenadenoms**

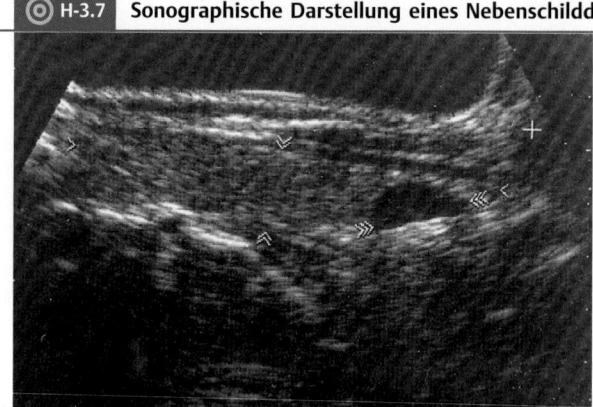

Im längs geschnittenen echonormalen linken Schilddrüsenlappen liegt kaudaldorsal das Adenom als echoarmer (dunklerer) länglich-halbmondförmiger Herd.

ämie führt zur **Niereninsuffizienz**. Sonographie und Röntgen zur Abklärung von Nephrokalzinose und -lithiasis.

Lokalisationsdiagnostik eines Nebenschilddrüsentumors: Sonographie des Halses (Abb. **H-3.7**). Weiterhin **Spiral-CT** und **MRT** sowie ^{99m}**Tc-MIBI-Szintigrafie**. Höchste Erfolgsrate besitzt die intraoperative Darstellung.

Röntgenaufnahmen des **Skelettsystems** an **Prädilektionsstellen.** Nur noch selten zeigen sich pathognomonische Veränderungen im Sinne einer **Ostitis fibrosa generalisata cystica**.

Differenzialdiagnose: häufig Diagnose durch Routinelaboruntersuchungen; zur Differenzialdiagnose der Hyperkalzämie s. Tab. **I-10.6**, S. 978.

▶ Merke

Im Prinzip kann jede Tumorerkrankung durch Freisetzung osteolysestimulierender Faktoren mit einer Hyperkalzämie einhergehen. PTH ist durch die Hyperkalzämie supprimiert.

PTH wird selten paraneoplastisch sezerniert. Relativ häufig ist das **PTH-ähnliche Peptid** (PTHrP) erhöht.

Aufgrund der Verbindung von **renaler** und **intestinaler Symptomatik** ist das Vorliegen einer Zuckerkrankheit abzuklären.

Therapie und Komplikationen: Bei **symptomatischem pHPT** ist die **Operation** mit Resektion der ursächlichen Nebenschilddrüsenanteile (Parathyreoidektomie) Therapie der Wahl. Bei totaler Parathyreoidektomie Transplantation eines Epithelkörperchens in die Armmuskulatur zur Prophylaxe eines Hypoparathyreoidismus.

---

funktion bis zur **Niereninsuffizienz** bei länger anhaltender Hyperkalzämie ist eine Hyposthenurie mit später allmählichem Kreatininanstieg. Die Abklärung einer Nephrokalzinose bzw. -lithiasis erfolgt mittels Sonographie und Röntgen.

Lokalisationsdiagnostik eines Nebenschilddrüsentumors: Methode der Wahl ist die **Sonographie** des Halses (Abb. **H-3.7**), ggf. ergänzt durch (**Spiral-**)**CT** und **MRT**. Seltener werden die ^{99m}**Tc-MIBI-Szintigrafie** sowie die Körper- und Halsvenenkatheterisierung mit nachfolgender PTH-Bestimmung durchgeführt. Die höchste Erfolgsrate besitzt die intraoperative Darstellung durch einen erfahrenen Chirurgen.

Röntgenaufnahmen des **Skelettsystems** werden gezielt an **Prädilektionsstellen** (z. B. Becken, Rippen, Schädelkalotte) durchgeführt. Nur noch selten zeigen sich pathognomonische Veränderungen im Sinne einer **Ostitis fibrosa generalisata cystica** (pfefferstreuähnliche Schädelstruktur, Osteolysen am Akromioklavikulargelenk und Chondrokalzinosen [= Pseudogicht]).

Differenzialdiagnose: Hyperkalzämien werden häufig durch Routinelaboruntersuchungen diagnostiziert. Wichtig sind Ausschlussuntersuchungen im Hinblick auf die Differenzialdiagnose der Hyperkalzämie (s. Tab. **I-10.6**, S. 978).

▶ **Merke:** Der pHPT ist nur bei 20 % der Patienten Ursache der Hyperkalzämie. Nur bei ihnen ist eine kausale Therapie möglich. Bei rund ⅔ der Patienten liegt eine Tumorerkrankung vor (z. B. Mamma-, Bronchialkarzinom, Plasmozytom, akute Leukämie).

Im Prinzip vermag jede **Tumorerkrankung** durch Freisetzung osteolysestimulierender Faktoren mit einer Hyperkalzämie einherzugehen. PTH ist durch die Hyperkalzämie supprimiert (negative Rückkoppelung) – je nach Konstellation werden Skelettszintigraphie, Knochenmarkausstrich bzw. Beckenkammbiopsie und andere Laborparameter hinzugezogen.

Die paraneoplastische Produktion von echtem PTH ist extrem selten. Relativ häufig findet man bei Tumor-Hyperkalzämikern **erhöhte Werte des PTH-ähnlichen Peptids** (PTHrP).

Aufgrund der Verbindung von **renaler** und **intestinaler Symptomatik** (s. o.) ist das Vorliegen einer Zuckerkrankheit abzuklären (Ausschluss durch Blut- und Urinzuckerbestimmung).

Therapie und Komplikationen: Bei **symptomatischem pHPT** ist die Methode der Wahl die **operative Entfernung** der ursächlichen Anteile der Nebenschilddrüse. Die Halsrevision mit Resektion des parathyreoidalen Adenoms oder der hyperplastischen Nebenschilddrüsen sollte zur Vermeidung postoperativer Komplikationen (z. B. Stimmbandparese) möglichst durch einen erfahrenen Chirurgen erfolgen. Die intraoperative PTH-Bestimmung kann zur Verkürzung der OP-Zeit führen. Bei totaler Parathyreoidektomie wird ein Epithelkörperchen in die Armmuskulatur transplantiert, um einem Hypoparathyreoidismus vorzubeugen (postoperativ regelmäßige Serumkalzium-Kontrollen!). Die endoskopische Parathyreoidektomie steht in Erprobung, ohne dass eine Regelempfehlung möglich ist.

Asymptomatische Fälle können unter sorgfältiger **Überwachung** zunächst beobachtet werden. Bei Auftreten von Beschwerden wie z. B. Hypertonie, psychische Verstimmungen, Kalziumanstieg auf > 3 mmol/l, Verschlechterung der Nierenfunktion, Abnahme der Knochendichte ist eine Operation anzuraten.

Asymptomatische Fälle können unter sorgfältiger **Überwachung** beobachtet werden. Operation bei Symptomen (z. B. Hypertonus, psychische Verstimmung, Kalziumanstieg > 3 mmol/l).

> ▶ **Merke:** Ein verhältnismäßig **häufiger Fehler** ist das Verschleppen der Operationsentscheidung bei angeblich asymptomatischen Patienten, bei denen das Abfragen der Symptome unvollständig war.

◀ Merke

Symptomatische Therapie der Hyperkalzämie (s. auch Tab. **I-10.7**, S. 980): Bei nicht bestehender OP-Indikation oder zur Überbrückung der Wartezeit sollte bei jedem Patienten mit Hyperkalzämie **auf eine ausreichende Flüssigkeitszufuhr** (Urinmenge von > 2 l/d) geachtet werden. Milch (und Milchprodukte) sowie kalziumreiche Mineralwässer sind zu meiden.

Bei stark erhöhtem Serumkalziumspiegel (3–3,5 mmol/l) und unzureichender Trinkmenge kann ein Kalziumabfall durch **Infusion von physiologischer Kochsalzlösung** erreicht werden. Kommt es dadurch zur Flüssigkeitsretention, ist Furosemid das Diuretikum der Wahl. **Thiazide und Digitalis sind kontraindiziert** (Thiazide vermindern die Kalziumausscheidung; Glykoside steigern über eine Erhöhung der Ca^{2+}-Konzentration die Kontraktionskraft der Herzmuskelzelle. Die synergistische Wirkung bei Hyperkalzämie führt durch toxische Wirkung zur Gefahr des Herztodes). **Bisphosphonate** sind das Mittel der Wahl zur Kalziumsenkung durch Hemmung der Osteoklastenaktivität (z. B. bei Tumorosteolysen mit Hyperkalzämie). Bei Frauen nach der Menopause können Östrogene als milde PTH-Antagonisten gegeben werden. Bei Niereninsuffizienz durch eine hyperkalzämische Krise kann die **kalziumfreie Hämodialyse** erforderlich sein.

Symptomatische Therapie der Hyperkalzämie (s. auch Tab. **I-10.7**, S. 980): auf **ausreichende Flüssigkeitszufuhr** achten (Urinmenge von > 2 l/d). Milch und kalziumhaltige Mineralwässer sind zu meiden.

Bei stark erhöhtem Kalziumspiegel (3–3,5 mmol/l) und unzureichender Trinkmenge **Infusion von physiologischer Kochsalzlösung**. Bei notwendigem Einsatz von Diuretika ist Furosemid das Mittel der Wahl. **Thiazide und Digitalis sind kontraindiziert. Bisphosphonate** sind zur Kalziumsenkung durch Osteoklastenhemmung das Mittel der Wahl. Bei Niereninsuffizienz durch eine hyperkalzämische Krise kann die **kalziumfreie Hämodialyse** erforderlich sein.

Verlauf und Prognose: Die Prognose ist bei rechtzeitiger Therapie sehr gut. Es kommt zum Stillstand der Nierensteinerkrankung und auch der intestinalen Manifestationen, ossäre Veränderungen bilden sich sehr gut zurück. Die Gefahr der Metastasierung von Nebenschilddrüsenkarzinomen nimmt ebenfalls bei konsequenter Frühbehandlung ab. Bei nicht mehr kausal operablem Nebenschilddrüsenkarzinom (sehr selten) wiederholte operative Revision lokalisierbarer Tumoranteile.

Verlauf und Prognose: bei rechtzeitiger Behandlung Stillstand der Nierensteinerkrankung und der intestinalen Manifestationen sowie Rückbildung ossärer Veränderungen. Bei nicht mehr kausal operablem Nebenschilddrüsenkarzinom wiederholt operative Revision von lokalisierbaren Tumoranteilen.

> ▶ **Klinischer Fall:** Die 63-jährige Patientin stolperte nur leicht und verspürte danach einen starken Schmerz im Oberschenkel, der sie hinfallen ließ. Gehen war nicht mehr möglich. In der Chirurgischen Klinik wurde eine Oberschenkelfraktur im Bereich einer osteolytischen Läsion diagnostiziert, die Labordiagnostik ergab eine Hyperkalzämie. Nach Reposition des Bruchs und Fixierung im Gips erfolgte in der Inneren Klinik die Ursachenabklärung. Eine PTH-Erhöhung und der Ausschluss anderer Ursachen der Hyperkalzämie führten zur Diagnose eines pHPT.
>
> Die sorgfältige Anamneseerhebung ergab Symptome wie vermehrten Durst und Müdigkeit während der letzten Monate, die hausärztlicherseits lediglich zum Ausschluss eines Diabetes mellitus mittels Harn- und Blutzuckerbestimmung geführt hatten.
> Nach Diagnosestellung wurde das verantwortliche Nebenschilddrüsenadenom 12 Tage nach der Fraktur entfernt – innerhalb von 6 Monaten war die Fraktur bestens ausgeheilt und der osteolytische Bereich der Läsion füllte sich auf (vgl. Abb. **H-3.6**, S. 777).

3.3.2 Sekundärer Hyperparathyreoidismus (sHPT)

3.3.2 Sekundärer Hyperparathyreoidismus (sHPT)

> ▶ **Synonym:** reaktiver, regulativer Hyperparathyreoidismus

◀ Synonym

> ▶ **Definition:** Eine anhaltende Hypokalzämie führt zu einer reaktiv erhöhten Steigerung der PTH-Sekretion durch chronische Stimulation der Nebenschilddrüsen. Man unterscheidet eine renale und eine nierenunabhängige Form (s. u.).

◀ Definition

Renaler sekundärer Hyperparathyreoidismus (rsHPT)

Epidemiologie: Die Entwicklung eines rsHPT droht jedem Patienten mit terminaler Niereninsuffizienz. Durch effektive Präventions- und Therapiemaßnahmen ist der rsHPT jedoch deutlich zurückgegangen.

Renaler sekundärer Hyperparathyreoidismus (rsHPT)

Epidemiologie: bei Patienten mit terminaler Niereninsuffizienz.

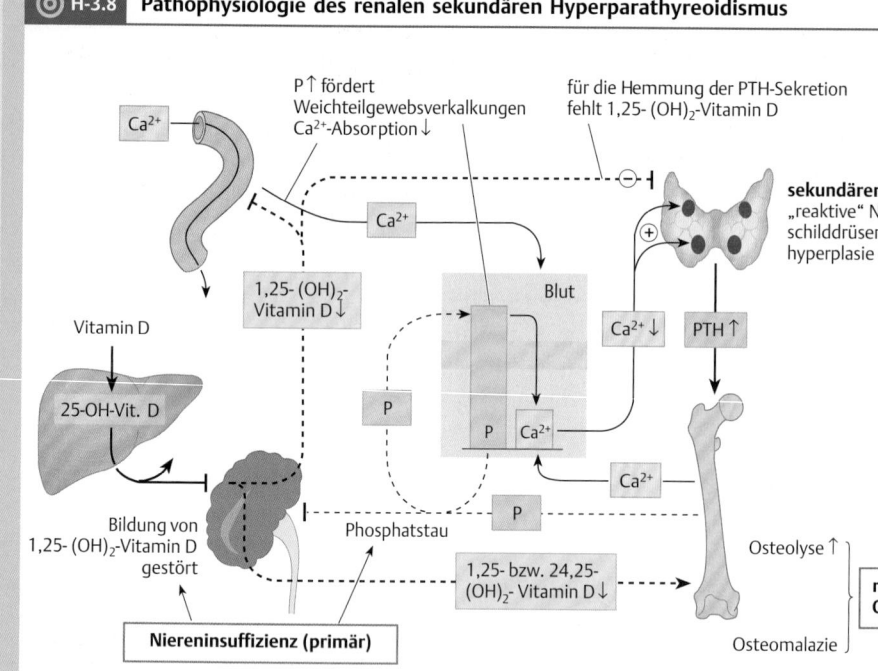

Wichtigste Ursache des sHPT bei Niereninsuffizienz mit Hypokalzämie und Hyperphosphatämie ist die mangelnde 1-α-Hydroxylierung von 25-OH-Vitamin-D_3 in der Niere. Infolge der verminderten Synthese von Vitamin-D-Hormon (1,25-$(OH)_2$-Cholekalziferol = Kalzitriol) (s. S. 771) wird weniger Kalzium im Darm absorbiert (Verstärkung der Hypokalzämie). Folge ist eine dauerhafte Stimulation der Nebenschilddrüsen zur Mehrsekretion von PTH mit Hyperplasie der 4 Drüsen. Darüber hinaus entfällt der hemmende Effekt von Kalzitriol auf die PTH-Sekretion der Nebenschilddrüsenzellen.

Ätiopathogenese: häufigste Form des sHPT und Folge der **Kalziumstoffwechselstörung** bei chronischer Niereninsuffizienz (Abb. **H-3.8**).

Das im Exzess sezernierte PTH stimuliert am Skelett die Osteolyse (**Osteoklasie**). Mangel an Vitamin-D-Hormon und Kalziummangel führen zur **Osteomalazie**.

▶ Merke

Klinik: Die Patienten klagen über **Beschwerden am Bewegungsapparat**. Durch Einsenken der Wirbelkörper kann es zum **Rundrücken** kommen. **Frakturen** sind bereits bei geringsten Traumen möglich. Durch **extraossäre, periartikuläre Verkalkungen** entstehen Gelenkbeschwerden. Bei **Kindern** entwickelt sich durch eine Störung der Wachstumshormonsekretion ein **Minderwuchs** (renaler Minderwuchs).

Diagnostik: Typisch ist die **Hyperphosphatämie bei Hypokalzämie. PTH intakt** ist **erhöht**. Parameter für das Ausmaß der Knochenbeteiligung ist die **Erhöhung der AP**.
Die Diagnose wird durch **Röntgen** gesichert.

Ätiopathogenese: Der rsHPT ist die häufigste Form des sHPT und entsteht als Folge der **Kalziumstoffwechselstörung** bei chronischer Niereninsuffizienz. Zentrale Rolle für die Mehrsekretion von PTH besitzt der infolge der Niereninsuffizienz **erhöhte Phosphatspiegel** im Blut (Abb. **H-3.8**). Aufgrund des unveränderbaren Löslichkeitsprodukts von Kalzium und Phosphat bewirkt ein Anstieg des Phosphatspiegels einen Abfall des **ionisierten Kalziums in erniedrigte Bereiche**.
Das im Exzess sezernierte PTH stimuliert die Osteolyse am Skelettsystem – es kommt zum gesteigerten Knochenumbau mit Zeichen der verstärkten Resorption (**Osteoklasie**). Der Mangel an Kalzitriol in Verbindung mit Kalziummangel führt zur **Osteomalazie** (Syn.: Osteoidose).

▶ **Merke:** Die PTH-induzierte Osteoklasie geht mit einer Fibrose einher (Fibroosteoklasie), die in Verbindung mit der Osteomalazie Kennzeichen der „renalen Osteopathie" ist.

Klinik: Charakteristisch sind **Beschwerden am Bewegungsapparat** wie Knochen- und Gelenkschmerzen sowie eine proximal betonte Muskelschwäche. Durch Einsenkungen der Wirbel kann es zum **Rundrücken** kommen. Tragende Knochen verformen sich, v. a. Becken- und Röhrenknochen (Skelettdeformitäten v. a. bei Kindern). Bereits bei geringsten Traumen sind **Frakturen** möglich. Gelenkbeschwerden entstehen durch **extraossäre, periartikuläre Verkalkungen** bei Überschreiten des Kalzium-Phosphat-Löslichkeitsprodukts ($Ca^{2+} \times P > 6$ mmol/l). Bei **Kindern** entwickelt sich in Verbindung mit dem rsHPT ein **Minderwuchs** (renaler Minderwuchs), da neben den Knochenschädigungen auch eine Störung der Wachstumshormonsekretion infolge der Azotämie vorliegt.

Diagnostik: Typisch ist die **Hyperphosphatämie bei Hypokalzämie** (in Kombination mit erhöhten harnpflichtigen Substanzen). Das **intakte PTH** ist **erhöht**. Die **Erhöhung** der AP ist ein guter Parameter für das Ausmaß der Knochenbeteiligung (nach Ausschluss einer hepatischen Erkrankung).

Vitamin-D-Metaboliten sind niedrig bzw. erniedrigt, jedoch für die Diagnose wenig hilfreich. Urinparameter sind infolge der Niereninsuffizienz nicht aussagekräftig. Die Diagnosesicherung erfolgt durch **Röntgen**.

⊚ H-3.9 | **Charakteristische Befunde bei Hyperparathyreoidismus**

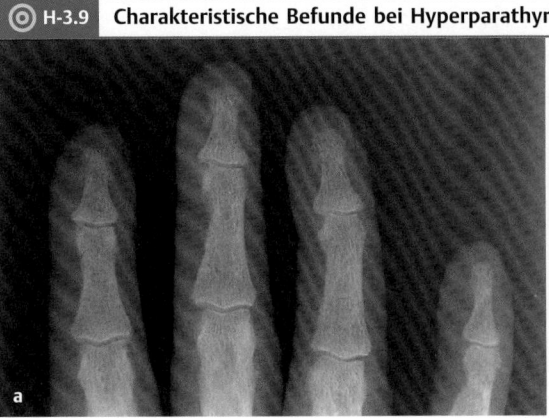

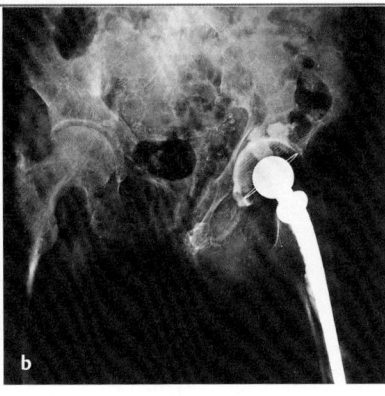

a Röntgenaufnahme der Hand: **Usuren** an den radialseitigen Fingerphalangen bei HPT.
b Röntgenbild des Beckens bei rsHPT: **Verformung** des Beckens und **Coxa vara** rechts infolge renaler Osteopathie, Ersatz des linken Hüftgelenkes durch totale Hüftendoprothese, Verkalkungen der Beckengefäße.

▶ **Merke:** Frühzeichen des rsHPT sind subperiostale Usuren an den Radialseiten der Phalangen des zweiten Strahls (s. Abb. **H-3.9**). Fortgeschrittene Stadien zeigen Mischbilder des pHPT und der Osteomalazie (Looser-Umbauzonen etc.).

◀ **Merke**

Typisch sind neben den dargestellten pathologischen Knochenveränderungen auch **Gefäßverkalkungen** (Abb. **H-3.9**). Die **Knochenhistologie** aus einer Beckenkammbiopsie dient der exakten Differenzierung der Pathomorphologie.

Typisch sind auch **Gefäßverkalkungen** (Abb. **H-3.9**). Die Knochenhistologie ergibt die Typen der renalen Osteopathie.

Differenzialdiagnose: Abgeklärt werden müssen v. a. koexistente anderweitige Knochenerkrankungen (z. B. **Mischbild** von Osteoporose und renaler Osteopathie), dialysebedingte Knochenamyloidose und Aluminiumosteopathie (s. S. 959).

Differenzialdiagnose: Mischbild von Osteoporose und renaler Osteopathie; dialysebedingte Knochenamyloidose und Aluminiumosteopathie.

Therapie: Überwachung des Phosphat- und Kalziumspiegels (rechtzeitige Diagnose einer Hypokalzämie) und Gabe von **Phosphatbindern** zur Vermeidung eines Phosphatanstieges (z. B. Kalziumkarbonat oder Sevelamer). Da die Metabolisierung von Vitamin D gestört ist, sind **Vitamin-D-Metaboliten** zur Steigerung der Kalziumabsorption **Medikamente der Wahl** (z. B. Rocaltrol), s. Tab. **H-3.3**.

Therapie: Überwachung und Normalisierung des Phosphat- und Kalziumspiegels. Gabe von **Phosphatbindern** (z. B. Kalziumkarbonat, Sevelamer) und **Vitamin-D-Metaboliten** (Tab. **H-3.3**).

▶ **Merke:** Bei Überdosierung droht eine Hyperkalzämie, bei der differenzialdiagnostisch auch an ein „Hartes-Wasser-Syndrom" (Dialyse mit zu hohem Kalziumgradienten) gedacht werden muss.

◀ **Merke**

≡ H-3.3 | **Therapie des renalen sekundären Hyperparathyreoidismus**

Substanz	*Dosis*	*Mechanismus*	*Komplikationen*
Kalziumkarbonat	3–6 g/d p. o.	Verminderung der Phosphatabsorption im Darm	Verdauungsbeschwerden
Sevelamer	3 × 2–3 × 4 Kps/d	Verminderung der Phosphatabsorption im Darm	Verdauungsbeschwerden, Herz-Kreislauf-Störungen
Kalziumsalze (z. B. Kalziumglukonat)	0,5–1,5 g Ca^{2+}/d p. o.	verstärktes Kalziumangebot im Darm → passive Steigerung der Ca^{2+}-Absorption	Hyperkalzämie
1,25-(OH)$_2$-Vitamin D$_3$ (z. B. Rocaltrol)	0,14–2,7 µg/d p. o.	Anhebung des Serumkalziums, Steigerung der Kalziumabsorption, Förderung der Osteoidverkalkung	Hyperkalzämie, Weichteilgewebsverkalkungen (Kumulierung?)

Verlauf und Prognose:

Verlauf und Prognose:

▶ **Merke:** Ohne prophylaktische Maßnahmen zur Phosphatsenkung und Kalziumanhebung droht der renale sekundäre HPT jedem Patienten mit Niereninsuffizienz.

◀ **Merke**

Mit einer frühzeitig begonnenen adäquaten Therapie lassen sich Komplikationen (insbesondere die renale Osteopathie) in vielen Fällen vermeiden.

Eine adäquate frühzeitige Therapie hilft, oben genannte Komplikationen (Knochenbrüche und -verformungen) zu vermeiden. Die sonst schlechte Prognose wird hierdurch deutlich verbessert. Es gibt aber dennoch Patienten, die trotz optimierter Prophylaxe eine renale Osteopathie entwickeln.

Sekundärer Hyperparathyreoidismus (sHPT) bei normaler Nierenfunktion

Stimulation der Nebenschilddrüsen mit vermehrter PTH-Sekretion durch Absinken des Serum-Kalziums durch Erkrankungen des GIT (s. u.), der Leber und mangelnde Sonnenlichtexposition.

Unterschiedliche Ursachen führen aufgrund eines Absinkens des Serumkalziums zu einer Stimulation der Nebenschilddrüsen mit vermehrter PTH-Sekretion: Erkrankungen des GIT (s. u.), Lebererkrankungen (selten) und mangelnde Sonnenlichtexposition. Bei Leberzirrhose wird vermindert Vitamin D_3 in 25-OH-D_3 umgewandelt, bei Cholestase ist die Resorption von Vitamin D_3 gestört.

Intestinaler sekundärer Hyperparathyreoidismus (isHPT)

▶ **Definition**

▶ **Definition:** Eine chronische nutritiv-intestinal bedingte Hypokalzämie wirkt als Dauerreiz für die PTH-Sekretion.

Ätiologie: extrem kalziumarme Ernährung, chronische Maldigestion oder -absorption, Leberzirrhose und Cholestase.

Ätiologie: Der isHPT ist selten und wird bei extrem kalziumarmer Ernährung sowie bei chronischer Maldigestion oder Malabsorption, Leberzirrhose und Cholestase beobachtet.

Klinik: diffuse **Skelettschmerzen**, **-deformierungen** sowie ggf. **Tetanien**.

Klinik: Das Hauptsymptom sind diffuse **Skelettschmerzen** (z. B. an Rücken, Röhrenknochen oder im Beckenbereich). **Deformierungen** wie Rundrücken oder Beinkrümmung sind möglich. Infolge der Hypokalzämie treten ggf. **Tetanien** auf.

Diagnostik und Differenzialdiagnose: Anamnese, Klinik und Röntgenbild. Labor: **Hypokalzämie**, häufig **Hypophosphatämie**, **erhöhte AP** und **erhöhtes PTH**. Weitere Abklärung durch **Knochenbiopsie** und **-histologie.**

Diagnostik und Differenzialdiagnose: Anamnese, Klinik und Röntgenbild führen zur Verdachtsdiagnose. Charakteristisch im Labor sind eine **Hypokalzämie** bei häufig **gleichzeitiger Hypophosphatämie**, **erhöhte AP** und **erhöhtes PTH**; die Nierenfunktion ist ungestört. 25-OH-Vitamin D ist meist erniedrigt. Die **Knochenbiopsie** mit anschließender **Histologie** dient der weiteren Abklärung (Zeichen der gesteigerten PTH-Wirkung und ggf. Charakteristika des Vitamin-D-Mangels).

DD: reine **Osteomalazie**, **Mischform** von Osteoporose und Osteomalazie.

Differenzialdiagnostisch ist an die reine **Osteomalazie** oder an eine **Mischform** von Osteoporose und Osteomalazie (seltener) zu denken.

Therapie: Durch Beseitigung der auslösenden Ursache oder Korrektur pathologischer Zustände gelingt es meist, eine rasche Ausheilung zu erzielen. Es empfiehlt sich **Vitamin D in Verbindung mit oralen Kalziumpräparaten**. Je nach Grundkrankheit ist eine Vitamin-D-Erhaltungsdosis notwendig.

Therapie: Durch Beseitigung der auslösenden Ursache oder Korrektur pathologischer Zustände gelingt es meist, eine rasche Ausheilung zu erzielen. Therapeutische Maßnahmen umfassen z. B. die Optimierung der **Kalziumzufuhr** oder die Korrektur einer **Maldigestion** (z. B. bei exokriner Pankreasinsuffizienz) sowie eine **glutenfreie Kost bei Sprue**. Zur raschen Ausheilung der Knochenerkrankung empfiehlt sich Vitamin D in mittleren Dosen (10 000 I. E./d p. o.) in Verbindung mit **oralen Kalziumpräparaten**. Bei Zweifeln an der Absorption von Vitamin D kann es auch parenteral gegeben werden (vgl. S. 789). Abhängig von der Grundkrankheit ist eine Vitamin-D-Erhaltungstherapie (1000–2000 I. E./d) zur Rezidivprophylaxe notwendig.

Verlauf und Prognose: Das Ansprechen auf die Behandlung vollzieht sich in Tagen bis Wochen. Der Rezidivprophylaxe kommt eine große Bedeutung zu.

Verlauf und Prognose: Bei Ansprechen auf die Therapie tritt im Zeitraum von Tagen bis Wochen Beschwerdefreiheit ein. Bereits eingetretene Skelettdeformierungen können kaum korrigiert werden. Die Rezidivprophylaxe ist essenziell für den Erhalt der (Rest-) Gesundheit. Sehr selten entwickelt sich eine Autonomie im Sinne eines tertiären Hyperparathyreoidismus.

3.3.3 Tertiärer Hyperparathyreoidismus

▶ **Synonym**

▶ **Synonym:** autonomer Hyperparathyreoidismus

Extreme Ausprägung eines sHPT durch Aufhebung des negativen Feed-back-Mechanismus zwischen Serum-Ca^{2+} und Phosphat bzw. Automatisierung der

Der tertiäre HPT entsteht durch **extreme Ausprägung eines sHPT** durch Aufhebung des negativen Feed-back-Mechanismus zwischen Serum-Ca^{2+} und Phosphat bzw. Automatisierung der Nebenschilddrüsenüberfunktion. Es kommt zu überschießender PTH-Inkretion trotz Normo- oder sogar Hyperkalzämie. Ursächlich kann eine Adenombildung in einer hyperplastischen Drüse sein. Häufig tritt der tertiäre HPT bei Patienten mit langjähriger Niereninsuffizienz auf (v. a. Dialysepatienten). Eine posttransplantäre Hyperkalzämie kann noch Monate anhalten, bis sich die exzessive PTH-Sekretion allmählich wieder zurückbildet. Bei medikamentös nicht beeinflussbarem tertiärem HPT ist ggf. die Operation indiziert (**totale Parathyreoidektomie mit Autotransplantation** einiger Fragmente der kleinsten Drüse oder die Resektion von 3 ½ Drüsen). Im Einzelfall ist eine PTH-Hemmung mit Kalzimimetika (z. B. Cinacalcet) sinnvoll.

Nebenschilddrüsenüberfunktion. Es kommt zu überschießender PTH-Inkretion trotz Normo- oder sogar Hyperkalzämie. Häufig bei Patienten mit langjähriger Niereninsuffizienz. Bei unzureichendem Erfolg der medikamentösen Therapie ggf. Operation.

Im Einzelfall PTH-Hemmung durch Kalzimimetika (z. B. Cinacalcet).

▶ **Klinischer Fall:** Der 70 Jahre alte Patient hatte bereits seit mehreren Jahren diffuse Rückenschmerzen, die als Abnutzung bzw. Altersosteoporose abgetan wurden. Allmählich wurde er durch Rippenverformung und Rundrückenausbildung zunehmend behindert. Auch die Atmung wurde erschwert.
Die Diagnostik ergab eine Hypokalzämie von 1,9 mmol/l bei einer Hypophosphatämie von 0,6 mmol/l. Die AP lag bei 350 U/l (bei normalen Leberparametern), das PTH an der oberen Normgrenze.

Aufgrund der Angabe eines dünnen und häufigen Stuhls erfolgte eine Dünndarmbiopsie, die zur Diagnose einer Sprue führte.
Unter einer Kombinationstherapie von glutenfreier Kost sowie zunächst 20 000 I. E. Vitamin D/d, die nach 14 Tagen auf 2000 I. E./d reduziert wurden, in Verbindung mit oralen Kalziumsalzen, kam es rasch zu einer Abnahme der Beschwerden. Mit einer für das Schädigungsbild doch erfreulich gebesserten Beweglichkeit konnte der Patient entlassen werden.

3.3.4 Hypoparathyreoidismus

3.3.4 Hypoparathyreoidismus

▶ **Synonym:** Nebenschilddrüsenunterfunktion

◀ **Synonym**

▶ **Definition:** PTH-Mangel durch Nebenschilddrüsen-Unterfunktion mit dem Leitsymptom der hypokalzämischen Tetanie.

◀ **Definition**

Epidemiologie: Die häufigste Form ist der **postoperative Hypoparathyreoidismus** nach Strumaresektion (v. a. in Strumaendemiegebieten). Die **idiopathische Form** (vermutlich Autoimmungenese) ist eine seltene Endokrinopathie. Familiäre Formen kommen sehr selten vor.

Epidemiologie: Häufigste Form ist der **postoperative Hypoparathyreoidismus**. Die **idiopathische Form** ist selten, familiäre Formen sind noch seltener.

Ätiopathogenese: Der Ausfall der PTH-Sekretion entsteht durch **fehlende Organanlage** (DiGeorge-Syndrom = Aplasie von Thymus und Nebenschilddrüsen; selten), **Untergang** (idiopathisch als Folge einer asymptomatisch verlaufenden **Immunparathyreoiditis**) oder **chirurgische Entfernung der Nebenschilddrüsen**. Postoperativ kann eine Nebenschilddrüsenunterfunktion sowohl nach Schild- als auch Nebenschilddrüsenoperation entstehen („parathyreoprive Tetanie"). Ein **passagerer reversibler Hypoparathyreoidismus** besteht bei unreifen Neugeborenen oder mütterlichem pHPT.
Bei Mangel oder mangelnder Wirkung von PTH resultiert eine **Hypokalzämie** in Verbindung mit einer **Hyperphosphatämie**. Folgen sind das **tetanische Syndrom** und **paradoxe Verkalkungen** (typischerweise in den Basalganglien und in der Augenlinse). Die Tetanie ist die Folge einer Steigerung der neuromuskulären Erregbarkeit infolge der Verminderung des ionisierten Kalziums.

Ätiopathogenese: Ursächlich sind **fehlende Organanlage** (DiGeorge-Syndrom; selten), **Untergang** (idiopathisch als Folge einer **Immunparathyreoiditis)** oder **postoperativ** nach Entfernung der Schild- oder Nebenschilddrüsen.

PTH-Mangel führt zu **Hypokalzämie** und **Hyperphosphatämie**. Folgen sind das **tetanische Syndrom** und **paradoxe Verkalkungen**. Die Tetanie ist Folge einer Steigerung der neuromuskulären Erregbarkeit.

Klinik: Symptome des **tetanischen Syndroms** und **Organmanifestationen** als Spätfolgen der unbehandelten Nebenschilddrüsenunterfunktion sowie **psychische Veränderungen** (depressive Verstimmung, Reizbarkeit) prägen das klinische Bild (Abb. **H-3.10**).

Klinik: tetanisches Syndrom, Organmanifestationen und psychische Veränderungen (Abb. **H-3.10**).

- **tetanischer Anfall:** Bei **erhaltenem Bewusstsein** kommt es nach Vorzeichen wie **Parästhesien** um den Mund sowie an Händen und Armen (selten auch Beinen) zu **Verkrampfungen** der Muskulatur. Am Daumen resultiert die sog. **Pfötchen- oder Geburtshelferstellung** (Ziehen des Daumens in die Hohlhand), perioral ein **Karpfen- oder Fischmaul**. Die Beine können in **Spitzfußstellung** verkrampfen. Eine Verkrampfung der **intestinalen Muskulatur** (viszerale Tetanie) führt zum **Bauchschmerzsyndrom**; **Durchfälle** und **Harndrang** sind Begleiterscheinungen. Ein Laryngospasmus führt zum **Stimmritzenkrampf** (bevorzugt im Kindesalter). Eine Hypoxämie des Gehirns kann zum Bewusstseinsverlust führen (ebenso bei epileptischer Bereitschaft). Im Anfallsintervall können latente, wenig charakteristische **tetanoide Äquivalente** (z. B. Ziehen, Kribbeln) empfunden werden.

- **tetanischer Anfall:** Nach Vorzeichen wie **Parästhesien** kommt es bei **erhaltenem Bewusstsein** zu **Verkrampfungen** der Muskulatur. Am Daumen resultiert die sog. **Pfötchenstellung**, perioral ein **Fischmaul**, **Spitzfußstellung** an den Beinen. Die **viszerale Tetanie** führt zum **Bauchschmerzsyndrom**. **Durchfälle** und **Harndrang** sind Begleiterscheinungen. Im Anfallsintervall ggf. **tetanoide Äquivalente**.

⊙ H-3.10   **Klinik des Hypoparathyreoidismus**

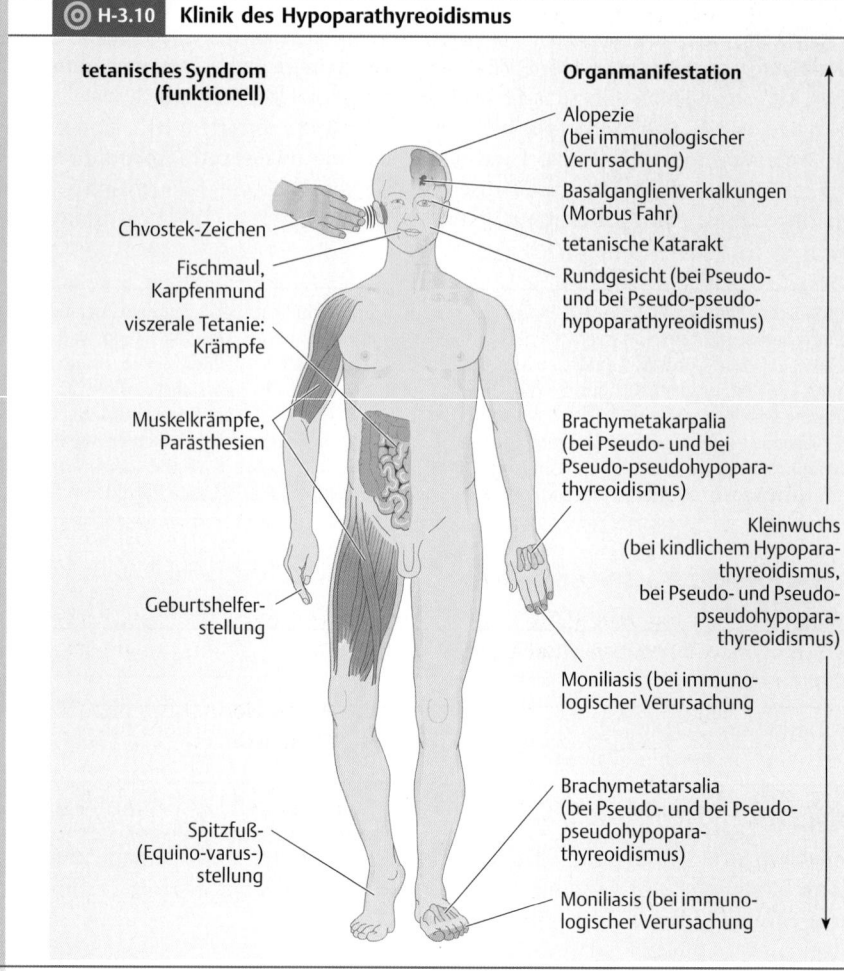

tetanisches Syndrom
(funktionell)

Organmanifestation

Chvostek-Zeichen

Alopezie
(bei immunologischer
Verursachung)

Basalganglienverkalkungen
(Morbus Fahr)

tetanische Katarakt

Rundgesicht (bei Pseudo-
und bei Pseudo-pseudo-
hypoparathyreoidismus)

Fischmaul,
Karpfenmund

viszerale Tetanie:
Krämpfe

Muskelkrämpfe,
Parästhesien

Brachymetakarpalia
(bei Pseudo- und bei
Pseudo-pseudohypopara-
thyreoidismus)

Kleinwuchs
(bei kindlichem Hypopara-
thyreoidismus,
bei Pseudo- und Pseudo-
pseudohypopara-
thyreoidismus)

Geburtshelfer-
stellung

Moniliasis (bei immuno-
logischer Verursachung

Brachymetatarsalia
(bei Pseudo- und bei Pseudo-
pseudohypopara-
thyreoidismus)

Spitzfuß-
(Equino-varus-)
stellung

Moniliasis (bei immuno-
logischer Verursachung

▶ Merke

▶ **Merke:** Bei ca. ¼ der Patienten mit Hypoparathyreoidismus kommt es nicht zum tetanischen Anfall. Hier besteht große Gefahr von Organschäden aufgrund der Nichterkennung der Erkrankung.

■ **Organschäden:** Paradoxe Verkalkungen: **tetanische Katarakt** (Abb. **H-3.11**) und in den **Basalganglien** (Morbus Fahr). Im Kindesalter resultieren **Zahnentwicklungsstörungen** und **Minderwuchs.** Der idiopathische Hypoparathyreoidismus kann mit Candidiasis (Moniliasis) an Finger- und Zehennägeln sowie Alopezie einhergehen.

■ **Organschäden:** Die schwerste Organmanifestation des langjährig unbehandelten Hypoparathyreoidismus ist die **tetanische Katarakt** (**paradoxe Verkalkung der Augenlinse** infolge stark schwankender Hyperphosphatämie trotz erniedrigter Kalziumspiegel [Abb. **H-3.11**]). **Paradoxe Verkalkungen** können sich auch im Bereich der **Basalganglien** des Gehirns entwickeln (Morbus Fahr). Die unbehandelte Nebenschilddrüsenunterfunktion des Kindesalters führt zu **Zahnentwicklungsstörungen** und **Minderwuchs.** Der idiopathische Hypoparathyreoidismus kann mit anderen immundefektbedingten Störungen wie Candidiasis (Moniliasis) an Finger- und Zehennägeln sowie Alopezie einhergehen.

Diagnostik und Differenzialdiagnose: Hypokalzämie und Hyperphosphatämie bei **erniedrigtem PTH** und **normalen Nierenwerten.** Zu DD s. Tab. **H-3.4.**

Diagnostik und Differenzialdiagnose: Hypokalzämie und **Hyperphosphatämie** bei **erniedrigtem PTH und normalen harnpflichtigen Substanzen** sind richtungsweisend, gelegentlich begleitende Hypomagnesiämie. Die **AP** ist normal. Im Urin sind Kalzium, Phosphat und cAMP erniedrigt. Zu Erkrankungen mit Hypokalzämie, die auszuschließen sind, s. Tab. **H-3.4.**
Folgende Untersuchungen sind hilfreich für die Diagnosestellung:

Reflexprüfung: Untersuchung einer tetanischen Bereitschaft mittels **Chvostek-Reflex. Trousseau-Zeichen:** Auslösen der Pfötchenstellung durch Stauen des Oberarmes.

Reflexprüfung: Zur Untersuchung einer tetanischen Bereitschaft dient die Prüfung des **Chvostek-Reflexes** (Zucken der perioralen Muskulatur beim Beklopfen des N. facialis vor dem Ohr). **Trousseau-Zeichen:** Auslösen der **Pfötchenstellung** der Hand durch Stauen des Oberarms mit der Blutdruckmanschette.

| ⊙ H-3.11 | Tetanische Katarakt | ⊙ H-3.11 |

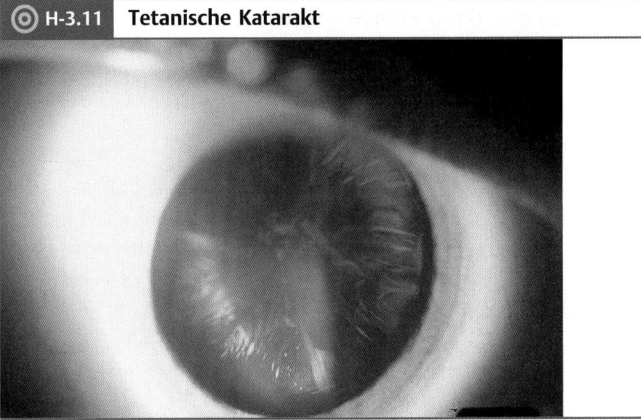

> ▶ **Merke:** Charakteristische Befunde sind Hyperreflexie der Muskeleigenreflexe, ein positives Chvostek-Zeichen und ein positives Trousseau-Zeichen (s. o.).

◀ Merke

Mittels **Elektromyogramm** (EMG) wird die tetanische Bereitschaft objektiviert. Es zeigt typische Dubletten und Tripletten. Im **EKG** zeigt sich ein **verlängertes QT-Intervall**.
Wesentlich häufiger stellt sich die Frage der Tetanie mit Normokalzämie (DD s. Tab. **H-3.5**). Die häufigste Form ist die **Hyperventilationstetanie** (s. S. 439).

Elektromyogramm: Objektivierung der tetanischen Bereitschaft. Im **EKG verlängertes QT-Intervall**.

DD der Tetanie mit Normokalzämie s. Tab. **H-3.5**. Am häufigsten ist die **Hyperventilationstetanie** (s. S. 439).

☰ H-3.4	Differenzialdiagnose der hypokalzämischen Erkrankungen mit Tetanie
Erkrankung	**Ursache**
Hypoparathyreoidismus	▪ idiopathisch, autoimmun bedingt, postoperativ, vorübergehend beim Neugeborenen mit Unreife oder mütterlichem pHPT (s. o.)
pseudoidiopathischer Hypoparathyreoidismus	▪ Produktion von unwirksamem PTH
Pseudohypoparathyreoidismus	▪ Typ I: Defekt des Adenylzyklasesystems ▪ Typ II: Defekt in der Übertragung der cAMP-Botschaft
nutritive Hypokalzämie	▪ Kalziummangelernährung
intestinale Hypokalzämie	▪ Kalziummalabsorption, -maldigestion
Rachitis, Osteomalazie	▪ Vitamin-D-(Metaboliten-)Mangel
Niereninsuffizienz (i. d. R. ohne Tetanie)	▪ Hyperphosphatämie, Mangel an Vitamin-D-Hormon
Pankreatitis	▪ Gewebeverkalkung (senkt Kalzium über seine Ausfällung), Glukagonwirkung (wirkt kalzitoninähnlich)
Kalziumkomplexbildung	▪ Oxalatvergiftung, Zitratbluttransfusion, Phosphat-, Sulfatgabe
Viomycintherapie	▪ Kalziumsenkung durch Hyperphosphatämie
Leukämie	▪ Kalziumsenkung durch Hyperphosphatämie (infolge Erhöhung des Ionenproduktes $Ca^{2+} \times P$)

> ▶ **Merke:** Die Symptomatik ist nicht zu unterscheiden von einer hypokalzämischen Tetanie bei Hypoparathyreoidismus.

◀ Merke

Im Zweifelsfall ist **nach Asservierung einer Blutprobe** die Gabe von Kalzium indiziert (s. u.).

Im Zweifelsfall Gabe von Kalzium **nach Asservierung einer Blutprobe**.

≣ H-3.5

≣ H-3.5	Differenzialdiagnose der normokalzämischen Tetanie
Erkrankung	*Ursache*
Hyperventilationstetanie	respiratorische Alkalose
Magentetanie	Alkalose durch Hyperemesis mit Salzsäure-verlust bei schwangeren Frauen
schwere Hypokaliämie	Kaliuminfusion zur Zeit eines größeren Missverhältnisses zwischen intra- und extrazellulärem Kalium
Magnesiummangeltetanie (selten)	z. B. bei Alkoholismus
Intoxikationen (selten)	Strychnin, Atropin, Blei u. a.
Infektionskrämpfe	ohne Elektrolytentgleisung
zerebrale Tetanie	bei hirnorganischen Erkrankungen

Therapie: Man unterscheidet die Akut-und Dauertherapie (Tab. **H-3.6**).

- **Akuttherapie:** Im Anfall nach Abnahme einer Blutprobe langsame Injektion von 10–20 ml einer 10–20%igen Kalzium-lösung. Bei **Status tetanicus** ggf. Kalz-iumdauerinfusion. Beim digitalisierten Patienten besonders **langsame** Injektion (Vermeidung einer Hyperkalzämie).
- **Dauertherapie:** Ziel ist eine Senkung des **Serumkalziumspiegels** in den **unteren Normbereich**. Gabe von Vitamin-D-artigen Substanzen und Kalziumpräparaten.

▶ Merke

Therapie: Man unterscheidet die Akut- und die Dauertherapie (Tab. **H-3.6**).

- **Akuttherapie:** Im tetanischen Anfall injiziert man (nach Abnahme einer Blut-probe für die spätere Kalziumbestimmung) 10–20 ml einer 10- oder 20%igen Kalziumlösung (langsame Injektion, um unangenehme Wärmegefühle zu vermeiden). Bei **Dauertetanie** (Status tetanicus) ist ggf. eine Kalziumdauer-infusion über Stunden erforderlich. Beim digitalisierten Patienten sollte besonders **langsam** injiziert werden, um eine gefährdende Hyperkalzämie (Zunahme der Glykosidempfindlichkeit!) zu vermeiden.
- **Dauertherapie:** Behandlungsziel ist eine Senkung des **Serumkalziumspiegels in den unteren Normbereich**. Vitamin-D-artig wirkende Substanzen führen zur Steigerung der Kalziumabsorption, Kalziumpräparate garantieren ein gleichmäßiges Angebot im Darm. Cave: Milch und Milchprodukte sind weni-ger gut geeignet, da sie gleichzeitig phosphatreich sind.

▶ **Merke:** Bei zu hoher Dosierung von oralen Kalziumpräparaten kann es bei Kalziummengen > 2000 mg/d zu einer Durchfallneigung kommen. Folge ist dann eine Verschlechterung der Kalziumabsorption.

Zu Folgen einer Vitamin-D-Überdosierung s. S. 790.

≣ H-3.6	Therapie bei Hypoparathyreoidismus
Akuttherapie	
tetanischer Anfall	nach Blutentnahme für Ca^{2+}: 10–20 ml Kalziumlösung 10% (= 90–180 mg Kalziumionen) oder 20% (= 183–360 mg Kalziumionen) i. v. in 2–5 min, z. B. Calcium-Sandoz 10% oder 20%
Status tetanicus	10–20 mg Kalziumionen/kg KG als Dauerinfusion über 2–12 h i. v. (z. B.: 10 Amp. 10% bzw. 5 Amp. 20% Kalziumlösung in 500 ml physiol. NaCl- oder 5%-Glukoselösung)
Dauertherapie	
Steigerung der Kalziumabsorption	hochdosiert (40 000 IE) Cholecalciferol/d **oder** 1,25-Dihydroxy-Vitamin D$_3$ (Rocaltrol: 0,5–2,0 µg/d) und Kalzium oral (1–3 g/d)
Garantie eines gleichmäßigen Kalziumangebotes	500–1500 mg Kalziumionen/d p. o. (z. B. 3 × 1 Tbl. Calcium-Sandoz forte/d)

beachte: regelmäßige Serumkalziumkontrollen dienen der Sicherheit
* Da genuines Vitamin D kumuliert, langsame Steigerung der Dosis von Vitamin D bis zum Erreichen des Tagesbedarfs (0,5–2,5 mg/d)!

Verlauf und Prognose: In der Mehrzahl d. F. Beschwerdefreiheit. Therapiebeglei-tend Kontrollen der Kalzium- und Phos-phatspiegel sowie der Kalziumausschei-dung im Urin (¼–½jährlich). Ein **Behand-lungsausweis** ist empfehlenswert.

Verlauf und Prognose: Der Hypoparathyreoidismus ist recht gut behandelbar. In den meisten Fällen kann Beschwerdefreiheit erreicht werden. Wichtig sind therapiebegleitend regelmäßige Kontrollen des Serumkalzium- und Phosphat-spiegels sowie der Kalziumausscheidung im Urin (¼–½jährlich). Die Patienten sollten auch über die Symptome einer möglichen Überdosierung unterrichtet werden, ein **Behandlungsausweis** ist von Vorteil. Unbehandelt drohen Sekundärkomplikationen (s. o.). Gefährdet bei verschleppter Diagnosestellung sind insbesondere nicht tetanische Patienten (z. B. nach Schilddrüsenoperation).

▶ **Klinischer Fall:** Wegen der Entwicklung einer Katarakt, die rechts stärker ausgeprägt war als links, musste sich eine 57-jährige Frau der Kataraktextraktion in der Augenklinik unterziehen. Das Laborprofil ergab eine Hypokalzämie bei Hyperphosphatämie; anamnestisch waren nie tetanische Anfälle oder Beschwerden zu eruieren. 19 Jahre vorher war eine Strumaresektion erfolgt.

Postoperative Kontrollen der Parameter der Nebenschilddrüsenfunktion waren nicht zu eruieren.
Nach Einstellung der Patientin auf 60 000 I. E. Vitamin D und 1000 mg Kalzium/d normalisierten sich Kalzium- und Phosphatspiegel, die Patientin registrierte ein schwer definierbares Gefühl der allgemeinen subjektiven Besserung. Die Katarakt des anderen Auges zeigte seit Behandlung des Hypoparathyreoidismus keine Progression mehr.

Sonderform: Pseudohypoparathyreoidismus

Bei adäquater PTH-Produktion führt eine **Endorganresistenz** zur Unwirksamkeit des vorhandenen PTH mit den gleichen Folgen wie im Falle des PTH-Mangels (z. B. Tetanien und Organmanifestationen des Hypoparathyreoidismus). Erblichkeit kommt vor, wobei folgende (von der Kalziumstoffwechselstörung unabhängige) **körperliche Stigmata** auftreten können: Kleinwuchs, Rundgesicht, Brachymetatarsie und Brachymetakarpie sowie subkutane Verkalkungen. Einschränkungen der Intelligenz sind nicht obligatorisch. Man unterscheidet 3 Typen des Krankheitskomplexes (Tab. **H-3.7**).

**Sonderform:
Pseudohypoparathyreoidismus**

Unwirksamkeit von PTH durch **Endorganresistenz** mit den gleichen Folgen wie bei PTH-Mangel.

Bei Erblichkeit können Kleinwuchs, Rundgesicht, Brachymetatarsie, -metakarpie und subkutane Verkalkungen sowie Intelligenzeinschränkung vorkommen. Man unterscheidet 3 Typen (Tab. **H-3.7**).

☰ H-3.7	Typen des Pseudohypoparathyreoidismus
Einteilung	*Ursache*
Typ I	• Defekt des PTH-Rezeptors bzw. der Adenylatzyklase mit mangelnder Bildung von cAMP (fehlende cAMP-Ausscheidung nach PTH-Gabe)
Typ II	• Bildung von cAMP, die phosphaturische Wirkung von PTH bleibt jedoch aus
pseudoidiopathischer Hypoparathyreoidismus	• Produktion eines abartigen, biologisch unwirksamen PTH

☰ H-3.7

Die Labordiagnostik ergibt **Hypokalzämie** und **Hyperphosphatämie** bei **erhöht messbarem PTH** (Labor: Hyper-, klinisch: Hypoparathyreoidismus). Der Ellsworth-Howard-Test ist v. a. von akademischem Interesse: Nach Gabe von exogenem PTH wird die Phosphat- und cAMP-Ausscheidung im Urin gemessen (bei gesunden Personen Anstieg auf mehr als das 2fache des Normwertes). Therapeutisch sind **Vitamin-D-Metaboliten** mit kürzerer Halbwertszeit in Kombination mit Kalziumpräparaten indiziert. Bei einem Teil der Patienten verschwindet überraschenderweise **nach Normalisierung des Serum-Kalziumspiegels** die **Endorganresistenz** (vorübergehend oder auch bleibend). Ein Vorliegen der o. g. körperlichen Stigmata ohne Kalziumstoffwechselstörung wird als „**Pseudo-Pseudohypoparathyreoidismus**" bezeichnet. Somit können sich im Leben dieser Patienten Phasen der Pseudo- und der Pseudo-Pseudohypoparathyreoidismus-Situation abwechseln.

Die Labordiagnostik zeigt die **Konstellation von Hypokalzämie** und **Hyperphosphatämie** bei **erhöht messbarem PTH**.

Therapie mit **Vitamin-D-Metaboliten** in Kombination mit **Kalziumpräparaten. Pseudo-Pseudo-hypoparathyreoidismus:** nicht mehr feststellbare Kalziumstoffwechselstörung bei vorhandenen körperlichen Stigmata.

3.4 Störungen des Vitamin-D-Stoffwechsels

3.4.1 Rachitis, Osteomalazie

3.4 Störungen des
Vitamin-D-Stoffwechsels

3.4.1 Rachitis, Osteomalazie

▶ **Synonym:** Englische Krankheit

◀ Synonym

▶ **Definition:** Ein unzureichendes Angebot an Kalzium- und/oder Phosphationen führt zu ungenügender Verkalkung des Osteoids. Bei der **Rachitis** des Kindes ist eine gestörte Mineralisierung und Desorganisation der Wachstumsfuge Ursache eines primär geschädigten Knochens. Als **Osteomalazie** wird die Erkrankung des zunächst gesunden Knochens (mangelnde Mineralisation) des Erwachsenen bezeichnet.

◀ Definition

Epidemiologie: am häufigsten bei Südländern mit dunkler Pigmentierung und Heimbewohnern.

Ätiopathogenese: Mangel an Vitamin D bzw. der Vorstufen, unzureichende Besonnung oder **Störung** der **Hydroxylierung** in Leber oder Niere. Renal-tubuläre Funktionsstörungen führen selten Vitamin-D-unabhängig zur Osteomalazie. Folge ist ein ständiger Knochenumbau mit unzureichender Verkalkung des neu gebildeten **Osteoids.** Durch ungenügende Stabilität des Knochens kommt es zu **Verbiegungen** und **Pseudofrakturen** (Looser-Umbauzonen).

Klinik: Bei **Rachitis** entwickeln sich je nach Manifestationsalter die **Kraniotabes,** der **rachitische Rosenkranz** (Abb. **H-3.12a**) und **krumme Beine** (Coxa vara).

Die **Osteomalazie** äußert sich durch **Skelettschmerzen** und **Verformungen** (Abb. **H-3.12c**). Ohne Behandlung kann es im Verlauf zu Verbiegungen von Femur (Coxa vara) und Tibia (Genu varum) mit konsekutiver Gangstörung (Watschelgang) kommen.

Diagnostik: Typisch im Labor ist die **Erhöhung der AP.** Kalzium und Phosphat können normal sein. Im Laufe der Zeit kommt es jedoch zur **Hypokalzämie** und **Hypophosphatämie** infolge eines sHPT. **25-OH-D$_3$** ist **erniedrigt.**

Richtungsweisend ist beim Vollbild der Erkrankung das **Röntgenbild** (Abb. **H-3.13**). Beim Erwachsenen sind Pseudofrakturen hoch verdächtig. Die **Knochenbiopsie** zeigt unverkalkte Osteoidsäume. Im Verlauf ggf. Zeichen der erhöhten PTH-Wirkung bei sHPT.

Epidemiologie: Vollbilder werden in unseren Breiten selten beobachtet und finden sich am häufigsten bei Einwanderern mit dunkler Pigmentierung aus südlichen Ländern (z. B. Türkei) und bei Heimbewohnern.

Ätiopathogenese: Ursache eines **Vitamin-D-Mangels** können mangelnde Aufnahme mit der Nahrung, ein Malassimilationssyndrom oder unzureichende UV-Bestrahlung (z. B. bei alten Menschen) sein. Eine **Störung des Vitamin-D-Stoffwechsels** kann hepatisch (z. B. Störung der 25-Hydroxylierung in der Leber) oder renal (z. B. mangelnde 1α-Hydroxylierung in der Niere) bedingt sein. Selten liegt eine Endorganresistenz gegen Vitamin-D-Hormon vor (Pseudo-Vitamin-D-Mangelrachitis Typ II). Renal-tubuläre Funktionsstörungen führen selten Vitamin-D-unabhängig zur Osteomalazie (z. B. X-chromosomale hypophosphatämische Rachitis) durch einen meist renalen Phosphatverlust. Folge ist ein ständiger Knochenumbau mit unzureichender Verkalkung des neu gebildeten **Osteoids.** Durch ungenügende Stabilität des Knochens kommt es zu **Verbiegungen** und **Pseudofrakturen** (Looser-Umbauzonen; s. u.).

Klinik: Bei der **Rachitis** des Kindes entwickeln sich je nach Manifestationsalter z. B. die **Kraniotabes** (bei der angeborenen Form), der **rachitische Rosenkranz** (Abb. **H-3.12a**) sowie **krumme Beine** (Coxa vara) und eine defizitäre Zahnbildung und -entwicklung.

Die **Osteomalazie** des Erwachsenen äußert sich durch **Skelettschmerzen** v. a. im Rücken- und Hüftbereich. Nach längerer Krankheitsdauer resultieren **Verformungen** (Abb. **H-3.12c**). Ohne Behandlung kann es im Verlauf zu Verbiegungen von Femur (Coxa vara) und Tibia (Genu varum) kommen. Zusammen mit einer **verminderten Muskelkraft** (z. B. Schwäche der Glutealmuskulatur) führen diese zu Gehstörungen (sog. Watschelgang).

Diagnostik: Anamnese und **Klinik** geben erste Hinweiszeichen. Typisch im Rahmen der Labordiagnostik ist die **Erhöhung der alkalischen Serum-Phosphatase** (AP). Wichtig ist der Ausschluss einer Lebererkrankung bzw. die Bestimmung der Isoenzyme zum Nachweis einer ossären Herkunft. Kalzium und Phosphat können initial normal sein, im Verlauf kommt es jedoch zur **Hypokalzämie** und auch zur **Hypophosphatämie** infolge eines sHPT. **25-OH-D$_3$** ist im Blut **erniedrigt.**
Bei Niereninsuffizienz finden sich eine Hyperphosphatämie und teilweise eine Verminderung von **1,25 (OH)$_2$-D$_3$.**
Richtungsweisend ist beim Vollbild der Erkrankung das **Röntgenbild** (Abb. **H-3.13**); es zeigt eine verwaschene Knochenstruktur bei geringem Kalksalzgehalt. Beim Erwachsenen sind Pseudofrakturen hoch verdächtig (Looser-Umbauzonen). Im Zweifelsfall ist eine **Knochenbiopsie** erforderlich. Die Histologie zeigt die **typische Vermehrung der unverkalkten Osteoidsäume.** Bei sHPT finden sich später Zeichen der erhöhten PTH-Wirkung.

⊙ H-3.12 **Rachitis, Osteomalazie**

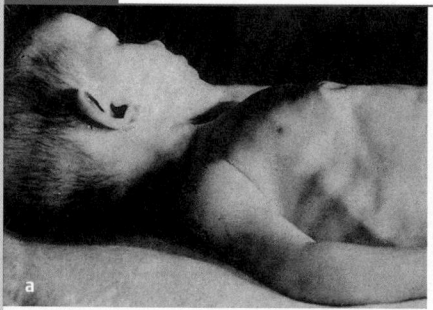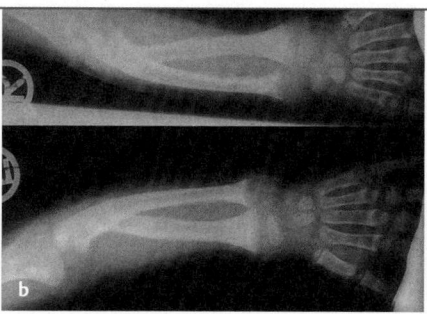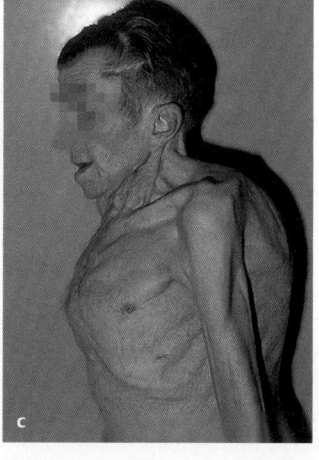

a Typische Skelettveränderungen der Vitamin-D-Mangel-Rachitis: stark ausgeprägter rachitischer Rosenkranz (Auftreibung der Knorpelknochengrenze an den Rippen); verläuft **nicht** parallel mit dem Sternum.
b Epiphysäre Auftreibung, unscharfe Begrenzung und Becherung der distalen Ulna- und Radiusmetaphyse; zudem leichte Osteoporose.
c Osteomalazie-Patient (55 Jahre alt).

◎ H-3.13

| ◎ H-3.13 | **Röntgenbild der Unterschenkelknochen bei Osteomalazie vor (a) und nach Therapie (b)** |

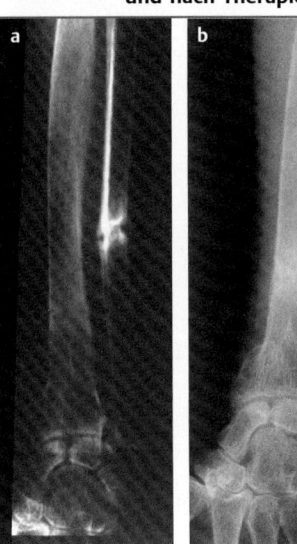

a Alle Skelettanteile sind kalkarm. Die Fibula zeigt einen queren Spalt ohne durchbauten Kallus. In der Tibia weiter kaudal noch nicht ganz so weit fortgeschrittene Umbauzone (Looser).
b Gute Heilung wenige Monate nach Therapie mit Vitamin D.

Differenzialdiagnose: Abzuklären sind die unterschiedlichen Formen der Rachitis bzw. Osteomalazie (**kalzipenisch** [Tab. **H-3.8**] bzw. **phosphopenisch** [Tab. **H-3.9**]).

Differenzialdiagnose: Man unterscheidet verschiedene Formen (Tab. **H-3.8** und Tab. **H-3.9**).

≡ H-3.8	**Kalzipenische Rachitisformen**			
Ursachen	*Beispiele*		*Verhalten der Vitamin-D-Metaboliten*	
			25-OH-D$_3$	1,25-(OH)$_2$-D$_3$
Vitamin-D-Mangel	▪ mangelhafte UV-Bestrahlung, mangelhafte Zufuhr oder Malabsorption von Vitamin D		↓	(↓) n
Vitamin-D-Stoffwechsel-störungen	▪ vermehrter Katabolismus			
	– durch Antikonvulsiva		↓	(↑) n
	– durch Lebererkrankungen		↓	↓ (n)
verminderte 1α-Hydroxylierung	▪ bei chronischer Niereninsuffizienz		n (↓)	↓
	▪ bei hereditärer Pseudo-Vitamin-D-Mangelrachitis Typ I		n	↓
Endorganresistenz gegenüber 1,25-(OH)$_2$-D$_3$	▪ bei Pseudo-Vitamin-D-Mangelrachitis Typ II		n	n

n = normal, ↓ = erniedrigt, ↑ = erhöht

≡ H-3.9	**Phosphopenische Rachitisformen**
Ursachen	*Beispiele*
Phosphatverlust	▪ **Störungen der renal-tubulären Phosphatrückresorption** (Formen des Phosphatdiabetes)
	▪ Fanconi-Syndrom (Phosphaturie, Aminoazidurie, Glukosurie)
	▪ X-chromosomale hypophosphatämische Rachitis
	▪ renal-tubuläre Azidose (distaler Typ) Phosphatdiabetes bei Tumoren (mit Phosphatoninexzess)
mangelhafte Phosphataufnahme	▪ parenterale Hyperalimentation
	▪ phosphatarme Ernährung von Frühgeborenen

Therapie: Bei Vitamin D-Mangel wird **genuines Vitamin D** verabreicht (10 000–20 000 I. E./d p. o.). Bei klinischen Anzeichen einer gestörten Fettverdauung und Absorption (Vitamin D ist fettlöslich) erfolgt die parenterale Therapie. Zusätzlich ist ein **ausreichendes Kalziumangebot** (1–2 g/d p. o.) wichtig. Milch und Milchprodukte sind hier sinnvoll, da auch Phosphat fehlt.

Therapie: Bei Vitamin D-Mangel wird mit **genuinem Vitamin D** behandelt (10 000–20 000 I. E./d p. o.). **Zusätzlich ausreichendes Kalziumangebot** (1–2 g/d p. o.).

Große Bedeutung hat die **Vitamin-D-Prophylaxe** im Kindesalter.

Bei Osteomalazie infolge **Antiepileptika-einnahme und Lebererkrankungen** Gabe von 25-OH-D$_3$. Bei **Niereninsuffizienz** 1,25-(OH)$_2$-D$_3$. Parameter der Wirksamkeit ist der **Abfall der AP**.

Prognose: Die rechtzeitig behandelte Vitamin-D-Mangelerkrankung heilt sehr gut aus.

3.4.2 Vitamin-D-Intoxikation

Ätiologie: Eine länger dauernde Überversorgung mit Vitamin D führt allmählich zur Hyperkalzämie.

Klinik: Symptome des **Hyperkalzämie-Syndroms** (s. S. 978).

Diagnostik und Differenzialdiagnose: Leitparameter ist die **Hyperkalzämie**. PTH ist supprimiert, Vitamin-D-Metaboliten sind erhöht. Urin: Hyperkalzurie bei normaler Phosphatausscheidung. DD: Hyperkalzämie (s. Tab. **I-10.6** S. 978).

Therapie: reichliches Trinken, bedarfsweise Kochsalzinfusionen, evtl. Furosemid. Frühzeitig Glukokortikoide, ggf. Bisphosphonate. Digitalispräparate sind zu vermeiden.

Verlauf und Prognose: Eine tödlich verlaufende Vitamin-D-Intoxikation kommt heute selten vor.

3.5 Weitere metabolische Knochenerkrankungen

▶ Synonym

Erkrankungen bei **gestörter Nebenschilddrüsenfunktion**, hormonabhängige Knochenerkrankungen (z. B. **Osteoporose**) und Knochenerkrankungen unbekannter Ätiologie.

3.5.1 Osteoporose

▶ Definition

Im Kindesalter hat die **Vitamin-D-Prophylaxe** (v. a. bei Kindern mit dunkler Pigmentierung, z. B. türkischer Herkunft) große Bedeutung.

Bei **Osteomalazie** infolge der **Langzeiteinnahme von Antiepileptika** bzw. bei schweren **Lebererkrankungen** kann mit 25-OH-D$_3$ therapiert werden. Bei **Niereninsuffizienz** wird 1,25-(OH)$_2$-D$_3$ gegeben. In der Heilungsphase der Osteomalazie kann vorübergehend eine Hypokalzämie auftreten („Hunger" des Knochens nach Kalzium: Die Osteoidsäume saugen das Kalzium geradezu auf). **Parameter** der Wirksamkeit der Therapie ist der **Abfall der AP** innerhalb von Wochen bis Monaten. Aufgrund der Gefahr einer Hyperkalzämie sollten therapiebegleitend regelmäßig Serumkalzium und Kalziumausscheidung im Urin kontrolliert werden.

Prognose: Die rechtzeitig behandelte Vitamin-D-Mangelerkrankung heilt sehr gut aus. Wesentlich ist die Prophylaxe, d. h. die lebenslange ausreichende Versorgung je nach auslösender Ursache.

3.4.2 Vitamin-D-Intoxikation

Ätiologie: Eine länger andauernde Überversorgung des Organismus mit Vitamin D führt allmählich zur Hyperkalzämie, da durch Substratdruck die an sich den Vitamin-D-Stoffwechsel regulierenden Enzymsysteme durchbrochen werden.

Klinik: Abhängig von der Höhe des Kalziumspiegels finden sich Symptome des **Hyperkalzämie-Syndroms** (s. S. 978).

Diagnostik und Differenzialdiagnose: Leitparameter ist die **Hyperkalzämie**. PTH ist supprimiert, Vitamin-D-Metaboliten (insbesondere 25-OH-D$_3$) sind erhöht. Wichtig sind anamnestische Angaben zur Vitamin-D-Zufuhr. Die AP ist normal. Im Urin zeigt sich eine **Hyperkalzurie bei normaler Phosphatausscheidung**. Differenzialdiagnostisch sind alle Formen der Hyperkalzämie abzugrenzen (s. Tab. **I-10.6** S. 978).

Therapie: symptomatische Maßnahmen zur Kalziumsenkung: reichliches Trinken, bedarfsweise i. v. Kochsalzinfusionen, evtl. unterstützt durch Furosemid. Frühzeitig sollten Glukokortikoide gegeben werden, ggf. Bisphosphonate. Digitalispräparate sind wegen der Gefahr von Arrhythmien zu vermeiden.

Verlauf und Prognose: Tödlich verlaufende Vitamin-D-Intoxikationen wurden in der Vergangenheit mehrfach beschrieben, kommen heute aber nur noch selten vor. Mit gelegentlich nicht erkannten Fällen ist zu rechnen.

3.5 Weitere metabolische Knochenerkrankungen

▶ Synonym: Osteopathien

Der Begriff der metabolischen Knochenerkrankungen bezieht Erkrankungen der **gestörten Nebenschilddrüsenfunktion, hormonabhängige Knochenerkrankungen** wie die **Osteoporose**, Knochenerkrankungen mit unbekannter Ätiologie wie die **Osteogenesis imperfecta** oder den **Morbus Paget** mit ein.

3.5.1 Osteoporose

▶ **Definition:** Osteoporose ist der mit einem erhöhten Frakturrisiko einhergehende Verlust von Knochenmasse, -struktur und -funktion. Zu differenzieren ist die Altersatrophie (Osteopenie) des gesunden alten Menschen, die naturgemäß auch ein erhöhtes Frakturrisiko beinhaltet.

≡ H-3.10	Einteilung der Osteoporose

primäre Osteoporosen (= idiopathische Osteoporosen)

- kindliche und juvenile Osteoporose, prämenopausale Osteoporose, postmenopausale Osteoporose (= Typ I), senile Osteoporose (= Typ II)

sekundäre Osteoporosen

- endokrinologisch verursacht (durch Hormonmangel: z. B. Sexualhormonmangel [Hypogonadismus] oder Hormonüberschuss [z. B. Hyperkortisolismus, Hyperthyreose])

- im Rahmen komplexer Osteopathien (intestinal bedingt: z. B. Malabsorption, Maldigestion oder besondere Formen der renalen Osteopathie)

- neoplastische Erkrankungen (z. B. myeloproliferative und lymphodysplastische sowie maligne Systemerkrankungen wie Plasmozytom und Mastozytose)

- entzündliche Erkrankungen

- im Rahmen hereditärer Bindegewebserkrankungen (z. B. Osteogenesis imperfecta)

- Reduktion der statischen Kräfte am Knochen (z. B. Immobilisation, Schwerelosigkeit)

Epidemiologie und Einteilung: Als häufigste Knochenkrankheit im höheren Alter wird die Osteoporose auch als Volkskrankheit bezeichnet. Vorherrschend ist die sog. idiopathische, **primäre Osteoporose** (ca. 10–25 % aller Frauen sind nach der Menopause betroffen). Bei über 70-jährigen nimmt die senile Osteoporose zu, die bei beiden Geschlechtern gleich häufig auftritt. **Sekundäre Osteoporosen** sind wesentlich seltener. Zur Einteilung s. Tab. **H-3.10**.

Ätiopathogenese: Die Entwicklung einer Osteoporose ist vor der physiologischen Entwicklung der Knochenmasse im Lauf des Lebens zu sehen (Abb. **H-3.14**). Im Kindesalter wächst der Knochen zunächst unabhängig von den Sexualhormonen – ab der Pubertät ist er bei beiden Geschlechtern von diesen Hormonen abhängig. Bei normaler Pubertät wird ein Optimum an Knochenmasse aufgebaut, das sich dann für 1–2 Jahrzehnte hält. Anschließend erfolgt beim gesunden Individuum ein Abfall von 0,5–max. 1 %/Jahr. Beim Mann verläuft die Kurve gleichmäßig bis ins hohe Alter. Ein erhöhtes Osteoporoserisiko besteht bei beschleunigtem Verlust der Knochenmasse in jüngeren Jahren.

Die im Jugendalter, d. h. während der Pubertät, beobachtete **juvenile Osteoporose** ist noch ungeklärt und schwierig einzuordnen. Sie zeichnet sich durch eine gute spontane Restitution zur Zeit des Wachstumsabschlusses aus.

Epidemiologie und Einteilung: Bei Frauen findet sich in 10–25 % nach der Menopause eine Osteoporose. Vorherrschend ist die idiopathische, **primäre Osteoporose**. Die **sekundäre Form** ist wesentlich seltener (Tab. **H-3.10**).

Ätiopathogenese: Im **Kindesalter** wächst der Knochen unabhängig von den Sexualhormonen. Ab der Pubertät ist er bei beiden Geschlechtern von diesen abhängig (Abb. **H-3.14**). Bei normaler Pubertät wird ein Optimum an Knochenmasse aufgebaut, das sich für 1–2 Jahrzehnte hält. Der anschließende Abfall erfolgt beim Gesunden mit 0,5–1 %/Jahr.

Die Entstehung der **juvenilen Osteoporose** ist noch ungeklärt.

⊙ H-3.14	Osteoporose und Knochenmasse		⊙ H-3.14

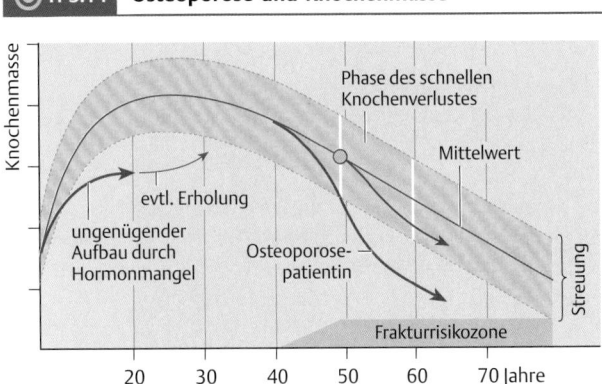

Verhalten der Knochenmasse beim Menschen im Lauf des Lebens: Nur mithilfe der Sexualhormone wird nach der Pubertät die maximal mögliche Knochenmasse („peak bone mass") aufgebaut; beim weiblichen Geschlecht bringt der Östrogenausfall nach der Menopause für einige Jahre einen beschleunigten Knochenmassenverlust mit sich.

☰ **H-3.11**   **Risikofaktoren der primären Osteoporose**

therapeutisch beeinflussbare Risikofaktoren	*therapeutisch nicht beeinflussbare Risikofaktoren*
Geschlechtshormonmangel, **verminderte Dauer der Östrogenexposition** (späte Menarche und frühe Menopause)	**weibliches Geschlecht:** geringere Knochenmasse bei Frauen, die postmenopausal weiter abnimmt
körperliche Inaktivität	**Alter:** Abnahme der Knochenmasse mit steigendem Alter
Hyperkortisolismus (endogenes Cushing-Syndrom, Glukokortikoidtherapie)	**genetische Faktoren:** familiäre Belastung
Ernährung: Mangelernährung mit ungenügender Eiweißzufuhr, Kalzium-, Vitamin-D-Mangel, Kachexie	
chronische Entzündungen, lang dauernde unbehandelte **Hyperthyreose**	

Folge des Ausfalls der Östrogenproduktion nach der Menopause bei der Frau ist ein beschleunigter Knochenmassenverlust. Abhängig vom Ausgangsniveau, dem Ausmaß des Verlustes und seiner Zeitdauer kann sich 10–15 Jahre nach der Menopause die sog. **postmenopausale Osteoporose** entwickeln. Zu Risikofaktoren Tab. **H-3.11**.

Die häufigsten **Frakturlokalisationen** bei der Osteoporose finden sich an der **Wirbelsäule**, an **Femur** (Schenkelhals) und **Radius**.

Klinik: Typischerweise spielt sich die postmenopausale Osteoporose zunächst an der Wirbelsäule ab (Abb. **H-3.15**). Es kommt zu **akuten Schmerzen im Rücken**.

Mit der Menopause, d. h. mit dem Ausfall der Östrogenproduktion, entfällt ein Schutzfaktor für das Skelett. Die Folge ist ein beschleunigter Knochenmassenverlust für einen Zeitraum von mehreren Jahren, der als „rascher Knochenumsatz" zu sehen ist. Abhängig vom Ausgangsniveau, vom Ausmaß des Verlustes und seiner Zeitdauer kann sich 10–15 Jahre nach der Menopause die sog. **postmenopausale Osteoporose** (Typ I) entwickeln. Zwischen 60 und 75 Jahren herrscht ein „low turnover" vor. Man unterscheidet therapeutisch beeinflussbare und nicht beeinflussbare Risikofaktoren (Tab. **H-3.11**).

Die verminderte Knochenmasse führt zu einem gesteigerten **Frakturrisiko** bereits bei geringen Belastungen. Da bei der **postmenopausalen Osteoporose** (Typ I) v. a. der trabekuläre Knochen (an der Wirbelsäule) vermindert ist, steht die **Wirbelkörperfraktur** im Vordergrund. Bei der späteren **senilen Osteoporose** (Typ II) ist auch der kompakte Knochen betroffen, **Frakturen der Röhrenknochen** treten hinzu.

Klinik: Typischerweise spielt sich die postmenopausale Osteoporose zunächst an der Wirbelsäule ab (Abb. **H-3.15**). Bei geringen Belastungen, aber auch ohne erkennbaren Anlass, kann es zu **akuten Schmerzen im Rücken** in Verbindung mit dem Einbrechen oder dem Einsinken eines oder mehrerer Wirbel

◎ **H-3.15**   **Primäre (a) und sekundäre Osteoporose (c)**

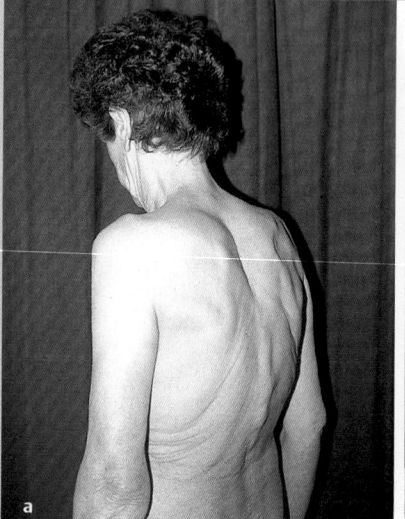 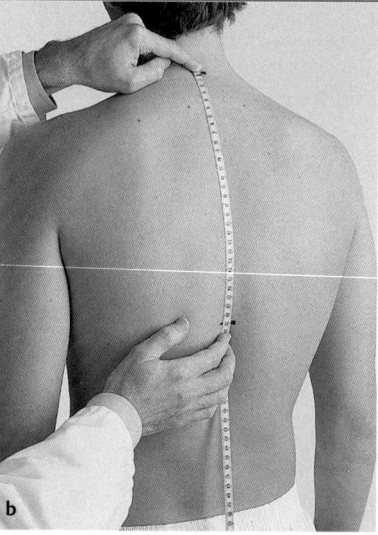 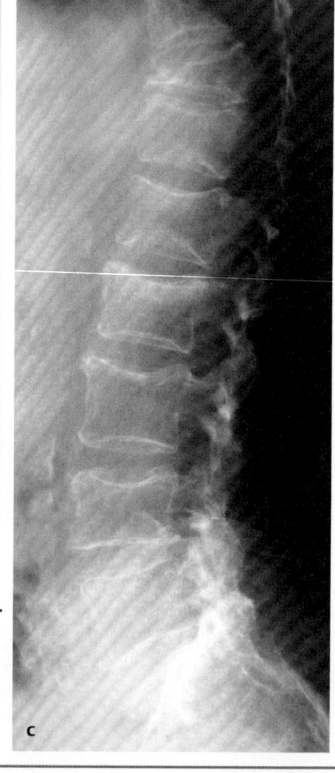

a Rückenansicht einer Patientin mit **postmenopausaler Osteoporose:** Infolge von Wirbelsäulenbrüchen schwingen Hautfalten wie die Äste einer Tanne von der Wirbelsäule aus nach rechts und links (Tannenbaumphänomen). Verstärkt zeichnen sich die Dornfortsätze von Keilwirbeln (untere BWS) ab.
b Normalbefund.
c Röntgenbild einer Patientin mit **sekundärer Ostoporose** durch Plasmozytom: Das Bild zeigt lediglich unspezifische Veränderungen (Eindellungen mehrerer Grund- und Deckplatten, Keilwirbelbildung von BWK 11).

kommen. Das Zusammensintern der Wirbel kann jedoch auch schleichend und relativ schmerzarm erfolgen. Typisch ist eine **Abnahme der Körpergröße** sowie **Rundrücken** und **Gibbusbildung**. Es kommt zu Spontanfrakturen (d. h. ohne adäquates Trauma). Andere Osteoporotiker fallen durch Frakturen der Extremitäten auf: Häufig sind **distale Radius-** oder **Schenkelhalsfrakturen**.

Charakteristisch sind **Abnahme der Körpergröße** sowie **Rundrücken** und **Gibbusbildung**. Häufig sind auch **distale Radius-** oder **Schenkelhalsfrakturen**.

☰ H-3.12 Labordiagnostik und Differenzialdiagnosen

Parameter	zum Ausschluss von	Parameter
Phosphat im Serum erniedrigt	▪ hyperkalzämischen Knochenerkrankungen: – primärer Hyperparathyreoidismus – Knochenmetastasen – Skelettinfiltration durch Leukämie – Myelom	**Kalzium im Serum**
erhöht	▪ Hypokalzämie bei sekundärem Hyperparathyreoidismus, z. B. durch Niereninsuffizienz	
alkalische S-Phosphatase harnpflichtige Substanzen Immunelektrophorese	▪ Osteomalazie ▪ Hepato-/Cholezystopathie ▪ Niereninsuffizienz ▪ hämatologische Systemerkrankungen ▪ multiples Myelom ▪ in das Skelett metastasierende Karzinome	**BSG, Blutbild** Eiweiß (Bence-Jones) im Urin

---

Diagnostik: Anamnese und klinische Untersuchung (Längenmessung bei alten Menschen!) sind richtungsweisend. Die idiopathische Osteoporose zeigt **keine pathologischen Laborbefunde** (Normalwerte für Kalzium und Phosphat im Serum und Urin, AP und Abbaumarkerausscheidung). Knochenumbauparameter können Hinweise auf „high" oder „low turnover" liefern. Pathologische Laborwerte weisen auf eine sekundäre Osteoporose (s. u.) hin. Das Minimal-Laborprogramm bei röntgenologischem Befund einer Osteoporose ist in Tab. **H-3.12** dargestellt.

Die Diagnose wird aufgrund des **typischen Röntgenbefundes** gestellt: **Entkalkung** der Wirbel in Verbindung mit einer sog. **Rahmenstruktur** durch das Hervortreten der Grund- und Deckplatten sowie der **vertikalen Trabekulierung** und dem Nachweis einer oder mehrerer **Wirbeleinbrüche** (in allen Abstufungen bis zur Keilwirbelbildung). Bei speziellen Fragestellungen (z. B. junge Patienten, stark progredienter Verlauf) ist eine **Knochenbiopsie** empfehlenswert (Ausschluss der Ursachen für eine sekundäre Osteoporose; s. Tab. **H-3.10**). Das **Skelettszintigramm** dient der Suche von Umbauherden, die dann nachgeröntgt werden.

Verfahren zur nichtinvasiven **Knochendichtemessung** (Osteodensitometrie) wie z. B. die duale Photonenabsorptiometrie kommen insbesondere bei frühen Osteoporoseformen und in der Verlaufskontrolle zum Einsatz. Aufgrund geringer Strahlenbelastung und guter Reproduzierbarkeit ist die **DEXA** (s. S. 774) Methode der Wahl. Charakteristisch ist eine Verminderung der Knochendichte. Zur Einteilung der Osteoporose unter Berücksichtigung der DEXA-Messung s. Tab. **H-3.13**.

Diagnostik: Die idiopathische Osteoporose zeigt **keine pathologischen Laborbefunde** (Normalwerte für Kalzium und Phosphat im Serum und Urin, AP und Abbaumarkerausscheidung). Zur weiterführenden Labordiagnostik und DD bei röntgenologischem Befund einer Osteoporose s. Tab. **H-3.12**.

Die Diagnose wird röntgenologisch gestellt: **typische Entkalkung der Wirbel** in Verbindung mit **einer sog. Rahmenstruktur** sowie vertikaler Trabekulierung. Bei speziellen Fragestellungen ist die **Knochenbiopsie** empfehlenswert (Tab. **H-3.10**). **Skelettszintigramm** zur Suche von Umbauherden.

Die **Bestimmung der Knochendichte** ist zur Verlaufskontrolle hilfreich. Zur exakten nichtinvasiven Quantifizierung der Knochendichte eignet sich die **DEXA** (s. S. 774). Charakteristisch ist eine erniedrigte Knochendichte. Zur Einteilung der Osteoporose s. Tab. **H-3.13**.

☰ H-3.13 Klinische Stadien der Osteoporose

Stadium		DEXA-Messung	Klinik
0	präklinische Osteoporose (= Osteopenie)	T-Score*: -1,0–2,5 SD	keine Frakturen
I	Osteoporose	T-Score: < -2,5 SD	keine Frakturen
II	manifeste Osteoporose	BMD** erniedrigt	1–3 Wirbelfrakturen ohne adäquates Trauma
III	fortgeschrittene Osteoporose	BMD erniedrigt	multiple Wirbelfrakturen, extraspinale Frakturen

* T-Score: Angabe der Standardabweichung (SD = standard deviation) vom Mittelwert der Knochendichte gesunder junger Erwachsener („peak bone mass"),
** BMD: Angabe der Knochendichte (= bone mineral density)

Differenzialdiagnose: Abklärung der sekundären Osteoporose (s, Tab. **H-3.10**, S. 791).

Differenzialdiagnose: Abklärung der unterschiedlichen Ursachen der sekundären Osteoporose (s, Tab. **H-3.10**, S. 791). V. a. **Neoplasien** dürfen nicht übersehen werden.

Therapie und Prophylaxe: Basistherapie ist die kombinierte Gabe von **Kalzium** und **Vitamin D₃**. **Symptomatische Therapie:** kalziumreiche Ernährung, Reduktion des Alkohol- und Nikotinkonsums sowie regelmäßige körperliche Bewegung bzw. physikalische Therapie.

Therapie und Prophylaxe: Basistherapie bei jeder Form der manifesten Osteoporose ist die kombinierte Gabe von **Kalzium** und **Vitamin D₃**, angepasst an die individuelle Grundversorgung (Ernährungsanamnese!). Hierfür konnte ein senkender Effekt auf die Inzidenz von Wirbelkörper- und Schenkelhalsfrakturen nachgewiesen werden. Im Rahmen der **symptomatischen Therapie** sind eine kalziumreiche Ernährung (Milch und Milchprodukte: ≥ 1 g/d), Reduktion des Alkohol- und Nikotinkonsums sowie regelmäßige körperliche Bewegung bzw. physikalische Therapie (z. B. Krankengymnastik, Schwimmen, isometrische Bewegungsübungen) indiziert.

▶ **Merke**

▶ **Merke:** Das Wirksamwerden der medikamentösen Therapie im Sinne der Vermehrung der Knochensubstanz hängt entscheidend von der Remobilisierung ab, da sich eine nicht geforderte Knochenmasse auch nicht auf Dauer halten lässt.

Die **Schmerzbekämpfung** ist ein wesentliches Element der Osteoporosetherapie, um den Patienten für eine möglichst kurze Zeit immobil zu lassen. Hierzu werden auch NSAR, z. B. Diclofenac, eingesetzt.

Die **Schmerzbekämpfung** ist ein wesentliches Element der Osteoporosetherapie (möglichst kurze Zeit der Immobilisierung). Eingesetzt werden z. B. NSAR (z. B. Diclofenac). Einen schmerzlindernden Effekt können auch **vorübergehend getragene Stützmieder** haben. Zur Abnahme des Frakturrisikos bei Sturzneigung sollte v. a. bei älteren Patienten eine Überprüfung der Medikation erfolgen (z. B. Antidepressiva, Neuroleptika, Benzodiazepine).

Hüftprotektoren sind zur Prophylaxe von Schenkelhalsfrakturen geeignet.

Hüftprotektoren (Baumwollhosen mit seitlich eingearbeiteten Schalen, die bei Sturz die Aufprallenergie vom Schenkelhals weg in das umliegende Weichteilgewebe leiten) sind zur Prophylaxe von Schenkelhalsfrakturen geeignet.

▶ **Merke**

▶ **Merke:** Große Bedeutung kommt **präventiven Maßnahmen** zu, um die Entstehung einer Osteoporose zu verhindern. Sie müssen bereits im Kindes- bzw. Jugendalter beginnen: Wichtig sind eine Kalzium- und Vitamin-D-reiche Ernährung (z. B. Milch und Milchprodukte) sowie regelmäßige körperliche Bewegung (Sport), zum Aufbau des Optimums an Knochenmasse („peak bone mass").

Absolut behandlungsbedürftig ist die Osteoporose mit Frakturen sowie die erniedrigte Knochendichte plus Risikofaktoren (s. Tab. **H-3.11**, S. 792). Abb. **H-3.16** illustriert Prinzipien der **Präparatewahl**. Zur medikamentösen Therapie s. Tab. **H-3.14**, S. 795

Eine absolute Indikation zur **medikamentösen Therapie** besteht bei manifester Osteoporose (d. h. mit Fraktur) sowie bei erniedrigter Knochendichte (T-Wert bei DEXA-Messung < –2,5 SD) bei jüngeren Patienten in Verbindung mit relevanten Risikofaktoren (s. Tab. **H-3.11**, S. 792). Die **Präparatewahl** orientiert sich am Umbautempo des Knochenstoffwechsels (Abb. **H-3.16**). Zur medikamentösen Therapie s. Tab. **H-3.14**, S. 795.

◉ **H-3.16**   **Knochenumbau bei den Osteoporosetypen und entsprechende Therapieoptionen**

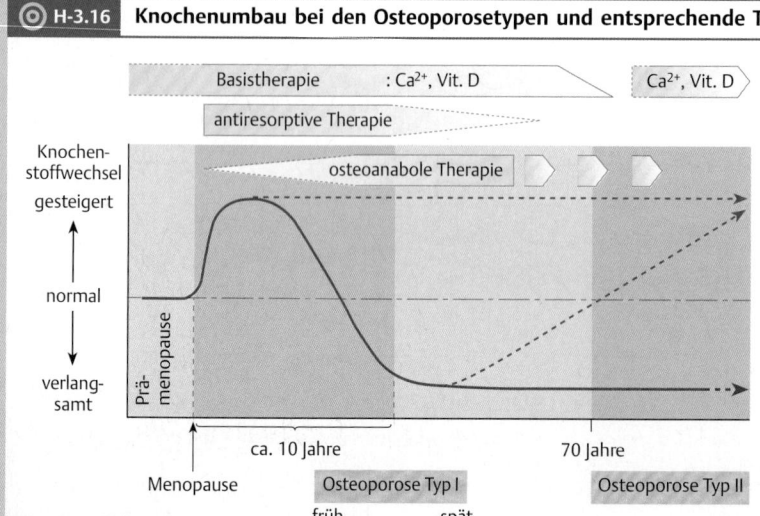

Im Jahrzehnt direkt nach der Menopause ist der Knochenstoffwechsel beschleunigt („high turnover"). Hier sind **antiresorptive Substanzen** indiziert. Nach Jahren verlangsamt sich der Stoffwechsel („low turnover") – hier sind zur Therapie **Stimulatoren des Anbaus** geeignet. Betroffen ist zunächst der spongiöse, trabekuläre Knochen (Osteoporose Typ I). Bei der senilen Osteoporose (Typ II) sind auch die Röhrenknochen betroffen (Schenkelhalsfrakturen!). Durch latenten Kalzium- und Vitamin-D-Mangel kann ein beschleunigter Knochenstoffwechsel mit sHPT vorliegen. Im Rahmen der Therapie ist die Gabe von **Vitamin D** und **Kalzium** (höher dosiert als bei der Basistherapie) indiziert.

Die potentesten antiresorptiv wirkenden (also abbauhemmenden) Medikamente sind **Bisphosphonate:** alle Vertreter der Tabelle **H-3.14** sind osteoporosewirksam, d. h. frakturmindernd. Bei oraler Unverträglichkeit kann auch intravenös therapiert werden. **Kalzitonin** ist weniger zuverlässig wirksam.

Antiresorptive Wirkung haben auch Östrogene als Hormonersatztherapie (HET). Wegen des inhärenten Brustkrebsrisikos und erhöhtem Risiko für Herzinfarkt, Schlaganfall und TVT sind sie jedoch nur noch bei gleichzeitigen klimakterischen Beschwerden indiziert. Bei vorhandener Gebärmutter werden zusätzlich Gestagene gegeben. Alternativ kann der **S**elektive **E**strogen-**R**ezeptor-**M**odulator (SERM) **Raloxifen** verordnet werden. Er reduziert neben der Frakturhäufigkeit die Brustkrebshäufigkeit, bedingt aber (wie Östrogene) selten Thromboembolien.

Als **Anbau-Stimulatoren** dienen Fluoride (z. B. Natriumfluorid oder Monofluorophosphat). Wichtig ist eine exakte Dosierung (20 mg absorbierte Fluoridionen/d entsprechen dem therapeutischen Fenster). Bei Überdosierung werden vermehrt Frakturen beobachtet. Alternativ kann bei komplizierten Verläufen der Osteoporose **Teriparatide** (PTH 1-34) gegeben werden. Es ist ein wirksamer Stimulator v. a. des **trabekulären Knochenanbaus**, die Wirbelfrakturen nehmen entsprechend ab. Der hohe Preis begründet eine enge Patientenauswahl (z. B. Nichtansprechen auf Bisphosphonate, Fluoride u. ä.).

Strontiumranelat wirkt durch Stimulation der Osteoblasten bei gleichzeitiger Hemmung der Osteoklasten sowohl abbauhemmend als auch anbaustimulierend. Es wird v. a. bei postmenopausaler Osteoporose zur Risikosenkung von Wirbelsäulen- und Hüftfrakturen eingesetzt.

Übliche **Therapiezeiten** sind 3–4 Jahre, ggf. länger (bzw. in Wiederholung). Bei sekundären Osteoporose-Formen steht die **kausale Behandlung** der verursachenden Grunderkrankung im Vordergrund, daneben wird die Osteoporose therapiert. Auch bei der glukokortikoidinduzierten Osteoporose bewähren

Antiresorptive Therapie: am potentesten sind **Bisphosphonate**.

Östrogene haben antiresorptive Wirkung, sind jedoch nur noch indiziert bei gleichzeitigen klimakterischen Beschwerden. Alternativ senkt der SERM **Raloxifen** sowohl Fraktur- als auch Brustkrebsrisiko.

Anbaustimulierende Therapie: Fluoride (z. B. Natriumfluorid, Monofluorophosphat) sind exakt zu dosieren (Cave: Fluoridose!). **Teriparatide** (PTH 1-34) ist bei komplizierten Verläufen indiziert. Es stimuliert den **trabekulären Knochenanbau** und senkt die Frakturrate, ist jedoch teuer.

Strontiumranelat wirkt abbauhemmend und anbaustimulierend. Gabe v. a. bei postmenopausaler Osteoporose (Risikosenkung von Wirbeläulen- und Hüftfrakturen).

Therapiezeiten: 3–4 Jahre, ggf. länger. Bei sekundären Osteoporose-Formen steht die **kausale Behandlung** der verursachenden Grunderkrankung im Vordergrund.

☰ H-3.14	**Medikamente zur Therapie der Osteoporose**

Substanz	*Dosierung*	*Bemerkungen*
Basistherapie		
▪ Kalzium, kombiniert mit Vitamin D	500–1000 mg/d (oral) 500–1000 I. E./d (oral)	bei Nephrolithiasis Thiazid Überdosierung vermeiden
Antiresorptiva bei „high turnover"		
▪ HET:		
– Estradiolvalerat (plus Gestagene)	1 mg/d (oral)	cave: Brustkrebsrisiko
– bzw. konjugierte Östrogene	0,6 mg/d (oral)	
▪ SERM: Raloxifen	60 mg/d (oral)	cave: Thrombosegefährdung
▪ Bisphosphonate		
– Alendronat	10 mg/d oder 70 mg/Woche (oral)	cave: Ösophagusläsion
– Risedronat	5 mg/d oder 35 mg/Woche (oral)	
– Ibandronat	3 mg alle 3 Monate (i. v.)	
– Zoledronat	5 mg Jahr (i. v.)	
▪ Kalzitonin (Mittel 2. Wahl)	200 I. E./d (nasal)	
Anbau-Stimulatoren bei „low turnover"		
▪ Fluoride: Natriumfluorid (NaF) bzw. Monofluorophosphat (MFP)	20 mg bioverfügbare Fluoridionen/d (oral)	cave: Überdosierung > Fluoridose
▪ PTH 1-34: Teriparatide	20 µg/d (s. c.)	unklar, ob gleich wirksam bei high und low turnover
Kombination von antiresorptiver und anbaustimulierender Wirkung		
▪ Strontiumranelat	2 g/d (oral)	unklar, ob gleich wirksam bei high und low turnover
Therapie bei Osteoporose Typ II mit sekundärem Hyperparathyreoidismus		
▪ Kalzium, kombiniert mit Vitamin D	1000 mg/d (oral) 1000–3000 I. E./d (oral)	bei Nephrolithiasis: Thiazid

Auch bei der **glukokortikoidinduzierten Osteoporose** bewährt sich die Behandlung mit **Fluoriden**.

sich bei **high turnover Bisphosphonate**, bei **low turnover Fluoride**. Als Prophylaxe gegen die Entwicklung einer glukokortikoid induzierten Osteoporose kann als Minimalprophylaxe Kalzium (1000 mg/d) und Vitamin D (2000–3000 I.E./d) gegeben werden.

Verlauf und Prognose: unbehandelt je nach Ausmaß und Dynamik kontinuierlicher Verfall des Skelettes; unter Therapie ist ein Abfangen des Frakturgeschehens möglich.

Verlauf und Prognose: Die unbehandelte Osteoporose führt je nach Ausmaß und Dynamik zu einem kontinuierlichen Verfall des Skelettes. Unter Therapie ist ein Abfangen des Frakturgeschehens möglich. Nach mehrjähriger Behandlung kann die Medikation bei ausreichender Stabilisierung unterbrochen, bei einem erneuten Schub wieder aufgenommen werden. Therapieresistente Fälle kommen vor.

▶ **Klinischer Fall:** Ein 55-jähriger Mann suchte wegen starker Schmerzen den Arzt auf. Er konnte sich nicht mehr gerade aufrichten. Beim Messen der Körpergröße fiel ein Längenverlust von 6 cm auf. Das Röntgenbild zeigte eine starke Demineralisierung, BWK VIII und IX waren keilförmig deformiert.

Die Anamneseerhebung ergab eine Abnahme der Potenz vor etwa 8 Jahren. Infolge einer Trennung von der Partnerin war die Abnahme von Libido und Potenz nicht als Mangel empfunden worden. Bei der körperlichen Untersuchung fanden sich sehr weiche und etwas geschrumpft erscheinende Hoden. Das Testosteron war stark erniedrigt, die Gonadotropine erhöht.

Die Diagnose eines primären Hypogonadismus wurde gestellt, jedoch ohne dass die Ursache des Erlöschens der Testosteronproduktion eruiert werden konnte (möglicherweise Mumps im Erwachsenenalter).

Zur Behandlung des Hypogonadismus erhielt der Patient alle 3 Wochen 250 mg Testosteron. Die sekundäre Osteoporose wurde über 3 Jahre mit 80 mg Natriumfluorid (abends), 1000 mg Kalzium (morgens) und 3000 I.E. Vitamin D (über den Tag verteilt) therapiert. Nach 3 Jahren wurde der Knochen als ausreichend stabil eingeschätzt, zu weiteren Frakturen war es nicht gekommen.

3.5.2 Morbus Paget

3.5.2 Morbus Paget

▶ **Synonyme**

▶ **Synonyme:** Ostitis deformans, Osteodystrophia deformans

▶ **Definition**

▶ **Definition:** Lokalisierte Osteopathie unbekannter Ursache des älteren Erwachsenen. Der überstürzte Knochenumbau resultiert in einer Verdickung des befallenen Areals in Verbindung mit mechanischer Minderwertigkeit.

Epidemiologie: Die Prävalenz beträgt in Mitteleuropa ca. 3 %, nur ca. einer von 25 000 ist behandlungsbedürftig.

Epidemiologie: Die Prävalenz beträgt bei der mitteleuropäischen Bevölkerung ca. 3 % der über 40jährigen, es ist jedoch nur ca. einer von 25 000 Einwohnern behandlungsbedürftig.

Ätiopathogenese: Vermutet wird eine virale Genese (slow-virus-Infektion). Eine vermehrte Osteoklasie führt zu kompensatorisch vermehrter Aktivität der Osteoblasten.

Ätiopathogenese: Die Ätiologie ist unbekannt. Man geht von einer viralen Genese (slow-virus-Infektion) aus, da sich in den Osteoklasten der Paget-Areale elektronenmikroskopisch an Viren erinnernde Einschlüsse finden. Die vermehrte Osteoklasie wird von einem kompensatorischen Neubau vermehrter Osteoblasten beantwortet.

▶ **Merke**

▶ **Merke:** Der überstürzte Knochenumbau bewirkt eine minderwertige Architektur (Geflechtknochen). Hieraus resultiert ein vergrößerter Knochen.

Klinik: Die Erkrankung verläuft meist symptomlos und wird als **Zufallsbefund** bei Röntgenuntersuchungen entdeckt. In der 2. Lebenshälfte entwickeln sich langsam Verformungen einzelner Knochen. Bevorzugt sind **Beckenknochen** (Coxa vara), **Ober- und Unterschenkel** (Säbelscheiden-Tibia) betroffen (Abb. **H-3.17**). Es folgen **Lendenwirbel** und **Schädelknochen**. Im Verlauf können das erkrankte Areal und angrenzende Gelenke schmerzhaft werden. Bei Wirbelbefall resultieren radikuläre Beschwerden, bei Befall der Schädelkalotte **Kopfumfangszunahme**.

Klinik: Überwiegend verläuft die Erkrankung symptomlos und wird als **Zufallsbefund** bei Röntgenuntersuchungen entdeckt. In der 2. Lebenshälfte entwickeln sich langsam Verformungen einzelner Knochen. Bevorzugt sind **Beckenknochen** (Coxa vara), nachfolgend **Ober- und Unterschenkel** (Säbelscheiden-Tibia) betroffen (Abb. **H-3.17**), es folgen **Lendenwirbel** und **Schädelknochen**. Die Beschwerden sind anfangs gering, im Verlauf kann das erkrankte Areal jedoch sehr schmerzhaft werden. Da die Achsenstellung verschoben wird, treten **Schmerzen** auch in den angrenzenden Gelenken auf. Bei Wirbelbefall sind durch die Vergrößerung der Außenkontur mit Einengung der Foramina vertebralia radikuläre Beschwerden (Schmerzen, seltener Ausfälle) möglich. Bei Schädelkalottenbefall wird der **Kopfumfang größer** (Hut passt nicht mehr); Kopfschmerzen sind selten. Bei Schädelbasisbefall mit Einschluss des Felsenbeins kann sich eine Schwerhörigkeit entwickeln. Zu den genannten Symptomen können lästige **Wärmegefühle** über den befallenen Arealen hinzutreten. Seltene Komplikationen sind die Verstärkung einer Herzinsuffizienz (infolge Volumenbelastung) oder ein Nierensteinleiden.

⊚ H-3.17 Morbus Paget

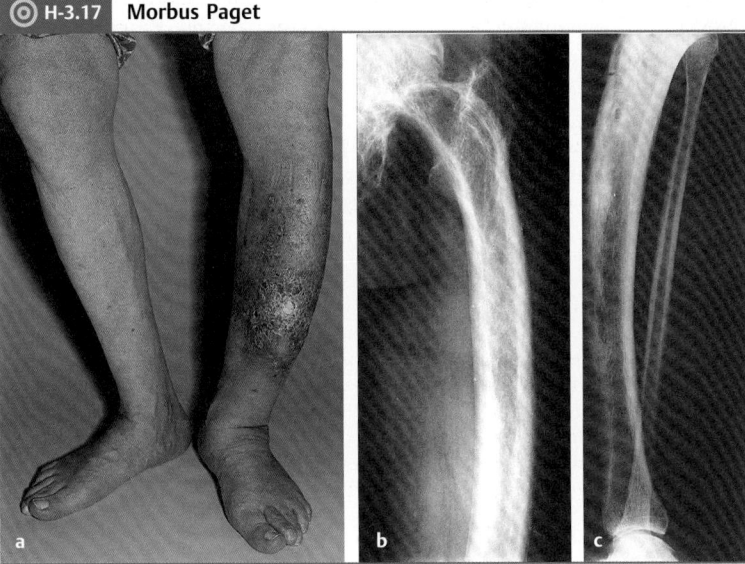

a Verbiegung und Auftreibung eines Unterschenkels.
b, c Röntgenologische Knochenveränderungen: Typisch ist die **Erweiterung der Außenkontur** in Verbindung mit einer **Auflösung der normalen Struktur**. Die Kompakta ist aufgefasert, die übliche Trajektorienstruktur des trabekulären Knochens ist teilweise wolkig-sklerotisch, teilweise osteolytisch verändert.

Die **Paget-Knochen sind frakturanfällig**, wobei die Brüche gut heilen.

Diagnostik: Zumeist kommt der Patient wegen seiner Beschwerden in der betroffenen Region zum Arzt. **„Marker" der Krankheitsaktivität ist die alkalische Serum-Phosphatase** (AP) als Signal der gesteigerten Osteoblastentätigkeit (nach Ausschluss einer Lebererkrankung bzw. belegt durch Bestimmung der Isoenzyme, d. h. Knochen-AP). Als Abbauparameter des Knochens ist die **Pyridinolinausscheidung** erhöht. Kalzium- und Phosphatspiegel sind normal, ebenso PTH; die Kalziumausscheidung kann gesteigert sein. Das **Röntgenbild** ist i. d. R. **pathognomonisch** (Abb. **H-3.17b**).
Mithilfe des **Skelettszintigramms** können **unbekannte Herde** aufgedeckt werden. Paget-Areale zeigen eine enorme Aktivitätsanreicherung (erhöhter Umbau). Ein asymptomatischer Morbus Paget kann auch über eine erhöhte AP bei normalen Leberwerten auffallen (s. Abb. **H-3.2**, S. 772).

Differenzialdiagnose: Abzuklären sind Knochenerkrankungen wie Knochenmetastasen, Osteomyelitis und Osteosklerosen. Im Zweifelsfalle ist eine **Knochenbiopsie** aus dem fraglichen Herd erforderlich.

Therapie: Indikationen sind in Tab. **H-3.15** aufgeführt. Die Therapie verhindert oder verzögert das Fortschreiten der Erkrankung. Schlecht beeinflussbar sind allerdings z. B. sekundärarthrotische Veränderungen an den Gelenken, die an einen vom Morbus Paget befallenen Knochen angrenzen.
Medikamente der ersten Wahl sind **höher potente Bisphosphonate**, z. B. Risedronat 30 mg/d p. o. über 3–6 Monate, Pamidronat 30–90 mg als intravenöse Infusion (über Stunden) alle 4 Wochen bis 3 Monate, Zoledronat 5 mg als intravenöse Kurzinfusion jährlich u. a. Therapieziel ist die Absenkung der AP in den Normbereich; **Kalzitonin** ist weniger wirksam und höchstens z. B. vor einer Operation im Paget-Areal (z. B. Hüft-TEP) zu empfehlen.

Die **Paget-Knochen sind frakturanfällig**, Brüche heilen gut.

Diagnostik: Marker der Krankheitsaktivität ist die **AP**. Die **Pyridinolinausscheidung** ist erhöht. Kalzium- und Phosphatspiegel sowie PTH sind normal. Das **Röntgenbild** ist i. d. R. **pathognomonisch** (Abb. **H-3.17b**).

Mittels **Skelettszintigramm** werden **unbekannte Herde** aufgedeckt. Ein asymptomatischer Morbus Paget kann auch über eine erhöhte AP auffallen.

Differenzialdiagnose: Knochenmetastasen, Osteomyelitis und Osteosklerosen kommen in Betracht.

Therapie: zu Indikationen s. Tab. **H-3.15**. Die Therapie verhindert oder verzögert das Fortschreiten der Erkrankung.

Medikamente der ersten Wahl sind **höher potente Bisphosphonate**, z. B. Risedronat, Pamidronat, Zoledronat. Therapieziel ist die Normalisierung der AP. **Kalzitonin** ist weniger wirksam.

☰ H-3.15 Therapieindikationen bei Morbus Paget

Indikationen	*Beispiele*
absolute Indikationen	Knochenschmerzen, fortschreitende Verbiegung und Deformierung mit Arthrosefolge, Frakturanfälligkeit, Nervenausfälle, Schädelbasisbefall, starke Umbauaktivität (AP ca. 600–800 E/l und darüber), Hyperkalzämie (nach Ausschluss eines pHPT)
relative Indikationen	jugendliches Alter mit mittlerer Krankheitsaktivität, Schädelkalottenbefall, lästiges Wärmegefühl, radiologische Progression, Vorbereitung auf operative Korrekturen (Gelenkersatz), Herzinsuffizienz (mit Volumenbelastung durch Morbus Paget)
keine automatische Indikation	zufallsentdeckter Morbus Paget ohne Symptome: mit geringer Umbauaktivität (AP 200–300 E/l), beim Älteren, Befall weniger gefährdeter Knochen (Arm, Rippen)

Verlauf und Prognose: Die Prognose ist gut. In 1 % der Fälle Entwicklung eines Paget-Sarkoms.

Verlauf und Prognose: Die Prognose ist gut. In 1 % der Fälle entwickelt sich jedoch ein Paget-Sarkom; dieses muss frühzeitig operiert werden. Eine Beeinflussung dieser Komplikation durch die medikamentöse Therapie kann noch nicht abgeschätzt werden.

▶ **Klinischer Fall**

▶ **Klinischer Fall:** Bei einem Patienten, der leichte und undifferenzierte Bauchbeschwerden hatte, fiel eine erhöhte AP auf. Ihm wurde geraten, den Alkoholkonsum zu senken. Eine früher durchgeführte Kur in einem Sanatorium für Lebererkrankungen verlief ohne günstige Veränderung der AP.

5 Jahre, nachdem der Verdacht auf eine Lebererkrankung ausgesprochen und der Patient entsprechend stigmatisiert worden war, wurde einmal eine Isoenzym-Bestimmung der AP veranlasst. Dabei ergab sich eine Erhöhung der ossären Komponente. Das daraufhin angefertigte Skelettszintigramm zeigte eine Anreicherung in der linken Beckenhälfte. Die nachfolgende Röntgenaufnahme deckte einen Morbus Paget auf, der keinerlei Beschwerden machte.

Aufgrund dieses Befundes konnte dem Patienten die Sorge einer Lebererkrankung genommen werden. Bei nur mäßiger Aktivität (AP 390 U/l) und fehlenden Beschwerden ist der Morbus Paget bisher nicht medikamentös therapiebedürftig.

4 Nebennierenrinde (NNR)

4.1 Anatomische und physiologische Grundlagen

Die NNR ist der Syntheseort der Steroidhormone (Tab. **H-4.1**).

Die Steroidhormone werden in der Nebennierenrinde (NNR) gebildet, die sich in 3 Zonen gliedert (Tab. **H-4.1**).

≡ **H-4.1**   **Synthese der Nebennierenrindenhormone**

Syntheseort	NNR-Hormon	Wirkung
Zona glomerulosa	▪ Mineralokortikoide: Aldosteron	▪ Na$^+$- und Flüssigkeitsretention, K$^+$-Sekretion
Zona fasciculata	▪ Glukokortikoide: Kortisol, Kortison (Bildung aus Kortisol)	▪ Glukoneogenese mit Hyperglykämie und Proteinkatabolismus, Verhinderung des Wassereintritts in die Zelle (s. Tab. **H-4.3**, S. 799)
Zona reticularis	▪ Androgenvorstufen: Dehydroepiandrostendion, Androstendion*	▪ Androgene: Proteinsynthese, Virilisierung, sekundäre Geschlechtsbehaarung bei der Frau

* Umwandlung in der Peripherie zu Testosteron und Dihydrotestosteron sowie zur Östradiolvorstufe Östron

CRH stimuliert im HVL die Sekretion von ACTH. Folge ist die Kortisolausschüttung in der NNR. Kortisol unterdrückt durch negative Rückkopplung die Sekretion von CRH und ACTH. ACTH und Kortisol werden pulsatil nach zirkadianem Rhythmus freigesetzt. Die Aldosteronsynthese wird durch das RAAS gesteuert. In der **Zona reticularis** werden Androgenvorstufen gebildet. Zur adrenalen Steroidbiosynthese s. Abb. **H-4.1**.

Glukokortikoide dienen v. a. in Stresssituationen der **Energiebereitstellung** (Glukose und Fettsäuren). Kortisol und Kortison besitzen eine zusätzliche geringe mineralokortikoide Wirkung (Tab. **H-4.2**).

Zu Wirkungen und Nebenwirkungen der Glukokortikoide s. Tab. **H-4.3**.

Das hypothalamische **Kortikotropin-Releasinghormon** (CRH) stimuliert im Hypophysenvorderlappen (HVL) die Sekretion von ACTH, welches wiederum die Kortisolausschüttung in der **Zona fasciculata** der NNR anregt. Kortisol unterdrückt durch negative Rückkopplung die Sekretion von CRH und ACTH. Die ACTH- und Kortisolsekretion unterliegen einem zirkadianen Rhythmus (pulsatile Sekretion mit Absinken in der ersten Schlafhälfte und Anstieg der Freisetzung in den frühen Morgenstunden). Die Aldosteronsynthese in der **Zona glomerulosa** wird v. a. gesteuert durch das **Renin-Angiotensin-Aldosteron-System** (RAAS). In der **Zona reticularis** werden Androgenvorstufen gebildet. Zur adrenalen Steroidbiosynthese s. Abb. **H-4.1**.

Glukokortikoide dienen als sog. Stresshormone v. a. in Stresssituationen der **Energiebereitstellung** in Form von Glukose und Fettsäuren. Kortisol und Kortison, die in der NNR synthetisiert werden, weisen zusätzlich zur glukokortikoiden eine geringe mineralokortikoide Wirkung auf. Diese ist bei den synthetischen Derivaten sehr schwach bzw. nicht ausgeprägt (Tab. **H-4.2**).

Die wichtigsten Wirkungen und Nebenwirkungen der Glukokortikoide sind in Tab. **H-4.3** dargestellt.

◉ H-4.1 | Adrenale Steroidbiosynthese
◉ H-4.1

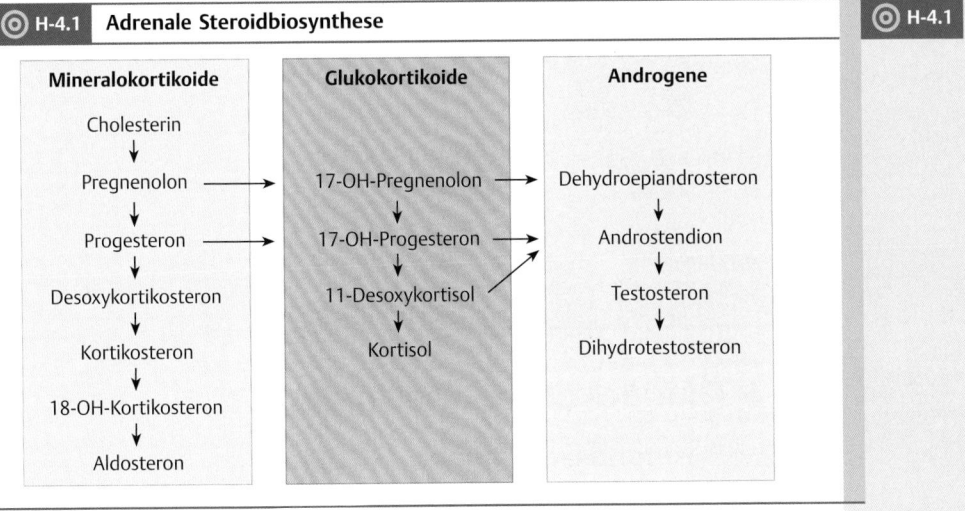

≡ H-4.2 | **Glukokortikoide**

Substanz	relative glukokortikoide Wirkstärke	relative mineralokortikoide Wirkstärke	Cushing-Schwellendosis* (mg/d)
physiologische Substanz			
Kortisol (= Hydrokortison)	1	1	30
Kortison (Synthese aus Kortisol)	0,8	0,8	40
synthetische Derivate			
Prednison	4	0,6	7,5
Prednisolon	4	0,6	7,5
Methylprednisolon	5	0	6
Dexamethason	30	0	1,5

* Cushing-Schwellendosis: Tagesdosis eines Glukokortikoids, die bei langfristiger Gabe zur Ausbildung eines Cushing-Syndroms führt

≡ H-4.3 | **Wirkungen von Glukokortikoiden**

betroffenes System	Wirkung	Wirkung bei Hormonüberschuss
Stoffwechsel	▪ Energiebereitstellung durch Steigerung der Gluconeogenese und Lipolyse	▪ katabole Wirkung (Eiweißabbau in Haut, Muskulatur und Fettgewebe), diabetogene Wirkung, vermehrte Freisetzung von Fettsäuren (Hyperlipidämie), Fettumverteilung aus der Peripherie hin zu Stamm, Nacken und Gesicht (Stammfettsucht)
Elektrolyte	▪ mineralokortikoide Wirkung	▪ vermehrte Na^+- und Wasserretention (Volumen-, Blutdruckanstieg), gesteigerte Kaliumausscheidung
Immunsystem	▪ immunsuppressiv (Lymphozytopenie, Verminderung von Lymphozytenfunktion und -gewebe), antiallergisch (Verminderung der Eosinophilenzahl und der Zytokine)	▪ erhöhte Infektneigung durch Verminderung der Infektabwehr
Entzündung	▪ antiinflammatorisch (verminderte Synthese von Entzündungsmediatoren), antiproliferativ	▪ Verschleierung von Infektionen, Wundheilungsstörung
Bewegungs-apparat	▪ katabol (Abbau von Kollagen und Bindegewebe)	▪ Myopathie, Muskelatrophie mit zunehmender Schwäche (v. a. untere Extremitäten)
	▪ Vitamin-D-antagonistisch, Hemmung der Osteoblasten, Stimulierung der Osteoklasten	▪ Sinken des Ca^{2+}-Spiegels, Osteoporose, Wachstumshemmung bei Kindern
Blutzusammen-setzung	▪ Anstieg der Erythrozyten und Thrombozyten, Lymphozytopenie	▪ erhöhte Thromboseneigung

---

≡ **H-4.3** | **Wirkungen von Glukokortikoiden** (Fortsetzung)

betroffenes System	Wirkung	Wirkung bei Hormonüberschuss
Haut	▪ katabole Wirkung, Hemmung der Fibroblasten	▪ Atrophie, Wundheilungsstörung, Akne
Magen-Darm-Trakt	▪ verminderte Schleimproduktion	▪ Neigung zur Ulkusbildung
Herz-Kreislauf-System	▪ gering positiv inotrop, Volumenretention (mineralokortikoide Wirkung)	▪ Hypertonie
endokrines System	▪ Hemmung der LH-/FSH-Sekretion	▪ Amenorrhö, Impotenz
Auge	▪ mineralokortikoide Wirkung	▪ Glaukom, Katarakt

4.2 Diagnostische Methoden

4.2.1 Hormonbestimmung

Kortisol und ACTH werden mittels immunchemischer Methoden bestimmt (Erfassung von freiem und an Transkortin [CBG] gebundenem Kortisol). Bei erhöhter Transkortinkonzentration ist das Gesamtkortisol ebenfalls erhöht (V. a. Cushing-Syndrom). Die radioimmunologische Bestimmung von **Aldosteron** im Plasma und Urin ist schwierig. Ermittlung der **Plasmareninaktivität** über die Messung der Zunahme von **Angiotensin I**. Zur Bestimmung der Androgene s. S. 827.

Mithilfe immunchemischer Methoden können **Kortisol** im Plasma bzw. Urin und **ACTH** im Plasma zuverlässig gemessen werden. Die Nachweissysteme erfassen das freie und das an Transkortin (CBG = kortikosteroidbindendes Globulin) gebundene Kortisol. Bei erhöhter Transkortinkonzentration (Schwangerschaft, Östrogeneinnahme) ist daher das Gesamtkortisol ebenfalls erhöht. Häufig führt dies zum fälschlicherweise gestellten Verdacht auf ein Cushing-Syndrom. Zum Ausschluss dienen die Kortisolbestimmung im Urin (hier erscheint kein Transkortin) oder die Bestimmung des freien Kortisols im Serum. Die radioimmunologische Bestimmung von **Aldosteron** im Plasma und Urin ist auch heute noch schwierig. Die **Plasmareninaktivität** wird über die Messung der Zunahme von **Angiotensin I** zuverlässig ermittelt. Zur Bestimmung der Androgene s. S. 827.

4.2.2 Funktionstests

Stimulationstests

ACTH-Test: Diagnose einer **primären NNR-Insuffizienz** (s. S. 808) und bestimmter **Steroidsynthesedefekte** (z. B. 21-Hydroxylasemangel, s. S. 812).

ACTH-Test: Vor und 1 h nach Gabe von 0,25 mg ACTH (1 Ampulle Synacthen) wird das **Serumkortisol** bestimmt. Eine **primäre NNR-Insuffizienz** (Morbus Addison; s. S. 808) kann bereits am **basal erhöhten ACTH** bei **subnormalem Kortisol** erkannt werden. Auch nach ACTH-Gabe steigt das Serumkortisol nicht an (normal: Anstieg $\geq$ 7 µg/dl). Der Test wird außerdem bei V. a. **Steroidsynthesedefekte** (z. B. 21-Hydroxylasemangel; s. S. 812) angewandt.

CRH-Test: Überprüfung einer ausreichenden **ACTH-Sekretion** durch die **Hypophyse**. Anwendung z. B. bei V. a. HVL-Insuffizienz (s. S. 725) und zur Differenzialdiagnose des Cushing-Syndroms (s. S. 802).

CRH-Test: ACTH-Bestimmung im Plasma vor und nach Gabe von 0,1 mg CRH. Mit diesem Test wird eine ausreichende **ACTH-Sekretionsleistung** der **Hypophyse** überprüft. Der Test ist indiziert bei V. a. HVL-Insuffizienz (s. S. 725), ferner zur Differenzialdiagnose des Cushing-Syndroms (s. S. 802) und der sekundären bzw. tertiären NNR-Insuffizienz (s. S. 809).

Suppressionstests

Ausschluss eines Cushing-Syndroms mittels **Dexamethason-Hemmtest** (s. Tab. **H-4.6**, S. 803).
- **Dexamethason-Kurztest** (2 mg): Nach oraler Gabe von Dexamethason (23 Uhr) Bestimmung des Plasma-Kortisols am folgenden Morgen (8–9 Uhr). Bei Gesunden Suppression der Kortisolwerte auf < 2–3 µg/dl.
- **hochdosierter Dexamethason-Hemmtest** (8 mg): Differenzialdiagnose der Ursache bei Hyperkortisolismus.

Der **Dexamethason-Hemmtest** ermöglicht mit großer Sicherheit den Ausschluss eines Cushing-Syndroms (s. Tab. **H-4.6**, S. 803), es existieren 2 Test-Varianten:
- **Dexamethason-Kurztest mit 2 mg:** Nach oraler Gabe von 2 mg Dexamethason um 23 Uhr wird zwischen 8 und 9 Uhr des folgenden Morgens das Plasma-Kortisol bestimmt. Bei Gesunden werden die Kortisolwerte auf < 2–3 µg/dl (56–84 nmol/l) supprimiert. Bei Stress, endogener Depression, Einnahme bestimmter Medikamente und Alkoholismus (sehr selten) kann der Dexamethason-Stoffwechsel beschleunigt sein, sodass keine ausreichende Suppression erzielt wird.
- **hochdosierter Dexamethason-Hemmtest mit 8 mg:** Dieser Test dient der Differenzialdiagnostik bei Hyperkortisolismus. Nach Gabe von 2 mg Dexamethason alle 6 Stunden über 2 Tage werden morgens Kortisol und ACTH im Plasma bestimmt. Charakteristisch für das zentrale, hypophysäre Cushing-Syndrom ist die Suppression der Kortisolkonzentration um 50 %, wäh-

rend beim paraneoplastischen Hyperkortisolismus keine Suppression von Kortisol und ACTH erfolgt.

4.3 Leitsymptom

4.3.1 Hirsutismus

4.3 Leitsymptom

4.3.1 Hirsutismus

▶ **Definition:** abnorme reversible Vermehrung der androgenabhängigen Körperbehaarung vom männlichen Typ (z. B. an Oberlippe, Brüsten, Brustkorb und Oberschenkelinnenseite) bei Frauen (s. Abb. **H-4.7**, S. 813).

◀ Definition

Eine **Virilisierung** liegt vor, wenn aufgrund eines Androgenüberschusses irreversible Symptome der Vermännlichung wie z. B. tiefe Stimmlage, maskuline Körperproportionen oder Klitorishypertrophie auftreten. Hiervon abzugrenzen ist die **Hypertrichose**, die durch androgenunabhängige Vermehrung der Körperbehaarung ohne Prädilektionsstellen gekennzeichnet ist.

Virilisierung: Hirsutismus kombiniert mit irreversiblen Symptomen der Vermännlichung (z. B. tiefe Stimme, Klitorishypertrophie). **Hypertrichose:** androgenunabhängige Vermehrung der Körperbehaarung.

Ätiologie: siehe Tab. **H-4.4**.

Ätiologie: siehe Tab. **H-4.4**.

☰ H-4.4	Ursachen des Hirsutismus	
Lokalisation	**Ursachen (Beispiele)**	
Ovar	▪ vermehrte ovarielle Androgensynthese	▪ Polyzystisches Ovar Syndrom (PCOS, ca. 80 % d. F.) mit Oligo-Amenorrhö, Sterilität und Hirsutismus ▪ Insulin-Resistenz bei nicht insulinabhängigem Diabetes mellitus steigert die Androgenbildung im Ovar und begünstigt ein PCOS ▪ Hyperthekosis (im gesamten ovariellen Stroma verteilte Nester luteinisierter Zellen) ▪ androgenproduzierende Tumoren (z. B. Sertoli-Leydig-Zell-Tumor)
Nebenniere	▪ vermehrte adrenale Androgensynthese	▪ homo- und heterozygotes AGS (21-Hydroxylase Defekt) ▪ Cushing Syndrom ▪ androgenproduzierende NNR-Tumoren (sehr selten)
weitere	▪ endokrine Störungen	▪ Hyperprolaktinämie, Hypothyreose, Akromegalie
	▪ Medikamente	▪ Testosteron, Anabolika, DHEA, Danazol
	▪ idiopathisch (15 %)	▪ unbekannt, keine Hyperandrogenämie

Diagnostik: Anamnestisch spricht ein Beginn der Symptomatik mit der Menarche für ein PCOS (Tab. **H-4.4**), ein plötzliches Auftreten mit rascher Zunahme der Beschwerden nach der Menarche legt den Verdacht auf einen Tumor nahe (selten). Im Rahmen der Labordiagnostik werden folgende Parameter bestimmt: Testosteron, DHEAS (Dehydroepiandrostendionsulfat), Androstendion, SHBG (sexualhormonbindendes Globulin), freier Androgenindex (fAI = Maß für das biologisch aktive Testosteron; Berechnung: Gesamt-Testosteron [nmol/l] / SHBG [nmol/l] × 100). Bei V. a. AGS (s. S. 812) wird der 17-OH-Progesteronspiegel in der frühen Follikelphase mithilfe des ACTH-Stimulationstests ermittelt. Bei V. a. PCOS oder einen Ovar-Tumor ist der transvaginale Ultraschall indiziert, bei Tumorverdacht ein MRT der Nebennieren.

Diagnostik: Ein Beginn der Symptomatik mit der Menarche spricht für ein PCOS (Tab. **H-4.4**), ein progressiver Verlauf für einen Tumor (selten). Folgende Laborparameter werden bestimmt: Testosteron, DHEAS, Androstendion, SHBG, fAI, bei V. a. AGS (s. S. 812) 17-OH-Progesteron mittels ACTH-Test. Im Rahmen der Bildgebung sind der transvaginale Ultraschall oder ein MRT der Nebennieren indiziert.

Therapie: Diese richtet sich nach der Grunderkrankung. Bei den meisten Frauen helfen orale Kontrazeptiva mit antiandrogenem Gestagen (z. B. Cyproteronacetat, Drospirenon oder Chlormadinonacetat). Spironolacton hemmt die Wirkung und wahrscheinlich auch die Bildung der Androgene. Bei nicht-klassischem AGS und bestehendem Kinderwunsch werden Glukokortikoide gegeben.

Therapie: Behandlung der Grundkrankheit. Bei den meisten Frauen helfen orale Kontrazeptiva mit antiandrogenem Gestagen. Spironolacton hemmt die Androgenwirkung. Bei nicht-klassischem AGS wird Kortison gegeben.

4.4 Hyperkortisolismus (Cushing-Syndrom)

▶ **Definition**

▶ **Definition:** Durch chronischen Glukokortikoidexzess unterschiedlicher Genese bedingte Erkrankung mit Stammfettsucht, Mondgesicht, Muskelschwäche, Hypertonie und pathologischer Glukosetoleranz.

Epidemiologie: Die häufigste Form ist das exogene (iatrogene) Cushing-Syndrom.

Epidemiologie: Die häufigste Form ist das exogene (iatrogene) Cushing-Syndrom durch Langzeittherapie mit Glukokortikosteroiden oder ACTH. Die Häufigkeit des zentralen Cushing-Syndroms (Morbus Cushing) beträgt ca. 10/1 Mio. Einwohner und Jahr, die des NNR-Karzinoms 2/1 Mio. Einwohner und Jahr.

Ätiopathogenese: Das **exogene Cushing-Syndrom** wird durch langdauernde, hochdosierte Glukokortikoid-Gabe verursacht, die **endogene Form** (selten) kann **ACTH-abhängig** (Morbus Cushing, ektopes ACTH- bzw. CRH-Syndrom) und -**unabhängig** (meist **einseitige** primäre NNR-Adenome oder -Karzinome) sein. Die ACTH-abhängige Form führt zur **bilateralen NNR-Hyperplasie.**

Ätiopathogenese: Das **exogene Cushing-Syndrom** wird durch langdauernde, hochdosierte Gabe von Glukokortikoiden verursacht (häufig). Das **endogene Cushing-Syndrom** (selten) kann **ACTH-abhängig** und -**unabhängig** sein. Die ACTH-abhängige Form führt sekundär zur **bilateralen NNR-Hyperplasie.** Ursächlich können ACTH-bildende Adenome der Hypophyse (Morbus Cushing), das ektope ACTH-Syndrom (paraneoplastische ACTH-Bildung durch nichthypophysäre Tumoren), eine vermehrte hypothalamische CRH-Sekretion oder nichthypothalamische Tumoren (ektopes CRH-Syndrom; sehr selten) sein.
Das ACTH-unabhängige Cushing-Syndrom wird meist durch **einseitige**, primäre, Kortisol produzierende NNR-Tumoren (bei Kindern häufig Karzinome, bei Erwachsenen meist Adenome; selten mikronoduläre Dysplasien oder makronoduläre Hyperplasie der NNR) verursacht. Bei dieser Form sind meist nur Glukokortikoide vermehrt.

Klinik: zu typischen Symptomen s. Tab. **H-4.5**. Ein Hauptsymptom ist die Fettverteilungsstörung mit **Stammfettsucht**, **Mondgesicht** und **Fettpolstern** im Bereich des Nackens (**Büffelnacken**). Weiterhin kommt es zu **Muskelschwäche** und **Striae rubrae** (s. Abb. **H-4.2**). Häufig entwickelt sich eine **diabetische Stoffwechsellage**. Mäßige **Hypertonie** mit Erhöhung des Serumnatriums und Hypokaliämie entstehen durch **Mineralokortikoidüberschuss**. Der **Androgenüberschuss** führt zur **Akne** und bei Frauen zu **Virilisierung, Hirsutismus** (s. S. 801) und **Zyklusstörungen**, bei Männern zu **Libidoverlust** und **Impotenz**.

Klinik: Prägend ist der Hyperkortisolismus (s. Tab. **H-4.5**). Ein Hauptsymptom ist die Fettverteilungsstörung mit **Stammfettsucht**, **Mondgesicht** (facies lunata), **Fettpolstern** im Bereich der Supraklavikulargruben und des Nackens (**Büffelnacken**). Arme und Beine sind bei Erwachsenen dagegen meist dünn. Eine **Atrophie**, insbesondere der **proximalen Muskulatur** führt zur **Schwäche** und **Adynamie**, die im Gegensatz zum kräftigen Erscheinungsbild steht (aus der Hocke aufstehen oder Treppensteigen fällt schwer). Die **Haut** wird aufgrund der Atrophie so dünn und transparent, dass die subkutanen Blutgefäße sichtbar werden. Durch Brüchigkeit entstehen die typischen **Striae rubrae** (s. Abb. **H-4.2**). Häufig entwickelt sich eine **diabetische Stoffwechsellage**. Der unterschiedlich stark ausgeprägte **Mineralokortikoidüberschuss** führt zur mäßigen **Hypertonie** mit Erhöhung des Serumnatriums und Hypokaliämie, die **Hyperandrogenämie** zur Akne und bei Frauen zusätzlich zu **Virilisierung, Hirsutismus** (s. S. 801) und **Zyklusstörungen** (häufiger Leitbefund). Aufgrund einer Suppression der LH-Sekretion durch Kortisol kommt es bei Männern zu **Libidoverlust** und **Impotenz**. Alle Symptome sind von Ausmaß und Dauer des Hyperkortisolismus abhängig. Dies trifft insbesondere auch auf die Entwicklung einer **Osteoporose** und damit verbundene **Frakturen** und **Knochenschmerzen** zu. Die Patienten sind meist depressiv verstimmt, klagen über einen Energie- und Libidoverlust; gelegentlich treten Panikattacken und paranoide Vorstellungen auf. Typisch bei Kindern sind im Gegensatz zum Erwachsenen eine generalisierte Fettsucht sowie die Verminderung der Wachstumsgeschwindigkeit.

Osteoporose, Frakturen und **Knochenschmerzen** treten nach entsprechend langem Verlauf (bzw. bei massivem Hyperkortisolismus) auf.

≡ **H-4.5**

≡ H-4.5	Symptome bei Cushing-Syndrom und ihre Häufigkeit
Symptom	*ungefähre Häufigkeit (%)*
stammbetonte Fettsucht	90
Vollmondgesicht (Facies lunata)	85
Hirsutismus	80
Hypogonadismus (Zyklusstörungen, Impotenz)	75
Hypertonie	75
Osteoporose	65
Striae rubrae	60
Muskelschwäche	60

⊚ H-4.2

⊚ H-4.2 | **Hyperkortisolismus infolge eines kortisolbildenden NNR-Tumors**

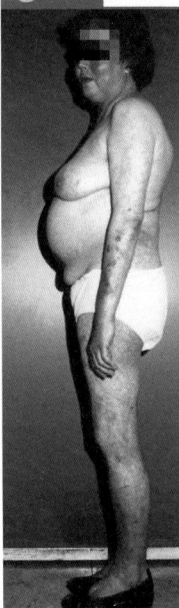

45-jährige Patientin mit typischem klinischen Erscheinungsbild: Stammfettsucht, Vollmondgesicht, Gesichtsrötung und livide Striae.

Diagnostik und Differenzialdiagnose: Die Stufendiagnostik umfasst zunächst die Diagnose des **Hyperkortisolismus**. Die Ausscheidung des freien Kortisols im 24-h-Urin ist erhöht, im Kortisoltagesprofil ist die Tagesrhythmik der Kortisolproduktion aufgehoben (kein abendlicher bzw. nächtlicher Kortisolabfall). Der niedrig dosierte Dexamethason-Hemmtest (s. S. 800) fällt positiv aus (erhöhtes Serumkortisol aufgrund unzureichender Suppression nach Gabe von Dexamethason). Anschließend werden der ACTH-Plasma-Spiegel bestimmt, der CRH-Test und der hochdosierte Dexamethason-Hemmtest (s. S. 800) durchgeführt, um die unterschiedlichen Formen des **Cushing-Syndroms** von einem **Morbus Cushing** abzugrenzen (s. Tab. **H-4.6**).

Das **Kernspintomogramm (MRT) der Hypophyse** ist das wichtigste bildgebende Verfahren zum Nachweis eines Morbus Cushing. Zu berücksichtigen ist, dass bei bis zu 90 % der Patienten Mikroadenome (Durchmesser < 1 cm, davon bei > 50 % Durchmesser < 5 mm) vorliegen, die die Sella nicht vergrößern. Typisch im CT der Nebennieren ist eine bilaterale diffuse Hyperplasie. **Differenzialdiagnostisch** sollten weiterhin Adipositas (s. S. 702) und Inzidentalome der Nebenniere (s. S. 811) abgeklärt werden. Bei depressivem Syndrom können ebenso leicht erhöhte Kortisolspiegel vorliegen.

Diagnostik und Differenzialdiagnose: Zunächst Diagnose des **Hyperkortisolismus:** erhöhte Ausscheidung des freien Kortisols im 24-h-Urin, Aufhebung der Tagesrhythmik der Kortisolproduktion im Kortisoltagesprofil, positiver niedrig dosierter Dexamethason-Hemmtest (s. S. 800). Zur Abgrenzung des **Cushing-Syndroms** vom **Morbus Cushing** s. Tab. **H-4.6**.

Wichtigstes bildgebendes Verfahren zum Nachweis eines Morbus Cushing ist das **MRT der Hypophyse**. Weitere **Differenzialdiagnosen:** Adipositas (s. S. 702), Inzidentalome der Nebenniere (s. S. 811) und depressives Syndrom.

≣ H-4.6 | **Differenzialdiagnose bei Hyperkortisolismus**

Ursache	zentral (Morbus Cushing) ACTH-abhängig	peripher (NNR-Tumor) ACTH-unabhängig	paraneoplastisch ACTH-abhängig
▪ ACTH im Plasma	n, ↑	↓	↑ (i. d. R. höher als bei Patienten mit Morbus Cushing)
▪ Kortisolsekretion nach ACTH-Gabe		Adenom: ja Karzinom: nein	n oder ↑
▪ Kortisolsuppression mit:			
▪ 2 mg Dexamethason	nicht < 2 µg/dl	nein	nein
▪ 8 mg Dexamethason	< 50 %	nein	selten < 50 %
▪ ACTH-Stimulation durch CRH	ja	nein	(nein)

n = normal, ↓ = erniedrigt, ↑ = erhöht

4.4.1 Morbus Cushing

4.4.1 Morbus Cushing

▶ Synonym

▶ **Synonym:** zentrales Cushing-Syndrom

Pathogenese: Der Morbus Cushing kann durch eine verstärkte Sekretion von ACTH (**hypophysär**) oder CRH (**hypothalamisch**) bedingt sein.

Pathogenese: Der chronische Glukokortikoidexzess bei Morbus Cushing kann durch eine gesteigerte Sekretion von ACTH (**hypophysär**) oder selten von CRH (**hypothalamisch**) bedingt sein. Eine vermehrte CRH-Sekretion führt zur Hyperplasie der kortikotropen Zellen und nach entsprechend langer Stimulation zur adenomatösen Entartung mit autonomer ACTH-Sekretion. Sehr viel häufiger sind Störungen auf hypophysärer Ebene: Kortikotrope Adenome entstehen direkt in der Hypophyse und bilden vermehrt ACTH.

Klinik: siehe S. 802.

Klinik: siehe S. 802. Die Diagnose wird meist 3–6 Jahre nach Auftreten der Erstsymptome gestellt.

Diagnostik: siehe S. 803.

Diagnostik: siehe S. 803.

Therapie: Therapie der Wahl ist die **transsphenoidale Entfernung des Hypophysenadenoms**. Die Heilungsrate beträgt bei Mikroadenomen bis zu 90 %, bei Makroadenomen bis zu 50 %. Bei unzureichendem Erfolg kann reoperiert oder die Hypophyse bestrahlt werden. Medikamente wie z. B. Ketoconazol oder Mitotan werden nur als Überbrückung gegeben.

Therapie: Therapie der ersten Wahl ist die **transsphenoidale Entfernung des Hypophysenadenoms** (Heilungsrate bei Mikroadenomen bis zu 90 %, bei Makroadenomen bis zu 50 %). Bei unzureichendem Erfolg besteht die Möglichkeit der Reoperation oder Hypophysenbestrahlung. Die Bestrahlung hat jedoch eine deutlich geringere Heilungsrate (bei Kindern bis zu 80 %, bei Erwachsenen bis zu 15 %). Der Therapieerfolg setzt jedoch bei Kindern erst nach ca. 3, bei Erwachsenen nach 12–18 Monaten ein. Zur Überbrückung sind Medikamente wie z. B. das Adrenokortikolytikum Mitotan indiziert. Eines der wirksamsten Medikamente ist Ketoconazol (Inhibitor der NNR-Enzyme), bei dem jedoch in seltenen Fällen eine Leberzellschädigung auftreten kann.

▶ Merke

▶ **Merke:** Entwickelt sich postoperativ ein Hypokortisolismus, muss Kortisol substituiert werden.

Gelegentlich ist eine bilaterale Adrenalektomie notwendig. Die zarte Kapsel sollte auf keinen Fall beschädigt werden (Rezidiv durch versprengte NNR-Zellen). Bei ca. 30 % der Patienten entwickelt sich ein **Nelson-Syndrom** (s. Abb. **H-4.4**).

Bei Rezidiv oder fortbestehender Symptomatik ist die bilaterale Adrenalektomie mit Entfernung der Drüsen in toto erforderlich. Die zarte Kapsel sollte auf keinen Fall beschädigt werden, da versprengte NNR-Zellen zu einem Rezidiv führen können. Bei ca. 30 % der Patienten entwickelt sich ein **Nelson-Syndrom** (progressiv wachsendes ACTH-bildendes Hypophysenadenom, meist charakterisiert durch eine Hyperpigmentierung der Haut; s. Abb. **H-4.4**).

⊚ **H-4.3** | **Morbus Cushing (klinisches Beispiel)**

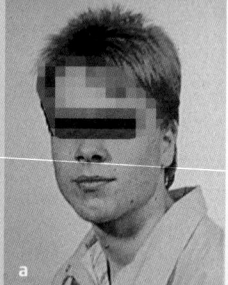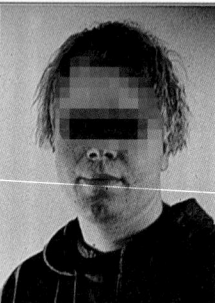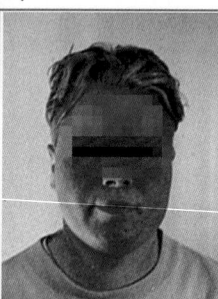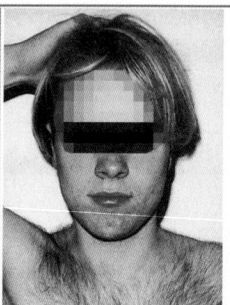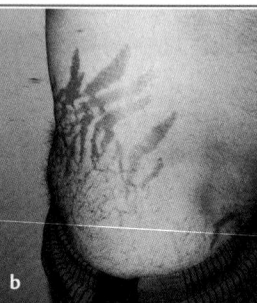

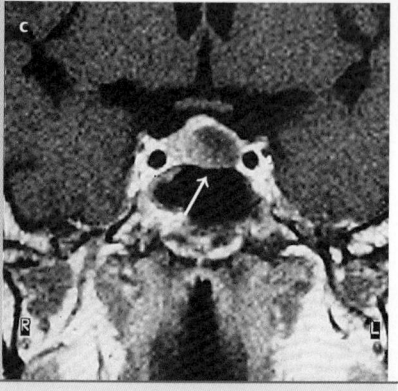

a Der 18-jährige Patient vor und nach erfolgreicher Entfernung des Hypophysenadenoms. Das Gesicht ist gerötet und rund. Auffällig ist die Akne.
b Die ausgeprägten, dunkelroten Striae an den Flanken sind typisch.
c Das MRT zeigt das Hypophysenadenom (→).

▶ **Klinischer Fall:** Der 18-jährige Patient klagte über einen Leistungsknick und Muskelschwäche. Bei der körperlichen Untersuchung fielen eine Stammfettsucht, ein rundes Gesicht (Facies lunata), eine schwere Akne und ausgeprägte, breite, dunkelrote Striae an Flanken und Beinen auf. Der Blutdruck war erhöht auf 140/110 mmHg. Laborchemisch fielen eine Hypokaliämie (3,4 mmol/l) und eine diabetische Stoffwechsellage auf. Bei der endokrinologischen Untersuchung waren um 8 Uhr morgens Kortisol auf 41 µg/dl und ACTH auf 167 pg/ml erhöht. Im Dexamethason-Hemmtest mit 2 mg waren Kortisol und ACTH nicht supprimierbar, mit 8 mg Suppression um 68 %. Im MRT der Hypophyse zeigte sich ein Makroadenom, die klinische Diagnose Morbus Cushing war somit gesichert. Nach der transsphenoidalen Adenomektomie normalisierte sich der Zustand des Patienten vollständig (Abb. **H-4.3**).

◀ **Klinischer Fall**

4.4.2 Peripheres Cushing-Syndrom

4.4.2 Peripheres Cushing-Syndrom

▶ **Synonym:** ACTH-unabhängiges Cushing-Syndrom

◀ **Synonym**

▶ **Definition:** Durch NNR-Adenome bzw. -Karzinome verursachter Hyperkortisolismus.

◀ **Definition**

Ätiologie: Die Ursache dieser Tumoren ist unbekannt.

Ätiologie: Die Ursache ist unbekannt.

Klinik: Während bei NNR-Adenomen die Zeichen des Hyperkortisolismus nur langsam zunehmen und durch Androgene bedingte Symptome meist fehlen, ist der Hyperkortisolismus beim NNR-Karzinom durch einen akuten und progressiven Verlauf gekennzeichnet. Bei Frauen bestimmt häufig eine Hyperandrogenämie das klinische Bild (s. o.). Gelegentlich sind die Tumoren so groß, dass sie im Bereich der Lende zu tasten sind und dort Schmerzen verursachen.

Klinik: Bei NNR-Adenomen nehmen die Zeichen des Hyperkortisolismus langsam, bei Karzinomen rapide zu. Häufig bestimmt die Hyperandrogenämie die Klinik (v. a. bei Frauen).

Diagnostik: siehe Tab. **H-4.6**, S. 803.

Diagnostik: siehe Tab. **H-4.6**, S. 803.

Therapie und Verlauf: Bei Tumoren der NNR ist die operative Entfernung die Therapie der ersten Wahl. Patienten mit einem Adenom werden so nahezu immer geheilt.

Therapie und Verlauf: operative Entfernung des Tumors.

▶ **Merke:** Da bei den Patienten die Hypothalamus-Hypophysen-NNR-Achse supprimiert und das gesunde kontralaterale NNR-Gewebe atrophiert ist, muss nach Adrenalektomie eine Glukokortikoid-Substitutionstherapie über einige Monate bis zu zwei Jahre durchgeführt werden.

◀ **Merke**

Patienten mit einem NNR-Karzinom haben dagegen abhängig vom Tumorstadium eine schlechte Prognose (mittlere Überlebensrate 1–3 Jahre), häufig bestehen Mikrometastasen in Lunge und Leber. Der Hyperkortisolismus kann mit Mitotane behandelt werden (Cave: Substitution bei Hypokortisolismus!).

Bei NNR-Karzinom ist die Prognose abhängig vom Tumorstadium schlecht. Therapie des Hyperkortisolismus mit Mitotane.

4.4.3 Ektopes Cushing-Syndrom

4.4.3 Ektopes Cushing-Syndrom

▶ **Synonym:** Paraneoplastisches Cushing-Syndrom

◀ **Synonym**

Pathogenese: Ursächlich für den Hyperkortisolismus ist eine ektope ACTH-Sekretion in Tumoren (in ca. 50 % d. F. kleinzellige Lungenkarzinome), die nicht über den negativen Feedback-Mechanismus der Glukokortikoide supprimiert wird.

Pathogenese: ektope ACTH-Sekretion in Tumoren (meist Lungenkarzinome).

Klinik: Diese Form des Cushing-Syndroms mit Bluthochdruck, Muskelschwäche und Glukoseintoleranz ist durch einen akuten und progressiven Verlauf geprägt. Das klinische Bild wird durch den Tumor (Gewichtsverlust, Anämie) und den ausgeprägten Hyperkortisolismus bestimmt. Eine häufig sehr hohe Plasma-ACTH-Konzentration (ACTH besitzt Melanozyten-stimulierende Aktivität) führt zur Hyperpigmentierung der Haut (Abb. **H-4.4**). Wegen des Tumors sind jedoch häufig die typischen Zeichen des Cushing-Syndroms nicht entwickelt.

Klinik: Die Tumoren und der Hyperkortisolismus prägen das Bild. Meist besteht infolge der hohen ACTH-Konzentration eine Hyperpigmentierung (Abb. **H-4.4**). Diese Form des Cushing-Syndroms mit Bluthochdruck, Muskelschwäche und Glukoseintoleranz hat einen akuten progressiven Verlauf.

H-4.4   Hyperpigmentierung bei Nelson-Syndrom

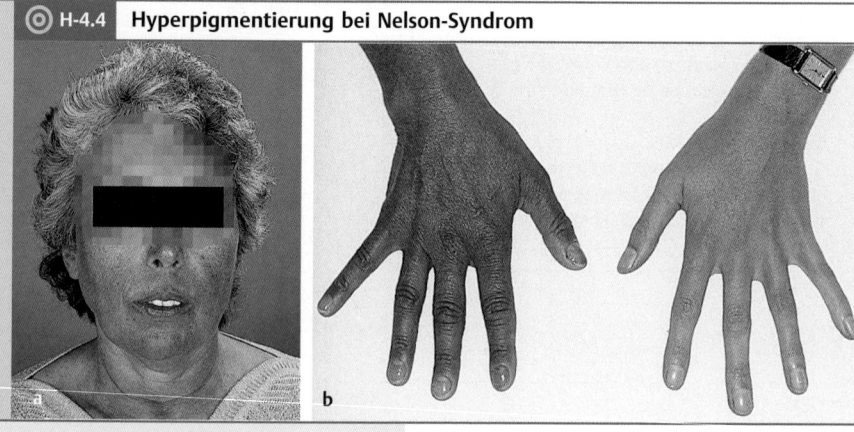

H-4.4   Hyperpigmentierung bei Nelson-Syndrom

a 56-jährige Patientin mit progressiv wachsendem ACTH-bildendem Hypophysenadenom. Typisch ist die **Hyperpigmentierung der Haut**.
b **Pigmentierte Hand** der Patientin im Vergleich zu der eines Gesunden.

Diagnostik: siehe Tab. **H-4.6**, S. 803. Gelegentlich ist eine Katheterisierung, ausgehend von der V. iliaca bis zum Sinus petrosus zur Tumorlokalisation notwendig.

Radiologische Untersuchungen dienen der Erfassung von Bronchialtumoren.

Therapie: Die operative Entfernung des Tumors ist nur bei bis zu 10% der Patienten möglich. Chemotherapie, Bestrahlung oder Adrenalektomie sind weitere Therapieverfahren.

Diagnostik: siehe Tab. **H-4.6**, S. 803. Gelegentlich ist zur Lokalisation des Tumors eine Katheterisierung, ausgehend von der V. iliaca bis zum Sinus petrosus, mit stufenweiser Blutabnahme zur Bestimmung von ACTH notwendig. Die Plasma-ACTH-Konzentration zeigt keinen zirkadianen Rhythmus.
Bronchialtumoren werden bei ca. der Hälfte der Patienten durch eine **Röntgenuntersuchung** oder ein **CT** der Lunge erfasst. Beide Nebennieren sind meist diffus vergrößert.

Therapie: Die Tumoren sollten nach Möglichkeit reseziert werden. Dies ist jedoch nur bei weniger als 10% der Patienten möglich. Weitere hilfreiche Therapieverfahren sind Chemotherapie oder Bestrahlung. Der Hyperkortisolismus wird initial mit Inhibitoren der NNR-Enzyme (z. B. Ketoconazol, s. o.) bzw. mit dem Zytostatikum Mitotane behandelt. Gelegentlich ist eine bilaterale Adrenalektomie erforderlich.

4.4.4 Iatrogenes Cushing-Syndrom

4.4.4 Iatrogenes Cushing-Syndrom

▶ **Definition**

▶ **Definition:** Hyperkortisolismus durch langdauernde Gabe synthetischer Glukokortikoide in pharmakologischer Dosierung (d. h. Dosisäquivalente, die höher als die normale Kortisol-Tagesproduktion von 20–30 mg sind), selten durch die Gabe von ACTH.

Pathogenese: Hemmung der hypothalamischen CRH-Synthese und -Sekretion und Suppression der ACTH-Synthese.

Klinik: Meist bestehen nur Zeichen des Glukokortikoidüberschusses, da die meisten synthetischen Glukokortikoide nur geringe mineralokortikoide und keine androgene Wirkung haben. Im Übrigen finden sich die typischen Zeichen des Cushing-Syndroms (s. S. 802).

Diagnostik: Durch das exogene Kortikoid sind die endogene Kortisol- und ACTH-Sekretion vermindert. Die Nebennieren sind atrophiert.

Therapie: Zur Vermeidung einer Addison-Krise muss das Steroid schrittweise (meist über Wochen) ausgeschlichen werden.

Pathogenese: Die in exzessiver Menge zugeführten Glukokortikoide hemmen die hypothalamische Synthese und Sekretion von CRH und supprimieren die hypophysäre ACTH-Synthese und Ausscheidung.

Klinik: Meist bestehen nur Zeichen eines Glukokortikoidüberschusses, da die meisten synthetischen Glukokortikoide nur eine geringe bzw. keine mineralokortikoide und auch keine androgene Wirkung haben (z. B. kein Hirsutismus). Eine Hypertonie liegt nur dann vor, wenn die Patienten ohnehin an einer Hypertonie leiden oder wenn sie Kortikoide mit ausgeprägter mineralokortikoider Wirkung einnehmen. Im Übrigen finden sich die typischen Zeichen des Cushing-Syndroms (s. S. 802). Gelegentlich werden eine Kortison-Katarakt oder eine aseptische Nekrose des Femurkopfes beobachtet.

Diagnostik: Wichtig ist eine sorgfältige Medikamentenanamnese. Die Hypothalamus-Hypophysen-NNR-Funktion ist typischerweise supprimiert. Entsprechend sind die morgendlichen ACTH- bzw. endogenen Kortisolkonzentrationen im Serum erniedrigt, ebenso die Kortisolausscheidung im Urin. Im CRH- bzw. ACTH-Test zeigt sich keine bzw. eine abgeschwächte Antwort. Beide Nebennieren sind atrophiert.

Therapie: Beendigung der Steroidmedikation. Da eine Hypothalamus-Hypophysen-NNR-Insuffizienz vorliegt, darf die Beendigung nicht abrupt erfolgen. Zur Vermeidung einer Addison-Krise muss das Steroid schrittweise (meist über Wochen) ausgeschlichen werden.

> ▶ **Merke:** Ein gutes Maß für die NNR-Funktion ist die morgendliche Bestimmung von Kortisol im Serum.

◀ Merke

4.5 Hyperaldosteronismus

4.5.1 Primärer Hyperaldosteronismus

4.5 Hyperaldosteronismus

4.5.1 Primärer Hyperaldosteronismus

▶ **Synonym:** Conn-Syndrom

◀ Synonym

▶ **Definition:** Erkrankung mit den Leitbefunden Hypertonie und Hypokaliämie infolge einer pathologisch gesteigerten Aldosteronproduktion unterschiedlicher Genese.

◀ Definition

Epidemiologie: Nach aktuellen Studien liegt bei 5–10 % der Hochdruckpatienten eine Mineralokortikoid-Hypertonie vor (w > m), der Altersgipfel liegt zwischen 30 und 50 Jahren.

Ätiopathogenese: In 60–80 % d. F. ist der Hyperaldosteronismus durch ein **einseitiges NNR-Adenom**, in 20–40 % d. F. durch eine **beidseitige NNR-Hyperplasie** (idiopathischer Hyperaldosteronismus) bedingt. Sehr seltene Ursachen sind NNR-Karzinom und unilaterale NNR-Hyperplasie.

Folge des Hyperaldosteronismus ist eine vermehrte Na⁺-Retention mit Anstieg des Gesamtnatriumgehaltes, Volumenvermehrung und Volumenhochdruck. Es kommt jedoch zum Escape-Phänomen mit verstärkter Na⁺-Ausscheidung, möglicherweise durch eine vermehrte Sekretion des atrialen natriuretischen Faktors (ANF). Die Einschränkung der renalen Konzentrationsfähigkeit führt zur Hyposthenurie und Polyurie.

Bei der bilateralen adrenokortikalen Hyperplasie ist die Aldosteronkonzentration niedriger als bei Adenomen, Hypokaliämie und Reninsuppression sind weniger stark ausgeprägt. Die Abgrenzung zur essenziellen Hypertonie mit niedrigem Renin ist unscharf.

Klinik: Leitsymptom ist die **Hypertonie**, die mit Kopfschmerzen und ggf. Organschäden einhergehen kann. Diese kann durch eine **Hypokaliämie** mit ggf. Muskelschwäche bzw. Krämpfen, Parästhesien, EKG-Veränderungen, Polyurie und Polydipsie kombiniert sein. Neuere Untersuchungen zeigen, dass die Mehrzahl der Patienten normokaliämisch ist.

Diagnostik: Charakteristisch ist eine metabolische Alkalose meist kombiniert mit einer Hypernatriämie. Richtungsweisend ist die Bestimmung von **Aldosteron** und **Renin** im Plasma. Ein idealer Screeningparameter ist der Aldosteron (pg/ml)/Renin (pg/ml)-Quotient. Ein Quotient > 50 ist ein deutlicher Hinweis auf einen primären Hyperaldosteronismus (Normalwerte des Referenzlabors beachten!). β-Rezeptoren-Blocker, ACE-Hemmer und Diuretika (insbesondere Spironolacton) beeinflussen die Aldosteron/Renin-Konzentration. Daher sollte Spironolacton 6 Wochen und die anderen o. g. Substanzen ca. 2 Wochen vor der Diagnostik abgesetzt werden.

Kalziumantagonisten und Vasodilatatoren können gegeben werden. Zur Diagnosesicherung wird der **Kochsalzbelastungstest** durchgeführt: Ziel ist, die **Supprimierbarkeit der Aldosteronsekretion** durch Natriumbelastung zu untersuchen. Man appliziert z. B. 2 l isotone Kochsalzlösung i. v. über einen Zeitraum von 4 Stunden. Normalerweise wird dadurch die Aldosteronkonzentration auf < 85 pg/ml supprimiert.

Epidemiologie: Bei ca. 5–10 % der Patienten liegt eine Mineralokortikoid-Hypertonie vor (w > m). Altersgipfel: 30–50 Jahre.

Ätiopathogenese: Ein **einseitiges NNR-Adenom** ist in 60–80 % d. F. ursächlich, eine **beidseitige NNR-Hyperplasie** in 20–40 % d. F.

Folge des Hyperaldosteronismus ist eine vermehrte Na⁺-Retention mit Anstieg des Gesamtnatriumgehaltes, Volumenvermehrung und Volumenhochdruck. Es kommt jedoch zum Escape-Phänomen. Hyposthenurie und Polyurie entstehen durch eingeschränkte renale Konzentrationsfähigkeit.

Klinik: Typisch ist eine **Hypertonie**, ggf. kombiniert mit **Hypokaliämie**. Neuere Untersuchungen zeigen, dass die Mehrzahl der Patienten normokaliämisch ist.

Diagnostik: Richtungsweisend ist die Bestimmung von **Aldosteron** und **Renin** im Plasma. Ein idealer Screeningparameter ist der Aldosteron/Renin-Quotient.

Zur Sicherung der Diagnose eignen sich der **Kochsalz-** oder der **Fludrokortison-Belastungstest**.

> ▶ **Merke:** Da die Gefahr eines starken RR-Anstiegs bis hin zur hypertensiven Krise besteht, ist eine engmaschige Überwachung notwendig!

◀ Merke

Eine alternative Überprüfung kann durch Fludrokortison-Gabe erfolgen (**Fludrokortison-Belastungstest**). Anschließend wird die **Aldosteronausscheidung im 24-h-Sammelurin** gemessen.

Differenzialdiagnose: Zur Unterscheidung von Adenom und bilateraler Hyperplasie wird der **Orthostasetest** durchgeführt: Bei Gesunden und Hyperplasie **Anstieg von Plasmarenin** und **Aldosteron** nach 3 h in aufrechter Position. Bei Adenom bleibt Renin supprimiert und Aldosteron steigt nicht an. Bildgebende Diagnostik mittels CT und MRT. Gelegentlich **selektive Nebennierenvenenblutabnahme** mit Aldosteron- und Kortisolbestimmung zur Lokalisation der betroffenen Seite. Selten ist die szintigraphische Untersuchung mit ^{131}jodmarkiertem Cholesterin notwendig.

Differenzialdiagnose: Zur Unterscheidung zwischen Adenom und bilateraler Hyperplasie (unterschiedliche Therapieansätze! s. u.) wird der **Orthostasetest** (möglichst vormittags) durchgeführt. Aufgrund der verminderten Nierendurchblutung resultiert **bei Gesunden** nach 3 h in aufrechter Position ein **Anstieg von Plasmarenin** und **Aldosteron**. Dieser Effekt tritt auch bei Patienten mit Hyperplasie ein, liegt ein Adenom vor, bleibt Renin jedoch supprimiert, ein Aldosteronanstieg bleibt aus. Im Vergleich zum Adenom sind beim Aldosteron produzierenden NNR-Karzinom Bluthochdruck und Hypokaliämie stärker ausgeprägt und die Tumoren meist erheblich größer. Geeignete Methoden zur Darstellung des pathologischen Prozesses im Rahmen der Lokalisationsdiagnostik sind CT und Kernspintomographie (MRT). Zur Lokalisation der betroffenen Seite wird gelegentlich eine **selektive Nebennierenvenenblutabnahme** über eine Katheterisierung der NNR-Venen mit seitengetrennter Aldosteron- und Kortisolbestimmung durchgeführt. Selten sind szintigraphische Untersuchungen mit ^{131}jodmarkiertem Cholesterin notwendig.

Therapie: Nach Vorbehandlung mit Spironolacton operative Entfernung von NNR-Adenomen. Bei primärer bilateraler NNR-Hyperplasie medikamentöse Therapie (Spironolacton, ggf. zusätzlich Amilorid und Kalziumblocker).

Therapie: NNR-Adenome werden operativ entfernt (Langzeitheilungsrate von ca. 70 %). Zur Normalisierung von Blutdruck und Kaliumbilanz sollten die Patienten für einige Wochen mit dem Aldosteronantagonisten Spironolacton vorbehandelt werden. Postoperativ normalisiert sich der Kaliumhaushalt unmittelbar, während die Normalisierung des Blutdruckes Monate dauern kann. Patienten mit primärer bilateraler NNR-Hyperplasie werden medikamentös mit Spironolacton, ggf. zusätzlich mit Amilorid und Kalziumblockern behandelt.

4.5.2 Sekundärer Hyperaldosteronismus

4.5.2 Sekundärer Hyperaldosteronismus

▶ **Definition**

▶ **Definition:** Durch extraadrenale Faktoren bedingter Hyperaldosteronismus.

Ätiopathogenese: Periphere Ödeme und damit eine Abnahme des Blutvolumens bei einer Reihe von Erkrankungen (z. B. Herzinsuffizienz und Leberzirrhose) führt zur vermehrten Bildung von Renin und Aldosteron.

Ätiopathogenese: Eine Reihe von Erkrankungen (z. B. Herzinsuffizienz, Leberzirrhose oder nephrotisches Syndrom) führt zu peripheren Ödemen und damit zu einer Abnahme des Blutvolumens. Infolgedessen werden vermehrt Renin und Aldosteron gebildet. Weitere Ursachen sind Nierenarterienstenose (renale Ischämie), maligne Hypertonie, reninproduzierende Nierentumoren, Bartter-Syndrom (Mutation renaler Transportkanäle mit verminderter Na$^+$-Reabsorption und sekundärem Hyperaldosteronismus) und insbesondere Medikamente (z. B. Diuretika, Laxanzien).

Klinik: je nach Grunderkrankung.

Klinik: Die Symptome sind abhängig von der Grundkrankheit.

Diagnostik: Aldosteron und Renin erhöht, Hypokaliämie.

Diagnostik: Erhöhtes Aldosteron und Renin sind kombiniert mit einer Hypokaliämie.

Therapie: Behandlung der Grundkrankheit, Ödemtherapie.

Therapie: Entscheidend ist die Behandlung der Grundkrankheit. Bei Ödemen empfiehlt sich eine Kombination von Saluretika mit Spironolacton oder anderen kaliumsparenden Diuretika.

4.6 Nebennierenrindeninsuffizienz

4.6 Nebennierenrindeninsuffizienz

▶ **Synonym**

▶ **Synonym:** NNR-Insuffizienz, Hypokortisolismus

Einteilung: Man unterscheidet folgende Formen:

- **primäre NNR-Insuffizienz (Morbus Addison):** Schädigung bzw. Ausfall aller drei Zonen der NNR (s. Tab. **H-4.1**, S. 799) mit erhöhtem ACTH. Zu Ursachen

Einteilung: Entsprechend der Ätiologie werden folgende Formen unterschieden:

- **primäre NNR-Insuffizienz (Morbus Addison):** Diese meist autoimmunologisch bedingte Funktionsstörung der NNR führt abhängig vom Schweregrad zu einer Schädigung bzw. einem Ausfall aller drei Zonen der NNR (s. Tab. **H-4.1**, S. 799). Entsprechend sind **alle NNR-Hormone** (Mineralo-, Glukokortikoide und Androgene) **vermindert** oder fallen komplett aus, **ACTH** ist reaktiv **erhöht**. Zu den Ursachen s. Tab. **H-4.7**. Eine Reihe von Medikamenten, die die Kortisolsynthese beeinträchtigen (z. B. Ketoconazol und Etomidat) oder dessen Metabolismus beschleunigen (z. B. Phenytoin, Barbiturate) können bei Patienten mit eingeschränkter Hypophysen-Nebennieren-Achse zu einer manifesten NNR-Insuffizienz führen. Die primäre NNR-Insuffizienz kann akut (Addison-Krise; s. u.) und chronisch auftreten.

- **sekundäre bzw. tertiäre NNR-Insuffizienz:** Diese werden durch Störungen von Hypophyse bzw. Hypothalamus verursacht. Die **sekundäre Form** ist Folge eines ACTH- bzw. CRH-Mangels mit **ausschließlichem Kortisoldefizit** und wird z. B. durch Tumoren, Entzündungen, Metastasen oder das Sheehan-Syndrom (Hypophyseninsuffizienz infolge postpartaler Blutung und Nekrose der Hypophyse) ausgelöst. Häufigste Ursache der **tertiären Form** ist die lang anhaltende Gabe von Glukokortikoiden, die zu einer Abnahme der CRH- und damit der ACTH-Sekretion führt. Langfristig atrophieren hierdurch die Zona fasciculata und reticularis der NNR. Weitere Ursachen sind z. B. Tumoren, infiltrative Erkrankungen, wie z. B. Sarkoidose oder Schädelbestrahlungen.

s. Tab. **H-4.7**. Symptomatik ab Zerstörung von ≥ 90 % der NNR. Bei Patienten mit eingeschränkter Hypophysen-Nebennieren-Achse können Medikamente eine manifeste NNR-Insuffizienz verursachen.

- **sekundäre bzw. tertiäre NNR-Insuffizienz:** Die sekundäre Form ist Folge eines ACTH- bzw. CRH-Mangels mit **ausschließlichem Kortisoldefizit**. Häufigste Ursache der **tertiären Form** ist die lang anhaltende Glukokortikoid-Gabe.

▶ **Merke:** Die Mineralokortikoid-Sekretion ist bei der sekundären und tertiären Form weitgehend normal, da diese Funktion weitgehend ACTH-unabhängig vorwiegend durch das Renin-Angiotensin-Aldosteron-System (RAAS; S. 854) gesteuert wird.

◀ **Merke**

☰ H-4.7	Ursachen und Symptome bei Morbus Addison			
Ursachen	*Häufigkeit (%)*	**Symptom**		*Häufigkeit (%)*
Autoimmunadrenalitis	70	Muskelschwäche (Adynamie)		100
Nebennierentuberkulose	10–25	Gewichtsverlust		100
Adrenoleukodystrophie (nur Jungen und Männer)	selten	Appetitlosigkeit		100
NNR-Metastasen (z. B. Mamma-, Bronchialkarzinom)	selten	Hyperpigmentierung der Haut (Mundschleimhaut, Handlinien an Handinnenflächen)		90
Nebennierenbeteiligung bei AIDS	selten	Hypotonie		90
Aplasie oder Hypoplasie der NNR	selten	Übelkeit und Erbrechen		80

Klinik: Symptomatisch wird der Morbus Addison erst, wenn mind. 90 % der NNR zerstört sind. Abhängig von Dauer und Ausmaß der NNR-Funktionsstörung ist die Symptomatik unterschiedlich stark ausgeprägt (möglich sind asymptomatische Verläufe unter normalen Lebensbedingungen, aber auch unerwartet durch Belastung ausgelöste Addison-Krisen). Neben den in Tab. **H-4.7** dargestellten Symptomen klagen die Patienten über pseudoperitonitische Oberbauchschmerzen.

Klinik: Symptome treten erst auf, wenn > 90 % der NNR zerstört sind. Die Symptomatik ist unterschiedlich stark ausgeprägt.

Diagnostik: Im Rahmen der Labordiagnostik finden sich eine metabolische Azidose mit Hypoglykämie und Hyperkalzämie (6 % d. F.). Der Mineralokortikoidmangel führt zu Hyponatriämie und Hyperkaliämie. Beim Morbus Addison ist das Plasma-Kortisol erniedrigt, das ACTH erhöht. Nach ACTH-Gabe steigt das Kortisol nicht adäquat an. Bei der sekundären und tertiären NNR-Insuffizienz ist ACTH vermindert oder nicht nachweisbar. Im ACTH-Test (s. S. 800) sind bei Morbus Addison beide Serumkortisolwerte (vor und 1 h nach i. v. Injektion von ACTH) erniedrigt.

Zur Abklärung der Ursache erfolgt ein Screening auf NNR-Autoantikörper und die bildgebende Diagnostik der Nebenniere (Sonographie, Abdomenleeraufnahme, CT, ggf. Angiographie zur Diagnostik von Karzinommetastasen). Bei V. a. zerebrale Prozesse ist ein CT bzw. MRT des Schädels indiziert.

Diagnostik: Morbus Addison: Plasma-Kortisol erniedrigt, ACTH erhöht. ACTH-Test (s. S. 800): beide Werte erniedrigt. Bei sekundärer und tertiärer NNR-Insuffizienz ACTH vermindert oder nicht nachweisbar.

Zur Abklärung der Ursache erfolgt ein Screening auf NNR-Autoantikörper und die bildgebende Diagnostik der Nebenniere. Bei V. a. zerebrale Prozesse CT bzw. MRT des Schädels.

Therapie: Glukokortikoid-Substitution analog zur Tagesrhythmik. Cave: Bei Belastungen Hydrokortisondosis anpassen! Bei Morbus Addison werden zusätzlich Mineralokortikoide gegeben. Bei Frauen mit Libidoverlust ggf. Androgensubstitution.

Therapie: Analog zur Kortisol-Tagesrhythmik werden Glukokortikoide substituiert (z. B. Hydrokortison 15-10-0 mg oder Kortisonazetat 25 mg morgens und 12,5 mg am Spätnachmittag). Wichtig ist, bei schweren Belastungen (z. B. fieberhafter Infekt, Operation oder Unfall) die Hydrokortisondosis in Abhängigkeit der Belastung auf das 2–10fache zu erhöhen. Bei Morbus Addison werden zusätzlich Mineralokortikoide in einer Dosis gegeben, die zur Normalisierung der Plasma-Renin-Aktivität führt (z. B. Fludrokortison 0,05–0,2 mg/d). Gegebenenfalls kann z. B. bei Frauen mit Libidoverlust eine Androgensubstitution sinnvoll sein.

▶ **Merke**

▶ **Merke:** Zur Prophylaxe einer Addison-Krise müssen alle Patienten geschult werden und einen Notfallausweis erhalten.

Prognose: Die Lebenserwartung ist i. d. R. nicht eingeschränkt (regelmäßige Kontrollen!).

Prognose: Seit Kortison therapeutisch eingesetzt wird, ist die Lebenserwartung i. d. R. nicht eingeschränkt. Wichtig sind regelmäßige Kontrollen der Substitution.

4.6.1 Akute Nebennierenrindeninsuffizienz (Addison-Krise)

4.6.1 Akute Nebennierenrindeninsuffizienz (Addison-Krise)

▶ **Synonym**

▶ **Synonym:** akute NNR-Insuffizienz, akuter Hypoadrenalismus

▶ **Definition**

▶ **Definition:** Als Addison-Krise bezeichnet man eine akute lebensbedrohliche NNR-Insuffizienz.

Ätiologie: Auslösend können akute Belastungen bei unbekannter NNR-Insuffizienz oder unzureichende Kortikoid-Erhöhung bei starker Belastung und bekannter NNR-Insuffizienz sein. Weitere Ursachen sind NNR-Infarkt, -Blutung oder abruptes Absetzen einer chronischen Kortikoidtherapie.

Ätiologie: Auslösend können schwere, akute Belastungen bei unbekannter NNR-Insuffizienz oder eine unzureichende Erhöhung der Kortikoiddosis bei starker Belastung (z. B. Trauma, OP) und bekannter NNR-Insuffizienz sein. Ein plötzlicher Funktionsausfall der NNR durch einen NNR-Infarkt (z. B. bei Sepsis [Waterhouse-Friederichsen-Syndrom]) oder eine NNR-Blutung (z. B. bei Antikoagulanzientherapie) sind weitere Ursachen, ebenso wie das abrupte Absetzen einer chronischen Kortikoidtherapie.

Klinik: akut auftretende progrediente Schwäche, Hypotonie bis zum Kreislaufschock, Oligurie und Exsikkose sowie Symptome der Bewusstseinstrübung (Somnolenz bis zum Koma).

Klinik: Zusätzlich zu den Symptomen der NNR-Insuffizienz (s. o.) ist die Addison-Krise durch eine akut auftretende progrediente Schwäche, Hypotonie bis zum Kreislaufschock, hohes Fieber, Oligurie und Exsikkose mit Dehydratation sowie Symptome der Bewusstseinstrübung (Somnolenz bis zum Koma) gekennzeichnet. Weitere Symptome sind Diarrhö, Übelkeit, Erbrechen und Zeichen der Pseudoperitonitis.

Diagnostik: Kortisol erniedrigt und ACTH erhöht. Hyponatriämie „trotz" Dehydratation, Hypoglykämie, Lymphozytose (Eosinophilie) sowie aufgrund der Hypovolämie Hyperkaliämie und ein Hämatokritanstieg.

Diagnostik: Als Folge des Hypokortisolismus sind im Plasma Kortisol erniedrigt und ACTH erhöht. Im Labor finden sich Hyponatriämie „trotz" Dehydratation, Hypoglykämie, Lymphozytose (Eosinophilie) sowie aufgrund der Hypovolämie eine Hyperkaliämie und ein Hämatokritanstieg. Bei Infektionsverdacht werden Blutkulturen abgenommen, für die Kortisol-, ACTH- und Aldosteron-Bestimmung ist Plasma sicherzustellen.

Therapie: Intensivmedizinische Überwachung, zu weiteren Maßnahmen s. Tab. **H-4.8**.

Therapie: Intensivmedizinische Überwachung, zu weiteren Therapiemaßnahmen s. Tab. **H-4.8**. Zu beachten ist, dass mit Hydrokortison und nicht mit einem reinen Glukokortikoid (z. B. Dexamethason) substituiert wird. Eine Gabe von Mineralokortikoiden ist dann meist nicht notwendig. Nach der Krise wird Hydrokortison auf die Erhaltungsdosis von 15–30 mg/d reduziert.

▶ **Merke**

▶ **Merke:** Sedativa bzw. Narkotika und K⁺-haltige Infusionen sind kontraindiziert.

☰ H-4.8 Therapiemaßnahmen bei Addison-Krise

Maßnahme	Dosierung
Sofortmaßnahmen vor Klinikeinweisung	
▪ zunächst Blutabnahme (für Kortisol- und ACTH- und Aldosteronbestimmung), anschließend	
▪ Injektion von Hydrokortison	200–300 mg über 24 h
▪ Flüssigkeitssubstitution zum Ausgleich der Hypovolämie: Infusion von 0,9 %iger NaCl- und 5 %iger Glukose-Lösung	1–2 l
Maßnahmen in der Klinik	
▪ intensivmedizinische Überwachung	
▪ Flüssigkeitssubstitution (0,9 %ige NaCl-Lösung) entsprechend der Dehydratation (Messung des zentralen Venendrucks [ZVD])	≥ 3 l am ersten Tag
▪ Zusatz von Glukose nach Bedarf:	
– Glukose i. v., wenn Blutglukose < 70 mg%	20 g
– Hydrokortison per infusionem	100 mg alle 8 h
Maßnahmen nach Bedarf	
Intubation, Schocktherapie, Antibiotika, Azidoseausgleich, Thromboembolieprophylaxe	

4.7 Inzidentalome der Nebennieren

4.7 Inzidentalome der Nebennieren

▶ **Definition:** Zufällig im Rahmen einer bildgebenden Diagnostik (Abdomensonographie, -CT oder -MRT) diagnostizierte Nebennieren-Tumoren (bis zu 2 % der Patienten).

◀ **Definition**

Ätiologie: Es kann sich um hormoninaktive (überwiegende Mehrzahl; z. B. Hyperplasien, Adenome) und -aktive (s. u.), gut- oder bösartige Tumoren (die große Mehrheit ist gutartig), um Tumoren der NNR oder des Nebennierenmarks handeln (Abb. **H-4.5**). Die Prävalenz eines klinisch stummen NNR-Karzinoms beträgt < 1/250 000, bei großen Tumoren mit einem Durchmesser > 6 cm allerdings 1/4000.

Diagnostik: Die häufigsten endokrin aktiven Tumoren sind das Aldosteronom, das Phäochromozytom und selten das glukokortikoidbildende Adenom. Zur Diagnostik sind daher neben einer sorgfältigen klinischen Untersuchung die Bestimmung von Serum-Kalium, der Metanephrin- und Katecholaminausschei-

Ätiologie: Es kann sich um hormoninaktive und -aktive, gut- oder bösartige Tumoren (die Mehrheit ist gutartig), um Tumoren der NNR oder des Nebennierenmarks handeln (Abb. **H-4.5**).

Diagnostik: klinische Untersuchung, Bestimmung der Metanephrin- und Katecholaminausscheidung, der Plasmareninaktivität, des Aldosterons und Dexa-

◉ H-4.5 Diagnostisch/therapeutisches Vorgehen bei Nebennereninzidentalom (a) und mögliche Differenzialdiagnosen (b)

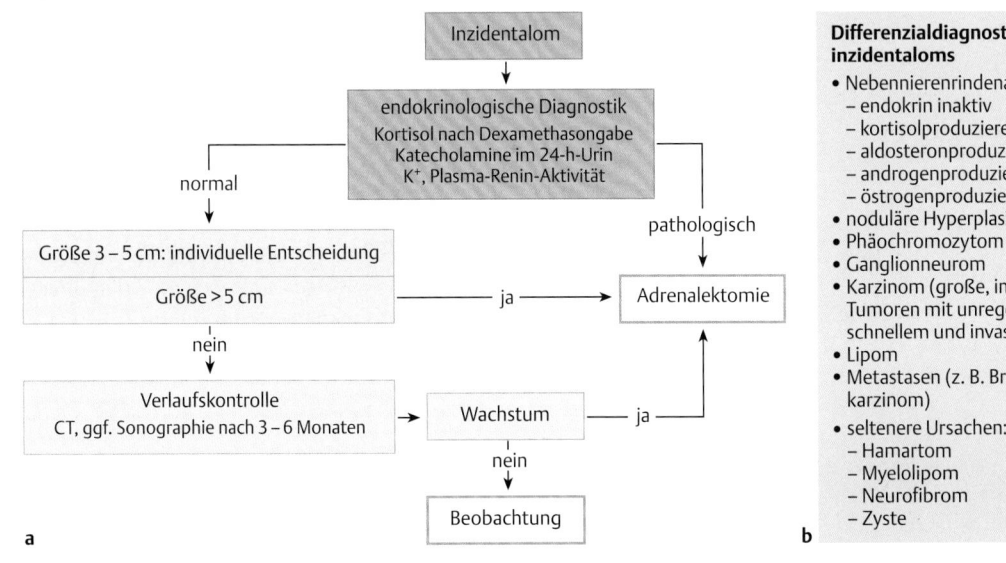

Differenzialdiagnostik des Nebennieren-inzidentaloms
- Nebennierenrindenadenom
  – endokrin inaktiv
  – kortisolproduzierend
  – aldosteronproduzierend
  – androgenproduzierend
  – östrogenproduzierend
- noduläre Hyperplasie
- Phäochromozytom
- Ganglionneurom
- Karzinom (große, inhomogene, unilaterale Tumoren mit unregelmäßiger Abgrenzung, schnellem und invasivem Wachstum)
- Lipom
- Metastasen (z. B. Brust- oder Lungen-karzinom)
- seltenere Ursachen:
  – Hamartom
  – Myelolipom
  – Neurofibrom
  – Zyste

◉ H-4.6

◉ H-4.6 **Inzidentalom der Nebenniere**

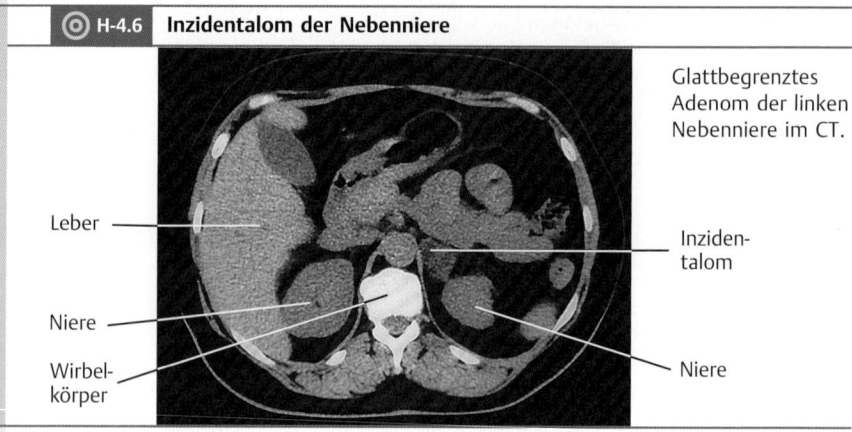

Glattbegrenztes Adenom der linken Nebenniere im CT.

Leber

Inzidentalom

Niere

Niere

Wirbelkörper

methasonhemmtest (Abb. **H-4.5** und S. 800). Richtungsweisend können Hypertonie, Hypokaliämie und Stammfettsucht sein.

Therapie: Endokrin inaktive Tumoren werden bei Malignitätsverdacht und rascher Größenzunahme entfernt.

▶ **Merke**

▶ **Klinischer Fall**

dung im 24-h-Urin, der Plasmareninaktivität, des Aldosterons und ein Dexamethasonhemmtest (s. S. 800) notwendig (Abb. **H-4.5**). Hypertonie, Hypokaliämie und Stammfettsucht können richtungsweisend sein.

Therapie: Eine Indikation zur Entfernung endokrin inaktiver Tumoren besteht bei Malignitätsverdacht und bei rascher Größenzunahme von Tumoren mit ursprünglichem Durchmesser < 5 cm.

▶ **Merke:** Eine operative, meist endoskopische Entfernung ist indiziert bei hormonaktiven Tumoren, bei Malignomverdacht und bei Tumoren mit einem Durchmesser > 5 cm.

▶ **Klinischer Fall:** Bei der 55-jährigen Patientin war wegen unspezifischer abdomineller Beschwerden eine Abdomen-Sonographie durchgeführt worden. Als Zufallsbefund wurde ein glatt begrenztes Adenom der linken Nebenniere entdeckt. Im CT betrug der maximale Durchmesser 3,4 cm. Es ergab sich kein Hinweis für eine endokrine Aktivität. Die Serumkonzentrationen von Natrium und Kalium sowie die Reninaktivität lagen im Normbereich. Kortisol war durch Dexamethson ausreichend supprimierbar, und im 24 h-Urin waren die Katecholamine nicht erhöht. DHEAS als Marker der NNR-Androgene lag ebenfalls im Normbereich. Eine Operationsindikation bestand daher nicht. Eine CT-Kontrolle nach ½ und nach 2 Jahren zeigte keine Größenzunahme (Abb. **H-4.6**).

4.8 Adrenogenitales Syndrom (AGS)

4.8 Adrenogenitales Syndrom (AGS)

▶ **Definition**

▶ **Definition:** Meist autosomal rezessiv vererbte NNR-Dysfunktion aufgrund einer Kortisol- und gelegentlich Mineralokortikoidsynthesestörung in Kombination mit einer vermehrten Androgensynthese.

Epidemiologie: Homozygotenhäufigkeit bei 21-Hydroxylase-Defekt ca. 1 : 5000–1 : 15 000, Heterozygotenfrequenz ca. 1 : 40.

Ätiopathogenese: Enzymdefekte der Kortisolsynthese:
- **21-Hydroxylase-Defekt** (ca. 90 %) und **3β-Hydroxysteroid-Dehydrogenase-Defekt** (selten): Klinisch 2 Formen: **adrenogenitales Salzverlustsyndrom** und **unkompliziertes AGS**
- **11β-Hydroxylase-Defekt** (ca. 5 % d. F.): salzretinierende Form.

Folge der verminderten Kortisolsynthese ist eine vermehrte ACTH-Bildung mit NNR-Hyperplasie (CAH). Bei Defekt der Mineralokortikoidsynthese führt die verminderte Aldosteronsekretion zum sog.

Epidemiologie: Die Homozygotenhäufigkeit des 21-Hydroxylase-Defektes beträgt ca. 1 : 5000–1 : 15 000, die Heterozygotenfrequenz ca. 1 : 40.

Ätiopathogenese: Zugrunde liegen unterschiedliche Enzymdefekte der Kortisolsynthese:
- **21-Hydroxylase-Defekt** (ca. 90 % d. F.) und **3β-Hydroxysteroid-Dehydrogenase-Defekt** (selten): Folge sind 2 Formen des AGS mit unterschiedlicher klinischer Manifestation: das **adrenogenitale Salzverlustsyndrom** mit Störung der Kortisol- und Aldosteronsynthese (Virilisierung und Salzverlustsyndrom) und das **unkomplizierte AGS** nur mit Kortisolsynthesestörung und Virilisierung
- **11β-Hydroxylase-Defekt** (ca. 5 % d. F.): salzretinierende Form (Virilisierung und Hypertonie)

Folge der verminderten Kortisolsynthese ist eine vermehrte ACTH-Bildung mit der Folge einer NNR-Hyperplasie durch vermehrte Stimulation der NNR (kongenitale adrenale Hyperplasie = CAH). Bei Defekt der Mineralokortikoidsynthese führt die verminderte Aldosteronsekretion zum sog. Salzverlustsyndrom

(s. u.). Da die Steroidsynthese gestört ist, werden aus den Hormonvorstufen vermehrt Androgene gebildet, die bei männlichen Betroffenen zur „Pseudopubertas praecox", bei weiblichen Patientinnen zur Virilisierung führen.

Verlaufsformen: Die **klassische Verlaufsform** manifestiert sich im Säuglingsalter. Bei der **„Late-onset-Form"** beginnt die Virilisierung der Mädchen trotz der biochemischen Veränderungen erst während der Pubertät, bei der **„Cryptic-Form"** kommt es trotz Enzymdefekt mit Hormonsynthesestörung nicht zur charakteristischen Symptomatik.

Klinik: Die vermehrte Androgenynthese führt bei Mädchen zu einer intersexuellen, bei Jungen zu einer isosexuellen Störung: Bei weiblichen Betroffenen resultiert ein **Pseudohermaphroditismus femininus**. Mädchen, die an der klassischen Form erkrankt sind, fallen bereits bei der Geburt durch ihr **intersexuelles äußeres Genitale** mit unterschiedlich stark ausgeprägter **Virilisierung** („Vermännlichung") auf. Als **Hirsutismus** (Abb. **H-4.7**) wird eine abnorme Vermehrung der androgenabhängigen Körperbehaarung vom männlichen Typ (z. B. an Oberlippe, Brust, Oberschenkelinnenseite) bei Frauen bezeichnet. Meist besteht eine **Klitorishypertrophie** mit möglicher Ausbildung einer Urogenitalrinne an der Ventralseite. Bereits im Kindesalter wächst die Geschlechtsbehaarung, und der Körperbau wird männlich (z. B. durch Zunahme der Muskelmasse). Neben einer **tiefen Stimme** besteht eine **primäre Amenorrhö**, und die **Brustentwicklung bleibt aus**. Das innere Genitale (Ovarien, Uterus) ist immer weiblich. Beim Jungen bleiben die Hoden trotz vorzeitiger Vermännlichung klein (**Pseudopubertas praecox**), da die Androgene die Sekretion der Gonadotropine hemmen.

Ohne Behandlung führt der Androgenexzess bei beiden Geschlechtern zu einer Beschleunigung des Körperwachstums und der Knochenreifung mit **Hochwuchs im Kindesalter** und **Kleinwuchs im Erwachsenenalter** (durch frühzeitigen Schluss der Epiphysenfugen). Charakteristisch für das **Salzverlustsyndrom** sind Gewichtsverlust und Erbrechen mit Hyperkaliämie und Hyponatriämie um den Beginn der zweiten Lebenswoche.

Diagnostik: Neben charakteristischen klinischen Befunden wird die Diagnose durch Nachweis der übermäßig produzierten Hormonvorstufen gestellt. Beim 21-Hydroxylase-Defekt ist 17α-OH-Progesteron, beim 11β-Hydroxylase-Defekt 11-Desoxykortisol im Serum erhöht, ebenso Androstendion und Testosteron. Richtungsweisender Metabolit beim 21-Hydroxylase-Defekt im Urin ist Pregnantriol, das am besten zur Therapieüberwachung geeignet ist.

Salzverlustsyndrom. Die Störung der Steroidsynthese führt zur vermehrten Bildung von Androgenen.

Verlaufsformen: Manifestation der **klassischen Form** im Säuglingsalter. **„Late-onset-Form":** Beginn der Virilisierung in der Pubertät, **„Cryptic-Form":** Enzymdefekt ohne charakteristische Symptomatik.

Klinik: Bei Mädchen intersexuelle, bei Jungen isosexuelle Störung. Bei Mädchen resultiert ein **Pseudohermaphroditismus femininus:** Intersexuelles äußeres Genitale mit unterschiedlich stark ausgeprägter **Virilisierung** („Vermännlichung") und **Hirsutismus** (Abb. **H-4.7**). Bereits im Kindesalter wächst die Geschlechtsbehaarung, und der Körperbau der Betroffenen wird männlich. Neben einer **tiefen Stimme** besteht eine **primäre Amenorrhö**, und die **Brustentwicklung bleibt aus**. Das innere Genitale ist immer weiblich. Beim Jungen kommt es zur **Pseudopubertas praecox**.

Ohne Behandlung führt der Androgenexzess zu **Hochwuchs im Kindesalter** und **Kleinwuchs im Erwachsenenalter**. Charakteristisch bei **Salzverlustsyndrom** sind Gewichtsverlust und Erbrechen mit Hyperkaliämie und Hyponatriämie.

Diagnostik: Nachweis der übermäßig produzierten Hormonvorstufen. Weiterhin sind Androstendion und Testosteron erhöht. Richtungsweisender Metabolit beim 21-Hydroxylase-Defekt im Urin ist Pregnantriol (Therapieüberwachung).

| ⊚ H-4.7 | Adrenogenitales Syndrom (AGS) | ⊚ H-4.7 |

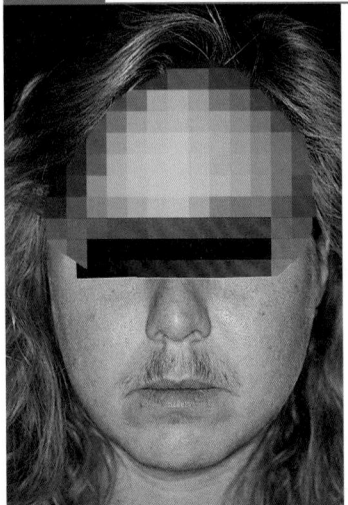

Hirsutismus bei einer 23-jährigen Patientin mit AGS.

Bei der „Late-onset-Form" ist 17α-OH-Progesteron basal gering erhöht und wird nach ACTH-Gabe überschießend sezerniert. Nachweis der „Late-onset" und der „Cryptic-Form" durch verstärkte Sekretion von 17α-OH-Progesteron nach ACTH-Gabe. Bei Kindern mit Salzverlustsyndrom sind die Plasma-Renin-Aktivität und ACTH erhöht, Serum-Kortisol ist erniedrigt.

Bei der nicht-klassischen („Late-onset-Form") des AGS ist 17α-OH-Progesteron basal gering erhöht und wird nach ACTH-Gabe überschießend sezerniert (bei heterozygoten Merkmalsträgern ist die Sekretion basal normal und erst nach ACTH-Gabe verstärkt). Die „Late-onset" und die asymptomatische („Cryptic-Form") werden durch verstärkte Sekretion von 17α-OH-Progesteron nach ACTH-Gabe nachgewiesen. Bei Kindern mit Salzverlustsyndrom ist die Plasma-Renin-Aktivität erhöht. Kortisol im Serum ist erniedrigt und ACTH erhöht. Mittels PCR und anschließender Sequenzanalyse kann molekulargenetisch eine Mutation im CYP21B-Gen nachgewiesen werden.

Therapie: lebenslange Substitution von Glukokortikoiden mit individueller Dosis-Anpassung (Kontrolle der Virilisierung unter Vermeidung einer Cushing-Symptomatik bzw. Wachstumshemmung).

Therapie: Eine lebenslange Substitution von Glukokortikoiden (Patientenausweis!) mit individueller Anpassung der Hydrokortison-Dosis muss durchgeführt werden. Sie sollte so hoch sein, dass einerseits die Virilisierung nicht fortschreitet und andererseits keine Cushing-Symptomatik bzw. Wachstumshemmung auftritt. In der Regel werden insgesamt 15–25 mg/m^2 KOF/d Hydrokortison in 3 Einzeldosen und bei Salzverlustsyndrom zusätzlich 0,05–0,15 mg/m^2/d 9α-Fluorkortisol gegeben.

Prognose: gut bei adäquater Therapie.

Prognose: Bei einer entsprechenden Behandlung ist die Prognose gut.

Internet-Links: www.endotext.org, www.glandula-online.de

5   Nebennierenmark

5.1   Physiologische Grundlagen

Die Katecholamine **Noradrenalin** und **Adrenalin** entstehen aus **Tyrosin** über Dopa und Dopamin (s. Abb. **H-5.1**). Die Umwandlung von Noradrenalin zu Adrenalin erfolgt im **chromaffinen Gewebe** des **NNM** und den **extraadrenalen Paraganglien**.

5   Nebennierenmark

5.1 Physiologische Grundlagen

Aus **Tyrosin** entstehen über Dopa und Dopamin die Katecholamine **Noradrenalin** und **Adrenalin** (s. Abb. **H-5.1**). Noradrenalin ist der Transmitter des gesamten sympathischen Nervensystems sowie auch der Synapsen des Zentralnervensystems (ZNS). Die Umwandlung von Noradrenalin zu Adrenalin erfolgt im **chromaffinen Gewebe** des **Nebennierenmarkes** (NNM) sowie in den **extraadrenalen Paraganglien** (z. B. dem Zuckerkandl-Organ = Paraganglion am A.-mesenterica-inferior-Abgang).

⊙ **H-5.1**   **Synthese und Abbau der Katecholamine**

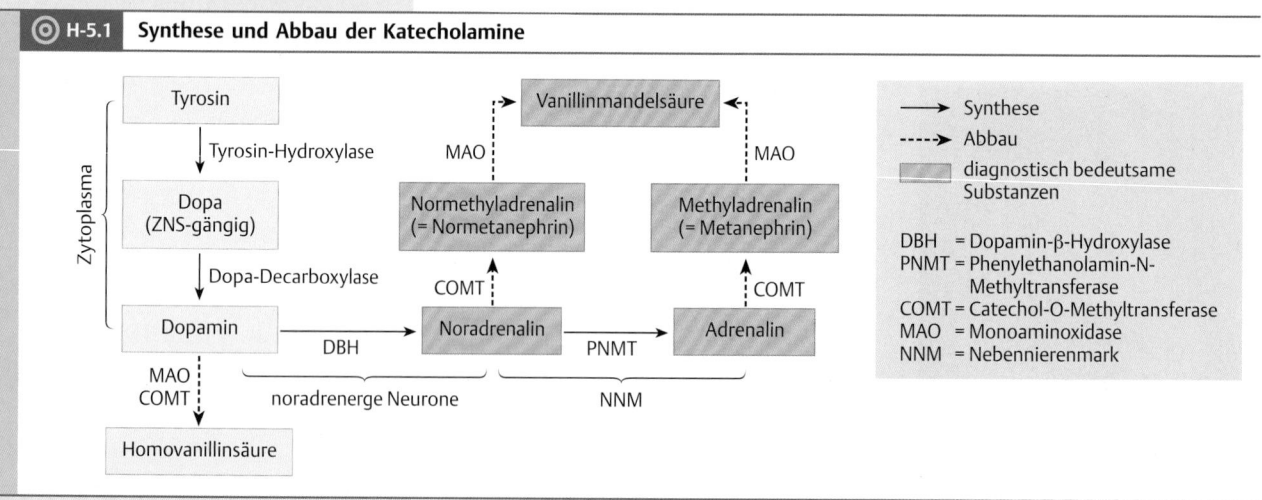

5.2 Phäochromozytom

▶ **Synonym:** Überfunktion des Nebennierenmarkes oder anderer chromaffiner, extraadrenaler Gewebe

◀ **Synonym**

▶ **Definition:** Neuroendokrine, meist gutartige (90 %) Tumoren des chromaffinen Gewebes des NNM (85 %) oder anderer chromaffiner Gewebe (z. B. extraadrenale Paraganglien des thorakalen oder abdominalen Grenzstranges; s. o.) mit autonomer Überproduktion von Katecholaminen.

◀ **Definition**

Epidemiologie: Das Phäochromozytom ist eine seltene Erkrankung, bei ca. 0,1 % aller Hypertoniker ist eine Überfunktion des NNM ursächlich. Beide Geschlechter sind etwa gleich häufig betroffen. Der Erkrankungsgipfel liegt **zwischen dem 30. und 50. Lebensjahr.**

Epidemiologie: selten, bei ca. 0,1 % aller Hypertoniker; Erkrankungsgipfel **30.–50. Lebensjahr.**

Ätiopathogenese: Ca. **80 %** der Phäochromozytome gehen vom **NNM** aus. Von diesen sind ca. 90 % einseitig, wobei die rechte Seite etwas häufiger betroffen ist als die linke. Bei familiären Formen finden sich häufiger beidseitige Manifestationen. Die Ursache der sporadischen Tumorbildung ist unbekannt, bei familiären Formen liegen Gendefekte vor. Auslösend für die **MEN 2a** (Sipple-Syndrom = familiär gehäuft auftretendes Phäochromozytom kombiniert mit C-Zell-Karzinom der Schilddrüse und anderen Abnormitäten; s. S. 822) ist z. B. ein RET-Protoonkogen-Defekt, für die **Neurofibromatose von Recklinghausen** ein Defekt des NF-1-Gens. Verantwortlich für das **von-Hippel-Lindau-Syndrom** ist ein Defekt des vHL-Tumorsuppressorgens. Auch im Rahmen seltener Erkrankungen wie der tuberösen Sklerose tritt das Phäochromozytom gehäuft auf. Einige Tumoren können auch weitere Peptide (z. B. Substanz P, Somatostatin, CRH, ACTH, Neuropeptid Y) sezernieren. Extraadrenal gelegene Tumoren, die oberhalb des Zwerchfells lokalisiert sind, bilden ausschließlich Noradrenalin. In ⅓ d. F. produziert der Tumor nur **Adrenalin** mit der Folge von **Tachykardien**, bei ⅔ werden **Adrenalin und Noradrenalin** sezerniert; diese Patienten leiden stärker an einer **Hypertonie** in Verbindung mit Tachykardien. Das maligne Phäochromozytom bildet vermehrt **Dopamin**.

Ätiopathogenese: Ca. **80 %** der Phäochromozytome sind **adrenalen Ursprungs,** von diesen sind ca. 90 % einseitig (häufiger rechts lokalisiert). Die Ursache der sporadischen Tumorbildung ist unbekannt, die familiären Formen weisen Gendefekte auf. Ursächlich z. B. bei **MEN 2a** (= Sipple-Syndrom; s. S. 822) ist ein Defekt des RET-Protoonkogens, bei **von-Hippel-Lindau-Syndrom** ein vHL-Tumorsuppressorgen-Defekt. Bei ⅓ der Patienten Sekretion von **Adrenalin;** ⅔ sezernieren **Adrenalin und Noradrenalin.** Vermehrte **Dopaminbildung** beim malignen Phäochromozytom.

Klinik: Die typische Symptomatik wird von der Menge und Art des exzessiv produzierten Katecholamins bestimmt (s. o.). Leitbefunde sind **Blutdruckkrisen, Palpitationen, Gewichtsverlust** und **Blässe** (periphere Vasokonstriktion; s. Abb. **H-5.2**). Verdächtig ist eine arterielle **Hypertonie** (Blutdruckspitzen bis zu 300 mmHg). **50 %** der Patienten leiden unter einer **anfallsweise** auftretenden **paroxysmalen Hypertonie** (Blutdruckkrisen mit wechselnder Dauer der Hochdruckphasen von Minuten bis Stunden), bei **50 %** liegt ein **Dauerhochdruck** vor. Bei längerem Krankheitsverlauf kann die Hypertonie bereits zu Gefäßschäden geführt haben – Herzinfarkte und Schlaganfälle können der Diagnosestellung vorausgehen. Nach Gabe von β-Rezeptoren-Blockern kann sich eine paradoxe Hypertonie entwickeln, seltener sind Bradykardien. Triggerfaktoren für die Auslösung der klinischen Symptomatik sind die psychische Situation (v. a. Angst oder emotionaler Stress), Nikotin oder Narkosemittel sowie mechanischer Druck auf das Abdomen (z. B. durch Bauchpresse).
Begleiterscheinungen sind **starke, häufig klopfende Kopfschmerzen** (pulssynchron und rhythmisch) sowie **Übelkeit**, **Sehstörungen** und **Schweißausbrüche**. Seltener klagen die Patienten über Thorax- oder Bauchschmerzen. Aufgrund der blutzuckersteigernden (also kontrainsulinären) Wirkung der Katecholamine entwickelt sich bei einem kleineren Teil der Betroffenen ein **sekundärer Diabetes mellitus** mit den typischen Beschwerden (s. S. 669).

Klinik: Prägung der Symptomatik durch das exzessiv produzierte Katecholamin (s. o.). Leitbefunde sind **Blutdruckkrisen, Palpitationen, Gewichtsverlust** und **Blässe** (s. Abb. **H-5.2**). **50 %** der Patienten leiden unter **paroxysmaler Hypertonie,** bei **50 %** liegt ein **Dauerhochdruck** vor. Gefäßschäden (Herzinfarkt, Schlaganfall) können der Diagnosestellung vorausgehen. Seltener sind Bradykardien. Anfallsauslösend können Stress, Nikotin, Narkosemittel oder mechanischer Druck auf das Abdomen wirken.

Begleiterscheinungen sind **starke, klopfende Kopfschmerzen, Übelkeit, Sehstörungen** und **Schweißausbrüche.** Seltener sind Thorax- oder Bauchschmerzen. Bei einigen Patienten entwickelt sich ein **sekundärer Diabetes mellitus** (s. S. 669).

Diagnostik: Neben der charakteristischen klinischen Symptomatik (s. o.) sind weitere Hinweiszeichen z. B. eine fehlende nächtliche Blutdrucksenkung in der 24-h-Blutdruckmessung, eine neu aufgetretene therapieresistente Hypertonie und paradoxe Blutdruckreaktionen nach Gabe von β-Rezeptoren-Blockern (z. B. im Rahmen operativer Eingriffe oder bei Anästhesie). Zum diagnostischen Vorgehen s. Abb. **H-5.3**.

Diagnostik: Hinweisend ist neben der charakteristischen Symptomatik (s. o.) z. B. das Ausbleiben der nächtlichen Blutdrucksenkung in der 24-h-Blutdruckmessung. Zum diagnostischen Vorgehen s. Abb. **H-5.3**.

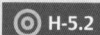

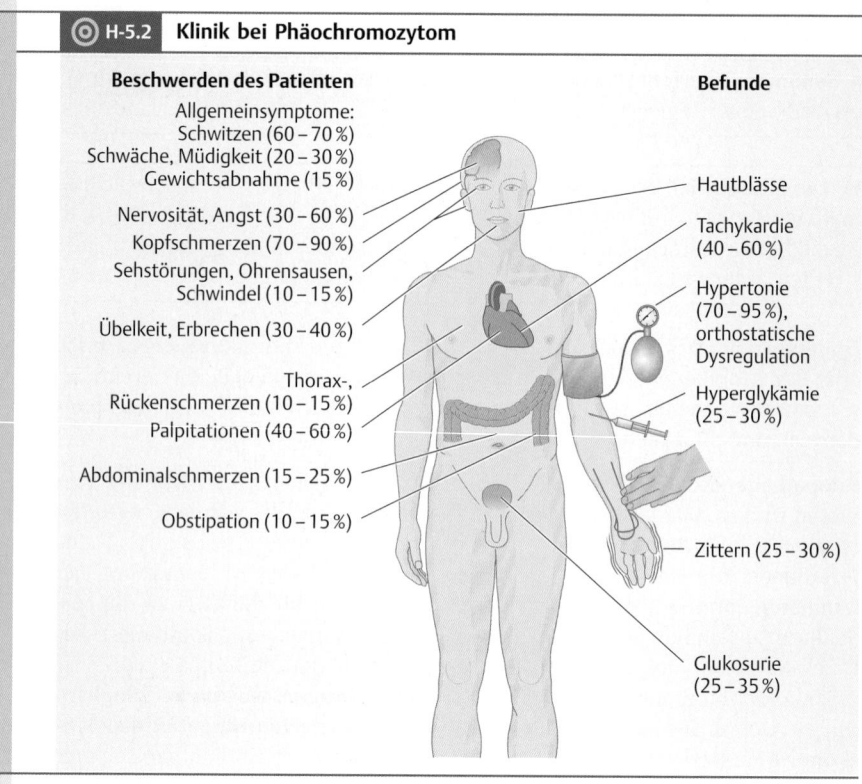

Beschwerden des Patienten	Befunde

Allgemeinsymptome:
Schwitzen (60–70 %)
Schwäche, Müdigkeit (20–30 %)
Gewichtsabnahme (15 %)

Nervosität, Angst (30–60 %)
Kopfschmerzen (70–90 %)
Sehstörungen, Ohrensausen,
Schwindel (10–15 %)

Übelkeit, Erbrechen (30–40 %)

Thorax-,
Rückenschmerzen (10–15 %)
Palpitationen (40–60 %)

Abdominalschmerzen (15–25 %)

Obstipation (10–15 %)

Hautblässe

Tachykardie
(40–60 %)

Hypertonie
(70–95 %),
orthostatische
Dysregulation

Hyperglykämie
(25–30 %)

Zittern (25–30 %)

Glukosurie
(25–35 %)

■ Blut- und Urinparameter: Derzeit ist das zuverlässigste diagnostische Screening-Verfahren die **2malige Bestimmung der Katecholamine oder -metaboliten** im angesäuerten 24-h-Urin. Plasma-Katecholamine sollten v. a. bei hypertensiver Krise bestimmt werden. Beim Vollbild des Phäochromozytoms sind **Katecholamine** und **-metaboliten** (s. a. Abb. **H-5.1**) im **Plasma** und im **24-h-Urin** erhöht. Zusätzlich erhöhtes Dopamin deutet auf einen malignen Tumor hin. Ist der Blutdruck am Tag der Testung normal, sind die Befunde in 10 % d. F. falsch negativ.

■ Blut- und Urinparameter: Derzeit ist das zuverlässigste diagnostische Screening-Verfahren die **2malige Bestimmung der Katecholamine oder -metaboliten** im angesäuerten 24-h-Urin. Plasma-Katecholamine sollten v. a. bei hypertensiver Krise bestimmt werden. Zu beachten ist, dass die Nichteinhaltung strenger Abnahmebedingungen (30–60 min. Ruhelagerung des Patienten vor Blutabnahme) zu vermehrt falsch positiven Werten führt. Bei voll ausgebildetem Phäochromozytom sind die **Katecholamine** (Adrenalin, Noradrenalin) oder ihre **Metaboliten** (gut geeignet sind Metanephrin und Normetanephrin; weniger sensitiv ist Vanillinmandelsäure; s. a. Abb. **H-5.1**, S. 814) sowohl im **Plasma** als auch im **24-h-Urin** eindeutig erhöht. Stark erhöhte Dopamin-Werte bei erhöhten Katecholaminen im Plasma deuten auf ein malignes Phäochromozytom oder -blastom hin. Bei starkem Hochdruck haben Normalwerte eine ausreichende Ausschlussbedeutung. Bei normalen Blutdruckwerten am Sammeltag ist die Aussage in 10 % d. F. falsch negativ. Bedarfsweise muss die Diagnostik wiederholt bzw. ausgeweitet werden.

Bei Grenzwerten **Clonidin-Hemmtest:** Nach Gabe von 300 µg Clonidin p. o. normalisieren sich grenzwertige Katecholamine bei Gesunden oder Nicht-Phäochromozytom-Patienten innerhalb von 3 h.

Bei Grenzwerten empfiehlt sich zur Bestätigung der **Clonidin-Hemmtest:** Nach Gabe von 300 µg p. o. des α_2-Sympathomimetikums fallen bei Gesunden oder Nicht-Phäochromozytom-Patienten (z. B. bei essenzieller Hypertonie) aufgrund der zentralen Hemmung des sympathischen Nervensystems die Katecholamine innerhalb von 3 h in den Normbereich ab.

▶ Merke

▶ Merke: Wichtig ist, Blutdruck senkende und andere interferierende Medikamente (z. B. α- und β-Rezeptoren-Blocker, Dopa, Theophyllin) 14 Tage vor der Labordiagnostik abzusetzen.

Gendiagnostik bei familiären Phäochromozytomformen (z. B. MEN, s. S. 820).

Der risikoreiche **Glukagontest** sei nur dem sehr Erfahrenen empfohlen. Bei familiären Phäochromozytomformen (z. B. im Rahmen einer MEN, s. S. 820) wird eine **Gendiagnostik** durchgeführt.

Die **etagenweise venöse Blutabnahme** zur Bestimmung der lokalen Katecholaminkonzentration bzw. eines Gradienten ist nur noch selten erforderlich.

Die **etagenweise venöse Blutabnahme** zur Bestimmung der lokalen Katecholaminkonzentration bzw. eines Gradienten ist nur noch selten erforderlich (z. B. bei biochemisch nachgewiesener Überaktivität von chromaffinem Gewebe ohne Nachweis vergrößerter Nebennieren und bei negativem MIBG-Szintigramm).

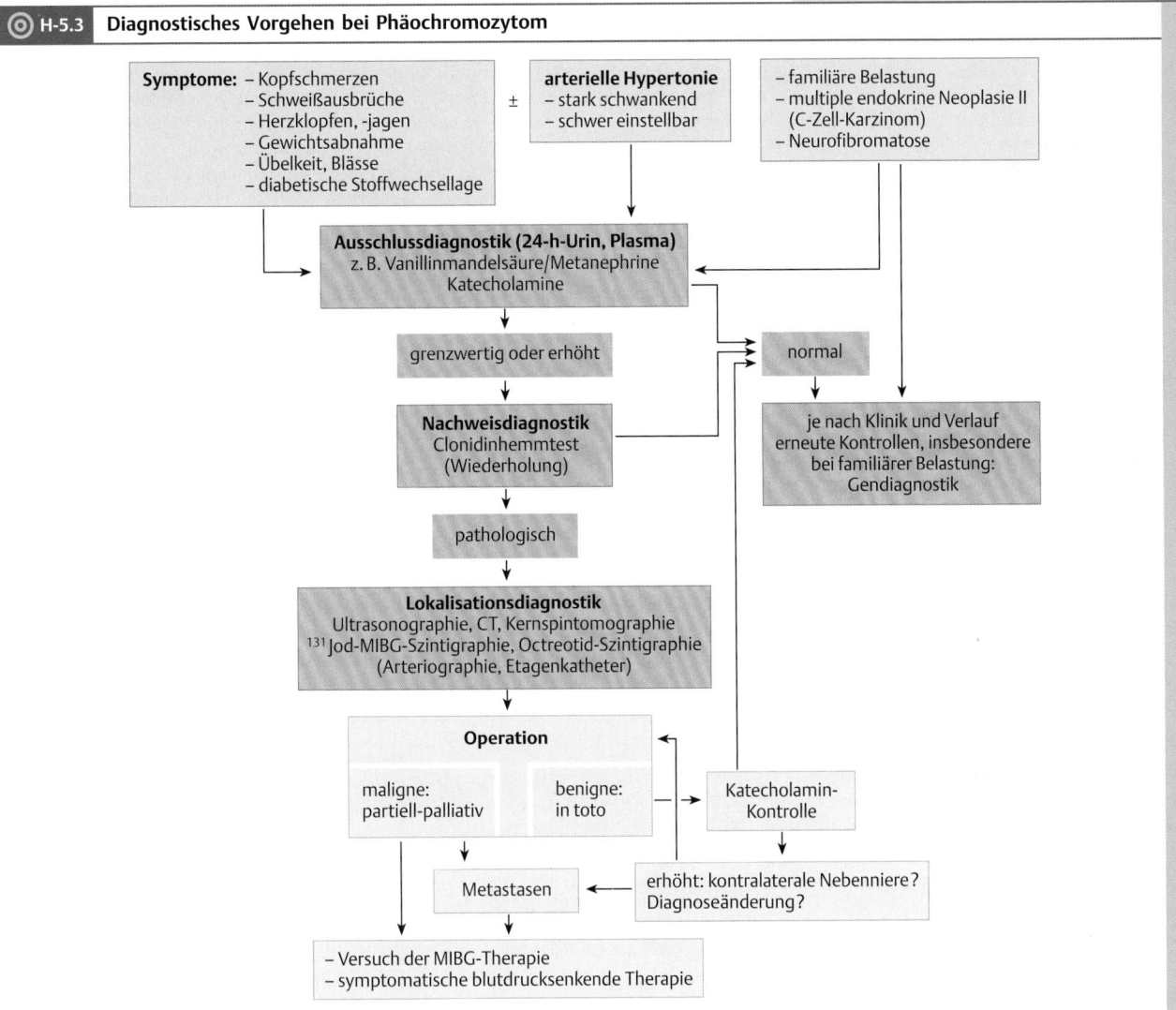

H-5.3 Diagnostisches Vorgehen bei Phäochromozytom

Symptome: – Kopfschmerzen
– Schweißausbrüche
– Herzklopfen, -jagen
– Gewichtsabnahme
– Übelkeit, Blässe
– diabetische Stoffwechsellage

± **arterielle Hypertonie**
– stark schwankend
– schwer einstellbar

– familiäre Belastung
– multiple endokrine Neoplasie II (C-Zell-Karzinom)
– Neurofibromatose

Ausschlussdiagnostik (24-h-Urin, Plasma)
z. B. Vanillinmandelsäure/Metanephrine Katecholamine

grenzwertig oder erhöht

normal

Nachweisdiagnostik
Clonidinhemmtest (Wiederholung)

je nach Klinik und Verlauf erneute Kontrollen, insbesondere bei familiärer Belastung: Gendiagnostik

pathologisch

Lokalisationsdiagnostik
Ultrasonographie, CT, Kernspintomographie
^{131}Jod-MIBG-Szintigraphie, Octreotid-Szintigraphie
(Arteriographie, Etagenkatheter)

Operation

maligne: partiell-palliativ

benigne: in toto

Katecholamin-Kontrolle

Metastasen

erhöht: kontralaterale Nebenniere? Diagnoseänderung?

– Versuch der MIBG-Therapie
– symptomatische blutdrucksenkende Therapie

■ **Lokalisationsdiagnostik:** Zur morphologischen Untersuchung der Nebennieren eignen sich **Sonographie, Computer- (CT)** und **Kernspintomographie (MRT)**. Zumeist zeigt sich eine Vergrößerung der gesamten Nebenniere ohne Differenzierung zwischen Mark und Rinde. Eine wichtige Erweiterung des Spektrums der Lokalisationsdiagnostik sind die Szintigraphie mit ^{131}**Jod-Metajodbenzylguanidin (MIBG)** zur Darstellung auch kleiner, extraadrenal lokalisierter Tumoren, die **Octreotid-Szintigraphie** bei malignem Phäochromozytom sowie die **Fluorodopamin-PET** bei okkultem Phäochromozytom.

Differenzialdiagnose: Die wichtigsten Krankheitsbilder mit ähnlicher Symptomatik sind in Tab. **H-5.1** dargestellt.

Therapie: Therapie der Wahl ist die laparoskopische (sofern dies nicht möglich ist, die konservativ operative) **Entfernung des NNM-Tumors**. Zur Verhinderung einer Katecholamin-Ausschüttung muss unbedingt die sog. **No-touch-Technik** angewandt werden. Bei unilateralem Phäochromozytom ist die **einseitige totale Adrenalektomie** indiziert. Bei bilateralen Tumoren und bei MEN 2 wird die **bilaterale subtotale Adrenalektomie** durchgeführt, um der Notwendigkeit einer lebenslangen Kortikoidsubstitution vorzubeugen.

■ **Lokalisationsdiagnostik:** Geeignet zur morphologischen Untersuchung der Nebennieren sind **Sonographie, CT** und **MRT**. Hohen Stellenwert besitzt bei der Lokalisationsdiagnostik des extraadrenalen Phäochromozytoms die Szintigraphie mit ^{131}**Jod-Metajodbenzylguanidin (MIBG)**.

Differenzialdiagnose: s. Tab. **H-5.1**.

Therapie: Therapie der Wahl ist die laparoskopische (sofern dies nicht möglich ist, die konservativ operative) **Entfernung des Tumors (No-touch-Technik!)**. Bei unilateralem Phäochromozytom ist die **einseitige totale Adrenalektomie** indiziert, bei bilateralen Tumoren und bei MEN 2 die **bilaterale subtotale Adrenalektomie**.

| H-5.1 | **Differenzialdiagnose des Phäochromozytoms** (nach Käser) |

- primäre, arterielle (essenzielle) Hypertonie
- renovaskuläre Hypertonie
- endokrine Hypertonien (z. B. Conn-Syndrom)
- vasomotorische Krisen
- funktionelle, vegetative Störungen
- Psychoneurosen
- paroxysmaleTachykardie

- Angina pectoris
- orthostatische Hypotonie
- zerebrale Durchblutungsstörungen
- Migräne
- Menopause
- Gestationstoxikose
- Akrodynie
- Diabetes mellitus

- renale Glukosurie
- Hypoglykämie
- Hyperthyreose
- Karzinoid
- Cushing-Syndrom
- akutes Abdomen
- Cholelithiasis
- akute Porphyrie

- Bleiintoxikation
- Nahrungsmittelunverträglichkeit
- akute/chronische Infektionen
- Mastozytose
- Drogenabusus (z. B. Amphetamine, Kokain)

▶ Merke

▶ **Merke:** Bei Verlust der NNR-Funktion müssen nach beidseitiger Adrenalektomie zur Therapie eines iatrogenen Morbus Addison **Gluko- und Mineralokortikoide** substituiert werden. Da Katecholamine ausreichend im sympathischen System produziert und sezerniert werden, müssen sie auch beim Ausfall beider Nebennieren **nicht** dauerhaft substituiert werden (höchstens unmittelbar postoperativ).

Sicherheit und Operationsergebnis hängen von der **adäquaten Prämedikation** ab.

Die Sicherheit und das Ergebnis der Operation hängen, in leider oft unterschätztem Ausmaß, von der **adäquaten Prämedikation** ab. Mit der Tumorentfernung entfällt akut die Quelle der chronischen Vasokonstriktion, die zu einer gegenregulativen Vasodilatation führt. Ohne medikamentöse „Entwöhnung" (s. u.) droht der vasodilatative Kollaps.

▶ Merke

▶ **Merke:** Die Operation eines Phäochromozytoms ohne Prämedikation mit α-Rezeptoren-Blockern stellt einen Therapiefehler dar, selbst wenn der Patient normoton sein sollte. Intraoperative, nicht beherrschbare Blutdruckabfälle können die Folge sein!

Medikament der Wahl ist **Phenoxybenzamin**. Nach Ansprechen der Alphablockade (Herzfrequenzanstieg) wird ggf. zusätzlich ein **β-Rezeptoren-Blocker** gegeben.

Medikament der Wahl ist der α-Rezeptoren-Blocker **Phenoxybenzamin**. Man beginnt einschleichend mit 10 mg und steigert in 1–2 Wochen auf Dosen von 60 oder 120 mg/d (abhängig vom Hochdruck bzw. dem Ausmaß der Katecholaminerhöhung). Sobald nach Ansprechen der Alphablockade nach einigen Tagen ein Herzfrequenzanstieg zu beobachten ist, wird ggf. zusätzlich ein **β-Rezeptoren-Blocker** (z. B. Propranolol; abhängig von der Frequenz 40–80 mg oder mehr) gegeben.

▶ Merke

▶ **Merke:** Der β-Rezeptoren-Blocker darf nie ohne Alphablockade verabreicht werden, da ansonsten durch den Wegfall der über β-Rezeptoren vermittelten Vasodilatation starke Blutdruckanstiege resultieren können.

Perioperativ ist für Volumenersatz zu sorgen, bei Blutdruckkrisen Gabe von Nitroprussid-Na im Perfusor.

Aufgrund der dauerhaften Vasokonstriktion ist das Volumen des arteriellen und venösen Gefäßbettes reduziert, weshalb perioperativ auf einen ausreichenden Volumenersatz zu achten ist (Prophylaxe eines postoperativen Blutdruckabfalls). Bei Blutdruckkrisen kann zusätzlich Nitroprussid-Na (Nipruss) im Perfusor (10–200 µg/min i. v.) eingesetzt werden.

Bei **malignem metastasierenden Phäochromozytom** kann eine endogene **Strahlentherapie mit** ^{131}I-MIBG versucht werden. Voraussetzung ist, dass der Tumor ^{131}I-MIBG speichert. Eine externe Radiatio hat bei schmerzhaften Metastasen nur palliativen Charakter.

Wird histologisch ein **malignes Phäochromozytom** oder -**blastom** diagnostiziert, muss mit einer Metastasierung gerechnet werden. Sofern der Tumor ^{131}I-MIBG speichert, werden Metastasen gelegentlich bereits präoperativ durch die ^{131}I-MIBG-Szintigraphie aufgedeckt. Eine **Radionuklidtherapie mit** ^{131}I-MIBG kann versucht werden. Da keine aussichtsreiche Chemotherapie zur Verfügung steht, erfolgt in diesem Fall die Operation als Palliativmaßnahme. Die externe Bestrahlung hat bei schmerzhaften Metastasen lediglich palliativen Charakter.

Verlauf und Prognose: Die guten Aussichten auf Restitution bei Frühdiagnose und -therapie nehmen mit der Dauer des Hochdrucks ab. Die Prognose des malignen Phäochromozytoms ist schlecht.

Verlauf und Prognose: Bei frühzeitiger Diagnosestellung ist die Prognose des gutartigen Phäochromozytoms gut, da noch keine Gefäßschäden eingetreten sind und die gesunde Nebenniere die Aufgabe der entfernten übernimmt (Produktion der Steroidhormone). Die Prognose des malignen Phäochromozytoms bzw. -blastoms ist infolge des Mangels wirksamer Therapieformen schlecht.

▶ **Klinischer Fall:** Eine 47 Jahre alte, eher schlanke Frau, bei der über mehrere Jahre ein als essenziell angesehener Hochdruck nicht besonders konsequent behandelt worden war, wurde mit starkem und von ihr beängstigend empfundenem thorakalen Druckgefühl in die Klinik aufgenommen. Es wurde die Diagnose eines mittelgroßen Hinterwandinfarktes gestellt. Anamnestisch fanden sich keine Hinweiszeichen auf ein Phäochromozytom.

Bei der späteren nochmaligen Durchuntersuchung im Stadium der Stabilisierung (nach 3 Wochen) fiel eine rechtsseitig vergrößerte Nebenniere im Oberbauch-Sonogramm auf. Die daraufhin durchgeführte NNM-Funktionsdiagnostik im Labor ergab eine auf das 2 ½fache der Norm erhöhte Ausscheidung an Vanillinmandelsäure im 24-h-Urin, auch die Plasma-Katecholamine waren erhöht. Nach Diagnosestellung eines Phäochromozytoms wurde beschlossen, bis zur ausreichenden Vernarbung des Herzinfarktes konservativ zu verfahren. Unter sorgfältiger Blutdruckkontrolle wurde die Patientin 5 Monate observiert, Blutdruckspitzen über 150 mmHg systolisch wurden nicht beobachtet.

Im Rahmen der Operationsvorbereitung wurde die Patientin zur Einstellung auf das prätherapeutisch wünschenswerte hohe Niveau der Alpha- und Betablockade stationär aufgenommen: Mit 60 mg Phenoxybenzamin und 60 mg Propranolol wurde die Operation (rechtsseitige Adrenalektomie) komplikationslos durchgeführt. Histologisch fand sich ein 4 cm messender Tumor aus Zellnestern typischer chromaffiner Zellen in einem kapillarreichen Bindegewebe. Nunmehr 3 Jahre nach der Operation ist die Patientin normoton und beschwerdefrei.

5.3 Dysautonomie

5.3 Dysautonomie

▶ **Synonyme:** Unterfunktion des NNM und des sympathischen Systems, asympathikotones Syndrom, autonome Neuropathie

◀ Synonyme

Epidemiologie: Sehr seltenes Krankheitsbild, das v. a. bei früher gesunden Menschen, vorwiegend Männern jenseits des 50. Lebensjahres, auftritt.

Epidemiologie: sehr selten, v. a. bei Männern > 50.

Ätiopathogenese: Ursachen der sich entwickelnden **schweren orthostatischen Blutdruckregulationsstörung** können z. B. Entwicklungsdefekte, multiple Systematrophie und Degeneration des peripheren autonomen Nervensystems sein. Bei der Variante des **Shy-Drager-Syndroms** (bei beiden Geschlechtern nach dem 40. Lebensjahr) treten zusätzlich zur autonomen Insuffizienz extrapyramidale Symptome sowie zerebelläre, kortikobulbäre und kortikospinale Störungen auf. Die **familiäre Dysautonomie** (Riley-Day-Syndrom) ist eine autosomal-rezessiv vererbte Form, die vorwiegend Ashkenasi-Juden betrifft. Eine sekundäre autonome Neuropathie kann beim Diabetes mellitus auftreten.

Ätiopathogenese: Es kommt zu **schweren orthostatischen Blutdruckregulationsstörungen**. Mögliche Ursachen sind Entwicklungsdefekte, Systematrophien und Degeneration des peripheren autonomen Nervensystems. Bei **Shy-Drager-Syndrom** treten zusätzlich zur autonomen Insuffizienz extrapyramidale Symptome auf. Die **familiäre Dysautonomie** betrifft v. a. Ashkenasi-Juden.

Klinik: Bei der reinen autonomen Insuffizienz prägen sich allmählich **körperliche Schwäche, Gewichtsverlust, Durchfallneigung, Hypogonadismus mit z. B. Libidoverlust** und **Blaseninkontinenz** aus. Beim Gehen resultieren durch einen ausgeprägten **orthostatischen Blutdruckabfall** Schwindelerscheinungen und Gangunsicherheit. Blässe, Schweißausbrüche und Tachykardie begleiten die Ereignisse. Beim Shy-Drager-Syndrom treten neurologische Ausfälle der o. g. Systeme hinzu.

Klinik: Körperliche Schwäche, Gewichtsverlust, Durchfallneigung, Hypogonadismus, Blaseninkontinenz begleiten schwere **orthostatische Insuffizienzerscheinungen**.

Diagnostik und Differenzialdiagnose: In Verbindung mit der Klinik belegt das Verhalten des Noradrenalins im **Orthostasetest** (Schellong-Test) die Diagnose. Das Plasmanoradrenalin wird im Liegen und nach dem Aufstehen gemessen. Beim Gesunden kommt es zu einer Verdoppelung der Ruhewerte, bei der Dysautonomie bleibt dieser Anstieg aus. Differenzialdiagnostisch kommen z. B. konstitutionelle Hypotonien, Trainingsmangel oder Herzinsuffizienz in Betracht.

Diagnostik und Differenzialdiagnose: Beim **Orthostasetest** kommt es nach dem Aufstehen nicht zum Anstieg der Katecholamine. Differenzialdiagnosen sind z. B. konstitutionelle Hypotonie, Trainingsmangel, Herzinsuffizienz.

Therapie: Eine kausale Therapie ist nicht möglich. „Milde" physikalische Maßnahmen (z. B. Stützstrümpfe, physikalische Therapie) sind wenig erfolgreich. Druckanzüge mit Verminderung des Volumens in der unteren Körperhälfte können Erleichterung verschaffen, sind jedoch lästig. Medikamentös können Metoclopramid oder Indometazin versucht werden, ggf. auch Mineralokortikoide (z. B. Fludrokortisonazetat; cave: Hypokaliämie).

Therapie: Physikalische Therapie („Kreislauftraining") hilft kaum, Druckanzüge können nützlich sein, sind aber lästig. Medikamentös werden Metoclopramid oder Indometazin versucht, ggf. Mineralokortikoide.

Verlauf und Prognose: Die Prognose ist mäßig, infolge der Hypotonie wird der Patient von Fremdhilfe abhängig. Schwere Verläufe führen zur Immobilisierung, da der Patient außerhalb der liegenden Position kaum ohne Fremdhilfe existieren kann. Todesursache sind Folgen der Immobilisierung und Gefäßkomplikationen einschließlich Thromboembolien.

Verlauf und Prognose: Infolge der Hypotonie frühzeitige Entwicklung einer Abhängigkeit von Fremdhilfe. Immobilisierung und Gefäßkomplikationen wie Thromboembolien sind Todesursachen.

6   Pluriglanduläre Syndrome

Es handelt sich um endokrine Krankheitsbilder mit Beteiligung mehrerer Drüsen, verursacht durch eine übergeordnete Störung.

Pluriglanduläre Syndrome sind endokrine Krankheitsbilder mit Beteiligung mehrerer Drüsen, die durch eine übergeordnete Störung verursacht werden. Man unterscheidet verschiedene Typen von **Überfunktionszuständen** sowie **kombinierte Organinsuffizienzen.**

6.1 Multiple endokrine Neoplasie (MEN)

▶ **Synonyme**

▶ **Synonyme:** multiple endokrine Adenomatose (MEA), Störung des amine precursor uptake and decarboxylation systems (APUD omatose).

Seltene, autosomal-dominant vererbte Polyendokrinopathien mit Hormonexzess.

MEN-Syndrome sind seltene, autosomal-dominant vererbte Polyendokrinopathien mit Hormonexzess, die sich in verschiedenen Organen manifestieren.

◉ H-6.1

◉ H-6.1	Komponenten der multiplen endokrinen Neoplasie (MEN)

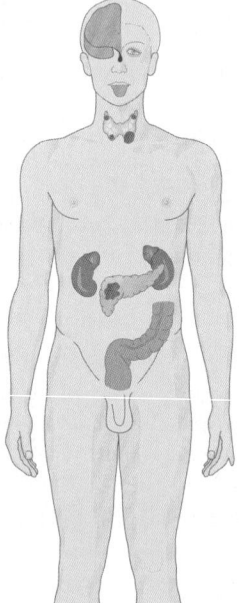

Typ 1: Wermer-Syndrom

Hypophysentumor: (60 %)
– Akromegalie
– zentrales Cushing-Syndrom
– Prolaktinom
– „stummer" Tumor

Nebenschilddrüsentumor(en)
(60 – 90 %)

Pankreastumor: (75 %)
– Zollinger-Ellison-Syndrom
  = Gastrinom
– Insulinom
– VIPom
– Glukagonom

Rarität:
Nebennierenrindentumor
→ Cushing-Syndrom

Typ 2a: Sipple-Syndrom

Nebenschilddrüsentumor(en) (10 – 20 %)

C-Zell-Karzinom (100 %)

Phäochromozytom (50 %)

Typ 2b: Gorlin-Syndrom

Marfan-Habitus (100 %)

Schleimhautneurome
(Zunge, Konjunktiva)
(100 %)

C-Zell-Karzinom (10 %)

Phäochromozytom (50 %)

selten: Megakolon

6.1.1 MEN Typ 1 (Wermer-Syndrom)

▶ **Definition**

▶ **Definition:** In wechselnder Verteilung familiär gehäuftes Auftreten von Hypophysenadenomen (ca. 60 %), Tumoren der Nebenschilddrüsen (60–90 % d. F.) und Inselzelltumoren des Pankreas (ca. 75 %; Abb. **H-6.1**). Die jeweiligen Endokrinopathien manifestieren sich in unterschiedlicher zeitlicher Abfolge.

Epidemiologie: Prävalenz ca. 1 : 100 000.

Epidemiologie: Die Prävalenz beträgt ca. 1 : 100 000.

☰ H-6.1	Tumorbedingte Hormonstörungen und klinische Symptome bei MEN I		
Tumorlokalisation	*Hormone*	*klinische Symptome bzw. Endokrinopathie*	*Befund*
Hypophyse	Wachstumshormon (STH)	Akromegalie (s. S. 721)	Erhöhung des jeweiligen Hormons (z. B. STH oder Prolaktin, Kortisol bei Morbus Cushing)
	ACTH	Morbus Cushing (s. S. 804)	
	Prolaktin	Amenorrhö, Galaktorrhö, auch asymptomatisch	
	endokrin inaktive bzw. „silent hormones" produzierende Tumoren	Hypopituitarismus, Gesichtsfeldausfälle, auch asymptomatisch	
Nebenschild-drüse	Parathormon (PTH)	pHPT (s. S. 775) mit Hyperkalzämie-Symptomen (z. B. Polyurie, -dipsie, Übelkeit, Erbrechen), Urolithiasis, Pankreatitis, Ulcus pepticum	Koinzidenz von Hyperkalzämie und erhöhtem Parathormon
Pankreas	Gastrin	Zollinger-Ellison-Syndrom (rezidivierende Ulcera; s. S. 660)	stark erhöhte Gastrinwerte
	Insulin	Insulinom: Whipple-Trias (Spontanhypoglykämie durch Nahrungskarenz, autonome und neuroglukopenische Symptome s. S. 659)	Hypoglykämien und Hyperinsulinismus
	VIP	Verner-Morrison-Syndrom (s. S. 660)	VIP erhöht
	Glukagon	Glukagonom-Syndrom (s. S. 661)	Serum-Glukagon > 300 pmol/l
	Serotonin	Karzinoid bzw. -Syndrom (s. S. 529)	5-Hydroxyindolessigsäure im Urin erhöht

Ätiologie: Das Krankheitsbild kann **sporadisch**, aber auch **familiär** gehäuft auftreten. Die MEN I beruht in einem Teil der Fälle auf einer Genmutation im MEN-1-Gen (Menin-Gen), einem Tumor-Suppressor-Gen auf Chromosom 11(q13). Das Marker-Gen (MEN)-Gen ist der familiären Genanalyse zugänglich; es fungiert als Tumorsuppressorgen.

Klinik: Symptomatisch wird die Erkrankung abhängig von der Manifestation der Einzelkomponenten, benigne (z. B. pHPT) und maligne Endokrinopathien (z. B. Karzinoid) können gemischt vorkommen, dabei bestimmt der sich zuerst manifestierende Überfunktionszustand die **Leitsymptomatik** (Tab. **H-6.1**). Die Endokrinopathien können sowohl gleichzeitig als auch zeitlich getrennt auftreten (s. a. klinischer Fall). Neben endokrin aktiven kommen auch klinisch stumme Tumoren der genannten Organe vor. Hier sind Hormone ohne spürbare Wirkung, sog. schweigende Hormone („silent hormones") zu berücksichtigen.

Diagnostik und Differenzialdiagnose: Diagnoseweisend sind erhöhte Hormone der jeweiligen Drüse sowie fehlende Supprimierbarkeit bei den Suppressionstests. Charakteristische Befunde zeigt Tab. **H-6.1**. Zur Labordiagnostik der einzelnen Endokrinopathien siehe jeweilige Kapitelabschnitte.

▶ **Merke:** Bei Patienten mit endokrinen Tumoren (v. a. bei positiver Familienanamnese) sollte immer die Möglichkeit einer MEN bedacht und ggf. eine Gendiagnostik veranlasst werden.

Bei Gennachweis bei bekannter hereditärer MEN Typ 1 sind regelmäßig Kontrolluntersuchungen durchzuführen, um die Frühdiagnose vor Ausbruch von Krankheitserscheinungen zu ermöglichen. Eine ca. 50 %ige Manifestationswahrscheinlichkeit rechtfertigt einen größeren diagnostischen Aufwand. Die Identifikation des Gendefektes der betroffenen Familie ist die Voraussetzung für den Ausschluss der nicht betroffenen Familienmitglieder.

Therapie: Therapie der Wahl ist die chirurgische Intervention (s. Kapitel der jeweiligen Krankheitsbilder).

Ätiologie: Die MEN I kommt **sporadisch** und **familiär** gehäuft vor. Zugrunde liegt in einem Teil der Fälle ein Defekt des Men-1-Gens auf Chromosom 11 (q13).

Klinik: Die Symptomatik hängt von den Einzelkomponenten ab, benigne und maligne Endokrinopathien kommen gemischt vor. **Leitsymptomatik** abhängig von dem sich zuerst **manifestierenden Überfunktionszustand** (Tab. **H-6.1**). Bei endokrin inaktiven Tumoren sind noch unbekannte, schweigende Hormone („silent hormones") zu berücksichtigen.

Diagnostik und Differenzialdiagnose: Charakteristische Befunde zeigt Tab. **H-6.1**. Zur Diagnostik der einzelnen Endokrinopathien siehe jeweilige Kapitelabschnitte.

◀ Merke

Bei Gennachweis bei bekannter hereditärer MEN Typ 1 sollte ein regelmäßiges Diagnostikprogramm erfolgen, um eine Frühdiagnose vor Ausbruch von Krankheitserscheinungen zu ermöglichen.

Therapie: chirurgische Intervention.

Verlauf und Prognose: Der Verlauf eines Indexfalles ist ungünstiger als die Verläufe nachfolgender, familiärer Fälle.

Verlauf und Prognose: Der Verlauf eines Indexfalles ist ungünstiger als die Verläufe nachfolgender, familiärer Fälle, bei denen eine Frühdiagnose und auch Heilung (im Falle maligner Entitäten) möglich ist.

6.1.2 MEN Typ 2

▶ **Definition**

6.1.2 MEN Typ 2

▶ **Definition:** Die MEN Typ 2 ist charakterisiert durch das Auftreten von Nebenschilddrüsen- und Nebennierenmarkadenomen sowie C-Zell-Karzinomen der Schilddrüse.

Einteilung: Man unterscheidet:
Typ 2a (Sipple-Syndrom): medulläres C-Zell-Karzinom (100 %) mit Phäochromozytom (50 %) und pHPT (10–20 %).
Typ 2b (Gorlin-Syndrom): Marfan-Habitus in Verbindung mit Neuromen der Mukosa und Megakolon. Ggf. gleichzeitiges Vorliegen von C-Zell-Karzinom oder Phäochromozytom.
FMTC-only: nur medulläres Schilddrüsenkarzinom.

Einteilung: Man unterscheidet folgende Formen (s. auch Abb. **H-6.1**, S. 820):
Typ 2a (Sipple-Syndrom; ca. 70 %): Kombination eines medullären C-Zell-Karzinoms (100 %) mit meist beidseitigem Phäochromozytom (50 %) und pHPT (10–20 %).
Typ 2b (Gorlin-Syndrom; ca. 10 %): äußerlich typischer Marfan-Habitus in Verbindung mit Neuromen der Mukosa (z. B. der Zunge) und Megakolon. Gleichzeitig liegt bei 10 % der Betroffenen ein C-Zell-Karzinom der Schilddrüse, bei 50 % ein Phäochromozytom vor.
Bei **FMTC-only** (= **f**amiliäres **m**edulläre **S**child**d**rüsen**k**arzinom; ca. 20 % der MEN 2-Fälle) manifestiert sich nur das medulläre Schilddrüsenkarzinom (100 % d. F.).

Epidemiologie: 5 % der Schilddrüsenmalignome sind C-Zell-Karzinome (25 % familiär).

Epidemiologie: 5 % der Schilddrüsenmalignome sind C-Zell-Karzinome; davon sind wiederum 25 % familiär.

Ätiopathogenese: MEN Typ 2a: Punktmutationen im Bereich des extrazellulären Anteils des RET-Protoonkogens auf Chromosom 10q11.2. Innerhalb des RET-Protoonkogens sind mehrere Mutationen bekannt mit klinisch unterschiedlicher Manifestation. Die verschiedenen Defekte des RET-Protoonkogens führen zur C-Zell-Hyperplasie als Vorstadium des C-Zell-Karzinoms. Bei MEN Typ 2b liegt ein Defekt des Codons 918 bzw. 843 vor.

Ätiopathogenese: Ursächlich für die MEN Typ 2a sind Punktmutationen im Bereich des extrazellulären Anteils des RET-Protoonkogens auf Chromosom 10q11.2. Innerhalb des RET-Protoonkogens sind mehrere Mutationen bekannt, die sich klinisch unterschiedlich manifestieren. Sie liegen im Bereich der Codons 609, 611, 618, 620, 634 (häufigster Mutationsort), 790 und 791. Beim familiären C-Zell-Karzinom (ohne Begleitstörungen) können die gleichen Codons wie bei MEN 2a betroffen sein, aber auch intrazelluläre Anteile des Onkogens (Codons 768, 804, 844). Bei der MEN Typ 2b wurde durch molekulargenetische Analyse ein Defekt des Codons 918 (95 %) bzw. 843 (5 %) nachgewiesen. Die Defekte bewirken eine Daueraktivierung des RET-Proteins mit der Folge einer C-Zell-Hyperplasie als Vorstufe des C-Zell-Karzinoms.

Klinik: Das C-Zell-Karzinom ist lange Zeit klinisch stumm, ein Spätsymptom sind **therapieresistente Durchfälle** (s. S. 769). Das Phäochromozytom (s. S. 815) manifestiert sich durch **Hochdruckleiden**, der pHPT (s. S. 775) durch **Nierensteine**. **Marfan-Habitus** mit **Neuromen** z. B. an der Zunge (Abb. **H-6.2**) bei MEN Typ 2b.

Klinik: Das C-Zell-Karzinom bei MEN Typ 2a ist lange Zeit klinisch stumm (Hyperkalzitoninismus verursacht keine Symptome). Als Spätsymptom treten bei ⅓ der Patienten **therapieresistente Durchfälle** (s. S. 769) auf. Das Phäochromozytom (s. S. 815) manifestiert sich als **Hochdruckleiden**, der pHPT (selten; s. S. 775) äußert sich durch **Nierensteine**. Der Typ 2b kann blickdiagnostisch festgestellt werden, wenn bei einem Kind oder Jugendlichen mit **Marfan-**

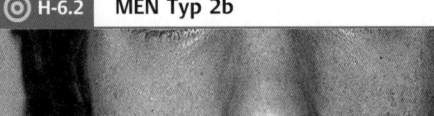

◎ H-6.2   **MEN Typ 2b**

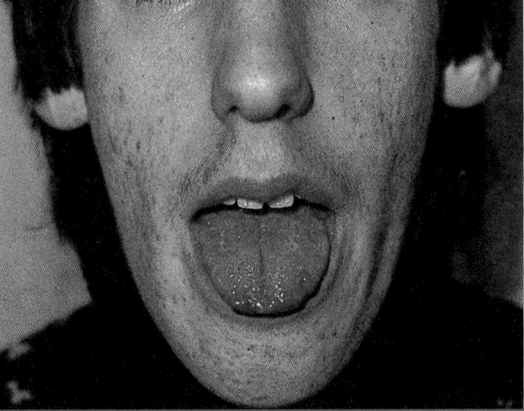

Schlanke Gesichtsform (Marfan-Habitus), wulstige Lippen und Neurome auf der Zunge.

Habitus gleichzeitig **Neurome** an der Zunge (Abb. **H-6.2**) oder z. B. auch unter der Conjunctiva bulbi vorliegen.

Diagnostik und Differenzialdiagnose: Verlässlicher Tumormarker des C-Zell-Karzinoms ist das **erhöhte Kalzitonin**, später ist auch **CEA** (= Carcinoembryonales Antigen) erhöht. Der klassische Stimulationstest für Kalzitonin ist der **Pentagastrintest**, ersatzweise der Kalzium-Stimulationstest (s. S. 769).

Bei MEN Typ 2a muss nach Diagnosestellung **einer** der Endokrinopathien (C-Zell-Karzinom, Phäochromozytom, pHPT) die Möglichkeit der Zweit- oder Dritterkrankung bedacht und bei klinischem Verdacht die entsprechende Labordiagnostik durchgeführt werden. Nur so kann bereits präklinisch eine Diagnose gestellt werden, um entsprechende Therapiemaßnahmen einzuleiten. Die Identifizierung von Genträgern (genetisches Screening!) ist obligatorisch.

Diagnostik und Differenzialdiagnose: **Kalzitonin**, später auch **CEA** erhöht. **Pentagastrintest** zur Stimulation von Kalzitonin (alternativ Kalzium-Stimulationstest).

Nach Diagnosestellung **einer** der Endokrinopathien muss an die Möglichkeit der anderen gedacht werden. Nur so kann die Diagnose präklinisch gestellt werden, um entsprechende Therapiemaßnahmen einzuleiten.

> ► **Merke:** Bei Trägern eines Gendefektes muss eine **Untersuchung der Blutsverwandten** erfolgen, um Genträger frühzeitig therapieren zu können (z. B. Thyreoidektomie vor Manifestation des C-Zell-Karzinoms).

◄ Merke

Differenzialdiagnostisch kann der Marfan-Habitus des Typs MEN 2b mit dem eigentlichen Marfan-Syndrom verwechselt werden.

Therapie: Die Therapie erfolgt chirurgisch durch komplette Thyreoidektomie und Metastasenresektion bei C-Zell-Karzinom. Durch Familien-Screening aufgedeckte Frühfälle im Kindesalter können bereits im Stadium der C-Zell-Hyperplasie (noch vor Karzinommanifestation) durch totale Thyreoidektomie geheilt werden. Auch das häufig beidseitige Phäochromozytom ist zu exzidieren. Beim pHPT des Typs 2a liegt meist eine Vierdrüsenerkrankung vor. Therapie der Wahl ist die totale Parathyreoidektomie mit Autotransplantation von Fragmenten der kleinsten Drüse in die Muskulatur des Unterarms.

Therapie: Die Therapie ist chirurgisch: komplette Thyreoidektomie und Metastasenresektion beim C-Zell-Karzinom, Entfernung eines Phäochromozytoms, totale Parathyreoidektomie bei Vierdrüsenerkrankung durch pHPT (nachfolgend Autotransplantation von Fragmenten).

Verlauf und Prognose: Bei sporadischen Fällen sowie beim Index-Fall einer Familie ist selten eine Heilung möglich. Durch zahlreiche Operationen kann jedoch eine Lebensverlängerung erreicht werden (5-Jahres-Überlebensrate > 60 %). Bei betroffenen Familienangehörigen von C-Zell-Karzinom-Patienten ist durch Familien-Screening mittels Genanalyse eine Frühdiagnose und -therapie (Thyreoidektomie) mit der Aussicht auf Heilung möglich. Nach prophylaktischer Thyreoidektomie sind jährliche Kontrollen des Kalzitonins und des CEA indiziert, weiterhin wird ein jährliches Phäochromozytomscreening empfohlen.

Verlauf und Prognose: Beim Indexfall einer Familie ist die Prognose des C-Zell-Karzinoms schlecht. Früh entdeckte familiäre Fälle haben eine sehr gute Aussicht auf Heilung.

> ► **Klinischer Fall:** Bei der Patientin fielen im Alter von 8 Jahren kleine polypenartige Höcker auf der Zunge auf, die exzidiert wurden. Histologisch wurde ein gutartiges Neurom diagnostiziert. Leider war den damals behandelnden Ärzten die morphologische Manifestation der MEN Typ 2b offenbar nicht bekannt, da keine Untersuchung der C-Zell-Funktion und keine Empfehlung der Schilddrüsenuntersuchung oder Langzeitüberwachung erfolgte.
> Im Alter von 14 Jahren wurde unterhalb einer kleinen Struma rechts ein Lymphom entdeckt und exzidiert – es wurde eine C-Zell-Karzinom-Metastase diagnostiziert. Die Diagnose wurde durch das im Blut erhöhte Kalzitonin bestätigt. Ultrasonographisch fand sich im rechten Schilddrüsenlappen ein echoarmer, verdächtiger Bezirk.
>
> Daraufhin erfolgte eine totale Thyreoidektomie mit Neck dissection der rechten Seite (unter den entfernten Lymphknoten waren mehrere befallen). Postoperativ fiel das Kalzitonin auf mäßig erhöhte Werte ab, das CEA war hoch-normal.
> In ½ jährl. Abständen wurden Kalzitoninbestimmungen, CEA-Messungen und Halssonographien durchgeführt. Nach 2 Jahren entstand der Eindruck zweier Lymphome rechtsseits in Kehlkopfhöhe. Durch Halsvenenkatheterisierung mit nachfolgender Kalzitoninbestimmung wurde ein Kalzitoningradient in diesem Bereich bestätigt. Bei der Operation fand sich C-Zell-Karzinom-Metastasengewebe. Postoperativ sank das Kalzitonin wieder ab, ohne jedoch normal zu werden. Die Beobachtungsstrategie wird unverändert fortgesetzt.

6.2   Multiple endokrine
       Autoimmuninsuffizienz

6.2 Multiple endokrine Autoimmuninsuffizienz

▶ Synonyme

▶ **Synonyme:** multiglanduläre Autoimmun-Atrophien, polyglanduläre (Auto-immun-)Insuffizienz (PGI), polyglanduläres Syndrom (PAS)

▶ Definition

▶ **Definition:** Autoimmunprozesse führen zur Insuffizienz mehrerer endokriner Organe (gleichzeitig oder nacheinander).

Man unterscheidet die juvenile Form (Typ 1; autosomal-rezessiv vererbt) von der adulten Form (Typ 2; autosomal-dominant vererbt). Typisch für Typ 2 ist das **Schmidt-Syndrom**. Typ 3 ist wahrscheinlich eine Variante von Typ 2 ohne Morbus Addison (Tab. **H-6.2**).

Man unterscheidet die sehr seltene autosomal-rezessiv vererbte **juvenile Form** (Typ 1) von der autosomal-dominant vererbten **adulten Form** (Typ 2 = Carpenter-Syndrom). Diese ist mit verschiedenen HLA-Haplotypen assoziiert und betrifft Erwachsene > 30 Jahre (v. a. Frauen). Typisch für Typ 2 ist das **Schmidt-Syndrom** (Morbus Addison in Verbindung mit einer primären Hypothyreose durch Hashimoto-Thyreoiditis). Bei Typ 3 handelt es sich wahrscheinlich um eine Variante von Typ 2, die immer ohne Morbus Addison auftritt (Tab. **H-6.2**).

▶ Merke

▶ **Merke:** Häufiger sind periphere endokrine Organe betroffen, seltener die Hypophyse.

Diagnostik und Differenzialdiagnose: Ausschluss- oder Nachweisdiagnostik der klinisch verdächtigen endokrinen Drüsen. Bei Autoimmunendokrinopathien sollte immer die Möglichkeit einer PGI berücksichtigt werden. Bei Familien mit mehreren betroffenen Mitgliedern sollten regelmäßig Kontrolluntersuchungen erfolgen.

Diagnostik und Differenzialdiagnose: Die Labordiagnostik erstreckt sich auf die Ausschluss- oder Nachweisdiagnostik der klinisch verdächtigen endokrinen Drüsen. Bei Autoimmunendokrinopathien sollte immer die Möglichkeit des Vorliegens einer PGI berücksichtigt werden. Zu beachten ist, dass sich die einzelnen Störungen im Lauf vieler Jahre manifestieren können. Bei Familien mit mehreren betroffenen Mitgliedern sind regelmäßig Kontrolluntersuchungen bzw. die Vorstellung der Familienmitglieder bei endokrinologisch erfahrenen Ärzten zu empfehlen.

Therapie: Hormonsubstitution.

Therapie: Hormonsubstitution entsprechend der ausgefallenen Hormonachsen.

Verlauf und Prognose: Die Prognose ist nach Diagnosestellung gut.

Verlauf und Prognose: Nach Diagnosestellung ist die Prognose bei lebenslanger optimaler Substitution mit adäquater Überwachung gut.

☰ H-6.2	Komponenten der polyglandulären Autoimmuninsuffizienz (PGI)	
Typ	**betroffene endokrine Drüse***	**Erkrankung bzw. Symptome**
1 (juvenile Form)**	■ Nebenschilddrüse ■ Nebennierenrinde ■ Gonaden	■ idiopathischer Hypoparathyreoidismus ■ idiopathischer Morbus Addison ■ ggf. Hypogonadismus (primär, sekundär)
2 (adulte Form)	■ Nebennierenrinde ■ Schilddrüse ■ endokrines Pankreas	■ idiopathischer Morbus Addison ■ Hypothyreose (Typ Hashimoto), selten Morbus Basedow ■ Diabetes mellitus Typ 1
3	■ Schilddrüse ■ andere (**nicht** NNR)	■ Hypothyreose ■ andere (**nicht** Morbus Addison)

* Gegebenenfalls assoziiert mit Typ 1 (selten Typ 2) sind: perniziöse Anämie, Vitiligo, Alopezie, mukokutane Candidiasis, primär biliäre Zirrhose.
** Die Klinik ist ein Mischbild aus den Erscheinungen der einzelnen Komponenten.

7 Männliche Gonaden

7.1 Physiologische Grundlagen

7.1.1 Regulation der Hodenfunktion

Die Hoden erfüllen 2 Aufgaben. Die **Synthese männlicher Geschlechtshormone** (endokrine Funktion) dient der Ausprägung und Erhaltung des männlichen Phänotyps, während die **Spermatogenese** (exokrine Funktion) die Fortpflanzung ermöglicht (Tab. **H-7.1**).

7 Männliche Gonaden

7.1 Physiologische Grundlagen

7.1.1 Regulation der Hodenfunktion

Die Hoden erfüllen 2 Aufgaben: Sie produzieren **Testosteron** (endokrine Funktion) und **Spermatozoen** (exokrine Funktion; Tab. **H-7.1**).

☰ H-7.1	Parameter der normalen Hodenfunktion beim Erwachsenen	
Funktion/Mechanismus	*Parameter*	*Normwert*
▪ **endokrine Funktion** (Leydig-Zellen)	▪ Testosteronproduktion	5–10 mg/d
	▪ Testosteron im Serum: – vor Pubertät – erwachsener Mann	 ca. 0,2/ml 3–10 ng/ml
▪ **durch Rückkopplung von Testosteron auf die Hypophyse**	▪ LH im Serum – vor Pubertät – erwachsener Mann	 < 0,5 mU/ml 1,7–9 mU/ml
	▪ Östradiolproduktion	40 µg/d*
	▪ Östradiol im Serum	20–40 pg/ml
▪ **exokrine Funktion** (Tubuli seminiferi)	▪ Ejakulationsvolumen	< 2 ml
	▪ Spermatozoendichte	$20–100 \times 10^6$ Zellen/ml
	▪ Beweglichkeit und normale Form der Spermatozoen	> 60 %
	▪ Hodengröße	> 12 ml/Testis
▪ **durch Rückkopplung von Inhibin auf die Hypophyse**	▪ FSH im Serum	2–11 mU/ml

* Nur ca. 10–20 % sind testikulären Ursprungs, der Rest wird im extratestikulären (peripheren) Gewebe aus im Blut zirkulierendem Testosteron und Androstendion gebildet.

Spermatogenese und Testosteronsynthese werden durch das hypothalamische **GnRH** (Gonadotropin-Releasing-Hormone; Synonym LHRH) und die hypophysären Gonadotropine **LH** (Luteinisierendes Hormon) und **FSH** (Follikelstimulierendes Hormon) gesteuert. Die Wechselwirkungen dieses Regelkreises sind in Abb. **H-7.1** dargestellt.

Der größte Teil des **Testosterons** (ca. 95 %) wird in den Leydig-Zellen des Hodens produziert, der Rest wird in der Nebennierenrinde im Rahmen der Steroidbiosynthese gebildet (s. Abb. **H-7.2**, S. 826). Im peripheren Gewebe kann Testosteron zu biologisch aktiven Metaboliten umgewandelt werden. Durch das Enzym 5α-Reduktase entsteht in den Zielzellen das im Vergleich zu Testosteron potentere **5α-Dihydrotestosteron** und durch die Aromatase **Östradiol**.

Spermatogenese und Testosteronsynthese werden durch Hormone des Hypothalamus (**GnRH**; Synonym **LHRH**) und der Hypophyse (**LH** und **FSH**) gesteuert (Abb. **H-7.1**).

Der größte Teil des **Testosterons** (ca. 95 %) wird in den Leydig-Zellen des Hodens produziert, der Rest wird in der NNR gebildet (s. Abb. **H-7.2**, S. 826). Im peripheren Gewebe kann Testosteron zu biologisch aktiven Metaboliten umgewandelt werden.

7.1.2 Intrazelluläre Testosteronwirkung

Der Großteil des Testosterons ist im Plasma an Trägerproteine, Albumin und sexualhormonbindendes Globulin (SHBG) gebunden. Das proteingebundene Steroid steht im Gleichgewicht mit ungebundenem, „freien" Testosteron (1–3 %). Nur diese frei im Serum vorliegende Form kann in die Zelle diffundieren. Zum Wirkungsmechanismus von Testosteron im Zielorgan s. Abb. **H-7.2**.
Testosteron bewirkt während der Embryogenese die Differenzierung der Wolff-Gänge in Epididymis, Ductus deferens und Samenblasen. Es reguliert die Gonadotropinsynthese und die Spermatogenese und fördert die Libido.
5α-Dihydrotestosteron vermittelt während der Embryogenese die Vermänn-

7.1.2 Intrazelluläre Testosteronwirkung

Der Großteil des Testosterons ist im Plasma an Trägerproteine (Albumin, SHBG) gebunden. Nur die „freie Form" (1–3 %) kann in die Zelle diffundieren. Zum Wirkungsmechanismus im Zielorgan s. Abb. **H-7.2**.

Testosteron reguliert die Gonadotropinsekretion und die Spermatogenese und fördert die Libido.
5α-Dihydrotestosteron ist während der Embryogenese für die Vermännlichung der

⊙ H-7.1 **Regulation der Hodenfunktion**

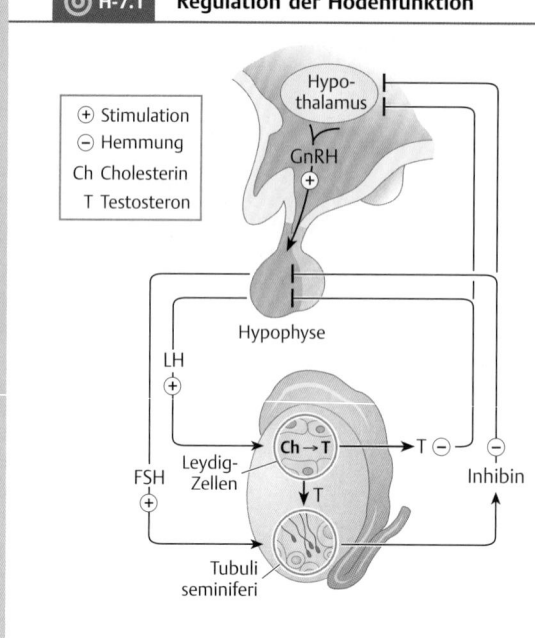

Das hypothalamische **GnRH** stimuliert die Freisetzung der hypophysären Gonadotropine **LH** und **FSH**. LH wirkt stimulierend auf die **Testosteronsynthese**, FSH regt die **Spermatogenese** und die Bildung des Peptidhormons **Inhibin** (hemmt die FSH-Sekretion) an. Durch chemische Rückkoppelung auf Hypothalamus und Hypophyse haben die Hodenhormone einen hemmenden Effekt auf die Gonadotropinfreisetzung, indem sie die Sensibilität der Hypophyse gegenüber dem vom Hypothalamus ausgeschütteten GnRH vermindern. Diese negative Rückkoppelung stellt einen empfindlichen Mechanismus zur Kontrolle der Testosteronproduktion und der Spermatogenese dar.

äußeren Genitalien und das Wachstum der Prostata, während und nach der Pubertät zusammen mit Testosteron für die Virilisierung, verantwortlich.

lichung des äußeren Genitale und des Sinus urogenitalis (Differenzierung und Wachstum der Prostata). Während und nach der Pubertät ist es in erster Linie für die Virilisierung und zusammen mit Testosteron für die Aufrecherhaltung der sekundären Geschlechtsmerkmale und der anabolen Stoffwechselwirkung verantwortlich.

Durch eine allmähliche Abnahme der Zahl und Aktivität der Leydig-Zellen **sinkt der Serumtestosteronspiegel** (etwa ab der 6. Lebensdekade). Konsekutiv werden vermehrt Gonadotropine gebildet und Androgene in Östrogene umgewandelt.

Im Alter (etwa ab der 6. Lebensdekade) **sinkt der Serumtestosteronspiegel** durch eine allmähliche Abnahme der Zahl und Aktivität der Leydig-Zellen. Konsekutiv werden vermehrt Gonadotropine gebildet und zirkulierende Androgene im peripheren Gewebe vermehrt in Östrogene umgewandelt. Ein Zusammenhang dieser hormonellen Veränderungen mit der Entstehung der benignen Prostatahyperplasie und der Altersgynäkomastie wird vermutet.

⊙ H-7.2 **Wirkungsmechanismus von Testosteron im Zielorgan**

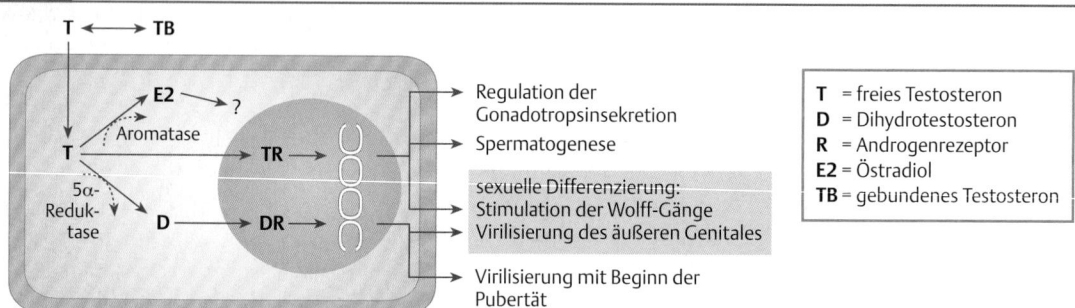

Intrazellulär wird **Testosteron** an den Androgenrezeptor gebunden oder, abhängig vom androgenen Zielorgan, durch das Enzym 5α-Reduktase zu dem biologisch wirksameren **5α-Dihydrotestosteron** reduziert, welches dann an den Androgenrezeptor gebunden wird. Der Hormon-Rezeptorkomplex bindet im Zellkern an spezifische DNA-Sequenzen, die die Aktivität androgenabhängiger Gene regulieren. Auf diese Weise wird Boten-RNA gebildet, die die Neubildung von Proteinen in den Zielzellen vermittelt.
Die Umwandlung von Testosteron zu Östradiol ist in einigen Zielorganen der Androgene nachgewiesen. Man vermutet, dass die Androgenwirkung hierdurch gewebespezifisch moduliert wird.

7.2 Diagnostik

7.2.1 Anamnese einschließlich Sexualanamnese

Im Rahmen der **Anamnese** (einschließlich Sexualanamnese) sind v. a. die in Tab. **H-7.2** aufgeführten Punkte von Bedeutung.

7.2 Diagnostik
7.2.1 Anamnese einschließlich Sexualanamnese

Anamnestisch relevante Punkte sind in Tab. **H-7.2** dargestellt.

≡ H-7.2	Anamnese bei Erkrankungen der männlichen Gonaden
Fragen	**Ursachen (Beispiele)**
■ Erkrankungen, die zu einer Beeinträchtigung der Hodenfunktion führen können?	■ Hypertonus, Diabetes mellitus, vaskuläre oder neurogene Erkrankungen, Schilddrüsendysfunktion, Adipositas
■ Entzündungen der Geschlechtsorgane?	■ bakterielle Infektionen, venerische Erkrankungen, Mumpsorchitis
■ Traumen oder Operationen an den Geschlechtsorganen?	■ mechanische Traumen, Hodentorsion, Hypospadiekorrektur
■ Riechvermögen eingeschränkt oder fehlend?	■ Kallmann-Syndrom
■ Pubertätsentwicklung normal, frühzeitig oder verzögert?	■ Pubertas praecox, Pubertas tarda
■ Rückenschmerzen?	■ Hinweis auf eine Androgenmangel-bedingte Osteoporose
■ bei Infertilität → psychogene Situation?	■ Beziehungsprobleme? Dauer eines unerfüllten Kinderwunsches? Psychische oder physische Stresssituation?
■ Libido und Potenz (Erektion, Ejakulation, Kohabitationsfrequenz, Zahl der leiblichen Kinder)?	■ Androgenmangel-bedingte Oligo-, Azoospermie, verminderte Libido, Infertiliät
■ regelmäßige Medikamenteneinnahme oder Drogengebrauch?	

7.2.2 Körperliche Untersuchung

Bei der körperlichen Untersuchung ist insbesondere auf die **Virilisierung** (Androgenisierung) zu achten (Tab. **H-7.3**). Wichtig bei der Beurteilung des Körperbaus sind v. a. das Verhältnis zwischen Ober- und Unterlänge (physiologisch beim Erwachsenen ca. 0,95), die horizontale Armspannweite (entspricht physiologischerweise der Körperlänge), die Muskulatur und die Fettverteilung.

7.2.2 Körperliche Untersuchung

Insbesondere auf die **Virilisierung** (Androgenisierung)achten (Tab. **H-7.3**).

≡ H-7.3	Körperliche Untersuchung bei V. a. Erkrankungen der männlichen Gonaden
Körperregion	**Kriterien zur Beurteilung der Virilisierung (Androgenisierung)**
■ **Haut**	■ Beschaffenheit, Talgdrüsenfunktion?
■ **Behaarung**	■ Axillar- und Pubesbehaarung, Muster der Pubesbehaarung, Vorhandensein von Bartwuchs, Stirnhaargrenze (Geheimratsecken)?
■ **Kehlkopf**	■ Stimmlage?
■ **Leistenkanal**	■ Hernie, Lymphknoten?
■ **Phallus**	■ Länge und Umfang im nicht erigierten Zustand, Mündung der Urethra, Hypo-, Epispadie?
■ **Hoden**	■ Lage (Maldescensus?), Konsistenz und Größe? Die Hodengröße wird durch Palpation ermittelt (gleichzeitig nach Tumoren untersuchen!). Sie hängt v. a. von der Entwicklung der Tubuli seminiferi ab. Bestimmung der Hodengröße durch vergleichende Palpation mit Hodenmodellen bekannter Volumina (Orchidometer). Hodenvolumen: vor der Pubertät 1–2 ml, endgültige Größe beim Mann ca. 12–25 ml. Hodenlänge: 3,5–5,5 cm
■ **Hodengefäße**	■ Varikozele? Aus anatomischen Gründen findet sich eine Erweiterung der V. spermatica meist links. Die erweiterten Venen sind beim Valsalva-Pressversuch besonders leicht tastbar
■ **Prostata**	■ Größe, Konsistenz, Oberfläche?

7.2.3 Labordiagnostik

Basisdiagnostik

Folgende **Funktionstests** werden durchgeführt:

7.2.3 Labordiagnostik

Basisdiagnostik

Funktionstests:

Funktion der Leydig-Zellen: Bestimmung von Testosteron und LH im Serum (zu Normwerten s. Tab. **H-7.1**, S. 825).

Funktion der Tubuli seminiferi: Die exokrine Funktion der Hoden wird mit dem **Spermiogramm** erfasst (s. Tab. **H-7.1**).

FSH: s. Tab. **H-7.1**.

▶ **Merke**

Funktion der Leydig-Zellen: Die endokrine Funktion des Hodens wird durch die Bestimmung von Testosteron und LH im Serum ermittelt (zu Normwerten s. Tab. **H-7.1**, S. 825). 3 Blutproben werden in 15-minütigem Abstand abgenommen, die Hormonspiegel werden in den zusammengefassten Serumproben (Poolserum) bestimmt.

Funktion der Tubuli seminiferi: Sie wird mit dem **Spermiogramm** (Samenanalyse) erfasst (s. Tab. **H-7.1**). Man untersucht Ejakulatvolumen, Spermatozoendichte sowie Beweglichkeit und Form der Spermatozoen; vor der Untersuchung ist eine sexuelle Karenz von 2–3 Tagen notwendig.

Follikelstimulierendes Hormon (FSH): s. Tab. **H-7.1**.

▶ **Merke:** Das FSH ist erhöht, wenn eine Schädigung des Keimepithels vorliegt und die Hypophysenfunktion intakt ist.

Spezielle Diagnostik

hCG-Test: Bestimmung der **endokrinen Reservekapazität** der Hoden. Vor der Pubertät dient er z. B. zur Differenzierung Kryptorchismus – Anorchie.

Prinzip: Testosteronbestimmung in einer basalen Blutprobe und 72 h nach i. m.-Verabreichung von hCG.

▶ **Merke**

hCG-Test: Mit diesem Test wird die **endokrine Reservekapazität** der Hoden bei niedrigen LH-Werten bestimmt. Er ist **vor der Pubertät** zur Abklärung der Differenzialdiagnose Kryptorchismus – Anorchie und zur Diagnostik von Testosteronsynthesestörungen (z. B. Intersexualität) indiziert.

Prinzip: Bestimmung von Testosteron in einer basalen Blutprobe und 72 h nach i. m.-Verabreichung von hCG (Dosierung altersabhängig, > 5 Jahre: 5000 IE hCG); physiologischer Anstieg auf > 3 ng/ml.

▶ **Merke:** Bei erhöhten Gonadotropinwerten ist der Test diagnostisch wertlos.

GnRH (LHRH)-Test: Erfassung der **Gonadotropinreserve**. Der Test dient der Differenzierung:
- zwischen niedrig normalen und pathologisch niedrigen LH- und FSH-Werten
- zwischen hypothalamischem und hypophysärem Hypogonadismus
- zwischen konstitutioneller Pubertas tarda und isoliertem hypogonadotropen Hypogonadismus (s. S. 836)
- im Rahmen eines **kombinierten Relaesing-Hormon-Tests** können alle HVL-Funktionen bestimmt werden (s. S. 715).

GnRH (LHRH)-Test: zur Erfassung der **Gonadotropinreserve**. Mit diesem Test kann differenziert werden:
- zwischen niedrig normalen und pathologisch niedrigen LH- und FSH-Werten
- zwischen hypothalamisch und hypophysär bedingtem Hypogonadismus. Falls bei diesem Verdacht in einem ersten GnRH-Test kein Anstieg der Gonadotropine erfolgt, wird er nach einwöchiger pulsatiler GnRH-Behandlung wiederholt (ohne derartige Vorbehandlung wertlos!)
- zwischen konstitutioneller Pubertas tarda (passagere Form des hypothalamischen Hypogonadismus) und isoliertem hypogonadotropen Hypogonadismus (s. S. 836). Diese Differenzierung ist prognostisch und therapeutisch wichtig und mit einem GnRH-Test nach einwöchiger pulsatiler Vorbehandlung mit GnRH möglich. Beim **hypothalamisch** bedingten Hypogonadismus lässt sich ein Anstieg der Gonadotropine nachweisen, während dies bei hypophysär bedingtem Hypogonadismus nicht der Fall ist
- GnRH wird weiterhin im Rahmen eines **kombinierten Relaesing-Hormon-Tests** zur Bestimmung aller Hypophysenvorderlappenfunktionen eingesetzt (s. S. 715)

Prinzip: Bestimmung von LH und FSH in einer basalen Serumprobe sowie 30 und 45 Minuten nach i. v.-Injektion von 100 µg GnRH. Normal ist ein Anstieg von LH auf das mind. 3–5-Fache, von FSH auf das 2-Fache des Basalwertes.

▶ **Merke**

Prinzip: Bestimmung von LH und FSH in einer basalen Serumprobe sowie 30 und 45 Minuten nach i. v.-Injektion von 100 µg GnRH. Dabei steigt normalerweise LH auf mind. das 3–5-Fache, FSH auf das 2-Fache des Basalwertes an.

▶ **Merke:** Bei erhöhten Gonadotropinwerten ist der Test diagnostisch wertlos.

Weitere Methoden:
- **Prolaktin** im Serum bei V. a. Prolaktinom
- **β-hCG** und **α-Fetoprotein** (AFP) bei V. a. Hodentumoren (Tumormarker)

Weitere Methoden:
- **Prolaktin** im Serum wird bei V. a. ein Prolaktinom bestimmt.
- Die Tumormarker **β-hCG und α-Fetoprotein (AFP)** im Serum werden bei V. a. auf ein Hodenmalignom untersucht.

- Eine **Chromosomenanalyse** ist bei V. a. Chromosomenaberrationen (z. B. Klinefelter-Syndrom) und bei Intersexualität indiziert.
- Eine **Hodenbiopsie** ermöglicht die Beurteilung der Spermatogenese. Bei hohen FSH-Werten kann darauf verzichtet werden, da sich keine therapeutischen Konsequenzen ergeben. Sie ist bei V. a. Verschluss der ableitenden Samenwege (Azoospermie mit normalem FSH) und zur Tumorfrüherkennung indiziert.

- **Chromosomenanalyse** bei V. a. Chromosomenaberrationen und Intersexualität
- **Hodenbiopsie** bei V. a. Hodentumoren und Verschluss der ableitenden Samenwege bei normalen FSH.

7.2.4 Bildgebende Verfahren

Radiologische Untersuchungen dienen der Bestimmung von Knochenalter (z. B. Röntgenaufnahme der linken Hand a. p.) und Knochendichte (z. B. Densitometrie bei V. a. Osteoporose) sowie der Erfassung von Tumoren im Bereich der Hypophyse und des Hypothalamus. Bei V. a. Hypophysenerkrankung können mittels MRT Sellagröße und -inhalt (Tumor?) beurteilt werden. Die **Sonographie** eignet sich insbesondere zur Beurteilung von Skrotalinhalt, Hoden, Nebenhoden, Plexus pampiniformis und Leistenkanal. Neben der objektiven Größenbeurteilung der Hoden können Parenchymveränderungen von Hoden und Nebenhoden, Tumoren, Zysten sowie eine Hydrozele nachgewiesen werden. Prostata und Samenblasen lassen sich mittels transvesikaler oder besser transrektaler Sonographie genau darstellen.

7.2.4 Bildgebende Verfahren

Radiologische Untersuchungen dienen der Bestimmung von Knochenalter und Knochendichte sowie zur Erfassung von Tumoren im Bereich der Hypophyse und des Hypothalamus. Bei V. a. Hypophysenerkrankung: **MRT.** Die **Sonographie** eignet sich besonders zur Untersuchung von Skrotalinhalt, Leistenkanal, Prostata und Samenblasen.

7.3 Leitsymptome und -befunde

7.3.1 Verminderte Androgenproduktion

Sowohl in der Fetalperiode als auch in der Pubertät wird die Geschlechtsentwicklung durch Androgene gesteuert. Weiterhin haben Androgene einen entscheidenden Einfluss auf die Libido, die Spermatogenese und damit die Fertilität. Abhängig vom Beginn des Androgenmangels führt eine verminderte Androgenproduktion zu unterschiedlichen Folgen (s. Tab. **H-7.4**). Näheres zum Hypogonadismus s. S. 832.

7.3 Leitsymptome und -befunde

7.3.1 Verminderte Androgenproduktion

Funktion der Androgene: Steuerung der Geschlechtsentwicklung, Aufrechterhaltung der Spermatogenese und Fertilität, Einfluss auf die Libido. Zu Folgen des Androgenmangels s. Tab. **H-7.4**. Zum Hypogonadismus s. S. 832.

☰ H-7.4	**Folgen einer verminderten Androgenproduktion** (abhängig vom Zeitpunkt des Auftretens)
Beginn der verminderten Androgenproduktion	**Folgen** (Beispiele)
▪ in der Fetalzeit	▪ Minderentwicklung bzw. Fehlanlage des Genitales (z. B. Kryptorchismus, Mikropenis, intersexuelles Genitale), Pseudohermaphroditismus masculinus (intersexuelles Genitale bei Vorliegen von Hoden und männlichem Karyotyp)
▪ vor der Pubertät	▪ Ausbleiben der Pubertät (z. B. defizitäre Entwicklung der sekundären Geschlechtsmerkmale; mangelnder Bartwuchs und männliche Behaarung an Stamm und Extremitäten; Ausbleiben des Stimmbruchs aufgrund einer Unterentwicklung des Kehlkopfes)
	▪ eunuchoider Hochwuchs (aufgrund der fehlenden Androgenwirkung resultiert ein verzögerter oder ausbleibender Schluss der Epiphysenfugen; Folge sind im Verhältnis zum Rumpf unproportional lange Extremitäten)
	▪ selbst beim körperlich Tätigen unterentwickelte Ausbildung der Muskulatur; häufig Genu vara, Plattfüße, Varizen und Hämorrhoiden (durch Bindegewebsschwäche)
	▪ prämaturer Knochenmineralverlust bzw. Osteoporose durch Ausfall des Testosterons mit seiner anabolen Stoffwechselwirkung (bereits im 3.–4. Lebensjahrzehnt Rückenschmerzen)
▪ im Erwachsenenalter	▪ Hypogonadismus (s. S. 832) mit Hodenatrophie, Oligo- bzw. Azoospermie, Infertilität, erektiler Dysfunktion, Libidoverlust und Zeichen der Feminisierung (z. B. Gynäkomastie, reduzierte Sekundärbehaarung, insbesondere verminderter Bartwuchs)

7.3.2 Gynäkomastie

7.3.2 Gynäkomastie

▶ Definition

▶ **Definition:** gutartige Vermehrung des Drüsengewebes der männlichen Brust. Die Gynäkomastie ist abzugrenzen von der **Pseudogynäkomastie**, die durch eine Lipomatose (Fettgewebe) der Brust ohne Drüsenkörper charakterisiert ist.

Einteilung: Man unterscheidet die physiologische von der pathologischen Gynäkomastie (s. Tab. **H-7.5**).

Einteilung: Man unterscheidet die physiologische von der pathologischen Gynäkomastie (s. Tab. **H-7.5**). Die physiologisch auftretende Pubertätsgynäkomastie ist meist diskret, häufig unilateral und bildet sich in den meisten Fällen bis zum 20. LJ wieder zurück.

☰ H-7.5	Klassifikation der Gynäkomastie	
Einteilung	*Ursachen*	*Beispiele*
physiologische Gynäkomastie	▪ **Ungleichgewicht zwischen Androgenen und Östrogenen zugunsten der Östrogene** (bei Neugeborenen und in der Pubertät passager)	▪ Neugeborenen-, Pubertäts-, Altersgynäkomastie
pathologische Gynäkomastie	▪ **Verminderung der Androgenproduktion und/oder -wirkung**	▪ Erkrankungen oder Syndrome, die durch eine primäre testikuläre Insuffizienz charakterisiert sind ▪ systemische Erkrankungen (z. B. chronische Lebererkrankungen, Nierenversagen) ▪ männlicher Pseudohermaphroditismus ▪ infolge Enzymdefekten der Testosteronsynthese oder bei fehlender bzw. verminderter Testosteronwirkung (Androgeninsensitivitäts-Syndrome)
	▪ **erhöhte Östrogenproduktion**	▪ endokrin aktive Hodentumoren ▪ β-hCG-Synthese im Rahmen von Paraneoplasien (z. B. Bronchialkarzinom) ▪ Hermaphroditismus verus ▪ erhöhte Östrogenproduktion im extratestikulären Gewebe (z. B. Hyperthyreose, Lebererkrankungen, Adipositas, Nebennierentumoren)
	▪ **Medikamente und Drogen**	▪ Hemmer der Testosteronsynthese oder -wirkung ▪ Östrogene, Gonadotropine, GnRH-Analoga ▪ Ketoconazol, Spironolacton, Cimetidin, Antiandrogene, Digitalis, Busulfan, Isoniazid, trizyklische Antidepressiva ▪ Marihuana, Heroin

Ätiopathogenese: Die Gynäkomastie beruht in den meisten Fällen auf einer **Verschiebung des physiologischen Gleichgewichtes zwischen Androgenen und Östrogenen zugunsten der Östrogene**. Da das Drüsengewebe der Brust sehr empfindlich für die wachstumsstimulierende Wirkung der Östrogene ist, wirkt dieses Ungleichgewicht stimulierend

Ätiopathogenese: Ursache der Gynäkomastie ist in den meisten Fällen eine **Verschiebung** des physiologischerweise im männlichen Organismus vorliegenden **Gleichgewichtes zwischen Androgenen und Östrogenen zugunsten der Östrogene**. Etwa 85 % der Östradiolproduktion erfolgt im extratestikulären Gewebe (v. a. im Fettgewebe) aus den im Blut zirkulierenden Androgenen Testosteron und Androstendion. Unter physiologischen Bedingungen betragen die Testosteron- und Östradiolspiegel im Serum beim jüngeren Mann durchschnittlich 6 ng/ml bzw. 20–40 pg/ml, woraus sich ein **Testosteron-Östradiol-**

◉ H-7.3	Gynäkomastie

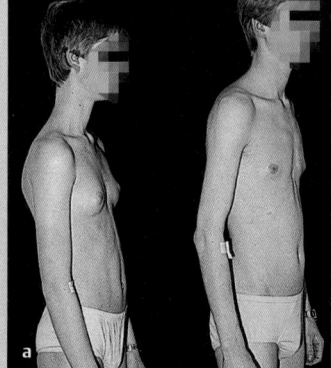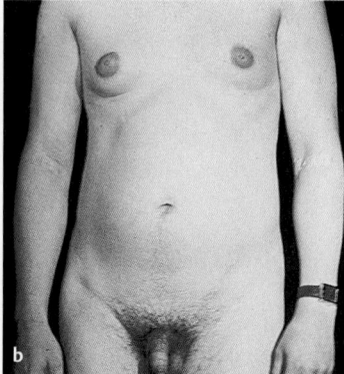

a Pubertätsgynäkomastie bei zwei Brüdern als Beispiel für eine **physiologische Gynäkomastie.**
b Beispiel für eine **pathologische Gynäkomastie,** verursacht durch einen endokrin-aktiven Hodentumor (Leydig-Zelltumor).

Quotient von 200–300 ergibt. Somit führt jede Verminderung der Androgen- und/oder Steigerung der Östrogenproduktion zu einer Verschiebung des **Testosteron-Östradiol-Quotienten** zugunsten von Östradiol. Da das Drüsengewebe der Brust sehr empfindlich für die wachstumsstimulierende Wirkung der Östrogene ist, wirkt dieses Ungleichgewicht stimulierend auf die Entwicklung einer Gynäkomastie (s. Abb. **H-7.3**).

Diagnostik und Differenzialdiagnose: Wichtig sind zunächst die **Anamnese** (z. B. Fragen nach Medikamenteneinnahme, Drogenkonsum; s. Tab. **H-7.5**, S. 830) und die **körperliche Untersuchung** (insbesondere auf Hodengröße und -konsistenz achten!). Bei Adoleszenten vor dem 15. LJ ist meist keine weitergehende Diagnostik notwendig. In den übrigen Fällen werden abhängig von den möglichen Ursachen die notwendigen **Laborparameter** bestimmt. Beim Erwachsenen sind neben Leberenzymen und Kreatinin v. a. folgende Parameter von Bedeutung: LH, FSH, Testosteron, Östradiol, Dehydroepiandrosteronsulfat (DHEAS), β-hCG und α-Fetoprotein; Prolaktin ist nur bei V. a. ein Prolaktinom indiziert. Notwendige **bildgebende Untersuchungen** sind die Sonographie der Hoden, ggf. Thoraxröntgenaufnahmen in zwei Ebenen zum Tumorausschluss, Abdomensonographie (ggf. CT) bei V. a. einen Nebennierentumor. Zum Ausschluss des seltenen, unilateralen Mammakarzinoms ist die Mammographie indiziert, die Chromosomenanalyse bei V. a. Störungen der Geschlechtsdifferenzierung.

Therapie: Da sich die **Pubertätsgynäkomastie** meist von selbst zurückbildet, ist keine Therapie notwendig. Der Patient sollte darüber aufgeklärt werden, dass es sich um ein passageres Symptom handelt. Bei nicht ausreichender Rückbildung (selten) wird nach dem 20. Lebensjahr eine Mastektomie durchgeführt. Bei den **pathologischen Formen** der Gynäkomastie richtet sich die Behandlung nach den jeweiligen Ursachen.

7.3.3 Infertilität

▶ **Definition:** Ausbleiben einer Schwangerschaft trotz regelmäßigem, ungeschütztem Geschlechtsverkehr und Kinderwunsch in einer heterosexuellen Partnerschaft nach 2 Jahren.

Epidemiologie: Ca. 15 % aller Paare bleiben ungewollt kinderlos. Die Ursache liegt zu jeweils ca. 40 % beim Mann oder der Frau und in 20 % der Fälle bei beiden Partnern.

Diagnostik und Differenzialdiagnose: Bereits nach Erhebung der **Anamnese** einschließlich der Sexualanamnese (s. Tab. **H-7.2**, S. 827) und der vollständigen **körperlichen Untersuchung** lassen sich eine Reihe von Ursachen der Infertilität feststellen (s. Tab. **H-7.6**). Mithilfe einfacher **Laboruntersuchungen** können z. B. ein Diabetes mellitus oder Schilddrüsenfunktionsstörungen ausgeschlossen werden. Als erste Spezialuntersuchung wird anschließend das **Ejakulat** untersucht. Da die Seminalparameter spontan erheblich schwanken können, müssen bei pathologischem Ausfall ≥ 2 Untersuchungen (unter Standardbedingungen nach WHO-Richtlinien) durchgeführt werden.
Differenzialdiagnostisch sind folgende Möglichkeiten auszuschließen: **hypothalamo-hypophysäre Erkrankungen** (s. S. 716) sowie **primär testikuläre Erkrankungen.** Die letzt genannten gehen mit einem hypergonadotropen Hypogonadismus einher; im Serum sind bereits die Basalwerte der Gonadotropine erhöht. **Chronische Erkrankungen und Unterernährung** bedingen eine Verzögerung der Pubertät; die Diagnose stützt sich auf Anamnese und klinischen Befund.

Therapie: Eine Übersicht über die therapeutischen Maßnahmen gibt Tab. **H-7.6**.

auf die Entwicklung einer Gynäkomastie (s. Abb. **H-7.3**).

Diagnostik und Differenzialdiagnose: Wichtig sind **Anamnese** und **körperliche Untersuchung** (s. Tab. **H-7.5**, S. 830). Bei Adoleszenten vor dem 15. LJ ist meist keine weitergehende Diagnostik notwendig. **Laborparameter** werden in Abhängigkeit von der vermuteten Ursache bestimmt: z. B. Leberenzyme, Kreatinin, LH, FSH, Testosteron, Östradiol, DHEAS, β-hCG, α-Fetoprotein; Prolaktin nur bei V. a. ein Prolaktinom. **Bildgebende Diagnostik:** Sonographie der Hoden, ggf. Thoraxröntgen, Sonographie (evtl. CT) des Abdomens, Mammographie, Chromosomenanalyse.

Therapie: Pubertätsgynäkomastie: meist keine Therapie notwendig, da passager; bei ausbleibender Rückbildung ggf. Mastektomie; **pathologische Gynäkomastie:** Therapie der Ursache.

7.3.3 Infertilität

◀ **Definition**

Epidemiologie: Ca. 15 % aller Paare bleiben ungewollt kinderlos.

Diagnostik und Differenzialdiagnose: Bereits nach Anamnese einschließlich Sexualanamnese (s. Tab. **H-7.2**, S. 827) und körperlicher Untersuchung lassen sich zahlreiche Ursachen der männlichen Infertilität feststellen (s. Tab. **H-7.6**).

Differenzialdiagnostisch müssen v. a. **hypothalamo-hypophysäre** sowie **primär testikuläre Erkrankungen** ausgeschlossen werden. **Chronische Erkrankungen** und **Unterernährung** gehen mit einer Verzögerung der Pubertät einher.

Therapie: siehe Tab. **H-7.6**.

☰ **H-7.6**	**Ursachen und Therapie der männlichen Infertilität**

Ursachen	Beispiele	Therapie
▪ **Störungen der Erektion und Ejakulation**	▪ neurogen (z. B. Rückenmarkerkrankungen, multiple Sklerose, diabetische Neuropathie)	▪ Behandlung der Grundkrankheit
	▪ vaskulär (z. B. diabetische Angiopathie)	▪ bei erektiler Dysfunktion: Sildenafil (z. B. Viagra), Schwellkörper-Autoinjektionstherapie vasoaktiver Substanzen, externe Vakuumapplikation, Penisprothesenimplantat ▪ bei retrograder Ejakulation: Spermagewinnung aus dem postkoitalen Urin, anschließend homologe Insemination
	▪ psychisch	▪ Psychotherapie
▪ **urologische Erkrankungen**	▪ Lageanomalien des Hodens, Varikozele, Okklusion der ableitenden Samenwege, Infektion der Urogenitalorgane, vegetatives Urogenitalsyndrom	▪ Versuch mit GnRH bzw. hCG, ggf. Operation (z. B. Vasovasotomie, Epididymovasotomie) ▪ Antibiotika
▪ **Störungen der Spermatogenese infolge Hypogonadismus**	▪ primäre bzw. sekundäre testikuläre Insuffizienz ▪ hypothalamisch bedingt ▪ hypophysär bedingt	▪ keine kausale Therapiemöglichkeit, Androgensubstitution ▪ pulsatile GnRH-Applikation ▪ Kombination von hCG und hMH (humanes Menopausengonadotropin; s. S. 833) ▪ ohne Kinderwunsch: Androgensubstitution
▪ **idiopathische Oligoasthenoteratozoospermie (OAT-Syndrom;** häufigste Ursache [30–50 %] der männlichen Infertilität)	▪ bedingt durch tubuläre Insuffizienz, keine erkennbare kausale Hormonstörung	▪ homologe Insemination, In-vitro-Fertilisation, intrazytoplasmatische Spermieninjektion (ICSI) ▪ Therapieversuche mit Gonadotropinen
▪ **Chemo- bzw. Strahlentherapie**	▪ Zytostatika, ionisierende Strahlen	▪ ggf. Kryokonservierung von Spermaproben vor Therapiebeginn
▪ **immunologische Ursachen**	▪ Sterilität bei Normospermie	▪ homologe Insemination, In-vitro-Fertilisation, intrazytoplasmatische Spermieninjektion (ICSI)

7.4   Männlicher Hypogonadismus

7.4.1 Allgemeine Grundlagen

▶ **Definition**

7.4 Männlicher Hypogonadismus

7.4.1 Allgemeine Grundlagen

▶ **Definition:** Unter dem Begriff „männlicher Hypogonadismus" werden sowohl Störungen der Hormon- als auch der Samenproduktion zusammengefasst. Man unterscheidet **hypergonadotrope** von **hypogonadotropen Formen** des Hypogonadismus (s. u.).

Ätiopathogenese: Ursachen:
▪ **primär testikuläre** Erkrankungen (s. S. 834)
▪ Störungen im Bereich von **Hypothalamus** oder **Hypophyse** (s. S. 836)
▪ **unzureichende oder fehlende Testosteronwirkung**
▪ **systemische** und **neurologische Erkrankungen**
▪ **Medikamente bzw. Noxen:** Cimetidin, Spironolacton, Antiandrogene, Digitalis, Marihuana und chronischer Alkoholexzess können beim Mann zum Hypogonadismus führen.

Ätiopathogenese: Folgende Ursachen lassen sich unterscheiden:
▪ **Defekte oder Läsionen im Hoden:** primäre testikuläre Insuffizienz, hypergonadotroper Hypogonadismus (s. S. 834)
▪ **Defekte oder Läsionen im Bereich des Hypothalamus und der Hypophyse:** sekundäre testikuläre Insuffizienz, hypogonadotroper Hypogonadismus (s. S. 836)
▪ **partielle oder vollständige Unempfindlichkeit der androgenen Zielorgane gegenüber der Wirkung von Testosteron:** 5α-Reduktasedefekt (s. S. 839) und die Androgeninsensitivitäts-Syndrome, komplettes (Testikuläre Feminisierung) und partielles AIS (z. B. Reifenstein-Syndrom) (AIS, s. S. 839)
▪ **systemische** (z. B. chronische Lebererkrankungen wie Leberzirrhose, Hepatitis [selten] und Niereninsuffizienz) und **neurologische Erkrankungen** (z. B. Myotonia dystrophica und Paraplegien)
▪ **Medikamente bzw. Noxen:** Cimetidin, Spironolacton (hoch dosiert) und Antiandrogene (z. B. Cyproteronacetat) wirken durch kompetitive Testosteronhemmung am Rezeptor antiandrogen. Weiterhin führen Digitalis, Marihuana und chronischer Alkoholexzess zu einer Minderung der Androgenwirkung.

☰ H-7.7	Charakteristische Laborbefunde bei Hypogonadismus
Differenzialdiagnosen des Hypogonadismus	**Laborbefunde**
• hypergonadotroper Hypogonadismus (s. S. 834)	• erhöhte Gonadotropin-Serumspiegel (i. d. R. FSH > LH), Testosteron im unteren Normbereich oder erniedrigt
• hypogonadotroper Hypogonadismus (s. S. 836)	• Gonadotropin- und Testosteron-Serumspiegel erniedrigt
• Androgeninsensitivitäts-Syndrome (s. S. 839)	• Gonadotropin- und Testosteron-Serumspiegel erhöht oder im oberen Normbereich

Klinik: Unabhängig von der Ursache der Erkrankung ist das klinische Erscheinungsbild ausschließlich durch den Androgenausfall geprägt, während Störungen der Spermatogenese ohne Einfluss auf die Körpergestalt bleiben. Die klinische Ausprägung des Hypogonadismus hängt vom Zeitpunkt des Auftretens und vom Ausmaß des Androgenmangels ab (s. Tab. **H-7.4**, S. 829).

Diagnostik und Differenzialdiagnose: Von entscheidender Bedeutung im Hinblick auf eine differenzierte Therapie ist die exakte Diagnosestellung. Zu typischen Laborbefunden s. Tab. **H-7.7**.

Therapie: Therapeutisch steht die **Hormonsubstitution** im Vordergrund. Angewendet werden:
- **Testosteron:** Mittel der Wahl zur Einleitung oder Aufrechterhaltung der Virilisierung; dies gilt auch dann, wenn die Induktion der Spermatogenese nicht möglich (z. B. bei hypergonadotropem Hypogonadismus und partieller Androgenresistenz) oder nicht erwünscht ist. Zur Verfügung stehen unterschiedliche Applikationsformen: **Depotpräparate zur i. m.-Gabe**, testosteronhaltige **Gele und Membranpflaster** zur **transdermalen Testosteronzufuhr** sowie Testosteronundecanoat zur **oralen Gabe**. Zur Dauerherapie beim Erwachsenen werden 250 mg Testosteronenantat alle 2–3 Wochen i. m. gegeben, alternativ Testosteronundecoanat 1000 mg i. m., 1. Injektionsintervall nach 6 Wochen, danach alle 3 Monate. Alternativ: transdermales Testosteron-Plaster oder-Gel (z. B. 2 Pflaster Androderm à 5 mg, resp. 1 Beutel Androtop Gel à 50 mg). Oral: Testosteronundecanoat 3–4 × 40 mg/d.
- **Gonadotropine:** ausschließlich bei Patienten mit hypophysär bedingtem Hypogonadismus und Fertilitätswunsch sinnvoll; die Therapie wird nur zeitlich begrenzt (bis zur Erzielung der Fertilität) angewendet, da sie aufwendig und teuer ist. Anschließend wird wieder mit Testosteronpräparaten substituiert. Initial wird **humanes Choriongonadotropin** (hCG) gegeben (3 × 2000 IE/Woche), das die Entwicklung der Leydig-Zellen und das Hodenwachstum fördert. Die therapeutische Wirksamkeit wird anhand von **Virilisierung**, **Zunahme des Hodenvolumens** und **Anstieg des Testosterons** (Ziel: Werte im Normbereich) überprüft. Ist dies der Fall, wird zusätzlich **humanes Menopausengonadotropin** (hMG) in einer Dosis von 75–150 IE (1–2 Ampullen/d) gegeben, das wie FSH wirkt, alternativ **biosynthetisch hergestelltes humanes FSH** (3 × 150 IE/Woche) . Da der Zyklus der Spermatogenese 70 Tage andauert, muss hMG mind. 90 Tage gegeben werden. Der Behandlungserfolg wird mittels Spermiogramm überprüft. Bei Kindern mit Hodenhochstand kann mit hCG (oder GnRH, s. u.) ein Deszensus erreicht werden.
- **Gonadotropin Releasing Hormone** (GnRH, Synonym LHRH): Indikationen sind: **Kinderwunsch** bei Vorliegen eines hypothalamisch bedingten Hypogonadismus. Die Therapie erfolgt „pulsatil": Mit einer am Körper getragenen kleinen, computergesteuerten Infusionspumpe werden alle 120 Minuten 5–20 µg GnRH s. c. pro Injektionspuls verabreicht. Die Dosisanpassung erfolgt anhand der Serumtestosteronspiegel, die in den Normalbereich für Männer ansteigen sollen. **Behandlung des Hodenhochstandes bei Kindern** mit Maldescensus testis.

Klinik: Das klinische Erscheinungsbild des Hypogonadismus hängt vom Zeitpunkt des Auftretens und vom Ausmaß des Androgenmangels ab (s. Tab. **H-7.4**, S. 829).

Diagnostik und Differenzialdiagnose: Die exakte Diagnosestellung ist für die Therapie unumgänglich (Tab. **H-7.7**).

Therapie: Die **Hormonsubstitution** steht im Vordergrund.
- **Testosteron:** Dauertherapie des hyper- und hypogonadotropen Hypogonadismus. Standarddosierung bei Dauertherapie: z. B. 250 mg **Depot-Testosteron** alle 2–3 Wochen i. m. Alternativ: **transdermal** pro Tag 2 Membranpflaster mit 5 mg oder 1 Gelbeutel mit 50 mg Testosteron pro Tag. **Oral:** Testosteronundecanoat 3–4 × 40 mg/d.
- **Gonadotropine:** nur zur zeitlich begrenzten Behandlung von Patienten mit hypogonadotropem Hypogonadismus und Fertilitätswunsch. Bei Erreichen der Fertilität wird mit Testosteronpräparaten weitersubstituiert. Initial Gabe von **humanem Choriongonadotropin** (hCG), bei Zeichen der **Virilisierung**, **Zunahme des Hodenvolumens** und **Anstieg des Testosterons** zusätzlich **humanes Menopausengonadotropin** (hMG) bzw. **biosynthetisch hergestelltes FSH**.
- **Gonadotropin Releasing Hormone (GnRH)** ist indiziert bei Patienten mit Kinderwunsch bei hypothalamischem Hypogonadismus und bei Kindern mit Maldescensus testis.

7.4.2 Hypergonadotroper Hypogonadismus

▶ **Synonym:** Primäre testikuläre Insuffizienz

▶ **Definition:** Durch testikuläre Defekte bedingte Form des Hypogonadismus mit kompensatorisch erhöhten Gonadotropinspiegeln. Ursächlich sind angeborene (z.B. Klinefelter-Syndrom, Gonadenagenesie oder -dysgenesie) oder erworbene gonadale Störungen (z.B. posttraumatisch, Medikamente).

Klinefelter-Syndrom

▶ **Definition:** Numerische Chromosomenaberration mit einem oder mehreren überzähligen X-Chromosom(en). Das Syndrom ist mit einer Hodendysgenesie verbunden, die im Erwachsenenalter zu einem Hypogonadismus unterschiedlicher Ausprägung führt.

Epidemiologie: häufigste Anomalie der Geschlechtschromosomen (1–2 auf 1000 Männer).

Epidemiologie: häufigste Anomalie der Geschlechtschromosomen beim Menschen (1–2 Fälle unter 1000 männlichen Individuen).

Ätiopathogenese: Ursache ist eine numerische Chromosomenaberration (**Karyotyp 47,XXY**). Eine **Hodendysgenesie** führt beim Erwachsenen zum Hypogonadismus. Die Funktion der Leydig-Zellen ist gestört, die Betroffenen sind infertil. Ohne Therapie tritt nach dem 40. Lebensjahr häufig eine Osteoporose auf.

Ätiopathogenese: Infolge einer **Non-disjunction** der Geschlechtschromosomen während der mütterlichen Meiose entsteht der **Karyotyp 47,XXY** (normaler Chromosomensatz: 46,XY). Folge ist eine **Hodendysgenesie**: Die Hoden bleiben unterentwickelt, histologisch findet man bereits in der Pubertät ein Schwinden der Keimzellen und eine beginnende Tubulussklerose. Beim Erwachsenen atrophieren bzw. degenerieren die Tubuli seminiferi; auch die Leydig-Zell-Funktion ist gestört. Die Betroffenen sind infertil. Ohne Therapie ist eine Osteoporose nach dem 40. Lebensjahr als Folge des langjährigen Androgenmangels nahezu obligat.

Klinik: Typische Symptome sind **verzögerte Pubertät, Nachlassen der Potenz, Rückenschmerzen** und **kleine, feste Hoden** (immer < 4 ml Volumeninhalt). Die phänotypische Entwicklung des Patienten ist extrem variabel (Abb. **H-7.4**). Charakteristisch sind: **spärliche Körper- und Gesichtsbehaarung, schwach entwickelte Musukulatur, weibliche Fettverteilung.** Teilweise finden sich ein **überdurchschnittliches Längenwachstum** und eine **postpubertäre Gynäkomastie** (60 %).

Klinik: Typische Symptome sind eine **verzögerte Pubertät, nachlassende Potenz und Libido** (nach der 2. Lebensdekade) oder **Infertilität.** Ab dem 3. Lebensjahrzehnt treten oft **Lumbalgien** auf. Das klinisch wichtigste Symptom stellen die **kleinen festen Hoden** (immer < 4 ml Volumeninhalt; normale Hodengröße > 12 ml) dar (Abb. **H-7.4**). Die übrige phänotypische Entwicklung der Patienten ist extrem variabel und zum Teil von der jeweiligen Androgenproduktion abhängig. In der Regel ist die **Körper- und Gesichtsbehaarung spärlich, die Muskulatur schwach entwickelt** und die **Fettverteilung weiblich.** Bei einem Teil der Fälle findet sich ein **überdurchschnittliches Längenwachstum** mit Überwiegen des unteren Körpersegments. Bei ca. 60 % der Patienten tritt **postpubertär eine Gynäkomastie** auf (durch Verschiebung des Androgen-Östrogenquotienten zugunsten der Östrogene; s. S. 830). Hierzu trägt einerseits die verminderte Androgenproduktion, andererseits die durch die erhöhten LH-Spiegel induzierte testikuläre Östrogenproduktion bei.

Es besteht ein erhöhtes Mammakarzinom- und Keimzelltumor-Risiko.

Im Vergleich zu normalen Männern besteht ein erhöhtes Risiko an einem Mammakarzinom oder Keimzelltumor zu erkranken.

Diagnostik: Ab Pubertätsbeginn **erhöhte Gonadotropinspiegel** (v. a. FSH). Die Testosteronspiegel liegen beim jungen Erwachsenen meist im untersten Normbereich; ab dem 25. LJ sinken sie in den pathologischen Bereich ab. Im Spermiogramm besteht Azoospermie. Diagnosebestätigung durch Chromosomenanalyse.

Diagnostik: Bereits zum Zeitpunkt des normalen Pubertätsbeginns beim Knaben lassen sich bei den Patienten **erhöhte Gonadotropinspiegel** (v. a. FSH) nachweisen. Der Anstieg des Testosteronspiegels während der Pubertät erfolgt verzögert, die Testosteronspiegel des jungen Erwachsenen liegen meist im untersten Normbereich und sinken ca. ab dem 25. LJ schnell in den pathologischen Bereich ab. Charakteristisch im Spermiogramm ist eine Azoospermie. Die klinische Verdachtsdiagnose wird durch die Chromosomenanalyse bestätigt.

Differenzialdiagnose: s. Varianten des Klinefelter-Syndroms (s. u.).

Differenzialdiagnose: Zu Differenzialdiagnosen s. Varianten des Klinefelter-Syndroms (s. u.).

Therapie: Testosteronsubstitution unter Kontrolle der Serumspiegel.

Therapie: Zur Vermeidung der unerwünschten Nebenwirkungen des Hormonmangels beginnt man mit der Testosteronsubstitution, sobald Zeichen des Androgenmangels auftreten. Anhand von klinischen Kontrollen und der Messung des Serumtestosteronspiegels wird der genaue Zeitpunkt für den Beginn der Testosteronsubstitution bestimmt.

Klinefelter-Syndrom (47,XXY; a,b) und Variante (48,XXXY-Syndrom; c)

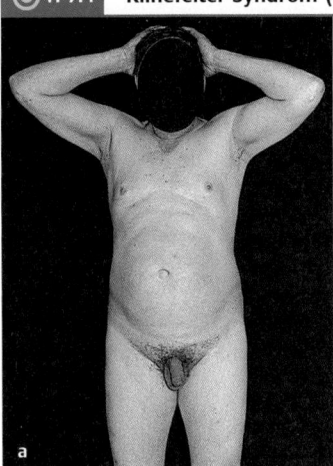
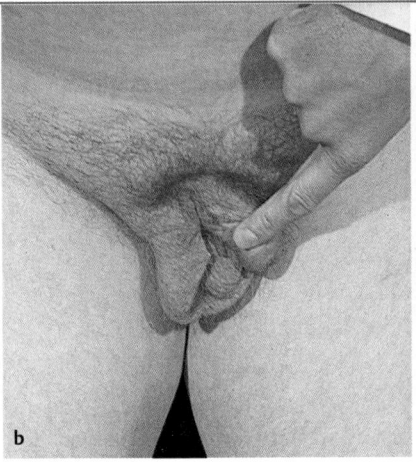
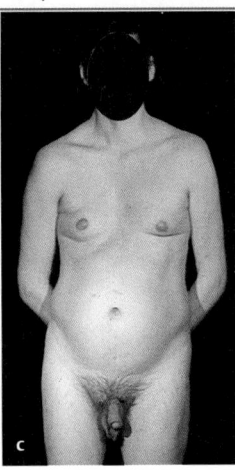

a **Habitus.**
b Genitalbefund bei **Klinefelter-Syndrom** (47,XXY). Der 48-jährige Patient weist leicht erkennbare Symptome des Hypogonadismus wie spärliche Sexualbehaarung und eunuchoide Körperproportionen auf. Daneben besteht eine Gynäkomastie, die Hoden sind klein und fest.
c **48,XXXY-Syndrom**. Oligophrener Patient mit sehr kleinen und festen Hoden, ausgeprägter Gynäkomastie, spärlicher Sexualbehaarung und schwacher Muskulatur. **Im Gegensatz zum** Klinefelter-Syndrom nehmen bei den höhergradigen Chromosomenaberrationen Schweregrad der somatischen und gonadalen Anomalien zu; weiterhin liegen fast immer intellektuelle Defekte vor.

Verlauf und Prognose: Die Infertilität der Patienten ist nicht therapierbar. Sekundärkomplikationen wie z. B. Osteoporose können durch Testosteronsubstitution abgewendet werden.

Varianten des Klinefelter-Syndroms und ähnliche Syndrome

Neben der klassischen Form des Klinefelter-Syndroms werden Varianten beobachtet, am häufigsten die **Mosaikform 46,XY/47,XXY**; sie entsteht durch mitotische Non-disjunction einer 46,XY- oder 47,XXY-Zygote nach der Fertilisation. Die somatischen und endokrinologischen Abnormitäten sind bei diesen Patienten meist weniger stark ausgeprägt als beim klassischen Klinefelter-Syndrom (z. B. meist größeres Testesvolumen).

Dem Klinefelter-Syndrom ähnliche Syndrome liegen bei Patienten mit dem Karyotyp 48,XXXY (s. Abb. **H-7.4c**), 48,XXYY und 49,XXXXY vor. Generell nimmt mit Zunahme der überzähligen X-Chromosomen Häufigkeit und Schweregrad der somatischen und gonadalen Anomalien zu. Zusätzlich findet man fast immer intellektuelle und häufig auch psychosoziale Defekte; in diesen Fällen ist die Testosteronsubstitution meist nicht geboten. Näheres hierzu siehe Lehrbücher der Genetik.

Beim **XX-Mann-Syndrom** fehlt das Y-Chromosom, in den meisten Fällen lässt sich aber molekulargenetisch Y-spezifische DNA nachweisen. Die Symptomatik gleicht dem Klinefelter-Syndrom, das Längenwachstum ist aber normal.

Das **XYY-Syndrom** ist genetisch durch eine numerische Chromosomenaberration mit einem überzähligen Y-Chromosom charakterisiert. Es betrifft etwa 1 auf 1000 männliche Individuen. Meist besteht ein normaler männlicher Phänotyp. Das konstanteste Symptom ist ein übermässiges Längenwachstum, das Syndrom ist bei der Abklärung eines Hochwuchses in Betracht zu ziehen. Die Diagnose erfolgt durch die Bestimmung des Karyotyps.

Verlauf und Prognose: Die Infertilität ist nicht therapierbar.

Varianten des Klinefelter-Syndroms und ähnliche Syndrome

Am häufigsten ist die **Mosaikform 46,XY/47,XXY**. Die somatischen und endokrinologischen Abnormitäten sind bei diesen Patienten meist weniger stark ausgeprägt als beim klassischen Klinefelter-Syndrom.

Dem Klinefelter-Syndrom ähnliche Syndrome: Hierzu gehören Patienten mit dem Karyotyp 48,XXXY (s. Abb. **H-7.4c**), 48,XXYY und 49,XXXXY. Mit Zunahme der überzähligen X-Chromosomen nehmen Häufigkeit und Schweregrad der somatischen und gonadalen Anomalien zu.

Beim **XX-Mann-Syndrom** fehlt das Y-Chromosom, meist lässt sich aber molekulargenetisch Y-spezifische DNA nachweisen.

Das **XYY-Syndrom** ist genetisch durch eine numerische Chromosomenaberration mit einem überzähligen Y-Chromosom bei meist normalem männlichen Phänotyp charakterisiert. Das konstanteste Symptom ist übermäßiges Längenwachstum.

▶ **Klinischer Fall:** Der 51-jährige Angestellte wurde vom Hausarzt bei beidseits durchgeführter Mastektomie wegen Schmerzen in der rechtsseitigen Operationsnarbe überwiesen.
Wegen rezidivierender Vergrößerung beider Brustdrüsenkörper war im Abstand von 2 Jahren eine Resektion von Brustdrüsengewebe beidseits erfolgt; histologisch habe im resezierten Gewebe kein Hinweis für Malignität vorgelegen. Die Ehe sei trotz Kinderwunsch kinderlos geblieben. Bei der klinischen Untersuchung fand man beidseits reizlose Mastektomienarben, weibliche Pubesbehaarung und ein Hodenvolumen von beidseits 2 ml; die Hoden waren von fester Konsistenz. Sämtliche Laboruntersuchungen waren bis auf einen hypergonadotropen Hypogonadismus unauffällig (Testosteron 0,7 ng/ml, LH 27 mU/ml, FSH 50 mU/ml). Die Chromosomenanalyse ergab einen 47,XXY-Karyotyp.
Es wurde ein Klinefelter-Syndrom diagnostiziert. Im Rahmen der Therapie wurde Testosteron substituiert.

Weitere Ursachen des hypergonadotropen Hypogonadismus

Differenzialdiagnostisch sind weitere Ursachen des hypergonadotropen Hypogonadismus zu bedenken (Tab. **H-7.8**).

≡ H-7.8	Weitere Ursachen des hypergonadotropen Hypogonadismus		
Ursache	*Ätiologie*	*Klinik*	*Therapie*
konnatale Anorchie (= Syndrom der fehlenden Testes)	Untergang der Hodens während der Embryogenese	Leitbefund: leeres Skrotum; weites klinisches Spektrum (abhängig vom Zeitpunkt des gonadalen Untergangs) vom Ausbleiben der Virilisierung bis zu phänotypisch normalen männlichen Individuen mit Anorchie und infantilem, aber normalem inneren Genitale (Abb. **H-7.5**)	ab Pubertätsbeginn ansteigende Testosteronsubstitution zur Kompensierung der Anorchie-Folgen (Ausnahme: Infertilität)
Kryptorchismus	Ausbleiben des Descensus testis	Beeinträchtigung der Spermienproduktion durch intraabdominelle Lage der Hoden (erhöhte Temperatur!), Testosteron-Sekretion der Leydig-Zellen unbeeinträchtigt, Malignitätsrisiko in den nicht deszendierenden Hoden ca. 20–50-fach erhöht	Mann: Im Allgemeinen Orchidopexie. Kinder und Jugendliche: Versuchsweise hCG- oder GnRH-Gabe. Bei Erfolglosigkeit Orchidopexie
erworbene Anorchie	posttraumatisch, -operativ, entzündungsbedingt	Symptome des Hypogonadismus bei Ausfall beider Hoden (ein intakter Hoden ist funktionell ausreichend)	bei beidseitigem Hodenverlust Testosteronsubstitution nach der Pubertät
testikuläre Atrophie	Endstadium bei Traumen, Durchblutungsstörungen (z. B. Hodentorsionen), Schädigung durch ionisierende Strahlen, Zytostatika, Wärme und Entzündungen)	Beeinträchtigung sowohl der interstitiellen als auch der tubulären Elemente des Hodens	in Abhängigkeit vom klinischen Befund

⊙ **H-7.5**

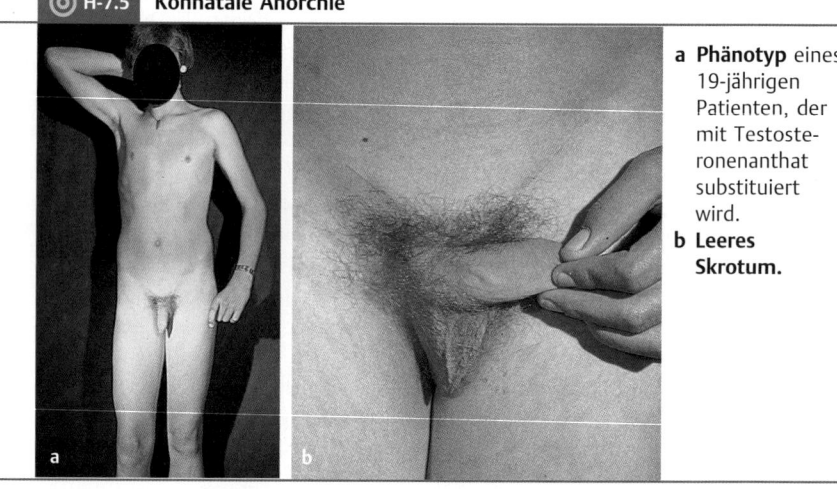

⊙ **H-7.5** Konnatale Anorchie

a Phänotyp eines 19-jährigen Patienten, der mit Testosteronenanthat substituiert wird.
b Leeres Skrotum.

7.4.3 Hypogonadotroper Hypogonadismus

▶ Synonym

▶ **Synonym:** Sekundäre testikuläre Insuffizienz

▶ Definition

▶ **Definition:** Die Hodeninsuffizienz ist die (sekundäre) Folge eines durch hypothalamische oder hypophysäre Defekte bedingten Gonadotropinmangels. Dieser kann hierbei isoliert oder im Rahmen von Erkrankungen auftreten, bei denen mehrere Hypophysenhormone ausfallen (s. S. 716).

Hypogonadotroper Hypogonadismus bei hypothalamischer Funktionsstörung

Isolierter hypogonadotroper Hypogonadismus, Kallmann- und Pasqualini-Syndrom

▶ **Synonyme:** eunuchoider Hypogonadismus, olfactogenitales Syndrom, fertile Eunuchen

Epidemiologie: Die geschätzte Inzidenz beträgt 1 : 10 000 männliche Individuen.

Ätiopathogenese: Infolge einer **angeborenen hypothalamischen Funktions-störung** mit fehlender oder inadäquater Sekretion von GnRH kommt es zum Ausfall bzw. Mangel der Gonadotropinsekretion. Die übrigen Hypophysenhormone werden regelrecht sezerniert. Das Syndrom tritt sporadisch oder vererbt (autosomal-dominant oder X-chromosomal) auf.

Einteilung und Klinik: Man unterscheidet folgende Varianten:

- **isolierter hypogonadotroper Hypogonadismus**: Die LH- und FSH-Sekretion ist vermindert bzw. im Serum nicht nachweisbar. Der unbehandelte Erwachsene weist die typische Symptomatik des **eunuchoiden Hypogonadismus** (v. a. dysproportionierter Hochwuchs mit im Verhältnis zum Rumpf zu langen Extremitäten [s. Tab. **H-7.4**, S. 829], ausbleibende Vermännlichung, Ausbleiben des Stimmbruchs, Minderentwicklung von Muskulatur und sekundären Geschlechtsmerkmalen, Adipositas) auf.
- **Kallmann-Syndrom**: Zusätzlich zur verminderten oder fehlenden LH-und FSH-Sekretion besteht eine **Einschränkung des Geruchssinns**, die sich als Hyp- oder Anosmie manifestiert. Pathologisch-anatomisch liegt eine Anlagestörung im Bulbus olfactorius sowie in den hypothalamischen Bezirken, in denen GnRH produziert wird, zugrunde. Fakultativ werden bei einigen Patienten dysmorphe Merkmale, wie z. B. eine Lippen-Kiefer-Gaumenspalte beobachtet (vermutet wird eine ursächliche Entwicklungsstörung im Bereich der Mittellinie von Schädel und Gehirn).
- **Pasqualini-Syndrom** (= Syndrom des „fertilen Eunuchen"): die FSH-Sekretion ist normal, während die LH-Sekretion vermindert ist. Nach der Pubertät findet man infolge des Testosteronmangels Symptome des **Eunuchoidismus** (s. o.). Da FSH sezerniert wird, sind die Hoden gewachsen; das Hodenvolumen ist meist normal und die Spermatogenese ist vorhanden. Wird Ejakulat produziert, sind Volumen und Spermadichte meist vermindert. Die FSH-Produktion beruht vermutlich darauf, dass die GnRH-Sekretion nicht völlig ausgefallen ist; Amplitude oder Frequenz der GnRH-Pulse sind jedoch vermindert.

Diagnostik und Differenzialdiagnose: Die Diagnose wird meist erst bei Ausbleiben der erwarteten Pubertät gestellt. Hilfreich bei der Diagnosestellung ist der Nachweis von **Riechstörungen**. Diese werden meist erst durch gezielte Fragen und durch Prüfung des Riechvermögens diagnostiziert, da Einschränkungen bzw. das Fehlen des Geruchssinns häufig vom Patienten unbeachtet bleiben. Differenzialdiagnostisch ist die Pubertas tarda in Erwägung zu ziehen und auszuschließen (s. Lehrbücher der Pädiatrie). Weiterhin sind organische Ursachen (z. B. tumoröse und granulomatöse Veränderungen, ischämische und hämorrhagische Läsionen im Bereich des Hypothalamus, Traumen und ionisierende Strahlen), die zu einer gestörten GnRH-Sekretion führen, in Erwägung zu ziehen.

Therapie: Ohne Kinderwunsch wird Testosteron substituiert. Mit Kinderwunsch ist die passagere Gabe von hCG/hMG oder eine pulsatile GnRH-Applikation indiziert (s. S. 833).

Verlauf und Prognose: Bei Behandlung vor Ausbildung des eunuchoiden Habitus lässt sich dieser verhindern. Gegebenenfalls kann auch Fertilität erzielt werden.

Hypogonadotroper Hypogonadismus bei hypothalamischer Funktionsstörung

Isolierter hypogonadotroper Hypogonadismus, Kallmann- und Pasqualini-Syndrom

◀ **Synonyme**

Epidemiologie: 1 : 10 000 Individuen.

Ätiopathogenese: Ursache ist eine **angeborene hypothalamische Funktionsstörung** (isolierter Mangel bzw. Ausfall der Gonadotropinsekretion). Das Syndrom tritt sporadisch oder vererbt auf.

Einteilung und Klinik: Man unterscheidet 3 Varianten:

- **isolierter hypogonadotroper Hypogonadismus:** verminderte LH- und FSH-Sekretion; Symptomatik des **eunuchoiden Hypogonadismus** (v. a. dysproportionierter Hochwuchs [s. Tab. **H-7.4**, S. 829])
- **Kallmann-Syndrom:** zusätzlich **Einschränkung des Geruchssinns** mit Hyp- oder Anosmie; ursächlich ist eine Anlagestörung im Bulbus olfactorius sowie in den hypothalamischen Bezirken, in denen GnRH produziert wird.
- **Pasqualini-Syndrom:** verminderte LH-aber normale FSH-Sekretion; beim Erwachsenen Spermatogenese vorhanden, aber Symptome des Androgenmangels (**Eunuchoidismus**).

Diagnostik und Differenzialdiagnose: Die Diagnose wird erst dann gestellt, wenn die Pubertät ausbleibt. Hilfreich bei der Diagnosestellung ist der Nachweis von **Riechstörungen** (gezielte Fragen und Prüfung des Riechvermögens). Differenzialdiagnostisch sind die Pubertas tarda und organische Ursachen (z. B. tumoröse, ischämische und hämorrhagische Läsionen im Bereich des Hypothalamus) abzuklären.

Therapie: Ohne Kinderwunsch Testosteronsubstitution, mit Kinderwunsch hCG/hMG oder GnRH-Applikation (s. S. 833).

Verlauf und Prognose: Durch rechtzeitige Therapie lässt sich ein eunuchoider Habitus verhindern.

Prader-Labhart-Willi-Syndrom

Prader-Labhart-Willi-Syndrom

▶ **Definition:** Neben Hypogonadismus ist das Syndrom durch extremes Übergewicht, Minderwuchs, eingeschränkte Intelligenz, dysmorphe Merkmale (z. B. Strabismus, Skoliose) und eine ausgeprägte Muskelschwäche während der Neugeborenenperiode charakterisiert.

Epidemiologie: Die Häufigkeit wird auf 1 : 10 000–1 : 25 000 geschätzt.

Ätiopathogenese: Der Hypogonadismus beruht zum Teil auf einer inadäquaten GnRH-Sekretion mit Gonadotropin- und Testosteronmangel.

Epidemiologie: Die Häufigkeit wird auf ca. 1 : 10 000–1 : 25 000 geschätzt.

Ätiopathogenese: Bei einer Reihe von Patienten kann eine Deletion von Teilen des langen Arms des Chromosoms 15 nachgewiesen werden. Der Hypogonadismus beruht zum Teil auf einer inadäquaten GnRH-Sekretion mit daraus resultierendem Gonadotropin- und Testosteronmangel. Zusätzlich ist wohl auch die Testosteronsynthese gestört.

Klinik: Charakteristisch ist v. a. der stark ausgeprägte **Hypogenitalismus** (Abb. **H-7.6**), teilweise entwickelt sich ein Diabetes mellitus Typ 2.

Klinik: Beim Knaben findet sich ein ausgeprägter **Hypogenitalismus** mit Kryptorchismus und Mikropenis. Das Skrotum ist nie vom Damm abgesetzt; es kann fehlen. Beim Erwachsenen sind die sekundären Geschlechtsmerkmale erwartungsgemäß spärlich ausgebildet, der Penis bleibt klein (Abb. **H-7.6**). Bei einem Teil der Patienten entwickelt sich ein Diabetes mellitus Typ 2.

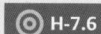

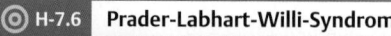

H-7.6 Prader-Labhart-Willi-Syndrom

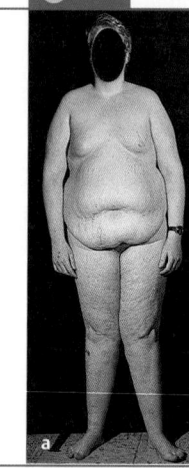
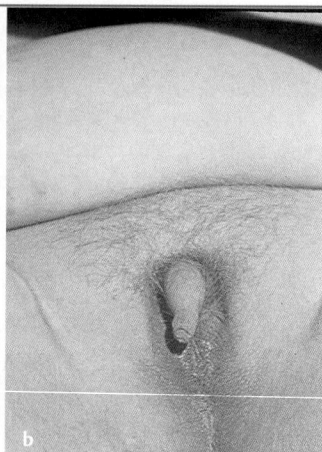

a Habitus bei einem 16-jährigen stark übergewichtigen Patienten.
b Ausgeprägter Hypogenitalismus mit Kryptorchismus und Mikropenis, das Skrotum ist nicht vom Damm abgesetzt.

Diagnostik und Differenzialdiagnose: Die Diagnose wird anhand der Anamnese und klinischen Befunden gestellt. DD: Laurence-Moon- und Bardet-Biedl-Syndrom.

Diagnostik und Differenzialdiagnose: Die Diagnose wird anhand der Anamnese (Muskelhypotonie während der Neugeborenenperiode) und charakteristischen klinischen Befunden gestellt. Differenzialdiagnostisch sind das Laurence-Moon- und Bardet-Biedl-Syndrom auszuschließen.

Therapie: Keine kausale Therapie bekannt.

Therapie: Eine kausale Therapie ist nicht bekannt.

Laurence-Moon- und Bardet-Biedl-Syndrom

Gemeinsame Symptome sind Hypogonadismus, Minderwuchs, Adipositas, Intelligenzminderung und die Retinitis pigmentosa. Beim Laurence-Moon-Syndrom findet sich zusätzlich eine spastische Tetraparese, beim Bardet-Biedl-Syndrom eine Polydaktylie und/oder Syndaktylie.

Laurence-Moon- und Bardet-Biedl-Syndrom

Beide Syndrome werden autosomal-rezessiv vererbt, gemeinsame Merkmale sind die Retinitis pigmentosa, ein Hypogonadismus hypothalamisch-hypophysärer und/oder primärer Genese, Minderwuchs, Adipositas und eine verminderte Intelligenz. Zusätzlich findet man beim Laurence-Moon-Syndrom eine spastische Tetraparese, beim Bardet-Biedl-Syndrom dagegen eine Polydaktylie und/oder Syndaktylie. Die Therapie besteht bei männlichen Patienten ggf. in einer Testosteronsubstitution.

Hypogonadotroper Hypogonadismus bei hypothalamischer Funktionsstörung

Hypophyseninsuffizienz und Hyperprolaktinämie

Siehe S. 716.

Hypogonadotroper Hypogonadismus bei hypophysärer Funktionsstörung

Hypophyseninsuffizienz und Hyperprolaktinämie

Siehe S. 716.

7.4.4 Störungen der Testosteronwirkung

Die hierdurch verursachten Syndrome (Androgeninsensitivitäts-Syndrome und 5α-Reduktasedefekt) sind zwar sehr selten, belegen aber klinisch beispielhaft den Wirkungsmechanismus der Androgene

Androgeninsensitivitäts-Syndrome (AIS)

Ätiologie: Verursachend sind Mutationen im X-chromosomal lokalisierten Androgenrezeptorgen, die zur Bildung defekter Androgenrezeptorproteine führen. Folge ist eine vollständige oder eingeschränkte Empfindlichkeit (Resistenz) der Zielorgane der Androgene gegenüber der Androgenwirkung (komplette oder partielle Androgeninsensitivität). Die Syndrome werden X-chromosomal rezessiv vererbt.

Klinik: Beim **kompletten AIS (CAIS)** sind Phänotyp und Geschlechtsidentität der Betroffenen typisch weiblich. Beim Erwachsenen sind die Mammae gut ausgebildet, das äußere Genitale ist weiblich, die Axillar- und Pubesbehaarung ist äußerst spärlich oder fehlt (**hairless women**). Die Vagina endet blind, und die inneren Geschlechtsorgane fehlen; die Hoden liegen meist im Inguinalkanal oder in den Labia majora (sog. Testikuläre Feminisierung).
Die **partielle Androgeninsensitivität (PAIS)** führt zu einem breiten Spektrum klinischer Erscheinungsbilder mit vorherrschend weiblichem, zwittrigem (sog. Reifenstein-Syndrom) oder prädominantem männlichem Genitale, aber Infertilität infolge einer Störung der Spermatogenese. Bei allen Betroffenen kommt es in der Pubertät zur Brustbildung.

Diagnostik: Beim Erwachsenen findet man infolge der verminderten oder fehlenden Empfindlichkeit hypothalamisch-hypophysärer Zentren für Testosteron folgende **typische Hormonkonstellation**: Der Serumtestosteronspiegel liegt im oberen Normbereich für Männer oder ist erhöht, LH und Östradiol sind ebenfalls erhöht, Dihydrotestosteron ist normal. Der Rezeptordefekt lässt sich in DNA-Proben aus EDTA-Blut oder aus Genitalhautfibroblasten mittels einer molekulargenetischen Analyse des Androgenrezeptorgens nachweisen.

Therapie: Beim **CAIS** müssen die Hoden spätestens nach Pubertätsabschluss aufgrund der Gefahr einer malignen Entartung entfernt werden, danach Substitutionstherapie mit Östrogenen. Bei präpuberaler Diagnosestellung wird die Orchidektomie aus psychologischen Gründen meist danach vorgenommen und nach dem 12. Lebensjahr (normaler Pubertätsbeginn bei Mädchen) mit einer Östrogensubstitution begonnen.
Die Behandlung der **PAIS** hängt vom Ausmaß der anatomischen Defekte und der damit verbundenen Geschlechtsidentität ab. Ggf. werden plastische Korrekturen des äußeren Genitale durchgeführt.

5α-Reduktasedefekt

▶ **Definition:** Infolge einer Defizienz des Enzyms 5α-Reduktase wird Testosteron im Zielgewebe (äußeres Genitale) ungenügend oder nicht zu Dihydrotestosteron umgewandelt.

Ätiologie: Verursachend sind Mutationen im 5α-Reduktase-2-Gen, das für die Enzymbildung verantwortlich ist. Das Syndrom wird autosomal-rezessiv vererbt oder tritt spontan auf.

Klinik: Der Mangel an Dihydrotestosteron führt zu einem Spektrum von Veränderungen, das von diskreten Virilisierungsstörungen (Mikrophallus, glandulärer Hypospadie) bis hin zu einem nahezu weiblichen Genitale mit Klitorisvergrößerung reicht. Meist findet sich ein zwittriges Genitale mit perineoskrotaler Hypospadie und eine blind endende Vagina und klaffende Skrotalwülste, in welchen die Hoden liegen. Die Prostata fehlt oder ist hypoplastisch, die Wolff-Derivate, Samenblasen und Samenleiter sind normal ausgebildet. In der Pubertät kommt es zu Virilisierungserscheinungen, eine Gynäkomastie tritt nicht auf, die Betroffenen sind infertil.

Androgeninsensitivitäts-Syndrome (AIS)

Ätiologie: Ursache sind Mutationen im Androgenrezeptorgen, die zur Bildung defekter Androgenrezeptorproteine führen. Folge ist eine komplette oder partielle Unempfindlichkeit gegenüber der Androgenwirkung.

Klinik: Beim **CAIS** sind Phänotyp äußeres Genitale und Geschlechtsidentität weiblich. Die Hoden liegen im Inguinalkanal oder in den Labia maiora. Beim Erwachsenen gut ausgebildete Brüste, die Axillar- und Pubesbehaarung fehlt (**hairless women**). Die Vagina endet blind, die inneren Geschlechtsorgane fehlen. Beim **PAIS** zeigt das äußere Genitale Virilisierungserscheinungen unterschiedlichen Ausmaßes. Am häufigsten: perineoskrotale Hypospadie, in der Pubertät auftretende Gynäkomastie (sog. Reifenstein-Syndrom).

Diagnostik: Die Serumspiegel von Testosteron liegen im oberen Normalbereich für Männer oder sind ebenso wie LH und Östradiol erhöht, Dihydrotestosteron ist normal. Nachweis des Rezeptordefekts mittels molekulargenetischer Analyse des Androgenrezeptorgens möglich.

Therapie: Beim **CAIS** meist Orchidektomie nach Diagnosestellung. Im Anschluss Östrogensubstitution zur Einleitung der Pubertät und/oder Aufrechterhaltung der Feminisierung.
Die Behandlung des **PAIS** hängt vom Ausmaß der anatomischen Defekte und der Geschlechtsidentität ab.

5α-Reduktasedefekt

◀ **Definition**

Ätiologie: Verursachend sind Mutationen im 5α-Reduktase-2-Gen.

Klinik: Die wichtigen Symptome sind beim Erwachsenen Virilisierungsstörungen des äußeren Genitales, eine normal ausgebildete männliche Brust und Infertilität infolge schwer beeinträchtigter Spermatogenese.

Diagnostik: Im Serum normale LH-, Testosteron- und Östradiolspiegel aber stark erniedrigte Dihydrotestosteronwerte. Bestimmung der 5α-Reduktaseaktivität.

Therapie: Bei weiblicher Geschlechtsidentität und -zuordnung Orchidektomie. Unbehandelte Patienten entwickeln mit der Pubertät meist eine männliche Geschlechtsidentität. Ggf. plastische Genitaloperationen.

Diagnostik: Die Serumspiegel von LH, Testosteron und Östradiol liegen im männlichen Normalbereich, die Dihydrotestosteronspiegel sind jedoch stark erniedrigt. Die Diagnose lässt sich durch die Bestimmung der 5α-Reduktaseaktivität in Fibroblasten, die aus einer Genitalhautbiopsie kultiviert werden, sichern.

Therapie: Bei weiblicher Geschlechtszuordnung oder -identität baldmöglichst Orchidektomie, um die mit der Pubertät auftretende Virilisierung zu verhindern; ggf. korrektive Genitaloperationen. Unbehandelte Patienten entwickeln meist während der Pubertät eine männliche Geschlechtsidentität; dann entsprechende aufbauende plastische Genitaloperationen.

8 Weibliche Gonaden

8.1 Physiologische Grundlagen

Das intakte wechselseitige Zusammenspiel von Hypothalamus, Hypophyse und Ovarien ist eine wichtige Voraussetzung für die normale körperliche Entwicklung der Frau.

Unter Kontrolle des hypothalamischen **GnRH** werden im Hypophysenvorderlappen **LH** und **FSH** sezerniert. Diese regulieren wiederum die ovarielle Funktion und damit die Produktion von **Östrogenen** und **Progesteron** (Abb. **H-8.1**).

8.1 Physiologische Grundlagen

Eine wichtige Voraussetzung für die normale körperliche Entwicklung der Frau sowie für die weitere Aufrechterhaltung der weiblichen Sexualfunktion ist das intakte wechselseitige Zusammenspiel von Hypothalamus, Hypophyse und Ovarien.

Unter Kontrolle des pulsatil freigesetzten, hypothalamischen **GnRH** (Gonadotropin-Releasing-Hormon) werden im Hypophysenvorderlappen **LH** (luteinisierendes Hormon) und **FSH** (Follikel-stimulierendes Hormon) sezerniert. In einem komplexen Rückkopplungssystem steuern diese beiden Gonadotropine die ovarielle Funktion (Follikelreifung, Ovulation und Bildung des Corpus luteum) und beeinflussen damit die Produktion von **Östrogenen** (hauptsächlich Östradiol) und **Progesteron** (Abb. **H-8.1**).

⊙ H-8.1

⊙ H-8.1 **Hypothalamisch-hypophysär-ovarieller Regelkreis mit Feedback-Mechanismus**

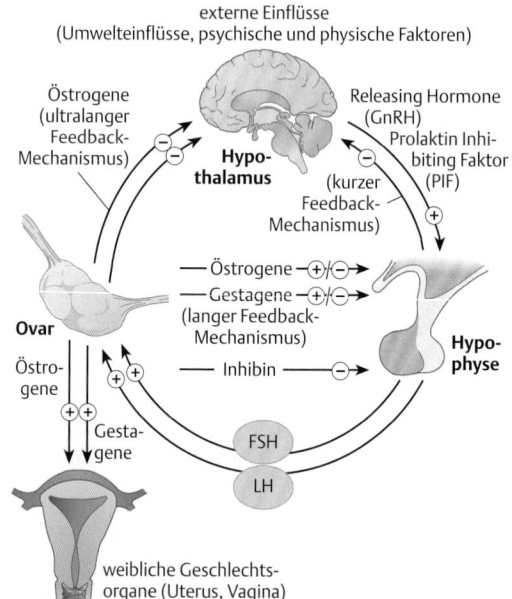

Oberstes Steuerorgan ist der **Hypothalamus** als „Empfänger" zusätzlicher externer Reize. Der **hormonelle Signaltransfer** läuft über die **Hypophyse** zum **Ovar**, dessen Hormone letztendlich das zyklische Geschehen am Zielorgan, z. B. Uterus, verursachen. Selbststeuerung bedeutet in diesem Regelkreis, dass **Stimulation** oder **Hemmung** einer Hormonsekretion über die Blutspiegel der einzelnen Hormone initiiert werden im Sinne einer Rückmeldung an alle vorgeschalteten „Regelstationen".

8.2 Pathophysiologie der weiblichen Gonaden

Störungen innerhalb des komplexen weiblichen Hormonkreislaufs können in Bezug auf die ovarielle Funktion folgende pathophysioloogische Konsequenzen haben: eine verminderte oder übermäßige Produktion von Östrogenen (**Hypo-** bzw. **Hypergonadismus**), eine **übermäßige Androgenproduktion** oder **Störungen der hormonellen Rückkopplung**. Zahlreiche Ursachen können diesen Störungen zugrunde liegen (Tab. **H-8.1**).

Je nach dem, zu welchem Zeitpunkt die genannten Störungen auftreten, kommt es zu **alterstypischen Krankheitsbildern:**

Vor Beginn der Pubertät werden die Reifung der Genitale und damit verbundene Prozesse beeinträchtigt. Ein Östrogenüberschuss führt zu einer vorzeitigen Ausbildung der sekundären Geschlechtsmerkmale (**Pubertas praecox**), ein Mangel zu einer verzögerten Reifung (**Pubertas tarda**).

Im Erwachsenenalter treten **Zyklusstörungen** (Poly-, Oligo- oder Amenorrhö, s. Tab. **H-8.1**) bis hin zur **Infertilität** sowie unterschiedlich ausgeprägte **Veränderungen der Geschlechtsmerkmale** auf. Ein Überschuss an Androgenen kann zur „Vermännlichung" des weiblichen Individuums führen (**Virilisierung**), u. a. kommt es dabei zum sog. **Hirsutismus,** einer verstärkten, dem männlichen Behaarungstyp entsprechenden Körperbehaarung bei Frauen (s. S. 801). Darüber hinaus treten Symptome wie Libidoverlust, Hitzewallungen oder Stimmungsschwankungen auf.

Physiologischerweise nimmt die Sensibilität der Ovarien für Gonadotropine mit zunehmendem Alter immer mehr ab. Zwischen dem 45.–55. Lebensjahr wird die Menstruation zunächst unregelmäßig und bleibt dann aus, der Östrogenspiegel sinkt trotz deutlich erhöhten LH- und FSH-Werten ab (**Menopause**).

8.2 Pathophysiologie der weiblichen Gonaden

Mögliche Störungen in Bezug auf die ovarielle Funktion verursachen ggf. einen **Hypo-** bzw. **Hypergonadismus**, eine **übermäßige Androgenproduktion** oder **Störungen der hormonellen Rückkopplung** (Tab. **H-8.1**).

Je nach dem, zu welchem Zeitpunkt die genannten Störungen auftreten, kommt es zu **alterstypischen Krankheitsbildern:** Vor Beginn der Pubertät verursacht ein Östrogenüberschuss eine **Pubertas praecox**, ein Mangel eine **Pubertas tarda**. Im Erwachsenenalter treten **Zyklusstörungen** (s. Tab. **H-8.1**) bis hin zur **Infertilität** sowie unterschiedlich ausgeprägte **Veränderungen der Geschlechtsmerkmale** auf. Ein Androgenüberschuss kann zur „Vermännlichung" des weiblichen Individuums führen (**Virilisierung, u. a. Hirsutismus).**
Im Rahmen der **Menopause** wird die Menstruation physiologischerweise zunächst unregelmäßig und bleibt dann aus, der Östrogenspiegel sinkt ab.

≡ **H-8.1** | **Übersicht über mögliche Erkrankungen der weiblichen Gonaden***

Störungen der ovariellen Funktion	mögliche Ursachen	Leitsymptome
Hypogonadismus (veminderte Östrogenproduktion)	▪ **hypergonadotroper Hypogonadismus** – Menopause – Ovarektomie – vorzeitiges Ovarialversagen (z. B. infolge ovarieller Autoimmunprozesse) – Gonadendysgenesie – Ulrich-Turner-Syndrom (Karyotyp X0) ▪ **hypogonadotroper Hypogonadismus** – hypophysäre bzw. hypothalamische Schädigungen (entzündliche Prozesse, Tumoren oder Traumen) – hypothalamisch-funktionelle Störungen (stressbedingt, exzessive physische Aktivität, Untergewicht, Depression) – Prolaktinom oder andere endokrine Störungen (z. B. Hypothyreose, Morbus Cushing, Morbus Addison) – idiopathischer hypogonadotroper Hypogonadismus – Kallmann-Syndrom	▪ Pubertas tarda (Beginn nach dem 13. LJ) ▪ Zyklusstörungen – Oligomenorrhö (Zyklus > 35 Tage) – Amenorrhö (Ausbleiben der Regelblutung) – primär (über das 16. LJ hinaus) – sekundär (für > 3 Zyklen) ▪ Infertilität
Hypergonadismus (übermäßige Östrogenproduktion)	▪ östrogenproduzierende Tumoren	▪ Pubertas praecox (Beginn vor dem 8. LJ) ▪ Zyklusstörungen – Polymenorrhö (Zyklus < 25 Tage) ▪ Infertilität
übermäßige Androgenproduktion	▪ androgenproduzierende Tumoren ▪ PCO-Syndrom ▪ AGS	▪ Hirsutismus/Virilisierung ▪ Zyklusstörungen ▪ Infertilität
Störungen der hormonellen Rückkopplung	▪ Östrogenrezeptor-Resistenz	▪ Pubertas tarda (s. o.) ▪ Zyklusstörungen ▪ Infertilität

* ausführliche Erläuterungen der einzelnen Krankheitsbilder s. Lehrbücher der Gynäkologie

8.3   Diagnostische Methoden

Wesentliche Schritte einer endokrinologischen Diagnostik neben einer kompletten gynäkologischen Untersuchung sind:
- ausführliche Anamnese
- körperliche Untersuchung
- endokrinologisches Basislabor
- Schwangerschaftstest
- Stimulations-/Hemmtests
- ggf. weiterführende diagnostische Maßnahmen wie bildgebende Verfahren, die Bestimmung spezieller laborchemischer Parameter und eine Chromosomenanalyse.

8.4   Therapie

Wenn möglich sollte die **Ursache** der ovariellen Störung therapiert werden. Eine spezifische **hormonelle Therapie** kann dann je nach Ursache, Alter sowie Verhütungs- oder Kinderwunsch unter Berücksichtigung **langfristiger Risiken** erfolgen.

8.3   Diagnostische Methoden

Neben einer kompletten gynäkologischen Untersuchung stützt sich die endokrinologische Diagnostik auf folgende Schritte:

- **ausführliche Anamnese:** Zyklusstörungen, Fertilität (frühere Schwangerschaften und Geburten bzw. unerfüllter Kinderwunsch), Gewichtsveränderungen, vegetative Symptome (Hitzewallungen), Galaktorrhö, Medikamente (u.a. hormonelle Kontrazeption), Libido, psychischer oder körperlicher Stress, Familienanamnese
- **körperliche Untersuchung:** Zeichen der Virilisierung (Hirsutismus, Akne und Änderung der Stimmlage), Entwicklung der sekundären Geschlechtsmerkmale
- **endokrinologisches Basislabor:** Prolaktin, Östradiol, LH, FSH, Androgene und TSH
- **Schwangerschaftstest:** β-HCG im Urin, ggf. Serum
- **Stimulations-/Hemmtests:** z.B. Gestagentest (Gabe eines Gestagens über 10–12 Tage) oder Östrogentest (Gabe eines Östrogens über 21 Tage, während der letzten 5 Tage zusätzlich Gestagen) unter der Frage der Auslösbarkeit einer Abbruchblutung

Darüber hinaus sollten je nach Krankheitsbild weiterführende diagnostische Maßnahmen durchgeführt werden, beispielsweise **bildgebende Verfahren** (z.B. Ultraschall [Fehlbildungen?], CT bzw. MRT [Tumoren?]), die **Bestimmung spezieller laborchemischer Parameter** (z.B. DHEA-S [adrenale androgene Aktivität?], Glukokortikoide etc. [weitere endokrine Störungen?]) und eine **Chromosomenanalyse**.

8.4   Therapie

Wann immer möglich, sollte die **Ursache** der ovariellen Störung therapiert werden (z.B. Tumorentfernung, Behandlung anderer Hormonstörungen oder Anorexie, Vermeidung von Stress bzw. exzessivem Leistungssport). Eine **spezifische hormonelle Therapie** kann dann je nach Ursache, Alter sowie Verhütungs- oder Kinderwunsch erfolgen. Dabei sollte auch **langfristigen Risiken**, wie z.B. Osteoporose oder erhöhtes Arterioskleroserisiko durch Östrogenmangel, vorgebeugt werden.

Internet-Link:
www.endokrinologie.net (Deutsche Gesellschaft für Endokrinologie),
www.dagae-info.de (Deutsche Gesellschaft für angewandte Endokrinologie)

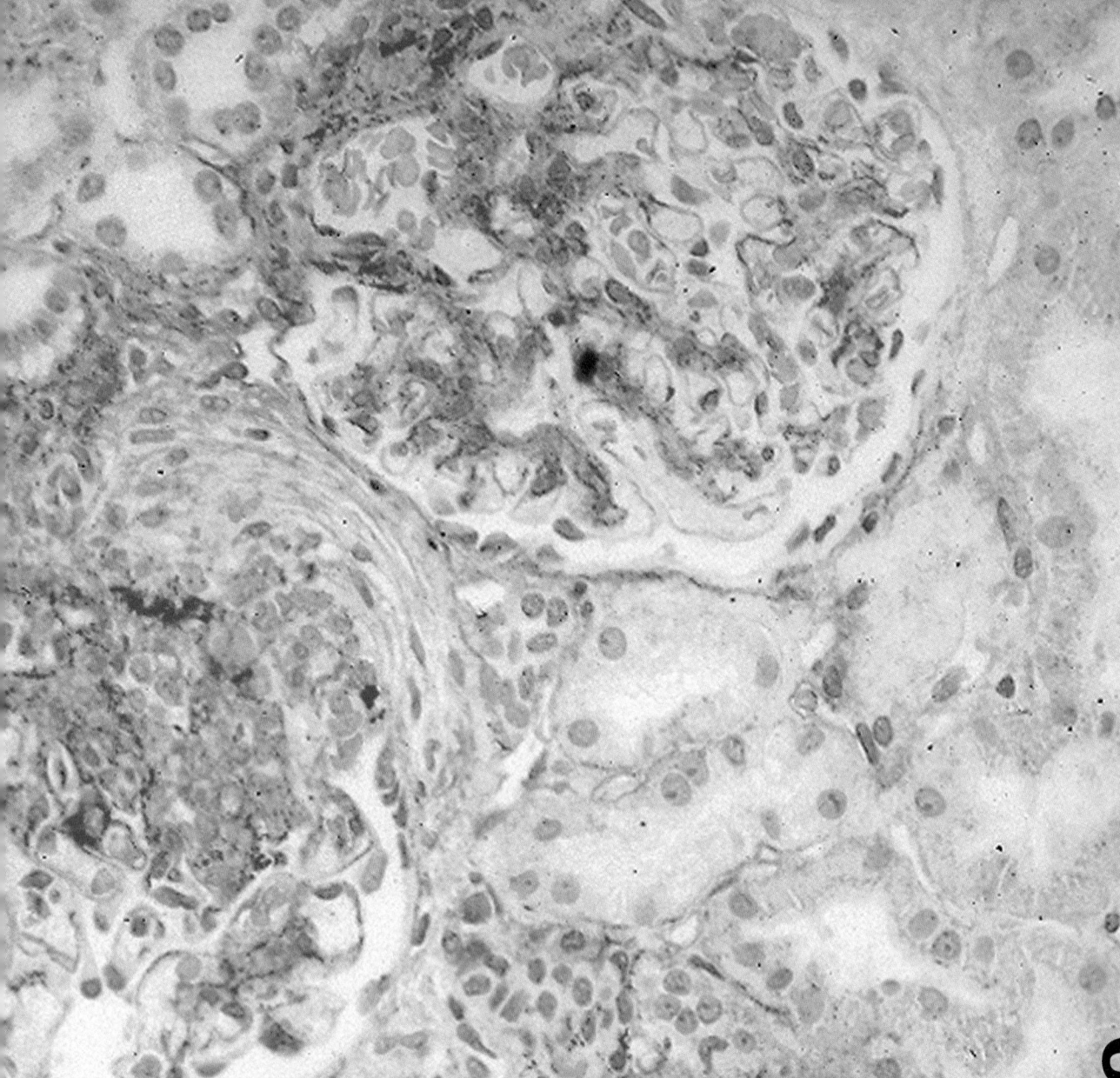

Vorbemerkung: Nephrologen behandeln Erkrankungen der Nieren und des ableitenden Harnsystems mit konservativen Therapien. Sie unterscheiden sich damit von Urologen, die eher chirurgisch intervenieren. In einzelnen Fällen wie bei Steinleiden und Blasenentzündungen kann es zu Überschneidungen zwischen den Disziplinen kommen.

1 Anatomie und Physiologie

1.1 Makroskopischer Aufbau

Die Nieren liegen retroperitoneal in einer Fettkapsel. Die linke Niere findet sich in Höhe des 12. Brust- bis 3. Lendenwirbels, die rechte Niere (durch die Leber nach unten verschoben) etwa 4 cm tiefer. Beide Organe sind physiologischerweise 10–12 cm lang, 5–6 cm breit, 3–5 cm dick und wiegen ca. 120–200 g. Das Nierenparenchym wird in 2 Anteile gegliedert: Außen liegt die **Nierenrinde**, nach innen erstreckt sich zum Hilus das **Nierenmark**. Das Nierenmark kann an seiner Farbe in ein äußeres und inneres Mark, das dem Nierenbecken anliegt, eingeteilt werden. Makroskopisch sehen wir im Nierenmark pyramidenartige Strukturen. 7–12 **Pyramiden** in jeder Niere weisen mit ihren Spitzen, den Papillen, nach innen auf die **Nierenkelche**, die zum **Nierenbecken** zusammenfließen.

Die Nierenrinde reicht zwischen den Markpyramiden in säulenförmigen Abschnitten bis hinab zum Nierenbecken (Abb. **I-1.1**).

Vorbemerkung: Nephrologen behandeln konservativ, während Urologen eher chirurgisch intervenieren. Es kann jedoch zu Überschneidungen der Disziplinen kommen.

1 Anatomie und Physiologie

1.1 Makroskopischer Aufbau

Die Nieren liegen retroperitoneal. Sie sind 10–12 cm lang, 5–6 cm breit, 3–5 cm dick und wiegen ca. 120–200 g.

Das Nierenparenchym wird in **Nierenrinde** und **Nierenmark** mit äußerem und innerem Mark gegliedert. Im Mark jeder Niere liegen 7–12 **Pyramiden**, die mit den Papillen nach innen auf die **Nierenkelche** weisen, die zum **Nierenbecken** zusammenfließen.

Die Nierenrinde reicht in säulenförmigen Abschnitten bis zum Nierenbecken (Abb. **I-1.1**).

⊚ **I-1.1   Makroskopischer Aufbau und Blutversorgung der Niere**

⊚ **I-1.1**

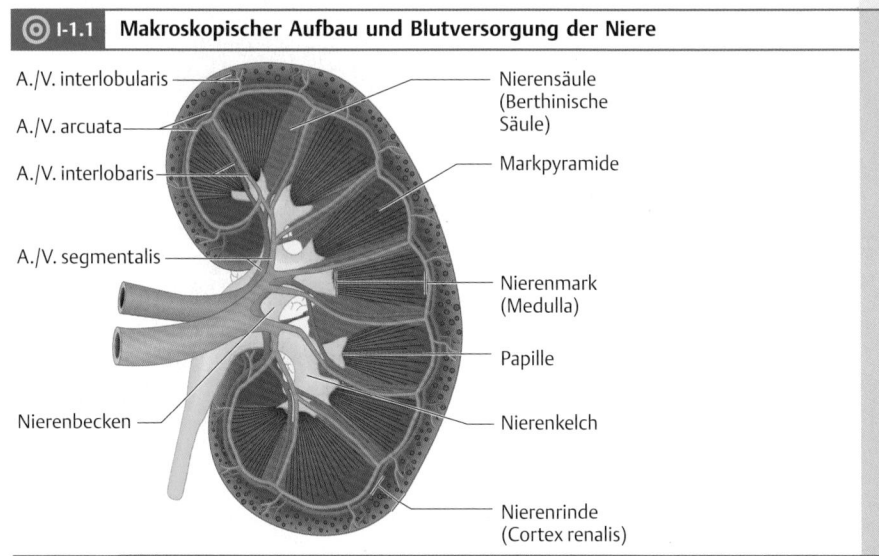

A./V. interlobularis
A./V. arcuata
A./V. interlobaris
A./V. segmentalis
Nierenbecken
Nierensäule (Berthinische Säule)
Markpyramide
Nierenmark (Medulla)
Papille
Nierenkelch
Nierenrinde (Cortex renalis)

1.2 Blutversorgung

Die Niere ist gut durchblutet; der arterielle Durchfluss durch beide Nieren beträgt ca. 1 l/min, das sind ca. 20 % des Herzminutenvolumens. Die **A. renalis** verzweigt sich meist am Hilus in 2 Äste (**Ramus anterior und posterior**). Aus dem vorderen Ast entspringen 4 Segmentarterien. Der hintere Ast versorgt 1 Segment an der Hinterseite der Niere. Insgesamt können damit 5 Nierensegmente unterschieden werden (anatomische Varianten sind nicht selten).

Die Segmentarterien (**Aa. segmentales**) teilen sich weiter in die Interlobararterien (**Aa. interlobares**) und versorgen je 2 angrenzende Markpyramiden sowie die benachbarten Rindenbereiche. Sie ziehen entlang der Seiten der Pyramiden in Richtung Rinde, um an der Basis der Pyramiden die Bogenarterien (**Aa. arcuatae**) abzugeben, die „bogenförmig" an der Mark-Rinden-Grenze entlang-

1.2 Blutversorgung

Die Nieren sind mit einem arteriellen Durchfluss von ca. 1 l/min gut durchblutet. Die **A. renalis** verzweigt sich in 2 Äste (**Ramus anterior und posterior**), aus denen 5 Segmentarterien entspringen.

Die **Aa. segmentales** teilen sich weiter in die **Aa. interlobares**. An der Basis der Pyramiden geben sie die bogenförmigen **Aa. arcuatae** ab, aus denen die **Aa. interlobularis** zu den Glomeruli ziehen (Abb. **I-1.1**).

laufen. Aus ihnen entspringen die **Aa. interlobularis**, die schließlich als zuführende Gefäße zu den Glomeruli ziehen (Abb. **I-1.1**).

▶ **Merke:** Die größeren Gefäße (Aa. segmentales, interlobares, arcuatae) innerhalb der Niere zu kennen, ist klinisch von Bedeutung, da sie sich alle dopplersonographisch darstellen lassen und die Nierenperfusion somit zu beurteilen ist.

1.3 Aufgaben der Niere

1.3 Aufgaben der Niere

Die Niere erfüllt 3 Hauptfunktionen:
- Die **renale Ausscheidung** von **toxischen Endprodukten** des Stoffwechsels und Medikamenten
- **Homöostaseleistungen** zur Regulation von Wassergehalt und Ionenkonzentrationen im Körper
- **humorale Aufgaben** zur Produktion von Renin, aktivem Vitamin D3, Erythropoetin (Näheres s.S 854) und Prostaglandinen und Kininen.

Störungen des renalen **Katabolismus von Peptiden** können zu Eiweißausscheidung führen.

Die Niere erfüllt 3 Hauptfunktionen

- Über die **renale Ausscheidung** werden potenziell **toxische Endprodukte** des Stoffwechsels, die aus unserer Nahrung stammen, wie auch viele Medikamente und deren Metaboliten aus dem Körper entfernt.
- Die **Homöostaseleistungen** der Niere beeinflussen das innere Milieu des Körpers, indem sie Wassergehalt und Ionenkonzentrationen (Natrium, Kalium, Wasserstoff sowie Kalzium, Phosphat und Chlorid) im Körper reguliert.
- **Humorale Aufgaben** der Niere führen zur Produktion von: **Renin**, **aktivem Vitamin D3** (1,25 Dihydroxyvitamin), **Erythropoetin** (Näheres s. S. 854) und **Prostaglandinen und Kininen** (Letztere kontrollieren, neben weiteren Einflussfaktoren, die renale Hämodynamik [Weitstellung des afferenten Teils der glomerulären Gefäße], die Reninfreisetzung und die Natrium- und Salzausscheidung).

Weiterhin kommt es zum **Katabolismus von Peptiden** in der Niere. Störungen dieser Funktion sind eine der Ursachen für pathologische Eiweißausscheidung durch die Niere.

1.4 Mikroskopischer Aufbau

1.4 Mikroskopischer Aufbau

1.4.1 Nephron

In jeder Niere finden sich ca. 1 Mio. Nephronen bestehend aus den **Glomeruli** (s. S. 848) in der Rinde und den **Tubulussegmenten** in Rinde und Mark (Abb. **I-1.2**).

Es gibt 3 Formen von Nephronen: **Äußere kortikale Nephrone** mit kurzen Tubulusabschnitten, **iuxtamedulläre Nephrone** mit langen Tubulusabschnitten und **mittkortikale Nephrone** mit langen oder kurzen Tubulusabschnitten.

Der **Primärharn** wird durch Plasmaultrafiltration im Glomerulus gebildet. In den Tubuli kommt es dann zur Reabsorption von Flüssigkeit und Elektrolyten.

Der **proximale Tubulus** resorbiert den größten Anteil an Natrium und Wasser und geht in die Henle-Schleife über.

Die **Henle-Schleife** konzentriert den Urin und kann unterschiedlich lang sein:
- die äußeren kortikalen Nephrone haben nur kurze Henle-Schleifen
- an den **iuxtamedullären Nephronen** finden sich nur **lange Henle-Schleifen**, die bis in die Papille reichen
- die mittkortikalen Nephrone haben zur Hälfte kurze oder lange Henle-Schleifen.

1.4.1 Nephron

Die Basiseinheit der Niere ist das Nephron. In jeder menschlichen Niere finden sich ca. 1 Millionen Nephrone. Jedes Nephron besteht aus einem **Glomerulus** (s. S. 848) in der wasserundurchlässigen Bowman-Kapsel und **Tubulussegmenten** mit unterschiedlichen Aufgaben (Abb. **I-1.2**). Die Glomeruli finden sich nur in der Rinde, die Tubuli sowohl in der Rinde als auch im Mark.

Es lassen sich 3 Formen von Nephronen unterscheiden: **Äußere kortikale Nephrone** (30 % aller Nephrone) mit kurzen Tubulusabschnitten, die nur wenig in den äußeren Anteil der Medulla eindringen, **iuxtamedulläre Nephrone** (10 % aller Nephrone) mit langen Tubulusabschnitten, die bis in die Papillen absteigen, sowie **mittkortikale Nephrone** mit langen oder kurzen Tubulusabschnitten (60 % aller Nephrone). Die unterschiedliche Größe der Nephrone hängt von der Länge der Henle-Schleifen ab (s. u.).

Der **Primärharn** (Näheres s. S. 849) wird gebildet, indem zunächst Plasma über das Glomerulus ultrafiltriert wird. Der Primärharn wird darauf in den Tubuli über Reabsorption und in geringerem Ausmaß durch Sekretion von Flüssigkeit, Elektrolyten und anderen Stoffen modifiziert. Die verschiedenen Tubulussegmente übernehmen dabei unterschiedliche Aufgaben.

Der **proximale Tubulus** (Näheres s. S. 850), der den größten Anteil an Natrium und Wasser rückresorbiert, geht an der Grenze zwischen Rinde und Mark in den absteigenden Anteil der Henle-Schleife über.

Die **Henle-Schleife** (Näheres s. S. 851) – das wichtigste Element, um zu konzentrieren und hypertonen Urin zu bilden – ist nicht immer von gleicher Länge.

- Die äußeren **kortikalen Nephrone** haben nur **kurze Henle-Schleifen**, die nicht in die innere Medulla hinabziehen. Der aufsteigende Anteil besteht nur aus dicken Zellen, die aktiven Natriumtransport ermöglichen, um die Funktion der Henle-Schleife aufrechtzuerhalten.
- An den **iuxtamedullären Nephronen** finden sich nur **lange Henle-Schleifen**, die bis in die Papille reichen. Der aufsteigende Schenkel der Henle-Schleife

dieser Nephrone besteht in der inneren Medulla nur aus einem dünnen Anteil ohne Möglichkeit, aktiv Stoffe transportieren zu können. Erst im äußeren Mark sehen wir wieder dicke gestreckte Segmente, deren Aufbau und Funktion sich nicht von den dicken Tubuli der kortikalen Neurone unterscheidet.

- Die mittkortikalen Nephrone haben je zur Hälfte kurze oder lange Henle-Schleifen.

▶ **Merke:** Iuxtamedulläre Nephrone tragen in viel höherem Ausmaß als kortikale Nephrone zur Wasserrückresorption bei. Kortikale Nephrone sind stärker an exkretorischen und regulativen Aufgaben der Niere beteiligt.

◀ **Merke**

Der distale gewundene Anteil des dicken aufsteigenden Schenkels der Henle-Schleife führt an einer Stelle wieder zum Glomerulus des Nephrons zurück. Er legt sich an die afferente und efferente Arteriole an. In diesem Bereich wurden spezialisierte Zellen ausgebildet, die den **iuxtaglomerulären Apparat** (Näheres s. S. 852) bilden: die **Macula-densa-Zellen** im Tubulussegment, sowie **iuxtaglomeruläre Zellen** im Glomerulusgefäß. Über den **distalen Tubulus** und die **Sammelrohre** (s. S. 853) fließt der Harn zum Nierenbecken.

Der distale Anteil der Henle-Schleife führt zum **iuxtaglomerulären Apparat** (s. S. 852) mit **Macula-densa-Zellen** im Tubulussegment und **iuxtaglomerulären Zellen** im Glomerulusgefäß. Über den **distalen Tubulus** und die **Sammelrohre** (s. S. 853) fließt der Harn zum Nierenbecken.

Gefäßversorgung

Das zuführende Gefäß **(Vas afferens)** des Glomerulus entspringt aus einer **A. interlobularis.** Gefäße, die aus den Glomeruli hinausziehen **(Vasa efferentia)**, versorgen mit immer noch sauerstoffreichem Blut Tubuli und Nierengewebe über spezialisierte Kapillarnetze: Aus den **kortikalen Glomeruli** gelangt das Blut in das **peritubuläre Kapillarnetz** der Rinde, das die kortikalen Tubuli umspinnt (Abb. **I-1.2**).

Aus den **iuxtamedullären Glomeruli** entspringen die Gefäße zur Versorgung des Marks. Diese kapillaren Gefäße, **Vasa recta,** ziehen oft ganz bis zur Papillenspitze, um dann in umgekehrter Richtung wieder aufzusteigen. Es gibt zahlreiche Querverbindungen zwischen ab- und aufsteigendem Schenkel. Die besondere Gefäßarchitektur des Marks ist von großer funktioneller Bedeutung für die Fähigkeit der Niere zur Harnkonzentrierung. Über das **Gegenstromprinzip** erzeugt die Niere zur Papillenspitze hin einen erheblichen osmotischen Gradienten (s. u.), der „ausgewaschen" würde, wäre das Mark mit einem normalen Kapillarnetz versorgt (die steigende Osmolalität zur Papillenspitze hin würde sich mit einem nichtgegenläufig orientierten Kapillarnetz nicht ausbilden, da die Träger der interstitiellen Osmolalität (in erster Linie NaCl und Harnstoff) sich nicht anreichern, sondern fortgeschwemmt würden, somit die gesamte Medulla die gleiche Osmolaliät wie das Blut hätte).

Gefäßversorgung

Das **Vas afferens** entspringt aus einer **A. interlobularis**. Die **Vasa efferentia** versorgen Tubuli und Nierengewebe über spezialisierte Kapillarnetze (Abb. **I-1.2**).

Aus den **iuxtamedullären Glomeruli** entspringen die markversorgenden **Vasa recta** mit ab- und aufsteigendem Schenkel. Über das **Gegenstromprinzip** erzeugt die Niere zur Papillenspitze hin einen erheblichen osmotischen Gradienten (s. u.).

⊚ **I-1.2** **Aufbau (a) und Blutversorgung (b) der kortikalen und iuxtaglomerulären Nephrone**

⊚ **I-1.2**

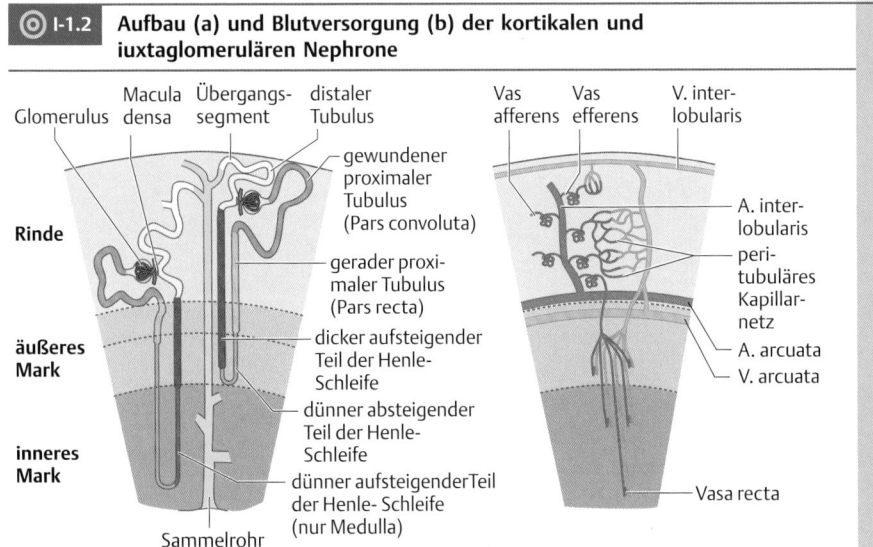

Im Mark nimmt die **Hypoxie des Gewebes zur Papillenspitze** hin zu, da Sauerstoff von den arteriellen zu den venösen Vasa recta diffundieren kann. Daher sind im **inneren Mark keine tubulären Zellen** zu finden, die Sauerstoff verbrauchen. Selbst die Zellen des proximalen Tubulus und der aufsteigenden Henle-Schleife **im äußeren Mark** sind nur **eben ausreichend mit Sauerstoff versorgt** und bei Perfusionsminderung besonders gefährdet (→ akute Tubulusnekrose, s. S. 889).

Der Aufbau des medullären Kapillarnetzes bringt aber auch ein gravierendes Problem mit sich: Im Mark nimmt eine gewisse **Hypoxie des Gewebes zur Papillenspitze** immer mehr zu, da Sauerstoff in der Medulla überall frei von den arteriellen und zu den venösen Vasa recta diffundieren kann. Dies dürfte ein Grund sein, warum im **inneren Mark** und im aufsteigenden Teil der Henle-Schleife **keine tubulären Zellen** zu finden sind, die unter Sauerstoffverbrauch aktiv Stoffe transportieren können, sondern nur dünne Segmente mit flachem Endothel. Selbst die Zellen des proximalen Tubulus und des dicken Anteiles der aufsteigenden Henle-Schleife **im äußeren Mark**, die aktiv Natrium und andere Stoffe aus dem Tubuluslumen in das Interstitium schleusen, sind unter physiologischen Bedingungen nur **eben ausreichend mit Sauerstoff versorgt**. Vermindert sich die renale Perfusion zu stark, sterben Zellen besonders in diesen Tubulussegmenten ab (→ akute Tubulusnekrose, s. S. 889).

Glomerulus

Das Kapillarknäuel liegt in der **Bowman-Kapsel**, deren äußeres Blatt das Nierenkörperchen umschließt. Die **spezialisierten Zellen des inneren Blattes der Bowman-Kapsel** heißen **Podozyten** und bilden das **Epithel der Glomeruluskapillaren** (Abb. I-1.3).

Die **Endothelien der glomerulären Kapillaren** sind besonders durchlässig und besitzen eine dicke Basalmembran. Die Kapillaren sind teilweise von Mesangiumzellen umschlossen, die durch Kontraktion die Filtrationsoberfläche verringern können.

Glomerulus

Das Kapillarknäuel liegt in der **Bowman-Kapsel**. Die Bowman-Kapsel besitzt 2 Schichten. Das äußere Blatt der Bowman-Kapsel umschließt das gesamte Nierenkörperchen. Die **spezialisierten Zellen des inneren Blattes der Bowman-Kapsel** werden als **Podozyten** bezeichnet. Die Podozyten (Fußfortsätze) verzweigen sich stark. Dadurch entsteht eine Schlitzmembran, die vollständig die Basalmembran der Glomeruluskapillaren von der Außenseite bedeckt. Die **Podozyten** bilden somit das **Epithel der Glomeruluskapillaren**, dessen Basalmembran mit der Basalmembran der Gefäßendothelien breit verschmilzt (Abb. I-1.3). Die **Endothelien der glomerulären Kapillaren** sind stark gefenstert und somit stärker durchlässig als andere Endothelien des Gefäßsystems. Sie besitzen eine relativ dicke Basalmembran, der mechanische Barrierenfunktionen zugeschrieben werden. Die Kapillaren sind im Inneren des Glomerulus und am Gefäßpol auch außerhalb teilweise von Mesangiumzellen umschlossen. Diese Zellen können bei Kontraktion die Filtrationsoberfläche der Glomeruluskapillaren verringern.

◉ **I-1.3**   **Der Glomerulus**

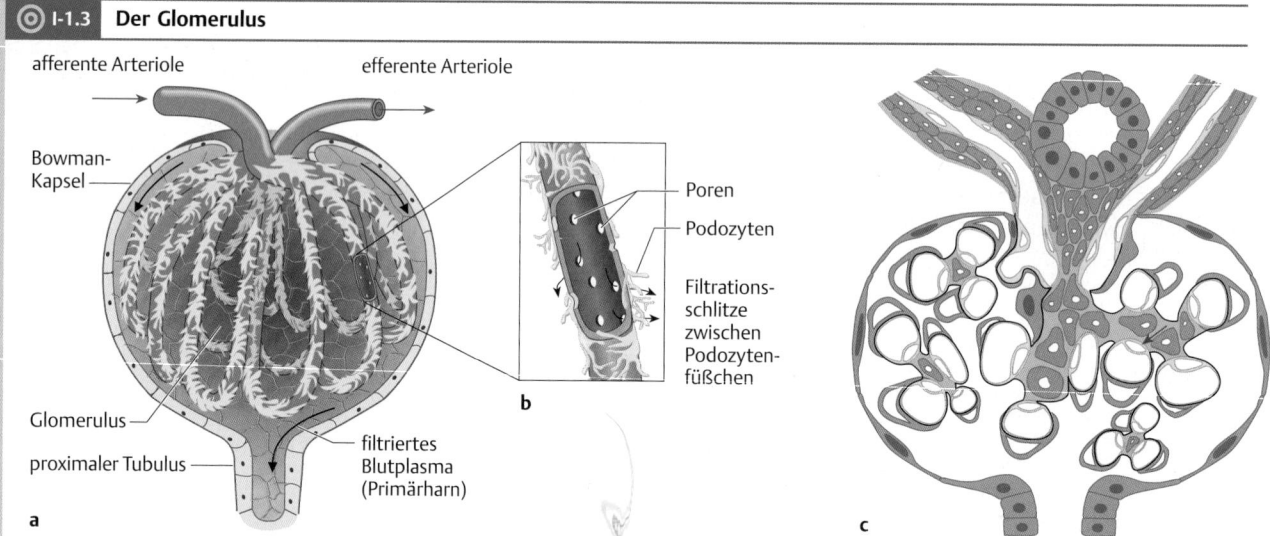

a Übersichtsschema eines Glomerulus mit Lage der **afferenten und efferenten Arteriole**.
b Detailzeichnung zu den **Poren im Endothel** und **Filtrationsschlitzen** zwischen den Podozytenfüßchen
  (sie spielen eine wichtige Rolle für die Bildung des Primärharns und die Proteinselektivität der glomerulären Kapillaren).
c Schematische Querschnittszeichnung: Die kapillaren Endothelzellen können in direkten Kontakt (roter Pfeil) mit dem Mesangium treten, da die Basalmembran (dünne schwarze Linie) die Kapillargefäße nicht vollständig umgibt, sondern die Gefäßwand der glomerulären Kapillaren teilweise über Mesangiumzellen gebildet wird (weiterer Hinweis für die enge morphologische und funktionelle Verbindung von glomerulären Kapillaren und Mesangium).
  Epitheliale Zellen (äußeres und inneres Blatt der Bowman-Kapsel) (braun), Endothelzellen (gelb), Mesangiumzellen (rot), Matrix (blau)

Primärharnbildung: Zwischen innerem und äußerem Blatt der Bowman-Kapsel entsteht ein schmaler Spalt, über den der filtrierte Anteil des Blutplasmas in den sich anschließenden proximalen Tubulus strömt. Pro Minute fließen ungefähr 500–800 ml Plasma durch die Glomeruli (renaler Plasmafluss). 90–120 ml/min (20 % des Plasmaflusses) werden dabei filtriert (glomeruläre Filtrationsrate, GFR). So werden täglich **180–200 l Primärharn** gebildet. Davon werden 80–90 % bereits in den proximalen Tubuli rückresorbiert.

Einflüsse auf den Filtrationsdruck: Als entscheidend für die **Filtrationsleistung** der Niere erweist sich die **Druckdifferenz zwischen Kapillaren und Bowman-Kapsel**, die sich im Wesentlichen aus dem **arteriellen Perfusionsdruck** und dem **kolloidosmotischen Druck** zusammensetzt (Abb. I-1.4).
Die Filtrationsleistung der Glomeruli wird **humoral** unterstützt. Prostaglandine stellen die afferente Arteriole im Glomerulus weit, Angiotensin II wirkt auf das afferente wie efferente Gefäß. Diese Effekte bewirken, dass sich der bestmögliche Filtrationsdruck im Glomerulus einstellt.

> ▶ **Merke:** Medikamente wie nichtsteroidale Antiphlogistika, die Prostaglandine inhibieren und Hemmstoffe von Angiotensin II (z.B. ACE-Hemmer, AT_1-Rezeptoren-Blocker) können daher die glomeruläre Hämodynamik nachhaltig beeinflussen.

- **physiologisch:** Während der Passage durch das Glomerulum nimmt der Perfusionsdruck praktisch nicht ab. Da aber Ultrafiltrat abgepresst wird, das Plasmaproteine in den Kapillaren zurücklässt, steigt während der Kapillarpassage kontinuierlich die Albuminkonzentration und somit der kolloidosmotische Druck in den Glomeruluskapillaren. Damit sinkt der effektive Filtrationsdruck und erreicht schon auf halber Länge der Glomeruluskapillare den Wert Null (Filtrationsgleichgewicht). Über die verbleibende Länge des Glomerulus wird nicht mehr filtriert.
- **pathologisch:** Kommt es zu Albuminverlust über die Niere, kann sich das Bild ändern: Die geringere Albuminkonzentration führt schon primär zu einem viel geringeren kolloidosmotischem Druck, der erst gegen Ende der intraglomerulären Kapillargefäße so stark angestiegen ist, dass es zu einem Filtrationsgleichgewicht zwischen renalem Perfusiondruck und kolloidosmotischem Druck in den Glomeruli kommen kann. Dies führt im Allgemeinen nicht zu einer dauerhaften glomerulären Hyperfiltration, kann aber dafür sorgen, dass trotz pathologisch veränderter Glomeruli eine beinahe normale glomeruläre Filtrationsleistung zu bestehen scheint, die bei Ausgleich des Albumindefizites zurückgeht, somit den tatsächlichen krankhaften Zustand mit eigentlich geminderter Filtrationsleistung demaskieren würde. Eine solche Situation findet sich beim nephrotischen Syndrom.

Primärharnbildung: Pro Minute fließen ca. 500–800 ml Plasma durch die Glomeruli (renaler Plasmafluss). 90–120 ml/min werden dabei filtriert (glomeruläre Filtrationsrate, GFR). Täglich werden **180–200 l Primärharn** gebildet.

Einflüsse auf den Filtrationsdruck: Entscheidend für die renale **Filtrationsleistung** ist die **Druckdifferenz zwischen Kapillaren und Bowman-Kapsel**, die sich aus **arteriellem Perfusionsdruck** und dem **kolloidosmotischem Druck** zusammensetzt (Abb. I-1.4). Die Filtration wird **humoral** durch Prostaglandine und Angiotensin II unterstützt.

◀ **Merke**

- **physiologisch:** Während der Passage durch das Glomerulum nimmt der Perfusionsdruck nicht ab. Durch Ansteigen des kolloidosmotischen Druckes sinkt jedoch der effektive Filtrationsdruck schon auf halber Kapillarlänge auf Null (Filtrationsgleichgewicht).

- **pathologisch:** Renaler Albuminverlust bewirkt erst am Kapillarende ein Filtrationsgleichgewicht. Dadurch kann trotz pathologisch veränderter Glomeruli eine beinahe normale GFR zu bestehen scheinen, die bei Ausgleich des Albumindefizites zurückgeht. Diese Situation findet sich beim nephrotischen Syndrom.

| ◉ I-1.4 | Angaben der Größenordnungen zu den verschiedenen Druckgradienten, die den glomerulären Filtrationsdruck beeinflussen | ◉ I-1.4 |

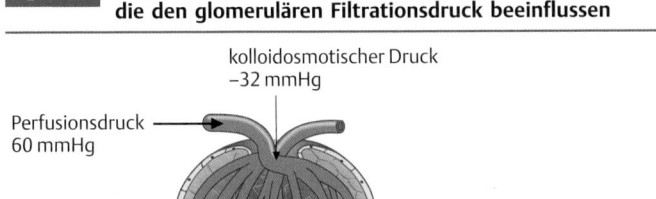
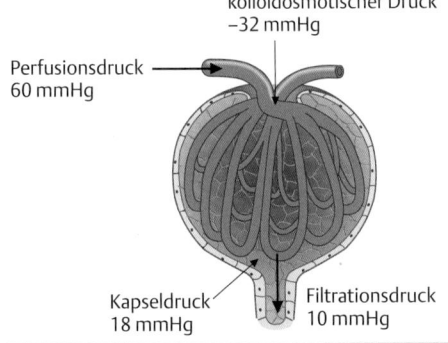

kolloidosmotischer Druck
–32 mmHg

Perfusionsdruck
60 mmHg

Kapseldruck
18 mmHg

Filtrationsdruck
10 mmHg

Proteinselektivität: Die glomerulären Endothel- und Epithelzellen sind in die Proteinselektivität der glomerulären Filtration eingebunden. Eine **ladungsabhängige, elektrostatische Barriere** der Kapillarwand verhindert den Durchtritt anionischer Proteine. Eine Größenbarriere entsteht durch Schlitzdiaphragmen zwischen den Podozyten.

Moleküle > 80 kD passieren den glomerulären Filter i. d. R. **nicht.** Auch **Albumin (67 kD)** wird **fast komplett zurückgehalten. Niedermolekulare Proteine (10–45 kD)** werden zu 1–80 % der GFR filtriert.

Proteinselektivität: Die Endothelzellen wie auch die Epithelzellen (Podozyten) der glomerulären Kapillaren sind maßgeblich in die Proteinselektivität des glomerulären Filtrationsprozesses eingebunden. 2 Umstände tragen dazu bei:

- Die Kapillarwand besitzt eine **ladungsabhängige, elektrostatische Barriere.** Diese ist vorrangig den innen gelegenen Endothelzellen und der glomerulären Basalmembran zuzuschreiben. Durch ihre negative Ladung verhindert sie den Durchtritt anionischer Proteine.
- Die zweite Barriere ist eine Größenbarriere. Sie wird den Schlitzdiaphragmen zugeschrieben, die sich zwischen den Fußfortsätzen der (die Kapillaren von außen umkleidenden) Podozyten befinden.

Moleküle mit einem Molekulargewicht (MW) > **80 kD passieren den glomerulären Filter** normalerweise gar **nicht. Albumin (MW 67 kD)** wird aufgrund seiner Größe und seiner negativen Ladung ebenfalls **fast komplett zurückgehalten.** Täglich werden etwa 150–200 mg Albumin filtriert. Davon werden wiederum ca. 90 % tubulär rückresorbiert (nur 15–20 mg/d erscheinen im Endharn). **Niedermolekulare Proteine** zwischen **10 und 45 kD** werden mit einer Rate filtriert, die zwischen 1–80 % der GFR liegt (ca. 98 % werden im proximalen Tubulus rückresorbiert, nur 50–80 mg/d erscheinen im Endharn).

▶ Merke

▶ **Merke:** Die normale Gesamt-Eiweißausscheidung im Urin liegt < 150 mg/d. Dabei sind etwa 10–15 % des Eiweißes Albumin, 40–50 % kleinmolekulare Eiweiße und 40–50 % Tamm-Horsfall-Protein (wird im distalen Tubulus produziert und sezerniert).

Eine **Schädigung der podozytären Schlitzmembran** führt zu **unselektiver Proteinausscheidung** und zur Progression von Niereninsuffizienzen.

Eine **Schädigung oder Veränderung der podozytären Schlitzmembran** führt nicht nur zu einer **unselektiven Proteinausscheidung**, sondern beeinflusst unabhängig davon wahrscheinlich die Progression von Niereninsuffizienzen.

Proximaler Tubulus

Im proximalen Tubulus (s. Abb. I-1.2, S. 847) werden **80 % der Flüssigkeit des Primärharns rückresorbiert.**

Die Epithelzellen im proximalen Tubulus sind reich an Mikrovilli. Der Flüssigkeitsrückstrom ist abhängig von einem aktiven Natriumtransport aus dem Tubuluslumen in das Blut, der über Na$^+$/K$^+$-ATPase aufrechterhalten wird (Tab. I-1.1).

Proximaler Tubulus

Der proximale Tubulus ist das Arbeitssegment des Tubulussystems (s. auch Abb. I-1.2, S. 847), in dem **80 % der Flüssigkeit des Primärharns rückresorbiert** werden.

Kennzeichnend für den proximalen Tubulus sind Epithelzellen im Lumen, die eine hohe Anzahl von Mikrovilli ausgebildet haben (→ intraluminale Rückresorptionsfläche erhöht). Flüssigkeit wird in der Pars convoluta in die peritubulären Kapillaren rückresorbiert. Dieser Flüssigkeitsrückstrom ist abhängig von einem aktiven Natriumtransport aus dem Tubuluslumen in das Blut, der über Na$^+$/K$^+$-ATPase aufrechterhalten wird. Der aktive basolaterale Natriumtransport ermöglicht luminal den passiven Eintritt von Flüssigkeit und Stoffen in die tubulären Epithelzellen (Tab. I-1.1).

≡ I-1.1 **Rückresorption aus dem proximalen Tubulus**

Bestandteile des Primärharns	rückresorbierter Anteil aus dem Primärharn	Anmerkungen
NaCl, H$_2$O	ca. 75 %	isotonische Rückresorption: die Flüssigkeit, die den Tubulus verlässt, hat die gleiche Osmolarität wie das glomeruläre Ultrafiltrat
Glukose und Aminosäuren	100 %	Rückresorption sekundär über Kotransporter, die vom transtubulären Natriumgradienten abhängen
Kalium	ca. 65 %	
Harnstoff	ca. 50 %	
Phosphat	ca. 80 %	Parathormon reduziert im proximalen Tubulus die Rückresorption von Phosphat, fördert somit die Phophatausscheidung. Gleichzeitig steigert allerdings PTH die Aufnahme von Phosphat aus Darm und die Freisetzung aus dem Knochen. Unter physiologischen Bedingungen ändert sich der Serumphophatspiegel daher nicht.

Henle-Schleife

Sie dient hauptsächlich dazu, **Wasser rückzuresorbieren**. Die **absteigenden Schenkel der Henle-Schleife**, die gerade in Richtung der Nierenpapillen ziehen, sind sehr gut durchlässig für Wasser. Diffundiert Wasser (H_2O) entlang dieses Tubulussegments in das Niereninterstitium, verbleiben osmotisch wirksame Partikel in steigender Konzentration im Lumen zurück (Abb. **I-1.5**). Wasser kann daher über die gesamte Länge des absteigenden Schenkels der Henle-Schleife nur dann diffundieren, wenn auch im renalen Interstitium die Osmolarität in Richtung Nierenpapillen ständig zunimmt. Dies ist durch die in Abb. **I-1.5** gezeigten Mechanismen möglich.

Die Interaktion der verschiedenen Anteile der Henle-Schleife wird auch als **Gegenstrom-Mechanismus** bezeichnet. Dieser Mechanismus sorgt nicht nur dafür, dass effektiv Wasser in diesem Teil des Tubulussystems rückresorbiert wird, sondern **am Ende der Henle-Schleife ein hypotoner Urin entsteht**.

Die **dünnen Anteile des aufsteigenden Schenkels** der **medullären** Henle-Schleife haben keine Möglichkeit zu einem aktiven Transport osmotisch wirksamer Partikel wie Na^+ und Cl^-. Hier kann es aber trotzdem zu einer Flüssigkeitsrückresorption über die langen Nephrone im Nierenmark kommen (Details s. Abb. **I-1.6**).

Die Kenntnisse der oben geschilderten komplexeren physiologischen Vorgänge sind wichtig, um zu verstehen, warum es nach **schwerem Nierenversagen** zu einer ersten polyurischen Erholungsphase kommt: das Nierenmark wurde ausgewaschen, die verschiedenen Gradienten, die zur Flüssigkeitsresorption führen, müssen sich erst wieder aufbauen. Dies dauert im Allgemeinen nicht länger als 6 Tage. Länger fortbestehende Polyurien sind meist iatrogen, durch erhöhte Flüssigkeitszufuhr induziert. Werden Infusions- oder Trinkmengen in dieser Situation zügig schrittweise reduziert, stellt sich in der Regel Normurie ein.

Henle-Schleife

Sie dient der **Wasserrückresorption** in den **absteigenden Schenkeln**. Bei Wasserdiffusion in das Niereninterstitium verbleiben osmotisch wirksame Partikel in steigender Konzentration im Lumen (Abb. **I-1.5**). Damit Wasser diffundieren kann, muss also im renalen Interstitium die Osmolarität in Richtung Papillen zunehmen.

Der **Gegenstrom-Mechanismus** sorgt dafür, dass effektiv Wasser rückresorbiert wird und **am Ende der Henle-Schleife hypotoner Urin entsteht**.

In den **dünnen Anteilen des aufsteigenden Schenkels** der **medullären** Henle-Schleife gibt es keinen aktiven Na^+- und Cl^--Transport (s. Abb. **I-1.6**).

Bei **schwerem Nierenversagen** kommt es zur polyurischen Erholungsphase, weil die Gradienten für die Flüssigkeitsresorption über ca. 6 Tage wieder aufgebaut werden müssen. Längere Polyurien sind meist durch erhöhte Flüssigkeitszufuhr induziert.

⊙ **I-1.5**   **Passive Wasserdiffusion und aktiver NaCl-Transport in das Interstitium an kortikalen Henle-Schleifen**
(ohne dünnen aufsteigenden Anteil)

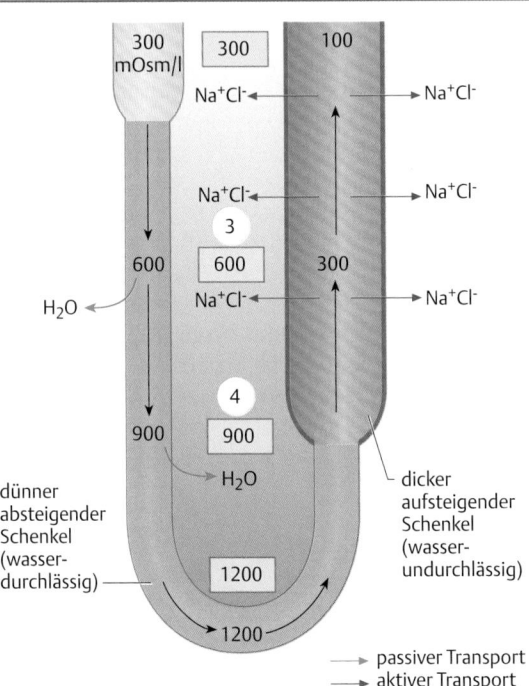

Der kontinuierliche Entzug von Flüssigkeit aus dem Lumen des wasserdurchlässigen Henle-Segments führt dazu, dass an der Spitze der Henle-Schleife intraluminal eine sehr hohe Konzentration osmolar wirksamer Teilchen besonders in Form von NaCl entsteht. Tritt nun die Tubulusflüssigkeit in den aufsteigenden dicken Schenkel der Henle-Schleife ein, der aktiv NaCl in das renale Interstitium transportieren kann, stehen besonders viele Na^+- und Cl^--Ionen zum aktiven Transport dort zur Verfügung, wo sie am dringendsten gebraucht werden, um die hohe Osmolarität aufrechtzuerhalten: in der Nähe der Spitzen der **kortikalen** Henle-Schleifen. Fließt Flüssigkeit den aufsteigenden Anteil der Henle-Schleife entlang, werden nach und nach die Konzentration von Na^+- und Cl^--Ionen absinken, weniger in das Interstitium transportiert werden können, dessen Osmolarität langsam abnimmt. In diesen Bereichen wird aber auch eine geringere Osmolarität benötigt, um die Diffusion von Wasser aus dem absteigenden Anteil der Henle-Schleife aufrechtzuerhalten: da aus dem absteigenden Schenkel noch nicht so viel Flüssigkeit in das Interstitium übergetreten ist, kann die Teilchenkonzentration innerhalb des Tubuluslumens noch nicht so stark ansteigen. Die intraluminale Osmolarität ist somit noch nicht so hoch wie im Bereich der Spitze der Henle-Schleife. Wasser diffundiert daher schon bei geringerer interstitieller Osmolarität aus dem absteigenden Schenkel.

I-1.6 Osmotische Vorgänge im dünnen aufsteigenden Teil der Henle-Schleife

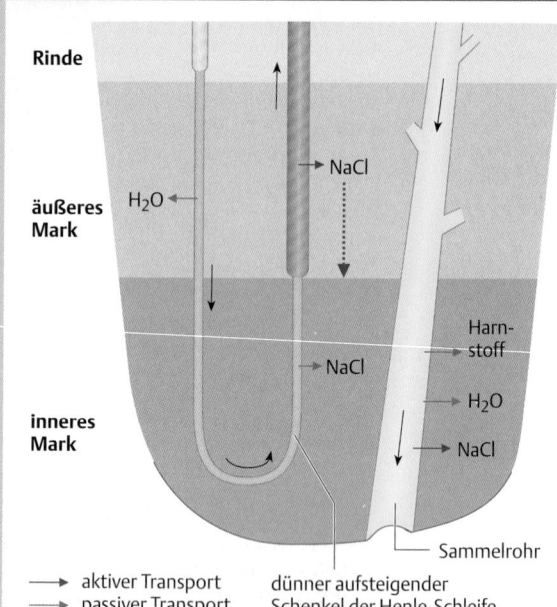

Rinde

äußeres Mark

H_2O

NaCl

inneres Mark

NaCl

Harnstoff

H_2O

NaCl

Sammelrohr

→ aktiver Transport
→ passiver Transport

dünner aufsteigender Schenkel der Henle-Schleife

Ionen werden über die dicken Anteile der aufsteigenden Segmente der kortikalen und iuxtamedullären Henle-Schleifen in das Interstitium transportiert, durch den papillär gerichteten Blutstrom der Vasa recta werden sie auch in die Medulla gespült und somit auch dort die interstitielle Osmolarität ansteigen lassen. Zusätzlich werden in gewissem Umfang auch Natrium und Chloridionen über das Sammelrohrsystem direkt in die Medulla transportiert. Antidiuretisches Hormon (ADH) führt nicht nur dazu, dass über Wasserkanäle (Aquaporine) Wasser in das Interstitium eindringen kann, sondern ermöglicht auch sekundär Harnstoff über die Sammelrohre in das Nierenmark zu diffundieren, womit es zu einem weiteren Anstieg der medullären Osmolarität kommt. Hohe Harnstoffkonzentrationen in der Medulla begünstigen schließlich den **passiven** Transport von Na^+- und Cl^--Ionen aus dem dünnen Anteil des aufsteigenden Schenkels der Henle-Schleifen in das medulläre Interstitium: Hohe medulläre Harnstoffkonzentrationen führen zu starker Diffusion von Wasser aus dem absteigenden Schenkel der langen medullären Henle-Schleifen. Im dünnen aufsteigenden Anteil steigt dadurch die Natrium- und Chloridkonzentration kräftig an: Natrium und Chlorid diffundieren als Folge in das Interstitium.

Distaler Tubulus

Der distale Tubulus (Abb. **I-1.2**, S. 847) **reabsorbiert 5 % der gesamten gefilterten Na⁺-Menge** über die Na⁺-K⁺-ATPase. **Aldosteron** erhöht die Na⁺- und Cl⁻-Resorption sowie die K⁺- und H⁺-Sekretion.

Die Na⁺-Resorption ist bei höheren Natriummengen erhöht.

Wird die Na⁺-Resorption durch **Schleifendiuretika** inhibiert, steigt die Resorption im distalen Tubulus drastisch an. Es kommt zur **tubulären Hypertrophie** und einer adaptiven Erhöhung der Na⁺-K⁺-ATPase-Aktivität. Bei nachlassender Wirkung von Schleifendiuretika helfen Thiaziddiuretika.

Der distale Tubulus trägt zur **Urinverdünnung** bei. Durch Na⁺-Resorption ohne Wasserdiffusion nimmt die Osmolarität der tubulären Flüssigkeit ab.

Iuxtaglomerulärer Apparat

Die Autoregulation der glomerulären Filtration beruht auf einem **vasodilatatorischen Feedbackmechanismus** des Vas afferens und einem **vasokonstriktorischen** des Vas efferens.

Die Mechanismen reagieren auf die **Zusammensetzung der Flüssigkeit im distalen Tubulus**. Sie werden als **tubuloglomeruläres Feedback** bezeichnet.

Distaler Tubulus

Der distale Tubulus (s. auch Abb. **I-1.2**, S. 847) **reabsorbiert** ungefähr **5 % der gesamten gefilterten Natriummenge**. Die Reabsorption ist abhängig von der Aktivität einer basolateralen Na⁺-K⁺-ATPase. **Aldosteron** erhöht im distalen Tubulus die Natrium- und Chloridresorption und fördert die Sekretion von Kalium und Protonen.

Ähnlich wie in der Henle-Schleife ändert sich die Natriumreabsorption im distalen Tubulus mit der Natriummenge im Tubuluslumen. Somit erhöht sich die Natriumresorption, wenn höhere Natriummengen dieses Tubulussegment erreichen.

Klinisch relevant wird dieser Mechanismus, wenn vermehrt Natrium in den distalen Tubulus gelangt, weil **Schleifendiuretika** die Natriumresorption in der Henle-Schleife inhibieren. Unter diesen Umständen steigt die Natriumresorption im distalen Tubulus drastisch an, es kommt zur **tubulären Hypertrophie** und einer adaptiven Erhöhung der Na⁺-K⁺-ATPase Aktivität, um das zusätzlich anflutende Natrium in das Kreislaufsystem zurückzuholen. Diese Adaptionsvorgänge können dazu führen, dass bei manchen ödematösen Patienten die Wirkung von Schleifendiuretika stark nachlässt. Dieser Schwierigkeit kann oft begegnet werden, wenn noch ein Thiaziddiuretikum verschrieben wird.

Im distalen Tubulus wird kaum Wasser reabsorbiert, da die Wasserpermeabilität hier nur gering ist. Deshalb trägt der distale Tubulus zur **Urinverdünnung** bei, weil eine Rückresorption von Natrium, ohne dass Wasser mit ins renale Interstitium diffundiert, dazu führt, dass die Osmolarität der tubulären Flüssigkeit abnimmt.

Iuxtaglomerulärer Apparat

Die glomeruläre Filtration wird mit hoher Präzision autoreguliert. Dazu tragen 2 Mechanismen bei:

- **vasodilatatorischer Feedbackmechanismus** der afferenten Glomerulusarteriole
- **vasokonstriktorischer Feedbackmechanismus** der efferenten Glomerulusarteriole.

Jeder dieser beiden Mechanismen reagiert auf die **Zusammensetzung der Flüssigkeit im distalen Tubulus**, um über entsprechende Einflüsse auf die afferente oder efferente Arteriole die GFR zu beeinflussen. Diese beiden Feedback-Mechanismen werden als **tubuloglomeruläres Feedback** bezeichnet, dessen anatomisch-physiologisches Substrat der iuxtaglomeruläre Apparat bildet.

⊚ I-1.7

⊚ I-1.7   Aufbau des iuxtaglomerulären Apparates

Aufbau des iuxtaglomerulären Apparats mit den Anteilen der tubuloglomerulären Feedback-Mechanismen und der zusätzlichen sympathischen Innervation der iuxtaglomerulären reninhaltigen Zellen.

Der **iuxtaglomeruläre Apparat** (Abb. **I-1.7**) besteht aus einem **Abschnitt des distalen Tubulus**, der sich in den Winkel zwischen afferenter und efferenter Glomeruluskapillare schmiegt. Die epithelialen Zellen des distalen Tubulus, die dabei in Kontakt mit den arteriolären Gefäßabschnitten treten, sind dichter ausgebildet. Sie werden als **Macula densa** bezeichnet und können über verschiedene Substanzen (z. B. NO) Signale an die anliegenden arteriolären Zellen abgeben. Diese Zellen erscheinen morphologisch geschwollen; sie bilden Renin. Bei niedriger GFR werden im Tubulussystem große Mengen Natrium und Chlorid rückresorbiert, deshalb verringert sich die Ionenkonzentration an der Macula densa. Die **Macula-densa-Zellen fungieren als Sensoren**, die Änderungen des Chlorid-Anstroms im spättubulären Harn detektieren (**„Chlorid-Sensor"**). Es kommt nun zu 2 Reaktionen:

- Über die Macula-densa-Zellen wird eine **Vasodilatation der afferenten Glomeruluskapillare** induziert.
- Die Macula-densa-Zellen vermitteln eine **vermehrte Ausschüttung von Renin** aus den iuxtaglomerulären Zellen. Angiotensin II, das nun gebildet wird, konstringiert die efferente Arteriole, die einen hohen Angiotensinrezeptorbesatz aufweist.

Weitstellung der afferenten und Engstellung der efferenten Arteriole erhöhen den intraglomerulären Druck und damit die GFR. Renin aus den iuxtaglomerulären Zellen wird zusätzlich noch durch sympathische Innervation über β-Rezeptoren kontrolliert, um über diesen Mechanismus eine Einflussnahme des Herz-Kreislauf-Systems auf glomeruläre Vorgänge möglich zu machen.

> ▶ **Merke:** Der iuxtaglomeruläre Apparat nimmt als komplexe glomerulär-tubuläre Struktur **Einfluss auf die Gefäßkonstriktion** von afferenter und efferenter Glomeruluskapillare, um die GFR zu beeinflussen. Dieser wichtige autoregulatorische Steuermechanismus der Niere wird als **tubuloglomeruläres Feedback** bezeichnet.
> **Standardtherapien von Herz-Kreislauf-Erkrankungen** mit **Aspirin** und **ACE-Hemmern** oder **AT1-Rezeptorinhibitoren beeinflussen die glomeruläre Autoregulation** oder können diese potenziell sogar ausschalten: die fehlende Wirkung von Angiotensin II hemmt die Vasokonstriktion der efferenten Glomeruluskapillare, Aspirin inhibiert die vasodilatorischen Effekte von Prostaglandinen auf den afferenten Anteil der Glomeruluskapillare.

Sammelrohrsystem

Das Sammelrohrsystem nimmt den Primärharn aus bis zu 8 Nephronen auf. In diesen Segmenten kommt es zur **Feinregulierung der Harnmenge**, die schließlich ausgeschieden wird. Das Epithel der Sammelrohre ist normalerweise wenig durchlässig für Wasser. **ADH** sorgt dafür, dass diese Permeabilität durch den Einbau von Aquaporinen (AQP2) in die Plasmamembran gesteigert

Der **iuxtaglomeruläre Apparat** (Abb. **I-1.7**) besteht aus einem **Abschnitt des distalen Tubulus** zwischen Vas afferens und Vas efferens. Die dichten Epithelzellen des distalen Tubulus (**Macula densa**) können Signale an die reninbildenden Arteriolenzellen geben.

Die **Macula-densa-Zellen fungieren als Sensoren** für Änderungen des Chlorid-Anstroms (**„Chlorid-Sensor"**). Wenn bei niedriger GFR die Ionenkonzentration an der Macula densa sinkt, induziert sie eine **Vasodilatation der afferenten Glomeruluskapillare** und eine **vermehrte Ausschüttung von Renin.**

Weitstellung der afferenten und Engstellung der efferenten Arteriole erhöhen den intraglomerulären Druck und damit die GFR. Renin wird zusätzlich durch β-Rezeptoren kontrolliert.

◀ Merke

Sammelrohrsystem

Das Sammelrohrsystem nimmt den Primärharn auf und dient der **Feinregulierung der Harnmenge**. Durch **ADH** wird die Permeabilität des Sammelrohrepithels gesteigert, Wasser tritt in das hypertone Nierenmark über. Der Harn wird dadurch konzentriert.

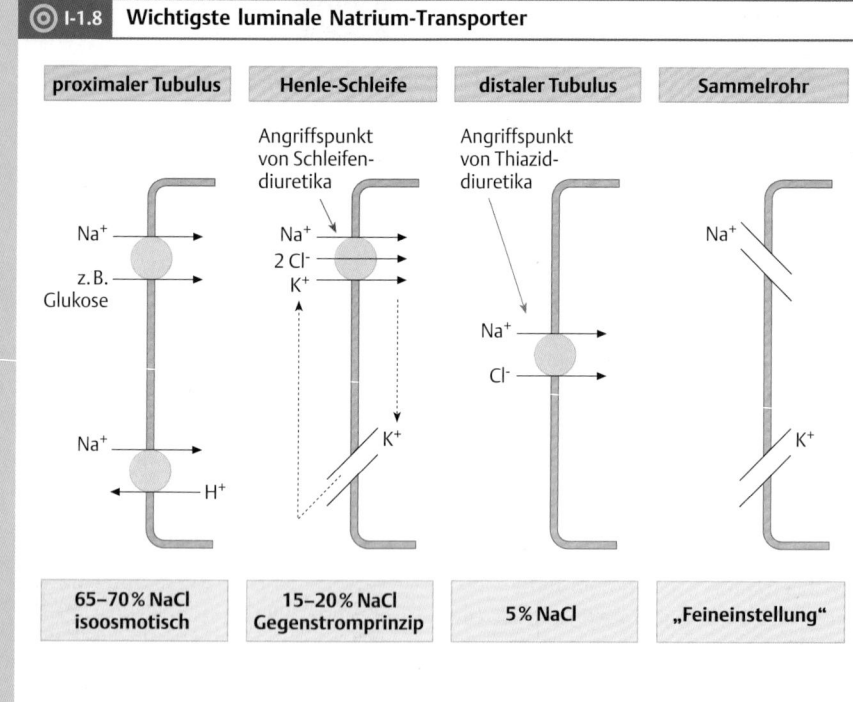

proximaler Tubulus	Henle-Schleife	distaler Tubulus	Sammelrohr
65–70 % NaCl isoosmotisch	15–20 % NaCl Gegenstromprinzip	5 % NaCl	„Feineinstellung"

Allen transportaktiven Tubuluszellen ist gemeinsam, dass sie **basolateral** eine Na^+-K^+-ATPase exprimieren, die Energie verbraucht, um einen elektrochemischen Gradienten zwischen der basolateralen Seite (Blut-Kompartiment) und luminalen Seite (tubuläres Fitrat-Kompartiment) aufrechtzuerhalten. Die einzelnen Tubulus-Abschnitte unterscheiden sich aber über **luminal** gelegene Transportproteine. Es handelt sich dabei um passive Kanäle, die einen Stoff-Transport entlang des elektrochemischen Gradienten zulassen, ohne wie die Na/K-ATPase dabei Energie zu verbrauchen. Von Bedeutung sind einige dieser Proteine als Angriffspunkt verschiedener Diuretika-Klassen. (Anmerkung: Die Natrium-Transporter sind hier besonders herausgestellt, da die Rückresorption des Primärharns quantitativ unabdingbar von diesen Transportern abhängt und sie darüber hinaus als Angriffspunkte verschiedener Diuretika klinisch eine Rolle spielen. Zusätzlich sind eine Vielzahl anderer spezifischer Transporter vorhanden, die die Harnzusammensetzung qualitativ beeinflussen.)

wird, Wasser tritt in das hypertone Nierenmark über. Über den Konzentrations-Gradienten des Wassers vom Sammelrohr zum Nierenmark findet ein passiver Transport über Osmose statt. Der Harn wird dadurch stärker konzentriert. Das Epithel des Sammerohrsystems weist eine gewisse Permeabilität für Harnstoff auf, die über ADH gesteigert werden kann (s. Abb. **I-1.6**, S. 852). Die Epithelzellen im Sammelrohrsystem sezernieren zudem Protonen gegen einen hohen Wasserstoffionen-Gradienten und spielen daher auch eine Rolle in der Kontrolle des Säure-Basen-Haushaltes.

Die Permeabilität des Sammerohrepithels für Harnstoff wird über ADH gesteigert (s. Abb. **I-1.6**, S. 852).

1.5 Hormone und Enzyme – Rolle für die Nierenfunktion

1.5 Hormone und Enzyme – Rolle für die Nierenfunktion

1.5.1 Das Renin-Angiotensin-Aldosteron-System (RAAS)

1.5.1 Das Renin-Angiotensin-Aldosteron-System (RAAS)

Renin wandelt Angiotensinogen in AT I um, das durch ACE in AT II gespalten wird. AT II spielt eine **wesentliche Rolle bei der Blutdruckkontrolle sowie Natrium- und Wasserausscheidung**.

Renin ist ein Enzym, welches das in der Leber gebildete Angiotensinogen in Angiotensin I umwandelt, welches seinerseits durch Angiotensin Converting Enzyme (ACE) in Angiotensin II gespalten wird. Angiotensin II spielt eine **wesentliche Rolle bei der Blutdruckkontrolle sowie Natrium- und Wasserausscheidung**.

Erhöhte Sympathikusaktivität oder Minderperfusion der Niere können das RAAS unerwünscht stimulieren (Abb. **I-1.9**).

Eine erhöhte Sympathikusaktivität sowie eine Minderperfusion der Niere (z. B. Nierenarterienstenose, veränderte Filtrationsraten bei chronischer Niereninsuffizienz) können die Reninsekretion und damit das RAAS unerwünscht stimulieren (Abb. **I-1.9**).

Neben dem **systemischen RAAS** gibt es **lokale Renin-Angiotensin-Systeme** in den Endothelien der Arteriolen. Angiotensin ist auch ein proinflammatorischer Wachstumsfaktor.

Neben dem **systemischen RAAS** gibt es in der Niere wie auch im Herz-Kreislauf-System **lokale Renin-Angiotensin-Systeme** in den Endothelien der Arteriolen. Nachdem Angiotensin II nicht nur ein Vasokonstriktor, sondern auch ein Wachstumsfaktor und entzündungsförderndes Protein zu sein scheint, verschlimmert eine erhöhte Aktivität des RAAS jegliche Strukturschäden an der Niere.

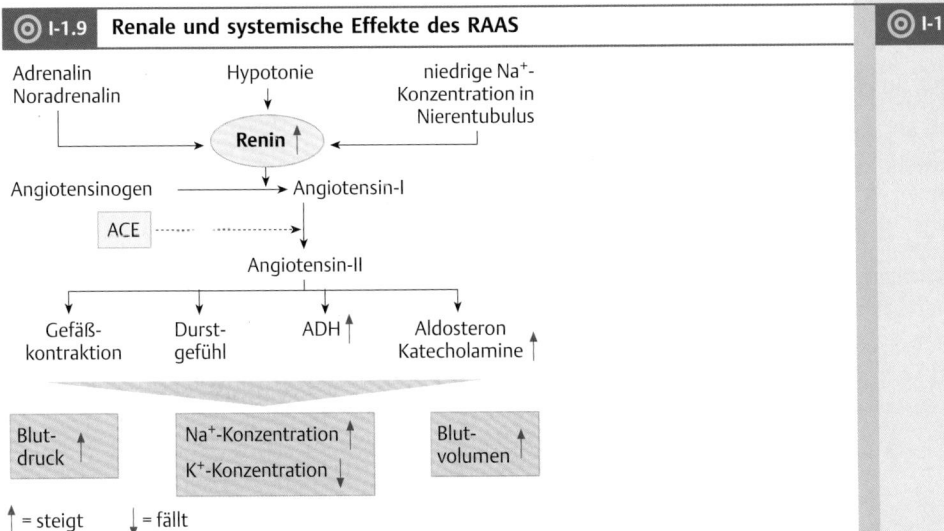

Adrenalin
Noradrenalin

Hypotonie

niedrige Na$^+$-
Konzentration in
Nierentubulus

Renin ↑

Angiotensinogen → Angiotensin-I

ACE ·········►

Angiotensin-II

Gefäß-
kontraktion

Durst-
gefühl

ADH ↑

Aldosteron
Katecholamine ↑

Blut-
druck ↑

Na$^+$-Konzentration ↑

K$^+$-Konzentration ↓

Blut-
volumen ↑

↑ = steigt   ↓ = fällt

Da **Nierenerkrankungen** mit Funktionseinschränkungen meistens mit einer erhöhten Sympathikusaktivität, glomerulären Minderperfusion sowie häufig verändertem Tubulusfiltrat einhergehen, sind **erhöhte renale Angiotensin-II**-Spiegel letztlich unvermeidlich. Dabei spielen nicht zuletzt die erwähnten gefäßständigen Systeme in den Endothelien eine große Rolle: Bei **schwerer chronischer Niereninsuffizienz** lässt sich schließlich nur noch eine **geringe Aktivität des plasmatischen RAAS** nachweisen, die gewebsständigen Systeme sind aber intrarenal (und im Herz-Kreislauf-System) weiterhin aktiviert und unterhalten eine fortschreitende Gefäßzerstörung.

Die vielfältigen Wirkungen, die Angiotensin II auf die Funktion und Struktur der Niere ausübt, lässt es sinnvoll erscheinen, bei Nierenkrankheiten **möglichst früh Hemmstoffe von Angiotensin II** zu verschreiben: Zum einen führt die Senkung eines systemisch erhöhten Blutdruckes zu einer verbesserten glomerulären Hämodynamik, zum anderen können sich Gewebsschäden, die durch Angiotensin II vermittelt wurden, nach einiger Zeit bessern. Dies zeigt sich im Verlauf häufig an einer geringeren Eiweißausscheidung durch die Niere.

Bei **Nierenerkrankungen** mit Funktionseinschränkungen sind **erhöhte renale Angiotensin-II**-Spiegel oft unvermeidlich. Bei **schwerer chronischer Niereninsuffizienz** lässt sich nur noch eine **geringe Aktivität des plasmatischen RAAS** nachweisen.

Bei Nierenkrankheiten ist die **möglichst frühe** Verschreibung von **Angiotensin-II-Hemmern** sinnvoll. Die Blutdrucksenkung verbessert die glomeruläre Hämodynamik. Gewebsschäden durch Angiotensin II können sich bessern.

1.5.2 Erythropoetin

Erythropoetin liefert den **Hauptstimulus der Erythropoese im Knochenmark**, da es direkt auf die erythroiden Vorläuferzellen im Knochenmark wirkt. Einmal aktiviert differenzieren diese Zellen zu Normoblasten und später Erythrozyten. Erythropoetin wird zu 90 % in der Niere gebildet (10 % der Produktion erfolgen in der Leber). Die Endothelzellen des peritubulären Kapillarbettes sind wahrscheinlich die wichtigste Produktionsstätte. Der renale Sensor zur Stimulation der Erythropoetinbildung dürfte ein Häm-Protein sein, das – sobald es zu einem vermindertem O$_2$-Angebot kommt – eine Konformationsänderung durchmacht, die zu erhöhten Spiegeln von Erythropoetin mRNA in der Niere führt. Die erhöhte Bildung von Erythrozyten normalisiert den Sauerstoffgehalt des Blutes dann wieder.

Erythropoetin erleichterte die Behandlung von Dialysepatienten, da deren Hb-Abfall nicht mehr durch häufige Bluttransfusionen stabilisiert werden muss. **Hauptnebenwirkung** von Erythropoetingaben sind unerwünschte Blutdruckanstiege.

1.5.2 Erythropoetin

Erythropoetin liefert den **Hauptstimulus der Erythropoese im Knochenmark**.

Erythropoetin wird zu 90 % in der Niere gebildet. Der renale Sensor zur Erythropoetinbildung ist ein Häm-Protein, dass bei O$_2$-Mangel seine Konformation ändert.

Erythropoetin wird bei Dialysepatienten eingesetzt. **Hauptnebenwirkung** sind unerwünschte Blutdruckanstiege.

1.5.3 Antidiuretisches Hormon (ADH)

ADH aus dem Hypophysenhinterlappen wird ausgeschüttet, wenn Osmorezeptoren über Änderungen der Osmolarität stimuliert werden. ADH bewirkt, dass in den Sammelrohren vermehrt Flüssigkeit in das Niereninterstitium zurückresorbiert wird. ADH (= **Vasopressin**), ist zudem der **stärkste Vasokonstriktor** des menschlichen Organismus.

1.5.3 Antidiuretisches Hormon (ADH)

ADH wird aus dem Hypophysenhinterlappen ausgeschüttet und bewirkt eine vermehrte Flüssigkeitsresorption ins Niereninterstitium. ADH (= **Vasopressin**), ist zudem der **stärkste Vasokonstriktor**.

Hauptaufgabe von ADH ist die Konstant-haltung des Flüssigkeitsvolumens über Vasokonstriktion bei Blutverlust und Rückresorption von Urin bei Dehydratation.

Auch die Stimulation von Baro- und Volumenrezeptoren des Herz-Kreislauf-Systems können die ADH-Ausschüttung erhöhen. Daher werden bei Herzinsuffizienz trotz Überwässerung große Mengen an ADH sezerniert, was das Krankheitsbild verschlechtert. Leider können ADH-Antagonisten bisher noch nicht routinemäßig eingesetzt werden.

Hauptaufgabe von ADH/Vasopressin ist es, das Flüssigkeitsvolumen des Körpers konstant zu halten: Bei Verletzung mit Blutverlust geschieht dies über eine Vasokonstriktion, um die Blutung zu unterbinden, bei verminderter Flüssigkeitsaufnahme über vermehrte Rückresorption von Urin aus den Sammelrohren der Niere.

Die Möglichkeit von ADH/Vasopressin bei Volumenverlusten den Gefäßtonus zu beeinflussen, hat eine wichtige Konsequenz: Nicht nur Veränderungen der Osmolarität, sondern auch die Stimulation von Baro- und Volumenrezeptoren des Herz-Kreislauf-Systems und sogar der Leber können die hypophysäre Ausschüttung erhöhen, wenn diese Rezeptoren entsprechende Druck- und Volumenveränderungen an das ZNS melden. Dies führt zu der paradoxen Situation, dass bei Herzinsuffizienz trotz Überwässerung große Mengen an ADH/Vasopressin sezerniert werden. Von den Osmorezeptoren gehen unter diesen Bedingungen sinnvollerweise keinerlei Stimuli an die Hypophyse mehr aus, ADH auszuschütten: die Patienten sind überwässert, die Osmolarität erniedrigt. Die Druck- und Volumenrezeptoren des Kreislaufsystems aber führen bei Herzinsuffizienz zur falschen „Informationslage", die Volumenhomöostase sei gefährdet. ADH/Vasopressin wird sezerniert, verschlimmert die Volumenüberladung, die dieses Krankheitsbild bei eingeschränkter Nierenperfusion mitprägt, noch einmal beträchtlich. Leider können ADH-Antagonisten, die von verschiedenen Firmen im letzten Jahr Jahrzehnt entwickelt wurden, bisher noch nicht im klinischen Alltag routinemäßig eingesetzt werden.

1.5.4 Parathormon (PTH), Vitamin D

Die PTH-Ausschüttung wird über die Kalziumwerte rückgekoppelt. Auch hohe Vitamin D_3-Spiegel unterdrücken die PTH-Ausschüttung.

1.5.4 Parathormon (PTH), Vitamin D

Steigende Kalziumspiegel inhibieren, fallende Kalziumwerte stimulieren die PTH-Ausschüttung und führen somit zur direkten homöostatischen Regulation des Kalziums. Vermehrt gebildetes Vitamin D_3 inhibiert ebenfalls die PTH-Sekretion aus den Nebenschilddrüsen. Dies führt zu einer antagonistischen Regulation des Phosphates über PTH und Vitamin D: Höhere PTH-Spiegel im Blut fördern zum einen die Nettoausscheidung von Phosphat über die Niere. Andererseits wird vermehrt Vitamin D_3 produziert, das die Phosphatrückresorption aus dem Darm kompensatorisch ansteigen lässt. Höhere Vitamin-D-Spiegel unterdrücken jetzt die PTH-Ausschüttung. Nun abfallende PTH-Spiegel sorgen aber dafür, dass weniger Vitamin D_3 in der Niere entsteht. Die PTH-Spiegel steigen daher wieder an, mehr Phosphat verlässt den Körper über die Niere, weniger Phosphat kann über den Darm resorbiert werden, bis die erneut angestiegenen Vitamin-D-Konzentrationen die Verhältnisse wieder wenden (s. auch Abb. **H-3.1**, S. 773).

Bei chronischer Niereninsuffizienz kann PTH weder Kalzium über die Niere rückresorbieren noch die Bildung von Vitamin D_3 induzieren: Kalzium fällt ab, gleichzeitig steigt PTH kräftig an. Ein resultierender Knochenabbau muss durch Gabe von Kalzium und Vitamin-D-Analoga verhindert werden.

Diese Zusammenhänge zu verstehen, ist wichtig, wenn Störungen des Kalzium- und Phosphatstoffwechsels bei nierenkranken Patienten rational behandelt werden sollen: Bei **chronischer Niereninsuffizienz** kommt es zum Untergang von Nephronen. PTH kann daher weder Kalzium über die Niere rückresorbieren noch die Bildung von Vitamin D_3 induzieren: Kalzium im Serum fällt ab, gleichzeitig steigt PTH kräftig an, da seine Ausschüttung weder durch ausreichende Kalziumspiegel noch Vitamin D gehemmt wird. Hohe PTH-Spiegel sorgen aber für starke Resorptionsvorgänge an den Knochen, die nicht unbehandelt bleiben dürfen. Die Gabe von Kalzium und Vitamin-D-Analoga senkt den PTH-Spiegel, bewirkt eine Normalisierung des Serumkalziums und verhindert pathologischen Knochenabbau.

2 Leitsymptome und orientierende Einschätzung der Nierenfunktion

2 Leitsymptome und orientierende Einschätzung der Nierenfunktion

2.1 Leitsymptome

2.1 Leitsymptome

> ▶ **Merke:** Es gibt häufig keine spezifischen Leitsymptome, die auf das Vorliegen einer Nierenerkrankung hinweisen.

◀ Merke

Im Gegensatz zu vielen anderen Gebieten der Inneren Medizin weisen Patienten mit Nierenerkrankungen häufig keine spezifischen Leitsymptome auf. Alle Symptome, die mit einer Erkrankung der Nieren einhergehen, kommen auch bei Erkrankungen anderer Organe vor. Symptome, die einen Hinweis auf Nierenerkrankungen geben könnten, sind somit meist allgemein wie Abgeschlagenheit, Müdigkeit und auch Kopfschmerzen als Ausdruck eines zusätzlich auftretenden Bluthochdruckes.

Allgemeinsymptome wie Abgeschlagenheit, Müdigkeit und Kopfschmerzen als Ausdruck eines Bluthochdruckes können auf Nierenerkrankungen hinweisen.

2.1.1 Schmerzen im Nierenlager

Sie werden häufig von älteren Patienten beschrieben, gehen allerdings meistens von der **Wirbelsäule** aus. Wirkliche „Nierenschmerzen" sind selten. Sie treten bei **Nierenbeckenentzündungen** auf, werden dann auch **einseitig** beschrieben, da bakterielle Entzündungen im Gegensatz zu fast allen anderen Erkrankungen der Niere nicht beide Organe gleichzeitig befallen müssen. (Nur bei perakut verlaufenden Nephritiden kann es als klinische Rarität zu starken Vergrößerungen der Organe kommen, die einen Nierenkapselschmerz beidseitig verursachen.)

2.1.1 Schmerzen im Nierenlager

Wirkliche „Nierenschmerzen" sind selten und treten bei **Nierenbeckenentzündungen** i. d. R. **einseitig** auf.

2.1.2 Beinödeme

Siehe S. 21.

2.1.2 Beinödeme

Siehe S. 21

2.1.3 Schäumender Urin – Proteinurie

Schäumender Urin ist Ausdruck einer **erhöhten renalen Eiweißausscheidung** (**Proteinurie**). Generell werden Proteinurien ohne und mit Krankheitswert unterschieden.

2.1.3 Schäumender Urin – Proteinurie

Proteinurien ohne renalen Krankheitswert

Einige transiente Formen der Proteinurie sind benigne und bedürfen keiner weiteren Abklärung oder Therapie.

Proteinurien ohne renalen Krankheitswert

Einige transiente Formen der Proteinurie sind benigne.

Orthostatische Proteinurie: Während es tagsüber zu einer reproduzierbar erhöhten Proteinurie kommt, werden in der Nacht während des Liegens normale oder nur gering erhöhte Eiweißkonzentrationen im Urin gemessen. Diese benigne Form der Proteinurie liegt stets unter 2 g/d und findet sich bei 3–5 % junger Erwachsener.

Orthostatische Proteinurie: Bei 3–5 % der jungen Erwachsenen kommt es tagsüber zu Proteinurie, die sich nachts im Liegen normalisiert.

Anstrengungsproteinurie: Nach starken körperlichen Anstrengungen wie einem Marathonlauf kann eine Proteinurie zusammen mit einer Hämaturie auftreten (**joggers' nephritis**). Nach 2 Tagen sind die Urinbefunde wieder normal.

Anstrengungsproteinurie: Nach starken Anstrengungen kann eine Proteinurie mit Hämaturie auftreten (**joggers' nephritis**).

Pathologische Proteinurie

Pathologische Proteinurie

Prärenale Proteinurie (Überlaufproteinurie)

Der Überlaufproteinurie liegt eine **erhöhte Ausscheidung kleinmolekularer, filtrierbarer Proteine** zugrunde, die im Plasma in krankhaft erhöhter Konzentration vorliegen. Dabei übersteigt die filtrierte Menge das Rückresorptionspotenzial des proximalen Tubulussystems. Klassische Überlaufproteinurien sind freie Leichtketten als Bence-Jones-Proteinurie im Rahmen einer **monoklonalen Gammopathie**, die **Myoglobinurie** bei Rhabdomyolyse oder die **Hämoglobinurie** bei intravasaler Hämolyse.

Prärenale Proteinurie (Überlaufproteinurie)

Der Überlaufproteinurie liegt eine **erhöhte Ausscheidung kleinmolekularer, filtrierbarer Proteine** zugrunde, die im Plasma erhöht sind, z. B. Bence-Jones-Proteinurie bei **monoklonaler Gammopathie**, **Myoglobinurie** bei Rhabdomyolyse oder **Hämoglobinurie** bei Hämolyse.

Renale Proteinurie

Man unterscheidet **glomeruläre, tubuläre und gemischt glomerulär-tubuläre** Proteinurien.

Die renalen Proteinurien lassen sich in **glomeruläre, tubuläre** und **gemischt glomerulär-tubuläre** Proteinurien unterteilen. Das Proteinuriemuster wird dabei von der glomerulären Filterfunktion und der tubulären Reabsorptionsfähigkeit bestimmt.

Glomeruläre Proteinurie: Glomeruläre Schäden führen zum Verlust **größermolekularer Proteine**, zunächst v. a. **Albumin**, das als **Marker einer glomerulären Proteinurie** dient. Bei ausschließlicher Exkretion von Albumin spricht man von **selektiver glomerulärer Proteinurie** im Gegensatz zur **unselektiven glomerulären Proteinurie**.

Glomeruläre Proteinurie: Glomeruläre Schäden mit Zerstörung der Filtrationsbarriere führen vorwiegend zu einer Proteinurie mit Verlust **größermolekularer Proteine**. Die früheste Form der glomerulären Proteinurie besteht aus **Albumin**, das daher als **Marker einer glomerulären Proteinurie** dient. Sie ist das erste Zeichen einer Gefäßschädigung (auch bei Hypertonie und Diabetes mellitus), die prinzipiell reversibel ist. Die Größenordnung einer glomerulären Proteinurie kann zwischen < 1 g/d bis > 30 g/d variieren. Findet sich eine fast ausschließliche Exkretion von Albumin ohne Beimengung noch höhermolekularer Proteine, ist von einer **selektiven glomerulären Proteinurie** die Rede. Werden zusätzlich auch andere hochmolekulare Proteine ausgeschieden (als Markerprotein dient hier das IgG), spricht man von einer **unselektiven glomerulären Proteinurie**.

Tubuläre Proteinurie: Bei tubulären Schädigungen kommt es zur **verminderten Rückresorption kleinmolekularer Proteine im proximalen Tubulussystem** mit Ausscheidung des **Markerproteins α_1-Mikroglobulin.**

Tubuläre Proteinurie: Nach tubulären Schädigungen kommt es vornehmlich zu einer **verminderten Rückresorption kleinmolekularer Proteine im proximalen Tubulussystem**, die sich im Urin wiederfinden. Störungen der Tubulusfunktion bei tubulointerstitiellen Erkrankungen führen daher zu einer erhöhten Ausscheidung kleinmolekularer Proteine. Als **Markerprotein** findet das **α_1-Mikroglobulin** Verwendung, dessen erhöhte Auscheidung eine tubuläre Proteinurie anzeigt. Die Größenordnung einer rein tubulären Proteinurie liegt immer < 2 g/d, Ödeme bilden sich nicht.

Tubuläre Proteinurien finden sich **häufig bei erworbenen Tubulusschäden** (Medikamententoxizität; Schwermetallvergiftung; Analgetikanephropathie; akute Tubulusnekrose).

Tubuläre Proteinurien finden sich **häufig bei erworbenen Tubulusschäden** (Medikamententoxizitäten: Aminoglykoside, Cisplatin, Lithium; Schwermetallvergiftungen; Analgetikanephropathie; akute Tubulusnekrose nach renaler Minderperfusion oder akuter interstitieller Nephritis). Häufig wird eine begleitende Glukosurie bei normalen Blutzuckerwerten festgestellt.

Kombinierte Proteinuriemuster: Jede progressive glomeruläre Erkrankung führt zu einer tubulären Schädigung. Oft treten Myo- oder Hämoglobinurie mit tubulärer Proteinurie auf, da die Hämpigmente tubulotoxisch wirken.

Kombinierte Proteinuriemuster: Jede progressive primär glomeruläre Erkrankung führt im Verlauf auch zu einer tubulären Schädigung, die über eine begleitende tubuläre Proteinurie klinisch manifest wird. Die Prognose von Glomerulopathien ist meist ungünstiger, wenn eine tubuläre Komponente der Proteinurie hinzutritt.

Oft treten Myo- oder Hämoglobinurie mit einer zusätzlichen tubulären Proteinurie auf, da die Hämpigmente tubulotoxisch wirken. Auch bei einem Plasmozytom mit monoklonaler Gammopathie kann es zu kombinierten glomerulär-tubulären Proteinurien kommen.

Postrenale Proteinurie

Über ⅓ der physiologischen Eiweißausscheidung besteht aus **hochmolekularen Proteinen** aus dem distalen Tubulus (vorwiegend **Tamm-Horsfall-Protein**) oder der Blase (IgA und IgG). **Harnwegsentzündungen** oder postrenale Hämaturie führen zu Proteinurie.

Mehr als ⅓ der physiologischen Eiweißausscheidung besteht aus **hochmolekularen Proteinen**, die als Sekretionsprodukte des distalen Tubulus (vorwiegend **Tamm-Horsfall-Protein**) oder der Blase (sekretorisches IgA und IgG) in den Harn gelangen. Im Rahmen von **Entzündungen der ableitenden Harnwege** (Zystitis, Prostatitis etc.) finden sich vermehrt solche höhermolekularen Eiweiße im Urin. Auch eine postrenale Hämaturie führt natürlich zu einer begleitenden Proteinurie.

2.1.4 Rötlicher Urin – Hämaturie

Mittels Sedimentuntersuchung (S. 861) unterscheidet man drei Ursachen für roten Urin:
- Hämaturie
- Hämoglobinurie
- Myglobinurie.

Eine Rotfärbung des Urins kann unterschiedliche Ursachen haben, die mithilfe der Sedimentuntersuchung (S. 861) voneinander abgegrenzt werden können:
- Hämaturie (Erythrozyten im Urin)
- Hämoglobinurie
- Myglobinurie.

Ätiologie Hämaturie:

- **prärenale Ursachen:** hämorrhagische Diathese, Therapie mit Antikoagulanzien
- **renale Ursachen:** Nierentumor, Glomerulonephritis, Trauma. Für einen glomerulären Ursprung sprechen dysmorphe Erythrozyten bzw. Akanthozyten (S. 863), Erythrozytenzylinder (S. 867) und eine große, unselektive Proteinurie (S. 858).
- **postrenale Ursachen:** Erkrankungen der Prostata, Urolithiasis, Trauma, Urothelkarzinom.

▶ **Merke:** Bei Frauen muss immer an eine Kontamination mit Menstruationsblut gedacht werden!

Ätiologie Hämoglobinurie: Ein erhöhter Anfall von Hämoglobin im Urin wird nach **intravasaler Hämolyse** beobachtet. Diese tritt z. B. bei hämolytischen Anämien und Blutgruppeninkompabilität auf.

Ätiologie Myoglobinurie: Zu einem erhöhten Anfall von Myogobulin im Urin kommt es nach **Muskeltraumata** (z. B. Rhabdomyolyse).

2.2 Einschätzung der Nierenfunktion

▶ **Merke:** Nierenerkrankungen fallen häufig zufällig auf, weil sie in frühen Stadien typischerweise asymptomatisch bzw. mit nur geringen Symptomen verlaufen. Erhöhte Kreatininwerte sind meist der erste Hinweis auf eine mögliche Nierenerkrankung.

Die Einschränkung der glomerulären Filtrationsrate (GFR) ist heute der entscheidende Parameter zur Einteilung des Schweregrades von Nierenerkrankungen (Tab. **I-2.1**).

≡ I-2.1	Stadien der Niereninsuffizienz
Stadium	**Definition**
1	GFR > 90 ml/min + Eiweißausscheidung/Albuminurie
2	GFR 60–89 ml/min + Eiweißausscheidung/Albuminurie
3	GFR 30–59 ml/min
4	GFR 15–29 ml/min
5	GFR < 15 ml/min

Die GFR eignet sich insbesondere zur Früherfassung von Nierenerkrankungen, da in diesen Stadien die anderen Marker (Kreatinin, Harnstoff) noch im Normbereich liegen. Allerdings können auch formal normale Filtrationsraten bereits mit einer eingeschränkten Nierenfunktion einhergehen. In diesen Fällen kann die Diagnose einer eingeschränkten Nierenfunktion über den Nachweis einer erhöhten Eiweißausscheidung (Albuminurie) gestellt werden.

Diese Einteilung ist nicht nur für Fachnephrologen wichtig, sondern auch von allgemeininternistischem Interesse:

- Auch **formal normale Filtrationsraten** können die **Diagnose einer Niereninsuffizienz rechtfertigen:** Bereits eine Albuminurie ist als Zeichen einer beginnenden Nierenerkrankung zu werten.
- Mit dem Auftreten einer **erhöhten Eiweißausscheidung** (v. a. eine unselektive Proteinurie) steigen die **kardiovaskuläre Morbidität und Mortalität.**
- Bereits **Filtrationswerte von < 60 ml/min** führen zu einem erhöhten kardiovaskulären Morbiditäts- und Mortalitätsrisiko. Patienten mit kardiovaskulären Erkrankungen und zusätzlicher Niereninsuffizienz sind daher gefährdeter als Patienten mit gesunden Nieren. Wie es zu dieser Gefährdungslage schon bei milderer Nierenfunktionseinschränkung kommt, ist bisher nicht restlos verstanden.

Ätiologie Hämaturie:

- **prärenale Ursachen:** hämorrhagische Diathese, Antikoagulation
- **renale Ursachen:** Nierentumor, Glomerulonephritis, Trauma
- **postrenale Ursachen:** Prostataerkrankungen, Urolithiasis, Trauma, Urothelkarzinom.

◀ Merke

Ätiologie Hämoglobinurie: intravasale Hämolyse bei hämolytischen Anämien und Blutgruppeninkompabilität

Ätiologie Myoglobinurie: Muskeltraumata, z. B. Rhabdomyolyse

2.2 Einschätzung der Nierenfunktion

◀ Merke

≡ I-2.1

Die GFR dient der Früherfassung von Nierenerkrankungen. Normale GFR können jedoch mit eingeschränkter Nierenfunktion einhergehen. Dann kann eine Albuminurie nachgewiesen werden.

Eine Albuminurie bei **formal normaler GFR** kann die **Diagnose einer Niereninsuffizienz rechtfertigen.**
Mit Auftreten der **erhöhten Eiweißausscheidung** steigen **kardiovaskuläre Morbidität und Mortalität.**
Bereits **GFR < 60 ml/min** führen zu einem erhöhten kardiovaskulären Morbiditäts- und Mortalitätsrisiko.
Die milde Niereninsuffizienz ist in einer alternden Gesellschaft weit häufiger als die schwere Form. Der **Risikofaktor „milde Niereninsuffizienz"** ist **von erheblicher gesundheitspolitischer Bedeutung.**

- Die traditionelle Vorstellung, dass erst ein fortgeschrittenes Nierenversagen mit zunehmender Überwässerung, Anfall von harnpflichtigen Substanzen und metabolischen Störungen zu ernst zu nehmenden Konsequenzen für den Patienten führt, ist nicht mehr haltbar. Die Gruppe der Patienten mit milder Niereninsuffizienz ist in einer alternden Gesellschaft weitaus größer als die Gruppe der schwer Nierenkranken. Da ältere Patienten auch vermehrt an Herz-Kreislaufproblemen leiden, ist der **Risikofaktor „milde Niereninsuffizienz" von erheblicher gesundheitspolitischer Bedeutung**.

Erste diagnostische Schritte zur Abklärung einer möglichen Niereninsuffizienz:

- **Suche nach einer möglichen Proteinurie:** Nach Proteinurie und gegebenfalls Mikroalbuminurie sollte über entsprechende Teststreifen gesucht werden. Dies ist bei diesem semiquantitaven Test rasch möglich. Zu weiteren Details zur Proteinuriebestimmung s. S. 862.
- **Ermittlung der glomerulären Filtrationsrate (GFR):** Die Beziehung zwischen dem routinemäßig gemessenen Serumkreatinin und der GFR ist so kompliziert, dass nicht so ohne Weiteres vom Kreatitin auf die renale Filtrationsleistung geschlossen werden kann. Alle Details zur Bestimmung der GFR finden Sie ab S. 869

Erste diagnostische Schritte:
- **Suche nach einer möglichen Protein-urie** mittels Teststreifen, s. S. 862.
- **Ermittlung der GFR**, siehe S. 869 ff.

3 Nephrologische Diagnostik

3 Nephrologische Diagnostik

An erster Stelle stehen Urinstatus (s. u.) und Urinsediment (s. S. 861).

In der nephrologischen Diagnostik stehen unterschiedliche Untersuchungsverfahren zur Verfügung. An erster Stelle steht die Untersuchung der frischen Urinprobe, die in der Regel als Mittelstrahlurin gewonnen wird (Urinstatus, s. u.) sowie die Mikroskopie des Bodensatzes nach dem Zentrifugieren (Urinsediment, s. S. 861).

Neben den **Urinuntersuchungen** gibt es einige **Blutuntersuchungen** (s. S. 868), die für die Diagnose von Nierenerkrankungen von Bedeutung sind.

Sonographische und **dopplersonographische** Bildgebung spielen neben radiologischen und nuklearmedizinischen Verfahren eine weitere wichtige Rolle in der nephrologischen Diagnostik. In manchen Fällen ist es unumgänglich, eine **Nierenpunktion** durchzuführen, um Nierengewebe zu gewinnen.

Neben **Urinuntersuchungen** sind **Blutuntersuchungen** (s. S. 868) und die **(Doppler-) Sonographie** bedeutsam. In manchen Fällen muss eine **Nierenpunktion** durchgeführt werden.

3.1 Urinuntersuchung

3.1 Urinuntersuchung

Eine sorgfältige Untersuchung des Urins ist ein außerordentlich wichtiges, **nichtinvasives** diagnostisches Hilfsmittel in der klinischen Nephrologie. Die Urindiagnostik umfasst im Wesentlichen den sogenannten „Urinstatus" und das „Urinsediment".

3.1.1 Urinstatus

3.1.1 Urinstatus

Zum **Urinstatus** gehören Inspektion und Teststreifenuntersuchung.
Inspektion
(makroskopische Untersuchung)

Farbe des Urins

Normal: hell- bis dunkelgelb
Pathologisch: „farbloser" Urin bei Nierenerkrankung oder Diabetes mellitus, dunkler Urin bei Dehydratation, rote Farbe bei Hämaturie, brauner Urin bei Glomerulonephritis, rot-orange bei Hyperbilirubinämie.

Aus einer **frischen** Urinprobe wird mittels Inspektion, Teststreifen oder spezielleren Laboruntersuchungen der **Urinstatus** erhoben.

Inspektion (makroskopische Untersuchung)

Farbe des Urins

Normal: alle Farbnuancen von hellem bis dunklem Gelbton.
Pathologisch: Nahrungsmittel und Medikamente beeinflussen manchmal die Farbe des Urins. **„Farbloser"** Urin kann auf eine lang andauernde Nieren- oder unkontrollierte Zuckererkrankung hindeuten (geringes spezifische Gewicht, stark verdünnter Urin). Ein dunkles Gelb kann auch Folge einer Dehydratation sein (hohes spezifisches Gewicht, stark konzentrierter Urin). Ein roter Farbton weist auf Hämaturie hin, eine braune Färbung kann bei Glomerulonephritiden auftreten, bei Hyperbilirubinämie kann sich der Urin rot-orange verfärben.

Trübungsgrad

Normal: klar.
Pathologisch: Trüber Urin (manchmal mit flockigen Schlieren) findet sich vor allem bei Infektionen (Leukozyten, Bakterien, Hefepilzen, Parasiten wie Trichomonaden) und Makrohämaturie.

Geruch

Normal: leicht „muffiger" Geruch. Einige Nahrungsmittel (Spargel), Vitaminpräparate und Antibiotika (Penicilline) können den Geruch des Urins beeinflussen.
Pathologisch: Ein süßer, fruchtiger Geruch tritt bei Diabetes mellitus auf, stark riechender Urin bei Harnwegsinfekten.

Urinmenge

Da die Produktion des Primärharnes mit > 120 l/d außerordentlich hoch liegt, verrät die Menge des Endharns, der ausgeschieden wird, nicht unbedingt etwas über eine Nierenfunktionseinschränkung. Allerdings müssen tägliche Urinmengen < **500 ml (Oligurie)** und < **100 ml (Anurie)** erkannt und bewertet werden. Urinsammlungen sind besonders für alte Patienten oft unangenehm und schwierig. Dennoch sollten sich Ärzte davor hüten, bedenkenlos Urinkatheter zu legen (Gefahr aufsteigender Infektionen!), um genaue Einfuhr/Ausfuhrbilanzen zu erstellen oder exakte tägliche Urinmengen dokumentieren zu können. Einfache Alternative ist das **tägliche Wiegen des Patienten**, eine Gewichtszunahme verrät hier auch etwas über die Flüssigkeitsbilanz.

Urin-Teststreifen

Mithilfe des Urin-Teststreifens ist eine im klinischen Alltag schnell durchführbare **semiquantitative Untersuchung der Urinprobe** möglich. Folgende Harnparameter können mithilfe des Teststreifens erfasst werden:

- Leukozyten (s. S. 865), Erythrozyten (s. S. 863)
- Nitrit (s. S. 865), Bilirubin/Urobilinogen (s. S. 866)
- Protein (s. S. 862), pH-Wert (s. S. 865)
- spezifisches Gewicht (s. S. 865)
- Ketonkörper (s. S. 866), Glukose (s. S. 865).

3.1.2 Urinsediment

Der Urin wird zentrifugiert, um den konzentrierten Bodensatz unter dem Mikroskop zu beurteilen. Im Urinsediment können folgende Harnparameter bestimmt werden:

- Leukozyten (s. S. 865), Erythrozyten (s. S. 863)
- Zylinder (s. S. 867), Kristalle (s. S. 867)
- Bakterien/Pilze
- Lipide (s. S. 866).

Urinparameter

> ▶ **Merke:** Im Mittelpunkt der Urinuntersuchungen steht klinisch die Evaluation von Proteinurien und Hämaturien.

Proteinurie

> ▶ **Definition:** Die normale Eiweißausscheidung im Urin liegt bei < 150 mg/d. Das normale Proteinmuster des Urins setzt sich dabei zu 40–50 % aus kleinmolekularen, filtrierten Eiweißen, zu weiteren 40–50 % aus Tamm-Horsfall-Protein (wird im distalen Tubulus produziert und sezerniert) und zu etwa 10–15 % aus Albumin zusammen. Eine renale Ausscheidung von > 150 mg Protein/dl wird als Proteinurie bezeichnet.

Trübungsgrad

Normal: klar.
Pathologisch: trüber Urin bei Infektionen und Makrohämaturie.

Geruch

Normal: „muffiger" Geruch.
Pathologisch: süßer Geruch bei Diabetes mellitus, stark riechender Urin bei Harnwegsinfekten.

Urinmenge

Tägliche Urinmengen < **500 ml (Oligurie)** und < **100 ml (Anurie)** müssen erkannt werden. Um Urinmengen zu dokumentieren, eignet sich das **tägliche Wiegen des Patienten** als Alternative zum Urinkatheter (Gefahr aufsteigender Infektionen!).

Urin-Teststreifen

Der Urin-Teststreifen ermöglicht die **semiquantitative Untersuchung der Urinprobe**. Er erfasst Leukozyten (s. S. 865), Erythrozyten (s. S. 863), Nitrit (s. S. 865), Bilirubin/Urobilinogen (s. S. 866), Protein (s. S. 862), pH-Wert (s. S. 865), spezifisches Gewicht (s. S. 865), Ketonkörper (s. S. 866) und Glukose (s. S. 865).

3.1.2 Urinsediment

Im Urinsediment bestimmt man Leukozyten (s. S. 865), Erythrozyten (s. S. 863), Zylinder (s. S. 867), Kristalle (s. S. 867), Bakterien/Pilze und Lipide (s. S. 866).

Urinparameter

◀ Merke

Proteinurie

◀ Definition

Glomeruli halten Plasmaproteine durch die elektrostatische Barriere und die podozytäre Schlitzmembran (s. S. 850) sehr effektiv zurück.

Eine erhöhte Proteinausscheidung kann bedingt sein durch Zusammenbruch der negativen Ladung, pathologische Veränderungen der Kapillarwand und Störungen der tubulären Proteinrückresorption.

Proteinnachweis im klinischen Alltag:
- **Urin-Teststreifen: Albuminurie** ist der früheste diagnostische Parameter vaskulärer Herz-Kreislauf-Schäden, bei Bluthochdruck und Diabetes mellitus. Die Nachweisgrenze für Proteine liegt bei 150 mg/l. **Erfasst wird somit nur der Makroalbuminbereich, eine Mikroalbuminurie (20–150 mg Albumin/l) kann nicht diagnostiziert werden.**
  Die Proteinurie im Teststreifen wird mit 1+, 2+, 3+, 4+ bewertet. Es wird Mittelstrahlurin verwendet.

▶ Merke

Die **Sulfosalizylsäureprobe** bei V. a. Plasmozytom dient dem Nachweis von Bence-Jones-Proteinen.

Streifentest und Sulfosalizylsäureprobe sind grobe Methoden, um die **Proteinurie zu quantifizieren**. Bei auffälligem Befund folgen weitere Untersuchungen.

Routinemäßig wird dann der **Quotient aus Urineiweiß und Urinkreatinin (U Prot/Krea)** oder **Urinalbumin und Urinkreatinin (U Alb/Krea)** besimmt.

▶ Merke

24-Stunden-Urinsammlung: Wegen häufiger Sammelfehler wird sie nur begonnen, wenn die absolute Proteinmenge bestimmt werden muss (z. B. bei nephrotischem Syndrom, s. S. 877).

Die Glomeruli können sehr effektiv Plasmaproteine zurückzuhalten. Hierzu trägt zum einen die glomeruläre Kapillarwand bei (elektrostatische Barriere), zum Anderen lässt die podozytäre Schlitzmembran der Glomeruluskapillaren nur Proteine bis zu einer bestimmten Größe passieren (s. S. 850).
Folgende Punkte können zu einer pathologisch erhöhten Ausscheidung von Protein führen:
- Zusammenbruch der negativen Ladung
- pathologische Veränderungen der Fenestrae der glomerulären Kapillarwand
- Störungen der Proteinrückresorption im proximalen Tubulus.

Proteinnachweis im klinischen Alltag:
- **Urin-Teststreifen (erster Schritt):** Die **Albuminurie** ist diagnostisch außerordentlich wichtig ist, da sie der früheste diagnostische (und bei Persistenz) auch prognostische Parameter vaskulärer Herz-Kreislauf-Schäden, nicht zuletzt bei Bluthochdruck und Diabetes mellitus ist. Daher sollten bei entsprechender Vorgeschichte in jedem Falle spezielle Teststreifen (z.B Micral-Test) zum Albumin-Nachweis im Urin verwendet werden. Die Nachweisgrenze herkömmlicher Teststreifen liegt bei einer Proteinkonzentration von 150 mg/l. **Erfasst wird somit nur der Makroalbuminbereich, eine Mikroalbuminurie (20–150 mg Albumin/l) kann nicht diagnostiziert werden.**
  Ein weiteres Problem aller Teststreifen liegt darin, dass sich keine Immunglobulinleichtketten detektieren lassen (z. B. bei Plasmozytom und selbst ausgeprägter Bence-Jones-Proteinurie). Das Ausmaß der Proteinurie im Teststreifen wird semiquantitativ mit 1+, 2+, 3+, 4+ angegeben. Zur Teststreifenuntersuchung wird Mittelstrahlurin verwendet.

▶ **Merke:** Für das **initiale Screening auf eine Proteinurie** etwa bei Diabetes mellitus und Bluthochdruck ist der herkömmliche Urinstreifentest zwar verwendbar, aber es müssen sich zwingend weitere sensitivere Tests anschließen.

- **Sulfosalizylsäureprobe bei V. a. Plasmozytom:** Die Sulfosalizylsäureprobe dient in erster Linie dem Nachweis von **Bence-Jones-Proteinen**. Hierbei wird zentrifugierter Mittelstrahlurin mit einigen Tropfen 3%iger Sulfosalizylsäure versetzt. Eine einsetzende Trübung weist auf Eiweiß im Urin hin. Eine deutlich positive Sulfosalizylsäureprobe bei negativem Urinstreifentest muss daher immer die Suche nach einem Plasmozytom veranlassen.
Streifentest und Sulfosalizylsäureprobe sind grobe Methoden, um die **Proteinurie zu quantifizieren**. Ist die Proteinurie persistent oder findet sich bei der Erstuntersuchung ein Testergebnis von 3+ oder 4+, liegt eine abklärungsbedürftige Ursache zugrunde und es müssen weitere Untersuchungen folgen. Routinemäßig wird dann die Bestimmung des **Quotienten aus Urineiweiß und Urinkreatinin (U Prot/Krea)** oder **Urinalbumin und Urinkreatinin (U Alb/Krea)** verwendet. Von Vorteil ist, dass nicht umständlich Harn gesammelt werden muss, da diese Bestimmung einfach aus einem morgendlichen Spontanurin vorgenommen werden kann. Da das Urinkreatinin als ein individuelle Konstante für jeden Patienten angesehen wird, erscheint sie im Nenner des Quotienten, um die Werte für die Urineiweißausscheidung im Spontanurin zu standardisieren.

▶ **Merke:** Ein Quotient < 100 mg/g Kreatinin für Gesamteiweiß und < 20 mg/g Kreatinin für Albumin gilt als normal.

- **24-Stunden-Urinsammlung:** Die Bestimmung der Eiweißausscheidung pro Tag im 24-h-Urin erweist sich oft als mit beträchtlichen Sammelfehlern behaftet. Solche Sammlungen werden deshalb nicht mehr routinemäßig durchgeführt, sondern nur begonnen, wenn es – wie bei nephrotischem Syndrom (s. S. 877) – nötig scheint, die absolute Menge ausgeschiedenen Eiweißes zu bestimmen.

Harnprotein	Molekulargewicht (Dalton)	Referenzbereich in mg/g Kreatinin
α_1-Mikroglobulin	33 000	< 14
Albumin	67 000	< 20
IgG	150 000	< 10
Gesamteiweiß	–	< 100

▶ **Merke:** Normal ist eine Eiweißausscheidung < 150 mg/d, als nephrotische Proteinurie wird eine Eiweißausscheidung von > 3,5 g/d gewertet.

◀ **Merke**

Differenzierung der Proteinurie (Tab. I-3.1): Mithilfe der **Elektrophorese** können die im Urin befindlichen Proteine entsprechend ihrem Molekulargewicht differenziert werden. So können die verschiedenen **Formen der renalen Proteinurie** (glomerulär, tubulär und gemischt, s. auch S. 858) voneinander abgegrenzt werden. Jede Form der renalen Proteinurie hat ein sogenanntes „Markerprotein", d. h. der Nachweis dieses Proteins deutet auf das Vorliegen einer bestimmten Proteinurieform hin:

- **glomeruläre Proteinurie** (s. S. 858): Abgrenzung zwischen der selektiven (Markerprotein = Albumin) und unselektiven (Markerprotein = IgG) Proteinurie
- **tubuläre Proteinurie** (s. S. 858): Markerprotein ist das α_1-Mikroglobulin.

Differenzierung der Proteinurie (Tab. I-3.1): Mittels **Elektrophorese** werden die Proteine differenziert, um verschiedene **Formen der renalen Proteinurie** (s. S. 858) voneinander abzugrenzen. „Markerproteine" weisen auf die Proteinurieform hin:
- **glomeruläre Proteinurie** (s. S. 858): Albumin und IgG
- **tubuläre Proteinurie** (s. S. 858): α_1-Mikroglobulin.

Hämaturie

Hämaturie

▶ **Definition:**
Mikrohämaturie: Mehr als 4 Zellen/μl Urin oder mehr als 2 Erythrozyten/Gesichtsfeld im Mikroskop bei 400-facher Vergrößerung ohne Rotfärbung des Urins
Makrohämaturie: sichtbare Rotfärbung des Urins.

◀ **Definition**

Eine Hämaturie kann aus jedem Bereich der Niere und der ableitenden Harnwege herrühren. Es handelt sich um ein relativ häufiges, aber zumeist vorübergehendes Problem. Oft lässt sich für eine passagere Hämaturie keine Ursache finden.

Die Hämaturie ist relativ häufig und meist vorübergehend. Oft lässt sich keine Ursache finden.

Nachweis im klinischen Alltag: Der erste Schritt zum Nachweis einer Hämaturie ist die **Teststreifenuntersuchung**. Hierbei wird die Peroxidaseaktivität des Hämoglobins nachgewiesen, sodass ein positives Teststreifenergebnis für eine Hämaturie, Hämoglobinurie und Myoglobinurie sprechen kann. Daher sollte sich bei positivem Ergebnis immer eine **mikroskopische Untersuchung** zur Differenzialdiagnostik anschließen (Abb. I-3.1).
Hämaturien bereiten vor allem dann diagnostische Schwierigkeiten, wenn sie isoliert mit nur geringer oder fehlender Proteinurie auftreten und andere klinische Zeichen einer genuinen Nierenerkrankung wie eine abnehmende GFR nicht eindeutig sind.

Nachweis im klinischen Alltag: Ein positiver **Teststreifen** kann für Hämaturie, Hämoglobinurie und Myoglobinurie sprechen. Differenzialdiagnostisch entscheidend ist die **Mikroskopie** (Abb. I-3.1).

Hämaturien bereiten diagnostische Schwierigkeiten, wenn andere klinische Zeichen einer Nierenerkrankung nicht eindeutig sind.

Ätiologie: Die **Hauptgründe** einer isolierten Hämaturie mit identifizierbarer Ursache sind **Prostataerkrankungen**, **Nierensteine** oder Steine in den ableitenden Harnwegen, **Traumen** sowie **maligne Erkrankungen** (Niere, Prostata, Blase).

Ätiologie: Die **Hauptgründe** isolierter Hämaturie sind **Prostataerkrankungen**, **Nierensteine**, **Traumen** und **maligne Erkrankungen**.

Glomeruläre Erkrankungen machen nur 5 % aller Hämaturien aus, lassen sich im Urin in der Regel aber leicht von Hämaturien andere Genese unterscheiden. Die Erythrozyten zeigen hierbei charakteristische Veränderungen: sie weisen eine unregelmäßige äußere Form auf (= **dysmorphe Erythrozyten**) oder Ausstülpungen der erythrozytären Basalmembran (= **Akanthozyten**) (Abb. I-3.2).

Glomeruläre Erkrankungen (5 % aller Hämaturien) zeigen **dysmorphe Erythrozyten** oder **Akanthozyten** (Abb. I-3.2).

◎ I-3.1 **Schrittweise diagnostische Bearbeitung eines Urins mit roter Färbung**

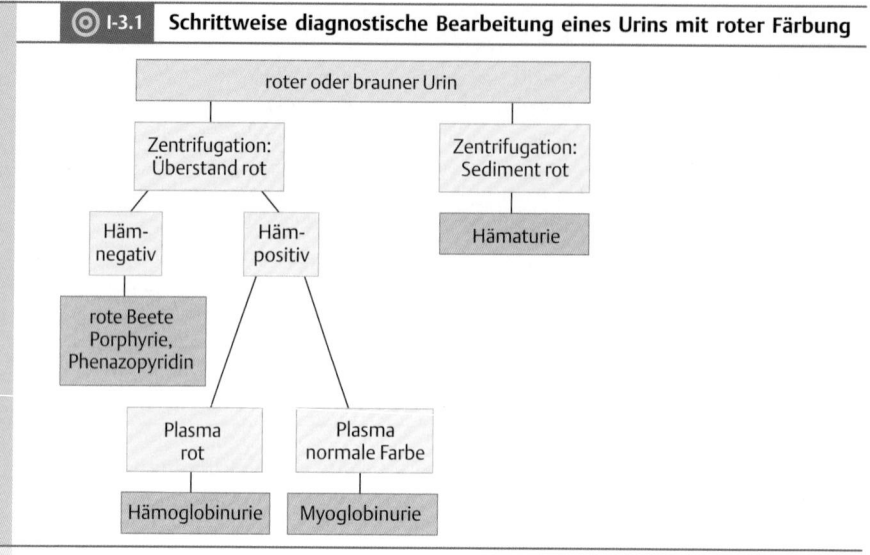

roter oder brauner Urin

Zentrifugation: Überstand rot

Zentrifugation: Sediment rot

Häm-negativ

Häm-positiv

Hämaturie

rote Beete Porphyrie, Phenazopyridin

Plasma rot

Plasma normale Farbe

Hämoglobinurie

Myoglobinurie

▶ Merke

▶ **Merke:** Stark deformierte Akanthozyten sind spezifischer für glomeruläre Erkrankungen als weniger verformte dysmorphe Erythrozyten. 5 % Akanthozyten werden für hochspezifisch bei glomerulären Erkrankungen angesehen, während 20–30 % aller Erythrozyten dysmorph sein müssen, um die gleiche Aussagekraft zu haben.

Schwere körperliche Anstrengung kann zu Veränderungen der Erythrozyten führen. Nach 2 Tagen normalisiert sich das Urinsediment wieder.

Ähnlich der Anstrengungsproteinurie kann schwere körperliche Anstrengung (z. B. Marathonlauf) auch zu Veränderungen der Erythrozyten führen. Hierbei wird offensichtlich großer osmotischer Stress auf Erythrozyten ausgeübt. Nach spätestens 2 Tagen normalisiert sich das Urinsediment unter diesen Umständen wieder.

◎ I-3.2 **Mikrohämaturie**

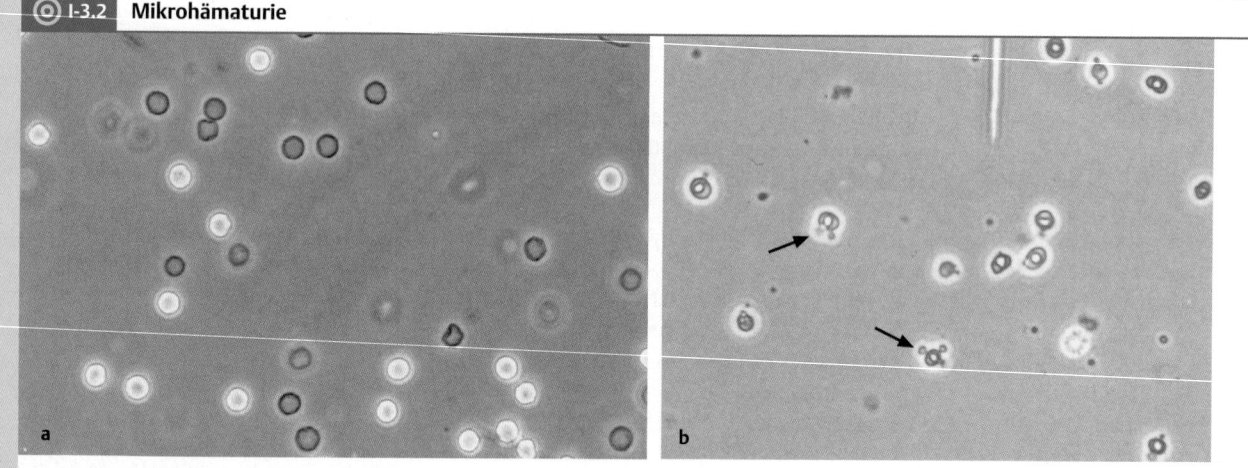

a Normal geformte (eumorphe) Erythrozyten im Urin als Hinweis auf eine nicht glomeruläre Ursache der Mikrohämaturie.
b Dysmorphe Erythrozyten mit Membranausstülpungen (sog. Akanthozyten) im Urin, die starke Hinweise auf glomeruläre Erkrankungen geben.

Weitere Parameter der Urinuntersuchung

Weitere Parameter der Urinuntersuchung

Die meisten dieser Parameter werden einfach über Teststreifen erfasst, lassen sich aber auch im klinisch-chemischen Labor genauer quantifizieren. Dies ist aber nicht routinemäßig nötig.

Spezifisches Gewicht

Normal: 1005–1030 g/l
Pathologisch: Ein **hohes** spezifisches Gewicht (**Hypersthenurie**) ist entweder die Folge von Flüssigkeitsmangel (zu geringe Trinkmenge, Schwitzen, starkes Erbrechen und Durchfälle) oder von erhöhten Zucker- oder Proteinkonzentration im Urin (z. B. Diabetes mellitus). Ein **niedriges** spezifisches Gewicht (**Hyposthenurie**) weist auf einen verdünnten Urin hin. Dies entsteht in der Folge zu hoher Flüssigkeitszufuhr, Diuretikamedikation und schwerer Nierenerkrankungen. Von **isosthenurischem** Urin wird bei einem spezifischen Gewicht von 1,015 gesprochen. Dieser Wert kann dauerhaft auftreten, wenn Dilutionsvorgänge bei Nierenerkrankungen gestört sind. Die Nierentubuli können den Harn nicht mehr konzentrieren oder verdünnen.
Nachweis: Teststreifen, klinisch-chemisches Labor (nicht routinemäßig).

pH-Wert

Normal: 4,6–8,0.
Pathologisch: Ein alkalischer pH-Wert kann Folge schweren Erbrechens, verschiedener Nierenerkrankungen und von Entzündungen der ableitenden Harnwege sowie vegetarischer Ernährung sein. Ein niedriger Urin-pH-Wert tritt bei schweren Durchfällen, Dehydratation und Hunger sowie chronischen Lungenerkrankungen und Diabetes mellitus auf. Weitere Ursachen sind Aspirinüberdosierung, schwerer Alkoholkonsum und die versehentliche Einnahme von Frostschutzmittel (Äthylenglykol) bei Alkoholikern. Auch einige Nahrungsmittel (wie Zitrusfrüchte und Milchprodukte) und Medikamente (wie Antacida) können den Urin-pH beeinflussen.
Nachweis: Teststreifen, klinisch-chemisches Labor (nicht routinemäßig).

Leukozyten

Normal: unter 10 Zellen/µl
Pathologisch: Leukozyten im Urin weisen zum einen auf bakterielle Entzündungen hin. Weiterhin treten Leukozyten ohne Harnwegsinfekte bei tubulointerstitiellen Erkrankungen auf. Die häufigste Genese tubulointerstitieller Erkrankungen sind allergische Reaktionen der Niere, wenn bestimmte Medikamente eingenommen wurden (s. S. 925). Bei Verdacht auf allergisch interstitielle Veränderungen der Niere sollte daher der Nachweis auf eosinophile Leukozyten versucht werden.
Nachweis: Leukozyten können nicht nur mikroskopisch im Sediment, sondern auch über Teststreifen nachgewiesen werden, die auf die Aktivität leukozytärer Esterasen reagieren.

> ▶ **Merke:** Eine persistierende sterile Leukozyturie sollte an Urogenitaltuberkulose (Spezialkultur notwendig), Gonorrhö, Analgetikanephropathie und eine bestehende Schwangerschaft denken lassen.

◀ **Merke**

Nitrit

Normal: negativ.
Pathologisch: Nitrat wird in geringen Mengen über den Harn ausgeschieden. Bestimmte Bakterien wandeln dieses Nitrat in Nitrit um, das normalerweise nicht im Urin von Menschen nachgewiesen werden kann. Tritt Nitrit im Urin auf, weist dies auf einen möglichen bakteriellen Infekt hin. Die Empfindlichkeit dieses Testes erweist sich als niedrig. Gibt es aber zusätzliche Hinweise auf einen Harnwegsinfekt (Klinik, Leukozyturie), sollte eine Urinkultur angelegt werden, um Infekte antibiogrammgerecht behandeln zu können.
Nachweis: Teststreifen, klinisch-chemisches Labor (nicht routinemäßig).

Glukose

Normal: unter 20 mg/dl
Pathologisch: Bei schlecht eingestelltem Diabetes mellitus wird die physiologische Nierenschwelle für Glukose im Urin (160–180 mg/dl) durch die Hyperglykämie überschritten und es kommt zur Glukosurie. Im Rahmen tubulointer-

Spezifisches Gewicht

Normal: 1005–1030 g/l
Pathologisch: **hohes** spezifisches Gewicht (**Hypersthenurie**) durch Flüssigkeitsmangel oder erhöhte Zucker-/Proteinkonzentration im Urin. **Niedriges** spezifisches Gewicht (**Hyposthenurie**) durch zu hohe Flüssigkeitszufuhr, Diuretika und Nierenerkrankungen. **Isosthenurischer** Urin (spezifisches Gewicht: 1,015) kann trotz Nierenschädigung auftreten.
Nachweis: Teststreifen, klinisch-chemisches Labor (nicht routinemäßig).

pH-Wert

Normal: 4,6–8,0
Pathologisch: Alkalischer Urin kann bei Erbrechen, Nierenerkrankungen, Harnwegsentzündungen und vegetarische Ernährung auftreten. Saurer Urin tritt bei Durchfällen, Dehydratation, chronischen Lungenerkrankungen Diabetes mellitus und bei Alkoholikern auf.
Nachweis: Teststreifen, klinisch-chemisches Labor (nicht routinemäßig).

Leukozyten

Normal: < 10 Zellen/µl
Pathologisch: Leukozyten im Urin weisen auf bakterielle Entzündungen oder tubulointerstitiellen Erkrankungen (z. B. bei Medikamentenallergie, s. S. 925) hin.
Nachweis: Mikroskopisch im Sediment, spezielle Teststreifen.

Nitrit

Normal: negativ.
Pathologisch: Nitrit im Urin weist auf einen bakteriellen Infekt hin. Bei zusätzlicher Klinik oder Leukozyturie sollte eine Urinkultur angelegt werden.
Nachweis: Teststreifen, klinisch-chemisches Labor (nicht routinemäßig).

Glukose

Normal: < 20 mg/dl
Pathologisch: Schlecht eingestellter Diabetes mellitus, tubulointerstitielle Nierenerkrankung sowie Erkrankungen der Nebennieren oder Leber, ZNS-Verletzun-

gen, Vergiftungen und Schwangerschaft können zu Glukosurie führen.
Nachweis: Teststreifen, klinisch-chemisches Labor (nicht routinemäßig).

stitieller Nierenerkrankungen kann es durch die gestörte Glukoserückresorption im proximalen Tubulus zu einer Glukosurie bei Normoglykämie kommen. Weitere Gründe für erhöhte Harnglukose sind Erkrankungen der Nebennieren (Hyperkortisolismus), der Leber sowie Verletzungen des ZNS und manche Vergiftungen.

Physiologisch ist eine Glukosurie bei Schwangeren.

Nachweis: Teststreifen, klinisch-chemisches Labor (nicht routinemäßig).

Ketonkörper

Normal: negativ.
Pathologisch: Zu Ketonurie kommt es bei langer Nahrungskarenz oder Stoffwechselstörungen mit verstärkter Lipolyse (z. B. Diabetes mellitus, Alkoholismus).
Nachweis: Teststreifen, klinisch-chemisches Labor (nicht routinemäßig).

Ketonkörper

Normal: negativ.
Pathologisch: Zum Auftreten von Ketonkörper im Harn (Ketonurie) kommt es nach mindestens 18-stündiger Nahrungskarenz (Fasten, Essstörungen, starkes Erbrechen) oder Stoffwechselstörungen mit verstärkter Bildung von Acetyl-CoA durch erhöhte Lipolyse (Ausgangsprodukt für die Ketonkörperbildung, z. B. bei Diabetes mellitus oder Alkoholismus).
Geringe Mengen von Ketonkörpern im Urin von Schwangeren sind nicht krankhaft.
Nachweis: Teststreifen, klinisch-chemisches Labor (nicht routinemäßig).

Bilirubin/Urobilinogen

Normal: negativ.
Pathologisch: Bei gestörtem Galleabfluss ist das direkte Bilirubin im Blut und im Urin erhöht.
Nachweis: Teststreifen, klinisch-chemisches Labor (nicht routinemäßig).

Bilirubin/Urobilinogen

Normal: negativ.
Pathologisch: Bei einem gestörten Galleabfluss (z. B. Gallensteine, Tumor, Leberzirrhose, Hepatitis) kommt es zu einer erhöhten Konzentration von direktem (konjugierten, wasserlöslichen) Bilirubin im Blut. Dieses wird anschließend mit dem Urin über die Nieren ausgeschieden.
Nachweis: Teststreifen, klinisch-chemisches Labor (nicht routinemäßig).

▶ **Merke**

▶ **Merke:** Einige Teststreifen zeigen zusätzlich oder anstelle des Bilirubins das Abbauprodukt Urobilinogen an. Da eine Urobilinogenurie nicht von einer Bilirubinurie begleitet sein muss, wird der Nachweis von Urobilinogen von manchen Autoren als der empfindlichere Hinweis auf Leberfunktionsstörungen angesehen.

Lipide

Normal: nicht nachweisbar
Pathologisch: Lipidurie im Rahmen eines nephrotischen Syndroms (s. S. 877).
Nachweis: ovale Fettkörper und manchmal freie Fetttröpfchen im Sediment (Abb. I-3.3).

Lipide

Normal: nicht nachweisbar
Pathologisch: Zu einer Lipidurie kann es im Rahmen eines nephrotischen Syndroms (s. S. 877) kommen.
Nachweis: Im Sediment sehen wir manchmal freie Fetttröpfchen, meistens werden die Lipoproteine aber über Tubuluszellen aufgenommen, die darauf absterben und im Urin als sog. ovale Fettkörper erscheinen (Abb. I-3.3).

⊙ I-3.3 **Fettkörper aus abgestorbenen Tubuluszellen**

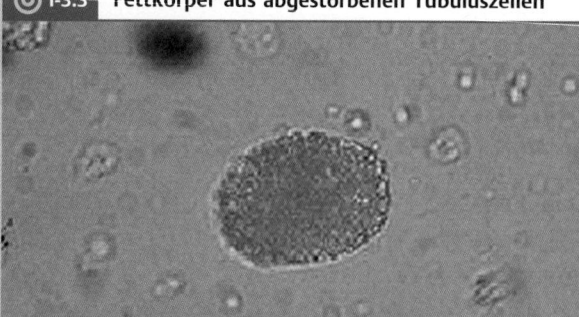
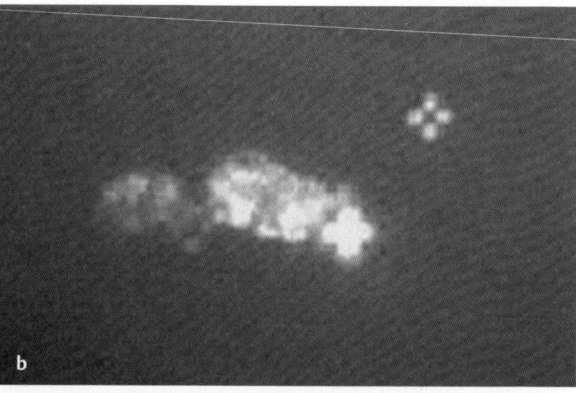

a **Ovale Fettkörper** (unter dem Mikroskop bei Durch- und Auflicht) aus abgestorbenen Tubuluszellen mit schaumig degenerierten Lipoproteinen.
b **Ovale Fettkörper** (unter polarisiertem Licht): In den Fettkörpern ist ein charakteristisches Muster zu sehen, das als **Malteserkreuz** bezeichnet wird.

Zylinder

Die Protein-Matrix der Zylinder besteht überwiegend aus **Tamm-Horsfall-Mukoprotein**, das von Zellen des aufsteigenden dicken Schenkels der Henle-Schleife sezerniert wird. Die chemischen Besonderheiten dieses Proteines führen dazu, dass seine Löslichkeit abnimmt, wenn der Urin-pH fällt, hohe Elektrolytkonzentrationen aufweist, oder das Tubuluslumen erhebliche Mengen anderer Proteine enthält. Zylinder entstehen dann, wenn höhere tubuläre Eiweißmengen im distalen Tubulus, teilweise auch im Sammelrohr, denaturiert zu präzipitieren beginnen. Die zylindrische Erscheinung entsteht, weil das Tubuluslumen diese Strukturen formt.

In degeneriertem präzipitierendem Protein, das in den distalen Tubuli zu Zylindern geformt wird, finden sich Einschlüsse von Zellen und Zellbestandteilen (Abb. **I-3.4**).

▶ **Merke:** Nicht alle Zylinder sind Ausdruck pathologischer Vorgänge in der Niere. **Erythrozytenzylinder** sind hochspezifisch für das Vorliegen einer glomerulären Erkrankung (Abb. **I-3.4e**).

Nachweis: Urinsediment.

Zylinder

Die Zylinder bestehen überwiegend aus **Tamm-Horsfall-Mukoprotein** und entstehen durch Präzipitation von Eiweißen im distalen Tubulus. Die zylindrische Form ist ein Abdruck des Tubuluslumens.

In Zylindern finden sich Einschlüsse von Zellen und Zellbestandteilen (Abb. **I-3.4**).

◀ **Merke**

Nachweis: Urinsediment.

⊙ I-3.4 | **Verschiedene Urinzylinder-Formen**

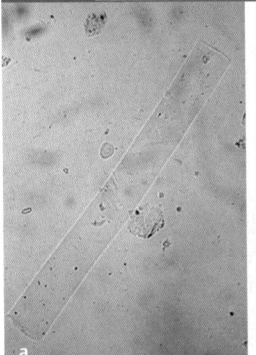 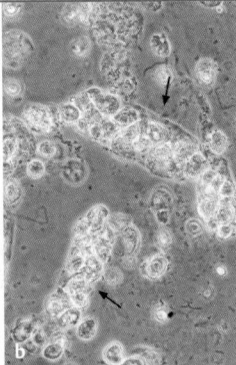 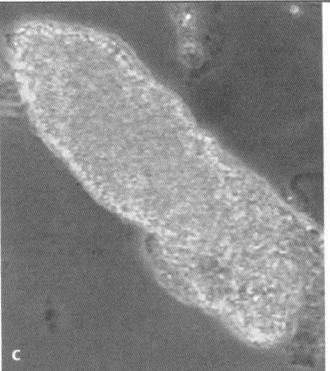 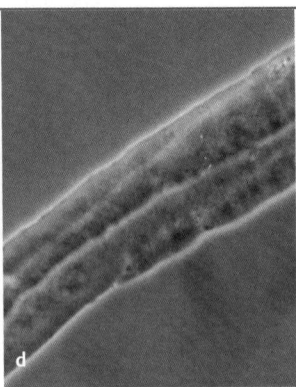

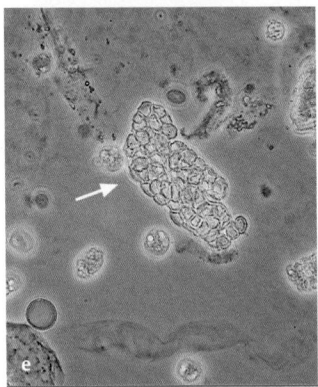

a **Hyaliner Zylinder**, der nur aus **Tamm-Horsfall-Protein** besteht. Eine Volumendepletion jeglicher Art führt zu einem konzentrierten, sauren Urin; Diuretika haben die gleichen Konsequenzen, aber die tubuläre Konzentration von NaCl steigt noch zusätzlich an. Unter solchen Voraussetzungen bedingt die chemische Struktur des Tamm-Horsfall-Proteins eine vermehrte intratubuläre Präzipitation.

b **Leukozytenzylinder**, der bei tubulointerstitiellen Erkrankungen im Sediment zu finden ist. Manchmal sind bei diesen Krankheiten auch Einschlüsse von Tubuluszellen zu sehen.

c **Granulärer Zylinder:** Die granuläre Struktur besteht aus Bruchstücken zerfallener Zellen. Je weiter die Zellbruchstücke degenerieren, desto feiner erscheint die granuläre Zeichnung.

d **Breite Zylinder** mit wachsartigem Aussehen bilden sich in den aufgeweiteten Tubuli schwer kranker Nieren bei fortgeschrittener Niereninsuffizienz.

e **Erythrozytenzylinder:** tubulär denaturiertes und präzipitiertes Protein, das über das Tubuluslumen zylindrisch geformt wurde, mit Erythrozyteneinschlüssen.

≡ I-3.2 | **Formen von Urinzylindern**

Art der Zylinder	klinische Bedeutung
hyalin	ohne Krankheitswert, hauptsächlich zu sehen in konzentriertem Urin oder nach Diuretika
zellulär	
▪ Erythrozyten	starker Hinweis auf Glomerulonephritiden oder Vaskulitiden
▪ Leukozyten	bei tubulointerstitiellen Erkrankungen, renalen Entzündungen, Vorkommen bei Glomerulonephritiden möglich
▪ Epithelzellen	Hinweis auf Tubulusschaden wie bei akuter Tubulusnekrose, manchmal tubulointerstitielle Erkrankungen, schwere Glomerulonephritiden
▪ fetthaltig	bei glomerulären Erkrankungen mit moderater bis schwerer Proteinurie
granulär	bestehen aus degenerierenden Zellzylindern oder Proteinaggregationen
wächsern	Vorkommen bei fortgeschrittener Niereninsuffizienz

Kristalle

Harnsäure- und amorphe Kristalle bilden sich nur bei einem Urin-pH < 6, während Kalziumphosphate einen pH > 7 erfordern. Kalziumoxalat- und Cystinkristalle sind pH-unabhängig.

Der Nachweis von Kristallen hat i. d. R. keine Bedeutung. Es gibt 2 Ausnahmen:
- **Kalziumoxalatkristalle** bei ANV bilden sich bei Alkoholikern, die Frostschutzmittel getrunken haben.
- **Harnsäurekristalle** bei ANV treten bei Einnahme von Zytotoxika auf.

Wichtige Urinbefunde bei Nierenerkrankungen

s. Tab. **I-3.3**

Kristalle

Häufig finden sich bestimmte Kristalle nur, wenn der Urin-pH im entsprechenden Bereich liegt. So bilden sich Harnsäurekristalle und amorphe Kristalle nur im Urin mit einem pH < 6, während Kalziumphosphate einen pH-Wert > 7 erfordern. (Alkalische pH-Werte sind meist zu finden, wenn Infektionen mit ureaseproduzierenden Bakterien aufgetreten sind). Kalziumoxalat- und Cystinkristalle können bei jedem pH-Wert auftreten.

Der Nachweis von Kristallen im Urin hat in der Regel keine diagnostische Bedeutung. Hiervon gibt es 2 wichtige Ausnahmen:
- **Kalziumoxalatkristalle** bei akutem Nierenversagen (ANV) weisen auf einen erhöhten Oxalat-Anfall hin. Dieser wird häufig bei Alkoholikern beobachtet, die Frostschutzmittel (enthält süßlich schmeckendes, alkoholisches Äthylenglykol) getrunken haben.
- **Harnsäurekristalle** bei ANV sprechen für eine massiv erhöhte Harnsäureproduktion bei Behandlung mit zytotoxischen Medikamenten (z. B. bei malignen Lymphomen).

Wichtige Urinbefunde bei Nierenerkrankungen

s. Tab. **I-3.3**

☰ I-3.3	Beziehungen zwischen Urinbefunden und Nierenerkrankungen
Hämaturie mit Erythrozytenzylindern schwere Proteinurie (< 3,5 g/d) Lipidurie	jeder dieser Befunde, einzeln oder in Kombination starker Hinweis auf glomeruläre Erkrankungen oder Vaskulitiden
tubuläre Epithelzellen granuläre Zylinder Epithelzellzylinder	während ANV starker Hinweis auf akute Tubulusnekrose
Leukozyturie granuläre Zylinder Wachszylinder keine oder geringe Proteinurie (> 1,5 g/d)	Hinweis auf tubulointerstitielle Erkrankungen oder Obstruktionen der ableitenden Harnwege
Hämaturie Leukozyturie sporadisch Zylinder Proteinurie	mögliche Befundkonstellation bei glomerulären Erkrankungen, Vaskulitiden, Infektionen, Niereninfarkten, Obstruktionen der ableitenden Harnwege weiterhin akute, meist medikamenteninduzierte interstitielle Nephritis (Eosinophile Leukozyten Leitbefund bei Schädigung durch Medikamente)

3.2 Blutuntersuchungen bei Nierenerkrankungen

3.2 Blutuntersuchungen bei Nierenerkrankungen

3.2.1 Bestimmung der Retentionswerte

3.2.1 Bestimmung der Retentionswerte

Kreatinin und Harnstoff

Kreatinin und Harnstoff

Kreatinin: Die Kreatinin-Bestimmung ist zur Berechnung der GFR nötig (s. S. 869). Die Kreatininkonzentration ist abhängig von der Muskelmasse und steigt erst an, wenn die GFR bereits um 50 % vermindert ist (Abb. **I-3.5**).

Kreatinin: Die Plasmakonzentration des Kreatinins als alleiniger Wert gilt heute als wenig aussagekräftig. Allerdings ist die Bestimmung nach wie vor unerlässlich, da sie zur Bestimmung der GFR nötig ist (s. S. 869).
Die Bestimmung der Kreatininkonzentration eignet sich nicht zur Früherkennung renaler Schädigungen. Sie steigt erst an, wenn die GFR um etwa 50 % vermindert ist. Außerdem ist die Kreatininkonzentration abhängig von der Muskelmasse (Abb. **I-3.5**).

Harnstoff: Auch Harnstoff steigt erst an, wenn die GFR schon um 25 % vermindert ist. Seine Konzentration ist abhängig vom Hydrationszustand, Proteinaufnahme und Katabolismus.

Harnstoff: Auch Harnstoff eignet sich nicht zur Früherkennung renaler Schädigungen. Er steigt erst an, wenn die GFR um ca. 25 % vermindert ist. Harnstoff eignet sich nur zu annähernden Abschätzung der Nierenfunktion, da seine Konzentration von mehreren Faktoren abhängig ist:

◎ I-3.5 **Kreatininproduktion**

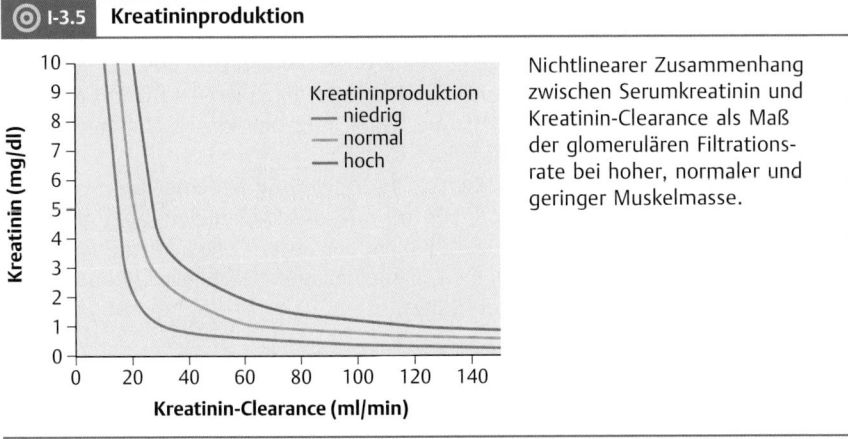

Kreatininproduktion
— niedrig
— normal
— hoch

Nichtlinearer Zusammenhang zwischen Serumkreatinin und Kreatinin-Clearance als Maß der glomerulären Filtrationsrate bei hoher, normaler und geringer Muskelmasse.

- Harnstoff wird abhängig vom Hydrationszustand in unterschiedlichem Maße tubulär rückdiffundiert (ca. 40 % bei Diurese und ca. 70 % bei Antidiurese)
- Seine Konzentration ist abhängig von Proteinaufnahme und Katabolismus.

Glomeruläre Filtrationsrate (GFR)

Die Einschränkung der GFR ist heute der entscheidende Parameter zur Einteilung des Schweregrades von Nierenerkrankungen (Näheres s. S. 859).

Bestimmung im klinischen Alltag: Die Beziehung zwischen GFR und dem routinemäßig gemessenen Serumkreatinin ist so kompliziert, dass nicht so ohne weiteres vom letzteren auf die renale Filtrationsleistung geschlossen werden kann.

- **24 h-Sammelurin:** Theoretisch führen 24 h-Urinsammlungen zu den **genauesten Werten der GFR:**

$$GFR = Kreatinin_{(Urin)} / Kreatinin_{(Plasma)} \times Urin\text{-}Volumen$$

Der Vorteil dieser Methode liegt in der Genauigkeit dieses Verfahrens. Da Kreatinin fast ausschließlich filtriert und nur geringfügig tubulär sezerniert wird, eignet es sich gut zur Bestimmung des Glomerulumfiltrats.
Nachteile: 24 h-Urinsammlungen sind allerdings sehr aufwändig, werden von Patienten als unangenehm empfunden und sind von älteren Menschen oft nicht leicht zu bewältigen. Unvollständige Sammlungen oder undefinierte Sammelperioden führen zu falschen Resultaten.

- **Näherungsformeln:** Seit einiger Zeit werden daher Näherungsformeln zur Bestimmung der GFR eingesetzt, die auch der Forderung nach rascher Ermittlung der GFR ohne großen Aufwand entgegenkommen.

Die bekannteste Näherungsrechnung dieser Art ist die **Cockroft-Gault-Formel:**

$$GFR \text{ Filtrationsrate} \sim \frac{(140 - Alter)}{72} \times \frac{KG}{Krea_{(Plasma)}} \times (0{,}85 \text{ für Frauen})$$

Diese Formel berücksichtigt das Körpergewicht (KG), damit die Muskelmasse des Patienten und enthält Modulatoren, die Altersabnahmen der GFR und Geschlechtsunterschiede mit in die Formel einfließen lassen.
Eine weitere Formel wurde im Rahmen einer großen Studie zur Ernährung von chronisch nierenkranken Patienten entwickelt, der **MDRD-Studie** (**M**odification of **D**iet in **R**enal **D**isease):

$$GFR \sim 170 \times Kreatinin_{(Plasma)}^{-0{,}999} \times Alter^{-0{,}176} \times (0{,}762 \text{ für Frauen})$$

Diese Formel ist wegen der komplizierten Hochzahlen nicht mehr im Kopf zu berechnen. Allerdings enthält sie nur Angaben, die jedes Labor der Klinischen Chemie vorliegen hat, wenn es einen Auftrag zur Bestimmung des Serumkreatinins bekommt. Daher wird von den nephrologischen Fachgesellschaften und Gremien daran gearbeitet, dass die geschätzte GFR nach MDRD in Zukunft

Glomeruläre Filtrationsrate (GFR)

Die GFR entscheidet über den Schweregrad von Nierenerkrankungen (s. S. 859).

Bestimmung im klinischen Alltag: Die Beziehung zwischen GFR und Serumkreatinin ist sehr kompliziert.

- **24 h-Sammelurin:** führt zu den **genauesten GFR-Werten.**

Da Kreatinin fast ausschließlich filtriert und kaum tubulär sezerniert wird, eignet es sich gut zur GFR-Bestimmung.

Nachteile: Urinsammlungen sind aufwändig und für Patienten unangenehm. Unvollständige Sammlungen führen zu falschen Resultaten.

Näherungsformeln: Sie kommen der Forderung nach rascher Ermittlung der GFR ohne großen Aufwand entgegen. Am bekanntesten ist die **Cockroft-Gault Formel.**

Die Formel berücksichtigt Körpergewicht, Alter und Geschlecht.

Eine weitere Formel wurde im Rahmen der **MDRD-Studie** (**M**odification of **D**iet in **R**enal **D**isease) entwickelt.

In Zukunft soll die GFR nach MDRD standardmäßig von klinischen Labors mit angegeben werden.

standardmäßig von klinischen Labors mit angegeben werden sollte, was für die EDV, die in der klinisch-chemischen Analytik ohnehin eingesetzt wird, nur einen geringen zusätzlichen Programmieraufwand bedeutet.

Beide Formeln eignen sich zur Klassifizierung von nierenkranken Patienten nach ihrer renalen Filtrationsleistung, wenn folgende Einschränkungen nicht aus dem Auge verloren werden:

- Schätzformeln sind nicht besonders aussagekräftig bei einer GFR > 60 ml/min. Da bei Filtrationsraten > 60 ml/min die Stadieneinteilung aber von der Proteinurie abhängt, ist die GFR nicht von ausschlaggebender Bedeutung.
- Durch diese Formeln werden im Allgemeinen die tatsächlichen glomerulären Filtrations-Werte etwas unterschätzt.

▶ Merke

▶ **Merke:** Bei instabiler Nierenfunktion sollten die Näherungsformeln nicht verwendet, sondern auf die konventionelle 24-h-Urinsammlung zurückgegriffen werden.

Schätzformeln sind nicht aussagekräftig bei einer GFR > 60 ml/min. Außerdem werden durch diese Formeln die tatsächlichen GFR-Werte oft etwas unterschätzt.

Die Aussagekraft der Näherungsformeln ist eingeschränkt bei jungem oder sehr hohem Alter, extremen Körpermaßen und Muskelleiden oder schweren Erkrankungen.

Kreatininvorwerte müssen von Hausärzten erfragt oder den Krankengeschichten entnommen werden.

Die Aussagekraft der Näherungsformeln ist eingeschränkt bei:
- sehr jungem oder sehr hohem Alter (MDRD validiert für 50,6 ± 12,7 Jahre)
- extremen Körpermaßen durch Über- oder Mangelernährung
- Muskelleiden
- schweren Erkrankungen.

Die o. g. Stadieneinteilung lässt keine Aussagen über Dauer und mögliche Chronifizierung einer Nierenerkrankung zu. Daher ist es unbedingt nötig, **Kreatininvorwerte** von Hausärzten zu erfragen oder alten Krankengeschichten zu entnehmen, um eine Nierenfunktionseinschränkung beurteilen zu können.

3.2.2 Weitere Laborparameter

Elektrolyte und Blutgasanalyse

Elektrolyte: Neben der Bestimmung von Serumkreatinin und Serumharnstoff sollten Natrium, Kalium, Kalzium und Chlorid bestimmt werden.

Die Kaliumkonzentration kann im Rahmen einer Niereninsuffizienz stark ansteigen. Ein erniedrigtes Serumkalzium und ein erhöhtes Serumphosphat deuten auf eine länger bestehende Niereninsuffizienz hin (sekundärer Hyperparathyreoidismus).

Blutgasanalyse: Eine zunehmende metabolische Azidose ist die Folge einer chronisch fortschreitenden Nierenfunktionsverschlechterung.

Blutbild

Renale Anämie: Patienten mit einer chronischen Niereninsuffizienz leiden häufig an einer normochromen, normozytären Anämie durch eine verminderte Erythropoese bei Erythropoetinmangel. Die Diagnose wird durch den Nachweis einer inadäquat niedrigen Retikulozytenzahl gestützt.

Spezielle Laborparameter

Bei bestimmten systemischen Kollagenosen und Vaskulitiden mit Nierenbeteiligung sind manchmal spezielle Laboruntersuchungen nötig. Hierzu gehören die Bestimmung von:
- **Antinukleäre Antikörper** (ANA) gegen intranukleäre Antigene: Auftreten bei verschiedenen Kollagenosen.
- **Antikörper gegen Doppelstrang-DNA** (ds-DNA): spezifischer Hinweis für Lupus erythematodes.
- **Komplementfaktoren C3 und C4:** Eine Erniedrigung findet sich bei systemischem Lupus erythematodes, bei postinfektiöser oder membranoproliferativer Glomerulonephritis sowie bei einer Nierenbeteiligung im Rahmen von Kryoglobulinämien.
- **Antineutrophile zytoplasmatische Antikörper (ANCA):** ANCA mit cytoplasmatischem Verteilungsmuster (c-ANCA) gegen Proteinase 3 treten vornehmlich bei Morbus Wegener auf, ANCA mit perinukleärem antineutrophilem zyto-

3.2.2 Weitere Laborparameter

Elektrolyte und Blutgasanalyse

Elektrolyte: Natrium, Kalium, Kalzium und Chlorid sollten bestimmt werden.

Kalium kann bei Niereninsuffizienz stark ansteigen. Erniedrigtes Kalzium und erhöhtes Phosphat deuten auf eine länger bestehende Niereninsuffizienz hin.

Blutgasanalyse: Eine zunehmende metabolische Azidose ist Folge einer chronisch fortschreitenden Niereninsuffizienz.

Blutbild

Renale Anämie: Chronische Niereninsuffizienz geht oft mit normochromer, normozytärer Anämie einher. Verminderte Retikulozyten stützen die Diagnose.

Spezielle Laborparameter

Bei Kollagenosen und Vaskulitiden mit Nierenbeteiligung sind manchmal spezielle Laboruntersuchungen nötig. Hierzu gehören die Bestimmung von **Antinukleären Antikörpern** (ANA), **Antikörper gegen Doppelstrang-DNA** (bei Lupus erythematodes), **Komplementfaktoren C3 und C4, Antineutrophile zytoplasmatische Antikörper (ANCA), Antiglomeruläre-Basalmembran-Antikörper** und **Kryoglobuline/Rheumafaktor.**

plasmatischen Antikörper (p-ANCA) gegen Myeloperoxidase finden sich v. a. bei der mikroskopischen Polyangitis.

- **Antiglomeruläre Basalmembran-Antikörper** (anti-GBM-Ak): Sie verursachen schwere Glomerulonephritiden und Lungenblutungen (diese Antikörper binden sowohl an die Basalmembran von Glomeruluskapillaren als auch von Alveolen der Lunge).
- **Kryoglobuline/Rheumafaktor:** Bestimmte Nierenerkrankungen (membranoproliferative Glomerulonephritis) im Rahmen von Hepatitis C lassen sich auf Kryoglobulinämien zurückführen. Zusätzlich finden sich dabei hin und wieder erhöhte Titer für Rheumafaktor.

3.3 Bildgebende Verfahren

3.3.1 Sonographie

Konventionelle Sonographie

Prinzip: Sonographiebilder entstehen dadurch, dass Ultraschallimpulse, die ein entsprechender Schallkopf aussendet, von Grenzflächen wie Zellmembranen reflektiert werden. Aus der Laufzeit des Signals (zwischen Sendung und Empfang) und seiner Amplitude ergibt sich das sog. sonographische **B-Bild**. Die Amplitude eines reflektierten Signales wird vom Gerät in unterschiedliche Grautöne auf dem Bildschirm verwandelt.

Indikation: Die sonographische Untersuchung (Abb. **I-3.6**) ist **das** nicht-invasive, bildgebende **Standardverfahren** zur Initialbeurteilung und Verlaufskontrolle aller akuten und chronischen Formen des Nierenversagens, Obstruktionen der ableitenden Harnwege sowie renaler und pararenaler Raumforderungen.

▶ **Merke:** Keine Nierenpunktion sollte ohne sonographische Hilfe und Nachuntersuchungen geplant werden.

3.3 Bildgebende Verfahren

3.3.1 Sonographie

Konventionelle Sonographie

Prinzip: Sonographiebilder entstehen durch die Reflexion von Ultraschallimpulsen an Grenzflächen. Aus Laufzeit und Amplitude des Signals ergibt sich das **B-Bild**.

Indikation: Die Sonographie (Abb. **I-3.6**) ist **das** bildgebende **Standardverfahren** zur Beurteilung aller Formen des Nierenversagens, Harnwegsobstruktionen und renalen Raumforderungen.

◀ **Merke**

◉ **I-3.6** | **Konventionelle Sonographie der Niere**

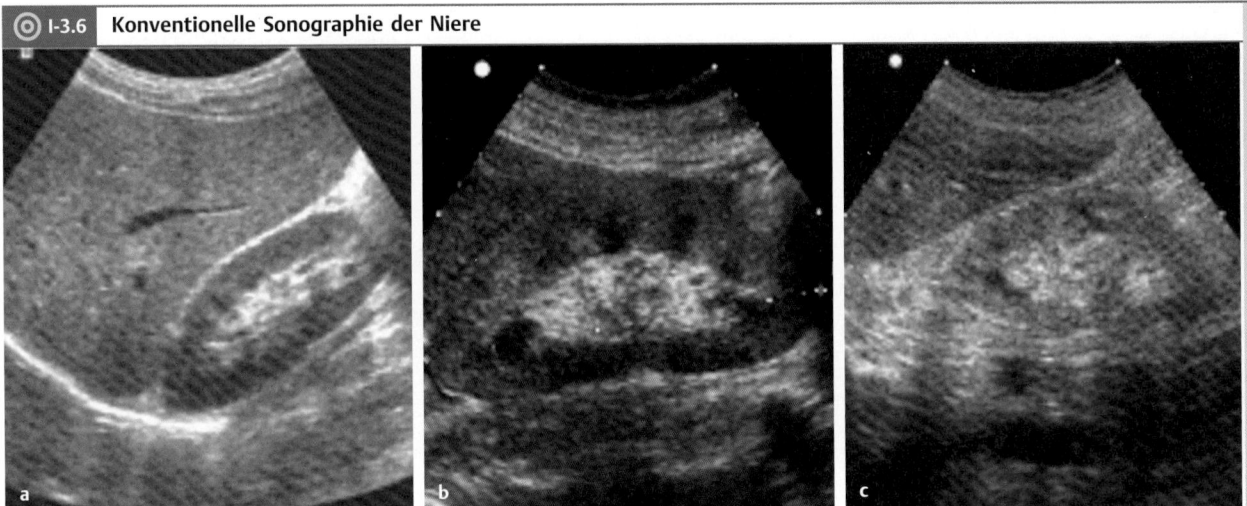

a Nierennormalbefund. Der Zentralbereich erscheint kompakt ohne Hinweis auf einen Aufstau, der zu einer dunkel wirkenden Aufweitung des zentralen Reflexbandes führen würde. Das normal breite Nierenparenchym ist etwas echoärmer (hier: dunkler) als die oberhalb liegenden Anteile der Leber.
b Hinweis auf **Akutes Nierenversagen:** Die Niere ist normal groß, das Nierenparenchym erscheint jedoch geschwollen sowie von gleicher Echodichte wie die oberhalb liegenden Anteile der Leber – Zeichen akuter pathologischer Vorgänge in der Niere.
c Niere ist **geschrumpft,** das Parenchym verschmälert, seine Echodichte ist deutlich höher als im Bereich der oberhalb liegenden Leber.

Farbkodierte Duplexsonographie

Prinzip: Die Farbkodierung beschreibt Frequenzverschiebungen des Reflexionssignals unter Nutzung des Dopplereffektes. Unterschiedlichen Flussrichtungen werden Farben (Rot und Blau) zugeordnet. Langsame Blutflüsse werden mit satten, schnelle Blutflüsse mit hellen Farben dargestellt.

Indikation: Die Technik dient dem Nachweis einer **Nierenarterienstenose** und der Verlaufsbeurteilung **nach Nierentransplantation.** Dialyseshunts können auf pathologische Veränderungen untersucht werden.

Aus der Dopplerfrequenzverschiebung lässt sich die **genaue Flussgeschwindigkeit** berechnen.

In den Arterien findet sich nach dem systolischen Flussmaximum ein diastolisches Minimum. Steigen die Flusswiderstände im Nierenparenchym, sinkt der diastolische Fluss. Ein diastolischer Nullfluss tritt auch bei Nierenentzündung, Transplantatabstoßung oder Harnaufstau auf.

Aus dem Verhältnis von systolischer und diastolischer Blutflussgeschwindigkeit kann auf den renalen Flusswiderstand geschlossen werden (z. B. **Resistance Index**, s. Abb. **I-3.7**).

Farbkodierte Duplexsonographie

Prinzip: Die Farbkodierung wird möglich, weil ein Dopplersonographiegerät über die reflektierten Signale des Schallkopfes eine weitere Größe berechnet: die Frequenzverschiebung des Reflexionssignals bezogen auf die Sendefrequenz des Ultraschallkopfes.

Dadurch wird es möglich, den Dopplereffekt zu nutzen: Bewegen sich reflektierende Grenzflächen (Erythrozytenmembranen) vom Schallkopf weg, wird die Frequenz der reflektierten Impulse geringer sein als die Sendefrequenz, bewegen sie sich auf den Schallkopf zu, wird der reflektierte Impuls von höherer Frequenz sein als das ursprünglich vom Schallkopf ausgesendete Signal. Alle Bildpunkte, an denen sich eine Frequenzänderung messen lassen, werden farbig codiert. Unterschiedlichen Flussrichtungen werden unterschiedliche Farben – Rot und Blau – zugeordnet. Langsame Blutflüsse (also geringe Frequenzverschiebungen) werden mit satten, schnelle Blutflüsse mit hellen Farben dargestellt. Dabei muss das Gerät allerdings immer für den entsprechend zu erwartenden Flussgeschwindigsbereich eingestellt werden (Einstellung der Pulsrepetitionsfrequenz [PRF]).

Indikation: Diese Technik dient in erster Linie dem Nachweis einer **Nierenarterienstenose** und der Verlaufsbeurteilung der renalen Perfusion **nach Nierentransplantation** (Aa. segmentales, interlobares und arcuatae lassen sich unabhängig voneinander darstellen). Weiterhin können Gefäßshunts (zur Hämodialyse) auf pathologische Veränderungen wie Stenosen, die den Blutfluss beeinträchtigen, untersucht werden.

Die Farbkodierung ermöglicht zunächst nur die qualitative Darstellung von Flussmustern. Kennen wir aber zusätzlich den Winkel zwischen Ultraschallimpuls und Gefäßverlauf; lässt sich aus der Dopplerfrequenzverschiebung, die für jeden beliebigen Bildpunkt berechnet werden kann, die **genaue Flussgeschwindigkeit** berechnen. Die Flussgeschwindigkeit in einem Gefäß wird auf dem Bildschirm des Sonographiegerätes über ein separates Fenster als Doppler-Fluss-Profil dargestellt.

In den Arterien (Aa. segmentales, interlobares und arcuatae) findet sich nach dem systolischen Flussmaximum ein diastolisches Minimum. Steigen die Flusswiderstände im Nierenparenchym durch Vasokonstriktion oder degenerative Gefäßveränderungen an, sinkt der diastolische Fluss gegenüber dem systolischen und kann bei sehr hohen Widerständen völlig zum Erliegen kommen (diastolischer Nullfluss). Dieser diastolische Nullfluss kann auch durch Schwellung der Niere bei Entzündung, Transplantatabstoßung oder Harnaufstau auftreten.

Aus dem Verhältnis von systolischer und diastolischer Blutflussgeschwindigkeit können Indizes berechnet werden, die Aussagen über den Flusswiderstand möglich machen: Der sog. **Resistance Index** (RI) korreliert jedoch nicht immer mit dem klassischen hydraulischen Gefäßwiderstand nach dem Ohm'schen Gesetz (R = U/I, wobei R für den Gefäßwiderstand, U für den Perfusionsdruck und I für den Blutfluss steht) (Abb. **I-3.7**).

◎ **I-3.7**   **Dargestellt ist ein schematisches Flussprofil und die Formel für den Resistance Index**

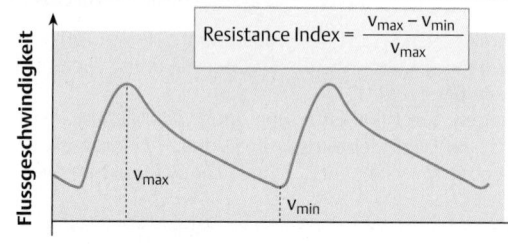

$$\text{Resistance Index} = \frac{v_{max} - v_{min}}{v_{max}}$$

Ergibt sich für den diastolischen Fluss ein Wert von Null, wird der Index den Wert 1 annehmen. Hohe RI-Werte werden als hoher Fluss- und damit Gefäßwiderstand gewertet.

3.3.2 Radiologie und Nuklearmedizin

Auch verschiedene radiologische und nuklearmedizinische Verfahren können in der Nephrologie diagnostisch hilfreich sein. Die wichtigsten sind in Tab. **I-3.4** mit ihren Indikationen zusammengestellt. Details zur Technik und Bewertung dieser Methoden finden sich in Lehrbüchern zur Radiologie und Nuklearmedizin.

3.3.3 Indikationen bildgebender Verfahren

s. Tab. **I-3.4**

3.3.2 Radiologie und Nuklearmedizin

Die wichtigsten radiologischen und nuklearmedizinischen Verfahren zeigt Tab. **I-3.4**.

3.3.3 Indikationen bildgebender Verfahren

s. Tab. **I-3.4**

☰ I-3.4	Indikationen bildgebender Verfahren
Nierensonographie	• orientierende internistisch-nephrologische Untersuchung • Beurteilung renaler und pararenaler Raumforderung • V. a. renovaskuläre und renoparenchymatöse Erkrankungen • regelmäßige Routineuntersuchungen bei Dialysepatienten mit beidseitigen Schrumpfnieren (häufiger Nierenzellkarzinome als bei Nierengesunden)
farbkodierte Duplexsonographie	• V. a. Nierenarterienstenosen bei klinisch vorselektionierten Patienten • Nierenvenenthrombose bei nativen und Transplantgefäßen • Beurteilung von Transplantatgefäßen und intrarenalen Gefäßen eines Transplantates
Ausscheidungsurographie	• obstruktive Nephropathien • sonographisch einseitig kleine Niere • Fehlbildungen des Harntraktes
retrograde Pyelographie	• Refluxnephropathie • unklare Harnleiterprozesse
anterograde Pyelographie	• Indikation wie retrograde Pyelographie, nur bei Harnstauungsnieren verwendbar
Nierenarteriographie/digitale Subtraktionsangiographie	• Nierenarterienstenose (in PTA-Bereitschaft) • Nierentumore (Gefäßeinbrüche, palliative Embolisationen)
Computertomographie (CT)	• weiterführende Diagnostik zur Abklärung sonographischer Befunde • Abklärung Neoplasien • Traumata • entzündlich bedingte Veränderungen • Zysteneinblutung bei polyzystischer Nierendegeneration
Magnetresonanztomographie (MRT)	• gewisse Vorteile gegenüber Sonographie und CT bei Differenzialdiagnose „Tumor – eingeblutete Zyste" z.B bei polyzystischer Nierendegeneration
nuklearmedizinische Verfahren	• (seitengetrennte) Funktionsbeurteilung bei verschiedenen Nierenproblemen
perkutane transfemorale Angioplastie (PTA)	• minimal invasives Verfahren zur Beseitung von Nierenarterienstenose

3.4 Die feingewebliche Untersuchung (Nierenbiopsie)

Indikation und Durchführung: Oft lassen sich die Diagnosen spezieller Erkrankungen der Niere nur über Feingewebsproben erhärten. Dazu werden mit speziellen Punktionsapparaten unter Ultraschallkontrolle eigens dafür entwickelte Punktionsnadeln transkutan von dorsal an die Niere herangeschoben. Anschließend wird die Punktionsnadel über eine Art „Schussmechanismus" des Punktionsapparates in das Nierengewebe gedrückt und wieder zurückgezogen. Bei dieser Prozedur werden zylindrische Gewebsstücke bis zu 1 cm Länge und 0,4 mm Durchmesser gewonnen.

Die gewonnen Gewebeproben aus der Niere werden **lichtmikroskopisch** untersucht und mit **immunhistochemischen** Methoden weiter aufgearbeitet. Elektronenmikroskopische Beurteilungen werden wegen des erhöhten Aufwands nur bei speziellen Fragestellungen durchgeführt. Beurteilt werden Glomeruli, das tubulointerstitielle Gewebe sowie die Nierengefäße.

3.4 Die feingewebliche Untersuchung (Nierenbiopsie)

Indikation und Durchführung: Sie dient der Diagnostik spezieller Nierenerkrankungen. Unter Ultraschallkontrolle wird die Punktionsnadel transkutan von dorsal an die Niere herangeschoben. Es werden zylindrische Gewebsstücke bis zu 1 cm Länge und 0,4 mm Durchmesser gewonnen.

Diese werden **lichtmikroskopisch** untersucht und **immunhistochemisch** aufgearbeitet. Beurteilt werden Glomeruli, tubulointerstitielles Gewebe und Gefäße.

Komplikationen: Komplikationen sind perirenale Hämatome und Einblutungen in die ableitenden Harnwege.

Komplikationen: Nierenpunktionen sind mittlerweile recht sicher. Sie werden routinemäßig in nephrologischen Einrichtungen durchgeführt. Komplikationen sind hauptsächlich perirenale Hämatome und Einblutungen in die ableitenden Harnwege.

▶ **Merke**

▶ **Merke:** Komplikationen nach Nierenpunktion sind so selten, dass das Risiko einer nicht richtig diagnostizierten Nierenerkrankung sehr viel größer ist als das Risiko der Nierenpunktion bei wohl überlegter Indikation.

4   Wichtige nephrologische Syndrome und deren klinische Einordnung

4.1   Klassifizierung der Ursachen von Nierenerkrankungen

Eine einfache Klassifizierung der Ursachen von Nierenerkrankungen lässt sich aus der Physiologie der Urinproduktion bei gesunden Nieren ableiten: s. Tab. **I-4.1**.

I-4.1 Ursachen von Nierenerkrankungen

Urinproduktion bei gesunder Niere

Schritt 1: Blut fließt in die Glomeruli über ein Gefäßnetz aus der Nierenarterie

Schritt 2: Ein Plasma-Ultrafiltrat, der Primärharn, wird über die Glomeruluskapillaren abgefiltert

Schritt 3: Das Ultrafiltrat wird über tubuläre Rückresorption und in geringem Ausmaß über tubuläre Sekretion verändert

Schritt 4: Der Urin verlässt schließlich die Niere über Nierenbecken und Ureter in die Harnblase, um den Körper über die Urethra zu verlassen

Ursachen von Nierenerkrankungen

intrinsisch = „echte" Nierenkrankheiten bei krankhaften Veränderungen von
- **Blutgefäßen**
- **Glomeruli** (glomeruläre Schäden führen zu klinisch unterschiedlichen Erscheinungsformen: *„nephrotisch"* und *„nephritisch"* – s. S. 877 ff.)
- **Tubuli**
- **Interstitium**

extrinsisch = Ursachen außerhalb der Niere:
- **prärenal:** Verminderung der Nierenperfusion (prärenales Nierenversagen)
- **postrenal:** Verschluss der ableitenden Harnwege (postrenales Nierenversagen).

4.2   Klinisches Vorgehen zur Abklärung einer Nierenerkrankung

▶ **Merke**

▶ **Merke:** Aufgrund dieser Klassifikation der möglichen Ursachen von Nierenerkrankungen muss primär und dringlich die Frage beantwortet werden, ob die Niere selbst erkrankt ist oder nur Leidtragende anderer Probleme des Patienten. Erkrankungen des Herzens und des Kreislaufs oder Verlegung von ableitenden Harnwegen und des Blasenausgangs müssen behoben werden, wenn sich die Nierenfunktion erholen soll.

Bei der Erstuntersuchung sollten folgende Fragen beantwortet werden:
Gibt es Hinweise auf prärenale Ursachen wie **Herzinsuffizienz oder andere Gründe für Pumpversagen, Verschiebung des Kreatinin-Harnstoff-Quotienten?**

Bei der Erstuntersuchung sollten deshalb folgende Fragen beantwortet werden:
- **Gibt es Hinweise auf prärenale Ursachen?**
  - Liegt eine **Herzinsuffizienz** vor? Dann kommt am ehesten ein oligosymptomatischer Herzinfarkt als Ursache des Nierenversagens infrage.

– Gibt es **Hinweise auf andere Gründe für Pumpversagen oder Blutdruck-abfälle** in der unmittelbaren Vorgeschichte (Synkopen, Operationen mit Intubationsnarkose etc.)? Größere Volumen- und Blutverluste dürften weniger diagnostische Probleme bereiten, da sie in schweren Fällen ohnehin nicht in Praxen oder allgemeinen Notaufnahmen erscheinen, sondern primär intensivmedizinisch betreut werden.

– **Verschiebung des Quotienten Serumkreatinin zu Serumharnstoff:** Bei prärenalem Nierenversagen sorgt die verminderte Perfusion der Niere dafür, dass im proximalen Tubulus vermehrt Natrium sowie Wasser zurückresorbiert werden und damit auch die passive Rückdiffusion von Harnstoff zunimmt. Das Verhältnis von Serumkreatinin zu Serumharnstoff, das auch bei genuinen Erkrankungen der Niere recht stabil bei 1 : 15 liegt, verschiebt sich: Der Quotient wird kleiner, da die Harnstoff-N-Konzentration im Serum relativ zum Kreatinin stärker angestiegen ist.

▪ **Gibt es Hinweise auf postrenale Ursachen?** Hochstehende, prallgefüllte Blasen sind bei Männern Hinweis auf eine Prostatahyperplasie. Andere obstruktive Probleme der ableitenden Harnwege lassen sich häufig durch gezielte Fragen eingrenzen.

▪ **Gibt es Hinweise auf ein ggf. vorbestehendes chronisches Nierenversagen?** Es ist von besonderer klinischer Bedeutung, etwas über die Dauer einer Nierenerkrankung zu erfahren: Handelt es sich um ein akutes Ereignis oder ein chronisches Geschehen? Oder hat sich – was recht häufig vorkommt – eine akute Nierenfunktionsverschlechterung auf ein chronisches Nierenversagen aufgepfropft?

Diese Überlegungen sind in folgendem **Algorithmus zur Abklärung von Nierenerkrankungen** noch mal zusammengefasst: s. Abb. **I-4.1**.

Gibt es Hinweise auf postrenale Ursachen wie Prostatahyperplasie oder andere Obstruktionen der ableitenden Harnwege?
Gibt es Hinweise auf chronisches Nierenversagen oder handelt es sich um ein akutes Ereignis (Abb. **I-4.1**)?

◎ I-4.1   **Strukturierter Ablauf zur Abklärung von Nierenerkrankungen**   ◎ I-4.1

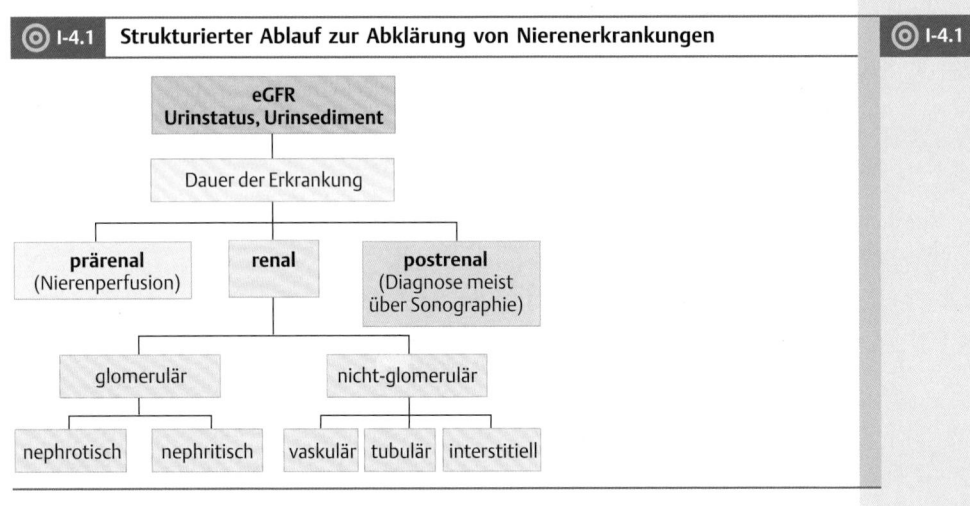

▶ **Klinischer Fall:** Ein 59-jähriger Mann (1,80 m groß, 90 kg schwer) wird nach einer hausärztlichen Untersuchung darauf hingewiesen, dass bei ihm eine Einschränkung der Nierenfunktion aufgefallen sei. Diese Diagnose stützt sich auf einen Serumkreatininwert von 1,7 mg/dl. Der Harnstoff-N liegt bei 98 mg/dl. Bei der Teststreifenbestimmung kann eine Mikroalbuminurie nachgewiesen werden. Die weiteren erhobenen Laborwerte weisen keine Änderungen zu den Vorbefunden auf, insbesondere liegen die Werte für Hämoglobin, Kalzium und Phosphat im Normbereich. Der Patient wirkt völlig überrascht und verunsichert. Er ist starker Raucher, der bereits zwei Herzinfarkte durchgemacht hat. Seine Hauptsorge in den letzten Jahren galt seiner Herzinsuffizienz, die Lebensqualität und Leistungsfähigkeit zunehmend einschränkten.
Ergebnisse der Diagnostik nach dem oben beschriebenen Untersuchungsgang:
▪ Der Patient hatte keine Symptome, die er auf die Niere bezogen hätte.

▪ Seine Filtrationsleistung liegt nach Cockroft-Gault (S. 869) bei 59 ml/min, nach der MDRD-Formel bei 53 ml/min. Das entspricht einem Niereninsuffizienzstadium 3 (Tab. **I-2.1**, S. 859).
▪ Es liegt keine Anämie vor. Der Kalzium-Phosphat-Haushalt weist keine pathologischen Auffälligkeiten auf.
▪ Der Harnstoff ist gegenüber dem Serumkreatinin stärker angestiegen als 1 : 15.
Interpretation: Die eingeschränkte Nierenfunktion hat primär prärenale Gründe bei zunehmender Herzinsuffizienz mit abnehmender Pumpleistung. Die Prognose der Herzerkrankung hat sich durch die neu aufgetretene Nierenfunktionseinschränkung verschlechtert. Die Mikroalbuminurie erhärtet die Annahme eines erhöhten kardiovaskulären Risikos zusätzlich.
Schon die vorgestellten orientierenden Schritte zur Aufarbeitung einer Niereninsuffizienz, die wenig technischen Aufwand erfordern, lassen somit offensichtlich erste wichtige Rückschlüsse auf die Ursachen einer Nierenfunktionseinschränkung zu.

Endpunkte des Algorithmus (Abb. **I-4.1**) als „Checkliste":
Gibt es Hinweise auf
- akutes Nierenversagen?
- nephrotisches Syndrom?
- nephritisches Syndrom?
- interstitielle Nephritis?
- postrenale Obstruktion?
- terminale Niereninsuffizienz?
- Harnwegsinfekt bei CNI?

Die Endpunkte des Algorithmus (Abb. **I-4.1**) führen zu typischen Syndromen/Befundkonstellationen, die man als „Checkliste" im Kopf haben sollte: Gibt es Hinweise auf
- ein akutes Nierenversagen? → s. u.
- ein nephrotisches Syndrom? → S. 877.
- ein nephritisches Syndrom? → S. 878.
- eine interstitielle Nephritis? → S. 881.
- eine postrenale Obstruktion? → S. 882.
- eine terminale Niereninsuffizienz? → S. 882.
- einen Harnwegsinfekt bei chronischer Niereninsuffizienz? → S. 883.

▶ **Merke**

▶ **Merke:** Diese Syndrome/Befundkonstellationen stellen eine große Hilfe in der nephrologischen Diagnostik dar, weil damit in kurzer Zeit eine genauere klinisch relevante Einordnung des renalen Krankheitsgeschehens möglich ist.

4.3 Klinisch bedeutsame nephrologische Syndrome

4.3.1 Das *Syndrom* „Akutes Nierenversagen"

4.3 Klinisch bedeutsame nephrologische Syndrome

4.3.1 Das *Syndrom* „Akutes Nierenversagen"

▶ **Klinischer Fall:** Ein 40-jähriger Patient kommt nach einem schweren Autounfall in die chirurgische Notaufnahme und wird sofort operiert. Insgesamt werden 20 EK transfundiert. Der niedrigste gemessene Blutdruck lag bei 65/30 mmHg. Der niedrigste gemessene Hb-Wert betrug 4,5 g/dl. Nach einer langen Operation wird der Patient beatmet auf die Intensivstation verlegt. Schon kurz nach der Operation steigt sein Kreatinin von Normwerten auf maximal gemessene Werte von 9 mg/dl an. Nach der Operation kommt es darüber hinaus zu schweren Arrhythmien, das Serumkalium beträgt 6,8 mmol/l. Die Urinausscheidung fällt rasch ab. Im Urin finden sich braune degenerierte Bruchstücke epithelialer Zellen. Ein Nierenersatzverfahren über Hämofiltration muss begonnen werden.

Der Patient bleibt viele Wochen bei einem sehr protrahierten Heilungsverlauf mit vielen vor allem infektiösen Komplikationen im Krankenhaus. Der Patient muss viele Wochen dialysiert werden. Schließlich erholt sich die Niere jedoch wieder.

Interpretation: Dieser Fall zeigt die typischen Zeichen eines Nierenversagens, das zunächst prärenal mit verminderter Perfusion der Niere begonnen haben dürfte, um schließlich – nachdem die Gewebehypoxie andauerte – zu strukturellen Schäden mit Epithelzellentergängen führte. Die toten Zellen finden sich im Urin als braune, degenerierte Zellreste. Die schweren Gewebsschäden, die an Tubuluszellen beginnen, lassen die Nierenfunktion zusammenbrechen. Die lange Erholungsphase ist nicht nur dem schweren Autounfall zuzuschreiben, auch das schwere Nierenversagen trägt dazu bei.

▶ **Definition**

▶ **Definition:** Akut einsetzende, rasch progrediente, potenziell reversible Abnahme der Nierenfunktion, die durch den Abfall der glomerulären Filtrationsrate (GFR) zu einem Anstieg von Kreatinin und Harnstoff sowie zu einer zurückgehenden Urinproduktion führt.

Klinische Bedeutung: Die Letalität liegt zwischen 40–60 %. Ein ANV verschlimmert nichtrenale Komplikationen und erhöht die Mortalität und Letalität. Die pathophysiologischen Hintergründe sind nicht genau verstanden.

Klinische Bedeutung: Die Letalität liegt seit 4 Jahrzehnten zwischen 40–60 %. Ein akutes Nierenversagen verschlimmert zwar schwere nichtrenale Komplikationen (Flüssigkeitshaushalt, Pneumonien, kardiovaskuläre und gastrointestiale Erkrankungen), erhöht aber – wie oben bereits erwähnt – Mortalität und Letalität auch unabhängig von anderen Erkrankungen und Problemen, ohne dass die pathophysiologischen Hintergründe genau verstanden wären.

Zu Ursachen und Besonderheiten akuter Nierenerkrankungen, denen besondere Bedeutung auch in der allgemeinmedizinischen Versorgung zukommt, s. S. 884.

4.3.2 Das „Nephrotische Syndrom"

▶ **Klinischer Fall:** Ein 32-jähriger Patient wird mit schweren Unterschenkelödemen aufgenommen, die seit 6 Wochen zunehmen. Zuvor war er völlig gesund gewesen. Seit 2 Tagen klagt er über erhebliche Schmerzen in der rechten Flanke mit Druckempfindlichkeit.
Sonstige Befunde:
- **körperliche Untersuchung:** Blutdruck 160/90 mmHg, Herzfrequenz 80/min, Atemfrequenz 16/min, rechts thorakal Dämpfung über der Lungenbasis mit abgeschwächtem Atemgeräusch, unauffällige Darmgeräusche.
- **Labor (Blut):** Kreatinin 1,5 mg/dl, GFR 52 ml/min, Harnstoff 84 mg/dl, Natrium 122 mmol/l, Kalium 4,8 mmol/l, Chlorid 95 mmol/l, Kalzium 1,8 mmol/l, Hb 13,2 g/dl, Leukozyten 12 000/µl, Thrombozyten 130 000/µl, Plasmaalbumin 1,9 g/dl, Proteinurie 18 g/24 h.
- **Urin:** im Teststreifen auffällig Proteinurie (5+), Mikrohämaturie (nur sehr schwach positives Testfeld mit 1+), im Sediment vereinzelt freie Fetttröpfchen, etliche ovale Fettkörperchen, vereinzelt dysmorphe Erythrozyten, keine Akanthozyten, keine Erythrozytenzylinder, keine anderen Zylinderformen.

- **bildgebende Diagnostik:** Abdomenleeraufnahme o. B., Dopplersonographie ohne Flussnachweis in der rechten Nierenvene, Flussänderungen in der V. cava. Im Röntgen-Thorax rechts Pleuraerguss.
Verlauf: 2 Tage nach Aufnahme entwickelt der Patient plötzlich massive Atembeschwerden, das Punktat des Pleuraergusses ergibt eine Proteinkonzentration von 5 g/l. Daraufhin erfolgt die Verlegung auf die Intensivstation mit anschließender künstlicher Beatmung.
Interpretation: Das Urinsediment wird von Fettkomponenten bei einem Patienten mit großer Proteinausscheidung geprägt. Außer dieser Lipidurie finden wir keine spezifischen, wegweisenden Charakteristika. Dieses Sediment auf dem Hintergrund einer großen Proteinurie und Lipidurie nennen Nephrologen nephrotisches Sediment.
Das klinische Bild zeigt mit 18 g/Tag eine enorme urinäre Eiweißausscheidung. Der hohe Proteinverlust reduziert die Plasmalbuminspiegel, damit den kolloidosmotischen Druck. Es kommt zu Ödemen und Pleuraergüssen. Auch Faktoren des Gerinnungssystems bestehen aus Proteinen. Gehen sie im Urin verloren, folgen im schlimmsten Fall Nierenvenenthrombosen mit Lungenembolien wie in diesem Fall.

▶ **Definition:** Von einem **nephrotischen Syndrom** spricht man bei folgender Befundkonstellation:
- große Proteinurie (Proteinausscheidung > 3,0 g/24 h)
- Hypoproteinämie (mit Albumin < 3,0 g/dl)
- Hyperlipidämie mit Lipidurie. Die Lipidurie zeigt sich bei Patienten mit nephrotischem Syndrom in ihrem Urinsediment (nephrotisches Sediment).
(Normwerte für die einfachere Bestimmung des Protein-Kreatinin-Quotienten sind nicht eindeutig definiert – ein Verhältnis von Protein zu Kreatinin von beispielsweise 4 : 1 spräche aber dafür, dass die Proteinausscheidung bei 4 g/d liegt.)

◀ **Definition**

▶ **Merke:** Der festgelegte Grenzwert der Proteinurie für das nephrotische Syndrom ist keineswegs rein willkürlich. Zum einen weist eine Proteinurie in diesem Umfang klar auf eine glomeruläre Erkrankung hin, zum anderen kommt es nur bei dieser Menge Eiweiß im Urin zu den zusätzlichen Charakteristika des nephrotischen Syndroms

◀ **Merke**

Klinische Folgen der Hypoproteinämie:
- **Hypalbuminämie und Ödemneigung:** Warum der renale Albuminverlust überhaupt zu Hypalbuminämie führt, ist immer noch nicht ausreichend geklärt. Die Leber ist eigentlich in der Lage, die Albuminproduktion bei sinkendem onkotischen Druck auf 30 g/d zu steigern. Während die Lipoproteinproduktion in der Leber gesteigert ist (s. u.), ist die Albuminsynthese nur leicht erhöht. Die Ursache dieser hepatischen Fehlfunktion bei nephrotischem Syndrom ist unbekannt.
Durch den sinkenden onkotischen Druck diffundiert Flüssigkeit aus den Gefäßen in das Interstitium, Ödeme bilden sich. Da die intravasale Füllung abnimmt, kommt es zu einer Aktivierung des RAAS (s. S. 854). Angiotensin II und Aldosteron erhöhen die tubuläre Natriumabsorption. Das vermehrt rückgewonnene Natrium verbleibt nur zum geringen Teil in den Gefäßen, um so die vaskuläre Füllung zu verbessern. Der überwiegende Rest diffundiert in das Interstitium und verstärkt damit die Ödembildung.
Da Ödeme bei nephrotischem Syndrom stark vom Abfall des onkotischen Druckes abhängen, der in allen Gefäßen gleichermaßen abnimmt, finden sich **Ödeme nicht nur in abhängigen Körperpartien** (z. B. Beine – in die interstitielles Wasser durch die Schwerkraft gezogen wird), sondern auch in Gebieten mit wenig oder fehlendem interstitiellen Gewebe (z. B. **Periorbitalregion**). Deshalb beklagen die Patienten häufig Schwellung der Beine über den Tag und Lidschwellungen besonders nach dem Aufwachen.

Klinische Folgen der Hypoproteinämie:
- **Hypalbuminämie und Ödemneigung:** Die Albuminsynthese der Leber steigt trotz renalen Albuminverslustes nicht ausreichend an. Die Ursache dieser hepatischen Fehlfunktion bei nephrotischem Syndrom ist unbekannt.

Ödeme bilden sich bei sinkendem onkotischen Druck durch Flüssigkeitsdiffusion aus den Gefäßen. Es kommt zur Aktivierung des RAAS (s. S. 854). Das rückresorbierte Natrium diffundiert zum großen Teil in das Interstitium und verstärkt damit die Ödembildung.

Ödeme finden sich **nicht nur in abhängigen Körperpartien** (z. B. Beine), sondern auch in Gebieten mit wenig interstitiellem Gewebe (z. B. **Periorbitalregion**).

Lungenödeme sind *nicht typisch* für das nephrotische Syndrom.

Lungenödeme sind *nicht typisch* für das nephrotische Syndrom (die Lungenkapillaren sind hoch durchlässig für Albumin, im Gegensatz zu den peripheren Gefäßen entsteht kein Flüssigkeitsgradient in das Lungengewebe).

▶ Merke

▶ **Merke:** Während eines nephrotischen Syndroms werden häufig Kreatininwerte und GFR im Normbereich bestimmt, die vermuten lassen könnten, die glomeruläre Filtrationsleistung sei „normal". Durch die Hypalbuminämie sinkt der onkotische Druck auch in den Nierengefäßen. Der hydrostatische Druck in der Glomeruluskapillare kann deshalb über längere Strecken der Kapillare Primärharn abpressen, bis der onkotische Druck in den Nierengefäßen schließlich höher liegt als der hydrostatische Druck, sodass die Produktion des Primärharns sistiert (s. auch S. 849).

- **erhöhte Infektanfälligkeit:** Bei nephrotischem Syndrom geht auch IgG verloren.
- **hypochrome Anämie:** Erniedrigtes Transferrin kann zur hypochromen Anämie führen.

- **erhöhte Infektanfälligkeit:** Neben Albumin gehen auch andere Proteine bei nephrotischem Syndrom verloren. Niedrige IgG-Spiegel führen zu einer **erhöhten Infektanfälligkeit.**
- **hypochrome Anämie:** Gelegentlich führt eine erniedrigte Transferrinkonzentration zu einer hypochromen Anämie (typisch bei Nierenerkrankungen sind normochrome Anämien mit niedrigen Erythropoetinspiegeln, die unter nephrotischem Syndrom mit Niereninsuffizienz auch oder zusätzlich auftreten können). Sie ist schwierig zu behandeln, da bei niedrigem Transferrin-Spiegel Eisengaben nicht zum gewünschten Effekt führen können.

- **erhöhte Thromboseneigung: Nierenvenenthrombosen** und tiefe **Beinvenenthrombosen** entstehen bei renalem Antithrombin-Verlust. Nierenvenenthrombosen können mit Flankenschmerz, Makrohämaturie und ANV einhergehen.
Manchmal imponiert als erstes Zeichen eine **Lungenembolie.**

- **erhöhte Thromboseneigung:** Patienten mit nephrotischem Syndrom leiden häufiger an **Nierenvenenthrombosen** und tiefen **Beinvenenthrombosen.** Dies liegt zum Teil wahrscheinlich an niedrigen Antithrombin-Spiegeln, da dieses Eiweiß während einer großen Proteinurie in beträchtlichem Umfang renal verloren geht. Die Funktion von Antithrombin liegt darin, die Faktoren IX, X, XI und Thrombin zu antagonisieren. Besonders gering liegen die Antithrombin-Spiegel in den Nierenvenen, die hohe Inzidenz von Nierenvenenthrombosen wird damit leicht verständlich. Nierenvenenthrombosen können klinisch mit Flankenschmerz und Makrohämaturie sowie zusätzlich mit akutem Nierenversagen und Oligurie einhergehen.
Alle diese Symptome können aber auch fehlen, manchmal imponiert als erstes klinisch dramatisches Zeichen eine **Lungenembolie.**

▶ Merke

▶ **Merke:** Bei V. a. ein nephrotisches Syndrom müssen im Rahmen einer Sonographie der Nieren immer auch die Nierenvenen dopplersonographisch untersucht werden.

Klinische Folgen der Hyperlipidämie: Bei nephrotischem Syndrom ist die Lipoproteinproduktion in der Leber gesteigert. Das Arterioserisiko ist erhöht.

Ursachen des nephrotischen Sydroms sind ab S. 901 beschrieben.

Klinische Folgen der Hyperlipidämie: Bei Patienten mit nephrotischem Syndrom ist die Lipoproteinproduktion in der Leber gesteigert, bis es zur Lipidurie kommt. Die erhöhte Produktion von Lipoproteinen während des nephrotischen Syndroms wird heute als Risikofaktor einer vorzeitigen Arteriosklerose gesehen. Krankheiten, die zu einem nephrotischen Sydrom führen, sind im Kapitel „Glomerulopathien" ab S. 901 beschrieben.

4.3.3 Das „Nephritische Syndrom"

▶ **Klinischer Fall:** Ein 18-jähriger Patient wird mit leichten Knöchelödemen aufgenommen. Er berichtet, bei der Nachmusterung seien Eiweiß und Blut im Urin sowie ein erhöhter Blutdruck festgestellt worden. Vor 6 Wochen habe er eine schwere Erkältung durchgemacht, im Anschluss sei es für einige Tage zur Ausscheidung von „colafarbenem" Urin gekommen sei. Seither fühle er sich weniger leistungsfähig. Abends hätten die Knöchel immer mal wieder „gespannt". Er müsse nachts bis zu 4-mal Wasser lassen.
Sonstige Befunde:
- **körperliche Untersuchung:** Blutdruck 210/130 mmHg, Herzfrequenz 80/min, Atemfrequenz 16/min, diskrete Knöchelödeme.
- **Labor:** Kreatinin 4,0 mg/dl, GFR 22 ml/min, Harnstoff 83 mg/dl, Natrium 128 mmol/l, Kalium 5,4 mmol/l, Chlorid 99 mmol/l, Kalzium 2,3 mmol/l, Hb 15,2 g/dl, Leukozyten 8000/μl, Thrombozyten 230 000/μl.
- **Urin:** Teststreifen weisen auf Mikrohämaturie und Proteinurie (3+) hin. Im Sediment finden sich mehr als 5 Prozent Akanthozyten, ein Erythrozytenzylinder sowie mehrere granulierte Zylinder. Proteinurie 2,7 g/24 h.
Interpretation: Die Urinbefunde aus diesem Fallbeispiel unterscheiden sich deutlich von den Befunden des Patienten mit nephrotischem Syndrom (s. Klinischer Fall auf S. 877). Im Vordergrund stehen hier eine Mikrohämaturie mit spezifisch veränderten Erythrozyten – den Akanthozyten – sowie ein Erythrozytenzylinder. Beide Befunde sind pathognomonisch für Glomerulonephritiden. Zusätzlich finden sich granulierte Zylinder. Wir sehen ein typisch nephritisches Sediment.

▶ **Definition:** Arterielle Hypertonie, Ödeme sowie Mikrohämaturie mit spezifisch veränderten dysmorphen Erythrozyten (Akanthozyten) sowie Erythrozytenzylinder im Urinsediment.

◀ Definition

Ein nephritisches Syndrom ist pathognomonisch für eine entzündliche glomeruläre Erkrankung. Die Ödeme finden sich oft geringer ausgeprägt als bei einem nephrotischen Syndrom, die Proteinurie liegt deutlich unter der nephrotischen Schwelle.

Ein nephritisches Syndrom ist pathognomonisch für eine entzündliche glomeruläre Erkrankung.

▶ **Merke:** Die spezifischen Urinbefunde beim „nephritischen Syndrom" werden als **„nephritisches Sediment"** bezeichnet. Die klinischen Befunde aus Bluthochdruck, Ödemen und Hämaturie fassen manche Autoren zur **Volhard-Trias** zusammen.

◀ Merke

▶ **Merke:** In der klinischen Praxis hat sich der Begriff des „nephritischen Syndroms" weniger durchgesetzt, während das „nephrotische Syndrom" einen klaren Stellenwert genießt. Dies ist unglücklich, da der Begriff „nephritisches Sediment" umso häufiger verwendet wird, der sich aber logisch nur wenig überzeugend dem „nephrotischem Syndrom" gegenüberstellen lässt. Schließlich definieren sich Sedimente über Urinbefunde, Syndrome über komplexe systemische Befundkonstellationen.

◀ Merke

Im klinischen Alltag sollten daher nicht Sedimente mit Syndromen durcheinander geworfen werden; die diagnostische Hilfe, die Konzepte wie „nephrotisches Syndrom" und „nephritisches Syndrom" bieten, sollten aber unbedingt genutzt werden: Finden sich nämlich Charakteristika des **nephrotischen und nephritischen Syndroms gleichzeitig** bei einem Patienten, muss zumeist von einem sehr viel **schwerer erkrankten Patienten** ausgegangen werden, dessen renale Strukturschäden nicht mehr fokal, sondern **diffus** über die gesamte Niere auftreten, was sich über Nierenbiopsien bestätigen lässt (Tab. **I-4.2**, Tab. **I-4.3**, Abb. **I-4.2**).

Finden sich Charakteristika des **nephrotischen und nephritischen Syndroms gleichzeitig**, muss von einem viel **schwerer erkrankten Patienten** ausgegangen werden, dessen renale Strukturschäden **diffus** über die gesamte Niere auftreten. (Tab. **I-4.2**, Tab. **I-4.3**, Abb. **I-4.2**).

≡ I-4.2 | **Klinische Charakteristika fokaler und diffuser Glomerulonephritiden**

≡ I-4.2

Auffälligkeit	*fokal*	*diffus*
Bluthochdruck	fehlend oder gering	typisch, manchmal ausgeprägt
Ödeme	fehlend oder gering	typisch, manchmal ausgeprägt
GFR erniedrigt	fehlend oder gering	typisch, manchmal ausgeprägt
nephrotisches Syndrom	untypisch	möglich
nephritisches Syndrom	möglich	typisch

„Nephrotisch" und „nephritisch" schließen sich keinesfalls aus, lassen sich vielmehr etwas vereinfacht bevorzugten strukturellen Läsionen der Glomeruli zuordnen:
- **Nephrotische Probleme** treten auf, wenn es zu epithelial-podozytären Schäden oder Veränderungen der Basalmembran kommt.
- **Nephritische Probleme** treten auf, wenn Endothelien oder andere glomeruläre Zellen betroffen sind (s. auch S. 880).

Nephrotische Probleme treten bei epithelial-podozytären Schäden oder Veränderungen der Basalmembran auf. **Nephritische Probleme** treten auf, wenn Endothelien oder andere glomeruläre Zellen betroffen sind (s. auch S. 880).

▶ **Merke:** Glomerulopathien, die von Proliferation geprägt sind, zeigen eher nephritische Züge, Glomerulopathien, bei denen die Proliferation eher im Hintergrund steht, aber Veränderungen an der Basalmembran oder Podozyten führend sind, weisen eher nephrotische Züge auf.

◀ Merke

≡ I-4.3   Urinsediment bei verschiedenen glomerulären Erkrankungen

nephrotisch	*nephritisch*	*chronisch*
▪ ausgeprägte Proteinurie ▪ freie Fetttröpfchen ▪ ovale Fettkörper ▪ Fettzylinder ▪ gelegentlich Hämaturie	▪ dysmorphe Erythrozyten, Akanthozyten ▪ Erythrozytenzylinder ▪ Proteinurie unterschiedlichen Ausmaßes, geringer als bei nephrotischem Syndrom ▪ häufig granuläre Zylinder, Leukozytenzylinder	▪ vereinzelt dysmorphe Erythrozyten, Akanthozyten ▪ breite Wachszylinder ▪ pigmentierte granulierte Zylinder

◉ I-4.2   Nephrotisches und nephritisches Syndrom

Transversaler Schnitt durch eine Glomeruluskapillare. Veränderungen an epithelialen Podozyten oder der Basalmembran führen zu nephrotischem Sediment (**a**), im Übrigen mehr proliferative Schäden an endothelialen und mesangialen Zellen oder der mesangialen Matrix zu Charakteristika des nephritischen Sediments. Da bei diffusen Glomerulonephritiden auch Podozyten betroffen sein können, treten ausgeprägte Proteinurien mit Zeichen des nephrotischen und nephritischen Syndroms gemeinsam auf.

Differenzialdiagnostische Übersicht: s. Tab. **I-6.1** und Tab. **I-4.5**.

Differenzialdiagnostische Übersicht: In Tab. **I-4.4** und Tab. **I-4.5** sind die wichtigsten glomerulären Erkrankungen – differenziert anhand der Kriterien „nephrotisch", „nephritisch" und „Alter" dargestellt.

≡ I-4.4   Klassifikation der wichtigsten glomerulären Erkrankungen

nephrotisches Syndrom	nephritisches Syndrom	
	fokale Erkrankung	*diffuse Erkrankung*

▪ benigne Nephrosklerose
▪ Diabetes mellitus
▪ membranöse Nephropathie
▪ „Minimal-Change-Glomerulonephritis"
▪ Amyloidose
▪ Präeklampsie
	▪ benigne Hämaturie
	▪ IgA-Nephropathie
	▪ SLE (fokale und mesangial betonte Verlaufsformen)
	▪ Purpura Schoenlein-Henoch und andere Vaskulitiden
	▪ milde Formen der diffusen Erkrankungen
	▪ erbliche Nephritiden
		▪ Krankheiten mit Komplementerniedrigung:
		  – postinfektiöse Glomerulonephritis
		  – schwer verlaufender SLE
		  – membranoproliferative Glomerulonephritis
		  – gemischte Kryoglobulinämien
		▪ rapid progressive Glomerulonephritiden
		▪ Vaskulitiden

≡ I-4.5	**Altersverteilung der wichtigsten glomerulären Erkrankungen**		
Syndrom	**< 15 Jahren**	**15–40 Jahre**	**> 40 Jahre**
nephrotisch			
	■ „Minimal-Change-Glomerulonephritis" ■ fokale segmentale Glomerulosklerose	■ fokale segmentale Glomerulosklerose ■ „Minimal-Change-Glomerulonephritis" ■ membranöse Glomerulopathie ■ Diabetes mellitus ■ Präeklampsie	■ membranöse Glomerulopathie ■ Diabetes mellitus ■ primäre Amyloidose ■ „Minimal-Change-Glomerulonephritis" ■ benigne Nephrosklerose
nephritisch			
fokale Erkrankung	■ benigne Hämaturie ■ IgA-Nephropathie ■ Purpura Schoenlein-Henoch ■ milde postinfektiöse Glomerulonephritis ■ erbliche Nephritiden	■ IgA-Nephropathie ■ systemischer Lupus erythematodes ■ erbliche Nephritiden	■ IgA-Nephropathie
diffuse Erkrankung	■ membranoproliferative Glomerulonephritis ■ postinfektiöse Glomerulonephritis	■ membranoproliferative Glomerulo-nephritis ■ systemischer Lupus erythematodes ■ erbliche Nephritiden	■ rapid progressive Glomerulonephritis ■ Vaskulitiden

4.3.4 Das *Syndrom* „Interstitielle Nephritis"

4.3.4 Das *Syndrom* „Interstitielle Nephritis"

▶ **Klinischer Fall:** Ein 22-jähriger Mann, der im Rahmen einer entzündlichen Darmerkrankung seit 2 Wochen mit Mesalazin (z. B. Salofalk) behandelt wird, zeigt bei einer Routineblutkontrolle ein auf 3,2 mg/dl erhöhtes Serumkreatinin. In der Vorgeschichte keine Hinweise auf Nierenfunktionsstörungen.

◀ **Klinischer Fall**

Befunde:
- **körperliche Untersuchung:** Blutdruck 138/85 mmHg, Herzfrequenz 80/min, Temperatur 37,4 °C; der sonstige körperliche Untersuchungsbefund ist ohne wegweisendes Ergebnis, insbesondere liegen keine Ödeme vor.
- **Labor:** Kreatinin 3,2 mg/dl, GFR 29 ml/min, Harnstoff 40 mg/dl, Natrium 138 mmol/l, Kalium 4,5 mmol/l, Hb 13,8 g/dl, Kalzium 2,4 mmol/l.
- **Urin:** Der Teststreifen zeigt Protein 1+ bis 2+ und Glukose 1+ bei fehlender Hämaturie; im Sediment mehrere Leukozyten pro Gesichtsfeld sowie ein Leukozytenzylinder. Weitergehende Urinuntersuchungen ergeben, dass die Leukozyten im Urin Eosinophilie zeigen.

Interpretation: Dieser Patient zeigt im Sediment und klinischen Bild alle Charakteristika der häufigsten Form einer interstitiellen Nephritis, die medikamentös ausgelöst wurde. Verantwortlich ist das salizylathaltige Mesalazin.

▶ **Definition:** Interstitielle Nephritiden sind Erkrankungen, die sich im Tubulointerstitium der Niere abspielen und deswegen klinisch durch Störungen tubulärer Funktionen auffallen, häufig begleitet von einer niedermolekularen (tubulären) Proteinurie.

◀ **Definition**

Typisch am Urinbefund sind eosinophile Leukozyten sowie gelegentlich Leukozytenzylinder und Glukosurie, obwohl die Patienten nicht zuckerkrank sind. Glukose wird ausgeschieden, weil im proximalen Tubulus Zellen geschädigt wurden, die Glukose rückresorbieren.

Klinisch finden sich in der Regel weder arterielle Hypertonie noch Ödeme. Die Patienten fühlen sich wohl. Wird das auslösende Medikament abgesetzt, erholt sich die Niere häufig ohne weitere Maßnahmen. Ist ein Medikament wichtig zur Behandlung einer anderen Krankheit wie im vorliegenden Fall, müssen Alternativen erwogen werden.

Es gibt sehr viel mehr Ursachen einer tubulointerstitiellen Erkrankung der Niere als Medikamente, die im Kapitel „Tubulointerstitielle Erkrankungen" ab S. 925 dargestellt werden.

Typisch am Urinbefund sind eosinophile Leukozyten und Leukozytenzylinder. Zu Glukosurie kommt es bei Schädigung von proximalen Tubulus-Zellen.

Klinisch finden sich weder Hypertonie noch Ödeme. Die Patienten fühlen sich wohl. Nach Absetzen des auslösenden Medikaments erholt sich die Niere.

Ab S. 925 werden Ursachen tubulointerstitieller Erkrankungen dargestellt.

4.3.5 Das *Syndrom* „Postrenale Obstruktion"

▶ **Klinischer Fall:** Ein 80-jähriger Patient, der desorientiert und verwahrlost wirkt, wird nach einer psychiatrischen Zwangseinweisung notfallmäßig aus der Nervenklinik in die internistische Notaufnahme gebracht. Im Verlegungsbericht wird erwähnt, der Patient habe seit vielen Stunden nichts mehr ausgeschieden. Eine Anamnese ist nicht möglich und der Patient wehrt sich gegen eine körperliche Untersuchung. Allerdings fällt der Unterbauch als druckdolent auf.

Befunde:

- **Körperliche Untersuchung:** Blutdruck 180/60 mmHg, Herzfrequenz 80/min, Atemfrequenz 16/min.
- **Labor:** Kreatinin 4,8 mg/dl, GFR 12 ml/min, Harnstoff 160 mg/dl, pH 7,32, Kalium 6,2 mmol/l, Chlorid 90 mmol/l, Kalzium 2,3 mmol/l, Hb 13,1 g/dl, Leukozyten 12 000/µl, Thrombozyten 130 000/µl.

Interpretation: Dieser Fall kann als typisch für eine internistische Notaufnahmestation angesehen werden. Gerade die Kombination älterer männlicher Patient, fehlende Urinausscheidung, druckdolenter Unterbauch und akute Nierenfunktionsverschlechterung (erhöhtes Kreatinin und Harnstoff) bei ansonsten relativ unspezifischen Befunden, spricht für ein postrenales Problem, auf dem Boden einer meist benignen Prostatahyperplasie. Das Fehlen eine schwereren Anämie spricht gegen das Vorliegen einer chronischen Niereninsuffizienz, die Leukozytose ist als unspezifische Akutphasereaktion zu werten, die anderen Laborparameter sind nicht wegweisend.

Bei einer Obstruktion der ableitenden Harnwege kann es zu einem Rückstau des Harns in die Niere kommen mit entsprechender Beeinträchtigung der Nierenfunktion. Eine sehr häufige Ursache ist eine Prostatahyperplasie bei älteren Männern – bei einer plötzlichen Anurie bei älteren Männern sollte immer an ein postrenales Nierenversagen bei vergrößerter Prostata gedacht werden. Durch sofortiges Legen eines transurethralen Blasenkatheters kann die unmittelbare Ursache des Nierenversagens behoben werden. Mit dem Urologen sollte dann die weitere Behandlung dieser Patienten besprochen werden. Weitere Gründe eines postrenalen Nierenversagens werden im Kapitel „Akutes Nierenversagen, postrenale Probleme – Obstruktion der ableitenden Harnwege" ab S. 891 beschrieben.

▶ Merke

▶ **Merke:** Es ist ein verbreiteter Irrtum, dass sich Nieren nach einem postrenalen Versagen umgehend wieder erholen. Es kann manchmal Wochen dauern, bis sich die Nierenfunktion so weit gebessert hat, dass sich wieder Serumkreatininwerte wie vor dem Ereignis finden lassen. Die Erholungsphase verläuft umso länger, je stärker die Nierenfunktion schon vorher chronisch geschädigt war.

4.3.6 Das *Syndrom*
„Terminale Niereninsuffizienz"

4.3.6 Das *Syndrom* „Terminale Niereninsuffizienz"

▶ **Klinischer Fall:** Ein 55-jähriger Patient, der seit Jahren an einer bioptisch gesicherten IgA-Nephritis leidet, stellt sich bei seinem Nephrologen vor, da es „ihm zunehmend schlecht gehe". Obgleich der Patient darauf hingewiesen wurde, dass sein fortschreitendes Nierenleiden in näherer Zukunft eine Dialysebehandlung nötig machen dürfte, hatte er sich in den letzten 3 Monaten nicht mehr zu Kontrolluntersuchungen in der Ambulanz des örtlichen Dialysezentrums eingefunden.

Der Patient berichtet, er leide seit 3 Wochen an zunehmender Übelkeit, das „Essen schmecke ihm nicht mehr". Während der letzten Tage habe er öfter erbrechen müssen. Außerdem habe er in den letzten 6 Wochen 8 kg an Körpergewicht verloren (über Jahre lag das Gewicht des Patienten bei 80 kg bei einer Körpergröße von 188 cm). Seine Beinödeme hätten zugenommen, aber auch die Einnahme von 2 × 250 mg Furosemid/Tag hätten in den beiden letzten Tagen nicht mehr zu einer nennenswerten Urinausscheidung geführt. Normalerweise müsse er nachts bis zu 4-mal aufstehen, um Wasser zu lassen. Während der letzten Nacht sei aber „kein Urin mehr gekommen".

Befunde:

- **Körperliche Untersuchung:** Der Patient ist blass und hat einen unangenehmen Foetor, der nach Ammoniak riecht. Die Atemfrequenz ist mit 20/min erhöht. Auffällig sind auch ausgeprägte Unterschenkelödeme, die bis zu den Kniegelenken reichen. Während der Auskultation des Patienten ist ein Perikardreiben zu hören. Der arterielle Blutdruck liegt trotz medikamentöser Fünffach-Kombination bei 190/100 mmHg – bei allerdings fraglicher Compliance des Patienten, der sich schon mehrmals darüber beschwerte, die vielen Medikamente „würden ihn erst richtig krank machen".

- Zu diesem Zeitpunkt meldet sich der Hausarzt im Dialysezentrum und gibt die am Vortag bestimmten **Laborwerte** durch: Natrium 124 mmol/l, Kalium 5,9 mmol/l, Chlorid 99 mmol/l, Kalzium 1,9 mmol/l, Phosphat 13 mg/dl, Kreatinin 11,0 mg/dl, GFR 5 ml/min, Harnstoff 320 mg/dl, Hb 8,8 g/dl (normochrom, normozytär), Leukozyten 10 000/µl, Thrombozyten 90 000/µl. Darüber hinaus berichtet er von einem positiven Hämoccult-Test.

- In der nephrologischen Praxis wird eine Blutgasanalyse durchgeführt: pH 7,10, HCO_3^- 9 mmol/l, pCO_2 26 mmHg, Kalium 6,2 mmol/l.

Interpretation:

Dieser Patient zeigt viele Symptome und Laborveränderungen einer chronischen Niereninsuffizienz, die nun terminalisierte:

- Der Foetor uraemicus bei stark angestiegenen Serumharnstoffwerten weist auf eine ausgeprägte Urämie hin; dafür sprechen auch die Gewichtsabnahme mit Malnutrition, die seit kurzem durch intermittierendes Erbrechen weiter verschlimmert wird, das Perikardreiben, die fehlende Ausscheidung trotz hoher Dosen von Schleifendiuretika, die ausgeprägte metabolische Azidose sowie die steigenden Serumkaliumwerte und der positive Hämoccult-Test.

- Der schlecht eingestellte Bluthochdruck, ausgeprägte normochrome, normozytäre Anämie bei Eythropoetinmangel und schließlich Hypokalziämie und Hyperphosphatämie bei Vitamin D_3-Mangel und sekundärem Hyperparathyreoidismus vervollständigen das Bild einer terminalen Niereninsuffizienz.

In dieser Situation bestand die Indikation zur sofortigen Dialyse, unter der sich der Patient binnen weniger Tage von seinen urämischen Symptomen erholte, darüber hinaus stellte sich eine deutliche Besserung der körperlichen Leistungsfähigkeit ein.

▶ **Definition:** Irreversibler (dauerhafter) Verlust der Nierenfunktion u. a. mit Anstieg harnpflichtiger Substanzen im Blut.

◀ Definition

Typisch ist ein starker Anstieg der Nierenretentionswerte Kreatinin und Harnstoff (Urämie) im Blut. Auf dem Boden dieser **Urämie** kann es zu einer ausgeprägten metabolischen Azidose (mit konsekutiv erhöhter Atemfrequenz) sowie zu einem Foetor uraemicus kommen. Durch den Anstieg des Serumkaliums drohen lebensbedrohliche **Arrhythmien**, darüber hinaus besteht eine erhöhte urämisch induzierte **Blutungsneigung**.

Auf dem Boden der **Urämie** kann es zur metabolischen Azidose mit Foetor uraemicus kommen. Durch den Kaliumanstieg drohen **Arrhythmien**. Es besteht eine erhöhte **Blutungsneigung**.

Die fehlende Ausscheidung über die Nieren führt zu einer **Überwässerung** des Körpers mit der Gefahr von **Ödemen** (inkl. Lungenödem) und einer arteriellen **Hypertonie**. Die fehlende Ausscheidung von Giftstoffen kann zu einer Perikarditis führen. Aber auch die endokrinen/Stoffwechsel-Funktionen der Niere sind betroffen – der Eythropoetinmangel führt zu einer ausgeprägten normochromen, normozytären **Anämie**. Durch einen Mangel an Vitamin D3 kommt es zu einer Hypokalzämie und einem sekundärem Hyperparathyreoidismus, der u. a. auch durch die Hyperphosphatämie auf dem Boden einer verminderten oder fehlenden renalen Phosphatelimination perpetuiert wird. **Therapeutisch** besteht die Indikation zur sofortigen **Hämodialyse**behandlung, weil auch Schleifendiuretika die Nierenfunktion nicht bessern, sondern nur die Ausscheidung beeinflussen können.

Durch **Überwässerung** entstehen **Ödeme** und **Hypertonie**. Die fehlende Giftstoff-Ausscheidung kann zu Perikarditis führen. Eythropoetinmangel führt zu **Anämie**, Vitamin D3-Mangel bedingt Hypokalzämie und einem sekundärem Hyperparathyreoidismus. **Therapeutisch** besteht die Indikation zur sofortigen **Hämodialyse**.

▶ **Merke:** Der Beginn einer Dialysebehandlung lässt sich nicht allein über Laborparameter bestimmen, sondern muss sich am klinischen Gesamtbild orientieren.

◀ Merke

Patienten mit interstitiellen Nephritiden, die noch über einen Liter Urin täglich ausscheiden, werden später eine absolute Dialysendikation bieten als Patienten mit diabetischer Nephropathie, deren Prognose an Dialyse mit einer mittleren Überlebensrate von 5 Jahren sehr niedrig liegt. Auch werden urämische Symptome von den Patienten als unterschiedlich unangenehm erlebt.
Für eine ausführlichere Darstellung über Progression und Terminalisierung einer chronischen Niereninsuffizienz s. Kapitel „Fortschreitende Nierenerkrankung – chronisches Nierenversagen/terminale Niereninsuffizienz" ab S. 954.

Absolute Dialysendikation und Prognose hängen von der Grundkrankheit ab. Urämische Symptome werden von den Patienten als unterschiedlich unangenehm erlebt.

4.3.7 Das *Syndrom* „Harnwegsinfekt bei chronischer Niereninsuffizienz"

4.3.7 Das *Syndrom* „Harnwegsinfekt bei chronischer Niereninsuffizienz"

▶ **Klinischer Fall:**
Ein 65-jähriger Patient mit einem Diabetes mellitus Typ 2, der seit 15 Jahren bekannt ist, leidet neben den Folgen zweier Schlaganfälle und eines Herzinfarktes auch an diabetischer Nephropathie. Bisher nahm die Nierenfunktion langsam ab. In letzter Zeit kommt es aber immer wieder zu passageren Nierenfunktionsverschlechterungen, die durch Harnwegsinfekte induziert werden. Erneut stellt sich der Patient mit Nierenfunktionsverschlechterung und erhöhter Temperatur vor.
Befunde:
- Körperliche Untersuchung: Blutdruck 160/85 mmHg, Herzfrequenz 80/min, Temperatur 37,8°C, ausgeprägte Knöchelödeme.

- Blut: Kreatinin 3,8 mg/dl, GFR 17 ml/min, Harnstoff 140 mg/dl (Vorwerte im entzündungsfreien Intervall: Kreatinin 2,9 mg/dl, GFR 23 ml/min, Harnstoff 125 mg/dl), Leukozyten 15 000/μl, Hb 9,8 g/dl, Natrium 128 mmol/l, Kalium 5,3 mmol/l.
- Urin: ausgeprägte Leukozyturie, in der Urinkultur Escherichia coli (mit zahlreichen Antibiotikaresistenzen).
Verlauf: Die antibiogrammgerechte Therapie mit Ampicillin plus Gentamicin führt zu einer Besserung der Zystitis: Abfall des Kreatinins auf 3,2 mg/dl, GFR 21 ml/min (*cave* insbesondere Gentamicin ist selbst nephrotoxisch, was bei der Dosierung unbedingt zu beachten ist! Aber auch die Dosierung vieler anderer Antibiotika muss der glomerulären Filtrationsleistung angepasst werden!)

Harnwegsinfekte gehören nach Pneumonien zu den häufigsten Infektionen älterer Patienten im Krankenhaus. Sie zählen darüber hinaus zu den wichtigsten reversiblen Faktoren, die eine chronische Niereninsuffizienz akut verschlechtern können. Es lässt sich häufig beobachten, dass chronisch niereninsuffiziente Patienten rezidivierend an Harnblasenentzündungen leiden, die passager dazu führen, dass sich die Nierenfunktion verschlechtert. Die Gründe hierfür sind vielschichtig und im Einzelfall oft nicht abschließend zu beurteilen. Das Immunsystem und damit die körperliche Abwehrbereitschaft gegen Infektionen ist bei abnehmender Nierenfunktion geschwächt.

Harnwegsinfekte gehören zu den wichtigsten reversiblen Faktoren, die eine CNI akut verschlechtern. Ein Grund dafür ist die Schwächung des Immunsystems bei abnehmender Nierenfunktion.

Bei Zystitis können mangelnde Flüssigkeitszufuhr und Fieber zur Exsikkose mit Nierenfunktionsverschlechterung beitragen. Harnwegsinfekte bei Niereninsuffizienz werden deshalb immer als **komplizierte Harnwegsinfekte** eingestuft.

Während der akuten Episode einer Zystitis können Appetitlosigkeit – die Patienten trinken dann auch zu wenig – und Fieber zu einer Exsikkose mit Nierenfunktionsverschlechterung beitragen. Im Übrigen begünstigt eine geschwächte Immunabwehr aufsteigende Infektionen, die bei verminderter Zahl funktonstüchtiger Nephronen zu renalen Entzündungsreaktionen beitragen dürften, ohne dass in jedem Falle klinisch eine Pyelonephritis mit Flankenschmerz zu beobachten ist. Die Funktion der Niere bricht dennoch passager weiter ein. Harnwegsinfekte, die bei niereninsuffizienten Patienten auftreten, werden deshalb immer als **komplizierte Harnwegsinfekte** eingestuft. (Unter diese Kategorie werden im Übrigen Harnwegsinfekte bei nicht immunsupprimierten Männern und rezidivierende Harnwegsinfekte mit ausgeprägter Bakteriämie subsumiert; von unkomplizierten Harnwegsinfekten/Zystitiden spricht man im Allgemeinen nur bei Infekten junger, sexuell aktiver Frauen, die durch ihre kurze Harnröhre gefährdet sind.)

Bei jeder Infektion der ableitenden Harnwege sollte eine Urinkultur mit Antibiogramm angelegt werden. Für die Initialtherapie sind Amoxicillin mit Clavulansäure, Ciprofloxacin, Ampicillin plus Gentamicin oder Cephalosporine der 3. Generation geeignet.

Bei jeder Blasenentzündung oder Infektion der ableitenden Harnwege sollte eine Urinkultur angelegt werden, um die empirische antibiotische Therapie, die sofort begonnen werden muss, zu bestätigen oder enstprechend dem Antibiogramm zu ändern. Für die Initialtherapie von Zystitiden wie anderen Infektionen der ableitenden Harnwege sind Amoxicillin mit Clavulansäure (bei komplizierten Infektionen weniger günstig), Ciprofloxacin, Ampicillin plus Gentamicin oder Cephalosporine der dritten Generation geeignet.

▶ **Merke**

▶ **Merke:** Besonders bei niereninsuffizienten Patienten mit Diabetes mellitus, Restharn oder anderen Störungen im Bereich der Blase, kann die Therapie von Infektionen durch ausgeprägte Resistenzen der nachgewiesenen Keime erschwert werden.

Darüber hinaus kann auch die schlechte Nierenfunktion dazu führen, dass Antibiotika nicht in ausreichender Konzentration in die ableitenden Harnwege und die Blase gelangen.

Sonographisch werden Obstruktionen und Restharnbildung abgeklärt.

Sonographisch sollten Obstruktionen und/oder eine zunehmende Restharnbildung abgeklärt werden.

5   Akutes Nierenversagen

5.1   Grundlagen

▶ **Definition**

5   Akutes Nierenversagen

5.1 Grundlagen

▶ **Definition:** Akut einsetzende, rasch progrediente, potenziell reversible Abnahme der Nierenfunktion, die durch Abfall der glomerulären Filtrationsrate (GFR) zu einem Anstieg von Kreatinin und Harnstoff sowie zu einer zurückgehenden Urinproduktion führt.

Im internistischen Schrifttum finden sich verschiedene Definitionen des ANV.

Die einfachste Festlegung betrachtet das Serumkreatinin im Vergleich zum Ausgangskreatinin. Ein ANV liegt vor, wenn Kreatinin um mind. 0,5 mg/dl bzw. 1,0 mg/dl angestiegen ist (bei einem Ausgangswert < 3 mg/dl bzw. > 3 mg/dl).

Die Definition, was wir als akutes Nierenversagen (ANV) im Vergleich zu subakut und chronisch bezeichnen, bleibt etwas willkürlich. Im internistischen Schrifttum finden sich eine Vielzahl von Definitionen des ANV.

Die einfachste Festlegung betrachtet das aktuelle **Serumkreatinin** im Vergleich zum Ausgangskreatinin. Ein ANV liegt demnach bei folgenden Situationen vor:
- Anstieg des Serumkreatinins um mindestens 0,5 mg/dl bei einem Ausgangskreatinin < 3 mg/dl.
- Anstieg des Serumkreatinins um mindestens 1,0 mg/dl bei einem Ausgangswert > 3 mg/dl.

▶ **Merke**

▶ **Merke:** Obwohl diese Veränderungen des Serumkreatinins numerisch klein erscheinen, bedeuten sie gewöhnlich, dass die GFR erheblich zurückgeht, solange wir ein Serumkreatinin < 2,0 mg/dl messen. Grund dafür ist der nichtlineare Zusammenhang von Serumkreatinin und GFR (s. S. 868).

≡ I-5.1	RIFLE-Kriterien der amerikanischen „Acute Dialysis Quality Initiative" (ADQI) zum akuten Nierenversagen			
Schweregrad des ANV	*Kreatininanstieg*	*Abfall der GFR*	*Urinmenge*	
Risk	> 50 %	> 25 %	< 0,5 ml/kg/h für 6 h bei Patient von 75 kg: < 225 ml über 6 h	
Injury	> 100 %	> 50 %	< 0,5 ml/kg/h für 12 h bei Patient von 75 kg: < 450 ml über 12 h	
Failure	> 200 %	> 75 %	< 0,3 ml/kg/h für 24 h (Oligurie und Anurie)	
Loss	vollständiger Funktionsverlust der Niere länger als 4 Wochen			
ESRD	terminale Niereninsuffizienz (end stage renal disease)			

Epidemiologie: Das ANV ist mittlerweile das **häufigste** und wahrscheinlich teuerste **nephrologische Krankheitsbild** im Krankenhaus. Die Inzidenz liegt im Krankenhaus bei 2–5 %, auf Intensivstationen bei 10–20 %. 200/1 Mio. Einwohner müssen sich jährlich wegen eines ANV einer Dialysebehandlung unterziehen. Die Letalität liegt zwischen 40 und 60 %. Große Fortschritte in der Dialysetechnik und intensivmedizinischen Therapie konnten bisher nichts daran ändern, dass ein ANV zur häufigsten und kostenträchtigsten Nierenerkrankung im Krankenhaus zählt.

Epidemiologie: Das ANV ist das häufigste und teuerste nephrologische Krankheitsbild im Krankenhaus.

Klassifikation: Die amerikanische „Acute Dialysis Quality Initiative" (ADQI) entwickelte in den letzten Jahren eine Klassifizierung des ANV für schwer kranke Patienten auf Intensivstationen. Diese soll helfen, für dieses Patientenklientel, das am meisten von hoher Morbidität und Letalität bedroht ist, vergleichbare diagnostische Kriterien zu etablieren und prognostische Aussagen zu ermöglichen (Tab. **I-5.1**).

Klassifikation: Die „Acute Dialysis Quality Initiative" (ADQI) entwickelte eine Klassifizierung des ANV für schwer kranke Patienten (Tab. **I-5.1**).

5.2 Ätiopathogenese

Sowohl prärenale, renale als auch postrenale Funktionsstörungen können zu einem ANV führen. Die Hauptgründe sind in Tab. **I-5.2** zusammengefasst.

5.2 Ätiopathogenese

Prärenale, renale und auch postrenale Funktionsstörungen können zu einem ANV führen, s. Tab. **I-5.2**.

≡ I-5.2	Ursachen des akuten Nierenversagens	≡ I-5.2
prärenales ANV		
prärenal bedingte Perfusionsprobleme (s. auch Tab. **I-5.3**, S. 866)	▪ Volumenmangel, Hypotension ▪ Erkrankungen mit Volumenstörungen ▪ selektive Ischämie der Niere	
vaskuläre Erkrankungen	▪ Vaskulitiden ▪ Thromboembolie ▪ Sklerodemie ▪ maligne Hypertonie	
renales ANV		
▪ **glomeruläre Erkrankungen**	▪ Glomerulonephritis	
▪ **tubuläre Erkrankungen**	▪ akute Tubulusnekrose (s. auch Tab. **I-5.4**, S. 889) ▪ Hyperkalzämie	
▪ **interstitielle Erkrankungen**	▪ Pyelonephritis ▪ interstititielle Nephritis	
postrenales ANV		
▪ **Obstruktionen der ableitenden Harnwege**	▪ Prostataerkrankungen ▪ Tumoren, Steine	

▶ Merke

▶ **Merke:** Die **prärenal bedingte Minderperfusion** der Nieren und die **akute Tubulusnekrose** machen zusammen bis zu 70 % aller Fälle des ANV aus! Zur genauen Ätiologie, s. unten und S. 889.

Prärenales ANV entwickelt sich häufig im Krankenhaus, renales und postrenales ANV dagegen meist vor der stationären Einweisung.
Renale Minderperfusion und akute Tubulusnekrose (s. Tab. I-5.3 und I-5.4, S. 889) sind nicht leicht voneinander abzugrenzen. Die **diagnostische Unterscheidung beider Formen des ANV ist sehr wichtig**, da Erstere durch Normalisierung des intravasalen Flüssigkeitsvolumens gut beeinflusst werden kann, s. S. 893.

Während sich ein ANV durch prärenal bedingte Perfusionsstörungen oder eine akute Tubulusnekrose häufig im Krankenhaus entwickelt, beginnt das ANV bei Glomerulonephritiden, interstitiellen Nierenerkrankungen oder einer postrenalen Obstruktion im Allgemeinen schon vor der stationären Einweisung.
Sowohl renale Minderperfusion als auch akute Tubulusnekrose selbst treten unter verschiedenen Bedingungen auf (s. Tab. I-5.3 und I-5.4, S. 889), die manchmal nicht leicht voneinander abzugrenzen sind. Dies ist v. a. dann der Fall, wenn prärenale Probleme zu einer akuten Tubulusnekrose führen, da eine fortwährende Hypoxie die Tubuli schädigen kann. Die **diagnostische Unterscheidung beider Formen des ANV ist allerdings sehr wichtig**, da eine Normalisierung des effektiven, zirkulierenden intravasalen Flüssigkeitsvolumens Perfusionsprobleme und damit die Niereninsuffizienz rasch normalisiert. Bei akuter Tubulusnekrose aber besteht ein feingeweblicher Strukturschaden mit anderem, längeren Verlauf, dessen Einfluss auf die Nierenfunktion durch verbesserte renale Perfusion nicht beeinflusst wird. Zur diagnostischen Abgrenzung, s. S. 893.

5.2.1 Prärenales akutes Nierenversagen

Die häufigste Ursache für prärenales ANV ist eine **Minderperfusion der Niere** (s. Tab. I-5.3).

Das prärenal bedingte ANV tritt auf bei Nierenischämie im Rahmen einer **systemischen Minderperfusion** oder bei **selektivem Abfall der Nierendurchblutung** bei Nierenarterienstenose.

5.2.1 Prärenales akutes Nierenversagen

Die häufigste Ursache für ein prärenales ANV ist eine **Minderperfusion der Niere** (s. Tab. I-5.3), auf die im Folgenden besonders eingegangen werden soll. Andere Ursachen (s. Tab. I-5.2) sind selten.
Ein ANV bei prärenal bedingten Perfusionsstörungen tritt generell unter 2 globalen Bedingungen auf:
- Nierenischämie im Rahmen einer **systemischen Minderperfusion**
- **selektiver Abfall der Nierendurchblutung** (selten) bei Nierenarterienstenosen oder schwerer Leberzirrhose mit Beeinträchtigung der Nierenfunktion (hepatorenales Syndrom).

☰ I-5.3   Ursachen prärenaler Störungen der renalen Perfusion

Volumenmangel	▪ **gastrointestinale Verluste:** Erbrechen, Diarrhö, Blutungen, Magensondenverluste ▪ **renale Verluste:** Diuretika, osmotische Diurese über Glukose (u. a.), Hypoaldosteronismus, Diabetes insipidus ▪ **Verluste über Atemwege und Haut:** Perspiratio insensibilis, Schwitzen, Verbrennungen, Fieber ▪ **Verluste in den dritten Raum:** interstinale Obstruktionen, schwere Quetschungsverletzungen mit Knochenbrüchen, akute Pankreatitis
Hypotension	▪ Schock jeglicher Genese
Erkrankungen mit Volumenstörungen	▪ Herzinsuffizienz ▪ nephrotisches Syndrom
selektive Ischämien der Niere	▪ nichtsteroidale Antiphlogistika ▪ hepatorenales Syndrom ▪ Nierenarterienstenose (besonders bilateral), Verschlüsse von Nierenarterien und -venen

Pathophysiologie: Bei **systemischer Minderperfusion** steigt der Sympathikotonus, das **RAAS wird aktiviert und ADH vermehrt ausgeschüttet** (s. auch Abb. I-1.9, S. 855). Die einsetzende Vasokonstriktion hebt den Blutdruck.

Diese Reaktion hat den **Nachteil**, dass die **Vasokonstriktion in der Niere** den renalen Blutfluss abfallen lässt; es kommt zur weiteren **Abnahme der GFR**.

Pathophysiologie: Bei **systemischer Minderperfusion der Organe** werden Baro- und Volumenrezeptoren im Herz-Kreislauf-System stimuliert. In der Folge steigt der Sympathikotonus, das **RAAS wird aktiviert und ADH vermehrt ausgeschüttet** (s. auch Abb. I-1.9, S. 855). Die einsetzende Vasokonstriktion, die besonders renale, gastrointestinale und muskulokutane Gefäßbetten erfasst, um eine relative bessere Durchblutung von Herz und ZNS zu ermöglichen, soll den Blutdruck wieder auf Normalwerte heben.
Diese Reaktion des Herz-Kreislauf-Systems ist aus Sicht des Gesamtorganismus vorteilhaft, bringt aber den **Nachteil** mit sich, dass die **Vasokonstriktion in der Niere** den renalen Blutfluss und die GFR, die sich als flussabhängig erweist, abfallen lässt. Versagen diese Kompensationsmechanismen, führt das erniedrigte Herzminutenvolumen zu einer weiteren **Abnahme der GFR**.

Auch Erkrankungen, die mit **peripheren Ödemen** einhergehen (z. B. Herzinsuffizienz, chronisches Leberversagen), führen zu einer **Abnahme des** effektiven, zirkulierenden **Flüssigkeitsvolumens**. Der Abfall der Gewebsperfusion ist Folge der reduzierten Herzleistung oder einer venösen Umverteilung des Blutes in den Innervationsbereich des N. splanchnicus, einer systemischen Vasodilatation sowie Aszitesbildung bei Lebererkrankungen. Bei schwerem Verlauf werden diese Krankheiten dann von denselben neurohumoralen Reaktionen mitgeprägt wie ein tatsächlicher Volumenverlust: vermehrter Sekretion von Katecholaminen, einer starken Aktivierung des RAAS sowie einer angestiegenen ADH-Ausschüttung.

Volumenmangel

Hinweise auf einen Volumenmangel bieten Anamnese, körperliche Untersuchung und Laboruntersuchungen. **Anamnestisch** sollte geachtet werden auf Angaben der Patienten zu Erbrechen, Diarrhö, Diuretikaeinnahme oder Hinweise auf Episoden von Polyurie. Ein Volumenmangel, der ausgeprägt genug ist, ein Nierenversagen zu verursachen, geht in der Regel mit einem **erhöhten Hautturgor** sowie lageabhängiger **Tachykardie** mit und ohne Hypotension einher. Bei schwererem Volumenverlust tritt ein hypovolämischer Schock auf. Ausgeprägte Vasokonstriktion und herabgesetzte periphere Perfusion führen zu **kalten Extremitäten** und **Zyanose**, in schlimmsten Fällen zu agitiertem Verhalten und Verwirrungszuständen oder gar Koma, wenn die zerebrale Durchblutung zu weit abgefallen ist.

Labor:

- **Elektrolytstörungen:** Demente alte Patienten leiden häufiger an relevantem Volumenmangel, da sie wenig trinken, sodass Flüssigkeitsverluste über die Perspiratio insensibilis und eine Diuretikabehandlung nicht ersetzt werden. Die Folge kann eine **Hypernatriämie** sein. Häufiger sehen wir jedoch eine **Hyponatriämie** bei Volumenmangel, da eine niedrige GFR und erhöhte ADH-Ausschüttung zu relativer Wasserretention im Verhältnis zu Serumnatriumkonzentration führen.
- **Störungen des Säure-Basen-Haushaltes:** Volumenkontraktion führt zu Bikarbonatretention durch die Niere. Es kommt zu einer **metabolischen Alkalose**. Heftiges Erbrechen sowie Verluste über Magensonden können zur gleichen Störung führen. Volumenmangelzustände können aber auch von einer **Azidose** begleitet sein, wenn sie als Folge von Diarrhöen, Ketoazidose mit glukoseabhängiger osmotischer Diurese, Laktatazidose mit Schock oder im Rahmen einer vorbestehenden chronischen Niereninsuffizienz auftreten.

▶ **Merke:** Bei vorbestehendem Nierenschaden kann ein Volumenmangel schwer zu diagnostizieren sein, da die diagnostischen Tests bei Nierenfunktionseinschränkung an Aussagefähigkeit einbüßen. Wichtig ist, dass der Arzt daran denkt, dass ein akuter Funktionsverlust bei einem Patienten mit chronischem Nierenversagen auch Folge eines subklinischen Volumenmangels sein kann.

Hypotension

Ätiologie: Eine Hypotension, die zu Nierenversagen führt, ist zumeist Folge einer Schocksituation (Hypovolämie jeglicher Ursache, Herzversagen, Sepsis). Es besteht die Gefahr, dass die Nierenfunktion nicht nur als Folge der Minderperfusion zusammenbricht, sondern eine begleitende renale Hypoxie zu Strukturschäden der Niere wie einer akuten Tubulsnekrose führt.

Pathophysiologie: Ein Abfall des Blutdruckes beeinflusst unmittelbar die GFR, da sich der hydrostatische Druck in den Glomeruli reduziert. Er liegt ohnehin nur bei max. 60 mmHg. Da ihm der onkotische Druck entgegenwirkt, können schon geringe Abfälle des intraglomerulären hydrostatischen Druckes zu Filtrationsversagen führen, wenn die glomeruläre Autoregulation Druckänderungen nicht mehr gegensteuern kann.

Auch **periphere Ödeme** (z. B. bei Herzinsuffizienz, Leberversagen) führen zur **Abnahme des** zirkulierenden **Flüssigkeitsvolumens**. Es resultieren dieselben neurohumoralen Reaktionen wie bei tatsächlicher Volumenverlust.

Volumenmangel

Anamnestisch sollte nach Erbrechen, Diarrhö, Diuretika oder Polyurie gefragt werden. Ein ausgeprägter Volumenmangel geht mit **erhöhtem Hautturgor**, **Tachykardie** und evtl. Schock einher. Starke Vasokonstriktion bewirkt **kalte Extremitäten**, **Zyanose** und sogar Koma bei mangelnder zerebraler Durchblutung.

Labor:
- **Elektrolytstörungen:** V. a. alte Patienten leiden oft an Volumenmangel, der sowohl eine **Hyper-** als auch eine reaktive **Hyponatriämie** verursachen kann.

- **Störungen des Säure-Basen-Haushaltes:** Durch reaktive renale Bikarbonatretention kommt es zur **metabolischen Alkalose**. Volumenmangel kann aber auch von **Azidose** begleitet sein (z. B. bei Diarrhöe, Ketoazidose, Laktatazidose mit Schock, CNI).

◀ **Merke**

Hypotension

Ätiologie: Hypotension mit Nierenversagen ist meist die Folge eines Schocks. Es besteht die Gefahr renaler Strukturschäden.

Pathophysiologie: Ein Abfall des Blutdruckes senkt die GFR. Schon eine geringe Senkung des intraglomerulären hydrostatischen Druckes kann u. U. zu Filtrationsversagen führen.

Erkrankungen mit Volumenstörungen

Herzinsuffizienz: Eine renale Ischämie bei Herzinsuffizienz kann durch Pumpversagen sowie Abnahme des kardialen Füllungsdrucks bei Diuretikatherapie verursacht sein.

▶ Merke

Nephrotisches Syndrom: Durch Albuminverlust kommt es zu einer effektiven Abnahme des zirkulierenden Volumens (s. S. 877).

Hepatorenales Syndrom: s. S. 609

Selektive Ischämien der Niere

Nichtsteroidale Antiphlogistika: Bei prärenalen Perfusionseinschränkungen sind **Angiotensin II und Katecholamine erhöht**, was eine verstärkte Bildung von Prostaglandinen (s. auch S. 846) und damit eine Minderung der Vasokonstriktion der Niere bewirkt. **NSAR** können **renale Ischämien** über Hemmung der Prostaglandinbildung **verstärken**.

Nierenarterienstenose: Wenn es bei Hypertonie mit CNI **plötzlich zu Blutdruckentgleisungen mit Kreatininanstieg** und ANV kommt, muss an eine einseitige Nierenarterienstenose gedacht werden.

Eine ANV bei Hypertonie ohne bekannte Nierenfunktionsstörung lässt an eine bilaterale Nierenarterienstenose denken (s. S. 1003).

Erkrankungen mit Volumenstörungen

Herzinsuffizienz: Eine renale Ischämie bei Herzinsuffizienz hat zumeist 2 Ursachen: Vorwärts- oder Pumpversagen des Herzens und Abnahme des kardialen Füllungsdrucks durch eine aggressive Diuretikatherapie. Die renale Vasokonstriktion (Folge erhöhten Sympathikotonus und verstärkter Bildung von Angiotensin II) verschlimmert die Niereninsuffizienz zusätzlich.

▶ **Merke:** Die Probleme einer aggressiven Diuretikatherapie sind klinisch hochrelevant, da die Diuretikatherapie bei Herzinsuffizienz einen wichtigen Stellenwert einnimmt (Verbesserung einer pulmonalen Stauung und peripherer Ödeme). Leider führt gerade bei schweren Herzinsuffizienzen die Gabe von Diuretika immer wieder zu einer fortschreitenden – anders nicht zu erklärenden – Nierenfunktionsverschlechterung. Ansteigende Kreatinin- und Harnstoffwerte in dieser Situation weisen aber auch darauf hin, dass andere Organe schlechter durchblutet werden. Diuretika müssen unter diesen Umständen reduziert, manchmal sogar kurzfristig pausiert werden.

Nephrotisches Syndrom: Durch den renalen Albuminverlust kommt es auch beim nephrotischen Syndrom zu einer effektiven Abnahme des zirkulierenden Volumens (s. S. 877).
Diese Minderfüllung des Gefäßbettes führt allerdings nur dann zu einem Nierenversagen, wenn neben einer erhaltenen glomerulären Filtrationsrate – Abfälle führen zu Volumenretention – Diuretika das Füllungsvolumen weiter reduzieren (häufig bei „Minimal-Change-Glomerulonephritis").

Hepatorenales Syndrom: s. S. 609

Selektive Ischämien der Niere

Nichtsteroidale Antiphlogistika: Angiotensin II und Norepinephrin erhöhen die Bildung von Prostaglandinen. Prostglandine wirken vasodilatorisch besonders im Bereich der afferenten Glomerulusarteriole (s. auch S. 846, Kapitel „Anatomie und Physiologie der Niere"). Die Folge sind eine Minderung der arteriolären Vasokonstriktion der Niere (damit der renalen Ischämie) und eine bessere glomeruläre Perfusion.
In beinahe allen Situationen mit **prärenalen Perfusionseinschränkungen** ist die **Bildung von Angiotensin II und die Sekretion von Katecholaminen erhöht**. Daher kann der Einsatz **nichtsteroidaler Antiphlogistika** in diesen Situationen problematisch sein, da sie die **renale Ischämie** und den Abfall der GFR über Hemmung der Prostaglandinbildung **verstärken** dürften.
Aus diesem Grund wird immer wieder ein ANV beobachtet bei Patienten mit Volumenmangel, zunehmender Herzinsuffizienz, Leberzirrhose und nephrotischem Syndrom, denen aus unterschiedlichen Gründen nichtsteroidale Antiphlogistika verschrieben wurden. Patienten mit KHK wurden möglicherweise schon längere Zeit Aspirin (und ACE-Hemmer) verordnet, die ohnehin schon die glomeruläre Autoregulation einschränken und bei Volumenstörungen zu Nierenversagen führen (siehe Kapitel „Anatomie und Physiologie der Niere"). Diese Medikamente müssen in solchen Situationen passager abgesetzt werden.

Nierenarterienstenose: Wenn es bei Patienten, die seit Jahren an einer Hypertonie mit begleitender Niereninsuffizienz leiden, **plötzlich zu Blutdruckentgleisungen mit Kreatininanstieg** und **Nierenversagen** kommt, muss an eine Nierenarterienstenose gedacht werden, die möglicherweise schon länger besteht, aber jetzt hämodynamisch wirksam wird. Der Blutfluss zu einer der beiden Nieren wurde so stark gesenkt, dass die einbrechende Filtrationsrate von der durch Hochdruck vorgeschädigten Niere der Gegenseite nicht aufgefangen werden kann.
Stellt sich ein solches Bild bei einem Hypertoniker ohne vorbekannte Nierenfunktionsstörung ein, muss an eine bilaterale Nierenarterienstenose gedacht werden (Weiteres zu „renovaskulärer Hypertonie" s. S. 1003).

5.2.2 Renales akutes Nierenversagen

Die häufigste Ursache des renalen Nierenversagens ist die **akute Tubulus-nekrose**, auf die im Folgenden näher eingegangen werden soll.

Ätiopathogenese: Die akute Tubulusnekrose stellt eine unspezifische patholo-gische Antwort der Niere auf verschiedene Schädigungen (Tab. **I-5.4**) dar, die aber einen einheitlichen klinischen Verlauf zeigen. Nach der initialen Schädi-gung kommt es zu einem raschen Abfall der GFR mit starken Anstiegen von Serumkreatinin und Harnstoff, die oft zur Dialysepflichtigkeit führen. Nach 7–21 Tagen kommt es zur Erholung der Niereninsuffizienz, falls die Patienten überlebt haben. Eine akute Tubulusnekrose entwickelt sich häufig bei Patien-ten, die an **Sepsis** oder **Schock** leiden.

▶ **Merke:** Die Hauptursachen der akuten Tubulusnekrose sind **postischä-mische Probleme** und **Nephrotoxine**. Diese Unterscheidung ist nicht absolut, da Patienten mit septischem Krankheitsbild häufig auch Aminoglykoside und andere nephrotoxische Medikamente verschrieben bekommen, sodass ver-schiedene Mechanismen synergistisch wirken könnten.

5.2.2 Renales akutes Nierenversagen

Die häufigste Ursache des renalen Nieren-versagens ist die **akute Tubulusnekrose**.

Ätiopathogenese: Die akute Tubulus-krose stellt eine unspezifische Reaktion auf verschiedene Schädigungen dar (Tab. **I-5.4**). Nach der initialen Schädigung kommt es zum raschen Abfall der GFR mit starker Urämie (Dialysepflicht). Nach 7–21 Tagen erholen sich die Nieren. Besonders betroffen sind **Sepsis-** und **Schockpatien-ten**.

◀ Merke

☰ I-5.4	Ursachen der akuten Tubulusnekrose
postischämische Episoden	▪ alle Formen schwerer prärenaler Störungen, v. a. hypotensiver Schock
Nephrotoxine	
▪ Medikamente und exogene Toxine	▪ häufig: Aminoglykoside, Cisplatin, Röntgenkontrastmittel (v. a. bei vorbestehendem Nieren-schaden, z. B. diabetische Nephropathie – Schädigung tritt bereits nach 3–4 Tagen ein) ▪ seltener: Cephalosporine, Rifampicin, Amphotericin B, Tetracycline, Methoxyfluran, Aceta-minophen-Überdosierung, Schwermetalle (Quecksilber, Arsen, Uran)
▪ Hämpigmente	▪ Rhabdomyolyse (typische Trias: pigmentierte granulierte Zylinder im Urin, Hämpositivität des zentrifugierten Urinüberstandes in der Teststreifendiagnostik, starker Anstieg der Kreatinin-Kinase > 5000 U/l, die aus den geschädigten Muskelzellen austritt) – Myoglobinurie (→ rotbrauner Urin) ▪ intravaskuläre Hämolyse – Hämoglobinurie (→ rotbrauner Urin)

Der Verlauf der akuten postischämischen Tubulusnekrose lässt sich in 4 Phasen gliedern:
- **Initialphase des Nierenversagens:** renale Vasokonstriktion und Abnahme der renalen Perfusion. Es kommt zum prärenalen Nierenversagen, zur ATP-Depletion renaler Zellen und Zellschädigung durch oxidativen Stress.
- **Progressionsphase:** Makrophagen, dendritische Zellen und renale Endothel- und Epithelzellen werden aktiviert, eine allgemeine renale Entzündungs-situation entsteht. Entzündungszellen binden an aktiviertes Endothel in den peritubulären Kapillaren des äußeren Markbereiches. Die hypoxische Situation im proximalen Tubulus verschärft sich, Tubuluszellen in diesem Bereich werden nekrotisch und in das Tubuluslumen abgestoßen.
- **Stabilisationsphase:** Tubulus- und Nierenstammzellen proliferieren, um die abgestoßenen Zellen zu ersetzen.
- **Erholungsphase:** Polarität und Funktion der proximalen Tubuluszellen erlau-ben wieder eine normale Nephronfunktion.

Obgleich die renale Ischämie den häufigsten Grund für eine Tubulusnekrose darstellt, reagieren die einzelnen Patienten sehr unterschiedlich auf Blutfluss-einbrüche mit Oxygenierungsabfall. In einigen Fällen führen wenige Minuten dauernde Blutdruckabfälle (z. B. während einer Narkose) zu akuter Tubulusne-krose, andere Patienten zeigen auch nach Stunden renaler Ischämie noch keine Strukturschäden der Niere.

4 Phasen der akuten postischämischen Tubulusnekrose:

Initialphase des Nierenversagens: renale Vasokonstriktion mit prärenalem Nieren-versagen und Zellschädigung

Progressionsphase: Eine allgemeine renale Entzündungssituation entsteht. Die hypoxische Situation im proximalen Tubu-lus verschärft sich, Tubuluszellen werden nekrotisch.

Stabilisationsphase: Tubulus- und Nieren-stammzellen proliferieren.

Erholungsphase: Polarität und Funktion der proximalen Tubuluszellen sind wieder hergestellt.
Die Patienten reagieren sehr unterschied-lich auf Blutflusseinbrüche mit Oxygenierungsabfall.

▶ **Merke:** Die höhere Empfindlichkeit der Niere auf hypoxische Zustände ist oft Folge bereits vorbestehender, auch leichterer Nierenfunktionseinschrän-kung sowie von Komplikationen nach chirurgischen oder geburtshelferi-schen Eingriffen, Sepsis und Eingriffen mit schweren Blutungen oder septi-schem Abort.

◀ Merke

I-5.1 Entwicklung medullärer Hypoxie über den Diffusionsaustausch von Sauerstoff zwischen aufsteigendem und absteigendem Anteil der Vasa-recta-Kapillaren (→) und Sauerstoffverbrauch durch die Markzellen blaue Doppelpfeile)

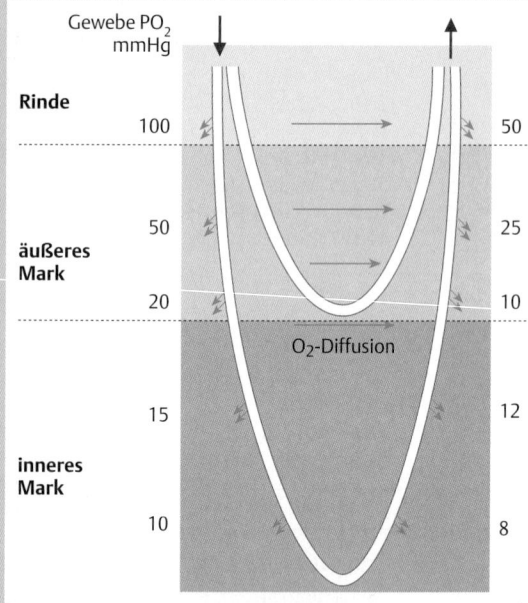

Die Vasa-recta-Kapillaren der Nierenmedulla zeigen eine Haarnadelkonfiguration wie die Henle-Schleifen, denen sie folgen, mit absteigendem und aufsteigendem Anteil, um die Funktion der Henle-Schleifen zu unterstützen. Blut, das in das Mark einfließt, weist einen hohen Sauerstoffpartialdruck wie in der Nierenrinde auf. Sauerstoff diffundiert jedoch aus den absteigenden Vasa recta in die wenig oxygenierten aufsteigenden Vasa recta. Dieser Umstand und der Sauerstoffverbrauch durch Zellen im Mark führen dazu, dass bereits im äußeren Nierenmark niedrige Sauerstoffpartialdrücke von minimal 10–20 mmHg auftreten. Im äußeren Markbereich finden sich aber Zellen des proximalen Tubulus und des aufsteigenden dicken Schenkels der Henle-Schleife mit sehr hoher metabolischer Aktivität und großem Sauerstoffverbrauch. Diese Zellen arbeiten schon unter physiologischen Bedingungen wegen des niedrigen Sauerstoffpartialdrucks in diesem Bereich an der Hypoxiegrenze, sind bei Ischämie besonders gefährdet.

Pathophysiologie: Der Tubulus wird durch nekrotisches Zellmaterial verstopft, die GFR nimmt ab. Über die geschädigten Tubulusepithelzellen (Abb. **I-5.2**) kommt es zur unkontrollierten Rückdiffusion von Primärharn. Zusätzlich wird die GFR durch Vasokonstriktion vermindert.

Pathophysiologie: Die tubuläre Schädigung der Nierenfunktion im Rahmen der akuten Tubulusnekrose (Abb. **I-5.2**) wird zunächst über 2 Mechanismen beeinträchtigt:

- der Tubulus wird durch nekrotisches, verbackenes Zellmaterial verstopft, der Rückstau des Urins erhöht den Druck in der Bowmann-Kapsel, die GFR nimmt ab
- unkontrollierte Rückdiffusion von Primärharn über die geschädigten Tubulusepithelzellen in das Interstitium.

Zusätzlich kann der glomeruläre Blutfluss über arterioläre Vasokonstriktion, im weiteren Verlauf durch arterioläre Nekrosen sowie die Schwellung glomerulärer Endothelzellen abfallen. Schließlich ist es möglich, dass die glomeruläre Ultrafiltrationskapazität abnimmt, da Entzündungsmediatoren und direkte Zellschädigung die Permeabilität der Gloremuluskapillare vermindern.

I-5.2

I-5.2 Histologisches Bild bei akutem Nierenversagen

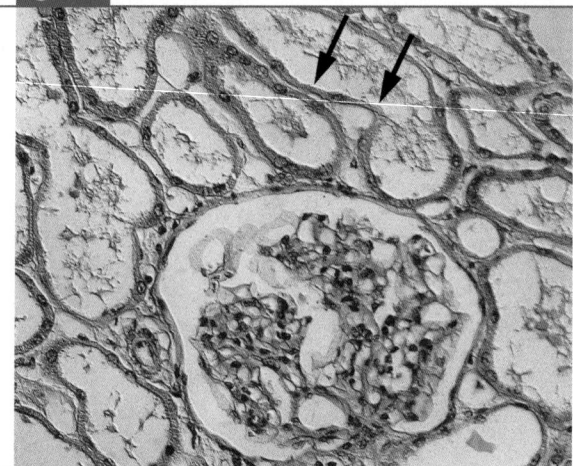

Die **Tubulusepithelzellen** sind aufgrund der Sequestrierung des ischämiebedingten apikalen Zellödems abgeflacht (Pfeile) (HE-Färbung).

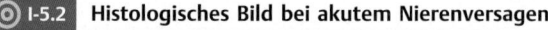

◎ I-5.3

◎ I-5.3 **Schematische Darstellung der ischämischen bzw. tubulotoxischen Tubulusnekrose**

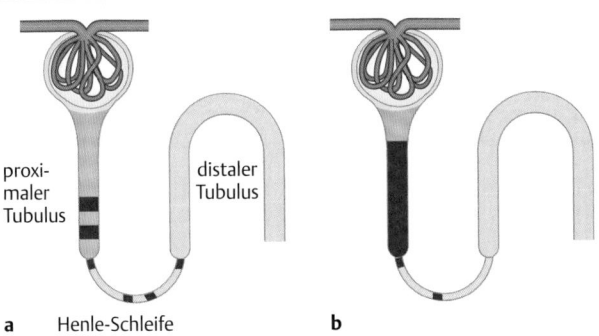

proximaler Tubulus

distaler Tubulus

a Henle-Schleife b

Die Abbildungen zeigen den mehr segmentalen tubulären Befall bei ischämischer Tubulusnekrose (**a**) sowie die mehr diffus kohärenten Nekrosen nach Einnahme von tubulotoxischen Substanzen (**b**).

5.2.3 Postrenales akutes Nierenversagen

Ätiologie: Der Urinfluss kann in allen Segmenten des ableitenden Harntraktes durch eine Obstruktion behindert oder zum Erliegen gebracht werden. Die Hauptursachen obstruktiver Störungen sind in Tab. **I-5.5** zusammengestellt. Die Häufigkeit, mit der diese Probleme auftreten, hängen vom Alter und Geschlecht der Patienten ab. Bei jüngeren Patienten finden sich meist obstruierende Steine. Mit zunehmendem Alter bekommen Prostatahypertrophien oder – karzinome sowie Neoplasien im Becken oder Retroperitoneum größere Bedeutung (z. B. Lymphome, Karzinome von Blase, Zervix, Uterus, Ovarien oder Kolon; Metastasen v. a. bei Mammakarzinom).

5.2.3 Postrenales akutes Nierenversagen

Ätiologie: Die Hauptursachen obstruktiver Störungen zeigt Tab. **I-5.5**. Bei jüngeren Patienten finden sich meist obstruierende Steine. Mit zunehmendem Alter bekommen Prostatahypertrophien und Neoplasien größere Bedeutung.

≡ I-5.5 **Hauptursachen für Obstruktionen der ableitenden Harnwege**

Ort der Obstruktion	Ursache
Nierenbecken	▪ Steine ▪ Bruckstücke nekrotischen Papillengewebes ▪ Strikturen oder aberrante Gefäße am Übergang von Nierenbecken/Ureter
Ureter	▪ Karzinome in Nierenbecken, Blase oder Prostata, primäre ureterale Neoplasien ▪ retroperitoneale Lymphome, metastasierende Karzinome, retroperitoneale Fibrose ▪ Steine, Ureterozelen, Blutkoagel, Strikturen ▪ chirurgische Ligaturen (akzidentiell) ▪ Schwangerschaften ▪ regionale Enteritiden ▪ Ödem am vesikoureteralen Übergang nach retrograder Katheterisierung
Blasenausgang und Ureter	▪ benigne Prostathypertrophie ▪ Karzinome von Prostata und Blase ▪ neurogene Blasenstörungen ▪ urethrale Strikturen, Phimosen, Steine

Pathophysiologie: Abhängig vom Ausmaß der Obstruktion steigt der Druck proximal der Obstruktion in den ableitenden Harnwegen, da die weiterhin glomerulär gefilterte Menge des Primärharnes nicht mehr im bisherigen Umfang in die Harnblase abfließen kann. Dies führt zu anatomischen Veränderungen wie einer Dilatation des proximal gelegenen Anteils des Ureters (**Hydroureter**), einer Dehnung des Nierenbeckens und Aufweitung des renalen Kelchsystems (**Hydronephrose**). Intrarenal steigt der Druck auch im Tubulussystem an, die GFR nimmt ab, bei totalen Obstruktionen erliegt sie völlig.
Bei **einseitigem Totalverschluss** der ableitenden Harnwege fällt die GFR initial auf die Hälfte. Klinisch bleibt dies häufig nicht nachweisbar: Das Kreatinin im Serum, auf dem auch die Berechnung der estmated GFR (eGFR) beruht, steigt nur langsam über Tage an. In dieser Zeit kommt es bereits zu einer **kompensatorischen Hyperfiltration der kontralateralen Niere**, sodass die Einbuße der renalen Gesamtfiltrationsleistung bei unilateraler Obstruktion, die nicht gleich behandelt werden konnte, weniger drastisch ausfällt. Sowohl bei Total- als

Pathophysiologie: Proximal der Obstruktion steigt der Druck. Dies führt zu Dilatation des Ureters (**Hydroureter**) und Aufweitung des renalen Kelchsystems (**Hydronephrose**). Die GFR nimmt ab.

Bei **einseitigem Totalverschluss** der Harnwege fällt die GFR initial auf die Hälfte. Klinisch bleibt dies häufig nicht nachweisbar. Es kommt zur **kompensatorischen Hyperfiltration der kontralateralen Niere**. Sowohl Total- als auch Teilobstruktionen können zu dauerhaften Nierenschäden führen.

auch bei Teilobstruktionen muss bedacht werden, dass auftretende funktionelle Nierenfunktionseinbußen zu dauerhaften Nierenschäden wie Tubulusatrophien und Nephronnekrosen führen können.

> ▶ **Merke:** Je länger die Urinabflussbehinderung besteht, desto höher ist die Gefahr eines bleibenden Schadens. Besonders gefährdet sind chronisch vorgeschädigte Nieren.

Die **tubulären Veränderungen** bei Obstruktion zeigen, dass die pathophysiologischen Konsequenzen gravierend sind.
Je nach Natrium- und Wasseraufnahme des Patienten kann sich dies klinisch sowohl als Hypo- als auch Hypernatriämie zeigen.

Auch die **tubulären Veränderungen** bei Obstruktionen der ableitenden Harnwege zeigen, dass die pathophysiologischen Konsequenzen gravierend sind. Ist der Harnabfluss aus beiden Nieren behindert, wird zunächst verstärkt Natrium und Wasser in den Tubuli rückresorbiert. Die Folgen sind ein niedriges Urinnatrium mit hoher Osmolarität wie bei einem prärenalen Nierenversagen. Im nächsten Schritt kommt es über den erhöhten intratubulären hydrostatischen Druck zu schweren Tubulusfunktionseinbußen: Natrium kann nicht mehr ausreichend rückresorbiert werden. Je nach Natrium- und Wasseraufnahme des Patienten kann sich dies klinisch sowohl als Hypo- als auch Hypernatriämie zeigen.
Das Sammelrohrsystem reagiert nicht mehr wie zuvor auf ADH. Somit ist auch die Wasserrückresorption gestört.

> ▶ **Merke:** Die gestörte Natrium- und Wasserrückresorption erklärt, warum trotz chronischen Obstruktionen mit abnehmender Nierenleistung die Ausscheidung von Salz- und Wasser über lange Zeit unverändert bleiben. Die Resorptionsleistung der Nieren nimmt in korrespondierendem Ausmaß kontinuierlich ab.

Obstruktionen können auch zur **renal-tubulären Azidose** (distaler Typ 1) führen. Die genannten **tubulären Störungen** sind **bei rechtzeitiger Entlastung meist reversibel**.

Weiterhin werden bei Obstruktionen der ableitenden Harnwege Protonen tubulär vermindert sezerniert, was zu einer **renal-tubulären Azidose** (distaler Typ 1) führt.
Die genannten **tubulären Störungen** sind **bei rechtzeitiger Entlastung meist reversibel**, können aber auch je nach Dauer der Obstruktion und Vorschädigung der Niere in unterschiedlichem Maße persistieren.

5.3 Klinik und Komplikationen

Leitsymptom des ANV ist die **Oligurie**. Eine **Anurie** lässt an eine bilaterale Obstruktion der ableitenden Harnwege denken. **Nierenversagen ohne Oligurie** weisen auf einen **günstigeren Verlauf** der Erkrankung hin.

Leitsymptom des akuten Nierenversagens ist die abnehmende Urinausscheidung (**Oligurie**). Eine **Anurie** sollte immer an eine akute bilaterale Obstruktion der ableitenden Harnwege denken lassen. Nur wenige andere Erkrankungen der Niere führen zu völliger Anurie (hypotensiver Schock, Nierenrindennekrosen, manchmal akute Glomerulonephritiden, hämolytisch-urämisches Syndrom und akute Tubulusnekrose). **Nierenversagen ohne Oligurie** weisen auf einen **günstigeren Verlauf** der Erkrankung hin.

Diuretika vermindern die tubuläre Wasserresorption in den wenigen intakten Nephronen, sorgen aber nicht für eine Funktionsverbesserung der geschädigten Nephrone.

Dies gilt nicht, wenn Diuretika bei einem oligurischen Nierenversagen zu höherer täglicher Urinmenge führen: Diuretika vermindern die tubuläre Wasserresorption in den wenigen verbliebenen Nephronen, die intakt sind, sorgen aber nicht dafür, dass auf einmal verstopfte und erkrankte Nephrone ihre Funktion wieder aufnehmen.

Die Phase des Nierenversagens dauert etwa 7–21 Tage.

Die Phase des Nierenversagens dauert etwa 7–21 Tage. Kürzere Verläufe (z. B. nach Röntgenkontrastmittel) als auch sehr viel längere Episoden im Rahmen schwerer Infektionen sind möglich.

Die **Verbesserung der Nierenfunktion** zeigt sich an einer **Zunahme der täglichen Urinproduktion**.

Die **Verbesserung der Nierenfunktion** zeigt sich schließlich an einer **Zunahme der täglichen Urinproduktion** (v. a. bei oligurischen Patienten). Auch bei protrahiert schlechter GFR und erhöhtem Serumkreatinin kann die tägliche Urinmenge jedoch zunehmen, wenn die tubuläre Reabsorption von Flüssigkeit gestört ist, da das Mark ausgewaschen wurde und die osmotischen Gradienten ins Interstitium verringert sind (s. auch S. 847).

Passager verminderte osmotische Gradienten können **zunächst zu einer Polyurie** führen. In vielen Fällen erholt sich die Niere wieder.

Passager verminderte osmotische Gradienten können auch dazu führen, dass es bei sehr rascher Zunahme der GFR **zunächst zu einer Polyurie** von bis zu 6 l/24 h kommt, bevor die Niere wieder fähig wird, ausreichend Flüssigkeit zurückzugewinnen. In vielen Fällen erholt sich die Niere wieder, die Serumkreatininwerte normalisieren sich oder fallen auf vorbestehende Werte ab.

Klinische **Hauptprobleme** umfassen **Überwässerung, Elektrolytentgleisungen** (Hyperkaliämie, Hyperkalziämie, Hyperphosphatämie) sowie **Zeichen der Urämie**. Eine weitere schwere Komplikation sind **Infektionen** (meist von Lunge, Harnblase oder Abdomen), die immer wieder zum Tod führen. Zusätzlich vermindert ansteigender Harnstoff die Abwehrkräfte des Körpers, besonders wenn Harnstoff-N über 100 mg/dl ansteigt.

Bei **akuten Verschlüssen der ableitenden Harnwege** ist **Schmerz** das Leitsymptom. Die Heftigkeit des Schmerzes gibt Hinweise auf das Ausmaß des Verschlusses, die Lokalisation auf den betroffenen Abschnitt des ableitenden Harnsystems (Tab. **I-5.6**). Schmerzen entstehen durch eine rasche Dehnung von Blase, Ureteren oder Nierenkapsel. Das Ausmaß der Dilatation des ableitenden Harnwegssystems ist von geringer Bedeutung. Daher führen **langsam zunehmende Obstruktionen** auch **meist zu keinerlei Schmerzsymptomen**.

Klinische **Hauptprobleme** sind **Überwässerung, Elektrolytentgleisungen, Zeichen der Urämie** und schwere **Infektionen** (Lunge, Harnblase oder Abdomen).

Bei **akuten Verschlüssen der ableitenden Harnwege** ist **Schmerz** das Leitsymptom. Heftigkeit und Lokalisation sind diagnostisch wegweisend (Tab. **I-5.6**). **Langsam zunehmende Obstruktionen** führen **meist nicht zu Schmerzen**.

☰ I-5.6	Symptome und klinische Zeichen einer obstruktiven Uropathie
Ort der Obstruktion	*typische Symptome, klinische Zeichen*
Nierenbecken und Ureter	**akut:** Flankenschmerz, die zur Leiste ziehen können, Nierenkoliken bei Ureterobstruktionen, manchmal Makrohämaturie, paralytischer Ileus **chronisch:** häufig asymptomatisch außer bei Infektionen, fortschreitendem Nierenversagen; gelegentlich Polyurie und Nykturie bei partiellen und/oder beidseitigen Obstruktionen; manchmal Makrohämaturie
Blasenausgang und Urethra	**akut:** suprapubische Schmerzen, die zu Hoden oder Labien ausstrahlen, Anurie oder verminderte Stärke des Harnstrahles, vergrößert palpable Blase, vergrößerte Prostata **chronisch:** häufiger Harndrang, „Nachträufeln", verminderte Stärke des Harnstrahles, Nykturie, Inkontinenz; möglicherweise vergrößert tastbare Blase, Prostata oder Beckentumor anderer Genese

5.4 Diagnostisches Vorgehen

5.4.1 Abgrenzung zwischen prärenalem und renalem ANV

Besonders wichtig ist die Unterscheidung zwischen einem **prärenalen Perfusionsversagen** und der **akuten Tubulusnekrose**, da das perfusionsbedingte ANV gut therapierbar ist. Die Differenzialdignostik prärenales versus renales ANV ist immer ein Zusammenspiel aus mehreren Untersuchungen, da beide Formen häufig überlappende Untersuchungsergebnisse zeigen.

Anamnese

Bei Patienten im Krankenhaus ist es häufig möglich, den Tag zu bestimmen, an dem das Serumkreatinin zu steigen begann, da sich eine wahrscheinliche Ursache finden lässt (z. B. Hypotension nicht zuletzt unter Vollnarkose, CT mit Kontrastmittel, Gabe von Antibiotika). Auch der zeitliche Verlauf muss berücksichtigt werden: Aminogylokside akkumulieren im Nierenkortex und führen erst nach 7–10 Tagen zu klinisch relevanter Nephrotoxizität. Ein ANV, dass schon 2 Tage nach der Erstdosis von Gentamicin auftritt, kann somit nicht so ohne weiteres auf das Aminoglykosid zurückgeführt werden.

> ▶ **Merke:** Bei der Anamneseerhebung sollte neben eindrücklichen hypotonen Phasen und Schockepisoden auch an weniger offensichtliche Ereignisse wie Blutdruckabfälle während chirurgischer Eingriffe (Anästhesieprotokolle) gedacht werden.

5.4 Diagnostisches Vorgehen

5.4.1 Abgrenzung zwischen prärenalem und renalem ANV

Die Unterscheidung zwischen **prärenalen Perfusionsversagen** und **akuter Tubulusnekrose** ist wichtig, da ersteres gut therapierbar ist.

Anamnese

Auslöser (z. B. Vollnarkose, Kontrastmittel oder Antibiotika) und zeitlicher Verlauf müssen eruiert werden.

◀ Merke

Klinischer und therapeutischer Verlauf

Urinausscheidung:
- < 500 ml/d: renales ANV
- > 500 ml/d: prärenales ANV.

Therapeutischer Verlauf: Erholt sich die Nierenfunktion innerhalb von 24–72 h durch Erhöhung des Flüssigkeitsvolumens, ist dies ein klarer Hinweis auf eine prärenal bedingte Perfusionsstörung.

Labor

Bei Patienten mit nicht-oligurischem ANV und geringem Tubulusschaden ist eine Überlappung mit Befunden zu erwarten, wie sie auch bei prärenalem ANV auftreten können (s. Tab. I-5.7).

▶ Merke

Kreatinin und Harnstoff: Das **Serumkreatinin steigt** bei **tubulärer Nekrose** mit ca. 0,5 mg/dl/d an, **bei prärenalem Nierenversagen** ist die Zunahme **geringer**. Bei Abfall der GFR steigt auch Harnstoff-N im Serum.

Bei **prärenalen Problemen** kommt es zum Anstieg der Natrium- und Wasserrückresorption im proximalen Tubulus, der Harnstoff steigt rascher als das Serumkreatinin und verschiebt den **Harnstoff-Kreatinin-Quotienten auf 20–30 : 1.** Ein **normaler oder nur wenig veränderter Quotient** spricht für eine **akute Tubulusnekrose.**

Urinsediment: Bei **akuter Tubulusnekrose** finden sich meist braune granulierte Zylinder und Epithelzellen.
Bei **Perfusionstörungen** ist das Sediment unauffällig.

Sedimentveränderungen können auf den Übergang einer prärenalen Störung in eine Tubulusnekrose hinweisen.

Nach Einnahme **nephrotoxischer Medikamente** kann mittels Urinsediment zwischen **akuter Tubulusnekrose** und **interstitieller Nephritis** mit Leukozytenzylindern unterschieden werden.

Klinischer und therapeutischer Verlauf

Urinausscheidung:
- Oligurie (Urin < 500 ml/d): renales ANV
- nichtoligurischer Verlauf (Urin > 500 ml/d): prärenaler Perfusionsschaden

Therapeutischer Verlauf: Auch aus dem therapeutischen Verlauf können Hinweise auf die Art der renalen Schädigung gewonnen werden: Erholt sich die Nierenfunktion innerhalb von 24–72 Stunden auf Ausgangskreatininwerte, wenn es gelingt, das effektive zirkulierende Flüssigkeitsvolumen zu erhöhen (z. B. Besserung einer Herzinsuffizienz), kann dies als klarer diagnostischer Hinweis auf eine prärenal bedingte Perfusionsstörung angesehen werden. Bessert sich das Nierenversagen unter diesen Umständen nicht oder nur sehr langsam, muss von einer akuten Tubulusnekrose ausgegangen werden.

Labor

Ohne Laboruntersuchungen sind weitere diagnostische Hinweise oft nicht zu gewinnen (Tab. I-5.7). Diese zusätzlichen Befunde sind dann am hilfreichsten, wenn die Patienten oligurisch ≤ 500 ml ausscheiden. Patienten mit nichtoligurischem ANV haben wahrscheinlich einen geringeren Tubulusschaden, weshalb eine nicht unbeträchtliche Überlappung mit Befunden, wie sie auch bei prärenalen Perfusionsschäden zu finden sind, auftreten kann. Eine einzelne Untersuchung kann daher nicht weiterhelfen.

▶ **Merke:** Laboruntersuchungen sind dann am aussagekräftigsten, wenn die Patienten oligurisch ≤ 500 ml ausscheiden.

Kreatinin und Harnstoff: Das **Serumkreatinin steigt** während **tubulärer Nekrose** (vor allem bei Oligurie) **stetig** mit bis zu 0,5 mg/dl am Tag und mehr an, **bei prärenalem Nierenversagen** ist die tägliche Serumkreatininzunahme **geringer**. Fällt die GFR, erhöhen sich Kreatinin und Harnstoff-Stickstoff (Harnstoff-N) im Serum. Dabei ändert sich das normale Verhältnis von Harnstoff zu Kreatinin von 10–15 : 1 nicht.

Bei **prärenalen Problemen** nimmt ein weiterer Vorgang Einfluss auf die Serumharnstoffspiegel: Das reduzierte effektive zirkulierende Flüssigkeitsvolumen führt zu einem Anstieg der Natrium- und Wasserrückresorption im proximalen Tubulus. Dadurch erhöht sich gleichzeitig die passive Harnstoffwiederaufnahme, die Spiegel des Serumharnstoffs steigen relativ deutlich rascher als die des Serumkreatinins an. In der Folge verschiebt sich der **Harnstoff-Kreatinin-Quotient auf mind. 20–30 : 1.** Ausnahmen sind Umstände, die zu einem erhöhten Serumharnstoff führen (z. B. gastrointestinale Blutungen, verstärkter Gewebsuntergang oder eine Kortikoidtherapie). Ein **normaler oder nur wenig veränderter Harnstoff-Kreatinin-Quotient** stützt im Allgemeinen die Diagnose „akute Tubulusnekrose".

Urinsediment: Bei **akuter Tubulusnekrose** finden sich in 70 % der Fälle typische braune granulierte Zylinder, zusätzlich Epithelzellen und Epithelzylinder.

Das Sediment bei **Perfusionstörungen** der Niere ist weitgehend unauffällig: Hyaline Zylinder, die im Mikroskop gelegentlich zu sehen sind, haben keinen Krankheitswert.
Manchmal geht eine protrahierte prärenale Perfusionsstörung in eine akute Tubulusnekrose über. Dies kann sich im Urin zeigen: In ein bisher blandes Sediment mischen sich auf einmal braune Zylinder.
Nach Einnahme **nephrotoxischer Medikamente** kann mithilfe des Urinsediments auch zwischen **akuter Tubulusnekrose** (v. a. Aminoglykoside) und **interstitieller Nephritis** (Penicilline oder salizylathaltige Medikamente) unterschieden werden. Bei interstitieller Nephritis finden sich im Urinsediment typischerweise Leukozytenzylinder, Leukozyten (häufig eosinophil) und gelegentlich dysmorphe Erythrozyten.

⊙ I-5.4   Urinsediment bei akutem Nierenversagen

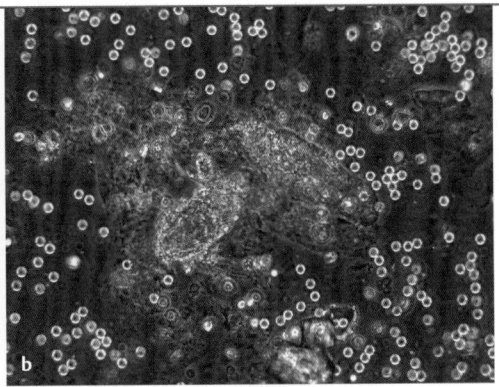

Befund eines Urin-sedimentes (400-fache Vergrößerung, Phasen-kontrast) bei einem akuten Nierenversagen im Rahmen einer Sepsis: Es finden sich massen-haft granulierte Zylin-der, die manchmal noch zellulär anmutende Bestandteile erkennen lassen. Teilweise zeigen die Zylinder eine bräunliche Verfärbung

(sog. „muddy brown casts"). Weiterhin bilden sich Konglomerate von amorphen Salzen (v. a. um die Zylinder auf der rechten Abbildung). Nebenbefundlich massenhaft Erythrozyten nach Verletzung der Harnblasenwand über einen liegenden Blasenkatheter.

Urinosmolalität: Auch dieser Parameter kann helfen, zwischen prärenalen Perfusionsstörungen und akuter Tubulusnekrose zu unterscheiden. Die Werte der Urinosmolalität schwanken **bei Gesunden** in einem weiten Bereich **zwischen 800–1400 mosmol/kg**. Eine Hypovolämie oder Minderung des effektiven zirkulierenden Flüssigkeitsvolumens bringen eine starke Stimulation der ADH-Ausschüttung mit sich. Die Konsequenz ist ein stark konzentrierter Urin. Im Gegensatz dazu liegt die Urinosmolalität **bei akuter Tubulusnekrose < 350 mosmol/kg**, da medulläre Schäden an den aufsteigenden Schenkeln der Henle-Schleifen (Gegenstrommechanismus gestört) und Sammelrohren (ADH-Wirksamkeit gemindert) auftreten (s. auch S. 852). Eine **Urinosmolalität, die > 500 mosmol/kg** liegt, ist ein starker Hinweis auf **prärenales Nierenversagen.**

Urinosmolalität: Sie schwankt **bei Gesunden zwischen 800–1 400 mosmol/kg.** Bei Hypovolämie wird die ADH-Ausschüttung stimuliert, der Urin wird konzentriert. **Bei akuter Tubulusnekrose** liegt die Urinosmolalität **< 350 mosmol/kg** (s. auch S. 852). Eine **Urinosmolalität > 500 mosmol/kg** tritt bei **prärenalem Nierenversagen** auf.

Natriumausscheidung: Die Schwierigkeit, Urinnatrium im klinischen Alltag als diagnostische Größe zur Unterscheidung von Perfusionsstörungen der Niere und akuter Tubulusnekrose verwenden zu können, liegt darin, dass die Natriumkonzentration im Urin sowohl von der Wasser- als auch der tubulären Natriumrückresorption abhängig ist. Falls bei akuter Tubulusnekrose wenig Flüssigkeit resorbiert wird, fällt die Urin-Natrium-Konzentration durch die dann unumgängliche Verdünnung des Urins. Holt die Niere bei prärenalem Nierenversagen verstärkt Wasser aus den Tubuli zurück, kann trotz hoher Natriumretention der Natriumspiegel im Harn über 20 mmol/l ansteigen. Um diese Schwierigkeiten zu umgehen, wurde ein weiterer Parameter in die Diagnostik eingeführt: die fraktionelle Natriumausscheidung (s. u.).

Natriumausscheidung: Die Urin-Natrium-Konzentration ist von der Wasser- sowie der tubulären Natriumrückresorption abhängig. Bei Tubulusnekrose sinkt die Konzentration durch Verdünnung des Urins. Bei prärenalem Nierenversagen kann Natrium im Harn > 20 mmol/l ansteigen. Daher misst man die fraktionelle Natriumausscheidung (s. u.).

▶ **Merke:** Nur **klar erhöhte** Urin-Natriumwerte > **40 mmol/l (akute Tubulusnekrose)** und **stark erniedrigte** Urin-Natriumwerte < **20 mmol/l (prärenales Nierenversagen)** sind hilfreich.

◀ Merke

Fraktionelle Natriumausscheidung (FENa): Die erläuterten Schwierigkeiten durch den renalen Wassertransport lassen sich über die Bestimmung der fraktionellen Natriumausscheidung umgehen, die ein direktes Maß der renalen Natriumexkretion ergibt. Dazu wird die Menge des Urinnatriums zum glomerulär filtrierten Natrium prozentual ins Verhältnis gesetzt:

Fraktionelle Natriumausscheidung (FENa): Das Urinnatrium wird zum glomerulär filtrierten Natrium prozentual ins Verhältnis gesetzt:

$$FE_{Na} = \frac{\text{Urinnatrium } (U_{Na}) \times \text{Urinvolumen } (U_V)}{\text{Plasmanatrium } (P_{Na}) \times GFR} = \frac{(U_{Na}) \times (U_V)}{(P_{Na}) \times \frac{(U_{Krea}) \times (U_V)}{(P_{Krea})}} \times 100 = \frac{(U_{Na}) \times (P_{Krea})}{(P_{Na}) \times (U_{Krea})} \times 100$$

Diese Formel ist eine **sichere Methode**, um ein **prärenales Nierenversagen von einer akuten Tubulusnekrose zu unterscheiden.** Ein Wert < **1 %** (d. h. > 99 % des gefilterten Natriums wurden rückresorbiert) spricht für ein **prärenales Nierenversagen,** ein Wert > **2 %** weist auf eine **akute Tubulusnekrose** hin. Die Aussagekraft dieser Formel verliert sich allerdings, wenn sich die tubuläre Natriumrückresorption als gestört oder verändert erweist (z. B. bei fortgeschrittener chronischer Niereninsuffizienz und längerer Diuretikabehandlung.

Mit dieser **sicheren Methode** kann ein **prärenales Nierenversagen von einer akuten Tubulusnekrose unterschieden** werden. Ein Wert < **1 %** spricht für **prärenales Nierenversagen,** > **2 %** für **akute Tubulusnekrose.** Die Formel ist bei Diuretikaeinnahme nur eingeschränkt anwendbar.

I-5.7	Diagnostische Hilfen zur Unterscheidung von prärenalen Perfusionsstörungen und akuter Tubulusnekrose	
Parameter	*spricht für prärenal*	*spricht für Tubulusnekrose*
Harnstoff-N/Kreatinin	$> 20 : 1$	$10-15 : 1$
Anstieg des Serumkreatinins	sehr variables Ausmaß mit passageren Abfällen bei manchen Patienten	progressiver Anstieg von $> 0,5$ mg/dl/d, besonders bei oligurischen Patienten
Urinsediment	im Allgemeinen normal; hyaline Zylinder können auftreten, sind aber kein pathologischer Befund	viele granuläre Zylinder mit tubulären Epithelzellen und Epithelzellzylinder
U_{Osm}	> 500 mosmol/kg	< 350 mosmol/kg
U_{NA}	< 20 mmol/l	> 40 mmol/l
FE_{NA}	$< 1\%$	$> 2\%$
FE_{Hnst}	$< 35\%$	$> 35\%$

Fraktionelle Harnstoffausscheidung (FEHnst): Die fraktionelle Harnstoffausscheidung wird analog zur fraktionellen Natriumausscheidung berechnet. Sie ist auch bei Diuretikaeinnahme einsetzbar.

Fraktionelle Harnstoffausscheidung (FEHnst): Da viele der o. g. Parameter nur eingeschränkt verwendbar sind, wenn die Patienten zuvor Diuretika einnahmen, wird seit langem nach einer diagnostischen Methode gesucht, die weniger in ihrer Aussagekraft eingeschränkt wird. Es stellte sich heraus, dass die Quotienten aus Plasma-Kreatinin-Konzentration zu Urin-Kreatinin-Konzentration und Plasma-Harnstoff-Konzentration zu Urin-Harnstoff-Konzentration durch Diuretika gegensätzlich beeinflusst werden. Daher kann die fraktionelle Harnstoffausscheidung, die analog zur fraktionellen Natriumausscheidung berechnet wird, die diagnostische Unterscheidung zwischen prärenalem Nierenversagen und akuter Tubulusnekrose auch nach Diuretikaeinnahme möglich machen.

5.4.2 Diagnostik bei postrenalem ANV

▶ **Merke:** Wichtig ist die **frühe Diagnose** einer obstruktiven Nephropathie, da ein längerer postrenaler Harnstau die Niere irreversibel schädigen kann (bei vorbestehender Niereninsuffizienz können auch kurzfristige Obstruktionen zu Nierenfunktionseinschränkungen führen, die sich erst nach längerer Zeit zurückbildet).

Anamnese: Es wird nach Zeichen einer Harnwegsobstruktion und nach Hinweisen auf Ursachen gesucht, z. B. malignes Grundleiden, chirurgische Eingriffe, Nierensteine, Diabetes mellitus, Analgetikanephropathie, retroperitoneale Fibrose, entzündliche Darmerkrankung etc.

Anamnese: Neben direkten Zeichen einer Harnwegsobstruktion sollte nach Hinweisen auf Ursachen gesucht werden, die eine Behinderung des Urinflusses erklären können.
- Gibt es Symptome eines malignen Grundleidens?
- Wurden bereits chirurgische Eingriffe im Becken oder am Urogenitaltrakt vorgenommen?
- Wurden schon einmal Nierensteine behandelt?
- Leidet der Patient an Diabetes mellitus oder Analgetikanephropathie (Hinweis auf Papillennekrose)?
- Gibt es Hinweise auf eine retroperitoneale Fibrose oder eine entzündliche Darmerkrankung, die über Fistel- oder Abszessbildung den Abfluss in den Ureteren behindern könnte?

Häufige Harnwegsinfekten mit zusätzlichen Symptomen (s. Tab. I-5.6) weisen auf eine Obstruktion hin. Bei bösartigen Erkrankungen kann eine postrenale Verlegung auftreten. Die rektal-digitale Austastung muss immer durchgeführt werden.

Bei Patienten mit häufigen oder persistierenden Harnwegsinfekten, die zusätzliche Symptome wie in Tab. I-5.6 zusammengestellt zeigen, sollte an eine Obstruktion der ableitenden Harnwege gedacht werden. An eine postrenale Nierenfunktionstörung mit Verlegung der ableitenden Harnwege sollte schließlich immer gedacht werden, wenn Patienten an bösartigen Erkrankungen leiden. Eine rektal-digitale Austastung muss nicht zuletzt bei Harnwegsverlegung immer durchgeführt werden, um rasch Hinweise auf tumoröse Veränderungen zu finden.

Klinische Symptome zeigt Tab. I-5.6.

Typische **klinische Symptome** zeigt Tab. I-5.6.

Labor: Laborbefunde sind eher unspezifisch. Entzündungszeichen fallen bei Infektionserkrankungen erhöht aus. Akute und chronische Niereninsuffizienz verraten sich über pathologische Nierenfunktionsparameter (Kreatinin, eGFR, Harnstoff). Auf chronisches Nierenversagen weisen – wie üblich – eine normochrome, normozytäre Anämie, ein gestörter Kalzium-Phosphat-Stoffwechsel, ein isosthenurischer Urin sowie entprechende Veränderungen in der Nierensonographie (nicht selten massiver Aufstau des Nierenbeckenkelchsystems, aber auch verkleinerte Nieren, echodichtes oder rarefiziertes Parenchym).

▶ **Merke:** Bei chronischen Obstruktionen der ableitenden Harnwege fällt allerdings häufig nur eine Niereninsuffizienz auf. Die tägliche Urinausscheidung kann bei chronischen, partiellen Obstruktionen der ableitenden Harnwege unverändert bleiben, da die tubuläre Wasser- und Natriumrückresorption in der Niere langsam vermindert wird, sodass sich selbst bei fortschreitender Niereninsuffizienz das Urinvolumen nicht ändert.

Urinstatus und -sediment sind zur Abgrenzung eines renalen Nierenversagens hilfreich, wenn sich dysmorphe Erythrozyten oder ausgeprägte Proteinurie finden lassen, die eher auf ein glomeruläre Erkrankung als auf eine postrenale Obstruktion hinweisen.

In Tab. I-5.8 ist ein sequenzielles Vorgehen aufgeführt, um die Ursache einer Obstruktion der ableitenden Harnwege abzuklären. Ein Blasenkatheter sollte immer gelegt werden, wenn der Verdacht besteht, dass eine Blasenentleerungsstörung vorliegt, da diese Maßnahme nicht nur therapeutisch wirkt, sondern auch diagnostisch Auskunft über den Ort der Obstruktion gibt. Hauptursachen in diesem Zusammenhang sind Prostatahypertrophien und neurogene Blasenentleerungsstörungen bei diabetischen Patienten. Sollte die Katheteranlage zu ausgedehnter Diurese führen, sollte dies den Arzt nicht dazu verleiten, eine Blasenentleerungsstörung als alleinige Ursache einer Niereninsuffizienz anzusehen. Vorbestehende Nierenfunktionseinschränkungen müssen anamnestisch geklärt werden.

Sollte die Anlage eines Blasenkatheters erfolglos sein, aber dennoch ein postrenales Nierenversagen differenzialdiagnostisch weiterhin vermutet werden, muss die Obstruktion im Bereich der Ureteren angesiedelt sein. Im Allgemeinen lassen sich unter diesen Umständen sonographisch Zeichen eines Harnstaus an der Niere nachweisen. Nur in der Frühphase einer Obstruktion oder bei geringer Druckerhöhung im ableitenden Harntrakt kann ausnahmsweise ein falsch normaler Befund erhoben werden. Dies ist auch denkbar bei retroperitonealen Tumoren.

Labor: eher unspezifisch. Entzündungszeichen sind bei Infektionserkrankungen erhöht. ANV und CNV zeigen pathologische Nierenfunktionsparameter. CNV geht mit Anämie, gestörter Kalzium-Phosphat-Stoffwechsel und isosthenurischem Urin einher.

◀ **Merke**

Urinstatus und -sediment sind zur Diagnostik eines renalen Nierenversagens hilfreich.

In Tab. **I-5.8** ist ein sequenzielles Vorgehen aufgeführt, um die Ursache einer Obstruktion der ableitenden Harnwege abzuklären. Bei V. a. Blasenentleerungsstörung sollte immer ein Blasenkatheter gelegt werden. Hauptursachen sind Prostatahypertrophien und neurogene Störungen bei Diabetikern. Vorbestehende Nierenfunktionseinschränkungen müssen anamnestisch geklärt werden.

Bei Obstruktionen im Bereich der Ureteren lassen sich i. d. R. sonographisch Zeichen eines Harnstaus der Niere nachweisen.

≡ I-5.8	Sequenzielles Vorgehen bei obstruktiver Nephropathie
Basisdiagnostik	■ Blasenkatheterisierung (falls Hinweise auf Prostatahypertrophie) ■ Sonographie der Blase
weiterführende Diagnostik	■ **CT** der Blase falls – unbefriedigende Bildgebung durch Sonographie – sonographischer Nachweis einer Obstruktion ohne klaren Hinweis auf die Ursache ■ **i. v. Pyelographie,** falls – Zysten sonographisch oder auch im CT nachweisbar – Ausguss-Steine – Lokalisation der Obstruktion schwierig ■ **retrograde oder anterograde Pyelographie** falls – Harnaufstau mit den bisher genannten Methoden nicht nachweisbar, aber starker klinischer Verdacht besteht – kein anderer Grund eines Nierenversagens vorliegt

5.5 Therapie

Neben symptomatischen Therapiemaßnahmen hat sich das therapeutische Prozedere nach dem Auslöser des ANV zu richten.

Symptomatische Therapiemaßnahmen

Wesentlich ist ein **ausreichender Hydratationszustand**. Diuretika verbessern nicht die Nierenfunktion. Bei **ANV bei Herzinsuffizienz** ist mit Diuretika Vorsicht geboten (s. S. 82).

Bei schwerer **Nierenfunktionseinschränkung** (GFR < 10 ml/min) über mehrere Tage ist die Hämodialyse oft unausweichlich.

Eine verminderte Kaliumausscheidung kann zu **Hyperkaliämie** mit **akut lebensbedrohlichen** Arrhythmien führen. Therapeutisch werden **forcierte Diurese**, Insulin mit 40 % Glukose und Natrium-Kalium-Austauscher eingesetzt.

Bei einer milden metabolischen Azidose (s. S. 433) ist Bikarbonatgabe ausreichend, bei einer schweren ist die Hämodialyse indiziert.

Spezielle Therapie (nach Auslöser)

ANV durch Volumenmangel: Die Normalisierung des zirkulierenden Flüssigkeitsvolumens steht im Vordergrund.

▶ **Merke**

In leichteren Fällen wird auf rasche Volumensubstitution verzichtet, um das Herz nicht zu überlasten.

Die Osmolarität der Lösungen orientiert sich an der Konzentration des Serumnatriums.

Absetzen potenziell nephrotoxischer Medikamente: v. a. ACE-und AT1-Hemmer, NSAR und Aminoglykoside.

▶ **Merke**

5.5 Therapie

Neben symptomatischen Therapiemaßnahmen hat sich das therapeutische Prozedere nach dem Auslöser des ANV zu richten.

Symptomatische Therapiemaßnahmen

Wesentlich ist ein **ausreichender Hydratationszustand**. Diuretika führen zwar zu einer erhöhten renalen Ausscheidung, verbessern allerdings nicht die Nierenfunktion. Sie dienen in erster Linie der Therapie oder Prophylaxe eines Lungenödems. Bei Patienten mit einem **ANV auf dem Boden einer Herzinsuffizienz** ist mit der Gabe von Diuretika Vorsicht geboten (s. S. 82).

Bei schwerer **fortgesetzter Nierenfunktionseinschränkung** (GFR < 10 ml/min), die mehrere Tage anhält, geprägt von Oligurie oder Anurie mit Hyperkaliämien, ist eine Hämodialyse oder Hämofiltration oft unausweichlich. Absolute Indikationen zur sofortigen Dialyse werden im Kapitel 11 „Nierenersatzverfahren" besprochen.

Besondere Beachtung verdient der **Serum-Kalium-Spiegel**. Eine verminderte Kaliumausscheidung besonders bei Oligurie sowie möglicherweise vermehrter Gewebsuntergang bei schwerer Erkrankung kann zu Hyperkaliämie führen. **Hyperkaliämien** führen zu Arrhythmien, **können akut lebensbedrohlich** sein, sodass eine engmaschige Beobachtung der Serum-Kalium-Spiegel zwingend ist. Hyperkaliämien werden konservativ mit **forcierter Diurese** (sofern die Nierenfunktion noch auf Diuretikagabe mit erhöhter Harnproduktion antworten kann), Gabe von Insulin und 40 % Glukose über zentralnervöse Katheter (Insulin stimuliert die zelluläre Natrium-Kalium ATPase) sowie oraler oder rektaler Gabe von Natrium-Kalium-Austauschern behandelt.

Liegt eine milde metabolische Azidose vor (mit normaler Anionenlücke, s. auch S. 433), so ist die Substituion mit Bikarbonat ausreichend, bei schwerer metabolischer Azidose (ggf. mit vergrößerter Anionenlücke) ist eine Hämodialyse indiziert, v. a. dann, wenn der Patient durch die kompensatorische Hyperventilation kompromittiert ist.

Spezielle Therapie (nach Auslöser)

ANV durch Volumenmangel: Hier steht therapeutisch die Normalisierung des effektiven, zirkulierenden intravasalen Flüssigkeitsvolumens im Vordergrund, damit werden Perfusionsprobleme und damit die Niereninsuffizienz rasch normalisiert. Manchmal lässt sich dadurch verhindern, dass sich ein prärenales Nierenversagen zu einer akuten Tubulusnekrose fortentwickelt.

▶ **Merke:** Wenn trotz Volumensubstitution keine ausreichende Diurese einsetzt, liegt vermutlich ein renaler Strukturschaden vor. In diesem Fall sollte die Flüssigkeitszufuhr eingeschränkt werden, um eine konservativ nicht beherrschbare Hypervolämie zu vermeiden.

In weniger schweren Fällen sollte auf eine rasche Volumensubstitution verzichtet werden, da ältere Patienten, die an Herzinsuffizienz leiden, mit zentraler Stauung bis hin zum Lungenödem reagieren können.

Die Osmolarität der Lösungen, die zur Volumenrepletion gegeben werden, muss sich an der Konzentration des Serumnatriums orientieren. Bei ausgeprägter Hypernatriämie sollte Halbelektrolytlösung verwendet werden. Verbesserung des Hautturgors, eine Zunahme der Urinausscheidung sowie fallende Kreatinin- und Harnstoffwerte verraten, ob die Flüssigkeitsrepletion adäquat ist.

Absetzen potenziell nephrotoxischer Medikamente: Dies gilt besonders für ACE-Hemmer, AT1-Inhibitoren, nichtsteroidale Antiphlogistika und Aminoglykoside.

▶ **Merke:** Die Dosierungen aller renal ausgeschiedenen Medikamente müssen an die Nierenfunktion angepasst werden.

Revaskularisierung einer Nierenarterienstenose: s. S. 277.

Hepatorenales Syndrom: s. S. 609.

ANV durch postrenale Obstruktion: Bei **Anurie** aufgrund einer postrenalen Obstruktion muss sofort reagiert werden. Bei alten Patienten mit Blasenhochstand, die womöglich aus dem Pflegeheim eingewiesen wurden, da sie „seit Stunden kein Wasser mehr lassen konnten", sollte umgehend einen **Blasenkatheter** gelegt werden.

Harnwegsinfektionen sind blind anzubehandeln und später antibiogrammgerecht zu therapieren.

Bei Vorliegen einer **Prostatahypertrophie** muss das weitere Prozedere mit den Urologen besprochen werden.

Totale Obstuktionen beider Ureteren sind meist auf ausgedehnte Tumoren des Retroperitoneums zurückzuführen, bedürfen sofortiger Vorstellung in der Urologie, da Entlastung des Harnstaus aufwändigere Maßnahmen erfordert (s. Lehrbücher der Urologie).

Für den Nephrologen kann die schwierige Frage auftreten, ob noch dialysiert werden soll, falls die Obstruktion die Niere so schwer geschädigt hat, dass auch nach einer Entlastung die Niere ihre Funktion nicht sofort wieder entsprechend aufnehmen kann. Alle anderen Arten der Obstruktionen, wie sie in Tab. I-5.5 aufgeführt sind, sollten im Einzelfall interdisziplinär besprochen werden, um die beste therapeutische Lösung eines individuellen Problems zu finden.

▶ **Merke:** Störungen der Nierenfunktion können noch lange andauern, selbst wenn der Urin wieder ungehindert fließt, nachdem eine Obstruktion erfolgreich beseitigt wurde. Eine vorbestehende Niereninsuffizienz und chronische Tubulusschäden verhindern immer wieder eine umgehende Erholung.

5.5.1 Prophylaxe

▶ **Merke:** Wichtigste therapeutische Maßnahme bleibt, Patienten zu erkennen, die ein **erhöhtes Risiko** für eine prärenale Situation oder eine **akute Tubulusnekrose** aufweisen. Für diese Patienten muss alles getan werden, ein adäquates Füllungsvolumen der Gefäße, ein ausreichendes Herzzeitvolumen und eine gute renale Perfusion aufrechtzuerhalten. Jede Gewebshypoxie muss vermieden, jede Anämie rasch behandelt und nephrotoxische Medikamente und Substanzen sollten vermieden werden.

So zeigen Infusionen mit 1000 ml **isotoner NaCl-Lösung** über 6 Stunden **vor und nach Röntgenuntersuchungen mit Kontrastmitteln** eine gesicherte präventive Wirkung. Ggf. Gabe von Acetylcystein (für Acetylcystein werden immer wieder nephroprotektive Effekte postuliert, ohne dass der letzte Beweis erbracht wäre).

Eine Präzipitation der **Hämpigmente** im Tubulus kann durch **Harnalkalisierung** und eine ausreichende **Diurese** gemindert werden.

Ob bei intensivpflichtigen Patienten mit ANV eine **frühzeitige Dialyse** den Krankheitsverlauf mildern oder verkürzen kann, wird in letzter Zeit wieder stärker untersucht (noch nicht geklärt).

▶ **Merke:** Sobald es zu einer akuten Tubulusnekrose gekommen ist, bleiben nur supportive Maßnahmen, um zu verhindern, dass das ANV sich weiter verschlimmert. Gesicherte therapeutische Ansätze, um die Krankheit spezifisch zu behandeln, fehlen bisher.

Revaskularisierung einer Nierenarterienstenose: s. S. 277.

Hepatorenales Syndrom: s. S. 609.

ANV durch postrenale Obstruktion: Bei **Anurie** aufgrund einer postrenalen Obstruktion muss sofort ein **Blasenkatheter** gelegt werden.

Harnwegsinfektionen werden initial blind und später antibiogrammgerecht therapiert.

Bei **Prostatahypertrophie** wird ein Urologe hinzugezogen.

Totale Obstuktionen beider Ureteren bedürfen sofortiger Vorstellung in der Urologie.

Die Therapie der Obstruktionen (s. Tab. I-5.5) sollten im Einzelfall interdisziplinär besprochen werden.

◀ Merke

5.5.1 Prophylaxe

◀ Merke

Infusionen mit **isotoner NaCl-Lösung vor und nach Kontrastmitteluntersuchungen** wirken nephroprotektiv.

Eine Präzipitation der **Hämpigmente** wird durch **Harnalkalisierung** und **Diurese** gemindert.

Der prognostische Effekt einer **frühzeitigen Dialyse** bei intensivpflichtigen Patienten mit ANV ist noch nicht nachgewiesen.

◀ Merke

5.6 Prognose

Die **Letalität des ANV** ist mit 40–60 % sehr hoch.

Die **Letalität des ANV** liegt seit 4 Jahrzehnten mit 40–60 % **sehr hoch,** da sie bei schweren Erkrankungen und nach aufwändigen medizinischen Eingriffen mit renaler Minderperfusion in einer ständig älter werdenden Bevölkerung auftritt. Dabei stellt das ANV einen unabhängigen Risikofaktor für die Letalität dar, ohne dass der Grund hierfür klar verstanden wäre.

▶ **Merke**

▶ **Merke:** Unabhängig davon, wie schwer sich das ANV entwickelt, erholt sich die Nierenfunktion oft weitgehend, wenn der Patient die Akutphase seiner Erkrankung überlebt und nicht schon zuvor an einem chronischen Nierenversagen litt.

In manchen Fällen bleibt ein CNV bestehen.

In manchen Fällen bleibt ein chronisches Nierenversagen bestehen, das hin und wieder auch eine chronische Hämodialyse erfordert.

6 Glomerulopathien

6 Glomerulopathien

6.1 Grundlagen

6.1 Grundlagen

Für die Klassifikation in „nephritisch" und „nephrotisch" s. S. 877.

Kapitel zu Glomerulopathien/Glomerulonephritiden haben immer etwas Abschreckendes, weil die unterschiedlichen Erkrankungen als so schlecht „greifbar" gelten. Die hier gewählte klinisch relevante Einteilung kann hoffentlich dazu beitragen, dass diese Erkrankungen ihren „Schrecken" verlieren. Diese Einteilung orientiert sich an der auf S. 877 eingeführten Klassifikation in „nephritisch" und „nephrotisch" (s. auch Tab. I-6.1).

Man unterscheidet 4 Formen der **Glomerulopathien:**
- **mit nephrotischem Syndrom** (z. B. Diabetische Nephropathie)
- **mit nephritischem Syndrom** (z. B. IgA-Glomerulonephritis)
- **mit nephritischem und nephrotischem Syndrom** (z. B. Postinfektiöse Glomerulonephritis)
- **chronische Glomerulonephritis**

- **Glomerulopathien mit überwiegend nephrotischem Syndrom:** Diabetische Nephropathie, membranöse Glomerulonephritis, minimal-change-Glomerulonephritis, fokal segmentale Glomerulosklerose (FSGS), Amyloidose und Leichtkettenablagerung.
- **Glomerulopathien mit überwiegend nephritischem Syndrom:** IgA-Glomerulonephritis, benigne Hämaturie, Alport-Syndrom.
- **Glomerulopathien mit überwiegend nephritischem und nephrotischem Syndrom:** Postinfektiöse Glomerulonephritis, membranoproliferative Glomerulonephritis, Lupusnephritis, Rapid progressive Glomerulonephritis (RPGN).
- **chronische Glomerulonephritis.**

≡ **I-6.1** **Klassifikation der wichtigsten glomerulären Erkrankungen**

nephrotisches Syndrom	*nephritisches Syndrom*	*nephrotisches und nephritisches Syndrom*
▪ benigne Nephrosklerose ▪ Diabetes mellitus ▪ membranöse Nephropathie ▪ „Minimal-Change-Glomerulonephritis" ▪ Amyloidose ▪ Präeklampsie	▪ benigne Hämaturie ▪ IgA-Nephropathie ▪ SLE (fokale und mesangial betonte Verlaufsformen) ▪ Purpura Schoenlein-Henoch und andere Vaskulitiden ▪ milde Formen der diffusen Erkrankungen ▪ erbliche Nephritiden	▪ Krankheiten mit Komplementerniedrigung: – postinfektiöse Glomerulonephritis – schwer verlaufender SLE – membranoproliferative Glomerulonephritis – gemischte Kryoglobulinämien ▪ rapid progressive Glomerulonephritiden ▪ Vaskulitiden

6.2 Glomerulopathien mit überwiegend nephrotischem Syndrom

Allgemein gültige Prinzipien zu Diagnostik und Therapie: Bei den im Folgenden aufgeführten Erkrankungsbildern ist es generell so, dass die Proteinurie mehr oder weniger stark ausgeprägt sein kann, aber nur beim Zusammentreffen mehrerer Kriterien vom nephrotischen Syndrom gesprochen wird (vgl. S. 877). Ab einer Proteinurie von 3 g/d spricht man formal von einer „nephrotischen Proteinurie". Bei sehr schwerer Proteinurie kann es auch zu Aszites kommen.

Erhärtet sich in der Urineiweißanalyse der V. a. auf eine große, unselektive Proteinurie und sind gleichzeitig die Lipoproteine erhöht, sollte durch eine **24 h-Urinsammlung** die Diagnose eines nephrotischen Syndroms gesichert werden. Das **Serumkreatinin** ist häufig normal ($\rightarrow$ eGFR nur geringfügig eingeschränkt).

▶ **Merke:** Grundsätzlich ist der Beweis einer spezifischen Diagnose bei der gesamten Erkrankungsgruppe der Glomerulopathien nur über die Biopsie möglich (Überlappungen sind möglich).

▶ **Merke:** Für alle nephrotischen Erkrankungen können therapeutisch grundsätzlich ACE-Hemmer oder AT_1-Rezeptoren-Blocker sowie ggf. Statine und Diuretika empfohlen werden.

6.2.1 Diabetische Nephropathie

▶ **Definition:** Unter diabetischer Nephropathie verstehen wir schwere pathologische Veränderungen der Glomeruli nach langem Diabetesverlauf, die von ausgeprägten vaskulären, tubulären und interstitiellen Schäden begleitet werden.

Eine diabetische Nephropathie findet sich bei Diabetes mellitus Typ 1 und 2. Die natürliche Entwicklung einer Nephropathie ließ sich für Diabetes mellitus Typ 1 erheblich besser erforschen, da der Beginn der Krankheit im Gegensatz zu Diabetes Typ 2 genau bestimmt werden kann.

▶ **Merke:** Eine diabetische Nephropathie bei Typ-1-Diabetes kann typischerweise 10–15 Jahre nach Erstdiagnose der Grunderkrankung beobachtet werden. Wenn nach 20–25 Jahren Erkrankungsdauer noch keine Proteinurie aufgetreten ist besteht nur noch ein verschwindend geringes Risiko für eine diabetische Nephropathie.

Epidemiologie: In Europa wird die **Prävalenz** der progressiven Niereninsuffizienz für Diabetes mellitus Typ 2 etwas geringer angenommen als für den Typ 1. Momentan kann man davon ausgehen, dass **35 % der Typ-1-Diabetiker** und **25 % der Typ-2-Diabetiker** eine diabetische Nephropathie entwickeln. Höher ist der Anteil unter den Patienten, bei denen es trotz therapeutischer Maßnahmen nicht frühzeitig gelingt, eine Mikroalbuminurie zu senken.

Ätiopathogenese: An der Entwicklung einer Nephropathie bei Diabetes mellitus sind verschiedene Faktoren beteiligt.
Albuminurie und Proteinurie als wesentliche Kennzeichen der diabetischen Nephropathie entstehen, wenn es zu **Gefäßschäden** kommt. Diese Veränderungen betreffen aber nicht nur die Nieren-, sondern alle Gefäße des Organismus (s. S. 674).
50 % aller Patienten, die an Diabetes Typ 1 leiden, weisen in den ersten 5 Jahren der Erkrankung eine bis zu 50 % **erhöhte glomeruläre Filtrationsrate** (GFR) auf. Diese Patienten mit **intraglomerulärer Druckerhöhung** werden eher eine diabetische Nephropathie entwickeln. Schon früh kommt es dabei zu **glomerulärer Hypertrophie** und Nierenvergrößerung. Die Hyperfiltration bei Diabetes Typ 2 ist bei entsprechenden Patienten zumeist geringer ausgeprägt, da die

6.2 Glomerulopathien mit überwiegend nephrotischem Syndrom

Allgemein gültige Prinzipien zu Diagnostik und Therapie: Das nephrotische Syndrom wird über mehrere Kriterien definiert (vgl. S. 877). Ab einem Wert von 3 g/d liegt eine „nephrotische Proteinurie" vor.

Bei V. a. auf unselektive Proteinurie mit erhöhten Lipoproteinen, sollte eine **24 h-Urinsammlung** erfolgen. Das **Serumkreatinin** ist oft normal.

◀ Merke

◀ Merke

6.2.1 Diabetische Nephropathie

◀ Definition

Eine diabetische Nephropathie findet sich bei Diabetes Typ 1 und Typ 2.

◀ Merke

Epidemiologie: Man geht davon aus, dass Diabetiker in **35 % (Typ 1)** bzw. **25 % (Typ 2)** eine diabetische Nephropathie entwickeln.

Ätiopathogenese: Die Genese der diabetischen Nephropathie ist multifaktoriell.

Albuminurie und Proteinurie entstehen durch **Gefäßschäden**. Diese treten im ganzen Körper auf (s. S. 674).

50 % aller Typ-1-Diabetiker weisen eine **erhöhte GFR** auf. Die **intraglomeruläre Druckerhöhung** begünstigt eine diabetische Nephropathie mit **glomerulärer Hypertrophie** und Nierenvergrößerung. Die Hyperfiltration bei Typ 2 ist geringer ausgeprägt.

Glomeruäre Hypertrophie und Hyperfiltration hängen von **vermehrter RAAS-Aktivität** ab. AT II erhöht den intraglomerulären Druck und induziert entzündliche Prozesse in den Glomeruli (s. S. 855).

Betroffenen älter sind und somit schon oft an arteriosklerotischen Veränderungen leiden.

Sowohl Hypertrophie als auch Hyperfiltration der Glomeruli (nicht nur bei Diabetes mellitus) hängen mit hoher Wahrscheinlichkeit von **vermehrter Aktivität des RAAS** ab. Angiotensin II kann sowohl die intraglomeruläre Druckerhöhung beeinflussen, als auch entzündliche und fibrotische Prozesse in den hypertrophierenden Glomeruli induzieren. Die potenzielle Bedeutung intraglomerulärer Druckerhöhungen für die Pathogenese der diabetischen Nephropathie mag teilweise erklären, warum ein erhöhter Blutdruck ein wichtiger Risikofaktor für die Entwicklung einer diabetischen Nephropathie zu sein scheint (s. S. 855).

Vermutlich führt **Hyperglykämie** direkt zu Veränderungen des Mesangiums.

Es wird vermutet, dass die **Hyperglykämie** direkt zu pathologischen Veränderungen des glomerulären Mesangiums führen kann. Zudem dürften sich Mesangiumzellen vergrößern, da sie direkt Glukose aufnehmen.

Risikofaktoren:

Risikofaktoren: Einige Risikofaktoren wurden mittlerweile identifiziert, die mit höherer Wahrscheinlichkeit eine Nephropathieentwicklung bei diabetischen Patienten begünstigen:

Schlecht eingestellter Blutdruck verschlimmert Nephropathien bei Diabetes mellitus noch stärker als eine **schlechte Blutzuckerkontrolle**.

- **Schlecht eingestellter Blutdruck** verschlimmert Nephropathien bei Diabetes mellitus unabhängig von der Genese. Obgleich zu Recht vermutet werden kann, dass eine **schlechte Blutzuckerkontrolle** diabetische Nephropathien ungünstig beeinflusst, erwies sich der Einfluss erhöhten Blutdrucks in kontrollierten klinischen Studien als bedeutender.

Auch **Rauchen** und **Genetik** scheinen einen Einfluss zu haben.

- Auch **Rauchen** verschlechtert die diabetische Nephropathie.
- Weiterhin werden **genetische Einflüsse** vermutet.

▶ **Merke**

▶ **Merke:** Die genannten Faktoren nehmen zwar Einfluss auf das Risiko, bei Diabetes mellitus eine Nephropathie zu entwickeln, allerdings erlauben sie bisher nicht, das individuelle Risiko eines Patienten abzuschätzen.

Weitere Nierenerkrankungen bei Diabetes mellitus: s. S. 675.

Weitere Nierenerkrankungen bei Diabetes mellitus: Hin und wieder treten andere glomeruläre Nierenerkrankungen zur diabetischen Nephropathie hinzu. Beschrieben wurden zumeist membranöse Nephropathien und Minimal-Change-Glomerulonephritis (s. S. 675).

Nephro- und Retinopathie bei Diabetes mellitus: Patienten mit Nephropathie bei Diabetes Typ 1 haben immer auch Mikroangiopathien (Retino- und Neuropathie).

Nephro- und Retinopathie bei Diabetes mellitus: Patienten, die an Nephropathie bei Diabetes Typ 1 leiden, weisen immer Zeichen diabetischer Mikroangiopathien wie Retinopathie und Neuropathie auf. Bei Diabetes mellitus Typ 2 ist dieser Zusammenhang weniger eindeutig.

Klinik: Albuminurie und Proteinurie sind frühe Zeichen der diabetischen Nephropathie. **Ödeme** und **schäumender Urin** weisen auf eine fortgeschrittene Nephropathie hin. Zu weiteren Symptomen s. S. 877.

Klinik: Die **Albuminurie** und **Proteinurie** erweisen sich als früheste Hinweise der renalen Schädigung, lange bevor andere klinische Zeichen einer diabetischen Nephropathie offensichtlich werden. Treten bei Diabetes mellitus Symptome wie **Ödeme** und **schäumender Urin** als Ausdruck schwerer Proteinurien auf, muss angenommen werden, dass die Nephropathie schon fortgeschritten ist. Zu weiteren möglichen Symptomen bei nephrotischem Syndrom s. S. 877.

Diagnostik: Bei Diabetikern sollte regelmäßig **Albumin im Urin** bestimmt werden.

Diagnostik: Eine besondere Bedeutung kommt der regelmäßigen Bestimmung des **Albumins im Urin** bei Diabetikern zu, v. a. da andere strukturelle und funktionelle Veränderungen der Nieren (s. u.) häufig anfänglich übersehen werden.

▶ **Merke**

▶ **Merke:** Die **Frühdiagnose einer Proteinurie** hat sich in allen Studien der letzten Jahre als außerordentlich wichtig herausstellt – nicht nur für die renale, sondern auch für die generelle kardiovaskuläre Prognose. Daher sollte bei allen Patienten mit Diabetes mellitus (v. a. bei Typ 2, dessen Beginn nicht genau bestimmbar bleibt) in regelmäßigen Abständen nach einer Mikroalbuminurie gesucht werden.

Der Grad der Nephropathie wird über Albumin i. U. bestimmt (s. Tab. **G-1.8**, S. 676). Eine geringe Albuminurie beweist eine Nierenschädigung (s. S. 676).

Anhand der Albuminausscheidung im Urin und der Kreatininclearance lässt sich der Schweregrad der diabetischen Nephropathie bestimmen (Stadieneinteilung s. Tab. **G-1.8**, S. 676). Eine geringfügig erhöhte Albuminausscheidung beweist bereits eine Nierenschädigung – auch wenn die GFR noch normal ist (s. S. 676)!

Eine Mikroalbuminurie ist Zeichen einer Mikroangiopathie, die auch Ursache einer Retinopathie sein kann, daher sollte sich bei Nachweis einer Mikroalbuminurie immer eine **augenärztliche Untersuchung** anschließen (auch um hypertensive Schäden am Augenhintergrund zu beurteilen).

In der **Sonographie** lassen sich eher **vergrößerte Nieren** nachweisen, wohingegen sich die Nieren im Rahmen anderer Erkrankungen mit vergleichbarer Funktionseinbuße eher als bereits geschrumpft erweisen. Ein Patient mit Diabetes mellitus mit arterieller Hypertonie und Niereninsuffizienz Grad II–IV leidet wahrscheinlich nicht an einer diabetischen Nephropathie, wenn die Nieren sonographisch verkleinert ausgemessen werden. In diesem Fall ist eine hypertensive Nephrosklerose wahrscheinlicher.

Histologie: Erste Veränderungen im Gewebeschnitt lassen sich bei vielen Patienten schon nachweisen, bevor es zur Mikroalbuminurie kommt.
Drei **pathologische Hauptschäden** an den Glomeruli lassen sich beobachten:
1. Expansion des Mesangiums
2. Verdickung der glomerulären Basalmembran
3. glomeruläre Sklerose.
Die glomeruläre Sklerose – oft mit nodulärem Erscheinungsbild (**Nephropathie Kimmelstiel-Wilson**, Abb. I-6.1) – ist mitverantwortlich dafür, dass die Größe der Nieren bei diabetischer Nephropathie zunächst trotz Funktionsverlust zunimmt (s. o.). Eine noduläre Glomerulosklerose kommt auch bei anderen Erkrankungen wie Amyloidose vor (s. S. 908).

Therapie: Sobald Zeichen einer diabetischen Nephropathie diagnostiziert worden sind, muss unabhängig vom vorliegenden Stadium mit einer **aggressiven Blutdrucksenkung** begonnen werden (Ziel bei Diabetes mellitus Typ 2: < 130/80 mmHg). Dazu sollten Hemmstoffe von Angiotensin II wie ACE-Hemmer und AT_1-Rezeptoren-Blocker verwendet werden, sie reichen aber oft nicht aus, den Blutdruck angemessen zu senken. Unter der antihypertensiven Therapie sollte das Ausmaß der Proteinurie regelmäßig kontrolliert werden (s. S. 676). Auch andere kardiovaskuläre Risikofaktoren sollten minimiert werden.

Verlauf und Prognose: Im Mittel kann man heute davon ausgehen dass etwa 2–8 % der Typ-1-Diabetiker – unter optimaler Therapie- eine terminale Niereninsuffizienz erleiden. Beim Typ-2-Diabetiker finden sich diesbezüglich sehr unterschiedliche Angaben.

Bei Mikroalbuminurie sollte eine **augenärztliche Untersuchung** erfolgen.

Sonographisch zeigen sich im Gegensatz zu anderen Nierenerkrankungen mit vergleichbarer Funktionseinbuße eher **vergrößerte Nieren**.

Histologie: Es zeigen sich:
1. Expansion des Mesangiums
2. Verdickung der glomerulären Basalmembran
3. glomeruläre Sklerose.
Die oft noduläre glomeruläre Sklerose (**Nephropathie Kimmelstiel-Wilson**) führt zur Größenzunahme der Nieren und kommt auch bei anderen Erkrankungen wie Amyloidose vor (s. S. 908).

Therapie: Stadienunabhängig muss mit einer **aggressiven Blutdrucksenkung** mit ACE-Hemmern und AT_1-Rezeptoren-Blocker begonnen und regelmäßig die Proteinurie kontrolliert werden (s. S. 676).

Verlauf und Prognose: 2–8 % der Typ-1-Diabetiker erleiden trotz Therapie eine terminale Niereninsuffizienz.

 I-6.1 | Diabetische Nephropathie

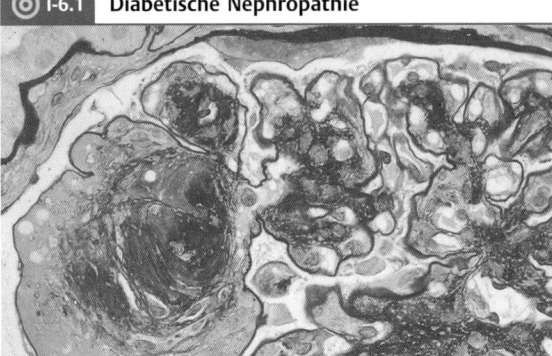

Diffuse und noduläre Glomerulosklerose (Kimmelstiel-Wilson) bei einem Patienten mit Diabetes mellitus Typ 2 (PAS-Färbung).

Das kardiovaskuläre Risiko ist von der initialen Proteinurie-Senkung abhängig.

Nicht nur die Progression der renalen Schädigung, sondern auch das weitere kardiovaskuläre Risiko ist abhängig vom Ausmaß der initialen Proteinurie-Senkung: Die kardiovaskuläre Mortalität ist bei Diabetes mellitus schon ohne Proteinurie erhöht, mit Proteinurie aber um ein Vielfaches.

6.2.2 Membranöse Glomerulonephritis

6.2.2 Membranöse Glomerulonephritis

▶ **Synonym**

▶ **Synonym:** Membranöse Nephropathie

▶ **Merke**

▶ **Merke:** Die membranöse Glomerulonephritis (GN) gilt als die häufigste primäre Ursache eines nephrotischen Syndroms im Erwachsenenalter, wenn nicht eine andere auslösende Erkrankung wie z. B. der Diabetes mellitus vorliegt (30–50 % der Fälle).

Ätiopathogenese: Nur in ⅓ der Fälle können auslösende Ursachen gefunden zugeordnet werden (Tab. **I-6.2**). Am häufigsten ist eine sekundäre membranöse GN bei Tumoren.

Ätiopathogenese: In ⅔ der Fälle lässt sich keine Ursache für die Erkrankung finden (idiopathisch), während ⅓ auslösenden Ursachen zugeordnet werden kann (Tab. **I-6.2**). Am häufigsten findet sich eine sekundäre membranöse GN bei Tumoren (Ausnahme: Lymphome, die eher mit einer Minimal-Change-Nephritis einhergehen). Die Erkrankung kann auch bei Nierentransplantierten im neuen Organ auftreten sowie eine diabetische Nephropathie komplizieren.

Genetisch spielt das Auftreten von HLA-DR3/B8 und -B18 eine Rolle.

Genetisch scheint die membranöse GN mit erhöhtem Auftreten in der Frequenz von HLA-DR3/B8, HLA-DR3/B18 Haplotypen einherzugehen.

Charakteristisch sind **subepitheliale Ablagerungen** an Glomeruluskapillaren, die zur **Störung der podozytären Schrankenfunktion** mit nephrotischem Syndrom führen. Es handelt sich um **Antigen-Antikörper**-Reaktionen in den Glomeruluskapillaren.

Charakteristische pathologische Veränderungen bei membranöser GN sind **subepitheliale Ablagerungen** an den Glomeruluskapillaren, die zu einer **Störung der podozytären Schrankenfunktion** mit schwerer Proteinurie mit nephrotischem Syndrom führen. Dabei reagieren wahrscheinlich zirkulierende Antigene mit einem **Antikörper**, der bereits in den Wänden der Glomeruluskapillaren zu finden ist. Als **Antigene** kommen dabei sowohl das renale tubuläre epitheliale Antigen aus dem Bürstensaum des proximalen Tubulus als auch andere extrarenale wahrscheinlich hauptsächlich kationische Antigene infrage.

☰ I-6.2	Ätiologie der membranösen Glomerulonephritis	
endogenes Antigen	**exogenes Antigen**	**auslösender Faktor unbekannt**
• DNA (Lupus erythematodes) • Tumoren • Thyreoglobulin (Morbus Basedow, Hashimoto) • chronische Transplantatrejektion (= alternativ chronische Transplantatabstoßung)	• Infektionen (HIV, Hepatitis B und C, Lues, Echinokokken) • Medikamente und chemische Schadstoffe (Captopril, Gold, Penicillamin, Quecksilber)	• idiopathische membranöse Gomerulonephritis • Aufpropfung anderer Glomerulopathien • rheumatoide Arthritis • Sarkoidose

Klinik: Hauptsymptome sind Ödeme; 80 % der Patienten leiden an einem nephrotischen Syndrom (s. S. 877). Ein Drittel der Patienten erkrankt an arterieller Hypertonie.

Klinik: Hauptsymptom sind ausgeprägte Ödeme. Bis zu 80 % der Patienten leiden an einem nephrotischen Syndrom (s. S. 877). Ein Drittel der Patienten erkrankt an arterieller Hypertonie, die fast immer symptomlos verläuft. Bei sekundärer membranöser GN wird das klinische Bild zusätzlich durch die Grunderkrankung geprägt.

Diagnostik: Anamnestisch werden Begleiterkrankungen eruiert. **Urinstatus und -sediment** zeigen eine Proteinurie und evtl. dysmorphe Erythrozyten und Akanthozyten, aber keine Erythrozytenzylinder.

Diagnostik: Anamnestisch wissen die Patienten meist nur von zunehmenden Ödemen zu berichten. Wichtige Hinweise kann die Frage nach den o. g. ursächlichen bzw. begleitenden Erkrankungen erbringen. Im **Urinstatus und -sediment** finden sich Hinweise auf eine schwere Proteinurie. Ggf. finden sich dysmorphe Erythrozyten und Akanthozyten; Eythrozytenzylinder sind normalerweise nicht zu sehen. Nur bei SLE ist das Serumkomplement erniedrigt.

Die endgültige Diagnose ist nur über die **Nierenbiopsie** möglich. Bei sekundären Formen im Rahmen von Tumorleiden ist die Neoplasie meist vorbekannt.

Die endgültige Diagnose einer membranösen GN ist nur über eine **Nierenbiopsie** möglich. Bei sekundären Formen im Rahmen von Tumorleiden ist die Neoplasie meist vorbekannt. Nur knapp 2 % aller Patienten mit nephrotischem Syndrom bei membranöser GN leiden an einer okkulten malignen Erkrankung. Daher ist eine ausgedehnte Tumorsuche nur bei entsprechenden Verdachtsmomenten (Gewichtsverlust, unklarer Anämie, positivem Hämokult) indiziert.

(©) I-6.2

I-6.2   **Membranöse Glomerulonephritis**

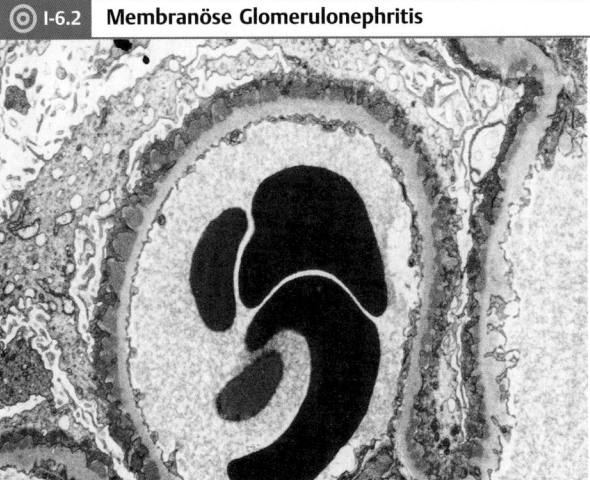

An den glomerulären Kapillaren sind elektronenmikroskopisch perlschnurartig abgelagerte, teilweise von Basalmembranmatrix umgebene, elektronendichte subepitheliale Deposits nachweisbar.

Histologie: Lichtmikroskopisch findet sich eine gleichmäßige Verdickung der glomerulären Basalmembran. Über bestimmte Färbungen (Fuchsin, Immunfluoreszenz gegen IgG in den Ablagerungen), aber auch elektronenmikroskopisch lassen sich **subepitheliale Deposits** sichtbar machen (Abb. **I-6.2**).

Therapie, Verlauf und Prognose: Neben den allgemeinen symptomatischen Maßnahmen bei Erkrankungen mit nephrotischem Syndrom (s. o.) sollte sich die Therapie am jeweiligen Risiko des einzelnen Patienten orientieren. Bei den **sekundären Formen** liegt das Hauptaugenmerk auf der Behandlung der Grunderkrankung. Die Therapie mit einem ACE-Hemmer ist unverzichtbar; manchmal werden auch Statine und Diuretika gegeben. Bei schweren Verlaufsformen muss eine Antikoagulation erwogen werden. Bei der **idiopathischen Form** ist in Anbetracht der Toxizität **immunsuppressiver Therapieschemata** daran zu denken, dass es immerhin bei 5–30 % der Patienten zu einer Spontanremission der Erkrankung kommen kann.

Patienten mit **asymptomatischer, nichtnephrotischer Proteinurie** (< 3 g/d) sollten nicht immunsuppressiv therapiert werden. Ein regelmäßiges Monitoring ist aber notwendig.

Auch Patienten mit **nephrotischer Proteinurie**, die **asymptomatisch** sind oder deren Ödembildung mit Diuretika gut kontrollierbar ist, sollten zunächst beobachtet werden, da auch bei diesen in höherem Anteil eine Spontan-Remission binnen 3–4 Jahren eintreten kann (v. a. bei Frauen, Kindern und jungen Erwachsenen mit normalem Kreatinin).

Eine hochdosierte Steroidtherapie (Prednison 100–150 mg/d), ist deutlich schlechter wirksam als die Kombination von Steroiden mit anderen zytotoxischen Substanzen: Folgende **Therapieschemata** sind für Hochrisikopatienten etabliert:

- abwechselnd monatliche Behandlung mit Prednison (0,5 mg/kg/d) und Chlorambucil (0,2 mg/kg/d) für 6 Monate (nach Ponticelli)
- Cyclophosphamid (1,5 mg/kg/d) plus 60–100mg Prednison jeden 2. Tag für 12 Monate
- Cyclophosphamid (1,5 mg/kg/d) plus Warfarin plus Dipyridamol für 2 Jahre.

Therapiealternativen: Cyclosporin, intravenöse Immunglobuline, Mycophenolat, Rituximab, Tacrolimus und Azathioprin.

Eine unbehandelte membranöse GN führt nach 5–10 Jahren bei 25 % der Patienten zu Dialysepflichtigkeit, bei weiteren 25 % ist die Krankheit in Remission (kann aber wieder aufflammen), die übrigen Patienten leiden an unterschiedlich stark ausgeprägter Proteinurie mit und ohne nephrotischem Syndrom. Das Ausmaß der interstitiellen Fibrose korreliert mit der Prognose, wie bei anderen glomerulären Erkrankungen auch. Bei sekundären membranösen Glomerulonephritiden bestimmt die Grundkrankheit die Gesamtprognose.

Histologie: Bestimmte Färbungen und elektronenmikroskopische Aufnahmen machen **subepitheliale Deposits** der verdickten GBM sichtbar (Abb. **I-6.2**).

Therapie, Verlauf und Prognose: Bei **sekundären Formen** wird zuächst die Grunderkrankung behandelt. ACE-Hemmer, Statine und Diuretika kommen zum Einsatz. Bei schweren Verläufen wird ggf. antikoaguliert. Bei **immunsuppressiver Therapie** muss bedacht werden, dass es bei der **idiopathischen Form** in 5–30 % zur Spontanremission kommt.

Eine **asymptomatische, nichtnephrotische Proteinurie** < 3 g/d wird nicht immunsuppressiv behandelt.

Asymptomatische Patienten mit **nephrotischer Proteinurie** sollten zunächst beobachtet werden, da häufig eine Spontan-Remission eintreten kann.

Etablierte **Therapieschemata:**
- monatlich abwechselnd Prednison und Chlorambucil (6 Monate)
- Cyclophosphamid plus Prednison jeden 2. Tag (12 Monate)
- Cyclophosphamid plus Warfarin plus Dipyridamol (2 Jahre).

Eine unbehandelte membranöse GN führt nach 5–10 Jahren bei 25 % der Patienten zu Dialysepflichtigkeit. Bei sekundären membranösen Glomerulonephritiden bestimmt die Grundkrankheit die Gesamtprognose.

6.2.3 Minimal-Change-Glomerulonephritis

▶ Merke

6.2.3 Minimal-Change-Glomerulonephritis

▶ **Merke:** Diese Erkrankung wird als Hauptursache des nephrotischen Syndroms bei Kindern angesehen. Unter Erwachsenen aller Altergruppen lässt sich bei 10 % der Patienten mit nephrotischem Syndrom diese Erkrankung diagnostizieren.

Ätiopathogenese: Meist ist die Minimal-Change-GN **idiopathisch**, sekundär tritt sie bei **Hodgkin-Lymphomen**, interstitielle Nephritis durch **NSAID** und **Lithium-** oder **Gold**-Einnahme auf.

Ätiopathogenese: Meist ist die Minimal-Change-GN **idiopathisch**, jedoch kann sie auch sekundär auftreten, besonders bei **Hodgkin-Lymphomen**. Beide Erkrankungen treten dann meist innerhalb weniger Monate auf. Erfolgreiche Behandlung des Lymphoms bessert auch die Glomerulonephritis. **NSAID** rufen meist eine interstitielle Nephritis hervor, die aber manchmal mit einer Minimal-Change-GN zusammen vorkommt. Tritt die Erkrankung unter Therapie mit **Lithium** oder **Gold** auf, ist sie nach Absetzen der Medikamente reversibel.

Besonders bei Asiaten wurden bei Minimal-Change-Erkrankten vereinzelt mesangiale Ablagerungen von IgA und vereinzelt auch minimale mesangiale Proliferation beobachtet.

Es kommt zur großen Proteinurie. Möglicherweise führen **Lymphokine** aus **T-Lymphozyten** zur Podozytenschädigung. Alternativ werden **Immunkomplexe** als Ursache vermutet.

Es kommt zu einer Schädigung der Podozyten (klinisch: große Proteinurie). Der die Podozyten schädigende Mechanismus ist noch nicht abschließend geklärt. Eine Theorie ist, dass ein **Defekt der T-Lymphozyten** zur Freisetzung von **Lymphokinen** mit der Folge einer Schädigung von Podozyten oder sogar der Basalmembran der Glomeruluskapillare führt. Alternativ vermuteten manche Autoren **Immunkomplexe** als Ursache dieser Glomerulonephritis.

Klinik: Hauptsymptom sind ausgeprägte, akut auftretende Ödeme (auch periorbital und Aszites). Eine arterielle Hypertonie kann auftreten.

Klinik: Hauptsymptom sind (wie bei der membranösen GN) ausgeprägte Ödeme, die akut auftreten. Bei sehr schwerer Proteinurie können periorbitale Ödeme (verminderter onkotischer Druck) und Aszites auftreten. Bei ⅓ der erwachsenen Patienten findet sich eine arterielle Hypertonie.

Diagnostik: Anamnestisch sind Ursachen wie Atemwegsinfektionen zu erfragen. Im **Urinsediment** finden sich meist keine Zellen. Relativ spezifisch ist der Nachweis einer selektiven Albuminurie. Diagnosesichernd ist die **Nierenbiopsie** (s. S. 873).

Diagnostik: Anamnestisch sind Hinweise auf mögliche ursächliche Faktoren zu erfragen (häufig nach Virusinfektion der oberen Atemwege). Im **Urinsediment** finden sich meistens keine Zellen, manchmal hyaline Zylinder (unspezifischer Befund, der sich bei allen GN mit nephrotischem Ödem findet). Relativ spezifisch für die Minimal-Change-GN ist aber der Nachweis eine hochselektiven glomerulären Proteinurie (Albumin). Die Diagnose kann nur durch die **Nierenbiopsie** gesichert werden (s. S. 873).

Histologie: Elektronenmikroskopisch ist die Verschmelzung der Podozytenfortsätze nachweisbar (Abb. **I-6.3**).

Histologie: Lichtmikroskopisch lassen sich keine spezifischen Veränderungen nachweisen. Nur elektronenmikroskopisch ist die Verschmelzung der Podozytenfortsätze nachweisbar (Abb. **I-6.3**).

◉ I-6.3   **Minimal-Change-Glomerulonephritis**

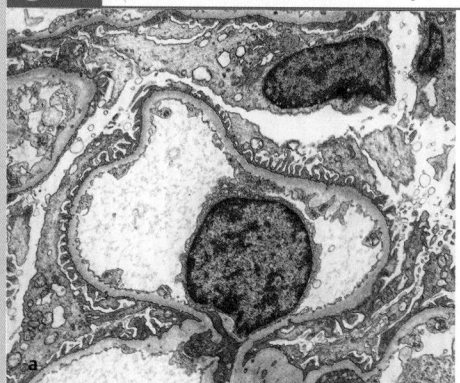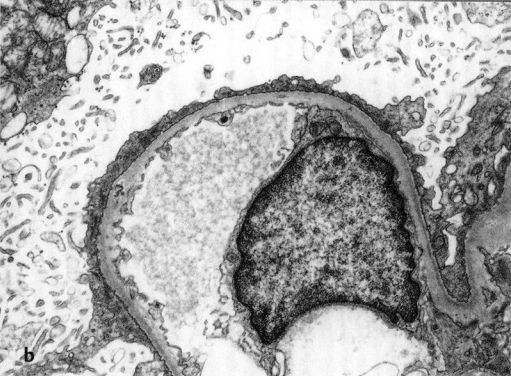

Elektronenmikroskopisches Bild histologischer Glomeruluspräparate.

a Normalbefund epithelialer Podozyten: Die separierten Fußfortsätze sind eindeutig zu erkennen.
b Minimal-Change-Glomerulonephritis: Pathognomonisch sind die verschmolzenen Fortsätze der Podozyten.

Differenzialdiagnose: Da auch die fokal segmentale Glomerulosklerose mit Verschmelzung von Podozytenfortsätzen und großer Proteinurie einhergeht, ist auf die differenzialdiagnostische Abgrenzung gegenüber dieser Erkrankung besonders zu achten, was manchmal erst durch wiederholte Biopsie gelingt (s. u.).

Therapie: Therapie der ersten Wahl sind **Glukokortikoide** (Prednison 1 mg/ kg/d, mit langsamer Dosis-Reduktion über Wochen). Diese Behandlung führt in etwa 90 % zu einer kompletten Remission der Proteinurie. Die Rückfallrate ist bei Erwachsenen sehr hoch (> 50 %). Bei Patienten mit häufigem Rückfall oder bei denen, die unter Steroidtherapie zu Rückfällen neigen, kann eine Kombinationstherapie mit **Cyclosporin** oder **Cyclophosphamid** erwogen werden. Auch ist bei diesen Patienten die Gabe eines ACE-Hemmers oder AT_1-Rezeptoren-Blockers immer indiziert, ggf. in Kombination mit einem Statin und Diuretikum.

Prognose: Die Minimal-Change-GN führt im Allgemeinen nicht zur chronischen Niereninsuffizienz mit terminalem Nierenversagen. Bei Erwachsenen besteht die Tendenz zu einer spontanen Remission innerhalb von 4 Jahren. Sollte eine weitere Nierenfunktionsverschlechterung auftreten, muss manchmal erneut biopsiert werden.

6.2.4 Fokal segmentale Glomerulosklerose (FSGS)

Epidemiologie: Die FSGS ist die dritthäufigste glomeruläre Erkrankung, die sich klinisch über ein nephrotisches Syndrom bemerkbar macht. Die meisten Fälle treten vor dem 50. Lebensjahr auf.

Ätiopathogenese: Meistens tritt die FSGS **idiopathisch** auf, in manchen Fällen lässt sich aber auch bei dieser glomerulären Erkrankung eine Ursache finden. Bei 10–15 % aller **AIDS**-Patienten entwickelt sich ein nephrotisches Syndrom mit FSGS. Die FSGS kann mit **Lymphomen** assoziiert sein. Bei **chronischer Transplantatabstoßung** entwickeln sich Gefäßschäden in der transplantierten Niere, die mit regionalen Durchblutungsstörungen einhergehen und eine FSGS auslösen können. Eine seltene Begleiterkrankung scheint die FSGS bei schwerer **Adipositas** zu sein, die zu einer Zunahme der GFR führt, sodass hier wahrscheinlich hämodynamisch verursachte Schädigungen der Glomeruli eine Rolle spielen. Auch **Heroin** wurde als Auslöser beschrieben.
Die Pathogenese ist nicht vollständig geklärt. Es zeigen sich aber Ähnlichkeiten zur Minimal-Change-Glomerulopathie: T-Zellen, die **Lymphokine** sezernieren, oder **Immunkomplexe** werden für den Krankheitsausbruch verantwortlich gemacht. Die initiale Schädigung betrifft auch hier die Podozyten.

Klinik: Je nach Ausprägung der Proteinurie zeigen die Patienten Ödeme, sind sonst jedoch klinisch eher unauffällig, sofern nicht Symptome einer fortgeschrittenen Nierenerkrankung oder einer assoziierten Erkrankung (AIDS, Lymphom) hinzukommen.

Diagnostik: In der **Anamnese** lassen sich immer wieder vorausgehende Erkrankungen der oberen Luftwege eruieren. Die FSGS kann erstmalig in der Schwangerschaft auftreten oder sich während einer Schwangerschaft verschlimmern. Bei Patienten, die an einer bioptisch gesicherten Minimal-Change-GN leiden, kann eine spät einsetzende Kortisonresistenz als Hinweis auf eine FSGS gewertet werden.
Die **Urindiagnostik** zeigt eine Proteinurie, die meist im nephrotischen Bereich liegt, manchmal aber auch geringer ausfallen kann. Eine Hämaturie, die hin und wieder auch makroskopisch imponiert, sowie eine geringe bis mittelschwere **Nierenfunktionseinschränkung** und **arterielle Hypertonie** sind bei mehr als der Hälfte der Patienten zu finden. Auch diese Glomerulonephritis lässt sich nur über eine **Nierenbiopsie** nachweisen (s. S. 873).

Differenzialdiagnostisch ist auf die Abgrenzung zur fokal segmentalen Glomerulosklerose zu achten (s. u.).

Therapie: Therapie der 1. Wahl sind **Glukokortikoide**, (in ca. 90 % komplette Remission). Die Rückfallrate ist bei Erwachsenen sehr hoch. Dann kann eine **Cyclosporin-** oder **Cyclophosphamidtherapie** erwogen werden. ACE-Hemmer oder AT_1-Rezeptoren-Blocker sind in diesen Fällen immer indiziert.

Prognose: I. d. R. kommt es nicht zur CNI mit terminalem Nierenversagen. Bei Erwachsenen besteht die Tendenz zur Spontanremission innerhalb von 4 Jahren.

6.2.4 Fokal segmentale Glomerulosklerose (FSGS)

Epidemiologie: Die FSGS ist die dritthäufigste glomeruläre Erkrankung mit nephrotischem Syndrom. Sie tritt meist vor dem 50. Lj. auf.
Ätiopathogenese: Meist ist die FSGS **idiopathisch**.

AIDS, Lymphome und **chronische Transplantatabstoßung** können mit FSGS einhergehen. Seltener können eine schwere **Adipositas** oder **Heroin**konsum assoziiert sein.

Die Pathogenese ist nicht völlständig geklärt. Podozytenschäden durch **Lymphokine** oder **Immunkomplexe** werden diskutiert.

Klinik: Die Patienten können Ödeme entwickeln, sind sonst jedoch klinisch eher unauffällig.

Diagnostik: In der **Anamnese** wird nach vorausgegangenen Atemwegsinfekten und Schwangerschaft gefragt.

Die **Urindiagnostik** zeigt eine Proteinurie. Hämaturie, **Nierenfunktionseinschränkung** und **arterielle Hypertonie** sind sehr oft zu finden. Den Nachweis bringt die **Nierenbiopsie** (s. S. 873).

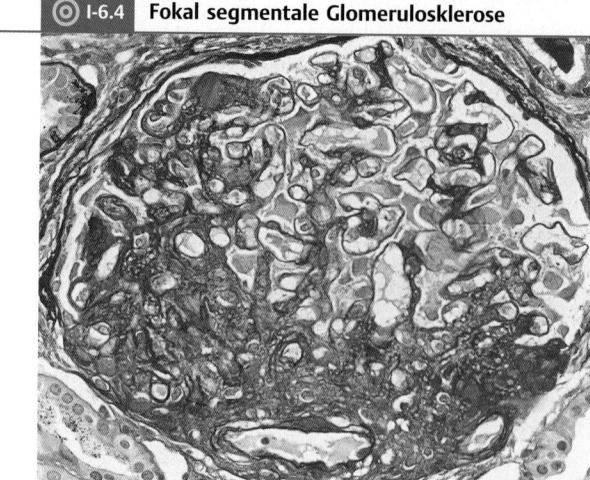

I-6.4 Fokal segmentale Glomerulosklerose

PAS-Färbung eines Glomerulus mit fokaler Sklerose (fibrotische Sklerosierung eines Schlingensegmentes).

Histologie: Fokal zeigt sich eine **mesangiale Sklerosierung**. Die Glomeruluskapillaren können **segmental** angegriffen sein (Abb. **I-6.4**). Elektronenmikroskopisch sind die **Podozytenfortsätze diffus fusioniert.**

Histologie: Lichtmikroskopisch zeigt sich in einigen, aber nicht allen Glomeruli (→ „**fokal**") eine **mesangiale Sklerosierung** mit kollabierenden Schlingen der Glomeruluskapillare. Es können nur manche Anteile der Glomeruluskapillare angegriffen (→ „**segmental**", Abb. **I-6.4**) oder das gesamte Glomerulus betroffen sein. Wie bei der Minimal-Change-GN sind elektronenmikroskopisch **Fusionen der Podozytenfortsätze** an allen Glomeruli zu sehen (FSGS ist daher von Anfang an eine **diffuse** Nierenerkrankung, auch wenn Sklerosierungen lichtmikroskopisch nur bestimmte Glomeruli betreffen).

▶ **Merke**

▶ **Merke:** Da zu Beginn der Erkrankung nur wenige Glomeruli segmentale Sklerosen zeigen, die zumeist juxtamedullär und nicht kortikal liegen, kann es sein, dass zu diesem Zeitpunkt in der Biopsie noch keine Sklerosierungen zu sehen sind und die Diagnose einer Minimal-Change-GN gestellt wird, obwohl schon eine FSGS vorliegt.

Therapie: Bei sekundärer FSGS wird die Grunderkrankung therapiert. ACE-Hemmer oder AT$_1$-Rezeptoren-Blocker und ggf. Statine und Diuretika sind indiziert. Zur **Immunsuppression** werden Glukokortikoide gegeben, evtl. auch Zytostatika. Die **Plasmapherese-Behandlung** kann bei Transplantationspatienten eingesetzt werden.

Therapie: Bei den sekundären Formen steht die Behandlung der Grunderkrankung im Vordergrund.
Weiterhin sind ACE-Hemmer oder AT$_1$-Rezeptoren-Blocker indiziert. Auch Statine und Diuretika können angezeigt sein. Bei den **immunsuppressiven** Therapien stehen Glukokortikoide an erster Stelle (Prednison 1 mg/kg/d). Des Weiteren werden Cyclosporin, Tacrolimus, Mycophenolat, aber auch zytotoxische Substanzen wie Cyclophasphamid verschrieben. Sirolimus wurde erfolgreich in Einzelfällen eingesetzt. Als Besonderheit ist die **Plasmapherese-Behandlung** bei Patienten zu erwähnen, die eine Rezidiv-FSGS im Nierentransplantat erleiden.

Prognose: Nach 1–20 Jahren kommt es meist zur terminalen Niereninsuffizienz.

Prognose: Bei den meisten Patienten kommt es nach sehr variablen Zeitspannen von 1–20 Jahren zur terminalen Niereninsuffizienz. Der Verlauf erweist sich als besonders ungünstig bei Patienten mit einer nicht nephrotischen (!) Proteinurie sowie einer anfänglich bestehenden Minimal-Change-GN, die zunächst auf Kortikoide reagierte.

6.2.5 Amyloidose und Leichtkettenablagerung

6.2.5 Amyloidose und Leichtkettenablagerung

▶ **Definition**

▶ **Definition:** Die **Amyloidose** ist durch **systemische oder lokalisierte Ablagerung fibrillärer Proteine** mit typischer β-Faltblattstruktur (Amyloidfibrillen) in der Bindegewebsgrundsubstanz gekennzeichnet. Die **Light Chain Deposition Disease** (**LCDD**) hat eine ähnliche Pathogenese wie die primäre Amyloidose, jedoch degenerieren die abnormalen Proteine *nicht* zu Amyloidfibrillen mit β-Faltblattstruktur, sondern es finden sich Leichtkettenbruchstücke. Diese und andere nichtamyloidotische fibrilläre Glomerulopathien sollen im Rahmen dieses Buches aufgrund ihrer relativen Seltenheit nur gestreift werden.

Patienten, die an primärer oder sekundärer Amyloidose leiden, zeigen zu 90 % eine Nierenbeteiligung. Die Nierenbeteiligung bei LCDD liegt bei 100 %, extrarenale Ablagerungen finden sich meist erst in der Autopsie in perivaskulären Zonen betroffener Organe.

Epidemiologie, Ätiopathogenese: Die Inzidenz der **systemischen Amyloidosen** beträgt etwa 1/100 000/Jahr und betrifft vorwiegend Patienten zwischen dem 60. und 70. Lebensjahr. Die **LCDD** und andere nichtamyloidotische fibrilläre Gomerulopathien sind ausgesprochen selten.

Beim Plasmozytom ist häufiger eine Verstopfung der Nierentubuli zu sehen als bei der Amyloidose, die eher zur renalen Fibrillenablagerung führt: Leichtkettenbruchstücke bilden in den Nierentubuli nicht so leicht obstruierende Konglomerate wie filtrierte vollständige Leichtketten beim Plasmozytom.

Die **sekundäre Amyloidose** entwickelt sich als Folge chronischer Entzündungskrankheiten wie rheumatoider Arthritis, bei einigen neoplastischen Erkrankungen (v. a. Nierenzellkarzinome und Morbus Hodgkin), Morbus Crohn, Osteomyelitis, Bronchiektasien und familiärem Mittelmeerfieber.

Bei chronischen Entzündungskrankheiten setzen aktivierte Makrophagen eine Substanz frei, die in der Leber zur Bildung eines Akute-Phase-Proteins (**SAA** = Serum-Amyloid-A-Protein) führt. Zirkulierende Makrophagen nehmen SAA auf, um es in kleinere Bestandteile (**SA**-Protein) zu zerlegen.

Bei terminal niereninsuffizienten Dialysepatienten kann es durch die Akkumulation von β_2-Mikroglobulin zur Bildung von Amyloidfibrillen in praktisch allen Organen und Geweben kommen (**β_2-Mikroglobulin-Amyloidose**). Klinisch im Vordergrund stehen Ablagerungen in Synovia und Knochen, es kommt zu Athralgien und Karpaltunnelsyndromen.

Neben Amyloid aus Leichtkettenmaterial (**AL-Amyloidose**) und dem Entzündungseiweiß SAA (**AA-Amyloidose**) kann auch verändertes Transthyretin/Präalbumin seine Tertiärstruktur verlieren und zu Amyloidablagerung führen. Bei verändertem TTR/Präalbumin (**AF-Amyloidose**) sehen wir das Bild einer autosomal-dominant vererbten Polyneuropathie, die in ¼ d. F. während des späteren Verlaufes der Erkrankung auch von einem nephrotischen Syndrom begleitet sein kann (Tab. **I-6.3**).

Insgesamt sind inzwischen mind. 25 unterschiedliche Precursor-Proteine, die Amyloid bilden können, beschrieben, deren detaillierte Abhandlung aber den Rahmen dieses Buches sprengen würde.

Klinik: Patienten mit Amyloidose stellen sich meist mit unspezifischen Symptomen wie Müdigkeit, Gewichtsverlust sowie bei Nierenbeteiligung mit Zeichen der Niereninsuffizienz mit oder ohne nephrotisches Syndrom vor. Sind andere Organe betroffen (Herz, Gastrointestinaltrakt, periphere Nerven, ZNS, muskoloskeletaler Befall, Lunge, Haut), kann das klinische Bild entsprechend variieren. Bei der LCDD steht die renale Beteilung im Vordergrund. Zusätzlich können Zeichen einer systemischen Beteiligung bestehen (s. u.) und bei sekundärer Amyloidose Symptome des betreffenden chronischen Grundleidens.

Eine Amyloidose geht fast immer mit Nierenbeteiligung einher.

Epidemiologie, Ätiopathogenese: Die Inzidenz der **systemischen Amyloidosen** beträgt 1/100 000/Jahr mit einem Altersgipfel zwischen 60 und 70 Jahren. Die **LCDD** ist sehr selten.

Die **sekundäre Amyloidose** tritt bei chronischen Entzündungen, Bronchiektasien, familiärem Mittelmeerfieber und einigen Neoplasien auf.

Bei chronischen Entzündungen induzieren Makrophagen die Bildung eines Akute-Phase-Proteins (**SAA**) in der Leber.

Bei terminaler Niereninsuffizienz kann es zur Amyloidbildung im ganzen Organismus kommen (**β_2-Mikroglobulin-Amyloidose**). Es resultieren Arthralgien und Karpaltunnelsyndrom.

Neben Amyloid aus Leichtketten (**AL-Amyloidose**) und SAA (**AA-Amyloidose**) kann auch verändertes Transthyretin/Präalbumin zu Amyloidablagerung führen (**AF-Amyloidose**). Das Bild dieser autosomal-dominant vererbten Polyneuropathie kann vom nephrotischen Syndrom begleitet sein (Tab. **I-6.3**).

Klinik: Meist treten unspezifische Symptome wie Müdigkeit, Gewichtsverlust und ggf. Zeichen der Niereninsuffizienz auf. Sind Organe betroffen, kann das klinische Bild entsprechend variieren. Bei sekundärer Amyloidose bestehen die Symptome des Grundleidens.

☰ I-6.3 Tabellarische Übersicht über die relevanten Amyloidosen

Bezeichnung	Vorkommen	Vorläuferprotein bzw. chemische Zusammensetzung
SAA-Amyloidose	• Amyloidose assoziiert mit familiärem Mittelmeerfieber • Amyloidose assoziiert mit chronischen Enzündungserkrankungen	Anteil des Akut-Phase-Serum-Amyloid-A Protein (SAA)
AL-Amyloidose	• primäre Amyloidose • Amyloidose assoziiert mit Plasmozytom	Leichtketten oder deren Fragmente
AH-Amyloidose	• Amyloidose nach langjähriger Hämodialyse	β_2-Mikroglobulin
AF-Amyloidose (Synonym: ATTR-Amyloidose)	• erbliche Amyloidose (aut.-dom. Amyloid-Polyneuropathie)	Transthyretin (TTR)/Präalbumin mit veränderter Struktur

Diagnostik: Bei V. a. Amyloidose muss nach Hinweisen auf extrarenale Manifestationen gesucht werden (z. B. Herzinsuffizienz, Karpaltunnelsyndrom, periphere Neuropathie, Hepatomegalie).

In 50 % sind Kreatinin und eGFR verändert. Im **Urinsediment** finden sich Zellen und granulierte Zylinder. Die Proteinurie liegt oft im nephrotischen Bereich. Ausgeprägte tubuläre Amyloidablagerungen können zu Azidose und Hyperkaliämie führen.

In Serum und Urin lassen sich meist **Paraproteine** nachweisen. Manchmal liegt eine maligne Transformation eines Plasmazellklons zugrunde (s. S. 1244). Es werden **Immunfixationen** aus Serum und Urin und ggf. eine **Knochenmarksbiopsie** durchgeführt.

Merke

Zum Nachweis von Amyloidfibrillen kommen **Biopsien aus abdominalem Unterhautfettgewebe**, **Rektum** oder **Haut** infrage. Die definitive Diagnose ist nur über **Nierenbiopsie** möglich.

Histologie: Bei Amyloidose und Leichtkettenablagerung zeigt sich **amorphes hyalines Material** v. a. im Mesangium. **Amyloid** leuchtet nach **Färbung mit Kongorot** im polarisierten Licht apfelgrün (Abb. I-6.5). Leichtketten werden über **Immunfluoreszenz** und Elektronenmikroskopie dargestellt.

◎ I-6.5

Diagnostik: Bei V. a. Amyloidose muss anamnestisch sowie im Rahmen der körperlichen Untersuchung nach Hinweisen auf extrarenale Manifestationen einer Amyloidose gesucht werden (z. B. Herzinsuffizienz, Karpaltunnelsyndrom, periphere Neuropathie, Hepato- und Splenomegalie, Makroglossie).

Erhöhte Kreatininwerte und eine pathologische eGFR finden sich bei 50 % der Patienten mit Amyloidose; bei LCDD liegt der Prozentsatz noch höher. Im **Urinsediment** finden sich typischerweise vereinzelt Zellen und granulierte Zylinder. Die Proteinurie liegt häufig im nephrotischen Bereich.

Geringerer Proteinverlust schließt eine Amyloidose nicht aus, sondern weist nur darauf hin, dass sich die Amyloidablagerungen mehr in Gefäßen oder Tubuli und weniger den Glomeruli finden. Ausgeprägte tubuläre Amyloidablagerungen können zu schweren tubulären Funktionsstörungen führen, die sich im Labor durch Azidosen und Hyperkaliämien zeigen.

Sowohl bei primärer Amyloidose als auch bei LCDD lassen sich im Serum und Urin bei > 85 % der Betroffenen **Paraproteine** nachweisen. Eine maligne Transformation des Plasmazellklons, der für die Bildung des Paraproteins verantwortlich ist, wurde für 20 % der Patienten mit primärer Amyloidose und > 50 % der Fälle mit LCDD beschrieben, sodass auch diagnostische Hinweise auf ein Plasmozytom (s. S. 1244) nicht übersehen werden dürfen. **Immunfixationen** aus Serum und Urin müssen durchgeführt, gegebenenfalls eine **Knochenmarksbiopsie** erwogen werden.

▶ **Merke:** Finden sich Albuminurie und Hypoalbuminämie bei Plasmozytom, sind dies Zeichen, dass sich neben dem Myelom eine Amyloidose oder LCDD entwickelt hat.

Eine Amyloidose lässt sich nur eindeutig diagnostizieren, wenn es gelingt, Amyloidfibrillen im betroffenen Gewebe nachzuweisen. Zum Einsatz kommen meist **Biopsien aus abdominalem Unterhautfettgewebe** (80–90 % positive Befunde), **Rektum** (50–80 % positive Befunde) oder **Haut** (50–80 % positive Befunde). Die definitive Diagnose ist nur über eine **Nierenbiopsie** möglich.

Histologie: Lichtmikroskopisch findet sich bei Amyloidose und Leichtkettenablagerung **amorphes hyalines Material** im Mesangium, aber auch in den glomerulären Kapillarschlingen, im Bereich der glomerulären Basalmembran sowie in den renalen Arteriolen und kleinen Arterien. **Amyloid** leuchtet nach **Färbung mit Kongorot** im polarisierten Licht apfelgrün auf (Abb. I-6.5). Monoklonale Leichtketten lassen sich über **Immunfluoreszenz** und Elektronenmikroskopie darstellen, um eine Leichtkettenablagerung vom Amyloid zu unterscheiden.

◎ I-6.5 **Amyloidose**

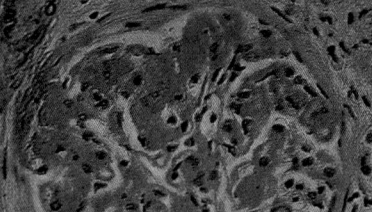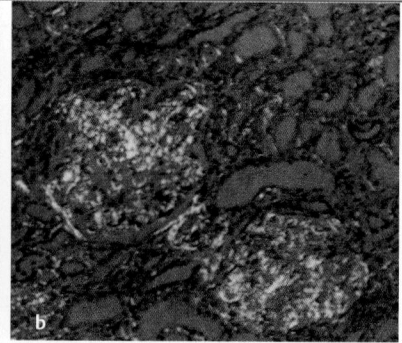

a Glomerulus mit typischen hyalinen Ablagerungen (Kongorot-Färbung).
b Apfelgrün aufleuchtende Amyloidablagerung im polarisierten Licht (Kongorot-Färbung).

Therapie: Die therapeutischen Möglichkeiten bei der **primären Amyloidose** sind sehr begrenzt. Am vielversprechendsten erscheint momentan die **hämatopoetische Stammzelltransplantation**. Kommt diese nicht in Betracht, wird Melphalan mit Steroiden, Interferon, Thalidomid und Cyclophosphamid in unterschiedlichen Kombinationen eingesetzt. Entscheidend ist die Schwere der Organmanifestationen bei Therapiebeginn.

Entscheidend für die **sekundäre (AA-)Amyloidose** ist die erfolgreiche Behandlung der Grunderkrankung. Liegt ein familiäres Mittelmeerfieber zugrunde, dann ist Cholchizin eine wichtige Therapiesäule, allerdings nur vor Auftreten einer höhergradigen Niereninsuffizienz. In Einzelfällen wird über erfolgreiche Anti-Zytokin-Therapien berichtet (Infliximab, Etanercept). Zur Vemeidung oder Progressionsverlangsamung einer β2-Mikroglobulin-Amyloidose ist einzig eine effektive Nierenersatztherapie mit adäquater Dialysedosis oder die erfolgreiche Nierentransplantation wirkungsvoll.

Verlauf und Prognose: Das Überleben der Patienten hängt von der Art der Amyloidose ab. Am schlechtesten ist nach wie vor die Prognose bei gleichzeitig bestehendem Plasmozytom.

Patienten, die an primärer Amyloidose leiden, weisen mittlere Überlebenszeiten von 12–15 Monaten auf. Haupttodesursachen sind Herz- und Nierenversagen sowie Infektionen oder das Fortschreiten eines Plasmozytoms.

6.3 Glomerulopathien mit überwiegend nephritischem Syndrom

Zu dieser Gruppe von Erkrankungen zählen v. a. **fokale Glomerulonephritiden**. Der Begriff „fokal" bezieht sich dabei auf die geringfügigen **lichtmikroskopisch** erkennbaren Veränderungen im Nierenbioptat. Sie gehen mit einer **meist wenig ausgeprägten Symptomatik** einher und unterscheiden sich somit im klinischen Alltag von anderen Glomerulopathien.

Fokale GN zeigen sich typischerweise durch eine **Hämaturie**, die auch als Makrohämaturie in Erscheinung treten kann. Proteinurie kann vorkommen, erweist sich im Allgemeinen aber als mild. Befunde wie Ödeme oder ausgeprägte glomeruläre Proteinurie, die charakteristisch für ein nephrotisches Syndrom oder eine diffuse GN sind (hier zusätzlich Bluthochdruck und Niereninsuffizienz), finden sich bei diesen fokalen Erkrankungen der Niere im Allgemeinen nicht.

Zur **Abgrenzung** gegenüber anderen renalen Erkrankungen, die mit Hämaturie in unterschiedlicher Ausprägung einhergehen können (Steine, Tumoren und Erkrankungen der Prostata), hilft als Hinweis auf glomeruläre Erkrankungen die Frage nach braun gefärbtem Urin, der Nachweis von dysmorphen Erythrozyten, vielleicht Erythrozytenzylindern und Proteinurie.

Fokale GN finden sich bei der **IgA-Nephritis, benigner Hämaturie** und dem **Alport-Syndrom**. Auch die Purpura Schoenlein-Henoch (s. S. 1372) als Form der allergischen Vaskulitis tritt mit renalen IgA-Ablagerungen wie bei IgA-Nephritis auf.

Manchmal zeigt sich auch beim SLE und bei postinfektiösen GN das Bild einer fokalen Nephritis, jedoch befallen diese Erkrankungen die Nieren i. d. R. sehr viel schwerer.

6.3.1 IgA-Glomerulonephritis

▶ **Synonyme:** IgA-Glomerulonephritis, IgA-Nephropathie, Morbus Berger

Epidemiologie: Die IgA-Nephritis ist die häufigste glomeruläre Nierenerkrankung überhaupt. Sie kann in jedem Alter auftreten, zumeist betrifft sie aber Patienten zwischen dem 10. und 50. Lebensjahr.

Therapie: Die Therpiemöglichkeiten bei **primärer Amyloidose** sind begrenzt. Kommt die **hämatopoetische Stammzelltransplantation** nicht in Betracht, wird Melphalan mit Steroiden, IFN, Thalidomid und Cyclophosphamid eingesetzt.

Entscheidend für die **sekundäre (AA-)Amyloidose** ist die Behandlung der Grunderkrankung. Bei familiärem Mittelmeerfieber wird Cholchizin eingesetzt. Bei β2-Mikroglobulin-Amyloidose sind nur Dialyse oder Transplantation wirkungsvoll.

Verlauf und Prognose: Am schlechtesten ist die Prognose bei Plasmozytom. Die mittlere Überlebenszeit bei primärer Amyloidose beträgt 12–15 Monate. Todesursachen sind Herz- und Nierenversagen sowie Infektionen.

6.3 Glomerulopathien mit überwiegend nephritischem Syndrom

Zu diesen Erkrankungen zählen **fokale GN** mit **lichtmikroskopisch** erkennbaren Nierenveränderungen bei **wenig ausgeprägter Symptomatik**.

Fokale GN führen zu **Hämaturie** und manchmal zu milder Proteinurie. Zu Ödemen oder starker Proteinurie kommt es im Allgemeinen nicht.

Zur **Abgrenzung** gegenüber anderen Ursachen für Hämaturie (Steine, Tumoren und Prostataerkrankungen) hilft die Frage nach braunem Urin und der Nachweis dysmorpher Erythrozyten.

Fokale GN finden sich bei **IgA-Nephritis, benigner Hämaturie** und **Alport-Syndrom**. Auch die Purpura Schoenlein-Henoch (s. S. 1372) tritt mit renalen IgA-Ablagerungen auf.

6.3.1 IgA-Glomerulonephritis

◀ **Synonyme**

Epidemiologie: Die IgA-Nephritis ist die häufigste glomeruläre Nierenerkrankung.

≡ I-6.4

≡ I-6.4 **Ätiologie der IgA-Glomerulonephritis**

- idiopathisch (gelegentlich familiäres Auftreten)
- Leberzirrhose
- Lungenerkrankungen, disseminierte Tuberkulose
- Enteropathie bei Glutenunverträglichkeit, Dermatitis herpetiformis
- seronegative Arthritiden
- Mycosis fungoides

Ätiopathogenese: IgA-Nephritiden sind gelegentlich mit anderen Erkrankungen assoziiert (Tab. **I-6.4**). Gehäuft findet sich HLA-DR4.

Der Ursprung des sich ablagernden **immunkomplex**bildenden IgA ist nicht bekannt.

Ätiopathogenese: Auch wenn IgA-Nephritiden meist idiopathisch auftreten, sind sie gelegentlich assoziiert mit anderen Erkrankungen (Tab. **I-6.4**). Diese Pathomechanismen wurden bisher nicht restlos geklärt. Familiäre Häufungen fanden sich mit erhöhter Frequenz von HLA-DR4. Genetische Faktoren könnten den IgA-Metabolismus beeinflussen.

Bisher ist nicht eindeutig geklärt, woher das IgA stammt, das **Immunkomplexe** bildet, die sich in der Niere, vor allem im Mesangium (s. u.) sowie in Hautkapillaren ablagern und das im Plasma erhöht ist. Es könnte von zirkulierenden B-Zellen oder von Mukosazellen sezerniert werden (z. B. im Rahmen von Entzündungen oder durch Kupffer-Sternzellen der Leber unzureichend eliminiert werden (z. B. bei Leberzirrhose).

Klinik: Symptom einer IgA-Nephritis kann eine **Makrohämaturie** oder zufällig entdeckte Mikrohämaturie und Proteinurie sein. Die **klinische Beeinträchtigung** ist gering oder fehlt. Nur selten treten bei IgA-Nephritis hoher Blutdruck, Proteinurie und Niereninsuffizienz auf.

Klinik: Symptom einer IgA-Nephritis kann eine **Makrohämaturie** sein. Oft fallen aber auch nur zufällig bei einer Routineuntersuchung des Urins Mikrohämaturie und Proteinurie auf. **Geringe oder fehlende klinische Beeinträchtigung** der betroffenen Patienten kann als typisch angesehen werden.

In seltenen Fällen verläuft eine IgA-Nephritis von vorneherein als schwere renale Erkrankung mit hohem Blutdruck, massiver Proteinurie und hohen Kreatininwerten, die auf eine fortgeschrittene Niereninsuffizienz hinweisen. Die frühe Entwicklung eines nephrotischen Syndroms wurde für 5–10 % der Fälle beschrieben.

Diagnostik und Differenzialdiagnose: Anamnestisch sollte nach Makrohämaturie, Atemwegs- und GIT-Infekten gefragt werden.

Häufig sind Kreatinin und Blutdruck unauffällig. Erhöhtes **Plasma-IgA** und zirkulierende Immunkomplexe können beobachtet werden.

Diagnostik und Differenzialdiagnose: Anamnestisch sollte nach wiederholt aufgetretener Makrohämaturie, ggf. vorausgegangenen Infekten der oberen Atemwege oder (seltener) einer Gastroenteritis gefragt werden. Makrohämaturien bei IgA-Nephropathien treten 1–3 Tage nach der Infektion auf. Längere zeitliche Abstände (7 Tage) sprechen eher für eine postinfektiöse GN.

IgA-Nephritis sollte als Verdachtsdiagnose gestellt werden, wenn Patienten mit Makro- oder Mikrohämaturie sowie Proteinurie auffallen. Häufig sind die Kreatininwerte im Plasma sowie der arterielle Blutdruck unauffällig. Erhöhte **Plasma-IgA-Spiegel** sind bei bis zu 50 % der Patienten nachweisbar. Weiterhin lassen sich zirkulierende Immunkomplexe, die IgA enthalten, beobachten. Ihre Konzentration korreliert in etwa mit der Krankheitsaktivität.

Normales C3 und C4, fehlende Hinweise auf eine Streptokokkeninfektion und unauffällige Familienanamnese sprechen gegen andere renale Erkrankungen. Bei Purpura Schoenlein-Henoch sind Purpura, Abdominal- und Gelenkschmerzen zu erwarten.

Normale Komplementspiegel von C3 und C4, fehlende diagnostische Hinweise auf eine Streptokokkeninfektion im Vorfeld oder eine unauffällige Familienanamnese lassen andere renale Erkrankungen mit gleichen Symptomen (z. B. membranoproliferative, postinfektiöse GN) unwahrscheinlicher werden. Fehlen Purpura, Abdominalschmerzen und Gelenkbeschwerden kann auch eine Purpura Schoenlein-Henoch, bei der sich die renalen histologischen Befunde nicht von einer idiopathischen IgA-Nephritis unterscheiden, weitgehend ausgeschlossen werden.

Eine IgA-Nephritis lässt sich klinisch bei milder Proteinurie nicht klar von der **benignen Hämaturie** unterscheiden. Bei V. a. fortschreitende Nierenerkrankung wird die Diagnose **bioptisch** gesichert werden.

Eine IgA-Nephritis lässt sich aber klinisch nicht immer ohne weiteres von einer **benignen Hämaturie** unterscheiden, wenn sich nur eine glomeruläre Hämaturie mit Proteinurie von < 1 g/d feststellen lässt. Da die Prognose beider Erkrankungen im Allgemeinen günstig ist, muss die definitive Diagnose nur **bioptisch** gesichert werden bei: Zeichen einer fortschreitenden Nierenerkrankung, hohen oder steigenden Kreatininwerten, schweren Proteinurien oder bei hohen Blutdruckwerten.

Histologie: In der **Immunfluoreszenz** fallen **IgA- und C3-Ablagerungen im Mesangium** aller Glomeruli auf

Histologie: Die definitive Diagnose wird über **Immunfluoreszenzfärbungen** gestellt. Typisch sind **IgA- und C3-Ablagerungen** überwiegend **im Mesangium**. Im Gegensatz zu den meist vereinzelten (fokalen) Veränderungen in der Licht-

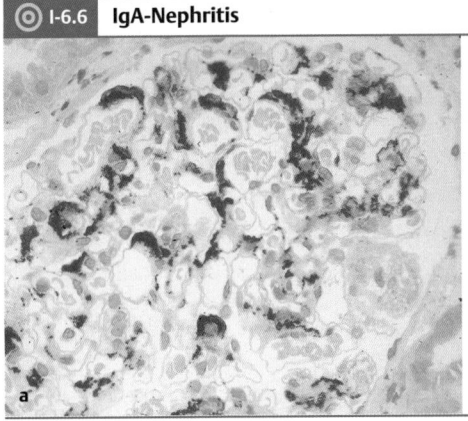 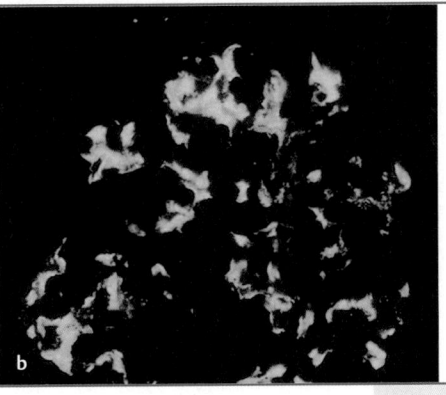

a **Lichtmikroskopisch** sichtbare IgA-Ablagerungen im glomerulären Mesangium (Immunhistologie, APAAP-Methode).
b Intensive mesangiale IgA-Ablagerungen in der **Immunfluoreszenz**.

mikroskopie, sind die Ablagerungen mithilfe der Immunfluoreszenz in allen Glomeruli sichtbar (Abb. **I-6.6**). IgA-Ablagerungen sind nur bei der IgA-Nephritis und der histologisch nicht davon zu unterscheidenden Purpura Schoenlein-Henoch so prominent.

Therapie: Die Patienten werden mit ACE-Hemmern oder/und AT$_1$-Rezeptoren-Blocker behandelt, da eine **optimale Blutdruckeinstellung** außerordentlich wichtig ist. Die Gabe von Statinen sollte erwogen werden. Der Stellenwert einer Fischöltherapie wird kontrovers diskutiert. Bei rascher Nierenfunktionsverschlechterung und persistierender Proteinurie trotz optimierter Blutdruckeinstellung unter maximaler ACE-Blockade kann die Indikation zu einer **immunsuppressiven Therapie** gestellt werden. Hier spielen Steroide die wichtigste Rolle, wobei z. T. eine sog. Prednison-Stoßtherapie (1 g/d für 3 d alle 2 Monate) mit einer kontinuierlichen Therapie (0,5 mg/kg) über 6 Monate kombiniert wird. Patienten mit einem RPGN-Verlauf (s. S. 922) der IgA-Nephritis sollten eine Kombinationstherapie mit Steroiden und Cyclophosphamid als monatliche Stoßtherapie über 3–6 Monate erhalten.

Verlauf und Prognose: IgA-Nephritiden verlaufen **häufig gutartig**, auch wenn wiederkehrende Episoden einer Makrohämaturie oder eine persistierende Mikrohämaturie über Jahre auftreten können. Allerdings finden sich auch schwere Verläufe. **Prognostisch ungünstig** sind die Entwicklung eines nephrotischen Syndroms im frühen Krankheitsverlauf, hohe Blutdruckwerte, zu Beginn hohes oder steigendes Kreatinin sowie schwere Proteinurien (> 1 g/d). Selten finden sich perakute Verläufe mit rascher Nierenfunktionsverschlechterung (RPGN, s. S. 922).
Ca. 10 % der Patienten werden nach 10 Jahren und 20 % nach 20 Jahren dialysepflichtig. Weitere 20–30 % aller Patienten leiden nach 20 Jahren an einer Nierenfunktionseinschränkung, sodass diese Patienten ebenfalls gefährdet sind für terminales Nierenversagen.

6.3.2 Benigne Hämaturie

Ätiopathogenese: Benigne Hämaturien treten zumeist sporadisch auf. Virale Infektionen gehen sehr häufig den Phasen mit Hämaturie voraus, dennoch kann bisher nicht erklärt werden, warum diese Infektionen dann bei manchen Patienten zu vermehrter Ausscheidung von Erythrozyten führen.

Klinik und Diagnostik: Die Symptomatik ähnelt derjenigen bei IgA-Nephritis: Entweder kommt es zu wiederholten Episoden von **Makrohämaturie** (nach Infektionen der oberen Atemwege sowie manchmal auch nach schwerer körperlicher Belastung) oder zur asymptomatischen **Mikrohämaturie**. Blutdruck, Plasmakreatinin und eGFR sowie Plasmakomplementwerte liegen im Normbereich. Die Eiweißausscheidung liegt < 1 g/d.
Isolierte Hämaturie ohne weitere klinische Zeichen einer Niereninsuffizienz sowie fehlende Progredienz rechtfertigen im Allgemeinen keine Nierenbiopsie.

(Abb. **I-6.6**). IgA-Ablagerungen sind nur bei IgA-Nephritis und Purpura-Schoenlein-Henoch so prominent.

Therapie: Die **optimale Blutdruckeinstellung** mit ACE-Hemmern oder/und AT$_1$-Rezeptoren-Blocker ist wichtig. Ggf. werden Statine gegeben. Bei rascher Nierenfunktionsverschlechterung kann eine **immunsuppressive Therapie** mit Steroiden notwendig werden. Bei RPGN-Verlauf (s. S. 922) werden Steroide und Cyclophosphamid kombiniert.

Verlauf und Prognose: IgA-Nephritiden verlaufen **häufig gutartig**. **Prognostisch ungünstig** sind die frühe Entwicklung eines nephrotischen Syndroms, hoher Blutdruck, hohes Kreatinin und schwere Proteinurien. RPGN-Verläufe (s. S. 922) sind selten.

6.3.2 Benigne Hämaturie

Ätiopathogenese: Benigne Hämaturien treten meist sporadisch auf. Häufig sind virale Infektionen vorausgegangen.

Klinik und Diagnostik: Es kommt zu **Makro-** oder **Mikrohämaturie**. Blutdruck, Kreatinin, eGFR und Komplement sind normal. Die Eiweißausscheidung liegt < 1 g/d.

Isolierte Hämaturie rechtfertigt keine Nierenbiopsie.

Therapie, Verlauf und Prognose: Regelmäßig sollten nephrologische Untersuchungen und Nierenwertkontrollen durchgeführt werden. Die Langzeitprognose ist exzellent.

6.3.3 Alport-Syndrom

Epidemiologie und Ätiopathogenese: Das Alport-Syndrom ist die häufigste erbliche Nephritis (Prävalenz 1 : 7500) und betrifft in 80 % Männer.
Die Veränderungen von Niere, Ohr und Auge sind auf Defekte des Typ-IV-Kollagens in Basalmembranen zurückzuführen.
Verschiedene Erbgänge wurden nachgewiesen:

- x-chromosomal-dominant (80 %)
- autosomal-rezessiv (10 %)
- Neumutation (10 %).

Aufgrund des X-chromosomal-dominanten Erbgangs ist der Verlauf bei Frauen milder.

Ungeklärt bleibt, warum es bei veränderter Basalmembran schließlich zu Nephrosklerose mit terminaler Niereninsuffizienz kommt.

Klinik und Diagnostik: Die ersten Veränderungen an der Niere sind unspezifisch (Makro- oder Mikrohämaturie mit milder Proteinurie). Blutdruck und Blutwerte sind zu Beginn häufig normal.
Extrarenal finden sich **Schwerhörigkeit** und an den **Augen** Lenticonus anterior und Katarakt.

▶ **Merke**

Die verschiedenen Organmanifestationen müssen nicht gleichzeitig auftreten. Zur Indikation einer Nierenbiopsie s. S. 873.

Histologie: Neben fokaler mesangialer Hyperzellularität und Matrixvermehrung entwickeln sich später eine glomeruläre Sklerose und tubuläre Atrophie. Elektronenmikroskopisch: **netzartige aufgesplittertes Aussehen der Basalmembran** (Abb. I-6.7).

Therapie, Verlauf und Prognose: Patienten mit benigner Hämaturie sollten in regelmäßigen Abständen nephrologisch untersucht und ihre Nierenfunktionswerte kontrolliert werden. Bei exzellenter Langzeitprognose werden weitere diagnostische und therapeutische Maßnahmen aber nur in Einzelfällen mit Nierenfunktionsverschlechterung nötig.

6.3.3 Alport-Syndrom

Epidemiologie und Ätiopathogenese: Das Alport-Syndrom ist mit einer Prävalenz von 1 : 7 500 die häufigste erbliche Nephritis. 80 % der Betroffenen sind männlich.

Die krankhaften Veränderungen, die neben der Niere auch Ohr und Auge betreffen, treten auf, da in diesen Organen pathologische Basalmembranen gebildet werden. Bisher sind 50 verschiedene Mutationen bekannt, die zu Defekten der α-Kette des Typ-IV-Kollagens in den betreffenden Basalmembranen führen.

Je nach Ort der Mutation sind an betroffen Familien **verschiedene Erbgänge** nachgewiesen worden:

- in ca. 80 % d. F. x-chromosomal-dominanter Erbgang
- in ca. 10 % d. F. autosomal-rezessiver Erbgang
- in ca. 10 % d. F. muss von einer Neumutation ausgegangen werden.

Sehr selten liegt dem Alport-Syndrom ein autosomal-dominanter Erbgang zugrunde.

Die Häufigkeit des X-chromosomal-dominanten Erbgangs erklärt, dass Frauen einen meist weitaus milderen Verlauf des Alport-Syndroms zeigen.

Ungeklärt bleibt damit immer noch die Frage, warum es bei veränderter Basalmembran schließlich zu Nephrosklerose mit terminaler Niereninsuffizienz kommen kann. Als eine wahrscheinliche Möglichkeit wird diskutiert, dass Defekte des Typ-IV-Kollagens glomeruläre Basalmembranen empfänglicher für hämodynamische Schäden werden lassen, die immer von entzündlichen Prozessen begleitet werden, die betroffenen Glomeruli gehen schließlich zugrunde. Die verbliebenen funktionstüchtigen Glomeruli müssen zusätzlich zur Schädigung ihrer Basalmembran einer nun einsetzenden Hyperperfusion standhalten. Die Sklerosierung der zunächst noch arbeitenden Glomeruli beschleunigt sich dadurch immer mehr, ständig fallen weitere Glomeruli aus, bis es schließlich zu terminalen Nierenversagen mit Urämie kommt.

Klinik und Diagnostik: Die ersten Veränderungen an der **Niere** unterscheiden sich nicht von denen anderer fokaler Nephritiden: rekurrente Makrohämaturie oder lange unentdeckte Mikrohämaturie mit milder Proteinurie. Blutdruck, Plasmakreatinin, eGFR und Serumkomplementspiegel erweisen sich zum Zeitpunkt der Erstdiagnose häufig als normal.

Neben der erblichen Nephritis, die gelegentlich auch isoliert auftreten kann, finden sich als Zeichen der extrarenalen Beteiligung **Schwerhörigkeit** und an den **Augen** ein Lenticonus anterior, Katarakte sowie gelegentlich weißliche perimakuläre Läsionen der Retina.

▶ **Merke:** Die Kombination von Hämaturie und Schwerhörigkeit sollte insbesondere bei männlichen Patienten den V. a. ein Alport-Syndrom lenken.

Die verschiedenen Organmanifestationen müssen aber nicht gleichzeitig auftreten. Hörschädigungen können, wie auch eine Mikrohämaturie, bereits in der Kindheit bestehen, werden aber häufig erst zu einem späteren Zeitpunkt diagnostiziert. Zur Indikation einer Nierenbiopsie s. S. 873.

Histologie: Lichtmikroskopisch finden sich nur fokale mesangiale Hyperzellularität und mesangiale Matrixvermehrung. Besteht die Erkrankung länger, entwickeln sich eine glomeruläre Sklerose und tubuläre Atrophie. Elektronenmikroskopisch erscheint die Basalmembran in Längsrichtung aufgesplittert. Zwischen den aufgesplitterten Anteilen finden sich hellere Areale: → **netzartig aufgesplittertes Aussehen der Basalmembran** (Abb. I-6.7).

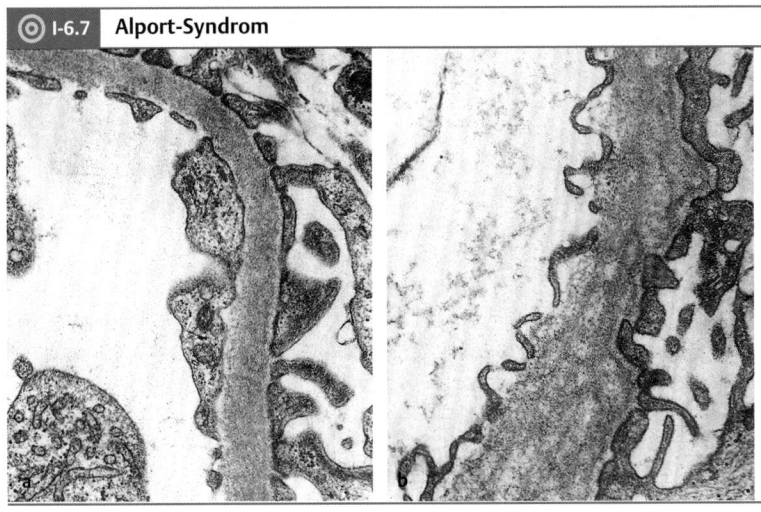

I-6.7 **Alport-Syndrom**

Elektronenmikroskopische Aufnahmen von Basalmembranen glomerulärer Kapillaren:
a **Normalbefund** mit homogen erscheinender Basalmembran.
b Netzartig aufgesplittete Basalmembran einer **Alport-Niere.**

Therapie: Eine kausale Therapie des Alport-Syndroms gibt es nicht. Allerdings hat sich in den letzten Jahren gezeigt, dass **Hemmstoffe des Renin-Angiotensin-Systems** wie ACE-Hemmer und AT_1-Rezeptoren-Blocker die Entwicklung eines terminalen Nierenversagens hinauszögern können, da sie die intraglomerulären Drücke senken und begleitende Entzündungsprozesse sowie Sklerosierungsvorgänge mildern.
Kommt es zu einem terminalen Nierenversagen, besteht außer der Hämodialyse die Möglichkeit einer **Nierentransplantation:** In der transplantierten Niere kann die Erkrankung nicht wieder auftreten, da deren glomeruläre Basalmembran keine Auffälligkeiten aufweist.

Verlauf und Prognose: Der Verlauf kann bisher nicht nachhaltig beeinflusst werden. Männliche Patienten sind häufiger, früher und schwerer von der Erkrankung betroffen als Frauen:
Bei den meisten Betroffenen entwickelt sich ein nephrotisches Syndrom mit arterieller Hypertonie sowie progredienter Schwerhörigkeit, die häufig zu völliger Ertaubung führt. Bei Männern kommt es so gut wie immer zur **terminalen Niereninsuffizienz** Betroffene Frauen sind meistens älter als 45 Jahre, bevor sich eine Urämie entwickelt.

Therapie: Eine kausale Therapie des Alport-Syndroms gibt es nicht. **Hemmstoffe des RAAS** können die Entwicklung eines Nierenversagens hinauszögern.

Bei terminalem Nierenversagen kommen Dialyse oder **Transplantation** zum Einsatz.

Verlauf und Prognose: Der Verlauf kann bisher nicht nachhaltig beeinflusst werden.

Meistens entwickeln sich ein nephrotisches Syndrom bis zur **terminalen Niereninsuffizienz**, Bluthochdruck und Schwerhörigkeit.

6.4 Glomerulopathien mit überwiegend nephritischem und nephrotischem Syndrom

Diffuse Verlaufsformen der Glomerulonephritiden zeigen Zeichen des nephrotischen Syndroms (Ödeme mit manchmal schwerer Proteinurie, s. S. 877) und des nephritischen Syndroms (Hypertonie und nephritisches Sediment mit Akanthozyten und Erythrozytenzylindern, s. S. 878).
Die meisten glomerulären Erkrankungen dieser Gruppe gehen mit erniedrigten Komplementspiegeln einher. Histologisch sieht man bei diesen Erkrankungen schon lichtmikroskopisch schwere Veränderungen wie ausgeprägte Zellproliferationen in allen Glomeruli. Nichtglomeruläre Erkrankungen der Niere, die ähnliche klinische Symptome zeigen, sind Vaskulitiden und manchmal schwere Verläufe einer interstitiellen Nephritis.

6.4.1 Postinfektiöse Glomerulonephritis

Nach einer Latenzperiode kann als Folgeerkrankung bestimmter Infektionen eine diffuse Glomerulonephritis auftreten. Wichtigste Erreger sind in diesem Zusammenhang **β-hämolysierende Streptokokken der Gruppe A**, manchmal auch Streptococcus pneumoniae (s. u.). Im Rahmen bakterieller Endokar-

6.4 Glomerulopathien mit überwiegend nephritischem und nephrotischem Syndrom

Diffuse Verlaufsformen der GN zeigen Zeichen des nephrotischen (s. S. 877) und nephritischen Syndroms (s. S. 878).

Meist sind die Komplementspiegel erniedrigt. Histologisch sieht man schwere Veränderungen. Vaskulitiden und schwere interstitielle Nephritiden können ähnliche Symptome zeigen.

6.4.1 Postinfektiöse Glomerulonephritis

Infolge bestimmter Infektionen kann eine diffuse Glomerulonephritis auftreten. Wichtigste Erreger sind **β-hämolysierende Streptokokken der Gruppe A** (s. u.).

ditiden, infizierter ventrikuloatrialer Shunts und viszeraler Abszesse treten gelegentlich ebenfalls GN auf.

Poststreptokokken-Glomerulonephritis

Poststreptokokken-Glomerulonephritis

Epidemiologie und Ätiopathogenese: Möglicherweise lösen nur bestimmte A-Streptokokken-Typen eine GN aus.

Epidemiologie und Ätiopathogenese: Von den in diesem Zusammenhang relevanten β-hämolysierenden Streptokokken der Gruppe A lösen möglicherweise nur bestimmte Typen eine postinfektiöse GN aus (z. B. Typ 12 im Rahmen von Pharyngitiden und Typ 49 bei Pyodermie).

Die Pathogenese ist nicht genau verstanden. Renale Antigen-Ablagerungen oder kreuzreagierende Antikörper könnten eine Rolle spielen.

Die genauen Mechanismen, über die es zur glomerulären Erkrankung kommt, sind nicht genau verstanden. Einerseits könnten direkte renale Ablagerungen von Streptokokkenantigenen eine Rolle spielen. Andererseits ließ sich zeigen, dass Antikörper gegen Streptokokkenantigen mit Bestandteilen der glomerulären Basalmembran kreuzreagieren.

▶ **Merke**

▶ **Merke:** Postinfektiöse Glomerulonephritiden sind nicht durch den jeweiligen Erreger direkt, sondern durch nachfolgende Immunreaktionen bedingt.

Klinik: Typisch sind Makrohämaturie, Oligurie, periorbitale und Unterschenkelödeme. Manchmal werden Flankenschmerzen beklagt. Hochdruckkrisen durch Salz- und Wasserretention bei niedriger GFR können zu Enzephalopathie führen.

Klinik: Typischerweise finden sich eine akute Makrohämaturie („colafarbener Urin"), Oligurie, periorbitale und Unterschenkelödeme. Manchmal beklagen die Patienten Flankenschmerzen, wenn es bei schneller Nierenschwellung zu Kapselspannung kommt. Eine arterielle Hypertonie mit Herzinsuffizienz, die sich primär über ausgeprägte Salz- und Wasserretention bei niedriger GFR entwickelt, kann den Verlauf der Erkrankung verschlimmern. Hochdruckkrisen führen manchmal zu Enzephalopathie mit Lethargie und Verwirrtheitszuständen.

Diagnostik: In der **Anamnese** sollte nach Infektionen gefragt werden, wobei zwischen Infektion und Nierenerkrankung eine Latenzzeit von 10 bis 20 Tagen liegt. Eine wesentlich kürzere Latenzphase spricht eher für eine IgA-Nephritis.

Diagnostik: In der **Anamnese** sollte nach Hinweisen auf eine vorangehende Streptokkeninfektion gefragt werden, wobei zwischen dem Beginn der akuten Infektion und den ersten Zeichen einer Nierenerkrankung typischerweise eine Latenzzeit von 10 Tagen (nach Pharyngitis) bis 20 Tagen (nach Pyodermie) liegt. Eine wesentlich kürzere Latenzphase (ca. 5 Tage) spricht eher für eine IgA-Nephritis oder die Exazerbation einer chronischen Niereninsuffizienz über eine Entzündung mit Streptokokken oder anderen Erregern.

Labordiagnostisch sind bei Erstdiagnose Kreatinin und Harnstoff meist erhöht und die eGFR erniedrigt. Das **C3** im Serum ist **erniedrigt**, Rheumafaktoren und Kryoglobuline sind nachweisbar. Zur Diagnose einer Streptokokkeninfektion sollte Antistreptolysin (**ASO**) und **Anti-DNAase-B** bestimmt werden.

Labordiagnostisch weisen die meisten Patienten zum Zeitpunkt der Erstdiagnose einen erhöhten Serumkreatininwert, erniedrigte eGFR und erhöhte Harnstoffspiegel auf. Weiterhin ist als Folge einer heftigen Stimulation des Komplementsystems im Serum **C3 erniedrigt**. Schließlich lassen sich erhöhte Titer von Rheumafaktoren und Kryoglobulinen nachweisen.
Die Diagnose einer Streptokokkeninfektion sollte erhärtet werden, indem neben den Antistreptolysintitern (**ASO**), die sich als oft weniger spezifisch erwiesen, auch **Anti-DNAase-B-Titer** bestimmt werden. Abstriche (z. B. vom Rachen) bleiben häufig ergebnislos, nicht zuletzt da die meisten Patienten zuvor schon mit Antibiotika behandelt wurden.

Im **Urin** findet sich ein **nephritisches Sediment** mit **Proteinurie** und häufig auch **Pyurie**.

Im **Urin** findet sich ein **nephritisches Sediment** mit **Proteinurie**, die so ausgeprägt sein kann, dass es zu einem nephrotischen Syndrom kommt. Weiterhin zeigt sich häufig eine **Pyurie**, die nicht nur auf einen begleitenden Harnwegsinfekt hinweisen kann, sondern vielmehr auf die erhebliche Infiltration der Glomeruli mit neutrophilen Zellen zurückzuführen sein dürfte.

Zur Diagnosesicherung kann eine Punktion durchgeführt werden.

Auch wenn eine Nierenpunktion bei „klassischer" postinfektiöser GN nicht immer für zwingend indiziert gehalten wird, lässt sich darüber die definitive Diagnose stellen.

Histologie: Man sieht diffuse Zellproliferationen und Makrophagen, die die Glomeruluskapillaren verlegen. Elektronenmikroskopisch zeigen sich **subepitheliale Ablagerungen** (Abb. **I-6.8**).

Histologie: In der Lichtmikroskopie sieht man diffuse Proliferationen von Endothel- und Mesangialzellen mit eingewanderten Makrophagen, die zur Einengung oder manchmal zum völligen Verschluss der Glomeruluskapillaren führen. In der Elektronenmikroskopie zeigen sich charakteristische **subepitheliale Ablagerungen** in den Kapillarschlingen (Abb. **I-6.8**).

⊚ I-6.8 **Poststreptokokken-Glomerulonephritis**   ⊚ I-6.8

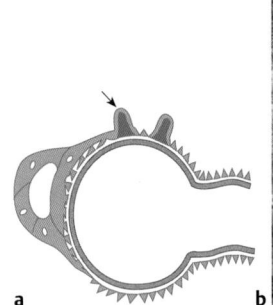
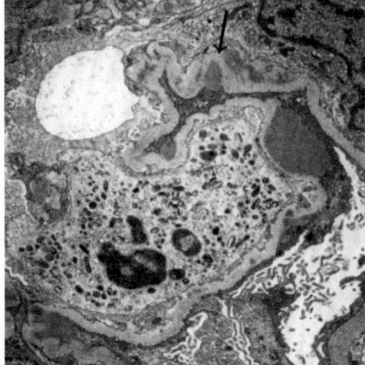

a   b

a Schematische Darstellung der pathologischen Befunde bei Poststreptokokken-GN: subepitheliale Ablagerungen, die zur Bildung kleiner „Höcker" führen (Pfeil).
b Elektronenmikroskopische Darstellung der subepithelialen „höckerigen" Ablagerungen (Pfeile).

Therapie: Die Behandlung dieser Glomerulonephritis besteht aus **supportiven Maßnahmen**. Neben Bettruhe sowie salz- und eiweißarmer Ernährung sollten **Schleifendiuretika** gegeben werden, da Volumenbelastung als Hauptgründe für Ödeme und Bluthochdruck angesehen werden. Die Hämodialyse wird nur manchmal bei schwerer Nierenfunktionseinschränkung notwendig.
Eine angemessene (streptokokkenwirksame) **Antibiose** über 10–14 Tage ist indiziert, um die ursächliche Entzündung zu behandeln und auszuheilen. Allerdings kann eine antibiotische Behandlung nicht verhindern, dass sich postinfektiöse Glomerulonephritiden bei Patienten mit entsprechender Disposition entwickeln. **Spezifische Maßnahmen**, um die renale Erkrankung zu behandeln, **gibt es nicht**. Weder Kortikoide noch Immunsuppressiva oder Antikoagulantien erwiesen sich als hilfreich.

Verlauf und Prognose: Die Nierenfunktion bei postinfektiösem Geschehen beginnt sich bereits nach 2 Wochen wieder zu erholen, die Komplementspiegel zeigen im Allgemeinen nach 6 Wochen wieder Normalwerte.

▶ **Merke:** Wichtig sind engmaschige Gewichts- und Laborkontrollen (Kreatininbestimmung mind. 2 × pro Woche). Bei Anstieg des Kreatinins muss eine RPGN durch Nierenbiopsie ausgeschlossen werden.

Anders als bei Kindern kann diese Erkrankung bei Erwachsenen nicht als nur benigne angesehen werden, nicht zuletzt da Erwachsene viel häufiger an schweren Verläufen mit ausgeprägter Niereninsuffizienz und nephrotischem Syndrom leiden. Selbst Patienten, deren Nierenfunktion sich vollständig erholt, können Jahre später noch Hypertonie und schwere Proteinurien mit fortschreitender Niereninsuffizienz entwickeln. Daher sollte nach postinfektiöser GN regelmäßige Kontrollen durch den Hausarzt erfolgen, um bei Entwicklung von Bluthochdruck, Ödemen, Proteinurie oder steigenden Serumkreatininwerten einem Nephrologen vorgestellt zu werden.

Postinfektiöse GN bei bakterieller Endokarditis und infiziertem ventrikuloatrialen Shunt

Ätiopathogenese: Unter diesen speziellen Bedingungen sind meist Staphylococcus aureus und Streptococcus viridans bei akuter und subakuter Endokarditis und Staphylococcus epidermidis bei infiziertem Shunt für die Nierenerkrankung verantwortlich.
Die primäre Schädigung der Glomeruli geht von zirkulierenden Immunkomplexen aus.

Therapie: Neben **supportiven Maßnahmen** werden **Schleifendiuretika** gegeben. Die Hämodialyse ist nur bei schwerer Funktionseinschränkung notwendig.

Eine **Antibiose** ist indiziert, kann jedoch postinfektiöse Glomerulonephritiden nicht verhindern. **Spezifische Maßnahmen gibt es nicht**.

Verlauf und Prognose: Die Nierenfunktion erholt sich im Allgemeinen nach 2–6 Wochen.

◀ **Merke**

Erwachsene entwickeln häufiger als Kinder ausgeprägte Niereninsuffizienzen und nephrotisches Syndrom. Nach postinfektiöser GN sollten regelmäßige Kontrollen zur Erfassung von Bluthochdruck, Ödemen, Proteinurie hohen Kreatininwerten erfolgen.

Postinfektiöse GN bei bakterieller Endokarditis und infiziertem ventrikuloatrialen Shunt

Ätiopathogenese: Haupterreger sind Staph. aureus und Strep. viridans bei Endokarditis und Staph. epidermidis bei infiziertem Shunt.

Die glomeruläre Schädigung geht von zirkulierenden Immunkomplexen aus.

Klinik: Meist treten Endokarditis-Symptome auf (Schwäche, Fieber, Herzgeräusche, Hepatosplenomegalie). Renale Befunde und pathologisches Bild ähneln der klassischen Poststreptokokken-GN.

Klinik und Diagnostik: Die meisten Patienten stellen sich mit Symptomen und Befunden vor, die typisch für Endokarditis (oder Shuntinfektion) sind wie Schwäche, Fieber, neu aufgetretene Herzgeräusche und Hepatosplenomegalie vor. Die renalen Befunde ähneln denen bei Poststreptokokken-GN, allerdings finden sich – ohne dass es dafür eine gute Erklärung gäbe – seltener Ödeme und arterielle Hypertonie. Das pathologische Bild unterscheidet sich nicht von dem bei der klassischen Poststreptokokken-GN.

Therapie und Prognose: Wichtig sind Antibiotikagabe und chirurgische Entfernung infizierter Shunts. Die Prognose ist schlechter als bei Poststreptokokken-GN.

Therapie und Prognose: Am wichtigsten in der Therapie erwiesen sich eine ausreichende Antibiotikatherapie und eine chirurgische Entfernung infizierter ventrikuloatrialer Shunts. Insgesamt muss die Prognose deutlich schlechter als bei der Poststreptokokken-GN angesehen werden.

6.4.2 Membranoproliferative Glomerulonephritis

▶ **Synonym**

▶ **Synonym:** Mesangiokapilläre Glomerulonephritis

Epidemiologie und Ätiopathogenese: Die seltene Erkrankung tritt im 8.–30. Lj. auf. Assoziierte Erkrankungen zeigt Tab. **I-6.5**.

Epidemiologie und Ätiopathogenese: Diese seltene renale Erkrankung tritt zumeist zwischen dem 8. und 30. Lebensjahr auf. Es lässt sich im Allgemeinen keine Ursache finden, allerdings zeigen manche Erkrankungen eine Assoziation mit dieser Nierenerkrankung (Tab. **I-6.5**).

Die Pathogenese ist schlecht verstanden. Ablagerungen von **Immunkomplexen** spielen eine Rolle.

Die Pathogenese des Leidens ist nach wie vor sehr schlecht verstanden. In der überwiegenden Zahl der Fälle dürften Ablagerungen von **Immunkomplexen** für die Krankheit verantwortlich sein.

≡ I-6.5	**Ätiologie einer membranproliferativen Glomerulonephritis**
• idiopathisch (gelegentlich familiäres Auftreten) • gemischte Kryoglobulinämie • Hepatitis B, C • viszerale Abszesse	• Pharyngitis • Heroin-Missbrauch • malignes Melanom • chronische Tranplantatabstoßung

Klinik: Symptome des nephrotischen und nephritischen Syndroms treten kombiniert auf.
Die Patienten entwickeln:
- ausgeprägte Ödeme (s. S. 877),
- Pharyngitiden mit Hämaturie, Ödemen und Bluthochdruck,
- Hämaturie.

Klinik: Patienten mit membranproliferativer GN weisen eine breite Mischung von Symptomen des nephrotischen und nephritischen Syndroms auf, deren Ausprägung abhängig davon ausfällt, wie sehr die Glomeruli geschädigt wurden. Idiopathische membranöse Glomerulonephritiden beeinträchtigen das Allgemeinbefinden der Patienten allerdings oft nur wenig.
Meist fallen die Patienten in folgenden Zusammenhängen auf:
- Entwicklung von ausgeprägten Ödemen im Rahmen eines nephrotischen Syndroms (s. S. 877)
- Pharyngitiden treten mit Makrohämaturie, Mikrohämaturie, Ödemen und oftmals erhöhten Blutdruckwerten auf oder es kommt immer wieder zu Makrohämaturien, nachdem die Patienten eine Pharyngitis durchgemacht hatten (ähnlich wie bei IgA-Nephritis oder benigner Hämaturie).
- Bestehen keine weiteren Symptome, findet sich zufällig eine Mikrohämaturie.

Diagnostik: Anamnestisch werden Infektionen und die in Tab. **I-6.5** genannten Erkrankungen eruiert.

Im **Labor** fallen hohes Kreatinin und Harnstoff, eine niedrige eGFR und **Hypokomplementämie** auf. Diagnosesichernd ist die Nierenbiopsie.

Diagnostik: Anamnestisch sind Hinweise auf Infektionen in der Vorgeschichte von großer Bedeutung. In manchen Fällen wurden bereits die in Tab. **I-6.5** genannten Erkrankungen vordiagnostiziert.
Labordiagnostisch sind erhöhte Kreatininwerte, eingeschränkte eGFR und angestiegene Harnstoffwerte Folgen der Niereninsuffizienz, aber unspezifische Parameter. Eine **Hypokomplementämie** muss hinzukommen. Die Diagnose wird über eine Nierenbiopsie gesichert.

Histologie: Neben mesangialer Zell- und Matrixvermehrung findet sich Zytoplasma zwischen Basalmembran und Endothelzellen. Die **Kapillarwände** erscheinen **doppelkonturiert** (Abb. **I-6.9a**).

Histologie: In über 80 % der Fälle ist lichtmikroskopisch eine diffuse mesangiale Zellvermehrung mit Zunahme der mesangialen Matrix sichtbar. Charakteristischerweise findet sich bei dieser Erkrankung mesangiales Zytoplasma, das sich zwischen Basalmembran und Endothelzellen schiebt. Das führt dazu, dass sich in diesen Bereichen neues membranartiges Material ablagert. Die **Kapillarwände** erscheinen dadurch **doppelkonturiert** (Abb. **I-6.9a**).

☰ I-6.6	**Formen einer membranoproliferativen Glomerulonephritis**	
Typ	**Lokalisation der Immunkomplexe in der Elektronenmikroskopie**	**Aktivierung des Komplementsystems**
I (häufigste Form)	mesangial und subendothelial	normale Kaskade
II (Kinder)	mesangial und dichte intramembranöse Ablagerungen („dense deposit disease")	direkte Aktivierung von C3 über C3-Nephritis-Faktor*
III	mesangial, subendothelial und subepithelial	direkte Aktivierung von C3 über C3-Nephritis-Faktor*

* Zirkulierender IgG-Antikörper, der an C3bBb bindet und somit dessen enzymatische Deaktivierung mit der Folge eines ungehinderten C3-Abbaus verhindert.

Elektronenmikroskopisch können über das Ablagerungsmuster der Immunkomplexe insgesamt 3 Typen unterschieden werden (Tab. **I-6.6**, Abb. **I-6.9b**), bei denen auch das Komplementsystem unterschiedlich aktiviert wird.

Elektronenmikroskopisch werden 3 Typen unterschieden (Tab. **I-6.6**, Abb. **I-6.9b**).

◉ I-6.9	**Membranoproliferative Glomerulonephritis**

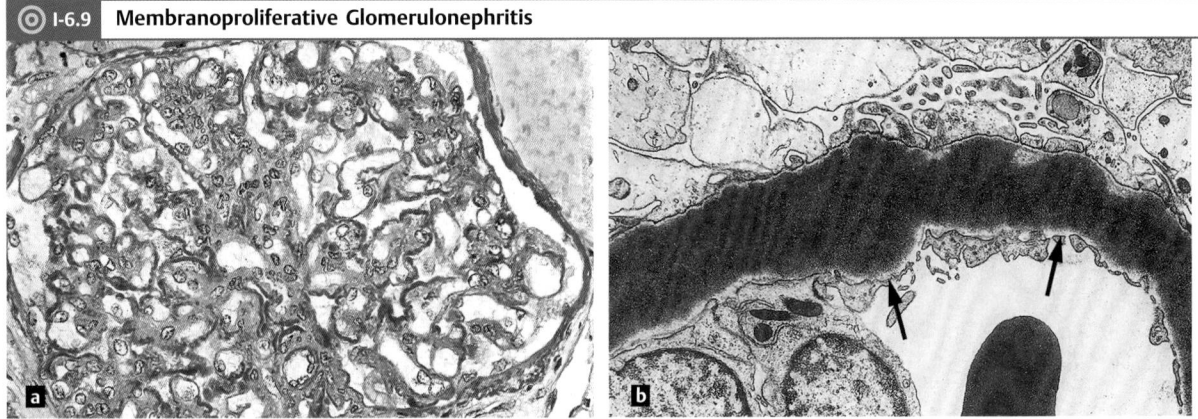

a Lichtmikroskopisch sind die Kapillarwände unregelmäßig-plump verdichtet und zeigen die typische Doppelkonturierung. Sie entsteht, wenn sich Mesangialzellen zwischen Basalmembran und Endothel schieben, was zu Neuablagerung von basalmembranartigem Material in diesen Bereichen führt (Elastica-van Gieson-Färbung).
b In der Lamina densa der Basalmembran sind beim Typ II **elektronenmikroskopisch** elektronendichte Ablagerungen nachweisbar (Pfeile).

Therapie: Lässt sich eine auslösende Grunderkrankung diagnostizieren, so steht deren erfolgreiche Therapie ganz im Vordergrund, um eine Remission der Glomerulonephritis zu erreichen. Ansonsten stehen neben der unspezifischen Behandlung mit ACE-Hemmern, AT_1-Rezeptoren-Blockern, Statinen und Diuretika zwei wesentliche Therapieprinzipien zur Verfügung:

- **Immunsuppression:** Hier haben Glukokortikoide den höchsten Stellenwert, zu anderen zytotoxischen Therapien (Cyclophosphamid, Mycophenolat, Rituximab) gibt es wenig Erfahrungen.
- **Thrombozytenaggregationshemmung:** Die Kombination von Azetylsalizylsäure mit Dipyridamol kann zumindest den kurzfristigen Verlauf positiv beeinflussen.

Verlauf und Prognose: Die meisten Patienten mit membranoproliferativer Nierenerkrankung müssen mit einer fortschreitenden Niereninsuffizienz rechnen. Da sich zudem die Therapie dieser Erkrankung nach wie vor als schwierig erweist, ist nach 10 Jahren etwa die Hälfte der betroffenen Patienten dialysepflichtig.

Therapie: Abgesehen von ACE-Hemmern, AT_1-Rezeptoren-Blockern, Statinen und Diuretika werden Glukokortikoide zur **Immunsuppression** und Azetylsalizylsäure mit Dipyridamol zur **Thrombozytenaggregationshemmung** eingesetzt.

Verlauf und Prognose: Meist schreitet die Niereninsuffizienz fort. Nach 10 Jahren sind 50 % der Patienten dialysepflichtig.

6.4.3 Lupusnephritis

Epidemiologie und Ätiopathogenese: Bei **75 % der Patienten mit SLE** (s. S. 1354) äußert sich eine Lupusnephritis, zumeist im ersten Jahr der Erkrankung. Glomeruläre und tubuläre Schäden treten auf.

Epidemiologie und Ätiopathogenese: Im Rahmen eines systemischen Lupus erythematodes (SLE, s. S. 1354) finden sich außerordentlich häufig Nierenerkrankungen. Klinische Anzeichen einer Lupusnephritis wie Nierenfunktionsveränderungen und krankhafte Urinbefunde (Proteinurie, dysmorphe Erythrozyten) lassen sich bei **75 % der Patienten mit SLE** nachweisen. Eine Lupusnephritis tritt meistens im ersten Jahr der Erkrankung auf, obgleich auch mehrere Jahre vergehen können, bis Veränderungen an der Niere auftreten. Manchmal erweist sich auch nur die Niere als betroffen. Glomeruläre Schäden können von tubulären Veränderungen begleitet sein.

Es kommt auch zu Übergängen zwischen den verschiedenen Formen der Lupusnephritis (s. Tab. I-6.7, S. 921).

Bei bis zu 40 % der Patienten kommt es zu Übergängen zwischen den insgesamt 6 verschiedenen Formen der Lupusnephritis (s. Tab. I-6.7, S. 921). Gutartige mesangiale Formen können in schwere diffus proliferative GN übergehen, die sich unter Therapie wieder zu mesangialen oder membranösen Erkrankungen rückbilden können.

Das **Komplementsystem** wird aktiviert, **DNA-anti-DNA-Komplexe** lagern sich in den Glomeruli ab und es bilden sich **kapilläre Thromben**.
Medikamente wie β-Rezeptoren-Blocker, Hydralazin und Methyldopa können eine Lupusnephritis induzieren.

Neben einer **Aktivierung des Komplementsystems** kommt es zur **Ablagerung von DNA-anti-DNA-Komplexen** in den Glomeruli. Sie stellt eine wichtige Primärveränderung da, die zur Entwicklung der renalen Erkrankung führt. Membranöse Nephropathien enstehen, wenn relativ kleine Immunkomplexe, deren Entstehung unklar ist, die Basalmembran der Glomeruluskapillare durchdringen, um subepithelial abgelagert zu werden. Neben Immunkomplexbildung und Komplementaktivierung tragen auch **kapilläre Thrombusbildungen** zur Nierenschädigung bei Lupusnephritis bei.

Manche **Medikamente** können die Entwicklung einer Lupusnephritis induzieren. Dazu gehören β-Rezeptoren-Blocker, Hydralazin, Methyldopa, Penicillamin, Procainamide und Quinidin.

Klinik und Diagnostik: Das Ausmaß der Nierenfunktionseinschränkung korreliert mit der histologischen Schädigung (s. u.):

- geringe Proteinurie bei **mesangialer Lupusnephritis**
- zusätzlich in ⅓ ein nephrotisches Syndrom bei **fokal proliferativen Formen**

- ausgeprägte Proteinurie bei **membranöser Lupusnephritis**
- z. T. schwerste Verläufe mit nephritisch-nephrotischem Syndrom, Hochdruckkrisen und ANV bei **diffuser Lupusnephritis.**

Das Bild wird auch von der Grunderkrankung bestimmt (s. S. 1355).

Klinik und Diagnostik: Die Manifestation einer Lupusnephritis hängt von der Art der lupusspezifischen Nierenerkrankung ab, da das Ausmaß der pathologischen Urinbefunde und der Grad der Nierenfunktionseinschränkung meist mit der Schwere der histologischen Schädigung (s. u.) korrelieren:

Geringe Proteinurie mit und ohne dysmorphe Erythrozyten oder Eythrozytenzylinder im Urinsediment sprechen für mildere **mesangiale Lupusnephritis**.

Auf diese Befunde kann sich auch das Bild bei **fokal proliferativen Formen** beschränken, allerdings kommen bei einem Drittel ein nephrotisches Syndrom, arterielle Hypertonie und eine leichte Niereninsuffizienz hinzu.

Bei **membranöser Lupusnephritis** findet sich eine Proteinurie, die so ausgeprägt sein kann, dass ein nephrotisches Syndrom mit schweren Ödemen auftritt.

Bei **diffuser Lupusnephritis** können Befunde wie bei der fokalen Form zu finden sein, aber auch schwerste Verläufe mit Zeichen eines nephritischen und nephrotischen Syndroms, Hochdruckkrisen und akutem Nierenversagen auftreten.

Niereninsuffizienz, nephritisches und nephrotisches Syndrom sind **unspezifische Hinweise** auf die variable Lupusnephritis.

Weiterhin wird das klinische Bild von anderen Symptomen der Grunderkrankung bestimmt, die von der jeweiligen Organmanifestation abhängen (s. S. 1355).

Zeichen leichter und schwerer Niereninsuffizienz sowie alle Merkmale des nephritischen und nephrotischen Syndroms können in jeder Zusammenstellung als **unspezifische Hinweise** auf die enorm variablen Schädigungsmuster bei Lupusnephritis hinweisen.

Manchmal zeigen sich **Hyperkaliämien** als Folge einer gestörten tubulären Kaliumsekretion.

Manchmal zeigen sich bei Patienten mit SLE **Hyperkaliämien**, die für den Grad der vorliegenden Niereninsuffizienz mit ungewöhnlich hohen Werten auffallen. Dies wird als Folge einer gestörten Sekretion von Kalium im distalen Tubulus angesehen.

Spezifisch für die Lupusnephritis sind erhöhte ANA und ds-DNA-AK sowie erniedrigtes C3/C4.

Spezifisch sind erhöhte ANA-Titer, erniedrigte Komplementfaktoren C3 und C4 sowie erhöhte Titer von Antikörpern gegen Doppelstrang-DNA, die eine Diagnose „Lupusnephritis" auch in den seltenen Fällen ohne extrarenale Manifestation zulassen.

Zur Diagnosesicherung wird eine **Nierenbiopsie** durchgeführt.

Zur Sicherung der Diagnose sollte bei Verdacht auf Lupusnephritis eine **Nierenbiopsie** durchgeführt werden. Da es Übergänge zwischen den verschiedenen Formen der Lupusnephritis gibt, kann es nötig und gerechtfertigt sein, die Nieren mehrfach zu punktieren, wenn klinisch Veränderungen der renalen Beteiligung auffallen.

	I-6.7	**Histologie der Lupusnephritis**

Klasse I	**Lupusnephritis mit mesangialen Minimalveränderungen**	Nomalbefund in der Lichtmikroskopie; mesangiale Immunablagerungen in der Immunfluoreszenz
Klasse II	**mesangial proliferative Lupusnephritis**	bereits in der Lichtmikroskopie zeigt sich eine mesangiale Zellvermehrung
Klasse III	**fokale Lupusnephritis**	< 50 % der Glomeruli weisen bereits in der Lichtmikroskopie neben mesangialen auch endo- und extrakapilläre Veränderungen der glomerulären Gefäße auf
Klasse IV	**diffuse Lupusnephritis**	> 50 % der Glomeruli weisen Veränderungen wie bei der fokalen Lupusnephritis auf
Klasse V	**membranöse Lupusnephritis**	per se nicht so ohne weiteres von membranösen Glomerulonephritiden anderer Genese zu unterscheiden; kann mit jeder anderen proliferativen Form der Lupusnephritis zusammen auftreten
Klasse VI	**fortgeschrittene sklerosierende Lupusnephritis**	> 90 % der Glomeruli sind sklerosiert

Histologie. Die verschiedenen Klassen der Lupusnephritis führen zu sehr unterschiedlichen histologischen Befunden. Ihre morphologischen Charakteristika sind in Tab. **I-6.7** kurz zusammengefasst.

Therapie: Bei allen Formen der Lupusnephritis wird eine aggressive antihypertensive Therapie mit ACE-Hemmern oder/und AT$_1$-Rezeptoren-Blockern sowie eine aggressive Lipidsenkung mit Statinen empfohlen. Das weitere Therapieregime ist je nach Zuordnung zu einer bestimmten Klasse unterschiedlich und wandelt sich auch immer wieder, wenn neuere Immunsuppressiva bessere Behandlungserfolge versprechen. Außerdem muss die Toxizität einer Therapie stets gegen ihren Nutzen abgewogen werden.

Für die **Klasse I und II** kann von einer guten renalen Prognose ausgegangen werden, sodass in der Regel keine weitere Therapie mit Immunsuppressiva verordnet werden muss, es sei denn es käme zu einem Progress in andere Klassen. Für **Klasse III**, auf jeden Fall aber **Klasse IV,** wird zwischen einer Induktionstherapie, die eine Remission der Erkrankung bringen soll, und einer remissionserhaltenden Therapie unterschieden: Die klassische **Induktionstherapie** besteht aus einer kombinierten Steroid- und Cyclophosphamid-Stoß-Therapie (Methylprednisolon 1 g/d für 3 Tage + Cyclophosphamid 0,75 g/m^2 einmalig alle 4 Wochen über 6 Monate). Als Alternative kann als initiale Therapie auch Mycophenolat gegeben werden, was besonders bei Frauen im gebärfähigen Alter zu erwägen ist. Bei fehlendem Ansprechen auf die klassische Induktion kann mit verlängerten Zeitintervallen weiter therapiert werden (Stoßtherapie alle 3 Monate) oder eine Umstellung auf Mycophenolat erfolgen. In Ausnahmefällen kann ein Therapieversuch mit Rituximab unternommen werden. Die **Erhaltungstherapie** kann mit verschiedenen Immunsuppressiva durchgeführt (Azathioprin, Mycophenolat, Cyclosporin) und sollte für mindestens 18–24 Monate fortgeführt werden.

Bei der **Klasse V** mit nephrotischem Syndrom wird eine Therapie mit Cyclosporin und niedrigdosiertem Steroid (Prednison 5–10 mg/d) empfohlen. Bei schwerem nephrotischem Syndrom, progredienter Verschlechterung der Nierenfunktion oder einem Mischbild aus Klassen III und V oder IV und V wird wie bei Klasse IV behandelt.

Für die **Klasse VI** sind keine spezifischen Strategien beschrieben, hier muss der Nutzen und das Risiko einer immunsuppressiven Therapie für jeden Einzelfall abgewogen werden.

Verlauf und Prognose: Fortschritte der Therapie und verbesserte Diagnose gerade milderer Fälle erhöhte die Überlebensrate auf heute weit über 90 %. Haupttodesursache im ersten Jahr sind Infektionen, im späteren Verlauf oft Erkrankungen der Koronarien als Folge von Bluthochdruck mit Niereninsuffizienz sowie langjähriger Kortisontherapie. Die Prognose der Nierenerkrankung hängt davon ab, ob es gelingt, schwere Dauerschäden und damit eine fortschreitende Niereninsuffizienz zu beeinflussen.

Histologie: s. Tab. I-6.7

Therapie: ACE-Hemmer/AT$_1$-Rezeptoren-Blocker und Statine sind empfohlen. Das weitere Therapieregime ist von der Klasse der Lupusnephritis abhängig.

Die Prognose der **Klasse I und II** ist gut. Für **Klasse III** und **IV** wird die **Induktionstherapie** (Prednisolon-Cyclophosphamid-Stoßtherapie) mit anschließender **Erhaltungstherapie** (verschiedenen Immunsuppressiva) über 18–24 Monate durchgeführt.

Bei **Klasse V** mit nephrotischem Syndrom werden Cyclosporin und Steroid empfohlen.

Für **Klasse VI** sind keine spezifischen Strategien beschrieben.

Verlauf und Prognose: Die Überlebensrate liegt > 90 %. Haupttodesursache sind zunächst Infektionen, später KHK.

6.4.4 Rapid progressive Glomerulonephritis (RPGN)

▶ **Definition**

▶ **Definition:** Bei der RPGN handelt es sich um eine unspezifische Reaktion bei schwerster glomerulärer Schädigung.

Epidemiologie und Ätiopathogenese: Die Inzidenz liegt etwa bei 1/100 000. Generell kann jede Glomerulonephritis und auch Vaskulitis, in deren Entwicklung und Verlauf Zellen in den entzündlich veränderten Glomeruli proliferieren, in eine RPGN übergehen.

Im Allgemeinen werden 3 (bzw. 4) Gruppen anhand der zugrunde liegenden Mechanismen der glomerulären Schädigung unterschieden.

- **Typ I – Anti-GBM** (10–20 % der Fälle): Hierbei tritt die RPGN meistens zusammen mit Lungenblutungen auf. Im Blut lassen sich Antikörper gegen die glomeruläre Basalmembran nachweisen (**anti-GBM-Antikörper**), die auch die Basalmembran der Alveolen angreifen. Klinisch wird dieses pulmorenale Krankheitsbild als **Goodpasture-Syndrom** bezeichnet.
- **Typ II – Immunkomplexe** (30–40 % der Fälle): Diesen Typ bilden Patienten mit proliferativen GN, die von **glomerulären Immunkomplexablagerungen** geprägt werden (z. B. bei Lupusnephritis, postinfektiöser GN, IgA-Nephropathie, Purpura Schönlein-Henoch, gemischter Kryoglobulinämie)
- **Typ III – pauci-immun** (= ohne immunhistologische Befunde in den glomerulären Kapillaren): (40–50 % der Fälle) sind renale Verlaufsformen bei Patienten mit **ANCA-assoziierter Vaskulitis** wie Wegener-Granulomatose oder mikroskopischer Polyangiitis (s. S. 943).
- **Typ IV** – „double-antibody positive disease": Bei diesem Typ finden sich Eigenschaften von Typ I und III.

In seltenen Fällen lässt sich eine RPGN keiner der angeführten Gruppen zuordnen.

Pathogenetisch bedeutsam ist der Einbruch von Plasma und Zellen aus der pathologisch schwer veränderten Glomeruluskapillare in die Bowman-Kapsel bei Ruptur der glomerulären Basalmembran: Aktiviertes Fibrin sorgt dafür, dass Plasma und Zellen zu einem festen Konglomerat verbacken, das in der Bowman-Kapsel halbmondförmig um die Glomeruluskapillaren liegt (s. Halbmondbildung in der Histologie).

Klinik: Oft stellen sich die Patienten mit Schwäche, Leistungsknick, Übelkeit und Ödemen vor – Symptomen, wie sie allgemein bei **Urämie** und Volumenretention auftreten.

Zu Beginn der Erkrankung findet sich manchmal aber auch eine **Makrohämaturie**. Die Patienten bemerken selbst, dass die Urinausscheidung zurückgegangen ist. Die Symptomatik erinnert in diesen Fällen etwas an die Symptomatik einer postinfektiösen GN.

Hämoptysen und **Dyspnoe** können für ein Goodpasture-Syndrom sprechen, werden aber auch bei Wegener-Granulomatose gesehen. Pulmorenale Symptome sind also nicht charakteristisch für nur eine Erkrankung.

Diagnostik: Da eine RPGN oft bei immunologischen Systemerkrankungen vorkommt, sollten sowohl **anamnestisch** als auch bei der **körperlichen Untersuchung** typische Hinweise eruiert werden (z. B. Gelenkbeschwerden, spezifische Hautveränderungen). Häufig berichten die Patienten von einer Infektion der oberen Atemwege in den Wochen vor Krankheitsbeginn.

Entsprechende **Laborparameter** (ANA, ANCA, Komplementfaktoren C3 und C4) und zusätzlich Titer von Autoantikörpern gegen glomeruläre Basalmembran (Anti-GBM-Antikörper) sind zu bestimmen, um ein Goodpasture Syndrom nicht zu übersehen.

Ansonsten weisen alle Patienten bei Erstvorstellung erhöhte Kreatininwerte, verminderte eGFR und erhöhte Harnstoffwerte als **Zeichen der Niereninsuffizienz** auf.

Die definitive Diagnose wird über eine **Nierenbiopsie** gestellt (s. S. 873).

Epidemiologie und Ätiopathogenese:
Die Inzidenz liegt bei 1/100 000. Jede GN und glomeruläre Vaskulitis kann in eine RPGN übergehen.

Man unterscheidet 3 bzw. 4 Typen:

- **Typ I (Anti-GBM**. 10–20 % d. F.): Es treten Lungenblutungen auf, weil **anti-GBM-AK** auch die alveoläre Basalmembran angreifen **(Goodpasture-Syndrom)**.
- **Typ II (Immunkomplexe**. 30–40 % d. F.): bei proliferativer GN mit **glomerulären Immunkomplexablagerungen**
- **Typ III (pauci-immun**. 40–50 % d. F.) treten bei **ANCA-assoziierter Vaskulitis** auf. (s. S. 943)
- **Typ IV:** zeigt Eigenschaften von Typ I und III.

Der Einbruch von Plasma und Zellen in die Bowman-Kapsel führt zur Bildung eines halbmondförmigen Konglomerats (s. Halbmondbildung in der Histologie).

Klinik: Es kommt zu Symptomen von **Urämie** und Volumenretention (Schwäche, Übelkeit, Ödeme).

Zu Beginn findet sich manchmal **Makrohämaturie**.

Hämoptysen und **Dyspnoe** sprechen für ein Goodpasture-Syndrom oder Wegener-Granulomatose.

Diagnostik: Anamnestisch und in der **körperlichen Untersuchung** sollte nach Zeichen immunologischer Systemerkrankungen gesucht werden.

Im **Labor** werden ANA, ANCA, C3/C4 und Anti-GBM-AK bestimmt.

Alle Patienten weisen **Zeichen der Niereninsuffizienz** auf.

Die definitive Diagnose bringt die **Biopsie** (s. S. 873).

⊙ I-6.10   Rapid progressive Glomerulonephritis

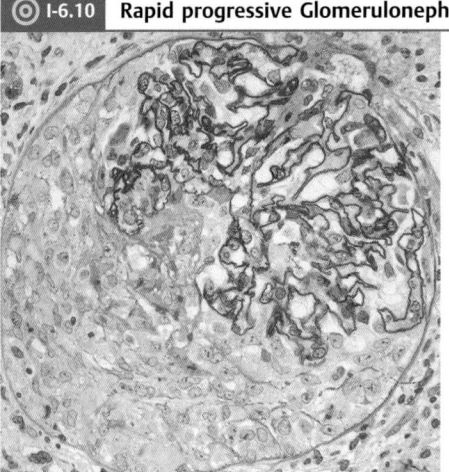

Neben einem **halbmondförmigen** zellreichen Kapselproliferat sind immunhistologisch **lineare IgG-Ablagerungen** entlang der noch erhaltenen Basalmembran nachweisbar (APAAP-Methode).

⊙ I-6.10

Histologie: Der beeindruckende Hauptbefund wird charakterisiert durch die **Halbmondbildung** um die glomerulären Kapillaren (Abb. **I-6.10**). Immunfluoreszenz und Elektronenmikroskopie lassen eine spezifischere Diagnose zu.

Therapie: Sie richtet sich zwar nach dem zugrunde liegenden Typ der RPGN, jedoch kann wegen der Schwere und des ungünstigen Verlaufs dieser Erkrankung häufig das Ergebnis einer Nierenbiopsie nicht abgewartet werden.

▶ **Merke:** Eine unbehandelte RPGN kann innerhalb von Wochen bis Monaten in eine terminale Niereninsuffizienz mit Dialysepflichtigkeit übergehen.

Die Patienten werden i. d. R. nach einem kombinierten **Steroid-Cyclophosphamid-Stoß-Schema** (ähnlich wie bei der Lupusnephritis Klasse IV) behandelt. Dieses Therapieregime kann noch zusätzlich mit **Plasmapherese** kombiniert werden, was besonders bei der Anti-GBM-Nephritis (Goodpasture-Syndrom) obligat ist. Sinkt die Ausscheidung in den oligurischen Bereich oder werden die Patienten anurisch, muss **dialysiert** werden, um Volumenüberladung und Hyperkaliämien zu vermeiden.

Verlauf und Prognose: Teilweise schwere Nierenfunktionseinschränkungen mit Zeichen des nephritischen Syndroms bestimmen den Krankheitsverlauf. Zu einem nephrotischen Syndrom kommt es oft nur deshalb nicht, weil der starke Abfall der GFR auch die Ausscheidung großer Proteinmengen unmöglich werden lässt.

Die Schwere der Erkrankung hat zur Folge, dass immer noch ein hoher Prozentsatz der betroffenen Patienten dauerhaft an gravierender eingeschränkter Nierenfunktion leidet und schließlich eine Dialysetherapie nicht mehr zu vermeiden ist.

6.5 Chronische Glomerulonephritis

▶ **Definition:** Unter der relativ unspezifischen Bezeichnung „chronische GN" sind glomeruläre Erkrankungen zu verstehen, die einen protrahierten Verlauf mit zunehmender Niereninsuffizienz nehmen.

Epidemiologie und Ätiopathogenese: Da die Erkrankung häufig über lange Zeit unerkannt verläuft, existieren keine Angaben zur Inzidenz (s. auch Tab. **I-4.5**, S. 881). Auch wenn oft zum Zeitpunkt der Diagnose anamnestisch keine Hinweise auf frühere Episoden einer akuten Nierenerkrankung zu finden sind, wird angenommen, dass auch bei diesen Patienten **akute glomeruläre Erkrankungen** wie IgA-Nephritis, membranöse oder membranproliferative GN Ursache der fortschreitenden Niereninsuffizienz waren. Auf der anderen Seite ist es

---

Histologie: charakteristische **Halbmondbildung** (Abb. **I-6.10**). Immunfluoreszenz und Elektronenmikroskopie spezifizieren die Diagnose.
Therapie:

◀ **Merke**

Behandelt wird mit **Steroid-Cyclophosphamid-Stoß-Schema**, ggf. in Kombination mit **Plasmapherese**. Bei Oligurie oder Anurie muss **dialysiert** werden.

Verlauf und Prognose: Die Nierenfunktionseinschränkungen, z. T. mit nephrotischem Syndrom, bestimmen den Verlauf.

Häufig ist eine Dialysetherapie nicht zu vermeiden.

6.5 Chronische Glomerulonephritis

◀ **Definition**

Epidemiologie und Ätiopathogenese: Es existieren keine Angaben zur Inzidenz (s. Tab. **I-4.5**, S. 881). Man nimmt an, dass **akute glomeruläre Erkrankungen** Ursache der fortschreitenden Niereninsuffizienz waren. Die durch **irreversible Schädigung einiger Glomeruli** induzierte

Hyperfiltration führt zu Druckschäden an den betroffenen Glomeruli.

möglich, dass sich z. B. Patienten mit Poststreptokokken-GN von der akuten Erkrankung vollständig erholen und dann doch noch Proteinurie, Bluthochdruck und glomerulärer Sklerose mit fortschreitender Niereninsuffizienz entwickeln: Durch **irreversible Schädigung einiger Glomeruli** während der akuten Erkrankung musste die Filtrationsrate in den übrigen, funktionstüchtigen Glomeruli kompensatorisch ansteigen. Obgleich Hyperfiltration ursprünglich ein adaptives Phänomen ist, um die Leistung der Niere aufrechtzuerhalten, werden schließlich die betroffenen Glomeruli geschädigt, da sie den gestiegenen intraglomerulären Druck nicht dauerhaft tolerieren.

Klinik: Es können Symptome der Niereninsuffizienz auftreten (Ödeme, arterielle Hypertonie, Anämie, Urämie).

Klinik: Klinisch sind die Patienten zunächst meist unauffällig. Wenn Symptome auftreten, hängen sie mit den Folgen der fortschreitenden Niereninsuffizienz zusammen (Flüssigkeitseinlagerung, arterielle Hypertonie, renale Anämie, Urämie).

Diagnostik: Anamnestisch wird nach Nierenerkrankungen in der Vergangenheit gefragt. Chronische GN werden oft zufällig entdeckt.

Diagnostik: Anamnestisch sollte nach Episoden einer symptomatischen Nierenerkrankung in der Vergangenheit gefragt werden, wobei sich häufig keine Hinweise darauf finden lassen. Chronische GN werden daher oft zufällig entdeckt.

Labordiagnostisch sprechen erhöhtes Kreatinin, abfallende eGFR, Anämie, niedriges Kalzium und hohes Phosphat für die Diagnose.

Labordiagnostisch lassen erhöhte Serumkreatininspiegel, abfallende eGFR sowie eine normochrome, normozytäre Anämie, erniedrigte Kalzium- und erhöhte Phosphatspiegel wenig Zweifel an der Diagnose.

Sonographisch können die **Nieren verkleinert** sein. Zur Indikation einer Nierenbiopsie s. S. 873.

Sonographisch fallen möglicherweise **verkleinerte Nieren** mit echodichtem, verschmälertem Parenchymsaum auf, die auf strukturelle Veränderungen bei chronischer Niereninsuffizienz hinweisen (zur Indikation einer Nierenbiopsie s. S. 873).

Histologie: Hauptbefunde sind mesangiale Proliferationen und Vernarbungen der Glomeruli. Veränderungen im Tubulointerstitium sind **nicht spezifisch**.

Histologie: Die Hauptbefunde im feingeweblichen Schnitt sind fokale oder diffuse Proliferationen des Mesangiums, eine vermehrte mesangiale Matrix sowie segmentale und globale Vernarbungen der Glomeruli. Weiterhin finden sich sekundäre Veränderungen im Tubulointerstitium (tubuläre Dilatationen, Atrophien, tubuläre Fibrose). Diese Veränderungen sind Ausdruck einer generellen Zerstörung des funktionellen Nierengewebes und damit **nicht mehr spezifisch** für bestimmte Nierenerkrankungen.

Therapie: Kortikoide und Zytostatika sind nicht indiziert.

Therapie: Kontrollierte Studien haben gezeigt, dass Kortikoide allein oder in Kombination mit Azathioprin oder Cyclophosphamid nicht in der Lage waren, den Verlauf einer chronischen GN zu beeinflussen. Daher gibt es keine Indikation für die Gabe dieser Medikamente, die erhebliche Nebenwirkungen haben und beträchtliche Toxizität aufweisen.

Ziel der Therapie bei chronischer GN ist die Verlangsamung des Kreatininanstiegs und des GFR-Abfalls mittels:
- Reduktion des **Salzgehalt** in der Nahrung
- **Blutdrucksenkung** < 130/80 mmHg (v. a. mit nephroprotektiven ACE-Hemmern oder AT$_1$-Rezeptoren-Blocker).

Ziel der Therapie bei Patienten mit chronischer GN muss daher sein, das kontinuierliche Ansteigen des Serumkreatinins und den Abfall der GFR so gut wie möglich zu verlangsamen, indem weitere hämodynamisch induzierte und vaskulär vermittelte Gefäßschäden reduziert werden:
- Der **Salzgehalt** in der Nahrung sollte **reduziert** werden.
- Ein **arterieller Blutdruck** < 130/80 mmHg ist anzustreben. Leiden die Patienten zusätzlich an Diabetes mellitus, sollten noch tiefere Werte (um 125/80 mmHg) angestrebt werden, auch wenn es schwer ist, eine derart straffe Hypertoniebehandlung durchzuhalten.

Die medikamentöse Therapie der chronischen GN muss so lange wie möglich ACE-Hemmer oder AT$_1$-Rezeptoren-Blocker mit einschließen, da diese Medikamente nicht nur den Blutdruck senken, sondern auch gewebliche Strukturschäden von Nieren und Herz-Kreislauf-System günstig beeinflussen.

Verlauf und Prognose: Das Fortschreiten der Niereninsuffizienz bis zur Dialysepflichtigkeit ist nicht aufzuhalten, aber zu verlangsamen.

Verlauf und Prognose: Ein Fortschreiten der Niereninsuffizienz bis zur Dialysepflichtigkeit ist im Allgemeinen nicht aufzuhalten. Sie lässt sich aber mittlerweile beträchtlich verlangsamen, wenn die Diagnose nicht zu spät gestellt wurde und die Patienten von den therapeutischen Maßnahmen überzeugt werden können.

7 Tubulointerstitielle Erkrankungen

▶ **Definition:** Erkrankungen, die primär oder sekundär zu einer Entzündung des Interstitiums und des Tubulusapparates führen.

◀ **Definition**

Ätiopathogenese: s. Tab. I-7.1.
Primäre tubulointerstitielle entzündliche Erkrankungen:
- akute Pyelonephritis durch eine aszendierende Entzündung mit Bakterien
- akute tubulointerstitielle Entzündungen durch Medikamente (am häufigsten), Bakterien oder Viren
- chronische Pyelonephritis bei rezidivierenden bakteriellen Infektionen der Nieren (z. B. bei anatomischen Problemen wie vesikoureteralem Reflux)
- chronische interstitielle Nephritiden durch Analgetikaabusus und als Folge zystischer Nierenerkrankungen (insbesondere erblicher Formen wie ADPKD („Autosomal Dominant Polycystic Kindney Disease"), Markschwammniere sowie Nephronophthise – „Medullary Cystic Kidney Disease" (NPH/MCKD).
- „Medullary Cystic Kidney Disease" (NPH/MCKD).

Sekundäre tubulointerstitielle entzündliche Erkrankungen: Bei einer Reihe von Nierenerkrankungen kommt es zu einer Mitbeteiligung von Tubuli und Interstitium (häufig bei Glomerulonephritiden, Vaskulitiden oder Obstruktionen der ableitenden Harnwege, akuter Tubulusnekrose).

Ätiopathogenese: s. Tab. I-7.1.
Primäre tubulointerstitielle entzündliche Erkrankungen:
akute Pyelonephritis durch Bakterienaszension
akute tubulointerstitielle Entzündungen, v. a. durch Medikamente
chronische bakterielle Pyelonephritis
chronische interstitielle Nephritiden durch Analgetikaabusus oder zystische Nierenerkrankungen.

Sekundäre tubulointerstitielle entzündliche Erkrankungen: Bei einigen Nierenerkrankungen kommt es zur Mitbeteiligung von Tubuli und Interstitium.

☰ I-7.1	Ursachen interstitieller Nierenerkrankungen	
Ätiologie	**Häufig**	**selten**
Ischämie	• akute Tubulusnekrose	
Toxine	• akute Tubulusnekrose • Analgetikamissbrauch (NSAID) • Immunsuppressiva (Cyclosporin, FK506)	• Aristolochiasäure (Nahrungsmittel, Balkannephropathie) • Streptomycin • Lithium • Blei
Infektionen	• akute und chronische infektiöse Pyelonephritiden (primär Nierenbecken!)	• akute interstitielle Nephritis (primär nicht Nierenbecken!)
immunologische Ursachen	• akute interstitielle Nephritis • akute Rejektionen eines Nierentransplantats	• Systemischer Lupus eythematodes • Goodpasture-Syndrom • Sjögren-Syndrom
tubuläre Obstruktion	• Plasmozytom • Hyperkalzämie • Harnsäuresteine bei Gicht	• Hyperoxalurie
genetisch	• polyzystische Nierenerkrankungen	
Infiltrationen		• Leukämie • Lymphome • Sarkoidose
andere Ursachen	• erworbene Nierenzysten	• Uratnephropathie • Hypokaliämie • ohne fassbare Ursache (idiopathisch)

In diesem Kapitel sollen primäre tubulointerstitielle Nephritiden genauer besprochen werden, auf die sekundären Formen wird bei klinischer Bedeutung in den entsprechenden Abschnitten eingegangen.

Charakteristika: Unabhängig von der Ätiologie weisen alle tubulointerstitiellen Erkrankungen gewisse gemeinsame klinische Charakteristika auf.
Im Urin finden sich häufig keine Auffälligkeiten. Bei chronischen Verläufen können gering ausgeprägte Befunde vorliegen:
- sterile Leukozyturie (oft eosinophil),
- milde, zumeist tubuläre Proteinurie in der Urineiweißanalyse, die weniger als 1,5 g/d in der 24 h-Sammlung beträgt.

Charakteristika: Der Urin ist häufig unauffällig. Bei chronischen Verläufen können eine sterile Leukozyturie und eine milde Proteinurie auftreten.

Funktionsstörungen des **Tubulus:**

- **proximaler Tubulus:**
  - Glukosurie
  - Aminoazidurie
  - renal-tubuläre Azidose Typ 2 (s. S. 789).

- **distaler Tubulus:**
  - Hyperkaliämie
  - Salzverlust
  - verminderte Konzentration des Urins
  - renal-tubuläre Azidose Typ 1.

- **Sammelrohr:** ADH-Resistenz.

▶ Merke

Durch die tubulointerstitiellen Entzündung kommt es zu **Funktionsstörungen** des proximalen und/oder distalen **Tubulus** (abhängig vom Ort der Schädigung innerhalb des Tubulussystems):

- **proximaler Tubulus:**
  - Glukosurie ohne Diabetes mellitus
  - vermehrter Aminosäureausscheidung (Aminoazidurie)
  - proximale, renal-tubuläre Azidose Typ 2 (seltene Form der Azidose) (s. auch Fanconi-Syndrom, S. 789).

- **distaler Tubulus:**
  - Hyperkaliämie
  - Salzverlust unterschiedlichen Ausmaßes
  - verminderte Konzentrationsfähigkeit der Niere
  - distale, renal-tubuläre Azidose Typ 1 (seltene Form der Azidose).

- **Sammelrohr:** ADH-Resistenz mit Entwicklung eines renalen Diabetes insipidus.

> ▶ **Merke:** Obgleich die Glomeruli bei tubulointerstitiellen Erkrankungen primär nicht involviert sind, kann es bei schweren Verläufen zu einer glomerulären Mitbeteiligung mit Abnahme der Filtrationsleistung und Kreatininanstieg kommen. Die Folge sind in seltenen Fällen Zeichen glomerulärer Erkrankungen im Urin bis hin zu dysmorphen Erythrozyten und Akanthozyten.

7.1 Akute interstitielle Nephritis (AIN)

7.1 Akute interstitielle Nephritis (AIN)

Ätiopathogenese: Sie ist Folge einer Hypersensitivitätsreaktion auf Medikamente (s. Tab. I-7.2, S. 927). Selten liegen bakterielle/virale Infektionen zugrunde.

Die Mechanismen der medikamentösen Hypersensitivitätsreaktion sind nicht vollständig verstanden. Es wird eine primäre Rolle der zell-vermittelten Immunität, v. a. von aktivierten T-Zellen und Eosinophilen, vermutet.

Bei Akkumulation in der Niere interagiert das Antigen mit T-Zellen. Medikamente können die tubulointerstitielle Entzündung beeinflussen, verursachen sie aber nicht allein.

Ätiopathogenese: Eine akute interstitielle Nephritis ist im Allgemeinen die Folge einer Hypersensitivitätsreaktion auf Medikamente (s. Tab. I-7.2, S. 927). Als weitaus seltenere Ursachen kommen auch Infektionen mit Legionellen, Leptospiren, CMV, Streptokokken u. a. infrage. In diesen Fällen tritt die AIN in der Regel nur begleitend auf, sie stellt keine typische Manifestation dieser Infektionen dar.

Die Mechanismen, die nach Einnahme bestimmter Medikamente zu einer renalen Hypersensitivitätsreaktion der Niere führen, sind nicht vollständig verstanden. Da die interstitiellen Infiltrate überwiegend aus T-Lymphozyten bestehen, wird eine primäre Rolle der zellvermittelten Immunität vermutet. Aktivierte T-Zellen können nicht nur direkt das Interstitium der Niere schädigen, sondern setzen darüber hinaus Zytokine frei: Als Folge wandern eosinophile Leukozyten in das Gewebe ein (Chemotaxis). Seltene Veränderungen der Glomeruli wie bei einer Minimal-Change-Glomerulonephritis, die als T-Zell-abhängig angesehen wird, können ebenfalls auftreten: NSAID, die die Cyclooxygenase inhibieren, dürften dadurch die Konversion von Arachidonsäure zu Leukotrien erleichtern. Somit werden T-Helferzellen vermehrt aktiviert.

Das auslösende Antigen (Medikament oder Medikament-Hapten-Komplex) akkumuliert in der Niere und interagiert dabei mit aktivierten T-Zellen. Daher wird vermutet, dass Medikamente über diesen Weg die tubulointerstitielle Entzündung zumindest mit beeinflussen, allerdings nicht alleine verursachen. Dazu ist eine primäre Immunantwort gegen die auslösende Substanz nötig.

≡ I-7.2	Akute interstitielle Nephritis und Medikamente
gesicherte Ursache	NSAID, Penicilline, Methicillin
sehr wahrscheinliche Ursache	Ampicillin, Carbenicillin, Cephalosporine, Chinolone (z. B. Ciprofloxacin), Furosemid, Interferon, Oxacillin, Rifampicin, Sulfonamide, Thiazide
mögliche Ursachen	Allopurinol, Captopril, Chloramphenicol, Clofibrate, Erythromycin, Indinavir, Phenytoin, Protonenpumpeninhibitoren (Omeprazol, Lansoprazol), 5-amino-Salizylate, Tetrazykline

Klinik: Die AIN weist häufig Fieber und Hautauschlag auf. Weitere Befunde können hinzukommen.

Klinik: Die AIN weist häufig keine eindeutigen Symptome auf. Hinweise können Fieber und Hautauschlag geben, wenn sie sich mit charakteristischen anamnestischen Befunden in Einklang bringen lassen (stattgehabte Infektion,

Einnahme bestimmter Medikamente). Weitere Befunde, die oben als allgemeine klinische Charakteristika tubulointerstitieller Erkrankungen eingeführt wurden, können hinzukommen.

Diagnostik: Anamnese (Infekt oder Medikamenteneinnahme, Tab. **I-7.2**) und körperliche Untersuchung (Symptome einer systemischen Infektion, z. B. Pharyngitis bei Streptokokken, Legionellenpneumonien oder Myalgien und Ikterus durch Leptospiren). Die Latenz zwischen der stattgehabten Entzündung und dem Ausbruch der AIN beträgt meistens 10 Tage (DD: Postinfektiöse GN → 3 Wochen).

Während des Fieberanstiegs und des Hautausschlags findet sich im Blut eine Eosinophilie. Im Urin zeigt sich eine Mikro-, seltener eine Makrohämaturie, eine Leukozyturie mit einem hohen Anteil Eosinophiler sowie eine milde Proteinurie. Kreatininerhöhungen können, müssen bei akuten interstitiellen Nephritiden aber nicht regelhaft zu finden sein.

> ▶ **Merke:** Bei schweren Verläufen nach NSAID fehlt häufig eine Eosinophilie im Blut, auch im Urin lassen sich keine eosinophilen Zellen nachweisen. Stattdessen finden sich eine Proteinurie von > 3 g/d sowie teilweise Ödeme, die im Allgemeinen nicht zum Bild der akuten interstitiellen Nephritis gehören.

Meistens sind weder alle anamnestischen Befunde noch alle Zeichen des klinischen Bildes, sondern mehr oder weniger ausgeprägte oligosymptomatische Mischbilder vorzufinden.

Bei schwerer Hämaturie und Proteinurie, insbesondere bei Vorliegen eines akuten Nierenversagens mit reduzierter GFR, müssen Glomerulonephritiden und Vaskulitiden ausgeschlossen werden.

Es muss bedacht werden, dass manche Medikamente sowohl eine interstitielle Nephritis als auch eine akute Tubulusnekrose auslösen können. In dieser Situation hilft das Urinsediment weiter, da bei Tubulusnekrosen tubuläre Epithelzellen sowie braune und epitheliale Zylinderbruchstücke zu finden sind, die bei akuter interstitieller Nephritis nicht vorkommen (s. S. 881).

Histologie. Der histologische Hauptbefund zeigt ein interstitielles Ödem mit interstitiellen Infiltraten, die aus Lymphozyten und Monozyten bestehen. Weit weniger häufig lassen sich Plasmazellen, eosinophile, neutrophile und basophile Leukozyten finden. Zusätzlich lassen sich tubuläre Schäden nachweisen.

Im Allgemeinen sind Blutgefäße und Glomeruli nicht betroffen. Bei seltenen, schweren Verläufen mit klinisch schwerer Proteinurie – Patienten nahmen in der Vorgeschichte meistens NSAID ein – finden sich manchmal Zeichen wie bei einer Minimal-Change-GN (s. S. 906).

Therapie: Die wichtigste Aufgabe des Arztes besteht darin, die auslösende Substanz zu finden und wenn irgendmöglich abzusetzen. Da akute interstitielle Nephritiden zu einer spontanen Remission neigen, sobald das schädigende Agens nicht mehr eingenommen wird, bedarf es keiner regelmäßigen medikamentösen Therapie. Lediglich bei protrahiertem Verlauf mit Abnahme der renalen Filtrationsleistung sollten Kortikoide erwogen werden (Beginn mit 60 mg/d Kortison; rasche Dosisreduktion, sobald sich der Krankheitsverlauf günstig entwickelt). In seltenen Fällen werden auch Immunsuppressiva wie Cyclophosphamid und Azathioprin verschrieben.

Prognose. Wird das schädigende Medikament abgesetzt, erholt sich die Nierenfunktion oft schon innerhalb weniger Tage wieder. Allerdings finden sich auch Verläufe von mehreren Monaten. Teilweise bleiben Nierenfunktionseinschränkungen zurück, besonders bei schweren Erkrankungen oder vorbestehenden Nierenschäden. Nur in absoluten Ausnahmefällen führen akute interstitielle Nephritiden zu terminaler Niereninsuffizienz mit dauerhafter Dialysepflichtigkeit.

Diagnostik: Anamnese und körperliche Untersuchung (s. auch Tab. I-7.2). Die Latenz zwischen der Entzündung und dem Ausbruch der AIN beträgt meistens 10 Tage.

Während des Fiebers und des Ausschlags findet sich im Blut eine Eosinophilie. Im Urin zeigen sich Mikro-/Makrohämaturie, Leukozyturie mit Eosinophile sowie milde Proteinurie. Kreatinin kann erhöht sein.

◀ **Merke**

Meistens sind oligosymptomatische Mischbilder vorzufinden.

Bei Hämaturie und Proteinurie müssen Glomerulonephritiden und Vaskulitiden ausgeschlossen werden.

Bei Tubulusnekrosen finden sich im Sediment tubuläre Epithelien und Zylinderbruchstücke, die bei akuter interstitieller Nephritis nicht vorkommen (s. S. 881).

Histologie: Es zeigen sich ein interstitielles Ödem und tubuläre Schäden. Gefäße und Glomeruli sind nicht betroffen. Bei schweren Verläufen finden sich manchmal Zeichen wie bei Minimal-Change-GN (s. S. 906).

Therapie: Nach Absetzen der auslösenden Substanz kommt es meist zur spontanen Remission. Bei protrahiertem Verlauf sollten Kortikoide erwogen werden.

Prognose: Meist erholt sich die Nierenfunktion innerhalb weniger Tage, teilweise bleiben jedoch Funktionseinschränkungen zurück. Nur in Ausnahmefällen ist eine dauerhafte Dialyse indiziert.

7.2 Akute Pyelonephritis

▶ Definition

▶ **Definition:** Die akute Pyelonephritis ist eine, in den meisten Fällen aufsteigende, bakterielle Infektion des Nierenbeckens mit entzündlicher und/oder bakterieller Infiltration des Tubulointerstitiums. Sehr selten kann die Erkrankung auch durch eine hämatogene Streuung verursacht sein (Rarität).

Einteilung: Man unterscheidet Harnwegsinfektionen des unteren (akute Zystitis) und des oberen Harntrakts (akute Pyelonephritis).

Unkomplizierte Harnwegsinfekte treten bei jungen, gesunden, nicht schwangeren Frauen auf, alle anderen sind **kompliziert.**

Epidemiologie: Häufiges Krankheitsbild bei jungen, sexuell aktiven Frauen, Kindern und alten Menschen.

Ätiologie und Risikofaktoren: Erreger sind in 70–95 % E. coli. Außerdem spielen Klebsiellen-Spec. und Enterokokken-Spec. eine Rolle. Risikofaktoren sind sexuelle Aktivität, Infekte des unteren Harntraktes, Diabetes mellitus und Stress-Inkontinenz.

Klinik und Diagnostik: Heftiger Flankenschmerz, evtl. mit Ausstrahlung in das Becken, ist meist mit Fieber, Übelkeit und starkem Krankheitsgefühl assoziiert. Man findet eine Leukozyturie mit Leukozytenzylindern. Urinkultur (obligat) und Blutkulturen (optional) sind abzunehmen.

Therapie: Die akute Pyelonephritis wird wegen der Gefahr der Urosepsis **antibiotisch** therapiert (Trimethoprim-Sulfamethoxazol oder Ciprofloxacin).

Einteilung: Die akute Pyelonephritis gehört zur Gruppe der **Harnwegsinfektionen**, die in Infektionen des unteren Harntrakts (akute Zystitis) und des **oberen Harntrakts** (akute Pyelonephritis) unterteilt werden können. Streng genommen handelt es sich um ein klassisches urologisches Krankheitsbild, mit dem Nephrologen in Klinik und Praxis eher selten konfrontiert werden.

Weiter kann man den **unkomplizierten** vom **komplizierten Harnwegsinfekt** unterscheiden: Definitionsgemäß spricht man von einem unkomplizierten Harnwegsinfekt, wenn dieser bei jungen, gesunden, nicht schwangeren Frauen auftritt, alle anderen können als komplizierte Harnwegsinfekte definiert werden (Vorliegen anatomischer Veränderungen, andere Grunderkrankungen, männliches Geschlecht).

Epidemiologie: Häufiges Krankheitsbild, das am häufigsten bei jungen, sexuell aktiven Frauen auftritt, weiterhin bei Kindern und alten Menschen. Nach einer ersten Episode wird das 1-Jahres-Risiko für eine weitere Episode einer akuten Pyelonephritis mit ca. 9 % für Frauen und ca. 7 % für Männer angegeben. Nach 4 Episoden liegt das 1-Jahres-Risiko für eine 5. Episode für Frauen und Männer gleichermaßen bei über 50 %!

Ätiologie und Risikofaktoren: Haupterreger der akuten Pyelonephrits (wie auch der umkomplizierten Zystitis) sind E. coli (70–95 % d.F.). In höherem Alter spielen Klebsiellen-Spec. und Enterokokken-Spec. eine etwas größere Rolle als in jungen Jahren (ca. 5–11 %). Andere Keime gelten als Rarität.

Risikofaktoren sind sexuelle Aktivität, Infekte der unteren Harnwege während der letzten 12 Monate, Diabetes mellitus, Stress-Inkontinenz sowie die Verwendung von Spermiziden.

Klinik und Diagnostik: Das klinische Bild wird geprägt von heftigem Flankenschmerz oder Flankenklopfschmerz mit oder ohne Ausstrahlung in das Becken und die Genitalien. Meist bestehen Fieber, Übelkeit, Erbrechen und ein erhebliches Krankheitsgefühl. Zusätzlich können Symptome einer Zystitis bestehen, wie z.B. Dysurie oder Pollakisurie. In der Urinmikroskopie findet sich eine schwere Leukozyturie, Leukozytenzylinder sind bei passenden klinischen Symptomen nahezu beweisend für die Diagnose. Eine Urinkultur (obligat) und ggf. Blutkulturen (optional) sind abzunehmen.

Therapie: Die akute Pyelonephritis muss (nicht selten stationär) **antibiotisch** therapiert werden, da die Gefahr der Entwicklung einer Urosepsis (mit Hypotonie, Tachykardie, Zeichen der Mikroperfusionsstörung bis hin zum Multiorganversagen) besteht. Nachdem eine Urinkultur und ggf. eine Blutkultur gewonnen wurden, wird üblicherweise Trimethoprim-Sulfamethoxazol oder Ciprofloxacin verordnet. Je nach Antibiogramm, muss die Therapie ggf. im Anschluss angepasst werden.

7.3 Chronische Pyelonephritis und Refluxnephropathie

7.3 Chronische Pyelonephritis und Refluxnephropathie

▶ Definition

▶ **Definition:** Fortschreitende Nierenschädigung mit Gewebsvernarbung, die sich als Folge wiederkehrender oder persistierender Infektionen der Niere entwickelt.

Die chronische Pyelonephritis entsteht auf dem Boden einer Harnwegsinfektion bei Patienten mit pathologischen Veränderungen der ableitenden Harnwege (vesikorenaler Reflux, obstruktive Uropathie z. B. bei Harnröhrenstriktur oder Prostatahyperplasie, Urolithiasis) oder abwehrgeschwächten Patienten (z. B. Diabetes mellitus) und darf nicht mit der akuten Pyelonephritis (s. o.) verwechselt werden.

Ätiopathogenese: Die Hauptursache chronischer Pyelonephritiden ist der vesikoureterale Reflux. Sie ist somit hauptsächlich eine urologische bedingte Erkrankung bei Kindern. Schon kongenital dichtet der ureterovesikale Klappenmechanismus nicht, sodass Harn aus der Blase in die Ureteren, schlimmstenfalls bis in Nierenbecken und -parenchym zurückstaut. Infiziert sich der rückgestaute Urin, kommt es zu rezidivierenden Entzündungen und Vernarbungen des Nierengewebes, die schlimmstenfalls zu terminaler Niereninsuffizienz führen.

Klinik: Die Symptome sind unspezifisch, es kommt zu rezidivierenden Schüben einer akuten Pyelonephritis. Die Patienten stellen sich im schlimmsten Falle mit fortgeschrittener Niereninsuffizienz vor. Die Eiweißausscheidung übersteigt ein Gramm pro Tag. In der Niere sieht der Pathologe eine fokale Glomerulonephritis.

Diagnostik: Der vesikoureterale Reflux wird heute in den allermeisten Fällen bereits in der Kindheit diagnostiziert und entsprechend behandelt (Langzeittherapie mit Trimethoprim-Sulfamethoxazol oder Nitrofurantoin oder chirurgische Interventionen).

Therapie und Prognose: Sollte ein vesikoureteraler Reflux im Kindesalter nicht entdeckt oder vernünftig behandelt worden sein, bleiben für den Nephrologen des Erwachsenen oft wenig kurative Interventionsmöglichkeiten. Akute Schübe werden empirisch und nach Vorliegen der Ergebnisse antibiogrammgerecht behandelt. Soweit irgend möglich und sinnvoll, erfolgt auch noch zu einem späteren Zeitpunkt eine chirurgisch-urologische Korrektur der Harnwegsanomalie. Während die akute Pyelonephritis in der Regel zu keiner langfristigen Einschränkung der Nierenfunktion führt, entwickeln Patienten mit chronischer Pyelonephritis häufiger eine Niereninsuffizienz.
Oberstes Ziel ist es demnach – selbst bei fortgeschrittener Niereninsuffizienz – chronische Entzündungen in den ableitenden Harnwegen und dem Nierenbecken mit allen Mitteln zu bekämpfen.

7.4 Chronisch interstitielle Nephritis durch Medikamente

7.4.1 Analgetikanephropathie

▶ **Definition:** Chronische interstitielle Nephritis nach langjährigem Missbrauch vor allem von phenacetinhaltigen nichtsteroidalen Mischanalgetika (insb. Kombinationen mit Paracetamol, ASS und Coffein).

Epidemiologie: Die Analgetikanephropathie ist in etwa 1 % aller Fälle verantwortlich für chronische Niereninsuffizienzen. Besonders häufig tritt sie in Australien, Belgien, der Schweiz, Schweden und im Südosten der USA auf. In Deutschland wird der Anteil von dialysepflichtigen Patienten mit Analgetikanephropathie auf 4–9 Prozent geschätzt. Frauen sind drei- bis fünfmal häufiger betroffen als Männer.

▶ **Merke:** Patienten, die hohe Dosen von Mischanalgetika mit Phenacetin einnehmen, haben ein etwa zwanzigfach erhöhtes Risiko, eine terminale Niereninsuffizienz zu entwickeln. Ein zwei- bis dreifach erhöhtes Risiko wird für den Gebrauch von paracetamolhaltigen Analgetika berichtet. Für ASS als Monotherapeutikum ließ sich interessanterweise keine erhöhte Inzidenz chronisch interstitieller Nephropathien nachweisen.

Die chronische Pyelonephritis entsteht bei pathologischen Veränderungen der ableitenden Harnwege oder abwehrgeschwächten Patienten. Sie darf nicht mit der akuten Form verwechselt werden.

Ätiopathogenese: Hauptursache ist der Urin-Reflux bei Kindern mit ureterovesikaler Klappenschwäche. Durch Urinstau kommt es zu rezidivierenden Nierenentzündungen und schlimmstenfalls zu terminaler Niereninsuffizienz.

Klinik: Die Symptome sind unspezifisch. Die Eiweißausscheidung liegt >1 g/d. Histopathologisch zeigt sich eine Glomerulonephritis.

Diagnostik: Der vesikoureterale Reflux wird bereits in der Kindheit diagnostiziert und antibiotisch oder chirurgisch behandelt.

Therapie und Prognose: Bei Erwachsenen bestehen wenig kurative Interventionsmöglichkeiten. Akute Schübe werden antibiotisch behandelt, ggf. erfolgt ein chirurgisch-urologischer Eingriff. Die chronische Pyelonephritis führt häufiger zur Niereninsuffizienz als die akute.

7.4 Chronisch interstitielle Nephritis durch Medikamente

7.4.1 Analgetikanephropathie

◀ Definition

Epidemiologie: Die Analgetikanephropathie macht 1 % aller CNI aus. Frauen sind häufiger betroffen als Männer.

◀ Merke

Ätiopathogenese: Die Hemmung von vasodilatierendem Prostaglandin-E2 durch Phenacetin und NSAR spielt eine Rolle. Medulläre Durchblutungsstörungen führen zu den **pathognomonischen Papillennekrosen**.

Ätiopathogenese: Die pathophysiologischen Vorgänge, die eine Analgetikanephropathie auslösen und weiter unterhalten, sind nicht restlos verstanden. Zum einen spielt wohl die Inhibition von lokal gebildetem Prostaglandin-E2 (wirkt vasodilatorisch auf Nierengefäße) durch Phenacetin und seinen Metaboliten Paracetamol sowie andere nichtsteroidale Antiphlogistika eine Rolle. Dadurch kommt es zu medullären Durchblutungsstörungen, die zu den **pathognomonischen Papillennekrosen** führen. Weiterhin wandelt die Leber Phenacetin zu Acetaminophenon um, das in der Niere entlang des osmotischen Gradienten akkumulieren kann: Die höchste Konzentration von Acetaminophenon tritt damit an den Papillenspitzen auf, dem Ort der initialen pathologischen Läsion.

▶ Merke

▶ **Merke:** Eine untere Grenze, die zu Analgetikanephropathie führen kann, scheint die tägliche Einnahme von 1 g Phenacetin über 1–3 Jahre zu sein. Eine (kumulative) Gesamtmenge von 2 kg Phenacetin in Kombination mit anderen Analgetika dürfte ebenfalls ausreichen.

Klinik und Komplikationen: Patienten beklagen chronische Schmerzen (Kopf, Nacken, Rücken). Flankenschmerzen begleiten den Abgang von nekrotischem Gewebe. Bei Harnwegsinfekten treten Dysurie und Fieber auf.

Klinik und Komplikationen: Patienten klagen meist über chronische Schmerzen (Kopf, Nacken, Rücken), die seit Jahren bestehen. Magenschmerzen, die auf peptische Ulzera hinweisen, können zumindest teilweise als Folge der chronischen Antiphlogistikaeinnahme gedeutet werden. Andere Symptome lassen sich direkt auf die Nierenerkrankung zurückführen. Flankenschmerzen begleiten die Passage von nekrotischen Gewebebruchstücken aus den Nierenpapillen über Nierenbecken und Ureteren in die Blase. Dysurie, Rückenschmerzen und Fieber treten mit Harnwegsinfekten auf, die häufiger bei Patienten mit Analgetikanephropathie vorkommen.

Das Risiko für Urothel- und Mammakarzinome ist erhöht.

Als Spätkomplikationen gelten das erhöhte Risiko für Urothel- und Mammakarzinome.

Diagnostik: Wesentlich sind Schmerz- und Medikamentenanamnese.

Körperliche Untersuchung, Urinuntersuchung und Routinelabor sind meist unspezifisch. Evtl. besteht graubräunliches Hautkolorit. Bei Papillennekrosen fallen Mikro- oder Makrohämaturie auf.

Diagnostik: Wesentlich ist die Anamnese mit chronischen Schmerzzuständen und entsprechender Medikamenteneinnahme.

Weder die körperliche Untersuchung noch Routinetests im Labor sind spezifisch. Manche Autoren beschreiben ein schmutzig-graubräunliches Hautkolorit. Der Grad der Niereninsuffizienz korreliert mit Kreatininerhöhung, eGFR, der normochromen Anämie und der Ausprägung der arteriellen Hypertonie. Die Urinuntersuchung ist oft ohne Befund. Manchmal findet sich eine sterile Pyurie mit milder Proteinurie, die 1,5 g/Tag meist nicht übersteigt. Während einer Episode mit Papillennekrosen fallen Mikrohämaturie, in schweren Fällen auch Makrohämaturie auf.

Es kommt früh zu asymptomatischen Nierenfunktionsstörungen mit niedriger Harnkonzentration, verändertem pH und Natriumausscheidung > 15 mmol/d.

Da sich die Krankheit überwiegend in der Nierenmedulla abspielt, kommt es frühzeitig zu asymptomatischen Nierenfunktionsstörungen: Die Fähigkeit der Niere zur Harnkonzentration nimmt ab, die Urinazidifizierung ist pathologisch verändert und die Natriumausscheidung lässt sich nicht mehr auf ein Minimum von 15 mmol/Tag senken, falls dies bei schwerer Volumendepletion notwendig sein sollte. Im klinischen Alltag fallen diese Veränderungen der Nierenfunktion – wenn überhaupt – nur äußerst selten auf.

▶ Merke

▶ **Merke:** Die Diagnose lässt sich nur stellen, wenn der Arzt an diese Möglichkeit einer Niereninsuffizienz denkt. Eine chronische Niereninsuffizienz, die mit völlig blandem Urinbefund oder einer sterilen Leukozyturie auftritt, rechtfertigt eine eingehende Medikamentenanamnese auf nichtsteroidale Antiphlogistika (insbesondere Mischpräparate mit Paracetamol und Phenacetin).

Bei V. a. Paracetamol-Missbrauch kann N-Acetyl-Paraaminophenol (NAPAP) im Urin bestimmt werden. Weitere Hinweise auf Analgetikanephropathie zeigt Tab. **I-7.3**.

Falls der Verdacht besteht, dass der Patient einen Paracetamol-Missbrauch verschweigt, kann versucht werden, das Abbauprodukt N-Acetyl-Paraaminophenol (NAPAP) im Urin zu bestimmen. Kennen wir den Zeitraum über den nichtsteroidale Antiphlogistika eingenommen wurden, lässt sich die kumulative Dosis Schmerzmittels hochrechnen. Weitere Hinweise auf Analgetikanephropathie und Befunde, die sich bei Patienten mit dieser Erkrankung finden, sind in Tab. **I-7.3** zusammengefasst.

☰ I-7.3	Typische klinische Hinweise auf Analgetikanephropathie

- Alter 30–70 Jahre, Frauen
- Kopfschmerz
- Beschwerden wie bei Magenulzera
- häufige Harnwegsinfekte

- arterielle Hypertonie
- Urinsediment: sterile Pyurie, milde Proteinurie, oft Normalbefund
- Nierensonographie (Computertomographie): kleine Nieren mit unregelmäßiger Kontur, narbige Einziehungen der Nierenrinde über den Markkegeln, Verkalkungen der Papillen und Papillennekrosen
- psychische Auffälligkeiten

Differenzialdiagnostische Überlegungen müssen andere chronische Nierenerkrankungen einschließen, insbesondere Krankheiten, die ebenfalls mit Papillennekrosen auftreten: diabetische oder obstruktive Nephropathien oder eine Urogenital-Tuberkulose. Sichelzellanämien dürften im mitteleuropäischen Patientengut eher eine untergeordnete Rolle spielen.

Histologie: Veränderungen im histologischen Bild ergeben sich nicht nur im Nierenmark, sondern auch in der Niererinde. Wir sehen tubuläre Atrophien, interstitielle Fibrosen und Infiltrationen mit Makrophagen. Diese Veränderungen sind Folge der papillären Erkrankung. Im späteren Krankheitsverlauf findet sich oft auch eine Glomerulosklerose.

Therapie: Es gibt nur eine Therapie für diese Patienten: keine regelmäßige Einnahme von nichtsteroidalen Antiphlogistika. Leiden die Patienten an chronischen Schmerzen, die sich eindeutig somatisch erklären lassen, muss auf andere Medikamentengruppen ausgewichen werden.

Prognose. Es ist wichtig zu einer frühzeitigen Diagnose zu kommen, da bei Patienten, die nichtsteroidale Analgetika rechtzeitig absetzen, die Entwicklung einer schweren chronischen Niereninsuffizienz verhindert werden kann. Allerdings zeigen Patienten, die Analgetikamissbrauch betrieben haben, unabhängig von Nierenschäden vermehrt Arteriosklerose mit Myokardinfarkten und Schlaganfällen. Diese Patienten fallen dadurch auf, dass sie vorzeitig zu altern scheinen und ergrauen.

7.4.2 Chronisch interstitielle Nephritis durch andere Medikamente

Lithium

Die Nierentoxizität von Lithium ist auf die Schädigung des proximalen Tubulus und der kortikalen Sammelrohre zurückzuführen, da in diesen Nephronabschnitten gefiltertes Lithium rückresorbiert wird. Unter Lithium-Langzeittherapie wurden weiterhin interstitielle Fibrosen, tubuläre Atrophien und die Ausbildung von tubulären Mikrozysten beschrieben.
Die **Hauptsymptome** der Lithiumnephropathie sind Polyurie und Polydypsie, da sich ein nephrogener Diabetes insipidus ausbildet: Sobald Lithium in die Sammelrohrzellen aufgenommen wird, behindert es die ADH-abhängige Bildung von cAMP, das für den Einbau von Aquaporin 2 in die Zellwände benötigt wird. Die maximale Konzentrationsfähigkeit der Niere wird dadurch in bis zu 50 % der Patienten beeinträchtigt, in 15–30 % so schwer, dass es zu symptomatischer Polyurie kommt. Diese Veränderungen im Tubulussystem können schon 8–10 Wochen nach Beginn einer Lithiumtherapie auftreten. Bei längerer Lithiumbehandlung erweist sich der Konzentrationsdefekt als irreversibel.

Cyclosporin, FK 506

Beide Substanzen gehören zur Gruppe der Calcineurininhibitoren. Sie werden als Immunsuppressiva v. a. in der Transplantationsmedizin eingesetzt. Man unterscheidet eine akute von einer chronischen Calcineurininhibitor-Toxizität. Typisch für die **akute Toxizität** ist eine renale Vasokonstriktion mit Abfall von Filtrationsrate und renalem Plasmafluss. Die genauen Mechanismen sind nicht

Differenzialdiagnostische Überlegungen müssen andere chronische Nierenerkrankungen einschließen (diabetische, obstruktive Nephropathien oder Urogenital-Tuberkulose).

Histologie: Wir sehen tubuläre Atrophien, interstitielle Fibrosen und Makrophagen-Infiltrationen. Später findet sich oft eine Glomerulosklerose.

Therapie: NSAR werden abgesetzt.

Prognose: Bei Patienten, die NSAR rechtzeitig absetzen, kann die Entwicklung einer CNI verhindert werden.

7.4.2 Chronisch interstitielle Nephritis durch andere Medikamente

Lithium

Lithium schädigt den proximalen Tubulus und die Sammelrohre.

Hauptsymptome sind Polyurie und Polydypsie bei nephrogenem Diabetes insipidus. Lithium behindert den Einbau von Aquaporinen in die Zellwände und senkt die Konzentrationsfähigkeit der Niere. Bei längerer Lithiumbehandlung ist der Konzentrationsdefekt irreversibel.

Cyclosporin, FK 506

Calcineurininhibitoren werden als Immunsuppressiva eingesetzt. Typisch für die **akute Toxizität** ist eine renale Vasokonstriktion mit GFR-Abfall. Diese Störungen können bis zum ANV führen.

völlig geklärt, allerdings scheinen Störungen der Endothelzellfunktion vorzuliegen, die zu einer verminderten Produktion von Vasodilatoren (Prostaglandine, NO) und einer vermehrten Freisetzung von Vasokonstriktoren (Endothelin, Thromboxan) führen. Diese Störungen können bis zum akuten Nierenversagen führen.

Die Pathogenese der **chronischen Toxizität** ist noch unklarer. Schädigungen von arteriellen Gefäßen mit konsekutiver Ischämie scheinen der Ausgangspunkt für die tubulären und interstitiellen Schäden zu sein. Osteopontin, Chemokine und TGF-β spielen eine wichtige Rolle bei diesen Vorgängen. ACE-Hemmer und AT$_1$-Rezeptoren-Blocker beeinflussen den Verlauf möglicherweise günstig.

Nitroureasen

Diese Substanzen (BCNU, Carmustin; CCNU, Lomustin; Methy-CCNU, Semustin; Streptozocin) werden als Chemotherapeutika eingesetzt. Sie können eine langsam progrediente, chronisch interstitielle Nephritis auslösen, vermutlich über Alkylierung von Proteinen an Tubuluszellen. Renale Komplikationen können Monate bis Jahre verzögert auftreten, schließlich bis zur terminalen Niereninsuffizienz führen.

7.5 Zystische Erkrankungen der Niere

Zysten finden sich in den Nieren unter verschiedenen Umständen:

- **pathologische Zysten:** Klinisch am gravierendsten sind erbliche Formen. Hierzu gehören die autosomal-dominante polyzystische Nierenerkankung (ADPKD = „autosomal dominant polycystic kidney diasease"), die Markschwammniere und die Nephronophtise.
- **Zysten ohne eigenständigen Krankheitswert:** Zysten bei chronischer Niereninsuffizienz sowie ein oder mehrere Zysten bei ansonsten unauffälligen Nieren (sonographischer Zufallsbefund).

7.5.1 Polyzystische Nierenerkrankung (ADPKD)

▶ **Synonyme:** Adulte polyzystische Nierenkrankheit, autosomal-dominante polyzystische Nierenerkrankung, autosomal-dominant polycystic kidney disease

Ätiopathogenese: Der Erbgang ist autosomal-dominant. Die Frequenz gesunder Träger der Mutation liegt bei 1:300 bis 1:1000. (Nur in seltenen Fällen lässt sich ein autosomal-rezessiver Erbgang nachweisen. Die Krankheit wird dann bereits im Kindesalter manifest.)

Mutationen zweier Gene – PKD1 und PKD2, die auf den Chromosomen 16 und 4 lokalisiert sind – werden für mehr als 95 % aller ADPKD-Erkrankungen verantwortlich gemacht. Sie codieren für die beiden Proteine Polycystin-1 und Polycystin-2.

▶ **Exkurs: „Zilien-Hypothese":** Die Proteine Polycystin 1 und Polycystin 2 spielen möglicherweise eine Rolle für die Funktion von Monozilien der Tubuluszellen: Die Auslenkung der Monozilien durch einen Flüssigkeitsstrom in den Tubuluslumina führt zu einer Zunahme der intrazellulären Kalziumkonzentration in Tubuluszellen. Bei Mutationen von Polycystin 1 oder Hemmung der Polycystin-2-Funktion bleibt dieser Kalziumanstieg aus. Erste Befunde sprechen dafür, dass die Zilien über diesen Mechanismus für die räumliche Anordnung der tubulären Epithelzellen wichtig sind. Es wird angenommen, dass die Bildung von Zysten auf Störungen in diesem Mechanismus beruht. Die genaue Abfolge der einzelnen Schritte, die bei Mutation von PKD1 und PKD2 die Zystenbildung ermöglichen, ist bisher allerdings völlig unverstanden.

Epidemiologie: Die ADPKD erweist sich bei bis zu 10 % aller dialysepflichtigen Patienten als Ursache des Nierenversagens. Sie ist damit die häufigste erbliche Nierenerkrankung. Bis zum 60. Lebensjahr werden etwa 50 % der Betroffenen terminal niereninsuffizient. Männer und Frauen sind gleich häufig betroffen.

Marginalien (linke Spalte):

Die **chronische Toxizität** scheint auf Schädigungen arterieller Gefäßen mit konsekutiver Ischämie zu beruhen. ACE-Hemmer und AT$_1$-Rezeptoren-Blocker beeinflussen den Verlauf möglicherweise günstig.

Nitroureasen

Diese Chemotherapeutika können eine langsam progrediente, chronisch interstitielle Nephritis auslösen und zur terminalen Niereninsuffizienz führen.

7.5 Zystische Erkrankungen der Niere

pathologische Zysten: am gravierendsten sind erbliche Formen (polyzystische Nierenerkankung, Markschwammniere und Nephronophtise).
Zysten ohne eigenständigen Krankheitswert: bei CNI sowie bei ansonsten unauffälligen Nieren.

7.5.1 Polyzystische Nierenerkrankung (ADPKD)

▶ **Synonyme**

Ätiopathogenese: Der Erbgang ist autosomal-dominant. Die Frequenz gesunder Träger liegt bei 1:300 bis 1:1000.

Mutationen zweier Gene auf Chromosomen 16 und 4 verursachen ADPKD. Die Gene codieren Polycystin.

▶ **Exkurs**

Epidemiologie: Die ADPKD ist bei 10 % der dialysepflichtigen Patienten Ursache des Nierenversagens. Sie ist die häufigste erbliche Nierenerkrankung.

Klinik: Erste Beschwerden treten zwischen dem 30. bis 50. Lebensjahr auf. Flankenschmerzen, unspezifische abdominelle Beschwerden, zunehmende Harnwegsinfekte sowie Episoden von Makrohämaturie gehören dann zu den ersten Hinweisen. Manchmal bleiben die Patienten völlig symptomlos. Als erstes Anzeichen der Erkrankung erweist sich häufig eine zufällig entdeckte arterielle Hypertonie (ca. 70 %). Hierfür verantwortlich sind vermutlich Zysten, die auf renale Arterien drücken. Es kommt zu einer lokalen Minderperfusion, die eine Stimulation des Renin-Angiotensin-Systems zur Folge hat. Ein Gefühl der „abdominellen Fülle" tritt erst auf, wenn sich die Nieren im späten Verlauf beträchtlich vergrößert haben. Die Vergrößerung ist Folge von Zysten, die an jeder Stelle des Nephrons aus Tubulusanteilen gebildet werden können, um mit wachsender Größe immer stärker das umgebende Nierengewebe zu verdrängen. Die Nierenfunktion verschlechtert sich langsam, da nur wenige Tubuli betroffen sind, aber bisher unaufhaltsam. Das Zystenwachstum über die Jahre war bisher nicht beeinflussbar. Unter 40 Jahren finden sich aber nur wenige Patienten an der Dialyse.

Extrarenale Manifestationen: Pathologische Veränderungen treten nicht nur in der Niere auf: Zysten werden auch häufig in der Leber entdeckt, selten finden sie sich zusätzlich in Milz und Pankreas. Strukturschwächen zerebraler Arterien können zu Aneurysmabildung führen.

Weiterhin werden an Patienten mit ADPKD häufiger Kolondivertikel und Inguinalhernien diagnostiziert. Diastolika über der Aortenklappe weisen auf eine dilatierte Aortenwurzel mit Aorteninsuffizienz hin.

Komplikationen: Die Hauptkomplikation ist die fortschreitende Nierenfunktionsverschlechterung. Aufsteigende Harnwegsinfektionen führen immer wieder zu Zysteninfektionen. Zystoskopien sollten deshalb bei Patienten mit ADPKD nur bei sehr dringlicher Indikation vorgenommen werden.

Flankenschmerzen mit und ohne Makrohämaturie können auf Zysteneinblutungen, gelegentlich Nierensteine hinweisen. Große, progredient wachsende Zysten können sehr schmerzhaft sein. Oft handelt es sich um vorübergehende Probleme. Nierenzellkarzinome treten zwar bei ADPKD nicht häufiger auf, verlaufen aber vermehrt bilateral. Der Grund dafür ist bisher unbekannt.

10–13 % der Patienten erleiden intrazerebrale und subarachnoidale Blutungen. Die Rupturen intrazerebraler Aneurysmen ist somit eine dramatische Ursache von Morbidität und Mortalität bei ADPKD. Bei starken Kopfschmerzen sollte eine Angiographie der zerebralen Arterien erwogen werden. Im Übrigen müssen zumindest bei positiver Familienanamnese auf intrazerebrale Blutungen Kernspinangiographien des Gehirns durchgeführt werden.

Diagnostik: Da Patienten mit ADPKD in den letzten Jahren mit größerer Aufmerksamkeit betreut werden, wissen viele Patienten um eine mögliche positive Familienanamnese. Gezielte Nachfragen des Arztes zur Familienanamnese sind bei V. a. ADPKD unverzichtbar. Die Darstellung der Zysten gelingt gut mithilfe der Sonographie (Abb. **I-7.1**).

Klinik: Erste Beschwerden treten im 30.–50. Lj. auf. Flankenschmerzen, abdominelle Beschwerden, Harnwegsinfekte und Makrohämaturie sind frühe Hinweise. Als erstes Anzeichen zeigt sich oft eine Hypertonie durch Stimulation des RAAS bei Druck der Zysten auf die Arterien. Die Zysten wachsen aus Tubulusanteilen und verschlechtern die Nierenfunktion langsam. Das Zystenwachstum ist bisher nicht beeinflussbar.

Extrarenale Manifestationen: Zysten werden auch in der Leber, Milz und Pankreas gefunden. Zerebrale Aneurysmata können auftreten.

Weiterhin treten häufiger Kolondivertikel, Inguinalhernien und Aorteninsuffizienz auf.

Komplikationen: Neben der Nierenfunktionsverschlechterung kommt es zu Zysteninfektionen.

Flankenschmerzen weisen auf Zysteneinblutungen und Nierensteine hin. Große Zysten können sehr schmerzhaft sein.

Nierenzellkarzinome treten bei ADPKD vermehrt bilateral auf.

In 10–13 % kommt es zu Hirnblutungen durch Ruptur intrazerebraler Aneurysmata. Bei Verdacht sollte eine zerebrale Angiographie durchgeführt werden.

Diagnostik: Die gezielte Familienanamnese ist bei V. a. ADPKD unverzichtbar. Die Zysten werden sonographisch dargestellt (Abb. **I-7.1**).

⊚ **I-7.1** **Zystennieren**

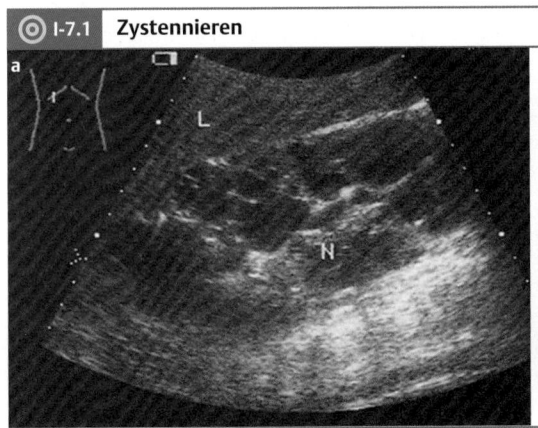
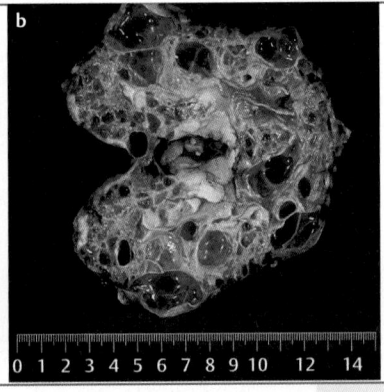

a Sonographischer Befund bei zystischer Nierendegeneration: Konglomerat unterschiedlich großer Zysten, das eigentliche Parenchym ist nicht mehr zu erkennen.
b Makroskopischer Aspekt einer Zystenniere.

▶ **Merke:** Eine ADPKD muss vermutet werden, wenn sich – bei positiver Familienanamnese – in einer Niere mindestens eine, in der zweiten Niere zwei oder mehr Zysten sonographisch darstellen lassen. Bei fehlender Familienanamnese reichen diese Kriterien nicht für die Diagnose, da mehrere Zysten auch während der Alterung von Nieren entstehen können. Im Gegensatz zu ADPKD-Kranken sind Patienten mit multiplen Zysten dieser Art meist schon Mitte 50. In diesem Alter leiden ADPKD-Patienten bereits an klinischen Symptomen und Zeichen der Niereninsuffizienz.

Bei Diagnose sind die Nierenfunktions-parameter sehr variabel. Die Urinbefunde sind unspezifisch.
Wachsende Zysten, die Nierengefäße abdrücken, führen über lokale Ischämien zu einer hohen Erythropoetinproduktion mit höheren Hämoglobinwerten als erwartet.

Die oben geschilderten Symptome dürften ebenfalls weiterhelfen, sofern sie in der Vorgeschichte zu finden sind. Zum Zeitpunkt der Erstdiagnose zeigen sich die Nierenfunktionsparameter sehr variabel. Kreatinin, eGFR und Harnstoff können nur leicht, aber durch fortgeschrittene Niereninsuffizienz auch stark verändert sein.
Die Urinbefunde sind unspezifisch (manchmal unauffällig, oft Zeichen der Mikrohämaturie sowie geringer Proteinurie).
Interessanterweise finden sich häufig höhere Hämoglobinwerte, als angesichts der bereits bestehenden Niereninsuffizienz zu erwarten wären. Wachsende Zysten, die Nierengefäße abdrücken, führen vermutlich zu lokalen Ischämien mit einer ungewöhnlich erhöhten Erythropoetinproduktion.

Therapie: Zurzeit laufen Studien zur Progressionsverzögerung der ADPKD mit dem Vasopressin-Rezeptor-Antagonisten Tolvaptan, das Hormon Somatostatin und die Immunsuppressiva Sirolimus und Everolimus.

Therapie: Mittlerweile lässt sich über die MRT die Größenzunahme und Entwicklung von Zysten exakter analysieren, sodass Wirkungen von Medikamenten auf Zysten in klinischen Studien umfassender beurteilt werden können. So gibt es seit 2 Jahren erstmals Ergebnisse, die zeigen, dass es medikamentös zumindest möglich sein müsste, den unaufhaltsamen Verlauf einer ADPKD zu verlangsamen, vielleicht sogar Zysten wieder zu verkleinern. Die genannten klinischen Studien wurden noch nicht endgültig abgeschlossen. Bei den Substanzen, die auf ihre Wirksamkeit bei ADPKD untersucht werden, handelt es sich um den Vasopressin-Rezeptor-Antagonisten Tolvaptan, das Hormon Somatostatin sowie die beiden Immunsuppressiva aus der Transplantationsmedizin Sirolimus und Everolimus.

Der Bluthochdruck muss streng kontrolliert werden. Es werden ACE-Hemmer oder AT$_1$-Rezeptoren-Blocker, eingesetzt.
Bei Infektionen von Zysten können Makrolide und Clindamycin gegeben werden.

In jedem Fall muss der arterielle Bluthochdruck so streng wie möglich kontrolliert werden. Da die Hypertonie bei ADPKD stark vom stimulierten Renin-Angiotensin-System abhängt, sollten ACE-Hemmer oder AT$_1$-Rezeptoren-Blocker, in Zukunft vielleicht auch Renin-Inhibitoren, verschrieben werden.
Bei Infektionen von Zysten muss berücksichtigt werden, dass nicht alle Antibiotika in ausreichender Konzentration in den Zysten angereichert werden. Ampicillin, Cephalosporine und Aminoglykoside sollten nicht verwendet werden. Als geeignet erwiesen sich Makrolide und Clindamycin.

Bei starken Schmerzen werden Zysten CT-gesteuert punktiert oder schließlich chirurgisch saniert.

Bei starken Schmerzen müssen Zysten CT-gesteuert punktiert werden. In seltenen Fällen, wenn sich punktierte Zysten unter Schmerzen immer wieder mit Flüssigkeit füllen, lässt sich eine chirurgische Sanierung nicht vermeiden.

Prognose: Bisher entwickelt sich eine ADPKD unaufhaltsam zur terminalen Niereninsuffizienz mit Dialysepflichtigkeit.

Prognose: Bisher entwickelte sich eine ADPKD unaufhaltsam im zweiten Lebensdrittel zu einer terminalen Niereninsuffizienz mit Dialysepflichtigkeit. Ob neue medikamentöse Therapien daran etwas ändern können, wird sich erst in Zukunft zeigen.

▶ **Merke:** Erwachsene Verwandte von ADPKD-Kranken sollten regelmäßig sonographisch auf eine Zystenbildung untersucht werden.

7.5.2 Markschwammnieren

7.5.2 Markschwammnieren

Ätiopathogenese: Es handelt sich um ein seltenes erbliches Leiden mit diffus verteilten kleinen Zysten der Sammelrohre. Erbgang und Molekulargenetik sind unverstanden.

Ätiopathogenese: Bei dieser Erkrankung handelt es sich um ein seltenes erbliches Leiden, das durch Fehlbildungen der Sammelrohre gekennzeichnet wird, die kleine Zysten ausbilden. Erbgang und Molekulargenetik sind unverstanden. In den terminalen Sammelrohren der renalen Pyramiden finden sich sowohl makroskopische als auch mikroskopische Zysten. Im Allgemeinen

◎ I-7.2

◎ I-7.2 **Markschwammniere**

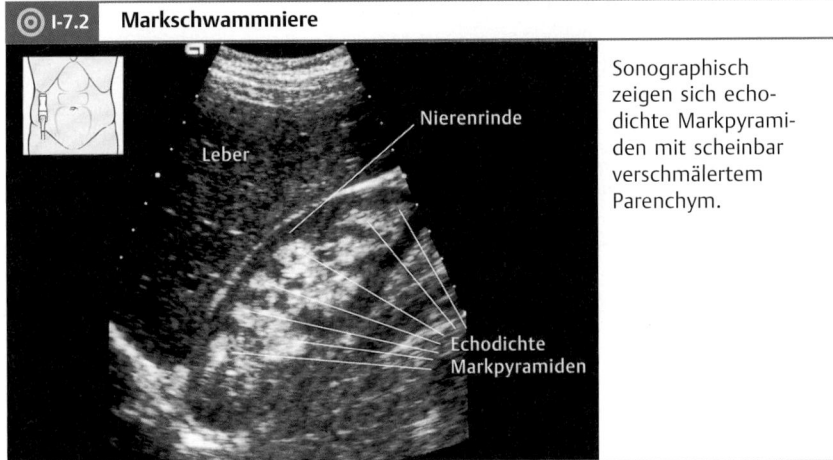

Leber
Nierenrinde
Echodichte
Markpyramiden

Sonographisch zeigen sich echodichte Markpyramiden mit scheinbar verschmälertem Parenchym.

treten diese Zysten diffus und bilateral auf. In den Zysten bilden sich häufiger kalziumhaltige Steine.

Klinik: Meist treten überhaupt keine Symptome auf, es sei denn es kommt zu aufsteigenden Infektionen oder Steinabgängen mit Flankenschmerzen, Hämaturie oder auch Fieber. Im Gegensatz zu anderen erblichen Zystenerkrankungen der Niere kommt es bei Markschwammnieren zu keiner progressiven Nierenfunktionsverschlechterung.

Diagnostik: Die Vorgeschichte ist meist ohne richtungsweisende Hinweise. Auch die Familienanamnese führt nicht weiter. Markschwammnieren werden häufig zufällig über Ultraschall diagnostiziert oder fallen auf, wenn Steinleiden oder rezidivierende Infektionen abgeklärt werden. Typischerweise fallen Areale vermehrter Echogenität im kortikomedullären Übergangsbereich auf (Abb. **I-7.2**), die ausgeprägt imponieren können, wenn es zu vermehrter Kalzifizierung in diesen Bereichen kommt.

Therapie: Nur Harnwegsinfekte und die Folgen von renalen Steinbildungen erfordern therapeutische Maßnahmen.

Prognose: Lassen sich eventuelle Infektionen und Probleme der Kalziumsteinbildung beherrschen, erweist sich der Verlauf als außerordentlich gutartig.

7.5.3 Nephronophthise – „Medullary Cystic Kidney Disease" (NPH/MCKD)

▶ **Definition:** Unter diesem Oberbegriff wird wegen klinischer Gemeinsamkeiten eine genetisch heterogene Gruppe autosomal vererbbarer, tubulointerstitieller Nephropathien zusammengefasst, die sehr selten vorkommen. Die NPH wird autosomal-rezessiv, die MCKD autosomal-dominant vererbt. Bis heute sind fünf Unterformen der Nephronophthise und zwei Unterformen der MCKD bekannt, ein dritter MCKD-Lokus wurde postuliert.

Klinik: Gemeinsam haben MCKD und NPH relativ milde klinische Initialsymptome wie Polydipsie, Polyurie, Anämie und Wachstumsretardierung im Kindesalter. Das Fortschreiten der Erkrankung führt später zu terminalem Nierenversagen. Während die NPH in der Regel bereits im Kindesalter manifest und diagnostiziert wird, zeigt die MCKD erst im Erwachsenalter Symptome. **Extrarenale Manifestationen:** Die NPH kann mit Erkrankungen von Auge, Kleinhirn, Leber oder Knochen vergesellschaftet sein, wohingegen MCKD sehr häufig mit Hyperurikämie und Gicht einhergeht.

Diagnostik: An normal großen Nieren im Ultraschall finden sich unspezifische Befunde wie eine verstärkte Echogenität. Nierenrinde und Nierenmark lassen sich nur schlecht voneinander abgrenzen. In diesem Bereich sieht man häufig multiple Zysten.

Klinik: Flankenschmerzen, Hämaturie oder Fieber treten nur bei aufsteigenden Infektionen oder Steinabgang auf. Bei Markschwammnieren ist die Nierenfunktionsverschlechterung nicht progressiv.

Diagnostik: Markschwammnieren werden oft zufällig im Ultraschall diagnostiziert (Abb. **I-7.2**).

Therapie: Nur Harnwegsinfekte und Nierensteine werden therapiert.

Prognose: Der Verlauf ist gutartig.

7.5.3 Nephronophthise – „Medullary Cystic Kidney Disease" (NPH/MCKD)

◀ Definition

Klinik: MCKD und NPH führen zu Polydipsie, Polyurie, Anämie und Wachstumsretardierung, später zu Nierenversagen. Die NPH zeigt sich bei Kindern, die MCKD erst bei Erwachsenen.
Extrarenale Manifestationen: NPH: Auge, Kleinhirn, Leber, Knochen. MCKD: oft mit Gicht einhergehend.

Diagnostik: Im Ultraschall zeigt sich eine verstärkte Echogenität der Nieren.

7.5.4 Solitäre und multiple Zysten

Solitäre und multiple Zysten können auch bei gesunden Patienten entstehen. Diese Zysten haben keinen Krankheitswert.

7.5.4 Solitäre und multiple Zysten

Solitäre und multiple Zysten können bei chronischen Nierenerkrankungen entstehen, aber auch bei gesunden Patienten. Diese Zysten haben keinen Krankheitswert. Manchmal kann es sich als schwierig erweisen, sie diagnostisch – zum Beispiel in der Sonographie – von Abszessen oder auch Nierentumoren abzugrenzen, die weitergehende therapeutische Maßnahmen erfordern.

7.6 Myelom-Niere

7.6 Myelom-Niere

Ätiopathogenese: Beim Plasmozytom (s. S. 1244) kommt es durch Hyperkalzämie, glomeruläre Schäden (s. S. 908) und Tubulusschäden zur Nierenfunktionsverschlechterung.

Bei Plasmozytom werden vermehrt monoklonale Immunglobuline und Leichtketten gebildet. Leichtketten sind **potenziell nephrotoxisch**. Bei 50 % der Patienten steigt die Leichtkettenausscheidung im Urin stark an.

Die Nierenschädigung durch Leichtketten beruht auf deren tubulotoxischer Wirkung sowie auf der Verstopfung der Tubuli mit Zylinderbildung.

Beide Mechanismen wirken synergistisch und führen zur Zerstörung ganzer Nephrone. Es entsteht ein Circulus vitiosus, der die Niere mehr und mehr beeinträchtigt.

Ätiopathogenese: Im Rahmen einer Plasmozytom-Erkrankung (s. S. 1244) fördern verschiedene Umstände Entwicklungen, die zur weiteren Nierenfunktionsverschlechterung beitragen:

- Hyperkalzämie
- glomeruläre Schäden bei primärer Amyloidose und Leichtkettenablagerungen (s. S. 908)
- Tubulusschaden durch gefilterte Leichtketten.

Bei einem Plasmozytom werden über Plasmazellen vermehrt monoklonale intakte Immunglobuline sowie freie monomere Leichtketten gebildet. Nur die Leichtketten sind **potenziell nephrotoxisch**, wenn sie in so hohen Mengen gebildet und filtriert werden, dass sie im proximalen Tubulus nicht mehr reabsorbiert und katabolisiert werden können. Bei der Hälfte der Plasmozytompatienten steigt daher die Leichtkettenausscheidung im Urin von unter 30 mg/Tag bis in den Grammbereich an.

Die Nierenschädigung durch Leichtketten beruht auf 2 Mechanismen:

- direkt tubulotoxische Wirkung der Leichtketten
- Zylinderbildung durch den Exzess an filtrierten Leichtketten, die in das distale Tubulussystem gelangen und dort die Tubuli verstopfen können.

Dabei wirken beide Mechanismen synergistisch: Nachdem hohe Konzentrationen filtrierter Leichtketten proximale Tubuluszellen geschädigt haben, können weniger Leichtketten in diesem Tubulusabschnitt reabsorbiert und katabolisiert werden, sodass höhere Mengen an Leichtketten in das distale Tubulussystem gelangen, dort präzipitieren und den Tubulus verstopfen. Die verbleibenden Filtrationseinheiten müssen den Nephronverlust durch Hyperfiltration kompensieren. Diese Vorgänge zerstören ganze Nephrone. Neben langfristigen Schäden an den Glomeruli werden pro verbleibendem Nephron jetzt noch höhere Mengen an Leichtketten mit all den geschilderten tubulusschädigenden Folgen filtriert. Es entsteht ein Circulus vitiosus, der die Niere mehr und mehr beeinträchtigt.

▶ Merke

▶ **Merke:** Die Höhe der Leichtkettenausscheidung korreliert mit der tubulären Nierenschädigung. Als Hauptwirkung wird der direkt toxische Schaden durch die Leichtketten gesehen, da das Nierenversagen bei Myelomniere weniger mit verstopften als mit atrophierten Tubuli korreliert.

Klinik: Viele Patienten weisen bei Diagnose bereits Nierenfunktionseinschränkungen auf (s. S. 1245). Der Prozess wird oft beschleunigt durch Infektionen, Dehydratation, Kontrastmittelgabe und Hyperkalzämie. Es kommt zum verminderten tubulären Urinfluss und Präzipitation von Leichtketten.

Klinik: Viele Patienten weisen bereits eine mehr oder weniger ausgeprägte Nierenfunktionseinschränkung auf, wenn es zur Erstdiagnose eines Plasmozytoms kommt (Symptome Plasmozytom s. S. 1245). Der Nierenfunktionsverlust wird oft beschleunigt durch Infektionen (häufige Komplikation bei Plasmozytom), Dehydratation, Gabe von intravenösen Kontrastmitteln und Hyperkalzämie. Diese klinischen Probleme tragen alle zu einem verminderten tubulären Urinfluss bei. Dadurch wird die Präzipitation von Leichtketten erleichtert. Kontrastmittel schädigen Tubuluszellen zusätzlich (akute Tubulusnekrose, s. S. 889).

Diagnostik: Zu Befunden bei Plasmozytom s. S. 1246.

Die Diagnose wird über den Nachweis von Paraproteinen i. U. gestellt:

Leichtketten lassen sich nicht mit konventionellen Teststreifen nachweisen (s. S. 862).

Diagnostik: Zu allgemeinen diagnostischen Befunden bei Plasmozytom, s. S. 1246.

Die Diagnose eines Plasmozytoms wird über den Nachweis von Paraproteinen im Urin gestellt:

Leichtketten lassen sich auch in höheren Konzentrationen nicht mit konventionellen Urinteststreifen nachweisen (s. S. 862).

▶ **Merke:** Findet sich bei Plasmozytom über Uринteststreifen eine ausgeprägte Proteinurie, weist dies eher auf Albuminurie bei primärer Amyloidose oder Leichtkettenablagerung, aber nicht auf tubuläre Schäden über
Leichtketten hin, wie sie für Myelomnieren als typisch definiert wird. Allerdings können glomeruläre Krankheitsbilder und die Myelomniere gleichzeitig auftreten (s. auch S. 908).

◀ Merke

Folgende Methoden eignen sich zum Nachweis:
- Sulfosalizylsäureprobe (s. S. 862),
- Nachweis einer Bence-Jones-Proteinurie durch Erhitzen des Urins: Leichtket-
  ten im Urin präzipitieren während Erhitzung bei 45–55°C, gehen bei 100°C
  wieder in Lösung, um bei Abkühlung erneut auszufallen. Protein im Urin,
  das diese Reaktionen auf Wärmezufuhr zeigt, wird auch als Bence-Jones-
  Protein bezeichnet.
- Immunelektrophorese (empfindlichste Methode).

Leichtketten sind leider nicht völlig spezifisch für Plasmozytom, da sie auch bei
primärer Amyloidose (ohne Plasmozytom), Morbus Waldenström, malignen
Lymphomen und chronisch lymphozytärer Leukämie zu finden sein können.
Daher muss bei Plasmozytom zur Diagnosesicherung in jedem Fall eine Knochenmarksbiopsie durchgeführt werden.

Histologie: Die pathologischen Veränderungen bei Myelomniere betreffen
besonders ausgeprägt die distalen Tubuli und die Sammelrohre. Der Pathologe
sieht glasige, eosinophile und obstruierende Präzipitate in den Tubuli sowie
tubuläre Degenerationen und Atrophien. Die tubulären Präzipitate (Abb. I-7.3)
bestehen nicht nur aus Leichtketten (Bence-Jones-Protein), sondern enthalten
auch Albumin, Fibrinogen, intakte γ-Globuline sowie Tamm-Horsfall-Protein.
Die Glomeruli zeigen keine Auffälligkeiten, es sei denn es läge zusätzlich
eine primäre Amyloidose oder eine Leichtkettenablagerung vor (s. S. 908).

Therapie: Eine symptomatische Behandlung umfasst Infusion mit Kochsalz und
Gabe von Schleifendiuretika, um präzipitierte Leichtketten auszuwaschen. Zur
Prophylaxe einer weiteren Leichtkettenpräzipitation muss eine Dehydratation
vermieden und eine gute Diurese (> 150 ml/h) mit 3–4 Liter Flüssigkeitsaufnahme bei ausgeglichener Bilanz – wenn möglich – aufrechterhalten werden.
Eine Urinalkalisierung sollte ebenfalls erfolgen. Eine häufig begleitende Hyperkalzämie wird entsprechend der Angaben in Tab. I-10.7, S. 980 behandelt. Im
Vordergrund stehen hier die Bisphosphonate (Zoledronat, Ibendronat, u. a.).
ACE-Hemmer, NSAID und Röntgenkontrastmittel sind auf jeden Fall zu vermeiden. Bei Auftreten eines akuten Nierenversagens ist die frühzeitige Nierenersatztherapie mittels Hämodialyse indiziert.

Kommt es zu weiterer Nierenfunktionsverschlechterung, kann dies Zeichen
einer konstant ausgeprägten Filtration von Leichtketten sein. Treten zusätzlich
Zeichen eines Hyperviskositätssyndroms hinzu, kann versucht werden, die
hohe Proteinkonzentration im Plasma über Plasmapherese zu senken.

Zum Nachweis eignen sich:
- Sulfosalizylsäureprobe (s. S. 862),
- Nachweis von Bence-Jones-Proteinen
  durch Erhitzen des Urins,
- Immunelektrophorese (empfindlichste
  Methode).

Leichtketten treten auch bei Amyloidose,
Morbus Waldenström, Lymphomen und
CLL auf. Daher muss eine Knochenmarks-
biopsie durchgeführt werden.

Histologie: Man sieht glasige, eosinophile
und obstruierende Präzipitate in den
Tubuli (Abb. I-7.3), tubuläre Degenerationen und Atrophien. Die Präzipitate bestehen aus Leichtketten, Albumin, Fibrinogen, γ-Globulinen und Tamm-Horsfall-
Protein. Die Glomeruli sind unauffällig.

Therapie: Gabe von NaCl-Infusionen
und Schleifendiuretika, um präzipitierte
Leichtketten auszuwaschen. Eine Dehy-
dratation muss vermieden und eine gute
Diurese aufrechterhalten werden. Eine
Hyperkalzämie wird entsprechend Tab.
I-10.7, S. 980 behandelt. ACE-Hemmer,
NSAID und Kontrastmittel sind zu vermei-
den. Bei ANV ist die Hämodialyse indiziert.

Bei Nierenfunktionsverschlechterung mit
Hyperviskositätssyndrom kann die hohe
Plasmaproteinkonzentration über Plasma-
pherese gesenkt werden.

◎ I-7.3   **Myelomniere**

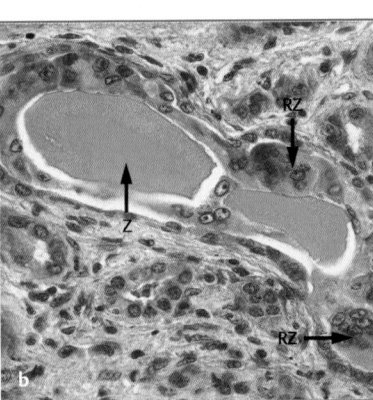

a Makroskopischer Aspekt: große, blasse Niere.
b Histologisch intratubuläre Präzipitate (Pfeil) einer
  Myelomniere, die aus Leichtketten (Bence-Jones-Protein)
  bestehen (Trichromfärbung).

Eine terminale Niereninsuffizienz kann eine Dialyse erfordern.

Manche Patienten entwickeln eine terminale Niereninsuffizienz, die aus nephrologischer Sicht eigentlich eine Dialysebehandlung notwendig macht. Zur Therapie des Plasmozytoms: s. S. 1248.

7.7 Nierenerkrankungen durch Harnsäure

7.7 Nierenerkrankungen durch Harnsäure

Akute Nephropathie durch Harnsäure, Uratnephropathie und renale Harnsäuresteine können mit Störungen des Harnsäuremetabolismus verbunden sein.

Drei verschiedene Erkrankungen der Niere können mit Störungen des Harnsäuremetabolismus verbunden sein:
- akute Nephropathie durch Harnsäure
- Uratnephropathie
- renale Harnsäuresteine.

Die Entwicklung dieser Störungen hängt von den chemischen Charakteristika der Harnsäure und des Uratsalzes ab:
$$Urat^- + H^+ \leftrightarrows Harnsäure$$
Die Henderson-Hasselbalch-Gleichung (s. S. 431) zeigt, bei welchem pH-Wert sich das Gleichgewicht verschiebt. Da der pH-Wert vom Glomerulus bis zum Sammelrohr zunimmt, wird immer mehr Urat in Harnsäure umgewandelt.

Ob sich eine dieser Störungen entwickelt, hängt von den chemischen Charakteristika der undissoziierten Harnsäure und des entsprechenden Uratsalzes ab:
$$Urat^- + H^+ \leftrightarrows Harnsäure$$

Über die Henderson-Hasselbalch-Gleichung (s. S. 431) lässt sich berechnen, bei welchem pH-Wert das Gleichgewicht mehr zur linken oder rechten Seite der Gleichung verschoben ist. Die Präzipitationswahrscheinlichkeit von Harnsäure oder Urat ist abhängig von der Stoffkonzentration und dem pH-Wert. Der Grad der physiologischen Azidifizierung der Flüssigkeit im Nephron nimmt über die Länge des Tubulussystems vom Glomerulus (pH 7,4) bis in die Sammelrohre (pH 4,5) zu. Die Folge ist, dass immer mehr Urat aus chemischen Gründen in Harnsäure umgewandelt wird.

Die Löslichkeit undissoziierter Harnsäure liegt weit unter der von Urat.

Dieser Befund erweist sich als klinisch außerordentlich relevant: Die Löslichkeit undissoziierter Harnsäure liegt bei nur 100 mg/l, die von Urat hingegen weit höher.

Harnsäure: Die höchsten Harnsäurekonzentrationen in den Tubuli finden sich in der Medulla. Folge der Präzipitation von Harnsäurekristallen sind schlimmstenfalls ein ANV oder Harnsäuresteine.

Harnsäure: Die höchsten Harnsäurekonzentrationen in den Tubuli finden sich in der Medulla (Folge des Gegenstrommechanismus). Hohe Harnsäurekonzentrationen und niedrigste intratubuläre pH-Werte begünstigen somit vor allem in den medullär gelegenen Sammelrohren die Präzipitation von Harnsäurekristallen. Folge sind schlimmstenfalls ein akutes Nierenversagen oder die Bildung von Harnsäuresteinen.

Urat: Urat lagert sich im medullären Interstitium ab. Es kann zur Bildung von Mikrotophi und chronisch interstitieller Nephritis kommen.

Urat: Zu Uratablagerungen kommt es hauptsächlich im medullären Interstitium, da in diesem Bereich sowohl die Uratkonzentration als auch der pH-Wert relativ hoch liegen. Im ungünstigsten Fall kommt es dadurch zur Bildung von sog. Mikrotophi und chronisch interstitieller Nephritis.

7.7.1 Akute Nephropathie durch Harnsäure

7.7.1 Akute Nephropathie durch Harnsäure

Ätiopathogenese: Harnsäurekristalle fallen in den Sammelrohren aus und verschließen das Tubuluslumen. Es entwickelt sich ein ANV. Ursache ist meist eine erhöhte Harnsäureproduktion bei Gewebs- und Zelluntergang.

Ätiopathogenese: Dieses Krankheitsbild wird dadurch charakterisiert, dass Harnsäurekristalle in den Sammelrohren ausfallen und so das Tubuluslumen verschließen. Es entwickelt sich ein akutes Nierenversagen. Ursache ist meist eine dramatische extrarenale Zunahme der Harnsäureproduktion, wie sie bei Gewebs- und Zelluntergang vorkommt (z. B. Chemo- und/oder Strahlentherapie, schwere Verletzungen oder Krampfanfälle).

Es ist wichtig zu verstehen, dass bei diesem Krankheitsbild allein die hohe Urinkonzentration an Harnsäure ausschlaggebend ist. Hyperurikämien bei Patienten mit Nierenversagen sowie verminderter Urinproduktion führen per se nicht zur Präzipitation von Harnsäurekristallen in den Tubuli.

Ein Nierenversagen bei schwerem Gewebszerfall im Rahmen von Tumorerkrankungen kann auch durch Kalziumphosphat ausgelöst sein.

Es sollte erwähnt werden, dass ein Nierenversagen, das bei schwerem Gewebszerfall im Rahmen von Tumorerkrankungen auftritt, auch durch Kalziumphosphat und nicht zwangsläufig durch Harnsäurekristalle ausgelöst werden kann. Dies gilt vor allem für Patienten, die vor Beginn einer Chemotherapie prophylaktisch mit Allopurinol behandelt werden. Bei Zelluntergang werden schließlich nicht unbeträchtliche Mengen an intrazellulärem Phosphat freigesetzt, was gelegentlich zur Präzipitation von Kalziumphosphat mit Hypokalzämie führt.

Klinik: Typischerweise stellt sich rasch Oligurie oder gar Anurie ein. Manchmal klagen die Patienten über Flankenschmerzen, wenn präzipitierte Harnsäurekristalle die Ureteren verschließen.

Diagnostik: Ausgeprägte Hyperurikämie mit akutem Nierenversagen sowie Hinweise auf ein Tumorleiden oder andere Mechanismen des Zelluntergangs (s. o.) sprechen für die Diagnose. Andere Gründe eines Nierenversagens, die unter diesen Umständen infrage kommen (z. B. eine Verlegung der Ureteren durch wachsende Tumormassen), können leicht ausgeschlossen werden, da sie nicht typischerweise mit dem Auftreten einer Hyperurikämie assoziiert sind.

Das Labor zeigt stark erhöhte Kreatinin- und Harnstoffwerte als Ausdruck des akuten Nierenversagens. Es finden sich stark erhöhte Harnsäurespiegel. Ausgeprägter Zelluntergang bei Nierenversagen kann zu Hyperkaliämien führen. Im Urin sehen wir mikroskopisch Harnsäurekristalle und amorphe Urate, Befunde, die für eine akute Nephropathie durch Harnsäure sprechen können, aber nicht als diagnostisch angesehen werden.

Differenzialdiagnose: In folgenden Situationen kann es ebenfalls zu einem akuten Nierenversagen und Hyperurikämie kommen. Insgesamt treten sie häufiger auf als die akute Nephropathie durch Harnsäure.

- **Volumenkontraktion** (z. B. bei forcierter Diuretikatherapie) kann zu prärenalem Nierenversagen führen, das von Hyperurikämie begleitet wird. Um Flüssigkeitsverluste zu kompensieren, steigt die Salz- und Wasserreabsorption im proximalen Tubulus stark an. Dabei erhöht sich aber auch die Reabsorption von Harnsäure, die indirekt an die tubuläre Rückgewinnung von Natrium gebunden ist. Als Folge steigt die Harnsäurekonzentration im Plasma an, während die Urinausscheidung gleichzeitig zurückgeht und die Nierenleistung abfällt.
- Im Übrigen führt **Gewebsuntergang bei schweren Unfällen** mit Hypotonie häufig zu einer akuten Tubulusnekrose und Hyperurikämie. In den überwiegenden Fällen kann unter diesen Umständen die akute Tubulusnekrose für das Nierenversagen verantwortlich gemacht werden.

Therapie: Gesteigertes Urinvolumen soll helfen, die Harnsäurekristalle aus den Tubuli auszuwaschen, indem Flüssigkeit gegeben und Schleifendiuretika verordnet werden (forcierte Diurese). Ist gesichert, dass hauptsächlich Harnsäurekristalle in den Nierentubuli präzipitieren, kann der Harn alkalisiert werden (Gabe von Azetazolamid oder Bikarbonat).

▶ **Merke:** Findet sich eine nennenswerte Hypokalzämie, kann die Präzipitation von Kalziumphosphat nicht ausgeschlossen werden. In diesen Fällen sollte der Urin eher zurückhaltend alkalisiert werden, da ein alkalischer pH-Wert die Ausfällung von Kalziumphosphat begünstigt.

Prognose: Obgleich sich häufig ein schweres akutes Nierenversagen entwickelt, erholen sich die Patienten davon recht gut, wenn rasch therapeutische Maßnahmen ergriffen werden.

7.7.2 Renale Harnsäuresteine

Harnsäuresteine finden sich bei ungefähr 20 % der Patienten mit primärer Gicht, hin und wieder bei chronischer Diarrhö oder Polycythaemia vera.
Ursachen sind ein niedriger Urin-pH und eine erhöhte Harnsäurekonzentration im Urin in Folge einer vermehrten Harnsäureproduktion oder durch die Wirkung von urikosurischen Medikamenten wie Probenecid oder auch Aspirin. Es sollte bedacht werden, dass auch sehr niedrige pH-Werte im Urin allein (z. B. bei metabolischer Azidose infolge chronischer Durchfälle) zur Harnsäurestein-Bildung führen können, obwohl die Harnsäureausscheidung normal ist.

Klinik: Typischerweise stellen sich Oligurie oder Anurie ein. Bei Ureterverschluss kommt es zu Flankenschmerzen.

Diagnostik: Hyperurikämie mit ANV, Tumorleiden bzw. Zelluntergang sprechen für die Diagnose.

Im Labor sind Kreatinin, Harnstoff und Harnsäure stark erhöht. Zelluntergang kann zu Hyperkaliämie führen. Im Urin sehen wir Harnsäurekristalle und amorphe Urate.

Differenzialdiagnose: Häufiger als die akute Nephropathie durch Harnsäure sind:
- **Volumenkontraktion** (z. B. bei forcierter Diurese) mit prärenalem Nierenversagen und Hyperurikämie sowie
- **Gewebsuntergang bei schweren Unfällen** mit akuter Tubulusnekrose und Hyperurikämie.

Therapie: Durch forcierte Diurese sollen die Präzipitationen aus den Tubuli ausgewaschen werden. Handelt es sich hauptsächlich um Harnsäurekristalle, kann der Harn alkalisiert werden.

◀ Merke

Prognose: Bei rascher Therapie erholen sich die Patienten gut.

7.7.2 Renale Harnsäuresteine

Harnsäuresteine finden sich bei 20 % der Patienten mit primärer Gicht.

Ursachen sind niedriger Urin-pH und erhöhte Urin-Harnsäure infolge einer vermehrten Harnsäureproduktion oder urikosurischer Medikamente (Probenecid, ASS).

Bei vermehrter Harnsäure bildung und -ausscheidung sollten mit Diät und Allopurinol oder Urinalkalisierung behandelt werden.
Bei normaler Harnsäureausscheidung sollten tgl. 1,5–2 Liter getrunken und der Harn mit Bikarbonat oder Kaliumzitrat alkalisiert werden.

Patienten, die vermehrt Harnsäure bilden und ausscheiden, sollten diätetisch beraten werden. Zusätzlich kann entweder Allopurinol verschrieben oder eine Alkalisierung des Urins angestrebt werden.

Betroffene, deren Harnsäureausscheidung normal erscheint, sollten angehalten werden, 1,5–2 Liter Trinkmenge einzuhalten. Der Harn sollte alkalisiert werden. Hier sind Natriumbikarbonat oder Kaliumzitrat (das zu Bikarbonat verstoffwechselt wird) Natriumsalzen vorzuziehen, da Natriumbelastungen zu vermehrter renaler Kalziumausscheidung führen – ein klinisch relevantes Detail in diesem Patientengut, da Harnsäure die Bildung von Kalzium-Oxalat-Steinen begünstigen kann.

7.7.3 Chronische Uratnephropathie

Die chronische Uratnephropathie kann sich bei Hyperurikämie über viele Jahre entwickeln. Hauptfaktor ist die hohe Natrium- und Uratkonzentration mit lokaler interstitieller Tophusbildung.
Als Folge einer primären Gicht tritt dieses Problem nur sehr selten auf.

7.7.3 Chronische Uratnephropathie

Die chronische Uratnephropathie kann sich über viele Jahre entwickeln, wenn betroffene Patienten permanent an Hyperurikämie leiden. Hauptfaktor für die Uratablagerungen ist die hohe medulläre Konzentration von Natrium und Urat, die zur lokalen interstitiellen Tophusbildung führen können.

Als Folge einer primären Gicht tritt dieses Problem nur sehr selten auf. Auch Patienten, die jahrelang an Gicht litten, zeigten kaum Nierenfunktionsverschlechterungen, die sich so ohne weiteres auf eine Hyperurikämie zurückführen ließen. Fanden sich dennoch Niereninsuffizienzen, war meist eher eine Nephrosklerose die Ursache.

Bei symptomlosen Patienten müssen hohe Harnsäurespiegel nicht gesenkt werden.

Daher gibt es auch keinen nephrologischen Grund, symptomlose Patienten, deren Harnsäurespiegel im Serum bei Niereninsuffizienz oder unter Diuretikatherapie angestiegen ist, prophylaktisch zu behandeln, um die Harnsäurespiegel zu senken.

7.8 Hyperkalzämische Nephropathie

7.8 Hyperkalzämische Nephropathie

Ätiopathogenese: Häufigste Ursache ist die vermehrte Knochenresorption (s. Tab. I-10.6, S. 978). Sie kann zu Niereninsuffizienz und Steinbildung führen.

Ätiopathogenese: Niereninsuffizienz, Störungen der tubulären Funktionen und Nierensteine können Folgen einer Hyperkalzämie sein. Häufigste Ursache für eine Hyperkalzämie ist die vermehrte Knochenresorption (Näheres s. Tab. I-10.6, S. 978).

Frühe Veränderungen finden sich in distalen Tubuli und Sammelrohren. Später entwickelt sich eine tubuläre Atrophie mit interstitieller Fibrose und Nephrokalzinose. Die renale Konzentrationsfähigkeit nimmt ab, es kommt zu Verlusten von Natrium, Kalium und Phosphat.

Früheste renale Veränderungen bei hyperkalzämischer Nephropathie finden sich in den distalen Tubuli und den Sammelrohren: Kalzifikation, Degeneration und Nekrosen tubulärer Epithelzellen führen zu tubulärer Obstruktion. Später entwickelt sich eine tubuläre Atrophie mit interstitieller Fibrose. Das Interstitium verkalkt (Nephrokalzinose). Tubuläre Funktionen sind in großem Umfang beeinträchtigt. Die Konzentrationsfähigkeit der Nieren nimmt ab, es kommt zu Verlusten von Natrium, Kalium und Phosphat.

Klinik: Die Beschwerden sind wie bei Nierensteinen (Flankenschmerzen, Makrohämaturie). Hyperkalzämische Symptome wie Übelkeit, Erbrechen, Gewichtsverlust, Lethargie und Verwirrtheit können auftreten.

Klinik: Viele Patienten beklagen Beschwerden wie bei Nierensteinen (Flankenschmerzen, Makrohämaturie). Weitere Symptome wie Übelkeit, Erbrechen, Gewichtsverlust, Magen-Darmbeschwerden sowie Lethargie und Verwirrtheitszustände, sind auf die systemische Hyperkalzämie zurückzuführen. Manchmal sind Polyurie und Polydipsie als Folge eines renalen Diabetes insipidus zu beobachten.

Diagnostik: Es sollte nach Malignomhinweisen gesucht werden. Bei der körperlichen Untersuchung können Hypertonie oder Kalziumablagerungen an der Kornea auffallen (Band-Keratopathie).

Diagnostik: In der Vorgeschichte sollte nach Hinweisen auf Malignome gesucht werden. Bei der körperlichen Untersuchung fallen häufig eine arterielle Hypertonie, Zeichen einer zugrunde liegenden bösartigen Erkrankung und gelegentlich Kalziumablagerungen an der lateralen und medialen Begrenzung der Kornea auf (Band-Keratopathie), die sich am besten mithilfe einer Spaltlampe untersuchen lassen.

Aufgrund der Hyperkalzämie und Dehydratation können Kreatinin, Harnstoff und eGFR schon früh pathologisch verändert sein. Die Urinbefunde sind oft unauffällig. Natrium, Kalium und Phosphat i. S. sind erniedrigt.

Außer einer Hyperkalzämie finden sich oft nur unspezifische Laborveränderungen. Kreatinin, Harnstoff und die eGFR können als Folge der Hyperkalzämie und Dehydratation schon früh pathologisch verändert sein. Die Urinbefunde sind häufig unauffällig, es sei denn, es kommt durch abgehende Steine zu Verletzungen der ableitenden Harnwege mit Hämaturie. Im Blut lassen sich Hyponatriämie, Hypokaliämie, Hypophosphatämie nachweisen.

▶ **Merke:** Hyperkalzämie und Niereninsuffizienz, die sich auf keinerlei andere Ursache zurückführen lassen, sollten an eine hyperkalzämische Nephropathie denken lassen.

◀ **Merke**

Therapie: Kalzium schädigt nicht nur die Nieren. Therapien von Hyperkalzämien sollten nie nur symptomatisch orientiert verordnet werden, ohne dass Ursachen nachgewiesen werden. Zur Behandlung einer Hyperkalzämie s. Tab. **I-10.7**, S. 980.

Therapie: Zur Behandlung einer Hyperkalzämie s. Tab. **I-10.7**, S. 980.

7.9 Sarkoidose

In einigen Fällen kommt es im Rahmen einer Sarkoidose (s. S. 392) zu einer klinisch relevanten Beteiligung der Nieren. Die Hauptprobleme sind die Hyperkalzämie und Hyperkalzurie, teilweise finden sich darüber hinaus granulomatöse Veränderungen im Interstitium (oder auch den Glomeruli).

7.9 Sarkoidose

Bei Sarkoidose (s. S. 392) kann es zu Nierenbeteiligung kommen. Hauptprobleme sind Hyperkalzämie und Hyperkalzurie.

7.9.1 Hyperkalzämische Nephropathie

Ätiopathogenese: Eine vermehrte Absorption des Kalziums in der Nahrung – der initiale Schritt zu Hyperkalzämie und Hyperkalzurie – findet sich bei 50 % der Patienten mit Sarkoidose. Das Problem liegt in einer vermehrten Bildung von 1,25-Dihydroxivitamin D, die nicht in der Niere, sondern in der Lunge und Lymphknoten von Patienten mit diffuser Sarkoidose von aktivierten Makrophagen ihren Ursprung hat. Die zugrunde liegende Pathophysiologie ist noch nicht restlos aufgeklärt. Allerdings wirkt Vitamin D immunmodulatorisch und kann daher in immunologische bzw. entzündliche Prozesse eingreifen. Makrophagen tragen Rezeptoren für 1,25-Dihydroxivitamin D, sodass sie über Vitamin D aktiviert werden können. Die Fähigkeit aktivierter Makrophagen, 1,25-Dihydroxivitamin D zu produzieren, erklärt auch, warum bei anderen granulomatösen Erkrankungen wie Tuberkulose oder Berylliose hin und wieder Hyperkalzämien vorkommen.

Klinik: s. hyperkalzämische Nephropathie, S. 940.

Therapie: Kortikoide reduzieren die vermehrte intestinale Kalziumaufnahme. Hyperkalzurie und Hyperkalzämie bessern sich. Zusätzlich normalisieren sich die erhöhten 1,25-Dihydroxivitamin-D-Spiegel, da dieses Hormon weniger von aktivierten Makrophagen produziert wird.

7.9.1 Hyperkalzämische Nephropathie

Ätiopathogenese: Eine vermehrte intestinale Kalziumabsorption findet sich bei 50 % der Sarkoidosepatienten mit. Das Problem liegt in einer vermehrten Bildung von Vitamin D in Lunge und Lymphknoten. Vitamin D kann daher in immunologische Prozesse eingreifen.

Klinik: s. S. 940.

Therapie: Kortikoide reduzieren die vermehrte Kalziumaufnahme und senken Vitamin D durch Hemmung der Makrophagenaktivität.

7.9.2 Granulomatöse interstitielle Nephritis

Eine Granulombildung im Interstitium der Niere findet sich häufig bei Sarkoidose, aber selten so ausgeprägt, dass eine Niereninsuffizienz daraus resultiert. Meist leiden die Patienten an ausgeprägter systemischer Sarkoidose, obgleich es in seltenen Fällen auch bei nur geringer extrarenaler Manifestation einer Sarkoidose zur Niereninsuffizienz kommen kann. Weitere Befunde erweisen sich nicht als spezifisch, sondern sprechen nur allgemein für eine interstitielle Nephritis. Behandelt wird diese Form der Nephritis bei Sarkoidose ebenfalls mit Kortikoiden.

7.9.2 Granulomatöse interstitielle Nephritis

Eine interstitielle Granulombildung bei Sarkoidose führt selten zur Niereninsuffizienz. Behandelt wird diese Form der Nephritis bei Sarkoidose ebenfalls mit Kortikoiden.

7.10 Seltene Gründe einer tubulointerstitiellen Erkrankung

- **Cadmium und Blei** führen zu einer chronischen Schädigung von Tubuli und Interstitium der Niere.
- **Chronische Kaliumdepletion** führt zu morphologischen und funktionellen Störungen der Tubuli, die reversibel sind, wenn der Kaliumspiegel im Serum normalisiert wurde.
- Tubuli werden manchmal über **Immunkomplexe** (Lupus erythematodes) und **Antikörper gegen tubuläre Basalmembran** (Good-Pasture-Syndrom) pathologisch verändert.

7.10 Seltene Gründe einer tubulointerstitiellen Erkrankung

- **Cadmium und Blei** führen zu chronischer tubulärer und interstitieller Nierenschädigung.
- **chronische Kaliumdepletion** bewirkt reversible Störungen der Tubuli
- **Immunkomplexe** und Antikörper gegen tubuläre Basalmembran können die Tubuli pathologisch verändern.

- **Aristolochiasäure** löst die Balkannephropathie aus.

- **Aristolochiasäure** löst wahrscheinlich die sog. Balkannephropathie aus, eine interstitielle Nephritis, die in einigen Gebieten des unteren Donautals auftritt.

> ▶ **Exkurs: Chinesische Schlankheitsmittel und die Ursachen der Balkannephropathie**
>
> Vor einigen Jahren erkrankten vor allem Frauen in Belgien an schweren **chronischen tubulointerstitiellen Nephropathien**, die ein **chinesisches Schlankheitsmittel** eingenommen hatten, das irrtümlich aus „Guang Fang Ji" (Aristolochia fangchi) hergestellt worden war statt aus dem unbedenklichen aber ähnlich klingenden „Han Fang Ji" (Stephania tetrandra). Etliche Patienten entwickelten Urothelkarzinome. **Aristolochia fangchi** enthält **Aristolochiasäure**, ein bekanntes krebsförderndes und nierenschädliches Gift. Sobald Aristolochia fangchi aus den chinesischen Kräutermischungen verschwand, traten interstitielle Nephropathien mit diesen Mitteln nicht mehr auf.
>
> Die **Balkannephropathie** ist eine chronische tubulointerstitielle Erkrankung, die in Bosnien, Bulgarien, Kroatien, Rumänien und Serbien besonders in abgelegenen Tälern der Donau endemisch vorkommt (eine Besonderheit ist auch hier die Assoziation mit Urothelkarzinomen). Es stellte sich nun heraus, dass diese schwere interstitielle Nephritis ebenfalls Folge einer **chronischen Vergiftung mit Aristolochiasäure** sein dürfte. **Aristolochia clematitis** (Osterluzei) wächst auf Weizenfeldern des Balkans und enthält ebenfalls **Aristolochiasäure**. Über das **Getreide** konnte der Stoff ins Brot gelangen
>
> kann. Warum schon kleinere Mengen Aristolochiasäure beim Menschen toxisch sind, aber erst nach vielen Jahren zu einer Nephropathie führen können, wurde ebenfalls verständlicher: Bei Patienten mit Balkannephropathie, aber nicht bei Patienten mit anderen Nierenerkrankungen ließen sich DNA-Addukte (an DNA gebundene Aristolochiasäure) in der Nierenrinde nachweisen. Diese Addukte sind noch Jahre nach dem Verzehr von kontaminierten Getreideprodukten nachweisbar und können allmählich akkumulieren. DNA-Addukte sind eine bekannte Ursache von Krebserkrankungen und konnten tatsächlich auch in den Zellen der Urothelkarzinome von Patienten mit Balkannephropathie nachgewiesen werden. Weiterhin werden im Tiermodell durch die Gabe von Aristolochiasäure Veränderungen im Gen p53 induziert, die sich ebenfalls bei Patienten mit Balkannephropathie finden ließen. Die Kontamination von Getreide mit Aristolochiasäure dürfte somit die wahrscheinlichste Ursache auch der Balkan-Nephropathie sein.
>
> In Deutschland sind aufgrund eines Stufenplanverfahrens (von 1981) alle „aristolochiasäurehaltigen Human- und Tierarzneimittel, einschließlich phytotherapeutischer und homöopathischer Arzneimittel, die unter Verwendung aristolochiasäurehaltiger Pflanzen hergestellt werden", verboten.

8 Gefäßerkrankungen mit Nierenbeteiligung

8   Gefäßerkrankungen mit Nierenbeteiligung

Der Verschluss von Gefäßen im Rahmen vaskulärer Erkrankungen kann zu Nierenerkrankungen führen. Die Pathogenese ist immunologisch (z. B. Vaskulitiden, Kollagenosen) oder nichtimmunologisch (z. B. Thromboembolien) (Tab. **I-8.1**). Das klinische Bild ist variabel.

Vaskuläre Erkrankungen können zu einem Nierenversagen führen, wenn in ihrem Verlauf der renale Blutfluss durch einen inkompletten bzw. kompletten Verschluss großer, mittlerer oder kleiner Gefäße reduziert wird. Die Pathogenese dieser Gefäßverschlüsse kann sowohl immunologisch (z. B. Vaskulitiden, Kollagenosen, schwangerschaftsassoziiert) als auch nichtimmunologisch (z. B. Thromboembolien) sein (Tab. **I-8.1**). Das klinische Erscheinungsbild von Gefäßerkrankungen mit renaler Beteiligung kann daher sehr stark variieren.

≡ **I-8.1**

≡ I-8.1   Vaskuläre Erkrankungen mit Nierenbeteiligung
■ systemische Vaskulitiden ■ Kollagenosen (v. a. Sklerodermie, aber auch z. B. Lupus erythematodes) ■ hämolytisch-urämisches Syndrom (HUS) ■ thrombotisch-thrombozytopenische Purpura (TTP) ■ Niere in der Schwangerschaft und Präeklampsie ■ thromboembolische Erkrankungen ■ Nierenrindennekrose

8.1 Systemische Vaskulitiden

8.1   Systemische Vaskulitiden

Vaskuläre Schäden durch Leukozyteninfiltrate führen zu Blutungen und Gefäßverschlüssen mit Ischämien und Nekrosen. In diesem Kapitel werden nur Vaskulitiden vorgestellt, welche die Niere befallen (Tab. **I-8.2**).

Bei Vaskulitiden finden sich in den Gefäßwänden Leukozyteninfiltrate, die reaktiv das Gewebe schwer in Mitleidenschaft ziehen. Vaskuläre Schäden führen zu Blutungen und Gefäßverschlüssen, sodass sich Gewebsischämien und Nekrosen entwickeln.

In diesem Kapitel werden nicht systematisch alle Vaskulitiden besprochen (siehe dazu Kap. Rheumatologie, S. 1335), sondern nur diejenigen Erkrankungen vorgestellt, die auch die Niere häufig befallen (Tab. **I-8.2**).

I-8.2	Vaskulitiden mit Nierenbeteiligung
Erkrankung	**Nierenbeteiligung**
Vaskulitiden kleiner Gefäße	
Morbus Wegener (c-ANCA-assoziierte Vaskulitiden)	• fokal segmental nekrotisierende Glomerulonephritis (GN) mit Sklerosierung der glomerulären Kapillaren und Hyperzellularität, die häufig mit einer rapid progressiven GN mit Halbmondbildung einhergeht *mit* Granulombildung und Riesenzellen • bei schweren Verläufen kommt es zusätzlich zu einem pulmorenalen Syndrom mit nephritischem Syndrom und Lungenblutung • Überlappung zwischen ANCA-assoziierten Vaskulitiden und Anti-GBM-Erkrankung möglich (vgl. Typ IV RPGN, S. 922)
mikroskopische Polyangiitis oder auch Polyarteriitis (MPA) (p-ANCA-assoziierte Vaskulitiden)	• Histologie wie bei Morbus Wegener (s. o.), aber *ohne* Granulombildung und Riesenzellen • bei schweren Verläufen kommt es zu einem nephritischen Syndrom mit oder ohne Lungenbeteiligung/Lungenblutung (pulmorenales Syndrom) • Überlappung zwischen ANCA-assoziierten Vaskulitiden und Anti-GBM-Erkrankung möglich (vgl. Typ IV RPGN, S. 922)
Anti-GBM-Nephritis Goodpasture-Syndrom	• nekrotisierende Vaskulitis (wie ANCA-assoziierte Vaskulitiden, [s. Morbus Wegener] aber ohne Granulome und Riesenzellen mit linearer Ablagerung von Anti-GBM-AK entlang der glomerulären Basalmembran) • häufig pulmorenales Syndrom (Goodpasture Syndrom) • Überlappung zwischen ANCA-assoziierten Vaskulitiden und Anti-GBM-Erkrankung möglich (vgl. Typ IV RPGN, S. 922)
Churg-Strauss-Syndrom (allergische Granulomatose und Angiitis)	• Nierenbeteiligung im Vergleich zum Morbus Wegener selten • wenn Nierenbeteiligung, dann Hypertonie (nephritisches Syndrom) häufig, aber Nierenversagen selten • fokal segmental nekrotisierende GN mit Sklerosierung der glomerulären Kapillaren und Hyperzellularität, die sehr selten mit einer rapid progressiven GN mit Halbmondbildung einhergeht, mit eosinophiler Granulombildung • bei Nierenbeteiligung häufig c-ANCA-Nachweis
Purpura Schoenlein-Henoch	• IgA-Nephropathie mit vaskulären IgA-Ablagerungen; gelegentlich entwickelt sich eine rapid progressive GN mit nephritischem Syndrom und Halbmondbildung • viele Patienten zeigen nur eine Mikrohämaturie und milde Proteinurie; teilweise jedoch auch schwerere Verläufe
essenzielle Kryoglobulinämie	• sehr ähnlich einer membranoproliferativen GN mit multiplen intraluminalen Thromben, die aus Kryoglobulinen bestehen • Hinweise auf Nierenerkrankung reichen von asymptomatischer Hämaturie und Proteinurie bis hin zu schwerer Niereninsuffizienz mit Ödemen und Oligo-Anurie
Vaskulitiden mittelgroßer Gefäße	
Panarteriitis nodosa (PAN)	• Niereninsuffizienz infolge Thrombosierung der Nierengefäße • beachte: da die kleinen Gefäße nicht betroffen sind, kommt es bei der Panarteriitis nodosa nicht zu einer Glomerulonephritis

8.2 Kollagenosen

8.2.1 Nierenbeteiligung bei Systemischem Lupus erythematodes

Siehe S. 920.

8.2.2 Nierenbeteiligung bei Sklerodermie

In diesem Abschnitt wird auf die Besonderheiten eingegangen, die für einen Beteiligung der Niere bei systemischer Sklerodermie charakteristisch sind. Eine ausführliche Darstellung der Krankheitsbildes „Systemische Sklerodermie" findet sich auf S. 1358.

Epidemiologie: Eine Nierenbeteiligung bei Sklerodermie ist häufig, in Autopsien fand man Nierenbeteiligung in 60–80 %. Die lebensbedrohliche Nierenbeteiligung („scleroderma renal crisis") entwickelt sich bei 10–20 % der Patienten mit Sklerodermie.

8.2 Kollagenosen

8.2.1 Nierenbeteiligung bei Systemischem Lupus erythematodes

s. S. 920.

8.2.2 Nierenbeteiligung bei Sklerodermie

Für eine ausführliche Darstellung der Sklerodermie s. S. 1358.

Epidemiologie: Eine Nierenbeteiligung bei Sklerodermie ist häufig und kann lebensbedrohlich werden.

Ätiopathogenese: Risikofaktoren für eine schwere Niereninsuffizienz bei Sklerodermie sind:
- diffuser Hautbefall
- Autoantikörper gegen RNA-Polymerase
- hohe Kortikoiddosen.

Bluthochdruck, auffälliger Urinbefund oder erhöhtes Serumkreatinin sind keine Risikofaktoren.

Durch Intimahypertrophie entstehen intrarenale Arterienstenosen mit starker Stimulation des RAAS und **schwerer arterieller Hypertonie**.

Formen der Nierenbeteiligung: Im Allgemeinen kommt es nur zur **milden renalen Dysfunktion**.
Gelegentlich werden schwere bis lebensbedrohliche Verläufe beobachtet, z. B. **„scleroderma renal crisis"** mit rasch fortschreitender Niereninsuffizienz.

Klinik: Im Vordergrund stehen Symptome der Grunderkrankung (s. S. 1358). Ödeme sprechen für eine **Niereninsuffizienz**.

Es finden sich eine **mikroangiopathische hämolytische Anämie, Kopfschmerzen, Sehstörungen** bei hypertensiver Retinopathie, **Herzinsuffizienz, Lungenödem** und **generalisierte Krampfanfälle** bei hypertensiver Enzephalopathie.

Diagnostik: Eine Sklerodermie muss vordiagnostiziert sein. Wichtig sind Fragen nach Verschlechterung der kutanen Symptome und nach hoch dosierter Kortikoideinnahme.

Für eine **„scleroderma renal crisis"** sprechen:
- plötzliche **Blutdruckerhöhung**
- steigendes **Serumkreatinin** bei **Oligurie, Anurie, Proteinurie, Hämaturie** und unauffälligem **Sediment**
- **mikroangiopathische hämolytische Anämie** und **Thrombozytopenie; Fragmentozyten** (Abb. I-8.1a)
- **hypertensive Retinopathie**
- **akutes Lungenödem.**

Ätiopathogenese: Weder die Pathogenese der systemischen Sklerodermie noch die Vorgänge, die zu einer schweren Nierenbeteiligung führen, sind ausreichend bekannt. Daher wurde in den letzten Jahren versucht, **Risikofaktoren** zu finden, die bei bestehender Sklerodermie mit einer höheren Wahrscheinlichkeit einer schweren Niereninsuffizienz assoziiert sind:
- diffuser Hautbefall
- Autoantikörper gegen RNA-Polymerase
- hohe Kortikoiddosen in der Vergangenheit.

Weder ein vorbestehender Bluthochdruck, noch ein auffälliger Urinbefund oder ein erhöhter Serumkreatininspiegel erhöhen erstaunlicherweise das Risiko, an einer sklerodermen Nephropathie zu erkranken.

Die ausgeprägte, sklerodermietypische Intimahypertrophie der kleinen Nierengefäße engt die Gefäßlumina beträchtlich ein, funktionell entstehen multiple „intrarenale Nierenarterienstenosen". Es resultiert eine starke Stimulation des Renin-Angiotensin-Systems, häufig entwickelt sich eine **schwere arterielle Hypertonie**.

Formen der Nierenbeteiligung: Im Allgemeinen kommt es im Rahmen einer Sklerodermie nur zu einer **milden renalen Dysfunktion** (geringe Proteinurie, vereinzelt Zellen, hyaline Zylinder).

Gelegentlich werden allerdings schwere, manchmal lebensbedrohliche Verläufe beobachtet. Ein Beispiel hierfür ist das Krankheitsbild der **„scleroderma renal crisis"**. Es tritt meist innerhalb der ersten 5 Jahre nach Erstdiagnose der Grunderkrankung auf und ist durch eine akut einsetzende, rasch fortschreitende Niereninsuffizienz gekennzeichnet. Bereits nach 1–2 Monaten kann es zu einem terminalen Nierenversagen mit extrem hoher Mortalität innerhalb eines Jahres kommen, die in manchen Untersuchungen bei nahezu 100 % lag.

Klinik: Patienten klagen über Probleme, die mit der Grunderkrankung zusammenhängen (s. S. 1358). Typische Symptome einer **Niereninsuffizienz**, wie Ödeme und – in schweren Fällen – Zeichen einer generalisierten Überwässerung bis hin zum Lungenödem, sprechen für eine renale Beteiligung.

Weitere Befunde hängen mit der zugrunde liegenden Vaskulopathie und der genannten arteriellen Hypertonie zusammen: Es finden sich eine **mikroangiopathische hämolytische Anämie, Kopfschmerzen, Sehstörungen** bei hypertensiver Retinopathie, **Herzinsuffizienz** und **Lungenödem**. Mitunter treten **generalisierte Krampfanfälle** bei hypertensiver Enzephalopathie hinzu.

Diagnostik: Da eine Nierenbeteiligung bei Sklerodermie zwar typischerweise in den ersten Jahren der Erkrankung auftritt, aber nie als Erstmanifestation ohne weitere Symptome beschrieben wurde, muss eine Sklerodermie innerhalb der letzten ungefähr 5 Jahre vordiagnostiziert sein. Wichtig ist zu erfahren, ob sich eine diffuse kutane Sklerodermie in den letzten Monaten verschlechtert hat oder früher höhere Dosen an Kortikoiden verschrieben wurden. Folgende Befunde weisen auf die Entwicklung einer **„scleroderma renal crisis"** hin:
- Der **Blutdruck** erhöht sich plötzlich auf Werte > 150/85 mmHg (mind. zweimalige Messung innerhalb der letzten 24 Stunden).
- Die **Serumkreatininwerte** steigen parallel rasch an, es kommt zu **Oligurie** und **Anurie**. Im Urin finden sich **Proteinurie** und **Hämaturie**, die nicht über andere Erkrankungen zu erklären wären. Das **Urinsediment** erweist sich als wenig auffällig.
- Nachweis einer **mikroangiopathischen hämolytischen Anämie** und einer **Thrombozytopenie**; mikroskopisch finden sich im Blut **Fragmentozyten** (= Erythrozyten, die einen Teil ihres Volumens verloren haben und an den Verlustzonen fetzenartige Abrissränder zeigen, Abb. I-8.1a).
- Die augenärztliche Untersuchung führt zu Befunden wie bei **schwerer hypertensiver Retinopathie**.
- Manche Patienten entwickeln ein **akutes Lungenödem**.

◉ I-8.1

◉ I-8.1 Fragmentozyten

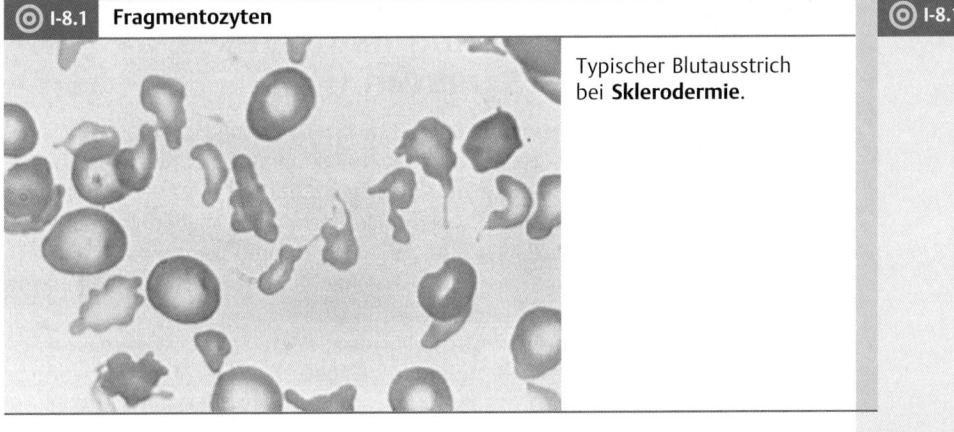

Typischer Blutausstrich
bei **Sklerodermie**.

▶ **Merke:** Bedacht werden sollte, dass eine „scleroderma renal crisis" teilweise auch ohne akute Blutdruckerhöhung auftritt und somit die Diagnose kurzfristig erschwert sein kann.

◀ Merke

Weitere Hinweise bietet das **histologische Bild** einer **thrombotischen Mikroangiopathie**. Es zeigt sich eine Intimaproliferation und -verdickung der kleinen Bogen- und Interlobulararterien. Das Gefäßlumen wird eingeengt. Die kleinen Arterien hypertrophieren konzentrisch, sodass ein charakteristisches **„Zwiebelschalen-Muster"** im histologischen Schnitt erscheint. Diese Gefäßveränderungen innerhalb der Niere unterscheiden sich nicht von vaskulären Veränderungen in anderen von der Sklerodermie betroffenen Organen.

Darüber hinaus tritt eine thrombotische Mikroangiopathie jedoch auch im Rahmen weiterer Erkrankungen auf, z.B. bei maligner hypertensiver Nephrosklerose, thrombotisch-thrombozytopenischen Purpura (TTP), hämolytisch-urämischem Syndrom (HUS), chronischer Transplantatabstoßung und Antiphospholipid-Antikörper-Syndrom (s.S. 946); diese müssen **differenzialdiagnostisch** ausgeschlossen werden.

Das **histologische Bild** der **thrombotischen Mikroangiopathie** zeigt eine Intimaproliferation mit verengten Gefäßlumen. Die kleinen Arterien hypertrophieren konzentrisch (**„Zwiebelschalen-Muster"**).

Die thrombotische Mikroangiopathie kann auch bei maligner hypertensiver Nephrosklerose, TTP, HUS u.a. auftreten (s.S. 946).

Therapie: Wichtigste therapeutische Maßnahme ist die **Senkung des erhöhten Blutdrucks**. In allen Studien erwiesen sich dabei ACE-Hemmer (z.B. Captopril mit vergleichsweise schnellem Wirkungseintritt, kurzer Halbwertszeit und deshalb guter Titrierbarkeit) oder AT_1-Rezeptorinhibitoren als am effektivsten.

Therapie: Am wichtigsten ist die **Senkung des erhöhten Blutdrucks** mit ACE-Hemmern oder AT_1-Rezeptorinhibitoren.

▶ **Merke:** Eine Sklerodermie mit ausgeprägter Nierenbeteiligung („scleroderma renal crisis") muss als **medizinische Notfallsituation** angesehen werden. Nur wenn es gelingt, die arterielle Hypertonie in dieser Situation rasch und effektiv zu kontrollieren, lässt sich die Nierenfunktion in 70% der Fälle wieder ausreichend steigern und darüber hinaus die 1-Jahres-Überlebensrate auf 80% anheben.

◀ Merke

Immunsuppressive Therapieversuche waren bislang nicht wirkungsvoll. Bei fortschreitender Niereninsuffizienz müssen manche Patienten dialysiert werden.

Bei fortschreitender Niereninsuffizienz müssen manche Patienten dialysiert werden.

Prophylaxe: Da sich eine Therapie bei Sklerodermie mit schwerer Nierenbeteiligung nur bei frühzeitigem Beginn als effektiv erweist, sollten alle Sklerodermie-Patienten regelmäßig ihren Blutdruck messen, Serumkreatinin bestimmen sowie Urinstatus und -sediment evaluieren lassen.

Prophylaxe: Alle Sklerodermie-Patienten sollten regelmäßig ihren Blutdruck, Serumkreatinin und Urinstatus evaluieren lassen.

Prognose: Durch moderne Therapiestrategien, vornehmlich mit ACE-Hemmern, ließ sich die 1-Jahres-Überlebensrate auf über 80% verbessern (s. Merke-Kasten). Allerdings sind bei 25–50% der Patienten die Nierenschäden so schwer, dass es zu einem terminalen Nierenversagen kommt. Ein nicht unerheblicher Teil dieser Patienten gewinnt zwar nach einiger Zeit soviel Nierenfunktion zurück, dass auf eine weitere Hämodialyse zunächst verzichtet werden kann, die Manifestation einer „scleroderma renal crisis" kann jedoch nach wie vor teilweise nicht befriedigend behandelt werden.

Prognose: V.a. durch ACE-Hemmer ließ sich die 1-Jahres-Überlebensrate auf über 80% verbessern (s. Merke-Kasten). In 25–50% der Fälle kommt es jedoch zum terminalen Nierenversagen.

8.3 Thrombotisch-thrombozytopenische Purpura (TTP) und hämolytisch urämisches Syndrom (HUS)

TTP und HUS bezeichnen akute Erkrankungen verschiedener Organsysteme.

Initial kommt es zu **Thrombozytopenie** und **mikroangiopathischer hämolytischer Anämie**.
Bei **TTP** treten eher neurologische und in geringem Umfang nephrologische Probleme auf.
Beim **HUS** kommt es zum ANV, aber weniger häufig zu neurologischen Symptomen (s. S. 1284).

8.4 Niere in der Schwangerschaft und Präeklampsie

8.4.1 Physiologische Veränderungen der Nieren- und Kreislauffunktion

Während einer Schwangerschaft verändern sich Nieren- und Kreislauffunktionen wesentlich (Tab. I-8.3).

≡ I-8.3

Die **Expansion des Blutvolumens** lässt sich nur zum Teil durch die Fetusversorgung erklären. Östrogene und Aldosteron steigern die Salz- und Wasserrückresorption. Die GFR nimmt zu, Progesteron und Prostaglandine erhöhen die Natrium- und Volumenausscheidung, ohne die **Nettovermehrung von Gesamtkörpernatrium und Flüssigkeitsvolumen** auszugleichen.

Möglicherweise müssen Salzretention und RAAS-Stimulierung mit **erhöhter Plasmareninaktivität** während der Schwangerschaft aufgrund eines **erniedrigten systemischen Blutdrucks** interpretiert werden. Ergebnis dieser Vorgänge ist die optimale Uterusperfusion.

8.3 Thrombotisch-thrombozytopenische Purpura (TTP) und hämolytisch urämisches Syndrom (HUS)

Thrombotisch-thrombozytopenische Purpura (TTP) und hämolytisch-urämisches Syndrom (HUS) bezeichnen akute Erkrankungen, die verschiedene Organsysteme befallen können. Im klinischen Alltag erweist es sich oft als schwierig, diese Krankheitsbilder eindeutig voneinander abzugrenzen.

Bei beiden Formen kommt es initial zu einer **Thrombozytopenie** und einer **mikroangiopathischen hämolytischen Anämie**. Im weiteren Verlauf treten jeweils typische Symptomkonstellationen hinzu:

- **thrombotisch-thrombozytopenische Purpura:** zusätzlich schwere neurologische Beschwerden, die Nierenfunktion zeigt häufig keine oder nur geringe Einschränkungen (Details s. Kap. Hämostaseologie S. 1279).
- **hämolytisch-urämisches Syndrom:** Verlauf mit schwerem akutem Nierenversagen zumeist ohne begleitende neurologische Symptomatik (Details s. Kap. Hämostaseologie, S. 1284).

Zur Histologie der thrombotischen Mikroangiopathie, s. bei „Sklerodermie", S. 944.

8.4 Niere in der Schwangerschaft und Präeklampsie

8.4.1 Physiologische Veränderungen der Nieren- und Kreislauffunktion

Unabhängig von allen Pathologien ergeben sich während einer Schwangerschaft bereits physiologisch wesentliche Veränderungen in Bezug auf Nieren- und Kreislauffunktionen der Schwangeren (Tab. I-8.3).

≡ I-8.3	Physiologische Veränderungen des Herz-Kreislauf-Systems während einer Schwangerschaft

- Absinken des systemischen Blutdruckes auf durchschnittlich 105/60 mmHg im zweiten Trimenon
- Anstieg des Herzminutenvolumens
- Salz- und Wasserretention
- passagerer Anstieg von Nierendurchblutung und renalem Blutfluss am Ende des ersten Trimenons
- Anstieg der Plasmareninaktivität

Die **Expansion des Blutvolumens** lässt sich nur zum Teil dadurch erklären, dass Plazenta und Fetus während der Schwangerschaft zusätzlich versorgt werden müssen.

Darüber hinaus steigern Östrogene und eine vermehrte Sekretion von Aldosteron bei schwangeren Frauen die renale Rückresorption von Salz und damit von Flüssigkeit. Im Gegenzug nimmt jedoch die glomeruläre Filtrationsrate zu (s. u.), Progesteron und angestiegene Spiegel von Prostaglandinen erhöhen die Natrium- und damit die Volumenausscheidung, ohne dass dadurch eine **Nettovermehrung von Gesamtkörpernatrium und Flüssigkeitsvolumen** völlig ausgeglichen werden kann. Eine salzarme Diät kann den Natriummetabolismus während der Schwangerschaft nicht beeinflussen.

Möglicherweise müssen die Salzretention und eine ebenfalls vorhandene Stimulierung des RAAS mit **erhöhter Plasmareninaktivität** während der Schwangerschaft als Antwort auf eine periphere Vasodilatation mit **erniedrigtem systemischem Blutdruck** interpretiert werden: Zum einen erweist sich der Widerstand im Gefäßbett des Uterus als sehr niedrig, zum anderen reagieren die peripheren Gefäße schlechter auf Vasokonstriktoren, da vermehrt Prostaglandine über den Uterus und das vaskuläre Endothel produziert werden. Das

Ergebnis dieser schwangerschaftsspezifischen Regulationsvorgänge ist eine optimale Perfusion des Uterus ohne Blutdruckerhöhung.

Die **glomeruläre Filtrationsrate** (GFR) steigt am Ende des ersten Trimenons um bis zu 50 % an, fällt dann jedoch langsam auf ein Minimum ab und erreicht erst wieder drei Monate nach Geburt des Kindes ihren Ausgangswert.

Die **GFR** steigt am Ende des 1. Trimenons bis zu 50 % an, fällt dann ab und erreicht 3 Monate nach Geburt den Ausgangswert.

> ▶ **Merke:** Klinisch bedeutsam können die spezifischen Veränderungen der GFR in der Schwangerschaft werden, wenn es darum geht, Serumkreatininwerte zu beurteilen: „Normale" Kreatininwerte von 0,8 mg/dl schließen bei Schwangeren eine Nierenfunktionseinschränkung nicht aus (Schätzformeln der GFR sollten deshalb in dieser Situation nicht verwendet werden).

◀ **Merke**

8.4.2 Präeklampsie

8.4.2 Präeklampsie

> ▶ **Definition:** Charakteristika einer Präeklampsie sind ein kontinuierlicher Blutdruckanstieg, Proteinurie und Ödeme, die sich nach der 20. Schwangerschaftswoche entwickeln. Das volle Krankheitsbild zeigt sich typischerweise bei Erstgebärenden im letzten Trimenon. Wenn darüber hinaus im weiteren Verlauf Krampfanfälle auftreten, spricht man von der sog. Eklampsie.

◀ **Definition**

> ▶ **Merke:** Die einzelnen Symptome einer Präeklampsie sind für sich genommen allerdings nicht beweisend: **Ödeme** finden sich bei den meisten Schwangeren, die **Proteinurie** kann Ausdruck einer vorbestehenden Nierenerkrankung sein und ein **erhöhter Blutdruck** kann als passageres Phänomen in der Schwangerschaft auftreten.

◀ **Merke**

Epidemiologie: 5–10 % aller Schwangeren sind von einer Präeklampsie betroffen.

Epidemiologie: 5–10 % der Schwangeren entwickeln eine Präeklampsie.

Ätiopathogenese: Eine abschließende Erklärung der Entwicklung einer Präeklampsie gibt es bislang nicht. Hinweise auf eine zentrale pathogenetische Rolle der **Plazenta** ergeben sich aus der Tatsache, dass sich alle Symptome der Krankheit mit der Geburt des Kindes umgehend zurückbilden. Frauen mit einer in der Frühschwangerschaft z. B. bei Diabetes mellitus oder Bluthochdruck verminderten Uterusperfusion erkranken im Verlauf eher an einer Präeklampsie.

Ätiopathogenese: Eine Erklärung der Präeklampsie gibt es nicht. Pathogenetisch scheint die **Plazenta** eine Rolle zu spielen. Alle Symptome bilden sich nach der Geburt zurück.

Pathologische Veränderungen entwickeln sich im uteroplazentaren Kreislauf wahrscheinlich lange bevor eine Präeklampsie zu klinischen Symptomen führt. Bei unkomplizierten Schwangerschaften ermöglichen die Zytotrophoblasten der Plazenta die Entwicklung einer ausreichenden uteroplazentaren Perfusion. Schwangere Patientinnen, bei denen es im letzten Trimenon zu einer Präeklampsie kommt, zeigen eine veränderte Funktion dieser Zytotrophoblasten. Die Folge ist eine Hypoperfusion der Plazenta.

Schwangere mit Präeklampsie im letzten Trimenon zeigen eine veränderte Funktion der Zytotrophoblasten. Die Folge ist eine Hypoperfusion der Plazenta.

Eine ischämische Plazenta setzt möglicherweise Faktoren in den Blutstrom der Mutter frei, über die sich die **mütterliche Endothelfunktion** im Kreislaufsystem verändert. Dadurch könnte es zur Entwicklung der typischen Symptome und klinischen Zeichen einer Präeklampsie bei der Mutter kommen. Einer dieser Faktoren soll eine spezielle Tyrosin-Kinase sein (soluble fms–like tyrosine kinase 1, sFlt-1, sVEGFR-1), die VEGF (vascular endothelial growth factor) antagonisiert, aber möglicherweise noch andere Effekte auslösen kann.

Eine ischämische Plazenta setzt möglicherweise Faktoren frei, über die sich die **mütterliche Endothelfunktion** verändert. Einer dieser Faktoren ist eine Tyrosin-Kinase, die VEGF (vascular endothelial growth factor) antagonisiert.

Letzlich spielen die geschilderten Mechanismen aus nicht ganz geklärten Gründen v. a. in der Niere eine Rolle, finden sich aber auch in anderen Organen. Die gestörte endotheliale Kontrolle des Gefäßtonus begünstigt wahrscheinlich die arterielle Hypertonie, vermag im Übrigen die GFR pathologisch zu mindern. Weiterhin kann sich bei veränderter vaskulärer Permeabilität, die zu Ödemen und Proteinurie führt, sowie einer abnormen endothelialen Expression von prokoagulatorischen Faktoren eine Hyperkoagulopathie entwickeln.

Diese Mechanismen finden sich auch in anderen Organen. Der gestörte Gefäßtonus begünstigt wahrscheinlich die Hypertonie und vermindert die GFR. Es kann sich eine Hyperkoagulopathie entwickeln.

Untersuchungen, die nach **immunologischen Faktoren** für plazentare Fehlfunktionen bei Präeklampsie suchen, gingen von der Beobachtung aus, dass Mütter, deren Organismus zuvor väterlichem und/oder fötalem Antigen ausgesetzt war, vor Präeklampsie geschützt sein könnten.

Vorbestehende Gefäßschäden prädisponieren für eine Präeklampsie, da kranke Gefäße immer auch einen Endothelschaden aufweisen. Dies erklärt auch, warum Frauen, die während einer Schwangerschft an Präeklampsie litten, später ein höheres Risiko für kardiovaskuläre Erkrankungen haben.

Vorbestehende Gefäßschäden prädisponieren für eine Präeklampsie.

Klinik: Für die Präeklampsie sprechen **arterieller Bluthochdruck** und **Proteinurie** ab der 20. SSW. Schwere Formen verursachen **Kopfschmerzen, Übelkeit, Erbrechen, epigastrische Schmerzen und Sehstörungen**.

Klinik: Milde Verläufe zeigen kaum auffällige Symptome, zumal **Ödeme**, wie bereits erwähnt, auch bei normaler Schwangeschaft auftreten können. Für eine Präeklampsie hingegen spricht die allmähliche Entwicklung von **arteriellem Bluthochdruck** und **Proteinurie** bei Patientinnen ab der 20. Schwangerschaftswoche, die zuvor weder hyperton noch nierenkrank waren. Schwere Präeklampsien gehen mit **heftigen Kopfschmerzen, Übelkeit, Erbrechen, epigastrischen Schmerzen und Sehstörungen** einher.

Diagnostik: Risikofaktoren wie Erstschwangerschaft, höheres Alter der Mutter, frühere Schwangerschaften mit Präeklampsie, Präeklampsie in der Familie, Diabetes mellitus, Bluthochdruck, Nierenerkrankungen und immunologische Leiden sollten eruiert werden.

Diagnostik: In der Vorgeschichte sollte nach **Risikofaktoren** für eine Präeklampsie gesucht werden. Dazu gehören Erstschwangerschaft, frühere Schwangerschaften mit Präeklampsie, Verwandte, die an Präeklampsie erkrankten, sowie vorbestehender Diabetes mellitus, arterieller Bluthochdruck, Nierenerkrankungen und immunologische Leiden wie Lupus erythematodes. Ein großer zeitlicher Abstand zwischen zwei Schwangerschaften und ein höheres Alter der Mutter sowie mehrere durchgemachte Schwangerschaften erhöhen das Risiko einer Präeklampsie ebenfalls.

Eine frühe Diagnose ist in jedem Falle wichtig, um Mutter und Kind entsprechend betreut durch die weitere Schwangerschaft führen zu können. Neben der Erhebung von Risikofaktoren sollten daher **sorgfältige Blutdruckmessungen** während der gesamten Dauer einer Schwangerschaft sowie wiederholtes **Screening mit Teststreifen** auf eine **Proteinurie** zur Betreuung jeder werdenden Mutter gehören. Da Schwangere bereits physiologischerweise vermehrt Proteine ausscheiden, muss bei Hinweisen auf eine Proteinurie diese mithilfe eines 24-Stunden-Urins quantifiziert werden.

Sorgfältige Blutdruckmessungen während der gesamten Schwangerschaft und wiederholtes **Proteinurie-Screening mit Teststreifen** gehören zur Routinebetreuung.

Differenzialdiagnose: Eine Präeklampsie muss von schwangerschaftsassoziiertem Bluthochdruck, essenzieller Hypertonie und Nierenerkrankungen abgegrenzt werden.

Differenzialdiagnose: Manchmal wird bei einer im Rahmen einer Schwangerschaft auftretenden Hypertonie die Diagnosefindung dadurch erschwert, dass Proteinurie und Ödeme fehlen oder Ausdruck einer unentdeckten Nierenerkrankung sein können. Eine Präeklampsie muss immer von einem schwangerschaftsassoziierten Bluthochdruck bzw. einer essenziellen Hypertonie abgegrenzt werden, andere Nierenerkrankungen müssen ausgeschlossen werden.

- **Hypertonie:** Eine isolierte arterielle Hypertonie führt zu weniger gravierenden Problemen für Mutter und Kind als eine Präeklampsie. Bei arterieller Hypertonie fällt der Blutdruck im 2. Trimenon auf normotensive Werte ab. Eine transiente Hypertonie kann sich aber auch erst im 3. Trimenon ohne Präeklampsie entwickeln. Die Prognose für Mutter und Kind erweist sich hierbei als gut.

- **Hypertonie:** Finden sich in der Anamnese keine Hinweise auf eine vorbestehende arterielle Hypertonie, kann die Differenzialdiagnose schwierig sein. Klinische Relevanz besitzt die Tatsache, dass eine isolierte arterielle Hypertonie – es sei denn sie wäre sehr ausgeprägt – nicht zu solch gravierenden Problemen für Mutter und Kind führt wie eine Präeklampsie. Manchmal hilft zur Differenzierung nur eine sorgfältige Beobachtung des weiteren Schwangerschaftsverlaufs. Bedacht werden sollte, dass auch bei arterieller Hypertonie im zweiten Trimenon der Blutdruck abfällt, und somit in dieser Schwangerschaftsphase normotensive Werte auch bei einer vorbestehenden Hypertonie erreicht werden. Eine transiente Hypertonie kann sich darüber hinaus auch erst im dritten Trimenon ohne weitere Anzeichen einer Präeklampsie oder Vorgeschichte eines essenziellen Bluthochdruckes entwickeln. Die Prognose für Mutter und Kind erweist sich hierbei als gut, obgleich das Risiko der Mütter für eine spätere essenzielle Hypertonie erhöht ist.

- **Nierenerkrankungen:** s. Tab. **I-8.4**. Häufigste Ursache in der 2. Schwangerschaftshälfte ist die Präeklampsie mit normaler Nierenfunktion trotz Proteinurie. Andere renale Erkrankungen gehen eher mit ANV und geringerer Proteinurie einher. Das Abdrücken der Ureteren durch den wachsenden Uterus kann zu Urinaufstau mit ANV führen.

- **Nierenerkrankungen:** Die wichtigsten renalen Erkrankungen während der Schwangerschaft sind in Tab. **I-8.4** zusammengefasst. Als häufigste Ursache in der zweiten Schwangerschaftshälfte erweist sich die Präeklampsie. Sie unterscheidet sich durch eine trotz bestehender Proteinurie meist normale Nierenfunktion von den anderen renalen Krankheiten dieses Schwangerschaftsabschnitts. Letztere gehen eher mit einem Nierenversagen und geringer bis fehlender Proteinurie einher. Während einer Schwangerschaft kann der wachsende Uterus ein- oder selten beidseitig die Ureteren so stark

I-8.4 | **Wichtigste Ursachen für Nierenerkrankungen während einer Schwangerschaft**

erste Hälfte der Schwangerschaft	*zweite Hälfte der Schwangerschaft*
▪ akute Tubulusnekrose bei septischem Abort ▪ prärenales Nierenversagen bei Hyperemesis gravidarum	▪ Präeklampsie ▪ akute Tubulusnekrose oder Nierenrindennekrose bei Abruptio placentae oder Placenta praevia ▪ hämolytisch-urämisches Syndrom postpartum ▪ akutes postrenales Nierenversagen durch Obstruktion der ableitenden Harnwege

abdrücken, dass der resultierende Urinaufstau zu einem akuten postrenalen Nierenversagen führt. Eine definitive Diagnose erweist sich in diesem Fall jedoch nicht immer als leicht, da sich das Nierenbecken während der Schwangerschaft auch ohne Druckerhöhung innerhalb der Ureteren weitet.

Therapie: Unbehandelt führt eine Präeklampsie zu einer erhöhten Rate von Totgeburten und einer erhöhten Sterblichkeit der Neugeborenen. Die betroffenen Mütter entwickeln schwere klinische Symptome der Präeklampsie; ein Übergang in eine Eklampsie mit Krampfanfällen ist möglich, intrazerebrale Blutungen können zum Tod der schwangeren Frauen führen. Eine „Heilung" der Mütter setzt ein, wenn das Kind geboren und die Plazenta abgegangen ist. **Blutdruckwerte** von 150–160 systolisch und/oder 100–105 mmHg diastolisch sollten medikamentös behandelt werden. Infrage kommen **α-Methyldopa, Hydralazine, β-Rezeptoren-Blocker und Kalziumantagonisten.** Folgende Medikamente dürfen **nicht** verwendet werden:

- **Angiotensin-II-Rezeptorinhibitoren** können zu schweren Gefäßmissbildungen des Fetus führen.
- **Diuretika:** Das Plasmavolumen präeklamptischer Patientinnen ist ohnehin vermindert, sodass eine weitere Verringerung durch Diuretika die plazentare Hypoperfusion verschlimmern würde.
- **Zentrale Antihypertonika** (z. B. Clonidin): Gefahr von Embryopathien
- **Nitroprussid:** Gefahr der Zyanidvergiftungen des ungeborenen Kindes.

Zielwerte von 130–**150** mmHg systolisch und 80–**100** mmHg diastolisch sind anzustreben. Niedrigere Werte, die physiologischerweise in der Schwangerschaft gemessen werden, müssen nicht erreicht werden. (Bisher existieren allerdings weder national noch international verbindliche Richtlinien zur Hypertoniebehandlung in der Schwangerschaft.) Da bei Präeklampsie häufig **Frühgeburten** vorkommen, sollte nach Rücksprache mit Kinderärzten und Geburtshelfern darüber nachgedacht werden, präeklamptischen Frauen zwischen der 24. und 34. Schwangerschaftswoche **Kortikoide** zu verschreiben, um die Lungenreifung der ungeborenen Kinder zu beschleunigen. Vor allem bei schwerer Präeklampsie müssen **Krampfanfälle** der Mutter, nicht zuletzt unter der Geburt, verhindert werden. **Magnesiumsulfat** (empfohlene Initialdosis: 6 g i. v., Erhaltungsdosis: 2 g/h als kontinuierliche Infusion) erwies sich hierbei als effektiver als Phenytoin. **Kalziumglukonat** (1 g i.v. über 10 min) kann die lebensbedrohlichen Symptome (Atem- und Herzinsuffizienz) einer in ganz seltenen Fällen auftretenden Magnesiumüberdosierung antagonisieren. Bei Ausbildung einer schweren Präeklampsie muss die Schwangerschaft – trotz möglicher Gefährdung des Kindes – unter bestimmten Voraussetzungen frühzeitig beendet werden; Gründe hierfür sind in Tab. **I-8.5** zusammengefasst.

Prognose: Es kann nicht ausgeschlossen werden, dass Patientinnen bei weiteren Schwangerschaften erneut an einer Präeklampsie erkranken. Langfristig weisen die betroffenen Patientinnen ein höheres Risiko für kardiovaskuläre Erkrankungen und maligne Tumoren (Brust, Ovarien, Lunge, Magen) auf.

Therapie: Unbehandelt führt eine Präeklampsie zu einer erhöhten intrauterinen und neonatalen Sterblichkeit. Der Übergang in eine Eklampsie und intrazerebrale Blutungen der Mutter sind sehr bedrohlich.

Blutdruckwerte >150/100 mmHg sollten mit **α-Methyldopa, Hydralazine, β-Rezeptoren-Blocker** oder **Kalziumantagonisten** behandelt werden. **Nicht** verwendet werden dürfen: **AT-II-Rezeptorinhibitoren** (fetale Gefäßmissbildungen), **Diuretika** (plazentare Hypoperfusion), **zentrale Antihypertonika** wie Clonidin (Embryopathien) und **Nitroprussid** (Zyanidvergiftung).

Zielwerte sind 130/80–**150/100** mmHg.

Wegen der erhöhten Rate von **Frühgeburten** können präeklamptische Frauen in der 24.–34. SSW **Kortikoide** zur Lungenreifung erhalten.

Bei schwerer Präeklampsie sollte **Krampfanfällen** der Mutter durch Gabe von **Magnesiumsulfat** i. v. vorgebeugt werden. **Kalziumglukonat** i.v. kann eine Magnesiumüberdosierung antagonisieren.

Bei Ausbildung einer schweren Präeklampsie muss die Schwangerschaft frühzeitig beendet werden; s. Tab. **I-8.5**.

Prognose: Bei Folgeschwangerschaften besteht die Gefahr einer erneuten Präeklampsie. Das Risiko für kardiovaskuläre Erkrankungen und maligne Tumoren ist erhöht.

mütterliche Indikationen

- Gestationsalter ≥ 38 Wochen
- Thrombozytenzahl < 100 000/µl
- Verschlechterung der Leberfunktion
- fortschreitende Nierenfunktionsverschlechterung (Kreatinin > 2 mg/dl, Oligurie)
- Abruptio placentae
- persistierende quälende Kopfschmerzen, Sehstörungen
- persistierende ausgeprägte epigastrische Schmerzen, Übelkeit, Erbrechen

fetale Indikationen

- ausgeprägte fetale Wachstumsretardierung
- ungünstige Vitalzeichen
- Oligohydramnion

8.5 Thromboembolische Erkrankungen

8.5 Thromboembolische Erkrankungen

Epidemiologie: Renale Thromboembolien sind selten. Prädispositionen und Symptome müssen früh erkannt werden.

Epidemiologie: Thromboembolische Probleme der Nierengefäße treten prinzipiell nicht sehr häufig auf. Angemessene präventive und therapeutische Maßnahmen verringern ihre Inzidenz und mildern die Folgen thromboembolischer Ereignisse. Umso wichtiger erscheint es, Prädispositionen, die thromboembolische Ereignisse begünstigen, sowie ihre Symptome frühzeitig zu erkennen.

Ätiopathogenese: Sowohl arterielle als auch venöse Nierengefäße können betroffen sein. Es kann zu ischämischen Niereninfarkten, ischämischer Atrophie von Nierengewebe und zu Nierenvenenthrombose ohne Funktionseinschränkung kommen.

Ätiopathogenese: Thrombusbildung oder Embolientstehung können sowohl die arterielle als auch die venöse Gefäßversorgung der Nieren betreffen. Je nachdem, wie rasch sich diese Gefäßverschlüsse entwickeln, kann es zu folgenden **3 Konsequenzen** kommen:

- ischämische Infarkte in der Niere
- ischämische Atrophie von Nierengewebe
- Nierenvenenthrombose ohne auffällige Nierenfunktionseinschränkungen.

▶ **Merke**

▶ **Merke:** Die größte Sorge bei **Nierenvenenthrombosen** sind begleitende Lungenembolien und die Ausbreitung des Thrombus in die V. cava. Nierenvenenthrombosen werden hauptsächlich bei nephrotischem Syndrom beobachtet.

Nierenarterienverschlüsse können Folge sein von:

- **Embolien:** Hauptquelle sind Vorhofgerinnsel bei absoluter Arrhythmie, murale ventrikuläre Thromben und bakterielle Vegetationen bei Endokarditis. Embolien aus dem linken Herzen oder **arteriosklerotischen Plaques** der Aorta können leicht in die Nierengefäße gespült werden, z.B. im Rahmen ärztlicher Eingriffe. Selten treten **Cholesterinembolien** auf (Abb. **I-8.2**). Eine weitere seltene Emboliequelle sind **Tumoren**.

- **Nierenarterienthrombosen** pfropfen sich auf eine Schädigung der Nierenarterie (z.B. Arteriosklerose, Trauma) auf.

Bei **komplettem Verschluss** der Nierenarterien kommt es zur Infarzierung, wenn die Nieren nicht innerhalb von 2–3 h ausreichend durchblutet werden.

Die **Nierenarterienverschlüsse** können Folge von Embolien, Thromben oder dissezierenden Aortenaneurysmen sein.

- **Embolien:** Als Hauptquelle **nicht arteriosklerotischen** Emboliematerials erweisen sich Blutgerinnsel aus dem linken Vorhof bei absoluter Arrhythmie, murale Thromben aus dem linken Ventrikel sowie Bruchstücke bakterieller Vegetationen bei Patienten mit bakterieller Endokarditis. Embolien aus dem linken Vorhof und Ventrikel sowie aus ulzerierenden **arteriosklerotischen Plaques** der Aorta können leicht in die Nierengefäße gespült werden, da 20% des Herzzeitvolumens durch die Niere fließt. Nicht selten wird dieses arteriosklerotische Material durch ärztliche Eingriffe, die zu Irritationen der aortalen Gefäßwand führen, mobilisiert (z.B. Koronarangiographien, aortale Gefäßplastiken sowie weitere ausgedehnte chirurgische Eingriffe an der Aorta). Es kann sich dabei in seltenen Fällen auch um Cholesterinkristalle handeln (**Cholesterinembolien**, Abb. **I-8.2**). Eine weitere seltene Emboliequelle sind darüber hinaus **Tumoren**.

- **Nierenarterienthrombosen** pfropfen sich im Allgemeinen auf eine arteriosklerotische Läsion der Nierenarterie oder eine andere Schädigung der Nierenarterie (Trauma, Nierenarterienaneurysma, Vaskulitis) auf.

Kommt es zu einem **kompletten Verschluss** der Nierenarterien, führt dies zu einer irreversiblen Infarzierung des Nierengewebes, wenn die Nieren nicht innerhalb von 2–3 Stunden wieder ausreichend durchblutet werden. Bei kollateraler Durchblutung oder inkompletten Verschlüssen kann sich das Zeitfenster, in dem die Nieren noch zu retten sind, auf 24–48 Stunden öffnen, falls es gelingt, den renalen Blutfluss wieder herzustellen.

I-8.2 Cholesterinembolie einer Nierenarterie

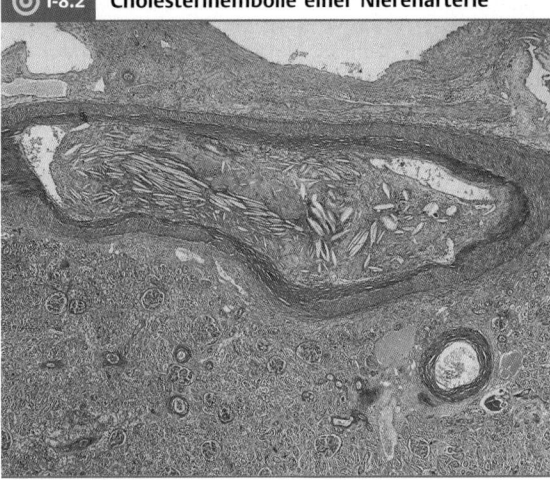

Es zeigen sich charakteristische „Schlitze", die gelöste Cholesterinkristalle enthielten, bevor sie während der histologischen Präparataufarbeitung ausgewaschen wurden.

Klinik: Die möglichen körperlichen Beschwerden bei thromboembolischen Erkrankungen der Nieren erweisen sich als vielfältig: Einige Patienten klagen über **Abdominalbeschwerden**, **Flankenschmerzen** sowie **Übelkeit** oder **Erbrechen**.

Andere Patienten sind zunächst komplett **asymptomatisch**, fallen jedoch im Verlauf mit einer **unklaren Nierenfunktionseinschränkung** auf, die anamnestisch auf eine Nierenarterienembolie zurückgeführt werden kann (zeitliche Nähe zu Gefäßdarstellungen oder operativen Eingriffen an der Aorta). Diese Konstellation findet sich häufig bei **Embolien aus arteriosklerotischem Material** mit segmentalen Infarkten oder unvollständigen Nierenarterienverschlüssen. In solchen Fällen lassen sich darüber hinaus häufig **extrarenale Symptome** wie Gesichtsfeldausfälle, Myalgien oder auch akute Pankreatitiden oder Milzinfarkte feststellen, die ebenfalls in Folge der systemischen Embolisation auftreten. Bei **systemischen Cholesterinembolien** können typischerweise gangränöse Veränderungen im Bereich der Zehen auftreten.

Diagnostik: Zum einen sollte nach **prädisponierenden Problemen** wie Herzrhythmusstörungen, abgelaufene Myokardinfarkte oder Hinweisen auf bakterielle Endokarditis gesucht werden. Zum anderen muss anamnestisch gezielt nach o. g. Manipulationen im Bereich der Aorta gefragt werden.

Bei der **körperlichen Untersuchung** sollte auf weitere Zeichen systemischer Arterioembolien wie subkutane Knötchen, Livido reticularis oder kleinere gangränöse Veränderungen an den Zehen geachtet und die peripheren Pulse getastet werden. Letztere sind **bei Cholesterinembolie** typischerweise unauffällig.

Zu den erwähnten klinischen Symptomen treten zumeist **unspezifische Laborbefunde**. Häufig zeigt sich eine **Leukozytose**. Nach Manipulation arteriosklerotischer Plaques der aortalen Gefäßwand und damit häufig beidseitig betroffenen Nierengefäßen kann es innerhalb der ersten postinterventionellen Tage zu einem **Anstieg des Serumkreatinins** kommen.

Sollten Cholesterinembolien zur Nierenfunktionsverschlechterung beigetragen haben, finden sich im Labor häufig erniedrigte **Komplementspiegel** für C3 und C4 sowie eine **Eosinophilie**. Im Verlauf bleibt der Kreatininwert bei Cholesterinembolien – im Gegensatz zu Embolien andere Genese – erhöht. Ausgedehnte Verschlüsse der Nierenarterien führen zu markanten Anstiegen der **Laktatdehydrogenase** (LDH), wie sie sonst nur nach Myokardinfarkt, Hämolyse oder Rejektion eines Nierentransplantates zu beobachten sind.

Im Urin lassen sich unabhängig von der Genese der Embolie häufig eine **Mikrohämaturie** und leichte **Proteinurie** nachweisen.

Perfusionsausfälle der Niere lassen sich am schonendsten für die betroffenen Patienten über **dopplersonographische Untersuchungen** darstellen. Zur Diagnosesicherung kann eine **radiologische Gefäßdarstellung** indiziert sein.

Klinik: vielfältig (z. B. Abdominalbeschwerden, Flankenschmerzen, Übelkeit oder Erbrechen).

Gelegentlich klagen die Patienten über **Abdominalbeschwerden, Flankenschmerz, Übelkeit, Erbrechen**. Auch zunächst **asymptomatische Verläufe** sind möglich, mit sich später entwickelnden **unklaren Nierenfunktionseinschränkungen** (oft bei **Embolien aus arteriosklerotischem Material,** ggf. in Verbindung mit **extrarenalen Symptomen** [z. B. Myalgie, Milzinfarkt]). Bei **systemischen Cholesterinembolien** evtl. Gangrän der Zehen.

Diagnostik: Prädisponierende Probleme wie HRST, Myokardinfarkte, bakterielle Endokarditis und aortale Eingriffe werden abgeklärt.

Bei der **körperlichen Untersuchung** wird auf Zeichen systemischer Arterioembolien und periphere Pulse geachtet. Letztere sind bei **Cholesterinembolie** unauffällig.

Die **Laborbefunde** sind **unspezifisch**. Es kann zu **Leukozytose** oder **Anstieg des Serumkreatinins** kommen.

Bei Cholesterinembolien finden sich oft erniedrigte **Komplementspiegel** und **Eosinophilie**. Ausgedehnte Verschlüsse der Nierenarterien führen zu markanten Anstiegen der **Laktatdehydrogenase** (LDH).

Im Urin Nachweis einer **Mikrohämaturie** und **Proteinurie**.

Renale Perfusionsausfälle werden über die **Dopplersonographie** dargestellt, ggf. **radiologische Gefäßdarstellung**.

Zum differenzialdiagnostischen Ausschluss **akuter Tubulusnekrosen** wird der **Verlauf der Niereninsuffizienz** beobachtet. Bei Tubulusnekrose steigt das Kreatinin erst an und normalisiert sich nach Erholung der Nierenfunktion wieder. Bei arteriosklerotischen Embolien ist die Nierenschädigung oft dauerhaft.

Therapie: Oft kommt es unter **medikamentöser Antikoagulation** (erst Heparin, dann Marcumar) zur Erholung der Nierenfunktion. Evtl. kann eine **interventionelle Embolektomie** oder **thrombolytische Therapie** durchgeführt werden.

Prognose: Abhängig von Ausmaß und Dauer der Nierenembolie und der verantwortlichen Grunderkrankung kommt es zur Erholung der Nierenfunktion oder zur terminalen Niereninsuffizienz. Systemische Cholesterinembolien mit Nierenversagen haben eine schlechte Prognose.

8.6 Nierenrindennekrosen

▶ Definition

 I-8.3

Differenzialdiagnostisch schwierig auszuschließen sind teilweise **akute Tubulusnekrosen**, die ebenfalls häufiger im Rahmen von Angiographien oder gefäßchirurgischen Eingriffen auftreten. Hier kann es hilfreich sein, den **Verlauf der Niereninsuffizienz** zu beobachten: Im Rahmen einer akuten Tubulusnekrose steigt das Serumkreatinin kontinuierlich an, um sich nach Erholung der Nierenfunktion (meist innerhalb von 3 Wochen) wieder zu normalisieren. Bei Embolien aus arteriosklerotischem Plaquematerial steigt das Serumkreatinin hingegen an, ohne dass ein späterer Abfall zu beobachten wäre. Die Nierenschädigung erweist sich häufig als dauerhaft.

Therapie: In vielen Fällen kommt es unter rein **medikamentöser Antikoagulation** (zunächst mit Standard- oder niedermolekularem Heparin, dann mit Phenprocoumon, z. B. Marcumar) selbst bei bilateralen renalen Gefäßverschlüssen mit passager dialysepflichtigem Nierenversagen zu einer beträchtlichen Erholung der Nierenfunktion. In Einzelfällen kann es jedoch ratsam sein, eine **interventionelle Embolektomie** zu versuchen oder eine **thrombolytische Therapie** zu beginnen.
Sollte es nach Angiographien oder Manipulationen an der Aorta zu einer Niereninsuffizienz gekommen sein, sollten solche Eingriffe in Zukunft, wenn möglich, vermieden werden.

Prognose: Abhängig von Ausmaß und Dauer einer Embolie der Nierengefäße kann es sowohl zu einer weitgehenden Erholung der Nierenfunktion als auch zu einer terminalen Niereninsuffizienz kommen. Morbidität und Mortalität hängen darüber hinaus maßgeblich von zusätzlichen extrarenalen Embolien und den verantwortlichen Grunderkrankungen ab. Systemische Cholesterinembolien mit der Folge eines Nierenversagen haben generell eine schlechte Prognose quo ad vitam.

8.6 Nierenrindennekrosen

▶ **Definition:** Es handelt sich um ein Krankheitsbild, welches klinisch von einem akuten, häufig anurischen Nierenversagen geprägt ist und durch Nekrosen (oder Infarzierungen) aller Komponenten der Nierenrinde (Gefäße, Glomeruli und Tubuli) ausgelöst wurde (Abb. I-8.3). Die tubulären und glomerulären Schäden variieren in ihrer Ausprägung häufig stark zwischen leichten bis hin zu sehr schweren Veränderungen.

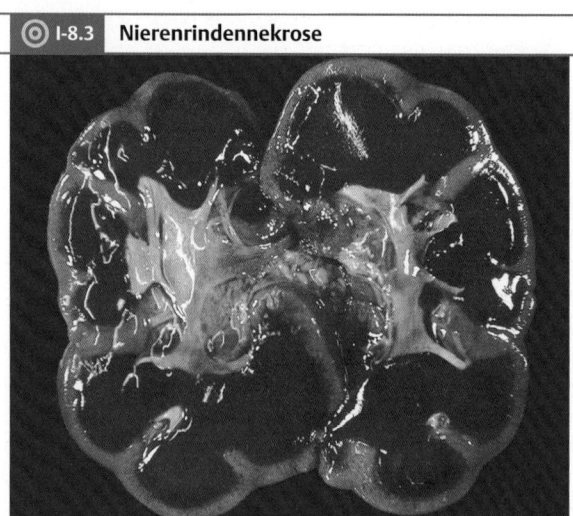 I-8.3 **Nierenrindennekrose**

Makroskopisch sind „bleiche", nicht mehr durchblutete Nierenkortexanteile und ein massiver Blutstau in den medullären Pyramidenabschnitten nachweisbar. Scharfe Mark-Rinden-Grenze.

Ätiopathogenese: Verschiedene Krankheiten zeigen Nierenrindennekrosen als Komplikation (Tab. I-8.6).

Ätiopathogenese: s. Tab. I-8.6.

▶ **Merke:** In über 50 % aller Fälle entwickelt sich eine Nierenrindennekrose bei Frauen im letzten Schwangerschaftstrimenon mit Abruptio placentae oder Placenta praevia.

◀ Merke

≡ **I-8.6** **Erkrankungen mit Nierenrindennekrose**

≡ I-8.6

- Spätschwangerschaft (Abruptio placentae, Placenta previa)
- septischer Schock
- ausgeprägte Hypovolämie (Verbrennungen, akute hämorrhagische Pankreatitis)
- systemische Vaskulitiden
- Sklerodermie
- hämolytisch-urämisches Syndrom (HUS)

Wie es letztendlich zu einer Nekrose der Nierenrinde kommt, konnte bislang nicht restlos geklärt werden. Eine schwere **renale Ischämie** dürfte bei den meisten Patienten das primäre pathogenetische Ereignis sein. Zusätzlich wird angenommen, dass eine **pathologische Aktivierung des Gerinnungssystems** über Thromboplastin im Kreislaufsystem intravaskuläre Fibrinablagerungen begünstigt und somit die renale Perfusion noch weiter verringert. Vor allem bei schwangeren Patientinnen kann sich eine disseminierte intravasale Gerinnungsstörung (DIC) entwickeln.

Eine schwere **renale Ischämie** dürfte pathogenetisch relevant sein. Eine **pathologische Aktivierung des Gerinnungssystems** verringert die renale Perfusion noch weiter. Vor allem bei Schwangeren droht eine DIC.

Klinik: Typisch ist ein abrupter Beginn mit Oligo-Anurie, häufig begleitet von Makrohämaturie, Flankenschmerzen und Hypotension. Der Krankheitsverlauf wird stark von den Erkrankungen geprägt, in deren Verlauf sich die Nierenrindennekrose als Komplikation entwickelt hat.

Klinik: Typisch sind plötzliche Oligo-Anurie, Makrohämaturie, Flankenschmerz und Hypotension.

Diagnostik: Begleiterkrankungen und Symptome erweisen sich als recht charakteristisch für dieses Krankheitsbild.
Kreatinin- und Harnstoffwerte steigen in den ersten Tagen nach Beginn der kortikalen Nekrotisierung stetig an, da meist eine hohe Anzahl an Nephronen ihre Funktionstüchtigkeit eingebüßt hat.
Die Urinbefunde sind unspezifisch: Hämaturie, geringe Proteinurie, Leukozyten, tubuläre Epithelzellen, granuläre Zylinder.

Diagnostik: Begleiterkrankungen und Symptome sind charakteristisch.
Kreatinin- und Harnstoffwerte steigen durch den Untergang von Nephronen an.

Die Urinbefunde sind unspezifisch.

Differenzialdiagnose: Differenzialdiagnostisch muss die Nierenrindennekrose von der akuten Tubulusnekrose, anderen Gründen des ANV in der Schwangerschaft sowie anderen Ursachen einer Anurie unterschieden werden.
Bei der **akuten Tubulusnekrose** sind Makrohämaturie, Flankenschmerzen und abrupte Entwicklung einer Anurie eher ungewöhnlich.
Nur wenige **andere Ursachen des ANV** führen zu schlagartig einsetzender Oligo-Anurie. Dies kommt vor bei schwerem Schock, völligem Verschluss der ableitenden Harnwege sowie HUS; sehr selten bei schwerer Glomerulonephritis, Vaskulitiden oder beidseitigen Verschlüssen von Nierengefäßen. Alle diese Probleme lassen sich im Allgemeinen von den typischen Umständen, unter denen eine Nierenrindennekrose auftritt, abgrenzen. Sonographisch sehen wir bei Nierenrindennekrosen eine echoärmere Zone unterhalb der Nierenkapsel. Bei anderen Ursachen eines akuten Nierenversagens ist eher eine vermehrte Echogenität in diesem Bereich typisch.
Als **Hauptproblem der Spätschwangerschaft** müssen Präklampsie und ein Postpartum-HUS angesehen werden. Präklampsie an sich führt nicht zu abrupter Oligo-Anurie. Ein Postpartum-HUS entwickelt sich typischerweise zwischen 1 Tag und 8 Wochen nach einer Schwangerschaft mit unauffälliger Geburt. Die hier vorkommenden mikroangiopathische hämolytische Anämie und Thrombozytopenie treten darüber hinaus bei Nierenrindennekrose üblicherweise nicht auf.

Differenzialdiagnose: Tubulusnekrose und andere Gründe für ANV bzw. Anurie.

Nur wenige **andere Ursachen des ANV** führen zu schlagartig einsetzender Oligo-Anurie (z. B. Schock, Verschluss der ableitenden Harnwege, HUS). Diese Ursachen lassen sich i. d. R. klinisch und sonographisch gut abgrenzen.

Hauptprobleme der Spätschwangerschaft sind Präklampsie und Postpartum-HUS. Präklampsie führt nicht zu Oligo-Anurie. Die hämolytische Anämie und Thrombozytopenie des HUS treten bei Nierenrindennekrose nicht auf.

Therapie und Prognose: Die führenden Grundprobleme werden behandelt. Bei schwerer Niereninsuffizienz durch Rindennekrose muss oft dauerhaft hämodialysiert werden. Eine marginale Erholung der Restnierenfunktion mit Hyperfiltration der verbliebenen Nephrone führt später erneut zur terminalen Niereninsuffizienz.

Therapie und Prognose: Spezifische Behandlungsmöglichkeiten einer Nierenrindennekrose gibt es nicht. Die führenden Grundprobleme müssen behandelt werden. Bei den schweren Niereninsuffizienzen, die sich als Folge einer Nierenrindennekrose entwickeln, muss häufig dauerhaft hämodialysiert werden. Wenn die iuxtaglomerulären Nephrone weniger stark von der Ischämie betroffen waren und sich deshalb regenerieren können, bessert sich die Nierenfunktion teilweise wieder. Oft erweist sich diese renale Erholung aber nicht als dauerhaft. Eine ohnehin nur marginale Erholung der Restnierenfunktion mit Hyperfiltration der noch funktionstüchtigen Nephrone führt Monate bis Jahre später erneut zu einer terminalen Niereninsuffizienz.

9

9 Chronische/terminale Niereninsuffizienz

▶ **Definition**

▶ **Definition:** Irreversibler (dauerhafter) Verlust der exkretorischen und inkretorischen Nierenfunktion mit Anstieg harnpflichtiger Substanzen im Blut.

Eine CNI kann ab **Kreatininwerten >1,5–2,0 mg/dl** zu terminalem Nierenversagen führen.

Viele Nierenerkrankungen neigen zu einer Chronifizierung, die schließlich zu terminalem Nierenversagen führen kann, sobald die **Serumkreatininwerte** im Plasma Werte von **1,5–2,0 mg/dl** überschreiten. Dies entspricht einer eGFR von 40–60 ml/min, somit dem Stadium 2–3 der Niereninsuffizienz.

9.1 Epidemiologie

Die CNI ist relativ häufig, s. Abb. **I-9.1**

Es handelt sich um eine relativ häufige Erkrankung. In Abb. **I-9.1** ist die Häufigkeitverteilung der zur terminalen Niereninsuffizienz führenden Erkrankungen dargestellt. Die Anzahl der Patienten mit einer chronischen Niereninsuffizienz anderer Stadien liegt entsprechend höher.

9.2 Ätiologie

Die **terminale** Niereninsuffizienz ist oft Folge **systemischer Erkrankungen mit Nierenbeteiligung** (v. a. Diabetes mellitus und Bluthochdruck) (s. Abb. **I-9.1**).

Die **terminale** Niereninsuffizienz ist häufig die Folge **systemischer Erkrankungen mit Nierenbeteiligung**, d. h. von Erkrankungen, die nicht primär die Niere als Ausgangspunkt haben (v. a. Diabetes mellitus und Bluthochdruck). Nach Erhebungen des Netzwerkes „Qualitätssicherung Niere" (QuaSi-Niere) für das Jahr 2005 machen sie 47 % der eindeutigen Diagnosen aus, die zur terminalen Niereninsuffizienz führen (Abb. **I-9.1**).

◎ I-9.1

◎ I-9.1 **Nierenerkrankungen, die zur terminalen Niereninsuffizienz führen (Erhebungen des Netzwerkes QuaSi-Niere, 2005)**

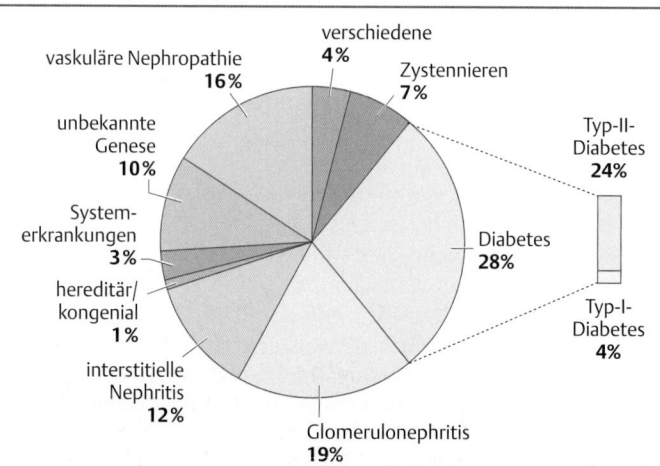

Faktoren, die zu einem Fortschreiten einer Nierenerkrankung führen können, sind eine **Progression der Grunderkrankung** sowie **Komplikationen** wie ein schlecht eingestellter Bluthochdruck, Harnwegsinfekte oder intrarenale Kalziumphosphatablagerungen.

Viele Erkrankungen, die mit permanenten Strukturschäden von Nephronen einhergehen, verschlimmern sich aber auch, wenn solche Risikofaktoren fehlen (z.B. chronische Pyelonephritis mit vesikoureteralem Reflux, s. S. 928).

9.3 Pathogenese

9.3.1 Glomeruläre Funktionsstörung

Mit zunehmender Schädigung der Nephrone bzw. Ausfall funktionstüchtiger Filtereinheiten kommt es zunächst in den noch intakten Nephronen zu einem adaptiven Anstieg der glomerulären Filtrationsrate (GFR), um die Funktionsausfälle zu kompensieren. Die einsetzende **glomeruläre Hyperfiltration** führt aber bald zu histologisch sichtbaren Schäden (Hypertrophie der Glomeruli, Fusion der Podozytenfüßchen, Zunahme der mesangialen Matrix), bis es schließlich zum Kollaps glomerulärer Kapillarschlingen mit glomerulärer Sklerose kommt. Somit werden auch die intakten Filtereinheiten nach und nach unwiderruflich zerstört.

Die kompensatorische **glomeruläre Hypertrophie** hängt neben der Hyperfiltration von weiteren Faktoren ab wie dem Alter der Patienten, Androgenen und Wachstumshormonen. Ein systemisch erhöhter Blutdruck, wie er bei vielen Nierenerkrankungen auftritt, kann diese glomerulären Sklerosierungsprozesse zusätzlich beschleunigen. Da die kompensatorische Hyperfiltration eine renale Vasodilatation voraussetzt, können sich die vermehrt perfundierten Glomeruli nicht durch präglomeruläre Vasokonstriktion vor dem systemischen Blutdruck schützen, wie dies bei essenzieller Hypertonie der Fall ist.

Die Notwendigkeit der Niere, Proteinmetaboliten auszuscheiden, trägt ebenfalls dazu bei, die glomeruläre Filtrationsrate der noch intakten Glomeruli zu erhöhen. Bei verminderter Nephronenzahl erreicht eine kompensatorische Erhöhung der glomerulären Filtration von Einzelnephronen, dass diese Proteinmetaboliten in höchst möglicher Konzentration pro Glomerulus filtriert werden. Eine deletäre glomeruläre Hyperfiltration wird somit weiter begünstigt.

▶ **Exkurs: Zusammenhang zwischen GFR und Plasmakreatinin** Die glomeruläre Filtrationsrate (GFR) fällt in annähernd **linearer Weise** über die Zeit ab. Der voraussichtliche Abfall der GFR in der Zukunft lässt sich dabei in gewissen Grenzen über den Wert 1/Plasmakreatinin abschätzen. Verständlich wird dieses rechnerische Manöver, wenn wir die Formel zur Kreatinin-Clearance (C_{Kr}) genauer betrachten.

$$C_{Kr} = \frac{\text{Urinkreatinin} \times \text{Urinvolumen}}{\text{Plasmakreatinin}}$$

Im Zähler steht die Kreatininausscheidung, die ungefähr der Kreatininproduktion entspricht. Dieser Wert bleibt, sofern sich die Muskelmasse nicht ändert, in einer stabilen Krankheitssituation recht konstant. Die Kreatininclearance und dadurch die GFR ändern sich somit über den reziproken Wert des Plasmakreatinins.

9.3.2 Tubuläre Funktionsstörung

Proteinurien selbst sind ein eigenständiger Risikofaktor der Funktionsverschlechterung bei chronischer Niereninsuffizienz, die nicht allein mit glomerulärer Fibrosierung zu erklären ist. Vielmehr korreliert eine fortschreitende Niereninsuffizienz in vielen klinischen Studien eher mit **Fibrosierungstendenzen des Tubulointerstitiums** als nur mit Schäden der Glomeruli. Ein erhöhter tubulärer Proteinanfall wie er bei chronischer Niereninsuffizienz zu finden ist, scheint direkte **tubulotoxische Effekte** zu haben. Proximale Tubuluszellen resorbieren aktiv Proteine (s. S. 850) zurück. Eine pathologisch erhöhte Proteinfiltration in das Tubuluslumen führt zu einer Sezernierung **proinflammatorischer** Zytokine und Chemokine und **profibrotischer** Zytokine durch die Tubuluszellen. Durch die gestörte Ultrafiltrationsbarriere der Glomeruli sammeln

9.3 Pathogenese

9.3.1 Glomeruläre Funktionsstörung

Die zunehmende Schädigung der Nephrone führt in den intakten Nephronen zu einer kompensatorischen **glomerulären Hyperfiltration**.

Faktoren, die die **glomeruläre Hypertrophie** zusätzlich beeinflussen, sind: Alter der Patienten, Androgene, Wachstumshormone, systemisch erhöhter Blutdruck.

Die Notwendigkeit der Niere, Proteinmetaboliten auszuscheiden, trägt zur Erhöhung der GFR noch intakter Glomeruli bei.

◀ **Exkurs**

9.3.2 Tubuläre Funktionsstörung

Proteinurien führen durch **tubulotoxische Effekte** zu **Fibrosierungen des Tubulointerstitiums**. Die Tubuluszellen sezernieren **proinflammatorische** und **profibrotische** Zytokine und schädigen sich damit selbst.

Faktoren, die zu einem Fortschreiten der Nierenerkrankung führen können:
- Verschlimmerung der Grunderkrankung
- Komplikationen (schlecht kontrollierter Bluthochdruck, Harnwegsinfekte)

Eine **cholesterinreiche Diät** kann eine fokale Glomerulosklerose begünstigen.

sich Zytokine und Komplementfaktoren im Ultrafiltrat, die die Tubuli schädigen. Tubuluszellen wandeln sich in Fibroblasten um. Diese sezernieren verstärkt extrazelluläre Matrixproteine und verstärken dadurch die interstitielle Fibrose. Die Umwandlung von Tubulusepithelzellen in Fibroblasten erklärt die **tubuläre Atrophie**, die Bestandteil einer fortschreitenden Niereninsuffizienz ist.

Tubuläre Schäden sind also nicht nur Folge glomerulärer Pathologien, sondern kommen auch als Ausgangspunkt von fortschreitendem Nephronuntergang infrage.

Eine **cholesterinreiche Diät** führt in verschiedenen Modellen einer experimentell induzierten Glomerulonephritis zu einer erhöhten Inzidenz fokaler Glomerulosklerosen. Das Ausmaß der glomerulären Läsion korreliert in der Regel mit der Höhe der zirkulierenden Cholesterinspiegel.

9.4 Klinik

9.4 Klinik

Es kommt zu Störungen der exkretorischen und inkretorischen Nierenfunktion sowie des Elektrolyt- und Säure-Base-Haushalts.

Infolge der chronischen Nierenschädigung kommt es zu einer Störung der verschiedenen renalen Funktionen, die eine entsprechende klinische Symptomatik nach sich ziehen:

- Störung der exkretorischen Nierenfunktion
- Störungen im Elektrolyt- und Säure-Base-Haushalt
- Störung der inkretorischen Nierenfunktion.

Störung der exkretorischen Nierenfunktion: Bei Ausfall von 60 % des Nierenparenchyms steigen harnpflichtige Substanzen im Urin. Durch Hyperfiltration der verbliebenen Nephrone (s. S. 891) kommt es zur osmotischen Diurese mit **Polyurie, Nykturie** und **Polydipsie**, zu **Isosthenurie** und schließlich zu **Anurie** mit **Ödembildung, Herzinsuffizienz** und **Verschlechterung der renoparenchymatösen Hypertonie.**

Störung der exkretorischen Nierenfunktion: Sind etwa 60 % des Nierenparenchyms ausgefallen, kommt es zu einem Anstieg harnpflichtiger Substanzen im Urin. Durch den Untergang der Nephrone liegt an den verbleibenden Nephronen ein Überangebot an ausscheidungspflichtigen Stoffen vor, die über eine kompensatorische Hyperfiltration eliminiert werden (s. S. 891). Die theoretisch logische Folge ist eine osmotische Diurese, die sich klinisch in Form einer **Polyurie, Nykturie** und **Polydipsie** zeigen kann. Mit zunehmendem Fortschreiten der Nierenschädigung nimmt die Konzentrationsfähigkeit der Niere ab (**Isosthenurie**), d. h. die Niere ist nicht mehr in der Lage, die anfallenden Stoffe mithilfe eines konzentrierten Endharns auszuscheiden. Klinisch sind diese Befunde kaum relevant, da sie für den Patienten subjektiv nicht spürbar sind, was u. a. auch an einer erheblichen kompensatorischen Leistung der verbliebenen Nephrone liegt. Bei progressivem Fortschreiten des Nephronenuntergangs kommt es schließlich zum Sistieren der Urinproduktion. Die klinischen Folgen sind **Anurie** mit **peripherer Ödembildung, Lungenödem, Herzinsuffizienz** und **Verschlechterung der renoparenchymatösen Hypertonie.**

Störungen im Elektrolythaushalt:
- **Natrium:** Ab einer GFR von 10–20 ml/min kommt es zur **Retention von Natrium und Wasser** mit **Hypervolämie**. Bei tubulärer Schädigung kann es zu **renalem Natriumverlust** kommen.

Störungen im Elektrolythaushalt:
- **Natrium:** Die erhöhte Natriumelimination bei Abnahme der GFR wird zunächst durch die Hyperfiltration kompensiert. Bei einer GFR von 10–20 ml/min ist dieser Kompensationsmechanismus erschöpft, die Folge ist eine **Retention von Natrium und Wasser** mit **Hypervolämie (Ödembildung, Hypertonie** – interindividuell erhebliche Unterschiede des klinischen Bildes). Bei tubulärer Schädigung kann es durch die abnehmende Resorptionsleistung zu einem erhöhten **renalen Natriumverlust** ("Salzverlustniere") kommen.

- **Kalium:** Werden die renalen Kompensationsmechanismen überschritten, droht eine Hyperkaliämie mit lebensgefährlichen **Herzrhythmusstörungen**.

- **Kalium:** Eine Hyperkaliämie bei Niereninsuffizienz wird häufig durch eine kompensatorische Zunahme der renalen und intestinalen Kaliumsekretion vermieden, bis diese Kompensationsmechanismen aufgebraucht sind, was ebenfalls erheblichen interindividuellen Schwankungen des klinischen Verlaufs unterliegt. Bei erhöhter exogener Zufuhr von Kalium oder Azidose werden die renalen Kompensationsmechanismen aber dann sehr überschritten. In der Folge kann sich eine Hyperkaliämie mit Gefahr lebensgefährlicher **Herzrhythmusstörungen** entwickeln.

- **Kalzium- und Phosphat:** frühzeitig kommt es zu einer Hyperphosphatämie mit Abnahme des ionisierten Kalziums und Vit. D$_3$, mit Entwicklung eines sHPT

- **Kalzium- und Phosphat:** Bereits im Frühstadium einer Niereninsuffizienz kommt es zu einer Phosphatretention (Hyperphosphatämie) mit einer konsekutiven Abnahme des ionisierten Kalziums, auch durch verminderte Bildung von Vitamin D$_3$. Die Hypokalzämie ist der Schlüsselreiz für eine gesteigerte PTH-Sekretion in der Nebenschilddrüse mit Entwicklung eines sekundären (renalen) Hyperparathyreodismus (s. S. 779). Klinisch findet sich das Bild der **renalen Osteopathie.**

Störungen im Säure-Base-Haushalt: Durch die abnehmende renale Säureelimination bzw. Bikarbonatrückresorption kommt es zu einer **metabolischen Azidose** (s. S. 433).

Störungen der inkretorischen Nierenfunktion:
- Abnahme der Erythropoetinbildung: **renale Anämie** (s. S. 1170).
- Abnahme der Vitamin-D-Bildung: **renale Osteopathie** (s. S. 780).
- Aktiviertes Renin-Angiotensin-System: **renoparenchymatöse Hypertonie** (s. S. 1003)

Die Klinik der chronischen/terminalen Niereninsuffizienz verläuft dabei in Stadien, in Abhängigkeit von der glomerulären Filtrationsrate (GFR) (Tab. **I-9.1**).

(s. S. 779). Klinisch zeigt sich eine **renale Osteopathie.**

Störungen im Säure-Base-Haushalt: Es kommt zur **metabolischen Azidose** (s. S. 433).

Störungen der inkretorischen Nierenfunktion:
- Erythropoetinmangel → **renale Anämie** (s. S. 1170)
- Vit.-D-Mangel → **renale Osteopathie** (s. S. 780)
- aktiviertes RAAS → renoparenchymatöse Hypertonie (s. S. 1003)

Zu Stadien der chronischen/terminalen Niereninsuffizienz s. Tab. **I-9.1**.

☰ I-9.1	Stadieneinteilung der chronischen Niereninsuffizienz		
Stadium	**Beschreibung**	**GFR (ml/min/1,73 m²)**	**Klinik**
1	Nierenschädigung mit normaler Nierenfunktion	≥ 90	• keine (aber bereits erhöhte Eiweißausscheidung/Albuminurie)
2	Nierenschädigung mit leichter Nierenfunktionsschädigung (voll kompensierte Niereninsuffizienz)	60–89	• Retentionsparameter normal; aber erhöhte Eiweißausscheidung/Albuminurie) • ggf. Hypertonie und sek. Hyperparathyreodismus
3	Nierenschädigung mit mittelschwerer Nierenfunktionsschädigung (teilkompensierte Niereninsuffizienz)	30–59	• Anstieg der Retentionsparameter • renale Anämie • Hypertonie • sek. Hyperparathyreodismus
4	Nierenschädigung mit hochgradiger Nierenfunktionsschädigung (dekompensierte Niereninsuffizienz)	15–29	• beginnende Urämie
5	terminale Niereninsuffizienz	< 15	• Urämie (s. unten)

▶ **Merke:** Bereits ab einer eGFR zwischen 40–60 ml/min (= **Stadium** 2–3) steigt das **kardiovaskuläre Risiko** deutlich an. Neben der Albuminurie und Proteinurie als Ursache müssen noch andere Faktoren eine Rolle spielen, die bisher nicht verstanden sind.

◀ **Merke**

9.4.1 Urämische Intoxikation

9.4.1 Urämische Intoxikation

▶ **Definition:** Urämie beschreibt eine klinische Situation, in der **Stoffwechselabbauprodukte**, die normalerweise renal ausgeschieden werden müssten, so stark **akkumulieren**, dass es schließlich zu lebensgefährlichen Störungen im Körper der Patienten kommt.

◀ **Definition**

Mittlerweile wird Urämie etwas umfassender als ein generalisierter Symptomenkomplex angesehen, der sich entwickelt, wenn es bei chronischem Nierenleiden zu einer **gestörten Balance zwischen aktuellem Stoffwechsel des Organismus und der Nierenfunktion** kommt. Nach dieser Definition kann »**Urämie**« nicht mit »**Azotämie**« (abnorm erhöhte Konzentration niedrigmolekularer stickstoffhaltiger Substanzen im Blut) gleichgesetzt werden, da die komplexen Vorgänge bei Urämie letztendlich noch nicht vollständig verstanden werden. Die klinischen Zeichen und Symptome variieren mit den biologischen Charakteristika des einzelnen Patienten, der Ätiologie der spezifischen renalen Erkrankung, dem zeitlichen Verlauf der Entwicklung der Urämie und der Art der Behandlung.

Urämie entwickelt sich bei **gestörter Balance zwischen Stoffwechsel und Nierenfunktion. Urämie** ist nicht gleich **Azotämie.**

Die Symptome sind sehr variabel.

Ätiopathogenese: Das **urämische Syndrom** wird u. a. begünstigt durch: metabolische Azidose, Überwässerung, Elektrolytstörungen, Akkumulation von Proteinstoffwechselprodukten.

Ätiopathogenese: Faktoren, die ein **urämisches Syndrom** begünstigen, sind die metabolische Azidose, Überwässerung, Elektrolytstörungen, die Akkumulation von Endprodukten des Proteinstoffwechsels, Malnutrition, hormonelle Störungen und urämische Toxine. Zu metabolischen Störungen und Organdysfunktionen kommt es, wenn urämische Toxine pathologisch akkumulieren.

Die Konzentration verschiedener urämischer Toxine, die normalerweise renal eliminiert werden, ist beim urämischen Patienten erhöht. Allerdings akkumulieren im Rahmen der Urämie auch Substanzen, für die sich keine Korrelation zu eindeutigen Funktionsstörungen nachweisen lassen. Verschiedene beschriebene und bislang noch nicht identifizierte Urämietoxine mit niedrigem Molekulargewicht lassen sich wohl wenigstens teilweise durch die Dialysebehandlung entfernen, wodurch sich multiple Organdysfunktionen und klinische Symptome bessern. Allerdings persistieren eine Reihe metabolischer und klinischer Störungen. Es wird vermutet, dass dafür die hohe Proteinbindung verschiedener Urämietoxine oder deren großes Molekulargewicht verantwortlich sind, sodass ihre Clearance während der Dialyse niedrig bleibt.

Kreatinin und **Harnstoff** sind Marker der Niereninsuffizienz, obwohl Kreatinin kein Toxin, sondern Stoffwechselprodukt des Muskelmetabolismus ist.

Kreatinin (ein Abbauprodukt des Muskelstoffwechsels) und **Harnstoff** werden als Marker der Niereninsuffizienz genutzt, obwohl Kreatinin kein eigentliches Toxin darstellt. Harnstoff hemmt in hohen Konzentrationen Na^+-K^+-$2Cl^-$-Transporter der Erythrozyten. Neben Harnstoff gibt es weitere Urämietoxine, die im klinischen Alltag in der Regel nicht gemessen werden, weil ihre Bestimmung teuer und ohne zusätzlichen diagnostischen Nutzen wäre und weil die Art wie diese Stoffe zur Urämie beitragen, immer noch nicht genau verstanden wurde, sei es weil wir gar nicht wissen, ob diese Liste vollständig ist.

Klinik: Typische Symptome zeigt Tab. **I-9.2**.

Klinik: Probleme, die typisch für eine Urämie sind, zeigt Tab. **I-9.2**. In der rechten Spalte der Tabelle stehen die klinischen Zeichen und Symptome, die bei terminaler Niereninsuffizienz schließlich am ehesten dazu führen, dass eine chronische Dialysebehandlung eingeleitet wird, wenn nicht Azidose, Anurie oder Elektrolytentgleisungen wie Hyperkaliämien den behandelnden Arzt bereits akut dazu zwangen.

≡ I-9.2

≡ I-9.2 Klinische Zeichen und Symptome der Urämie	
dringliche Dialyseindikation	*elektive Dialyseindikationen*
■ Gastritis (Übelkeit, Erbrechen)	■ Knochenerkrankung
■ Enteritis (Diarrhö)	■ gestörte Insulinsekretion
■ Anämie	■ Kohlenhydratintoleranz
■ Blutungsneigung	■ Hyperlipidämie
■ Juckreiz	■ Störungen der Sexualfunktion
■ Enzephalopathie	■ immunologische Störungen
	■ Kardiomyopathie, Neuropathie
	■ Weichteilverkalkung und -nekrose
	■ Dialysedemenz

Therapie: Urämietoxine werden mittels **Eiweißrestriktion, Korrektur der Azidose** und **Dialyse** gesenkt.

Therapie: Eine Senkung von Urämietoxinen gelingt durch **Eiweißrestriktion mit der Nahrung** (s. S. 961), **Korrektur der metabolischen Azidose** (s. S. 961) und im Terminalstadium durch eine **effektive Dialysetherapie** (s. S. 985).

9.4.2 Renale Anämie

s. S. 1170.

9.4.2 Renale Anämie

s. Kap. Hämatologie, S. 1170.

9.4.3 Renale Osteopathie

Renaler sekundärer Hyperparathyreoidismus (rsHPT)

s. S. 779.

9.4.3 Renale Osteopathie

Renaler sekundärer Hyperparathyreoidismus (rsHPT)

s. Kap. Endokrinologie, S. 779.

Aluminium-Osteopathie

▶ **Definition:** Die Aluminium-Osteopathie ist Folge einer erhöhten Aluminium-zufuhr (z. B. aluminiumhaltige Phosphatbinder).

◀ Definition

▶ **Merke:** Die Aluminium-Osteopathie ist eine iatrogene Konsequenz der therapeutischen Bemühungen!

◀ Merke

Ätiopathogenese: Aluminiumakkumulation nach langdauernder Therapie mit hohen Dosen aluminiumhaltiger **Phosphatbinder** oder Aluminiumbelastung durch zu hohe Konzentrationen im **Dialysat** (heute sehr selten) verursacht eine **Osteotoxizität**. Es kommt zu einer Mineralisationsstörung des Osteoids und einer ausgeprägten Verminderung des endostalen Knochenumbaus (Osteopenie). Histologisch lassen sich 2 Varianten unterscheiden:

- **Osteomalazie** mit ausgeprägter Osteoidose und
- **adynamische Osteopathie** mit Reduktion der Zahl der Osteoblasten relativ zur Osteoidoberfläche.

Obgleich aluminiumhaltige intestinale **Phosphatbinder** weit weniger als früher verschrieben werden und niedrige Aluminiumkonzentration im **Dialysewasser** heute die Regel sind, erweist sich die Prävalenz der ossären Aluminiumakku-mulation nach manchen Untersuchungen immer noch als hoch.
Aluminium führt zu einer **Mineralisationsstörung**, da das Wachstum von Hydroxylapatitkristallen unterdrückt wird. Die Funktion der Osteoblasten wird durch eine pathologische aluminium-induzierte Quervernetzung von Kollagenfibrillen gehemmt. Durch toxische Aluminiumeffekte wird die Osteo-blastenzahl vermindert. Die Reduktion von Osteoidproduktion und die Minera-lisationsstörung führen zur **adynamischen Osteopathie**. Dominiert der Mineral-lisationsdefekt, sehen wir **Osteomalazie**.

Ätiopathogenese: Aluminiumakkumula-tion nach Therapie mit **Phosphatbindern** oder **Dialyse** (sehr selten) verursacht **Osteotoxizität**. Histologisch unterscheidet man die **Osteomalazie** und die **adyna-mische Osteopathie**.

Aluminium führt zu einer **Mineralisati-onsstörung**. Die Osteoblasten werden gehemmt und ihre Zahl vermindert. Die Reduktion von Osteoidproduktion führt zur **adynamischen Osteopathie**, der Mineralisationsdefekt zu **Osteomalazie**.

Klinik: Zur Klinik der renalen Osteopathie, s. S. 780. Extraossäre Folgen der Alu-miniumtoxizität betreffen das Gehirn (**Enzephalopathie**, kognitive Defizite), die Erythropoese (mikrozytäre, hypochrome **Anämie**; Erythropoetin-Resistenz), die zelluläre Abwehr (**Immunsuppression**, Infektionsrisiko) und die Muskulatur (**Myopathie**, periartikulare Weichteilverkalkungen).

Klinik: Zur renalen Osteopathie, s. S. 780. Extraossäre Folgen der Aluminiumtoxizität sind **Enzephalopathie**, **Anämie**, **Immun-suppression** und **Myopathie**.

Diagnostik: Bestimmung von Aluminium (aluminiumhaltige Phosphatbinder, cave Aluminium in der Wasseraufbereitung bei Dialysepatienten) in halb-jährlichen Abständen. Zur allgemeinen Diagnostik der renalen Osteopathie, s. S. 780.

Diagnostik: Bestimmung von Aluminium alle 6 Monate. Zur renalen Osteopathie, s. S. 780.

Therapie: Aluminiumhaltige Phosphatbinder sollten – wenn möglich – vermie-den werden. Zielwerte:

- Serum-Aluminium-Konzentration < 60 µg/l
- Aluminium-Konzentration des Dialysats < 5 mg/l.

Bei klinischem Verdacht und erhöhter Serum-Aluminium-Konzentration wird während der letzten Stunde der Hämodialysebehandlung der **Desferrioxamin-(DFO-)Test** durchgeführt (5 µg DFO/kg Körpergewicht i. v.). DFO führt zu einer Mobilisation von Aluminium aus dem Skelettsystem. Liegen die Serum-Aluminiumwerte unter DFO > 150 µg/l, schließt sich eine **mehrmonatige DFO-Therapie** an.

Therapie: Aluminiumhaltige Phosphat-binder sollten vermieden werden. Zielwert des Serum-Aluminiums ist < 60 µg/l.

Bei klinischem Verdacht wird der **Desferrioxamin-(DFO)-Test** und anschließend ggf. eine **mehrmonatige DFO-Therapie** durchgeführt.

▶ **Merke:** Der DFO-Test kann auch bei der Differenzierung zwischen renaler Osteopathie aufgrund eines sekundären Hyperparathyreodismus und Alumi-nium-Osteopathie helfen: Ein negativer DFO-Test verbunden mit stark er-höhten Parathormonwerten schließt eine Aluminium-Osteopathie praktisch aus. Dagegen spricht ein positiver DFO-Test mit normalen oder leicht erhöh-ten Werten für intaktes Parathormon mit hoher Spezifität für das Vorliegen einer Aluminium-Osteopathie.

◀ Merke

9.5 Diagnostik

9.5 Diagnostik

Routinemäßig werden **Harnstoff** und **Kreatinin** als Marker der Nierenfunktion verwendet. Es besteht jedoch eine **nichtlineare Beziehung zwischen Kreatinin und GFR.** Weiterhin werden bestimment: Blutbild, Eisen, Kalzium, Phosphat, PTH und die BGA.

In der täglichen Routine werden lediglich **Harnstoff** und **Kreatinin** als Marker verwendet, um die Nierenfunktion zu beurteilen. Das Serumkreatinin reflektiert zuverlässig die Nierenfunktion. Schwierigkeiten, diese Werte zu beurteilen, ergeben sich aber durch die **nichtlineare Beziehung zwischen Kreatinin und GFR,** der wir in den letzten Jahren mit Schätzformeln zur Filtrationsrate begegnen. Überproportional hohe Harnstoffwerte sind bei terminaler Niereninsuffizienz anders als bei akutem Nierenversagen zu beurteilen. Sie finden sich bei überproportional hoher Eiweiß- oder zu niedriger Kalorienzufuhr, ferner bei metabolischer Azidose (Proteinkatabolismus), Sepsis (Hyperkatabolismus), Steroidmedikation (Proteinkatabolismus) und gastrointestinalen Blutungen (Blutabbau durch Darmbakterien).

Weitere zu bestimmende Parameter sind: kleines Blutbild, Eisenstoffwechsel (renale Anämie), Kalzium, Phosphat und PTH (rsHPT), Blutgasanalysen (Säure-Base-Status).

9.6 Therapie

9.6 Therapie

▶ Merke

▶ **Merke:** Ziel ist eine Verminderung der glomerulären Hyperfiltration und ein Progressionstopp der glomerulären und tubulären Sklerose.

Das **kardiovaskuläre Risiko** bei CNI ist deutlich höher als das Risiko einer terminalen Niereninsuffizienz.

Patienten mit chronischer Niereninsuffizienz haben bereits im Frühstadium ein erhöhtes Risiko für kardiovaskuläre Erkrankungen mit aggressivem Verlauf. Die kardiovaskuläre Mortalität ist deutlich erhöht. Dieses **kardiovaskuläre Risiko** ist deutlich höher als das Risiko, eine terminale Niereninsuffizienz zu erleiden. Dies liegt auch daran, dass viele Ärzte Nierenkranken keine ausreichende kardiovaskuläre Therapie zukommen lassen. So erhalten z. B. Patienten nach Herzinfarkt seltener Statine, β-Rezeptoren-Blocker und Azetylsalizylsäure (ASS), wenn sie an einer chronischen Nierenerkrankung leiden.

▶ Merke

▶ **Merke:** Patienten mit Niereninsuffizienz sollten unabhängig von ihrer renalen Grunderkrankung wie alle anderen kardiovaskulären Hochrisikopersonen therapiert werden!

9.6.1 Behandlung der Grunderkrankung

9.6.1 Behandlung der Grunderkrankung

Glomerulonephritiden profitieren zu Beginn von einer immunsuppressiven Therapie. Eine spezifische Therapie bei diabetischer Nephropathie oder Amyloidose gibt es nicht.

Glomerulonephritiden profitieren zu Beginn abhängig von der histologischen Diagnose von einer immunsuppressiven Therapie mit Steroiden, Cyclosporin A, Azathioprin, Chlorambucil, Mycophenolat-Mofetil oder Cyclophosphamid. Bei Entwicklung einer chronischen Glomerulonephritis können Immunsuppressiva die Prognose allerdings nicht mehr nachhaltig verbessern. Eine spezifische Therapie bei Patienten mit diabetischer Nephropathie oder Amyloidose der Niere gibt es nicht.

9.6.2 Antihypertensive Therapie

9.6.2 Antihypertensive Therapie

Der **Zielwert** von 130/80 mmHg soll durch Medikamente (s. u.) und **Reduktion des Salzkonsums** erreicht werden.

Der **Blutdruck-Zielwert** bei Nierenkranken liegt bei 130/80 mmHg. Neben einer medikamentösen Therapie (s. u.) ist hierfür eine **Reduktion des Salzkonsums** (auf 50 mmol bzw. 3 g/d) notwendig.

▶ Merke

▶ **Merke:** Der arterielle Bluthochdruck bei chronischer Niereninsuffizienz ist meist salzsensitiv.

ACE-Hemmer und **AT$_1$-Rezeptoren-Blocker** verbessern die intrarenale Hämodynamik. Die Hemmung von Angiotensin II hat außerdem einen **antiproteinurischen Effekt**.

Besonders geeignet sind **ACE-Hemmern** oder **AT$_1$-Rezeptoren-Blocker**. Beide Substanzen führen durch eine Weitstellung der efferenten Glomeruluskapillare zu einem reduzierten intraglomerulären Druck und damit zu einer Verbesserung der intrarenalen Hämodynamik. Da Angiotensin II auch als Wachstumsfaktor wirkt, führt seine Inhibition zusätzlich über eine Verminderung der glomerulären Sklerosierung zu einer reduzierten Proteinausscheidung (**antiprote-**

inurischer Effekt) und Abnahme der tubulointersititiellen Fibrosierungstendenzen.

Der antiproteinurische Effekt von ACE-Hemmern und AT_1-Rezeptoren-Blockern ist nicht allein an die antihypertensive Wirkung gebunden. Beide Wirkstoffe reduzieren die Eiweißausscheidung bei Patienten mit glomerulären Erkrankungen unterschiedlicher Genese bereits vor Senkung des systemischen Blutdrucks. Dabei kommt es vor allem zu einem Rückgang hochmolekularer Proteine (Änderung der Permselektivität der glomerulären Basalmembran durch ACE-Hemmer oder AT_1-Rezeptoren-Blocker).

Therapieversagen kann auf eine inadäquate (zu niedrige) Dosierung des ACE-Hemmers oder AT_1-Rezeptoren-Blockers sowie eine hohe Salzzufuhr mit der Nahrung zurückzuführen sein.

9.6.3 Eiweißrestriktion

In Abhängigkeit von der Grunderkrankung (frühzeitige Eiweißrestriktion bei Patienten mit diabetischer Nephropathie) profitieren Patienten von einer **Einschränkung der Proteinzufuhr** auf ca. **0,8 g Eiweiß/kgKG**. Schärfere Eiweißrestriktion bringt die Gefahr einer Malnutrition mit sich und wird daher nicht mehr allgemein empfohlen.

9.6.4 Lipidsenkung

Studien mit **lipidsenkenden Pharmaka** (HMG-CoA-Reduktase-Inhibitoren, Fibraten, Probucol, Cholestyramin) führten bei nephrotischem Syndrom und Hyperlipidämie sowie Fettstoffwechselentgleisung und Diabetes mellitus zu einem Rückgang der Proteinurie und einer Verlangsamung der glomerulären Sklerosierung.

9.6.5 Normalisierung des Phosphat- und Kalziumstoffwechsels

Bereits im **Initialstadium einer Niereninsuffizienz** kommt es zu einer Phosphatretention, sodass eine frühe **Phosphatrestriktion**, im fortgeschrittenen Stadium eine phosphatsenkende Therapie mit **Phosphatbindern** (bevorzugt auf Kalziumbasis) sowie eine Substitution von $1,25(OH)_2$ Vitamin D_3 indiziert ist. Günstige Wirkungen einer verminderten Phosphatzufuhr mit der Nahrung und einer phosphatsenkenden Therapie auf die Nierenfunktion sind sehr wahrscheinlich. Als mögliche Erklärungen werden geringere Gewebekalzifizierung, Senkung des zellulären Energiestoffwechsels, Minderung des sHPT sowie weniger ausgeprägte Veränderungen des Lipidstoffwechsels diskutiert. Zur Wirkung des PTH bei chronischer Niereninsuffizienz und therapeutischen Konsequenzen s. S. 781.

9.6.6 Therapie der metabolischen Azidose

Es wird angenommen, dass die metabolische Azidose (Bikarbonat < 20 mmol/l) bei fortgeschrittener Niereninsuffizienz die katabole Stoffwechsellage der Patienten unterhält und zu einer Stimulation von Parathormon führt. Sie sollte deshalb rechtzeitig durch orale Gabe von Natriumhydrogencarbonat behandelt werden.

9.6.7 Dialysebehandlung

s. S. 985.

9.6.3 Eiweißrestriktion

Patienten profitieren von einer **Proteineinschränkung** auf **0,8 g Eiweiß/kgKG**.

9.6.4 Lipidsenkung

Lipidsenker führen bei nephrotischem Syndrom, Hyperlipidämie, Fettstoffwechselstörung und Diabetes mellitus zu einem Rückgang der Proteinurie.

9.6.5 Normalisierung des Phosphat- und Kalziumstoffwechsels

Im **Initialstadium einer Niereninsuffizienz** ist eine **Phosphatrestriktion**, später eine Therapie mit **Phosphatbindern** und Vitamin-D_3-Substitution indiziert. Zur Wirkung des PTH bei CNI s. S. 781.

9.6.6 Therapie der metabolischen Azidose

Die metabolische Azidose sollte mit Natriumhydrogencarbonat behandelt werden.

9.6.7 Dialysebehandlung

s. S. 985.

9.7 Verlauf und Prognose

Bei terminaler Niereninsuffizienz kommt es langfristig zu Gewichtsabnahme, **Schäden am Herz-Kreislauf-System** und **Begleiterkrankungen** wie **β₂-Mikroglobulin-Amyloidose** (s. S. 908).

9.7 Verlauf und Prognose

Die lebensbedrohlichen Konsequenzen einer Urämie lassen sich zwar beherrschen, die Langzeitkonsequenzen für einen Patienten mit terminaler Niereninsuffizienz, der jahrelang an der Dialyse zubringen muss, stellen aber immer noch ein großes Problem dar: Patienten **nehmen** langfristig **ab**, verlieren Körpersubstanz, **Schäden am Herz-Kreislauf-System** können sich verschlimmern, schließlich kommt es immer wieder zu spezifischen **Begleiterkrankungen** wie der **β₂-Mikroglobulin-Amyloidose** (s. S. 908).

Internet-Links: www.quasi-niere.de, www.kidney.org

10   Wasser- und Elektrolythaushalt

10   Wasser- und Elektrolythaushalt

10.1   Wasserhaushalt

10.1.1 Verteilung des Körperwassers

Grundlagen

10.1 Wasserhaushalt

10.1.1 Verteilung des Körperwassers

Grundlagen

Der Anteil des **Gesamtkörperwassers** am Gewicht ist abhängig von Geschlecht und Alter (Abb. **I-10.1**).

Das Körperwasser verteilt sich auf den **Extrazellulärraum (EZR** = interstitieller + intravasaler Raum) und **Intrazellulärraum (IZR)**. Bei Erwachsenen ist der IZR doppelt so groß wie der EZR.

Unter pathologischen Bedingungen kann es auch Flüssigkeitsverschiebungen in den sog. „3. Raum" (z. B. Peritoneum, Pleura, Perikard, Interstitium) geben.

Im EZR dominiert **Natrium** als Kation, im IZR **Kalium** (Tab. **I-10.1**).

Das **Gesamtkörperwasser** ist unter anderem abhängig von Geschlecht, Körperbau und Alter – bei Neugeborenen liegt der Anteil bei 70–80 % des Körpergewichts, bei Erwachsenen bei 50–60 % (Abb. **I-10.1**).

Das Körperwasser verteilt sich vor allem auf die beiden Hauptkompartimente **Extrazellulärraum (EZR** = interstitieller + intravasaler Raum) und **Intrazellulärraum (IZR)**. Bei Erwachsenen ist der Intrazellulärraum etwa doppelt so groß wie der Extrazellulärraum (bei Neugeborenen sind Intra- und Extrazellulärraum etwa gleich groß).

Unter pathologischen Bedingungen kann es auch Flüssigkeitsverschiebungen in den sog. „3. Raum" geben. Gemeint sind damit u. a. der peritoneale, pleurale und perikardiale Raum, sowie das Interstitium besonders der Haut und der Muskulatur, Räume also, die unter physiologischen Bedingungen nicht mit Flüssigkeit gefüllt sind.

In den beiden Hauptkompartimenten ist die **Zusammensetzung der Körperflüssigkeiten** unterschiedlich (Tab. **I-10.1**). In der extrazellulären Flüssigkeit dominiert **Natrium** als Kation (wesentliches Anion ist hier Chlorid), in der intrazellulären Flüssigkeit **Kalium** (wesentliche Anionen sind hier die Proteine und Phosphate).

⊙ **I-10.1**

⊙ **I-10.1**   **Die drei wichtigsten Körperkompartimente**

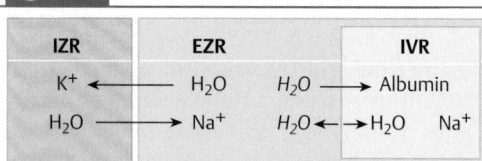

IZR	EZR	IVR
K^+ ←	H_2O H_2O →	Albumin
H_2O →	Na^+ H_2O ← → H_2O	Na^+

Dargestellt sind Intrazellulärraum (IZR), Extrazellulärraum (EZR) und intravaskulärer Raum (IVR) mit den Stoffen, die in diesen Kompartimenten hauptsächlich für den Aufbau osmotischer Gradienten verantwortlich sind (im IZR Kalium [K^+], im EZR Natrium [Na^+], im IVR Albumin). Der osmotische Gradient über intravaskuläres Albumin wird als kolloidosmotischer Druck bezeichnet, ohne dass sich die physikochemischen Charakteristika von den osmotischen Kräften unterscheiden, die sich über Natrium aufbauen können (Natrium findet sich auch intravaskulär, da das intravaskuläre Kompartiment in den Extrazellulärraum eingebettet ist und damit einen Teil von ihm bildet.)

| ≡ I-10.1 | Elektrolyt- bzw. Ionenzusammensetzung der Flüssigkeits-kompartimente (nach Rümelin, Bischoff) | | | ≡ I-10.1 |

	Extrazellulärraum (mval/l)		Intrazellulärraum (mval/l)
	Plasma	Interstitium	
Kationen			
Na^+	141	143	15
K^+	4	4	140
Ca^{2+}	5	2,6	0
Mg^{2+}	2	1,4	30
Anionen			
Cl^-	103	115	8
HCO_3^-	25	28	15
SO_4^{2-}	1	1	20
PO_4^{3-} und organische Säuren	6	7	87
Proteine	17	0	55

Einflussfaktoren

Extrazelluläre und intrazelluläre Flüssigkeitsräume sind durch semipermeable Membranen getrennt. Wasser kann diese Membran frei passieren, die Richtung des Flüssigkeitsstroms wird bestimmt durch den Konzentrationsgradienten der in den Kompartimenten gelösten Stoffe – das Wasser strömt auf die Seite mit der höheren Teilchen-/Elektrolytkonzentration, bis dieser Gradient ausgeglichen ist (Osmose). Dieser „Sog" wird auch **osmotischer Druck** genannt (Einheit: Osmolarität in mosmol/l bzw. Osmolalität in mosmol/kg; die normale Osmolalität beträgt circa 290mosmol/kg).

Die Plasmanatriumkonzentration bestimmt maßgeblich die **Plasmaosmolalität** (P_{osm}), wie folgende Formel zeigt:

(1) $P_{osm} = 2 \times$ Plasma-Natrium + Glukose $\div 18$ + Harnstoff-N $\div 2,8$
(oder Harnstoff $\div 6$)

Der Natriumwert in der Formel wird verdoppelt, da Chlorid – der „ewige" Begleiter – zur osmotischen Wirkung von Natrium beiträgt. (Die eingeführten Teiler von Glukose [18], Harnstoff-N [2,8] oder Harnstoff [6] ermöglichen die Umrechnung dieser Werte in mmol/l).

Harnstoff-N passiert, wenn auch erschwert, Zellmembranen, und kann deshalb als kaum osmolar wirksamer Stoff angesehen werden. Wenn man schließlich noch berücksichtigt, dass Glukose und Harnstoff-N meist weniger als 10mosmol/kg zur Gesamtosmolalität beitragen, wird Natrium zur wichtigsten Größe der **extrazellulären Osmolalität**; diese kann – da Natrium im Interstitium und den Gefäßen in gleicher Konzentration gefunden wird – über die Plasma-Natrium-Konzentration ausreichend abgeschätzt werden:

(2) $P_{Osm} = 2 \times Na^+$ [Plasma]

Diese zweite Formel führt nur bei erheblich erhöhten Plasmaglukosespiegeln zu einer falschen Einschätzung. (Aber auch mit Formel (1) kann im klinischen Alltag gut gearbeitet werden, um rasch und ohne aufwendige Spezialuntersuchungen klinisch völlig ausreichende Näherungswerte der Osmolalität zu erhalten.)

▶ **Merke:** Ansonsten gilt in den allermeisten Fällen:
- Hypernatriämie bedeutet Hyperosmolalität.
- Hyponatriämie spricht für Hypoosmolalität.
(Eine mögliche Ausnahme sind z.B. Vergiftungen, wenn dabei andere nicht routinemäßig gemessene osmotisch wirksame Stoffe im Blut vorliegen.)

Einflussfaktoren

EZR und IZR sind durch semipermeable Membranen getrennt. Wasser kann diese Membran frei passieren (Osmose). Der **osmotische Druck** wird als Osmolarität in mosmol/l bzw. Osmolalität in mosmol/kg ausgedrückt.

Die Natriumkonzentration bestimmt die **Plasmaosmolalität** (P_{osm}):
(1) $P_{osm} = 2 \times$ Plasma-Natrium + Glukose $\div 18$ + Harnstoff-N $\div 2,8$
(oder Harnstoff $\div 6$)

Die **extrazelluläre Osmolalität** kann über die Plasma-Natrium-Konzentration abgeschätzt werden:
(2) $P_{Osm} = 2 \times Na^+$ [Plasma]

◀ Merke

Die normale Flüssigkeitsverteilung zwischen den Kompartimenten wird durch **osmotische Gradienten** aufrechterhalten.

Die Grenzflächen zwischen den einzelnen Körperkompartimenten (zwischen vaskulärem Raum und Extrazellulärraum die Gefäßwände, zwischen Extra- und Intrazellulärraum die Zellmembranen) bieten für Wasser – wie oben ausgeführt – kein Hindernis. Die normale Flüssigkeitsverteilung zwischen diesen Kompartimenten kann damit nur aufrechterhalten werden, wenn sich fein abgestimmte **osmotische Gradienten** zwischen diesen Räumen aufbauen.

In jedem der drei Kompartimente findet sich ein gelöster Stoff, der in „seinem" Kompartiment vordringlich diese osmotischen Gradienten ermöglicht: in den **Gefäßen Albumin**, im **Extrazellulärraum Natrium** (Na⁺), im **Interzellulärraum Kalium** (K⁺). Befinden sich die osmotischen Gradienten über diese Stoffe zwischen den verschieden Räumen im Gleichgewicht, bleibt die physiologische Flüssigkeitsverteilung erhalten; verändern sich die Gradienten, kommt es zu pathologischen Verschiebungen.

Der osmotische Gradient wird in den **Gefäßen** v. a. durch **Albumin**, im **EZR** durch **Natrium** und im **IZR** durch **Kalium** ermöglicht.

Albumin: Albuminmangel führt zu **Ödemen**, wenn der hydrostatische Druck den osmotischen Druck übersteigt.

Albumin: Verminderte Albuminspiegel führen zu generalisierter **Ödembildung**, da der hydrostatische Druck (= Kapillarblutdruck) nun die osmotische Kraft des Albumins, Wasser in den Gefäßen zu halten, übersteigt, Wasser aus den Gefäßen in das Interstitium übertritt.

Kalium: Gestörte Kaliumgradienten spielen für die Osmoregulation keine wichtige Rolle.

Kalium: Da Kalium im Extrazellulärraum in engen Grenzen reguliert werden muss, damit es nicht zu tödlichen kardialen Problemen kommt (s. S. 975), spielen gestörte osmotische Kaliumgradienten zwischen Extra- und Intrazellulärraum für die Osmoregulation klinisch keine vordringliche Rolle.

Natrium: Die Natriumspiegel im EZR können erheblich schwanken, ohne dass dies bedrohlich wäre. Eine **Hypernatriämie** führt jedoch zu Wasserabgabe vom IZR an den EZR, während bei **Hyponatriämie** Zellen durch **einströmende Flüssigkeit** anschwellen. Besonders empfindlich reagieren **Neurone** des ZNS auf Volumenänderungen, es kommt zu Verwirrtheit oder Krampfanfällen und Koma.

Natrium: Da nicht sofort elektrophysiologische Probleme wie bei veränderter Kaliumkonzentration entstehen, können die ohnehin hohen Natriumspiegel im Extrazellularraum zunächst erheblich schwanken, ohne dass so rasch mit dem Tod des Patienten zu rechnen wäre. Die unangenehmen, im schlimmsten Falle ebenfalls tödlichen Konsequenzen solcher Schwankungen sind dennoch beträchtlich, da eine erhöhte Natriumkonzentration im Plasma (**Hypernatriämie**) zu einem **osmotischen Gradienten** aus dem Intra- in den Extrazellulärraum führt (s. o.) – die Zellen schrumpfen – während bei verminderter Natriumkonzentration im Plasma (**Hyponatriämie**) Zellen durch **einströmende Flüssigkeit** anschwellen.

Über die Plasmaosmolalität, die von der extrazellulären Natriumkonzentration abhängt, reguliert der Körper somit das intrazelluläre Volumen. Besonders empfindlich reagieren **Neurone** des Zentralnervensystems auf Volumenänderungen – mögliche Folgen sind neurologische Probleme wie Desorientiertheit, Verwirrtheit oder schlimmstenfalls Krampfanfälle und komatöse Zustände.

▶ Merke

▶ **Merke:** Sobald die extrazelluläre Natriumkonzentration stärker schwankt, ändert sich die Plasmaosmolalität. Wasser strömt aus den oder in die Zellen, deren Volumen sich ändert. Besonders die Funktion der Neurone des Zentralnervensystems kann pathologisch gestört werden.

Regulationsmechanismen: Osmoregulation versus Volumenregulation

Regulationsmechanismen: Osmoregulation versus Volumenregulation

Osmolalität und Volumen werden über weitgehend unterschiedliche Mechanismen reguliert, (s. Tab. I-10.2):
- Durch Schwitzen verliert der Mensch mehr Wasser als Natrium: die Plasmaosmolalität steigt, das Flüssigkeitsvolumen des Körpers sinkt.
- Ein ADH-produzierender Tumor induziert Flüssigkeitsrückresorption in der Niere: das Flüssigkeitsvolumen steigt, die Plasmaosmolalität sinkt.

Die bisherigen Erklärungen weisen auf die enorme Bedeutung von Natrium für die extrazelluläre Osmolalität hin und man könnte annehmen, dass die Osmo- und Volumenregulation physiologischerweise eng gekoppelt über dieselben Steuerungsvorgänge abläuft (schließlich führt eine Zunahme des Gesamtkörpernatriums zu einer Vermehrung des Gesamtflüssigkeitsvolumens).

Aber: Das Gegenteil ist der Fall! **Osmo- und Volumenregulation** haben wenig miteinander zu tun und werden über weitgehend unterschiedliche Mechanismen reguliert, s. Tab. I-10.2 und folgende Beispiele:
- Durch das Schwitzen, z. B. beim Laufen an heißen Tagen, verliert der menschliche Organismus Wasser, aber nicht im gleichen Ausmaß Natrium. Damit steigt die Natriumkonzentration im Plasma (also auch die Plasmaosmolalität), während das Gesamtflüssigkeitsvolumen des Körpers sinkt.
- Ein ADH-produzierender Tumor induziert eine vermehrte Flüssigkeitsrückresorption in den Sammelrohren der Niere. Das Gesamtflüssigkeitsvolumen

---

≡ I-10.2 Hauptfaktoren in der Volumen- und Osmoregulation

Faktor	*Volumenregulation*	*Osmoregulation*
kontrollierte Variable	■ effektives zirkulierendes Volumen	■ Plasmaosmolalität (bzw. Na^+-Konzentration)
Sensoren	■ afferente glomeruläre Arteriole ■ Karotissinus ■ Vorhöfe	■ hypothalamische Osmorezeptoren
Effektoren	■ Renin-Angiotensin-Aldosteron-System ■ sympathisches Nervensystem ■ atriale natriuretische Peptide ■ Urodilatin ■ Drucknatriurese ■ antidiuretisches Hormon (AVP) (unter pathologischen Bedingungen)	■ antidiuretisches Hormon (AVP) ■ Durstempfinden
regulierte Variable	■ Urin-Na^+-Ausscheidung	■ Urinosmolalität und durch das Durstempfinden die Wasserzufuhr

---

des Körpers steigt an, das Gesamtkörpernatrium hingegen bleibt unverändert, sodass die Natriumkonzentration im Plasma (und damit die Plasmaosmolalität) sinkt.

▶ **Merke:** Die Natriumkonzentration im Plasma verrät uns nichts über den Volumenstatus oder das Gesamtkörpernatrium.

◀ **Merke**

10.1.2 Flüssigkeitsbilanz

Bei der Flüssigkeitsbilanzierung werden Flüssigkeitsein- und ausfuhr berücksichtigt (Tab. **I-10.3**).

10.1.2 Flüssigkeitsbilanz

Zur Flüssigkeitsbilanz s. Tab. **I-10.3**.

≡ I-10.3 Flüssigkeitsbilanz (gesunder Erwachsener, 24 h)

Einfuhr:	**Ausfuhr:**
■ Flüssigkeit (Trinken): 1000–1500 ml	■ Urin: 1000–1500 ml
■ feste Nahrung: 700 ml	■ Haut und Lunge (Perspiratio insensibilis): 850 ml [2]
■ Oxidationswasser (15 ml/100 kcal Energieumsatz): 300 ml [1]	■ Stuhl: 150 ml
Gesamt: 2000–2500 ml	2000–2500 ml

[1] erhöht durch katabole Stoffwechselvorgänge (z. B. Fieber)
[2] beeinflusst durch Atmung (Frequenz, Tiefe), Körper-/Raumtemperatur, Luftfeuchtigkeit

---

10.1.3 Diagnostisches Vorgehen und Hydratationszustände

10.1.3 Diagnostisches Vorgehen und Hydratationszustände

▶ **Definition:** Bei Störungen des Flüssigkeitshaushalts werden vor allem zwei Zustände unterschieden:
- **Störungen der Osmolalität** (bzw. Plasma-Natrium-Konzentration, weil sie extrazellulär hauptsächlich durch Natrium aufrechterhalten wird): isotone, hypotone (Hyponatriämie), hypertone (Hypernatriämie) Zustände.
- **Störungen des Volumenstatus:** Normovolämie (Euvolämie), Hypovolämie (Dehydratation), Hypervoläme (Hyperhydratation).

◀ **Definition**

▶ **Merke:** Die Plasma-Natrium-Konzentration erlaubt keine Aussage über den Gesamt-Natriumbestand! So kann eine Hyponatriämie bei einem Wasserüberschuss auftreten und umgekehrt kann eine Hypernatriämie durch ein Wasserdefizit hervorgerufen werden. Man sollte die Plasma-Natrium-Konzentration deshalb getrennt vom Wasser- und Volumenstatus beurteilen.

◀ **Merke**

▶ Merke

▶ **Merke:** Volumenstörungen liegen grundsätzlich Salzprobleme zugrunde, dagegen sind Osmolalitätsstörungen (Hyper-, Hyponatriämie) grundsätzlich durch Wasserprobleme zu erklären.

Einschätzung des Volumenstatus:
- **Klinik, Anamnese:** periphere Ödeme, Lungenödem, Hautturgor, Venenfüllung, Schleimhäute, Urinausscheidung?
- **apparativ:** GEDI (globaler enddiastolischer Volumenindex) und ELWI (extravaskulärer Lungenwasserindex) als Vorlastparameter

Einschätzung des Volumenstatus:
- **Klinik, Anamnese:** periphere Ödeme, Lungenödem, Hautturgor, Venenfüllung, Feuchtigkeit der Schleimhäute, Urinausscheidung?
- **apparativ (Optionen!):** Parameter wie GEDI (globaler enddiastolischer Volumenindex) und ELWI (extravaskulärer Lungenwasserindex) als Vorlastparameter (ermittelt mittels sog. PiCCO-System); von eingeschränkter Aussagekraft sind dagegen Herzzeitvolumen, zentraler Venendruck, pulmonalkapillärer Verschlussdruck.

Hyperhydratation

Ätiologie: Wesentliche Ursachen sind eine **vermehrte Flüssigkeitszufuhr, reduzierte renale Ausscheidung** über die Nieren und pathologische **Flüssigkeitsretention** (z.B. bei Herzinsuffizienz).

Klinik: Typisch sind periphere **Ödeme** und deutliche **Venenfüllung**, in schweren Fällen kommt es zu Lungen- oder **Hirnödem**.

Diagnostik: Nach Anamnese, körperlicher Untersuchung und Labordiagnostik sollte in schweren Fällen die Urinausscheidung über einen **Blasenkatheter** kontrolliert werden.

Therapie: Ursachenbehandlung, sonst symptomatische Therapie mit **Flüssigkeitsbilanzierung, -restriktion** und **-elimination** mit Diuretika, antihypertensive Therapie, ggf. Dialyse (S. 985).

Hyperhydratation

Ätiologie: Wesentliche Ursachen sind eine **vermehrte** – iatrogene – **Flüssigkeitszufuhr** (v. a. im Rahmen einer Infusionstherapie), eine **reduzierte Flüssigkeitsausscheidung** über die Nieren (akute/chronische Niereninsuffizienz) sowie eine pathologische **Flüssigkeitsretention** (z.B. bei Herzinsuffizienz, Leberzirrhose, nephrotischem Syndrom).

Klinik: Typisch sind periphere **Ödeme**, eine deutlich sichtbare **Venenfüllung** (ggf. auch gestaute Halsvenen). In schweren Fällen kann es auch zu einem Lungen- und/oder **Hirnödem** (mit Kopfschmerzen, Übelkeit, Erbrechen, Bewusstseinsstörung) kommen.

Diagnostik: An erster Stelle stehen die Anamnese und körperliche Untersuchung, Labordiagnostik (Elektrolyte, Kreatinin, Harnstoff, Glukose, Protein, Blutbild, Urin-Osmolalität, Urin-Eiweiß). In schweren Fällen sollte ein **Blasenkatheter** gelegt werden, um die Urinausscheidung kontrollieren zu können; ggf. zusätzlich Anlage eines zentralen Venenkatheters zur Messung des zentralen Venendrucks.

Therapie: Nach Möglichkeit Therapie der Ursache (siehe Ätiologie), ansonsten symptomatische Therapie: **Flüssigkeitsbilanzierung, Flüssigkeitsrestriktion**, Förderung der **Flüssigkeitselimination** (Schleifendiuretika), Laborkontrollen, antihypertensive Therapie, ggf. Nierenersatzverfahren (S. 985).

▶ Merke

▶ **Merke:** Wenn es die Situation zulässt, sollte eine schonende Ausschwemmung von Ödemen erfolgen, sonst droht ggf. eine überschießende Reaktion mit Hypovolämie und – erneuter – Verschlechterung der Nierenfunktion!

Dehydratation

Ätiologie: Ursachen sind **Flüssigkeitsverluste** (z.B. Erbrechen, Diarrhö, Schwitzen, Verbrennungen), **unzureichende Trinkmenge** (bei älteren Patienten) oder **iatrogen** (Diuretikaeinnahme).

Klinik: Man sieht **stehende Hautfalten**, trockene Schleimhäute und reduzierte Venenfüllung. Außerdem treten **niedriger Blutdruck, Tachykardie** und **Oligurie** auf. Es kann zu Fieber und Benommenheit kommen.

Diagnostik: In schweren Fällen müssen engmaschig Blutdruck, Urinausscheidung, ZVD und Labor kontrolliert werden (siehe Hyperhydratation).

Dehydratation

Ätiologie: Wesentliche Ursachen sind **Flüssigkeitsverluste** (z.B. Erbrechen, Diarrhö, Schweiß (Hyperhidrosis), Polyurie, Diuretikatherapie, Verbrennungen, Pankreatitis, Peritonitis) bzw. eine **unzureichende Flüssigkeitsaufnahme** (typischerweise bei älteren Patienten), **iatrogen** (übermäßige Zufuhr osmotisch wirksamer Substanzen oder Diuretika).

Klinik: Auf den ersten Blick erkennbare Zeichen sind **stehende Hautfalten**, trockene Schleimhäute und eine reduzierte Venenfüllung. Weitere Zeichen sind ein **niedriger Blutdruck** sowie eine ggf. reaktiv erhöhte Herzfrequenz (**Tachykardie**); die Urinproduktion kann eingeschränkt sein (**Oligurie** bis ggf. Anurie). Darüber hinaus kann es zu Fieber, Benommenheit und Verwirrtheit kommen.

Diagnostik: Die diagnostischen Maßnahmen orientieren sich an der klinischen Ausprägung der Dehydratation. In leichten Fällen ist eine Anamnese und klinische Untersuchung ausreichend, in ausgeprägteren Fällen müssen unter Umständen (intensivmedizinische) Maßnahmen ergriffen werden: engmaschige Blutdruckmessung (primär nicht invasiv), Kontrolle der Urinausscheidung (Blasenkatheter), ZVD-Messung, Laborkontrollen (siehe Hyperhydratation).

Therapie: Nach Möglichkeit **kausal**! In leichten Fällen orale Flüssigkeitssubstitution, in schwereren Fällen **Volumensubstitution** zunächst mit Vollelektrolytlösungen (ggf. auch zusätzlich kolloidale Volumenersatzmittel; *cave* diese können den extravasalen Volumenmangel noch verstärken, weil sie zu einer vermehrten Flüssigkeitreabsorption aus dem Interstitium in die Gefäße führen) – Vorsicht bei Herz- und Niereninsuffizienz, um eine Überwässerung und damit einem Lungenödem vorzubeugen. Engmaschige Kontrolle von Elektrolyten, Urinproduktion, Blutdruck, ggf. ZVD.

Ödeme

Zu Details siehe Kapitel Kardiologie, S. 21. Zur klinischen Einschätzung der Volumenüberladung s. Abb. **I-10.2**.

Therapie: kausal! **Volumensubstitution** zunächst oral oder mit Vollelektrolytlösungen. Bei Herz- und Niereninsuffizienz ist wegen der Gefahr des Lungenödems Vorsicht geboten.

Ödeme

Details siehe Kapitel Kardiologie, S. 21 und Abb. **I-10.2**.

◎ I-10.2

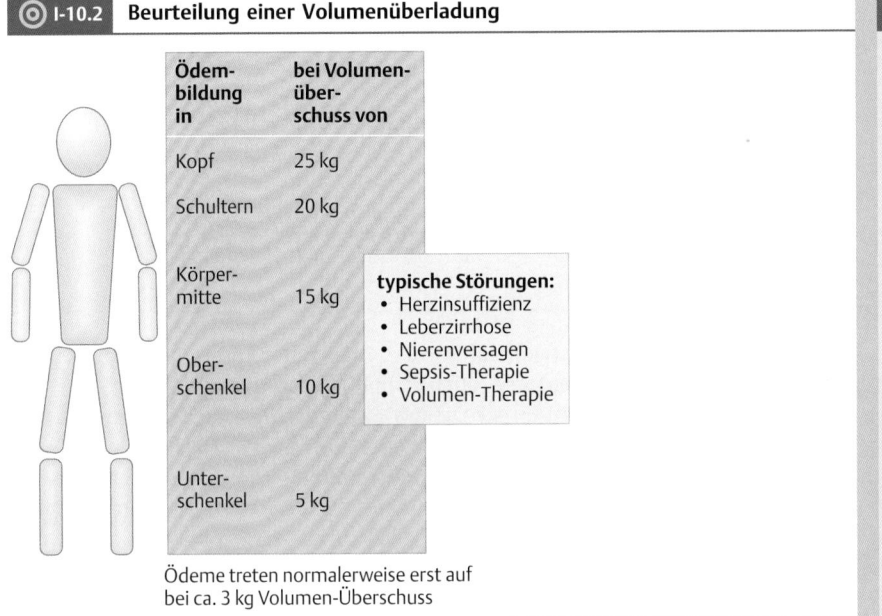

◎ I-10.2 | **Beurteilung einer Volumenüberladung**

Ödem-bildung in	bei Volumen-über-schuss von
Kopf	25 kg
Schultern	20 kg
Körper-mitte	15 kg
Ober-schenkel	10 kg
Unter-schenkel	5 kg

typische Störungen:
- Herzinsuffizienz
- Leberzirrhose
- Nierenversagen
- Sepsis-Therapie
- Volumen-Therapie

Ödeme treten normalerweise erst auf bei ca. 3 kg Volumen-Überschuss

10.2 Elektrolythaushalt

Die **Elektrolythomöostase** – klinisch besonders relevant sind Natrium, Kalium und Kalzium – hängt stark von einer intakten **Nierenfunktion** ab. Je stärker sich eine renale Insuffizienz verschlimmert, umso schwerwiegender können die Elektrolytentgleisungen werden.

Elektrolytstörungen werden aber nicht immer durch die Niere verursacht, sondern können sich auch aus anderen Gründen ergeben, v. a. bei ausgeprägten Säure-Base-Störungen, schweren gastrointestinalen Erkrankungen, Erkrankungen mit pathologisch gesteigerter Volumenretention (z. B. Herzinsuffizienz, Leberzirrhose, nephrotisches Syndrom) sowie endokrinen Problemen. Die Nieren sind in dieser Situation zwar nicht primär erkrankt, aber auch nicht mehr in der Lage, die Elektrolytabweichungen zu normalisieren. Daher werden Elektrolytstörungen im folgenden Abschnitt ausführlicher besprochen, und nicht nur im engen Zusammenhang mit fortgeschrittenen Niereninsuffizienzen diskutiert.

10.2.1 Natrium

Grundlagen

Bedeutung: Abweichungen von der normalen Plasma-Natrium-Konzentration müssen immer zusammen mit Störungen der Plasmaosmolalität beurteilt werden, da – wie oben erläutert – Hypernatriämie im Allgemeinen Hyperosmolalität und Hyponatriämie Hypoosmolalität bedeutet.

10.2 Elektrolythaushalt

Die **Elektrolythomöostase** ist von der **Nierenfunktion** abhängig. Elektrolytstörungen können aber auch bei Säure-Base-Störungen, gastrointestinalen Erkrankungen, pathologisch gesteigerter Volumenretention und endokrinen Problemen auftreten.

10.2.1 Natrium

Grundlagen

Bedeutung: Abweichungen der Natriumbalance müssen **zusammen mit Osmolalitätsstörungen** beurteilt werden, da diese Größen direkt aufeinander bezogen werden können (s. S. 963).

Osmolalitätsstörungen werden meist im Zusammenhang mit Volumendysregulationen besprochen, da sie häufig gemeinsam auftreten. Beide Parameter hängen aber nicht voneinander ab, sondern müssen getrennt voneinander beurteilt werden. Deshalb wäre es logischer, **Osmolalitätsstörungen zusammen mit Abweichungen der Natriumbalance** zu besprechen, da diese Größen direkt aufeinander bezogen werden können (s. S. 963 – Osmo- versus Volumenregulation).

▶ **Merke

▶ **Merke:** Die Natriumkonzentration im Plasma ist eine außerordentlich wichtige Stellgröße zur Regulation des Intrazellularvolumens.

Natriumkonzentrationsstörungen mit Osmolalitätsveränderungen können zu **neurologischen Symptomen** führen.

Da besonders Neuronen des Zentralnervensystems sensibel auf Änderungen der Zellgröße reagieren, führen Natriumkonzentrationsstörungen mit den entsprechenden pathologischen Osmolalitätswerten vordringlich zu **neurologischen Symptomen**.

Aufnahme und Ausscheidung: Die normale Natriumzufuhr liegt bei 150 mmol/d, diese Menge wird wieder renal ausgeschieden.
Verteilung: Tab. I-10.1.

Aufnahme und Ausscheidung: Die normale Natriumzufuhr über die Nahrung liegt bei etwa 150 mmol/d, diese Menge wird im Allgemeinen auch wieder über den Urin ausgeschieden wird.

Verteilung: Siehe Tab. I-10.1.

▶ **Merke

▶ **Merke:** Die Plasma-Natrium-Konzentration liegt normalerweise zwischen **135–145 mmol/l.**

Regulation: Baro- und Volumenrezeptoren detektieren Volumenveränderungen und regulieren darüber die **renale Natriumausscheidung** (Tab. I-10.2). Unterschiede in der Natriumaufnahme von 10 bis 500 mmol/d können so kompensiert werden.

Regulation: Bei einer Natriumzufuhr über oder unter 150 mmol/d detektieren **Baro- und Volumenrezeptoren** auch kleine Volumenveränderungen, die mit dem veränderten Gesamtkörpernatrium einhergehen – die **Natriumausscheidung im Urin** nimmt dann entweder zu oder ab (Tab. I-10.2). Die Möglichkeiten der Niere zur Aufrechterhaltung der Natriumhomöostase sind so ausgeprägt, dass Unterschiede in der Natriumaufnahme von 10 bis 500 mmol/d ohne Änderungen des Extrazellulärvolumens bewältigt werden können.

Hyponatriämie

Hyponatriämie

▶ **Definition**

▶ **Definition:** Fällt die Plasma-Natrium-Konzentration auf < **130 mmol/l,** spricht man von Hyponatriämie.
- **leichte** Hyponatriämien: 120–130 mmol/l.
- **schwere** Hyponatriämien: 100–115 mmol/l (häufig bei SIADH).

Epidemiologie: Auf internistischen Stationen haben **9 %** der Patienten eine Hyponatriämie.
Ätiopathogenese: Der Hyponatriämie liegt eine **gestörte Wasserbalance** zugrunde.

Epidemiologie: Die Hyponatriämie ist bei stationären internistischen Patienten **sehr häufig** – etwa **9 %** (fast jeder 10. Patient!) sind betroffen.

Ätiopathogenese: Der Hyponatriämie liegt eine **gestörte Wasserbalance** zugrunde. Sie finden sich bei normalem, erniedrigtem und erhöhtem Gesamtkörpernatriumgehalt und -flüssigkeitsstatus. Entscheidend für die Beurteilung einer Hyponatriämie bleibt somit immer auch der Hydratationszustand des Patienten (Isovolämie, Hypervolämie oder Hypovolämie).
Die Normonatriämie wird physiologischerweise durch Regulation der Wasseraufnahme (Durst) und Wasserausscheidung (über Vasopressin = ADH, antidiuretisches Hormon, s. S. 855) aufrechterhalten. Die Hyponatriämie ist meist auf eine **Störung der ADH-vermittelten Wasserausscheidung** zurückzuführen, wobei differenziert werden kann zwischen:

Die Hyponatriämie ist meist auf eine **Störung der ADH-vermittelten Wasserausscheidung** zurückzuführen (inadäqate oder barorezeptorvermittelten ADH-Sekretion).

- einer inadäquat hohen ADH-Sekretion (Syndrom der inadäquaten ADH-Sekretion, SIADH, s. S. 734) mit konsekutiver Plasmavolumenexpansion (wobei bei SIADH üblicherweise keine Ödeme auftreten) und
- einer nerval barorezeptorvermittelten ADH-Sekretion bei Leberzirrhose, Herzinsuffizienz oder Volumenmangel, die dann die osmorezeptorvermittelte ADH-Regulation völlig überspielt.

Klassifikation: Hyponatriämien lassen sich anhand der Plasmaosmolalität einteilen in isoosmotische, hypoosmotische und hyperosmotische Hyponatriämien (Abb. I-10.3). Die hypoosmotischen können wiederum eingeteilt werden in:

- **Hyponatriämie bei absolutem oder relativem Wasserüberschuss = hypervolämisch (Überschuss an Gesamtkörpernatrium):**

  Bei Patienten mit Herzinsuffizienz, Leberzirrhose oder nephrotischem Syndrom kommt es bei verminderter Natriumexkretion mit dem Harn (Urin-Na < 10 mmol/l) zur **Natriumretention.** Störungen der Osmoregulation auf der Ebene der hypothalamischen Osmorezeptoren, der hypophysären ADH-Sekretion und/oder der renalen Exkretion freien Wassers führen sekundär zu einem Wasserüberschuss. Bei diesen Patienten verhält sich die Niere trotz Normo- oder Hypervolämie so, als wäre das extrazelluläre Volumen vermindert. Deshalb übersteigt die **Wasserretention** die Natriumretention, die über ein stimuliertes sympathisches Nervensystem ebenfalls zugenommen hat.

  Das verminderte effektive arterielle Blutvolumen dieser Patienten (durch vermindertes Herzzeitvolumen, periphere Vasodilatation, venöses Pooling im Splanchnikusbereich, verminderten onkotischen Druck des Plasmas) führt zu **vermehrter Flüssikeitsrückresorption** im proximalen Tubulus und Sammelrohr und stimuliert die ADH-Freisetzung, sodass schließlich völlig unphysiologisch große Wassermengen im Körper akkumulieren.

  Patienten mit fortgeschrittener Niereninsuffizienz können bei **vermehrter renaler Natriumexkretion** eine Hyponatriämie durch relativen Wasserüberschuss erleiden. Die stark verminderte Ultrafiltration bei deutlich reduzierter GFR erlaubt in der Regel nur ein Urinvolumen, das unter der täglichen Flüssigkeitszufuhr liegt. Auf diese Weise kann die Wasserbilanz schließlich deutlich positiv werden.

- **Hyponatriämie bei extrazellulärem Volumenmangel = hypovolämisch (Mangel an Gesamtkörpernatrium):**
  - **extrarenaler** Natrium- und Flüssigkeitsverlust (Urin-Na < 10 mmol/l): durch Erbrechen (Urin-Cl < 20 mmol/l), Diarrhö, Flüssigkeitssequestration in den dritten Raum (Sepsis, Pankreatitis, Peritonitis) oder Verbrennung.
  - **renalen** Natrium- und Flüssigkeitsverlust (Urin-Na > 20 mmol/l): durch Diuretikatherapie, Mineralokortikoidmangel, renal-tubuläre Azidose oder bei chronischer Nephritis.

- **Hyponatriämie bei Isovolämie (Gesamtkörpernatrium im Normbereich):** Bei diesen Patienten erweisen sich ADH-Sekretion oder -Wirkung als gestört.
  - **medikamentös:** erhöhte ADH-**Freisetzung** durch Chlorpropamid (v. a. bei Diabetikern), Clofibrat, Cyclophosphamid, Vincristin, Carbamazepin, Amitriptylin, Isoproterenol, Nikotin oder Morphin; erhöhte ADH-**Wirkung** durch Chlorpropamid, Cyclophosphamid (relativ häufig) oder Indometacin (auch andere nichtsteroidale Antiphlogistika).
  - **Syndrom der inadäquaten ADH-Sekretion** (SIADH), s. S. 734.

Klinik: Milde Hyponatriämien – wie sie bei schwereren Niereninsuffizienzen häufig vorkommen – verlaufen bei der Mehrzahl der Patienten asymptomatisch. Lethargie, Appetitlosigkeit, Übelkeit, Muskelschwäche und/oder Kopfschmerz können auftreten, wenn Plasma-Natrium-Werte auf < 120 mmol/l abfallen.

Bei **schweren** Hyponatriämien (< 110 mmol/l) drohen Bewusstseinstrübung, Koma und Grand-mal-Anfälle. Ausmaß und Schwere der Symptome sind maßgeblich vom Zeitraum abhängig, in dem sich die Hyponatriämie entwickelt. Schwere Hyponatriämien können sich **polysymptomatisch** erweisen, wenn sie innerhalb von wenigen Wochen entstehen, oder **oligosymptomatisch** verlaufen, wenn sie sich über viele Monate entwickelt haben (Salzverlustniere bei chronischer Niereninsuffizienz unter Salzrestriktion).

Diagnostik: Wegweisend ist die Bestimmung der Elektrolyte (Plasma und Urin), Plasmaosmolalität, Nierenfunktionsparameter sowie eine genaue Beurteilung des Volumenstatus. Anamnestisch ist nach Hinweisen auf eine Grunderkrankung, nach Medikamenteneinnahmen sowie Volumentherapien zu fahnden. Ferner muss über die Krankenunterlagen versucht werden, etwas über den Zeitraum der Entwicklung der Störung herauszufinden.

Klassifikation:

- **Hyponatriämie bei absolutem oder relativem Wasserüberschuss** (Überschuss an Gesamtkörpernatrium): z. B. bei Herzinsuffizienz, Leberzirrhose oder nephrotischem Syndrom, chronischem Nierenversagen.

- **Hyponatriämie bei extrazellulärem Volumenmangel** (Mangel an Gesamtkörpernatrium):
  - **extrarenal:** z. B. Erbrechen, Diarrhö, Sepsis, Pankreatitis, Peritonitis, Verbrennung
  - **renal:** z. B. Diuretika, Mineralokortikoidmangel.

- **Hyponatriämie bei Isovolämie** (Gesamtkörpernatrium im Normbereich):
  - **medikamentös:** z. B. Clofibrat, Cyclophosphamid, Amitriptylin, Morphin
  - **SIADH.**

Klinik: Milde Hyponatriämien verlaufen meist asymptomatisch. Bei Plasma-Natrium-Werten < 120 mmol/l können Lethargie, Appetitlosigkeit, Übelkeit, Muskelschwäche, Kopfschmerz auftreten. Bei **schweren** Hyponatriämien (< 110 mmol/l) drohen Bewusstseinstrübung, Koma und Grand-mal-Anfälle. Sie können je nach Entstehungszeitraum **poly-** oder **oligosymptomatisch** verlaufen.

Diagnostik: Es werden Elektrolyte, Plasmaosmolalität, Nierenfunktionsparameter und der Volumenstatus beurteilt. Anamnestisch ist nach Ursachen zu fahnden.

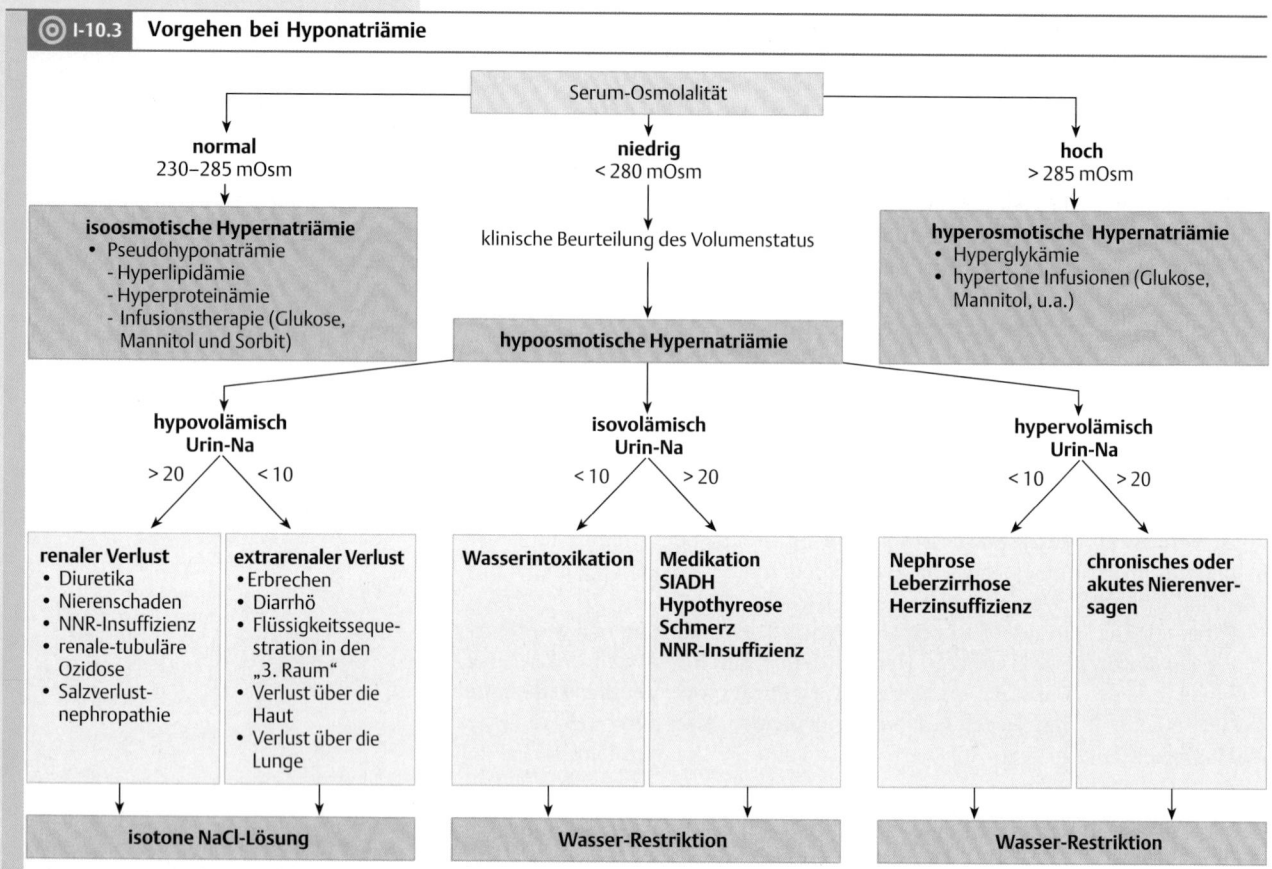

I-10.3 Vorgehen bei Hyponatriämie

(Flussdiagramm:)

Serum-Osmolalität

- **normal** 230–285 mOsm
  - **isoosmotische Hypernatriämie**
    - Pseudohyponatriämie
      - Hyperlipidämie
      - Hyperproteinämie
      - Infusionstherapie (Glukose, Mannitol und Sorbit)
  - **hypovolämisch** Urin-Na
    - > 20: **renaler Verlust**
      - Diuretika
      - Nierenschaden
      - NNR-Insuffizienz
      - renale-tubuläre Ozidose
      - Salzverlustnephropathie
    - < 10: **extrarenaler Verlust**
      - Erbrechen
      - Diarrhö
      - Flüssigkeitssequestration in den „3. Raum"
      - Verlust über die Haut
      - Verlust über die Lunge
    - → **isotone NaCl-Lösung**

- **niedrig** < 280 mOsm
  - klinische Beurteilung des Volumenstatus
  - **hypoosmotische Hypernatriämie**
  - **isovolämisch** Urin-Na
    - < 10: **Wasserintoxikation**
    - > 20: **Medikation SIADH Hypothyreose Schmerz NNR-Insuffizienz**
    - → **Wasser-Restriktion**

- **hoch** > 285 mOsm
  - **hyperosmotische Hypernatriämie**
    - Hyperglykämie
    - hypertone Infusionen (Glukose, Mannitol, u.a.)
  - **hypervolämisch** Urin-Na
    - < 10: **Nephrose Leberzirrhose Herzinsuffizienz**
    - > 20: **chronisches oder akutes Nierenversagen**
    - → **Wasser-Restriktion**

Therapie: Bei **nicht symptomatischen** Patienten reicht eine **Wasserrestriktion** zur Behandlung aus.

Liegt **keine schwere neurologische Symptomatik** vor, sollte die Korrektur **langsam** erfolgen (max. 10–12 mmol/24 h), da sonst das Risiko einer **pontinen Myelinolyse** besteht.

Bei **schwerster Symptomatik** ist eine **schnellere** Korrektur indiziert (1–2 mmol/h in den ersten 3–4 h).

▶ **Merke**

Therapie: Die Vorstellungen über die Therapie der Hyponatriämie bleiben teilweise immer noch kontrovers. Früher galt, dass rasch entstandene Hyponatriämien rasch und langsam entstandene langsam korrigiert werden sollten. Allerdings führt die zu langsame und vor allem die zu späte Korrektur der Hyponatriämie zu einer Zunahme der Morbidität und der Mortalität bei schwer symptomatischen Patienten (i. d. R. mit Hirnödem), da schwere Hyponatriämien mit Hirnschwellung und metabolischen Störungen der Hirnzellen und zerebraler Hypoxie assoziiert sind.

Bei **nicht symptomatischen** Patienten reicht eine **Wasserrestriktion** zur Behandlung aus.

Liegt **keine schwere neurologische Symptomatik** vor, fehlt ein Hirnödem oder gibt es Hinweise darauf, dass sich die Hyponatriämie über einen längeren Zeitraum (> 2–3 Tage) entwickelt hat, ist eine schnelle Korrektur der Hyponatriämie kontraindiziert. Bei zu schneller Korrektur (> 0,5 mmol/h während der ersten 24 h oder > 10–12 mmol/24 h) der Hyponatriämie besteht das Risiko der Entstehung einer **pontinen Myelinolyse** (osmotische Demyelinisierung), die klinisch durch Dysarthrie, Dysphagie, Para- oder Tetraparese, Verhaltensauffälligkeiten, Lethargie oder Koma gekennzeichnet ist. Die Prognose ist sehr schlecht – Erholungen sind nur in Einzelfällen beschrieben, eine Restitutio ad integrum ist praktisch unmöglich.

Nur **bei schwerster Symptomatik** mit raschem Natriumabfall, der häufig von einem Hirnödem begleitet wird, ist eine **schnellere Korrektur** indiziert, da eine zu langsame und vor allem eine zu späte Korrektur der Hyponatriämie eine Zunahme der Morbidität und der Mortalität zur Folge hat. Das Natrium sollte während der ersten 3–4 Stunden um **1–2 mmol/h** bis zur Besserung der Symptomatik angehoben werden. Dies kann durch Verabreichung einer hyperosmolaren NaCl-Lösung erfolgen.

▶ **Merke:** Eine Überkorrektur > 140 mmol/l ist auf jeden Fall immer zu vermeiden wegen der Gefahr bleibender neurologischer Schäden (s. o.).

Erste klinische Studien mit ADH-Antagonisten (z.B. Tolvaptan) ließen eine effektive Korrektur akuter und chronischer Hyponatriämien erwarten (derzeit in Deutschland noch nicht zugelassen).

> ▶ **Merke:** Ganz allgemein sollte beachtet werden, dass die überwiegende Zahl von Hyponatriämien mit einem Wasserüberschuss einhergeht. Deshalb ist die Flüssigkeitsrestriktion die wichtigste therapeutische Maßnahme (< 700 ml/24 h).

◀ Merke

Sonderformen

Hyponatriämie und primäre Polydipsie: Dabei handelt es sich um eine Störung, bei der es zu exzessiver Flüssigkeitszufuhr mit konsekutiv supprimierter ADH-Sekretion und Polyurie kommt. Mögliche Ursachen sind psychiatrische Erkrankungen oder ein sehr seltener hypothalamischer Defekt mit exzessiv gesteigertem Durstgefühl.

Patienten mit primärer Polydipsie (bei Polyurie und exzessivem Durst) zeigen häufig **normale** oder nur **leicht erniedrigte Plasma-Natrium-Werte**, solange die Trinkmenge die renale Wasserausscheidung nicht wesentlich übersteigt. Fatale Hyponatriämien sind bei diesen Patienten möglich, wenn die Nierenfunktion stärker eingeschränkt ist. Es besteht eine normale Beziehung zwischen Serum-ADH und Plasmaosmolalität (daher keine Indikation zur ADH-Therapie bei partieller ADH-Resistenz).

Pseudohyponatriämie: Meist isoosmotische Hyponatriämie als Ergebnis osmotischer Effekte durch Hyperglykämie, Behandlung mit Mannitol, Glycin, Sorbitol oder Folge der Veränderung des relativen Wassergehaltes des Blutplasmas bei exzessiver Hypertriglyzeridämie oder Hyperproteinämie.

Diese Form der Hyponatriämie kann entweder mit einer normalen oder einer erhöhten Plasmaosmolalität einhergehen.

- Erniedrigte Plasma-Natrium-Werte bei **normaler Plasmaosmolalität** finden sich nach transurethraler Prostata- und Blasenresektion (Sorbit-Effekt) sowie bei ausgeprägter Hyperlipidämie und Hyperproteinämie. Ionenselektive Elektroden erlauben mittlerweile eine Natriumbestimmung auch bei exzessiver Hyperlipoproteinämie und Hyperproteinämie.
- Erniedrigte Plasma-Natrium-Werte bei **normaler oder erhöhter Plasmaosmolalität** sieht man bei Hyperglykämie sowie Therapie mit hypertoner Mannit-Lösung, die heute allerdings nur noch selten verordnet wird.

Wird während einer Hyperglykämie Wasser aus dem intrazellulären in den extrazellulären Raum verschoben, ergibt sich eine Hyponatriämie, ohne dass sich Gesamtkörpernatrium und Gesamtkörperwasser verändert hätten. Steigt der Blutglukosewert um 62,5 mg/dl an, geht die Plasma-Natrium-Konzentration um 1 mmol/l zurück (Natriumabfall um 1,6 mmol/l pro 100 mg/dl Blutglukoseerhöhung).

> ▶ **Merke:** Die Hyponatriämie bei erhöhten Blutzuckerspiegeln lässt sich daher durch **konsequente Blutzuckernormalisierung** (und keinesfalls durch Kochsalzzufuhr) beseitigen.

◀ Merke

Hypernatriämie

> ▶ **Definition:** Steigt das Plasma-Natrium > **150 mmol/l** an, spricht man von Hypernatriämie. Schwere Hypernatriämien treten seltener auf als schwere Hyponatriämien auf, allerdings weist die Hypernatriämie eine höhere Morbidität und Mortalität auf.

◀ Definition

Ätiopathogenese: Hypernatriämien können durch **Wasserverlust** oder **Natriumretention** bedingt sein (Tab. I-10.4). Sie finden sich ebenfalls bei normalem, erhöhtem und erniedrigtem Gesamtkörpernatrium.

Sonderformen

Hyponatriämie und primäre Polydipsie: Störung mit exzessiver Flüssigkeitszufuhr und konsekutiv supprimierter ADH-Sekretion sowie Polyurie. Mögliche Ursachen: psychiatrische Erkrankungen, hypothalamischer Defekt.
Die Plasma-Natrium-Werte sind häufig **normal** oder nur **leicht erniedrigt**, solange die Trinkmenge die renale Wasserausscheidung nicht wesentlich übersteigt.

Pseudohyponatriämie: Erniedrigte Plasma-Natrium-Werte finden sich bei
- **normaler Plasmaosmolalität:** nach transurethraler Prostata- und Blasenresektion, bei ausgeprägter Hyperlipidämie und Hyperproteinämie
- **erhöhter Plasmaosmolalität:** bei Hyperglykämie und Therapie mit hypertoner Mannit-Lösung (selten).

Hypernatriämie

Ätiopathogenese: s Tab. I-10.4.

≡ I-10.4   Ursachen der Hypernatriämie

Wasserverlust

- insensibler Verlust
  - starkes Schwitzen (z. B. Fieber)
  - Verbrennungen
- renaler Verlust
  - zentraler Diabetes insipidus
  - nephrogener Diabetes insipidus
  - osmotische Diurese (Hyperglykämie, Mannittherapie)
- Flüssigkeitsverlust über den Gastrointestinaltrakt
- Erkrankungen des Hypothalamus

Natriumretention

- Infusion hypertoner NaCl- oder $NaHCO_3$-Lösungen
- gesteigerte orale Natriumzufuhr

Eine Hypernatriämie geht mit **Hyperosmolalität** und **Flüssigkeitsverschiebung** aus dem Intra- in den Extrazellulärraum einher.

Hypernatriämie geht mit **Hyperosmolalität** und **Flüssigkeitsverschiebung** aus dem Intra- in den Extrazellulärraum einher. Der Anstieg der Plasmaosmolalität > 295 mosmol/kg führt zu vermehrtem Durst und damit zur gesteigerten Flüssigkeitsaufnahme. So trinken Patienten mit zentralem Diabetes insipidus 10–12 l/d, um einen Anstieg der Plasmaosmolalität zu verhindern. Werden daher Patienten mit hypotonem Flüssigkeitsverlust (Diarrhö, exzessives Schwitzen, osmotische Diurese) hypernatriämisch, so fehlt ihnen entweder die Möglichkeit der adäquaten Flüssigkeitszufuhr oder der Durstmechanismus ist nachhaltig gestört.

Klinik: Es finden sich Symptome wie Ruhelosigkeit/Lethargie, Übererregbarkeit, Ataxie oder zerebrale Krampfanfälle.

Klinik: Je nach der Schwere der Hypernatriämie und Hyperosmolalität finden sich Symptome wie Ruhelosigkeit/Lethargie, Übererregbarkeit, Ataxie oder zerebrale Krampfanfälle. Die Mortalität erweist sich über die zugrunde liegende Elektrolytstörung als hoch (bei Plasma-Natrium > 160 mmol/l: Mortalität > 50 %). Die zerebralen Probleme können auch nach erfolgreicher Therapie der Hypernatriämie noch längere Zeit fortbestehen.

Diagnostik: Wie bei Hyponatriämie (S. 969).

Diagnostik: Siehe Vorgehen bei Hyponatriämie (S. 969).

Therapie: s. Abb. **I-10.4**

Therapie: Abhängig von der Grundstörung wird hypotone NaCl-Lösung, freies Wasser, oder Diuretika in Kombination mit freiem Wasser verordnet. Freies Wasser wird in Form von 5 %iger Glukoselösung infundiert (die Glukose wird metabolisiert, freies Wasser bleibt zurück) (Abb. **I-10.4**).

◎ I-10.4   Vorgehen bei Hypernatriämie

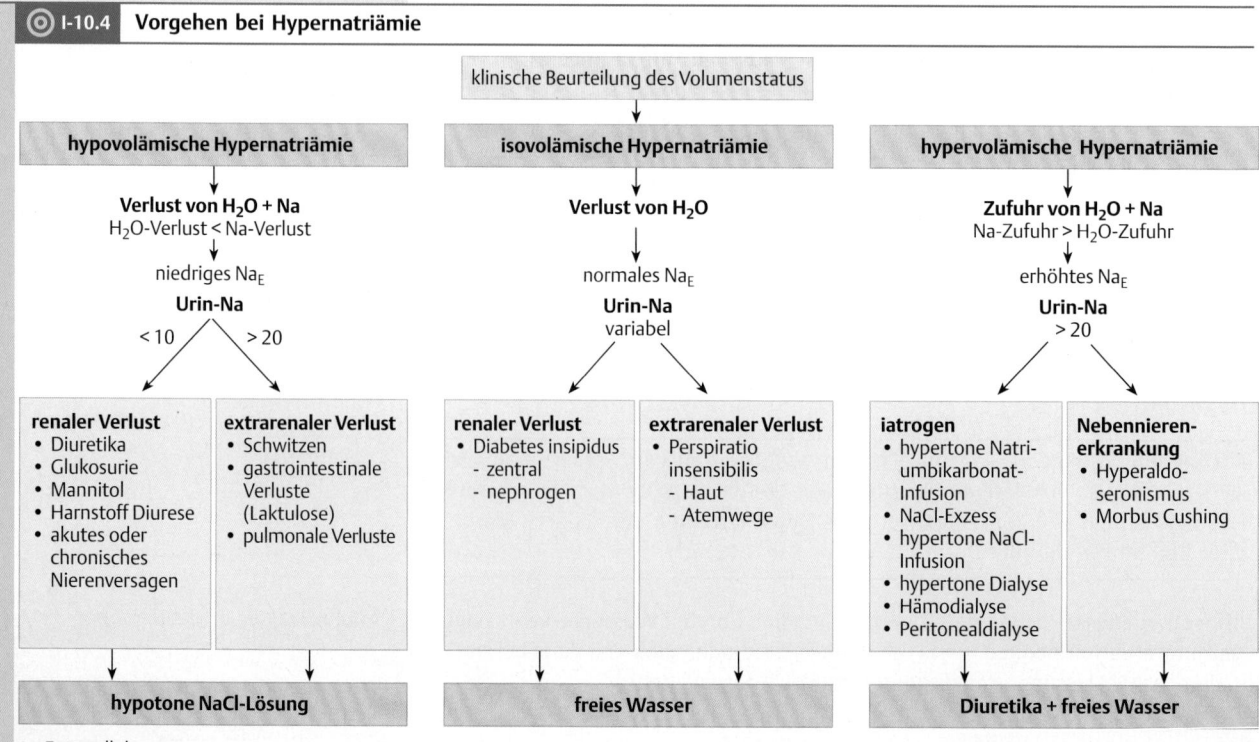

_E = Extrazellularraum

10.2.2 Kalium

Bedeutung: Kalium ist das Hauptkation des Intrazellulärraums und wird als wichtig für die Regulation der zellulären Protein- und Glykogensynthese angesehen. Renale Tubuluszellen reagieren nur adäquat auf ADH, wenn intrazellulär keine unphysiologisch niedrigen Kaliumkonzentrationen bestehen. Im Übrigen sind zelluläre Erregbarkeit (Ruhemembranpotenzial) und die neuromuskuläre Transmission von einem physiologischen Verhältnis der intra- zu extrazellulären Kaliumkonzentration abhängig.

Aufnahme und Ausscheidung: Mit der Nahrung werden täglich etwa 0,75–1,25 mmol Kalium/kg KG aufgenommen. Bei intakter Nierenfunktion werden etwa 90 % der zugeführten Kaliummenge renal und 10 % enteral ausgeschieden, sodass die extra- und intrazelluläre Kaliumkonzentration konstant gehalten werden kann.

Verteilung: Der Gesamtkörper-Kaliumgehalt liegt bei 58 mmol/kg KG, wobei Frauen einen etwa 25 % niedrigeren und Patienten in höherem Lebensalter (> 65 Jahre) einen etwa 20 % niedrigeren Kaliumgehalt aufweisen. Kalium findet sich hauptsächlich **intrazellulär** (98 %). Verschiebungen von Kalium aus dem Intra- in den Extrazellulärraum und umgekehrt machen Hyper- und Hypokaliämien bei normalem Gesamtkörper-Kaliumgehalt möglich.

> ▶ **Merke:** Der Normbereich der Plasma-Kalium-Konzentration liegt zwischen **3,5–5,0 mmol/l**. Die intrazelluläre Kaliumkonzentration beträgt 150–155 mmol/l.

Regulation: Das Nahrungskalium wird nahezu vollständig im Dünndarm reabsorbiert. Die Fähigkeit, eine physiologische extrazelluläre Kaliumkonzentration aufrechtzuerhalten, hängt von verschiedensten homöostatischen Mechanismen ab (Anpassung der renalen Kaliumausscheidung an die tägliche Kaliumaufnahme, Regulation der Verteilung des Kaliums zwischen Intra- und Extrazellulärraum). Im Verlauf des Tubulus wird nahezu das gesamte filtrierte Kalium rückresorbiert, das Sammelrohr ist der Ort der Kaliumausscheidung: Natriumkanäle (aldosteron- und flussabhängig, ohne Kotransport von Chlorid) spielen die wesentliche Rolle für die Generierung eines elektrochemischen Gradienten, der die Exkretion von Kalium über spezielle Ionenkanäle fördert. Ein geringer Anteil wird über den Stuhl ausgeschieden. Umgekehrt führt ANP, Volumenbelastung und Aldosteronblockade zu einer Natriurese und konsekutiv erhöhter Rückresorption von Kalium. Zu weiteren wesentlichen Regulationsmechanismen, die die intra- und extrazelluläre Kaliumbalance beeinflussen, siehe Tab. I-10.5.

≡ I-10.5	Hauptfaktoren mit Einfluss auf transmembranöse Verschiebungen von Kalium	
	Einflussgröße	*Mechanismus*
physiologisch	Plasmakalium	erhöhte Plasmakaliumwerte stimulieren die zelluläre Kaliumaufnahme
	Katecholamine	β_2-Rezeptoren stimulieren die Na-K-ATPase
	Insulin	stimuliert die Na-K-ATPase
pathologisch	Azidose/Alkalose	Aufnahme und Abgabe von Protonen in und aus der Zelle führt zu gegensinnigem Kaliumtransport, um Elektroneutralität zu wahren
	Zelluntergang	nekrotische Zellen setzen Kalium frei
	Hyperosmolalität	Wasser, das aus den Zellen strömt, reißt Kalium mit sich (solvent drag)

Hypokaliämie

> ▶ **Definition:** Ein Abfall der Plasma-Kalium-Konzentration < **3,5 mmol/l** wird als Hypokaliämie bezeichnet.

10.2.2 Kalium

Bedeutung: Kalium ist das Hauptkation des Intrazellulärraums und wird als wichtig für die Regulation der zellulären Protein- und Glykogensynthese angesehen.

Aufnahme und Ausscheidung: 90 % des zugeführten Kaliums werden renal, 10 % enteral ausgeschieden.

Verteilung: Kalium findet sich hauptsächlich **intrazellulär** (98 %).

◀ Merke

Regulation: Wesentliche Regulationsmechanismen, die die intra- und extrazelluläre Kaliumbalance beeinflussen, zeigt Tab. **I-10.5**.

Hypokaliämie

◀ Definition

Ätiopathogenese: Verteilungsstörungen oder renale oder gastrointestinale Kaliumverluste.

Ätiopathogenese: Hypokaliämien können durch eine Verteilungsstörung (Verschiebung von Kalium aus dem Extra- in den Intrazellulärraum, sog. Redistributionshypokaliämie) bedingt sein oder durch renalen oder gastrointestinalen Kaliumverlust hervorgerufen werden.

- **Verteilungsstörungen:** metabolische Alkalose, Therapie mit Insulin (und Glukose)

- **Verteilungsstörungen:**
  - **metabolische Alkalose:** Protonen werden im Austausch gegen Kalium aus den Zellen geschleust (Diuretika, Erbrechen, gastrale Sonden, Mineralkortikoidexzess, Penicillin-Derivate).

▶ Merke

▶ **Merke:** Dies erlaubt aber nicht den Umkehrschluss, dass eine metabolische Alkalose immer mit einer Hypokaliämie und eine metabolische Azidose immer mit einer Hyperkaliämie vergesellschaftet wäre!
(Bei folgenden Ursachen einer metabolischen Azidose sind Hypokaliämien typisch: Diarrhö, Laxanzien [Verlust über distales Kolon], renal-tubuläre Azidose, salt-wasting-nephropathies, Ketoazidose, Laktatazidose.)

- **Therapie mit Insulin**

- **renale Kaliumverluste:** primärer Hyperaldosteronismus, Diuretikatherapie

- **Therapie mit Insulin** (und Glukose): Insulin erhöht die Aktivität der Natrium-Kalium-ATPase (Tab. **I-10.5**).
- **renale Kaliumverluste:**
  - **primärer Hyperaldosteronismus** (s. S. 807).
  - **Diuretikatherapie:** Die reduzierte tubuläre Natriumrückresorption führt neben der größeren Urinausscheidung auch zu Kaliumverlusten (Kaliumausscheidung nimmt mit dem tubulären Flüssigkeitsfluss zu). Außerdem kann sich unter Diuretika ein sekundärer Hyperaldosteronismus entwickeln.

- **enterale Kaliumverluste:** direkt (z. B. Diarrhö) oder indirekt (z. B. Kaliumverschiebungen durch metabolisch Alkalose bei Erbrechen).

- **enterale Kaliumverluste:** entweder direkt (Kaliumverlust über das distale Kolon, z. B. bei Diarrhö oder Laxanzientherapie) oder indirekt (Kaliumverschiebung nach intrazellulär durch metabolische Alkalose bei Erbrechen oder gastralen Sonden = Protonenverlust).

▶ Merke

▶ **Merke:** Hypokaliämien beruhen selten auf einer verminderten Kaliumzufuhr mit der Nahrung.

Klinik: meist symptomlos; selten kommt es zu Müdigkeit, Schwächegefühl, Muskelkrämpfen oder kardialen Symptomen. Es entwickelt sich eine Kohlenhydratintoleranz.

Klinik: Milde Hypokaliämien (3,0–3,5 mmol/l) verlaufen meist symptomlos. Selten klagen Patienten über Müdigkeit, Schwächegefühl, Muskelkrämpfe oder kardiale Symptome (gesteigerte Digitalisempfindlichkeit, Neigung zu ventrikulären Arrhythmien, Flimmergefahr, auch bei Herzgesunden). Da Hypokaliämie die Insulinsekretion beeinträchtigt, entwickelt sich eine Kohlenhydratintoleranz.

Diagnostik: Wichtige Laboruntersuchungen: Bestimmung der **Plasmaelektrolyte** Natrium, Kalium, Chlorid sowie der **Säure-Base-Status**. Die Kaliumausscheidung im **Urin** gibt Auskunft über einen extrarenalen oder renalen Kaliumverlust. Das **EKG** gibt Hinweise auf die intrazelluläre Kaliumkonzentration (Abb. **I-10.5**).

Diagnostik: In der Anamnese muss nach Hinweisen auf Erbrechen, Diarrhö und Diuretikaeinnahme geachtet werden. Wichtige Laboruntersuchungen sind die Bestimmung der **Plasmaelektrolyte** Natrium, Kalium und Chlorid sowie der **Säure-Base-Status**; ggf. können zum Nachweis oder Ausschluss eines Diuretikaabusus die Diuretikametaboliten im Urin bestimmt werden. Eine niedrige Kaliumausscheidung (< 20 mmol/l) im **Urin** weist auf extrarenale Kaliumverluste hin, während eine Kaliumkonzentration > 20 mmol/l im Urin für renale Kaliumverluste spricht. Die intrazellulären Kaliumkonzentration lässt sich in Grenzen aus dem **EKG**-Bild abschätzen (Abb. **I-10.5**).

◎ I-10.5

◎ **I-10.5**   **Veränderungen des EKG-Bildes bei fallenden Kaliumwerten**

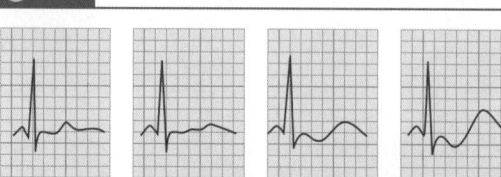

K⁺ 2,8 mmol/l   K⁺ 2,5 mmol/l   K⁺ 2,0 mmol/l   K⁺ 1,7 mmol/l

$K^+ < 2,8$ mmol/l bis $K^+ < 2,5$ mmol/l: Zunehmende TU-Verschmelzungswelle. $K^+ < 2,0$ mmol/l bis $K^+ < 1,7$ mmol/l: Ausgeprägte U-Wellen-Bildung bei progredienter T-Negativierung

Therapie: Je nach Ausmaß der Hypokaliämie erfolgt die **Kaliumsubstitution** oral oder intravenös mit **Kaliumchlorid**. Bei milder und asymptomatischer Hypokaliämie genügt meist eine **kaliumreiche Ernährung**. Die intravenöse Substitution muss langsam erfolgen (max. 20 mmol Kalium/h), da die Gefahr von potenziell lebensbedrohlichen Herzrhythmusstörungen auch beim Herzgesunden besteht.

Das Plasma-Kalium sollte dabei kurzfristig kontrolliert und weitere EKGs geschrieben werden.

Bei thiazidbedingter Hypokaliämie wird häufig empfohlen, auf kaliumsparende Diuretika umzusetzen, als eine Kaliumsubstitution bei weiterer Thiazidgabe fortzuführen (Zunahme des renalen Kaliumverlustes mit der Höhe der Kaliumsubstitution). Allerdings muss das Risiko einer Hyperkaliämie unter kaliumsparenden Diurtika bedacht werden.

Ursächliche Störungen des Säure-Basen-Haushaltes (z. B. Alkalose) oder hormonelle Entgleisungen (z. B. primärer Hyperaldosteronismus) müssen zusätzlich medikamentös oder chirurgisch behandelt werden.

Hyperkaliämie

▶ **Definition:** Bei Plasma-Kalium-Werten > **5,0 mmol/l** spricht man von Hyperkaliämie. Werte > 7,5 mmol/l sind lebensbedrohlich.

Ätiopathogenese: Die Hyperkaliämie resultiert aus einer vermehrten Zufuhr, Verteilungsstörungen (Mobilisierung von Kalium aus dem Intra- in den Extrazellulärraum) und einer verminderten Ausscheidung.

- **vermehrte Kaliumzufuhr:** oral oder intravenös (cave: bei zu rascher Zufuhr droht eine fatale Hyperkaliämie).
- **Verteilungsstörungen:** z. B. durch metabolische oder respiratorische Azidose, Insulinmangel, Hyperglykämie, Katabolismus, Medikamente wie β-Rezeptoren-Blocker, Arginin-HCl, Succinylcholin oder Digitalisintoxikation.

▶ **Merke:** Die metabolische Azidose führt nicht zwangläufig zu einer Hyperkaliämie! Die begleitende Kaliumverschiebung hängt von der Art der zugrunde liegenden Säure ab – gerade bei schweren, lebensbedrohlichen Azidosen durch organische Säuren (Laktat, Ketokörper) können ausgeprägte Hypokaliämien auftreten!
(Bei Azidosen durch organische Säuren [Ketosäuren, Milchsäure] ist das begleitende Anion für die Zellwand permeabel, somit kommt es nicht zu einem Shift von Kalium aus der Zelle. Bei mineralischen Säuren ist dagegen meist mit einer Hyperkaliämie zu rechnen.)

- **verminderte Ausscheidung:** z. B. bei Niereninsuffizienz, Hypoaldosteronismus, durch Medikamente wie ACE-Inhibitoren, Cyclosporin, Heparin, Prostaglandin-Synthesehemmer.

Klinik: Neurologische und muskuläre Sörungen: Mit Anstieg der Plasma-Kalium-Konzentration nimmt das Membranpotenzial ab, was **Muskelschwäche** und **Paralysen** zur Folge hat (beginnend an besonders dicht innervierten Muskelgruppen – perioral, periorbital, Hände, mit Ausbreitung auf übrige Muskulatur); **kardiale** Symptome wie Herzrhythmusstörungen (harmlose Extrasystolie bis hin zu malignen Tachykardien oder Kammerflimmern) treten in Abhängigkeit von der Plasma-Kaliumkonzentration und des intra-/extrazellulären Kaliumquotienten auf.

Diagnostik: Bei der Beurteilung der Ergebnisse einer **Kaliumbestimmung** sollte eine renale Funktionseinschränkung oder eine Azidose berücksichtigt werden. Ein Bestimmungsfehler durch inadäquate Blutentnahme oder durch zu langes Stehen der Blutprobe sollte ausgeschlossen werden. Im **EKG** finden sich mit zunehmender Kaliumkonzentration typische Befunde (Abb. **I-10.6**).

Therapie: Je nach Ausmaß der Hypokaliämie erfolgt die **Kaliumsubstitution** oral oder intravenös mit **Kaliumchlorid**. Bei milder Hypokaliämie genügt eine **kaliumreiche Ernährung**.

Bei thiazidbedingter Hypokaliämie kann auf kaliumsparende Diuretika umgesetzt werden.

Ursächliche Störungen des Säure-Basen-Haushaltes oder hormonelle Entgleisungen müssen zusätzlich behandelt werden.

Hyperkaliämie

◀ **Definition**

Ätiopathogenese:

- **vermehrte Kaliumzufuhr:** oral oder intravenös
- **Verteilungsstörungen:** z. B. Azidose, Insulinmangel, Katabolismus, Medikamente

◀ **Merke**

- **verminderte Ausscheidung:** z. B. Niereninsuffizienz, Hypoaldosteronismus, Medikamente.

Klinik: Es treten **neurologische und muskuläre** (beginnend an der unteren Extremität) und **kardiale** Symptome auf.

Diagnostik: Bei der Beurteilung der **Kaliumbestimmung** sollten eine renale Funktionseinschränkung oder eine Azidose berücksichtigt und Bestimmungsfehler ausgeschlossen werden. Im **EKG** finden sich typische Befunde (Abb. **I-10.6**).

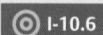

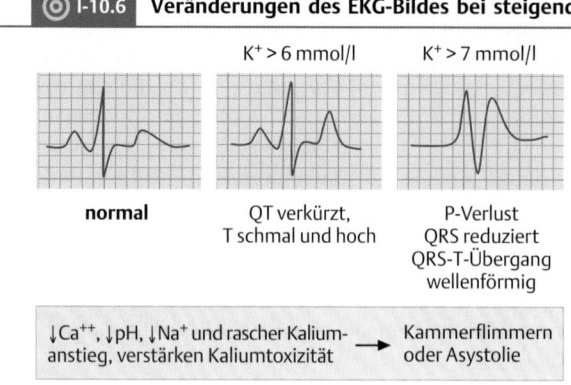

I-10.6   Veränderungen des EKG-Bildes bei steigenden Kaliumwerten

$K^+ > 6$ mmol/l $K^+ > 7$ mmol/l

normal

QT verkürzt,
T schmal und hoch

P-Verlust
QRS reduziert
QRS-T-Übergang
wellenförmig

↓Ca^{++}, ↓pH, ↓Na^+ und rascher Kaliumanstieg, verstärken Kaliumtoxizität → Kammerflimmern
oder Asystolie

Therapie: Die wichtigsten Akutmaßnahmen sind die **Hämodialyse** mit kaliumarmen Dialysat und die **Infusion von Glukose/Insulin.** Außerdem können **Kalziumglukonat** (nur bei Patients ohne Herzglykosideinnahme) und **Natriumbikarbonat** eingesetzt werden.

Therapie: Eine Behandlungsindikation besteht bei Plasma-Kalium-Werten > 6,0 mmol/l, vor allem bei Hyperkaliämiezeichen im EKG. Die schnellste Akutmaßnahme bietet die Infusion von Glukose + Insulin (1 IE Alt-Insulin pro 2 g Glukose). Eine hypertone 10 %ige Kochsalzlösung führt zu kurzfristiger Besserung der Symptome. Kalziumglukonat (5–10 %ig) sollte nur eingesetzt werden, wenn der Patient sicher keine Herzglykoside einnimmt und ein EKG-Monitoring möglich ist. Natriumbikarbonat (40–100 ml, 8,4 %ig) zum Azidoseausgleich senkt ebenfalls rasch das extrazelluläre Kalium.

▶ Merke

▶ **Merke:** Alle diese Maßnahmen verschieben Kalium in den Intrazellularraum, das Gesamt-Körperkalium wird dabei aber nicht gesenkt! Nach einiger Zeit kommt es erneut zur Umverteilung und das Plasma-Kalium steigt wieder an.

Diuretika kommen infrage, wenn durch die Niere noch eine ausreichende Wasserausscheidung möglich ist. Die Gabe von **Kationenaustauschern** eignet sich nicht zur Akuttherapie.

Eine Senkung des Körperkaliums kann mit **Diuretika** erreicht werden. Sie kommen allerdings nur infrage, wenn durch die Niere noch eine ausreichende Wasserausscheidung möglich ist. Die Gabe von **Kationenaustauschern** in Natrium- und Kalziumphase (3–4 × 15–30 g per os oder als Klysma) reduziert zwar effektiv das extrazelluläre Körperkalium, eignet sich aber besonders per os nicht zur Akuttherapie, da der Plasma-Kalium-Spiegel zu langsam sinkt. Wenn die Nierenfunktion höhergradig eingeschränkt ist, kann häufig nur über **Hämodialyse** mit Einsatz eines kaliumarmen Dialysats eine rasche und adäquate Senkung des Plasmakaliums erreicht werden.

10.2.3 Kalzium

10.2.3 Kalzium

Grundlagen

Grundlagen

Bedeutung: beteiligt an der Blutgerinnung, der Erregung von Muskeln und Nerven sowie an der Aktivierung einiger Enzyme und Hormone.

Bedeutung: Mit einem Körperbestand von 1–1,1 kg erweist sich Kalzium als der mengenmäßig am stärksten vertretene Mineralstoff im menschlichen Organismus. Kalzium ist an der Blutgerinnung, an der Erregung von Muskeln und Nerven sowie an der Aktivierung einiger Enzyme und Hormone beteiligt. Die Normwerte im Blut liegen bei 2,2–2,65 mmol/l. Sie werden durch die Hormone Calcitriol (Vitamin $D_{1,25}$), Kalzitonin und Parathormon reguliert (s. S. 772).

Aufnahme und Ausscheidung: Das täglich aufgenommene Kalzium wird zu 75 % über den Stuhl und zu 25 % über den Urin ausgeschieden.

Aufnahme und Ausscheidung: Über den Darm nehmen wir täglich etwa 25 mmol Kalzium auf. Davon werden im Darm 25 % resorbiert, der Rest über den Stuhl ausgeschieden. (Der Kalziumtransport im Darm läuft bidirektional in beiden Richtungen ab, da Kalzium im oberen Dünndarm sowohl resorbiert als auch sezerniert werden kann. Die Summe der beiden Vorgänge führt zur Nettoresorption. Bei einer ausgeglichenen Kalziumbalance scheiden wir die gesamte im Darm resorbierte Kalziummenge über die Nieren aus.) Dies bedeutet: Das täglich aufgenommene Kalzium wird zu 75 % über den Stuhl und zu 25 % über den Urin wieder vollständig aus dem Organismus entfernt.

Verteilung: Etwa **99 %** des Gesamtkörper-Kalziums befinden sich im **Skelettsystem**, etwa 1 % finden sich **extrazellulär** und weniger als 0,1 % des Gesamtkörper-Kalziums entfallen auf die **intrazelluläre** Flüssigkeit.

Etwa 45 % des **Plasma-Kalziums** liegen **proteingebunden** vor, ca. 5 % sind an entsprechende **Anionen** (Phosphat, Chlorid, Azetat) gebunden. Ungefähr 50 % liegen als **freies (ionisiertes) Kalzium** vor. Kalzium bindet vorwiegend an **Albumin** (0,8–1,0 mg Kalzium/g Albumin), während zu Globulinen nur eine geringe Affinität besteht (0,2–0,3 mg Kalzium/g Protein).

Daher entwickeln sich bei hypoproteinämischen und vor allem hypalbuminämischen Krankheitsbildern Hypokalzämien, die nicht durch Kalziumsubstitution korrigiert werden können (s. u.).

Regulation: Die Regulation des Kalziumspiegels erfolgt durch die 3 **Hormone** Parathormon (PTH), $1,25(OH)_2$-Vitamin D_3 (Kalzitriol) und Kalzitonin eingebunden (Näheres s. S. 772 und S. 773).

Hypokalzämie

▶ **Definition:** Eine Erniedrigung der Plasmakalziumwerte auf < **2,2 mmol/l** bezeichnet man als Hypokalzämie.

Ätiopathogenese: Bei Hypokalzämie kann das proteingebundene und/oder ionisierte Kalzium betroffen sein.

- **Verminderung des proteingebundenen Kalziums:** z. B. bei Hypoalbuminämie durch nephrotisches Syndrom, Leberzirrhose, Malnutrition, einer exsudativen Enteropathie oder Pankreatitis.
- **Verminderung des ionisierten Kalziums** (echte Hypokalzämie): z. B. bei Hypoparathyreoidismus, Resistenz des Skelettsystems gegenüber der kalzämischen Wirkung von PTH (akute und chronische Niereninsuffizienz, Vitamin-D_3-Mangel), Hyperphosphatämie, Gewebeverkalkung bei Rhabdomyolyse oder akuter Pankreatitis sowie Komplexbildung von Kalzium im Blut durch Zitrat-(Bluttransfusion) oder EDTA-Gabe.

Klinik: Chronische und milde Hypokalzämien sind häufig symptomlos, ausgeprägte Hypokalzämien werden symptomatisch, vor allem wenn das ionisierte freie Kalzium abfällt, kommt es schlimmstenfalls zu **Krampfanfällen**. Weitere Symptome sind die typische „Pfötchenstellung" sowie Parästhesien in besonders dicht innervierten Hautarealen (Gesicht und Hand). Bei der klinischen Untersuchung fällt das Chvostek-Zeichen positiv aus (Zucken des Gesichts nach Beklopfen der Haut im Verlauf des N. facialis als Zeichen der erhöhten neuromuskulären Erregbarkeit) sowie eine ausgeprägte Hyperreflexie. Bei schwerer Hypokalzämie besteht eine vitale Gefährdung durch Herzrhythmusstörungen und einen Laryngospasmus.

Diagnostik: Bestimmung des Gesamt- und des ionisierten Kalziums, Albumin, Nierenfunktionswerte, PTH und Vitamin D.

Therapie: Symptomatische Patienten mit Hypokalzämie erhalten intravenös (langsame Injektion) oder oral ein entsprechendes **Kalziumpräparat**. Hypokalzämien auf dem Boden eines Albuminmangels bedürfen keiner Kalziumsubstitution, sondern einer Normalisierung des Serum-Albumin- oder des Serum-Gesamteiweiß-Spiegels (oft erweist sich eine erfolgreiche Therapie des nephrotischen Syndroms aber als schwierig). Hypokalzämische Patienten mit Vitaminmangel bedürfen keiner Kalziumsubstitution, sondern einer **Substitution von Vitamin D (0,25 mg Cholecalciferol pro Tag oder 0,25–1,0 µg $1,25(OH)_2$-Vitamin D_3 bei Niereninsuffizienz).** Bei Niereninsuffizienz wird wegen der gestörten Rezeptorempfindlichkeit für $1,25(OH)_2$-Vitamin D_3 auch die Bolusgabe von z. B. 2–4 µg nach Hämodialysebehandlung vorgeschlagen.

Verteilung: 99 % befinden sich im **Skelettsystem**, 1 % **extrazellulär** und 0,1 % **intrazellulär**.

45 % des **Plasma-Kalziums** sind **proteingebunden** (v. a. Albumin), 5 % an **Anionen** gebunden und 50 % liegen als **freies** (ionisiertes) Kalzium vor.

Regulation: Die Regulation des Kalziumspiegels erfolgt durch 3 **Hormone** (s. S. 772 und S. 773).

Hypokalzämie

◀ Definition

Ätiopathogenese:

- **proteingebundenes Kalzium** ↓: z. B. bei Hypalbuminämie (nephrotisches Syndrom), Leberzirrhose, Malnutrition
- **ionisiertes Kalzium** ↓: z. B. bei Hypoparathyreoidismus, Niereninsuffizienz, Vitamin-D_3-Mangel, Hyperphosphatämie.

Klinik: Chronische und milde Hypokalzämien sind oft symptomlos, ausgeprägte Hypokalzämien werden symptomatisch, v. a. wenn das ionisierte freie Kalzium abfällt, schlimmstenfalls kommt es dann zu **Krampfanfällen**.

Diagnostik: s. Haupttext.

Therapie: Sie besteht in der Gabe von **Kalziumpräparaten** und ggf. der Substitution von **Vitamin D**.

▶ Definition

Ätiopathogenese: 80 % sind auf **Malignome** und einen **pHPT** zurückzuführen, weitere Ursachen s. Tab. **I-10.6**.

Hyperkalzämie

▶ **Definition:** Plasmakalziumwerte > **2,65 mmol/l** werden als Hyperkalzämie bezeichnet.

Ätiopathogenese: 80 % der Hyperkalzämien sind auf **Malignome** und einen **primären Hyperparathyreoidismus (pHPT)** zurückzuführen. Weitere Ursachen zeigt Tab. **I-10.6**.

≡ I-10.6   Ursachen der Hyperkalzämie

Erkrankung	Mechanismus	wegweisende Diagnostik
endokrine Ursachen		
▪ primärer Hyperparathyreoidismus (pHPT)	▪ Kalziumfreisetzung aus Knochen ↑	▪ Ca^{2+} ↑, PTH ↑
▪ tertiärer Hyperparathyreoidismus	▪ Kalziumfreisetzung aus Knochen ↑	▪ Anamnese: langjähriger sekundärer HPT
▪ Hyperthyreose	▪ gesteigerter Knochenstoffwechsel	▪ T_3, T_4, TSH
tumorinduziert ▪ vorwiegend osteolytische Hyperkalzämie (z. B. bei Knochenmetastasen, Plasmozytom)	▪ Sekretion von Zytokinen (z. B. TNF, TGFα, IL 1, IL 6) und osteolytischen Wirkstoffen wie Prostaglandine, $1,25(OH)_2$-Vitamin D_3	▪ Tumorsuche, Blutbild, Knochenmarkbiopsie oder -ausstrich, Skelettszintigramm
▪ paraneoplastische Hyperkalzämie (z. B. Bronchial-Ca)	▪ ektope Synthese PTH-artiger Peptide (PTHrP)	▪ PTHrP, PTH intakt erniedrigt
Immobilisation bei Osteoporose	▪ Kalziumfreisetzung aus dem Skelett ↑	▪ Anamnese, Röntgen
schwere Frakturen (Jüngere)		
Morbus Paget (cave: Koinzidenz mit primärem HPT)		
Ausfall der Glukokortikoide: ▪ akuter Morbus Addison ▪ Z. n. Operation eines Cushing-Syndroms	▪ Ausfall eines „PTH-Antagonisten"	▪ NNR-Diagnostik
akutes Nierenversagen, Exsikkose	▪ Verminderung Kalzurie	▪ Anamnese, Nierenfunktion
familiäre benigne hypokalzurische Hyperkalzämie (selten)	▪ Verminderung Kalzurie	▪ Kalzurie, Phosphaturie (Ca^{2+}, PTH)
Sarkoidose	▪ Bildung von $1,25(OH)_2$-Vitamin D_3 ↑	▪ Röntgen-Lunge, ACE-Spiegel, Leberbiopsie
Tuberkulose	▪ Bildung von $1,25(OH)_2$-Vitamin D_3 ↑	▪ Röntgen-Lunge, ACE-Spiegel, Tbc-Diagnostik
Histoplasmose	▪ Bildung von $1,25(OH)_2$-Vitamin D_3 ↑	▪ Röntgen-Lunge, Serologie
AIDS	▪ Osteolyse durch Viren	▪ Anamnese, Serologie
infantile idiopathische Hyperkalzämie	▪ Mechanismus unklar	▪ Kindesalter, Ausschluss anderer Ursachen
medikamentös induziert ▪ Vitamin-D-, Vitamin-A-Intoxikation etc.	▪ Kalziumabsorption ↑ (Vit.-D-Intox.), Osteolyse ↑	▪ Anamnese, Spiegelbestimmung
▪ Thiazidmedikation (bei „belasteter" Kalziumhomöostase)	▪ Kalzurie ↓	▪ Anammnese
▪ Tamoxifen bei Brustkrebsmetastasen	▪ Aufflammen des Karzinoms	
▪ Theophyllin, ASS-Intoxikation	▪ Mechanismus unklar	
Hartes-Wasser-Syndrom (heute nur noch historische Bedeutung)	▪ Kalzium im Dialysatwasser durch unzureichende Wasser-Entionisierung	▪ Überprüfung Dialyse

Klinik: Milde Hyperkalzämien sind häufig symptomlos (Diagnosestellung bei Routineuntersuchung). **Ausgeprägte** Hyperkalzämien können zu einer Reihe von Symptomen führen:

- **Gastrointestinaltrakt:** Appetitlosigkeit, Übelkeit, Erbrechen, Verstopfung
- **Nervensystem:** Kopfschmerzen, Lethargie, Desorientiertheit, Depression, Koma
- **Niere:** Polyurie und Polydipsie, Nykturie, Nephrolithiasis
- **Muskeln, Knochen, Gelenke:** Schwächegefühl, Arthralgie, Knochenschmerzen (fokale Knochenläsionen)
- **Herz:** Rhythmusstörungen, QT-Verkürzung.

Hyperkalzämische Krise: Dramatisches Krankheitsbild bei raschem und extrem starkem Anstieg der Kalzium-Spiegel: Das klinische Bild ist geprägt von Koma, Krampfanfällen, Hyperthermie, trockener warmer Haut, malignen Herzrhythmusstörungen und akutem Nierenversagen. Dieses Syndrom ist ein medizinischer Notfall, der intensivmedizinische Maßnahmen erfordert: Intubation wegen der Gefahr des Laryngospasmus, maschinelle Beatmung, Nierenersatztherapie, Kreislaufmonitoring.

Diagnostik: Siehe Diagnostik der Hypokalzämie S. 977. Zusätzlich sollte das PTH-related-peptide gemessen werden, das von soliden Tumoren gebildet werden kann, aber über die normalen PTH-Assays nicht erfasst wird. Darüber hinaus sollte das 1,25-DHCC gemessen werden (Hinweis auf exogene Vitamin-D-Intoxikation).

Therapie: Vor Diagnosestellung können aus vitaler Indikation folgende allgemeine Therapiemaßnahmen (s. Tab. **I-10.7**) indiziert sein:

- **Flüssigkeitszufuhr** von vorwiegend physiologischer Kochsalzlösung, um die Dehydratation der Patienten („Zwangspolyurie" bei Hyperkalzämie) auszugleichen.
- **forcierte Diurese** unter Gabe von Furosemid nach Ausgleich des Volumendefizits, um eine verstärkte renale Exkretion von Kalzium zu erreichen.
- **Glukokortikoide** (z.B. Methylprednisolon 50 mg/d), um die Freisetzung von Kalzium aus dem Skelettsystem oder aktivierten Makrophagen (1,25[OH]$_2$-Vitamin-D$_3$-Bildung) zu supprimieren. Dadurch wird die intestinale Kalziumresorption vermindert, die Niere hingegen scheidet vermehrt Kalzium aus.

Die Therapie hat sich ansonsten nach der **Grunderkrankung** zu richten:

- **Malignome:** Bei Plasmakalziumwerten > 13–14 mg/dl und klinischen Symptomen durch die Hyperkalzämie: sofortige Notfalltherapie. Neben allgemeinen Maßnahmen wie Rehydratation und Elektrolytausgleich sollten spezifische, die Knochenresorption hemmende Substanzen (Kalzitonin, Bisphosphonate) verabreicht werden.
- **Primärer Hyperparathyreoidismus:** Therapie der Wahl ist die Operation.
- **Thyreotoxikose:** aggressive thyreostatische Therapie in Kombination mit Propranolol (additive Senkung der Kalziumspiegel) indiziert.
- **Vitamin-D$_3$-Intoxikation:** Kalzitonin und diätetische Kalziumrestriktion. Glukokortikoide sind nur bei schweren Intoxikationen indiziert.
- **Immobilisation:** Kalzitonin oder Biphosphonat.
- **Sekundärer/tertiärer Hyperparathyreoidismus:** Therapie der Wahl ist beim autonomen tertiären HPT die subtotale Parathyreoidektomie. Beim sekundären HPT lässt sich häufig eine PTH-Suppression mit Kalzitriol oder 1 α-Hydroxyvitamin D$_3$ in adäquat hoher Dosierung (Rezeptorunempfindlichkeit bei Urämie) erzielen.

Klinik: Milde Hyperkalzämien sind häufig symptomlos, **ausgeprägte** Hyperkalzämien können mit zahlreichen Symptomen einhergehen, z.B. Übelkeit, Erbrechen, Rhythmusstörungen, Koma.

Hyperkalzämische Krise: Dramatisches Krankheitsbild bei extrem starkem Anstieg der Kalzium-Spiegel: Das klinische Bild ist geprägt von Koma, Krampfanfällen, Hyperthermie, trockener warmer Haut, malignen Herzrhythmusstörungen und akutem Nierenversagen. Intensivmedizinische Maßnahmen erforderlich.

Diagnostik: s. Diagnostik der Hypokalzämie S. 977.

Therapie: Allgemeine (symptomatische) Maßnahmen (Tab. **I-10.7**) sind:
- **Flüssigkeitszufuhr** (physiologische Kochsalzlösung)
- **forcierte Diurese** (Furosemid)
- **Glukokortikoide** (z.B. Methylprednisolon).

Ansonsten erfolgt die Therapie entsprechend der **Grunderkrankung**.

I-10.7 Symptomatische Therapie der Hyperkalzämie

Mittel	Dosierung	spezielle Indikation	Wirkmechanismus	Komplikationen
sehr rascher Wirkungseintritt (binnen einer Stunde)				
• 0,9 % NaCl i. v.	4–6 (10) l/d	universal	Steigerung der Kalziurie	Hypokaliämie, Volumen-belastung (Übelkeit)
• Furosemid	20–40–500 mg/d	universal bei Retention	Steigerung der Diurese	Hypokaliämie, Hypomagnesiämie
	100 mg/h → 24 h		Steigerung der Kalziurie	
• Hämodialyse	Ca^{2+}-freies Dialysat	Krise mit akutem Nierenversagen	Herausdialysieren von Kalzium	dialysebedingt
rascher Wirkungseintritt (binnen weniger Stunden)				
• reichliches Trinken Ca^{2+}-armer Flüssigkeit	2–3 l/d	universal	Steigerung der Kalziurie	–
• Kalzitonin	200–500 IE/d	universal	Hemmung der Osteolyse, Analgesie	–
• Bisphosphate*				
– Zoledronat	4 mg i. v. über 15 min	bevorzugt Malignome	Hemmung der Osteolyse	Nebenwirkung: Serum-Kreatinin ↑ (Cave: Dosisreduktion bei Niereninsuffizienz!)
– Clodronat (Ostac)	300 mg/d i. v. (über mehrere Stunden) 400–3200 mg/d oral über Tage bis Wochen	bevorzugt Malignome	Hemmung der Osteolyse	Niereninsuffizienz (bei zu schneller Infusion)
– Pamidronat (Aredia)	15–90 mg i. v. (über Stunden)			gelegentlich passager Fieber, Niereninsuffizienz (bei zu schneller Infusion)
– Ibandronat (Bondronat)	2–6 mg i. v. (Kurzinfusion)			–
langsamer Wirkungseintritt (Tage)				
• Ca^{2+}-, Vitamin-D-arme Diät	< 100 mg Ca^{2+}/d	universal	Verminderung der Kalziumabsorption	–
• Prednison	40–100 mg/d	Vitamin-D-Intoxika-tion, Sarkoidose	Hemmung der Kalziumaufnahme	iatrogener Cushing

* seltene Komplikation v. a. bei Tumorpatienten mit Zahnschäden: Kiefernekrose

10.2.4 Phosphat

Grundlagen

Bedeutung: Im Organismus befinden sich 700 g Phosphat, davon 85 % im Knochen, 14 % in weichen Gewebestrukturen sowie weniger als 1 % in der extrazellulären Flüssigkeit.
Beinahe das gesamte Blutphosphat liegt in Form von Phosphat-Molekülen (PO_4^{3-}) vor, die an der Bildung anorganischer Phosphate und organischer Ester- und Lipidverbindungen beteiligt sind. Phosphat erweist sich als das häufigste intrazelluläre Anion, das für viele molekularbiologische Vorgänge (Phosphorylierung) unabdingbar ist.

10.2.4 Phosphat

Grundlagen

Bedeutung: Im Organismus befinden sich 700 g Phosphat, davon 85 % im Knochen, 14 % in weichen Gewebestrukturen sowie weniger als 1 % in der extrazellulären Flüssigkeit. Diese extrem ungleiche Verteilung kann dazu führen, dass schon kleinste Mengen, die akut aus dem großen Phosphatspeicher des Knochens mobilisiert wurden, bereits zu einer erheblichen Plasmaphosphaterhöhung mit ernsten Folgen (Kristallbildung in Gelenken, der Niere) führen. Andererseits kann der Knochen chronisch an Phosphaten verarmen, ohne dass sich der Plasmaphosphatspiegel dabei ändert, denn die gesunde Niere hat Zeit, ihre Entsorgungsfunktion wahrzunehmen, das vermehrt freigesetzte Phosphat auszuscheiden.
Beinahe das gesamte Blutphosphat liegt in Form von Phosphat-Molekülen (PO_4^{3-}) vor, die an der Bildung anorganischer Phosphate und organischer Ester- und Lipidverbindungen beteiligt sind. Phosphat erweist sich als das häufigste intrazelluläre Anion, das für viele molekularbiologische Vorgänge (Phosphory-lierung) unabdingbar ist. Darüber hinaus sind die zellulären „Energielieferan-

ten" wie ATP und GTP ohne Phosphat nicht denkbar. Schließlich bilden Phosphatbindungen eines der wichtigsten intrazellulären Puffersysteme.

Aufnahme und Ausscheidung: Phosphat wird über den Darm in den Körper aufgenommen, überschüssige Mengen durch die Nieren mit dem Urin wieder ausgeschieden. Phosphor kommt in der Nahrung in Verbindung mit Eiweiß vor, wird im Übrigen als Stabilisator bei der Herstellung von Nahrungsmitteln verwendet. Als besonders reich an Phosphor erweisen sich daher die meisten eiweißreichen Nahrungsmittel wie Fleisch, Fisch und Geflügel, Milch und Milcherzeugnisse einschließlich Joghurt und Schmelzkäse, Nüsse, Mandeln, Vollkornprodukte und Hülsenfrüchte. Je nach Ernährungsgewohnheiten schwankt die Menge an Phosphor somit stark, die täglich mit der Nahrung aufgenommen wird.

Aufnahme und Ausscheidung: Phosphat wird über den Darm in den Körper aufgenommen, überschüssige Mengen durch die Nieren mit dem Urin wieder ausgeschieden.

Verteilung: Im menschlichen Organismus finden sich 500–700 g Phosphat. 75–85 % des Gesamtkörperphosphates liegen im **Skelettsystem** vor, nur 0,1 % des Gesamtkörperphosphates lassen sich in der **extrazellulären** Flüssigkeit nachweisen (500–700 mg), in dessen Regulation die Niere eine wichtige Rolle spielt.

Verteilung: 75–85 % des Gesamtkörperphosphates befinden sich im **Skelettsystem** und nur 0,1 % in der **extrazellulären** Flüssigkeit.

▶ **Merke:** Der Normbereich des Plasmaphosphatwertes liegt bei **2,5–5,0 mg/dl** (0,8–1,6 mmol/l).

◀ **Merke**

Regulation: Der Plasmaphosphatspiegel wird über Parathormon und Calcitriol reguliert. PTH senkt bei intakter Niere die Phosphatkonzentration, da die renale Resorption gehemmt wird, fördert zugleich jedoch die Phosphatmobilisierung aus dem Knochen. Calcitriol steigert den Plasmaphosphatspiegel, da enterale Absorption und renale Resorption gesteigert werden.

Regulation: Der Plasmaphosphatspiegel wird über Parathormon und Calcitriol reguliert.

Hypophosphatämie

Hypophosphatämie

▶ **Definition:** Plasmaphosphatwerte < **2,5 mg/dl** weisen auf eine Hypophosphatämie hin. Werte zwischen zwischen 1,0 und 2,5 mg/dl sprechen für eine **milde** Hypophosphatämie, Werte < 1,0 mg/dl für eine **schwere** Hypophosphatämie.

◀ **Definition**

Ätiopathogenese: Eine Hypophosphatämie kann sich **akut** bei (vorwiegend gramnegativer) Sepsis, Therapie des Coma diabeticum (Insulingabe) mit Aufnahme von Phosphat aus dem Extrazellulärraum in den Intrazellulärraum (zusammen mit Glukose), bei respiratorischer Alkalose oder mehrwöchiger parenteraler Hyperalimentation ohne Phosphatsubstitution entwickeln.
Ein **chronischer** Phosphatverlust entwickelt sich häufig bei Alkoholabusus: Auf dem Boden einer verminderten Phosphatzufuhr mit der Nahrung in Kombination mit reichlichem Gebrauch von Antazida, einem gesteigerten renalen Phosphatverlust und einer Verschiebung von Phosphat aus dem Extra- in den Intrazellulärraum (Hyperventilation) entwickelt sich der Phosphatmangelzustand (Phosphatdepletion). Darüber hinaus finden sich Hypophosphatämien bei chronischen gastrointestinalen Sekretverlusten, Vitaminemangel und bei Mangelernährung (Tab. **I-10.8**).

Ätiopathogenese (Tab. **I-10.8**):
- **akuter Phosphatmangel:** Sepsis, Insulingabe, Alkalose, parenterale Hyperalimentation
- **chronischer Phosphatmangel:** Alkoholabusus (häufig)

 I-10.8 | Ursachen der Hypophosphatämie

 I-10.8

leichte Formen	*schwere Formen*
- Alkoholismus	- Alkoholentzugssyndrom
- Diuretikatherapie	- diabetische Ketoazidose
- Malabsorption	- phosphatbindende Antazida
- Hyperparathyreoidismus	- Hyperalimentation
- Nierentransplantation (sekundäres Fanconi-Syndrom bei Tubulusschaden)	- respiratorische Alkalose
- renal-tubuläre Defekte	- Sepsis
- Vitamin-D-Mangel	- Verbrennungen

Klinik: Hypophosphatämien führen teilweise zu schweren Funktionsstörungen des gesamten Organismus. Typisch sind **periphere Myopathien**, **Kardiomyopathien** und **respiratorische Störungen**. Bei Abfall des 2,3-Diphosphoglyzeratspiegels in den Erythrozyten entwickelt sich eine **Gewebehypoxämie**.

Klinik: Hypophosphatämien haben teilweise schwere Funktionsstörungen des gesamten Organismus zur Folge. Der Abfall der Plasmaphosphatkonzentration und später der intrazellulären Phosphatkonzentration führen zu einem intrazellulären Mangel an energiereichen Phosphaten, v. a. an ATP. Die Organschäden betreffen vorwiegend die Skelettmuskulatur, den Herzmuskel, aber auch das Zwerchfell, sodass sich **periphere Myopathien**, eine durch Phosphatdepletion induzierte **Kardiomyopathie**, **respiratorische Störungen** durch Insuffiizienz der Atemmuskulatur einstellen (hypophosphatämische Patienten sind postoperativ länger respiratorpflichtig). Fällt der 2,3-Diphosphoglyzeratspiegel in den Erythrozyten ab, nimmt die Sauerstoffaffinität zu. Dadurch kommt es zu einem Rückgang der peripheren O_2-Abgabe und eine **Gewebehypoxämie** entwickelt sich.

Schwere Verlaufsformen (Tab. I-10.8) können sich innerhalb von 24–48 Stunden oder auch erst nach einigen Tagen einstellen.

Schwere Verlaufsformen (Tab. I-10.8) der Hypophosphatämie können sich innerhalb von 24–48 Stunden wie bei diabetischer Ketoazidose entwickeln oder sich erst nach etwa 10 Tagen, wie bei parenteraler Alimentation ohne Phosphatsubstitution, einstellen.

Diagnostik: s. bei Kalziumstörung, S. 977.

Diagnostik: Primäre Größe ist das Plasmaphosphat. Da der Phosphatmetabolismus eng an den Kalziumhaushalt gekoppelt ist, sollten alle Paramter wie bei Kalziumstörungen bestimmt werden (S. 977).

Therapie: Bei leichten Formen ist eine **orale** Zufuhr (Milchprodukte) ausreichend, bei schweren Formen ist eine **i. v.-Substitution** indiziert.

Therapie: Bei leichten Formen kann manchmal eine **orale Phosphatsubstitution** durch Milchprodukte ausreichen. Ein Liter Milch enthält etwa 1 g Phosphat (33 mmol). Die **intravenöse** Therapie ist Patienten mit schwerer Hypophosphatämie vorbehalten, die keine Nahrung oral aufnehmen können. 1–3 g/d (33–100 mmol) sollten verordnet werden. Eine Überdosierung führt zu Hyperphosphatämie, Hypokalzämie und Weichteilverkalkungen.

Hyperphosphatämie

▶ **Definition**

▶ **Definition:** Plasmaphosphatwerte > **5,0 mg/dl** sprechen für eine Hyperphosphatämie. Werte zwischen 5 und 8 mg/dl bezeichnet man als **milde**, Werte zwischen 9–15 mg/dl als **schwere** Hyperphosphatämien.

Ätiopathogenese: Wichtigste Ursache ist die **Niereninsuffizienz**.

Ätiopathogenese: Die wichtigste Ursache der Hyperphosphatämie ist die verminderte renale Ausscheidung bei **Niereninsuffizienz**.

Patienten mit malignen Lymphomen und Leukämien können unter Chemotherapie Hyperphosphatämien entwickeln, da unreifzellige Lymphozyten etwa 4-mal mehr Phosphat enthalten als reife Zellen.

Mit Anstieg des Plasmaphosphates droht bei normalem Plasmakalzium und besonders bei erhöhter Kalziumkonzentration ein Überschreiten des kritischen Kalzium-Phosphat-Produktes mit Gefahr der **extraossären Kalzium-Phosphat-Präzipitation** (**Verkalkung**).

Klinik: Häufig findet man Pruritus, Red-Eye-Syndrom, Tetanien oder **ektope Kalzifikationen**.

Klinik: Hyperphosphatämische Patienten leiden häufig an Pruritus, Red-Eye-Syndrom, Tetanien (bei begleitender Hypokalzämie) oder **ektopen Kalzifikationen** (bei Überschreitung des kritischen Kalzium-Phosphat-Produktes).

Diagnostik: s. oben bei Hypophosphatämie.

Diagnostik: Das Vorgehen ist identisch mit den Bestimmungen bei Hypophosphatämie (s. o.).

Therapie: Bei chronischer Niereninsuffizienz ist eine **diätetische Phosphatrestriktion** indiziert.

Therapie: Eine Senkung erhöhter Phosphatspiegel bei chronischer Niereninsuffizienz gelingt durch **diätetische Phosphatrestriktion**. Vereinfacht gilt, dass Nahrungsmittel mit niedriger Eiweißkonzentration auch eine niedrige Phosphatkonzentration enthalten. Da Patienten mit chronischer Niereninsuffizienz häufig eine eiweißarme Diät zu sich nehmen, wird so schon eine niedrige Phosphatzufuhr ermöglicht. Wesentliche phosphathaltige Nahrungsmittel sind Käse, Eier, Nüsse, Haferflocken, Wurst, Eiskrem, Milch.

Phosphatbinder auf Kalziumbasis (z. B. Kalziumkarbonat, Kalziumglukonat, Kalziumzitrat, Kalziumazetat) werden zur Therapie der Hyperphosphatämie verwendet.

Phosphatbinder auf Kalziumbasis (z. B. Kalziumkarbonat, Kalziumglukonat, Kalziumzitrat, Kalziumazetat) werden zur Therapie der Hyperphosphatämie jeglicher Genese verwendet. Die Dosis limitiert sich durch die mögliche Entwicklung einer Hyperkalzämie und Überschreiten des kritischen Kalzium-

Phosphat-Produktes. Aluminiumhaltige Phosphatbinder werden nur noch nach strenger Indikation verschrieben (Gefahr von erhöhten Serum-Aluminium-Werten und Aluminiumablagerungen in Skelettsystem und Gehirn).

Im Dialysestadium bietet der Einsatz von **Dialysatoren** mit hoher Phosphat-Clearance eine zusätzliche Möglichkeit der Phosphatsenkung, zumal durch eine in diesem Stadium empfohlene höhere Eiweißzufuhr (ca. 1 g Eiweiß/kg KG) die Aufnahme von Phosphat mit der Nahrung wieder erhöht.

10.2.5 Magnesium

Grundlagen

Aufnahme und Ausscheidung: Normalerweise werden mit der Nahrung etwa 300–360 mg Magnesium pro Tag aufgenommen. Zu den wesentlichen magnesiumhaltigen Nahrungsmitteln zählen Getreide, Nüsse, Milchprodukte und Blattgemüse. Etwa 25–60 % des Magnesiums in der Nahrung wird intestinal resorbiert. 40–70 % der aufgenommenen Magnesiummenge wird mit dem Stuhl ausgeschieden. Etwa 100 mg Magnesium werden pro Tag renal ausgeschieden, dies entspricht etwa 3 % der glomerular filtrierten Magnesiummenge von etwa 3500 mg pro Tag (hohe tubuläre Reabsorption von Magnesium).

Verteilung: Etwa 20 % des **Plasmamagnesiums** sind an **Albumin** gebunden, 55–65 % entfallen auf das **freie** filtrierbare Magnesium (ionisiertes Magnesium), etwa 20–25 % des Magnesiums liegen in Form filtrierbarer **Komplexe** mit Phosphat, Oxalat, Sulfat und anderen Anionen vor.

> ▶ **Merke:** Der Plasmamagnesiumspiegel liegt normalerweise bei **1,8–2,6 mg/dl** (0,73–1,06 mmol/l).

Regulation: Die **Niere** spielt die Hauptrolle in der Regulation der extrazellulären Magnesiumkonzentration.

Hypomagnesiämie

> ▶ **Definition:** Eine Hypomagnesiämie liegt bei Plasma-Konzentrationen < **1,7 mg/dl** (< 0,7 mmol/l) vor.

Ätiopathogenese:
- **renale Magnesiumverluste:** hyperkalzämische Patienten (Hemmung der tubulären Magnesiumreabsorption), Hyperthyreose und primärer Hyperaldosteronismus, Diabetes mellitus (bei Glukosurie und metabolischer Azidose), Diuretikatherapie, tubulärer Schädigung durch Medikamente wie Cisplatin, Aminoglykoside oder Cyclosporin A
- **intestinale Magnesiumverluste:** Malabsorptionssyndrom, Diarrhö, Enteritiden, Colitis ulcerosa, villöse Adenome, Laxanzienabusus
- **verminderte Magnesiumzufuhr** mit der Nahrung: z. B. Alkoholismus (auch vermehrte renale Ausscheidung), Fehl- oder Unterernährung
- Pankreatitis (Magnesiumseifen in Fettnekrosen).

Klinik: Symptome der Hypomagnesiämie zeigen sich in der Regel bei Plasmamagnesiumwerten < **1,25 mg/dl** (< 0,5 mmol/l). Im Vordergrund stehen Gewichtsverlust, Übelkeit, Schwächegefühl, Lethargie, Apathie, muskuläre Fibrillation, Tremor, Ataxie, Schwindel, Tetanie, Hyperreflexie, Depression, vermehrte Reizbarkeit, psychische Störungen (Psychose). Kardiale Symptome sind Arrhythmie, Herzinsuffizienz und erhöhte Digitalisempfindlichkeit. Häufig bestehen begleitend Hypokalzämie, Hypokaliämie und/oder Hypophosphatämie.

Diagnostik: Blutanalyse, Bestimmung der **Plasmaelektrolyte** Magnesium, Kalium, Kalzium und Phosphor sowie der Blutglukosewerte und des Säure-Basen-Status (bei Bedarf auch Lipase, Amylase, Schilddrüsenhormonwerte, Parathormon und Aldosteron). Die Erfassung des Magnesiums im **24-h-Sammelurin** kann bei der Differenzierung des Magnesiummangels weiterhelfen: bei einer

Im Dialysestadium bietet der Einsatz von **Dialysatoren** mit hoher Phosphat-Clearance eine zusätzliche Möglichkeit der Phosphatsenkung.

10.2.5 Magnesium

Grundlagen

Aufnahme und Ausscheidung: Etwa 25–60 % des mit der Nahrung aufgenommenen Magnesiums werden intestinal resorbiert. Etwa 100 mg Magnesium werden pro Tag renal ausgeschieden.

Verteilung: 20 % des **Plasmamagnesiums** sind an **Albumin** gebunden, 65 % liegen als **freies** (ionisiertes) Magnesium und 20–25 % in Form filtrierbarer **Komplexe** vor.

◀ Merke

Regulation: primär über die Niere.

Hypomagnesiämie

◀ Definition

Ätiopathogenese:
- **renale Magnesiumverluste:** hyperkalzämische Patienten, Hyperthyreose, primärer Hyperaldosteronismus, Diuretikatherapie
- **intestinale Magnesiumverluste:** z. B. Malabsorptionssyndrom, Diarrhö, Colitis ulcerosa
- verminderte Magnesiumzufuhr: z. B. Alkoholismus
- Pankreatitis.

Klinik: Es zeigen sich Gewichtsverlust, Übelkeit, Schwächegefühl, Lethargie, Apathie, muskuläre Fibrillation, Tremor, Ataxie, Schwindel, Tetanie, Hyperreflexie, Depression, vermehrte Reizbarkeit, psychische Störungen und kardiale Symptome.

Diagnostik: Blutgasanalyse, Bestimmung von Magnesium im Plasma sowie im 24-h-Urin, EKG, Elektromyogramm.

Magnesiumausscheidung von > 1 mmol/d liegt ein renaler Magnesiumverlust vor. Im **EKG** findet man eine Verlängerung des QT-Intervalls, ferner eine Abflachung der T-Welle, das **Elektromyogramm** zeigt myopathieähnliche Potenziale.

Therapie: Bei milden Formen und fehlender Symptomatik werden eine **magnesiumreiche Diät** (Zerealien, Nüsse, Milchprodukte, Blattgemüse, Obst) und manchmal eine **orale Magnesiumsubstitution** mit Magnesiumsalzen empfohlen. Bei klinischen Symptomen ist eine **i. v. Magnesiumtherapie** indiziert (Infusion von 25 mmol Magnesiumsulfat in 1000 ml 5 % Glukose über 3 h). Nach Ausgleich des Magnesiumdefizits sollten begleitende Hypokaliämien, Hypokalzämien und/oder Hypophosphatämien korrigiert werden. Engmaschige Kontrollen der Plasmaelektrolyte sind unter Substitutionstherapie erforderlich.

Therapie: Bei milden Formen wird eine **magnesiumreiche Diät** und eine **orale Magnesiumsubstitution** mit Magnesiumsalzen empfohlen. Bei klinischen Symptomen ist eine **i. v. Magnesiumtherapie** indiziert.

Hypermagnesiämie

Hypermagnesiämie

▶ **Definition**

▶ **Definition:** Leichte Erhöhungen der Plasmamagnesiumkonzentration sind klinisch unbedeutend, deshalb wird von einer Hypermagnesiämie erst bei Plasmamagnesiumwerten > **4 mg/dl** (> 1,6 mmol/l) ausgegangen.

Ätiopathogenese: am häufigsten bei akuter oder chronischer **Niereninsuffizienz** und unter Magnesiumsubstitution.

Ätiopathogenese: Erhöhte Magnesiumwerte findet man am häufigsten bei akuter und chronischer **Niereninsuffizienz** sowie unter Magnesiumsubstitution, ferner bei Nebenniereninsuffizienz und Akromegalie. Bei ausgeprägter Hypermagnesiämie kann die renale Exkretion die glomerulär filtrierte Magnesiummenge erreichen oder durch tubuläre Sekretion sogar übersteigen.

Klinik: Es treten Symptome wie Übelkeit, Erbrechen, Obstipation, Hyporeflexie, Muskelschwäche, Hypotonie und schlaffe Lähmungen auf, bei hohen Plasmawerten auch respiratorische Insuffizienz sowie Atem- und Herzstillstand.

Klinik: Klinische Symptome treten meist erst bei Plasmakonzentrationen > 5 mg/dl (> 2 mmol/l) durch Blockade der Erregungsübertragung an der neuromuskulären Endplatte und am Reizleitungssystem des Herzens auf. Entsprechend dominieren Symptome wie Übelkeit, Erbrechen, Obstipation, Hyporeflexie, Muskelschwäche, Hypotonie und schlaffe Lähmungen. Eine respiratorische Insuffizienz zeigt sich bei Plasmawerten > 8,75 mg/dl (> 3,5 mmol/l). Eine vitale Bedrohung mit Atem- und Herzstillstand besteht bei Plasmawerten > 12,5 mg/dl (> 5 mmol/l).

Diagnostik: Plasmamagnesiumwerte und Nierenfunktionsparameter, Magnesium im 24-Stunden-Urin.

Diagnostik: Bestimmung der Plasmamagnesiumwerte und der Nierenfunktionsparameter sowie Analyse der Magnesiumausscheidung im 24-Stunden-Urin.

Therapie: Bei milden Formen wird eine **magnesiumarme Diät** empfohlen, bei schwereren Formen sind **Infusionen** (Kalziumglukonat, Glukose/Insulin) und ggf. eine **Hämodialyse** indiziert.

Therapie: Bei milden Formen der Hypermagnesiämie wird eine **magnesiumarme Diät** empfohlen, ferner die Vermeidung magnesiumhaltiger Pharmaka (z. B. Antazida). Bei ausgeprägter Hypermagnesiämie mit klinisch manifesten Symptomen sind **Infusionen** mit Kalziumglukonat (10 %), Glukose/Insulin-Infusionen und ggf. eine **Hämodialysebehandlung** indiziert.

11 Nierenersatzverfahren und Nierentransplantation

11   Nierenersatzverfahren und
      Nierentransplantation

11.1 Nierenersatzverfahren

11.1   Nierenersatzverfahren

Nierenersatzverfahren ermöglichen ein Überleben des Patienten, wenn die exkretorische Nierenfunktion entweder bei akutem Nierenversagen überbrückt oder bei chronischer Niereninsuffizienz dauerhaft ersetzt werden muss. Ziel ist es, die Konzentration urämischer Giftstoffe unter die potenziell toxische Grenze zu senken, um eine urämische Intoxikation zu vermeiden.

Nierenersatzverfahren werden eingesetzt, wenn die exkretorische Nierenfunktion entweder bei ANV überbrückt oder bei chronischer Niereninsuffizienz dauerhaft ersetzt werden muss.

11.1.1 Indikationen

> ▶ **Merke:** Generelle Indikationen für Nierenersatzverfahren sind:
> - Azidosen/Alkalosen, die sich konservativ nicht mehr beherrschen lassen
> - Elektrolytentgleisungen, insbesondere Hyperkaliämien bei eingeschränkter oder fehlender Ausscheidung
> - Intoxikation, z. B. bei Urämie oder durch Arneimitteltoxine
> - Overload (Überwässerung)
> - Urämie (s. Tab. I-9.2, S. 958).

Die Nieren versagen unwiderruflich, wenn die eGFR auf < 15 ml/min absinkt oder der Serumharnstoff stetig > 250 µmol/l ansteigt, allgemeine Zeichen einer Urämie wie Juckreiz, Müdigkeit, Schwäche, Übelkeit oder Erbrechen einsetzen oder zunehmen, sich schließlich Ödeme mit Diuretika immer schlechter ausschwemmen lassen und gleichzeitig Köpergewicht und Ödeme zunehmen. Bei Diabetikern ließ sich zeigen, dass sofern man eine Nierenersatzbehandlung bereits beginnt, bevor erste Urämiezeichen einsetzen, später weniger Komplikationen auftreten. Ein bemerkenswerter Befund, da die mittlere Überlebensdauer von Patienten mit terminaler diabetischer Nephropathie immer noch bei 5 Jahren liegt und sich nur durch eine Nierentranplantation etwas weiter anheben lässt.

11.1.2 Physikalische Prinzipien

Semipermeable Membran: Sie sind je nach Porengrößen nur für Teilchen bis zu einer bestimmten Größe bzw. Molekulargewicht durchlässig („klein": z. B. Elektrolyte, Harnstoff, Kreatinin; „mittel": Harnsäure, Glukose; „groß": Albumin, β_2-Mikroglobulin).

Diffusion: Gelöste Stoffe bewegen sich von Bereichen hoher Konzentration zu Bereichen niedriger Konzentration, bis ein Ausgleich der Konzentrationen erreicht ist.

Ultrafiltration: Wasser wird infolge eines Druckgradienten durch eine Membran transportiert bzw. filtriert.

Konvektion: Gelöste Stoffe werden im Flüssigkeitsstrom durch eine Membran transportiert.

11.1.3 Dialyseformen

Es existieren grundsätzlich zwei Möglichkeiten, Patienten zu dialysieren:
- **Hämodialyse:** Blutwäsche mit der Maschine, sog. **extrakorporales** Verfahren (Abb. I-11.1)
- **Peritonealdialyse:** Blutwäsche über das Bauchfell, sog. **intrakorporales** Verfahren (Abb. I-11.2).

Im Jahr 1946 konnte zum ersten Mal ein Patient erfolgreich hämodialysiert werden. Allerdings bedurfte es noch vieler technischer Verbesserungen, bis dieses Behandlungsverfahren nicht mehr nur auf Notfälle beschränkt war. Seit 1965 wurde es möglich, regelmäßige Dialysebehandlung anzubieten. Erste Berichte über Peritonealdialyse stammen aus dem Ende des 18. Jahrhunderts aus England, 1923 konnte in Würzburg die erste klinische Peritonealdialyse durchgeführt werden, seit etwa 1945 fand sie dann immer breitere Anwendung.

Hämodialyse

Prinzip: Bei der Hämodialyse erfolgt der Stoffaustausch nach dem Prinzip der **Diffusion** entlang eines osmotischen Gradienten (**Konzentrationsgradient**) über eine semipermeable Membran (Abb. I-11.1a). In einem sog. Dialysator werden in feinen Hohlkapillaren das mit Urämietoxinen beladene Blut auf der Innenseite und die Austauschflüssigkeit (Dialysat) auf der Außenseite der Membran zusammengebracht. Um den Gradienten möglichst groß zu halten, werden Blut und Dialysatlösung in entgegengesetzter Richtung durch den Dia-

11.1.1 Indikationen

◀ Merke

Die Nieren versagen unwiderruflich bei: eGFR < 15 ml/min, Harnstoff > 250 µmol/l, allgemeinen Urämiezeichen und therapieresistenten Ödemen.

11.1.2 Physikalische Prinzipien

Zu den Prinzipien der Nierenersatzverfahren zählen:
- **semipermeable Membran**
- **Diffusion**
- **Ultrafiltration**
- **Konvektion**.

11.1.3 Dialyseformen

Es gibt zwei Dialysemethoden:
- **Hämodialyse** (extrakorporal)
- **Peritonealdialyse** (intrakorporal).

Hämodialyse

Prinzip: Bei der Hämodialyse erfolgt der Stoffaustausch durch **Diffusion** entlang eines osmotischen Gradienten (**Konzentrationsgradient**, Abb. I-11.1a). Zum Ausgleich einer Hypervolämie kann über **Ultrafiltration** dem Blut Wasser entzogen werden (**Druckgradient**).

I-11.1 Hämodialyse

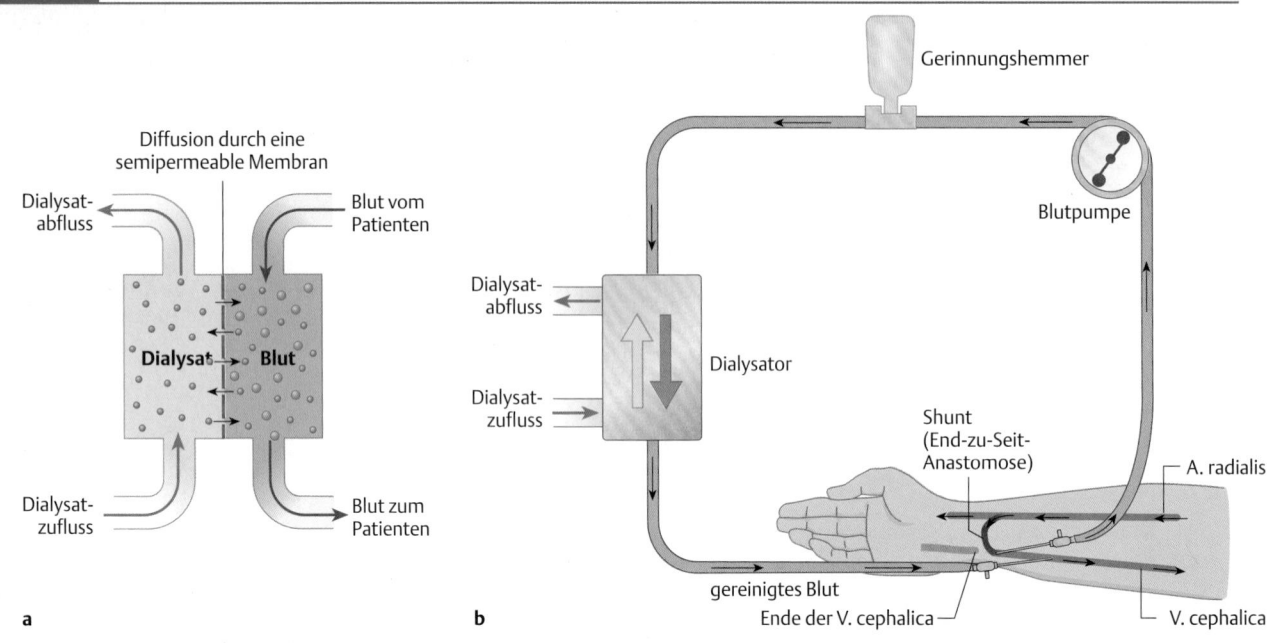

Gerinnungshemmer

Blutpumpe

Diffusion durch eine semipermeable Membran

Dialysat-abfluss

Blut vom Patienten

Dialysat-abfluss

Dialysator

Dialysat-zufluss

Dialysat-zufluss

Blut zum Patienten

Dialysat

Blut

Shunt (End-zu-Seit-Anastomose)

A. radialis

gereinigtes Blut

Ende der V. cephalica

V. cephalica

a   b

a Prinzip der Hämodialyse: Das Blut wird außerhalb des Körpers entgiftet. Die semipermeable Membran des Dialysators besitzt Poren, die urotoxisch wirksame gelöste Stoffe bis zu einer bestimmten Größe (nieder-, z. T. auch hochmolekulare Proteine) durchlassen (selektive Diffusion).

b Ablauf einer Hämodialyse: Aus der Dialysekanüle in der V. cephalica wird das zu reinigende Blut mit einer Pumpe zum Dialysator (ca. 250 ml/min) befördert und auf dem Weg dorthin mit gerinnungshemmenden Mitteln versetzt. Im Dialysator findet der Stoffaustausch statt. Das gereinigte Blut wird anschließend über eine zweite Kanüle wieder dem Blutkreislauf des Patienten zugeführt.

lysator gepumpt (Gegenstromprinzip). Alle **niedermolekularen** und zum Teil auch mittelgroßen Moleküle, die wasserlöslich sind (Urotoxine, Elektrolyte) können nun aus dem Blut entlang des osmotischen Gradienten in die wässrige Dialysatflüssigkeit wandern, bis die Konzentration auf beiden Seiten der porösen Trennfläche gleich ist. Somit wird der größte Anteil der Urotoxine während der Hämodialyse entfernt und der Elektrolyt- und Säure-Base-Haushalt ausgeglichen. Zusätzlich kommt es im Rahmen der Ultrafiltration zu einem gewissen **konvektiven Transport** von zusätzlichen Stoffen (v. a. Elektrolyte). Auch eine Hypervolämie wird an der Dialyse über **Ultrafiltration** korrigiert. Dabei wird dem Blut mittels eines **Druckgradienten** Flüssigkeit entzogen.

Indikationen und Kontraindikationen: Es gibt keine klaren Kontraindikationen. Eine klare Indikationen besteht **bei akuten Behandlungsnotwendigkeiten.**

Indikationen und Kontraindikationen: Klare Kontraindikationen gegen die HD gibt es praktisch nicht. Eine klare Indikation für das Verfahren besteht aber **bei allen akuten Behandlungsnotwendigkeiten** (s. Merke-Kasten). Bei akuten Indikationen wird als Gefäßzugang i. d. R. ein doppellumiger venovenöser Zugang verwendet (Shaldon-Katheter). Die Peritonealdialyse (s. u.) kommt in erster Linie bei der chronischen Behandlung zum Einsatz.

Gefäßzugänge: Dialysiert wird i. d. R. 3 × wöchentlich. Dafür wird am Unterarm eine interne **arteriovenöse Fistel** angelegt. Meist werden die **Arteria radialis** mit der **Vena cephalica antebrachii** als Fistelgefäße an der nichtdominanten Extremität miteinander anastomosiert (**Cimino-Fistel** Abb. **I-11.1b**).

Gefäßzugänge: Dialysiert wird in der Regel 3 × pro Woche, im Rahmen der chronischen Nierenersatztherapie. Eine normale Vene verträgt ein so häufiges Punktieren nicht (Entzündung, Verklebung) und der periphere venöse Blutabfluss ist zu gering; Arterien der Extremitäten sind wiederum für eine Punktion zu schmal und liegen zu tief. Deswegen wird für die Dialyse eine interne **arteriovenöse Fistel** am Unterarm angelegt, deren venöser Schenkel regelmäßig punktiert werden kann. Meist werden die **A. radialis** am Handgelenk mit der benachbart laufenden **V. cephalica antebrachii** als Fistelgefäße an der nichtdominanten Extremität miteinander anastomosiert (**Cimino-Fistel**, Abb. **I-11.1b**). Der arterielle Druck weitet die V. cephalica, deren Wand zusätzlich sklerosiert, sodass nach einigen Wochen der Blutfluss so weit ansteigt, dass er für eine Hämodialyse ausreicht.

Antikoagulation: Um eine extrakorporale Gerinnung des Blutes während der Dialyse zu vermeiden, muss das Blut des Patienten antikoaguliert werden. Die Antikoagulation des Patienten erfolgt klassischerweise über Heparingabe ins Schlauchsystem der Maschine. Da das heparinisierte Blut in den Patienten zurückfließt, handelt es sich um eine **systemische Heparinisierung** des Patienten. Der Ort der Heparingabe ist dabei irrelevant.

Anders bei der **extrakorporalen Antikoagulation mit Citrat**, bei der nur der Extrakorporalkreislauf antikoaguliert wird. Nahe der Blutentnahmestelle wird die Citratlösung dem Blutschlauchsystem zugeführt, sodass durch die Bindung von Kalzium die Blutgerinnung verhindert werden kann. Kurz bevor das Blut in das Kreislaufsystem des Patienten zurückfließt, wird eine genau bilanzierte Menge Kalzium wieder zugesetzt. Somit wird nur im Schlauchsystem der Maschine und im Dialysator, nicht aber systemisch im Patienten selbst antikoaguliert. Dieses Antikoagulationsverfahren wird besonders bei Patienten mit Blutungsneigung eingesetzt.

> **Antikoagulation:** Sie kann entweder über eine **Heparinisierung des Patienten** oder eine extrakorporale Antikoagulation mit **Citrat** durchgeführt werden.

Dialysat: Es besteht aus **entmineralisertem Wasser**, das mit Azetat oder Bikarbonat versetzt wird, und **Elektrolyten** wie Natrium, Kalium und Kalzium in variabler Konzentration je nach Bedürfnissen des einzelnen Patienten. Dieses keimarme bzw. keimfreie Dialysat wird in einer Menge von 0,5 l/min durch den Dialysator gepumpt.

> **Dialysat:** Es besteht aus **entmineralisertem Wasser** (versetzt mit Azetat oder Bikarbonat) und **Elektrolyten** (Natrium, Kalium, Kalzium) in variabler Konzentration.

Effektivität: Die Effektivität der chronisch intermittierenden Hämodialyse mit 3 Behandlungen pro Woche von je 4–5 Stunden kommt nicht annähernd an die „Blutreinigung" gesunder Nieren heran. Zwar zeigen moderne Dialysatoren bei einem Blutfluss von etwa 230 ml/min eine Harnstoffclearance von nahe 200 ml/min, was allerdings auf die Woche verteilt bei der angegebenen Behandlungszeit nur einer rechnerischen Harnstoffclearance von 14–18 ml/min entspricht und somit bestenfalls der Situation bei höhergradiger Niereninsuffizienz nahe kommt (s. auch Exkurs).

> **Effektivität:** Sie kommt nicht annähernd an die „Blutreinigung" gesunder Nieren heran, sondern erreicht bestenfalls die Situation bei höhergradiger Niereninsuffizienz.

> ▶ **Exkurs: Harnstoffclearance** Die Morbidität an der Dialyse korreliert mit der mittleren wöchentlichen Harnstoffkonzentration im Serum, wobei eine mittlere Konzentration von < 107 mg/dl günstig ist, die mit Behandlungsdauern von 4–5 Stunden erreicht wird. Die Harnstoffclearance durch die Dialyse lässt sich als Kt/V angegeben. K steht hierbei für die Harnstoffclearance pro Zeiteinheit und t für die Behandlungszeit. K x t entspricht somit der Harnstoffclearance pro Dialysebehandlung. Das Kt/V jeder einzelnen Dialyse soll > 1,2 sein.
> Zur näherungsweisen Bestimmung des Kt/V ist letztlich nur eine Harnstoffbestimmung vor und eine nach der Dialysebehandlung ausreichend (Details s. Lehrbücher der Nephrologie).

◀ Exkurs

> ▶ **Exkurs: Gefäßprobleme:** Bei Gefäßproblemen können arteriovenöse Fisteln über **Kunststoffprothesen** geschaffen werden, indem diese zwischen ein arterielles und venöses Gefäß (z. B. am Arm) eingesetzt werden. Diese Gefäßprothesen enthalten Mikroporen, in die das Bindegewebe einwachsen kann. Als **temporärer Gefäßzugang** – wenn nicht auf die Shuntausreifung gewartet werden kann oder nur eine Dialyse für gewisse Zeit nötig erscheint – werden meist zweilumige Katheter (Shaldon-Katheter) über die V. subclavia, jugularis interna oder femoralis in die V. cava eingeführt.
> **Kapillarmembranen:** Neben Kapillarmembranen aus Zelluloseverbindungen werden heute auch Kapillarmembranen aus Material wie z. B. Polysulfon oder Polyamid verwendet. Diese weisen eine größere Porengröße auf, es kommt zu einer besseren Clearance höhermolekularer Substanzen (z. B. β_2-Mikroglobulin). Dieser Vorteil wird aber mit einer im Vergleich zu anderen Dialysatoren sehr hohen Ultrafiltration (bis ca. 5 l/h) erkauft, eine zusätzliche programmierbare und exakte Volumensteuerung über die Dialysemaschine wird dringend erforderlich. Der Gewinn dieser Dialysatoren besteht in einer verstärkten Blutentgiftung, sodass sich für den Patienten theoretisch kürzere Dialysezeiten ergeben.

◀ Exkurs

Komplikationen: Die häufigste Komplikation bei der Hämodialysebehandlung sind **Blutdruckabfälle**, die in erster Linie durch hohe Ultrafiltrationsraten bedingt sind, wenn sich der Patient nicht an seine Trinkmengenbegrenzung hält.

Shuntprobleme, im schlimmsten Falle der Shuntverschluss ist ebenfalls ein relevantes klinisches Problem, besonders bei Patienten, die eine schlechte Gefäßqualität (Diabetiker!) aufweisen.

> **Komplikationen:** Zu den häufigsten Komplikationen bei der Hämodialyse zählen **Blutdruckabfälle**, **Shuntprobleme** und das **Dysäquilibrium-Syndrom**.

Besonders bei Einleitung der Dialysebehandlung muss darauf geachtet werden, dass die ersten 3 Behandlungen mit max. 2 Stunden Dauer und niedrigem Blut- und Dialysatfluss durchgeführt werden (gezielt ineffektives Verfahren), um größere **Osmolalitätsverschiebungen** zu vermeiden. Ansonsten kann es zu einem **Dysäquilibrium-Syndrom** kommen, das in erster Linie durch neurologische Symptome gekennzeichnet ist. Dies wird heute nur noch sehr selten beobachtet.

Peritonealdialyse/CAPD

Peritonealdialyse/CAPD

Prinzip: Bei der Peritonealdialyse (PD) dient das Peritoneum als semipermeable Membran. Der Stofftransport erfolgt durch **Diffusion** entlang eines Konzentrationsgradienten, der durch Glukoselösungen aufgebaut wird (Abb. **I-11.2**).

Prinzip: Bei der Peritonealdialyse (PD, Bauchfelldialyse, continuous ambulatory peribreal dialysis) dient das Peritoneum als biologische semipermeable Membran. Das Bauchfell ist gut durchblutet und hat eine Austauschoberfläche von 1–2 m². Der Stofftransport erfolgt durch **Diffusion** entlang eines Konzentrationsgradienten. Dieser wird durch Glukoselösungen unterschiedlicher Osmolarität aufgebaut, die über einen Katheter in die Bauchhöhle eingebracht und wieder abgelassen werden (Abb. **I-11.2**). Das Blutkompartiment wird durch das peritoneale Kapillarbett repräsentiert. Das Peritoneum besitzt andere Permeabilitätscharakteristika als künstliche Dialysemembranen. Im Vergleich zur konventionellen Hämodialyse werden kleinmolekulare Substanzen wie Harnstoff oder Kreatinin schlechter eliminiert, **größere Moleküle** dagegen besser entfernt. Auch große Eiweißmoleküle können die Peritonealmembran passieren, sodass die PD immer mit einem **Eiweißverlust** einhergeht, der bei der CAPD ca. 8–10 g/d beträgt.

▶ **Merke**

▶ **Merke:** Da urämische Toxine bei PD schlechter entfernt werden, muss die Behandlung **täglich** erfolgen, die Hämodialyse dagegen ist nur 3-mal wöchentlich erforderlich, um eine gleiche Effizienz zu erzielen.

Indikationen und Kontraindikationen: **Indiziert** ist die PD bei **fehlenden Shuntmöglichkeiten**. **Kontraindiziert** ist sie nach Bauchhöhlenoperationen mit **ausgeprägten Verwachsungen** und chronisch-entzündlichen Darmerkrankungen.

Indikationen und Kontraindikationen: Indiziert ist die PD v. a. bei Patienten, die **keine Shuntmöglichkeiten** bieten, sei es aufgrund der Gefäßqualität oder bei höhergradiger Herzinsuffizienz, wenn die zusätzliche Volumenbelastung dem Kreislauf nicht zuzumuten ist. Ansonsten kommt das Verfahren besonders für sehr selbstständige Patienten infrage. **Kontraindiziert** ist es in der Regel bei Patienten, die mehrfach an der Bauchhöhle operiert wurden und bei denen **ausgeprägte Verwachsungen** der Bauchhöhle bestehen, die an chronisch-entzündlichen Darmerkrankungen leiden oder bei Patienten, die nicht in der Lage sind, das Verfahren selbst durchzuführen.

◎ **I-11.2**

◎ **I-11.2** **Peritonealdialyse (Bauchfelldialyse)**

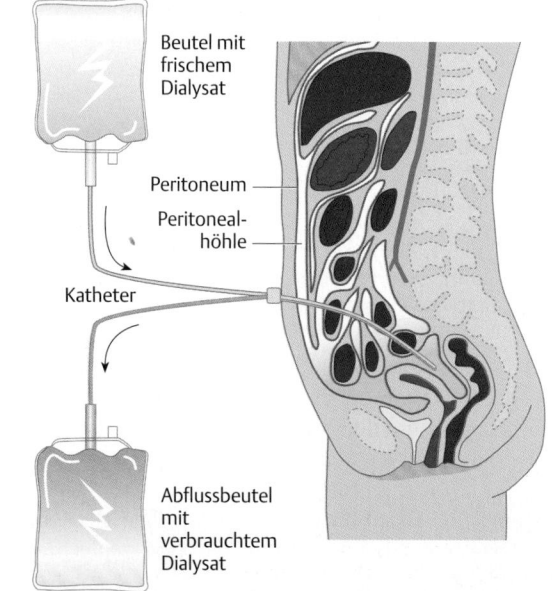

Beutel mit frischem Dialysat

Peritoneum

Peritonealhöhle

Katheter

Abflussbeutel mit verbrauchtem Dialysat

Das frische Dialysat wird über einen Katheter in die Bauchhöhle eingelassen. Dort findet der Stoffaustausch zwischen Dialysat und Blutkompartiment (peritoneales Kapillarbett) statt. Das Peritoneum dient dabei als semipermeable Membran, sodass der Stofftransport über das Peritoneum längs eines Konzentrationsgradienten erfolgen kann. Nach 4–6 h wird die Dialyseflüssigkeit abgelassen und frisches Dialysat zugeführt. Dies wird täglich 3–4 × wiederholt.

Katheterzugänge: Für die PD muss operativ ein dauerhafter Zugang zur Bauchhöhle geschaffen werden. Ein Katheter wird über einen subkutanen Tunnel in die Peritonealhöhle so implantiert, dass die Spitze im kleinen Becken zu liegen kommt. Für das Dialysat werden flexible Kunststoffbeutel benutzt, die mit unterschiedlichen Volumina (1,5–2,5 l) sowie verschiedenen Glukosekonzentrationen (1,36–4,25 %) angeboten werden.

Formen:

- **CAPD (kontinuierliche ambulante PD):** Täglich werden 3–5 × 1,5–2 l Dialysat über den Peritonealkatheter in die Bauchhöhle geleitet und nach 4–6 Stunden wieder abgelassen. Der Austausch der Beutel erfolgt dabei **manuell** (i. d. R. 3–4 × tgl.; Verweildauer des Dialysats: 3–4 h) und einmal vor dem Zubettgehen (Verweildauer 8–10 h). So ergibt sich eine **kontinuierliche** Behandlung, die lediglich durch die Wechselphasen unterbrochen wird. Zu Beginn der Behandlung bleibt der Patient ein paar Tage stationär im Krankenhaus. In dieser Zeit erlernt der Patient den Umgang mit der PD, damit er sie später selbstständig ohne fremde Hilfe zu Hause vornehmen kann. Dies bedeutet für den Patienten eine sehr viel größere Unabhängigkeit als bei der Hämodialyse, dennoch muss er sich regelmäßig bei seinem Nephrologen vorstellen.
- **NIPD (nächtliche intermittierende PD):** Mithilfe eines **vollautomatischen** Gerätes (sog. Cycler) werden 3–4 Dialysateinläufe pro Nacht programmiert durchgeführt. Diese Modifikation kann bei manchen Patienten vorteilhaft sein und zu einer Verbesserung der Effektivität der Bauchfelldialyse beitragen.

Komplikationen: Als gefährlichste Komplikation muss die **Peritonitis** angesehen werden. Sie ist auf bakterielle Kontaminationen der Konnektionsstellen während des Wechsels der Dialysatbeutel zurückzuführen. Wenn sich das Dialysat trübt (> 100 Leukozyten/μl), Patienten über diffuse abdominelle Schmerzen klagen oder Fieber bemerken, lässt sich die Diagnose einer Peritonitis frühzeitig stellen. Häufige Erreger sind **Staphylococcus epidermidis** (Peritonitis mild und kurzdauernd) und **Staphylococcus aureus** (Peritonitis schwer, prolongierter Verlauf, Neigung zu Abszessbildung). Bei Peritonitiden durch Pseudomonas- oder Pilzinfektionen muss der Katheter explantiert werden. Antibiotika oder Antimykotika werden dem Dialysat zugesetzt, systemisch oder oral verabreicht, Letzteres besonders dann, wenn der Katheter entfernt werden musste. Treten Peritonitiden gehäuft in kurzen Abständen auf, bleibt nur der Wechsel zur Hämodialyse.

Weitere Komplikationen sind **Infektionen der Katheteraustrittsstelle** und des **subkutanen Tunnels** sowie Lageveränderungen des Katheters im Bauchraum, sodass Ein- und Auslaufgeschwindigkeiten nachlassen. Geht die Ultrafiltration – insbesondere nach rezidivierenden Peritonitiden – zurück, muss dies mit höherprozentigen Glukoselösungen kompensiert werden.

Hämofiltration

Prinzip: Im Gegensatz zur Hämodialysebehandlung werden bei der Hämofiltration die im Plasmawasser gelösten Bestandteile ausschließlich durch **Konvektion (Ultrafiltration)** über eine semipermeable Membran (großporig) in das Filtratkompartiment des Dialysators transportiert (Abb. I-11.3). Die Hämofiltration erweist sich dabei gegenüber der Hämodialyse als weniger effektiv, wenn es darum geht, kleinmolekulare Retentionsprodukte wie Harnstoff zu entfernen, aber effizienter, wenn dem Blut **höhermolekulare** Substanzen entzogen werden sollen. Da hohe Flüssigkeitsmengen abgefiltert werden, die eine Entgiftung über reine Konvektion erst ermöglichen, müssen diese durch entsprechende **Elektrolytlösungen** (ungefähr 20–30 l/d) ersetzt werden. Auf diese Weise lässt sich ein komplikationsarmer Flüssigkeitsentzug ermöglichen, besonders wenn über einen langen Zeitraum hämofiltriert und die entzogene Flüssigkeitsmenge nur zum Teil reinfundiert wird.

Bedeutung: Der **Vorteil** der Hämofiltration liegt darin, dass sich Überwässerungen schonender behandeln lassen als über Hämodialyse, ohne dass dies zu Lasten der Entgiftung ginge. Sie wird somit **bei kreislaufinstabilen Intensiv-**

Katheterzugänge: Für die PD muss operativ ein Dauerkatheter gelegt werden, dessen Spitze im kleinen Becken zu liegen kommt.

Formen:

- **CAPD:** Täglich werden 3–5 × 1,5–2 l Dialysat über den Peritonealkatheter in die Bauchhöhle geleitet und nach 4–6 Stunden wieder abgelassen. Der Austausch der Beutel erfolgt dabei **manuell**.

- **NIPD:** Diese **vollautomatisierte** Variante führt 3–4 Dialysateinläufe pro Nacht durch.

Komplikationen: Am gefährlichsten ist die **Peritonitis**, die auf eine bakterielle Kontaminationen der Konnektionsstellen zurückzuführen ist.

Weitere Komplikationen sind **Infektionen der Katheteraustrittsstelle** und des **subkutanen Tunnels** sowie Lageveränderungen des Katheters im Bauchraum.

Hämofiltration

Prinzip: Bei der Hämofiltration erfolgt der Stoffaustausch nach dem Prinzip der Konvektion **(Ultrafiltration)** über eine semipermeable Membran. Die hohen Filtrationsmengen müssen durch entsprechende **Elektrolytlösungen** ersetzt werden (Abb. I-11.3).

Bedeutung: Der **Vorteil** gegenüber der Hämodialyse liegt in einer schonenderen Entwässerung.

◎ I-11.3 Hämofiltration

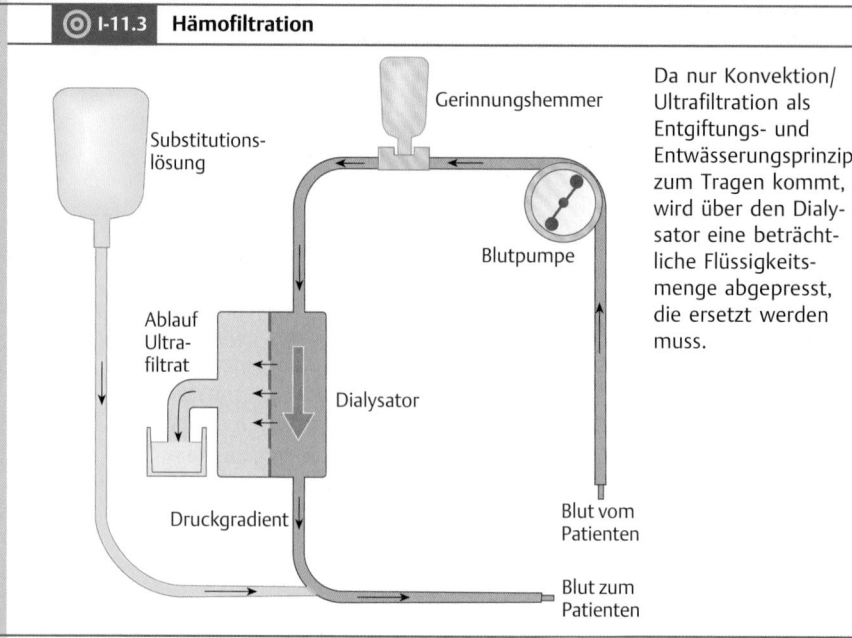

Da nur Konvektion/ Ultrafiltration als Entgiftungs- und Entwässerungsprinzip zum Tragen kommt, wird über den Dialysator eine beträchtliche Flüssigkeitsmenge abgepresst, die ersetzt werden muss.

patienten mit Oligo/Anurie als Therapie der Wahl angesehen. Die geringere Clearance niedermolekularer Urotoxine lässt sich durch lange Laufzeiten über 24 h ausgleichen, die zusätzlich die Möglichkeit bieten, dass die besondere Stärke der Hämofiltration einer schonenden Entwässerung voll zum Tragen kommt.

Hämodiafiltration

Prinzip: Bei diesem Verfahren werden Hämodialyse und Hämofiltration kombiniert, um die Vorteile von **Diffusion** und **Konvektion** in der apparativen Urämiebehandlung zu vereinen. Technisch wird dies über eine Dialyse mit sehr hoher Ultrafiltrationsrate und entsprechender Substitution erreicht.

Bedeutung: Diese Methode wird nur in einzelnen Fällen angewendet, da materieller Aufwand und Kosten recht hoch liegen. Es gibt bislang auch noch keinen klaren Beleg dafür, dass die Hämodiafiltration im Vergleich zu Hämodialyse, Morbidität und Mortalität senkt.

▶ **Merke:** Die **kumulative Dialysezeit** scheint mehr noch als die Wahl spezieller Membranmaterialien oder Behandlungsverfahren für die Prognose des Patienten entscheidend zu sein. Vereinfacht lässt sich sagen: „Dialysezeit ist Lebenszeit".

Hämoperfusion

Verfahren, dass bei **Intoxikationen** eingesetzt wird, die sich so schwer gestalten, dass die Gifte weder schnell genug durch die Nieren ausgeschieden noch von der Leber verstoffwechselt werden können. Die dann durchzuführende Detoxikationen wird als Hämoperfusion bezeichnet.

Prinzip: Ein doppellumiger Dialysekatheter wird in die V. iugularis oder subclavia gelegt und der Patient an einen Extrakorporalkreislauf angeschlossen, um das Blut über eine Hämoperfusionskapsel zu leiten. Ziel der Behandlung ist die möglichst rasche Elimination toxischer Substanzen durch Adsorption an Aktivkohle oder Kunstharz in der Hämoperfusionskapsel.
Nachteil: hoher Heparinbedarf. Zu den Komplikationen zählen v. a. Thrombozytopenien durch mechanische Schädigung der Blutplättchen.

Hämodiafiltration

Prinzip: Bei diesem Verfahren werden Hämodialyse und Hämofiltration kombiniert (**Diffusion** und **Konvektion**).

Bedeutung: Diese Methode wird nur in einzelnen Fällen angewendet (hoher materieller Aufwand und Kosten).

▶ Merke

Hämoperfusion

Die Hämoperfusion wird bei schweren Intoxikationen eingesetzt.

Prinzip: Über einen Dialysekatheter wird der Patient an einen Extrakorporalkreislauf angeschlossen. Toxine werden durch Adsorption an Aktivkohle oder Kunstharz eliminiert.
Nachteil: hoher Heparinbedarf.

Plasmaseparation

Plasmaseparation

▶ **Synonyme:** Plasmaaustausch, Plasmapherese, Plasmafiltration.

◀ Synonyme

Auch die Plasmaseparation ermöglicht – wie die Hämoperfusion – Stoffe aus dem Blut zu eliminieren, die so physiologischerweise weder Nieren noch Leber entfernen könnten: Insbesondere proteingebundene Toxine, pathologische Antikörper oder Bestandteile des Gerinnungssystems oder Hemmkörper des Gerinnungssystems.

Proteingebundene Toxine, Antikörper oder Bestandteile des Gerinnungssystems können durch Plasmaseparation eliminiert werden.

Prinzip: Patienteneigenes Plasma wird über eine großporige Membran gegen eine eiweißhaltige Substitutionslösung (Humanalbumin oder Frischplasmen) ausgetauscht, um auf diesem Wege pathologische Proteine oder proteingebundene Substanzen aus dem Patientenplasma zu entfernen (grundsätzlich ähnliche Technik wie HF).

Prinzip: Patienteneigenes Plasma wird über eine Membran gegen eine eiweißhaltige Lösung ausgetauscht.

Indikationen sind z. B. schwere Verlaufsformen des Morbus Wegener oder des systemischen Lupus erythematodes (SLE) oder eine Hemmkörper-Hämophilie (Entfernung von Antikörpern), wobei die Entscheidung zur Plasmapherese immer individuell gefällt werden muss.

Indikationen sind z. B. M. Wegener, SLE oder eine Entfernung von Antikörpern.

Nachteil dieses Verfahrens: pro Behandlung müssen 2–4 l Patientenplasma verworfen werden; die Substitution durch Frischplasma ist ebenfalls problematisch: Gefahr der Infektionsübertragung, allergische Reaktionen.

Nachteil: 2–4 l Plasma werden verworfen; Gefahr der Infektionsübertragung bei Gebrauch von Frischplasma.

Immunadsorption

Immunadsorption

Prinzip: Bei diesem Verfahren ist, im Gegensatz zur Plasmaseparation (s. o.) keine Substitution von Eiweißlösungen nötig. Zirkulierende Antikörper, Immunkomplexe und Alloantikörper werden über polyklonale Antikörper gegen leichte und schwere Ketten von Immunglobulinen eliminiert. Diese adsorbieren reversibel Immunglobuline (ca. 70–80%) aller Klassen. Um einen Rebound der Antikörpersynthese zu blockieren und Infektionskomplikationen vorzubeugen, werden am Ende jedes Behandlungszyklus Immunglobuline substituiert. Die Behandlung kann über periphere Venen durchgeführt werden. Die **Indikationen** entsprechen weitgehend denen des Plasmaaustausches.

Prinzip: Zirkulierende Immunglobuline werden über polyklonale Antikörper eliminiert. Die Behandlung wird über periphere Venen durchgeführt. Die **Indikationen** entsprechen denen des Plasmaaustausches.

Lipidapherese

Lipidapherese

Bei Personen mit **homozygoter familiärer Hypercholesterinämie** und bei einem ausgewählten Patientengut mit ausgeprägter heterozygoter Fettstoffwechselentgleisung kann die Prognose über **LDL-Apherese** verbessert werden. LDL lässt sich aus dem Kreislauf über Immunadsorptionsverfahren entfernen. Auch diese Behandlung läuft über periphere venöse Gefäße.

Bei **homozygoter familiärer Hypercholesterinämie** kann LDL über Immunadsorption entfernt werden.

11.2 Nierentransplantation (NTX)

11.2 Nierentransplantation (NTX)

In Deutschland stehen etwa **10 000 Dialysepatienten auf der Warteliste** für eine Nierentransplantation. Ungefähr doppelt so viele Patienten leben mit einer funktionsfähigen Transplantatniere. Die Schere zwischen Organbedarf und -angebot wird leider immer größer, da einerseits die Zahl der Patienten steigt, die auf eine Transplantation warten, andererseits aber trotz vieler Aufklärungskampagnen die Bereitschaft in der Bevölkerung zur Organspende zu gering ist.

In Deutschland stehen etwa **10 000 Dialysepatienten auf der Warteliste** für eine Nierentransplantation. Ungefähr doppelt so viele Patienten leben mit einer funktionsfähigen Transplantatniere.

Die Nierentransplantation kann erfolgen als

- **postmortale** Organspende (von einem verstorbenen Spender)
- **Lebendspende**.

Nierentransplantationen erfolgen als **postmortale** oder als **Lebendspende**.

▶ **Merke:** Das am **häufigsten transplantierte Organ** ist die **Niere** (gefolgt von Leber, Herz, Bauchspeicheldrüse und Lunge). 2007 wurden 2340 postmortale Nierentransplantationen und ca. 560 Lebendspenden durchgeführt.

◀ Merke

11.2.1 Vorbereitung auf die Transplantation

Vor der Aufnahme in die Warteliste zur Transplantation müssen verschiedene Voruntersuchungen durchgeführt werden (Tab. **I-11.1**). Ziel ist es, besondere Probleme der Patienten im Vorfeld zu erkennen.

| ☰ **I-11.1** | **Untersuchungen vor Aufnahme auf die Transplantationsliste** |

- **körperliche Untersuchung,** einschließlich **Prostatauntersuchung** bei Männern mit PSA-Bestimmung (bei älteren Patienten wird ein Ultraschall der Prostata empfohlen) und **gynäkologischer Untersuchung** bei Frauen
- **Laborwerte** (BB, Gerinnung, Laborchemie, serologische und virologische Untersuchungen)
- **Urinuntersuchungen**
- **Lungenfunktionstest** (ab 50. LJ)
- **urologische Untersuchung** von Harnblase und Harnwegen
- **Darmspiegelung** (bei Patienten > 50 Jahre)

- **bildgebende Untersuchungen:**
  - **EKG und Belastungs-EKG,** Echokardiogramm (in besonderen Risikofällen wird ein pharmakologisches Stressechokardiogramm oder eine Herzkatheteruntersuchung empfohlen)
  - **Dopplersonographie** der extrakraniellen Hirnarterien und der Bein- und Beckenarterien
  - **Röntgenübersichtsaufnahme** von Lunge und Becken
  - **Ultraschalluntersuchung** der Bauchorgane und des Herzens
  - **Mammographie** (bei Frauen > 50 Jahre)
- **verschiedene Facharztuntersuchungen (Zahnarzt, Hals-Nasen-Ohrenarzt, Augen- und Hautarzt)**

Bei einer Lebendnierenspende werden die genannten **Untersuchungen** auch für den **Spender** nötig.

Relative und **absolute Kontraindikationen** einer Nierentransplantation sind in Tab. **I-11.2** zusammengefasst.

Wird eine Lebendnierenspende angestrebt, werden die genannten **Untersuchungen** auch für den **Spender** nötig. Er darf durch die Explantation einer seiner Nieren keinerlei gesundheitlicher Nachteile haben.

Für einzelne Patienten kann sich das Risiko einer Operation oder der immunsuppressiven Therapie als zu hoch erweisen. Besondere Bedeutung kommt dabei der kardiovaskulären Risikoeinschätzung zu. **Relative** und **absolute Kontraindikationen** einer Nierentransplantation sind in Tab. **I-11.2** zusammengefasst.

| ☰ **I-11.2** | **Kontraindikationen für eine Nierentransplantation** |

relative Kontraindikationen	*absolute Kontraindikationen*
<ul><li>Alter > 60 Jahre</li><li>Diabetiker</li><li>bekannte koronare Herzerkrankung (KHK)</li><li>periphere arterielle Verschlusskrankheit (pAVK Stadium ≥ IIb)</li><li>Wandbewegungsstörungen in der Echokardiographie</li></ul>	<ul><li>unkontrolliertes Malignom</li><li>nicht oder nicht ausreichend behandelte HIV-Erkrankung</li><li>nicht kontrollierte systemische Infektionen</li><li>Leiden, deren Lebenserwartung < 2 Jahre liegt</li></ul>

Für die Nierentransplantation gibt es heute **keine feste Altersgrenze** mehr.

Für die Nierentransplantation gibt es heute **keine feste Altersgrenze** mehr, obgleich natürlich das Risiko und die Komplikationsrate mit zunehmendem Alter ansteigen. Für Patienten > 65 Jahren entwickelte Eurotransplant (Vermittlungsstelle für Organspenden) 1999 ein spezielles Transplantationsprogramm (Eurotransplant Senior Programm abgekürzt: ESP), das Nieren von älteren Spendern lokal (kurze Ischämiezeiten nach Organentnahme!) Nierenkranken > 65 Jahren zuteilt.

Spricht nichts gegen eine Transplantation, wird der Patient über alle **Vorteile** und **Risiken** der geplanten Transplantation aufgeklärt. Schließlich wird er bei Eurotransplant gemeldet, die ihn am Zuteilungsverfahren für gemeldete Spendernieren beteiligen.

Konnten alle Voruntersuchungen abgeschlossen werden und sprechen keinerlei Gründe gegen eine Transplantation, sollte der Patient noch einmal abschließend über alle **Vorteile** und **Risiken** der geplanten Transplantation aufgeklärt werden. Schließlich wird er bei Eurotransplant gemeldet, die ihn am Zuteilungsverfahren für gemeldete Spendernieren beteiligen (einen anderen Weg, nierentransplantiert zu werden, gibt es in Deutschland nicht!). Kommt es später zu einem Nierenangebot, sollte der Patient auch über die Qualität des Spenderorgans informiert werden.

Während der **Wartezeit** (ca. 4–5 Jahre) müssen in regelmäßigen Abständen **Nachuntersuchungen** vorgenommen werden (Herz-Kreislauf, bakterielle und virale Diagnostik).

Die durchschnittliche **Wartezeit** auf eine Transplatatniere liegt derzeit zwischen **4 und 5 Jahren**. Währenddessen müssen in 6–12-monatigen Abständen **Nachuntersuchungen** vorgenommen werden, die insbesondere Kontrolluntersuchungen des Herz-Kreislauf-Systems, aber auch die bakterielle und virale Diagnostik einschließen sollten. Wichtig ist außerdem, dass der Patient während der Wartezeit schnell erreicht werden kann oder sich bei längerer Abwesenheit beim Transplantationszentrum abmeldet.

11.2.2 Vermittlung einer Spenderniere

Eurotransplant ist die Vermittlungsstelle für Organspenden in den Benelux-Ländern, Deutschland, Österreich, Slowenien und Kroatien. Sobald eine mögliche Spenderniere gemeldet wird, beginnt über ein Computerprogramm nach einem strikt festgelegten Auswahlprozess die Suche nach einem möglichen Empfänger. In der Datenbank von Eurotransplant werden wichtige Merkmale von Spender und Empfänger miteinander verglichen, um die Verträglichkeit festzustellen. Alle organisatorischen Aufgaben werden in Deutschland von der **DSO** (Deutsche Stiftung Organtransplantation) wahrgenommen bzw. über diese vermittelt (im Übrigen werden auch Spendermeldungen über die DSO abgewickelt). Das zuständige Transplantzentrum entscheidet dann, nachdem alle medizinisch relevanten Aspekte berücksichtigt wurden, ob das angebotene Organ für einen Patienten geeignet ist.

Die wichtigsten Faktoren im Auswahlprozess zwischen dem Spenderorgan und dem möglichen Empfänger sind

- die **Blutgruppen** (AB0-Blutgruppensystem)
- die **HLA**-Gewebemerkmale
- das **Crossmatch**.

Siehe auch Kap. „Immunologie", S. 1311.

11.2.3 Implantation der Spenderniere

Die Verpflanzung der Transplantatniere erfolgt nicht an die Stelle der erkrankten Nieren, sondern in die rechte oder linke **Leistenregion** (**Fossa iliaca**, Abb. **I-11.4**). Die erkrankten Nieren verbleiben in der Regel in situ, es sei denn, große Zystennieren hätten sich bis in das kleine Becken ausgedehnt. Der Vorteil der Implantation in die Fossa iliaca liegt in dem für den Operateur günstigen Zugangsweg zu den großen Gefäßen der Beckenregion. Diese Technik hat sich über Jahrzehnte bewährt und wird heute weltweit angewandt.

◎ I-11.4   Lage einer Transplantatniere in der Fossa iliaca

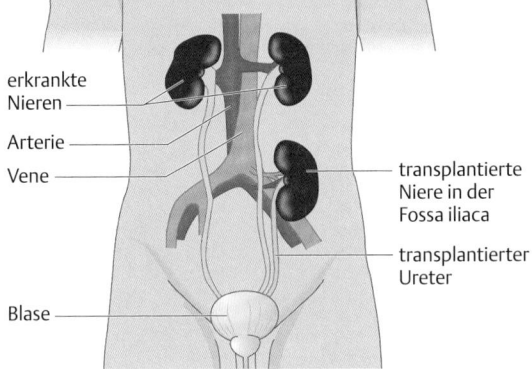

erkrankte
Nieren

Arterie

Vene

transplantierte
Niere in der
Fossa iliaca

transplantierter
Ureter

Blase

11.2.4 Immunsuppression

Phasen der immunsuppressiven Therapie

Bei der immunsuppressiven Therapie einer Nierentransplantation werden mehrere Phasen unterschieden:

- **Initialtherapie:** unmittelbar mit Beginn oder sofort nach der Transplantation mit zunächst hohen Dosen von meist 3 verschiedenen Immunsuppressiva, die über das erste Jahr reduziert werden: Ein Grundprinzip der immunsuppressiven Therapie besagt, dass in der Anfangsphase nach der Transplantation intensiver behandelt werden muss. In den ersten 3–6 Monaten ist das Risiko einer Abstoßung statistisch gesehen am höchsten.
- Bei **Zweittransplantationen** oder Patienten, bei denen zytotoxische Antikörper nachgewiesen wurden, wird meist perioperativ sowie in den ersten

11.2.2 Vermittlung einer Spenderniere

Eurotransplant ist die Vermittlungsstelle für Organspenden in den Benelux-Ländern, Deutschland, Österreich, Slowenien und Kroatien.

Die wichtigsten Faktoren für die Auswahl eines Spenderorgans sind:
- **Blutgruppen**
- **HLA**-Gewebemerkmale
- **Crossmatch**.

11.2.3 Implantation der Spenderniere

Die Transplantatniere wird in die **Fossa iliaca** eingepflanzt, die erkrankten Nieren verbleiben in der Regel in situ (Abb. **I-11.4**).

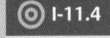

◎ I-11.4

11.2.4 Immunsuppression

Phasen der immunsuppressiven Therapie

Initialtherapie: Zu Beginn werden hohe Dosen verschiedener Immunsuppressiva eingesetzt. Sie werden über das erste Jahr reduziert.

Bei **Zweittransplantationen** wird initial noch stärker immunsupprimiert (**Induktionstherapie**).

Monaten eine stärkere Immunsupression mit einer höheren Anzahl an immunsuppressiven Substanzen verordnet. Dieses Behandlungsschema wird auch als **Induktionstherapie** bezeichnet.

- Schließlich die **langfristige Erhaltungstherapie** mit deutlich reduzierten Dosen immunmodulatorischer Medikamente.

Immunsuppressiva

Bis in die späten neunziger Jahre wurden hauptsächlich **Kortikoide, Azathioprin** und **Cyclosporin** eingesetzt.

Immunsuppressiva

Bis in die späten neunziger Jahre wurden hauptsächlich **3 Medikamente** verwendet, um Rejektionen (Abstoßungen) des implantierten Organs zu unterdrücken: **Kortikoide,** der Antimetabolit **Azathioprin** (spielt heute nur noch eine untergeordnete Rolle), der Calcineurin-Inhibitor **Cyclosporin.**

Kortikoide und Calcineurin-Inhibitoren werden weiterhin verschrieben, aber nur noch in einer Dreierkombination mit neueren Immunsupressiva (s. u.), die im letzten Jahrzehnt in die Transplantmedizin eingeführt wurden. Dadurch soll zum einen eine bessere Immunsuppression erreicht, andererseits die Dosis der einzelnen Substanzen reduziert werden, um nicht zuletzt die Nebenwirkungen von Kortison und Cyclosporin (wirkt, wie auch Tacrolimus, nephrotoxisch) zu reduzieren.

Die **neueren Immunsuppressiva**, die mit Kortikoiden und Calcineurin-Inhibitoren kombiniert werden, gehören hauptsächlich zu 3 verschiedenen Medikamentengruppen.

Neuere Immunsuppressiva sind:

- **Antimetaboliten** wie **Mycophenolatmofetil** oder Azathioprin.

- **Antimetaboliten** wie **Mycophenolatmofetil** oder das ältere Azathioprin: Mycophenolsäure wirkt stärker zytostatisch auf Lymphozyten als auf andere Zellen, wodurch diese selektiv gehemmt werden.

- **Proliferationssignal-Hemmer** wie **Rapamycin** (Sirolimus)

- **Proliferationssignal-Hemmer** (mTOR-Inhibitoren) wie **Rapamycin** (Sirolimus) oder sein Derivat Everolimus: mTOR (*m*ammalian *T*arget *o*f *R*apamycin) ist Bestandteil eines Proteinkomplexes, der unterschiedliche Signalwege von Wachstumsfaktoren, Energiehaushalt und Sauerstoffkonzentration der Zelle integriert, die Translation von Proteinen reguliert und so Zellwachstum und Zellzyklus steuert.

- **chimäre monoklonale Antikörper** wie Basiliximab und Daclizumab gegen aktivierte T-Zellen

- **chimäre monoklonale Antikörper** wie Basiliximab und Daclizumab: Ziel der Antikörper sind aktivierte T-Zellen, die für die akute Abstoßung verantwortlich sind. Dabei blockieren die Substanzen die alpha-Untereinheit des Interleukin-2-Rezeptors (CD25) der T-Zellen und verhindert das Andocken von Interleukin-2. Interleukin-2 kann das Signal zur Proliferation der T-Zelle nicht weiterleiten und damit die Immunreaktion nicht auslösen. Das Immunsystem wird wirksam geschwächt.

11.2.5 Komplikationen

11.2.5 Komplikationen

Perioperative Probleme

Perioperative Probleme

Frühe Probleme sind **Verschlüsse des Dialyseshunts** oder **Durchblutungsstörungen** der **unteren Extremitäten**. **Zu akuten Tubulusnekrosen** kommt es bei langen Ischämiezeiten.

Neben den allgemeinen Risiken einer Operation fallen unter die spezifischeren frühen Probleme nach Transplantation **akute Verschlüsse des Dialyseshunts** oder **Durchblutungsstörungen** der **unteren Extremitäten**, die bei Arteriosklerose besonders auf der Seite des implantierten Organs symptomatische Ischämien auslösen können. **Akute Tubulusnekrosen**, die dazu führen, dass implantierte Nieren ihre Funktion sehr verspätet aufnehmen, finden sich bei langen Ischämiezeiten.

Organabstoßung

Organabstoßung

Nach der Transplantation besteht das **lebenslange Risiko einer Organabstoßung** (10–30 % aller Patienten). Meistens kann der Organverlust durch intensivierte Immunsupression verhindert werden.

Nach einer Nierentransplantation trägt jeder Patient das **lebenslange Risiko einer Organabstoßung**. Stößt der Körper die Niere ab, kann das transplantierte Organ geschädigt werden, die neue Niere stellt schlimmstenfalls ihre Funktion ein.

Heute noch erleiden etwa 10–30 % aller transplantierten Patienten Episoden akuter Organrejektionen. Der überwiegende Teil dieser Patienten kann davor bewahrt werden, sein Organ zu verlieren, wenn die Immunsupression intensiviert wird. Klinische Zeichen der Rejektion (wie Diureserückgang, Fieber, entgleister Blutdruck, ggf. „Organgefühl") müssen jedoch rechtzeitig erkannt werden.

Je nach Verlauf und den histologischen Besonderheiten unterscheiden wir generell 3 Formen der Abstoßung im Transplantat:

- **hyperakute**, fulminant verlaufende Abstoßung
- **akute** Abstoßung (mit den beiden histologischen Unterformen der **interstitiellen** und der **vaskulären** Abstoßung)
- **chronische** Abstoßung.

Hyperakute Abstoßung

Diese wird durch vorbestehende Antikörper gegen Oberflächenmerkmale des Parenchyms der neuen Niere hervorgerufen. Das Transplantat wird in kurzer Zeit zerstört. Über das obligate Crossmatch vor der Operation kann diese Komplikation heute verhindert werden.

Akute Abstoßung

Akute Abstoßungen werden in 2 Unterformen (je nach Biopsiebefund) eingeteilt:

- **akute zelluläre oder interstitielle Abstoßung:** Bei einer zellulären oder interstitiellen Abstoßung wandern T-Lymphozyten in das Nierengewebe ein. Es kommt zu tubulären Entzündungsreaktionen, die auf das umliegende Interstitium übergreifen. In > 90 % der Fälle kann diese Form der Abstoßung erfolgreich mit **Kortison** behandelt werden. Der Erfolg der Behandlung zeigt sich, wenn das Serumkreatinin sinkt und sich die Funktion der Niere bessert.
- **vaskuläre Abstoßung:** Akute vaskuläre Abstoßungen, die überwiegend an den Gefäßen der Transplantatniere als Glomerulitis oder Endarteriitis ablaufen, werden wahrscheinlich von zirkulierenden Antikörpern ausgelöst. Ein **Therapieansatz** besteht darin, die schädigenden Antikörper aus dem Blut des Patienten durch **Plasmapherese**, heute auch vermehrt über Immunadsorption zu entfernen. Weiterhin werden empfohlen: Umstellung auf Tacrolimus (statt Cyclosporin) und Mycophenolatmofetil, hohe Kortisondosen, polyklonale Antikörpergaben, chimäre monoklonale Antikörper wie Rituximab.

Chronische Abstoßung

Trotz erheblicher Fortschritte im Verständnis immunbiologischer Vorgänge und verbesserter immunsuppressiver Therapiestrategien bleibt die chronische Abstoßung ein **großes Problem für die längerfristige Prognose** transplantierter Nieren. **Klinisch** lassen sich Proteinurie, arterielle Hypertonie und eine progrediente Abnahme der Nierenfunktion nachweisen. Bisher ist es aber noch nicht möglich, therapeutische Konsequenzen zu ziehen.

Weitere Komplikationen

Infektionen: Unter der immunsuppressiven Therapie kann es vermehrt zu Infektionen durch Bakterien (z. B. Pneumokokken, E.coli), Viren (z. B. Herpesviren, EBV, CMV) aber auch Pilze (z. B. Candida, Aspergillus) und anderen selteneren Erregern kommen, die häufig sehr viel schwerwiegender verlaufen als ohne Immunsuppression. Bakterielle Infektionen der Harnwege und Lunge gehören zu den häufigsten Problemen bei nierentransplantierten Patienten.

Nichtinfektiöse Langzeitprobleme: Nicht nur Transplantabstoßungen und Infektionen belasten die Patienten, auch Herz-Kreislauf-Probleme zumeist über arteriosklerotische Gefäßschäden erhöhen Morbidität und Mortalität.

Nierentransplantation und Diabetes mellitus: Eine Zuckerkrankheit nach erfolgreicher Nierentransplantation (Posttransplantations-Diabetes = PTDM) tritt im ersten Jahr bei 5–20 % der Patienten, 15 Jahre nach Transplantation bei bis zu 30 % auf. Diese Patienten haben 3–4-fach höheres Risiko, ihr Transplantat zu verlieren oder an einem Herzinfarkt zu versterben als Patienten ohne Diabetes. Risikofaktoren für die Entwicklung einer PTDM sind familiäre Belastung, gestörte Glukosetoleranz vor Transplantation, Alter > 40 Jahre, Hepatitis-C-Infektion, Art der immunsupressiven Therapie (v. a. Kortison).

Man unterscheidet 3 Verlaufsformen:
- **hyperakut**
- **akut**
- **chronisch**

Hyperakute Abstoßung
Durch Nierenparenchym-Antikörper wird das Transplantat in kurzer Zeit zerstört. Das präoperative Crossmatch soll diesen Prozess verhindern.

Akute Abstoßung
- **akute zelluläre oder interstitielle Abstoßung:** Eingewanderte T-Lymphozyten rufen tubuläre Entzündungen hervor, die auf das Interstitium übergreifen. In der Regel kann erfolgreich mit **Kortison** behandelt werden.
- **vaskuläre Abstoßung:** An den Gefäßen der Transplantatniere kommt es zu Glomerulitis, Endarteriitis und Bildung von Mikrothromben. Durch **Plasmapherese** oder Immunadsorption können die Antikörper entfernt werden.

Chronische Abstoßung
Sie ist ein **großes Problem für die längerfristige Prognose** transplantierter Nieren. **Klinisch** zeigen sich Proteinurie, arterielle Hypertonie und Abnahme der Nierenfunktion. Therapeutische Konsequenzen fehlen.

Weitere Komplikationen
Infektionen: Unter Immunsuppression kann es zu Infektionen durch Bakterien, Viren und Pilze kommen. Am häufigsten sind bakterielle Infektionen der Harnwege und Lunge.

Nichtinfektiöse Langzeitprobleme: Es kommt vermehrt zu arteriosklerotischen Gefäßschäden.

Nierentransplantation und Diabetes mellitus: Ein Posttransplantations-Diabetes (PTDM) führt neben den allgemeinen diabetischen Schäden zu einem erhöhten Risiko für Transplantatverlust und Herzinfarkt.

Erkrankungen des Knochens: Knochenerkrankungen gehören zu häufigen Komplikationen nach einer Nierentransplantation. Ursächlich sind hier insbesondere zu nennen der **sekundäre Hyperparathyreoidismus** (sHPT) mit seinen negativen Folgen für Knochen- und Weichteilgewebe (s. S. 779) sowie die **Osteoporose**, die als Nebenwirkung der Kortisontherapie entsteht.

Tumorentstehung: Das Gesamtrisiko für die Entstehung von Neoplasien erweist sich nach Transplantation als eindeutig erhöht. Einiges spricht dafür, dass die Intensität der Immunsuppression entscheidend ist.

Rekurrenz renaler Grunderkrankungen: Einige Glomerulopathien (fokal-segmentale GN, membranöse GN, membranoproliferative GN) neigen dazu in der neuen Transplantatniere wieder aufzutreten. Sie werden für etwa 5 % Organverluste nach Nierentransplantation verantwortlich gemacht.

11.2.6 Prognose

Das **Nierentransplantatüberleben** liegt heute nach einem Jahr bei über 90 %. Im Mittel kann man davon ausgehen, dass ein Nierentransplantat über 10–15 Jahre eine ausreichende Funktion aufweist, aber auch gute Transplantatfunktionen über mehr als 30 Jahre werden in einigen Fällen beschrieben.

12 Nierentumoren

Tumoren finden sich in der Niere oder dem Nierenbecken. Klinisch von Bedeutung sind insbesondere **Nierenzellkarzinome**, ferner **Sarkome**, **Hämangiome**, der **Wilms-Tumoren** (Nephroblastome) und **Angiomyolipome**. **Urothelkarzinome** finden sich im Nierenbeckenkelchsystem und den Ureteren. Renale Tumoren werden meist als Zufallsbefund während einer Sonographie entdeckt oder, wenn Nierenfunktionseinschränkungen aufgrund des Tumorleidens auftreten.

▶ **Merke:** Der mit Abstand häufigste Nierentumor im Erwachsenenalter ist das **Nierenzellkarzinom** (ca. 90 % aller renalen Neoplasien), im Kindesalter sieht man den **Wilms-Tumor** am häufigsten.

12.1 Nierenzellkarzinom

▶ **Synonym:** Hypernephrom, Adenokarzinom der Niere, Grawitz-Tumor

▶ **Definition:** Maligner Tumor des Nierenparenchyms.

Epidemiologie: Das Nierenzellkarzinom macht 2 % aller Tumorerkrankungen aus. Männer erkranken doppelt so häufig wie Frauen. Der Altersgipfel liegt zwischen dem 55.–70. Lebensjahr. Patienten in Nordamerika und Skandinavien erkranken weitaus häufiger als Afrikaner oder Asiaten, ohne dass diese Beobachtung bisher erklärt werden könnte.

Ätiopathogenese: Von einigen Umwelteinflüssen und klinischen Problemen wird angenommen, dass sie Nierenzellkarzinome begünstigen können. Am besten konnten die Zusammenhänge für **Nikotinkonsum** und **Übergewicht** gesichert werden. Auch nach langer Einnahme von **Analgetika** wie Aspirin und Phenacetin treten vermehrt renale Neoplasien auf. Das Gleiche gilt für Dialysepatienten, die zystische Veränderungen in der Niere entwickeln. Manche Umweltgifte wie Asbest, aber auch Cadmium und Produkte, die beim Raffinieren von Erdöl entstehen, erhöhen das Risiko, einen Nierentumor zu entwickeln. Genetische Faktoren werden ebenfalls diskutiert.

Erkrankungen des Knochens: häufige Komplikation. Ursächlich sind der **sekundäre Hyperparathyreoidismus** (s. S. 779) und die **Osteoporose** (Nebenwirkung der Kortisontherapie).

Tumorentstehung: Das Tumorrisiko ist nach Transplantation eindeutig erhöht.

Rekurrenz renaler Grunderkrankungen: Glomerulopathien (z. B. fokal-segmentale GN) können in der Transplantatniere erneut auftreten.

11.2.6 Prognose

Das **Nierentransplantatüberleben** liegt heute nach einem Jahr bei über 90 %. Im Mittel ist ein Transplantat über 10–15 Jahre funktionstüchtig.

12   Nierentumoren

Klinisch von Bedeutung sind insbesondere **Nierenzellkarzinome**, ferner **Sarkome**, **Hämangiome**, der **Wilms-Tumoren** (Nephroblastome), **Angiomyolipome** und **Urothelkarzinome**.

▶ Merke

12.1   Nierenzellkarzinom

▶ Synonym

▶ Definition

Epidemiologie: Das Nierenzellkarzinom macht 2 % aller Tumorerkrankungen aus. Meist erkranken Männer im Alter zwischen 55–70 Jahren.

Ätiopathogenese: Die Entstehung eines Nierenzellkarzinoms wird begünstigt durch **Nikotinkonsum**, **Übergewicht**, langjährige **Analgetikaeinnahme** und durch manche Umweltgifte (z. B. Cadmium).

Nierenzellkarzinome entwickeln sich aus **proximalen Tubuluszellen**, können aber überall in der Niere zu finden sein. Das kugelförmige Karzinom breitet sich zunächst im Nierenparenchym aus, um dann in das Nierenbecken einzubrechen, die Nierenkapsel zu befallen und schließlich, wenn der Tumor ungehemmt weiter wächst, das perirenale Gewebe sowie die Lymphknoten des Nierenhilus zu infiltrieren.

Meist ist der Tumorbefall **einseitig**. Allerdings können auch nach Nephrektomie Jahre später Karzinome in der bisher gesunden, verbliebenen Niere entstehen. Es lassen sich sowohl kleine Tumorknoten von < 2 cm als auch ausgedehnte Karzinommassen finden.

Klinik: Im Frühstadium bemerken die Patienten meist keine körperlichen Auffälligkeiten. Erst wenn die Krankheit fortschreitet, treten Probleme auf. Bricht der Tumor in das Sammelrohrsystem ein, treten **Hämaturien** (60 %) und immer wieder **Koliken** auf, wenn sich Blutgerinnsel in den ableitenden Harnwegen bilden. Als weitere Allgemeinsymptome beklagen Patienten **Gewichtsverlust** (30 %) und intermittierendes **Fieber** (20 %), das durch endogene Pyrogene verursacht sein könnte. Häufig finden sich auch ein erhöhter Blutdruck (30–40 %) und eine tastbare abdominelle Resistenz (35 %). Wie stark sich die Patienten zum Zeitpunkt der Erstdiagnose und im Verlauf der Tumorerkrankung körperlich beeinträchtigt fühlen, hängt von der Ausbreitung des Karzinoms und der Metastasenbildung ab.

Infolge Hormonbildung kann es auch zur Ausbildung **paraneoplastischer Symptome** kommen (Tab. I-12.1).

Nierenzellkarzinome entwickeln sich aus **proximalen Tubuluszellen**. Sie breiten sich zunächst im Nierenparenchym, später in Nierenbecken und Nierenkapsel aus und infiltrieren schließlich das perirenale Gewebe.

Meist ist der Tumorbefall **einseitig**.

Klinik: Frühsymptome fehlen, später kommt es zu **Hämaturie** (60 %), **Koliken**, **Gewichtsverlust** und **Fieber**.

Zu möglichen **paraneoplastischen Symptomen** s. Tab. I-12.1.

≡ I-12.1	Paraneoplastische Symptome bei Nierenzellkarzinom		
häufigere Symptome	*Häufigkeit (%)*	*seltenere Symptome*	*Häufigkeit (%)*
Anämie	20–40	hepatische Funktionsstörungen	3–6
Müdigkeit, Gewichtsverlust, Kachexie	33	Amyloidose	3–5
Fieber	30	Erythrozytose	3–4
Hypertonie	24	Enteropathie	3
Hyperkalzämie	10–15	Neuromyopathie	3

≡ I-12.1

Komplikationen: Bei schwerer, ausgedehnter Erkrankung besteht die Gefahr von **Tumorthromben** in Nierenvene und unterer Hohlvene (Vena cava inferior). Linksseitig bilden sich hin und wieder sehr rasch **Varikozelen** aus. Ändert sich das Strömungsprofil der Vena renalis sinister bei Zunahme der Tumorgröße, so können in kurzer Zeit Varikozelen entstehen (der ungünstige Blutabfluss aus dem Hoden in die linke Nierenvene begünstigt die Varikozelenbildung zusätzlich). **Metastasen** findet man in Lunge, Gehirn, Skelett, Leber, Nebenniere und kontralateraler Niere.

Diagnostik:
Anamnese: Da sich das Karzinom meist symptomarm entwickelt, sollte bei einem Patienten mit Makrohämaturie nach Allgemeinsymptomen wie Leistungsknick, Gewichtabnahme und Nachtschweiß gefragt werden. Wurde bereits eine Niere aufgrund eines Tumorleidens entfernt, muss auch an einen weiteren erneuten Befall der verbliebenen Niere gedacht werden.
Körperliche Untersuchung: Die **Befundtrias** des Nierenzellkarzinoms aus Flankenschmerz, Hämaturie und tastbarem Nierentumor, die in manchen Darstellungen als charakteristisch für dieses Karzinom angesehen werden, findet sich eher selten (8 % der Patienten).
Apparative Untersuchung: Die **Nierensonographie** (Abb. I-12.1a) wird heute als wichtigste Methode angesehen, Nierentumoren frühzeitig zu diagnostizieren. Die modernen Ultraschallgeräte ermöglichen heute meist recht gut die Differenzierung zwischen benignen Zysten und soliden malignomverdächtigen Tumoren. Bei differenzialdiagnostischen Schwierigkeiten (z. B. Befund atypi-

Komplikationen: Es kann zu **Tumorthromben** und **Varikozelen**bildung kommen. **Metastasen** findet man in Lunge, Gehirn, Skelett, Leber, Nebenniere und kontralateraler Niere.

Diagnostik:
Anamnese: Bei Makrohämaturie sollte nach Allgemeinsymptomen wie Leistungsknick, Gewichtabnahme und Nachtschweiß gefragt werden.

Körperliche Untersuchung: Die **Befundtrias** aus Flankenschmerz, Hämaturie und tastbarem Nierentumor findet sich eher selten.

Apparative Untersuchung: Die **Nierensonographie** (Abb. I-12.1a) ist Methode der Wahl. Bei differenzialdiagnostischen Schwierigkeiten können **CT**- (Abb. I-12.1b) oder **MRT**-Untersuchungen weiterhelfen.

◉ I-12.1 Bildgebung bei Nierenzellkarzinom

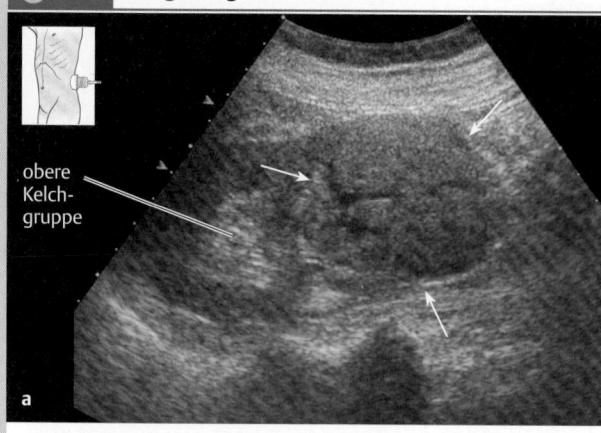

obere
Kelch-
gruppe

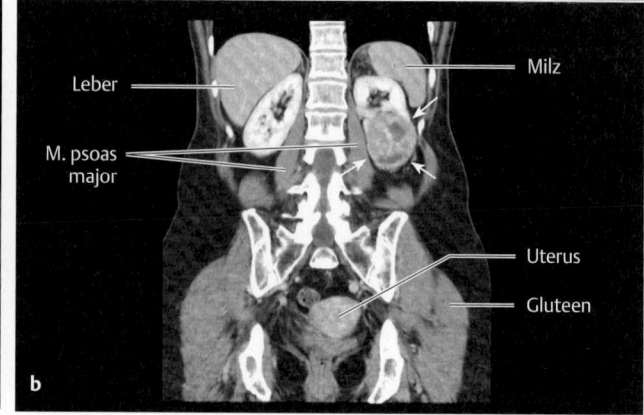

Leber — Milz

M. psoas major

Uterus

Gluteen

a **Sonographisches Bild** eines großen, überwiegend echodichten Nierenzellkarzinoms (Pfeile) am unteren Pol der linken Niere (Längsschnitt). Die echofreien Strukturen innerhalb des Tumors entsprechen pathologischen Gefäßen.

b Im **koronar rekonstruierten CT** erkennt man nach **i. v. Kontrastmittelgabe** den Tumor (Pfeile), der den Hilus der Niere infiltriert (derselbe Patient wie in **a**).

Zur **Metastasensuche** und **Stadieneinteilung** (Tab. **I-12.2**): Röntgenthorax, Abdomen-Sonographie und -CT, Knochenszintigraphie.

Labor: Es sollten BSG (erhöht), Blutbild (Anämie oder Erythrozytose), Kreatinin, eGFR, Harnstoff mit Elektrolyten, Leberwerte und Gerinnungsparameter bestimmt werden.

scher Zysten), helfen **CT** (Abb. **I-12.1b**) oder **MRT** die Verdachtsdiagnose zu erhärten.

Zur Beurteilung einer möglichen **metastatischen Ausdehnung** des Nierentumors und zur **Stadieneinteilung** (Tab. **I-12.2**) werden Röntgenaufnahmen der Lunge (Rundherd?), eine Sonographie und CT des Abdomens sowie eine Knochenszintigraphie durchgeführt.

Labor: Es sollten BSG, Blutbild, Kreatinin, eGFR, Harnstoff mit Elektrolyten, Leberwerte (Transaminasen, alkalische Phosphatase, γ-GT) und Gerinnungsparameter bestimmt werden.

Eine starke **BSG-Beschleunigung** findet sich bei längerem Krankheitsverlauf. Es können sowohl eine **Anämie** als auch eine **Eythrozytose** auftreten, da die Erythropoetinbildung bei renaler Gewebedestruktion vermindert (30–40 %) sein kann oder in seltenen Fällen (5 %) auch höhere Erythropoetinspiegel im Körper auftreten, die sich noch nicht erklären lassen. Diagnostisch sprechen allerdings Polyzythämien, die zusammen mit Hämaturie auftreten, sehr stark für ein Nierenzellkarzinom. **Hyperkalziämien** müssen an ossäre Metastasen denken lassen. Möglich sind auch eine ektope Parathormonproduktion oder eine Sekretion von Prostaglandinen aus den Tumorzellen. Ein **Anstieg der Leberenzyme** ist auf Leberfunktionstörungen zurückzuführen. Finden sich dabei Tumorthrombosen in der Vena cava inferior oder den Lebervenen, lassen sich diese Befunde erklären, allerdings steigen die Leberenzyme bei Nierentumoren auch ohne fassbare Ursache an.

Histologie: Meist handelt es sich um ein **Adenokarzinom** vom klarzelligen Typ (Abb. **I-12.2**).

Histologie: Nierentumoren finden sich sehr oft im Bereich des oberen Nierenpols. Histopathologisch werden die meisten als **Adenokarzinome** klassifiziert, deren Tumorzellen ein glykogen- und lipidreiches Zytoplasma aufweisen (klarzelliger Typ) (Abb. **I-12.2**).

Therapie: Therapie der Wahl ist die **operative Entfernung** der Niere.

Therapie: Therapie der Wahl ist die **operative Entfernung** der Niere zusammen mit der Nierenfettkapsel, dem proximalen Ureter und der Nebenniere (Adrenalektomie). Zusätzlich werden die perirenale Faszie und die regionalen Lymphknoten (bei 25 % der Patienten befallen) exzidiert. Kleinere, peripher liegende Karzinome können auch organerhaltend operiert werden.

Palliativ können eine **Embolisation der Nierenarterie** oder eine **Bestrahlung** durchgeführt werden.

Unter **palliativer** Zielsetzung kann bei ausgeprägter Metastasierung mit Makrohämaturie eine **Embolisation der Nierenarterie** (→ Niereninfarzierung) Erleichterung bringen. Bei Knochenmetastasen kann eine **Bestrahlung** helfen, durch Verkleinerung der Metastasen ossäre Schmerzen zu lindern.

Die Chemotherapie (Zytostatika) und die Immuntherapie (Zytokine: Interleukin-2, Interferon-α) erwiesen sich bisher nicht als vielversprechend. Die Kombination beider Verfahren lässt sich im Moment noch nicht beurteilen. Therapieansätze mit Tumorvakzinen sind in klinischer Erprobung.

⊚ I-12.2 Typische Befunde bei Nierenzellkarzinom

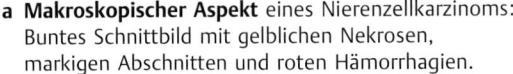

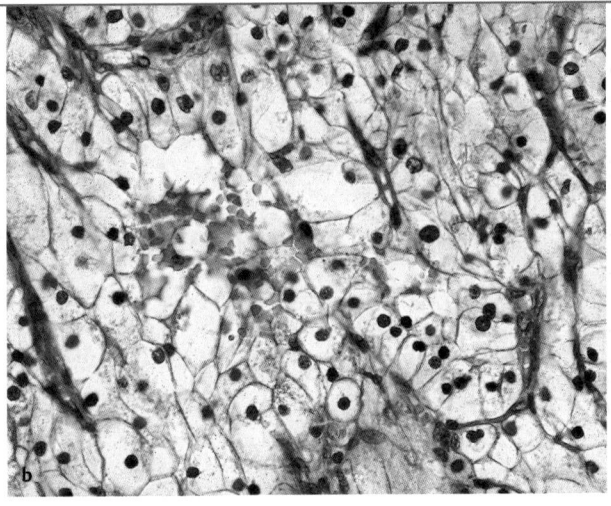

a Makroskopischer Aspekt eines Nierenzellkarzinoms: Buntes Schnittbild mit gelblichen Nekrosen, markigen Abschnitten und roten Hämorrhagien.

b Mikroskopisch „helles" Präparat eines klarzelligen Nierenzellkarzinoms.

Prognose: Malignitätsgrad und Ausbreitung des Nierenzellkarzinoms bestimmen die 5-Jahres-Überlebensrate (Tab. **I-12.2**). Etwa 25 % Patienten weisen zum Zeitpunkt der Diagnose bereits Metastasen auf. Die günstigste Prognose haben pulmonale Metastasen, am ungünstigsten sind Skelett- und Lebermetastasen. Entwickeln sich Hirnmetastasen erst mehr als ein Jahr nach Entfernung des Primärtumors, verbessert sich die Prognose dadurch erheblich.

Internet-Link: www.kidneyatlas.org/

Prognose: Malignitätsgrad und Ausbreitung des Nierenzellkarzinoms bestimmen die 5-Jahres-Überlebensrate (Tab. **I-12.2**). Die günstigste Prognose haben pulmonale Metastasen.

☰ I-12.2 Stadieneinteilung und 5-Jahres-Überlebensrate (5-JÜR) des Nierenzellkarzinoms

☰ I-12.2

Stadium	Ausbreitung	5-JÜR in %
Stadium I	Tumor innerhalb der Nierenkapsel	70–80 %
Stadium II	Durchbruch durch die Nierenkapsel, aber intakte Gerotafaszie	50–65 %
Stadium III A	Infiltration von Nierenvene und unterer Hohlvene	25–50 %
Stadium III B	Befall regionaler Lymphknoten	5–15 %
Stadium IV	Infiltration benachbarter Organe oder Fernmetastasen	≤ 5 %

13 Arterielle Hypertonie

13.1 Grundlagen

Blutdruckwerte über 140/90 mmHg erhöhen das kardiovaskuläre Risiko deutlich. Die Gradeinteilung zeigt Tab. **I-13.1**, zur Risikoabschätzung s. S. 1013.

13.1 Grundlagen

Die Diagnose eines Bluthochdrucks ist immer mit einer gewissen Willkürlichkeit behaftet, da es sich um eine quantitative und keine qualitative Abweichung handelt, wie es z.B. bei einem Herzklappenfehler der Fall wäre. Eine Festlegung der oberen Normwerte erfolgt deshalb in Relation zum kardiovaskulären Risiko und der Notwendigkeit einer antihypertensiven Therapie: Blutdruckwerte oberhalb des definierten Grenzwertes von 140/90 mmHg erhöhen das kardiovaskuläre Risiko in einem solchen Maße, dass eine suffiziente antihypertensive Behandlung die Lebenserwartung und -qualität der Patienten deutlich verbessern kann. Eine differenzierte Gradeinteilung zeigt Tab. **I-13.1**, weitere Details s. Kapitel „Risikoabschätzung", S. 1013.

☰ **I-13.1**

☰ I-13.1	Klassifikation des arteriellen Blutdrucks*	
Stufe	*systolisch (mmHg)*	*diastolisch (mmHg)*
Optimal	< 120	< 80
Normal	120–129	80–84
Hochnormal	130–139	85–89
Bluthochdruck		
▪ Grad 1 (mild)	140–159	90–99
▪ Grad 2 (moderat)	160–179	100–109
▪ Grad 3 (schwer)	≥ 180	≥ 110
isolierte systolische Hypertonie	≥ 140	< 90
* nach den Leitlinien der European Society of Hypertension (ESH), 2007		

▶ Merke

▶ **Merke:** Ein vorübergehender Blutdruckanstieg, z. B. bei körperlicher Belastung, darf nicht als arterielle Hypertonie bezeichnet werden.

Es gibt keinen eigentlichen Schwellenwert. Das Risiko kardiovaskulärer Folgeerkrankungen steigt über den gesamten normo- und hypertensiven Blutdruckbereich kontinuierlich an (Abb. **I-13.1**).

Allerdings sind im Vergleich zu einer „optimalen" Blutdruckeinstellung (< 120/80 mmHg) bereits Patienten mit einem „normalen" bzw. „hochnormalen" Blutdruck mit zunehmendem Alter wahrscheinlich einem gesteigerten Risiko von kardiovaskulären Erkrankungen ausgesetzt (Abb. **I-13.1**). Es fehlen hier kontrollierte klinische Studien, die zeigen würden, ob manche Gruppen von Patienten davon profitieren könnten, dass auch ein hochnormaler Blutdruck mit Medikamenten weiter gesenkt wird. Eher zeigt die Diskussion um einen „optimalen Blutdruck", dass das Risiko kardiovaskulärer Folgeerkrankungen

◎ **I-13.1**

◎ I-13.1 **Zusammenhang zwischen „normalen" Blutdruckwerten und der Inzidenz kardiovaskulärer Ereignisse**

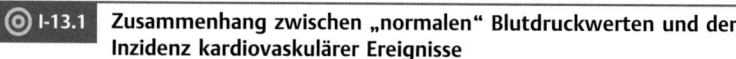
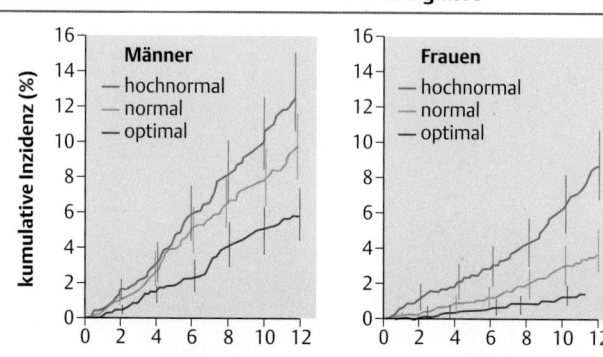

Die Daten wurden an 6859 Teilnehmern der Framingham-Studie im Rahmen eines „Follow-ups" erhoben (Erläuterung s. Text).

über den gesamten normo- und hypertensiven Blutdruckbereich kontinuierlich ansteigt. Es gibt also keinen **eigentlichen Schwellenwert**.

Epidemiologie: In Industrieländern haben etwa 10–15 % der Erwachsenen eine Hypertonie, wenn als Grenzwert ein Druck von 160/95 mmHg gewählt wird. Ein etwa gleich großer Prozentsatz hat Blutdruckwerte im hochnormalen Bereich (bis 140/90 mmHg). Die Prävalenz der Hypertonie steigt dabei mit dem Lebensalter an.

Ätiopathogenese: Prinzipiell wird eine **primäre** (essenzielle) von einer **sekundären** (durch eine bekannte Grunderkrankung verursachte) **Hypertonie** unterschieden. Dabei werden ca. 90 % aller Hypertonien als primäre, 10 % als sekundäre Formen eingestuft.

Die für die Entstehung und Aufrechterhaltung einer primären Hypertonie verantwortlichen Mechanismen sind derzeit noch nicht ausreichend geklärt. Zur Erleichterung des grundlegenden Verständnisses einer Hypertoniebehandlung müssen jedoch wesentliche Aspekte der Blutdruckregulation verstanden sein. Eine Hypertonie kann pathophysiologisch als **Störung des Regelkreises** definiert werden, der den Blutdruck unter normalen Bedingungen konstant hält:
$$BD = TPW \times HZV$$
(BD: Blutdruck; TPW: totaler peripherer Gefäßwiderstand; HZV: Herzzeitvolumen).

Bei etablierter Hypertonie ist in der Regel der TPW erhöht sowie das HZV unter Ruhebedingungen normal oder vermindert. In der Frühphase der essenziellen und der Mineralokortikoid-Hypertonie (Conn-Syndrom, s. S. 807) kann das HZV unter Ruhebedingungen gesteigert sein. Bei Nierenentzündungen liegt häufig eine Salz- und Wasserüberladung vor, die Vorlast erhöht sich, aber nicht unbedingt das HZV. Bei einer Nierenarterienstenose besteht eine vermehrte Reninsekretion sowie bei isolierter Erhöhung des systolischen Blutdrucks eine verminderte Elastizität der großen Arterien (Windkesselfunktion ↓, TPW ↑).

Langfristig passt sich der Körper an einen dauerhaft erhöhten Blutdruck an. Durch eine Reihe von Mechanismen – alle sind bei weiten noch nicht verstanden – wird der Blutdruck in der Folge auf diesem erhöhten Niveau festgehalten:

- Das **Herz** hypertrophiert unter der chronischen Druckbelastung, kann damit über Jahrzehnte eine normale Pumpfunktion aufrechterhalten.
- Die **Widerstandsgefäße** hypertrophieren, sodass eine bestimmte vaskuläre Kontraktion zu einem stärkeren Zuwachs des Widerstandes führt.
- Die Schwelle des **Barorezeptorreflexes** ist bei Hypertonikern „verstellt" („Resetting"): Erhöhte Blutdruckwerte werden vom Organismus als „normal" registriert.
- Die **Niere** hält bei steigendem Blutdruck den renalen Blutfluss und die glomeruläre Filtrationsrate über weite Bereiche konstant (**renale Autoregulation**). Aus immer noch ungeklärten Gründen steigt aber bereits mit nur wenig erhöhtem Blutdruck die Natriumausscheidung steil an. Diese Drucknatriurese wirkt der Tendenz zur Hypertonie entgegen. Kann die Niere allerdings bei normalem arteriellen Druck nicht ausreichend Natrium ausscheiden, steigt der Blutdruck unweigerlich an (**intrinsischer renaler Defekt**). Wenn die Natriumausscheidung in der Folge erst durch sehr viel höhere Blutdruckwerte gesteigert werden kann, entsteht langfristig eine chronische Hypertonie.

Diese **Sekundärveränderungen** können sich unter konsequenter, andauernder Blutdrucksenkung größtenteils wieder zurückbilden, wenn die Behandlung des Blutdrucks nicht zu spät begonnen wurde.

Epidemiologie: In Industrieländern haben 10–15 % der Erwachsenen eine Hypertonie > 160/95 mmHg. Die Prävalenz der Hypertonie steigt mit dem Lebensalter.

Ätiopathogenese: Man unterscheidet die **primäre** (90 %) und die **sekundäre** (10 %) **Hypertonie**.

Die für die primäre Hypertonie verantwortlichen Mechanismen sind nicht ausreichend geklärt.

Eine Hypertonie ist eine **Störung des Regelkreises**, der den Blutdruck konstant hält:
$$BD = TPW \times HZV$$
(BD: Blutdruck; TPW: totaler peripherer Gefäßwiderstand; HZV: Herzzeitvolumen). Bei Hypertonie ist der TPW erhöht und das HZV i. d. R. in Ruhe normal oder vermindert.

Langfristig passt sich der Körper an einen dauerhaft erhöhten Blutdruck an. Es kommt zu:

- **Herzhypertrophie** zur Aufrechterhaltung der normalen Pumpfunktion
- Hypertrophie der Widerstandsgefäße
- „Resetting" der Schwelle des **Barorezeptorreflexes**
- Drucknatriurese trotz **renaler Autoregulation** mit weitgehend konstanter GFR. Kann nicht genügend Natrium ausgeschieden werden, steigt der Blutdruck (**intrinsischer renaler Defekt**).

Bei konsequenter, früher Blutdrucksenkung sind die **Sekundärveränderungen** reversibel.

13.2   Primäre Hypertonie

Wahrscheinlich liegt eine **genetische Prädisposition** zugrunde, außerdem spielen **Manifestationsfaktoren** (Ernährung, Adipositas, Stress) eine Rolle.

Das **metabolische Syndrom** ist ein Symptomkomplex (Tab. **I-13.7**) mit sehr hohem kardiovaskulärem Risiko (s. S. 668).

13.2.1 Genetische Prädisposition

Es wird angenommen, dass die Blutdruckhöhe **polygen vererbt** wird.

13.2.2 Manifestationsfaktoren

Oben genannte **Manifestationsfaktoren**, v. a. Salzzufuhr und Übergewicht, können den Blutdruck erhöhen.

Natriumchlorid: In Industriegesellschaften liegt die Kochsalzzufuhr mit 10–15 g/d wesentlich über dem täglichen Bedarf von 3 g/d. Die NaCl-Reduktion kann eine Hypertonie meist senken.

Weitere diätetische Faktoren: Man nimmt an, dass
- **Kalium** und **Kalzium** den Blutdruck eher senken
- **fettreiche Kost** (Cholesterin, gesättigte Fettsäuren) und **Alkoholgenuss** ihn erhöhen.

Übergewicht: Die Gewichtsreduktion bei Übergewicht führt zu Blutdrucksenkung.

Psychischer Stress: Es ist unklar, ob psychosozialer Stress eine Dauerhypertonie auslösen kann. Entspannungsübungen und Biofeedback können zur Blutdrucksenkung geringfügig beitragen.

13.2.3 Isolierte systolische Hypertonie (ISH)

▶ **Definition**

13.2 Primäre Hypertonie

Eine primäre Hypertonie entsteht multifaktoriell. Wahrscheinlich liegt ihr eine **genetische Prädisposition** zugrunde, auf deren Basis sich ein arterieller Bluthochdruck entwickeln kann, wenn weitere **Manifestationsfaktoren** (z. B. Ernährung, Übergewicht und psychischer Stress) hinzukommen. Die Rolle der einzelnen Manifestationsfaktoren ist weitgehend unverstanden.

Bei einer Reihe von Patienten treten primäre Hypertonie, Adipositas sowie ein gestörter Glukose- und Fettstoffwechsel gemeinsam auf. Dieser Symptomkomplex wird als **metabolisches Syndrom** bezeichnet (Tab. **I-13.7**) und geht mit einem sehr hohen kardiovaskulären Risiko einher (weitere Details s. S. 668).

13.2.1 Genetische Prädisposition

Es wird angenommen, dass die Blutdruckhöhe von mehreren Genen beeinflusst wird (**polygene Vererbung**). Eine monogene Vererbung konnte bisher nur für seltene Hochdruckformen gezeigt werden, in deren Mittelpunkt gestörte Ionentransportvorgänge in der Niere stehen. Die Bedeutung dieser Befunde für den klinischen Alltag ist bislang gering, allerdings unterstreichen sie weiter den sehr großen Einfluss der Niere in der Pathogenese des essenziellen Bluthochdrucks.

13.2.2 Manifestationsfaktoren

Eine weitere wichtige pathogenetische Rolle bei der Entstehung einer Hypertonie spielen o. g. **Manifestationsfaktoren**. Insbesondere Natriumchloridzufuhr und Übergewicht können zu einem erhöhten Blutdruck führen.

Natriumchlorid: In der westlichen Zivilisationsgesellschaft liegt die diätetische Natriumchloridzufuhr mit 10–15 g NaCl/d wesentlich über dem auf etwa 3 g/d geschätzten NaCl-Bedarf. Dass trotz hoher NaCl-Zufuhr die Mehrzahl der Bevölkerung keine Hypertonie entwickelt, dürfte daran liegen, dass in diesen Fällen die genetische Prädisposition fehlt. Eine Reduktion der diätetischen NaCl-Zufuhr kann jedoch den Blutdruck bei der Mehrzahl der Hypertonie-Patienten senken.

Weitere diätetische Faktoren: Im Gegensatz dazu bleibt die Rolle der Zufuhr von Kalium, Kalzium, Fetten und Alkohol gegenwärtig weniger klar definiert. Nach derzeitigen Vorstellungen
- senken diätetisch zugeführtes **Kalium** und **Kalzium** den Blutdruck in geringerem Umfang
- verstärken eine **fettreiche Kost** (Cholesterin, gesättigte Fettsäuren) und chronischer **Alkoholgenuss** langfristig erhöhten Blutdruck.

Übergewicht: Es besteht eine enge Beziehung zwischen Körpergewicht, genauer der Fettkörpermasse, und arteriellem Blutdruck: Eine Gewichtsreduktion führt bei Übergewicht regelmäßig zu einer Blutdrucksenkung.

Psychischer Stress: Es besteht kein Zweifel, dass psychischer Stress zu einem akuten Blutdruckanstieg führen kann. Unklar ist hingegen, inwieweit psychosozialer Stress eine Dauerhypertonie auslösen und unterhalten kann. Im Übrigen lassen sich die familiäre Umgebung und das berufliches Umfeld – zwei wichtige Quellen seelischer Belastung – meist nicht ohne Weiteres verändern. Entspannungsübungen und Biofeedback können zur Blutdrucksenkung geringfügig beitragen, reichen aber zur alleinigen Behandlung einer manifesten essenziellen Hypertonie keinesfalls aus.

13.2.3 Isolierte systolische Hypertonie (ISH)

▶ **Definition:** Bei einem erhöhten systolischen (> 140 mmHg), aber normwertigen diastolischen Blutdruck (< 90 mmHg) spricht man von einer isolierten systolischen Hypertonie (ISH).

Epidemiologie: Die ISH ist eine Erkrankung des alten Menschen. Im Alter von > 65 Jahren findet man bei 40–50 % der Bevölkerung eine arterielle Hypertonie. 60 % dieser Patienten leiden an einer systolischen Hypertonie. Immer wieder finden sich darunter Patienten, deren diastolischer Blutdruck zunächst wünschenswert gesenkt werden konnte, bis auffällt, dass die systolischen Werte erhöht bleiben, und sich eine systolische Hypertonie demaskiert (siehe Pathogenese).

Pathogenese: Bei ausgeprägter Arteriosklerose der großen zentralen Gefäße (z. B. Aorta) geht ihre Windkesselfunktion verloren. Normalerweise wird durch diese Windkesselfunktion die Pulswelle abgefedert und verlangsamt, bei ihrem Ausfall ist die Pulswelle beschleunigt und der Pulsdruck erhöht. Trotz niedriger diastolischer Blutdruckwerte erweist sich die kardiovaskuläre Prognose der ISH als schlecht, der arterielle Blutdruck muss auf Werte < 160 mmHg systolisch gesenkt werden. Bei einer systolischer Hypertonie mit Aortensklerose lassen sich auch Patienten finden, bei denen zusätzlich die Regulation des peripheren Widerstandes nicht funktioniert. Zunächst fällt die systolische Hypertonie nicht ins Auge, da vor einem ersten Therapieversuch mit Antihypertensiva auch der diastolische Blutdruck erhöht war. Die systolische Hypertonie erfasst die Rolle einer Sklerosierung großer Gefäße, der Begriff sollte aber nicht als „Ausschlussdiagnose" verwendet werden.

13.3 Sekundäre Hypertonie

13.3.1 Renale Hypertonie

Renoparenchymatöse Hypertonie

> ▶ **Merke:** Die renoparenchymatöse Hypertonie ist die häufigste sekundäre Hypertonie (etwa 2–5 % aller Hypertonien).

Ätiopathogenese: Jede ein- oder beidseitige Nierenerkrankung kann zu einem renoparenchymatösen Hochdruck führen, wenn die Erkrankung nicht mit einem renalen Salzverlust einhergeht. Spätestens im präterminalen Stadium der Niereninsuffizienz mit eGFR Werten < 30 ml/min (Niereninsuffizienz Stadium 4) wird bei > 80 % der Patienten eine Hypertonie diagnostiziert.
Der Blutdruckanstieg bei diffusen parenchymatösen Nierenerkrankungen ist im Wesentlichen auf 2 Faktoren zurückzuführen:
- Die Fähigkeit der Niere zur **Na⁺-Ausscheidung** ist beeinträchtigt, sodass NaCl und Flüssigkeit retiniert werden.
- Vermutlich spielen zusätzlich das **Renin-Angiotensin-System** und der **Sympathikus** eine vasopressorische Rolle.

Renovaskuläre Hypertonie

> ▶ **Merke:** Die renovaskuläre Hypertonie ist selten (ungefähr 0,1–1 % aller Patienten mit Hypertonie).

Ätiopathogenese: Ihr liegt eine Stenose der Nierenarterie(n) zugrunde, zwei Erscheinungsformen werden unterschieden:
- Die **arteriosklerotische Nierenarterienstenose** (80 % der Fälle, gelegentlich bilateral), die vorwiegend im 50.–60. Lebensjahr besonders bei männlichen Patienten mit Raucheranamnese gefunden wird. Die Stenosierung liegt oft aortennah. Sie nimmt meist progredient bis hin zum Verschluss des Gefäßes zu (siehe auch S. 277).
- Die **fibromuskuläre Dysplasie** (15 % der Fälle) tritt typischerweise, aber keinesfalls ausschließlich, bei jungen Frauen auf. Die von fibrotischem Gewebe durchsetzte Media ist verdickt; gelegentlich werden auch Intima und Adventitia befallen. Angiographisch zeigt sich typischerweise ein **perlschnurartiges Bild**, das durch einen Wechsel von Stenosen und Aneurysmen entsteht. Oft sind distale Abschnitte der Nierenarterie oder Segmentarterien befallen.

Epidemiologie: Die ISH ist eine häufige Erkrankung alter Menschen.

Pathogenese: Bei Arteriosklerose der großen Gefäße (z. B. Aorta) geht die Windkesselfunktion verloren. Die Prognose der ISH ist schlecht, der Blutdruck muss auf Werte < 160 mmHg systolisch gesenkt werden.

13.3 Sekundäre Hypertonie

13.3.1 Renale Hypertonie

Renoparenchymatöse Hypertonie

◀ Merke

Ätiopathogenese: Jede Nierenerkrankung kann zu renoparenchymatösem Hochdruck führen, wenn kein renaler Salzverlust vorliegt.

Ursächlich sind:
- die Beeinträchtigung der renalen **Na⁺-Ausscheidung** mit NaCl- und Flüssigkeitsretention
- Vasopression durch **RAAS** und **Sympathikus.**

Renovaskuläre Hypertonie

◀ Merke

Ätiopathogenese:
2 Formen der Nierenarterienstenose:
- Die **arteriosklerotische Stenose** (80 %), im 50.–60. Lj. besonders bei männlichen Rauchern (s. S. 277). Sie liegt meist aortennah.
- Die **fibromuskuläre Dysplasie** (15 %) ist typisch bei jungen Frauen. Die Media ist verdickt, angiographisch zeigt sich ein **perlschnurartiges Bild**. Die Stenose liegt oft distal.

In der **Frühphase** der renovaskulären Hypertonie führen das RAAS und Sympathikusaktivierung zu Hypertonie. Die Perfusion der stenosierten Niere wird unter Inkaufnahme einer Hyperperfusion und Druckschädigung der kontralateralen Niere normalisiert. So werden auf Dauer beide Nieren geschädigt.

In der **Spätphase** wird die Hypertonie über Angiotensin II weiter unterhalten. Sehr oft findet sich eine renoparenchymatöse Komponente bei hypertensiver Nephropathie der kontralateralen Niere.

▶ Merke

In der **Frühphase** der renovaskulären Hypertonie setzt die durchblutungsgedrosselte Niere Renin frei. Die Konzentration von Angiotensin II im Kreislaufsystem steigt an. Arterioläre Vasokonstriktion, Aldosteronfreisetzung sowie gesteigerte tubuläre Natriumrückresorption und Stimulation des sympathischen Nervensystems führen zur Hypertonie. Über den systemischen Blutdruckanstieg versucht das Herz-Kreislauf-System die Perfusion der stenosierten Niere zu normalisieren, unter Inkaufnahme einer Hyperperfusion und allmählicher Druckschädigung der kontralateralen Niere.

Daher werden bei Nierenarterienstenose auf Dauer immer beide Nieren geschädigt, wenn auch auf unterschiedliche Weise: Die Niere hinter der Stenose durch eine potenzielle Minderversorgung, die Niere mit intakter arterieller Versorgung durch den Bluthochdruck.

In der **Spätphase** wird die einmal etablierte renovaskuläre Hypertonie weiter unterhalten: Da die blutdrucksteigernde Wirkung von Angiotensin II in der chronischen Phase sehr viel ausgeprägter als in der Frühphase ist, kann auch eine normale zirkulierende Konzentration von Angiotensin II die Hypertonie aufrechterhalten. Im Übrigen findet sich jetzt sehr oft eine renoparenchymatöse Komponente, da sich in der kontralateralen Niere eine hypertensive Nephropathie entwickelt hat.

▶ **Merke:** Für eine **renovaskuläre Hypertonie** sprechen: Zeichen der allgemeinen Arteriosklerose (z. B. KHK, pAVK), Alter > 50 Jahren, Niereninsuffizienz unklarer Ursache, kurze Anamnese des Hochdrucks, maligne Hypertonie, abdominelle Strömungsgeräusche, einseitig kleine Niere, Hypokaliämie (sek. Hyperaldosteronismus) sowie gelegentlich rezidivierende Lungenödeme (möglicherweise Folge diastolischer Funktionsstörung).
Bei Patienten < 30 Jahren mit renovaskulärer Hypertonie liegt in der Regel eine fibromuskuläre Dysplasie vor, die dringend interventionell behandelt werden muss.

13.3.2 Endokrine Hypertonie

Die **Nebennierenrinde** kann primären Hyperaldosteronismus (s. S. 807), Cushing-Syndrom (s. S. 802) und Akromegalie (s. S. 721) verursachen. Im **Nebennierenmark** kann ein Phäochromozytom (s. S. 815) und an der **Schilddrüse** eine Hyperthyreose (s. S. 746) zu Bluthochdruck führen.

13.3.2 Endokrine Hypertonie

Eine erhöhte Hormonproduktion folgender endokriner Organe kann eine sekundäre Hypertonie verursachen:
- **Nebennierenrinde:** primärer Hyperaldosteronismus (Aldosteron, s. S. 807), Cushing-Syndrom (Glukokortikoide, s. S. 802), Akromegalie (Wachstumshormon, s. S. 721)
- **Nebennierenmark:** Phäochromozytom (Katecholamine, s. S. 815)
- **Schilddrüse:** Hyperthyreose (T3/T4, s. S. 746).

▶ **Exkurs: Bluthochdruck bei Hyperaldosteronismus**
Ein Bluthochdruck aufgrund eines **Hyperaldosteronismus** kommt vermutlich häufiger vor als bisher angenommen (geschätzt 5–10 % aller Hochdruckpatienten).
Die erhöhte Inzidenz von Bluthochdruck bei offenem und latentem Hyperaldosteronismus fällt auch deshalb heute vermehrt auf, da nicht mehr nur die Absolutwerte von Aldosteron berücksichtigt werden, sondern zusätzlich der Aldosteron-Renin-Quotient gebildet wird: Normalerweise reguliert ansteigendes Aldosteron das RAAS herunter, damit weniger Angiotensin II gebildet wird, das die Sekretion von Aldosteron aus der Nebenniere stimuliert. Bei hyperaldosteronismusbedingtem Bluthochdruck ist dieser Regelkreis unterbrochen, der fallende Angiotensin-II-Spiegel beeinflusst die erhöhte Aldosteronsekretion nicht mehr. Bereits frühe Störungen dieses Regelkreises können mit dem Aldosteron-Renin-Quotienten eher und sensitiver erfasst werden.

Aldosteron wirkt nicht nur blutdrucksteigernd, sondern auch stark profibrotisch. Aldosteroninduzierte Blutdruckerhöhungen fallen im Allgemeinen nicht sehr ausgeprägt aus. Durch die profibrotischen Effekte des Aldosterons haben diese Patienten aber dennoch eine schlechtere kardiovaskuläre Prognose als andere „milde" Hypertoniker.
Diese Entwicklung rechtfertigt noch nicht, Aldosteon-Renin-Quotienten routinemäßig zu bestimmen. Er sollte aber in jedem Fall erhoben werden, wenn sich gerade auch moderatere Hypertonien nicht befriedigend einstellen lassen (NB: Hyperaldosteromismus „verrät" sich zumeist nicht über Hyperkaliämien). Ein pathologischer Renin-Aldosteron-Quotient sollte dann Anlass geben, Aldosteronantagonisten zu verschreiben, im Übrigen über eine weitere Suche nach einem Nebennierenadenom nachzudenken (NB: beidseitige Hyperplasien sind in dieser Situation häufiger, ein Adenomausschluss ist aber nötig).

13.3.3 Bluthochdruck in der Schwangerschaft

Epidemiologie: Die Häufigkeit beträgt etwa 10 %.

13.3.3 Bluthochdruck in der Schwangerschaft

Epidemiologie: In Deutschland beträgt die Häufigkeit einer Hypertonie im Rahmen einer Schwangerschaft etwa 10 %.

Ätiopathogenese: Zugrunde liegende Ursachen können sein:

- **Präeklampsie** (s. S. 947)
- **transitorische Hypertonie** in der Schwangerschaft: Blutdruckanstieg im 3. Trimenon, der wenige Tage nach der Geburt nicht mehr nachweisbar ist (Ausschluss von Ödemen oder Proteinurie als Hinweise auf eine Präeklampsie).
- vorbestehende oder sich während der Schwangerschaft erstmals manifestierende **essenzielle Hypertonie**
- Hypertonie bei **Nierenerkrankungen**
- **Phäochromozytom** (extrem selten, aber mit hohem mütterlichen Risiko behaftet).

> ▶ **Merke:** Patientinnen mit einer **transitorischen Hypertonie** in der Schwangerschaft erkranken oft Jahre später an einer primären Hypertonie.

Da sich Bluthochdruck auch während einer Schwangerschaft meist nicht über spezifische Symptome verrät, sind regelmäßige Blutdruckkontrollen im Rahmen jeder Schwangerenvorsorge unerlässlich. Auffällige Anstiege des Blutdrucks vor oder um den Entbindungstermin können neben einer **Präeklampsie** auch auf ein **HELLP-Syndrom** (Syndrom mit Hämolyse, stark erhöhten Leberwerten und erniedrigten Thrombozytenzahlen) oder ein **hämolytisch-urämisches Syndrom** (s. S. 1284) hinweisen.

13.3.4 Sekundäre Hypertonie durch Medikamente und Genussmittel

Hormonelle Kontrazeptiva (wahrscheinlich durch eine RAAS-Aktivierung bei gleichzeitiger Na^+-Retention) sowie **Kortikoide** und manchmal **Lakritze** (ab ca. 250 g/d über blutdruckstimulierende Saponine) können eine Hypertonie verursachen. Lakritze-„Abusus" wird auch von einer Hypokaliämie begleitet. **Nikotin** (bekannter Risikofaktor) und **Alkohol** (durch Wirkung auf sympathische Ganglien) können einen Bluthochdruck sowie seine Folgen ungünstig beeinflussen. Kaffee führt hingegen nicht zu Hypertonie.

13.3.5 Sekundäre Hypertonie bei Schlafapnoe-Syndrom

Störungen der Atmung während des Schlafes, wie das obstruktive Schlafapnoe-Syndrom, oder das sog. „Obesitas-Hypoventilations-Syndrom", gehen mit einer erhöhten Inzidenz arterieller Hypertonie einher. Bis zu 9 % aller weiblichen und 24 % aller männlichen Amerikaner leiden an schlafbezogenen Atmungsstörungen. Patienten, die schnarchen, zeigen ein um bis zu 50 % erhöhtes Risiko, an Hypertonie zu erkranken. Der V. a. Schlafapnoe muss im Schlaflabor abgeklärt werden.

13.3.6 Sehr seltene Ursachen der sekundären Hypertonie

Aortenisthmusstenose: Leitsymptome sind:

- **Blutdruckdifferenz** zwischen oberer (erhöht) und unterer Extremität (normal oder erniedrigt)
- ein **Systolikum** über dem Herzen und zwischen den Schulterblättern
- typische **bilaterale Rippenusuren** im Thorax-Röntgenbild als Folge der Kollateralzirkulation über die Interkostalarterien.

> ▶ **Merke:** Eine **Aortenisthmusstenose** muss bei jedem jugendlichen Patienten mit Hypertonie sorgfältig differenzialdiagnostisch ausgeschlossen werden, da eine operative Beseitigung der Stenose den Blutdruck in der Regel normalisieren und die Lebenserwartung damit deutlich verlängern kann.

Aorteninsuffizienz: Durch eine Aorteninsuffizienz ist das Schlagvolumen erhöht. Es kommt zur einer gewissen Überhöhung des systolischen Drucks, der diastolische Blutdruck ist erniedrigt, der mittlere arterielle Druck bleibt deshalb in der Regel normal.

Ätiopathogenese: Ursachen:
- Präeklampsie (s. S. 947)
- transitorische Hypertonie im 3. Trimenon
- vorbestehende oder neue **essenzielle Hypertonie**
- Hypertonie bei Nierenerkrankungen
- **Phäochromozytom** (selten aber bedrohlich)

◀ Merke

Regelmäßige Blutdruckkontrollen sind in der Schwangerenvorsorge unerlässlich. Hypertonie kann auf **Präeklampsie, HELLP-Syndrom** oder **hämolytisch-urämisches Syndrom** (s. S. 1284) hinweisen.

13.3.4 Sekundäre Hypertonie durch Medikamente und Genussmittel

Hormonelle Kontrazeptiva und **Kortikoide** können eine Hypertonie verursachen.
Nikotin und **Alkohol** können einen Bluthochdruck ungünstig beeinflussen. Kaffee führt nicht zu Hypertonie.

13.3.5 Sekundäre Hypertonie bei Schlafapnoe-Syndrom

Obstruktives Schlafapnoe-Syndrom und „Obesitas-Hypoventilations-Syndrom", gehen oft mit arterieller Hypertonie einher. Der V. a. Schlafapnoe wird im Schlaflabor abgeklärt.

13.3.6 Sehr seltene Ursachen der sekundären Hypertonie

Aortenisthmusstenose: Leitsymptome sind:
- **Blutdruckdifferenz** zwischen oberer und unterer Extremität
- **Systolikum**
- **bilaterale Rippenusuren** im Röntgen-Thorax.

◀ Merke

Aorteninsuffizienz: Bei erhöhtem Schlagvolumen mit systolischem Bluthochdruck ist der diastolische Druck erniedrigt.

Totaler AV-Block: Der systolische Druck steigt an, die diastolische Füllungszeit ist verlängert, der mittlere arterielle Druck bleibt unverändert.

Totaler AV-Block: Bei einem totalen AV-Block steigt der systolische Druck infolge des stark erhöhten Schlagvolumens bei verlängerter diastolischer Füllungszeit an, ohne dass der mittlere arterielle Druck verändert wäre.

13.4 Klinik

13.4.1 Allgemeines

Es gibt keine typischen Hypertonie-symptome. Allgemeinsymptome wie Erschöpfung können auftreten, werden aber meist nicht mit dem Blutdruck in Verbindung gebracht.

Im Prinzip gibt es keine typischen Symptome der Hypertonie, auch wenn unter „Laien" Nasenbluten und Kopfschmerzen als Zeichen eines erhöhten Blutdrucks angesehen werden. Manchmal treten langsam und schleichend Allgemeinsymptome wie schnellere Erschöpfung oder raschere Ermüdbarkeit auf, die den Patienten aber meist nicht als Konsequenz einer Bluthochdruckerkrankung bewusst sind.

Patienten nehmen erhöhten Blutdruck in der Frühphase oft nicht wahr. Schwerwiegende Konsequenzen stellen sich erst nach Jahren ein (s. Folgeerkrankungen, S. 1008).

Dem behandelnden Arzt muss bewusst sein, dass der Patient seinen erhöhten Blutdruck in der Frühphase aufgrund der fehlenden Symptomatik nicht als Erkrankung wahrnimmt. Aus diesem Grund ist es schwer, Patienten von einer lebenslangen Medikamenteneinnahme zu überzeugen. Schwerwiegende Konsequenzen für die Hochdruckkranken stellen sich erst nach Jahren ein, betroffene Endorgane sind dabei Herz, Nieren, Gehirn und Augen sowie die Gefäße der unteren Extremitäten (s. Folgeerkrankungen, S. 1008).

13.4.2 Notfälle

Maligne Hypertonie

▶ **Definition**

▶ **Definition:** Die maligne Hypertonie ist eine **akut lebensbedrohliche Verlaufsvariante** sowohl der primären als auch der sekundären Hypertonieformen (jeweils zur Hälfte in der Vorgeschichte) mit oft stark erhöhten **diastolischen Blutdruckwerten von > 120–130 mmHg**. Allerdings lässt diese sich Verlaufsform der Hypertonie nicht zu jedem Zeitpunkt eindeutig über die Höhe der Blutdrucks definieren, sondern letztlich nur über das Bild der Gefäßschädigung: Es kommt zu Nekrosen der Gefäßwand mit akuten Durchblutungsstörungen, ähnlich dem Bild einer thrombotischen Mikroangiopatie wie bei TTP/HUS oder einer „scleroderma renal crisis" (s. S. 944).

Klinik: Die Symptomatik ist variabel. Charakteristische Komplikationen sind:
- hypertensive Retinopathie (Grad III–IV, s. S. 1012)
- Hochdruckenzephalopathie (s. S. 1009)
- Niereninsuffizienz.

Klinik: Da fibrinoide Nekrosen in Arteriolen verschiedener Organe auftreten können, ist die Symptomatik einer malignen Hypertonie variabel. Schwerwiegende Komplikationen ergeben sich besonders aus der Minderdurchblutung von Niere, Gehirn, Auge und Herz. Charakteristisch sind:
- ausgeprägte hypertensive Retinopathie (Fundus hypertonicus Grad III–IV, s. S. 1012)
- Hochdruckenzephalopathie (s. S. 1009)
- progrediente Niereninsuffizienz.

Typisch sind Sehstörungen und starke Kopfschmerzen.

Die Patienten klagen häufig über Sehstörungen und ungewöhnlich starke Kopfschmerzen. Weitere neurologische Symptome und Atemnot werden gelegentlich angegeben.

Diagnostik: Die Diagnose wird mit **Augenhintergrundspiegelung** und **Nierenbiopsie** gesichert. Histologisch sieht man eine **thrombotische Mikroangiopathie**. Im **Labor** zeigt sich oft eine Niereninsuffizienz und mikroangiopathische hämolytische Anämie.

Diagnostik: Die Höhe des Blutdrucks allein rechtfertigt nicht die Diagnose einer malignen Hypertonie. Zur Diagnosesicherung dienen die **Spiegelung des Augenhintergrundes** und/oder die **Nierenbiopsie**. Histologisch zeigt sich – wie oben schon erwähnt – das Bild einer **thrombotischen Mikroangiopathie**. Da diese nicht spezifisch für eine maligne Hypertonie ist, müssen andere Erkrankungen (s. o.) differenzialdiagnostisch ausgeschlossen werden. Die **Laborwerte** zeigen oft Zeichen einer Niereninsuffizienz sowie einer mikroangiopathischen hämolytischen Anämie.

Prognose: Die maligne Hypertonie führt unbehandelt rasch zum Tod. Eine antihypertensive Behandlung (s. S. 1015) verbessert die Prognose erheblich.

Prognose: Die maligne Hypertonie führt unbehandelt rasch zum Tod; nach 2 Jahren sind > 80 % der Patienten gestorben (daher die Bezeichnung „maligne"). Eine antihypertensive Behandlung – die unbedingt sofort stationär eingeleitet werden sollte (s. Abschnitt „Therapie", S. 1015) – verbessert die Prognose erheblich.

„Hypertensive urgency" und „hypertensive emergency"

▶ **Synonyme:** „Hypertensive Krise" bzw. „hypertensiver Notfall"

◀ Synonyme

Steigen Blutdruckwerte akut und krisenhaft stark an, können die betroffenen Patienten durchaus erheblich gefährdet sein, da manchmal unmittelbar schwere Funktionsstörungen an Herz-Kreislauf-System, Augen und Gehirn auftreten. Andererseits lässt sich bei vielen Patienten ein akut stark erhöhter Blutdruck über eine ambulante Behandlung in den Griff bekommen.

Um Patienten mit stark erhöhtem Blutdruck abhängig von ihrem akuten Gefährdungsgrad einordnen und entsprechend behandeln zu können, wurde in den USA das Konzept von „hypertensive urgency" gegenüber „hypertensive emergency" eingeführt.

▶ **Definition:**

◀ Definition

- **„hypertensive urgency"** (deutsche, nicht ganz zutreffende Übersetzung: „hypertensive Krise"): starke akute Blutdruckerhöhung (> 180/120 mmHg) ohne akute Organschäden oder hochgradige Funktionseinschränkungen, die akut gefährlich wären. Die Behandlung sollte über ein ambulantes Zentrum erfolgen.
  Der akut erhöhte Blutdruck wird entweder zufällig gemessen oder fällt auf, weil Patienten über unspezifische Symptome wie Kopfschmerz, Übelkeit, Dyspnoe, Epistaxis, Unruhe und Angst klagen. Endorganveränderungen finden sich definitionsgemäß nicht.
- **„hypertensive emergency"** (deutsch: „hypertensiver Notfall"): starker akuter Blutdruckanstieg (meist, aber nicht zwingend > 180/120 mmHg) mit lebensbedrohlichen Komplikationen durch progrediente Organschäden. Die Behandlung muss zwingend stationär erfolgen.
  Die Patienten klagen teilweise über ähnliche Symptome wie bei „hypertensive urgency". In diesem Fall verbergen sich dahinter aber klar nachweisbare, teilweise lebensbedrohliche Schädigungen des Herz-Kreislauf-Systems:
- **neurologisch:** Enzephalopathie, intrazerebrale Blutung, ischämischer Insult
- **ophthalmologisch:** hypertensive Retinopathie (Grad III/IV), Papillenödem
- **kardiovaskulär:** instabile Angina pectoris, Myokardinfarkt, Linksherzversagen, Aortendissektion
- **renal:** Hämaturie, Oligurie
- **mikroangiopathisch:** Thrombozytopenie, mikroangiopathische hämolytische Anämie.

Im Prinzip muss somit auch die maligne Hypertonie als „hypertensive emergency" klassifiziert werden, da die thrombotische Mikroangiopathie – charakteristisch für diese Verlaufsform – als Ausdruck einer schweren Endotheldysfunktion und damit eines generalisierten vaskulären Endorganschadens angesehen werden muss.

Auch die maligne Hypertonie ist ein „hypertensive emergency".

Die unspezifischen Symptome bei „hypertensive urgency", deren hoher Blutdruck ohne diese unspezifischen Symptome häufig gar nicht auffällt, können durchaus auch Hinweis auf drohende oder bereits eingetretene Endorganschäden, also auf einen „hypertensive emergency" sein, ohne dass eine Unterscheidung sofort möglich wäre.

Die Folge bleibt weiterhin die sehr häufige stationäre Aufnahme von „hypertensive urgencies" mit letztlich unspezifischen Symptomen, die eigentlich – bei entsprechenden ambulanten Strukturen – nicht hätten ins Krankenhaus aufgenommen werden müssen.

Die Unterscheidung zwischen „hypertensive urgency" und „hypertensive emergency" ist oft nicht sofort möglich. Deshalb werden „hypertensive urgencies" häufig stationär aufgenommen.

▶ **Merke:** Ein **„hypertensive emergency"** verlangt nach einer sofortigen, aber maßvollen Blutdrucksenkung, um weitere Organschäden zu vermeiden. Bei einer **„hypertensive urgency"** reicht es, den Blutdruck engmaschig zu kontrollieren und eine Blutdrucksenkung innerhalb der nächsten 24 h anzustreben (s. Abschnitt „Therapie", S. 1015)

◀ Merke

13.4.3 Folgeerkrankungen

Hauptsächlich betroffen sind Herz, Nieren, Gehirn, Augen und die Gefäße der unteren Extremität durch hypertoniebedingte Arteriosklerose.

13.4.3 Folgeerkrankungen

Folgeerkrankungen der Hypertonie sind wesentlich an ihrer Morbidität und Mortalität beteiligt. In den meisten Fällen lassen sich die Folgeerkrankungen auf eine hypertoniebedingte Arteriosklerose verschiedener Gefäßabschnitte zurückführen. Hauptsächlich betroffene Endorgane sind Herz, Nieren, Gehirn, Augen sowie die Gefäße der unteren Extremität.

Herz (hypertensive Herzkrankheit)

Die Hälfte der Hypertoniker stirbt an Herzerkrankungen.

Linksherzhypertrophie und -insuffizienz: Das Herz kompensiert die Druckerhöhung mit **konzentrischer Hypertrophie**. Daraus kann sich eine relative Koronarinsuffizienz und schließlich eine **exzentrische Hypertrophie** mit **Linksherzinsuffizienz** entwickeln.

Herz (hypertensive Herzkrankheit)

Etwa die Hälfte der Patienten mit Hypertonie stirbt an Herzerkrankungen. Die wichtigsten kardialen Störungen sind dabei:

- **Linksherzhypertrophie und -insuffizienz:** Hinweise auf eine Hypertrophie sind im EKG bei 10–15 %, im Echo bei etwa 50 % der Hypertoniker erkennbar. Das Herz versucht die chronische Druckerhöhung zu kompensieren (**konzentrische Hypertrophie** mit diastolischer Relaxationsstörung). Übersteigt die Herzmuskelmasse einen kritischen Wert (ca. 500 g), entwickelt sich eine relative Koronarinsuffizienz, der Herzmuskel wird nicht mehr ausreichend mit Sauerstoff versorgt. Es entsteht eine **exzentrische Hypertrophie** (Gefügedilatation) mit einer systolischen Pumpstörung (**Linksherzinsuffizienz**).

▶ **Merke**

▶ **Merke:** Die linksventrikuläre Hypertrophie wird, selbst wenn keine koronaren Läsionen vorliegen, als unabhängiger Risikofaktor für kardiale Arrhythmien und den Sekundenherztod angesehen.

Das Risiko für **KHK** ist bei Hypertonie erhöht. Folgen sind neben der Herzinsuffizienz die Angina pectoris, Herzinfarkt, Herzrhythmusstörungen und der plötzliche Herztod.

- Eine **koronare Herzkrankheit** kommt bei Hypertonie 2–3mal häufiger vor als bei Normotonie. Sie entsteht durch eine Arteriosklerose der epikardialen und intramuralen Koronargefäße. Durch die in der Folge eingeschränkte Koronarreserve kann bei Hypertonikern die Koronardurchblutung bei Bedarf nicht ausreichend gesteigert werden. Folgen sind neben der oben erwähnten Herzinsuffizienz die Angina pectoris bzw. Herzinfarkt, Herzrhythmusstörungen und der plötzliche Herztod.

▶ **Merke**

▶ **Merke:** Die Hypertonie erweist sich als einer der wichtigsten Risikofaktoren für die Entwicklung einer koronaren Herzkrankheit.

Niere (hypertensive Nephropathie)

Bei Hypertonikern kann eine **Mikroalbuminurie** auftreten. Renale und kardiale Mortalität dieser Patienten sind gesteigert (s. Tab. **I-13.7**).

Bei 5 % der Hypertoniker tritt eine **Proteinurie** > 1 g/d mit erhöhtem Risiko einer späteren Dialysepflichtigkeit auf. Die **„große Proteinurie"** bis zu 10 g/d ist selten.

Über eine intrarenale Druckbelastung mit Glomerulizerstörung und Nephrosklerose kann es zum **terminalen Nierenversagen** kommen.

Niere (hypertensive Nephropathie)

Bei Hypertonikern ist, wie bei Diabetikern, gelegentlich eine **Mikroalbuminurie** (30–300 mg/d) zu beobachten. Nicht nur die renale, sondern v. a. auch die kardiale Mortalität dieser Patienten erweist sich als mehrfach gesteigert (s. Tab. **I-13.7**), da die Mikroalbuminurie auf eine generelle, zunächst diskrete Endothelschädigung hinweist, die nicht nur in der Niere auftritt und sich ohne Behandlung stetig weiter verschlimmert.

Nach längerem Verlauf tritt bei etwa 5 % der Hypertoniepatienten eine **Proteinurie** > 1 g/d auf. Die Mortalität und das Risiko einer späteren Dialysepflichtigkeit dieser Patienten sind gegenüber Patienten ohne Proteinurie mehrfach erhöht. Im Allgemeinen überschreitet eine Proteinurie bei Hochdruckkranken nicht 2–3 g/d, es können allerdings auch Verläufe mit einer sog. **„großen Proteinurie"** bis zu 10 g/d auftreten.

Wurde ein Bluthochdruck jahrelang nicht ausreichend behandelt, kann über eine zunehmende intrarenale Druckbelastung, die langsam die Glomeruli zerstört und somit zu einer steigenden Eiweißausscheidung führt (s. o.), eine fortschreitende Vernarbung (Nephrosklerose) einsetzen, die schließlich in ein **terminales Nierenversagen** mündet. Bluthochdruck beschleunigt daher auch bei vorbestehender Niereninsuffizienz das endgültige Funktionsversagen beträchtlich.

Gehirn

Die Prävalenz der Hypertonie beträgt bei Schlaganfall bis zu 90 %. Eine antihypertensive Therapie senkt das Schlaganfallrisiko.

Gehirn

Die Prävalenz der Hypertonie beträgt bei Schlaganfall bis zu 90 %. Eine effektive antihypertensive Therapie kann hingegen zu einem deutlichen Rückgang des Risikos für diese Erkrankung führen.

Im Rahmen einer Hypertonie können verschiedene Mechanismen zum klinischen Bild eines Schlaganfalls führen:

- **transitorische ischämische Attacken** (TIA): Minuten anhaltende reversible Herdsymptome, die sich in ihrer Symptomatik je nach dem bevorzugt befallenen Gefäßgebiet unterscheiden (sensible oder motorische Ausfälle, Sprachstörungen usw.).
- **Hirninfarkt**
- **hypertensive Massenblutung**
- **akute Hochdruckenzephalopathie** (selten): Bei Zusammenbruch der zerebralen Autoregulation wird diese Komplikation bereits zu Beginn von schweren Kopfschmerzen, Übelkeit, Erbrechen und leichten Bewusstseinsstörungen geprägt. Im Vollbild finden sich Bewusstlosigkeit sowie generalisierte Krämpfe. Die Symptome bilden sich zurück, wenn der Blutdruck ausreichend gesenkt wird.

Im Rahmen einer Hypertonie kann es zu **transitorischen ischämischen Attacken** (TIA), **Hirninfarkt**, **hypertensiver Massenblutung** und selten zu **akuter Hochdruckenzephalopathie** kommen.

> ▶ **Merke:** Die Erfassung einer TIA ist von wesentlicher Bedeutung, da sie als Prodrom eines Hirninfarktes aufzufassen ist!

◀ **Merke**

Im Übrigen erhöht eine arterielle Hypertonie erheblich das Risiko, eine **Demenz** zu entwickeln. Alle großen Studien zur Hochdrucktherapie der letzten Jahre weisen darauf hin, dass bei älteren Patienten eine leitliniengerechte Senkung des Bluthochdrucks die zerebrale Leistungsfähigkeit verbessern kann.

Die Hypertonie erhöht das Risiko einer **Demenz**.

Auge (hypertensive Retinopathie) und Gefäße

Beeinträchtigungen im Bereich des Auges entstehen v. a. durch eine hypertoniebedingte Arteriosklerose retinaler Gefäße. Charakterischerweise werden 4 Stadien des sog. **Fundus hypertonicus** unterschieden (s. Tab. **I-13.4**). Ob die Stadien I und II des Fundus hypertonicus allerdings tatsächlich in jedem Fall als spezifisch für Bluthochdruck angesehen werden können und nicht auch altersentsprechende Veränderungen widerspiegeln, wird in letzter Zeit vermehrt diskutiert.

Auge (hypertensive Retinopathie) und Gefäße

Das Auge wird durch hypertoniebedingte Arteriosklerose retinaler Gefäße geschädigt. Man unterscheidet 4 Stadien des **Fundus hypertonicus** (s. Tab. **I-13.4**).

Weitere typische hypertoniebedingte Gefäßveränderungen sind:
- **Bauchaortenaneurysma** (10 % der männlichen Hypertoniker > 65 J.)
- **Aortendissektion** (ca. 80 % der Patienten sind Hypertoniker)
- **pAVK** (prognostisch bedeutsamer Risikofaktor, s. Tab. **I-13.7**)

Weitere hypertoniebedingte Gefäßveränderungen:
- Bauchaortenaneurysma
- Aortendissektion
- pAVK (s. Tab. **I-13.7**).

13.5 Diagnostik

13.5.1 Anamnese

Wesentliche Punkte für eine vollständige Anamnese bei V. a. Hypertonie sind in Tab. **I-13.2** festgehalten.

13.5 Diagnostik

13.5.1 Anamnese

s. Tab. **I-13.2**.

☰ I-13.2	Anamnese bei Verdacht auf Hypertonie
Familienanamnese	häufig positiv (sowohl bei primärer als auch sekundärer Hypertonie)
hypertoniebedingte Folgeerkrankungen	■ **kardiale Schäden:** Dyspnoe, Orthopnoe, Nykturie, Angina pectoris ■ **zerebrale Störungen:** Synkopen, Sprachstörungen, sensible oder motorische Ausfälle ■ **Schäden des Gefäßsystems:** Claudicatio intermittens ■ **okuläre Schädigung:** Sehstörungen; *Beachte:* Sehstörungen in Verbindung mit hohen diastolischen Druckwerten können Zeichen einer malignen Verlaufsform sein (Spiegelung des Augenhintergrundes unmittelbar erforderlich!)
Hinweise auf sekundäre Hypertonieformen	■ **Medikamenteneinnahme:** Hormonelle Kontrazeptiva und Kortikoide ■ **Genussmittel:** Lakritze, Nikotin-/Alkoholabusus ■ **Schwangerschaft** ■ **renoparenchymatöse Nierenerkrankungen:** Hämaturie, Proteinurie, fieberhafte Harnwegsinfekte ■ **Phäochromozytom:** anfallsartige Kopfschmerzen mit Herzklopfen und Schweißausbruch (diese „klassische" Symptom-Trias findet sich allerdings nur bei 25 % der Patienten), Gesichtsblässe und Harndrang

13.5.2 Blutdruckmessung

Die Diagnosestellung einer Hypertonie erfordert mindestens 3 Messungen an 2 Tagen (s. Tab. I-13.3).

13.5.2 Blutdruckmessung

Die Diagnosestellung einer Hypertonie erfordert mindestens 3 Messungen an 2 verschiedenen Tagen in sitzender Körperhaltung nach mindestens 5 Minuten Ruhe (Normwerte s. Tab. **I-13.3**). Erfahrungsgemäß liegt der Blutdruck bei der ersten Untersuchung um 10–20 mmHg höher als bei den darauf folgenden Messungen.

≡ I-13.3	Normwerte bei der Blutdruckmessung	
Art der Messung	*Normgrenzen (mmHg)*	*Besonderheiten*
Blutdruckmessung durch ärztliches Personal	< 140/90	• typischer **Weißkitteleffekt** (s. S. 1011)
Selbstmessung	< 135/85	• bei **Normotonen** weisen die häuslich gemessenen Blutdruckwerte kaum Unterschiede zu den beim Arzt gemessenen Werten auf • bei **Hypertonikern** finden sich im Mittel niedrigere selbstgemessene Blutdruckwerte
24-h-Messungen (ABDM)	• **Tagesmittelwert:** < 135/85 • **Nachtmittelwert:** < 120/75 • **24-h-Mittelwert:** < 130/80	• die Klassifizierung als „hochdruckkrank" erfolgt anhand des **Tagesmittelwertes** • typische **Nachtsenkung**, bei Ausbleiben Abklärung erforderlich („**Non-Dipper**", s. S. 1011)

Technik der Blutdruckmessung

Die **Selbstmessung** weist eine engere Beziehung zur kardiovaskulären Mortalität auf als die **Blutdruckmessung durch den Arzt**.

Nicht nur der Arzt, sondern auch die Patienten selbst sollten die Technik der Blutdruckmessung kennen, um sie besser in ihre Therapie einbinden zu können. Untersuchungen zeigen, dass die **Selbstmessung** im Vergleich zur **Blutdruckmessung durch den Arzt** eine engere Beziehung zur kardiovaskulären Mortalität aufweist. Patientenselbstmessungen haben somit hohe diagnostische und prognostische Bedeutung, die ihnen einen entsprechenden Stellenwert einräumt.

Der Blutdruck wird „unblutig" nach Riva-Rocci (RR) durch Abhören der „Korotkow-Geräusche" gemessen. Die **auskultatorische Lücke** muss beachtet werden. Selten wird der Blutdruck „blutig" in einem Blutgefäß durch oszillometrische Aufzeichnung bestimmt.

In der Regel wird der Blutdruck „unblutig", also indirekt nach der Methode von Riva-Rocci (RR) gemessen. Dabei werden die Werte auskultatorisch durch Abhören der sog. „Korotkow-Geräusche" ermittelt. In der sog. **auskultatorischen Lücke** zwischen Systole und Diastole können die Geräusche verschwinden; wird dies nicht beachtet, werden falsche Werte gemessen. Nur in seltenen Fällen wird der Blutdruck „blutig", also direkt mit einem Druckfühler in einem Blutgefäß durch oszillometrische Aufzeichnung der Gefäßschwingungen bestimmt.

Man beachte:
- Lagern des Armes in **Herzhöhe**
- Anpassen der Breite der Manschette an den Armumfang
- keine Messung an **paretischen oder lymphödematösen Armen** und am **Shuntarm** eines Dialysepatienten
- initial Messung an **beiden Armen**, dann am Arm mit höheren Werten
- bei jungen Patienten einmal am **Unterschenkel** messen (Aortenkoarktation?)
- **Arteriosklerose:** z. T. ist nur der systolische Druck erfassbar
- **Pseudohypertonie:** bei Verhärtung der Gefäßwand werden zu hohe Werte gemessen
- V. a. orthostatische Dysregulationen: wiederholte Messung im Stehen
- Bei **hyperzirkulatorischem Kreislauf** werden die Korotkow-Geräusche in Phase IV gemessen.

Bei der Blutdruckmessung sollten folgende Punkte beachtet werden:
- Lagern des Armes in **Herzhöhe**
- Anpassen der **Breite der Manschette** an den **Armumfang** (bei einem Armumfang > 40 cm muss eine breitere Manschette [18 cm] verwendet werden, da sonst die Gefahr besteht, dass zu hohe Werte gemessen werden; eine zu schmale Manschette erzeugt bei einem großen Armumfang punktuell einen zu hohen Druck).
- möglichst keine Messungen an **paretischen oder lymphödematösen Armen** (z. B. nach Mammakarzinom) und am **Shuntarm** eines Dialysepatienten
- initial Messung an **beiden Armen**, in Zukunft an dem Arm mit den höheren Messwerten (bei einem Unterschied > 20 mmHg: Verdacht auf Gefäßstenose oder Aortenisthmusstenose)
- bei jungen Patienten einmal am **Unterschenkel** messen (Aortenkoarktation?)
- **Arteriosklerose:** z. T. ist nur der systolische Druck erfassbar, weil die Strömungsgeräusche bei ausgeprägter Sklerose bis 0 mmHg auskultierbar sind
- **Pseudohypertonie**: bei ausgeprägter Verhärtung der Gefäßwand („Gänsegurgelarterien") lässt sich die Arterie nicht mit der Manschette komprimieren, sodass falsch hohe Werte gemessen werden
- **V. a. orthostatische Dysregulationen:** wiederholte Messung des Blutdrucks im Stehen
- Bei **hyperzirkulatorischem Kreislauf** (z. B. in der Schwangerschaft, bei Anämie und bei Fieber) werden die Korotkow-Geräusche in Phase IV (also wenn sie leiser geworden, aber noch nicht völlig verschwunden sind) gemessen, da Phase V in diesen Fällen falsch niedrige Werte ergibt.

Ambulantes Blutdruck-Monitoring (ABDM; 24-Stunden-Blutdruckmessung)

Mit einem automatischen, tragbaren Gerät wird der Blutdruck des Patienten alle 15–30 Minuten ambulant, möglichst unter Alltagsbedingungen, aufgezeichnet (Normwerte s. Tab. **I-13.3**).

Mit ABDM wird der sog. „Weißkittel"-Hochdruck vermieden: Bei ca. 15 % der Patienten steigt der Blutdruck vorübergehend an, wenn er durch medizinisches Personal gemessen wird. ABDM-Werte korrelieren besser mit der Prognose als eine Gelegenheitsmessung durch medizinisches Personal.

Normalerweise kommt es durch die zirkadiane Regulation des Blutdrucks zu einem nächtlichen Absinken des Blutdrucks um > 10 % (**„Normal-Dipper"**). Ein Absinken um < 10 % (**„Non-Dipper"**, s. Abb. **I-13.2b**) oder ein Blutdruckanstieg (**„Inverted-Dipper"**) sind auffällig und sollten abgeklärt werden, die antihypertensive Therapie muss ggf. angepasst werden.

▶ **Merke:** Ca. 75 % der Patienten mit sekundärer Hypertonie sind **„Non-Dipper"**.

Ambulantes Blutdruck-Monitoring (ABDM; 24-Stunden-Blutdruckmessung)

Mittels tragbarem Gerät wird der Blutdruck alle 15–30 Minuten aufgezeichnet (s. Tab. **I-13.3**).

Der „Weißkittel"-Hochdruck wird vermieden.

Normalerweise sinkt der Blutdruck nachts > 10 % (**„Normal-Dipper"**). Ein Absinken < 10 % (**„Non-Dipper"**, s. Abb. **I-13.2b**) oder ein Blutdruckanstieg (**„Inverted-Dipper"**) sollten abgeklärt werden.

◀ **Merke**

⊙ **I-13.2** **Typische 24-Stunden-Blutdruckprofile**

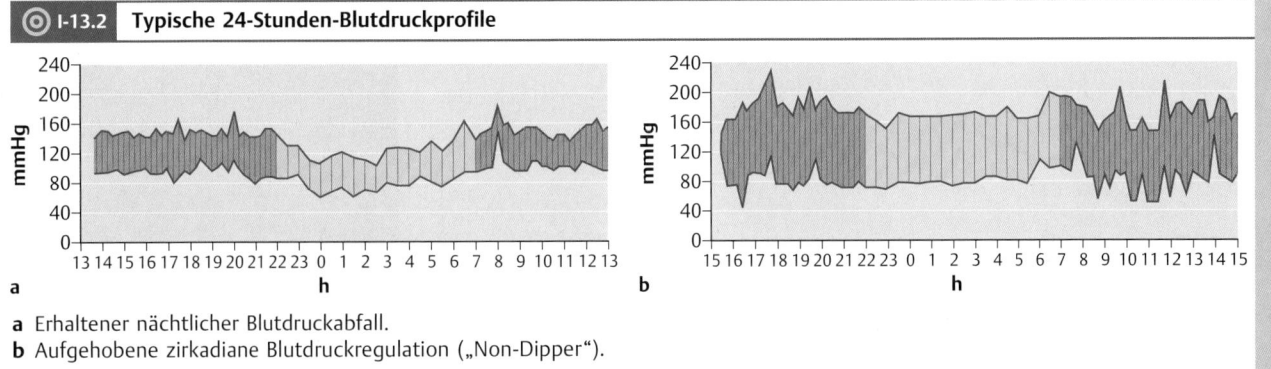

a **Erhaltener nächtlicher Blutdruckabfall.**
b **Aufgehobene zirkadiane Blutdruckregulation („Non-Dipper").**

13.5.3 Körperliche Untersuchung

Nachdem die Diagnose Hypertonie durch wiederholte Messungen des Blutdrucks gesichert wurde, bleibt das Ziel der diagnostischen Abklärung, sekundäre Hypertonieformen, Organkomplikationen und weitere Risikofaktoren zu erfassen, um das kardiovaskuläre Risiko des Patienten abzuschätzen.

Während der körperlichen Untersuchung ist auf folgende Punkte Wert zu legen:

- Bestehen Zeichen der **Herzinsuffizienz** (s. S. 78) und des **Nierenversagens** (s. S. 954)?
- sorgfältige Palpation und Auskultation aller Gefäße der unteren Extremitäten, um eine **arterielle Verschlusskrankheit** nicht zu übersehen
- Der **Augenhintergrund** sollte von einem Ophthalmologen begutachtet werden (Tab. **I-13.4**).
- **Morbus Cushing** und **Akromegalie** führen zu einem typischen körperlichen Erscheinungsbild.
- Bei **Aortenisthmusstenose** ist ein vom ersten Herzton abgesetztes systolisches Geräusch mit p. m. über dem 2.–6. ICR rechts sowie zwischen den Schulterblättern auskultierbar. Der Blutdruck am Unterschenkel ist erniedrigt.
- Bei **Nierenarterienstenosen** treten teilweise epigastrische Stenosegeräusche auf.

13.5.3 Körperliche Untersuchung

Nach Diagnosesicherung werden Organkomplikationen und weitere Risikofaktoren zur Abschätzung des kardiovaskulären Risikos erfasst.

Auf folgende Erkrankungen ist zu achten:
- Herzinsuffizienz (s. S. 78)
- Nierenversagen (s. S. 954)
- pAVK
- Augenhintergrundveränderungen (Tab. **I-13.4**).
- Morbus Cushing und Akromegalie
- Aortenisthmusstenose
- Nierenarterienstenose.

≡ I-13.4   Fundus hypertonicus

Stadium   *Kennzeichen*

Stadium I   funktionelle Gefäßveränderungen
- Vasokonstriktion der Arteriolen
- leichte Gefäßschlängelungen (Tortuositas)

Stadium II   zusätzlich strukturelle Gefäßschäden
- Gunn-Kreuzungsphänomen positiv (= Einschnürung der venösen Blutsäule durch Kompression der sklerotischen Anteile an einer A-V-Kreuzung, s. Abb. [Pfeile] mit typ. Omegateilung der Arterien [Pfeilspitzen])
- „Silberdrahtarterien" (= sklerotische und stark spastische Arterien)
- dilatierte Venolen

Stadium II

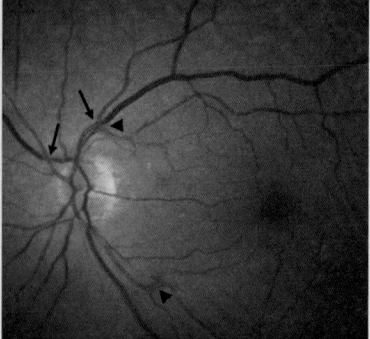

Stadium III   zusätzlich Netzhautschäden
- Blutungen, harte Exsudate, Sternfigur der Makula, Netzhautödem
- Cotton-wool-Herde (s. Abb.)

Stadium IV

Stadium IV   zusätzlich Papillenödem, Optikusatrophie (s. Abb.)

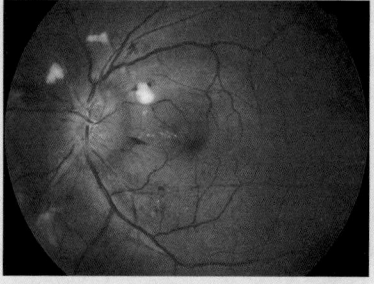

13.5.4 Labor

Im Rahmen der Laboruntersuchungen sollten die in Tab. **I-13.5** gezeigten Parameter Berücksichtigung finden.

≡ I-13.5   Laboruntersuchungen bei arterieller Hypertonie

Blut
- **Hb, Hkt:** bei V. a. renale Anämie
- **Kreatinin, eGFR:** Nierenfunktion?
- **Kalium:** Nierenfunktion?, V. a. Conn-Syndrom
- **Gesamtcholesterin, HDL-Cholesterin, Triglyzeride und Glukose:** Risikofaktoren für Arteriosklerose
- **Hormonanalysen:** bei V. a. endokrinen Hypertonus: T3, T4, TSH, Aldosteron, Renin, Aldosteron-Renin-Quotient

Urin
- **Mikroalbuminurie** (spezieller Streifentest, z. B. Micral): frühester Hinweis auf erste, zu diesem Zeitpunkt theoretisch noch reversible Gefäßschäden
- **Glukose:** Diabetes mellitus
- **Nitrit:** Harnwegsinfekt
- **Urinsediment:** bei V. a. renoparenchymatöse Hypertonie bzw. hypertensive Nephropathie
- **Katecholamine:** wenn Blutdruck diastolisch > 110 mmHg sowie bei weiteren Hinweisen, die für ein Phäochromozytom sprechen

---

13.5.5 Apparative Diagnostik

EKG: Wenn Hinweise auf **Linksherzhypertrophie** (positiver Sokolow-Index: S in V1 + R in V5 oder V6 > 3,5 mV oder R in aVL > 1,5 mV, s. S. 1008), **Linksherzschädigung** (abgeflachte oder diskordante Kammerendteile, Schenkelblockbilder, s. S. 99) oder **koronare Herzkrankheit** (s. S. 36) auftauchen, wird die Prognose eines Patienten mit Hypertonie deutlich verschlechtert.

Röntgen-Thorax: Typische Hochdruckfolgen sind: Betonung oder Dilatation des linken Ventrikels, manchmal auch des linken Vorhofs oder aller Herzhöhlen (sog. Cor bovinum), Elongation und Sklerose der Aorta (besonders im Aszendenteil) sowie Lungenstauung bei Herzinsuffizienz. Diese Veränderungen treten jedoch erst spät und nicht regelhaft bei jedem Patienten auf.

Echokardiographie: Bestimmung von linksventrikulärem Durchmesser, Wanddicken und Pumpfunktion (s. S. 29). **Herzhypertrophie** oder **gestörte Pumpfunktion** bedeuten für den Patienten eine schlechte Prognose. In Bezug auf eine Hypertrophie des Herzens ist die Echokardiographie deutlich sensibler als das EKG, in Letzterem werden nur etwa 13 % der Patienten mit Hypertrophie erfasst.

Karotisdopplersonographie: Veränderungen von Intima und Media („IM-Komplex", normalerweise < 0,9, s. Kapitel „Angiologie" S. 231) und Plaques der Halsschlagadern geben Hinweise auf allgemeine Schäden des Gefäßsystems (i.S. einer Arteriosklerose) und sind damit von großer prognostischer Bedeutung. In den letzten Jahren wird darüber hinaus empfohlen, die **Pulswellengeschwindigkeit** zu bestimmen (s. S. 1014).

Nierensonographie: Sie hilft, Abweichungen der Nierengröße, der Nierenform sowie zusätzliche pathologische Befunde wie Nierentumoren, Nierenzysten und Harnwegsobstruktion zu erkennen, Nebennierentumoren und Aortenaneurysmen zu diagnostizieren.

Farbduplexsonographie der Nierenarterien: Hiermit können geübte Untersucher elegant höhergradige (> 60 %ige) Nierenarterienstenosen erkennen. Die Methode ist allerdings zeitaufwändig und nicht geeignet für stark übergewichtige Patienten. Sie eignet sich darüber hinaus zur Verlaufskontrolle nach Operation oder Dilatation einer Nierenarterienstenose.

Digitale Subtraktionsangiographie (DSA): Sie ist indiziert bei Patienten mit ständig erhöhten diastolischen Druckwerten > 100 mmHg, Hinweisen auf eine renovaskuläre Hypertonie (z. B. epigastrische Strömungsgeräusche), wenn weniger invasive Untersuchungen und klinische Befunde einen starken Verdacht auf eine Nierenarterienstenose liefern, die hämodynamisch wirksam sein könnte (z. B. Doppler-Sonographie).

MR-Angiographie: Sie erlaubt eine gute Beurteilung der Nierenarterien. Da sie als weniger untersucherabhängig als die Farbduplexsonographie angesehen wurde, setzten viele große Hoffnungen in diese Verfahren. Leider erwies sich die Untersucherabhängigkeit höher als zunächst gehofft.
Die **Nierensequenzszintigraphie** ist heute obsolet geworden und sollte daher keine diagnostische Verwendung mehr finden.

13.5.6 Risikoabschätzung

Die klinische Einschätzung des Schweregrades einer Hypertonie bestimmt ihren langfristigen Verlauf und ihre Prognose. Er wird nach der Höhe des Blutdrucks, nach dem Grad der Organschäden und vorhandenen Begleiterkrankungen eingeschätzt.
Die Stadieneinteilung des Bluthochdrucks, wie sie in Deutschland in den Leitlinien beschrieben wird (herausgegeben von der „Deutschen Liga zur Bekämpfung des hohen Blutdrucks"), orientieren sich an den aktuellen Empfehlungen der WHO sowie der entsprechenden amerikanischen und europäischen Fachgesellschaften (Tab. **I-13.6** und **I-13.7**).

Röntgen-Thorax: Betonung oder Dilatation des linken Ventrikels, Elongation und Sklerose der Aorta sowie Lungenstauung bei Herzinsuffizienz. Diese Veränderungen treten erst spät auf.

Echokardiographie: s. S. 29. **Herzhypertrophie** oder **gestörte Pumpfunktion** bedeuten eine schlechte Prognose.

Karotisdopplersonographie: Veränderungen von Intima und Media (s. S. 231) und Plaques weisen auf systemische Arteriosklerose hin. Neuerdings wird auch die **Pulswellengeschwindigkeit** bestimmt (s. S. 1014).

Nierensonographie: Abweichende Größe und Form, Tumoren, Zysten, Harnwegsobstruktion und Aortenaneurysmen werden erkannt.

Farbduplexsonographie der Nierenarterien: Geübte Untersucher können höhergradige Nierenarterienstenosen erkennen.

Digitale Subtraktionsangiographie (DSA): Sie ist indiziert bei diastolischen Werten > 100 mmHg, Hinweisen auf eine renovaskuläre Hypertonie und V. a. Nierenarterienstenose.

MR-Angiographie: Sie erlaubt eine gute Beurteilung der Nierenarterien.

Die **Nierensequenzszintigraphie** ist obsolet.

13.5.6 Risikoabschätzung

Der Schweregrad einer Hypertonie wird nach den Organschäden und Begleiterkrankungen eingeschätzt.

Zur Stadieneinteilung des Bluthochdrucks s. Tab. **I-13.6** und **I-13.7**.

☰ I-13.6 Risikostratifizierung der Blutdruckstufen (mmHg)*

andere Risikofaktoren und Krankheits-geschichte	normal syst. 120–129 **oder** diast. 80–84	hochnormal syst. 130–139 **oder** diast. 85–89	Bluthochdruck Grad 1 (mild) syst. 140–159 **oder** diast. 90–99	Grad 2 (moderat) syst. 160–179 **oder** diast. 100–109	Grad 3 (schwer) syst. ≥ 180 **oder** diast. ≥ 110
keine Risikofaktoren	durchschnittliches Risiko	durchschnittliches Risiko	schwach erhöhtes Risiko	mäßig erhöhtes Risiko	hohes Risiko
1–2 Risikofaktoren	schwach erhöhtes Risiko	schwach erhöhtes Risiko	mäßig erhöhtes Risiko	mäßig erhöhtes Risiko	sehr hohes Risiko
≥ 3 Risikofaktoren oder Endorganschäden oder Diabetes	mäßig erhöhtes Risiko	hohes Risiko	hohes Risiko	hohes Risiko	sehr hohes Risiko
klinisch manifeste kardiovaskuläre Erkrankung	hohes Risiko	sehr hohes Risiko	sehr hohes Risiko	sehr hohes Risiko	sehr hohes Risiko

Risikoeinstufung: Wahrscheinlichkeit, in den nächsten 10 Jahren eine kardiale oder zerebrale Komplikation der Hypertonie zu erleiden; durchschnittlich: < 10 %, schwach erhöht: 15–20 %, mäßig erhöht: 20–30 %, hoch bis sehr hoch: > 30 %; * nach den Leitlinien der European Society of Hypertension (ESH), 2007

☰ I-13.7 Risikofaktoren, die die Prognose bei Hypertonie beeinflussen

Risikofaktoren für kardio-vaskuläre Erkrankungen

- **Alter** > 55 (m)/65 (w) Jahre
- **Nikotinabusus**
- **Dyslipidämie**
  - Gesamtcholesterin > 190 mg/dl
  - LDL-Cholesterin > 115 mg/dl
  - HDL-Cholesterin < 40 (m)/46 (w) mg/dl
  - Triglyzeride > 150 mg/dl
- **Nüchtern-BZ** 102–125 mg/dl
- **abdominelle Adipositas** > 102 (m)/88 (w) cm

- **Familienanamnese vor-zeitiger kardiovaskulärer Erkrankungen** < 55 (m)/65 (w) Jahre
- **hohe Blutdruckamplitude**

subklinische Endorganschäden

- **linksventrikuläre Hypertrophie**
  - Echo: LVMI ≥ 125 (m)/ 110 (w) g/m²
  - EKG: Sokolow-Lyons > 38 oder Cornell > 2440
- **Karotis-Veränderungen:**
  - IMT > 0,9
  - arteriosklerotische Plaque
- **Pulswellengeschwindigkeit** zwischen Karotis und Femoralarterie > 12 m/s
- **Knöchel-Arm-Blutdruck-Index** < 0,9
- **geringe Einschränkung der Nierenfunktion**
  - Serum-Kreatinin 1,3–1,5 (m)/1,2–1,4 (w) mg/dl
  - eGFR oder Kreatinin-Clearance < 60 ml/min
- **Mikroalbuminurie**
  - 30–300 mg/24 h
  - Albumin/Kreatinin-Quotient ≥ 22 (m)/31 (w)

manifester Diabetes mellitus

- **Nüchtern-BZ** > 126 mg/dl (wiederholt)
- **OGTT-BZ** > 198 mg/dl

klinisch manifeste kardiovaskuläre Erkrankungen

- **zerebrovaskuläre Erkrankungen**
  - ischämischer oder hämorrhagischer Schlaganfall
  - TIA
  - PRIND
- **Herzerkrankungen**
  - Herzinfarkt
  - koronare Herzerkrankung
  - Herzinsuffizienz
- **Nierenerkrankungen**
  - diabetische Nephropathie
  - Kreatinin > 1,5 (m)/1,4 (w) mg/dl
  - Proteinurie > 300 mg/24 h
- **periphere AVK**
- **fortgeschrittene hypertensive Retinopathie** (Fundus hypertonicus III und IV mit Exsudaten, Hämorrhagien und Papillenödem)

Anmerkungen: Neben einem Blutdruck > 130/85 mmHg definieren 2 zusätzliche der 4 blau hervorgehobenen Risikofaktoren in der linken Spalte ein **metabolisches Syndrom** (s. S. 668).
CRP wird in der Literatur immer wieder als Risikofaktoren kardiovaskulärer Erkrankungen eingestuft, taucht aber in der neuesten Risikotabelle der ESH aus dem Jahr 2007 nicht mehr auf, da es sich zu häufig im Rahmen von Entzündungserkrankungen unabhängig von kardiovaskulären Erkrankungen bei Hypertonie als erhöht erweist.

m = Männer, w = Frauen; BZ = Blutzucker; LVMI = linksventrikuläre Maßeinheit, Sokolow-Lyons = SV1 + RV5, Cornell-Produkt = (RaVL + SV3) x QRS-Dauer; IMT = Intima-Media-Dicke; eGFR = estimated/geschätzte glomeruläre Filtrationsrate; oGTT = oraler Glukosetoleranztest; TIA = transiente ischämische Attacke, PRIND = prolongiertes reversibles ischämisches neurologisches Defizit

13.6 Therapie

13.6.1 Indikation

Der Beginn und die Art der antihypertensiven Therapie wird nach dem kardiovaskulären Gesamtrisiko bestimmt (s. Risikostratifizierung, Tab. **I-13.6**). Für alle Schweregrade werden zunächst **nichtmedikamentöse Allgemeinmaßnahmen** empfohlen. In den allermeisten Fällen reichen diese Maßnahmen jedoch für eine suffiziente Blutdrucksenkung nicht aus. Daher lässt sich eine **medikamentöse Therapie** auch bei den Schweregraden 1 und 2 (milde bzw. moderate Hypertonie) häufig nicht vermeiden, da weitere kardiovaskuläre Risikofaktoren oder bereits bestehende Endorganschäden die Gefahr kardialer und zerebraler Ereignisse zu stark ansteigen lassen; bei Schweregrad 3 (schwere Hypertonie) müssen in jedem Fall Antihypertensiva verordnet werden.

Zielblutdruck: Unter Ruhebedingungen sollte bei allen Patienten der Blutdruck zuverlässig systolisch < 140 und diastolisch < 90 mm Hg liegen.
Bei allen Patienten, die an folgenden Krankheiten oder Symptomen leiden, sollte der Blutdruck < 130/80 mmHg gesenkt werden:

- Diabetes mellitus
- Niereninsuffizienz und/oder Proteinurie
- zerebrovaskuläre Erkrankungen
- koronare Herzkrankheit

▶ **Merke:** Die Einstellung des Blutdrucks auf den angestrebten Zielwert wird nicht innerhalb von Tagen, sondern in Wochen und Monaten erreichbar sein. Nur bei ausgeprägten Symptomen muss eine raschere Blutdrucksenkung erreicht werden.

13.6.2 Allgemeinmaßnahmen zur Blutdrucksenkung

Zu Beginn der Therapie muss eine **ausführliche Aufklärung** des Patienten über die Art seines Leidens und dessen mögliche Folgen erfolgen. Die nachgewiesene prognostische Relevanz einer **konsequent durchgeführten Behandlung** sollte dabei betont werden. Viele, besonders aktive und beschwerdefreie Patienten bagatellisieren ihren Hochdruck und sind schwer zu einer konsequenten Behandlung zu motivieren, zumal diese oft mit Unannehmlichkeiten und Nebenwirkungen der Drucksenkung oder der Medikamente selbst verbunden ist. Die Lebensgestaltung ist eingehend zu besprechen, wobei ein Kompromiss zwischen dem medizinisch Wünschenswerten und dem praktisch Möglichen einzugehen ist.
Zu den wichtigsten Allgemeinmaßnahmen gehören:

- **geregelte Nachtruhe** und **Arbeitspausen**
- **ausreichende körperliche Bewegung:** v. a. ein regelmäßiges körperliches Training mit **dynamischen Übungen** (angepasst an Belastbarkeit und Alter der Patienten, bei Älteren z. B. Spaziergänge) hilft bei der Gewichtskontrolle und senkt langfristig wahrscheinlich sogar den Blutdruck selbst. **Kontraindiziert** sind hingegen isometrische Übungen (z. B. Gewichtheben) und Hochleistungssport.
- **Nikotin- und Alkoholkarenz:** max. 20–30 g/d
- **Diätberatung:** möglichst **Gewichtsreduktion** auf Normalgewicht (pro kg Gewichtsverlust sinkt der Blutdruck um etwa 2 mmHg). Eine streng NaCl-arme Kost ist nicht nötig, eine **beschränkte NaCl-Zufuhr** auf 5 g/d jedoch erwiesenermaßen sinnvoll. Eine **kaliumreiche Kost** (Obst, Gemüse) wird immer wieder empfohlen, ihre Effektivität kann allerdings nicht als gesichert angesehen werden. Bei schwer Nierenkranken droht die Gefahr einer Hyperkaliämie.
- Durch **regelmäßige Entspannungsübungen** lässt sich bei manchen Patienten der Blutdruck um etwa 5–10 mmHg senken (als zusätzliche Therapiemaßnahme empfehlenswert). Der langfristige Erfolg einer regulären Psychotherapie ist nicht gesichert. Tranquilizer sind sicher nicht antihypertensiv wirksam.

13.6 Therapie

13.6.1 Indikation

Die antihypertensive Therapie hängt vom kardiovaskulären Gesamtrisiko ab (s. Tab. **I-13.6**). Neben **nichtmedikamentösen Allgemeinmaßnahmen** wird eine **medikamentöse Therapie** bei Grad 1 und 2 mit weiteren kardiovaskulären Risikofaktoren und immer bei Schweregrad 3 verordnet.

Zielblutdruck:
grundsätzlich < 140/90 mmHg.
Bei Patienten mit Diabetes mellitus, Niereninsuffizienz, Proteinurie, zerebrovaskulären Erkrankungen oder KHK sollte der Blutdruck < 130/80 mmHg gesenkt werden.

◀ Merke

13.6.2 Allgemeinmaßnahmen zur Blutdrucksenkung

Der Patient wird unter Betonung der Relevanz einer **konsequenten Behandlung ausführlich aufgeklärt**. Bei schwer zu motivierenden Patienten muss ein Kompromiss zwischen dem medizinisch Wünschenswerten und dem praktisch Möglichen gefunden werden.

Die wichtigsten Allgemeinmaßnahmen sind:
- geregelte Nachtruhe und Arbeitspausen
- ausreichende körperliche Bewegung: v. a. mit dynamischen Übungen. Kontraindiziert sind isometrische Übungen (z. B. Gewichtheben)
- Nikotin- und Alkoholkarenz
- **Diätberatung:** möglichst **Gewichtsreduktion** auf Normalgewicht und **beschränkte NaCl-Zufuhr**. Eine **kaliumreiche Kost** (Obst, Gemüse) wird empfohlen
- regelmäßige Entspannungsübungen.

▶ Merke

▶ **Merke:** Als **effektivste Allgemeinmaßnahmen** bei Hypertonie müssen Gewichtsreduktion und körperliche Aktivität angesehen werden.

13.6.3 Medikamentöse Blutdruckeinstellung

Grundregeln

Fast immer müssen lebenslang Medikamente eingenommen werden.

13.6.3 Medikamentöse Blutdruckeinstellung

Grundregeln

Um eine dauerhafte Blutdrucksenkung zu erreichen, müssen fast alle Hypertoniepatienten lebenslang Medikamente einnehmen. Eine sorgfältige Planung und gute Überwachung der Therapie sind deshalb dringend notwendig. Dabei sind einige Grundregeln zu beachten:

Wirklatenz: Der volle Effekt einiger Substanzen (β-Blocker, Diuretika, ACE-Hemmer, AT$_1$-Rezeptoren-Blocker und zentralwirksame Pharmaka) tritt erst nach Wochen ein. Die langfristige antihypertensive Therapie sollte deshalb nicht voreilig umgestellt werden.

Wirklatenz: Der volle antihypertensive Effekt einiger Substanzen tritt erst nach Wochen ein, dies gilt v. a. für β-Rezeptoren-Blocker, Diuretika, ACE-Hemmer, AT$_1$-Rezeptoren-Blocker und zentralwirksame Pharmaka, nicht jedoch für den Vasodilatator Dihydralazin und den α1-Rezeptoren-Blocker Prazosin.
Änderungen in der langfristigen antihypertensiven Therapie sollten deshalb erst nach einem entsprechenden zeitlichen Intervall erwogen werden, um den bereits verordneten Medikamenten Zeit zum Erreichen ihrer vollen Wirksamkeit zu geben.

Mono- versus Kombinationstherapie: Eine **initiale, niedrig dosierte Kombination von Antihypertensiva** ist der Monotherapie meist überlegen.

Mono- versus Kombinationstherapie: Es gibt heute keine Empfehlungen mehr, zunächst mit einer Monotherapie zu beginnen, die Dosierung des ersten Medikamentes zu steigern, um dann bei Bedarf andere antihypertensive Substanzen nach komplizierten Schemata hinzuzufügen. Eine bereits **initiale, niedrig dosierte Kombination von Antihypertensiva** ist meist sinnvoller. Die großen Studien zur Hypertoniebehandlung der letzten Jahre zeigten, dass fast alle Patienten zwei und mehr Medikamente für eine suffiziente Blutdrucksenkung einnehmen müssen.

Ursachen für Wirkungslosigkeit: Oft liegen eine mangelnde **Compliance, zu geringe Dosierung** oder **Salz- und Wasserretention** zugrunde. Bei **schwer einstellbarer Hypertonie** sollte einer sekundären Hypertonie nachgegangen werden.

Ursachen für Wirkungslosigkeit: Bei einer mangelnden Effektivität der medikamentösen Therapie muss häufig eine mangelnde Einnahmetreue (**Compliance**) angenommen werden (s. u.). Weitere Gründe können **zu geringe Dosierung** der verschriebenen Medikamente sowie manchmal **Salz- und Wasserretention** sein. Schließlich kann eine sog. **schwer einstellbare Hypertonie** vorliegen (hier besonders sorgfältig nach einer sekundären Hypertonie fahnden!).

Compliance (Einnahmetreue): Bewährte Maßnahmen zur Verbesserung sind
- Selbstmessungen,
- einfache Therapieschemata,
- feste Terminvereinbarungen,
- gute **Information** des Patienten und
- spezielle Schulungsprogramme.

Compliance (Einnahmetreue): Aufgrund der teilweise beträchtlichen Nebenwirkungen (s. u.) der meist lebenslang notwendigen Arzneimitteltherapie und einer trotz stark erhöhter Blutdruckwerte häufig vorhandenen Symptomfreiheit ist es oft schwer, den Patienten von einer regelmäßigen Tabletteneinnahme zu überzeugen.
Bewährte Maßnahmen zur Verbesserung der Compliance sind:
- **Selbstmessungen** durch den Patienten
- einfache **Therapieschemata**
- feste **Terminvereinbarungen** mit schriftlicher Einbestellung bei Nichteinhaltung der Termine
- gute **Information** des Patienten und seines Partners über die Krankheit Bluthochdruck
- strukturierte, speziell für Hypertoniker entwickelter **Schulungsprogramme**

Nebenwirkungen: Bei sedierenden Medikamenten sind **Beeinträchtigungen der Verkehrstüchtigkeit** oder **Gefährdung am Arbeitsplatz** gegeben. Nach **Störungen der Sexualfunktion** muss gefragt werden. Oft treten **Müdigkeit** und **Leistungseinbuße** auf, die meist spontan innerhalb weniger Wochen abklingen. Zu Beginn der Therapie muss über die Nebenwirkungen **aufgeklärt** werden.

Nebenwirkungen: Insbesondere bei Medikamenten, die zu einer Sedation führen können, ist die Möglichkeit einer **Beeinträchtigung der Verkehrstüchtigkeit** oder einer **Gefährdung am Arbeitsplatz** gegeben, hierauf ist der Patient vor Therapiebeginn hinzuweisen. Nach **Störungen der Sexualfunktion** bei Männern muss speziell gefragt werden. Sie werden erfahrungsgemäß selten spontan angegeben, sind aber häufig Ursache mangelnder Einnahmetreue. In der ersten Phase der Blutdruckeinstellung klagen die Patienten häufig über **Müdigkeit** und **Leistungseinbuße** als Folge der Blutdrucksenkung, diese Symptome klingen jedoch meist spontan innerhalb von wenigen Wochen ab (Information und Beruhigung des Patienten!). Prinzipiell sollte ein Patient bereits zu Beginn der Therapie über eventuelle Nebenwirkungen und deren meist vorübergehenden Charakter **aufgeklärt** werden.

Sinnvolle Kontrolluntersuchungen: Serumkalium- und -kreatininwerte sowie der Urinstatus sollten anfangs in ¼-jährlichen, später in jährlichen Abständen kontrolliert werden.

EKG oder Echokardiographie sollten bei fehlenden Zeichen der Linksherzhypertrophie alle 2–3 Jahre durchgeführt werden. Wenn diese allerdings auftritt oder bereits initial vorhanden ist, sind jährlichen Abstände empfehlenswert.

Medikamente zur Blutdrucksenkung

Medikamente der 1. Wahl

Von den meisten nationalen und internationalen Hypertoniegesellschaften werden die in Abb. **I-13.3** gezeigten Antihypertensiva als **Medikamente der 1. Wahl** empfohlen.

Diese Medikamentengruppen können mehr oder weniger **alle untereinander kombiniert** werden. Hierbei müssen allerdings einige Aspekte berücksichtigt werden:

Generell gilt: Medikamente, die am gleichen Wirkort angreifen, sollten nicht kombiniert werden, stattdessen sollte auf eine sinnvolle Ergänzung geachtet werden.

Diuretika stimulieren durch den Natriumverlust das Renin-Angiotensin-System. Dies kann durch **β-Rezeptoren-Blocker** (Hemmung der Reninsekretion) oder durch **ACE-Hemmer** sowie **AT$_1$-Rezeptoren-Blocker** und die neuen **Renininhibitoren** (Hemmung der Angiotensin-II-Bildung) vermieden werden.

Diuretika und Vasodilatatoren: Da Vasodilatatoren eine kompensatorische Expansion des intravasalen Volumens mit sich bringen, sollten sie immer mit einem Diuretikum kombiniert werden.

Diuretika und β-Rezeptoren-Blocker: Diese Kombination ist wahrscheinlich langfristig mit erhöhter Inzidenz von Diabetes mellitus verbunden. Im Übrigen erwiesen sich β-Rezeptoren-Blocker in kürzlich durchgeführten Studien als weniger wirksam, über die Blutdrucksenkung hinaus Endorganschäden günstig zu beeinflussen.

Da eine arterielle Hypertonie aber oft mit einer Volumenretention einhergeht und viele Patienten nach langjährigem Bluthochdruck an einer Herzinsuffizienz leiden, werden Diuretika und β-Rezeptoren-Blocker aus der Therapie der Hypertonie nicht wegzudenken sein, zumal diese Medikamente kostengünstig zu verschreiben sind.

Sinnvolle Kontrolluntersuchungen: Kalium, Kreatinin, Urinstatus anfangs alle 3, später alle 12 Monate kontrollieren. EKG oder Echokardiographie sollten mind. alle 2–3 Jahre durchgeführt werden.

Medikamente zur Blutdrucksenkung

Medikamente der 1. Wahl

Abb. **I-13.3** zeigt die **Medikamente der 1. Wahl.**

Diese Medikamente können **untereinander kombiniert** werden.

Generell gilt: Medikamente, die am gleichen Wirkort angreifen, sollten nicht kombiniert werden.

Diuretika stimulieren durch den Natriumverlust das RAAS. **ß- Blocker, ACE-Hemmer** und **AT$_1$-Rezeptoren-Blocker** und **Renininhibitoren** wirken dem sinnvoll entgegen.
Diuretika und Vasodilatatoren: Vasodilatatoren werden wegen der Volumenexpansion mit Diuretika kombiniert.

Diuretika und β-Rezeptoren-Blocker: Die Kombination kann die Entstehung von Diabetes mellitus begünstigen.

β-Rezeptoren-Blocker beeinflussen die Endorganschädigung nicht so gut wie andere Medikamente. Sie sind aber gerade bei Herzinsuffizienzpatienten und wegen ihres niedrigen Preises nicht aus der Therapie wegzudenken.

⊚ I-13.3   **Antihypertensiva der 1. Wahl**

⊚ I-13.3

—— synergistische Kombination
········ mögliche Kombination
* nur sinnvoll für Dihydropyridin-Ca-Antagonisten

Teilweise wird diskutiert, **Diuretika** und **β-Rezeptoren-Blocker** bei jungen Hypertonikern mit positiver Familienanamnese für Diabetes mellitus vorsichtig einzusetzen, endgültige Empfehlungen fehlen allerdings.

AT-II-Rezeptoren-Blocker und ACE-Hemmer: Es zeigt sich eine erhöhte Nebenwirkungsrate (z. B. Hyperkaliämien).

AT-II-Rezeptoren-Blocker und ACE-Hemmer: Neueste Forschungsergebnisse weisen trotz der lange vermuteten besonderen Effektivität dieser Wirkstoffkombination (v. a. in Bezug auf die Vermeidung möglicher Endorganschäden) eher auf die erhöhte Nebenwirkungsrate (z. B. Hyperkaliämien) hin, ohne dass die gewünschten, positiven Synergieeffekte nachweisbar wären.

Kalziumantagonisten und ACE-Hemmer sind effektiv in der Blutdrucksenkung und beeinflussen Endorganschäden günstig.

Kalziumantagonisten und ACE-Hemmer sind hingegen eine gesichert effektive Kombination, die sowohl den Blutdruck schonend senkt als auch Endorganschäden günstig beeinflusst.

Weitere Medikamente

α-Rezeptor-Inhibitoren haben an Bedeutung verloren.

α-Rezeptor-Inhibitoren haben wegen ihrer Tendenz, Volumenretention zu induzieren, stark an Bedeutung verloren.

Zentralwirksame Antihypertensiva (z. B. Clonidin) werden im Rahmen von Kombinationstherapien schwerer Hypertonie eingesetzt.

Zentralwirksame Antihypertensiva wie Clonidin sind keine Medikamente der 1. Wahl, sie sind allerdings im Rahmen von Kombinationstherapien unverzichtbar, um schwere Hypertonieerkrankungen zu behandeln. Zudem mehren sich Hinweise darauf, dass eine gesteigerte Aktivität des sympathischen Nervensystems, unabhängig vom Ausmaß der Blutdruckerhöhung, zur Entstehung möglicher Endorganschäden beiträgt. Die langfristige Bewertung dieser Wirkstoffklasse bleibt deshalb abzuwarten.

Direkte Vasodilatatoren wie Hydralazin haben keine ausreichend lange Wirkungsdauer.

Direkte Vasodilatatoren wie Hydralazin haben keine ausreichend lange Wirkungsdauer, um als Medikamente der 1. Wahl empfohlen zu werden. Im Rahmen von Kombinationstherapien wird allerdings teilweise noch auf diese Substanzen zurückgegriffen.

Die Rolle der neuen **Reninantagonisten** ist bislang noch unklar.

Welche Rolle die gerade neu verfügbaren **Reninantagonisten** als Monotherapeutika bzw. in Kombination mit ACE-Hemmern und AT_1-Rezeptoren-Blockern bieten könnten, ist bislang noch unklar.

▶ **Exkurs**

▶ **Exkurs: Differenzialtherapie in der Bluthochdruckbehandlung – Was ist damit gemeint?**
In den Leitlinien finden sich Tabellen, die bestimmte Medikamente der 1. Wahl bei klar umrissenen Zusatzerkrankungen wie Nephropathie oder KHK zur Hochdruckbehandlung noch einmal herausstellen. Diese Empfehlungen sind der Hochdruckbehandlung mit den 5 Medikamentengruppen der ersten Wahl nachgeordnet. Zur Drucksenkung dürfen alle diese Medikamente zunächst ohne Beachtung bestimmter Zusatzerkrankungen eingesetzt werden. Die Zusatzempfehlungen beziehen sich auf Ergebnisse großer Studien der letzten Jahre, die Hinweise dafür lieferten, dass bei völliger Blutdruckgleichheit zwischen 2 Studienpopulationen dennoch manche Medikamente wie ACE-Hemmer als wirkungsvoller auffielen, Endorganschäden an Gehirn, Herz, Niere oder Gefäßsystem zu verhindern. Die Rolle solcher Zusatzempfehlungen wird von manchen Autoren noch heftig kritisiert, sei es, weil eine völlige Blutdruckgleichheit zwischen zwei Studiengruppen für unmöglich gehalten wird, sei es, weil eingewendet wird, dass solche Überlegungen wohl erst dann sinnvoll seien, wenn die Blutdruckeinstellung der diagnostizierten und vermuteten Hypertoniker überwiegend in dem Bereich läge, der von den Leitlinien empfohlen wird. Das ist bisher keinesfalls der Fall.
Am unumstrittensten kann derzeit die Empfehlung angesehen werden, Patienten mit Nephropathie und Proteinurie Medikamente zu geben, die Angiotensin II hemmen.

13.6.4 Besonderheiten in der Hochdrucktherapie

Diabetes mellitus und arterielle Hypertonie

Diabetiker haben häufig auch eine Hypertonie. Kardiovaskuläre Komplikationen stehen in Beziehung zur Blutdruckhöhe. Zudem fördert Hypertonie eine diabetische Nephropathie.

13.6.4 Besonderheiten in der Hochdrucktherapie

Diabetes mellitus und arterielle Hypertonie

Bei Diabetikern ist mit einer hohen Prävalenz auch eine Hypertonie nachweisbar. Kardiovaskuläre Komplikationen, die mittlerweile häufigsten Todesursache von Diabetikern, stehen in eindeutiger Beziehung zur Blutdruckhöhe. Zudem gilt als gesichert, dass die Hypertonie die Entstehung einer diabetischen Nephropathie erheblich fördert und ihre Progression hin zur Dialysepflicht enorm beschleunigt.

Pathogenese: Die Ursache der Hypertonie bei Diabetikern ist uneinheitlich. Beim übergewichtigen **Typ-II-Diabetiker** mit normaler Nierenfunktion handelt es sich häufig um eine **essenzielle Hypertonie**. Beim insulinpflichtigen **Typ-I-Diabetiker** tritt eine Hypertonie in der Regel erst dann auf, wenn sich eine diabetische Nephropathie mit persistierender Proteinurie entwickelt hat (**renoparenchymatöse und damit sekundäre Hypertonie**).

Therapie: Bei Übergewicht sollte eine **Gewichtsreduktion** unbedingt angestrebt werden. Als **Medikamente** kommen ACE-Hemmer, AT_1-Rezeptoren-Blocker, Kalziumantagonisten, β-Rezeptoren-Blocker, in Zukunft wahrscheinlich auch Renininhibitoren infrage. Besonders wenn die Nierenfunktion eingeschränkt ist, sollte an kochsalzarme Diät gedacht sowie **Diuretika** verschrieben werden. **Statine** müssen bei erhöhten Cholesterinwerten verordnet werden, um das kardiovaskuläre Risiko frühzeitig und nachhaltig so stark wie möglich zu senken. Bei Diabetikern muss immer auf eine konsequente Senkung des Blutdrucks auf Werte < **130/80 mmHg** geachtet werden. In internationalen Studien zeigte sich, dass die Prognose von diabetischen Spätschäden und kardiovaskulären Komplikationen stärker von einer straffen Blutdrucksenkung als von einer selbstverständlich ebenfalls nötigen suffizienten Blutzuckereinstellung abhängt.

Hypertonie im Alter

Auch im Alter kann eine konsequente Blutdrucksenkung (mind. < 160/95 mmHg) die Mortalität und kardiovaskuläre Morbidität deutlich senken. Hier sei noch einmal auf die erhöhte Prävalenz der **isolierten systolischen Hypertonie** (s. S. 1002) hingewiesen.

Das Risiko der antihypertensiven Therapie im Alter ist gering, wenn folgende **Grundsätze** beachtet werden:

- besonders vorsichtige, langsame Blutdrucksenkung
- möglichst einfaches Therapieschema
- Vermeiden von Antihypertensiva, die zu orthostatischen Blutdruckabfällen führen können (z. B. α-Rezeptoren-Blocker)
- Beachtung von Nebenwirkungen, die generell im Alter gehäuft auftreten können (z. B. herabgesetzte Glykosidtoleranz des Herzens unter diuretikainduzierter Hypokaliämie sowie Verschlechterung einer bestehenden Herzinsuffizienz durch hoch dosierte β-Rezeptoren-Blocker).

„Hypertensive urgency" und „hypertensive emergency"

Bei **„hypertensive urgency"** mit oder ohne unspezifische Symptome werden folgenden Maßnahmen empfohlen, ohne dass es studiengestützte Richtlinien gäbe:

- Der Patient sollte sich in **ruhiger Umgebung** hinlegen. Dies vermag den Blutdruck häufig bereits um 10–20 mmHg im Mittel zu senken.
- Ziel der Behandlung sollte eine Blutdrucksenkung auf Werte von ≤ **160/100–110 mmHg** über **Stunden oder Tage** sein.
- Aggressive und schnelle Druckabfälle anzustreben, erscheint **nicht** sinnvoll, da überforderte Autoregulationsmechanismen zu guter Letzt doch noch zu funktionellen Herz-Kreislauf-Problemen führen könnten.
- Im Übrigen muss auf Hinweise für **Endorganschäden** geachtet werden (DD „hypertensive urgency", „hypertensive emergency").
- Zur **Akuttherapie** werden kurzwirksame orale Substanzen eingesetzt: Kalziumantagonisten (z. B. Nitrendipin), ACE-Hemmer (z. B. Captopril), zentrale α2-Rezeptor-Agonisten (z. B. Clonidin) oder Diuretika (z. B. Furosemid).
- Eine **kontinuierliche orale antihypertensive Therapie** muss begonnen oder optimiert werden. Der Patient muss nach dem Ereignis zu **engmaschigen Kontrollen** in die ambulante Sprechstunden gebeten werden.

Eine evidenzbasierte Therapieempfehlung zur Behandlung des **„hypertensive emergency"** gibt es bisher nicht, es gibt jedoch auch in diesem Fall wesentliche Maßnahmen:

- Der Patient muss möglichst umgehend **stationär** behandelt werden, da die Patienten schwer krank in lebensbedrohliche Situationen kommen können.

Pathogenese: Beim **Typ-II-Diabetiker** handelt es sich oft um **essenzielle Hypertonie**. Beim **Typ-I-Diabetiker** tritt meist eine **renoparenchymatöse und damit sekundäre Hypertonie** auf.

Therapie: Bei Übergewicht hilft eine **Gewichtsreduktion**. **Medikamentös** kommen ACE-Hemmer, AT-II-Rezeptoren-Blocker, Kalziumantagonisten und β-Blocker infrage. Bei eingeschränkter Nierenfunktion werden Kochsalzreduktion und **Diuretika** eingesetzt, bei erhöhtem Cholesterin **Statine.** Die Senkung des Blutdruckes < **130/80 mmHg** ist prognostisch noch wichtiger als die Blutzuckereinstellung.

Hypertonie im Alter

Zur **isolierten systolischen Hypertonie** s. S. 1002.

Folgende **Grundsätze** müssen beachtet werden:

- vorsichtige, langsame Blutdrucksenkung
- einfaches Therapieschema
- Vermeiden von orthostatischen Blutdruckabfällen (z. B. durch α- Blocker)
- eachtung von Nebenwirkungen, die im Alter gehäuft auftreten.

„Hypertensive urgency" und „hypertensive emergency"

Maßnahmen bei **„hypertensive urgency":**

- Hinlegen in ruhiger Umgebung
- Senkung des Blutdrucks ≤ 160/100–110 mmHg über Stunden oder Tage
- **keine** aggressive und schnelle Drucksenkung
- Achten auf Hinweise für **Endorganschäden**
- Zur **Akuttherapie:** Kalziumantagonisten, ACE-Hemmer, α2-Rezeptor-Agonisten oder Diuretika.
- kontinuierliche orale antihypertensive Therapie mit nachfolgenden engmaschigen Kontrollen.

Maßnahmen bei **„hypertensive emergency":**

- stationäre Behandlung

- Blutdrucksenkung um max. 20–25 % über 1–2 h.

- Der Blutdruck muss zwar innerhalb weniger Stunden gesenkt werden, allerdings darf er initial auch nur um **max. 20–25 % über 1–2 h** fallen. Andernfalls können, anstatt die Situation zu verbessern, besonders bei vaskulär vorgeschädigten Patienten, die Probleme der zerebralen oder koronaren Perfusion zunehmen (Halbseitensymptomatik, manifester Herzinfarkt).

- Blutdruckkontrolle alle **30–60 min**
- **i. v.**-Gabe von **Urapidil** oder **Clonidin** unter kontinuierlicher Überwachung

- Zunächst wird der Blutdruck im Abstand von **30–60 min** kontrolliert.
- Für die Blutdrucksenkungen bei „hypertensive emergency", die zumeist **intravenös** erfolgen sollte, stehen **Urapidil** (25–50 mg langsam i. v.) oder **Clonidin** (0,075–0,15 mg s. c. oder über mehrere Minuten i. v.) zur Verfügung. Bei intravenöser antihypertensiver Therapie sollte der Patient grundsätzlich kontinuierlich überwacht werden.

- weiterhin Dihydralazin oder Metoprolol, evtl. auch Nitroprussidinfusion

- Weiterhin sind zusätzlich **Dihydralazin** (6,25–12,5 mg i. v.) oder **Metoprolol** (5-10 mg i. v.) einsetzbar. Bei resistentem Blutdruck kann eine **Nitroprussidinfusion** (0,3–0,5 µg/kg KG/min, kann langsam in Schritten von 0,5 µg auf die Durchschnittsdosis von 5 µg/kg KG/min gesteigert werden. Maximaldosis nicht > 10 µg/kg/min oder Gesamtdosis von > 500 µg/kg KG/24 h).

- auch nach Drucksenkung ist ein **i. v. Zugang** notwendig.

- Auch wenn der Blutdruck schließlich mit oral oder subkutan applizierbaren Medikamenten gesenkt werden kann, ist auf jeden Fall ein **i. v. Zugang** anzulegen, da der Blutdruck wieder ansteigen könnte.

13.6.5 Spezielle Therapieaspekte sekundärer Hypertonieformen

Renale Hypertonie

Renoparenchymatöse Hypertonie: In der Regel wird ein **Diuretikum** eingesetzt und Kreatinin regelmäßig kontrolliert. Bei mäßiger Niereninsuffizienz verlangsamen **ACE-Hemmer** die Progredienz. Ziel ist ein Blutdruck um **120/80 mmHg**.

13.6.5 Spezielle Therapieaspekte sekundärer Hypertonieformen

Renale Hypertonie

Renoparenchymatöse Hypertonie: In der Regel muss ein **Diuretikum** eingesetzt werden. Bei stärker eingeschränkter Nierenfunktion (Serum-Kreatinin > 2–3 mg/dl) sollten statt Thiaziden die stärker wirksamen Schleifendiuretika, z. B. Furosemid, verwendet werden. Nach Einleitung der antihypertensiven Therapie bei Niereninsuffizienz muss der Serum-Kreatinin-Spiegel regelmäßig kontrolliert werden. Bei mäßig eingeschränkter Nierenfunktion verlangsamen **ACE-Hemmer** das Voranschreiten der Niereninsuffizienz. Blutdruckwerte von ca. **120/80 mmHg** sollten angestrebt werden.

Renovaskuläre Hypertonie: Wenn sie medikamentös kontrollierbar ist, kann zunächst der Verlauf kontrolliert werden.

Renovaskuläre Hypertonie: Patienten mit Nierenarterienstenosen und einem Bluthochdruck, der mit bis zu 3 Medikamenten normotensiv eingestellt werden kann sowie mit stabiler Nierenfunktion einhergeht, können zunächst verlaufskontrolliert werden.

Medikamentös ist eine RAAS-Blockade meist gut wirksam. **ACE-Hemmer** oder **AT-II-Rezeptor-Blocker** können aber die Funktion einer stenosierten Niere verschlechtern.

Die **medikamentöse Therapie** weist folgende Besonderheiten auf: Eine Blockade des stark aktivierten RAAS ist meist gut wirksam. Allerdings können **ACE-Hemmer** oder **AT$_1$-Rezeptoren-Blocker** die Funktion einer stenosierten Niere durch einen Verlust der angiotensinabhängigen Regulation der Filtration verschlechtern. Die genannten Medikamente sind deshalb keinesfalls kontraindiziert, die Patienten sollten jedoch aufmerksam nachverfolgt werden, um Nierenfunktionseinbußen, die medikamentös bedingt sein könnten, rechtzeitig zu bemerken.

Bei unilateraler Stenose können **Diuretika** durch ein Natriumdefizit auf der gesunden Seite das RAAS weiter stimulieren.

Bei unilateraler Stenose ist der primäre Einsatz von **Diuretika** nicht unbedenklich, da hierdurch die nichtstenosierte Seite Natrium überschießend verliert und durch ein Natriumdefizit das RAAS weiter stimuliert wird.

Die Stenose kann durch **perkutane transluminale Arteriendilatation (PTA)** oder **gefäßchirurgisch** behandelt werden.

Bei vertretbarem Risiko kann die Stenose, insbesondere bei fibromuskulärer Dysplasie, durch **perkutane transluminale Arteriendilatation (PTA)** oder **gefäßchirurgisch** behandelt werden. Die Indikation hierzu sollte allerdings nicht allein von der Blutdruckhöhe abhängig gemacht werden, sondern berücksichtigen, dass bei zunehmender Stenosierung die Nierenfunktion beeinträchtigt werden kann.

Bluthochdruck in der Schwangerschaft

Ab Werten von **160/100 mmHg** sollte der Bluthochdruck während einer Schwangerschaft in der Regel behandelt werden (siehe auch Abschnitt „Präeklampsie", S. 947).

Als Medikamente kommen **α-Methyldopa**, kardioselektive **β-Rezeptoren-Blocker** (z. B. Metoprolol) und **Dihydralazin** infrage. In kontrollierten Studien wurde gezeigt, dass sowohl α-Methyldopa als auch Metoprolol das mütterliche und kindliche Risiko senken. Bei **Präeklampsie** sollten die Patientinnen stationär behandelt werden.

Nichtkardioselektive β-Rezeptoren-Blocker sind aufgrund ihrer wehenstimulierenden Wirkung ($β_2$-Blockade) kontraindiziert.

Diuretika sollten ebenfalls nicht verordnet werden, da bei häufig ohnehin vorhandener Volumenarmut durch weiteren Flüssigkeitsverlust die Gefahr einer insuffizienten Plazentadurchblutung besteht.

Hochdruck bei Einnahme hormonaler Kontrazeptiva

Im Falle einer Hypertonie müssen Kontrazeptiva abgesetzt werden (Normalisierung des Blutdrucks in 50 % der Fälle innerhalb von 3–9 Monaten). Die weitere Therapie erfolgt nach den allgemeinen Empfehlungen.

Hochdruck bei Schlaf-Apnoe-Syndrom

Eine kontinuierliche nasale Überdruckbeatmung während der Nacht (nCPAP) lindert die Schlafapnoe, erleichtert die medikamentöse Hochdruckbehandlung dieser Patienten und verbessert somit ihre kardiovaskuläre Prognose.

13.7 Prognose und sozialmedizinische Bedeutung der Hypertonie

Die Prognose eines Hypertoniepatienten ist abhängig von den bestehenden Risikofaktoren, kardiovaskulären Problemen und Folgeerkrankungen. Meist handelt es sich nicht um eine akute, sondern eher um eine mittel- bzw. langfristige Gefährdung des Patienten.

Als Hilfsmittel zur Risikostratifizierung wurde der bereits in Tab. I-13.6 vorgestellte Algorithmus zur Abschätzung des Risikos von Hochdruckpatienten entwickelt, in den nächsten 10 Jahren ein sog. „kardiovaskuläres Ereignis" (kardiovaskulär bedingter Tod, nichttödlicher Schlaganfall oder Myokardinfarkt) zu erleiden.

Nach diesem Stratifizierungsalgorithmus kann selbst ein 56-jähriger Patient mit Bluthochdruck von 140/90 mmHg, der mit 80 kg bei 1,70 m Körpergröße übergewichtig ist und sich zu wenig körperlich bewegt, ein hohes Risiko haben, eines der genannten Ereignisse zu erleben.

Je höher der Blutdruck vor Therapiebeginn war, desto deutlicher verbessert sich die Prognose durch eine antihypertensive Behandlung, v. a. wenn auch andere kardiovaskuläre Risikofaktoren, wie Übergewicht oder Diabetes mellitus, therapiert werden. Bei Patienten mit einem diastolischen Blutdruck > 105 mmHg reduziert eine Therapie über einen Zeitraum von nur 5 Jahren die kardiovaskuläre Mortalität um mehr als die Hälfte. Deutlich weniger Herzinsuffizienzen entwickeln sich, zerebrovaskuläre Zwischenfälle nehmen ab, koronare Herzkrankheiten werden allerdings in einem geringeren Ausmaß beeinflusst.

In Deutschland werden nur ca. 15 % aller geschätzten 16 Millionen Hypertoniker ausreichend behandelt. Hypertonie ist einer der wichtigsten Risikofaktoren für Erkrankungen des zerebralen Gefäßsystems, koronare Herzkrankheit und chronische Herzinsuffizienz sowie für die Entstehung eines chronischen Nierenversagens und peripherer Durchblutungsstörungen. Erkrankungen des Herz-Kreislauf-Systems bestimmen einen großen Anteil der Morbidität und Mortalität in Deutschland (ca. 400 000 Patienten/Jahr versterben daran). Bei einer immer älter werdenden Bevölkerung dürften die Zahlen in den nächsten Jahren eher noch steigen und die Folgeprobleme des Bluthochdrucks erheblich steigende Kosten im Gesundheitssystem verursachen, wenn es nicht besser

Bluthochdruck in der Schwangerschaft

Ab **160/100 mmHg** besteht während einer Schwangerschaft Behandlungsbedarf (s. S. 947).

α-Methyldopa, kardioselektive **β-Blocker** und **Dihydralazin** kommen infrage. **Präeklampsie** erfordert eine stationäre Aufnahme.

Nichtkardioselektive β-Rezeptoren-Blocker (Wheninduktion) und **Diuretika** (Plazentainsuffizienz) sind kontraindiziert.

Hochdruck bei Einnahme hormonaler Kontrazeptiva

Nach Absetzen der Kontrazeptiva normalisiert sich der Blutdruck in 50 %.

Hochdruck bei Schlaf-Apnoe-Syndrom

Kontinuierliche nächtliche Überdruckbeatmung (nCPAP) verbessert die kardiovaskuläre Prognose.

13.7 Prognose und sozialmedizinische Bedeutung der Hypertonie

Die Prognose ist abhängig von Risikofaktoren, kardiovaskulären Problemen und Folgeerkrankungen.

Zur Risikostratifizierung s. Tab. I-13.6.

Je höher der Blutdruck vor Therapie war, desto deutlicher verbessert sich die Prognose durch eine antihypertensive Behandlung.

In Deutschland werden nur ca. 15 % aller Hypertoniker ausreichend behandelt. Hypertonie ist einer der wichtigsten Risikofaktoren für Erkrankungen des zerebralen Gefäßsystems, KHK, Herzinsuffizienz, CNV und periphere Durchblutungsstörungen.

gelingt, noch weit mehr Aufmerksamkeit für die Volkskrankheit „Bluthochdruck" zu gewinnen.

Internet-Links: www.paritaet.org/RR-Liga (Deutsche Hochdruckliga e. V. (DHL) bzw. Deutsche Hypertonie Gesellschaft); www.eshonline.de (European Society of Hypertension Official Website)

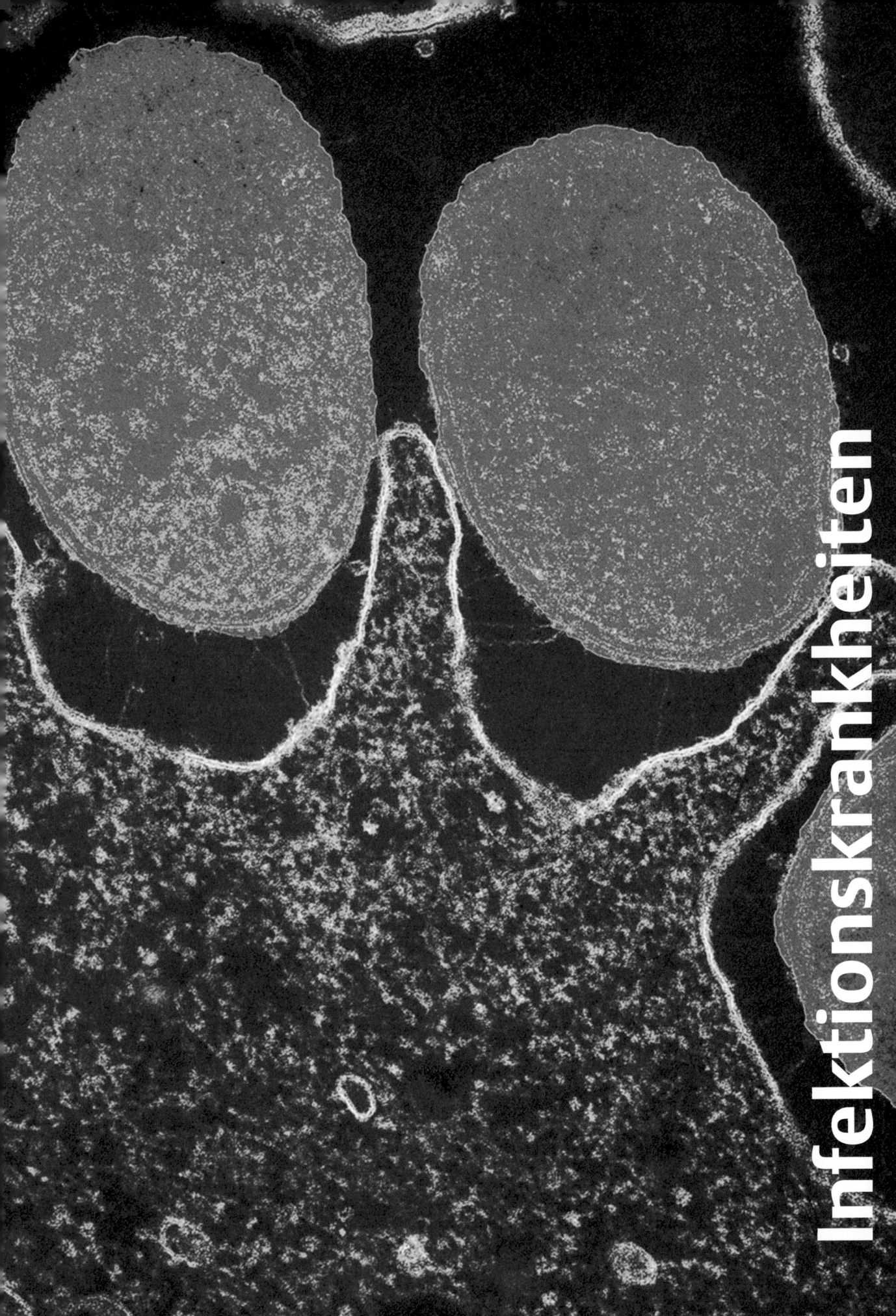

Infektionskrankheiten

Infektionskrankheiten

1 Grundlagen

Infektionskrankheiten zählen auch heute noch weltweit gesehen zu den häufigsten Todesursachen (obwohl sie zu einem sehr großen Teil heilbar wären). An erster Stelle zu nennen sind Tuberkulose, AIDS und Malaria.

1.1 Begriffsbestimmungen

▶ **Definitionen:** Unter einer **Infektion** versteht man das Eindringen von Erregern in den Makroorganismus ohne typisch ablaufende Krankheitssymptome. Eine **Infektionskrankheit** ist eine nach Eindringen eines Erregers (z. B. Bakterium) auf erregertypischem Weg (z. B. Einatmen) durch Einwirken seiner Toxine oder als Folge der Reaktion des Immunsystems hervorgerufene Erkrankung mit meist typisch in Stadien ablaufenden klinischen Symptomen und Laborbefunden.

◀ **Definitionen**

Von **Kontamination** (Verunreinigung) sprechen wir, wenn Krankheitserreger dort gefunden werden, wo sie normalerweise nicht vorhanden sein sollten (wichtige Beispiele sind: Kontamination von Blutkulturen durch falsche Abnahmetechnik, s. S. 1037 oder Frischmilchproduktverunreinigung mit Enterobakteriazeen).

Von **Kolonisation** sprechen wir, wenn sich Mikroorganismen (meist Bakterien oder Pilze) auf der Oberfläche von Haut oder Schleimhaut ansiedeln, ohne unmittelbar Krankheitssymptome auszulösen.

Eine **Sekundärinfektion** kann auftreten, wenn durch therapeutische Maßnahmen (v. a. durch die Gabe von Antibiotika) die endogene Bakterienflora so verändert wird, dass es zur Infektion mit einem anderen Erreger kommt.

Endemie bezeichnet das ständige Vorkommen eines Erregers in einem begrenzten Gebiet. Breitet sich diese Erkrankung örtlich über zusammenhängende Landstriche und zeitlich begrenzt aus, sprechen wir von einer **Epidemie**. Breitet sie sich innerhalb kurzer Zeit weltumspannend über alle Kontinente aus, sprechen wir von einer **Pandemie** (z. B. Influenza).

Finden sich Erreger an einer Stelle, wo sie normalerweise nicht vorkommen, spricht man von **Kontamination.**

Eine Ansammlung von Mikroorganismen auf der Oberfläche von Haut oder Schleimhäuten nennt man **Kolonisation.**

Veränderungen der endogenen Bakterienflora (z. B. durch Gabe von Antibiotika) können zu **Sekundärinfektionen** führen.

Endemie: ständiges Vorkommen einer Infektionskrankheit in einer bestimmten Region. **Epidemie:** zeitliche und örtliche Häufung einer Krankheit. **Pandemie:** länder- und kontinentübergreifende Ausbreitung einer Krankheit.

1.2 Einteilungsmöglichkeiten

Eine Übersicht der Einteilungsmöglichkeiten von Infektionskrankheiten gibt Tab. **J-1.1**.

Siehe Tab. **J-1.1**.

☰ J-1.1	Einteilungsmöglichkeiten von Infektionskrankheiten
nach Erreger	Bakterien, Viren, Pilze, Parasiten, Protozoen, Helminthen
nach Übertragung	**direkte** Übertragung: z. B. Einatmen, Magen-Darm-Trakt, Blutkontakt, Haften auf Schleimhaut oder Wunden, Schmierinfektion **indirekte** Übertragung: z. B. Insektenbiss oder -stich (z. B. Malaria), kontaminierte Nahrungsmittel (z. B. Salmonellen in Kartoffelsalat) oder Gegenstände
nach Eintrittspforte	Haut/Schleimhaut, Atemtrakt, Magen-Darm-Trakt
nach Ausdehnung	**lokalisiert:** Infektion am Ort des Eindringens **generalisiert/systemisch:** Erreger gelangt von der Eintrittspforte über die Lymph- und Blutbahn in bestimmte Organe, vermehrt sich dort und gelangt erneut in die Blutbahn (z. B. bei Typhus).
nach klinischem Verlauf	z. B. inapparent, manifest, stürmisch, langsam schleichend (s. S. 1027)

1.3 Erregerarten und krankmachende Eigenschaften

Zu den möglichen Erregern, die beim Menschen Infektionskrankheiten auslösen können, gehören Bakterien, Viren, Pilze, Protozoen und Helminthen. Zur Biologie und schädigenden Wirkung der einzelnen Erregerarten s. entsprechende Teilkapitel.

Erreger können **obligat** oder nur **fakultativ pathogen** sein. Auch hinsichtlich der **Infektiosität (Kontagiosität)** gibt es Unterschiede.

Eine vorherige Exposition oder Impfung sowie der Immunstatus des infizierten Individuums beeinflussen die **Virulenz** eines Erregers.

Bakterien z. B. können nur gelegentlich (**fakultativ pathogen**) oder immer (**obligat pathogen**) nach Eindringen, z. B. durch Abgabe von Giften (Toxine) krank machen. Die „erfolgreiche" Übertragung hängt von der für das Angehen der Infektion notwendigen Anzahl an Krankheitserregern ab. Je geringer diese ist, umso höher ist die **Infektiosität (Kontagiosität).**

Das schädigende Potenzial des Krankheitserregers (**Virulenz**) im infizierten Individuum hängt ab von

- früherer Exposition oder Impfung
- Status der **zellulären** (Leukozytenfunktion) und **humoralen Abwehr** (Lymphozytenfunktion).

≡ J-1.2   Humanpathogen bedeutsame Erreger und entsprechende Krankheitsbilder (Auswahl)

Erreger-gruppe	Erregergattung bzw. -art	Krankheitsbilder*	Erreger-gruppe	Erregergattung bzw. -art	Krankheitsbilder*
Bakterien	Bacillus anthracis	Milzbrand (T) (s. S. 1046)	**Viren**	Coxsackie-A-Virus	Herpangina (s. S. 1088)
	Borrelia burgdorferi	Lyme-Borreliose (s. S. 1048)		Coxsackie-B-Virus	Myokarditis, Meningitis
	Campylobacter jejuni	Diarrhö (T) (s. S. 1051)		Epstein-Barr-Virus (EBV)	Mononukleose (Pfeiffer-Drüsenfieber) Hepatitis (s. S. 583)
	Chlamydophila psittaci	Pneumonie (Ornithose) Papageienkrankheit (T) (s. S. 1052)		FSME-Virus	Meningoenzephalitis (s. S. 1092)
	Chlamydia trachomatis	Trachom (s. S. 1053)		Herpes-simplex-Virus (HSV) Typ 1	Herpes labialis, Gingivostomatitis (s. S. 1096)
	Clostridien	Kolitis (T), Tetanus (T), Milz- und Gasbrand (T) (s. S. 1056)		Hepatitis-Viren (A–E)	Hepatitis (A–E) (s. S. 583)
	Corynebacterium diphtheriae	Diphtherie (s. S. 1058)		HIV 1 und 2	AIDS (s. S. 1104)
	Coxiella burneti	Q-Fieber (T) (s. S. 1070)		Hanta-Virus	Nierenversagen
	Gonokokken	Gonorrhö (s. S. 1061)		Influenza-Virus	„echte" Grippe (s. S. 1100)
	Rickettsia prowazeckii	Fleckfieber (T) (s. S. 1072)		Parainfluenza-Virus	Atemwegsinfekt (s. S. 1093)
	Salmonella Enteritidis	Gastroenteritis (T) (s. S. 1072)		Poliovirus	Kinderlähmung (s. S. 1089)
	Salmonella Typhi, Salmonella Paratyphi	Typhus, Paratyphus (T) (s. S. 1083)		Respiratory-Syncytial-Virus (RSV)	Bronchitis (s. S. 1093)
	Shigellen	bakterielle Ruhr (Diarrhö) (T) (s. S. 1074)		Rhinovirus	Schnupfen (s. S. 1093)
	Staphylococcus aureus	Wundinfektion (T) (s. S. 1076)		Rotavirus	Gastroenteritis (s. S. 1102)
	Streptokokken	Tonsillitis, Pneumonie (s. S. 1078)		Varizella-Zoster-Virus (VZV)	Windpocken, Gürtelrose Enzephalitis, Pneumonie? (s. S. 1096)
Pilze	Aspergillus fumigatus	Pneumonie (s. S. 1116)	**Parasiten (Protozoen, Helminthen)**	Ascaris lumbricoides	flüchtiges eosinophiles Lungeninfiltrat, ggf. abdominelle Beschwerden (s. S. 1133)
	Candida albicans	Soor (s. S. 1117)		Entamoeba histolytica	Amöbenruhr, Amöbenabszess (s. S. 1119)
				Giardia lamblia	Diarrhö (s. S. 1121)
				Plasmodium falciparum	Malaria tropica (s. S. 1123)
	* (T) toxinvermittelte Erkrankung			Taenia solium	Schweinebandwurrn (s. S. 1131)

1.4 Krankheitsverlauf

Viele, besonders virale Infektionen, verlaufen unbemerkt oder mit nur sehr geringen Krankheitserscheinungen, so dass sie nicht als solche registriert werden (**inapparenter** oder abortiver Krankheitsverlauf). Dieser Ablauf schützt aber nicht immer vor der Möglichkeit, dass der Erreger lebens- und vermehrungsfähig im Körper bleibt und jederzeit aktiv werden kann (z. B. Tuberkulose). Normalerweise treten aber nach der für den jeweiligen Erreger „typischen **Inkubationszeit**" (Zeitspanne vom Endringen des Erregers bis zu den ersten Krankheitszeichen = **Prodromalstadium**) Unwohlsein, Kopfdruck, Abgeschlagenheit, Bauchgrimmen und/oder Fieber auf.

Bei bakteriellen **Lokalinfektionen** werden die Schleimhäute des Nasen-Rachen-Raumes oder des Darmtraktes besiedelt, die klinischen Symptome werden durch die individuelle Immunitätslage und die Auswirkung resorbierter Toxine bestimmt.

Bei **generalisiert** bzw. **zyklisch ablaufenden Infektionskrankheiten** wird das Krankheitsbild durch Eindringen und Vermehrung des Krankheitserregers, Einbruch in die Blutbahn, Reaktion der Immunabwehr und Muster der befallenen Organe bestimmt.

Der Blutweg ist für Bakterien **(Bakteriämie)**, Viren **(Virämie)** und viele Parasiten **(Parasitämie)** der Weg zur Generalisation.

1.4   Krankheitsverlauf

Infektionen können unbemerkt **(inapparent)** verlaufen oder aber nach einer **Inkubationszeit** zu ersten Krankheitszeichen **(Prodromalstadium)** führen.

Bei einer **Lokalinfektion** verbleiben die ursächlichen Erreger an einem Ort.

Einbruch in die Blutbahn und weitere Vermehrung des Erregers führen zu einer **generalisierten Infektionskrankheit.**

1.5 Prävention, Prophylaxe

1.5.1 Expositionsprophylaxe

Zu den allgemeinen **Schutz- und Hygienemaßnahmen** zählen Händewaschen, Desinfektion, Sterilisation und Barrieremaßnahmen (wie z. B. Handschuhe, Schutzbrillen, Isolierung [z. B. Milzbrand mit Lungenbeteiligung], je nach Region auch z. B. Moskitonetze). Viele Infektionen könnten durch solche Expositionsmaßnahmen verhindert werden.

Daneben sind im Rahmen der **Prophylaxe bei Reisen in Tropen oder Subtropen**, folgende einfache Regeln im Sinne einer Expositionsprophylaxe zu beachten: nur frisch gekochte, heiße Speisen, keine Salate, kein rohes Gemüse, Obst schälen, kein Eis (Speiseeis, Eiswürfel), Wasser im Zweifelsfall kochen (auch zum Zähneputzen), nur pasteurisierte Milch, kein Frischkäse („Cook it, boil it, peel it or forget it"). Dies gilt insbesondere im Hinblick auf die sog. **„Reisediarrhö"**, die mit > 30 % der Infektionen bei Touristen an erster Stelle steht (ausgelöst z. B. durch Salmonellen, Shigellen, Noro- und Rotaviren).

1.5   Prävention, Prophylaxe

1.5.1 Expositionsprophylaxe

Mittels **Schutz- und Hygienemaßnahmen** wird das Risiko einer Infektion minimiert **(Expositionsprophylaxe)**.

Im Rahmen der **Reiseprophylaxe** sind, insbesondere auch im Hinblick auf die **Reisediarrhö**, einfache Regeln der Hygiene zu beachten: „Cook it, boil it, peel it or forget it".

▶ **Exkurs: Nadelstichverletzung**
Nadelstichverletzungen zählen zu den **häufigsten Arbeitsunfällen** bei medizinischem Personal. **Sichere Instrumente** sowie **Mitarbeiterschulungen** medizinischen Personals stellen **präventive Maßnahmen** dar, die das Infektionsrisiko reduzieren können.
Kommt es zu einer Verletzung der Haut mit einer am Patienten benutzten Nadel (oder ähnlichem Gegenstand), sollte die Stelle umgehend ausgiebig desinfiziert und im Anschluss daran der Betriebs- oder Durchgangsarzt (oder die nächste Rettungsstelle) auf-gesucht werden. Sowohl dem Empfänger („der Gestochene") als auch dem Patienten („Spender" bzw. „Quellpatient") sollte dann sofort Blut abgenommen und dieses unverzüglich zur Diagnostik ins Labor gebracht werden. Besonders wichtig ist die vollständige Information und Klärung über den aktuellen Infektionsstatus des „Quellpatienten" bezüglich HIV, Hepatitis B und C. Die Überprüfung des Impfstatus hat sich anzuschließen (Empfänger Hepatitis B geimpft?). Im Bedarfsfall ist möglichst unverzüglich eine **Postexpositionsprophylaxe** durchzuführen (s. auch S. 1115).

1.5.2 Dispositionsprophylaxe

Impfungen

▶ **Definition:** Die Impfung ist die wirksamste Maßnahme zur Verhütung von Infektionskrankheiten. Als Impfstoffe werden attenuierte Erreger, inaktivierte Erreger oder von Erregern sezernierte inaktivierte Toxine eingesetzt. Eine zentrale Rolle spielen hierbei **Antikörper**, die dem Impfling entweder direkt zugeführt werden (**passive Immunisierung**) oder deren Bildung erst durch die Impfstoffe ausgelöst wird (**aktive Immunisierung**).

1.5.2 Dispositionsprophylaxe

Impfungen

◀ **Definition**

Aktive Immunisierung

Impfstoffe regen immunkompetente Zellen zur Produktion **eigener spezifischer Antikörper** an, die einen langfristigen Schutz bieten.

Aktive Immunisierung

Bei der aktiven Immunisierung regen Impfstoffe die immunkompetenten Zellen zur Produktion **eigener spezifischer Antikörper** an, die bei einem späteren Kontakt mit dem Erreger die Erkrankung verhindern. Für die reaktive Bildung der Antikörper ist es unerheblich, ob Lebendimpfstoffe, Toxine oder inaktivierte Mikroorganismen verwendet werden.

Die Bildung der Antikörper tritt zwar langsam (innerhalb von 1–2 Wochen) ein, sie bieten dafür aber einen **langfristigen** Schutz.

▶ **Merke**

▶ **Merke:** Die aktive Immunisierung bietet einen **verzögert** eintretenden, aber **langfristigen** Schutz. Auffrischimpfungen nicht vergessen!

Indikationen für Impfungen siehe Tab. **J-1.3. Kontraindikationen** sind akute Infektionen. Zudem sollten Schwangere keine Lebendimpfstoffe erhalten.

Aktuelle Impfempfehlungen unter www.rki.de.

Die verschiedenen **Indikationen** bzw. Empfehlungen für Impfungen, einschließlich den **Reiseimpfungen** sind in Tab. **J-1.3** dargestellt. **Kontraindikationen** gegen aktive Impfungen stellen akute Infektionen dar, zudem sollten in der Schwangerschaft keine Lebendimpfstoffe verabreicht werden.

Aktuelle Impfempfehlungen werden von der Ständigen Impfkommission (STIKO) jedes Jahr veröffentlicht (www.rki.de).

≡ J-1.3

≡ **J-1.3** **Impfempfehlungen** (Übersicht, Näheres s. www.rki.de)

Standardimpfungen gegen	*Indikations-* und Auffrischimpfungen gegen*
Diphtherie	Cholera
Hepatitis B	Diphtherie
HiB	FSME
HPV (für Mädchen)	Gelbfieber
Influenza	Hepatitis A, Hepatitis B
Meningokokken	HiB
Masern, Mumps	HPV
Pertussis	Influenza
Pneumokokken	Masern
Poliomyelitis	Meningokokkeninfektionen
Röteln	Mumps
Tetanus	Pertussis
Varizellen	Pneumokokkenkrankheiten
	Poliomyelitis
	Röteln
	Tetanus
	Tollwut
	Typhus

* inklusive Reiseimpfungen

Passive Immunisierung

Gabe von **präformierten Antikörpern**, die einen sofortigen, aber nicht dauerhaften Schutz bieten.

Passive Immunisierung

Bei der passiven Immunisierung werden einem akut infektionsgefährdeten Patienten **präformierte Antikörper** (Immunglobuline) zugeführt, die dem Körper sofort zur Abwehr zur Verfügung stehen. Da sie jedoch vom Körper nach kurzer Zeit wieder abgebaut werden, handelt es sich um keinen dauerhaften Schutz.

▶ **Merke**

▶ **Merke:** Die passive Immunisierung bietet einen **sofortigen**, aber **keinen dauerhaften** Schutz.

Vor der Impfung sollte nie vergessen werden zu fragen, ob früher Probleme im Zusammenhang mit Impfungen aufgetreten sind. Blick in den Impfpass nicht vergessen!

Zur Prophylaxe und in besonderen Fällen zur Therapie dienen spezielle Immunglobuline (z. B. gegen Hepatitis B, Tetanus, Varizella-Zoster, Tollwut).

Simultanimpfung

Simultane **aktiv-passiv**-Impfungen werden zur Überbrückung des Intervalls zwischen Infektion und Entwicklung eigener Antikörper eingesetzt.

Simultanimpfung

Bei simultanen Impfungen werden **aktive** und **passive** Immunisierung kombiniert verabreicht. Sie werden bei Nichtgeimpften zur Überbrückung des Intervalls zwischen Infektion und Entwicklung aktiver, eigener Antikörper eingesetzt (z. B. Tetanusprophylaxe nach Verletzungen oder Tollwutprophylaxe nach Tierbissen).

Impfreaktion, Impfkomplikation

An unerwünschten Wirkungen sind ggf. lokale Reaktionen an der Injektionsstelle (Rötung, Schwellung) oder kurzdauerndes Fieber zu beobachten. Dieses sind Erscheinungen, die im Verhältnis zum Nutzen erträglich sind. Nach einer Lebendimpfung kann es nach Ablauf der Inkubationszeit der jeweiligen Erkrankung zum Auftreten mitigierter (abgemilderter) Symptome kommen. Schockreaktionen (v. a. Atemnot, Kreislaufkollaps) nach Gabe von Immunglobulinen kommen mit einer Häufigkeit von 1 : 100 000 vor. Besonders gefährdet für Reaktionen sind Patienten mit IgA-Mangel.

Impfdokumentation

Alle Impfungen, wie auch evtl. aufgetretene Nebenwirkungen, müssen in einem **Impfpass** dokumentiert werden. Dann fällt es bei regelmäßiger Kontrolle leicht, anstehende Auffrischimpfungen zu erkennen.

Chemoprophylaxe

Unter Chemoprophylaxe versteht man die kurzfristige prophylaktische Gabe von antimikrobiell wirksamen Substanzen zur **Verhinderung von Infektionskrankheiten**. Hierzu zählen z. B. perioperative Antibiotikaprophylaxe, Antibiotikaprophylaxe bei zahnärztlichen Eingriffen bei Patienten mit Herzklappenersatz (Endokarditisprophylaxe), Malariaprophylaxe bei Reisen in Endemiegebiete.

1.6 Antimikrobielle Therapie

Zu einer antimikrobiellen Therapie zählen antibakteriell, antiviral, antimykotisch oder gegen Protozoen und Helminthen wirksame Substanzen, die das Wachstum der für den Menschen pathogenen Erreger hemmen (z. B. Bakteriostase) oder die Erreger abtöten (z. B. Bakterizidie). Für eine erfolgreiche medikamentöse Therapie sind ausreichende Konzentrationen des wirksamen Chemotherapeutikums (minimale Hemmkonzentration) am Ort der Infektion unabdingbar wie auch eine intakte Immunabwehr.

Obwohl nahezu alle Infektionen und Infektionskrankheiten durch Bakterien, Pilze, Protozoen, Helminthen und auch durch viele Viren chemotherapeutisch zu behandeln sind, sterben auch heute noch zahlreiche Menschen daran. Gründe hierfür sind z. B. nicht beherrschbare Komplikationen, immundefiziente oder -schwache Patienten, zu später Therapiebeginn oder falscher Therapeutikaeinsatz. In zunehmendem Maße tauchen heute **resistente Erreger** auf, dieses Problem betrifft insbesondere bakterielle (z. B. MRSA, **M**ethicillinresistenter **S**taphylococcus **a**ureus) und virale Erreger sowie regionalabhängig auch Protozoen (z. B. Malaria tropica). Pilze sind nur ausnahmsweise von einer Resistenzentwicklung betroffen. Die Entwicklung von Resistenzen steigt z. B. durch „antibiotische Fehlbehandlungen"; z. B. wenn Infektionen nicht richtig ausbehandelt werden. Nachbehandlungen erfordern dann aufgrund einer veränderten Resistenzlage oft potentere Mittel. Auch Antibiotika im Tierfutter sind für Resistenzentwicklungen verantwortlich zu machen! Eine Liste der gebräuchlisten Antibiotika zeigt Tab. **J-1.5**, Näheres zu antiviraler Therapie s. Tab. **J-1.6**, zu antimykotischer Therapie s. Tab. **J-1.7**.

1.6.1 Antibiotische Therapie

Im Rahmen der Behandlung einer bakteriell bedingten Infektionskrankheit ist es von entscheidender Bedeutung, das **passende Antibiotikum** auszuwählen – insbesondere im Hinblick auf die zunehmende Entwicklung von Resistenzen. Wann immer möglich, sollte hierzu im Vorfeld der Erreger identifiziert (Kulturen anlegen) und nach Empfindlichkeitstestung eine **gezielte Antibiotikatherapie** eingeleitet werden.

Impfreaktion, Impfkomplikation

Unerwünschte Wirkungen sind lokale Reaktionen an der Injektionsstelle (Rötung, Schwellung, kurzdauerndes Fieber). Nach einer Lebendimpfung können nen abgemilderte Symptome der jeweiligen Erkrankung auftreten.

Schockreaktionen kommen bei Gabe von Immunglobulinen sehr selten vor.

Impfdokumentation

Impfungen, wie auch evtl. aufgetretene Nebenwirkungen, müssen im **Impfpass** dokumentiert werden.

Chemoprophylaxe

Prophylaktische Gabe antimikrobiell wirksamer Substanzen, um eine evtl. Infektion bzw. die Verbreitung eines Erregers zu verhindern.

1.6 Antimikrobielle Therapie

Voraussetzung für eine erfolgreiche antimikrobielle Therapie sind ausreichende Wirkstoffkonzentrationen am Ort der Infektion und eine intakte Immunabwehr.

Die Unwirksamkeit von Medikamenten gegenüber den zu vernichtenden Erregern **(Resistenzentwicklung)** stellt ein zunehmendes Problem dar.

Eine Liste der gebräuchlisten Antibiotika zeigt Tab. **J-1.5**, Näheres zu antiviraler Therapie s. Tab. **J-1.6**, zu antimykotischer Therapie s. Tab. **J-1.7**.

1.6.1 Antibiotische Therapie

Nach Möglichkeit sollte eine **gezielte Antibiotikatherapie** nach Empfindlichkeitstestung durchgeführt werden.

- Ist der **Erreger bekannt** oder nach dem klinischen Bild weitgehend zweifelsfrei anzunehmen?

- Ist **nach dem klinischen Bild** eine **Infektionskrankheit/Infektion zu vermuten** und rechtfertigt der Zustand des Patienten einen „Behandlungsversuch" entsprechend dem erwarteten Erreger (z. B. E. coli bei Harnwegsinfekt)?

- Welche Chemotherapeutika sind entsprechend der **Resistenzprüfung** wirksam oder sind als wirksam anzunehmen, wenn keine mikrobiologischen Daten vorliegen?

- Wo ist der **Ort der Infektion** (z. B. Harnwege, tiefe Atemwege, Knochen, ZNS) und **gelangt das** als empfindlich getestete Chemotherapeutikum auch dorthin?

- Erlauben Leber- und/oder Nierenfunktion die Anwendung oder ist mit einer **Kumulation** und damit möglicherweise **toxischen Wirkungen** zu rechnen?

- Besteht bei dem Patienten eine bekannte **Allergie** gegen das gewählte Chemotherapeutikum oder hat er auf ein gruppenverwandtes Präparat schon einmal mit unerwünschten Wirkungen reagiert?

- Ist aufgrund von Erregerart und/oder Infektlokalisation eine **Kombination von Chemotherapeutika** erforderlich?

- Wurde bei gleicher Wirksamkeit **das wirtschaftlichste Präparat** ausgewählt?

- Wurde bei ambulanter Therapie **dem Patienten der Therapieplan** eindeutig nach täglicher Dosierung und Zeitdauer **klar gemacht** und er von der Notwendigkeit überzeugt? (Die **Besprechung** der im Beipackzettel erwähnten **unerwünschten Arzneimittelwirkungen** hilft der Therapietreue [Compliance])

▶ Merke

▶ **Merke:** Grundsätzlich muss vor Therapiebeginn die Frage gestellt werden, ob überhaupt ein bakterieller Erreger Ursache der Erkrankung ist. Ist dies anzunehmen, sind der Versuch der Erregerisolierung und die Empfindlichkeitstestung **vor** Therapiebeginn das optimale Vorgehen.

Lässt sich der Erreger nicht isolieren und entsprechend testen, wird eine **kalkulierte Antibiotikatherapie** eingeleitet.

Ist die Isolierung und Empfindlichkeitsprüfung des verursachenden Erregers nicht möglich, sollte eine **kalkulierte Antibiotikatherapie** eingeleitet werden. Die „klinische Erfahrung" hat Standardempfehlungen erbracht, die mit einem hohen Grad an Effizienz einen therapeutischen Erfolg erwarten lassen.

Antibiotika (Auswahl)

Wichtige Antibiotika: s. Tab. **J-1.5**.

Antibiotika (Auswahl)

Eine Auswahl der wichtigsten Antibiotika zeigt Tab. **J-1.5**.

β-Laktam-Antibiotika	Zu den **β-Laktam-Antibiotika werden gerechnet:** Penicilline, Cephalosporine, Monobactame, Carbapeneme. **Wirkungsweise:** Synthesehemmung in der Bakterienzellwand. Die unterschiedliche Wirksamkeit der einzelnen β-Laktam-Antibiotika hängt von den verschiedenen Affinitäten zu den bakteriellen Zellwandproteinen, von den pharmakologischen Unterschieden und von der β-Laktamase-Stabilität ab. Einige Bakterien können sog. β-Laktamasen bilden, welche Penicilline und Cephalosporine durch Spaltung des β-Laktam-Ringes inaktivieren können.
– Penicillin G	Nur für i. v. Therapie, da es wegen seiner Säureinstabilität im Magen-Darm-Trakt abgebaut wird. **Indikationen:** Streptokokken (aerobe und anaerobe), Pneumokokken, Gonokokken, Meningokokken, Spirochäten, Leptospiren, Clostridien, Corynebakterien und Bacteroides spp. (außer B. fragilis). Staphylokokken sind heute meist resistent (etwa 70 %), da viele Stämme penicillininaktivierende Penicillinasen produzieren.
– Penicillin V und Propicillin	**Wirkspektrum/Indikationen:** Die Oralpenicilline sind säurefest und entsprechen in Wirkungsweise und -spektrum dem Penicillin G (s. o.). Oralpenicilline können bei leichteren Infektionen und zur Prophylaxe verabreicht werden, z. B. bei Angina tonsillaris, Erysipel, Scharlach, zur Endokarditisprophylaxe und bei rheumatischem Fieber. **Nebenwirkungen:** Die wichtigste Nebenwirkung ist die **Penicillinallergie**, die nach einer Sensibilisierung durch vorausgegangene Penicillintherapie auftritt (0,5–2 %). Bei einer Penicillinallergie ist mit einer Kreuzallergie auf alle Penicillinderivate zu rechnen. Mögliche Symptome sind Exanthem, Fieber bis zum Larynxödem und anaphylaktischen Schock. Die Anamnese kann Hinweise auf eine Penicillinallergie geben. Muss trotz Verdacht auf eine Penicillinallergie aus zwingender Indikation Penicillin verabreicht werden, kann ein kutaner Test Aufschluss über die Sensibilisierung geben. Außerdem können neurotoxische Nebenwirkungen auftreten, wenn hohe Liquorspiegel erzielt werden.

≡ J-1.5 | **Antibiotika (Auswahl der gebräuchlichsten Antibiotika)** (Fortsetzung)

– Aminopenicilline (Ampicillin, Amoxicillin)	**Wirkspektrum/Indikationen:** Wie Penicillin G, aber schwächer ausgeprägt, wirkt es gegen grampositive Kokken. Zusätzlich hat es gute Wirkung gegen Enterokokken, Haemophilus influenzae, Helicobacter und Listerien. Gute bis ausreichende Wirkung gegen Salmonellen, Shigellen, Proteus mirabilis und E. coli (Resistenzrate 15–50 %). Aminopenicilline sind nicht wirksam gegen Staphylokokken (da diese β-Laktamasen bilden). Spektrumserweiterung durch Kombination mit einem β-Laktamase-Hemmer möglich, sodass auch aminopenicillinresistente Stämme von E. coli, Klebsiellen und Staphylokokken erfasst werden. **Nebenwirkungen:** Bei einer Therapiedauer >1–2 Wochen können Exantheme auftreten. Nicht immer handelt es sich dabei um eine Penicillinallergie. Nach Ampicillin-Exanthemen können Penicillinderivate später ohne Nebenwirkungen vertragen werden. Relativ häufig (5–20 %) kommen gastrointestinale Nebenwirkungen vor, die aber eher leicht verlaufen.
– penicillinasefeste Penicilline	**Wirkspektrum/Indikationen:** Diese Penicilline werden auch **Staphylokokkenpenicilline** genannt, da ihre Hauptindikation Infektionen mit penicillinasebildenden Staphylokokken sind. Gegenüber Penicillin-G-sensiblen grampositiven Kokken ist ihre Wirksamkeit deutlich schwächer als die von Penicillin G.
– Cephalosporine	**Wirkspektrum:** Cephalosporine werden häufig in der Klinik eingesetzt – alleine oder mit anderen Antibiotika kombiniert – da sie ein breites Wirkungsspektrum haben und gut verträglich sind. Unterschieden werden Cepahlosporine der 1., 2. und 3. Generation. Cephalosporine der **I. Generation** (Cefazolin) haben eine mäßige β-Laktamase-Stabilität, Cephalosporine der **2. Generation** (Cefuroxim, Cefoxitin) sind weitgehend β-Laktamasestabil und im Vergleich mit der 1. Generation etwas stärker wirksam gegenüber gramnegativen Bakterien. Cephalosporine der **3. Generation** (Cefotaxim, Ceftriaxon) haben die breiteste Wirksamkeit gegen gramnegative Bakterien, bei ihnen ist allerdings die Staphylokokkenwirksamkeit geringer. **Indikationen:** Cephalosporine der **1. und 2. Generation** können zur initialen Therapie von Infektionen im Krankenhaus eingesetzt werden, wie Atemwegs-, Harnwegs- und Wundinfektionen, Pneumonien und zur perioperativen Prophylaxe (wegen der β-Laktamase-Stabilität werden Cephalosporine der 2. Generation i. d. R. vorgezogen). Bei schweren Infektionen im Krankenhaus können die Cephalosporine der 1. und 2. Generation mit Aminoglykosiden oder Azylaminopenicillinen kombiniert werden. Eine Indikation ist die Penicillinallergie, wobei mit einer Kreuzallergie in etwa 10–15 % der Fälle gerechnet werden muss. Cephalosporine der **3. Generation** kommen vorwiegend bei schweren Infektionen im Krankenhaus zur Anwendung, wie Pneumonien bei abwehrgeschwächten Patienten (Intensivstation, Onkologie), Sepsis und Urosepsis, Peritonitis und Meningitis. Sie sollten nicht im Rahmen banaler oder leichter Infektionen zum Einsatz kommen. **Nebenwirkungen:** Nur selten schwere Nebenwirkungen. Am häufigsten sind allergische Reaktionen (z. B. Exanthem, Fieber, anaphylaktische Reaktionen), sie zwingen zum Absetzen der Substanzen. Gastrointestinale Beschwerden (meist Diarrhöen) verlaufen meist leichter.
– Monobactame (Aztreonam)	**Wirkspektrum:** Aztreonam hat eine gute Wirksamkeit gegen fast alle gramnegativen Stäbchenbakterien einschließlich Pseudomonas aeruginosa, Enterobacter, Serratia, Citrobacter (nicht gegen grampositive Bakterien und Anaerobier!). **Nebenwirkungen:** In 5–10 % der Fälle können gastrointestinale Reaktionen, vorwiegend Diarrhöen, auftreten. Exantheme, lokale Reaktionen, Eosinophilie sind selten.
– Carbapeneme (Imipenem, Meropenem)	**Wirkspektrum:** Sie weisen ein etwas breiteres Wirkspektrum auf als Monobactame. **Nebenwirkungen:** In 5–10 % der Fälle Übelkeit, Erbrechen, Durchfall, in < 2 % Somnolenz, Verwirrtheitszustände, sehr selten allergische Reaktionen.
Tetrazykline (Doxycyclin, Minocyclin)	**Wirkungsweise:** Tetrazykline wirken bakteriostatisch durch Hemmung der bakteriellen Proteinsynthese. **Wirkspektrum:** Strepto-, Pneumo-, Gono- und Meningokokken, Listerien, Aktinomyzeten, Yersinien, Haemophilus, Brucellen, Vibrio cholerae, Campylobacter jejuni, Treponema pallidum, Leptospiren, Borrelien, Francisella tularensis und Keuchhustenbakterien, Mykoplasmen, Chlamydien, Rickettsien. **Nebenwirkungen:** Es können Übelkeit, Erbrechen, vermehrte Stuhlfrequenz und Diarrhöen auftreten. Leberschäden kommen praktisch nur nach hohen parenteralen Dosierungen vor. Allergien und Photodermatosen werden sehr selten beobachtet.
Makrolide (z. B. Erythromycin, Roxithromycin, Clarithromycin)	**Wirkungsweise/Wirkspektrum:** Bei therapeutischen Konzentrationen wirken Makrolide bakteriostatisch durch Hemmung der bakteriellen Proteinsynthese. Es handelt sich um Antibiotika mit schmalem Wirkspektrum. Wegen der guten Verträglichkeit werden sie gerne eingesetzt. **Indikationen:** Hauptindikationen stellen bakterielle Infekte der oberen Atemwege durch Streptokokken (einschl. Pneumokokken), Staphylokokken und Mykoplasmen dar. Ausreichende Wirksamkeit besteht auch bei Legionella pneumophila. Bei bekannter Penicillinallergie gelten Makrolide als Mittel der Wahl z. B. bei Scharlach und Diphtherie. **Nebenwirkungen:** Nebenwirkungen und allergische Reaktionen sind selten. Bei oraler Gabe können Übelkeit, abdominelle Schmerzen und vermehrte Stuhlfrequenz auftreten. Typischerweise kann es unter Erythromycin-Einnahme zu Bauchgrimmen kommen. Sekundäre Resistenzentwicklung bei längerer Anwendung ist möglich.

☰ J-1.5 | Antibiotika (Auswahl der gebräuchlichsten Antibiotika) (Fortsetzung)

Gyrasehemmer (4-Chinolone)	**Wirkungsweise:** Gyrasehemmer sind Derivate der Chinolonkarbonsäure, die ein bakterielles Enzym, die Gyrase (Hemmung der Transkription von DNS zu RNS) hemmen. **Wirkspektrum:** Die neueren Derivate der 4-Chinolone wie z.B. Norfloxazin, Ofloxazin, Levofloxacin, Ciprofloxazin, Noxifloxazin zeigen neben einer Wirksamkeit gegen gramnegative Keime auch günstige Eigenschaften bei grampositiven Bakterien. Bereits durch niedrige Konzentrationen werden Haemophilus influenzae, Branhamella catarrhalis und Legionella pneumophila gehemmt. Bei enteropathogenen Keimen wird ein breites Spektrum relevanter Keime wirksam erfasst (Salmonellen, Shigellen, enteropathogene E. coli, Helicobacter jejuni, Yersinia enterocolitica, Vibrio cholerae). Pneumokokkenpneumonie und Streptokokkenangina stellen keine Indikation dar. Norfloxazin ist wegen seiner geringen Gewebekonzentration auf komplizierte Harnwegsinfektionen beschränkt. **Nebenwirkungen:** Allergische Reaktionen mit Exanthem, Juckreiz oder Urtikaria. Zentralnervöse Erscheinungen (z.B. Kopfschmerzen, Schwindel, Halluzinationen) kommen wohl bei älteren Patienten häufiger vor.
Aminoglykosidantibiotika (z.B. Gentamicin, Tobramycin, Amikacin)	**Wirkungsweise:** Bakterizide Wirkung, vorwiegend während der Proliferationsphase die Proteinsynthese von grampositiven und gramnegativen Bakterien hemmend. **Wirkungsspektrum/Indikationen:** Von besonderem Vorteil ist die verstärkte Wirksamkeit in Kombination mit Penicillinen oder Cephalosporinen bei der Behandlung von schweren septischen Krankheitsbildern. Neuere Aminoglykoside (z.B. Gentamicin, Tobramycin, Amikacin) sind bei der Behandlung gramnegativer Problemkeime von Bedeutung (v.a. Pseudomonas aeruginosa). Gegenüber Salmonellen, Haemophilus influenzae, Gonokokken und Listerien besteht nur mäßige Empfindlichkeit. Resistent sind Streptokokken, Enterokokken und Anaerobier. Streptomycin bleibt für die Behandlung der Tuberkulose reserviert. **Nebenwirkungen:** Kontrolle der Serumspiegel während der Therapie sehr empfehlenswert. Allergische Reaktionen sind bei systemischer Behandlung selten. Im Vordergrund stehen Oto- und Nephrotoxizität. Durch Beschränkung der Behandlungsdauer auf 7 Tage wird das Nebenwirkungsrisiko weiter reduziert.
Nitroimidazole	Zur Gruppe der 5-Nitroimidazole zählen: Metronidazol, Tinidazol, Nimorazol und Ornidazol. **Wirkungsweise und Wirkspektrum:** Bei anaeroben Bakterien wirken sie durch Hemmung der Nukleinsäuresynthese stark bakterizid. Auch verschiedene Protozoen werden bei niedrigen Konzentrationen gehemmt. **Nebenwirkungen:** Dosisabhängig treten Übelkeit und Erbrechen auf, gelegentlich fällt ein unangenehmer Metallgeschmack auf. Besonders bei ambulanter Therapie muss auf Alkoholintoleranz hingewiesen werden.
Cotrimoxazol	**Wirkungsweise und Wirkspektrum:** durch die Kombination von Trimethoprim und Sulfamethoxazol kommt es zu einer doppelten Hemmung der bakteriellen Folsäuresynthese. Das Wirkungsspektrum wird so verbreitert: Staphylococcus aureus, Enterokokken und Pneumokokken; Klebsiella- und Enterobacter-Arten. Immer häufiger sind Erreger von Atem- und Harnwegsinfektionen gegen Cotrimoxazol resistent, weshalb vor Therapiebeginn eine Empfindlichkeitsprüfung ratsam ist. Bei Haemophilus influenzae kommen resistente Stämme selten vor. **Nebenwirkungen** kommen in etwa 6–8 % der Fälle vor. Bei kurzfristiger Anwendung kommt keine Hämatotoxizität vor. Sehr selten sind Agranulozytose oder Anämien (aplastisch, hämolytisch oder megaloblastär), ebenso allergische Reaktionen (Stevens-Johnson-Syndrom, Lyell-Syndrom).

1.6.2 Antivirale Therapie

Einteilung der Virostatika: Tab. J-1.6.

1.6.2 Antivirale Therapie

Einteilung der Virostatika: Sie werden nach ihrem Wirkmechanismus in verschiedene Gruppen eingeteilt. Einen Überblick gibt Tab. J-1.6.

☰ J-1.6 | Virostatika (Übersicht)

Wirkstoffgruppe (Substanzen)	*Indikationen (Beispiele)*	*Bemerkungen*
Antiretrovirale Medikamente (NRTI, NNRTI, PI, FI, Integrase-Inhibitoren und Co-Rezetoren-Blocker)	HIV-Therapie	s. Tab. **J-5.24**, S. 1114
Nukleosid-Analoga (z.B. Aciclovir, Valaciclovir, Famaciclovir)	z.B. Herpes-simplex-Enzephalitis	frühestmöglicher Therapiebeginn
Pyrophosphat-Analoga (Foscarnet)	z.B. Zytomegalie-Retinitis bei HIV	Nephrotoxizität
Zytokine (Interferon-α)	z.B. Hepatitis infectiosa B und C	
Penetrations-Inhibitoren (Amantadin)	Influenza A	unsichere Wirkung

Nach längerer Behandlungsdauer kann es auch bei Virustatika zur Entwicklung von **Resistenzen** kommen.

Resistenzen gegen Virustatika: Resistente Subpopulationen können schon vor Behandlungsbeginn vorhanden sein, entstehen aber meist erst nach längerer Monotherapie.

Kombinationstherapie: Eine kombinierte Anwendung von Virustatika mit verschiedenen Angriffspunkten soll die antivirale Wirkung verstärken, die Toxizität vermindern, Resistenzentwicklung verhindern oder zumindest verzögern.

Topische Anwendung: Durch die topische Anwendung von Virustatika auf Kornea, Haut oder Schleimhaut können höhere Konzentrationen am Wirkungsort erreicht werden (z. B. Trifluridin bei Herpes-simplex-Keratitis).

1.6.3 Antimykotische Therapie

Die Zahl der Antimykotika ist (im Vergleich zu den Antibiotika) überschaubar. Prinzipiell kann man zwischen fungistatisch und fungizid wirkenden und lokal oder systemisch wirksamen Antimykotika unterscheiden (Tab. J-1.7).

Eine **Kombinationstherapie** kann die antivirale Wirkung verstärken und eine Resistenzentwicklung verzögern.

Je nach Indikation werden Virustatika auch **topisch** angewendet.

1.6.3 Antimykotische Therapie

Siehe Tab. **J-1.7**.

≡ J-1.7	Antimykotika	
Wirkstoffgruppe (Substanzen)	**Indikationen**	**Bemerkungen**
Polyene (z. B. Amphotericin B, Nystatin, Pimaricin)	Kandidose, Histoplasmose, Sporotrichose, Kryptokokkose, Blastomykose, Mukormykose, Aspergillose, Kokzidioidomykose unwirksam gegen Dermatophyten (Mikrosporum, Trichophyton- und Epidermophyton-Arten).	Polyene verändern die Permeabilität der Zytoplasmamembran, wirken fungizid und haben ein breites Wirkspektrum. **Nebenwirkungen:** Fieber, Schüttelfrost, Erbrechen, Kreislaufkollaps, bei höherer Dosierung nephro- und ototoxisch, häufig Schmerzen und Thrombophlebitis an der Infusionsstelle. Polyene werden parenteral appliziert, lokal und oral werden sie kaum resorbiert. Für Amphotericin B gibt es mittlerweile eine liposomale Applikationsform, die weniger toxisch als die konventionelle Form ist. Eine Resistenzentwicklung unter Therapie ist sehr selten.
Azole (**Imidazole:** z. B. Clotrimazol, Miconazol, Ketoconazol bzw. **Triazole:** z. B. Itraconazol, Fluconazol)	Fluconazol z. B. ist gegen die meisten Kandiaarten sowie gegen Epidermophyten- und Trichophytonarten wirksam. Itraconazol wirkt zusätzlich gegen manche Schimmelpilze (z. B. Aspergillus)	Azole hemmen die Ergosterinsynthese durch Hemmung des Zytochrom-P450-Isoenzyms (Achtung: mögliche Wechselwirkungen mit Medikamenten, die über das Zytochrom-P450-System abgebaut werden wie Antiepileptika oder Antikoagulantien, sind zu beachten). Azole wirken fungistatisch. Triazole haben eine höhere therapeutische Breite als Imidazole. Fluconazole sind sehr gut verträglich und können oral oder parenteral appliziert werden. Itrocoanzol kann nur oral, Miconazol i. v. und topisch, Ketoconazol oral und topisch verabreicht werden. **Nebenwirkungen:** Erbrechen, Diarrhö, allergische Reaktionen. Unter Miconazol auch Fieber, bei i. v. Applikation kardiale NW (Angina pectoris) und Thrombophlebitis möglich.
Griseofulvin	Dermatophyten	Wirkung durch Mitosehemmung der Dermatophyten. Griseofulvin wird oral verabreicht.
Antimetabolite (5-Fluorocytosin)	Kandidosen, Kryptokokkose, Aspergillose	Bei 5-Fluorocytosin (5-FU) handelt es sich um ein Nukleosidanalogon. Gegen 5-FU gibt es primäre und unter Therapie auch sekundäre Resistenzen. Oral oder i. v.-Applikation möglich. Allein nur schwache Wirkung, daher Einsatz meist in Kombination mit anderen Antimykotika (z. B. Amphotericin B). **Nebenwirkungen:** Erbrechen, Diarrhö, allergische Reaktionen, lebertoxisch, schwere Panzytopenien.

1.6.4 Antiparasitäre Therapie

Bei einer Darminfestation können **Anthelminthika** verabreicht werden, die nicht resorbierbar sind. Systemische Infektionen müssen mit resorbierbaren Wirkstoffen therapiert werden. Eine Übersicht gibt Tab. **J-1.8**.
Zur Therapie von Infektionserkrankungen, die durch **Protozoen** bedingt sind, s. jeweilige Krankheitsbilder, Kap. J-7.1, S. 1119.

1.6.4 Antiparasitäre Therapie

Anthelminthika s. Tab. **J-1.8**; zur Therapie von Erkrankungen durch Protozoen s. jeweilige Krankheitsbilder, Kap. J-7.1, S. 1119.

≡ J-1.8	**Anthelminthika**	
Wirkstoff	***Wirkspektrum***	
Niclosamid	Zestoden	▪ Taenia saginata ▪ Taenia solium ▪ Diphyllobothrium latum
Praziquantel	Zestoden	▪ Taenia saginata ▪ Taenia solium ▪ Diphyllobothrium latum ▪ Fasciola hepatica
	Tramatoden	▪ Schistosoma haematobium ▪ Schistosoma mansoni
Albendazol	Zestoden	▪ Echinococcus (Vorbehandlung, ggf. Dauertherapie)
	Nematoden	▪ Trichinella spiralis (nur im Frühstadium) ▪ Filarien – Loa loa – Strongyloides stercoralis
Ivermectin	Nematoden	▪ Filarien – Onchocerca volvulus
Diethyl-carbamazin	Nematoden	▪ Filarien – Loa loa – Onchocerca volvulus

2 Diagnostische Methoden

Anamnese, körperliche Untersuchung, klinisches Bild und Laborbefunde helfen bei der differenzialdiagnostischen Abklärung.

2.1 Anamnese

Wichtig sind Fragen nach **ähnlichen Krankheitsfällen** in der Umgebung, **Essensgewohnheiten, Hobbys** (Tierhaltung?), **sexuellen Gewohnheiten** und **Reisen** (Auslandsreise?).

Zu berücksichtigen sind außerdem bestehende **Grunderkrankungen** mit möglicherweise **erhöhter Disposition** für eine Infektionskrankheit, z. B. Diabetes mellitus, Tumorerkrankungen sowie **Medikamente.**

Der **Impfstatus** ist zu erfragen.

2 Diagnostische Methoden

Infektionskrankheiten bieten ein äußerst breites Spektrum an Symptomen und Verläufen. Um dieses differenzialdiagnostisch einschränken zu können, müssen anamnestische Angaben, Befunde im Rahmen der körperlichen Untersuchung und das klinische Bild, gestützt durch entsprechende Laboruntersuchungen, in Verbindung gebracht werden.

2.1 Anamnese

Um die Infektionsquelle ausmachen zu können, sind Fragen zu stellen nach **ähnlich gelagerten Fällen** in der Umgebung (Familie, Bekannte, Arbeitsplatz), nach **Essensgewohnheiten** (z. B. Eis, rohes Ei, Rohmilchkäse bzw. unpasteurisierte Milchprodukte), **Hobbys** (Haustiere, Tierhaltung, Freizeitaktivitäten), **sexuellen Gewohnheiten** und **Reisen** (Auslandsreise).

Daneben sind Faktoren zu erfragen, die eine **erhöhte Disposition** für eine Infektionskrankheit bewirken können. Hier ist insbesondere nach bestehenden **Grunderkrankungen** wie Stoffwechselerkrankungen (z. B. Diabetes mellitus), chronischen und Tumorerkrankungen, Herz- (Z. n. Klappenersatz) und Lungenerkrankungen (z. B. Lungenemphysem) sowie nach Erkrankungen, die mit einem Immundefekt (z. B. AIDS) einhergehen und nach **Vorerkrankungen** zu fragen. Weiterhin ist eine **Medikamentenanamnese** zu erheben.

Die Erfassung des **Impfstatus** schränkt mögliche Differenzialdiagnosen ein, erweitert gelegentlich aber das Spektrum durch Einbeziehen mitigierter Abläufe nach Impfung (z. B. mitigierte Masern nach Masernimpfung).

2.2 Körperliche Untersuchung und klinisches Bild

Die körperliche Untersuchung beginnt mit der Inspektion des Patienten vom Scheitel bis zur Sohle. Nicht vergessen zwischen Fingern und Zehen nachzuschauen (Mykosen?), einen tiefen Blick auf Augen (z. B. haloniert?) und Lider (z. B. Konjunktivitis, Lidödem?) werfen. Wo finden sich rote Effloreszenzen, jucken sie oder schmerzen sie. Finden sich Narben? Nach beidseitigem Druck auf den Tragus (Otitis?) folgt die Inspektion der Mundhöhle (z. B. Enanthem?). Der Zahnstatus ist ein guter Hinweis auf das Gesundheitsbewusstsein des Patienten!

Nach der Erhebung des Lymphknotenstatus schließt sich die Untersuchung der Lunge an. Nicht vergessen, bei forcierter In- und Exspiration über der Trachea zu auskultieren (Tracheitis?). Bei der Untersuchung des Abdomens gibt die Auskultation erste Hinweise auf eine beginnende Enteritis. Die digital-rektale Untersuchung schließt die körperliche Untersuchung ab (z. B. Beurteilung von Konsistenz, Farbe und Geruch des Stuhls kann wegweisend sein).

2.2 Körperliche Untersuchung und klinisches Bild

Bei der körperlichen Untersuchung ist z. B. zu achten auf Exantheme und Enantheme, interdigitale Mykosen, Konjunktivitis.

Die Erhebung des Lymphknotenstatus, Untersuchung der Lunge und des Abdomens sowie die digital-rektale Untersuchung können weitere Hinweise liefern.

2.3 Basis-Labordiagnostik

Grundsätzlich sollen als Basis-Laborwerte Blutsenkungsgeschwindigkeit (BSG) nach einer Stunde oder C-reaktives Protein (CRP) bestimmt werden. Beide Parameter steigen bei infektiöser Genese an, sind jedoch unspezifisch (BSG trägerer Verlauf und spätere Normalisierung als CRP). Zudem sollte das Blutbild mit Differenzialblutbild vorliegen. Das Differenzialblutbild lenkt die Erregerdiagnostik bei > 900 stabkernigen Granulozyten/nl oder Anstieg (Granulozytose) in Richtung bakterielle Genese. Eine Vermehrung oder ein Anstieg der Lymphozyten bei normaler oder niedrignormaler Gesamtleukozytenzahl (Lymphozytose) spricht für eine virale Genese. Die Wiederholung des Differenzialblutbildes nach 3–7 Tagen kann weitere differenzialdiagnostische Hinweise bringen (z. B. ausgeprägte Leukozytose wird niedrignormal bei Masern). Kreatinin (Dosisanpassung im Rahmen der antibiotischen Therapie) und GPT (Lebermitbeteiligung?) sollten zur Therapieführung immer mitbestimmt werden.

2.3 Basis-Labordiagnostik

Die Basis-Laborwerte umfassen Blutsenkungsgeschwindigkeit (BSG), C-reaktives Protein (CRP), Blutbild mit Differenzialblutbild sowie Leber- und Nierenwerte. Eine Granulozytose spricht eher für eine bakterielle, eine Lymphozytose für eine virale Genese.

2.4 Weiterführende Untersuchungen

2.4.1 Erregernachweis

▶ **Merke:** Die Vermutung einer Infektion oder einer Infektionskrankheit macht die mikrobiologische Bestätigung durch den Nachweis des Erregers und/oder weitgehend zweifelsfreien Beweis seiner Auseinandersetzung mit der Immunabwehr des Erkrankten wünschenswert.

Mikroskopischer bzw. kultureller Erregernachweis

Das diagnostische **Mittel der Wahl** bei V.a. eine **Lokalinfektion** ist die mikrobiologische Untersuchung von Rachen- oder Wundabstrich (z. B. Diphtherie, Scharlach), Sputum (Infektion der tiefen Atemwege) oder von Stuhlproben (z. B. Cholera, Salmonellen-Enteritis), Urin oder Liquor.

Bei geringer Keimzahl oder empfindlichen Erregern stößt die Sicherung der Genese vermuteter Infektionen mit konventioneller Technik (Nativfärbung von Direktpräparaten, Kulturen) häufig auf Schwierigkeiten.

Bei **generalisierten bzw. zyklisch verlaufenden Infektionskrankheiten** beweist der mikrobiologische und/oder molekularbiologische Nachweis des Erregers (Tab. J-2.1) die Diagnose. Zum bakteriellen Erregernachweis mittels Blutkultur s. S. 1037 (Exkurs).

▶ **Merke:** Der Nachweis von Bakterien gelingt of direkt mikroskopisch oder über Kulturen (Stuhl, Urin, Blut, Liquor). Virale Infektionen werden in der Regel serologisch nachgewiesen (s. S. 1036, Tab. J-2.1).

2.4 Weiterführende Untersuchungen

2.4.1 Erregernachweis

◀ Merke

Mikroskopischer bzw. kultureller Erregernachweis

Bei **Lokalinfektionen** werden Rachenabstrich, Sputum, Stuhlproben, Urin oder Liquor mikrobiologisch untersucht.

Bei **generalisierten Infektionen** wird ebenfalls der Erregernachweis, z. B. mittels Blutkulturen (s. Exkurs, S. 1037) oder molekularbiologisch (Tab. J-2.1) angestrebt.

◀ Merke

J-2.1	Molekularbiologische bzw. serologische Tests und Verfahren zum direkten oder indirekten Erregernachweis

Tests bzw. Verfahren	Bemerkungen
Enzymgekoppelter Immunadsorptionstest (EIA) bzw. Enzyme Linked Immunosorbent Assay (ELISA)	Dieses immunologische Verfahren basiert auf dem Nachweis einer enzymatischen Farbreaktion. Mithilfe dieser Tests können bereits geringe Konzentrationen von **Antigenen oder Antikörpern im Patientenserum** nachgewiesen werden. Der Test ist einfach und schnell durchführbar und hat eine hohe Sensitivität und Spezifität.
indirekte Immunfluoreszenztest (**IIFT**)	Dieser **hochspezifische Antikörpernachweis** erfordert Zellkulturen, frisches Gewebe oder hoch gereinigte Antigenpräparationen.
Komplementbindungsreaktion (**KBR**)	Die KBR erlaubt den **spezifischen Nachweis** der erfolgreichen Auseinandersetzung **mit** vielen **Infektionserregern**. Mit diesem Verfahren werden komplementbindende **IgG und IgM-Antikörper** nachgewiesen, diese sind über einige Monate bis Jahre nachweisbar.
Agglutinationsreaktion	Mit dieser Reaktion lassen sich **Antigene bzw. Antikörper im Patientenserum** durch eine Agglutinationsreaktion (Verklumpung) nachweisen. Test, der auf diesem Prinzip beruht, ist z. B. der Coombstest.
Polymerase-Kettenreaktion (**PCR**)	Zwar kostenintensive, aber rasch durchführbare und extrem sensitive Methode zum **Nachweis von Erregern** auf der Ebene ihres genetischen Codes. Virale Erkrankungen können durch die PCR erkannt werden, indem die Virus-DNA mittels PCR vervielfältigt wird (RNA-Viren werden vorher in DNA umgeschrieben). Bereits unmittelbar nach einer Infektion ist ein Erregernachweis möglich. Testdurchführung und Interpretation verlangen höchste Sorgfalt.

Erregerspezifischer Antikörpernachweis

Durch den Nachweis **erregerspezifischer Antikörper** bzw. deren Titeranstieg sowie den Nachweis spezifischer Antikörper in der IgM- oder IgA-Fraktion lässt sich die Diagnose verifizieren (Tab. **J-2.1**).

Erregerspezifischer Antikörpernachweis

Die serologische (indirekte) Diagnostik mit **Bestimmung erregerspezifischer Antikörper** ist wohl die verbreitetste diagnostische Methode zur Verifizierung von Infektionskrankheiten (Tab. **J-2.1**). Hiermit ist zunächst einmal die Auseinandersetzung mit diesem Erreger zu irgendeinem Zeitpunkt bewiesen. Erst der Nachweis eines Anstiegs der Antikörpertiter, z. B. von einer Verdünnung von 1 : 4 auf 1 : 64 (mind. aber 2 Titerstufen) oder der Nachweis spezifischer Antikörper in der IgM- oder IgA-Fraktion lassen in der Regel eine erstmalige Auseinandersetzung annehmen, da sie die spezifischen Antikörper der Frühphase sind. Damit ist dann bei **passendem klinischem Bild** die Genese weitestgehend gesichert.

Die Synthese mit dem klinischen Bild ist die Aufgabe des versierten Klinikers, zum einen da die Qualität eingesetzter Testsysteme nicht immer optimal ist, zum anderen da IgM- oder IgA-Antikörper über Monate persistieren können. So können Rheumafaktoren, polyklonale B-Zellaktivierungen oder sehr hohe Konzentrationen von IgG-Antikörpern ein „positives" Ergebnis vortäuschen.

Transport- und Aufbereitungstechniken

Voraussetzung für ein korrektes mikrobiologisches Untersuchungsergebnis sind eine korrekte Entnahme, Aufbewahrung, Transport und Aufbereitung des zu untersuchenden Materials.

Transport- und Aufbereitungstechniken

Neben einer sorgfältig durchgeführten Anamnese und Untersuchung und der qualifizierten Mitteilung bei Einsendung von Untersuchungsmaterial an den Mikrobiologen ist ein korrektes mikrobiologisches Untersuchungsergebniss nur zu gewährleisten, wenn für eine korrekte Entnahme, Aufbewahrung, Transport und Aufbereitung des zu untersuchenden Materials Sorge getragen wird. Übersteigen die Transportzeiten 1–2 Stunden, kann das Ergebnis durch Überwuchern mit nicht relevanten Bakterien oder durch Absterben relevanter Keime verfälscht sein und zu therapeutischen Fehlern führen. Vorherige Information – in Zweifelsfällen beim mikrobiologischen Labor – über günstiges Transportmedium und optimale Temperatur bei zwischenzeitlicher Aufbewahrung ist daher notwendig.

Grundsätzlich gilt:
- **Sputum** oder **Bronchialsekret** im Kühlschrank lagern.
- Für **Mittelstrahlurin** Eintauchnährböden verwenden; Urin nach Katheterisierung oder Blasenpunktion im Kühlschrank aufbewahren.
- Tupfer nach **Abstrich** bei Zimmertemperatur lagern.
- **Stuhlproben** warm lagern.

Grundsätzlich gilt:
- Bei Untersuchung von **Sputum** oder **Bronchialsekret** ist Begleitflora möglich und die Keimzahl wichtig, daher sollte das Untersuchungsmaterial im Kühlschrank gelagert werden.
- Für **Mittelstrahlurin** Eintauchnährböden verwenden (nicht für Tbc-Diagnostik, Chlamydien, Mykoplasmen). Nach Katheterisierung oder Blasenpunktion (Urin in der Spritze belassen) Urin im Kühlschrank aufbewahren.
- Nach **Abstrich** von offenen Wunden Tupfer in ein Transportmedium bringen und bei Zimmertemperatur lagern.

⊚ J-2.1 | **Abnahme von Blutkulturen**

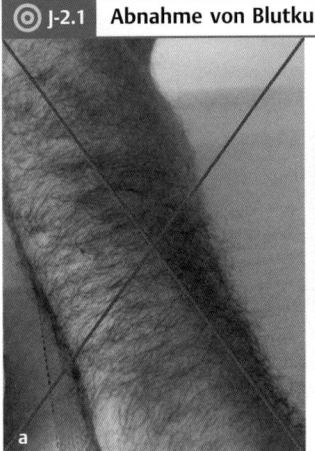 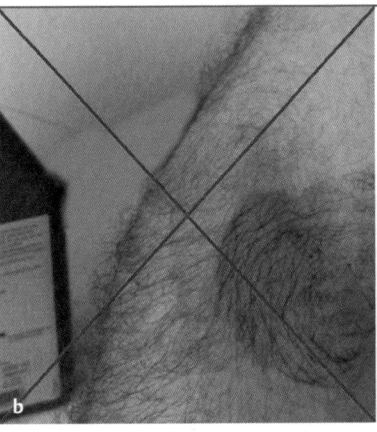 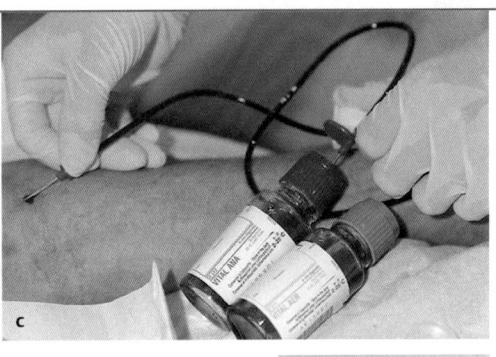

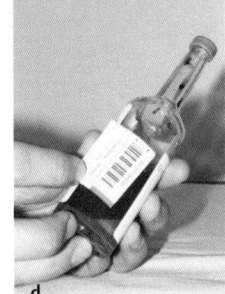

a Möglichst wenig behaarte Stellen.
b Keine jodhaltige Lösung.
c Nach sorgfältiger Reinigung der geplanten Abnahmestelle, Abnahme der Blutkultur.
d Beschriften und schnell transportieren.

- **Stuhlproben** (z. B. V. a. Shigellen) warm lagern, da kälteempfindlich und schnell ins Labor transportieren oder Transportmedium verwenden.
- **Blutkulturen** (s. Exkurs) nur in vorgewärmten Medien (Zimmertemperatur) ansetzen und möglichst rasch bei 37 °C bebrüten.
- **Liquor** ohne Abkühlung zur Weiterverarbeitung einsenden, ansonsten in vorgewärmte Blutkulturmedien füllen.

- **Blutkulturen** (s. Exkurs)
- **Liquor** nicht abkühlen lassen, ggf. vorgewärmte Blutkulturmedien verwenden.

▶ **Exkurs: Blutkulturen** (Abb. J-2.1). Möglichst frühzeitig muss bei vermuteter bakterieller Genese – vor antibiotischer Therapie und möglichst im Fieberanstieg – Material für aerobe und anaerobe Blutkulturen gewonnen werden. Blut ist normalerweise eine sterile Flüssigkeit. Der Nachweis des Krankheitserregers durch Anzüchtung in der Blutkultur hat fast immer beweisenden Wert.
Nach sorgfältiger Reinigung der geplanten Abnahmestelle (möglichst wenig behaarte Stelle, Blutabnahme frühestens nach zweiminütiger Einwirkung des Desinfektionsmittels – keine jodhaltigen Lösungen) sollten je 2 Blutkulturflaschen (Zimmertemperatur!) nach Wechseln der Nadel (!) befüllt werden. In der Regel sind 6 (3 × 2) Blutkuturen – im Abstand von ca. 2 Stunden abgenommen – ausreichend. Rascher Transport in die Untersuchungsstelle!

◀ **Exkurs**

2.5 Infektionsschutzgesetz (IfSG) und meldepflichtige Erkrankungen

Erstrebenswert sind eine höhere Effizienz beim frühzeitigen Erkennen und Bekämpfen von übertragbaren Krankheiten und damit ein verbesserter Schutz der Bevölkerung vor Infektionskrankheiten. Die Meldepflicht von Infektionskrankheiten entfaltet ihre Bedeutung durch Zusammenführung und epidemiologische Analyse. Erst diese Vorgehensweise ermöglicht eine wirksame Infektionsepidemiologie für Deutschland. Meldepflichtige Infektionskrankheiten und Erregernachweise nach dem IfSG zeigt Tab. **J-2.2**.

2.5 Infektionsschutzgesetz (IfSG) und meldepflichtige Erkrankungen

Meldepflichtige Infektionskrankheiten und Erregernachweise nach dem IfSG sind Tab. **J-2.2** zu entnehmen.

▶ **Merke:** Bis auf die nichtnamentliche Meldung von Krankheitserregern, die innerhalb von 14 Tagen an das Robert Koch-Institut zu erfolgen hat, ist jede Meldung unverzüglich (spätestens innerhalb von 24 Stunden) an das zuständige Gesundheitsamt zu richten (die dazu benötigten Meldebögen werden von den jeweiligen Landesbehörden zur Verfügung gestellt).

◀ **Merke**

J-2.2 Meldepflicht* für Infektionskrankheiten und Erregernachweis nach dem IfSG** (Auszug)

§ 6: Melde-pflichtige Krankheiten	**namentliche Meldung:**
	• **Krankheitsverdacht, Erkrankung, Tod an:** Botulismus, Cholera, Diphtherie, enteropathischem hämolytisch-urämischem Syndrom (HUS), humaner spongiformer Enzephalopathie (außer familiär-hereditäre Formen), Masern, Meningokokken-Meningitis oder -Sepsis, Milzbrand, Tollwut (auch bei Verletzung durch oder Kontakt mit einem tollwutverdächtigem Tier), Typhus abdominalis/Paratyphus, akuter Virushepatitis, virusbedingtem hämorrhagischem Fieber, Pest, Poliomyelitis sowie Erkrankung und Tod an einer behandlungsbedürftigen Tuberkulose (auch Therapieverweigerung oder -abbruch sind meldepflichtig), auch wenn ein bakteriologischer Nachweis nicht vorliegt

§ 6: Melde-pflichtige Krankheiten

namentliche Meldung:
- **Krankheitsverdacht, Erkrankung, Tod an:** Botulismus, Cholera, Diphtherie, enteropathischem hämolytisch-urämischem Syndrom (HUS), humaner spongiformer Enzephalopathie (außer familiär-hereditäre Formen), Masern, Meningokokken-Meningitis oder -Sepsis, Milzbrand, Tollwut (auch bei Verletzung durch oder Kontakt mit einem tollwutverdächtigem Tier), Typhus abdominalis/Paratyphus, akuter Virushepatitis, virusbedingtem hämorrhagischem Fieber, Pest, Poliomyelitis sowie Erkrankung und Tod an einer behandlungsbedürftigen Tuberkulose (auch Therapieverweigerung oder -abbruch sind meldepflichtig), auch wenn ein bakteriologischer Nachweis nicht vorliegt
- Verdacht auf und Erkrankung an einer mikrobiell bedingten Lebensmittelvergiftung oder an einer akut infektiösen Gastroenteritis, wenn
  a) eine Person betroffen ist, die eine Tätigkeit im Lebensmittelbereich ausübt (Näheres s. IfSG Abschnitt 9 § 42 Abs.1)
  b) zwei oder mehr gleichartige Erkrankungen auftreten, bei denen ein epidemischer Zusammenhang wahrscheinlich ist oder vermutet wird
- Verdacht einer über das übliche Ausmaß einer Impfreaktion hinausgehenden gesundheitlichen Schädigung
- sonstige Erkrankungen, für die Krankheitserreger ursächlich in Betracht kommen, sofern eine schwerwiegende Gefahr für die Allgemeinheit droht

nichtnamentliche Meldung:
- gehäuftes Auftreten nosokomialer Infektionen, bei denen ein epidemischer Zusammenhang wahrscheinlich ist oder vermutet wird

§ 7: Melde-pflichtige Nachweise von Krankheits-erregern

namentliche Meldung:
- soweit nicht anders bestimmt, ist der **direkte oder indirekte Erregernachweis** zu melden, sofern er auf eine akute Infektion hindeutet: Adenoviren im Konjunktivalabstrich, Bacillus anthracis, Borrelia recurrentis, Brucella sp., Campylobacter sp. (darmpathogen), Chlamydophila psittaci, Clostridium botulinum oder Toxinnachweis, Corynebacterium diphtheriae (Toxin bildend), Coxiella burnetii, Cryptosporidium parvum, Ebolavirus, E. coli: enterohämorrhagische Stämme (EHEC), E. coli: sonstige darmpathogene Stämme, Francisella tularensis, FSME-Virus, Gelbfiebervirus, Giardia lamblia, Haemophilus influenzae (bei Nachweis aus Liquor oder Blut), Hantaviren, Hepatitis-A-Virus, Hepatitis-B-Virus, Hepatitis-C-Virus (bei jedem Nachweis, soweit nicht bekannt ist, dass eine chronische Infektion vorliegt), Hepatitis-D-Virus, Hepatitis-E-Virus, Influenzaviren (bei direktem Nachweis), Lassavirus, Legionella sp., Leptospira interrogans, Listeria monocytogenes (bei direktem Nachweis aus Blut oder Liquor), Marburgvirus, Masernvirus, Mycobacterium leprae, Mycobacteriium tuberculosis/ africanum/bovis (bei direktem Nachweis), Neisseria meningitidis (bei direktem Nachweis aus Liquor, Blut oder hämorrhagischen Hautinfiltraten), Norwalk-ähnliches Virus (bei direktem Nachweis aus dem Stuhl); Poliovirus, Rabiesvirus, Rickettsia prowazekii, Rotavirus, Salmonella Paratyphi (bei direktem Nachweis), Salmonella Typhi (bei direktem Nachweis), Shigella sp., Trichinella spiralis, Vibrio cholerae O l und O 139, Yersinia enterocolitica (darmpathogen), Yersinia pestis, andere Erreger hämorrhagischer Fieber.
- Nachweis weiterer Krankheitserreger, soweit deren örtliche und zeitliche Häufung auf eine schwerwiegende Gefahr für die Allgemeinheit hinweist

nichtnamentliche Meldung:
- direkter oder indirekter Erregernachweis: Treponema pallidum, HIV, Echinococcus sp., Plasmodium sp., Rubellavirus (nur bei konnatalen Infektionen), Toxoplasma gondii (nur bei konnatalen Infektionen).

* Gemäß § 8 sind – neben Sonderfällen für einzelne Erkrankungen/Erreger – generell zur Meldung verpflichtet:
- im Falle des § 6: der feststellende Arzt und je nach Einrichtung auch der leitende (Abteilungs-)Arzt
- im Falle des § 7: die Leiter von Medizinaluntersuchungsämtern und sonstigen privaten und öffentlichen Untersuchungsstellen
- im Falle der §§ 6 und 7: die Leiter von Einrichtungen der pathologisch-anatomischen Diagnostik, wenn ein Befund erhoben wird, der sicher oder mit hoher Wahrscheinlichkeit auf das Vorliegen einer meldepflichtigen Erkrankung oder Infektion durch einen meldepflichtigen Krankheitserreger schließen lässt.

** siehe: http://bundesrecht.juris.de/ifsg/index.html

3 Leitsymptome

3 Leitsymptome

3.1 Fieber

3.1 Fieber

▶ **Definition:** Fieber ist eine Erhöhung der Körpertemperatur > 38,0 °C. Bei Werten > 37,5–38,0 °C spricht man von subfebrilen Temperaturen, bei Werten > 40,0 °C von Hyperpyrexie.

◀ Definition

> ▶ **Merke:** Bei Infektionen und Infektionskrankheiten ist Fieber die klinisch auffälligste Akute-Phase-Reaktion. Es handelt sich um eine allgemeine akute Entzündungsreaktion des Körpers.

◀ Merke

Ätiologie: Infektionen sind die häufigste Ursache von Fieber (ca. 35 %); auch Erkrankungen nichtinfektiöser Genese können dem Fieber zugrunde liegen, z. B. maligne Erkrankungen, Kollagen- und entzündliche Gefäßkrankheiten (Tab. J-3.1). Ca.10–15 % der fieberhaften Erkrankungen bleiben ungeklärt, sie werden unter dem Begriff **Fieber unklarer Genese** (**F**ever of **u**nknown **o**rigin, FUO) zusammengefasst. Per definitionem spricht man von FUO, wenn Fieber > 3 Wochen persistiert und auch nach 1-wöchigem Krankenhausaufenthalt keine Ursache gefunden werden konnte.

Ätiologie: Infektionen (35 %) sind die häufigste Ursache von Fieber, aber auch nichtinfektiöse Erkrankungen können ursächlich sein (Tab. J-3.1). Kann keine Fieberursache gefunden werden, spricht man von **Fieber unklarer Genese** (**F**ever of **u**nknown **o**rigin, FUO).

≣ J-3.1	Ursachen von Fieber (Auswahl)
Infektionen (ca. 35 %)	**bakterielle Infektionen:** z. B. Angina tonsillaris, Harnwegsinfekte, Otitis media **virale Infektionen:** z. B. „grippale Infekte" **Pilzinfektionen:** z. B. Aspergillus-Pneumonie **parasitäre Infektionen:** z. B. Malaria, Amöbenruhr
maligne Erkrankungen (ca. 25 %)	z. B. Hodgkin- und Non-Hodgkin-Lymphome, Gallengangskarzinom
Kollagen-, Autoimmun- und entzündliche Gefäßerkrankungen (ca. 15 %)	z. B. Rheumatisches Fieber, Sarkoidose, Still-Syndrom, Panarteriis nodosa (cPAN)
weitere Erkrankungen bzw. Ursachen (ca. 15 %)	z. B. akute Thyreoiditis de Quervain, Mittelmeerfieber, rez. Lungenembolien, Arzneimittelfieber („drug-fever"), artifiziell induziertes Fieber, posttraumatisches Fieber

Pathogenese: Die Körpertemperatur wird vom Temperaturzentrum im Hypothalamus gesteuert. Im Normalfall beträgt die Körpertemperatur ca. 37,0 °C. Sie ist vom Ausmaß körperlicher Aktivität abhängig und weist eine zirkadiane Schwankung von 0,5–1,0 °C auf mit der niedrigsten Temperatur morgens und der höchsten abends. Zum Fieber kommt es, wenn der **Sollwert** des Temperaturzentrums im Hypothalamus **erhöht** wird. Dies kann durch **Zellzerfall** (Resorptionsfieber, paraneoplastisch), bei **anaphylaktischen Reaktionen**, durch Wirkung von **Medikamenten** sowie durch endogene oder exogene **Pyrogene** (Toxine) ausgelöst werden. Zytokine, Tumornekrosefaktor oder Interleukine vermitteln die Neueinstellung. Um die „erzwungene" Temperatur zu erreichen, muss der Wärmeverlust minimiert (z. B. durch Vasokontriktion der peripheren Gefäße) und die Wärmeproduktion gesteigert (z. B. durch Muskelzittern) werden. Durch die vermehrte Wärmeproduktion wird der Sauerstoffverbrauch erhöht, die Atemfrequenz steigt (beim Herzgesunden um 8 Schläge pro Grad Temperaturerhöhung), ebenso das Herzzeitvolumen.

Pathogenese: Zum Fieber kommt es, wenn der **Sollwert** des Temperaturzentrums im Hypothalamus **erhöht** wird. Dies kann durch **Zellzerfall** (Resorptionsfieber, paraneoplastisch), bei **anaphylaktischen Reaktionen**, durch Wirkung von **Medikamenten** sowie durch endogene oder exogene **Pyrogene** (Toxine) ausgelöst werden.

> ▶ **Merke: Fieber** ist eine Erhöhung der Körpertemperatur infolge einer Sollwertverstellung im Temperaturzentrum. Bei **Hyperthermie** dagegen entsteht die Erhöhung der Körpertemperatur nicht durch eine Sollwertverstellung, sondern gegen die Tendenz des Wärmeregulationszentrums, durch zu intensive Wärmezufuhr/-bildung (z. B. zu hohe Umgebungstemperatur) oder verhinderte Wärmeabgabe.

◀ Merke

⊚ J-3.1   **Fieberkurven**

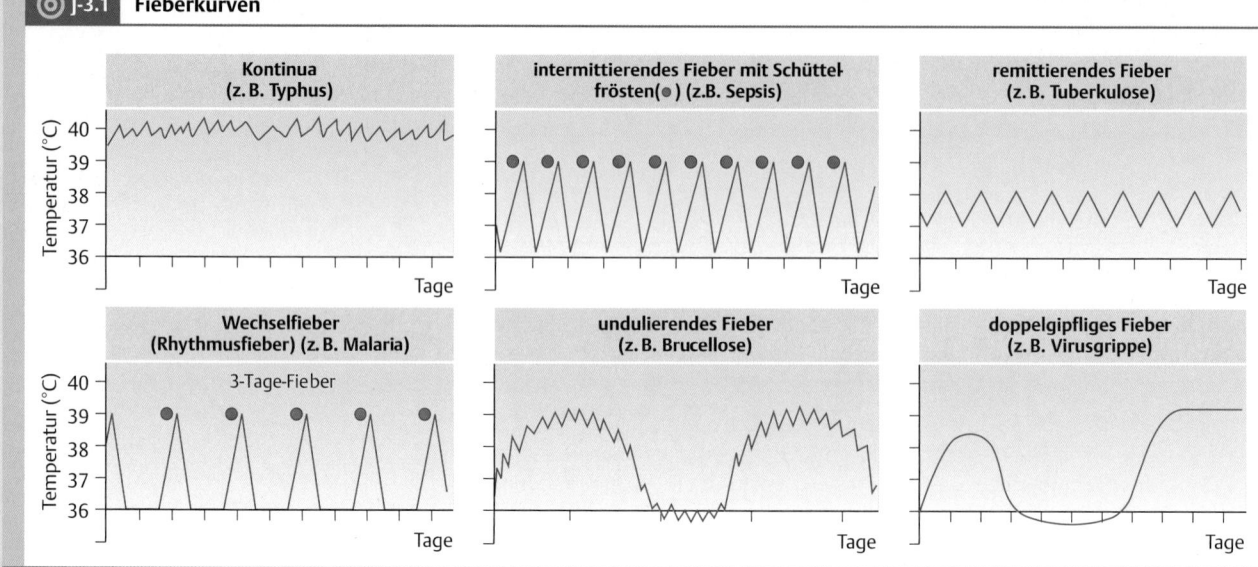

Klinik: Allgemeines Krankheitsgefühl, blasse, später rote Wangen, kalte Extremitäten, Frösteln und ggf. Schüttelfrost (als Zeichen einer Bakterieneinschwemmung in den Blutkreislauf). Fiebertyp und -verlauf können Hinweise auf die Fieberursache geben (Abb. **J-3.1**).

Klinik: Der Fieberbeginn wird anfangs oft nur als allgemeines Unwohlsein verspürt. Blasse Wangen und kalte Extremitäten weisen auf einen Temperaturanstieg, rote Wangen und glasige Augen auf Fieber hin. Der Fieberanstieg kann von Frösteln, Zittern oder Schüttelfrost begleitet sein. Schüttelfrost ist Zeichen einer Bakterieneinschwemmung in den Blutkreislauf (eine passagere Bakterieneinschwemmung wird als **Bakteriämie** bezeichnet; werden von einem Herd aus kontinuierlich oder intermittierend Erreger in die Blutbahn geschwemmt und zeigt sich eine systemische Entzündungsreaktion, spricht man von einer **Sepsis** [Näheres hierzu s. S. 1044]).
Fiebertyp und -verlauf können Hinweise auf die Fieberursache geben (Abb. **J-3.1**).

Diagnostik: Kernkörpertemperatur erfassen, um Fieber zu objektivieren. Diese kann **rektal** (zuverlässigste Methode), **sublingual**, **axillär** (0,5– 0,7 °C niedriger) oder **im Ohr** (störanfällig) gemessen werden.

Diagnostik: Zunächst ist die Kernkörpertemperatur zu erfassen (Objektivierung des Fiebers). Das Messergebnis ist von Messort und -verfahren abhängig. Der Kernkörpertemperatur kommt die **rektale** Messung am nächsten. Eine **sublinguale** Messung bringt etwas niedrigere Werte, die Messung **axillär** liegt ca. 0,5–0,7 °C niedriger als bei rektaler Messung. Auch die Werte der elektronischen Messung **im Ohr** liegen ca. 0,5 °C niedriger und sind störanfällig (z. B. Cerumen). Der Fieberverlauf (s. o.) kann wesentlich für die Diagnose sein und sollte sorgfältig dokumentiert werden.

Die **Anamnese** umfasst neben subjektiven und objektiven Symptomen auch die Frage nach ähnlichen Fällen in der Familie oder am Arbeitsplatz (Tab. **J-3.2**).

Die **Anamnese** kann wegweisend sein und umfasst neben subjektiven und objektiven Symptomen auch die Frage nach ähnlichen Fällen in der Umgebung (Familie, Verwandte, Bekannte) oder am Arbeitsplatz. Eine Übersicht über die wichtigsten Fragen bietet Tab. **J-3.2**. Zudem: Blick in den Impfpass nicht vergessen.

≣ J-3.2   **Anamnestisches Vorgehen bei Fieber**

Fragen	*Bemerkungen*
Erkrankungsbeginn	plötzlich, schleichend, Prodromi
Fieberwert/Fieberverlauf (sorgfältige Dokumentation!)	Kontinua, intermittierend, remittierend, undulierend (Abb. **J-3.1**)
Begleitsymptome	Husten (s. S. 340), Schmerzen (retrosternal, abdominal), Dyspnoe (s. S. 343), Erbrechen, Übelkeit, Diarrhö (s. S. 457), Dysurie
Exposition	Kontakt zu Erkrankten, Tierkontakte, sexuelle Kontakte, Auslandsreisen (Tropen und Subtropen, auch Mittelmeerländer), Beruf, Freizeit (Waldspaziergang), Lebensmittel (Essgewohnheiten, Gruppenerkrankungen?)
Medikamente (,,Drug fever")	Medikamenteneinnahme innerhalb der letzten 2 Wochen erfragen (z. B. Schmerz- oder Abführmittel, Antibiotika)?

Bei der **körperlichen Untersuchung** ist auf folgendes zu achten:

- **Allgemeinzustand**
- **Haut/Schleimhaut:** Exanthem, Enanthem, Erythema migrans, Papeln, Petechien, Ikterus, Beläge auf den Tonsillen, Interdigitalmykosen, Zyanose (s. S 13), blasse, kühle, exsikkierte Haut (stehende Hautfalten)?
- **Lymphknoten:** vergrößert, weich oder hart, druckdolent (s. S. 1042)?
- **Abdomen:** Hepato- oder Splenomegalie, Druckschmerz?
- **ZNS:** Meningismus (s. S. 1066), Somnolenz, Koma, Delir?
- **Lunge:** erhöhte Atemfrequenz (→ Röntgen-Thorax-Aufnahme), pneumonischer Auskultationsbefund (s. S. 374)?
- **Herz:** Herzgeräusch?

> ▶ **Merke:** Delir oder Koma, blasse, kühle Haut sowie niedriger Blutdruck mit Tachykardie erfordern rasche Diagnostik und baldigen Therapiebeginn.

Als Basis-Laborwerte müssen BSG oder CRP, Blutbild mit Differenzialblutbild vorliegen. Bei Hinweisen auf eine Infektion sollte eine gezielte **kulturelle** oder **serologische Diagnostik** erfolgen (s. S. 1035).

Bei begründetem Verdacht sind verschiedene **apparative Untersuchungen** indiziert, z. B. Röntgenthorax bei V. a. Pneumonie, Echokardiographie bei V. a. Endokarditis, Abdomensonographie bei V. a. Amöbenleberabszess.

Differenzialdiagnose: Tab. J-3.3.

Therapie: Zu den Supportivmaßnahmen gehört die **Fiebersenkung,** ab einer Körperkerntemperatur von > 38,5 °C und deutlicher Beeinträchtigung des Allgemeinbefindens. Als **physikalische** Maßnahme haben sich Eisbeutel auf beide Leistenbeugen (nicht vergessen, in ein Stofftuch einzuwickeln) oder Wadenwickel bewährt. **Medikamentös** können z. B. Paracetamol, Azetylsalizylsäure oder Ibuprofen eingesetzt werden. Metamizol kommt zum Einsatz, sofern sich das Fieber durch o. g. Medikamente nicht adäquat senken lässt. Wichtig ist eine langsame und gleichmäßige Fiebersenkung (engmaschige Temperaturkontrollen). Die Dosierung hat sich nach der Wirkung bzw. dem Bedarf, nicht nach einem festen Zeitschema zu richten (Maximaldosen beachten!). Außerordentlich wichtig ist eine ausreichende Flüssigkeitszufuhr und Flüssigkeitsbilanzierung. Der Urin sollte stets goldgelb und klar sein!

Nicht unbedingt erforderliche Medikamente sind abzusetzen. Der Einsatz von Antibiotika sollte nicht unnötig erfolgen (Antibiotikum ist kein Antipyretikum!); Anamnese, Untersuchungsbefund und Basis-Labordaten müssen eine entsprechende Indikation bieten. Material für mikrobiologische Untersuchungen ist im Vorfeld zu asservieren. Wird der Einsatz eines Antibiotikums bei FUO erforderlich, ist eines mit breitem Wirkspektrum zu wählen.

Bei der **körperlichen Untersuchung** ist zu achten auf:

- **Allgemeinzustand**
- **Haut/Schleimhaut:** Exanthem/Enanthem, Petechien?
- **Lymphknoten:** vergrößert, weich/hart, druckdolent?
- **Abdomen:** Hepato- oder Splenomegalie?
- **ZNS:** Meningismus, Somnolenz, Koma, Delir?
- **Lunge:** Atemfrequenz ↑, pneumonischer Auskultationsbefund?
- **Herz:** Herzgeräusch?

◀ Merke

Bei Hinweisen auf eine Infektion sollte eine gezielte **kulturelle** oder **serologische Diagnostik** erfolgen (s. S. 1035).

Differenzialdiagnose: Tab. J-3.3.

Therapie: Fiebersenkung (ab > 38,5 °C und deutlicher Beeinträchtigung des Allgemeinbefindens): Eisbeutel bzw. Wadenwickel, Paracetamol, Azetylsalizylsäure oder Ibuprofen. Auf eine ausreichende Flüssigkeitszufuhr ist zu achten.

Die Indikation einer Antibiotikatherapie ist nur nach sorgfältiger Abwägung zu stellen.

≡ J-3.3	Differenzialdiagnosen bei Fieber in Verbindung mit einem Begleitsymptom (Auswahl)
Fieber + Auslandsaufenthalt	z. B. Malaria, Reisediarrhö, Typhus, Amöbiasis
Fieber + Exanthem	z. B. Röteln, Scharlach, Masern, Arzneimittelexanthem
Fieber + Enanthem	z. B. Streptokokkenangina
Fieber + Kopfschmerzen	z. B. Meningitis
Fieber + Ikterus, Hepatomegalie	z. B. Virushepatitis, Mononukleose, Gelbfieber, Gallengangskarzinom, Leptospirose
Fieber + Splenomegalie	z. B. Typhus, Brucellose, viszerale Leishmaniose
Fieber + Diarrhö	z. B. Salmonellen-Enteritis, Amöbenruhr, Shigellenruhr
Fieber + Lungeninfiltrate	z. B. Pneumokokken-Pneumonie, Mykoplasmen-Pneumonie, Tbc

◎ J-3.2　Typische Hauteffloreszenzen

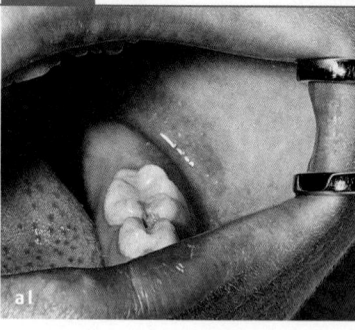
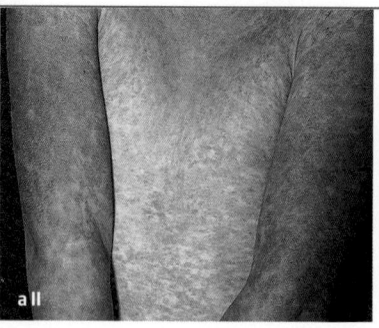
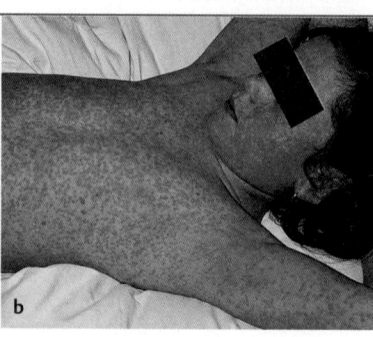

a Masern: Koplik-Flecken (kalkspritzerartige festhaftende Stippchen) an der Wangenschleimhaut (I) Stecknadel**kopf**große
(großfleckige) Einzeleffloreszenzen, die konfluieren können, die Papeln sind leicht erhaben (II).
b Röteln: Stecknadel**spitzen**große (kleinfleckige) Einzeleffloreszenzen, die konfluieren können. Das Exanthem ist flüchtig und meist blass.

3.2 Enanthem, Exanthem

3.2 Enanthem, Exanthem

Enantheme und Exantheme sind meist unspezifische Hauterscheinungen. Einige Infektionskrankheiten gehen mit charakteristischen Hauteffloreszenzen einher, die eine Verdachtdiagnose zulassen.

Enanthem: diffuse oder fleckige Effloreszenzen an der Schleimhaut des Mundes und Rachens (Abb. **J-3.2a**).

Unter einem **Enanthem** versteht man diffuse oder fleckige Effloreszenzen an der Schleimhaut des Mundes und Rachens (Abb. **J-3.2a**), wie sie relativ flüchtig im Verlauf bestimmter Infektionskrankheiten (z. B. Scharlach) vorkommen. Das Enanthem ist meist bakteriell (Bakterientoxine) oder viral bedingt.

Exanthem: Hautausschlag mit monomorphem oder polymorphem Effloreszenzmuster (Abb. **J-3.2**). Das Exanthem ist Ausdruck der Generalisation einer Infektionskrankheit.

Ein **Exanthem** ist ein Hautausschlag vom Gefäßbindegewebe ausgehend, mit monomorphen (z. B. Masern, Röteln) oder polymorphen (z. B. Windpocken) Hauteffloreszenzen (Abb. **J-3.2**), die sich über die gesamte Körperdecke ausbreiten können. Das Exanthem kann bakteriell, viral, allergisch (Medikamentenanamnese!), aber auch artifiziell bedingt sein; es ist Ausdruck der Generalisation einer Infektionskrankheit.

3.3 Lymphadenopathie

3.3 Lymphadenopathie

▶ **Definition**

▶ **Definition:** Als Lymphadenopathie wird die Vergrößerung und Konsistenzvermehrung der Lymphknoten bezeichnet.

Ätiologie: Die eingedrungenen Erreger bewirken über eine Aktivierung der Immunzellen eine Lymphknotenschwellung. Siehe auch Tab. **J-3.4**.

Ätiologie: Als erste Station nach dem Eindringen von Krankheitserregern reagieren die immunkompetenten Zellen mit den Zeichen der Aktivierung (Zellvermehrung, Ödembildung). Die Lymphadenopathie kommt sowohl bei benignen als auch malignen Erkrankungen vor (Tab. **J-3.4**).

Diagnostik: Die Beurteilung des Lymphknotenstatus erlaubt die Differenzierung zwischen lokaler und allgemeiner Infektion.

Diagnostik: Zum Lymphknotenstatus gehört die Erfassung folgender Regionen: vor und hinter dem M. sternocleidomastoideus, retroaurikulär, nuchal, supraklavikulär, axillär und inguinal. Der Lymphknotenstatus lässt die Differenzialdiagnose zwischen lokalen Infektionen (z. B. inguinale Lymphome bei Interdigitalmykose) und Allgemeininfektion (z. B. Befall aller LK-Stationen bei viral bedingten Infektionskrankheiten) zu. Während bei V. a. auf Malignität eine Biopsie unabdingbar ist, ist diese bei Infektionen oder Infektionskrankheiten nur sehr selten erforderlich (z. B. bei V. a. Lymphknoten-Tbc).

◎ J-3.3

◎ J-3.3　**Lymphknotenpakete bei Non-Hodgkin-Lymphom**

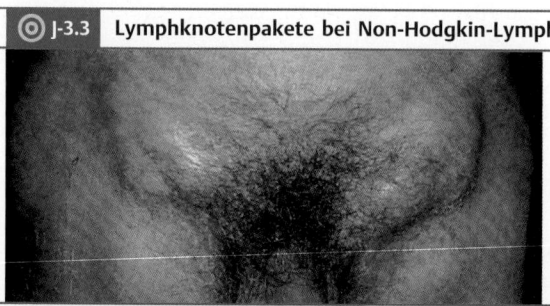

J-3.4	Differenzialdiagnostik bei Lymphknotenvergrößerung

Ursachen	Beispiele
Infektions-krankheiten*	**viral:** HIV (AIDS), CMV, EBV (Mononukleose), Hepatitis, Toxoplasmose, Masern, Röteln, Herpes zoster **bakteriell:** Tbc, Katzenkratzkrankheit, Lues, Lymphogranuloma (DD bei inguinalen Lymphomen) u. a. **Pilze:** Candidiasis
Kollagenosen	Lupus erythematodes, Sjögren-Syndrom
Tumoren**	Tumoren des hämatologischen Symstems: Hodgkin- und Non-Hodgkin-Lymphome (Abb. **J-3.3**) andere Malignome: Magenkarzinom, Bronchialkarzinom
	Lymphknotenmetastasen
Medikamente	Phenytoin
weitere	Sarkoidose, Rheumatoide Arthritis

* Lymphknoten von Umgebung abgrenzbar, verschieblich und meist druckdolent
** Lymphknoten indolent und derb

4 Bakterielle Infektionen

4.1 Grundlagen

Bakterien sind einzellige Mikroorganismen. Nach ihrer Gestalt unterscheidet man **Kokken** (Kugeln), **Stäbchen** und **schraubenförmige** Bakterien. Organellen und Kernmembran fehlen den Bakterien. Die komplexe Zellhülle bindet je nach Dicke unterschiedlich Gentianaviolett. Dies wird bei der Färbung nach Gram ausgenützt (**grampositive und gramnegative** Bakterien). Einige Bakterienstämme nutzen Sauerstoff als Elektronenfänger (**obligate Aerobier**), die meisten kommen aber auch ohne Sauerstoff aus, sie sind **fakultative Anaerobier**. Strikt anaerob wachsende Bakterien können toxische Peroxyde nicht abbauen, wachsen also nur unter sauerstofffreien Bedingungen. Einige Bakterien können aus der Normalform **Sporen** bilden (z. B. Bacillus anthracis, Clostridien), die gegen Umwelteinflüsse äußerst resistent sind.

Bakterien können wirtsschädigende **Exo- und Endotoxine** bilden.

Exotoxine (meist Proteine) werden aktiv von den Bakterien freigesetzt. Sie können in 3 Klassen eingeteilt werden:

1. **membranschädigende Exotoxine** (z. B. durch α-Toxin von Clostridium perfringens)
2. **AB-Toxine** (z. B. Pertussistoxin oder auch **Neurotoxine**, die sporenbildende Anaerobier [Clostridium] bilden)
3. **Superantigentoxine:** Sie wirken, indem das Immunsystem auf das Toxin reagiert (also nicht das Toxin selbst ist hier schädlich). Eine bedeutsame Rolle spielen grampositive Bakterien (z. B. Staphylococcus aureus). Die Superantigene bewirken eine Überstimulation der T-Zellen, die letztlich über systemische Entzündungsreaktionen in einem Multiorganversagen enden können.

Viele Bakterien bilden **Enterotoxine**, die zu Durchfällen führen können (z. B. Salmonellen, Shigellen). **Erythrotoxine** lösen typische Exantheme aus (z. B. Scharlach).

Endotoxine werden beim Bakterienzerfall gramnegativer Bakterien freigesetzt (im Rahmen einer gramnegativen Sepsis [s. u.] kann dies zum septischen Schock führen).

Bakterielle Pyrogene (Toxine) vermitteln die Neueinstellung der Körpertemperatur (Fieber, s. S. 1039) und können als Endotoxine gramnegativer Bakterien oder als Bestandteil grampositiver Bakterien freigesetzt werden.

4 Bakterielle Infektionen

4.1 Grundlagen

Es werden **Kokken** (Kugeln), **Stäbchen** und **schraubenförmige** Bakterien unterschieden. Nach ihrem Färbverhalten werden sie in **grampositive** und **gramnegative** Bakterien klassifiziert. Einige Bakterienstämme benötigen Sauerstoff (**obligate Aerobier**), die meisten kommen aber auch ohne Sauerstoff aus (**fakultative Anaerobier**).

Bakterien können wirtsschädigende **Exo- und Endotoxine** bilden. Zu den **Exotoxinen** zählen: membranschädigende Exotoxine, AB-Toxine, Superantigentoxine.

Viele Bakterien bilden **Enterotoxine,** die Durchfälle auslösen. **Endotoxine** werden beim Bakterienzerfall gramnegativer Bakterien freigesetzt. **Erythrotoxine** lösen Exantheme aus. **Pyrogene** (**Toxine**) vermitteln die Neueinstellung der Körpertemperatur.

4.1.1 Sepsis

▶ Allgemeines

▶ **Allgemeines:** Die Sepsis ist eine lebensbedrohliche, vorwiegend bakteriell bedingte Allgemeininfektion, bei der von einem Herd aus kontinuierlich oder intermittierend Erreger in die Blutbahn einbrechen, die objektivierbare Symptome auslösen und septische Metastasen bilden können. Der Begriff Septikämie erweitert den Begriff der Sepsis. Die Septikämie schließt die negativen Auswirkungen von Toxinen und Bestandteilen der Erreger auf Kreislaufregulation und Gerinnungssystem ein.

Ätiopathogenese: Die Sepsis ist meist Folge einer Infektion mit **gramnegativen Bakterien** (v. a. E. coli, Pseudomonas aeruginosa, Proteus, Klebsiellen), danach folgen grampositive Kokken (z. B. S. epidermidis, Streptokokken).

Prädisponierende Faktoren sind Abwehrschwäche (z. B. bei Leberzirrhose, Alkoholkrankheit, Diabetes), immunsuppressive Therapie, vorausgegangene Operationen und intravasale Katheter.

In Krankenhäusern begünstigt zudem die Resistenzentwicklung gegen Antibiotika die Entstehung einer Sepsis.

Ätiopathogenese: Ursächlich für eine Sepsis sind überwiegend **gramnegative Bakterien** (v. a.: E. coli, Pseudomonas aeruginosa, Proteus, Klebsiellen), an zweiter Stelle sind grampositive Kokken zu nennen (z. B. S. epidermidis, Streptokokken). Einige Erreger treten nur bei disponierenden iatrogenen Faktoren auf (intravasale Verweilkatheter, Blasenverweilkatheter, künstliche Herzklappen). Sie verursachen inzwischen wesentlich häufiger Zustände hochakuter, das Leben des Patienten unmittelbar bedrohende Episoden mit Fieber und drohender Schocksymptomatik (Septikämie, Näheres s. S. 221).

Außerhalb des Krankenhauses tritt eine Sepsis fast ausschließlich bei Menschen mit Grunderkrankungen auf, die entweder schon eine „geschwächte Immunabwehr" aufweisen (z. B. Leberzirrhose, Alkoholkrankheit, Diabetes), aber auch als Folge bisher nicht diagnostizierter Erkrankungen (z. B. perforierte Divertikulitis, Endokarditis nach Zahnextraktion bei Mitralklappenprolaps). Septische Verläufe entwicklen sich aber auch in zunehmendem Maße als Folge medikamentöser Eingriffe in das Abwehrsystem des Organismus (Zytostatika-, immunsuppressive Therapie) oder durch invasive Eingriffe (z. B. immer größere Operationen bei immer älteren Patienten, intravasale Katheter). Krankenhausaufenthalte führen daher häufiger zu septischen Episoden als früher. Daneben findet sich in Krankenhäusern oft ein Spektrum von Erregern, die vielfache Resistenzen gegen die zur Verfügung stehenden Antibiotika aufweisen. Das Krankenhaus bietet nicht nur mehr invasive „therapeutische Möglichkeiten", sondern auch ein Spektrum von Erregern an, welche durch zahlreiche Passagen von mit Antibiotika behandelten Patienten vielfache Resistenzen gegen die zur Verfügung stehenden Antibiotika aufweisen. Zusammengefasst wird diese krankenhaustypische Gefährdung unter dem Begriff der **nosokomialen Infektionen**, welche häufig in eine Sepsis mit septischen Herden münden. Von diesen Herden können erneut Erreger gestreut werden. Eine Vermehrung im Blut findet nicht statt. Bei Sepsis haben wir also von einem Herd auszugehen, der nach Möglichkeit zu beseitigen ist.

▶ Merke

▶ **Merke:** Sepsis ist in 60–70 % der Fälle Folge einer Infektion mit gramnegativen Bakterien (z. B. E. coli). Ca. 30 % der Sepsisfälle sind auf grampositive Bakterien (meist Staphylokokken oder Streptococcus pneumoniae) zurückzuführen. Der Anteil von Viren, Pilzen oder Malaria tropica ist gering. Ein septischer Schock (s. S. 221) als Folgestadium schließt sich bei jedem 3. Patienten an.

Klinik: Plötzlicher Beginn mit Schüttelfrost und Fieber. Bei septischem Schock Zeichen der kardiopulmonalen Insuffizienz.

Diagnostik: Möglichst frühzeitig muss bei vermuteter bakterieller Genese Material für **aerobe und anaerobe Blutkulturen** gewonnen werden. Daneben ggf. Urinkultur, Abstrich von offenen Wunden, Stuhl- und Liquorproben. Im Labor finden sich CRP-Anstieg, Thrombozytenabfall und Leukozytenabfall oder -anstieg, Linksverschiebung, Hyperlaktatämie, Hypophosphatämie, AT-III-Abfall, insulinpflichtige Hyperglykämie.

Klinik: Charakteristisch sind plötzlicher Beginn mit Schüttelfrost und Fieber. Entwickelt sich ein septischer Schock, treten Zeichen der kardiopulmonalen Insuffizienz hinzu (Näheres s. S. 221).

Diagnostik: Möglichst frühzeitig muss bei vermuteter bakterieller Genese Material für **aerobe und anaerobe Blutkulturen** gewonnen werden (s. auch Exkurs, S. 1037). Der Nachweis des Krankheitserregers durch Anzüchtung hat fast immer beweisenden Wert, die dadurch mögliche Empfindlichkeitsprüfung gegenüber Antibiotika ist häufig für die erfolgreiche Therapie unverzichtbar. Mittelstrahlurin (katheterisieren oder Blasenpunktion), Abstrich von offenen Wunden, eventuell Stuhl- und Liquorproben sind möglichst rasch ins Labor zu bringen. Weitere wichtige Laborparameter bei Sepsis sind Anstieg des CRP, Thrombozytenabfall > 50 % in 24 h, Hyperlaktatämie > 1 mmol/l, Leukozyten (Abfall < 4000/ml oder Anstieg > 12 000/ml), Linksverschiebung, toxische Granulation, Hypophosphatämie < 0,84 mmol/l, AT-III-Abfall, insulinpflichtige Hyperglykämie (>24 h).

Therapie: Eine **intensivmedizinische Therapie** ist obligat, ebenso der sofortige Beginn einer **antibiotischen Therapie**. Ist der Erreger unbekannt, sollte immer eine i. v. Breitbandantibiose durchgeführt werden. Daneben sind symptomatische Therapiemaßnahmen einzuleiten (z. B. Antipyretika) und ggf. auftretende Komplikationen im Rahmen der Sepsis (z. B. kardiovaskuläre Insuffizienz, Gerinnungsstörungen) zu behandeln. Die Letalität beeinflussende Faktoren sind adäquate antibiotische Therapie und Fiebersenkung.

Therapie: Die Sepsis bedarf der **intensivmedizinischen Therapie**. Wichtig ist der frühzeitige Beginn einer **antibiotischen Therapie**.

4.2 Aktinomykose

4.2 Aktinomykose

▶ **Allgemeines:** Die Aktinomykose wird durch anaerobe Bakterien der Gattung Actinomyces verursacht, die nur nach Eindringen in nekrotisches Gewebe eine **subakute, fistelnde Entzündung** auslösen.

◀ Allgemeines

☰ J-4.1	Aktinomykose						
Vorkommen	**Übertragungsweg**	**Kardinalsymptome**	**Komplikationen**	**Diagnostik**	**Therapie**	**Prophylaxe**	**Meldepflicht nach IfSG**
Mundhöhle	durch Verletzung Operation	brettharte Schwellung Fistelgänge	abdominelle, hepatische Aktinomykose	Drusen in Eiter/Gewebe Serologie	Penicillin Amoxicillin/ Clavulansäure	Mundhygiene	besteht nicht

Epidemiologie und Pathogenese: Aktinomyzeten (v. a. Actinomyces israelii) sind **bakterielle Kommensalen** in Mundhöhle und Intestinaltrakt des Menschen. Sie werden pathogen, wenn sie von der Oberfläche der Schleimhaut in Begleitung anderer bakterieller Entzündungen in die Tiefe verschleppt werden. Anaerobe Bedingungen durch die **bakterielle Begleitflora** sind obligat. Im Intestinaltrakt können Aktinomyzeten infolge operativer Eingriffe am Darm, z. B. bei Nahtinsuffizienz, chronisch-entzündliche Prozesse auslösen.

Epidemiologie und Pathogenese: Aktinomyzeten (v. a. Actinomyces israelii) sind **bakterielle Kommensalen**. Anaerobe Bedingungen durch die **bakterielle Begleitflora** sind obligat.

Klinik: Je nach Lokalisation unterscheidet man folgende Formen:
- **zervikofaziale Form:** Es finden sich zum Teil schmerzlose, fistelnde Prozesse im Kieferbereich mit typischer **brettharter subkutaner Schwellung.** Aus den **Fistelgängen** entleeren sich kleine harte Körnchen. Bei Fortschreiten können durch Granulationen benachbarte **Knochen** arrodiert werden. In den regionalen Abflussgebieten finden sich keine Lymphknotenschwellungen.
- **abdominelle Manifestation** (häufigste Form): Sie ist meist Folge chirurgischer Eingriffe. Typisch sind Konglomerattumoren, die meist zufällig bei der Abdomensonographie oder Computertomographie im Rahmen der Abklärung unklarer Beschwerden auffallen, und sezernierende Fistelbildungen. Durch Streuung über die Pfortader kann es auch zu einem Befall der Leber kommen (**hepatische Aktinomykose**) mit Fieber, Leukozytose, Ikterus und Hepatomegalie.
- **pulmonale Aktinomykose** (Lungenaktinomykose): Der Lungenbefall nach Aspiration ist eine Rarität. Sie beginnt schleichend mit trockenem Husten.

Klinik: Man unterscheidet folgende Formen:
- **zervikofaziale Form:** schmerzlose fistelnde Prozesse im Kieferbereich mit **brettharter Schwellung** und **Fistelgängen**. Bei Fortschreiten Arrosion benachbarter **Knochen**.
- **abdominelle Manifestation:** Konglomerattumoren und Fistelbildung. Bei Befall der Leber zeigen sich Fieber, Leukozytose, Ikterus und Hepatomegalie (**hepatische Aktinomykose**).
- **pulmonale Aktinomykose:** Der Lungenbefall entsteht durch Aspiration.

Diagnostik: Histologisch finden sich typische **Drusen** im **Eiter** oder in **Gewebeproben**. Eine Anzüchtung ist durch spezielle anaerobe Kulturverfahren möglich. Serologische Verfahren können bei negativer Kultur gelegentlich hilfreich sein.

Diagnostik: Histologisch finden sich **Drusen** im **Eiter** oder **Gewebe**. Eine Anzüchtung ist möglich. Die Serologie ist bei negativer Kultur hilfreich.

Therapie: Therapie der Wahl ist **Penicillin G** (2 × 10 Mega/d über 6 Wochen) oder bei Penicillinallergie Doxycyclin (200 mg/d). Bei Vorliegen einer bakteriellen Begleitflora sollte mit einer Kombinaiton aus **Aminopenicillin** und **β-Laktamaseinhibitor** (z. B. Amoxicillin + Clavulansäure) behandelt werden. Bei größeren Prozessen ist nach antibiotischer Vorbehandlung eine **chirurgische Intervention** erforderlich.

Therapie: Therapie der Wahl ist **Penicillin G** oder bei Vorliegen einer bakteriellen Begleitflora **Aminopenicillin + β-Laktamaseinhibitor**. Bei größeren Prozessen ist eine **chirurgische Intervention** erforderlich.

Prognose: Da Rückfälle auftreten können, sind **Kontrolluntersuchungen** erforderlich.

Prognose: Rückfälle können auch noch nach Monaten auftreten, daher sind **Kontrolluntersuchungen** über Jahre erforderlich.

4.3 Anthrax

▶ **Synonym**

▶ **Allgemeines**

4.3 Anthrax

▶ **Synonym:** Milzbrand

▶ **Allgemeines:** Anthrax bezeichnet eine meist lokale Hautinfektion mit Sporen des grampositiven Bacillus anthracis (**Milzbrandkarbunkel**). Nach Inhalation dieser Sporen entsteht eine Sepsis (**Lungenmilzbrand**).

≡ J-4.2	Anthrax							
Vor-kommen	Übertragungs-weg	Kardinal-symptome	Komplikationen	Diagnostik	Therapie	Prophylaxe	Meldepflicht nach IfSG
tierisches Material Erde	Inokulation aerogen oral	Milzbrand-karbunkel	Lungenmilzbrand	tiefer Abstrich Mikroskopie	Penicillin	Meiden konta-minierter Felle	§6 (s. S. 1037)

Berufsbedingte Infektion (z. B. Landwirt, Tierarzt). Die häufigsten Eintrittspforten sind **Hautläsionen**; selten **aerogene** oder **orale** Übertragung.

Im Rahmen **bioterroristischer Aktionen** kann es zur Inhalation von Milzbrand-sporen kommen.

Epidemiologie und Pathogenese: Die **berufsbedingte** Infektion des Menschen (z. B. Landwirt, Tierarzt) erfolgt über den Kontakt mit **kontaminierten Tierprodukten**. Die Sporen des Bacillus anthracis sind äußerst resistent und können über Jahre z. B. auf Fellen überleben. Die häufigsten Eintrittspforten sind **Hautläsionen**. Selten können die Sporen auch **aerogen** durch Inhalation oder **oral** durch kontaminiertes Fleisch übertragen werden. Eine direkte Übertragung von Mensch zu Mensch findet in der Regel nicht statt.

Im Rahmen **bioterroristischer Aktionen** kann es zur Inhalation von Milzbrandsporen kommen. Bereits geringgradige Symptome des Respirationstraktes sollten bei möglichen Kontaktpersonen Anlass zu gezielter Diagnostik und Therapie sein.

Klinik: Je nach Eintrittspforte unterschiedliche Formen:
- **Hautmilzbrand:** Zunächst rote Papel, dann schmerzloses **Ulkus**, das bald von einer schwarzen Kruste bedeckt ist (**Milzbrandkarbunkel**, Abb. **J-4.1**).
- **Lungenmilzbrand:** Beginn als Infekt der oberen Luftwege, rascher Übergang in ein **hochakutes septisches Krankheitsbild**.

Klinik: Je nach Eintrittspforte können unterschiedliche Formen auftreten:
- **Hautmilzbrand:** Zunächst bildet sich an der Eintrittsstelle initial eine rote Papel, die sich nach 2–6 Tagen in ein schmerzloses, mit einer schwarzen Kruste bedecktes **Ulkus** entwickelt, das sog. **Milzbrandkarbunkel** (Abb. **J-4.1**). In der Umgebung bilden sich zahlreiche Bläschen und ein zum Teil ausgedehntes Ödem aus. Eine Eiterbildung spricht gegen Milzbrand.
- **Lungenmilzbrand:** Er beginnt wenige Tage nach Inhalation als Infekt der oberen Luftwege und geht im weiteren Verlauf rasch in ein **hochakutes, septisches Krankheitsbild** mit hohem Fieber, Dyspnoe, Zyanose und blutigem Sputum über. Im Röntgenthorax fällt ein verbreitertes Mediastinum bei freien Lungen auf.

◉ J-4.1 **Hautmilzbrand**

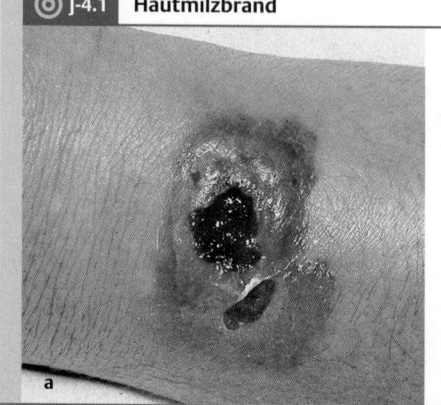 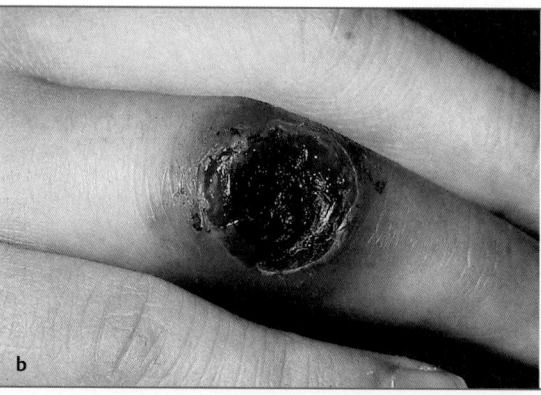

a Beginnendes **Milzbrandkarbunkel** mit zentraler Ulzeration und schwärzlicher Schorfbildung, die von einem konfluierenden Pustelsaum umgeben ist.
b Schwarze festhaftende tiefe **Nekrose,** von einem noch teilweise erkennbaren Pustelsaum sowie Rötung und Schwellung umgeben.

Der **Darmmilzbrand** (Bild eines akuten Abdomens) und eine hämatogene Aussaat mit **Meningitis** und **Sepsis** sind extrem selten. Sie bleiben meist unerkannt und enden tödlich.

Darmmilzbrand, **Meningitis** und **Sepsis** sind extrem selten.

Diagnostik: Die **mikroskopische Untersuchung** eines tiefen Abstrichs aus der Hautläsion lässt schon zusammen mit dem klinischen Bild die Diagnose sehr wahrscheinlich werden. Eine Bestätigung in der **Kultur** ist möglich. Alle verwendeten Materialien bzw. Hilfsmittel (Abstrichmaterial, Verbandsmateriel etc.) müssen anschließend sorgfältig sterilisiert werden.

Diagnostik: Die **mikroskopische Untersuchung** lässt die Diagnose wahrscheinlich werden, Bestätigung durch **Kultur**. Verwendetes Material muss sorgfältig sterilisiert werden.

Therapie: Bei lokalisiertem **Hautmilzbrand** erfolgt die Behandlung mit **Penicillin V** (4 × 1 Mega/d für 1 Woche). Bei Lungen- oder Darmmilzbrand, Meningitis oder Sepsis sollte wegen der Aggressivität und des raschen Fortschreitens der Erkrankung frühzeitig eine Therapie mit **Penicillin G** (3 × 10 Mega/d i.v.) eingeleitet werden. Unbehandelt führt der Hautmilzbrand in ca. 20–30% der Fälle zum Tod.

Therapie: Therapie der Wahl ist **Penicillin V** (oral bei Hautmilzbrand, alle anderen Formen i.v.).

▶ **Merke:** Chirurgische Maßnahmen sind bei Hautbefall kontraindiziert.

◀ **Merke**

Prophylaxe: Ein Expositionsrisiko ist in Deutschland durch entsprechende Vorsichtsmaßnahmen (Luftabsaugung, Sterilisation der Produkte) in industriell Felle verarbeitenden Betrieben praktisch ausgeschlossen. Reisesouvenirs könnten ein Risiko sein. Eine Meldung an die Berufsgenossenschaft darf bei berufsbedingter Exposition nicht vergessen werden.

Prophylaxe: Ein Expositionsrisiko ist in Deutschland praktisch ausgeschlossen.

4.4 Bartonellose

4.4 Bartonellose

▶ **Allgemeines:** Bartonellen sind gramnegative Stäbchenbakterien. Zu den von ihnen verursachten Erkrankungen zählen das Fünftage- oder Wolhynisches Fieber (Erreger: Bartonella quintana – heute fast ausgestorben) und das Oroya-Fieber (Erreger: Bartonella bacilliformis – Vorkommen auf die Anden begrenzt). Im Folgenden wird nur näher auf die Katzenkratzkrankheit (Erreger: Bartonella henselae) eingegangen.

◀ **Allgemeines**

4.4.1 Katzenkratzkrankheit

4.4.1 Katzenkratzkrankheit

Bakterielle, meist selbstlimitierend verlaufende Infektion, die v.a. nach Übertragung von **Bartonella henselae** durch Katzenbiss- oder -kratzverletzungen auftritt. 3–5 Tage nach Verletzung findet sich zunächst eine Papel, die in eine Pustel übergeht. Im Verlauf entsteht eine lokale Lymphadenopathie (ggf. Entwicklung eines verkäsenden Granuloms). Weiteres s. Tab. **J-4.3**.

Bakterielle Infektion nach Verletzung durch eine Katze, meist durch Übertragung von **Bartonella henselae** (Tab. **J-4.3**).

J-4.3	Katzenkratzkrankheit						
Vor-kommen	**Übertra-gungsweg**	**Kardinal-symptome**	**Komplika-tionen**	**Diagnostik**	**Therapie**	**Prophylaxe**	**Meldepflicht nach IfSG**
weltweit	Katzenbiss oder -kratzer	Papel/Pustel an der Verletzungs-stelle lokale Lympha-denopathie	selten: Pneumonie Enzephalitis Osteomyelitis	Kultur von Blut/Haut/ Lymphknoten Serologie	i.d.R. selbst-limitierend, bei schweren Verläu-fen: Makrolid-Antibiotikum	Verletzung durch Katzen meiden	besteht nicht

4.5 Borrelieninfektion

4.5 Borrelieninfektion

▶ **Allgemeines:** Borrelien sind gramnegative Spirochäten, die nach Zeckenstich die **Lyme-Borreliose** (Erreger: Borrelia burgdorferi) (Tab. **J-4.4**) oder das **Rückfallfieber** (Erreger: Borrelia recurrentis) auslösen können. Das Rückfallfieber kommt praktisch nicht mehr vor und wird daher auch nicht näher besprochen.

◀ **Allgemeines**

4.5.1 Lyme-Borreliose

4.5.1 Lyme-Borreliose

≡ J-4.4	Lyme-Borreliose						
Vor-kommen	Übertra-gungsweg	Kardinal-symptome	Komplikationen	Diagnostik	Therapie	Prophylaxe	Meldepflicht nach IfSG
Zecken (weltweit)	Zeckenstich	Erythema migrans	Neuritis Akrodermatitis Arthritis	Serologie	Stadium I: Doxycyclin Stadium II/III: Ceftriaxon	Zecken entfernen	besteht nicht

Epidemiologie und Pathogenese: Borrelia burgdorferi wird durch den Stich von Zecken (Abb. J-4.2a) übertragen. Klinisch relevante Infektionen treten nur bei 2% der Fälle auf. An der Stichstelle findet sich eine lymphozytäre Reaktion, frühe hämatogene Aussaat und Invasion in den Liquorraum sind möglich.

Klinik: Der Verlauf lässt sich in **Stadien** beschreiben (Tab. J-4.5).

Diagnostik: Anamnestisch sollte nach einem Zeckenstich gefragt werden. Im **Stadium I** ist die Diagnose **klinisch** (Hautveränderungen) zu stellen. Im **Stadium II** finden sich fast immer positive **Antikörper**, im **Liquor** eine lymphozytäre Pleozytose. Im **Stadium III** sind immer **hohe Antikörpertiter** vorhanden.

Therapie: **Antibiotische Therapie** ist in allen Stadien erforderlich. Im **Frühstadium** frühzeitige orale Antibiose mit **Doxycyclin**, Amoxicillin oder Cefuroxim.

In den **Spätstadien II** und **III** sind hohe tägliche i. v. Dosierungen mit **Ceftriaxon** oder **Penicillin G** indiziert. Im Stadium III kann ein weiterer Behandlungszyklus angeschlossen werden. Eine Restitutio ad integrum ist dennoch nicht in allen Fällen erreichbar.

Epidemiologie und Pathogenese: Die Erreger der Lyme-Borreliose **Borrelia burgdorferi** werden durch den Stich von **Zecken** (Abb. J-4.2a) übertragen. Die Gefahr, Zecken zu akquirieren, besteht bei Freilandaufenthalen mit Kontakt zu bodennahen Pflanzen. Ca. 10% der Zecken sind infektiös und nur ca. ein Drittel seropositiver Menschen entwickelt überhaupt Symptome, sodass klinisch relevante Infektionen bei 2% der Fälle auftreten. Das Erkrankungsrisiko nimmt aber deutlich mit der Dauer des Saugaktes zu. Nach Infektion kann es am Ort des Stichs zu einer lymphozytären Reaktion kommen, bereits frühzeitig sind hämatogene Aussaat und Liquorinvasion möglich.

Klinik: Der Verlauf der Erkrankung lässt sich in **Stadien** beschreiben (Tab. J-4.5).

Diagnostik: Anamnestisch sollte nach einem Zeckenstich oder einem Aufenthalt im Grünen gefragt werden. Allerdings können sich lediglich 50% der Patienten an einen Zeckenstich erinnern. Im **Stadium I** ist die Diagnose vor allem **klinisch** aufgrund der Hautveränderungen zu stellen. Frühe serologische Hinweise (**IgM-Antikörper**) sind bei bis zu 50% der Infizierten zu finden. Nach hämatogener Streuung im **Stadium II** sind dann bei bis zu 90% der Patienten **Antikörper** vorhanden. Bei neurologischen Symptomen finden sich im **Liquor** eine lymphozytäre Pleozytose und eine Eiweißvermehrung bei positivem Antikörperbefund. Im chronischen **Stadium III** sind bei praktisch allen Patienten **hohe Antikörpertiter** nachzuweisen.

Therapie: Die kurative **antibiotische Therapie** ist in allen Stadien erforderlich. Entscheidend ist der möglichst frühzeitige Behandlungsbeginn bei Auftreten eines Erythema migrans. Im **Frühstadium** ist eine **orale** Antibiose über 3 Wochen mit **Doxycyclin** (200 mg/d) ausreichend; alternativ kommen Amoxicillin (3 × 1 g/d) oder Cefuroxim (1. Tag 2 × 500 mg, 2.–5. Tag 1 × 500 mg/d) in Frage.

Bei Organmanifestationen in den **Stadien II** und **III** sind deutlich höhere tägliche Dosierungen und eine **i. v.** Antibiose erforderlich. Über mind. 10, besser 20 Tage werden **Ceftriaxon** (1 × 2 g/d) oder **Penicillin G** (4 × 5 Mega/d) verabreicht. Bei Allergien gegen β-Laktamantibiotika kann auf Azithromycin ausgewichen werden. Im Stadium III kann bei Persistenz der Symptome ein weiterer Behandlungszyklus angeschlossen werden. Eine Restitutio ad integrum ist dennoch nicht in allen Fällen erreichbar.

⊚ J-4.2 Lyme-Borreliose

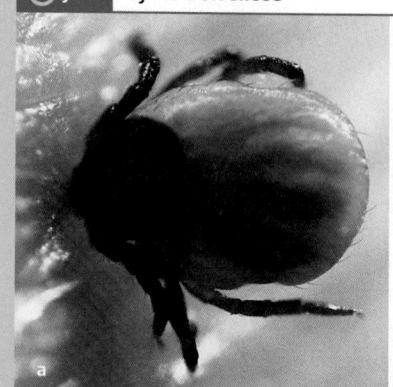
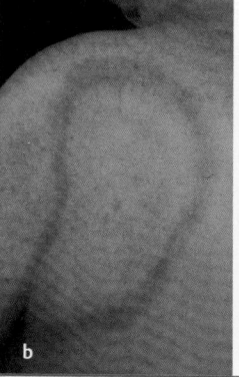
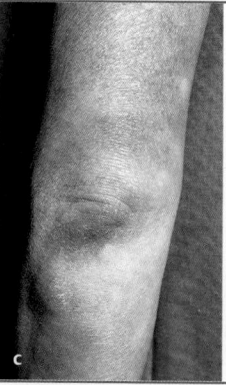

a Zeckenstich.
b Erythema migrans als „Primär-affekt" (das Erythem breitet sich zentrifugal aus und blasst dabei in der Mitte ab).
c Acrodermatitis chronica atrophicans (entzündliche Veränderungen an den Streckseiten der Extremitäten, die zu einer Atrophie der Haut und sensiblen Ausfällen führen), hier mit juxtaartikulären fibroiden Knoten.

☰ J-4.5	Stadieneinteilung der Lyme-Borreliose				
Stadium	**Zeitraum**	**Klinik – lokal**	**Klinik – systemisch**		**Serologie**
I lokalisierte Infektion	bis 2 Monate	▪ **Erythema migrans** (Abb. **J-4.2b**) (evtl. multipel) an der Einstichstelle ▪ ggf. **Lymphadenosis cutis**	▪ Fieber ▪ Lymphadenitis ▪ Arthritis		IgM-Antikörper ++ IgG-Antikörper (+)
II disseminierte Infektion	bis 1 Jahr	unauffällig	▪ **grippeähnliche Symptome** (z. B. Fieber, Kopfschmerzen) ▪ frühe **Organmanifestationen** sind: Meningopolyneuritis oder Polyneuritis; periphere Fazialisparese; rezidivierende, asymmetrische Arthritiden; selten Myoperikarditis		IgM-Antikörper ++ IgG-Antikörper ++
III chronische Infektion	> 1 Jahr	unauffällig	▪ Polyneuritis, Enzephalomyelitis ▪ Oligo- oder Monarthritis (Lyme-Arthritis) ▪ Akrodermatitis chronica atrophicans (Abb. **J-4.2c**)		IgM-Antikörper (+) IgG-Antikörper ++

Prophylaxe: Feuchte Wiesen mit Bodenbewuchs sind der Lebensraum der Zecken und daher zu meiden. Helle, geschlossene Kleidung (Hosenbeine in Strümpfe stecken!) erleichtert das Auffinden krabbelnder Zecken.

Prophylaxe: Feuchte Wiesen meiden und helle, allseits geschlossene Kleidung tragen.

4.6 Brucellosen

4.6 Brucellosen

▶ **Allgemeines:** Brucellosen sind weltweit vorkommende Infektionskrankheiten von Tieren (Zoonose). Die gramnegativen Stäbchenbakterien können auch auf den Menschen übertragen werden.

◀ Allgemeines

☰ J-4.6	Brucellosen						
Vorkommen	**Übertragungsweg**	**Kardinalsymptome**	**Komplikationen**	**Diagnostik**	**Therapie**	**Prophylaxe**	**Meldepflicht nach IfSG**
weltweit nicht mehr in Deutschland	oral perkutan	Fieberschübe Lymphknotenschwellungen Hepatomegalie	Osteomyelitis Arthritis granulomatöse Hepatitis	Blutkultur Serologie	Doxycyclin Cotrimoxazol Rifampicin	Vermeiden von Tierkontakt und Genuss roher Milch	§ 7 (s. S. 1037)

Epidemiologie und Pathogenese: Die wichtigsten humanpathogenen Erreger sind (Tab. **J-4.7**):

▪ **Brucella abortus** (Rinder): Nach Infektion des Menschen entwickelt sich der **Morbus Bang**.

▪ **Brucella melitensis** (Schaf, Ziege): Diese Erreger kommen vor allem im Mittelmeerraum vor und verursachen beim Menschen das **Maltafieber** (Mittelmeerfieber, Febris undulans).

▪ **Brucella suis** (Schwein): Man findet die Erreger vorwiegend in Nordamerika, das Krankheitsbild beim Menschen ähnelt dem Maltafieber.

Menschen infizieren sich durch direkten **Kontakt** mit infizierten Tieren oder deren Ausscheidungen. Die Erreger können durch scheinbar unverletzte Haut eindringen. Eine weitere Infektionsquelle stellt der Genuss von **kontaminierter Milch** und **Milchprodukten** dar, wenn diese nicht pasteurisiert oder abgekocht wurden.

Epidemiologie und Pathogenese (Tab. **J-4.6**):

▪ **Brucella abortus** (Rind): Morbus Bang
▪ **Brucella melitensis** (Schaf/Ziege): v. a. im Mittelmeerraum; Maltafieber
▪ **Brucella suis** (Schwein): dem Maltafieber ähnliche Symptome

Die Übertragung erfolgt durch direkten **Kontakt** mit infizierten Tieren oder deren Ausscheidungen sowie durch **kontaminierte Milch** und **Milchprodukte**.

≡ J-4.7   Brucellen

Erreger	Vorkommen	Erkrankung
Brucella abortus	Rind	Morbus Bang
Brucella melitensis	Schaf/Ziege	Maltafieber
Brucella suis	Schwein	ähnlich Maltafieber

Klinik: Nach einer Inkubationszeit von 1–3 Wochen beginnt der **Morbus Bang** mit Kopf- und Gliederschmerzen, Fieber, Konjunktivitis, Gastritis, Bronchitis oder Angina. Außerdem kann man **remittierendes Fieber** (bis 39 °C), Bradykardie, Hepatosplenomegalie und Lymphknotenschwellungen beobachten. Bei **chronischem Verlauf** treten Fieberschübe, Hepatosplenomegalie mit typischen Granulomen, Osteomyelitis, Arthritis, Epididymo-Orchitis auf.

Typisch für das **Maltafieber** sind **Febris undulans** und ein stark beeinträchtigtes Allgemeinbefinden.

Diagnostik: Wichtig sind der **mikrobiologische Nachweis** des Erregers, die **Serologie** und **Kulturen** von Blut, Knochenmarks- oder Gelenkpunktat. In **Lymphknotenbiopsien** finden sich epitheloidzellige Granulome. **KBR** oder **Coombs-Test** sichern die Diagnose.

Therapie: **Doxycyclin** in Kombination mit **Rifampicin** über mindestens 6 Wochen. Bei intrazerebraler Manifestation ist Chloramphenicol gerechtfertigt.

Prognose: Bei rechtzeitiger und konsequenter Therapie ist der **Verlauf** günstig. Es kann allerdings noch nach Jahren zu **Rezidiven** kommen.

Klinik: Nach einer Inkubationszeit von 1–3 Wochen beginnt der **Morbus Bang** mit Kopf- und Gliederschmerzen, Konjunktivitis, Gastritis, Bronchitis oder Angina. Nach uncharakteristischem Fieber mit Splenomegalie kann er spontan ausheilen. Es ist aber auch **remittierendes Fieber** von abendlich 39 °C und höher möglich, auffallend ist dabei eine **relative Bradykardie**. Grundsätzlich sind **Hepatosplenomegalie** und **Lymphknotenschwellungen** zu finden. Gelegentlich finden sich auch ein flüchtiges polymorphes Exanthem und eine Serositis. Spontan oder bei frühzeitiger Therapie können die Brucellosen ausheilen. Entwickelt sich ein **chronischer Verlauf**, treten in größeren Abständen bei erneuter hämatogener Aussaat Fieberschübe auf. Hepatosplenomegalie mit dem Nachweis typischer Granulome, Osteomyelitis, Arthritis, Epididymo-Orchitis und gelegentlich ZNS-Beteiligung sind typische Zeichen.

Beim **Maltafieber** tritt ein typischer wellenförmiger Fieberverlauf mit täglichen abendlichen Spitzen auf, der von einem 1–2-wöchigen fieberfreien Intervall unterbrochen sein kann (**Febris undulans**). Das Allgemeinbefinden ist während der Fieberphasen stark beeinträchtigt.

Diagnostik: Bei anfangs oft uncharakteristischen Symptomen stützt sich die Diagnose auf den **mikrobiologischen Nachweis** des Erregers und **serologische** Ergebnisse. **Kulturen** von Blut, Lymphknoten, Knochenmarks- oder Gelenkpunktat sind nach 3–7 Tagen positiv. In **Lymphknotenbiopsien** finden sich epitheloidzellige Granulome. Eine negative **Widal-Reaktion** zu Beginn der Erkrankung schließt die Diagnose nicht aus. Günstiger scheint die **Komplementbindungsreaktion (KBR)** zu sein, bei inkompletten Antikörpern hat sich der **Coombs-Test** bewährt.

Therapie: Die Therapie der Brucellosen muss die intrazelluläre Lage der Erreger berücksichtigen. **Doxycyclin** p. o. (200 mg/d) oder Cotrimoxazol (2 Forte-Tabletten/d) in Kombination mit **Rifampicin** (10 mg/kgKG/d) sind über 6 Wochen bis 3 Monate notwendig. Bei intrazerebraler Manifestation ist auch der Einsatz von Chloramphenicol gerechtfertigt.

Prognose: Bei rechtzeitiger und konsequenter Therapie ist ein **günstiger Verlauf** anzunehmen. Trotzdem ist nicht in allen Fällen mit einer Eliminierung des Erregers zu rechnen. Immer wiederkehrende Fieberschübe können noch nach Jahren Zeichen für **Rezidive** sein, die auch heute noch große therapeutische Schwierigkeiten darstellen.

▶ **Klinischer Fall:** Ein 52-jähriger, bisher gesunder Mann verspürte langsam zunehmende, nach wenigen Wochen unerträgliche Kreuzschmerzen ohne neurologische Ausfälle. Die diagnostische Abklärung ergab eine seronegative Arthritis, die Behandlung mit Antirheumatika erbrachte zunächst Besserung. Nach 6 Wochen waren die Rückenschmerzen jedoch kaum noch medikamentös zu beherrschen. Nach einer erneuten Röntgenaufnahme der Lendenwirbelsäule fiel jetzt eine Osteolyse im 3. Lendenwirbel auf. Mit dem Verdacht einer Tumormetastasierung erfolgte die Einweisung zur operativen Klärung. Während der Vorbereitung zur Operation traf die aus Spanien stammende Ehefrau des Patienten eine spanische Freundin auf dem Marktplatz und erzählte die Leidensgeschichte ihres Mannes. Vorher sei ihr Manndoch immer gesund gewesen, die alljährlich in ihrer spanischen Heimat auf einem Dorf verbrachten Ferien seien auch dieses Jahr wunderschön gewesen, die roten Flecken nach der Rückkehr hätten nicht gejuckt, seien nach wenigen Tagen verschwunden. Auch sei die Entzündung des „Hodens" nach 2 Wochen ohne Behandlung verschwunden. Wenn da nicht die fürchterlichen Rückenschmerzen gekommen wären. Die spanische Freundin konnte daraufhin nur auf ihren Ehemann verweisen, der vor 5 Jahren mit diesen Symptomen als Morbus Bang diagnostiziert und behandelt worden sei. Er sei jetzt gesund. Auf den Hinweis der Ehefrau wurde eine Brucellen-Serologie veranlasst, die hoch-positiv ausfiel. Nach Kombinationstherapie mit Doxycyclin und Rifampicin war der Patient in 2 Monaten beschwerdefrei.

4.7 Campylobacter-Infektionen

▶ **Synonym:** Campylobacteriosen

▶ **Allgemeines:** Durch die weltweit bei vielen Tieren vorkommenden gram-negativen Stäbchenbakterien Campylobacter jejuni und coli können beim Menschen fieberhafte **Enteritis-Episoden** ausgelöst werden.

☰ J-4.8	Campylobacter-Infektionen							
Vor-kommen	Übertragungs-weg	Kardinal-symptome	Komplikationen	Diagnostik	Therapie	Prophylaxe	Meldepflicht nach IfSG
weltweit Tier	oral	Durchfall Fieber	reaktive Arthritis	Stuhl	Selbstheilung Ciprofloxacin Makrolid	entfällt	§§ 6 und 7 (s. S. 1037)

Epidemiologie und Pathogenese: Campylobacter jejuni und **coli** kommen weltweit im Darm vieler Tiere vor. Seit Kulturverfahren für die Identifizierung im Stuhl routinemäßig zur Verfügung stehen, hat sich die Zahl diagnostizierter Fälle deutlich erhöht und vielfach die Zahl der Salmonellen erreicht. Man findet eine besondere Häufung bei Jugendlichen und jungen Erwachsenen.
Die Erreger der **Campylobacter-Enteritis** werden oral durch kontaminierte Lebensmittel aufgenommen. Nur wenige Keime reichen dabei aus, um eine Infektion auszulösen. Nach der Magenpassage vermehren sich die Erreger und dringen schließlich in die Darmmukosa von Dünndarm und Kolon ein, wo sie durch sezernierte **Enterotoxine** eine Enteritis auslösen. Eine Bakteriämie mit Nachweis in der Blutkultur ist möglich. Die Erkrankung verläuft nahezu immer selbstlimitierend, eine begrenzte Immunität wird wohl erworben. Eine Übertragung von Mensch zu Mensch ist sehr selten.
C. fetus subspecies fetus ist nur bei **immunsupprimierten Patienten** Ursache für septische Erkrankungen.

Klinik: Nicht jeder Infizierte erkrankt. Auch im Erkrankungsfall sind nach einer Inkubationszeit von 1–7 Tagen die **Symptome sehr variabel:** von wenigen weichen Stühlen für kurze Zeit bis hin zu häufigen, dünnen, teilweise mit Blut und Schleim vermengten Stühlen und heftiges Erbrechen. Gleichzeitig bestehen Bauchschmerzen und der Auskultationsbefund zeigt eine vermehrte Peristaltik. In Anpassung an die Schwere der Infektion bewegt sich die Körpertemperatur zwischen normal und hochfieberhaft. Spätestens nach 5 Tagen ist die Erkrankung vorbei, obwohl Campylobacter noch mehrere Wochen lang im Stuhl nachweisbar sein kann. Septische Verläufe sind sehr selten und treten praktisch nur bei Patienten mit Immundefekten auf. Eine **postinfektiöse reaktive Arthritis** und die Entwicklung eines **Erythema nodosum** sind möglich.

Diagnostik: Die Leukozytenausscheidung im Stuhl ist bei ausgeprägter Enteritis positiv. Der **Nachweis von Campylobacter** im Stuhl ist bei Verwendung von Selektivmedien leicht zu führen. Zur Einordnung einer reaktiven Arthritis ist der **serologische Nachweis** der durchgemachten Infektion möglich und auch bei 90% positiv. Bei septischem Verlauf sind **Blutkulturen** indiziert.

Therapie: Die Campylobacter-Enteritis heilt in der Regel von selbst aus. Das in vitro hochwirksame Erythromycin bringt keine Verkürzung der Symptome. Wichtig ist, auf die **Bilanzierung von Wasser** und **Elektrolyten** zu achten.
Bei **schwerem Verlauf** können Makrolid-Antibiotika oder Ciprofloxacin eingesetzt werden. Bei **septischem Verlauf** oder immunsupprimierten Patienten ist eine Therapie mit Erythromycin, Tetrazyklinen oder Gyrasehemmern und zusätzlich Gentamicin erforderlich. Für Gyrasehemmer werden allerdings zunehmend Resistenzen beobachtet.

Epidemiologie und Pathogenese: Campylobacter jejuni und **coli** kommen weltweit bei Tieren vor. Von einer Infektion sind insbesondere Jugendliche und junge Erwachsene betroffen.

Die Erreger der **Campylobacter-Enteritis** werden oral aufgenommen, schon wenige Keime führen zu einer Infektion. Die Enteritis wird durch sezernierte **Enterotoxine** ausgelöst. Die Erkrankung verläuft nahezu immer selbstlimitierend.

C. fetus subspecies fetus ist nur bei **immunsupprimierten Patienten** Ursache für septische Erkrankungen.

Klinik: Nicht jeder Infizierte erkrankt. Die Inkubationszeit beträgt 1–7 Tage, die **Symptome** sind **sehr variabel:** wenige weiche Stühle für kurze Zeit, aber auch häufige, dünne, teilweise mit Blut und Schleim vermengte Stühle und Erbrechen. Gleichzeitig bestehen Bauchschmerzen und eine vermehrte Peristaltik. Septische Verläufe sind Raritäten. **Reaktive Arthritis** und **Erythema nodosum** sind möglich.

Diagnostik: Der **Nachweis von Campylobacter** im Stuhl ist leicht zu führen. Bei reaktiver Arthritis ist die **Serologie** bei 90% positiv. Bei septischem Verlauf sind **Blutkulturen** indiziert.

Therapie: Die Campylobacter-Enteritis heilt meist selbst aus. Wichtig ist die **Bilanzierung von Wasser** und **Elektrolyten**.

Bei **schwerem Verlauf** können Makrolid-Antibiotika oder Ciprofloxacin eingesetzt werden, bei **septischem Verlauf** zusätzlich Gentamicin.

Prophylaxe: Wichtig ist eine konsequente Fleischverarbeitungshygiene.

Prophylaxe: Mit einer Reduktion des Vorkommens im Tierbestand ist nicht zu rechnen, daher sollte auf eine konsequente Fleischverarbeitungshygiene geachtet werden.

4.8 Chlamydien-Infektionen

▶ **Synonym**

▶ **Allgemeines**

4.8 Chlamydien-Infektionen

▶ **Synonym:** Chlamydiosen

▶ **Allgemeines:** Die Familie der Chlamydiaceae umfasst die Gattungen Chlammydophila (mit den Arten **C. psittaci** und **C. pneumoniae**) und Chlamydia (mit **C. trachomatis**). Sie verursachen typischerweise chronisch-persistierende Infektionen (Tab. **J-4.9**).

Pathogenese: Chlamydiaceae leben obligat intrazellulär. Infektiöse **Elementarkörperchen** werden in der Zelle zu **Retikularkörperchen**. Diese wandeln sich wieder in Elementarkörperchen um und verlassen die infizierte Zelle.

Pathogenese: Chlamydiaceae sind obligat intrazellulär lebende gramnegative Bakterien. Infektiöse **Elementarkörperchen** dringen in die Zelle ein und wandeln sich dann in stoffwechselaktive, sich vermehrende **Retikularkörperchen** um. Der Zyklus ist abgeschlossen, sobald sich die Retikularkörperchen wieder in Elementarkörperchen umwandeln und die infizierte Zelle verlassen.

☰ J-4.9	Einteilung der Chlamydien		
Gattung	*Erreger*	*Serogruppe*	*klinisches Bild*
Chlamydophila	C. psittaci	–	Ornithose (Bronchitis, atypische Pneumonie)
	C. pneumoniae	früher TWAR	Pneumonie
Chlamydia	C. trachomatis	A–C	Trachom
		D–K	urogenitale und okuläre Infektionen
		L 1–3	Lymphogranuloma venereum

4.8.1 Chlamydophila-psittaci-Infektion

▶ **Synonym**

4.8.1 Chlamydophila-psittaci-Infektion

▶ **Synonym:** Ornithose, Psittakose

☰ J-4.10	Ornithose						
Vor-kommen	*Übertra-gungsweg*	*Kardinal-symptome*	*Komplika-tionen*	*Diagnostik*	*Therapie*	*Prophylaxe*	*Meldepflicht nach IfSG*
Vögel	aerogen	Bronchitis Pneumonie	Sepsis Meningitis Endokarditis	Serologie	Doxycyclin Erythromycin	Quarantäne der Vögel	§ 7 (s. S. 1037)

Epidemiologie und Pathogenese: Chlamydophila psittaci wird von **Vögeln** mit dem Kot ausgeschieden. Die Infektion des Menschen erfolgt **aerogen**. Keine Übertragung von Mensch zu Mensch.

Die Infektion äußert sich mit bronchitischen Symptomen, eine atypische Pneumonie kann sich anschließen.

Epidemiologie und Pathogenese: Chlamydophila psittaci ist in der **Vogelwelt,** aber auch bei Haustieren weit verbreitet. Die Erreger werden von den Tieren mit dem Kot ausgeschieden und **aerogen** auf den Menschen übertragen. Eine Übertragung von Mensch zu Mensch ist praktisch ausgeschlossen.

C. psittaci vermehrt sich nach Einatmung im Flimmerepithel des Respirationstraktes und löst dort entzündliche Reaktionen aus. Dadurch kommt es zu bronchitischen Symptomen. Eine Bakteriämie mit den entsprechenden Organmanifestationen (z. B. atypische Pneumonie) kann sich anschließen.

Klinik: Nach 1–2 Wochen **grippaler Infekt** mit Fieber, Husten und Kopfschmerz. Im Verlauf entwickelt sich eine **Pneumonie**. Komplikationen wie **Pleuritis, Meningitis, Neuropathien, Myo-** und **Endokarditis** sind selten.

Klinik und Komplikationen: In den meisten Fällen verläuft die Ornithose nach einer Inkubationszeit von 1–2 Wochen als **grippaler Infekt** mit Fieber, trockenem Husten und starkem Stirnkopfschmerz. Im weiteren Verlauf nehmen die respiratorischen Beschwerden bis hin zur **Pneumonie** zu (unterschiedlich schwere Verläufe). Selten werden gastrointestinale Beschwerden, Bewusstseinsstörungen und das Auftreten einer Hepatomegalie beschrieben. Weitere

Komplikationen wie **Pleuritis**, **Meningitis**, **Neuropathien**, **Myokarditis**, **Endokarditis** oder bakterielle Superinfektionen sind sehr selten.

Diagnostik: Eine Leukozytose findet sich trotz des schweren Verlaufs bei atypischer Pneumonie oder anderen Komplikationen nicht. Die **Blutsenkung** ist jedoch deutlich beschleunigt. **Serologische Verfahren** sind das Standbein der Diagnostik. Die bisher verwendeten Antigene sind allerdings wenig spezifisch. Bei Chlamydien (C. psittaci, C. pneumoniae, C. trachomatis) ist daher mit der Routine-Serologie (KBR, ELISA) keine Artdiagnose möglich, nur die **Immunfluoreszenz** gegen artspezifische Initialkörperchen kann eine Abgrenzung ermöglichen.

Selten wird aufgrund der Schwere des Hustens und beginnenden schleimigen Auswurfs ohne pneumonietypischen Untersuchungsbefund eine **Röntgenaufnahme** des Thorax durchgeführt, die dann den Befund fleckförmiger Infiltrate (interstitielle atypische Pneumonie) ergibt.

Therapie: Die Behandlung erfolgt mit **Doxycyclin** (initial 200 mg und dann täglich 2 × 100 mg/d p.o.) über mindestens 14 Tage, alternativ kann ein Makrolid oder ein Gyrasehemmer verabreicht werden.

Prophylaxe: Die Elimination erkrankter Vögel und die prophylaktische Behandlung von Vögeln in Massentierhaltung sowie die Quarantäne für importierte Ziervögel minimieren das Infektionsrisiko. Das Risiko durch frei lebende Tauben, besonders in Großstädten, dürfte kaum zu eliminieren sein.

Prognose: Insgesamt ist die Letalität der Ornithose nicht sehr hoch, wenn bei schweren Verläufen rechtzeitig therapiert wird. Bei zu kurzer Therapiedauer sind **Rezidive** möglich.

Diagnostik: Keine Leukozytose trotz des schweren Verlaufs, aber beschleunigte **BSG**. Mit der Routine-Serologie (KBR, ELISA) kann keine Artdiagnose gestellt werden, dies kann nur mit der **Immunfluoreszenz** erreicht werden.

Selten wird eine **Röntgenaufnahme** des Thorax durchgeführt (fleckförmige Infiltrate).

Therapie: Doxycyclin (alternativ: Makrolid, Gyrasehemmer) über mind. 14 Tage.

Prophylaxe: Elimination erkrankter Vögel, prophylaktische Behandlung von Vögeln in Massentierhaltung, Quarantäne für importierte Ziervögel.

Prognose: Bei zu kurzer Therapiedauer sind **Rezidive** möglich.

▶ **Klinischer Fall:** Ein 16-jähriger Patient entwickelte Fieber, Kopfschmerzen, Husten und verspürte 2 Tage später linksthorakale Schmerzen und Atemnot. EKG und Röntgenaufnahme des Thorax waren jedoch (noch) unauffällig. Die Berufsanamnese ergab eine Tätigkeit in einem Hühnerzuchtbetrieb seit 8 Monaten. Die daraufhin durchgeführte serologische Untersuchung auf Antikörper gegen Chlamydien ergab einen positiven IgM-Antikörpertiter. Innerhalb weniger Tage nach Beginn der Behandlung mit 200 mg Doxycyclin trat Beschwerdefreiheit ein und der Patient konnte entlassen werden. 3 Monate später war der IgM-Titer negativ, der IgG-Titer deutlich positiv.

◀ **Klinischer Fall**

4.8.2 Chlamydia-pneumoniae-Infektionen

Zu 70–90 % verlaufen diese Infektionen ohne Symptome oder manifestieren sich in Form von mild verlaufenden Bronchitiden und atypischen Pneumonien.

4.8.2 Chlamydia-pneumoniae-Infektionen

Bis 90 % dieser Infektionen verlaufen asymptomatisch oder als milde verlaufende Pneumonie.

≡ J-4.11	Chlamydia-pneumoniae-Infektionen						
Vorkommen	*Übertragungsweg*	*Kardinalsymptome*	*Komplikationen*		*Diagnostik*	*Therapie*	*Meldepflicht nach IfSG*
weltweit	aerogen (Mensch zu Mensch)	Pneumonie Bronchitis	beteiligt an Entstehung von KHK, Atherosklerose? (noch nicht geklärt)		Antikörpernachweis	Doxycyclin Makrolide Chinolone	besteht nicht

4.8.3 Chlamydia-trachomatis-Infektionen

Epidemiologie und Pathogenese: Chlamydia trachomatis teilt sich in 3 unterschiedliche Serotypen auf, die unterschiedliche Erkrankungen auslösen:

- Serotypen **A–C:** Sie verursachen das **Trachom** (chronische Keratokonjunktivitis), eine der häufigsten Ursachen der Erblindung in tropischen Ländern. Die Übertragung erfolgt durch infektiöses Augensekret und wird daher insbesondere durch schlechte hygienische Verhältnisse begünstigt.
- Serotypen **D–K:** Sie lösen **urogenitale** und **okuläre Infektionen** aus. Die Urogentialinfektionen werden durch Geschlechtsverkehr übertragen. Die Augeninfektionen (**Einschlusskonjunktivitis**) betreffen entweder Neugeborene, die sich während der Geburt im Geburtskanal infizieren (**Neugeborenen-**

4.8.3 Chlamydia-trachomatis-Infektionen

Epidemiologie und Pathogenese: Die 3 Serotypen lösen unterschiedliche Erkrankungen aus:
- A–C: **Trachom**, Übertragung durch infektiöses Augensekret
- D–K: **urogenitale** und **okuläre Infektionen**, Übertragung durch Geschlechtsverkehr oder perinatal
- L 1–3: **Lymphogranuloma venereum**, Übertragung durch Geschlechtsverkehr.

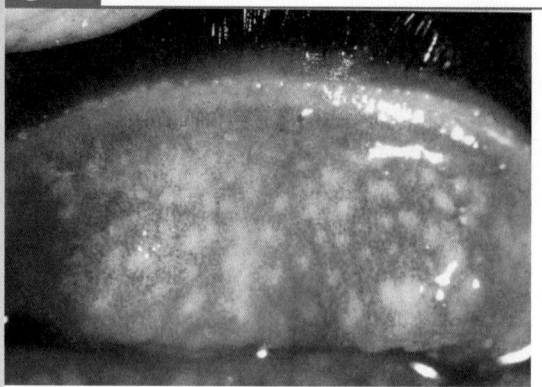

J-4.3 | **J-4.3** Trachom

J-4.4

Leicht erhabene, gelblich-weiße Follikel an der Conjunktiva tarsi des Oberlides sowie Papillenhypertrophie.

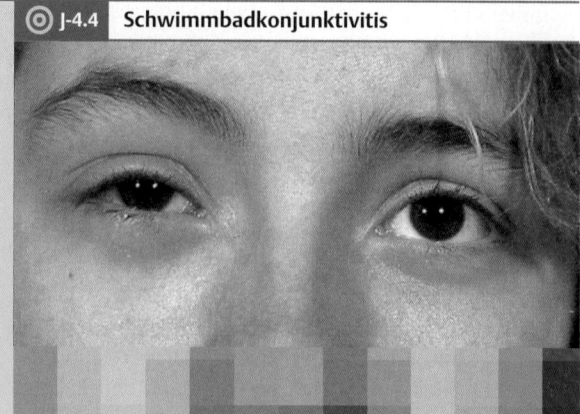

J-4.4 Schwimmbadkonjunktivitis

Konjunktivitis und Lidödem des rechten Auges.

J-4.5

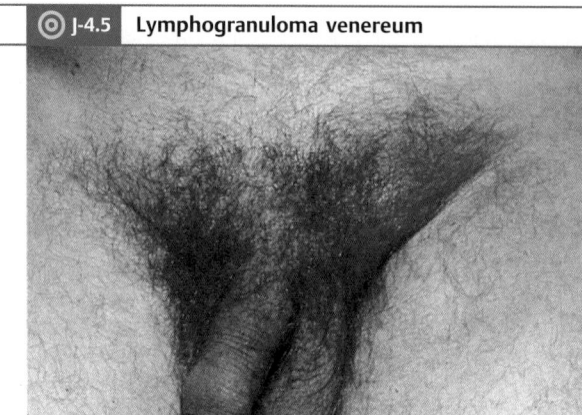

J-4.5 Lymphogranuloma venereum

Einseitige Lymphknotenschwellung im Bereich der linken Leiste mit darüber liegendem Erythem.

konjunktivitis), oder Erwachsene, die durch chlamydienhaltiges Wasser im Schwimmbad (**Schwimmbadkonjunktivitis**) erkranken können.
- Serotypen **L 1–3**: Sie sind Erreger des **Lymphogranuloma venereum** (= Lymphogranuloma inguinale), das ebenfalls häufig in den Tropen vorkommt.

▶ **Merke**

▶ **Merke:** Die Serotypen D–L zählen weltweit zu den häufigsten Erregern sexuell übertragbarer Erkrankungen (STD = sexually transmitted diseases). In Europa sind Chlamydien die häufigsten Auslöser bakterieller Urogenitalinfektionen.

Klinik: Beim Mann finden sich **Dysurie**, **Urethritis**, gelegentlich **Epididymitis**. Bei der Frau treten **Zervizitis** ohne Beschwerden, **Endometritis** und **Salpingitis** auf. Eine postinfektiöse Arthritis (**Reiter-Syndrom**) kommt vor.

Das Trachom zeigt sich als **chronisch follikuläre Konjunktivitis** mit Vernarbungen (Abb. **J-4.3**). Die Einschlusskonjunktivitis heilt in der Regel komplikationslos aus (Abb. **J-4.4**).

Beim Lymphogranuloma venereum bildet sich eine **inguinale Lymphknotenschwellung** mit Einschmelzung (Abb. **J-4.5**).

Klinik: Bei Serotyp D–K sind beim Mann eine **Dysurie** mit morgendlichem Ausfluss (**Urethritis**), gelegentlich auch eine **Epididymitis** zu finden. Bei der Frau kann sich eine **Zervizitis** ausbilden, die häufig ohne Beschwerden abläuft (evtl. mit Fluor). Die Zervizitis kann zur **Endometritis** und **Salpingitis** aufsteigen, eine beidseitige Salpingitis mit narbiger Abheilung kann zur Infertilität führen. Peritonitis und Perihepatitis sind seltene Komplikationen. Eine postinfektiöse Arthritis (**Reiter-Syndrom**) kommt vor.

Das Trachom zeigt sich als **chronisch follikuläre Konjunktivitis**, die zu Vaskularisierungen und Vernarbungen der Hornhaut mit **Erblindung** führen kann (Abb. **J-4.3**). Bei der Einschlusskonjunktivitis bildet sich ein Trachom ähnliches Bild, das aber in der Regel komplikationslos ausheilt (Abb. **J-4.4**).

Das Lymphogranuloma venereum beginnt mit einem kleinen Bläschen am Ort der Infektion. Drei Wochen später tritt, beim Mann wesentlich häufiger als bei der Frau, eine meist schmerzhafte einseitige **inguinale Lymphknotenschwellung** mit Einschmelzung auf (Abb. **J-4.5**).

Diagnostik: Die Diagnose des Trachoms und der Einschlusskonjunktivitis wird durch das klinische Bild und den **mikroskopischen Nachweis von Einschlusskörperchen** im Bindehautabstrich (Giemsa-Färbung) gestellt. Bei genitalen Infektionen kann der Erreger im Abstrich (besser Abradat) mit **Immunfluoreszenz-** und/oder **Kulturverfahren** nachgewiesen werden. Im Spontan-Urinsediment finden sich massenhaft Leukozyten.

Therapie: Die Therapie des **Trachoms** sollte möglichst früh mit **Sulfonamiden** lokal oder **Tetrazyklinen** begonnen werden, um das Risiko von Komplikationen zu minimieren. Bei **genitaler** Infektion ist eine 10-tägige systemische Therapie mit **Tetrazyklin** oder einem **Makrolid**antibiotikum indiziert.

▶ **Merke:** Wenn möglich, sollte bei einer genitalen Infektion eine Mitbehandlung des Partners erfolgen.

◀ **Diagnostik:** Trachom und Einschlusskonjunktivitis: mikroskopischer Nachweis von **Einschlusskörperchen**.
Genitale Infektionen: **Immunfluoreszenz-** und/oder **Kulturverfahren.** Im Urinsediment massenhaft Leukozyten.

Therapie: Das Trachom wird mit **Sulfonamiden** lokal oder **Tetrazyklinen** behandelt. Bei genitaler Infektion **Tetrazyklin** oder **Makrolid**antibiotikum systemisch über 10 Tage.

◀ Merke

4.9 Cholera

4.9 Cholera

▶ **Allgemeines:** Cholera ist eine bakterielle Infektion des Dünndarms mit Vibrio cholerae, die durch Durchfälle zu hohem Flüssigkeitsverlust führt.

◀ Allgemeines

≡ J-4.12	Cholera						
Vorkommen	**Übertragungsweg**	**Kardinalsymptome**	**Komplikationen**	**Diagnostik**	**Therapie**	**Prophylaxe**	**Meldepflicht nach IfSG**
Südamerika Asien Afrika	fäkal-oral	Durchfall	Exsikkose akutes Nierenversagen	Stuhl-Nativ-Mikroskopie Kultur	Substitution von Flüssigkeit und Elektrolyten	Impfung, Hygiene	§§ 6 und 7 (s. S. 1037)

Epidemiologie und Pathogenese: Erkrankungen an Cholera verlaufen in Wellen, mit zum Teil jahrelangen Intervallen. Im Jahre 1991 war der letzte Anstieg der Meldungen von Cholerafällen zu beobachten.
Die Infektion erfolgt **oral** durch kontaminiertes **Trinkwasser** und **Nahrung.** Bei Epidemien ist fast ausschließlich fäkal kontaminiertes Trinkwasser die Quelle. Eine Persistenz in menschlichen Gallenwegen ist nachgewiesen, aber auch die Fauna im Brackwasser (Gemisch aus Süß- und Salzwasser) scheint ein Reservoir zu sein.
Da V. cholerae **nicht säureresistent** ist, lösen – je nach pH-Wert im Magen – erst größere Mengen des Erregers eine Infektion aus (z. B. 10^9 bei pH 1,5). Nach der Magenpassage gelangen die Erreger in den Dünndarm, wo sie sich im Lumen rasch vermehren ohne in die Schleimhaut einzudringen (keine Zerstörung der Schleimhautzellen). Sie bilden ein **Exotoxin** (Enterotoxin), das in allen Dünndarmabschnitten die intestinale Adenylatzyklase stimuliert und zu einem **isotonen Volumenverlust** führt.
Bei Überleben der Infektion entwickelt sich eine kurzfristige **lokale Immunantwort.** Mangelernährung mit dadurch entstandener Immunschwäche kann hierfür verantwortlich sein.

Klinik: Abhängig von der in den Dünndarm gelangenden Erregerzahl entwickeln sich nach einer Inkubationszeit von 12 Stunden bis 5 Tagen plötzlich reiswasserartige (nicht blutige) **Durchfälle** unterschiedlicher Ausprägung, die **ohne Fieber** einhergehen (Erreger nur im Darmlumen). Die tägliche Stuhlmenge kann mehr als 2 Liter betragen. **Erbrechen** tritt fast zur gleichen Zeit auf. Das klinische Bild wird durch die rasch auftretenden Symptome der **Exsikkose** (s. S. 1073) bestimmt. Der weitere Verlauf hängt davon ab, wie schnell eine Substitution von Flüssigkeit und Elektrolyten erfolgt. Wird eine rasche Substitution versäumt, sind **hypovolämischer Schock** und **akutes Nierenversagen** mit hoher Mortalität die unausweichliche Folge.

Epidemiologie und Pathogenese: Erkrankungen an Cholera verlaufen in Wellen, mit zum Teil jahrelangen Intervallen.

Die Infektion erfolgt oral durch **kontaminiertes Trinkwasser** und **Nahrung.**

Da V. cholerae **nicht säureresistent** ist, lösen erst größere Mengen des Erregers eine Infektion aus. Die Erreger bilden ein **Exotoxin** (Enterotoxin), das im Dünndarm die Durchfälle verursacht und zu einem **isotonen Volumenverlust** führt.

Bei Überleben der Infektion entwickelt sich eine **lokale Immunantwort.**

Klinik: Nach 12 Stunden bis 5 Tagen treten plötzlich **ohne Fieber Durchfälle** (**nicht blutig**) mit Stuhlmengen > 2 l auf, fast gleichzeitig **Erbrechen** (→ Exsikkose, s. S. 1073). Ohne Therapie sind **hypovolämischer Schock** und **akutes Nierenversagen** mit hoher Mortalität die Folge.

Diagnostik: Die **Mikroskopie** einer Stuhlprobe macht die Diagnose wahrscheinlich, die Bestätigung erfolgt durch die **Stuhlkultur**.

Diagnostik: Die sofortige **Mikroskopie** einer Stuhlprobe macht die Diagnose wahrscheinlich, wenn bewegliche kommaförmige Stäbchen zu sehen sind. Die Bestätigung erfolgt durch **Stuhlkultur** und Typisierung. Zeigen die allgemeinen Laborwerte Zeichen der Exsikkose (s. S. 1073), ist die Therapie der Rehydratation vor Eintreffen jeglicher Bestätigung durch die Mikrobiologie einzuleiten.

Therapie: Frühzeitige **Flüssigkeits- und Elektrolytsubstitution**, per os oder bei ausgeprägter Exsikkose per Infusion.

Therapie: Das Überleben ist entscheidend von der frühzeitigen **Flüssigkeit- und Elektrolytsubstitution** abhängig. Die Lösung für **orale Rehydratation** enthält: pro 1 Liter Wasser 3,5 g NaCl + 2,5 g NaHCO3 + 1,5 g KCl + 20 g Glukose.
Bei ausgeprägter Exsikkose muss das ermittelte Defizit an Elektrolyten und Volumen per Infusion ersetzt werden, bei geringerer Ausprägung kann der Ersatz per os erfolgen.

▶ **Merke**

▶ **Merke:** Eine unterstützende **antibiotische Therapie** mit Doxycyclin oder Cotrimoxazol beseitigt zwar nicht die Erkrankung, führt aber zum Verschwinden der Vibrionen aus dem Stuhl und zu einer Verkürzung der Erkrankungsdauer.

Prophylaxe: Es sollten **Grundregeln der Hygiene** beachtet werden; ggf. zusätzlich orale Impfung.

Prophylaxe: Reisende gehen bei kurzen Aufenthalten in Endemiegebieten kaum ein Infektionsrisiko ein, wenn sie die **Grundregeln der Hygiene** beachten. Mangelhafte hygienische Bedingungen sind das Grundübel, aus dem heraus sich explosionsartig Seuchen entwickeln.
Zusätzlich kann eine orale Impfung (mit Dukoral) erwogen werden, die einen guten Schutz gegen Cholera (und z. T. auch gegen enterotoxische E. coli) darstellt.

4.10 Clostridien-Infektionen

▶ **Allgemeines**

▶ **Allgemeines:** Clostridien sind grampositive, anaerob wachsende sporenbildende Stäbchenbakterien, die stark wirksame Toxine produzieren. Zu den wichtigsten humanpathogenen Erregern zählen Clostridium botulinum (Botulismus), C. difficile (pseudomembranöse Kolitis, s. S. 538), C. tetani (Tetanus).

4.10.1 Botulismus

▶ **Allgemeines**

▶ **Allgemeines:** Botulismus ist eine Intoxikation durch ein **Neurotoxin**, das von Clostridium botulinum produziert wird.

≡ **J-4.13** | **Botulismus**

Vorkommen	Übertragungsweg	Kardinalsymptome	Komplikationen	Diagnostik	Therapie	Prophylaxe	Meldepflicht nach IfSG
verdorbene Konserven	enteral	Mundtrockenheit Augenmuskelparesen	Atemlähmung Hypotonie	Toxinnachweis	polyvalentes Antiserum	gründliches Kochen	§§ 6 und 7 (s. S. 1037)

Epidemiologie und Pathogenese: Bei Wachstum von **C. botulinum** entsteht in **Konserven** unter Luftabschluss ein Neurotoxin, das nach enteraler Resorption typische neurologische Symptome auslöst.

Epidemiologie und Pathogenese: In Konserven oder Räucherware (Fleisch, Fisch, Pilze) kann unter Luftabschluss bei Wachstum von **C. botulinum** ein hitzelabiles **enteral** resorbierbares **Neurotoxin** produziert werden. Nach oraler Aufnahme des kontaminierten Nahrungsmittels löst das Neurotoxin durch eine Hemmung der neuronalen Wirkung von Acetylcholin in Sympathikus und Parasympathikus typische Symptome aus.

Bei Säuglingen ist Botulismus auch nach Besiedlung des Darmes beschrieben.

Bei Säuglingen wird Botulismus auch nach Besiedlung des Darmes mit C. botulinum und lokaler Toxinproduktion und -resorption beschrieben.

Klinik: Nach einer Latenzzeit von meist 12–36 h treten Mundtrockenheit, Paresen der Hirnnerven mit **Akkomodations-**

Klinik: Nach einer Latenzzeit von meist 12–36 h, aber auch bis zu 8 Tagen, treten Mundtrockenheit, Schwindel und Paresen zunächst der Hirnnerven mit **Akkomodationsstörung** auf, später Halsschmerzen, Durst, **Schluckstörungen**

und **Muskelschwäche**. Nach zunehmender **Schwäche der Extremitätenmuskulatur** werden Hypotonie ohne reflektorische Tachykardie und **Lähmung der Atemmuskulatur** zu den entscheidenden prognostischen Zeichen. Das Sensorium ist während des ganzen Ablaufs nicht beeinträchtigt.

Diagnostik: Die Diagnose stützt sich auf den **Toxinnachweis** in Blut (nicht nach Gabe von Antitoxin!), Magensaft, Stuhl oder Erbrochenem.

Therapie: Frühestmöglich muss **polyvalentes Antiserum** langsam infundiert, bei ausbleibender Besserung intrathekal gegeben werden. Ob Kortikosteroide oder Magenspülung Erfolg bringen, ist zweifelhaft. Der Einsatz von Antibiotika (z. B. Penicillin) ist ebenfalls umstritten. In schweren Fällen mit Ateminsuffizienz ist eine intensivmedizinische Behandlung mit **Beatmung** erforderlich.

Prophylaxe: Da das Botulinumtoxin hitzelabil ist, kann ein gründliches Kochen von Konserveninhalt (mindestens 10 min) eine Intoxikation verhindern. Außerdem sollte der Inhalt unter Druck stehender Konservenbüchsen nicht mehr verzehrt werden.

4.10.2 Tetanus

▶ **Synonym:** Wundstarrkrampf

▶ **Allgemeines:** Tetanus entsteht nach Infektion mit Clostridium tetani, dessen **Exotoxin** tonische Muskelkrämpfe auslöst.

◀ Synonym

◀ Allgemeines

störung, später zunehmende **Schwäche der Extremitätenmuskulatur**, Hypotonie und **Lähmung der Atemmuskulatur** auf, jedoch keine Beeinträchtigung des Sensoriums.
Diagnostik: Toxinnachweis in Blut, Magensaft, Stuhl oder Erbrochenem.

Therapie: Frühestmöglich muss **polyvalentes Antiserum** gegeben werden. In schweren Fällen mit Ateminsuffizienz ist eine intensivmedizinische Behandlung mit **Beatmung** erforderlich.

Prophylaxe: Gründliches Kochen von Konserveninhalt.

4.10.2 Tetanus

≡ J-4.14	Tetanus						
Vorkommen	Übertragungsweg	Kardinalsymptome	Komplikationen	Diagnostik	Therapie	Prophylaxe	Meldepflicht nach IfSG
weltweit	Verletzung Inokulation	Trismus Dysphagie	Aspiration Atemlähmung	klinisch	Hyperimmunglobulin Penicillin/Doxycyclin Muskelrelaxation Beatmung	Impfung und Wiederimpfung	besteht nicht

Epidemiologie und Pathogenese: C. tetani kommt weltweit in der Darmflora von Mensch und Tier, vor allem aber in Staub und Erde vor. Die Sporen sind sehr widerstandsfähig gegen Hitze und können daher über lange Zeit infektionsfähig bleiben. Schon bei kleinsten **Verletzungen** können Erreger unter die Haut gebracht werden. Tetanus kommt in warmen, tropischen Gegenden wegen fehlenden Impfschutzes gehäuft vor, in Mitteleuropa ist das Krankheitsbild durch eine gute Durchimpfungsrate und den höheren medizinischen Standard selten. Insgesamt wird von der WHO angenommen, dass pro Jahr weltweit 1 Million Menschen an Tetanus versterben.
Die Clostridien vermehren sich unter **anaeroben Bedingungen** am Ort des Eindringens und setzen stark wirksame **Exotoxine** frei. Diese gelangen auf dem Blutweg oder diffundieren direkt in motorische und sympathische Nervenfasern. Nach zentripetaler Wanderung werden die inhibitorischen Neurone irreversibel gehemmt. **Tonussteigerung** überwiegt und reflektorisch ausgelöste **Muskelspasmen** verstärken das Bild. Das Bewusstsein wird nicht beeinträchtigt.

Klinik: Die Inkubationszeit beträgt für gewöhnlich 1–2 Wochen, nur selten kürzer (3 Tage) oder länger (3 Monate). Zu Beginn kommt es zu **tonischen Krämpfen der Kaumuskulatur** (**Trismus**), der mimischen Muskulatur (Risus sardonicus) und der Schlundmuskeln (Dysphagie). Hals-, Rücken- und Bauchmuskeln folgen, die Extremitäten sind weniger betroffen. Gleichzeitig reflektorisch auftretende Spasmen ganzer Muskelgruppen führen z. B. zu einer opisthotonen Körperhaltung (dorsalkonkave Körperbeugung) und können Atembewegungen unmöglich machen. **Hypersalivation** und Schluckstörung erhöhen das Risiko für eine Aspirationspneumonie. Ein lang dauernder Larynxspasmus führt zur Asphyxie.

Epidemiologie und Pathogenese: C. tetani kommt weltweit v. a. in Staub und Erde vor. Seine Sporen sind sehr widerstandsfähig und können über lange Zeit infektionsfähig bleiben. Die Erreger können schon bei den kleinsten **Verletzungen** unter die Haut gebracht werden.

Clostridien bilden stark wirksame **Exotoxine**, die in motorische und sympathische Nervenfasern gelangen. Inhibitorische Neurone werden irreversibel gehemmt. **Tonussteigerung** überwiegt, reflektorisch ausgelöste **Muskelspasmen** verstärken das Bild.

Klinik: Zu Beginn **tonische Krämpfe der Kaumuskulatur** (**Trismus**), der mimischen Muskulatur (Risus sardonicus) und der Schlundmuskeln, Hals-, Rücken- und Bauchmuskeln folgen. Opisthotone Körperhaltung, eingeschränkte oder unmögliche Atembewegung. **Hypersalivation** und Schluckstörung können eine Aspirationspneumonie, ein Larynxspasmus, eine Asphyxie zur Folge haben.

Diagnostik: Die Diagnose muss **klinisch** gestellt werden. Laborergebnisse (Antikörpernachweis) sind nicht verlässlich.

Therapie: Wichtig ist die Gabe von humanem **Tetanus-Hyperimmunglobulin** und die **chirurgische Wundrevision**; außerdem eine **antibiotische Therapie** (Penicillin G), ausreichende **Sedierung** (Diazepam), **Muskelrelaxation**, Beatmung, parenterale Ernährung und der Ausgleich von Elektrolyten unter intensivmedizinischen Bedingungen.

Prophylaxe: Eine **aktive Immunisierung** (Tetanus-Toxoid) sollte im Säuglingsalter begonnen werden. Auffrischimpfungen alle 10 Jahre.

Im **Verletzungsfall** gelten folgende Richtlinien:

Bei fehlender oder unbekannter Grundimmunisierung: Simultanimpfung (Tetanus-Hyperimmunglobulin + Tetanus-Toxoid). Fehlende Grundimmunisierung nachholen!

Stark kontaminierte Wunden: Chirurgische Sanierung und Antibiotikatherapie.

Diagnostik: Die Diagnose muss **klinisch** gestellt werden. Laborergebnisse (Antikörpernachweis) tragen kaum zur Diagnosefindung bei.

Therapie: Schon bei Verdacht ist eine sofortige Gabe von humanem **Tetanus-Hyperimmunglobulin** indiziert, um noch nicht gebundenes Toxin zu neutralisieren. Abhängig von der Schwere des Krankheitsbildes werden am ersten Tag 5000–10 000 IE i. m., anschließend 3000 IE täglich verabreicht. Außerdem sollte die Eintrittspforte (falls auffindbar) gründlich **chirurgisch revidiert** werden. Eine **antibiotische Therapie** mit Penicillin G (4 × 5 Mega als Kurzinfusion), bei Penicillinallergie Doxycyclin (200 mg/d i. v.), sorgt für eine Keimreduktion und damit für einen verminderten Toxinanfall. Entscheidend für das Überleben sind eine ausreichende **Sedierung** (Diazepam), **Muskelrelaxation**, Beatmung, parenterale Ernährung und der Ausgleich von Elektrolyten unter intensivmedizinischen Bedingungen.

Prophylaxe: Zur Prophylaxe des Tetanus sollte nach Empfehlungen der STIKO eine **aktive Immunisierung** (Tetanus-Toxoid) im Säuglingsalter begonnen werden; Auffrischimpfungen werden nach der Grundimmunisierung ca. alle 10 Jahre empfohlen.

Für die Tetanus-Immunprophylaxe im **Verletzungsfall** gelten folgende Richtlinien:

Die **passive Tetanusimmunisierung** erfolgt im Verletzungsfall bei Personen mit fehlendem, unvollständigem (nur eine Impfung in der Vorgeschichte) oder unbekanntem Impfstatus mit 250 IE Tetanus-Immunglobulin (TIG); gleichzeitig wird Tetanustoxoid verabreicht (**Simultanimpfung**). Die Tetanus-Immunprophylaxe ist unverzüglich durchzuführen. Fehlende Grundimmunisierungen sind entsprechend den Empfehlungen nachzuholen (Näheres s. www.rki.de).

Zusätzlich bei stark kontaminierten Wunden: Neben gründlicher chirurgischer Sanierung ist eine antibiotische Behandlung ratsam.

4.11 Diphtherie

▶ **Allgemeines**

▶ **Allgemeines:** Diphtherie ist eine lokale Infektion im Nasen-Rachen-Raum durch Corynebacterium diphtheriae, **dessen Exotoxin nach Resorption die Organschäden verursacht**.

≡ J-4.15	Diphtherie							
Vor-kommen	Übertra-gungsweg	Kardinalsymptome	Komplika-tionen	Diagnostik	Therapie	Prophylaxe	Meldepflicht nach IfSG
weltweit	Tröpfchen	feste Beläge im Rachen, schmerzlos	Myokarditis Neuritis	Abstrich – Kultur Toxinnachweis	Antitoxin Penicillin Makrolid	Impfung und Wieder-impfung	§§ 6 und 7 (s. S. 1037)

Epidemiologie und Pathogenese: Dank der Schutzimpfung ist die Diphtherie in Deutschland aus dem Alltag praktisch verschwunden.

Corynebacterium diphtheriae wird durch **Tröpfcheninfektion** übertragen. Nur bei ¼ der nichtimmunen Exponierten kommt es zu einer Infektion.

Bei Lokalisation in **Rachenraum** und **Trachea** wird Toxin resorbiert, es entstehen irreversible toxische Schäden am Herz sowie an motorischen und sensorischen Nerven.

Epidemiologie und Pathogenese: Dank der im Kindesalter weitgehend durchgeführten Schutzimpfung ist das Krankheitsbild bei uns aus dem klinischen Alltag nahezu verschwunden. Einzelerkrankungen sind aber möglich. Die Quelle ist fast immer in weniger entwickelten Ländern zu suchen.

Corynebacterium diphtheriae (viele Subtypen, toxinbildend bzw. nichtbildend) wird von Mensch zu Mensch durch **Tröpfcheninfektion** übertragen, andere Wege sind bedeutungslos. Auch der Geimpfte, also nicht Erkrankte, kann Überträger sein. Die Erreger sind nicht übermäßig kontagiös, daher kommt es nur bei ¼ der nichtimmunen Exponierten zu einer Infektion.

Die Infektion durch Toxinbildner kann unterschiedliche Verläufe nehmen, abhängig von Lokalisation, Toxinproduktion und Immunstatus. Bei Befall der **Nasenschleimhaut** besteht zwar hohe Infektiosität, aber kaum Toxinresorption (daher keine Symptome). Bei Lokalisation in **Rachenraum** und **Trachea** wird Toxin resorbiert. Dann finden sich irreversible systemische Schädigungen motorischer und sensorischer Nerven (z. B. Herz). Am Herz finden sich fettige

J-4.6 Rachendiphtherie

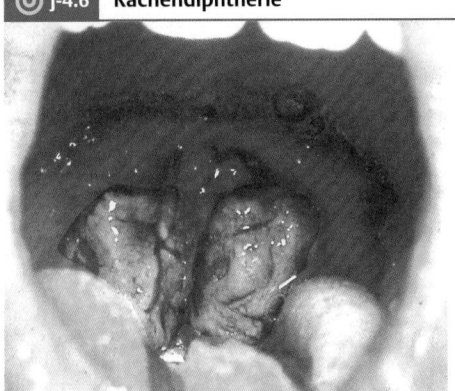

Dicke, weißliche, festhaftende Beläge auf beiden Tonsillen.

Degeneration der Muskelfasern und entzündliche Infiltrate, die später zur Fibrosierung führen.

Klinik: Die nahezu ausschließliche Manifestationsform ist die **Rachendiphtherie**, eine extreme Seltenheit ist die Wunddiphtherie. Die Erkrankung beginnt langsam nach einer Inkubationszeit von 2–5 Tagen. Es bilden sich gelblichweißliche Flecken **ohne** Schmerzen auf den **Tonsillen** (Abb. **J-4.6**), die sich langsam in Mund und Nasen-Rachen-Raum ausbreiten. Die zervikalen Lymphknoten sind in diesem Stadium nur wenig geschwollen. Die fest haftenden Beläge konfluieren und bilden gräuliche bzw. bräunliche **Pseudomembranen** mit rotem Randsaum, die bei schwerem Verlauf zentral nekrotisch werden und beim Versuch, diese abzustreifen, bluten. Charakteristisch ist ein süßlicher Geruch. Der Patient ist in diesem Stadium schwer krank. Es können Komplikationen wie **Rhythmusstörungen** oder **toxisches Herz-Kreislauf-Versagen** auftreten.

Diagnostik: Das **klinische Bild** mit fest haftenden Belägen, die beim Abstreifen bluten, muss den Entschluss zur Therapie bringen. Eine Bestätigung durch **Kultur mit Toxinnachweis** ist erforderlich.

▶ **Merke:** Tägliche **EKG-Kontrollen** sind zur rechtzeitigen Erkennung von Rhythmusstörungen durchzuführen.

Therapie: Zur Neutralisation noch nicht zellgebundener Toxine ist die sofortige Gabe von **Antitoxin** (500–1000 IE/kg KG) erforderlich. In schweren Fällen kann die Hälfte i. v. gegeben werden. Da nur Pferdeserum zur Verfügung steht, ist mit anaphylaktischen Reaktionen zu rechnen. Eine Vortestung mit verdünntem Serum (1 : 100, 1 : 10 in 15-minütigem Abstand auf die Konjunktiven getropft) kann das Risiko zwar verringern, aber nicht eliminieren.
Durch die Behandlung mit **Penicillin** werden die toxinproduzierenden Keime eliminiert. Erythromycin sollte nur bei sicherer Penicillinallergie eingesetzt werden, da es deutlich weniger wirksam ist.
Eine **Absonderung** des Patienten ist bis zum 3. negativen Rachenabstrich erforderlich.

▶ **Merke:** Die Neutralisierung von zirkulierenden, noch nicht gewebegebundenen Toxinen durch i. v. Gabe von Antitoxin ist im begründeten Verdachtsfall sofort erforderlich.

Prophylaxe: Die **aktive Impfung** mit einem **Toxoid-Impfstoff** gehört zu den unbedingt erforderlichen Impfungen im Säuglingsalter. Auffrischimpfungen sind in 10-jährigen Abständen notwendig.

◎ J-4.6

Klinik: Nach einer Inkubationszeit von 2–5 Tagen bilden sich gelblich-weißliche Flecken auf den **Tonsillen** (Abb. **J-4.6**), die sich auf den Mund und Nasen-Rachen-Raum ausbreiten und gräuliche **Pseudomembranen** bilden, die beim Abstreifen bluten. Es können Komplikationen wie **Rhythmusstörungen** oder **toxisches Herz-Kreislauf-Versagen** auftreten.

Diagnostik: Klinisches Bild (schwer abstreifbare Beläge mit Blutung), **Kultur mit Toxinnachweis.**

◀ **Merke**

Therapie: Erforderlich ist die sofortige Gabe von **Antitoxin**. Da nur Pferdeserum zur Verfügung steht, ist mit anaphylaktischen Reaktion zu rechnen.

Durch die Behandlung mit **Penicillin** werden die toxinproduzierenden Keime eliminiert.

◀ **Merke**

Prophylaxe: Eine **aktive Immunisierung** (Toxoid-Impfstoff) sollte im Säuglingsalter begonnen werden. Später Auffrischimpfungen.

4.12 Escherichia-coli-Infektionen

▶ **Allgemeines**

▶ **Allgemeines:** Escherichia coli (E. coli) gehört zur normalen Darmflora und verursacht dort keine Erkrankungen. Von dort ausgehend können jedoch Infektionen z. B. der Harnblase und der Gallenwege mit möglicher Sepsis auftreten (endogene Infektion). Darüberhinaus gibt es pathogene Stämme, die auch im Intestinaltrakt Erkrankungen verursachen können (Tab. **J-4.16**).

≡ **J-4.16** | **Intestinale Infektionen verschiedener E.-coli-Stämme**

Stamm	Krankheitsbild	Diagnostik	Therapie
enteropathogene E. coli (**EPEC**)	Säuglingsdyspepsie	Stuhlkultur	Volumenersatz
enterotoxigene E. coli (**ETEC**)	Reisediarrhö	klinisches Bild	Volumenersatz Cotrimoxazol Chinolone
enteroinvasive E. coli (**EIEC**)	Dysenterie	Stuhlkultur Abstrich Schleimhautbiopsie	ggf. Volumenersatz Antibiotika nach Antibiogramm
enterohämorrhagische E. coli (**EHEC**)	Dysenterie mögliche Komplikationen: HUS, TTP	Stuhlkultur Toxinnachweis	ggf. Volumenersatz Antibiotika nicht empfohlen Therapie möglicher Komplikation (HUS, s. S. 1284, TTP s. S. 1279)

Epidemiologie und Pathogenese:
- **EPEC:** Sie sind für viele Säuglingsdiarrhöen verantwortlich.
- **ETEC:** Sie besitzen eine hohe Kontagiosität. Die Infektion entsteht durch kontaminiertes Wasser oder Nahrungsmittel. Enterotoxine lösen choleraähnliche wässrige Durchfälle aus.
- **EIEC:** direkte Schleimhautinvasion mit blutiger Diarrhö.
- **EHEC:** bilden Zytotoxine (Shiga-Toxin). Dysenterie wie bei Shigellen-Ruhr.

Epidemiologie und Pathogenese: E. coli bewirkt durch sezernierte Toxine Symptome im Darm bzw. nach Eindringen in den Organismus und Ausscheidung in Galle, Niere und Harnwege lokale Entzündungen. Je nach E.-coli-Stamm bilden sich unterschiedliche intestinale Krankheitsbilder aus:
- **Enteropathogene E. coli (EPEC):** Sie werden für viele im Säuglingsalter auftretende Durchfallepisoden verantwortlich gemacht.
- **Enterotoxigene E. coli (ETEC):** Sie besitzen eine **hohe Kontagiosität** und kommen besonders in subtropischen und tropischen Ländern endemisch vor. Die Infektion des Reisenden geschieht rasch, vor allem durch kontaminiertes **Wasser** oder **Nahrungsmittel**. Die Erreger bilden **Enterotoxine**, die ähnlich der Cholera durch Stimulation der Adenylatzyklase in der Dünndarmschleimhaut wässrige Durchfälle auslösen. Die Inzidenz ist hoch, da bei dieser Patientengruppe keine lokale Immunität besteht.
- **Enteroinvasive E. coli (EIEC):** Die Erreger dringen direkt in die Darmschleimhaut ein und führen zu einer ruhrartigen oder blutigen Diarrhö.
- **Enterohämorrhagische E. coli (EHEC):** Die Erreger werden fäkal-oral oder durch kontaminierte Lebensmittel übertragen. Sie bilden ein **Zytotoxin** (Shiga-Toxin), das wie bei der schweren Shigellen-Ruhr eine Dysenterie (blutigwässrige Diarrhö) verursachen kann.

Klinik: EPEC verursachen massive wässrige Durchfallepisoden (**Säuglingsdyspepsie**) auf, die innerhalb kurzer Zeit zu kritischen Zuständen führen können.

ETEC lösen **Reisediarrhö** aus mit kurz dauernden Durchfallepisoden und gelegentlich Fieber. Rasches Sistieren ohne spezifische Therapie.

Bei **EIEC** und **EHEC** kommt es zu **Dysenterie** mit Blut und Schleim im Stuhl. Gefürchtete Komplikationen bei EHEC sind HUS und TTP.

Klinik: EPEC äußern sich durch im Säuglingsalter auftretende massive wässrige Durchfallepisoden (**Säuglingsdyspepsie**). Diese können innerhalb kurzer Zeit zu kritischen Zuständen führen. Unmittelbar nach Asservation einer Stuhlprobe zur Diagnostik muss die Rehydratation beginnen.
ETEC lösen meist kurz dauernde, gelegentlich mit Fieber einhergehende, ausgeprägte Durchfallepisoden aus (**Reisediarrhö**), die in allen Ländern der Tropen und Subtropen überwiegend in der ersten Woche des Aufenthaltes auftreten. Nach 1–3 Tagen sistieren sie in der Regel ohne spezifische Therapie.
Bei **EIEC** und **EHEC** beginnt die Erkrankung mit Durchfall und Fieber, die Stühle werden schnell blutig-schleimig (**Dysenterie**) und der Verlauf ähnelt der Shigellen-Ruhr.
Gefürchtete Komplikationen bei EHEC sind das **hämolytisch-urämische Syndrom** (HUS, s. S. 1284) und die **thrombotisch-thrombozytopenische Purpura** (TTP, s. S. 1279).

Diagnostik: Der Nachweis von E. coli im Stuhl allein ist nicht ausreichend, die O-Serogruppen müssen für EPEC und EIEC typisiert werden. Für EHEC ist der **Toxinnachweis** erforderlich. Bei der Reisediarrhö (ETEC) erübrigt sich eine weitere Diagnostik.

Therapie: Bei der Säuglingsdyspepsie und der Reisediarrhö ist der frühzeitige und ausreichende Ersatz von **Wasser** und **Elektrolyten** essenziell. Fertigpräparate, die **Glukose** enthalten und mit (nicht kontaminiertem!) Wasser aufgefüllt werden, haben sich bewährt.
Bei Dysenterie durch EIEC ist, neben dem ggf. erforderlichen Flüssigkeits- und Elektrolytausgleich, eine **antibiotische** Therapie indiziert, die entsprechend der Resistenztestung im weiteren Verlauf anzupassen ist. Bei EHEC wird allerdings sogar eine Steigerung der Toxinproduktion durch Cotrimoxazol beschrieben, sodass hier auf die Gabe von Cotrimoxazol verzichtet werden soll.

Prophylaxe: Säuglingsnahrung sollte nur mit abgekochtem Wasser zubereitet werden. Zur Vermeidung der Reisediarrhö ist die Beachtung der Grundregeln der **Hygiene** von Vorteil (s. S. 1027), eine medikamentöse Prophylaxe ist von zweifelhaftem Wert.
Eine namentliche **Meldepflicht** besteht nach § 6 IfGS bei Krankheitsverdacht, Erkrankung und Tod an enteropathischem HUS (Weiteres s. Tab. **J-2.2**, S. 1038). Nach § 7 ist der direkte oder indirekte Nachweis von pathogenen E.-coli-Stämmen meldepflichtig.

Diagnostik: Stuhlkultur, **Serotypisierung** (EPEC, EIEC) und **Toxinnachweis** (EHEC). Bei der Reisediarrhö (ETEC) ist keine weitere Diagnostik erforderlich.

Therapie: Bei Säuglingsdyspepsie und Reisediarrhö frühzeitiger und ausreichender Ersatz von **Wasser** und **Elektrolyten**.

Bei Dysenterie durch EIEC ist eine **Antibiose** indiziert. Keine Cotrimoxazol-Gabe bei EHEC (da Steigerung der Toxinproduktion möglich).

Prophylaxe: Abgekochtes Wasser verwenden und auf **Hygiene** achten.

Meldepflicht s. Tab. **J-2.2**, S. 1038.

4.13 Gonorrhö

4.13 Gonorrhö

▶ **Allgemeines:** Die Gonorrhö ist eine bakterielle Infektion durch Neisseria gonorrhoeae (Gonokokken).

◀ Allgemeines

J-4.17	Gonorrhö						
Vorkommen	**Übertragungsweg**	**Kardinalsymptome**	**Komplikationen**	**Diagnostik**	**Therapie**	**Prophylaxe**	**Meldepflicht nach IfSG**
weltweit	Geschlechtsverkehr	Dysurie Ausfluss Prostatitis Salpingitis	Sepsis Endokarditis Arthritis Meningitis	Direktabstrich Serologie	Cephalosporine Gyrasehemmer (Penicillin)	Kondome	besteht nicht

Epidemiologie und Pathogenese: Gonokokken kommen weltweit vor, die Zahl der Erkrankungen nimmt in den letzten Jahren wieder deutlich zu. Sowohl Erkrankte als auch asymptomatische Keimträger sind bei **Geschlechtsverkehr** die Quellen für Neu- oder Reinfektionen.

Epidemiologie und Pathogenese: Erkrankte und asymptomatische Keimträger sind bei **Geschlechtsverkehr** Quelle für Neu- oder Reinfektionen.

Klinik: Nach einer Inkubationszeit von wenigen Tagen steht vor allem beim **Mann** die **Urethritis mit Dysurie** im Vordergrund. Schleimiger, **gelbgrüner** eitriger **Ausfluss** lässt die Diagnose ahnen (Abb. **J-4.7**). Die Dysurie verläuft bei der **Frau** häufig kurz und symptomarm, wegweisend ist die **Zervizitis mit eitrigem Ausfluss**. Symptome können aber auch fehlen oder nur minimal sein, so dass kein Krankheitsgefühl auftritt. Erst bei aufsteigenden Infektionen kommt es zu **Fieber**, beim Mann im Rahmen einer Prostatitis oder Epididymitis und bei der Frau im Rahmen einer Salpingitis. Eine Infektion der Konjunktiven des Neugeborenen ist während der Geburt möglich.
Grundsätzlich kann die Infektion unbehandelt ausheilen, Gonokokken können in der Prostata oder in Zervixdrüsen persistieren.

Klinik: Nach einer Inkubations-zeit von wenigen Tagen kommt es vor allem beim Mann zu einer Urethritis mit **Dysurie** und **gelb-grünem Ausfluss** im Vordergrund (Abb. **J-4.7**). Bei der Frau steht die **Zervizitis mit eitrigem Ausfluss** im Vordergrund. **Fieber** entsteht erst bei aufsteigenden Infektionen.

Die Infektion kann unbehandelt ausheilen, Gonokokken können aber persistieren.

Diagnostik: Nach Inspektion der Urethra wird exprimiertes **Urethrasekret** gewonnen, das auf 2 Objektträger und 1 Kulturplatte ausgestrichen wird. Bei begründetem Verdacht sind auch **Rektalabstriche** vorzunehmen. Die einfachen **mikroskopischen Verfahren** nach Anfärben (Methylenblau, Gramfärbung) erlauben den raschen Nachweis **intrazellulär liegender Diplokokken**. Der kultu-

Diagnostik: Mikroskopischer Nachweis der Erreger im urethralen und ggf. rektalen Abstrich. Der **kulturelle Nachweis** weist eine höhere Spezifität und Sensitivität auf. Die **Serologie** hat nur Bedeutung bei disseminierten Infektionen.

⊙ J-4.7   **Akute Urethritis gonorrhoica anterior (a), Ausstrichpräparat (b)**

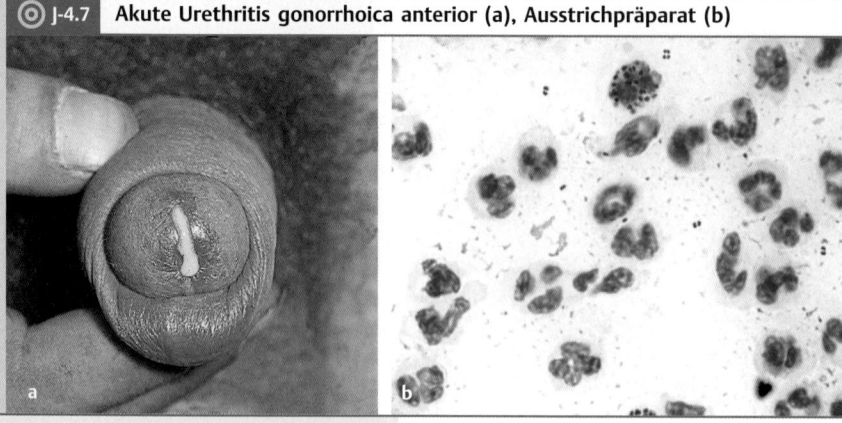

⊙ J-4.7   **Akute Urethritis gonorrhoica anterior (a), Ausstrichpräparat (b)**

a Gelbgrüner eitriger Ausfluss, gerötetes Orificium urethrae und Präputiumödem.
b Semmelförmige Diplokokken (Methylenblaufärbung).

relle **Nachweis** weist eine höhere Spezifität und Sensitivität auf. Zu beachten ist hierbei die große Empfindlichkeit der Gonokokken gegenüber Umwelteinflüssen, die spezielle Transport- und Selektivmedien erfordern. **Serologische Verfahren** haben nur Bedeutung bei disseminierten Infektionen.

Therapie: Einmalige Gabe eines **Cephalosporins**. Günstiger sind **Gyrasehemmern**, da zusätzlich Chlamydien miterfasst werden.

Therapie: Heute wird die einmalige Gabe eines **Cephalosporins** empfohlen, z.B. Cefixim (400 mg p.o.) oder Ceftriaxon (0,25 g i.m.). Günstiger ist die Einmaltherapie mit einem **Gyrasehemmer** (z.B. Ofloxacin 0,4 g p.o.), da zusätzlich Chlamydien miterfasst werden und eine gleichzeitige Infektion mit Lues nicht verschleiert wird. Sexualpartner müssen mitbehandelt werden.

Prophylaxe: Kondome sind effektiv, keine Impfung möglich.

Prophylaxe: Die Verwendung von Kondomen ist effektiv. Eine Impfung ist nicht möglich.

4.14   Legionellose

4.14 Legionellose

▶ **Allgemeines**

▶ **Allgemeines:** Legionellen sind weltweit nachgewiesene gramnegative bakterielle Erreger von Atemwegserkrankungen.

≡ J-4.18   **Legionellose**

Vor-kommen	Übertra-gungsweg	Kardinalsymptome	Komplikationen	Diagnostik	Therapie	Prophylaxe	Meldepflicht nach IfSG
Warm-wasser	aerogen	Fieber trockener Husten, Dyspnoe Zyanose	Verwirrtheit Durchfälle Nierenversagen	Antigennachweis in Urin/Sputum Serologie	Makrolide neuere Fluor-chinolone Rifampicin	Wasser > 60°C erhitzen	§ 7 (s. S. 1037)

Epidemiologie und Pathogenese: Bevorzugter Standort der Legionellen ist **warmes Leitungswasser** (bis 60 °C). Die Infektion wird aerogen durch **Inhalation** erworben (z.B. beim Duschen). Eine Übertragung von Mensch zu Mensch ist nicht bekannt.

Epidemiologie und Pathogenese: Mindestens 17 verschiedene Spezies sind für den Menschen pathogen. Schätzungsweise 3% der Pneumonien unklarer Genese sollen durch **Legionella pneumophila** verursacht sein. Der bevorzugte Standort ist **warmes Leitungswasser** (bis 60 °C). Die Infektion wird aerogen durch **Inhalation** erworben (z.B. beim Duschen). Eine Übertragung von Mensch zu Mensch kommt nicht vor. Expositionsdauer und aufgenommene Keimzahl sowie prädisponierende Faktoren entscheiden über den weiteren Verlauf. Die Erreger vermehren sich in Makrophagen.

Klinik: Man unterscheidet zwei Verlaufsformen:
Pontiac-Fieber: Infekt der oberen Atemwege mit Fieber, spontane Ausheilung innerhalb weniger Tage.
Legionärskrankheit: Pneumonie mit akut hohem Fieber, Schüttelfrost, trockenem Husten, Dyspnoe, häufig Verwirrtheit.

Klinik: Man unterscheidet zwei Verlaufsformen:
- **Legionellose ohne Pneumonie (Pontiac-Fieber):** Nach einer kurzen Inkubationszeit zeigt sich lediglich ein Infekt der oberen Atemwege mit Fieber und katarrhalischem Bild, der aber innerhalb weniger Tage spontan ausheilt.
- **Legionellose mit Pneumonie (Legionärskrankheit):** Nach einer Inkubationszeit von 2–13 Tagen kommt es zu einer Pneumonie mit akut hohem Fieber, meist Schüttelfrost, trockenem Husten, Dyspnoe, Zyanose sowie Kopf- und Gliederschmerzen. Häufig zeigen sich bei einer ZNS-Beteiligung Verwirrtheitszustände, auch Durchfälle und Niereninsuffizienz können auftreten.

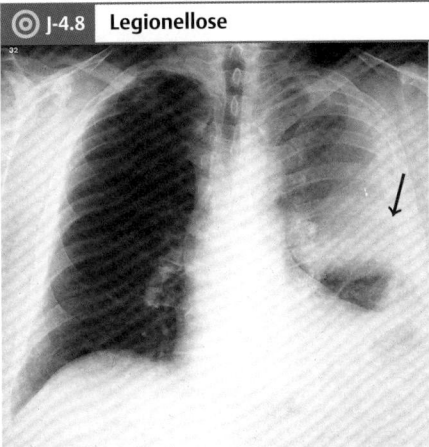

⊙ J-4.8 Legionellose

⊙ J-4.8

Nahezu homogene Verschattung der linken Lunge mit Broncho-Aerogramm im Mittel- und Oberfeld, v. a. dorsal und basal (Pfeil). Rechts geringgradige Zeichnungsvermehrung im Anschluss an den oberen Hiluspol.

Bei der nosokomial erworbenen Form sind der Verlauf und die Mortalität besonders hoch.

Diagnostik: Häufig vorkommend, aber nicht beweisend, sind eine geringe Leukozytose, eine beschleunigte BSG, erhöhtes CRP, Hypalbuminämie und Hyponatriämie. Die radiologischen Befunde im **Röntgenthorax** sind sehr variabel, sie reichen von wenigen fleckförmigen Infiltraten bis zu ausgedehnten Bronchopneumonien (Abb. **J-4.8**).
Im Vordergrund der Diagnostik steht der **Nachweis des Legionellen-Antigens** in Urin, Sputum (besser Bronchiallavage) oder Biopsiematerial.
Ebenfalls beweisend, aber für die Therapieentscheidung zu spät, ist der Nachweis eines mindestens **4fachen Titeranstiegs in Serumproben** mit Hilfe monovalenter Immunassays.

Therapie: Wegen der intrazellulären Lage der Legionellen kommen nur wenige Antibiotika in Frage. Bei **leichten Fällen** sind **Makrolid**antibiotika (z. B. Azithromycin, Clarithromycin, Roxithromycin) oder **Fluorchinolone** (z. B. Levofloxacin, Moxifloxacin) ausreichend. In **schweren Fällen**, besonders bei schlechter Blutgasanalyse oder ZNS-Symptomen, sollte zusätzlich **Rifampicin** (10 mg/kg KG) für mindestens 3 Wochen gegeben werden.

Prophylaxe: Warmwassertemperaturen > 60 °C bzw. entsprechende Wasseraufbereitung sind geeignet, die Vermehrung der Legionellen zu verhindern.

Bei nosokomialer Form schwerer Verlauf und hohe Mortalität.

Diagnostik: Häufig sind Leukozytose, beschleunigte BSG, Hypalbuminämie und Hyponatriämie. Variable radiologische Befunde im **Röntgenthorax** (Abb. **J-4.8**).

Nachweis von Antigen in Urin, Sputum oder Biopsiematerial.

Beweisend ist ebenfalls ein mindestens **4facher Titeranstieg.**

Therapie: Bei leichten Fällen **Makrolid**antibiotika oder neuere **Fluorchinolone**, in schweren Fällen zusätzlich **Rifampicin** für mindestens 3 Wochen.

Prophylaxe: Wassertemperaturen > 60 °C verhindern eine Vermehrung der Legionellen.

4.15 Leptospirosen

4.15 Leptospirosen

▶ **Allgemeines:** Leptospirosen sind selten vorkommende Anthropozoonosen, akute Infektionen mit Spirochäten der Gattung Leptospira interrogans (viele Serotypen).

◀ **Allgemeines**

≡ J-4.19 Leptospirosen

Vor-kommen	Übertra-gungsweg	Kardinal-symptome	Komplikationen	Diagnostik	Therapie	Prophylaxe	Meldepflicht nach IfSG
weltweit Tierurin	durch verletzte Haut	Fieber Konjunktivitis Ikterus	Nierenversagen Blutungen Anämie	Dunkelfeldmikroskopie Serologie (Blutkultur)	Penicillin G (hochdosiert)	Meiden kontaminierter Gewässer	§ 7 (s. S. 1037)

Epidemiologie und Pathogenese: Leptospiren werden weltweit mit dem Urin infizierter Säugetiere (meist Ratten) in das Wasser oder auf das Erdreich ausgeschieden. Bei feuchtwarmer Umgebung und neutralem pH-Wert können

Epidemiologie und Pathogenese: Die Erreger dringen bei Kontakt mit kontaminiertem Wasser (meist durch Ratten)

⊙ J-4.9 **Verlauf der Leptospirose**

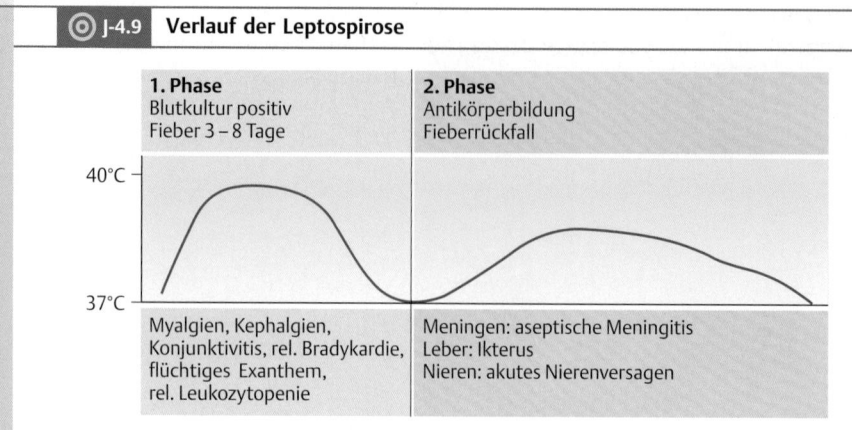

1. Phase	2. Phase
Blutkultur positiv	Antikörperbildung
Fieber 3 – 8 Tage	Fieberrückfall

| Myalgien, Kephalgien, Konjunktivitis, rel. Bradykardie, flüchtiges Exanthem, rel. Leukozytopenie | Meningen: aseptische Meningitis
Leber: Ikterus
Nieren: akutes Nierenversagen |

durch **verletzte Haut** oder die **intakte Schleimhaut** ein. Anschließend kommt es zur **Bakteriämie** mit nachfolgender Organbesiedlung.

Klinik: Der Krankheitsverlauf variiert von **leicht** bis **schwer** (**Morbus Weil**). Typisch ist ein meist **zweiphasiger Verlauf** (Abb. **J-4.9**):
- **Frühphase (Septikämie):** Nach 1–2 Wochen treten plötzlich **Fieber, Kopf-** und **Muskelschmerzen** (Wadenschmerzen!), **Konjunktivitis**, bei schwerem Verlauf auch Ikterus auf. Eine pulmonale Mitbeteiligung ist möglich.
- **Organmanifestation:** Hohes Fieber, **Hepatomegalie,** Ikterus, Haut- und Schleimhautblutungen, **Nierenversagen,** Anämie, **Bewusstseinstörungen, Iridozyklitis,** Myokarditis. Meningitis. Todesfälle in < 10 %.

Diagnostik: Normale Leukozytenzahl, aber deutliche Linksverschiebung.
1. Phase: Zeichen intravasaler Hämolyse, Hämaturie, Proteinurie. Positive **Blutkulturen**.
2. Phase: Nierenversagen, Thrombozytopenie und Gerinnungsstörungen. Serologie mit anfangs **Anstieg der IgM**, später auch der **IgG**.

Therapie: Hoch dosierte Gabe von **Penicillin G** i. v. (Jarisch-Herxheimer-Reaktion!) innerhalb der ersten 5 Tage. In der 2. Erkrankungsphase Ausgleich von **Flüssigkeit** und **Elektrolyten**. Ggf. Substitution von Gerinnungsfaktoren und Dialyse.

sie längere Zeit überleben. Bei Kontakt dringen die Erreger durch **verletzte Haut** oder über die **intakte Schleimhaut** ein. Es entsteht ohne Reaktion am Ort des Eindringens eine **Bakteriämie** mit nachfolgender Besiedlung von Leber, Nieren und ZNS.

Klinik: Die Leptospirose kann sehr unterschiedlich verlaufen, von **leichteren** Verläufen mit grippeähnlichem Krankheitsbild bis zu **schweren** Verläufen mit Leber- und Nierenbeteiligung (**Morbus Weil**). Die Leptospirose zeigt meist einen typischen **zweiphasigen Verlauf** (Abb. **J-4.9**):
- **Frühphase (Septikämie):** Nach einer Inkubationszeit von 1–2 Wochen (extrem bis 26 Tage) treten **plötzlich hohes Fieber, Kopf-** und **Muskelschmerzen** (Wadenschmerzen!) auf, evtl. auch eine relative Bradykardie und ein flüchtiges Exanthem für 3–8 Tage. Typisch ist eine ausgeprägte **Konjunktivitis**. Bei schwerer Erkrankung kann schon gegen Ende der 1. Woche ein Ikterus auftreten. Trockener Husten, feuchte Rasselgeräusche und gelegentlich blutiges Sputum sind Zeichen einer pulmonalen Mitbeteiligung.
- **Organmanifestation:** Nach kurzzeitigem Fieberrückgang beginnt die 2. Phase mit hohem Fieber, **Hepatomegalie** und **Ikterus,** Haut- und Schleimhautblutungen, **Nierenversagen,** Anämie und **Bewusstseinsstörungen**. Die auftretende **Iridozyklitis** kann bis zu 4 Wochen anhalten. Eine selten vorkommende Myokardbeteiligung (Myokarditis), wie auch (lymphozytäre) Meningitis ist praktisch ohne ernsthafte Folgen. Todesfälle kommen in < 10 % vor. Es sind aber auch zahlreiche Fälle beschrieben worden, bei denen die 2. Phase nicht oder nur in sehr abgemilderter „grippeähnlicher" Form ablief.

Diagnostik: Bei normaler Leukozytenzahl mit deutlicher Linksverschiebung (relative Leukopenie) finden sich Zeichen einer intravasalen Hämolyse (Anämie, Erhöhung von Bilirubin und LDH), mäßige Erhöhung der Transaminasen (< 100 mU/l) und pathologische Urinbefunde (Hämaturie, Proteinurie). Dies muss bei entsprechendem klinischem Bild der **1. Phase** Anlass für die Abnahme von **Blutkulturen** sein. Positive Ergebnisse werden in der Kultur für die rechtzeitige Therapie zu spät erhalten, Fluoreszenz-Antikörpertechnik (ab 6. Tag positiv) oder ELISA (ab 4. Tag positiv) können die Diagnosestellung beschleunigen. In der **2. Phase** sind Kreatininerhöhung bei Nierenversagen (mittels Dialyse i. d. R. gut beherrschbar), Thrombozytopenie und Gerinnungsstörungen wegweisend. Während dieser Phase sind serologische Parameter hilfreich. Anfangs ist der **Anstieg der IgM-Antikörper** ausgeprägt, er hält mehrere Wochen an. Später sind auch **IgG-Antikörper** für lange Zeit nachweisbar.

Therapie: Erfolgsversprechend ist die hoch dosierte Gabe von **Penicillin G** i. v. (3 × 5 Mega) nur innerhalb der ersten 5 Tage. Alternativ kann Doxycyclin (200 mg/d) eingesetzt werden. Mit einer Jarisch-Herxheimer-Reaktion muss am Anfang der Therapie gerechnet werden. Da es sich in der 2. Erkrankungsphase um eine Immunkomplexerkrankung handelt, sind Antibiotika wirkungslos. Im Vordergrund stehen supportive Maßnahmen wie Ausgleich von **Flüssigkeit** und **Elektrolyten**, ggf. Gabe von Gerinnungsfaktoren und Dialyse.

Prophylaxe: Das Meiden von stehenden Gewässern sowie das Tragen von Schutzkleidung für gefährdete Berufsgruppen (Kanalarbeiter, Landwirte, Tierpfleger) wird empfohlen.

Prophylaxe: Meiden von stehenden Gewässern sowie Tragen von Schutzkleidung (Kanalarbeiter, Landwirte, Tierpfleger).

4.16 Listeriose

4.16 Listeriose

▶ **Allgemeines:** Listeriose ist eine weltweit vorkommende, durch **Listeria monocytogenes** (grampositives sporenloses Stäbchenbakterium) ausgelöste Infektionskrankheit mit vielgestaltigem klinischen Bild.

◀ **Allgemeines**

J-4.20 Listeriose

Vorkommen	Übertragungsweg	Kardinalsymptome	Komplikationen	Diagnostik	Therapie	Prophylaxe	Meldepflicht nach IfSG
Milch Weichkäse	oral	Sepsis Meningitis	in der Schwangerschaft Abort, Frühgeburt	Kultur PCR	Amoxicillin Gentamycin (Erythromycin)	Milch und Weichkäse vermeiden	§ 7 (s. S. 1037)

Epidemiologie und Pathogenese: Listerien werden in den Faeces vieler Tierarten (auch des Menschen), in Milch, Milchprodukten, Eiern, Wasser und Erde gefunden. Die Bakterien können sich auch bei Kühlschranktemperaturen (4 °C) vermehren, eine **Erhitzung** für wenige Minuten tötet sie jedoch ab. Die Stämme unterscheiden sich stark in ihrer Virulenz, in den meisten Fällen kommt es aber zu keiner Erkrankung. Von humanpathogener Bedeutung ist nur **Listeria monocytogenes.**
Nach oraler Aufnahme gelangen die Erreger in den distalen Dünndarm und dringen vorwiegend bei abwehrschwächten Personen in die Darmschleimhaut ein, wo sie sich intrazellulär vermehren. Es entstehen **disseminierte Granulome** (**Listeriome**). Von dort aus gelangen die Erreger dann in Blut oder Lymphe und damit in die Organe. Trotz frühzeitiger Behandlung sterben 20–30 % der Erkrankten.

Epidemiologie und Pathogenese: Listerien werden u. a. in Milch, Milchprodukten, Eiern, Wasser und Erde gefunden. **Erhitzung** tötet sie ab. In den meisten Fällen kommt es zu keiner Erkrankung.

Listerien dringen in die Darmwand ein und bilden **disseminierte Granulome** (**Listeriome**). Von dort aus gelangen die Erreger über Blut oder Lymphe in die Organe.

Klinik: Nach einer Inkubationszeit von ca. 1–4 Wochen kann sich ein septisches Krankheitsbild mit **eitriger Meningitis/Meningoenzephalitis** entwickeln, seltener eine Angina mit Lymphknotenschwellungen (Pseudo-Pfeiffer) oder eine Endokarditis.
Problematisch ist die Infektion von Schwangeren, die meist als „grippaler Infekt" oder Pyelonephritis angesehen wird. Die Bakteriämie kann zur septischen Granulomatose des Fetus führen mit der Konsequenz des **Fruchttodes,** der **Frühgeburt** oder einer tödlich verlaufenden **Neugeborenensepsis.**

Klinik: Nach 1–4 Wochen kann sich eine **eitrige Meningitis/ Meningoenzephalitis** entwickeln, selten eine Angina mit Lymphadenopathie.

Problematisch ist die Infektion von Schwangeren mit den Konsequenzen: **Fruchttod, Frühgeburt, Neugeborenensepsis.**

Diagnostik: Eine sichere Diagnose beruht allein auf dem **mikrobiologischen** Nachweis von L. monocytogenes in Blutkulturen, Liquor oder Punktaten, meist auch im Urin der Mutter post partum. Auch ein Nachweis mittels PCR ist möglich, nach antibiotischer Vorbehandlung sogar sinnvoll. Serologische Daten sind ohne Aussagewert.

Diagnostik: Der **mikrobiologische** Nachweis ist in Blut, Liquor, Punktat oder im Urin der Mutter möglich.

Therapie: Mittel der Wahl ist **Amoxicillin** (12–15 g/d in 3–4 Dosen) für mindestens 2 Wochen. Eine Kombination mit einem **Aminoglykosid** ist in schweren Fällen einer Meningitis möglich, z. B. Gentamycin (3–6 mg/kg KG/d) bei intakter Nierenfunktion. Bei β-Laktam-Allergie ist auch der Einsatz von Erythromycin (2 × 2 g/d i. v.) für 4 Wochen möglich.

Therapie: Mittel der Wahl ist **Amoxicillin,** in schweren Fällen in Kombination mit einem **Aminoglykosid.** Bei β-Laktam-Allergie ist auch Erythromycin möglich

Prophylaxe: Impfungen sind nicht verfügbar. Reduzierung des Infektionsrisikos durch Hygienemaßnahmen bei der Gewinnung, Herstellung und Behandlung der Lebensmittel. Fleisch- und Fischgerichte durchgaren, kein rohes Hackfleisch verzehren, Rohmilch abkochen und Küchenhygiene beachten (z. B. Hände vor Zubereitung von Speisen waschen). Während der Schwangerschaft sollten nur pasteurisierte Milch und Milchprodukte (kein Rohmilchkäse, bei anderem Käse Rinde entfernen) verzehrt werden.

Prophylaxe: Während der Schwangerschaft nur pasteurisierte Milch(produkte) verzehren.

4.17 Meningokokken- und Pneumokokken-Meningitis

▶ **Allgemeines:** Eine Infektion der Häute (**Meningitis**) des Zentralnervensystems entsteht im Rahmen einer Bakteriämie, eine Mitbeteiligung des Zentralnervensystems (**Meningoenzephalitis**) ist fast immer vorhanden.

≡ J-4.21 | Meningokokken- und Pneumokokken-Meningitis

Erreger	Übertra-gungsweg	Kardinal-symptome	Komplikationen	Diagnostik	Therapie	Prophylaxe	Meldepflicht
Pneumo-kokken	endogene Quelle	Kopfschmerz Fieber	fokale Krämpfe Abszesse	Lumbal-punktion	Cephalo-sporine der 3. Generation	Impfung	besteht nicht
Meningo-kokken	Tröpfchen	Meningismus Vigilanzstörung Erbrechen	Waterhouse-Friderichsen-Syndrom	Zellzahl Gramfärbung Kultur	Penicillin G (als Infusion)	Impfung nur für Serotyp A, W, W 135 und Y	§ 6 (s. S. 1037)

▶ **Merke:** Andauernder starker Kopfschmerz, Fieber, Erbrechen, Vigilanzstörungen und Nackensteifigkeit **müssen** den Verdacht einer Infektion des Zentralnervensystems aufkommen lassen!

Epidemiologie und Pathogenese: Häufige Erreger im Erwachsenenalter sind **Pneumokokken, Meningokokken, Listeria monocytogenes.**

Es kommt zur **Freisetzung von Endotoxin** und erhöhter Kapillarpermeabilität, Hirnödem und vermindertem Liquorabfluss. Erhöhter Hirndruck führt zu verminderter Perfusion und Hypoxie mit Zellschädigung.

Die durch Serotyp B verursachte **Meningokokken-Meningitis** kommt in Europa nur noch sporadisch vor. Das Erregerreservoir ist der Mensch, ein symptomloses Vorkommen im Nasen-Rachen-Raum ist nicht selten. Durch Tröpfcheninfektion erfolgt die Neubesiedlung Nichtimmuner. Nach Invasion und Bakteriämie kann sich eine **eitrige Meningitis** oder ein **septisches Krankheitsbild** entwickeln, bei foudroyant verlaufender Sepsis in Form des **Waterhouse-Friderichsen-Syndroms.**

Pneumokokken gehören zur normalen Besiedlung des Menschen. Sie gelangen aus einem **Herd** (Lunge, Nasennebenhöhlen, Mittelohr) in die Meningen.

Klinik: Plötzlich nach Schüttelfrost hohes Fieber, **Erbrechen**, starke **Kopf-** und **Rückenschmerzen**, Apathie. **Meningismus**zeichen, **Opisthotonus**, Vigilanzstörungen.

Epidemiologie und Pathogenese: Bakterielle Meningitiden kommen in Deutschland nur sporadisch vor. Im Erwachsenenalter sind im Allgemeinen Streptokokken (v. a. Streptococcus pneumoniae = **Pneumokokken**), **Meningokokken** (Neisseria meningitidis) und **Listeria monocytogenes**, seltener Haemophilus influenzae, Staphylococcus aureus oder gramnegative Bakterien als Ursache festzustellen.

Es kommt zur bakteriellen Invasion von Pneumo- oder Meningokokken mit **Freisetzung von Endotoxin,** Adhäsion von Granulozyten am Kapillarendothel und Freisetzung von Mediatoren. Daraus resultieren eine erhöhte Kapillarpermeabilität, ein Hirnödem und ein verminderter Liquorabfluss. Der erhöhte Hirndruck führt zu verminderter Perfusion und Hypoxie mit nachfolgender Zellschädigung.

Meningokokken (Serotypen v. a. A, B, C) sind weltweit vorkommende Erreger einer foudroyant verlaufenden bakteriellen Sepsis mit Meningitis. Während in tropischen und subtropischen Ländern (sog. Meningitisgürtel) noch häufig Epidemien der Serotypen A und C vorkommen, ist die durch Serotyp B verursachte **Meningokokken-Meningitis** in Europa eine nur noch **sporadisch** vorkommende Erkrankung geworden. Das einzige Erregerreservoir ist der Mensch, ein symptomloses Vorkommen im Nasen-Rachen-Raum ist nicht selten. Durch Tröpfcheninfektion erfolgt die Neubesiedlung Nichtimmuner. Besonders Kinder unter 5 Jahren sind betroffen, aber auch bis zum 25. Lebensjahr kommen noch Infektionen vor. Meist wird eine erworbene Immunität im Rahmen eines „Schleimhautkatarrhs" erlangt. Wenn Meningokokken aber in die Blutbahn eindringen, kann sich eine **akut** verlaufende **eitrige Meningitis** oder ein **septisches Krankheitsbild** entwickeln; eine besonders schwer verlaufende Sepsis ist das **Waterhouse-Friderichsen-Syndrom.**

Pneumokokken gehören zur normalen Besiedlung des Menschen. Nach Invasion aus einem **Herd** (Lunge, Nasennebenhöhlen, Mittelohr) gelangen sie über eine Bakteriämie in die Meningen. Patienten mit **Pneumokokken-Meningitis** sind gewöhnlich älter als Patienten mit Meningokokken-Meningitis. Zudem besteht nach **Splenektomie** ein deutlich höheres Risiko einer Pneumokokken-Meningitis.

Klinik: Nach kurzer Inkubationszeit von wenigen Tagen treten plötzlich nach Schüttelfrost hohes Fieber, **Erbrechen** sowie starke **Kopf-** und **Rückenschmerzen** auf. Der Patient wirkt apathisch. Innerhalb von Stunden entwickeln sich Zeichen meningealer Reizung (**Meningismus**) mit Nackensteifigkeit, positivem

J-4.10 Meningokokken-Sepsis

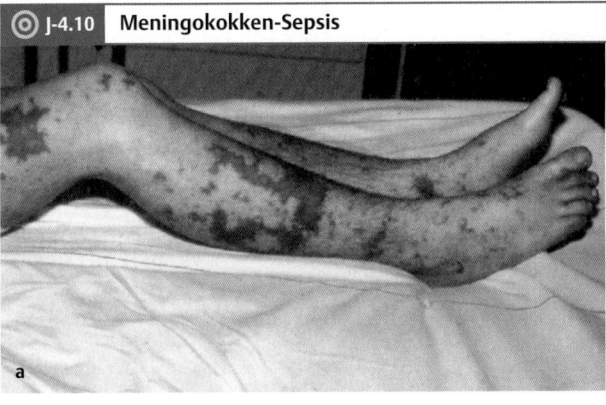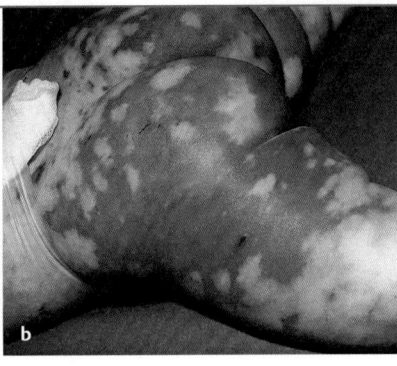

a Zahlreiche Petechien („flohstichartige Hautblutungen") und ausgeprägte flächenhafte Hautblutungen.
b Waterhouse-Friderichsen-Syndrom mit massiven epidermalen Blutungen und Hautnekrosen.

Kernig- und Brudzinski-Zeichen, schließlich **Opisthotonus**, außerdem fallen Vigilanzstörungen auf.

◄ Exkurs

▶ **Exkurs: Meningismuszeichen**
Meningismus: schmerzhaft eingeschränkte aktive und passive Beugung des Kopfes hin zur Brust
- **Kernig-Zeichen:** in Rückenlage führt die Beugung des gestreckte Beins in der Hüfte zur schmerzbedingten Beugung des Kniegelenks
- **Brudzinski-Zeichen:** Beugung der Beine in Hüft- und Kniegelenk bei passiver Beugung des Kopfes
- **Opisthotonus:** dauernde Rückwärtsbeugung des Rumpfes.

Das bei **Meningokokken-Meningitis** in der Hälfte der Fälle zu beobachtende **vielgestaltige Exanthem** (Abb. **J-4.10a**) ist Ausdruck der Meningokokkenstreuung in die Haut. Die schwerste Verlaufsform der Meningokokkensepsis, das **Waterhouse-Friderichsen-Syndrom** (Abb. **J-4.10b**), geht mit einer disseminierten intravasalen Gerinnung (DIC) mit massiven epidermalen Blutungen sowie Nekrosen der Akren und Nebennieren (akute Nebenniereninsuffizienz) einher. Der Verlauf ist gelegentlich so akut, dass Zeichen der meningealen Beteiligung fehlen.

Bei der **Pneumokokken-Meningitis** sind im Gegensatz zur Meningokokken-Meningitis Hirnnervenbeteiligung, fokale Anfälle, bei älteren Patienten auch Halbseitensymptomatik eher seltene frühzeitige Symptome.

Diagnostik: Zur Sicherung der Diagnose sollte bei Meningitisverdacht eine **frühzeitige Lumbalpunktion** nach Ausschluss eines erhöhten Hirndrucks (Spiegelung des Augenhintergrunds: Stauungspapille?) durchgeführt werden. Zunächst wird das Aussehen des Liquor cerebrospinalis beurteilt (**trüb** bei bakterieller Meningitis) und anschließend zwei Liquorproben für das Labor abgenommen: Das erste (sterile) Glas mit ca. 2 ml ist für die **mikrobiologische Untersuchung** vorzusehen. Das zweite Glas ist für die sofortige Bestimmung von **Glukose**, **Zellzahl** und **Ausstrich mit Gramfärbung** bestimmt. Eine differenzialdiagnostische Übersicht von Liquorbefunden unterschiedlicher Ätiologie bei Menigitis zeigt Tab. **J-4.22**.
Eine gleichzeitige **Blutabnahme** für die **Glukose**-Bestimmung im Serum und **Blutkulturen**, sicherheitshalber auch ein Rachenabstrich, sind erforderlich.
Nach Vorliegen des Befundes von Kokken ist keine Zeit zu verlieren, die antibiotische Therapie muss sofort begonnen werden. Liegen Koma oder Herdsymptome vor, ist sofort (gleichzeitig mit der Diagnostik) mit der antibiotischen Therapie zu beginnen.

Bei **Meningokokken-Meningitis** kann ein Exanthem (Abb. **J-4.10a**) Ausdruck der Streuung in die Haut sein. Das **Waterhouse-Friderichsen-Syndrom** imponiert mit DIC, massiven Hautblutungen (Abb. **J-4.10b**) und Nebenniereninsuffizienz. Eine meningeale Beteiligung kann fehlen.

Bei **Pneumokokken-Meningitis** sind fokale Anfälle, bei älteren Patienten Halbseitensymptomatik eher selten.

Diagnostik: Die **frühzeitige Lumbalpunktion** ist obligat (Tab. **J-4.22**).

Gleichzeit **Blutabnahme** für **Glukose** im Serum und **Blutkulturen**.

Bei Nachweis von Kokken sofortige antibiotische Therapie.

◄ Merke

▶ **Merke:** Ausstrich und Gramfärbung sind die in kürzester Zeit zu erhaltenden Ergebnisse, sie leiten die Therapie!

≡ J-4.22	Liquorbefunde bei Meningitis			
	normal	*bakterielle Meningitis*	*virale Meningitis*	*tuberkulöse Meningitis*
Aussehen	klar	eitrig trüb (Akutphase)	klar bis trüb	klar bis trüb (ggf. „Spinngewebsgerinnsel")
Zellzahl	< 20/µl	> 1000–10 000/µl	50–500/µl	50–1000/µl
Zelltyp		Granulozyten	Lymphozyten	Mono- und Lymphozyten
Eiweiß	< 45mg/dl	50–200 mg/dl	40–80 mg/dl	50–500 mg/dl
Glukose	ca. 50–80 % der Serumglukose	< 40 % der Serumglukose	ca. 50–80 % der Serumglukose	< 40 % der Serumglukose
Laktat	< 2,5 mmol/l	> 3,5 mmol/l	< 3,5 mmol/l	> 3,5 mmol/l

Therapie: Bei **Meningokokken-Meningitis** ist die hoch dosierte Infusion von **Penicillin G** über 10 Tage die Therapie der Wahl. Vom **frühzeitigen Beginn** hängt die Häufigkeit von Folgeschäden ab (Augenmuskelparesen, Hydrozephalus, Krampfanfälle).

Therapie: Bei **Meningokokken-Meningitis** ist **Penicillin G**, hoch dosiert als 2-stündige Infusion (10 Mega in 5 % Glukose oder Lävulose alle 8 h), die Therapie der Wahl. Kurzinfusionen sind bei gestörter Blut-Liquor-Schranke, vor allem bei Niereninsuffizienz, Auslöser generaliisierter Krämpfe durch Penicillin. Vom **frühzeitigen Beginn** hängt die Häufigkeit von Folgeschäden ab (Augenmuskelparesen, Hydrozephalus, Krampfanfälle). Die Therapiedauer beträgt mindestens 10 Tage. Bei Besserung des Meningismus ist auf eine 20-minütige Infusionsdauer überzugehen.

▶ Merke

▶ **Merke:** Angaben über eine Penicillinallergie sind äußerst kritisch zu überprüfen, da jedes andere Antibiotikum eine geringere Effektivität aufweist. Im Zweifelsfall kann eine Probe mit einem Tropfen (6 µg Penicillin in 0,9 % NaCl) auf die Konjunktiven (Rötung nach 20 min) oder eine i.v. Schnelldesensibilisierung durchgeführt werden.

Bei **Penicillinallergie** oder **Pneumokokken-Meningitis** ist inital **Ceftriaxon** das Mittel der Wahl.

Bei echter **Penicillinallergie** oder **Pneumokokken-Meningitis** ist **Ceftriaxon** (2 × 2 g/d) initial bis zum Vorliegen der Resistenztestung das Mittel der Wahl.

Bei **septischen Verläufen** kann die Gabe von **Dexamethason** erwogen werden.

Bei **septischen Verläufen** kann die Gabe von **Dexamethason** erwogen werden. Ob die initiale Gabe von Dexamethason die Prognose verbessert, bleibt noch zu bestimmen.

▶ Merke

▶ **Merke:** Kortikosteroide sind Pflicht beim Waterhouse-Friderichsen-Syndrom.

Mikrobiologische **Kontrollen des Liquors** nach 2–3 Tagen durchführen.

Ca. 2–3 Tage nach Antibiotikabeginn sollte eine mikrobiologische **Kontrolle des Liquors** auf Keimfreiheit durchgeführt werden. Bei Ansprechen auf die Therapie sollte sich zu diesem Zeitpunkt bereits der Zustand des Patienten verbessert haben und die Zellzahl im Liquor deutlich zurückgegangen sein.

Prophylaxe: Eine antibiotische **Chemoprophylaxe** mit **Rifampicin** wird für enge Kontaktpersonen bei **Meningokokken**-Meningitis empfohlen.

Aktive Immunisierungen:
- **Meningokokken-Impfstoff:** Impfung im Bedarfsfall möglich (nur Serogruppen A, C, W 135 und Y)
- **Pneumokokken-Impfstoff:** bei erhöhtem Erkrankungsrisiko empfohlen (z. B. nach Splenektomie).

Prophylaxe: Eine antibiotische **Chemoprophylaxe** mit **Rifampicin** wird für enge Kontaktpersonen bei **Meningokokken**-Meningitis empfohlen. Die Dosis beträgt bei Kindern 2 × 10 mg/kg KG täglich 2 Tage lang. Für Erwachsene ist einmalig 500 mg Ciprofloxacin eine günstige Alternative.

Aktive Immunisierungen sind sowohl gegen Meningokokken als auch Pneumokokken möglich:
- **Meningokokken-Impfstoff:** Impfungen sind gegen Erreger der Serogruppen A, C, W 135 und Y (nicht gegen Serogruppe B!) möglich und können im Bedarfsfall zur Anwendung kommen, z. B. bei Reisenden oder Entwicklungshelfern in epidemische Länder (Meningitisgürtel). In Deutschland ist für alle Kinder im 2. Lebensjahr die Impfung gegen Serogruppe C empfohlen (Näheres s. www.rki.de).
- **Pneumokokken-Impfstoff:** Eine Impfung wird für Personen empfohlen, die ein erhöhtes Erkrankungsrisiko haben, z. B. nach Splenektomie, Patienten mit chronischen Lungen- und Herzkrankheiten. In Deutschland gibt es eine Impfempfehlung ab dem 60. Lebensjahr sowie für Säuglinge und Kinder bis zum 2. Lebensjahr.

Internet-Links: www.dgn.org (Deutsche Gesellschaft für Neurologie) oder www.rki.de (Robert Koch Institut).

4.18 Mykoplasmen-Infektionen

4.18.1 Mycoplasma pneumoniae

▶ **Allgemeines:** Mycoplasma pneumoniae ist ein Erreger von Infektionen der oberen und tiefen Atemwege (**atypische Pneumonie**).

4.18 Mykoplasmen-Infektionen

4.18.1 Mycoplasma pneumoniae

◀ **Allgemeines**

☰ J-4.23	**Mycoplasma pneumoniae**						
Vor-kommen	**Übertra-gungsweg**	**Kardinal-symptome**	**Komplikationen**	**Diagnostik**	**Therapie**	**Prophylaxe**	**Meldepflicht nach IfSG**
Mensch	Tröpfchen	Pharyngitis trockener Husten Fieber	Pneumonie Meningitis Enzephalitis	Serologie Kälteagglutinine	Azithromycin Doxycyclin	keine	besteht nicht

Epidemiologie und Pathogenese: M. pneumoniae ist weltweit häufig im Respirationstrakt des erwachsenen Menschen zu finden. Die Neubesiedlung tritt meist im Kindesalter bei engem Kontakt durch **Tröpfcheninfektion** auf. Es besteht eine Affinität zu den Epithelzellen des Respirationstraktes, die lokale Vermehrung ist von der ortsständigen Antikörpersekretion abhängig. Eine Reinfektion kann allerdings später wieder eintreten, infektiöse Episoden nach dem 40. Lebensjahr sind selten. Die reaktive Einwanderung von Leukozyten in das Lungenparenchym ist wahrscheinlich für die pneumonischen Infiltrate verantwortlich. Bakteriämien kommen wohl nicht vor. Ablagerungen von Immunkomplexen an Gelenkstrukturen können zu Arthralgien führen.

Klinik: Nach einer Inkubationszeit von 2–3 Wochen treten subfebrile Temperaturen und **Pharyngitis ohne Schnupfen** auf. Ein über mehrere Tage zunehmendes Zeichen einer **Tracheobronchitis** ist der fast **trockene Husten**, der 1–2 Wochen anhalten kann. Der Auskultationsbefund der Lunge ergibt selbst in der späteren Phase nur wenige feuchte Rasselgeräusche. Diese Symptomatik tritt wohl am häufigsten auf. Ohne Diagnose einer Pneumonie und ohne antibiotische Therapie erfolgt die Heilung.

Nur bei ausgeprägtem Husten und **schweren Allgemeinerscheinungen** wie höheres Fieber, retrosternale hustenabhängige Schmerzen und starker Kopfschmerz ist eine **Röntgenthorax-Aufnahme** indiziert. Als Zeichen einer atypischen Pneumonie finden sich atypische, häufig hilusnahe, meist segmentale „milchglasartige" Infiltrate, die nur sehr selten lappenfüllend sind (Abb. J-4.11). Kleinere Pleuraergüsse sind möglich. Das Ausmaß der Infiltrate korreliert mit dem Zustand des Patienten, nicht mit dem wenig ergiebigen Untersuchungsbefund der Lunge.

Weitere **Komplikationen** wurden **in Einzelfällen** beschrieben:
- **Haut:** Exantheme, Erythema nodosum
- **ZNS:** Enzephalitis, Meningitis, Polyneuritis
- **Herz:** Myokarditis, Perikarditis
- **Gelenke:** Arthralgien, Polymyositis.

Diagnostik: BSG und **CRP** sind bei atypischer Pneumonie immer deutlich **pathologisch**. Leukozytose ist die Ausnahme, im Differenzialblutbild finden sich keine eindeutigen Hinweise. Der mikrobiologische Sputumbefund ergibt Standortflora. Häufig sind höhere Titer für **Kälteagglutinine** zu finden, die aber selten klinisch relevant sind. Die kulturelle Isolierung von Mykoplasmen ist aufwändig, so dass routinemäßig die Diagnose **serologisch** mit der **Komplementbindungsreaktion (KBR)** erfolgt. In der 2. Woche der Erkrankung, meist dem Zeitpunkt des Erstkontaktes mit dem Patienten, sind bereits signifikante

Epidemiologie und Pathogenese: M. pneumoniae findet sich im Respirationstrakt des Erwachsenen nach Besiedelung im Kindesalter durch **Tröpfcheninfektion** und lokaler Vermehrung. Eine Reinfektion mit reaktiver Einwanderung von Leukozyten in das Lungenparenchym ist wahrscheinlich für die pneumonischen Infiltrate verantwortlich. Arthralgien sind durch Immunkomplexablagerungen möglich.

Klinik: Die Erkrankung beginnt nach 2–3 Wochen mit subfebrilen Temperaturen und **Pharyngitis ohne Schnupfen.** Langsam zunehmend entwickelt sich eine **Tracheobronchitis** (fast **trockener** Husten) für 1–2 Wochen.

Nur bei schwereren Allgemeinerscheinungen sollte eine **Röntgenthorax-Aufnahme** erfolgen. Es zeigt sich das Bild einer atypischen Pneumonie (Abb. J-4.11).

Komplikationen in Einzelfällen: Exantheme, Erythema, Meningitis, Polyneuritis, Myokarditis, Perikarditis, Arthralgien, Polymyositis.

Diagnostik: BSG und **CRP** sind immer deutlich beschleunigt. Leukozytose ist die Ausnahme. Höhere Titer für **Kälteagglutinine** sind häufig zu finden, ohne beweisend zu sein. Die Diagnosestellung erfolgt **serologisch** mit der **KBR.** Eine Einordnung ist nur über einen Titeranstieg von > 4 Stufen möglich.

⊚ J-4.11

⊚ J-4.11 **Mykoplasmen-Pneumonie**

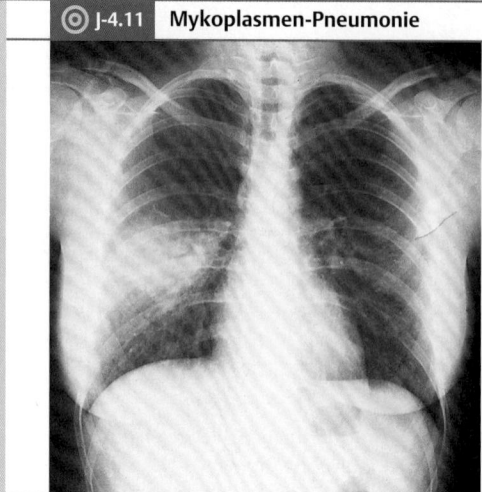

19-jährige Frau, Röntgen-Thorax-Übersicht p.-a. vom 4. Krankheitstag. Pneumonie bds., vorwiegend fleckstreifig, bevorzugt zentral in den Mittel- und Unterfeldern. Rechts im Mittellappen etwas inhomogene Verschattung.

Titer vorhanden, eine Einordnung ist also nur über einen Titeranstieg von > 4 Stufen möglich.

Therapie: Doxycyclin sollte nicht unter 10 Tagen gegeben werden, da sonst Rückfälle auftreten können. Azithromycin (Makrolid) bei Kindern und in der Schwangerschaft.

Therapie: Mykoplasmen sind grundsätzlich penicillinresistent. **Doxycyclin** in normaler Dosierung kann bei frühzeitigem Einsatz den Verlauf abkürzen. Die Therapiedauer sollte 10 Tage nicht unterschreiten, da Rückfälle bei zu kurzer Therapiedauer beschrieben sind. Bei Kindern und in der Schwangerschaft ist Azithromycin (Makrolid) das Ausweichpräparat.

4.18.2 Urogenitale Mykoplasmen

4.18.2 Urogenitale Mykoplasmen

▶ Allgemeines

▶ **Allgemeines:** Urogenitale Mykoplasmen sind Erreger **unspezifischer Infektionen des Urogenitaltraktes.**

≡ J-4.24 **Urogenitale Mykoplasmen**

Vorkommen	Übertragungsweg	Kardinal-symptome	Komplikationen	Diagnostik	Therapie	Prophylaxe	Meldepflicht nach IfSG
Urogenitaltrakt, Mensch	Geschlechts-verkehr	Urethritis Prostatitis Salpingitis	Sterilität der Frau	Erreger-nachweis	Tetrazykline Azithromycin	Kondome	besteht nicht

Pathogenese und Klinik: Urogenitale Mykoplasmen werden beim **Geschlechtsverkehr** übertragen. Beim Mann kann es zu **unspezifischer Urethritis**, evtl. Prostatitis, bei der Frau zu **Salpingitis** kommen.

Pathogenese und Klinik: Mykoplasmen (**M. hominis**, **M. genitalium** und **Urea-plasma urealyticum**) besiedeln häufig den Urogenitaltrakt des Menschen. Sie werden vor allem beim **Geschlechtsverkehr** übertragen. Klinische Symptome sind trotz des häufigen Nachweises aber selten. Beim Mann lösen sie eine **unspezifische Urethritis** aus, eventuell auch eine Prostatitis. Bei der Frau können sie zur **Salpingitis** führen.

Diagnostik: Serologie, Kultur oder DNA-Nachweis.

Diagnostik: Sie erfolgt serologisch, durch Kultur oder DNA-Nachweis. Sind bereits signifikante Titer vorhanden, ist ein 4facher Titeranstieg 1 Woche später zu fordern.

Therapie: Tetrazykline oder **Azithromycin.**

Therapie: Ausreichend ist eine einwöchige Therapie mit **Tetrazyklinen** oder **Azithromycin.**

4.19 Q-Fieber

4.19 Q-Fieber

▶ Allgemeines

▶ **Allgemeines:** Q-Fieber ist eine durch Coxiella burnetii verursachte Zoonose mit weltweitem Vorkommen. Nach Inhalation entstehen **Bronchitis** oder **atypische Pneumonie.**

☰ J-4.25	Q-Fieber						
Vorkommen	**Übertragungsweg**	**Kardinalsymptome**	**Komplikationen**	**Diagnostik**	**Therapie**	**Prophylaxe**	**Meldepflicht nach IfSG**
weltweit Staub	aerogen	Schüttelfrost Bronchitis	atypische Pneumonie Endokarditis	Serologie	Doxycyclin Chinolon Makrolid	Impfung von Exponierten	§ 7 (s. S. 1037)

Epidemiologie und Pathogenese: Weltweit kommt es immer wieder zu meist berufsbedingten begrenzten Ausbrüchen (Schlachthof, Molkerei, häuteverarbeitende Industrie), aber auch zu Einzelfällen, da der Erreger monatelang im **Staub** überleben kann. Das Wirtsspektrum umfasst Zecken, Nager, Wild, Vögel und Haustiere.
Die Übertragung von **Coxiella burnetii** erfolgt durch die **Inhalation** von erregerhaltigem Staub. Bei einer vermuteten Erkrankung ist daher nach tierischen Quellen (Rind, Schaf) zu suchen. Die Übertragung von Mensch zu Mensch ist eine Rarität.

Klinik: Die Inkubationszeit beträgt im Allgemeinen 2–3 Wochen und scheint durch die Infektionsdosis bedingt zu sein. Die Infektion verläuft bei ca. 30–50 % **inapperent**.
Das **Prodromalstadium** ist uncharakteristisch mit Müdigkeit, Appetitlosigkeit und diffusen Schmerzen. Innerhalb von 3 Tagen entwickelt sich dann das **Vollbild** der Erkrankung mit **Schüttelfrost**, **Fieber** (bis 40 °C), **Kopf-** und **Muskelschmerzen** sowie bei 50 % der Erkrankten eine **atypische Pneumonie**. Die röntgenologischen Veränderungen können variabel sein; neben einzelnen oder multiplen Infiltraten wurden auch pseudolobuläre Pneumonien, miliare (Pseudo-Miliar-Tbc) oder perihiläre Infiltrate (Pseudo-Ca) beobachtet.

Komplikationen: Meningeale Reizzustände, häufig langwierig verlaufende granulomatöse Hepatitis und Epididymoorchitis sind möglich. Die subakute **Q-Fieber-Endokarditis** pfropft sich meist auf vorgeschädigte Herzklappen auf. Auch eine effiziente langdauernde Antibiotikatherapie verhindert meist nicht den notwendigen Klappenersatz.

Diagnostik: Routinemäßig erhobene Laborwerte spiegeln höchstens die Schwere der Erkrankung wider, sie sind nicht wegweisend. **BSG** und **CRP** sind pathologisch, die Leukozytenzahl meist normal. Die Sicherung der Diagnose erfolgt durch den Nachweis von Antikörpern (IgG, IgM).

Therapie: Ausreichend wirksam sind **Doxycyclin**, **Chinolone** oder **Makrolide** in Standarddosierung. β-Laktamantibiotika (Penicilline, Cephalosporine) sind unwirksam. Die Erkrankung heilt bei Therapie in der Regel komplikationslos aus (Letalität < 0,5 %).

Prophylaxe: Eine **aktive Impfung** ist möglich und bei exponierten Berufsgruppen indiziert, in Deutschland jedoch nicht verfügbar.

Epidemiologie und Pathogenese: Die Infektionsquelle ist erregerhaltiger **Staub** (Schlachthof, Molkerei, häuteverarbeitende Industrie).

Die Übertragung von **Coxiella burnetii** erfolgt durch die **Inhalation** von erregerhaltigem Staub. Die Übertragung von Mensch zu Mensch ist eine Rarität.

Klinik: Die Inkubationszeit beträgt 2–3 Wochen. Ein **inapperenter** Verlauf ist möglich.

Nach uncharakteristischem **Prodromalstadium** entwickeln sich innerhalb von 3 Tagen **Fieber** (bis 40 °C), **Kopf-** und **Muskelschmerzen** sowie bei 50 % eine **atypische Pneumonie** (segmentale, auch miliare oder perihiläre Infiltrate).

Komplikationen: Meningeale Reizzustände, granulomatöse Hepatitis, Epididymoorchitis, subakute **Q-Fieber-Endokarditis** bei vorgeschädigten Herzklappen.

Diagnostik: Sicherung der Diagnose durch AK-Nachweis (IgG, IgM).

Therapie: **Doxycyclin**, **Chinolone**, oder **Makrolide** werden eingesetzt. Die Erkrankung heilt bei Therapie in der Regel komplikationslos aus.

Prophylaxe: Eine **aktive Impfung** ist möglich.

▶ **Klinischer Fall:** Eine 28-jährige Verwaltungsangestellte verspürte während einer Autofahrt plötzlich stärkste Kopf- und Muskelschmerzen, die so schlimm waren, dass sie die Fahrt abbrach und sich in der Medizinischen Klinik vorstellte. Bei der Untersuchung fanden sich außer einer Körpertemperatur von 39 °C keine klinischen Auffälligkeiten. Die Blutsenkung betrug 35 mm in der ersten Stunde, die Leukozytenzahl war normal. Da die Patientin vor 7 Wochen aus Nordafrika zurückgekommen war, wurde ein Blutausstrich für die Malariadiagnostik durchgeführt, der aber negativ ausfiel. Im Routine-Thorax-Röntgenbild zeigte sich eine Infiltration im linken Oberlappen. Mit der Diagnose einer atypischen Pneumonie wurde eine Behandlung mit 200 mg Doxycyclin täglich begonnen. Bei der serologischen Abklärung wurde wegen des Nordafrikaaufenthaltes auch das Q-Fieber in Betracht gezogen.

Nach 10 Tagen fand sich ein signifikanter Antikörperanstieg von 1 : 16 auf 1 : 256 in der KBR. Da nach der Rückkehr die längste bekannte Inkubationszeit bereits verstrichen war, mussten andere Infektionsquellen gesucht werden. Ein Schafswollteppich, der vor Ort gekauft und mit dem Schiff nachgesandt worden war, wurde als wahrscheinlich Infektionsquelle ausfindig gemacht. Er war 2 Wochen vor Beginn der Erkrankung eingetroffen. Drei Bekannte hatten geholfen, den Teppich auszupacken, nur einer war an einem schweren grippalen Infekt erkrankt gewesen. Auch bei diesem waren nach einigen Wochen deutlich positive Antikörper nachzuweisen.

4.20 Rickettsiosen und Ehrlichiosen

▶ Allgemeines

▶ **Allgemeines:** Zu den **Rickettsiosen** zählen eine Reihe von z. T. unterschiedlichen Krankheitsbildern, die durch Arthropoden (Gliertiere) auf den Menschen übertragen werden. **Rickettsia** und **Ehrlichien** sind obligat intrazellulär lebende gramnegative Stäbchenbakterien.

Epidemiologie und Pathogenese:
Rickettsien werden durch erregerhaltige Sekrete oder Exkremente von Läusen, Zecken, Milben oder Flöhen auf den Menschen übertragen.
Die **Ehrlichiose** wird durch Zecken übertragen. In Deutschland wurde bisher kein Fall einer akuten Ehrlichiose beschrieben.

Epidemiologie und Pathogenese: Rickettsien und Ehrlichien kommen auf allen Kontinenten der Erde vor.
Rickettsien werden durch erregerhaltige Sekrete oder Exkremente von Läusen, Zecken, Milben oder Flöhen auf den Menschen übertragen.
Bei **Ehrlichien** ist nur die Zecke als Überträger von Bedeutung. Sie vermehren sich in Monozyten/Makrophagen oder Granulozyten. In Deutschland wurde bisher kein Fall einer akuten humanen granulozytären Ehrlichiose beschrieben.

Klinik: Fieber, Kopfschmerzen, Arthralgien, Leber- und Nierenfunktionsstörungen.

Fleckfieber wird aus Endemiegebieten eingeschleppt. Schwere Kopfschmerzen und ein makulöses Exanthem sind charakteristisch.

Klinik: Bei Ehrlichiose häufig inapparenter Verlauf. Bei Abwehrgeschwächten oder im Alter können Fieber, Schüttelfrost, Kopfschmerzen, Myalgien, Arthralgien, Leber- und Nierenfunktionsstörungen auftreten.
Fleckfieber kommt in Deutschland nicht mehr endemisch vor, die Erreger werden aus Endemiegebieten eingeschleppt. Reiseanamnese und Frage nach der dortigen Tätigkeit sind wegweisend. Klinisch sind ein makulöses Exanthem und schwere Kopfschmerzen charakteristisch.

Therapie: Doxycyclin.

Therapie: Therapeutika der Wahl sind Tetrazykline, z. B. Doxycyclin (bis 3 Tage nach Entfieberung).

☰ J-4.26 Rickettsiosen und Ehrlichiosen

Erkrankungs-gruppen	Überträger	Erreger	Vorkommen	Erkrankung
Rickettsiosen	Laus	R. pro-wazeckii	Afrika, Anden, Irak	**epidemisches Fleckfieber** (Flecktyphus)
	Floh	R. typhi	Hafenstädte, Handelszentren weltweit	**murines Fleckfieber** (endemischer Typhus)
	Zecke	R. rickettsii	Amerika	**Rocky Mountain spotted fever**
		R. conori	Mittelmeer, Ostafrika	**Fiévre boutonneuse**
		R. australis	Queensland	**Queensland-Zeckenbissfieber**
		R. sibirica	Sibirien, Mongolei	**asiatisches Zeckenbissfieber**
	Milbe	R. tsutsu-gamushi	Ostasien, Australien	**Tsutsugamushi-Fieber** (Scrub typhus)
Ehrlichiosen	Zecke	E. chaffeensis	Europa, Nordamerika	**monozytäre Ehrlichiose**

4.21 Salmonellen-Enteritis

4.21 Salmonellen-Enteritis

▶ Allgemeines

▶ **Allgemeines:** Die Salmonellen-Enteritis ist eine lebensmittelbedingte **Durchfallerkrankung**, die meist durch Tier oder Tierprodukte übertragen wird.

☰ J-4.27 Salmonellen-Enteritis

Vor-kommen	Übertra-gungsweg	Kardinal-symptome	Komplika-tionen	Diagnostik	Therapie	Prophylaxe	Meldepflicht nach IfSG
Tierwelt weltweit Eier	oral	Durchfall Fieber	Exsikkose Sepsis	Stuhlkultur Blutkultur	Flüssigkeit und Elektrolyte (Antibiotika)	ausreichend kochen oder braten	§§ 6 und 7 (s. S. 1037)

Epidemiologie und Pathogenese:
Die Salmonellen-Enteritis wird durch den Verzehr **kontaminierter Lebensmittel** (Tier und Tierprodukte) übertragen.

Epidemiologie und Pathogenese: In den letzten 30 Jahren haben die Infektionen durch **Enteritis-Salmonellen** deutlich zugenommen. Primäre Infektionsquelle sind meist infizierte Tiere oder Tierprodukte. Moderne Tierhaltungen mit Salmonellenbefall von Geflügel (inkl. dessen Eier) und Schlachtvieh sowie die Konservierung durch Tieffrieren sollen zu einem großen Teil die Streuung begünstigen. Die Infektion des Menschen erfolgt in der Regel durch den Verzehr **kontaminierter Lebensmittel**, eine Übertragung von Mensch zu Mensch durch Dauerausscheider kommt nur äußerst selten vor.

> ▶ **Merke:** Normalerweise ist die nötige **Infektionsdosis hoch**, sie wird praktisch nur erreicht, wenn nicht oder ungenügend erhitzte kontaminierte Lebensmittel vor dem Verzehr ungekühlt über längere Zeit aufbewahrt werden.

◀ **Merke**

Abhängig von der Zahl (10^3 bis 10^6) und der Virulenz der Salmonellen kommt es zur Erkrankung. Die Enteritis-Salmonellen haften am Darmepithel, dringen in die Mukosa ein und lösen nach Einwanderung von Granulozyten eine Entzündung aus. Enteritis und Allgemeinerscheinungen werden dann lokal durch sezernierte **bakterielle Toxine**, systemisch durch resorbierte Toxine ausgelöst. Eine **Bakteriämie** mit Organmanifestation ist praktisch nur bei noch wenig entwickelter (Kinder) oder reduzierter Immunabwehr zu beobachten.

Enteritis und Allgemeinerscheinungen werden durch **bakterielle Toxine** ausgelöst. Eine **Bakteriämie** mit Organmanifestation ist nur bei reduzierter Immunabwehr zu beobachten.

Klinik: Die Infektion verläuft nach einer Inkubationszeit von 1–5 Tagen bei vielen Menschen ohne oder mit nur **kurzfristigen Durchfallepisoden** ohne Fieber. Die Erkrankung ist meist **selbstlimitierend**, die Durchfälle hören spätestens nach 5 Tagen spontan auf.
Abhängig von Infektionsdosis und Salmonellenart kommt es aber auch zu den typischen akuten Symptomen mit **Fieber, Bauchschmerzen**, mehrmals täglichen **wässrigen Stühlen** und infolgedessen **Exsikkose** mit trockener Zunge, tief stehenden Augen und stehenden Hautfalten. Erbrechen ist selten. Über dem Abdomen sind die typischen zischenden, gurgelnden Geräusche vermehrter Dünndarmaktivität zu hören, an wechselnden Lokalisationen sind prall gefüllte, bei Palpation verschiebliche Darmschlingen zu finden.

Klinik: Nach 1–5 Tagen können **kurzfristige Durchfallepisoden** ohne Fieber auftreten. Die Erkrankung ist meist **selbstlimitierend**.

Bei schwererem Verlauf kommt es zu **Fieber, Bauchschmerzen, wässrigen Stühlen**, selten Erbrechen, **Exsikkose**; außerdem vermehrte Dünndarmaktivität und prall gefüllte Darmschlingen.

Komplikationen: Auf Zeichen der **Exsikkose** ist dringend zu achten, denn diese entscheidet vor allem über das Überleben der Patienten. **Bakteriämien** kommen bei ca. 5 % der Erkrankten vor. Es kann sich ein **septischer Verlauf** mit Abszessbildungen (septische Metastasen) in Knochen, Gelenken und anderen Organen entwickeln, der insbesondere bei Immunschwäche (Kleinkinder, alte Menschen, immunsuppressive Therapie, AIDS) auftritt. Eine postinfektiöse **reaktive Arthritis** kann sich bei disponierten Patienten entwickeln.

Komplikationen: Auf Zeichen der **Exsikkose** ist dringend zu achten. **Bakteriämien** sind selten, ein **septischer Verlauf** mit Abszessbildungen in Knochen, Gelenken und anderen Organen ist möglich. Eine postinfektiöse **reaktive Arthritis** kann sich bei disponierten Patienten entwickeln.

Diagnostik: Die allgemeinen Zeichen der bakteriellen Infektion wie beschleunigte BSG oder erhöhtes CRP, Leukozytose mit Linksverschiebung, sind nicht eindeutig wegweisend. **Zeichen der Exsikkose** im Labor sind: ansteigender Hämatokrit, ansteigendes Kreatinin, hohes Gesamteiweiß, niedrige Konzentrationen von Natrium und Chlorid im Serum.
Entscheidend sind **mikrobiologische Untersuchungen von Stuhlproben**. Bei septischem Verlauf oder bekannter Immunschwäche ist zusätzlich die Abnahme von **Blutkulturen** indiziert. Bei bekannter Immunsuppression sind Punktionen von Herdbefunden, die sich sonographisch oder computertomographisch in vielen Organen finden lassen, zur mikrobiologischen Diagnosefindung notwendig. Serologische Befunde sind nicht aussagekräftig.

Diagnostik: Das allgemeine Labor ist nicht wegweisend. Unbedingt ist auf **Zeichen der Exsikkose** zu achten (Kreatinin ↑, Natrium ↓, Chlorid ↓).

Entscheidend sind **mikrobiologische Untersuchungen von Stuhlproben**, bei septischem Verlauf oder bekannter Immunschwäche sind **Blutkulturen** indiziert.

Therapie: Ein ausreichender **Ersatz von Wasser und Elektrolyten** steht bei starkem Flüssigkeitsverlust an erster Stelle. Die zu ersetzende Menge richtet sich nach dem enteralen Verlust. Ist oraler Flüssigkeitsersatz nicht möglich, muss dieser intravenös erfolgen.

Therapie: Ausreichender **Ersatz von Wasser und Elektrolyten** bei starkem Flüssigkeitsverlust.

> ▶ **Merke:** Die beste Vermeidung von Todesfällen ist eine **Exsikkoseprophylaxe** durch frühzeitigen und ausreichenden Ersatz von Flüssigkeit und Elektrolyten.

◀ **Merke**

Eine **Antibiotikatherapie** (Amoxicillin, Cotrimoxazol, Chinolone) ist nur **bei Risikopatienten** und bei **septischem Verlauf** indiziert.

Laktulose bei länger persistierender Erregerausscheidung nach Erkrankung.

Bei Abszessen gezielte **Punktion** mit **Dränage** und **Spülung**.

Prophylaxe: Die primäre Prävention ist die Unterbrechung der Kette **Nahrungsmittel → Mensch** (Änderung der Tierhaltung/ -ernährung, der Herstellungsverfahren, der Verarbeitungshygiene).

▶ Merke

Der Nachweis **negativer Stuhlkulturen** für die Wiederzulassung zu vielen beruflichen Tätigkeiten ist gesetzlich geregelt.

Eine **Antibiotikatherapie** ist in der Regel **nicht indiziert**, da sie die Folgen der Exsikkose nicht verhindert, sondern eher die Ausscheidungsdauer für Enteritis-Salmonellen verlängert. Erforderlich sind Antibiotika **bei Risikopatienten** und bei **septischem Verlauf**. Bewährt haben sich Amoxicillin, Cotrimoxazol und Chinolone (nicht bei Kindern).

Bei länger persistierender Erregerausscheidung nach Erkrankung kann **Laktulose** eingesetzt werden. Mit der oralen Dosis soll im Darmlumen ein pH von 5–6 erreicht werden, um das Erregerwachstum zu hemmen.

Bei Nachweis von Abszessen ist die gezielte **Punktion** mit **Dränage** und **Spülung**, evtl. Instillation von Antibiotika, bei gleichzeitiger systemischer resistenzgerechter Antibiotikatherapie erforderlich.

Prophylaxe: Der Mensch selbst ist wohl – von seltensten Fällen abgesehen – kaum der Ausgangspunkt der Infektionsketten. Daher sollte sich die primäre Prävention auf die Unterbrechung der Kette „Nahrungsmittel → Mensch" konzentrieren. Dazu bedarf es einer Änderung der Tierhaltung und -ernährung, der Herstellungsverfahren und der Beachtung einer hygienischen Verarbeitung von potenziell kontaminierten Nahrungsmitteln.

▶ **Merke:** Aufbewahrung eiweiß- und wasserreicher Lebensmittel bei < 10 °C (Kühlschrank), Zubereitung oder Aufwärmen von Speisen bei > 70 °C für mehr als 5 Minuten, Schälen von Obst vor dem Verzehr (Cook it, boil it, peel it or forget it!)

Im Erkrankungsfall ist keine Isolierung des Patienten vorgeschrieben, jedoch die Benutzung einer eigenen Toilette. Der Nachweis von **negativen Stuhlkulturen** für die Wiederzulassung zu vielen beruflichen Tätigkeiten ist gesetzlich geregelt.

▶ **Klinischer Fall:** Ein 72-jähriger Patient, bei dem seit 15 Jahren eine chronisch-obstruktive Lungenerkrankung bekannt war, erkrankte nach Verzehr eines 2 Tage zuvor zur Geburtstagsfeier zubereiteten Geflügelsalates 2 Tage später mit Fieber und allgemeinem Krankheitsgefühl. Der Allgemeinzustand verschlechterte sich in den folgenden 2 Tagen. Bei hausärztlicher Konsultation konnten außer dem bekannten Befund einer obstruktiven Lungenerkrankung keine weiteren wegweisenden Befunde erhoben werden. Durchfälle bestanden nicht, die Darmgeräusche waren unauffällig. Unter der Annahme einer bakteriell bedingten Exazerbation der Grunderkrankung wurde eine Therapie mit Doxycyclin begonnen. Die Dauertherapie mit inhalativem Sympathomimetikum, einem Theophyllinpräparat und 5 mg Prednison oral wurde beibehalten.

Zwei Tage später musste wegen anhaltenden Fiebers, Exsikkose und zunehmender Verwirrtheit die stationäre Einweisung erfolgen. Bei Aufnahme war der Patient kaum noch ansprechbar, deutlich exsikkiert und hypoton. Das Kreatinin im Serum betrug 9,6 mg/dl. Es entwickelte sich trotz sofortiger, der Nierenfunktion angepassten breiten Antibiotikatherapie ein septischer Schock, der Patient verstarb innerhalb von 24 Stunden. Zwei Tage später traf der positive Sputumbefund mit S. typhimurium, tetrazyklinresistent ein.

▶ **Klinischer Fall:** Ein 22-jähriger Patient mit Niereninsuffizienz im Stadium der kompensierten Retention bei bekannten Zystennieren verspürte aus völligem Wohlbefinden linkseitigen Flankenschmerz, der nicht bewegungsabhängig war. Die Ultraschalluntersuchung ergab die bekannten Nierenzysten, von denen eine größere auf der linken Seite ein jetzt im Gegensatz zu den anderen Zysten inhomogenes Echomuster aufwies. Durchfall hatte anamnestisch in den letzten Wochen nicht bestanden, die Körpertemperatur war normal, alle Labordaten lagen im Bereich des von früher her Bekannten.

Die Punktion der Zyste ergab rahmigen Inhalt, mikrobiologisch S. Panama. Im Stuhl waren keine Salmonellen nachweisbar. Nach erneuter Punktion mit Spülung und oraler Behandlung mit einem Gyrasehemmer (Ciprofloxacin) über 4 Wochen normalisierte sich der Befund. (In diesem Fall kam es also, nach länger zurückliegender blander Salmonellen-Enteritis mit dem Erreger S. Panama, zu einer Erregerpersistenz in den Nierenzysten, die dort der körpereigenen Abwehr entgingen.)

4.22 Shigellen-Ruhr

▶ Allgemeines

4.22 Shigellen-Ruhr

▶ **Allgemeines:** Die Shigellen-Ruhr ist eine weltweit vorkommende bakterielle Darminfektion mit Durchfallepisoden unterschiedlicher Schweregrade.

J-4.28	Shigellen-Ruhr							
Vor-kommen	Übertra-gungsweg	Kardinalsymptome	Komplika-tionen	Diagnostik	Therapie	Prophylaxe	Meldepflicht nach IfSG
weltweit Mensch	fäkal/oral	Durchfall mit Schleim- und Blutbeimengung Tenesmen	reaktive Arthritis	Stuhl	Gyrasehemmer	Händehygiene nur Gekochtes nur Gebratenes	§§ 6 und 7 (s. S. 1037)

Epidemiologie und Pathogenese: Für **Shigellen** (S. dysenteriae, S. boydii, S. flex-neri und S. sonnei) ist der Mensch das einzige Erregerreservoir, eine Vermehrung außerhalb des Menschen ist nicht anzunehmen. In Europa sind lediglich die klinisch milderen Varianten S. sonnei, seltener S. flexneri endemisch, der hochpathogene Stamm S. dysenteriae (produziert Shiga-Toxin) ist nicht mehr zu finden.

Ausscheider kontaminieren Wasser und Lebensmittel, auch die direkte Übertragung von Mensch zu Mensch ist bei engem Kontakt möglich. Schon **geringe Erregermengen** von wenigen Hunderten Shigellen können eine Erkrankung auslösen. Fliegenbeine als Vehikel für den Transport der Shigellen von den Faeces zu den Speisen spielen als Infektionsweg ebenfalls eine Rolle.

Nach oraler Aufnahme vermehren sich die Shigellen im Darm rasant. Mehrere Millionen Keime pro ml Stuhl sind die Regel bei typischem Krankheitsbild. Die Shigellen dringen in die oberflächliche Dickdarmwandschicht ein und verursachen in schweren Fällen **zytotoxin**bedingte **Entzündungen mit Epitheldefekten**. Ein Adenylatzyklase-stimulierendes **Enterotoxin** wird ebenfalls gebildet und gelangt in das Epithel des Dünndarms, in der Folge kommt es zu **wässrigen Durchfällen**. Bakteriämien kommen nicht vor.

Klinik: Die Inkubationszeit beträgt 1–7 Tage. Sie scheint von der Erregermenge abhängig zu sein, da bei hoher Dosis auch nur 12 Stunden zwischen Aufnahme und Krankheitsbeginn liegen können. Häufig verläuft die Infektion nur mit unspezifisch aussehender Enteritis (**wässrige Durchfälle**), bisweilen nur mit geringen weiteren Symptomen wie Fieber und Muskelschmerzen. Einen typischen **Fieberverlauf** gibt es nicht, Fieberfreiheit ist genauso möglich wie Temperaturen von 39 °C. Bei schwererem Verlauf treten nach diesen anfänglichen Beschwerden zunächst rechtsseitige **Bauchschmerzen** als weiteres Symptom auf.

▶ **Merke:** Akute Appendizitis ist eine häufige Fehldiagnose!

An typischen Befunden finden sich dann nach wenigen Tagen die in immer kürzeren Abständen auftretenden, kurz vor der Defäkation besonders quälende Schmerzen (= **Tenesmen**). Der Stuhl ist jetzt nicht mehr voluminös, weist aber Beimengungen von **Blut und Schleim** auf. Das Colon descendens ist als schmerzhafter, walzenförmiger Strang zu tasten; in der Koloskopie können sich ein Ödem, Hyperämie, kleine Hämorrhagien und fokale Ulzerationen zeigen (im Extremfall kommt es zur Kolonperforation).

Komplikationen: Reaktive Arthritis oder **Reiter-Syndrom** sind seltene Spätkomplikationen bei disponierten Patienten.

Diagnostik: Der **Shigellen-Nachweis im Stuhl** ist das Routineverfahren (Infektiosität besteht, solange Shigellen mit dem Stuhl ausgeschieden werden). Zu beachten ist, dass Shigellen empfindlich gegen Kälte und Austrocknung sind; daher sollten lange Transportzeit vermieden werden und die erforderlichen frischen Stuhlproben auf kurzem Weg ins Labor gebracht werden.

Bei negativem Stuhlbefund, aber starkem klinischen Verdacht, kann im Rahmen einer **Koloskopie** aus den Randgebieten eines Ulkus eine **Probe** entnommen werden. Diese ist möglichst direkt auf ein Kulturmedium zu übertragen.

Epidemiologie und Pathogenese: Für **Shigellen** (S. dysenteriae, S. boydii, S. flexneri und S. sonnei) ist der Mensch das Erregerreservoir.

Ausscheider kontaminieren Wasser und Lebensmittel, auch eine direkte Übertragung von Mensch zu Mensch ist möglich. Schon **geringe Erregermengen** können eine Erkrankung auslösen.

Shigellen dringen in die Dickdarmwand ein und führen zu **zytotoxin**bedingten **Entzündungen mit Epitheldefekten**. Ein Adenylatzyklase-stimulierendes **Enterotoxin** führt im **Dünndarm** zu **wässrigen Durchfällen**. Keine Bakteriämie.

Klinik: Die Inkubationszeit beträgt 1–7 Tage. Häufig bestehen als erste und einzige Phase **wässrige Durchfälle**, manchmal mit Fieber und Muskelschmerzen. Bei schwererem Verlauf treten zunächst rechtsseitige **Bauchschmerzen** auf.

◀ **Merke**

Im weiteren Verlauf ist eine schmerzhafte Stuhlentleerung (**Tenesmen**) typisch. Beimengungen von **Blut und Schleim** sind möglich. Das Colon descendens ist als schmerzhafter, walzenförmiger Strang zu tasten; koloskopisch können Ulzerationen erkennbar sein.

Komplikationen: Reaktive Arthritis oder **Reiter-Syndrom** sind möglich.

Diagnostik: Der **Shigellennachweis im Stuhl** (3 Proben) ist das Routineverfahren. Möglichst kurze Transportzeit einhalten!

Bei negativem Stuhlbefund ist bei **Koloskopie** die Entnahme einer **Probe** aus dem Rand eines Ulkus erfolgreicher.

Therapie: Ausgleich des Flüssigkeits- und Elektrolytverlustes.

Daneben sollte **antibiotisch** behandelt werden. Primärtherapie mit **Gyrasehemmern** (z. B. Ciprofloxacin).

Nach Erhalt des **Antibiogramms** muss die Therapie ggf. umgestellt werden.

Prophylaxe: Die **Grundregeln der Hygiene** müssen eingehalten werden, d. h. Händehygiene, einwandfreies Trinkwasser, nicht kontaminierte Nahrungsmittel und Desinfektion der Toiletten.

Eine **Isolierung** ist empfehlenswert. Nach Ende der Therapie muss die Shigellen-Ausscheidung überprüft werden.

Therapie: Oraler (ggf. auch parenteraler) Ausgleich des Flüssigkeits- und Elektrolytverlustes. Diese Therapiemaßnahme ist bei Patienten in gutem Allgemeinzustand ggf. ausreichend.

Ansonsten wird generell eine Antibiotikabehandlung empfohlen. Da sich aber zahlreiche Resistenzen (besonders gegen Ampicillin und Tetrazykline) ausgebildet haben, sind bei Erwachsenen für die Primärtherapie **Gyrasehemmer** (z. B. Ciprofloxacin, 2 × 500 mg/d) hocheffektiv. Die Therapiedauer beträgt 5–10 Tage.

Da aber gerade bei Shigellen in den vergangenen Jahrzehnten schon viele Antibiotika durch Resistenzentwicklung aus dem therapeutischen Arsenal verschwinden mussten (unkritische Anwendung?), sollte unter hiesigen Bedingungen die endgültige **Ausrichtung der Therapie nach Antibiogramm** erfolgen.

Prophylaxe: Zur Zeit ist kein Impfstoff verfügbar, sodass die **Grundregeln der Hygiene**, d. h. Händehygiene, einwandfreies Trinkwasser, nicht kontaminierte Nahrungsmittel und Desinfektion der Toiletten, die von Kranken oder Ausscheidern benutzt werden, die einfachste Möglichkeit der Prophylaxe darstellen. Bei Aufenthalt in hyperendemischen Ländern (Tropen, Subtropen) sollte an das Abkochen des Trinkwassers, auch des Wassers zum Zähneputzen, gedacht werden. Ebenso ist der Verzicht auf Salate, ungekochte Speisen und ungeschältes Obst dringend zu empfehlen.

Eine **Isolierung** des Patienten ist nicht vorgeschrieben, jedoch empfehlenswert, zumindest sollte eine eigene Toilette benutzt werden. Nach Ende der Therapie sind die gesetzlich vorgeschriebenen Stuhlproben zur Überprüfung der Beendigung der Shigellen-Ausscheidung zu veranlassen.

4.23 Staphylococcus-aureus-Infektion

▶ **Allgemeines**

▶ **Allgemeines:** Staphylococcus aureus ist ein grampositiver bakterieller Erreger **lokaler** und **septischer Allgemeininfektionen** sowie spezifischer **toxinvermittelter Durchfälle**.

≡ J-4.29 Staphylococcus aureus

Vorkommen	Übertra-gungsweg	Kardinal-symptome	Komplikationen	Diagnostik	Therapie	Prophylaxe	Meldepflicht nach IfSG
Haut Schleimhaut	Verletzung, i. v. Drogen-abusus	Furunkel (Abb. **J-4.12a**) Lymphangitis	Osteomyelitis Sepsis Toxic-Shock-Syndrom Lyell-Syndrom	Abstrich Kultur	chirurgisch Antibiotika	Hygiene	besteht nicht
Nahrungs-mittel	oral	Durchfall	Erbrechen Exsikkose	entfällt	Wasser Elektrolyte		§ 6 (s. S. 1037)

Epidemiologie und Pathogenese: Bei vielen Menschen ist Staphylococcus aureus auf Haut und Schleimhaut nachzuweisen.

Epidemiologie und Pathogenese: Bei vielen Menschen ist Staphylococcus aureus auf Haut und Schleimhaut nachzuweisen, besonders bei Diabetikern, Dialysepatienten und i. v. Drogenabhängigen. Von hier aus können die Erreger andere Menschen besiedeln. Ausbrüche von Staphylokokkeninfektionen sind beim Auftreten neuer teilresistenter Stämme **MRSA** (**m**ethicillin**r**esistente **S**taphylococcus-**a**ureus-Stämme) z. B. im Krankenhaus möglich.

Die von S. aureus ausgelösten Erkrankungen lassen sich in **lokalisierte** oder **generalisierte pyrogene Infektionen** und **toxinvermittelte** Infektionen einteilen (Tab. **J-4.30**).

≡ J-4.30 Staphylokokken-Erkrankungen

lokalisierte oder generalisierte pyrogene Infektionen	▪ **Haut- und Wundinfektionen** mit Lymphangitis/Lymphadenitis (z. B. Mastitis puerperalis) ▪ **Sepsis** mit Absiedlung in alle Organe, Schocksymptome
toxinvermittelte Erkrankungen	▪ **Toxic-Shock-Syndrome** (Staphylokokken-Scharlach) ▪ **toxische Enteritis**

Staphylokokken können durch Hautverletzungen eindringen und zu **Haut- und Wundinfektionen** mit Lymphangitis/Lymphadenitis führen. Eine direkte **lokale Ausbreitung** in die Tiefe (Knochen oder Gelenke) ist möglich. Bei Eindringen in die Blutbahn kann es zur **Sepsis** mit Absiedlung in alle Organe kommen. Schocksymptome sind bei allen Ausbreitungswegen möglich.

Einige Staphylokokkenstämme produzieren **Toxine**, die entweder eine **toxische Epidermolyse** oder das **Toxic-Shock-Syndrome** (Staphylokokken-Scharlach) auslösen. Sind Nahrungsmittel durch Staphylokokken kontaminiert, entstehen unter ungünstigen Umständen hohe Toxinmengen, die oral aufgenommen Erbrechen oder Durchfall auslösen (**toxische Enteritis**).

Klinik: Die Inkubationszeit der **toxischen Enteritis** beträgt nur 2–3, maximal 6 Stunden. Zu Beginn treten **Übelkeit** und **Erbrechen** auf, gefolgt von **heftigen Bauchkrämpfen** mit massiven, wässrigen **Durchfällen**. Zu Fieber kommt es nicht. Durch den massiven Flüssigkeitsverlust in kurzer Zeit ist ein Kreislaufkollaps möglich.

Das Ausmaß der **lokalen Reaktion** hängt von den Begleiterkrankungen ab. Beim Gesunden entwickeln sich **Furunkel**, **Karbunkel** oder **Rötungen** an Einstichstellen von Plastikkanülen, die meist ohne weitere Maßnahmen nach Inzision oder nach Entfernen des Fremdmaterials abheilen. Bei Defekten der Immunabwehr (Diabetes, Niereninsuffizienz, i. v. Drogenabusus) sind ausgedehnte **Weichteilinfiltrate**, unter Umständen bis in Knochen und Gelenke möglich. Bei schlechter Mundpflege schwerkranker Patienten kann auch eine **eitrige Parotitis** auftreten. Bei Druck auf die geschwollene, schmerzhafte Speicheldrüse tritt hellgelber Eiter aus dem Ausführungsgang (Höhe des 2. Molaren).

Das **Toxic-Shock-Syndrome** zeigt ein scharlachähnliches Bild mit **ödematösem Gesichtserythem** und **perioraler Blässe** (Abb. J-4.12), die Angina fehlt jedoch. Risikofaktoren stellen unter anderem Wundinfektionen dar. Plötzliches **Fieber**, heftige **Durchfälle**, Stupor und Kreislaufkollaps evtl. mit Nierenversagen sind bei ausgeprägten Fällen zu beobachten, später ein feinfleckiges **Exanthem** an Stamm und Extremitäten. In der Heilungsphase tritt die typische **feinlamelläre Schuppung** der Hände und Füße auf.

Der **septische Verlauf** ist häufig foudroyant und folgt den Gesetzen der Septikämie. Er fällt im Röntgthorax durch fleckförmige, weiche Infiltrate auf. Die Letalität ist hoch.

Diagnostik: Wegweisend sind **Leukozytose** mit Linksverschiebung sowie pathologische **BSG**- und **CRP**-Werte.

Oberflächliche Infektionen (Furunkel, Karbunkel) sind vom Aspekt her eindeutig. Bei Mitbeteiligung von tieferen Schichten können **bildgebende Verfahren** (Sonographie, Knochenszintigramm, CT) weiterführen. Entscheidend ist der **Nachweis des Erregers** im Punktat, intraoperativ gewonnenen Material oder in der Blutkultur. Bei den toxinvermittelten Krankheitsbildern ist der **Toxinnachweis** möglich, bei Enteritis aber verzichtbar, da daraus keine Änderungen der Therapie entstehen.

Staphylokokken können zu **Hautinfektionen** (mit Lymphangitis/-adenitis) führen. Eine direkte **lokale Ausbreitung** ist möglich. Bei Eindringen in die Blutbahn kann es zur **Sepsis** kommen.

Einige Staphylokokken produzieren **Toxine**, die eine **toxische Epidermolyse** oder das **Toxic-Shock-Syndrome** auslösen. Mit Staphylokokkentoxin kontaminierte Nahrungsmittel können zu **toxischer Enteritis** führen.

Klinik: Die **toxische Enteritis** beginnt 2–3, maximal 6 Stunden nach Aufnahme kontaminierter Nahrungsmittel mit **heftigen Bauchkrämpfen**, gefolgt von massiven, wässrigen **Durchfällen**.

Lokale Reaktion sind **Furunkel**, **Karbunkel** und **Rötung**. Bei Defekten der Immunabwehr sind ausgedehnte **Weichteilinfiltrate** bis in Knochen und Gelenke möglich. Bei schlechter Mundpflege schwerkranker Patienten kann auch eine **Parotitis** auftreten.

Das **Toxic-Shock-Syndrome** zeigt ein **Gesichtserythem** mit perioraler Blässe (Abb. **J-4.12**), **Fieber**, **Durchfälle**, Kreislaufkollaps evtl. mit Nierenversagen, später feinfleckiges **Exanthem** und **feinlamelläre Schuppung** der Hände und Füße.

Der **septische Verlauf** ist foudroyant.

Diagnostik: **Leukozytose** mit Linksverschiebung, pathologische **BSG**- und **CRP**-Werte.
Oberflächliche Infektionen (Furunkel, Karbunkel) sind vom Aspekt her eindeutig. Bei Mitbeteiligung tieferer Schichten führen **bildgebende Verfahren** weiter. Entscheidend ist der **Nachweis des Erregers** in der Blutkultur, im Punktat oder Abstrich. Evtl. **Toxinnachweis**.

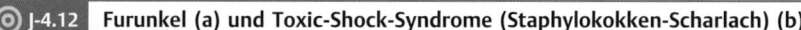

⊚ J-4.12 **Furunkel (a) und Toxic-Shock-Syndrome (Staphylokokken-Scharlach) (b)**

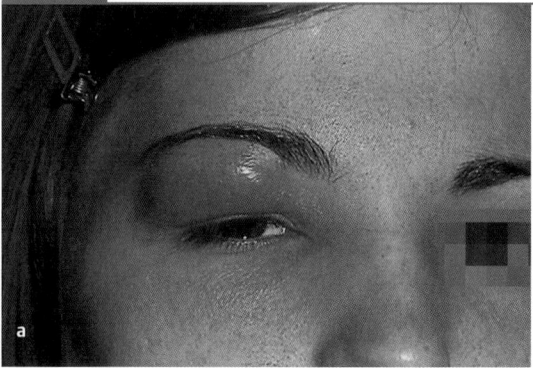
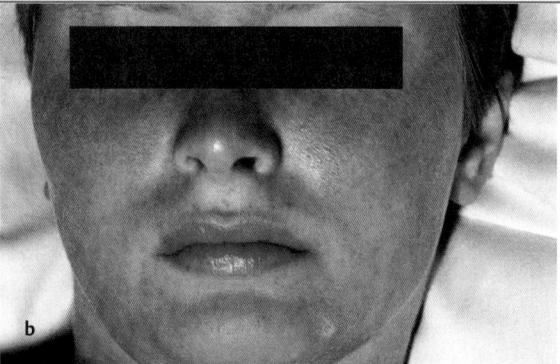

a Furunkel des rechten Oberlides. **b** Ödematöses Gesichtserythem mit perioraler Blässe.

Therapie: Bei **lokaler** Infektion **chirurgische Abszessdränage**. Bei Abwehrschwäche sollten **Antibiotika** eingesetzt werden. Mittel der Wahl ist Flucloxacillin, **bei Sepsis** in Kombination mit einem Aminoglykosid-Antibiotikum.

Bei **toxischer Enteritis** steht der **Volumenersatz** im Vordergrund. Bei schwerem Verlauf ist eine intensivmedizinische Betreuung obligat.

Prophylaxe: Hygiene, besonders im Krankenhaus mit Überwachung der Erreger- und Resistenzsituation.

Therapie: Für alle **lokalisierten** Infektionen gilt: „ubi pus, ibi evacua" (**chirurgische Abszessdränage**). Bei Abwehrschwäche ist der begleitende Einsatz wirksamer **Antibiotika** ratsam. β-**Laktamase-stabile Penicilline** (Flucloxacillin) sind bei der inzwischen zu beobachtenden Resistenzlage Mittel der 1. Wahl. Bei **septischem Verlauf** ist die Kombination mit z. B. einem Aminoglykosid-Antibiotikum ratsam. Clindamycin, Fosfomycin oder Vancomycin sind Alternativen bei Allergie gegen β-Laktamantibiotika oder bei Resistenzen.

Bei **toxischer Enteritis** steht der **Volumenersatz** im Vordergrund. Bei schwerem Verlauf ist eine intensivmedizinische Betreuung obligat. Beim Toxic-Shock-Syndrome (Staphylokokken-Scharlach) ist ebenfalls eine intensivmedizinische Überwachung erforderlich.

Prophylaxe: Eine Impfung ist nicht möglich. Eine frühzeitige Erkennung lokaler Probleme (Verweilkanülen) und u. U. chirurgische Interventionen sind wirksam. **Krankenhaushygiene** mit Überwachung der Erreger- und Resistenzsituation ist entscheidend, wenn Epidemien vermieden werden sollen.

▶ **Klinischer Fall:** Eine 48-jährige Frau entwickelte 7 Tage nach abdomineller Hysterektomie abendliche Fieberschübe bis 38,5 °C. Zwei Tage später wurde sie bewusstlos in der Toilette aufgefunden. Der Blutdruck betrug 80/40 mmHg, der Puls 110/min. Nach Verlegung in die Medizinische Klinik und ausreichender Substitution von Flüssigkeit klarte die noch fiebernde Patientin auf und berichtete von heftigen Durchfällen in den letzten 12 Stunden. Abgenommene Blutkulturen waren steril, die Leukozytenzahl nur gering erhöht. Zeichen der Hämokonzentration fehlten, da durch den höheren intraoperativen Blutverlust eine Anämie bestanden hatte. Die Wundverhältnisse waren reizlos. Am nächsten Tag war die Patientin bei weiterer oraler Flüssigkeitszufuhr beschwerdefrei.

Zwei Tage später trat aus der zuvor reizlosen Narbe Eiter aus, in dem Staphylococcus aureus der Phagengruppe I isoliert wurde. Nach lokaler Wundbehandlung erfolgte die reizlose Abheilung.

Am 9. Tag nach Fieberbeginn trat eine feinlamelläre Schuppung an Händen und Füßen auf, sie bestätigte die Annahme eines Staphylokokken-Scharlachs.

▶ **Klinischer Fall:** Auf einer Urlaubsreise aß eine vierköpfige Familie an einem Imbissstand Currywurst mit Pommes frites. Nach 3 Stunden verspürte der Vater heftigste Bauchschmerzen und Übelkeit, ½ Stunde später traten Tenesmen und wässrige Durchfälle ohne Fieber auf. Bei der Ehefrau zeigten sich mit zeitlicher Verzögerung von 1 Stunde gleiche, wenn auch mildere Symptome. Die 2 Kinder waren beschwerdefrei. Nach 10 Stunden mit häufigen Durchfallepisoden und Tenesmen besserte sich bei oraler Flüssigkeitszufuhr spontan das klinische Bild, sowohl beim Vater als auch bei der Mutter, nach 12 Stunden bestand Beschwerdefreiheit.

Bei näherem Nachfragen ergab sich, dass die Kinder das Curry-Ketchup ihrem Vater überlassen hatten, während die Ehefrau ihre Portion selbst genossen hatte.

4.24 Streptokokken-Infektionen

4.24 Streptokokken-Infektionen

▶ **Allgemeines**

▶ **Allgemeines:** Die grampositiven Streptokokken können nach lokaler Besiedlung typische Krankheitsbilder (Tonsillitis/Pharyngitis, Scharlach, Erysipel, Impetigo) auslösen oder Ursache einer Sepsis sein.

☰ **J-4.31** Streptokokken

Vorkommen	Übertragungsweg	Kardinalsymptome	Komplikationen	Diagnostik	Therapie	Prophylaxe	Meldepflicht nach IfSG
A-Streptokokken: Haut Rachen	Verletzung aerogen	Angina Erysipel	Sepsis Scharlach Folgeerkrankungen	Abstrich Serologie	Penicillin Makrolid	bei Streptokokken-Folgeerkrankungen: langfristig Penicillin	besteht nicht
B-Streptokokken: Darm Haut Schleimhaut	perkutan	Sepsis	Meningitis Osteomyelitis	Blutkultur	Penicillin Aminoglykosid	keine	besteht nicht

Epidemiologie und Pathogenese: Streptokokken der **Gruppen A, C** und **G** sind häufig ohne Krankheitserscheinungen in Mund und Rachen zu finden. Neubesiedlung kann zu lokalen Infektionen führen, **Angina**, **Erysipel** oder **Impetigo**. Die meisten Symptome werden durch sezernierte **Toxine** verursacht (z. B. **Scharlach**).

Epidemiologie und Pathogenese: β-hämolysierende Streptokokken der **Gruppen A (S. pyogenes), C** und **G** besiedeln häufig ohne Krankheitserscheinungen den menschlichen Mund und Rachen. Eine Neubesiedlung kann zu lokaler Infektion wie **Tonsillitis/Pharyngitis (Streptokokken-Angina)**, **Erysipel** oder **Impetigo** führen. Die meisten Symptome werden durch sezernierte **Toxine** verursacht; z. B. entsteht **Scharlach** bei fehlender antitoxischer Immunität (anti-

☰ J-4.32	Streptokokken-Erkrankungen	☰ J-4.32

Erkrankungen durch A-Streptokokken	Tonisillitis/Pharyngitis Impetigo contagiosa Erysipel Scharlach streptokokkenbedingtes Toxic-Shock-Syndrome (STSS) Sepsis
Erkrankungen durch B-, C- und G-Streptokokken	Neugeborenen-Sepsis Meningitis Osteomyelitis
Streptokokken-Folgeerkrankungen	akutes rheumatisches Fieber (s. S. 140) akute Glomerulonephritis (s. S. 916)

Erythrotoxine). Streptokokken der **Gruppen C** und **G** sind ebenfalls bei lokalen Infektionen zu finden, sie sezernieren jedoch kein Erythrotoxin.

Streptokokken der **Gruppe B** werden häufig als apathogene Besiedlung der Schleimhaut von Mund, Rachen, Darm oder Vagina gefunden. Sie haben Bedeutung als Erreger der **Neugeborenen-Sepsis,** im Erwachsenenalter sind sie selten pathogen.

Streptokokken der **Gruppe B** haben Bedeutung als Erreger der **Neugeborenen-Sepsis.**

▶ **Merke:** Alle Streptokokken können ausgehend von einer lokalen Infektion zu einer **Bakteriämie** und damit zur **Sepsis** führen. Nach Splenektomie besteht ein deutlich erhöhtes Risiko für eine foudroyant verlaufende Sepsis. Pneumokokken und B-Streptokokken besitzen eine besondere Affinität zu den Meningen.

◀ **Merke**

Klinik: Ein häufig vorkommendes Krankheitsbild ist das **Erysipel** (Wundrose). Es geht meist von kleinen Hautverletzungen aus und ist häufig an den **Unterschenkeln**, selten am Arm oder im Gesicht lokalisiert. In wenigen Stunden, manchmal erst nach Tagen oder Wochen, bildet sich eine flächenhafte, meist scharf begrenzte **Rötung der Haut** mit Schwellung und deutlicher Überwärmung (Abb. **J-4.13**), gelegentlich mit nach proximal gerichteten Ausläufern. Zentral können Bläschen oder größere Blasen entstehen. **Fieber** und **schweres Krankheitsgefühl** bis zur Somnolenz treten gleichzeitig auf. Nach einer **Eintrittspforte** ist zu suchen, oft finden sich ein Ekzem, eine Stauungsdermatitis, eine Interdigitalmykose oder kleine Hautverletzungen. **Rezidive** mit gleicher Lokalisation sind häufig. Die Erkrankung weist praktisch keine Kontagiosität auf.

Klinik: Das **Erysipel** tritt häufig an den Unterschenkeln, selten an Arm oder Gesicht auf. Meist geht es von kleinen Hautverletzungen aus. Es bildet sich eine flächenhafte, scharf begrenzte **Rötung der Haut** mit deutlicher Überwärmung (Abb. **J-4.13**). Fieber und **schweres Krankheitsgefühl** können auftreten. Nach der **Eintrittspforte** ist zu suchen. **Rezidive** mit gleicher Lokalisation sind häufig. Es besteht keine Kontagiosität.

◎ J-4.13	Erysipel

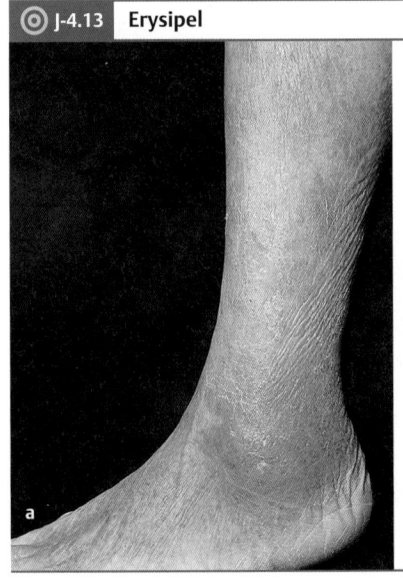
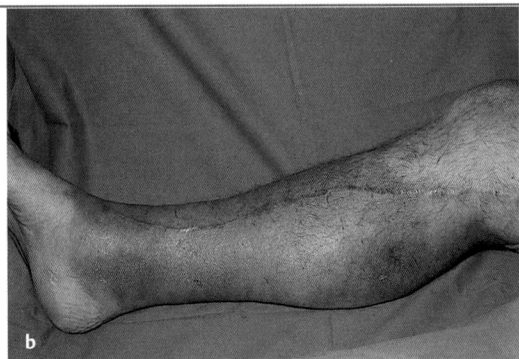

a **Beginnendes Erysipel:** Das erst nur mäßig ausgeprägte entzündliche Erythem zeigt noch keine wesentliche Schwellung.
b **Fortgeschrittenes Erysipel:** Scharf begrenzte Rötung und Schwellung im Bereich des Unterschenkels.

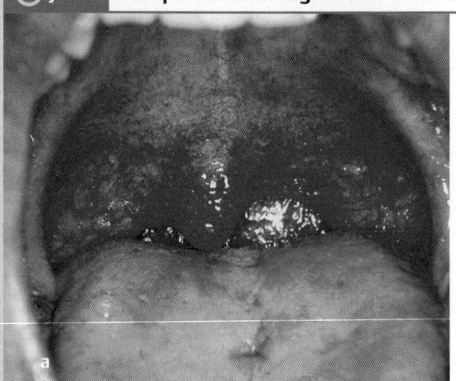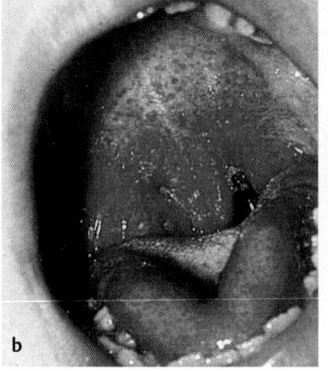

a Streptokokken-Pharyngitis: Hochrot-entzündliche Veränderungen der Pharynx-Schleimhaut, der Tonsillen und der Uvula. Auf den Tonsillen sind gelbe Stippchen zu erkennen, die Uvula ist stark ödematös aufgetrieben und die Entzündung greift auf den weichen Gaumen über.
b Scharlach-Enanthem: Rötung der Rachenhinterwand und Uvula. Die Zunge zeigt die typische Himbeerfärbung.
c Scharlach-Exanthem: Kleinfleckiges makulopapulöses Exanthem mit stecknadelkopfgroßen Papeln im Bereich der Extremitäten (letzte Manifestationsstellen).

Streptokokken-Angina und **Scharlach** (Abb. **J-4.14**) sind vor allem im Kindesalter vor-kommende lokale Infektionen mit **toxinbedingten** Allgemeinerscheinungen. Abrupter Beginn mit Halsschmerzen, Fieber (> 39 °C). Die Tonsillen sind dunkelrot und weisen **weißliche Beläge** auf, **Enanthem** an Rachenhinterwand, weichem Gaumen und Uvula. Die zervikalen Lymphknoten sind druckdolent und fest. Das flächenhafte **Exanthem** mit perioraler Blässe sichert die Diagnose klinisch.

Streptokokken-Angina und **Scharlach** (Abb. **J-4.14**) sind vor allem im Kindesalter vorkommende, in den letzten Jahrzehnten an Häufigkeit und Schwere wieder zunehmende lokale Infektionen des Rachens mit **toxinbedingten** Allgemeinerscheinungen. Die Inkubationszeit beträgt 2–4, selten bis zu 7 Tage. Die Erkrankung beginnt mit Kopfschmerzen, Schluckbeschwerden, Fieber über 39 °C und Erbrechen. Bauch- und Halsschmerzen sind anfangs uncharakteristisch. Die Tonsillen sind geschwollen und dunkelrot, außerdem sind **weißliche Beläge** erkennbar. Die zervikalen Lymphknoten sind druckdolent und fest. Das **Enanthem** tritt an Rachenhinterwand, weichem Gaumen und Uvula auf, gelegentlich sind punktförmige Blutungen zu sehen. Die Zunge ist gelblichweiß belegt, nach wenigen Tagen sieht man hypertrophierte Papillen durchscheinen (**Himbeerzunge**). Das flächenhafte **Exanthem** mit perioraler Blässe macht die Diagnose klinisch sicher.

Komplikationen: Von der Angina können **Peritonsillarabszess**, **Sinusitis** und **Otitis media** ausgehen. **Streptokokken-Folgeerkrankungen** sind selten.

Komplikationen: Von der Streptokokken-Angina ausgehend können sich per continuitatem **Peritonsillarabszess**, **Sinusitis** und **Otitis media** entwickeln. **Streptokokken-Folgeerkrankungen** wie Arthritis, rheumatisches Fieber, Endokarditis und Glomerulonephritis sind selten.

Diagnostik: Man findet BSG ↑, CRP ↑, Leukozytose mit Linksverschiebung und Lymphopenie.

Diagnostik: Man findet eine beschleunigte Blutsenkung, erhöhtes CRP, Leukozytose mit Linksverschiebung und Lymphopenie, seltener zum Ende der 1. Woche zunehmende Eosinophilie und Albuminurie. Ein positiver Rachenabstrich ist bestenfalls im Zusammenhang mit der Klinik zu verwerten.

Beim **Erysipel** ist der direkte Nachweis nur sehr selten möglich. **Ansteigende Antikörpertiter** (ASL-O, Antistreptodornase, Antihyaluronidase) sind im Akutstadium ohne Bedeutung.

Beim **Erysipel** ist der direkte Nachweis nur sehr selten möglich. **Ansteigende Antikörpertiter** für Antistreptolysin-O (ASL), Antistreptodornase oder Antihyaluronidase sind erst 2 Wochen nach Krankheitsbeginn signifikant und haben daher keine Bedeutung für die Behandlung im Akutstadium. Sie sind aber von Wert bei V. a. **Streptokokken-Folgeerkrankung**.
Bei septischem Verlauf sind **Blutkulturen** erforderlich.

Bei septischem Verlauf: **Blutkulturen**.

Therapie: Streptokokken sind grundsätzlich **penicillinempfindlich**. Deutlich weniger effektiv sind Makrolid-Antibiotika.

Therapie: Streptokokken sind grundsätzlich **penicillinempfindlich**. Bei Lokalinfektion ist Penicillin V p. o. (3–6 Mega/d) ausreichend, bei schwerem Verlauf Penicillin G i. v. (3 × 5–10 Mega/d) erforderlich. Deutlich weniger effektiv sind bei Pencillin-Unverträglichkeit Makrolid-Antibiotika.

Prophylaxe: 24 h nach Beginn der Penicillintherapie ist keine Kontagiosität mehr anzunehmen. Langzeittherapie mit Penicillin bei Streptokokken-Folgeerkrankungen.

Prophylaxe: 24 Stunden nach Beginn der Penicillintherapie ist bei Streptokokken-Angina und Scharlach keine Kontagiosität mehr anzunehmen. Bei Streptokokken-Folgeerkrankungen ist die langfristige Behandlung mit Penicillin in niedriger Dosierung für ca. 1 Jahr durchzuführen (z. B. Penicillin V oral 1 Mega/d oder Depot-Penicillin alle 2–4 Wochen).

▶ **Klinischer Fall:** Eine 62-jährige Patientin war vor 3 Jahren an einem Mammakarzinom operiert und anschließend nachbestrahlt worden. Es bestand seither ein Lymphödem des Armes. Mitte April hatte sie, wie jedes Jahr, die Rosen in ihrem Garten zurückgeschnitten. Mitte Juni fühlte sie sich nicht mehr voll leistungsfähig, verspürte nachts vermehrtes Schwitzen. Sieben Tage später bemerkte sie eine geringe Zunahme des Lymphödems und vermehrtes Druckgefühl im Arm. Daraufhin ließ sie sich verstärkt mit Lymphdränage behandeln. Eine Woche später trat Schüttelfrost auf, die Körpertemperatur betrug anschließend 40,2 °C. Bei Eintreffen in der Klinik war die Patientin somnolent, der Unterarm war bis zum Ellenbogen flammend gerötet, heiß und deutlich mehr als vorher geschwollen. Am Handrücken fand sich eine 2 mm lange reizlose, mit Schorf belegte Hautläsion. Bei den Laborwerten fanden sich eine mäßige Leukozytose und eine deutliche Beschleunigung der BSG. Alle anderen Werte waren unauffällig. In der Blutkultur ließen sich A-Streptokokken nachweisen. Am 2. Tag der Behandlung mit 3 × 5 Mega Penicillin G i. v. war die Patientin aufgeklart und fieberfrei. Der Arm war noch geschwollen, Rötung und Überwärmung waren rückläufig. Die Behandlung wurde ambulant noch für weitere 6 Wochen mit Penicillin V fortgesetzt. Nach 4 Monaten kam es erneut zu Schwellung, Schmerz und subfebrilen Temperaturen. Der sofortige Beginn mit Penicillin V brachte Besserung innerhalb von 2 Tagen. Auch diesmal wurde die Behandlung für 6 Wochen durchgeführt. Trotzdem kam es in den folgenden 2 Jahren noch zu zwei Rezidiven, die jedesmal auf Penicillin V ansprachen. Seither ist die Patientin rezidivfrei.

4.25 Syphilis

4.25 Syphilis

▶ **Synonym:** Lues

◀ Synonym

▶ **Allgemeines:** Die Syphilis ist eine in Stadien ablaufende, zu den Geschlechtskrankheiten zählende Infektion durch das spiralförmige Bakterium **Treponema pallidum**.

◀ Allgemeines

☰ J-4.33	**Syphilis**						
Vorkommen	**Übertragungsweg**	**Kardinalsymptome**	**Komplikationen**	**Diagnostik**	**Therapie**	**Prophylaxe**	**Meldepflicht nach IfSG**
weltweit Mensch	Geschlechtsverkehr	I: Ulcus durum II: Exanthem III: keine IV: Aorta/ZNS-Beteiligung	verpasste Diagnose	Serologie	Penicillin Cefuroxim	Kondom Partnerbehandlung	§ 7 (s. S. 1037)

Epidemiologie und Pathogenese: Die Syphilis ist weltweit rückläufig, zum Teil aufgrund großer Behandlungskampagnen in Afrika, Mittel- und Südamerika. In Deutschland waren die Infektionsmeldungen rückläufig, infolge der Zunahme von AIDS und Drogenabhängigkeit treten die Erkrankungen wieder häufiger auf. Häufigster Übertragungsweg ist **Geschlechtsverkehr** während Stadium I. Der Infektionsort ist von den Sexualpraktiken abhängig.

Epidemiologie und Pathogenese: Die Lues ist weltweit rückläufig, in Deutschland aber durch die Zunahme von AIDS und Drogenabhängigkeit wieder häufiger.

Der häufigste Übertragungsweg ist **Geschlechtsverkehr**.

Klinik: Der klinische Verlauf wird in 4 Stadien eingeteilt (Abb. **J-4.15**):
- **Stadium I:** Ungefähr 2–6 Wochen nach Infektion bildet sich am Ort der Infektion als Primäraffekt eine Papel, die in ein schmerzloses Ulkus mit derbem Randwall (**Ulcus durum** = harter Schanker) übergeht. Wenige Tage später kommt es zu einer regionalen Lymphknotenschwellung (derbe Konsistenz). Unter Narbenbildung heilt das Ulkus auch ohne Behandlung ab.
- **Stadium II:** Nach Generalisation und Antikörperentwicklung tritt nach 3–4 Monaten ein vielgestaltiges Bild auf. Es ist gekennzeichnet durch **Exantheme**, die alle bei viralen, bakteriellen Infektionen und Arzneimittelreaktionen bekannten Bilder imitieren können. Gleichzeitig treten derbe **generalisierte Lymphknotenschwellungen** auf, routinemäßig sollten auch die Stationen am Ellenbogen erfasst werden. Eitrige Angina, weißliche Papeln an der Mundschleimhaut und Condylomata lata sind treponemenhaltige typische Befunde. Nach einigen Monaten klingen die Hautveränderungen spontan ab. **Rezidive** können in den folgenden Jahren immer wieder auftreten, typisch sind die Papeln an Handflächen und Fußsohlen.

Klinik: 4 Stadien (Abb. **J-4.15**):
- **Stadium I:** Am Ort der Infektion bildet sich eine Papel, dann ein Ulkus mit derbem Randwall (**Ulcus durum**). Wenige Tage später treten regionale Lymphknotenschwellungen auf.
- **Stadium II: Exanthem**, derbe **Lymphknotenschwellungen**, eitrige Angina, weißliche Papeln an der Mundschleimhaut und Condylomata lata. Nach einigen Monaten klingen die Hautveränderungen spontan ab. **Rezidive** können immer wieder auftreten (Papeln an Handflächen und Fußsohlen).

▶ **Merke:** In den ersten beiden Stadien, insbesondere aber im Stadium I, besteht eine **hohe Kontagiosität!**

◀ Merke

- **Stadium III:** Latenzstadium ohne Beschwerden.
- **Stadium IV:** Bei Nachlassen der Immunität entwickeln sich Jahre später **chronisch-entzündliche Gefäßprozesse an ZNS** oder **Aorta.**

Diagnostik: Im Stadium I ist ein mikroskopischer Nachweis im **Dunkelfeld** möglich, außerdem Nachweis **spezifischer IgM-Antikörper (Ak).** Im Stadium II finden sich IgM- und IgG-Ak im **TPHA-** oder **FTA-Test.** IgM-Ak werden bei Behandlung nach Monaten negativ, IgG-Ak bleiben lebenslang. Bei Neuroluessyphilis finden sich im Liquor eine lymphozytäre Pleozytose und IgG-Ak. Als Therapiekontrolle eignet sich der **VDRL-Test** (wird nach erfolgreicher Therapie wieder negativ).

Therapie: Penicillin ist das Mittel der Wahl. Bei Penicillinallergie Erythromycin oder Cefuroxim. Nach behandelter Syphilis besteht **keine lebenslange Immunität!**

▶ Merke

Prophylaxe: Kondome; Diagnostik und Therapie der Partner.

- **Stadium III:** Im Folgenden jahrelangen Latenzstadium bestehen keine Beschwerden. Gummen kommen heute praktisch nicht mehr vor.
- **Stadium IV:** Bei Nachlassen der Immunität entwickeln sich viele Jahre später **chronisch-entzündliche Gefäßprozesse an ZNS** oder **Aorta.** Progressive Paralyse (chronische Enzephalitis mit Beeinträchtigung von Psyche und Intellekt) und Tabes dorsalis (**Neurosyphilis**) sowie Aortitis und Aneurysma der Aorta ascendens sind das heute sehr selten vorkommende klinische Korrelat.

Diagnostik: Bei frischer Infektion (Stadium I) lässt sich der Erreger aus dem Primäraffekt (Abstrich) **dunkelfeldmikroskopisch** nachweisen. Außerdem gelingt der Nachweis von **treponemenspezifischen IgM-Antikörpern.** Im klinisch wichtigen Stadium II finden sich diese Antikörper in der IgM- und IgG-Fraktion im Treponema-pallidum-Hämagglutinations-Test (**TPHA-Test**) oder im Fluoreszenz-Treponema-Antikörper-Test (**FTA-Test**). IgM-Antikörper werden bei ausreichender Behandlung nach Monaten negativ, IgG-Antikörper bleiben lebenslang bestehen (anamnestischer Titer). Bei der Neurosyphilis finden sich im **Liquor** neben einer lymphozytären Pleozytose **IgG-Antikörper.** Als Therapiekontrolle eignet sich der **VDRL-Test,** der wenige Monate nach erfolgreicher Therapie wieder negativ wird.

Therapie: Nach wie vor ist **Penicillin** Mittel der Wahl. Im Stadium I und II sind 2,4 Mega Benzathin-Penicillin einmalig i. m. meist ausreichend, besser sind jedoch 1,2 Mega/d über 14 Tage. Besteht die Infektion länger als 1 Jahr, sind 3 Injektionen von 2,4 Mega in wöchentlichen Abständen günstiger. Herxheimer-Reaktionen sind möglich (sie sind keine Allergie!). Bei Penicillinallergie kann auf Erythromycin (4 × 500 mg/d p.o. über 3 Wochen) oder Cefuroxim (2 g/d i.m über 2 Wochen) ausgewichen werden. Nach behandelter Syphilis besteht **keine lebenslange Immunität!** Im Stadium IV (Neurosyphilis) sind für 4 Wochen hohe parenterale Dosen erforderlich (Penicillin G 2 ×10 Mega/d).

▶ **Merke:** Serologische Kontrollen des Therapieerfolgs mit dem **VDRL-Test** müssen vierteljährlich durchgeführt werden.

Prophylaxe: Der Gebrauch intakter Kondome schützt bei richtigem Gebrauch vor der Infektion. An Diagnostik und Therapie der Partner ist zu denken.

⊙ **J-4.15**   **Klinische Manifestation der Lues**

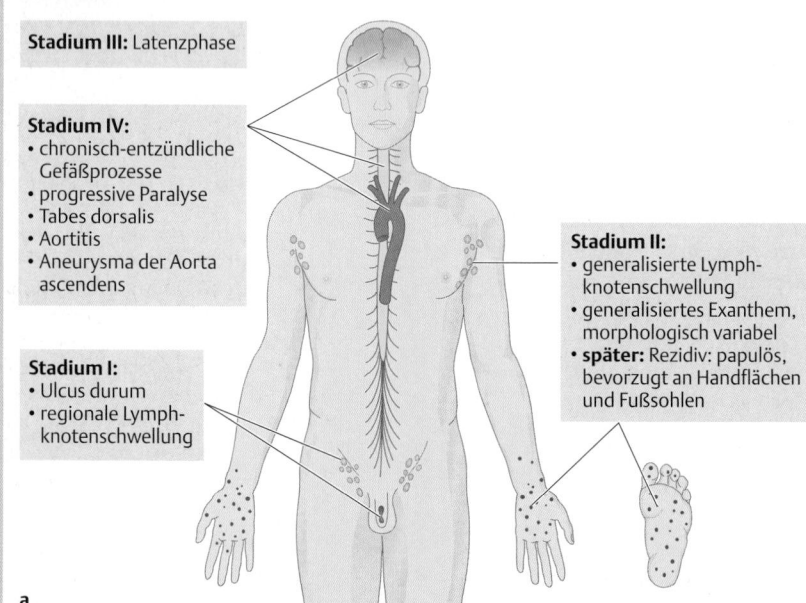

Stadium III: Latenzphase

Stadium IV:
- chronisch-entzündliche Gefäßprozesse
- progressive Paralyse
- Tabes dorsalis
- Aortitis
- Aneurysma der Aorta ascendens

Stadium I:
- Ulcus durum
- regionale Lymphknotenschwellung

Stadium II:
- generalisierte Lymphknotenschwellung
- generalisiertes Exanthem, morphologisch variabel
- **später:** Rezidiv: papulös, bevorzugt an Handflächen und Fußsohlen

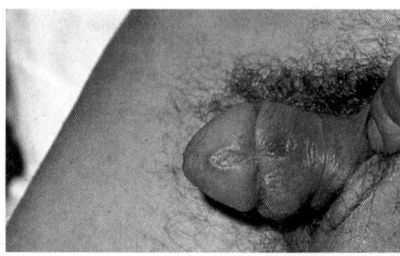

b Große Primärläsion, Ulcus durum, **keine** entzündliche Umgebungsreaktion (Stadium I).

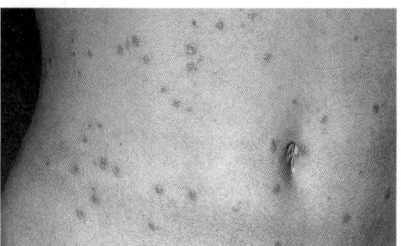

c Papulöses Exanthem (Stadium II).

a Manifestationen von Stadium I bis Stadium IV.
b Große Primärläsion, Ulcus durum, **keine** entzündliche Umgebungsreaktion (Stadium I).
c Papulöses Exanthem (Stadium II).

4.26 Typhus und Paratyphus

▶ **Allgemeines:** Typhus (= Typhus abdominalis) und Paratyphus (A, B, C) sind bei uns seltene, septisch verlaufende bakterielle Infektionen.

≡ J-4.34	**Typhus und Paratyphus**						
Vor-kommen	Übertra-gungsweg	Kardinal-symptome	Komplikationen	Diagnostik	Therapie	Prophylaxe	Meldepflicht nach IfSG
Mensch	fäkal/oral	Fieber Roseolen Somnolenz	Darmblutung Darmperforation Dauerausscheider	Blutkultur, später Stuhlkultur (Serologie)	Chinolone Ampicillin Cotrimoxazol	Impfung (nur gegen Typhus)	§§ 6 und 7

Epidemiologie und Pathogenese: Der Mensch ist als Ausscheider von **Salmonella typhi** und **paratyphi** die Quelle neuer Infektionen, da diese Salmonellen im Gegensatz zu den Enteritis-Salmonellen **ausschließlich beim Menschen** vorkommen. Bei Epidemien ist meist durch den Menschen kontaminiertes Trinkwasser die Infektionsquelle. Für hier vorkommende Fälle sind Fehler während des Urlaubs in Ländern mit hygienisch nicht einwandfreier Wasserversorgung verantwortlich. Genuss von Muscheln und Austern werden ebenfalls diskutiert. Nach oraler Aufnahme kontaminierter Speisen und Getränke dringen die Typhus-Salmonellen in die Darmwand ein, vermehren sich zunächst dort unter Granulombildung, dann in den **mesenterialen Lymphknoten**. Von hier aus gelangen anfangs geringe Erregermengen über dem Lymphweg in die **Blutbahn**. Die langsame Präsentation von Antigen führt zu klinisch wenig typischen Reaktionen. Jetzt ist die Besiedlung der **Organe** (z. B. Haut mit Roseolen, Gallengänge) möglich; die Erreger werden **über die Galle** wieder in den **Darm** ausgeschieden. In Galle, Gallengängen und Darm herrschen für die Vermehrung der Salmonellen günstige Bedingungen. Kommt es jetzt zur erneuten Invasion in Darmwand und Lymphknoten, sind **hyperergische Reaktionen** zu erwarten, die die Ursache für akute intestinale Blutungskomplikationen sind. Die Paratyphus-Salmonellen zeigen bei septischem Verlauf das gleiche Bild, die Infektion kann jedoch auch einer schwer verlaufenden Salmonellen-Enteritis ähneln.

Epidemiologie und Pathogenese: Salmonella typhi und paratyphi kommen **nur beim Menschen** vor, Ausscheider sind die Quellen neuer Infektionen. Kontaminiertes Wasser während des Urlaubs in Ländern mit hygienisch nicht einwandfreier Wasserversorgung ist meist die Ursache.

Nach oraler Aufnahme dringen die Salmonellen in die Darm-wand ein und vermehren sich in den **mesenterialen Lymphknoten**. Von dort gelangen Bakterien in die **Blutbahn**. Dadurch ist die Besiedlung der **Organe** (z. B. Haut, Gallengänge) möglich. Die Erreger werden **über die Galle** wieder in den **Darm** ausgeschieden. Bei erneuter Invasion in Darmwand und Lymphknoten treten **hyperergische Reaktionen** mit ggf. akuter intestinaler Blutung auf. Paratyphus kann auch wie eine fieberhafte Enteritis verlaufen.

Klinik: Das klinische Bild von Typhus und häufig auch von Paratyphus ist im formalen Ablauf gleichartig. Nach 7–21 Tagen mit anfangs schleichendem, uncharakteristischem Beginn ist der **Status febrilis** (septische Kontinua) ohne führende Organsymptome das Leitsymptom (Fieberverlauf, s. Abb. J-4.16a). Schüttelfrost ist eine ausgesprochene Rarität. Auffallend sind in diesem Stadium die **Benommenheit** der Patienten (Typhus = Dunst), die auf Nachfrage nächtliche Alpträume angeben, und **feinblasige Rasselgeräusche** über den basalen Lungenabschnitten. Typisch sind die an der Bauchhaut auftretenden 2–4 mm großen, hellroten Hautefloreszenzen (**Roseolen**, Abb. J-4.16b). Kopfschmerz, relative Bradykardie und Splenomegalie sind eher selten.

Klinik: Nach 7–21 Tagen ist der **Status febrilis** (septische Kontinua) ohne führende Organsymptome das Leitsymptom (Abb. J-4.16a). Auffallend sind **Benommenheit** und **feinblasige Rasselgeräusche** über den Lungen. Typisch sind **Roseolen** an der Bauchhaut (Abb. J-4.16b). Selten Kopfschmerz, relative Bradykardie und Splenomegalie.

Verlauf und Komplikationen: Im Allgemeinen sind bei rechtzeitiger Therapie keine Komplikationen zu beobachten, mit Entfieberung ist 3–5 Tage nach Behandlungsbeginn zu rechnen. **Blutungen** aus Ulzera sowie Darmperforationen im terminalen Dünndarm (Typhus + Paratyphus) kommen, wie auch dünnflüssige Stühle (Paratyphus), selten in fortgeschrittenem Stadium vor. Gallensteinträger haben ein erhöhtes Risiko, zu Dauerausscheidern (= Nachweis von S. typhi im Stuhl Monate nach Krankheitsbeginn bzw. Therapieabschluss) zu werden.

Verlauf und Komplikationen: Bei rechtzeitiger Therapie keine Komplikation, Entfieberung nach 3–5 Tagen. Intestinale **Blutungen** der Darmperforationen kommen selten vor. Bei Paratyphus sind dünnflüssige Durchfälle möglich.

Diagnostik: Fragen nach einem **Auslandsaufenthalt** oder Besonderheiten der Ernährung (z. B. Trinkwasser, Austern) gehören zum Anamnesestandard. Die tägliche Suche nach **Roseolen am Bauch** (Abb. J-4.16b), die auf Druck verschwinden, gehören zur Diagnostik, da sie fast immer die Diagnose klinisch sichern.

Diagnostik: Roseolen der Bauchhaut (Abb. J-4.16b) sind charakteristisch.

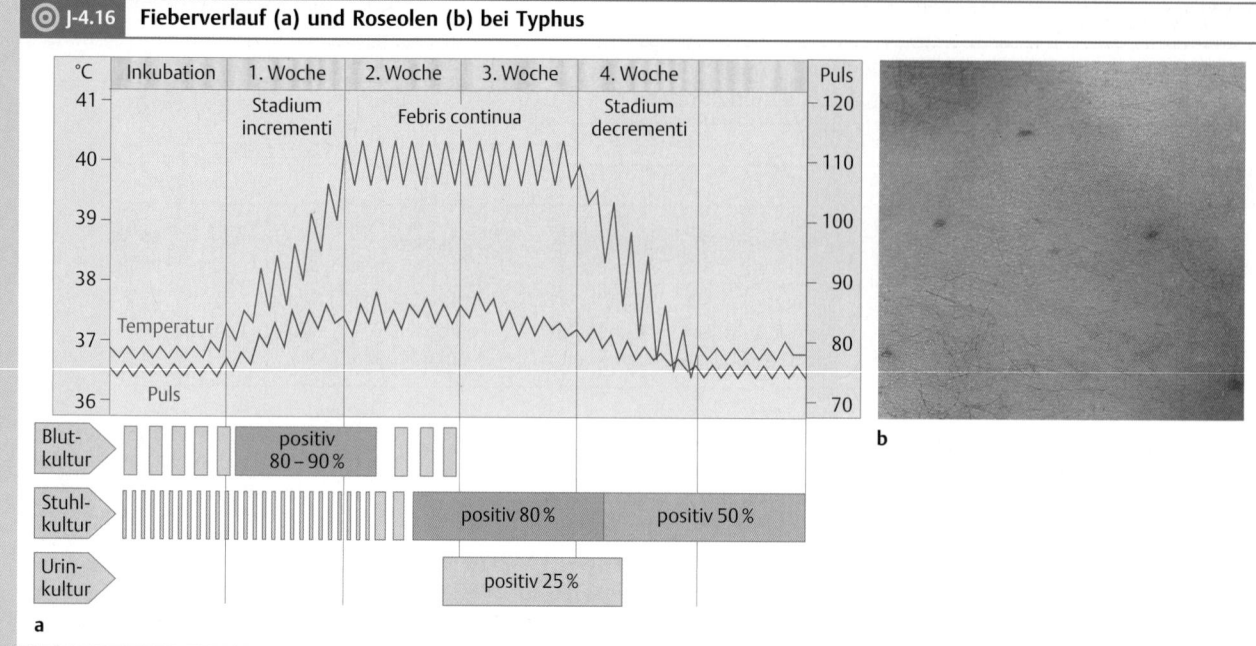

J-4.16 | **Fieberverlauf (a) und Roseolen (b) bei Typhus**

Leukozytopenie und Eosinopenie können wegweisend sein, sind aber nicht beweisend.

Zum Erregernachweis müssen im frühen Stadium **Blutkulturen** abgenommen werden. Auf die **Resistenztestung** ist zu reagieren.

Die **Gruber-Widal-Reaktion** ist wenig zuverlässig.

Therapie: Therapie der Wahl sind **Chinolone** (alternativ Ampicillin i. v.). Die gesetzlichen **Hygienevorschriften** sind zu beachten. Die Entlassung kann nach Entfieberung und **negativen Stuhlkulturen** erfolgen.

Prophylaxe: Frühzeitige Therapie ist die beste Voraussetzung für die Verhinderung von Dauerausscheidung.

Prophylaktische orale **Schutzimpfung** vor Reisen in Endemiegebiete (kein 100 %iger Schutz).

Leukozytopenie und **Eosinopenie** können zwar wegweisend sein, sind aber keineswegs obligat. Ein fehlender Anstieg der Leukozytenzahlen trotz septischen Verlaufs ist eher als Ausschluss anderer Erkrankungen zu werten.

Für den Erregernachweis ist die Abnahme einer ausreichenden Anzahl von **Blutkulturen** im frühen Stadium entscheidend. Erst in späteren Wochen (nur sehr selten frühzeitig) sind Kulturen von Stuhl oder Urin positiv. Aufgrund weltweit zunehmender Resistenzen ist auf die **Resistenztestung** nach Erhalt zu reagieren.

Der Nachweis von Antikörpern mit der **Gruber-Widal-Reaktion** ist wenig zuverlässig und häufig in den für den Therapiebeginn entscheidenden Phasen negativ.

Therapie: Die Behandlung sollte in der Klinik erfolgen. Ziel der antibiotischen Therapie ist die Beseitigung der Sepsis und die Verhinderung der Dauerausscheidung. **Chinolone** (z. B. Ciprofloxacin) sind zur Therapie der Wahl geworden. Ebenfalls günstige Ergebnisse sind mit Ampicillin (3 × 4 g/d i. v. über 2 Wochen) zu erreichen. Die gesetzlichen **Hygienevorschriften** (eigene Toilette) sind zu beachten. Die Entlassung aus dem Krankenhaus kann nach Entfieberung und bei **Nachweis negativer Stuhlkulturen** erfolgen – in Abhängigkeit von den örtlich geltenden Durchführungsvorschriften.

Prophylaxe: Die frühzeitige und effektive Therapie ist die beste Voraussetzung für die Verhinderung der Dauerausscheidung. Denn der Mensch ist das einzige Reservoir der Typhus-Salmonellen. Dies wäre der entscheidende Schritt zur Elimination.

Vor Reisen in Endemiegebiete (Asien, Südamerika, Afrika) ist eine orale **Typhus-Schutzimpfung** verfügbar. Es wird allerdings kein vollständiger Schutz erreicht (ca. 90 %). Werden die Hygieneregeln missachtet, ist trotzdem eine Infektion möglich.

4.27 Yersiniosen

▶ **Allgemeines:** Yersiniosen sind bakterielle Infektionen, die beim Menschen **Durchfall** (Y. entercolitica, Y. pseudotuberculosis) oder das septische Bild der **Pest** (Y. pestis) verursachen können.

☰ J-4.35	**Yersiniosen**							
Vorkommen	**Übertra-gungsweg**	**Kardinal-symptome**	**Komplikationen**	**Diagnostik**	**Therapie**	**Prophylaxe**	**Meldepflicht nach IfSG**
Y. enterocolitica Y. pseudo-tuberculosis	Wasser Milch Nahrungs-mittel	Durchfall Lymphadenitis mesenterica	Pseudoappendizitis Erythema nodosum Arthritis	Stuhlkultur Serologie	meist Spontan-heilung evtl. Doxycyclin, Cotrimoxazol, Ciprofloxacin	Hygiene	§§ 6 und 7 (s. S. 1037)
Y. pestis Tropen (Ratte, Floh)	Flohbiss Inhalation	Sepsis	Bubonenpest Lungenpest	Lymph-knoten-aspirat	Doxycyclin Streptomycin	Hygiene Ratten-bekämpfung	§§ 6 und 7 (s. S. 1037)

Epidemiologie und Pathogenese: Die genaue Häufigkeit der Infektion durch **Y. enterocolitica** und **Y. pseudotuberculosis** ist weltweit nur zu schätzen. Im kühleren Klima tritt sie häufiger auf, ein Anteil von ca. 2 % der **Durchfallerkrankungen** dürfte für Europa eine realistische Schätzung sein. Nicht alle isolierten Serotypen besitzen Pathogenität, eine Subtypisierung ist zur Einordnung der Kausalität bei Erkrankung erforderlich.

Nach oraler Aufnahme **kontaminierter Nahrungsmittel** (rohes Fleisch, Milch) vermehrt sich **Y. enterocolitica** im pH-Bereich des menschlichen Dünndarms optimal und löst **Durchfall** aus. Kontaminierte Nahrungsmittel und Wasser sind für die Weiterverbreitung des Erregers aus dem Tierreservoir anzunehmen. Der infizierte Mensch ist keine Infektionsquelle. Genaue Daten über die minimal notwendige Infektionsdosis sind nicht bekannt.

Y. pseudotuberculosis wird vorzugsweise im Winter nach Kontakt mit Tieren oral aufgenommen, es kommt zur Entzündung der **mesenterialen Lymphknoten** besonders im Ileozökalbereich. Durchfälle sind seltener.

Bakteriämien kommen selten vor; bei Grunderkrankungen mit beeinträchtigter Makrophagenfunktion können sie schwer verlaufen.

Klinik: Bei der **Y.-enterocolitica-Infektion** stehen nach einer Inkubationszeit von 1–11 Tagen **Durchfall**, leichtes Fieber und besonders bei Kindern **Bauchschmerzen** im Vordergrund, seltener Erbrechen. Diese Symptome verschwinden meist nach wenigen Tagen. Seltener sind zusätzlich Entzündung und Ulzerationen im terminalen Ileum und Kolon mit diffusem Schmerz im rechten Unterbauch (**Pseudoappendizitis**) und Blutbeimengungen im Stuhl. In schweren Fällen kann sich ein **toxisches Megakolon** entwickeln. Nach Bakteriämie kann es bei Grunderkrankungen mit beeinträchtigter Makrophagenfunktion (Leberzirrhose, Alkoholkrankheit, Hämochromatose, hämolytische Anämien, Mangelernährung) ohne Durchfall zu Absiedelung und **Abszessbildung** in vielen Organen kommen. Die Mortalität ist dann sehr hoch.

Die **Y. pseudotuberculosis-Infektion** verläuft invasiv mit Lymphadenitis im Mesenterialbereich. Sie macht sich als sog. **Pseudoappendizitis** (vorzugsweise im Kindesalter) durch Fieber sowie Schmerzen im rechten Mittel- und Unterbauch bemerkbar. Häufig sind auch eine Pharyngitis und eine Mitbeteiligung zervikaler Lymphknoten zu finden.

Postinfektiöse Komplikationen sind bei Yersinien zu beobachten: **Erythema nodosum** (Abb. J-4.17), selten Reiter-Syndrom, Glomerulonephritis, Myokarditis. Am häufigsten sind **reaktive Arthritiden** an den großen Gelenken (selten Sprunggelenke) zu sehen. Die Beschwerden halten mehrere Monate an, um dann spontan zu verschwinden.

Diagnostik: Unspezifische Laborparameter wie beschleunigte BSG oder Leukozytose mit Linksverschiebung führen zusammen mit den **klinischen Symptomen** zur Verdachtsdiagnose. Alle beweisenden Ergebnisse treffen zu spät für die Entscheidung zur Therapie ein.

Epidemiologie und Pathogenese: Die Infektion durch **Y. enterocolitica** und **Y. pseudotuberculosis** scheint im kühleren Klima häufiger zu sein. Sie machen ca. 2 % der **Durchfallerkrankungen** in Europa aus.

Nach oraler Aufnahme **kontaminierter Nahrungsmittel** (rohes Fleisch, Milch, Wasser) vermehrt sich **Y. enterocolitica** im menschlichen Dünndarm, es kommt zu **Durchfall.**

Y. pseudotuberculosis wird nach Kontakt mit Tieren oral aufgenommen und verursacht eine **mesenteriale Lymphadenitis.**

Bakteriämien sind selten.

Klinik: Die **Y.-enterocolitica-Infektion** beginnt mit **Durchfall**, leichtem Fieber und Bauchschmerzen. Seltener sind Entzündung und Ulzerationen im Bereich des terminalen Ileums mit Schmerzen im rechten Unterbauch (**Pseudoappendizitis**) zu finden, in schweren Fällen entwickelt sich ein **toxisches Megakolon**. Bei schweren Grunderkrankungen kann es zu **Abszessbildungen** in vielen Organen kommen (hohe Mortalität!).

Die **Y.-pseudotuberculosis-Infektion** verläuft mit Lymphadenitis im Mesenterialbereich. Typisch ist die sog. **Pseudoappendizitis** (Fieber, Schmerzen im rechten Mittel-/Unterbauch).

Postinfektiöse Komplikationen sind **Erythema nodosum** (Abb. J-4.17), seltener Reiter-Syndrom, Myokarditis, Glomerulonephritis, am häufigsten **reaktive Arthritiden**.

Diagnostik: Die Laborparameter führen zusammen mit den **klinischen Symptomen** zur Verdachtsdiagnose.

▶ **Merke:** Bei Einsendung von Stuhl oder anderen Materialien zur mikrobiologischen Untersuchung muss auf die Möglichkeit von Yersinien hingewiesen werden, da **besondere Kultivierungsverfahren** erforderlich sind.

◀ **Merke**

◎ J-4.17

◎ J-4.17   **Erythema nodosum nach Yersinia-enterocolitica-Enteritis**

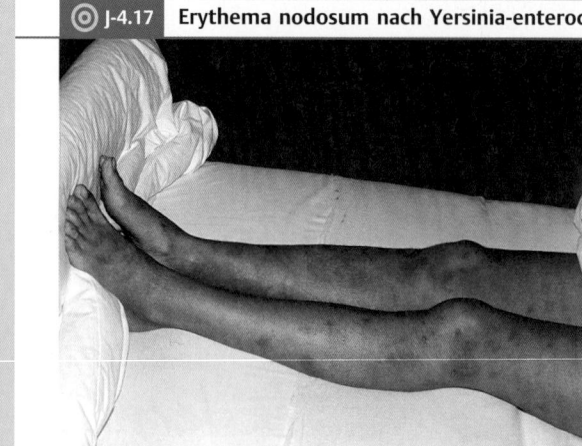

Druckschmerzhafte hochrote, unscharf begrenzte Knoten an den Unterschenkelstreckseiten.

Positive Ergebnisse von **Stuhlkulturen** brauchen zu lange für die Entscheidung zur Therapie. **Serologische Parameter** werden erst ab der 2. Krankheitswoche positiv. Sie sind aber zur Abklärung bei Arthritis von Wert.

Therapie: Die meisten Infektionen bedürfen **keiner Therapie**, sie sind selbstlimitierend.

Eine **antibiotische Behandlung** ist bei schweren Verläufen indiziert (Doxycyclin, Cotrimoxazol oder Ciprofloxacin). Bei Sepsis oder Immunsuppression ist die Kombination mit einem Aminoglykosid ratsam.

Positive Ergebnisse von **Stuhlkulturen** brauchen lange Zeit und stellen daher keine Entscheidungskriterien für die Therapie dar. **Serologische Parameter** werden ab der 2. Krankheitswoche positiv; auch dies ist zu spät für die Festlegung der Therapie. Sie sind aber zur Abklärung bei Arthritis von Wert. Auf Kreuzreaktionen (Brucellen, Salmonellen, Rickettsien, Morganella) muss geachtet werden. Die Antikörper bleiben über Jahre nachweisbar, was die Deutung bei reaktiver Arthritis erschwert. In Gelenkpunktaten finden sich vermehrt Granulozyten und Yersinien-Antigene, jedoch keine kultivierbaren Yersinien.

Therapie: Die meisten Infektionen bedürfen **keiner Therapie**, sie sind selbstlimitierend. Eine antibiotische Therapie konnte klinisch keine positive Beeinflussung aufzeigen.

Eine **antibiotische Behandlung** über 1 Woche hat sich bei schweren Verläufen (Lymphadenitis mit Pseudoappendizitis) bewährt: Doxycyclin (2 × 100 mg/d; nicht bei Kindern vor dem 8. Lj.!), Cotrimoxazol (2 Forte-Tabletten/d) oder Ciprofloxacin (2 × 500 mg/d; nicht bei Kindern!). Bei septischen Verläufen und bei Immunsuppression ist die Kombination mit einem Aminoglykosid (z. B. Gentamycin) bis zum Vorliegen der Resistenztestung ratsam.

▶ **Exkurs: Pest** Die Pest, die früher in großen Seuchenzügen viele Opfer forderte, führt heute nur noch selten zu Erkrankungen, die auf Endemiegebiete Südostasiens, Ostafrikas und Amerikas beschränkt sind. Die Ratte ist das Reservoir, der Rattenfloh der Vektor. An der Stichstelle bildet sich eine Pustel mit Einschmelzung der regionalen Lymhknoten (**Bubonenpest**, Abb. **J-4.18**). Nach Inhalation der Erreger kommt es in kürzester Zeit zur **Lungenpest**. Der **Erregernachweis** ist nach Feinnadelaspiration aus Lymphknoten und im Sputum bei Lungenpest möglich. Bei Bakteriämie sind **Blutkulturen** positiv. Alles Material – Aspirat, Sputum bei Lungenpest – ist **höchstinfektiös** (Verarbeitung der Proben nur in Hochsicherheitslabors)! **Tetrazykline** und **Streptomycin** sind therapeutisch wirksam.

◎ J-4.18   **Bubonenpest**

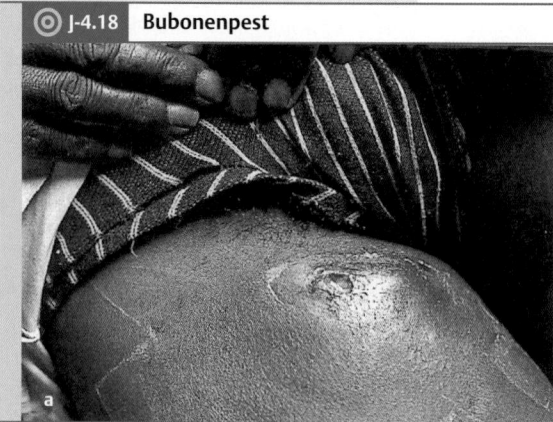
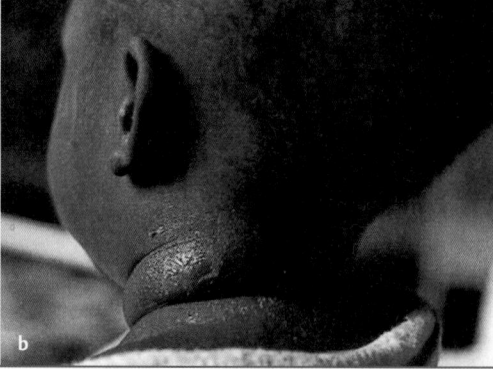

a Bubo am Unterschenkel (z. T. spontan durchgebrochen). Weitere vergrößerte Lymphknoten und Hämorrhagien in der Umgebung sichtbar.
b Bubo am Hals.

5 Virusinfektionen

5.1 Grundlagen

Viren sind Krankheitserreger, die sich nur in lebenden Zellen vermehren und spezifische Charakteristika aufweisen (Tab. J-5.1).

5 Virusinfektionen

5.1 Grundlagen
s. Tab. J-5.1

≡ J-5.1	Spezifische Charakteristika von Viren

- enthalten als genetisches Material nur **DNS** oder **RNS**
- keine Teilung, Reproduktion nur durch ihre Nukleinsäure
- kein Wachstum in der extrazellulären Ruhephase
- keine Stoffwechselenzyme
- Replikation mit Hilfe der Wirtszellen-Ribosomen
- Empfindlichkeit gegen **Interferon** (nicht gegen Antibiotika)

≡ J-5.1

Das infektiöse Virus bindet an Virusrezeptoren der Wirtszelle (= Adsorptionsphase) mit nachfolgender Aufnahme durch Pinozytose ins Zellinnere, Dissoziation und Übergang in die vegetative Phase der Replikation der viralen Nukleinsäure.
Entweder wird das Virus in das Genom der Wirtszelle eingebaut oder die Regulationsmechanismen der Wirtszelle ausgeschaltet und der gesamte Stoffwechsel in den Dienst der Virusvermehrung umgestellt.

5.2 Enterovirus-Infektionen

Enteroviren sind kleine RNA-Viren, die zur Familie der Picornaviren gehören (Picorna von pico = klein + RNA). Zu den Enteroviren zählen **Coxsackie-**, **ECHO-**, **Hepatitis-A-** (s. S. 585) und **Poliomyelitis-Viren**. Sie kommen nur beim Menschen vor, sind säurestabil und gelangen so nach oraler Aufnahme infektionsfähig in den Intestinaltrakt. Eine durchgemachte Infektion hinterlässt lebenslange Immunität.

5.2 Enterovirus-Infektionen

Zu den Enteroviren (Familie der Picornaviren) zählen **Coxsackie-**, **ECHO-**, **Hepatitis A-** und **Poliomyelitis-Viren**.

5.2.1 Coxsackie-Viren

5.2.1 Coxsackie-Viren

▶ **Allgemeines:** Infektionen mit Coxsackie-Viren (Gruppe A: 24 Subtypen, Gruppe B: 6 Subtypen) verlaufen meist stumm oder mit nur geringen Beschwerden.

◀ Allgemeines

≡ J-5.2	Coxsackie-Viren						
Vor-kommen	Übertra-gungsweg	Kardinal-symptome	Komplikationen	Diagnostik	Therapie	Prophylaxe	Meldepflicht nach IfSG
weltweit Mensch	fäkal-oral Tröpfchen	Fieber Angina Enteritis	Peri-/Myokarditis Meningitis Pleurodynie	meist überflüssig Serologie	sympto-matisch	Hygiene	besteht nicht

Epidemiologie und Pathogenese: Die Eintrittspforte stellt meist der Mund dar (fäkal-orale Übertragung). **Schmierinfektion** ist der Infektionsweg der akuten oder epidemischen Konjunktivitis. Nur wenige Typen lösen nach **Tröpfcheninfektion** Symptome der oberen Atemwege aus.
Nach oraler Aufnahme vermehren sich die Viren zunächst in den Zellen der Rachenschleimhaut, später vor allem in der Darmwand, wo sie nach ausgeprägter Vermehrung die befallenen Zellen lysieren. Durch Virämie kann es zu unterschiedlichen Organmanifestationen kommen. Die Viren werden hauptsächlich mit dem Stuhl ausgeschieden.

Epidemiologie und Pathogenese: Die Übertragung erfolgt fäkal-oral durch **Schmierinfektion** oder **Tröpfcheninfektion**.

Nach oraler Aufnahme vermehren sich die Viren zunächst in den Zellen der Rachenschleimhaut, später vor allem in der Darmwand. Durch Virämie können Organe befallen werden.

≡ J-5.3 Krankheitsbilder durch Coxsackie-Virus-Infektionen

überwiegend mit Coxsackie A assoziiert	überwiegend mit Coxsackie B assoziiert
▪ Herpangina ▪ Hand-Fuß-Mund-Krankheit (Exanthem und Bläschen an Händen, Füßen und Mundschleimhaut) ▪ hämorrhagische Konjunktivitis ▪ „Sommergrippe", Pharyngitis ▪ Enteritis ▪ aseptische Meningitis, Meningoenzephalitis, Paresen	▪ Pankreatitis, Hepatitis ▪ Myokarditis, Perikarditis ▪ Pneumonie ▪ Pleurodynie (Bornholm-Krankheit)

Klinik: Meist asymptomatischer Verlauf, selten klinisch relevanter Erkrankungen (Tab. J-5.3).

▪ **Herpangina:** Fieber, Kopf- und starke Halsschmerzen. Am geröteten Gaumen Bläschen, die zu schmerzhaften Ulzerationen werden (Abb. J-5.1).

▪ **Pleurodynie (Bornholm-Krankheit):** Fieber, krampfartige, atemabhängige Schmerzen, Pleurareiben; selten Pharyngitis oder Erbrechen; häufig **Myo-** oder **Perikarditis**.

▪ **aseptische Meningitis:** Hals-/Kopfschmerzen, Meningismus, Übelkeit, Erbrechen. Im Liquor geringgradige lymphozytäre Pleozytose.

Diagnostik: Aus epidemiologischen Gründen kann die **Virusisolierung** aus Rachenspülwasser oder Stuhlproben angestrebt werden. Die serologische Bestätigung ist wegen der Vielzahl der Serotypen schwierig.

Therapie: Nur **symptomatische Maßnahmen** möglich. Schwere körperliche Belastungen (z. B. Sport) sollten bei kardialer Beteiligung vermieden werden.

Prophylaxe: Eine sorgfältige persönliche **Hygiene** minimiert das Infektionsrisiko. Keine Impfung möglich.

Klinik: Infektionen mit Coxsackie-Viren verlaufen klinisch meist stumm oder mit nur geringen Beschwerden. Sie können aber auch eine Reihe klinisch relevanter Erkrankungen auslösen (Tab. J-5.3).

▪ **Herpangina:** Wenige Tage nach Infektion steigt die Körpertemperatur rasch an, gefolgt von Kopf- und starken Halsschmerzen. Besonders am geröteten weichen Gaumen treten Bläschen auf, die sich zu schmerzhaften, wie ausgestanzt wirkenden Ulzerationen entwickeln (Abb. J-5.1).

▪ **Pleurodynie (Bornholm-Krankheit):** Die Pleurodynie tritt epidemieartig, vorzugsweise im Sommer und Herbst auf. Nach einer Inkubationszeit von 2–8 Tagen kommt es plötzlich zu atemabhängigen, krampfartigen Schmerzen im Bereich der unteren Rippen, Pleurareiben kann bei 25 % der Patienten auskultiert werden, zusätzlich bestehen Fieber und Kopfschmerzen, selten eine Pharyngitis oder Erbrechen. Begleitend treten häufig eine **Myo-** oder **Perikarditis** (EKG!) auf.

▪ **aseptische Meningitis:** Nach plötzlichem Beginn mit gerötetem Rachen, Fieber, Kopf- und Halsschmerzen treten Meningismus, Übelkeit und Erbrechen auf. Im Liquor findet sich eine geringgradige lymphozytäre Pleozytose (< 500/µl).

Diagnostik: Diagnostische Maßnahmen hängen von dem jeweiligen Krankheitsbild ab. Wenn überhaupt nötig, z.B. bei Epidemien, kann die **Virusisolierung** aus Rachenspülwasser oder Stuhlproben versucht werden. Eine serologische Bestätigung der Diagnose stößt wegen der Vielzahl der möglichen Serotypen auf Schwierigkeiten.

Therapie: Es sind lediglich **symptomatische Maßnahmen** möglich. Bei Hinweisen auf eine kardiale Mitbeteiligung sollten schwere körperliche Belastungen (z. B. Sport) für 4–6 Wochen vermieden werden, um nicht einen plötzlichen Tod durch Herzrhythmusstörungen zu riskieren.

Prophylaxe: Eine sorgfältige persönliche **Hygiene** minimiert das Infektionsrisiko, insbesondere bei Aufenthalt in tropischen oder subtropischen Ländern oder während Kleinraumepidemien. Möglicherweise kontaminierte Nahrungsmittel sind ausreichend zu kochen, Trink- oder Zahnputzwasser kann auch gechlort werden. Es bestehen keine Impfmöglichkeiten.

◎ J-5.1 Herpangina

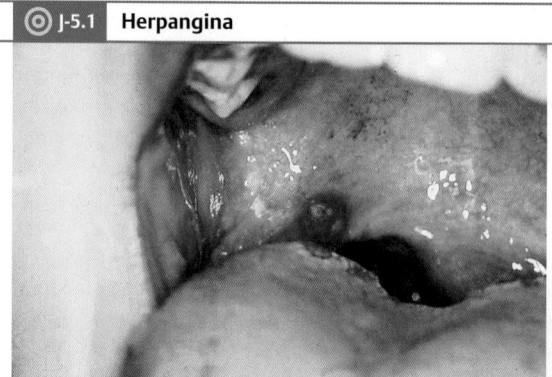

Typisch sind weiße Bläschen am geröteten Gaumen.

5.2.2 ECHO-Viren

ECHO-Viren (**E**nteric **C**ytopathogenic **H**uman **O**rphan, 34 Typen) haben den gleichen Infektionsweg wie Coxsackie-Viren und verursachen ebenso größtenteils keine wegweisenden klinischen Symptome. Nur gelegentlich treten Erkrankungen der oberen und/oder tiefen Atemwege, Exanthem, Enanthem, lymphozytäre Meningitis, exsudative Perikarditis, Myokarditis oder Hepatitis auf. Eine diagnostische Virusisolierung ist nur bei Meningitis erforderlich, ansonsten besteht lediglich in Einzelfällen die Notwendigkeit einer serologischen Bestätigung.

5.2.3 Poliomyelitis-Viren

▶ **Allgemeines:** Poliomyelitis-Viren (3 Serotypen) sind weltweit Ursache häufig **abortiv** verlaufender Erkrankungen, selten kommt es zu neurologischer Symptomatik wie z.B. Lähmung peripherer motorischer Nerven (**Kinderlähmung**).

5.2.2 ECHO-Viren

ECHO-Viren haben den gleichen Infektionsweg wie Coxsackie-Viren und verursachen selten wegweisende klinische Symptome. Nur gelegentlich treten Erkrankungen der Atemwege, Exanthem, Enanthem, lym-phozytäre Meningitis, exsudative Perikarditis, Myokarditis oder Hepatitis auf.

5.2.3 Poliomyelitis-Viren

◀ **Allgemeines**

J-5.4 Poliomyelitis

Vor-kommen	Übertra-gungsweg	Kardinal-symptome	Komplikationen	Diagnostik	Therapie	Prophylaxe	Meldepflicht nach IfSG
weltweit Mensch	fäkal-oral	Enteritis	Meningitis schlaffe Parese	Virusnachweis Serologie	nicht möglich	Impfung	§§ 6 und 7 (s. S. 1037)

Epidemiologie und Pathogenese: Eine Infektion mit Poliomyelitis-Viren kommt vorwiegend in weniger entwickelten Ländern häufig bei Kleinkindern vor. Das Erregerreservoir stellt der Mensch dar, der in der Frühphase kurzzeitig durch **Tröpfcheninfektion** aus dem Nasen-Rachen-Raum, hauptsächlich aber durch seine Virusausscheidung mit dem Stuhl (**fäkal-orale Infektion**) über Monate Infektionsquelle ist.
Die Erreger dringen über die Schleimhaut von Nasen-Rachen-Raum oder Darm ein und vermehren sich primär im lymphatischen Gewebe. Nach Invasion in periphere Nervenzellen wandern sie nach zentral und schalten die Zellfunktion aus.

Klinik: Nach einer Inkubationszeit von meist 1–2 Wochen kommt es bei über **90 % der Infizierten** zu **keinen auffälligen Symptomen**, selten treten „banale" fieberhafte Episoden mit Übelkeit, Bauchschmerzen und Durchfall auf (**abortive** Poliomyelitis).
Nur bei ca. **1 % der Infizierten** entwickelt sich nach einem symptomfreien Intervall von wenigen Tagen eine **neurologische Symptomatik** mit Fieber, Muskelkrämpfen und -schmerzen, Nackensteife und Hyperästhesien, die Muskeleigenreflexe sind gesteigert.
In diesem Stadium kann die Erkrankung ohne folgende Lähmungen **ausheilen**, sie kann sich aber auch foudroyant (innerhalb weniger Stunden) oder langsam (in bis zu 5 Tagen) von einer Muskelschwäche zur **kompletten schlaffen Lähmung** entwickeln.
Eine **Enzephalitis** stellt eine Rarität dar. Dann treten meist begleitend Bluthochdruck, ausgeprägtes Schwitzen, Harnverhalt und Rhythmusstörungen auf. Bei Verdacht (akute schlaffe Lähmung, unzureichender Impfschutz) ist eine Klinikeinweisung mit Isolierung vorgeschrieben.

Diagnostik: Rachenspülflüssigkeit oder Stuhl sollten zum direkten **Virusnachweis** eingesetzt werden, Liquor ist weniger geeignet. Als Zeichen einer **serösen Meningitis** findet sich eine Liquorpleozytose bis höchstens 150 Zellen/µl mit nur geringer Proteinvermehrung. Der Nachweis **typenspezifischer IgM-Antikörper** (Typ 1, 2, 3) in der Frühphase kann Hinweis auf eine akute Infektion sein.

Epidemiologie und Pathogenese: Das Erregerreservoir stellt der Mensch dar, der die Viren hauptsächlich mit dem Stuhl (**fäkal-orale Infektion**) über Monate ausscheidet.

Klinik: Bei > **90 %** kommt es zu **keinen auffälligen Symptomen**, selten treten „banale" fieberhafte Episoden auf.

Bei ca. **1 % der Infizierten** entwickeln sich nach einigen Tagen **neurologische Symptome** mit Fieber, Muskelkrämpfen, Nackensteife, Hyperästhesien und gesteigerten Muskeleigenreflexen. Es kann zur folgenlosen **Ausheilung** oder zur **kompletten schlaffen Lähmung** kommen.

Eine **Enzephalitis** ist selten. Bei Verdacht ist eine Klinikeinweisung mit Isolierung vorgeschrieben.

Diagnostik: Direkter **Virusnachweis** in Rachenspülflüssigkeit oder Stuhl. IgM-Antikörper sind Hinweis für eine akute Infektion. Bei **seröser Meningitis** findet sich eine Liquorpleozytose mit geringer Proteinvermehrung.

Therapie: Eine kausale Therapie ist nicht möglich. Im Reparationsstadium sind wichtig: **krankengymnastische Betreuung** und sorgfältige Lagerung des Patienten. Bei Enzephalitis ist eine **intensivmedizinische Betreuung** erforderlich.

Therapie: Eine kausale Therapie ist in keinem Stadium der Erkrankung möglich. Im Reparationsstadium sind eine **krankengymnastische Betreuung** und eine sorgfältige Lagerung des Patienten äußerst wichtig. Bei Symptomen einer Enzephalitis ist eine **intensivmedizinische Betreuung** mit Beatmung und Behandlung der anderen Komplikationen (Hochdruck, Rhythmusstörungen, Blasenentleerungsstörung) erforderlich. In den ersten Tagen nach Auftreten kommt es meist zu einer deutlichen Besserung der Ausfälle, es lässt sich aber erst nach mehreren Monaten der Grad der bleibenden Ausfälle beurteilen.

Prophylaxe: Die **aktive Impfung** ist die wirksamste Prophylaxe. **Auffrischimpfung** von Erwachsenen bei Reisen in Endemiegebiete oder bei berufsbedingtem Kontakt mit Virusausscheidern.

Prophylaxe: Die **aktive Impfung** stellt die wirksamste Form der Prophylaxe dar und sollte im Säuglingsalter begonnen werden (Näheresd s. www.rki.de). Auf eine Durchimpfung mit allen 3 Serotypen ist zu achten. Im Erwachsenenalter wird eine **Auffrischung** vor Reisen in die Endemiegebiete der Tropen und Subtropen oder bei berufsbedingtem Kontakt mit Virusausscheidern empfohlen, wenn die Grundimmunisierung mehr als 10 Jahre zurückliegt.

5.3 Flavivirus-Infektionen

Flaviviren gehören mit den Röteln- und Alpha-Viren in die Gruppe der Togaviren. Tab. **J-5.5** zeigt die klinisch wichtigsten Flaviviren-Infektionen.

5.3 Flavivirus-Infektionen

Flaviviren gehören mit den Röteln- und Alpha-Viren in die Gruppe der Togaviren. Über 60 Flaviviren sind bekannt, für die **Mücken** oder **Zecken** als Überträger in Frage kommen. Weniger als die Hälfte der Infektionen führt zu Erkrankungen des Menschen, häufig sind nur Einzelfälle oder Laborinfektionen beschrieben worden. In Tab. **J-5.5** sind die klinisch wichtigsten Flaviviren-Infektionen dargestellt.

≡ J-5.5	Klinisch wichtige Flaviviren-Infektionen			
Erkrankung		**Überträger**	**Vorkommen**	**Klinik**
Australische Enzephalitis		Mücke	Australien	Enzephalitis
Japanisch Enzephalitis		Mücke	Ost-/Südasien	Enzephalitis
Kyasanur-Wald-Krankheit		Zecke	Indien	hämorrhagische Diathese/Enzephalitis
St.-Louis-Enzephalitis		Mücke	Nord-/Südamerika	Enzephalitis
Omsker hämorrhagisches Fieber		Zecke	Zentralrussland	hämorrhagische Diathese
Dengue-Fieber (s. u.)		Mücke	Süd-/Südostasien, einige Gebiete Afrikas und Ozeaniens	hämorrhagische Diathese
Gelbfieber (s. S. 1091)		Mücke	Zentralafrika, Amazonasgebiet	Enzephalitis/hämorrhagische Diathese
FSME (Variante 1–3) (s. S. 1092)		Zecke	Zentraleuropa (Variante 1), Sibirien (Variante 2), Fernost (Variante 3)	Enzephalitis

5.3.1 Dengue-Fieber

5.3.1 Dengue-Fieber

▶ **Allgemeines**

▶ **Allgemeines:** Dengue-Viren werden durch Mückenstiche übertragen und führen zu einer meist gutartigen Infektionskrankheit mit biphasischem Fieberverlauf und Exanthem.

≡ J-5.6	Denguefieber						
Vorkommen	**Übertragungsweg**	**Kardinalsymptome**	**Komplikationen**	**Diagnostik**	**Therapie**	**Prophylaxe**	**Meldepflicht nach IfSG**
Tropen Subtropen	Mückenstich	Fieber Exanthem	hämorrhagische Diathese Schock	Serologie	supportiv	entfällt	§§ 6 und 7 (s. S. 1037)

Epidemiologie und Pathogenese: Endemische Gebieten sind Süd-/Südostasien, Lateinamerika, Afrika und Ozeanien.

Epidemiologie und Pathogenese: Zu den endemischen Gebieten der Dengue-Viren (4 Serotypen) zählen insbesondere Süd-/Südostasien, Lateinamerika, einige Gebiete Afrikas und Ozeaniens. In diesen Gegenden ist die Überträgermücke ständig aktiv.

⊙ J-5.2 | **Exanthem (a) und höchstaktivierte atypische Lymphozyten bei Dengue-Fieber (b)**

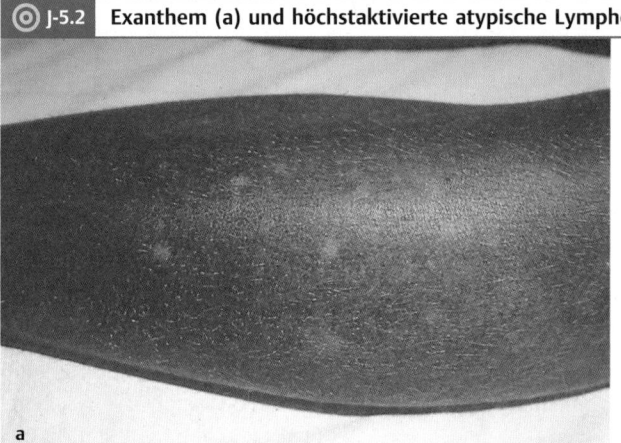 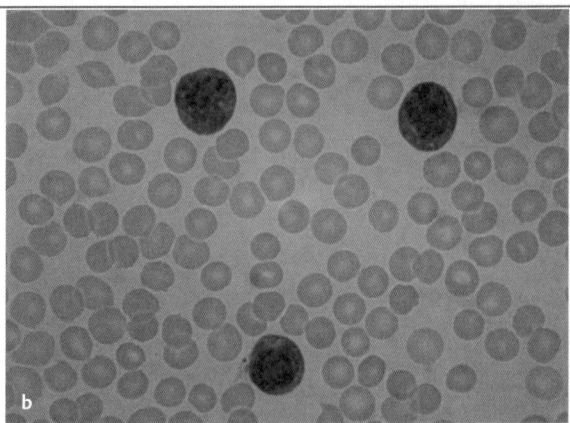

a Petechiales Unterschenkelexanthem bei Dengue-Fieber.
b Auffällig sind hier die atypischen Lymphozyten als Hinweis auf einen viralen Infekt.

Der Mensch scheint das einzige Erregerreservoir zu sein. Die Virustypen können gleichzeitig, aber auch nacheinander grassieren. Eine Kreuzimmunität gibt es nicht.

Unter der einheimischen Bevölkerung werden schwere Verläufe, **Dengue-hämorrhagisches Fieber** und **Dengue-Schock-Syndrom**, beobachtet. Es scheint eine Zweitinfektion mit einem anderen Serotyp die Vorbedingung zu sein (Immunkomplexerkrankung?). Einwanderer und Urlauber aus nichtendemischen Gegenden erkranken zunächst am **klassischen Dengue-Fieber**.

Klinik: Die Erstinfektion verläuft wie ein „grippaler" Infekt. An der klassischen Form des Dengue-Fiebers (Zweitinfektion mit dem gleichen Typ) erkranken besonders ältere Kinder und Erwachsene. 5–8 Tage nach Mückenstich setzen **Fieber, Kopfschmerzen** (besonders retroorbital), Glieder- und **Muskelschmerzen** ein. Ab dem 3. Tag breitet sich ein **makulopapulöses Exanthem** vom Stamm auf Gesicht und Extremitäten aus. Selten kommt es zu petechialen Blutungen (Abb. **J-5.2a**). Eine Spontanheilung nach 10 Tagen ist die Regel.

Bei einer schweren Verlaufsform kommt es ohne Exanthem zu **hämorrhagischer Diathese** (Dengue-hämorrhagisches Fieber), Hepatomegalie und rasch einsetzender **Schocksymptomatik** (Dengue-Schock-Syndrom).

Diagnostik: Im **Blutbild** finden sich Zeichen eines Virusinfektes (Leukozytopenie mit Lymphozytose ab dem 2. Tag) (Abb. **J-5.2b**) und niedrige Thrombozytenzahlen. Bei der hämorrhagischen Form sind Zeichen der Verbrauchskoagulopathie (DIC) sowie niedrige Eiweiß- und Natriumkonzentrationen im Blut erkennbar. Die Sicherung der Diagnose erfolgt durch den Anstieg des **Antikörpertiters**.

Therapie: Die Therapie erfolgt **symptomatisch**. Bei Zeichen des Volumenmangelschocks müssen Plasmaverluste und metabolische Störungen ausgeglichen werden. Gelegentlich sind Transfusionen, Ersatz von Gerinnungsfaktoren oder Thrombozytenkonzentrate erforderlich.

Prophylaxe: Ein Impfstoff steht nicht zur Verfügung. Sinnvoll ist die **Expositionsprophylaxe** (Moskitonetze, Sprays, Schutzkleidung).

5.3.2 Gelbfieber

▶ **Allgemeines:** Gelbfieber tritt nach Übertragung von Gelbfieberviren durch Mückenstich auf. Es zeichnet sich durch einen biphasischen Fieberverlauf, in schweren Fällen durch hämorrhagische Diathese sowie Leber- und Nierenversagen aus.

Der Mensch scheint das einzige Erregerreservoir zu sein. Eine Kreuzimmunität gibt es nicht.

Bei der einheimischen Bevölkerung werden schwere Verläufe beobachtet (**Dengue-hämorrhagisches Fieber, Dengue-Schock-Syndrom**). Urlauber aus nichtendemischen Gegenden erkranken am **klassischen Dengue-Fieber.**

Klinik: Bei Zweitinfektion mit dem gleichen Typ treten nach 5–8 Tagen **Fieber, Kopfschmerzen** (retroorbital), Glieder- und **Muskelschmerzen** auf. Ab dem 3. Tag entsteht ein **makulopapulöses Exanthem** (Abb. **J-5.2a**) (Stamm → Gesicht → Extremitäten). Meist Spontanheilung nach 10 Tagen.

Bei schwerer Verlaufsform treten **hämorrhagische Diathese**, Hepatomegalie und **Schocksymptomatik** auf.

Diagnostik: Im **Blutbild** finden sich Leukopenie mit Lymphozytose und Thrombozytopenie. Bei hämorrhagischer Form ggf. Zeichen einer DIC. Sicherung der Diagnose durch Bestimmung der **Antikörpertiter**.

Therapie: Sie erfolgt **symptomatisch**. Intensivmedizinische Behandlung bei Schock und hämorrhagischer Diathese bzw. bei DIC.

Prophylaxe: Sinnvoll ist eine **Expositionsprophylaxe** (z. B. Moskitonetze).

5.3.2 Gelbfieber

◀ Allgemeines

☰ J-5.7 Gelbfieber

Vorkommen	Übertra-gungsweg	Kardinal-symptome	Komplikationen	Diagnostik	Therapie	Prophylaxe	Meldepflicht nach IfSG
Urwald Südamerika Afrika	Mückenstich	Grippe	Meningitis Enzephalitis Myelitis/Neuritis	Serologie	supportiv	aktive Impfung	§§ 6 und 7 (s. S. 1037)

Epidemiologie: Gelbfieberherde gibt es nur noch in Urwaldgebieten Südamerikas und Afrikas. In den letzten Jahrzehnten kam es nur in Äthiopien und im Senegal zu größeren Epidemien.

Epidemiologie: Gelbfieberherde bestehen heute nur noch in Urwaldgebieten Südamerikas und Zentralafrikas. Affen stellen das Erregerreservoir dar. Nur gelegentlich traten in den letzten Jahrzehnten in benachbarten Gebieten (z. B. Äthiopien, Senegal) größere Epidemien auf. Ansonsten wird nur von vereinzelten Fällen in ländlichen Gebieten Südamerikas und Westafrikas berichtet.

Klinik: 80–90 % der Infektionen verlaufen subklinisch. Im Prodromalstadium treten Fieber, Kopf-/Rückenschmerzen, konjunktivale Injektion und ein Gesichtserythem auf. Nach kurzer Zeit können sich eine **hämorrhagische Diathese** und **Nierenversagen** entwickeln (hohe Letalität). In der Heilungsphase wird ein **Ikterus** beobachtet.

Klinik: 80–90 % der Infektionen verlaufen subklinisch. Ansonsten kommt es nach einer Inkubationszeit von 3–6 Tagen plötzlich zu Fieber, Kopf- und Rückenschmerzen, konjunktivalen Injektion, Gesichtserythem, Übelkeit und Erbrechen. Am Ende dieser Phase kann sich das Allgemeinbefinden bessern, der Patient entfiebert (Remission) und kann genesen. Es kann aber auch nach kurzer Zeit erneut ein Fieberanstieg mit Zustandsverschlechterung, Entwicklung einer **hämorrhagischen Diathese** (Zahnfleischbluten, Ekchymosen, Hämatemesis, Melaena) und **Nierenversagen** (Albuminurie, Oligo- bis Anurie) einsetzen. Die Letalität liegt bei 50–80 %, aber auch in diesem Stadium ist eine Ausheilung möglich. In der Heilungsphase wird ein **Ikterus** („Gelbfieber") beobachtet, da Bilirubin nicht ausgeschieden werden kann.

Diagnostik: Der **Virusnachweis** im Blut ist nur bis zum 8. Tag möglich. Beweisend ist auch ein Titeranstieg der **Antikörper**

Diagnostik: Leukozytopenie, Albuminurie und Bradykardie sind unspezifische Symptome. Der **Virusnachweis** im Blut gelingt zwischen dem 3. und 8. Tag der Erkrankung. Beweisend ist auch ein Titeranstieg der **Antikörper** oder der Nachweis spezifischer IgM-Antikörper. Kreuzreaktionen mit anderen Flaviviren sind möglich.

Therapie: Flüssigkeits- und Elektrolytbilanzierung.

Therapie: Im Vordergrund steht die Aufrechterhaltung von Flüssigkeits- und Elektrolytbilanz, da eine spezifische Therapie nicht verfügbar ist.

Prophylaxe: Die **aktive Impfung** hinterlässt eine lange Immunität (bis 10 Jahre).

Prophylaxe: Die **aktive Impfung** mit attenuierten Lebendvakzinen hinterlässt eine lange Immunität (bis 10 Jahre) und ist vor Reisen in die Endemiegebiete obligatorisch.

5.3.3 Frühsommer-Meningoenzephalitis (FSME)

▶ **Allgemeines:** Die FSME tritt nach Zeckenstich auf. Selten kommt als Komplikation eine seröse Meningitis oder Enzephalitis vor.

☰ J-5.8 Frühsommer-Meningoenzephalitis

Vorkommen	Übertra-gungsweg	Kardinal-symptome	Komplikationen	Diagnostik	Therapie	Prophylaxe	Meldepflicht nach IfSG
Deutschland Österreich Osteuropa Südschweden Baltikum Nordasien	Zeckenstich (Milch)	„Grippe"	Meningitis Enzephalitis Myelitis/Neuritis	Serologie	nicht bekannt	aktive Impfung	§ 7 (s. S. 1037)

Epidemiologie und Pathogenese: In den Endemiegebieten treten in ca. 0,1–2 % der Zeckenstiche Infektionen mit dem FSME-Virus auf. Höhepunkt der Zeckenaktivität ist Juni, Juli und September.

Epidemiologie und Pathogenese: In den Endemiegebieten, v. a. Deutschland, Österreich, Südschweden, Baltikum und Nordasien treten in ca. 0,1–2 % der Zeckenstiche Infektionen mit dem FSME-Virus auf. Die Risikogebiete nehmen allerdings weiter zu. Das Reservoir stellen Tiere, v. a. Kleinsäuger, insbesondere Mäuse, aber auch Vögel und Rotwild dar. Überträger sind Zecken, deren Aktivität ihren Höhepunkt in den Monaten Juni, Juli und September erreicht.

Klinik: 60–70 % der Infektionen verlaufen symptomlos. Bei ca. 30 % kommt es zu Krankheitserscheinungen. Nach 1–2 Wochen treten **grippeähnliche Symptome** mit Fieber, Kopf-, Hals- und Gliederschmerzen auf. Diese Symptome verschwinden innerhalb von einer Woche. Nur bei 30 % der Erkrankten kommt es mit einem 2. Fieberanstieg zu **neurologischen Symptomen:** benigne selbstlimitierte **seröse Meningitis**, Zeichen einer **Enzephalitis** (Krämpfe, Bewusstseinsstörungen, Psychosen), selten schlaffe Paresen als Zeichen einer **Myelitis**. Tödliche Verläufe sind selten (1 %). Spätestens nach 2 Wochen sind die neurologischen Symptome verschwunden, Restsymptome verbleiben bei weniger als 10 %.

Diagnostik: Allgemeine Laborbefunde sind nicht wegweisend, im Liquor ist bei Meningitis eine **Pleozytose** zu finden. Die Diagnosesicherung erfolgt durch den Nachweis spezifischer **IgM-Antikörper** in Serum oder Liquor (bei Meningitis) ab der 3. Woche nach Infektion.

Therapie: Die Therapie erfolgt symptomatisch. Eine spezifische Behandlung ist nicht verfügbar.

Prophylaxe: Da keine akzeptablen therapeutischen Möglichkeiten bei Eintritt der neurologischen Symptome bestehen, wird eine **aktive Impfung** für Menschen mit besonderem Expositionsrisiko (Einwohner oder Besucher sowie land- und forstwirtschaftlich Beschäftigte in Endemiegebieten, Näheres s. www.rki.de) empfohlen. Impfreaktionen, ähnlich den neurologischen Symptomen nach Infektion, sind mit den neuen Impfstoffen nicht zu erwarten. Zur medikamentösen und Expositionsprophylaxe s. S. 1028.

Klinik: 60–70 % der Infektionen verlaufen symptomlos. Bei ca. 30 % treten Krankheitserscheinungen auf: Zunächst **grippeähnliche Symptome**; später 2. Fieberanstieg bei 30 % der Erkrankten mit **neurologischen Symptomen** (benigne seröse Meningitis, Enzephalitis, Myelitis). Tödliche Verläufe sind selten.

Diagnostik: Im Liquor ist bei Meningitis eine **Pleozytose** zu finden. Diagnosesicherung durch Nachweis spezifischer **IgM-Antikörper.**

Therapie: Nur symptomatische Therapie möglich.

Prophylaxe: Da keine therapeutischen Möglichkeiten bestehen, wird eine **aktive Impfung** für Menschen mit besonderem Expositionsrisiko (Einwohner, Besucher, land- und forstwirtschaftlich Beschäftigte) empfohlen.

▶ **Merke:** Nach Zeckenstich sollte der Zeckenkörper umgehend mit einer angewinkelten Pinzette durch langsames Herausziehen entfernt werden. Die Zecke darf dabei nicht gequetscht werden, da dadurch vermehrt Viren in den Organismus gelangen können. Öl oder Klebstoff sollten nicht angewendet werden. Sorgfältige Desinfektion der Stichstelle nach Zeckenentfernung.

◀ Merke

5.4 „Grippaler Infekt"

5.4 „Grippaler Infekt"

▶ **Synonym:** „Virusschnupfen", Erkältung, Rhinitis.

◀ Synonym

▶ **Allgemeines:** Unter einem „grippalen Infekt", der gegenüber der „echten Grippe" (Influenza, s. S. 1100) abzugrenzen ist, versteht man eine Infektion der Schleimhaut des Atemtrakts, der durch eine Vielzahl unterschiedlicher Viren (Adenoviren, Coronaviren, ECHO-Viren, Parainfluenzaviren, Rhinoviren, RS-Viren) verursacht werden kann. Das Krankheitsbild hat viele Gesichter, und je nach Infektionsort im Atemtrakt können sich unterschiedliche klinische Erscheinungsbilder einzeln oder in Kombination entwickeln: Rhinitis, Sinusitis, Pharyngitis, Laryngitis, Tracheitis, Bronchitis, Bronchiolitis, Pneumonie.

◀ Allgemeines

☰ J-5.9 „Grippaler Infekt"

Vorkommen	Übertragungsweg	Kardinalsymptome	Komplikationen	Diagnostik	Therapie	Prophylaxe	Meldepflicht nach IfSG
weltweit viele Viren	Tröpfchen	Schnupfen Halsschmerzen	Otitis media Keratokonjunktivitis Pneumonie	nicht notwendig	symptomatisch	Exposition vermeiden	besteht nicht

Epidemiologie und Pathogenese: Die Übertragung erfolgt von Mensch zu Mensch durch **Tröpfcheninfektion**.

Klinik: Nach 3–8 Tagen kommt es zu **Schnupfen**, **Husten** sowie ggf. zu **fieberhafter Tonsillitis, Pharyngitis**, Keratokonjunktivitis, serösem Mittelohrerguss, rötelnähnlichem Exanthem. Bei bakterieller Superinfektion kann eine **Otitis media** entstehen.

Diagnostik: Die Diagnose wird meist vom Patienten selbst gestellt. Laborwerte zu erheben, ist überflüssig.

Therapie: Die Behandlung erfolgt **symptomatisch** (z. B. ASS, abschwellende Nasentropfen). Nur bei bakterieller Superinfektion ist eine **antibiotische** Therapie indiziert.

Prophylaxe: Nicht möglich.

5.5 Hantaviren-Infektionen

▶ **Allgemeines**

Epidemiologie und Pathogenese: Der Mensch stellt das hauptsächliche Erregerreservoir dar. Die Übertragung erfolgt vorwiegend in den kalten Jahreszeiten von Mensch zu Mensch durch **Tröpfcheninfektion**, seltener durch Schmierinfektion bei engem Kontakt. Im Erwachsenenalter ist eine hohe Durchseuchung nach Infekten der oberen Luftwege mit den meisten Virustypen erfolgt, Adenoviren spielen z. B. beim Erwachsenen kaum noch eine Rolle.

Klinik: Die Inkubationszeit beträgt 3–8 Tage. Außer einer simplen Erkältung mit **Schnupfen** und **trockenem Husten** können ebenso durch den gleichen Virustyp eine **fieberhafte Tonsillitis, Pharyngitis** mit weicher Schwellung der Halslymphknoten, Keratokonjunktivitis oder ein seröser Mittelohrerguss ausgelöst werden. Auch ein rötelnähnliches Exanthem kann vorkommen. Bei bakterieller Superinfektion kann eventuell eine **Otitis media** entstehen. Diese Fälle lassen sich schwer gegen Infektionen mit Streptokokken abgrenzen.

Diagnostik: Die Diagnose wird meist vom Patienten selbst gestellt. Laborwerte zu erheben, ist überflüssig. Die Leukozytenzahl und die Blutsenkung sind normal bis mäßig erhöht. Lediglich für epidemiologische Zwecke lohnt sich die Virusisolierung und -typisierung aus Rachenspülwasser oder der serologische Nachweis der sich rasch entwickelnden Antikörper.

Therapie: Die Behandlung erfolgt **symptomatisch**. Eine Fiebersenkung ist selten nötig, Kopfschmerzen sprechen gut auf z. B. Azetylsalizylsäure (ASS) oder Paracetamol an. Abschwellende Nasentropfen begünstigen die Dränage der Mittelohren und erleichtern die Nasenatmung. Antibiotika sollten nicht routinemäßige verordnet werden. Nur bei bakterieller Superinfektion ist eine **antibiotische** Therapie indiziert.

Prophylaxe: Eine Impfung ist nicht möglich.

5.5 Hantaviren-Infektionen

▶ **Allgemeines:** Nach Infektion mit Hantaviren kann ein hämorrhagisches Fieber mit Nieren- oder Lungenversagen auftreten.

☰ J-5.10	Hantaviren						
Vorkommen	Übertragungsweg	Kardinalsymptome	Komplikationen	Diagnostik	Therapie	Prophylaxe	Meldepflicht nach IfSG
weltweit bei Nagern	kontaminiertes Oberflächenwasser aerogen	hämorrhagisches Fieber	Nierenversagen hypovolämischer Schock Lungenversagen	Serologie	ggf. Volumensubstitution	Expositionsschutz	§§ 6 und 7 (s. S. 1037)

Epidemiologie und Pathogenese: Hantaviren werden von infizierten **Nagetieren** (Reservoir) über Speichel, Urin und Kot ausgeschieden. Die Infektion des Menschen erfolgt vorwiegend **aerogen**. Hantaviren vermehren sich nach Inhalation in der Lunge; die Schäden an Niere oder Lunge scheinen durch Schädigung der Kapillaren bedingt zu sein.

Klinik: Häufig verläuft die Infektion **symptomlos**. Bei einem symptomatischen Verlauf kommt es zu **Fieber, hämorrhagischer Diathese** und **Proteinurie**. In Europa meist folgenlose Entwicklung, selten entsteht ein **akutes Nierenversagen**.

Epidemiologie und Pathogenese: Weltweit sind **Nagetiere** das Reservoir für Hantaviren. In Mitteleuropa dominieren die beiden Serotypen Hantaan- oder Puumalaviren. Der Durchseuchungsgrad in Deutschland liegt bei ca. 2 %. Die Viren werden von infizierten Nagern hauptsächlich über Speichel, Urin und Kot auf das Erdreich oder in Oberflächenwasser ausgeschieden. Die Infektion des Menschen erfolgt vorwiegend **aerogen**, seltener durch den Kontakt mit kontaminiertem Staub oder durch Bisse. Hantaviren vermehren sich nach Inhalation in der Lunge; die Schäden an Niere oder Lunge scheinen durch Schädigung der Kapillaren bedingt zu sein, was sekundär eine Thrombozytopenie bedingt.

Klinik: Häufig verläuft die Infektion **ohne Symptome**, besonders in Zentraleuropa. Bei einem symptomatischen Verlauf kommt es nach einer Inkubationszeit von 2–3 Wochen zu **Fieber** (> 39 °C), **hämorrhagischer Diathese** (Petechien der Haut, konjunktivale Einblutungen) und **Proteinurie**. In Europa verläuft die Erkrankung meist folgenlos, in Einzelfällen kann sich ein **akutes Nierenversagen** entwickeln. In Ostasien ist der Verlauf im Allgemeinen deutlich schwerer. Nierenversagen, hypovolämischer Schock und Lungenödem machen eine Hämodialyse häufig erforderlich.

Diagnostik: In den ersten Tagen findet sich **im Blutbild** der typische Ablauf bei Virusinfektionen: nach kurzdauernder Leukozytose tritt eine Leukopenie mit Lymphozytose auf. Proteinurie und Mikrohämaturie sind Zeichen der beginnenden Nierenbeteiligung. Thrombozytopenie ist bei hämorrhagischen Komplikationen zu finden. Die Sicherung der Diagnose erfolgt **serologisch.** IgM-Antikörper sind nach 1 Woche, IgG-Antikörper nach 2 Wochen nachweisbar; diese persistieren über Jahre.

Therapie: Symptomatische Maßnahmen. Nierenversagen und hypovolämischer Schock bedürfen der **Volumensubstitution** unter Kontrolle von zentralvenösem Druck und Elektrolyten. Eine Hämodialyse kann vorübergehend erforderlich sein. Die medikamentöse Therapie mit **Ribavirin** (10 mg/kg KG) kann in schweren Fällen versucht werden, hat aber keinen gesicherten Wert.

Prophylaxe: Eine Impfung steht noch nicht zur Verfügung. Daher ist die **Expositionsprophylaxe** die wichtigste präventive Maßnahme (Vermeidung von Kontakten mit Nagetierausscheidungen, Bekämpfung von Mäusen und Ratten im Wohnumfeld etc.)

Diagnostik: In den ersten Tagen finden sich **im Blutbild** Leukopenie mit Lymphozytose, Proteinurie (Nierenbeteiligung), Thrombozytopenie. Die Sicherung der Diagnose erfolgt **serologisch.**

Therapie: Symptomatische Maßnahmen. **Volumensubstitution** bei Nierenversagen und hypovolämischem Schock, evtl. Hämodialyse. Eine Therapie mit **Ribavirin** kann in schweren Fällen versucht werden.

Prophylaxe: Eine Impfung steht nicht zur Verfügung. Wichtig ist die **Expositionsprophylaxe.**

5.6 Herpesviren-Infektionen

Beim Menschen kommen 8 humane Herpesviren (HHV) vor:
- HHV 1 und 2: **Herpes-simplex-Virus** (HSV) Typ 1 und 2
- HHV 3: **Varicella-Zoster-Virus** (VZV)
- HHV 4: **Epstein-Barr-Virus** (EBV)
- HHV 5: **Zytomegalie-Virus** (CMV)
- HHV 6/7: Mit den Subtypen HHV 6A und 7A konnten bislang keine Erkrankungen assoziiert werden. HHV 6B ist ursächlich für das 3-Tage-Fieber
- HHV 8: **Kaposi-Sarkom-Herpesvirus** (KSHV), verursacht das Kaposi-Sarkom.

Allen Herpesviren ist gemeinsam, dass sie nach der Primärinfektion in ein **Latenzstadium** übergehen und später nach **Reaktivierung** wieder zur Erkrankung führen können. Die Symptome bei Erstinfektion sind häufig uncharakteristisch und blande.

5.6.1 Herpes-simplex-Infektionen

▶ **Allgemeines:** Herpes-simplex-Viren (HSV) verursachen nach Kontakt- oder Schmierinfektion eine fieberhafte Erkrankung mit Bläschenbildung an Haut und Schleimhaut: **HSV 1** vorwiegend in der oberen, **HSV 2** vorwiegend in der unteren Körperhälfte (meist genitale Manifestation).

5.6 Herpesviren-Infektionen

Beim Menschen kommen 8 Herpesviren vor:
- Herpes-simplex-Virus Typ 1 und 2
- Varicella-Zoster-Virus
- Epstein-Barr-Virus
- Zytomegalie-Virus
- HHV 6, 7 und 8.

5.6.1 Herpes-simplex-Infektionen

◀ Allgemeines

≡ J-5.11	Herpes-simplex-Infektionen						
Vorkommen	*Übertragungsweg*	*Kardinalsymptome*	*Komplikationen*	*Diagnostik*	*Therapie*	*Prophylaxe*	*Meldepflicht nach IfSG*
weltweit infizierter Mensch	Kontakt (Schmierinfektion)	Lymphknotenschwellungen Bläschen	Meningitis Enzephalitis	klinisches Bild Virusnachweis (Serologie)	nur bei schweren Fällen Aciclovir i. v., Valaciclovir, Famciclovir	Expositionsschutz	besteht nicht

Epidemiologie und Pathogenese: Herpes-simplex-Viren kommen weltweit vor. Der infizierte Mensch ist das Erregerreservoir. Die **Durchseuchung** ist bereits im Jugendalter hoch. HSV 1 wird meist durch Speichel übertragen, HSV 2 überwiegend genital (Geburt, Geschlechtsverkehr). Nach Eindringen am Infektionsort (v. a. Haut-Schleimhaut-Grenze) persistieren die Viren bei ca. 60 % der Infizierten in den sensorischen **Ganglien** (Trigeminusganglion, Spinalganglien). Nach **Reaktivierung** latenter Infektionen, z. B. im Rahmen schwerer Infekte oder durch physische bzw. psychischen Stress, wandern die Viren wieder in

Epidemiologie und Pathogenese: Herpes-simplex-Viren kommen weltweit vor. Der Mensch ist das Erregerreservoir. HHV 1 wird meist durch Speichel übertragen, HHV 2 überwiegend genital. Bei 60 % der Infizierten besteht eine Viruspersistenz in den sensorischen **Ganglien.** Nach **Reaktivierung** wandern die Viren in die Peripherie und vermehren sich dort.

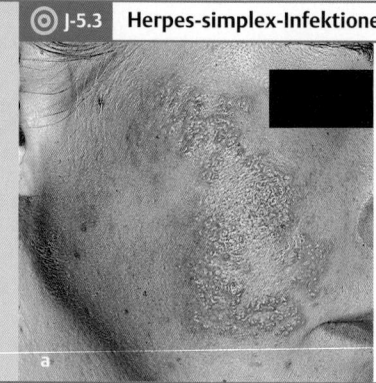
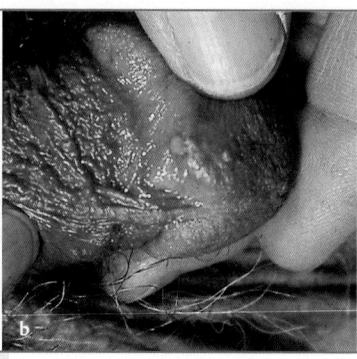

a Herpes simplex der rechten Wange (Primärinfektion). Ausgedehnte, teils konfluierende Herpesfelder, Lymphknotenschwellung und Fieber.
b Herpes genitalis der Glans penis.

die Peripherie (Epidermis) und vermehren sich dort mit entsprechenden klinischen Symptomen.

Klinik: Die Primärinfektion verläuft meist unbemerkt. Nach kurzer Inkubationszeit bilden sich von Juckreiz begleitete, **gruppiert** stehende **Bläschen** (Abb. **J-5.3a**), die sich in Pusteln, später in Krusten umwandeln.

Weitere Manifestationsformen sind:
- **Stomatitis aphthosa:** Primärinfektion im Kindesalter
- **Keratokonjunktivitis herpetica:** Primärinfektion oder Reaktivierung
- **Herpes labialis:** Reaktivierung
- **Herpes genitalis:** Primärinfektion oder Reaktivierung (Abb. **J-5.3b**)
- **Herpes-simplex-Meningitis:** Komplikation eines Herpes genitalis. Gute Prognose.
- **Herpes-simplex-Enzephalitis:** Primärinfektion oder Reaktivierung. Schlechte Prognose.

Diagnostik: Die Diagnose ist **klinisch** zu stellen.

Therapie: Schwere Verläufe werden mit **Aciclovir i. v.** behandelt, Erstinfektionen mit Herpes genitalis und häufige Rezidive mit **Famciclovir** oder **Valaciclovir p. o.**

Prophylaxe: Eine wirksame Impfung existiert nicht.

5.6.2 Varizellen und Herpes zoster

▶ **Allgemeines**

Klinik: Die Primärinfektion verläuft meist unbemerkt, häufig nur mit geringem Krankheitsgefühl. Nur selten kommt es zu schweren Erkrankungen. Nach kurzer Inkubationszeit von 2–7 Tagen treten uncharakteristische Hals-, Muskel- und Gelenkschmerzen sowie generalisierte halsbetonte Lymphknotenschwellungen auf. Es bilden sich von Juckreiz begleitete, meist **gruppiert** stehende **Bläschen** der Haut (Abb. **J-5.3a**) oder Schleimhaut, die sich in Pusteln umwandeln können und innerhalb einer Woche unter Krustenbildung eintrocknen. Weitere Manifestationsformen sind:
- **Stomatitis aphthosa** (Gingivostomatitis herpetica, HSV 1): Primärinfektion im Kindesalter. Häufig hohes Fieber.
- **Keratokonjunktivitis herpetica** (HSV 1): Primärinfektion oder Reaktivierung
- **Herpes labialis** (HSV 1): Reaktivierung (periorale Bläschen)
- **Herpes genitalis** (HSV 2): Primärinfektion oder Reaktivierung im Erwachsenenalter. Perigenitale Bläschen, schmerzhafte Ulzerationen (♀ Vulvovaginitis herpetica, ♂ Herpes progenitalis, Abb. **J-5.3b**). Bei Kindern an sexuellen Missbrauch denken!
- **Herpes-simplex-Meningitis** (HSV 2): Komplikation eines Herpes genitalis. Typische meningitische Zeichen (Nackensteife, Kopfschmerzen, Lichtscheu, lymphozytäre Liquorpleozytose) ohne fokale Zeichen. Sie ist gutartig und heilt spontan aus.
- **Herpes-simplex-Enzephalitis** (HSV 1): Primärinfektion oder Reaktivierung im Erwachsenenalter. Phasenhafter Ablauf mit starken Kopfschmerzen, psychotischem Bild, fokalen Krämpfen und Dysphasien. Sie hat eine sehr schlechte Prognose.

Diagnostik: Das **typische klinische Bild** macht die Diagnose leicht, nur bei Erstinfektion ist der serologische Nachweis von IgM-Antikörpern verwertbar. Bei Meningitis oder Enzephalitis kann der Virusnachweis mittels PCR hilfreich sein.

Therapie: Nur bei **schwerem Verlauf** (Enzephalitis, Patienten mit Immunschwäche), wie auch bei V.a. HSV-Infektion des Neugeborenen, ist eine frühzeitige antivirale Therpie mit **Aciclovir i. v.** indiziert, ansonsten reichen austrocknende Lokalmaßnahmen (z. B. Zinkpaste). Erstinfektionen mit **Herpes genitalis**, aber auch häufige Rezidive werden mit **Famciclovir** oder **Valaciclovir p. o.** über eine Woche behandelt.

Prophylaxe: Eine wirksame Impfprophylaxe existiert bisher nicht.

5.6.2 Varizellen und Herpes zoster

▶ **Allgemeines: Varizellen** (Windpocken) sind eine durch das Varicella-Zoster-Virus (VZV) ausgelöste hochkontagiöse Infektionskrankheit. **Herpes zoster** (Gürtelrose) stellt die Reaktivierung intrazellulär persistierender Viren bei eingeschränkter Immunität dar.

≡ J-5.12 | Varizellen und Herpes zoster

Vor-kommen	Übertra-gungsweg	Kardinal-symptome	Komplika-tionen	Diagnostik	Therapie	Prophylaxe	Meldepflicht nach IfSG
weltweit Mensch	Tröpfchen (Schmier-infektion)	Exanthem mit Juckreiz Bläschen	Pneumonie Meningitis Enzephalitis	klinisches Bild (PCR, Serologie)	Aciclovir Brivudin Valaciclovir Famciclovir	Impfung Wiederimpfung	besteht nicht

Epidemiologie und Pathogenese: Die Viren können durch Tröpfcheninfektion in den ersten Tagen vor und nach Erkrankungsbeginn oder Kontakt mit Bläscheninhalt übertragen werden. Bei ca. 30 % der Kontaktpersonen verläuft die Infektion allerdings inapparent. Der Durchseuchungsgrad ist mit über 90 % sehr hoch.

Klinik: Nach einer Inkubationszeit von 10–23 Tagen entwickeln sich **Fieber** und ein **Exanthem**, das an Rumpf und Kopf beginnt und sich später auch auf die Extremitäten ausbreitet, gelegentlich sind auch die Schleimhäute betroffen. Unter starkem **Juckreiz** entsteht rasch ein zunächst makulöses, dann vesikuläres, pustulöses Stadium, das in Schüben bis zu einer Woche immer wieder von Neuem abläuft. Dadurch entsteht ein „**buntes Bild**" an Effloreszenzen nebeneinander (Abb. **J-5.4a**). Die Pusteln trocknen innerhalb einer Woche ein und die Krusten fallen ohne Narbenbildung ab. Erst ab diesem Zeitpunkt besteht keine Infektiosität mehr. Narben bilden sich nur bei Sekundärinfektion.
Bei Erwachsenen verläuft die Erkrankung meist schwerer. Bei bis zu 30 % entwickelt sich eine **atypische Pneumonie** mit radiologisch nachweisbaren, gelegentlich über Monate persistierenden meist fleckförmigen Infiltraten. Selten treten als Komplikation **Enzephalitis, Arthritis** oder **Hepatitis** auf. Bei immunsupprimierten Patienten sind sie jedoch häufig und verlaufen schwer. Die Erstinfektion einer Schwangeren im 1. Trimenon kann selten (1 %) zu **rötelnähnlichen Fehlbildungen** führen, in der Spätschwangerschaft kommt es zu einer Windpockenerkrankung des Neugeborenen (Letalität bis 30 %).
Der **Herpes zoster** (**Gürtelrose**) zeigt das gleiche morphologische Bild wie die Windpocken, ist aber in den meisten Fällen auf ein oder zwei Dermatome begrenzt (Abb. **J-5.4 b I**). Die Erkrankung tritt meist einmal, nur selten mehrere Male im Laufe des Lebens auf. Bei Immunsuppression kann es allerdings zu einer Generalisation (Abb. **J-5.4 b II**) mit **Zosterenzephalitis** kommen.

Diagnostik: Das eindeutige **klinische Bild** erlaubt ohne Weiteres die Diagnosestellung. Nur sehr selten ist die **serologische** Bestätigung der Diagnose nötig.

Epidemiologie und Pathogenese: Übertragung durch Tröpfcheninfektion oder Kontakt mit Blaseninhalt.

Klinik: Nach einer Inkubationszeit von 10–23 Tagen kommt es zu Fieber, **Exanthem** und **Juckreiz**. Es entwickelt sich rasch ein „**buntes Bild**" mit Makulae, Bläschen, Pusteln, das in Schüben abläuft (Abb. **J-5.4a**). Die Pusteln trocknen innerhalb einer Woche ein und heilen ohne Narbenbildung. Ab diesem Zeitpunkt besteht keine Infektiosität mehr.

Bei Erwachsenen ist der Verlauf schwerer, häufig ist eine **atypische Pneumonie**. Komplikationen wie **Enzephalitis**, **Arthritis** und **Hepatitis** sind selten, bei Immunsupprimierten aber häufig. Eine Erstinfektion in der Schwangerschaft kann zu **rötelnähnlichen Fehlbildungen** oder perinatalen Varizellen (Letalität bis 30 %) führen.

Der **Zoster** (**Gürtelrose**) zeigt das gleiche morphologische Bild wie Windpocken, meist begrenzt auf 1 oder 2 Dermatome. Bei Immunsuppression ist eine Generalisation (Abb. **J-5.4b**) mit **Zosterenzephalitis** möglich.

Diagnostik: Das **klinische Bild** erlaubt die Diagnosestellung.

◉ J-5.4 | Varizellen und Herpes zoster

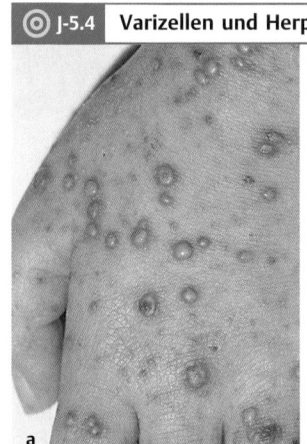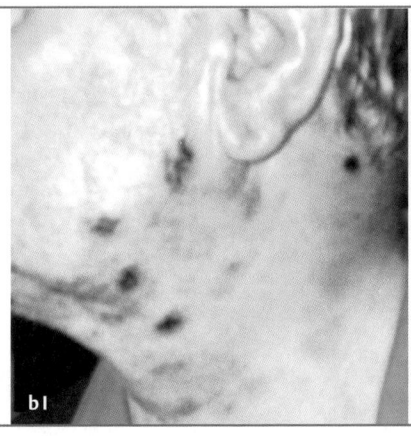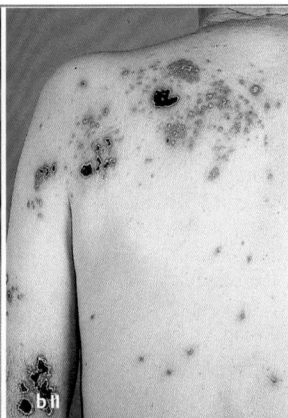

a Varizellen: Exanthem mit unterschiedlich reifen Effloreszenzen (Sternenhimmel) am Handrücken.
b Herpes zoster: Befund bei Befall des N. trigeminus (I). Generalisierung bei Patienten mit CML (II).

Therapie: Die Therapie erfolgt **symptomatisch**, Antibiotika nur bei bakterieller Superinfektion. Eine antivirale Therapie ist nur bei immunsupprimierten Patienten indiziert.

Für den **Herpes zoster** gilt die gleiche Therapie wie für Windpocken. Bei **Zosterneuralgie** oder **Generalisation** müssen frühzeitig **Aciclovir** oder **Brivudin** verabreicht werden.

Prophylaxe: Eine **aktive Impfung** bei seronegativen Jugendlichen, später Wiederimpfung. **Passive Immunisierung** bei seronegativen Schwangeren mit Kontakt zu Erkrankten.

Therapie: Die Therapie der **Varizellen** und der **auf ein Dermatom beschränkten Effloreszenzen (Herpes zoster)** erfolgt **symptomatisch** und beschränkt sich auf lokal austrocknende Pasten, eventuell muss eine Antibiotikagabe bei bakteriellen Sekundärinfektionen verabreicht werden. Eine antivirale Therapie ist nur bei immunsupprimierten Patienten indiziert, muss dann aber zum frühestmöglichen Zeitpunkt eingesetzt werden.

Bei **generalisierendem Herpes zoster,** wie auch bei (sehr schmerzhaften) **Neuralgien**, ist die Behandlung mit **Brivudin p. o.** oder **Aciclovir**/Valaciclovir/Famciclovir **i. v.** innerhalb der ersten 48 h nach Beginn der Symptome zu beginnen, bei Befall des 1. Trigeminusastes (Zoster ophthalmicus) ist zusätzlich eine lokale Behandlung mit Aciclovir-Augensalbe erforderlich.

Prophylaxe: Eine **aktive Impfung** ist möglich und kann bei seronegativen Jugendlichen und Erwachsenen eingesetzt werden (seit einigen Jahren Standardimpfung im Kindesalter) (Näheres s. www.riki.de). Eine Wiederimpfung erhöht den langzeitigen Schutz. Bei Schwangeren ohne Windpockenanamnese und Kontakt zu Erkrankten sollte eine **passive Immunisierung** mit Hyperimmunglobulin erfolgen.

5.6.3 Mononucleosis infectiosa

▶ **Synonym**

▶ **Allgemeines**

5.6.3 Mononucleosis infectiosa

▶ **Synonym:** Pfeiffer-Drüsenfieber, kissing disease

▶ **Allgemeines:** Mononucleosis infectiosa ist eine akute fieberhafte Infektionskrankheit durch das Epstein-Barr-Virus (EBV).

≡ J-5.13	Mononucleosis infectiosa						
Vorkommen	*Übertragungsweg*	*Kardinalsymptome*	*Komplikationen*	*Diagnostik*	*Therapie*	*Prophylaxe*	*Meldepflicht nach IfSG*
weltweit Mensch	Speichel	Angina zervikale Lymphknotenschwellungen Hepatosplenomegalie	Meningitis Enzephalitis Arzneimittelexanthem	Serologie	symptomatisch evtl. Prednison	keine	besteht nicht

Epidemiologie und Pathogenese: Weltweit sind 95 % der Erwachsenen mit EBV infiziert. Nach **Tröpfcheninfektion** befällt EBV Mund, Rachen und Speicheldrüsen, anschließend **B-Lymphozyten**, in denen die Viren latent bis zur Reaktivierung bleiben können.

Klinik: Die Infektion läuft im Kindesalter nahezu unbemerkt ab. Bei Infektion im Erwachsenenalter kommt es nach 4–10 Wochen zu **Fieber**, **Pharyngitis** (Abb. J-5.5a) und zervikalen **Lymphknotenschwellungen**, außerdem Kopfschmerzen, Tonsillitis, Enanthem, seltener zu generalisierten Lymphknotenschwellungen und **Hepatosplenomegalie**. Eine **lymphozytäre Meningitis** und Ausfälle einzelner Nerven sind möglich. Eine **Milzruptur** ist sehr selten.

Epidemiologie und Pathogenese: Weltweit sind 95 % der Erwachsenen mit EBV infiziert. Die Infektion erfolgt in der Regel bereits im frühen Kindesalter. Durch **Tröpfcheninfektion** bei engem Kontakt wird EBV von Mensch zu Mensch weitergegeben. Zunächst wird das Epithel von Mund, Rachen und Speicheldrüsen befallen. Dort erfolgt die Virusreplikation, anschließend die Besiedlung der **B-Lymphozyten**. Einige infizierte B-Lymphozyten entgehen der Immunabwehr und erreichen einen latenten Zustand. Sie sind das Reservoir für Reaktivierungen und neue Infektionen von Epithelzellen.

Klinik: Die Infektion läuft im Kindesalter nahezu unbemerkt ab. Auch bei Infektion im Erwachsenenalter kommt es nur bei 25–50 % aller Infizierten zu den typischen Symptomen. Nach einer langen Inkubationszeit von 4–10 Wochen treten **Fieber**, **Pharyngitis** (Abb. J-5.5a), zervikale **Lymphknotenschwellungen** und Kopfschmerzen bei nahezu allen Erkrankten auf. Außerdem kommt es zu einer entzündlichen **Schwellung der Tonsillen**, später mit abstreifbaren weißlichen Belägen, sowie zu einem **Enanthem** mit zum Teil petechialen Blutungen. Generalisierte Lymphknotenschwellungen und **Hepatosplenomegalie** stellen bei fast der Hälfte der Erkrankten eine typische Konstellation dar. Häufig sind als Zeichen einer Leberbeteiligung die Transaminasen erhöht, ein Ikterus findet sich selten. Die häufigste neurologische Manifestation ist eine benigne **lymphozytäre Meningitis**, auch Lähmungen einzelner Nerven sind möglich. Die häufig erwähnte **Milzruptur** ist ein extrem seltenes Ereignis, sie bedarf jedoch der sofortigen chirurgischen Therapie.

◉ J-5.5 **Mononucleosis infectiosa**

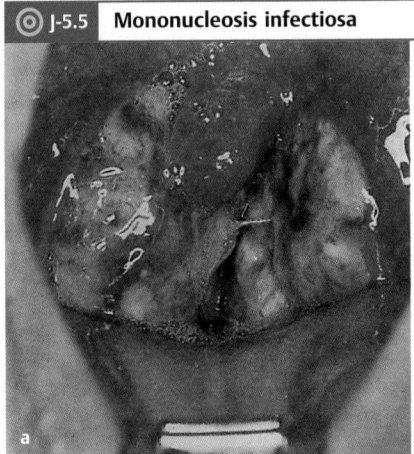
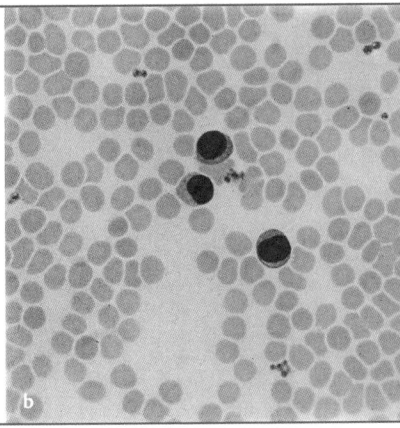

a Enoraler Befund: Stark vergrößerte Gaumenmandeln mit grauen Belägen.
b Befund im Blutbild: Atypische lymphoide Zellen.

Bei Patienten mit **chronischer Mononukleose** besteht ein ausgeprägtes subjektives Krankheitsgefühl. Über Monate werden Abgeschlagenheit, Fieber, Gewichtsverlust, Kopfschmerzen und Lymphknotenschwellungen beklagt. Auch eine interstitielle Pneumonie oder eine Hemmung der Hämatopoese werden beschrieben.

Diagnostik: Im Stadium des Drüsenfiebers kann die Diagnose aufgrund des **klinischen Bildes** gestellt werden. Das gleichzeitige Auftreten von mäßig erhöhten Transaminasen, zervikalen Lymphknotenschwellungen und Splenomegalie kann den Verdacht untermauern. Spätestens bei Vorliegen eines **Differenzialblutbildes** mit der typischen Vermehrung **lymphoider Zellen** (Virozyten, Abb. J-5.5b) ist die Diagnose eindeutig.
Trotzdem kann in Zweifelsfällen eine **serologische** Bestätigung notwendig werden (Tab. J-5.14). Die meisten Patienten haben schon **zu Beginn** der Erkrankung sehr hohe Titer von IgG- oder IgM-Antikörpern gegen Kapselantigen (**Anti-VCA** = anti**v**iral **c**apsid **a**ntibody), Antikörper gegen Kernantigen (**Anti-EBNA**) sind noch negativ bzw. niedrigtitrig positiv. Das Stadium der **durchgemachten Infektion** lässt sich an hohen Titern von Anti-EBNA, Anti-EA (early antigen) und gleichzeitig hohen Titern von Anti-VCA-IgG ablesen.

Bei der **chronischen Mononukleose** besteht ein ausgeprägtes Krankheitsgefühl: Abgeschlagenheit, Fieber, Gewichtsverlust, Kopfschmerzen, Lymphknotenschwellung.

Diagnostik: Neben dem typischen **klinischen Bild** findet sich eine charakteristische Vermehrung **lymphoider Zellen** (Abb. J-5.5b).

In Zweifelsfällen ist eine **serologische** Bestätigung notwendig (Tab. J-5.14):
- **Anti-VCA:** IgM und IgG schon zu Beginn positiv, hohe IgG bei durchgemachter Infektion
- **Anti-EBNA:** zu Beginn noch negativ, hoch bei durchgemachter Infektion.

☰ J-5.14 **Diagnostik der Mononucleosis infectiosa**

| Erkrankung | Anti-VCA | | Anti-EA | Anti-EBNA | heterophile Antikörper |
	IgM	IgG			
akute Infektion	+	++	–	–	+
durchgemachte Infektion	–	+	–	+	–
chronische Infektion	–	+++	++	+/-	–

Therapie: Die Therapie erfolgt **symptomatisch**. In schweren Fällen (ausgeprägtes Ödem des Rachenraumes, Thrombozytopenie, Polyneuritis) führt der Einsatz von initial 75–100 mg **Prednison** zu rascher Besserung.

► Merke: Vor der Gabe von **β-Laktam-Antibiotika** (z. B. Ampi-/Amoxicillin) ist eindringlich zu warnen, da in einem hohen Prozentsatz **Hautreaktionen** wie Arzneimittelexantheme bis hin zum Lyell-Syndrom auftreten können.

Sollten im Rachenabstrich zusätzlich Streptokokken nachgewiesen werden, ist ein Makrolid-Antibiotikum das Antibiotikum der Wahl.

Prophylaxe: Der Kontakt mit Speichel sollte vermieden werden. Absonderung und Desinfektion sind ohne Nutzen. Ein Impfstoff ist nicht verfügbar.

☰ J-5.14

Therapie: Sie erfolgt **symptomatisch**. Bei schwerem Verlauf ist **Prednison** indiziert.

◄ Merke

Makrolid-Antibiotikum bei Nachweis von Streptokokken.

Prophylaxe: Speichelkontakt vermeiden. Kein Impfstoff verfügbar.

5.6.4 Zytomegalie

5.6.4 Zytomegalie

Die Symptome der Zytomegalie sind milder als bei der Mononukleose. Ein Problem besteht nur bei Immunsuppression (s. S. 1104) und in der Schwangerschaft.

Die Zytomegalie ist im Ablauf mit der Mononucleosis infectiosa identisch, die klinischen Symptome sind deutlich milder. Ein Problem bei Infektion besteht nur für immunsupprimierte Patienten (s. auch Kap. AIDS, S. 1104) und in der Schwangerschaft.

5.7 Influenza

▶ Allgemeines

5.7 Influenza

▶ **Allgemeines:** Die echte Grippe (Influenza) ist ein fieberhafter viraler Infekt mit häufig dramatischem Beginn und meist schwerem Krankheitsgefühl. Komplikationen treten insbesondere bei älteren Patienten auf.

☰ J-5.15	Influenza							
Vorkommen	Übertragungsweg	Kardinalsymptome	Komplikationen	Diagnostik	Therapie	Prophylaxe	Meldepflicht nach IfSG
weltweit Vogel/ Schwein/ Mensch	Tröpfchen	Rhinitis Bronchitis	Pneumonie Peri-/Myokarditis	Virusnachweis Serologie	evtl. Neuraminidase-hemmer	Impfung	§ 7 (s. S. 1037)

Epidemiologie und Pathogenese: Die **Influenzaviren** werden in die **Typen A**, **B** und **C** unterteilt. **Typ A** wird hauptsächlich für das Krankheitsbild der Influenza verantwortlich gemacht und löst **Pandemien** aus, da durch „Antigenshift" neue Varianten entstehen, die die vorhandene Immunität umgehen. Häufiger sind die durch „Antigendrift" bedingten Varianten. Das häufig schwere Krankheitsbild stellt besonders im Rahmen von Pandemien und bei herabgesetzter Immunabwehr eine Bedrohung dar.

Influenzaviren werden durch **Tröpfcheninfektion** von Mensch zu Mensch übertragen. Bei ausgedehnten Epithelschäden können sekundär bakterielle Infektionen entstehen.

Klinik: Nach 1–3 Tagen tritt ein **hochfieberhafter Infekt der oberen Atemwege** auf: Kopf-, Muskel- und Gliederschmerzen, Fieber (38–40 °C), Husten. Möglich sind auch feuchte Rasselgeräusche über der Lunge und Pleurareiben. Bei schwererem Verlauf kann es zu einer **Tracheobronchitis** kommen (s. S. 353).

Komplikationen: Insbesondere bei Risikopatienten. Häufig **sekundär bakterielle Pneumonien** (z. B. Staphylo- oder Pneumokokken), selten primäre **Influenzapneumonie** sowie **Peri-** und **Myokarditis** (lebensbedrohlich).

Epidemiologie und Pathogenese: Die **Influenzaviren** gehören zur Familie der Orthomyxoviren und werden in die drei **Typen A**, **B** und **C** unterteilt. Für das Krankheitsbild der Influenza wird hauptsächlich **Typ A**, selten Typ B und praktisch nie Typ C verantwortlich gemacht. Zusätzlich zum sporadisch epidemischen Auftreten kann Typ A **Pandemien** mit besonders schweren Verläufen auslösen. Hauptsächlicher Grund hierfür ist die relativ seltene Bildung neuer Varianten mit veränderter Kombination von Hämagglutinin und Neuraminidase durch „Antigenshift", gegen die keine Immunität besteht. Häufiger sind die durch „Antigendrift" bedingten Varianten, bei denen die Oberflächenantigene Hämagglutinin und Neuraminidase infolge von Mutationen nur geringfügig verändert sind. Das häufig schwere Krankheitsbild stellt v. a. für gefährdete Personen wie Kinder, Herz-Kreislauf-Kranke, Schwangere, alte Menschen oder immunsupprimierte Patienten, aber – insbesondere im Rahmen von Pandemien – auch für immunkompetente Personen eine Bedrohung dar.

Influenzaviren werden durch **Tröpfcheninfektion** von Mensch zu Mensch übertragen. Infektiosität besteht wenige Tage vor bis 1 Woche nach Erkrankungsbeginn. Die Viren wirken zytotoxisch auf das Epithel des Respirationstrakts und können bei ausgedehntem Epithelschaden sekundäre bakterielle Infektionen erleichtern, die schwere pulmonale Komplikationen zur Folge haben können.

Klinik: Bei der Hälfte der Infizierten entwickeln sich nach kurzer Inkubationszeit von 1–3 Tagen plötzlich ein **hochfieberhafter Infekt der oberen Atemwege:** bohrende Kopfschmerzen (v. a. retroorbital), Muskel- und Gliederschmerzen, rasch ansteigendes Fieber bis 40 °C, Schnupfen, trockener Husten, retrosternales Brennen, konjunktivale Injektionen. Bei einigen Erkrankten (5–10 %) finden sich auch feuchte Rasselgeräusche über der Lunge und Pleurareiben. Reaktivierungen eines Herpes labialis sind häufig. Die Krankheitsdauer beträgt ca. 1 Woche. Subfebrile Temperaturen, geringe körperliche Belastbarkeit und Orthostaseprobleme können noch längere Zeit anhalten. Bei schwererem Verlauf kann sich eine **Tracheobronchitis** entwickeln (rauer bellender Husten und starke retrosternale Schmerzen, s. S. 353).

Komplikationen: Sie treten insbesondere bei Risikopatienten auf. **Sekundär bakterielle Pneumonien** (z. B. Staphylo- oder Pneumokokken), die sich mit einem erneuten Fieberanstieg nach einer Woche ankündigen, stellen für Kinder und ältere Menschen eine große Gefährdung dar. Eine seltene, aber umso lebensbedrohlichere Komplikation ist die primäre **Influenzapneumonie**. Sie führt häufig innerhalb von wenigen Tagen zum Tode, ebenso wie eine **Peri-** oder **Myokarditis**. Patienten mit Herz-Kreislauf-Erkrankungen sind besonders gefährdet.

Diagnostik: Die Diagnose ist meist aufgrund des **klinischen Bildes** zu stellen, die allgemeinen Labordaten geben nur wenig Hilfestellung. Ein positiver **Virus-nachweis** (Antigentest, PCR) im Rachenspülwasser sichert die Diagnose. Für den **serologischen Nachweis** sind gepaarte Serumproben aus der frühen Krank-heitsperiode und nach 10–14 Tagen erforderlich, um bei einem mindestens vierfachen Titeranstieg die Diagnose zu bestätigen.

Therapie: Die Behandlung kann sich in den meisten Fällen auf **symptomatische** Maßnahmen, wie Fiebersenkung, Antitussiva und Analgetika, beschränken. Bei Risikopatienten müssen die **Neuraminidasehemmer** (wirksam gegen Typ A und Typ B) Zanamivir (inhalativ) und Oseltamivir (p.o.) spätestens 48 Stunden nach Erkrankungsbeginn eingesetzt werden, um noch wirksam zu sein. Aman-tadinpräparate sind nur gegen das Influenza-A-Virus wirksam.
Die routinemäßige Verordnung von Antibiotika sollte unterbleiben, da bakte-rielle Begleitinfektionen nur sehr selten eine Rolle spielen und die Gefahr der Entstehung resistenter Bakterienstämme droht. Lediglich bei erneutem Fieber-anstieg mit Zeichen einer **Lobärpneumonie** (s.S. 371) ist eine antibiotische Behandlung indiziert.

Prophylaxe: Eine **Impfung** mit polyvalentem Impfstoff ist v.a. für Personen > 60 Jahre, sowie bei Personen mit erhöhter Gefährdung und chronisch Kran-ken empfehlenswert. Die Impfung ist jährlich durchzuführen und schützt in bis zu 90% vor Erkrankungen durch Influenza.

5.8 Masern

▶ **Synonym:** Morbilli

▶ **Allgemeines:** Bei Masern handelt es sich um eine hochkontagiöse, fieberhaf-te, virale Infektionskrankheit. Sie ist durch einen zweiphasigen Verlauf und hohe Morbidität gekennzeichnet.

Diagnostik: Die Diagnose ergibt sich durch das **klinische Bild**. Der **Virusnach-weis** im Rachenspülwasser mittels PCR und der **serologische Nachweis** in gepaarten Serumproben sichern die Diag-nose.

Therapie: Die Therapie ist in den meisten Fällen **symptomatisch**. Bei Risikopatienten müssen **Neuraminidasehemmer** (Zanamivir, Oseltamivir) schnell eingesetzt werden.

Bei erneutem Fieberanstieg mit Zeichen einer **Pneumonie** ist eine antibiotische Behandlung indiziert.

Prophylaxe: Eine **Impfung** ist vor allem für ältere Menschen und chronisch Kranke empfehlenswert.

5.8 Masern

◀ **Synonym**

◀ **Allgemeines**

☰ J-5.16	Masern						
Vor-kommen	Übertra-gungsweg	Kardinalsymptome	Komplika-tionen	Diagnostik	Therapie	Prophylaxe	Meldepflicht nach IfSG
weltweit* (Mensch)	Tröpfchen	Exanthem/Enanthem Konjunktivitis	Pneumonie Enzephalitis Otitis media	klinisches Bild Serologie PCR	symptomatisch	Impfung	§§ 6 und 7

* in Nord-, Mittel- und Südamerika seit 2002 weitgehend eliminiert

Epidemiologie und Pathogenese: Masernviren kommen weltweit vor und wer-den durch Tröpfcheninfektion oder Kontakt mit Sekreten oder Urin Erkrankter übertragen. Ansteckungsgefahr besteht zwischen dem 5. Tag vor Ausbruch des Exanthems bis 4 Tage danach. Der Mensch ist das einzige Erregerreservoir, daher kann der Erreger potenziell eliminiert werden, wie auch das Beispiel Amerikas zeigt.

Klinik: Nach einer Inkubationszeit von 8–13 Tagen entwickeln sich Fieber, Kopf- und Muskelschmerzen. Nur wenige Stunden später treten **Konjunktivitis** mit Lichtscheu und Tränenfluss, trockener Husten und Schnupfen hinzu. Als Vorbote des typischen Exanthems sind Petechien am harten und weichen Gau-men mit kleinen weißen Flecken auf hellrotem Grund an der Wangenschleim-haut zu sehen (**Koplik-Flecken**, s. Abb. J-3.2, S. 1042). 2–4 Tage nach Beginn des

Epidemiologie und Pathogenese: Masern werden meist durch Tröpfcheninfektion übertragen (Ansteckungsgefahr zwischen dem 5. Tag vor und dem 4. Tag nach Ausbruch des Exanthems).

Klinik: Nach einer Inkubationszeit von 8–13 Tagen entwickeln sich hohes Fieber, Kopf- und Muskelschmerzen mit schwe-rem Krankheitsgefühl. Wegweisend sind **Konjunktivitis** mit Lichtscheu und feine weiße Flecken an der Wangenschleimhaut (**Koplik-Flecken**, s. Abb. J-3.2, S. 1042),

Vorboten des typischen Exanthems, das 2–4 Tage später auftritt. Es beginnt hinter den Ohren, breitet sich über den Stamm, dann über die Extremitäten aus. Innerhalb 1 Woche nach dem Auftreten verschwindet es wieder in der Reihenfolge des Auftretens.

Prodromalstadiums beginnt ein fleckiges Erythem hinter den Ohren, das sich über den Stamm und dann die Arme und Beine ausbreitet. Zu Anfang ist es makulös, rotbraun und wegdrückbar, später wird es papulös, konfluierend mit hämorrhagischem Einschlag. Das Exanthem verschwindet innerhalb von einer Woche in der Reihenfolge des Auftretens und hinterlässt zunächst eine feine Schuppung.

▶ **Merke**

▶ **Merke:** Jeder fieberhafte Infekt mit Konjunktivitis ist auf eine Maserninfektion verdächtig. In diesem Fall sollte nach Koplik-Flecken an der Wangenschleimhaut gesucht werden. Bei diesen Symptomen kann die Diagnose leicht frühzeitig gestellt werden.

Komplikationen: Durch das **Virus** selbst: Pneumonie, EKG- (30 %) und EEG-Veränderungen (50 %), seltener **(Meningo-)Enzephalitis** mit letalen Verläufen (bis 20 %) oder Defektheilung (50 %), thrombozytopenische Purpura. Die transiente Immunschwäche (ca. 6 Wochen) begünstigt **bakterielle Superinfektionen** (Otitis media, Pneumonie) oder auch die Reaktivierung einer Tbc (falsch negativer Tuberkulintest).
Besonders schwere Komplikationen (progrediente Riesenzellpneumonie, Einschlusskörperchenenzephalitis) treten bei **Immunsupprimierten** auf.
Sehr selten kommt es nach jahrelanger Latenz zu einer subakuten sklerosierende Panenzephalitis (**SSPE**).

Komplikationen: Mögliche Komplikationen, die **durch das Virus selbst** bedingt sind, betreffen hauptsächlich die Atemwege (**Pneumonie**, gelegentlich Laryngotracheitis), das Herz (in 30 % EKG-Veränderungen), das Blut (neben Leukozyto- auch Thrombozytopenie, teilweise mit Ausbildung einer thrombozytopenischen Purpura) und das Gehirn. Während EEG-Veränderungen ohne klinische Zeichen einer Enzephalitis (50 % der Kinder) meistens mit dem Überstehen der Infektion folgenlos verschwinden, verläuft die seltenere **(Meningo-)Enzephalitis**, die sich nach wenigen Tagen durch Kopfschmerzen, Fieber, Erbrechen und Meningismus, gefolgt von Krampfanfällen zeigt, in 10–20 % der Fälle letal. Überlebt der Patient, bleiben in der Hälfte der Fälle Defekte zurück. Durch die für Masern typische transiente Immunschwäche für etwa 6 Wochen werden zudem **bakterielle Superinfektionen** begünstigt, die sich ebenfalls als **Pneumonie**, häufiger noch als **Otitis media** manifestieren. Auch die Reaktivierung einer Tuberkulose (bei falsch negativem Tuberkulintest) ist in dieser Phase möglich.
Bei **Immunsupprimierten** zeigt sich zwar häufig das Masernexanthem atypisch oder gar nicht, jedoch können sich schwere Organkomplikationen (progrediente Riesenzellpneumonie, Einschlusskörperchenenzephalitis) entwickeln.
In sehr seltenen Fällen gelingt die Eliminierung des Virus nicht und es entwickelt sich durchschnittlich 6–8 Jahre später eine subakute sklerosierende Panenzephalitis (**SSPE**) mit progredientem Verlauf und infauster Prognose.

Diagnostik: Die klinische Diagnose ist bei sporadischen Fällen unzuverlässig. Sie wird durch IgM-Nachweis im Serum und/oder PCR gestellt.

Diagnostik: Die Diagnose kann bei sporadischen Fällen aufgrund der heutigen Seltenheit der Erkrankung nicht mehr zuverlässig klinisch gestellt werden. Bei Ausbruch des Exanthems können in der Regel bereits IgM-Antikörper nachgewiesen werden. Mittels PCR kann das RNA-Virus aus verschiedenen Materialien (z. B. Rachenspülwasser, Urin) auch direkt nachgewiesen werden.

Therapie: symptomatisch; bei bakterieller Superinfektion antibiotisch.

Therapie: Die Therapie besteht lediglich in symptomatischen Maßnahmen (Antipyretika, Antitussiva). Bei Zeichen bakterieller Superinfektion sofortige Gabe eines Antibiotikums.

Prophylaxe: frühzeitige Impfprophylaxe, i. d. R. lebenslange Immunität.

Prophylaxe: Aktive Immunisierung mit Lebendimpfstoff ist effektiv; nach der zweiten Impfung ist i. d. R. eine lebenslange Immunität zu erreichen.

5.9   Noro- und Rotaviren-Infektion

5.9 Noro- und Rotaviren-Infektion

▶ **Allgemeines**

▶ **Allgemeines:** Noroviren gehören zur Familie der Calciviridae, Rotaviren zur Familie der Reoviridae. Beide Erreger sind für die Mehrzahl der nicht bakteriell verursachten Diarrhöen verantwortlich (zu Diarrhöen s. auch S. 457).

J-5.17   Noro- und Rotaviren

Vorkommen	Übertragungsweg	Kardinalsymptome	Komplikationen	Diagnostik	Therapie	Prophylaxe	Meldepflicht
weltweit Mensch	aerogen Schmierinfektion	Diarrhö (Noro- und Rotaviren) schwallartiges Erbrechen (Noroviren)	Dehydratation	Virusnachweis im Stuhl	symptomatisch	Hygienemaßnahmen	§§ 6 und 7 (s. S. 1037)

Epidemiologie und Pathogenese: Noro- und Rotaviren sind wegen ihrer hohen Umweltresistenz und durch ihre eingeschränkte Empfindlichkeit gegenüber üblichen Desinfektions- und Reinigungsmitteln schwer zu kontrollieren. Eine Infektion mit Noroviren entsteht vorwiegend in den Wintermonaten durch Aufnahme von weniger als 100 Viruspartikeln über kontaminierte Lebensmittel, aerogen nach schwallartigem Erbrechen oder per Schmierinfektion. Die Viren vermehren sich in den Dünndarmzotten. Die derzeitige Zunahme der Kontagiosität wird mit einer neuen genetischen Variante des Norovirus in Verbindung gebracht.

Klinik: Nach einer Inkubationszeit von 12–48 Stunden tritt plötzlich einsetzender Brechdurchfall auf, der von Bauchkrämpfen und Kopfschmerzen begleitet sein kann. Bei der Rotavirus-Infektion (bevorzugt im Kindesalter) dominieren Durchfälle, bei der Norovirus-Infektion auch anfängliches Erbrechen das klinische Bild. Nach ca. 2–3 Tagen klingen die Symptome in der Regel folgenlos ab (bei Rotavirus-Infektion Erkrankungsdauer bis zu 1 Woche möglich). Vor allem bei Säuglingen, Kleinkindern und alten Menschen besteht bei starkem Flüssigkeitsverlust die Gefahr der Dehydratation.

Diagnostik und Therapie: Die Diagnose kann durch Erregernachweis im Stuhl (PCR) gestellt werden. Die Therapie ist symptomatisch (Flüssigkeits- und Elektrolytausgleich).

Prophylaxe: Rasche klinische Diagnose ist von größter Bedeutung. Die Einleitung von Hygienemaßnahmen sollte dann unmittelbar erfolgen ohne die Bestätigung durch virologische Untersuchungen abzuwarten. Eine aktive Impfung steht noch nicht zur Verfügung.

Epidemiologie und Pathogenese: Noro- und Rotaviren sind wegen ihrer hohen Umweltresistenz schwer zu kontrollieren. Die derzeitige Zunahme der Kontagiosität des Norovirus wird mit einer neuen genetischen Variante des Virus in Verbindung gebracht.

Klinik: Nach einer Inkubationszeit von 12–48 h dominieren bei der Rotavirus-Infektion (bevorzugt im Kindesalter) Durchfälle bzw. bei der Norovirus-Infektion auch anfängliches Erbrechen das klinische Bild. Nach 2–3 Tagen klingen die Symptome in der Regel folgenlos ab.

Diagnostik und Therapie: Erregernachweis im Stuhl sichert die Diagnose. Die Therapie ist symptomatisch.

Prophylaxe: Hygienemaßnahmen.

5.10 Tollwut

5.10 Tollwut

▸ **Synonym:** Rabies, Lyssa

◂ **Synonym**

▸ **Allgemeines:** Tollwut ist eine auf der ganzen Welt endemisch vorkommende Zoonose. Die Infektion führt nahezu immer durch neurologische Komplikationen zum Tode, wenn nicht rechtzeitig immunisiert wird.

◂ **Allgemeines**

≡ J-5.18	Tollwut						
Vor-kommen	Übertra-gungsweg	Kardinal-symptome	Komplikationen	Diagnostik	Therapie	Prophylaxe	Meldepflicht nach IfSG
Wildtiere Hund Katze	Speichel Biss (aerogen)	Juckreiz Hydrophobie Spasmen	generalisierte Krämpfe	Untersuchung des Tieres	rasche postexpositionelle Impfung	Impfung	§§ 6 und 7 (s. S. 1037)

Epidemiologie und Pathogenese: Nach dem 2. Weltkrieg hat die Tollwut zunehmend auch Deutschland erfasst. Vor allem Wildtiere sind infiziert. Die Übertragung des **neurotropen Rabiesvirus** von infizierten Warmblütern (in Europa v. a. Fuchs, Hund, Katze) geschieht direkt durch Biss oder Kontakt verletzter Haut-/Schleimhaut mit infiziertem **Speichel**, selten kommt es zu einer aerogenen Infektion. Auch wenn im Fuchsbestand die höchste Infektionsrate besteht, ist der Hund für den größten Teil möglicher Expositionen verantwortlich. In Deutschland erworbene Tollwutinfektionen sind allerdings sehr selten. Nach Vermehrung an der Bissstelle wandern die Viren dann in den Axonen langsam zu den Zellkernen der motorischen Zentren des Zentralnervensystems und in die Speicheldrüsen.

Klinik: Die Inkubationszeit ist je nach Infektionsort (je näher am Kopf, desto kürzer) und Schwere der Verletzungen außerordentlich variabel. Zeiträume von wenigen Tagen bis zu vielen Jahren werden angegeben. Bei dem größten Teil der Infizierten beträgt sie 3–12 Wochen. Persistierender **Juckreiz, Parästhe-**

Epidemiologie und Pathogenese: Die Übertragung des **neurotropen Rabiesvirus** (in Europa v. a. Fuchs, Hund, Katze) erfolgt direkt durch Biss oder Kontakt verletzter Haut/Schleimhaut mit infiziertem Speichel.

Klinik: **Juckreiz, Parästhesien** oder **Schmerzen** an der Bissstelle gehen häufig mit **unspezifischen Symptomen** (Fieber, Kopf- und Muskelschmerzen) und **psychi-**

schen Alterationen (Reizbarkeit, Angst, Depressionen) einher. Es kommt zu **Spasmen** der Schluckmuskulatur (**Hydrophobie**). Schließlich führen **Lähmungen** (Atemlähmung) im Endstadium zum Tod. Selten sind primär paralytische Verläufe.

Diagnostik: Wichtig ist eine gründliche **Anamnese** und ggf. die **Untersuchung des verdächtigen Tieres** (Immunfluoreszenz oder Tierversuch). Auch beim **infizierten Menschen** ist ein Virusnachweis möglich (Speichel, Liquor, Urin, Nervengewebe).

Therapie: Behandlung durch **intensivmedizinische Maßnahmen** und sorgfältige **Wundreinigung**.

Prophylaxe: Bei begründetem Verdacht sofortige **aktive** und **passive Immunisierung**. Beim prophylaktisch Geimpften ist die Gabe von Immunglobulinen nicht notwendig.

sien oder **Schmerzen** an der Bissstelle gehen häufig den **unspezifischen Symptomen** wie Fieber, Kopf- und Muskelschmerzen, **psychische Alterationen** (Reizbarkeit, Angst, Depressionen) voran. Es kommt zu **Spasmen** der Schluckmuskulatur, die eine **Hydrophobie** („Wasserscheu") zur Folge hat. Im weiteren Verlauf dehnen sich die Krämpfe auf die gesamte Muskulatur aus, schließlich führen **Lähmungen** (einschließlich Atemlähmung) im Endstadium zu Koma und Tod. Nur selten kommt es zu einer primär paralytischen Tollwut („stille Wut").

Diagnostik: Äußerster Wert ist auf eine gründliche **Anamnese** (Tierbiss, Kontakt mit verstorbenen Tieren, auffälliges Verhalten des Tieres) und – wenn möglich – auf die **Untersuchung des verdächtigen Tieres** zu legen. Der Virusnachweis im Hirngewebe des Tieres durch Immunfluoreszenz (Stunden) oder im Tierversuch (1 Woche) kann den Tollwutverdacht bestätigen. Beim **infizierten Menschen** lässt sich das Virus in der ersten Krankheitswoche (nicht aber in der Inkubationszeit) in Speichel, Liquor oder Urin finden; auch in bioptisch gewonnenem Nervengewebe lässt sich der Tollwutbefall nachweisen. Serologische Parameter (Antikörper) reagieren zu langsam.

Therapie: Das Überleben der klinisch manifesten Tollwut ist nur in extrem seltenen Fällen unter Einsatz aller **intensivmedizinischer Maßnahmen** möglich. Größtmögliche Sorgfalt ist auf die sofortige **Wundreinigung** (notfalls Exzision) zu legen.

Prophylaxe: Bei begründetem Verdacht muss eine sofortige Simultanimpfung, d. h. **aktive** (PCEC- oder HDC-Impfstoff) und **passive Immunisierung** (humanes Immunglobulin auch in und um die Bissstelle), erfolgen, damit ein Befall des Nervensystems verhindert wird. Bei prophylaktisch Geimpften ist die Gabe von Immunglobulinen nicht notwendig (jedoch die Aktivimpfung).

5.11 HIV-Infektion und AIDS

▶ **Allgemeines**

▶ **Allgemeines:** Das humane Immundefizienz-Virus (**HIV**) ist der Erreger des erworbenen Immunschwächesyndroms (**AIDS** = Acquired Immunodeficiency Syndrome). AIDS ist das Endstadium einer protrahiert verlaufenden Erkrankung, durch die das **Immunsystem** des infizierten Menschen zerstört wird. Als Folge schwindet die Kontrollmöglichkeit über opportunistische („die Gelegenheit ergreifende") Infektionen oder maligne proliferative Prozesse.

▶ **Exkurs: Historische Entwicklung** In den Jahren 1980/81 erkrankten vor allem in Großstädten an der Westküste Nordamerikas bis dahin gesunde Männer an Krankheiten, die auf ein Versagen der Immunantwort des Körpers hindeuteten. Überwiegend betroffen waren homosexuell aktive Männer im Alter von 20–40 Jahren. 1983 konnte ein Virus als auslösendes Agens aus den Lymphknoten infizierter Patienten isoliert werden. Erstbeschreiber waren 1984 zeitgleich Robert C. Gallo und Luc Montagnier.

Bisher wurden die zwei Virustypen HIV-1 und HIV-2 identifiziert. Der Ursprung von HIV-1 wird in Zentralafrika vermutet, wo eine Ausbreitung wahrscheinlich um 1930 begann, als das SIV (Simian Immunodeficiency Virus), ein Immundefizienz-Virus der Menschenaffen, von infizierten Primaten auf Menschen übertragen wurde und somit einen Speziessprung vollzog. Eine ähnliche Übertragung muss für HIV-2 angenommen werden, dessen Verbreitung vorwiegend in Westafrika stattfindet.

Epidemiologie: Bei der Erfassung der Anzahl HIV-Infizierter kann es sich nur um Schätzungen handeln (Abb. J-5.6). Zurzeit geht die WHO von rund 33,2 Mio. Menschen mit HIV-Infektion aus. Insgesamt werden 4,3 Mio. Neuinfektionen/Jahr gezählt.

Epidemiologie: Bei der Erfassung der Anzahl HIV-Infizierter kann es sich nur um Schätzungen handeln (Abb. J-5.6). Zurzeit geht die WHO von rund 33,2 Mio. Menschen mit HIV-Infektion aus (min. 30,6 und max. 36,1 Mio. Menschen). Insgesamt werden 4,3 Mio. Neuinfektionen/Jahr gezählt. Neueste Zahlen lassen einen Rückgang der Neuinfektionen vermuten. Dies mag an erfolgreichen Präventionsmaßnahmen liegen. Andererseits folgt jede Epidemie einer Sättigungskurve: Wenn in einer Region fast alle Menschen infiziert sind, kommt es zu weniger Neuinfektionen. Jährlich versterben ca. 3 Mio. Menschen an den Folgen der HIV-Infektion.

Das südlich der Sahara gelegene Afrika zeigt zwar die höchsten Infektionszahlen, in den GUS-Staaten sind jedoch dramatische Zunahme der HIV-Infektionen zu verzeichnen. In **Deutschland** sind im Jahr

Das südlich der Sahara gelegene Afrika hat die höchsten Infektionszahlen. Frauen sind dort häufiger betroffen als Männer, da ein heterosexueller Übertragungsweg vorherrscht. In den letzten Jahren ist eine dramatische Zunahme der HIV-Infektionen in den GUS-Staaten (ehemalige Sowjetunion) zu verzeichnen (aktuelle Zahlen unter www.unaids.org). Weitere Brennpunkte sind China

⊚ J-5.6 | **Zahl der HIV-Infizierten 2007** (Quelle: UNAIDS, WHO)

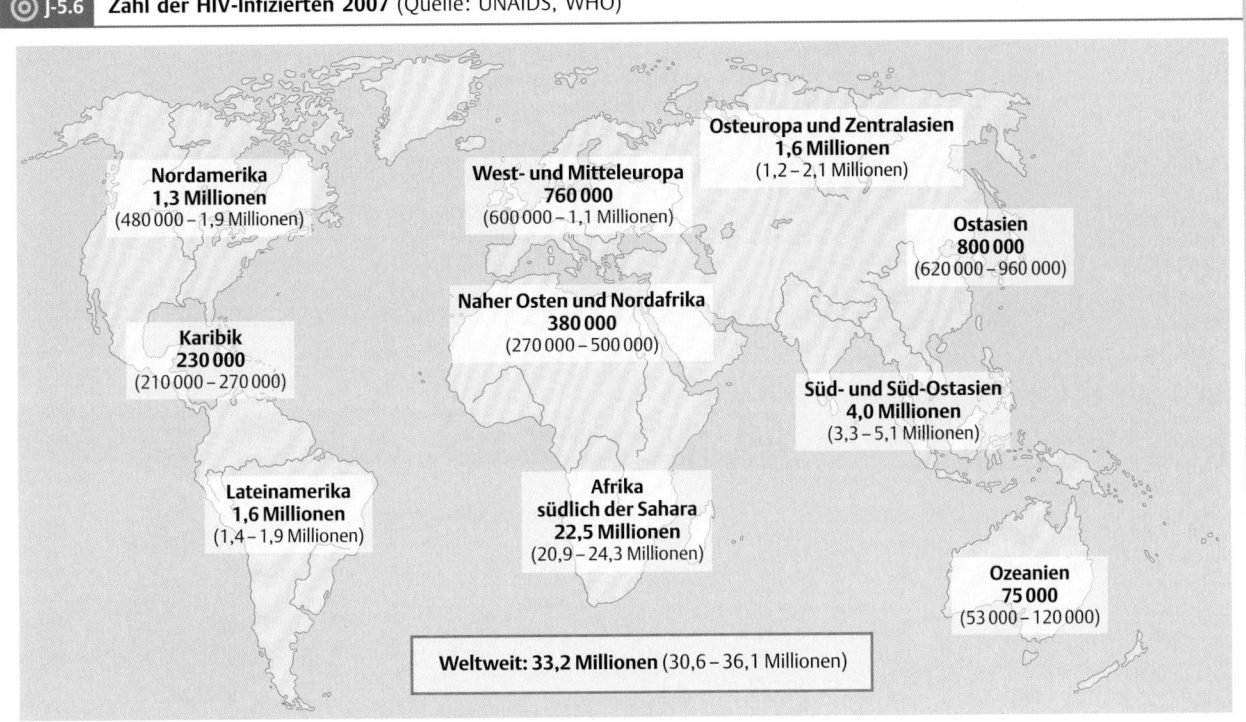

Nordamerika
1,3 Millionen
(480 000 – 1,9 Millionen)

West- und Mitteleuropa
760 000
(600 000 – 1,1 Millionen)

Osteuropa und Zentralasien
1,6 Millionen
(1,2 – 2,1 Millionen)

Ostasien
800 000
(620 000 – 960 000)

Karibik
230 000
(210 000 – 270 000)

Naher Osten und Nordafrika
380 000
(270 000 – 500 000)

Süd- und Süd-Ostasien
4,0 Millionen
(3,3 – 5,1 Millionen)

Lateinamerika
1,6 Millionen
(1,4 – 1,9 Millionen)

Afrika
südlich der Sahara
22,5 Millionen
(20,9 – 24,3 Millionen)

Ozeanien
75 000
(53 000 – 120 000)

Weltweit: 33,2 Millionen (30,6 – 36,1 Millionen)

und fernöstliche Schwellenländer. In **Deutschland** sind im Jahr 2006 ca. 56 000 HIV-Positive registriert worden. Im Gegensatz zu Afrika sind hier vorwiegend Männer (homosexuelle Kontakte) betroffen. Ungefähr 17 % der Infizierten stammen aus dem südlichen Afrika, Osteuropa und Asien (Hochprävalenzländer) und haben die Infektion vermutlich in ihren Heimatländern erworben. Pro Jahr kommt es in Deutschland zurzeit zu 2500 Neuinfektionen und 600 Todesfällen durch HIV/AIDS.

Übertragung: Bisher wurde das Virus in hoher Konzentration in Blut, Samen und Vaginalflüssigkeit sowie Liquor nachgewiesen. In geringerer Konzentration ist HIV auch aus Tränenflüssigkeit und Speichel isoliert worden. Demnach ist eine Übertragung der HIV-Infektion über **Geschlechtsverkehr** (homosexuell, heterosexuell), **Blutkontakte** (auch i. v. Drogenabusus und Mutter-Kind-Transmissionen) und **verunreinigte Blutprodukte** möglich. Je nach regionalen Faktoren ist der Hauptübertragungsweg unterschiedlich. Während in Deutschland HIV meist durch homosexuelle Kontakte übertragen wird (Tab. **J-5.19**), sind im südlichen Afrika hetereosexuelle Kontakte und in den GUS-Staaten Blutkontakte durch kontaminierte Nadeln bei Drogenkonsum vorherrschend.

Virologie: HIV gehört zur Gruppe der Lentiviren aus der Familie der **Retroviren**. Es werden zwei Typen unterschieden, **HIV-1** und **HIV-2**. HIV-1 hat mehrere Untergruppen: M (mit weiteren Untergruppen A – K), O und N. Die Gruppe M dominiert mit unterschiedlicher regionaler Prävalenz der Subgruppen. Im Inneren des Virus befinden sich **RNA-Stränge** und **Enzyme** zur Replikation (reverse Transkriptase, Integrase, virale Protease), die von einer Proteinhülle umgeben sind (Abb. **J-5.7a**).

2006 ca. 56 000 HIV-Positive registriert worden.

Übertragung: Eine Übertragung der HIV-Infektion ist über **Geschlechtsverkehr**, **Blutkontakte** und **verunreinigte Blutprodukte** möglich. In Deutschland stellen homosexuelle Kontakte den Hauptübertragungsweg dar (Tab. **J-5.19**), in Afrika hetereosexuelle Kontakte und in den GUS-Staaten i. v. Drogenabusus.

Virologie: HIV gehört zu den **Retroviren**. Man unterscheidet die zwei Typen **HIV-1** und **HIV-2**. Das Virus enthält zwei **RNA-Stränge** und **Enzyme** zur Replikation, die von einer Proteinhülle umgeben sind (Abb. **J-5.7a**).

≡ J-5.19 | **HIV/AIDS in Deutschland 2006** (Quelle: Robert Koch-Institut)

≡ J-5.19

Infektionswege	Häufigkeit
homosexuelle Kontakte	70 %
heterosexuelle Kontakte	20 %
i. v. Drogenabusus	9 %
Mutter-Kind-Transmission	1 %

① Anlagerung an die Zielzelle und Fusion mit deren Zellmembran.
② Freisetzung des viralen Genmaterials.
③ Durch die **reverse Transkriptase** wird aus der Virus-RNA eine doppelsträngige DNA gebildet.
④ Diese wird dann durch das Enzym **Integrase** als Provirus in die DNA des Zellkerns integriert.
⑤ Durch Transkription entstehen virale RNA (Genom für neues Virus) und mRNA (Translation neuer Virusproteine, die noch von einer **Protease** zerschnitten werden müssen).
⑥ Virusentwicklung, die mit einer Kapsidbildung abschließt.
⑦ Ausschleusung aus der Zelle („budding"). Durch Reifung wird das Virus funktionsfähig und erneut infektiös.

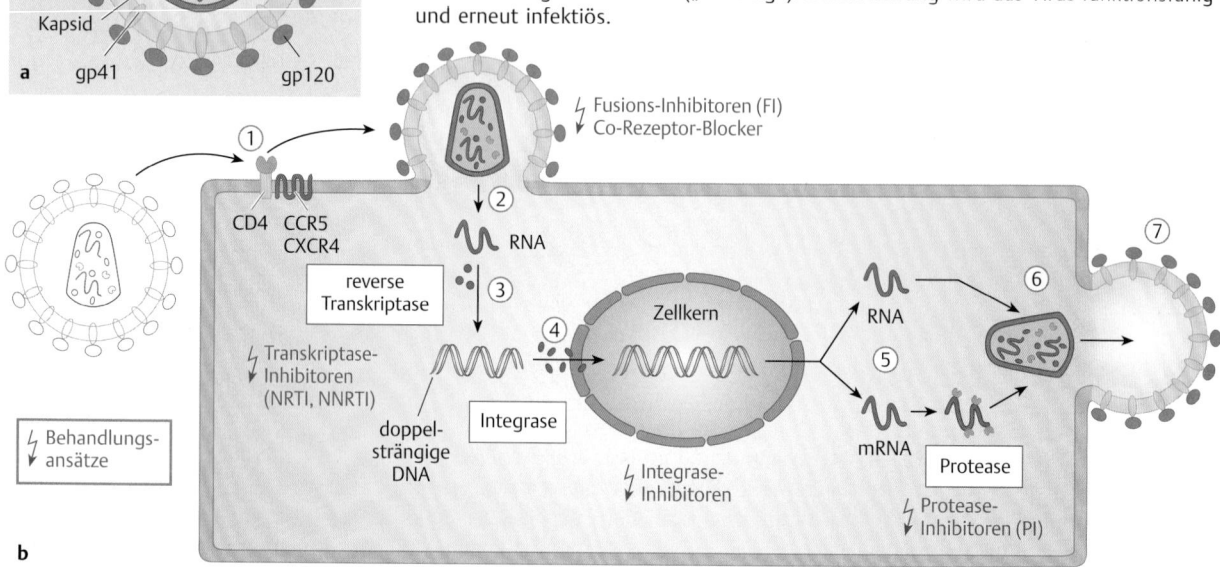

a Struktur des HIV.
b Infektion und Replikation des HIV (inkl. Behandlungsansätze).

Für die Infektion sind **CD4-Rezeptoren** (T-Lymphozyten, Makrophagen, dendritischen Zellen) und **chemokine Korezeptoren** (CCR5, CXCR4) erforderlich. Die einzelnen Schritte der **Infektion** und **Replikation** sind in Abb. **J-5.7b** dargestellt.

Für die Infektion benötigt das Virus Wirtszellen, die einen **CD4-Rezeptor** auf ihrer Oberfläche tragen. Dies betrifft vor allem CD4-positive T-Lymphozyten (T-Helferzellen), aber auch Makrophagen und dendritische Zellen. Darüber hinaus sind für das Eindringen in die Zellen **chemokine Korezeptoren** (CCR5- und CXCR4-Rezeptoren) erforderlich. Viren mit einer Bindung an CCR5-Rezeptoren sind vermehrt bei einer frischen Infektion zu finden, Viren mit einer Bindung an CXCR4-Rezeptoren sind Zeichen einer fortgeschrittenen Infektion. Die einzelnen Schritte der **Infektion** und **Replikation** sind in Abb. **J-5.7b** dargestellt.

▶ Merke

▶ **Merke:** Aufgrund der hohen **Fehlerquote bei der Replikation** von HIV kommt es zu vielen, in der Regel nicht überlebensfähigen Mutationen des Virus. Eine unzureichende antiretrovirale Therapie (ART) begünstigt jedoch aufgrund eines hohen Selektionsdruckes auch die Entstehung lebensfähiger resistenter Virusvarianten.

▶ Merke

▶ **Merke:** Da die integrierte HIV-DNA auch über Jahre im Zellkern latent infizierter Zellen (Gedächtnis-T-Helferzellen) verbleiben kann, ohne dass es zu einer Replikation kommt, gelingt es dem Virus bisher, allen Versuchen einer Eradikation zu entgehen.

Krankheitsverlauf (Abb. **J-5.8**):
- akute Phase
- asymptomatische Phase
- symptomatische Phase, AIDS.

Krankheitsverlauf: Der natürliche Verlauf der HIV-Infektion zeigt 3 zeitlich aufeinander folgende Phasen (Abb. **J-5.8**):
- **akute Phase** (akute HIV-Infektion, ca. 4–8 Wochen)
- **asymptomatische Phase** (Latenzzeit, ca. 5–7 Jahre)
- **symptomatische Phase**, AIDS.

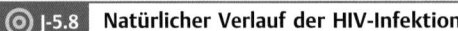

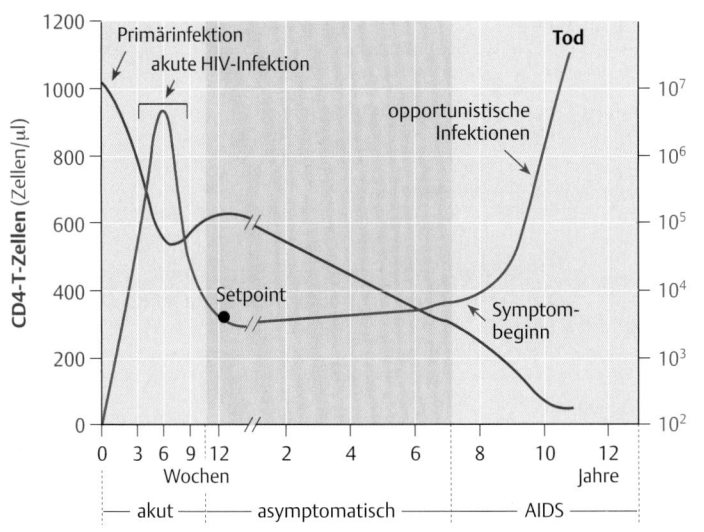

J-5.8 Natürlicher Verlauf der HIV-Infektion

In der akuten Phase der HIV-Infektion steigt die Viruslast (= Zahl der HIV-RNA-Kopien pro ml Plasma) steil an. Parallel verringert sich die Zahl der CD4-Zellen deutlich. Nach Einsetzen der Immunantwort nimmt die Viruslast wieder ab (Setpoint = Viruslast am Ende der akuten Phase) und die Zahl der CD4-Zellen stabilisiert sich. Die folgende Latenzzeit ist durch einen sukzessiven Verlust von CD4-Zellen und langsamen Anstieg der Viruslast gekennzeichnet. Die immer größere Zerstörung der CD4-Zellen und die ansteigende Viruslast führen schließlich zum Auftreten erster Symptome und bei einer Zellzahl < 200 /µl zu AIDS-definierenden Erkrankungen.

Nach Übertragung des Virus erfolgt eine Infektion dendritischer Zellen, Makrophagen oder CD4-T-Lymphozyten (T-Helferzellen) in der Submukosa. Es kommt zu einer rasanten Virusvermehrung (Virusreplikation) zunächst in mukosaassoziierten und später auch anderen Bereichen des lymphatischen Gewebes sowie zu hoher Virämie. Gleichzeitig entwickelt sich eine HIV-spezifische Immunantwort. In der Auseinandersetzung mit dem Immunsystem wird das Virus in der Latenzphase über viele Jahre unter Kontrolle gehalten. Die Erschöpfung bzw. der Abfall der CD4-T-Zellen führt zum Ausbruch von AIDS-definierenden Erkrankungen, die ohne zusätzliche antiretrovirale Therapie nach 1–2 Jahren zum Tode führen.

Nach Übertragung kommt es zu einer rasanten Virusvermehrung im lymphatischen Gewebe, zu hoher Virämie und zu einer HIV-spezifischen Immunantwort. Diese hält in der Latenzphase das Virus über viele Jahre unter Kontrolle. In dieser Zeit ist das Virus eher in geringer Menge nachweisbar. Nach Erschöpfung der CD4-T-Zellen kommt es zum erneuten Anstieg der Virusmenge und zum Ausbruch von AIDS-definierenden Erkrankungen.

▶ **Merke:** Viruslast und Infektiosität sind zu Beginn (akute Phase) und am Ende (symptomatische Phase) der HIV-Infektion am höchsten, in der Latenzphase besteht wahrscheinlich nur eine mäßige Infektiosität.

◀ Merke

Klinik: Die Inkubationszeit beträgt einige Tage bis wenige Wochen. In der akuten Infektionsphase kommt es bei ca. 50–70 % der Infizierten zu einem **mononukleoseähnlichen Bild** mit Fieber, Lymphknotenschwellung, Gliederschmerzen, Angina und makulo-papulösem Exanthem (= akutes Infektionssyndrom, Tab. **J-5.20**). Die Symptome verschwinden nach ca. 5–30 Tagen. Anschließend kommt es zu einer meist Jahre anhaltenden **Latenzzeit ohne Symptomatik**.

Klinik: Bei ca. 50–70 % der Infizierten kommt es nach einige Tagen bis wenigen Wochen zu einem **mononukleoseähnlichen Bild** (Tab. **J-5.20**). Anschließend folgt eine meist Jahre anhaltende **Latenzzeit ohne Symptomatik**.

J-5.20 Klinische Symptomatik des akuten Infektionssyndroms

J-5.20

Symptomatik	Häufigkeit
Fieber	100 %
Lymphknotenschwellungen, Angina	je 80 %
makulopapulöses Exanthem	70 %
Glieder-, Muskelschmerzen	60 %
Thrombozytopenie	50 %
Leukozytopenie	40 %
Diarrhö	30 %
erhöhte Leberwerte	25 %
Neuropathien, Meningoenzephalitis	je 10 %

≡ J-5.21   CDC-Klassifikation der HIV-Infektion – klinische Kategorien

Kategorie A	▪ asymptomatische HIV-Infektion	▪ akute symptomatische HIV-Infektion (akutes Infektionssyndrom)
Kategorie B (Symptome oder Erkrankungen, die nicht in A oder C fallen, aber auf HIV bzw. den reduzierten Immunstatus zurückzuführen sind)	▪ Herpes zoster mehrerer Dermatome oder Rezidiv ▪ periphere Neuropathie ▪ orale Haarleukoplakie (Epstein-Barr-Virus)	▪ Mundsoor z.T. mit Hautexanthem (Abb. **J-5.9a**) ▪ Lymphadenopathie-Syndrom (LAS)
Kategorie C (AIDS-definierende Erkrankungen)	▪ Candidabefall von Ösophagus (Soorösophagitis), Bronchien, Trachea oder Lunge ▪ Enzephalopathie (HIV-assoziiert) ▪ Herpes-simplex-Infektionen: chronische Ulzera (> 1 Monat bestehend), Ösophagitis oder Pneumonitis, HSV-Enzephalitis ▪ Histoplasmose (extrapulmonal oder disseminiert) ▪ Isopora-belli-Infektion (chronisch, intestinal, > 1 Monat bestehend) ▪ Kaposi-Sarkom (Abb. **J-5.9e**) ▪ Kokzidioidomykose (disseminiert oder extrapulmonal) ▪ Kryptokokkose (extrapulmonal) ▪ Kryptosporidiose (chronisch intestinal, > 1 Monat bestehend) ▪ maligne Lymphome: Non-Hodgkin-Lymphome (NHL) oder primär zerebrales Lymphom	▪ Mykobakteriosen (atypische): Mycobacterium avium complex (MAC) oder andere (disseminiert), MTB-Komplex (pulmonal oder extrapulmonal) ▪ Pneumocystis-jiroveci-Pneumonie (PCP) (Abb. **J-5.9b**) ▪ Pneumonie (rezidivierend bakteriell) ▪ progressive multifokale Leukenzephalopathie (PML) ▪ Salmonellen-Sepsis (rezidivierend) ▪ Toxoplasmose (zerebral) (Abb. **J-5.9c**) ▪ Wasting-Syndrom bei HIV (ungewollter Gewichtsverlust > 10 % mit Fieber, persistierender Diarrhö und Abgeschlagenheit) ▪ Zervixkarzinom (invasiv) ▪ Zytomegalievirus-(CMV-)Infektionen: gastrointestinal, CMV-Enzephalitis, CMV-Retinitis (Abb. **J-5.9d**)

Nach ca. 4–12 Jahren kommt es zu **ersten klinischen Zeichen**, (z. B. oraler Soor, Herpes zoster, bakterielle Pneumonien) und schließlich zu **AIDS-definierenden Erkrankungen** (opportunistische Infektionen, maligne Tumoren, (Tab. **J-5.21**).

Nach ca. 4–12 Jahren führen der zunehmende Abfall der CD4-Zellen und die ansteigende Viruslast zu **ersten klinischen Zeichen** der HIV-Infektion und Immundefizienz. So wird in dieser Zeit z. B. das Auftreten von oralem Soor, Herpes zoster oder bakteriellen Pneumonien beschrieben. Ab einer CD4-Zellzahl < 200/μl treten schließlich **AIDS-definierende Erkrankungen** (Tab. **J-5.21**) auf. Diese sind in erster Linie opportunistische Infektionen durch Viren, Bakterien, Protozoen oder Pilze und maligne Tumoren.

▶ Merke

▶ **Merke:** In Europa ist die **Pneumocystis-jiroveci-Pneumonie** die führende Erstmanifestation der AIDS-Erkrankung. In Afrika und Ländern mit nicht ausreichender medizinischer Versorgung ist es hauptsächlich die Tuberkulose.

Die **CDC-Klassifikation** (Tab. **J-5.21**) berücksichtigt zwei Kategorien:
- **Laborkategorie:** CD4-Zellzahl (T-Helferzellen)
  - **1:** > 500/μl
  - **2:** < 200–500/μl
  - **3:** < 200/μl
- **klinische Kategorie (A, B, C).**

Die HIV-Infektion wird nach der zurzeit gültigen Definition der **CDC** (**C**enters for **D**isease **C**ontrol and Prevention), der amerikanischen Bundesbehörde für Infektionskrankheiten und Prävention von 1993, in die Stadien A1 bis C3 eingeteilt. Die **CDC-Klassifikation** (Tab. **J-5.21**) berücksichtigt zwei Kategorien:
- **Labor-Kategorie:** CD4-Zellzahl (T-Helferzellen)
  - **1:** > 500/μl
  - **2:** < 200–500/μl
  - **3:** < 200/μl
- **klinische Kategorie (A, B, C).**

Diarrhöen sind zu jeder Zeit zu beobachten. Sie können durch Bakterien (z. B. Salmonellen, Shigellen), Viren (z. B. CMV, HIV), Parasiten (z. B. Kryptosporidium) oder Kaposi-Sarkom ausgelöst werden. Aber auch die HIV Therapie kann hier als Ursache genannt werden.

Diarrhöen sind zu jeder Zeit bei AIDS-Patienten zu beobachten. Neben der HIV-Enteritis kommen Bakterien (z. B. Salmonellen, Shigellen, Campylobacter, Mykobakterien, Clostridium difficile), Viren (z. B. CMV), Parasiten (z. B. Kryptosporidium, Mikrosporidium) und ein Kaposi-Sarkom als Ursachen in Frage. Unter antiretroviraler Therapie kann es zu Besserungen kommen, sofern sich keine kausale Therapie anbietet. Allerdings können auch die verschiedenen antiretroviralen Medikamente, insbesondere einige Proteaseinhibitoren, zu Diarrhöen führen.

▶ **Exkurs: Opportunistische Erkrankungen und CD4-Zellzahl** In Mitteleuropa kann von einem Zusammenhang zwischen dem Auftreten opportunistischer Erkrankungen und dem Wert der **CD4-T-Helferzellen** (normal: 650–1250/µl) ausgegangen werden:
CD4 > 500: immungesund
CD4 > 250: eingeschränkte Immunfunktion: oraler Pilzbefall, erhöhtes Risiko für Tbc, NHL, Zervixkarzinom, bakterielle Pneumonien
CD4 > 100 und **< 250:** Risiko für opportunistische Infektionen: z. B. PCP, zerebrale Toxoplasmose, Soorösophagitis
CD4 < 100: Risiko für alle oben genannten Infektionen und systemische Pilzinfektionen, CMV-Infektionen, atypische Mykobakteriosen etc.
Prophylaxen können das Auftreten von opportunistischen Infektionen verhindern (Tab. J-5.22, S. 1112).

◀ **Exkurs**

Nachfolgend werden einige ausgewählte AIDS-definierende Erkrankungen erläutert.
▪ **Pneumocystis-jiroveci-Pneumonie** (s. S. 378):
Erreger ist Pneumocystis jiroveci (früher: Pneumocystis carinii), Pilzinfektion! **Klinisch** zeigen sich in der Regel Dyspnoe, Reizhusten und Fieber. Der Auskultationsbefund ist normal, radiologisch zeigt sich eine interstitielle Pneumonie (Abb. **J-5.9b**), die CD4-Zellen sind < 250/ml. **Therapie:** Cotrimoxazol oder

▪ **Pneumocystis-jiroveci-Pneumonie** (s. S. 378):

◎ **J-5.9** **HIV-assoziierte und AIDS-definierende Erkrankungen**

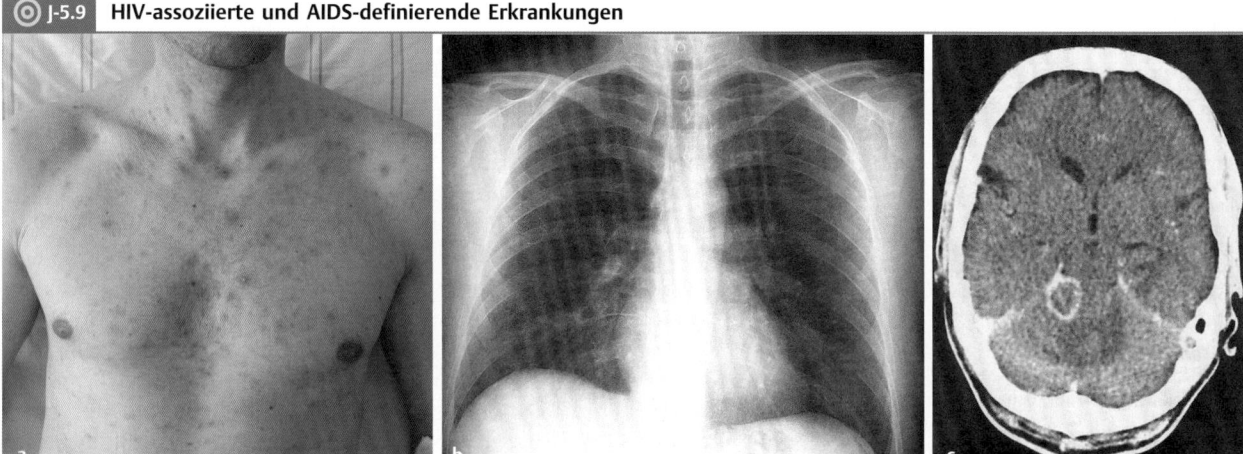

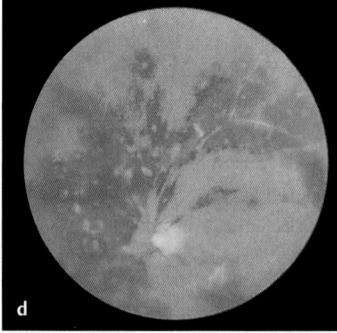

a **Hautexanthem** bei akuter HIV-Infektion.
b **Pneumocystis-jiroveci-Pneumonie(PCP):** Thorax-Röntgenbild mit diffuser Dichteerhöhung perihilär.
c **Zerebrale Toxoplasmose:** CCT mit ringförmigen Kontrasmittelanreicherungen.
d **CMV-Retinitis:** Fundus mit Netzhautnekrosen und flächigen Blutungen; weiße Gefäße als Ausdruck der Vaskulitis und Cotton-wool-Herde als Zeichen der Ischämie.
e **Kaposi-Sarkom** mit bräunlich lividen Veränderungen an Oberarm (I) und Gaumen (II).

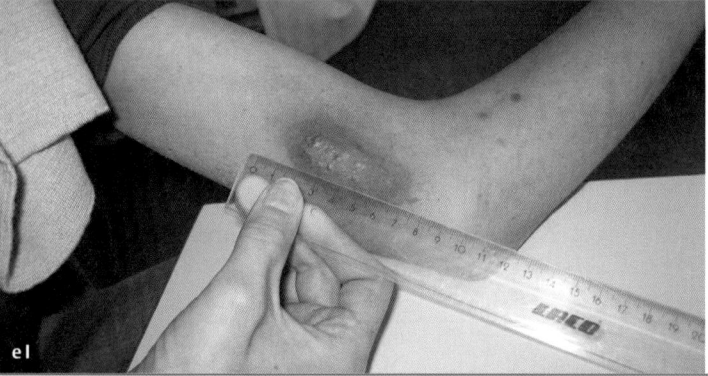

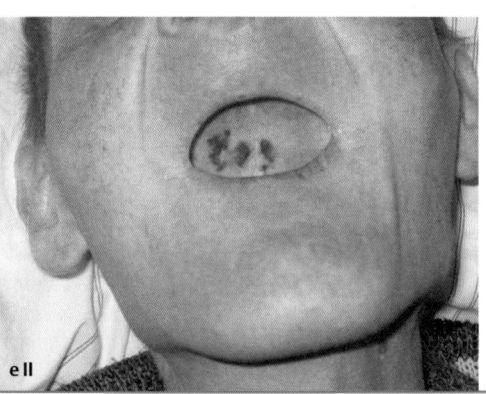

Pentamidine i. v. für ca. 21 Tage, Rezidivprophylaxe erforderlich (Cotrimoxazol oral 480–960 mg/d), Primärprophylaxe möglich.

- **Zerebrale Toxoplasmose** (s. S. 1128):
Erreger ist Toxoplasma gondii. **Klinisch** finden sich variierende neurologische Ausfälle, je nach zerebraler Lokalisation, Fieber. Im **CCT** zeigen sich meist mehrere kontrastmittelspeichernde ringförmige Herde (Abb. **J-5.9c**), CD4-Zellen 150/µl. **Therapie:** Pyrimethamin und Sulfadiazin über mindestens 4–6 Wochen, ggf. Biopsie oder Lumbalpunktion bei Therapieversagen. Rezidivprophylaxe erforderlich, Primärprophylaxe möglich.

- **Soorösophagitis** (s. S. 1117):
Erreger ist Candida albicans oder andere Candida species. **Klinisch** finden sich retrosternales Brennen, Schluckbeschwerden, Inappetenz, selten Fieber. Die Diagnose wird **endoskopisch** gestellt (weißliche Plaques auf der Ösophagusschleimhaut), CD4-Zellen < 250/µl. Differenzialdiagnostisch müssen Herpesösophagits, CMV-Ösophagitis und Refluxösophagitis abgegrenzt werden. **Therapie:** Fluconazol, in der Regel reicht eine Therapiedauer von 10 Tagen, eine Rezidivprophylaxe ist zu erwägen.

- **CMV-Infektion:**
Erreger ist das Zytomegalie-Virus (CMV). Manifestation meist an der Retina des Auges (Retinitis; Gefahr der Erblindung!), seltener von GI-Trakt (Gastritis, Kolitis) oder Gehirn (Enzephalitis) bei schwer geschädigtem Immunsystem. **Diagnostik:** Fundoskopie (Abb. **J-5.9d**), Endoskopie (Histologie), CMV-PCR aus dem Liquor, CD4-Zellen < 100/µl. **Therapie:** Ganciclovir oder Foscarnet über 2–4 Wochen. Rezidivprophylaxe erforderlich bis zur Stabilisierung des Immunsystems unter ART.

▶ **Merke:** Bei Patienten mit CD4-Zellen < 200/µl ist eine regelmäßige (z. B. 3-monatige) ophthalmologische Kontrolle des Augenhintergrundes ratsam.

- **Mykobakterium-avium-Infektion:**
Erreger ist Mycobacterium avium intracellulare oder complex (MAI, MAC). **Klinisch** kommt es zu Fieber, Gewichtsverlust und Lymphknotenschwellungen. Der **Erregernachweis** kann aus Magensaft oder Bronchiallavage (Nachweis säurefester Stäbchen) erfolgen, beweisend für MAI als Ursache von Symptomen ist allerdings erst der Nachweis aus sterilen Medien wie Blutkultur, Knochenmark, Liquor oder Biopsien. CD4-Zellen < 50/µl. Differenzialdiagnose: Non-Hodgkin-Lymphom, typische Tbc, disseminierte Toxoplamose. **Therapie:** Makrolid-Antibiotika, Rifabutin, Ethambutol, Gyrasehemmer und Aminoglykoside möglichst in Kombination über mehrere Wochen bzw. Monate. Rezidivprophylaxe erforderlich bis zur Stabilisierung des Immunsystems unter ART.

- **Kaposi-Sarkom:**
Hierbei handelt es sich um eine Proliferation kleiner Gefäße, die in der Regel auf der **Haut** auftreten (auch im GI-Trakt oder in der Lunge). Ursächlich ist das humane Herpesvirus Typ 8 (HHV 8). Das **klinische Bild** wird bestimmt von bräunlich bis rötlichen Hautarealen, die z. T. oberhalb des Hautniveaus liegen (Abb. **J-5.9e**); es kann auch die Ursache für innere Blutungen, Hämoptysen oder hämorraghische Pleuraergüsse bei Organbefall sein. **Blickdiagnose** mit histologischer Sicherung; Auftreten meist bei eingeschränktem Immunstatus, aber auch bei CD4-Zellen > 350/µl.
Differenzialdiagnostisch muss an eine bazilläre Angiomatose (Erreger: Bartonella henselae) und ein Erythema nodosum gedacht werden. **Therapie:** Beginn einer ART, Chemotherapie mit liposomal verkapseltem Doxorubicin, Bestrahlungen oder Gabe von Interferon, ggf. chirurgische Intervention.

▶ **Merke:** Häufige andere **Hauterkrankungen** sind eine **seborrhoische Dermatitis**, bakterielle Infektionen der Haarfollikel, Lues II, Herpes zoster, bazilläre Angiomatose, selten sind Manifestationen von Kryptokokken oder eine kutane Tbc.

Left margin column:

- **Zerebrale Toxoplasmose** (s. S. 1128):
Klinik: neurologische Ausfälle, Fieber.
Diagnostik: kontrastmittel-speichernde ringförmige Herde im CCT.
Therapie: Pyrimethamin und Sulfadiazin.

- **Soorösophagitis:**
Klinik: retrosternales Brennen, Schluckbeschwerden, Inappetenz, selten Fieber
Diagnostik: endoskopisch weißliche Plaques der Ösophagusschleimhaut
Therapie: Fluconazol.

CMV-Infektion:
Klinik: Retinitis (Erblindungsgefahr), Gastritis/Kolitis, Enzephalitis
Diagnostik: Fundoskopie, Endoskopie, CMV-PCR aus Liquor
Therapie: Ganciclovir oder Foscarnet.

▶ Merke

- **Mykobakterium-avium-Infektion:**
Klinik: Fieber, Gewichtsverlust, Lymphknotenschwellung
Diagnostik: Erregernachweis aus Magensaft oder Bronchiallavage (Nachweis säurefester Stäbchen)
Therapie: Makrolid-Antibiotika, Rifabutin, Ethambutol, Gyrasehemmer und Aminoglykoside.

- **Kaposi-Sarkom:**
Proliferation kleiner Gefäße i. d. R. auf der **Haut** (auch GI-Trakt oder Lunge)
Ätiologie: HHV 8
Klinik: Haut mit bräunlich bis rötlich imponierenden Arealen
Diagnostik: Blickdiagnose mit histologischer Sicherung
Therapie: Beginn einer ART, liposomales Doxorubicin, Bestrahlung.

▶ Merke

- **Non-Hodgkin-Lymphom (NHL):**
Patienten mit HIV-Infektion haben ein 160-fach erhöhtes Risiko. **Klinisch** imponieren B-Symptomatik (Gewichtsverlust, Nachtschweiß, Schwäche), Lymphknotenschwellungen, Fieber, Schmerzen, Blutungen oder andere Symptome je nach Lokalisation. Häufig ungewöhnliche Verteilungsmuster bei HIV-Patienten. Die **Diagnostik** entspricht der von Patienten ohne HIV-Infektion (s. S. 1233), Das Auftreten ist unabhängig von der CD4-Zellzahl.
Differenzialdiagnose: Mykobakteriose (typisch und atypisch). **Therapie:** wie bei Patienten ohne HIV-Infektion (s. S. 1233), frühzeitiges Einleiten einer ART. Ein besonderes Augenmerk muss auf die Risiken der Therapie in Kombination mit einer ART oder anderen erforderlichen medikamentösen Therapien gerichtet sein.
- **andere maligne Erkrankungen:**
Das Risiko eines Zervixkarzinoms bei Frauen ist um den Faktor 10 erhöht, ein Analkarzinom tritt ebenfalls gehäuft auf. Hodgkin-Lymphome sind seltener als Non-Hodgkin-Lymphome, haben aber immer noch eine erhöhte Inzidenz um den Faktor 10 zu verzeichnen (bisher nicht AIDS-definierend).

> ▶ **Merke:** Ein Screening bzw. eine Vorsorgeuntersuchung für Zervix- und Analkarzinom ist dringend angeraten.

- **andere opportunistische Infektionen:**
An erster Stelle steht die **typische Tuberkulose**, die pulmonal oder extrapulmonal auftreten kann (s. S. 380). Bei der Therapie erschwerend sind die Medikamenteninteraktionen zwischen Tuberkulostatika und Proteaseinhibitoren, die bestimmte Therapie-Kombinationen unmöglich machen. Weitere häufig auftretende Infektionen sind Kryptosporiden-, Kryptokokken-Infektionen, Herpes zoster, Herpes-Enzephalitis, Histoplasmose und Isospora belli, deren Symptomatik oder Verlauf auch untypisch sein kann. Eine Diagnose sollte möglichst immer histologisch oder laborchemisch gesichert werden, es können auch mehrere opportunistische Infektionen zeitgleich auftreten.

Koinfektionen: Die gleichzeitig bestehende Infektion mit **chronischer Hepatitis B und/oder C** beeinflusst den natürlichen Verlauf der jeweiligen Erkrankung negativ, d. h. es kommt i. d. R. zu einem schnelleren Progress. Komplikationen entstehen dann durch die Entwicklung eines akuten Leberversagens oder längerfristig durch den zirrhotischen Umbau der Leber. Es besteht ein erhöhtes Risiko für ein hepatozelluläres Karzinom (HCC). Eine Therapie der chronischen Hepatitis B oder C sollte frühzeitig in Erwägung gezogen werden. Inzwischen werden Patienten mit end stage liver disease (ESLD) auch lebertransplantiert, eine behandelbare HIV-Infektion ist keine Kontraindikation. Die primäre Therapie bei Hepatitis B besteht in der Gabe von pegyliertem Interferon oder Nukleosidanaloga, die gleichzeitig zur Behandlung der HIV-Infektion (dann in Kombination, z. B. mit Protease-Inhibitoren) eingesetzt werden. Bei Hepatitis C pegyliertes Interferon s. c. kombiniert mit Ribavirin p. o.

Diagnostik: Der Nachweis einer HIV-Infektion erfolgt durch die **HIV-Antigen-Antikörper-Diagnostik** innerhalb von 2–28 Wochen nach Infektion. Zunächst wird ein **Suchtest** (z. B. ELISA) durchgeführt, der bei positivem Ergebnis durch einen **Bestätigungstest** (z. B. Westernblot) abgesichert werden muss. Eine **HIV-PCR** kann eine frische Infektion bestätigen, eine negative PCR schließt allerdings eine HIV-Infektion nicht sicher aus.
- **Vorgehen bei diagnostizierter HIV-Infektion:**
Anamnese: derzeitige Beschwerden, Medikamente/Drogen, Impfungen, Reiseanamnese u. a.
Körperliche Untersuchung: u. a. Gewicht, Lymphknotenstatus, neurologischer Status, Augenhintergrund, gynäkologischer Status, Tuberkulin-Test
Apparative Untersuchungen: Abdomensonographie (Milz- und Lebergröße, Lymphknotenstatus), Thorax-Röntgenaufnahme
CD4-Zellzahl: Sie zeigt das Ausmaß der Immunschwäche und das Risiko bestimmter opportunistischer Infektionen (s. S. 1109). Liegt die Zellzahl im

- **Non-Hodgkin-Lymphom (NHL):**
160-fach erhöhtes Risiko
Klinik: B-Symptomatik, Lymphknotenschwellungen, Fieber, Schmerzen, Blutungen
Diagnostik: wie bei Patienten ohne HIV-Infektion (s. S. 1233)
Therapie: wie bei Patienten ohne HIV-Infektion (s. S. 1233), frühzeitiges Einleiten einer ART.

- **andere maligne Erkrankungen:**
  – Zervixkarzinom
  – Analkarzinom
  – Hodgkin-Lymphome.

◀ Merke

- **andere opportunistische Infektionen:**
Andere opportunistische Infektionen sind **typische Tuberkulose**, Kryptosporiden-, Kryptokokken-Infektionen, Herpes zoster, Herpes-Enzephalitis, Histoplasmose und Isospora-belli-Infektion, häufiger auch mit untypischer Symptomatik oder untypischem Verlauf.

Koinfektionen: Die gleichzeitig bestehende Infektion mit **chronischer Hepatitis B und/oder C** beeinflusst den natürlichen Verlauf der jeweiligen Erkrankung negativ, d. h. es kommt i. d. R. zu einem schnelleren Progress.

Diagnostik: Der Nachweis von **HIV-Antikörpern** gelingt durch einen **Suchtest** (z. B. ELISA), der bei positivem Ergebnis durch einen **Bestätigungstest** (z. B. Westernblot) abgesichert werden muss. Eine **HIV-PCR** kann eine frische Infektion bestätigen.

- **Vorgehen bei diagnostizierter HIV-Infektion:**
Anamnese, körperliche Untersuchung Apparative Untersuchungen:
Abdomensonographie, Röntgenthorax
CD4-Zellzahl: Maß für die Immunschwäche, wichtig für Primärprophylaxe von opportunistischen Infektionen, Stadieneinteilung (CDC), Indikation zur ART, Therapie- und Verlaufskontrolle

J-5.22 Prophylaxe opportunistischer Infektionen

Infektion	Prophylaxe
Pnemocystis-jiroveci-Pneumonie	Primär- und Rezidivprophylaxe: Cotrimoxazol
zerebrale Toxoplasmose	Primärprophylaxe: Cotrimoxazol Rezidivprophylaxe: Daraprim + Sulfadiazin oder + Dapson oder + Clindamycin
CMV-Infektionen	Rezidivprophylaxe Ganciclovir
Soorösophagitis	Primär- und Rezidivprophylaxe Fluconazol, bei Resistenz Itraconazol
Kryptokokkenmeningitis	Rezidivprophylaxe: Fluconazol
Herpes-Infektionen	Primär- und Rezidivprophylaxe Aciclovir
bakterielle Pneumonie	Pneumokokken-Vakzine
typische Tbc	Postexpositions- und Rezidivprophylaxe Isoniazid (INH)
atypische Mykobakterien	Primär- und Rezidivprophylaxe Acithromycin

HIV-RNA: Therapie- und Verlaufskontrolle, außerdem Prognosemarker
Sonstiges: CMV-, Toxoplasmose-, Hepatitis-, Lues-Serologie, Resistenz-bestimmung.

niedrigeren Bereich ($< 300/\mu l$, $< 12\%$), müssen entsprechende Primärprophy-laxen gegen opportunistische Infektionen eingeleitet werden (Tab. **J-5.22**). Darüber hinaus ist die CD4-Zellzahl für die Stadieneinteilung (CDC-Klassifika-tion), für die Indikation zur ART und für die Therapie- und Verlaufskontrolle von Bedeutung.

HIV-RNA-Plasmakonzentration (= **Viruslast**): Sie hat ebenfalls eine, wenn auch geringere, Bedeutung für die Indikation zum Beginn einer ART. Vor allem dient sie der Therapie- und Verlaufskontrolle sowie als prognostischer Marker (z. B. als Marker für die Krankheitsdynamik).

Sonstiges: u. a. CMV-, Toxoplasmose-, Hepatitis-, Lues-Serologie, Resistenz-bestimmung (s. S. 1036).

▶ Merke

▶ **Merke:** Routinemäßige Kontrollen des Immunstatus sind nach Diagnose-stellung erforderlich.

Therapie: Die Präparate der **antiretro-viralen Therapie** (**ART**) setzen an unter-schiedlichen Stellen der Virusreplikation an (Abb. **J-5.7**). Zurzeit wird eine **Kom-binationstherapie** aus mindestens 3 Komponenten empfohlen (**HAART**).

Therapiebeginn: Bei **T-Helferzellzahlen** unterhalb von **350/µl** oder einer sehr dynamischen Entwicklung der **Viruslast**.

Antiretrovirale Medikamente: Es gibt derzeit 6 Wirkstoffklassen (Tab. **J-5.24**):
- **NRTI:** Einbau falscher Bausteine durch die reverse Transkriptase und dadurch Abbruch der Kettenbildung.
- **NNRTI:** Reduktion der Enzymaktivität durch nichtkompetitive Bindung an die reverse Transkriptase.
- **PI:** Hemmung der Protease mit Bildung unreifer, nicht infektiöser Viruspartikel. **Ritonavir** als Booster der PI.
- **Co-Rezeptoren-Blocker:** Für die Virus-bindung sind neben CD4 Co-Rezeptoren notwendig
- **FI:** Sie verhindern die Bindung und Ver-schmelzung des HI-Virus (gp41-Protein) mit der Wirtsmembran

Therapie: Ein Heilmittel gegen HIV gibt es nicht. Über die Jahre wurden jedoch bedeutende Fortschritte in der **antiretroviralen Therapie** (**ART**) gemacht, die Lebenserwartung und Lebensqualität erheblich verbessert haben. Zum Einsatz kommen verschiedene Präparate, die an unterschiedlichen Stellen der Virusre-plikation ansetzen (Abb. **J-5.7**). Zurzeit wird eine **Kombinationstherapie** aus mindestens 3 Komponenten empfohlen, man spricht auch von der sog. **HAART** (= **h**ochaktive **a**ntiretrovirale **T**herapie).

Therapiebeginn: Zu welchem Zeitpunkt der HIV-Infektion die antiretrovirale Therapie begonnen werden sollte, ist bezüglich einiger Parameter relativ ein-deutig. Hierzu zählen Situationen wie **T-Helferzellzahlen** unterhalb von **350/µl** oder eine sehr dynamische Entwicklung der **Viruslast** (spätestens jedoch wenn die CD4 Zellzahl 200/µl erreicht hat).

Antiretrovirale Medikamente: Es gibt derzeit 6 Wirkstoffklassen in der antire-troviralen Therapie (Tab. **J-5.24**), die entscheidende Schritte der Virusreplika-tion hemmen (Abb. **J-5.7**):

- **Nukleosid-Reverse-Transkriptase-Inhibitoren (NRTI):** Es handelt sich um fal-sche Bausteine (= Nukleosid- und Nukleotid-Analoga), die von der reversen Transkriptase nicht als solche erkannt und in die DNA-Kopie eingebaut wer-den. Die falschen Bausteine führen zu einem Abbruch der Kettenbildung.
- **Nicht-Nukleosid-Reverse-Transkriptase-Inhibitoren (NNRTI):** Sie binden direkt und nichtkompetitiv an die reverse Transkriptase. Dies führt zu einer Konformationsänderung der katalytisch aktiven Bindungsstelle und konsekutive zu einer Reduktion der Enzymaktivität.
- **Protease-Inhibitoren (PI):** Durch Hemmung der Protease verhindern sie die Aufspaltung der HIV-Vorläuferproteine und führen zur Bildung unreifer, nicht infektiöser Viruspartikel. Aufgrund des hohen First-pass-Effekts wird heute fast ausschließlich **Ritonavir** als entsprechender Booster eingesetzt.

☰ J-5.23	**Therapieempfehlung nach den deutsch-österreichischen Leitlinien zur antiretroviralen Therapie**			

Klinisch	*CD4-T-Lymphozyten/µl*	*HIV-RNA/ml (RT-PCR)*	*Therapieempfehlung*
HIV-assoziierte Symptome und Erkrankungen (CDC-Stadien B, C)	alle Werte	alle Werte	eindeutige Empfehlung (randomisierter Studien mit klinischen Endpunkten)
asymptomatische Patienten (CDC-Stadium A)	< 200	alle Werte	
	200–350	alle Werte	im Allgemeinen ratsam (Surrogatmarker-Studien)
	350–500	> 50 000–100 000	vertretbar (Surrogatmarker-Studien)
		< 50 000	vertretbar (Expertenmeinung)
	> 500	alle Werte	im Allgemeinen abzulehnen (Expertenmeinung)
akutes Infektionssyndrom	unklar	unklar	vertretbar (in Studien)

- **Co-Rezeptoren-Blocker:** Zwei Co-Rezeptoren sind für die Virusbindung an der Wirtsmembran wichtig. CCR5-trope Viren werden in der frühen Krankheitsphase, CXCR4-trope Viren im späteren Verlauf nachgewiesen
- **Fusions-Inhibitoren (FI):** Sie verhindern die Bindung und Verschmelzung des HI-Virus mit der Wirtsmembran durch Blockierung des gp41-Proteins der Virushülle
- **Integrase-Inhibitoren**: Sie verhindern den Einbau viraler DNA in das Genom der Wirtszelle.

- **Integrase-Inhibitoren:** blockieren den Einbau viraler DNA an den Zellkern der Wirtszelle.

▶ **Merke:** Empfohlen sind Kombinationen aus **2 NRTIs** sowie **einem NNRTI** oder einem geboosterten PI.

◀ Merke

▶ **Merke:** Alle genannten Wirkstoffklassen greifen mit Ausnahme der Fusions-Inhibitoren in den Stoffwechsel der Wirtszelle ein. Daher sind bei jahrelanger Therapie entsprechende **chronische Nebenwirkungen** zu erwarten.

◀ Merke

Nebenwirkungen: Neben akuten Beschwerden, die kurz nach Therapie einsetzen, können auch Langzeitbeschwerden auftreten, die meist innerhalb eines Jahres einsetzen. Akute Nebenwirkungen sind zunächst für den Patienten sehr unangenehm, können aber häufig symptomatisch gebessert werden und limitieren sich selbst. Langzeitnebenwirkungen sind therapeutisch – auch durch Therapiewechsel – oftmals nicht zu bessern.

- **akute Nebenwirkungen:** Bei etwa 70 % der Patienten treten **vorübergehende Beschwerden** wie Übelkeit, Inappetenz, Diarrhö sowie zum Teil nur schwer beschreibbare Befindlichkeitsstörungen auf. Etwa 30 % der Patienten entwickeln **Organstörungen**, die einer akuten toxischen Hepatitis, einer Pankreatitis oder einer Störung der Erythro- bzw. der Granulozytopoese gleichkommen. Je nach Schweregrad muss die verordnete Therapie abgesetzt oder der Patient engmaschig kontrolliert werden. In vielen Fällen bessern sich diese Adaptationsnebenwirkungen innerhalb von 4 Wochen, eine symptomatische Therapie unter Beachtung möglicher Interaktionen ist sinnvoll.
- **langfristige Nebenwirkungen:** Hierzu zählen das sog. Lipodystrophiesyndrom (LDS) und neurogene Störungen (z. B. periphere Polyneuropathie mit Dysästhesien, Schmerzen und Taubheitsgefühl). Das LDS setzt sich zusammen aus Stoffwechselkrankheiten (Fettstoffwechsel, Zuckerstoffwechsel), Fettverteilungsstörungen mit Regionen von Fettakkumulation und massiver Fettdepletion sowie einer eher allgemeinen Beschwerdesymptomatik (Abgeschlagenheit, Müdigkeit).

Alle Langzeitnebenwirkungen sind auch mit dem Alter des Patienten, mit seiner Virusbelastung und den T-Helferzellzahlen assoziiert.

Nebenwirkungen: akute Beschwerden (kurz nach Therapiebeginn) und Langzeitbeschwerden (innerhalb eines Jahres).

- **akute Beschwerden:** Bei etwa 70 % der Patienten treten **vorübergehende Beschwerden** auf (z. B. Übelkeit, Inappetenz, Diarrhöen, Befindlichkeitsstörungen). 30 % der Patienten entwickeln **Organstörungen** (akute toxische Hepatitis, Pankreatitis).

- **langfristige Nebenwirkungen:** Lipodystrophie, neurogene Störungen.

▶ **Merke:** Da keine Viruseradikation mit den zurzeit verfügbaren Therapeutika erreichbar ist, muss eine **Balance zwischen Nebenwirkungen und therapeutischem Nutzen** den Zeitpunkt der Behandlungsindikation bestimmen.

◀ Merke

☰ J-5.24 Antiretrovirale Medikamente

Handelsname	Wirkstoff	Häufige Nebenwirkungen und Besonderheiten
Nukleosid-Reverse-Transkriptase-Inhibitoren (NRTI)		Übelkeit, Hautausschlag
Retrovir	AZT, Zidovudin	Anämie, Fieber, Grippegefühl
Zerit	d4T, Stavudin	Lipoatrophie, periphere Polyneuropathie
Videx	ddI, Didanosin	Lipoatrophie, periphere Polyneuropathie, Pankreatitis
Epivir	3TC, Lamivudin	sehr selten Rhabdomyolyse
Ziagen	ABC, Abacavir	Hypersensitivitätsreaktion (wenn HLA-B 5701 positiv)
Emtriva	FTC, Emtricitabin	s. Epivir
Viread	TDF, Tenofovir	Nierenschädigung
Combivir	AZT + 3TC	s. Retrovir und Epivir
Kivexa	ABC + 3TC	s. Ziagen und Epivir
Trizivir	AZT + 3TC + ABC	s. Retrovir, Epivir und Ziagen
Truvada	TDF + FTC	s. Viread und Epivir
Nicht-Nukleosid-Reverse-Transkriptase-Inhibitoren (NNRTI)		Hautausschlag, Leberwertveränderung
Viramune	NVP, Nevirapin	bei hoher CD4 Zellzahl kontraindiziert
Rescriptor	DLV, Delavirdin	in Deutschland nicht zugelassen
Sustiva	EFV, Efavirenz	Depression, Albträume, Suizidgefahr
Atripla	EFV, TDF, FTC	s. Sustiva, Viread, Epivir
Protease-Inhibitoren (PI)		adaptive Diarrhöen, Insulinrezeptor-Desensibilisierung, Fettstoffwechselstörungen (insbesondere Tryglyzeridämie), Hautausschlag
Crixivan	IDV, Indinavir/r	Nierensteine
Invirase	SAQ, Saquinavir/r	
Norvir	RTV, Ritonavir	
Viracept	NFV, Nelfinavir	in Westeuropa nicht mehr zugelassen
Kaletra	LPV, Lopinavir/r	
Telzir	APV, Fosamprenavir/r	
Reyataz	ATV, Atazanavir/r	Hyperbilirubinämie, Fettstoffwechsel gering beeinflusst
Aptivus	TPV, Tipranavir/2r	keine Kombination mit anderem PI
Prezista	TMC 114, Darunavir/r	
Integrase-Inhibitoren		
Isentress	RGV, Raltegravir	bisher kein spezifisches NW-Muster
Fusions-Inhibitoren (FI)		
Fuzeon	T20, Enfuvirtide	s. c.: Hautveränderungen an Einstichstelle
Co-Rezeptoren-Blocker		
Celsentri	MVC, Maraviroc	Tropismustest notwendig! (nur bei CCR5-tropen Viren wirksam, dual-trope oder CXCR4-trope Viren sind nicht sensibel), bisher kein spezifisches NW Muster

Therapiekontrolle: Eine wichtige Rolle spielen dabei die **CD4-Zellzahl** und die **Viruslast** (HIV-RNA), sog. **Surrogat-Marker. Regelmäßig Kontrollen** dieser Werte helfen, ein drohendes Therapieversagen zu erkennen und entsprechende Maßnahmen einzuleiten.

Therapiekontrolle: Eine wichtige Rolle spielen dabei die **CD4-Zellzahl** und die **Viruslast** (HIV-RNA). Sie werden auch als **Surrogat-Marker** (lat. surrogatum = Ersatz) bezeichnet, denn sie können indirekt Aufschluss über den Krankheitsverlauf und Therapieerfolg geben. Damit sind sie nicht nur für die Festlegung des Therapiebeginns, sondern auch zur Steuerung einer antiretroviralen Therapie von Bedeutung. **Regelmäßig Kontrollen** dieser Werte helfen, ein drohendes Therapieversagen zu erkennen und entsprechende Maßnahmen einzuleiten.

▶ **Merke:** Eine wichtige Voraussetzung für eine **funktionierende antiretrovirale Therapie** ist ein ausreichender Wirkstoffspiegel im Blut, damit die Virusvermehrung möglichst vollständig unterdrückt wird und so Resistenzbildungen vermieden werden können. Gründe für erniedrigte **Medikamentenspiegel** im Blut sind:

- unregelmäßig Einnahmen (Einnahmetreue von mind. 95 % ist erforderlich!)
- Wechselwirkungen mit anderen Medikamenten
- verminderte Resorption im Darm, beschleunigte Metabolisierung.

◀ Merke

Resistenzen: Durch die fortgesetzte Replikation von HIV unter bestehendem Selektionsdruck, der durch die **Medikamentenkombination** gegeben ist, entwickeln sich in der Regel resistente Virusstränge, die auch nach einem Wechsel der Therapie erhalten bleiben. Bei Wiederholung dieses Vorgangs kann relativ schnell eine Situation auftreten, die einer Multiresistenz gleichkommt. Mit Hilfe von **Resistenztests** (genotypisch oder phänotypisch) aus einer Blutprobe können heute eventuelle Resistenzen gegen bestimmte aktuell eingenommene Medikamente ermittelt und so möglicherweise eine optimal wirksame Therapie ausgewählt werden. Resistenztestungen sind in Deutschland inzwischen gut etabliert und sollten vor der ersten Therapieeinleitung (Infektion mit Wildtyp oder bereits resistentem Virus, in Deutschland zz. ca. 13 %) und vor jedem Therapiewechsel wegen Therapieversagens durchgeführt werden.

Resistenzen: Sie entstehen durch die fortgesetzte Replikation von HIV unter bestehendem Selektionsdruck, der durch die **Medikamentenkombination** gegeben ist. Mit Hilfe von **Resistenztests** (genotypisch oder phänotypisch) können Resistenzen ermittelt und die Therapie angepasst werden.

Prävention: Wichtigste präventive Maßnahme ist die permanente **Aufklärung** der Bevölkerung über Risikoverhalten und -situationen (z. B. Benutzung von Kondomen, sterile Nadeln, Schutzhandschuhe). Eine perinatale Infektion kann durch eine **medikamentöse Prophylaxe** und eine Sectio weitgehend vermieden werden.

Prävention: Wichtig ist die permanente **Aufklärung** der Bevölkerung über Risikoverhalten und -situationen. Eine perinatale Infektion kann durch eine **medikamentöse Prophylaxe** und eine Sectio weitgehend vermieden werden.

Postexpositionsprophylaxe (PEP): Sollte Prävention versagt haben, ist eine Postexpositionsprophylaxe zu erwägen. Bei gesichertem Risiko kann die Infektionswahrscheinlichkeit durch die 4-wöchige Einnahme einer ART um einen hohen Prozentsatz (> 80 %) gesenkt werden. Wichtige Faktoren sind: Zeit zwischen Risikokontakt und Einnahmebeginn (nur innerhalb maximal der ersten 48 Stunden nach Exposition sinnvoll, je kürzer, desto besser), Art des Risikos (Sexualpraktik, Blutmenge, Hohlnadel etc.), Menge des Virus der Quelle, Resistenzlage, Co-Infektionen (z. B. Lues oder Schistosomiasis als zusätzliche Störung der Schleimhautbarriere). Die Einnahme einer PEP sollte möglichst mit erfahrenen Beratern diskutiert werden.

Postexpositionsprophylaxe: Sollte Prävention versagt haben, ist eine Postexpositionsprophylaxe zu erwägen. Diese ist nur in den ersten (max.) 48 h nach Exposition sinnvoll.

Prognose: Obwohl keine Heilung von der HIV-Infektion in Sicht ist, hat sich die Prognose durch die Möglichkeiten der ART in den Industriestaaten stark verbessert. Wegen des kurzen überschaubaren Zeitabschnitts stehen bisher nur wenig belastbare Daten zur Verfügung, aber es kann davon ausgegangen werden, dass bei funktionierender ART eine normale Lebenserwartung denkbar ist. Weitere, bisher nicht bekannte Komplikationen durch Langzeitnebenwirkungen der ART sind jedoch nicht auszuschließen.

Prognose: Deutlich verbessert, genaue Daten stehen noch nicht zur Verfügung.

Internet-Links: www.rki.de, www.unaids.org (Epidemiologie), www.daignet.de (Leitlinien zur antiretroviralen Therapie), www.cdc.org, www.hiv.net.

6   Pilzinfektionen

Allgemeines

Pilze besitzen einen Zellkern mit Kernmembran, einen Nukleolus und Chromatin. Es werden **Dermatophyten** (Fadenpilze), **Hefen** (Sprosspilze) und **Schimmelpilze** unterschieden.

Bei **oberflächlichen** Mykosen (Haut, Schleimhäute, Nägel) treten nach Übertragung durch Hautschuppen chronische Hautmykosen (Tinea) auf. Bei **systemischen Mykosen** gelangt der Erreger meist über Lunge und Blutkreislauf in die Organe.

Als **opportunistische** Infektion treten sie nur bei geschwächtem Immunsystem auf.

Pilze besitzen einen Zellkern mit Kernmembran, einen Nukleolus und Chromatin, wodurch sie sich grundlegend von den Bakterien (ohne Zellkern) unterscheiden. Pathogene Pilze lösen als Parasiten im lebenden Gewebe Pilzinfektionen (Mykosen) aus. Es werden **Dermatophyten** (Fadenpilze), **Hefen** (Sprosspilze) und **Schimmelpilze** unterschieden.

Klinisch werden sie in **oberflächliche** Mykosen (Haut, Schleimhäute, Nägel, verursacht durch Dermatophyten) und **systemische** Mykosen eingeteilt. Nach indirekter Übertragung über Hautschuppen können chronische Hautmykosen (Tinea) an allen Körperteilen auftreten. Keratin dient dabei als Nahrungsgrundlage. Bei systemischen Mykosen gelangt der Erreger (z. B. Cryptococcus neoformans und verschiedene Aspergillen) meist über die Lunge in den Blutkreislauf und anschließend in die Organe.

Die pathogene Wirkung von Pilzen hängt von der Disposition und der Abwehrlage des Menschen ab. Als **opportunistische** Infektion treten sie nur bei geschwächtem Immunsystem auf (postoperativ, nach Transplantation oder Chemotherapie oder z. B. bei AIDS).

Zunächst kommt es zum Anhaften oder Eindringen von pathogenen Pilzen (Haut- oder Schleimhäute). Nur bei beeinträchtigter Immunabwehr besteht die Gefahr einer Invasion in die Blutbahn (Pilzsepsis).

6.1   Aspergillose

▶ **Allgemeines:** Aspergillose ist eine weltweit verbreitete Schimmelpilzinfektion. Sie kann eine Reihe von Erkrankungen auslösen (v. a. im Atmungstrakt) und betrifft meist immungeschwächte Patienten.

≡ J-6.1	Aspergillose						
Vorkommen	**Übertragungsweg**	**Kardinalsymptome**	**Komplikationen**	**Diagnostik**	**Therapie**	**Prophylaxe**	**Meldepflicht nach IfSG**
ubiquitär (Blumenerde)	Inhalation	Fieber bei Abwehrschwäche	hämatogene Streuung	Nachweis in Sputum und Bronchiallavage	Amphotericin B Voriconazol	keine Topfblumen bei Risikopatienten	besteht nicht

Epidemiologie und Pathogenese: Häufigster Erreger ist **Aspergillus fumigatus**. Je nach Abwehrlage und Sporendosis kommt es nach **Inhalation** der Sporen zu einer Besiedelung von Atemwegen oder Darmtrakt.

Epidemiologie und Pathogenese: Aspergillen sind ubiquitär vorkommende Schimmelpilze. Der häufigste Erreger ist **Aspergillus fumigatus**, seltener A. flavus. Der Übertragung erfolgt durch **Inhalation** von Sporen. Je nach Abwehrlage und Sporendosis kommt es zu einer Besiedelung von Mundhöhle, Nasennebenhöhlen, Atemwegen oder Darmtrakt; für den gesunden Menschen stellen Aspergillen i. d. R. keine Gefahr dar.

Klinik: Aspergillen können zu unterschiedlichen Krankheitsbildern führen:
- **Allergische Erkrankungen:** Sinusitis, Asthma bronchiale, Alveolitis.
- **Allergische bronchopulmonale Aspergillose (ABPA):** Bei Patienten mit atopischem Asthma oder zystischer Fibrose.
- **Aspergillom:** Besiedelung einer präformierten Höhle in der Lunge (z. B. einer tuberkulösen Kaverne).
- **Invasive Aspergillose:** Bei Immunsuppression und Granulozytopenie kommt es zum Befall verschiedener Organe, am häufigsten zu einer **invasiven pulmonalen Aspergillose** (Aspergillus-Pneumonie).

Klinik: Aspergillen können zu unterschiedlichen Krankheitsbildern führen. Im Vordergrund stehen Erkrankungen der Atemwege:
- **Allergische Erkrankungen:** Sinusitis, Asthma bronchiale, Alveolitis treten bei Allergien gegenüber Sporen auf.
- **Allergische bronchopulmonale Aspergillose (ABPA):** Sie tritt häufig bei Patienten mit atopischem Asthma oder zystischer Fibrose auf. Klinisch zeigen sich Bronchialasthma und rezidivierende Lungeninfiltrate.
- **Aspergillom (Pilzknoten):** Das Aspergillom entwickelt sich durch Besiedelung einer präformierten Höhle in der Lunge (z. B. nach Lungenabszess oder kavernöser Tbc). Die Höhle begrenzt das Wachstum und es kommt i. d. R. zu keiner invasiven Infektion. Symptome können Hämoptysen sein.
- **Invasive Aspergillose:** Diese Form entwickelt sich bei Immunsuppression (z. B. AIDS, Leukämien) und längerdauernder Granulozytopenie. Es kommt zu einem Befall verschiedener Organe, u. a. Lunge, Auge (Keratitis), Nasen-

⊚ J-6.1 | Aspergillom

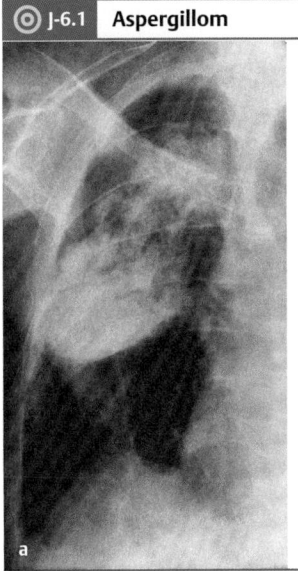
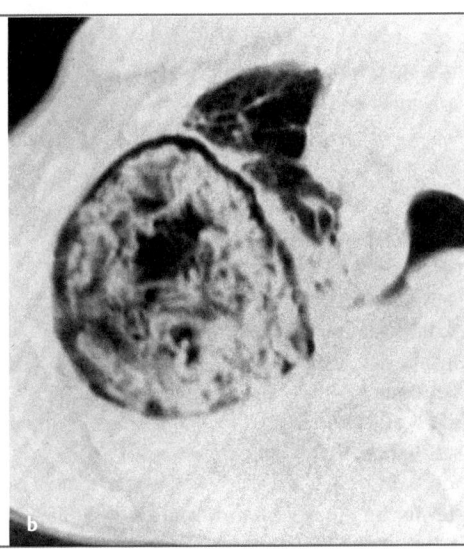

a Röntgen-Thorax-Übersicht: Aspergillom im rechten Lungenoberlappen in einer postoperativen Höhle.
b CT-Befund.

nebenhöhlen (Sinusitis), Niere, Herz (Endokarditis), Leber, Haut, Gehirn (hohe Letalität!). Die häufigste Form ist die **invasive pulmonale Aspergillose** (Aspergillus-Pneumonie); sie äußert sich lediglich durch Fieber und Husten, typische radiologische Zeichen fehlen.

Diagnostik: Der Erregernachweis in **Sputum** oder **Bronchiallavage** ist ohne klinische Bedeutung, bei AIDS-Patienten mit Symptomen ist er allerdings von Relevanz. Bei vermutetem Organbefall kann durch **Biopsien** die Diagnose bestätigt werden. Serologische Befunde sind wertlos, insbesondere bei immunsupprimierten Patienten sind sie unzuverlässig. Typische radiologische Zeichen fehlen. Das Aspergillom (Abb. **J-6.1a**) ist als Rundherd im **Röntgenthorax** erkennbar (wichtige DD: Lungenabszess oder kavernöse Tbc), zur weiteren Abklärung ggf. CT (Abb. **J-6.1b**).

Therapie: Aspergillome sollten wegen der Gefahr von schweren Hämoptysen **chirurgisch** entfernt werden. Die ABPA wird mit **oralen Glukokortikoiden** behandelt. Bei invasiver Aspergillose sind **Amphotericin B** oder **Voriconazol** Mittel der Wahl. Hierdurch wird aber lediglich eine Suppression und keine Elimination erreicht. Die Prognose ist durch die Immunsuppression limitiert.

Prophylaxe: Da Aspergillen ubiquitär vorkommen, ist eine Prophylaxe praktisch nicht möglich. Ob eine Reduktion der Kontamination durch Verbot von Blumentöpfen im Krankenzimmer erreicht werden kann, ist zweifelhaft.

Diagnostik: Der Erregernachweis in **Sputum** oder **Bronchiallavage** ist nur bei AIDS-Patienten mit Symptomen relevant. Bei vermutetem Organbefall ist eine **Biopsie** erforderlich. Die Serologie ist unzuverlässig. Das Aspergillom (Abb. **J-6.1**) ist als Rundherd im **Röntgenthorax** erkennbar.

Therapie: Aspergillome sollten **chirurgisch** entfernt werden. Die ABPA wird mit **oralen Glukokortikoiden** behandelt. Bei invasiver Aspergillose sind **Amphotericin B** oder **Voriconazol** Mittel der Wahl.

Prophylaxe: Da Aspergillen ubiquitär vorkommen, ist eine Prophylaxe praktisch nicht möglich.

6.2 Kandidose

6.2 Kandidose

▶ **Synonym:** Kandidamykose, Candidiasis

◀ Synonym

▶ **Allgemeines:** Kandidose ist eine durch Candidaspezies hervorgerufene Pilzerkrankung, die insbesondere bei Immundefizienz zu klinisch relevanten **(muko)kutanen** und **systemischen Erkrankungen** führen kann.

◀ Allgemeines

≡ J-6.2 | Kandidose

Vor-kommen	Übertragungs-weg	Kardinal-symptome	Komplika-tionen	Diagnostik	Therapie	Prophylaxe	Meldepflicht nach IfSG
ubiquitär	aus dem Darm aufsteigend	weißliche Beläge in Mund/Rachen, ggf. Ösophagus	Sepsis	Abstrich Biopsie	Amphotericin B Azolderivate lokal/systemisch	Amphotericin B bei Risikopatienten	besteht nicht

Epidemiologie und Pathogenese:
Candidaarten kommen als Kommensalen auf Haut/Schleimhaut oder im Darm vor. Betroffen sind vorwiegend Patienten mit **Abwehrschwäche** (v. a. AIDS); auch eine **Antibiotikatherapie** kann das Risiko einer Kandidose erhöhen.

Klinik: Zunächst Besiedelung von Haut und Schleimhäuten, ggf. systemische invasive Kandidose.
- **mukokutane Kandidose:** weiße Beläge in Mund/Rachen oder auf der Zunge (Abb. **J-6.2b**), retrosternale Schmerzen bei Ösophagusbefall, diffuse Rötungen (Abb. **J-6.2a**) bei Hautbefall.
- **systemische invasive Kandidose:** foudroyanter, septischer Verlauf. Augenhintergrund mit **Cotton-Wool-Herden**, Röntgenthorax mit **fleckförmigen Infiltraten**.

Diagnostik: Abstrich und **Kultur** bei mukokutaner Kandidose. **Endoskopie** bei V. a. Soor-Ösophagitis.

Nachweis von **Candida-Ag, Ak-Titeranstieg, Blutkulturen** und **Spiegelung des Augenhintergrunds** bei systemischer Kandidose. Ein Candida-Nachweis im Urin bei Leukozyturie und Mikrohämaturie ohne Bakteriurie macht eine Nierenbeteiligung wahrscheinlich.

Epidemiologie und Pathogenese: Candidaarten sind Sprosspilze und kommen als Kommensalen auf Haut/Schleimhaut oder im Darm vor (sehr häufig C. albicans, seltener C. tropicalis, C. glabrata). Betroffen sind vorwiegend Patienten mit **Abwehrschwäche**, insbesondere bei **AIDS** (s. S. 1104), auch Diabetes mellitus, chronischer Niereninsuffizienz, malignen Lymphomen, akuter Leukämien, Zytostatika- oder Kortikoidtherapie. Wird durch **Antibiotikatherapie** das Gleichgewicht der Darmflora verschoben, ist das Risiko einer Kandidose ebenfalls erhöht.

Klinik: Zunächst kommt es zu einer Besiedelung von Haut und/oder Schleimhäuten. Bei einer Verschlechterung der Abwehrlage kann sich eine systemische invasive Kandidose entwickeln.
- **mukokutane Kandidose:** Am häufigsten fallen an der Schleimhaut des Mundes, der Zunge oder des Rachens **weiße fleckige** oder **flächige**, schwer abstreifbare **Beläge** auf gerötetem Grund (Abb. **J-6.2b**) sowie rissige Mundwinkel auf. Retrosternale Schmerzen beim Schlucken können auf einen zusätzlichen Befall des Ösophagus hinweisen. Bei Hautbefall (v. a. intertriginös) können sich diffuse Rötungen bilden (Abb. **J-6.2a**).
- **systemische invasive Kandidose (Soor-Sepsis):** Sie verläuft bei Immunsupprimierten meist foudroyant, kann aber auch, besonders bei Venenverweilkathetern oder i. v. Drogenabusus, mit allgemeinem Krankheitsgefühl und undulierendem Fieber beginnen. Die klinischen Zeichen sind diskret, am Augenhintergrund können weißlich schimmernde Herde (**Cotton-Wool-Herde**), auf dem Röntgenthorax **fleckförmige Infiltrate** beobachtet werden.

Diagnostik: Die mukokutane Kandidose lässt sich schon aufgrund des klinischen Bilds meist eindeutig diagnostizieren, sie kann durch **Abstrich** und **Kultur** gesichert werden. Bei V. a. eine Soorösophagitis wird die **Endoskopie** Klärung bringen.

Der Nachweis von Candida-Antigen macht eine systemische Kandidose wahrscheinlich, beweisend ist ein Anstieg des Antikörper-Titers. Der Verdacht einer systemischen Kandidose sollte außerdem durch **Blutkulturen** abgeklärt werden. Negative Blutkulturen schließen den Verdacht zwar nicht aus, positive Blutkulturen allein beweisen aber auch nicht einen Organbefall. Bei bronchopulmonalen Streuherden sichert die Lungenbiopsie die Diagnose (s. S. 337). Eine **Spiegelung des Augenhintergrunds** ist auf jeden Fall erforderlich. Leukozyturie und Mikrohämaturie ohne Bakteriurie machen bei positiven Urinkulturen eine Nierenbeteiligung wahrscheinlich. Beachte: Candida findet sich zu 50 % auch im Stuhl Gesunder!

◎ J-6.2   Kandidose

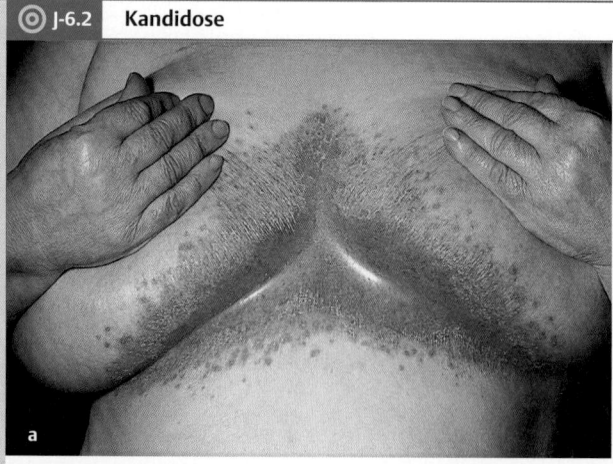
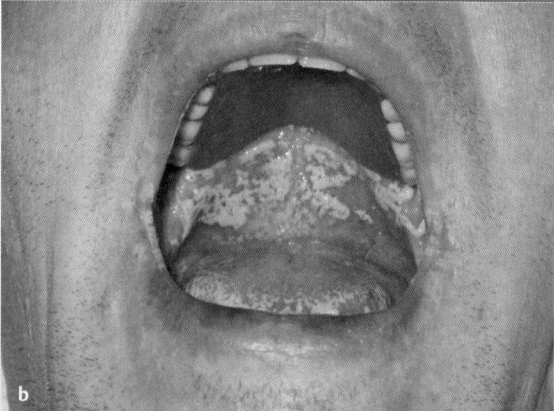

a **Submammäre Kandidose:** tiefrot verquollene Haut zentral und zahlreiche Papeln in der Peripherie des Herdes.
b **Orale Kandidose** (Mundsoor) mit massiven weißlichen Belägen an Wangen- und Rachenschleimhaut und Zunge bei einem Patienten mit AIDS.

Therapie: Bei Lokalisation in Mund oder Ösophagus ist eine **orale** Therapie mit **Amphotericin B** (mind. 4 ×/d) mit möglichst langer Verweildauer im Mund eventuell ausreichend.

Bei ausbleibender Wirkung der Lokaltherapeutika bzw. bei invasiver systemischer Kandidose ist die **systemische** Applikation von **Amphotericin B** (0,5 mg/kgKG/d), Fluconazol (200 mg/d) oder Caspofungin (initial 70 mg, dann 50 mg/d) für mindestens 10 Tage erforderlich. Die Therapie ist nach Erhalt der Resistenztestung zu modifizieren. Die Prognose wird weitestgehend von der Grunderkrankung bestimmt.

Prophylaxe: Wenn durch aggressive Zytostatikatherapie eine längerdauernde Myelosuppression zu erwarten ist, kann durch eine medikamentöse Prophylaxe mit **Amphotericin B** (oral) eine Reduktion der Candidabesiedlung im Gastrointestinaltrakt versucht werden.

Therapie: Bei Lokalisation in Mund oder Ösophagus ist **Amphotericin B** (**oral**) indiziert.

Bei invasiver Kandidose ist **Amphotericin B**, Fluconazol oder Caspofungin (**systemisch**) für mindestens 10 Tage erforderlich.

Prophylaxe: Bei aggressiver Zytostatikatherapie kann **Amphtericin B** (oral) prophylaktisch verabreicht werden.

7 Parasitäre Infektionen

Parasiten sind ein- oder mehrzellige Organismen, die sich als Schmarotzer auf Kosten ihres Wirtes ernähren. Der Mensch kann dabei **End**- (z. B. Filarien, Schistosomen) oder **Zwischenwirt** (z. B. Plasmodium, Echinococcus) sein.

Je nach Lokalisation der Parasiten unterscheidet man Endo- und Ektoparasiten. **Endoparasiten** leben im Inneren des Wirtes (Hohlräume, Blut, Gewebe verschiedener Organe) und können extrazellulär (z. B. Lamblien) oder intrazellulär (z. B. Malariaerreger) vorkommen. **Ektoparasiten** besiedeln dagegen die Oberfläche des Wirtes und ernähren sich von Hautgewebe oder Blut (z. B. Stechmücken, Zecken). Häufig spielen sie eine Rolle als Krankheitsüberträger (z. B. die Anophelesmücke bei Malaria).

Es gibt **pathogene** und **apathogene** Parasiten. Parasiten gleicher Morphe können aber auch bei unterschiedlichem Enzymbesatz sowohl pathogen als auch apathogen sein (z. B. Entamoeba histolytica/E. dispar). Je nach der Lebensweise unterscheidet man **fakultativ pathogene** (saprophytische Parasiten) und **obligat pathogene** Parasiten (rein parasitische Parasiten). Sie können periodisch oder permanent pathogen sein. Erkrankungen durch Protozoen und Helminthen werden unter dem Begriff der Parasitose subsumiert.

7.1 Protozoen-Infektionen

Protozoen sind einzellige Organismen. Aufgrund ihrer komplexen zytoplasmatischen Organellen und ihrer Mobilität werden sie bereits dem Tierreich zugeordnet. Die wichtigsten Gruppen humanpathogener Protozoen sind:
- **Rhizopoden:** z. B. Entamoeba histolytica
- **Flagellaten:** z. B. Lamblia intestinalis, Leishmania spp., Trypanosoma spp.
- **Sporozoen:** z. B. Plasmodium spp., Toxoplasma gondii

7.1.1 Amöbiasis

▶ **Allgemeines:** Amöbiasis wird durch das Protozoon Entamoeba histolytica verursacht und kann mit intestinalen und extraintestinalen Manifestationen einhergehen.

7 Parasitäre Infektionen

Parasiten ernähren sich als Schmarotzer auf Kosten ihres Wirtes. Der Mensch kann dabei **End**- oder **Zwischenwirt** sein.

Je nach Lokalisation des Parasiten unterscheidet man Endo- und Ektoparasiten. **Endoparasiten** leben im „Inneren" des Wirtes (extrazellulär oder intrazellulär). **Ektoparasiten** besiedeln dagegen die Oberfläche des Wirtes (häufig Krankheitsüberträger).

Es gibt **pathogene** und **apathogene** Parasiten. Je nach der Lebensweise unterscheidet man **fakultativ pathogene** (saprophytische Parasiten) und **obligat pathogene** Parasiten (rein parasitische Parasiten).

7.1 Protozoen-Infektionen

Die wichtigsten Gruppen humanpathogener Protozoen sind:
- **Rhizopoden:** z. B. Entamoeba histolytica
- **Flagellaten:** z. B. Lamblia intestinalis, Leishmania spp.
- **Sporozoen:** z. B. Plasmodium spp.

7.1.1 Amöbiasis

◀ Allgemeines

≣ J-7.1	Amöbiasis						
Vorkommen	**Übertragungsweg**	**Kardinalsymptome**	**Komplikationen**	**Diagnostik**	**Therapie**	**Prophylaxe**	**Meldepflicht nach IfSG**
Mensch Tropen/ Subtropen	fäkal-oral (Wasser, Nahrungsmittel)	bei > 90 % **keine** Dysenterie Sepsis (bei Leberabszess)	Darmblutung Darmwandamöbom Leberabszess	Stuhl Serologie Sonographie	Paromycin Nitroimidazole	Regeln der Hygiene	besteht nicht

Epidemiologie und Pathogenese: Für Entamoeba histolytica ist der Mensch das einzige Erregerreservoir. Die Zysten werden mit dem Stuhl ausgeschieden. Typische Infektionsquellen sind **Trinkwasser, rohes Gemüse** und **ungeschältes Obst**. Meist kommt es nur zur Besiedlung des Darms (**Infestation**), bei Eindringen in die Darmwand können eine **Amöbenruhr** oder **Leberabszesse** entstehen.

Klinik: Bei **Darmlumeninfestation** bestehen keine Beschwerden. Bei **Amöbenruhr** treten häufige, z. T. blutig-schleimige mit Tenesmen verbundene Stuhlentleerungen auf. Anfangs besteht ein Druckschmerz im rechten, später im linken Unterbauch.

▶ **Merke**

Komplikationen: Häufig kommt es zu **Darmblutungen**, selten bildet sich ein **Darmwandamöbom** mit Stenosen.

Bei Invasion in die Blutbahn können sich lebensgefährdende **Leberabszesse** bilden. Fieber, Druck- und Erschütterungsschmerz im rechten Oberbauch sind wegweisend. **Perforationen** in Pleuraraum, Perikard oder Bauchhöhle kommen sehr selten vor.

Diagnostik: Die **Reiseanamnese** sollte erfragt werden. **Zysten im Stuhl** (Abb. J-7.1a) sind häufig ein Zufallsbefund. Bei Amöbenruhr lassen sich **vegetative Formen** (Trophozoiten) im Stuhl nachweisen. Bei extraintestinaler Amöbiasis ist die **Serologie** erfolgversprechend, auch **bildgebende Verfahren** (Abb. J-7.1b. c) sind wegweisend.

Epidemiologie und Pathogenese: Entamoeba histolytica (*apathogen* E. dispar, *pathogen* E. dysenteriae) ist in den Tropen und Subtropen weit verbreitet. Der Mensch ist das einzige Erregerreservoir. Amöbenzysten werden mit dem Stuhl ausgeschieden und sind außerhalb des Menschen bis zu 10 Tagen infektiös. Typische Infektionsquellen sind **Trinkwasser, rohes Gemüse** und **ungeschältes Obst**. Nach der oralen Aufnahme der Zysten kommt es meist nur zu einer Besiedlung des Darmes ohne Infektion (**Infestation**). Insgesamt selten treten bei Eindringen der pathogenen Form in die Dickdarmschleimhaut oder die Blutbahn schwere, typische Krankheitsbilder wie **Amöbenruhr** oder **Amöbenleberabszesse** auf. Dies scheint vom Enzymbesatz der Amöbe abzuhängen.

Klinik: Bei > 90 % kommt es nach Zystenaufnahme nur zur **Darmlumeninfestation** ohne Beschwerden (E. dispar), lediglich bei Routineuntersuchungen werden Amöbenzysten im Stuhl nachgewiesen. Bei einer Invasion der Dickdarmschleimhaut (**Amöbenruhr**) entwickeln sich ein bis mehrere Wochen nach Infektion zunehmend dünnflüssige Stuhlgänge (in schwereren Fällen auch blutig-schleimig) mit meist 6–8 Entleerungen täglich, die häufig mit Tenesmen verbunden sind. Anfangs besteht ein Druckschmerz im Bereich des Zäkums, gelegentlich ist dort eine walzenförmige Resistenz zu tasten, die sich später in den Bereich von Colon descendens und Sigma verlagert. Fieber besteht selten.

▶ **Merke:** Die Symptome halten wenige Tage bis Wochen an, können aber auch jahrelang rezidivieren, bis es zur Spontanremission kommt.

Komplikationen: Bei etwa 20 % der Patienten mit Amöbenruhr treten infolge der Infektion Komplikationen auf. Häufig kommt es zu **Darmblutungen**, selten nur dehnt sich der Prozess tumorartig über die gesamte Dickdarmwand aus (**Darmwandamöbom**), was zu Stenosen führen kann.

Meist ohne vorherige Ruhrepisode kann als Folge der Amöbeninvasion in die Blutbahn nach mehreren Monaten oder Jahren eine extraintestinale Amöbiasis entstehen. Am häufigsten entwickeln sich lebensgefährdende **Leberabszesse**. Charakteristische Zeichen sind plötzlich hohes Fieber, schmerzbedingte Schonatmung und starker Druck- und vor allem Erschütterungsschmerz im rechten Oberbauch. **Perforationen** in Pleuraraum, Perikard oder Bauchhöhle sind sehr seltene Komplikationen.

Diagnostik: Bei Verdacht einer Amöbiasis (klinisches Bild) sollte die **Reiseanamnese** erfragt werden. Der parasitologische Nachweis von **Zysten im Stuhl** (Abb. J-7.1a) ist häufig ein Zufallsbefund (Infestation). Bei Amöbenruhr lassen sich im frischen Stuhl oder nach Fixation **vegetative Formen** (Trophozoiten) mikroskopisch nachweisen. Bei extraintestinaler Amöbiasis ist die Stuhluntersuchung selten erfolgreich. Hier ist die **Serologie** von großer Bedeutung, entweder als indirekte Immunfluoreszenz oder Hämagglutination. Wegweisend sind auch **bildgebende Verfahren** wie Sonographie oder CT (Abb. J-7.1b, c), die den raschen Nachweis von z. B. einem Leberabszess erlauben.

◉ **J-7.1 Amöbenleberabszess**

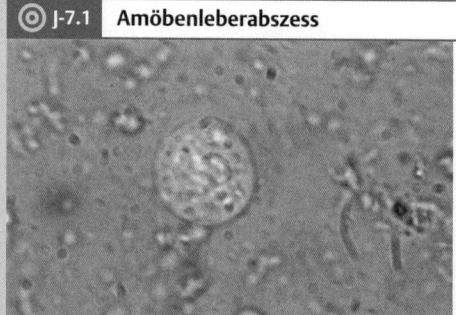

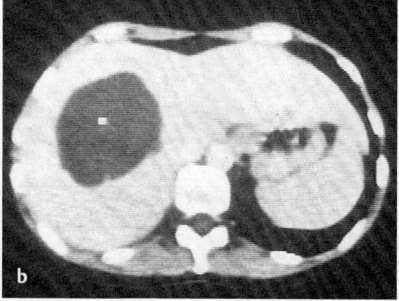

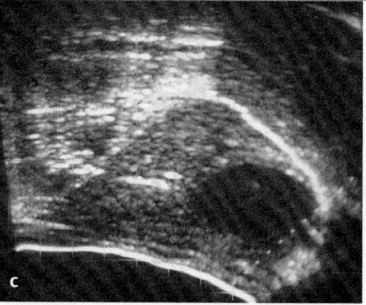

a Erregernachweis im Stuhl: Zyste von Entamoeba histolytica.

b Abdomen-CT: Amöbenabszess im rechten Leberlappen.

c Abdomen-Sonographie: Schnitt durch den rechten Leberlappen mit Amöbenabszess.

Therapie: Bei Darm**lumen**infestation (= innerhalb des Darmes) kann eine Behandlung mit **Paromycin** (mind. 5 Tage) erfolgen. Bei fraglich invasiver Form (= Darm**wand** mitbetroffen) sollte zusätzlich **Metronidazol** (3 × 400 mg/d über 10 Tage) eingesetzt werden.

Bei Amöbenruhr und extraintestinaler Manifestation (Leberabszess) haben sich Nitroimidazolderivate in höherer Dosierung bewährt, z. B. **Metronidazol** (3 × 800 mg/d über 10 Tage) oder **Tinidazol** (in Deutschland nicht mehr erhältlich). Im äußersten Notfall (drohende Ruptur) ist ggf. eine operative Intervention notwendig.

Prophylaxe: Die Grundregeln der Hygiene sollten eingehalten werden, d. h. Vermeiden von kontaminierten Lebensmitteln oder nicht abgekochtem Wasser.

Therapie: Die Darm**lumen**infestation kann mit **Paromycin** behandelt werden, zusätzlich evtl. **Metronidazol.**

Bei Amöbenruhr und extraintestinaler Manifestation: Behandlung mit **Metronidazol** oder **Tinidazol.**

Prophylaxe: Es gelten die Grundregeln der Hygiene.

▶ **Klinischer Fall:** Ein 35-jähriger sportlich durchtrainierter Mann war für 3 Tage beruflich in Mogadishu, Somalia, eingesetzt. 4 Monate später verspürte er beim morgendlichen Fitness-Training einen stechenden Schmerz im rechten Oberbauch. Drei Tage später stieg die Körpertemperatur nach Schüttelfrost auf 39 °C an, der Schmerz im rechten Oberbauch wurde permanent. Bei der Oberbauchsonographie fiel ein fast echofreier Bezirk im rechten Leberlappen auf, daraufhin erfolgte die Einweisung mit dem Verdacht eines Leberabszesses. Es bestand eine Leukozytose von 18/nl, die alkalische Phosphatase war deutlich und die γ-GT mäßig erhöht, Bilirubin normal. Klinisch war ein ausgeprägter Erschütterungsschmerz über der rechten unteren Thoraxhälfte auszulösen. Daraufhin wurde die Behandlung mit 3 × 750 mg Metronidazol i. v. täglich begonnen. Nach 36 Stunden war der Patient fieberfrei. Parasitologische Stuhluntersuchungen konnten keine vegetativen Formen oder Zysten nachweisen, die serologischen Parameter waren aber deutlich erhöht. Die nachträgliche Befragung ergab, dass zwar eine Anlage zur Trinkwasseraufbereitung vorhanden war, aber zum Zähneputzen Leitungswasser verwendet wurde.

Die Behandlung wurde für insgesamt 10 Tage fortgesetzt. Die Laborparameter normalisierten sich und die Abszessgröße war auf ein Drittel zurückgegangen; daraufhin erfolgte die Entlassung. Während der monatlichen Kontrolluntersuchungen verkleinerte sich der Defekt kontinuierlich und war nach 6 Monaten nicht mehr nachweisbar. Die serologischen Parameter blieben deutlich positiv.

7.1.2 Lambliasis

7.1.2 Lambliasis

▶ **Allgemeines:** Lambliasis ist eine durch das Protozoon Lamblia intestinalis (Giardia lamblia) verursachte Durchfallerkrankung.

◀ **Allgemeines**

≡ J-7.2	Lambliasis						
Vorkommen	Übertragungsweg	Kardinal-symptome	Komplika-tionen	Diag-nostik	Therapie	Prophylaxe	Meldepflicht nach IfSG
weltweit Tropen/Subtropen	fäkal/oral (Wasser, Nahrungsmittel)	Durchfall	Malabsorption	Stuhl	Metronidazol	Regeln der Hygiene	§§ 6 und 7 (s. S. 1037)

Epidemiologie und Pathogenese: Lamblien kommen weltweit vor, bevorzugt in den Tropen und Subtropen. Zysten sind außerhalb des Körpers bei niedrigen Temperaturen für mehrere Wochen infektionsfähig. Die Übertragung erfolgt vorwiegend durch kontaminiertes **Trinkwasser**, seltener durch Nahrungsmittel. Bereits die Aufnahme weniger Zysten führt zur Infektion mit Vermehrung im Duodenum und Jejunum. Die Lamblien haften an der Mukosa an und führen dort zu einer Störung der Digestion und Resorption mit Durchfällen. Vermehrung und Elimination der Lamblien sind von Alter, Ernährungszustand und Immunstatus des Infizierten abhängig.

Epidemiologie und Pathogenese: Lamblien kommen weltweit vor, bevorzugt in den Subtropen und Tropen. Bereits die Aufnahme von wenigen Zysten mit **Trinkwasser** (seltener Nahrungsmittel) führt zur Infektion mit Vermehrung im Duodenum und Jejunum.

Klinik: Die Inkubationszeit der Lambliasis ist mit 3–42 Tagen außerordentlich variabel, ebenso wie Ausmaß (Schleim) und Dauer der Durchfälle (häufig wechselnde rezidivierende Stuhlunregelmäßigkeiten).

Häufig kommt es zu einer langsam zunehmenden Zahl an **breiigen**, im Laufe der Zeit **glänzenden** und **faulig-säuerlich** riechenden **Stuhlentleerungen**. Im Vordergrund stehen Zeichen der Malabsorption mit Gewichtsverlust und Schwäche.

In **hochakuten Fällen** treten bereits nach wenigen Tagen zahlreiche wässrige, säuerlich riechende, z. T. blutig-schleimige Stuhlentleerungen auf, die nicht von Tenesmen und fast nie von Fieber begleitet sind. Auch ohne Behandlung sistieren die Durchfälle nach einigen Wochen.

Klinik: Die Inkubationszeit der Lambliasis beträgt 3–42 Tagen.

Häufig sind **breiige, glänzende, faulig-säuerlich** riechende **Entleerungen** mit Gewichtsverlust und Schwäche.

In **hochakuten Fällen** treten nach wenigen Tagen zahlreiche Stuhlentleerungen ohne Schmerzen auf, selten mit Fieber.

Diagnostik: Mikroskopisch sind **im Stuhl** Zysten und Trophozoiten nachzuweisen. Nur selten ist ein Nachweis im **Duodenalaspirat** oder in **Biopsien** notwendig. Die Serologie ist nicht verwertbar.

Therapie: Nitroimidazolderivate (z. B. **Metronidazol**) führen in wenigen Tagen zur Besserung.

Prophylaxe: Es gelten die Grundregeln der Hygiene.

7.1.3 Leishmaniosen

▶ **Allgemeines**

Diagnostik: Im Durchfallstadium finden sich mikroskopisch **im Stuhl** neben Zysten auch Trophozoiten. Nur in sehr seltenen Fällen ist ein Nachweis im **Duodenalaspirat** oder in **Biopsien** von Dünndarmschleimhaut notwendig. Zysten finden sich bisweilen als Zufallsbefund, ohne dass Krankheitssymptome bestehen. Da die Zystenzahl stark schwanken kann, sollte die parasitologische Untersuchung mehrmals wiederholt werden. Serologische Parameter sind nicht verwertbar.

Therapie: Nitroimidazolderivate, z. B. **Metronidazol** (3 × 400 mg/d p. o. über 7 Tage) oder **Tinidazol** (in Deutschland nicht mehr erhältlich) führen in wenigen Tagen zu klinischer Besserung und Elimination der Lamblien.

Prophylaxe: Es gelten die Grundregeln der Hygiene, d. h. nicht abgekochtes Trinkwasser und kontaminierte Lebensmittel vermeiden.

7.1.3 Leishmaniosen

▶ **Allgemeines:** Leishmaniosen sind durch Mückenstich übertragene, chronisch verlaufende Infektionen mit Protozoen der Gattung Leishmania (L. donovani, L. tropica und major).

≡ J-7.3   Leishmaniasis

Vor-kommen	Übertra-gungsweg	Kardinalsymptome	Komplika-tionen	Diagnostik	Therapie	Prophylaxe	Meldepflicht nach IfSG
Südeuropa Afrika Asien Zentral-/Südamerika	Stich der Schmetter-lings- oder Sandmücke	**Kala-Azar:** Fieber, Hepatosplenome-galie, Panzytopenie	Blutungen Sekundär-infektionen	Knochenmark Serologie Blutbild	liposomales Amphotericin Miltefosin	Hunde (Erreger-reservoir) kontrollieren	besteht nicht
		Orientbeule: Papel, Knoten	keine	Stanzbiopsie	5-wertige Antimon-präparate Paromomycin		

Epidemiologie und Pathogenese: Leishmanien werden durch den Stich von infizierten Schmetterlings- oder Sandmücken übertragen.

Sie kommen in Asien, Mittel-/Südamerika und Afrika vor, Kala-Azar auch im **Mittelmeerraum**.

Klinik: Es werden 3 klinische Formen unterschieden:
- **viszerale Form (Kala-Azar):** Zunächst treten **Fieber** (anfangs remittierend, später undulierend), **Splenomegalie**, Gewichtsverlust, Husten oder Durchfall auf. Später kommen **Hepatosplenomegalie** und **Lymphknotenschwellungen** hinzu. Leichtere Infektionen können spontan ausheilen; bei unbehandelten Fällen ist der Ausgang meist tödlich.
- **kutane Form (Orientbeule):** Zunächst entwickelt sich eine **Papel** (Abb. **J-7.2**), später ein **Knoten**.

- **mukokutane Form (amerikanischer Typus):** Metastatische Erscheinungen an Mund- und Nasenmukosa, oft mykotische Infektionen.

Epidemiologie und Pathogenese: Leishmanien werden durch den Stich von Schmetterlings- oder Sandmücken (Phlebotomen) übertragen. Anschließend vermehren sich die Erreger in den Zellen des retikuloendothelialen Systems. Durch Suppression der zellulären Abwehr werden Vermehrung und Ausbreitung der Erreger begünstigt.

Das Verbreitungsgebiet der Leishmania sind Asien, Mittel- und Südamerika und Afrika, Kala-Azar (s. Klinik) kommt darüberhinaus auch im gesamten **Mittelmeerraum** endemisch vor. Das Erregerreservoir stellen dort insbesondere Hunde dar.

Klinik: Es werden 3 klinische Formen unterschieden:
- **viszerale Form (Kala-Azar):** Bei Europäern kommt es meist 2–4 Monate (Minimum 10 Tage, Maximum 9 Monate) nach dem Stich der Schmetterlings- oder Sandmücke zu schleichend beginnenden Symptomen mit **Fieber** und starkem Schwitzen, gelegentlich auch zu raschem Temperaturanstieg bis 40 °C mit Schüttelfrost sowie **Splenomegalie**, Gewichtsverlust, Husten oder Durchfall. Das Fieber zeigt anfangs remittierenden Charakter, später ist es undulierend mit längeren fieberfreien Intervallen (s. S. 1039). Im weiteren Verlauf sind eine starke Beeinträchtigung des Befindens und ein erheblicher Gewichtsverlust zu beobachten. Es entwickeln sich **Hepatosplenomegalie** und **Lymphknotenschwellungen**. Leichtere Infektionen können spontan ausheilen, bei unbehandelten Fällen kommt es jedoch in bis zu 75 % – meist durch zusätzliche Infektionen – zum tödlichen Ausgang.
- **kutane Form (Orientbeule):** An der Stichstelle entwickelt sich zunächst eine **Papel** auf erythematösem Grund (Abb. **J-7.2**), gelegentlich mit zentraler Nekrose. Daraus entwickelt sich ein **Knoten**, der in Wochen bis Monaten einen Durchmesser von 1–5 cm erreicht.
- **mukokutane Form (amerikanischer Typus):** Metastatische Erscheinungen treten an der Mukosa des Mundes und der Nase auf, relativ häufig kommen mykotische Infektionen vor.

◎ J-7.2	**Kutane Leishmaniose (a), Erregernachweis im Knochenmarkausstrich (b)**

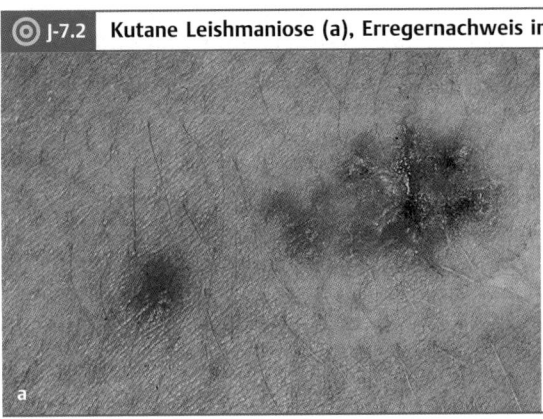 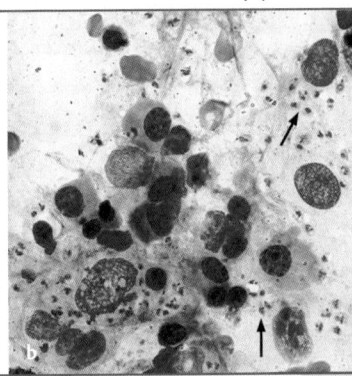

a Erythematöses Infiltrat am Oberschenkel eines 12-jährigen Mädchens nach einem Urlaub in Südspanien. Die größere Effloreszenz zeigt den Zustand nach Probeexzision.
b Knochenmarkausstrich mit zahlreichen Makrophagen, die Leishmanien (Pfeile) enthalten.

Diagnostik: Die allgemeinen **Labordaten** zeigen bei Kala-Azar folgende Befunde: deutlich beschleunigte Blutsenkung, Granulo- und Thrombozytopenie, zunehmende hyperchrome, makrozytäre Anämie, Hypalbuminämie und Hyperbilirubinämie.

Neben dem **direkten Erregernachweis** in Knochenmarks-, Leber- oder Milzpunktat (Abb. **J-7.2b**) sind **serologische Tests** bei den meist vorhandenen hohen Antikörperkonzentrationen beweisend. Bei kutaner Form ist eine tiefe **Stanzbiopsie** notwendig, da sich die Erreger nur in den tiefen Schichten der Hautläsionen finden lassen. Antikörper werden nicht gebildet.

Therapie: Für die medikamentöse Therapie von Kala-Azar und der mukokutanen Leishmaniose wird heute als Mittel der Wahl **liposomales Amphotericin B** eingesetzt, Mittel der 2. Wahl ist **Miltefosin**. Daneben kommen 5-wertige Antimonpräparate zum Einsatz (Mittel der 3. Wahl).

Die unkomplizierte Orientbeule kann innerhalb von Monaten spontan unter Hinterlassung einer Narbe abheilen. Nur bei zu erwartender Entstellung kann eine **periläsionäre Umspritzung** mit Pentostam (Antimonpräparat) versucht werden.

Prävention: Die Bekämpfung des Erregerreservoirs (Hund) und der Schmetterlings- oder Sandmücken sind neben der Vermeidung von Stichen zurzeit die einzigen Präventionsmöglichkeiten.

Diagnostik: Im **Labor** finden sich eine beschleunigte BSG, Granulo- und Thrombozytopenie, Anämie, Hypalbuminämie und Hyperbilirubinämie

Direkter Erregernachweis in Knochenmarks- oder Leberpunktat (Abb. **J-7.2b**) und **serologische Tests** sind beweisend. Bei kutaner Form ist eine tiefe **Stanzbiopsie** notwendig.

Therapie: Kala-Azar und die mukokutane Leishmaniose werden mit **liposomalem Amphotericin B** (1. Wahl) oder Miltefosin (2. Wahl) behandelt.

Die unkomplizierte Orientbeule heilt meist innerhalb von Monaten spontan ab, evtl. **periläsionäre Umspritzung** mit Pentostam.

Prävention: Bekämpfung des Erregerreservoirs (Hund) und Vermeidung von Stichen.

7.1.4 Malaria

▶ **Allgemeines:** Malaria ist eine durch Plasmodien verursachte **fieberhafte Infektionskrankheit**. Die Erreger werden durch den Stich einer infizierten Anophelesmücke mit dem Speichel übertragen. Es gibt 3 Malariaformen, die durch verschiedene Plasmodienarten ausgelöst werden (Tab. **J-7.4**).

7.1.4 Malaria

◀ **Allgemeines**

≡ J-7.4	**Malaria**						
Erreger	*Übertragungsweg*	*Kardinalsymptome*	*Komplikationen*	*Diagnostik*	*Therapie*	*Prophylaxe*	*Meldepflicht nach IfSG*
Plasmodium falciparum (Malaria tropica)	Stechmücken	Fieber Kopfschmerz	Nierenversagen, Koma, Schock Lungenödem	Blutausstrich „dicker" Tropfen	Chloroquin Mefloquin Atovaquon + Proguanil Artemether + Lumefantrin Chinin	Schutz vor Mückenstich medikamentöse Prophylaxe	§ 7 (s. S. 1037)
Plasmodium vivax/ovale (Malaria tertiana)			späte Rezidive				
Plasmodium malariae (Malaria quartana)			nephrotisches Syndrom				

◉ J-7.3   Endemiegebiete der Malaria (nach WHO 2007)

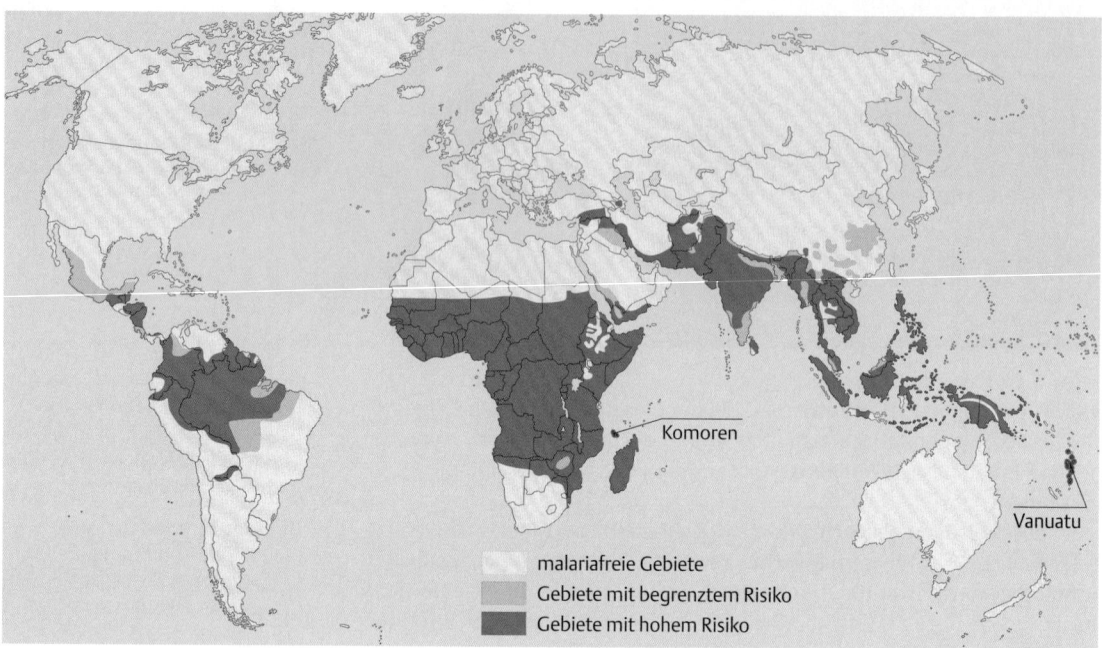

Komoren

Vanuatu

malariafreie Gebiete

Gebiete mit begrenztem Risiko

Gebiete mit hohem Risiko

Relevante Risikogebiete wie auch bestehende Resistenzlagen unterliegen Veränderungen. Eine Länderkarte mit Risikobeschreibungen und Empfehlungen zu Therapie und Prophylaxe kann z. B. unter www.dtg.org/länder.html eingesehen werden.

Epidemiologie und Pathogenese: Malaria ist die weltweit häufigste Infektionskrankheit. In den **Endemiegebieten** (Abb. **J-7.3**) sind eine zunehmende Erkrankungshäufigkeit und eine hohe Letalität festzustellen.

Plasmodien sind auf die weibliche Anophelesmücke für die **geschlechtliche** und den Menschen für die **ungeschlechtliche Vermehrung** angewiesen.

Nach dem Stich einer infizierten Mücke gelangen Sporozoiten über die Blutbahn in die **Leberzelle**, wo die ungeschlechtliche Vermehrung abläuft. Nach 1–2 Wochen werden Merozoiten aus der Leberzelle in die Blutbahn freigesetzt und infizieren **Erythrozyten**. Dort erfolgt erneut eine ungeschlechtliche Vermehrung. Nach Freisetzung der Merozoiten werden wiederum neue Erythrozyten befallen. Einige Merozoiten differenzieren zu Gametozyten und reifen nach erneuter Aufnahme durch die Mücke in deren Magen-Darm-Trakt aus (Abb. **J-7.4**).

Mit dem Untergang der Erythrozyten beginnt die **klinische Symptomatik** (Fieber, Kopf- und Muskelschmerzen).
- **Malaria tertiana:** Fieberschübe jeden **2. Tag**
- **Malaria quartana:** Fieberschübe jeden **3. Tag**

Epidemiologie und Pathogenese: Malaria ist weltweit die bedeutendste und häufigste Infektionskrankheit mit **Endemiegebieten** in Afrika, Asien, Mittel- und Südamerika (Abb. **J-7.3**). In diesen Gebieten (insbesondere Afrika) sind eine zunehmende Erkrankungshäufigkeit und eine hohe Letalität (v. a. Kinder, Schwangere) festzustellen. Nach Schätzungen der WHO erkranken jährlich 300–500 Mio. Menschen an Malaria, 1 Mio. Menschen sterben jährlich an den Folgen der Infektion (ca. 75 % davon sind Kinder aus Afrika).

Alle Plasmodienarten durchlaufen den gleichen Entwicklungszyklus und sind dabei auf zwei Wirte angewiesen: die weibliche Anophelesmücke für die **geschlechtliche** (sexuelle) und den Menschen für die **ungeschlechtliche** (asexuelle) **Vermehrung**.

Durch den Stich der infizierten Anophelesmücke gelangen mit deren Speichel Sporozoiten über die menschliche Blutbahn in die **Leberzellen**, wo die ungeschlechtliche Vermehrung abläuft (**exo-erythrozytäre Phase**). Die Sporozoiten differenzieren sich zu Schizonten (**Gewebeschizont**), die wiederum mehrere Tausend Merozoiten enthalten. Nach ca. 1–2 Wochen (7 Tage bei P. falciparum und P. vivax/ovale, 14 Tage bei P. malariae) werden diese aus der Leberzelle in die Blutbahn freigesetzt und gelangen durch Endozytose in die **Erythrozyten** (**erythrozytäre Phase**). Dort kommt es erneut zur Vermehrung, wobei hier der Schizont (**Blutschizont**) nur ca. 8–16 Merozoiten enthält. Der erythrozytäre Vermehrungszyklus dauert bei P. falciparum, vivax und ovale 48 Stunden, bei P. malariae 72 Stunden. Anschließend platzt der befallene Erythrozyt, sodass erneut 8–16 weitere Erythrozyten befallen werden. Einige Merozoiten differenzieren zu Gametozyten, die sich nach erneuter Aufnahme durch die Mücke (Blutmahlzeit) in deren Magen-Darm-Trakt in das Infektionsstadium, die Sporozoiten, umwandeln, die anschließend in die Speicheldrüsen der Mücke wandern (Abb. **J-7.4**).

Erst bei Untergang der befallenen Erythrozyten, d. h. nach 1–2 Wochen bei Malaria tropica, nach 1–3 Wochen bei M. tertiana, entstehen durch toxische Parasitenbestandteile **grippeähnliche Symptome** wie Fieber, Kopf- und Muskelschmerzen.

Durch Synchronisation entwickeln sich bei P. vivax, ovale und malariae die typischen klinischen Krankheitsbilder mit **Fieberschüben** jeden **2. Tag** (**Malaria**

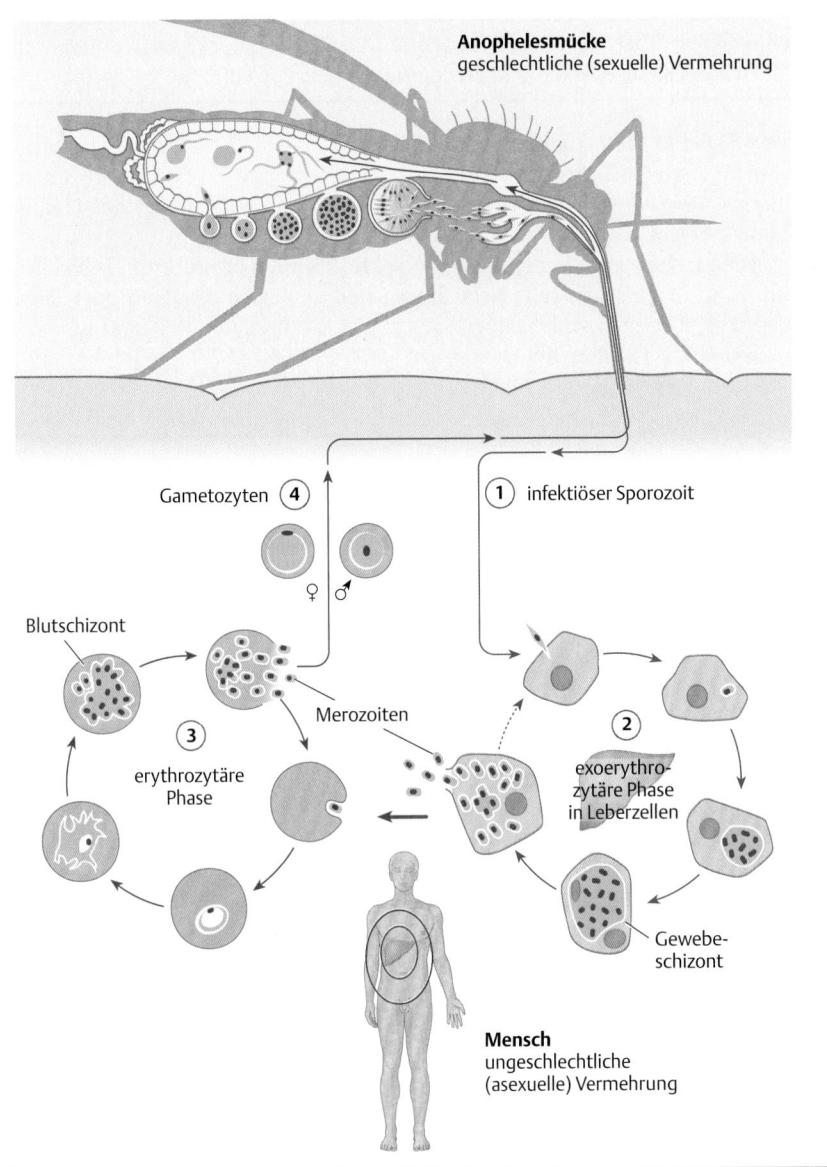

Anophelesmücke
geschlechtliche (sexuelle) Vermehrung

Gametozyten ④

① infektiöser Sporozoit

♀ ♂

Blutschizont

Merozoiten

③
erythrozytäre
Phase

exoerythro-
zytäre Phase
in Leberzellen

②

Gewebe-
schizont

Mensch
ungeschlechtliche
(asexuelle) Vermehrung

tertiana) oder jeden **3. Tag** (**Malaria quartana**). Die **Malaria tropica** verläuft **foudroyant**. Typisch ist daher ein **unregelmäßiger** Fieberverlauf.

Klinik: Nach einer von der Parasitenspezies abhängenden Inkubationszeit (ca. 1–3 Wochen, bei Malaria quartana ggf. deutlich länger) sind die Anfangssymptome nur uncharakteristisch und **grippeähnlich:** Fieber, Schüttelfrost, Kopf- und Muskelschmerzen, allgemeines Krankheitsgefühl.
Bei **Malaria tertiana** und **quartana** entwickeln sich in der 1. Krankheitswoche die **typischen Fieberschübe:** jeden 2. Tag (48 h) bei Malaria tertiana oder jeden 3. Tag (72 h) bei Malaria quartana. Hier hat das Betrachten des Fieberverlaufs seinen wegweisenden Sinn. Im fortgeschrittenen Stadium kann sich eine Splenomegalie entwickeln.
Bei **Malaria tropica** entsteht insbesondere bei nichtimmunen Patienten ein **foudroyant** verlaufendes Krankheitsbild ohne regelmäßigen Fieberverlauf. Wird die Malaria tropica nicht rechtzeitig erkannt, können sich lebensgefährliche Komplikationen (Thrombozytopenie, akute Niereninsuffizienz, Somnolenz, Kreislaufinsuffizienz) entwickeln, die innerhalb weniger Tage zu einem irreversiblen **Multiorganversagen** führen können. Die akute Niereninsuffizienz und das zerebrale Koma sind die Haupttodesursachen.

- **Malaria tropica:** unregelmäßige Fieberschübe, foudroyanter Verlauf.

Klinik: Nach 1–3 Wochen treten **grippeähnliche** Symptome auf.

Bei **Malaria tertiana** und **quartana** entstehen die **typischen Fieberschübe** jeden 2. Tag (Malaria tertiana) oder jeden 3. Tag (Malaria quartana). Im fortgeschrittenen Stadium ggf. Splenomegalie.

Die **Malaria tropica** verläuft **foudroyant** ohne regelmäßigen Fieberverlauf und kann zu lebensgefährlichen Komplikationen (z. B. Thrombozytopenie, akuter Niereninsuffizienz, Kreislaufversagen) mit irreversiblem **Multiorganversagen** führen.

▶ **Merke:** Da die typischen regelmäßigen Fieberschübe bei der Malaria tropica fehlen, ist das Risiko einer Fehldiagnose hoch. Daher sollte grundsätzlich bei Auftreten der Anfangssymptome (v. a. im Zusammenhang mit sonnengebräunter Haut) nach Reisen in Malariagebiete gefragt werden, um ggf. möglichst schnell die entsprechende Diagnostik einleiten zu können.

Verlauf: Bei **Malaria tropica** und **Malaria quartana** können nach wenigen Wochen Rekrudeszenzen entstehen. Bei **Malaria tertiana** sind Spätrezidive möglich (nach Monaten oder Jahren).

Verlauf: Bei **Malaria tropica** und **Malaria quartana** können durch intra-erythrozytär persistierende Erreger innerhalb von Wochen erneut Symptome entstehen (sog. **Rekrudeszenzen**), wenn durch die Therapie keine ausreichende Elimination erreicht wurde.
Bei **Malaria tertiana** werden dagegen **späte Rezidive** beobachtet, da Pl. vivax und ovale in der Leberzelle persistieren und erst nach Monaten oder Jahren aus den Leberzellen eine Neubesiedlung von Erythrozyten gestartet wird.

Diagnostik: Allgemeine Labordaten (**Leukozytopenie**, **Thrombozytopenie**) können wegweisend sein.

Bei V. a. eine Malaria muss unverzüglich im **Blutausstrich** (Abb. **J-7.5**) oder im **dicken Tropfen** (Abb. **J-7.6**) nach Plasmodien gesucht werden.

Diagnostik: Allgemeine Labordaten haben bestenfalls wegweisenden Charakter. Typisch sind eine **Leukozytopenie** mit Linksverschiebung und eine **Thrombozytopenie**. BSG und CRP sind bei akuten Fällen von Malaria tropica normal. Im fortgeschrittenen Fall ist eine Transaminasenerhöhung möglich.
Bei V. a. eine Malaria muss unverzüglich der mikroskopische Nachweis der Erreger im Blut erfolgen, entweder im **Blutausstrich** (Abb. **J-7.5**) oder im sog. **dicken Tropfen** (Abb. **J-7.6**). Während der Nachweis von Plasmodien für das Vorliegen einer Malaria beweisend ist, **schließt ein negatives Ergebnis diese Erkrankung nicht aus**. Bei klinischem Verdacht und negativem Ergebnis ist daher eine wiederholte Blutuntersuchung indiziert.

◎ J-7.5 **Blutausstrich bei Malaria**

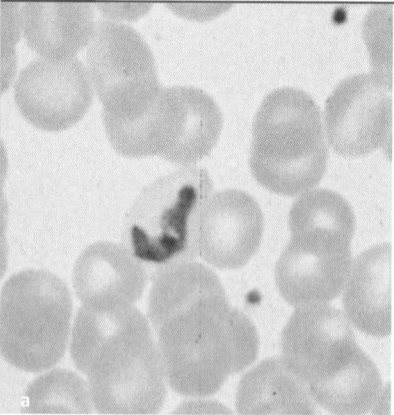

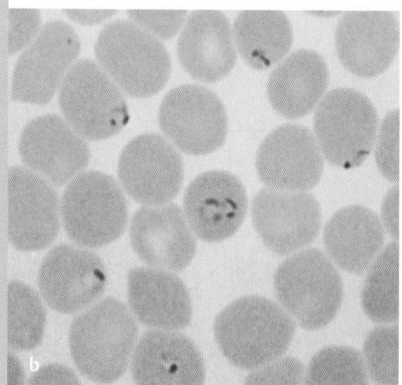

a Blutausstrich mit Gametozyt Malaria tertiana (Gametozyten sind selten nachweisbar).
b Blutausstrich bei Malaria tropica (zahlreiche Plasmodien intraerythrozytär mit typischer Siegelringform).

◎ J-7.6 **Dicker Tropfen**

rt wird. Das Hämoglobin
Parasiten und Leukozyte
parent gewordenen Blutfilm
reiskorngroße Tropfen Kap
nommen kurz vor einem
einem sauberen Objektträ
mindestens 15 mm Dur   **a**

„dicke Tropfen" muß unfi
an ein geeignetes Laborat
den. Bei dring   Fällen
und nach   her V
ung w   e Trop
Giem   ropfen
phos   tes destill   **b**

a „Dicker Tropfen" heißt nicht, dass so viel Blut wie möglich auf den Objektträger gebracht wird, sondern dass der Tropfen lose ausgestrichen wird (ca. Größe eines Euros). Der Ausstrich wurde korrekt durchgeführt, wenn man gerade noch durchsehen kann. Im Vergleich zum dünnen Blutausstrich werden hier die Plasmodien um das 10-fache angereichert, sodass bereits geringe Parasitenzahlen entdeckt werden können. Für die Differenzierung der Plasmodienspezies ist eher der dünne Blutausstrich geeignet.
b „Falschbeispiel", der Blutstropfen ist viel zu dick (vgl. **a**).

▶ **Merke:** Die **Blutabnahme** muss **sofort** erfolgen, nicht in Abhängigkeit von der Körpertemperatur.

Die **Serologie** hinkt der akuten Erkrankung hinterher, sie gibt nur Hinweise auf eine früher durchgemachte Malaria und ist nur bei Rezidiv einer Malaria tertiana oder quartana positiv. Zur Artdiagnose ist sie nicht geeignet.

Die **Serologie** gibt nur Hinweise auf eine früher durchgemachte Malaria.

Therapie: Die Therapie der Malaria ist abhängig von der jeweils vorliegenden Malariaform, der Resistenzlage und vom klinischen Bild:

- **Malaria tertiana und quartana:** Mittel der Wahl ist **Chloroquin**. Bei der Malaria tertiana wird eine anschließende Rezidivprophylaxe mit **Primaquin** empfohlen, um eventuell vorhandene Leberformen abzutöten (ambulante Therapie).
- **Malaria tropica:** Die Therapie wird hier durch die in allen Endemiegebieten zunehmend aufgetretenen Resistenzen erschwert. Ist keine Chloroquinresistenz anzunehmen, erfolgt eine orale Therapie mit Chloroquin. Nach Rückkehr aus Ländern mit Chloroquinresistenz sollte mit Mefloquin oder Artemether + Lumefantrin oder Atovaquon + Proguanil behandelt werden. **Chinin** (alternativ Artesunat – in Deutschland nicht zugelassen) ist Mittel der Wahl für die komplizierte Malaria tropica. Die Behandlung der unkomplizierten Malaria tropica sollte stationär, die der komplizierten Form immer auf Intensivstation erfolgen.

Therapie:
- **Malaria tertiana und quartana:** Mittel der Wahl ist **Chloroquin**. Bei Malaria tertiana ist eine Rezidivprophylaxe mit **Primaquin** indiziert.

- **Malaria tropica:** Mittel der Wahl bei Chloroquinresistenz ist Mefloquin oder Artemether + Lumefantrin oder Atovaquon + Proguanil. Bei komplizierter Malaria tropica ist Chinin indiziert.

▶ **Merke:** Bei der Malaria tropica sind neben klinischen und Laborparametern auch Kontrollen der Parasitendichte im Ausstrich (alle 12 h) zur Überwachung des Therapieerfolgs dringend erforderlich!

☰ J-7.5 Medikamente zur Malariaprophylaxe und Therapie bei Erwachsenen

Substanz	Prophylaxe*	Therapie*	Notfall-Selbstbehandlung* (Stand-by-Medikation)	Nebenwirkungen
Chloroquin (z. B. Resochin)	300 mg/Woche bei > 75 kg: 450 mg/Woche	600 mg Stunde 0, weitere je 300 mg Stunde 6, 24, 48 nach Therapiebeginn	empfohlen in therapeutischer Dosierung	Blutdruckabfall (Kreislaufkontrolle!)
Mefloquin (Lariam)	250 mg (= 1 Tbl.)/Woche	750 mg Stunde 0 500 mg Stunde 6–8 bei > 60 kg: weitere 250 mg Stunde 12–16	empfohlen in therapeutischer Dosierung	Leber, ZNS (Kreislaufkontrolle!)
Proguanil (z. B. Paludrine)	200 mg/d nur in Kombination mit Chloroquin	–	–	Kumulation bei Niereninsuffizienz
Atovaquon/Proguanil (Malarone)	250 mg/100 mg (= 1 Tbl.)/d	1000 mg/400 mg (= 4 Tbl.)/d für 3 Tage	empfohlen in therapeutischer Dosierung	Durchfall, Übelkeit
Artemether/Lumefantrin (Riamet)	zur Prophylaxe nicht geeignet	80 mg/480 mg (= 4 Tbl.) Stunde 0, weitere 4 Tbl. Stunde 8, weitere 2 × 4 Tbl. tgl. an Tag 2 und 3 (gesamt 24 Tbl.)	–	Durchfall, Kopfschmerzen, Schwindel
Doxycyclin (z. B. Vibramycin)	100 mg/d	–	–	Durchfall
Chinin	–	3 × 10 mg/kgKG über 7–10 Tage evtl. in Kombination mit Doxycyclin	–	allergische Reaktionen (Kreislauf-, Blutspiegel-, Blutzuckerkontrolle!)
Primaquin	–	Rezidivprophylaxe bei Malaria tertiana 30 mg/d für 14 Tage	–	Hämolyse

* Für besondere Personengruppen (z. B. Kinder, Schwangere, Menschen mit Vorerkrankungen oder bei längerem Tropenaufenthalt) gibt es gesonderte Empfehlungen.

▶ Merke

▶ **Merke:** Auch wenn die Behandlung erfolgreich war, muss dem Patienten dringend mitgeteilt werden, dass trotz der Behandlung vor allem in den ersten Monaten Rezidive auftreten können, die eine erneute Vorstellung beim Arzt erfordern.

Stand-by-Therapie je nach augenblicklicher Resistenzlage in den Zielgebieten.

Die Auswahl des Medikaments zur **Stand-by-Therapie** richtet sich nach der augenblicklichen Resistenzlage in den Zielgebieten.

Prophylaxe: Sie besteht in der Vermeidung von Mückenstichen und der Einnahme von Antimalariamitteln.
- **Expositionsprophylaxe:** insektenabweisende Mittel (**Repellenzien**), **Moskitonetze** und **Insektizide** sind essenziell.
- **Chemoprophylaxe** (Tab. J-7.5): Die Medikamente richten sich nach Reiseziel, (Abb. J-7.3), Reisezeit und Reisedauer.

Prophylaxe: Wesentliche Schutzmaßnahmen vor Malaria bestehen in der Vermeidung von Mückenstichen (Expositionsprophylaxe) und in der Einnahme von Antimalariamitteln (Chemoprophylaxe).
- **Expositionsprophylaxe:** Sie kann das Risiko einer Infektion deutlich mindern. Maßnahmen wie die Anwendung von insektenabweisenden Mitteln (**Repellenzien**), Tragen heller hautbedeckender Kleidung und Schlafen unter **Moskitonetzen** sind daher essenziell. Daneben kommen insektenabtötende Mittel (**Insektizide**) zur Vektorbekämpfung zum Einsatz.
- **Chemoprophylaxe** (Tab. J-7.5): Die Auswahl der Malariaprophylaxe wird aufgrund des Reiseziels (Abb. J-7.3), der Reisezeit und der Reisedauer bestimmt. Dem Reisenden muss aber eindringlich geraten werden, wenn möglich ärztlichen Rat zu suchen. Aufgrund der Zulassung ist in Europa derzeit die Kombination von Atovaquon + Proguanil zur prophylaktischen Behandlung auf eine Aufenthaltsdauer in Risikogebieten von 4 Wochen beschränkt.

▶ Merke

▶ **Merke:** Der Reisende sollte wissen, dass **keine Malariaprophylaxe 100 %ig sicher** und der Schutz vor dem Mückenstich von großer Bedeutung ist. Letztendlich gilt: Wenn keine Mücke sticht, gibt es die Malaria nicht.

Zur Prophylaxe gehört auch die **Aufklärung des Patienten** über die ersten Krankheitssymptome.

Zur Prophylaxe gehört ebenfalls die **Aufklärung des Patienten** über die ersten Krankheitssymptome. So kann zusätzlich gesichert werden, dass eine sofortige Diagnostik und ein frühzeitiger Therapiebeginn bei der Malaria tropica einsetzen, wenn nach einem Aufenthalt in Malariagebieten Fieber auftritt.

Internet-Links: www.dtg.org (Deutsche Gesellschaft für Tropenmedizin und internationale Gesundheit), www.who.int, www.netdoktor.de/krankheiten/reisemedizin/malaria?resistenz.htm

▶ **Klinischer Fall:** Eine 21-jährige Patientin war zum achten Mal mit ihren Eltern und Geschwistern über Weihnachten und Neujahr in Mombasa/Kenia. Eine Malariaprophylaxe hat die ganze Familie nie durchgeführt. 10 Tage nach Rückkehr entwickelte die Patientin Fieber bis 39 °C. Als sich der Urin dunkel verfärbte, wurde ein Harnwegsinfekt angenommen und antibiotisch behandelt. Da keine Besserung in den nächsten 3 Tagen eintrat, wurde die Patientin stationär aufgenommen. Zwei Stunden später war die Patientin komatös, jedoch kreislaufstabil.

Die BSG war normal, es bestanden eine Anämie, eine Leukozytopenie von 2,3/nl, die Thrombozyten waren auf 23/nl erniedrigt. Im Blutausstrich waren 20 % der Erythrozyten mit Plasmodium falciparum befallen.
Nach parenteraler Infusion von Chinin (3 × 10 mg/kg KG/d) und Doxicyclin (3 mg/kg KG/d) entfieberte die Patientin nach 2 Tagen und klarte auf. Die Blutausstriche waren innerhalb von 96 h frei von Plasmodium falciparum und blieben frei. Kein weiteres Mitglied der Familie erkrankte.

▶ **Klinischer Fall:** Ein 15-jähriges Mädchen wurde von seinen Eltern mit Fieber von 41,6 °C in die Notaufnahme gebracht. Dies war bereits der 5. Fieberschub, jeweils mit einem Tag normaler Körpertemperatur dazwischen. Der körperliche Untersuchungsbefund war völlig unauffällig. Eine am selben Tag durchgeführte Sonographie des Abdomens war ebenfalls unauffällig. Im Routine-Labor fiel bei normaler Leukozytenzahl und geringgradig mikrozytärer Anämie eine Thrombozytopenie von 126/nl auf. Die Reiseanamnese ergab einen Aufenthalt in Ghana ein Jahr zuvor während der Regenzeit. Eine Malariaprophy-

laxe wurde damals mit Mefloquin durchgeführt. Bis auf Fieber (einen Tag lang) gab es keine Auffälligkeiten. Diese Angaben hatten zunächst zur Annahme eines Harnwegsinfektes geführt. Erst 12 Stunden später wurde der „dicke Tropfen" untersucht, der Teilungsformen (Malaria tertiana) und sogar Doppelbelegung (Hinweis auf höchstakute Malaria) von Erythrozyten enthielt.
Nach Behandlung mit Chloroquin entfieberte die Patientin nach 48 Stunden, seither ist sie fieberfrei.

7.1.5 Toxoplasmose

7.1.5 Toxoplasmose

▶ Allgemeines

▶ **Allgemeines:** Die **Toxoplasmose** ist eine Infektionserkrankung, die durch das Protozoon Toxoplasma gondii ausgelöst wird.

☰ J-7.6	Toxoplasmose						
Vor-kommen	**Übertra-gungsweg**	**Kardinal-symptome**	**Komplikationen**	**Diagnostik**	**Therapie**	**Prophylaxe**	**Meldepflicht nach IfSG**
Katzenkot rohes Fleisch	oral	nur selten Lymph-adenopathie	Erstinfektion in der Schwangerschaft Reaktivierung Myokarditis Enzephalitis	Serologie	Pyrimethamin/ Sulfadiazin Spiramycin	Meiden von rohem Fleisch und Katzen-kontakt	§ 7 (s. S. 1037)

Epidemiologie und Pathogenese: Toxoplasma gondii kommt weltweit vor. Je nach Altersgruppe sind in Mitteleuropa bis zu 70 % der Bevölkerung mit Toxoplasma gondii infiziert. Die Übertragung erfolgt **oral** über die Aufnahme von **Zysten** mit **Nahrungsmitteln** (insbesondere nicht ausreichend gebratenes oder rohes Schweine- und Schafsfleisch) oder seltener über die Aufnahme von **Oozysten**, die über erstinfizierte **Katzen** mit dem Kot ausgeschieden wurden. Oozysten sind gegen Umwelteinflüsse außerordentlich resistent, können jahrelang überleben und bei oraler Aufnahme durch den Menschen zur Infektion führen.

▶ **Merke:** Die Infektion ist beim Gesunden ein **selbstlimitierter Vorgang**, eine Dissemination betrifft nur Patienten mit Abwehrschwäche (s. S. 1328).

Als Besonderheit muss die Erstinfektion in der **Schwangerschaft** gesehen werden. Es kann zu einer **transplazentaren Infektion** mit erheblicher Schädigung des Fetus kommen. Die Häufigkeit wird auf 3–4 Fälle/1000 Neugeborene geschätzt.

Klinik: In den meisten Fällen führen **Toxoplasma-Infektionen** aber zu keiner Erkrankung und verlaufen ohne klinische Erscheinungen. Sehr selten treten nach 10–20 Tagen schmerzlose **Lymphknotenschwellungen**, Fieber, Myalgien und Abgeschlagenheit auf, die Wochen bis Monate anhalten können. Myokarditis oder Enzephalitis sind Raritäten.
Nach transplazentarer Infektion kann beim Neugeborenen eine **pränatale Toxoplasmose** auftreten mit Hydrozephalus internus/Mikrozephalus, Chorioretinitis oder intrakraniellen Verkalkungen (in den Jahren 2002–2006 wurden jährlich zwischen 10 und 19 Fälle konnataler Toxoplasmose an das RKI gemeldet). In den folgenden Jahren können sich Spätfolgen entwickeln, am häufigsten Chorioretinitis und mentale Retardierung.

Diagnostik: Die Methode der Wahl ist der **Antikörpernachweis** im Serum (IgM- und IgG-Antikörper). Positive **IgM-Antikörper** machen eine frische Infektion wahrscheinlich, sie sind allerdings für mehrere Monate positiv. Positive **IgG-Antikörper** alleine beweisen keine frische Infektion, da sie noch über mehr als 10 Jahre deutlich nachweisbar sind. Bei positivem IgG- und negativem IgM-Befund kann eine inaktive, latente Infektion vorliegen. Sind sowohl IgM als auch IgG negativ, kann eine Infektion ausgeschlossen werden.
Vor oder zu Beginn der **Schwangerschaft** sollte ein Suchtest durchgeführt werden. Ist dieser negativ, sollte die Untersuchung alle 8–12 Wochen wiederholt und die Patienten auf Präventivmaßnahmen (z. B. Katzenkot meiden, Fleisch ausreichend erhitzen) hingewiesen werden.

Therapie: Bei der Toxoplasmose-Infektion des **immunkompetenten** Menschen ist in der Regel keine Therapie erforderlich. Nur in seltenen Fällen einer ausgeprägten Lymphadenopathie, Myokarditis oder Enzephalitis ist eine Kombination aus **Pyrimethamin** (am 1. Tag 50, dann 25 mg/d) und **Sulfadiazin** (4 g/d über 2 Wochen) indiziert.
Die **Erstinfektion in der Schwangerschaft** ist behandlungspflichtig. Die Chemotherapie muss über 4 Wochen durchgeführt werden:

◀ **Merke**

Epidemiologie und Pathogenese: Toxoplasma gondii kommt weltweit vor. Die Übertragung erfolgt **oral** über die Aufnahme von **Zysten** mit **Nahrungsmitteln** (rohes Schweine- und Schafsfleisch) oder seltener von **Oozysten**, die über erstinfizierte **Katzen** mit dem Kot ausgeschieden wurden.

Bei einer Erstinfektion in der **Schwangerschaft** (nur dann) kann es zu einer **transplazentaren Infektion** des Fetus kommen.

Klinik: Die Infektion verläuft in der Regel **symptomlos**. Sehr selten treten **Lymphknotenschwellungen**, Fieber, Myalgien und Abgeschlagenheit auf.

Nach transplazentarer Infektion kann es zu einer **pränatalen Toxoplasmose** kommen mit Hydrozephalus internus/Mikrozephalus, Chorioretinitis oder intrakraniellen Verkalkungen. Spätfolgen sind Chorioretinitis und mentale Retardierung.

Diagnostik: Positive **IgM-Antikörper** machen eine frische Infektion wahrscheinlich. Positive **IgG-Antikörper** alleine beweisen keine frische Infektion.

Zu Beginn der **Schwangerschaft** sollte **ein** Suchtest durchgeführt werden. Ist dieser negativ, sollte er regelmäßig wiederholt werden.

Therapie: Die Gabe von **Pyrimethamin** und **Sulfadiazin** ist nur bei ausgeprägter Lymphadenopathie, Myokarditis oder Enzephalitis indiziert.

Die **Erstinfektion in der Schwangerschaft** ist behandlungspflichtig:

- < 16. SSW: **Spiramycin**
- > 16. SSW: Pyrimethamin + Folinsäure + Sulfdiazin.

Bei Behandlung mit Sulfonamiden ist wöchentlich eine **Blutbildkontrolle** erforderlich.

Prophylaxe: Während der Schwangerschaft kein Schweine- oder Schafsfleisch, kein Kontakt mit jungen Katzen oder Katzenkot; außerdem serologisches Screening bei Schwangeren.

7.1.6 Trypanosomiasis

▶ **Allgemeines**

- Bis zur 16. SSW: **Spiramycin** (3 g/d)
- Ab der 16. SSW: **Pyrimethamin** (50 mg am 1. Tag , 25 mg an den Folgetagen) + **Folinsäure** (10–15 mg/d) + **Sulfdiazin** (50 mg/kg in 4 Dosen, maximal 4 g/d). Wegen möglicher Knochenmarkstoxizität der Sulfonamide ist bei Behandlung wöchentlich eine **Blutbildkontrolle** erforderlich. Im Falle unerwünschter Sulfonamid-Reaktionen muss auf Spiramycin ausgewichen werden.

Prophylaxe: Während der Schwangerschaft sollten der Verzehr von rohem oder ungenügend gekochtem Schweine- oder Schafsfleisch und der Kontakt mit jungen Katzen oder Katzenkot vermieden werden. Rohes Gemüse und Obst ist vor dem Verzehr zu waschen. Außerdem wird ein serologisches Screening bei Schwangeren empfohlen.

7.1.6 Trypanosomiasis

▶ **Allgemeines:** Trypanosomiasis entsteht durch die Protozoen der Gattung Trypanosoma. Man unterscheidet zwei Krankheitsbilder:

- **Schlafkrankheit** (**Afrika**): Übertragung durch den Stich der Tsetse-Fliege (Trypanosoma brucei)
- **Chagas-Krankheit** (**Mittel-/Südamerika**): Übertragung durch Inokulation von Wanzenkot (Trypanosoma cruzi).

≡ J-7.7 | **Trypanosomiasis**

Vorkommen	Übertragungsweg	Kardinalsymptome	Komplikationen	Diagnostik	Therapie	Prophylaxe	Meldepflicht nach IfSG
Trypanosoma brucei Afrika	Stich der Tsetse-Fliege	Fieber lokal Knoten Lymphadenopathie	Meningoenzephalitis	Erregernachweis Serologie	Suramin Pentamidin Melarsoprol	Expositionsprophylaxe	besteht nicht
Trypanosoma cruzi Mittel-/Südamerika	Inokulation von Wanzenkot	Myokarditis Meningo-Enzephalitis	Kardiomyopathie Organomegalie		Nifurtimox Benznidazol		

Epidemiologie und Pathogenese: Der Stich der Tsetse-Fliege führt zur Infektion mit Trypanosoma brucei gambiense (West/Zentralafrika) oder T. b. rhodesiense (Ostafrika). Es treten ausgeprägte Immunreaktionen auf.

Klinik: Bei der **westafrikanischen Schlafkrankheit** tritt ein Knötchen an der Stichstelle, bis zu Jahren später Fieber, häufig ein Exanthem auf, die zervikalen Lymphknoten sind dann vergrößert. Nach einem Intervall von Monaten bis Jahren schließt sich der ZNS-Befall an (Apathie, Somnolenz).

Die **ostafrikanische Schlafkrankheit** ist selten und zeigt einen rascheren Verlauf.

Bei der **chronischen Chagas-Krankheit** zeigen sich 10–20 Jahre nach Infektion chronische Symptome: dilatative Kardiomyopathie, Megaösophagus, Megakolon sowie neurologische Störungen.

Epidemiologie und Pathogenese: Die tagesaktive Tsetse-Fliege ist der Zwischenwirt für **Trypanosoma brucei gambiense** (West- und Zentralafrika) und **T. brucei rhodesiense** (Ostafrika). Nach dem Stich vermehren sich Trypanosomen zunächst am Ort der Infektion, später in Lymphozyten. Ausgeprägte Immunreaktionen sind wohl für die klinischen Symptome verantwortlich. Die ostafrikanische Variante zeigt einen rascheren Krankheitsverlauf, der Befall des ZNS fällt im Gegensatz zur westafrikanischen Variante klinisch kaum auf.

Klinik: Bei der **westafrikanischen Schlafkrankheit** ist 1–3 Wochen nach dem Stich ein **Knötchen an der Bissstelle** zu finden. In den folgenden Wochen bis Jahren treten Fieber, kurz darauf häufig ein stammbetontes Exanthem, als Symptome der invasiven Frühphase auf. **Zervikale Lymphknotenvergrößerung**, manchmal Splenomegalie, sind charakteristisch. Nach Monaten bis Jahren treten **Symptome des ZNS-Befalls** (Apathie, Persönlichkeitsveränderungen, Somnolenz, Kachexie) auf.

Die **ostafrikanische Schlafkrankheit** ist selten, sie weist bei formal gleichem Ablauf einen wesentlich stürmischeren Verlauf auf.

Die **akute Chagas-Krankheit** geht einige Wochen nach Infektion mit Fieber, Lymphadenitis und Hauterscheinungen einher. Bei der **chronischen Chagas-Krankheit** zeigen sich erst 10–20 Jahre nach Infektion Symptome mit massiver Vergrößerung der inneren Organe (z.B dilatativer Kardiomyopathie [kardiale Insuffizienz, Rhythmusstörungen]), Megabildungen des Verdauungstrakts) und neurologischen Störungen.

Diagnostik: Bei der **westafrikanischen Schlafkrankheit** ist die **Punktion zervikaler Lymphknoten** mit mikroskopischem Nachweis von Trypanosomen die sicherste diagnostische Methode. Bei ZNS-Befall sind Trypanosomen auch im Liquor nachweisbar. Bei der **ostafrikanischen Schlafkrankheit** ist die Parasitendichte im Blut deutlich höher, sodass hier der **Nachweis im Ausstrich** gelingen kann; serologische Nachweisverfahren sind in den ersten Wochen der Erkrankung negativ. Die **chronische Chagas-Krankheit** kann serologisch nachgewiesen werden.

Therapie: Bei der **Schlafkrankheit** in Frühstadien ohne ZNS-Befall kann **Suramin** eingesetzt werden, in Spätstadien bleibt nur das liquorgängige **Melarsoprol** als Alternative. Zur Behandlung der **Chagas-Krankheit** empfiehlt sich Nirfutimox.

Prophylaxe: Insektenrepellentien können die Infektionsgefahr vermindern. Es gibt keine Impfung.

Diagnostik: westafrikanische Schlafkrankheit: Im **Punktat zervikaler Lymphknoten mikroskopisch nachzuweisen**; **ostafrikanischen Schlafkrankheit: Nachweis im Ausstrich**; serologische Verfahren sind anfangs negativ. Die **chronische Chagas-Krankheit** kann serologisch nachgewiesen werden.

Therapie: Schlafkrankheit: In Frühstadien **Suramin**, bei ZNS-Befall und in Spätstadien **Melarsoprol. Chagas-Krankheit:** Nirfutimox.
Prophylaxe: Insektenrepellentien.

7.2 Helminthen-Infektionen

Helminthen sind in Mensch oder Tier parasitierende Würmer. Für den Menschen relevant sind Zestoden, Nematoden und Trematoden:

- **Zestoden (Bandwürmer):** Sie bestehen aus Kopf mit Haftorganen und aneinandergereihten Gliedern (**Proglottiden**), die Eier enthalten (z. B. Schweine-, Rind- oder Fischbandwurm).
- **Nematoden (Fadenwürmer):** Sie leben frei oder parasitierend (z. B. Spul-, Maden-, oder Peitschenwurm).
- **Trematoden (Saugwürmer, Egel):** Es handelt sich um Endoparasiten des Menschen und vieler Haustiere. Sie besitzen Saugnäpfe als Haftorgane (z. B. Schistosoma).

7.2.1 Zestoden-Infektionen

7.2 Helminthen-Infektionen

Helminthen sind in Mensch oder Tier parasitierende Würmer. Für den Menschen relevant sind:
- **Zestoden (Bandwürmer):** z. B. Schweine-, Rind- oder Fischbandwurm
- **Nematoden (Fadenwürmer):** z. B. Spul-, Maden- oder Peitschenwurm
- **Trematoden** (Saugwürmer, Egel): z. B. Schistosoma.

7.2.1 Zestoden-Infektionen

☰ J-7.8   Zestoden (Bandwürmer)

Wurmart	Wirt	Vorkommen	Diagnostik
Taenia saginata (Rinderbandwurm)	Zwischenwirt: Rind Endwirt: **Mensch**	weltweit	Proglottiden/Eier im Stuhl
Taenia solium (Schweinebandwurm)	Zwischenwirt: Schwein, Mensch Endwirt: **Mensch**	Mittel-/Südamerika, Afrika, Südasien	Proglottiden/Eier im Stuhl/bildgebende Verfahren/Serologie
Diphyllobothrium latum (Fischbandwurm)	Zwischenwirt: Fisch Endwirt: **Mensch**	nördliche Hemisphäre	Proglottiden/Eier im Stuhl
Echinococcus granulosus s. cysticus (Hundebandwurm)	Zwischenwirt: Schaf, Maus, **Mensch** Endwirt: Hund, Fuchs	weltweit (häufig Mittelmeerländer)	bildgebende Verfahren/Serologie
Echinococcus multilocularis s. alveolaris (Fuchsbandwurm)	Zwischenwirt: Schaf, Maus, **Mensch** Endwirt: Hund, Fuchs	nördliche Hemisphäre	bildgebende Verfahren/Serologie

Epidemiologie und Pathogenese: Die Infektion mit **Schweine-**, **Rinder-** oder **Fischbandwurm** erfolgt durch den Genuss von ungenügend erhitztem Fleisch der Zwischenwirte (Rind/Schwein/ Fisch), das infektiöse **Larven** (= **Finnen**) enthält. Im menschlichen Darm entwickeln sich geschlechtsreife Würmer, deren Proglottiden oder Eier mit dem Stuhl ausgeschieden werden.

Die Infektion mit **Hunde-** oder **Fuchsbandwurm** erfolgt durch die Aufnahme von Eiern, die nach Ausscheidung durch den Endwirt (Hund/Fuchs) an Waldbeeren oder Brunnenkresse haften. Nach deren Genuss schlüpfen die Larven im Darm und dringen durch die Darmwand in den Organismus ein. Die flüssigkeitsgefüllte Zyste von **Echinococcus granulosus** enthält Tochterzysten, die eigentlichen Bandwurmanlagen. Sie wächst sehr langsam und eher verdrängend, sodass es erst spät zur sog. Druckatrophie der Leber kommt. **Echinococcus multilocularis** wuchert krebsartig infiltrierend in der Leber, es treten oft typische nekrotische Zerfallshöhlen auf. Die Finne entwickelt sich beim Menschen gelegentlich auch in der Lunge und im ZNS.

Epidemiologie und Pathogenese: Schweine-, Rinder- oder **Fischbandwurminfektionen** durch Aufnahme von **Larven** (rohes Fleisch). Im Darm entwickeln sich geschlechtsreife Würmer, deren Proglottiden oder Eier mit dem Stuhl ausgeschieden werden.
Die Infektion mit **Hunde-** oder **Fuchsbandwurm** erfolgt durch die Aufnahme von **Eiern** (Waldbeeren, Brunnenkresse). Im Darm schlüpfen die Larven und dringen durch die Darmwand in den Organismus ein. Die Zyste von **Echinococcus granulosus** wächst sehr langsam und eher verdrängend, **Echinococcus multilocularis** wuchert dagegen krebsartig infiltrierend in der Leber.

⊚ J-7.7   Echinokokkose

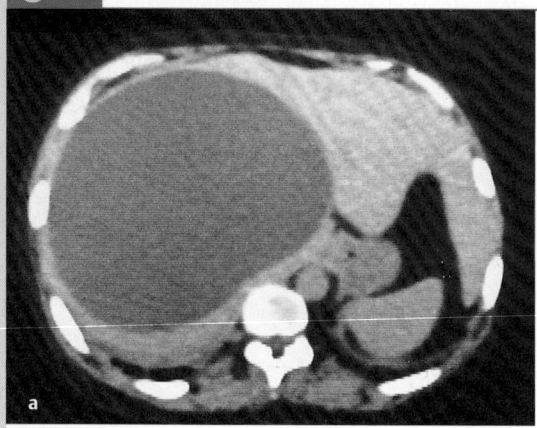
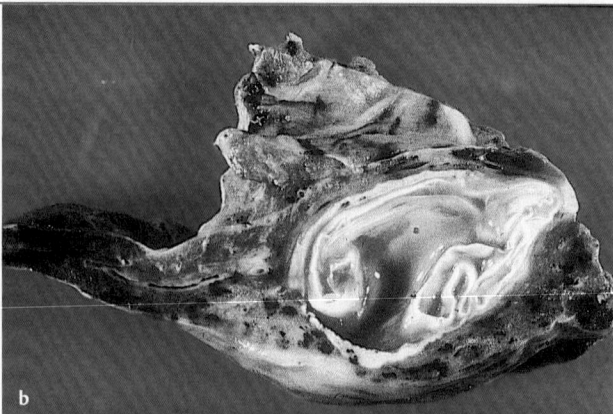

a Ausgedehnte Echinokokkus-Zyste im rechten Leberlappen (Abdomen-CT).

b Schnitt durch ein Operationspräparat der Lunge.

Klinik: Man unterscheidet:
- **Bandwurmbefall:** Gelegentlich treten **uncharakteristische abdominelle Beschwerden** auf. Meist zufälliger Befund bei Stuhluntersuchung.
- **Zystizerkose:** Abkapselung und Verkalkung im Muskel, selten im ZNS (**Neurozystizerkose**).
- **Echinokokkosen:** Häufig bilden sich Leberzysten (Abb. **J-7.7**), die sich durch **Druck im Abdomen** oder **Cholestase** bemerkbar machen.

Klinik: Folgende Krankheitsbilder werden unterschieden:
- **Bandwurmbefall** (Rind-, Schweine- oder Fischbandwurm): Lange Zeit nach Infektion werden keine Symptome verspürt. Nur gelegentlich treten völlig **uncharakteristische abdominelle Beschwerden** auf. Im Allgemeinen wird ein intestinaler Bandwurmbefall nur zufällig bei einer mikroskopischen Stuhluntersuchung entdeckt oder weil Proglottiden makroskopisch im Stuhlgang auffallen.
- **Zystizerkose:** Die Larven machen meist keine Beschwerden. Sie kapseln sich im Muskel ab, verkalken und werden zufällig bei Röntgenaufnahmen entdeckt. Selten ist die Manifestation im ZNS (**Neurozystizerkose**), die nur bei Taenia solium vorkommt.
- **Echinokokkosen:** Besonders häufig kommt es zu einem Befall der Leber mit Ausbildung von Zysten (Abb. **J-7.7**). Meist werden sie zufällig entdeckt (Röntgenaufnahme, Ultraschall) oder machen sich durch ein **Druckgefühl im Abdomen** (E. granulosus) oder **Cholestase** (E. multilocularis) bemerkbar.

▶ Merke

▶ **Merke:** Platzt spontan oder intraoperativ eine Zyste, kommt es zur metastatischen Absiedlung im kontaminierten Gebiet.

Diagnostik: Bei Bandwurmbefall ist die **Stuhluntersuchung**, bei invasiven Larven sind **bildgebende Verfahren** wegweisend. Eine Bestätigung durch die **Serologie** ist erforderlich.

Diagnostik: Bei V. a. Bandwürmer sollte eine mikroskopische Untersuchung von **Stuhlproben** erfolgen. Bei invasiven Larven (Schweinebandwurm, Echinokokken) sind **bildgebende Verfahren** (Sonographie, Computertomographie) wegweisend, selten findet sich eine **Eosinophilie** als Zeichen eines Parasitenbefalls. Eine Bestätigung der Diagnose durch die **Serologie** ist erforderlich.

▶ Merke

▶ **Merke:** Niemals darf durch Punktion zystischer Läsionen die Diagnosesicherung versucht werden, da Verschleppung infektiösen Materials droht.

Therapie: Bei Bandwürmern im Darm und Zystizerkose ist **Niclosamid**, alternativ **Praziquantel** indiziert. Bei invasivem Larvenbefall mit Echinokokken ist die **operative Entfernung** anzustreben (Abb. **J-7.7b**) nach Vorbehandlung mit **Albendazol**.

Therapie: Mittel der Wahl bei Bandwürmern im Darm ist **Niclosamid**, Alternative ist **Praziquantel** (1×10 mg/kg KG). Für die Zystizerkose hat sich ebenfalls Praziquantel bewährt (50 mg/kg KG in 3 täglichen Dosen über 15 Tage). Bei invasivem Larvenbefall mit Echinokokken ist die vollständige **operative Entfernung** der Parasiten nach Vorbehandlung mit **Albendazol** (2×400 mg/d über 7 Tage) anzustreben (Abb. **J-7.7b**). Bei Inoperabilität ist der Versuch einer Dauertherapie mit Albendazol (15 mg/kg KG/d) in Einzelfällen erfolgversprechend.

Prophylaxe: Vermeiden von ungenügend erhitzten Nahrungsmitteln oder Kontakt mit Hunde- oder Fuchskot.

Prophylaxe: Der Genuss von nicht oder ungenügend erhitztem Fleisch (Schwein, Rind) oder Fisch ist zu vermeiden, ebenso von rohen Nahrungsmitteln, die mit Hunde- oder Fuchskot kontaminiert sein könnten.

▶ **Klinischer Fall:** Eine 42-jährige türkische Patientin hatte über bronchitische Symptome geklagt. In dem daraufhin durchgeführten Röntgenthorax fiel parakardial ein 3 cm großer Rundherd auf, der 3 Jahre zuvor noch nicht vorhanden gewesen war. Die Einweisung erfolgte zur weiteren Abklärung.

Die körperliche Untersuchung war völlig unauffällig. Die BSG war normal, es bestand keine Eosinophilie. Ein intrakutaner Tuberkulintest (GT 1) war deutlich positiv. Ebenso fanden sich Antikörper gegen Echinokokkenantigen (IIFT). Im thorakalen CT ließ sich die Läsion in die Lingula lokalisieren. Nach einer Minithorakotomie mit Entfernung der Lingulaspitze wurde die Diagnose einer Echinokokkuszyste histologisch gesichert.

Die Infektion war wohl drei Jahre zuvor während des letzten Heimaturlaubs in ländlicher anatolischer Gegend erworben worden.

7.2.2 Nematoden-Infektionen

7.2.2 Nematoden-Infektionen

☰ J-7.9	**Nematoden (Rundwürmer)**		
Wurmart **Darmnematoden**	**Vorkommen** **Mensch**	**Lebensort**	**Lebensdauer**
▪ Ascaris lumbricoides (Spulwurm)	weltweit	Dünndarm	bis 1 Jahr
▪ Enterobius vermicularis (Oxyuren/Madenwurm)	weltweit	Dickdarm	Wochen
▪ Trichuris trichiura (Peitschenwurm)	weltweit	Dickdarm	Jahre
▪ Ancylostoma duodenale/Necator americanus (Hakenwürmer)	Südasien, Zentral-/Nordafrika,Tropen	Dünndarm	bis 3 Jahre
▪ Strongyloides stercoralis (Zwergfadenwurm)	Tropen, Subtropen	Dünn-/Dickdarm	Jahre
Trichinella spiralis	**Schwein (weltweit)**	Dünndarm	Monate
Filarien	**Mensch (Tropen)**		
▪ Wuchereria bancrofti	Südasien, Mittel-/Südamerika, Afrika	Lymphgefäße	Jahre
▪ Brugia malayi	Südasien	Lymphgefäße	Jahre
▪ Loa loa	West-/Zentralafrika	Lymphgefäße (wandert ins Unterhautfettgewebe)	Jahre
▪ Onchocerca volvulus	Afrika südlich der Sahara, Mittelamerika	Blutbahn (Larven) subkutan (adulter Wurm)	bis 20 Jahre

Darmnematoden-Infektionen

Darmnematoden-Infektionen

◀ Allgemeines

▶ **Allgemeines:** Darmnematoden werden entweder über die Aufnahme von Eiern oder durch direkten Hautkontakt mit Larven übertragen. Im menschlichen Darm werden sie geschlechtsreif und parasitieren.

Epidemiologie und Pathogenese: Die Infektion mit **Spul-, Maden-** oder **Peitschenwurm** erfolgt über die Aufnahme deren **Eier** in kontaminierten Nahrungsmitteln, meist während des Aufenthalts in den Subtropen oder Tropen, seltener in Süd- oder Osteuropa (in Deutschland sehr selten). Im menschlichen Darm entwickeln sie sich und parasitieren. Die Larven von **Zwergfaden-** oder **Hakenwürmern** leben in feuchtwarmem Milieu und dringen bei **Kontakt** durch die Haut ein. Sie wandern auf dem Blutweg in die Lunge, penetrieren in das Bronchialsystem, werden verschluckt und entwickeln sich im Darm zu geschlechtsreifen Würmern.

Epidemiologie und Pathogenese: Die Infektion mit **Spul-, Maden-** oder **Peitschenwurm** erfolgt über die Aufnahme deren **Eier** in kontaminierten Nahrungsmitteln. **Zwergfaden-** und **Hakenwurmlarven** dringen bei **Kontakt** durch die Haut ein.

Klinik: Die Zahl der vorhandenen Würmer bestimmt die klinische Symptomatik. Bei geringem Befall sind keine typischen Beschwerden vorhanden, allenfalls ein uncharakteristisches „Bauchgrimmen".

▪ **Spulwürmer:** Sie führen während der initialen Wanderungsphase (Darm → Pfortader/Leber → Lunge → Trachea → Ösophagus → Darm) gelegentlich zu allergisch/hyperergischen Symptomen wie flüchtigem kleinfleckigen **Exanthem**, **Eosinophilie** im Blutbild, Hustenreiz mit leicht blutig tingiertem

Klinik: Die Wurmzahl bestimmt die klinische Symptomatik. Meist treten keine typischen Beschwerden auf.

▪ **Spulwürmer:** Gelegentlich treten initial allergisch/hyperergische Symptome auf (**Exanthem**, **Eosinophilie**, Hustenreiz mit blutigem Auswurf, **Lungeninfiltrat**).

Nur bei massivem Befall sind nach 6 Wochen Symptome zu erwarten.
- **Madenwürmer:** Juckreiz am After oder weiße Fäden auf dem Stuhl.
- **Peitschenwürmer:** Zufällige Diagnose, **Blutungsanämie** bei massivem Befall.
- **Hakenwürmer:** Nur bei massivem Befall tritt eine **Blutungsanämie** auf.
- **Zwergfadenwürmer:** Symptome fehlen oder bestehen in **uncharakteristischen abdominellen Beschwerden** und **weichen Stühlen.** Bei Immunsuppression kommt es zu massiver **endoger Reinfektion** mit letalem septischen Bild.

Diagnostik: Nur initial findet sich eine **Eosinophilie.** Erst Wochen später ist der mikroskopische Nachweis von Eiern in **Stuhlproben** erfolgreich. Eine **Serologie** kann die Diagnose erhärten.

Therapie: Mebendazol als Kurzzeittherapie. Für Zwergfadenwürmer sollte **Albendazol** eingesetzt werden.

Trichinellose

▶ **Allgemeines**

Epidemiologie und Pathogenese: In weiten Teilen der Welt ist bei Verzehr von rohem Schweinefleisch (selten Bärenfleisch) eine Infektion möglich.

Nach Aufnahme von **Larven** entwickeln sich diese zu geschlechtsreifen Würmern, diese geben Larven ab, die sich in der **quergestreiften Muskulatur** abkapseln.

Klinik: Bei geringer Parasitenaufnahme bestehen keine Symptome. Bei schwerer Infektion treten in der ersten Woche **Bauchschmerzen** mit Durchfällen, dann **Eosinophilie, Periorbitalödem, Muskelschmerzen,** Meningoenzephalitis oder Myokarditis auf.

Diagnostik: Charakteristisch ist eine **Eosinophilie** im Blut. Die **Muskelbiopsie** kann meist den Beweis bringen. Die **Serologie** wird erst ab der 3. Woche positiv.

Therapie: Eine wirksame Behandlung ist nur im **Frühstadium** mit **Albendazol** möglich. Bei ausgeprägten allergischen

---

Auswurf und flüchtigen klein-fleckigen **Lungeninfiltraten** (Röntgenthorax). Erst 6 Wochen später ist die Entwicklung zur Erwachsenenform abgeschlossen, nur bei massivem Befall sind dann Symptome zu erwarten, z. B. intestinale Obstruktion und Cholostase bei Einwandern in den Ductus choledochus.
- **Madenwürmer:** Sie machen sich durch Juckreiz am After, meist nachts, oder in Form von maximal 1 cm langen weißen Fäden auf dem Stuhl bemerkbar.
- **Peitschenwürmer:** Sie werden meist zufällig bei Stuhluntersuchungen entdeckt, nur bei massivem Befall kann es zur Ausbildung einer **Blutungsanämie** kommen.
- **Hakenwürmer:** Sie führen nur bei massivem Befall zur **Blutungsanämie**, selten treten Zeichen intestinaler Obstruktion auf.
- **Zwergfadenwürmer:** Symptome fehlen meist jahrelang oder bestehen in **uncharakteristischen abdominellen Beschwerden** und **weichen Stuhlgängen.** Bei Immunsuppression (schwere Infektionen, Diabetes mit Komplikationen, Verbrennungen, medikamentöse Immunsuppression, AIDS) kommt es zu massiver **endogener Reinfektion** mit letalem septischen Bild.

Diagnostik: Nur im initialen Wanderungsstadium findet sich eine **Eosinophilie** als Zeichen des Wurmbefalls. Erst nach der Entwicklung adulter **Fadenwürmer** (z. B. 6 Wochen beim Menschenspulwurm) ist der mikroskopische Nachweis von Eiern in **Stuhlproben** erfolgreich. Die Diagnose kann durch **serologische** Methoden erhärtet werden.

Therapie: Für die Therapie der Darmnematoden hat sich **Mebendazol** als Kurzzeittherapie bewährt. Für Zwergfadenwürmer sollte allerdings **Albendazol** (2 × 400 mg/d über 3 Tage) als Behandlung eingesetzt werden.

Trichinellose

▶ **Allgemeines:** Die Trichinellose tritt nach Genuss von rohem Fleisch auf, das Larven des Erregers enthält. Die Symptome werden durch die Zahl der aufgenommenen Parasiten bestimmt.

Epidemiologie und Pathogenese: In weiten Teilen der Welt, einschließlich Mitteleuropa, ist bei Verzehr von rohen Schweinefleischprodukten (selten Bären- oder Wildschweinfleisch) eine Infektion möglich. Durch sorgfältige Fleischbeschau sind in Deutschland Infektionen selten geworden, jedoch kommen Kleinraumepidemien immer wieder vor.
Nach oraler Aufnahme der **Larven** entwickeln sich diese zu geschlechtsreifen Würmern. Die Weibchen bohren sich zur Eiabgabe in die Dünndarmwand und geben Larven in die Blutbahn ab, die sich nach einigen Tagen in der **quergestreiften Muskulatur** einkapseln.

Klinik: Bei geringer Parasitenaufnahme treten keine Symptome auf. Abhängig von der Schwere des Befalls sind **enteritische Beschwerden** zu beobachten, wenn sich 3–7 Tage später im Darm aus den Larven erwachsene Formen entwickelt haben. Bei hoher Larvenzahl kommt es in der ersten Woche zu **Bauchschmerzen** mit Durchfällen, gelegentlich Fieber. Daran schließt sich eine allergisch-entzündliche Phase mit **Eosinophilie** und **Periorbitalödem, Muskelschmerzen,** Meningoenzephalitis oder Myokarditis an. Todesfälle sind selten und kommen nur bei hoher Parasitendichte vor.

Diagnostik: Das klinische Bild (Periorbitalödem) kann bereits in der Frühphase die Vermutung stützen. Charakteristisch ist eine **Eosinophilie** im Blut. Ist sie besonders ausgeprägt, kann dies auf einen bedrohlich hohen Parasitenbefall hinweisen. Im Stadium des Muskelbefalls lassen sich die Erreger in **Muskelbiopsien** nachweisen. **Serologische** Nachweismethoden werden erst ab der 3. Woche positiv.

Therapie: Fast alle Patienten werden bei geringem Befall nach Abkapselung der Larven im Muskel symptomfrei. Eine wirksame Behandlung der Trichinellose ist nur im Frühstadium vor Abgabe der Larven im Darm möglich. Sie kann mit **Albendazol** (2 × 400 mg p. o. über 6 Tage) erfolgen. Bei ausgeprägten allergischen Reaktionen führen **Kortikoide** (Prednison 1 mg/kg KG) zur symptomatischen Besserung.

Prognose: Die meisten Patienten werden bei frühzeitiger Behandlung mit Kortikoiden symptomfrei. Bei schwerem Befall führen die hyperergischen Reaktionen zum Tode.
Meldepflicht nach IfSG besteht nach § 7 bei direktem oder indirektem Erregernachweis (s. S. 1037).

Filariosen

▶ **Allgemeines:** Filariosen sind Wurminfektionen, die in den tropischen Endemiegebieten durch den Stich bestimmter Insekten übertragen werden. Je nach Sitz der adulten Würmer entstehen unterschiedliche Krankheitsbilder.

Epidemiologie und Pathogenese: Infektion und Erkrankung von Touristen treten sehr selten auf. Nach Übertragung der Larven durch den Insektenstich leben die adulten Würmer entweder in den **Lymphgefäßen** (Wuchereria bancrofti und Brugia malayi) oder wandern im **Subkutangewebe** (Loa loa und Onchocerca) während der Stechzeit des übertragenden Insekts. Die Lebensdauer beträgt viele Jahre. Symptome werden entweder durch **Entzündungen** am Lebensort der Filarien oder durch **allergische Reaktionen** auf freigesetzte Larven (Mikrofilarien) ausgelöst.

Klinik: Bei den **lymphatischen Filariosen** treten die durch die Würmer ausgelösten entzündlichen Reaktionen (Fieber, Lymphangitis, phasenweiser Juckreiz) frühestens nach 3 Monaten an Beinen oder Armen auf, meist rezidivierend. Chronische Fälle mit Lymphstau der Extremitäten (**Elephantiasis**) sind in Deutschland eine Rarität.
Die **Loaiasis** ist vergleichsweise harmlos; die wandernden Loa-loa-Würmer führen zu flüchtigen **Schwellungen**, die gelegentlich jucken oder schmerzhaft sind (Abb. **J-7.8**).
Bei der **Onchozerkiasis (Flussblindheit)** setzen die Weibchen Mikrofilarien frei, die in den oberen Hautschichten wandern und zu ausgeprägtem **Juckreiz** führen. Sie können auch in das Auge eindringen und dort eine Konjunktivitis und Iridozyklitis verursachen, die langfristig zur **Erblindung** führen können.

Diagnostik: Tropenreise in endemische Gebiete, Juckreiz und/oder Hautschwellungen geben neben einer mehr oder weniger ausgeprägten Eosinophilie Hinweis auf eine Infektion. **Serologische Parameter** machen die Diagnose wahrscheinlich (keine Speziesdifferenzierung!). Erst der **Nachweis** von **adulten Würmern** in einer Hautbiopsie oder von **Mikrofilarien** im Blut (Loa loa mittags, B. malayi und W. bancrofti nachts) bzw. aus Hautbiopsien (Onchocerca volvulus nachts) sichert die Diagnose.

Reaktionen führen **Kortikoide** (Prednison) zur symptomatischen Besserung.

Prognose: Bei schwerem Befall führen die hyperergischen Reaktionen zum Tode.

Meldepflicht: s. S. 1037.

Filariosen

◀ **Allgemeines**

Epidemiologie und Pathogenese: Filarien leben in **Lymphgefäßen** oder wandern im **Subkutangewebe**. Symptome werden entweder durch **lokale Entzündungen** am Lebensort oder durch **allergische Reaktionen** auf freigesetzte Larven (Mikrofilarien) ausgelöst.

Klinik: Bei den **lymphatischen Filariosen** treten Fieber und Lymphangitis oder Juckreiz durch freigesetzte Mikrofilarien auf.

Die **Loaiasis** führt zu flüchtigen **Schwellungen** und ist harmlos (Abb. **J-7.8**).

Bei der **Onchozerkiasis** kommt es zu ausgeprägtem **Juckreiz**, ein Befall des Auges kann zur **Erblindung** führen.

Diagnostik: Tropenreise in endemische Gebiete, Juckreiz, Hautschwellungen und Eosinophilie sind wegweisend. **Serologische Parameter** machen die Diagnose wahrscheinlich. Erst der **Nachweis** von **adulten Würmern** (Blut) oder **Mikrofilarien** (Blut oder Hautbiopsien) sichert die Diagnose.

⊚ **J-7.8** | **Loaiasis**

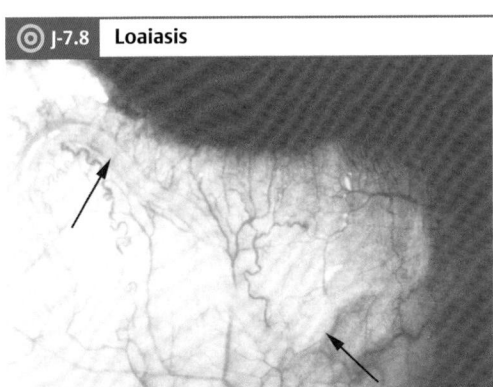

Mit dem bloßen Auge sichtbare Loa-loa-Filarie unter der Bindehaut.

⊚ J-7.8

Therapie: Therapie der Wahl ist **Doxycyclin**, das eine Sterilisierung der Würmer bewirkt. **Diethylcarbamazin** wirkt praktisch nur auf die Mikrofilarien.

Therapie: Ivermectin (einmalig 150 mg/kg KG p.o.) und **Diethylcarbamazin** sind Standardtherapeutika zur Behandlung der Mikrofilarien bei Onchozerkiasis. Heute ist **Doxycyclin** p.o. (100 mg/d bei Onchozerkiasis und 2 × 100 mg/d bei lymphatischen Filariosen über 6 Wochen) zu bevorzugen. Doxycyclin bewirkt eine Sterilisierung der Würmer, indem es die essenziellen Endobakterien (Wolbachia spp.) in den erwachsenen Würmern eliminiert. Zur Behandlung der Mikrofilarien bei Loaiasis ist **Diethylcarbamazin**, alternativ Albendazol, über 3 Wochen indiziert.

7.2.3 Trematoden-Infektionen

Bilharziose (Schistosomiasis)

7.2.3 Trematoden-Infektionen

Bilharziose (Schistosomiasis)

▶ Allgemeines

▶ **Allgemeines:** Die Bilharziose ist eine Wurminfektion durch Schistosoma ssp., die nach Penetration von Larven durch die Haut zur **Blasen-** oder **Darmbilharziose** führt.

☰ J-7.10 | Bilharziose

Erreger	Vorkommen	Übertragungsweg	Kardinalsymptome	Komplikationen	Diagnostik	Therapie	Prophylaxe	Meldepflicht nach IfSG
Schistosoma haematobium	Afrika	Hautkontakt mit Süßwasser (Baden)	Zerkariendermatitis Hämaturie	Lungenfibrose	Urin Serologie	Praziquantel	kein Kontakt mit Süßwasser	besteht nicht
Schistosoma mansoni	Afrika Südamerika Asien		Zerkariendermatitis Blut im Stuhl	Leberfibrose Ösophagusvarizen	Stuhl Serologie			

Epidemiologie und Pathogenese: Die Larven (Zerkarien) dringen vorwiegend in stehenden oder langsam fließenden Gewässern durch die **Haut** ein und gelangen über das Gefäßsystem in **Lunge** und **Leber**. Nach Ausreifung wandern die Würmer in die Venen von **Harnblase** und **Darm**, wo sie Eier produzieren. Diese werden entweder mit dem Stuhl bzw. Urin ausgeschieden oder verursachen in den Organen chronische Entzündungen.

Epidemiologie und Pathogenese: Bilharziose kommt in den tropischen und subtropischen Ländern Afrikas, Asiens und Amerikas vor und wird vorwiegend in stehenden oder langsam fließenden Gewässern übertragen. Süßwasserschnecken sind Zwischenwirt und geben Larven (Zerkarien) in das Wasser ab. Bei Kontakt (z.B. beim Baden) dringen die Zerkarien durch die **Haut** des Menschen ein und gelangen über das Gefäßsystem in **Lunge** und **Leber**, wo sie sich zu geschlechtsreifen Würmern entwickeln, die wiederum über den Kreislauf in die Venen von **Harnblase** oder **Darm** wandern. Dort produzieren die Weibchen 6 Wochen nach Infektion täglich zahlreiche Eier, die mit dem Stuhl bzw. Urin ausgeschieden werden können. Die meisten Eier verbleiben im Gewebe oder werden über den Blutkreislauf in verschiedene Organe verschleppt, wo sie chronische Entzündungen verursachen.

Klinik: An der Eintrittsstelle der Zerkarien entwickelt sich eine allergische Reaktion (**Zerkariendermatitis**), nach 3–7 Wochen kommt es zu dünnflüssigen Stühlen. Nach Monaten treten **Hämaturie** oder **Blut im Stuhl** auf. Unbehandelt sind die **Spätfolgen** portale Hypertension mit Ösophagusvarizenblutung oder pulmonale Hypertonie möglich.

Klinik: An der Eintrittsstelle der Zerkarie kommt es nach wenigen Stunden zu einer lokalen allergischen Reaktion mit flüchtiger, juckender, blassrosa Effloreszenz (**Zerkariendermatitis**). Nach 3–7 Wochen (Zeitpunkt der Eiproduktion) können **dünnflüssige Stühle** auftreten, gelegentlich mit kleinen Blutbeimengungen. Abhängig von der Lokalisation der erwachsenen Würmer (Darm/Harnblase) und der Zahl der Wurmpärchen treten nach Monaten **Hämaturie** oder **Blut im Stuhl** auf. Da in Europa spätestens zu diesem Zeitpunkt die Diagnose gestellt wird, sind die Spätfolgen **portale Hypertension** mit Ösophagusvarizenblutung (bei Leberfibrose) oder **pulmonale Hypertonie** (bei Lungenfibrose) nicht zu beobachten. Bei Zuwanderern aus endemischen Gegenden muss aber damit gerechnet werden.

Diagnostik: Zu Beginn zeigt sich eine deutliche **Eosinophilie**. Serologisch können mit der **Zerkarien-Hüllen-Reaktion** Antikörper nachgewiesen werden. Erwachsene Würmer werden durch die **IIFT**, Wurmeier in **Stuhl** oder **Urin**, evtl. auch in **Biopsien** nachgewiesen.

Diagnostik: In den ersten Wochen nach Infektion zeigt sich eine **deutliche Eosinophilie**. Serologisch können mit der sog. **Zerkarien-Hüllen-Reaktion** Antikörper nachgewiesen werden, die sich bei Kontakt mit lebenden Schwanzlarven mit deren äußerer Schicht verbinden und so eine Hülle bilden. Erwachsene Würmer im Menschen können durch die **indirekte Immunfluoreszenz** (IIFT) erkannt werden. Der Nachweis der Eier gelingt in **Stuhl** oder **Urin** (Mirazidienschlüpfversuch), auch in **Biopsien** von Blasen- oder Darmschleimhaut.

Therapie: Praziquantel (40 mg/kg KG) als Einmalbehandlung eliminiert in > 90 % der Fälle die Würmer.

Prophylaxe: Wichtig ist das Vermeiden von Hautkontakt mit stehendem oder langsam fließendem Süßwasser.

Fasziolose

▶ **Allgemeines:** Die Fasziolose ist eine Wurminfektion (Fasciola hepatica), die durch eine Manifestation in den Gallengängen charakterisiert ist.

Therapie: Praziquantel als Einmalbehandlung.

Prophylaxe: Vermeiden von Hautkontakt mit Süßwasser.

Fasziolose

◀ **Allgemeines**

	J-7.11	Fasziolose							
Erreger	*Vorkommen*	*Übertragungsweg*	*Kardinalsymptome*	*Komplikationen*	*Diagnostik*	*Therapie*	*Prophylaxe*	*Meldepflicht nach IfSG*	
Fasciola hepatica	weltweit Pflanzenfresser	Genuss von z. B. Brunnenkresse	Fieber Eosinophilie Cholangitis	Gallengangsstrikturen Leberabszesse	Serologie Stuhl	Praziquantel Triclabendazol	Vermeiden von z. B. wild wachsender Kresse	besteht nicht	

Epidemiologie und Pathogenese: Weltweit findet sich der geschlechtsreife Wurm Fasciola hepatica in den Gallengängen pflanzenfressender Tiere. Eier werden mit dem Stuhl ausgeschieden. Nach der Passage durch den Zwischenwirt Schnecke setzen sich die Larven an Gräsern oder Gemüse fest. Nach Genuss dieser Pflanzen schlüpfen die Larven im menschlichen Darm, durchdringen die Darmwand und wandern in die Leber ein, um dann in den Gallengängen zu reifen Würmern heranzuwachsen. **Entzündliche Prozesse in Gallengängen** oder **Leber** sind die Folge.

Klinik: In der **Frühphase** (nach einigen Wochen) kommt es bei massiver Infektion zu **Fieber, Schmerzen** im rechten Oberbauch und **allergischen Reaktionen** wie Urtikaria, Exanthem, Eosinophilie. Meist treten jedoch keine merklichen Symptome auf.
Im **chronischen Stadium** (nach Monaten bis Jahren) sind Zeichen einer cholestatisch verlaufenden **Cholangitis** bis zur **Abszess**bildung zu finden. Eine Spontanheilung nach Absterben der Würmer ist die Regel.

Diagnostik: Bei **Eosinophilie** (Frühstadium) und positiver Anamnese (Brunnenkresse?) sollte der mikroskopische **Ei-Nachweis im Stuhl** versucht werden (Abb. **J-7.9**) (nach 4 Tagen Ernährung ohne tierische Leber). Besser ist die endoskopische Gewinnung und mikroskopische Untersuchung der **Gallenflüssigkeit**. Die **Serologie** ist bereits in der Frühphase positiv.

Therapie: Sie erfolgt mit **Praziquantel** (50 mg/kg KG über 5 Tage).

Prophylaxe: Wild wachsende Pflanzen (insbesondere Brunnenkresse) sollten nicht für Salate verwendet werden.

Epidemiologie und Pathogenese: Nach Genuss kontaminierter Pflanzen gelangen die Larven in die Gallengänge des Menschen, wo sie ausreifen. **Entzündliche Prozesse in Gallengängen** oder **Leber** sind die Folge.

Klinik: In der Frühphase kommt es bei massiver Infektion zu **Fieber, Schmerzen** im rechten Oberbauch und **allergischen Reaktionen**.

Im **chronischen Stadium** ist eine **Cholangitis** bis zur **Abszess**bildung zu finden. Spontanheilung ist die Regel.

Diagnostik: Bei **Eosinophilie** und positiver Anamnese sollte der mikroskopische **Ei-Nachweis im Stuhl** versucht werden (Abb. **J-7.9**). Besser ist die Untersuchung der Gallenflüssigkeit. Die **Serologie** ist bereits in der Frühphase positiv.

Therapie: Sie erfolgt mit **Praziquantel**.

Prophylaxe: Kein Verzehr wild wachsender Pflanzen (z. B. Brunnenkresse).

J-7.9 **Ei von Fasciola hepatica**

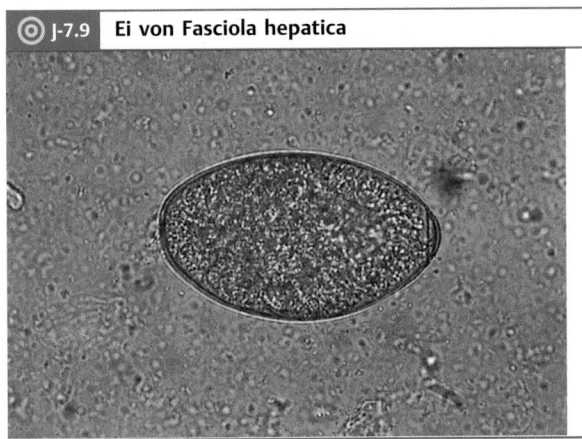

J-7.9

8 Prionenerkrankungen

8 Prionenerkrankungen

Prionen (Proteinaceous infectious particles) bestehen aus Proteinen und enthalten keine nachweisbare Nukleinsäure. Die Konformationsänderung (vermehrte **Beta-Faltblattstruktur** bei PrP^{Sc}) gegenüber dem physiologischen Prionprotein PrP^{C} kann verschiedene Ursachen haben und zu unterschiedlichen Erkrankungen führen (Tab. **J-8.1**).

Leitsymptome der sehr seltenen neurogenerativen, tödlichen Erkrankungen sind **Demenz** und **Ataxie**.

Histologische Kennzeichen im Gehirnpräparat sind: **spongiformer Umbau** (Abb. **J-8.1**) und Akkumulation pathologisch gefalteter Prionproteine, z. T. mit Bildung von **Amyloid-Plaques**.

Zur Inaktivierung der **extrem widerstandsfähigen** Prionen sind spezielle Maßnahmen notwendig.

Prionen (Proteinaceous infectious particles) bestehen aus Proteinen und enthalten keine nachweisbare Nukleinsäure. Gegenüber dem physiologisch vorkommenden Prionprotein (PrP^{C}, wobei „C" für „cellular" steht) ist die pathologische Form (PrP^{Sc}, „Sc" für „Scrapie") durch das vermehrte Vorkommen einer **Beta-Faltblattstruktur** gekennzeichnet. Die den Prionenerkrankungen zugrunde liegende Konformationsänderung eines Alpha-Helix-Anteils des physiologischen Proteins in die pathologische Beta-Faltblattstruktur kann genetisch bedingt sein oder auch durch übertragene Prionen hervorgerufen werden (Tab. **J-8.1**). Klinisch sind diese sehr seltenen, derzeit nicht therapierbaren, tödlich verlaufenden neurodegenerativen Erkrankungen durch die Leitsymptome **Demenz** und **Ataxie** gekennzeichnet, die häufig mit weiteren motorischen Störungen (u. a. Myoklonien) sowie verschiedenen anderen neurologischen und psychiatrischen Symptomen einhergehen.

Als typische histologische Kennzeichen im Gehirn von Patienten, die an Prionenerkrankungen verstorben sind, gelten: **spongiformer Umbau** (Bildung von Vakuolen in der grauen Substanz) (Abb. **J-8.1**) und Akkumulation pathologisch gefalteter Prionproteine, z. T. mit Bildung von **Amyloid-Plaques**. Je nach Erkrankung werden in der Neurologie verschiedene Marker bestimmt, die in vivo auf eine Prionenerkrankung hinweisen können (z. B. 14-3-3-Protein im Liquor bei V. a. auf CJD).

Aufgrund der **extrem hohen Widerstandsfähigkeit** der Prionen sind zur Inaktivierung spezielle Maßnahmen notwendig, um eine iatrogene Übertragung zu verhindern.

≡ J-8.1 Prionenerkrankungen beim Menschen

Erkrankung	Pathomechanismus	Klinik
Creutzfeldt-Jakob-Krankheit (CJD):		
▪ sporadische CJD (sCJD)	somatische Mutation oder spontane Konversion von PrP^{C} zu PrP^{Sc}	rasch progrediente Demenz, motorische Störungen
▪ iatrogene CJD (iCJD)	Dura-mater- und Kornea-Transplantate, Gabe von Prionen-kontaminiertem humanen Wachstumshormon	zerebelläre u. a. motorische Störungen, Demenz
▪ neue Variante CJD (vCJD)	bovine Prionen (BSE)	zu Beginn oftmals v. a. psychiatrische Symptome, Sensibilitätsstörungen, extrapyramidalmotorische Symptome; häufig autonome Störungen, Schlafstörungen und Gewichtsverlust; im weiteren Verlauf ähnlich der sCJD
▪ familiäre CJD (fCJD)	Keimbahnmutation im PrP-Gen, autosomal dominant vererbt	s. sCJD
Gerstmann-Sträussler-Scheinker-Syndrom	Keimbahnmutation in PrP-Gen	seltene familiäre Erkrankung mit Ataxien und Demenz
letale familiäre Insomnie (FFI, engl.: fatal familiar insomnia)	Keimbahnmutation in PrP-Gen	Schlaflosigkeit, Ataxien, Myoklonien, Pyramidenbahnzeichen, Unfähigkeit zu essen
Kuru	ritueller Kannibalismus/Verzehr von menschlichem Gehirn	Myoklonien, Athetosen, Chorea, Kachexie, Demenz

---

◉ J-8.1 Spongiforme Dystrophie

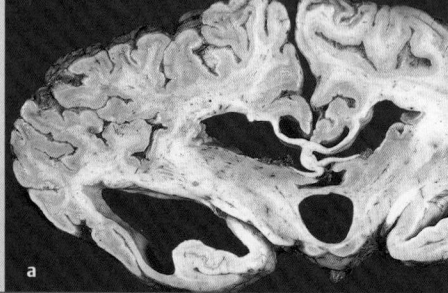
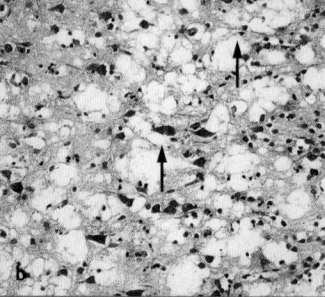

a Ventrikelatrophie.
b Vakuolenbildung im Neuropil (→), bei noch erhaltenen Nervenzellen.

HAEMOGLOBIN   14.9 g/d
  Red cells   5.15 x10:12/L
  HCT ratio (PCV)   .448
  M.C.V.   86.9 fL
  M.C.H.   29.0 pg
  M.C.H.C.   33.3 g/dL
                                2   mm/hour
ESR   6.16 x10î9/L
  WHITE CELLS   54   %   3.33
    Neutrophils   32   %   1.97
    Lymphocytes   6   %   0.37
    Monocytes   6   %   0.37
    Eosinophil   2   %   0.12
    Basophil   2   C, WBC & pl
  BLOOD PIC

Hämatologie

Hämatologie

K

1 Hämatologisch relevantes Grundlagenwissen

Blut besteht zu ca. 45 % aus **Blutzellen** (s. u.) und zu ca. 55 % aus **Blutplasma**. Blutplasma wiederum besteht zu 90 % aus Wasser, in dem eine Vielzahl von Molekülen, z. B. Nährstoffe, Stoffwechselprodukte, Elektrolyte, Spurenelemente, Hormone, Enzyme – unter anderem Fibrinogen – gelöst sind. Entfernt man Fibrinogen bzw. das bei der Blutgerinnung entstehende Fibrin aus dem Blutplasma, erhält man **Blutserum**.

1.1 Die Blutzellen

1.1.1 Überblick

Einteilung

Man unterscheidet **Erythrozyten** (ca. 96 % aller Blutzellen), **Leukozyten** (0,1 % aller Blutzellen) und **Thrombozyten** (3,9 % aller Blutzellen).
Leukozyten lassen sich weiter unterteilen in
- **Granulozyten,** die nach der Färbbarkeit ihrer Granula in **neutrophile, eosinophile** und **basophile Granulozyten** untergliedert werden,
- **Monozyten** und
- **Lymphozyten,** die nochmals unterteilt werden in **B-Lymphozyten, T-Lymphozyten** und **Natural-Killer (NK)-Zellen.**

Bildung (Hämatopoese)

Bis zum 5. Embryonalmonat werden Blutzellen in Leber und Milz gebildet, danach unter physiologischen Bedingungen ausschließlich im Knochenmark. Alle Blutzellen leiten sich aus einer **pluripotenten hämatopoetischen Stammzelle** im Knochenmark her. Pluripotente Stammzellen entwickeln sich zu myeloischen oder lymphatischen Stammzellen.
Aus **myeloischen Stammzellen** gehen die **Vorläuferzellen der Erythro-, Granulo-/Mono- und Thrombopoese** hervor. Diese entwickeln sich unter dem Einfluss spezifischer Zytokine zu reifen Zellen (Abb. **K-1.1**).
Aus den **lymphatischen Stammzellen** entwickeln sich die **Lymphozyten** (S. 1144).

1.1.2 Erythrozyten

Funktion und Eigenschaften

Die wesentliche **Funktion** der Erythrozyten ist der **Transport**
- **von Sauerstoff** (O_2) von der Lunge in die übrigen (= peripheren) Organe zur Deckung des O_2-Bedarfs dieser Organe,
- **von Kohlendioxid** (CO_2) aus den peripheren Organen in die Lunge zur Abatmung.

Das Transportprotein für O_2 bzw. CO_2 in den Erythrozyten ist Hämoglobin, ein Protein mit 4 Hämgruppen. Der Proteinanteil (Globin) besteht aus 4 Aminosäureketten (Globinketten), von denen je 2 identisch sind. Nach der Kombination der Globinketten unterscheidet man beim gesunden Erwachsenen 3 Hämoglobine (Tab. **K-1.1**). Jede Globinkette umgibt eine Hämgruppe (= Porphyrinring mit zentralem Fe^{2+}-Atom). O_2 lagert sich an die Fe^{2+}-Atome an, CO_2 wird kovalent an die Globinketten gebunden.

K-1.1	Die Hämoglobine des Erwachsenen	
Bezeichnung	*Struktur des Globins*	*Anteil am Gesamthämoglobin*
Hämoglobin A_1	$\alpha_2\beta_2$	96–98 %
Hämoglobin A_2	$\alpha_2\delta_2$	2–3 %
Hämoglobin F	$\alpha_2\gamma_2$	0,3–1 %

1 Hämatologisch relevantes Grundlagenwissen

Blut besteht zu ca. 45 % aus **Blutzellen** (s. u.) und zu ca. 55 % aus **Blutplasma**. In Letzterem sind zahlreiche Moleküle in Wasser gelöst, u. a. Fibrinogen. Entfernt man Fibrinogen bzw. Fibrin, erhält man **Blutserum**.

1.1 Die Blutzellen

1.1.1 Überblick

Einteilung

Man unterscheidet
- **Erythrozyten**
- **Leukozyten:**
  - Granulozyten (Neutro-, Eosino-, Basophile)
  - Monozyten
  - Lymphozyten (T-, B-Lymphozyten, NK-Zellen)
- **Thrombozyten.**

Bildung (Hämatopoese)

Sie findet ab dem 5. Embryonalmonat normalerweise nur im Knochenmark statt.

Pluripotente hämatopoetische Stammzellen entwickeln sich zu myeloischen oder lymphatischen Stammzellen.

Myeloische Stammzellen sind Ausgangspunkt der **Erythro-, Granulo-/Mono- und Thrombozytopoese** (Abb. **K-1.1**).

Aus **lymphatischen Stammzellen** entwickeln sich Lymphozyten (S. 1144).

1.1.2 Erythrozyten

Funktion und Eigenschaften

Die wesentliche **Funktion** der Erythrozyten ist der **Transport von O_2 und CO_2** mittels Hämoglobin. Hämoglobin besteht aus 4 Aminosäure(= Globin-)ketten, von denen je 2 identisch sind (Tab. **K-1.1**), und 4 Hämgruppen.

K-1.1

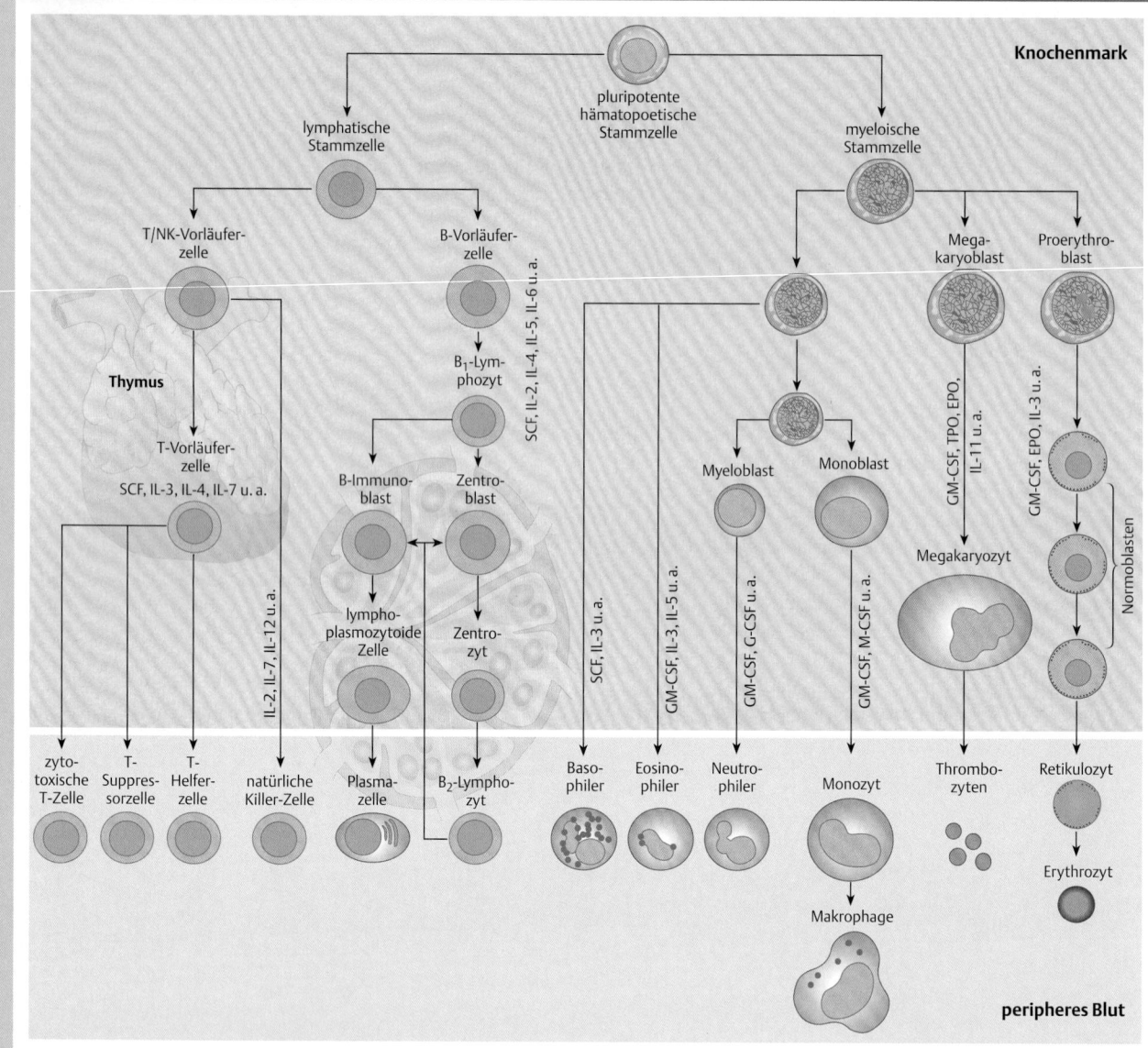

Erythrozyten sind **kernlos**, bikonkav und bis auf eine kleine zentrale Aufhellung rot gefärbt. Ihre Lebensdauer beträgt ca. 120 Tage.

Reifung (Erythropoese)

Ablauf

Die **Reifungsstadien** der Erythropoese zeigt Abb. **K-1.2**.

Erythrozyten sind **kernlos** und haben die Form einer bikonkaven Scheibe. Ihr mittlerer Durchmesser beträgt etwa 7,5 μm, das Volumen 85–95 fl. Bei der Untersuchung eines Blutausstriches erscheinen sie ungefähr so groß wie der Zellkern eines Lymphozyten (wichtiges Kriterium zur mikroskopischen Größenbeurteilung). Bis auf eine kleine zentrale Aufhellung sind sie mit Hämoglobin gefüllt und deshalb rot gefärbt. Ihre Lebensdauer beträgt etwa 120 Tage.

Reifung (Erythropoese)

Ablauf

Die Erythrozyten werden im Mark der flachen Knochen, der Wirbelkörper und der langen Röhrenknochen gebildet. Ihre Reifung verläuft von der **Stammzelle** zum **Proerythroblasten** und **Normoblasten** (Abb. **K-1.2**). Der Normoblast ist die reifste kernhaltige Zelle der Erythropoese. Aus ihm entwickelt sich der **Retikulozyt**, der in das zirkulierende Blut ausgeschwemmt wird. Er enthält keinen Kern mehr, aber noch Reste von Mitochondrien, Ribosomen und RNA. Diese Reste werden in der Milz entfernt (S. 1252). Dadurch ist aus dem Retikulozyten ein **reifer Erythrozyt** geworden. Bei gesteigerter Erythropoese kann der Anteil der Retikulozyten im peripheren Blut stark zunehmen.

⊙ **K-1.2** Erythropoese

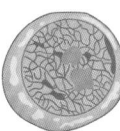 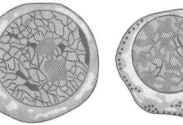 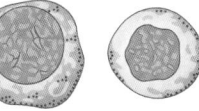 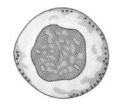

Proerythroblast   basophiler Erythroblast   polychromatischer Erythroblast

orthochro-matischer Normoblast   Retikulo-zyt   reifer Erythrozyt

a

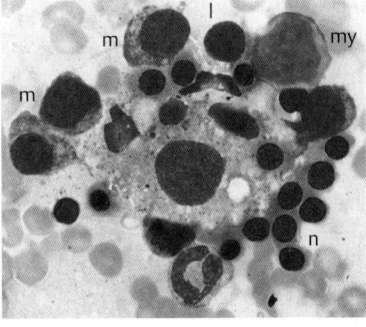

b

a Graphische Darstellung der **erythro-poetischen Reifungsstadien**.
b **Erythropoese im Knochenmark:** die verschiedenen Reifungsstadien im lichtmikroskopischen Bild: Um einen Makrophagen mit weitem vakuoligem Zytoplasma lagern Makroblasten (m) und Normoblasten (n), ein Myeloblast (my) und ein Lymphozyt (l).

Wichtige Cofaktoren (Tab. K-1.2)

Wichtige Cofaktoren (Tab. K-1.2)

≡ **K-1.2** Wichtige Cofaktoren der Erythropoese

Cofaktor	Funktion
Eisen (S. 1146)	Anlagerungsstelle für O_2 im Hämoglobin, wichtiger Bestandteil des Häms im Hämoglobin.
Cobalamin (Vitamin B_{12}) (S. 1148)	Cofaktor bei der Nukleinsäuresynthese und damit für das Wachstum der hämatopoetischen Zellen im Knochenmark.
Folsäure (S. 1148)	Cofaktor bei der Nukleinsäuresynthese und damit für das Wachstum der hämatopoetischen Zellen im Knochenmark.

Regulation

Die Erythropoese wird durch **Erythropoetin** (EPO) reguliert, ein Glykoprotein, das von Fibrozyten vor allem der Niere (zu ca. 10 % auch der Leber) synthetisiert und sofort sezerniert wird. EPO bindet an Rezeptoren der erythropoetischen Vorläuferzellen und stimuliert die Bildung neuer Erythrozyten, sodass die Sauerstofftransportkapazität des Blutes steigt.

Erhöhte EPO-Spiegel (> 25 U/l) finden sich bei

- Hypoxie: Ein Abfall des arteriellen PO_2 in der Umgebung der EPO-produzierenden Zellen ist der primäre Stimulus für die Sekretion. Ursachen sind Eisen-, Vitamin-B_{12}- oder Folsäuremangel, Blutung, Hämolyse, Hämoglobinfunktionsstörung, COPD, Herzinsuffizienz und Vitien mit Rechts-Links-Shunt (systemische Hypoxie) sowie Zystennieren und Nierenarterienstenose (lokale Hypoxie),
- erhöhtem Androgenspiegel im Blut: Androgen produzierende Tumoren der Nebennierenrinde, exogene Androgenzufuhr,
- autonomer Produktion durch Tumorzellen (paraneoplastisches Syndrom, selten): Nieren- oder Leberzellkarzinom, Uterusfibromyom, zerebelläres Hämangioblastom.

Niedrige EPO-Spiegel (< 6 U/l) finden sich bei

- Polycythaemia vera
- chronischer Niereninsuffizienz.

Abbau

Der Abbau der Erythrozyten erfolgt unter Normalbedingungen durch das **monozytäre Phagozyten-System** (MPS, ältere Bezeichung: retikuloendotheliales System) **der Milz** (S. 1252), unter pathologischen Bedingungen (verkürzte Lebensdauer der Erythrozyten) aber auch im MPS von Leber und Knochenmark. Beim Abbau des Hämoglobins entsteht Eisen, das an Transferrin gebunden und im Knochenmark zur Hämoglobinsynthese wiederverwendet wird. Häm wird zu Bilirubin abgebaut. Dieses wird in der Leber an Glukuronsäure gekoppelt und mit der Galle ausgeschieden (s. S. 576).

Regulation

Die Erythropoese wird durch das Glykoprotein **Erythropoetin** (EPO) reguliert, das v. a. in der Niere gebildet wird. Es stimuliert die Erythropoese.

Erhöhte EPO-Spiegel finden sich bei Hypoxie (systemisch oder auf die Niere beschränkt), erhöhten Androgenspiegeln und bei bestimmten Tumoren.

Niedrige EPO-Spiegel finden sich bei Polycythaemia vera und chronischer Niereninsuffizienz.

Abbau

Er erfolgt unter Normalbedingungen durch das **monozytäre Phagozyten-System (MPS) der Milz**. Eisen aus dem Hämoglobinabbau wird an Transferrin zur Reutilisierung in das Knochenmark transportiert. Häm wird zu Bilirubin abgebaut.

Linke Randspalte

1.1.3 Leukozyten

Funktion und Eigenschaften

Leukozyten sind Bestandteil des Immunsystems. Sie bewegen sich aktiv fort.

Granulozyten sind Teil des **unspezifischen, angeborenen Immunsystems**.

Sie besitzen einen gelappten oder C-förmigen Zellkern und zahlreiche Granula.

Lymphozyten sind Teil des **spezifischen** (B-, T-Zellen) **oder unspezifischen Immunsystems** (NK-Zellen).
B-Lymphozyten sind Träger der **humoralen Immunität**: sie produzieren Antikörper.
T-Lymphozyten sind Träger der **zellulären Immunität:** Sie
- erkennen Antigene auf Antigen-präsentierenden Zellen,
- regulieren die Antikörperproduktion (T-Helfer- und T-Suppressor-Zellen),
- lysieren virusinfizierte Zellen (zytotoxische T-Zellen).

NK-Zellen lysieren virusinfizierte und Tumorzellen ohne vorherige Immunisierung.
Lymphozyten besitzen einen runden Zellkern und wenig Zytoplasma.

Monozyten und ihre Abkömmlinge, Makrophagen, bilden das **monozytäre Phagozyten-System (MPS)**.

Reifung (Leukopoese)

Granulo- und **Monozyten** entstehen, ausgehend von **myeloischen Stammzellen**, aus **Myeloblasten** (→ Granulozyten, Abb. **K-1.3**) bzw. **Monoblasten** (→ Monozyten).

Die Bildung der Granulozyten und Monozyten findet nur im Knochenmark statt und wird durch die Wachstumsfaktoren **Granulozyten-Makrophagen-Kolonie-stimulierender Faktor (GM-CSF)** und **Granulozyten-Kolonie-stimulierender Faktor (G-CSF)** angeregt. Beide lassen sich gentechnisch herstellen. Vor allem G-CSF wird eingesetzt zur Prophylaxe und Therapie einer Neutropenie, zur Gewinnung von Stammzellen vor Stammzelltransplantation und zur Vorbereitung einer Granulozytenspende.

1.1.3 Leukozyten

Funktion und Eigenschaften

Leukozyten sind ein wesentlicher Bestandteil des Immunsystems (näheres s. auch S. 1310). Sie sind zu aktiver Fortbewegung fähig und können deshalb die Blutgefäße verlassen und in die Gewebe einwandern. Man unterscheidet im Wesentlichen Granulozyten, Lymphozyten und Monozyten:
Granulozyten sind Teil des **unspezifischen, angeborenen Immunsystems**:
- Neutrophile und Eosinophile sind Phagozyten. Letztere spielen vor allem bei Infektionen mit Parasiten eine wichtige Rolle.
- Basophile setzen Histamin u. a. entzündungsfördernde Mediatoren frei.

Alle Granulozyten besitzen einen gelappten oder C-förmigen Zellkern und zahlreiche Granula, die z. B. lysosomale Enzyme (Neutrophile), zytotoxische Substanzen (Eosinophile) oder Histamin (Basophile) enthalten.
Lymphozyten sind die Zellen des **spezifischen adaptiven Immunsystems** (B- und T-Lymphozyten) **oder Teil des unspezifischen Immunsystems** (Natural-Killer-[NK]-Zellen). Sie zirkulieren zwischen den lymphatischen Organen (Thymus, Lymphdrüsen, Milz, Tonsillen, intestinales lymphatisches Gewebe), dem Knochenmark und den übrigen Organen.
B-Lymphozyten sind die Träger der **humoralen Immunität**, d. h. der Antikörperproduktion. Ihr Anteil an der Gesamtlymphozytenpopulation im peripheren Blut beträgt ca. 10–20 %.
T-Lymphozyten sind die Träger der **zellulären Immunität**. Ihr Anteil an den Gesamtlymphozyten im peripheren Blut beträgt 70–80 %. Die wichtigsten Funktionen der T-Zellen sind:
- Erkennung von Antigenen, die von Antigen-präsentierenden Zellen angeboten werden,
- Regulation der B-lymphozytären Antikörperantwort (T-Helfer- und T-Suppressor-Lymphozyten),
- Zytolyse, z. B. Lyse von virusinfizierten Zellen (zytotoxische T-Lymphozyten).

NK-Zellen erkennen virusinfizierte Zellen und Tumorzellen, ohne dass vorher eine Immunisierung stattgefunden hat, und induzieren eine Zytolyse.
Lymphozyten sind runde Zellen mit rundlichem Zellkern und relativ schmalem Zytoplasmasaum.
Monozyten sind die Vorläufer der Makrophagen, sie bilden mit ihnen das **monozytäre Phagozyten-System (MPS)**. Es sind große Zellen mit meist nierenförmigem Zellkern.

Reifung (Leukopoese)

Ausgangspunkt der **Granulozyto-** und **Monozytopoese** sind **myeloische Stammzellen** (s. Abb. K-1.1). Aus diesen entwickeln sich über Zwischenstufen
- **Myeloblasten** als erste Vorläuferzelle der **Granulozyten** (weitere Stadien der Granulopoese s. Abb. **K-1.3**),
- **Monoblasten** als erste Vorläuferzelle der **Monozyten**.

Die Bildung der Granulozyten und Monozyten findet ausschließlich im Knochenmark statt und wird durch die Wachstumsfaktoren **Granulozyten-Makrophagen-Kolonie-stimulierender Faktor (GM-CSF)** und **Granulozyten-Kolonie-stimulierender Faktor (G-CSF)** angeregt. Diese Glykoproteine werden von Fibroblasten, Endothelzellen, Lymphozyten und Makrophagen gebildet. GM-CSF hat eine aktivierende Wirkung auf Vorläuferzellen der Granulopoese und Monozytopoese, während G-CSF primär nur die Vorläuferzellen der Granulopoese zur Proliferation und Differenzierung anregt. Beide Faktoren können heute in großen Mengen gentechnisch hergestellt werden. Klinisch wird fast ausschließlich G-CSF eingesetzt, und zwar zur
- Prophylaxe einer Abnahme der Neutrophilenzahl (Neutropenie) bei intensiver, aplasieinduzierender Chemotherapie,
- Therapie einer mit Fieber einhergehenden Neutropenie, bei der bestimmte Risikofaktoren bestehen (z. B. ausgeprägte oder länger anhaltende Neutropenie, Lebensalter > 65, Pneumonie, invasive Pilzinfektion oder Sepsis),

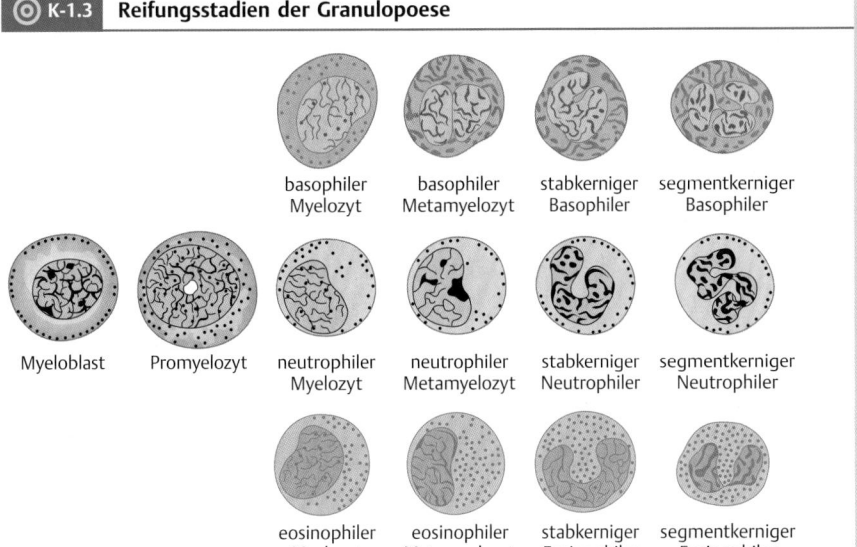

K-1.3 Reifungsstadien der Granulopoese

basophiler Myelozyt — *basophiler Metamyelozyt* — *stabkerniger Basophiler* — *segmentkerniger Basophiler*

Myeloblast — *Promyelozyt* — *neutrophiler Myelozyt* — *neutrophiler Metamyelozyt* — *stabkerniger Neutrophiler* — *segmentkerniger Neutrophiler*

eosinophiler Myelozyt — *eosinophiler Metamyelozyt* — *stabkerniger Eosinophiler* — *segmentkerniger Eosinophiler*

- Therapie einer medikamentös-allergischen oder medikamentös-toxischen Neutropenie oder einer Neutropenie bei myelodysplastischem Syndrom oder aplastischer Anämie,
- Gewinnung von Stammzellen vor Stammzelltransplantation,
- Vorbereitung einer Granulozytenspende.

Lymphozyten entstehen unter dem Einfluss von Interleukinen im Knochenmark aus **lymphatischen Stammzellen** (s. Abb. **K-1.1**, S. 1142). **B-Lymphozyten** reifen im **Knochenmark** zu **B$_1$-Lymphozyten** heran. Diese wandern in die **sekundären lymphatischen Organe** (z. B. Lymphknoten, Tonsillen, Milz). Trifft ein B$_1$-Lymphozyt auf ein Antigen, differenziert er sich zu einem Immunoblasten oder einem Zentroblasten. Aus dem Immunoblasten wird eine antikörperproduzierende **Plasmazelle**. Aus dem Zentroblasten wird über den Zentrozyt der **B$_2$-Lymphozyt** (B-Gedächtniszelle). Dieser kann bei erneutem Kontakt ein Antigen rasch wiedererkennen und in die Proliferation zur Plasmazelle übergehen. Vorläuferzellen der **T-Lymphozyten** wandern in den **Thymus**, wo sie sich zu reifen T-Lymphozyten entwickeln.

NK-Lymphozyten tragen einige immunologische Marker, die auch T-Lymphozyten tragen. Beide entwickeln sich wahrscheinlich aus einer gemeinsamen Vorläuferzelle.

„Speicherung"

Ca. 90 % aller Leukozyten (insbesondere Granulozyten) befinden sich im Knochenmark, aus dem sie durch Interleukine und Komplementfaktoren mobilisiert werden. Granulozyten haften außerdem in größerer Zahl an den Endothelwänden der Lungen- und Milzkapillaren. 70 % der Lymphozyten halten sich in den lymphatischen Organen auf, 10 % im Knochenmark und 15 % in den übrigen Organen. Im Blut befinden sich nur ca. 5 % der Lymphozyten.

1.1.4 Thrombozyten

Funktion und Eigenschaften

Thrombozyten sind von zentraler Bedeutung für die **Blutstillung**. Bei einer Gefäßverletzung binden sie an Bestandteile des Subendothels (z. B. Kollagen), werden dadurch aktiviert und sezernieren zahlreiche Mediatoren, die andere Thrombozyten aktivieren. So entsteht ein Plättchenthrombus, der nach Aktivierung des plasmatischen Gerinnungssystems (S. 1268) zum endgültigen, festen Thrombus wird. Einige dieser Mediatoren sind in Granula gespeichert (z. B. Serotonin, ADP), andere werden sofort nach der Synthese sezerniert (Thromboxan A$_2$).

K-1.3

Lymphozyten entstehen im Knochenmark aus **lymphatischen Stammzellen** (s. Abb. **K-1.1**, S. 1142). **B-Lymphozyten** reifen im **Knochenmark** zu **B$_1$-Lymphozyten** heran. Diese wandern in die **sekundären lymphatischen Organe** und differenzieren zu **Plasmazellen** oder **B$_2$-Lymphozyten** (Gedächtniszellen).
Vorläuferzellen der **T-Lymphozyten** wandern in den **Thymus** und reifen dort.

„Speicherung"

Ca. 90 % aller Leukozyten (insbesondere Granulozyten) befinden sich im Knochenmark, Granulozytenpool außerdem in den Lungen- und Milzkapillaren. Lymphozyten finden sich v. a. in den lymphatischen Organen.

1.1.4 Thrombozyten

Funktion und Eigenschaften

Thrombozyten sind für die **Blutstillung** essenziell. Bei einer Gefäßverletzung binden sie an das Subendothel und sezernieren Thrombozyten aktivierende Mediatoren, sodass sich ein Plättchenthrombus bildet.
Sie sezernieren auch PDGF und sind daher für die **Wundheilung** wichtig.

Thrombozyten sind **kernlos**.

Reifung (Thrombopoese) und Abbau

Thrombozyten entstehen durch Abschnürung aus Megakaryozyten, die sich von myeloiden Stammzellen herleiten (Abb. **K-1.1**, S. 1142). Der Abbau erfolgt durch das MPS von Milz und Leber.

1.2　Der Eisenstoffwechsel

Funktion des Eisens:
- Anlagerungsstelle für O_2 in Hämo- bzw. Myoglobin,
- Elektronentransporteur in Redoxenzymen.

Menge und Verteilung des Eisens im Körper: Die Eisenmenge im Körper beträgt ca. 3–5 g. 70 % davon (2–4 g) sind in **Hämoglobin** gebunden (Abb. **K-1.4 a**). 1–1,5 g Eisen liegen in Form der **Speicher Ferritin** und **Hämosiderin** v. a. in den Monozyten und Makrophagen in Leber, Knochenmark und Milz vor. Der Anteil des **Serum- (oder Plasma-) Eisens** (an Transferrin gebunden) ist gering.

Resorption: Eisen liegt in der Nahrung als Fe^{2+} und Fe^{3+} vor. Fe^{3+} wird im Magen durch HCl und Gastroferrin in Fe^{2+} übergeführt und im **oberen Dünndarm** (v. a. im Duodenum) resorbiert (Abb. **K-1.4 a, b**). Bei normaler Ernährung wird nur $^1/_{10}$ des Eisens (ca. 1 mg/d), bei Eisenmangel mehr resorbiert.

Transport: Eisen wird im Blut als Fe^{3+} an **Transferrin** gebunden (Abb. **K-1.4 b**). Maximale Transferrinsättigung ergibt die **totale Eisenbindungskapazität.** In der Regel sind aber $^2/_3$ der Bindungsstellen unbesetzt (**freie Eisenbindungskapazität**).

▶ Merke

Darüber hinaus spielen Thrombozyten eine wichtige Rolle bei der **Wundheilung**, da sie den Wachstumsfaktor Platelet-derived growth facor (PDGF) sezernieren.
Thrombozyten sind scheibenförmig und **kernlos**.

Reifung (Thrombopoese) und Abbau

Thrombozyten entstehen im Knochenmark aus myeloiden Stammzellen (s. Abb. **K-1.1**, S. 1142). Aus diesen entwickeln sich unter dem Einfluss von Thrombopoetin die polyploiden Megakaryozyten, aus denen durch Abschnürung Thrombozyten entstehen. Sie werden durch das monozytäre Phagozyten-System (MPS) von Milz und Leber abgebaut.

1.2　Der Eisenstoffwechsel

Funktion des Eisens: Eisen spielt eine wichtige Rolle als
- **Anlagerungsstelle für O_2** im O_2-Transportprotein Hämoglobin und im O_2-Speicherprotein Myoglobin. Eisen ist somit ein wichtiger Ausgangsstoff bei der Hämoglobinsynthese.
- **Elektronentransporteur:** Eisen ist Cofaktor vieler Redoxenzyme (z. B. von Komplexen und Cytochromen der Atmungskette, Katalase).

Menge und Verteilung des Eisens im Körper: Der Gesamtbestand an Eisen beträgt beim gesunden Erwachsenen in Abhängigkeit vom Körpergewicht etwa 3–5 g (♀ 35–45 mg/kgKG, ♂ 50–60 mg/kgKG).
Der größte Teil des Eisens (70 % = 2–4 g) ist in **Hämoglobin** gebunden (Hämeisen, Abb. **K-1.4a**), 100–300 mg in **Myoglobin** und weniger als 100 mg Eisen in **Enzymen** (Funktionseisen, Abb. **K-1.4a**).
1–1,5 g Eisen liegen in Form der **Speicher Ferritin** und **Hämosiderin** hauptsächlich im monozytären Phagozyten-System (MPS = RES) von Leber, Knochenmark und Milz vor (Speichereisen). Ferritin ist die lösliche Eisen-Speicherform (am Akute-Phase-Protein Apoferritin), Hämosiderin ist ein unlösliches Abbauprodukt, das in den Lysosomen aus Ferritin entsteht. Der Anteil des **Serum- (oder Plasma-)Eisens** ist mit 3 mg sehr gering. Serumeisen ist an das Transportprotein Transferrin gebunden, das in der Leber gebildet wird.

Resorption: Der tägliche Eisenbedarf aus der Nahrung beträgt ca. 10–30 mg, wovon jedoch nur $^1/_{10}$, d. h. 1–3 mg, resorbiert werden können. Eisen liegt in der Nahrung als Fe^{2+} und Fe^{3+} vor. Im Magen wird Fe^{3+} durch die Salzsäure und das Glykoprotein Gastroferrin in Fe^{2+} übergeführt und anschließend im **oberen Dünndarm** (v. a. im Duodenum) resorbiert (nach neuesten Erkenntnissen kann in geringen Mengen auch Fe^{3+} resorbiert werden) (Abb. **K-1.4 a, b**). Geringe Eisenmengen werden in den Epithelzellen des Dünndarms in Form von Ferritin gespeichert (Abb. **K-1.4 a, b**). Die Menge des absorbierten Eisens hängt vor allem vom Bedarf ab. Sind die Eisenspeicher leer und die Erythropoese aktiv (z. B. nach chronischen Blutverlusten), wird vermehrt Eisen absorbiert. Ist die Erythropoese gestört (z. B. bei aplastischer Anämie), schützt sich der Organismus durch verminderte Eisenresorption vor Eisenüberladung.

Transport: Im Blut wird Fe^{2+} zu Fe^{3+} oxidiert und an das Transportprotein Transferrin gebunden (Abb. **K-1.4 b**), das 2 Eisenatome binden kann. Bei einer Plasma-Transferrinkonzentration von 200–350 mg/dl kann Transferrin 250–440 µg Eisen/dl binden (**totale Eisenbindungskapazität**). Normalerweise ist jedoch nur $^1/_3$ des gesamten Transferrins mit Eisen gesättigt. Die restlichen $^2/_3$ an ungesättigtem Transferrin (= Apotransferrin) bezeichnet man als **freie Eisenbindungskapazität**.

▶ **Merke:** Ein Anstieg der Plasma-Transferrinkonzentration und der freien Eisenbindungskapazität ist charakteristisch für Eisenmangel (Abb. **K-1.5**).

⊙ K-1.4 **Stoffwechselwege und Verteilung des Eisens im Organismus**

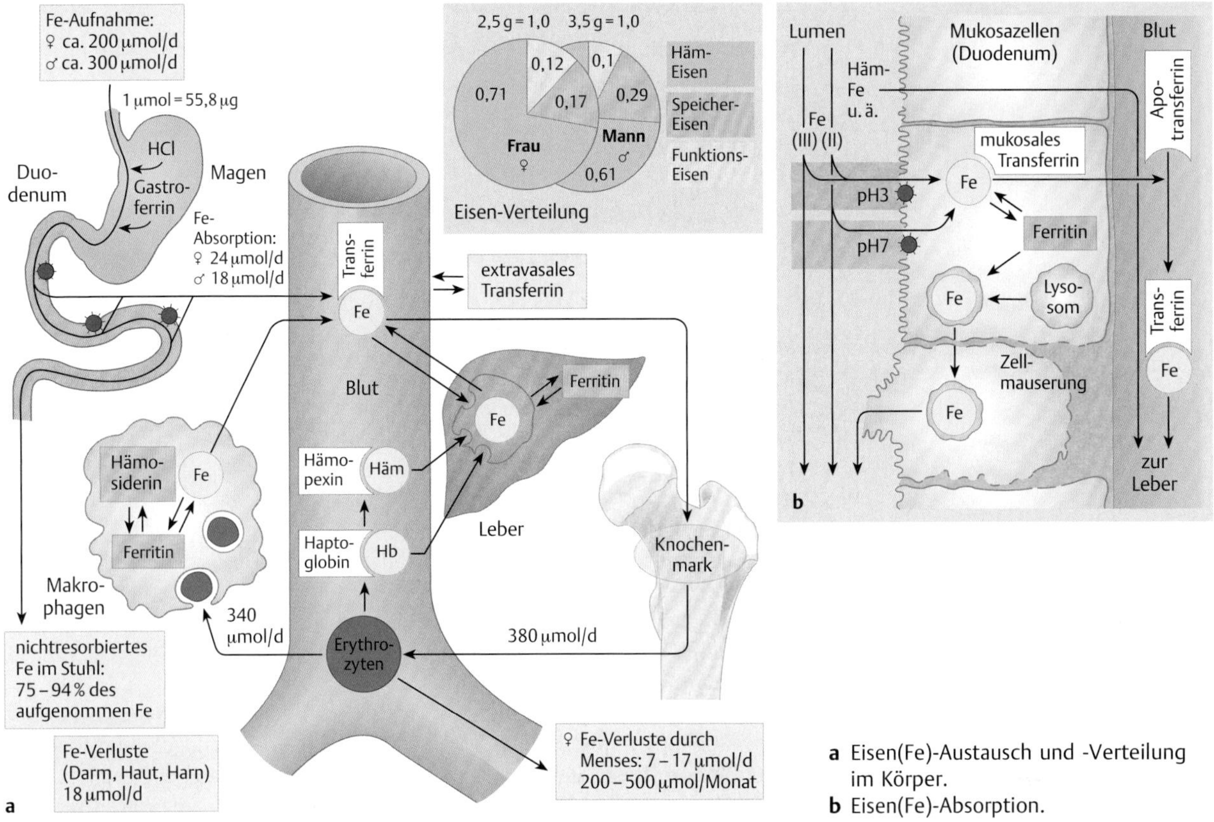

Fe-Aufnahme:
♀ ca. 200 µmol/d
♂ ca. 300 µmol/d

1 µmol = 55,8 µg

Duo-denum

Magen
HCl
Gastro-ferrin

Fe-Absorption:
♀ 24 µmol/d
♂ 18 µmol/d

Eisen-Verteilung

2,5 g = 1,0   3,5 g = 1,0

0,71 | 0,12 | 0,1 | 0,29
       | 0,17 |
Frau   **Mann**
♀   0,61

Häm-Eisen
Speicher-Eisen
Funktions-Eisen

Lumen   Mukosazellen (Duodenum)   Blut

Häm-Fe u. ä.

Fe (III) (II)

pH3
pH7

mukosales Transferrin
Fe
Ferritin
Fe ← Lyso-som

Zell-mauserung
Fe

Apo-transferrin

Trans-ferrin
Fe

zur Leber

b

Trans-ferrin
Fe

extravasales Transferrin

Blut

Hämo-pexin   Häm
Hapto-globin   Hb

Fe

Ferritin

Leber

Knochen-mark

Hämo-siderin   Fe
Ferritin

Makro-phagen

340 µmol/d

380 µmol/d

Erythro-zyten

nichtresorbiertes Fe im Stuhl:
75 – 94 % des aufgenommen Fe

Fe-Verluste (Darm, Haut, Harn)
18 µmol/d

♀ Fe-Verluste durch Menses: 7 – 17 µmol/d
200 – 500 µmol/Monat

a

a Eisen(Fe)-Austausch und -Verteilung im Körper.
b Eisen(Fe)-Absorption.

⊙ K-1.5 **Beziehung zwischen Eisenbindungskapazität und Zuständen von Eisenmangel, Eisenverteilungsstörungen (Infektion, Tumorerkrankung) bzw. Eisenüberladung (Hämochromatose, Thalassämie)**

⊙ K-1.5

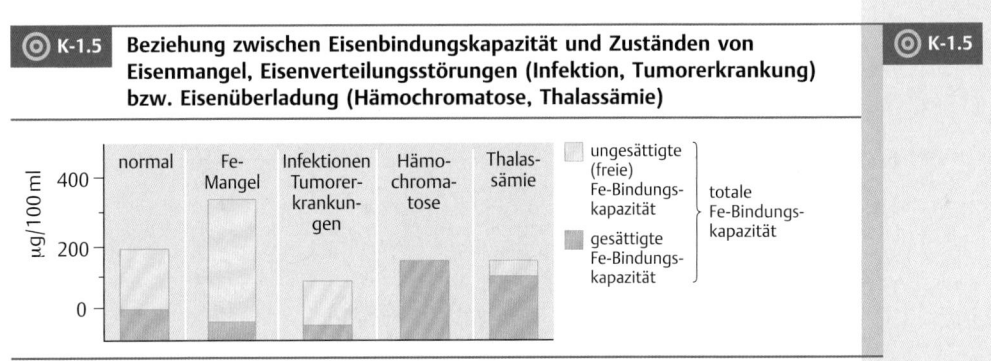

	normal	Fe-Mangel	Infektionen Tumorer-krankun-gen	Hämo-chroma-tose	Thalas-sämie	

µg/100 ml — 400, 200, 0

☐ ungesättigte (freie) Fe-Bindungs-kapazität ⎫ totale Fe-Bindungs-kapazität
▨ gesättigte Fe-Bindungs-kapazität ⎭

≡ K-1.3 **Ursachen einer erhöhten oder verminderten Transferrinkonzentration im Plasma**

Ursachen einer erhöhten Plasma-Transferrinkonzentration	▪ Eisenmangel
Ursachen einer verminderten Plasma-Transferrinkonzentration	▪ Infektionen, Tumorerkrankungen, Leberzirrhose, Hämochromatose
	▪ hämolytische Anämien, myelodysplastische Syndrome, perniziöse Anämie

Eine Abnahme der Plasma-Transferrinkonzentration und der freien Eisenbindungskapazität findet sich bei
- Umverteilung von Eisen in die Speicher (z. B. Infektion, Tumorerkrankung)
- gesteigerter Eisenresorption (Hämochromatose)
- vermehrtem Anfall von Eisen beim Hämoglobinabbau (hämolytische Anämien [z. B. Thalassämie], myelodysplastische Syndrome)
- verminderter Syntheseleistung der Leber (Leberzirrhose)
- verzögerter Erythropoese (perniziöse Anämie)
(Abb. **K-1.5** und Tab. **K-1.3**).

Zustände mit verminderter bzw. erhöhter Plasma-Transferrinkonzentration bzw. freier Eisenbindungskapazität zeigen Abb. **K-1.5** und Tab. **K-1.3**.

Die **Aufnahme in die Zielzelle** erfolgt über **Transferrinrezeptoren**.

Aufnahme in die Zielzelle: Auf der Oberfläche der Zielzellen (vor allem Vorläuferzellen der Erythropoese) befinden sich **Transferrinrezeptoren**, über die die Zelle Transferrin und Eisen mittels rezeptorvermittelter Endozytose aufnimmt.

Ausscheidung: Der Mann scheidet 0,3–1 mg Eisen pro Tag aus, bei prämenopausalen Frauen kommen 10–30 mg pro Menstruation dazu.

Ausscheidung: Ein erwachsener Mann scheidet täglich ca. 0,3–1 mg Eisen aus, vor allem in Form abgeschilferter Epithelzellen. Bei der Frau vor der Menopause sind die zusätzlichen Eisenverluste durch die Menstruation zu berücksichtigen: abhängig von Stärke und Dauer der Blutung 10–30 mg pro Menstruation.

1.3 Der Stoffwechsel von Folsäure und Cobalamin (Vitamin B$_{12}$)

1.3 Der Stoffwechsel von Folsäure und Cobalamin (Vitamin B$_{12}$)

Folsäure ist für die **Purin- bzw. Pyrimidinbiosynthese**, d. h. für die **DNA-Synthese** essenziell.

Folsäure ist in Form von Tetrahydrofolat (THF) Überträger von Formyl- und Methylengruppen, die für die **Purin- bzw. Pyrimidinbiosynthese** und damit für die **DNA-Synthese** essenziell sind.

Sie wird v. a. im Jejunum resorbiert und in der Leber gespeichert (Abb. **K-1.6**).

Folsäure wird vorwiegend im Jejunum als Pteroylpolyglutamat resorbiert, über Pteroylmonoglutamat in THF umgewandelt und in der Leber gespeichert (Abb. **K-1.6**).

Cobalamin (Vitamin B$_{12}$) ist Cofaktor bei der Umsetzung von
- Methyltetrahydrofolat zu Tetrahydrofolat, das für die **Purin-** und **Thymidinsynthese**, d. h. für die **DNA-Synthese** nötig ist,
- Methylmalonyl-CoA in Succinyl-CoA, das für die **Hämbiosynthese** nötig ist.

Cobalamin (Vitamin B$_{12}$) ist in Form von Methylcobalamin
- Cofaktor der Homocystein-Methyltransferase, die Homocystein in Methionin umwandelt und dabei den Methylgruppendonor Methyltetrahydrofolat zu Tetrahydrofolat (THF) umsetzt. THF wird für die **Purinbiosynthese** (als Formyl-THF) und die **Thymidinsynthese** (als Methylen-THF), d. h. für die **DNA-Synthese** benötigt.
- Cofaktor der Methylmalonyl-CoA-Mutase, die Methylmalonyl-CoA in Succinyl-CoA umwandelt. Succinyl-CoA ist eine der Ausgangsverbindungen der **Hämbiosynthese**, die auf der Stufe der Proerythroblasten einsetzt.

Cobalamin wird im Komplex mit Intrinsic factor im terminalen Ileum resorbiert und in der Leber gespeichert (Abb. **K-1.6**).

Cobalamin wird im Magenlumen an den Intrinsic factor, ein Glykoprotein aus den Belegzellen des Magens, gebunden und ausschließlich im Komplex mit Intrinsic factor im terminalen Ileum resorbiert. 1 mg Cobalamin wird in der Leber gespeichert (Abb. **K-1.6**).

⊚ **K-1.6**

⊚ **K-1.6** | **Resorption, Verteilung und Funktion von Folsäure und Cobalamin**

Folsäure und Cobalamin (Vitamin B$_{12}$)

Folsäure 0,05 mg/d
Vitamin B$_{12}$ 0,001 mg/d
andere Organe
Speicher
1 mg
7 mg
Intrinsic factor
Leber
Purinnukleotide
DNA
Jejunum (Folsäure) bzw. Ileum (Vitamin B12)
Zellteilung

2 Hämatologische Untersuchungsmethoden

2.1 Blutbild

▶ **Definition:** Als **kleines Blutbild** bezeichnet man die Bestimmung folgender Parameter im peripheren Blut:

- **Hämoglobinkonzentration (Hb)**
- **Anzahl der Erythrozyten, Leukozyten und Thrombozyten**
- **Hämatokrit (Hkt)** = prozentualer Anteil der Blutzellen am Blutvolumen.

Da die Erythrozyten ca. 96 % der Zellen im peripheren Blut ausmachen, gibt der Hämatokrit im Wesentlichen Auskunft über den Anteil der Erythrozyten am Blutvolumen.

- **Erythrozytenindices:**
  - **mittlerer korpuskulärer Hämoglobingehalt (MCH)** = Menge des Hämoglobins in einem Erythrozyten:
    MCH (pg) = $10 \times$ Hb (g/dl) $\div$ Erythrozytenzahl (10^6/µl)
  - **mittlere korpuskuläre Hämoglobinkonzentration (MCHC)** = durchschnittliche Hämoglobinkonzentration in einem Erythrozyten:
    MCHC (g/dl) = [$100 \times$ Hb (g/dl)] $\div$ Hkt (%)
  - **mittleres korpuskuläres Volumen (MCV)** = durchschnittliches Volumen eines Erythrozyten:
    MCV (fl) = [$10 \times$ Hkt (%)] $\div$ Erythrozytenzahl (10^6/µl).

Das **große Blutbild** umfasst **zusätzlich** das **Differenzialblutbild**, d. h. die Differenzierung der Leukozyten in Untergruppen und Reifungsstufen (Tab. **K-2.1**) im Blutausstrich (S. 1150).

Indikation: Das **kleine Blutbild** ist eine **Routineuntersuchung**, denn die dabei bestimmten Parameter geben wesentliche Hinweise auf die Art der möglicherweise zugrunde liegenden Erkrankung, wie z. B. Anämie. Ein **Differenzialblutbild** wird bei Auffälligkeiten im kleinen Blutbild angefertigt.

Material: Als Blutprobe dient mit Ethylendiamintetraessigsäure (EDTA) antikoaguliertes Venenblut.

Durchführung und Fehlerquellen: Die Quantifizierung der Blutzellen, das Errechnen von Hb, Hkt und Erythrozytenindizes sowie i. d. R. die Differenzierung der Zelltypen übernehmen automatische Zählgeräte. Nur wenn gezielt Informationen zur Zellmorphologie notwendig sind, wie z. B. bei V. a. Anämie oder bestimmte Erkrankungen der Leukozyten, erfolgt die Zellzählung bzw. -differenzierung unter dem Mikroskop.

Die modernen automatischen Zählgeräte sind sehr genau. Es kann jedoch zu Fehlzählungen kommen, wenn die Erythrozyten sehr klein sind (Mikrozyten bei Eisenmangelanämie oder Thalassämie), kernhaltige Erythrozytenvorstufen, Riesenthrombozyten oder Thrombozytenaggregate im peripheren Blut vorkommen oder die Chylomikronenkonzentration sehr hoch ist.

Bewertung: Normwerte s. Tab. **K-2.1**.

▶ **Merke:** Normbereiche unterscheiden sich von Gerät zu Gerät, wobei Abweichungen von 5–10 % nicht ungewöhnlich sind. Es ist wichtig, dies
- zu berücksichtigen, um nicht irrtümlich einen krankhaften Prozess zu diagnostizieren,
- dem Patienten mitzuteilen, damit er nicht beunruhigt ist, wenn die Messwerte nicht mit denen anderer Labors (z. B. dem des Hausarztes) übereinstimmen.

Indikation:
- **kleines Blutbild:** Routineuntersuchung
- **Differenzialblutbild:** auffälliges kleines Blutbild.

Material: EDTA-Venenblut.

Durchführung und Fehlerquellen: Die Parameter werden i. d. R. durch automatische Zählgeräte bestimmt. Nur wenn die Zellmorphologie im Vordergrund steht (z. B. bei Anämie), werden die Zellen manuell gezählt bzw. differenziert. Fehler treten bei Größenabweichungen von Zellen, Vorliegen von Erythrozytenvorstufen oder hoher Chylomikronenkonzentration auf.

Bewertung: Normwerte s. Tab. **K-2.1**.

☰ K-2.1 Normwerte des Blutbildes

Parameter	Normwert
kleines Blutbild	
Hämoglobinkonzentration	Frau: 12,3–15,0 g/dl, Mann: 14,0–17,5 g/dl
Erythrozytenzahl	Frau: 4,2–5,4 Mio./µl, Mann: 4,6–6,2 Mio./µl
Leukozytenzahl	4400–11 300/µl
Thrombozytenzahl	150 000–350 000/µl
Hämatokrit	Frau: 40–48 %, Mann: 47–53 %
Erythrozytenindizes	
▪ MCH	28–33 pg
▪ MCHC	33–36 g/dl
▪ MCV	80–96 fl
Differenzialblutbild (Erwachsener)*	
▪ neutrophile Granulozyten	1800–7700/µl (im Mittel 60 %)
– segmentkernige neutrophile Granulozyten	1800–7000/µl (im Mittel 57 %)
– stabkernige neutrophile Granulozyten	0–700/µl (< 3 %)
▪ eosinophile Granulozyten	0–450/µl ($< 2,5$ %)
▪ basophile Granulozyten	0–200/µl ($< 0,5$ %)
▪ Monozyten	0–800/µl (< 4 %)
▪ Lymphozyten	1000–4800/µl (im Mittel 35 %)

* Differenzialblutbild und kleines Blutbild werden als großes Blutbild zusammengefasst.

▶ Merke

▶ **Merke:** Zur Bewertung des kleinen Blutbildes hat sich die 3er-Regel bewährt:
- Erythrozytenzahl (10^6/µl) $\times$ 3 $\approx$ Hb (g/dl)
- Hämoglobinwert (g/dl) $\times$ 3 $\approx$ Hkt (%).

Geht die 3er-Regel nicht auf, liegt möglicherweise eine Störung der Erythropoese vor und der Blutausstrich sollte untersucht werden.

▶ **Exkurs: Diagnostischer Nutzen des Differenzialblutbilds bei bakteriellen Infektionen.** Im Differenzialblutbild kann man die verschiedenen Phasen der Auseinandersetzung des Organismus mit einer bakteriellen Infektion anhand der Dominanz bestimmter Leukozytentypen verfolgen und zur Prognose nutzen. Man unterscheidet:
- **neutrophile Kampfphase** (Anstieg der Neutrophilen mit reaktiver Linksverschiebung, ca. 3–4 Tage nach Beginn der Infektion), nachfolgend
- **monozytäre Überwindungsphase** (leichter Anstieg der Monozyten, Dauer ca. 3 Tage)
- **Zunahme der Eosinophilen** („Morgenröte der Genesung", denn das Erscheinen der Eosinophilen lässt eine baldige Besserung auch schwerer Infektionen erwarten)
- **lymphozytäre Heilphase** (Zunahme der Lymphozytenfraktion oder der absoluten Lymphozytenzahl, etwa ab Tag 8).

Durch den frühen Einsatz von Antibiotika sieht man diese Phasenfolge heute nur noch selten.

2.2 Blutausstrich

▶ Definition

2.2 Blutausstrich

▶ **Definition:** Hierunter versteht man den Ausstrich eines Blutstropfens auf einem Objektträger und die anschließende Färbung zum Zwecke der mikroskopischen Beurteilung der Zellmorphologie.

2.2.1 Indikation, Methodik und Bewertung

Indikation: Jedes auffällige kleine Blutbild.

2.2.1 Indikation, Methodik und Bewertung

Indikation: Jedes auffällige kleine Blutbild sollte durch die mikroskopische Beurteilung des Blutausstriches überprüft werden.

◉ K-2.1 | Technik der Anfertigung und Beurteilung sowie Beispiel eines Blutausstriches

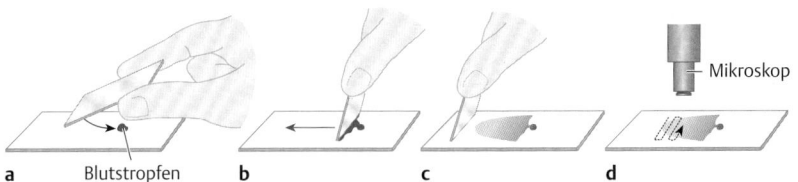

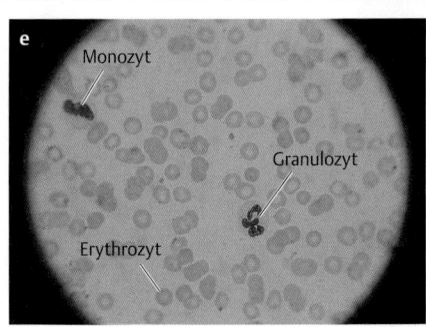

Ein Blutstropfen wird auf einen entfetteten Objektträger aufgebracht und mit einem im 30°- bis 45°-Winkel angelegten zweiten Objektträger oder Deckglas ausgestrichen (**a**, **b**), sodass ein dünner Flüssigkeitsfilm entsteht, der bartförmig ausläuft (**c**). Nach Trocknung und Färbung des Ausstriches wird er „mäanderartig" von Rand zu Rand durchmustert, beginnend am dünn ausgestrichenen Ende (**d**).
e Normaler Blutausstrich.

Material: Für den Blutausstrich ist mit EDTA antikoaguliertes Blut am besten geeignet. Kapillarblut ist nicht antikoaguliert und muss unverzüglich ausgestrichen werden, was einige Erfahrung voraussetzt.

Durchführung: Zur **Technik des Blutausstriches** s. Abb. **K-2.1a–c**.

Die Standard-**Färbung** des Blutausstriches **nach Pappenheim** färbt saure Zellkomponenten (Kerne, Nukleinsäuren) blau und basische Komponenten (z. B. Hämoglobin) rötlich.

> ▶ **Merke:** Die **mikroskopische Beurteilung** sollte von Rand zu Rand, nicht nur in der Mitte erfolgen, da gerade am Rand große, möglicherweise pathologische Zellen (z. B. Blasten) abgelagert werden.

Für den **ersten Überblick** wählt man eine **geringe Vergrößerung (10- bis 16fach)**. So gewinnt man einen Eindruck der Anzahl bestimmter Zellen (z. B. viele Leukozyten bei Leukämie) und kann sich den besten Bereich für die folgende genauere Betrachtung einstellen. Er liegt i. d. R. nahe dem dünn ausgestrichenen („Bart"-) Ende des Blutausstriches.
Für die **Feinanalyse** ist eine **400- bis 500fache Vergrößerung** ideal. Bei der „mäanderartigen" Durchmusterung des Ausstriches vergleicht man die Zahl der Erythrozyten, Leukozyten und Thrombozyten pro Blickfeld miteinander und kann so erste Rückschlüsse auf die Häufigkeit der verschiedenen Zellen ziehen. Außerdem beurteilt man Größe und Form der Erythrozyten, die bei Anämien verändert sind.
Für die **genauere Untersuchung der Leukozyten** benötigt man die **1000fache Vergrößerung sowie Ölimmersion**. Leukozyten und andere größere Zellen findet man vermehrt am seitlichen Rand des Blutausstriches, die kleinen Lymphozyten vermehrt am „Bart-Ende".

Bewertung: Im Normalfall kommt auf 10–20 Erythrozyten ein Thrombozyt, und ein Erythrozyt ist ungefähr so groß wie der Zellkern eines Lymphozyten.

2.2.2 Morphologische Veränderungen der Erythrozyten und Leukozyten

s. Tab. **K-2.2** und Tab. **K-2.3**.

Material: Am besten EDTA-Venenblut.

Durchführung: Zur **Technik** s. Abb. **K-2.1a–c**.
In der Regel kommt die **Pappenheim-Färbung** zum Einsatz.

◀ **Merke**

Für den **ersten Überblick** wählt man eine **geringe Vergrößerung (10- bis 16fach)**.

Bei der **Feinanalyse bei 400- bis 500facher Vergrößerung** vergleicht man die Zahl der Erythro-, Leuko- und Thrombozyten und beurteilt Größe und Form der Erythrozyten.

Für die **genauere Untersuchung der Leukozyten** braucht man eine **1000fache Vergrößerung** sowie **Ölimmersion**.

Bewertung: „Normwerte": 10–20 Erythrozyten/Thrombozyt, Erythrozyt ≈ Lymphozytenkern.

2.2.2 Morphologische Veränderungen der Erythrozyten und Leukozyten

s. Tab. **K-2.2** und Tab. **K-2.3**.

| ☰ **K-2.2** | **Erythrozytenmorphologie und ihre differenzialdiagnostische Bedeutung** |

Erythrozytenbefund	*Beschreibung*	*Ursache*	*Differenzialdiagnose*
Anisozytose	Größenunterschiede der Erythro-zyten ohne Formveränderung (s. Abb. **K-3.1**, S. 1164)	Regeneration nach verminderter oder ineffektiver Erythropoese	jede Form der Anämie
Anulozyten	ringförmige, hypochrome (MCH ↓) Erythrozyten	Störung der Hämoglobinsynthese	Eisenmangel, Thalassämie
basophile Tüpfelung	kleine, bläuliche Punkte in den nach Pappenheim gefärbten Erythrozyten	gesteigerte Erythropoese	Bleiintoxikation, Thalassämie, Vitamin-B_{12}-Mangel, myelo-dysplastische Syndrome
Dakryozyten	tränentropfenförmige Erythrozyten („teardrop"-Poikilozytose)	extramedulläre Erythropoese	Osteomyelofibrose
Elliptozyten	ovale Erythrozyten	autosomal-dominant erbliche Formveränderung der Erythrozyten	hereditäre Elliptozytose
Fragmentozyten = Schistozyten = Helmzellen	stark deformierte, „zerrissen" wirkende Erythrozyten (s. Abb. **K-3.10a**, S. 1193)	mechanisch bedingte intravasale Hämolyse	Marschhämoglobinurie, Herz-klappenfehler oder künstliche Herzklappe, HUS[*], TTP[*], DIC[*]
Heinz-Innenkörper	intraerythozytäres, präzipitiertes Hämoglobin (s. Abb. **K-3.5**, S. 1181)	NADPH-Mangel → fehlende Gluta-thionregeneration nach Einwirkung oxidierender Substanzen → Präzipi-tation von Hämoglobin	Glukose-6-phosphat-Dehydrogenase-Mangel, Methämoglobinämie
Howell-Jolly-Körper	große, dunkelblau-braune Kernreste in Retikulozyten	Dysfunktion der Milz, die Kernreste normalerweise aus Retikulozyten entfernt (S. 1252)	Z. n. Splenektomie
Makrozyten	vergrößerte, häufig hyperchrome (MCH ↑) Erythrozyten	verzögerte Zellteilung aufgrund einer Störung der DNA-Synthese bei weitgehend unbeeinträchtigter Hämoglobinsynthese	Folsäuremangel, Vitamin-B_{12}-Mangel, myelodysplas-tische Syndrome
Megalozyten	stark vergrößerte (Durchmesser > 8,5 μm), ovale und immer hyper-chrome (MCH ↑) Erythrozyten (s. Abb. **K-3.2b**, S. 1167)	verzögerte Zellteilung aufgrund einer Störung der DNA-Synthese bei weitgehend unbeeinträchtigter Hämoglobinsynthese	Folsäuremangel, Vitamin-B_{12}-Mangel
Mikrozyten	Erythrozyten normaler Form und normalen Aussehens, aber vermin-derter Größe (Durchmesser < 7 μm)	gestörtes Zellwachstum bei Eisenmangel oder gestörter Hämoglobinsynthese	Eisenmangel, Eisenverwer-tungsstörung, Thalassämie, Hämoglobin-C-Krankheit
Normozyten	Erythrozyten einer Größe von 7–8 μm und normaler Form	–	Normalbefund
Pappenheim-Körperchen	Aggregate aus Ferritin und Ribosomen in mit nach Pappenheim gefärbten Erythrozyten	Störung der Eisenverwertung in der Hämoglobinsynthese	myelodysplastische Syndrome, Sichelzellkrankheit u. a. hämolytische Anämien
Poikilozytose	Vorliegen von Erythrozyten mit unterschiedlichen Formabweichun-gen (s. Abb. **K-3.1**, S. 1164)	Regeneration nach verminderter oder ineffektiver Erythropoese	hämolytische Anämie, myelo-dysplastische Syndrome
Polychromasie	diffuse bläuliche Tingierung der nach Pappenheim gefärbten Erythrozyten, bedingt durch Anfärbung von Nukleinsäureresten. Es handelt sich also um Retikulozyten	Regeneration nach verminderter oder ineffektiver Erythropoese	hämolytische Anämie, Thalassämie
Sichelzellen	sichelförmige Erythrozyten (s. Abb. **K-3.6**, S. 1183)	erbliche Strukturanomalie der β-Kette des Hämoglobins → bei homozygoten Merkmalsträgern Polymerisation des deoxygenierten Hämoglobins → Sichelzellform der Erythrozyten	Sichelzellkrankheit
Siderozyten	Erythrozyten, die nach Anfärbung des Eisens mit Berliner-Blau-Lösung (Eisen-)Granula zeigen	Störung der Eisenverwertung in der Hämoglobinsynthese	sideroblastische Anämie, Hämochromatose

K-2.2 Erythrozytenmorphologie und ihre differenzialdiagnostische Bedeutung (Fortsetzung)

Erythrozytenbefund	Beschreibung	Ursache	Differenzialdiagnose
Sphärozyten	kugelförmige Erythrozyten ohne zentrale Aufhellung (s. Abb. **K-3.4**, S. 1178)	erblicher Membrandefekt → verminderte osmotische Resistenz der Erythrozyten	hereditäre Sphärozytose
Targetzellen = Schießscheibenzellen	hypochrome (MCH ↓) Erythrozyten mit vorwiegend zentraler Färbung (s. Abb. **K-3.8a**, S. 1187)	geringer Hämoglobingehalt bei großer Zelloberfläche	sideroblastische Anämie, Thalassämie,

* HUS = hämolytisch-urämisches Syndrom, TTP = thrombotisch-thrombozytopenische Purpura, DIC = disseminierte intravasale Gerinnung

K-2.3 Leukozytenmorphologie und ihre differenzialdiagnostische Bedeutung

Leukozytenbefund	Beschreibung	Ursache	differenzialdiagnostische Bedeutung
toxische Granulation	mittelgrobe, dunkelviolett angefärbte Granula in neutrophilen Granulozyten (Abb. **K-2.2a**)	erhöhter Zellumsatz neutrophiler Granulozyten	schwere Infektion, toxische Reaktion
Döhle-Einschlusskörper	kleine basophile Schlieren in neutrophilen Granulozyten	erhöhter Zellumsatz neutrophiler Granulozyten	Scharlach u. a. Infektionen, Verbrennungen, Z. n. Zytostatikatherapie
Pelger-Huët-Anomalie	bilobuläre, „brillenartige" Form des Zellkerns neutrophiler Granulozyten (Abb. **K-2.2c**)	erbliche Kernsegmentierungsstörung	Befund ohne Krankheitswert, der abzugrenzen ist von einer Linksverschiebung (s. Tab. **K-2.4**) und sog. Pseudo-Pelger-Formen bei myelodysplastischen Syndromen (Zeichen der Reifungsstörung, Abb. **K-2.2d**)
Alder-Reilly-Granulationsanomalie	dunkle, azurophile Granula in neutrophilen Granulozyten, seltener in Lympho- und Monozyten (Abb. **K-2.2b**)	Ablagerungen von Glykosaminoglykanen	Mukopolysaccharidosen

K-2.2 Morphologische Veränderungen der Leukozyten

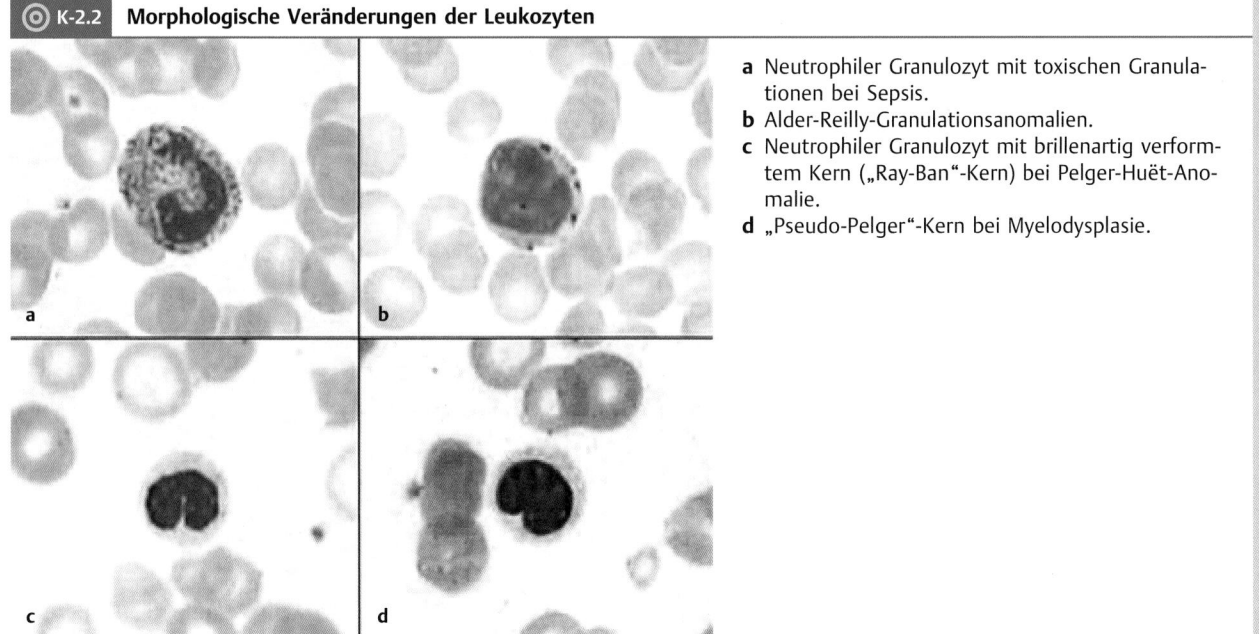

a Neutrophiler Granulozyt mit toxischen Granulationen bei Sepsis.
b Alder-Reilly-Granulationsanomalien.
c Neutrophiler Granulozyt mit brillenartig verformtem Kern („Ray-Ban"-Kern) bei Pelger-Huët-Anomalie.
d „Pseudo-Pelger"-Kern bei Myelodysplasie.

2.2.3 Quantitative Veränderungen der granulozytären Reifungsstufen

s. Tab. **K-2.4**.

2.2.3 Quantitative Veränderungen der granulozytären Reifungsstufen

s. Tab. **K-2.4**.

☰ K-2.4   Quantitative Veränderungen der granulozytären Reifungsstufen im Blutausstrich und ihre differenzialdiagnostische Bedeutung

Befund	Beschreibung	Ursache	differenzialdiagnostische Bedeutung	Bemerkung
Links-verschiebung*	vermehrtes Auftreten unreifer neutrophiler Granulozyten im peripheren Blut			stets mit einer Leukozytose (Leukozytenzahl > 11 000/µl) verbunden
▪ reaktive Links-verschiebung	vermehrtes Auftreten v. a. stabkerniger neutrophiler Granulozyten, gelegentlich auch von Metamyelozyten und Myelozyten, nicht aber von Myeloblasten	gesteigerte Granulopoese und/oder gesteigerte Mobilisation der Granulozyten aus dem Knochenmark → mangelnde Ausreifung	Infektion, nichtinfektiöse Entzündung, Verbrennungen, Infarkt, Schock, Stoffwechselentgleisung, Schwangerschaft, Therapie mit Wachstumsfaktoren (G-CSF, GM-CSF)	
▪ pathologische Links-verschiebung	vermehrtes Auftreten sämtlicher Granulozyten-Reifungsstadien, also auch von Promyelozyten und Myeloblasten (s. Abb. **K-4.3**, S. 1200)	massive Ausschwemmung von granulopoetischen Zellen aller Reifungsgrade aus dem Knochenmark	chronische myeloische Leukämie u. a. myeloproliferative Syndrome	
leukämoide Reaktion	massiver Anstieg der Leukozytenzahl im peripheren Blut (auf bis zu 100 000/µl), oft kombiniert mit einer reaktiven Linksverschiebung	s. reaktive Linksverschiebung	schwere Infektion, Vaskulitis, Karzinom	
Rechts-verschiebung*	vermehrtes Auftreten vielfach segmentierter = übersegmentierter, d. h. alter neutrophiler Granulozyten im peripheren Blut (s. Abb. **K-3.2b**, S. 1167)	Störung der Granulopoese → mangelnder Nachschub	Vitamin-B$_{12}$-Mangel	

* Diese Bezeichnungen haben ihren Ursprung darin, dass bei den traditionellen mechanischen Zählgeräten die Tasten für Granulozyten-Vorstufen links liegen, die Tasten für reife Granulozyten rechts.

2.3 Retikulozytenzählung

▶ **Definition**

2.3 Retikulozytenzählung

▶ **Definition:** Hierunter versteht man die Bestimmung des Verhältnisses von Retikulozyten – jungen, kernlosen, aber noch RNA- und zellorganellhaltigen Erythrozyten – zu reifen, d. h. RNA- und zellorganellfreien Erythrozyten im Blutausstrich. Die Retikulozytenzahl wird in Prozent oder als absolute Zahl/µl angeben. Sie gibt Aufschluss über die Aktivität der Erythropoese.

Indikation:
- V. a. gestörte Erythropoese
- V. a. Hämolyse.

Indikation:
- Verdacht auf verminderte oder gesteigerte Erythropoese, z. B. bei renaler Anämie (Retikulozyten ↓)
- Verdacht auf Hämolyse mit gesteigerter Erythropoese (Retikulozyten ↑).

Material: EDTA-Venen- oder -Kapillarblut.

Material: EDTA-Venen- oder -Kapillarblut.

Durchführung: Färbung des Blutausstriches mit Brillantkresylblau stellt die RNA der Retikulozyten dar (Abb. **K-2.3**).

Durchführung: Um Retikulozyten darstellen zu können, muss man den Blutausstrich mit Brillantkresylblau färben. Die RNA der Retikulozyten zeigt sich dann als netzförmige (lat.: rete = Netz), blaue Struktur oder als blaue Granula (Abb. **K-2.3**).

Bewertung: Normbereich: 0,5–1,5 % bzw. 25 000–75 000/µl.

Bewertung: Der Normbereich der Retikulozytenzahl liegt bei 0,5–1,5 % bzw. 25 000–75 000/µl.

K-2.3

K-2.3 Retikulozyten (Pfeile)

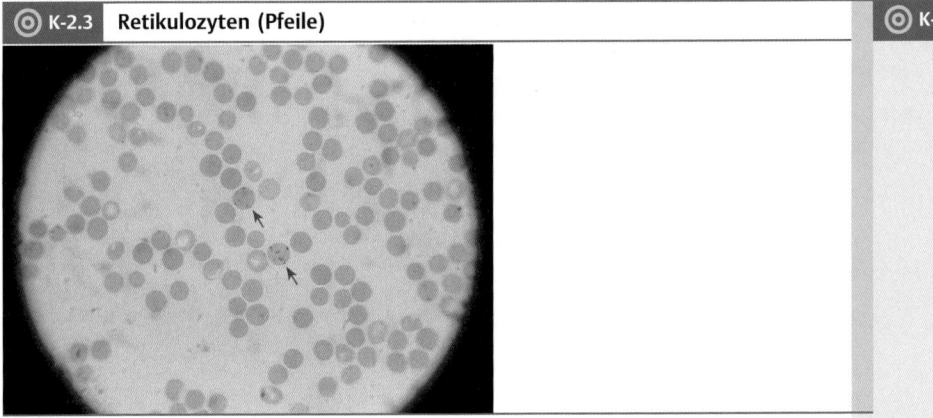

2.4 Knochenmarkuntersuchung

2.4 Knochenmarkuntersuchung

Man unterscheidet die **Knochenmarkaspiration** und die **Knochenmarkbiopsie** (= Knochenmarkstanze).

2.4.1 Knochenmarkaspiration

2.4.1 Knochenmarkaspiration

▶ **Definition:** Hierunter versteht man die Gewinnung von Zellen durch Knochenmarkpunktion und deren Ausstrich auf einem Objektträger mit anschließender Färbung.

◀ Definition

Indikation: Die Untersuchung des Knochenmarks zeigt qualitative und quantitative Veränderungen der blutbildenden Zellen (z.B. Reifungsstörungen bei Vitamin-B_{12}- oder Folsäuremangel, Verdrängung durch Lymphom- oder Leukämiezellen). Sie ist bei den meisten hämatologischen Erkrankungen eine zentrale diagnostische und/oder differenzialdiagnostische Maßnahme. Da das Knochenmarkaspirat innerhalb von 1–2 Stunden befundet werden kann, bei der Knochenmarkbiopsie dagegen Entkalken und Färben mindestens 1 Woche in Anspruch nehmen, ist in der **Erst- und Notfalldiagnostik** (besonders bei V. a. Leukämie) die **Aspiration** der Biopsie überlegen. Dennoch sollten zur **Diagnosestellung Aspiration und Biopsie** immer gemeinsam durchgeführt werden, bei Verlaufskontrollen ist später häufig (außer bei Lymphom oder Myelofibrose) die Aspiration ausreichend.

Indikation: Die Knochenmarkuntersuchung weist qualitative wie quantitative Veränderungen der Hämatopoese nach. Sie ist daher bei den meisten hämatologischen Erkrankungen eine zentrale (differenzial-) diagnostische Maßnahme. In der **Erst- und Notfalldiagnostik** ist die **Aspiration** der Biopsie überlegen. Zur **Diagnosestellung** sollten **Aspiration und Biopsie** immer gemeinsam durchgeführt werden, bei Verlaufskontrollen reicht oft die Aspiration.

Durchführung und Fehlerquellen: Der üblichste Punktionsort ist der Bereich der **Spina iliaca posterior superior**. Die Knochenmarkaspiration aus dem Sternum ist heute weitgehend verlassen und sollte nur dem erfahrenen Untersucher vorbehalten bleiben, denn es kann zur Penetration des Sternums und Verletzung darunter liegender Strukturen (Herz, Lunge) kommen. Die Haut über der Punktionsstelle wird desinfiziert und mit einem Lokalanästhetikum infiltriert. Auch das Unterhautgewebe und besonders das Periost müssen anästhesiert werden. 5–10 Minuten später wird die Punktionsnadel eingeführt. Um dies zu erleichtern, empfiehlt es sich, die Haut mit einem Skalpell zu inzidieren. Man führt die Nadel durch das Periost ca. 2–3 cm tief in den Knochen (Abb. **K-2.4**). Dann aspiriert man mit einem kurzen (!) Zug eine kleine Menge (¼–½ ml) Knochenmark und streicht das Aspirat wie einen Blutausstrich auf einem Objektträger aus. Die Färbung erfolgt nach den gleichen Prinzipien wie beim Blutausstrich.
Ein häufiger Fehler ist die Aspiration von zu viel Material. Übt man lange Sog aus, aspiriert man viel Blut aus den Knochenmarkgefäßen, das die Knochenmarkzellen verdünnt und die Diagnostik erschwert.

Durchführung und Fehlerquellen: Die Knochenmarkaspiration erfolgt meist an der **Spina iliaca posterior superior** (Abb. **K-2.4**). Nach ausreichender Anästhesie wird eine kleine Menge Knochenmark aspiriert und wie Blut auf einem Objektträger ausgestrichen und gefärbt.

Bei zu langer Aspiration aspiriert man viel Blut, das die Knochenmarkzellen verdünnt.

Bewertung: s. Indikation.

Bewertung: s. Indikation.

⊚ K-2.4

⊚ K-2.4   **Knochenmarkaspiration aus dem Beckenkamm**

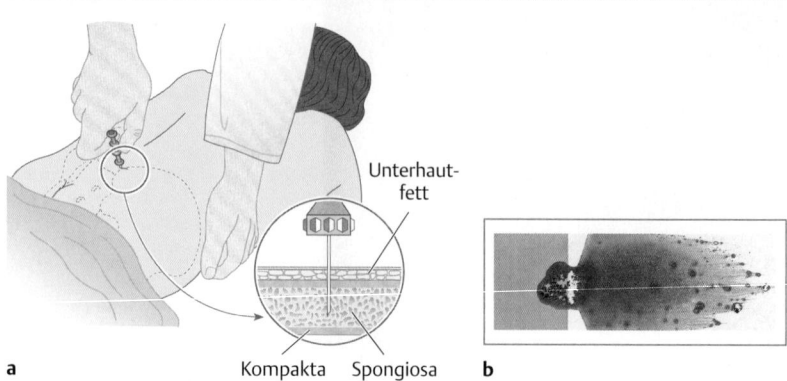

Unterhaut-
fett

a   Kompakta   Spongiosa   **b**

a Technik: Nach ausreichender Lokalanästhesie (5–10 min!) Punktion der Spina iliaca posterior superior und Vorführen der Nadel in die Spongiosa. Dann wird eine kleine Menge Knochenmarkblut (max. ½ ml) mit einem kurzen Zug aspiriert und sofort ausgestrichen.
b Gefärbter Knochenmarkausstrich.

2.4.2 Knochenmarkbiopsie

▶ **Definition**

2.4.2 Knochenmarkbiopsie

Indikation: s. S. 1155

▶ **Definition:** Hierunter versteht man die Gewinnung einer Knochenmark-Gewebeprobe, deren Entkalkung, Färbung (Hämatoxylin-Eosin und Spezialfärbungen) und anschließende mikroskopische Untersuchung.

Durchführung: Häufigster Biopsieort ist die **Spina iliaca posterior superior**. Unter Lokalanästhesie wird eine Jamshidi-Hohlnadel in den Knochen geführt. Der gewonnene Knochenzylinder wird durch Hin- und Herbewegen der Nadel vom umgebenden Gewebe gelöst und nach Herausziehen der Nadel fixiert.

Bewertung: Die Biopsie deckt Veränderungen der Blutzellreihen und des Knochenmarkstromas auf.

Indikation: s. S. 1155.

Durchführung: Häufigster Biopsieort ist wie bei der Aspiration die **Spina iliaca posterior superior.** Desinfektion und Lokalanästhesie erfolgen wie bei der Knochenmarkaspiration. Anschließend wird eine Jamshidi-Hohlnadel wie bei der Aspiration durch das Periost geführt. Dann wird der Mandrin herausgezogen und die Hohlnadel 2–3 cm weitergeführt. Hat man genug Material in der Nadel, wird diese hin- und herbewegt, um den Gewebezylinder in der Nadel vom umgebenden Gewebe abzuscheren. Dann wird die Nadel herausgezogen und der gewonnene Zylinder in die Fixierlösung eingebracht. Die Weiterverarbeitung des Präparats obliegt dem Pathologen und dauert oft mehrere Tage, da das Präparat entkalkt werden muss.

Bewertung: Die Knochenmarkbiopsie zeigt wie die Aspiration den Zellreichtum und das Verhältnis der verschiedenen Zellreihen im Knochenmark (z. B. das Fehlen ganzer Zellreihen bei aplastischer Anämie). Der quantitative Befund ist meist genauer als bei einer Aspiration. Über die Befunde der Aspiration hinausgehend zeigt nur die Biopsie das spezifische Knochenmark-Infiltrationsmuster bei Lymphomen und das Knochenmarkstroma bei Myelofibrose. Bei einer durch solide Tumoren hervorgerufenen Knochenmarkkarzinose ist eine Differenzierung der verschiedenen Tumorformen (z. B. zwischen Mamma-, Bronchial- und Prostatakarzinom) i. d. R. nur mittels Biopsat, nicht mittels Aspirat möglich.

3 Erkrankungen der Erythrozyten

3 Erkrankungen der Erythrozyten

3.1 Leitbefunde

3.1 Leitbefunde

3.1.1 Anämie

3.1.1 Anämie

▶ **Definition:** Eine Anämie (Blutarmut) liegt vor, wenn die Hämoglobinkonzentration (Hb) oder der Hämatokrit (Hkt) vermindert ist, d. h.
- Hb $< 12,3$ g/dl ($♀$) bzw. $< 14,0$ g/dl ($♂$) oder
- Hkt $< 40\,\%$ ($♀$) bzw. $< 47\,\%$ ($♂$).

◀ **Definition**

Epidemiologie: Die Anämie ist die häufigste Blutbildveränderung.

Epidemiologie: häufigste Blutbildveränderung.

Einteilung: Anämien lassen sich einteilen nach
- den laborchemischen Parametern **MCH** (mittlerer Hämoglobingehalt der Erythrozyten) und **MCV** (mittleres Volumen der Erythrozyten) = Erythrozytenindices (Tab. **K-3.1**) oder
- ätiologisch-pathogenetischen Gesichtspunkten.

Einteilung: nach
- Laborparametern (MCH und MCV, Tab. **K-3.1**),
- ätiologisch-pathogenetischen Gesichtspunkten.

▶ **Merke:** Die Einteilung der Anämien nach **MCH und MCV** (Tab. **K-3.1**) ist von großer praktischer Relevanz, weil sich bestimmte Anämieformen mit ihrer Hilfe allein anhand des kleinen Blutbildes ausschließen lassen.

◀ **Merke**

≡ K-3.1	Einteilung der Anämien anhand der Erythrozytenindices MCH und MCV
Erythrozytenindex	*Anämieform*
MCH	
MCH < 28 pg	hypochrom
MCH $= 28$–33 pg	normochrom
MCH > 33 pg	hyperchrom
MCV	
MCV < 80 fl	mikrozytär
MCV $= 80$–96 fl	normozytär
MCV > 96 fl	makrozytär

≡ K-3.1

Die Einteilung der Anämien nach **ätiologisch-pathogenetischen Gesichtspunkten** zeigt Tab. **K-3.2**.

Zur **ätiologisch-pathogenetischen Einteilung** s. Tab. **K-3.2**.

Klinik: Aufgrund der Anämie ist die Sauerstoffversorgung der Gewebe eingeschränkt. Haut und Schleimhäute sind blass, die Patienten klagen über allgemeine Schwäche und Müdigkeit, Belastungsdyspnoe, Kopfschmerzen, Ohrensausen, Schwindel und Konzentrationsschwäche. Die Herzfrequenz ist kompensatorisch erhöht, es besteht eine Tachykardie, die sich als Herzklopfen bemerkbar macht.

Klinik: Das verminderte O_2-Angebot führt zu Blässe, Schwäche, Müdigkeit, Belastungsdyspnoe, Kopfschmerzen, Ohrensausen, Schwindel, Konzentrationsschwäche und Herzklopfen.

Diagnostik:

Diagnostik:

▶ **Merke:** „Anämie" ist keine Diagnose, sondern ein Befund. Eine Anämie sollte deshalb immer Anlass zu der in Tab. **K-3.3** gezeigten Diagnostik sein. Dies gilt auch für Ältere, denn der gesunde alte Mensch ist nicht anämisch!

◀ **Merke**

≡ K-3.2 Einteilung der Anämien nach Ätiologie

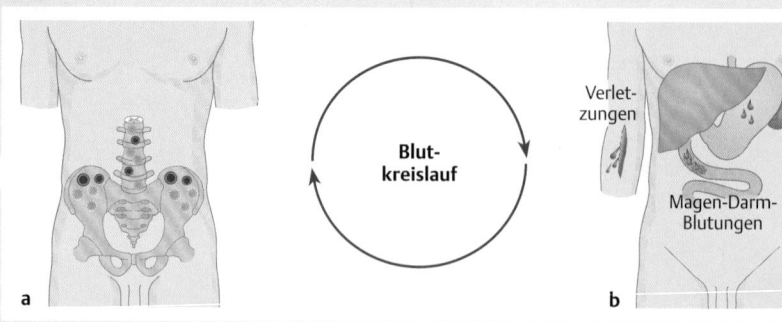

Anämie durch gestörte Erythropoese

▶ **klonale Störung der erythropoetischen Stammzelle**

■ aplastische Anämie, myelodysplastische Syndrome

▶ **Verdrängung der Erythropoese im Knochenmark**

■ myeloproliferative Syndrome, akute Leukämie, maligne Lymphome, multiples Myelom, Knochenmetastasen solider Tumoren

▶ **DNS-Synthesestörung**

■ Vitamin-B_{12}-, Folsäuremangelanämie, sideroblastische Anämien (Vitamin-B_6-Mangel, Bleiintoxikation)

▶ **Hämoglobinsynthesestörung**

■ Eisenmangelanämie, Thalässämie, medikamentös-toxisch

▶ **Erythropoetinmangel**

■ Tumoranämie, renale Anämie

Anämie durch gesteigerten Erythrozytenverlust bzw. -abbau

▶ **gesteigerter Erythrozytenverlust durch Blutungen**

■ Blutungsanämie (akut, chronisch)

▶ **erhöhter Erythrozytenabbau durch Hämolyse**

■ korpuskuläre hämolytische Anämie
  – Membrandefekte (angeboren: hereditäre Sphärozytose (Kugelzellanämie), Elliptozytose; erworben: paroxysmale nächtliche Hämoglobinurie)
  – Hämoglobinopathien (z. B. Thalassämie, Sichelzellanämie), enzymopenische Anämien (z. B. Glukose-6-Phosphat-Dehydrogenase-Mangel)

■ extrakorpuskuläre hämolytische Anämie
  – Immunhämolytische Anämie durch Auto- (Wärme- und Kälteantikörper) und Alloantikörper (bei Rh-Inkompatibilität des Neugeborenen),
  – toxisch und mechanisch bedingte hämolytische Anämie

≡ K-3.3 Diagnostisches Vorgehen bei Anämien

Basisdiagnostik	**Anamnese**	■ rektale Blutungen?

Anamnese
- rektale Blutungen?
- Häufigkeit, Stärke und Dauer der Menstruation?
- andere, auf die Ursache der Anämie hinweisende Symptome: Skelettschmerzen (Knochenmetastase, multiples Myelom), Gewichtsabnahme, Nachtschweiß (Tumor, chronische Infektion), verstärkte Blutungsneigung (hämatologische Systemerkrankung)?
- Farbe des Stuhls und Urins (Ikterus, Teerstuhl bei gastrointestinaler Blutung), rezidivierende Rot- oder Braunfärbung des Urins (Hämoglobinurie bei Hämolyse)?
- Vorerkrankungen: Gallensteine (Hämolyse)?
- Ernährungsgewohnheiten (strenge Vegetarier → Eisenmangel)?
- Medikamenteneinnahme (z. B. Sulfonamide, β-Laktam-Antibiotika, Zytostatika)?
- Auslandsreisen (z. B. Aufenthalt in Ländern mit Malaria)?
- Familienanamnese (Störungen der Hämoglobinsynthese, Erythrozytendefekte)?

Inspektion
- Lippen, Nagelbett, Mund- und Konjunktivalschleimhaut (Blässe?)
- Skleren, Gesichtshaut (Ikterus?)
- Mundwinkel: Rhagaden (Eisenmangel?)
- Nägel: Längsrillen (Eisenmangel?)

Palpation
- Lymphknotenschwellungen (hämatologische Systemerkrankung)?
- Splenomegalie (hämatologische Systemerkrankung)?
- Blut am Fingerling nach rektaler Untersuchung?

Auskultation
- funktionelles Systolikum (erhöhtes Schlagvolumen)?

Labor
- großes Blutbild (komplette Blutzellzählung)
- Retikulozytenzahl (Hinweis auf die Aktivität der Erythropoese, s. Tab. **K-3.4**)
- Blutausstrich (morphologische Veränderungen der Erythrozyten und Leukozyten [S. 1150]?)
- BSG oder CRP (Entzündung?)
- LDH (erhöht bei Hämolyse)
- GOT, GPT (Lebererkrankung?), Harnstoff, Kreatinin, ggf. Kreatinin-Clearance (Nierenerkrankung?)

☰ K-3.6	Diagnostisches Vorgehen bei Anämien (Fortsetzung)

weiterführende Diagnostik	**Labor**	▪ Serumeisen, Serumferritin, Transferrin, löslicher Transferrinrezeptor ▪ Vitamin B_{12}, Folsäure ▪ Haptoglobin (vermindert bei Hämolyse) ▪ Hb-Elektrophorese (Hämoglobinopathie?) ▪ Coombs-Test (autoimmunhämolytische Anämie, Transfusionszwischenfall?) ▪ Immuntypisierung (paroxysmale nächtliche Hämoglobinurie?)
	Knochenmark-untersuchung	▪ bei V. a. myelodysplastisches Syndrom, Leukämie, Lymphom, Plasmozytom, Knochenmarkkarzinose, Aplasie

Differenzialdiagnose: s. Tab. **K-3.4**.　　　　　　　　　　　　　**Differenzialdiagnose:** s. Tab. **K-3.4**.

☰ K-3.4	Differenzialdiagnose der Anämien

hypochrome, mikrozytäre Anämie	*normochrome, normozytäre Anämie*	*hyperchrome, makrozytäre Anämie*
Serumferritin vermindert: Eisenmangelanämie (einschließlich chronische Blutungsanämie)	**Retikulozyten vermindert:** aplastische Anämie, renale Anämie, Anämie bei Knochenmarkinfiltration (z. B. Leukämie)	**Retikulozytenzahl normal:** Vitamin-B_{12}- und/oder Folsäuremangelanämie (nach Substitution jedoch starker Anstieg der Retikulozyten: „Retikulozytenkrise")
Serumferritin normal oder erhöht: Thalassämie	**Retikulozyten vermindert oder normal:** Entzündungs- oder Tumoranämie*	**Retikulozytenzahl erhöht:** Blutungsanämie, hämolytische Anämie
Serumferritin erhöht: Entzündungs- oder Tumoranämie*	**Retikulozyten erhöht:** Blutungsanämie**, hämolytische Anämie	

* Bei chronischen Erkrankungen initial häufig normozytäre, normochrome Anämie, die sich erst im weiteren Verlauf zu einer mikrozytären, hypochromen Anämie entwickelt.
** Bei akuter Blutungsanämie können die Retikulozyten normal oder erhöht sein.

Therapie: Sie richtet sich nach der Grunderkrankung.

Internet-Links: www.onkodin.de, www.dgho.de (Deutsche Gesellschaft für Hämatologie und Onkologie; unter „Leitlinien/Studien"), www.nlm.nih.gov/medlineplus/anemia.html.

3.1.2 Polyzythämie (Polyglobulie)

▶ **Definition:** Unter Polyzythämie bzw. Polygobulie versteht man eine Vermehrung der Erythrozyten im peripheren Blut auf > 5,4 Mio./µl (♀) bzw. 6,2 Mio./µl (♂). Die erhöhte Erythrozytenzahl geht einher mit einer Zunahme
▪ des Hämatokrits auf > 48 % (♀) bzw. 53 % (♂),
▪ der Hämoglobinkonzentration auf > 150 g/dl (♀) bzw. 175 g/dl (♂).

Einteilung: Nach der Ätiologie unterscheidet man zwischen **primärer**, **sekundärer** und **relativer Polyzythämie** (Tab. **K-3.5**).

Klinik: Mit dem Hämatokrit steigt die Blutviskosität. Dies führt zu
▪ **Durchblutungsstörungen** z. B. des ZNS (Kopfschmerzen, Schwindelgefühl, Ohrensausen, Sehstörungen) oder des Herzens (Angina pectoris),
▪ **Belastungsdyspnoe**
▪ **hohem Blutdruck**.
Außerdem finden sich die **Symptome der Grunderkrankung** (z. B. Zyanose bei Lungenerkrankungen oder Rechts-Links-Shunt; hochrote Gesichtsfarbe, venöse Thrombosen bzw. Embolien und Blutungsneigung [gestörte Thrombozytenfunktion] bei Polycythaemia vera).

Therapie: je nach Grundleiden.

3.1.2 Polyzythämie (Polyglobulie)

◀ Definition

Einteilung: nach der Ätiologie (Tab. **K-3.5**).

Klinik: Die erhöhte Blutviskosität führt zu **Durchblutungsstörungen**, **Belastungsdyspnoe** und **Hypertonie**. Zudem finden sich **Symptome der Grunderkrankung**.

K-3.5 Ätiopathogenese der Polyzythämie-Formen

Polyzythämie-Form	Pathomechanismus	Ursachen
primäre Polyzythämie (Polycythaemia vera)	autonome Proliferation von Stammzellen der Erythropoese (evtl. auch der Granulo- und Thrombopoese)	unbekannt (Details s. S. 1202)
sekundäre Polyzythämie (sekundäre Polyglobulie)	gesteigerte Erythropoetinsekretion durch	
	▪ systemischen O$_2$-Mangel	Aufenthalt in großer Höhe, Rauchen, chronische Lungenerkrankung (v. a. COPD), Herzvitium mit Rechts-Links-Shunt, Herzinsuffizienz, Funktionsstörung des Hämoglobins
	▪ lokalen O$_2$-Mangel	Nierenerkrankungen, z. B. Zystennieren, Nierenarterienstenose
	▪ Androgene	androgenproduzierende Tumoren der Nebennierenrinde, exogene Androgenzufuhr
	▪ Tumore (paraneoplastisches Syndrom)	Nierenzell-, Leberzellkarzinom, Uterusfibromyom, zerebelläres Hämangioblastom
relative Polyzythämie (relative oder Pseudopolyglobulie)	Verminderung des Blutplasmavolumens bei normaler Erythrozytenzahl (Hämokonzentration)	Dehydratation (durch mangelnde Flüssigkeitsaufnahme, Erbrechen, Durchfall, Polyurie bei Nierenerkrankungen oder Diabetes mellitus), Verbrennungen

Diagnostik: s. Tab. **K-3.6**.

Diagnostik: s. Tab. **K-3.6**.

K-3.6 Diagnostisches Vorgehen bei Polyzythämie

Basisdiagnostik	Anamnese	▪ Aufenthalt in großer Höhe, Rauchen, Androgenzufuhr, Erbrechen, Durchfall, Polyurie? ▪ Vorerkrankungen?
	Inspektion	▪ Akren, Lippen, Zunge: Zyanose (systemische Hypoxie)? ▪ Gesichtshaut: Plethora (Polycythaemia vera)? ▪ Hämatome (Polycythaemia vera)?
	Palpation	▪ Hepato- und Splenomegalie (Polycythaemia vera)?
	Labor	▪ großes Blutbild (komplette Blutzellzählung): Hkt ↑ (meist > 60 %), diagnostische Bedeutung von etwaiger Leuko- oder Thrombozytose (s. Tab. **K-3.7**) ▪ BSG: aufgrund der erhöhten Blutviskosität ↓↓: 1–2 mm/h ▪ Elektrolyte: Hypernatriämie (Dehydratation)? ▪ Serumferritin (diagnostische Bedeutung s. Tab. **K-3.7**) ▪ alkalische Leukozytenphosphatase (diagnostische Bedeutung s. Tab. **K-3.7**) ▪ Blutgasanalyse: Hypoxie?
	Röntgen-Thorax	▪ Anhalt für Lungenerkrankungen oder Herzfehler?
	Lungenfunktion	▪ Anhalt für Lungenerkrankungen?
weiterführende Diagnostik	Labor	▪ Erythropoetin i. S. (sekundäre Polyzythämie, s. Tab. **K-3.7**?) ▪ Androgene und Kortisol i. S. (Androgen bzw. kortisolproduzierender Tumor der Nebennierenrinde?)
	Knochenmarkuntersuchung	▪ betonte Erythropoese und vermindertes Serumeisen (bei Polycythaemia vera)
	Molekulargenetik	▪ Nachweis der JAK-2-Mutation (in > 95 % d. F. bei Polycythaemia vera)

Differenzialdiagnose: s. Tab. **K-3.7**.

Therapie: Zu Polycythaemia vera (s. S. 1202). Bei relativer Polyzythämie wird das Volumendefizit beseitigt. Bei Beschwerden und Hkt > 55 % bei sekundärer Polyzythämie sind wiederholte Aderlässe indiziert (Senkung des Hkt auf ca. 45 %). Das Rauchen ist einzustellen.

Differenzialdiagnose: s. Tab. **K-3.7**.

Therapie: Zur Therapie der Polycythaemia vera (s. S. 1202). Bei relativer Polyzythämie muss der Flüssigkeitshaushalt ausgeglichen werden. Bei sekundärer Polyzythämie steht die Therapie der Grunderkrankung im Vordergrund. Bei weiterhin bestehenden Beschwerden und einem Hämatokrit > 55 % sind wiederholte Aderlässe als Dauertherapie indiziert (Ziel: Hämatokrit-Senkung auf ca. 45 % zur Reduktion des Thromboembolierisikos). Das Rauchen muss eingestellt werden.

▶ **Merke**

▶ **Merke:** Es gibt keinen „Erfordernis"-Hämatokrit, d. h. auch bei verminderter Sauerstoffsättigung kann der Hämatokrit in den Normbereich gesenkt werden.

diagnostischer Parameter	Polyzythämie-Form		
	primäre Polyzythämie (Polycythaemia vera)	sekundäre Polyzythämie	relative Polyzythämie
Splenomegalie	ja	nein	nein
absolute Erythrozytenzahl	erhöht	erhöht	normal
Leukozytose	häufig	nein	nein
Thrombozytose	häufig	nein	nein
Serumferritin	niedrig	normal	normal
alkalische Leukozyten-phosphatase	erhöht	normal	normal
arterielle O_2-Sättigung	normal	vermindert oder normal	normal
Erythropoetin i. S.	meist vermindert	erhöht	normal
Molekulargenetik	JAK 2 positiv	negativ	negativ

3.2 Häufige Anämieformen

Zu Leitbefund Anämie, s. S. 1157

3.2 Häufige Anämieformen

3.2.1 Blutungsanämie

Ätiopathogenese: Eine Blutungsanämie entsteht, wenn der blutungsbedingte Erythrozytenverlust durch gesteigerte Erythropoese nicht mehr kompensiert werden kann. In der Inneren Medizin spielen massive akute **Blutungen aus dem Gastrointestinaltrakt** eine Hauptrolle (Magen- oder Duodenalulzera, Ösophagusvarizen). Chronische und dann oft nicht erkannte (okkulte) Blutungen kommen z. B. bei Ösophagitis, Hiatushernie, Magenulkus, kolorektalem Karzinom oder Hämorrhoiden vor. Sie gehen oft mit Eisenmangel einher.

> ▶ **Merke:** Eine häufige Ursache sich langsam entwickelnder Anämien bei Krankenhauspatienten sind zu häufige Blutentnahmen. Auf tägliche Routineblutentnahmen sollte daher verzichtet werden.

Klinik: Klinische Zeichen der **akuten Blutung** sind **Kreislaufschwäche** bis zum Kollaps, Schweißausbruch, Tachykardie und Tachypnoe. Der Blutdruck fällt auf Werte unter 80 mmHg systolisch. Es kann zum akuten Nierenversagen kommen (klinisches Zeichen: Urinproduktion < 30 ml/h).
Chronische Blutungen verursachen allmähliche Schwäche, **Leistungsknick** sowie **Symptome** vonseiten **des ZNS** wie Ohrensausen, Kopfschmerzen, Sehstörungen oder Konzentrationsschwäche.

Diagnostik: Die Diagnose der **akuten Blutung** ergibt sich aus der **Anamnese** (z. B. Leberzirrhose → Blutung aus Ösophagusvarizen) und dem **klinischen Untersuchungsbefund** (rektaler Blutabgang, Bluterbrechen, Hämoptysen). Die Diagnose der **chronischen Blutungsanämie** ist schwieriger und erfordert eine umfangreiche Diagnostik mit **Stuhluntersuchungen auf Blut** und **Endoskopie** (Ösophagogastroskopie, Koloskopie). Bei Verdacht auf ein Meckel-Divertikel muss die Szintigraphie eingesetzt werden, bei Angiodysplasien die Kapselendoskopie, Angiographie oder Szintigraphie.

> ▶ **Merke:** Ein **normaler Hb-Wert schließt** eine **akute Blutung nicht aus.** Selbst bei schwerem akutem Blutverlust ist ein Abfall von Hb und Hkt oft erst nach mehreren Stunden nachweisbar. Dann erst beginnt zur Kompensation des intravasalen Volumenverlusts Flüssigkeit aus dem Extravasalraum in die Gefäße zu strömen. Erstes Zeichen der akuten Blutung ist deshalb nicht der Hämoglobinabfall, sondern eine Tachykardie mit Hypotonie.

3.2 Häufige Anämieformen

3.2.1 Blutungsanämie

Ätiopathogenese: Eine Blutungsanämie entsteht, wenn der Erythrozytenverlust nicht mehr durch gesteigerte Erythropoese kompensiert werden kann (in der Inneren Medizin v. a. durch **Blutungen aus dem Gastrointestinaltrakt** bedingt).

◀ Merke

Klinik: Akute Blutungen verursachen **Kreislaufsymptome** (Kollaps, Tachykardie, Tachypnoe), **chronische** Blutungen verursachen einen allmählichen **Leistungsabfall** und **ZNS-Symptome.**

Diagnostik: Akute Blutungen erkennt man anhand von **Anamnese** und **klinischem Befund,** bei **chronischen** Blutungen muss meist **endoskopiert** werden. Selten ist eine Szintigraphie (Meckel-Divertikel) oder Kapselendoskopie (Angiodysplasien) nötig.

◀ Merke

Bei **akuter Blutung** findet sich eine Leuko- und Thrombozytose, bei **chronischer Blutung** mikrozytäre, hypochrome Erythrozyten und ein **niedriges Serumferritin**.

Bei **akuten Blutungen** findet man häufig eine reaktive Leukozytose bis 30 000/µl und eine Thrombozytose. Bei **chronischen Blutungen** sind die Erythrozyten hypochrom und mikrozytär, Serumeisen und **Serumferritin** sind **niedrig** (bei der Anämie infolge chronischer Erkrankung ist das Serumeisen niedrig, das Serumferritin dagegen erhöht, s. S. 1146).

Differenzialdiagnose: z. B. Herzerkrankungen, Lungenembolie.

Differenzialdiagnose: Eine akute Hypotonie, Tachykardie und Dyspnoe findet man bei Herzerkrankungen, Lungenembolie, Infektionen und zahlreichen anderen Krankheitsbildern.

Therapie: Bei **akuten Blutungen** erfolgt chirurgische oder endoskopische **Blutstillung**, außerdem **Volumenersatz**, ggf. Transfusion.

Therapie: Die Therapie der **akuten Blutung** ergibt sich aus dem Grundleiden. Zwecks **Blutstillung** muss der Chirurg oder der Endoskopiedienst frühzeitig konsiliarisch hinzugezogen werden.
Gleichzeitig müssen Maßnahmen zur **Schockbekämpfung** ergriffen werden: Bei leichten Blutungen mit Blutverlust bis zu 1 l reichen zum **Volumenersatz** oft Elektrolytlösungen und Plasmaexpander, bei Blutverlusten >1 l sollten zusätzlich Erythrozytenkonzentrate verabreicht werden. Die Nierenfunktion muss überwacht werden (Ein- und Ausfuhrbilanz).
Die Therapie der **chronischen Blutung** besteht in der **Auffindung und Ausschaltung der Blutungsquelle**. Bei einer chronischen Blutungsanämie sollten Erythrozytenkonzentrate nur verabreicht werden, wenn Symptome bestehen. In vielen Fällen kann nach Behandlung der Blutungsquelle die körpereigene Erythrozytenneubildung den Blutverlust in wenigen Wochen kompensieren. Bezüglich der Eisensubstitution (s. S. 1165).

Bei **chronischen Blutungen** gilt es, die **Blutungsquelle** zu **finden** und **auszuschalten**. Transfusionen werden nur verabreicht, wenn Symptome bestehen.

Prognose: bei akuter Blutung von Schockdauer und -schwere abhängig, bei chronischer Blutung vom Grundleiden.

Prognose: Für die Prognose der akuten Blutung ist die Schwere und Dauer des Schocks entscheidend. Die Prognose der chronischen Blutung hängt vom Grundleiden ab.

▶ **Klinischer Fall:** Eine 45-Jährige wird wegen starker Unterleibschmerzen steigender Intensität in die Notfallambulanz der Inneren Medizin gebracht. Die Schmerzen treten seit 6 Wochen immer wieder auf, weshalb die Patientin vor 4 Wochen in einer gynäkologischen Praxis untersucht worden war. Ihre letzte Regel liegt 8 Wochen zurück.
Die Pulsfrequenz beträgt 120/min, der Blutdruck am rechten Arm100/80 mmHg. Das Abdomen ist geschwollen, im rechten Unterbauch besteht mäßige Abwehrspannung. Die rektale Untersuchung ergibt kein Blut. Das Blutbild zeigt eine Leukozytose von 14 000/µl und einen Hb von 10,2 g/dl. Auf dem Weg zur Sonographie bekommt die Patientin plötzlich Atemnot und wird kaltschweißig. Der Puls ist nur noch fadenförmig tastbar. Unter dem V. a. Perforation oder Blutung wird die Patientin notfallmäßig laparotomiert. Dabei werden 2 l Blut abgesaugt. Die Diagnose lautet rupturierte Tubargravidität. Der Gynäkologe wird zur operativen Sanierung hinzugezogen.

3.2.2 Eisenmangelanämie

Grundlagen: Eisen ist insbesondere für Erythro- und Normoblasten (Hb-Synthese!) essenziell. Eisenstoffwechsel s. S. 1146.

3.2.2 Eisenmangelanämie

Grundlagen: Als Bestandteil des Hämoglobins wird Eisen vor allem von den Erythro- und Normoblasten zur Hämoglobinsynthese benötigt, als Bestandteil von Enzymen aber auch von vielen anderen Zellen. Zum Eisenstoffwechsel s. S. 1146.

Epidemiologie: Die Eisenmangelanämie ist die häufigste Anämieform.

Epidemiologie: Die Eisenmangelanämie ist mit ca. 80 % die häufigste Anämieform überhaupt. Sie betrifft 10 % der Frauen im gebärfähigen Alter.

Ätiologie: s. Tab. **K-3.8**.

Ätiologie: s. Tab. **K-3.8**.

▶ Merke

▶ **Merke:** Bei menstruierenden Frauen ist Eisenmangel meist durch eine Hypermenorrhö oder Schwangerschaft bedingt, bei postmenopausalen Frauen und bei Männern meist durch eine gastrointestinale Blutung.

Pathogenese und Klinik: Ein Missverhältnis zwischen Eisenaufnahme und Eisenverlust/-bedarf führt über die Entleerung der Eisenspeicher zur Drosselung der Hb-Synthese → Hb ↓.

Pathogenese und Klinik: Eisenmangel entsteht, wenn die aufgenommene Eisenmenge den Eisenverlust nicht ausgleicht bzw. den Mehrbedarf nicht deckt. Die Entleerung der Eisenspeicher führt zu einer Drosselung der Hämoglobinsynthese und schließlich zum Absinken der Hämoglobinkonzentration im Blut unter die Normgrenze.

Bereits ein **latenter Eisenmangel** (Tab. **K-3.9**) kann **unspezifische Symptome** hervorrufen. Bei **manifestem Eisenmangel** treten Symptome der **Anämie** (S. 1157),

Im Frühstadium ist Eisenmangel lediglich laborchemisch festzustellen (Tab. **K-3.9**). Bereits ein **latenter Eisenmangel** kann jedoch – meist **unspezifische** – **Symptome** hervorrufen (z. B. rasche Ermüdbarkeit, Konzentrationsschwäche). Bei **manifestem** chronischem **Eisenmangel** finden sich eine **Anämie** mit ent-

☰ K-3.8 Ursachen des Eisenmangels

Ursachen*	Beispiele
Eisenverlust durch Blutung	■ genitale Blutung: häufig Hypermenorrhö (z. B. bedingt durch Myom, Intrauterinpessar, Karzinom), seltener Schwangerschaft
	■ gastrointestinale Blutung:
	– häufig: Hiatushernie, Ösophagus- oder Magenvarizen, Magen-Darm-Ulzera, medikamentös bedingte hämorrhagische Gastritis (Salizylate, nichtsteroidale Antiphlogistika, Kortikosteroide), Magen- oder Kolonkarzinom, Kolondivertikulose, Hämorrhoiden
	– seltener: Koagulopathien, Morbus Osler (hereditäre Teleangiektasie), Angiodysplasien, Meckel-Divertikel, aberrierendes Pankreas, Morbus Ménétrier (Riesenfaltengastritis), chronisch entzündliche Darmerkrankungen (Enteritis regionalis, Colitis ulcerosa), Wurminfektionen (z. B. Hakenwürmer), Leiomyome, Dünndarmkarzinom, Darmpolypen
	■ urethrale Blutung: häufig Hämaturie durch Nieren- oder Blasensteine oder Tumoren der ableitenden Harnwege, seltener Hämoglobinurie (z. B. PNH)
	■ häufige Venenblutentnahmen (Hämodialyse, exzessive Labordiagnostik, häufige Blutspenden), selten Münchhausen-Syndrom (selbstinduzierte Blutverluste)
physiologischer Mehrbedarf	■ Schwangerschaft, Wachstumsperiode (Kleinkinder, Jugendliche)
ungenügende Resorption	■ chronisch atrophische Gastritis, Magen(teil)resektion → Achlorhydrie → verminderte Umwandlung des Fe^{3+} in der Nahrung in das gut resorbierbare Fe^{2+}
	■ Tetrazyklin (z. B. Langzeittherapie der Akne) → Bildung von Fe-Tetrazyklin-Komplexen
	■ idiopathische Sprue, Dünndarmteilresektion → Mangel an Resorptionsfläche
ungenügende Zufuhr	■ streng vegetarische Kost bei Kleinkindern, Jugendlichen oder menstruierenden Frauen (Kombination von geringer Zufuhr und Mehrbedarf/Verlust)

* angeordnet nach Häufigkeit

sprechenden Symptomen (S. 1157), bei **protrahiertem Eisenmangel** zusätzlich Zeichen der **gestörten Zellproliferation** (Tab. **K-3.9**). Selten gehen schwere Anämien mit subfebrilen Temperaturen einher (**Eisenmangelfieber**). Ebenso selten, aber fast schon pathognomonisch sind abnorme Verzehrgelüste (z. B. auf Kalk, Erde, Stoff), **Pica** genannt.

Ist der Eisenmangel durch chronischen Blutverlust bedingt, können auch die Symptome der Grunderkrankung im Vordergrund stehen (z. B. Teerstuhl).

Diagnostik: Die Diagnose der Anämie ergibt sich aus dem **Blutbild:** niedrige Hämoglobinkonzentration, niedriger Hämatokrit (Tab. **K-3.9**). **MCV und MCH** sind **vermindert** (mikrozytäre, hypochrome Anämie). Zum **Blutausstrich** s. Abb. **K-3.1**. Die Retikulozytenzahl ist niedrig bis normal (Bestimmung zur Verlaufsdiagnostik bei Eisensubstitution; s. u.). Die BSG ist wie bei jeder Anämie etwas erhöht.

Die weitere Diagnostik soll klären, ob ein **Eisenmangel vorliegt** und was seine **Ursache** ist.

bei **protrahierten Eisenmangel** auch Zeichen der **gestörten Zellproliferation** auf (Tab. **K-3.9**). Selten sind **Eisenmangelfieber** und abnorme Verzehrgelüste (**Pica**).

Im Vordergrund können auch Symptome chronischer Blutungen stehen.

Diagnostik: Blutbild und **Blutausstrich** ergeben eine **mikrozytäre, hypochrome Anämie** (Abb. **K-3.1**, S. 1157).

Nachweis des Eisenmangels und seiner **Ursache**.

☰ K-3.9 Schweregrade des Eisenmangels

laborchemischer bzw. klinischer Parameter	Schweregrad des Eisenmangels			
	prälatent	latent	manifest	protrahiert
freie Eisenbindungskapazität	normal	↑	↑	↑
Serumferritin	↓	↓	↓	↓
Serumeisen	normal	↓	↓	↓
Hb	normal (keine Anämie)	normal (keine Anämie)	↓ = Anämie	↓ = Anämie
Zeichen der gestörten Zellproliferation	nein	nein	nein	ja*

* klinisch: brüchige Nägel mit Längsrillen, spröde Haut, Haarausfall, Mundwinkelrhagaden, Atrophie der Mund-, Zungen- und Ösophagusschleimhaut → Glossitis mit Dysphagie (**Plummer-Vinson-Syndrom**)

⊙ K-3.1

⊙ K-3.1　Ausgeprägte Poikilozytose, Anisozytose und Hypochromie der Erythrozyten im Blutausstrich bei schwerer Eisenmangelanämie (Hb 6,4g/dl)

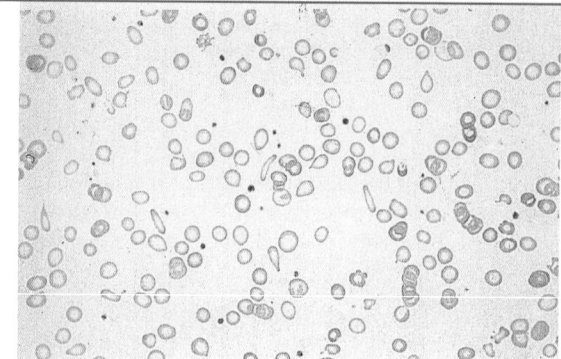

▶ Merke

▶ **Merke:** Beweisend für einen Eisenmangel ist die Konstellation **Serumferritin** ↓, **Serumeisen** ↓, **Serumtransferrin** ↑ (S. 1147). Dabei ist Serumferritin ein empfindlicherer Indikator des Speichereisens als Serumeisen. Bei chronischer Entzündung allerdings (CRP bestimmen!) ist die Konzentration des Akute-Phase-Proteins Apoferritin erhöht, sodass das Serumferritin trotz Eisenmangels im unteren Normbereich liegen kann. Dann empfiehlt es sich, die Plasmakonzentration der löslichen Transferrinrezeptoren (S. 1146) zu bestimmen: Sie ist bei Eisenmangel erhöht und wird von Entzündungen nicht beeinflusst.

Nur selten ist zum Nachweis des Eisenmangels eine Knochenmarkuntersuchung mit Berliner-Blau-Färbung notwendig.

In den seltenen Fällen, in denen die Blutwerte einen Eisenmangel nicht belegen, ist eine Knochenmarkuntersuchung mit Berliner-Blau-(= Eisen-)Färbung indiziert. Sie zeigt eine Verminderung der Sideroblasten (Erythroblasten mit Hämosideringranula).

▶ Merke

▶ **Merke:** Das wichtigste Ziel der Diagnostik ist, die **Ursache des Eisenmangels festzustellen**. Die wesentlichen Schritte zum Nachweis bzw. Ausschluss chronischer Blutungen – der häufigsten Ursache – sind:
- Anamnese: Frage nach Blutungsstärke und -unregelmäßigkeiten (bei menstruierenden Frauen), nach Teerstuhl, streng vegetarischer Ernährung und Einnahme schmerz- oder entzündungshemmender Medikamente (Tab. **K-3.8**, S. 1163)
- körperliche Untersuchung einschließlich rektaler Untersuchung: Blutungszeichen?
- Haemoccult-Test, Urinuntersuchung, Gastro- und Koloskopie
- gynäkologische und urologische Untersuchung.

Differenzialdiagnose: s. Tab. **K-3.10**.

Differenzialdiagnose: Andere Anämien mit vermindertem Serumeisen (Entzündungs- oder Tumoranämie) oder einer Hypochromie (sideroblastische Anämie, Thalassämie) müssen ausgeschlossen werden (Tab. **K-3.10**).

≡ K-3.10　**Abgrenzung der Eisenmangelanämie von Anämien mit vermindertem Serumeisen oder Hypochromie** (nach J. P. Kaltwasser)

laborchemischer Parameter	Eisenmangelanämie	Entzündungs- oder Tumoranämie	sideroblastische Anämie	Thalassämie
Hb	↓	↓	↓	↓
MCH	n bis ↓	n bis ↓	n bis ↓	↓
Serumeisen	↓	↓	↑	↑
Transferrin	↑	↓	n bis ↓	↓
Serumferritin	↓	↑	↑	↑
↑ = erhöht, ↓ = vermindert, n = normal				

Therapie: Die Eisenmangelanämie ist ein Befund. Primär muss die **zugrunde liegende Erkrankung erkannt und behandelt** werden. Gleichzeitig wird der Eisenmangel durch **Eisensubstitution** (i.d.R. oral) behoben. Eisensubstitution steigert die Erythropoese (Anstieg der Retikulozyten im peripheren Venenblut!), weshalb ein Mehrbedarf an anderen Spurenelementen besteht. Zusätzlich zum Eisen sollten deshalb, zumindest in den ersten 3–4 Wochen, auch Folsäure und Vitamin B_{12} gegeben werden.

Therapie: Die Eisenmangelanämie ist ein Befund. Primär muss die **zugrunde liegende Erkrankung erkannt und behandelt** werden. Gleichzeitig wird der Eisenmangel durch **Eisensubstitution** – i.d.R. oral – behoben.

> ▶ **Merke:** Ein erniedrigter Serumeisenspiegel per se ist kein Grund für eine Eisensubstitutionstherapie, da er Folge einer Eisenverwertungsstörung (z.B. bei defekter Hb-Synthese, Entzündung oder Tumor) sein kann. Dann sind die Eisenspeicher ausreichend gefüllt, sodass eine Eisensubstitution zur Eisenablagerung im Gewebe (Siderose) führen würde.

◀ **Merke**

Zur **oralen Eisensubstitution** werden Eisen-II-Sulfat oder -Ascorbinsäurepräparate eingesetzt (z.B. 80 mg 3 × tgl.). Da Fe^{2+} nüchtern besser resorbiert wird, sollte es 1–2 Stunden vor den Mahlzeiten eingenommen werden (bei Nebenwirkungen wie Übelkeit Einnahme mit oder nach der Mahlzeit oder Umstellung auf ein Retardpräparat). Die Therapie muss **so lange** (häufig 2–3 Monate) durchgeführt werden, **bis** die Eisenspeicher gefüllt sind, d.h. das **Serumferritin im Normbereich** liegt.

Die **orale Substitution** mit Fe^{2+} (z.B. Eisen-II-Sulfat) erfolgt am besten vor den Mahlzeiten. Die Therapie muss **so lange** (oft 2–3 Monate) durchgeführt werden, **bis** sich das **Serumferritin normalisiert** hat.

> ▶ **Merke:** Orales Eisen färbt den Stuhl dunkel. Die neueren Haemoccult-Teste werden durch Eisen aber nicht positiv.

◀ **Merke**

Die **i.v. Eisensubstitution** mit Fe^{3+} (z.B. Eisen-III-Gluconat, Eisen-Dextran) sollte nur erfolgen, wenn die orale Gabe nicht möglich ist (z.B. bei Schluckstörungen oder Malabsorptionssyndrom). Man verabreicht 1,5 mg/kgKG (d.h. eine Einzeldosis von ca. 100 mg) 2- bis 3-mal pro Woche. Die insgesamt zu verabreichende Menge wird folgendermaßen errechnet:

Eisendefizit (g) = Hb-Defizit (g/dl) × 0,25.

Beispiel: Hb 8 g/dl (normal 14 g/dl) → Eisendefizit 1,5 g. Ein 70 kg schwerer Mensch kann pro Tag maximal 100 mg Eisen erhalten und braucht somit 14–15 Dosen i.v.

Eisen wird besser vertragen, wenn man es langsam injiziert. Wichtige Nebenwirkungen der i.v.-Therapie sind Schmerzen und Schwellung an der Injektionsstelle. 0,1–0,5 % der Patienten entwickeln einen anaphylaktischen Schock (vor der therapeutischen Dosis deshalb Testdosis von ½ bis ¼ ml des Eisenpräparats geben). Bei Überdosierung kommt es zu Schmerzen, Fieber, Blutdruckabfall und Erbrechen.

Die **i.v. Substitution** mit Fe^{3+} (z.B. Eisen-III-Gluconat) sollte nur erfolgen, wenn die orale Gabe nicht möglich ist. Es dürfen maximal 100 mg/d verabreicht werden.

Nebenwirkungen sind Schmerzen und Schwellung an der Injektionsstelle und anaphylaktischer Schock (selten), bei Überdosierung Fieber und Hypotonie.

Internet-Links: www.onkodin.de, www.dgho.de (unter „Leitlinien/Studien"), www.nlm.nih.gov/medlineplus/anemia.html.

> ▶ **Klinischer Fall:** Eine 42-jährige Frau leidet seit 6 Monaten zunehmend unter Nervosität, Schlafstörungen, Leistungsknick, fehlender Ausdauer beim Sport und erhöhter Reizbarkeit. Die Nägel würden brechen, die Mundwinkel seien immer wieder entzündet. Zudem sei sie auf ihre Blässe angesprochen worden. Die Regelblutungen seien unregelmäßiger und dauerten länger als früher. Die BSG beträgt 25/45 mm. Der Hb ist auf 10,3 g/dl erniedrigt, Leukozyten, Thrombozyten und Differenzialblutbild sind normal. Das Serumeisen beträgt 30 μg/dl, das Serumferritin 12 ng/ml. Die gynäkologische Abklärung ergibt einen Uterus myomatosus als Ursache der verstärkten und unregelmäßigen Blutungen. Unter einer oralen Eisensubstitution steigt der Hb nach 8 Wochen auf 12,3 g/dl.

◀ **Klinischer Fall**

3.2.3 Vitamin-B_{12}- bzw. Folsäure-Mangelanämie

Grundlagen: Vitamin B_{12} (Cobalamin) ist Cofaktor bei der Bereitstellung der für die DNA-Synthese essenziellen Tetrahydro**folsäure** (Tetrahydrofolat) und des für die Hämsynthese essenziellen Succinyl-CoA. Zum Stoffwechsel von Vitamin B_{12} bzw. Folsäure s. S. 1148.

3.2.3 Vitamin-B_{12}- bzw. Folsäure-Mangelanämie

Grundlagen: Vit. B_{12} (Cobalamin) ist Cofaktor bei der Synthese von DNA (Bereitstellung von Tetrahydro**folsäure**) und Häm (S. 1148).

≡ K-3.11 | Ursachen des Vitamin-B$_{12}$- bzw. Folsäuremangels

Vitamin-B$_{12}$-Mangel	Folsäuremangel
ungenügende Zufuhr	
■ streng vegetarische Kost (selten, da die Vit.-B$_{12}$-Speicherkapazität der Leber sehr groß ist)	■ einseitige Ernährung, z. B. bei alten Menschen oder bei chronischem Alkoholabusus (häufigste Ursache)
	physiologischer Mehrbedarf
	■ Schwangerschaft, Wachstumsperiode (Kleinkinder, Jugendliche)
ungenügende Resorption	
■ chronisch atrophische Gastritis (Autoimmungastritis, häufigste Ursache*) oder Magenresektion → Mangel an Intrinsic factor → Vit.-B$_{12}$-Resorption unterbleibt	■ Therapie mit Pyrimethamin, Phenytoin, Primidon, Einnahme oraler Kontrazeptiva → Hemmung der Folsäureresorption
■ Blind-loop-Syndrom (Darminhalt in Divertikeln u. a. Blindsäcken wird von Bakterien überwuchert), Fischbandwurmbefall → Konkurrenz um Vit. B$_{12}$ bei der Resorption	■ chronischer Alkoholabusus
	■ Morbus Crohn, Morbus Whipple, Sprue, Dünndarmfisteln, -lymphome, Dünndarmresektion → Mangel an Resorptionsfläche
■ fehlende ileale Vit.-B$_{12}$-Rezeptoren (Imerslund-Gräsbeck-Syndrom; selten)	
Stoffwechselstörung	
■ Transcobalamin-II-Mangel oder -Defekt	■ Therapie mit kompetitiven Inhibitoren der Dihydrofolat-Reduktase (Methotrexat, Trimethoprim) → Bereitstellung von Tetrahydrofolat beeinträchtigt
verminderte Speicherung	
	■ Leberzirrhose, Hepatom

* Die Anämie infolge chronisch atrophischer Gastritis wird auch als perniziöse Anämie, Perniziosa (perniciosus, lat. = destruktiv, tödlich; die Anämie führte früher aufgrund fehlender Behandlungsmöglichkeiten meist zum Tode) oder Morbus Biermer bezeichnet. Häufig werden diese Begriffe aber auch ursachenunabhängig für die Vitamin-B$_{12}$-Mangelanämie verwendet.

Ätiologie: s. Tab. **K-3.11**.

Pathogenese und Klinik: Mangel an Vitamin B$_{12}$ oder Folsäure führt v. a. zu einer **Störung der Erythroblasten-Reifung**, weniger der Hb-Synthese, und somit zu einer **makrozytären, hyperchromen Anämie** (Anämiesymptome s. S. 1157). Die Erythropoese ist insbesondere bei Vitamin-B$_{12}$-Mangel ineffektiv, das **Hautkolorit** daher **strohgelb**. Leber und Milz können leicht vergrößert sein.

Die Reifungsstörung betrifft auch **Granulo-** und **Thrombopoese** und die Epithelien des **Verdauungstrakts**. Noch vor den Blutbildveränderungen können **Glossitis** (Abb. **K-3.2a**) und **gastrointestinale Symptome** auftreten.

Bei **Vitamin-B$_{12}$-Mangel** treten **Schäden der Myelinscheiden** v. a. der Hinter- und Seitenstränge, aber auch des Gehirns und peripherer Nerven auf (funikuläre Myelose, funikuläre Spinalerkrankung).

Ätiologie: Zu den Ursachen des Vitamin-B$_{12}$- bzw. Folsäuremangels s. Tab. **K-3.11**.

Pathogenese und Klinik: Die Hemmung der DNA-Synthese bei **Vitamin-B$_{12}$-oder Folsäuremangel beeinträchtigt** die Kernreifung und die **Zellteilung der erythropoetischen Zellen**, nicht so sehr die Hämoglobinsynthese. Aufgrund der Proliferationsstörung gehen vermehrt Erythroblasten zugrunde (ineffektive Erythropoese). Deshalb ist die Zahl der Erythrozyten im peripheren Blut vermindert, ihr Durchmesser und ihr Hämoglobingehalt sind erhöht (Makrozytose, Hyperchromie). Zu **Symptomen der Anämie** s. S. 1157. Der Erythroblastenabbau ist bei **Vitamin-B$_{12}$-Mangel** besonders ausgeprägt (→ unkonjugiertes Bilirubin ↑). Durch die Kombination von anämischer Blässe und Bilirubineinlagerung in die Haut erscheint das **Hautkolorit strohgelb**. Die Skleren sind gelblich. Leber und Milz können etwas vergrößert sein. Die **Proliferationsstörungen** betreffen **bei Vitamin-B$_{12}$- wie bei Folsäuremangel auch** die **Granulo- und Thrombozyten-Vorläufer** sowie die Zellen anderer, sich relativ schnell teilender Gewebe, z. B. der **Mund- und Darmschleimhaut**. So treten, u. U. lange vor den Blutbildveränderungen, Zungenbrennen infolge einer **Glossitis** – bei Vitamin-B$_{12}$-Mangel als Hunter-Glossitis bezeichnet (Abb. **K-3.2a**) – sowie **gastrointestinale Symptome** (z. B. Appetitlosigkeit, Druck- und Völlegefühl im Oberbauch, Diarrhö) auf. Bei **Vitamin-B$_{12}$-Mangel**, nicht aber bei Folsäuremangel, treten zudem **Schäden an den Myelinscheiden** v. a. der Hinter- und Seitenstränge, aber auch des Gehirns und peripherer Nerven auf (funikuläre Myelose, funikuläre Spinalerkrankung). Sie können zu axonaler Degeneration führen. Eine mögliche Ursache ist die durch den B$_{12}$-Mangel bedingte Störung der Oxidation ungeradzahliger Fettsäuren in myelinproduzierenden Zellen.

K-3.2 Zeichen des Vitamin-B$_{12}$-Mangels

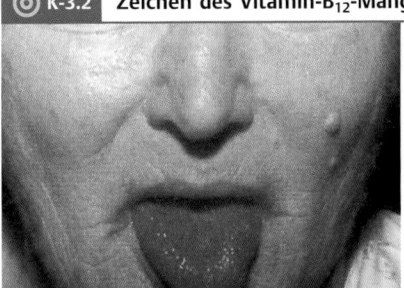
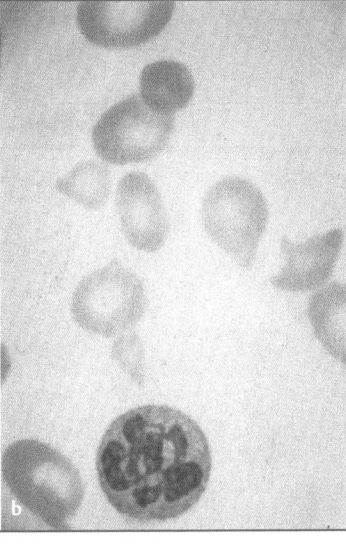

a Hunter-Glossitis. Die glatte, rote Zunge (Lackzunge) ist typisch für das Vollbild der Vitamin-B$_{12}$-Mangelanämie.
b Megalozyten und ein hypersegmentierter Granulozyt im Blutausstrich.

▶ **Merke:** Neurologische oder psychische Symptome finden sich (u. U. lange vor Blutbildveränderungen) **nur bei Vitamin-B$_{12}$-, nicht bei Folsäuremangel.**

◀ **Merke**

Neurologische Symptome sind symmetrische, distal betonte **Sensibilitätsstörungen** oder Schmerzen **besonders der Beine** mit rascher Ermüdbarkeit beim Gehen und **Gangunsicherheit.** Der Stimmgabeltest zeigt früh ein **gestörtes Vibrationsempfinden** (Hinterstrangdegeneration!) an den Beinen. In ausgeprägten Fällen sind die Reflexe an den Beinen aufgehoben und es finden sich Zeichen der Seitenstrangdegeneration, d. h. der Pyramidenbahnschädigung (spastische Paraparese, positiver Babinski). Eine isolierte Sehverschlechterung als Folge einer Optikusatrophie ist beschrieben (selten). Psychische Veränderungen sind selten. Sie können von Verwirrtheit bis zu Wahnideen reichen.

Sie äußern sich in symmetrischen, distal betonten **Sensibilitätsstörungen** oder Schmerzen **besonders der Beine** mit **Ataxie.** Früh ist das **Vibrationsempfinden** an den Beinen **gestört,** später sind die Reflexe dort abgeschwächt. Evtl. besteht eine Paraspastik.
Visusstörungen und psychische Symptome sind selten.

Diagnostik: Die Diagnose der Anämie ergibt sich aus dem **Blutbild:** Die Hämoglobinkonzentration ist vermindert, **MCV und MCH** sind **erhöht** (MCV häufig 115–125 fl). Beim Vollbild der Vitamin-B$_{12}$- oder Folsäuremangelanämie besteht eine Granulo- und Thrombozytopenie.
Der **Blutausstrich** zeigt bei beiden Anämieformen große, hyperchrome Erythrozyten (**Megalozyten**) und **hypersegmentierte Granulozyten** wie in Abb. **K-3.2b.** Die Retikulozytenzahl ist niedrig bis normal.
Die **Knochenmarkpunktion** ist immer zum Ausschluss eines MDS notwendig (Ausnahme: deutlich erniedrigte Vitamin-B$_{12}$- bzw. Folsäurespiegel). Das **Knochenmark** zeigt bei Vitamin-B$_{12}$- wie bei Folsäuremangel große Erythroblasten, deren Zytoplasma reif erscheint, deren Kern jedoch dem unreifer Vorstufen gleicht (**Kern-Plasma-Reifungsdissoziation**).
Sie werden als **Megaloblasten** (Abb. **K-3.3a**) bezeichnet, und Anämien mit diesem Knochenmarkbefund werden als megaloblastäre Anämien zusammengefasst. Die Zellen der Granulo- und Thrombopoese zeigen ebenfalls Reifungsstörungen: Charakteristisch sind **Riesenstabkernige** (Abb. **K-3.3b**) und Riesenmetamyelozyten sowie übersegmentierte Megakaryozyten. Die Zahl der Megakaryozyten ist vermindert.

Diagnostik: Das **Blutbild** zeigt bei beiden Mangelzuständen eine **makrozytäre hyperchrome Anämie,** der **Blutausstrich Megalozyten** und **hypersegmentierte Granulozyten** wie in Abb. **K-3.2b.**

Die Knochenmarkpunktion ist immer zum Ausschluss eines MDS notwendig (Ausnahme: deutlich erniedrigte Vitamin-B$_{12}$- bzw. Folsäurespiegel). Im **Knochenmark** finden sich große Erythroblasten mit **Kern-Plasma-Reifungsdissoziation** – sog. **Megaloblasten** – sowie **Riesenstabkernige** (Abb. **K-3.3b**).

▶ **Merke:** Durch Vitamin-B$_{12}$-Mangel bedingte megaloblastäre Veränderungen sind schon wenige Stunden nach parenteraler Vitamin-B$_{12}$-Gabe nicht mehr nachweisbar. Eine Knochenmarkuntersuchung ist deshalb nur vor Durchführung des Schilling-Tests (s. u.) bzw. vor Beginn der Substitutionstherapie sinnvoll!

◀ **Merke**

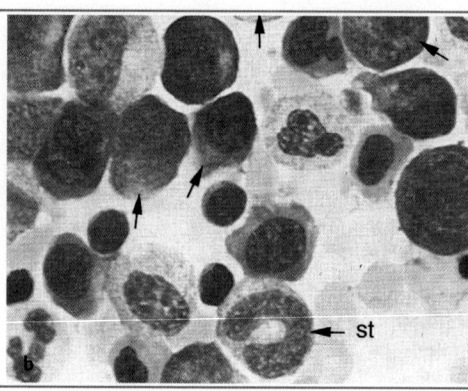

a Megaloblasten.
b Zahlreiche Zellen erythropoetischer Vorstufen (charakteristisch sind Auflockerungen der Kernstruktur; ▶) und Riesenstabkernige mit Kernabschnürungen (→).

Hinweise auf den zugrunde liegenden **Mangelzustand** geben **Anamnese** (Tab. **K-3.11**, S. 1166) und **körperlicher Befund** (s. o.) sowie eine **erhöhte LDH** (Vit.-B$_{12}$-Mangel!).
Zum **Nachweis** bestimmt man **Vitamin B$_{12}$ im Serum und Folsäure im Serum oder in den Erythrozyten.**

Bei Vitamin-B$_{12}$-Mangel sind Homocystein und Methylmalonsäure erhöht, bei Folsäuremangel nur Homocystein.

▶Merke

Beim Schilling-Test wird markiertes Vitamin B$_{12}$ verabreicht. Finden sich < 5 % der verabreichten Dosis im 24-h-Urin, spricht dies für eine Vitamin-B$_{12}$-Resorptionsstörung im Ileum.

Differenzialdiagnose: Sie umfasst myelodysplastische Syndrome (Knochenmarkuntersuchung!) und die Einnahme von Zytostatika oder Virustatika.

Therapie: Wenn möglich, **muss** die **Ursache des Mangelzustands behoben** werden. Gleichzeitig wird das fehlende **Vitamin substituiert.**

Bei **Vitamin-B$_{12}$-Mangel** wird **initial parenteral** (i. m.) **substituiert**, bis sich das Blutbild normalisiert (Auffüllung der Speicher).

Hinweise auf den zugrunde liegenden **Mangelzustand** geben
- die **Anamnese** (Tab. **K-3.11**, S. 1166) und der **körperliche Befund** (s. „Pathogenese und Klinik"),
- Bei **Vitamin-B$_{12}$-Mangel** ist wegen der ausgeprägten ineffektiven Erythropoese die Lactatdehydrogenase (**LDH**) regelmäßig **erhöht**, das unkonjugierte Bilirubin meist leicht, die BSG stark erhöht.

Klarheit bringt die Bestimmung des **Serum-Vitamin-B$_{12}$-Spiegels und des Folsäurespiegels im Serum oder** (besser) **in den Erythrozyten** (niedrige intraerythrozytäre Folsäurespiegel bestätigen, dass die Anämie durch den Folsäuremangel bedingt ist).

Liegen die Vitamin-B$_{12}$-Serumspiegel im unteren Normbereich, hilft die Bestimmung des Serumspiegels von Homocystein und Methylmalonsäure weiter: Bei Vitamin-B$_{12}$-Mangel sind beide Metaboliten erhöht, bei Folsäuremangel nur Homocystein.

▶ **Merke:** Besteht ein Mangelzustand, muss die Ursache geklärt werden. Bei **niedrigem Vitamin-B$_{12}$-Serumspiegel** ist deshalb eine **Gastroskopie** zum Nachweis bzw. Ausschluss der chronisch atrophischen Gastritis indiziert. Ein **Schilling-Test** kann erwogen werden, wenn die Gastroskopie unauffällig ist.

Der Schilling-Test wird heute nur noch selten durchgeführt. Man verabreicht radioaktiv markiertes Vitamin B$_{12}$ p. o. und bestimmt die Menge des radioaktiv markierten Vitamins im 24-h-Urin. Beträgt sie weniger als 5 % der verabreichten Dosis, spricht dies für eine Vitamin-B$_{12}$-Resorptionsstörung. Differenzialdiagnostisch sollte dann ein Blind-loop-Syndrom, ein Fischbandwurmbefall oder eine Erkrankung des distalen Ileums erwogen werden (Tab. **K-3.11**).

Differenzialdiagnose: Andere, seltenere Ursachen einer makrozytären Anämie müssen ausgeschlossen werden:
- myelodysplastisches Syndrom (S. 1208): Abgrenzung mittels Knochenmarkuntersuchung (Befund s. S. 1209)
- Einnahme von Zytostatika oder Virustatika (Medikamentenanamnese!).

Therapie: Wenn möglich, **muss** die **Ursache des Mangelzustands behoben** werden (z. B. intermittierende Antibiotikatherapie bei Vitamin-B$_{12}$-Mangel infolge Blind-loop-Syndrom, Alkoholkarenz bei Folsäuremangel aufgrund von chronischem Alkoholabusus). Gleichzeitig wird der Mangelzustand durch **Vitaminsubstitution** beseitigt.
Bei **Vitamin-B$_{12}$-Mangel** wird Vitamin B$_{12}$ **initial parenteral** (i. m.) **substituiert**, um die Speicher aufzufüllen. Da der größte Teil der verabreichten Dosis wieder ausgeschieden wird, sind bis zur Normalisierung des Blutbildes bis zu 20 Injektionen notwendig (z. B. 100–1000 µg/d 1 Woche lang, dann 1 × wöchentlich).

▶ **Merke:** Die Initialbehandlung mit Multivitamintabletten ist ein Kunstfehler: Die Vitamin-B_{12}-Dosis in Multivitamintabletten ist zu gering, um den Mangelzustand zu beseitigen. Vitamin B_{12} in dieser Dosis beseitigt ggf. nur die Blutbildveränderungen. Die neurologischen Defekte aber bleiben bestehen und sind, da sich das Blutbild normalisiert hat, viel schwieriger abzuklären.

◀ Merke

Bei chronischer Resorptionsstörung (z. B. bei chronisch atrophischer Gastritis) schließt sich eine **lebenslange Erhaltungstherapie** an. Hierbei kann Vitamin B_{12} **i. m.** (z. B. 500 µg alle 1–3 Monate) **oder oral** appliziert werden (1–2 mg/d), denn es wird trotz Intrinsic-factor-Mangel in geringen Mengen resorbiert. Bei oraler Substitution sollte gelegentlich der Vitamin-B_{12}-Serumspiegel kontrolliert werden.
Die **Wirksamkeit der parenteralen Substitutionstherapie** lässt sich bereits nach 2–3 Tagen am **Anstieg der Retikulozyten** ablesen, der nach etwa 1 Woche sein Maximum erreicht (sog. Retikulozytenkrise). Aufgrund der gesteigerten Erythropoese besteht ein Mehrbedarf an Eisen und Kalium. Zeichen eines sekundären Eisenmangels ist die Abnahme der Retikulozytenzahl 2–3 Wochen nach Beginn der Substitution. Dann muss Eisen, bei niedrigen Kaliumspiegeln Kalium substituiert werden. Die komplette hämatologische Remission wird nach 1–2 Monaten parenteraler Substitution erreicht.

Bei chronischer Resorptionsstörung schließt sich eine **lebenslange Erhaltungstherapie** (i. m. oder p. o.) an. Bei oraler Substitution sind Kontrollen des Serumspiegels indiziert.

Die **Wirksamkeit der Substitutionstherapie** belegt ein **Anstieg der Retikulozyten** nach 2–3 Tagen. Wegen der gesteigerten Erythropoese besteht ein Mehrbedarf an Eisen und Kalium.

▶ **Merke:** Bei hoch dosierter parenteraler Substitutionstherapie (z. B. 1 mg/d) kann die Thrombozytenzahl stark ansteigen. Dann muss eine Thromboseprophylaxe durchgeführt werden (S. 1300).

◀ Merke

Im Gegensatz zu den hämatologischen Veränderungen bilden sich die neurologischen Defizite unter der Substitutionstherapie nur sehr langsam und evtl. unvollständig zurück.
Aus ungeklärten Gründen sind Patienten mit ausgeprägter Vitamin-B_{12}-Mangelanämie sehr empfindlich gegenüber intravasalen Volumenveränderungen und können rasch kardial dekompensieren, d. h. ein Lungenödem entwickeln. Erythrozytentransfusionen sollten deshalb vermieden werden.
Folsäuremangel kann durch **orale Folsäuresubstitution** (5–15 mg/d) binnen weniger Wochen beseitigt werden.

Die neurologischen Defizite bilden sich nur langsam und evtl. unvollständig zurück.

Bei ausgeprägter B_{12}-Mangelanämie Transfusionen vermeiden (cave kardiale Dekompensation)!

Folsäuremangel wird durch **orale Substitution** beseitigt.

▶ **Merke:** Vor Beginn der Substitution muss ein begleitender Vitamin-B_{12}-Mangel ausgeschlossen werden, da Folsäure die Blutbildveränderungen beseitigt, aber keinen Einfluss auf die neurologische Symptomatik bei Vitamin-B_{12}-Mangel hat (s. o.).

◀ Merke

▶ **Klinischer Fall:** Eine 85-jährige Patientin wird mit der Verdachtsdiagnose Leukämie vom Hausarzt eingewiesen. Die Patientin berichtet, sie fühle sich seit 3 Monaten zunehmend schwach. Der körperliche Befund ist abgesehen von ausgeprägter Blässe und einer tastbaren Milz unauffällig. Die Patientin ist untergewichtig, gibt jedoch an, ihr Gewicht sei unverändert, sie halte Diät. Der Hb beträgt 4,5 g/dl, die Leukozytenzahl 2000/µl, die Thrombozytenzahl 75 000/µl. Der Haemoccult-Test ist negativ. Die LDH ist erhöht (650 U/l), das Gesamtbilirubin auch (3 mg/dl).
Während zur Anhebung des sehr niedrigen Hb eine Bluttransfusion vorbereitet wird, schaut sich der behandelnde Arzt den Blutausstrich an. Megalozyten (MCV 112 fl) und einzelne hypersegmentierte

Granulozyten fallen auf, aber keine abnormen granulozytären oder lymphozytären Vorstufen.
Die Transfusion wird nicht durchgeführt. Eine Knochenmarkzytologie zeigt Megaloblasten, Proerythroblasten und Zeichen gestörter Zellreifung. Der Vitamin-B_{12}-Spiegel im Serum beträgt 50 pg/ml (normal > 150 pg/ml); Folsäure im Normbereich.
Auf einen Schilling-Test wird verzichtet, da das klinische Bild klassisch ist. Es wird mit der Vitamin-B_{12}-Substitution (i. m.) begonnen. Bei einer Kontrolluntersuchung nach 3-monatiger Therapie durch den Hausarzt hat sich das Blutbild normalisiert. Aufgrund der Grunderkrankung (Perniziosa) ist eine lebenslange Erhaltungstherapie indiziert.

3.2.4 Sideroblastische Anämie

3.2.4 Sideroblastische Anämie

▶ **Definition:** Von einer sideroblastischen Anämie spricht man, wenn das Blutbild eine Anämie und der Knochenmarkbefund vermehrt eisenhaltige Erythroblasten (= Sideroblasten) zeigt.

◀ Definition

Ätiopathogenese: Die **Eisenverwertung in der Hämoglobinsynthese** ist gestört. Ursache ist eine Bleivergiftung, Isoniazid (INH)-Therapie, Vitamin B$_6$-Mangel oder ein MDS, selten eine Mutation (z. B. der δ-ALA-Synthetase).

Ätiopathogenese: Zugrunde liegt eine **Störung der Eisenverwertung in der Hämoglobinsynthese.** Diese ist meist erworben – Folge einer Bleivergiftung, eines Vitamin B$_6$-Mangels, einer Therapie mit Isoniazid (INH) oder eines myelodysplastischen Syndroms (MDS). Bei der seltenen angeborenen, X-chromosomalen sideroblastischen Anämie liegt eine Mutation – meist der erythrozytären δ-Aminolävulinsäure (δ-ALA) -Synthetase – vor (hier sind nur Männer betroffen).

Klinik: Fahlgelbes Hautkolorit, evtl. Hepatosplenomegalie.

Klinik: Die Haut ist fahlgelb. Manchmal sind Milz und Leber aufgrund der vermehrten Eisenablagerung vergrößert.

Diagnostik: Der **Blutausstrich** zeigt **hypochrome Mikrozyten**, z. T. Targetzellen (s. Tab. **K-2.2**, S. 1153) und evtl. einen Dimorphismus.

Serumferritin und **Serumeisen** sind **erhöht**.

Diagnostik: Der **Blutausstrich** zeigt **hypochrome**, **mikrozytäre**, z. T. auch anderweitig auffällige **Erythrozyten** (Targetzellen, Pappenheim-Körperchen, Siderozyten, s. Tab. **K-2.2**, S. 1153), evtl. zusätzlich normochrome Erythrozyten (Dimorphismus = zwei verschiedene Erythrozytenpopulationen). **Serumferritin** und **Serumeisen** sind **erhöht** (wichtiges Abgrenzungskriterium zur Eisenmangelanämie!). Eine Leuko- oder Thrombozytopenie weist auf ein MDS hin (S. 1208).

▶ Merke

▶ **Merke:** Im **Knochenmark** ist die Erythrozytopoese gesteigert, das Speichereisen vermehrt. Die Diagnose basiert auf dem Nachweis von **Ringsideroblasten** – Erythroblasten, die nach Berliner-Blau-(= Eisen-)Färbung einen Ring von Granula um den Kern aufweisen.

Differenzialdiagnose: insbes. Eisenmangelanämie.

Differenzialdiagnose: Andere hypochrome Anämieformen, insbesondere eine Eisenmangelanämie, sind abzugrenzen.

Therapie: Die angeborene Form spricht auf Pyridoxinsubstitution an, bei den erworbenen Formen muss die Ursache beseitigt werden.

Therapie: Die X-chromosomale sideroblastische Anämie spricht auf Substitution von Pyridoxin (Vitamin B$_6$) an. Bei den erworbenen Formen sollte ein Vitaminmangel ausgeglichen oder verursachende Medikamente abgesetzt werden. Bei Eisenüberladung muss Eisen entzogen werden (S. 617).

3.2.5 Renale Anämie

3.2.5 Renale Anämie

▶ Definition

▶ **Definition:** Unter renaler Anämie versteht man eine Verminderung des Hb- oder Hkt-Wertes als Folge einer chronischen Niereninsuffizienz. Dabei ist weitgehend gleichgültig, welche Nierenerkrankung der Niereninsuffizienz zugrunde liegt.

Epidemiologie: Die Überlebenszeit der Patienten hat zugenommen, und mit ihr die Häufigkeit dieser Anämieform.

Epidemiologie: Dank der Fortschritte in der Dialysebehandlung leben immer mehr Patienten mit chronischer Niereninsuffizienz länger. Entsprechend ist in den letzten Jahrzehnten die Zahl der Patienten mit renaler Anämie gestiegen.

Pathogenese: Ursächlich ist die **verminderte Erythropoetinproduktion** der erkrankten Nieren, toxische Urämiegifte **verkürzen** die **Erythrozytenüberlebenszeit.** Zudem kommt es als Folge der Dialysetherapie häufig zu **Eisen- und Folsäuremangel.**

Pathogenese: Ursache der renalen Anämie ist die **verminderte Erythropoetinproduktion** der erkrankten Nieren. Wahrscheinlich bremsen zusätzliche Mechanismen (Urämietoxine, Entzündungen, Infekte) die Erythropoese, denn eine Steigerung der Dialysefrequenz verbessert das Ansprechen der Erythropoese auf Erythropoetin. Die toxische Wirkung von Urämiegiften führt zu einer **verkürzten Erythrozytenüberlebenszeit.** Die Dialysetherapie geht zudem häufig mit **Eisenmangel** (chronischer Blutverlust und schlechtere Eisenresorption durch die Dialyse) und mit **Folsäuremangel** (Übertreten der Folsäure aus dem Serum in das Dialysat) einher.

Klinik: Im Vordergrund stehen die Symptome der Nierenerkrankung und Leistungsabfall.

Klinik: Im Vordergrund stehen die Symptome der Nierenerkrankung. Hinzu kommen Schwäche und Leistungsabfall als Folge der Anämie.

Diagnostik: Das **Blutbild** zeigt, sofern kein Eisenmangel besteht, eine **normochrome, normozytäre Anämie.** Die **Retikulozyten** sind **vermindert**. Manchmal finden sich Hämolysezeichen.

Diagnostik: Die Anamnese ergibt eine chronische Niereninsuffizienz. Das **Blutbild** zeigt, sofern kein Eisenmangel besteht, eine **normochrome, normozytäre Anämie** (bei Eisenmangel ist die Anämie hypochrom). Die **Retikulozytenzahl** ist **vermindert**. Die Schwere der Anämie korreliert mit der Höhe des Kreatininwertes. In manchen Fällen findet man Zeichen einer Hämolyse (vermindertes Haptoglobin, erhöhte LDH).

▶ **Merke:** Eisen- und Folsäuremangel müssen ausgeschlossen werden (Bestimmung von Serumferritin, Serumeisen und Serumtransferrin bzw. des Folsäurespiegels im Serum).

◀ Merke

Differenzialdiagnose: Abzugrenzen sind Erkrankungen und Medikamente, die gleichzeitig die Nierenfunktion und die Blutbildung beeinträchtigen, wie Lupus erythematodes (LE), hämolytisch-urämisches Syndrom (HUS), Bleiintoxikation, Cisplatin, Antibiotika (z. B. β-Laktam-Antibiotika) und Schmerzmittel (z. B. nonsteroidale Antiphlogistika). Zusätzlich zur Nierenerkrankung kann sich eine Knochenmarkerkrankung mit Anämie entwickeln (z. B. MDS).

Differenzialdiagnose: Auszuschließen ist eine gleichzeitige Beeinträchtigung der Nieren und der Hämatopoese durch LE, HUS, Bleiintoxikation oder Medikamente.

Therapie: Therapie der Wahl ist die Applikation von gentechnisch gewonnenem, rekombinantem humanem **Erythropoetin** (rHuEPO: Epoetin alfa = Erypo, Epoetin beta = NeoRecormon) oder von **Darbepoetin** (Aranesp), einem Erythropoetin-Analogon mit längerer Halbwertszeit. Sie beseitigen die renale Anämie. Beide Substanzen können s. c. oder i. v. appliziert werden. Die häufigste Nebenwirkung ist ein **Blutdruckanstieg**. Da Hämatokrit und Blutviskosität ansteigen, nehmen das **Thromboserisiko** und die Gerinnungsneigung des Blutes in den Dialysegeräten zu. Bei **s. c. Applikation von rHuEPO** können **anti-Erythropoetin-Antikörper** und als Folge davon eine **Pure Red Cell Aplasia** (s. S. 1175) auftreten. Diese Risiko scheint bei **i. v. Applikation** nicht zu bestehen, weshalb diese **vorzuziehen** ist (Dosierung 3 × 40 IE/kgKG/Woche, bei unzureichendem Anstieg der Retikulozytenzahl 3 × 80 IE/kgKG).

Beim hämodialysierten Patienten muss ein Eisen- oder Folsäuremangel beseitigt werden. Bluttransfusionen sollten auf ein Minimum reduziert werden (Hepatitisrisiko).

Therapie: Therapie der Wahl ist die Gabe von rekombinantem **Erythropoetin** (rHuEPO) oder von **Darbopoetin**. Sie beseitigen die renale Anämie. Relevante Nebenwirkungen sind **Blutdruckanstieg**, **Thromboseneigung** und bei **s. c. Applikation von rHuEPO** eine **Pure Red Cell Aplasia** als Folge von **anti-Erythropoetin-Antikörpern**. rHuEPO sollte deshalb **i. v. verabreicht** werden.

Eisen- oder Folsäuremangel muss beseitigt werden.

3.2.6 Hepatogene Anämie

3.2.6 Hepatogene Anämie

▶ **Definition:** Unter hepatogener Anämie versteht man eine Verminderung des Hb- oder Hkt-Wertes als Folge einer chronischen Lebererkrankung.

◀ Definition

Ätiopathogenese: Für die Anämie sind verschiedene Mechanismen verantwortlich:
- **Blutverlust:** Blutungen aus dem Gastrointestinaltrakt, z. B. aus Ösophagusvarizen bei Leberzirrhose
- **Hämolyse:** Bei schweren Lebererkrankungen (z. B. alkoholtoxischem Leberschaden) verändert sich die Zusammensetzung der Erythrozytenmembran (Cholesterin ↑, Phospholipide ↓). Deshalb sind die Erythrozyten schlecht verformbar und werden in der Milz abgebaut. Hinzu kommt, dass bei vielen Lebererkrankungen die Milz ohnehin vergrößert ist, was die Hämolyse verstärkt.
- **verminderte Erythropoese:** Bei schwerer Leberfunktionsstörung ist auch die Nierenfunktion eingeschränkt (hepatorenales Syndrom, s. S. 609) und der Erythropoetinspiegel deshalb weniger hoch, als es der Schweregrad der Anämie erwarten lässt. Dazu kommen weitere die Erythropoese hemmende Einflüsse (Alkoholtoxizität, Folsäure-, Vitamin-B_{12}-, Eisenmangel infolge Fehlernährung, Virustatika bei chronischer Virushepatitis).

Ätiopathogenese: Pathomechanismen der Anämie sind
- **Blutverlust**, z. B. aus Ösophagusvarizen bei Leberzirrhose
- **Hämolyse:** Bei schweren Lebererkrankungen und Splenomegalie führen Veränderungen der Erythrozytenmembran zu verstärktem Erythrozytenabbau in der Milz.
- **verminderte Erythropoese** (relativer Erythropoetinmangel, Hemmung der Erythropoese durch Alkohol, Kofaktormangel, Virustatika).

Klinik: Das klinische Bild wird von der Lebererkrankung bestimmt (z. B. Palmarerythem, Abdominalglatze, Spidernävi). Hinzu kommt eine zunehmende Schwäche als Folge der Anämie. Das **Zieve-Syndrom** (s. S. 600) ist ein spezielles klinisches Bild bei chronischem Alkoholabusus und beschreibt die Kombination von **Ikterus, Hyperlipidämie** und **Hämolyse**. Charakteristisch sind Oberbauchschmerzen. Die Hämolyse bessert sich bei Alkoholabstinenz.

Klinik: Im Vordergrund stehen die Symptome der Lebererkrankung und Leistungsabfall. **Zieve-Syndrom** (s. S. 600): Ikterus, Hyperlipidämie, Hämolyse. Typisch sind Oberbauchschmerzen.

▶ **Merke:** Der chronisch Leberkranke hat selten einen Hb-Wert < 8–9 g/dl. Bei einem Hb < 8 g/dl muss deshalb von einer Blutung in den Gastrointestinaltrakt (z. B. aus Ösophagusvarizen) ausgegangen und eine Endoskopie durchgeführt werden.

◀ Merke

Therapie: Bei akuter Blutung muss transfundiert werden.

Bei chronischer Blutung wird nur bei ausgeprägten Anämiesymptomen transfundiert. Splenektomie ist nur bei starker Hämolyse oder Thrombozytopenie indiziert.

3.2.7 Entzündungs- oder Tumoranämie

▶ **Definition**

Epidemiologie: zweithäufigste Anämieform.

Ätiopathogenese: Im Rahmen der Grunderkrankung (Tab. **K-3.12**) freigesetzte **Zytokine** steigern die **Hepcidin**sekretion der Leber. Hepcidin **hemmt** die intestinale **Eisenresorption** und die **Freisetzung aus den Speichern** des RES. Zudem ist das **Ansprechen der Erythroblasten auf Erythropoetin vermindert. Blutungen** als Komplikation der Grunderkrankung rufen durch **Eisenmangel** eine Anämie hervor.

Klinik: Es finden sich die Symptome des Grundleidens und ein ausgeprägter, durch die Anämie verstärkter Leistungsabfall.

Diagnostik und Differenzialdiagnose: Das **Blutbild** zeigt zunächst eine normochrome, später eine hypochrome Anämie. Die **Retikulozytenzahl** ist nicht erhöht. Im Unterschied zur Eisenmangelanämie ist das **Serumeisen vermindert**, das **Serumferritin erhöht**.

▶ **Merke**

Therapie: Bei akuter Blutung gibt man Erythrozytenkonzentrate. Häufig liegt auch eine Gerinnungsstörung vor, dann müssen evtl. Gerinnungsfaktoren substituiert werden.
Alle anderen Formen der hepatogenen Anämie entwickeln sich langsam, sodass der Organismus Zeit zur Adaptation hat. Nur bei starken Beschwerden (z. B. Angina pectoris, Atemnot, ausgeprägte Schwäche) sollte eine Auftransfusion bis zu einem Hb-Wert von 10–11 g/dl erfolgen. Die Splenektomie ist nur bei ausgeprägter Hämolyse oder Thrombozytopenie indiziert.

3.2.7 Entzündungs- oder Tumoranämie

▶ **Definition:** Als Entzündungs- oder Tumoranämie (engl. anemia of chronic disease) bezeichnet man eine Anämie, die im Zusammenhang mit einer chronischen Entzündung infektiöser oder nichtinfektiöser Genese oder einem Tumor auftritt.

Epidemiologie: Die Entzündungs- oder Tumoranämie ist die zweithäufigste Anämieform.

Ätiopathogenese: Im Rahmen von Entzündungen oder Tumorerkrankungen (Tab. **K-3.12**) setzen Zellen des Immunsystems **Zytokine** (z. B. Il-6) frei, die in der Leber die Produktion und Sekretion des Akutphase-Proteins **Hepcidin** stimulieren. Hepcidin **hemmt** die intestinale **Eisenresorption und** die **Freisetzung von Speichereisen** aus dem monozytären Phagozytensystem (MPS = RES). Infolgedessen sinkt der Serumeisenspiegel und es steht weniger Eisen für die Erythropoese zur Verfügung. Hinzu kommt ein **vermindertes Ansprechen der Erythroblasten auf Erythropoetin**. Bei Prozessen im Gastrointestinaltrakt, die mit **Blutverlust** einhergehen (Morbus Crohn, Colitis ulcerosa, kolorektales Karzinom), kann die Anämie auch auf **Eisenmangel** beruhen.

Klinik: Führend sind die Symptome der Grunderkrankung (z. B. subfebrile Temperaturen bei Tuberkulose, undulierendes Fieber bei Morbus Hodgkin). Die Anämie verstärkt die bereits bestehende Leistungsminderung und Schwäche.

Diagnostik und Differenzialdiagnose: Das **Blutbild** zeigt zu Beginn der chronischen Erkrankung eine normochrome, normozytäre, im weiteren Verlauf eine hypochrome, mikrozytäre Anämie. Der Hb-Wert liegt normalerweise nicht unter 9 g/dl (außer wenn zusätzlich eine Blutung besteht). Die **Retikulozytenzahl** ist nicht erhöht (verminderte Erythropoese!). Im Unterschied zur Differenzialdiagnose Eisenmangelanämie sind **Serumeisen** und **-transferrin vermindert**, das **Serumferritin** ist **erhöht**, die Serumkonzentration der löslichen Transferrinrezeptoren ist nicht erhöht.
Häufig wird eine Knochenmarkpunktion durchgeführt. Charakteristisch ist eine verminderte Erythropoese, während die Granulopoese betont ist (Entzündung!). Bei eindeutiger klinischer Situation kann jedoch auf eine Knochenmarkpunktion verzichtet werden.

▶ **Merke:** Bei jeder normo- bis hypochromen Anämie mit niedrigem Serumeisen und hohem Serumferritin sollte eine entzündliche oder Tumorerkrankung ausgeschlossen werden.

☰ K-3.12	Die häufigsten Ursachen der Entzündungs- oder Tumoranämie
Ursachen	**Beispiele**
chronische Infektion	Tuberkulose, subakute Endokarditis, Osteomyelitis, Lungenabszess, AIDS
chronische nichtinfektiöse Entzündung	rheumatoide Arthritis, systemischer Lupus erythematodes, Riesenzellarteriitis, Sarkoidose, Morbus Crohn, Colitis ulcerosa
Tumorerkrankung	Bronchialkarzinom, Mammakarzinom, Morbus Hodgkin u. a.

Therapie: Entscheidend ist die Behandlung der Grunderkrankung. Da sich die Anämie langsam entwickelt, haben die Patienten meist kaum Beschwerden. Nur bei ausgeprägten Symptomen (z. B. Angina pectoris, Atemnot) sollte man eine Bluttransfusion erwägen. Bei Tumorpatienten, die im Rahmen der Chemotherapie (häufig nach Cisplatin) eine Anämie entwickeln, wird Erythropoetin erfolgreich eingesetzt. Bei chronischen Entzündungen und Infektionen (z. B. rheumatoide Arthritis, AIDS) gibt es ebenfalls positive Erfahrungen mit der Gabe von Erythropoetin; für diese Indikation besteht in Deutschland jedoch keine behördliche Zulassung.

▶ **Merke:** Die viel geübte Eisensubstitution bei Krebskranken ist eine sinnlose, wegen häufiger Nebenwirkungen (Übelkeit) die Lebensqualität mindernde Maßnahme, solange das Serumferritin erhöht ist, d. h. kein Eisenmangel vorliegt. Die Gabe von Erythrozytenkonzentraten oder Erythropoetin dagegen führt oft zu einer deutlichen Besserung des Allgemeinbefindens.

▶ **Klinischer Fall:** Eine 85-Jährige, allein lebend, wird vom Hausarzt wegen leichter Anämie seit 1 Jahr mit einem Eisenpräparat behandelt. In diesem Zeitraum hat sie 3 kg abgenommen – wegen Appetitmangels esse sie wenig. Wegen des Verdachts einer Altersdepression verschreibt der Hausarzt zusätzlich ein Antidepressivum. Dann berichtet die Patientin, ihr Stuhlgang sei dunkel. Zum Ausschluss einer gastrointestinalen Blutung wird sie stationär aufgenommen. Der Stuhl ist dunkel, aber die Haemoccult-Teste sind negativ. Der Hb liegt bei 11,5 g/dl, das MCV bei 80 fl, Serumeisen und Transferrin sind erniedrigt. Das Serumferritin ist jedoch mit 250 µg/L erhöht. Die Patientin wird trotzdem gastroenterologisch untersucht, es findet sich ein Non-Hodgkin-Lymphom niedriger Malignität in der Magenschleimhaut. Die Stuhlverfärbung ist demnach auf das Eisenpräparat zurückzuführen, und es besteht keine Blutungs-, sondern eine tumorassoziierte Anämie. Die Patientin lehnt eine Therapie ab und wird vom Hausarzt weiter betreut. Sie verstirbt 6 Monate später an einer Lungenembolie.

Therapie: Entscheidend ist die Behandlung des Grundleidens. Bluttransfusion nur bei ausgeprägten Symptomen. Bei Anämie nach Chemotherapie kann Erythropoetin verabreicht werden.

◀ Merke

◀ Klinischer Fall

3.2.8 Aplastische Anämie

3.2.8 Aplastische Anämie

▶ **Definition:** Von aplastischer Anämie (ältere Bezeichnung: Panmyelophthise, Panmyelopathie) spricht man bei Vorliegen einer Bi- oder Trizytopenie (Anämie und/oder Leuko- und/oder Thrombozytopenie), die durch eine Hypo- oder Aplasie des Knochenmarks bedingt ist.
Eine Knochenmarkhypo- oder -aplasie nach Chemotherapie oder Bestrahlung hat eine unterschiedliche Pathophysiologie und wird nicht als aplastische Anämie im engeren Sinne verstanden.

◀ Definition

Epidemiologie: Die aplastische Anämie ist selten (Häufigkeit 1 : 250 000–1 500 000).

Ätiopathogenese: In über 80 % der Fälle lässt sich keine Ursache der Knochenmarkinsuffizienz ermitteln (idiopathische Form). In 10 % der Fälle ist eine Virusinfektion, in 5 % Medikamenten- oder Chemikalien-Exposition der Auslöser. Zu weiteren Ursachen erworbener aplastischer Anämien s. Tab. **K-3.13** und Tab. **K-3.14**. Angeborene Formen (Fanconi-, Blackfan-Diamond-Anämie) sind selten. Als Pathomechanismus der idiopathischen und der meisten erworbenen Fälle vermutet man eine fehlgesteuerte Immunreaktion von T-Lymphozyten gegen hämatopoetische Stammzellen.

Epidemiologie: seltene Anämieform.

Ätiopathogenese: Über 80 % der Fälle sind idiopathisch, in 10 % sind Viren, in 5 % Medikamente oder Chemikalien die Auslöser. Zu weiteren Ursachen s. Tab. **K-3.13** und Tab. **K-3.14**. Angeborene Formen (z. B. Fanconi-Anämie) sind ebenfalls selten.

☰ K-3.13	Ursachen erworbener aplastischer Anämien
▪ idiopathisch	▪ Chemikalien (Benzol), Insektizide (DDT),
▪ Virusinfekte (HBV, HBC, CMV, EBV, Parvovirus B19, HIV)	▪ Schwermetalle (Gold- und Quecksilberverbindungen)
▪ Medikamente (Tab. **K-3.14**), dosisabhängig oder idiosynkratisch	▪ Schwangerschaft (selten)
▪ erworbene Genmutation (paroxysmale nächtliche Hämoglobinurie = PNH, S. 1178)	▪ Thymom (selten)

☰ K-3.14	Potenziell knochenmarkschädigende Medikamente (Beispiele)
Substanzgruppe	*Beispiele*
Analgetika	ASS, nichtsteroidale Antirheumatika (z. B. Diclofenac, Ibuprofen, Indomethacin), Phenylbutazon, Metamizol
Antibiotika	Streptomycin, Penicillin, Cephalosporine, Chloramphenicol, Ciprofloxazin, Gentamycin, Metronidazol, Pyrimethamin, Sulfonamide, Vancomycin
Tuberkulostatika	Isoniazid, Ethambutol, Rifampicin
Antirheumatika	Goldsalze, Methotrexat, Penicillamin
Antikonvulsiva	Carbamazepin, Phenytoin, Valproinsäure
Neuroleptika, Antidepressiva	Chlordiazepoxid, Clozapin, Diazepam, Haloperidol, Imipramin, Meprobamat
Malariamittel	Chinin, Primaquin, Chloroquin
Antiarrhythmika	Amiodaron, Chinidin
Thyreostatika	Carbimazol, Methimazol, Thiouracil
weitere Medikamente	Antihistaminika, Allopurinol, Interferon, L-Dopa, orale Antidiabetika

Klinik: Leuko- und Thrombozytenschwund führt zu Infektionen und Blutungen, später kommen Anämiesymptome hinzu. Hepatosplenomegalie ist nicht typisch.

Diagnostik und Differenzialdiagnose: Das **Blutbild** zeigt eine Bi- oder Trizytopenie; die **Retikulozytenzahl** ist vermindert (Tab. **K-3.15**). Der **Blutausstrich** ist frei von atypischen Zellen (Abgrenzung zur Leukämie).

Die **Knochenmarkzytologie und -histologie** ergibt ein zellarmes, „leeres" Knochenmark und erlaubt den Ausschluss von Vitamin- und Eisenmangel, hypoplastischer Leukämie und MDS.

Darüber hinaus sind Virusserologie (Tab. **K-3.13**), die Bestimmung von **LDH** und **ANA**, ein **Röntgen-Thorax** und eine **Abdomensonographie** nötig.

Therapie: Transfusion je nach Schweregrad und Symptomatik. Bei niedrigen Granulozytenzahlen sind Infektionsprophylaxe und -therapie essenziell. Die idiopathische Form wird mit Antithymozytenglobulin + Ciclosporin A+ Steroiden behandelt. Bei schweren Verläufen muss eine Stammzelltransplantation erwogen werden. Bei Parvovirusinfektion Immunglobulininfusionen.

Klinik: Die kurzlebigen Granulozyten und Thrombozyten verschwinden als Erste, die Folge sind Infektionen und Blutungen. Erst später treten Symptome der Anämie (S. 1157) auf. Hepatosplenomegalie und Lymphknotenvergrößerung sind nicht typisch und sprechen eher gegen eine aplastische Anämie.

Diagnostik und Differenzialdiagnose: Das **Blutbild** zeigt eine Bi- oder Trizytopenie; die **Retikulozytenzahl** ist vermindert. Nach der Zellzahl unterscheidet man drei Schweregrade (Tab. **K-3.15**). Eine Leukozytopenie beruht primär auf einer Verminderung der neutrophilen Granulozyten, nur in schweren Fällen tritt eine Mono- und Lymphozytopenie hinzu. Der **Blutausstrich** zeigt keine atypischen Zellen (Abgrenzung zur Leukämie).

Die **Knochenmarkzytologie und -histologie** ergibt ein zellarmes, „leeres" Knochenmark: Nur Plasmazellen, Mastzellen und einige Lymphozyten sind übrig. Vitamin- und Eisenmangel, hypoplastische Leukämieformen (bis zu ⅓ der Leukämien beginnen mit einem panzytopenischen peripheren Blutbild) und MDS können ausgeschlossen werden. Bei MDS ist das Knochenmark (selten) hypoplastisch, zytogenetische Veränderungen sprechen dann für ein MDS und gegen eine aplastische Anämie.

Weiterhin sind notwendig: **Serologie** zum Ausschluss von Virusinfektionen (s. Tab. **K-3.13**), Bestimmung der **LDH** (bei aplastischer Anämie im Gegensatz zur PNH nicht erhöht) und der **antinukleären Antikörper** (Lupus erythematodes?), **Röntgen-Thorax** (Thymom?) und **Abdomensonographie** (Hypersplenismus?).

Therapie: Die Indikation zur Transfusion von Erythrozyten und Thrombozyten richtet sich nach der Schwere der Anämie und den Blutungssymptomen. Bei niedrigen Granulozytenzahlen sind Infektionsprophylaxe (strenge Einhaltung der Hygienemaßnahmen, Isolation) und -therapie essenziell.

Unter der Vorstellung, dass zumindest die idiopathische Form immunvermittelt ist, wird mit einer Tripeltherapie (Antithymozytenglobulin + Ciclosporin A + Steroide) in 60–80% der Fälle eine deutliche Besserung erreicht. Bei Rezi-

☰ K-3.15

☰ K-3.15	Schweregrade der aplastischen Anämie			
Schweregrad		*Neutrophile*	*Thrombozyten*	*Retikulozyten*
mäßig schwere aplastische Anämie (nSAA)		< 1000/µl	< 50 000/µl	< 60 000/µl
schwere aplastische Anämie (SAA)		< 500/µl	< 20 000/µl	< 20 000/µl
sehr schwere aplastische Anämie (vSAA)		< 200/µl	< 20 000/µl	< 20 000/µl

diven und bei jungen Patienten mit schweren Verlaufsformen muss frühzeitig eine allogene Stammzelltransplantation erwogen werden. Die Effektivität von Erythropoetin und Granulozyten-Wachstumsfaktoren ist umstritten. Bei aplastischer Anämie infolge Parvovirusinfektion können Immunglobulininfusionen hilfreich sein.

Prognose: Die Prognose der nur supportiv behandelten Patienten ist schlecht. Patienten mit aplastischer Anämie haben nach immunsuppressiver Therapie oder nach Stammzelltransplantation ein erhöhtes Risiko, eine AML oder ein MDS zu entwickeln.

Die **Prognose** ist bei rein supportiver Therapie schlecht. Nach Immunsuppression oder Transplantation ist das Leukämie- und MDS-Risiko erhöht.

3.2.9 Pure Red Cell Aplasia und amegakaryozytäre Thrombozytopenie

Eine selektive Aplasie der erythropoetischen Vorläuferzellen wird als **Pure Red Cell Aplasia (PRCA, Erythroblastophthise)** bezeichnet. Die Ursache ist meist unklar. Bei Patienten, die Erythropoetin erhalten, macht man Antikörper gegen körpereigenes oder rekombinantes Erythropoetin verantwortlich. Bei Kindern mit Sphärozytose, Sichelzellkrankheit oder Thalassämie, d. h. mit einer kompensatorisch gesteigerten Erythropoese, führt eine Parvovirus-B19-Infektion zu einer PRCA.

Die sehr seltene **amegakaryozytäre Thrombozytopenie** ist durch ein selektives Fehlen der Megakaryozyten gekennzeichnet. Auch hier wird eine Immunreaktion gegen die Stammzellen der Thrombopoese vermutet.

3.2.9 Pure Red Cell Aplasia und amega-karyozytäre Thrombozytopenie

Eine selektive Aplasie der Erythropoese (**Pure Red Cell Aplasia**) ist durch anti-Erythropoetin-Antikörper oder, bei Sphärozytose, Sichelzellkrankheit oder Thalassämie, durch eine Parvovirus-B19-Infektion bedingt.

Die seltene **amegakaryozytäre Thrombozytopenie** ist eine selektive Aplasie der Thrombopoese.

▶ **Klinischer Fall:** Bei einem 55-Jährigen Mann zeigt das Blutbild einen Hb von 7,5 g/dl, 20 000 Thrombozyten/µl und 1200 Leukozyten/µl. Das Knochenmark ist stark hypoplastisch, zeigt aber keine atypischen Zellen. Eine schädigende Noxe lässt sich nicht nachweisen. Eisen-, Vitamin-B_{12}- und Folsäurespiegel sind im Normbereich. Eine Tripeltherapie wird begonnen. Erythrozytenkonzentrate werden transfundiert, wenn der Patient über zunehmende Schwäche klagt oder der Hb unter 8,0 g/dl fällt. Thrombozytenkonzentrate werden nur bei Blutung verabreicht. Innerhalb von 6 Monaten wird der Patient wegen Soorösophagitis, Pneumokokkenpneumonie und schwerer gastrointestinaler Blutung mehrfach stationär behandelt. Nach 9 Monaten steigt zunächst die Thrombozytenzahl, gefolgt von Leukozyten und Hb. Nach 1 Jahr beträgt der Hb 10,5 g/dl, Leukozyten 3000/µl, Thrombozyten 89 000/µl. Es bestehen keine Beschwerden. Die immunsuppressive Therapie wird über 1 Jahr langsam reduziert und schließlich beendet. Aktuell hat der Patient weiterhin eine leichte Zytopenie (Hb 11 g/dl, Leukozyten 3200/µl, Thrombozyten 101 000/µl); man spricht von einer „Narbe" der aplastischen Anämie im Blutbild.

◀ **Klinischer Fall**

3.2.10 Hämolytische Anämien

Übersicht

3.2.10 Hämolytische Anämien

Übersicht

▶ **Definition:** Unter **Hämolyse** versteht man den vorzeitigen Abbau oder die intravasale Zerstörung von Erythrozyten. Gleicht die kompensatorisch gesteigerte Erythropoese den Erythrozytenverlust aus, liegt der Hb- bzw. Hkt-Wert also im Normbereich, spricht man von **kompensierter Hämolyse**. Übersteigt die Zahl der zugrunde gegangenen die der neu gebildeten Erythrozyten, sinkt der Hb- bzw. Hkt-Wert unter die Norm, und es liegt eine **hämolytische Anämie** vor.

◀ **Definition**

Einteilung: Je nachdem, ob der Auslöser der Hämolyse im Erythrozyten oder außerhalb davon zu finden ist, unterscheidet man **korpuskuläre** und **extrakorpuskuläre** hämolytische Anämien (Tab. **K-3.16**).

Klinik und Diagnostik: Allgemeine physische und laborchemische Zeichen der **chronischen Hämolyse** sind in Tab. **K-3.17** aufgeführt. Bei einigen Formen der hämolytischen Anämie führen akute Allgemeininfektionen zu einer Exazerbation der chronischen Hämolyse (**hämolytische Krise**). Diese ist meist bedingt durch intravasale Hämolyse, selten durch akute Zunahme der Milzgröße. Bei Hämoglobinurie droht Nierenversagen.

Einteilung: Man unterscheidet **korpuskuläre** und **extrakorpuskuläre** hämolytische Anämien (Tab. **K-3.16**).

Klinik und Diagnostik: Zeichen der **chronischen Hämolyse** zeigt Tab. **K-3.17**. Bei manchen hämolytischen Anämien lösen systemische Infektionen **hämolytische Krisen** aus. Bei Hämoglobinurie droht Nierenversagen.

K-3.16   Einteilung der hämolytischen Anämien

korpuskuläre hämolytische Anämien (meist angeboren)

Anomalien der Erythrozytenmembran
- hereditäre Sphärozytose
- hereditäre Elliptozytose
- PNH = paroxysmale nächtliche Hämoglobinurie (erworben)

Enzymdefekte der Erythrozyten* (angeboren)
- Glukose-6-Phosphat-Dehydrogenase-Mangel
- Pyruvatkinasemangel

angeborene Störungen der Hämoglobinsynthese (Hämoglobinopathien)
- **Synthese abnormer Hämoglobine (qualitative Hämoglobinopathie)***:
  – Sichelzellkrankheit (Synthese von HbS)
  – Hämoglobin-C-Krankheit (Synthese von HbC)
- **verminderte Synthese normaler Hämoglobine (quantitative Hämoglobinopathie):** Thalassämien

extrakorpuskuläre hämolytische Anämien (stets erworben)

Immunhämolyse
- **autoimmunhämolytische Anämien** (AIHA): Wärme-, Kälte- oder bithermische Auto-Antikörper richten sich gegen Antigene eigener Erythrozyten
- **alloimmunhämolytische Anämien:** Antikörper richten sich gegen Antigene fremder Erythrozyten. Beispiele: hämolytische Transfusionsreaktion, fetale Erythroblastose bei Rh- oder AB0-Inkompatibilität, Anämie nach Organtransplantation
- **medikamentös-induzierte immunhämolytische Anämie:** man unterscheidet (s. S. 1190): Methyldopa-Typ, Immunkomplex-Typ (viele Medikamente), Hapten-Typ (z. B. Penicillin)

toxische Hämolyse (dosisabhängig)
- **Medikamente**, z. B. Sulfonamide
- **Toxine/Erreger**, z. B. Schlangengifte, Malariaerreger (Plasmodium)

mechanische Hämolyse
- Marschhämoglobinurie
- Hämolyse nach Herzklappenersatz
- mikroangiopathische Anämien (thrombotisch-thrombozytopenische Purpura = TTP, hämolytisch-urämisches Syndrom = HUS)
- disseminierte intravasale Gerinnung (DIC)

Hypersplenismus
Splenomegalie (Folge portaler Hypertension, einer Entzündung, Stoffwechselerkrankung oder einer malignen Erkrankung hämatopoetischer Zellreihen, S. 1252) führt zu einer Zunahme der Blutfilterung in der Milz und somit zu verstärktem Erythrozytenabbau.

* Aufgeführt sind die häufigsten Enzymdefekte bzw. abnormen Hämoglobine.

K-3.17   Allgemeine klinische Zeichen der Hämolyse

- normochrome Anämie (MCH 28–32 pg)
- indirektes (= unkonjugiertes) und Gesamtbilirubin im Serum erhöht, konjugiertes Bilirubin normal
- Haptoglobin erniedrigt ($<$ 100 mg/dl)
- LDH i. S. deutlich erhöht ($>$ 240 U/l)
- Erythrozyten-Überlebenszeit verkürzt
- freies Hb i. S. erhöht, Hämoglobinurie (fakultativ)
- Retikulozytenzahl erhöht
- hyperregeneratorisches Knochenmark mit gesteigerter Erythropoese
- Größen- und Formveränderungen der Erythrozyten im Ausstrich (abhängig von der jeweiligen Diagnose)
- negativer Coombs-Test (direkt und indirekt)

Die Parvovirus-B19-Infektion löst bei chronischer Hämolyse durch Hemmung der Erythropoese eine **aplastische Krise** aus (Retikulozyten ↓).

Die Infektion mit Parvovirus B19 (Ringelröteln) löst bei Patienten mit chronischer Hämolyse (deren Erythropoese also ständig kompensatorisch gesteigert ist) eine **aplastische Krise** aus, da sie die Erythropoese vorübergehend (5–10 Tage) hemmt. Wegweisend ist das Absinken der Retikulozytenzahl (bis auf Null).

▶ Merke

▶ **Merke:** Wichtige diagnostische Mittel zur **Klärung der Ursache der Hämolyse** sind
- Anamnese: Vorerkrankungen (z. B. Gallen [Bilirubin-]steine bei chronischer Hämolyse, Infektion)? Familien- und Medikamentenanamnese, Auslandsaufenthalt (Infektion?), Ernährung (Favabohnen?)
- Blutausstrich: Erythrozytenmorphologie (S. 1150).

Je nach der sich hieraus ergebenden Verdachtsdiagnose schließen sich weiterführende Untersuchungen an (z. B. direkter Coombs-Test [S. 1189] bei V. a. immunhämolytische Anämie, Hb-Elektrophorese bei V. a. Hämoglobinsynthesestörung).

Therapie: Diese ist abhängig von der Art des zellulären Defektes (s. Krankheitsbilder).

Therapie: s. Krankheitsbilder.

Hereditäre Sphärozytose

▶ **Synonym:** Kugelzellenanämie

Hereditäre Sphärozytose

◀ **Synonym**

Epidemiologie: Die hereditäre Sphärozytose ist die häufigste angeborene hämolytische Anämie in Europa und Nordamerika (Prävalenz 1 : 2000).

Epidemiologie: Häufigste angeborene hämolytische Anämie in Europa.

Ätiopathogenese: Die **Verankerung des Zytoskeletts in der Erythrozytenmembran** ist **gestört**, weil das Gen eines der verantwortlichen Proteine (Spektrin, Ankyrin, Proteinbande 3 oder Protein 4.2) eine Mutation aufweist. Dies führt zu Na^+- und Wassereinstrom (**verminderte osmotische Resistenz**). Die kugelförmigen Erythrozyten (= **Sphärozyten**) sind **kaum verformbar** und werden deshalb in der Milz verstärkt abgebaut (S. 1252). Der Erbgang ist meist autosomal-dominant.

Ätiopathogenese: Mangelnde Verankerung des Zytoskeletts in der Erythrozytenmembran (durch Gendefekt) bedingt eine **verminderte osmotische Resistenz** der Erythrozyten. Diese **Sphärozyten** sind **rigide** und werden in der Milz abgebaut.

Klinik: Meist besteht eine mittelgradige Anämie, die im Jugendalter aufgrund von ungewöhnlicher **Blässe**, **Ikterus**, **Splenomegalie** oder – seltener – **Gallensteinen** (vermehrte Bilirubinausscheidung mit der Galle!) festgestellt wird. Eine schwere Anämie äußert sich durch ausgeprägten Icterus neonatorum und geht, wenn sie nicht behandelt wird, mit körperlicher und geistiger Retardierung (sog. **lienaler Infantilismus**) sowie **konstitutionellen Anomalien** einher (z. B. Turm- oder Rundschädel, Spitzbogengaumen, Finger- und Fußanomalien). Gelegentlich sieht man Hautulzerationen an den Unterschenkeln. Infektionen können **hämolytische oder aplastische Krisen** (S. 1176) auslösen.

Klinik: Typische Symptome sind **Blässe**, **Ikterus**, **Splenomegalie**, evtl. **Gallensteine** bereits im Jugendalter. Eine unbehandelte schwere Anämie hat Retardierung (sog. **lienaler Infantilismus**) und **konstitutionelle Anomalien** zur Folge. Infektionen triggern **hämolytische oder aplastische Krisen** (S. 1176).

Diagnostik und Differenzialdiagnose: Im Unterschied zu anderen mit Splenomegalie einhergehenden Anämieformen (hepatogene Anämie, Anämie bei Lymphom oder myeloproliferativem Syndrom [MPS]) ist die **Familienanamnese** i. d. R. positiv (s. o.). Der **Blutausstrich** zeigt neben normalen Erythrozyten einen variablen Anteil (häufig < 10 %, gelegentlich aber auch bis 50 %) kleiner, kugelförmiger, hämoglobinreicher Erythrozyten ohne zentrale Aufhellung (**Mikrosphärozyten**, Abb. **K-3.4a**). Kugelzellen kommen auch bei autoimmunhämolytischen Anämien (AIHA) vor; die Abgrenzung gelingt mittels direktem Coombs-Test (bei hereditärer Sphärozytose negativ). Das **Blutbild** zeigt ein vermindertes MCV und als krankheitsspezifischen Befund ein **erhöhtes MCHC**. Retikulozyten sind meist vermehrt, das indirekte Bilirubin und die LDH erhöht (Tab. **K-3.17**).

Diagnostik und Differenzialdiagnose: Die **Familienanamnese** ist, anders als bei hepatogener, Lymphom- oder MPS-bedingter Anämie, i. d. R. **positiv**. Im **Blutausstrich** finden sich **Mikrosphärozyten** (Abb. **K-3.4a**). Die Abgrenzung zu AIHA (ebenfalls Kugelzellen!) gelingt mittels direktem Coombs-Test. Das **Blutbild** zeigt typischerweise ein **erhöhtes MCHC** (MCV ↓).

Bei 85–90 % der Patienten ist der **osmotische Resistenztest positiv:** Inkubiert man Erythrozyten mit NaCl-Lösung absteigender Osmolalität, lysieren Sphärozyten bei höheren NaCl-Konzentrationen als intakte Erythrozyten (Sphärozyten bei NaCl-Konzentrationen ≤ 0,7 %, intakte Erythrozyten erst bei ≤ 0,5 %). Eine verminderte osmotische Resistenz kommt auch bei Elliptozytose (s. u.) und AIHA (Abgrenzungskriterium: direkter Coombs-Test) vor. Neuere Testverfahren (Kryohämolyse-Test, Durchflusszytometrie mit Eosin-5-Maleimid) haben eine höhere Sensitivität und Spezifität, sind aber bisher auf wenige Laboratorien beschränkt. Die Charakterisierung der defekten Membranpro-

In 85–90 % der Fälle ist der **osmotische Resistenztest positiv:** Bei Inkubation von Erythrozyten mit NaCl-Lösung abnehmender Osmolalität lysieren Sphärozyten bei höheren NaCl-Konzentrationen als intakte Erythrozyten. Neuere Verfahren (Kryohämolyse-Test, Durchflusszytometrie) und molekulargenetische Analysen sind Speziallaboratorien vorbehalten.

≡ **K-3.18** | **Indikationen zur Splenektomie bei Kugelzellanämie (nach Schweregrad)**

≡ **K-3.18**

Schweregrad	leicht	mittel	schwer
Hämoglobin (g/dl)	11–15	8–11	6–8
Retikulozyten (%)	3–6	6–10	> 10
Bilirubin (mg/dl)	1–2	2–3	> 3
Splenektomie	selten notwendig	möglichst vor der Pubertät	möglichst früh, aber erst nach dem 6. LJ.

⊚ K-3.4 | **Zeichen der hereditären Sphärozytose**

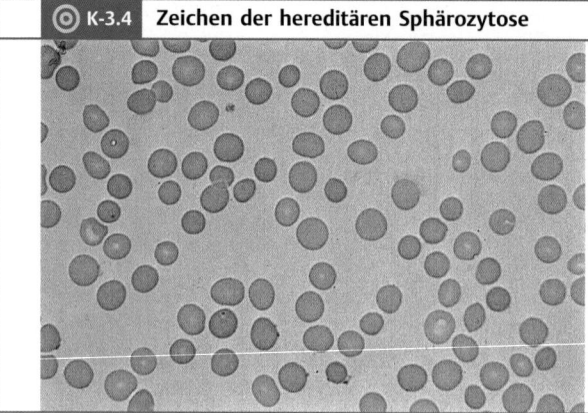

Mikrosphärozyten im Blutausstrich.

teine mittels Gel-Elektrophorese oder die molekulargenetische Analyse bleibt ebenfalls Speziallaboratorien vorbehalten.

Therapie: Bei einem Hb-Wert ≤ 11 g/dl ist die **Splenektomie** die Therapie der Wahl, denn sobald die Milz – der Ort des Sphärozytenabbaus – entfernt wurde, normalisiert sich die Lebensdauer der Sphärozyten. Der Schweregrad der Anämie nimmt ab, auch aplastische Krisen treten viel seltener auf. Die Splenektomie sollte deshalb so früh wie möglich, wegen der Abwehrfunktion der Milz aber möglichst erst nach dem 6. Lebensjahr und nach Pneumokokkenimpfung erfolgen (Tab. **K-3.18**). Die gleichzeitige Cholezystektomie ist nur indiziert, wenn bereits Gallensteine vorliegen.

▶ **Merke:** Splenektomie verringert oder beseitigt die Hämolyse und damit die Anämie (ist das nicht der Fall, muss nach Nebenmilzen gesucht werden!). Der Anteil der Sphärozyten im peripheren Blut jedoch ist nach Splenektomie größer als vorher.

▶ **Klinischer Fall:** Der 17-jährige Lehrling kommt erstmals (mit seiner Mutter) in die Sprechstunde. Er erkrankte vor 2 Wochen akut an einer Gallenkolik mit krisenhaftem hohem Fieber und einer passageren Gelbsucht. Seine Mutter erzählt, dass er wegen der gleichen Symptome vor 7 Jahren bereits in der Kinderklinik behandelt worden war. Schon damals sei eine Kugelzellenanämie festgestellt worden. Die körperliche Untersuchung ergibt einen Sklerenikterus (Serumbilirubin 3 mg/dl) und eine mäßige Splenomegalie: Die Milz überragt den linken Rippenbogen um 3 Querfinger. Sonographisch misst sie 17 cm im Längsdurchmesser (Normwert: 11 cm). Der Blutausstrich zeigt Mikrosphärozyten (Abb. **K-3.4**).
Indirektes Bilirubin ist auf 2,7 mg/dl erhöht (Normwert < 0,8 mg/dl), die LDH auf 400 U/l erhöht. Hb 12 g/dl, Retikulozyten 45 0000/μl (Normbereich 25 000–75 000/μl). In der Gallenblase finden sich echoarme Formationen, die am ehesten Sludge entsprechen.
Der Patient wird 3 Wochen später splenektomiert (Milzgewicht 900 g; Normwert 150 g). Zu Kontrolluntersuchungen ist er in den vergangenen 2 Jahren nur einmal erschienen.

Hereditäre Elliptozytose

▶ **Synonym:** Ovalozytose

Wie bei der hereditären Sphärozytose ist die Verankerung des Zytoskeletts in der Erythrozytenmembran gestört, weil ein „Verbindungsprotein" (α- oder β-Spectrin, Protein 4.1 oder Glycophorin C) defekt ist. Der Erbgang ist autosomal-dominant, die Prävalenz liegt bei ca. 1 : 5000 (in Malariagebieten etwas darüber). 25–90 % der Erythrozyten des Betroffenen zeigen eine elliptische (ovale) Form. Lediglich **in < 10 % der Fälle** besteht zusätzlich eine **klinisch manifeste Anämie.**

Paroxysmale nächtliche Hämoglobinurie (PNH)

▶ **Synonym:** Marchiafava-Anämie – nicht mit Favismus (durch Favabohne u. a. Oxidanzien ausgelöste Hämolyse bei Glukose-6-Phosphat-Dehydrogenase-Mangel) verwechseln!

Epidemiologie: Die PNH ist selten (1 : 200 000–1 : 500 000).

Therapie: Bei einem Hb-Wert ≤ 11 g/dl ist die **Splenektomie** die Therapie der Wahl (Tab. **K-3.18**). Sie sollte so früh wie möglich, aber nach dem 6. Lebensjahr und nach Pneumokokkenimpfung erfolgen. Bei Cholezystolithiasis kann die Gallenblase mit entfernt werden.

▶ Merke

Hereditäre Elliptozytose

▶ Synonym

Wie bei der Kugelzellenanämie ist die Verankerung des Zytoskeletts in der Erythrozytenmembran gestört. 25–90 % der Erythrozyten sind elliptisch (oval). > **90 % der Betroffenen** sind **asymptomatisch.**

Paroxysmale nächtliche Hämoglobinurie (PNH)

▶ Synonym

Epidemiologie: selten.

Ätiopathogenese und Klinik: Ursache der PNH ist eine **Spontanmutation** des PIG-A (Phosphatidylinositolglykan-Class-A)-Gens **in einer pluripotenten hämatopoetischen Stammzelle.** Somit ist die PNH die einzige erworbene korpuskuläre hämolytische Anämie. Die Mutation wird an die ausdifferenzierten „Nachfahren" dieser Stammzelle (aller drei Zellreihen) weitergegeben. Die PIG-A-Mutation ist auch in hämatopoetischen Stammzellen mancher Patienten mit aplastischer Anämie nachweisbar. Deshalb kann sich aus einer aplastischen Anämie eine PNH entwickeln.

Beim Gesunden wird an der Membran von Blutzellen ständig in geringem Maß Komplement aktiviert. Die aktivierten Komplementfaktoren werden jedoch sofort abgebaut, sodass keine Zytolyse eintritt. Der Abbau erfolgt durch zwei Proteine (Decay Accelerating Factor = DAF = CD55 und Membrane Inhibitor of Reactive Lysis= MIRL = CD59), die durch den Lipidanker Glykosylphosphatidylinositol (GPI) in der Zellmembran verankert sind.

Bei PNH sind auf der Oberfläche aller Zellen des von der Mutation betroffenen Klons kaum oder keine GPI-verankerten Proteine nachweisbar. Durch den **Mangel an DAF und MIRL** kommt es zur **komplementvermittelten Lyse** insbesondere der betroffenen Erythrozyten.

Die Komplementaktivierung ist besonders ausgeprägt, wenn eine Azidose besteht. Dies ist nachts (infolge von Apnoephasen) oder im Rahmen einer Infektion, Transfusion oder Operation der Fall. Dann lysieren Erythrozyten in großer Menge und es kommt zu Hämoglobinämie und Hämoglobinurie. Symptome solcher Hämolyseepisoden sind **Bauch-** und **Rückenschmerzen** oder – selten, aber charakteristisch – Ösophagusspasmus. Nach nächtlicher Hämolyse bemerken die Betroffenen ggf., dass der Morgenurin dunkel ist. Sie klagen über Schwäche und Leistungsminderung. Gelegentlich findet sich ein leichter Ikterus. Die Leber ist manchmal vergrößert, eine Splenomegalie kann im Verlauf der Erkrankung zunehmen.

▶ **Merke:** Häufig treten Thrombosen an unüblichen Stellen (Pfortader, Sinusvenen) sowie Thrombophlebitiden auf. Ursächlich ist wahrscheinlich eine Gerinnungsaktivierung durch freies Hämoglobin oder Inhaltsstoffe lysierter Granulozyten.

Diagnostik: Das **Blutbild** zeigt eine **normo-, makro- oder mikrozytäre Anämie** (makrozytär bei Retikulozytose, mikrozytär bei Eisenmangel als Folge der Hämolyse), ansonsten finden sich die **laborchemischen Zeichen einer** mittleren bis starken **Hämolyse** (Tab. K-3.17). Evtl. besteht eine Leuko- und Thrombozytopenie. In hämolytischen Krisen ist die Retikulozytenzahl stark erhöht (10–20 %, Norm: 0,5–1,5 %).

Früher wurde die PNH mittels Säure- und Zuckerwasser (Sucrose)-Hämolysetest diagnostiziert (saures Milieu begünstigt die Komplementaktivierung, Sucrose bewirkt osmotische Lyse). Heute wird mittels **Durchflusszytometrie** der Mangel an DAF und MIRL auf den betroffenen Granulozyten, Lymphozyten und Erythrozyten nachgewiesen.

Differenzialdiagnose: Abzugrenzen sind myelodysplastische und myeloproliferative Syndrome (MDS, MPS); Hämolyse ist für diese jedoch untypisch.

Therapie: Bei **symptomatischer Anämie** wird transfundiert, i. d. R. werden **AB0-kompatible Erythrozytenkonzentrate** verabreicht. Sie enthalten so geringe Plasma (d. h. Komplement-)Reste, dass keine verstärkte Hämolyse zu erwarten ist. Die Gabe gewaschener, d. h. komplementfreier Erythrozytenkonzentrate wird heute nicht mehr für notwendig gehalten. Vereinzelt wurde Besserung nach Kortikoiden berichtet, insgesamt ist diese Therapie nicht gesichert. Erythropoetin soll selektiv die gesunde Erythropoese stimulieren. Zur Unterstützung der Erythropoese kann Folsäure, ggf. auch Vitamin B_{12} und bei Eisenmangel Eisen gegeben werden. Antikoagulanzien sind nur nach stattgehabter Thrombose (nicht prophylaktisch) indiziert.

Bei **schweren Verläufen** wird die **allogene Stammzelltransplantation** versuchsweise eingesetzt. Sie eliminiert den defekten Stammzellklon.

◀ **Merke**

Ätiopathogenese und Klinik: Eine **Spontanmutation** des PIG-A-Gens **in einer pluripotenten hämatopoetischen Stammzelle** wird an die ausdifferenzierten „Nachfahren" (aller Zellreihen) weitergegeben. Sie kommt auch bei aplastischer Anämie vor. Diese kann in eine PNH übergehen.

Beim Gesunden sind die komplementneutralisierenden Faktoren DAF und MIRL mittels des Lipidankers GPI in die Membran von Blutzellen integriert und schützen diese.

Bei PNH führt ein **Mangel an DAF und MIRL** auf den Zellen des betroffenen Klons zu **komplementvermittelter Lyse** v. a. der Erythrozyten.

Diese tritt besonders bei Azidose, d. h. nachts, bei Infektion, Transfusion oder Operation auf und führt zu Hämoglobinämie und -urie. Symptome sind **Bauch- und Rückenschmerzen,** selten (typisch!) Ösophagusspasmus. Zeichen der Anämie sind Schwäche und Leistungsabfall.

Diagnostik: Die Blutuntersuchung zeigt eine **normo-, makro- oder mikrozytäre Anämie, Hämolysezeichen** (Tab. K-3.17), evtl. Leuko- und Thrombozytopenie und (nach Hämolyse) eine Retikulozytose.

Die Diagnose der PNH wird heute mittels **Durchflusszytometrie** gestellt (Nachweis des Mangels an DAF und MIRL auf den betroffenen Blutzellen).

Differenzialdiagnose: MDS, MPS.

Therapie: Bei **symptomatischer Anämie** werden i. d.R **AB0-kompatible,** nur selten gewaschene **Erythrozytenkonzentrate** verabreicht. Evtl. mindern Kortikoide die Hämolyse. Erythropoetin, Folsäure, Vitamin B_{12} und (bei Eisenmangel) fördern die Erythropoese. Antikoagulanzien sind nur nach Thrombose indiziert.

Bei **schweren Verläufen** ist die **allogene Stammzelltransplantation** indiziert.

Verlauf und Prognose: sehr variabel.

▶ Merke

Anämie bei Glukose-6-Phosphat-Dehydrogenase (G6PD)-Mangel

▶ Synonym

Ätiopathogenese und Epidemiologie:
Verschiedene Mutationen des G6PD-Gens reduzieren die Enzymaktivität oder -stabilität unterschiedlich stark. Der Gendefekt ist v. a. bei Juden in Kurdistan verbreitet, außerdem bei Schwarzafrikanern, Asiaten, im Mittelmeerraum und in Malariagebieten. Symptome treten bei männlichen Mutationsträgern und homozygoten Frauen auf.

Bei G6PD-Mangel fehlt es Erythrozyten an reduziertem Glutathion, d. h. an Oxidationsschutz. Deshalb führen **Oxidanzien** (Tab. **K-3.19**) zur **Präzipitation des Hämoglobins**.

Bei **G6PD-Aktivität** < 25 % lösen Oxidanzien außerdem eine **Hämolyse** aus.

Klinik: Wenige Tage nach Aufnahme von Oxidanzien tritt Hämolyse ein. Sie ruft **Bauchschmerzen, Ikterus** und **Dunkelfärbung des Urins** hervor. Nach 1 Woche kommt es meist zur spontanen Besserung.

Diagnostik: Die **Anamnese** ergibt Oxidanzien-Exposition.

▶ Merke

K-3.19

Verlauf und Prognose: Die PNH verläuft sehr variabel. Die durchschnittliche Überlebenszeit beträgt 12–14 Jahre.

▶ **Merke:** Bei 5–10 % der Patienten entwickelt sich nach mehreren Jahren eine akute myeloische Leukämie, ein myelodysplastisches Syndrom oder eine aplastische Anämie.

Anämie bei Glukose-6-Phosphat-Dehydrogenase (G6PD)-Mangel

▶ **Synonym:** Favismus

Ätiopathogenese und Epidemiologie: Unterschiedliche molekulare Veränderungen des G6PD-Gens – über 140 sind beschrieben – schränken die Aktivität oder die Stabilität des Enzyms in unterschiedlichem Maße ein. Da dieses Gen auf dem X-Chromosom liegt, treten Symptome bei männlichen Mutationsträgern (hetero- ebenso wie homozygote) und homozygoten Frauen auf. Der G6PD-Mangel betrifft gehäuft Juden in Kurdistan. Darüber hinaus ist er bei Schwarzafrikanern, Asiaten sowie der Bevölkerung des Mittelmeerraums bzw. von Malariagebieten verbreitet (heterozygote Mutationsträger sind weniger anfällig für Malaria [wie bei Sichelzellkrankheit!], besitzen also einen Selektionsvorteil). Insgesamt sind wohl 100 Mio. Menschen vom G6PD-Mangel betroffen. G6PD ist das Schlüsselenzym des Hexosemonophosphatzyklus. Dieser dient Erythrozyten zur Bereitstellung von Glykolysesubstraten (Energieerzeugung) und von NADPH, das zur Reduktion von Glutathion benötigt wird. Reduziertes Glutathion schützt das Hämoglobin und andere Zellbestandteile (z. B. die Zellmembran) vor der Oxidation. Bei G6PD-Mangel ist die Konzentration an reduziertem Glutation in Erythrozyten vermindert. **Bei Einwirkung oxidativer Substanzen** (Tab. **K-3.19**) kommt es deshalb zur Oxidation von SH-Gruppen im Hämoglobin, Bildung intermolekularer Disulfidbrücken und dadurch zur **Präzipitation der Hämoglobinmoleküle**.
Bei einer **G6PD-Aktivität** < 25 % rufen die in Tab. **K-3.19** genannten Oxidanzien außerdem ATP-Mangel und dadurch die **Lyse der Erythrozytenmembran** hervor. Nur wenige der zahlreichen G6PD-Mutationen verursachen spontane Hämolysen.

Klinik: 1–2 Tage nach Aufnahme von Oxidanzien beginnt die Hämolyse. Sie ruft **Bauchschmerzen, Ikterus** und **Dunkelfärbung des Urins** (Hämoglobinurie) hervor. Nach Genuss von Bohnen ist die Hämolyse besonders stark; Schocksymptome können auftreten. Nach ca. 1 Woche hört die Hämolyse auf, selbst wenn das auslösende Agens weiter verabreicht wird. Diese „Selbstheilung" wird damit erklärt, dass die kompensatorisch aus dem Knochenmark ausgeschwemmten jungen Erythrozyten einen höheren G6PD-Gehalt (höhere Enzymstabilität!) besitzen und somit weniger empfindlich gegenüber dem auslösenden Agens sind.

Diagnostik: Wegweisend ist die **Anamnese** (Exposition gegenüber Chemikalien oder Bohnengemüse).

▶ **Merke:** Im **Blutausstrich** ist das präzipitierte Hämoglobin in Form von **Heinz-Innenkörpern** sichtbar (Abb. **K-3.5**).

K-3.19	Auslöser von Hämoglobinpräzipitation und Hämolyse bei G6PD-Mangel
Ursachen	
▪ **Medikamente**	Analgetika (z. B. Metamizol), Malariamittel (Chloroquin, Primaquin, Chinin), Antibiotika (Sulfonamide, Chloramphenicol, Nitrofurantoin, Dapson), Sulfasalazin (= Sulfonamid!)
▪ **Nahrungsmittel**	grüne und gekochte einheimische Bohnen, Favabohnen

⊚ K-3.5

⊚ K-3.5   **Blutausstrich bei G6PD-Mangel: Heinz-Innenkörper in Erythrozyten**

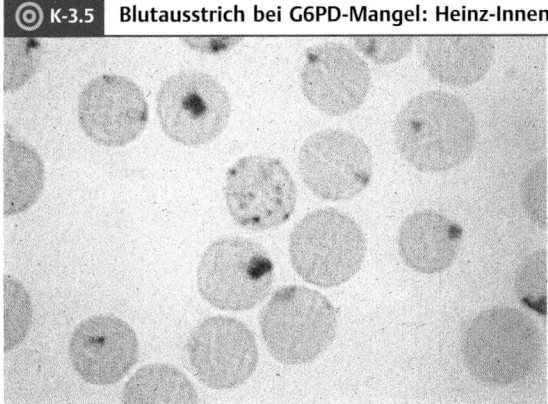

Nach Einwirkung von Brillantkresylblaulösung färbt sich denaturiertes Hämoglobin blauviolett an.

Beweisend ist der Nachweis **verminderter G6PD-Aktivität in den Erythrozyten:** Kommerzielle Testkits quantifizieren die NADPH-Bildung durch erythrozytäre G6PD. Die genaue Charakterisierung der Mutation mittels PCR bleibt Speziallaboratorien vorbehalten.

Beweisend ist die **reduzierte G6PD-Aktivität in Erythrozyten**.

Differenzialdiagnose: Abzugrenzen sind hereditäre Sphärozytose, PNH, Sichelzellkrankheit sowie immunhämolytische Anämien.

Differenzialdiagnose: Sphärozytose, PNH, Sichelzellkrankheit, Immunhämolyse.

Therapie: Eine spezifische Therapie ist bisher nicht möglich. Es gilt daher, das **hämolyseauslösende Agens** zu **vermeiden**. Deshalb muss der Patient genau informiert werden und einen Patientenausweis erhalten. Bei schwerer hämolytischer Krise muss transfundiert werden.

Therapie: Das **hämolyseauslösende Agens** ist zu **meiden** (Aufklärung, Patientenausweis ausstellen). Bei schwerer Hämolyse wird transfundiert.

Verlauf und Prognose: sind günstig (die Hämolyse klingt spontan ab).

Verlauf und Prognose: günstig.

Internet-Link: Eine Liste Hämolyse auslösender Medikamente findet sich bei www.favismus.de.

Anämie bei Pyruvatkinasemangel

Ätiopathogenese: Ursache ist ein Defekt des Pyruvatkinase-Gens, der autosomal-rezessiv vererbt wird. Über 130 Defektvarianten wurden bisher beschrieben.
Die Pyruvatkinase ist eines der Schlüsselenzyme der Glykolyse. Da reife Erythrozyten keine Mitochondrien besitzen, können sie Energie nur mithilfe der Glykolyse gewinnen. Bei Pyruvatkinasemangel, dem häufigsten **Defekt der** erythrozytären **Glykolyse**, kommt es deshalb zu **ATP-Mangel**. Die hieraus resultierenden **Membranschäden** haben den **Abbau der betroffenen Erythrozyten in der Milz** zur Folge.

Anämie bei Pyruvatkinasemangel

Ätiopathogenese: Ursache ist ein Gendefekt mit autosomal-rezessivem Erbgang.

Durch den Enzymmangel ist die **Glykolyse**, der einzige Energiegewinnungsweg der Erythrozyten, **gestört**. Durch **ATP-Mangel** bedingte Membranschäden führen zum **Abbau der Erythrozyten in der Milz**.

Klinik: Die Hämolyse kann im Kindesalter, in manchen Fällen aber auch erst nach dem 20. Lebensjahr manifest werden. Man findet die klinischen Zeichen der Hämolyse (s. Tab. **K-3.17**, S. 1176), jedoch meist in geringerer Ausprägung als beim G6PD-Mangel.

Klinik: Die Zeichen der Hämolyse (s. Tab. **K-3.17**, S. 1176) sind i. d. R. geringer ausgeprägt als bei G6PD-Mangel.

Diagnostik und Differenzialdiagnose: Im Gegensatz zu anderen korpuskulären hämolytischen Anämien zeigt der **Blutausstrich** keine Erythrozytenverformung. Bei 10 % der Patienten treten insbesondere nach Splenektomie sog. Echinozyten (Stechapfelformen) auf.
Das MCV ist häufig erhöht, denn typischerweise besteht eine **Retikulozytose**. Die osmotische Resistenz der Erythrozyten ist normal (Abgrenzungskriterium zur hereditären Sphärozytose).
Der direkte Coombs-Test ist negativ (Abgrenzungskriterium zu immunhämolytischen Anämien).
Die Diagnose wird durch **Bestimmung der Pyruvatkinaseaktivität der Erythrozyten** gesichert.

Diagnostik und Differenzialdiagnose: Der **Blutausstrich** zeigt keine Erythrozytenverformung (= Ausschluss anderer korpuskulärer Anämien). Das MCV ist häufig erhöht (**Retikulozytose!**). Der direkte Coombs-Test ist negativ (Ausschluss der Immunhämolyse). Beweisend ist die **Messung der erythrozytären Pyruvatkinaseaktivität**.

Therapie: Bei ausgeprägter Anämiesymptomatik sind Erythrozytentransfusionen die Therapie der Wahl. Selten muss die Milz entfernt werden.

Therapie: Bei ausgeprägten Symptomen Transfusion, selten auch Splenektomie.

Verlauf und Prognose: Ggf. Cholelithiasis und Hämosiderose.

Verlauf und Prognose: Bei chronischer Hämolyse und Transfusionen kann es zu Cholelithiasis und Hämosiderose kommen.

Sichelzellkrankheit

Sichelzellkrankheit

▶ **Definition**

▶ **Definition:** Als Sichelzellkrankheit werden Erkrankungen zusammengefasst, deren Symptomatik auf der Bildung des anomalen Hämoglobins HbS beruht. Dies sind die homozygote Form (HbSS, früher als Sichelzellenanämie bezeichnet) sowie compound-heterozygote Formen (bei denen zusätzlich eine Störung der Hämoglobinsynthese, z. B. eine Thalassämie, oder weitere anomale Hämoglobine vorliegen).

Epidemiologie und Ätiopathogenese: Das menschliche Genom kodiert 4 Aminosäureketten (α, β, γ, δ), je 2 identische lagern sich zum Globinanteil des Hämoglobins zusammen.

In den **β-Globinketten des HbS** ist aufgrund einer autosomal-kodominant vererbten Mutation **an Position 6 Glutaminsäure durch Valin ersetzt**. Bei Homozygoten besteht Hämoglobin zu 80–100 % aus HbS, bei Heterozygoten zu < 50 %.

Sauerstoffmangel führt **bei Homozygoten** zum **Auskristallisieren von HbS**, wodurch sich die **Erythrozyten sichelartig** verformen.

Sichelzellkrisen beruhen auf verstärkter Sichelzellbildung in Kapillaren und gehen mit **Gefäßverschlüssen** und **Thromboembolien** einher.

Aufgrund **mechanischer Instabilität** ist die Lebenszeit von Sichelzellen verkürzt (**chronische Hämolyse**).

Epidemiologie und Ätiopathogenese: Das menschliche Genom kodiert 4 Aminosäureketten (α, β, γ, δ), von denen sich je 2 identische zum Globinanteil des Hämoglobins zusammenlagern. Beim gesunden Erwachsenen kommen die Kombinationen $\alpha_2\beta_2$ (HbA$_1$, ca. 97 % des Gesamt-Hb), $\alpha_2\delta_2$ (HbA$_2$, ca. 2,5 %) und $\alpha_2\gamma_2$ (HbF, ca. 0,5 %) vor.

HbS enthält 2 **β-Globinketten**, bei denen **an Position 6 Glutaminsäure durch Valin** ersetzt ist. Diese heißen β^S; HbS hat also die Struktur $\alpha_2\beta_2^S$. Ursache des Aminosäureaustauschs ist eine Punktmutation des β-Globin-Gens, die autosomal-kodominant vererbt wird. Bei homozygoten Merkmalsträgern stellt HbS 80–100 % des Gesamt-Hb, der Rest ist HbF; HbA$_1$ fehlt. Heterozygote Merkmalsträger weisen einen HbS-Anteil von < 50 % auf und bilden HbA$_1$.

Bei **Sauerstoffmangel** entsteht in den Erythrozyten deoxygeniertes HbS. Bei **homozygoten Merkmalsträgern polymerisiert deoxygeniertes HbS**, da es in hoher Konzentration vorliegt, zu nadelartigen Kristallen. Dadurch nehmen die **Erythrozyten** die namensgebende **Sichelform** an. Bei heterozygoten Merkmalsträgern reicht die Konzentration an deoxygeniertem HbS nicht zur Polymerisation aus.

Sichelzellen sind **schlecht verformbar**. Die Blutviskosität nimmt zu und die Erythrozyten werden in den Kapillaren langsamer befördert. Dadurch sinkt die intraerythrozytäre Sauerstoffkonzentration weiter ab und die Sichelzellbildung nimmt zu (Circulus vitiosus). Bei solchen **Sichelzellkrisen** kommt es zu **Gefäßverschlüssen** oder **Thromboembolien**.

Sichelzellen sind außerdem **mechanisch instabil**. Aufgrund intravasaler Hämolyse oder vorzeitigem Abbau in Milz und Leber entsteht eine **chronische hämolytische Anämie**. Die Erythropoese ist kompensatorisch gesteigert.

▶ **Merke**

▶ **Merke:** Nur homozygote und compound-heterozygote Merkmalsträger erkranken. Heterozygote zeigen keine oder kaum Symptome. Heterozygotie (Trägerstatus) schließt eine Sichelzellkrankheit deshalb per definitionem aus.

Der Gendefekt tritt gehäuft bei Personen aus dem östlichen Mittelmeerraum oder Mittleren Osten, Schwarzafrika, Amerika oder Vorderasien auf.

Die Sichelzellkrankheit betrifft vor allem Personen, die aus dem östlichen Mittelmeerraum oder Mittleren Osten, aus Schwarzafrika, Amerika oder Vorderasien stammen. Heterozygote Merkmalsträger sind weniger anfällig für Malaria, besitzen also einen Selektionsvorteil. Dies erklärt die Häufigkeit des Gendefekts in Malariagebieten.

Klinik: Homozygote und compound-Heterozygote zeigen nach dem 6. Lebensmonat **Zeichen der chronischen Hämolyse** und **verzögerte Skelettreife**.

Sichelzellkrisen zeichnen sich aus durch akute, starke Schmerzen (**Schmerzkrisen**) mit **Zeichen der Minderdurchblutung**. Häufige Manifestationen sind Extremitätenschmerz, akutes Thoraxsyndrom, akutes Abdomen, Schlaganfall, Priapismus und Beinulzera. Oft lässt sich ein Auslöser eruieren (z. B. Dehydratation, Infektion, Operation).

Klinik: Bei homozygoten und compound-heterozygoten Merkmalsträgern manifestiert sich die chronische hämolytische Anämie nach dem 6. Lebensmonat (bis dahin schützt die hohe HbF-Konzentration vor Sichelzellbildung) am häufigsten durch **Blässe**, **Ikterus**, **Hepatosplenomegalie** und **verzögerte Skelettreife**.

Sichelzellkrisen äußern sich als akute, starke Schmerzen (**Schmerzkrisen**), gepaart mit **Zeichen der Durchblutungsstörung**. Besonders betroffen sind Knochen (Extremitätenschmerzen durch aseptische Knochennekrose, z. B. des Femurkopfes), Lunge (akutes Thoraxsyndrom [ATS] = Thoraxschmerzen, Tachypnö, Fieber; bedingt durch Mikroinfarkte), Darm (akutes Abdomen), ZNS (Hemiparese, Hypopituitarismus, proliferative Retinopathie), Nieren ($\rightarrow$ Insuffizienz), Milz (s. u.), Penis (Priapismus) und die Haut (Unterschenkel-Ulzera). Oft lässt sich ein prädisponierender Faktor als Auslöser der Krise eru-

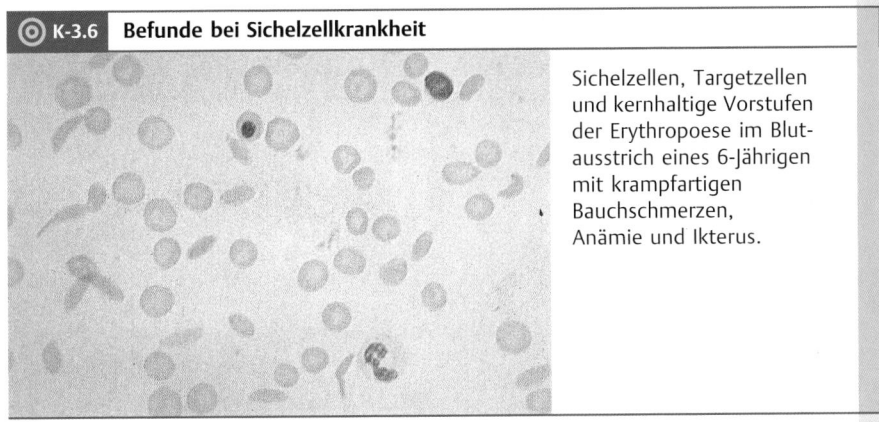

⊚ K-3.6 **Befunde bei Sichelzellkrankheit**

Sichelzellen, Targetzellen und kernhaltige Vorstufen der Erythropoese im Blutausstrich eines 6-Jährigen mit krampfartigen Bauchschmerzen, Anämie und Ikterus.

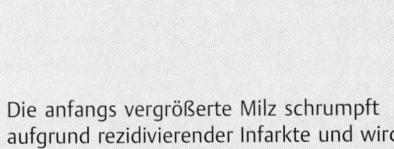

⊚ K-3.6

ieren, z.B. Kälte, Dehydratation, Infektion, Operation, Schwangerschaft. Die Schmerzen dauern Minuten bis Tage an.

Im Kindesalter ist die Milz vergrößert, weshalb größere Blutmengen innerhalb von Stunden in den Milzsinus versacken und die Anämie akut verstärken können (Milzsequestration). Später schrumpft sie aufgrund rezidivierender Milzinfarkte und wird funktionslos (**Autosplenektomie**). Die Patienten sind deshalb **anfällig für Infektionen durch bekapselte Bakterien** (z.B. Pneumokokken- oder Haemophilusmeningitis, Salmonellen-Osteomyelitis nach Knochennekrose). Eine Parvovirus-B19-Infektion löst eine **aplastische Krise** aus (S. 1176).

Diagnostik: Das **Blutbild** der Patienten zeigt eine schwere, meist normochrome Anämie. Der **Blutausstrich** zeigt Polychromasie, basophile Tüpfelung, Targetzellen, **Retikulozytose**, vereinzelt sogar Normoblasten (Abb. **K-3.6**). Der Anteil an Sichelzellen im normalen Blutausstrich (d.h. bei Normoxie) beträgt selbst bei schwerer Anämie nur 0,5–25%.

Für die Erkrankung beweisend ist der Nachweis von HbS in der **Hb-Elektrophorese** (auch pränatal möglich). Nach Diagnosestellung ist die frühzeitige Erfassung von Organschäden wesentlich (z.B. durch regelmäßige Kontrollen der Nierenfunktion und des Augenhintergrundes).

Differenzialdiagnose: Andere hämolytische Anämien (Thalassämie, mikroangiopathische hämolytische Anämie) müssen ausgeschlossen werden.

Therapie: In **Sichelzellkrisen** sind eine **ausreichende Analgesie** (keine Angst vor Morphingabe!) und **Hydrierung** entscheidend. Bei Fieber muss nach einer Infektion gesucht und diese gezielt behandelt werden (das Spektrum des Antibiotikums muss bekapselte Bakterien einschließen).

Die Häufigkeit von Sichelzellkrisen mindern ausreichende Flüssigkeitszufuhr, das Meiden von Nikotin und größeren Alkoholmengen (Dehydrierung!) und die Einnahme von **Hydroxyurea** (15–30 mg/kgKG/d p.o.). Hydroxyurea steigert die HbF-Konzentration und hemmt so die Kristallisation von HbS. Gleichzeitig senkt es die Leukozytenzahl.

Wegen der Autosplenektomie ist die **Impfung gegen Pneumokokken und Influenza** wichtig (Influenzainfektion fördert die Invasion von Pneumokokken).

Transfusionen sind bei Sichelzellkrankheit nur in Ausnahmefällen indiziert (einmalige Transfusion z.B. bei ATS, Austauschtransfusion bei Schlaganfall, chronische Transfusion nur bei renaler Anämie oder pulmonaler Hypertension).

Bei Kindern mit schwerem Erkrankungsverlauf sollte frühzeitig eine allogene Stammzelltransplantation erwogen werden.

Verlauf und Prognose: In den Industrieländern erreichen 85% der Patienten das Erwachsenenalter. Die häufigste Todesursache sind Gefäßverschlüsse.

Internet-Link: www.haemoglobin.uni-bonn.de.

Die anfangs vergrößerte Milz schrumpft aufgrund rezidivierender Infarkte und wird funktionslos (**Autosplenektomie**). Deshalb sind die Patienten **anfällig für Infektionen durch bekapselte Bakterien**. Eine Parvovirus-B19-Infektion löst eine **aplastische Krise** aus (s. S. 1176).

Diagnostik: Das **Blutbild** zeigt eine meist normochrome Anämie. Der **Blutausstrich** zeigt Polychromasie, Targetzellen und Retikulozytose, vereinzelt auch Normoblasten und Sichelzellen (Abb. **K-3.6**). Die Diagnose wird durch HbS-Nachweis in der **Hb-Elektrophorese** gesichert. Danach ist die frühzeitige Erfassung von Organschäden wesentlich.

Differenzialdiagnose: andere hämolytische Anämien (Thalassämie, mikroangiopathische hämolytische Anämie).

Therapie: In **Sichelzellkrisen** sind **ausreichende Analgesie**, **Hydrierung** und bei Fieber die Erfassung und gezielte Therapie einer Infektion wichtig.

Die Häufigkeit von Sichelzellkrisen mindern ausreichende Flüssigkeitszufuhr, Nikotin- und Alkoholkarenz und die Einnahme von **Hydroxyurea**.

Wichtig ist die **Impfung gegen Pneumokokken und Influenza**.

Transfusionen sind nur in Ausnahmefällen indiziert.

Bei schwerem Verlauf ggf. allogene Stammzelltransplantation.

Verlauf und Prognose: Die häufigste Todesursache sind Gefäßverschlüsse.

▶ **Klinischer Fall:** Ein 23-jähriger Farbiger kommt mit akuten, starken Oberbauchschmerzen zur Aufnahme. Er hat auch Schmerzen in beiden Beinen und in der Lendenregion. Der Patient gibt an, dass er an der Sichelzellkrankheit leidet. Dies sei eine seiner typischen Krisen. Hb 8,2 g/dl, Bilirubin 4,3 mg/dl, LDH 650 U/l. Das Blutbild zeigt Sichelzellen. Aufgrund der Angaben des Patienten und des typischen klinischen Bildes wird 0,9 %ige NaCl-Lösung (200 ml/h) infundiert, der Patient erhält Ibuprofen p. o. (10 mg/kg alle 4 h) und Morphin i. v. (0,15 mg/kg/Dosis alle 2 h). Um Hypoventilation unter Morphin zu vermeiden, muss er alle 2 h in ein Spirometer blasen. Nach einigen Tagen fühlt sich der Patient besser. Deshalb werden ausschließlich orale Analgetika verabreicht und die Entlassung geplant. Am Morgen des Entlassungstages ist der Patient unruhig und aggressiv und klagt über Kopf- und Gliederschmerzen. Als die Angehörigen ihn abholen wollen, ist er delirant. Es bestehen Nackensteifigkeit und Fieber (39,7°C). Die sofort durchgeführte Lumbalpunktion ergibt eine bakterielle Meningitis. Da eine schwere Penizillinallergie bekannt ist, wird der Patient mit Chloramphenicol behandelt und auf die Intensivstation verlegt. Aus der Liquorkultur wachsen Pneumokokken. Unter Chloramphenicol klingt die Infektion ab.

Hämoglobin-C-Krankheit (HbC-Krankheit)

Hämoglobin-C-Krankheit (HbC-Krankheit)

▶ **Definition:** Die HbC-Krankheit ist eine leichte chronische hämolytische Anämie, die auf das anomale Hämoglobin HbC zurückzuführen ist. Sie entsteht, wenn zwei HbC-Allele vorliegen.

Epidemiologie: Diese zweithäufigste Hämoglobinopathie betrifft v. a. Menschen aus Schwarzafrika.

Epidemiologie: HbC kommt überwiegend bei Menschen schwarzafrikanischer Abstammung vor. Die HbC-Krankheit ist nach der Sichelzellkrankheit die zweithäufigste Hämoglobinopathie.

Ätiopathogenese: An Position 6 der β-Globinkette ist Glutaminsäure durch Lysin ersetzt. Der Anteil des HbC am Gesamt-Hb beträgt bei Homozygoten > 90 %, bei Heterozygoten 20–40 %. HbC kristallisiert in alternden Erythrozyten und führt zu ihrem vorzeitigen Abbau in der Milz.

Ätiopathogenese: An Position 6 der β-Globinkette ist aufgrund einer Punktmutation Glutaminsäure durch Lysin ersetzt. HbC hat also die Struktur $\alpha_2\beta_2^C$. Nur homozygote oder compound-heterozygote Merkmalsträger entwickeln eine Hämolyse.
Zusätzlich kann HbS oder eine Hb-Synthesestörung (Thalassämie) vorkommen. Bei homozygoten Merkmalsträgern beträgt der HbC-Anteil am Gesamt-Hb > 90 %, bei heterozygoten 20–40 %. Die alternden Erythrozyten enthalten kristallines HbC. Ihre mangelnde Verformbarkeit lässt sie frühzeitig in der Milz absterben.

Klinik und Diagnostik: Homozygote haben eine **Splenomegalie**, evtl. Gallensteine. Im **Blutausstrich** sieht man **Mikrozyten** und **Targetzellen**. Beweisend ist die **Hb-Elektrophorese**.

Klinik und Diagnostik: Heterozygote Merkmalsträger sind symptomfrei. Homozygote Merkmalsträger haben eine milde chronische hämolytische Anämie mit **Splenomegalie**. Gallensteine kommen vor. Im **Blutausstrich** findet man **Mikrozyten** und **Targetzellen**, weil HbC im Zentrum der Erythrozyten kristallisiert. Die Diagnose wird mittels **Hb-Elektrophorese** gestellt.

Differenzialdiagnose: andere hämolytische Anämien.

Differenzialdiagnose: Andere hämolytische Anämien, insbesondere eine Compound-Heterozygotie z. B. mit HbS, müssen ausgeschlossen werden.

Therapie: Selten sind Bluttransfusionen notwendig.

Therapie: Eine spezifische Therapie ist nicht bekannt. Nur selten sind Bluttransfusionen notwendig.

Verlauf und Prognose: Die Prognose ist gut.

Verlauf und Prognose: Die Prognose der HbC-Krankheit ist gut, die Lebenserwartung nicht wesentlich beeinträchtigt.

Thalassämie

Thalassämie

▶ **Definition:** Thalassämien sind erbliche, chronische hämolytische Anämien, die sich durch eine verminderte Synthese bestimmter Aminosäureketten des Hämoglobins auszeichnen.

Epidemiologie: Der Gendefekt ist v. a. in Mittelmeerländern, Schwarzafrika und Asien verbreitet.

Epidemiologie: Thalassämien kommen gehäuft in den Mittelmeerländern, bei Schwarzafrikanern und Asiaten vor. Ein Zusammenhang mit der Verbreitung der Malaria liegt nahe (wie z. B. bei Sichelzellkrankheit).

Ätiopathogenese und Einteilung: Aufgrund eines Gendefekts ist die Synthese einer (selten zweier) Globinkette(n) vermindert. Nach der betroffenen Kette

Ätiopathogenese und Einteilung: Die Synthese meist einer, selten zweier Globinkette(n) ist aufgrund einer Mutation – über 200 verschiedene sind beschrieben – vermindert bis blockiert (je nach Art der Mutation). Nach der betroffenen Kette unterscheidet man **α-, β-, δ- und βδ-Thalassämien**. **β-Thalassämien** sind

am häufigsten. Die Ausprägung einer Thalassämie hängt davon ab, welche Mutation vorliegt (Syntheseminderung oder Synthesestopp) und ob eines oder beide Allele betroffen sind. α-Globinketten z.B. werden von 4 Genen (2 von jedem Elternteil) kodiert. Sind 1–3 α-Globin-Gene deletiert, ist die α-Kettensynthese vermindert. Sind alle 4 Gene deletiert, werden keine α-Ketten gebildet. Bei jeder Thalassämie lassen sich drei Ausprägungen des klinischen Bildes unterscheiden: **Thalassaemia major**, **intermedia** und **minor**. Die Verteilung der Hämoglobine bei den häufigsten Thalassämien zeigt Tab. **K-3.20**. Bei β-Thalassämien werden nicht betroffene Ketten vermehrt synthetisiert.

Aufgrund der Globinsynthesestörung wird weniger Hämoglobin gebildet. Die Erythrozyten sind deshalb **hypochrom** und **mikrozytär**. Da die Synthese der anderen Globinketten nicht gestört ist, akkumulieren freie, ungepaarte Globinketten, die sich zu abnormen Komplexen (z.B. Tetrameren) zusammenlagern oder unlöslich sind. Dadurch werden die Zellen geschädigt. Deshalb gehen schon viele Erythroblasten zugrunde (**ineffektive Erythropoese**). Die Erythrozyten, die doch noch in die Zirkulation gelangen, haben eine kürzere Überlebenszeit (**hämolytische Komponente**) (Abb. **K-3.7**). Die **Erythropoese** ist kompensatorisch **gesteigert**. Da Eisen nicht adäquat in Hämoglobin eingebaut werden kann, kommt es zur **Organsiderose**, insbesondere wenn die Anämie wiederholte Transfusionen notwendig macht.

Klinik, Diagnostik und Differenzialdiagnose: Die β-Thalassaemia major (Cooley-Anämie) betrifft meist Homozygote sowie Heterozygote, die eine zusätzliche Mutation (z.B. die für HbS) aufweisen (compound-Heterozygote). Sie manifestiert sich bereits im 1. Lebensjahr: Eine **schwere** mikrozytäre, hypochrome **Anämie** (Hb 4–6 g/dl, MCV häufig < 70 fl) macht sich u.a. durch **Blässe**, **Dyspnö** und **Gedeihstörung** bemerkbar. Es finden sich **Hämolysezeichen** (Ikterus,

unterscheidet man **α-, β-, δ- und βδ-Thalassämien**. β-Thalassämien sind am häufigsten. Die Ausprägung einer Thalassämie variiert je nach Defektvariante und Zahl der betroffenen Allele; man unterscheidet **Thalassaemia major**, **intermedia** und **minor**.

Tab. **K-3.20** zeigt die Verteilung der Hämoglobine bei den häufigsten Thalassämien.

Die Hämoglobinsynthese ist reduziert, die Erythrozyten sind **mikrozytär** und **hypochrom**. Unpaare Globinketten präzipitieren, wodurch Erythroblasten und Erythrozyten zugrunde gehen (**ineffektive Erythropoese** bzw. **Hämolyse**, Abb. **K-3.7**). Die **Erythropoese** ist **gesteigert**. Da Eisen nicht adäquat verwertet werden kann, kommt es zur **Organsiderose**.

Klinik, Diagnostik und Differenzialdiagnose: Bei **β-Thalassaemia major** manifestiert sich die schwere Anämie im 1. Lebensjahr u.a. durch **Dyspnö** und **Gedeihstörung**. Die gesteigerte Erythropoese äußert sich

---

≡ K-3.20 | **Verteilung der Hämoglobine bei den häufigsten Thalassämien**

Thalassämieform	HbA$_1$ ($\alpha_2\beta_2$, Anteil am Gesamt-Hb normalerweise 97 %)	HbA$_2$ ($\alpha_2\delta_2$, Anteil am Gesamt-Hb normalerweise 2,5 %)	HbF ($\alpha_2\gamma_2$, Anteil am Gesamt-Hb normalerweise 0,5 %)
β-Thalassaemia major	↓↓ oder –	↑↑	↑↑
β-Thalassaemia intermedia	↓	↑	↑
β-Thalassaemia minor	grenzwertig vermindert	normal bis leicht erhöht	normal bis leicht erhöht
βδ-Thalassämie	vermindert	vermindert	erhöht
α-Thalassämie	gleichsinnige Synthesestörung aller Hämoglobine (HbA$_1$, HbA$_2$, HbF) durch α-Ketten-Mangel, es kommt nicht zu relativen Verschiebungen. In schweren Fällen finden sich Tetramere aus γ-Ketten (Hb-Bart's) oder aus β-Ketten (HbH).		

◉ K-3.7 | **Pathophysiologie der Thalassämie**

Durch den Überschuss freier Globinketten werden Erythroblasten und ihre „Nachkommen" geschädigt. Die Folgen sind intramedulläre Hämolyse, eine kompensatorische Steigerung der Erythropoese und der Abbau geschädigter Erythrozyten in der Milz. Die Milz hypertrophiert, was den Erythrozytenabbau verstärkt. Als Folge der gesteigerten Erythropoese expandiert das Knochenmark.

- klinisch in **Hepatosplenomegalie** und **Knochendeformierung** (z.B Turmschädel),
- laborchemisch als **Retikulozytose** und **Leukozytose**,
- radiologisch als **Bürstenschädel** (Abb. **K-3.8 b**).

Folge der Organsiderose sind **endokrine Defekte**, **Herzinsuffizienz** (Kardiomegalie) und **Wachstumsverzögerung**.
Anders als bei hereditärer Sphärozytose ist die osmotische Resistenz erhöht.

β-Thalassaemia intermedia: mäßige Anämie; Symptome treten später und in geringerem Maße auf.

β-Thalassaemia minor: allenfalls minimale Anämie ohne Beschwerden.

Bei **α-Thalassaemia major** kommt es zum **Hydrops fetalis**, bei **milderen Verlaufsformen** zu mikrozytärer, hypochromer **Anämie** oder lediglich zu **Mikrozytose und Hypochromie**.

Eine **Zusammenfassung der Diagnostik** zeigt Tab. **K-3.21**.

Therapie: Bei schweren Thalassämien stehen für den Internisten die Anämie, Folgen der Organsiderose und Hepatosplenomegalie im Vordergrund.

Transfusionen sind erst bei Hb < 9,5 g/dl indiziert (Reduktion der Eisenakkumulation). **Parallel** dazu muss eine **Eisenchelationstherapie** (Deferoxamin i. v. oder Deferipron p. o.) erfolgen. Die Splenektomie wie auch bei **schweren Verläufen** die Indikation zur **allogenen Stammzelltransplantation** müssen genau abgewogen werden.

Splenomegalie, indirektes Bilirubin und LDH ↑, evtl. Gallensteine) und Zeichen einer stark gesteigerten Erythropoese: Extramedulläre Erythropoese führt zu **Hepatosplenomegalie**. Die gesteigerte intramedulläre Erythropoese führt zu einer Ausdehnung des Knochenmarks. Diese äußert sich

- klinisch in Form von **Knochendeformierungen**, z. B. **Turmschädel** und Spitzbogengaumen,
- laborchemisch als **Retikulozytose** (10–20 %; Norm: 0,5–1,5 %) und **Leukozytose** (bis hin zu leukämoider Reaktion [S. 1154]) bei meist normaler Thrombozytenzahl,
- radiologisch typischerweise als **Bürstenschädel** (Abb. **K-3.8 b**).

Organsiderose manifestiert sich in Form schwerer **endokrinologischer Störungen**, **Herzinsuffizienz** infolge Kardiomegalie und **Wachstumsverzögerung**.
Im Unterschied zur hereditären Sphärozytose, die ebenfalls in der frühen Kindheit symptomatisch wird, ist die osmotische Resistenz der Erythrozyten erhöht.
Die **β-Thalassaemia intermedia** geht mit mäßiger Anämie einher. Sie manifestiert sich später als die Thalassaemia major mit ähnlicher, aber geringerer Symptomatik.
Bei **β-Thalassaemia minor** besteht allenfalls eine minimale Anämie ohne Beschwerden.
Bei **α-Thalassaemia major** fehlen alle 4 α-Globin-Gene. Es liegen ausschließlich funktionslose γ-Tetramere vor. Dies ist nicht mit dem Leben vereinbar; es kommt zum **Hydrops fetalis**.
Mildere Verlaufsformen der α-Thalassämie zeichnen sich durch eine mikrozytäre, hypochrome **Anämie** (Deletion von 3 α-Globin-Genen; HbH-Krankheit) oder lediglich durch **Mikrozytose und Hypochromie** (ohne Anämie) aus (Deletion von ≤ 2 α-Globin-Genen).
Eine **Zusammenfassung der Diagnostik** bei V. a. Thalassämie zeigt Tab. **K-3.21**.

Therapie: Die schweren Thalassämien werden durch den Kinderarzt diagnostiziert. Der Internist sieht diese Patienten nur, wenn sie das Erwachsenenalter erreichen. Für ihn stehen die Anämie, Auswirkungen der Organsiderose (kardiale Insuffizienz, endokrinologische Störungen, Wachstumsstörungen) und die Hepatosplenomegalie im Vordergrund.
Transfusionen werden erst bei einem Hb < 9,5 g/dl durchgeführt. Dadurch wird in vielen Fällen die Erythropoese ausreichend gehemmt und die Eisenakkumulation gering gehalten. **Parallel** zur Transfusionstherapie muss ein **Eisen-Chelatbildner** verabreicht werden. Jede Nacht wird Deferoxamin (0,75–1,5 g) über einen Perfusor über 10–12 Stunden s. c. infundiert. Vitamin C (100 mg p. o. ca. 30 min vor Infusionsbeginn) verstärkt die Eisenelimination. Die Deferoxamin-Infusion wird oft als unbequem empfunden und nicht konsequent durchgeführt. Bei Unverträglichkeit kann der orale Chelatbildner Deferipron (Ferriprox, 25 mg/kgKG 3 ×/d) oder Deferasirox (Exjade, 20 mg/kgKG/d) gegeben werden. Die Splenektomie ist nur bei Hypersplenismus sinnvoll. Bei **schweren Verlaufsformen** muss eine **allogene Stammzelltransplantation** erwogen werden. Die Gentherapie steht noch im experimentellen Stadium.

≡ K-3.21	Diagnostisches Vorgehen bei Verdacht auf Thalassämie
Anamnese	▪ Herkunft aus einem Land mit hoher Thalassämie-Prävalenz?
Inspektion	▪ Ikterus, Turmschädel?
Palpation	▪ Hepatosplenomegalie?
Labor	▪ Blutbild: Bei allen Thalassämien sind MCV und MCH vermindert. ▪ Blutausstrich: Er zeigt bei β-Thalassaemia major eine Aniso- und Poikilozytose mit Polychromasie und Erythrozytenfragmenten, außerdem Anulozyten und Target-Zellen (Abb. **K-3.8a**). ▪ Hämolyseparameter (indirektes Bilirubin, LDH, Retikulozyten): erhöht ▪ Serumeisen und Serumferritin: beide infolge Eisenverwertungsstörung erhöht (Abgrenzungskriterium zum Eisenmangel!) ▪ Hb-Elektrophorese (Befunde s. Tab. **K-3.20**)
Röntgenuntersuchungen	▪ bei V. a. β-Thalassaemia major Aufnahmen des Schädels (Bürstenschädel?) und des Thorax (Kardiomegalie?)

⊙ K-3.8 | **Befunde bei β-Thalassaemia major**

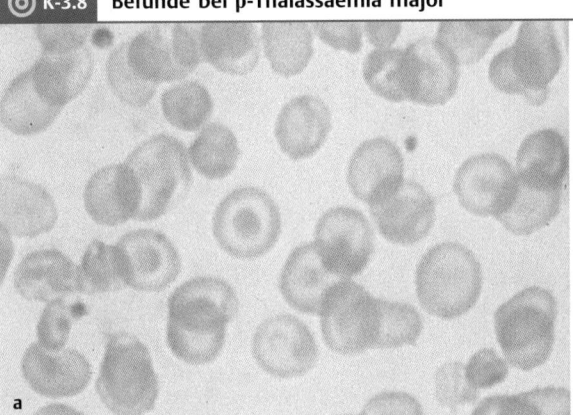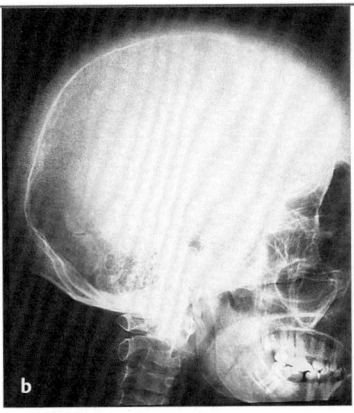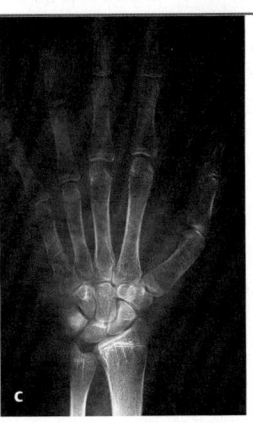

Der Blutausstrich (**a**) zeigt kleine, hypochrome Erythrozyten. In der Mitte sind einzelne Target-Zellen zu sehen. Die laterale Röntgenaufnahme des Schädels (**b**) zeigt radikuläre Spiculae (Bürstenschädel) und eine Rarefizierung der Kortikalis. Letztere ist auch auf der Röntgenaufnahme der Hand (**c**) zu erkennen. Sie ist eine Folge der Ausdehnung des Knochenmarks.

Bei **endokrinen Defiziten** wird das fehlende Hormon **substituiert**.

▶ **Merke:** Bei **Thalassaemia minor** (β oder α) besteht eine grenzwertige Anämie, die nicht behandelt werden muss. Hier ist es wichtiger, die Untersuchung weiterer Familienmitglieder auf Thalassämie anzubieten und sie bzgl. des Erbrisikos zu beraten.

Verlauf und Prognose: Für die Prognose der **β-Thalassaemia major** ist entscheidend, dass die Transfusions- und Eisenchelationstherapie frühzeitig einsetzt. Nur durch frühen Beginn und konsequente lebenslange Durchführung der Therapie lässt sich die gefürchtete Organsiderose vermeiden oder hinauszögern. Endokrine Defizite müssen frühzeitig erkannt und beseitigt werden. Letztlich ist durch den Einsatz aller therapeutischen Möglichkeiten nur eine Lebensverlängerung, aber keine Heilung zu erzielen. Die **Thalassaemia intermedia** und **minor** haben eine gute Prognose.

Internet-Link: www.cooleysanemia.org, www.thalassaemia.org.cy.

▶ **Klinischer Fall:** Der 29-jährige griechische Patient mit Thalassaemia major befindet sich seit ca. 20 Jahren in hämatologischer Behandlung. Er ist im Wachstum stark zurückgeblieben und hat einen Turmschädel. Es besteht eine Hepatosplenomegalie. Den Blutausstrich zeigt Abb. **K-3.8a**. Röntgenaufnahmen zeigen einen Bürstenschädel (Abb. **K-3.8b**), noch nicht geschlossene Epiphysenfugen und ein vergrößertes Herz. Die Herzinsuffizienz ist jedoch kompensiert. Laboruntersuchungen ergeben eine Hypothyreose, Testosteronmangel und erhöhte Gonadotropinwerte. Das Serumeisen und insbesondere das Serumferritin sind sehr stark erhöht.
Wenn der Hb unter 9,5 g/dl sinkt, wird der Patient mit 4 Erythrozytenkonzentraten behandelt (in ca. 4-wöchigen Abständen). Zusätzlich infundiert er sich jede Nacht Deferoxamin s.c. mittels Perfusor (> 12 Stunden).

Immunhämolytische Anämie

Autoimmunhämolytische Anämie (AIHA)

Epidemiologie: Die jährliche Inzidenz autoimmunhämolytischer Anämien liegt zwischen 1 : 50 000 und 1 : 100 000. Frauen scheinen häufiger betroffen zu sein.

Ätiopathogenese und Einteilung: Im Rahmen bestimmter Erkrankungen oder ohne erkennbaren Anlass (idiopathisch) kommt es zur Bildung von Antikörpern gegen Antigene der eigenen Erythrozyten. Nach den Eigenschaften der Antikörper unterscheidet man drei AIHA-Formen (Tab. **K-3.22**).

Klinik: Die **AIHA vom Wärmetyp** manifestiert sich i. d. R. als chronische hämolytische Anämie, selten treten hämolytische Krisen auf (Tab. **K-3.17**, S. 1176). Ist sie Begleiterscheinung einer Grunderkrankung, stehen deren Symptome meist im Vordergrund.

Bei **endokrinen Defiziten** wird **substituiert**.

◀ **Merke**

Verlauf und Prognose: Patienten mit **β-Thalassaemia major** können bei Transfusions- und konsequenter Eisenentzugstherapie das Erwachsenenalter erreichen. Man sollte bereits frühzeitig endokrine Defizite suchen und behandeln. Die **Thalassaemia intermedia** und **minor** haben eine gute Prognose.

Immunhämolytische Anämie

Autoimmunhämolytische Anämie (AIHA)

Epidemiologie: selten.

Ätiopathogenese und Einteilung: Auslöser sind Autoantikörper gegen Erythrozyten, nach deren Eigenschaften man drei Formen unterscheidet (Tab. **K-3.22**).

Klinik: Die **AIHA vom Wärmetyp** manifestiert sich i. d. R. als chronische hämolytische Anämie, selten treten hämolytische Krisen auf (Tab. **K-3.17**).

☰ K-3.22 Einteilung, Ursachen und Pathomechanismus autoimmunhämolytischer Anämien (AIHA)

Ursache	Wärmeautoantikörper	Kälteautoantikörper	bithermische Autoanti-körper (= paroxysmale Kältehämoglobinurie)
Häufigkeit	70–80 %	10–20 %	< 5 %
Typ des Auto-antikörpers	IgG (meist IgG$_1$ oder IgG$_3$)	IgM	IgG
Eigenschaften des Autoantikörpers	optimale Bindungsaktivität bei 37° C kann (Test-)Erythrozyten nicht quer-vernetzen → keine Agglutination in vitro → „inkompletter Antikörper"	optimale Bindungsaktivität bei 0–10° C quervernetzt und agglutiniert dadurch (Test-)Erythrozyten in vitro → „kom-pletter Antikörper"	optimale Bindungsaktivität 0–10° C, Hämolyse aber erst bei 37° C „inkompletter Antikörper"
Patho-mechanismus	Antikörper und das Komplement-protein C3b binden bei Körpertem-peratur an die Erythrozytenmem-bran. **In der Regel** führt dies zur Phagozytose, d. h. zum **Abbau C3b-beladener Erythrozyten in der Milz (extravasale Hämolyse)**. Selten aktiviert der Antikörper die Komple-mentproteine C5–9 und löst dadurch **intravasale Hämolyse** aus.	bei erhöhtem Titer binden die Antikör-per auch bei Temperaturen um 20° C, wie sie z. B. in den Akren herrschen, an die Erythrozytenmembran und fixieren dort das Komplementprotein C1. Gelangen die Erythrozyten mit dem Blut in wärmere Körperregionen, dissoziiert der Antikörper. C1 bleibt gebunden und induziert die **intravasale Hämolyse**.	die Antikörper binden bei niedrigen Temperaturen an das P-Blutgruppenantigen der Erythrozytenmembran und fixieren das Komple-mentprotein C1. Bei höhe-ren Temperaturen induziert C1 die **intravasale Hämolyse**.
Vorkommen	■ idiopathisch (50 %) ■ im Rahmen von Lymphomen (z. B. CLL), Autoimmunerkrankun-gen (z. B. SLE, rheumatoide Arthri-tis, Morbus Crohn, Colitis ulcerosa) oder Tumorerkrankungen ■ nach Einnahme von z. B. hoch-dosiertem Penicillin, Cephalo-sporinen, Levodopa, α-Methyl-dopa, Diclofenac	■ in geringen Mengen bei Gesunden ■ idiopathisch (50 %) ■ chronische Verläufe bei Lymphomen, HIV, transiente Kältehämolyse nach Infektionen (Mykoplasmen, EBV, CMV u. a.) Morbus Waldenström	■ nach Masern, Mumps, Windpocken, EBV- oder CMV-Infektion bei Kindern ■ früher bei Syphilis häufiger beschrieben

Bei **AIHA vom Kältetyp** kommt es bei Kälteexposition zu Akrozyanose mit Weißverfärbung der Finger. Nach Kälte-exposition kommt es wie auch bei **paroxysmaler Kältehämoglobinurie** zu akuter Hämolyse.

Bei **AIHA vom Kältetyp** kommt es bei Kälteexposition zu Akrozyanose mit Weißverfärbung der Finger und Marmorierung der Haut (Raynaud-Phänomen), nach Kälteexposition zu einer hämolytischen Krise. Bei der lymphombedingten Form besteht eine leichte chronische Anämie.
Bei **paroxysmaler Kältehämoglobinurie** kommt es nach Kälteexposition eben-falls zu einer hämolytischen Krise.

Diagnostik: Bei Kälteagglutininkrankheit Verklumpung der Erythrozyten im Blut-ausstrich. Die Blutuntersuchung ergibt bei allen AIHA-Formen die **laborchemischen Zeichen der Hämolyse** (S. 1176).

Die **entscheidende Untersuchung** bei AIHA ist der **direkte Coombs-Test** (Abb. **K-3.9**). Der **Nachweis von IgG und C3** weist auf **Wärmeautoantikörper**, der **isolierte Nachweis von C1** auf **Kälteauto-antikörper** hin.

Diagnostik: Kälteautoantikörper lassen das Blut im Entnahmeröhrchen bereits bei Raumtemperatur verklumpen (komplette Antikörper). Charakteristisch ist auch eine starke Verklumpung der Erythrozyten im Blutausstrich. Die Blut-untersuchung ergibt bei allen AIHA-Formen die typischen **laborchemischen Zeichen der Hämolyse** (Tab. **K-3.17**, S. 1176).
Die **entscheidende Untersuchung** bei AIHA ist der **direkte Coombs-Test** (direk-ter Antihumanglobulintest = DAT, Abb. **K-3.9**), der fast immer positiv ist, der indirekte Coombs-Test kann positiv sein. Bei positivem direktem Coombs-Test wird mithilfe von monospezifischen Antiseren gegen IgG, IgA, IgM, C3, C3b, C3d u. a. differenziert, welche Komponente für die Immunhämolyse verant-wortlich ist. Der **Nachweis von IgG und C3** auf den Patienten-Erythrozyten spricht für das Vorliegen von **Wärmeautoantikörpern**. Der **isolierte Nachweis von C1** weist auf **Kälteautoantikörper** hin, denn sie aktivieren Komplement, binden bei Körpertemperatur aber nur schlecht an die Erythrozytenmembran.

Therapie: Bei **AIHA vom Wärmetyp** reicht in leichten Fällen eine „watch and wait"-Strategie. Bei **ausgeprägter Anämie** sind **Steroide**, bei ausbleibendem Erfolg die **Splenektomie** indiziert. In refraktären Fällen kann man **Immunsuppressiva** ein-

Therapie: Bei **AIHA vom Wärmetyp** müssen Medikamente, die als Auslöser infrage kommen (Tab. **K-3.22**), abgesetzt werden. Bei Patienten mit einer leich-ten chronischen Anämie reicht häufig eine „watch and wait"-Strategie mit Gabe von Folsäure und Vitamin B$_{12}$ zur Unterstützung der Erythropoese. Erst bei **ausgeprägter Anämie** wird mit **Steroiden** (Prednisolon 1,5 mg/kgKG/d) behandelt. In der Regel sprechen die Patienten innerhalb weniger Tage an,

K-3.9 | Prinzip des direkten und des indirekten Coombs-Tests

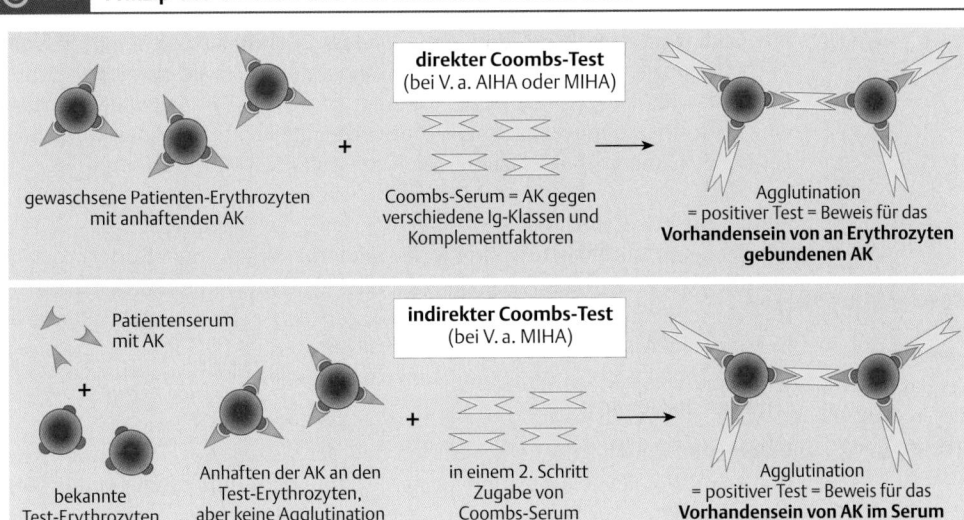

direkter Coombs-Test
(bei V. a. AIHA oder MIHA)

gewaschsene Patienten-Erythrozyten mit anhaftenden AK

+

Coombs-Serum = AK gegen verschiedene Ig-Klassen und Komplementfaktoren

Agglutination
= positiver Test = Beweis für das **Vorhandensein von an Erythrozyten gebundenen AK**

Patientenserum mit AK

indirekter Coombs-Test
(bei V. a. MIHA)

+

bekannte Test-Erythrozyten

Anhaften der AK an den Test-Erythrozyten, aber keine Agglutination

in einem 2. Schritt Zugabe von Coombs-Serum

Agglutination
= positiver Test = Beweis für das **Vorhandensein von AK im Serum**

Der direkte Coombs-Test weist inkomplette Antikörper nach, die an Patientenerythrozyten haften.
Der indirekte Coombs-Test zeigt nicht gebundene Antikörper im Patientenserum.

---

dann kann die Dosis wieder reduziert werden. Wenn Prednisolon nicht ausreicht, muss die **Splenektomie** erwogen werden. Wenn das die Hämolyse nicht kontrolliert, kann man **Immunsuppressiva** (Azathioprin, Cyclophosphamid oder Ciclosporin A) einsetzen. Die **anti-Lymphozyten-Antikörper** Rituximab (anti-CD20) bzw. Alemtuzumab (anti-CD52) bewirken in refraktären Fällen gelegentlich Besserung.

Bei **akuter, massiver Hämolyse** werden **Immunglobuline infundiert**, um vorübergehend die Phagozytose von Erythrozyten zu stoppen. Transfusionen sollten vital bedrohlichen Situationen vorbehalten bleiben. Der Wärmeautoantikörper greift i. d. R. auch die transfundierten Erythrozyten an.

Bei **AIHA vom Kältetyp** stehen die **Vermeidung von Kälte** und die Substitution von Folsäure und Vitamin B_{12} im Vordergrund. Kortikoide und Splenektomie sind i. d. R. nicht erfolgreich. In schweren Fällen kann man Immunsuppressiva (Azathioprin, Cyclophosphamid), Zytostatika (Chlorambucil) oder Rituximab einsetzen. Transfusionen von vorgewärmten Erythrozyten (37° C) sind möglich. Auch bei **paroxysmaler Kältehämoglobinurie** ist die **Vermeidung von Kälte** wesentlich. In schweren Fällen sind Bluttransfusionen mit P-Antigen-negativen oder gewärmten Konserven möglich.

Verlauf und Prognose: Die AIHA vom Wärmetyp verläuft meist chronisch. Die Substitution von Erythrozyten in Notsituationen kann die Erkrankung verstärken. Die Prognose ist schlechter als bei den beiden anderen AIHA-Formen, die meist selbstlimiert sind.

Alloimmunhämolytische Anämie

Epidemiologie und Ätiopathogenese: Alloimmunhämolytische Anämien sind auf Antikörper zurückzuführen, die sich gegen Antigene auf fremden Erythrozyten richten. Man unterscheidet Iso- und Alloantikörper.
Isoantikörper (Isoagglutinine) sind Antikörper gegen fremde Erythrozytenantigene des AB0-Systems. Diese IgM-Antikörper sind im Blut vorhanden, ohne dass eine Sensibilisierung stattgefunden hat. Sie bewirken bei Fehltransfusion die sofortige intravasale Agglutination und Hämolyse der Fremderythrozyten (**akute hämolytische Transfusionsreaktion**, Häufigkeit 1 : 20 000). Diese Reaktion ist umso stärker, je höher die Antikörpertiter und die Menge des transfundierten Blutes sind.
Alloantikörper entstehen nach Sensibilisierung des Immunsystems gegen fremde Erythrozytenantigene, z. B. nach einer Schwangerschaft (Übertritt kindlicher Erythrozyten in den mütterlichen Kreislauf bei der Geburt oder einem Abort), nach Transfusion (Sensibilisierung gegen z. B. HLA-Antigene der Spendererythrozyten) oder selten nach Organtransplantation (Übertragung von

setzen. Neue Therapieoptionen sind die **anti-Lymphozyten-Antikörper** Rituximab und Alemtuzumab.

Bei **akuten, schweren Hämolysen** können **Immunglobuline** die Phagozytose von Erythrozyten vorübergehend stoppen. Transfusionen sind nur bei Lebensgefahr indiziert.

Bei **AIHA vom Kältetyp** muss **Kälte vermieden** werden. In schweren Fällen kann man Immunsuppressiva, Zytostatika oder Rituximab einsetzen. Transfusionen müssen vorgewärmt sein.

Auch bei **bithermischen Antikörpern** ist der **Schutz vor Kälte** wesentlich. In schweren Fällen P-negative oder gewärmte Konserven geben.

Verlauf und Prognose: Die AIHA vom Wärmetyp verläuft i. d. R. chronisch, die anderen Formen sind i. d. R. selbstlimiert.

Alloimmunhämolytische Anämie

Epidemiologie und Ätiopathogenese: Sie entstehen durch Antikörper, die sich gegen Antigene auf fremden Erythrozyten richten.

Isoantikörper (Isoagglutinine) sind Antikörper gegen fremde Erythrozytenantigene des AB0-Systems. Die **akute Transfusionsreaktion** entsteht bei Transfusion gruppenungleichen Blutes durch präformierte Anti-A- oder Anti-B-Antikörper (Isoagglutinine, IgM).

Bei früheren Transfusionen können **Alloantikörper (IgG)** gegen andere Erythrozyten-Antigene induziert worden sein. Bei einer erneuten Transfusion steigen die Alloantikörper-Titer wieder an und es kommt nach Stunden bis Tagen zu einer **verzögerten hämolytischen Transfusionsreaktion**.

Spenderlymphozyten). Diese IgG-Antikörper rufen die **verzögerte hämolytische Transfusionsreaktion** (Häufigkeit 1 : 60 000), die sehr seltene **hämolytische Anämie nach Organtransplantation** und die **fetale Erythroblastose** infolge Rh- oder AB0-Inkompatibilität hervor. Eine Sensibilisierung der Rh-negativen Mutter gegen das Rh-Antigen (D) findet man bei ca. 1 von 150 Schwangerschaften, einen Übertritt mütterlicher anti-D-Antikörper in den Kreislauf des Rh-postiven Fetus mit hämolytischer Anämie bei 1 von 1000 Schwangerschaften.

Klinik: Zur Klinik der akuten und verzögerten Transfusionsreaktion s. S. 1261. Die fetale Erythroblastose bei Rh-Inkompatibilität manifestiert sich als Anämie oder Ikterus des Neugeborenen oder als Hydrops fetalis, bei AB0-Inkompatibilität als (frühzeitiger) Ikterus.

Klinik: Zur Klinik der akuten und verzögerten Transfusionsreaktion s. S. 1261. Die fetale Erythroblastose infolge Rh-Inkompatibilität manifestiert sich als Anämie oder Ikterus des Neugeborenen oder als Hydrops fetalis. Die fetale Erythroblastose infolge AB0-Inkompatibilität ruft einen (frühzeitigen) Ikterus des Neugeborenen, nur selten eine Anämie hervor, weil IgM die Plazenta nicht passieren können und die Antigene A bzw. B auf fetalen Erythrozyten noch relativ schwach ausgebildet sind.

Diagnostik: s. S. 1262. Bei Rh-Inkompatibilität: indirekter Coombs-Test.

Diagnostik: Zur Diagnostik der akuten und der verzögerten Transfusionsreaktion s. S. 1262. Rh-Inkompatibilität wird mithilfe des indirekten Coombs-Tests diagnostiziert.

Therapie: s. S. 1262.

Therapie: Zur Therapie der akuten und der verzögerten Transfusionsreaktion (S. 1262), zur Therapie der fetalen Erythroblastose s. Lehrbücher der Pädiatrie.

Medikamentinduzierte immunhämolytische Anämie (MIHA)

Medikamentinduzierte immunhämolytische Anämie (MIHA)

Ätiopathogenese: Man unterscheidet 3 Mechanismen der arzneimittelinduzierten Hämolyse:

- Bei der Hämolyse vom **Methyldopa-Typ** werden Wärmeantikörper gegen Erythrozyten induziert, die persistieren auch wenn das Medikament nicht mehr genommen wird.
- Beim **Immunkomplex-Typ** bilden Medikament und Antikörper einen Immunkomplex, der wiederum aktiviert Komplement. Wenn diese Reaktion auf der Erythrozytenoberfläche stattfindet, wird der Erythrozyt lysiert.
- Beim **Penizillin-Typ** wirken die Medikamente auf der Erythrozytenmembran als **Haptene**, die daraufhin gebildeten IgG-Antikörper binden an Erythrozyten und führen zu einer extravasalen Hämolyse.

Epidemiologie und Ätiopathogenese: Man unterscheidet 3 Pathomechanismen der arzneimittelinduzierten Immunhämolyse:

- **Methyldopa-Typ:** α-Methyldopa u. a. Medikamente (s. Tab. **K-3.22**, S. 1188) können die Bildung von **Wärmeautoantikörpern** (S. 1188) induzieren, die sich gegen Erythrozytenantigene richten. Diese Antikörper binden auch dann an Erythrozyten, wenn der Patient das Medikament nicht mehr einnimmt, und induzieren eine **extravasale Hämolyse**.
- **Immunkomplex-Typ:** Das Immunsystem bildet Antikörper (meist IgM) gegen das verabreichte Medikament. Medikament und Antikörper bilden einen Immunkomplex, Komplement wird aktiviert. Ist das Medikament dabei an die Erythrozytenmembran gebunden, kommt es zur **intravasalen Hämolyse**.
- **Penizillin-Typ:** Penizillin, Cephalosporine u. a. Medikamente geringer Molekülgröße wirken, wenn sie an die Erythrozytenmembran gebunden sind, als **Hapten**, d. h. das Immunsystem erkennt den Komplex aus **Medikament und Erythrozyt** als **Neoantigen**. Die daraufhin synthetisierten IgG-Antikörper binden an Erythrozyten, die das Medikament gebunden haben, und induzieren eine **extravasale Hämolyse**.

In den 80er-Jahren, als α-Methyldopa und Penizillin häufig eingesetzt wurden, waren 10–15 % der immunhämolytischen Anämien medikamentinduziert. Heute kommen als Induktoren eher Cephalosporine infrage (weitere s. Tab. **K-3.23**) und MIHA sind selten geworden.

Klinik: Beim **Methyldopa-Typ** vergehen meist mehrere Monate, bis Antikörper gebildet weden. Sie bleiben nach Absetzen noch bis zu 1 Jahr nachweisbar. Beim

Klinik: Beim **Methyldopa-Typ** bilden die Betroffenen Monate, z. T. Jahre nach Beginn der Medikation Autoantikörper (positiver direkter Coombs-Test), nur wenige entwickeln aber eine Hämolyse. Nach Absetzen des Medikaments bleibt der Coombs-Test für ½–1 Jahr positiv, dann verschwinden die Anti-

---

≡ K-3.23   **Medikamente, die eine manifeste Immunhämolyse oder einen positiven Coombs-Test induzieren**

Medikamente	*Beispiele*
Antibiotika und Antiprotozoenmittel	Penizillin, Cephalosporine, Rifampicin, Isoniazid, Chinin
Antikonvulsiva und Sedativa	Hydantoine, Chlorpromazin, Chlordiazepoxid
Anti-Parkinson-Mittel	Levodopa
Antiphlogistika und Analgetika	Azetylsalizylsäure, Diclofenac, Ibuprofen, Phenylbutazon
Antiarrhythmika und Antihypertensiva	Chinidin, α-Methyldopa

körper wieder. Beim **Penizillin-Typ** beginnt die Hämolyse meist langsam, kann dann aber lebensgefährlich werden, wenn Penizillin nicht sofort abgesetzt wird. Ist der Patient bereits sensibilisiert, entwickelt sich bei erneuter Exposition meist nach kurzer Zeit eine hämolytische Krise.

Diagnostik: Einen Hinweis gibt die **Medikamentenanamnese**. Wichtigste Nachweisverfahren sind der **direkte** und der **indirekte Coombs-Test** (s. Abb. **K-3.9**, S. 1189). Beim Methyldopa-Typ ist der direkte Coombs-Test auch dann positiv, wenn das Medikament nicht im Testansatz enthalten ist. Der indirekte Coombs-Test kann positiv oder negativ sein. Bei der Immunkomplexreaktion ist der direkte Coombs-Test positiv, der indirekte Coombs-Test nur positiv, wenn das Medikament im Testansatz enthalten ist. Beim Penizillin-Typ ist der direkte Coombs-Test positiv, der indirekte ebenfalls, wenn die Test-Erythrozyten mit Penizillin vorinkubiert werden.

Differenzialdiagnose: Bei einem positiven Coombs-Test ist stets die Medikamentenanamnese zu erheben. Insbesondere muss man eruieren, welche Medikamente neu eingenommen werden. Immunhämolytische Anämien anderer Ätiologie müssen ausgeschlossen werden.

Therapie: Wichtigste Maßnahme ist das **sofortige Absetzen des auslösenden Medikaments**. Da die Hämolyse danach meist schnell sistiert, werden Kortikoide nur selten eingesetzt. Transfusionen sind möglich, aber nur selten notwendig.

Verlauf und Prognose: Sofern die Immunhämolyse frühzeitig festgestellt wird, sind Verlauf und Prognose günstig.

> ▶ **Klinischer Fall:** Der 19-jährige Patient kommt in die Notaufnahme, weil er seit einem Infekt im Nasen-Rachen-Bereich, der mit hochdosiertem Penizillin behandelt worden war, eine zunehmende Schwäche hat. Der Patient kann nicht stehen und nur mit Mühe sitzen. Er ist stark anämisch (Hb 4,8 g/dl), die Milz überragt den linken Rippenbogen um Handbreite. Im Blutausstrich erscheinen die Erythrozyten z.T. ohne zentrale Aufhellung (wie Kugelzellen), sind jedoch größer. Die Familienanamnese ergibt keinen Hinweis auf Kugelzellenanämie. Der direkte Coombs-Test ist positiv. Die Erythrozyten binden IgG und C3d. Es finden sich jedoch keine Antikörper gegen Penizillin. Der Patient hat somit Autoantikörper (Methyldopa-Typ). Er wird sofort hochdosiert mit Kortikoiden behandelt, jedoch ohne Erfolg. Die hochdosierte Immunglobulintherapie kann die Hämolyse passager stoppen. Er wird daraufhin erfolgreich splenektomiert.

Toxisch bedingte hämolytische Anämien

Ätiopathogenese: Diese Anämien sind auf direkte Schädigung der Erythrozyten durch ein toxisches Agens (Tab. **K-3.24**) zurückzuführen. Die Stärke der Hämolyse hängt allein von der Stärke des Agens ab; immunologische Vorgänge spielen keine Rolle. Der Wirkungsmechanismus ist in vielen Fällen unbekannt. Manche Giftstoffe schädigen die Zellmembran, andere interferieren mit dem Stoffwechsel der Erythrozyten (z.B. stört Blei die Porphyrinsynthese). Greift der Giftstoff in die erythrozytären Oxidationsprozesse ein oder dringt der Krankheitserreger in den Erythrozyten ein, kommt es zur intravasalen Hämolyse.

Klinik: Sowohl die hämolytische Krise als auch die subakute oder chronische hämolytische Anämie kommen vor.

Penizillin-Typ beginnt die Hämolyse langsam, bei einer früheren Exposition schnell.

Diagnostik: Die **Medikamentenanamnese** ist hinweisend. Methyldopa-Typ (direkter **Coombs-Test** [s. Abb. **K-3.9**, S. 1189] positiv, indirekter Test positiv oder negativ). Immunkomplexreaktion (direkter Cooombs-Test positiv, indirekter nur, wenn man das Medikament dem Ansatz zugibt). Penizillin-Typ (direkter und indirekter Coombs-Test positiv).

Differenzialdiagnose: Immunhämolytische Anämien anderer Ätiologie müssen ausgeschlossen werden.

Therapie: Das auslösende **Medikament** muss **sofort abgesetzt** werden.

◀ **Klinischer Fall**

Toxisch bedingte hämolytische Anämien

Ätiopathogenese: Giftstoffe, Medikamente oder Erreger (Tab. **K-3.24**) schädigen die Erythrozyten direkt, ohne dass immunologische Vorgänge eine Rolle spielen.

Klinik: Subakute, chronische Hämolysen bis zu hämolytischen Krisen.

≡ **K-3.24**	Ursachen toxisch bedingter hämolytischer Anämien

Ursachen	*Beispiele*
▪ **Chemikalien**	Arsenwasserstoff, Blei, Kupfersulfat, Chlorate, Aniline, Trichlorethylen, destilliertes Wasser
▪ **Medikamente**	Resorcin, Sulasalzin u.a. Sulfonamide, Phenacetin
▪ **Toxine**	Pilz-, Schlangen-, Skropion-, Spinnengifte
▪ **Krankheitserreger**	Plasmodium, Babesia, Bartonella

≡ **K-3.24**

Diagnostik und Differenzialdiagnose: Anamnese und Hämolysezeichen (s. Tab. K-3.17, S. 1176). Bei einigen Formen sind Heinz-Innenkörper nachweisbar. Abgrenzung zu Immunhämolysen mit Coombs-Test.

Therapie: Ausschaltung der schädigenden Noxe.

Verlauf und Prognose: Abhängig von auslösendem Agens.

Mechanisch bedingte hämolytische Anämie

Ätiopathogenese: Mechanische Schädigung der Erythrozyten.

Bei der **Marschhämoglobinurie** werden die Erythrozyten im Bereich der Fußsohlen und Beinmuskulatur geschädigt.

Bei **Herzklappenfehlern** und **Klappenprothesen** sind es Turbulenzen und Scherkräfte an der Klappe.

Bei den **mikroangiopathischen hämolytischen Anämien** (= TTP und HUS, S. 1279, S. 1284) entstehen Mikrothromben, die die Erythrozyten schädigen. Ähnliches sieht man bei der **disseminierten intravasalen Gerinnung** (DIC, S. 1293).

Klinik: Bei der **Marschhämoglobinurie** ist die Anämie gering. Die Hämolyse nach **Klappenersatz** ist meist kompensiert. Beim **HUS** findet man Bauchschmerzen und Fieber, bei der **TTP** auch neurologische Störungen und eine Thrombozytopenie. Bei der **DIC** stehen die Symptome der auslösenden Grunderkrankung im Vordergrund.

Diagnostik und Differenzialdiagnose: Anamnese und Labor (Hämolysezeichen) sind bei der Marschhämolyse und bei Klappenfehlern hinweisend.

Bei **HUS** und **TTP** deutliche Hämolyse, Zeichen der Niereninsuffizienz, Thrombozytopenie sowie im Blutausstrich Fragmentozyten (Abb. **K-3.10**). Das Evans-Syndrom ist durch den direkten Coombs-Test abzugrenzen.

Bei **DIC** Verdachtsdiagnose durch Grunderkrankung, zudem Mikroinfarkte, Blutungszeichen und typischerweise Fibrinogenabnahme.

Therapie: Die mechanische Hämolyse nach Klappenersatz muss in der Regel nicht behandelt werden. Bei der Marschhämoglobinurie helfen Einlegesohlen. Die TTP und HUS müssen mit Plasmapherese

---

Diagnostik und Differenzialdiagnose: Die Diagnose basiert in erster Linie auf der **Anamnese** und dem Nachweis **laborchemischer Hämolysezeichen** (s. Tab. **K-3.17**, S. 1176). Bei einigen Formen sind im **Blutausstrich Heinz-Innenkörper** nachweisbar (s. Abb. **K-3.5**, S. 1181). Immunhämolysen sind durch einen **Coombs-Test** auszuschließen.

Therapie: Es gilt, die schädigende Noxe auszuschalten und die erneute Exposition zu vermeiden.

Verlauf und Prognose: Diese hängen von dem schädigenden Agens ab.

Mechanisch bedingte hämolytische Anämie

Ätiopathogenese: Diese Anämien sind auf eine mechanische Schädigung der Erythrozyten zurückzuführen.

Bei der **Marschhämoglobinurie** nimmt man an, dass die Erythrozyten im Bereich der Fußsohlen und Beinmuskulatur bei intensiver physischer Anstrengung (Märsche, Laufen) geschädigt werden.

Bei **Herzklappenfehlern** und **prothetischen Herzklappen** wird die Fragmentierung der Erythrozyten durch Turbulenzen und Scherkräfte im Bereich der Klappen herbeigeführt. Da die Drücke und die daraus resultierenden Turbulenzen sowie der shear stress im linken Herzen am ausgeprägtesten sind, führen Veränderungen an der Aorten- oder Mitralklappe relativ häufiger zu Hämolyse. 10–15 % der Patienten mit Aorten- und/oder Mitralklappenprothese zeigen leichte Hämolysezeichen.

Bei den **mikroangiopathischen hämolytischen Anämien** (z. B. thrombotisch-thrombozytopenische Purpura = TTP und hämolytisch-urämisches Syndrom = HUS, S. 1279, S. 1284) entstehen in Kapillaren, Venolen und Arteriolen Mikrothromben, die die Erythrozyten schädigen. Bei TTP findet man eine angeborene Verminderung oder eine Autoimmunreaktion gegen die von-Willebrand-Faktor-spaltende Protease ADAMTS-13. Bei **disseminierter intravasaler Gerinnung** (S. 1293) kommt es ebenfalls zur Bildung von Mikrothromben in der Mikrozirkulation.

Klinik: Bei der **Marschhämoglobinurie** ist die Anämie gering. Meist wird nur dunkler Urin bemerkt. Die Mehrzahl der Patienten mit **prothetischem Klappenersatz** zeigt eine mäßige, i. d. R. kompensierte Hämolyse. Das **HUS** ist durch Fieber und kolikartige Bauchschmerzen mit Erbrechen und Diarrhö gekennzeichnet. Bei der **TTP** stehen Fieber, neurologische Ausfallerscheinungen und thrombozytopenische Blutungen (S. 1279) im Vordergrund. Bei **DIC** finden sich die Symptome der Grunderkrankung, Blutungsneigung und Zeichen der Durchblutungsstörung mehrerer Organe (z. B. Hautblutungen, Hypoxie infolge Lungenembolie).

Diagnostik und Differenzialdiagnose: Bei der **Marschhämolyse** sowie bei **Klappenfehlern** bzw. **Klappenprothesen** gibt die **Anamnese** Hinweise auf die Ursache der Hämolyse. Es finden sich die laborchemischen Zeichen der **Hämolyse** (erhöhte LDH, vermindertes Haptoglobin); selten besteht eine Anämie.
Mikroangiopathische hämolytische Anämien zeigen neben einer deutlichen **Hämolyse** auch **Zeichen der Niereninsuffizienz** und eine **Thrombozytopenie**. Im **Blutausstrich** finden sich **Fragmentozyten**, bei TTP zudem eine Retikulozytose, evtl. auch kernhaltige Erythrozytenvorstufen (Abb. **K-3.10**). Abzugrenzen ist das Evans-Syndrom, eine AIHA (→ direkter Coombs-Test positiv!) mit Immunthrombozytopenie.
Bei der **DIC** ergibt sich die Verdachtsdiagnose aufgrund der Grunderkrankung und der Symptomkombination aus **hämorrhagischer Diathese**, **Mikroinfarkten** und **Abnahme des Fibrinogens** mit Auftreten von Fibrin- bzw. Fibrinogenspaltprodukten.

Therapie: Eine spezifische Behandlung der Hämolyse nach Klappenersatz ist i. d. R. nicht erforderlich. Die mechanische Schädigung der Erythrozyten bei Marschhämoglobinurie lässt sich durch Einlegesohlen und Wechsel der Sportart vermeiden. Bei HUS und TTP ist der Plasmaaustausch die Therapie der

Wahl, Kortikoide werden zusätzlich eingesetzt. Bei ausgeprägter Niereninsuffizienz im Rahmen des HUS muss die Dialysebehandlung erwogen werden. Zur Behandlung der DIC s. S. 1295).

und Steroiden behandelt werden. Zur Behandlung bei DIC s. S. 1295.

Verlauf und Prognose: Der Verlauf und die Prognose der mechanischen Hämolyse nach Klappenersatz und der Marschhämoglobinurie sind gut. Die Prognose der mikroangiopathischen hämolytischen Anämien war früher sehr schlecht, durch die Plasmapheresebehandlung überleben heute > 80 % der Patienten.

Verlauf und Prognose: Marschhämoglobinurie und Klappen-Hämolyse haben eine gute Prognose, bei Mikroangiopathien ist der Verlauf oft schwieriger.

▶ **Klinischer Fall:** Eine 32-jährige Frau in der 29. Schwangerschaftswoche wird wegen ausgeprägter Thrombozytopenie eingewiesen. Sie gibt Sensibilitätsstörungen im Bereich des linken Armes sowie eine vorübergehende Schwäche im rechten Bein an. Diese Symptomatik besteht seit ca. 2 Tagen in wechselnder Stärke. Blutdruck 180/100 mmHg, Temperatur 38,4°C. Bei den Laboruntersuchungen fallen ein Kreatinin von 3,5 mg/dl, Proteinurie, Thrombozytopenie (15 000/µl) und eine erhöhte LDH auf. Fibrinogen, Quick, PTT und Thrombinzeit sind nur unwesentlich verändert. Der Blutausstrich zeigt Fragmentozyten, eine ausgeprägte Retikulozytose und vereinzelt kernhaltige Erythrozytenvorstufen (Abb. **K-3.10**). Der Coombs-Test ist negativ. Somit lautet die Diagnose „TTP". Sofort werden Steroide (Prednisolon 100 mg/d) und eine Plasmapheresebehandlung begonnen (Austausch von ca. 1,5 Liter Plasma/d). Daraufhin verschwinden die neurologischen Symptome, die Thrombozytenzahl steigt auf 80 000/µl. Nach Reduktion der Plasmapheresefrequenz treten die Symptome erneut auf. Deshalb wird die Frequenz wieder erhöht und die Geburt eingeleitet. Nach der Entbindung zunehmende Besserung der hämatologischen Parameter. 1 Woche post partum ist keine Therapie mehr erforderlich.

⊚ **K-3.10** | **Blutausstrich bei TTP**

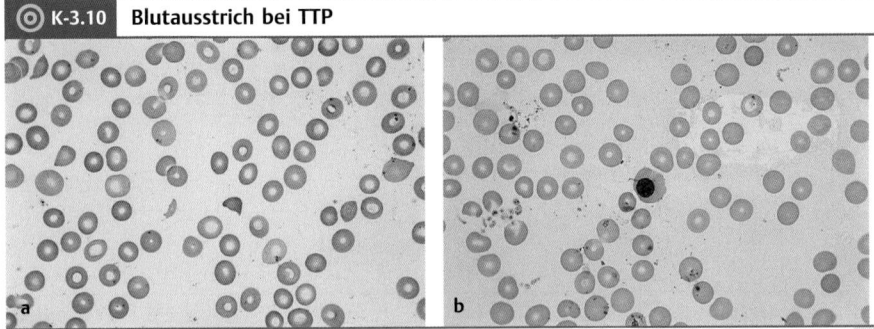

a Fragmentozyten (Schistozyten); wenn diese wie ein Helm erscheinen: Helmzellen.
b Kernhaltige Erythrozytenvorstufe.

Anämie bei Hypersplenismus (s. S. 1254)

Anämie bei Hypersplenismus (s. S. 1254)

---

4 Erkrankungen der Leukozyten

4 Erkrankungen der Leukozyten

In diesem Kapitel werden chronische und akute Leukämien, myeloproliferative und myelodysplastische Syndrome aufgrund ihrer klinischen und pathogenetischen Nähe (Bezeichnung des myeloproliferativen Syndroms CML als Leukämie, Übergang eines MDS, eines MPS in eine akute Leukämie möglich) zusammen beschrieben.

4.1 Leitbefunde

4.1 Leitbefunde

4.1.1 Leukozytose

4.1.1 Leukozytose

▶ **Definition:** Anstieg der Leukozyten im peripheren Blut auf > 11 300/µl.

◀ **Definition**

Einteilung: Je nachdem, welche Untergruppe der Leukozyten für den Anstieg der Leukozytenzahl verantwortlich ist (→ Differenzialblutbild), unterscheidet man zwischen **Granulo-**, **Mono-** und **Lymphozytose.**

Einteilung: Man unterscheidet zwischen **Granulo-, Mono-** und **Lymphozytose.**

Ätiologie: Der Leukozytose liegt häufig eine Entzündung, nur selten eine Leukämie oder ein myeloproliferatives Syndrom (MPS) zu Grunde (s. S. 1153).

Ätiologie: Häufig Entzündung, seltener Leukämie oder MPS (s. S. 1153).

Klinik: Im Vordergrund stehen die **Symptome der Grunderkrankung** (z. B. Fieber und Schmerzen bei Infektion; Anämiesymptome [z. B. Müdigkeit], Infekt-

Klinik: Die **Symptome der Grunderkrankung** bestimmen das klinische Bild. Selten

K-4.1   Diagnostisches Vorgehen bei Leukozytose

Basisdiagnostik

Anamnese	▪ Symptome möglicher Grunderkrankungen (s. Tab. **K-4.3**)? ▪ Vorerkrankungen, Operationen (z. B. Milzentfernung)? ▪ Schwangerschaft, Rauchen, Medikamente?
Inspektion und Palpation	▪ Befunde, die einen Hinweis auf die Grunderkrankung geben könnten (z. B. Entzündungsherd, Fieber, Splenomegalie)?
Labor	▪ großes Blutbild: – Hb und Thrombozytenzahl bei reaktiver Leukozytose normal, bei Leukämie vermindert – Differenzialblutbild zur Bestimmung der für die Leukozytose verantwortlichen Untergruppe der Leukozyten (zur Verlaufskontrolle reicht meist ein kleines Blutbild) ▪ Blutausstrich: morphologische Veränderungen der Leukozyten (s. Tab. **K-2.4**, S. 1154), reaktive oder pathologische Linksverschiebung (s. Tab. **K-2.4**, S. 1154)?
Abdomensonographie	▪ Splenomegalie (akute Leukämie, myeloproliferatives Syndrom, malignes Lymphom)?
weiterführende Diagnostik	
Knochenmarkpunktion	▪ Knochenmarkaspiration und -biopsie, wenn Differenzialblutbild und Blutausstrich zur Diagnosestellung nicht ausreichen

ruft die hohe Leukozytenzahl Mikrozirkulationsstörungen hervor (Leukostase-Syndrom, s. S. 1202).

Diagnostik und Therapie: s. Tab. **K-4.1**, Therapie je nach Grundleiden.

Granulozytose

▶ **Definition**

anfälligkeit und Blutungsneigung bei Leukämie). In seltenen Fällen (bei AML, CML, ALL) führt die hohe Leukozytenzahl zu Mikrozirkulationsstörungen (Leukostase-Syndrom, s. S. 1202).

Diagnostik und Therapie: s. Tab. **K-4.1**. Die Therapie richtet sich nach der Grunderkrankung.

Granulozytose

▶ **Definition:**
- **Neutrophilie:** Zunahme der neutrophilen Granulozyten im peripheren Blut auf > 7700/µl.
- **Eosinophilie:** Zunahme der eosinophilen Granulozyten im peripheren Blut auf > 450/µl.
- **Basophilie:** Zunahme der basophilen Granulozyten im peripheren Blut auf > 200/µl.

▶ **Merke**

▶ **Merke:** Die häufigste Ursache einer Leukozytose im peripheren Blut ist die Vermehrung der neutrophilen Granulozyten. Deshalb werden die Begriffe Leukozytose, Granulozytose und Neutrophilie im klinischen Sprachgebrauch häufig synonym verwendet.

Ätiopathogenese: s. Tab. **K-4.2**.

Monozytose

▶ **Definition**

Ätiologie: Ursachen sind Infektionen (häufig!), granulomatöse und maligne Erkrankungen.

Lymphozytose

▶ **Definition**

Ätiopathogenese: s. Tab. **K-4.2**.

Monozytose

▶ **Definition:** Zunahme der Monozyten im peripheren Blut auf > 800/µl.

Ätiologie: Häufig liegen Infektionen (insbesondere Tuberkulose, subakute bakterielle Endokarditis) zugrunde. Eine Monozytose kommt außerdem bei granulomatösen Erkrankungen (z. B. Sarkoidose, Morbus Crohn) und bei myeloproliferativen Syndromen (MPS; s. S. 1198), malignen Lymphomen (s. S. 1224) und metastasierenden Karzinomen vor.

Lymphozytose

▶ **Definition:** Unter Lymphozytose versteht man die Zunahme der Lymphozyten im peripheren Blut. Man unterscheidet:
- **absolute Lymphozytose:** Anstieg der Lymphozyten auf > 4800/µl
- **relative Lymphozytose:** Zunahme der Lymphozytenfraktion im Differenzialblutbild bei normaler Lymphozytenzahl.

K-4.2 Ätiologie der Granulozytose

Ursachen	Beispiele
■ **Neutrophilie**	
Entzündungen (häufig!)	
■ nichtinfektiös	rheumatoide Arthritis, Morbus Crohn, Colitis ulcerosa, Pankreatitis, Vaskulitis
■ infektiös	v. a. Bakterien, aber auch Pilze und Parasiten, selten Viren
Stress-Situationen (häufig!)	körperliche Anstrengung, Kälte, Hitze, Schwangerschaft, Operation, Trauma, zerebraler Krampfanfall, Schlaganfall, Myokardinfarkt, Verbrennungen, Schock
metabolische Störungen	Coma hepaticum, diabeticum oder uraemicum, Thyreotoxikose
Medikamente und Toxine	Kortison, Adrenalin, Lithium, Blei
maligne Erkrankungen	myeloproliferative Syndrome, akute Leukämien, Karzinome
sonstige	Z. n. Splenektomie, Rauchen
■ **Eosinophilie**	
allergische Erkrankungen (häufig!)	z. B. Heuschnupfen, Asthma bronchiale
Parasitenbefall	Würmer (z. B. Trichinella, Ascaris)
Hauterkrankungen	Pemphigus vulgaris, Dermatitis herpetiformis, Erythema exsudativum multiforme
rheumatische Erkrankungen	z. B. rheumatoide Arthritis, systemischer Lupus erythematodes, systemische Sklerose
maligne Erkrankungen	myeloproliferative Syndrome, maligne Lymphome, metastasierende Karzinome
sonstige	Morbus Addison, Sarkoidose, Löffler-Endokarditis, Hypereosinophilie-Syndrom
■ **Basophilie**	
maligne Erkrankungen	CML (häufig!), Basophilen-Leukämie
allergische Erkrankungen	s. Eosinophilie
Parasitenbefall	s. Eosinophilie
sonstige	Schwangerschaft, Myxödem, nephrotisches Syndrom

K-4.3 Ätiologie der absoluten Lymphozytose

Auslöser	Ursachen
Entzündung	
■ infektiös	Viren (z. B. CMV, EBV, HIV, Hepatitisviren, Mumps-, Rötelnvirus), Bakterien (Abklingphase akuter bakterieller Infektionen = „lymphozytäre Heilphase"; im Anfangsstadium z. B. bei Bordetella pertussis, Brucella, Mycobacterium tuberculosis [vor Lymphopenie in fortgeschrittenen Stadien]), Toxoplasma gondii
■ nichtinfektiös	Morbus Crohn, Colitis ulcerosa, Vaskulitiden, Serumkrankheit
endokrine Erkrankungen	Morbus Basedow, Thyreotoxikose, Morbus Addison
maligne Erkrankungen hämatopoetischer Zellreihen	CLL

Ätiologie: Die wichtigsten Ursachen der absoluten Lymphozytose zeigt Tab. **K-4.3**. Die relative Lymphozytose entsteht durch Abnahme der Granulozytenzahl (Granulozytopenie; s. Tab. **K-4.5**, S. 1196).

Ätiologie: Zu Ursachen der absoluten Lymphozytose s. Tab. **K-4.3**, die relative entsteht durch Granulozytopenie (Tab. **K-4.5**, S. 1196).

4.1.2 Leukozytopenie

4.1.2 Leukozytopenie

▶ **Definition:** Absinken der Leukozytenzahl im peripheren Blut auf < 4000/µl.

◀ **Definition**

Einteilung: Je nachdem, welche Untergruppe der Leukozyten für die Abnahme der Leukozytenzahl verantwortlich ist (→ Differenzialblutbild!), unterscheidet man zwischen **Granulo-** und **Lymphozytopenie** (eine isolierte Verminderung der Monozyten ist sehr selten und wird hier nicht näher besprochen).

Einteilung: Man unterscheidet zwischen **Granulo-** und **Lymphozytopenie**.

Granulozytopenie und Agranulozytose

▶ **Definition**

▶ **Definition:** Die WHO definiert eine Granulozytopenie oder Neutropenie als einen Wert von < 2000 Neutrophilen/µl. Sinkt die Neutrophilenzahl auf < 500/µl ab, spricht man auch von einer **Agranulozytose**. Für den klinischen Alltag ist folgende Einteilung wichtig (Tab. **K-4.4**):

≡ **K-4.4**

≡ **K-4.4**   **Gradeinteilung der Leukozytopenien und Granulozytopenien nach WHO**

Gradeinteilung	Leukozyten (/µl)	neutrophile Granulozyten (/µl)
Grad 0	> 4000	> 2000
Grad 1	3000–3999	1500–1999
Grad 2	2000–2999	1000–1499
Grad 3	1000–1999	500–999
Grad 4	< 1000	< 500

Ätiologie: s. Tab. **K-4.5**.

Ätiologie: s. Tab. **K-4.5**.

≡ **K-4.5**   **Ätiologie der Granulozytopenie bzw. Agranulozytose**

Auslöser	Beispiele
■ **verminderte Granulopoese**	
Reifungsstörung	■ angeboren (selten): z. B. Fanconi-Anämie, Kostmann-Syndrom, Chediak-Higashi-Syndrom, zyklische Neutropenie ■ erworben: Mangel an Folsäure, Vitamin B_{12}, Kupfer oder essenziellen Aminosäuren; aplastische Anämie, paroxysmale nächtliche Hämoglobinurie
direkte Knochenmark-schädigung	■ Medikamente (häufig): z. B. Zytostatika, NSAR, Sulfonamide (z. B. Sulfasalazin), Chloramphenicol, Virustatika, Antikonvulsiva, Neuroleptika ■ Chemikalien: z. B. Benzol, Anilin, Alkohol ■ Bestrahlung ■ Infektionen: z. B. Typhus, sehr schwere Sepsis, Miliartuberkulose, Masern, Röteln, HIV-Infektion
Verdrängung der normalen Granulopoese	■ Leukämien, myelodysplastische Syndrome, Knochenmarkkarzinose, Lymphome (speziell Haarzell-Leukämie)
■ **verstärkter Granulozytenverlust**	
nach Bildung von Antikörpern gegen Granulozytenantigene (Immunneutropenie)	■ Autoimmunerkrankungen: Felty-Syndrom, Lupus erythematodes, δγ-Lymphozytose, Evans-Syndrom, Immunthyreoiditis ■ Z. n. Organ- oder allogener Stammzelltransplantation
nach Bildung von Antikörpern gegen den Komplex aus Medikament und Granulozyt (Immunneutropenie)	■ Medikamente: z. B. Penizillin, Cephalosporine, Metamizol, Thyreostatika, Antiarrhythmika (z. B. Procainamid, Chinidin), Chinin
bakterielle Infektionen	■ eher ungewöhnlich bei Infektionen, aber möglich z. B. bei Typhus, Brucellose
■ **Granulozytenverteilungsstörung**	
Splenomegalie	■ z. B. Leberzirrhose, myeloproliferative Syndrome, maligne Lymphome (s. Tab. **K-5.1**, S. 1253)

Klinik: Häufiges Erstsymptom einer Neutrophilenzahl < 1000/µl ist eine fieberhafte Stomatitis, Enteritis oder Pneumonie. Nichtimmunologische Granulozytopenien entstehen langsam und sind symptomarm. Die **medikamentinduzierte Immunneutropenie** entsteht **rasch**. Meist besteht eine **Agranulozytose**. Sie äußert sich als **schwere Infektionskrankheit** mit Stomatitis (akut nekrotisierende ulzerierende Gingivitis), **Angina agranulocyto-**

Klinik: Je weiter die Neutrophilenzahl < 1000/µl sinkt, desto größer ist die Infektanfälligkeit (maximal bei Agranulozytose). Erstes Anzeichen einer Neutrophilenzahl < 1000/µl ist häufig eine Infektion in einer Körperregion, die dicht mit Bakterien besiedelt ist (z. B. fieberhafte Stomatitis, Enteritis oder Pneumonie). Durch Zytostatika oder Vitaminmangel bedingte Granulozytopenien entstehen über Tage bis Wochen und sind ebenso wie Granulozytopenien bei Autoimmunerkrankungen wenig symptomatisch. Bei **medikamenteninduzierten Immunneutropenien** dagegen entwickelt sich innerhalb **weniger Tage** eine schwere Granulozytopenie, meist eine **Agranulozytose**. Diese imponiert wie eine **schwere Infektionskrankheit** mit Krankheitsgefühl, hohem Fieber mit Schüttelfrost, Knochen- und Gliederschmerzen. Eine Entzündung der Schleimhäute führt zu einer Stomatitis (akut nekrotisierender ulzerierender Gingivitis), **Angina agranulocytotica** und Enterokolitis. Die Lymphknoten am Hals und Waldeyer-Rachenring können anschwellen, ebenso Milz und Leber. Zusätzlich können Pilzinfektionen (Soor) auftreten, häufig sind septische Komplikationen.

Diagnostik und Differenzialdiagnose: Entscheidend ist die exakte **Medikamentenanamnese** (Tab. **K-4.5**). Granulozyten-Autoantikörper können mit dem Granulozyten-Immunfluoreszenz- oder -Agglutinations-Test nachgewiesen werden. Da die Serumtiter dieser Antikörper meist niedrig sind, sind i. d. R. wiederholte Messungen zum Nachweis nötig. Auch medikamenteninduzierte Granulozyten-Antikörper können so bestimmt werden; das Ergebnis ist allerdings häufig negativ, weil das auslösende Medikament oder seine Metabolite bereits wieder ausgeschieden wurden.

Hat der Patient in der Woche vor Beginn der Symptome kein Medikament eingenommen, müssen andere Ursachen der Granulozytopenie ausgeschlossen werden. Hierzu werden **antinukleäre Antikörper** (**ANA**), **Rheumafaktor**, **Vitamin-B$_{12}$-** und **Folsäurespiegel** und mittels Ultraschall die **Größe der Milz** (Splenomegalie → Hypersplenismus?) bestimmt. Mittels **Knochenmarkpunktion** werden eine aplastische Anämie, Leukämie, ein myelodysplastisches Syndrom oder Lymphom ausgeschlossen.

Therapie: Das vermutlich auslösende Medikament ist abzusetzen. Zwecks **Infektionsschutz** sind keimarme Isolierung, Darmdekontamination, Mund- und Hautpflege erforderlich. Wenn **Infektzeichen** vorliegen, müssen **Antibiotika** und **Antimykotika** gegeben werden. Der Einsatz von **G-CSF** kann die klinische Erholung beschleunigen. In therapieresistenten Fällen muss die Gabe von **Granulozytentransfusionen** erwogen werden.

Verlauf und Prognose: Die Agranulozytose hat immer noch eine ernste Prognose. Steigt die Granulozytenzahl nicht wieder an, können die infektiösen Komplikationen letztlich nicht beherrscht werden.

Prophylaxe: Wichtig ist, eine Granulozytopenie frühzeitig zu erkennen. Erhält ein Patient eines der in Tab. **K-4.5** genannten Medikamente, sollte man in den ersten 4 Wochen das Blutbild wöchentlich kontrollieren.

Lymphozytopenie

> ▶ **Definition:** Unter Lymphozytopenie versteht man die Abnahme der Lymphozyten im peripheren Blut. Man unterscheidet:
> - **absolute Lymphozytopenie:** Absinken der Lymphozytenzahl auf < 1000/µl
> - **relative Lymphozytopenie:** Abnahme der Lymphozytenfraktion im Differenzialblutbild bei normaler Lymphozytenzahl.

Ätiologie: Eine **absolute Lymphozytopenie** kommt vor bei: Cushing-Syndrom, einer Therapie mit Kortison oder Zytostatika sowie nach Bestrahlung. Weiterhin findet man sie bei Hodgkin-Lymphom, Miliartuberkulose, Nierenversagen und systemischem Lupus erythematodes. Schwere Lymphozytopenien mit einem deutlichen Abfall der T-Helfer-Lymphozyten finden sich bei AIDS.
Eine **relative Lymphozytopenie** entsteht, wenn die Granulozytenzahl erhöht ist (Tab. **K-4.2**, S. 1195).

Diagnostik: Wichtig im Rahmen der Anamnese ist die Frage nach Medikamenteneinnahme und Chemotherapien. Laboruntersuchungen erfolgen auf Virusinfekte, Immunerkrankungen und hämatologische Erkrankungen (z. B. Lymphome).

Therapie: Im Vordergrund steht die Therapie der Grunderkrankung. Bei prolongierter Lymphozytopenie muss eine Prophylaxe von Pilz-, Virusinfektionen (z. B. Herpes, CMV) und Pneumocystis jirovecii erfolgen.

tica, Enterokolitis und Soor. Septische Komplikationen sind häufig.

Diagnostik und Differenzialdiagnose: Entscheidend ist die **Medikamentenanamnese** (Tab. **K-4.5**). Granulozyten-Antikörper können nachgewiesen werden, die Tests sind jedoch nicht sehr sensitiv.

Ist ein Medikament als Ursache ausgeschlossen, bestimmt man **ANA, Rheumafaktor, Vitamin B$_{12}$-** und **Folsäurespiegel** sowie die **Milzgröße**. Die **Knochenmarkpunktion** schließt Leukämien, Lymphome, ein MDS und eine aplastische Anämie aus.

Therapie: Das auslösende Medikament ist abzusetzen. Im Rahmen der symptomatischen Therapie **Infektionsschutz** bzw. **Antibiotika-** und **Antimykotika-** sowie ggf. **G-CSF-Gabe** bei Infekt, bei Therapieresistenz **Granulozytentransfusionen**.

Verlauf und Prognose: ernst bei Agranulozytose.

Prophylaxe: Im 1. Monat der Einnahme eines in Tab. **K-4.5** genannten Medikaments wöchentliche Blutbildkontrolle.

Lymphozytopenie

◀ Definition

Ätiologie: Eine **absolute Lymphozytopenie** kommt vor bei Cushing-Syndrom, Kortison- oder Zytostatikatherapie, nach Bestrahlung, bei Hodgkin-Lymphom, Miliartuberkulose, SLE und AIDS.

Eine **relative Lymphozytopenie** entsteht bei Granulozytose (Tab. **K-4.2**, S. 1195).

Diagnostik: Frage nach Medikamenteneinnahme und Chemotherapien. Laboruntersuchung z. B. auf Virusinfekte und Immunerkrankungen.

Therapie: Im Vordergrund steht die Therapie der Grunderkrankung.

4.2 Myeloproliferative Syndrome (MPS)

▶ Synonym

▶ Definition

4.2 Myeloproliferative Syndrome (MPS)

▶ **Synonym:** Chronische myeloproliferative Erkrankungen

▶ **Definition:** MPS sind maligne klonale Erkrankungen einer oder mehrerer hämatopoetischer Zellreihen, die durch normale Differenzierung und weitgehend normale Funktionsfähigkeit der Zellen des autonom proliferierenden Klons und einen chronischen Verlauf gekennzeichnet sind.

Einteilung: Es gibt 4 MPS (Tab. **K-4.6**) und seltene Sonderformen (s. S. 1202, S. 1208). Übergänge von einem MPS in eine akute Leukämie („Blastenschub") sind möglich.

Einteilung: Man unterscheidet 4 MPS (Tab. **K-4.6**) und einige seltene Sonderformen (s. S. 1202, S. 1208). In der Regel proliferiert bei MPS vorwiegend eine Blutzellreihe, lediglich bei der OMF wird das blutbildende Knochenmark frühzeitig durch Bindegewebe ersetzt und die Blutbildung von Milz und Leber übernommen. Übergänge von einem MPS in eine akute Leukämie („Blastenschub") sind möglich.

≡ K-4.6 Einteilung und wesentliche Merkmale myeloproliferativer Syndrome

Merkmal/MPS	CML	PV	ET	OMF
Leukozytose	++	+	–	im Stadium I
Erythrozytose	–	++	–	im Stadium I
Thrombozytose	+	+	++	im Stadium I
Splenomegalie	+	+	–	++
Philadelphia-Chromosom oder BCR-ABL	+ (selten Ph-Chr.-/BCR-ABL negative CML)	–	–	–
Knochenmarkfibrose	selten, spät	selten, spät	–	früh
Blastenschub	häufig	selten	selten	selten
medianes Überleben ohne Therapie	1–3 Jahre	2–4 Jahre	Lebenserwartung kaum eingeschränkt	3–5 Jahre

CML: Chronische myeloische Leukämie, PV: Polycythaemia vera, ET: essenzielle Thrombozythaemie, OMF: Osteomyelofibrose.

4.2.1 Chronische myeloische Leukämie (CML)

Epidemiologie: Die CML macht 15 % aller Leukämien in der westlichen Hemisphäre aus und tritt v. a. im mittleren Lebensalter auf.

Ätiopathogenese: Charakteristisch ist die autonome klonale Proliferation der Granulopoese. Bei **95 %** der Patienten ist hierfür die **balancierte Translokation t(9;22)(q34;q11)** verantwortlich. Radioaktive Strahlung und Benzol erhöhen das Risiko dieser Mutation. Das veränderte Chromosom 22 (**Philadelphia-Chromosom**) trägt das **Fusionsgen BCR-ABL** (Abb. **K-4.1**). Es kodiert eine **ständig aktive Tyrosinkinase**. Die Mutation erfolgt in einer frühen Stammzelle und ist in Zellen aller Blutzellreihen nachweisbar. Eine CML kann im Rahmen einer Blastenkrise in eine AML oder ALL übergehen. Bei 5 % der CML-Patienten ist zytogenetisch kein Philadelphia-Chromosom nachweisbar (⅓ dieser Patienten weist dennoch die BCR-ABL-Translokation auf).

4.2.1 Chronische myeloische Leukämie (CML)

Epidemiologie: Die CML macht 15 % aller Leukämien in der westlichen Hemisphäre aus. Die Inzidenz beträgt 10–20/1 Mio. Menschen/Jahr. Männer erkranken etwas häufiger als Frauen. Das mittlere Erkrankungsalter liegt bei 50 Jahren, Kinder und Jugendliche sind selten betroffen.

Ätiopathogenese: Charakteristisch für die CML ist die autonome klonale Proliferation der Granulopoese. Bei **95 %** der Patienten ist ein Austausch genetischen Materials zwischen den langen Armen der Chromosomen 9 und 22, die **balancierte Translokation t(9;22)(q34;q11)** für die Proliferation verantwortlich. Der Auslöser dieser Translokation ist letztlich unbekannt. Bei Personen, die radioaktiver Strahlung oder Benzol ausgesetzt sind, ist die Mutationswahrscheinlichkeit erhöht. Durch die Translokation entsteht auf Chromosom 22 ein neues **Fusionsgen BCR-ABL** (Abb. **K-4.1**); das veränderte Chromosom 22 heißt **Philadelphia-Chromosom**. Das Genprodukt von BCR-ABL ist eine 210 kd schwere, **ständig aktive Tyrosinkinase** (p210$^{BCR-ABL}$), die eine stetige Zellteilung bewirkt. Die Mutation ereignet sich in einer sehr frühen Stammzelle, denn die BCR-ABL-Translokation lässt sich in allen hämatopoetischen Zellreihen nachweisen (Vorläuferzellen der Granulo-, Erythro-, Megakaryozyten und B-Lymphozyten, selten auch in den T-Lymphozyten). Dies erklärt, warum eine CML z. B. im Rahmen einer Blastenkrise in eine AML oder eine ALL übergehen kann. Bei 5 % der CML-Patienten kann durch die zytogenetische Analyse kein Philadelphia-Chromosom nachgewiesen werden. Bei ⅓ dieser Patienten kann man mit molekulargenetischen Techniken auf Chromosom 22 dennoch eine BCR-ABL-Translokation nachweisen.

⊙ K-4.1 | **Die Translokation t(9;22) und ihre Auswirkungen**

Bei dieser Translokation wird eine inkomplette Gensequenz des Chromosoms 9 (der c-abl-Locus, benannt nach dem **a**vian **bl**astosis [= Hühnerleukämie]-Retrovirus) an eine Gensequenz des Chromosoms 22 (den bcr-Locus, abgeleitet von **b**reakpoint **c**luster **r**egion) angelagert. Dadurch entsteht auf Chromosom 22 das Fusionsgen BCR/ABL (Philadelphia-Chromosom), das für eine ständig aktive Tyrosinkinase kodiert. Folge ist eine dauerhafte Stimulation der Zellteilung. Mit Tyrosinkinase-Inhibitoren (z. B. Imatinib) lässt sich der molekulargenetische Defekt gezielt unterdrücken (sog. „molekulare Therapie").

Einteilung: Wenn sich weder das Philadelphia-Chromosom noch BCR-ABL nachweisen lassen, spricht man von **atypischer CML**. Diese verläuft i. d. R. rasch und ist therapieresistent (s. u.).

Klinik: Man unterscheidet bei der CML 3 Krankheitsphasen:
- chronische Phase
- Akzelerationsphase
- Blastenkrise.

In der **chronischen Phase** (3–5 Jahre) nimmt die Granulozytenproliferation langsam zu. Gleichzeitig entwickelt sich eine Anämie mit den entsprechenden Symptomen (**Leistungsminderung**, Belastungsdyspnoe). Die Thrombozytenzahl kann normal, erhöht oder vermindert (Folge von Splenomegalie, s. u.) sein. Im letzteren Fall besteht eine **Hämatomneigung**. Die meisten Patienten haben infolge der zunehmenden Splenomegalie ein **Druck- und Völlegefühl im Oberbauch. Knochenschmerzen** (durch die Proliferation im Knochenmark) werden oft als „Gelenkrheuma" verkannt. Bei massiver Leukozytose kommt es zu Mikrozirkulationsstörungen mit Thrombosen (**Leukostasesyndrom**, s. S. 1202).
In der **Akzelerationsphase** wird die Granulozytenproliferation trotz adäquater Therapie stärker. Im Blut tauchen vermehrt unreife Granulozytenvorstufen auf, Anämie und Thrombozytopenie nehmen zu. 10 % der Patienten entwickeln eine zunehmende **Knochenmarkfibrose**. Schließlich steigt der Anteil der unreifen Blasten immer rascher an und die CML geht in eine akute Leukämie (¾ myeloisch, ¼ lymphatisch) über. Ganz selten wird die CML erst in dieser **Blastenkrise** diagnostiziert und ist dann von einer akuten Leukämie kaum zu unterscheiden.
Eine Lymphknotenschwellung schließt eine CML zwar nicht aus, ist jedoch für eine CML nicht typisch. Die wesentlichen klinischen Zeichen bei CML zeigt Abb. **K-4.2**.

Einteilung: Eine Philadelphia-Chromosom/BCR-ABL-negative CML wird als **atypische CML** bezeichnet.

Klinik: Man unterscheidet 3 Krankheitsphasen: chronische Phase, Akzelerationsphase und Blastenkrise.

Die **chronische Phase** wird von der Granulozytenproliferation bestimmt. Die Patienten klagen über **Leistungsminderung, Knochenschmerzen, Druck- und Völlegefühl im Oberbauch** (Splenomegalie) sowie ggf. **Hämatomneigung**. Bei massiver Leukozytose kann ein **Leukostasesyndrom** (s. S. 1202) auftreten.

Für die **Akzelerationsphase** ist eine Zunahme der Leukozytenzahl (trotz adäquater Therapie), der Anämie und der Thrombozytopenie typisch. In der **Blastenkrise** entwickelt sich das Bild der akuten Leukämie (myeloisch oder lymphatisch).

Eine Lymphknotenschwellung schließt eine CML zwar nicht aus, ist jedoch nicht typisch. Zu wesentlichen klinischen Zeichen bei CML s. Abb. **K-4.2**.

K-4.2

K-4.2   **Klinische Zeichen bei CML**

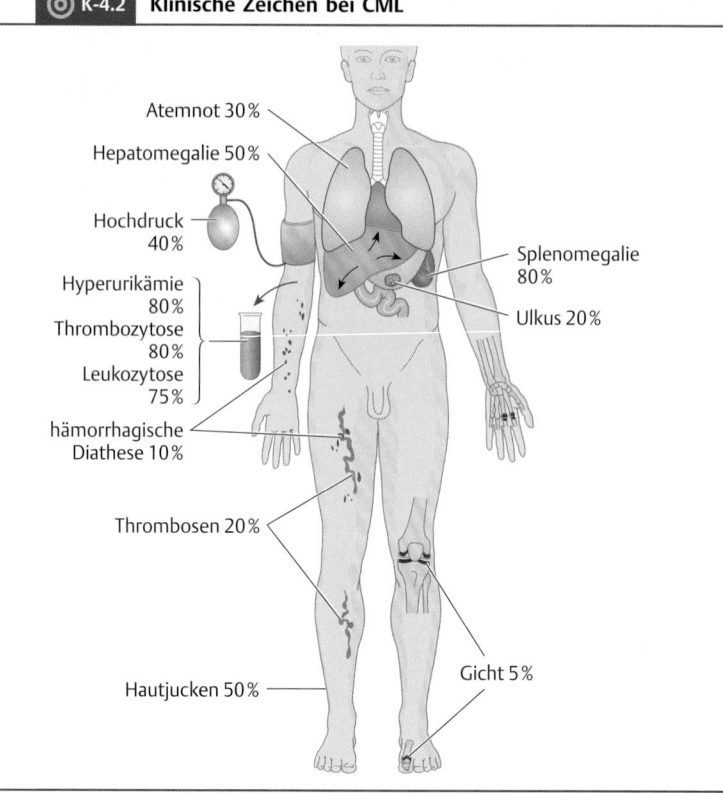

Atemnot 30%

Hepatomegalie 50%

Hochdruck 40%

Hyperurikämie 80%

Thrombozytose 80%

Leukozytose 75%

hämorrhagische Diathese 10%

Thrombosen 20%

Hautjucken 50%

Splenomegalie 80%

Ulkus 20%

Gicht 5%

Diagnostik und Differenzialdiagnose: Hinweisend sind die **Splenomegalie** (u. U. bis ins Becken reichende Milz) und das **Blutbild** (z. T. massive **Leukozytose** mit **Anämie**). Die Thrombozytenzahl kann normal, erhöht oder vermindert sein. Im Differenzialblutbild findet sich eine **pathologische Linksverschiebung** (Abb. **K-4.3a**).

▶ Merke

In der Akzelerationsphase nehmen die Blasten zu, in der Blastenkrise liegen sie bei > 20%. **Basophile** und **Eosinophile** sind **vermehrt**. Die Thrombozyten haben oft bizarre Formen und Größen.

Im Gegensatz zu reaktiver Leukozytose und anderen MPS ist die Aktivität der **alkalischen Leukozytenphosphatase vermindert.**

Die **Knochenmarkpunktion** zeigt ein hyperzelluläres Mark mit exzessiver Granulopoese. Der **Nachweis eines Philadelphia-Chromosoms** bzw. von BCR-ABL hat prognostische Bedeutung (s. u.).

Diagnostik und Differenzialdiagnose: Hinweisend sind **Splenomegalie** (u. U. bis ins Becken reichende Milz), **Blutbild** mit z. T. massiver **Leukozytose** und **Anämie**. Bei Diagnosestellung liegt die Leukozytenzahl meist bei 50 000–300 000/µl. Dazu tritt eine normozytäre, normochrome Anämie. Die Thrombozytenzahl kann normal, erhöht oder vermindert (bei Splenomegalie) sein. Im Differenzialblutbild findet man alle Reifungsstufen der Granulopoese (**pathologische Linksverschiebung**; s. Abb. **K-4.3a**).

▶ **Merke:** Dieser Befund unterscheidet die CML von einer akuten Leukämie, bei der man Myeloblasten und wenige reife Granulozyten sieht, die Zwischenstufen jedoch fehlen (sog. Hiatus leucaemicus; Abb. **K-4.3b**).

In der chronischen Phase sind die Blasten im peripheren Blut noch relativ selten, in der Akzelerationsphase nehmen sie dann deutlich zu (10–19%), in der Blastenkrise liegen sie > 20%.
Ein weiterer typischer Befund im Differenzialblutbild ist die **Vermehrung von Basophilen** und **Eosinophilen**. Die Thrombozyten haben oft bizarre Formen und Größen.
Laborchemische Hämolysezeichen fehlen. Die Höhe der LDH und der Harnsäure i. S. korreliert mit dem Ausmaß der Granulozytenproliferation (erhöhter Zellumsatz). Im Gegensatz zu reaktiver Leukozytose und anderen MPS ist die Aktivität der **alkalischen Leukozytenphosphatase** in der chronischen und der Akzelerationsphase **vermindert**, kann aber in der Blastenkrise wieder ansteigen.
Die **Knochenmarkpunktion** zeigt ein hyperzelluläres Knochenmark mit einer exzessiv gesteigerten Granulopoese. Auch Megakaryozyten können vermehrt sein. Der **Nachweis eines Philadelphia-Chromosoms** bzw. **von BCR-ABL** unterscheidet die CML sicher von anderen MPS sowie Erkrankungen mit reaktiver Leukozytose und hat prognostische Bedeutung (s. u.).

K-4.3   **Blutausstrich in verschiedenen Phasen der CML**

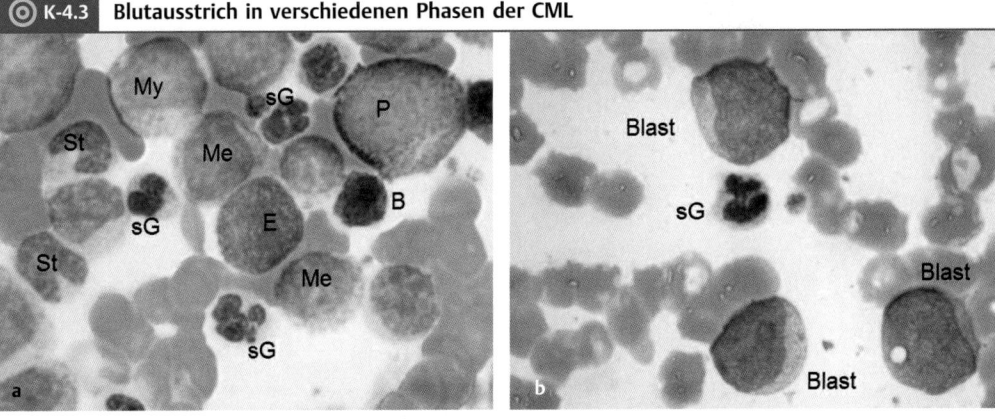

a Der Blutausstrich in der chronischen Phase der CML zeigt alle Reifungsstufen der Granulopoese vom Promyelozyten (P) bis zum reifen segmentkernigen Granulozyten (sG; = **pathologische Linksverschiebung**), außerdem Basophile (B), Eosinophile (E), Stabkernige (St), Myelozyten (My) und Metamyelozyten (Me).

b Der Blutausstrich in der Blastenkrise zeigt außer Blasten (Blast) einige segmentkernige Granulozyten (sG), aber keine Zwischenformen (**Hiatus leucaemicus**).

Therapie: Der Tyrosinkinase-Inhibitor **Imatinib** (z. B. Glivec, 400 mg/d) blockiert gezielt die Aktivität der BCR-ABL-Tyrosinkinase. Dadurch wird der unphysiologische Proliferationsstimulus aufgehoben und die Hämatopoese normalisiert sich. Diese Therapie erreicht bei > 80 % der Patienten eine zytogenetische Remission, d. h. in der Chromosomenanalyse ist kein Philadelphia-Chromosom mehr nachweisbar. 10 % der Patienten sprechen auf Imatinib initial nicht an oder werden im späteren Krankheitsverlauf aufgrund sekundärer BCR-ABL-Mutationen wieder resistent. Mittlerweile stehen weitere Tyrosinkinase-Inhibitoren (Dasatinib, Sprycel; Nilotinib, Tasigna) zur Verfügung, die bei resistenten Fällen häufig noch ein Ansprechen erreichen.

Bei Patienten, die gegen Imatinib oder die anderen o. g. Tyrosinkinase-Inhibitoren primär resistent sind oder im weiteren Verlauf resistent werden ist **Interferon-α** (IFN-α, 3–5 Mio E/d s. c.) die Therapie der 1. Wahl. Dies ist auch bei BCR-ABL negativer CML der Fall, sofern eine Transplantation nicht möglich ist (s. u.). Die typischen Interferon-Nebenwirkungen (Fieber, Schüttelfrost, Krankheitsgefühl, Schwäche, Depression, Nieren- und Leberfunktionsstörungen, Immunphänomene, Details s. S. 594) führen besonders bei älteren Patienten häufig zum Therapieabbruch. Mit der Kombinationstherapie von IFN-α und Cytarabin s. c. kann bei 10 % der Patienten eine komplette zytogenetische Remission erreicht werden.

Hydroxyharnstoff (z. B. Litalir, Syrea) oder **Busulfan** (z. B. Myleran) wird heute vor allem eingesetzt, um bei initialer Leukozytose > 50 000/μl die Leukozytenzahl zu reduzieren. Sobald dieser Grenzwert unterschritten ist, stellt man auf Imatinib um. Eine weitere Indikation besteht, wenn Imatinib nicht wirksam ist und IFN-α nicht vertragen wird. Eine zytogenetische Remission kann mit diesen Wirkstoffen nicht erreicht werden.

Die **allogene Stammzelltransplantation** ist nur sinnvoll, wenn der Patient initial nicht oder im Verlauf auf Imatinib oder die anderen neuen Tyrosinkinase-Inhibitoren nicht mehr anspricht. Patienten in der Akzelerationsphase oder Blastenkrise sollten rasch transplantiert werden. Ist dies nicht möglich, erhalten sie eine Kombinationschemotherapie wie bei akuten Leukämien (s. S. 1212). Bei **Leukostasesyndrom** (s. Exkurs S. 1202) wird zusätzlich zur myelosuppressiven Therapie die **Leukapherese** eingesetzt.

Prognose: Sie ist am besten, wenn die BCR-ABL-Translokation nachweisbar ist. Imatinib erreicht bei > 75 % der BCR-ABL-positiven Patienten eine zytogenetische Remission, die 5-Jahres-Lebenserwartung beträgt nahezu 90 %. Da Imatinib erst seit 2002 verfügbar ist, gibt es noch keine Zahlen zur Lebenserwartung über 10 Jahre. Bei IFN-α und Cytarabin-Therapie oder Stammzelltransplantation erreicht man bei ca. 10 % der Patienten eine dauerhafte zytogenetische

Therapie: Bei **CML** wird **Imatinib** eingesetzt, das gezielt die BCR-ABL-Tyrosinkinase hemmt. Dies bewirkt bei > 80 % der Patienten eine zytogenetische Remission. 10 % der Patienten sprechen auf Imatinib initial nicht an oder werden im späteren Krankheitsverlauf wieder resistent. In diesen Fällen stehen weitere Tyrosinkinase-Inhibitoren zur Verfügung.

Bei Patienten mit Resistenz gegen Tyrosinkinase-Inhibitoren sowie bei BCR-ABL-negativer CML, wenn eine Transplantation nicht möglich ist, stellt **Interferon-α** (IFN-α, 3–5 Mio E/d s. c.) die Therapie der 1. Wahl dar. Kombiniert mit Cytarabin s. c. kann bei 10 % der Patienten eine komplette zytogenetische Remission erreicht werden.

Hydroxyharnstoff oder **Busulfan** wird v. a. zur Reduktion der Leukozytenzahl bei initialem Wert > 50 000/μl eingesetzt.

Die **allogene Stammzelltransplantation** ist nur sinnvoll, wenn Imatinib nicht (mehr) wirkt, z. B. in der Akzelerationsphase oder Blastenkrise. Bei **Leukostasesyndrom** (s. Exkurs S. 1202) zusätzlich **Leukapherese**.

Prognose: Sie ist am besten bei BCR-ABL-positiven Patienten: Imatinib bewirkt bei 75 % eine zytogenetische Remission (IFN-α + Cytarabin bzw. Stammzelltransplantation nur bei 10 %). Es gibt jedoch noch wenige Langzeiterfahrungen. Patienten, die das BCR-ABL-Gen auf Chromosom 9 exprimieren und insbesondere BCR-ABL-negative Patienten haben eine schlechtere Prognose.

Remission (10-Jahres-Überlebensrate 70 %). Patienten, die das BCR-ABL-Gen auf Chromosom 9 exprimieren, haben eine schlechtere Prognose. Am schlechtesten ist die Prognose bei BCR-ABL-negativen Patienten (mittlere Lebenserwartung ca. 24 Monate).

Sonderformen

Bei der sehr seltenen **chronischen Neutrophilen-Leukämie** (CNL) sind reife neutrophile Granulozyten vermehrt, bei der **chronischen Eosinophilen-Leukämie** (CEL) die eosinophilen Granulozyten (Näheres s. Lehrbücher der Hämatologie).

Sonderformen

Die **chronische Neutrophilen-Leukämie** (CNL) ist ein sehr seltenes MPS mit Vermehrung reifer neutrophiler Granulozyten. Im Gegensatz zur typischen CML fehlen unreife Granulozytenvorformen (z. B. Promyelozyten, Myelozyten). Bei der **chronischen Eosinophilen-Leukämie** (CEL) sind die eosinophilen Granulozyten vermehrt. Nähere Informationen hierzu s. Lehrbücher der Hämatologie.

▶ **Exkurs**

▶ **Exkurs: Leukostasesyndrom.** Bei manchen Leukämien (CML [bis 14 %], seltener bei AML/ALL [2–3 %] und sehr selten bei CLL [< 1 %]) kann die Leukozytenzahl so stark ansteigen, dass sich die Fließeigenschaften des Blutes verschlechtern. Dadurch kommt es zu **Durchblutungsstörungen** in der Mikrozirkulation. Die Patienten klagen über Dyspnoe, Schwindel, Sehstörungen, Akrozyanose und Priapismus. Therapie der Wahl ist die **Leukapherese am Zellseparator.** Ist das Verfahren wenig erfolgreich, müssen zusätzlich Zytostatika gegeben werden (Gefahr der Entwicklung eines Tumorlysesyndroms, s. S. 1214). Die Prognose ist ungünstig, da sich häufig intrazerebrale Blutungen entwickeln.

4.2.2 Polycythaemia vera (PV)

▶ **Synonyme**

▶ **Synonyme:** primäre Polyzythämie, Morbus Vasquez-Osler

▶ **Definition**

▶ **Definition:** Klonale Stammzell-Erkrankung aus dem Formenkreis der myeloproliferativen Syndrome. Charakteristisch ist eine Vermehrung der Erythrozyten mit entsprechender Erhöhung des Hämatokrits und Hämoglobins.

Epidemiologie: Die seltene Erkrankung tritt v. a. nach dem 50. Lebensjahr auf.

Epidemiologie: Die Erkrankung tritt selten (5–10 : 1 Mio./Jahr) mit einem Erkrankungsgipfel nach dem 50. Lebensjahr auf. Männer sind häufiger betroffen als Frauen.

Ätiopathogenese: Bei der PV proliferieren v. a. die Erythrozyten. Die Ätiologie ist unklar. Erythrozytenkolonien (Burst-Forming-Units) **sprechen verstärkt auf Erythropoetin an.** Bei 95 % der Patienten findet man eine **Mutation der Janus-Kinase 2 (JAK2).**

Ätiopathogenese: Bei der PV proliferieren v. a. die Erythrozyten. Die Ursache der Proliferation ist unklar; diskutiert werden Chemikalien und Viren. Beobachtet man das Wachstum von Erythrozytenkolonien (Burst-Forming-Units) in vitro, fällt ein vermehrtes spontanes Wachstum und **verstärktes Ansprechen auf niedrige Erythropoetinkonzentrationen** auf. Bei 95 % der Patienten findet man eine **Mutation der Janus-Kinase 2 (JAK2),** die zu einer Aktivierung der Zellproliferation führt. Die sehr seltenen familiären Erkrankungsformen beruhen auf Mutationen des Erythropoetinrezeptors.

Klinik: Mikrozirkulationsstörungen v. a. von ZNS und Lunge als Folge des erhöhten Hämatokrits rufen **Kopfschmerzen, Schwindel, Ohrensausen, Sehstörungen, Belastungsdyspnö** und leichte **Ermüdbarkeit** hervor. Auch Herz und Akren können betroffen sein. Hinzu kommen **Juckreiz** (v. a. bei Wärmezufuhr), **burning feet** und **Erythromelalgie** (Abb. **K-4.4**). Das Gesicht ist hochrot (**Plethora**). Milz und Leber sind oft vergrößert. Der Blutdruck kann erhöht sein.

Bei bis zu 40 % der Patienten treten **arterielle oder venöse Thromboembolien** auf, letztere z. T. an ungewöhnlichen Stellen (**Budd-Chiari-Syndrom, Portalvenen-** oder **Sinusvenenthrombose).** Zugleich kann eine **Blutungsneigung** bestehen.

Klinik: Durch die Vermehrung der Erythrozyten steigt der Hämatokrit und mit ihm die Blutviskosität. Folge sind Mikrozirkulationsstörungen (v. a. in ZNS und Lunge). Die Beschwerden – **Kopfschmerzen, Schwindel, Ohrensausen, Sehstörungen, Belastungsdyspnö** und leichte **Ermüdbarkeit** – entwickeln sich schleichend. Auch das Herz und die Akren können betroffen sein (Angina pectoris bzw. Gangrän). Viele Patienten klagen über **Juckreiz** (insbesondere bei Wärmezufuhr), brennende Parästhesien an den Extremitäten (**burning feet**) bei Erwärmung, z. B. beim Duschen (**Erythromelalgie**, Abb. **K-4.4**). Die Augen wirken blutunterlaufen, das Gesicht ist hochrot (**Plethora**). Schnell entwickelt sich eine **Zyanose** der Lippen und Akren. Häufig sind Milz und Leber deutlich tastbar. Der Blutdruck kann erhöht sein. Magen-Darm-Ulzera treten vermehrt auf. Bei bis zu 40 % der Patienten resultieren arterielle oder venöse Thromboembolien (z. T. ungewöhnliche Lokalisation: **Budd-Chiari-Syndrom, Portalvenen-** oder **Sinusvenenthrombose**). Bei sehr hoher Thrombozytenzahl ist die Thrombozytenfunktion meist gestört (Thrombopathie). Die zahlreichen Thrombozyten lagern von-Willebrand-Faktor an, sodass dessen Plasmakonzentration sinkt (erworbenes von-Willebrand-Syndrom). Die Folge ist eine **Blutungsneigung.** Dieses gemischte Bild von Thrombose- und Blutungsneigung ist für viele MPS typisch.

⊚ **K-4.4** Klinische Zeichen der Polycythaemia vera

Netzhautblutungen 10%

Lymphome 6%

Ulkus < 5%

Splenomegalie 95%

Leukozytose 70%
Thrombozytose 30%

Knochen-schmerzen 10%

Priapismus 2%

Hämaturie 15%

hämorrhagische Diathese 25%

Hautinfiltrate 5%

Gewichtsverlust 40%

a

b

c

a Klinische Zeichen der Polycythaemia vera.
b Akrale Ischämie.
c Erythromelalgie. Symptomlinderung durch kaltes Wasser.

Diagnostik und Differenzialdiagnose: Hinweise auf die Diagnose geben **Anamnese** und **körperliche Untersuchung** (s.o.) sowie das **Blutbild**, das **stets** eine **Erythrozytose** und **meist** eine **Leuko-** (11 000–20 000/µl) und **Thrombozytose** zeigt. Der **Blutausstrich** zeigt kernhaltige Erythrozytenvorstufen und eine Anisozytose der Thrombozyten (Ausdruck ihrer gestörten Ausreifung im Knochenmark). Die Routinediagnostik ergibt häufig eine **scheinbare Hyperkaliämie** (Freisetzung von Kalium aus den vielen Thrombozyten im Serumröhrchen). Wird das Kalium im Plasma bestimmt, liegt es im Normbereich.
Die Diagnosestellung erfolgt nach spezifischen Kriterien (Tab. **K-4.7**). Eine **sekundäre Polyzythämie** (s. S. 1160) und eine **relative Polyzythämie** (Abnahme des Plasmavolumens) **müssen ausgeschlossen werden** (immer JAK2-negativ). Sind diese Formen der Polyzythämie ausgeschlossen, folgt der **Ausschluss anderer MPS:** Ein Abgrenzungskriterium zur CML ist die **erhöhte Aktivität der ALP**. Für die weitere Abgrenzung ist eine **Knochenmarkbiopsie** erforderlich. Der Knochenmarkausstrich zeigt eine massiv gesteigerte Erythropoese ohne Vermehrung von Blasten (Abgrenzungskriterium zur akuten Erythroleukämie). Auch Granulo- und Thrombopoese sind gesteigert (hyperzelluläres Knochenmark). Eine Verminderung bzw. das völlige Fehlen von Speichereisen im Knochenmark ist die Regel. Die BCR-ABL-Translokation ist nicht nachweisbar (Ausschluss einer CML). Die Existenz einer JAK2-negativen PV ist umstritten oder zumindest sehr selten. Es gibt neben der bisher bekannten JAK2 V617F-Mutation andere, die von den kommerziellen PCRs bisher nicht erkannt werden. Bei JAK2-Negativität müssen die traditionellen Diagnosekriterien der Polycythemia Vera Study Group

Diagnostik und Differenzialdiagnose: Anamnese, körperliche Untersuchung und **Blutbild** (**stets Erythrozytose** und **meist Leuko-** und **Thrombozytose**). Der **Blutausstrich** zeigt kernhaltige Erythrozytenvorstufen und eine Thrombozyten-Anisozytose. Oft besteht eine **scheinbare Hyperkaliämie.**

Die Diagnosestellung erfolgt nach den WHO-Kriterien (Tab. **K-4.7**). Eine **sekundäre** bzw. **relative Polyzythämie** (s. S. 1160) ist **auszuschließen.** Weiterhin **Ausschluss anderer** MPS (Abgrenzungskriterium zur CML: **erhöhte Aktivität der ALP**), ggf. durch **Knochenmarkbiopsie.** Im Knochenmarkausstrich massiv gesteigerte Erythropoese ohne Vermehrung von Blasten sowie gesteigerte Granulo- und Thrombopoese (hyperzelluläres Knochenmark).
Die Existenz einer JAK2-negativen PV ist umstritten bzw. sehr selten. Bei JAK2-Negativität Prüfung der Diagnosekriterien der Polycythemia Vera Study Group (s. Lehrbücher Hämatologie) inkl. Bestimmung der Erythrozytenmenge.

≡ **K-4.7** Diagnosekriterien bei Polycythaemia vera (PV)

Major-Kriterien	A1	Hämoglobin > 18,5 g/dl (Männer) bzw. > 16,5 g/dl (Frauen)
	A2	Nachweis der JAK2 Mutation
Minor-Kriterien	B1	im Knochenmark Hyperplasie aller drei Zellreihen (Panmyelose)
	B2	Serum-Erythropoietin-Spiegel vermindert
	B3	in vitro spontanes Wachstum von erythropoetischen Colony Forming Units

Zur Diagnose einer PV ist das Vorliegen beider Major- und von 1 Minor-Kriterium oder von 1 Major- und 2 Minor-Kriterien notwendig.

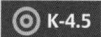

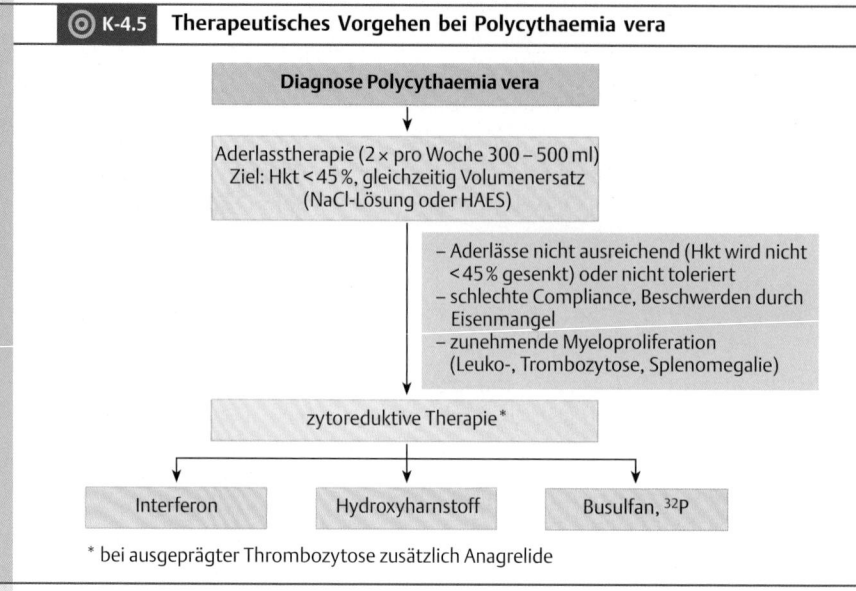

K-4.5 Therapeutisches Vorgehen bei Polycythaemia vera

Diagnose Polycythaemia vera

↓

Aderlasstherapie (2 × pro Woche 300 – 500 ml)
Ziel: Hkt < 45 %, gleichzeitig Volumenersatz
(NaCl-Lösung oder HAES)

– Aderlässe nicht ausreichend (Hkt wird nicht
   < 45 % gesenkt) oder nicht toleriert
– schlechte Compliance, Beschwerden durch
   Eisenmangel
– zunehmende Myeloproliferation
   (Leuko-, Trombozytose, Splenomegalie)

zytoreduktive Therapie*

↓   ↓   ↓

Interferon   Hydroxyharnstoff   Busulfan, ^{32}P

* bei ausgeprägter Thrombozytose zusätzlich Anagrelide

(s. Lehrbücher der Hämatologie) inklusive Bestimmung der Erythrozytenmenge geprüft werden.

Therapie: Eine Behandlung ist i. d. R. nur erforderlich, wenn der Hkt > 50 % steigt oder wenn Beschwerden bestehen. Das therapeutische Vorgehen zeigt Tab. **K-4.5**. Das Ziel der **Aderlasstherapie** ist sowohl den Hkt-Wert zu senken, als auch einen Eisenmangel zu induzieren. Dies bremst die pathologisch gesteigerte Erythropoese. Führt der Eisenmangel jedoch zu Beschwerden (Plummer-Vinson-Syndrom, Pica [s. S. 1163], massive reaktive Thrombozytose mit Thromboserisiko) muss die Aderlassfrequenz gesenkt werden und ergänzend die Umstellung auf eine zytoreduktive Therapie erfolgen.

Zur **Zytoreduktion** wird insbesondere **bei jüngeren Patienten IFN-α** eingesetzt, da es im Gegensatz zu den anderen u. g. zytoreduktiven Wirkstoffen keine Leukämie verursacht.

Bei **älteren Patienten** ist **Hydroxyharnstoff** (10–30 mg/kgKG/d) das Mittel der Wahl. Bei Unverträglichkeit kann alternativ **Busulfan** gegeben werden (4–6 mg/d), das jedoch schlecht steuerbar ist. Bei alten Patienten mit mangelnder Compliance ist aufgrund der langen Wirkdauer (1–2 Jahre) ^{32}P indiziert. Steht die **Thrombozytose** klinisch im Vordergrund, kann zusätzlich **Anagrelid** eingesetzt werden (s. S. 1206).

Zur Thromboseprophylaxe verabreicht man **Azetylsalizylsäure** (ASS 100 mg/d). ASS ist auch bei Erythromelalgie wirksam. Bei Hyperurikämie wird **Allopurinol** eingesetzt, bei Magen- und Duodenalulzera **PPI** (hier Vorsicht bei ASS-Gabe!).

Verlauf und Prognose: Haupttodesursache sind Thrombosen und Blutungen. Mit Therapie beträgt die mittlere Überlebenszeit 10 Jahre, ohne Therapie 1,5–3 Jahre. Bei bis zu 15 % der Patienten entwickelt sich eine zunehmende Knochenmarkfibrose und -insuffizienz mit Anämie, Thrombozytopenie und Größenzunahme der Milz. Diese sog. Spent-Phase entspricht der Spätphase einer OMF und kann in eine AML münden. Das Leukämierisiko liegt bei alleiniger Aderlasstherapie bei 1 %, bei zusätzlicher Therapie mit Hydroxyharnstoff bei 5 %.

Therapie: bei Hkt > 50 % oder bei Beschwerden. Zum therapeutischen Vorgehen s. Tab. **K-4.5**. **Aderlässe** senken den Hkt und rufen Eisenmangel hervor, der die Erythropoese hemmt. Bei Eisenmangelsymptomen Senkung der Aderlassfrequenz oder Beginn einer zytoreduktiven Therapie.

Zur **Zytoreduktion** wird v. a. **bei jüngeren Patienten IFN-α** (kein Leukämierisiko!) gegeben.

Bei **älteren Patienten** ist **Hydroxyharnstoff** das Mittel der Wahl, bei Unverträglichkeit **Busulfan**. Bei alten Patienten mit mangelnder Compliance ist ^{32}P, bei ausgeprägter **Thrombozytose** ist zusätzlich **Anagrelid** (s. S. 1206) indiziert.

Zur Thromboseprophylaxe und bei Erythromelalgie gibt man **ASS**, bei Hyperurikämie Allopurinol, bei Magen- und Duodenalulzera **PPI**.

Verlauf und Prognose: Haupttodesursache sind Thrombosen und Blutungen. Einige Patienten entwickeln eine Knochenmarkinsuffizienz (Spent-Phase, entspricht der Spätphase der OMF), die schließlich in eine AML übergehen kann.

▶ **Klinischer Fall:** Die 72-jährige Patientin erlitt vor 7 Jahren einen Schlaganfall mit rechtsseitiger armbetonter Hemiparese und motorischer Aphasie. Die Parese bildete sich unter Therapie vollständig zurück, eine leichte Sprachstörung blieb jedoch bestehen. Bei der jetzigen stationären Aufnahme klagt die Patientin über starke Kopfschmerzen, eine Zunahme der Sprachstörung, Schwäche und „Blutungen in die Augen". Es finden sich eine hochgradige Plethora der Haut und Schleimhäute sowie eine Zyanose der Lippen und der Ohrmuscheln.

Der Blutdruck beträgt 230/110 mmHg, der Hkt 64 %, der Hb 21 g/dl. Es bestehen eine Leukozytose von 20 000/μl und eine Thrombozytose von 975 000/μl. Die Milz überragt den linken Rippenbogen um Handbreite. Die Patientin wird mit einigen Aderlässen behandelt und auf Hydroxyharnstoff eingestellt (anfangs 2 × 500 mg/d, dann 1 × 500 mg/d p. o. als Erhaltungstherapie). Nach nunmehr 6-jähriger Behandlung fühlt sich die Patientin wohl. Sie benötigt kein Antihypertonikum. Die Milz ist nicht mehr tastbar.

4.2.3 Essenzielle Thrombozythämie (ET)

▶ **Definition:** Erkrankung aus dem Formenkreis der myeloproliferativen Syndrome mit starker Vermehrung der Thrombozyten.

◀ **Definition**

Epidemiologie: Die Inzidenz der ET beträgt 1–2 : 100 000/Jahr. Da die Lebenserwartung der Patienten jedoch kaum beeinträchtigt wird, ist die Prävalenz höher als bei anderen MPS.

Epidemiologie: Die ET ist selten, aber häufiger als andere MPS.

Ätiopathogenese: Bei 50 % der Patienten ist die autonome Thrombozytenproliferation auf eine **Mutation der Janus-Kinase 2 (JAK2)** zurückzuführen (S. 1202), bei den Übrigen ist die Ursache unbekannt.

Ätiopathogenese: 50 % der Patienten weisen eine **JAK2-Mutation** auf, bei den Übrigen ist die Ursache unbekannt.

Klinik: Viele Patienten sind asymptomatisch, und die Thrombozytose fällt bei einer Routine-Blutuntersuchung auf. Bei ⅓ führt die hohe Thrombozytenzahl zu einer Mikrozirkulationsstörung, die sich als **Kopfschmerzen, Schwindel, Erythromelalgie** (Rötung und brennende Parästhesien an Händen und Füßen bei Erwärmung) und **akrale Gangrän** äußert. 10–30 % der Patienten weisen infolge der Thrombozytose **Thrombosen** (z. T. in atypischer Lokalisation: Portalvenen- oder ZNS-Venenthrombose) und **Blutungen** auf. Letztere treten insbesondere bei massiver Thrombozytose auf, da dann i. d. R. die Thrombozytenfunktion gestört ist und außerdem die vielen Thrombozyten dem Plasma von-Willebrand-Faktor entziehen (erworbenes von-Willebrand-Syndrom). Eine Hepatosplenomegalie spricht eher gegen eine ET.

Klinik: Häufig fällt die Thrombozytose nur zufällig auf. Andere Patienten haben **Kopfschmerzen, Schwindel, Erythromelalgie**, wieder andere entwickeln **Thrombosen** und **Blutungen**. Blutungen treten insbesondere bei massiver Thrombozytose auf. Eine Hepatosplenomegalie spricht eher gegen eine ET.

Diagnostik und Differenzialdiagnose: Leitsymptom ist eine **Thrombozytenzahl > 450 000/µl**, zudem haben die Thrombozyten **bizarre Formen** und **Größen**. Diagnosekriterien sind in Tab. **K-4.8** dargestellt.

Die wichtigsten **Differenzialdiagnosen** sind **reaktive Thrombozytose** und **andere MPS**. Das differenzialdiagnostische Vorgehen zeigt Abb. **K-4.6**. Anders als bei einer Entzündung bzw. Infektion sind die Leukozytenzahl und das Differenzialblutbild unauffällig. Im Gegensatz zur CML ist die Aktivität der ALP nicht vermindert. Die weitere Abgrenzung zur CML und anderen MPS erfolgt durch Knochenmarkpunktion. Die Knochenmarkbiopsie zeigt vermehrt zytoplasmareiche Megakaryozyten mit großen, schlanken, hyperlobulierten, hirschgeweihförmigen Kernen.

Diagnostik und Differenzialdiagnose: wegweisend ist eine **Thrombozytenzahl > 450 000/µl**. Zu Diagnosekriterien s. Tab. **K-4.8**.
Die wichtigsten **Differenzialdiagnosen** sind **reaktive Thrombozytose** und **andere MPS**. Zum differenzialdiagnostischen Vorgehen siehe Abb. **K-4.6**. Im Knochenmark findet man vermehrt zytoplasmareiche Megakaryozyten mit hirschgeweihförmigen Kernen.

Therapie: Das Thromboembolierisiko korreliert mit dem Alter und der Thrombozytenzahl (Tab. **K-4.9**). Bei **Niedrigrisikopatienten** sind Thromboembolien nicht häufiger als in der gesunden Normalbevölkerung, meist reicht eine „watch and wait"-Strategie. Bei der **Intermediärgruppe** müssen die **Risikofaktoren** (Rauchen, Übergewicht) **ausgeschaltet** werden. Hier wird **ASS** (100 mg/d)

Therapie: Das Thromboembolierisiko korreliert mit dem Alter und der Thrombozytenzahl (Tab. **K-4.9**). Bei **niedrigem Risiko** sind **Kontrolluntersuchungen** ausreichend. Patienten mit **intermediärem**

☰ K-4.8	Diagnosekriterien bei Essenzieller Thrombozythämie (ET)

Diagnostische Maßnahme	Befund
1. Thrombozytenzahl	chronisch > 450 000/µl
2. Knochenmarkstanze	verstärkte megakaryozytäre Proliferation
3. Ausschluss anderer MPS/hämatologischer Erkrankungen:	
▪ Ausschluss PV	normales Hämoglobin und Ferritin
▪ Ausschluss CML	kein Ph⁺-Chromosom, normale oder nur gering erhöhte Leukozyten
▪ Ausschluss OMF	keine oder höchstens minimale Retikulinfibrose in der Knochenmarkstanze
▪ Ausschluss MDS	KM-Punktion, Fehlen von Blasten
4. Nachweis von JAK 2 oder eines anderen klonalen Markers.	wenn JAK 2 nicht nachweisbar → Ausschluss einer sekundären Thrombozytose (z. B. bei Entzündung, Infektion, Tumor, Lymphom, rheumatischer Erkrankung, Z. n. Splenektomie)

Die Diagnose ET fordert alle 4 Kriterien. Es kann nicht ausgeschlossen werden, dass ein Patient gleichzeitig eine der unter 4. genannten Differenzialdiagnosen hat und unabhängig davon eine JAK2-negative ET entwickelt (selten). Dann müssen alle Kriterien 1–3 erfüllt sein.

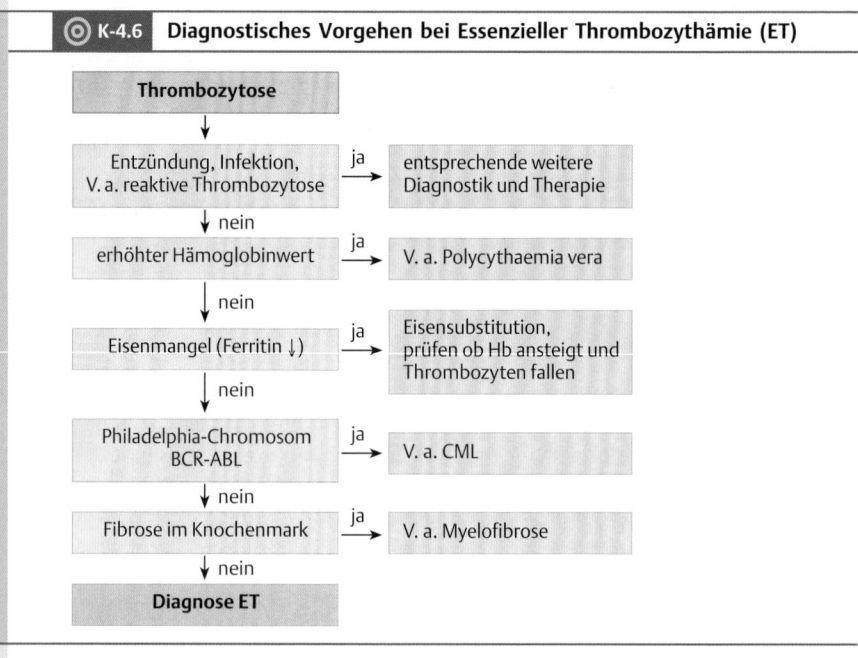

◎ **K-4.6** Diagnostisches Vorgehen bei Essenzieller Thrombozythämie (ET)

≡ **K-4.9** Thromboembolierisiko bei Essenzieller Thrombozythämie (ET)

Risikogruppe	Risikofaktoren
niedrig	Alter < 60 Jahre + keine Thrombose in der Vorgeschichte + Thrombozytenzahl < 1 500 000/µl + keine kardiovaskulären Risikofaktoren (z. B. Rauchen, Übergewicht)
mittel	Alter < 60 Jahre + Thrombozyten > 1 500 000/µl und/oder kardiovaskuläre Risikofaktoren
hoch	Alter > 60 Jahre und/oder Thrombose in der Vorgeschichte (unabhängig vom Alter)

Risiko müssen **Risikofaktoren ausschalten** und **ASS** einnehmen. Bei **hohem Risiko** ist **zusätzlich** eine **zytoreduktive Therapie** indiziert. **IFN-α** ist ebenfalls wirksam, hat jedoch häufig Nebenwirkungen. **Anagrelid** senkt die Thrombozytenzahl selektiv und wird gut vertragen. Bei **Erythromelalgie** ist ASS hilfreich.

zur Risikoreduktion empfohlen. Bei **Hochrisikopatienten** sollte man **zusätzlich** mit einer **zytoreduktiven Therapie** (z. B. Hydroxyharnstoff) beginnen (Ziel: Senkung der Thrombozyten < 400 000/µl). Problematisch ist bei Gabe von Hydroxyharnstoff jedoch v. a. bei jungen Patienten das bisher nicht sicher ausgeschlossene Leukämierisiko. **IFN-α** erreicht ebenfalls eine Senkung der Thrombozyten, wird wegen seiner Nebenwirkungen (allerdings kein Leukämierisiko) aber nur mäßig toleriert. Neuerdings steht der Wirkstoff **Anagrelid** zur Verfügung (0,5 mg 3–5 ×/d). Er senkt selektiv die Thrombozytenzahl und wird meist gut vertragen. Der einzige Nachteil ist, dass die Tabletteneinnahme relativ pünktlich (z. B. alle 6 h) erfolgen muss. Auch das Risiko für Blutungen steigt mit der Thrombozytenzahl (s. o.). Bei hohen Thrombozytenzahlen (z. B. > 1,5 Mio.) sollte man ASS meiden, weil es die Blutungsneigung verstärkt. Bei **Erythromelalgie** ist ASS hilfreich.

Prognose: Selten Übergang in eine OMF oder AML, ansonsten fast normale Lebenserwartung.

Prognose: Bei 1–4 % der Patienten geht die ET in eine Osteomyelofibrose (OMF) oder in eine AML über. Bei den übrigen Patienten ist die Lebenserwartung jedoch kaum eingeschränkt.

4.2.4 Osteomyelofibrose (OMF)

4.2.4 Osteomyelofibrose (OMF)

▶ Synonyme

▶ **Synonyme:** Osteomyelosklerose, chronische idiopathische Myelofibrose, agnogenic myeloid metaplasia.

▶ Definition

▶ **Definition:** Erkrankung aus dem Formenkreis der chronischen myeloproliferativen Syndrome. Das hämatopoetische Knochenmark wird zunehmend durch Bindegewebe (Myelofibrose) ersetzt, gleichzeitig übernehmen Milz und Leber die (extramedulläre) Blutbildung.

Epidemiologie: Das mittlere Erkrankungsalter liegt bei 65 Jahren. Die OMF ist etwa genauso häufig wie die CML (1 : 100 000/Jahr).

Ätiopathogenese: Die Ursache der Erkrankung ist unbekannt. Radioaktive Strahlung oder Benzolderivate erhöhen die Erkrankungshäufigkeit. Bei vielen Patienten finden sich chromosomale Veränderungen. Eine **Mutation der Janus-Kinase 2 (JAK2)** wird beschrieben, ist aber seltener als bei der PV. Der relevante Defekt liegt wahrscheinlich auf der Ebene der hämatopoetischen Stammzelle, nicht bei den Fibroblasten des Knochenmarks. Die Zellen der Hämatopoese (insbesondere Megakaryozyten, Thrombozyten) enthalten potente **Wachstumsfaktoren** (z. B. PDGF, TGF-β, EGF). Man vermutet, dass bei der OMF eine pathologische Freisetzung solcher Faktoren die Fibroblasten im Knochenmark stimuliert und zum progredienten Ersatz des blutbildenden Knochenmarks durch Bindegewebe (**Myelofibrose**) führt. Die mit der OMF einhergehende **extramedulläre Blutbildung** ist weniger die Folge der mechanischen Verdrängung des blutbildenden Knochenmarks als Ausdruck der autonomen Proliferation von Vorläuferzellen der Erythro- und Granulopoese. Besonders die Milz und die Leber sind betroffen.

Klinik: Man unterscheidet 2 Krankheitsphasen: In der **präfibrotischen Phase (hyperzelluläres Stadium)** haben die Patienten keine Beschwerden oder nur eine leichte Hepatosplenomegalie und Anämie. Auffällig ist eine **Thrombozytose**. In der **fibrotischen Phase** nimmt die Anämie zu und wird symptomatisch (Leistungsknick, Belastungsdyspnoe Angina pectoris). Manchmal bestehen rezidivierende Fieberschübe und rheumatische Beschwerden. Die körperliche Untersuchung zeigt den charakteristischen **Milztumor**, der oft bis ins kleine Becken reicht. Auch die Leber kann stark vergrößert sein. In den langen Röhrenknochen kann die Kompakta verbreitert sein (**Hyperostose**) und sieht im Röntgenbild ungleichmäßig verdickt aus (Abb. **K-4.7**).

Diagnostik und Differenzialdiagnose: In der **präfibrotischen Phase** findet sich häufig eine Leuko- und Thrombozytose (DD: CML). Diagnosehinweise in der **fibrotischen Phase** sind **Milztumor**, **Blutbild** und **Blutausstrich**. Es besteht eine **normochrome Anämie** mit Anisozytose und Poikilozytose (DD: andere Erkrankungen mit Splenomegalie und Anämie, z. B. Lymphome, Leberzirrhose). Charakteristisch ist eine **Leukoerythroblastose: Dakryozyten** (tränentropfenförmige Erythrozyten) im Blutausstrich in Kombination mit **Normoblasten** (kernhaltige Vorläuferzellen der Erythropoese) und **pathologischer Linksverschiebung** (alle Vorstufen der Granulopoese). Die Thrombozyten haben z. T. bizarre Formen und Größen.

Epidemiologie: etwa gleich häufig wie CML (1 : 100 000/Jahr).

Ätiopathogenese: Die Ursache der Erkrankung ist unklar. Strahlung und Benzolderivate spielen eine Rolle. Es finden sich Chromosomenveränderungen, die jedoch unspezifisch sind. Bei einigen Patienten findet sich eine **JAK2-Mutation**. Die gestörten hämatopoetischen Zellen sezernieren **Wachstumsfaktoren**, die die Fibroblasten im Knochenmark stimulieren. Das **Knochenmark fibrosiert**. Gleichzeitig beginnt die **extramedulläre Blutbildung** (autonome Proliferation von Vorstufen der Erythro- und Granulopoese) in Milz und Leber.

Klinik: Keine Beschwerden, ggf. Hepatosplenomegalie und Anämie in der **präfibrotischen Phase (hyperzelluläres Stadium)**. Zunahme der Anämie in der **fibrotischen Phase**. Charakteristisch ist ein **Milztumor**. Evtl. besteht eine Hepatomegalie und Lymphadenopathie (extramedulläre Blutbildung). In den langen Röhrenknochen kann die Kompakta verbreitert sein (**Hyperostose**, Abb. **K-4.7**).

Diagnostik und Differenzialdiagnose: In der **präfibrotischen Phase** oft Leuko- und Thrombozytose (DD: CML). In der **fibrotischen Phase** weisen **Milztumor**, **Blutbild** und **Blutausstrich** auf eine OMF hin. Es besteht eine normochrome **Anämie**. **Leukoerythroblastose: Dakryozyten**, **Normoblasten** und **pathologische Linksverschiebung**. Die Thrombozyten haben z. T. bizarre Formen und Größen.

| K-4.7 | **Röntgenaufnahmen der Hüftgelenke bei einem 69-jährigen Mann mit OMF und Riesenmilz** |

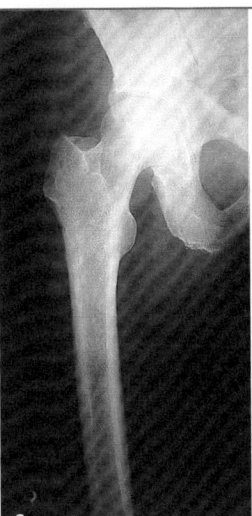 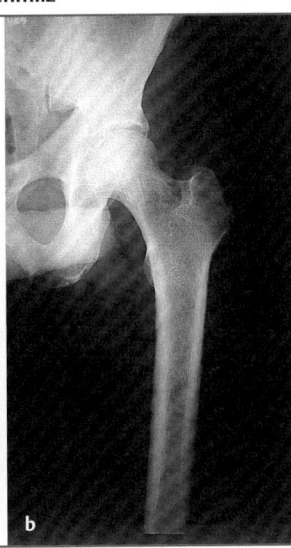

Verbreiterung der Kompakta beider Femurdiaphysen mit Einengung der Markräume (→). Der Patient starb 3 Jahre später in einer therapierefraktären Blastenkrise.

▶ Merke

▶ **Merke:** Ein Abgrenzungskriterium zur CML ist die Aktivität der alkalischen Leukozytenphosphatase, die i. d. R. normal oder stark erhöht (bei der CML dagegen vermindert) ist.

Zum Ausschluss von MPS und MDS mittels Zytogenetik muss eine **Knochenmarkpunktion** erfolgen. Die Aspiration gelingt oft nicht (**Punctio sicca**). Das Biopsat zeigt in der **Retikulinfaserfärbung** eine Fibrose.

Um die CML und andere MPS sowie myelodysplastische Syndrome mithilfe zytogenetischer Untersuchungen ausschließen zu können, muss eine **Knochenmarkpunktion** erfolgen. Hierbei registriert man zunächst einen erhöhten Knochenwiderstand. Aus den veröfeten Markräumen lässt sich kein Knochenmark aspirieren (**Punctio sicca**). Das Biopsat zeigt in der **Retikulinfaserfärbung** eine Fibrose. Dadurch ist die Diagnose gesichert.

Therapie: Bei **Anämie** gibt man **Erythropoetin**. Bleibt ein Hb-Anstieg aus, benötigt der Patient **regelmäßige Transfusionen** (**Erythrozyten-**, bei Blutungen auch **Thrombozytenkonzentrate**).

Therapie: Bei asymptomatischen Patienten wird die Therapie zurückgestellt („watch and wait"). Bei symptomatischer **Anämie** verabreicht man **Erythropoetin** (40 000 E 1 ×/Woche). Bleibt ein Hb-Anstieg nach 2 Monaten aus, kann man es durch Androgene und Steroide ersetzen. Meist benötigt der Patient jedoch **regelmäßige Erythrozytentransfusionen**, bei thrombopenischen Blutungen auch **Thrombozytenkonzentrate**.

Bei **exzessiver extramedullärer Blutbildung** oder **Leuko- und Thrombozytose** sind **Zytostatika** indiziert. Steht die **Thrombozytose** im Vordergrund, ist **Anagrelid** (s. S. 1206) geeignet.

Eine **milde zytostatische Therapie** (z. B. Hydroxyharnstoff, Busulfan) ist indiziert bei **exzessiver extramedullärer Blutbildung** mit massiver Leber- und Milzvergrößerung sowie bei **Thrombo- und Leukozytose**. Steht die **Thrombozytose** klinisch im Vordergrund, ist auch **Anagrelid** (s. S. 1206) geeignet. Die Wirksamkeit von Interferon-α (wahrscheinlich nur in der präfibrotischen Phase) und Thalidomid wird aktuell in Studien geprüft.

Bestehen weiterhin Beschwerden durch die Splenomegalie, ggf. **Splenektomie**. Die allogene **SZT** (s. S. 1256) kommt nur bei jungen Patienten infrage.

Verursacht die Splenomegalie trotz zytostatischer Therapie Beschwerden (z. B. Schmerzen, zunehmende Hämolyse, portale Hypertension), sollte die **Splenektomie** erwogen werden (Alternative: Milzbestrahlung; Cave: ggf. Zytopeniezunahme). Die **allogene Stammzelltransplantation** (SZT; s. S. 1256) als einzige kurative Option kommt nur bei wenigen jungen Patienten infrage.

Verlauf und Prognose: Herzinsuffizienz und Diabetes mellitus durch **Transfusionssiderose**. Übergang in **akute Leukämie** (bis zu 20 %).

Verlauf und Prognose: Die mittlere Lebenserwartung beträgt 3,5–5,5 Jahre. Eine **Transfusionssiderose** kann zu Herzinsuffizienz und Diabetes mellitus führen. Bei bis zu 20 % der Patienten geht die OMF in eine **akute Leukämie** über. Die **akute Myelofibrose** (Synonym: akute Panmyelose) ist eine Sonderform der OMF mit akutem Verlauf.

4.3 Myelodysplastische Syndrome (MDS)

4.3 Myelodysplastische Syndrome (MDS)

▶ Definition

▶ **Definition:** Gruppe maligner, klonaler Erkrankungen, die eine oder mehrere hämatopoetische Zellreihen betreffen. Im Gegensatz zu den ausreifenden und funktionalen Zellen bei MPS ist die Proliferation ineffektiv, d. h. die Zellen sind undifferenziert, dysplastisch und in ihrer Funktion gestört.

Epidemiologie: MDS sind häufiger als die AML. 40–50 % aller AML haben eine MDS-Vorphase. Verhältnis Männer : Frauen = 1,5 : 1. Erkrankungsgipfel: > 60 Jahre.

Epidemiologie: Da diese Erkrankungen häufig in akute Leukämien übergehen, wurden sie früher auch als **Präleukämien** bezeichnet. MDS sind häufiger als die AML. 40–50 % aller AML haben eine MDS-Vorphase. Männer sind häufiger betroffen als Frauen (1,5 : 1). Der Erkrankungsgipfel liegt bei > 60 Jahren.

Ätiopathogenese: Ursächlich ist die maligne Transformation einer Stammzelle. Risikofaktoren sind z. B. Benzol, Strahlung und Chemikalien, meist bleibt die Ursache aber unklar.

Ätiopathogenese: Ebenso wie die AML entstehen MDS aus der malignen Transformation einer frühen, myeloischen Stammzelle. Auslöser der Transformation bleiben bei den meisten Patienten unklar, nur selten gibt es anamnestische Hinweise auf Risikofaktoren (z. B. Strahlung, Benzol, Chemikalen). Bei > 50 % der Patienten sind klonale chromosomale Anomalien nachweisbar, bei sekundären MDS nach Chemotherapie oder Bestrahlung sogar in 90 % der Fälle.

Die aberranten Zellen proliferieren im Knochenmark und bilden **ineffektive, funktionsgestörte Erythrozyten, Granulo- und Thrombozyten**. Erst spät schwemmen die Zellen in das Blut aus (**leukämische Transformation**). Zur WHO-Klassifikation s. Tab. **K-4.10**.

Im Gegensatz zur AML kommt es nicht zu einer raschen Expansion und leukämischen Blastenausschwemmung. Der geschädigte Klon breitet sich zunächst im Knochenmark aus, verdrängt die normale Hämatopoese und produziert **ineffektive, in ihrer Funktion gestörte Erythro-, Granulo- und Thrombozyten**. Erst zu einem späteren Zeitpunkt kommt es zur akuten **leukämischen Transformation** (Ausschwemmung der Zellen in das Blut). MDS werden nach der WHO in unterschiedliche Subtypen eingeteilt (Tab. **K-4.10**).

≡ K-4.10	WHO – Klassifikation myelodysplastischer Syndrome	
	Befunde im peripheren Blut	**Befunde im Knochenmark**
Refraktäre Anämie (RA)	Anämie, keine oder nur vereinzelt Blasten	Dyserythropoese, < 5 % Blasten, < 15 % Ringsideroblasten
Refraktäre Anämie mit Ringsideroblasten (RARS)	Anämie, keine oder nur vereinzelt Blasten	Dyserythropoese, < 5 % Blasten, > 15 % Ringsideroblasten
Refraktäre Zytopenie mit multilinearen Dysplasien (RCMD)	Zytopenie (Bi-, Panzytopenie), keine oder nur vereinzelt Blasten, keine Auer-Stäbchen, < 1000 Monozyten/µl	Dysplasien von > 10 % der Zellen in 2 oder mehr Zellreihen, < 5 % Blasten, < 15 % Ringsideroblasten, keine Auer-Stäbchen
Refraktäre Zytopenie mit multilinearen Dysplasien (RCMD-RS)	Zytopenie (Bi-, Panzytopenie), keine oder nur vereinzelt Blasten, keine Auer-Stäbchen, < 1000 Monozyten/µl	Dysplasien von > 10 % der Zellen in ≥ 2 Zellreihen, < 5 % Blasten, > 15 % Ringsideroblasten, keine Auer-Stäbchen
Refraktäre Anämie mit Blastenexzess (RAEB-1)	Zytopenie, < 5 % Blasten, keine Auer-Stäbchen, < 1000 Monozyten/µl	Dysplasien (eine oder mehrere Zellreihen), 5–9 % Blasten, keine Auer-Stäbchen
Refraktäre Anämie mit Blastenexzess (RAEB-2)	Zytopenie, 5–19 % Blasten, + Auer-Stäbchen, < 1000 Monozyten/µl	Dysplasien (eine oder mehrere Zellreihen), 10–19 % Blasten, + Auer-Stäbchen
MDS mit del(5q)	Anämie, < 5 % Blasten, Thrombozyten normal oder erhöht	Megakaryozyten normal oder vermehrt, hypolobuliert, < 5 % Blasten, keine Auer-Stäbchen
MDS, unklassifiziert (MDS-U)	Zytopenie, keine oder nur sehr vereinzelt Blasten, keine Auer-Stäbchen	unilineare Dysplasie, nur Granulo- oder Thrombopoese, < 5 % Blasten, keine Auer-Stäbchen

Klinik: Die Beschwerden erklären sich aus der ineffektiven Hämatopoese: **Leistungsminderung** (Anämie), **Fieber** und **Infektneigung** (Leukozytopenie) sowie **Hämatome** (Thrombozytopenie).

Diagnostik: Der Erkrankungsverdacht ergibt sich zunächst aus den Befunden des **Blutbildes** (Anämie, Bi- oder Panzytopenie). Der **Blutausstrich** zeigt die Störung der Erythro-, Leuko- und Thrombopoese (Bi- oder Trizytopenie). Die **Leukozyten** sind meist vermindert und zeigen morphologische Defekte (Hypogranulierung, verminderte Myeloperoxidase-Reaktion). Die **Dyserythropoese** äußert sich quantitativ durch den verminderten Hb-Wert, qualitativ durch eine Makrozytose, Poikilozytose, basophile Tüpfelung (s. S. 1152), Pelger-Huët-Kernanomalien und „Cabot-Ringe" (blau-rote, intraerythrozytäre Fäden in Ringform als Ausdruck der gestörten Kernreifung).

Anschließend ist eine **Knochenmarkpunktion** notwendig (Diagnosesicherung und Ausschluss anderer Erkrankungen, z. B. Leukämien). Im Knochenmark ist die Zelldichte meist erhöht. Die dysplastische Erythropoese äußert sich in der gestörten Kernreifung, die manchmal an eine megaloblastäre Anämie erinnert („pseudomegaloblastäre Reifungsstörung").

Zur Abgrenzung einer starken regenerativen Erythropoese (z. B. nach Blutungen, bei Hämolyse) mit Veränderungen, die an ein MDS erinnern, sollten zur Diagnose eines MDS ≥ **10 % der Zellen** dysplastisch verändert sein. Die erhöhte Eisenspeicherung ist erkennbar an vermehrt anfallenden **Sideroblasten** und **Ringsideroblasten**. Bei bestimmten MDS-Untergruppen sind Myeloblasten vermehrt. Die Megakaryozyten zeigen häufig Veränderungen im Sinne einer Hypolobulierung.

Neben der morphologischen Diagnostik werden auch **zytogenetische Untersuchungen** veranlasst, eine komplette **Virusdiagnostik** und eine **HLA-Typisierung** sind indiziert, wenn der Patient für eine Transplantation infrage kommt.

Klinik: Leistungsminderung, Infekt- und Blutungsneigung durch ineffektive Hämatopoese.

Diagnostik: Das **Blutbild** zeigt die Verminderung der Zellen (Anämie), im **Blutausstrich** findet sich eine Bi- oder Panzytopenie. Die **Leukozyten** sind meist vermindert und in der Form gestört: Makrozytose, basophile Tüpfelung (s. S. 1152), „**Cabot-Ringe**", Pelger-Huët-Kernanomalien.

Mithilfe der **Knochenmarkpunktion** kann eine Leukämie ausgeschlossen und Dysplasien der Hämatopoese könen gezeigt werden.

Zur Abgrenzung von reaktiven Veränderungen, die an ein MDS erinnern, sollten ≥ **10 %** der Zellen im Knochenmark dysplastisch sein. Die erhöhte Eisenspeicherung erkennt man an **Sideroblasten** und **Ringsideroblasten**. Myeloblasten können vermehrt sein.

Neben die Morphologie treten **zytogenetische Untersuchungen**, **Virus-** und **HLA-Diagnostik**.

≡ K-4.11	International Prognostic Scoring System (IPSS) für MDS				
	0 Punkte	**0,5 Punkte**	**1 Punkt**	**1,5 Punkte**	**2 Punkte**
Blasten im KM (%)	< 5	5–10	–	11–20	21–30*
chromosomale Aberrationen	– Y del (5q) del (20q)	alle anderen	abn (7) komplexe Aberrationen	–	–
zytopenische Zellreihen	0/1	⅔	–	–	–
AML-Risiko	niedrig	intermediär-1		intermediär-2	
Überleben (Jahre)	20 % (5,5)	30 % (3,5)		35 % (1,5)	

* dieser Punkt entfällt neuerdings, ein MDS mit > 20 % Blasten wird als AML gewertet

Bei einem IPSS von > 2.5 Punkten besteht ein hohes AML-Risiko (45 %). Die Überlebensrate beträgt 0,5 Jahre.

Differenzialdiagnose: Abgrenzung zu Leukämien, MPS, Autoimmun-, Virus-erkrankungen, Vitaminmangel und toxischen Störungen (z. B. Alkohol, Medikamente).

Therapie: Diese ist zunächst rein symptomatisch und supportiv: Gabe von Erythrozyten- und Thrombozytenkonzentraten, ggf. Antibiotika. Durch **Erythropoetin** kann bei ca. 25 % der Patienten ein Hämoglobinanstieg erreicht werden, **G-CSF** erhöht die Leukozyten und senkt das Infektionsrisiko.

Der **IPSS-Score** (s. Tab. **K-4.11**) definiert Hochrisiko-Gruppen, die für eine **Chemotherapie** oder eine **Transplantation** infrage kommen.

Bei den wenigen jüngeren Patienten unbedingt die Möglichkeit einer allogenen **Transplantation** prüfen! **Immunsuppressiva** können manchmal klinische Verbesserungen erreichen.
Eine Reihe von neuen Substanzen, insbesondere Inhibitoren der **DNA-Methylierung**, werden aktuell in Studien geprüft.

Verlauf und Prognose: Der Krankheitsprogress ist sehr unterschiedlich. ⅓ der Patienten verstirbt an Blutungen, ⅓ an Infektionen und ⅓ entwickelt eine akute Leukämie. Bei älteren Patienten resultiert aufgrund der zahlreichen Transfusionen eine Siderose mit entsprechenden kardialen Nebenwirkungen.

Differenzialdiagnose: Wichtig ist die Abgrenzung akuter Leukämien (10 % beginnen mit einer Leukozytopenie!), von MPS, Autoimmunerkrankungen, Virusinfektionen (z. B. HIV), Vitaminmangelzuständen, Giftstoffen (z. B. Arsen, Alkohol) und bestimmten Medikamenten (z. B. MTX, Zytostatika).

Therapie: Die Behandlung ist zunächst **symptomatisch** und supportiv: Bei Anämie Erythrozytenkonzentrate, bei thrombopenischen Blutungen Thrombozyten, bei Infektionen Antibiotika. Durch **Erythropoetin** kann bei ca. 25 % der Patienten ein Hämoglobinanstieg erreicht werden. **G-CSF** erhöht die Leukozyten und senkt das Infektionsrisiko. Die Kombination von Erythropoetin und G-CSF wirkt synergistisch mit oft deutlicher klinischer Verbesserung. Die Entwicklung von Thrombozytenwachstumsfaktoren (z. B. IL-11, TPO, Eltrombopag) ist bisher nicht über erste klinische Erprobungen hinausgekommen.
Intensivere therapeutische Maßnahmen sollten vom Alter des Patienten und vom individuellen Risiko abhängig gemacht werden. Zur Risikoeinschätzung dienen die **WHO-Klassifikation** und der **Internationale Prognose-Score (IPSS**; s. Tab. **K-4.11**).
Bei den wenigen jüngeren Patienten sollte unbedingt die Möglichkeit einer allogenen **Transplantation** geprüft werden. Die Therapie mit **Immunsuppressiva** (z. B. Cyclosporin, Antithymozyten-Globulin) zeigt manchmal klinische Verbesserungen. Inhibitoren der **DNA-Methylierung** bieten eine neue, viel versprechende Therapieoption. MDS-Blasten methylieren die DNA und blockieren dadurch die Expression von Differenzierungs- und Tumor-Suppressor-Genen. Die Wirkstoffe Azacytidin und Deoxycytidin wirken der DNA-Methylierung entgegen und heben den Differenzierungsblock wieder auf.

Verlauf und Prognose: Chemotherapien analog den Kombinationstherapien bei AML erreichen Ansprechraten von 50–60 %, danach kommt es jedoch bei fast allen Patienten (ca. 90 %) wieder zu einem Rezidiv des MDS. Der Krankheitsprogress ist sehr unterschiedlich. Es gilt die Faustregel: ⅓ der Patienten verstirbt an Blutungen, ⅓ an Infektionen und ⅓ durch Transformation in eine AML. Besonders MDS-Patienten mit > 5 % Blasten im Knochenmark (RAEB-1, -2) haben ein hohes AML-Risiko (30–70 %). Bei < 5 % Blasten (RA, RARS) treten andere Risiken in den Vordergrund: Blutungen, Infektionen und Transfusionssiderose. Bei älteren Patienten kommt es v. a. durch die Transfusionshämosiderose zu Nebenwirkungen (ggf. frühzeitige Desferoxamin-Therapie).

Internet-Link: www.mds-foundation.com.

4.4 Leukämien

▶ **Definition:** Maligne Erkrankungen der hämatopoetischen Zellen durch ungehemmte Proliferation von Leukozyten oder unreifen hämatopoetischen Vorläuferzellen.

Folge der klonalen Expansion ist eine **Verdrängung der normalen Blutbildung im Knochenmark** sowie eine **Ausschwemmung pathologischer Zellen ins Blut**. Leukämien zeichnen sich durch eine Vermehrung von Leukozyten oder unreifen Blasten im peripheren Blut aus.

Einteilung: Klinisch werden **chronische** Formen (**C**ML, **C**LL), die sich langsam über Wochen und Monate entwickeln von **akuten** Formen (**A**ML, **A**LL) abgegrenzt (s. u.). Morphologisch, immunologisch, zyto- und molekulargenetisch werden **Leukämien** mit **myeloischer** (Zellen der Granulo-, seltener der Erythro- und Thrombopoese) von **Leukämien** mit **lymphatischer** Differenzierung unterschieden. Nach dem mikroskopischen Erscheinungsbild der pathologisch veränderten Leukozyten werden **reifzellige** von **unreifzelligen** Formen abgegrenzt. Die Bezeichnung Leukämie (= weißes Blut) ist nicht immer glücklich, da bei einem Teil der Patienten **aleukämische Verlaufsformen** mit normalen oder sogar erniedrigten Leukozytenwerten im peripheren Blut vorkommen.

4.4.1 Akute Leukämien

Akute Leukämien führen unbehandelt innerhalb weniger Wochen zum Tod.

Einteilung: Man unterscheidet folgende Gruppen:
- akute Leukämien mit **myeloischer Differenzierung** (AML, s. S. 1215)
- akute Leukämien mit **lymphatischer Differenzierung** (ALL, s. S. 1220)
- akute **undifferenzierte** Leukämien (AUL) tragen weder Zeichen der myeloischen noch der lymphatischen Reihe, **biphänotypische Leukämien** sind durch Merkmale beider Reihen gekennzeichnet. Diese Fälle sind jedoch sehr selten und werden hier nicht näher besprochen.

Epidemiologie: ca. 1 % aller neoplastischen Erkrankungen. Bei Erwachsenen sind 80 % der akuten Leukämien myeloisch, 20 % lymphatisch; bei Kindern ist das Verhältnis umgekehrt (90 % lymphatisch, 10 % myeloisch).

Ätiopathogenese: In der Mehrzahl der Fälle ist die Ursache unklar. Einige Risikofaktoren sind jedoch bekannt (1–2 % der Fälle):
- **Erbkrankheiten** (z. B. Down-Sydrom, Fanconi-Anämie, Bloom-Syndrom, Wiskott-Aldrich-Syndrom, Ataxia teleangiectatica): Bei **eineiigen Zwillingsgeschwistern** von AML-Patienten ist das Risiko erhöht, ebenfalls eine Leukämie zu entwickeln.
- **ionisierende Strahlen:** Nach der Atombombenexplosion von Hiroshima und Nagasaki traten akute (v. a. bei jüngeren Personen) und chronische Leukämien (v. a. bei älteren Personen) häufiger auf. Auch therapeutische Strahlenexposition (ankylosierende Spondylitis, Polycythaemia vera, Krebs- und Lymphomtherapie) erhöht das Risiko.
- **Giftstoffe und Zytostatika:** Benzole, -derivate, Zytostatika (insbesondere Alkylanzien, Anthrazykline, Topoisomerase-II-Inhibitoren) bzw. die Kombination von Chemotherapie und Bestrahlung im Rahmen der Therapie von Karzinomen und hämatologischen Neoplasien stellen ein Risiko dar. Die Häufigkeit einer sekundären Leukämie nach Therapie des Morbus Hodgkin beträgt z. B. 3–5 % (Erkrankungsgipfel nach 4–5 Jahren).
- **Erkrankungen:** myeloproliferative (MPS) und myelodysplastische Syndrome (MDS), aplastische Anämien und die PNH können in eine akute Leukämie übergehen.

Klinik: Die klinischen Symptome resultieren v. a. aus der **Verdrängung der gesunden Hämatopoese** im Knochenmark. Typische Leukämie-Symptome sind

Folge der klonalen Expansion ist eine **Verdrängung der normalen Blutbildung im Knochenmark** sowie eine **Ausschwemmung pathologischer Zellen ins Blut**.

Einteilung: Klinisch werden **chronische** (**C**ML, **C**LL) von **akuten** Formen (**A**ML, **A**LL) abgegrenzt. Morphologisch, immunologisch, zyto- und molekulargenetisch werden Leukämien mit **myeloischer** von Leukämien mit **lymphatischer Differenzierung** unterschieden. Nach dem Reifegrad differenziert man reifzellige von unreifzelligen Formen. Selten sind **aleukämische Verlaufsformen**.

4.4.1 Akute Leukämien

Diese führen unbehandelt innerhalb weniger Wochen zum Tod.

Einteilung: Man unterscheidet:
- akute Leukämien mit **myeloischer Differenzierung** (AML, s. S. 1215)
- akute Leukämien mit **lymphatischer Differenzierung** (ALL, s. S. 1220).
- akute **undifferenzierte Leukämien** (AUL)/ **biphänotypische Leukämien** (sehr selten).

Epidemiologie: Ca. 1 % aller neoplastischen Erkrankungen. Bei Erwachsenen sind 80 % myeloisch, 20 % lymphatisch.

Ätiopathogenese: Meistens ist die Ursache unklar. Bekannte Risikofaktoren sind:
- **Erbkrankheiten:** Bei **eineiigen Zwillingsgeschwistern** von AML-Patienten ist das Leukämierisiko erhöht.
- **ionisierende Strahlen:** Gehäuftes Auftreten von Leukämien nach Atombombenexplosion. Auch therapeutische Strahlenexposition erhöht das Risiko.
- **Giftstoffe und Zytostatika:** Benzole und -derivate, Zytostatika sowie die Kombinationschemotherapie mit Bestrahlung stellen ein Risiko dar.
- **Erkrankungen:** Übergang in akute Leukämie bei MPS, MDS, aplastischer Anämie und PNH.

Klinik: Typische Symptome sind **Leistungsabfall, Anämie, Fieber** und **Blutungszeichen**. Es kommt zu **bakteriellen**

K-4.8 Klinik der akuten Leukämien

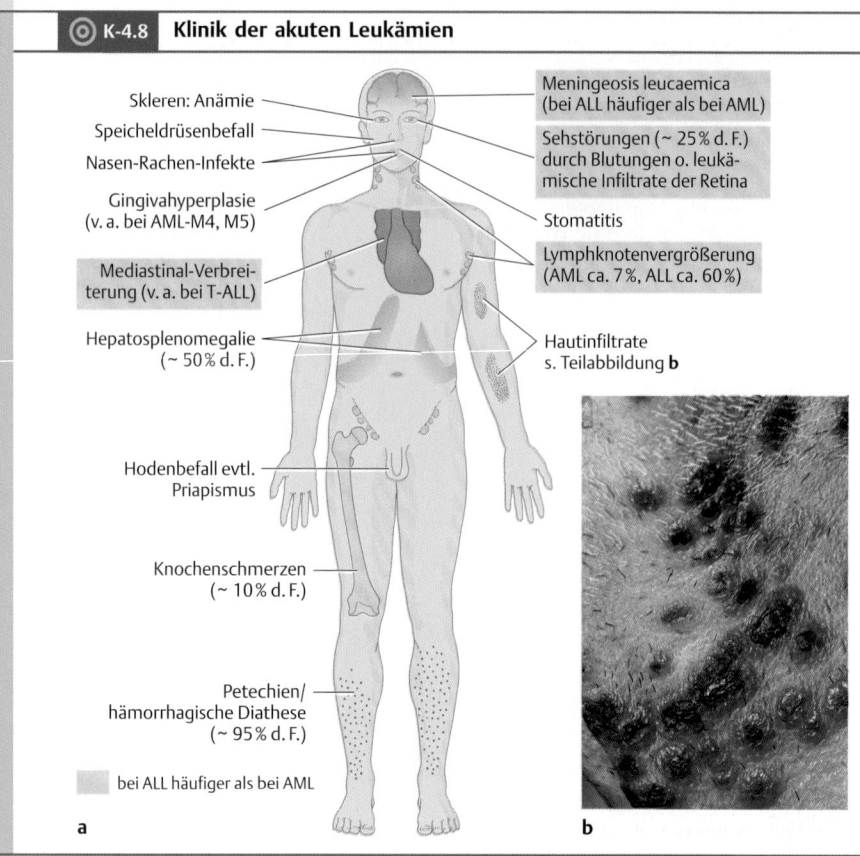

Skleren: Anämie
Speicheldrüsenbefall
Nasen-Rachen-Infekte
Gingivahyperplasie (v. a. bei AML-M4, M5)
Mediastinal-Verbreiterung (v. a. bei T-ALL)
Hepatosplenomegalie (~ 50% d. F.)
Hodenbefall evtl. Priapismus
Knochenschmerzen (~ 10% d. F.)
Petechien/ hämorrhagische Diathese (~ 95% d. F.)

Meningeosis leucaemica (bei ALL häufiger als bei AML)
Sehstörungen (~ 25% d. F.) durch Blutungen o. leukämische Infiltrate der Retina
Stomatitis
Lymphknotenvergrößerung (AML ca. 7%, ALL ca. 60%)
Hautinfiltrate s. Teilabbildung b

bei ALL häufiger als bei AML

a

b

Infekten sowie zu Pneumonie, Pyelonephritis und Enterokolitis. Die Thrombozytopenie führt zu **Zahnfleischbluten**, **Petechien** und **Hämatomneigung**. Gegebenenfalls Infiltration von Organen, häufig sind Leber und Milz vergrößert. Ein **Leukostasesyndrom** (s. S. 1202) ggf. mit Priapismus kann entstehen. Zu den wichtigsten Symptomen s. Abb. **K-4.8**.

Diagnostik: Leukämien werden mittels Zytochemie, Immunphänotypisierung, zytogenetischer und molekulargenetischer Diagnostik in **Subgruppen** eingeteilt (s. Tab. **K-4.13**, **K-4.18**, **K-4.19**, **K-4.20**). Eine diagnostische Sequenz ist in Abb. **K-4.9** dargestellt.

Therapieprinzipien

Die Therapie ist aufwendig und sollte nur in hämatologisch-onkologischen Zentren erfolgen.

Zytostatische Therapie:
- **Induktionstherapie** (Ziel: Erreichen einer kompletten Remission; s.Abb. **K-4.10**): Initiale Senkung der Blastenzahl. Da die Patienten eine Phase der **Knochenmarkaplasie** durchlaufen, muss eine entsprechende **Infektions-**

Leistungsabfall, Anämie mit Belastungsdyspnoe und Schwäche, **Fieber** und **Blutungszeichen**. Durch das Fehlen reifer, funktionstüchtiger Granulozyten kommt es zu **bakteriellen Infekten** (v. a. im Mund- und Rachenraum, perianal). Pneumonie, Pyelonephritis und Enterokolitis werden ebenso beobachtet wie Pilzinfektionen (Soor bei Infektion mit Candida albicans). Rasch kann sich eine Sepsis entwickeln. Aufgrund der Thrombozytopenie entstehen **Zahnfleischbluten**, **Petechien** und **Hämatomneigung**. Weiterhin kann es zur Infiltration von Organen kommen, häufig sind Leber und Milz vergrößert (Hepatosplenomegalie). Bei hohen Leukozytenzahlen kann ein **Leukostasesyndrom** (s. S. 1202) ggf. mit Priapismus entstehen. Zu den wichtigsten Symptomen s. Abb. **K-4.8**.

Diagnostik: Eine diagnostische Sequenz bei V.a. eine akute Leukämie zeigt Abb. **K-4.9**. Zytochemie, Immunphänotypisierung, zytogenetische und molekulargenetische Diagnostik dienen der Einteilung der Leukämien in **Subgruppen** zur gezielten Therapie und differenzierten Prognose (s. Tab. **K-4.13**, **K-4.18**, **K-4.19**, **K-4.20**). Sonographie, CT, MRT und Liquorpunktion dienen der Diagnostik von Organmanifestationen (s. Abb. **K-4.9**).

Therapieprinzipien

Die Therapie ist aufwendig und kann nur in hämatologisch-onkologischen Schwerpunktkliniken erfolgen. Sie richtet sich nach der Art der Leukämie und der individuellen Risikosituation des Patienten. Näheres siehe einzelne Krankheitsbilder.

Zytostatische Therapie: Diese verläuft in verschiedenen Phasen.
- **Induktionstherapie** (Ziel: Erreichen einer kompletten Remission; s. Abb. **K-4.10**): In dieser initialen Therapiephase wird das Wachstum der leukämischen Population gestoppt und die Zahl der Blasten durch eine Kombinations-Chemotherapie idealerweise unter die mikroskopische Nachweisgrenze gesenkt (gleichzeitig werden jedoch auch die Reste der regulären Hämatopoese gehemmt). Da die Patienten eine Phase der **Knochenmarkapla-**

K-4.9 Diagnostische Sequenz bei Verdacht auf eine akute Leukämie

K-4.9

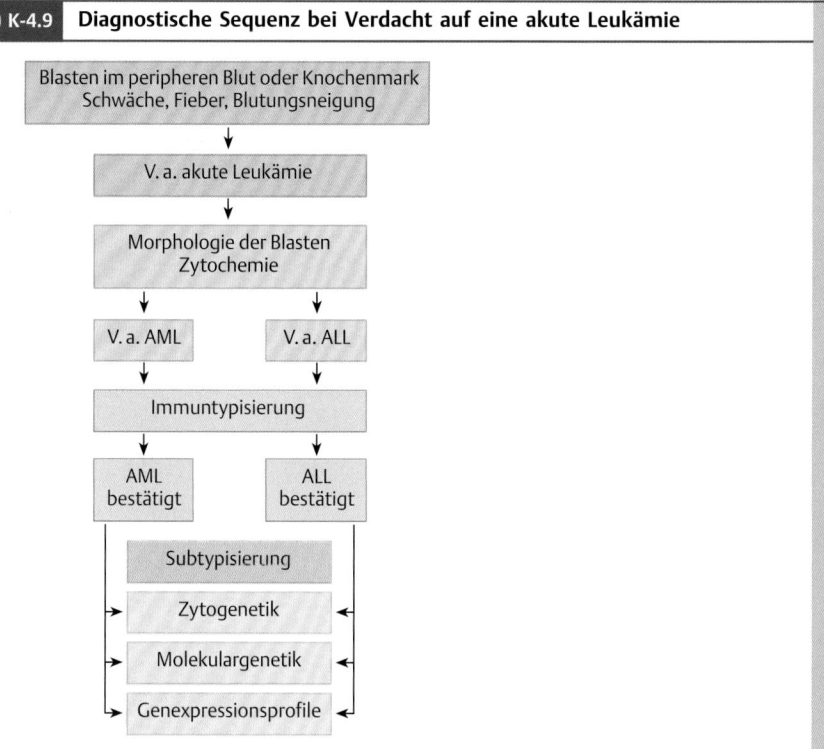

K-4.10 Reduktion der Blastenzahl

Hämatologisch komplette Remission: Die Blastenzahl wurde durch die Therapie bis unter die mikroskopische Nachweisgrenze reduziert. **Molekular komplette Remission:** Die Blastenzahl wurde durch die Therapie bis unter die Nachweisgrenze einer PCR reduziert. Je tiefer die Blastenzahl gesenkt wurde, umso länger ist die Dauer bis zum Auftreten eines Rezidivs. Bei PCR-Negativität besteht die Chance, dass eine Heilung erreicht wird.

sie durchlaufen, muss eine entsprechende **Infektionsprophylaxe** gewährleistet sein (Tab. **K-4.12**, S. 1214). Meist werden 2 intensive Zyklen der Induktionstherapie durchgeführt

- **Konsolidierungstherapie** (Ziel: Stabilisierung einer Remission): Wenn durch die Induktion eine komplette Remission erreicht wurde und sich der Patient von den Komplikationen der Leukämie (und der Therapie) erholt hat, wird durch 2–3 Konsolidierungs-Zyklen die Blastenzahl im Knochenmark weiter reduziert. Dabei kommen nichtkreuzresistente Zytostatika zum Einsatz.
- **Erhaltungstherapie** (Ziel: Vermeidung eines Rezidivs): nach Ende der Konsolidierung wird bei ALL häufig eine milde Chemotherapie über 1–2 Jahre fortgesetzt. Bei der AML hat sich dieses Vorgehen nicht bewährt.
- **Rezidivtherapie:** Leider sind Rezidive immer noch häufig. Die Wahl der Medikamente richtet sich nach dem Allgemeinzustand des Patienten, der Vortherapie und ob das Rezidiv kurz oder lange nach Ende der ersten Therapie auftritt.

prophylaxe gewährleistet sein (Tab. **K-4.12**, S. 1214).

- **Konsolidierungstherapie** (Ziel: Stabilisierung einer Remission): weitere Reduktion der Blasten im Knochenmark durch 2–3 weitere Chemotherapiezyklen mit nichtkreuzresistenten Zytostatika.
- **Erhaltungstherapie** (Ziel: Vermeidung eines Rezidivs): bei ALL im Anschluss an Konsolidierung.
- **Rezidivtherapie:** Die Medikamentenwahl erfolgt nach dem Allgemeinzustand des Patienten, der Vortherapie und dem Zeitpunkt der Rezidivmanifestation.

K-4.12   Stomatitis- und Infektprophylaxe bei neutropenischen Patienten

Maßnahmen	*Anwendung*
Stomatitisprophylaxe	
■ Mundspülung mit Panthenol, Chlorhexidin oder Tee (ohne Zucker)	6–8 × tgl.
■ Amphotericin B-Suspension (z. B. Ampho-Moronal) im Mund verteilen, dann schlucken oder Fluconazol-Tabletten	Amphotericin-B-Suspension 4 × tgl.
■ Betupfen von Mucosaläsionen mit Gentianaviolett	nach Bedarf
Infektprophylaxe	
■ allgemeine Maßnahmen: Isolation in 1- oder 2-Bett-Zimmer, Mundschutz, Handschuhe, Schutzkittel für Personal und Besucher (Umkehrisolation), steriler Umgang mit zentralen Zugängen (z. B. Hickman-Kather, Port-Systeme)	
■ Laktulose (für regelmässigen, weichen Stuhlgang), zur Entfernung von Darmkeimen	2–3 × tgl.
■ Co-Trimoxazol, Ciprofloxacin oder Levofloxacin	2 × tgl.
■ G-CSF (Neupogen, Granocyte, Neulasta)	1 × tgl. (Neulasta meist nur 1 ×/Zyklus)
Beginn aller Maßnahmen mit Beginn der Therapie; Ende, wenn Neutrophile > 1000/µl	

Supportivtherapie: s. Tab. **K-4.12**.

Stammzelltransplantation (SZT): Sie sollte für Hochrisiko-Patienten erwogen werden und für Patienten, bei denen mit der konventionellen Therapie keine ausreichende Blastenreduktion erreicht werden kann (s. S. 1256).

Tumorlyse-Syndrom

▶ **Definition**

Klinik: Übelkeit, Schwäche, Krämpfe, Ödeme, Gewichtsanstieg, Dyspnoe.

Therapie und Prophylaxe: Wichtig ist eine ausreichende **Hydrierung**. Allopurinol senkt die Harnsäureproduktion, durch die Alkalisierung des Urins mit **Bikarbonat** wird die Ausscheidung verbessert. **Rasburikase** senkt die Harnsäure sehr rasch. Die **Hyperkaliämie** muss gesenkt werden. Nur selten ist eine **Dialyse** notwendig. Behandlung mit einer sog. **Vorphasen-Therapie**.

Supportivtherapie: Zur **Infekt- und Stomatitisprophylaxe** sollten die in Tab. **K-4.12** aufgeführten Maßnahmen berücksichtigt werden.

Stammzelltransplantation (SZT): Diese Therapie-Option muss bei Hochrisiko-Patienten geprüft werden oder wenn mit der konventionellen Chemotherapie keine ausreichende Remission erreicht werden kann. Findet sich kein passender Spender, kann eine autologe Transplantation versucht werden. Die Transplantation kommt jedoch nur für jüngere Patienten (Grenze „biologisches" Alter 65–70 Jahre) infrage (s. S. 1256).

Tumorlyse-Syndrom

▶ **Definition:** Durch den chemotherapie-induzierten Zerfall von großen Tumoren (z. B. Burkitt-Lymphom) oder bei Leukämien mit hoher Blastenzahl (ALL, AML) werden schlagartig **Harnsäure, intrazelluläres Kalium** und **Phosphat** freigesetzt. Die Hyperurikämie schädigt die Niere, die Hyperkaliämie kann zu Arrhythmien führen. Durch den gezielten Einsatz einer entsprechenden Prophylaxe (s. u.) ist das Syndrom heute jedoch selten geworden.

Klinik: Die Patienten klagen über Übelkeit, Schwäche, Krämpfe und Palpitationen. Das Nierenversagen äußert sich in zunehmenden Ödemen, Gewichtsanstieg und Dyspnoe.

Therapie und Prophylaxe: Prophylaktisch müssen alle Patienten ausreichend **hydriert** werden (1–2 l NaCl i. v./d) und Allopurinol zur **Senkung der Harnsäurereproduktion** (300 mg 1 ×/d) erhalten. Durch die Alkalisierung des Urins mit **Bikarbonat** (Urin-pH auf > 7 anheben) wird die Ausscheidung verbessert. Bei dennoch eintretender Hyperurikämie kann die Harnsäure mit **Rasburikase** (z. B. Fasturtec) rasch gesenkt werden. Zur **Therapie der Hyperkaliämie** gibt man eine Glukose-Insulin-Infusion und kaliumbindende Substanzen (z. B. Resonium). Kalzium wird substituiert. Nur selten ist eine **Dialyse** notwendig. Eine prophylaktische sog. **Vorphasen-Therapie** dient der langsamen Reduktion der Tumorlast, ohne Eintreten eines massiven Zellzerfalls.

Akute Myeloische Leukämie (AML)

Akute Myeloische Leukämie (AML)

▶ **Definition:** Klonale Proliferation von Blasten mit myeloischer Differenzierung. Die Entartung betrifft insbesondere die Vorläuferzellen der Granulozyten und Monozyten.

◀ Definition

Epidemiologie: Die Inzidenz beträgt 2–4 : 100 000/Jahr. Betroffen sind v. a. Erwachsene (mittleres Erkrankungsalter ca. 60 Jahre). Bei älteren Menschen ist die AML häufiger und nimmt deshalb in unserer Gesellschaft insgesamt zu.

Epidemiologie: Die Inzidenz beträgt 2–4 : 100 000/Jahr. Betroffen sind v. a. Erwachsene.

Ätiopathogenese: In den meisten Fällen bleibt die Ursache unklar. Zu genetischen und umweltbedingten Risikofaktoren s. S. 1211. Durch genetische **Veränderungen in der hämatopoetischen Stammzelle** kommt es zur ungehemmten Proliferation. Dabei werden **Onkogene,** deren Genprodukte normale Zellen zur Proliferation anregen, aktiviert und **Antionkogene** (z. B. p53-Gen), die eine ungehemmte Proliferation verhindern sollen, inaktiviert. Teilweise konnte der pathogenetische Mechanismus auf molekularer Ebene in den letzten Jahren weiter aufgeklärt werden:

Ätiopathogenese: Meist ist die Ursache unklar. Zu Risikofaktoren s. S. 1211. Durch genetische Veränderung einer **hämatopoetischen Stammzelle** wird die Proliferation initiiert (Aktivierung von **Onkogenen,** Inaktivierung von **Antionkogenen**).

- Die Proteine AML1 und der „Core-Binding-Factor" (CBF)-β steuern die Transkription von Genen im Zellkern. Bei einer Translokation t(8;21) und bei der inv(16) werden sie verändert mit der Folge, dass die Zelle nicht mehr ausreifen kann (sog. **Core-Binding-Factor-Leukämien**).

- Bei sog. **Core-Binding-Factor-Leukämien** ist die Transkription von Genen im Zellkern gestört.

- Bei der **AML-M3** entsteht durch die Translokation t(15;17) ein abnormes **Retinolsäure-Rezeptor-Protein** (PML/RARα), das die Ausreifung der Zellen verhindert. Durch gezielte **Therapie mit All-trans-Retinolsäure** kann dieser Differenzierungsblock aufgehoben werden.

- Bei **AML-M3** ist das Retinolsäure-Rezeptor-Protein verändert. Folge ist eine Verhinderung der Zellausreifung.

In den meisten Fällen ist die Leukämie eine systemische, den ganzen Körper betreffende Erkrankung. Sehr selten beschränkt sich die Proliferation auf eine lokal-begrenzte, tumorartige Akkumulation leukämischer Blasten (z. B. **Chlorom, granulozytisches Sarkom**). Ein Chlorom wird wie eine AML behandelt.

Selten proliferieren die leukämischen Blasten lokal-begrenzt (tumorartig). Man spricht dann von einem **Chlorom** oder **granulozytischem Sarkom.**

Klinik: siehe S. 1211. Charakteristisch bei AML – M4 und M5 sind Infiltrationen der Haut und Mundschleimhaut (Gingivahyperplasie).

Klinik: siehe S. 1211. Charakteristisch bei AML-M4/M5 sind Infiltrationen der Haut und Mundschleimhaut (Gingivahyperplasie).

Diagnostik: Die Diagnose ergibt sich aus der Trias **klinisches Bild** (schwerkranker, fieberhafter Patient mit Blutungszeichen), **Blutbild** (Anämie, Granulozytopenie, Thrombozytopenie, meist Leukozytose, manchmal aber auch Leukozytopenie) und **Knochenmarkbefund** (hyperplastisch mit > 20 % Blasten).

Diagnostik: Trias aus **Klinik, Blutbild** und **Knochenmarkbefund.**

Typisch und namensgebend ist die **erhöhte Leukozytenzahl** im peripheren Blutbild. Bei 10–20 % der Patienten proliferiert die Leukämie im Knochenmark, kann jedoch nicht in das Blut ausschwemmen (aleukämischer Verlauf). In diesen Fällen ist die Leukozytenzahl im peripheren Blutbild normal oder erniedrigt. Daher schließt eine Leukozytopenie eine Leukämie nicht aus.
Im Blutbild erkennt man überwiegend **unreife Blasten** und vereinzelt reife, **segmentkernige Granulozyten.** Alle Zwischenstufen fehlen (**Hiatus leucaemicus;** s. Abb. **K-4.11**).

Namensgebend ist die **erhöhte Leukozytenzahl** im peripheren Blut. Bei 10–20 % schwemmen die leukämischen Blasten jedoch nicht in das Blut aus (aleukämischer Verlauf).

Im Blut findet man überwiegend **unreife Blasten** und vereinzelt Granulozyten, die Zwischenstufen fehlen (**Hiatus leucaemicus;** s. Abb. **K-4.11**).

◉ **K-4.11**   **Hiatus leucaemicus**

◉ **K-4.11**

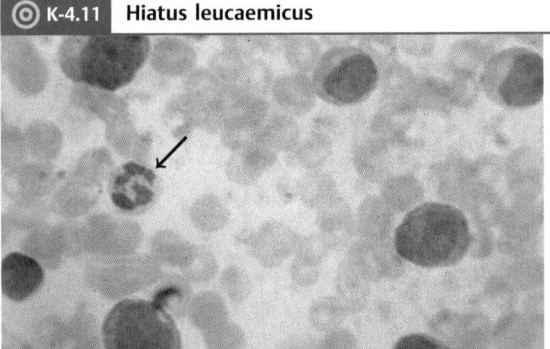

Nachweis eines einzelnen segmentierten Granulozyten (→), der von unreifen Blasten „umzingelt" wird (Blutausstrich).

⊚ K-4.12 | Akute Promyelozytenleukämie (AML-M3)

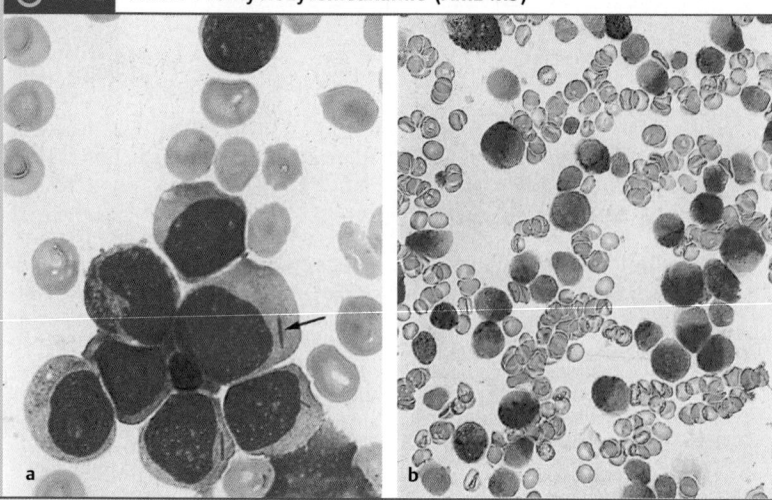

a Typisch rötlich gefärbte Auer-Stäbchen (→) im Zytoplasma (Pappenheim, Vergr. 1 : 500).
b Stark positive Peroxidase-Reaktion (rotes Reaktionsprodukt) (Vergr. 1 : 300).

▶ Merke

Der Quantifizierung des Blastenanteils dient die Untersuchung des **Knochenmarkausstriches**.

▶ Merke

LDH und **Harnsäure** sind aufgrund der Proliferation der leukämischen Blasten erhöht. Die Gerinnung kann gestört sein: **Hyperfibrinolyse** bei AML-M3 oder **Verbrauchskoagulopathie** bei Infekten.

Weiterhin sollten **Elektrolyte, Leber-, Nieren- und Gerinnungswerte** bestimmt werden. Bei neurologischen Symptomen Liquorpunktion.

Eine **Virus-Diagnostik** und **HLA-Typisierung** sollte bereits zu Beginn der Therapie veranlasst werden.

Wenn zusätzliche Dysplasien vorliegen, spricht man von einer **multilinearen Dysplasie** (schlechte Prognose).

Einteilung und spezielle Diagnostik: Mithilfe der folgenden Labortechniken lassen sich die leukämischen Blasten in Gruppen unterteilen (Tab. **K-4.13**).
- **Zytochemie:** Durch Anfärbung mit speziellen Reagenzien Unterscheidung der **FAB-Subtypen M0–M7**.
- **Immunphänotypisierung:** Nachweis der Expression bestimmter Antigene, die eine weitere Klassifizierung ermöglicht.

▶ **Merke:** Bei der CML findet sich kein Hiatus leucaemicus!

Die morphologische Untersuchung des **Knochenmarkausstriches** dient der Quantifizierung des leukämischen Blastenanteils.

▶ **Merke: Auer-Stäbchen** (rötlich-blaue, nadelförmige Kristalle im Zytoplasma) sind beweisend für eine AML, man findet sie **nie** bei der ALL. Bei der Promyelozytenleukämie (AML-M3; Abb. **K-4.12**) treten diese charakteristischerweise in Bündeln auf (sog. faggots).

Durch die Proliferation der leukämischen Blasten sind **LDH** und **Harnsäure** erhöht. Bei bestimmten Leukämieformen (z.B. AML-M3) kommt es häufig zu einem Verbrauch von plasmatischen Gerinnungsfaktoren mit **Hyperfibrinolyse**. Im Rahmen von Infekten oder einer Sepsis kann sich eine **Verbrauchskoagulopathie** mit Verstärkung der hämorrhagischen Diathese entwickeln.

Im Rahmen der initialen Diagnostik müssen weiterhin **Leber- und Nierenfunktionswerte** sowie **Elektrolyte** und **Harnsäure** (Tumorlysesyndrom) bestimmt werden. Bei neurologischen Symptomen ist eine **Liquorpunktion** indiziert (Meningeosis leucaemica).

Zur Vermeidung von Therapiekomplikationen wird bereits frühzeitig eine **Virus-Diagnostik** (z.B. CMV, EBV, VZV, Hepatitis B und C, HIV) eingeleitet. Weiterhin sollte noch vor Beginn der Chemotherapie eine **HLA-Typisierung** erfolgen (Nutzung der Therapie-Zeit für die Suche eines kompatiblen Spenders).

Bei Vorliegen von zusätzlichen Dysplasien in der Erythro-, Granulo- oder Thrombopoese (z.B. bizarre Kerne, Granulationsanomalien, Pelger-Huët-Anomalien, Mikromegakaryozyten) handelt es sich um eine AML mit **multilinearer Dysplasie** (schlechte Prognose).

Einteilung und spezielle Diagnostik: Mithilfe der folgenden Labortechniken lassen sich die leukämischen Blasten in Gruppen unterteilen. Diese Einteilung ist relevant für die Auswahl der Therapie und die Prognose (Tab. **K-4.13**).
- **Zytochemie:** Durch Anfärbung mit speziellen Reagenzien, wie z.B. Myeloperoxidase, Esterase und PAS (Periodic Acid Schiff [= Perjodsäure-Schiff]-Reagenz) können die verschiedenen FAB-Untergruppen unterschieden werden. Die **FAB (= French-American-British)-Klassifikation** dient der morphologischen und zytochemischen Einteilung der AML in die **Subtypen M0–M7**.
- **Immunphänotypisierung:** Durch Markierung der Blasten mit fluoreszierenden Antikörpern kann das Durchflusszytometer charakteristische Expressionsmuster erkennen. Die Immuntypisierung ist zur Ergänzung der AML-Klassifizierung neben Morphologie und Zytochemie **immer notwendig**.

| ☰ K-4.13 | Akute Myeloische Leukämie (AML); FAB-Klassifikation und Immuntypisierung |

Einteilung	Morphologie	Peroxidase	Esterase	Zytogenetik (Z)/ Immuntypisierung (I)	Häufig-keit
M0 undifferenzierte Leukämie	undifferenzierte Blasen	zytochemisch < 3 % der Zellen positiv, Peroxidase nur immunologisch im Zytoplasma nachweisbar	–	I: CD34+, CD13+, CD33+	< 2 %
M1 unreife Myeloblasten-leukämie	selten Granula	> 3 % positiv	–	I: CD34+, CD13+, CD33+	15–20 %
M2 Myeloblastenleukämie mit Ausreifung	azurophile Granula, Auer-Stäbchen	++	–	Z: t(8;21) I: (CD34+), CD13+, CD33+, CD15+	20–30 %
Subtyp: M2baso	wie M2 mit Basophilie	++	–		selten
M3 Promyelozytenleukämie	viele Granula, viele Auer-Stäbchen	+++	–	Z: t(15;17) I: CD13+, CD33+, (CD15+)	10 %
Subtyp: M3v	wenige, kleine Granula, wenige Auer-Stäbchen	++	–		selten
M4 Myelomonozytäre Leukämie (oft Gingivahyperplasie)	Blasten, die an Myelozyten und Monozyten erinnern	++	++	I: CD13+, CD33+, CD15+, CD11b, CD14	30–40 %
Subtyp: M4eo	wie M4 mit Eosinophilie	++	++	Z: inv. 16, t(16;16)	selten
M5 Monoblastenleukämie (Gingivahyperplasie)	monozytoide Blasten	+/-	+++	I: (CD13+), CD33+, CD15+, CD11b, CD14	5–10 %
M6 Erythroleukämie (Di Guglielmo)	unreife Erythroblasten	+/-	–	PAS +/- I: CD71+	selten
M7 Megakaryoblastenleukämie	unreife Blasten	–	+	PAS +/- I: CD41+, CD42+, CD61+	selten

- **Zytogenetik und Molekulargenetik:** Die zytogenetische Chromosomenanalyse zeigt bei ca. ⅓ der Patienten spezielle Translokationen und Inversionen [t(15;17), t(8;21), inv(16) oder t(16;16)]. Diese Mutationen sind so charakteristisch, dass bei ihrem Vorhandensein auch dann eine AML diagnostiziert werden kann, wenn die Blastenzahl noch < 20 % liegt. Mit der **Molekulargenetik** können weitere Genveränderungen nachgewiesen werden (AML1, CBFβ, PML/RARα), auch wenn die Zytogenetik zunächst unauffällig ist.
- **Genexpressions-Profile** können mit sog. „Microarray"-Chips dargestellt und mit dem biologischen Verhalten der Leukämie korreliert werden. So kann man neue Gruppen prognostisch günstiger oder ungünstiger Leukämien definieren. Die Technik steht bisher jedoch nur spezialisierten Laboratorien zur Verfügung.

Nach der WHO-Klassifikation wird die AML in 4 Gruppen eingeteilt (Tab. **K-4.14**).

Differenzialdiagnose: Ausgeschlossen werden müssen ALL, Lymphome, MPS und MDS.

Therapie: Die Behandlung kann nur in hämatologisch-onkologischen Schwerpunktkliniken erfolgen und richtet sich nach der individuellen Risikosituation des Patienten (s. Tab. **K-4.15** und Abb. **K-4.13**)
Die **Chemotherapie** erfolgt nach den auf S. 1212 dargestellten Prinzipien. Zu Remissionskriterien s. Tab. **K-4.16**.

- Die Chromosomenanalyse mittels **Zytogenetik** zeigt bei ⅓ der Patienten charakteristische Umlagerungen. Mit der **Molekulargenetik** können weitere Genveränderungen nachgewiesen werden, auch bei zunächst unauffälliger Zytogenetik.

- Die Darstellung von **Genexpressions-Profilen** mit **Microarray-Chips** ist ein neues Verfahren (bisher jedoch nur in Speziallaboren möglich).

Nach der WHO wird die AML in 4 Gruppen eingeteilt (Tab. **K-4.14**):

Differenzialdiagnose: ALL, Lymphome, MPS und MDS.

Therapie: Diese erfordert große Erfahrung und sollte nur in spezialisierten Zentren erfolgen (s. Tab. **K-4.15** und Abb. **K-4.13**).

Zu **Chemotherapie** s. S. 1212, zu Remissionskriterien s. Tab. **K-4.16**.

☰ K-4.14   WHO-Klassifikation der AML (2002)

AML mit spezifischen chromosomalen Veränderungen	▪ AML mit Translokation: t(8;21) (q22;q22); FAB: häufig AML-M2; molekulargenetisch: AML1/ETO
	▪ AML mit abnormen Eosinophilen im Knochenmark: inv(16) (p13q22), t(16;16)(p13;q22); FAB: meist AML-M4eo; molekulargenetisch: CBFβ/MYH11
	▪ akute Promyelozytenleukämie: t(15;17) (q22;q12); FAB: AML-M3; molekulargenetisch: PML-RARα
	▪ AML mit Mutationen von 11q23 (MLL-Gen)
AML mit multilinearer Dysplasie	▪ sekundäre AML nach MDS oder MPS
	▪ AML ohne vorausgegangenes MDS oder MPS, aber mit Dysplasien in > 50 % der übrigen kernhaltigen Zellen
therapiebedingte AML	▪ nach Therapie mit Alkylanzien oder nach Bestrahlung
	▪ nach Therapie mit Topoisomerase-II-Inhibitoren
	▪ nach Therapie mit anderen Zytostatika
andere Formen der AML	▪ Subtypen M0–M2 und M4–M7 (Tab. **K-4.13**)
	▪ akute Panmyelose mit Myelofibrose (s. S. 1208)
	▪ akute Basophilenleukämie
	▪ granulozytisches Sarkom

☰ K-4.15   Risikostratifikation bei AML

Risikoeinteilung		Therapie
niedriges Risiko	▪ zytogenetisch niedriges Risiko: t(8;21), inv(16), t(16;16)	▪ konsolidierende Chemotherapie
	▪ Sonderfall: AML-M3, t(15;17)	▪ ATRA (All-Trans-Retinsäure; s. S. 1219)
Standard-risiko	▪ zytogenetisch weder niedriges noch hohes Risiko	▪ mit Familienspender: Transplantation
		▪ kein Familienspender: konsolidierende Chemotherapie
hohes Risiko	▪ zytogenetisch hohes Risiko ▪ verzögertes Ansprechen auf die Induktions-chemotherapie ▪ sekundäre AML oder AML mit Dysplasien	▪ mit Familienspender: Transplantation ▪ kein Familienspender: HLA-kompatibler nicht-verwandter Spender ▪ kein HLA-kompatibler Spender: autologe Transplantation
	▪ alte Patienten, junge Patienten mit Kontraindikationen gegen Transplantation	▪ konsolidierende Chemotherapie

◎ K-4.13   Therapiesequenz bei AML und häufig eingesetzte Substanzen

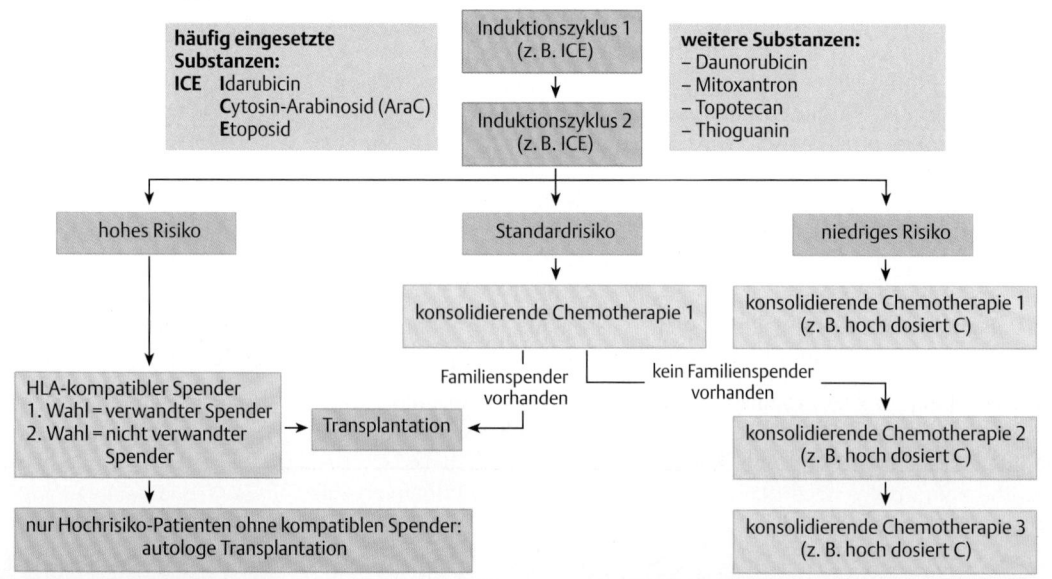

≡ K-4.16	Remissionskriterien nach Therapie der AML

komplette Remission (CR)	*partielle Remission (PR)*	*Refraktärität*
Blastenanteil im Knochenmark < 5 %	Blastenanteil im Knochenmark 5–25 %	keine CR oder PR
keine Blasten im peripheren Blut	Reduktion der initialen Blastenzahl um $\geq$ 50 %	
Thrombozyten > 100 000/µl	Thrombozyten > 100 000/µl	
Neutrophile > 1000/µl	Neutrophile > 1000/µl	

Bei der **AML des alten Menschen** kann in der Regel keine Kuration, sondern nur eine mehr oder weniger lange Remission erreicht werden. Die zytostatische Behandlung muss in diesen Fällen nicht nach schematischem Ablauf (s. S. 1212) erfolgen, vielmehr orientiert man sich an den Beschwerden und Nebenerkrankungen. Nur bei älteren Patienten in gutem Allgemeinzustand ist eine intensive, remissionsinduzierende Therapie indiziert. Protrahierte Verläufe („Smouldering-Leukämie") können ohne zytostatische Therapie behandelt werden.

Zur Einschätzung des Allgemeinzustandes und der Leistungsfähigkeit wird der **ECOG-Performance-Score** herangezogen (Tab. **K-4.17**).

Der **Anti-CD33-Antikörper Gemtuzumab Ozogamicin** (Mylotarg) richtet sich gegen die leukämischen Blasten. Er zeigt für sich alleine nur eine mäßige Wirksamkeit, in Kombination mit einer Chemotherapie ist er effektiver, jedoch durch eine erhebliche Lebertoxizität belastet. **Valproinsäure** (Ergenyl, Orfiril) hemmt die Histon-Deacetylase, die bei der Transkription von Genen im Zellkern eine wichtige Rolle spielt. **All-Trans-Retinsäure** (ATRA, Vesanoid) hat nicht nur bei der AML-M3 sondern auch bei anderen AML-Subtypen einen pro-apoptotischen Effekt. Beide Substanzen sowie eine Reihe weiterer neuer Wirkstoffe (z. B. Inhibitoren der Tyrosinkinase – Imatinib [Glivec], Dasatinib [Sprycel], der Farnesyltransferase – Tipifarnib [Zarnestra], des Proteasoms – Bortezomib [Velcade]) werden aktuell in Studien geprüft.

20–30 % der AML-M3-Patienten erleiden trotz ATRA ein Leukämie-Rezidiv. In diesen Fällen kann der neue Wirkstoff **Arsen-Trioxid** (Trisenox) erfolgreich eingesetzt werden.

Bei **alten Patienten** kann in den allermeisten Fällen keine Kuration erreicht werden. Man muss deshalb meist vom üblichen intensiven Therapieschema (s. S. 1212) abweichen und einen individuellen Weg wählen.

Zum **ECOG-Performance-Score** s. Tab. **K-4.17**.

Der **Anti-CD33-Antikörper Gemtuzumab Ozogamicin** sollte mit der konventionellen Chemotherapie kombiniert werden. **Valproinsäure** hemmt die Histon-Deacetylase. **All-Trans-Retinsäure** (ATRA) fördert die Reduktion der Blasten, nicht nur bei der AML-M3.

Ein weiterer neuer Wirkstoff zur Therapie bei AML-M3 ist **Arsen-Trioxid.**

▶ **Merke:** Die Fortschritte in der Leukämiebehandlung beruhen nur zum Teil auf der besseren Chemotherapie oder neuen Substanzen. Ebenso wichtig ist die Prophylaxe und Therapie von typischen Komplikationen.

◀ **Merke**

Therapiekomplikationen und Supportivtherapie: Eine wichtige Nebenwirkung der ATRA-Therapie ist das **ATRA-Syndrom.** Dabei schwemmen die sich differenzierenden Blasten massiv ins Blut aus und setzen Zytokine frei. Die Patienten entwickeln **Fieber, pulmonale Infiltrate** und **Ergüsse, ggf. mit letalem Ausgang.** Daher sollte eine Therapie mit ATRA nur in erfahrenen Zentren durchgeführt werden.

Therapiekomplikationen und Supportivtherapie: Eine wichtige Nebenwirkung ist das **ATRA-Syndrom** mit **Fieber, pulmonalen Infiltraten** und **Ergüssen, ggf. letaler Ausgang.** Daher möglichst ATRA-Therapie nur in Spezialzentren.

≡ K-4.17	ECOG-Performance-Score

Kriterien zur Einschätzung des Allgemeinzustandes und der Leistungsfähigkeit	Score
asymptomatisch, keine Einschränkungen	0
Symptome, mäßige Einschränkung der Aktivität und Arbeitsfähigkeit, keine Bettlägerigkeit	1
Arbeitsunfähigkeit, aber selbstständige Lebensführung noch möglich; Bettlägerigkeit < 50 % des Tages	2
selbstständige Versorgung nicht mehr möglich, kontinuierliche Pflege notwendig, Bettlägerigkeit > 50 % des Tages	3
Bettlägerigkeit 100 %, rascher Krankheitsprogress	4
Tod	5

Wichtig ist die **Prophylaxe** und ggf. rasche Therapie von **Infektionen** (s. S. 1214), des **Tumorlyse-Syndroms** (s. S. 1214) und der Einsatz von Wachstumsfaktoren. Bei Anämie, Thrombozytopenie oder Blutungen muss entsprechend substituiert werden.

Verlauf und Prognose: Haupttodesursache sind **Blutungen** und **Infektionen.** Trotz vieler Fortschritte überleben auch heute nur 40–50 % der AML-Patienten. Die Teilnahme an Therapiestudien sollte allen Patienten angeboten werden.

Akute Lymphatische Leukämie (ALL)

▶ **Definition**

Epidemiologie: Gehäuft im Kindesalter (Inzidenz: 1–3 : 100 000/Jahr).

Einteilung: Man unterscheidet B-Linien- und T-Linien-ALL (s. Tab. **K-4.19**, S. 1222).

Ätiologie: Meist bleibt der Auslöser unbekannt, einige **Risikofaktoren** (s. S. 1211) sind jedoch bekannt (z. B. knochenmarktoxische Einflüsse, Erbkrankheiten). In einigen Fällen besteht ein Zusammenhang mit Virusinfektionen (z. B. **HTL-Virus 1, EBV**).

Pathogenese: Mutationen bei ALL: Charakteristisch ist die **Philadelphia-Translokation t(9;22)**, sie ist **zytogenetisch nicht** von der CML zu unterscheiden (s. S. 1198). **Molekulargenetisch** gibt es jedoch Unterschiede. Die Prognose einer Ph$^+$-ALL ist schlecht. Bei anderen Formen der ALL findet man Aberrationen im Bereich der Immunglobulin-Gene oder des T-Zell-Rezeptors.

Klinik: Zunächst Symptome wie bei AML. Im Gegensatz zur AML treten häufiger **vergrößerte Lymphknoten** und eine **Meningeosis leucaemica** auf (s. Abb. **K-4.8**, s. S. 1212).

Diagnostik: Blutbild (**zirkulierende lymphatische Blasten, Verminderung der Erythrozyten** und **Thrombozyten**). Bei normaler oder erniedrigter Leukozytenzahl **Knochenmarkpunktion** zur Erkennung der ALL-Blasten.

Zu Therapiebeginn kann durch den Zerfall der Blasten ein **Tumorlyse-Syndrom** entstehen (s. S. 1214). Durch chemotherapieinduzierte Neutropenie ist der Patient infektgefährdet und benötigt eine adäquate **Stomatitis-** und **Infektprophylaxe** (s. S. 1214). Zur Verkürzung der Aplasiephase ist die Gabe von **Wachstumsfaktoren** (G-CSF: Neupogen, Granocyte, in der Erprobung Pegfilgrastim – Neulasta, mit längerer Halbwertszeit) indiziert. Bei Thrombozytopenie, Anämie und Gerinnungsstörungen muss entsprechend substituiert werden.

Verlauf und Prognose: Ohne Behandlung sterben die meisten AML-Patienten innerhalb von 3 Monaten. **Haupttodesursachen** sind **Blutungen** und **Infektionen.** Dank der modernen Chemotherapie und Transplantationsmöglichkeiten leben von den jüngeren Patienten nach 5 Jahren noch 40–50 %. Ältere Patienten haben jedoch weiterhin eine schlechte Prognose (5-Jahres-Überlebensrate 10-15 %).

Internet-Links: www.kompetenznetz-leukaemie.de, www.leukaemie-hilfe.de, www.dgho.de

Akute Lymphatische Leukämie (ALL)

▶ **Definition:** Die ALL ist gekennzeichnet durch eine klonale Proliferation unreifzelliger Blasten mit lymphatischer Differenzierung.

Epidemiologie: Sie tritt gehäuft im Kindesalter auf (Inzidenz: 1–3 : 100 000/ Jahr). Im Erwachsenenalter sind nur 20 % der akuten Leukämien lymphatische Leukämien.

Einteilung: Abhängig von der betroffenen Zellreihe werden B-Linien- und T-Linien-ALL unterschieden (s. Tab. **K-4.19**. S. 1222).

Ätiologie: Meist bleibt der Auslöser der ALL unbekannt, einige Risikofaktoren (s. S. 1211) wie **knochenmarktoxische Einflüsse** und **Erbkrankheiten** (v. a. Down-Syndrom) sind jedoch bekannt. Weiterhin besteht ein Zusammenhang mit Virusinfektionen: Das **HTL-Virus 1** (Vorkommen in Asien sowie einigen Regionen Afrikas) ist Auslöser einer bestimmten Form der T-Zell-Leukämie bei Erwachsenen. Für **EBV** wird ebenfalls eine auslösende Wirkung diskutiert.

Pathogenese: In einigen Fällen findet man Mutationen: Bei der Philadelphia-positiven (Ph$^+$) ALL kommt es zur **Philadelphia-Translokation t(9;22)** in einer lymphatischen Vorläuferzelle. Die aberrante Tyrosinkinase induziert eine ungehemmte Proliferation der lymphatischen Blasten. Das Philadelphia-Chromosom ist **zytogenetisch** nicht von dem einer CML zu unterscheiden (s. S. 1198). **Molekulargenetisch** findet man bei kindlicher Ph$^+$-ALL jedoch meist ein kleineres Fusionsprotein (p190$^{BCR-ABL}$), bei Erwachsenen beide Formen (p190$^{BCR-ABL}$, p210$^{BCR-ABL}$). Im Rahmen der Anpassung des Immunsystems an neue Antigene kommt es physiologischerweise zu genetischen Rearrangierungen im Bereich der Immunglobulin-Gene oder des T-Zell-Rezeptors. Bei anderen Formen der ALL wurden klonale Aberrationen in diesen Genbereichen gefunden.

Klinik: Klinisch besteht zunächst kein Unterschied zur AML (**Leistungsabfall, Anämie, Fieber und Blutungszeichen**). Bei der ALL treten jedoch relativ häufiger als bei der AML **Lymphknotenvergrößerungen** und eine **Meningeosis leucaemica** mit Hirnnervenfunktionsstörungen auf. Bei T-ALL findet man häufig einen Mediastinaltumor (s. Abb. **K-4.8**, s. S. 1212).

Diagnostik: Das periphere Blutbild zeigt **zirkulierende lymphatische Blasten** und eine **Verminderung der Erythrozyten** und **Thrombozyten**. In ca. 10 % der Fälle ist die Leukozytenzahl normal oder erniedrigt. In diesen Fällen ist die **Knochenmarkpunktion** zur Erkennung der ALL-Blasten nötig. Dabei hat sich ein willkürlich gewählter Grenzwert von 25 % eingebürgert.

▶ **Merke:** Sind > 25 % der kernhaltigen Knochenmarkzellen lymphatische Blasten, spricht man von einer ALL, bei niedrigeren Werten von einem lymphoblastischen Lymphom.

◀ Merke

Durch den erhöhten Zellumsatz sind **LDH** und **Harnsäure** erhöht, manchmal finden sich bereits Zeichen der beginnenden Leber- und Nierenfunktionsstörung.

Im Rahmen der Erstdiagnostik sollte bereits Material für die Zyto- und Molekulargenetik gewonnen werden. Da die ALL häufiger mit einem Meningealbefall einhergeht, ist eine **Liquorpunktion** auch bei fehlenden Symptomen notwendig. Zusätzlich sind die **Bestimmung von Leber-, Nieren- und Gerinnungswerten** sowie die **Virusdiagnostik** indiziert. Kommt der Patient für eine Transplantation infrage, wird eine **HLA-Typisierung** veranlasst.

LDH und **Harnsäure** sind erhöht.

Auch bei fehlenden Symptomen ist die **Liquorpunktion** indiziert. Bereits im Rahmen der Erstdiagnostik sollte eine **Virusdiagnostik** und **HLA-Typisierung** mit Hinblick auf eine spätere Transplantation veranlasst werden.

Spezielle Laboruntersuchungen:
- **Morphologie:** Der Knochenmarkausstrich zeigt die Blasteninfiltration (per Definition > 25 % Blasten). Nach der FAB- (French-American-British)-Klassifikation werden 3 morphologische Subtypen (L1–L3) unterschieden (Einteilungskriterien: Zellgröße, Kernform, Nukleolen, Kromatinstruktur, Basophilie, Zytoplasma und Vakuolisierung). Diese Klassifikation ist jedoch durch neue Diagnostikverfahren weitgehend verdrängt. Allein die **L3-Morphologie** (= überwiegend Blasten, große Zellen mit großem Kern und häufig mit Zytoplasmavakuolen) dient noch als Hinweis auf eine B-ALL oder ein Burkitt-Lymphom
- **Zytochemie:** Bei der ALL sind die Blasten häufig Perjodsäure-Schiff-Reagenz- (PAS) positiv, aber immer Myeloperoxidase- und Esterase negativ (s. Tab. **K-4.18**).
- **Immuntypisierung:** Entsprechend der Vorstellung, dass die maligne Transformation auf verschiedenen Stufen der normalen Lymphozytenausreifung stattfinden kann, unterscheidet die durchflusszytometrische Immuntypisierung verschiedene **ALL-Subtypen**, die Antigene früherer oder späterer Differenzierungsstufen tragen (Tab. **K-4.19**). Weiterhin gelingt durch Immuntypisierung der Blasten in Blut und Knochenmark die Abgrenzung zur AML.
- **Zytogenetik und Molekulargenetik:** Bei ¾ der ALL-Patienten findet man Chromosomenveränderungen. Die häufigsten zeigt Tab. **K-4.20**.
- **Genexpressionsprofile mit Microarray-Chips:** Mit dieser Methode können weitere ALL-Subgruppen mit unterschiedlicher Prognose erkannt werden (bislang nur in Speziallabors).

Spezielle Laboruntersuchungen:
- **Morphologie:** Knochenmarkausstrich. Man unterscheidet verschiedene Formen von Blasten (L1–L3). Die **L3-Morphologie** (große Zelle mit Zytoplasmavakuolen) ist typisch für die B-ALL und das Burkitt-Lymphom.

- **Zytochemie:** s. Tab. **K-4.18**.

- **Immuntypisierung:** Mit dem Durchflusszytometer werden Differenzierungsantigene erkannt und bestimmten **ALL-Subtypen** zugeordnet (Tab. **K-4.19**), die ALL kann von der AML unterschieden werden.

- **Zytogenetik und Molekulargenetik:** s. Tab. **K-4.20**

- **Genexpressionsanalyse mit Microarray-Chips:** Bisher nur in Speziallabors.

≡ K-4.18	Zytologische und zytochemische Unterscheidung von ALL und AML	
Unterscheidungskriterien	**AML**	**ALL**
▪ **Auer-Stäbchen**	besonders bei den Subtypen M2–M3	fehlen
▪ **Zytochemie**		
– Myeloperoxidase	positiv bei M1–M4 (mit wechselndem Anteil), negativ bei M5–M7	negativ
– Esterase	positiv bei M4 und M5	negativ
– PAS-Färbung	positiv bei M6 und M7	häufig positiv

Differenzialdiagnose: Wichtig ist die Abgrenzung zur **AML** und zu **Lymphomen** mit leukämischer Aussaat. Wenn der lymphatische Charakter der Blasten feststeht, muss differenzialdiagnostisch (Immuntypisierung) ein **Non-Hodgkin-Lymphom** ausgeschlossen werden (Leitbefund Lymphknotenvergrößerung). Nur molekulargenetisch kann ein lymphatischer CML-Blastenschub von der ALL unterschieden werden (Nachweis von p210$^{BCR-ABL}$ spricht für eine CML, von p190$^{BCR-ABL}$ für eine ALL).

Differenzialdiagnose: Abgrenzung zur **AML** und zu **Lymphomen**. Nur molekulargenetisch kann ein lymphatischer CML-Blastenschub von der ALL unterschieden werden.

≡ K-4.19 Immunphänotypen bei ALL

	B-Linien ALL				T-Linien ALL			
	Pro-B-ALL	common B-ALL	Prä-B-ALL	B-ALL	Pro-T-ALL	Prä-T-ALL	thymische T-ALL	T-ALL
Häufigkeit	10 %	50 %	10 %	5 %	5 %		20 %	
CD79a	+	+	+	+				
CD22	+	+	+	+				
CD19	+	+	+	+				
CD20	(+)	(+)	(+)	+				
CD10		+	+					
cy*-IgM			+					
m**-IgM				+				
TDT	+	+	+		+	+	+	+
cy*-CD3					+	+	(+)	
CD7					+	+	+	+
CD2						+	+	+
CD1a							+	
m**-CD3							(+)	+

*cy = zytoplasmatische Expression, **m = Expression auf der Zellmembran, TdT = Terminale Deoxynucleotidyl-Transferase

≡ K-4.20 Zytogenetische Veränderungen bei ALL

Pro-B-ALL	t(4;11)
common und Prä-B-ALL	z. B. t(9;22), t(1;19), Hyperdiploidie (> 50 Chromosomen), Hypodiploidie (< 45 Chromosomen)
B-ALL	t(8;14), t(8;22), t(2;8)
T-ALL und Vorformen	z. B. t(11;14), t(7;9)

Therapie: Man unterscheidet verschiedene Therapiephasen (s. Abb. **K-4.14**).

Zur Abschätzung des Remissionsstatus s. Tab. **K-4.21**.

Patienten mit hohem oder höchstem Risiko (s. Tab. **K-4.22**) werden einer Transplantation zugeführt.

Mittels **PCR** kann man bei einigen Formen der ALL die residuelle Blastenmenge im Knochenmark quantifizieren (**Minimal Residual Disease = MRD**) und mit diesem Ergebnis über das Ende der Therapie oder eine Intensivierung entscheiden.

Therapie: Die Therapie erfolgt in verschiedenen Therapiephasen (Induktions-, Konsolidierungs-, Erhaltungs- bzw. Rezidivtherapie; s. S. 1212). Beispielhaft ist eine Therapiesequenz bei ALL in Abb. **K-4.14** dargestellt.
Zur Abschätzung des Remissionsstatus nach Abschluss der ersten Induktionschemotherapie bei ALL und zur weiteren Risikostratifizierung dienen die in Tab. **K-4.21** dargestellten Richtwerte.
Patienten mit hohem oder höchstem Risiko (s. Tab. **K-4.22**) werden einer Transplantation zugeführt. Bei Patienten mit Standardrisiko oder wenn eine Transplantation aus anderen Gründen nicht möglich ist, erhalten weitere Chemotherapiezyklen.
Mittels **PCR** lassen sich die genetischen Aberrationen der ALL (Translokationen und Rearrangierungen im Bereich der Immunglobulin-Gene oder des T-Zell-Rezeptors) charakterisieren und die Blastenmenge im Knochenmark quantifizieren. Diese Methode ist sensitiver als die Durchflusszytometrie und erkennt eine leukämische Zelle unter 10^4–10^6 gesunden (sog. **Minimal Residual Disease = MRD**).

≡ K-4.21 Kriterien zur Definition des Remissionsstatus bei ALL

komplette Remission (CR)	partielle Remission (PR)	keine Remission, Therapieversagen
▪ Blastenanteil im Knochenmark < 5 %	▪ Blastenanteil im Knochenmark 5–25 %	▪ Blastenanteil im Knochenmark >25 % oder
▪ keine Blasten im peripheren Blut	▪ keine Blasten im peripheren Blut	▪ Blasten im peripheren Blut

K-4.14 Therapiesequenz bei ALL und häufig eingesetzte Substanzen
(in Anlehnung an das 07/2003-Protokoll der GMALL-Studiengruppe)

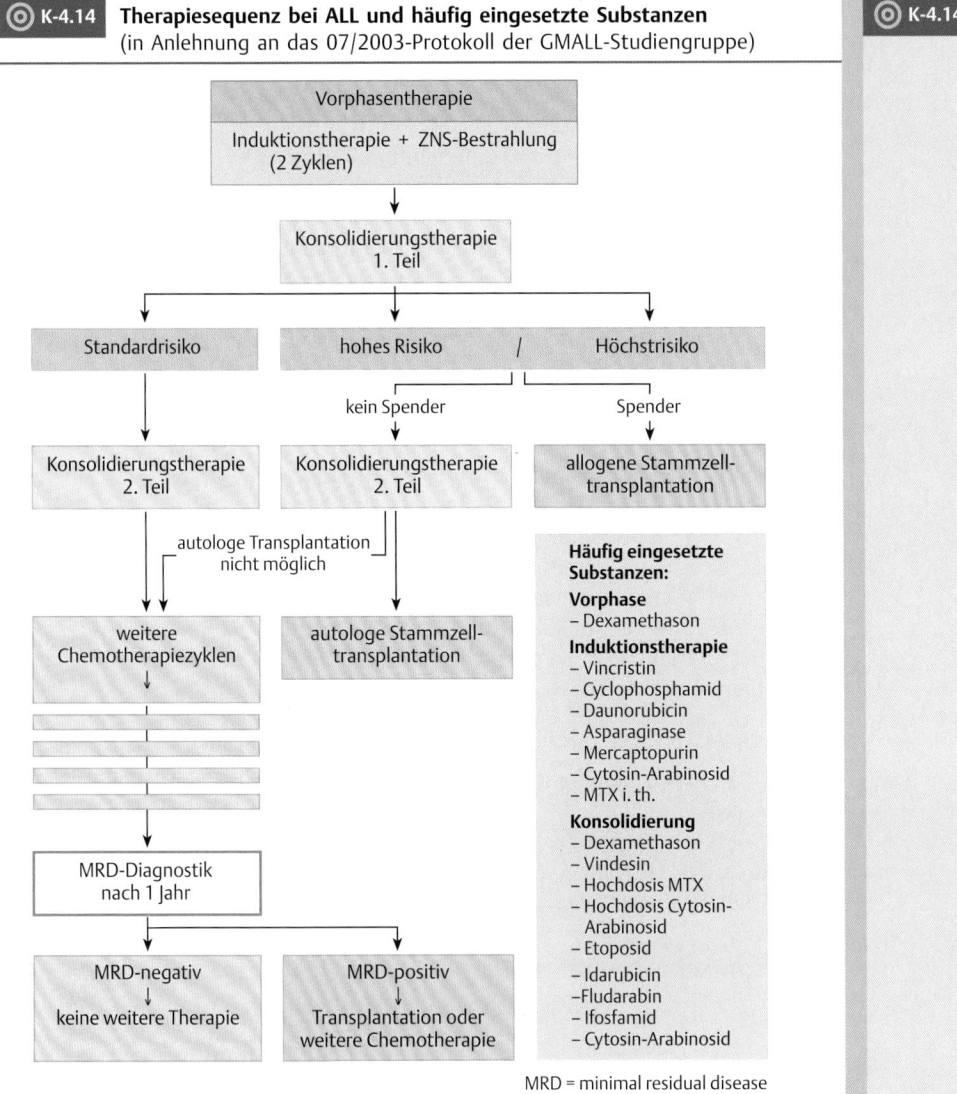

MRD = minimal residual disease

K-4.22 Risikostratifikation bei ALL

Risikofaktoren	B-Vorläufer-ALL Pro-B-, common-, Prä-B-ALL	B-ALL	T-ALL
initiale Leukozyten	> 30 000/μl	> 30 000/μl	> 100 000/μl
Immunphänotyp	Pro-B-ALL	–	T-ALL (aber nicht thymische ALL)
Genetik	BCR-ABL, t(4;11)	–	–
Zeit bis zum Erreichen einer kompletten Remission	> 3 Wochen	> 8 Wochen	> 3 Wochen

Risikoeinteilung

- **Standardrisiko**
  - CR in < 3 Wochen
  - Leukozyten < 30 000/μl (B-ALL/B-Vorläufer-ALL)
  - thymische T-ALL
  - keine pro-B-ALL, kein t(4;11)
  - keine Philadelphia-Chromosom/BCR-ABL-positive ALL

- **hohes Risiko**
  - nach > 3 Wochen keine komplette Remission
  - Leukozyten >30 000/μl (B-ALL/B-Vorläufer-ALL)
  - T-Vorläufer oder reife T-ALL (ausser thymischer T-ALL)
  - Pro-B-ALL, t(4;11)
  - keine Philadelphia-Chromosom/BCR-ABL-positive ALL

- **Höchstrisiko** — Philadelphia-Chromosom oder BCR-ABL-positive ALL

Bei der ALL findet man häufiger als bei der AML einen **ZNS-Befall**, deshalb sollte prophylaktisch immer Methotrexat gegeben werden. Ein **Mediastinaltumor** bei T-ALL muss bestrahlt werden.

Häufig ist die ALL positiv für CD20 (Tab. **K-4.19**); hier kann der Antikörper **Rituximab** probiert werden. Bei T-ALL Gabe von **Alemtuzumab**.

Prophylaxe: Zur Prophylaxe eines Tumorlyse-Syndroms (s. S. 1214) beginnt man die Behandlung mit einer sog. **Vorphasen-Therapie** mit Steroiden.

Verlauf und Prognose: Bei 30–50% aller Patienten kann ein langfristig rezidivfreies Überleben erreicht werden. 40–50% der jüngeren Patienten können geheilt werden, bei den älteren Patienten bisher nur 10–15%. Die Prognose bei Ph⁺-ALL ist außerordentlich schlecht und beträgt nur ca. 5%.

Spezielle Therapie der Philadelphia-positiven ALL und der B-ALL

Wie bei der CML kann auch bei der **Ph⁺-ALL** durch den **Tyrosinkinase-Inhibitor Imatinib** die Blastenproliferation zumindest vorübergehend gebremst werden.

Chronische Leukämien

CML s. S. 1198; CLL s. S. 1235.

4.5 Maligne Lymphome

▶ Definition

Als Sonderformen des NHL gelten das Plasmozytom (s. S. 1244) und die CLL (s. S. 1235) sowie seltene lymphatische Erkrankungen (s. S. 1251). Zu WHO-Klassifikation s. Tab. **K-4.23**. Zur Einteilung nach klinischem Verlauf s. Tab. **K-4.24** (S. 1226).

4.5.1 Morbus Hodgkin (Lymphogranulomatose)

▶ Definition

Eine Besonderheit der ALL im Vergleich zur AML ist die relative Häufigkeit von **ZNS-Rezidiven**. Daher benötigen alle Patienten eine intrathekale Prophylaxe mit Methotrexat und eine ZNS-Bestrahlung. Bei T-ALL ist ein **Mediastinaltumor** häufig. Falls dieser resistent gegenüber der Chemotherapie ist, muss dieses Rückzugsgebiet der ALL ebenfalls bestrahlt werden.
B-lymphozytäre ALL-Formen sind häufig CD20-positiv (Tab. **K-4.19**). Durch die Gabe des anti-CD20-Antikörpers **Rituximab** (MabThera) zusätzlich zur Chemotherapie wird eine weitere Verbesserung der Ansprechraten versucht. Bei T-ALL wird der anti-CD52-Antikörper **Alemtuzumab** (MabCampath) probiert.

Prophylaxe: Zur Prophylaxe eines Tumorlyse-Syndroms (s. S. 1214) erfolgt die sog. **Vorphasen-Therapie** mit Steroiden. Hinzu treten weitere Prophylaxemaßnahmen zur Verhinderung von Stomatitis u. a. Infekten (s. S. 1214). Wachstumsfaktoren (G-CSF) und Blutprodukte müssen substituiert werden.

Verlauf und Prognose: Mit den bisherigen intensiven Therapieprotokollen inklusive der Transplantation kann bei 30–35% aller Patienten ein langfristig rezidivfreies Überleben erreicht werden. Bei den jüngeren Patienten (< 35 Jahre) ist diese Zahl höher (40–50%), bei älteren Patienten (> 55 ist) die Überlebensrate leider immer noch niedrig (10–15%). Die Prognose einer Ph⁺-ALL ist außerordentlich schlecht (dauerhafte Remission bei ca. 5%). Die Behandlung von ALL-Patienten im Rahmen kontrollierter Studien hat die Lebenserwartung in den letzten 20 Jahren deutlich verbessert. Deshalb sollte allen Patienten die Studienteilnahme angeboten werden.

Spezielle Therapie der Philadelphia-positiven ALL und der B-ALL

Mit dem **Tyrosinkinase-Inhibitor Imatinib** (Glivec) kann die molekulare Fehlsteuerung durch die BCR-ABL-Translokation selektiv blockiert und (wie bei der CML) auch bei der **Ph⁺-ALL** eine Remission erreicht werden. Dadurch konnte das Überleben dieser prognostisch sehr schlechten ALL-Unterform deutlich verbessert werden.

Chronische Leukämien

CML s. unter Myeloproliferative Syndrome, S. 1198; CLL s. unter Maligne Lymphome, S. 1235.

Internet-Links: www.kompetenznetz-leukaemie.de, www.leukaemie-hilfe.de.

4.5 Maligne Lymphome

▶ **Definition:** Die Gruppe der malignen Lymphome umfasst eine heterogene Gruppe von neoplastischen Erkrankungen lymphatischer Zellen. Man unterscheidet **Hodgkin-Lymphome** (Morbus Hodgkin) von **Non-Hodgkin-Lymphomen** (NHL), welche wiederum in niedrig- und hochmaligne Varianten eingeteilt werden (s. Tab. **K-4.30**, S. 1232).

Als Sonderformen des NHL gelten das Plasmozytom (s. S. 1244) und die CLL (s. S. 1235) sowie eine Reihe seltener lymphatischer Erkrankungen (s. S. 1251). Je nach betroffener Zell-Reihe oder nach der Ausbreitung werden maligne Lymphome nach unterschiedlichen Klassifikationen eingeteilt. Die WHO-Klassifikation ist in Tab. **K-4.23** dargestellt. Zur Einteilung nach klinischem Verlauf s. Tab. **K-4.24** (S. 1226).

4.5.1 Morbus Hodgkin (Lymphogranulomatose)

▶ **Definition:** Es handelt sich um ein monoklonales malignes B-Zell-Lymphom. Charakteristisch ist der histologische Nachweis von Hodgkin- und Reed-Sternberg-Zellen.

☰ K-4.23	Klassifikation der malignen Lymphome nach WHO (2001)

B-Zell-Lymphome

Vorläufer B-Zell-Lymphome

- B-lymphoblastisches Lymphom/Leukämie

Periphere B-Zell-Lymphome

- B-Zell-Chronische Lymphatische Leukämie (B-CLL)/kleinzelliges Lymphozytisches Lymphom (SLL)
- B-Zell-Prolymphozyten-Leukämie (B-PLL)
- lymphoplasmozytoides Lymphom (Immunozytom)
- Haarzell-Leukämie
- B-Zell-Marginalzonen-Lymphom:
  - splenisches Marginalzonen-Lymphom
  - extranodales Marginalzonen-Lymphom, MALT-Typ
  - nodales Marginalzonen-Lyphom

- follikuläres Lymphom
- Mantelzell-Lymphom
  - diffus großzelliges B-Zell-Lymphom:
  - mediastinales diffus großzelliges B-Zell-Lymphom
  - intravaskuläres diffus-großzelliges B-Zell-Lymphom
  - primäres Erguss-Lymphom

- Multiples Myelom (disseminierte Plasmazell-Erkrankung)/ Plasmozytom (solitärer Plasmazelltumor, ossär oder extraossär)
- Burkitt-Lymphom

Hodgkin-Lymphom (s. Tab. **K-4.24**, S. 1226)

T-Zell-Lymphome

Vorläufer T-Zell-Lymphome

- T-lymphoblastisches Lymphom/Leukämie
- blastisches NK-Zell-Lymphom

Periphere T-Zell-Lymphome

- T-Zell-NK-Zell-Lymphom
- T-Zell-Prolymphozyten-Leukämie (T-PLL)
- „T-cell large granular lymphocyte leukemia"
- aggressive NK-Zell-Leukämie
- adulte T-Zell-Leukämie/Lymphom (HTLV-1+)
- extranodales NK-/T-Zell-Lymphom, nasaler Typ
- T-Zell-Lymphom mit Enteropathie
- hepatosplenisches T-Zell-Lymphom
- subkutanes Pannikulitis-ähnliches T-Zell-Lymphom
- Mycosis fungoides/Sézary-Syndrom
- primär großzelliges anaplastisches T-/Null-Zell-Lymphom
- kutane Variante
- systemische Variante
- angioimmunoblastisches T-Zell-Lymphom
- weitere nicht näher charakterisierte T-Zell-Lymphome

Epidemiologie: Die Inzidenz liegt bei 3–5 : 100000/Jahr und hat zwei Gipfel (um das 25. und um das 70. Lebensjahr). Männer erkranken häufiger als Frauen (5 : 3).

Ätiopathogenese: Ursachen sind weitgehend unbekannt. Man vermutet einen Zusammenhang mit EBV-Infektionen, da in ca. 50 % der Fälle EBV-Virus-DNA in den malignen Zellen diagnostiziert wurde. Kofaktoren können Immundefekte wie z. B. durch Immunsuppression nach Organtransplantation oder bei HIV-Infektion sein. Die malignen Zellen stammen meistens von **B-Lymphozyten des Keimzentrums** ab. Das Lymphom entwickelt sich an einer einzelnen Lymphknotenstation und breitet sich von dort kontinuierlich aus (z. T. auch gegen den Lymphstrom; s. Abb. **K-4.15**). Die Ausbreitung erfolgt zunächst lymphogen, dann per continuitatem und in fortgeschrittenen Stadien hämatogen (z. B. in Leber und Knochenmark). Das Ausbreitungsstadium ist von entscheidender Bedeutung für die Prognose.

Einteilung: Man hat erkannt, dass das Hodgkin-Lymphom (HL) zwei unterschiedliche Krankheitsentitäten umfasst, das **noduläre Lymphozyten-prädominante HL** und das **klassische HL**. Man unterscheidet mehrere Unterformen (Tab. **K-4.24**).
Die **Ann-Arbor-Klassifikation** (Abb. **K-4.15**) dient der Stadieneinteilung des Morbus Hodgkin im Rahmen des Staging. Man unterscheidet klinische Stadien (CS) von pathologischen Stadien nach invasiver Diagnostik (PS). Die beim Staging identifizierten befallenen Lymphknotenregionen werden während (Zwischenstaging) und nach Ende einer Therapie (Abschlussstaging) kontrolliert, ob eine ausreichende Therapieansprache erreicht wurde.

Epidemiologie: Die Inzidenz liegt bei 3–5 : 100000/Jahr mit zweigipfligem Verlauf.

Ätiopathogenese: Die Ursachen sind weitgehend unbekannt. Kofaktoren können EBV-Infektion und Immunsuppression sein. Das Lymphom entsteht aus **Keimzentrumszellen**. Es entwickelt sich **zunächst in einem Lymphknoten** und breitet sich von dort kontinuierlich aus (Abb. **K-4.15**). Das Ausbreitungsstadium ist von entscheidender Bedeutung für die Prognose.

Einteilung: Man unterscheidet mehrere Unterformen des HL (Tab. **K-4.24**).

Die klinische Stadieneinteilung erfolgt nach der **Ann-Arbor-Klassifikation** (Abb. **K-4.15**).

≡ K-4.24   **Histologische Klassifikation der Hodgkin-Lymphome nach WHO (2001)**

Einteilung	Charakteristika	Häufigkeit (%)
▪ **noduläres Lymphozyten-prädominantes Hodgkin-Lymphom**	große Zellen mit gefaltetem Kern (sog. lymphozytär-histiozytäre = L&H-Zellen), auch als „Popcorn"-Zellen bezeichnet (Kernform)	5
▪ **klassisches Hodgkin-Lymphom (HL)***	mononukleäre Hodgkin- und multinukleäre Sternberg-Reed-Zellen (HRS) (s. Abb. **K-4.17**, S. 1228)	95
– nodulär sklerosierender Typ (NSHL)	– noduläre Lymphknotenstruktur, variable Anzahl an HRS-Zellen	65
– gemischtzelliger Typ („mixed cellularity" = MCHL)	– Mischung verschiedener Zellen (Eosinophile, Histiozyten, Plasmazellen, Granulozyten) neben HRS	20
– lymphozytenreicher Typ (LRHL)	– viele kleine Lymphoyzten, wenige HRS-Zellen	5
– lymphozytenarmer Typ („Lymphocyte-Depleted", LDHL)	– viele HRS und relativ wenige Lymphozyten	5

* nach der histologischen Einteilung besteht eine Zunahme der Aggressivität in der Reihenfolge: LRHL → NSHL → MCHL → LDHL

◎ K-4.15   **Schematische Darstellung der Ausbreitung des Morbus Hodgkin mit Lymphknotenregionen (a) Klinische Stadieneinteilung entsprechend Ann-Arbor-Klassifikation (b)**

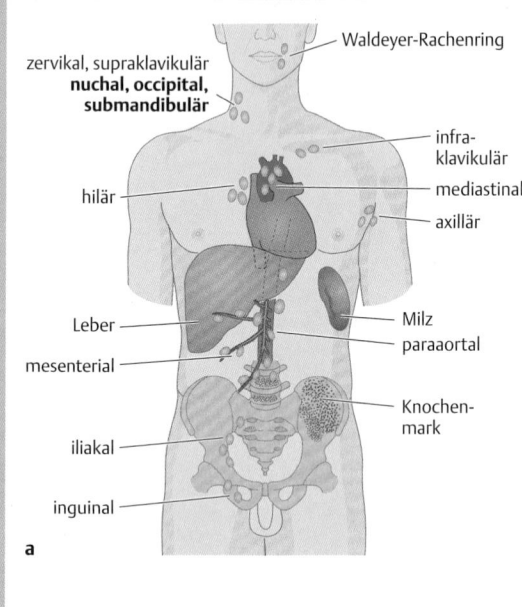

zervikal, supraklavikulär **nuchal, occipital, submandibulär** — Waldeyer-Rachenring — infraklavikulär — hilär — mediastinal — axillär — Leber — Milz — mesenterial — paraaortal — Knochenmark — iliakal — inguinal

a

b Ann-Arbor-Klassifikation:

Stadium I: Befall einer einzigen Lymphknotenregion oder eines einzigen lokalen extranodalen Herdes.

Stadium II: • Befall von ≥ 2 Lymphknotenregionen
• Befall eines extralymphatischen Gewebes plus einer oder mehrerer Lymphknotenregionen
auf der **gleichen Seite** des Zwerchfells.

Stadium III: • Befall von Lymphknotenregionen
• Befall von extralymphatischem Gewebe plus einer oder mehrerer Lymphknotenregionen
auf **beiden Seiten** des Zwerchfells.
III 1: subphrenischer Befall beschränkt auf Milz (IIIS), paraaortale und zoeliakale Lymphknoten.
III 2: subphrenischer Befall paraaortaler, iliakaler und inguinaler Lymphknoten.

Stadium IV: disseminierter Befall eines oder mehrerer Organe (z. B. Leber, Knochenmark) mit oder ohne gleichzeitigem Lymphknotenbefall.

A keine Allgemeinsymptome
B Fieber (> 38° C, nicht anderweitig erklärbar), Nachtschweiß (so stark, dass Wäsche gewechselt werden muss), Gewichtsverlust (> 10 % des KG in ½ Jahr)
E extranodaler Befall (z. B. Befall der Lunge, Niere, Haut)

Von einem **Mediastinaltumor** spricht man, wenn die mediastinalen Lymphome größer als ⅓ des Thoraxdurchmessers sind.

Klinik: Schmerzlose Lymphknotenschwellung und **B-Symptomatik** (Fieber, Nachtschweiß, Gewichtsverlut) prägen das klinische Bild. Typisch sind periodische Fieberepisoden (**Pel-Ebstein-Fieber**; Abb. **K-4.16**) mit Temperaturanstieg am Abend und -abfall über Nacht.
Die **vergrößerten Lymphknoten** sind charakteristischerweise „verbacken". Bei großen Lymphomen kann eine obere Einflussstauung zu Halsschwellung (**Stokes-Kragen**) und Kurzatmigkeit führen. Zu **Allgemeinsymptomen** s. Tab. **K-4.25**.

Bei Befall der Leber ist die Milz immer befallen, bei Befall der Milz ist die Leber nur in 40 % betroffen. Von einem **Mediastinaltumor** spricht man, wenn die mediastinalen Lymphome größer sind als ⅓ des Thoraxdurchmessers.

Klinik: Die Symptomatik ist geprägt durch **schmerzlose Lymphknotenschwellungen** meist im Halsbereich (zu Beginn der Erkrankung bei > 75 % der Patienten) und eine sog. **B-Symptomatik** (Fieber > 38°C, Nachtschweiß und Gewichtsverlust > 10 % des KG innerhalb der letzten 6 Monate). Typisch sind periodische Fieberepisoden (**Pel-Ebstein-Fieber**; s. Abb. **K-4.16**) mit Temperaturanstieg am Abend und -abfall über Nacht.
Die **vergrößerten Lymphknoten** sind charakteristischerweise „verbacken" und als nicht verschiebliche, schwer von der Umgebung abgrenzbare Pakete tastbar (typischerweise periphere, stammnahe Lymphknoten). Bei großen Lymphomen ist der venöse Blutrückfluss zum Herzen behindert, was zu einer oberen Einflussstauung mit Halsschwellung (**Stokes-Kragen**) und Kurzatmigkeit führen kann. Ursache der Atemnot kann aber auch ein Übergreifen hilärer oder

mediastinaler Herde auf die Lunge oder ein direkter Befall der Lungen durch das Lymphom sein. Weiterhin können die in Tab. **K-4.25** aufgeführten **Allgemeinsymptome** auftreten.

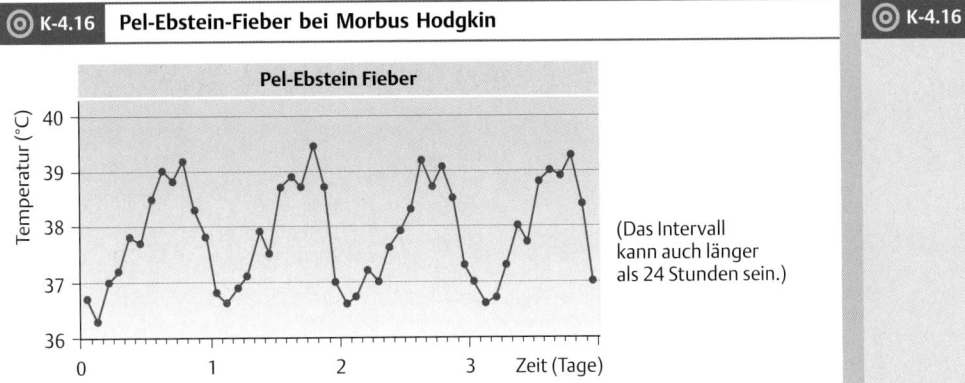

◎ K-4.16 **Pel-Ebstein-Fieber bei Morbus Hodgkin**

◎ K-4.16

(Das Intervall kann auch länger als 24 Stunden sein.)

≡ K-4.25 **Allgemeinsymptome bei Morbus Hodgkin**

Symptom	Ursachen
Anämie mit Abgeschlagenheit und Leistungsabfall	meist Tumoranämie (Ferritin ↑), seltener Verdrängungsanämie durch Knochenmarkbefall oder autoimmunhämolytische Anämie
Infektneigung	durch geschwächte Immunabwehr (v. a. Pilzinfektionen, TBC, Zoster und andere Virusinfekte) Tuberkulinreaktion kann negativ werden
Hautjucken	möglich ist ein direkter Hautbefall. Häufiger (10–15 % der Patienten) sind jedoch unspezifisches Erythem, Urtikaria, oder Hautjucken aufgrund einer Zoster-Infektion. Hautjucken ist kein B-Symptom
Alkoholschmerz	in den betroffenen Lymphknotenregionen, relativ spezifisch aber selten (< 5 %)
Rückenmarkkompression	seltene, aber gefährliche Komplikation durch Übergreifen des Tumors in den Spinalkanal (ausgehend von paravertebralen Lymphknoten durch die Foramina intervertebralia). Sofortige diagnostische Abklärung bei neurologischen Symptomen (z. B. Rückenschmerzen, Schwäche in den Beinen und Inkontinenzbeschwerden)!
ZNS-Befall	gehäuft bei HIV-Infizierten
paraneoplastische neurologische Syndrome	progressive multifokale Leukoenzephalopathie, zerebelläre Degeneration, Guillain-Barré-Syndrom, Neuropathien (sensorisch und motorisch)

≡ K-4.26 **Charakteristische Laborbefunde bei Morbus Hodgkin**

Laborbefund		Bemerkung
▪ **BSG**	normal oder erhöht	bei 50 % der Patienten erhöht (in diesem Fall schlechter Prognosefaktor, da mit B-Symptomatik oder fortgeschrittenem Erkrankungsstadium assoziiert)
▪ **Serumalbumin**	vermindert	prognostisch ungünstig: Werte < 4 g/dl
▪ **LDH**	erhöht	guter Marker für die Zellproliferation
▪ **Lymphozytopenie**	< 1000/µl	bei ca. 20 % der Patienten (prognostisch ungünstig)
▪ **Blutbild**	Granulozytose, Eosinophilie, ggf. Monozytose	prognostisch ungünstig: Leukozytose > 15 000/µl oder Lymphozytopenie < 600/µl
▪ **alkalische Phosphatase, γ-GT, Transaminasen**	erhöht	bei Leberbefall
▪ **Tumoranämie**		bei Patienten mit länger bestehender Erkrankung
Serumeisen	erniedrigt	typischer Befund bei Infekt- oder Tumoranämie (s. S. 1172)
Ferritin	erhöht	
▪ **Coombs-Test**	positiv	autoimmunhämolytische Anämie (selten), tumorassoziiertes nephrotisches Syndrom (selten)

⊚ K-4.17   **Zytologische Befunde bei Morbus Hodgkin**

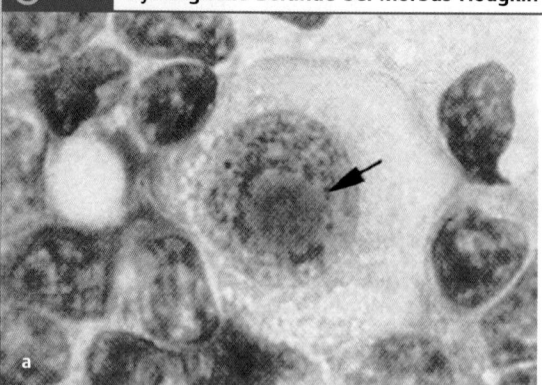
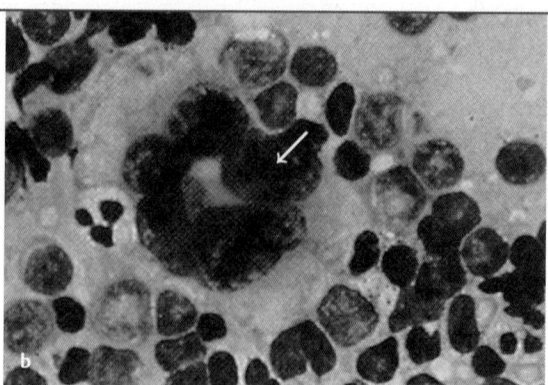

a Hodgkin-Zellen.   **b** Sternberg-Reed-Zellen.

≡ K-4.27   **Differenzialdiagnostik bei Lymphknotenvergrößerung**

Ursachen	Beispiele
▪ **Infektionskrankheiten***	**viral**: HIV, CMV, EBV (Mononukleose), Hepatitis, Toxoplasmose, Masern, Röteln, Herpes zoster **bakteriell**: TBC, Katzenkratzkrankheit, Lues, Lymphogranuloma (DD bei inguinalen Lymphomen) u. a.
▪ **Kollagenosen**	Lupus erythematodes, Sjögren-Syndrom
▪ **Tumoren**	Non-Hodgkin-Lymphome
	Lymphknotenmetastasen
▪ **Medikamente**	Phenytoin
▪ **weitere**	Sarkoidose, Rheumatoide Arthritis, Lupus erythematodes, Sjögren-Syndrom

* Lymphknoten von Umgebung abgrenzbar, verschieblich und meist druckdolent

Diagnostik: Die Verdachtsdiagnose ergibt sich aus **Anamnese, körperlicher Untersuchung** und **charakteristischen Laborbefunden** (Tab. **K-4.26**).

Diagnosesicherung und Ausschluss anderer NHL erfolgen durch **Lymphknotenexstirpation** mit anschließender **histologischer Untersuchung** (Nachweis von einkernigen Hodgkin- und mehrkernigen Sternberg-Reed-Zellen sowie Eosinophilenvermehrung; s. a. Abb. **K-4.17**).

Tumorstaging zur Therapieplanung:
▪ Sonographie
▪ Röntgen-Thorax
▪ CT-Hals, -Thorax, -Abdomen, -Becken
▪ Skelett- oder Knochenmark-Szintigraphie, ggf. anschließend MRT
▪ Knochenmarkbiopsie
▪ Leberbiopsie (bei V. a. Leberbefall).
Therapieüberwachung mittels **Toxizitätsuntersuchungen**.

Bei Männern erfolgt ggf. eine Spermakonservierung, bei Frauen eine Ovar-Verlagerung.

Differenzialdiagnose: Andere NHL, Sarkoidose, Infektions- und Immunkrankheiten müssen ausgeschlossen werden,

Diagnostik: Die Verdachtsdiagnose ergibt sich aus **Anamnese** (B-Symptomatik?) und **körperlicher Untersuchung** (Lymphknotenstatus) sowie **charakteristischen Laborbefunden** (Tab. **K-4.26**).

Die Diagnosesicherung und der Ausschluss anderer Non-Hodgkin-Lymphome können ausschließlich durch **Lymphknotenexstirpation** mit anschließender **histologischer Untersuchung** erfolgen (Nachweis von einkernigen Hodgkin- und mehrkernigen Sternberg-Reed-Zellen sowie Eosinophilenvermehrung; s. a. Abb. **K-4.17**). Bevorzugt werden zervikale und axilläre Lymphknoten (Veränderungen inguinaler Lymphknoten sind häufig unspezifisch!) exstirpiert.

Insbesondere für die Therapieplanung ist das **Tumorstaging** (= Clinical Staging = CS) von Bedeutung. Zur **Feststellung der Tumorausdehnung** und des **Lymphknotenbefalls** werden folgende Untersuchungen durchgeführt: **Sonographie** aller Lymphknotenstationen (z. B. zervikal, axillär, inguinal) und des Abdomens, **Röntgen-Thorax** in 2 Ebenen und **CT** (Hals, Thorax und Abdomen inkl. Beckenbereich). Bei V. a. Knochenmarkbefall: **Skelett- oder Knochenmark-Szintigraphie**, bei verdächtigen Befunden anschließend **MRT-Aufnahmen**. Eine Bestätigung erfolgt durch **Knochenmarkbiopsie** mit Histologie und Zytologie. Bei V. a. Leberbefall ist eine **Leberbiopsie** indiziert. Zur Überwachung der Therapie werden **Toxizitätsuntersuchungen** durchgeführt (EKG, Echokardiographie, Lungenfunktion). Weitere notwendige Untersuchungen sind Virusserologie, Schilddrüsenwerte und HNO-Untersuchung.

Vor Therapiebeginn erfolgt bei Männern mit Kinderwunsch eine Spermakonservierung, bei Frauen ggf. eine operative Verlagerung der Ovarien (bei geplanter Bestrahlung im Beckenbereich).

Differenzialdiagnose: Wichtig ist insbesondere die Abgrenzung von Lymphknotenvergrößerungen anderer Ursache (Tab. **K-4.27**). Non-Hodgkin-Lymphome sowie Sarkoidose, Infektionskrankheiten und Autoimmunsyndrome (z. B.

Rheumatoide Arthritis, Lupus erythematodes, Sjögren-Syndrom) müssen ausgeschlossen werden. Bei abdominellen, mediastinalen oder zervikalen Lymphomen sollte man auch an einen soliden Tumor in diesem Bereich denken.

ebenso solide Tumoren (v. a. abdominell, mediastinal, zervikal).

Therapie: Die Behandlung erfolgt mittels kombinierter Strahlen- und Chemotherapie oder alleiniger Chemotherapie (möglichst in Therapiezentren nach speziellen Therapieprotokollen; z. B. DHSG = deutsche Hodgkin-Lymphom-Studiengruppe). Intensität und Auswahl der Behandlung richten sich nach Krankheitsstadium (s. u.), Allgemeinzustand des Patienten und Vorhandensein von Risikofaktoren. Im Rahmen der Chemotherapie bewährte Schemata zeigt Abb. **K-4.18**.

Therapie: kombinierte Strahlen- und Chemotherapie oder alleinige Chemotherapie. Intensität und Auswahl der Behandlung sind abhängig von Krankheitsstadium, Allgemeinzustand und Risikofaktoren (s. Abb. **K-4.18**).

Therapienebenwirkungen: Mit zunehmenden Gesamtüberlebensraten sind die Langzeitwirkungen und durch Medikamententoxizität verursachte Nebenwirkungen (NW) zu beachten:

Therapienebenwirkungen: Zu beachten sind folgende Langzeitwirkungen:
- **Akut-Toxizität:** Knochenmarkinsuffizienz, Übelkeit und Erbrechen, Haar-

---

≡ K-4.28 Risiko- und Prognosefaktoren bei Morbus Hodgkin

▪ **klinische Risikoindikatoren der Deutschen Hodgkin-Lymphom-Studiengruppe**	Mediastinaltumor > ⅓ des Thoraxdurchmessers	
	extranodaler Befall	
	Befall ≥ 3 Lymphknotenareale (Cave: diese sind nicht identisch mit den Lymphknotenregionen der Ann-Arbor-Klassifikation!)	
	BSG > 50 mm (1. h) bei A-Stadien	
	BSG > 30 mm (1. h) bei B-Stadien	
▪ **Internationaler Prognose-Score (IPS)** – günstige Prognose: 0–2 P – ungünstige Prognose: ≥ 3 P	Serum Albumin < 4 g/dl	1 P
	Hämoglobin < 10,5 g/dl	1 P
	Stadium IV	1 P
	männliches Geschlecht	1 P
	Alter > 45 Jahre	1 P
	Leukozyten > 15 000/µl	1 P
	Lymphozyten < 600/µl oder < 8 %	1 P
▪ **weitere Risikofaktoren**	**„Bulky disease":** Lymphknoten-Konglomerate oder Mediastinaltumor mit Durchmesser > 5 cm oder > ⅓ des maximalen Thoraxquerdurchmessers	
	Progression unter laufender Therapie oder **Rezidiv** < 12 Monate nach Therapieende	

◎ K-4.18 Therapiebaum (a) und -schemata (b) bei Morbus Hodgkin

b Therapieschemata:

BEACOPP-basis (Zyklusdauer: 21 Tage): Bleomycin, Etoposid, Adriamycin, Cyclophosphamid, Vincristin (früher Oncovin), Procarbazin, Prednison

BEACOPP-eskaliert: Substanzen wie BEACOPP-basis, aber höhere Dosierungen

BEACOPP 14: wie BEACOPP-basis, aber Zyklusdauer 14 Tage und zusätzliche Gabe von G-CSF

ABVD-Schema (Zyklusdauer: 28 Tage): Adriamycin, Bleomycin, Vinblastin, Dacarbazin

ausfall (reversibel), bakterielle Infektionen und periphere Neuropathie.
- **Spät-Toxizität:** Fertilitätseinschränkungen, Hypothyreose, Kardiomyopathie sowie Pneumonitis und Lungenfibrose.

- Im Rahmen der **Akut-Toxizität** können folgende NW resultieren: Knochenmarkinsuffizienz (mit Neutropenie, Thrombozytopenie, Anämie), reversibler Haarausfall, Übelkeit und Erbrechen, Prednisoneffekte, bakterielle Infektionen (Neutropenie), hämorrhagische Zystitis (Cyclophosphamid), paravenöse Nekrosen (Vincaalkaloide, Anthrazykline) und periphere Neuropathie (Vincaalkaloide).
- Die **Spät-Toxizität** führt zu einer Einschränkung der Fertilität, Hypothyreose (Risikofaktor: Bestrahlung im Halsbereich), Kardiomyopathie (Risikofaktor: Adriamycindosis > 550 mg/m^2 oder mediastinale Bestrahlung) sowie Pneumonitis und Lungenfibrose (Risikofaktoren: Bleomycin, v. a. bei älteren Patienten; Bestrahlung). Ein Risikofaktor für bakterielle Infekte ist die Splenektomie.

Bei nach der Therapie verbleibenden vergrößerten Restlymphomknoten kann mittels **PET** zwischen Narben- und aktivem Lymphomgewebe gut differenziert werden. Splenektomie erfolgt selten. Dennoch ist sie indiziert z. B. bei isoliertem Milzbefall, V. a. Lymphomreste, Beschwerden durch Hypersplenismus.

Häufig nach Chemotherapie sind vergrößerte Restlymphknoten im Gebiet des initialen Krankheitsbefalls. Die **PET** kann als nicht-invasives Verfahren zwischen residuellen narbigen Veränderungen und aktivem Lymphomgewebe unterscheiden und ermöglicht die Darstellung der Stoffwechselaktivität in Restlymphomen nach Therapieabschluss. Bei unauffälliger PET nach Therapieende bleiben ca. 90 % der Patienten rezidivfrei. Bei positivem Befund beträgt die Rezidiv-Wahrscheinlichkeit in dieser Region ca. 60 % (Bestrahlung des betroffenen Lymphknotenareals). Auf Splenektomie wird heute weitgehend verzichtet (Splenektomierate < 5 %). Bei folgenden Indikationen ist sie dennoch indiziert: V. a. isolierten Milzbefall, suspekte Tumorreste nach Therapieende, Hyperspleniesyndrom, alleinige linke Niere.

Verlauf und Prognose: Ohne Therapie tödlicher Verlauf, mit Therapie hohe Heilungsrate (in Stadium I und II > 90 %, in fortgeschrittenen Stadien ca. 70 %).

Verlauf und Prognose: Der Morbus Hodgkin verläuft ohne Therapie tödlich, mithilfe moderner Behandlungsstrategien (Polychemo-, Strahlentherapie) können abhängig vom Krankheitsstadium gute Heilungsraten erzielt werden (bei Patienten im Stadium I und II > 90 %, im Stadium III und IV ca. 70 %).

▶ **Merke**

▶ **Merke:** Aufgrund der relativ hohen Rezidivquote sind in den ersten Jahren nach Therapieabschluss regelmäßige Verlaufskontrollen notwendig.

10–20 % der Patienten erkranken in den Folgejahren an einem Zweittumor. Bei Rezidiv oder Nichtansprechen auf die erste Therapie muss eine **autologe Transplantation** erwogen werden.

10–20 % der Patienten erkranken in den Folgejahren an einem Zweittumor, davon sind 80 % solide Tumoren, ca. 20 % hämatologische Neoplasien. Bei Rezidiven oder Nichtansprechen auf die erste Therapie müssen intensivierte Chemotherapien inklusive der **autologen Transplantation** versucht werden. Diese Patienten haben eine deutlich schlechtere Prognose.

Sonderform: noduläres Paragranulom

Das **noduläre Lymphozyten-prädominante HL** betrifft häufiger Männer und wird bereits in frühen Stadien erkannt. Die **Prognose ist sehr gut**.

Sonderform: noduläres Paragranulom

Eine **Sonderform** des Morbus Hodgkin stellt das noduläre Lymphozyten-prädominante Hodgkin-Lymphom (= noduläres Paragranulom) dar. Es handelt sich um ein B-Zell-Lymphom, das vom klassischen Hodgkin-Lymphom unterschieden wird. Es betrifft überwiegend Männer und wird häufig bereits in frühen Stadien erkannt. Die **Prognose ist außerordentlich gut**.

▶ **Klinischer Fall**

▶ **Klinischer Fall:** Die 28-jährige Patientin klagt seit ca. 6 Wochen über Nachtschweiß, morgendliche Temperaturen bis 38,5°C, Hautjucken am ganzen Körper und eine Gewichtsabnahme von 10 kg. Bei der körperlichen Untersuchung findet man bis zu 5 cm große Lymphome links supraklavikulär und links axillär. Die Histologie des links supraklavikulär entfernten Lymphoms ergibt einen nodulär-sklerosierenden Typ des Hodgkin-Lymphoms. Die Untersuchungen zur Stadieneinteilung ergeben ein Stadium IIB mit ausgedehntem Mediastinalbefall. Aufgrund des Mediastinalbefalls mit „Bulky disease" (Mediastinaltumor ≥ 5 cm) wird primär für eine Chemotherapie entschieden, wobei die Notwendigkeit zur Staging-Laparotomie entfällt. Die Patientin erhält daraufhin eine Chemotherapie, nach dem „BEACOPP-eskaliert"-Schema. Abb. **K-4.19** zeigt die Rückbildung der Mediastinallymphome im Röntgenbild der Lunge nach einem Kurs Chemotherapie. Nach 4 Zyklen wurde die Patientin einer konsolidierenden Strahlentherapie zugeführt. Die klinischen Untersuchungen beim Restaging ergaben eine komplette Remission, die durch regelmäßige klinische Kontrolluntersuchungen bis heute anhält. Eine Zweitneoplasie im Sinne einer akuten Leukämie oder andere neoplastische Erkrankungen sind bisher nicht aufgetreten. Die Herzfunktion ist regelrecht.

K-4.19 | **Morbus Hodgkin** Stadium IIB: Röntgenbefund einer 28-jährigen Patientin

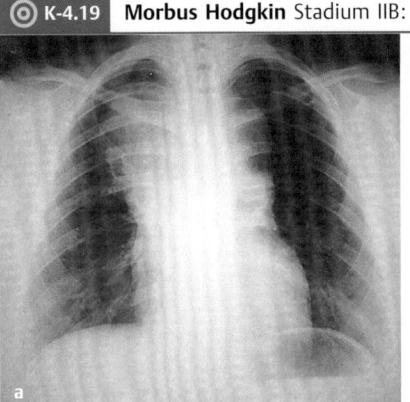
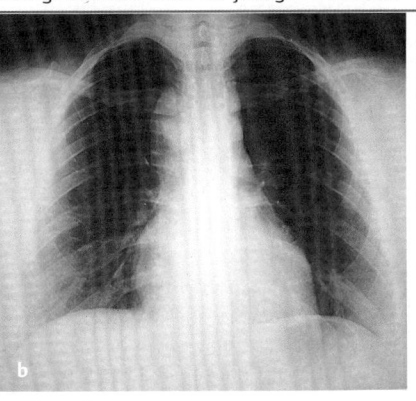
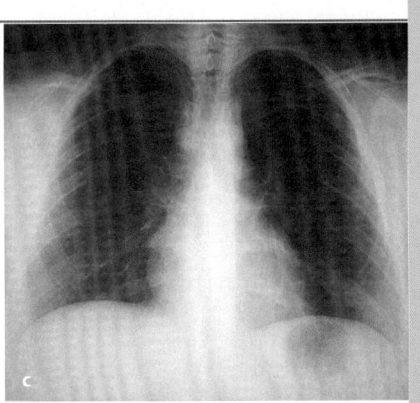

a Rechtsbetonte mediastinale Lymphome **vor** Therapie.
b Nach 1 Kurs **BEACOPP-eskaliert**.
c **3 Jahre später** (anhaltende klinische Vollremission).

4.5.2 Non-Hodgkin-Lymphome (NHL)

4.5.2 Non-Hodgkin-Lymphome (NHL)

▶ **Definition:** Heterogene Gruppe klonaler Neoplasien des lymphatischen Systems, die in den meisten Fällen von Vorläuferzellen der T- und B-Lymphozyten ausgehen. NHL unterscheiden sich zytologisch vom Hodgkin-Lymphom durch das Fehlen von Hodgkin- und Sternberg-Reed-Zellen.

◀ **Definition**

Als Sonderformen bzw. verwandte Entitäten gelten das Plasmozytom aufgrund der primären Manifestation im Knochenmark und die CLL als B-Zell-Lymphom mit leukämischem Verlauf.

Sonderformen bzw. verwandte Entitäten: Plasmozytom und CLL.

Epidemiologie: NHL sind 4–5 × häufiger als das Hodgkin-Lymphom. Die Inzidenz steigt mit dem Lebensalter und liegt bei 10–15 : 100 000/Jahr (ca. 6 % aller malignen Erkrankungen).

Epidemiologie: Die Inzidenz steigt mit dem Lebensalter und liegt bei 10–15 : 100 000/Jahr.

Ätiologie: Pathogenetische Bedeutung für die Lymphomentstehung haben maligne Transformationen auf verschiedenen Stufen der Lymphozytenentwicklung. Man unterscheidet B- und T-Zell-Lymphome. Abhängig vom betroffenen Reifungsstadium entsteht ein schnell-proliferierendes, **aggressives Lymphom** (Transformation wachstumsaktiver, unreifer Vorläuferzellen) oder ein langsam-proliferierendes, **indolentes Lymphom** (Transformation ausgereifter Lymphozyten mit geringer Teilungsaktivität).

Ätiologie: Man nimmt an, dass Lymphome durch maligne Transformation auf verschiedenen Stufen der Lymphozytenentwicklung entstehen. Je nachdem, welches Reifungsstadium betroffen ist, entsteht ein **aggressives** oder ein **indolentes Lymphom**.

K-4.20 | **B-Zell-Differenzierung und die davon abgeleiteten Lymphomtypen**

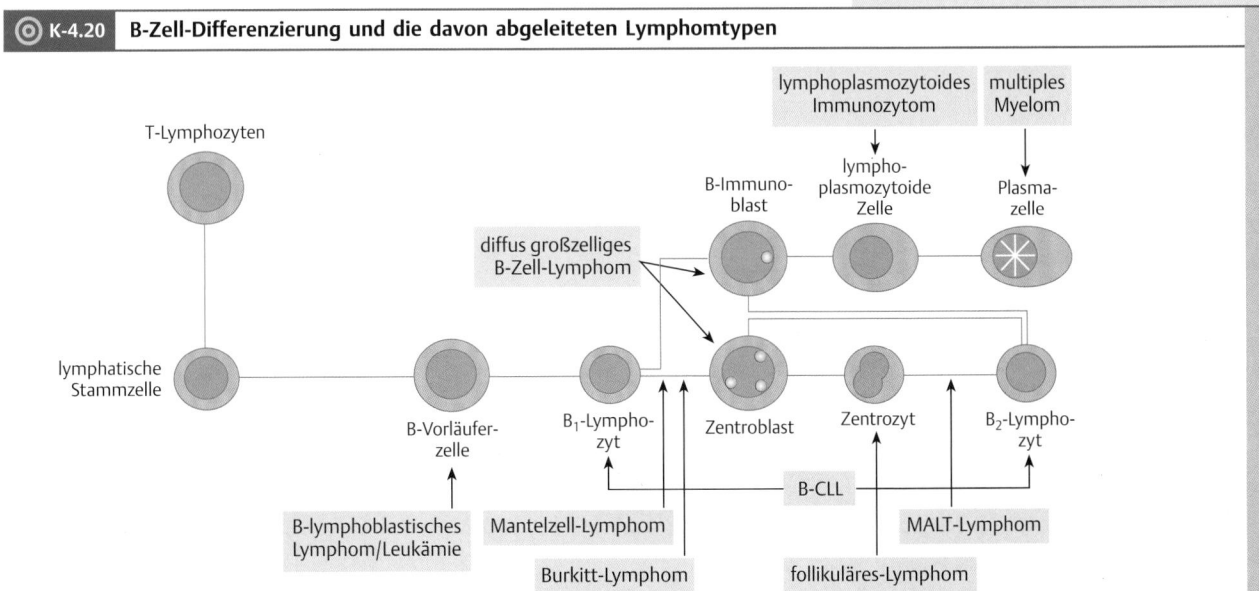

Risikofaktoren für NHL sind:

- **Immundefekte:** z. B. AIDS, Immunsuppression
- **Autoimmunsyndrome:** z. B. Hashimoto-Thyreoiditis
- **Infektionen:** z. B. EBV, HHV 8, HTLV-1, HCV, H. pylori
- **Strahlung, Chemikalien, berufliche Exposition**
- **familiäre Prädisposition**
- **genetische Veränderungen:** Inaktivierung von Tumorsuppressorgenen und Unterdrückung der Apoptose durch chromosomale Translokationen (Tab. **K-4.29**).

Eine Reihe von Risikofaktoren sind bekannt:

- **Immundefekte:** z. B. Wiskott-Aldrich-Syndrom (angeboren), AIDS, Immunsuppression nach Transplantation (erworben)
- **Autoimmunsyndrome:** z. B. Hashimoto-Thyreoiditis, Sjögren-Syndrom, Zöliakie
- **Infektionen:** z. B. EBV bei Burkitt-Lymphom, HHV 8, HTLV-1 (T-Zell-Lymphom), HCV, H. pylori (MALT-Lymphom des Magens)
- **radioaktive Strahlung, Chemikalien** und **berufliche Exposition** scheinen bei einigen Lymphomen eine Rolle zu spielen
- **familiäre Prädisposition:** Direkte Verwandte von Patienten mit NHL haben ein 1,5–2fach erhöhtes Erkrankungsrisiko
- **genetische Veränderungen:** Sie spielen eine wesentliche Rolle. Chromosomale Translokationen bewirken eine Inaktivierung von Tumorsuppressorgenen und eine Unterdrückung der Apoptose sowie eine vermehrte Expression bestimmter Onkogene (s. Tab. **K-4.29**). Auslöser dieser genetischen Veränderungen sind bisher unbekannt.

≡ K-4.29

≡ K-4.29	Genetische Veränderungen bei Non-Hodgkin-Lymphomen	
Non-Hodgkin-Lymphom	*Translokation*	*vermehrt exprimiertes Onkogen*
Burkitt-Lymphom	t(8;14), t(8;2), t(8;22)	C-MYC
Mantelzell-Lymphom	t(11;14)	BCL-1
follikuläre Lymphome	t(14;18)	BCL-2
MALT-Lymphome (bis zu 60 %)	t(11;18)	API2-MALT1

Einteilung: Bis 1998 existierten unterschiedliche Klassifikationen der NHL (z. B. **Kiel-** und **REAL-Klassifikation**). Die WHO Klassifikation ordnet Lymphome nach **B-** oder **T-Linienzugehörigkeit** und nach dem **Differenzierungsgrad** (s. Tab. **K-4.23**, S. 1225). Eine weitere Unterteilung richtet sich nach dem **Befallsmuster** (s. Tab. **K-4.30**).

Einteilung: Bis 1998 existierten unterschiedliche Klassifikationen der NHL. In der **Kiel-Klassifikation** wurde zwischen niedrigmalignen („zytischen") und hochmalignen („blastischen") NHL unterschieden. Nach der **REAL** (= Revised European-American Lymphoma) **-Klassifikation** wurden die Lymphomtypen abhängig von der Entwicklungsstufe der Lymphomzellen eingeteilt (Vorläufer-B- oder T-Zell-Neoplasien und periphere B- oder T-Zell-Neoplasien). Gemäß der aktuellen **WHO-Klassifikation** werden die Lymphome nach **B-** oder **T-Linienzugehörigkeit** und nach dem Differenzierungsgrad in **Vorläuferzell- und periphere Lymphome** eingeteilt (s. Tab. **K-4.23**, S. 1225). Eine weitere Unterteilung richtet sich nach dem **Befallsmuster** (s. Tab. **K-4.30**).

≡ K-4.30	Klassifikation der Non-Hodgkin-Lymphome nach Ausbreitung
Einteilung	**Beispiele**
- **primär nodale Lymphome**	follikuläres Lymphom, Mantelzell-Lymphom, nodales MALT-Lymphom, diffus großzelliges B-Zell-Lymphom, Burkitt-Lymphom
- **primär extranodale Lymphome**	MALT-Lymphom
- **disseminierte, leukämische Lymphome**	B-CLL, Haarzell-Leukämie, Sézary-Syndrom, selten auch lymphoplasmozytoides Immunozytom, Plasmozytom

Einteilung nach klinischem Verlauf (Tab. **K-4.31**).

Weiterhin werden NHL nach dem klinischen Verlauf eingeteilt (Tab. **K-4.31**).

≡ K-4.31	Klassifikation der Lymphome nach klinischer Dynamik
Einteilung	**Beispiele**
- **niedrigmaligne, indolent**	B-CLL, PLL, SLL, Immunozytom, Haarzell-Leukämie, MALT-Lymphome, follikuläres Lymphom
- **hochmaligne, aggressiv**	diffus großzelliges B-Zell-Lymphom, Mantelzell-Lymphom
- **sehr aggressiv**	B-ALL, B-lymphoblastisches Lymphom, Burkitt-Lymphom

© K-4.21

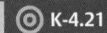

K-4.21 **Niedrigmalignes Non-Hodgkin-Lymphom vom B-Zelltyp**
im Knochenmark

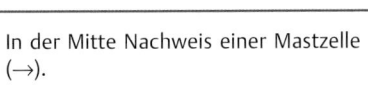

In der Mitte Nachweis einer Mastzelle (→).

Die Ausbreitung der NHL wird ähnlich wie beim Hodgkin-Lymphom nach dem **Ann-Arbor-Schema** definiert (Abb. **K-4.15**, S. 1226), wobei hier nach **primär nodaler** (ca. 70 % d. F.) und **primär extranodaler** Manifestation (ca. 30 % d. F.) unterschieden wird.

Von **Bulky-Disease** spricht man erst ab einem Lymphknotenkonglomerat von ≥ 7,5 cm Durchmesser (bei Hodgkin-Lymphom ≥ 5 cm; s. a. Tab. **K-4.28**, S. 1229). Bei primär disseminierten NHL (s. Tab. **K-4.30**) ist die Ann-Arbor-Klassifikation jedoch nicht anwendbar (hierfür wurden eigene Klassifikationen entwickelt, die in den entsprechenden Kapiteln dargestellt werden).

Klinik: Unspezifische Allgemeinsymptome wie Abgeschlagenheit, Müdigkeit und erhöhte Infektanfälligkeit oder prognostisch ungünstige **B-Symptomatik** (Fieber, Nachtschweiß, Gewichtsverlust) führen viele Patienten zum Arzt. Eine tastbare **Lymphknotenvergrößerung** wird zunächst an den leicht zugänglichen Regionen (Hals, Axilla, Leiste) bemerkt. Niedrigmaligne, indolente Lymphome sind meist über lange Zeit gewachsen, bevor sie entdeckt werden. Der Lymphknotenbefall ist häufig disseminiert und betrifft auch intrathorakale und abdominelle Lymphknoten. Im Gegensatz dazu fallen rasch progrediente, hochmaligne Lymphome häufig noch in einem begrenzten Stadium auf. Bei **Verdrängung des gesunden Knochenmarks** (Abb. **K-4.21**) und bei **Hepatosplenomegalie** kann es zu Anämie, Leuko- und Thrombozytopenie mit Blutungsneigung kommen. In manchen Fällen ist die **Haut** infiltriert. Bei Organbefall (z. B. Magen, Darm, ZNS, Lunge) entstehen entsprechende Beschwerden.

Diagnostik: Diagnostische Hinweise ergeben sich aus Anamnese und klinischer Untersuchung mit Erhebung des Lymphknotenstatus sowie Laborwerten. Zur Diagnosesicherung sowie für Therapieplanung und Prognose ist der **histologische Nachweis** des malignen NHL nach Lymphknotenexstirpation unerlässlich. Eine Punktionszytologie ist meist nicht ausreichend, da nur einzelne Zellen und nicht die Follikelstruktur dargestellt werden (Tab. **K-4.32**).

Differenzialdiagnose: Auszuschließen sind ein Hodgkin-Lymphom und andere Erkrankungen mit Lymphknotenvergrößerung (s. Tab. **K-4.27**, S. 1228).

Therapie: Die Behandlungsstrategie ergibt sich aus dem Krankheitsstadium. Bei der Therapieplanung ist zu beachten, dass niedrigmaligne NHL bei Diagnosestellung häufig bereits disseminiert und in der Regel nicht heilbar sind. Bei hochmalignen NHL ist dagegen eine Kuration selbst in fortgeschrittenen Stadien noch möglich.

- Bei **niedrigmalignen NHL im Stadium I und II** erfolgt eine alleinige Strahlentherapie mit kurativer Zielsetzung. In den **Stadien III und IV** ist eine Kuration i. d. R. nicht möglich. Die Zellen proliferieren langsam und sind gegenüber zytostatischen Medikamenten relativ unempfindlicher. Asymptomatische Patienten werden daher nicht behandelt. Eine Therapieindikation ergibt sich erst bei Beschwerden (z. B. Anämie, Thrombozytopenie, Druckbeschwerden durch Kompression von Organstrukturen oder andere funktionelle Beschwerden). Zum Einsatz kommen unterschiedliche Therapieschemata

Die Ausbreitung der NHL wird nach dem **Ann-Arbor-Schema** (Abb. **K-4.15**, S. 1226) definiert.

Bulky-Disease: Lymphknoten oder **Mediastinaltumor** mit ≥ 7,5 cm Durchmesser. Für primär disseminierte, leukämische Lymphome (s. Tab. **K-4.30**) wurden separate Klassifikationsschemata entwickelt.

Klinik: Initial finden sich meist unspezifische Allgemeinsymptome (z. B. Abgeschlagenheit, erhöhte Infektanfälligkeit) und **B-Symptome** (Fieber, Nachtschweiß, Gewichtsverlust). **Lymphknoten** können zunächst an Hals, Axilla und Leiste getastet werden. Durch **Verdrängung des gesunden Knochenmarks** (Abb. **K-4.21**) oder **Hepatosplenomegalie** können Anämie, Leuko- und Thrombozytopenie resultieren. Dazu kann ein **Organbefall** kommen (z. B. Haut, Magen, Darm, ZNS).

Diagnostik: Anamnese, klinische Untersuchung (Lymphknotenstatus!) und Labor führen zur Verdachtsdiagnose. Die **Diagnosesicherung** beruht auf der **Lymphknotenhistologie**. Eine Punktionszytologie ist meist nicht ausreichend (Tab. **K-4.32**).

Differenzialdiagnose: Andere Erkrankungen mit Lymphknotenvergrößerung (s. Tab. **K-4.27**, S. 1228).

Therapie: Niedrigmaligne NHL sind meist inkurabel, während hochmaligne NHL selbst in fortgeschrittenen Stadien z. T. geheilt werden können.

- **Niedrigmaligne NHL** im **Stadium I und II** werden bestrahlt. Fortgeschrittene Stadien werden nur behandelt, wenn Beschwerden (z. B. Anämie, Thrombozytopenie, Druckbeschwerden durch vergrößerte Lymphome) bestehen. Es werden eine Reihe von Therapieschemata (Tab. **K-4.33**) eingesetzt, der Antikörper Rituximab hat die Wirksamkeit deutlich verbessert.

≡ K-4.32 Diagnostik bei Non-Hodgkin-Lymphomen (NHL)

Diagnostische Maßnahmen		Indikationen und charakteristische Befunde
Labor	■ Blutbild (inkl. Differenzialblutbild und Retikulozyten)	Anämie, Leuko- und Thrombozytopenie (bei Knochenmarkinfiltration)
	■ Blutausstrich	zirkulierende Lymphomzellen bei disseminiert leukämischem NHL (z. B. CLL)
	■ Coombs-Test	positiv bei Autoimmunhämolyse oder Autoimmunthrombozytopenie; selten
	■ Leberwerte	erhöht bei Leberinfiltration
	■ Nierenfunktionswerte	Harnsäure erhöht bei vermehrtem Zellumsatz, zur Dosisanpassung bei Chemotherapie Bestimmung der Kreatinin-Clearance
	■ Serum-LDH, Harnsäure	erhöht (LDH = ausgezeichneter und preiswerter Verlaufsparameter)
	■ Ferritin, β_2-Mikroglobulin, Elektrophorese	Ferritin und β_2MG häufig erhöht. Elektrophorese zeigt ggf. Antikörpermangel
	■ Virusdiagnostik	HIV, CMV, EBV, Hepatitis B und C
	■ Immuntypisierung der Lymphozyten im peripheren Blut	bei leukämischen Lymphomen
	■ Immunglobuline, ggf. Immunfixation	Hypogammaglobulinämie (bei Plasmozytom, CLL), M-Gradient (bei Morbus Waldenström, Plasmozytom)
	■ alkalische Phosphatase, Ca^{++}	erhöht bei Osteolysen (z. B. bei Myelom)
Staging	■ Knochenmark-Aspiration und Stanze (ggf. beidseitige Punktion) mit Zytochemie und Immuntypisierung des Knochenmarkpräparates	
	■ Lumbalpunktion (bei hochmalignen Lymphomen und neurologisch auffälligen Patienten)	
	■ Sonographie (Hals, Axilla, Leisten, Abdomen, ggf. auch ZNS) und CT-Abdomen	
	■ Rö-Thorax, CT-Thorax	
	■ ggf. MRT-Achsenskelett oder Knochenszintigraphie (bei V. a. Osteolysen)	
ggf. zusätzlich	■ Gastro-Duodenoskopie, Koloskopie, Endosonographie (bei MALT-Lymphomen)	
	■ CT und MRT des Schädels, Lumbalpunktion (bei ZNS-Lymphomen)	
	■ CT-Hals, Sono-Hals, Ösophagoskopie (bei Lymphomen im HNO-Bereich)	
	■ Sonographie des Hodens, wg. häufig assoziiertem ZNS-Befall auch Liquorpunktion und CT-Schädel (bei Hoden-Lymphomen)	
	■ PET bei diffus großzelligen B-Zell-Lymphomen, follikulären Lymphomen, Mantel-Zell-Lymphomen (noch kein Standard).	
weitere	EKG, Echokardiographie, Lungenfunktion, HNO-ärztliche, gastroenterologische Untersuchung, ggf. Spermakonservierung (bei Männern), ggf. Verlagerung der Ovarien (bei Frauen, wenn Bestrahlung im Becken geplant). Im Rahmen von Studien wird mittels Molekulardiagnostik die Zytogenetik bestimmt.	

■ Bei **hochmalignen NHL** sofortige Behandlung, ein häufig eingesetztes Schema ist R-CHOP. Restlymphome werden bestrahlt. **Transplantation** bei rezidivierten hochmalignen Lymphomen.

Rituximab bindet an das CD20-Antigen auf Lymphozyten und zerstört die Zellen durch Komplement-Lyse, zellvermittelte Zytolyse und Apoptose-Induktion. Die

(Tab. **K-4.33**). Durch Kombination dieser Therapieschemata mit dem anti-CD20-Antikörper Rituximab (R-CHOP) konnten die Therapieergebnisse bei einigen niedrigmalignen NHL in den letzten Jahren deutlich verbessert werden. Bei niedrigmalignen Lymphomen ist die **Transplantation** bisher nur wenig erfolgreich.

■ Bei **hochmalignen NHL** muss nach Diagnosestellung jedes Stadium umgehend behandelt werden. Therapiestandard war bisher das CHOP-Schema. Auch hier wird die Chemotherapie mit dem Antikörper Rituximab kombiniert (R-CHOP). Bestehen Restlymphome nach Ende der Behandlung, werden diese (wie beim Hodgkin-Lymphom) bestrahlt. Zur weiteren Therapie hochmaligner Lymphome s. S. 1229. Bei **rezidivierten hochmalignen Lymphomen** gehört die Transplantation zu den Standard-Therapieoptionen, wenn der Patient grundsätzlich geeignet ist.

Rituximab ist ein monoklonaler Antikörper gegen das CD20-Antigen, der an CD20-positive Lymphomzellen bindet. Durch Aktivierung des Komplementsystems, durch zellvermittelte Zytolyse und durch Apoptose-Induktion werden die Lymphomzellen zerstört. Der Einsatz von Rituximab hat in Kombination mit der traditionellen Chemotherapie die Effektivität der Lymphombehandlung

| ☰ K-4.33 | Therapieschemata bei Non-Hodgkin-Lymphomen | ☰ K-4.33 |

- **Knospe-Schema** — Chlorambucil, Prednison
- **COP-Schema** — Cyclophosphamid, Vincristin, Prednison
- **CHO(E)P-Schema** — Cyclophosphamid, Doxorubicin, Vincristin, (Etoposid), Prednison
- **R-CHOP-Schema** — Rituximab, Cyclophosphamid, Doxorubicin, Vincristin, Prednison

| ☰ K-4.34 | Internationaler Prognoseindex (IPI) für hochmaligne Lymphome | ☰ K-4.34 |

Risikogruppe		*5-Jahres-Überlebensrate*
niedriges Risiko	0–1 P	73 %
niedrigintermediäres Risiko	2 P	50 %
intermediärhohes Risiko	3 P	43 %
hohes Risiko	4–5 P	26 %

Risikokriterien (jeweils 1 P): Alter > 60 Jahre, Stadium III und IV, ≥ 2 extranodale Manifestationen, LDH im Serum erhöht, Allgemeinzustand ECOG Grad 2 oder schlechter

deutlich erhöht. Eine Reihe von weiteren Antikörpern, z. T. gekoppelt mit Toxinen oder radioaktiven Nukliden, wird aktuell in die Lymphomtherapie eingeführt und bei den einzelnen Entitäten besprochen.

Verlauf und Prognose: Der Verlauf der **niedrigmalignen NHL** ist sehr variabel und erstreckt sich meist über mehrere Jahre. Die Patienten sterben oft an nicht beherrschbaren Infekten oder thrombopenischen Blutungen. Daher sind das rechtzeitige Erkennen und die konsequente Behandlung dieser Komplikationen von großer Bedeutung. Aufgrund der sehr unterschiedlichen Verläufe existieren bei niedrigmalignen Lymphomen nur individuelle Indizes. Für hochmaligne Lymphome wurde ein **internationaler Prognoseindex (IPI)** entwickelt (s. Tab. **K-4.34**).

Internet-Link: www.lymphome.de.

▶ **Klinischer Fall:** Die 67-jährige Patientin bemerkte seit mehreren Wochen einen zunehmenden Hustenreiz und Abgeschlagenheit. Bei der körperlichen Untersuchung waren keine auffälligen Lymphknoten palpabel, im CT-Thorax zeigte sich jedoch ein großes mediastinales Lymphknotenkonglomerat. Die histologische Diagnostik (Mediastinoskopie) ergab ein diffus großzelliges B-Zell-NHL. Das Stadium wurde mit I (Bulky-Disease) festgelegt. Die LDH war nicht erhöht. Die Patientin erhielt 6 Zyklen R-CHOP, anschließend wurde die Region bestrahlt. Die Patientin ist jetzt seit einem Jahr in kompletter Remission. Die 5-Jahres-Überlebens-Wahrscheinlichkeit beträgt > 70 %.

Im Folgenden werden ausgewählte Beispiele der NHL mit Therapieprotokoll besprochen. Informationen zu weiteren Lymphomentitäten siehe Lehrbücher der Hämatologie.

Chronische Lymphatische Leukämie (CLL)

▶ **Definition:** Die CLL zählt zu den niedrigmalignen (laut WHO: indolenten) B-Zell-Lymphomen. Sie stellt eine Lymphom-Sonderform dar und verläuft meist leukämisch. Allgemein gebräuchlich ist daher der Begriff „Leukämie". Charakteristisch ist die klonale Proliferation immuninkompetenter B-Lymphozyten mit Anreicherung in Lymphknoten, Blut, Milz und Knochenmark. Die Lebensdauer der malignen Zellen ist verlängert.

Effektivität der Lymphomtherapie wurde durch Rituximab erheblich verbessert.

Verlauf und Prognose: Niedrigmaligne NHL verlaufen über Jahre, Todesursachen sind Infekte und Blutungen. Bei hochmalignen Lymphomen kann eine Kuration mit intensiver Therapie erreicht werden. Zum **Prognoseindex** für hochmaligne Lymphome s. Tab. **K-4.34**.

◀ **Klinischer Fall**

Im Folgenden werden ausgewählte Beispiele der NHL mit Therapieprotokoll besprochen.

Chronische Lymphatische Leukämie (CLL)

◀ **Definition**

Kleinzelliges lymphozytisches Lymphom: ausschließlicher Befall von Lymphknoten und Knochenmark.

In seltenen Fällen fehlt die leukämische Ausschwemmung, und das Lymphom beschränkt sich auf den Befall von Lymphknoten und Knochenmark, dann spricht man von einem **kleinzelligen lymphozytischen Lymphom**.

Epidemiologie: Die CLL ist die häufigste Leukämie. Sie betrifft vorwiegend das höhere Lebensalter.

Epidemiologie: Die CLL ist nicht das häufigste Lymphom, aber die häufigste Leukämie (40 %). Die Inzidenz beträgt 3 : 100 000/Jahr. Sie betrifft vorwiegend das höhere Lebensalter (zum Zeitpunkt der Diagnose sind 70 % der Patienten 65–70 Jahre alt).

Ätiopathogenese: Patienten mit **Immundefekten** haben ein erhöhtes Risiko. Es gibt **familiäre Häufungen** und eine Assoziation mit **HBV-** und **HCV-Infektionen**.

Ätiopathogenese: Eine Verminderung der Apoptose ist verantwortlich für die Vermehrung der reifen Lymphozyten. Die Ursache ist jedoch unbekannt. Die CLL tritt vermehrt bei Patienten mit angeborenen (Wiskott-Aldrich-Syndrom) oder erworbenen **Immundefekten** (z. B. HIV) auf. Es gibt **familiäre Häufungen**. In einigen Fällen scheint eine **Assoziation** mit **HBV-** und **HCV-Infektionen** zu bestehen.

Klinik: Leitsymptome sind **Lymphadenopathie** und **Splenomegalie**. Nach längerem Verlauf Hypogammaglobulinämie mit Infektneigung.

Klinik: Leitsymptome sind **Lymphadenopathie** und **Splenomegalie**, nach mehrjährigem Verlauf kommt es zur **Hypogammaglobulinämie** mit Infektneigung (z. B. Candida-, Herpes Zoster-Infektion). In fortgeschrittenen Stadien finden sich auch B-Symptome und ggf. eine Hepatomegalie.

Diagnostik: Typisch ist die **chronische Lymphozytose**.

Diagnostik: Typisch ist die **chronische Lymphozytose** ($> 5000/\mu l$).

▶ **Merke**

▶ **Merke:** Jede chronische Lymphozytose bei älteren Menschen sollte an eine CLL denken lassen.

Prolymphozyten sind vermehrt, bei einem Prolymphozytenanteil von $> 55 \%$ handelt es sich um eine sog. Prolymphozyten-B-CLL.

Prolymphozyten sind vermehrt, bei einem hohen Prolymphozyten-Anteil von $> 55 \%$ handelt es sich jedoch nicht mehr um eine B-CLL, sondern eine sog. Prolymphozyten-B-CLL mit relativ schlechterer Prognose.

Bei geringerer Lymphozytenzahl ist der Nachweis des charakteristischen Phänotyps durch Immuntypisierung Vorraussetzung für die Diagnose (die Zellen sind CD5$^+$, CD19$^+$, CD23$^+$, CD22$^{schwach\,+}$, FMC7$^-$, SmIg$^{schwach\,+}$) im Blutausstrich sieht man **Gumprecht-Kernschatten** (Abb. **K-4.22**) und **Prolymphozyten**. 20 % haben **Erythrozyten-Antikörper**, die Hälfte davon hat auch klinisch eine hämolytische Anämie.

Bei einer geringeren Lymphozytenzahl ist der Nachweis des charakteristischen Phänotyps durch Immuntypisierung Vorraussetzung für die Diagnose (die Lymphozyten sind CD5$^+$, CD19$^+$, CD23$^+$, CD22$^{schwach\,+}$, FMC7$^-$, SmIg$^{schwach\,+}$). Im **Blutausstrich** sieht man reife, ausdifferenzierte Lymphozyten und **Gumprecht-Kernschatten** (Abb. **K-4.22**) und häufig einige **Prolymphozyten**. Anämie, Thrombozytopenie und Hypogammaglobulinämie sind häufig. Im Knochenmarkausstrich ist meist eine diffuse Infiltration nachweisbar. Bei 20 % der Patienten werden **Erythrozyten-Antikörper (pos. Coombs-Test)** nachgewiesen, glücklicherweise zeigt nur die Hälfte auch klinisch eine hämolytische Anämie. Eine Autoimmunthrombozytopenie ist seltener.

Wichtige Prognosefaktoren sind: **Lymphozytenverdoppelungszeit, Thymidinkinase, β_2-Mikroglobulin**, Expression von CD38/ZAP-70, unmutierter Zustand der Schwere-Ketten-Region des Immunglobulins. Diese sollten im Rahmen der initialen Diagnostik bestimmt werden. Zur Stadieneinteilung s. Tab. **K-4.35** und Tab. **K-4.36**.

Folgende Faktoren sind mit einer schlechten Prognose assoziiert und sollten im Rahmen der initialen Diagnostik mitbestimmt werden: **Lymphozytenzahl** (Verdoppelung in < 12 Monaten; daher Kontrolle alter Blutbilder), **Thymidinkinase** (erhöht auf > 7 U/L), β_2-**Mikroglobulin** (erhöht auf $> 3,5$ mg/l), weiterhin vermehrte Expression von CD38/ZAP-70, unmutierter Zustand der Schwere-Ketten-Region des Immunglobulins. Zur besseren Abschätzung der Prognose und auch zur Therapieplanung existieren unterschiedliche Prognoseeinteilungen.

◉ **K-4.22**

◉ **K-4.22** **Lymphozyten mit Gumprecht-Kernschatten**

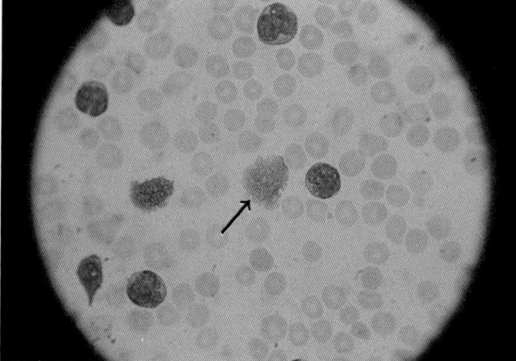

Die Kernschatten (→) entstehen, wenn beim Ausstreichen des Blutes CLL-Lymphozyten zerplatzen. Es handelt sich um ein Ex-vivo-Phänomen; in vivo (d. h. im Blut) zirkulieren keine Kernschatten. Gumprecht-Kernschatten sind typisch für die CLL, finden sich selten aber auch bei anderen NHL oder akuten Leukämien.

≡ K-4.35	Klinische Stadieneinteilung und geschätzte Überlebenszeiten der CLL nach Binet-Klassifikation			
	Anzahl der befallenen Regionen*	**Hb (g/dl)**	**Thrombozyten (/μl)**	**mediane Überlebenszeit (Jahre)**
Stadium A	< 3	≥ 10	≥ 100 000	> 10
Stadium B	≥ 3	≥ 10	≥ 100 000	6
Stadium C	beliebig	< 10	< 100 000	2

*Als jeweils eine Region gelten: zervikale, axilläre, inguinale Lymphome (gleichgültig, ob ein- oder beidseitig), Leber und Milz

≡ K-4.36	Klinische Stadieneinteilung und geschätzte Überlebenszeiten der CLL nach der RAI-Klassifikation	
Stadien	**Charakteristika**	**mediane Überlebenszeit (Jahre)**
Stadium 0	Lymphozyten im peripheren Blut ≥ 5000/μl und im Knochenmark ≥ 30 %	13
Stadium I	wie Stadium 0, zusätzlich Lymphknotenvergrößerung	8
Stadium II	wie Stadium 0, ggf. mit Stadium I, zusätzlich Hepato- oder Splenomegalie	6
Stadium III	wie Stadium 0, ggf. mit Stadien I oder II, zusätzlich Anämie mit Hb < 11 g/dl	4
Stadium IV	wie Stadium 0, ggf. mit Stadien I, II oder III, zusätzlich Thrombozytopenie < 100 000/μl	2

Am gebräuchlichsten sind die Stadieneinteilungen nach Binet (**K-4.35**) und RAI (Tab. **K-4.36**).

Differenzialdiagnose: Bei chronischen Lymphknotenvergrößerungen muss man an ein Lymphom denken. Der Nachweis der chronischen Lymphozytose über Wochen bis Monate verengt das differenzialdiagnostische Spektrum auf die CLL und einige wenige andere leukämische Lymphome (s. Tab. **K-4.30**, S. 1232).

Therapie: Planung und Intensität der Therapie richten sich grundsätzlich nach der Risikokonstellation (s. Abb. **K-4.23**). Patienten im **Stadium Binet A/RAI I** bedürfen in der Regel keiner Behandlung („Watch & Wait"), nur bei Zeichen der raschen Krankheitsprogression (Lymphozyten-Verdoppelung < 6 Monate).

▶ **Merke:** Eine hohe Lymphozytenzahl alleine ist keine Behandlungsindikation!

Patienten im Stadium **Binet B/RAI I und II** werden bei Beschwerden behandelt: schmerzhafte Hepatosplenomegalie, ausgeprägte B-Symptome, Beschwerden durch große Lymphknoten. Patienten im Stadium **Binet C/RAI III und IV** werden immer behandelt.
Fludarabin und **Cyclophosphamid** sind heute Medikamente der ersten Wahl. **Chlorambucil** wird bei Patienten > 65 Jahren oder bei erheblicher Komorbidität eingesetzt. Der gegen das Antigen CD52 gerichtete monoklonale Antikörper **Alemtuzumab** (MabCampath) ist bei einer CLL mit 17p-Deletion allen anderen

Differenzialdiagnose: zu anderen leukämischen Lymphomen s. Tab.**K-4.30**, S. 1232.

Therapie: Planung und Intensität der Therapie nach Risikokonstellation (s. Abb. **K-4.23**). Im Stadium **Binet A/RAI I** meist keine Behandlung.

◀ **Merke**

Bei **Binet B/RAI I und II** nur Therapie, wenn Beschwerden bestehen, im Stadium **Binet C/RAI III und IV** immer Therapie versuchen.

Fludarabin und **Cyclophosphamid** sind Medikamente der ersten Wahl. Bei älteren Patienten oder bei erheblicher Komorbidität wird **Chlorambucil** eingesetzt, im Rezidiv der Antikörper **Alemtuzumab**.

◉ K-4.23	Stratifikation der CLL-Therapie nach Risikofaktoren	◉ K-4.23

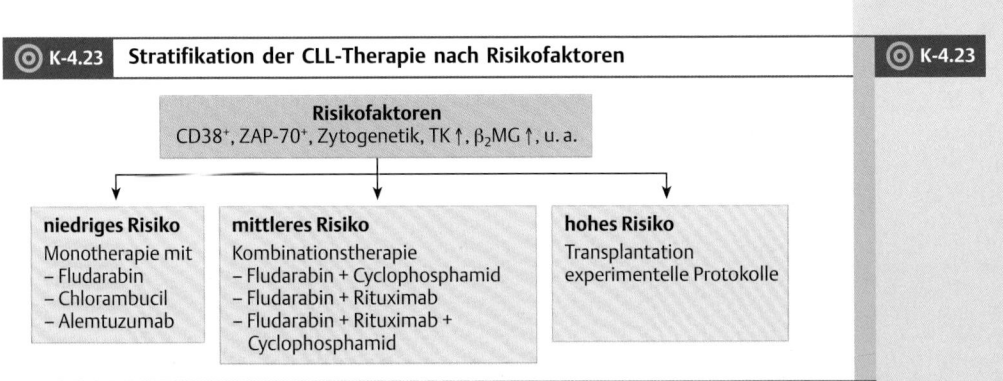

Therapieformen überlegen. Bei der CLL ohne diese Mutation wird er im Rezidiv eingesetzt. Die autologe und allogene Transplantation wird in Studien geprüft. Zur **Infektprophylaxe** werden Immunglobuline gegeben und Impfungen gegen Pneumokokken sowie Haemophilus influenzae (nie Lebendvakzine!) durchgeführt. Wegen der regelhaft zu erwartenden Bluttransfusionen ist auch eine Hepatitis-B-Impfung sinnvoll. Milzbestrahlung oder Splenektomie sind bei Hypersplenismus indiziert. Cortison u. a. **Immunsuppressiva** (Rituximab, Cyclosporin A, Mycophenolat mofetil) kommen bei assoziierten Autoimmunzytopenien zur Anwendung.

Wichtig sind außerdem **Infektprophylaxe** mit Impfung und Immunglobulinen. Bei Autoimmunsyndromen gibt man Steroide u. a. **Immunsuppressiva**.

▶ Merke

▶ **Merke:** Eine Autoimmunhämolyse oder Autoimmunthrombozytopenie bei CLL wird mit Kortison und anderen Immunsuppressiva (Azathioprin, Rituximab) behandelt. Die Autoimmunerkrankung ist keine Indikation, eine CLL in einem frühen Stadium (Binet A oder B ohne Beschwerden) bereits zytostatisch anzugehen. Fludarabin sollte bei autoimmunhämolytischer Anämie vermieden werden, durch die Elimination von T-Suppressor-Lymphozyten kann die Hämolyse verstärkt werden.

Prognose: Die frühen Stadien haben eine Lebenserwartung von bis zu 15 Jahren. Ein kleiner Teil entwickelt ein hochmalignes Lymphom (**Richter-Syndrom**). Seltene Komplikationen sind das **Evans-Syndrom** und die „Pure-Red-Cell-Anämie".

Prognose: Patienten in frühen Stadien haben eine Lebenserwartung von 10 bis 15 Jahren. 1–5 % der Patienten entwickeln ein diffus großzelliges B-Zell-Lymphom, das oft therapierefraktär ist (**Richter-Syndrom**). Komplizierend können sich Autoimmunerkrankungen manifestieren, die den weiteren klinischen Verlauf davon wesentlich bestimmen. Seltene Komplikationen sind ein **Evans-Syndrom** (= Kombination einer autoimmunhämolytischen Anämie mit einer Autoimmunthrombozytopenie) sowie eine „Pure-Red-Cell-Anämie".

Internet-Link: www.dcllsg.de

Morbus Waldenström (Immunozytom)

Morbus Waldenström (Immunozytom)

▶ Synonym

▶ **Synonym:** Makroglobulinämie Waldenström

▶ Definition

▶ **Definition:** Lymphoplasmozytoides Lymphom (LPL) mit IgM-Paraproteinämie. Die Erkrankung zählt zu den niedrigmalignen B-Zell-Lymphomen. Das mittlere Erkrankungsalter liegt bei > 60 Jahren.

Ätiologie: Ein Zusammenhang mit Hepatitis C wird vermutet.

Ätiologie: Ein auslösender Zusammenhang mit Hepatitis C wird vermutet.

Klinik: Typisch ist die Milzvergrößerung und ein IgM-Paraprotein. Dies kann Beschwerden verursachen durch:
- **Hyperviskositätssyndrom**
- **Neuropathie** durch Bindung von IgM an Nervenzell-Scheiden
- **Kryoglobulinämie** Kryoglobuline sind Plasmaproteine (meist IgM), die bei Abkühlung ausfällen und sich bei Erwärmung wieder lösen. Viele Patienten sind asymptomatisch.
- **Blutungsneigung** durch Interaktion von IgM mit Gerinnungsfaktoren.

Klinik: Typisch ist eine deutliche Milzvergrößerung, auch Lymphknoten und Knochenmark sind infiltriert. Durch die Vermehrung des IgM-Paraproteins können spezifische Beschwerden entstehen:
- **Hyperviskositätssyndrom** (10–30 % der Patienten), im Blutausstrich sieht man „Geldrollen"-Formationen der Erythrozyten (S. 1150)
- **Neuropathie** (10 % der Patienten) durch Assoziation von IgM an Nervenzell-Scheiden
- **Kryoglobulinämie**; Kryoglobuline sind Plasmaproteine (meist IgM, selten IgG oder IgA), die bei Abkühlung ausfällen und sich bei Erwärmung wieder lösen. Viele Patienten mit Kryoglobulinen sind asymptomatisch (die Präzipitation fällt nur auf, weil sich das Blut auf dem kühlen Objektträger nicht richtig ausstreichen lässt). Manchmal bestehen jedoch Beschwerden: Kälteschmerz, Akrozyanose, Raynaud-Symptomatik, Purpura
- **Blutungsneigung** durch Interaktion von IgM mit Gerinnungsfaktoren, insbesondere Fibrin und sog. „Coating" der Thrombozyten.

Bei Beschwerden durch das IgM-Paraprotein spricht man von einer **Makroglobulinämie Waldenström**.

Diese durch IgM-Paraproteine ausgelösten Beschwerden werden als **Morbus** oder **Makroglobulinämie Waldenström** bezeichnet. Eine IgM-Paraproteinämie findet man selten auch bei anderen B-Zell-Lymphomen (z. B. MALT-Lymphome, s. S. 1240).

Diagnostik und Differenzialdiagnose: Das Blutbild zeigt häufig eine Anämie und Thrombozytopenie (bedingt durch die Knochenmarkinfiltration und Splenomegalie). Charakteristisch ist der sog. **M-Gradient** in der Eiweißelektrophorese (Cave: Verwechslungsgefahr: M-Gradient und IgM-Vermehrung sind nicht synonym! Der Ausdruck **M-Gradient** bezieht sich auf die Form einer zusätzlichen Zacke im γ-Globulin-Bereich der Elektrophorese und findet sich nicht nur bei IgM-Vermehrung, sondern auch bei Anstieg von IgG, IgA und anderen Paraproteinen [s. Abb. **K-4.29**, S. 1247]). Eine Lymphozytose wie bei der CLL ist eher untypisch. Die weitere Abgrenzung zur CLL und den Marginalzell-Lymphomen erfolgt durch Immuntypisierung (B-Lymphozyten mit CD19[+], CD20[+] und IgM auf der Oberfläche; CD5 ist meist negativ [Abgrenzung zur CD5-positiven CLL]). Es gibt nicht selten LPL, die das Paraprotein produzieren, aber nicht sezernieren. Dann fehlt die IgM-Paraproteinämie.

Therapie: Die Behandlung ist ähnlich der CLL (s. S. 1237), die mittlere Lebenserwartung jedoch etwas kürzer.

Internet-Link: www.iwmf.com

Haarzell-Leukämie (HZL)

> ▶ **Definition:** Niedrigmalignes, leukämisches Lymphom der B-Zell-Reihe mit charakteristischen feinen Zytoplasmaausläufern der Lymphozyten (sog. hairy-cells).

Epidemiologie: Die HZL ist selten (in Deutschland ca. 150 neue Fälle/Jahr). Das mittlere Erkrankungsalter liegt bei 50–55 Jahren, betroffen sind überwiegend Männer (ca. 80 %).

Pathogenese: Über die Kausalpathogenese ist nichts bekannt.

Klinik: Typisch sind eine Panzytopenie des peripheren Blutes bei gleichzeitiger Splenomegalie und deutlicher Infektneigung.

Diagnostik und Differenzialdiagnose: Im peripheren Blut finden sich Zellen mit fransenartigen Zytoplasmaausläufern, sog. **Haarzellen** (manchmal nur wenige, dafür charakteristisch). Die Saure-Phosphatase-Reaktion ist sowohl mit als auch ohne Vorbehandlung mit Tartrat positiv (**tartratresistente saure Phosphatase**; Abb. **K-4.24**). Typisch ist eine Monozytopenie. Im Rahmen der Differenzialdiagnose ist eine Abgrenzung zu CLL, Immunozytom und MALT-Lymphomen durch Immuntypisierung wichtig.

Therapie: Wirksame Medikamente sind α-Interferon und die Purinanaloga Cladribin (z. B. Leustatin, Litak) und Pentostatin (Nipent) sowie Rituximab (MabThera).

Prognose: Mithilfe der neuen Therapieformen beträgt die 5-Jahres-Überlebensrate > 90 %.

Diagnostik und Differenzialdiagnose: Durch die Splenomegalie kommt es zur Anämie und Thrombozytopenie. Charakteristisch ist der sog. **M-Gradient** in der Eiweißelektrophorese. Eine Lymphozytose ist eher untypisch. Die Lymphozyten sind CD19[+], CD20[+], CD5[-]. Es gibt nicht selten LPL-Formen, die kein IgM sezernieren (hier fehlt die IgM-Paraproteinämie).

Therapie: wie bei CLL (s. S. 1237).

Haarzell-Leukämie (HZL)

◀ **Definition**

Epidemiologie: in Deutschland selten (ca. 150 neue Fälle/Jahr). Mittleres Erkrankungsalter 50–55 Jahre.

Pathogenese: unbekannt.

Klinik: Panzytopenie und Splenomegalie sind typisch.

Diagnostik und Differenzialdiagnose: Im peripheren Blut findet man Zellen mit feinen Zytoplasmaausläufern (**Haarzellen**), die unter Tartrat nicht entfärben (**Tartrat-Resistenz;** Abb. **K-4.24**). Differenzialdiagnostische Abgrenzung zu CLL und Immunozytom.

Therapie: α-Interferon, Purinanaloga, bei Rezidiven auch Rituximab.

Prognose: Die Prognose ist günstig.

⊙ K-4.24	Nachweis von Haarzellen im peripheren Blut

⊙ K-4.24

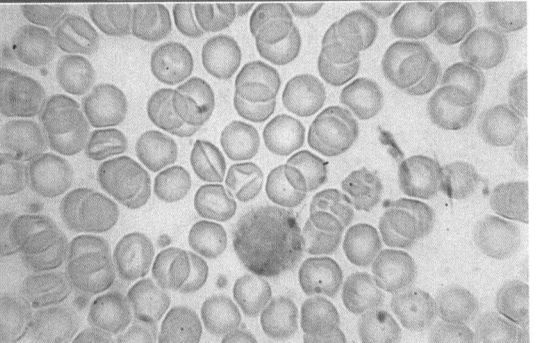

Die Zellen vieler Lymphome lassen sich mit saurer Phosphatase anfärben. Anschließend entfärbt sich das Material nach Zugabe von Tartrat wieder. Haarzellen entfärben sich jedoch nicht: „Tartrat-Resistenz".

Follikuläres Lymphom (FL)

Follikuläres Lymphom (FL)

▶ Synonym

▶ Definition

▶ **Synonym:** Zentrozytisch-zentroblastisches Lymphom

▶ **Definition:** Niedrig-malignes B-Zell-Lymphom. Die befallenen Lymphknoten zeigen teilweise noch eine Follikel-Struktur.

Epidemiologie: Eines der häufigsten NHL; mittleres Erkrankungsalter: 55–60 Jahre.

Ätiopathogenese: Durch die Translokation t(14;18) wird die Apoptose blockiert.

Klinik: Leistungsabfall und B-Symptome, Lymphknoten sind meist schon länger tastbar.

Diagnostik: Anämie, Thrombozytopenie, häufig erhöhte LDH. In der **Lymphknotenbiopsie** zeigen sich Zentrozyten und Zentroblasten. In der **Immuntypisierung** Expression von membranständigen Immunglobulinen und Bcl-2.

Therapie: In den frühen Stadien ist mit Bestrahlung manchmal noch eine Heilung möglich. In den Stadien III und IV Therapie **erst bei Beschwerden.** Man gibt eine Kombination von **Rituximab mit CHOP.** Anschließend kann eine Erhaltungstherapie mit **Interferon** versucht werden. Im Rezidiv werden **radioaktive Antikörper** (Ibritumomab Tiuxetan, Tositumomab) eingesetzt. Mit autologer **Stammzelltransplantation** kann eine Remissionsverlängerung erreicht werden, keine Heilung.

Verlauf und Prognose: Mittlere Überlebenszeit 10 Jahre.

Epidemiologie: Das FL ist mit einem Anteil von 22 % eines der häufigsten NHL, das mittlere Erkrankungsalter liegt bei 55–60 Jahren.

Ätiopathogenese: Durch die charakteristische t(14;18) Translokation wird das Bcl-2 Gen von Chromosom 18 unter die Kontrolle eines Immunglobulin-Schwerketten-Gens auf Chr. 14 gestellt, was die Apoptose der Lymphomzellen blockiert.

Klinik: Die Patienten klagen über einen Leistungsknick (Anämie) und zeigen B-Symptome. Lymphknoten sind anamnestisch meist schon längere Zeit tastbar. Milz und Leber sind vergrößert.

Diagnostik: Durch die Knochenmarkinfiltration kommt es zur **Anämie** und **Thrombozytopenie.** Die LDH ist oft erhöht. In der **Lymphknotenbiopsie** zeigen sich die follikuläre Struktur sowie kleine Lymphozyten mit gefaltetem Kern (Zentrozyten) und große mit mehreren Nukleoli (Zentroblasten). Die **Immuntypisierung** ergibt die Expression von membranständigen Immunglobulinen und Bcl-2.

Therapie: In den lokalisierten Stadien I und II kann durch alleinige Bestrahlung eine Kuration erreicht werden. In den höheren Stadien III und IV ist eine Heilung nicht möglich. Die Therapie wird daher erst bei Beschwerden begonnen (z. B. Anämie, symptomatische Lymphome, Splenomegalie). Die Kombination des anti-CD20-Antikörpers **Rituximab** mit dem **CHOP-Schema** erreicht sehr gute Remissionen. Eine **Erhaltungstherapie** mit **Interferon** kann das rezidivfreie Intervall verlängern. Beim schließlich immer eintretenden Rezidiv wird eine erneute Chemotherapie oder eine Behandlung mit einem **radioaktiv strahlenden Antikörper** (z. B. Ibritumomab Tiuxetan = Y^{90}-gekoppeltes anti-CD20) angeboten. Ibritumomab hat gegenüber dem nichtstrahlenden anti-CD20-Antikörper Rituximab den Vorteil, dass die Strahlung auch Lymphomzellen im Zentrum eines Zellhaufens erreicht, die keinen Antikörper gebunden haben. Ein anderer radioaktiver anti-CD20-Antikörper ist I^{131}-Tositumomab (z. B. Bexxar; in der Bundesrepublik bisher jedoch nicht zugelassen). Die autologe **Stammzelltransplantation** erreicht beim FL wahrscheinlich nur eine längere Remission, letztlich aber keine dauerhafte Heilung.

Verlauf und Prognose: Die mittlere Überlebenszeit liegt bei 10 Jahren. In 10–15 % transformiert dieses niedrig-maligne Lymphom mit der Zeit in ein hochmalignes Lymphom.

MALT-Lymphom

MALT-Lymphom

▶ Definition

▶ **Definition:** B-Zell Lymphom des „mucosa-associated Lymphoid tissue" (MALT).

Ätiopathogenese: MALT-Lymphome entstehen bevorzugt im Gastrointestinaltrakt. Durch chronische Helicobacter-pylori-Infektion wird die Proliferation von Lymphozyten stimuliert.

Klinik und Diagnostik: Die Symptome entsprechen denen des Magenkarzinoms (s. S. 501). Die Diagnose wird bioptisch gestellt (charakteristisch sind lympho-epitheliale Läsionen).

Ätiopathogenese: MALT-Lymphome entstehen bevorzugt im Gastrointestinaltrakt (Magen). Typisch ist die Translokation t(11;18). In > 95 % kann beim MALT-Lymphom des Magens eine Helicobacter-pylori-Infektion nachgewiesen werden. Durch die chronische Infektion wird eine polyklonale Lymphozytenproliferation angeregt, die in eine monoklonale Proliferation und ein Lymphom übergeht.

Klinik und Diagnostik: Die Symptome des MALT-Lymphoms entsprechen denen des Magenkarzinoms (s. S. 501). Die Diagnose wird aus der **Biopsie** gestellt. Charakteristisch sind proliferierende Marginalzonen-Lymphozyten, die in das Schleimhautepithel eindrigen (sog. lymphoepitheliale Läsion). Bei Knochenmarkinfiltration kommt es zur Anämie und Thrombozytopenie.

Differenzialdiagnose: Weitere Lymphome mit Manifestation im Magen müssen abgegrenzt werden (z. B. häufig follikuläres Lymphom, seltener Burkitt-Lymphom, Mantelzell-Lymphom, T-Zell-Lymphome).

Therapie: Da die Lymphomproliferation im **Stadium I** noch antigen-abhängig ist, kann allein durch **Eradikation von Helicobacter pylori** eine Heilung erreicht werden. In fortgeschrittenen Stadien (MALT-Lymphome, die bereits die t[11;18] Translokation tragen) erfolgt die Proliferation antigen-unabhängig, daher wird im **Stadium II** bestrahlt. Ab Stadium III ist eine Kombinationstherapie aus Chemotherapie, dem anti-CD20-Antikörper Rituximab und ggf. zusätzlicher Bestrahlung indiziert.

Verlauf und Prognose: Durch die Therapie können die frühen Stadien des MALT-Lymphoms geheilt bzw. fortgeschrittene Stadien in langdauernde Remission gebracht werden. Selten entwickelt sich im weiteren Verlauf ein diffus großzelliges B-Zell-NHL.

Diffus Großzelliges B-Zell-Lymphom (DLBCL)

▶ **Definition:** Das DLBCL ist der Prototyp des hochmalignen Lymphoms und zählt nach der WHO-Klassifikation zu den aggressiven B-Zell-Lymphomen. Es ist durch unreife Lymphozyten mit großen Kernen gekennzeichnet.

Epidemiologie: Das DLBCL ist mit 30–40 % das häufigste NHL (Abb. **K-4.25**).

Ätiopathogenese: Ein erhöhtes Risiko besteht bei Patienten mit Immundefekten. Niedrigmaligne NHL (Tab. **K-4.31**, S. 1232) können sekundär in ein DLBCL übergehen. Zytogenetisch findet man häufig Rearrangements der Immunglobulin-Gene. Manche DLBCL enthalten das EBV-Genom.

Klinik: Die Patienten suchen den Arzt wegen eines sich rasch vergrößernden Lymphkotens auf. Trotzdem ist das Lymphom zu diesem frühen Zeitpunkt häufig bereits in andere Lymphknotenstationen disseminiert. 40 % der DLBCL entstehen in extranodalen Lokalisationen (z. B. Gastrointestinaltrakt, ZNS, Lunge, Hoden) und verursachen entsprechende Symptome.

Diagnostik und Differenzialdiagnose: Zur Diagnose führt die Lymphknotenhistologie nach Biopsie. Man unterscheidet verschiedene histologische Subtypen (zentroblastisches, immunoblastisches, T-Zell/Histiozyten-reiches und anaplastisches DLBCL). Ausgeschlossen werden müssen Hodgkin-Lymphom, Vorläufer B-lymphoblastisches Lymphom bzw. eine B-ALL.

Therapie: Das DLBC ist auch in fortgeschrittenen Stadien prinzipiell heilbar und fordert eine intensive Chemotherapie. Bisher waren 4–6 Zyklen des **CHOP-Schemas** der Standard. Um eine möglichst hohe Wirksamkeit zu erreichen, sollten Therapieverzögerungen oder Dosisreduktionen vermieden werden. Deutlich bessere Ergebnisse wurden durch die Kombination des monoklonalen anti-CD20-Antikörpers **Rituximab** mit einem traditionellen CHOP-Therapieschema erreicht (heute Therapiestandard).

Differenzialdiagnose: Weitere Lymphome mit Manifestation im Gastrointestinaltrakt (z. B. Burkitt-Lymphom).

Therapie: Im **Stadium I** kann durch **Helicobacter-pylori-Eradikation** eine Heilung erreicht werden. Im **Stadium II** wird bestrahlt. Ab **Stadium III** Kombinationstherapie (Chemotherapie, Rituximab, ggf. Bestrahlung).

Verlauf und Prognose: Nur die frühen Stadien können geheilt werden.

Diffus Großzelliges B-Zell-Lymphom (DLBCL)

◀ Definition

Epidemiologie: Mit 30–40 % häufigstes NHL (Abb. **K-4.25**).

Ätiopathogenese: Immundefekte erhöhen das Risiko. Niedrigmaligne NHL (Tab. **K-4.31**, S. 1232) können in ein DLBCL übergehen.

Klinik: Typisch ist das rasche Lymphknotenwachstum. 40 % der DLBCL entstehen extranodal.

Diagnostik und Differenzialdiagnose: Lymphknotenhistologie. Man unterscheidet mehrere Subtypen. Ausgeschlossen werden müssen Hodgkin-Lymphom u. a. Lymphome bzw. eine B-ALL.

Therapie: Bisher war das **CHOP-Schema** der Therapiestandard. Heute stellt die Kombination mit **Rituximab** aufgrund einer deutlichen Verbesserung der Ergebnisse den Therapiestandard dar.

⊙ **K-4.25** **Häufigkeit der Non-Hodgkin-Lymphome (nach WHO)**   ⊙ K-4.25

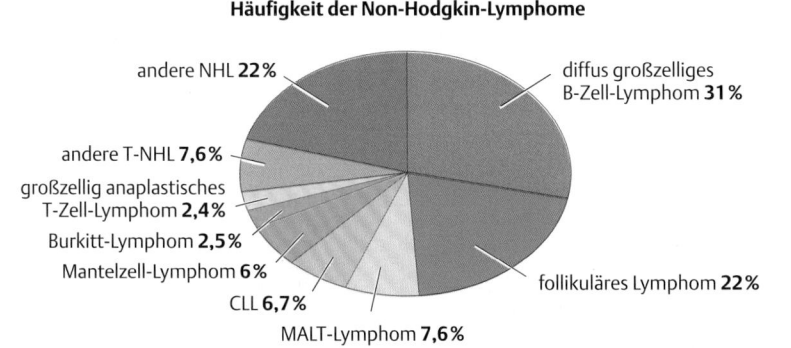

Häufigkeit der Non-Hodgkin-Lymphome

- andere NHL **22 %**
- diffus großzelliges B-Zell-Lymphom **31 %**
- andere T-NHL **7,6 %**
- großzellig anaplastisches T-Zell-Lymphom **2,4 %**
- Burkitt-Lymphom **2,5 %**
- Mantelzell-Lymphom **6 %**
- CLL **6,7 %**
- MALT-Lymphom **7,6 %**
- follikuläres Lymphom **22 %**

Restlymphome werden bestrahlt. Bei jungen Patienten mit schlechter Prognose sollte die **Transplantation** erwogen werden.

Restlymphome werden nach der Chemotherapie bestrahlt. Eine Verlängerung der Überlebensrate ist allerdings nicht erwiesen. Möglicherweise profitieren junge Patienten mit schlechter Prognose von einer frühen **Transplantation** (sonst besteht die Indikation erst nach Lymphomrezidiv). Bei älteren Patienten müssen nicht-kreuzresistente Chemotherapieprotokollen angeboten werden.

Verlauf und Prognose: 80 % der Patienten erreichen eine Remission (50 % bleiben rezidivfrei).

Verlauf und Prognose: Mit den bisherigen Therapieprotokollen kann bei bis zu 80 % der Patienten eine Remission der Erkrankung erreicht werden (50 % bleiben rezidivfrei).

Burkitt-Lymphom (BL)

▶ **Definition**

▶ **Definition:** Hochmalignes B-Zell NHL, das durch sehr schnelles Wachstum gekennzeichnet ist.

Epidemiologie: In westlichen Ländern selten.

Epidemiologie: In westlichen Ländern ist das BL insgesamt selten (1–2 % der Lymphome).

Ätiopathogenese: Man unterscheidet eine häufig EBV-positive **endemische Form** in Afrika von einer **sporadischen Form** in westlichen Ländern. Die **Translokation (8;14)** ist typisch für das BL.

Ätiopathogenese: Man unterscheidet 2 Formen: Die **endemische** Form ist in Äquatorial-Afrika verbreitet, hier findet man fast immer EBV-Genom in den Lymphomzellen. Bei der **sporadischen** Form in westlichen Ländern findet man diese nur in 30 %. Bei 80 % der Patietem mit BL findet sich eine Translokation zwischen den Chromosomen 8 und 14 [**t(8;14)**], bei den restlichen 20 % eine t(8;2) oder t(8;22).

Klinik: Die endemische Form manifestiert sich bei Kindern im **Kieferbereich**. Die sporadische Variante beginnt **abdominal**.

Klinik: Die endemische Form manifestiert sich häufig bei Kindern im **Kieferbereich**. Die sporadische Variante betrifft dagegen Erwachsene und beginnt mit einem nodalen oder extranodalen **Befall im Abdomen**. Die Patienten klagen über Übelkeit, Bauchschmerzen, manchmal erinnert das Bild an eine Appendizitis.

Diagnostik und Differenzialdiagnose: mittels Lymphknotenhistologie.

Diagnostik und Differenzialdiagnose: Die Diagnosesicherung erfolgt durch eine Biopsie des Lymphomgewebes.

Therapie: Mit hochaktiven Therapieprotokollen, weil das Lymphom sehr aggressiv wächst. **Zytostatika** werden mit **Rituximab** kombiniert. Eine **i.th. Prophylaxe** ist notwendig.

Therapie: Aufgrund der sehr schnellen Proliferation (Verdoppelungszeit ca. 24 h) muss das Burkitt-Lymphom mit hochaktiven Chemotherapiezyklen in kurzer Folge behandelt werden („man muss das Lymphom tottreten"). **Zytostatika** werden mit **Rituximab** kombiniert. Um residuelle Lymphomzellen auch im ZNS zu erreichen (hier fanden sich früher häufig Rezidive), wird die systemische Therapie mit einer **intrathekalen Prophylaxe** (Methothrexat, AraC) kombiniert. Bei Rezidiven muss bei jüngeren Patienten eine Stammzelltransplantation angeboten werden.

Verlauf und Prognose: Mit intensiver Therapie bei 85 % der Patienten Remission.

Verlauf und Prognose: Mit den bisherigen Therapieprotokollen kann bei 85 % der Patienten eine Remission und bei ca. 70 % ein Langzeitüberleben erreicht werden.

Mycosis fungoides und Sézary-Syndrom

▶ **Definition**

▶ **Definition:** Niedrigmaligne kutane T-Zell-Lymphome (CTCL) mit einem Anteil von ca. 1 % aller NHL. Die Mycosis fungoides ist v. a. durch den umschriebenen, plaqueartigen Hautbefall gekennzeichnet, das Sézary-Syndrom stellt die generalisierte Form mit diffusem Haut- und Lymphknotenbefall dar.

Klinik: Die **Mycosis fungoides** (Abb. **K-4.26**) ist ein indolentes Lymphom und verläuft **über viele Jahre** (Tab. **K-4.37**). Das **Sézary Syndrom** zeigt **Erythrodermie** und **Lymphadenopathie**.

Klinik: Die **Mycosis fungoides** (Abb. **K-4.26**) ist ein indolentes Lymphom und verläuft stadienhaft **über viele Jahre** (Tab. **K-4.37**). Viele Patienten haben eine über 5–10 Jahre dauernde Krankheitsvorgeschichte mit einer Vielzahl dermatologischer Diagnosen. Das **Sézary-Syndrom** zeigt bereits zu Beginn einen disseminierten Hautbefall (**Erythrodermie**) und **Lymphadenopathie**.

Diagnostik: Charakteristische Histologie: Lymphozyten mit **zerebriformen Kernen** (Lutzner- oder Sézary-Zellen). Die Zellen sind CD2⁺, CD3⁺, CD4⁺ und CD5⁺.

Diagnostik: Charakteristisch für die Histologie der Hautbiopsie sind atypische T-Lymphozyten mit **zerebriform** gebuchtetem, gefurchtem **Zellkern** (sog. **Lutzner**- oder **Sézary-Zellen**). Beim Sézary-Syndrom zirkulieren die zerebriformen Zellen im Blut (Sézary-Zellen). Sie sind positiv für die T_{Helfer}-Lymphozyten-Mar-

☰ K-4.37	Stadieneinteilung bei Mycosis fungoides	
Stadium	*charakteristische Befunde*	*Anmerkung*
I	Befall auf Haut beschränkt	▪ initial meist nur **erythematöse Flecken** bevorzugt am Körperstamm (seltener an Gesicht und Extremitäten), mit z. T. ausgeprägtem **Juckreiz**
Ia	wenige umschriebene Papeln und Plaques	▪ mögliche **Hyperkeratose** an Handflächen und Fusssohlen, die Patienten entwickeln **Nagelveränderungen** und manchmal eine **Alopezie**. Die Haut-
Ib	disseminierte Flecken und Plaques	flecken können verschwinden und an anderer Stelle neu entstehen
Ic	kutane Tumoren	
II	Befall der Haut und zusätzlich vergrößerte Lymphknoten, die aber histologisch nicht befallen sind	▪ plaqueartige **Hautinfiltrate**, oft mit anulärer Anordnung (können in ihrer Stärke schwanken)
III	Lymphknotenbefall auch histologisch nachweisbar	▪ Entstehung multipler roter **Hautknoten** im Gesicht (Facies leontina) und am ganzen Körper
IV	Befall innerer Organe	▪ **Knochenmarkbefall** jedoch nur in 30 % der Fälle

---

◉ K-4.26 | Mycosis fungoides

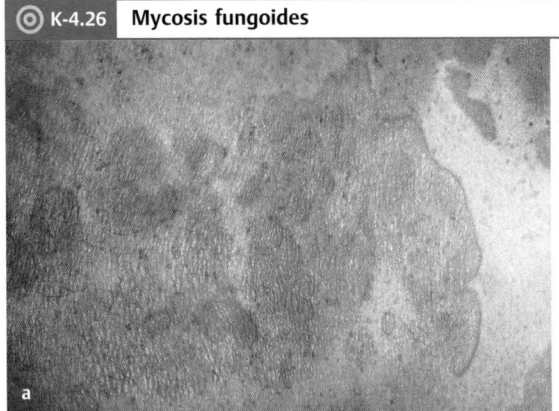 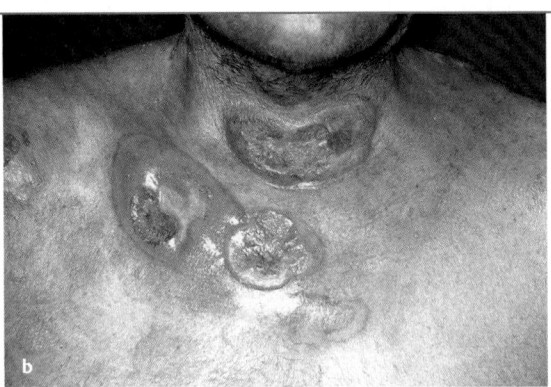

a Plaques.　　　　　　　　　　**b** Hauttumoren.

---

ker: CD2, CD3, CD4 und CD5. Weiterhin finden sich intraepidermale abszess-ähnliche Aggregate (**Pautrier-Abszesse**). In fortgeschrittenen Stadien ist die Diagnose eine Blickdiagnose (Erythrodermie, Facies leontina, Lymphdrüsenschwellung).

Differenzialdiagnose: Primäre Hauterkrankungen wie Psoriasis, Tinea corporis, Neurodermitis und seborrhoische Dermatitis müssen abgegrenzt werden. Auch andere NHL können die Haut betreffen (¾ T-Zell-Lymphome, ¼ B-Zell-Lymphome).

Pautrier-Abszesse sind intraepidermale Anhäufungen von Lymphozyten. In fortgeschrittenen Stadien erfolgt die Diagnose blickdiagnostisch.

Differenzialdiagnose: Psoriasis, Tinea, Neurodermitis u. a. Hauterkrankungen. Auch andere T- und B-Zell-Lymphome können die Haut befallen.

◉ K-4.27 | Sézary-Zellen im Blutausstrich (Beispiel)　　　　**◉ K-4.27**

Immunologisch handelt es sich um T-Helferlymphozyten.

Therapie: Diese richtet sich nach dem Krankheitsstadium. Bei **lokalisierter Mycosis fungoides** (Stadien I bis II): PUVA-Therapie ggf. kombiniert mit Retinoiden, auch Steroide und α-Interferon sind wirksame Substanzen. Weitere Therapieverfahren in Spezialzentren (z. B. Röntgenweichstrahlentherapie). **In diesseminierten Stadien** der Mycosis fungoides und bei Sézary-Syndrom abhängig vom Schweregrad.

Bei **Rezidiven** zeigt **Alemtuzumab** gute Ansprechraten.

Bei **kutanen T-Zell-Lymphomen Denileukin Difitox** (Fusionsprotein von Diphtherie-Toxin und IL-2).

Bei Pruritus: Antihistaminika, Sedativa, Kühlung.

Verlauf und Prognose: Die ÜZ der Mycosis fungoides beträgt 5–10 Jahre, bei Sézary-Syndrom ist sie kürzer.

Therapie: Sie richtet sich nach dem Erkrankungsstadium. Die **lokalisierte Mycosis fungoides** (Stadien I bis II) wird mit einer Kombination aus Psoralen und UVA-Bestrahlung (**PUVA-Therapie**) behandelt, ggf. in Kombination mit **Retinoiden** (z. B. Acitretin und Bexaroten). Weitere wirksame Substanzen sind Steroide und α-Interferon. In Spezial-Zentren kann Röntgenweichstrahlentherapie (Dermopan-Therapie) oder Ganzkörper-Elektronenbestrahlung angewandt werden. In **dissminierten Stadien** (III und IV) der **Mycosis fungoides** und bei **Sézary-Syndrom** ist der Versuch einer extrakorporalen Photopherese oder Chemotherapie abhängig vom Schweregrad (z. B. CHOP, Methotrexat) indiziert. Der monoklonale Antikörper **Alemtuzumab** (MabCampath) zeigt gute Ansprechraten in der **Rezidivsituation**. Andere bei kutanen T-Zell-Lymphomen eingesetzte Wirkstoffe sind Gemcitabin, liposomales Doxorubicin und Fludarabin.

Denileukin Difitox (Ontak) wird bei **kutanen T-Zell-Lymphomen** eingesetzt. Es ist ein Fusionsprotein von Diphtherie-Toxin mit IL-2 und bindet an den IL-2-Rezeptor aktivierter T-Lymphozyten. Die Lymphomzelle internalisiert das Fusionsprotein und wird durch das Diphtherie-Toxin abgetötet. Ontak ist jedoch in der Bundesrepublik nicht zugelassen.

Zur Linderung des Pruritus sind kühle Kompressen, Diphenhydramin, Promethazin und eventuell Sedativa indiziert.

Verlauf und Prognose: Letztlich ist die Mycosis fungoides eine unheilbare Erkrankung (mittlere ÜZ nach Diagnosestellung 5–10 Jahre). Die Patienten versterben an bakteriellen Infektionen oder durch den Befall innerer Organe. Das Sézary-Syndrom hat eine deutlich schlechtere Prognose.

Internet-Links: www.ado-homepage.de/Leitlinie_ADO_Kutane_Lymphome_2001.pdf, www.uni-duesseldorf.de/AWMF/awmfleit.htm.

4.6   Monoklonale Gammopathien

4.6 Monoklonale Gammopathien

▶ **Definition**

▶ **Definition:** Heterogene Gruppe benigner oder neoplastischer Erkrankungen mit Bildung monoklonaler Antikörper durch einen Klon immunglobulinbildender B-Zellen.

Paraproteine sind Immunglobuline der Klassen IgG, IgA, IgM, IgD, IgE oder deren Seitenketten. Typisch ist in der Elektrophorese das M-förmige Muster (s. Abb. **K-4.29**, S. 1247). Paraproteinämien findet man bei einer Reihe von Erkrankungen (z. B. Multiples Myelom [s. S. 1244], M. Waldenström [s. S. 1238], B-Zell-Lymphome [s. S. 1225], Amyloidose [s. S. 908], Kryoglobulinämie [s. S. 1374]).

Paraproteine sind intakte Antikörper physiologisch vorkommender Immunglobuline der Klasse IgG, IgA, IgM, IgD, IgE und/oder deren Seitenketten (Leicht- oder Schwerketten). Sie lassen sich im Serum und/oder im Urin elektrophoretisch oder immunelektrophoretisch nachweisen. Typisch ist in der Elektrophorese das **M-förmige Muster** (s. Abb. **K-4.29**, S. 1247). Paraproteinämien sind der Leitbefund bei der MGUS (Monoklonale Gammopathie Unklarer Signifikanz, s. S. 1248), beim Plasmozytom bzw. Morbus Waldenström (s. S. 1238). Man findet sie aber auch bei Amyloidose (s. S. 908), Kälteagglutininkrankheit (s. S. 1188), Kryoglobulinämie (s. S. 1374), Schwerkettenkrankheit (s. S. 1250) und anderen B-Zell-Lymphomen (CLL, NHL; s. S. 1225).

4.6.1 Multiples Myelom (MM)

4.6.1 Multiples Myelom (MM)

▶ **Synonym**

▶ **Synonym:** Plasmozytom, Morbus Kahler

▶ **Definition**

▶ **Definition:** Neoplastische Proliferation eines Klons plasmazellulär differenzierter B-Lymphozyten, die unkontrolliert große Mengen monoklonaler Immunglobuline (IgG, IgA, IgD, u. a.) oder nur deren Leichtketten (κ, λ) sezernieren.

Anmerkung: Im angloamerikanischen Sprachraum wird zwischen Plasmozytom und Myelom differenziert, im Deutschen werden beide Begriffe synonym verwendet.

Anmerkung: Im angloamerikanischen Sprachraum wird der solitäre (ossäre oder extramedulläre) Plasmazelltumor als Plasmozytom bezeichnet, die disseminierte Plasmazell-Erkrankung des Knochenmarks als Myelom. Im Deutschen werden beide Begriffe synonym verwendet.

K-4.38	Häufigkeit des Multiplen Myeloms			
Immunglobulinklassen		*Häufigkeit*	*Ausbreitungstyp*	*Häufigkeit*
▪ IgG-Myelom		50 %	multiples Myelom	ca. 90 %
▪ IgA-Myelom		20 %	solitäres Plasmozytom des Skeletts	< 5 %
▪ Leichtkettenmyelome (= Bence-Jones-Myelom; κ oder λ)		ca. 15 %	solitäres extramedulläres Plasmozytom	< 1 %
▪ IgM-Myelom, IgD-Myelom, asekretorisches Myelom		ca. 1 %	Plasmazell-Leukämie	1–2 %
▪ IgE-Myelom		extrem selten		

Epidemiologie: Die Inzidenz liegt bei 3 : 100 000 Personen/Jahr. Das mittlere Erkrankungsalter beträgt 60–65 Jahre, selten sind auch junge Patienten betroffen.

Klassifizierung: Man unterscheidet je nach vermehrten Immunglobulinklassen und Ausbreitungstyp verschiedene Myelomtypen, deren Häufigkeit in Tab. **K-4.38** dargestellt ist.

Ätiopathogenese: Man vermutet, dass eine Mutation in einem noch nicht genau definierten Onkogen die unkontrollierte Proliferation des Plasmazellklons auslöst (Auslöser unklar). Strahlung, Virusinfektionen (HHV 8) und Lösungsmittel scheinen das Erkrankungsrisiko zu erhöhen.

Die für das MM charakteristischen **umschriebenen Osteolysen** und eine **diffuse Osteoporose** entstehen durch eine Überproduktion von Osteoklasten-aktivierendem **RANKL-Faktor** (Receptor-Activator of Nuclear Factor κB) und Osteoblasten-hemmendem **DKK1-Faktor** (Dickkopf1). Dies verursacht die typische Hyperkalzämie und Hyperkalziurie.

Die **Sekretion des Paraproteins** korreliert in etwa mit der **Tumorzellmasse**. Entsprechend der quantitativen Zunahme an monoklonalem Immunglobulin nimmt die Menge von normalem polyklonalem Immunglobulin ab mit der Folge eines **sekundären Antikörpermangelsyndroms**. Durch die Proliferation der Plasmazellen im Knochenmark wird die normale Hämatopoese verdrängt. Aufgrund der Bi- oder Panzytopenie resultieren eine Anämie, Granulozytopenie und Thrombozytopenie mit den entsprechenden klinischen Symptomen. Ein starker Anstieg der Paraproteine (z. B. > 10–12 g/dl) führt zu **Mikrozirkulationsstörungen** und einem **Hyperviskositätssyndrom** (s. S. 1250). Weiterhin führen verschiedene Mechanismen zu einer Einschränkung der Nierenfunktion (sog. Myelomniere, s. S. 936). Die Rückresorption von im Glomerulumfiltrat ausgeschiedenen Leichtketten im Tubulusapparat führt zur **tubulären Nephrose**. Eine Ablagerung von Leichtketten führt in anderen Fällen zur **Nierenamyloidose**. Schließlich können eine Nephrokalzinose, plasmazelluläre Infiltrate und rez. Harnwegsinfekte die **Nierenfunktion verschlechtern**. Die gestörte **Erythropoetinbildung** verstärkt sekundär die Anämie. Eine **Neuropathie** kann durch Amyloidablagerungen entstehen.

Klinik: Typische Symptome sind **Leistungsminderung** und **Schwäche** (Anämie) sowie **Infektneigung** (Leukozytopenie, Verminderung der physiologischen γ-Globuline). **Rücken-** und **Knochenschmerzen** werden oft monatelang orthopädisch und mit Schmerzmitteln behandelt. Wenn die Erkrankung nicht erkannt wird, kommt es schließlich zu **Spontanfrakturen** (Frakturen ohne oder bei nur minimaler Belastung; z. B. Wirbelkörperfrakturen).

▶ **Merke:** Nieren von Myelompatienten sind hinsichtlich der nephrotoxischen Wirkung von Kontrastmitteln (i. v. Pyelogramm, CT), Antibiotika (z. B. Aminoglykoside) und Schmerzmitteln (z. B. nonsteroidale Antiphlogistika) sehr empfindlich. Häufig führt die Behandlung von Rückenschmerzen mit nonsteroidalen Antiphlogistika bei Nichterkennen eines Myeloms zur Niereninsuffizienz. Erst dann wird das Myelom diagnostiziert.

Epidemiologie: Die Inzidenz liegt bei 3 : 100 000/Jahr.

Klassifizierung: Man unterscheidet verschiedene Myelomtypen (Tab. **K-4.38**).

Ätiopathogenese: Die Ursache ist unbekannt. Man geht davon aus, dass Strahlung, Virusinfektionen (HHV8) und Lösungsmittel eine Rolle spielen.

RANKL und **DKK1** aktivieren Osteoklasten und hemmen Osteoblasten, es kommt zu **Osteolysen** und **Osteoporose** mit Hyperkalzämie und Hyperkalziurie.

Die **Myelomzellmasse** korreliert mit der Menge des **sezernierten Paraproteins**, während parallel die Menge normaler Immunglobuline abnimmt (**sekundäres AK-Mangelsyndrom**). Die Verdrängung der normalen Hämatopoese führt zu Anämie, Granulozyto- und Thrombozytopenie.

Ein starker Anstieg der Paraproteine (z. B. > 10–12 g/dl) führt zu **Mikrozirkulationsstörungen** und **Hyperviskositätssyndrom** (s. S. 1250). Das Paraprotein schädigt die **Niere**. Die **gestörte Erythropoetin-Produktion** verstärkt sekundär die Anämie.

Klinik: Die Patienten bemerken einen **Leistungsabfall, Schwäche, Infektneigung** sowie **Rücken-** und **Knochenschmerzen**.

◀ **Merke**

⊙ **K-4.28** **Klinik (a) und radiologische Befunde (b–e) bei Multiplem Myelom**

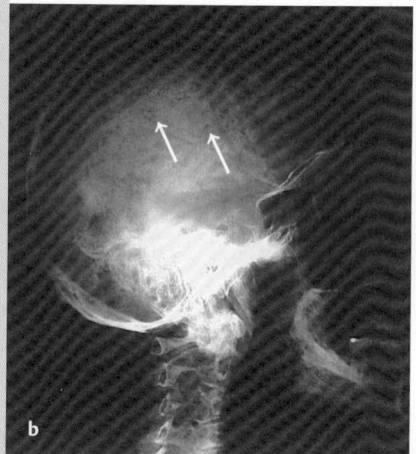

Im Röntgenbild zeigen sich entweder eine ausgeprägte Osteoporose oder osteolytische Herde, am Schädel als „Schrotschussschädel" beschrieben

Knochenschmerzen und pathologische Frakturen v. a. am Stammskelett

Antikörpermangelsyndrom, Leukozytopenie, rezidivierende Infekte, z. B. Pneumonien

Hyperviskositätssyndrom mit konsekutiver Kreislaufbelastung

stark erhöhte BSG, M-Gradient in der Serumelektrophorese, Hyperkalzämie

Knochenmarkpunktate zeigen eine Plasmazellvermehrung > 20 %

Myelomniere als Folge des Paraproteinniederschlags an den Basalmembranen der Glomeruli, Nephrokalzinose und der Amyloidentwicklung

Proteinurie, Ausscheidung des Bence-Jones-Proteins in ~ 60 % der Fälle

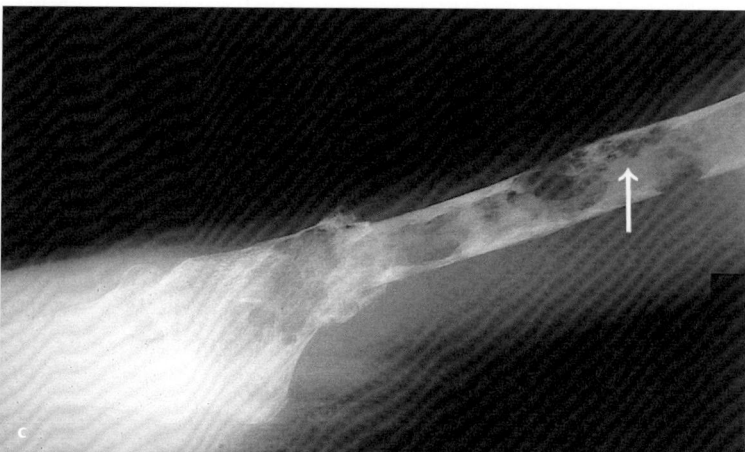

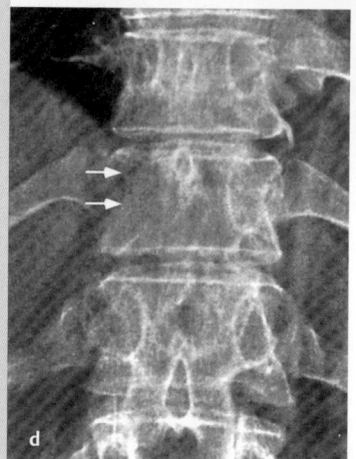

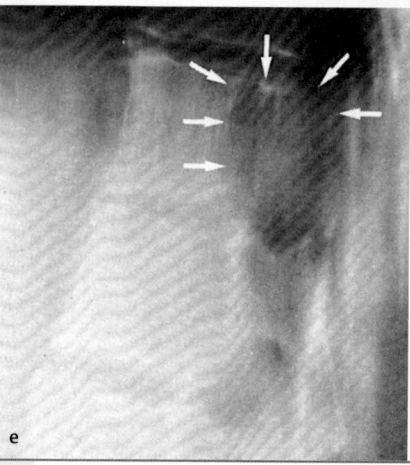

b, c 51-jähriger Mann mit MM: kleinfleckige Osteolysen in der Schädelkalotte (**b**), Oberarm fast vollständig osteolytisch durchsetzt (**c**). **d, e** Osteolyse des BWK 11 (fehlendes „Auge" der Bogenwurzel (**d**), die Tomographie zeigt das wahre Ausmaß der Osteolyse.

Ödeme und Luftnot aufgrund der Nierenfunktionseinschränkung. Bei fortgeschrittener Erkrankung Hyperkalzämie und Hyperviskositätssyndrom (s. S. 1250).

Diagnostik: Knochenschmerzen, Anämie und starke BSG-Erhöhung führen zur Verdachtsdiagnose. Zu Diagnosekriterien s. Tab. K-4.39.

Kopfschmerzen sind trotz der häufigen Schädel-Osteolysen selten. Die Nierenfunktionseinschränkung äußert sich durch Ödeme und Luftnot und ist meist ebenso wie eine Hyperkalzämie oder ein Hyperviskositätssyndrom (s. S. 1250) Zeichen einer fortgeschrittenen Erkrankung.

Diagnostik: Knochenschmerzen im Bereich der Wirbelsäule und Anämie in Kombination mit einer starken BSG-Erhöhung (oft > 100 mm in der 1. Std.) sollten zur Verdachtsdiagnose führen. Die Diagnose richtet sich nach den in Tab. K-4.39 dargestellten Kriterien.

≡ K-4.39 **Kriterien zur Diagnose des Multiplen Myeloms (MM)**

Major-Kriterien

A1 Plasmazellgehalt des Knochenmarks > 30 %

A2 plasmazellulärer Tumor im Knochenmark oder extraossär

A3 Paraprotein:
- IgG, IgA > 3 g/dl
- Proteinurie mit Ausscheidung von Leichtketten (Bence-Jones-Protein) > 1 g/24 h

Minor-Kriterien

B1 Plasmazellgehalt des Knochenmarks 10–30 %

B2 M-Protein in geringerer Menge als bei A3 angegeben

B3 Osteolysen im Skelett-Röntgen

B4 Verminderung der normalen Ig (IgG unter dem Normbereich)

Die Diagnose eines Multiplen Myeloms gilt als gesichert, wenn ein Major- und ein Minor-Kriterium erfüllt sind. Alternativ können 3 der 4 Minor-Kriterien vorliegen, darunter auf jeden Fall B1 und B2.

Die Diagnosesicherung erfolgt durch **Knochenmarkpunktion**. Bei negativem Befund ist ein **MRT des Achsenskeletts** zur Darstellung der befallenen Regionen indiziert.

Letztlich erfolgt die Diagnose durch die **Knochenmarkpunktion**. Bei negativem Befund **MRT des Achsenskeletts**.

▶ **Merke:** Da das Knochenmark manchmal nur herdförmig infiltriert ist, schließt ein negativer Punktionsbefund das Myelom jedoch nicht aus und sollte an anderer Stelle wiederholt werden.

◀ **Merke**

Weiterhin wird ein **Skelett-Röntgen** durchgeführt. Osteoporose und Osteolyse manifestieren sich bevorzugt in Knochen mit hämatopoetisch aktivem Mark, d.h. in Wirbelkörpern, Rippen, Sternum, Becken und Schädel (Schrotschuss-schädel).

Weiterhin **Skelett-Röntgen** (Osteoporose und Osteolyse v. a. in Wirbelkörpern, Rippen, Sternum, Becken und Schädel).

▶ **Merke:** Im Gegensatz zu Tumorosteolysen (z. B. bei Mamma- oder Bronchialkarzinom) ist beim Myelom die Osteoblastenaktivität meist supprimiert (durch DKK1-Faktor; s. o.). Vorraussetzung für ein positives Knochenszintigramm ist jedoch ein aktiver Knochenanbau durch Osteoblasten. Daher ist die Skelettszintigraphie selbst bei massiven Osteolysen häufig negativ. Sensitive Verfahren sind dagegen CT und MRT.

◀ **Merke**

Charakteristische Laborbefunde sind **Anämie**, **Hyperkalzämie**, **hohe BSG** (DD: Polymyalgia rheumatica). Die **Serumelektrophorese** zeigt den für die monoklonale Gammopathie typischen spitzgipfligen **M-Gradienten** im γ-Globulin-Bereich (s. Abb. **K-4.29**). IgA-Paraproteine können in der β-Globulinfraktion wandern. Mithilfe der **Immunfixations-Elektrophorese** wird die Monoklonalität bestätigt und der Immunglobulintyp bestimmt.

In der Serumelektrophorese bezeichnet der für die monoklonale Gammopathie typische **M-Gradient** die Zacke im Bereich der γ-Globuline (s. Abb. **K-4.29**). Bestätigung der Monoklonalität und Bestimmung des Immunglobulintyps mittels **Immunfixations-Elektrophorese**.

◉ K-4.29 **Normalbefund (a) im Vergleich mit M-Gradient (b) in der Serumelektrophorese**

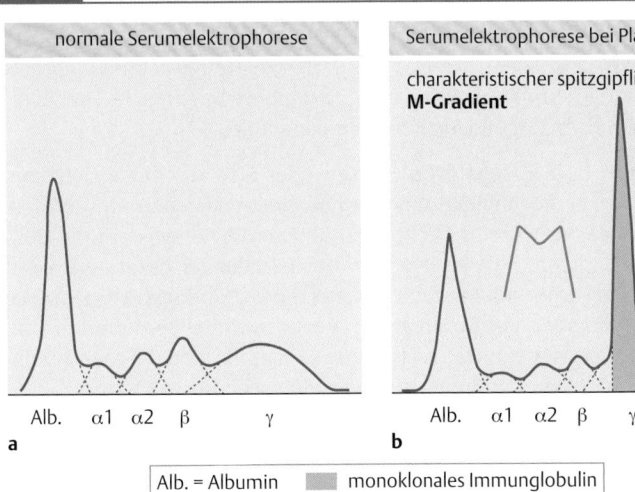

normale Serumelektrophorese

Serumelektrophorese bei Plasmozytom

charakteristischer spitzgipfliger **M-Gradient**

γ-Globulinbereich (zu 70 %)

Alb. α1 α2 β γ

a

Alb. α1 α2 β γ

b

Alb. = Albumin ▮ monoklonales Immunglobulin

a Normale Serumelektrophorese.
b Serumelektrophorese bei Plasmozytom. Die Bezeichung M-Gradient geht darauf zurück, dass die Elektrophoresekurve an den Buchstaben M erinnert (nicht, weil es sich um ein IgM-Paraprotein handelt!).

≡ K-4.40	Differenzialdiagnostik von Morbus Waldenström, MGUS und MM		
Parameter	**Morbus Waldenström**	**MGUS**	**Multiples Myelom (MM)**
Knochenmark	Lymphozyten	< 10 % Plasmazellen	30 % (A1-Kriterium) 10–30 % (B1-Kriterium)
Paraprotein	IgM > 3 g/dl	IgM, IgG, IgA < 3 g/dl	IgG, IgA > 3,0 g/dl
Osteolysen	–	–	+/–
Lymphadenopathie Hepatosplenomegalie	+	–	–
Klinik	Anämie, Milzvergrößerung, Lymphome, Hyperviskositätssyndrom.	keine Knochenschmerzen, keine Infektneigung, keine Hyperkalzämie, keine Niereninsuffizienz	Knochenschmerzen, Infektneigung, Hyperkalzämie, Niereninsuffizienz

IgD- und IgE-Myelom sind selten.

Die **Immunfixation** bestimmt den Typ des Paraproteins im **Serum**. λ- und κ-**Leichtketten (Bence-Jones-Protein)** kann man dagegen nur im **Urin** nachweisen.

β_2-**Mikroglobulin** ist erhöht und korreliert mit der Myelomzellmasse. Auch bei Niereninsuffizienz kann β_2-MG ansteigen.

Differenzialdiagnose: Osteolysen bei metastasierten soliden Tumoren. **MGUS** (s. Tab. **K-4.40**) gehen mit einem erhöhten Risiko in ein Myelom, ein Lymphom oder eine Amyloidose über. Das MGUS wird nicht behandelt, nur regelmäßig kontrolliert.

Therapie: Therapieindikation nach Stadieneinteilung nach Durie und Salmon (s. Tab. **K-4.41**). Asymptomatische Frühstadien werden nicht behandelt. „Smouldering Myelom" ist ein nur in Laboruntersuchungen nachweisbares Myelom ohne klinische Zeichen. Zum therapeutischen Vorgehen s. Abb. **K-4.30**.

Thalidomid hat eine gute Wirksamkeit beim Myelom. Hauptnebenwirkung sind Neuropathie und Thromboseneigung. In Deutschland ist das Analogon **Lenalidomide** zugelassen.
Bei Osteolysen oder deutlicher Osteoporose gibt man **Bisphosphonate**. Bei Frakturgefahr muss **operativ stabilisiert** werden, ggf. auch **Bestrahlung**.

Therapie der **Hyperkalzämie:** physiol. Kochsalzlösung, Prednison, Bisphosphonate, Calcitonin, Furosemid. **Plasmapherese** bei Hyperviskositätssyndrom (s. S. 1250).

IgD- und IgE-Myelom sind selten. Daher werden diese Immunglobuline nur bestimmt, wenn IgG, IgA und IgM nicht erhöht sind. Bei asekretorischen und bei Leichtketten-Myelomen ist die Serumelektrophorese unauffällig.
Die **λ- und κ-Leichtketten** werden so schnell über die Niere ausgeschieden, dass sie mit der Elektrophorese nur im **Urin**, nicht aber im Serum nachweisbar sind. Seit Kurzem gibt es neue immunologische Assays, die Leichtketten auch im **Serum** mit hoher Sensitivität nachweisen können. Die Leichtketten werden als **Bence-Jones-Protein** bezeichnet und sind Ursache der Bence-Jones-Proteinurie.
β_2-**Mikroglobulin** (β_2-MG): Bei Myelomen sind β_2-MG Spiegel erhöht, sie korrelieren mit der Plasmazellmasse. β_2-MG wird über die Niere ausgeschieden, bei Niereninsuffizienz sind die Werte überproportional erhöht.

Differenzialdiagnose: Abzugrenzen sind Osteolysen bei metastasierten soliden Tumoren sowie Ursachen einer Niereninsuffizienz. Wichtig ist auch die Abgrenzung zwischen Myelom, Morbus Waldenström und **M**onoklonale **G**ammopathien **u**nklarer **S**ignifikanz (MGUS; s. Tab. **K-4.40**). Diese gehen mit einer Konversionsrate von ca. 1–1,5 %/Jahr in ein Multiples Myelom, Non-Hodgkin-Lymphom oder eine Amyloidose über. Es gibt keine Therapie für ein MGUS. Wichtig sind regelmäßige Kontrolluntersuchungen hinsichtlich der Entwicklung eines Myeloms, Lymphoms oder einer Amyloidose.

Therapie: Die Therapieindikation ergibt sich aus der Stadieneinteilung nach Durie und Salmon (s. Tab. **K-4.41**). Symptomatische Frühstadien werden nicht behandelt, sondern alle 3–6 Monate kontrolliert (watch & wait). Bei den Frühstadien wird das sog. **Smouldering Myelom** (= nur laboranalytisch nachweisbares Myelom ohne klinische Zeichen) abgegrenzt. Eine Therapieindikation besteht bei myelombedingter Niereninsuffizienz (d. h. alle B-Stadien nach Durie und Salmon). Weiterhin ab Stadium II bei klinischem Progress und immer ab Stadium III. Zum therapeutischen Vorgehen s. Abb. **K-4.30**.
Thalidomid hat sich in anderen Ländern bei der Therapie des Myeloms bewährt. Es wird z. T. schon als Erstlinien-Therapie eingesetzt. Hauptnebenwirkung ist eine Neuropathie und eine Thromboseneigung. In Deutschland ist das Thalidomid-Analogon **Lenalidomide** zugelassen.

Ab dem Stadium II, d. h. sobald Osteolysen oder eine deutliche Osteoporose vorliegen, sollte zur Prophylaxe ein **Bisphosphonat** gegeben werden (Hemmung der Osteoklasten). Wenn das Röntgenbild den V. a. eine stabilitätsgefährdende Lyse ergibt, kann diese Region mit dem CT genauer dargestellt werden. Wenn eine Fraktur droht oder bereits eingetreten ist, sind **operative, stabilisierende Maßnahmen** oder eine **Strahlentherapie** notwendig. Besonders gefährdet sind tragende Skelettabschnitte (z. B. Oberschenkel, Becken, Wirbelsäule).
Zur Therapie einer **Hyperkalzämie** sind physiologische Kochsalzlösung, Prednison und Bisphosphonate indiziert, ggf. zusätzlich Calcitonin und Furosemid. Infekte werden antibiotisch behandelt. Bei Hyperviskositätssyndrom (s. S. 1250) wird die **Plasmapherese** eingesetzt.

☰ K-4.41	Stadieneinteilung des Multiplen Myeloms (nach Durie und Salmon 1975)	
Stadium	*Kriterien*	*Überlebenszeit (Monate)*
I (Tumorzellmasse niedrig)	**alle der folgenden Kriterien erfüllt:** ■ Hämoglobin > 10 g/dl ■ Serumkalzium normal ■ Skelett maximal eine solitäre Osteolyse ■ geringe Paraproteinkonzentration: – IgG < 5 g/dl – IgA < 3 g/dl – Bence-Jones-Proteinurie < 4 g/24 h	64
II	**weder Kriterien von I noch von III erfüllt**	32
III (Tumorzellmasse hoch)	**eines oder mehrere der folgenden Kriterien erfüllt:** ■ Hämoglobin < 8,5 g/dl ■ Serumkalzium > 12 mg/dl ■ ausgedehnte Knochenläsionen im Röntgen-Skelettstatus ■ hohe Paraproteinkonzentration: – IgG > 7 g/dl – IgA > 5 g/dl – Bence-Jones-Proteinurie >12 g/24 h	12
Subklassifikation: A = normale Nierenfunktion (Kreatinin < 2 mg/dl), B = gestörte Nierenfunktion (Kreatinin > 2 mg/dl)		

◎ K-4.30 **Therapeutisches Vorgehen bei Multiplem Myelom** ◎ K-4.30

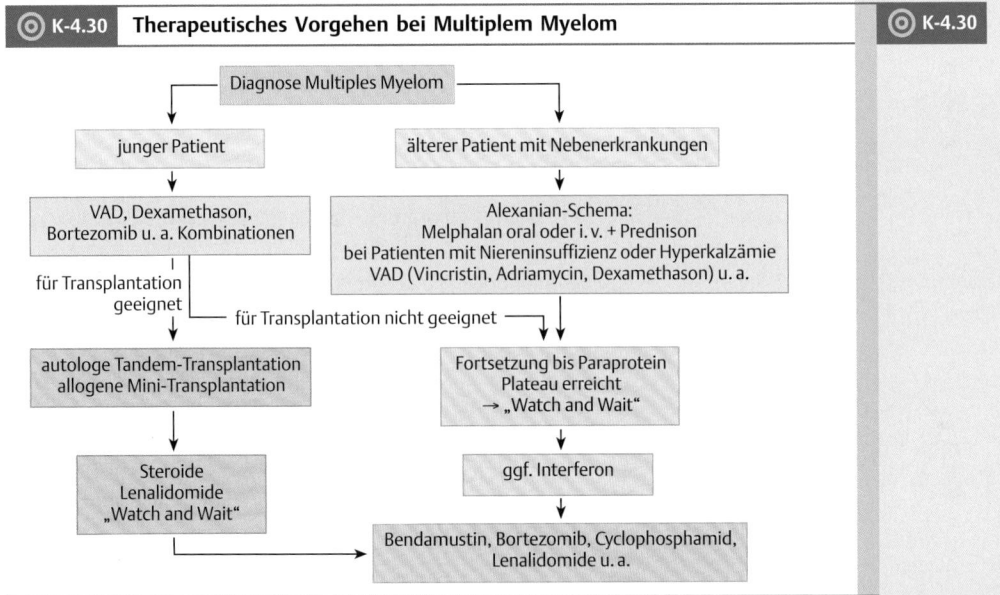

Bei allen jüngeren Patienten sollte die Möglichkeit einer **Stammzelltransplantation** geprüft werden. Bei **autologen Transplantationen** leben nach 5 Jahren noch 60 % der Patienten. Eine Heilung wird durch autologe Verfahren nicht erreicht. **Allogene Transplantationen** sind mit einer hohen Mortalität assoziiert (Ursache: myelomtypische Komplikationen wie z. B. Infektneigung, Nierenfunktionseinschränkung). Allogene „Mini-Transplantationen" sind auch nach autologer Transplantation noch möglich. Die Indikation kann nur individuell gestellt werden.

Verlauf und Prognose: Mithilfe des Alexanian-Schemas kann bei ca. 50 % der Patienten mind. eine partielle Remission erreicht werden, mit dem VAD-Schema bei 60–70 %. Trotz der besseren Ansprechraten ist die Gesamtüberlebenszeit mit VAD nicht besser als mit dem Alexanian-Schema. Mit allen bisherigen Therapieverfahren kann jedoch keine Heilung erreicht werden.

Internet-Link: www.myeloma.org.

Autologe Transplantationsverfahren führen nur zu einer Remissionsverlängerung, nicht zu einer Heilung. Eine **allogene Transplantation** hat ein hohes Mortalitätsrisiko. Neuerdings werden Mini-Transplantationen versucht.

Verlauf und Prognose: Mit Chemotherapie erreichen 50–70 % eine (partielle) Remission. Mit allen bisherigen Therapieverfahren kann jedoch keine Heilung erreicht werden (diese ist nur bei allogener Transplantation möglich).

▶ Klinischer Fall

▶ **Klinischer Fall:** Die 65 Jahre alte Patientin klagte seit 6 Monaten über Rückenschmerzen bei Belastung, die sich auf Gabe von Antirheumatika und Massagen nur teilweise besserten. Die Röntgenbilder der Wirbelsäule zeigen typische Abnutzungserscheinungen und eine Osteoporose. Die BSG war normal. In der Serumelektrophorese war kein M-Gradient sichtbar. In den letzten 8 Tagen vor der stationären Aufnahme fühlte sich die Patientin zunehmend müde. Sie hatte Durst und musste viel Wasser lassen. Sie wurde in komatösem Zustand auf die Intensivstation eingeliefert. Hier wurde eine ausgeprägte Hyperkalzämie festgestellt. Das Kreatinin war auf 6 mg/dl erhöht. Im Urin wurde eine massive Bence-Jones-Proteinurie nachgewiesen. Unter einer Therapie mit Kochsalzinfusionen, Furosemid, Prednison und Bisphosphonaten besserte sich das klinische Bild innerhalb von 3 Tagen. Anschließend wurde eine VAD-Chemotherapie durchgeführt, unter der sich die Nierenfunktion normalisierte.

Sonderformen

Hyperviskositätssyndrom (HVS)

Ein HVS kann bei Plasmozytomen oder Morbus Waldenström auftreten. Ein HVS kann entstehen, wenn die Konzentration von IgG > 40 g/l, von IgA > 60 g/l, von IgM > 30 g/l beträgt.
Therapie: Senkung der Paraproteinspiegel durch **Plasmapherese oder Plasmaaustausch**. Anschließend muss die Grundkrankheit behandelt werden.

Klinik: siehe Tab. **K-4.42**.

Symptomenkomplex, der durch massive Erhöhung der Paraproteine im Plasma, teilweise Aggregation und dadurch bedingten Viskositätsanstieg des Blutes entsteht. Folge ist eine **Mikrozirkulationsstörung**. Ein HVS findet man bei 10–30 % der Patienten mit Morbus Waldenström und bei 3–10 % der Patienten mit Plasmozytom. Ein HVS kann (muss aber nicht) entstehen, wenn die Konzentration von IgG 40 g/l, die von IgA 60 g/l übersteigt. Das IgM bei Morbus Waldenström ist so groß, dass ein HVS schon bei Konzentrationen von 30 g/l entstehen kann. Die Therapie besteht in der Plasmapherese, ergänzt durch die Behandlung der Grunderkrankung.

Klinik: siehe Tab. **K-4.42**.

☰ K-4.42	**Klinische Manifestation des Hyperviskositätssyndroms**	
Symptome		*Ursache*
Allgemein-symptome	Schwäche, Müdigkeit, Atemnot, Appetitverlust	durch Perfusionsstörung von Lunge, ZNS, Magen-Darm-Trakt
ZNS	Sehstörungen, Schwindel, Hörverlust, Paresen, seltener Krampfanfälle	neurologische Symptome aufgrund der Durchblutungsstörung
kardiovaskuläre Symptome	Herzinsuffizienz, Angina pectoris	Expansion des Plasmavolumens durch Paraprotein
renale Symptome	verminderte Nierenfunktion	Verstopfung der Glomerula-Kapillaren
Blutungsneigung	Nasenbluten, Blutungen der Mundschleimhaut, verlängerte Blutungen nach inadäquatem Trauma, Anämie	• Thrombozytenfunktionsstörung (das Paraprotein überzieht die Thrombozytenoberfläche und behindert Rezeptoren) • Interaktion des Paraproteins mit dem regelrechten Ablauf der Fibrinbildung

Weitere Sonderformen

Siehe Tab. **K-4.43**.

Weitere Sonderformen des MM sind in Tab. **K-4.43** dargestellt.

☰ K-4.43	**Sonderformen des Multiplen Myeloms**
Erkrankung	*Bemerkung*
Plasmazell-Leukämie	leukämische Ausschwemmung mit pathologischen Plasmazellen im peripheren Blut (> 2000/µl bzw. > 20 % der Gesamtleukozyten). Der Verlauf ist rasch progredient, die Prognose schlecht.
solitäres ossäres oder extra-medulläres Plasmozytom	Manifestation eines solitären Plasmozytoms als isolierter Tumor im HNO-Bereich oder als solitäre Knochenosteolyse. Ein solitäres Plasmozytom wird nach Möglichkeit reseziert und anschließend bestrahlt. Die Prognose ist gut.
POEMS-Syndrom	Seltene Variante des Myeloms mit **P**olyneuropathie, **O**rganomegalie, **E**ndokrinopathie, **m**onoklonaler Gammopathie und Hautveränderungen (**S**kin).
Schwerketten-Krankheit	• γ-Schwerketten-Krankheit: meist Lymphadenopathie und Hepatomegalie. • µ-Schwerketten-Krankheit: Plasmazellen und Lymphozyten im Knochenmark (wie bei CLL). • α-Schwerketten-Krankheit: Variante des MALT-Lymphom, vergrößerte gastrointestinale Lymphknoten, betroffen sind meist Menschen mediterraner Abstammung.

4.7 Seltene leukozytäre Erkrankungen

4.7.1 Proliferative Erkrankungen der Mastzellen, Mastozytose

Diese Erkrankungsgruppe ist durch die Proliferation und Akkumulation von Mastzellen in einem oder mehreren Organen gekennzeichnet.

Die **kutane Mastozytose** ist eine indolente Erkrankung, die sich auf die Haut beschränkt und oft spontan wieder verschwindet. Bei der **systemischen Mastozytose** findet man häufig c-kit-Mutationen. Es gibt eine indolente Form mit über Jahre stabilen oder nur wenig progredienten Symptomen: Urtikaria pigmentosa, Hautrötungen, Bauchkrämpfe, Hypotonie. Die aggressive systemische Mastozytose ist selten; sie zeigt eine Hepatosplenomegalie, Zytopenie, Skelettläsionen. Bei der **Mastzell-Leukämie** ist der Verlauf ebenfalls rasch progredient, im Blut zirkulieren unreife, blastäre Mastzellen. Zur weiteren Diagnostik und Therapie sei auf Lehrbücher der Hämatologie verwiesen.

4.7.2 Langerhans-Zell-Histiozytose (LZH)

Die LZH ist eine seltene neoplastische Proliferation von Langerhans-Zellen (Inzidenz 1 : 200 000). Eine ältere synonyme Bezeichnung ist Histiozytosis X. Langerhans-Zellen sind vorwiegend in der Haut lokalisiert und für die Antigenpräsentation der T-Lymphozyten zuständig. Sie sind mit Gewebsmakrophagen und dendritischen Zellen verwandt und durch die Expression von S-100, CD1a und den elektronenmikroskopischen Nachweis von **Birbeck-Granula** charakterisiert.

Der **klinische Verlauf ist unterschiedlich**, letztlich handelt es sich in allen Fällen um eine Proliferation von Langerhans-Zellen. Die LZH manifestiert sich entweder als **Eosinophiles Granulom** in Form solitärer Osteolysen (meist ältere Kinder oder Erwachsene) oder als **Hand-Schüller-Christian-Erkrankung** (multifokaler Befall eines Organsystems) mit der typischen Trias: Osteolysen (insbesondere Schädelosteolysen), Exophthalmus und Diabetes insipidus. Bei der rasch progredienten **Abt-Letterer-Siwe-Erkrankung**, die meist bei Kindern zwischen 1 und 4 Jahren auftritt, sind **mehrere Organe** befallen (Knochen, Haut, Leber, Lunge, etc.). Es gibt aber auch Verläufe, bei denen der Krankheitsprogress über viele Jahre bis Jahrzehnte stabil ist und nur wenige Beschwerden verursacht. Lokalisierte Erkrankungen werden reseziert und bestrahlt, bei rascher systemischer Progression muss mit Zytostatika behandelt werden. Die Therapieentscheidung ist immer individuell zu treffen. Näheres s. Lehrbücher der Hämatologie.

4.7.3 Castleman-Erkrankung

▶ **Synonym:** Castleman-Lymphom, angiofollikuläre Lymphknotenhyperplasie

Die Castleman-Erkrankung ist durch eine Vergrößerung mediastinaler und zervikaler, weniger häufig auch anderer Lympknotenstationen und der Milz gekennzeichnet. Ursächlich scheinen eine Infektion mit Humanem Herpesvirus 8 (HHV 8) und eine vermehrte Sekretion von IL-6 eine Rolle zu spielen. B-Symptome, eine Erhöhung der Gammaglobuline und der BSG sind häufig. Die Diagnose ergibt sich aus der charakteristischen Histologie. Singuläre Läsionen werden reseziert, bei systemischer Manifestation wird bestrahlt oder man gibt Steroide und Zytostatika.

4.7 Seltene leukozytäre Erkrankungen

4.7.1 Proliferative Erkrankungen der Mastzellen, Mastozytose

Kutane oder systemische Proliferation von Mastzellen.

Der klinische Verlauf ist sehr variabel. Die **kutane Mastozytose** ist indolent und verschwindet oft spontan wieder; bei der **systemischen Form** findet man häufig c-kit-Mutationen. Die indolente Form geht mit Urtikaria, Hautrötung und Bauchkrämpfen einher. Selten ist ein aggressiver Verlauf. Die **Mastzell-Leukämie** verläuft meist rasch progredient.

4.7.2 Langerhans-Zell-Histiozytose (LZH)

Proliferation von Langerhans-Zellen, die sich durch die Expression von S-100, CD1a und **Birbeck-Granula** auszeichnen.

Die LZH manifestiert sich in Form solitärer Osteolysen (**Eosinophiles Granulom**), multifokaler Läsionen in einem Organ (z. B. Schädelosteolysen, Exophthalmus, Diabetes insipidus = **Hand-Schüller-Christian-Erkrankung**) oder als multifokaler Befall mehrer Organsysteme (**Abt-Letterer-Siwe-Erkrankung**). Lokalisierte Läsionen werden reseziert oder bestrahlt. Der rasch progrediente systemische Befall erfordert eine Zytostatikabehandlung. Näheres s. Lehrbücher der Hämatologie.

4.7.3 Castleman-Erkrankung

◀ **Synonym**

Charakteristisch ist eine Vergrößerung mediastinaler und zervikaler, weniger häufig auch anderer Lympknotenstationen und der Milz. Häufig sind B-Symptome, eine Erhöhung der Gammaglobuline und der BSG. Die Diagnose ergibt sich aus der charakteristischen Histologie.

5   Erkrankungen der Milz

5.1   Anatomie und Physiologie

5.1 Anatomie und Physiologie

Anatomie: Die Milz liegt intraperitoneal im linken Oberbauch. Sie gliedert sich in

- **rote Pulpa:** makrophagen-, thrombo- und erythrozytenreiches retikuläres Bindegewebe
- **weiße Pulpa:** eingestreutes lymphatisches Gewebe
- die dazwischen liegende, makrophagenreiche **Marginalzone**.

Der Großteil des in die Milz eintretenden Blutes wird durch offene Kapillaren in die Marginalzone und die rote Pulpa geleitet und tritt durch Lücken im Endothel der Milzsinus in den venösen Schenkel des Milzgefäßsystems ein.

Anatomie: Die Milz liegt intraperitoneal im linken Oberbauch. Sie ist von einer Kapsel umgeben, von der Bindegewebsstränge (Trabekel) in das Innere des Organs strahlen. Zwischen diesen befindet sich retikuläres Bindegewebe, das zahlreiche Makrophagen, Thrombozyten und Erythrozyten enthält. Wegen des Reichtums an roten Blutzellen wird es **rote Pulpa** genannt. Inmitten der roten Pulpa finden sich Ansammlungen von Lymphozyten (= **weiße Pulpa**), die von der sog. **Marginalzone** umgeben sind. Letztere ist reich an Makrophagen.

Die Arterien der Milz verlaufen in den Bindegewebssträngen (Trabekelarterie). Ihre Äste, die Zentralarterien, ziehen in die weiße Pulpa und sind hier von einer Scheide aus lymphatischem Gewebe umgeben. Sie verzweigen sich und ziehen als Hülsen- bzw. Endkapillaren durch die Marginalzone in die rote Pulpa. Hülsenkapillaren sind z. T. offen. So gelangt der Großteil des in die Milz eintretenden Blutes in die Marginalzone und das retikuläre Maschenwerk der roten Pulpa, bevor es durch Lücken im Endothel der Milzsinus wieder in den venösen Schenkel des Milzgefäßsystems eintritt.

Physiologie: Aus der oben geschilderten Gefäßversorgung ergeben sich die **Funktionen** der Milz als **Blutfilter** und **Immunorgan:**

- In der **roten Pulpa eliminieren** Makrophagen schlecht verformbare, d. h. **alte oder geschädigte Erythrozyten und Thrombozyten. Plasmazellen** produzieren **Antikörper.**
- In der **Marginalzone** filtern Makrophagen **korpuskuläre Antigene** aus dem Blut heraus und präsentieren diese Lymphozyten. Sie spielt eine besondere Rolle bei der Initiierung von Immunreaktionen gegen Bakterien mit Polysaccharidkapseln.
- In der **weißen Pulpa proliferieren** die **aktivierten B-Lymphozyten,** und ihre Differenzierung (Plasma- oder Gedächtniszelle) wird festgelegt.

Physiologie: Der oben beschriebene Aufbau des Gefäßsystems ist Voraussetzung für die **Funktionen** der Milz als **Blutfilter** und **Immunorgan:**

- Das Maschenwerk der **roten Pulpa** ist eine Zone verminderter Nähr- und Sauerstoffversorgung für die Zellen des Blutes. Diese müssen sich zudem erheblich verformen, um durch die Endothelzelllücken der Milzsinus durchzutreten. **Alten oder geschädigten Erythrozyten** und **Thrombozyten** gelingt dies nicht, sie werden im Maschenwerk durch Makrophagen **abgebaut.** Beim Durchtritt der **Retikulozyten** durch die Endothelzelllücken werden die **Kern- und RNA-Reste** aus den Zellen **ausgestoßen** und von den Makrophagen der roten Pulpa phagozytiert. Somit gelangen die Zellen als reife, kernlose Erythrozyten in die Milzsinus. Die rote Pulpa enthält zahlreiche **Plasmazellen,** die aus der weißen Pulpa eingewandert sind und **Antikörper produzieren.**
- In der **Marginalzone** filtern Makrophagen **korpuskuläre Antigene** aus dem Blut heraus und Lymphozyten verlassen die Kapillaren, um in die weiße Pulpa einzutreten. Die Interaktion von T-, B-Lymphozyten und Antigen-präsentierenden Makrophagen führt zur Aktivierung der Lymphozyten. Die Marginalzone spielt eine besonders große Rolle in der Initiierung von Immunreaktionen gegen Bakterien mit Polysaccharidkapseln.
- In der **weißen Pulpa proliferieren** die **aktivierten B-Lymphozyten** und es wird festgelegt, ob sie sich zu antikörperproduzierenden Plasmazellen oder zu Gedächtniszellen entwickeln.

Die Milz bildet beim Embryo, bei bestimmten Erkrankungen auch postnatal, Blutzellen.

Bis zum 5. Embryonalmonat ist die Milz ein Organ der Hämatopoese. Bei bestimmten hämatologischen Erkrankungen (z. B. Osteomyelosklerose) kann diese Funktion reaktiviert werden.

5.2   Leitsymptom: Splenomegalie

5.2 Leitsymptom: Splenomegalie

▶ **Definition**

▶ **Definition:** Eine Splenomegalie (Vergrößerung der Milz) liegt vor, wenn
- die Milz unter dem linken Rippenbogen tastbar ist (ab einer Länge von ca. 20 cm)

oder
- zwei der drei sonographischen Normmaße – Dicke 4 cm, Breite 7 cm, Länge 11 cm („Eselsbrücke": „4711") – überschritten werden.

Ätiopathogenese: siehe Tab. **K-5.1**.

Ätiopathogenese: Die Existenz einer primären (idiopathischen) Splenomegalie, des sog. Banti-Syndroms, ist umstritten. In den allermeisten Fällen ist die Milzvergrößerung sekundär, d. h. Folge einer Grunderkrankung (s. Tab. **K-5.1**).

≡ K-5.1	Ätiopathogenese der Splenomegalie

Ursachen	*Beispiele*
Entzündung	
■ infektiös	■ bakteriell: z. B. Endokarditis, Tuberkulose, Brucellose, Syphilis
	■ viral: z. B. Mononukleose, Zytomegalie, Röteln, HBV-, HCV-, HIV-Infektion
	■ parasitär: Toxoplasmose, Trypanosomiasis, Leishmaniose (Kala-Azar), Malaria, Echinokokkose, Schistosomiasis
■ nichtinfektiös	■ rheumatoide Arthritis (Felty-Syndrom), systemischer Lupus erythematodes, Sarkoidose
Erkrankungen mit portaler Hypertension	■ Leberzirrhose jeder Ätiologie einschließlich der Stauungszirrhose bei chronischer Herzinsuffizienz ■ Verlegung oder Einengung der V. portae oder der V. lienalis als Folge von Gefäßfehlbildungen, Thrombose oder Tumor ■ Thrombose der Vv. hepaticae (Budd-Chiari-Syndrom) ■ primäre Lebertumoren (z. B. Leberzellkarzinom)
hämolytische Anämien	■ korpuskulär: hereditäre Sphärozytose, Thalassämien, Sichelzellkrankheit (im Anfangsstadium), Hämoglobin-C-Krankheit, paroxysmale nächtliche Hämoglobinurie ■ extrakorpuskulär: autoimmunhämolytische Anämien
maligne Erkrankungen hämatopoetischer Zellreihen	■ myeloproliferative Syndrome: chronische myeloische Leukämie, Polycythaemia vera, Osteomyelofibrose ■ akute Leukämien ■ maligne Lymphome ■ Langerhans-Zell-Histiozytose
Speicherkrankheiten	■ Morbus Gaucher, Morbus Niemann-Pick
sonstige	■ Urticaria pigmentosa ■ Amyloidose ■ Zysten, kavernöses Hämangiom, Hämatom, Abszess, Sarkom, Metastasen

Klinik: Meist **nimmt** die **Milzgröße langsam zu** und verursacht erst Beschwerden, wenn die große Milz andere **Organe verdrängt**. Hingegen kann eine **akute Milzschwellung** akute **Schmerzen im linken Oberbauch** auslösen, die in die linke Flanke und die linke Schulter ausstrahlen. Geht die akute Schwellung mit einem Milzinfarkt einher, der bis an die Milzoberfläche reicht, treten aufgrund der Pleurareizung atemabhängige Schmerzen auf.

Diagnostik: siehe Tab. **K-5.2**.

Klinik: Langsames Milzwachstum verursacht spät Beschwerden durch **Organverdrängung**. Bei **akuter Schwellung** treten **linksseitige Oberbauchschmerzen** auf.

Diagnostik: siehe Tab. **K-5.2**.

≡ K-5.2	Diagnostisches Vorgehen bei Splenomegalie

Basisdiagnostik	
Anamnese	■ Begleitsymptome, z. B. Lymphknotenschwellung, Blutungsneigung, Gelenkschwellung (Hinweis auf die Grunderkrankung?) ■ Kontakt mit Personen, die an einer Infektionskrankheit leiden? Auslandsaufenthalt? ■ Vorerkrankungen (z. B. Leberzirrhose)?
Inspektion	■ Ikterus, Palmarerythem, Spider-Nävi, Caput medusae (Hinweise auf portale Hypertension)?
Palpation	■ Abdomen in Linksseitenlage: zusätzlich Hepatomegalie? ■ kompletter Lymphknotenstatus: Lymphadenopathie?
Labor	■ großes Blutbild (Hb und Hämatokrit erhöht bei Polycythaemia vera, vermindert bei hämolytischer Anämie, Leukozytose bei Entzündung, myeloproliferativem Syndrom, Leukämie, Lymphom) ■ BSG (Entzündung?) ■ Transaminasen, γ-GT (Leberfunktion?) ■ LDH, Bilirubin, direkter Coombs-Test (Hämolyse?) ■ Virusserologie (HBV, HCV) ■ Malariadiagnostik bei klinischem Verdacht
Abdomensonographie	■ Leber: Vergrößerung, Tumoren und andere Leberveränderungen? ■ Lymphome?
Röntgen-Thorax	■ Vergrößerung der Hilus- und Mediastinallymphknoten? Herzvergrößerung?
weiterführende Diagnostik	
Knochenmarkuntersuchung	■ bei Hinweis auf hämatologische Systemerkrankung
Echokardiographie	■ Ausschluss einer Endokarditis

Wenn alle diese Untersuchungen zu keiner Diagnose führen, sollte eine Splenektomie erwogen werden.

Therapie: In der Regel steht die Behandlung der Grunderkrankung im Vordergrund, bei Immunhämolysen und Sphärozytose evtl. die Splenektomie.

Therapie: In der Regel gelingt es, die Milzgröße durch Behandlung der Grunderkrankung zu kontrollieren. Bei hereditärer Sphärozytose oder immunhämolytischen Anämien kann die Splenektomie jedoch Therapie der Wahl sein. Die Exstirpation selbst stark vergrößerter Milzen stellt kein besonders hohes perioperatives Risiko dar; die Letalität wird mit $< 1\%$ angegeben.

**5.3   Auswirkungen von Milz-
vergrößerung und Milzverlust**

5.3 Auswirkungen von Milzvergrößerung und Milzverlust

**5.3.1 Auswirkungen der Milz-
vergrößerung: Hypersplenismus**

5.3.1 Auswirkungen der Milzvergrößerung: Hypersplenismus

▶ **Definition**

> ▶ **Definition:** Unter Hypersplenismus (Hypersplenie-Syndrom) versteht man das Auftreten einer
> - **Anämie**, d. h. einer Verminderung der Hämoglobinkonzentration oder des Anteils der Blutzellen am Blutvolumen
> - **Granulozytopenie**, d. h. einer Abnahme der Granulozyten im peripheren Blut, und/oder einer
> - **Thrombozytopenie**, d. h. einer Abnahme der Thrombozyten im peripheren Blut, als Folge einer Milzvergrößerung.

Ätiopathogenese: Bei Splenomegalie **wächst** die **Granulozytenfraktion in den Milzkapillaren**. Erythro- und Thrombozyten werden aufgrund ihrer höheren Verweildauer in der roten Pulpa **vorzeitig abgebaut**.

Ätiopathogenese: Bei einer Vergrößerung der Milz nimmt der Anteil des in der roten Pulpa gefilterten Blutes zu.

Große Milzen („Milztumoren") können bis zu 20 % des gesamten Blutvolumens speichern. Somit **wächst** die **Granulozytenfraktion in den Milzkapillaren** und die **Verweildauer der Zellen in der roten Pulpa steigt**, was aufgrund schlechter Ernährungsbedingungen (S. 1143) zum **vorzeitigen Abbau der Erythrozyten und Thrombozyten** führt.

Es gibt zudem klinische Hinweise für eine **splenomegale Markhemmung**, d. h. für eine Hemmung der Hämatopoese im Knochenmark bei Splenomegalie.

Wenngleich ein „Milzhormon" bis heute nicht identifiziert wurde, so spricht eine Vielzahl klinischer Beobachtungen zudem für eine sog. **splenomegale Markhemmung**, d. h. für eine Hemmung der Hämatopoese im Knochenmark bei Splenomegalie: Bei Anämie, Granulo- oder Thrombozytopenie ohne Splenomegalie ist die Hämatopoese im Knochenmark kompensatorisch gesteigert. Bei ausgeprägter Splenomegalie jedoch ist die Steigerung der Hämatopoese nicht dem Grad der Anämie, Granulo- oder Thrombozytopenie angemessen.

Therapie: Die **Behandlung der Grunderkrankung** steht im Vordergrund. Nur selten ist eine **Splenektomie** indiziert.

Therapie: Meist gelingt es, die Milzgröße durch **Behandlung der Grunderkrankung** zu kontrollieren. Die **Splenektomie** ist nur in folgenden Situationen indiziert:
- wenn die Anämie oder Thrombozytopenie nicht mit anderen Mitteln beherrscht werden kann
- bei immunhämolytischen Anämien (S. 1176) oder hereditärer Sphärozytose (S. 1177) – unabhängig von der Milzgröße.

▶ **Klinischer Fall**

> ▶ **Klinischer Fall:** Ein 48-Jähriger stellt sich wegen Splenomegalie, leichter Anämie (Hb 11,5 g/dl) und leichter Thrombozytopenie (98 000/µl) vor. Das Sonogramm der Milz zeigt Abb. **K-5.1**. Direktes und indirektes Bilirubin und LDH sind leicht erhöht, Haptoglobin ist erniedrigt. Dies deutet auf einen gesteigerten Abbau von Erythrozyten hin. Der direkte Coombs-Test ist negativ, eine immunhämolytische Anämie also ausgeschlossen. Somit lautet die Diagnose „Hypersplenismus". Ursächlich findet man eine alkoholbedingte Leberzirrhose mit portaler Hypertension. Der Alkoholabusus wurde bereits vor 1 Jahr eingestellt. Aufgrund der geringen Symptome erfolgt keine weitere Therapie; es wird lediglich eine ausgewogene Ernährung empfohlen.

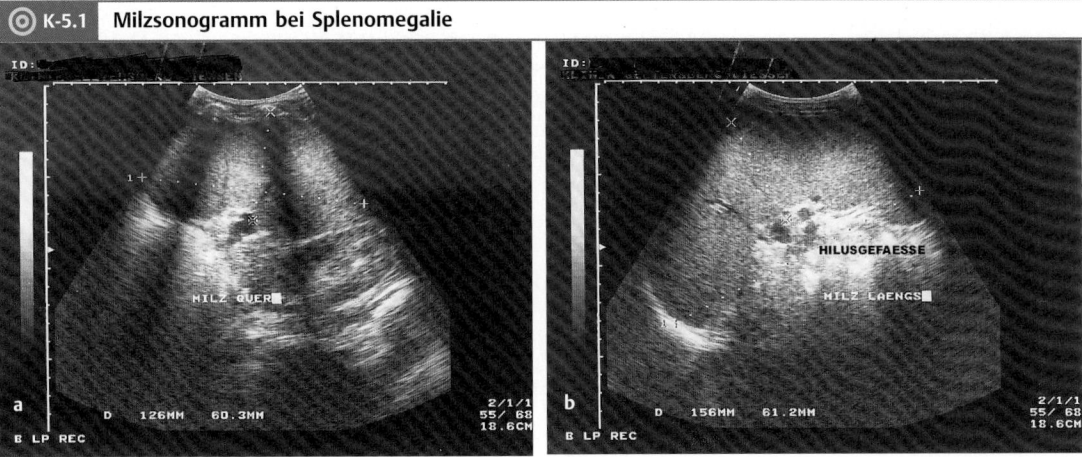

⊙ K-5.1 Milzsonogramm bei Splenomegalie

Die Maße der Milz werden sonographisch in zwei Ebenen bestimmt. Dabei müssen die Hilusgefäße dargestellt sein, um sicherzugehen, dass der genaue Quer- (**a**) bzw. Längsschnitt (**b**) erfasst ist. Zur Kontrolle dient die Dicke der Milz, die in beiden Schnitten ungefähr gleich sein muss. Normwerte: Dicke 4 cm, Breite 7 cm, Länge 11 cm (Eselsbrücke: „4711"). Bei diesem Patienten ist die Milz 6,1 cm dick, 12,4 cm breit und 15,6 cm lang.

5.3.2 Auswirkungen des Milzverlusts

Ursachen für den Verlust der Milz sind:

- Milzruptur (häufigste Ursache): Meist ist ein Bauchtrauma vorangegangen. Vorschädigungen der Milz durch Splenomegalie, wie bei hämatologischen Systemerkrankungen oder portaler Hypertension (Leberzirrhose), führen auch bei leichteren Bauchtraumen zur Milzruptur. Selten rupturiert die Milz bei infektiösen Erkrankungen (z. B. Pfeiffer-Drüsenfieber).
- Operative Milzentfernung im Rahmen der Resektion eines Magen- oder Pankreastumors oder bei hämatologischen Erkrankungen (z. B. autoimmunhämolytische Anämien/Thrombozytopenien).
- Funktionsverlust der Milz durch Atrophie (Autosplenektomie) bei Sichelzellenanämie (S. 1182) und bei der Sprue.

▶ **Merke:** Manchmal rupturiert die Milz erst einige Zeit nach einem Trauma (sog. zweizeitige Milzruptur). Ein initial unauffälliger Milzbefund darf den behandelnden Arzt deshalb nie in Sicherheit wiegen.

Auswirkungen des Milzverlusts sind:

- eine **passagere Thrombozytose** und **Granulozytose** (Anstieg der Thrombozyten und Granulozyten im peripheren Blut): Die Thrombozytose kann massiv sein (Thrombozytenzahl bis über 1 000 000/µl, Obergrenze der Norm: 350 000/µl), über Wochen bis Monate bestehen bleiben und geht mit einer **erhöhten Thromboseneigung** einher. Ursache der Thrombozytose ist das Fehlen der roten Pulpa als Abbauort von Thrombozyten. Die Granulozytose ist durch den Wegfall des Granulozytenpools in den Milzkapillaren bedingt.
- **Morphologische Veränderungen der Erythrozyten:** 0,1–1 % der Erythrozyten im Blutausstrich enthalten **Howell-Jolly-Körperchen**. Dies sind Kernreste, die normalerweise in der Milz aus den Retikulozyten entfernt worden wären (s. S. 1252).
- **Gegebenenfalls** eine **Vermehrung der B-Lymphozyten und der Erythrozyten** im peripheren Blut (Wegfall der weißen bzw. roten Pulpa).
- Eine **langfristige Einschränkung der Immunabwehr:** Bei Splenektomierten sind die Clearance partikulärer Antigene und die Antikörperproduktion – insbesondere gegen kapseltragende Bakterien – vermindert (Verlust der Marginalzone, s. S. 1252). Deshalb besteht **lebenslang** ein **erhöhtes Risiko**, eine schwere **Sepsis** zu entwickeln. Im angloamerikanischen Schrifttum spricht man deshalb von **OPSI**(overwhelming postsplenectomy infection)-**Syndrom**. Das Risiko ist bei Kindern höher als bei Erwachsenen. Bis zu ⅓

5.3.2 Auswirkungen des Milzverlusts

Ursachen für den Verlust der Milz sind:
- Milzruptur (meist nach Bauchtrauma)
- operative Milzentfernung
- Funktionsverlust der Milz durch Atrophie (Autosplenektomie).

◀ **Merke**

Auswirkungen des Milzverlusts sind:
- **passagere Thrombozytose** und **Granulozytose** (Wegfall der roten Pulpa als Abbauort von Thrombozyten und der Milzkapillaren als Granulozytenspeicher). Es besteht eine **erhöhte Thromboseneigung**.
- **Howell-Jolly-Körperchen** (Kernreste) in Retikulozyten
- **ggf.** eine **Vermehrung der B-Lymphozyten und Erythrozyten** (Wegfall der weißen bzw. roten Pulpa)
- **langfristige Einschränkung der Immunabwehr:** Die Clearance partikulärer Antigene und die Antikörperproduktion – insbesondere gegen kapseltragende Bakterien – sind vermindert. Deshalb besteht **lebenslang** ein **erhöhtes Risiko**, eine schwere **Sepsis** (OPSI-**Syndrom**) zu entwickeln. Die häufigsten Erreger sind **kapseltragende Bakterien** (z. B. Pneumokokken, H. influenzae, Neisseria meningitidis).

der Splenektomierten entwickelt innerhalb von 10 Jahren nach Splenektomie Infektionen, die eine Hospitalisierung erforderlich machen. Die häufigsten Sepsis-Erreger (70% der Erkrankungen) sind die **kapseltragenden Bakterien** Streptococcus pneumoniae, Haemophilus influenzae und Neisseria meningitidis. Selten sind Streptococcus B und D (Enterococcus), Salmonellen, Bacteroides und andere gramnegative Keime ursächlich. Auch die Immunreaktion auf intraerythrozytäre Parasiten (z.B. Plasmodium falciparum, Babesia microti) ist bei Splenektomierten vermindert.

Manchmal können Milzreste (Nebenmilz, Milzimplantate in das Omentum) den Verlust partiell kompensieren.

Therapie und Prophylaxe: Wegen der erhöhten Thromboseneigung wird **Heparin** bzw. bei längerem Anhalten der Thrombozytose **ASS** eingesetzt. Kinder unter 5 Jahren sollten eine **Antibiotika**prophylaxe erhalten. Infekte müssen frühzeitig antibiotisch behandelt werden.

Bei allen Patienten ist eine **Impfung** gegen Pneumokokken, Hämophilus und Meningokokken erforderlich.

Therapie und Prophylaxe: Wegen der erhöhten Thromboseneigung wird perioperativ **Heparin**, bei längerem Anhalten der Thrombozytose **Azetylsalizylsäure** (ASS) verabreicht. Zur perioperativen Infektionsprophylaxe werden **Antibiotika** eingesetzt. Zur Prophylaxe einer OPSI wird bei Kindern bis 5 Jahre eine chronische Antibiotikagabe (Amoxizillin-Clavulan-säure, Trimethoprim-Sulfamethoxazol, Cefuroxim) empfohlen. Bei älteren Kindern und Erwachsenen sollte man bei ersten Symptomen eines fieberhaften Infekts mit einer Antibiotikatherapie beginnen.

Eine wichtige prophylaktische Maßnahme ist die **Impfung** gegen Pneumokokken, Hämophilus und Meningokokken. Bei einer geplanten Splenektomie sollte man idealerweise 2–4 Wochen vorher impfen, in allen anderen Fällen sobald als möglich nach Entfernung der Milz.

6 Spezielle hämatologische Therapie

6.1 Stammzelltransplantation

▶ **Definition**

▶ **Definition:** Übertragung von Blutstammzellen von einem Spender auf einen Empfänger. Ziel ist die Proliferation der übertragenen Stammzellen sowie die Regeneration der Blutbildung nach einer Hochdosis-Chemotherapie beim Empfänger.

6.1.1 Grundlagen

Pluripotente Stammzellen werden aus dem Knochenmark oder aus dem zirkulierenden Blut (häufiger) gefiltert (s. S. 1257).

6.1.1 Grundlagen

Pluripotente Stammzellen werden aus dem Knochenmark oder – heute häufiger – mit speziellen Methoden aus dem zirkulierenden Blut gefiltert (s. S. 1257).

Einteilung:
- **autologe Transplantation:** Stammzellen vom Empfänger selber. Voraussetzung ist die möglichst vollständige Remission der Krankheit
- **allogene Transplantation:** Stammzellen von anderer Person
- **syngene Transplantation:** Transplantation zwischen eineiigen Zwillingen.

Einteilung:
- **autologe Transplantation:** Hier werden Stammzellen vom Patienten selber verwendet, die vor der Hochdosis-Chemotherapie entnommen und konserviert wurden. Wichtig ist, dass bei der Entnahme gesunder Stammzellen möglichst keine erkrankten Zellen (z. B. Leukämie-Zellen) mit in das Präparat gelangen (Erkrankung des Patienten sollte im Vorfeld möglichst in vollständige Remission gebracht werden)
- **allogene Transplantation:** die Stammzellen entstammen von einer mit dem Empfänger nicht identischen Person
- **syngene Transplantation**: Transplantation zwischen eineiigen Zwillingen. Sie stimmen nicht nur in den HLA-Antigenen, sondern auch in allen anderen Antigenen zu 100% überein (s. u.).

Grundlage der Transplantation ist, dass Spender und Empfänger in ihren **HLA-Antigenen** übereinstimmen. HLA-

Grundlage der Transplantation ist die möglichst weitgehende Übereinstimmung von Spender und Empfänger bezüglich der **HLA-Antigene**, wobei manchmal ein oder zwei (bzw. drei) „Mismatches" akzeptiert werden müssen. Man unterscheidet Antigene der HLA-Klassen A, B und DR. Die Typisierung erfolgt weitgehend molekulargenetisch (s. Lehrbücher der Hämatologie), wodurch die Häufigkeit von Abstoßungsreaktionen deutlich vermindert werden konnte. Man unterscheidet Transplantationen zwischen Verwandten (z. B. Geschwister, **„Matched Related Donor"**) und HLA-passenden, nichtverwandten Personen (**„Matched Unrelated Donor"**, zunehmend durch exakte HLA-Typisierung möglich).

Die Wahrscheinlichkeit für HLA-Kompatibilität lässt sich wie folgt abschätzen:
- eineiige Zwillinge stimmen 100 %ig überein
- zwei Geschwister (keine Zwillinge) 25 %ig
- nicht verwandte Personen mit einer Wahrscheinlichkeit von ca. 1 : 100 000.

Gewinnung der Stammzellen

Stammzellen sind immunologisch durch den Oberflächenmarker **CD 34** charakterisiert. Ein Patient benötigt für die Regeneration seines Blutes ca. 2×10^6 **CD34 positive** Zellen/kgKG. Während Stammzellen früher überwiegend aus dem Knochenmark gewonnen wurden (daher hat sich der Begriff **Knochenmarktransplantation** [= KMT] eingebürgert), werden diese heute überwiegend **mittels Apherese aus dem peripheren Blut** isoliert (PBSCT = periphere Blutstammzell-Transplantation), seltener auch aus dem Nabelschnurblut von Neugeborenen. Das Stammzellpräparat wird **eingefroren** und so bis zur Transplantation **gelagert**.

Indikationen

Die wichtigsten Indikationen sind in Tab. **K-6.1** dargestellt.

Identität wird heute molekulargenetisch bestimmt.

Sind Spender und Empfänger verwandt, spricht man vom **„Matched Related Donor"**, bei nichtverwandten Spendern von **„Matched Unrelated Donor"**.

Die Wahrscheinlichkeit für HLA-Kompatibilität beträgt bei eineiigen Zwillingen 100 %, bei zwei Geschwistern 25 % und bei nicht verwandten Personen 1 : 100 000.

Gewinnung der Stammzellen

Stammzellen sind durch Expression von **CD 34** charakterisiert. Während die Stammzellen früher überwiegend aus dem Knochenmark gewonnen wurden, werden sie heute überwiegend **mittels Apherese aus dem peripheren Blut** isoliert. Das Stammzellpräparat wird **eingefroren** und so bis zur Transplantation **gelagert**.

Indikationen

s. Tab. **K-6.1**.

≡ K-6.1	Indikationen zur Stammzelltransplantation		
Indikationen		*allogen*	*autolog*
Akute Leukämie (ALL, AML), Chronische Myeloische Leukämie (CML), Lymphome, Morbus Hodgkin, Multiples Myelom		+	+
Osteomyelosklerose (OMS), Myelodysplastische Syndrome (MDS), Haarzelleukämie, aplastische Anämie, Thalassämia major, paroxysmale nächtliche Hämoglobinurie, Strahlungsopfer		+	–
weitere: Mamma-, Ovarial-, kleinzelliges Bronchialkarzinom, Neuroblastom, Ewing-Sarkom, Fanconi-Anämie, Melanom, schwerer, kombinierter Immundefekt (SCID), Speicherkrankheiten (z. B. Morbus Gaucher)		*	–
* bisher nur im Rahmen von Pilotstudien mit kleinen Fallzahlen			

6.1.2 Durchführung

Die Durchführung der Transplantation gliedert sich in 3 Phasen:
- **Myeloablative Vorbehandlung:** Durch hochdosierte **Zytostatikagabe** z. T. in Kombination mit **Ganzkörperbestrahlung** werden alle malignen Zellen – gleichzeitig aber auch die Knochenmarkstammzellen – im Patienten zerstört. Ohne Transplantation würde der Patient in der Aplasie versterben. 1–2 Tage später werden die Stammzellen appliziert. Der Spender erhält **Wachstumsfaktoren** (G-CSF, GM-CSF), sodass viele hämatopoetische Stammzellen im peripheren Blut zirkulieren. Periphere Stammzellen wachsen schneller an als Knochenmarkstammzellen, die Hämatopoese regeneriert schneller.
- **Übertragung der Stammzellen:** Der eigentliche **Transplantationsvorgang** ähnelt einer Bluttransfusion. Gereinigte Stammzellen vom allogenen Spender oder die gelagerten und wieder aufgetauten autologen Stammzellen vom Patienten selber werden i. v. infundiert. Sie verteilen sich in die Knochenmarkräume und nach ca. 2 Wochen findet man erste Inseln hämatopoetischer Zellen.
- **Nachbehandlung:** Diese umfasst zunächst die **Substitutionstherapie** und **antiinfektiöse Behandlung** während der **aplastischen Phase** (= Phase nach der Transplantation, in der in noch keine eigenen Blutzellen gebildet werden). Diese Phase dauert 2 (bei Transplantation peripherer Stammzellen) bis zu 6 Wochen (bei Knochenmarkstammzellen). Hierbei ist zu beachten, dass Erythrozyten- oder Thrombozytenkonzentrate bei CMV-negativen Patienten

6.1.2 Durchführung

Durchführung in 3 Phasen:
- **Myeloablative Vorbehandlung:** Hochdosierte **Zytostatika** mit oder ohne **Ganzkörperbestrahlung** vernichten alle malignen Zellen, gleichzeitig aber auch das Knochenmark. Zur Vermehrung der hämatopoetischen Stammzellen werden dem Spender **Wachstumsfaktoren** (G-CSF, GM-CSF) gegeben.

- **Übertragung der Stammzellen:** Der eigentliche **Transplantationsvorgang** ähnelt einer Bluttransfusion. Das gereinigte Stammzellpräparat wird i. v. infundiert.

- **Nachbehandlung:** Die **aplastische Phase** nach Transplantation dauert 2–6 Wochen. In dieser Zeit müssen Blutprodukte und Antiinfektiva gegeben werden. Ersatz von Thrombozyten und Erythrozyten (bei **CMV-negativen**

Patienten auf entsprechende Präparate achten).

ebenfalls **CMV-negativ** sind (Cave: Zytomegalieinfektionsrisiko!). Durch Gabe von Wachstumsfaktoren wird die Aplasiephase verkürzt.

▶ **Merke**

▶ **Merke:** Die Konserven sollten keine lebensfähigen Lymphozyten enthalten, da diese im Empfänger proliferieren und eine **Graft-versus-Host-Reaktion** (GvHD, s. u.) auslösen können. Die Konserven müssen daher bestrahlt werden.

6.1.3 Komplikationen

6.1.3 Komplikationen

Infektionen: Das Infektionsrisiko ist erhöht: **Nach allogener Transplantation** im 1. Monat: Bakterien, Pilze, Herpes simplex. Im 2. u. 3. Monat: CMV, EBV u. a. Viren. Danach Varizella zoster, Hepatitis B, Pneumocystis jirovecii. Bei **autologer Transplantation** ist das Infektionsrisiko geringer.

Infektionen: Abhängig vom Zeitpunkt nach der Transplantation ist der Patient einem erhöhten Infektionsrisiko ausgesetzt. Im 1. Monat **nach allogener Transplantation** sind Infektionen mit Bakterien, Pilzen (Candida, Aspergillus) und Herpes simplex häufig. Im 2. und 3. Monat stehen Infektionen mit Zytomegalie-, Epstein-Barr- und Adenoviren im Vordergrund. Spät nach Transplantation treten Infektionen mit Varizella zoster, Hepatitis B, Pneumocystis jirovecii und gramnegativen Keimen auf. Bei **autologer Transplantation** ist das Infektionsrisiko deutlich geringer.

Graft-versus-Host-Disease (GvHD): Spenderlymphozyten greifen Empfängergewebe an. Man unterscheidet eine **akute** und eine **chronische** Form.

Graft-versus-Host-Disease (GvHD): Bei allogenen Transplantationen erkennen T-Lymphozyten des Spenders das Gewebe des Empfängers als fremd und starten eine immunologische, potenziell lebensbedrohliche Abwehrreaktion gegen den Empfänger. Betroffen sind insbesondere Patienten nach Knochenmarktransfusion und Kinder mit Immunmangelerkrankungen. Man unterscheidet eine **akute** und eine **chronische** Form.

- **akute GvHD:** Primär betroffen sind **Haut**, **Gastrointestinaltrakt** und **Leber**
- **chronische GvHD:** Insbesondere sind **Haut**, **Gastrointestinaltrakt**, **Leber** und **Lunge** betroffen.

- **akute GvHD:** Sie entwickelt sich in den ersten 100 Tagen nach Transplantation. Primär betroffen sind **Haut** (Exantheme, Epidermolyse), **Gastrointestinaltrakt** (Durchfälle, Erbrechen, Schmerzen) und **Leber** (erhöhte Leberwerte, Ikterus, Lebervenenthrombose)
- **chronische GvHD:** Das klinische Bild hat Ähnlichkeit mit den Autoimmunerkrankungen Lupus erythematodes und Sklerodermie. Betroffen sind **Haut** (sklerodermieähnliche Infiltrate, Alopezie, Hypo- und Hyperpigmentierung), **Gastrointestinaltrakt** (Mukositis, Mukosaatrophie, Ulzera), **Leber** (erhöhte Leberwerte, Gallenwegsentzündung) und **Lunge** (Bronchiolitis).

Die **Therapie** erfolgt mittels immunsuppressiver Substanzen und sollte in erfahrenen Zentren durchgeführt werden.

Die **Therapie** der akuten und der chronischen GvHD erfordert hohes therapeutisches Geschick und sollte nur in erfahrenen Zentren erfolgen. Eingesetzt werden immunsuppressive Substanzen wie Steroide, Methotrexat, Cyclosporin u. a.

Graft-versus-Leukemia-Effekt: Wenn sich die GvHD auch gegen die hämatologische Erkrankung richtet und dadurch z. B. eine Leukämie bekämpft, spricht man von Graft-versus-Leukemia-Effekt.

Graft-versus-Leukemia-Effekt: Hier richtet sich die GvHD nicht nur gegen das gesunde Gewebe des Empfängers, sondern auch gegen eventuell verbliebene Leukämie- oder Tumorzellen. Dieser Effekt ist für die Langzeitremission hämatologischer Erkrankungen sehr wichtig und der Grund für bessere Ergebnisse bei Transplantationen von gut passenden Spendern als z. B. von Zwillingen. Um den Graft-versus-Leukemia-Effekt zu verstärken, werden manchmal bei drohenden Leukämie- oder Lymphomrezidiven T-Lymphozyten des Spenders auf den Empfänger übertragen.

▶ **Merke**

▶ **Merke:** Aufgrund der genetischen Identität kommt es bei Transplantationen zwischen eineiigen Zwillingen zu keinerlei Graft-versus-host-Reaktion; die Verträglichkeit der syngenen Transplantation ist sehr gut. Da aber auch der mit einer GvHD verbundene therapeutische Graft-versus-Leukemia Effekt ausbleibt, sind die Langzeitergebnisse syngener Transplantationen schlechter als bei einer gut passenden allogenen Transplantation.

Bei der **Mini-** oder **nichtmyeloablativen Transplantation** verzichtet man auf eine myeloablative Vorbehandlung und gibt nur Spenderstammzellen, die durch ihren Graft-versus-Leukemia-Effekt die Leukämie des Empfängers bekämpfen (häufig bei älteren Patienten eingesetzt).

Bei der sog. **Mini-** oder **nichtmyeloablativen Transplantation** wird der Graft-versus-Leukemia-Effekt gezielt therapeutisch eingesetzt. Man versteht darunter eine **allogene Transplantation mit reduzierter oder ohne myeloablative Vorbehandlung.** Die immunologisch aktiven Spenderlymphozyten bewirken im Empfänger eine Graft-versus-Leukemia-Reaktion. So kann in vielen Fällen auch ohne Zytostatika-Vorbehandlung eine gute Remission der Leukämie oder des Lymphoms erreicht werden. Mini-Transplantationen werden daher häufig bei älteren Patienten eingesetzt, die eine hochdosierte myeloablative Chemo- oder Strahlentherapie nicht mehr vertragen würden.

6.1.4 Prognose

Die Mortalität durch transplantationsbedingte Komplikationen ist heute sehr gering (ca. 5 %). Bei akuten myeloischen Leukämien können ca. 50 % der transplantierten Patienten geheilt werden. Diese Zahl ist jedoch sehr variabel und stark abhängig von Risikofaktoren (z. B. Zytogenetik der Leukämie und Alter des Patienten).

Aufgrund der hohen Heilungsrate durch eine Transplantation kommt der Langzeitbetreuung im Rahmen von Nachsorgeprogrammen eine große Bedeutung zu. Es werden z. B. Impfungen aufgefrischt und der Patient auf Organstörungen als Folge der Zytostatikatherapie, Ganzkörperbestrahlung oder aufgrund einer chronischen GvHD untersucht (z. B. Leukoplakien der Mundhöhle, Katarakte, Hauttumoren, Koronarsklerose, zu chronischer GvHD s. u.).

6.2 Transfusionstherapie

▶ **Definition:** Als **Transfusion** wird die Übertragung von Blut oder Blutbestandteilen von einem Spender auf einen Empfänger bezeichnet. Eine besondere Form ist die **autologe** Transfusion: Der Patient spendet vor einer Operation oder einem anderen Eingriff sein eigenes Blut, welches konserviert und dem gleichen Patienten nach oder während dem Eingriff bei Bedarf wieder zurückgegeben wird.

6.2.1 Gewinnung der Blutkomponenten

Die Blutspende kann heute nur in speziell eingerichteten und zertifizierten Spendezentralen erfolgen. Dies garantiert für den Spender und den Empfänger die höchstmögliche Sicherheit.

Blutkomponenten werden i. d. R. aus einer **Vollblutspende** gewonnen, bei der man dem Spender 450–500 ml Blut entnimmt und diese anschließend mit Stabilisatorlösung (s. u.) versetzt. Anschließend wird das Blut in seine Fraktionen (Erythrozyten, Leukozyten, Thrombozyten, Plasma) aufgetrennt. So gewinnt man aus einer Spende verschiedene Präparate (Erythrozyten-, Thrombozytenkonzentrat, Frischplasma). Eine besondere Form der Spende ist die **Hämapherese** mit Zellseparatoren. Schon während der Spende wird das Blut zentrifugiert und in seine Fraktionen getrennt, um nur die benötigte Fraktion entnehmen zu können. Die restlichen Blutbestandteile werden dem Spender wieder reinfundiert.

6.2.2 Konservierung und Lagerung

Nach der Blutspende muss das Blut mit Antikoagulanzien und haltbarkeitsverlängernden Substanzen vermischt werden. Erythrozyten verbrauchen während der Lagerung Glukose. 2,3-Bisphosphoglycerat und ATP sinken in den Erythrozyten ab. Der Kaliumwert im Plasma kann ansteigen. Durch den Zusatz von Citrat wird die Gerinnung in der Blutkonserve gehemmt, durch Adenin, Phosphat und Dextrose der Stoffwechsel der Erythrozyten gefördert und die Haltbarkeit verlängert. Erythrozytenkonzentrate werden bei 1–6 °C gelagert. Thrombozytenkonzentrate werden nicht gekühlt (Lagerung bei 20–25 °C).

6.1.4 Prognose

Die Mortalität nach auto- und allogener Transplantation ist sehr variabel und stark abhängig von Risikofaktoren (z. B. Zytogenetik der Leukämie und Alter des Patienten).

Da viele Patienten geheilt werden, kommt einer langfristigen Betreuung im Rahmen von Nachsorgeprogrammen große Bedeutung zu.

6.2   Transfusionstherapie

◀ **Definition**

6.2.1 Gewinnung der Blutkomponenten

Die Blutspende sollte immer in zertifizierten Spendezentralen erfolgen.

Bei der **Vollblutspende** entnimmt man 450–500 ml Blut, das anschließend in seine Fraktionen aufgetrennt wird. Dadurch entstehen Erythrozyten-, Thrombozytenkonzentrat und Frischplasma. Eine besondere Form der Spende ist die **Hämapherese** mit Zellseparatoren.

6.2.2 Konservierung und Lagerung

Durch Zugabe von Antikoagulanzien u. a. Konservierungsmittel werden die Erythrozyten stabilisiert und die Haltbarkeit der Konserve verlängert.

6.2.3 Die wichtigsten Blutkomponenten und ihre Indikationen

6.2.3 Die wichtigsten Blutkomponenten und ihre Indikationen

Vollblut und **Frischblut** sind heute nicht mehr zugelassen. Die für die Transfusionstherapie wichtigen Blutkomponenten sind in Tab. **K-6.2** dargestellt.

Vollblut diente früher bei massiver Blutung (Verlust von > 25 % des Blutvolumens) dem Ersatz von Erythrozyten und Plasmafaktoren. Zur Vermeidung von Veränderungen des pH-Wertes oder Serumkaliumspiegels (z. B. bei Nieren-, Leberinsuffizienz, Kleinkindern mit hohem Transfusionsbedarf) wurde früher **Frischblut** eingesetzt. Beide Komponenten sind heute nicht mehr zugelassen. Die wichtigsten Blutkomponenten sind in Tab. **K-6.2** dargestellt.

6.2.4 Serologische Untersuchung der Blutkomponenten

6.2.4 Serologische Untersuchung der Blutkomponenten

Die wichtigsten Antigengruppen bei einer Erythrozytentransfusion sind das **AB0- und Rhesus-System**. Vorraussetzung für die Freigabe einer Blutkonserve zur Transfusion ist eine **negative Kreuzprobe**: Der **Major-Test** ist obligat (Prüfung der Reaktion von Spendererythrozyten mit Empfängerserum).

Erythrozyten, Granulozyten und Thrombozyten sind Träger von Antigenen, die bei der Transfusion beachtet werden müssen. Die wichtigsten Antigengruppen bei einer Erythrozytentransfusion sind das **AB0- und Rhesus-System**. Geringere Bedeutung haben die Rhesusantigene C und E sowie die Kell-, Duffy-, Lewis- und Kidd-Antigene (weniger immunogen). Voraussetzung für die Freigabe einer Blutkonserve zur Transfusion ist eine **negative Kreuzprobe** (= Verträg-

☰ K-6.2 Blutkomponenten

Blutkomponente	Eigenschaften	Indikationen
▸ **Erythrozytenkonzentrat**		
▪ **leukozytenarmes Erythrozytenkonzentrat**	▪ Vollblut wird zentrifugiert und filtriert, um Plasma und Leukozyten abzutrennen	▪ Abtrennung der Leukozyten bewirkt Entfernung potenzieller Immunisierungsantigene und auch Verhinderung der Übertragung von Viren (CMV)
▪ **gewaschenes leukozytenarmes Erythrozytenkonzentrat**	▪ ein leukozytenarmes E.-Konzentrat wird zur Entfernung restlicher Plasmaproteine zusätzlich in isotonischer Lösung gewaschen	▪ bei Patienten mit Unverträglichkeitsreaktionen gegen Plasmaproteine, z. B. IgA-Mangel
▪ **bestrahlte Erythrozytenkonzentrate**	▪ ein leukozytenarmes E.-Konzentrat wird zur Inaktivierung immunkompetenter und vermehrungsfähiger Lymphozyten mit 30 Gy bestrahlt	▪ vor Stammzelltransplantation, bei schweren Immundefektsyndromen, bei Frühgeborenen, ggf. bei Morbus Hodgkin (in Diskussion)
▸ **Thrombozytenkonzentrat**	▪ Gewinnung durch Fraktionierung von Vollblut. Ein Konzentrat entsteht durch Zusammenführung der Thrombozyten aus 4–6 Einzelspenden. ▪ bei Gewinnung durch Apherese wird mittels Zellseparator die Menge Thrombozyten entnommen, die der Dosis eines Thrombozytenkonzentrats (s. o.) entspricht	▪ thrombozytopenische Blutungen z. B. nach Chemotherapie oder im Rahmen von starken Blutungen mit Massivtransfusionen ▪ angeborene oder erworbene Thrombozytopathien
▸ **Granulozytenkonzentrat**	▪ Gewinnung durch Apherese nach Stimulation der Granulozytenbildung der Spender durch Steroide oder Wachstumsfaktoren (G-CSF)	▪ schwere, antibiotisch nicht beherrschbare Infektion bei neutropenen (< 500 Granulozyten/µl) Patienten
▸ **gefrorenes Frischplasma (fresh frozen plasma, FFP)**	▪ enthält Gerinnungs- und Fibrinolysefaktoren in physiologischer Konzentration ▪ Gewinnung durch Fraktionierung von Vollblut oder Hämapherese. Um den Gehalt an Gerinnungsfaktoren hoch zu halten, wird es rasch tiefgefroren	▪ im Rahmen von Massivtransfusionen, bei akuten Blutungen aufgrund komplexer Gerinnungsstörungen (z. B. Intensivmedizin, Lebertransplantation), bei den seltenen Faktor-V- und -XI-Mangel-Patienten, thrombotisch thrombozytopenische Purpura
▸ **Faktorenkonzentrate**		
▪ **PPSB** (enthält Faktor II, VII, IX, X, Protein C, S, Z) ▪ **Konzentrate einzelner Gerinnungsfaktoren:** Faktor I, VII, VIII, IX, XIII, AT III, von-Willebrand-Faktor, aktiviertes Protein C	▪ Gewinnung über mehrere Fraktionierungs- und Reinigungsschritte aus großen Plasmapools ▪ Faktor VIII, IX und aktiviertes Protein C können auch gentechnisch hergestellt werden	▪ Substitution bei starkem Abfall Vitamin-K-abhängiger Faktoren (Faktor II, VII, IX, X), z. B. bei Überdosierung von oralen Antikoagulanzien ▪ angeborene oder erworbene Gerinnungsfaktordefekte

lichkeitsprobe): Im sog. **Majortest** (obligat!) wird geprüft, ob die Erythrozyten des Spenders mit dem Serum des Empfängers reagieren. Die Gültigkeit beträgt in Deutschland 3 Tage.

Auf den **Minortest** (Reaktion Empfängererythrozyten mit Spenderserum) verzichtet man heute i. d. R., weil Erythrozytenkonzentrate nur minimale Mengen Spenderserum enthalten.

Bei der Transfusion der einzelnen Komponenten ist zu beachten: **Erythrozyten** müssen immer unter Berücksichtigung der AB0-Eigenschaften transfundiert werden. Bei Mädchen und gebärfähigen Frauen sollten überdies Rhesus- und Kellfaktor übereinstimmen. **Thrombozytenkonzentrate** sollten, müssen aber nicht AB0-kompatibel sein. Bei Mädchen und gebärfähigen Frauen muss jedoch auf Rhesus-Kompatibilität geachtet werden (ansonsten vorherige Gabe von Anti-D!). **Frischplasma** muss AB0-kompatibel gegeben werden. Für Details der Blutgruppenantigene und Kompatibilitätsprüfungen s. Lehrbücher der Transfusionsmedizin.

6.2.5 Durchführung der Transfusion

Sie ist durch Verordnungen genau geregelt. Es sollte ein festgelegtes Schema eingehalten werden (Tab. **K-6.3**). Zu beachten ist, dass Bluttransfusionen nicht an Pflegepersonal oder Studenten (Famulanten, PJler) delegiert werden dürfen.

Der **Minor-Test** (Reaktion Empfängererythrozyten mit Spenderserum) wird heute i. d. R. nicht mehr durchgeführt.

Zu beachten ist: **Erythrozyten** müssen immer unter Berücksichtigung der AB0-Eigenschaften transfundiert werden. **Thrombozytenkonzentrate** sollten, müssen nicht AB0-kompatibel sein. **Frischplasma** muss AB0-kompatibel gegeben werden.

6.2.5 Durchführung der Transfusion

Bei einer Transfusion sollte ein festgelegtes Durchführungs-Schema eingehalten werden (Tab. **K-6.3**).

≡ K-6.3	**Durchführung der Transfusion**

1. Identifikation der Blutkonserve und des Empfängers

2. Schriftliche Dokumentation der Aufklärung und des Einverständnisses des Patienten

3. Kontrolle der Empfängerangaben direkt am Patienten. Kontrolle der Konservennummer auf dem Begleitschein und auf der Konserve. Kontrolle des Verfallsdatums. Sichtkontrolle des Präparates auf Unversehrtheit

4. Durchführung des Bedside-Tests (mit frisch entnommener Blutprobe!)

5. Wenn alle Angaben übereinstimmen und korrekt sind, kann die Transfusion beginnen

≡ K-6.3

6.2.6 Komplikationen

Hämolytische Transfusionsreaktion

Die Häufigkeit beträgt 2–7 %. Es gibt 2 Verlaufsformen:

- **akute Transfusionsreaktion:** Das transfundierte Blut wird durch präformierte Antikörper (Isoagglutinine bei AB0-Inkompatibilität, atypische Antikörper) des Empfängers unverzüglich nach der Transfusion intravaskulär lysiert. Symptome sind **Übelkeit, Fieber, Rückenschmerzen, Angina pectoris und Blutdruckabfall**. Folge können Nierenversagen und Hämoglobinurie sein, in schweren Fällen resultiert eine DIC.
- **verzögerte Transfusionsreaktion:** Sie entsteht bei Patienten, die früher bereits gegen Antigene des Spenderblutes sensibilisiert worden sind, aber zum Zeitpunkt der Transfusion nur sehr niedrige Antikörpertiter haben. Nach 5–15 Tagen kommt es zum Wiederanstieg dieser Antikörper und zur Hämolyse. Die Symptome sind meist weniger ausgeprägt als bei der akuten hämolytischen Reaktion und bestehen im Wesentlichen aus einem **Ikterus** und einem **fehlenden Hämoglobinanstieg**. Der Coombs-Test ist positiv.

6.2.6 Komplikationen

Hämolytische Transfusionsreaktion

Häufigkeit: 2–7 %.

- **akute Transfusionsreaktion:** präformierte Empfänger-Antikörper lysieren transfundierte Erythrozyten. Es kommt zu **Übelkeit, Fieber, Rückenschmerzen, Angina pectoris, Blutdruckabfall**
- **verzögerte Transfusionsreaktion:** 5–15 Tage nach der Transfusion beginnt der Körper die Spendererythrozyten zu lysieren. Die Symptome sind z. T. nur gering ausgeprägt, der **Hb-Wert fällt** wieder **ab**.

Diagnostik:

▶ **Merke**

Laboruntersuchungen dienen der Dokumentation und der Verhinderung von Wiederholungsfällen. Typische Befunde sind: **fehlender Hb-Anstieg** nach Transfusion, **positiver Coombs-Test, Hämoglobinämie, -urie, erhöhtes indirektes Bilirubin** und **Urobilinogen, erniedrigtes Haptoglobin.**

Therapie: Unterbrechung der Transfusion und Offenhalten des venösen Zugangs (Schocktherapie!; Tab. **K-6.4**).

▶ **Merke**

Im zweiten Schritt erfolgen Anamnese (frühere Transfusionsreaktionen?), Asservation und die Prüfung der transfundierten Konserve. Wiederholung von Blutkreuzung und Coombs-Test, Untersuchung auf irreguläre Antikörper.

≡ **K-6.4**

Verlauf und Prognose: Auf 1–1,5 Mio. Transfusionen kommt eine tödliche Fehltransfusion.

Allergische Transfusionsreaktion

Allergische Reaktion des Empfängers auf bestimmte Plasmaproteine des Spenders.

Febrile, nichthämolytische Transfusionsreaktion

Empfängerantikörper richten sich gegen Rest-Spenderleukozyten- und Thrombozyten in der Konserve.

Diagnostik:

▶ **Merke:** Die akute Transfusionsreaktion ist ein lebensbedrohlicher Notfall und muss anhand des klinischen Bildes sofort erkannt werden (Anlegen der Bluttransfusion → dramatische Verschlechterung des Allgemeinzustandes → Schocksymptome).

Laboruntersuchungen werden erst nach Stabilisierung der Vitalparameter durchgeführt und dienen v. a. der Dokumentation des Ereignisses sowie der Verhinderung von Wiederholungsfällen. Typische Befunde bei hämolytischen Reaktionen sind ein **fehlender Anstieg des Hb** nach Transfusion, **positiver Coombs-Test, Hämoglobinämie, Hämoglobinurie, erhöhtes indirektes Bilirubin, erhöhtes Urobilinogen** und **erniedrigtes Haptoglobin.** Auch bei protrahiert verlaufender hämolytischer Reaktion sind diese Tests hilfreich. Differenzialdiagnostisch kommen v. a. medikamentöse Ursachen einer Immunhämolyse in Betracht. Zur Diagnose einer DIC werden Gerinnungstests (PTT, Quick-Wert, Fibrinogen, Fibrinspaltprodukte) durchgeführt.

Therapie: Wichtig ist, zunächst die Transfusion zu unterbrechen und den venösen Zugang offen zu halten (Schocktherapie!). Zum therapeutischen Vorgehen s. Tab. **K-6.4**.

▶ **Merke:** Labortests spielen eine untergeordnete Rolle für die Therapie, das klinische Bild bestimmt das Handeln.

Erst im zweiten Schritt erfolgen Anamnese auf frühere Transfusionsreaktionen und die Asservation und Prüfung der transfundierten Konserve. Die Bedside-Testkarte muss asserviert werden. Weiterhin erfolgt eine Wiederholung von Blutkreuzung und Coombs-Test sowie eine Untersuchung auf irreguläre Antikörper. Der Transfusionszwischenfall muss der Blutbank gemeldet und die Konserve untersucht werden.

≡ **K-6.4** **Therapeutisches Vorgehen bei akutem Transfusionszwischenfall**

- Vitalwert-Kontrolle und ggf. intensivmedizinische Versorgung
- Blutdruckstabilisierung mit Elektrolytlösungen, allgemeine Schockbehandlung
- bei respiratorischen Beschwerden Gabe von Betamimetika, Antihistaminika und Kortison i. v.
- Einleitung einer ausreichenden Diurese zur Prophylaxe des Nierenversagens (Zielwert: Diurese von 100 ml/h): Furosemid 40–120 mg i. v. als Bolus, ggf. Mannitol 20 g (100 ml einer 20 %igen Lösung, max. 100 g in 24 h), physiologische Kochsalzlösung. Bei therapieresistenter Oligurie kann eine frühzeitig durchgeführte Hämodialyse das Auftreten permanenter Nierenschäden verhindern

Verlauf und Prognose: Schwere akute Transfusionszwischenfälle verlaufen unbehandelt letal (Inzidenz tödlicher Fehltransfusionen ca. 1 : 1–1,5 Mio).

Allergische Transfusionsreaktion

Nach Antikörperbildung des Empfängers gegen Plasmaproteine des Spenders kommt es zu Urtikaria, Erythemen, Juckreiz und selten zu einer Kreislaufreaktion mit Schock. Diese Reaktion wird v. a. bei IgA-Mangel-Patienten gefürchtet, die Antikörper gegen das ihnen fremde IgA im Spenderplasma bilden.

Febrile, nichthämolytische Transfusionsreaktion

Außer durch eine akute hämolytische Reaktion (S. 1175) können auch Leukozyten- und Thrombozytenantigene Fieber hervorrufen. Meist sind die Patienten gegen die Leukozyten- und Thrombozytenantigene durch frühere Transfusionen sensibilisiert worden.

Posttransfusionelle Purpura

Betroffen sind meist Frauen mit vorangegangenen Schwangerschaften. 1 Woche nach Transfusion von Blutprodukten entwickeln die Patienten eine schwere Thrombozytopenie mit ausgeprägter Blutungsneigung. Die Patientinnen sind HPA-1a-(= Thrombozytenantigen) negativ und entwickeln Antikörper gegen das HPA-1a-Antigen. Obwohl ihre eigenen Thrombozyten das Antigen nicht tragen, werden sie zerstört. Nach 3–5 Wochen bildet sich die Thrombozytopenie wieder zurück. Der Pathomechanismus ist nicht bekannt.

Volumenüberlastung

Patienten mit vorbestehender Herzinsuffizienz können unter einer Erythrozytentransfusion durch das Volumen des Transfundats eine Exazerbation ihrer Symptomatik erfahren (Gefahr der Entwicklung eines Lungenödems). Zur Therapie sind Diuretika indiziert.

Infektion

Infektionen sind selten geworden, da alle Blutprodukte auf Hepatitis B, Hepatitis C, Lues und HIV untersucht werden. Das HIV-Risiko beträgt ca. 1 : 3 Mio., das Hepatitis-C-Risiko liegt bei 1 : 400 000, das Hepatitis-B-Risiko bei 1 : 250 000. Infektionen mit Parasiten (z. B. Plasmodien, Leishmanien, Toxoplasmose) sind möglich. Eine Risikoreduktion soll durch Auswahl und Befragung der Spender erreicht werden. Eine CMV-Infektion kann durch korrekte Leukozytendepletion verhindert werden. Selten ist die bakterielle Kontamination von Blutprodukten, die zu einer septischen Reaktion führen kann.

Graft-versus-Host-Disease (GvHD)

Eine GvHD entsteht, wenn immunkompetente Lymphozyten eines Spenders bei der Transfusion von Erythrozyten in einen immunsupprimierten Empfänger (z. B. Patienten nach Knochenmarktransplantation, mit Immundefekterkrankungen) gelangen, diesen als fremd erkennen und eine Abwehrreaktion induzieren (s. S. 1310). Bei der Spende von Erythrozytenkonzentraten durch Blutverwandte kann auch bei gesunden Personen wegen der Ähnlichkeit – aber nicht Identität – der Antigene von Spender und Empfänger selten eine GvHD entstehen. Eine prophylaktische Bestrahlung der Blutkonserve bewirkt eine Schädigung der Lymphozyten, sodass sie im Empfänger nicht mehr proliferieren können, ohne jedoch die Funktion von Granulozyten, Thrombozyten und Erythrozyten zu stören. Aufgrund der hohen Kosten wird sie jedoch nicht routinemäßig durchgeführt (Näheres s. Lehrbücher der Transfusionsmedizin).

Seltene Komplikationen

Bei chronisch transfundierten Patienten besteht die Gefahr der **Hämosiderose**. Bei Patienten mit Niereninsuffizienz sollte man auf eine **Hyperkaliämie** achten, da Erythrozytenkonzentrate mehr Kalium enthalten. Bei nicht sachgerecht gelagerten Erythrozytenkonzentraten kann bereits im Konzentrat eine **Hämolyse** resultieren. Wenn dies bei der Prüfung vor der Transfusion nicht entdeckt wird, entwickelt der Empfänger die Symptome einer hämolytischen Transfusionsreaktion.

▶ **Klinischer Fall:** Eine 40 Jahre alte Frau mit dialysepflichtiger chronischer Niereninsuffizienz wird wegen einer Infektion für 3 Wochen hochdosiert mit einem β-Laktamantibiotikum behandelt. Während einer Dialysesitzung erhält sie außerdem eine Bluttransfusion. Nachdem 50 ml des Erythrozytenkonzentrats eingelaufen sind, wird die Patientin hypoton, entwickelt Rückenschmerzen und Atemnot. Therapiemaßnahmen sind: sofortiges Beenden der Transfusion, Abbruch der Dialyse, Transfer auf die Intensivstation, Gabe von Volumen und Sympathomimetika zur Blutdruckstabilisierung sowie die Verabreichung von Prednisolon 200 mg i. v. und von Antihistaminika.
Am nächsten Morgen ist die Situation stabil. Später werden bei ihr Antikörper gegen c-Antigen (ein Antigen der Rhesus-Gruppe) festgestellt, wohl durch vielmalige vorherige Bluttransfusionen induziert. Der direkte Coombs-Test ist positiv, Hämolyse-Zeichen sind nachweisbar. Antikörper gegen β-Laktamantibiotika, die für eine medikamentenassoziierte Hämolyse verantwortlich wären, finden sich nicht.

Posttransfusionelle Purpura

Diese ist sehr selten und betrifft meist Frauen. Sie entwickeln Antikörper gegen das HPA-1a-Antigen und eine Thrombozytopenie. Diese ist nach 3–5 Wochen spontan reversibel.

Volumenüberlastung

Bei Herzinsuffizienz kann das Volumen von 1–2 Konserven bereits zu Symptomen führen.

Infektion

Infektionen sind sehr selten geworden. HIV-Risiko 1 : 3 Mio., Hepatitis-C-Risiko 1 : 400 000, Hepatitis-B-Risiko 1 : 250 000. Risikoreduktion durch Auswahl und Befragung der Spender.

Graft-versus-Host-Disease (GvHD)

GvHD-Fälle wurden von Bluttransfusions-Empfängern berichtet, die eine immunsupprimierende Erkrankung haben (Patienten nach Transplantation, mit Immundefekterkrankungen).
Eine prophylaktische Bestrahlung der Blutkonserven kann diese Komplikation verhindern, wird aufgrund der hohen Kosten jedoch nicht routinemäßig durchgeführt.

Seltene Komplikationen

Bei chronisch transfundierten Patienten **Hämosiderose** und bei Patienten mit Niereninsuffizienz **Hyperkaliämie**, **Hämolyse** im Konzentrat bei nicht sachgerechter Lagerung.

◀ **Klinischer Fall**

Hämostaseologie

Hämostaseologie

1 Physiologie der Hämostase

▶ **Definition:** Alle zu einer Blutstillung führenden Prozesse werden unter dem Begriff Hämostase zusammengefasst. Unterschieden werden zwei nacheinander ablaufende Phasen: die primäre und die sekundäre Hämostase.

◀ Definition

Ein funktionierendes Gerinnungssystem dient dem Schutz des Organismus sowohl vor **Blutungen** als auch vor der Entstehung von **Thrombosen**. Voraussetzung hierfür ist ein Gleichgewicht im Zusammenspiel von **Thrombozyten**, **Endothel** und **Gerinnungssystem**.

Das Gerinnungssystem dient dem Schutz des Organismus vor **Blutungen** und vor **Thromboseentstehung**.

▶ **Merke:** Eine intakte Hämostase wird gewährleistet durch die Interaktion folgender Komponenten:

- **Thrombozyten** (Sekretion thrombozytenaktivierender und -quervernetzender Substanzen, plasmatischer Gerinnungsfaktoren und von Ca^{2+}, Aktivierung der Blutgerinnung)
- **Endothel** (Sekretion des von-Willebrand-Faktors (vWF), von Prostazyklin, t-PA)
- **Gerinnungssystem** (Gerinnungsfaktoren, Gerinnungsinhibitoren, Fibrinolyseaktivatoren, Plasminogenaktivator-Inhibitoren).

◀ Merke

1.1 Blutstillung (primäre Hämostase)

Eine Gefäßverletzung ist der initiale Reiz, der die primäre Hämostase zur Blutstillung auslöst. Sie führt innerhalb von wenigen (1–3) Minuten zu einer lokalen **Vasokonstriktion** und Ausbildung eines **Plättchenthrombus**. Die Vasokonstriktion wird durch eine nervale und humorale (Adrenalin) Konstriktion der glatten Muskulatur der Arteriolen und durch die **Freisetzung von Mediatorsubstanzen** wie Serotonin, Thromboxan A$_2$ und ADP aus den Thrombozyten hervorgerufen. Der Plättchenthrombus wird in mehreren Schritten gebildet:

1.1 Blutstillung (primäre Hämostase)

Eine Gefäßverletzung ist der initiale Reiz, um die Blutstillung in Gang zu setzen. Im Rahmen der primären Hämostase führen **Vasokonstriktion** und Bildung eines **Plättchenthrombus** innerhalb von 1–3 min zur Blutstillung.

1.1.1 Thrombozytenadhäsion

Infolge einer Gefäßwandverletzung kommt es zu einer Freisetzung von Fibronektin, Laminin und von-Willebrand-Faktor (vWF) aus dem Endothel sowie von Kollagen aus subendothelialen Strukturen. vWF zirkuliert auch im Plasma und wird von Endothelzellen, Megakaryozyten und aktivierten Thrombozyten sezerniert. Mit dem Glykoprotein(GP)-Ib-Rezeptor auf den Thrombozyten bildet er eine Brücke zum Gefäßendothel und vermittelt somit die Thrombozytenadhäsion.

1.1.1 Thrombozytenadhäsion

Bei Gefäßwandverletzungen werden Fibronektin, Laminin und vWF aus dem Endothel sowie Kollagen aus subendothelialen Strukturen freigesetzt. Mit GP-Ib-Rezeptor auf den Thrombozyten bildet der vWF eine Brücke zum Gefäßendothel und vermittelt die Thrombozytenadhäsion.

1.1.2 Thrombozytenaggregation

Die Bindung des vWF an GP-Ib bewirkt neben der Thrombozytenadhäsion eine Aktivierung der Thrombozyten: Folgen sind z.B. eine **Änderung der Thrombozytenform** (Ausbildung von Pseudopodien) und eine **Degranulation der α- und β-Granula der Thrombozyten** mit **Freisetzung** der thrombozytären Inhaltsstoffe (z.B. ADP, Serotonin, vWF, PDGF = platelet derived growth factor). Weiterhin resultiert eine **Konformationsänderung** der Membranrezeptoren **GP-IIb/IIIa** auf der Thrombozytenoberfläche, die eine Quervernetzung der Thrombozyten über die Bindung von Fibrinogen zwischen den Thrombozyten induziert. Diese Vorgänge führen u.a. zur Bildung eines Abscheidungsthrombus (sog. **weißer Plättchenthrombus**), der die Gefäßläsion provisorisch verschließt.

1.1.2 Thrombozytenaggregation

Die Bindung des vWF an GP-Ib bewirkt eine Aktivierung der Thrombozyten: Folgen sind z.B. eine **Änderung der Thrombozytenform** mit **Degranulation und Freisetzung thrombozytärer Inhaltsstoffe** sowie eine **Konformationsänderung** des Membranrezeptors **GP-IIb/IIIa** auf der Thrombozytenoberfläche. Resultat ist ein sog. **weißer Plättchenthrombus,** der die Gefäßläsion provisorisch verschließt.

1.2 Blutgerinnung
(sekundäre Hämostase)

Die Aktivierung der Gerinnungsfaktoren führt zur Bildung eines Fibringerinnsels, das durch Aktivierung von Thrombozyten zu einem stabilen Wundverschluss führt.

1.2.1 Komponenten und Ablauf

Gerinnungsfaktoren (Abb. **L-1.1**) führen nach kaskadenartiger Aktivierung zur Bildung des **Prothrombinasekomplex**. Prothrombin wird zu Thrombin aktiviert, das Fibrinogen zu Fibrin umwandelt. Der fibrinstabilisierende Faktor XIII vernetzt Fibrinmonomere zu unlöslichen Fibrinpolymeren. Es entsteht ein stabiles **Thrombozyten-Fibrin-Gerinnsel**. Die meisten Gerinnungsfaktoren werden in der Leber synthetisiert. F II, VII, IX und X werden Vitamin-K-abhängig (S. 1297) gebildet.

1.2 Blutgerinnung (sekundäre Hämostase)

Im Rahmen der sekundären Hämostase führt eine kaskadenartige Aktivierung von Gerinnungsfaktoren etwas langsamer (ca. 3–5 min.) zur Bildung eines Fibringerinnsels. Mit der Aktivierung von Thrombozyten führt es zu einem stabilen Wundverschluss.

1.2.1 Komponenten und Ablauf

Gerinnungsfaktoren (Abb. **L-1.1**) sind Proteasen oder Kofaktoren, die nach kaskadenartiger Aktivierung zur Bildung des **Prothrombinasekomplexes** führen. Dieser aktiviert Prothrombin zu Thrombin, welches wiederum eine Umwandlung von im Blut löslichem Fibrinogen zu unlöslichem Fibrin bewirkt. Der fibrinstabilisierende Faktor XIII bewirkt eine Quervernetzung von Fibrinmonomeren zu unlöslichen Fibrinpolymeren. Fibrin führt durch die Quervernetzung zur Stabilisierung des Thrombozytenpropfes. Es entsteht ein stabiles **Thrombozyten-Fibrin-Gerinnsel** (sog. roter Thrombus). Die Leber ist Produktionsorgan der meisten Gerinnungsfaktoren; die Bildung der Gerinnungsfaktoren II, VII, IX und X erfolgt sehr langsam über 1–3 Tage und ist Vitamin-K-abhängig (S. 1297).

⊚ L-1.1   Ablauf der Blutgerinnung

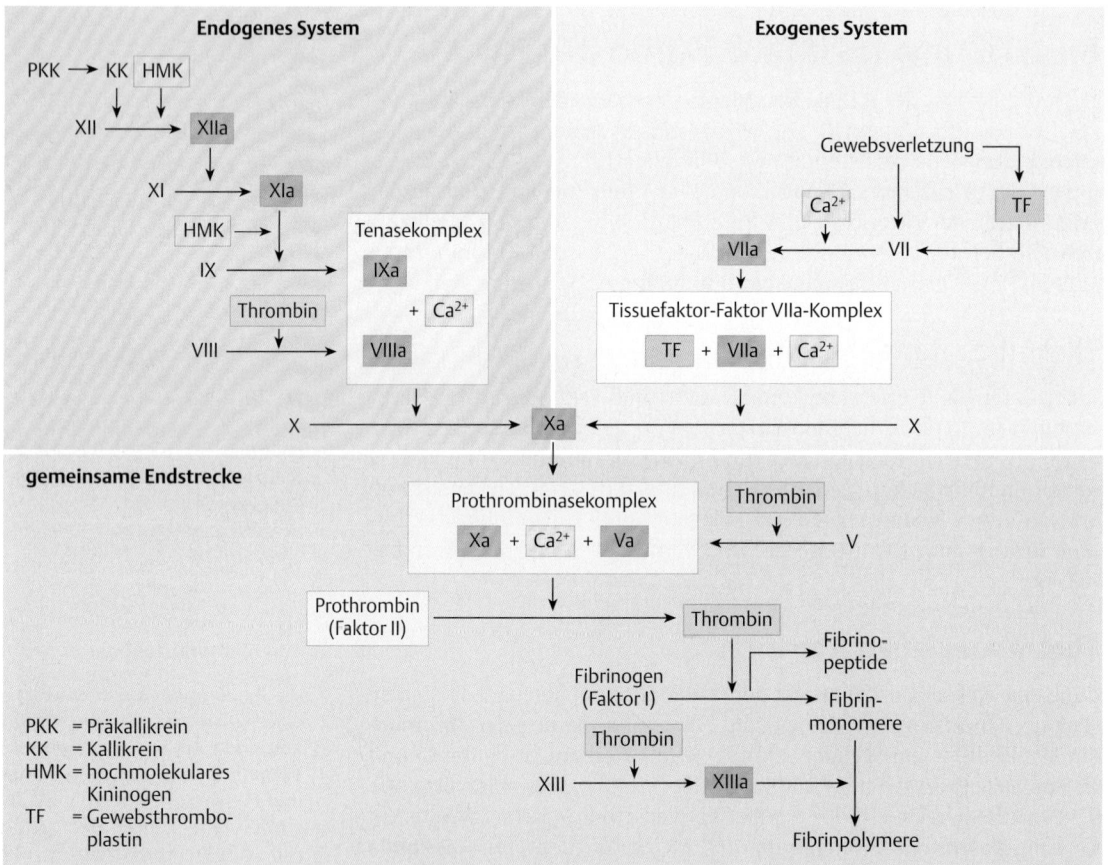

Der initiale Reiz zur Aktivierung des **extrinsischen Systems** erfolgt durch eine Gefäßverletzung. Große Bedeutung kommt hierbei dem in zahlreichen Geweben vorhandenen Gewebsthromboplastin (F III) zu. Durch eine Gewebsverletzung wird F III freigesetzt, dadurch kann F VII an Gewebsthromboplastin binden und wird zu F VIIa aktiviert. Der Proteinkomplex aus Gewebsthromboplastin und F VIIa bewirkt wiederum eine Aktivierung von F X zu F Xa. Der Komplex aus F Xa, F Va, Kalzium und Phospholipiden (sog. **Prothrombinasekomplex**) führt zur Umwandlung von Prothrombin in Thrombin. Diese Vorgänge erfolgen Ca^{2+}-vermittelt. Thrombin bewirkt eine Umwandlung von Fibrinogen zu Fibrin. Fibrinmonomere werden durch F XIIIa zu Fibrinpolymeren quervernetzt.
Gerinnungsfaktoren: Faktor I = Fibrinogen, Faktor II = Prothrombin, Faktor IIa = Thrombin, Faktor III = Gewebsthromboplastin (= tissue factor = TF), Faktor IV = Kalzium, Faktor V = Proaccelerin, Faktor VI = aktivierter Faktor V, Faktor VII = Prokonvertin, Faktor VIII = antihämophiles Globulin A, Faktor IX = antihämophiles Globulin B, Faktor X = Stuart-Prower-Faktor, Faktor XI = Rosenthal-Faktor, Faktor XII = Hageman-Faktor, Faktor XIII = fibrinstabilisierender Faktor.

Das Gerinnungssystem wird durch **exogene** und **endogene** Mechanismen aktiviert. Exogene Auslöser, die das danach benannte exogene System aktivieren (auch: extrinsisches System), sind Gefäßverletzungen (Abb. **L-1.1**). TF wird auch molekularbiologisch durch Wachstumsfaktoren stimuliert. Wichtige Faktoren des **endogenen** Gerinnungssystems (auch: intrinsisches System) sind Faktor XII, XI, Präkallikrein und hochmolekulares Kininogen. Es wird z. B. durch toxische Substanzen aktiviert (z. B. bei Sepsis).

1.2.2 Physiologische Gerinnungsinhibitoren

Die wichtigsten Inhibitoren des Blutgerinnungssystems sind die Plasmaproteine **Antithrombin (AT)**, **Protein C** und **Protein S** (Abb. **L-1.2**). Sie werden in der Leber synthetisiert; die Synthese von Protein C und S ist Vitamin-K-abhängig. **AT** bindet und **inaktiviert** mit großer Effizienz **Thrombin** (Faktor IIa) **und Faktor Xa**, weniger effizient auch andere Faktoren. Die Affinität von AT für Thrombin und Faktor Xa wird durch Heparin etwa 1000fach beschleunigt (s. S. 1300).

Die Bindung an den Thrombin-Rezeptor Thrombomodulin auf der Oberfläche von Endothelzellen macht Thrombin zu einem spezifischen Aktivator von Protein C (Abb. **L-1.2**). **Aktiviertes Protein C** geht einen Komplex mit dem Kofaktor **Protein S**, **Phospholipiden und Ca^{2+}** ein, der die Faktoren Va und VIIIa inaktiviert.

Das Gerinnungssystem wird durch **exogene** und **endogene** Mechanismen aktiviert. **Exogene** Auslöser sind Gefäßverletzungen (Abb. **L-1.1**). Das **endogene Gerinnungssystem** (intrinsisches System) wird z. B. durch toxische Substanzen (z. B. bei Sepsis) aktiviert.

1.2.2 Physiologische Gerinnungsinhibitoren

Die wichtigsten Inhibitoren der Gerinnung sind **Antithrombin (AT)**, **Protein C** und **S**. AT inaktiviert sehr effizient **Thrombin und Faktor Xa**, weniger effizient auch andere Faktoren. Heparin beschleunigt die Affinität von AT für Thrombin und Faktor Xa (s. S. 1300).

Aktiviertes Protein C geht mit **Protein S, Phospholipiden** und **Ca^{2+}** einen Komplex ein, der die Faktoren Va und VIIIa inaktiviert (Abb. **L-1.2**).

⊚ L-1.2   **Inhibitoren des Gerinnungssystems**

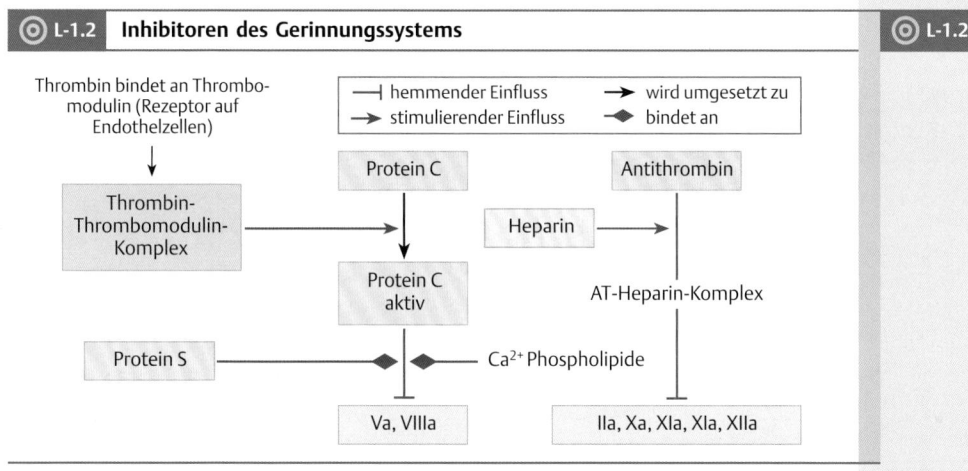

⊚ L-1.2

▶ **Merke:** Eine Verminderung von Antithrombin, Protein C und Protein S führt zu einer erhöhten Thromboseneigung.

◀ **Merke**

1.3 Fibrinolyse

Unter physiologischen Bedingungen stehen Blutgerinnung und Fibrinolyse in einem Gleichgewicht. Durch Abbau von Fibrin wird die Blutgerinnung limitiert und durch Auflösung der Gerinnsel nach definitivem Verschluss der Wunde die Durchlässigkeit der Gefäße gewährleistet.

1.3.1 Aktivierung der Fibrinolyse

Die Fibrinolyse wird wie das Gerinnungssystem über ein exogenes und ein endogenes System aktiviert. Die **endogene Aktivierung** erfolgt durch Faktor XIIa, hochmolekulares (HMW)-Kininogen und Kallikrein, die **exogene Aktivierung** durch Gewebe-Plasminogenaktivator (tissue plasminogen activator = t-PA) und urokinase-like plasminogen activator (u-PA). t-PA und u-PA werden vom Gefäßendothel sezerniert. Beide Systeme aktivieren Plasminogen zu Plasmin. Plasmin spaltet Fibrinpolymere in wasserlösliche Fibrinspaltprodukte.

1.3 Fibrinolyse

Unter physiologischen Bedingungen stehen Blutgerinnung und Fibrinolyse in einem Gleichgewicht.

1.3.1 Aktivierung der Fibrinolyse

Die Fibrinolyse wird über ein **exogenes** und **endogenes System** aktiviert. Beide Systeme aktivieren Plasminogen zu Plasmin. Plasmin spaltet Fibrinpolymere in wasserlösliche Fibrinspaltprodukte.

1.3.2 Physiologische Inhibitoren

Diese sind in Abb. **L-1.3** zusammengestellt. PAI 1 und 2 verhindern die Entstehung von Plasmin, während α_2-Antiplasmin, α_2-Makroglobulin und AT Plasmin neutralisieren.

1.3.2 Physiologische Inhibitoren

Der Fibrinabbau wird durch mehrere physiologische Inhibitoren reguliert (Abb. **L-1.3**). Dabei lassen sich zwei Mechanismen unterscheiden:
- Plasminogenaktivator-Inhibitoren (PAI 1 und 2) verhindern die Entstehung von Plasmin durch die Bindung von t-PA und u-PA.
- Nicht an Fibrin gebundenes Plasmin wird durch α_2-Antiplasmin, α_2-Makroglobulin und Antithrombin gebunden und somit neutralisiert.

⊚ **L-1.3**

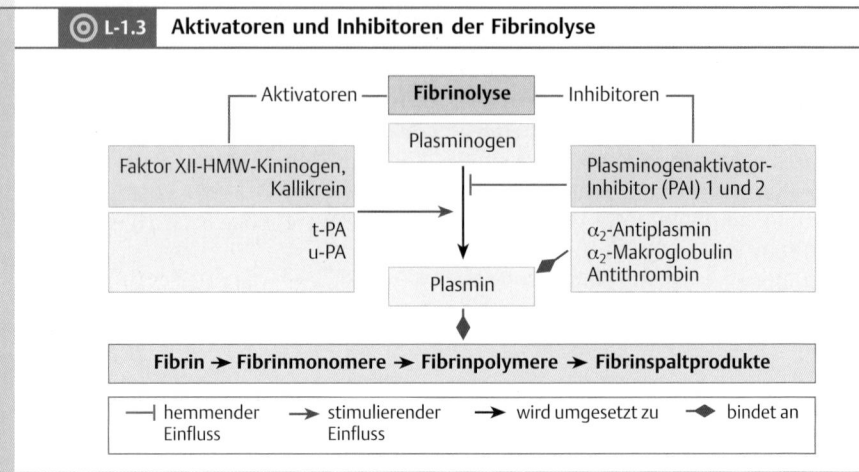

⊚ **L-1.3** **Aktivatoren und Inhibitoren der Fibrinolyse**

2 Diagnostik bei hämorrhagischer Diathese

2.1 Basisdiagnostik
2.1.1 Anamnese und körperliche Untersuchung

Stufendiagnostik: Anamnese und körperliche Untersuchung weisen auf die Ursache hin (Tab. **L-2.1**). Wichtig ist die Medikamentenanamnese und ggf. Absetzen der Medikamente. Bei weiterhin bestehender Symptomatik ist eine weiterführende Diagnostik indiziert. Charakteristische Blutungstypen:

- **thrombozytäre/vaskuläre hämorrhagische Diathesen: Petechien** (Abb. **L-5.1**, S. 1281, punktförmige Hautblutungen) und **Purpura** (Abb. **L-4.1**, S. 1280)
- **großflächige Blutungen:** Hämatome, Hämarthros, Sugillationen und Suffusionen, Weichteileinblutungen treten nach Traumata und Mangel an Gerinnungsfaktoren auf
- **kombinierte Hämostasestörung:** unscharf begrenzte großflächige Blutungen und Petechien.

2 Diagnostik bei hämorrhagischer Diathese

2.1 Basisdiagnostik

2.1.1 Anamnese und körperliche Untersuchung

Im Rahmen der Stufendiagnostik erfolgt zunächst die Anamnese mit Eigen-, Familien- und Medikamentenanamnese. Wichtig ist die Frage nach der Einnahme folgender Medikamente: Azetylsalizylsäure u.a. nichtsteroidale Antiphlogistika, Clopidogrel, Ticlopidin oder Kumarinderivate, Applikation von Heparin oder Fibrinolytika (Strepto- oder Urokinase, t-PA). Die körperliche Untersuchung lässt Rückschlüsse auf die Ursache der Blutungsneigung zu (Tab. **L-2.1**). Bei den unterschiedlichen hämorrhagischen Diathesen treten charakteristische Blutungstypen auf:
- **thrombozytär oder vaskulär bedingte hämorrhagische Diathesen: Petechien** (Abb. **L-5.1**, S. 1281) sind kleine punktförmige Hautblutungen, die spontan auftreten. Sie lassen sich mit einem Glasspatel nicht wegdrücken (Glasspateltest). Als **Purpura** (Abb. **L-4.1**, S. 1280) wird ein aus Petechien und Ekchymosen bestehendes flächenhaftes Exanthem bezeichnet.
- **großflächige Blutungen:** Charakteristisch sind Hämatome, Hämarthros (Gelenkblutungen), Sugillationen (flächenhafte Einblutung < 3 cm) und Suffusionen (große flächenhafte Einblutung) sowie Muskel- bzw. Weichteileinblutungen. Sie treten nach Traumata und bei angeborenem oder erworbenem Mangel von Gerinnungsfaktoren auf.
- **kombinierte Hämostasestörung:** unscharf begrenzte großflächige Blutungen in Kombination mit Petechien.

☰ L-2.1	Differenzialdiagnose der Blutungsneigung anhand klinischer Zeichen				
Ursachen*		Thrombozytopenie oder -pathie (generalisiert)	Vasopathie (nur lokal)	Koagulopathie (generalisiert)	von-Willebrand-Jürgens-Syndrom (generalisiert)
Symptome					
spontane Blutungen	Nasen- und Zahnfleischbluten	ja	ja	selten	ja
	verstärkte oder verlängerte Regelblutung	ja	nein	ja	ja (bei schweren Formen)
	gastrointestinale Blutungen, Hirnblutungen, Hämoptoe, Hämaturie	nur bei schwerer Thrombozytopenie	ja	ja	nein
	Petechien	ja	ja	nein	gelegentlich
	Purpura	ja	ja	nein	gelegentlich
	Hauthämatome	selten	kleinflächig	großflächig	kleinflächig
	Einblutungen in Weichteile und Gelenke	selten (Thrombozytopathie)	nein	ja	selten
Blutungen nach auslösendem Ereignis	nach geringem Trauma	ja	nein	ja	ja
	traumatisch, OP- oder Punktionswunden	selten	nein	ja	selten

* **Thrombozytopathie:** Funktionsstörung der Thrombozyten, **Vasopathie:** Funktionsstörung des Endothels, **Koagulopathie:** Synthese- oder Funktionsstörung von Gerinnungsfaktoren, **von-Willebrand-Jürgens-Syndrom** (S. 1291): kombinierte thrombozytäre und plasmatische Gerinnungsstörung

2.1.2 Labordiagnostik

Im Rahmen der Basis-Labordiagnostik werden zwei der drei Hämostasekomponenten überprüft: das exogene und endogene **Gerinnungssystem** und die **Thrombozytenzahl**. Normwerte zeigt Tab. **L-2.2**. Die Fibrinolyse wird bei der Routinediagnostik nicht untersucht.

Exogenes Gerinnungssystem: Dieses die Blutgerinnung auslösende System (Faktor VII und nachgeschaltete Faktoren, Abb. **L-1.1**, S. 1268) wird erfasst durch die

- **Thromboplastinzeit (TPZ) nach Quick**, den sog. **Quick-Wert (Prothrombinzeit):** Nach Zugabe von Thromboplastin und Ca^{2+} zu der mit Natriumzitrat antikoagulierten Plasmaprobe des Patienten wird die Zeit bis zum Auftreten eines Gerinnsels gemessen (in Sekunden). Diese Gerinnungszeit wird in Relation zu der von gesunden Probanden gesetzt. Der Quick-Wert ist reagenzien-, d. h. **laborabhängig.**
  Der Quick-Wert ist pathologisch bei Mangel an Faktor I, II, V, VII und X.
- **International Normalized Ratio (INR):** Sie wird auf dieselbe Weise wie der Quick-Wert ermittelt, jedoch unter Verwendung eines international standardisierten Thromboplastinreagens. Die INR ist deshalb **laborunabhängig.**

Endogenes Gerinnungssystem: Dieser Anteil des Gerinnungssystems (Faktor XII, XI, IX, VIII und die nachgeschalteten Faktoren, s. Abb. **L-1.1** S. 1268) wirkt verstärkend auf die Gerinnselbildung und wird durch die **(aktivierte) partielle Thromboplastinzeit (aPTT = PTT)** erfasst: Zu der mit Natriumzitrat versetzten Plasmaprobe werden Ca^{2+}, das Phospholipid Plättchenfaktor III (PF 3 = partielles Thromboplastin) und der Oberflächenaktivator Kaolin hinzugefügt und die Gerinnungszeit gemessen.

2.1.2 Labordiagnostik

Die Basis-Labordiagnostik überprüft das **Gerinnungssystem** und die **Thrombozytenzahl** (Normwerte s.Tab. **L-2.2**).

Exogenes Gerinnungssystem: Dieses wird erfasst durch die

- **Thromboplastinzeit (TPZ) nach Quick** (laborabhängig): Messung der Zeit bis zum Auftreten eines Gerinnsels nach Zugabe von Thromboplastin und Ca^{2+} zu der mit Natriumzitrat antikoagulierten Plasmaprobe.
- **International Normalized Ratio (INR)** (laborunabhängig): Herstellung mit standardisiertem Thromboplastinreagens.

Endogenes Gerinnungssystem: Die **aktivierte partielle Thromboplastinzeit (aPTT = PTT)** erfasst das **endogene Gerinnungssystem** (Faktor XII, XI, IX, VIII und nachgeschaltete Faktoren).

▶Merke

> ▶ **Merke:**
> - Marcumar u.a. Kumarinderivate verhindern die Carboxylierung der Vitamin-K-abhängigen Gerinnungsfaktoren VII, IX, X und II, beeinflussen also vorrangig das exogene Gerinnungssystem. Zur Überprüfung einer **Kumarintherapie** dienen **Quick-Wert** und **INR**. Die aPTT wird hingegen nicht beeinflusst.
> - Heparin inaktiviert im Komplex mit Antithrombin die Faktoren XII, XI, IX, X und II und beeinflusst somit insbesondere das endogene Gerinnungssystem. Es bestehen keine nennenswerten Auswirkungen auf den Quick-Wert.

Die **(Plasma-)Thrombinzeit (PTZ, TZ)** erfasst die **Fibrinbildung**.

Durch die **Plasmathrombinzeit (PTZ = Thrombinzeit, TZ)** wird die **Fibrinbildung** erfasst. Der Probe (Zitratplasma) wird Thrombin zugesetzt und die Gerinnungszeit gemessen.

▶Merke

> ▶ **Merke:** Da Heparin bereits in geringen Mengen Thrombin inaktiviert, ist die **PTZ** ein wichtiger Test zur Überwachung der **Heparintherapie**.

Darüber hinaus wird durch Gabe hoher Konzentrationen von Thrombin die **Fibrinogenkonzentration** bestimmt.

Darüber hinaus lässt sich die **Fibrinogenkonzentration** durch Zusatz von Thrombin in hoher Konzentration zu der verdünnten Probe (Zitratplasma) bestimmen: Sie ist unter diesen Bedingungen umgekehrt proportional zur Gerinnungszeit.

▶Merke

> ▶ **Merke:** Vergewissern Sie sich vor der Blutabnahme, dass das „Gerinnungsröhrchen" Natriumzitrat (nicht Heparin) enthält. Nehmen Sie Patienten, die eine Heparininfusion erhalten, Blut stets am **kontralateralen Arm** ab.

≡ L-2.2   **Basis-Labordiagnostik**

Test	Normwert	Bewertung	Indikation
Thromboplastinzeit (TPZ) **nach Quick** (Quick-Wert)	70–120 %	< 70 % bei: Leberfunktionsstörung (Synthese ↓), bei Verbrauchskoagulopathie, Vitamin-K-Mangel oder infolge Kumarintherapie	Ausschluss einer Leberfunktionsstörung, Verbrauchskoagulopathie, Überwachung der Kumarintherapie
International Normalized Ratio (INR; alternativ zu Quick-Wert)	0,9–1,1	2–3 als therapeutischer Bereich bei Therapie mit Vitamin-K-Antagonisten (z. B. Marcumar, Falithrom, Coumadin)	Überwachung der Kumarintherapie
(aktivierte) **partielle Thromboplastinzeit** (aPTT = PTT)	25–40 s	> 40 s bei Gerinnungsfaktormangel, -inaktivierung, Verbrauchskoagulopathie, Heparintherapie, Hämophilie	Überwachung der Heparintherapie
Plasmathrombinzeit (PTZ = Thrombinzeit, TZ)	12–21 s	> 21 s bei Fibrinogenmangel oder -defekt, Verbrauchskoagulopathie, Fibrinolysetherapie (Plasmin spaltet auch Fibrinogen) oder Heparintherapie	Überwachung der Heparin- oder Fibrinolysetherapie
Fibrinogen	180–350 mg/dl	< 180 mg/dl bei Dysfibrinogenämie, Leberfunktionsstörung (Synthese ↓), Verbrauchskoagulopathie (Fibrinogenverbrauch ↑) oder Fibrinolysetherapie (Plasmin spaltet auch Fibrinogen)	Überwachung der Fibrinolysetherapie
Thrombozytenzahl	150 000–400 000/μl	< 150 000/μl u.a. bei Leukämie, Verbrauchskoagulopathie	Verlaufskontrolle bei Verbrauchskoagulopathie, Früherkennung der Nebenwirkung Thrombozytopenie bei Heparintherapie

2.2 Weiterführende Diagnostik

2.2.1 Untersuchungsmethoden im Überblick

Analysen der plasmatischen Gerinnung

Einzelfaktorenanalyse: Für die **Gerinnungsfaktoren** II, V, VII, VIII, IX, X, XI und XII sowie für Präkallikrein, Kallikrein, Kininogen und Kinin stehen **Einzelaktivitätstests** zur Verfügung. Die Ergebnisse werden in % der Norm angegeben, der Normbereich beträgt 70–150 %. Die Aktivität einzelner Gerinnungsfaktoren wird z. B. bei V.a. Hämophilie A oder B (= angeborener Mangel an Faktor VIII oder IX) durch diese Analysen bestimmt.

Testsysteme zur Diagnostik einer gesteigerten Fibrinbildung: Die am häufigsten angewandten Testsysteme sind in Tab. **L-2.3** zusammengefasst. Zum Nachweis bzw. Ausschluss einer Verbrauchskoagulopathie wird z. B. der Ethanol- oder Fibrinmonomer-Test durchgeführt.

2.2 Weiterführende Diagnostik
2.2.1 Untersuchungsmethoden im Überblick

Analysen der plasmatischen Gerinnung

Einzelfaktorenanalyse: Für die **meisten Gerinnungsfaktoren** sowie für Kallikrein und Kinin (plus Vorstufen) existieren **Einzel-Aktivitätstests**. Sie sind z. B. bei V.a. Hämophilie indiziert.

Testsysteme zur Diagnostik einer gesteigerten Fibrinbildung: s. Tab. **L-2.3**.

☰ L-2.3	Testsysteme zur Erfassung einer gesteigerten Fibrinbildung		
Untersuchungsparameter		**erfasste Reaktion**	**Normwert**
• Prothrombin $_{1,2}$-Fragment		Prothrombin → Thrombin	< 5 µg/ml
• Thrombin-Antithrombin (TAT)-Komplex		Prothrombin → Thrombin	3 ng/ml
• Fibrinopeptid A		Fibrinogen → Fibrin	< 5 ng/ml
• Fibrinmonomer		Fibrinogen → Fibrin	
– Ausfällung der Fibrinmonomere durch Zusatz von 7 %igem Ethanol (= Ethanoltest)			negativ
– direkter Nachweis von Fibrinmonomeren (= Fibrinmonomer-Test)			< 10 µg/ml
• D-Dimere		Fibrin → Spaltprodukte	< 0,4 µg/ml
• Fragment E		Fibrin → Spaltprodukte	< 5 µg/ml

Analysen der Thrombozytenfunktion

Blutungszeit: Diese Ex-vivo-Globalmethode dient der Erfassung von Störungen der Thrombozytenadhäsion und -aggregation. Es wird eine standardisierte intrakutane Läsion von 1 mm Tiefe und 7 mm Länge an der Innenseite des Unterarms gesetzt und die Zeit bis zum Stillstand der Blutung gemessen (normal < 7 min).

▶ **Merke:** Die Blutungszeit ist verlängert bei Hemmung der Thrombozyten-Zyklooxygenase durch Azetylsalizylsäure (ASS), bei anderen Störungen der Thrombozytenfunktion und bei Mangel an vWF. Nimmt der Patient kein ASS ein, weist eine verlängerte Blutungszeit auf ein von-Willebrand-Jürgens-Syndrom (s. S. 1291) hin. Bei Verminderung von Gerinnungsfaktoren bleibt die Blutungszeit normal.

Platelet Function Analyser (PFA): Thrombozyten werden durch Kollagen, Adrenalin oder Ristocetin (S. 1275) aktiviert, um Störungen der Thrombozytenadhäsion und -aggregation zu erfassen. Die kollageninduzierte Thrombozytenaggregationszeit ist bei Einnahme von ASS, die Adrenalin- bzw. epinephrininduzierte Aggregationszeit bei von-Willebrand-Jürgens-Syndrom verlängert.

Rumpel-Leede-Test: Bei diesem einfach durchführbaren Test wird eine Blutdruckmanschette am Oberarm für 10 min auf etwa 50 mmHg aufgeblasen. Treten am Unterarm flohstichartige Blutungen (Petechien) auf, ist der Test positiv (Abb. **L-2.1**). Bei normaler Thrombozytenzahl weist dies auf eine Thrombozytopathie oder eine Störung der Endothelfunktion hin.

Analysen der Thrombozytenfunktion

Blutungszeit: Ex-vivo-Globalmethode zur Erfassung von Störungen der Thrombozytenadhäsion und -aggregation.

◀ Merke

Platelet Function Analyser (PFA): Thrombozyten werden z. B. durch Kollagen oder Adrenalin aktiviert und auf diese Weise ihre Adhäsions- und Aggregationskapazität geprüft.

Rumpel-Leede-Test (Abb. **L-2.1**): Ein positiver Test weist bei normaler Thrombozytenzahl auf eine Thrombozytopathie oder eine Störung der Endothelfunktion hin.

◎ L-2.1 **Stark positiver Rumpel-Leede-Test**

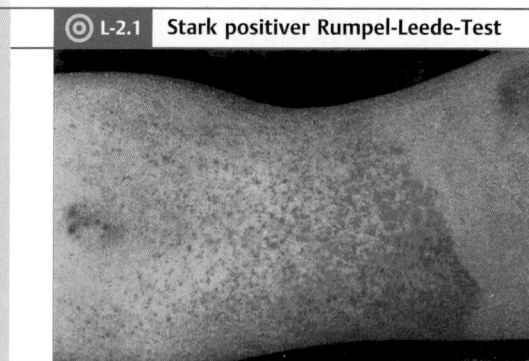

Zahlreiche Petechien in der Ellenbeuge nach Wegnahme der Blutdruckmanschette am Oberarm.

2.2.2 Diagnostisches Vorgehen bei isoliert vermindertem Quick-Wert

Eine isolierte Verminderung des Quick-Werts ist bedingt durch eine Verbrauchskoagulopathie und Hepatopathie. Differenzialdiagnostik s. Abb. **L-2.2**.

2.2.2 Diagnostisches Vorgehen bei isoliert vermindertem Quick-Wert

Häufige Ursachen einer isolierten Verminderung des Quick-Werts sind eine Hepatopathie und Verbrauchskoagulopathie. Aufgrund der kurzen HWZ von Faktor VII (ca. 7 h) ist die Sensitivität der Thromboplastinzeit nach Quick für eine Leberfunktionsstörung höher als die der aPTT u.a. Tests. Zum differenzialdiagnostischen Vorgehen siehe Abb. **L-2.2**.

◎ L-2.2 **Diagnostisches Vorgehen bei isoliert pathologischem Quick-Wert**

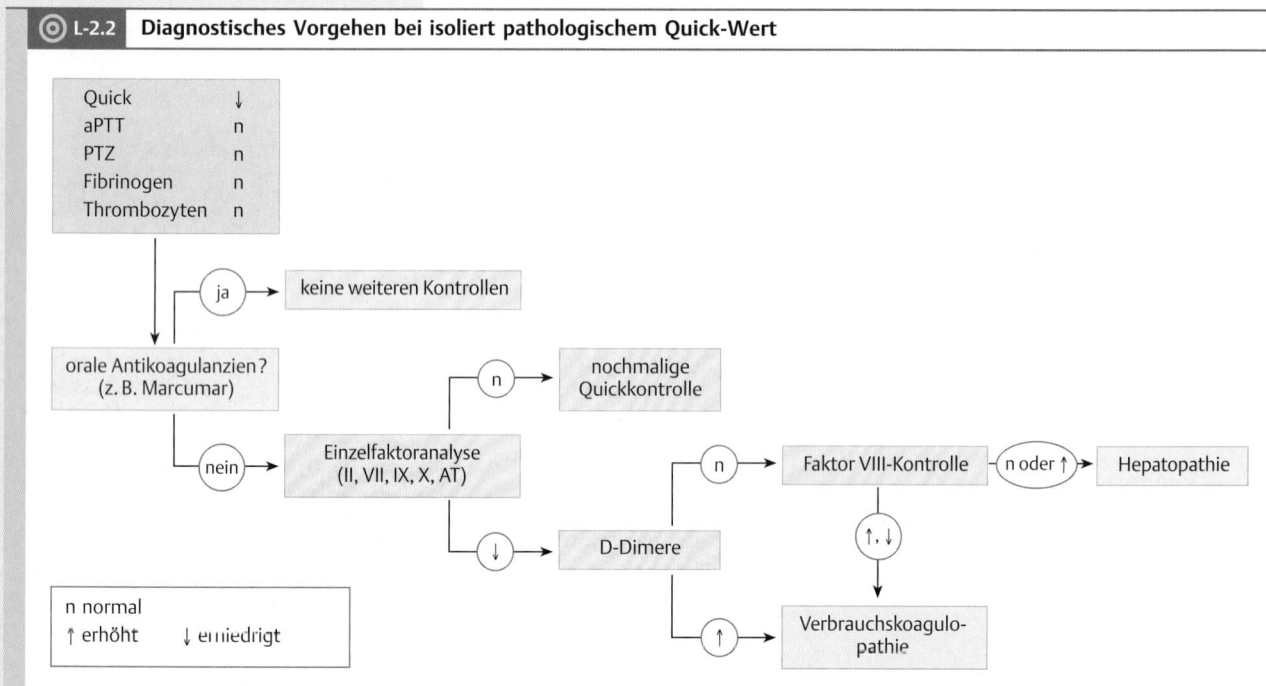

2.2.3 Diagnostisches Vorgehen bei isoliert verlängerter aPTT

Eine isoliert verlängerte aPTT findet sich z. B. bei Heparintherapie oder Faktorenmangel. Das diagnostische Vorgehen zeigt Abb. **L-2.3**.

Bei Heparintherapie erübrigt sich eine weitere Diagnostik. Erhält der Patient **kein** Heparin, folgen Einzelfaktorenanalysen (VIII und IX), bei negativem Befund werden die **übrigen Faktoren des endogenen Gerinnungssystems** bestimmt.

2.2.3 Diagnostisches Vorgehen bei isoliert verlängerter aPTT

Eine verlängerte aPTT als einziger pathologischer Befund der Basisdiagnostik findet sich bei Heparintherapie, Faktorenmangel (z. B. Hämophilie A, B) oder von-Willebrand-Jürgens-Syndrom. Zum differenzialdiagnostischen Vorgehen siehe Abb. **L-2.3**.

Bei Heparintherapie des Patienten lässt sich der Gerinnungsbefund erklären. Im Zweifelsfall kann Heparin durch den Heptest nachgewiesen werden. Erhält der Patient **kein** Heparin, wird zunächst durch **Einzelfaktorenanalyse** das Vorliegen eines Mangels an Gerinnungsfaktor VIII oder IX (Hämophilie A bzw. B) überprüft. Bei negativem Befund bestimmt man die Aktivität der **übrigen Faktoren des endogenen Gerinnungssystems**.

⊙ L-2.3 Diagnostisches Vorgehen bei isoliert pathologischer aPTT

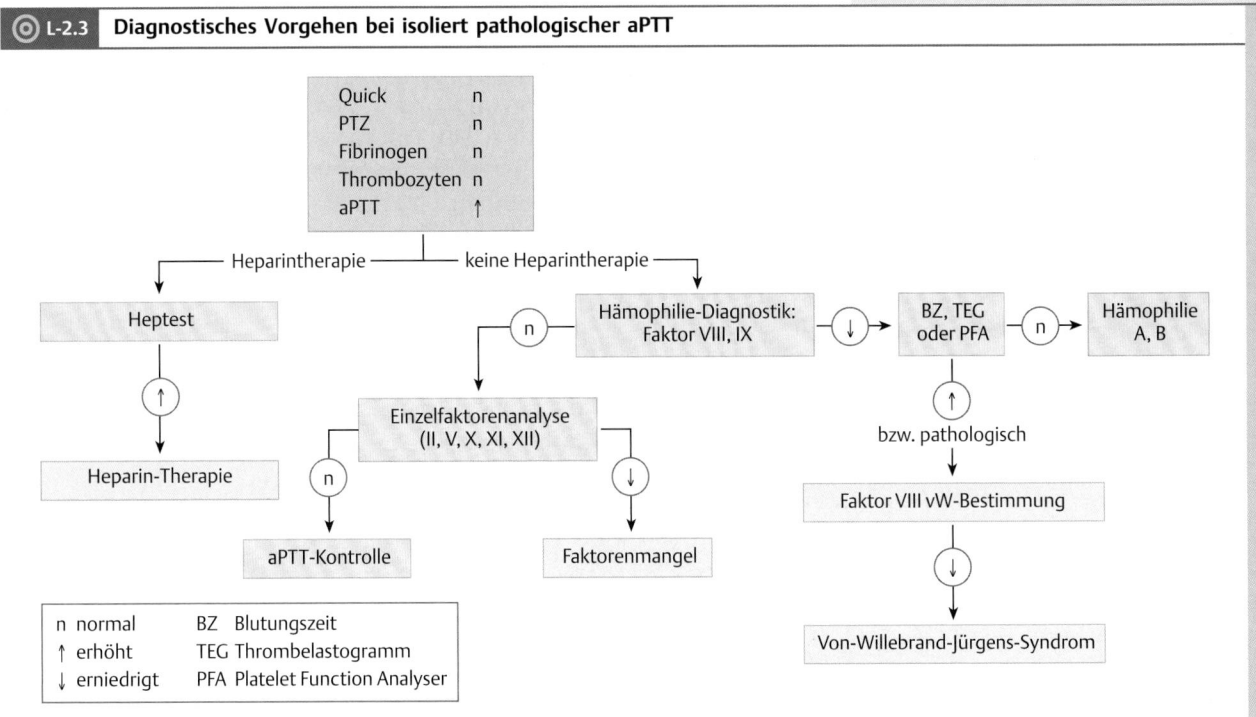

n normal	BZ Blutungszeit
↑ erhöht	TEG Thrombelastogramm
↓ erniedrigt	PFA Platelet Function Analyser

▶ **Merke:** Bei verminderter Aktivität von Faktor VIII oder IX sind zum Ausschluss einer Thrombozytenfunktionsstörung sowie eines Mangels an vWF die Bestimmung der Blutungszeit, eines Thrombelastogramms oder der PFA erforderlich. Sind diese Tests unauffällig, ist die Diagnose Hämophilie A oder B gesichert.

◀ **Merke**

Bei verlängerter Blutungszeit und pathologischem PFA-Ergebnis mit Ristocetin bestimmt man die Konzentration des vWF (= Faktor VIII:vW) und seiner Multimere (s. Exkurs). Sind diese Tests pathologisch, ist dies beweisend für ein **von-Willebrand-Jürgens-Syndrom** (S. 1291).

Bei verlängerter Blutungszeit Bestimmung des vWF und seiner Multimere (s. Exkurs). Sind diese Tests pathologisch, liegt ein **von-Willebrand-Jürgens-Syndrom** (S. 1291) vor.

▶ **Exkurs: Ristocetin-Kofaktor** Im klinischen Sprachgebrauch werden die Multimere des vWF als Ristocetin-Kofaktor bezeichnet, da diese für die Aggregation von Testthrombozyten in Gegenwart des Antibiotikums Ristocetin verantwortlich sind. Da der quantitative Nachweis über Antigendeterminanten des vWF bzw. des Ristocetin-Kofaktors erfolgt, werden die beiden Parameter auch als vWF:Ag (Ag = Antigen) bzw. Faktor VIII:rAG abgekürzt.

◀ **Exkurs**

2.2.4 Weiterführende Diagnostik bei Thromboseneigung (Thrombophilie)

Indikation: Besteht keine klinische Ursache für eine Thrombose oder Lungenembolie, sollten insbesondere **hereditäre Gerinnungsstörungen** abgeklärt werden. Vor allem bei jüngeren Patienten < 40 Jahren und bei arteriellen Thrombosen jüngerer Patienten sollte zur Abklärung eine Labordiagnostik erfolgen (S. 1273). Bei älteren Patienten sind vererbte Gerinnungsstörungen als Thromboseursache selten (hier insbesondere an **medikamenteninduzierte** oder **andere erworbene Ursachen** denken).

Auf eine **angeborene Thrombophilie** deuten aus der Anamnese hin: Fehlen von thromboseauslösenden Faktoren (z. B. Immobilität, Z.n. OP), ungewöhnliche Thromboselokalisation (z. B. mesenterial, zerebral), familiäre Häufung von Thrombosen, kein Vorliegen eines Malignoms und Alter < 40 Jahren.

2.2.4 Weiterführende Diagnostik bei Thromboseneigung (Thrombophilie)

Indikation: Fehlen einer klinischen Ursache für Thrombose oder Lungenembolie (v.a. Patienten < 40 Jahren). Bei älteren Patienten sind vererbte Stoffwechselstörungen als Thromboseursache selten (an **medikamenteninduzierte** oder **andere erworbene Ursachen** denken).

Anamnestische Hinweise auf eine **angeborene Thromboseneigung** sind z.B. das Fehlen von thromboseauslösenden Faktoren, ungewöhnliche Thromboselokalisation, positive Familienanamnese und Alter < 40 Jahren.

Ursachen einer Thrombophilie sind:

- **Mangel** der physiologischen **Gerinnungsinhibitoren** (AT, Protein C und S) und APC-Resistenz. Ursachen eines **AT-Mangels:** Verminderung der Aktivität bei normaler Konzentration (Typ-I-Mangel). Verminderung der Aktivität durch verminderte Konzentration (Typ-II-Mangel). Störung der Bindungsstelle von Heparin/niedermolekularem Heparin (Typ-III-Mangel). Ein **Protein-C-Mangel** betrifft das Protein selbst oder das PCb-Protein.

- **Verminderte Aktivität des Fibrinolysesystems** mit vermindertem Plasminogen oder erhöhtem α_2-Antiplasmin und PAI 1.

- **genetische Ursachen:** nicht x-chromosomal vererbt, hetero- und homozygot. Genetische Defekte können auch kombiniert vorliegen:
  - Faktor-V-Leiden-Mutation (s. S. 300): Mutation im Faktor-V-Molekül
  - Mutation im Prothrombinmolekül
  - Mutation im Molekül von PAI
  - Antithrombin (AT) und Protein C: mehrere Mutationen
  - Mutation der MTHFR mit arterieller und venöser Thrombophilie.

- Cardiolipin-IgG- oder IgM-Antikörper und Lupus-Antikoagulanz gegen pathologische Phospholipide bei Systemerkrankungen z. B. des lupoiden Formenkreises.

Diesen liegen Störungen des Kollagen-Stoffwechsels zugrunde. Folgen sind **Blutungen** in unterschiedlicher Ausprägung und Gerinnungsaktivierung mit **Thromboseneigung**.

3.1.1 Ehlers-Danlos-Syndrom

▶ **Definition**

Klinik und Diagnostik: leichte Verletzbarkeit von Gefäßsystem und Haut, überstreckbare Gelenke und Hyperelasitizität der Haut.

Ursachen einer Thrombophilie sind:

- **Mangel** der wichtigsten physiologischen **Gerinnungsinhibitoren** (Antithrombin [AT], Protein C und S) und Resistenz gegen aktiviertes Protein C (APC-Resistenz). Ursachen eines **AT-Mangels** sind: Verminderung der Aktivität bei normaler Konzentration des Proteins (Typ-I-Mangel), Verminderung der Aktivität durch eine verminderte Konzentration (Typ-II-Mangel) sowie eine Störung der Bindungsstelle von Heparin/niedermolekularem Heparin. Diese geht meist mit einer Verminderung der Aktivität einher (Typ-III-Mangel). Protein C liegt frei oder gebunden an Protein-C-bindendes Protein (PCb-Protein) vor. Ein **Protein-C-Mangel** betrifft das Protein selbst (Typ-I-Mangel = Verminderung von freiem Protein C) oder das PCb-Protein (Protein-II-Mangel: freies Protein C normal = Typ IIa, oder vermindert = Typ IIb).

- **verminderte Aktivität des Fibrinolysesystems** mit vermindertem Plasminogen oder erhöhtem α_2-Antiplasmin und erhöhtem Plasminogenaktivator Inhibitor 1 (PAI 1). Meistens handelt es sich um Spontanmutationen, die nicht vererbt werden.

- **genetische Ursachen:** Die genetischen Mutationen einzelner Gerinnungsfaktoren werden nicht x-chromosomal vererbt. Sie liegen hetero- und homozygot (sehr selten: 1:0,2–0,3/Mio.) vor. Heterozygote Formen treten auch spontan auf. Genetische Defekte können bei einem Patienten auch kombiniert vorliegen (zwei Defekte gleichzeitig). Ursachen der Thrombophilie sind:
  - Faktor-V-Leiden-Mutation (s. S. 300): Mutation im Faktor-V-Molekül (G 1691A)
  - Mutation im Prothrombinmolekül (Position G 2021 DA)
  - Mutation im Molekül von PAI (Plasminogen-Aktivator-Inhibitor [4G/5G])
  - Mutation im Molekül von Antithrombin (AT) und Protein C (mehrere Mutationen beschrieben)
  - Mutation der Methyltetrahydrofolattransferase (MTHFR, C 677 T): erhöhte Konzentration von Homocystein mit der Folge einer arteriellen und venösen Thrombophilie (seltener).

- Cardiolipin-IgG- oder IgM-Antikörper und Lupus-Antikoagulanz richten sich gegen pathologische Phospholipide bei Systemerkrankungen z. B. des lupoiden Formenkreises. Die Antikörpertiter sind fluktuierend und müssen 2- bis 3-mal bestimmt werden, um einen positiven Befund zu bestätigen.

3   Erkrankungen bei Endotheldysfunktionen

3.1 Hereditäre Vasopathien

Den hereditären vaskulären Erkrankungen liegen Kollagen-Stoffwechselstörungen zugrunde, die jedoch noch nicht differenziert sind. Dies bewirkt eine Desintegration der extrazellulären Matrix. Folge ist eine lokalisierte oder generalisierte **Gefäßfragilität** durch Gefäßwandveränderungen, die zu einer **erhöhten Blutungsneigung** in unterschiedlicher Ausprägung führt. Eine Gerinnungsaktivierung führt zu **Thromboseneigung**.

3.1.1 Ehlers-Danlos-Syndrom

▶ **Definition:** Es handelt sich um eine autosomal-dominant vererbte Bindegewebserkrankung mit Störung der Kollagensynthese.

Klinik und Diagnostik: Das klinische Bild ist gekennzeichnet durch eine leichte Verletzbarkeit des Gefäßsystems und der Haut, überstreckbare Gelenke sowie Hyperelastizität der Haut. Begleitend können eine Aorteninsuffizienz und ein Mitralklappenprolaps bestehen.

Leichte und **spontane Blutungen** sind diagnostisch richtungweisend. Charakteristische Befunde sind Schleimhaut- und Gingivablutung, postoperative Nachblutungen, Petechien, Purpura und gastrointestinale Blutungen sowie Bluthusten. **Positive Laboruntersuchungen** sind der Rumpel-Leede-Test, eine verlängerte Blutungszeit und oft eine verminderte Thrombozytenaggregation. **Differenzialdiagnostisch** ist eine Hämophilie abzugrenzen.

Leichte und **spontane Blutungen** sind diagnostisch richtungweisend. **Labor:** positiver Rumpel-Leede-Test, verlängerte Blutungszeit und verminderte Thrombozytenaggregation. DD: Hämophilie.

3.1.2 Marfan-Syndrom

3.1.2 Marfan-Syndrom

▶ **Definition:** Diesem autosomal-dominant vererbten Syndrom liegt ein Defekt im Kollagenmolekül C mit einer Störung seiner Bindungsfähigkeit zugrunde. Betroffene Körperregionen sind Skelettsystem, kardiovaskuläres System und das Auge.

◀ **Definition**

Klinik und Diagnostik: Die Patienten weisen lange Extremitäten und Finger auf, in Kombination mit einer Verschlussunfähigkeit der Aortenklappe (häufig auch mit einem Aortenaneurysma kombiniert) sowie eine Dislokation der Augenlinse. Richtungweisend ist eine leichte und spontane Verletzbarkeit der Haut. Im Urin werden vermehrt Hydroxyprolin und Polysaccharide ausgeschieden. Manche Patienten weisen eine gestörte Plättchenfunktion auf. Die Blutungszeit ist dann verlängert.

Klinik und Diagnostik: Eine leichte und spontane Verletzbarkeit der Haut ist richtungweisend. Im Urin werden vermehrt Hydroxyprolin und Polysaccharide ausgeschieden.

3.1.3 Kasabach-Merritt-Syndrom

3.1.3 Kasabach-Merritt-Syndrom

Dieses Krankheitsbild ist durch **benigne große, kavernöse Hämangiome** im kapillären und kavernösen Gefäßsystem gekennzeichnet. Die häufigsten Lokalisationen sind Gastrointestinaltrakt, Knochen, Leber, Gesichts- und Nackenhaut sowie die Mukosa im Mundbereich. Vorzugsweise sind Frauen betroffen. Die Hämangiome enthalten eine Vielzahl von Thromben, die aufgrund einer lokalen disseminierten intravasalen Gerinnung (DIC) entstehen.
Die akute Verbrauchskoagulopathie wird mit Low-dose-Heparin behandelt. Eine lokale Strahlenbehandlung oder Injektion von sklerosierenden Agenzien ist nur in besonderen Fällen indiziert.

Große, kavernöse, benigne Hämangiome finden sich bevorzugt im Gastrointestinaltrakt, Knochen, Leber, im Bereich der Gesichts- und Nackenhaut sowie in der Mukosa im Mundbereich. Die Hämangiome enthalten aufgrund einer lokalen DIC multiple Thrombosen.
Die akute Verbrauchskoagulopathie wird mit Low-dose-Heparin behandelt.

3.1.4 Morbus Osler-Weber-Rendu

3.1.4 Morbus Osler-Weber-Rendu

▶ **Definition:** Diese autosomal-dominant vererbte hämorrhagische Teleangiektasie beruht auf einer Störung des Gefäßwand-Kollagens. Homozygote Patienten sind nicht lebensfähig. Das Gen ist an die Blutgruppe 0 gekoppelt.

◀ **Definition**

Klinik und Diagnostik: Bei der heterozygoten Form sind erste klinische Zeichen **Teleangiektasien** an der Haut und im Bereich der Mundschleimhaut (Abb. **L-3.1**) mit **Nasen-** und **Zahnfleischbluten.** Diese Symptome treten meist bereits in der frühen Kindheit oder in späteren Lebensjahren auf. Im Verlauf kommt es zu okkulten, gastrointestinalen, urogenitalen oder pulmonalen Blutungen. Mit hoher Prävalenz entwickeln sich Hämatome in Leber und Milz sowie eine Leberzirrhose. Störungen der Plättchenfunktion und im Fibrinolysesystem verstärken die Erkrankung. Chronische Blutungen können zur Verbrauchskoagulopathie führen.

Klinik und Diagnostik: Heterozygote fallen durch **Teleangiektasien** der Haut und Mundschleimhaut (Abb. **L-3.1**) sowie durch **Nasen-** und **Zahnfleischbluten** auf. Es kommt zu okkulten, gastrointestinalen, urogenitalen oder pulmonalen Blutungen sowie zur Leberzirrhose. Chronische Blutungen können zur Verbrauchskoagulopathie führen.

▶ **Merke:** Die diagnostische Trias beinhaltet: positive Familienanamnese, Teleangiektasien und Blutungsneigung.

◀ **Merke**

Therapie: Eine spezifische Behandlung besteht nicht. Bei schweren Blutungen in die Leber erfolgt eine chirurgische Intervention. Kleine Blutungen werden symptomatisch mit lokaler Blutstillung und Verabreichung von vasokonstriktiven Nasensprays therapiert. Carbazochrom wird in einer Dosis von 5–10 mg p.o. alle 3–4 Stunden täglich eingesetzt.

Therapie: Eine spezifische Therapie existiert nicht. Chirurgisch wird bei schweren Blutungen interveniert.
Carbazochrom wird in einer Dosis von 5–10 mg alle 3–4 Stunden p.o. appliziert.

⊙ **L-3.1**   **Morbus Osler-Weber-Rendu**

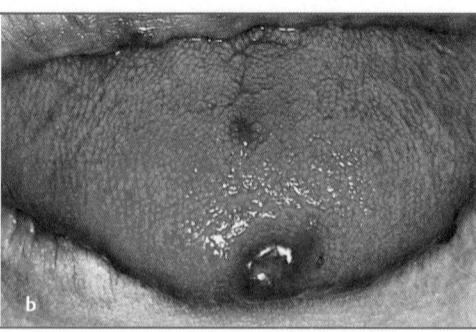

Teleangiektasien an der Unterlippe **(a)** und an der Zunge **(b)**.

3.2 Erworbene Vasopathien

3.2 Erworbene Vasopathien

Ursachen sind in Tab. **L-3.1** dargestellt. Es kommt zu spontanen **Blutungen, Petechien und Purpura**.

Ursachen für erworbene vaskuläre Defekte sind in Tab. **L-3.1** dargestellt. Die Patienten leiden unter spontan auftretenden leichten **Blutungen, Petechien und Purpura**. Weiterhin können rezidivierende Hämaturie, leichte und spontane Blutungen in inneren Organen oder in Lymphknoten resultieren (z. B. durch Paraproteine).

☰ **L-3.1**   **Ursachen und pathologische Mechanismen bei erworbenen Vasopathien**

Ursachen	Pathomechanismus	Beispiel
Kollagenstoffwechselstörung	extrazelluläre Matrix oder Bindegewebe wird unzureichend in Gefäßsystem und perivaskuläres Gewebe eingebaut	Vitamin-C-Mangel
Paraproteinbildung	▪ pathologische Immunglobuline werden in das Endothel eingebaut, das dadurch seine Schutzfunktionen verliert. Es resultiert ein Verschluss der Vasa vasorum ▪ Hyperviskosität mit Stase, Ischämie und Azidose führen zu einer Verbrauchskoagulopathie mit Blutungen an allen Schleimhäuten. Die entstehende Vaskulitis verläuft nekrotisierend ▪ bei Amyloidose (S. 907) führt ein Paraprotein zur Desintegration des vaskulären Systems mit Petechien, Purpura, Hämaturie und Blutungen in innere Organe ▪ Paraproteine können als Autoantikörper gegen Gerinnungsfaktoren und Thrombozyten fungieren und Blutungskomplikationen verursachen	Morbus Waldenström
Immunkomplexbildung	Ablagerung auf Endothel der Gefäße und Vasa vasorum mit Gefäßverschluss und Diapedeseblutung	allergische Vaskulitis bzw. Purpura
Toxineinschwemmung (infektbedinkt)	Desintegration der endothelialen Membranproteine und extrazellulären Matrix, Azidose, Stase, Verschluss und Blutung	Verbrauchskoagulopathie
Cushing-Syndrom	Verlust von Mukopolysacchariden im perivaskulären Gewebe	Kortisontherapie
Diabetes mellitus	Verdickung der Basalmembran mit erhöhter Membrandurchlässigkeit, verminderter Bildung von Proteoglykanen und vermehrter Ablagerung lipophiler Substanzen	

4 Immunologische Erkrankungen mit thrombohämorrhagischem Syndrom

4 Immunologische Erkrankungen mit thrombohämorrhagischem Syndrom

Im Rahmen **immunologischer Erkrankungen** finden sich zirkulierende Immunkomplexe und Kryoglobuline, welche zu einer diffusen Vaskulitis mit Ausbildung von Thrombose und Blutung führen. Da es sich um Systemerkrankungen handelt, sind die Antikörper unspezifisch und schädigen neben dem Endothel auch zelluläre Blutbestandteile (z. B. Erythrozyten, Thrombozyten, Makrophagen, Monozyten und Granulozyten).

Gegen das Endothel gerichtete Antikörper führen im Bereich der Gelenke zur **Polyarteriitis nodosa** und im Bereich der Haut zu einer allergischen **Purpura Schoenlein-Henoch** (s. S. 1372). Streptokokken-Antikörper führen über eine **Ablagerung** an der **glomerulären Basalmembran** zum **Goodpasture-Syndrom**.

Infektiöse Erkrankungen können durch eine immunologische Reaktion zu einer **Vaskulitis mit thrombohämorrhagischem Syndrom** führen. **Auslösende Erreger** sind: Bordetella pertussis, Clostridium tetani, Corynebacterium diphtheriae, Escherichia coli, Pseudomonas aeruginosa, Salmonella typhi, Staphylokokken, Streptokokken, Mycobacterium tuberculosis, Chlamydia trachomatis, Zytomegalie-Virus, Epstein-Barr-Virus, Hepatitis-B-Virus, Influenza-Viren, Treponema pallidum und Malariaerreger. Eine erhöhte Einlagerung von lipophilem Material in das subendotheliale Gewebe von Arterien und Arteriolen kennzeichnet die Erkrankung. Eine gesteigerte Gefäßpermeabilität mit Plasmaseparation und Fibrinablagerung führt zu lokalen Thrombosen. Die Auslösung einer Verbrauchskoagulopathie gehört ebenso zum Symptomenkreis wie die sekundäre Einblutung.

4.1 Behçet-Syndrom

Schubförmig verlaufende Systemvaskulitis, die durch rezidivierende Schleimhautaffektionen in Form von Aphthen und Ulzera gekennzeichnet ist. Viele Patienten leiden zudem unter **venösen Thrombosen**. Eine **Arteriitis** führt zu fibrinoiden Ablagerungen und Nekrose. Eine verminderte Fibrinolyse stört zusätzlich das Gleichgewicht der Hämostase. Aufgrund rezidivierender Thrombosen bildet sich eine **Verbrauchskoagulopathie** (DIC) **mit hämorrhagischem Syndrom** aus. Venöse Thrombosen können auch intrazerebral auftreten und sich in Form neurologischer Symptome manifestieren. Nähere Informationen hierzu s. S. 1293.

4.2 Thrombotisch-thrombozytopenische Purpura (TTP)

▶ **Synonym:** Morbus Moschcowitz

Pathogenese: Ausgangspunkt dieser **thrombotischen Mikroangiopathie** ist eine Veränderung der kleinsten Arteriolen und Kapillaren, die möglicherweise durch Einwirkung von Autoantikörpern oder durch eine verminderte Aktivität einer Protease (ADAMTS-13), die den von-Willebrand-Faktor (vWF) spaltet, induziert ist. In der geschädigten Region sind die Endothelzellen größer als normal und häufig in mehreren Schichten gewuchert. Mit der Zeit rupturiert das veränderte Endothel. An diesen Foci akkumulieren Blutplättchen und bilden **hyaline Thromben**, die in allen Stadien der Organisation und Rekanalisierung anzutreffen sind. Gleichzeitig besteht eine **hämolytische Anämie**, die durch eine Schädigung der durch die veränderten Gefäße strömenden Erythrozyten (sog. Schistozyten) begründet ist.

Klinik: Fieber, **hämolytische Anämie**, **thrombozytopenische Purpura** und **wechselnde neurologische Befunde** mit Seh- und Sprachstörungen oder Krampfanfällen. Fakultativ sind Herz, Nieren und andere innere Organe beteiligt.

Therapie: Plasmapherese und zusätzlich hohe Dosen Prednison.

Verlauf und Prognose: 70–90 % eines Krankheitsschubes heilen aus. Unbehandelt führt die Erkrankung in 90 % der Fälle zum Tod.

4.3 Medikamentös induzierte Vaskulitis

Zahlreiche Medikamente führen zu dieser relativ häufigen Nebenwirkung. Auslösend sind verschiedene Autoimmunmechanismen. Symptome sind **Petechien** und **Purpura**, **Hautnekrosen** und **Gangrän**. Zu den wichtigsten auslösenden Substanzen siehe Tab. **L-4.1**.

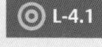 **Merke**

L-4.1

L-4.1

Klinik: Es besteht eine Tetrade von mittelhohem **Fieber** ohne Schocksyndrom (abgesehen vom Endstadium), **hämolytischer Anämie, thrombozytopenischer Purpura** und **wechselnden neurologischen Befunden** mit Seh- und Sprachstörungen oder Krampfanfällen. Weiterhin können Herz, Nieren und Nebennieren, Leber, Milz oder Pankreas beteiligt sein. Petechiale Blutungen sind meist nur spärlich ausgeprägt.

Therapie: Höchsten Stellenwert im Rahmen der Therapie besitzt die Plasmapherese (s. S. 990), gleichzeitig sollten Frischplasmen verabreicht werden. Zusätzlich wird die Gabe von Prednison (2 mg/kgKG) empfohlen. Bleiben diese Maßnahmen ohne Erfolg, Therapieversuch mit monoklonalen Antikörpern wie Retuximab.

Verlauf und Prognose: Mit heutigen Therapieansätzen heilen 70–90 % eines Krankheitsschubes aus. Bei ca. ⅓ der Patienten muss mit erneuten Schüben gerechnet werden. Schwere neurologische Symptome verschlechtern die Prognose. Unbehandelt führt die Erkrankung in 90 % der Fälle zum Tod.

4.3 Medikamentös induzierte Vaskulitis

Eine große Anzahl von Medikamenten kann eine allergische Vaskulitis mit **Petechien** und **Purpura**, **Hautnekrosen** und **Gangrän** verursachen. Auslösend sind verschiedene Autoimmunmechanismen. Medikamente wirken als Hapten oder sind selbst das Antigen. Die Symptome treten 5–10 Tage nach Beginn der medikamentösen Behandlung auf. Eine Auswahl der wichtigsten Substanzen, die eine allergische Vaskulitis verursachen, ist in Tab. **L-4.1** dargestellt. Nach Gabe von oralen Antikoagulantien wird die Nekrose durch eine initiale Steigerung der Blutgerinnung mit anschließender Einblutung verursacht. Dies wird insbesondere bei Protein-C-Mangel beobachtet.

▶ **Merke:** Bei Patienten mit Protein-C-Mangel kommt es bei Therapiebeginn mit Kumarinderivaten zu einem initialen schnellen Abfall von Vitamin K. Dadurch können Thrombosen auftreten. In der zweiten Phase der Antikoagulation mit einer Zunahme der Gerinnungshemmung kann es in diese Gebiete einbluten. Dadurch entwickeln sich sog. Kumarinnekrosen. Bei Protein-C-Mangel Kumarindosis daher immer initial niedrig halten.

L-4.1 | **Medikamente, die eine allergische Vaskulitis auslösen können (Auswahl)**

Azetylsalizylsäure	Chlorpropramid	Goldsalze	Piperazine	Warfarin
Allopurinol	Coumarin	Jod	Chinidin	Indometacin
Arsen	Digoxin	Isoniazid	Reserpin	
Chloramphenicol	Östrogen	Meprobamat	Sulfonamid	
Chlorothiazid	Furosemid	Methyldopa	Tolbutamid	

L-4.1 | **Medikamentös bedingte Purpura**

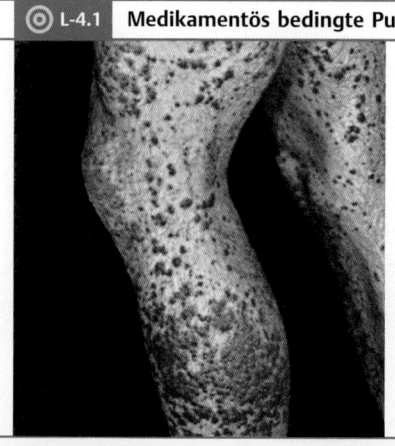

4.4 Thrombohämorrhagisches Syndrom nach kardiopulmonalen Operationen

Nach kardiopulmonalen Bypass-Operationen kann es im Sinne einer **Auto-immunreaktion** zu einer milden oder mittelschweren Purpura kommen. Diese ist nicht durch eine Thrombozytopenie bedingt, geht aber mit einer Splenomegalie und einer atypischen Lymphozytose einher. Auch letal verlaufende Formen der Purpura sind beschrieben.

4.4 Thrombohämorrhagisches Syndrom nach kardiopulmonalen Operationen

Hierbei kann es im Sinne einer **Auto-immunreaktion** zu einer Purpura kommen. Diese geht mit Splenomegalie und atypischer Lymphozytose einher.

5 Thrombozytär bedingte Hämostasestörungen

Thrombozyten können **qualitative** (Thrombozytopathie = Plättchenfunktions-störung) und **quantitative** (Thrombozytose oder Thrombozytopenie) Defekte aufweisen.
Unter physiologischen Bedingungen beträgt die mittlere Lebensdauer von im Blut zirkulierenden Thrombozyten ca. 10 Tage, die biologische HWZ ca. 4 Tage. Der Großteil des Thrombozytenpools (⅔) zirkuliert im Blut, der restliche in der Milz gespeicherte Anteil kann im Bedarfsfall in die Blutbahn abgegeben werden. Zu weiteren Grundlagen s. S. 1145.

5 Thrombozytär bedingte Hämostasestörungen

Es können **qualitative** oder **quantitative** Defekte vorliegen.

Die mittlere Lebensdauer von im Blut zirkulierenden Thrombozyten beträgt ca. 10 Tage, die biologische HWZ ca. 4 Tage. Zwei Drittel zirkulieren im Blut. Zu weiteren Grundlagen s. S. 1145.

5.1 Thrombozytopenien

5.1.1 Allgemeines

Thrombozytopenien sind die häufigste Ursache einer erhöhten Blutungs-neigung und resultieren meist aus Knochenmark (KM)-Bildungsstörungen bzw. sind auf einen erhöhten peripheren Verbrauch zurückzuführen.

5.1 Thrombozytopenien

5.1.1 Allgemeines

Einteilung: Man unterscheidet folgende Schweregrade:
- **leichte** Thrombozytopenie: 100 000–60 000/µl
- **mittelschwere** Thrombozytopenie: 60 000–20 000/µl
- **schwere** Thrombozytopenie: < 20 000/µl

Klinik: Mit Ausnahme der neonatalen Thrombozytopenie sind alle Formen der Thrombozytopenie zunächst durch die Ausbildung von **petechialen** (punktför-migen) **Blutungen** und **Purpura** an Haut und Schleimhäuten gekennzeichnet (Abb. **L-5.1**). Im späteren Stadium treten bei schwerer Thrombozytopenie Blutungen in parenchymatöse Organe und intrakraniell auf. Bei neonatalen Blutungen sind immer schwerste Blutungskomplikationen vorhanden, während leichte Blutungen fehlen.
Ursachen: Zu den wichtigsten Ursachen s. Tab. **L-5.1**.

Einteilung: Man unterscheidet: **leichte** (100 000–60 000/µl), **mittel-schwere** (60 000–20 000/µl), **schwere** (< 20 000/µl) Thrombozytopenie.

Klinik: Alle Formen mit Ausnahme der neonatalen Form imponieren durch **petechiale Blutungen** und **Purpura** an Haut und Schleimhäuten (Abb. **L-5.1**). Im späteren Stadium treten Blutungen in Organen und intrakraniell auf.

Ursachen: s. Tab. **L-5.1**.

⊙ **L-5.1**   **Hämorrhagische Diathese bei Thrombozytopenie**

⊙ **L-5.1**

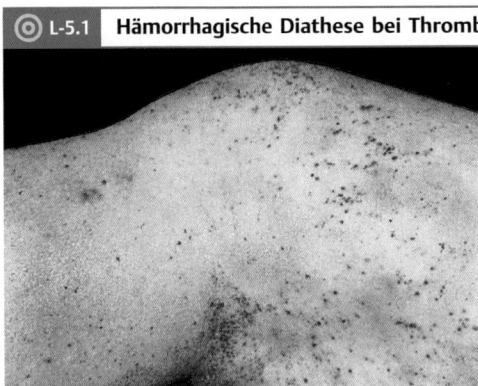

☰ **L-5.1**	**Ursachen der Thrombozytopenien**

Ursachen/Beispiele

I Thrombogenesestörung im Knochenmark (verminderte Anzahl der Megakaryozyten)

▶ aplastische Störung (= verminderte Bildung)

■ **kongenital**   – Fanconi-Anämie, Wiskott-Aldrich-Syndrom, Alport-Syndrom, Gray-Plättchen-Syndrom

■ **erworben**   – Knochenmarkinfiltration (z. B. bei Malignom, Lymphom, Morbus Hodgkin, Leukämie, Morbus Gaucher, Niemann-Pick-Erkrankung, Mukopolysaccharidose)

   – Knochenmarkschädigung (z. B. Medikamente wie Zytostaktika, Chemikalien, Infektionen, Strahlen und Autoantikörper)

   – Knochenmarksuppression (Osteomyelofibrose, Osteomyelosklerose)

▶ Reifungsstörung der Megakaryozyten (unreife Zell-Vorstufen, Megakaryozytenzahl normal oder erhöht, Halbwertszeit der Thrombozyten kann extrem verkürzt sein)

▶ ineffektive Erythro-, Thrombo- und Granulopoese (z. B. Vitamin-B-12-, Folsäure-Mangel)

II gesteigerter peripherer Umsatz (Megakaryozytenzahl vermehrt; Manifestation, wenn erhöhte Umsatzrate nicht mehr durch erhöhte Produktion kompensiert werden kann)

▶ Immunthrombozytopenien (ITP) durch Antikörperbildung gegen Thrombozyten

■ **Alloantikörper**   – z. B. Posttransfusionspurpura = Posttransfusionsthrombozytopenie

■ **Autoantikörper**   – **akut:** postinfektiös (häufig nach gastrointestinalen oder respiratorischen Virusinfekten), medikamentös (z. B. Chinidin, Cotrimoxazol, Chemotherapie, Thiazide, Gold, Antirheumatika, Antikonvulsiva, Tranquilizer)

   – **sekundär** (bei bekannten Grunderkrankungen): z. B. maligne Lymphome, systemischer Lupus erythematodes (SLE), HIV

▶ gesteigerte   – Infektionen, Malignome (Proteasenfreisetzung aus Makrophagen und Leukozyten), disseminierte intra-
Thrombinaktivität   vasale Gerinnung (DIC)

▶ weitere Ursachen   – Hypersplenismus (durch Pooling der Thrombozyten in der vergrößerten Milz)

   – extrakorporale Zirkulation (= EKZ, Zerstörung der Thrombozyten durch Oberflächenkontakt)

   – hämolytisch-urämisches Syndrom (HUS)

   – künstliche Herzklappen (mechanischer Abbau)

III kombinierte Bildungs- und Abbaustörung

   – z. B. alkoholtoxische Leberzirrhose (verminderte Thrombozytensynthese im Knochenmark und gesteigerter Abbau in der Milz)

5.1.2 Hereditäre Thrombozytopenien

Fanconi-Syndrom: autosomal-rezessive Störung mit Thrombozytopenie, Granulozytopenie, Anämie wie bei einer aplastischen Anämie.

Wiskott-Aldrich-Syndrom: X-chromosomal-rezessive Erkrankung mit Thrombozytopenie, Blutungsneigung, erhöhter Infektanfälligkeit und schwerem Ekzem.

Alport-Syndrom: autosomal-dominant vererbte Störung mit Thrombozytopenie und sklerosierender Glomerulonephritis mit Übergang in eine interstitielle Nephritis mit Fibrose.

Gray-Plättchen-Syndrom: autosomal-dominante Erkrankung mit Petechien, Purpura und Ecchymosen und ggf. schweren Blutungen. Ursache: Mangel an β-Thromboglobulin und Plättchenfaktor 4 (PF 4).

5.1.2 Hereditäre Thrombozytopenien

Das **Fanconi-Syndrom** stellt eine autosomal-rezessiv vererbte Störung mit einer aplastischen Anämie und vielfachen kongenitalen Abnormalitäten dar. Die Thrombozytopenie kann einer Granulozytopenie und Anämie vorhergehen.

Das **Wiskott-Aldrich-Syndrom** ist eine X-chromosomal-rezessive Erkrankung mit schweren Ekzemen, erhöhter Infektanfälligkeit und schwerer Thrombozytopenie. Die Thrombozyten sind in ihrem Volumen verkleinert. Es besteht eine erhebliche Blutungsneigung, die mit dem Alter abnimmt.

Das **Alport-Syndrom** ist eine autosomal-dominant vererbte Störung, die durch eine proliferative, sklerosierende Glomerulonephritis charakterisiert ist, die in eine interstitielle Nephritis mit Fibrose übergeht. Eine Thrombozytopenie mit einer Thrombozytenfunktionsstörung führt zu einer Hämaturie und anderen Blutungskomplikationen.

Das **Gray-Plättchen-Syndrom** ist eine autosomal-dominante Erkrankung der Thrombozyten mit Petechien, Purpura, Ekchymosen und auch schwereren Blutungen. Die Plättchen sind ohne Granula und weisen daher kein β-Thromboglobulin und Plättchenfaktor 4 (PF 4) auf. Die Plättchenfunktion ist hingegen normal.

Therapie: Eine ursächliche Behandlung dieser Thrombozytopenien gibt es bisher nicht. Eine Substitution der Thrombozyten (s. Exkurs S. 1284) ist nur bei einer Thrombozytenzahl von < 20 000/µl bei gleichzeitiger Blutung erforderlich.

5.1.3 Erworbene Thrombozytopenien

Allgemeines

Ätiologie: Ursachen sind eine Verdrängung oder toxische Schädigung der Megakaryozytose im Knochenmark oder ein gesteigerter Thrombozytenumsatz in der Peripherie (Tab. **L-5.1**). Die Thrombozytopenie kann daher sowohl lange vor einer manifesten Erkrankung auftreten als auch nach einer manifesten Erkrankung über mehrere Monate bestehen bleiben.

Pathogenese: Sowohl die **immunologisch** induzierte Thrombozytopenie im Rahmen von Autoimmunerkrankungen, als auch die **medikamentös** induzierte Form führen innerhalb von 5–10 Tagen zu einem raschen Abfall der Thrombozytenzahl. Zahlreiche Medikamente können eine akute oder chronische Thrombozytopenie auslösen (s. Tab. **L-4.1** S. 1280). Die **infektbedingte** Thrombozytopenie wird über toxische Substanzen (z. B. Phospholipde und Lipoproteine) von bakteriellen und viralen Zellbestandteilen hervorgerufen. Die **strahleninduzierte Myelofibrose** führt zu einer irreversiblen Schädigung der Thrombozytogenese.

Klinik: Das klinische Bild besteht abhängig vom Schweregrad bei **mittelschwerer Thrombozytopenie** in der Entwicklung von **petechialen, flohstichartigen Blutungen** an Schleimhäuten und Integument. Diese sind insbesondere an statisch bevorzugten Stellen mit hohem hydrostatischen Druck zu finden (z. B. an den Beinen beim stehenden und am Rücken beim liegenden Patienten). Bei **schwerer Thrombozytopenie** treten zusätzlich **großflächige, gastrointestinale** oder **intrazerebrale Blutungen** auf.

Diagnostik:

> ▶ **Merke:** Eine penible **Anamnese** bezüglich der auch nur gelegentlich eingenommenen **Medikamente**, Phytotherapeutika und anderer Substanzen mit Feststellung der Inhaltsstoffe, **Infektanamnese** und die Frage nach allen **Erkrankungen** ist essenziell für eine mögliche Identifikation einer Thrombozytopenie und einer allergischen Vaskulitis.

Im peripheren Blut finden sich neben der Thrombozytopenie eine Leukozytose oder Leukopenie sowie eine Schistozytose in Abhängigkeit von der Grundkrankheit. Eine zusätzlich aufgetretene Verbrauchskoagulopathie führt zu einem Absinken von Quick-Wert, Fibrinogen und Antithrombin (AT). Die aPTT ist verlängert, Fibrin-Monomere und D-Dimere sind bei begleitender DIC erhöht.

Differenzialdiagnose:

> ▶ **Merke:** Entscheidend ist die Abgrenzung der Thrombozytopenie von einer **Verbrauchskoagulopathie**. Diese kann ursächlich oder zusätzlich im Rahmen von septischen Erkrankungen auftreten.

Septische Zustände und erhöhte Harnstoffkonzentrationen bei **Nierenerkrankungen** führen zu einer toxischen Schädigung der Knochenmarksreifung. Eine **Splenomegalie** führt zu einem erhöhten Thrombozytenabbau. Bei **Leberzirrhose** sind neben dem Hypersplenismus eine Verbrauchskoagulopathie und eine verminderte Clearance von Toxinen und Stoffwechselprodukten über das retikuloendotheliale System für eine Thrombozytopenie verantwortlich. Ein Eisen-, Vitamin-B-12- und Folsäuremangel führt zu einer Schädigung der Megakaryopoese.

Therapie: Eine ursächliche Behandlung gibt es nicht. Substitution von Thrombozyten bei < 20 000/µl.

5.1.3 Erworbene Thrombozytopenien

Allgemeines

Ätiologie: Ursachen sind eine Verdrängung oder toxische Schädigung der Megakaryozytose im Knochenmark oder ein gesteigerter peripherer Thrombozytenumsatz (Tab. **L-5.1**).

Pathogenese: Sowohl die **immunologisch** induzierte Thrombozytopenie, als auch die **medikamentös** induzierte Form führen rasch zu einem Abfall der Thrombozytenzahl (s. Tab. **L-4.1** S. 1280). Ursachen: **infektbedingte** Thrombozytopenie (durch toxische, bakterielle oder virale Zellbestandteile), **strahleninduzierte Myelofibrose**.

Klinik: Bei **mittelschwerer Thrombozytopenie** bilden sich **petechiale, flohstichartige Blutungen** an Schleimhäuten und Integument aus, bei **schwerer Thrombozytopenie** zusätzlich auch **großflächige gastrointestinale** und/oder **intrazerebrale Blutungen**.

Diagnostik:

◀ Merke

Thrombozytopenie, Leukozytose oder Leukopenie sowie Schistozytose. Bei zusätzlicher DIC sinken Quick-Wert, Fibrinogen und AT, die aPTT ist verlängert, Fibrin-Monomere und D-Dimere sind erhöht.

Differenzialdiagnose:

◀ Merke

Nierenerkrankungen führen zu einer toxischen Schädigung der Knochenmarksreifung. Bei **Splenomegalie** ist ein erhöhter Thrombozytenabbau für die Thrombozytopenie verantwortlich. Bei **Leberzirrhose** ist neben dem Hypersplenismus eine DIC die Ursache einer Thrombozytopenie.

Therapie: Nur bei schwerer Thrombozytopenie mit großflächigen Blutungen ist eine Substitution mit Thrombozytenkonzentraten erforderlich.

Häufig gemachter Fehler: Substitution von Thrombozyten bei Werten zwischen 40 000–100 000/µl (Cave: konsekutive Antikörperbildung gegen Thrombozyten).

▶ **Exkurs**

Therapie: Nur bei einer schweren Thrombozytopenie mit großflächigen Blutungen ist die Substitution mit Thrombozytenkonzentraten erforderlich (s. u.). Bei allen Formen dieser Thrombozytopenie steht die Behandlung des Grundleidens im Vordergrund. Die weitere Therapie (z. B. Steroide) wie auch die Prognose hängen von der Grunderkrankung/Ursache ab.

Häufig gemachter Fehler: Substitution von Thrombozyten bei Werten zwischen 40 000–100 000/µl. Cave: Hierdurch wird die Ausbildung von Antikörpern gegen Thrombozyten induziert, die die körpereigene Thrombozytenfunktion (Megakaryopoese) hemmen.

> ▶ **Exkurs: Thrombozytenkonzentrat** Die Anzahl der Thrombozytenkonzentrate hängt von der Qualität der Thrombozyten ab. Sog. „Hoch-Konzentrate" enthalten Thrombozyten, die nicht gefroren wurden. Sie müssen innerhalb von 24 h transfundiert werden. Die Überlebenszeit der Thrombozyten beträgt im Mittel etwa 2 Tage. Ein Konzentrat enthält 250 ml, entsprechend der Thrombozytenzahl aus 500 ml Blut. Unter optimalen Bedingungen erhöht ein Thrombozytenkonzentrat bei einem Blutvolumen von 5 l die Thrombozytenzahl um 20 000/µl. Gefrorene Thrombozytenkonzentrate sind qualitativ viel schlechter.

Hämolytisch-urämisches Syndrom (HUS)

▶ **Synonym**

▶ **Definition**

▶ **Synonym:** Gasser-Syndrom

> ▶ **Definition:** Ursächlich ist eine Endothelverletzung mit Thrombenbildung in der Niere, die zu einem renalen Hypertonus und später zu Niereninsuffizienz und Nierenversagen führt.

Epidemiologie: Betroffen sind v.a. Kinder, im Erwachsenenalter bevorzugt Frauen.

Ätiopathogenese: Auslöser sind häufig **virale** oder **bakterielle Infekte**, aber auch Medikamente (z. B. Clopidogrel, orale Kontrazeptiva) können ursächlich sein.

Klinik: Leitsymptome: **hämolytische Anämie, Thrombozytopenie und Nierenversagen**. Ggf. komplizierend DIC. In der Schwangerschaft Manifestation in Form einer Präeklampsie mit ggf. zentralnervösen Symptomen.

Diagnostik: Charakteristisch sind Thrombozytopenie, Schistozytose, große bizarre Plättchen sowie Kreatinin- und Harnstofferhöhung, Hämaturie und Proteinurie sowie erhöhte Fibrinspaltprodukte. Im Blutausstrich finden sich Fragmentozyten (Abb. **L-5.2**).

Epidemiologie: Das Syndrom bildet sich insbesondere bei Kindern aus. Im Erwachsenenalter sind bevorzugt Frauen betroffen.

Ätiopathogenese: Vorläufer sind häufig **virale** oder **bakterielle Infekte** (v.a. enterohämorrhagische E. coli). Ebenso wird die Einnahme von Medikamenten (z. B. Clopidogrel, Ciclosporin, Tacrolimus, orale Kontrazeptiva und Chemotherapeutika wie z. B. Mitomycin) in einen Zusammenhang mit der Entstehung dieses Syndroms gebracht.

Klinik: Leitsymptome sind **hämolytische Anämie, Thrombozytopenie und Nierenversagen**. Bei Vorliegen von nur zwei dieser Symptome spricht man von einem **inkompletten HUS**. Durch die Ausbildung einer Verbrauchskoagulopathie kann sich das HUS verstärken. In der Schwangerschaft manifestiert sich die Erkrankung in Form einer Präeklampsie mit Hypertonie, Ödemen und Proteinurie sowie ggf. zentralnervösen Symptomen.

Diagnostik: Charakteristisch sind Thrombozytopenie, Schistozytose und große bizarre Plättchen. Im Blutausstrich finden sich multiple Fragmentozyten (Abb. **L-5.2**). Weiterhin findet sich eine Erhöhung der harnpflichtigen Substanzen sowie eine Hämaturie und Proteinurie. Die Fibrinspaltprodukte sind erhöht. Bei Verbrauchskoagulopathie typische Laborkonstellation (S. 1294). Die histologische Untersuchung der Nieren zeigt Fibrinablagerung in den Arteriolen, Glomeruli und im subendothelialen Raum.

◉ L-5.2

◉ L-5.2 **Fragmentozyten bei hämolytisch-urämischem Syndrom**

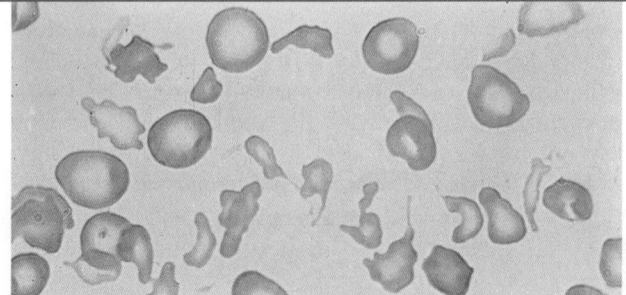

Therapie: Neben symptomatisch/supportiven Maßnahmen werden Steroide und Low-dose-Heparin verabreicht. Weitere Maßnahmen sind die Gabe von fresh frozen plasma (FFP), Plasmaaustausch und Dialyse.

Akuter Morbus Werlhof

▶ **Synonym:** Idiopathische thrombozytopenische Purpura (ITP)

◀ Synonym

▶ **Definition:** Es handelt sich um eine durch Infekte oder Medikamente hervorgerufene Immunthrombozytopenie, die innerhalb von 5–10 Tagen nach Exposition auftritt.

◀ Definition

Ätiopathogenese: Bei der akuten Form sind häufiger Kinder betroffen. Die häufigsten Ursachen sind Erreger von Röteln, Masern, Mumps und Windpocken sowie Virusinfekte der oberen Respirationswege. Toxine oder Medikamente binden an ein Plasmaprotein, das zur Ausbildung von Antikörpern führt. Das FC-Fragment des Antikörpers bindet an C3-Rezeptoren der Thrombozyten. Es kommt zu einem schweren Thrombozytenabfall auf Werte < 20 000/µl. Auch im Knochenmark erfolgt über die Ausbildung der Antikörper eine Schädigung mit einer Hemmung der Megakaryozytose. Die viralen Antigene können auch direkt an die Thrombozytenoberfläche adsorbiert werden und zur Ausbildung von Immunkomplexen führen.

Klinik: Klinisch imponieren plötzlich auftretende Petechien an Stamm und Extremitäten, Purpura, Nasenbluten, verstärkte Regelblutung sowie Schleimhautblutungen, Hämaturie und gastrointestinale oder intrazerebrale Blutungen. Letztere können bei sehr schweren Verläufen zum Tod führen.

Diagnostik: Dezidierte Anamnese von Medikamenten und Infekten. Die Knochenmarkpunktion zeigt eine leichte Vermehrung vorwiegend jugendlicher Formen der Megakaryozyten.

Therapie und Prognose: Nach überstandenem Infekt oder Aussetzen des auslösenden Agens bildet sich die Thrombozytopenie innerhalb von 2–8 Wochen zurück. Bei anhaltender Thrombozytopenie wird Kortison in einer Dosierung von 2 mg/kgKG/d über 14 Tage in dann absteigender Dosierung verabreicht. Die Thrombozytenzahl lässt sich durch hoch dosierte Immunglobulingabe (i.v.) anheben: 0,5 g Immunglobulin/kgKG/d bis zu 5 Tage (s. Klinischer Fall).

▶ **Klinischer Fall:** Nach 10-tägiger Einnahme von einem Antiphlogistikum wurde ein 68-jähriger Patient mit akut aufgetretenen petechialen Hautblutungen in die Klinik aufgenommen. Prädilektionsstellen der Hautblutungen waren: Schleimhäute im Mund, untere Extremitäten. An einigen Stellen war es bereits zu einer Konfluenz der Blutungen gekommen. Die Laboruntersuchung zeigte eine schwere Thrombozytopenie von 12 000/µl. Die Therapie bestand in der Verabreichung von Immunglobulinen mit 0,5 g/kgKG über 3 Tage. Die Thrombozyten stiegen innerhalb von 5 Tagen in den Normbereich an. Zur Stabilisierung wurde Kortison mit 1 mg/kgKG ab Tag 4 in absteigender Dosierung über insgesamt 3 Monate verabreicht.

◀ Klinischer Fall

Chronischer Morbus Werlhof

▶ **Definition:** Hält die akute Form der ITP > 6 Monate an, liegt ein chronischer Morbus Werlhof vor.

◀ Definition

Ätiopathogenese: Die chronische ITP tritt selten bei Kindern und im Alter häufiger bei Frauen als bei Männern auf. Sie entwickelt sich entweder aus der akuten Form oder tritt spontan ohne Vor- oder Begleiterkrankungen auf. In der Milz werden vermehrt Thrombozyten abgebaut.

Klinik und Komplikationen: Sie beginnt schleichend mit der Ausbildung von subkutanen Hämatomen, Nasenbluten und Schleimhautblutungen. Später treten Petechien und Ekchymosen sowie schwere Blutungen auf. Eine milde Splenomegalie oder Hepatosplenomegalie ist richtungsweisend. Erythem, Zyanose und Gangrän werden als thrombohämorrhagisches Syndrom bezeichnet.

Therapie: Steroide und Low-dose-Heparine, Gabe von fresh frozen plasma (FFP), Plasmaaustausch, Dialyse.

Akuter Morbus Werlhof

Ätiopathogenese: Toxine und Medikamente sind die wichtigsten Auslöser des akuten Morbus Werlhof. Häufigste Erreger sind Röteln-, Masern- und Mumps-Viren sowie Virusinfekte der oberen Respirationswege. Thrombozyten fallen auf Werte < 20 000/µl ab. Die Megakaryozytose kann vermindert sein.

Klinik: plötzlich auftretende Petechien an Stamm und Extremitäten, Purpura, Hämaturie, Nasenbluten, verstärkte Regelblutung, Hämatome und gastrointestinale Blutungen.
Diagnostik: Medikamenten- und Infektanamnese, ggf. KM-Punktion.

Therapie und Prognose: nach überstandenem Infekt meist Rückbildung der Thrombozytopenie. Bei länger anhaltender Thrombozytopenie Kortison über 14 Tage.

Chronischer Morbus Werlhof

Ätiopathogenese: Die chronische ITP tritt selten bei Kindern und im Alter häufiger bei Frauen auf. Vermehrter Abbau von Thrombozyten in der Milz.

Klinik: Initial Ausbildung von subkutanen Hämatomen, Nasen- und Schleimhautblutung. Eine milde Splenomegalie oder Hepatosplenomegalie ist richtungsweisend. Thrombohämorrhagisches Syndrom:

Erythem, Zyanose und Gangrän. **Komplikationen:** autoimmunhämolytische Anämie.

Diagnostik: Knochenmarkspunktion zur Abgrenzung einer hämatologischen Systemerkankung. Antikörper gegen thrombozytäre Bestandteile finden sich bei 90 %.

Therapie und Prognose: Kortison 2 mg/kgKG/d über 2 Wochen mit anschließender Dosisreduktion. Immunglobuline können präoperativ verabreicht werden. Ca. 70 % der Patienten sprechen auf eine der beiden Therapien an. Therapieversager erhalten Azathioprin und Vincristin. Bei Antikörpernachweis ist eine Plasmapherese erforderlich. Milzentfernung bei anhaltender Blutung.

Posttransfusions-Purpura

▶ **Definition**

Klinik: Plötzlich treten Petechien, Purpura und Hautblutungen auf. Innerhalb von 2–8 Wochen klingt die Purpura ab.

Diagnostik: Thrombozytopenie, Alloantikörper.

Therapie: Steroide. Bei Plättchenzahlen < 10 000/μl Plasmapherese.

▶ **Merke**

5.1.4 Funktionsdefekte der Thrombozyten (Thrombozytopathien)

Störungen der Thrombozyten führen zu **Petechien** und **Purpura** (Tab. **L-5.2**).

Hereditäre Plättchen-Funktionsdefekte

Bernard-Soulier-Syndrom

▶ **Definition**

Klinik: Symptome sind subkutane Hämatome, Nasenbluten, Petechien und Purpura.

Diagnostik: große Plättchen, milde Thrombozytopenie, verlängerte Blutungszeit. DD: vWS.

Komplizierend kann eine autoimmunhämolytische Anämie auftreten, die als **Evans-Syndrom** bezeichnet wird.

Diagnostik: Die Knochenmarkspunktion zeigt eine normale oder vermehrte Megakaryozytose mit Verringerung der basophilen Granula im Zytoplasma. Bei 90 % der Patienten finden sich Antikörper gegen thrombozytäre Bestandteile. Die Thrombozytopenie kann Werte auch < 20 000/μl erreichen.

Therapie und Prognose: Die Therapie richtet sich nach den klinischen Zeichen und wird nur bei Blutungserscheinungen eingeleitet: Verabreichung von Kortison 2 mg/kg KG/d über 2 Wochen mit anschließender Dosisreduktion; Immunglobuline vor operativen Eingriffen über 5 Tage und bei Blutungen (Dosis: 0,5 g/kgKG). Etwa 70 % der Patienten sprechen auf eine der beiden Behandlungsformen an. Erhaltungsdosis von Kortison: 15–20 mg/d. Therapieversager erhalten Azathioprin und Vincristin. Bei nachgewiesenen Antikörpern ist eine Plasmapherese erfolgreich. Eine Milzexstirpation ist bei anhaltenden Blutungskomplikationen notwendig.

Posttransfusions-Purpura

▶ **Definition:** Nach Transfusion von Erythrozytenkonzentrat kann es aufgrund einer immunologischen Reaktion zu einem akuten Thrombozytensturz mit Auftreten von petechialen Blutungen kommen.

Klinik: Charakteristisch ist ein plötzliches Auftreten von Petechien, Purpura und Hautblutungen. Normalerweise klingt die Purpura innerhalb von 2–8 Wochen spontan ab.

Diagnostik: Die Laboruntersuchungen zeigen eine Thrombozytopenie und Alloantikörper.

Therapie: Therapeutisch können Steroide versucht werden. Bei einer schweren Thrombozytopenie mit Plättchenzahlen < 10 000/μl führt eine Plasmapherese zu einem Absinken der Alloantikörper.

▶ **Merke:** Die Substitution mit Thrombozytenkonzentraten ist kontraindiziert, da diese die Bildung von thrombozytären Antikörpern induzieren oder verstärken.

5.1.4 Funktionsdefekte der Thrombozyten (Thrombozytopathien)

Störungen der Thrombozytenfunktion gehen mit der Ausbildung von **Petechien** (punktförmige Blutungen) und **Purpura** an Haut und Schleimhäuten einher. Die wichtigsten Ursachen zeigt Tab. **L-5.2**.

Hereditäre Plättchen-Funktionsdefekte

Bernard-Soulier-Syndrom

▶ **Definition:** Diese autosomal vererbte Störung ist durch eine Verminderung des Glykoproteins Ib auf der Thrombozytenoberfläche bedingt und verläuft oft heterozygot und asymptomatisch.

Klinik: Die klinischen Symptome sind leichte subkutane Hämatome, Nasenbluten, Menorrhagien, Petechien und Purpura.

Diagnostik: Charakteristisch sind große Plättchen, eine milde Thrombozytopenie und eine verlängerte Blutungszeit. Die Thrombozytenadhäsion ist vermindert, die Aggregation auf sämtliche Stimulanzien regelrecht. Die wichtigste Differenzialdiagnose ist das von-Willebrand-Jürgens-Syndrom (vWS).

L-5.2	Die wichtigsten Ursachen von Thrombozytopathien	
angeboren	▪ Glanzmann-Thrombastenie (s. u.) ▪ Bernard-Soulier-Syndrom (S. 1286) ▪ Aspirin-like-defect ▪ Storage-pool-disease	**erworben** ▪ Medikamente (z. B. ASS, Diclofenac, Clopidogrel, Ticlopidin, GP-IIb-IIIa-Antagonisten, Dextran) ▪ Urämiegifte ▪ IgM-, IgA-Antikörper ▪ Polycythaemia vera, essenzielle Thrombozythämie (funktionell minderwertige Thrombozyten)

Therapie: Eine spezifische Behandlung gibt es nicht. Eine Thrombozytentransfusion sollte nur bei schwerer Thrombozytopenie ($< 20\,000/\mu l$) mit Blutungskomplikationen vorgenommen werden.

Glanzmann-Thrombasthenie

▶ **Definition:** Autosomal-rezessive Erkrankung mit petechialen Blutungen und Purpura, leichten und spontanen subkutanen Hämatomen sowie auch großflächigen Blutungen in Schleimhaut, subkutanem Gewebe (Hämatome, Suffusionen) und Gelenken (Hämarthros).

Ätiologie und Diagnostik: Ursächlich ist ein Defekt der Glykoprotein-IIb-/IIIa-Rezeptoren an der Thrombozytenoberfläche. Die Bindung von Fibrinogen, von-Willebrand-Faktor, Fibronectin und Thrombospondin an die defekten Rezeptoren der Thrombozytenoberfläche ist vermindert. Eine Störung der Kalziumbindung führt zu thrombasthenischen Blutplättchen. Entsprechend ist die Aggregation der Thrombozyten auf ADP, Kollagen und Epinephrin vermindert. Der Rumpel-Leede-Test ist positiv.

Klinik: Bei einer Thrombozytenzahl $< 40\,000/\mu l$ setzen erste Blutungskomplikationen in Form von Petechien und Ausbildung einer Purpura ein. Sinkt die Thrombozytenzahl $< 10\,000/\mu l$, kommt es zu diffusen Schleimhautblutungen. Gastrointestinale und intrazerebrale Blutungen sind selten. Die Schwere der Erkrankung nimmt mit dem Alter ab.

Therapie: Eine spezifische Therapie gibt es nicht. Bei schwersten Blutungen werden Thrombozytenkonzentrate substituiert.

5.2 Thrombozytose

▶ **Definition:** Bei der Thrombozytose handelt es sich um eine **benigne** reaktive Vermehrung der Blutplättchen mit häufig asymptomatischem Verlauf.

Die Thrombozytenzahl ist bei normaler Plättchenfunktion auf $> 600\,000/\mu l$ erhöht. Ursache ist eine **erhöhte Produktion** oder ein **verminderter Abbau** der Blutplättchen. Oft handelt es sich um eine „Rebound-Thrombozytose", z. B. nach Splenektomie. Weitere auslösende Faktoren für eine gesteigerte Thrombopoese sind z. B. Infekte, Kollagenerkrankungen, Sarkoidose und Tuberkulose. Auch medikamentös bedingt (z. B. durch Epinephrin und hohe Steroiddosen) kann eine Thrombozytose entstehen.

Eine **reaktive Thrombozytose** tritt auf bei akuten Blutungen, Malignomen, hämolytischer Anämie und schwerem Eisenmangel.

Da ein erhöhtes Thromboserisiko besteht, ist die prophylaktische Gabe von oralen Antikoagulanzien, ASS oder Heparin indiziert.

Therapie: Es gibt keine spezifische Behandlung. Thrombozytentransfusion nur bei schwerer Thrombozytopenie ($< 20\,000/\mu l$).

Glanzmann-Thrombasthenie

◀ **Definition**

Ätiologie und Diagnostik: Ursache ist eine Störung der Glykoproteinerezeptoren IIb/IIIa an der Thrombozytenoberfläche. Dadurch ist die Thrombozytenaggregation auf ADP, Kollagen etc. vermindert. Der Rumpel-Leede-Test ist positiv.

Klinik: Blutungskomplikationen bei einer Thrombozytopenie $< 40\,000/\mu l$ mit Petechien. Diffuse Schleimhautblutungen und intrazerebrale Blutungen bei Thrombozyten $< 10\,000/\mu l$.

Therapie: bei schwersten Blutungen Thrombozytenkonzentrate.

5.2 Thrombozytose

◀ **Definition**

Die Thrombozyten sind auf $> 600\,000/\mu l$ erhöht. Ursachen sind **erhöhte Produktion** (nach Infekten oder im Rahmen von Kollagenerkrankungen, Sarkoidose, TBC etc.) oder **verminderter Abbau** (nach Splenektomie).

Eine **reaktive Thrombozytose** tritt z. B. bei akuten Blutungen auf.

Orale Antikoagulanzien, Heparin oder ASS sind indiziert.

6   Plasmatisch bedingte Hämostasestörungen (Koagulopathien)

6 Plasmatisch bedingte Hämostase-störungen (Koagulopathien)

Allen Koagulopathien liegt die fehlende
Synthese oder Funktion eines oder
mehrerer Gerinnungsfaktoren zugrunde.
Zu Ursachen s. Tab. **L-6.1**.

Allen Koagulopathien liegt die fehlende Synthese oder Funktion eines oder
mehrerer Gerinnungsfaktoren zugrunde, sodass der regelrechte Ablauf der
Gerinnungskaskade gestört ist. Die Ursachen der Koagulopathien sind in Tab.
L-6.1 dargestellt.

☰ L-6.1	Ursachen von Koagulopathien
Einteilung der Koagulopathien	*Ursachen*
Defektkoagulopathie	
▪ angeboren	von-Willebrand-Jürgens-Syndrom (S. 1291), Hämophilie A und B (S. 1289)
▪ erworben	Mangel der Vitamin-K-abhängigen Gerinnungsfaktoren (II, VII, IX, X, Protein C und S) mit konsekutiver Bildung funktionsuntüchtiger Gerinnungsfaktorvorstufen:
	– Störung der Synthese in der Leber (z. B. Leberparenchymschäden, Neugeborene)
	– Vitamin-K-Mangel (Störung der Darmflora durch Antibiotikaeinnahme, Malabsorptionssyndrom, Verschlussikterus mit gestörter Fettresorption infolge Gallemangel)
	– Vitamin-K-Antagonisten (z. B. Phenprocoumon)
Immunkoagulopathie	
▪ Autoantikörperbildung gegen Gerinnungsfaktoren	immunologische Erkrankungen ([Antiphospholipidsyndrom], S. 1380), Antikörper gegen Faktor XII, V oder gegen Phospholipide (geht aber meist mit Thrombophilie einher)
▪ Isoantikörperbildung gegen substituierte Einzelfaktoren	Hemmkörperhämophilie (z. B. bei Substitution von Faktor VIII oder IX, S.1292)
Verbrauchskoagulopathie (S. 1293)	erhöhter Verbrauch von Thrombozyten und plasmatischen Gerinnungsfaktoren, häufig kombiniert mit Hyperfibrinolyse
Hyperfibrinolyse	
▪ lokal	Operationen an Organen mit hoher Aktivator-Konzentration (Schilddrüse, Lunge, Prostata, Uterus)
▪ systemisch	– fibrinolytische Therapie (z. B. Urokinase, Streptokinase) – disseminierte intravasale Gerinnung (DIC) – α_2-Antiplasminmangel

6.1 Kongenitale Defektkoagulopathien durch Faktorenmangel

**6.1   Kongenitale Defektkoagulopathien
durch Faktorenmangel**

Charakteristisch sind **großflächige
Blutungen**.

Am häufigsten ist das von-Willebrand-
Jürgens-Syndrom (S. 1291), gefolgt von
der Hämophilie A und B (S. 1289). Die
angeborenen Defekte der Faktoren II, V,
VII, X, XI, XII, XIII, Präkallikrein oder Kino-
gen sind sehr selten. Sie werden autosomal-rezessiv vererbt.

Patienten mit **Afibrinogenämie** sind nicht
lebensfähig und versterben vor oder bald
nach der Geburt. Eine **Dysfibrinogenämie**
führt zu Blutungskomplikationen und
arteriellen und venösen Thrombosen.

Zu Blutungen kommt es bevorzugt in
subkutanem Fettgewebe, Gelenken, intra-
muskulär und intrazerebral. Nach der pro-
zentualen Restaktivität des Faktors unterscheidet man: **leichte** (50–70 %), **mittelschwere** (10–50 %) und **schwere** (< 5 %)

Vererbte Störungen der Gerinnungsfaktoren sind mit **großflächigen Gewebe-
blutungen** verbunden.

Die häufigste kongenitale Defektkoagulopathie ist das von-Willebrand-
Jürgens-Syndrom (S. 1291), seltener treten die Hämophilie A und B (S. 1289)
auf. Oft sind mehrere Gerinnungsfaktoren von einer Störung betroffen. Bei
den angeborenen Defekten der Faktoren II, V, VII, X, XI, XII, XIII, Präkallikrein
oder Kininogen handelt es sich um seltene Erkrankungen mit autosomal-rezessivem Erbgang. Erste Blutungskomplikationen treten hier oft bereits im
jugendlichen Alter auf.

Bei der **Afibrinogenämie** liegt ein Fibrinogenmangel aufgrund einer fehlenden
oder stark verminderten Synthese vor: Diese Patienten sind nicht lebensfähig
und versterben vor oder bald nach der Geburt. Eine **Dysfibrinogenämie** (= funktionelle Defekte) verursacht neben Blutungskomplikationen zusätzlich arterielle und venöse Thrombosen.

Charakteristisch sind Blutungen, die nicht im Verhältnis zum auslösenden
Trauma stehen (z. B. Nachblutungen bei sonst harmlosen Eingriffen wie Zahn-
extraktionen). Bevorzugte Lokalisationen sind subkutanes Gewebe (große subkutane Hämatome), Muskulatur, Gelenke und intrazerebral. Leichtere Blutungen erfolgen in den GI-Trakt, das Urogenitalsystem und intrapulmonal. Abhängig von der Restaktivität der Gerinnungsfaktoren wird zwischen **leichten**

(50–70 %), **mittelschweren** (10–50 %) und **schweren** (< 5 %) **Verlaufsformen** mit Blutungen in unterschiedlichem Ausmaß unterschieden. Insbesondere im Rahmen operativer Eingriffe muss die Restaktivität der Faktoren berücksichtigt werden: Kleine operative Eingriffe können bei einer Gerinnungsfaktorenaktivität von 30–50 %, große Operationen nur bei einer Aktivität von > 70 % durchgeführt werden.

6.1.1 Hämophilie A und B

▶ **Definition:** X-chromosomal-rezessiv vererbter Aktivitätsmangel der Gerinnungsfaktoren VIII (Hämophilie A) oder IX (Hämophilie B) mit Blutungserscheinungen unterschiedlichen Ausmaßes. 50 % der Fälle werden X-chromosomal-rezessiv vererbt und 50 % entstehen durch Neumutationen.

Epidemiologie: Die Häufigkeit der Erkrankung beträgt 1 : 10 000 Personen in der Bevölkerung Deutschlands. 80 % der Betroffenen leiden an einer Hämophilie A, 20 % an einer Hämophilie B. Aufgrund des X-chromosomal-rezessiven Erbgangs erkranken Männer (XY), während Frauen (XX) Konduktorinnen sind und nur extrem selten erkranken (Tab. **L-6.2**).

Pathogenese: Bei angeborenem Mangel an Faktor-VIII- oder -IX-Aktivität wird das intrinsische plasmatische Gerinnungssystem vermindert aktiviert. Dies führt zu einer geringeren Aktivierung von Faktor X und Thrombin mit der Folge einer **verlangsamten Fibrinbildung**. Da Thrombin auch Faktor XIII aktiviert, wird zusätzlich die Quervernetzung von Fibrin gestört. Weiterhin ist Faktor VIII auch für die Kollagenbildung verantwortlich. Daher leiden Hämophiliepatienten an Wundheilungsstörungen.

Klinik:

▶ **Merke:** Klinisch sind beide Formen der Hämophilie nicht zu trennen. Erst durch die Bestimmung der Einzelfaktoren gelingt die Differenzialdiagnose.

≡ L-6.2 Klassische Vererbung der Hämophilie

Eltern		Nachkommen		Häufigkeit
männlich	*weiblich*	*männlich*	*weiblich*	
Hämophilie	normal	100 % normal	100 % Konduktorin	selten
normal	Konduktorin	50 % Hämophilie 50 % normal	50 % Konduktorin 50 % normal	häufig
Hämophilie	Konduktorin	50 % Hämophilie 50 % normal	50 % Hämophilie 50 % Konduktorin	sehr selten
normal	Hämophilie	100 % Hämophilie	50 % Hämophilie 50 % Konduktorin	extrem selten
Hämophilie	Hämophilie	100 % Hämophilie	100 % Hämophilie	extrem selten

Erste Hinweise auf eine Hämophilie sind **ausgedehnte Blutungen** bei Bagatelltraumen und kleinen Wunden sowie **Einblutungen** in Gelenke oder Muskulatur (Abb. **L-6.1**). Ebenso kommt es nach Abrasio und postoperativ zu Nachblutungen. Patienten mit **mittelschweren** und **schweren** Formen bluten insbesondere in Gelenke. Die Blutungen treten in diesen Fällen bereits innerhalb des ersten Lebensjahres auf. Diese Patienten erleiden ca. 20–40 Blutungen/Jahr ohne Behandlung.

Bei Patienten mit **Subhämophilie** und **milden** Formen der Hämophilie kommt es nur unter Einwirkung von Traumen und bei größeren operativen Eingriffen oder Verletzungen zur Einblutung in Muskulatur oder Gelenke. Die Schweregrade der Hämophilie zeigt Tab. **L-6.3**.

Während **Hautblutungen** und **subkutane Blutungen** im Allgemeinen ohne schwerwiegende Auswirkungen sind, führen rezidivierende **Gelenkblutungen**

Verlaufsformen. Insbesondere im Rahmen operativer Eingriffe muss die Restaktivität der Faktoren berücksichtigt werden.

6.1.1 Hämophilie A und B

◀ **Definition**

Epidemiologie: Die Häufigkeit beträgt 1 : 10 000 (80 % Hämophilie A, 20 % Hämophilie B). Männer (XY) erkranken, Frauen (XX) sind Konduktorinnen und erkranken nur extrem selten (Tab. **L-6.2**).

Pathogenese: Bei Mangel an Faktor-VIII- oder -IX-Aktivität kommt es zu einer **verlangsamten Fibrinbildung** (verminderte Aktivierung des intrinsischen Gerinnungssystems). Wundheilungsstörungen durch Störung der Kollagenbildung.

Klinik:

◀ **Merke**

Hinweisend sind **ausgedehnte Blutungen** bei Bagatelltraumen und kleinen Wunden sowie **Einblutungen** in Gelenke und Muskulatur (Abb. **L-6.1**). Es kommt zu ca. 20–40 Blutungen/Jahr ohne Behandlung.

Patienten mit **Subhämophilie** und **milden** Formen bluten nur postoperativ oder -traumatisch in Muskulatur oder Gelenke. Zu Schweregraden s. Tab. **L-6.3**.

Rezidivierende **Gelenkblutungen** in mittelgroße Gelenke und **Muskelblutungen** führen zu schweren sekundären Schäden (Muskelatrophien, Kontrakturen, chronische Synovitis, Gelenkversteifungen). **Retroperitoneale Blutungen** sind schwer zu diagnostizieren (geringe Symptomatik!). **Intrakranielle Blutungen** sind bei 25 % der Patienten die Todesursache.

in mittelgroße Gelenke (Knie-, Ellenbogen-, Sprunggelenk) und **Muskelblutungen** zu schweren sekundären Schädigungen. Folge sind Muskelatrophien, Kontrakturen, Schädigungen des Bandapparates, chronische Synovitis und schließlich Schädigungen der Gelenke bis zu Gelenkversteifungen. **Retroperitoneale Blutungen** sind wegen der geringen Symptomatik schwer zu diagnostizieren. Erst massive Einblutungen weisen eine entsprechende Klinik auf. Resorptionsfieber bei retroperitonealen Blutungen führt zur Differenzialdiagnose Appendizitis oder akutes Abdomen. **Intrakranielle Blutungen** sind bei 25 % der Patienten die Todesursache.

Diagnostik: Richtungweisend ist eine Verlängerung der aPTT. Bei schweren Formen sind Thrombinzeit und Quick-Wert verlängert. Thrombozytenfunktion, Blutungszeit, Faktor-VIII-assoziiertes Antigen und vWF sind normal. Diagnosestellung durch Bestimmung der Faktor-VIII- und Faktor-IX-Aktivität.

Diagnostik: Spontane Hämatome bei Männern und eine positive Familienanamnese sowie eine verlängerte aPTT sind richtungweisend. Bei schweren Formen sind auch Thrombinzeit und Quick-Wert verlängert. Die Thrombozytenfunktion, Blutungszeit, Faktor-VIII-assoziiertes Antigen und vWF sind normal. Die Diagnosestellung erfolgt durch die Bestimmung der Faktor-VIII- und Faktor-IX-Aktivität (DD Hämophilie A bzw. B). Anschließend ist ein kompletter Gerinnungs- und Thrombozytenstatus zur Erfassung der Funktion der gesamten Hämostase erforderlich.

Therapie: Erste Maßnahme ist die Substitution mit Faktorenkonzentrat. **Schwere Formen:** kontinuierliche Substitution mit Faktor-VIII- oder -IX-Konzentrat. Zur **Akuttherapie** bei Blutungen sofortige i.v. Gabe von 25–50 IE/kgKG.
Dauerbehandlung: 25 IE Faktor-VIII- oder -IX-Konzentrat/kgKG i.v.

Therapie: Eine Substitution mit Faktorenkonzentrat ist die erste Therapiemaßnahme. Alle **schweren Formen** der Hämophilie erfordern eine kontinuierliche Substitution mit Faktor-VIII- oder -IX-Konzentrat. Im Rahmen der **Akuttherapie** ist bei Blutungen die sofortige i.v. Gabe von 25–50 IE/kgKG indiziert sowie ggf. eine sorgfältige lokale Blutstillung notwendig.

Als **Dauerbehandlung** werden 25 IE Faktor-VIII-oder -IX-Konzentrat/kgKG i.v. verabreicht. Die Gabe erfolgt 3 × pro Woche bei Hämophilie A und 2 × pro Woche bei Hämophilie B.

▶ **Merke**

▶ **Merke:** I.m.-Injektionen und thrombozytenaggregationshemmende Substanzen sind kontraindiziert.

◉ **L-6.1**

◉ **L-6.1** **Befunde bei Hämophilie**

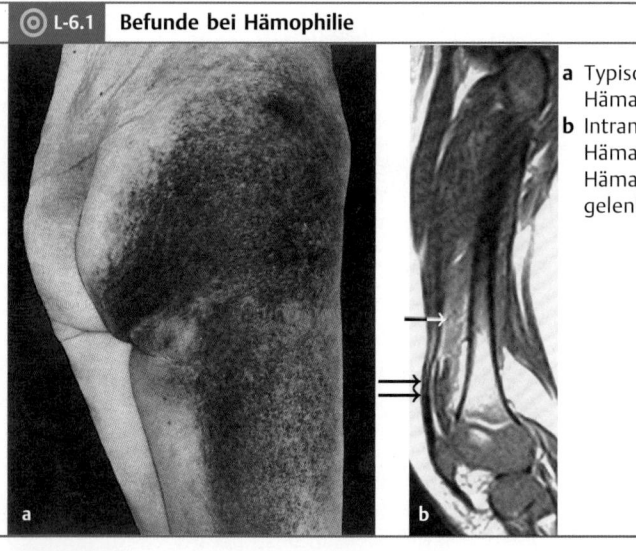

a Typisches großflächiges Hämatom.
b Intramuskuläres Hämatom (Pfeil) und Hämarthros (Kniegelenk, Doppelpfeil).

☰ **L-6.3**

☰ **L-6.3** **Schweregrade der Hämophilie A und B**

Schweregrad	Anteil der Patienten (%)	Faktorenaktivität
schwer	55 %	< 5 %
mittelschwer	20 %	5–20 %
mild	20 %	20–70 %
nicht erfasst	5 %	unbekannt

Zur Berechnung der erforderlichen Dosis gilt folgende Faustregel:

> ▶ **Merke:** Eine Einheit des Faktor-VIII- oder Faktor-IX-Konzentrates hebt die Aktivität im Blut um 1 % pro kgKG an. Entsprechend berechnet sich die Gesamtmenge, um z. B. einen Wert von 50 % oder 70 % der Norm zu erhalten.

◀ Merke

Bei **leichten Formen** der Hämophilie A ist auch die Gabe von DDAVP indiziert. Bei **mittelschwerer Hämophilie** ist nur im Bedarfsfall bei Auftreten von Blutungskomplikationen ein Anheben der Gerinnungsfaktaktivität erforderlich. Bei Operationen oder nach größeren Verletzungen ist **bei allen Formen der Hämophilie** eine Faktorensubstitution erforderlich (Zielwert: Aktivität von 70 % der Norm). Früher bestanden ein Hepatitis- und HIV-Risiko bei der Therapie mit humanen gereinigten Faktor-VIII- oder IX-Konzentraten. Dies ist heute durch moderne Verfahren reduziert (ca. 1/1 Mio. Behandlungen): Eine Risikominimierung erfolgt durch Gabe von virusinaktivierten und hochgereinigten Faktorenkonzentraten, durch rekombinante Faktorenpräparate kann eine Übertragung ausgeschlossen werden. Eine Therapieoption für die Zukunft ist die Heilung durch somatische Gentherapie.

Prognose: Bei chronisch kranken Patienten stellen die resultierenden Körperbehinderungen ein erhebliches Langzeitproblem dar (s. klinischer Fall). Die Rehabilitation dieser Patienten ist von großer Bedeutung (krankengymnastische Übungen sowie berufliche und familiäre Wiedereingliederung).

> ▶ **Klinischer Fall:** Ein 28-jähriger Patient leidet seit seiner Geburt an einer Hämophilie. Während der ersten 16 Jahre kam es gehäuft zu spontanen Gelenkblutungen. Bis zu diesem Zeitpunkt war die Diagnose nicht bekannt, so dass keine spezifische Therapie erfolgte. Die Gelenkblutungen waren jeweils durch Gelenkpunktionen entlastet worden. Aufgrund des chronischen Reizes kam es zu schwersten sekundären arthrotischen Gelenkveränderungen. Nach Diagnosestellung folgte eine regelmäßige Substitution mit Faktor-VIII-Konzentrat, die Dosierung betrug 3 × wöchentlich 2000 IE i.v. Der Patient führt die Verabreichungen selbst durch. Gelenkblutungen traten seitdem nicht mehr auf. Die chronischen Schäden sind jedoch irreversibel.

◀ Klinischer Fall

6.1.2 von-Willebrand-Jürgens-Syndrom (vWS)

> ▶ **Definition:** Überwiegend autosomal-dominant vererbte Störung bzw. Mangel des von-Willebrand-Faktors (vWF) mit einer kombiniert thrombozytären und plasmatischen Gerinnungsstörung. Das Ausmaß der Blutungsneigung hängt von der Stärke des Funktionsdefektes ab.

◀ Definition

Epidemiologie: Das vWS ist die häufigste hereditäre Gerinnungsstörung mit einer Prävalenz von 0,1–1,5 % (abhängig vom Schweregrad). Frauen sind häufiger betroffen als Männer.

Pathogenese: Der vWF ist als Komplex mit Faktor VIII und Ristocetin-Kofaktor gebunden (s. Exkurs, S. 1275). Er vermittelt die Plättchenadhäsion und -aggregation sowie die für die Blutstillung notwendige Interaktion zwischen Endothel und Faktor-VIII-Komplex. Ein Defekt des Faktor-VIII-Komplexes führt daher sowohl zu einer Störung der Thrombozytenfunktion (primäre Hämostase) als auch der humoralen Gerinnung (sekundäre Hämostase).

Bei **leichten Formen** der Hämophilie A Gabe von DDAVP. Eine Faktorensubstitution ist bei **mittelschweren Fällen** nur bei Blutungskomplikationen, bei Operationen oder nach größeren Verletzungen **bei allen Formen der Hämophilie** indiziert. Früher bestanden ein Hepatitis- und HIV-Risiko bei der Therapie mit humanen gereinigten Faktor-VIII- oder IX-Konzentraten. Dies ist heute durch moderne Verfahren reduziert (ca. 1/1 Mio. Behandlungen).

Prognose: Die Rehabilitation des Patienten ist von großer Bedeutung.

6.1.2 von-Willebrand-Jürgens-Syndrom (vWS)

Epidemiologie: häufigste hereditäre Gerinnungsstörung (Prävalenz: 0,1–1,5 %).

Pathogenese: Der vWF ist als Komplex mit Faktor VIII und Ristocetin-Kofaktor gebunden. Ein Defekt des Faktor-VIII-Komplexes führt zu einer Störung der Thrombozytenfunktion und der humoralen Gerinnung.

Der **Faktor-VIII-Komplex** setzt sich zusammen aus:
- **Faktor VIII:C**
- **Faktor VIII:vW**
- **Faktor VIII:rAg**.

Die Faktor VIII:C-Synthese erfolgt aus dem Endothel. Faktor VIII:vW und Faktor VIII:rAg werden im Endothel der Arterien, Venen, Plättchen und Megakaryozyten synthetisiert. Ein **Faktor-VIII:C-Mangel** führt zu Hämophilie. Bei **Faktor-VIII:vW-Mangel** resultiert eine gestörte Interaktion des Komplexes mit Endothel, bei **Faktor-VIII:rAg-Mangel** mit Thrombozyten.

Einteilung: Man unterscheidet 3 Typen:
Typ I: autosomal-dominant vererbt, Verminderung des vWF (80 %), leichte Blutungen
Typ II: autosomal-dominant vererbt, qualitativer Defekt (15–20 %), leichte bis mittelschwere Blutungen
Typ III: autosomal-rezessiv vererbt, vWF fehlt, selten (0,5–5 %), schwere Blutungen.

Klinik: Meist finden sich nur kleinere Blutungen (subkutane Hämatome, Nachbluten, Petechien). Typisch sind Schleimhautblutungen.
Bei starkem Mangel können starke Regelblutungen auftreten. Große Organblutungen finden sich nicht. Erkennen des vWS oft erst im Rahmen von operativen Eingriffen.

Diagnostik: Die **Blutungszeit** ist **verlängert** (bei Hämophilie normal!). Die aPTT ist nur bei Störung von Faktor-VIII:C verlängert.

Therapie: Bei **schweren Blutungen** und **präoperativ** ist die Substitution von **Faktor-VIII-Konzentrat** indiziert. Vasopressin führt zur Freisetzung des vWF aus dem Gefäßendothel (Nasenspray).

6.2 Hemmkörperhämophilie

▶ **Definition**

Ätiopathogenese: Das **Lupus-Antikoagulans** tritt gehäuft bei Patienten mit systemischem Lupus Erythematodes (SLE) auf (10 %). Die häufige Substitution von

---

Der **Faktor-VIII-Komplex** setzt sich aus folgenden Teilen zusammen:
- **Faktor VIII:C** (= Faktor-VIII-Gerinnungsaktivität) – Defekt im Gerinnungssystem
- **Faktor VIII:vW** (= Faktor VIII von Willebrand) – thrombozytärer Defekt
- **Faktor VIII:rAg** (= Faktor VIII Ristocetin-Kofaktor) – thrombozytärer Defekt.

Faktor VIII:C wird an vielen Stellen im Körper aus dem Endothel synthetisiert. Faktor VIII:vW und Faktor VIII:rAg werden im Endothel der Arterien, Venen, Plättchen und Megakaryozyten synthetisiert. Während Faktor VIII:C über die gerinnungshemmende Aktivität gemessen wird, folgt die Bestimmung von Faktor VIII:vW und Faktor VIII:rAg über Antigendeterminanten (immunologisch). Ein **Mangel an Faktor VIII:C** hat eine klassische Hämophilie zur Folge (S. 1289). Eine **Verminderung von Faktor VIII:vW** führt zu einer Störung der Interaktion des Molekülkomplexes mit dem Endothel. Eine **Verminderung von Faktor VIII:rAg** führt zu einer gestörten Interaktion des Komplexes mit Thrombozyten.

Einteilung: Man unterscheidet 3 Schweregrade bzw. Typen des vWS:
Typ I: autosomal-dominante Vererbung, quantitative Verminderung des vWF und des Faktor VIII:C (am häufigsten; 80 %) mit leichten Blutungen
Typ II: autosomal-dominante Vererbung, qualitativer Defekt des vWF (15–20 %) mit leichten bis mittelschweren Blutungen
Typ III: autosomal-rezessive Vererbung, homo- oder heterozygot, vWF fehlt, selten (0,5–5 %) mit schweren Blutungen.

Klinik: Das Krankheitsbild ist variabel. Spontane Blutungen sind im Vergleich zur Hämophilie selten. Meist finden sich nur kleinere, diskrete Blutungen in Form von subkutanen Hämatomen, Petechien und Neigung zu Nachbluten bei Bagatelltraumen. Typisch sind Schleimhautblutungen (Epistaxis, Gingivablutung). Bei schweren Mangelerscheinungen können starke Regelblutungen (Menorrhagien) und postoperative Nachblutungen (z. B. nach Zahnextraktion) von schwererem Ausmaß auftreten. Große Organblutungen finden sich nicht. Das vWS wird oft erst im Rahmen von operativen Eingriffen erkannt.

Diagnostik: Die **Blutungszeit** ist bei allen Patienten mit vWS **verlängert** (bei Hämophilie normal!). Die aPTT ist nur bei einem Defekt des Faktors VIII:C verlängert. Bei Faktor-VIII:rAg-Mangel ist die Thrombozytenaggregation auf Ristocetin vermindert. Bei einer Störung dieses Komplexanteils ist das Faktor-VIII:vW-Antigen vermindert. Die Faktor-VIII- und -IX-Aktivität sowie die übrige plasmatische Gerinnung sind normal.

Therapie: Bei **schweren Blutungen** und **präoperativ** ist die Gabe von Vasopressin und ggf. die Substitution von **Faktor-VIII-Konzentrat**, das immer auch den vWF (Faktor VIII:vW) enthält, indiziert. Der Faktor VIII:vW im Blut muss auf über 70 % der Norm angehoben werden. **Vasopressin** führt zur Freisetzung des vWF aus dem Gefäßendothel und wird über die Nasenschleimhaut resorbiert (Applikation als Nasenspray). Östrogenpräparate können bei Frauen zu einer Synthesesteigerung des vWF führen. **Kryopräzipitate** enthalten auch geringe Mengen an Faktor VIII:vW und Faktor VIII:rAG. Bei leichten Blutungen sollte die Blutstillung vorzugsweise lokal erfolgen, nur in Ausnahmefällen ist die Gabe von Desmopressin indiziert.

6.2 Hemmkörperhämophilie

▶ **Definition:** Die Synthese von Autoimmunglobulinen gegen einzelne oder mehrere Gerinnungsfaktoren führt zu Blutungen. Substituierter Faktor VIII oder IX kann durch antigene Wirkung zu Iso-Antikörperbildung führen.

Ätiopathogenese: Bei ca. 10 % der Patienten mit systemischem Lupus Erythematodes (SLE) tritt gehäuft das **Lupus-Antikoagulans,** ein Phospholipid mit gerinnungshemmender Wirkung auf. 50 % dieser Patienten erleiden Thromboembolien. Die häufige Substitution von Gerinnungsfaktorkonzentraten bei

Faktorenmangel (z. B. bei Hämophilie) kann zur Antikörperbildung gegen das parenteral zugeführte Plasmaprotein führen. Diese Antikörper werden als **Hemmkörper** bezeichnet, die dadurch entstehende Blutungsneigung als **Hemmkörperhämophilie**. Hemmkörper gegen körpereigene Gerinnungsfaktoren finden sich bei Autoimmunerkrankungen (s. o.) oder chronischen Entzündungserkrankungen. Eine familiäre Häufung ist im Gegensatz zur Hämophilie nicht bekannt.

Diagnostik: Die aPTT ist verlängert, die Prothrombinzeit nach Quick normal oder ebenfalls verlängert.

Klinik: Bei allen Patienten treten Blutungen auf.

Therapie: Bei Hemmkörperhämophilie durch Antikörperbildung gegen Faktor VIII bei Hämophilie wird die Substitution von gereinigtem Faktor VIII auf Fraktion FEIBA (= Factor eight inhibitory bypassing activity) umgestellt. Vasopressin (z. B. Minirin) führt in einigen Fällen zu einem Anstieg von Faktor VIII durch Freisetzung aus dem Gefäßendothel.
Bei den Formen der Hemmkörper gegen andere Gerinnungsfaktoren besteht keine spezifische Behandlung. Bei schweren Blutungen kann die Plasmapherese eingesetzt werden.

Gerinnungskonzentraten kann zur Bildung von **Hemmkörpern** führen. Dadurch entsteht eine **Hemmkörperhämophilie**. Auch bei Autoimmunerkrankungen (s. o.) oder chronischen Entzündungserkrankungen kommt es zu Hemmkörperbildung.

Diagnostik: aPTT verlängert, Quick normal oder verlängert.

Klinik: Blutungen.

Therapie: Bei Hemmkörperhämophilie wird FEIBA anstelle gereinigtem Faktor VIII verabreicht. Vasopressin führt in einigen Fällen zu einem Anstieg von Faktor VIII.

Bei erworbenen Hemmkörpern gibt es keine spezifische Behandlung.

6.3 Disseminierte intravasale Gerinnung (DIC) und Verbrauchskoagulopathie

6.3 Disseminierte intravasale Gerinnung (DIC) und Verbrauchskoagulopathie

▶ **Definition:** Unterschiedliche Trigger (s. u.) bewirken eine Aktivierung des Gerinnungssystems mit nachfolgender Bildung von disseminierten Mikrothromben in der Endstrombahn (DIC) mit konsekutiver Nekrosenbildung. Durch gesteigerten Verbrauch von Thrombozyten, Gerinnungs- und Fibrinolysefaktoren resultiert eine Koagulopathie mit hämorrhagischer Diathese (Verbrauchskoagulopathie).

◀ **Definition**

Ätiologie: Zu Ursachen einer DIC s. Tab. **L-6.4**:

Ätiologie: s. Tab. **L-6.4**:

≡ L-6.4	Ursachen einer disseminierten intravasalen Gerinnung (DIC)
Ursachen	*Beispiele*
Einschwemmung von Aktivatoren des Prothrombinkomplexes in die Blutbahn	
▪ Komplikationen in der Geburtshilfe	Fruchtwasserembolie, Eklampsie, Abruptio placentae, retained fetus syndrome, septischer Abort
▪ intravaskuläre Erkrankungen	Posttransfusionshämolyse, massive Transfusion, hämolytische Krise
▪ Operationen an thrombokinasereichen Organen	Schilddrüse, Prostata, Lunge, Pankreas, Uterus
indirekte Aktivierung der Gerinnung durch Mediatoren	
▪ Bakteriämie	gramnegative (Endotoxin) und grampositive (bakterielle Mukopolysaccharide) Bakterien; Sepsis
▪ weitere Erreger	Zytomegalie-Virus, Hepatitis-Viren, Varizellen-Virus, Mykoplasmen, Malaria falciparum
Aktivierung des endogenen Gerinnungssystems	
▪ extrakorporale Zirkulation (körperfremde Oberflächen)	Shunt-Operationen, Le-Veen-Shunt, Herz-Kreislauf-Maschine, Hämodialyse
▪ Schock (Mikrozirkulationsstörung)	kardial, septisch, anaphylaktisch
▪ multiple Frakturen	Fettembolie, Gewebsnekrosen
▪ Lebererkrankungen	Verschlussikterus, akutes Leberversagen
▪ Karzinome	Gastrointestinaltrakt, Pankreas, Prostata, Lunge, Ovar, malignes Melanom, Myelom, Leukämien, immunoblastische Lymphome
▪ weitere	Vaskulitiden, Verbrennungen

Pathogenese: Verschiedene Ursachen (s.o.) **aktivieren** das **Gerinnungssystem**, **Thrombozyten** und **Hämolyse**. Zugrunde liegende Mechanismen sind Antigen-Antikörper Komplexe, Lipoproteine der Thrombozyten und Kollagen. Bei Malignomen werden aus nekrotisierendem Tumorgewebe thrombinähnliche Enzyme freigesetzt.

Pathogenese: Verschiedene Erkrankungen (s.o.) führen zu einer **Aktivierung** des endogenen und exogenen **Gerinnungssystems** über Präkallikrein und Hageman-Faktor (Faktor XII), zur **Thrombozytenaktivierung** und zur **Hämolyse**. Antigen-Antikörperkomplexe, Lipoproteine der Thrombozyten und Kollagen aus subendothelialen Strukturen sind als zugrunde liegende Mechanismen verantwortlich. Bei Malignomerkrankungen werden aus nekrotisierendem Tumorgewebe thrombinähnliche Enzyme freigesetzt. Diese bestehen aus Phospholipiden und Thromboplastinen mit gerinnungsaktivierender Wirkung. Beim Pankreaskarzinom führt die Freisetzung von Trypsin zur Hyperkoagulabilität.

▶ Merke

▶ **Merke:** Hyperkoagulabilität ist eine durch verschiedene Erkrankungen hervorgerufene Gerinnungssteigerung (laborchemische Diagnose). Die Verbrauchskoagulopathie ist die klinische Manifestation einer Gerinnungssteigerung.

Reaktiv wird als Folge der Hyperkoagulabilität die Fibrinolyse aktiviert. Dies führt zur **sekundären Hyperfibrinolyse**.

Als physiologische Antwort auf die Hyperkoagulabilität führt eine **Aktivierung** der körpereigenen **Fibrinolyse** zur **sekundären Hyperfibrinolyse** (Abräumreaktion auf die entstehenden Mikrothromben).

▶ Merke

▶ **Merke:** Aus diesem Grund ist eine therapeutische Hemmung der Fibrinolyse bei Verbrauchskoagulopathie kontraindiziert!

Stadien der Verbrauchskoagulopathie:
- **Stadium I** = Aktivierungsphase, keine Laborveränderungen
- **Stadium II** = frühe Verbrauchsphase mit Blutungen und Organfunktionsstörungen, typische Laborbefunde
- **Stadium III** = späte Verbrauchsphase und reaktive Hyperfibrinolyse mit schweren Blutungen und Organfunktionsstörungen, typische Laborbefunde.

Die Verbrauchskoagulopathie lässt sich in folgende Stadien einteilen:
- **Stadium I** = Aktivierungsphase ohne klinische Symptome, keine Laborveränderungen
- **Stadium II** = frühe Verbrauchsphase mit Blutungen und Beeinträchtigung von Organfunktionen, typische Laborbefunde (leichte Thrombozytopenie und Verminderung des Quick-Wertes, Anstieg der D-Dimere)
- **Stadium III** = späte Verbrauchsphase und reaktive Hyperfibrinolyse mit schweren Blutungen und Organfunktionsstörungen, typische Laborbefunde (deutliche Verminderung der Thrombozytenzahl und des Quick-Wertes, von Fibrinogen, Protein C und Antithrombin, verlängerte aPTT, Anstieg von D-Dimeren).

Einteilung: Man unterscheidet eine **akute** und **chronische** Verlaufsform.

Einteilung: Abhängig vom auslösenden Mechanismus und dem Verlauf unterscheidet man eine **akute** und **chronische** DIC (z.B. bei Tumorerkrankungen).

Klinik: Charakteristisch sind: **Fieber, Hypertension, Azidose, Hypoxie, Proteinurie**. In späteren Stadien kommt es zu Blutungskomplikationen, Thrombosen und Lungenembolien.

Klinik: Charakteristisch sind **Fieber, Hypotension, Azidose, Hypoxie und Proteinurie**. In späteren Stadien treten Blutungskomplikationen auf: Petechien und Purpura (Thrombozytopenie), Einblutungen in die Haut (Verminderung der Gerinnungsfaktoren), Nachblutungen an Operationswunden und Punktionsstellen. Auch können große Thrombosen und Lungenembolien manifest werden.

Diagnostik: mehrfach tgl. Laborkontrollen (Tab. **L-6.5**).

Mikrothromben in den Glomeruli der Niere führen zur **Proteinurie**.

Diagnostik: Wesentlich sind mehrfach tägliche Laborkontrollen. Charakteristische Befunde sind in Tab. **L-6.5** dargestellt.
Durch Ausbildung von Mikrothromben in den Glomeruli der Niere mit sekundärer Hyperfibrinolyse entsteht eine **Proteinurie** mit vermehrter Ausscheidung von Fibrinspaltprodukten in den Urin.

≡ **L-6.5**	**Laborbefunde bei Verbrauchskoagulopathie**	
Laborwert		**Befund**
partielle Thromboplastinzeit (aPTT), Plasmathrombinzeit (PTZ), Reptilasezeit Leukozyten (mit geringer Linksverschiebung), Retikulozyten, Plättchenfaktor 4 (= PF 4), Fibrin(ogen)-Spaltprodukte, Fibrinmonomere, D-Dimere		↑
Thrombozytenzahl (empfindlichster Parameter!), Fibrinogen-, Antithrombin-Konzentration, Prothrombinzeit nach Quick, Protein C		↓
↑ erhöht, ↓ erniedrigt		

◀ Merke

▶ **Merke:** Da in der Schwangerschaft, bei Tumorerkrankungen und Infektionen Fibrinogen erhöht ist, können hier bereits Normalwerte pathologisch sein!

Die genaue Einschätzung des Krankheitsstadiums ist Vorraussetzung für eine effektive Therapie. Daher ist zu beachten:
- Ein verminderter Quick-Wert, eine verlängerte PTT und verminderte Thrombozytenzahl legen den V.a. eine intravasale Gerinnung nahe.
- Das Vorliegen einer reaktiven Hyperfibrinolyse wird belegt durch den Nachweis von **Fibrin-Fibrinogen-Spaltprodukten** (D-Dimere)
- Das Ausmaß des Absinkens von **Fibrinogen, AT und Thrombozyten** dient als Parameter zur Abschätzung des Schweregrades der DIC.

Zur Einschätzung des Krankheitsstadiums ist zu beachten:
- Quick-Wert ↓, Thrombozyten ↓ und PTT ↑: intravasale Gerinnung
- **Fibrin-Fibrinogen-Spaltprodukte:** reaktive Hyperfibrinolyse
- Absinken von **Fibrinogen, AT und Thrombozyten:** Abschätzung des Schweregrades der DIC.

Therapie: Wichtig ist zunächst die kausale Behandlung der auslösenden Ursache. Die symptomatische Therapie richtet sich nach dem Schweregrad und Stadium der Verbrauchskoagulopathie. Therapie der Wahl ist die Gabe von niedrig dosiertem unfraktionierten **Heparin** (10 000–15 000 IE/d per infusionem).

Therapie: zunächst kausale Behandlung der Ursache. Therapie der Wahl ist niedrig dosiertes unfraktioniertes Heparin (10 000–15 000 IE/d per infusionem).

◀ Merke

▶ **Merke:** Low-dose-Heparin ist nur in Gegenwart von Antithrombin (AT) in ausreichenden Mengen wirksam, da Antithrombin als Kofaktor für Heparin in normaler Konzentration erforderlich ist. Daher muss bei erniedrigten AT-Werten gereinigtes **AT-Konzentrat** substituiert werden (Normbereich: > 70%).

AT wird initial mit 2000 IE und anschließend in 8-stündigen Abständen mit 1000 IE per infusionem substituiert (Substitutionsdauer 2–4 Tage). AT sollte dabei im oberen Normbereich liegen. Bei Quick-Werten < 50% ist eine Substitution von **Frischplasma** (= fresh frozen plasma = FFP) erforderlich. Es enthält neben Gerinnungsfaktoren auch AT und Protein C. Die Substitution von **Fibrinogen** erfolgt nur bei schwersten Blutungskomplikationen. **PPSB** ist nur indiziert, wenn die Volumenbelastung durch Frischplasma zu hoch ist.
Die prophylaktische Behandlung mit Low-dose-Heparin muss bis zur Mobilisierung des Patienten durchgeführt werden. Eine Therapie mit ASS, oralen Antikoagulanzien oder eine fibrinolyse-hemmende Behandlung sind **nicht** indiziert.

AT-Substitution für 2–4 d (initial 2000 IE, anschließend 8-stündig 1000 IE per infusionem). Bei Quick-Werten < 50% Substitution von **Frischplasma**. Fibrinogen-Substitution nur bei schwersten Blutungskomplikationen. **PPSB-Gabe** nur bei zu hoher Volumenbelastung durch Frischplasma.

Heparinprophylaxe bis zur Mobilisierung. Eine Therapie mit ASS oder oralen Antikoagulanzien ist **nicht** indiziert.

◀ Merke

▶ **Merke:** Um eine Verschlechterung der Verbrauchskoagulopathie zu vermeiden, sind folgende Regeln zu beachten:
- Keine Substitution von Fibrinogen bei vermindertem Fibrinogen im Plasma! (Förderung der Fibrinbildung durch vermehrtes Substratangebot für die verstärkt ablaufende Gerinnung).
- Substitution von PPSB mit gleichzeitiger Gabe von niedrig dosiertem Heparin! (Förderung der Gerinnung bei alleiniger PPSB-Gabe und dadurch Verschlechterung der Verbrauchskoagulopathie).
- Keine Substitution von Thrombozyten! (Förderung der Thrombosierung in der Blutzirkulation)
- Keine Hemmung der Fibrinolyse durch Trasylol oder Aprotinin! (keine ursächliche Therapie der Verbrauchskoagulopathie).

Differenzialdiagnose: Die schwierigste Differenzialdiagnose besteht bei Patienten mit Leberzirrhose und sich entwickelnder Verbrauchskoagulopathie (Bestimmung von Faktor VIII, da dieser bei Patienten mit Leberzirrhose erhöht ist).

Differenzialdiagnose: Die schwierigste DD besteht bei Patienten mit Leberzirrhose und sich entwickelnder DIC.

Prognose: Insgesamt gilt die Entwicklung einer Verbrauchskoagulopathie als prognostisch ungünstiges Zeichen der Grunderkrankung, die Letalität liegt ohne Therapie bei ca. 50%. Bestimmend ist im Einzelfall die auslösende Grunderkrankung (z.B. Rückbildung der Verbrauchskoagulopathie nach Beherrschung einer Sepsis). Prophylaxe und Therapie mit Heparin und AT führen zu einer Verbesserung der Überlebenschancen, die Letalität liegt jedoch abhängig von der Organschädigung und der Grunderkrankung bei 10%.

Prognose: DIC = prognostisch ungünstiges Zeichen der Grunderkrankung (50% Letalität ohne Therapie). Bestimmend ist die auslösende Grunderkrankung. Prophylaxe und Therapie mit Heparin und AT führt zu einer Verbesserung der Überlebenschancen (aber Letalität von 10%).

◉ L-6.2

◉ L-6.2 **Septische Kuppen am Kniegelenk**

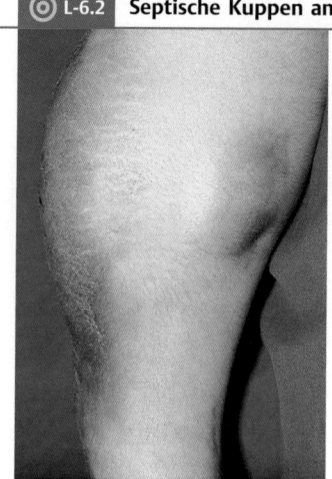

▶ **Klinischer Fall**

▶ **Klinischer Fall:** Ein 59-jähriger Patient wurde mit schweren septischen Temperaturen in die Klinik eingewiesen. Er hatte 3 Wochen vor stationärer Aufnahme einen Streptokokkeninfekt mit Angina tonsillaris durchgemacht. Die Blutkulturen zeigten Streptococcus viridans. Im Blutbild fanden sich ein erniedrigter Quickwert (46 %), eine Thrombozytenzahl von 76 000/μl und ein Fibrinogenwert von 73 mg%. Es handelte sich somit um eine Verbrauchskoagulopathie bei Sepsis. Das klinische Bild imponierte mit septischen Hautzeichen (Abb. **L-6.2**).

Die Therapie des Patienten bestand in einer Behandlung der Grunderkrankung mit hochdosiertem Penicilin. Die Antikoagulation wurde mit Low-dose-Heparin (15 000 IE/d i.v. als Dauerinfusion) durchgeführt. Antithrombin war an Tag 1 mit 2 × 1000 IE i.v. und an Tag 2 und 3 mit 1000 IE i.v.erforderlich, um die Plasmakonzentration von 40 % auf 80 % anzuheben.

6.4   Hämostasestörungen bei Lebererkrankungen

Physiologische Grundlagen: Die Leber ist **Produktionsorgan von Gerinnungsfaktoren** und für den **Abbau von Stoffwechselprodukten der Gerinnung** und **Thrombozyten** zuständig. Die Synthese von Faktor II, VII, IX, X, Protein C und S läuft Vitamin-K-abhängig ab.

Leberparenchymschäden führen zu **Defektkoagulopathien** (Synthesestörung der Vitamin-K-abhängigen und -unabhängigen Gerinnungsfaktoren). Fibrin(ogen)-Spaltprodukte werden vermindert abgebaut.

▶ **Merke**

6.4 Hämostasestörungen bei Lebererkrankungen

Physiologische Grundlagen: Die Leber ist **Produktionsorgan der meisten Gerinnungsfaktoren** (Tab. **L-6.6**) und als wichtigstes Organ des retikuloendothelialen Systems für den **Abbau von Stoffwechselprodukten** der Gerinnungsfaktoren und Thrombozyten zuständig. Die Synthese der Faktoren VIII:C, X und Plasminogen findet auch im Endothel statt. Einige Gerinnungsfaktoren (Faktor II, VII, IX, X, Protein C und S) werden in der Leber abhängig von Vitamin K synthetisiert.

Leberparenchymschäden (z. B. bei Leberzirrhose) führen aufgrund einer Synthesestörung sowohl der Vitamin-K-abhängigen als auch der Vitamin-K-unabhängigen Gerinnungsfaktoren zu **Defektkoagulopathien**. Aufgrund einer eingeschränkten Clearance-Funktion der Leber werden Fibrin(ogen)-Spaltprodukte vermindert abgebaut.

▶ **Merke:** Da die Synthese der Gerinnungsfaktoren des sog. Prothrombinkomplexes (Faktor II, VII, IX, X) Vitamin-K-abhängig erfolgt, finden sich bei Lebererkrankungen ähnliche Symptome und Laborbefunde wie bei Vitamin-K-Mangel.

≡ L-6.6 **Syntheseleistung der Leber für das Gerinnungssystem**

Gerinnungsfaktoren	Vitamin-K-unabhängig: I, V, VIII:C, XI, XII, XIII, Präkallikrein und hochmolekulares Kininogen Vitamin-K-abhängig: II, VII, IX, X (Merke: 1972; sog. Prothrombinkomplex)
Gerinnungsinhibitoren	Vitamin-K-unabhängig: Antithrombin (AT) Vitamin-K-abhängig: Protein C und S
Plasminaktivator	Plasminogen
Plasmininhibitoren	α_2-Makroglobulin, α_2-Antiplasmin

| ☰ **L-6.7** | **Hämostasestörungen bei akutem Leberversagen und Cholestase** |

akutes Leberversagen	*Cholestase*
■ verminderte Synthese der Gerinnungsfaktoren	■ Verminderung der Vitamin-K-Resorption (verminderte Synthese der Gerinnungsfaktoren)
■ Thrombozytopenie (toxisch bzw. im Rahmen einer Verbrauchs- koagulopathie).	
■ Verbrauchskoagulopathie (Trigger: Hypoxie, Toxinämie)	■ aber: normale Thrombozytenzahl!

Vitamin K ist ein fettlösliches Vitamin, das entweder mit der Nahrung zugeführt oder von Darmbakterien synthetisiert und anschließend im terminalen Ileum und Kolon resorbiert wird (Voraussetzung: Anwesenheit von Gallensäuren!). Der tägliche Bedarf beträgt 1 µg. **Vitamin K** führt zur Carboxylierung der Gerinnungsfaktoren II, VII, IX, und X. Die Carboxylgruppen sind für die biologisch intakte Funktion der Gerinnungsfaktoren bedeutsam, da sie über eine Kalziumbindung an Phospholipide ankoppelt. Ein Vitamin-K-Mangel verhindert die Umwandlung in funktionsfähige Gerinnungsfaktoren mit der Folge der Blutungsneigung (s. Tab. **L-6.1**, S. 1288).

Eine **verminderte Synthese** findet sich bei Neugeborenen. Bei Patienten mit Leberzirrhose wird zusätzlich aufgrund einer gestörten Darmflora **Vitamin K** vermindert produziert und resorbiert. Bei Verschlussikterus führt außerdem die fehlende Exkretion von Gallensäuren zu einer **Malabsorption** des fettlöslichen Vitamin K. Vitamin-K-Antagonisten (z. B. Phenprocoumon) wirken hemmend auf die Faktorensynthese ein (Tab. **L-6.7**).

Durch Verminderung der Plasminogen-Inhibitoren (α_2-Antiplasmin, α_2-Makroglobulin, AT) wird bei Lebererkrankungen mit **Verbrauchskoagulopathie** eine **sekundäre Hyperfibrinolyse** ausgelöst (S. 1294).

Vitamin K ist ein fettlösliches Vitamin, das entweder mit der Nahrung zugeführt oder von Darmbakterien synthetisiert und anschließend resorbiert wird (Bedarf: 1 µg/d). Ein **Vitamin-K-Mangel** führt zu einem Mangel der Gerinnungsfaktoren des Prothrombinkomplexes.
Ursachen sind (Tab. **L-6.1**, S. 1288): **Lebersynthesestörungen** (Neugeborene), bei Leberzirrhose zusätzlich **verminderte Aufnahme** mit der Nahrung, bei Verschlussikterus **Malabsorption**. Defekte bei akutem Leberversagen und Cholestase sind in Tab. **L-6.7** dargestellt.

Bei Lebererkrankungen mit Verbrauchskoagulopathie kann eine **sekundäre Hyperfibrinolyse** auftreten (S. 1294).

▶ **Merke:** Insgesamt spielt sich die Hämostase bei Patienten mit Lebererkrankungen auf einem „niedrigeren Niveau" ab, da Gerinnung, Fibrinolyse, Inhibitoren und Thrombozyten gleichzeitig betroffen sind.

◀ Merke

Klinik: Charakteristisch sind Hämorrhagien (i.d.R. großflächig und spontan; v.a. an Haut und Schleimhäuten) und innere Blutungen. Bei Leberausfallkoma tritt eine Verbrauchskoagulopathie mit DIC auf. Thrombosen bilden sich gelegentlich im Bereich der Pfortader aus.

Klinik: Hämorrhagien. Bei Leberausfallkoma tritt eine Verbrauchskoagulopathie mit DIC auf.

Diagnostik: Aufgrund der kurzen HWZ von Faktor VII ist der **Quick-Wert** der empfindlichste Parameter zur Diagnostik einer Leberfunktionsstörung. Dabei ist ein Absinken des Quick-Wertes unter 20 % prognostisch ungünstig.

Diagnostik: Der **Quick-Wert** ist der empfindlichste Parameter bei Leberfunktionsstörung. Ein Absinken auf < 20 % ist prognostisch ungünstig.

▶ **Merke:** Die Bestimmung der INR-Werte hat nur bei Patienten Bedeutung, die mit Vitamin-K-Antagonisten behandelt werden, nicht bei einer Lebererkrankung oder bei Verbrauchskoagulopathie.

◀ Merke

Die Einzelfaktoren II, VII, IX und X sinken nach Maßgabe ihrer HWZ in folgender Reihenfolge ab: Faktor VII, IX, II, X (HWZ aufsteigend von 4 bis 60 h). AT und Protein C vermindern sich bereits bei **leichteren** Leberfunktionsstörungen. Fibrinogen, Plasminogen und Faktor XII sind erst bei **schweren** Leberfunktionsstörungen vermindert.

AT und Protein C sind bei **leichteren** Leberfunktionsstörungen vermindert. Fibrinogen, Plasminogen und F XII sind bei **schweren** Leberfunktionsstörungen vermindert.

▶ **Merke:** In der extrahepatischen Strombahn, insbesondere im Bereich der Kollateralkreisläufe, werden bei Leberzirrhose vermehrt die Faktoren VIII und VIII:C synthetisiert. Daher ist Faktor VIII:C bei dekompensierter Leberzirrhose im Gegensatz zu den übrigen Gerinnungsfaktoren immer erhöht (DD Verbrauchskoagulopathie: hier fällt Faktor VIII:C ab!).

◀ Merke

Koller-Test: Gabe von 10 mg Vitamin K i.v. oder p.o. mit anschließender Messung des Quick-Wertes innerhalb von 48 h. Positiv ist ein Anstieg um 20%. Ein geringerer Anstieg ist negativ (ungünstige Prognose).

Koller-Test zur Überprüfung der Leberfunktion: Nach Gabe von 10 mg Vitamin K i.v. oder p.o. wird der Anstieg des Quick-Wertes innerhalb von 48 h gemessen. Als positiv wird ein Anstieg um 20% bewertet. Ein geringerer Anstieg wird als negativ definiert und spricht für eine schwere Parenchymschädigung der Leber (prognostisch ungünstig).

Therapie: Substitution mit gefrorenem Frischplasma bei Blutungsereignissen und bei Quick-Wert von < 30%. Bei Verbrauchskoagulopathie Gabe von AT und Heparin (10 000 E /24 h).

Therapie: Zur Stabilisierung der Hämostase ist bei Blutungsereignissen und bei Absinken des Quick-Wertes < 30% die Substitution mit **gefrorenem Frischplasma (= fresh frozen plasma = FFP)** indiziert. Bei einer Verbrauchskoagulopathie ist die Gabe von **AT-Konzentrat** und niedrig dosiertem **Heparin** (10 000 IE/24 h) erforderlich. Fibrinolysehemmung und Gabe von Thrombozytenkonzentraten sind **nicht** indiziert.

Prognose: abhängig vom Stadium der Leberzirrhose.

Prognose: Die Prognose ist abhängig vom Stadium der Leberzirrhose. Ein Absinken des Quickwertes < 20% gilt als sehr ungünstig (Letalität > 90% innerhalb von 3 Monaten).

6.5 Nephrogene Koagulopathie

Ätiopathogenese: Es kommt zu einem **AT- und Protein-C-Verlust** über die Nieren. Insbesondere bei chronischen Nierenerkrankungen resultiert eine **Thrombozytenfunktionsstörung.**

Ätiopathogenese: Bei akuten und chronischen Nierenerkrankungen kommt es zu einem **Verlust von AT und Protein C** über die Nieren. Insbesondere bei chronischen Verlaufsformen resultiert eine **Thrombozytenfunktionsstörung**. Ursache ist die toxische Schädigung der Thrombopoese im Knochenmark und die Hemmung des thrombozytären Energiestoffwechsels durch hohe Harnstoffkonzentrationen im Blut.

▶ Merke

▶ **Merke:** Klinisch manifestieren sich daher insbesondere akute Nierenerkrankungen durch die Ausbildung von Thrombosen und chronische Nierenerkrankungen in Form von Blutungskomplikationen.

Therapie: bei **akuten** Nierenerkrankungen AT-Substitution bei Abfall < 80%. Zusätzlich Low-dose-Heparin. Bei **chronischer** Niereninsuffizienz besteht kein Behandlungsbedarf. Während der Dialyse Heparingabe (Prophylaxe der Thrombosierung des Blutes in der extrakorporalen Zirkulation).

Therapie: Bei **akuten** Nierenerkrankungen ist bei einem AT-Abfall auf < 80% der Norm aufgrund des erhöhten Thromboserisikos eine AT-Substitution indiziert. Zusätzlich sollte Low-dose-Heparin ergänzt werden. Bei **chronischer** Niereninsuffizienz mit und ohne Hämodialysetherapie besteht kein kausaler oder prophylaktischer Behandlungsbedarf. Während der Dialyse wird eine Prophylaxe der Thrombosierung des Blutes in der extrakorporalen Zirkulation mit hoch dosiertem Heparin oder niedermolekularem Heparin durchgeführt.

Prognose: Normalisierung der Hämostase nach Nieren-TX.

Prognose: Nach Nierentransplantation normalisiert sich die Hämostase.

6.6 Hämostasestörungen bei Tumorerkrankungen

Bei Malignomen können sowohl **Thrombosen** als auch **Blutungen** auftreten.

Im Rahmen von Malignomerkrankungen werden eine Vielzahl **thromboembolischer** Erkrankungen beobachtet, die sämtliche kleinen und großen Gefäße des venösen Systems betreffen. Eine Änderung der Hämostase führt sowohl zur Entstehung von **Thrombosen** als auch von **Blutungen**.

Epidemiologie: Bei bis zu 50% der Patienten wird ein **Trousseau-Phänomen** nachgewiesen. Eine seltenere Komplikation ist das **thrombohämorrhagische Syndrom** (< 10%).

Epidemiologie: Bei bis zu 50% der Malignompatienten werden im Rahmen der Autopsie **Thromboembolien** im Sinne eines paraneoplastischen Syndroms **(sog. Trousseau-Phänomen)** nachgewiesen. Blutungskomplikationen sind sehr viel seltener. Im Rahmen einer Verbrauchskoagulopathie bildet sich das **thrombohämorrhagische Syndrom** (Mikrothrombosierungen in der peripheren Strombahn und sekundären Einblutungen) aus (< 10%).

Ätiopathogenese: Die Produktion von Phospholipiden, Plasminogenaktivatoren und Vascular-permeability-Faktor aktivieren Gerinnung und Fibrinolyse. **Thrombosen** entstehen durch Proteasen aus dem Tumorgewebe.

Ätiopathogenese: Tumorzellen produzieren prokoagulatorische Phospholipide, Plasminogenaktivatoren und einen vascular-permeability-Faktor mit der Folge einer Aktivierung von Gerinnung und Fibrinolyse sowie einer Desintegration der extrazellulären Endothelmatrix. Es kommt zu einer **Thrombozytenschädigung**. Eine Aktivierung der Blutgerinnung über Proteasen aus dem Tumorgewebe bewirkt die Entstehung von **Thrombosen**.

▶ **Merke:** Häufig mit der Entwicklung einer Thromboembolie verbunden sind: Tumoren an Dickdarm, Gallenblase, Magen, Lunge, Ovar und Pankreas sowie eine Paraproteinämie und das myeloproliferative Syndrom. Bei einigen Tumoren gilt eine AT-Verminderung als Ursache.

◀ **Merke**

Aus dem Tumorgewebe werden Proteasen mit fibrinolytischer Wirkung freigesetzt, die ebenso wie die **malignomassoziierte Thrombozytopenie** zu **Blutungen** führen. Ursachen der Thrombozytopenie sind Knochenmarkinfiltration, Chemotherapie, Strahlung, Toxine bei bakterieller oder viraler Erkrankung, Verbrauchskoagulopathie mit Hyperfibrinolyse, Splenomegalie und Autoimmunkomplexe.

Fibrinolytische Proteasen und **malignomassoziierte Thrombozytopenie** führen zu **Blutungen**. Ursachen der Thrombozytopenien sind u.a. Knochenmarkinfiltration, Chemotherapie, Strahlung.

Klinik: Tumorassoziierte Thrombosen betreffen das gesamte venöse Gebiet, das arterielle System ist nicht betroffen. Im schlimmsten Fall können die Thrombosen zu einem **Budd-Chiari-Syndrom** (= Verschluss der kleinen Lebervenen mit Leberausfallskoma) oder einer Phlegmasia coerulea dolens führen.
Bei mediastinalen Raumforderungen sind auch Thrombosen der V. cava superior mit schwerer oberer Einflussstauung nicht selten. Ein Verschluss der V. subclavia oder V. axillaris im Sinne einer Armvenenthrombose wird als **Paget-von-Schroetter-Syndrom** bezeichnet (z. B. bei Lymphomen, Abb. **L-6.3**).
Blutungskomplikationen treten durch Einblutungen in das Tumorgewebe auf. Eine **plötzliche Verschlechterung des Allgemeinzustandes mit Hämoglobinabfall** oder **akuter abdomineller Symptomatik** (wie z.B. bei Ileus) sind die ersten Symptome bei intestinalen Thrombosen mit sekundärer Einblutung.

Klinik: Das **Budd-Chiari-Syndrom** stellt den schwersten Fall von tumorassoziierten Thrombosen dar.

Ein **Paget-von-Schroetter-Syndrom** (Armvenenthrombose) ist seltener (Abb. **L-6.3**).

Blutungskomplikationen treten durch Einblutungen in das Tumorgewebe auf.

ⓞ **L-6.3** **Budd-Chiari-Syndrom (a), Paget-von-Schroetter-Syndrom (b)**

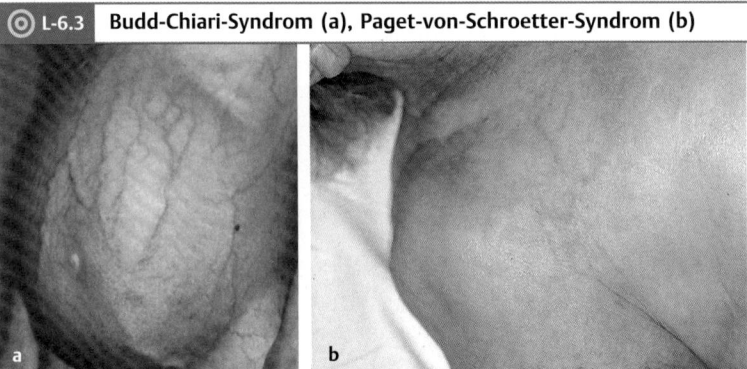

a Lebervenenverschluss mit Zeichen der portalen Hypertension: Aszites, Hepatosplenomegalie, Caput medusae.
b Thrombose der V. subclavia und V. axillaris – verstärkte Venenzeichnung im Bereich der rechten Schulter und leichte Armschwellung.

Diagnostik: Die Gerinnungssteigerung wird anhand erhöhter Konzentrationen von D-Dimeren, Thrombin-Antithrombin-Komplex (TAT), Prothrombin-$_{1,2}$-Fragment, Fibrinopeptid A (FPA), Fibrinogen und Thrombozyten gestellt.

Therapie: s. Tab. **L-6.8**.

Diagnostik: erhöhte Konzentrationen von D-Dimeren, TAT, Prothrombinfragment $F_{1,2}$ und FPA.

Therapie: s. Tab. **L-6.8**.

▶ **Merke:** Thrombozytenaggregationshemmer und Antifibrinolytika sind kontraindiziert, da diese bei malignomassoziierten Hämostasestörungen nicht wirksam sind.

◀ **Merke**

≡ **L-6.8** **Therapie bei malignoassoziierten Hämostasestörungen**

Therapiemaßnahmen	*Dosierung/Indikation*
▪ **Behandlung der Grunderkrankung**	
▪ **Thromboembolieprophylaxe** (wichtigste Maßnahme!)	Heparin 3 × 5000 bis 3 × 7500 IE/d s.c., niedermolekulares Heparin 1 × tgl. s.c.
▪ **Antithrombin (AT)**	bei stattgehabter Thromboembolie und AT-Mangel
▪ **Faktor XIII**	bei Blutungskomplikationen und erniedrigtem Faktor XIII
▪ **Thrombozyten- oder Thrombozytenhochkonzentrate**	bei Thrombozytopenien < 20 000/µl
▪ **Frischplasma (= FFP)**	nur bei gleichzeitig bestehenden Blutungen erforderlich
▪ **Low-dose-Heparin** Umstellung auf orale Antikoagulanzien	Therapie zirkulierender Antikoagulanzien (Lupusantikoagulans) bei langfristiger Prophylaxe

7 Antithrombotische und thrombolytische Therapie

7.1 Antithrombotische Therapie

Ziel ist die Prophylaxe der Thrombusbildung bzw. der Thrombusprogression.

7.1 Antithrombotische Therapie

Ziel der Antikoagulanzientherapie ist zum einen die Thromboseprophylaxe, zum anderen die Verhinderung der Thrombusprogression bei einem akuten arteriellen oder venösen Gefäßverschluss.

☰ L-7.1	Medikamentöse Inhibierung der Hämostase*	
Substanzgruppe	**Präparat (Handelsname)**	**Wirkungsmechanismus bzw. Angriffspunkte im Gerinnungssystem**
Kumarinderivate	• Phenprocoumon (z. B. Marcumar) • Warfarin (z. B. Coumadin)	Hemmung der Vitamin-K-abhängigen Gerinnungsfaktoren (II, VII, IX, X)
Heparine		an das Vorhandensein von AT gebunden, im Komplex mit AT Beschleunigung und Verstärkung der antikoagulatorischen AT-Wirkung um ein Vielfaches
• UFH	• Liquemin	Hemmung von F VIIa, F IXa, F Xa, F XIa, F XIIa, F IIa; Xa/IIa Ratio 1/1
• NMH	• Nadroparin (Fraxiparin) • Enoxaparin (Clexane)	Hemmung von F Xa und IIa; Xa/IIa Ratio 2–4
Heparinanalogon	• Fondaparinux (Arixtra)	selektive Hemmung von F Xa (AT vermittelt); Xa/IIa Ratio ca. 700/1
Heparinoid	• Danaparoid (Orgaran)	Hemmung von F Xa und F IIa
Hirudine	• Lepirudin (z. B. Refludan) • Desirudin (z. B. Revasc)	direkte Thrombinhemmung (spezifisch für F IIa, freies und fibringebundenes Thrombin)
L-Argininderivat	• Argatroban (Argatra)	direkte Thrombinhemmung (spezifisch für F IIa, freies und fibringebundenes Thrombin)
Thrombozytenaggregationshemmer		Hemmung der Thrombozytenaggregation durch:
	• Azetylsalizylsäure (z. B. Aspirin)	Irreversible Hemmung der Zyklooxygenase
	• Abciximab (Rheopro), Tirofiban (Aggrastat)	Antagonismus am GP-IIb/IIIa-Rezeptor
	• Clopidogrel (z. B. Plavix)	Hemmung der ADP-abhängigen Thrombozytenaktivierung

*zu neuen Antikoagulanzien s. Tab. L-7.5, S. 1304

7.1.1 Unfraktioniertes, niedermolekulares Heparin, Fondaparinux

Struktur: Unfraktioniertes Heparin (UFH)
ist ein polysulfatiertes Polysaccharid
(mittleres Molekulargewicht: 15 kDa).
**Niedermolekulares (= fraktioniertes)
Heparin (NMH)** entsteht durch Fraktionierung oder enzymatische Spaltung der
Oligosaccharidketten (durchschnittliches
MG: 6 kDa). **Fondaparinux** ist ein synthetisch hergestelltes Pentasaccharid.

Wirkmechanismus: Heparine bilden einen
Komplex mit AT, der sich an die **Gerinnungsfaktoren XIIa, XIa, IXa, Xa und IIa**
anlagert und sie dadurch **inaktiviert.** NMH
aktiviert Faktor Xa mit etwa gleicher
Effektivität, Faktor IIa mit deutlich geringerer Effektivität als UFH. Nach Inaktivierung der Gerinnungsprotease zerfällt der

7.1.1 Unfraktioniertes, niedermolekulares Heparin, Fondaparinux

Struktur: Unfraktioniertes (= hochmolekulares) Heparin (UFH = „Heparin" im klinischen Sprachgebrauch) ist ein polysulfatiertes Polysaccharid mit einem mittleren Molekulargewicht von 15 kDa. Es wird aus Schweinedarmmukosa hergestellt. Aus UFH entsteht durch Fraktionierung, chemische oder enzymatische Spaltung der Oligosaccharidketten **niedermolekulares (= fraktioniertes) Heparin (NMH)**. Je nach Herstellungsverfahren variieren die Molekülgröße (durchschnittliches Molekulargewicht 6 kDa) und die gerinnungshemmende Aktivität der NMH-Präparate (s. u.). Beispiele für NMH sind Certoparin, Dalteparin, Enoxaparin, Nadroparin und Tinzaparin. **Fondaparinux** ist ein synthetisch hergestelltes Pentasaccharid. Bei diesen 3 Substanzklassen bindet ein strukturell definiertes Pentasaccharid spezifisch an AT.

Wirkmechanismus: Die Inhibierung der Blutgerinnung verläuft indirekt über eine Steigerung der Gerinnungshemmung durch Antithrombin (AT). Heparine bilden einen **Komplex mit AT,** der sich an die **Gerinnungsfaktoren XIIa, XIa, IXa, Xa und IIa** (Thrombin) anlagert und diese **inaktiviert.** Dabei inaktiviert NMH Faktor Xa mit etwa gleicher Effektivität, Faktor IIa mit deutlich geringerer Effektivität als UFH. Die verschiedenen NMH unterscheiden sich in ihrer Anti-IIa- und Anti-Xa-Aktivität. Nach erfolgter Inaktivierung der Gerinnungsprotease zerfällt der Komplex und UFH bzw. NMH steht zur Komplexbildung mit einem weiteren AT-Molekül zur Verfügung. Dieses „Recycling" ist der Grund für die Wirksamkeit von niedrigen Dosierungen von UFH und NMH.

Komplex und Heparin kann ein weiteres AT-Molekül binden.

▶ **Merke:** Heparine sind nur im Komplex mit AT wirksam.

◀ **Merke**

UFH hemmt auch die thrombininduzierte **Thrombozytenaggregation**, setzt den **Tissue-Plasminogenaktivator** (t-PA) aus dem Endothel frei (profibrinolytische Wirkung) und hemmt die Aktivität von **PDGF** u.a. Wachstumsfaktoren. Diese vielfältigen Wirkungsmechanismen tragen zum antithrombotischen Effekt von UFH bei. **NMH** haben eine stärkere **profibrinolytische Wirkung** als UFH. **Fondaparinux** bildet einen **Komplex mit Antithrombin**, der selektiv **Faktor Xa** bindet und inaktiviert.

UFH hemmt auch die thrombininduzierte **Thrombozytenaggregation**, setzt t-PA aus dem Endothel frei und hemmt die Aktivität von **PDGF** u.a. Wachstumsfaktoren. **NMH** haben eine stärkere **profibrinolytische Wirkung** als UFH. **Fondaparinux** bindet und inaktiviert selektiv Faktor Xa.

Pharmakokinetik: Fondaparinux hat die längste HWZ der drei Substanzgruppen, gefolgt von NMH. Beide müssen deshalb nur 1 × tgl. appliziert werden (s.c.), UFH dagegen 2–3 × tgl. (s.c. oder per infusionem [p.i.]). NMH haben im Vergleich zu UFH eine geringere Affinität zu Plättchenfaktor IV (PF 4). Fondaparinux bindet nicht an PF 4.

Pharmakokinetik: Fondaparinux hat die längste HWZ der drei Substanzgruppen, gefolgt von NMH. Fondaparinux bindet nicht an PF 4.

Indikationen und Dosierung: Zur Prophylaxe venöser Thrombosen werden eingesetzt:
- **präoperativ:** UFH in niedriger Dosis (2 × oder 3 × 5000 IE /24 h s.c.) oder NMH (1 × tgl. s.c., Dosierung s. Beipackzettel des Präparates) bzw. Fondaparinux (1 × tgl. s.c.). Die Gabe erfolgt 2 h präoperativ, bei Fondaparinux 6 h postoperativ und wird bis zur Mobilisierung des Patienten fortgeführt.
- **Innere Medizin:** UFH (3 × 5000 IE s.c.) oder NMH (1 × tgl.) bei allen Patienten, die wegen einer akuten Erkrankung stationär behandelt werden und mehr als 8 Stunden täglich bettlägerig sind.

Zur **Prophylaxe arterieller Thrombosen** bzw. zur **Sekundärprophylaxe venöser Thromboembolien** ist bei Patienten mit arteriellen Gefäßstenosen (Herzinfarkt, pAVK) oder Z.n. venöser Thromboembolie die Gabe von UFH (3 × 7500–10 000 IE s.c. oder p.i.) indiziert. Die Dosierung wird anhand der aPTT gesteuert, die auf das 2–3fache der Norm verlängert sein soll. Nach Abschluss der akuten Erkrankung wird auf orale Antikoagulanzien umgesetzt.

Zur **Therapie der manifesten venösen Thrombose**, der **Lungenembolie** und der **arteriellen Embolie** werden hochdosiertes NMH oder Fondaparinux körpergewichtsadaptiert s.c. oder UFH aPTT-adjustiert p.i. verabreicht.

Indikationen und Dosierung:
Zur Prophylaxe venöser Thrombosen:
- **präoperativ:** UFH oder NMH bzw. Fondaparinux.
- **Innere Medizin:** UFH oder NMH (1 × tgl.) bei allen Patienten, die stationär behandelt werden und mehr als 8 h am Tag bettlägerig sind.

Zur **Prophylaxe arterieller Thrombosen** bzw. zur **Sekundärprophylaxe venöser Thromboembolien** werden 3 × 7500 – 10 000 IE Heparin s.c. oder i.v. gegeben. Die Dosierung wird anhand der aPTT gesteuert (2–3fache der Norm).

▶ **Merke:** Bei der Thrombose- oder Embolietherapie mit UFH ist die Dosis so zu wählen, dass die aPTT und die PTZ auf das 2–3-fache des Ausgangswertes verlängert sind. Ist dieses Ziel auch bei einer Dosis von 45 000 IE/d nicht erreicht, gilt dies als Hinweis auf einen AT-Mangel.

◀ **Merke**

Kontraindikationen: Bei Low-dose-Heparin ist die akute Blutung eine Kontraindikation, bei der hoch dosierten Heparintherapie sind die in Tab. **L-7.2** genannten Kontraindikationen zu beachten.

Zu Kontraindikationen einer hoch dosierten Heparintherapie s. Tab. **L-7.2**.

☰ **L-7.2**	**Absolute Kontraindikationen der hoch dosierten Heparintherapie**

- maligner Hypertonus
- frische zerebrale u.a. Blutungen
- schwere Niereninsuffizienz
- hämorrhagische Diathese
- nekrotisierende Pankreatitis
- schwerer Diabetes mellitus (Augenhintergrundveränderungen Stadium IV nach Keith-Wegener)

- Quick-Wert < 60 % bei Leberzirrhose
- schwere Thrombopenie
- schwerer Hypertonus (systolisch > 200 mmHg, diastolisch > 120 mmHg)
- zerebrale Blutungen innerhalb der letzten 3 Monate

Nebenwirkungen: leichte **Blutungen** in 2–3 %, schwere Blutungskomplikationen bei 0,1 %. Weiterhin Osteoporose (Langzeitanwendung), Haarausfall und Darmkoliken.

Selten tritt eine **Heparin-induzierte Thrombozytopenie (HIT)** auf. Das Risiko ist nach UFH-Gabe höher als nach NMH-Gabe. Man unterscheidet:
HIT-Typ I (Thrombozytenabfall um > 30 %) mit mildem Verlauf.
HIT-Typ II (immunologisch bedingte schwere Thrombozytopenie < 20 000/µl) ist seltener und mit einer Mortalität von 10–20 % verbunden.

Nebenwirkungen: Die häufigste Nebenwirkung sind **Blutungskomplikationen.** Leichte Blutungen treten bei 2–3 %, lebensbedrohliche bei 0,1 % der Patienten auf. Folgende Nebenwirkungen treten bei UFH selten, bei NMH noch seltener auf: Haarausfall, Darmkoliken sowie bei Langzeitanwendung Osteoporose.

Selten tritt eine **Heparin-induzierte Thrombozytopenie (HIT)** auf. Das Risiko ist nach Gabe von UFH höher als nach Gabe von NMH. Man unterscheidet zwei Typen:

HIT-Typ I beruht auf einem transienten, also reversiblen Thrombozytenabfall. Die Thrombozytenzahl sinkt innerhalb der ersten 4 Tage nach Therapiebeginn um > 30 %. Klinische Zeichen fehlen. Nach Gabe von UFH beobachtet man dies bei 10–15 %, nach Gabe von NMH bei 1–3 % der Patienten.

HIT-Typ II ist immunologisch bedingt (AK-Bildung gegen Heparin-PF4-Komplex). Ab dem 5. Therapietag treten Immunkomplexe auf, die eine starke **Thrombozytenaggregation** mit Absinken der Thrombozytenzahl auf < 20 000/µl und **Thromboembolien** induzieren können. Typ II tritt unter UFH bei 1–5 % und unter NMH bei 0,1–0,5 % der Patienten auf. Unter **Fondaparinux** sind nur wenige Fälle in der Literatur beschrieben, bei denen eine Vorbehandlung mit Heparin in der Anamnese nicht ausgeschlossen ist. Die Mortalität beträgt 10–20 %.

▶ Merke

▶ **Merke:** Ein Verdacht auf eine HIT besteht bei einem Thrombozytenabfall > 30 % vom Ausgangswert und/oder einer neu aufgetretenen oder progredienten Thromboembolie während einer Behandlung mit UFH oder NMH. Wichtig ist ein gezieltes Vorgehen:
- schnelle Abklärung der Differenzialdiagnosen der Thrombopenie
- Blutabnahme für Heparin/Plättchenfaktor-4-Antikörper (HIT-Antikörper)
- Heparin absetzen
- Beginn einer Antikoagulation mit Danaparoid oder Lepirudin
- keine Thrombozytensubstitution (Induktion von Thrombosen!).

Therapiekontrolle: Heparin: PTZ, aPTT und Faktor-Xa-Inhibierung erfassen empfindlich die Wirkung von UFH. **NMH:** Dosisreduktion bei Niereninsuffizienz. Der NMH-Spiegel sollte zwischen 0,4–0,8 IE/ml liegen.

Therapiekontrolle: Heparin: PTZ, aPTT und der Anti-Xa-Test (Faktor-Xa-Inhibierung) erfassen empfindlich die Wirkung von UFH auf das Gerinnungssystem. **NMH und Fondaparinux:** Eine Dosisanpassung anhand von Laborwerten ist nicht erforderlich. Bei Niereninsuffizienz muss die Dosis reduziert werden. Der NMH-Spiegel sollte zwischen 0,4–0,8 IE/ml, die Fondaparinux-Spiegel zwischen 0,4–0,7 µg/ml liegen.

▶ Merke

▶ **Merke:** Bei Low-dose-Heparinprophylaxe bleiben die PTZ und die aPTT im Normbereich, während die Faktor-Xa-Aktivität messbar gehemmt wird.

Antagonisierung von Heparin: Protaminchlorid hebt die gerinnungshemmenden Effekte von UFH auf.

Antagonisierung von Heparin: Protaminchlorid hebt die gerinnungshemmenden Effekte von UFH auf (Protamindosis in mg = Heparindosis in IE).

7.1.2 Hirudin, Argatroban, Danaparoid

Hirudin ist ein Polypeptid aus den Speicheldrüsen des Blutegels Hirudo medicinalis, das heute gentechnisch hergestellt wird (Lepirudin, Desirudin). Bei Niereninsuffizienz ist die Ausscheidung stark verzögert (Dosisanpassung!). Lepirudin und Desirudin können zur Therapie einer Thrombose bei HIT II eingesetzt werden.

Argatroban ist ein synthetisches Peptid, das Thrombin direkt hemmt. Die Steuerung der i. v. Lepirudin-Antikoagulation erfolgt anhand der aPTT. **Danaparoid** ist ein Heparinoid, das bei HIT eingesetzt wird.

7.1.2 Hirudin, Argatroban, Danaparoid

Hirudin ist ein 65-Aminosäure-haltiges Polypeptid aus den Speicheldrüsen des Blutegels Hirudo medicinalis, das heute gentechnisch hergestellt wird (Lepirudin, Desirudin). Hirudin wirkt durch direkte Thrombinhemmung (AT-unabhängig), die Bindung ist aufgrund der hohen Affinität irreversibel. Aufgrund einer stark verzögerten Ausscheidung des Medikaments bei Niereninsuffizienz muss bei dialysepflichtigen Patienten die Dosis auf $\frac{1}{1000}$ der normalen Dosis reduziert werden. Lepirudin und Desirudin reagieren nicht mit PF 4 und können daher zur Therapie einer Thrombose bei HIT II eingesetzt werden.

Argatroban ist ein synthetisches Peptid, das Thrombin direkt hemmt. Es wird als kontinuierliche Infusion i. v. verabreicht. Die Ausscheidung erfolgt über die Leber und nur teilweise über die Niere. Die Steuerung der i. v. Antikoagulation mit Lepirudin, Desirudin und Argatroban erfolgt anhand der aPTT, die auf das 1,5- bis 2,5-Fache der Norm verlängert sein soll. **Danaparoid** ist ein Heparinoid, das bei HIT eingesetzt wird. Es weist nur bei ca. 5 % der Patienten mit einer HIT Kreuzreaktionen mit HIT-Antikörpern auf. Die Verabreichung erfolgt i. v. anhand der Danaparoid-Spiegel (0,4–0,7 IE/ml) oder s. c. (3 × 750 IE/d).

7.1.3 Orale Antikoagulanzien

Struktur: Orale Antikoagulanzien sind Kumarinderivate (z. B. Phenprocoumon, Warfarin) mit hoher Bindung an Plasmaeiweiße.

Wirkmechanismus: Durch Blockade des Vitamin-K-Zyklus an verschiedenen Stellen wird die γ-Carboxylierung der inaktiven Vorstufen der Gerinnungsfaktoren II (Prothrombin), VII, IX und X und der Inhibitoren Protein C und S in die aktive Form unterbunden (Tab. **L-7.1**), sodass die Leber nur noch funktionsuntüchtige Vorstufen dieser Gerinnungsfaktoren synthetisieren kann. Da es sich um eine Synthese großer Proteine handelt, sind die Dauer bis zum Wirkungseintritt und die Eliminationshalbwertszeit lang (7–48 h).

Pharmakokinetik und Wechselwirkungen: Orale Antikoagulanzien haben eine hohe Plasmaeiweißbindung von ca. 99 %. Sie werden nach oraler Verabreichung im Dünndarm resorbiert. Voraussetzung für die Resorption ist die Anwesenheit von Gallensäuren im Darm (fettlösliche Medikamente!). Die Resorption wird **gehemmt** durch Cholestyramin, Cholestipol und Griseofulvin. Die Synthese der Gerinnungsfaktoren wird **gesteigert** durch Glukokortikoide und Östrogene. Am Wirkort besteht ein Antagonismus durch Vitamin K und Cephalosporine. Der Abbau erfolgt v. a. in der Leber und wird **beschleunigt** durch Barbiturate, Rifampicin und Sulfinpyrazon. Eine **Verdrängung** aus der Plasmaeiweißbindung erfolgt durch Antirheumatika.

Indikationen: Langzeitprophylaxe bei erhöhtem Thromboembolierisiko (s. Tab. **L-7.3**).

7.1.3 Orale Antikoagulanzien

Struktur: orale Antikoagulanzien sind Kumarinderivate.

Wirkmechanismus: Durch Blockade des Vitamin-K-Zyklus wird die Synthese der Gerinnungsfaktoren II, VII, IX und X (Tab. **L-7.1**) unterbunden, sodass die Leber nur noch funktionsuntüchtige Vorstufen dieser Gerinnungsfaktoren synthetisieren kann.

Pharmakokinetik und Wechselwirkungen: Die Eiweißbindung beträgt etwa 99 %. Störungen der Vitamin-K-Resorption führen zu einer verminderten Synthese von Vitamin-K-abhängigen Gerinnungsfaktoren. Leberfunktionsstörungen führen zur Beeinflussungen der Wirkung.

Indikationen: s. Tab. **L-7.3**.

☰ L-7.3	Indikationen für die Gabe von Vitamin-K-Antagonisten
gesicherte Indikationen	
▪ Primärprophylaxe	prothetischer Herzklappenersatz, (dilatative) Kardiomyopathie, intrakardialer Thrombus, Vorhofflimmern mit kardiovaskulären Risikofaktoren*
▪ Rezidivprophylaxe	Z.n. tiefer Bein- und Beckenvenenthrombose, Lungenembolie
* kardiovaskuläre Risikofaktoren: Alter > 65 Jahre, Hypertonus, Diabetes mellitus, KHK, ischämischer Insult, Embolie durch Vorhofflimmern	

Die Dauer der Therapie ist abhängig von der Indikation bzw. Grunderkrankung (Tab. **L-7.4**).

Zur Therapiedauer s. Tab. **L-7.4**.

☰ L-7.4	Orale Antikoagulanzien: Therapiedauer bei verschiedenen Erkrankungen			
Indikation	**Therapiedauer***	**Indikation**		**Therapiedauer***
Unterschenkelvenenthrombose	3 Monate	erstes Rezidiv einer Venenthrombose, Lungenembolie		12–24 Monate
tiefe Beinvenenthrombose	6–12 Monate	rezidivierende Lungenembolie, rezidivierende Thromboembolie		lebenslang
Lungenembolie	12–24 Monate	prothetischer Herzklappenersatz		lebenslang
Thromboembolie mit hereditärer Thrombophilie	12–24 Monate	Vorhofflimmern mit kardiovaskulären Risikofaktoren		lebenslang
* Die Dauer der oralen Antikoagulation hängt auch von der Ausdehnung der Thrombose ab.				

Dosierung: Die Dosierung wird von der langen HWZ der Kumarine bestimmt. Sie beträgt für Phenprocoumon (Marcumar) 5 Tage. Um Plasmaspiegel aufzubauen, muss initial eine höhere Dosis gegeben werden. Die Therapiekontrolle erfolgt über die Bestimmung des INR (Ziel-Wert: 2–3) oder Quick-Wertes (Ziel-Wert: 15–25 %).

Dosierung: Die HWZ von Phenprocoumon beträgt 5 Tage. Initial muss mit einer hohen Dosis begonnen werden. Therapiekontrolle: INR bzw. Quick-Wert.

Initiale Dosierung: **Phenprocoumon:** 10–15 mg an Tag 1, 9–10 mg an Tag 2, 5–6 mg an Tag 3, INR-Kontrolle an Tag 4. **Warfarin:** 10 mg an Tag 1 und 2, INR-Kontrolle an Tag 3. Wegen des langsamen Wirkungseintritts werden Vitamin-K-Antagonisten initial **überlappend mit Heparinen** gegeben.

Kontraindikationen: rezidiv. Blutungen, unmittelbar posttraumatisch und -operativ, Sepsis, interkurrente Erkrankungen, mangelnde Compliance.

▶ Merke

Nebenwirkungen: leichte Blutungskomplikationen (bei 20 % der Patienten 1 × pro Jahr), **schwere Blutungskomplikationen** (1 × pro 400 Behandlungsjahre). Selten Haarausfall, Exanthem, Juckreiz.

Eine **Kumarinnekrose** tritt durch einen schnellen Abfall der Konzentration von Protein C auf. Folge ist eine Hyperkoagulabilität mit Ausbildung von Mikrothromben in der peripheren Strombahn der Subkutis.

Antagonisierung: Vitamin-K-Gabe p.o., s. c. oder i. v. führt innerhalb von 24–48 h zu einem Anstieg des Quick-Wertes. Schnellerer Anstieg durch **PPSB** oder **Frischplasma** i. v.

7.1.4 Neue Antikoagulanzien

Einen Überblick über neue Medikamente gibt Tab. **L-7.5**.

Initial erfolgt die Dosierung folgendermaßen: **Phenprocoumon** (z. B. Marcumar 5mg, Falithrom 3 mg): 10–15 mg an Tag 1, 9–10 mg an Tag 2, 5–6 mg an Tag 3. An Tag 4 erfolgt eine INR-Kontrolle. **Warfarin** (z. B. Coumadin 5mg): 10 mg an Tag 1 und 2, INR-Kontrolle an Tag 3. Wegen des langsamen Wirkungseintritts werden Vitamin-K-Antagonisten initial **überlappend mit Heparinen** gegeben. Heparine werden abgesetzt, wenn die INR an 2 aufeinander folgenden Tagen im therapeutischen Bereich von 2–3 liegt.

Kontraindikationen: rezidivierende Blutungen, floride Magen- und Darmulzera, unmittelbar postoperativ und -traumatisch, frischer Schlaganfall, Sepsis, interkurrente Erkrankungen, schwere Leberfunktionsstörungen, mangelnde Compliance des Patienten.

▶ **Merke:** Phenprocoumon tritt in den fetalen Kreislauf über, daher ist es innerhalb der ersten drei Monate der Schwangerschaft kontraindiziert!

Nebenwirkungen: Leichte Blutungskomplikationen (an Zahnfleisch, Nasenschleimhaut, Haut, Hämorrhoiden, im Urin) treten bei 20 % der Patienten auf (1–2 × pro Jahr). **Schwere** lebensbedrohliche **Blutungskomplikationen** sind seltener (1 × pro 400 Behandlungsjahre). Sie können an allen Organen auftreten und gehen mit einem Hb-Abfall einher oder sind intrazerebral, -okulär oder in großen Gelenken (meist Knie) lokalisiert. Andere seltene Nebenwirkungen sind Haarausfall, feinfleckiges allergisches Exanthem mit Juckreiz, kumarininduzierte Hepatitis und Kumarinnekrose (insbesondere bei Therapiebeginn).

Eine **Kumarinnekrose** tritt durch einen schnellen Abfall der Konzentration von Protein C auf (HWZ ca. 7 h, HWZ der Gerinnungsfaktoren 7–48 h). Dies führt zu einer Hyperkoagulabilität mit Ausbildung von Mikrothromben in der peripheren Strombahn der Subkutis. Nach Erreichen der therapeutischen INR entsteht eine lokale Hypokoagulabilität mit Einblutung in das betroffene Gewebe mit zentral gelegenem nekrotischen Gewebszerfall.

Antagonisierung: Vitamin K p.o., s. c. oder i. v. in einer Dosis von 5–10 mg führt zu einem Anstieg des Quick-Wertes nach 24–48 Stunden. Ist bei Blutungskomplikationen ein schnellerer Anstieg des Quickwertes erforderlich, muss **PPSB** (Prothrombinkomplex) oder **Frischplasma** i. v. verabreicht werden.

Beispiel: Eine Einheit PPSB-Konzentrat führt zu einem 100 %igen Anstieg/ml Plasma. Um einen Anstieg um 50 % zu erreichen, müssen bei einem Plasmavolumen von 3 l bei einem 70 kg schweren Mann 1500 IE PPSB i. v. verabreicht werden.

7.1.4 Neue Antikoagulanzien

Eine Reihe neuer Medikamente wird entwickelt, von denen einige zukünftig kommerziell verfügbar sein werden. Einen Überblick gibt Tab. **L-7.5**.

☰ L-7.5	Neue Antikoagulanzien
indirekt (= AT-abhängig)	*direkt (= AT-unabhängig), oral verfügbar*
Faktor-Xa-Hemmer: Idraparinux-Biotin s. c. (Wirkmechanismus s. Fondaparinux, S. 1301)	Faktor-Xa-Hemmer: Rivaroxaban (Xarelto), Apixaban Thrombinhemmer: Dabigatran (Pradaxa)

Rivaroxaban und **Apixaban** sind spezifische Hemmer von FXa, die synthetisch hergestellt und oral in fixer Dosierung verabreicht werden. **Dabigatran** ist ein spezifischer, synthetisch hergestellter Thrombinhemmer, wird oral in fixer Dosierung verabreicht und ist zur postoperativen Thromboseprophylaxe zugelassen,

7.2 Thrombolytische Therapie (Fibrinolytika)

Eine Steigerung der physiologischen Fibrinolyse lässt sich durch Substanzen erreichen, die Plasminogen direkt aktivieren. Auf der venösen Seite können Fibrinolytika auch bei großen und sich über mehrere Tage entwickelnden Thrombosen erfolgreich eingesetzt werden.

Wirkmechanismus: Aktivierung der Fibrinolyse (s. S. 1269). Der **Aktivator (Fibrinolytikum)** spaltet von Plasminogen eine Kette ab und es entsteht Plasmin. Dieses liegt im Blut nicht in freier Form vor. Es **bindet** sofort an **Fibrin** oder wird durch **Inhibitoren** neutralisiert. Die wichtigsten Inhibitoren sind α_2-Antiplasmin und α_2-Makroglobulin. Die Plasminogenaktivator-Inhibitoren 1 und 2 (PAI 1 und PAI 2) hemmen t-PA und u-PA. Bei der Fibrinolyse entstehen eine Anzahl von **Spaltprodukten** aus Fibrinogen und Fibrin: aus Fragment X entstehen Fragment Y und D, aus Fragment Y Fragment D und E.

Prinzip der endogenen Lyse: Das Fibrinolytikum diffundiert von der Oberfläche in den Thrombus hinein. Dort entsteht aus freiem Plasminogen Plasmin, das den Thrombus von innen auflöst.

Indikationen: Hierzu zählen insbesondere schwere und lebensbedrohliche Lungenembolien, frischer Herzinfarkt bis zu einem Alter von 6 Stunden sowie ggf. akute arterielle periphere Embolien. Bei chronischer pAVK kann in Abhängigkeit von Lokalisation und Länge des Gefäßprozesses der Thrombus lokal fibrilysiert werden (vgl. S. 265 ff.).

Prognose und Komplikationen: Die thrombolytischen Erfolge betragen etwa 50–70 % für alle Indikationsbereiche. Die Nebenwirkungen sind v. a. Blutungskomplikationen. Leichte Blutungskomplikationen treten bei bis zu 20 %, lebensbedrohliche Blutungen bei 0,5–1 % der Patienten auf.

Antagonisierung: Die Neutralisierung der Fibrinolysetherapie erfolgt durch Absetzen der Behandlung und der Verabreichung von Aprotinin und/oder Tranexamsäure bis zum Sistieren der Blutung. Gegebenenfalls muss auch Heparin mit Protaminchlorid antagonisiert werden.

Nachbehandlung: Im Anschluss an eine Fibrinolysetherapie wird die orale Antikoagulation mit Heparin überlappend begonnen.

Kontraindikationen: Das sog. ABC der Kontraindikationen zur Fibrinolysetherapie ist in Tab. **L-7.6** dargestellt (vgl. Tab. **A-5.3**, S. 68).

7.2 Thrombolytische Therapie (Fibrinolytika)

Eine Steigerung der normalen Fibrinolyse lässt sich durch Aktivierung von Plasminogen erreichen.

Wirkmechanismus: Aktivierung der Fibrinolyse (s. S. 1269). Plasmin liegt im Blut nicht in freier Form vor. Es wird sofort von **Inhibitoren** neutralisiert oder bindet an Fibrin. Die wichtigsten **Inhibitoren** sind: α_2-Antiplasmin, α_2-Makroglobulin, PAI 1 und 2. Bei der Fibrinolyse entstehen Spaltprodukte aus Fibrinogen und Fibrin.

Prinzip der endogenen Lyse: Diffusion des Fibrinolytikums in den Thrombus hinein mit Auflösung von innen.

Indikationen: Insbesondere schwere und lebensbedrohliche Lungenembolie, frischer Herzinfarkt, ggf. arterielle periphere Embolie.

Prognose und Komplikationen: Die thrombolytischen Erfolge betragen 50–70 %. Nebenwirkungen sind v. a. Blutungskomplikationen.

Antagonisierung: Absetzen und Gabe von Aprotinin und/oder Tranexamsäure bis zum Sistieren der Blutung. Ggf. muss Heparin mit Protaminchlorid antagonisiert werden.

Nachbehandlung: im Anschluss überlappend orale Antikoagulanzien.

Kontraindikationen: s.Tab. **L-7.6**.

≡ L-7.6 Absolute Kontraindikationen der Fibrinolysetherapie

Aneurysmen, bekannte	**M**alignome im Endstadium
Blutdruck > 180 mmHg syst. und > 100 mmHg diast.	**N**iereninsuffizienz, schwere
Cerebrovaskulärer Insult innerhalb der letzten 3 Monate	**O**perationen innerhalb der letzten 8–10 Tage
Diabetes, schlecht eingestellt, Retinopathie	**P**ankreatitis, akute
Epilepsie	**R**eanimation innerhalb der letzten 4 Wochen
Frühschwangerschaft (< 16. Woche)	**S**epsis
Gefäßpunktionen, arterielle	**T**uberkulose
Hämorrhagische Diathese	**U**lcera ventriculi
Intestinale Blutungen	**V**orhofflimmern (orale Antikoagulation)
Konsumierende Allgemeinerkrankung	**Z**erebralsklerose, schwere
Leberinsuffizienz, schwere	

7.2.1 Thrombolytische Substanzen

Eine Übersicht über die wichtigsten Fibrinolytika im Einzelnen ist in Abb. **L-7.1** dargestellt.

| ◎ L-7.1 | Fibrinolytika und deren Wirkung auf die Fibrinolyse |

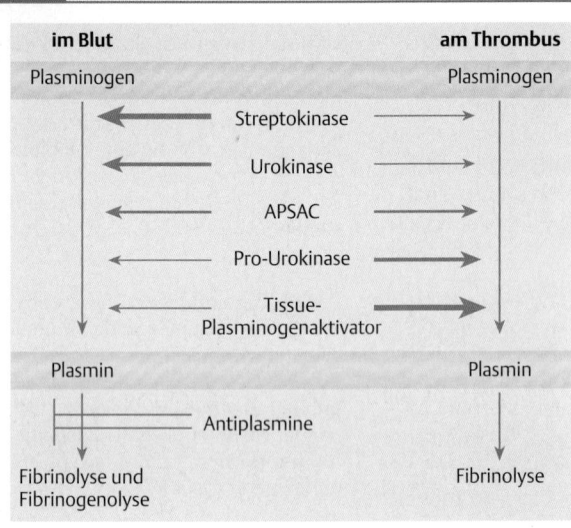

1. Generation: Streptokinase, Urokinase
2. Generation: rekombinanter tissue-plasminogen-activator (rt-PA), Anistreplase = anisoylated plasminogen streptokinase activator complex (APSAC), single-chain urokinase (pro-UK und SCU-PA)
3. Generation: Fibrinantikörper mit Fibrinolytika, maßgeschneiderte rekombinante t-PA, Derivate von t-PA und u-PA (in Entwicklung)

Streptokinase

Herstellung in Kulturen aus Streptokokken. Die thrombolytische Wirkung ist gut.

Wirkmechanismus: Streptokinase bildet einen Komplex mit Plasminogen, der Plasminogen zu Plasmin aktiviert. Die Aktivierung der Fibrinolyse ist nicht dosisabhängig.

▶ **Merke**

Therapiedauer: Die Therapie mit Streptokinase kann bis zu 7 Tage durchgeführt werden. Nach 5 Tagen treten erste Antikörper auf, die die Substanz neutralisieren. Anschließend hoch dosierte Heparingabe oder Fibrinolyse mit Urokinase. Eine erneute Streptokinaselyse darf frühestens nach 12 Monaten erfolgen.

Nebenwirkungen: allergische Reaktionen, Fieber, Schüttelfrost, Hämorrhagien.

Urokinase

Relativ geringe Fibrinspezifität, das thrombolytische Potenzial ist gut.

Wirkmechanismus: direkte Aktivierung von Plasminogen zu Plasmin.

Streptokinase

Streptokinase wird in Kulturen aus Streptokokken hergestellt und hat die niedrigste Fibrinspezifität. Die thrombolytische Wirksamkeit ist gut.

Wirkmechanismus: Streptokinase bildet einen Komplex mit Plasminogen, der Plasminogen zu Plasmin aktiviert. Da Plasminogen als Koenzym und Substrat erscheint, ist die Aktivierung der Fibrinolyse durch Streptokinase nicht dosisabhängig. Wenn mehr Plasminogen als Koenzym verbraucht wird, steht es weniger als Substrat für die Fibrinolyseaktivierung zur Verfügung.

▶ **Merke:** Eine Steigerung der Fibrinolyse durch Streptokinase wird durch eine Verminderung der Dosis (von 10–15 %) erreicht.

Therapiedauer: Die Therapie mit Streptokinase kann bis zu 7 Tage durchgeführt werden. Nach 5 Tagen treten erste Antikörper (wie bei Streptokokkeninfekt) auf, die die Substanz neutralisieren. Anschließend wird mit Heparin hoch dosiert antikoaguliert oder eine Fibrinolyse mit Urokinase fortgeführt. Die Antikörperbildung kann mit dem Antistreptokinase-Titer bestimmt werden. Die Streptokinaselyse darf nicht kurzfristig wiederholt werden. Bis zu einer erneuten Gabe sollten mindestens 12 Monate abgewartet werden, bis die Antikörper eliminiert und der Antistreptokinase-Titer normalisiert sind.

Nebenwirkungen: allergische Reaktionen, Fieber, Schüttelfrost und Hämorrhagien. Schwere, letale Blutungen werden bei 1–2 % der Patienten beobachtet.

Urokinase

Urokinase ist ein körpereigener direkter Aktivator, der aus menschlichem Nierengewebe oder aus Urin, neuerdings auch gentechnologisch hergestellt wird. Die Fibrinspezifität ist relativ gering, das thrombolytische Potenzial gut. Im Vergleich zu Streptokinase ist sie sehr viel teurer.

Wirkmechanismus: Urokinase aktiviert Plasminogen direkt zu Plasmin. Die Wirkung ist dosisabhängig.

▶ **Merke:** Mit einer Steigerung der Dosis von Urokinase wird auch eine Steigerung der fibrinolytischen Wirkung erreicht.

◀ Merke

Therapiedauer: Da keine Antikörperbildung induziert wird, ist Urokinase auch zur wiederholten Gabe geeignet. Die Anwendung kann bis zu 3 Wochen (Langzeitlyse) durchgeführt werden.

Therapiedauer: bis zu 3 Wochen.

Nebenwirkungen: Zu beachten sind v. a. Blutungskomplikationen. Schwere, letale Blutungen treten bei 0,5–1 % der Patienten auf. Allergische Reaktionen, Fieber und Schüttelfrost treten nicht auf.

Nebenwirkungen: Blutungskomplikationen.

Alteplase (rt-PA)

Der humane Plasminogenaktivator wird rekombinant gentechnologisch (rt-PA = recombinant tissue type plasminogen activator) hergestellt. Die Fibrinspezifität ist hoch, die thrombolytische Wirkung gut.

Alteplase (rt-PA)

Der Plasminogenaktivator wird gentechnologisch hergestellt und besitzt gute thrombolytische Wirkung.

Wirkmechanismus: Aufgrund einer Aktivierung von insbesondere fibringebundenem Plasminogen erfolgt die Fibrinolyse v. a. lokal (geringe systemische Wirkung). Die Fibrinogenolyse ist schwächer als bei Strepto- und Urokinase. Eine verbesserte thrombolytische Wirksamkeit im Vergleich zu Streptokinase und Urokinase ist noch nicht belegt.

Wirkmechanismus: v. a. lokale Wirkung durch Aktivierung von insbesondere fibringebundenem Plasminogen. Die Fibrinogenolyse ist schwächer als bei Strepto- und Urokinase.

Therapiedauer: Da keine Antikörperbildung induziert wird, kann rt-PA auch wiederholt gegeben werden. Die Therapie mit rt-PA kann bis zu 7 Tage durchgeführt werden.

Therapiedauer: wiederholte Gabe möglich. Therapie mit rt-PA bis zu 7 Tage.

Nebenwirkungen: am häufigsten Blutungskomplikationen, allergische Reaktionen treten nicht auf.

Nebenwirkungen: am häufigsten Blutungskomplikationen.

▤ L-7.7 Dosierung und Halbwertszeit (HWZ) der verschiedenen Fibrinolytika

Fibrinolytikum	HWZ (min.)	Initial-/Erhaltungsdosis	Therapiedauer
Streptokinase – Kurzzeitlyse	20	250 000 IE/h (Kurzinfusion)/100 000 IE/h (kontinuierlich i. v.) 9 Mio/6 h	max. 7 d je 1 × 2–4 d
Urokinase	15	250 000/100 000 IE/h	bis 3 Wochen
rt-PA	5	10–50 mg/d (kontinuierlich i. v.)	7 d

Labor: Die Fibrinolysetherapie mit Streptokinase und Urokinase wird anhand der unspezifischen Spaltung durch Überwachung des **Fibrinogenspiegels** im Plasma kontrolliert (sinkt auf 50–100 mg% ab). Die Fibrinogenverminderung sowie die auftretenden Spaltprodukte führen zu einer **Verlängerung von Thrombinzeit, Reptilasezeit und Thrombinkoagulasezeit.** aPTT und Quick-Wert werden nur geringfügig beeinflusst. Die Thrombinzeit sollte auf das 2–3-Fache der Norm verlängert sein. Bei nicht ausreichender Verlängerung ist **Heparin** hinzuzufügen.

Bei Streptokinase wird initial kein Heparin benötigt. Wenn die Thrombinzeit nicht ausreichend durch eine Verminderung der Dosis von Streptokinase verlängert werden kann, muss Heparin in einer Dosierung von 15 000–20 000 IE/d hinzugesetzt werden.

Da bei Urokinasebehandlung weniger Fibrinspaltprodukte entstehen, muss immer zusätzlich Heparin bis zu 30 000 IE/24 h kontinuierlich i. v. gegeben werden. Bei Fibrinogenspiegeln > 50 mg% muss die Dosis von Streptokinase um 10–15 % erhöht und von Urokinase um 10–15 % vermindert werden.

Labor: Die Fibrinolysetherapie mit Strepto- und Urokinase wird durch Überwachung des **Fibrinogenspiegels** kontrolliert. Es resultiert eine **Verlängerung der Thrombinzeit,** der **Reptilasezeit** und der **Thrombinkoagulasezeit.** aPTT und Quick-Wert werden nur geringfügig beeinflusst.

Bei Streptokinase wird initital kein Heparin benötigt.

Eine Urokinasebehandlung muss immer mit Heparin in therapeutischer Dosis von 30 000 IE/24 h kontinuierlich i. v. kombiniert werden.

▶ **Merke:** Sowohl r-tPA als auch Urokinase müssen mit hoch dosiertem Heparin kontinuierlich i. v. (bis zu 30 000 IE/24 h) kombiniert werden.

◀ Merke

Umstellung auf orale Antikoagulanzien: Anschließend wird mit Heparin überlappend die orale Antikoagulation begonnen. Zur Dauer s.Tab. **L-7.4**.

Umstellung auf orale Antikoagulanzien: Im Anschluss an eine Fibrinolysetherapie wird mit Heparin überlappend die orale Antikoagulation begonnen. Zur Dauer der oralen Antikoagulation s.Tab. **L-7.4**, S. 1303.

☰ L-7.8	**Maßnahmen zur Unterbrechung der Fibrinolyse bei bedrohlicher Blutung** (nach Marbet)		
Maßnahmen		*Beispiele*	*Dosierung*
• Zufuhr des Fibrinolytikums und des Heparins beenden			
• Antifibrinolytika	– Tranexamsäure	Anvitoff, Cyklokapron, Ugurol	bis zu 4 × tgl. 500 mg i.v.
	– Aprotinin	Antagosan, Trasylol	500 000 KIE i.v. als Kurzinfusion bis zu 4 × tgl.
• Fibrinogen-Substitution	– bei Fibrinogen < 40 mg/dl	Hämocomplettan HS	3–6 g in 1–2 h
	– bei Fibrinogen 40–80 mg/dl		2 g in 30 min
• fresh frozen plasma			600–1000 ml in 1–2 h
• wenn Heparin wirksam ist: Protaminchlorid		Protamin	3000–5000 IE (z.B. 3–5 ml) i.v. in 10–20 min

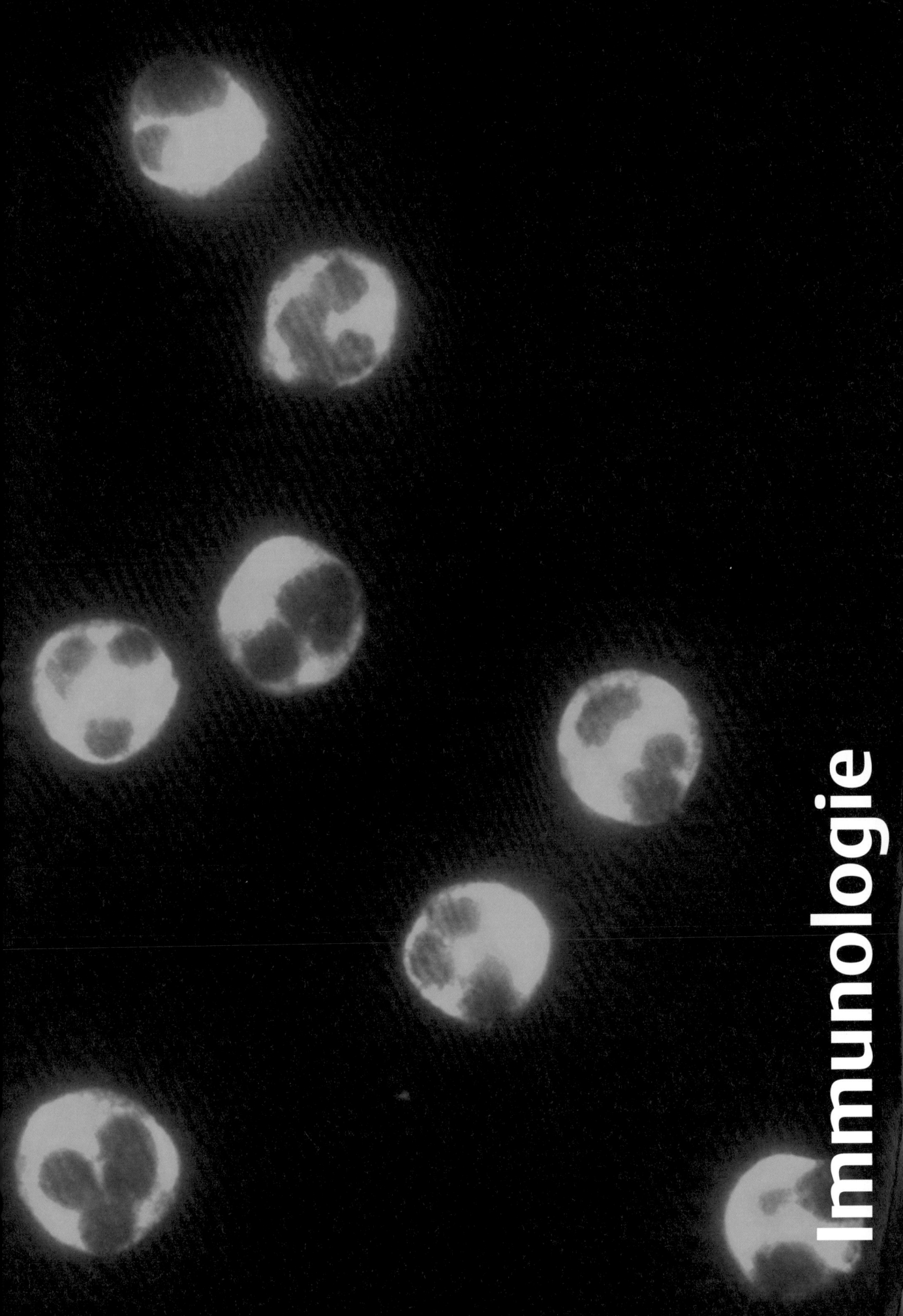

Immunologie

Immunologie

1 Das Immunsystem – Anatomie und Physiologie

1.1 Aufgaben und Entwicklung

Aufgaben des Immunsystems: Das Immunsystem als Träger der erworbenen Immunität ist der jüngste und differenzierteste Bereich der Abwehr. Primitive Organismen besitzen nur lokalen Oberflächenschutz als Haut und Schleimhaut, weiter entwickelte Lebewesen zusätzlich mobile Fresszellen, höchstentwickelte Tiere und der Mensch alle Bereiche der Abwehr. Gemeinsam schützen sie vor äußeren (Infektionserreger, Parasiten) und inneren Schadensfaktoren (veränderte und bösartige Zellen). Im Idealfall ist ein Organismus unangreifbar, das bedeutet immun.

Entwicklung: Vagabundierende Vorläuferzellen aus Dottersack und fetaler Leber gelangen in den als Ausstülpung des Vorderdarmes entstehenden Thymus und werden so zu T-Lymphozyten. Andere werden in Leber und Knochenmark zu B-Lymphozyten. Zum Zeitpunkt der Geburt ist das Immunsystem in seinen wesentlichen Teilen angelegt. Es expandiert bis in die frühe Jugend, bleibt bis ins Erwachsenenalter unverändert und bildet sich im Alter kaum zurück; der Thymus verliert bereits im Erwachsenenalter an Masse und Funktion.

Bestand und Verteilung: Das Immunsystem besteht aus
- **T-Lymphozyten**: Sie behalten ihr Aussehen bei.
- **B-Lymphozyten:** Sie werden zu **Plasmazellen** und synthetisieren dann Antikörper. Diese werden summarisch als Immunglobuline oder Immunproteine bezeichnet.

Insgesamt verfügt der Organismus über etwa 10^{12} Lymphozyten und 10^{19} Antikörpermoleküle (Abb. **M-1.1**). Das Immunsystem wiegt nahezu 2 kg. Es regeneriert permanent. Plasmazellen und Gedächtniszellen (S. 1145) leben Jahre bis Jahrzehnte, Lymphozyten Tage bis Wochen. Das Immunsystem stellt ein höchst adaptationsfähiges Organ dar, indem es bei Bedarf rasch Zellen hervorbringen kann, wie Lymphknotenschwellung, Lymphozytose und Immunglobulinvermehrung bei Infektion belegen (Tab. **M-1.2**).

Produktionsorte der Zellen des Immunsystems sind Knochenmark, Lymphknoten und Milz. Besonders dicht finden sie sich in den Schleimhäuten des Bronchialsystems, Gastrointestinaltrakts, (Uro-)Genitalsystems und der Brustdrüse stillender Frauen. Sie werden als **mukosaassoziierte lymphatische Gewebe (MALT)** bezeichnet (Tab. **M-1.1**). Dagegen ist das Immunsystem in der abgeschirmten Region des ZNS und der Gelenke normalerweise nur spärlich vertreten (Tab. **M-1.2**).

1.1 Aufgaben und Entwicklung

Aufgaben des Immunsystems: Das Immunsystem schützt vor äußeren und inneren Schadensfaktoren (Infektionserreger, Parasiten, bösartige Zellen).

Entwicklung: Zum Zeitpunkt der Geburt ist das Immunsystem in seinen wesentlichen Teilen angelegt.
Der Thymus bildet sich im Erwachsenenalter zurück.

Bestand und Verteilung: Das Immunsystem (Abb. **M-1.1**, Tab. **M-1.1**) besteht aus
- **T-Lymphozyten**
- **B-Lymphozyten**: Sie werden zu Plasmazellen, die Antikörper synthetisieren.

Zellen des Immunsystems finden sich besonders dicht im **mukosaassoziierten lymphatischen Gewebe (MALT)** (Tab. **M-1.1**).

⊚ **M-1.1**   **Bestandteile des Immunsystems**

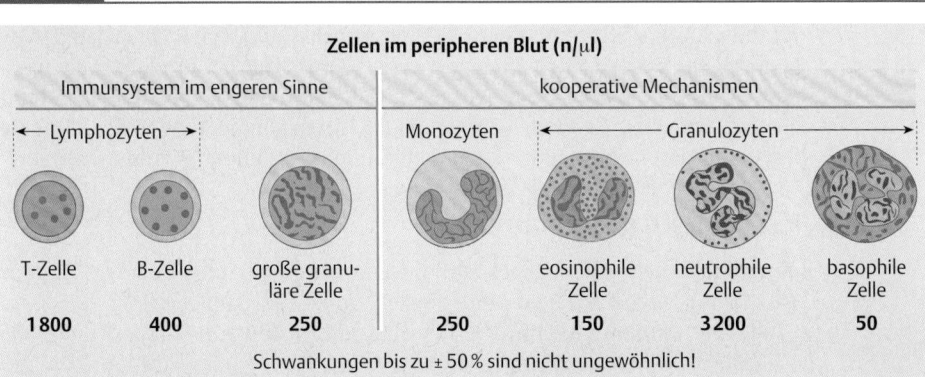

Zellen im peripheren Blut (n/μl)

Immunsystem im engeren Sinne			kooperative Mechanismen			
← Lymphozyten →			Monozyten	← Granulozyten →		
T-Zelle	B-Zelle	große granuläre Zelle		eosinophile Zelle	neutrophile Zelle	basophile Zelle
1800	400	250	250	150	3200	50

Schwankungen bis zu ± 50 % sind nicht ungewöhnlich!

Aufgeführt sind die grundlegenden Bestandteile des Immunsystems mit seinen Zellen und löslichen Mediatoren. Komplement wird hauptsächlich in der Leber hergestellt, tlw. auch von mononukleären Phagozyten. Jede Zelle synthetisiert nur bestimmte Zytokine, Mediatoren etc.

☰ M-1.1 Verteilung der Bestandteile des Immunsystems

Gesamtmasse	Lymphozyten, Plasmazellen (ca. 2 kg)	Immunglobuline (ca. 0,2 kg)
Zirkulation	5 %	ca. 60 %
Gewebe	20 %	ca. 40 %
Lymphknoten	40 %	
Milz	10 %	
MALT	10 %	
Knochenmark	15 %	

☰ M-1.2 Immunglobuline in Körperflüssigkeiten (in µg/ml)

	IgG	IgA	IgM	IgD	IgE
Serum	8000–15 000	1000–4000	600–2500	< 100	< 0,4
Kolostrum	30	10 000	800	0	0
Darmsaft	200	300	1	0	< 0,4
Liquor	8–25	< 3	1	0	0

1.2 Immunreaktion

Induktion: Das Antigen wird von Antigen Presenting Cells (APS = Makrophagen, dendritische Zellen der Haut) den Lymphozyten präsentiert. Über weitere Differenzierungsschritte kommt es zur Entstehung eines für das spezifische Antigen zuständigen **Zellklons**.

Regulation: Die Regulation der Immunreaktion erfolgt durch **Helfer- und Regulatorzellen**.

„Konservierung" der Immunreaktivität: Langlebige **T- und B-Gedächtniszellen** sorgen bei erneutem Antigenkontakt für eine beschleunigte Antigenelimination.

1.2.1 Effektormechanismen

Immunreaktionstypen (Tab. **M-1.3**):
- **zelluläre Immunreaktion** durch die T-Zellen
- **humorale Immunreaktion** durch die von den B-Zellen produzierten Antikörper.

1.2 Immunreaktion

Induktion: Der Start erfolgt nach Präsentation des Antigens – bei harmlosen Fremdsubstanzen auch Allergen genannt – durch die hierfür geeigneten Zellen (APC = **A**ntigen **P**resenting **C**ells) an die Lymphozyten. APC sind Makrophagen, dendritische Zellen der Haut, Endothelzellen und aktivierte B-Zellen. Entscheidend ist die Präsentation gemeinsam mit HLA-Gruppen der Klasse II (HLA-D) (S. 1316). Gleichzeitig bedarf es eines zweiten Signals, hier über das Zytokin Interleukin I, das von der APC abgegeben wird, und Molekülbrücken zur Stabilisierung des Zellkontaktes (ICAM = intercellular adhesion molecule). Der angestoßene Prozess führt über mehrere Differenzierungs- und Teilungsschritte von einer einzelnen Mutterzelle zu einer Vielzahl identischer, für ein bestimmtes Antigen zuständiger Zellen; sie werden summarisch als **Klon** bezeichnet. Dies kennzeichnet die selektive, spezifische Reaktion.

Regulation: Innerhalb eines Klons entstehen **Helfer- und Regulatorzellen** (Suppressorzellen). T_H(Helfer)-Zellen lenken die Antwort: T_{H1} begünstigen zelluläre, T_{H2} humorale Reaktionen. Zusätzlich beeinflussen sich verschiedene Klone gegenseitig; summarisch wird dieser Mechanismus als antiidiotypisches Netzwerk bezeichnet.

„Konservierung" der Immunreaktivität: Nach der Antigenelimination geht die klonale Aktivität nicht verloren. Langlebige Plasmazellen sorgen für eine persistierende Antikörperproduktion. Wichtiger noch sind verbleibende langlebige **T- und B-Gedächtniszellen** (memory cells). Sie sorgen bei erneutem Antigenkontakt für eine rascher und heftiger in Gang kommende spezifische Immunantwort und eine dadurch beschleunigte Antigenelimination. Dieses Prinzip begründet die nach Infektion oder Schutzimpfung etablierte Immunität.

1.2.1 Effektormechanismen

Immunreaktionstypen: Ziel der Immunantwort ist die Elimination des Antigens (Tab. **M-1.3**), wobei zwei wesentliche Reaktionstypen vorliegen:
- **zelluläre Immunreaktion:** Hierfür sind die T-Zellen verantwortlich, die T-Zelle attackiert das Antigen unmittelbar.
- **humorale Immunreaktion:** Verantwortlich hierfür sind die B-Zellen bzw. die von ihnen produzierten freien Antikörper; es gibt deshalb nur selten unmittelbaren Kontakt zwischen Antigen und B-Zelle.

≡ M-1.3

≡ M-1.3 **Mechanismen der Elimination**

- **Ausschleusung:** Antigenbindung in Hohlorganen (Darm, Nase) vor allem mittels SIgA
- **Austreibung:** Bindung durch IgE, Freisetzung präformierten Histamins aus Mastzellen und explosionsartige Entfernung (Kolik und Diarrhö, Heuschnupfen). Vorgang innerhalb von wenigen Minuten (Anaphylaxie = Soforttyp = immediate type of hypersensitivity = Typ-I-Reaktion nach Coombs und Gell)
- **Zerstörung:**
  - Angriff durch T-Zellen mit Zerstörung der Membran der Zielzelle und anschließende Phagozytose. Verzögerte Reaktion innerhalb von Tagen (delayed type of hypersensitivity = Typ-IV-Reaktion nach Coombs und Gell)
  - Bindung durch Antikörper (zum Immunkomplex) mit anschließender Phago-zytose (Antibody Dependent Cellular Cytotoxicity) über: Zerstörung der Membran (Zytolyse) unter Beteiligung des Komplementsystems (bei IgG und IgM-Antikörpern). Nach Stunden treten Entzündungszeichen auf (an Einzel-zellen „Antikörper-vermittelte Zytotoxizität; Typ II nach Gell und Coombs;
  - Immunkomplexe im Kreislauf an der Gefäßwand Vaskulitis (in Kapillaren als „Dermatitis", „Iridocyclitis" u. a. m.) und in Hohlräumen an der Auskleidung Serositis (Pleuritis, Pericarditis); Typ III nach Gell und Coombs.
- Sonderfall „Agglutination" durch IgM (Isoagglutinine; Spermagglutinine) oder „Blockierung/Neutralisation" (Insulin; Intrinsic Factor; Gerinnungsfaktoren) oder Aktivierung von Rezeptoren (TSH-Rezeptor; Beta-Rezeptor).

Deshalb müssen die T-Lymphozyten mobil sein, wogegen die Plasmazellen ortsständig bleiben: Im peripheren Blut sind von 100 Lymphozyten ca. 65 T-Lymphozyten, ca. 15 B-Lymphozyten, Plasmazellen kommen nur vereinzelt vor (Abb. **M-1.2**).

T-Lymphozyten müssen mobil sein, wogegen die Plasmazellen ortsständig bleiben (Abb. **M-1.2**).

◎ M-1.2 **Zelluläre und humorale Immunantwort**

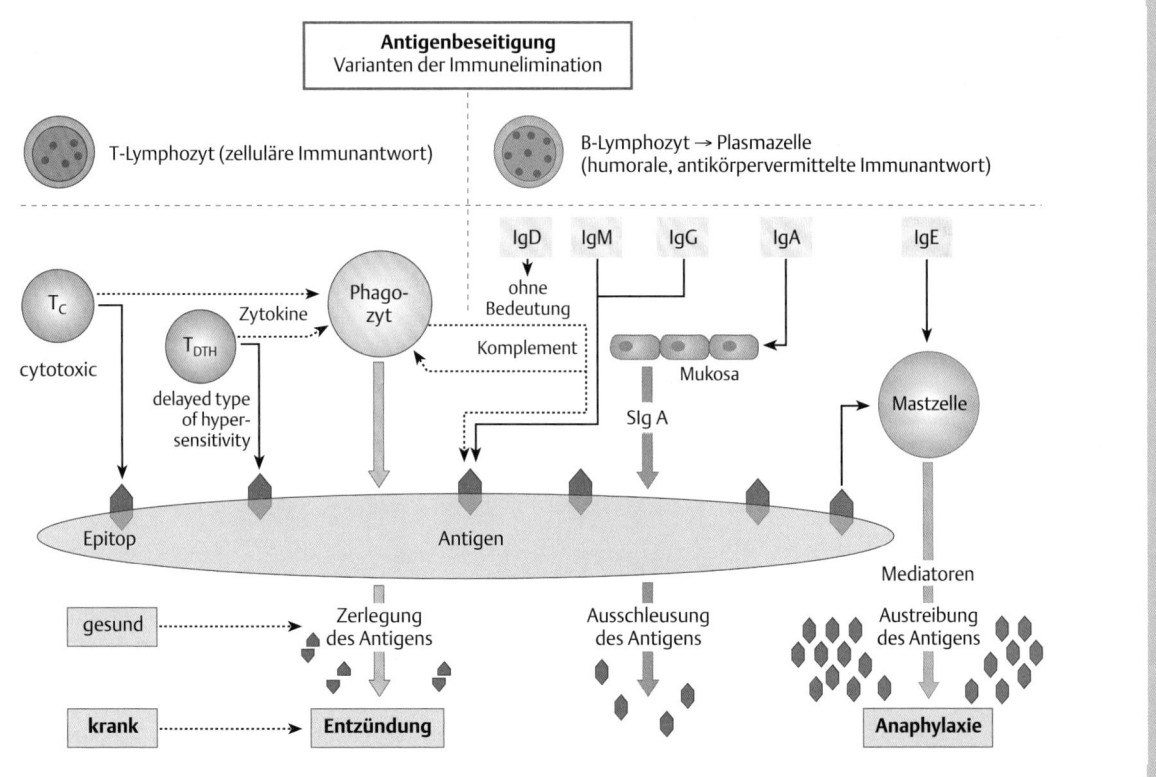

M-1.4   Typen der Immunreaktion und ihre Folgen

Zelltyp und Zellprodukt (antigenabhängig = spezifisch)	antigenunabhängige (= unspezifische) Mittler- systeme und Zellprodukte	Ziele und Effekte	Krankheitsbilder (Beispiele)
T-Lymphozyt			
▪ T_c = zytotoxische Zelle	Zytokine	Membranzerstörung	Infektionskrankheit (z. B. Hepatitis)
▪ T_{DTH} = delayed type of hypersensitivity	Zytokine	Attraktion, Arretierung, Aktivierung von Phagozyten	Kontaktekzem
B-Lymphozyt und Plasmazelle			
▪ IgD	keine	keine	keine
▪ IgA	keine	Bindung, Neutralisierung	wenige Haut- und Nierenerkrankungen
▪ IgE	Mastzelle, Basophiler	Austreibung	Asthma, Urtikaria, Diarrhö, Quincke-Ödem, Schock
▪ IgG und IgM	Komplement	Neutralisierung, Lyse	Zytolyse, Alveolitis, Vaskulitis, Serositis, „Rheumatischer Kreis"

T-Zellen

Es werden **zytotoxische T-Zellen (Tc)**, die insbesondere für die Zerstörung virusinfizierter Zellen sorgen, und **T_{DTH}-Zellen** unterschieden. Letztere spielen bei der verzögerten Antigenbeseitigung eine wichtige Rolle (Tab. **M-1.4**).

Antikörper

IgM-Antikörper werden im Rahmen einer humoralen Immunantwort zuerst produziert.

IgG ist der dominierende Antikörpertyp. Es sorgt beim Neugeborenen über die Plazenta auch für die sog. mütterliche Leihimmunität. IgG aktiviert wie IgM Komplement mit einer nachfolgend zytotoxischen Wirkung.

IgA wird insbesondere von oberflächennah gelegenen Plasmazellen synthetisiert. Es stellt als sekretorisches (kaum verdauliches) IgA die wirksamste Komponente des MALT dar. IgA wird mit der Muttermilch übertragen.

IgE löst die Freisetzung von Histamin mit der möglichen Folge einer anaphylaktischen Reaktion aus.

T-Zellen

Tc-Zellen (c = zytotoxisch) werden sie genannt bei Zerstörung insbesondere virusinfizierter Zellen über die Erkennung des virusinduzierten Antigens in der Zellwand und der HLA-Struktur der Klasse I (HLA-A/B/C). Auch Tumorzellen und Fremdgewebe (Transplantate) werden von ihnen attackiert. Die Membranzerstörung erfolgt enzymatisch (durch sog. Perforine), wobei ein eigener Mechanismus die angreifende Zelle schützt (vgl. Tab. **M-1.4**).

T_{DTH}-Zellen (DTH = **D**elayed **T**ype of **H**ypersensitivity) werden sie genannt bei verzögert erkennbaren Effekten der Antigenbeseitigung. Klassisches Beispiel sind das Kontaktekzem und die Tuberkulinreaktion.

Antikörper

IgM wird als pentameres Makromolekül im Rahmen einer humoralen Immunantwort als Erstes produziert. Infolge seiner Größe kann es sogar partikuläre Antigene (Erythrozyten, Bakterien, Spermien) agglutinieren. Nur bei der Immunantwort gegen Bakterien und deren Toxine sowie gegen die Hauptblutgruppen bleibt es bei der IgM-Synthese. Ansonsten folgen andere Antikörpertypen derselben Spezifität nach einem intrazellulären Umschaltmechanismus (switch).

IgG stellt den dominierenden Antikörpertyp dar. Es findet sich überall und wird in der Endphase der Schwangerschaft von der Plazenta in den kindlichen Organismus geschleust, wo es dem Neugeborenen als sog. mütterliche Leihimmunität vorübergehend – bis das eigene Immunsystem ausreichend aktiv ist – Schutz verleiht. IgG bindet und aktiviert – wie auch IgM – Komplement (S. 1315), wodurch eine direkte zytotoxische Wirkung (MAC = **M**embran **A**ttacking **C**omplex) erreicht und zudem Phagozyten besser aktiviert werden.

IgA wird in überwiegend oberflächennah gelegenen Plasmazellen synthetisiert und stellt die wirksamste Komponente des MALT (S. 1311) dar. Nach Durchtritt durch Epithelien wird es mit einem Protein versehen zum dimeren sekretorischen IgA (SIgA). Dieses ist nahezu resistent gegenüber Verdauungsenzymen. Daher überwiegt SIgA in den Sekreten, wo es einen quasi extrakorporalen Oberflächenschutz darstellt (immunological paint). Mit der Muttermilch gelangt es in den Darm des Neugeborenen, wo es zur lokalen Immunität beiträgt.

IgE: Fixiert an die Membran von Mastzellen und Basophilen lösen sie nach Bindung ihrer freien Arme mit Antigenen die sofortige Freisetzung von Mediatoren aus, vor allem von Histamin. Dessen pharmakologische Wirkung führt zu Hyperperistaltik und Hypersekretion, wodurch sogenannte Anaphylaxiephänomene (z. B. Urtikaria, Schock) ausgelöst werden.

IgD ist als Antikörpertyp für die Antigenelimination bedeutungslos und nicht an Immunkrankheiten beteiligt.

IgD spielt bei der Antigenelimination keine bedeutende Rolle.

1.2.2 Kooperative Mechanismen

1.2.2 Kooperative Mechanismen

> ▶ **Merke:** Das Immunsystem vermag Antigene zu binden und zu zerstören (durch zytotoxische Lymphozyten oder Antikörper), jedoch nicht zu beseitigen. Dazu bedarf es der Hilfe von Phagozyten, bei der Antigenentfernung von Schleimhäuten der Mastzellen.

◀ Merke

Kooperative Zellen

Kooperative Zellen

Das Immunsystem, im engeren Sinne das klonal organisierte und für die erworbene Immunität zuständige, wird von kooperativen Zellen begleitet. Vor allem Phagozyten zählen dazu. Sie unterstützen sowohl durch Antigen-Präsentation als auch durch endgültige Beseitigung der Antigene.

Eine Sonderrolle spielen NK(natural killer)-Zellen. Sie sind nicht klonal, benötigen keine HLA-gestützte Signalgebung und sind wesentlich an der angeborenen Immunität (innate immunity) beteiligt. Hauptaufgabe ist die Beseitigung von Tumorzellen.

Kooperative Zellen entsprechen Hilfstruppen, die auf Signale des Immunsystems hinzuströmen. Folgende Mechanismen kommen zum Einsatz:

Kooperative Zellen unterstützen die Antigen-Präsentation sowie die endgültige Beseitigung der Antigene. Vor allem Phagozyten zählen hierzu.

Kooperative Zellen reagieren auf Signale des Immunsystems. Hierbei spielen **Zytokine** und **Antikörper** auf der Oberfläche des zu beseitigenden Antigens eine Rolle.

- **Zytokine**, also Interleukine und Interferone, werden von aktivierten Immunzellen abgegeben.
- **Antikörper** erzielen den gleichen Effekt, indem die Phagozyten über einen Rezeptor deren Bindung mit dem zu beseitigenden Antigen erkennen. Ein Rezeptor für aktiviertes Komplement auf den Phagozyten verstärkt nochmals die Wirkung, sodass vor allem IgM und IgG Fresszellen in großer Zahl anlocken und aktivieren.

Diese Vernetzung von Immunsystem und übriger Abwehr ermöglicht vergleichsweise kleinen Antikörpermolekülen, die Beseitigung von großen Antigenen zu betreiben.

Das Komplementsystem

Das Komplementsystem

> ▶ **Definition:** Das Komplementsystem ist ein Proteinsystem, das unter Einbeziehung von Ionen (z. B. Kalzium) kaskadenartig aktivierbar (Abb. **M-1.3**) und wertvollster Vermittler zwischen humoraler Abwehr und Phagozytose ist. Phagozyten erkennen und beseitigen ihre Ziele selbst (angeborene Immunität). Sie erkennen an ein Antigen gebundene Antikörper und an solche Komplexe gebundenes Komplement, was die Aktivität (Phagozytose) verstärkt. Freie Antikörper und Komplement (im Serum) tun dies nicht.

◀ Definition

Startmechanismen:
- „**Alternativer Weg**" (phylogenetisch älter) ohne Beteiligung des Immunsystems: Er reagiert sofort insbesondere auf Bakterien – noch *bevor* die Immunreaktion eingesetzt hat.
- „**Klassischer Weg**" (phylogenetisch jünger) unter Beteiligung des Immunsystems nach Antigenbindung.

Mit der schrittweisen Aktivierung der einzelnen Komponenten kommt es zu besonderen Erscheinungen wie Zytoadhärenz oder Irritation der Mastzellen durch die Bruchstücke C3a und C5a (Anaphylatoxine). Die letzten Komponenten (C5 bis C9) vermögen auf enzymatischem Wege Zellmembranen zu zerstören (MAC = **M**embran-**A**ttacking-**C**omplex) mit konsekutiver Zytolyse.

Startmechanismen: Das Komplementsystem kann ohne Beteiligung des Immunsystems aktiviert werden („**alternativer Weg**") oder nach erfolgter Antigenbindung („**klassischer Weg**").

Die Komplementfaktoren C3a und C5a beeinflussen u. a. die Zytoadhärenz. Die Komponenten C5 bis C9 induzieren über eine Zerstörung der Zellmembran eine Zytolyse.

Regulation: Das Komplementsystem ist einer strengen Kontrolle unterworfen. Wichtigste Komponente ist der in der Leber gebildete C1-Inaktivator (C1INA) oder C1-Inhibitor (C1INH). Bei deren Fehlfunktion kann es im Rahmen von Mikrotraumen zu einer spontanen Aktivierung kommen. Das Krankheitsbild bei Fehlen des C1INA ist das sog. hereditäre angioneurotische Ödem, durch Flüssigkeitsaustritt nach Mastzellaktivierung im Gewebe (wie beim allergischen Quincke-Ödem).

Wichtigster **Regulator** des Komplementsystems ist der C1-Inhibitor. Dieser fehlt beim sog. hereditären angioneurotischen Ödem.

◉ **M-1.3**　Schematische Darstellung des Komplementsystems mit Aktivierungs- und Effektorphase

M-1.3 Schematische Darstellung des Komplementsystems mit Aktivierungs- und Effektorphase

---

IgE-Antikörper

IgE-Antikörper führen zu einer Histamin-freisetzung.

IgE-Antikörper

Deren pharmakologische Wirkung (v. a. die des Histamins) führt zu Hyperperistaltik und Hypersekretion, wodurch selbst große Antigene (z. B. Pollen und Hautschuppen) beseitigt und sog. Anaphylaxiephänomene (z. B. Urtikaria, Schock) ausgelöst werden. Der ursprüngliche Sinn der IgE-vermittelten Reaktion ist oftmals nicht mehr erkennbar, was den Charakter eines rein pathogenen Mechanismus vortäuscht.

1.2.3 Pathogene und permissive Immunreaktionen

1.2.3 Pathogene und permissive Immunreaktionen

▶ **Definition**

▶ **Definition:**
- **Pathogene Immunreaktion** = überschießende störende oder schädliche Immunreaktion.
- **Permissive Immunreaktion** = krankheitszulassende, unzureichende Immunreaktion.

Pathogenen Immunreaktion: Überschießende, nicht selten unnötige Immunreaktion (z. B. Allergie und Autoimmunopathie).

Pathogene Immunreaktion: Nicht selten überschießt die Abwehr mit überstürzter Anflutung von Makrophagen und Granulozyten. Folge ist ein vermehrter Zelluntergang teils auch unbeteiligter Strukturen. Hyperämie, Überwärmung, Zellvermehrung, Schmerz und Gewebeschaden tragen so gemeinsam zur Entzündung als der häufigsten Form der pathogenen Immunreaktion bei. Häufigste Beispiele sind Allergie und Autoimmunopathie ("Autoallergie"). Andere Formen sind Blockierung essenzieller Faktoren und Strukturen mit Mangelerscheinungen (perniziöse Anämie, Hemmkörperhämophilie) oder Besetzung von Rezeptoren (Hyperthyreose).

▶ **Merke**

▶ **Merke:** Eine pathogene Immunreaktion unterscheidet sich von einer protektiven nicht im Ablauf, sondern im Ziel!

Bei **permissiven Immunreaktionen** verbleiben die Schadensfaktoren im Organismus.

Permissive Immunreaktionen erlauben es Schadensfaktoren, im Organismus zu überdauern oder sich sogar auszubreiten.

1.3　Genetik

1.3　Genetik

Die Gene für das Immunsystem sind im Haupthistokompatibilitätskomplex (**MHC**) vereint.
Die wichtigsten Merkmale gehören dem **HLA-System** an:
- **Klasse I:** wichtig für die zellvermittelte Zytotoxizität
- **Klasse II:** wichtig für die Antigenpräsentation.

Die für das Immunsystem entscheidenden Gene liegen auf dem 6. Chromosom. Sie sind im Haupthistokompatibilitätskomplex (MHC = **M**ajor **H**istocompatibility **C**omplex) vereint. Die von ihm kodierten Merkmale finden sich auf der Zellmembran. Die wichtigsten gehören dem **HLA-System** (**H**uman **L**eucocyte **A**ntigen) an.
- Zur **Klasse I** – wichtig für die zellvermittelte Zytotoxizität – gehören HLA-A-, -B-, -C-Merkmale.
- Zur **Klasse II** – wichtig für die Antigenpräsentation – gehören HLA-D-Merkmale.

Die **Vererbung** folgt den Mendel-Regeln. Deshalb hat ein Individuum zwei Merkmale von jeder HLA-Gruppe. Ein kompletter Satz – Haplotyp – wird von jeweils einem Elternteil ererbt. Kinder haben deshalb nur vier unterschiedliche Kombinationen, obwohl die Zahl der Varianten von HLA-Mustern nahezu unbegrenzt ist. Sie sind potenziell die besten Spender bei Transplantation.

Klinische Relevanz:
- Die Bestimmung der HLA-Gruppen ist vor allem bei der **Knochenmark- und Stammzell-Transplantation** wichtig, da jede Differenz zwischen Spender und Empfänger eine Abstoßungsreaktion auslöst. Bei Inkompatibilität zerstören transplantierte Knochenmark- und Stammzellen den Organismus des Empfängers.
- **Diagnostik** einer Reihe von Erkrankungen bzw. Einschätzung des Risikos daran zu erkranken, z. B. HLA-B27 ist assoziiert mit infektinduzierter Arthritis.
- HLA-Merkmale können schließlich zu **forensischen Zwecken** herangezogen werden.

1.4 Einflüsse auf das Immunsystem

Eine Reihe interner und externer Faktoren beeinflussen das Immunsystem und den Ablauf der Reaktion und Antigenelimination. Dies betrifft das gesamte Immunsystem unabhängig von der Natur der Antigene. Daraus wiederum folgt eine Änderung im Charakter von Immunkrankheiten; auch kann der Übergang von einem latenten in ein manifestes Stadium erfolgen, was das gehäufte Auftreten von Immunkrankheiten in bestimmten Situationen erklärt. Gleiches gilt übrigens für die anderen Bereiche der Abwehr.

Externe Einflüsse:
- Bedeutsam sind Schadstoffe (z. B. Rauchen, Schwermetalle), energiereiche Strahlung (z. B. UV-Licht) und Medikamente.
- Unwesentlich sind Ernährung, häusliches Umfeld (jenseits der Allergisierungsgefahr, z. B. durch Katzenhaare, Hausstaubmilben), psychische Belastungen.

Interne Einflüsse:
- **Hormone** (Steroide wie Kortisol und Sexualhormone), brüske Verschiebungen (Stress, Schwangerschaft, Klimakterium, Pubertät) mit Rückwirkungen auf Immunkrankheiten.
- **Lebensalter:** In der Jugend sind Reaktionen heftiger als im Alter, was sich etwa an der Häufigkeit von Allergien und am Verlauf von Infektionskrankheiten zeigt. Im höheren Lebensalter lässt die Widerstandskraft des Organismus nach. Hintergrund ist eine reduzierte Produktion von Signalen und Rezeptoren. Hinzu kommt die steigende Fragilität von Haut und Schleimhaut.
- **Zweitkrankheiten:** Patienten haben häufig neben einer Immunkrankheit weitere Erkrankungen mit Einfluss auf das Immunsystem (z. B. Störung der Leber- oder Nierenfunktion). Darüber hinaus können medikamentöse Therapien dieser Krankheiten immunrelevante Nebenwirkungen aufweisen.
- **genetische Merkmale:** s. o.

▶ **Merke:** Verhaltensweisen wie erschöpfende körperliche Tätigkeit, Hochleistungssport, ausgedehntes Fasten, übermäßige Sonnenexposition und Nikotin- oder Alkoholabusus hemmen die Immunreaktivität zumindest vorübergehend. Sie sind überwiegend für passagere Infektanfälligkeit und Reaktivierung latenter Virusinfekte wie z. B. Herpes verantwortlich.

Die **Vererbung** folgt den Mendel-Regeln.

Klinische Relevanz:
Die Kompatibilität der HLA-Gruppen ist v. a. bei einer **Knochenmark- und Stammzell-Transplantation** wichtig.

Einzelne HLA-Merkmale sind mit einem erhöhten Risiko für bestimmte Krankheiten assoziiert.

1.4 Einflüsse auf das Immunsystem

Interne und externe Faktoren beeinflussen das Immunsystem.

- **externe Faktoren:** z. B. Schadstoffe, energiereiche Strahlung (UV-Licht), Medikamente.

- **interne Faktoren:** z. B. Hormone (Pubertät, Schwangerschaft, Klimakterium), Lebensalter, Zweiterkrankungen, genetische Merkmale.

◀ Merke

2 Allgemeines zu Immunkrankheiten

2.1 Grundlagen

> ▶ **Merke:** Immungesund ist, wer von den in ihm ablaufenden Immunreaktionen nichts bemerkt.

> ▶ **Definition:** Als Immunkrankheit gilt jede Situation, bei der die Reaktionsweise des Immunsystems den Boden für Symptome oder eine Funktionsstörung bereitet.

Einteilung (Tab. **M-2.1**):

- **Hypersensitivität** = Überschießende Immunreaktionen gegen harmlose Antigene (Details ab S. 1325).
- **Immunmangel und Immundefekt** = unzureichende Immunreaktionen (Details ab S. 1328).
- **maligne Immunproliferation** = ungezügeltes Wachstum eines Klones.

Die Vielfalt der Krankheitsbilder ist Folge der unterschiedlichen immunologischen Mechanismen, der zahlreichen Antigene und der in den einzelnen Organsystemen möglichen Manifestation. Verschiedene klinische Teilgebiete beschäftigen sich mit der Immunologie (Tab. **M-2.2**).

Einteilung (Tab. **M-2.1**):
- **Hypersensitivität** mit überschießender schadender Immunreaktion
- **Immunmangel, Immundefekt**
- **maligne Proliferation.**

Verschiedene klinische Teilgebiete beschäftigen sich mit der Immunologie (Tab. **M-2.2**).

≡ M-2.1

≡ M-2.2

≡ **M-2.1** Immunkrankheiten – Einteilung

Hypersensitivitätssyndrome (überschießende Immunreaktionen)	• gegen apathogene Fremdfaktoren (klassische Allergie)
	• gegen körpereigene Substanzen („Autoaggression")
	• besondere Situationen:
	  – Schwangerschaft (versus Infertilität)
	  – Transplantation (versus Abstoßung)
	  – Tumor (z. B. Paraneoplasie)

Immunmangelzustände/Immundefekte (unzureichende Immunreaktionen)	• primär: durch Fehlanlage oder Zerstörung des Immunsystems • sekundär: durch Behinderung oder Verlust des Immunsystems
maligne Immunproliferation	• z. B. Lymphom, monoklonale Gammopathie

≡ **M-2.2** Klinische Immunologie

Teilgebiete mit Querschnittscharakter	*Integration in Fachgebiete*
• Allergologie • Rheumatologie • Infektionsimmunologie • Transplantationsimmunologie • Tumorimmunologie • Immungenetik • Immunpharmakologie	• Dermatologie • Otorhinolaryngologie, Ophthalmologie • Neurologie • Gynäkologie und Geburtshilfe • Innere Medizin, Pädiatrie • Hämatologie • Hepatologie, Nephrologie • Pneumologie

◀ Merke

▶ **Merke:** Es gibt auch **falsche Immunkrankheiten**, die ohne Beteiligung von Antikörpern und Lymphozyten ablaufen!
- Bei **Pseudoimmunopathien** sind kooperierende Phagozyten oder Mastzellen beteiligt. Beispiele sind Urtikaria nach Einwirken von Kälte, Sonne und mechanischer Beanspruchung oder Asthma nach Anstrengung.
- Bei **Intoleranz-Syndromen** kommt es meist aufgrund eines Enzymmangels zu einem Aufstau eines Stoffes. Beispiele sind der Diaminooxydase- oder Methyltransferase-Mangel, die zu einer Histamin-Anhäufung mit allergieähnlichen Symptomen führen. Bei der Analgetika-Intoleranz bedingt die Hemmung des Enzyms Cyclooxygenase eine vermehrte Produktion von Leukotrienen, die wiederum zu einer Bronchialobstruktion führen. Weitere häufige Beispiele sind Milchunverträglichkeit bei Lactose-Intoleranz oder Favismus bei Mangel an 6-Glukosephosphatdehydrogenase.

2.2 Regeln

2.2 Regeln

◀ Merke

▶ **Merke:** Zur Immunkrankheit kann es nur kommen, wenn sich Immunsystem und Antigen begegnen.

Immunkrankheiten sind manifest, solange das Antigen im Organismus präsent ist.

Ein gängiges Beispiel ist der saisonal begrenzte Heuschnupfen. Infektinduzierte Phänomene können sogar nach klinischer Heilung des Infektes weiter bestehen (z. B. rheumatisches Fieber), wenn eine Sensibilisierung gegen nicht mehr vermehrungsfähige Bruchstücke vorliegt. Demgegenüber sind Autoaggressionsprozesse stets chronisch-progredient zufolge permanenter Antigenpräsenz. Auch Immunmangelzustände geben nur zur Krankheit Anlass, wenn pathogene Faktoren im Organismus vorhanden sind.

Immunkrankheiten sind manifest, solange das Antigen im Organismus präsent ist. Beispiel: saisonal bedingter Heuschnupfen.

Immunkrankheiten manifestieren sich, wo das Antigen an Membranen fixiert wird.

Dies zeigt sich in der Kontaktregel, wonach Allergien an der Eintrittspforte auftreten, etwa als Asthma bronchiale oder als Ekzem. Sofern Antigene Barrieren durchbrechen oder auch – gebunden an Antikörper – als Immunkomplex in den Körperflüssigkeiten verteilt werden, kommt es zur pathogenen Reaktion dort, wo sie haften bleiben. Am Gefäßendothel resultiert eine Vaskulitis in beliebigen Regionen, etwa der Niere, der Haut, des Auges (als Glomerulonephritis, Dermatitis oder Iridozyklitis) an Serosa eine Serositis (wie Pleuritis, Perikarditis, Synovitis). Die Verschleppung bedingt eine quasi ubiquitäre Erkrankung, häufig auch der Gelenke, was zur Bezeichnung rheumatischer Formenkreis veranlasst hat. Auch anaphylaktische Phänomene treten nur auf, wo Antigene über IgE als Brücke an die Membran von Mastzellen oder Basophilen fixiert sind.

Analog manifestiert sich ein Infekt bei Immundefizienz da, wo der pathogene Erreger keine Barrieren vorfindet. So kommt es bei T-Zell-Defekt meist zu Infektionen mit Viren, Pilzen oder Mykobakterien, wogegen B-Zell-Defekte bakterielle Infektionen begünstigen. Fehlt IgA – mit einer Häufigkeit von 1 : 400 nicht selten – so bleibt die Infektanfälligkeit auf die Schleimhaut begrenzt.

Immunkrankheiten manifestieren sich, wo das Antigen an Membranen fixiert wird. Antigene können auch an Antikörper gebunden als Immunkomplexe pathologische Reaktionen an Membranen induzieren (z. B. Vaskulitis, Serositis, Erkrankungen des rheumatischen Formenkreises).

T-Zell-Defekte begünstigen Infektionen mit Viren, Pilzen oder Mykobakterien, B-Zell-Defekte mehr bakterielle Infektionen.

Immunkrankheiten werden vom Typ der Immunreaktion determiniert, nicht vom Antigen.

Diese Regel gründet auf der Tatsache, dass die verschiedenen Wege immunologischer Antigenbindung jeweils eigene, aber identische kooperative Abwehrmechanismen auf den Plan rufen. Ein gängiges Beispiel ist der Heuschnupfen, der sich stets gleich präsentiert unabhängig von der auslösenden Pollenart. Auch immunologisch bedingte rheumatische Prozesse sind weitgehend identisch trotz unterschiedlicher Auslösefaktoren. Demgegenüber manifestieren

Immunkrankheiten werden vom Typ der Immunreaktion determiniert, nicht vom Antigen. Beispiele: Alveolitis oder Asthma, Ekzem oder Urtikaria jeweils auf dasselbe Antigen.

sich Immunopathien am gleichen Organ unterschiedlich je nach zugrunde liegender Immunreaktion selbst bei gleichem Antigen: So kann es bei Sensibilisierung gegen ein und dasselbe Antigen an der Haut zu Urtikaria oder Kontaktekzem, im Respirationstrakt zu Asthma bronchiale oder zur Alveolitis kommen.

2.3   Diagnostik

▶ Merke

2.3 Diagnostik

> ▶ **Merke:**
> - Nahezu jede Immunkrankheit ist diagnostizierbar (Tab. **M-2.3**).
> - Apparativer, zeitlicher und finanzieller Aufwand begrenzen das Vorgehen ebenso wie Belastungen und Gefahren für den Patienten.
> - Es gibt keinen Universaltest zur Beantwortung der Frage „Immunkrankheit ja/nein?"

≡ **M-2.3**   **Suchprogramme und Globaltests**

Fragestellung	Untersuchung	Beurteilung	Hinweise
Anaphylaxie	IgE-Serumspiegel	eindeutig erhöht nur bei erheblicher Sensibilisierung	erhöht auch bei: - atopischem Ekzem - Wurmbefall - Hyper-IgE-Syndrom
Autoaggression	Ig-Serumspiegel		
• organlokalisiert	IgG-Vermehrung	insbesondere bei Erkrankungen der Leber	weniger ausgeprägt auch bei chronischen Infekten
	IgA-Vermehrung	bei Zirrhose, IgA-Nephropathie, einigen bullösen Hautkrankheiten	
	IgM-Vermehrung	primär biliäre Zirrhose	weniger ausgeprägt auch bei Infekten
• systemisch	IgG-Vermehrung	bei allen Prozessen abhängig von Dauer und Aktivität	s. o.
	IgE-Vermehrung	Churg-Strauss-Vaskulitis	s. Anaphylaxie
	„klassische" Rheuma-Faktoren (IgM-Typ)	- chronische Polyarthritis 75 % - systemischer Lupus erythematodes und wesensverwandte Prozesse 30 %	auch bei anderen Erkrankungen (z. B. autoimmune Hepatitis)
	antinukleäre Faktoren	systemischer Lupus erythematodes und wesensverwandte Prozesse 90 %	Differenzen in Anti-DNA-Antikörper u. a. m. erforderlich
	antizytoplasmatische Faktoren	Vaskulitisformen	- c-ANCA bei Morbus Wegener - p-ANCA bei Mikropolyarteriitis

▶ Merke

> ▶ **Merke:** Von überragender Bedeutung ist zu Beginn die aufmerksame Erhebung von Vorgeschichte und körperlichem Befund.

Allgemeine Regeln zur Diagnostik

Allgemeine Regeln zur Diagnostik

Mittels einer **Verdachtsdiagnose des verantwortlichen Antigens** können geeignete diagnostische Methoden eingeleitet werden.

Die **Grenzen der Immundiagnostik** erfordern ggf. Provokationstests oder immunhistologische Untersuchungen von Biopsiematerial.

Wichtig ist eine **Verdachtsdiagnose mit Definition des verantwortlichen Antigens und des zugrunde liegenden Pathomechanismus.** Anschließend können schrittweise – im Sinne von Stufenplänen – geeignete diagnostische Methoden und Techniken eingesetzt werden, bis ausreichend Daten vorliegen.

Die **Grenzen der Immundiagnostik** müssen berücksichtigt werden: Die Routinediagnostik erfolgt meist aus dem Blut – also überwiegend fernab des Geschehens. Die Serologie kann für Organerkrankungen nur bedingt repräsentativ sein. Dies zwingt bei unbefriedigender Klarheit zu **Untersuchungen am erkrankten Organ**, etwa in vitro in Form von Immunhistologie an Biopsiematerial oder in vivo in Form von Provokationstestung.

Die routinemäßige Labordiagnostik liefert im Allgemeinen nur **Probabilitäten**, also die Wahrscheinlichkeit, mit welcher eine Erkrankung vorliegt (es gibt

Gesunde mit nachweisbaren Rheumafaktoren und umgekehrt Rheumatiker ohne Rheumafaktoren).

Alle Labordaten müssen **im Zusammenhang (synoptisch)** mit Anamnese und körperlichem Befund sowie anderweitig erhobenen Ergebnissen, etwa bildgebenden Verfahren, interpretiert werden.

Alle Daten, unauffällige Befunde eingeschlossen, müssen **sorgfältig dokumentiert** werden, um im weiteren Verlauf eingetretene Veränderungen erkennen, die Diagnose sichern und eine Prognose erstellen zu können.

Diagnostische Stufenpläne

Bestandsaufnahme des Immunsystems (Immunstatus):

- **Ziel** ist die „Vermessung des Immunsystems" zum Untersuchungszeitpunkt durch Ermittlung der verfügbaren Immunzellen und Antikörper sowie deren Reaktionsbereitschaft.
- **Voraussetzung** ist die ungestörte Entfaltung des Immunsystems, wenn keine immunkompromittierende Situation vorliegt (schwere Infektion, immuninhibierende Therapie, Mangelernährung, Erschöpfung).
- **Methode:** Eingangsprogramm: Differenzialblutbild, Serumelektrophorese; erweitertes Programm: Lymphozytendifferenzierung, Immunglobulin-Serumspiegel, Sonderprogramm: Funktionstests.

Nachweis einer Sensibilisierung:

- **Ziel:** Nachweis einer Sensibilisierung gegen speziesfremde (xenogene), individualfremde (allogene) und körpereigene (autologe) Strukturen.
- **Methoden:** in *vivo* (Provokationstest, Biopsie mit Immunhistologie) und in *vitro* (meist mittels des Serums der Patienten = Serologie).

Nachweis einer monoklonalen Proliferation:

- **Ziel:** Sicherung oder Ausschluss maligner Prozesse, z. B. eines Lymphoms. Sämtliche Untersuchungen bezwecken die Charakterisierung der dominierenden Immunzellpopulation oder deren Produkte als von einer einzigen Familie stammend (Monoklonalität).
- **Methoden:** Immunzytologie und Paraproteinnachweis.

Immungenetik:

- **Ziel:** Ermittlung der Histokompatibilität zur optimalen Spender-Empfänger-Konstellation oder der Korrelation zu bestimmten Erkrankungen und damit Risiko von Merkmalsträgern.
- **Methoden:** DNA-Analysen an kernhaltigen Zellen.

Nachweis von Signal- und Botenstoffen:

- **Ziel:** Erkennung von Defiziten bei normalem Immunstatus.
- **Methode:** Zytokine (Interferone, Interleukine), Mediatorsubstanzen (Histamin) und Komplement.

> ▶ **Merke:** Bei manchen Patienten mit „eindeutiger" Klinik fehlen die dazu „passenden" Laborparameter, andere haben auffällige Laborbefunde ohne die typische klinische Symptomatik. Auch gibt es Fälle, bei denen ein Mix aus ganz verschiedenen Erkrankungen vorliegt. Hier besteht oftmals eine große diagnostische Unsicherheit. „Beruhigend" ist allerdings, dass die erforderliche Therapie in diesen Fällen meist identisch ist.

Diagnostische Stufenpläne

Erhebung des Immunstatus:
- **Voraussetzung:** kein Vorliegen einer immunkompromittierenden Situation
- **Methoden:** Differenzialblutbild, Serumelektrophorese, ggf. Lymphozytendifferenzierung, Immunglobulin-Serumspiegel.

Nachweis einer Sensibilisierung:
- **Methoden:** Provokationstests, Serologie.

Nachweis einer monoklonalen Proliferation zur Sicherung bzw. zum Ausschluss maligner Prozesse.
- **Methoden:** Immunzytologie und Paraproteinnachweis.

Immungenetik zur Ermittlung der Histokompatibilität (wichtig für Transplantationen) und zur Ermittlung des Risikos für bestimmte Krankheiten.

Nachweis von Signal- und Botenstoffen zur Erkennung von Defiziten bei sonst normalem Immunstatus.

◀ **Merke**

2.4 Prophylaxe und Therapie

2.4.1 Prinzipien

> ▶ **Merke:** Ziel sämtlicher Maßnahmen ist eine Änderung der Reaktionslage und Reaktionsbereitschaft des Immunsystems, um unzureichende schützende Reaktionen zu steigern und überschießende schädliche Reaktionen zu hemmen. Prophylaxe und Therapie unterscheiden sich nur im Zeitpunkt zum Antigenkontakt. Deshalb erbringt Immunprophylaxe bessere Erfolge als Immuntherapie.

Therapieprinzipien:
- Manipulation des Immunsystems
- Zerstörung maligner proliferativer Klone
- symptomatische Therapie.

Therapieprinzipien:
- Manipulation des Immunsystems – als übergeordneter, allgemeinregulierender Sonderfall die Immunmodulation
- Zerstörung maligner proliferative Klone, z. B. durch Zytostatika, Bestrahlung, monoklonale Antikörper.
- Milderung der klinischen Folgen einer inadäquaten Immunreaktion durch Beeinflussung kooperativer Mechanismen (S. 1315), ohne das Immunsystem selbst zu tangieren.

Antigenorientierte Maßnahmen sind nach Möglichkeit unspezifischen Maßnahmen vorzuziehen.

Breite der Therapiemaßnahmen:
- Wünschenswert ist stets ein **gezieltes Eingreifen.** Diesbezügliche Manipulation erfolgt antigenorientiert, selektiv und spezifisch auf klonaler Ebene.
- Wo dies nicht gelingt, müssen antigenunabhängige, globale, **unspezifische Maßnahmen** ergriffen werden.

Nebenwirkungen: Insbesondere bei einer unspezifischen Therapie werden auch nicht am Krankheitsprozess beteiligte Immunzellen beeinträchtigt.

Nebenwirkungen: Bei einer gezielten Therapie sind keine Nebenwirkungen zu erwarten. Jede unspezifische Therapie ist dagegen belastend, weil auch am Krankheitsprozess unbeteiligte Klone beeinflusst werden. Immunsuppressive Therapie beeinträchtigt auch protektive Reaktionen. Deshalb ist die Beeinflussung kooperativer Mechanismen oft vorteilhaft. Sie wird im Alltag am häufigsten angewendet, weist allerdings ihrerseits Nebenwirkungen auf. In jedem Falle sind die Maßnahmen dem Bedarf anzupassen. Kritische Situationen wie die Transplantatabstoßung rechtfertigen das sofortige Ausschöpfen des gesamten Repertoires.

Therapiedauer: Die Therapiedauer entspricht der Dauer der Immunkrankheit. Remission, Ineffizienz und Nebenwirkungen erfordern eine Dosisanpassung und/oder Präparatewechsel.

Therapiedauer, -anpassung: Die Therapie muss so lange fortgeführt werden, bis die Immunkrankheit beendet ist. Bei chronischen Prozessen (Autoaggressionskrankheiten) bedeutet dies überwiegend eine lebenslängliche Therapie. Bei Remissionen (Minderung der Beschwerden, Normalisierung der Organfunktionen) kann die Behandlung ausgesetzt werden; eine Reaktivierung der ursprünglichen Erkrankung zwingt zur Wiederaufnahme des bewährten Therapieschemas. Eine Änderung der Therapie ist erforderlich bei Ineffizienz oder nichtbeherrschbaren Nebenwirkungen.

Wichtig ist eine **Kontrolle des Therapierfolges** anhand von Krankheitsverlauf und Laborwerten.

Therapiekontrolle: Erfolgskontrollen orientieren sich am Ziel: Erreichen des Schutztiters, Ausbleiben einer Sensibilisierung, Erhaltung der Funktion eines bedrohten Organs sind die wichtigsten Kriterien. Stets sind funktionelle Parameter wichtiger als immunologische Laborparameter!

2.4.2 Therapeutische Möglichkeiten

Immundeprivation/Immundepletion

Ziel: Minderung und Beseitigung pathogener Elemente, apparativ mittels Zellseparation (Beseitigung von Immunozyten) und Plasmapherese (Entfernung von Immunglobulinen), biologisch durch Verabreichung zytotoxischer Antiseren.

Ziel: Minderung und Beseitigung pathogener Elemente.

Methoden: derzeit meist globaler Natur mit erheblichen Nebenwirkungen im Sinne breiter Hemmung auch protektiver Immunreaktionen):
- Leukapherese/Zellseparation zur Beseitigung von Immunozyten und Plasmapherese/Plasmaseparation zur Entfernung von Immunglobulinen.
- Zytotoxische Antiseren zur intrakorporalen Zerstörung der Lymphozyten.
- Sonderfall: Thymektomie bei Myasthenia gravis.

- Radiatio lokal bei maligner Proliferation (z. B. Wirbelkörperbefall bei Plasmozytom).

Sofern der für die Erkrankung verantwortliche Klon nicht komplett beseitigt werden kann wie bei Plasmapherese, sind die Maßnahmen nur vorübergehend hilfreich.

Immunsuppression

Ziel: Hemmung der Immunzellaktivität.

Methoden:

- **global:** Heute gebräuchliche Substanzen zur medikamentösen Immunsuppression sind z. B. Immunophylline (z. B. Ciclosporin), Antimetaboliten (z. B. Azathioprin) und Alkylanzien (z. B. Cyclophosphamid). **Steroide** wirken antiphlogistisch, unterdrücken aktivierte Makrophagen, mindern die Funktion der APC und reduzieren die Antigenexpression. **Ciclosporin** greift in die Lymphokinproduktion ein. **Azathioprin** und Cyclophosphamid verhindern die Vermehrung aktivierter Zellen. Immunsuppression in dieser Form wird insbesondere bei Autoaggressionsprozessen angewendet.
- **selektiv:** Feedback-/Endprodukt-Induktionshemmung, die nur bei der Rhesusprophylaxe möglich ist (Tab. **M-2.4**).

Immunsuppression

Ziel: Hemmung der Immunzellaktivität z. B. mittels Zellgiften (Alkylanzien oder Antimetaboliten) (Tab. **M-2.4**).

☰ M-2.4 | Immunkrankheiten/Therapieansätze

überschießende, unnötige schadende Immunreaktionen

Antigenkarenz	- nur möglich bei allogener und xenogener Sensibilisierung (Allergie, Transfusion)
Hemmung der Induktion	- Endprodukthemmung bei passagerer Antigenpräsenz (Rhesusprophylaxe) - Initialhemmung durch Cyclosporin A (insbesondere bei Transplantation)
Hemmung der Reaktion	- Proliferationshemmung durch Zellgifte (klassische Immunsuppression bei Autoaggressionskrankheiten)
Depletion/Deprivation	- Lymphapherese, Thymektomie (v. a. bei Myastenia gravis), Plasmapherese (bei humoralem Pathomechanismus vom Autoaggressionstyp) - Anti-IgE
Modulation	- Induktion blockierender Mechanismen (Hyposensibilisierung bei IgE), Eingriff in Regelsysteme (Interferone, Interleukine in klinischer Erprobung), Summation verschiedener Effekte (Immunglobulintherapie bei Immunthrombopenie etc.), Toleranzinduktion (Medikamentenallergie; Retinitis)
Hemmung von Signalen	- Antikörper gegen Zytokine; freie Rezeptoren

unzureichende Immunreaktion

Stimulation	- antigengerichtet - global, generell	= aktive Schutzimpfung = „Immunroborierung" (mit begrenzter Wirkung bei Infektneigung)
Substitution	- antigengerichtet und global	= Infektprophylaxe, Intoxikationsschutz mit Ig
Restauration	- adoptive Immunität	= Knochenmarktransplantation
maligne Immunproliferation	- Zytostase, Radiatio	

Hemmung pathogener Immunreaktionen durch Unterdrückung antigenunabhängiger Folgereaktionen

Hemmung der Mediatorbildung	- Decarboxylasehemmer (Allergie) - Cyclooxygenasehemmer (entzündlicher Rheumatismus) - Kortison („Breitbandimmuntherapeutikum")
Hemmung der Mediatorfreisetzung	- Dinatrium chromoglycium (Allergie) - Ketotifen (Allergie)
Hemmung der Mediatorwirkung	- Rezeptorblockade durch Antihistaminika, Antagonisten (Allergie)
Beseitigung des Sequestrationsorgans	- Splenektomie (Anämie, Thrombopenie)

Immunstimulation (aktiver Immunschutz)

Ziel: Aufbau einer lang anhaltenden Immunabwehr mittels aktiver Zellen z. B. durch eine aktive Schutzimpfung.

Substitution passiver Immunschutz)

Ziel: Immunschutz mittels Zufuhr fremder Immunglobuline. Die Dauer des Effekts ist jedoch auf einige Wochen begrenzt.

Immunrestauration

Ziel: Aufbau/Implementierung eines vitalen Immunsystems mittels Knochenmark- oder Stammzell-Transplantation.

Immunmodulation/Immunintervention

Ziel: Hemmung komplexer pathogener Reaktionen z. B. mittels einer Hyposensibilisierung oder der Verabreichung polyvalenter Immunglobuline.

Übergreifende Maßnahmen

- **Kortikosteroide:** wirken auf Lymphozyten zytotoxisch, außerdem Hemmung hypersensitiver und entzündlicher Reaktionen.
- **Splenektomie:** Cave: danach erhöhte Infektanfälligkeit mit Neigung zur Sepsis (OPSI = **O**ver-whelming **P**ost **S**plenectomy **I**nfection).

Immunstimulation (aktiver Immunschutz)

Ziel: Verstärkung der Immunabwehr auf zellulärer Ebene mit lang anhaltender Wirkung.

Methoden:
- **global:** physiologische Stoffe wie Thymuspeptide oder Zytokine, Naturstoffe wie pflanzliche oder bakterieller Substanzen von begrenzter Wirkung.
- **selektiv:** höchst effizient als aktive Schutzimpfung.

Substitution (passiver Immunschutz)

Ziel: Etablierung eines fehlenden Schutzes auf humoraler Ebene durch fremde Antikörper mit Sofortschutz, aber zeitlich begrenzter Wirkung.

Methode: Zufuhr fremder Immunglobuline. Infolge des natürlichen Abbaus ist der Effekt auf Wochen begrenzt. Selektiven Schutz bieten monovalente Hyperimmunseren, denen stets der Vorzug gegeben werden muss. Globaler Natur sind Standardimmunglobuline. Heute kann meist auf humane Immunglobuline zurückgegriffen werden. Nur bei Intoxikation sind Seren vom Tier erforderlich; sie sind als Fremdprotein, ihrerseits antigen und können bei wiederholter Gabe Allergien bis zum tödlichen Schock auszulösen.

Immunrestauration

Ziel: Aufbau/Implementierung eines vitalen Immunsystems.

Methode: Installation eines sich selbst regenerierenden Prinzips. Dies leistet allein die Knochenmark- oder Stammzell-Transplantation. Sie ist bei schweren Immundefekten indiziert (angeborenen wie auch iatrogen induzierten etwa nach Chemotherapie).

Immunmodulation/Immunintervention

Ziel: Hemmung pathogener Reaktionen mit komplexer und oft unbekannter Natur.

Methoden: Hier gibt es Maßnahmen mit gänzlich unterschiedlichen, komplexen und teils auch noch unverstandenen Mechanismen.
- **global:** Applikation hoher Dosen von polyvalenten Immunglobulinen, die bei Autoaggressionsprozessen (z. B. Immunthrombozytopenie, Morbus Kawasaki) teilweise jeder anderen Therapie überlegen ist, insbesondere wegen der insgesamt unbedeutenden Nebenwirkungen.
- **selektiv:** Hyposensibilisierung, die nur bei IgE-vermittelten Allergien vorhersehbaren Erfolg bringt und Toleranzinduktion.

Übergreifende Maßnahmen

Eine Reihe therapeutischer Maßnahmen berührt Immunsystem und kooperative Mechanismen zugleich:
- **Kortikosteroide:** Sie vermögen auf Lymphozyten zytotoxisch zu wirken und können, auch bei maligner Proliferation, zytoreduktiv eingesetzt werden. Weiter verbreitet ist ihre Anwendung zur Hemmung hypersensitiver und entzündlicher Reaktionen als Antiallergikum oder als Antiphlogistikum/ Antirheumatikum.
- **Splenektomie:** Durch sie wird ein Teil des Immunsystems entfernt. Der Verlust hält sich allerdings infolge der kompensatorischen Adaptation des verbliebenen Systems in Grenzen. Bedeutung erlangt die Milzexstirpation mehr durch ihren Verlust als Filterstation für pathogene Keime und alterierte Zellen. Der erstgenannte Effekt ist verantwortlich für die danach erhöhte Anfälligkeit mit häufiger Sepsis (**O**ver-whelming **P**ost **S**plenectomy **I**nfection = OPSI), der Zweitgenannte für den Anstieg der Blutzellen.

3 Spezielle Immunkrankheiten

3.1 Hypersensitivitätssyndrome

Ursache hierfür ist eine überschießende Immunreaktion. Abb. **M-3.1** bietet eine Übersicht über Pathogenese und konkrete Erkrankungen aus dieser Gruppe.

⊚ M-3.1 | Hypersensitivitätssyndrome

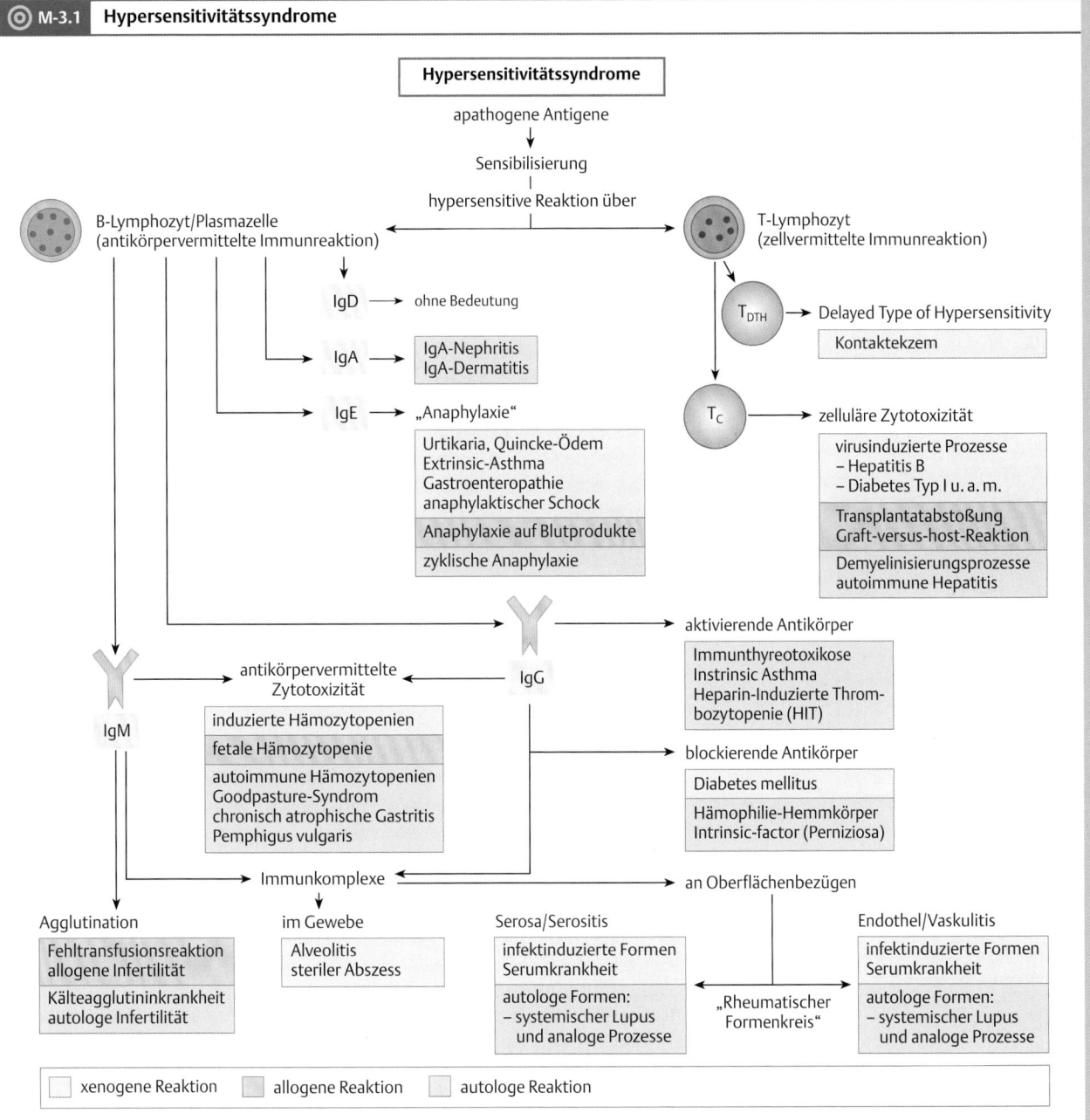

3.1.1 Allergien

▶ **Definition:** Krankmachende Immunantwort durch unnötige, überschießende Reaktion (Abb. **M-3.2**) gegen harmlose Antigene (= Allergene).

◀ **Definition**

▶ **Merke:** Nahezu jedes Symptom kann Folge einer Allergie sein.

◀ **Merke**

⊙ M-3.2   Die 4 Haupttypen pathogener Immunreaktionen (nach Coombs und Gell)

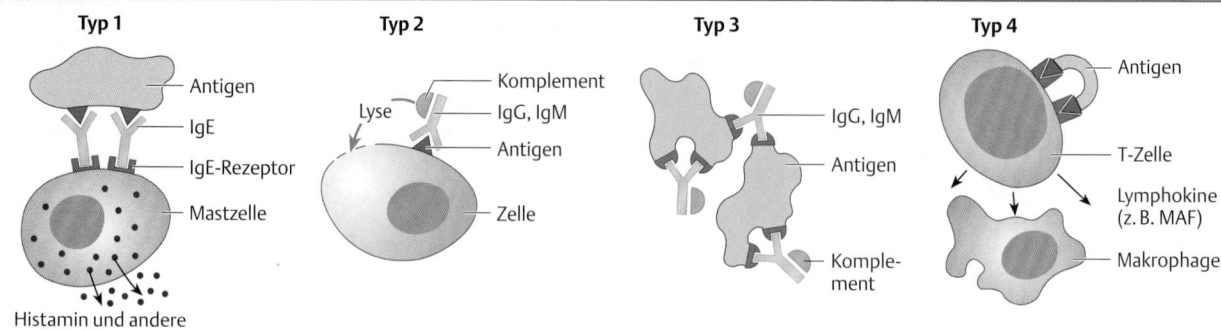

Typ 1: IgE tragende Mastzellen setzen nach Antigenbindung Mediatoren frei (z. B. bei Asthma bronchiale).
Typ 2: Zellgebundene Antikörper aktivieren Komplement (z. B. bei Immunhämolyse).
Typ 3: Zirkulierende oder gewebsständige Immunkomplexe aktivieren Komplement (Arthus-Reaktion).
Typ 4: Sensibilisierte T-Lymphozyten attackieren Antigene und aktivieren Phagozyten (z. B. Tuberkulinreaktion).

Diagnostik:
- **Anamnese:** identische Symptomatik nach identischer Exposition?
- **Ermittlung des verdächtigen Allergens** durch Provokationstests oder den Nachweis spezifischer Antikörper.

Therapie:
- **Allergen-Karenz!**
- **Hemmung der Immunreaktion**, idealerweise als sog. **spezifische Immuntherapie** mit sehr guten Therapieerfolgen insbesondere bei IgE-vermittelten Erkrankungen und Insektengift-Allergien.
- **Hemmung der Folgereaktion:** Unterdrückung der Freisetzung von Mediatoren oder ihrer Wirkung.

◀ Merke

Diagnostik:
- **Anamnese:** Die Erhebung der Vorgeschichte unerlässlich: Identischer Ablauf/identischer Symptomatik nach identischer Exposition? Verschiedene Symptome des gleichen Charakters (z. B. Urtikaria, Asthma bronchiale, Diarrhö, Quincke-Ödem, Schock)?
- **Ermittlung des verdächtigen Allergens:**
  – in vivo: Exposition/Provokation durch Applikation verdächtiger Substanzen (oral, nasal, bronchial, kutan) und Beobachtung der einsetzenden Symptome.
  – in vitro: Nachweis der verantwortlichen Antikörper.

Therapie:
- **Allergen-Karenz!** Einfachster und sicherster Weg, aber vielfach nicht zu erreichen (z. B. Pollenkarenz).
- **Hemmung der Immunreaktion:** ideal ist die gezielte Hemmung der verantwortlichen Reaktion (sog. **Spezifische Immuntherapie = SIT**, früher De- oder Hyposensibilisierung genannt, zum Teil auch als „Allergie-Impfung" bezeichnet). Sie gelingt nur bei IgE-vermittelten Erkrankungen (bei Pollen-Rhinitis und Insektengift-Allergie sehr gut, bei Medikamentenallergie kaum). Durch einen frühzeitigen Einsatz kann u. U. eine Ausweitung vermieden werden. Der Einsatz von monoklonalen Antikörpern zum Abfangen der IgE-Antikörper ist schweren Fällen vorbehalten. In anderen Fällen (z. B. schwerer Verlauf eines Ekzems oder einer Alveolitis) kommt eine **immunsuppressive Therapie** in Betracht.
- **Hemmung der Folgereaktion:** Unterdrückung der Freisetzung von Mediatoren oder ihrer Wirkung: Antihistaminika, Steroide, Eicosanoid-Antagonisten (z. B. gegen Leukotriene).

▶ **Merke:** Wichtig ist eine individuell auf den Patienten abgestimmte Therapie! Eine SIT wird beispielsweise nicht während einer Schwangerschaft begonnen oder fortgesetzt; eine Unterbrechung ist dagegen unproblematisch, weil die Behandlung später fortgesetzt werden kann.

3.1.2 Autoimmunkrankheiten

3.1.2 Autoimmunkrankheiten

◀ Definition

▶ **Definition:** Ähnlich der Allergie, allerdings ist hier das Ziel der Immunreaktion (das „Autoallergen") dauerhaft präsent, sodass die krankhaften Prozesse chronisch ablaufen.

◀ Merke

▶ **Merke:** Jede chronisch progrediente Erkrankung ohne erkennbare Ursache kann eine Autoimmunopathie sein!

Diagnostik:

- **Anamnese:** Chronische Funktionsstörung ohne Hinweis auf Infektion oder Degeneration, unerklärliche Fieberschübe und Lymphadenopathie ohne Hinweis auf Malignom, Verschlimmerung bei banalen Infekten
- **Nachweis von Autoantikörpern (Serologie):** Bei organlokalisierten Erkrankungen (z. B. Autoimmunthyreoiditis, Autoimmunanämie) Antikörper gegen organtypische Strukturen (z. B. gegen Thyreozyten, Erythrozyten), bei systemischen Erkrankungen („rheumatischer Formenkreis") Antikörper gegen allgemeine (nicht organbezogene) Strukturen (DNA, Proteinase).
- **histologische Untersuchung (Biopsie) betroffener Organe:** Bei Fehlen von Autoimmunphänomenen zum Nachweis vermehrt eingedrungener Lymphozyten und Phagozyten.
- **Labor:** Immunglobulinvermehrung, dazu Entzündungsparameter wie CRP, Prokalzitonin, α_2-Globulin (Vermehrung), BSG (Beschleunigung).
- **Immungenetik** ist nur selten (HLA-B-27) hilfreich.

Therapie:

> ▶ **Merke:** Bei Autoimmunopathien ist nicht immer eine Immuntherapie erforderlich. Eine Substitution (z. B. Schilddrüsenhormon bei Thyreoiditis; Vitamin B_{12} bei Perniziosa) ist effizient und harmlos. Eine Behandlung von Laborwerten ist unsinnig!

Wegen der Vielfalt an Immunreaktionen stehen mehrere Blöcke zur Verfügung. Im Alltag müssen bei der Immuntherapie ganz verschiedene Aspekte bedacht werden. Sie hängen jenseits des Mechanismus von der Gesamtsituation der Patienten ab. Hierzu zählen als wichtigste Lebensalter, Geschlecht, Belastung im Alltag usw.

Zum Einsatz kommen:

- **Immunsuppressiva:** Meist **Alkylanzien** (etwa Cyclophosphamid), **Antimetaboliten** (etwa 6-Mercaptopurin) oder **Immunophyllinen** (etwa Cyclosporin). Nachteilig ist die breite Wirkung auf das gesamte Immunsystem mit Hemmung der Abwehr und weiterhin mutagenen und onkogenen Effekten.
- **Biologica,** insbesondere **Targeted Therapy,** hemmen als monoklonale Antikörper gezielt die pathogene Reaktion (etwa Antikörper gegen TNF).
- **Antiphlogistika** (meist als Steroid oder Cyclooxygenase-Hemmer) zur Unterdrückung der Folgereaktion.
- **polyvalente Immunglobuline** bewährt bei Morbus Kawasaki, Morbus Werlhof, chronisch inflammatorische demyelinisierende Polyneuropathie (CIDP).
- **begleitend** immer – abhängig vom Erkrankungstyp – physikalische (meist Kälte, bei Kälteagglutination Wärme) oder physiotherapeutische Maßnahmen (Gelenkschutz).

> ▶ **Merke:**
> - Die Therapie soll frühzeitig und entschlossen durchgeführt werden.
> - Eine Kombinationstherapie ist häufig effizienter und nebenwirkungsärmer.
> - Während und 3 Monate vor einer geplanten Schwangerschaft müssen Immunsuppression und biologische Maßnahmen beendet werden (auch beim Mann!). Die Therapie reduziert sich dann auf antiphlogistische und antiinflammatorische Substanzen wie NSAID und Steroide; ein anderer Weg ist in einigen Fällen die Infusion hoher Dosen polyvalenter Immunglobuline; hier sind Nebenwirkungen nicht zu erwarten. Als Ausweg kommt in ausgesuchten Fällen eine Plasmaseparation in Betracht, wenn pathogene Antikörper wie die gegen SS-A (Ro) die Plazenta passieren.
> - Unwirksamkeit und Unverträglichkeit zwingen zu Änderungen des Therapieregimes.
> - Impfungen bei Immunsuppression nur mit Totimpfstoffen. Aufgrund der Immunsuppression ist der Impferfolg eingeschränkt.

Diagnostik:
- **Anamnese:** z. B. Frage nach chronischen Funktionsstörungen ohne Hinweis auf Infektion, unerklärliche Fieberschübe?
- Serologischer **Nachweis von Autoantikörpern**
- **Biopsie** und histologische Untersuchung betroffener Organe
- **Labor:** Immunglobulinvermehrung, Entzündungsparameter
- **Immungenetik** (z. B. HLA-B-27).

Therapie:
◀ Merke

Zum Einsatz kommen:
- **Immunsuppressiva,** z. B. Alkylanzien, Antimetaboliten, aber auch monoklonale Antikörper
- **Antiphlogistika** (Steroide, Cyclooxygenase-Hemmer)
- **polyvalente Immunglobuline**
- **begleitend** physikalische oder physiotherapeutische Maßnahmen.

◀ Merke

Eine engmaschige **Therapieüberwachung** zur Erkennung von Nebenwirkungen sowie zur Kontrolle des Behandlungserfolges ist erforderlich.

Therapiedauer: meist unbegrenzt.

Therapieüberwachung: Sie dient der Erkennung von kritischen Nebenwirkungen der Medikation und des Behandlungserfolges bezüglich der Organfunktion. Zu Beginn hat sie engmaschig (etwa 2-mal pro Woche), später lockerer (bis zu monatlich) zu erfolgen.

Therapiedauer: unbegrenzt. Bei kompletter Rückbildung der Symptomatik kann ggf. eine Therapiepause eingelegt werden. Ein Rückfall ist auch noch nach Monaten bis Jahren möglich.

3.2 Immunmangelzustände und Immundefekte

3.2 Immunmangelzustände und Immundefekte

▶ Merke

> ▶ **Merke:** Globales Symptom ist hier die Infektanfälligkeit (und in Sonderfällen eine erhöhte Tumorhäufigkeit).

Primäre Defizienzen sind **meist angeboren**. Am häufigsten ist der IgA-Mangel. **Sekundäre** Defizienzen entwickeln sich auf dem Boden anderer, das Immunsystem beeinträchtigenden Erkrankungen (s. auch Tab. **M-3.1**). **Sonderfall: AIDS**.

- **Primären** Defizienzen liegt ein Schaden innerhalb des Immunsystems, etwa eine Anlagestörung, zugrunde. Sie sind daher **meist angeboren**. Am häufigsten (1 : 400) ist der IgA-Mangel.
- **Sekundäre** Defizienzen entwickeln sich auf dem Boden anderer Erkrankungen, die das Immunsystem beeinträchtigen. Sie sind daher **meist erworben**. Häufigste Ursache sind fortgeschrittene Organfunktionsstörungen etwa von Leber, Niere oder Endokrinium und auch Verlustsyndrome wie Nephrose oder exsudative Enteropathie (s. auch Tab. **M-3.1**).
- **AIDS** ist ein **Sonderfall**, da erworben und das Immunsystem zerstörend.

▶ Merke

> ▶ **Merke:** Die Zahl der Spielarten der Immunmangelerkrankungen ist außerordentlich groß. Sie verschiebt sich im Laufe des Lebens, weil schwere angeborene Defekte infolge unbeherrschbarer Infekte eine schlechte Prognose aufweisen und im Erwachsenenalter eher die leichten Fälle anzutreffen sind.

Pathomechanismen umfassen Fehler bei der Anlage, Differenzierung sowie der Proteinsynthese mit Beeinflussung der Immunglobulinproduktion.

Pathomechanismen: Fehler gibt es bei der Anlage, Differenzierung, Proteinsynthese mit teils gegenläufigen Verschiebungen. Eine Störung der Liganden an der Zellmembran führt dazu, dass B-Zellen nicht von der IgM-Synthese auf die Synthese anderer Immunglobulinklassen umschalten können; Folge ist ein Hyper-IgM-Syndrom, bei dem die übrigen Immunglobuline fehlen. Das Hyper-IgE-Syndrom ist mit einem Mangel der zellulären Abwehr und des IgG verbunden.

Da die Abwehr von pathogenen Krankheitserregern auch Phagozyten, Epithelien und Endothelien obliegt, kann ein geringfügiger Immunmangel kompensiert werden. Umgekehrt äußert sich ein Defekt anderer Abwehrmechanismen (etwa Agranulozytose) ebenfalls durch Infektanfälligkeit.

≡ M-3.1

≡ M-3.1	**Immundefekte**
Zeitpunkt der Manifestation	**Natur des Defektes**
- Säuglings-, Kindes- und Jugendalter	primär kongenital
- Erwachsenenalter	sekundär erworben
Manifestationsort	
- generalisiert systematisch	global
- an Schleimhäuten	IgA
überwiegender Erregertyp	
- Viren, Pilze	zellulär
- Bakterien	humoral
familiäre Situation	
- gehäuft	genetisch
- geschlechtsgebunden	X-chromosomal

Eine maligne Immunproliferation ist der Sonderfall einer ungezügelten Expansion **eines** Immunzellklons. Die Verdrängung der protektiven Klone und anderer Zellkompartimente im Knochenmark führt zu Defiziten mit unbeherrschbaren Infekten oder unstillbareren Blutungen. Wichtigste Beispiele sind Lymphom und Plasmozytom.

▶ **Merke:** Bezüglich der Folgen ist es belanglos, auf welcher Ebene der Defekt angesiedelt ist. Dennoch ist die Charakterisierung wichtig, da sich therapeutische Empfehlungen ableiten. Sie sind allerdings nur selten längerfristig hilfreich oder gar kurativ.

◀ **Merke**

Diagnostik: Das diagnostische Vorgehen zeigt Tab. **M-3.2.**

Therapie und Prophylaxe: Die Therapiemaßnahmen dienen der Stärkung des Immunsystems. Grundsätzlich sollte nur bei realer Infektanfälligkeit behandelt werden. Sofern **zufällig** Defizite festgestellt werden, etwa ein erniedrigter IgA-Serumspiegel, sind abwehrstärkende Maßnahmen entbehrlich.
- **Allgemeine Stärkung der Abwehr** durch pflanzliche oder bakterielle Strukturen sowie durch physiologische Substanzen (Zytokine) von vergleichsweise geringem Erfolg.
- **Applikation von Immunglobulinen** (meist i. v.): mit poly- und monovalenten Seren bei eindeutiger Indikation und als Prophylaxe gute Erfolge.
- **Knochenmark- oder neuerdings Stammzell-Transplantation:** Am effektivsten, aber aufwendig (Suche nach Spender) und risikobehaftet (Graft-versus-Host-Reaktion) und deshalb schweren Fällen vorbehalten.
- **Vermeidung der die Abwehr beeinträchtigenden Einflüsse:** Austrocknung, Vermeiden irritierender Noxen insbesondere der Atemluft sowie knochenmarkschädigender Substanzen. Gerade bei leichten Fällen lassen sich so unter Nutzung des Summationseffektes ohne die übliche Medikation signifikante Besserungen erzielen.

Diagnostik: s. Tab. **M-3.2.**

Therapie und Prophylaxe:
- Allgemeine Stärkung der Abwehr
- Applikation von Immunglobulinen, auch als Prophylaxe
- Knochenmark- oder Stammzell-Transplantation
- Vermeidung irritierender Noxen sowie knochenmarkschädigender Substanzen.

☰ M-3.2	Vorgehen bei Verdacht auf Immundefekt bzw. Immunmangel
Anamnese	angeborene Störung (frühzeitig Infektanfälligkeit)? erworbene Störung (gehäufte Infektanfälligkeit)? ähnliche Symptome/Verläufe in der Familie (genetische Defekte)?
klinische Untersuchung	z. B. Fehlbildungen des Gesichtsschädels, Teleangiektasien, zerebellare Ataxie?
Labor – Basisdiagnostik	Differenzialblutbild (Lymphozyten; Granulozyten; Monozyten) Immunglobuline quantitativ im Serum (IgG, IgA, IgM, in ausgesuchten Fällen IgE)
Labor – spezielle Diagnostik	Lymphozyten-Differenzierung (T-Zellen, B-Zellen) Antikörpertiter je nach Impfung (z. B. Tetanus, Hepatitis B) Erregertyp bestimmen: Pilze, Mykobakterien, Viren (T-Zell-Schwäche) Bakterien (B-Zell-Schwäche)
Tests (funktionell)	Kutan-Tests (z. B. gegen Candidin; Trichophytin, Tuberkulin)
Differenzierungs-untersuchungen	ggf. Analyse des Knochenmarks, genetische Tests

wichtigste Typen der Immundefekte – spezielle Diagnostik und Therapie		
Defekt-Typ	**Diagnostik**	**Therapie**
T-Zell-Defekt	• Lymphozytenprofil im peripheren Blut • Lymphozytenfunktion • Kutantest	• Restauration durch Knochenmarktransplantation
B-Zell-Defekt	• Immunglobulinprofil im peripheren Blut • ausgewählte Antikörpertiter z. B. gegen Streptolysin, fremde Blutgruppen (Isoagglutinine)	• Substitution mit Immunglobulinen
IgA-Defekt	• IgA-Spiegel im Serum	• Substitution mit IgA (Schockgefahr!)

4   Transplantation

Die Transplantation ist eine künstliche Situation. Als natürliches Modell kann allenfalls die Schwangerschaft als mono-haploid-identisches Transplantat des Kindsvaters angeführt werden.
Der Idealzustand vollkommener Identität liegt nur bei eineiigen Zwillingen vor; hier bleibt eine Immunreaktion aus, das Transplantat wird toleriert.

Varianten:
- Organ-Transplantation
- Knochenmark-Transplantation (KMT) und Stammzell-Transplantation (SCT, s. S. 1255).

Varianten: Bei der **Organ-Transplantation** werden solide Gebilde verpflanzt. Diese können bei unzureichender immunologischer Übereinstimmung dem Immunsystem des Empfängers als Ziel dienen und zerstört werden.
Bei der **Knochenmark-Transplantation (KMT) und Stammzell-Transplantation** (**SCT**, Näheres s. S. 1255) wird ein System verpflanzt, das aktiv den Empfänger zu attackieren und zerstören vermag.
Neuerdings werden auch Transplantationen ganzer Gliedmaßen durchgeführt, diese beinhalten im Grunde eine Transplantation sowohl von Organen als auch von Knochenmark.

Voraussetzungen und Voruntersuchungen: weitgehende Übereinstimmung bezüglich **HLA-Histokompatibilitätsgruppen** sowie der **Blutgruppen.**

Voraussetzungen und Voruntersuchungen: Das Transplantat soll nicht der Immunabwehr anheimfallen. Voraussetzung für eine erfolgreiche Transplantation ist daher die weitestgehende vor allem immunologisch übereinstimmende Struktur der Merkmale. Im Vordergrund stehen der **MHC** mit den **HLA-Histokompatibilitätsgruppen** sowie die **Blutgruppen,** die sich auch in Strukturen von Geweben wiederfinden. Weitere genetisch determinierte Merkmale (etwa Polymorphismen von Proteinen) treten in den Hintergrund.

Eine HLA-Typisierung ist beispielsweise immer vor einer KMT/SCT, Blutgruppenkompatibilität für den Erfolg einer Organtransplantation wesentlich.

Eine HLA-Typisierung ist beispielsweise immer vor einer KMT/SCT erforderlich, weiterhin v. a. bei Nierentransplantationen. Bei Letzterer wird z. B. eine Mindestübereinstimmung bestimmter Allele gefordert. Unter bestimmten Bedingungen (z. B. hohe Dringlichkeit) werden Transplantationen aber auch bei Vorliegen höherer Mismatch-(Differenz-)Grade zugelassen.
Blutgruppenkompatibilität ist beispielsweise für den Erfolg einer Organtransplantation (insbesondere Nieren, Herz und Leber) wesentlich, kann aber bei der KMT/SCT ggf. unberücksichtigt bleiben.
Der Alltag indessen zwingt zur **Abweichung von den Idealvorstellungen** die HLA- und Blutgruppenkompatibilität betreffend und zur Akzeptanz von Konstellationen mit Differenzen unterschiedlicher Grade. Die zu erwartenden Abstoßungsreaktionen werden dabei mit zunehmender Inkompatibilität heftiger. Sie lassen sich durch eine angepasste Immunsuppression reduzieren (s. u.).
Als **Sonderfall** ist die Hornhauttransplantation zu nennen, bei der infolge der Ernährung per diffusionem aufgrund des quasi extraterritorialen Gebietes bei regelrechten Verhältnissen (ohne Vaskularisation des Areals) eine Abstoßung nicht zu erwarten ist. Auch bei experimentellen Ansätzen, etwa der Transplantation von Inselzellen des Pankreas in eine semipermeable Kammer (daher kein Durchtritt von Zellen möglich), ist die Histoinkompatibilität weniger bedeutsam.

Voruntersuchungen sollen eine bereits vorliegende (bislang stumme) **Sensibilisierung** aufdecken oder ausschließen.

Voruntersuchungen sollen eine bereits vorliegende (bislang stumme) **Sensibilisierung** aufdecken oder ausschließen; diese kann bereits **vor** einer Transplantation erfolgt sein. Häufigste Gründe sind **Transfusionen** (Blut enthält neben Erythrozyten auch HLA-tragende Leukozyten und Thrombozyten) und **Schwangerschaften** (Beispiel ist hier der Morbus haemolyticus neonatorum).
Möglichst vor jeder Transplantation werden zirkulierende **zytotoxische Antikörper** des Empfängers in einem Verträglichkeitstest durch sog. **Crossmatch-Untersuchungen** gesucht (d. h. nach Antikörpern im Blutserum des Patienten, die sich gegen Zellen des Organspenders richten). Vor Nierentransplantationen ist diese Untersuchung zwingend, bei anderen Organtransplantationen wird ggf. auch retrospektiv untersucht.

Vor Transplantation ist nach **zytotoxischen Antikörpern** zu suchen (sog. **Crossmatch-Untersuchung**).

Eine **Infektion** (mit potenziell fatalen Folgen unter Immunsuppression) wie auch **maligne Erkrankungen** sind im Vorfeld **auszuschließen.**

Vor Transplantation ist der **Ausschluss einer Infektion** von Spender und Empfänger mit potenziell fatalen Folgen unter Immunsuppression wichtig. Deshalb wird nach latenten Infektionen gefahndet, wozu v. a. Hepatitis, HIV und Zytomegalie zählen. Auch sollen Spender und Empfänger keine **maligne Erkrankung** haben. Hier gibt es Sonderfälle, die vom Transplantationsteam bewertet werden (etwa Metastasierung, Lebenserwartung). Schließlich ist die Funktionstüchtigkeit des Transplantates zu prüfen.

Selbstverständlich müssen die Organentnahme genehmigt (s. Exkurs) und die Bereitschaft der erforderlichen Lebensführung (Details zu psychologischen Aspekten s. S. 1420) gewährleistet sein.

Bei dringlichen Indikationen wird zwangsläufig auf einzelne der oben erwähnten Maßnahmen verzichtet. Dies ist z. B. dann der Fall, wenn Technik und Apparate (wie z. B. künstliche Leber) nicht verfügbar sind. Daneben unterscheidet sich das Vorgehen im Einzelfall innerhalb der einzelnen Transplantationszentren, trotz angestrebter Vereinheitlichung. Stets wird das Vorgehen optimiert, sobald neue Erkenntnisse dies sinnvoll machen.

> Bei dringlichen Indikationen wird zwangsläufig auf einzelne der oben erwähnten Maßnahmen verzichtet.

Ablauf einer Organspende: Bei der **Organtransplantation** wird meist auf Spender außerhalb der Familie zurückgegriffen (wohingegen bei der **KMT/SCT** ein geeigneter Spender zunächst unter den Geschwistern gesucht wird). Ein verfügbar gewordenes Organ (wie z. B. Niere oder Herz) wird über die Empfängerliste vermittelt (s. Exkurs). Auf die besondere Situation der Lebendorganspende wird hier nicht näher eingegangen.

> **Ablauf einer Organspende:** s. Exkurs.

> ▶ **Exkurs: Ablauf einer Organspende** Nach dem deutschen Transplantationsgesetz ist die Voraussetzung für die Organentnahme der durch zwei unabhängige Fachärzte nachgewiesene irreversible und vollständige Ausfall des Großhirns, des Kleinhirns und des Hirnstamms. Bei Fehlen einer Willensäußerung (z. B. Organspenderausweis) des potenziellen Spenders hat der nächste Angehörige des Verstorbenen, unter Beachtung dessen mutmaßlichen Willens, über eine Ablehnung oder eine Zustimmung einer Organspende zu entscheiden.
> Wird einer Organspende zugestimmt, veranlasst die Deutsche Stiftung Organtransplantation (DSO) die Durchführung notwendiger Laboruntersuchungen des Spenders, z. B. Ausschluss bestimmter Infektionskrankheiten (zum Schutz des Organempfängers). Die DSO informiert weiterhin die internationale Organvermittlungsstelle Eurotransplant (ET), die daraufhin nach einem „passenden" Organempfänger sucht. Organentnahme und Organtransport (in ein Transplantationszentrum zum Organempfänger) werden ebenfalls durch die DSO organisiert.

> ◀ **Exkurs**

Gewinnung von Knochenmark und Stammzellen: Knochenmark kann in Vollnarkose durch eine Vielzahl von Punktionen markhaltiger Räume (z. B. Beckenkamm) gewonnen werden. Neuerdings lassen sich **Stammzellen** durch Stimulation mittels Wachstumsfaktoren (CSF) in die periphere Blutbahn zwingen (CSF bedingt eine deutliche Zellvermehrung des Knochenmarks, die letztlich zu einem „Platzmangel" und damit einer Ausschwemmung der Zellen führt), wo sie durch Zellseparation abgefischt werden. Dies ist für den Spender ohne Schmerz und nennenswertes Risiko möglich (Näheres s. S. 1257).

> **Gewinnung von Knochenmark und Stammzellen: Knochenmark** kann durch Punktionen markhaltiger Räume (z. B. Beckenkamm) gewonnen werden. **Stammzellen** lassen sich nach Stimulation mittels Wachstumsfaktoren (CSF) aus dem Blut gewinnen (s. S. 1257).

Indikationen: Die Transplantation ist heute eine unverzichtbare und wertvolle Option als Ersatz von Organen bzw. Knochenmark in den verschiedensten Bereichen (z. B. bei angeborenen Fehlbildungen, Vergiftungen oder anderen erworbenen Funktionseinbußen).

> **Indikationen:** Unverzichtbare Option zum Organ- bzw. Knochenmarkersatz.

Komplikationen: Nach **Organtransplantation** kann es zu einer **Abstoßungsreaktion** kommen. Diese kann sofort oder später (nach Tagen oder Wochen) erfolgen. Meist ist sie chronisch-fortschreitend bis zum Organverlust (die übliche Behandlung besteht dann in einer Immunsuppression mittels Cyclosporin oder Proliferationshemmern und der Gabe von Kortikoiden). Eine **Abstoßungskrise** zeigt sich unterschiedlich, meist als **Leistungsminderung** oder **Schwellung** des verpflanzten Organs. Die Objektivierung erfolgt mittels Labor oder bildgebender Verfahren.

> **Komplikationen:** Nach **Organ-Transplantationen** kann es zu einer akuten oder chronischen **Abstoßungsreaktion** kommen, die bis zum Organverlust führen kann.

Bei **KMT/SCT** zeigt sich die reverse Reaktion (Graft versus Host) an infiltrativ-entzündlichen Prozessen von Haut, Schleimhaut, Darm, Lunge und Leber. Der 100. Tag nach der Transplantation gilt hier als Grenze zwischen akut und chronisch (Näheres s. S. 1258).

Die Stammzelltransplantation zur Behandlung von Organerkrankungen (z. B. nach schwerem Myokardinfarkt) dient der Regeneration von Geweben und wird hier nicht weiter besprochen.

> Bei **KMT/SCT** zeigt sich die Graft versus Host Reaktion an infiltrativ-entzündlichen Prozessen von Haut, Schleimhaut, Darm, Lunge und Leber (s. S. 1258).

Maßnahmen nach Transplantation: Nach Organtransplantation muss eine effiziente Immunsuppression erfolgen.

Maßnahmen nach Transplantation: Nach Übertragung solider Organe muss eine effiziente Immunsuppression (zumeist mit Ciclosporin und Kortikosteroiden) durchgeführt werden. Im Vormarsch sind auch Biologicals wie monoklonale Antikörper gegen T-Zell-Rezeptoren. Zur Unterdrückung möglicher später auftretender Abstoßungsreaktionen werden zusätzlich in Einzelfällen lokale Bestrahlungen vorgenommen.

Neuere immunbiologische Maßnahmen wie z. B. Mini-Transplantationen etwa in Form von Leukozytenapplikationen bei KMT/SCT werden noch nicht einheitlich gehandhabt.

Internet-Link: www.dso.de (Deutsche Stiftung Organtransplantation)

5 Transfusionsmedizin

s. S. 1259.

5 Transfusionsmedizin

s. S. 1259.

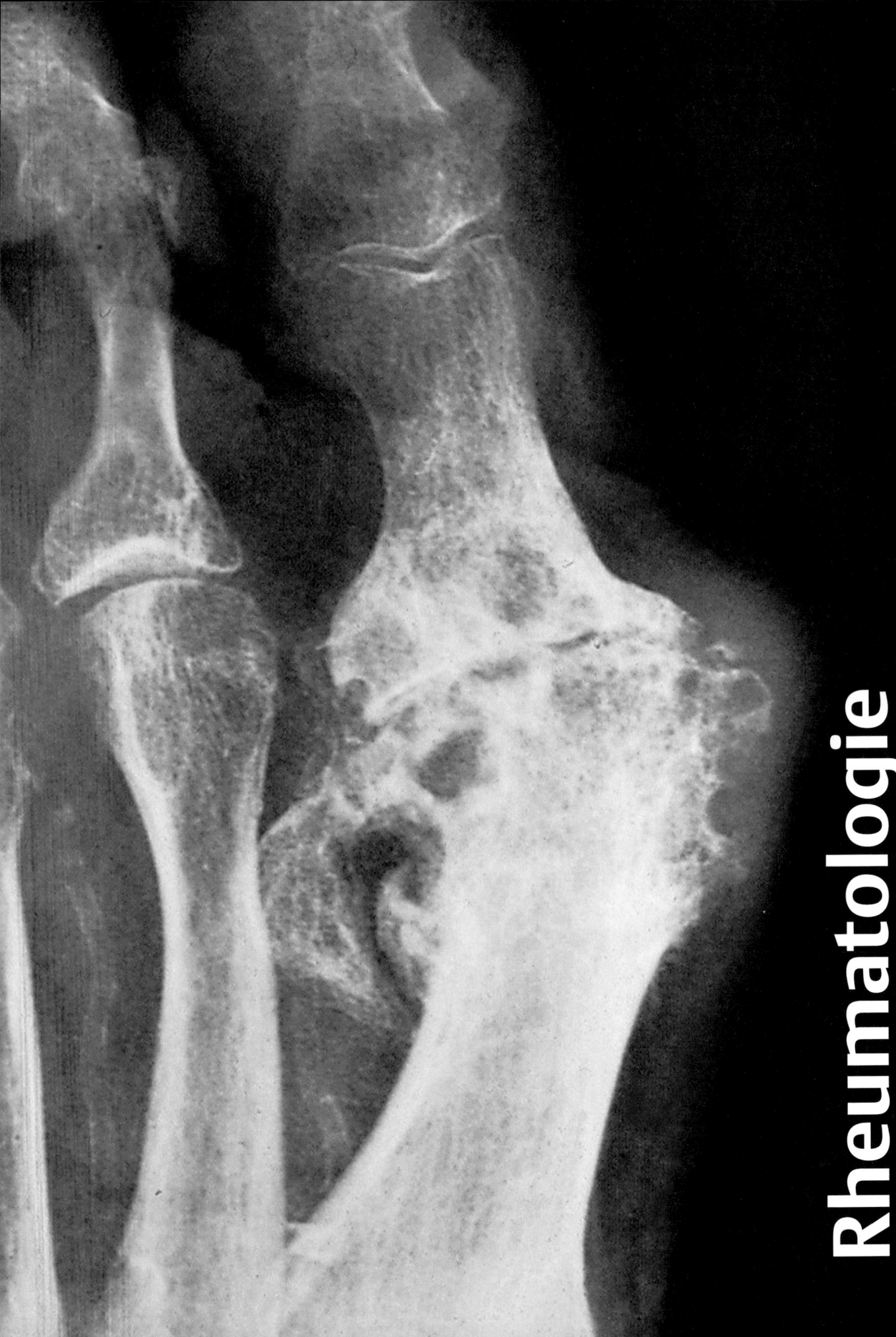

Rheumatologie

1 Allgemeines zur rheumato-logischen Erkrankung

1 Allgemeines zur rheumatologi-schen Erkrankung

1.1 Definition und Einteilung

1.1 Definition und Einteilung

▶ **Definition:** Erkrankungen des rheumatischen Formenkreises umfassen eine Gruppe verschiedener Krankheitsbilder, die sich sowohl am Bewegungsapparat als auch in unterschiedlichem Maße extraartikulär am Bindegewebe manifestieren können. 1987 hat die WHO die rheumatischen Erkrankungen als **„Erkrankungen des Bindegewebes und schmerzhafte Störungen des Bewegungsapparates"** definiert.

◀ **Definition**

Ätiopathogenese: Die Ätiologie rheumatischer Erkrankungen ist in den meisten Fällen unklar. Pathogenetisch handelt es sich überwiegend um Autoimmunerkrankungen mit genetischer Komponente, in deren Folge es zu chronisch entzündlichen Prozessen kommt.

Ätiologie: Die Ursachen für die Störungen des Immunsystems sind meist unklar.

☰ N-1.1	Erkrankungen des rheumatischen Formenkreises
Gruppe	**Charakteristika**
Rheumatoide Arthritis	Chronisch-entzündliche Systemerkrankung mit einer chronisch destruierenden Synovialitis und fakultativ extraartikulären Manifestationen
Spondarthritiden	Gruppe chronisch-entzündlicher Erkrankungen, v. a. am Achsenskelett, den großen Gelenken und an den Sehnenansätzen (Enthesiopathien). Häufig Manifestationen an Haut und Auge
Kollagenosen	Gruppe chronisch-entzündlicher Erkrankungen, in erster Linie das Bindegewebe, Muskulatur und innere Organe betreffend
Primäre Vaskulitiden	Gruppe chronisch-entzündlicher Erkrankungen, v. a. die Gefäße betreffend; Mitbeteiligung des Bewegungsapparates und innerer Organe häufig

Einteilung: Der rheumatische Formenkreis unterscheidet 4 große Gruppen (Tab. **N-1.1**).

Einteilung: s. Tab. **N-1.1**.

1.2 Diagnostik, Differenzialdiagnosen und Therapie

1.2 Diagnostik, Differenzialdiagnosen und Therapie

Die Rheumatologie ist ein Querschnittsfach. Aufgrund der mannigfaltigen Manifestationsmöglichkeiten erfolgen Diagnosestellung und Therapie in der Regel interdisziplinär. Neben den Internisten müssen auch Ärzte anderer Fachrichtungen wie z. B. Dermatologen, Ophthalmologen und Neurologen hinzugezogen werden.

Rheumatologische Erkrankungen erfordern ein interdisziplinäres Vorgehen.

Anamnese: An erster Stelle steht die **Schmerzanamnese**. Die wichtigsten Fragen sind
- Welche Gelenke sind betroffen?
- Schmerzcharakter (nächtlicher Schmerz, morgendlich akzentuierter Schmerz, Dauerschmerz, Anlaufschmerz, ausstrahlender Schmerz)?
- Haben die Schmerzen akut oder langsam eingesetzt?
- Begleitumstände (z. B. vorausgeganger Infekt, Fieber, Gewichtsverlust, Schwäche, Morgensteifigkeit?)

Da rheumatische Erkrankungen häufig einer genetischen Disposition unterliegen, muss immer auch eine **Familienanamnese** erhoben werden.

Anamnese: Bei der Anamneseerhebung steht die **Schmerzanamnese** an erster Stelle. Aufgrund genetischer Disposition ist auch die Familienanamnese von besonderer Bedeutung.

Körperliche Untersuchung: Da rheumatische Erkrankungen Systemerkrankungen sind, muss grundsätzlich der gesamte Körper untersucht werden.

Körperliche Untersuchung: Da es sich bei vielen rheumatischen Erkrankungen um Systemerkrankungen handelt, umfasst die körperliche Untersuchung die Untersuchung des gesamten Körpers.

- **Inspektion:** Deformation, Fehlstellung, Schwellung oder Rötung der Gelenke? Körperhaltung (z. B. Beckenschiefstand)?, Haut- und Schleimhautveränderungen (z. B. Psoriasis-Herde, Schmetterlingserythem, Petechien, Purpura, aphthöse Läsionen, Rheumaknoten, Tophi)?, Muskelatrophien?
- **Palpation:** Schwellungen (weich, fluktuierender Gelenkerguss, derb durch knöcherne Auftreibungen, Druckschmerz (z. B. über Gelenken, Sehnenansätzen, trigger points, Muskulatur)?
- **Messung des aktiven und passiven Bewegungsausmaßes** nach der Neutral-Null-Methode.

Labordiagnostik: Neben den allgemeinen Entzündungsparametern spielt insbesondere die Immundiagnostik eine wichtige Rolle (Tab. **N-1.2**).

Labordiagnostik: Abhängig von der Aktivität der Erkrankung kommt es zu einer Erhöhung der allgemeinen Entzündungsparameter. Hierzu zählen akute-Phase-Proteine (CRP, α_2-Globuline), einer beschleunigten Blutsenkung (BSG) und einer Thrombozytose. Die Immundiagnostik ist unerlässlich für die Differenzialdiagnostik (Tab. **N-1.2**). Gefahndet wird nach Autoantikörpern, genetischen Markern sowie Veränderungen, die auf eine Aktivierung des Immunsystems schließen lassen.

Die **Synovialflüssigkeit** ist auf Leukozytenzahl, Kristallnachweis sowie Vorhandensein von Bakterien zu untersuchen.

Bei der **Synovialanalyse** wird v. a. auf die Leukozytenzahl (Norm: < 200/µl, Reizerguss < 2000 µl, RA > 2000/µl, bakterielle Entzündung > 20 000/µl) geachtet. Außerdem sollte ein Kristallnachweis und ein Nachweis von Bakterien (Kultur, Gram-Färbung) erfolgen.

☰ N-1.2	Differenzierende Serologie
Immunphänomen	*Erkrankung*
Rheumafaktor (RF)	RF-postive rheumatoide Arthritis
HLA-B-27	Spondarthritiden
ANA[1], Hypergammaglobulinämie, erniedrigte Komplementkonzentration (C3, C4, CH50)	Kollagenosen
Infektserologie	reaktive Arthritis
ANCA[1]	primäre Vaskulitiden

[1] In der Regel wird zunächst ein Screeningtest auf Autoantikörper (ANA, ANCA) durchgeführt. Bei positivem Befund erfolgt eine Differenzierung hinsichtlich ihrer Subspezifität (z. B. dsDNA-Antikörper bei SLE oder pANCA-PR3 bei Morbus Wegener)

Bildgebung: Das **Röntgenbild** zeigt arthritische bzw. degenerative Veränderungen (Tab. **N-1.3**).

Bildgebung: Im **Röntgenbild** wird insbesondere auf arthritische oder degenerative Veränderungen am Bewegungsapparat geachtet. Differenzialdiagnostische Kriterien zeigt Tab. **N-1.3**.

☰ N-1.3	Typische radiologische Veränderungen bei Arthritis bzw. Arthrose
Arthritis-Zeichen	*Arthrose-Zeichen*
Weichteilschwellung	exzentrische Gelenkspaltverschmälerung
gelenknahe Osteoporose	subchondrale Sklerosierung
konzentrische Verschmälerung des Gelenkspaltes	Osteophyten
Konturdefekte (Erosionen, Usuren)	Ankylosierung selten
Ankylosierung häufig Fehlstellungen (meist Spätfolgen)	Fehlstellungen (meist Auslöser)

Arthrosonographie und **99m-Technetium-Szintigraphie** machen Veränderungen bereits im Frühstadium sichtbar.

Mithilfe der **Arthrosonographie** lassen sich insbesondere die periartikuläre Weichteilschwellung und der Gelenkerguss nachweisen; auch Früherosionen lassen sich gut sichtbar machen. Die **99m-Technetium-Szintigraphie** wird v. a. im Frühstadium zum Nachweis entzündlicher Veränderungen eingesetzt, wenn das Röntgenbild noch negativ ist.

| ☰ N-1.4 | Differenzialdiagnose der Arthritis/Oligoarthritis |

Differenzialdiagnose		*Bemerkungen*
entzündliche Arthritiden		
infektinduzierte (Beispiele)	Lyme-Arthritis	anamnestisch ggf. Zeckenbiss und Erythema chronicum migrans, häufig Kniegelenk betroffen, Antikörpernachweis gegen Borrelia burgdorferi
	Rheumatisches Fieber	Polyarthritis, Karditis, Nephritis, Chorea, Exanthem, erhöhte ASL-Titer
	Morbus Whipple	intestinale Störungen , Fieber, Polyserositis; Erregernachweis in Duodenalbiospie
im Rahmen entzündlicher Systemerkrankungen (Beispiele)	Kollagenose oder Vaskulitis	typischerweise nicht destruierender Verlauf; Symptome der Grunderkrankung
	Löfgren-Syndrom	typische Trias: Erythema nodosum, Arthritis des Sprunggelenkes, bihiläre Adenopathie, ACE-Erhöhung
	Spondarthritis	
	Rheumatoide Arthritis (RA)	
infektiöse (septische Form, Beispiele)	bakterielle Arthritis	Erregernachweis im Gelenk; CAVE: bakterielle Arthritiden neigen zu einem rasch destruierenden Verlauf!
	virale Arthritis	Begleitarthritiden z. B. bei Hepatitis-B und C, Parvovirus B19
weitere Ursachen		
stoffwechsel-bedingte Arthropathien (Kristallarthropathien)	Gichtarthropathie (häufigste Variante)	bevorzugter Befall des Großzehengrundgelenks, Anfallsauslösung durch übermäßiges Essen oder Alkoholgenuss, Hyperurikämie
Speicherkrankheiten	Hämochromatose	typischerweise Befall des MCP-II und -III; weitere Organschäden, erhöhte Serumferritin und erhöhte Eisenbindungskapazität
degenerative Gelenkerkrankungen (Arthrose)	aktivierte Arthrose	Bewegungsschmerz, typische radiologische Befunde (s. Tab. **N-1.3**), keine Laborveränderungen

Histologie: Einige Erkrankungen lassen sich erst durch bioptischen Nachweis typisch histologischer Veränderungen sicher diagnostizieren. Die Biopsie soll dabei aus den am stärksten betroffenen Organen entnommen werden. Für einen sicheren Nachweis erfolgt die Entnahme an mehreren Stellen.

Differenzialdiagnosen: Die Arthritis bzw. Oligoarthritis muss gegenüber anderen Gelenkerkrankungen abgegrenzt werden. Hierzu zählt insbesondere die **Arthrose**, die auf einer progredienten nicht entzündlichen Erkrankung des Gelenkknorpels beruht. Kommt es auf dem Boden einer degenerativen Gelenkerkrankung zu akut-entzündlichen Schüben, ist die Abgrenzung gegenüber der Arthritis besonders schwer (sog. aktivierte Arthrose). Die wichtigsten Differenzialdiagnosen der Arthritis bzw. Oligoarthritis zeigt Tab. **N-1.4**.

Therapie: Eine kausale Therapie gibt es nur bei den exogen induzierten Formen. Die Therapie rheumatologischer Erkrankungen ist in der Regel rein symptomatisch. Die wichtigsten Therapiesäulen sind:
- **Entzündungshemmung** zur Schmerzlinderung und Gewebeprotektion: eingesetzt werden NSAID und Steroide
- **Immunsuppression:** abhängig von der Aktivität der Erkrankung kommen v. a. Sulfasalazin, Methotrexat (MTX), Azathioprin, Zytokin-Inhibitoren und Cyclophospamid zum Einsatz
- **Physiotherapie** und **physikalische Maßnahmen** zur Verbesserung der Gelenkfunktion, Vermeidung von Muskelatrophien und Bewegungseinschränkungen.

Histologie: Sie erlaubt eine sichere differenzialdiagnostische Abklärung der rheumatischen Erkrankung.

Differenzialdiagnosen: Die wichtigsten Differenzialdiagnosen der Arthritis bzw. Oligoarthritis zeigt Tab. **N-1.4**.

Therapie: Sie umfasst die **Entzündungshemmung** (NSAID, Steroide), **Immunsuppression** (Sulfasalazin, MTX, Azathioprin, Zytokin-Inhibitoren, Cyclophospamid) sowie **Physiotherapie** und **physikalische Maßnahmen**.

2 Leitsymptom

2.1 Gelenkschmerz

▶ **Definition:** Gelenkschmerz ohne entzündliche Veränderungen nennt man **Arthralgie**, eine Gelenkentzündung **Arthritis**. Bestehen Schmerzen in einem Gelenk spricht man von einer **Monarthritis**, bei Schmerzen in 2–4 Gelenken von einer **Oligoarthrithis**; bei > 4 Gelenke von einer **Polyarthritis**.

Schmerz ist das „klassische" rheumatologische Leitsymptom im Bereich des Bewegungsapparates.Die **Anzahl der betroffenen Gelenke**, wie auch das **Befallmuster** sind für bestimmte Erkrankungen typisch (z. B. bei der RA symmetrischer Befall der kleinen Hand- und Fußgelenke).

Da es sich bei den rheumatologisch-internistischen Erkrankungen um **systemische Bindegewebserkrankungen** handelt, sind auch innere Organe, Haut und Augen betroffen.

Zusätzlich finden sich **allgemeine Beschwerden** wie Fieber oder Gewichtsverlust.

Zu den wichtigsten Differenzialdiagnosen bei Gelenkschmerzen zählen Arthrose und Gicht (s. S. 705 und Tab. **N-1.4**, S. 1337).

Schmerz ist das „klassische" rheumatologische Leitsymptom im Bereich des Bewegungsapparates. Zunächst sind sowohl die **Anzahl der betroffenen Gelenke** als auch das **Befallsmuster** bereits initial für bestimmte Erkrankungen typisch: bei der Rheumatoiden Arthritis sind mehrere kleine Gelenke an Händen und Füßen symmetrisch, bei der Spondylarthritis die Gelenke des Achsenskeletts, bei der Psoriasis-Arthritis die einzelner Finger betroffen. Dazu sind häufig auch Sehnen, Sehnenansätze und Bänder in den Prozess mit einbezogen. Sodann handelt es sich im Gegensatz zur Rheumatologie des Orthopäden um eine **systemische Erkrankung** des gesamten **Bindegewebes**, weshalb auch innere Organe (Rheumatologie des Internisten) sowie Haut und Augen Entzündungsreaktionen aufweisen – mit den dazugehörigen (weiteren) Leitsymptomen.

Schließlich finden sich gelegentlich scheinbar völlig losgelöst **allgemeine Beschwerden** wie Müdigkeit, Schwäche oder Temperaturerhöhung.

Zu den häufigsten Differenzialdiagnosen bei Gelenkschmerzen gehören die Arthrose (Gelenkbeschwerden durch Abnutzung oder Fehlstellung) und die Gicht (s. S. 705, vgl. auch Tab. **N-1.4**, S. 1337). Näheres zur Diagnostik und Differenzialdiagnosen s. S. 1335.

3 Erkrankungen mit vorwiegend arthritischem Charakter

3.1 Rheumatoide Arthritis (RA)

▶ **Synonym:** Chronische Polyarthritis (cP).

▶ **Definition:** Chronisch-entzündliche Systemerkrankung unklarer Ätiologie, die auf dem Boden einer chronisch-destruierenden Synovialitis zu einer fortschreitenden Gelenkzerstörung führen kann. Fakultativ treten extraartikuläre Organmanifestationen auf.

Epidemiologie: Etwa 1–2 % der Bevölkerung sind betroffen (m : w = 1 : 4, häufig 4.–6. Lebensjahrzehnt).

Ätiopathogenese: Die RA ist mit bestimmten MHC- bzw. HLA-Allelen assoziiert. Bei 70 % der Patienten lässt sich **HLA-DR4** nachweisen.

Epidemiologie: Insgesamt sind 1–2 % der Gesamtbevölkerung betroffen, die Prävalenz steigt mit höherem Lebensalter; die RA manifestiert sich vorzugsweise im 4.–6. Lebensjahrzehnt; Frauen erkranken etwa viermal so häufig wie Männer.

Ätiopathogenese: Für eine genetische Grundlage bei der RA spricht die familiäre Häufung. 70 % der Patienten tragen das MHC-II-Genprodukt **HLA-DR4** (im Vergleich: Prävalenz in der Gesamtbevölkerung ca. 30 %), das relative Risiko für die Entwicklung einer RA bei HLA-DR4-positivem Phänotyp ist 5-fach erhöht.

Für HLA-DR4 ist ein starker Polymorphismus charakteristisch. Mit einem erhöhtem Erkrankungsrisiko gehen nur 3 der insgesamt 11 Allele des HLA-DR-4-Haplotyps einher (HLA-DRB1*0401, *0404, *0408). Interessanterweise zeigen diese 3 Allele des DRB1-Gens in einem besonders variablen Abschnitt eine große Ähnlichkeit. Diese Molekülsequenz wird daher als **„shared epitope"** (gemeinsames Epitop) bezeichnet und ist prognostisch relevant. Erkrankte mit mehr als einem Allel zeigen i. d. R. einen aggressiveren Krankheitsverlauf.

Bei disponierten Personen kommt es durch noch ungeklärte Auslöser zur Invasion phagozytierender Zellen (v. a. T- und B-Lymphozyten sowie Plasmazellen), die proinflammatorische Zytokine (TNF-alpha, IL-1, IL-6 u. a.), Immunglobuline und Autoantikörper (**Rheumafaktor**) produzieren. Es kommt zur Aktivierung der Komplementkaskade durch Immunkomplexe und zur Einwanderung von Granulozyten über freigesetzte Chemotaxine, die ihrerseits Entzündungsmediatoren freisetzten und Immunkomplexe phagozytieren (Rhagozyten). Die Zerstörung des Knorpels ist im Wesentlichen auf zwei Faktoren zurückzuführen: zum einen kommt es zur Freisetzung von knorpelaggressiven Enzymen (z. B. Kollagenase, Elastase) und Sauerstoffradikalen aus Granulozyten. Zum anderen führt die Invasion von Typ-A-Synovialzellen und die starke Vaskularisation der Synovialmembran (des Pannusgewebes), die den Knorpel überwächst, zur Unterminierung und Zerstörung.

Die Erkrankung beruht auf Invasion phagozytierender Zellen in Synovialis und Knorpel mit Zerstörung des Gelenkes. Proinflammatorische Zytokine (TNF-alpha, IL-1, IL-6 u. a.), Immunglobuline und Autoantikörper (**Rheumafaktor**) spielen eine Rolle.

> ▶ **Merke:** Beim klassischen Rheumafaktor handelt es sich um IgM-Antikörper, die gegen das Fc-Fragment der IgG gerichtet sind!

◀ **Merke**

Bei der rheumatoiden Vaskulitis handelt es sich um den Typ einer Immunkomplexvaskulitis mit Beteiligung des Rheumafaktors (s. S. 1320).

Klinik: Die RA beginnt häufig mit unspezifischen Allgemeinsymptomen wie Müdigkeit, Abgeschlagenheit, Schweißneigung und subfebrilen Temperaturen als Hinweis auf die Systemreaktion. Typisch ist die sog. **„Morgensteifigkeit"**, die v. a. als Steife in Fingern und Füßen empfunden wird und im Laufe des Tages nachlässt. Weiterhin finden sich ein Bewegungsschmerz, eine Tendovaginitis, teigige Schwellung und eine herabgesetzte Griffstärke. Die **Gelenkbeteiligung** beginnt typischerweise zunächst an den kleinen Gelenke an Händen und Füßen, vorzugsweise sind die Grundgelenke, weniger die Mittelgelenke und sehr selten die Endgelenke betroffen (Abb. **N-3.1**). Die Erkrankung ergreift nach und nach auch Knie-, Sprung-, Hüft-, Hand-, Ellenbogen- und Schultergelenke. Auch Wirbelsäule und Kiefergelenk können betroffen sein. Insgesamt ist das Achsenskelett bei der RA allerdings meist frei.

Auffallend ist das **symmetrische Befallsmuster**. Die betroffenen Gelenke sind während der akuten Erkrankungsphase („im Schub") geschwollen, gerötet, überwärmt und druckschmerzhaft. Bei gesteigerter Exsudation finden sich Ergüsse. Die benachbarte Muskulatur ist häufig geschwächt, meist infolge einer Atrophie bei eingeschränktem Gelenkgebrauch (z. B. Daumenballenatrophie). Im weiteren Verlauf kommt es zu **Fehlstellungen** (z. B. Pes planovalgus) und **Funktionseinbußen** mit Beuge- und Streckdefizit, ggf. Auftreten von Sehnenrupturen. Im Extremfall entstehen knöcherne Brücken (Ankylosen). Durch eine Kompression des N. medianus im Bereich des Karpaltunnels kann es infolge der Weichteilschwellung und des fibrotischen Umbaus zur Ausbilung eines **Karpaltunnelsyndroms** kommen.

Typische Fehlstellungen im Rahmen der fortgeschrittenen RA sind:
- Schwanenhalsfigur: überstrecktes PIP, gebeugtes DIP
- Knopflochdeformität: gebeugtes DIP, überstrecktes PIP
- Ulnardeviation der Fingergrundgelenke
- Krallen- und/oder Hammerzehen: Abweichen der Zehen nach lateral und kranial.

Klinik: Neben Allgemeinsymptomen finden sich die für die RA typische **„Morgensteifigkeit"**, Bewegungsschmerz, Tendovaginitis, teigige Schwellung und eine herabgesetzte Griffstärke. Insbesondere die kleinen Finger- oder Zehengelenke (Grundgelenke!), aber auch andere Gelenke, v. a. Hand-, Knie-, Schulter, Fuß- und Hüftgelenke, können betroffen sein (Abb. **N-3.1**).

Typisch ist ein **symmetrischer Gelenkbefall**. Die benachbarte Muskulatur ist in den Entzündungsprozess miteinbezogen. Muskelschwäche bis hin zur Atrophie sind die Folge. Im weiteren Verlauf kommt es zu **Fehlstellung** (z. B. Pes planovalgus) und **Funktionseinbußen**. Durch Weichteilschwellung und Kompression des N. medianus im Bereich des Karpaltunnels kann ein **Karpaltunnelsyndrom** entstehen.

Typische Fehlstellungen bei fortgeschrittener RA sind:
- Schwanenhalsfigur: überstrecktes PIP, gebeugtes DIP
- Knopflochdeformität: gebeugtes DIP, überstrecktes PIP
- Ulnardeviation der Fingergrundgelenke
- Krallen- und/oder Hammerzehen.

⊙ N-3.1 **Übliches Befallsmuster der rheumatoiden Arthritis**

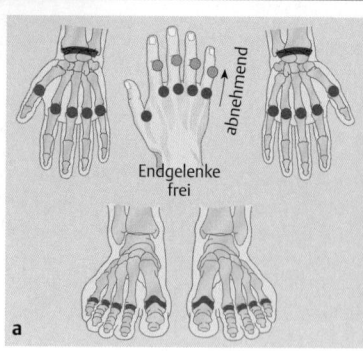
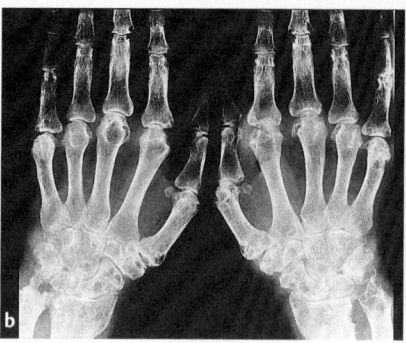
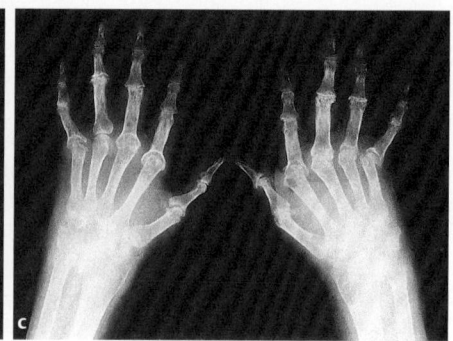

a Typisch: seitengleicher Befall kleiner Gelenke.

b 50-jährige Frau mit seit einem Jahr bestehenden schmerzhaften Gelenkveränderungen insbesondere morgens. Greiffunktion gut erhalten. **Befund:** Rheumatoide Arthritis des Handgelenkes und der Metakarpophalangeal- sowie der Interphalangealgelenke. Ausgeprägte Usurierungen und subchondrale Zystenbildungen in nahezu allen dargestellten Gelenken.

c 60-jährige Frau mit Beschwerden in Hand- und Fußgelenken seit über einem Jahrzehnt. Greiffunktion und Faustschluss erheblich eingeschränkt. **Befund:** Rheumatoide Arthritis mit ausgeprägten Fehlstellungen im Metakarpophalangealgelenk. Ausbecherung der Basen der Grundphalangen mit Ulnardeviation.

▶ Merke

▶ **Merke:** Bei Befall der Halswirbelsäule kann es zur **atlanto-axialen Subluxation** kommen. Besonders gefährlich ist die rheumatische Arrosion des Dens axis, weil hier eine Überstreckung der HWS (z. B. im Rahmen einer Intubationsnarkose) zum Abriss und damit zur hohen Querschnittslähmung führen kann (Abb. **N-3.2**). Klinisch macht sich eine zervikale Beteiligung durch einen nach okzipital austrahlenden Schmerz und neurologische Symptome wie Parästhesien, motorische Störungen der Hände sowie Inkontinenz bemerkbar.

Extraartikuläre Manifestationen: Tab. **N-3.1**.

Die **extraartikulären Manifestationen** zeigt Tab. **N-3.1**.

▶ Merke

▶ **Merke:** Besonders gefährlich und lebensbedrohlich ist die nekrotisierende Vaskulitis der malignen RA. Hierbei kann es zu neurogenen Paresen, einer vaskulitischen Myokarditis, Herdenzephalitis, fibrosierenden Alveolitis und zu einer Arteriitis der Koronargefäße und Hirngefäße mit Gefahr des Herz- und Hirninfarkts kommen.

⊙ N-3.2 **Rheumatoide Arthritis des Atlantoaxialgelenkes**

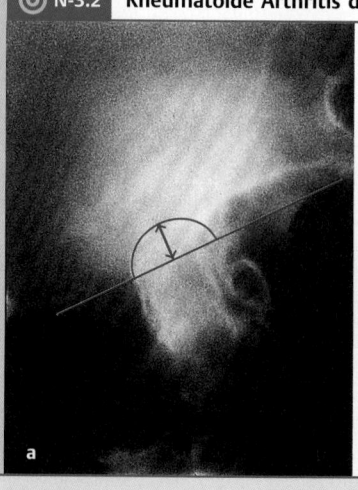
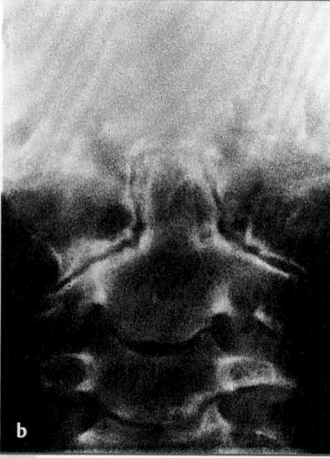

a, b 55-jähriger Patient mit langjährigem Gelenkrheumatismus, geringfügigen Schmerzen in der HWS und hier nur unwesentlich eingeschränkter Beweglichkeit.
Befund: Rheumatoide Arthritis des Atlantoaxialgelenkes. Pseudobasiläre Impression. Der Dens überragt den vorderen Atlasbogen und reicht bis in das Foramen magnum. Deutliche Arrosionen und Konturunregelmäßigkeiten im Bereich des Dens sowie des Atlantoaxialgelenkes.

☰ **N-3.1** | **Rheumatoide Arthritis – extraartikuläre Manifestationen**

Organ	*Erkrankung*
retikulohistiozytäres System	▪ Lymphadenopathie ▪ Splenomegalie
Mesenchym (fibrinoide Nekrosen)	▪ „Rheumaknoten" (Sehnen, Lunge, Herz, Milz, subkutan)
Lunge	▪ Fibrose ▪ Pleuritis[1]
Haut	▪ Atrophie ▪ Ulkus (vaskulitisch) ▪ Erythem
Herz	▪ Peri-, Myokarditis ▪ Amyloidose
Auge	▪ Keratokonjunktivitis sicca ▪ Episkleritis, Skleromalazie
Niere	▪ Amyloidose

Gefäße	▪ Rheumatoide Vaskulitis
	  – nicht nekrotisiernde Vaskulitis mit Befall der kleinen Endarterien und periungualen Mikronekrosen
	  – nekrotisierende Vaskulitis mit vaskulitischer Purpura, Hautulzera, akrodistal, symmetrische PNP

[1] DD: Methotrexat-Nebenwirkung („MTX-Pneumonitis")!

Diagnostik: Im Allgemeinen ist die Erkennung einer fortgeschrittenen RA nicht schwierig. Anfangs fehlt es jedoch an zuverlässigen Symptomen. Hier kann nur die Synopsis von Vorgeschichte und körperlichem Befund mit serologischen und apparativen Ergebnissen zur Diagnose führen. Zur Klassifikation der RA hat das American College of Rheumatology (ACR) bestimmte Kriterien formuliert (s. Tab. **N-3.3**).

Im **Labor** lassen sich eine beschleunigte BSG, eine α_2-Globulinvermehrung und ein erhöhter Serumspiegel des CRP beobachten (Hinweis auf die Krankheitsaktivität). Bei längerer Vorgeschichte finden sich Gammaglobulinvermehrung, erhöhter Kupfer- und erniedrigter Eisenspiegel im Serum und eine Anämie. Bei unkompliziertem Verlauf sind die übrigen Parameter unauffällig. Andere Ursachen für die Gelenkaffektion (z. B. Gicht [Hyperurikämie], Hämosiderose [erhöhte Eisenbindungskapazität, erhöhtes Serumferritin]) müssen ausgeschlossen werden. Molekularbiologische Bestimmung gilt dem **„shared epitope"** (s. S. 1339), um eine Abschätzung der Prognose zu erhalten.

Die **immunologische Labordiagnostik** dient der Charakterisierung der Gelenkerkrankung. Klassischer Parameter der RA sind **Antikörper gegen Immunglobuline** (sog. **„Rheumafaktoren"**). Sie finden sich allerdings nur bei 75 % dieser Patienten (= seropositive RA). Die übrigen Fälle werden als seronegative RA bezeichnet. Der Rheumafaktor ist zudem kein spezifischer Marker für die RA, da er auch bei anderen Autoimmunopathien (z. B. chronische Hepatitis) und bei Gesunden in einem niedrigen Prozentsatz nachweisbar ist (Tab. **N-3.2**).

Diagnostik: Nur die Zusammenschau von Vorgeschichte, körperlichem Befund, serologischen sowie apparativen Ergebnissen führt zur Diagnose. Zur Klassifikation der RA siehe Tab. **N-3.3**.

In Korrelation mit der Krankheitsaktivität finden sich die klassischen Entzündungszeichen im Serum. Bei längerer Vorgeschichte sind Immunglobuline vermehrt, Kupfer erhöht und Eisen erniedrigt. Im Blutbild findet sich eine Anämie.

Klassische Parameter sind die sogenannten **„Rheumafaktoren"**, Autoantikörper **gegen Immunglobuline.** Zuverlässigste serologische Marker sind Autoantikörper **gegen zyklisch zitrulliniertes Peptid (CCP).**

☰ **N-3.2** | **Vorkommen der Rheumafaktoren der IgM-Klasse**

Immunkrankheiten		*chronische Infektionskrankheiten*	
chronische Polyarthritis	75 %	Leishmaniosis	70 %
Sjögren-Syndrom	60 %	Lepra	20 %
gemischte Kollagenkrankheit	40 %	Endokarditis	20 %
SLE	30 %	*sonstige*	
autoimmune Hepatitis	40 %	Gesunde mit zunehmendem Alter	0–30 %
Sarkoidose	15 %		

Die **Synovialanalyse** dient insbesondere der differenzialdiagnostischen Abgrenzung zu anderen Gelenkerkrankungen.

Der zuverlässigste serologische Marker sind Autoantikörper **gegen zyklisch zitrulliniertes Peptid (CCP)**, die bereits bei > 50 % der Erkrankten in der Frühphase nachweisbar sind.

Die **Analyse der Synovialflüssigkeit** mit Charakterisierung von Immunparametern im Gelenkerguss sowie die **Histologie** von Synovia- oder Knorpelbiopsaten dienen in erster Linie der differenzialdiagnostischen Abgrenzung zu anderen Erkrankungen mit Gelenkbeteiligung.

▶Merke

▶ **Merke:** In der Synovialanalyse lassen sich ein steriler Erguss, eine erhöhte Zellzahl (Überwiegen der Granulozyten, abhängig von der Aktivität), Komplementfaktoren, Rheumafaktor und Rhagozyten nachweisen. Der typische histologische Befund einer rheumatischen Synovalis sind palisadenförmige, mehrschichtige Epithelien der Synovialis.

Die apparative Diagnostik stützt sich im Wesentlichen auf das **Röntgenbild.** Im Frühstadium zeigen sich hier eine gelenknahe Osteoporose und eine periartikuläre Weichteilschwellung. Im Laufe der Zeit kommt es zu **Destruktion von Knorpel und Knochen,** Arrosionen, Usuren und Zystchen.

Die **Szintigraphie** vermag Zentren erhöhter Aktivität aufzudecken. **CT** und **NMR** sind für Spezialfragen (Dislokation des Dens) vorbehalten. Mit **Ultraschall** lassen sich ohne jede Belastung für den Patienten Ergussbildung und Wucherungen der Gelenkinnenhaut (Pannus) aufzeigen. Weitere Untersuchungen (Lungenfunktion, Nervenleitgeschwindigkeit) dienen dem Nachweis extraartikulärer Schäden.

Die apparative Diagnostik stützt sich im Wesentlichen auf das **Röntgenbild.** Im Frühstadium zeigen sich eine Zerstörung der Grenzlamelle des Knochens und eine gelenknahe Osteoporose mit periartikulärer Weichteilschwellung. Bei einem aktiven Prozess kommt es nach einigen Monaten zu einer **Destruktion von Knorpel und Knochen.** Der Gelenkspalt wird durch den Abbau des Knorpels inkongruent und schmäler, es treten ossäre Arrosionen, Usuren und Zystchen auf. Im Endstadium kommt es bei teleskopartigen Veränderungen zu monströsen Verformungen und Ankylosen.

Im Frühstadium der Erkrankung, wenn im Röntgenbild noch kaum etwas zu erkennen ist, hilft die **Szintigraphie** weiter. Eine Mehranreicherung von Radionukliden im Entzündungsgebiet zeigt eine erhöhte Aktivität im Gelenk an. Allerdings führen auch Traumen und Wachstumszonen zu einer Mehranreicherung; dies und die Strahlenbelastung gebieten insbesondere bei Jugendlichen Zurückhaltung. CT und MRT werden bei Spezialfragen, wie z. B. der Dislokation des Dens, eingesetzt. Die **Arthrosonographie** hat an Bedeutung gewonnen, da mit ihr rasch und ohne jede Belastung für den Patienten Ergussbildung und Wucherungen der Gelenkinnenhaut (Pannus) nachgewiesen werden können; zudem ist die Untersuchung beliebig wiederholbar. Weitere Untersuchungen (z. B. Lungenfunktion, Nervenleitgeschwindigkeit) dienen dem Nachweis extraartikulärer Organmanifestationen.

≡ N-3.3 **Kriterien der rheumatischen Arthritis (von der Amerikanischen Rheumagesellschaft erstellt und 1987 überarbeitet)**

Kriterium	Definition
1. Morgensteifigkeit	mindestens über eine Stunde
2. Arthritis an 3 oder mehr Gelenkgruppen	Zumindest an 3 Gelenkgruppen gleichzeitig Schwellung des Bindegewebes oder Erguss (von einem Arzt beobachtet). Die 14 in Betracht kommenden Gruppen sind jeweils links oder rechts Handgelenk, Ellenbogen, Knie, Sprunggelenke, PIP, MCP, MTP.
3. Arthritis der Hand, Handgelenke, MCP, MCP oder Handgelenk, MCP und Handgelenk	Weichteilschwellung oder Erguss innerhalb der genannten Gruppen (von einem Arzt beobachtet). Sofern 2 Gruppen betroffen sind, muss dies zu gleicher Zeit erfolgt sein.
4. symmetrische Schwellung	gleichzeitige Beteiligung entsprechender Bereiche (wie im 1. bezeichnet) beidseits. PIP, MCP und MTP brauchen nicht absolut symmetrisch befallen zu sein.
5. Rheumafaktoren im Serum	Nachweis von Rheumafaktoren im Serum in abnorm hohem Titer mittels beliebiger Methode, sofern sie bei einem gesunden Kollektiv in weniger als 5 % positive Ergebnisse erbringt.
6. Röntgenveränderungen	Für eine chronische Polyarthritis typische Röntgenveränderungen an Hand und Handgelenk mit Erosionen oder auffallender Knochenentkalkung an oder in unmittelbar benachbarten arthritischen Gelenken.

Eine chronische Polyarthritis ist anzunehmen, wenn eines der 5 Kriterien erfüllt ist, wobei die klinischen Erscheinungen wenigstens 6 Wochen vorliegen müssen

PIP = Proximales Interphalangealgelenk, MCP = Metakarpophalangealgelenk, MTP = Metatarsophalangealgelenk

Therapie:

> ▶ **Merke:** Es gibt keine kausale Therapie der RA! Ziel ist es, die Entzündung zu unterdrücken und den Entzündungsprozess möglichst zu stoppen, um eine (weitere) Gelenkzerstörung zu vermeiden. Wichtig ist es, mit einer effizienten Therapie sofort nach Diagnosestellung zu beginnen, da die RA gerade in den ersten Jahren besonders aggressiv verläuft!

Die Therapie der RA basiert auf einem einfachen Stufenkonzept (Tab. **N-3.4**). Vor gesicherter Diagnose kann die Entzündung im Gelenk nur rein symptomatisch mit den klassischen **nicht steroidalen Antiphlogistika** (NSAR), ggf. in Kombination mit **Glukokortikoiden** behandelt werden. Diese werden so lange eingesetzt, bis die sog. **Basistherapeutika** (Disease-modifying antirheumatic Drugs = DMARD) greifen (s. Tab. **N-3.5**). Dies ist i. d. R nach 2–3 Monaten der Fall (Ausnahme: MTX, s. unten). DMARDs sind in der Lage, den destruierenden Gelenkprozess zu verlangsamen und ggf. aufzuhalten. Ihr Einsatz erfolgt aktivitätsadaptiert. Bei **mildem Krankheitsbeginn** wird mit einer Monotherapie begonnen. Hier wird in erster Linie Sulfasalazin eingesetzt; alternativ stehen Chloroquin bzw. Hydroxychloroquin (bekannt aus der Malariatherapie) oder Gold-Verbindungen zur Verfügung. Letztere werden allerdings wegen der Nebenwirkungen kaum noch eingesetzt. Bei **aktivem Krankheitsbeginn** ist Methotrexat (MTX) Mittel der Wahl. Es wird 1 × wöchentlich i. v. oder oral verabreicht, zu Beginn in Kombination mit einer „low-dose"-Steroidtherapie, die bei Wirkungseintritt des MTX (meist nach ca. 4 Wochen) reduziert werden kann (ca. 3 mg Enddosis).

> ▶ **Merke:** 12 h nach MTX-Gabe wird eine äquivalente Dosis Folsäure verabreicht, da hierdurch das Nebenwirkungsspektrum deutlich herabgesetzt wird.

Liegen bei dem Patienten ungünstige Prognosefaktoren vor oder zeigt MTX allein keine Wirkung, wird es in Kombination mit Hydroxychloroquin und/oder Sulfasalazin gegeben. Bei weiter therapierefraktärem Verlauf werden Immunsuppressiva eingesetzt. Übliche Kombinationen sind MTX + Leflunomid oder MTX + Ciclosporin A. Eine Alternative ist (nach Ausschluss einer latenten Infektion, z. B. Tuberkulose) der Einsatz von TNF-alpha-Blockern, IL-1-Rezeptorantagonisten, CTLA4-T-Zellblocker und monoklonalen Antikörpern gegen CD20. Schwere systemische Manifestationen (v. a. die rheumatoide Vaskulitis), werden mit Cyclophosphamid in Kombination mit Steroiden behandelt.

Steroide werden hochdosiert passager bei **akuten Schüben** der Gelenkentzündung sowie bei systemischer Organbeteiligung gegeben. Mit Nachlassen des akuten Entzündungsgeschehens bzw. Greifen der parallel begonnenen/erhöhten (steroideinsparenden) Basistherapie wird die Steroiddosis langsam unterhalb die Cushing-Schwellendosis von 7,5 mg/d gesenkt. 1–3 mg Prednisolon/d wirken in vielen Fällen sehr effektiv und können dann auch als Dauertherapie eingesetzt werden.

Therapie:

◀ **Merke**

Die Therapie der RA erfolgt nach einem Stufenschema: s. Tab. **N-3.4**. Die sog. **Basistherapeutika** (Disease-modifying antirheumatic Drugs = DMARD) sollen den destruierenden Gelenkprozess verlangsamen bzw. aufhalten (s. auch Tab. **N-3.5**).

◀ **Merke**

≡ N-3.4 | Stufenkonzept der RA-Therapie

Stufe	*Substanzen*
Therapiebeginn: symptomatische Therapie	▪ NSAR, ggf. in Kombination mit Steroiden
Initialtherapie (Monotherapie)	
▪ milder Beginn, nicht erosiver Verlauf	▪ Sulfasalazin; alternativ: Hydroxychloroquin/Chloroquin oder Gold
▪ aktiver Verlauf	▪ Methotrexat (MTX) (Mittel der Wahl)
Therapieresistenz	
▪ **Stufe I:** Kombinationstherapie (klassisch O'Dell)	MTX + Hydroxchloroquin + Sulfasalazin
▪ **Stufe II:** Kombinationstherapie mit Immunsuppressiva	▪ MTX + Leflunomid ▪ MTX + Ciclosporin A
▪ **Stufe III:** (bei NW, weitere Therapieresistenz, Vaskulitis)	▪ TNF-alpha-Blocker, IL-Rezeptorantagonisten ▪ monoklonale Antikörper gegen CD20 ▪ CTLA4-T-Zellblocker ▪ Zyklophosphamid

| ≡ N-3.5 | Medikamentöses Spektrum zur Therapie der rheumatoiden Arthritis |

Substanz	Dosis	Nebenwirkungen	beachte
NSAR (als Substanzgruppe)	je nach Präparat	• gastrointestinal: Magenschmerzen, Ulzera • pseudoallergische Reaktionen („Analgetikaasthma") • ZNS: Kopfschmerzen, Schwindel, Verwirrtheit • renal: Natrium- und Wasserretention, ANV • COX-II: erhöhtes Infarktrisiko	das Risiko für Nebenwirkungen des GI-Trakts ist besonders hoch bei: • gleichzeitiger Steroideinahme • Ulkusanamnese • Prophylaxe: PPI • renal: v. a. bei Herzinsuffizienz oder NAST
Steroide	low-dose: 2,5–5 mg/d oral im Schub: kurzzeitig 1 mg/kgKG/d oral	s. hierzu Tab. **H-4.3**, S. 800	langfristig unterhalb der Cushing-Schwelle (7,5 mg/d) bleiben
Sulfasalazin (z. B. Azulfidine RA)	2–3g/d oral	• häufig: gastrointestinal, Kopfschmerzen, Hautallergien • selten: Knochenmarksdepression	
Hydroxychloroquin (Quensyl)	200–400 mg/d oral	Sehstörungen durch Einlagerung in Kornea und Retina, Myopathie, zentralnervöse Störungen	regelmäßige Kontrollen beim Augenarzt obligat!
Auranofin	6 mg/d oral	Dermatitis, Nierenschädigung, Knochenmarkdepression	nach jahrelanger Goldbehandlung typisches schieferndes Hautkolorit
Methotrexat (z. B. Leukovorin)	7,5–25 mg/1 × pro Woche i. v.	gastrointestinale Störungen, Knochenmarkdepression, Mukositis, interstitielle Pneumonie, Leberenzymerhöhung, Nierenschädigung, Alopezie, Teratogenität	keine gleichzeitige Gabe von anderen Folsäureantagonisten → Knochenmarkschädigung 12 Stunden nach MTX-Gabe muss Folsäure substituiert werden → NW
Ciclosporin A	2–5 mg/kgKG/d oral	Hypertonie, Nierenschädigung	
Cyclophosphamid (Endoxan)	2 mg/kgKG/d oral	Knochenmarkdepression, hämorrhagische Zystitis, erhöhtes Hanrblasenkarzinomrisiko	Zystitisprophylaxe mit Uromitexan (Mesna)
Azathioprin	2–3 mg/kgKG/d oral (Dauertherapie: 1[–2] mg/kgKG/d)	Knochenmarksdepression, Cholestase, Leberschädigung	bei gleichzetiger Allopurinalgabe Dosisreduktion auf ca. 25 % TMPP
Leflunomid (Arava)	20 mg/d oral	hepatotoxisch, Hypertonie, interstitielle Pneumonie	lange HWZ
Signalinhibitoren			vor Therapiebeginn Tbc-Ausschluss (Hauttest, Röntgen-Thorax)
• TNF-alpha: Adalimumab (z. B. Humira), Etanercept (z. B. Enbrel)	Adalimumab: 40 mg s. c.; Einzeldosis alle 2 Wochen Etanercept: 2 imes;25mg/ Woche s. c.		
• IL-1: Anakinra (Kineret)	Anakinra: 100 mg s. c.; Einzeldosis – mehrwöchiger Abstand	Infektionen (v. a. erhöhte Gefahr einer Tbc-Reaktivierung) Onkogenität und Teratogenität noch nicht abschließend bewertet	
• T-Zell-Hemmung: Kostimulation CTLA-4: Abatacept (Orenica)	Abatacept: 750 mg i. v.; Einzeldosis – mehrwöchiger Abstand		
• B-Zell-Störung: CD 20-Antikörper: z. B. Rituximab (z. B. MabThera)	Rituximab: 1000 mg i. v. Einzeldosis - mehrwöchiger Abstand		

Im akten Stadium können Glukokortikoide oder auch Radionuklide (Radiosynviorthese) direkt ins Gelenk injiziert werden. Eine frühzeitige Synovektomie kann indiziert sein.

Eine **lokale Pharmakotherapie** ist in Form kutaner und intraartikulärer Applikation von Glukokortikoiden möglich (absolut steriles Vorgehen obligat, da sonst Gefahr einer iatrogenen, infektösen Arhritis!). Einen Sonderfall stellt die Radiosynvoriorthese dar. Hierbei werden Radionuklide (Yttrium, Rhenium) in das entzündete Gelenk injiziert, damit es zu einer Verödung der Synovia kommt. Eine frühzeitige Synovektomie kann den Krankheitsverlauf günstig beeinflussen.

Physikalische und **physiotherapeutische** Maßnahmen sind unerlässlich. Hierzu gehören: Kryo-, Bewegungs- und Ergotherapie. Gerade bei chronischen Verlaufsformen müssen Gelenk, Bandapparat und Muskulatur geübt werden. Kälte durch Umschläge, Packungen oder sublimierende Kohlensäure hemmen die Entzündungsaktivität. Im akuten Schub ist auf eine funktionsgerechte Stellung der Gelenke in Ruheposition zu achten, um sekundäre Fehlstellungen und Kontrakturen zu vermeiden.

Jeder Patient mit RA muss umfassend betreut werden. Dazu gehört die **orthopädische Überwachung** zur Erkennung besonderer Gefahren wie Sehnenabriss oder Gelenkluxation und zur Korrektur essenzieller Defekte u. U. durch Gelenkersatz oder Lösung der Kompression bei Tunnelsyndromen. Weiterhin ist eine **psychosoziale Führung bei Schwierigkeiten in Schule, Beruf und Familie** erforderlich.

Prognose: In einigen Fällen ist der Verlauf blande und kann nach einigen Schüben vollkommen remittieren. Häufiger ist ein chronisch-progredienter Verlauf mit abwechselnden akuten Schüben und Remissionsphasen. Prognostisch ungünstig sind ein multiartikulärer Befall, die Entwicklung einer rheumatoiden Vaskulitis, ein hochtitriger Rheumafaktor, stark erhöhte Entzündungsparameter und der molekularbiologische Nachweis des „shared epitope".

3.1.1 Sonderformen der rheumatoiden Arthritis

Hinsichtlich extraartikulärer Symptome und Verlauf gibt es einige definierte Sonderformen der RA (Tab. **N-3.6**). Die **Therapie** dieser Erkrankungen entspricht im Wesentlichen der bei RA. Wegen des allgemein schwereren Verlaufs

Physikalische Therapie umfasst v. a. die Kälteanwendung. Die **Physiotherapie** beinhaltet aktive und passive Gelenkübungen zum Erhalt der Gelenkfunktion. Um Fehlstellungen zu vermeiden, ist auf eine funktionsgerechte Stellung der Gelenke zu achten.

Eine umfassende Betreuung beinhaltet zudem die **orthopädische Überwachung** bzw. Behandlung sowie **psychosoziale Führung in Familie, Schule** und **Beruf.**

Prognose: Akute Schübe und Remissionsphasen können sich abwechseln. Insgesamt zeigt die RA fast immer einen chronisch-progredienten Verlauf.

3.1.1 Sonderformen der rheumatoiden Arthritis

s. Tab. **N-3.6**. Die **Therapie** entspricht im Wesentlichen der der RA, bei jedoch schlechterer Prognose.

☰ N-3.6	Sonderformen der rheumatoiden Arthritis
Sonderform	*Charakteristika*
Sonderformen mit starker extraartikulärer Beteiligung	
Still-Syndrom ▪ bei Jugendlichen ▪ seltener bei Erwachsenen („adultes" Still-Syndrom)	▪ Polyarthritis in Kombination mit starker Systemreaktion: Fieber, stammbetontes Exanthem, Polyserositis (Pleura, Perikard), Hepatosplenomegalie, Lymphadenopathie ▪ Labor: Leukozytose, Rheumafaktor-negativ, ANA/ANCA-negativ
Morbus Felty	▪ typische Trias: seropositive Arthritis, Splenomegalie, Granulozytopenie ▪ weitere Manifestationen: Fieber, Lymphadenopathie, Hepatomegalie, Polyserositis, leukopeniebedingte Infektanfälligkeit ▪ Labor: positiver Rheumafaktor, granulozytenspezifische ANA, pANCA, Antikörper gegen G-CSF
Sonderformen mit atypischem Verlauf	
Late-onset-RA (LORA)	▪ Epidemiologie: Beginn der RA nach dem 60. Lebensjahr (häufig akut); m : w = 1 : 1 ▪ Klinik: mono- oder oligoartikulär, häufig im Schulterbereich, häufig aggressiver Verlauf ▪ wichtigste DD: aktivierte Arthrose, Polymyalgia rheumatica
maligne RA	▪ Klinik: rasch progrediente Gelenkzerstörung, rheumatoide Vaskulitis (Neuritis, Hautulzera, akrale Gangrän) ▪ Labor: stark erhöhte Entzündungsparameter, hochtitriger Rheumafaktor
Juvenile idiopathische Arthritis (JIA) ▪ systemische JIA (Still-Syndrom) ▪ seronegative JIA	▪ s. adultes Still-Syndrom ▪ v. a. bei Mädchen, Rheumafaktor-negativ, häufig Spontanheilung
seropositive JIA	▪ Rheumafaktor-positiv, verläuft wie RA des Erwachsenen, geht i. d. R. in diese über
frühkindliche Oligoarthritis (Typ I)	▪ v. a. Mädchen („Kleinmädchenform"), bis 4 Gelenke befallen, häufig chronische Iridozyklitis mit Gefahr der Erblindung, Rheumafaktor-negativ, ANA-positiv (75 %)
spätkindliche Oligoarthritis (Typ II)	▪ v. a. Jungen, HLA-B27-positiv (75 %), Rheumafaktor-negativ, Übergang in Spondarthritiden möglich (s. S. 1346)

muss hier oftmals auf Immunsuppression zurückgegriffen werden (v. a. problematisch bei Morbus Felty wegen der Abwehrschwäche). Die **Prognose** ist bezüglich eintretender Gelenkveränderungen wie auch der Lebenserwartung deutlich schlechter als die der typischen RA.

3.2 Spondarthritiden (SPA)

▶ **Definition:** Gruppe chronisch-entzündlicher Systemerkrankungen mit entzündlichem Befall des Achsenskeletts, Assoziation mit dem immungenetischen Marker HLA-B27 als Ausdruck der genetischen Disposition und Fehlen des Rheumafaktors (= seronegative SPA).

Ätiopathogenese: Genetische Disposition (HLA-B27-Antigen) und exogene Auslöser.

Ätiopathogenese: Angenommen wird ein Zusammenspiel zwischen genetischer Disposition (HLA-B27-Antigen) und exogenen Auslösern.

▶ **Merke**

▶ **Merke:** Eine besonders enge Assoziation besteht zwischen HLA-B27 und dem klinischen Bild der Spondarthritis. Während eine reaktive Arhritis und Psoriasis-Arthritis selten diesen genetischen Marker aufweisen, haben ihn Patienten mit Entwicklung einer Spondarthritis in den meisten Fällen.

Leitsymptome:
- Spondarthritis, Sakroiliitis
- asymmetrische Oligoarthritis
- Enthesiopathien
- extraartikuläre Manifestationen (Iritis bzw. Iridozyklitis).

Leitsymptome:
- Spondarthritis und/oder Sakroiliitis
- asymmetrische Oligoarthritis (v. a. der unteren Extremität)
- Enthesiopathien (Entzündungen der Sehnenansätze)
- extraartikuläre Manifestationen: typischerweise als Iritis bzw. Iridozyklitis.

Diagnostische Kriterien: s. Tab. **N-3.7**.

Diagnostische Kriterien: Anhand der **europäischen Klassifikationskriterien** kann die Zugehörigkeit der einzelnen Unterformen und gleichzeitig eine Abgrenzung gegenüber anderen entzündlichen Systemerkrankungen aus dem rheumatischen Formenkreis vorliegen (Tab. **N-3.7**). Zur Diagnosestellung muss eines der beiden Kriterien aus der Kategorie 1 und eines der Kriterien aus Kategorie 2 erfüllt sein. Eine Ausnahme besteht bei Nachweis einer bilateralen Sakroiliitis, da ihr alleiniger Nachweis das Vorliegen einer SPA beweist.

▶ **Merke**

▶ **Merke:**
Charakteristika des **entzündlichen Rückenschmerzes** sind:
- Besserung bei Bewegung, nächtliche Verstärkung, Beginn < 40. Lebensjahr, Dauer > 3 Monate

Radiologische Zeichen der Sakroiliitis sind:
- Destruktionen, subchondrale Sklerosierung, verwaschener Gelenkspalt, Ankylosierung

≡ N-3.7

≡ N-3.7	**Europäische Klassifikationskriterien zur Diagnosestellung der SPA**

Kategorie	Kriterien
1	– entzündlicher Rückenschmerz – asymmetrische Arthritis (v. a. an der unteren Extremität)
2	– positive Familienanamnese – Psoriasis (auch anamnestisch) – chronisch entzündliche Darmerkrankung (Morbus Crohn/Colitis ulcerosa) – Enthesiopathien – Radiologischer Nachweis einer Sakroiliitis

3.2.1 Reaktive Arthritis (REA)

▶ **Synonym:** parainfektiöse, postinfektiöse Arthritis.

▶ **Definition:** Die REA ist eine exogen induzierte Immunkrankheit, die bei Patienten mit genetischer Prädisposition (HLA-B27) als Zweiterkrankung nach bakteriell induzierten gastrointestinalen oder urogenitalen Infektionen auftritt. Da die verursachenden Erreger nicht im Gelenkpunktat nachgewiesen werden können, handelt es sich um eine **sterile Synovialitis**.

Ätiopathogenese: Die genetische Disposition wird durch die starke Assoziation zu **HLA-B27** belegt (ca. 30–70 % der Betroffenen gegenüber ca. 7 % der Gesunden). Die Rolle des Antigens übernehmen körperfremde Substanzen. Bei der infektinduzierten REA wirken Bruchstücke der Bakterienzellwand oder des Bakterieninhaltes als Antigen, es liegt eine **sterile Entzündung** vor (Tab. **N-3.8**). Es besteht wohl zwischen den auslösenden Bakterien und dem genetischen Marker HLA-B27 eine Partialantigengemeinschaft, die zu einer abgeschwächten Immunreaktion auf die Bakterienbestandteile führt. Dies begünstigt die Entstehung **persistierender Infektionen**. Verantwortlich für die Synovialitis sind die zirkulierenden Immunkomplexe sowie bakterielle Erregerbestandteile, die in das Gelenk gelangen und dort eine phlogistische Reaktion auslösen.

Die REA beginnt mit der nach Sensibilisierung eintretenden Immunantwort und endet mit der Beseitigung des verantwortlichen Antigens. Dies erklärt die deutliche zeitliche Verschiebung (Latenz) zwischen Infekt und Auftreten der Beschwerden. Wenn sich Infektionen in kurzen Intervallen manifestieren, gewinnt die REA den Charakter einer in Schüben ablaufenden chronischen Gelenkerkrankung. Nicht selten bleibt trotz offensichtlich postinfektiöser Natur der Gelenkentzündung das auslösende Agens unbekannt. Wichtigstes Beispiel ist die Reiter-Erkrankung (s. u.).

Ätiopathogenese: Bei 30–70 % der Betroffenen lässt sich **HLA-B27** nachweisen. Bakterielle Antigene lösen eine **sterile Entzündung** aus (Tab. **N-3.8**). Bei genetischer Disposition verläuft die Entzündung chronisch.

Klinik: Ca. 1 Monat nach einer Infektion im Bereich des Gastrointestinal- oder Urogenitaltrakts kommt es zu einer fieberhaften Oligo- oder asymmetrischen Polyarthritis. Typischerweise sind im Wechsel meist die **großen Gelenke** (Schulter, Ellenbogen, Hüfte, Knie) betroffen, woraus sich ein **springender Charakter** ergibt (Abb. **N-3.3**). Häufig sind eine Beteiligung der Iliosakral- und der Wirbelsäulengelenke und der Befall der Sehnen- und Bänderansätze (Enthesiopathien). **Extraartikulär** sind v. a. Auge (Uveitis, Konjunktivitis) und Haut bzw. Schleimhäute (Erythema nodosum, aphthöse Veränderungen, Balanitis circinata) betroffen.

Eine Sonderform der REA ist das sog. **Reiter-Syndrom** mit der **typischen Trias** Oligoarthritis, Konjunktivitis/Iritis und Urethritis. Kommt es zusätzlich zum Auftreten von Hautsymptomen (z. B. Balanitis circinata), spricht man von der Reiter-Tetrade.

Klinik: Die Symptome treten ca. 1 Monat nach der Infektion auf. Abb. **N-3.3** zeigt das typische Befallsmuster bei REA. Bei **extraartikulärem Befall** sind insbesondere die Augen (Uveitis, Konjunktivitis) und Haut bzw. Schleimhäute (Erythema nodosum, aphthöse Veränderungen, Balanitis circinata) betroffen.

Das **Reiter-Syndrom** stellt eine Sonderform der REA dar.

▶ **Merke:**
Reiter-Trias: Oligoarthritis, Konjunktivitis/Iritis und Urethritis
Reiter-Tetrade: zusätzliches Auftreten von Hautsymptomen (z. B. Balanitis circinata, aphtöse Veränderungen der Mundschleimhaut, psoriasiforme Effloreszenzen, Keratodermie)

☰ N-3.8	Auslösende Krankheitserreger der REA (Auswahl)

gastrointestinale Infektionen	*urogenitale Infektionen*	*sonstige*
▪ Yersinien ▪ Salmonellen, Shigellen ▪ Campylobacter ▪ Entamoeba histolytica ▪ Gardia lambia ▪ Tropheryma Whippelii	▪ Gonokokken ▪ Chlamydien ▪ Mykoplasmen	▪ β-hämolysierende Streptokokken

◎ N-3.3 **Übliches Befallsmuster der reaktiven Arthritis**

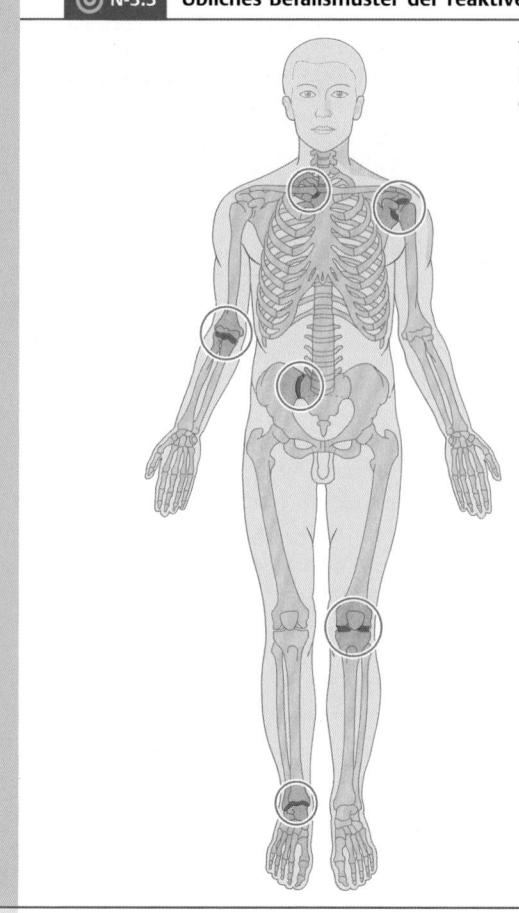

Typisch ist der asymmetrische Befall insbesondere der Iliosakralfuge und der großen Gelenke.

Diagnostik: Nach **zurückliegenden Infektionen** ist zu fragen. Ein **kompletter Gelenkstatus** ist zu erheben. Im Labor sind die klassischen Entzündungsparameter (BSG, α_2-Globuline, CRP) erhöht.

Der Nachweis von **HLA-B27** erhärtet die Verdachtsdiagnose einer REA. **Stuhluntersuchung, Harnröhrenabstrich** und **Serologie** können Hinweise auf eine stattgehabte gastrointestinale oder urogenitale Infektion geben.

Bildgebende Verfahren wie **Röntgen** und **Szintigraphie** können dazu beitragen Veränderungen im Gelenk zu beurteilen. Mit dem **Ultraschall** lässt sich ein Gelenkerguss gut nachweisen.

Differenzialdiagnosen: s. S. 1337

Therapie: Wichtig ist die **Infektsanierung.** Nach vorangegangenen Chlamydieninfektion erfolgt eine antibiotische Behandlung mit Tetrazyklinen. Einen hohen Stellenwert haben auch **lokale Maßnahmen**

Diagnostik: Anamnestisch ist nach **zurückliegenden Infektionen** (gastrointestinal- oder urogenital) zu fragen, die allerdings auch asymptomatisch verlaufen können. Grundsätzlich muss **ein kompletter Gelenkstatus** erhoben werden, der aufgrund des springenden Charakters wiederholt werden sollte. Im **Labor** belegt der Nachweis unspezifischer Entzündungsparameter (BSG ↑, α_2-Globuline ↑, CRP ↑) den entzündlichen Charakter der Gelenkbeschwerden. Eine Leukozytose ist selten.

Besonders wichtig ist der Nachweis des immungenetischen Markers **HLA-B27**, der sich bei Patienten mit REA in 30–70% d. F. findet (v. a. bei Beteiligung der Wirbelsäule). Außerdem muss nach einer stattgehabten gastrointestinalen oder urogenitalen Infektion gefahndet werden **(Stuhluntersuchung, Harnröhrenabstrich, Serologie)**. Im Gelenkpunktat lassen sich gelegentlich Bakterienbestandteile nachweisen. Mithilfe der Gram-Färbung muss eine bakterielle („septische") Arthritis ausgeschlossen werden. Typischerweise fehlen bei der REA Autoantikörper (Rheumafaktoren etc.).

Im **Röntgenbild** zeigen sich anfangs nur Begleitphänomene wie z. B. eine Weichteilschwellung. Arrosionen von Knorpel und Knochen werden frühestens nach Wochen erkennbar. Die **Szintigraphie** erfasst Entzündungsprozesse rascher, allerdings ist eine vermehrte Aktivität gerade bei jungen Patienten physiologisch (Umbauvorgänge der Iliosakralfugen bis zum 25. Lebensjahr). CT und MRT sind im Allgemeinen zu aufwändig. Der Nachweis kleiner Ergüsse auch in großen Gelenken wird heute durch **Ultraschall** geführt.

Differenzialdiagnosen: s. S. 1337

Therapie: Grundsätzlich steht an erster Stelle die **Infektsanierung**, nach vorangegangener Chlamydieninfektion sind Tetrazykline wichtig, zusammen mit der Behandlung des Partners. Bei postenteritischen REA ist eine Besserung durch Antibiotika nicht bewiesen. Ansonsten erfolgt die Therapie symptomatisch.

Einen hohen Stellenwert haben **lokale Maßnahmen,** die vorzugsweise auf Prinzipien der physikalischen Therapie beruhen. An erster Stelle stehen hier die **Kryotherapie** und **Physiotherapie,** die zur Verhütung der durch Schmerz und Funktionseinbuße drohenden dauerhaften Gelenkschäden sowie zur Kräftigung von Muskulatur und Bandapparat eingesetzt werden. Medikamentös werden bevorzugt die klassischen **nichtsteroidalen Antirheumatika** (z. B. ASS) eingesetzt. Bei hochakutem Verlauf bzw. extraartikulärer Beteiligung sind **Steroide** indiziert (Details zu den Medikamenten, s. Tab. **N-3.5,** S. 1344).
Basistherapeutika kommen bei chronischen Verlaufsformen zum Einsatz. Hierzu eignet sich, insbesondere bei peripherem Gelenkbefall, **Sulfasalazin;** alternativ MTX.

Prognose: Oligosymptomatische Verläufe haben eine gute Prognose. Unter der Voraussetzung einer vollständigen Antigenelimination kann die Erkrankung **vollkommen ausheilen.** Infolge der Disposition kommt es im Laufe des Lebens bei den Patienten mit einiger Wahrscheinlichkeit immer wieder zu Neuerkrankungen. Die Prognose bei voll ausgebildetem **Reiter-Syndrom** ist deutlich schlechter, hier kommt es wesentlich häufiger zu chronischen Verläufen; Patienten mit **positivem HLA-B27**-Nachweis können im weiteren Verlauf das Vollbild einer **ankylosierenden Spondylitis** entwickeln.

(physikalische Therapie, **Kryotherapie, Physiotherapie** zur Verhütung der durch Schmerz und Funktionseinbuße drohenden Gelenkschäden).
Medikamentöse Therapie: s. Tab. **N-3.5,** S. 1344.

Basistherapeutika (Sulfasalazin, alternativ MTX) sind chronisch progredienten Verlaufsformen vorbehalten.

Prognose: Die Prognose ist meist gut. Einige Patienten mit **positivem HLA-B27**-Nachweis können jedoch das Vollbild einer **ankylosierenden Spondylitis** entwickeln.

3.2.2 Ankylosierende Spondylitis (AS)

3.2.2 Ankylosierende Spondylitis (AS)

▶ **Synonym:** Bechterew-Erkrankung

◀ Synonym

▶ **Definition:** Bei der AS handelt es sich um eine chronisch-entzündliche Erkrankung, die sich v. a. am Achsenskelett und den Iliosakralgelenken abspielt. Typisch ist das Nebeneinader von destruierenden und proliferativen Veränderungen. Mon- oder Oligoarthritis, Enthesiopathien und extraartikuläre Manifestationen runden das Bild ab.

◀ Definition

Epidemiologie: Ca. 0,5 % der Bevölkerung sind betroffen (m : w = 4 : 1). Der Altersgipfel liegt zwischen dem 20. – 40. Lebensjahr.

Ätiologie: Unbekannt. Es besteht eine genetische Prädisposition, 90 % der Patienten sind HLA-B27-positiv, ein spezifischer Auslöser ist nicht bekannt (Spekulation einer chronischen Prostatitis). Es wird eine Nähe zur REA vermutet, da einige Fälle von SPA aus einer REA hervorgehen.

Klinik: Charakteristisch ist die Beteiligung des Achsenskeletts; hierbei gibt es den Typ des **initialen HWS/BWS- und des initialen LWS-Befalls (Spondylitis).** Regelmäßig sind die Iliosakralgelenke (**Sakroiliitis**) befallen. Leitsymptom ist der v. a. in der 2. Nachthälfte auftretende tiefsitzende Rückenschmerz, der sich bei Bewegung und im Tagesverlauf bessert. Etwa ⅓ der Betroffenen entwickeln entweder zu Beginn oder im Verlauf eine **periphere Mon- oder Oligoarthritis,** häufig im Bereich der unteren Extremität (v. a. Kniegelenk). Durch die entzündlichen Veränderungen der Wirbelbogengelenke, der Bandverkalkungen und zunehmenden Ankylosierung kommt es in zunehmendem Maße zu **Bewegungseinschränkungen** im Bereich der Wirbelsäule und des knöchernen Thorax mit Behinderung der Brustatmung. Im Endstadium entsteht eine fixierte Fehlhaltung der Wirbelsäule. **Enthesiopathien** manifestieren sich v. a. durch Schmerzen am Fersenbein (Kalkaneodynie), parasternal oder am Sitzbein.
In ca. 15 % der Fälle treten entzündliche Reaktionen an den Augen (**Iridozyklitis**), der Aorta (**Aortitis** mit Klappeninsuffizienz) sowie am Myokard (**Kardiomyopathie**) auf.
Fälle mit Symptomen ohne Veränderungen werden als undifferenzierte Spondyloarthritis bezeichnet.

Epidemiologie: Ca. 0,5 % der Bevölkerung sind betroffen (m : w = 4 : 1).

Ätiologie: unbekannt. 90 % der Patienten sind HLA-B27-positiv.

Klinik: Die AS zeigt einen **initialen Befall der oberen oder unteren Partien der Wirbelsäule** und der Iliosakralgelenke (**Sakroiliitis**). Typisch ist ein in der 2. Nachthälfte auftretender Rückenschmerz. Nicht selten beginnt die AS mit einer **peripheren Mon- oder Oligoarthritis** der großen Gelenke. Im Verlauf kommt es zu einer zunehmenden Ankylosierung der Wirbelsäule. Auch **Enthesiopathien,** v. a. am Fersenbein (Kalkaneodynie), sind typisch.

Extraartikuläre Reaktionen sind **Iridozyklitis, Aortitis** und **Kardiomyopathie.**

N-3.4   Ankylosierende Spondylitis

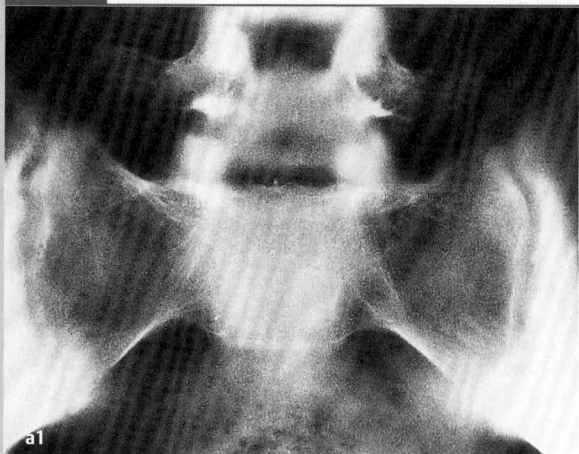

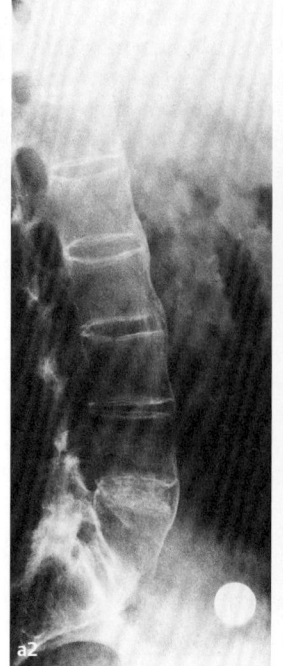

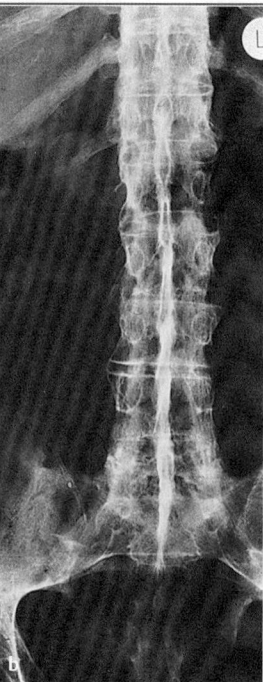

a 45-jähriger Mann mit langjährigen Wirbelsäulen-
beschwerden und erheblicher Einschränkung der
Beweglichkeit; neuerdings vermehrt Schmerzen im
Liegen und Sitzen.
Röntgen Becken a.-p. (a1): Iliosakralfugen beidseits
mit subchondraler Sklerose und unregelmäßiger
Fugenweite und unscharfer Begrenzung.
Röntgen LWS seitlich (a2): Längsbandverkalkung,
Syndesmophyten, „Abstützungsphänomen".

b 30-jähriger Mann, seit mehreren Jahren Rückenschmerzen mit Gefühl der Versteifung, jetzt deutliche Verschlimmerung
im Beckenbereich. Röntgen LWS a.-p.: Verkalkung des Längsbandes. Nebeneinander von destruktiven und produktiven
Veränderungen der Sakroiliakalgelenke (re. > li.).

Diagnostik: Sie stützt sich insbesondere
auf das **klinische Bild:** positives **Mennell-
Zeichen** (Scherungsschmerz der Iliosakralgelenke), eingeschränkte Beuge- und
Streckfunktion der Wirbelsäule (**Schober-
und Ott-Zeichen**), **pathologischer Flèche**
(vergrößerter Abstand vom Hinterkopf zur
Wand bei aufrechter Haltung). **Röntgenologisch** zeigen sich Sakroiliitis sowie
Syndesmophytenbildung bzw. knöcherne
Überbrückung der Wirbelkörper und
Verkalkung des Bandapparates („**Bambusstab**") (Abb. **N-3.4**). Serologisch wichtigstes Kriterium ist der Nachweis von
HLA-B27.

Diagnostik: Die Diagnostik stützt sich vor allem auf den **klinischen Befund,** da
verlässliche serologische Tests fehlen. Der Scherungsschmerz der Iliosakralgelenke (**Mennell-Griff**) deutet auf die Sakroiliitis hin. Eingeschränkte Beuge- und
Streckfunktion der Wirbelsäule (**Schober- und Ott-Zeichen**) sowie verminderte
Atemexkursionen bei eingeschränkter Vitalkapazität, vergrößerter Finger-Bo-
denabstand, **pathologischer Flèche** (vergrößerter Abstand vom Hinterkopf zur
Wand bei aufrechter Haltung) und Unvermögen, das Kinn auf die Brust ab-
zusenken, sind Hinweise auf die zunehmende Bewegungseinschränkung. Im
Röntgenbild finden sich Zeichen der Sakroiliitis und der Apposition an den
Wirbelkörpern (Syndesmophyten) bis zu deren Überbrückung. In der Früher-
kennung hat sich die Durchführung einer Tomographie oder MRT bewährt.
Typisch ist das sog. „**bunte Bild**", bei dem neben Destruktionen auch die sub-
chondrale Sklerosierung, eine Verschattung des Gelenkspalts sowie ossäre
Ankylose zu sehen sind. Bei einem Teil der Patienten kann auch eine totale
Verkalkung des Bandapparates der Wirbelsäule („**Bambusstab**" s. Abb. **N-3.4**),
eintreten. An den Fersen bedeutet dies Verkalkung der Sehnenansätze
(„**Fersensporn**"). Entzündungsparameter sind nur geringfügig erhöht, der
Nachweis des Merkmals **HLA-B27** stützt die Diagnose.

**Differenzialdiagnosen: Spondylitis
hyperostotica** (Morbus Forrestier): nicht-
entzündliche versteifende Wirbelsäulenerkrankung, metabolisches Syndrom als
Risikofaktor. Befallen ist bevorzugt die
BWS (hyperostotischen Spondylophyten
an der ventralen und dorsalen Seite der
Wirbelkörper = „**Zuckergusswirbelsäule**").

Differenzialdiagnosen: In Bezug auf den Wirbelsäulenbefall muss v. a. die nicht
entzündliche **Spondylitis hyperostotica** (Morbus Forrestier) abgegrenzt werden. Hierbei kommt es zu einer überschießenden Verknöcherung von Bändern,
Sehnen und Gelenkkapseln. Pathognomonisch sind die ventralen und dorsalen
hyperostotischen Spondylophyten im Bereich der BWS (**„Zuckergusswirbelsäule**"). Klinisch kann es neben einer Versteifung zu einer Einengung des
Spinalkanals mit radikulären Symptomen und zu schmerzhaften Enthesiopathien kommen. Risikofaktor ist das metabolische Syndrom.

Therapie: Im Vordergrund stehen **Physiotherapie** und **physikalische Maßnahmen.**

Therapie: Im Vordergrund stehen **Physiotherapie** und **physikalische Maßnahmen**, da sie eine wesentliche Rolle bei der Vermeidung einer Bewegungseinschränkung bzw. Wiedererlangung der Bewegungsfähigkeit spielen.

Die **medikamentöse Therapie** der AS erfolgt symptomatisch mit **NSAID**, bei peripherem Gelenkbefall hat sich zusätzlich **Sulfasalazin** bewährt. Kommt es unter dieser Medikation weiterhin zum Auftreten akuter Schübe, können **Steroide** eingesetzt werden, die auch bei extraartikulärem Organbefall zum Einsatz kommen. Sind dabei langfristig hohe Steroiddosen nötig, kann ggf. eine steroideinsparende Therapie mit **MTX** indiziert sein. Therapierefraktäre Fälle können mit **TNF-alpha-Blockern** (insb. Remicade) behandelt werden (Details zu den Medikamenten, s. Tab. **N-3.5**, S. 1344).

Die **medikamentöse Therapie** konzentriert sich auf **NSAID. Steroide** sind bei extraartikulärem Befall und akuten Schüben indiziert. Ggf. steroideinsparende Therapie mit **MTX**. Bei Therapierefrakärität Gabe von **TNF-alpha-Blockern** (s. auch Tab. **N-3.5**, S. 1344).

> ▶ **Merke:** Durch intensive Bewegungsübungen wird der Versteifungsprozess aufgehalten, die Beweglichkeit zurückgewonnen. Daher darf selbst bei blandem Verlauf und im Sinne einer Prophylaxe nicht darauf verzichtet werden.

◀ **Merke**

Prognose: Die AS verläuft in der Regel in Schüben. Die Hauptgefahr liegt in der zunehmenden Versteifung der Wirbelsäule, der allerdings durch konsequente Krankengymnastik vorgebeugt werden kann.

Prognose: schubweiser Verlauf.

▶ **Klinischer Fall:** Ein junger Mann sucht wegen Rückenschmerzen den Hausarzt auf. Über deren Entwicklung weiß er nichts zu berichten. Offenbar bestehen sie unterschiedlich ausgeprägt schon einige Jahre. Sie werden in die untere Wirbelsäule projiziert. Weiteres Nachfragen ergibt Steifigkeitsgefühl der Wirbelsäule. Ruhe brächte keine nennenswerte Linderung, es sei sogar der Schlaf gestört. Im Gegenteil, leichte körperliche Aktivität wirke sich günstig aus. Fieber, Brennen beim Wasserlassen u. a. m. werden verneint. Gelegentliches Augenbrennen und Sehstörungen kämen wohl vor. Medikamente nähme er nicht ein. Ein Onkel böte jetzt im fortgeschrittenen Alter übrigens ein ähnliches Bild.

Die Untersuchung zeigt eine relative Versteifung der Wirbelsäule mit Einschränkung der Beugefähigkeit und der Atemexkursionen. Die Iliosakralgelenke sind bei Bewegung schmerzhaft, die übrigen Gelenke frei. Die weitere Untersuchung ergibt eine eher geringfügige BSG-Beschleunigung. Rheumafaktoren und antinukleäre Faktoren sind negativ. Das Merkmal HLA-B27 liegt vor. Im Röntgenbild findet sich eine beidseitige Sakroileitis. Als Therapiemaßnahmen werden NSAID und Krankengymnastik verordnet. Dies bringt deutliche Besserung der Symptome. Bei anhaltender Remission werden regelmäßige Kontrolluntersuchungen auch beim Augenarzt vorgenommen.

3.2.3 Psoriasis-Arthritis

3.2.3 Psoriasis-Arthritis

▶ **Synonym:** Arthropathia psoriatica

◀ **Synonym**

Epidemiologie: Ca. 5 % der Psoriasis-Patienten entwickeln im weiteren Verlauf eine Gelenkmanifestation. Dabei muss beachtet werden, dass der Gelenkbefall der Schuppenflechte um Jahre vorausgehen kann („Psoriasis-Arthritis sine Psoriasis").

Epidemiologie: Etwa 5 % aller Psoriatiker erkranken an einer entzündlichen Gelenkerkrankung.

Ätiologie: Eine genetische Komponente ist wahrscheinlich; praktisch alle Patienten mit Befall der Wirbelsäule sind HLA-B27-positiv.

Ätiologie: Die genetische Disposition spielt eine Rolle (Nachweis von HLA-B27).

Klinik: Typisch ist ein **initialer monartikulärer Befall großer Gelenke** sowie der **strahlförmige Befall** einzelner Finger oder Zehen (Daktylitis), wobei Grund-, Mittel- und Endgelenk einer Phalanx betroffen sind (Abb. **N-3.5**). Durch die begleitende Weichteilschwellung spricht man auch von „Wurstfingern". **Psoriatische Hautläsionen** finden sich an den typischen Prädilektionsstellen

Klinik: Ein initialer **monartikulärer Befall** sowie der **Befall im Strahl** (Befall von Grund-, Mittel- und Endgelenk einer Phalanx) sind, wie auch die Nagelveränderungen (z. B. Tüpfelnägel), typisch.

⊙ **N-3.5** **Befallmuster bei Psoriasis-Arthritis**

⊙ **N-3.5**

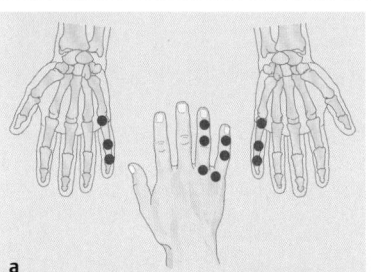
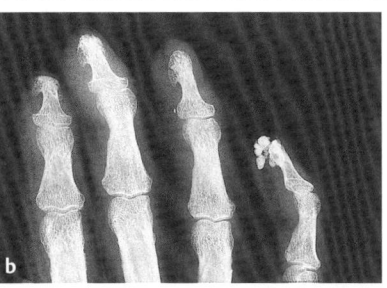

Übliches Befallsmuster der Psoriasis-Arthritis mit strahlförmiger Beteiligung einzelner Finger.

(behaarte Kopfhaut, Nabel, Rima ani, Streckseiten der Extremitäten, retroauri-kulär). An den Nägeln finden sich typische Veränderungen der **Nagelpsoriasis** (Tüpfelnägel, Onycholyse, fehlendes Nagelhäutchen).

Diagnostik: Sie stützt sich insbesondere auf das klinische Bild (Strahlbefall, Haut- und Nagelpsoriasis), die Veränderungen im **Röntgenbild** sowie den Nachweis von **HLA-B27.** Die Serologie ist wenig hilfreich.

Diagnostik: Neben dem **klinischen Bild** (Strahlbefall, Haut- und Nagelpsoriasis) stützt sich die Diagnostik auf die Veränderungen im **Röntgenbild** (Weichteil-schwellung, Strahlbefall mit Appositionen und Osteolysen an den Kapselansät-zen, Mutilationen, Ankylosen). Die Serologie ist nicht ergiebig. Der Nachweis von **HLA-B27** gelingt v. a. bei Befall des Achsenskeletts. Gehen die Gelenkmani-festationen der Schuppenflechte voraus, erschwert sich die Diagnosefindung.

Therapie: Primär wird mit **NSAID** behan-delt. DMARD sind schweren Verlaufs-formen vorbehalten (siehe Tab. **N-3.5**, S. 1344).

Therapie: Im Vordergrund steht der Einsatz von **NSAID.** DMARD sind schweren Verlaufsformen vorbehalten. Kommt es hierunter zu keiner Besserung, kann bei nicht erosivem Verlauf Sulfasalazin, bei erosivem Verlauf MTX und ggf. TNF-alpha-Blocker eingesetzt werden (Details zu den Medikamenten, s. Tab. **N-3.5**, S. 1344).

Prognose: Die Prognose ist meist gut.

Prognose: Patienten mit asymmetrischer Oligoarthritis haben eine gute Prog-nose. Bei ca. 10 % der Betroffenen kommt es zu einem mutilierenden Verlauf und zu einem AS-ähnlichen Bild.

3.2.4 Sonderformen der Spondarthritiden

3.2.4 Sonderformen der Spondarthritiden

Enteropathische Arthritis

Enteropathische Arthritis

Es handelt sich um eine entzündliche Gelenkerkrankung, die zusammen mit einer **chronisch-entzündlichen Darm-krankheit** auftritt. Am häufigsten bei Morbus Crohn/Colitis ulcerosa.

Patienten mit verschiedenen Formen **chronisch-entzündlicher Erkrankungen des Darms** können im Verlauf eine Arthritis bzw. Sakroiliitis entwickeln. Ähn-lich wie bei der Psoriasis-Arthritis kann sich der Gelenkbefall auch unabhängig von der Darmerkrankung manifestieren. Am häufigsten geschieht das bei chro-nisch-entzündlichen Darmerkrankungen (Morbus Crohn/Colitis ulcerosa).

Die Behandlung der Grunderkrankung steht im Vordergrund.

Therapeutisch muss in erster Linie die zugrunde liegende Darmerkrankung behandelt werden, da sich bei Erfolg in der Regel auch die Arthritis bessert. Symptomatisch werden NSAID eingesetzt.

SAPPHO-Syndrom

SAPPHO-Syndrom

▶ Synonym

▶ **Synonym:** Akquiriertes Hyperostosesyndrom

Schmerzhafte Schwellung im Bereich des Sternoklavikulärgelenks mit Neigung zur Ankylosierung, bei erhöhten Entzündungsparametern.

SAPPHO steht für: **S**ynovitis, **A**kne, **P**ustulosis **P**almoplantaris, **H**yperostosis, **O**steitis. Im Vordergrund steht eine schmerzhafte Schwellung im Bereich des Sternoklavikulärgelenks, die im weiteren Verlauf zur Ankylosierung neigt. Im Labor sind die Entzündungsparameter erhöht.

Juvenile Oligoarthritis (Typ II)
s. S. 1345

Juvenile Oligoarthritis (Typ II)
s. S. 1345

4   Kollagenosen

▶ **Definition:** Chronisch-entzündliche Systemerkrankungen v. a. am Bindegewebe, an der quergestreiften Muskulatur und den Gefäßen. Entsprechend
des ubiquitären Vorkommens dieser Strukturen im Körper kommt es regelmäßig zu einer Mitbeteiligung innerer Organe. Frauen sind häufiger betroffen.

◀ Definition

Pathogenese: Unbekannte Auslöser führen bei genetisch prädisponierten Personen zu einer pathologischen Aktivierung des Immunsystems mit Bildung
verschiedener Autoantikörper, die sich gegen körpereigene Strukturen richten.

Autoantikörper: Die verschiedenen bei Kollagenosen auftretenden **Autoantikörper** zeigt Tab. **N-4.1**. Die einzelnen Kollagenosen zeigen ein jeweils krank-
heitstypisches **Autoantikörperprofil** (Tab. **N-4.2**).

Pathogenese: Die Ursache ist noch unklar.
Es besteht ein Zusammenhang mit
erblichen Faktoren.

Autoantikörper: s. Tab. **N-4.1** und
Tab. **N-4.2**.

N-4.1   Autoantikörper bei Kollagenosen

N-4.1

**Antikörper gegen Zellkern-Antigene
(ANA)**

- native Doppelstrang-DNS (ds-DNS)
- Einzelstrang-DNS (ss-DNS)
- RNS
- extrahierbare nukleäre Antigene (ENA)
  (z. B. Sm-Antigen)
- Histone

**Antikörper gegen zytoplasmatische
Antigene**

- Mitochondrien (AMA)
- Ribosomen (ARA)
- Glykoproteiner (SS-A)
- RNA-Protein (SS-B)

**Antikörper gegen
Zelloberflächenantigene**

- Erythrozyten
- Lymphozyten
- Granulozyten
- Thrombozyten

**Antikörper gegen andere
gewebsspezifische Antigene**

- Thyreoglobulin
- Magenschleimhaut
- Leber
- Muskel

Antikörper gegen Plasmaproteine

- Immunglobuline (Rheumafaktor)
- Gerinnungsfaktoren

N-4.2   Kollagenose-spezifische Autoantikörper

N-4.2

Kollagenose	spezifische Autoantikörper
SLE	- Anti-dsDNA-Antikörper - Anti-Sm-Antikörper
Sklerodermie	- Anti-Zentromer-Antikörper - Topoisomerase-Antikörper
Sjögren-Syndrom	- SS-A-Antikörper (= Ro-Antikörper) - SS-B-Antikörper (= La-Antikörper) - Antikörper gegen Speicheldrüsenausführungsgänge
Dermatomyositis/ Polymyositis	- Transfer-RNA-Synthetase-Antikörper (Jo-1-Antikörper) - Mi-2-Antikörper - PM-Scl-Antikörper
SHARP-Syndrom	- anti-RPN-Antikörper

4.1 Systemischer
Lupus erythematodes (SLE)

4.1 Systemischer Lupus erythematodes (SLE)

▶ Synonym

▶ **Synonym:** Lupus erythematodes disseminatus (LED)

▶ Definition

▶ **Definition:** Der SLE ist eine entzündliche Erkrankung, die v. a. das Bindegewebe der Gefäße, der Serosa und der Haut betrifft. Charakteristisches Zielantigen für den SLE ist die **native doppelsträngige Desoxyribonukleinsäure (dsDNA).**

Epidemiologie: Prävalenz: 50 Fälle/ 100 000 Einwohner, w : m = 10 : 1, Altersgipfel: 25.–35. Lebensjahr.

Epidemiologie: Die Prävalenz beträgt ca. 50 Fälle/100 000 Einwohner. Frauen sind wesentlich häufiger betroffen als Männer (w : m = 10 : 1); der Altersgipfel liegt zwischen dem 25. und 35. Lebensjahr.

Ätiopathogenese: Die Ätiologie ist weitgehend unbekannt. Exogene und endogene Auslöser führen zu Immunkomplexbildung (Tab. **N-4.3**). Diese lagern sich an beliebiger Stelle an Serosa oder Endothel ab und führen über eine Komplementaktivierung zur Entzündung.

Ätiopathogenese: Unbekannt. Exogene und endogene Auslöser (Tab. **N-4.3**) führen zur Bildung von verschiedenen Autoantikörpern, die über Immunkomplexbildung bzw. Zytolyse einen wesentlichen Beitrag zur Pathogenese des SLE leisten. Die Immunkomplexbildung induziert nach ihrer subendothelialen Ablagerung über eine Komplementaktivierung einen Zustrom an Makrophagen und Granulozyten, der über eine Ausschüttung verschiedener Entzündungsmediatoren zur Entzündung am Endothel und Serosa führt.

Klinik: Der SLE beginnt oft mit Fieber und Abgeschlagenheit. Letztlich können alle Organe betroffen sein. Oft findet sich eine **nichtdestruierende Polyarthritis** und **Myositis.** Charakteristisch ist eine Dermatitis, die häufig durch Lichtexposition provoziert wird. Klassisch ist das **Schmetterlingsexanthem über Wangen und Nase** (Abb. **N-4.1**). Eine diffuse, reversible **Alopezie** ist häufig. Gelegentlich kommt es an den Schleimhäuten zu Ulzera und **aphthösen Läsionen.**

Klinik: Die Klinik ist äußerst variabel, da eine Vielzahl von Organsystemen von der Erkrankung betroffen sein können. Die meisten Patienten leiden anfangs unter **Allgemeinbeschwerden** wie Abgeschlagenheit, Leistungsabfall, Gewichtsverlust und Fieber. Im weiteren Verlauf treten häufig Gelenkbeschwerden auf, die typischerweise auf eine **nichtdestruierende Polyarthritis** zurückgehen. Charakteristisch bei SLE ist das Auftreten von Luxationen. Bei Befall der Muskulatur kommt es zur **Myositis,** die mit Myalgien und Muskelatrophien einhergeht. Bei > 70 % der Patienten kommt es zum **Hautbefall** (lupus = entstellende Hauterkrankung) (> 70 %). Klassisch ist das **Schmetterlingsexanthem über Wangen und Nase** (Abb. **N-4.1**), dazu scheibenförmige Effloreszenzen (diskoider LE) oder exanthematische Veränderungen, überwiegend an lichtexponierten Stellen. Eine diffuse, reversible **Alopezie** ist häufig. An den Schleimhäuten kommt es zu **Ulzerationen** und **aphthösen Läsionen.**

Häufig sind auch: Serositis **(Perikarditis, Pleuritis),** interstitielle Lungenerkrankung (Fibrose, Pneumonitis), pulmonaler Hochdruck und eine Myo- oder Endokarditis (Libman-Sacks).

Häufig ist eine Beteiligung der serösen Häute, teils mit Ergussbildung, die sich als **Perikarditis** (präkordiale Schmerzen) und/oder **Pleuritis** (atemabhängige thorakale Schmerzen) manifestiert. **Kardiopulmonale Manifestationen** zeigen sich 60–70 % der Fälle. Daneben können sich eine interstitielle Lungenerkrankung (Fibrose, Pneumonitis), ein pulmonaler Hochdruck und eine Myokarditis oder Endokarditis (Libman-Sacks) entwickeln.

In > 70 % kommt es zur Entwicklung einer sog. **„Lupusnephritis"** (v. a. mesonagioproliferative bzw. membranöse GN) mit nephrotischem Syndrom. Auch das **ZNS** kann befallen sein („ZNS-Lupus" mit psychischen Veränderungen, Kopfschmerzen, Meningismus bis hin zu Krampfanfällen). Eine sekundäre **SLE-Vaskulitis** kann zu Polyneuropathie mit Parästhesien und Lähmungen führen.

Häufig (> 70 %) und besonders gefährlich ist der **Nierenbefall** mit Entwicklung einer Glomerulonephritis variabler Histologie („Lupusnephritis", v. a. mesonagioproliferative bzw. membranöse GN), die sich durch Ödeme und einen renalen Hochdruck bemerkbar macht (nephrotisches Syndrom). Gerade die diffus proliferative Glomerulonephritis hat eine ungünstige Prognose, da sie rasch bis zur Niereninsuffizienz fortschreiten kann. Eine **ZNS-Beteiligung** (ca. 50 % der Betroffenen; „ZNS-Lupus") äußert sich in psychischen Veränderungen (Psychosen, Depressionen), Kopfschmerzen, Meningismus bis hin zu Krampfanfällen. Im Rahmen einer sekundären **SLE-Vaskulitis** kann es zur Polyneuropathie mit Parästhesien und Lähmungen kommen, die besonders häufig den N. peroneus (Spitzfuß) betreffen. In seltenen Fällen ist nach Gefäßverschluss eine trockene Gangrän, v. a. an Fingern und Zehen, zu sehen.

≡ **N-4.3**

≡ **N-4.3** **Endogene und exogene Auslöser des SLE**

endogene Auslöser	▪ genetische Prädisposition (Assoziation mit HLA-DR2 und -DR3)
	▪ Komplementdefekte (Verminderung oder sogar gänzliches Fehlen einzelner Komponenten)
	▪ hormonelle Umstellungen (Pubertät, Klimakterium, nach Entbindung)
exogene Auslöser	▪ UV-Licht
	▪ Medikamente (in Einzelfällen)

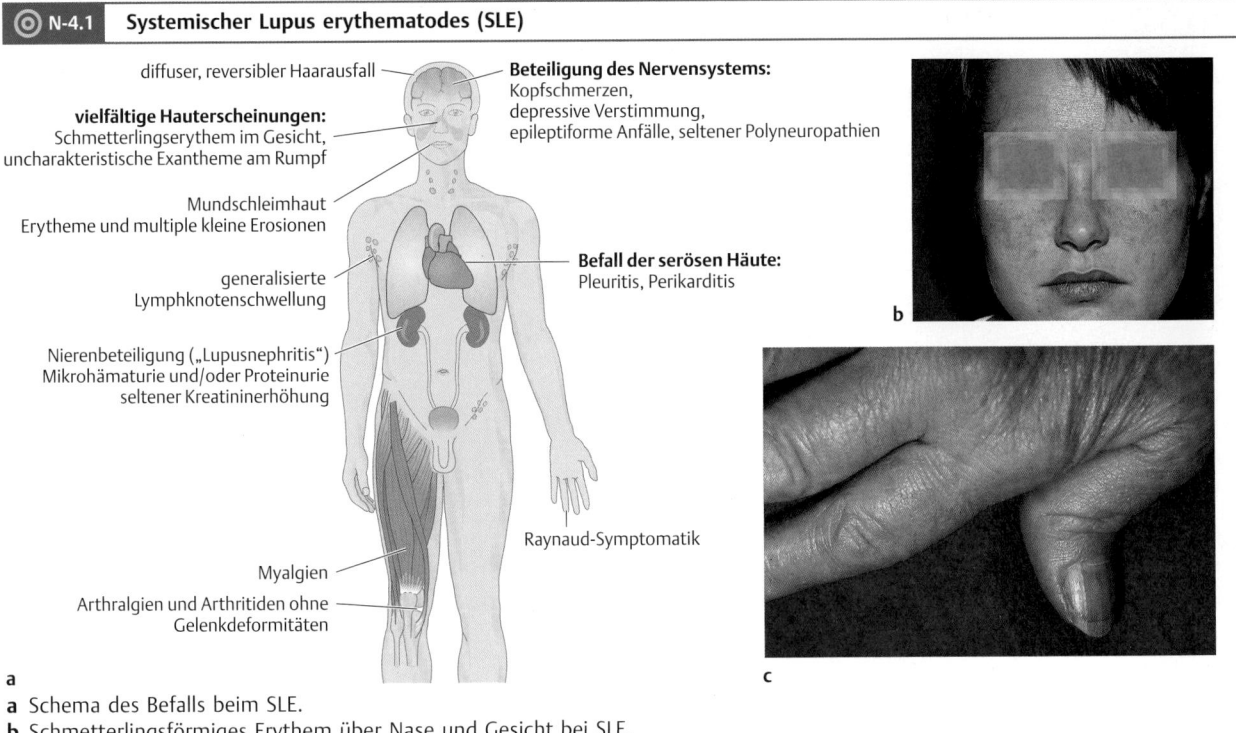

N-4.1 | Systemischer Lupus erythematodes (SLE)

diffuser, reversibler Haarausfall

vielfältige Hauterscheinungen:
Schmetterlingserythem im Gesicht,
uncharakteristische Exantheme am Rumpf

Mundschleimhaut
Erytheme und multiple kleine Erosionen

generalisierte
Lymphknotenschwellung

Nierenbeteiligung („Lupusnephritis")
Mikrohämaturie und/oder Proteinurie
seltener Kreatininerhöhung

Myalgien

Arthralgien und Arthritiden ohne
Gelenkdeformitäten

Beteiligung des Nervensystems:
Kopfschmerzen,
depressive Verstimmung,
epileptiforme Anfälle, seltener Polyneuropathien

Befall der serösen Häute:
Pleuritis, Perikarditis

Raynaud-Symptomatik

a

b

c

a Schema des Befalls beim SLE.
b Schmetterlingsförmiges Erythem über Nase und Gesicht bei SLE.
c Z-förmige Deformität des Daumens.

Hämatologisch kann es durch die Antikörper gegen zirkulierende Blutzellen entweder zur Panzytopenie oder zum isolierten Befall einer Zellreihe mit entsprechenden Symptomen kommen (erhöhte Infekt- und Blutungsneigung, Blässe und Leistungsschwäche).

Patienten mit Autoantikörpern gegen Phospholipide und das sog. „Lupusantikoagulanz" leiden unter einem **sekundären Antiphospholipidsyndrom** (s. S. 1380). Die **typische Trias** besteht aus rezidivierenden Fehlgeburten, rezidivierenden venösen und arteriellen Thrombosen und einer Thrombozytopenie.

Hämatologisch kommt es durch die Antikörper gegen zirkulierende Blutzellen entweder zur Panzytopenie oder zum isolierten Befall einer Zellreihe.

Zum **sekundären Antiphospholipidsyndrom** s. S. 1380.

▶ **Merke:** Eine dramatische Erstmanifestation erfolgt überwiegend im Zusammenhang mit Ereignissen, die das Immunsystem irritieren (z. B. Infektionen, Operationen) oder in Zeiten hormoneller Schwankungen (z. B. Schwangerschaft und Entbindung).

◀ Merke

Diagnostik: Die Diagnose SLE wird anhand **klinischer Symptome und serologischer Befunde** gestellt. Wegen des systemischen Charakters müssen Spezialisten verschiedener Fachrichtungen zugezogen werden (Dermato-, Hämato-, Nephro-, Neuro- und Ophthamologen). Da das klinische Bild so vielgestaltig und wenig spezifisch ist, kommt v. a. der **Labordiagnostik** ein entscheidender Stellenwert zu. Neben dem Nachweis erhöhter unspezifischer Entzündungsparameter ist das Vorliegen einer **polyklonalen Hypergammaglobulinämie** (α_2-Globuline und γ-Globuline) und einer **erniedrigten Komplement-Konzentration** (C3, C4, CH50) typisch. Im Blutbild findet sich charakteristischerweise eine **Leukozytopenie**, ggf. zusätzlich eine Anämie und/oder Thrombozytopenie. Besonders geachtet werden muss auf die Retentionsparameter, um eine Verschlechterung der Nierenfunktion sofort zu bemerken und entsprechend zu therapieren. Wesentlich für die Diagnosestellung ist die immunologische Diagnostik, da der SLE ein **charakteristisches Antikörperprofil** aufweist. Leit- und Schlüsselbefund ist das Vorliegen von antinukleären Antikörpern (**ANA**). Während diese unspezifisch sind (auch bei anderen Kollagenosen bzw. Gesunden zu finden), gilt der Nachweis von Autoantikörpern gegen Doppelstrang-DNA (**ds-DNA-AK**) und Autoantikörper gegen nukleäres Glykoprotein (**anti-Sm-AK**) als hochspezifisch für das Vorliegen eines SLE. Patienten mit Antiphospholipid-

Diagnostik: Stets müssen **klinische und serologische Befunde** gemeinsam bewertet werden. Die **Labordiagnostik** hat jedoch aufgrund der Vielgestaltigkeit des klinischen Bildes einen besonderen Stellenwert: erhöhte Entzündungsparameter, **polyklonale Hypergammaglobulinämie** (α_2-Globuline und γ-Globuline), **erniedrigte Komplement-Konzentration** (C3, C4, CH50), **Leukozytopenie**, ggf. Anämie und/oder Thrombozytopenie; Immundiagnostik: Nachweis von **ANA, ds-DNA-AK, anti-Sm-AK**, ggf. Nachweis von **Autoantikörpern gegen Phospholipide** und **Lupusantikoagulanz.**

N-4.4 SLE-Kriterien des American College of Rheumatology[1]

Kriterium	Anmerkung
Schmetterlingserythem	Erythem im Bereich des Nasenrückens; die Nasolabialfalten sind ausgespart
diskoide Hautveränderungen	gerötete, papulöse Effloreszenzen mit Hyperkeratose und Schuppenbildung
Photosensibilität	Auftreten der Hautveränderungen nach Lichtexposition
Schleimhautulzerationen	oral und/oder nasopharyngeal
nicht destruierende Arthritis	Befall von 2 oher mehr Gelenken ohne Erosionen
Serositis	Pleuritis, Perikarditis, Peritonitis/Aszites
Nierenbeteiligung	Proteinurie > 0,5 g/d oder Zylindrurie
ZNS-Beteiligung	Psychosen oder Krampfanfälle, Neuropathie
hämatologische Befunde	hämolytische Anämie, Leukopenie ($<$ 4000/µl). Lymphopenie ($<$ 1500/µl) oder Thrombopenie ($<$ 100 000/µl)
immunologische Befunde	Anti-ds-DNA-Antikörper oder Anti-Sm-Antikörper
Antinukleäre Antikörper (ANA)	diverse Subspezifitäten

[1] bei Vorliegen von 4 oder mehr Kriterien ist ein SLE wahrscheinlich

Im **Röntgenbild** finden sich Subluxationen (Abb. **N-4.1c**). Die **Szintigraphie** kann die Prozessaktivität im Gelenkapparat abschätzen. Die **CT** deckt eine fragliche ZNS-Beteiligung auf dem Boden von Gefäßverschlüssen auf. Mit **Ultraschall** werden Milz und Lymphknoten beurteilt.

Bei unklaren Organstörungen sind invasive diagnostische Methoden erforderlich. Eine **Angiographie** kann Gefäßverschlüsse aufzeigen.
Gewebsproben können die Diagnose sichern. **Granuläre Ablagerungen aus IgG und Komplement** sind charakteristisch.

Fehlen bei eindeutiger klinischer Symptomatik die geforderten Immunphänomene, spricht man von einem „LE-like Syndrome".

Differenzialdiagnosen: Medikamenteninduzierter LE (z. B. durch Procainamid, Hydralazin, Phenytoin, verschiedene Neuroleptika, Minocyclin): Niere und ZNS sind in der Regel nicht betroffen; Rückbildung der Symptome nach Absetzen der Medikamente.

syndrom weisen **Autoantikörper gegen Phospholipide** sowie das **Lupusantikoagulanz** auf. Da die Phospholipidantikörper mit Cardiolipin reagieren, ist bei diesen Patienten der Lues-Suchtest falsch positiv. Bei Patienten mit Lupuskoagulanz ist die PTT verlängert. Insgesamt können so gut wie alle Autoantikörper (Tab. **N-4.1**) beim SLE vorkommen. Zur **Aktivitätsbeurteilung** wird der klinische Befund, der anti-dsDNA-Antikörpertiter und die Komplementkonzentration herangezogen.

Die apparative Diagnostik ist nicht für die Diagnosestellung, sondern eher für die Beurteilung verschiedener Organfunktionen von Bedeutung. Im **Röntgenbild** finden sich charakteristische Subluxationen, später auch Luxationen vorzugsweise in den kleinen Gelenken (z. B. als – auch klinisch sichtbarem – Z-Daumen, s. Abb. **N-4.1c**). Mit der **Szintigraphie** kann die Prozessaktivität im Gelenkapparat abgeschätzt werden. Die **CT** ist v. a. bei fraglicher ZNS-Beteiligung zur Aufdeckung von Gefäßverschlüssen wertvoll. Der **Ultraschall** dient der Beurteilung von Milz und Lymphknoten.

Eine invasive Diagnostik ist gefordert in Fällen unklarer Organstörungen, deren Differenzierung sich anderen Methoden entzieht. So muss bei Gefäßverschlüssen (z. B. Gehirn, Nieren) gelegentlich eine **Angiographie** vorgenommen werden.

Oftmals kann auch die feingewebliche Untersuchung von **Biopsien** die Diagnose sichern (z. B. Niere, Haut), insbesondere wenn sie mit immunologischen Methoden kombiniert werden. Beim SLE zeigen sich **granuläre Ablagerungen aus IgG und Komplement** als Ausdruck für die dort abgelagerten Immunkomplexe mit der Fähigkeit zur Komplementbindung.

Wenn bei eindeutiger klinischer Symptomatik die geforderten Immunphänomene fehlen, spricht man von einem „LE-like Syndrome". Umgekehrt liegen gelegentlich DNS-Antikörper über längere Zeit ohne jegliche Symptomatik vor (ca. 1 % der gesunden Bevölkerung, v. a. bei älteren Patienten).

Differenzialdiagnosen: Vom klassischen SLE muss der **medikamenteninduzierte LE** abgegrenzt werden. Zu den auslösenden Medikamenten gehören z. B. Procainamid, Hydralazin, Phenytoin, verschiedene Neuroleptika und Minocyclin. Niere und ZNS sind in der Regel nicht betroffen. Meist bildet er sich nach Absetzen der Medikamente wieder zurück. Die Patienten weisen typischerweise keine anti-dsDNA-Antikörper auf; in ihrem Serum finden sich ANA und **anti-Histon-Antikörper**.

▶ **Merke**

▶ **Merke: klassischer SLE:** anti-dsDNA-Antikörper
medikamenteninduzierter LE: anti-Histon-Antikörper

Therapie: Es gibt **keine kausale und kurative Behandlung.** Da der SLE Folge einer Immunreaktion mit konsekutiver Entzündung ist, kann sowohl durch Beeinflussung des Immunsystems als auch der Entzündungsmechanismen eine Besserung erzielt werden. Dabei gilt es, die Maßnahmen auf die Krankheitsaktivität und den Organbefall abzustimmen.

Bei **blandem Verlauf** werden NSAID in Kombination mit Chloroquin als Dauertherapie eingesetzt. Im Alltag wird die Dosis des Antirheumatikums stets dem aktuellen Bedarf angepasst (Chloroquin muss jeweils gleichbleibend dosiert werden). **Akute Schübe** werden durch den vorübergehenden Einsatz von Kortikosteroiden kupiert. Die typische Anfangsdosis liegt hier bei 100 mg/d, die so schnell wie möglich wieder unter die Cushing-Schwelle von 7,5 mg/d gesenkt werden sollte. Verläuft der SLE unter dieser Medikation progressiv, müssen zur Steroideinsparung Immunsuppressiva eingesetzt werden. Hier eignet sich insbesondere Azathioprin, bei vorwiegendem Gelenkbefall Methotrexat. Bei schweren Verlaufsformen mit Beteiligung von Nieren, ZNS, Herz oder Gefäßen ist die Gabe von Cyclophophshamid indiziert.

> ▶ **Merke:** Bei allen erwähnten Therapieformen ist eine strenge Überwachung wegen der zahlreichen und teilweise gefährlichen Nebenwirkungen geboten.

In Hinblick auf die niedrigere kumulative Dosis und das hohe onkogene Risiko einer Immunsuppression wird die sog. **Cyclophosphamid-Pulstherapie** empfohlen. Dabei handelt es sich um eine Steroid-Stoßtherapie (zusätzlich zur oralen Gabe) in Kombination mit der Gabe eines hochdosierten Cyclophosphamid-Stoßes (1 g), die monatlich appliziert wird. In der Regel werden 6 Zyklen verabreicht. Bei Lupus-Nephritis hat sich in den letzten Jahren auch die Gabe von Mycophenolatmofetil (MMF) bewährt.

Hochdosierte Immunglobuline und Plasmapherese können ggf. bei Therapieresistenz von Nutzen sein. Patienten mit Antiphospholipidsyndrom erhalten eine **lebenslange Antikoagulation**. Details zu den Medikamenten, s. Tab. **N-3.5**, S. 1344.

Prognose: Entscheidend sind das Ausmaß der Funktionsstörung von Niere, ZNS und Herz sowie die Nebenwirkungen der immunsuppressiven Therapie (v. a. septische Komplikationen infolge Leukopenie). Durch die modernen Therapieverfahren hat sich die Prognose erheblich verbessert. Starben bis vor wenigen Dekaden die Patienten noch binnen einiger Jahre, so kann heute bei fachgerechter Überwachung und guter Führung ein nahezu normales Alter erreicht werden. Unbehandelt führt der SLE binnen weniger Jahre zum Tod.

Therapie: Es gibt **keine kausale und kurative Behandlung.**

Bei leichter Erkrankung symptomatische Behandlung mit NSAID. Die nächste Stufe ist zumeist das Basistherapeutikum Chloroquin, ggf. kombiniert mit Kortikosteroiden. Reichen diese Medikamente nicht aus, werden Immunsuppressiva (Azathioprin, Methotrexat, Cyclophophshamid) eingesetzt.

◀ **Merke**

Bei der **Cyclophosphamid-Pulstherapie** wird eine Steroid-Stoßtherapie in Kombination mit der Gabe eines hochdosierten Cyclophosphamid-Stoßes (1g) einmal monatlich verabreicht.

Bei Therapieresistenz hochdosiert Immunglobuline und Plasmapherese (s. auch Tab. **N-3.5**, S. 1344).

Prognose: Durch die modernen Therapieverfahren hat sich die Prognose erheblich verbessert. Im Wesentlichen ist sie von der Beteilung der betroffenen Organe, v. a. der Nieren, des ZNS und des Herzens, abhängig.

▶ **Exkurs: Schwangerschaft und SLE** Patientinnen mit SLE haben ein deutlich **erhöhtes Risiko für Fehlgeburten** (v. a. im 2. Trimenon). Durch die hormonellen Umstellungen während der Schwangerschaft und Entbindungsphase kann sich v. a. eine Lupusnephritis drastisch veschlechtern.

Ein kleiner Teil der Neugeborenen entwickelt ein sog. **neonatales Lupussyndrom**, das durch plazentagängige Antikörper entsteht. Die Kinder leiden an Hauteffloreszenzen und einer Kardiopathie mit Rhythmusstörungen. Das größte Risiko haben hier Kinder von Müttern mit SS-A(Ro)-Autoantikörpern.

Therapeutisch werden meist Glukokortikoide eingesetzt (die anderen üblichen Therapeutika sind in der Schwangerschaft kontraindiziert). In Einzelfällen wurden auch gute Erfolge durch i. v. Immunglobulingabe oder Plasmaseparation erzielt.

▶ **Klinischer Fall:** Eine 25-jährige, bislang gesunde Frau fühlt sich gegen Ende des ersten Tages eines Skiurlaubs im Hochgebirge auffallend schlapp. Dennoch fährt sie am nächsten Tag erneut Ski. Diesmal beendet sie ihre sportliche Tätigkeit vorzeitig. Am Abend ist ihr unwohl, sie meint Fieber zu haben und bemerkt einen rötlichen Ausschlag über Nase und Wangen. Der Zustand verschlechtert sich trotz eingelegter Ruhepause, sodass die Eigendiagnose „Sonnenbrand und Überanstrengung" verworfen wird und die Rückkehr nach Hause erfolgt.

Dem Hausarzt fallen neben dem Erythem Tachykardie und Unterschenkelödeme auf. Die BSG ist deutlich beschleunigt (40/70 mm n. W.). Da sich Arthralgien einstellen, weist er die Patientin mit V. a. einen infektbedingten Prozess ins Krankenhaus ein.

Die Untersuchungen zeigen eine geringfügige Ergussbildung in Pleura und Perikard. Röntgenaufnahmen der Gelenke und klinisches Labor erbringen keine weiteren Hinweise. Hypalbuminämie und Proteinurie weisen jedoch auf eine Nephritis hin. Wegen des aufkommenden V. a. einen SLE wird nach antinukleären Faktoren gefahndet. Dabei finden sich hochtitrig Antikörper gegen DNS. Diese bestätigen das Vorliegen eines SLE, der in diesem Fall durch vermehrte Sonnenexpostion ausgelöst worden ist.

Unter Kortikosteroiden (initial 100 mg Prednisolon/d) bilden sich die Symptome rasch zurück. Die Kortikosteroiddosis wird reduziert, hinzukommen NSAID und Chloroquin. Bald genügen Steroide in niedriger Dosierung (10 mg/d) und Chloroquin, um die Remission aufrechtzuerhalten. Daneben werden Sonnenschutz und körperliche Schonung empfohlen. Die DNS-Antikörper bleiben in niedrigem Titer nachweisbar.

4.2 Progressiv systemische Sklerose (PSS)

▶ **Synonym:** Sklerodermie

▶ **Definition:** Entzündliche Systemerkrankung des Bindegewebes mit überschießender Kollagenbildung und Fibrosierung der Haut und viszeraler Organe. An den Gefäßen kommt es zur obliterierenden Angiopathie mit der Folge ischämischer Organinfarkte.

Epidemiologie: Frauen erkranken zehnmal häufiger, Altersgipfel: 30.–50. Lebensjahr.

Ätiopathogenese: Unbekannt. Nachweis von Autoantikörpern, histologische Besonderheiten und ein Ansprechen auf Immuntherapie sprechen für eine Immunkrankheit.

Klinik: Es gibt **zwei Verlaufsformen:** s. Tab. **N-4.5.**

▶ **Merke**

Frühsymptom der PSS ist das **Raynaud-Syndrom,** das der Erkrankung auch um Jahre vorausgehen kann.

Die Veränderungen an der Haut sind Grundlage der Stadieneinteilung. Zu unterscheiden sind Phasen mit **Ödembildung, Induration** und **Atrophie. Anfangs** finden sich schmerzlose Schwellungen an Händen und Füßen. Die Areale sind gedunsen, die Haut ist gespannt. Nach **einigen Monaten** kommt es zu einer Konsistenzzunahme der Haut, im Verlauf zu **Beugekontrakturen der Finger. Nach Jahren:** Atrophie der Haut, **Teleangiektasien, Sklerodaktylie, Rattenbissnekrosen** an den Fingerkuppen, Veränderungen im Gesicht (**Mikrostomie, Tabaksbeutelmund,** Abb. **N-4.2a**).

Epidemiologie: Wie beim SLE sind auch hier Frauen ca. zehnmal häufiger betroffen (w : m = 10 : 1); der Altersgipfel liegt zwischen dem 30. und 50. Lebensjahr.

Ätiopathogenese: Unbekannt. Immunphänomene (Autoantikörper), histologische Besonderheiten und der Erfolg der Immunsuppressiva sprechen für eine pathogene Immunreaktion, die eine Fibrosierung und Sklerosierung des Bindegewebes und Gefäßsystems bedingt. Auslösende Ereignisse lassen sich nicht eruieren.

Klinik: Bei der PSS muss zwischen **zwei Verlaufsformen** unterschieden werden: der limitiert-kutanen Sklerodermie und der diffusen Sklerodermie. Die unterschiedlichen Charakteristika zeigt Tab. **N-4.5:**

▶ **Merke:** Die PSS setzt typischerweise am Integument ein; v. a. bei der limitiert-kutanen Form stellt das sekundäre Raynaud-Phänomen die Erstmanifestation dar. Dieses geht den übrigen Symptomen häufig um Jahre voraus.

Ca. 5 % der Patienten mit bloßer Raynaud-Symptomatik entwickeln Jahr für Jahr eine PSS. Beim **Raynaud-Phänomen** kommt es nach Kälteprovokation zu einem anfallsweisen Auftreten von Gefäßspasmen in den Fingern mit typischen Farbveränderungen: Blässe (Vasospasmus), Zyanose (Gefäßparalyse), Rötung (Vasodilatation) (**„Trikolore-Phänomen"**).

Die sichtbaren Veränderungen an der Haut sind Grundlage für eine allgemeine Stadieneinteilung. Es lassen sich die Phase der **Ödeme,** der **Induration** und der **Atrophie** unterscheiden. **Anfangs** finden sich seitengleich schmerzlose und eindrückbare Schwellungen an Fingern, Händen und Unterarmen, teils auch an Zehen, Füßen und Unterschenkeln. Die betroffenen Areale sind gedunsen und faltenlos. Die Haut ist gespannt, jedoch weich und nicht verletzlich. In den **folgenden Monaten** nimmt die Konsistenz zu, die Haut wird dicker und ist auch ohne Ödem faltenlos. Mit zunehmender Schrumpfung der Haut kommt es zu **Beugekontrakturen der Finger.** Nach weiteren **Monaten bis Jahren** wird die Haut atrophisch. Äußerlich erscheint sie gestrafft, dünn, pergamentartig, durchscheinend. An den Fingern kommt es zum typischen Bild der **Sklerodaktylie.** Infolge von Mikroinfarkten im Bereich der Fingerarterien kommt es zu gangränösen Hautnekrosen (**„Rattenbiss"** an Fingerkuppen). Im Gesicht manifestieren sich diese Veränderungen als „Gesichtsstarre" und Verkleinerung

☰ N-4.5	Verlaufsformen der Sklerodermie	
	limitiert-kutane Sklerodermie (früher: CREST-Syndrom)	**diffuse Sklerodermie**
Definition	Hautveränderungen distal von Ellenbogen und Knie; der Gesichtsbefall ist fakultativ	rascher und progressiver Befall des gesamten Integuments in Kombination mit Organmanifestationen
Hautbefall	Sklerodaktylie, ggf. Mikrostomie, CREST (steht für: Calcinosis, Raynaud-Phänomen, Sklerodaktylie, Teleangiektasien)	Befall des gesamten Integuments (Ödem, Induration, Atrophie)
systemische Manifestationen	spät; Ösophagusstarre, Lungenfibrose mit Cor pulmonale	starker Organbefall (Lunge, Niere, Herz)
Labor	Anti-Zentromer-Antikörper	Anti-Topoisomerase-Antikörper

der Mundöffnung (**Mikrostomie, Tabaksbeutelmund**, Abb. **N-4.2a**). **Im Endstadium** imponieren Pigmentverschiebungen und **Teleangiektasien**.

Neben den Hautveränderungen, die v. a. die Klinik der limitiert-kutanen Form dominieren, treten vielfältige Symptome als Ausdruck einer systemischen Erkrankung auf. Durch den Befall des **gesamten Bindegewebes** (inkl. Sehnen, Bändern, Muskulatur) kommt es zu **Einschränkungen der Gelenkfunktion** und einer **Verkürzung des Zungenbändchens**. Das Skelettsystem erfährt einen **regionalen Knochenabbau** (Abb. **N-4.2 b**). Dieser ist besonders an den Endphalangen (Akroosteolysen) und am Unterkiefer (Zähne lockern sich, Gebiss passt nicht) zu erkennen. Bei Knochenabbau an den Rippen kommt es zur Instabilität des Thorax und zu Frakturen nach heftigen Husten- und Niesattacken.

Weiterhin kann sich bei einem Teil der Patienten eine **nicht erosive Arthritis** mit Gelenkschmerzen manifestieren.

Von den **Viszeralorganen** sind v. a. Gastrointestinaltrakt, Lunge, Herz und Niere betroffen. Atemnot weist in der Regel auf eine Beteiligung der Lunge hin (**Alveolitis, Gerüstfibrose**). Seltener entstehen respiratorische Probleme durch eine generalisierte lederartigen Umwandlung des Integuments mit „Ummauerung" des Thorax. Schluckstörungen weisen auf einen Befall des Ösophagus (herabgesetzte Motilität bei **Ösophagusstarre**), Verdauungsbeschwerden (Malabsorption, Ileus, Divertikel) auf eine Beteiligung des gesamten Intestinaltrakts hin. Konsequenz ist ein stetiger Gewichtsverlust.

Am Herzen kann es analog zu den Gefäßspasmen an den Fingern zu Spasmen an den Koronargefäßen (**Prinzmetal-Angina**) und/oder zur Rechtsherzinsuffizienz (infolge **Cor pulmonale**) kommen. Eine Linksherzhypertrophie weist auf einen **renalen Hypertonus** hin, der bei Nierenbeteiligung auftreten kann. Durch zahllose Mikroinfarkte ist die Entwicklung einer **Niereninsuffizienz** möglich. Der Nierenbefall ist maßgeblich an der Morbidität und Mortalität der PSS beteiligt.

Der Befall des **Bindegewebes** führt zu **Einschränkungen der Gelenkfunktion** sowie zu einer **Verkürzung des Zungenbändchens**. Regionaler Knochenabbau führt zu Akroosteolysen (Abb. **N-4.2 b**). Bei einem Teil der Patienten findet sich eine **nicht erosive Arthritis**.

Bei **Beteiligung der Viszeralorgane** beklagen die Patienten Atemnot (**Alveolitis, Lungenfibrose**), Schluckstörungen (**Ösophagusstarre**) und Verdauungsbeschwerden (Malabsorption, Ileus, Divertikel).

Auch Herz und Nieren können betroffen sein: **Prinzmetal-Angina**, Rechtsherzinsuffizienz infolge **Cor pulmonale, renale Hypertonie, Niereninsuffizienz infolge** Mikroinfarkten.

⊚ **N-4.2** | **Sklerodermie**

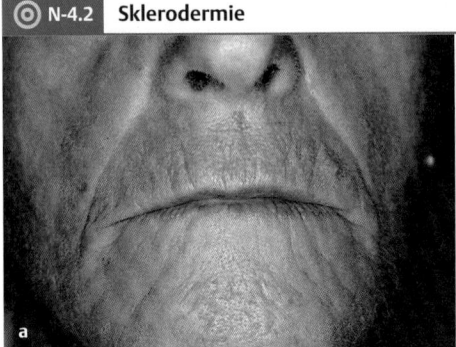 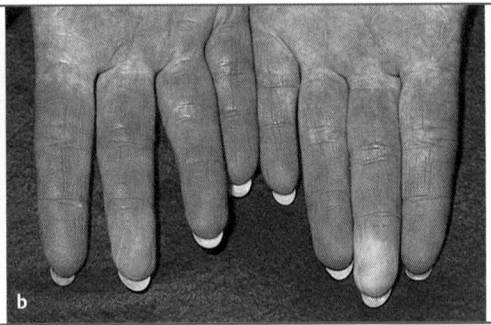

a Patientin mit Mikrostomie und Tabaksbeutelmund.
b 54-jährige Frau mit Raynaud-Symptomatik, Hautatrophie und Nagelwuchsstörung. **Befund:** Sklerodermie. Ausgedehnte Akroosteolysen.

Diagnostik: Entscheidendes **Frühsymptom** ist das **Raynaud-Phänomen**. Die äußerlichen Veränderungen der fortgeschrittenen PSS sind bereits beim bloßen Anblick unverkennbar. Ansonsten lassen sich bei der körperlichen Untersuchung ggf. Hinweise auf eine Organbeteiligung finden (z. B. knisternde Atemgeräusche, Herzrhythmusstörungen, erhöhter Blutdruck).

Diagnostik. Entscheidendes **Frühsymptom** ist das **Raynaud-Phänomen**. Im weiteren Verlauf ist durch die Hautveränderungen eine Blickdiagnose möglich.

▶ **Merke:** Eine sehr einfache und harmlose Hilfe ist die Betrachtung der Nagelfalzkapillaren mit einem Lupenmikroskop. Hier finden sich typischerweise bereits in der Frühphase Kaliberschwankungen mit Stenosen und Aussackungen (Megakapillaren) bis hin zu korkenzieherartigen Verdrehungen und eine Zunahme avaskulärer Felder.

◀ **Merke**

Allgemeine Laboruntersuchungen sind ohne große Abweichungen. BSG-Beschleunigung und Vermehrung der α_2-Globuline sind Ausdruck des generalisierten entzündlichen Geschehens. Dem Nachweis von **Autoantikörpern** kommt große diagnostische Bedeutung zu, v. a. bestimmte ANA spielen eine Rolle. Patienten mit diffuser Sklerodermie weisen in ihrem Serum einen Autoantikörper gegen eine Topoisomerase (frühere Bezeichnung Scl von Scleroderma) auf (**Anti-Topoisomerase-Antikörper**). Bei der limitiert-kutanen PSS

Im **Labor** finden sich die allgemeinen Entzündungszeichen. Wichtig sind die **immunologischen Befunde:** Nachweis von ANA, **Anti-Topoisomerase-Antikörpern** (bei diffuser Sklerodermie), **Anti-Zentromer-Antikörpern** (bei limitiert-kutaner PSS). **Rheumafaktoren** finden sich in etwa 30 %.

Im **Röntgenbild** sind Akroosteolysen sowie **Spindelform der Endphalangen** typisch. Im Röntgen-Thorax ggf. Zeichen einer Lungenfibrose. Im HR-CT lassen sich die Alveolitis oder Lungenfibrose nachweisen, mit dem Ösophagusbreischluck oder der Ösophagusmanometrie eine Ösophagusmotilitätsstörung.

Die **Lungenfunktion** zeigt eine restriktive Ventilationsstörung.

Bei unklarer Diagnose helfen **histologische Untersuchungen**. In der Haut zeigen sich Ansammlungen von Lymphozyten und eine **Vermehrung von Kollagen**. Ein Schlüsselbefund sind **Veränderungen an den Gefäßen**, die schließlich veröden.

Differenzialdiagnosen: andere Kollagenosen, **primäres Raynaud-Phänomen, eosinophile Fasziitis, zirkumskripte Sklerodermie** (Morphea).

Therapie: Die Behandlung erfolgt symptomatisch, es gibt keine kausale Therapie. Gegen das Raynaud-Phänomen helfen **gefäßerweiternde Substanzen** (z. B. Kalziumantagonisten oder Nitrogabe), bei akuter Entzündung **Glukokortikoide**.

Bei PSS mit Organbeteiligung müssen **Immunsuppressiva** (MTX, Azathioprin, Cyclophosphamid) eingesetzt werden (s. auch Tab. **N-3.5**, S. 1344). Bei Cor pulmonale sind **Endothelin-Rezeptorantagonisten**, bei renaler Hypertonie **ACE-Hemmer** indiziert.

Allgemeinmaßnahmen umfassen **Kälteschutz** bei ausgeprägter Raynaud-Symptomatik, **Bewegungsübungen, Massagen** im Sinne der Lymphdränage. Operative Korrekturen sind bei Kontrakturen und Fehlstellungen angezeigt.

Prognose: Der Verlauf ist **chronisch progredient** und kann aufgrund der Lungen- und Nierenveränderungen tödlich enden. Die limitiert-kutane Form hat eine bessere Prognose.

---

kommen in nahezu 70 % Antikörper gegen das Zentromer vor (**Anti-Zentromer-Antikörper**). Antiglobulin-Immunproteine (**Rheumafaktoren**) kommen bei voll ausgebildeter Erkrankung in etwa 30 % vor.

Apparative Untersuchungen können den körperlichen Untersuchungsbefund bestätigen oder unerkannte Veränderungen aufdecken. **Röntgenuntersuchungen** der Hände zeigen die typischen Akroosteolysen und Kalkablagerungen (auch im Ultraschall erkennbar) sowie eine **Spindelform** der **Endphalangen**, die wie „abgelutscht" wirken. Das Thoraxbild zeigt ggf. eine Lungenfibrose. Im HR-CT zeigt sich die Lungenbeteiligung in Form von Milchglasinfiltraten (Alveolitis) oder einer Gerüstfibrose. Die Durchführung eines Ösophagusbreischlucks oder einer Ösophagusmanometrie dient dem Nachweis einer Motilitätsstörung der Speiseröhre.

Die **Lungenfunktion** zeigt bei Lungenfibrose eine restriktive Ventilationsstörung mit erniedrigter Vitalkapazität. Zur **Aktivitätsbeurteilung** werden die allgemeinen Entzündungsparameter sowie die Konzentration des löslichen IL-2-Rezeptors herangezogen.

Bei unklarer Diagnose kann eine feingewebliche Untersuchung von Biopsiematerial der Haut und Gefäßen weiterhelfen. **Histologisch** finden sich in der Haut Ansammlungen von Lymphozyten in den tieferen Schichten und eine Vermehrung von Kollagen infolge eines erhöhten Gehalts an Protokollagen bei gesteigerter **Kollagensynthese**. Ein Schlüsselbefund sind auch **Veränderungen an den Gefäßen** (besonders die kleinen Blutgefäße hyalinisieren und veröden).

Differenzialdiagnosen: Neben anderen Kollagenosen muss insbesondere im Frühstadium das **primäre Raynaud-Phänomen** abgegrenzt werden. Auch bei der **eosinophilen Fasziitis** kommt es zu Schwellungen der proximalen Extremitäten, Hände und Füße sind allerdings nicht befallen. Der Befund reicht bis in den Faszienbereich hinein. Die **zirkumskripte Sklerodermie** (Morphea) befällt ausschließlich die Haut in Form umschriebener Veränderungen (lilafarbener Ringe). Die Hände sind nicht betroffen.

Therapie: Befriedigende Behandlungskonzepte der PSS sind nicht bekannt. Eine kausale Therapie ist nicht möglich, die Behandlung erfolgt rein symptomatisch. Das Raynaud-Phänomen kann mit gutem Erfolg mit **gefäßerweiternden Substanzen** therapiert werden (Kalziumantagonisten, Prostaglandin E2-Infusionen oder Nitrogabe). In Phasen hoher Entzündungsaktivität (v. a. ödematöse Frühphase) sind **Glukokortikoide** hilfreich.

Bei einem Übergreifen der PSS auf Viszeralorgane mit erkennbarer Funktionsstörung (v. a. von Lunge, Herz und Niere) ist eine **immunsuppressive Pharmakotherapie** unerlässlich (MTX, Azathioprin). Die Cyclophosphamidpulstherapie (s. S. 1357) hat sich bei Vorliegen einer fibrosierenden Alveolitis bewährt (Details zu den Medikamenten s. Tab. **N-3.5**, S. 1344). Ein Cor pulmonale kann mit **Endothelin-Rezeptorantagonisten** (z. B. Bosentan) behandelt werden. Bei renaler Hypertonie haben sich die nephroprotektiven **ACE-Hemmer** bewährt. Störungen im Bereich des GIT lassen sich mit Säureblockern und ggf. Somatostatin-Analoga behandeln.

In verzweifelten Fällen wird eine Knochenmark- oder Stammzelltransplantation vorgenommen.

Wichtig sind **Allgemeinmaßnahmen:** Bei ausgeprägter Raynaud-Symptomatik **Schutz vor Kälte** durch entsprechende Kleidung. **Bewegungsübungen** beugen einer Atrophie und Kontraktur der Muskulatur vor. Ausgedehnte **Massagen** im Sinne der Lymphdränage vermögen im 2. Stadium die Hautsituation zu bessern. **Operativ** können Kontrakturen gelöst und Fehlstellungen korrigiert werden. Auch eine Abtragung der Kalkeinlagerung kommt in Betracht. Eine Sonderstellung unter den operativen Eingriffen nimmt die Sympathektomie ein; sie vermag für einige Monate die Raynaud-Symptomatik zu lindern.

Prognose: Die Erkrankung hat einen **chronisch progredienten** Verlauf. Unbehandelt kommt es binnen weniger Jahre zu multiplen Organveränderungen, sodass deren Funktionsreserven eingeschränkt sind. Zumeist wird das Leben von Seiten der Lunge und Niere terminiert. Die limitiert-kutane Form hat eine deutlich bessere Prognose.

▶ **Klinischer Fall:** Eine Frau im mittleren Lebensalter sucht den Arzt wegen diffuser Beschwerden vorzugsweise an Händen und Unterarmen auf. Äußerlich sind bislang keine Veränderungen erkennbar. Bei der Erhebung der Vorgeschichte berichtet die Patientin von einer auffallenden Kälteempfindlichkeit seit mehreren Jahren, die sich auch bei Aufregung einstellen würde. Stets laufen die Finger blass bis bläulich an und „sterben ab". Wiedererwärmung führt zur raschen Rückbildung der beschriebenen Symptome. Andere Areale wie Nase, Kinn oder Zehen sind nicht betroffen.

Weiteres eingehendes Befragen erbringt einen allgemeinen Abfall der Leistungsfähigkeit. Dies ist bei der Arbeit im landwirtschaftlichen Betrieb aufgefallen. Pigmentveränderungen an den Händen und im Gesicht sind dem Einfluss von Wind und Wetter zugeschrieben worden; dies gilt auch für die kleinen, deutlich erkennbaren Gefäßchen in der Gesichtshaut. Die harte Arbeit habe neuerdings auch zu Verletzungen an den Fingerkuppen geführt. Fieber, Lymphknotenschwellung, Magen-Darm-Störungen, Gewichtsverlust u. a. m. werden verneint.

Bei der Untersuchung sind die Finger verdickt. An den Kuppen finden sich kleinste Ulzera. Das Gesicht zeigt zahlreiche Teleangiektasien, der Mund ein konzentrisches Faltenrelief. Er lässt sich nur eingeschränkt öffnen. Das Zungenbändchen ist verkürzt und verdickt. Der Auskultationsbefund ist ebenso wie der neurologische Status ohne grobe Auffälligkeiten.

Apparativ lassen sich eine geringfügige Einschränkung der Lungenfunktion mit restriktiver Komponente und ein verzögerter Transport des Kontrastmittels beim Breischluck nachweisen. Im Röntgenbild bietet das Skelettsystem angedeutet einen Substanzverlust an den Fingerkuppen. Die übrigen Organfunktionen, etwa der Leber und Nieren, liegen im Normbereich. Das klinische Labor bietet eine mittelgradige BSG-Beschleunigung (40/70 mm n. W.) bei geringgradiger Anämie, ansonsten unauffällige Werte. Rheumafaktoren fehlen, antinukleäre Faktoren sind grenzwertig nachweisbar.

Therapeutisch wird zunächst neben Kälteschutz – insbesondere bei Regen und Wind – eine vorsichtige gefäßerweiternde Maßnahme (Nifedipin) empfohlen. Daraufhin bessert sich die Symptomatik. Die Patientin ist damit zufrieden und erscheint nicht mehr.

4.3 Sjögren-Syndrom

4.3 Sjögren-Syndrom

▶ **Definition:** Chronisch-entzündliche Erkrankung der exokrinen Drüsen, insbesondere der Tränen- und Speicheldrüse.

◀ **Definition**

Epidemiologie: Das Sjögren-Syndrom ist die zweithäufigste Autoimmunopathie, Frauen dominieren (w : m = 9 : 1).

Epidemiologie: Die Erkrankung betrifft Frauen deutlich häufiger als Männer (9 : 1).

Ätiopathogenese: Es werden 2 Formen unterschieden:
- **primäres Sjögren-Syndrom:** Die Ursache ist unbekannt. Eine Assoziation mit den HLA-Merkmalen DR2 und DR3 weist auf eine genetische Komponente hin.
- **sekundäres Sjögren-Syndrom:** Dies entsteht im Rahmen anderer Kollagenosen („Overlap-Syndrom"), einer rheumatoiden Arthritis oder einer Hepatitis C.

Es kommt zu einer lymphozytären Infiltration und Zerstörung der betroffenen Drüsen. Auch extraglanduläre Organe wie Nieren, Lunge und Muskulatur können hiervon betroffen sein, bleiben allerdings in der Regel asymptomatisch. Die Hypergammaglobulinämie korrespondiert mit Immunkomplexen, die wiederum an der Entstehung der häufigen sekundären Vaskulitis beteiligt sind.

Ätiopathogenese: Es gibt 2 Formen:
- **primäres Sjögren-Syndrom:** Ursache unbekannt, Assoziation mit HLA-DR2 und -DR3.
- **sekundäres Sjögren-Syndrom:** im Rahmen anderer Kollagenosen, einer rheumatoiden Arthritis oder einer Hepatitis C.

Klinik: Leitsymptome sind die **Xerostomie** und **Xerophthalmie (= Sicca-Syndrom)**. Aus der fehlenden Produktion von Flüssigkeit folgt sekundär eine Reizung der Hornhaut und der Bindehaut **(Keratokonjunctivitis sicca).** Werden Nase, Trachea, Pharynx und Bronchien in den Prozess einbezogen, kann es zu Heiserkeit, Husten und chronischer Bronchitis kommen. Bei Befall der Genitalorgane können die Patienten unter Störungen der Sexualfunktion leiden. Bei der Mehrheit der Patienten ist diese Symptomatik kombiniert mit einer der RA ähnelnden **Gelenkentzündung.** Im Rahmen der recht häufigen **sekundären Vaskulitis** kann es zur Polyneuropathie, Myositis und/oder Purpura kommen. Eher selten ist eine Mitbeteiligung der inneren Organe mit Entwicklung einer interstitiellen Nephritis, Pankreatitis, Pneumonitis oder primär biliären Zirrhose. Etwa 6 % der Patienten entwickeln im späteren Leben ein **malignes Lymphom.**

Klinik: Hauptsymptome sind **Xerostomie** und Xerophthalmie (= **Sicca-Syndrom**). Sekundär kommt es zur **Keratokonjunctivitis** sicca. Als weitere Symptome finden sich Heiserkeit, Husten, chronische Bronchitis und **Gelenkentzündung.** Polyneuropathie, Myositis und/oder Purpura sind Folge einer sekundären Vaskulitis. Ca. 6 % entwickeln später ein **malignes Lymphom.**

Diagnostik: Mithilfe des **Schirmer-Tests** kann eine verminderte Tränensekretion nachgewiesen werden (< 5 mm/5 min); eine **Spaltlampenuntersuchung** zeigt das Vorliegen einer Keratokonjunktivitis. Die **szintigraphische Untersuchung der Speicheldrüse** mit 99mTc-Pertechnat kann die verminderte Speichelsekretion belegen. Die Diagnostik stützt sich insbesondere auf den Nachweis lokaler Veränderungen, sodass in jedem Fall eine **Biopsie der Speicheldrüsen** erfolgen sollte (fokale Sialadenitis). Im **Labor** zeigt sich typischerweise eine polyklonale Hypergammaglobulinämie, eine erhöhte BSG sowie der Nachweis charakteristischer Autoantikörper und zwar zum einen

Diagnostik: Der **Schirmer-Test** zeigt eine verminderte Tränensekretion an. Zur Diagnosesicherung sollte eine **Biopsie der Speicheldrüsen** durchgeführt werden. Serologische Leitbefunde sind Autoantikörper gegen zytoplasmatische Proteine (**SS-A und SS-B**) sowie gegen das **Epithel der Speicheldrüsenausführungsgänge**. Rheumafaktoren können nachweisbar sein.

gegen zytoplasmatische Proteine (**SS-A und SS-B**), zum anderen gegen das **Epithel der Speicheldrüsenausführungsgänge**. Bei mehr als der Hälfte fallen Rheumafaktoren auf. Im Hinblick auf die Lymphomentwicklung muss auf das Auftreten einer **monoklonalen Hypergammaglobulinämie** geachtet werden.

▶ **Merke:** Ein **primäres** Sjögren-Syndrom gilt als bewiesen, wenn neben einer Keratokonjunctivitis sicca ein positiver Biopsiebefund (fokale Sialadenitis mit Lymphozyteninfiltration) nachzuweisen ist. Beim **sekundären** Sjögren-Syndrom wird außerdem der Nachweis einer auslösenden Grunderkrankung (z. B. Kollagenose, RA) gefordert.

▶ **Merke**

Therapie: Zur Linderung der Symptome helfen **künstliche Tränen- oder Speichelflüssigkeit** und reichliche Flüssigkeitsaufnahme. Speichel- und Tränensekretion können durch Cholinergika gesteigert werden. Gegen Gelenkschmerzen bei Sjögren-Syndrom hilft oft Chloroquin (s. Tab. **N-3.5**, S. 1344).

Therapie: Im Vordergrund steht eine symptomatische Therapie des Sicca-Syndroms mithilfe **künstlicher Tränen- oder Speichelflüssigkeit**, Kaugummi kauen und hoher Flüssigkeitsaufnahme. Bei starken Beschwerden kann der Einsatz von Bromhexin oder Pilocarpin (Cholinergikum) zur Steigerung der Tränen- und Speichelsekretion gerechtfertigt sein. Arthritiden werden entsprechend dem Therapieregime der RA mit NSAID, ggf. in Kombination mit Chloroquin behandelt (Details zu den Medikamenten s. Tab. **N-3.5**, S. 1344). Bei Entwicklung einer sekundären Vaskulitis bzw. weiterer viszeraler Organschäden ist eine immunsuppressive Therapie indiziert.

Prognose: Die des primären Sjögren-Syndroms ist gut, die des sekundäres Sjögren-Syndroms hängt von den Begleitveränderungen ab.

Prognose: Das primäre Sjögren-Syndrom hat eine gute Prognose, auf die Lymphomentwicklung muss allerdings geachtet werden; die Prognose der sekundären Form wird im Wesentlichen durch die begleitende Grunderkrankung und die sekundäre Vaskulitis bestimmt.

4.4 Polymyositis (PM) und Dermatomyositis (DM)

▶ **Definition**

▶ **Definition:** Es handelt sich um eine chronisch-entzündliche Erkrankung der quergestreiften Muskulatur (PM), die teilweise von einer Entzündungsreaktion der Haut (DM) begleitet wird.

Epidemiologie: Frauen sind doppelt so häufig betroffen; Hauptmanifestationsalter: 50–60 Jahre.

Epidemiologie: Selten; die alleinige PM ist häufiger als die DM. Frauen sind doppelt so häufig betroffen wie Männer; der Manifestationsgipfel liegt im Alter von 50–60 Jahren. Bei einigen Patienten beginnt die Erkrankung bereits im Kindesalter (< 20 %); in diesen Fällen überwiegt die DM.

Ätiopathogenese: Die Ursache ist unbekannt. Immunreaktionen (Nachweis von Autoantikörpern) scheinen eine Rolle zu spielen.

Ätiopathogenese: Die Ursache der Erkrankung ist unbekannt. Auch die Natur der Zerstörung ist letztlich nicht geklärt, wenngleich Immunreaktionen (Nachweis von Autoantikörpern) beteiligt sein dürften. Ein weiteres Argument ist die überzufällige Verknüpfung mit anderen Immunkrankheiten systemischer Natur wie Sklerodermie, LE oder chronische Polyarthritis.

Neben **idiopathischen Formen** können DM und PM zusammen mit anderen Immunopathien (**„Overlap-Syndrom"**, s. S. 1365) auftreten. Eine Assoziation mit **Neoplasien** ist möglich.

Es werden verschiedene Varianten unterschieden: Neben einer **idiopathischen Poly- bzw. Dermatomyositis** kann die DM oder PM in Assoziation zu anderen definierten Immunopathien (**„Overlap-Syndrom"**, s. S. 1365) auftreten. Bei Erwachsenen können DM oder PM als **paraneoplastisches Syndrom** eines zugrunde liegenden Tumors auftreten. Eine Sonderform ist das sogenannte **Jo-1-Antikörper-Syndrom** mit typischen Antikörpern gegen die Histidyl-Transfer-RNA-Synthetase.

Klinik: Die Beschwerden beginnen schleichend mit **Muskelschwäche.**

Klinik: Meist beginnen die Beschwerden schleichend als **Muskelschwäche (Leitsymptom!)**. Manche Patienten geben vorausgehende Episoden mit grippalem Charakter, Raynaud-Phänomen, Muskel- oder Gelenkbeschwerden an.

Die Erkrankung befällt in der Regel den **proximalen Anteil der Extremitäten.** Beteiligung der **Hals- und Schlundmuskulatur** führt zu Dysphagie und Dysphonie. Auch die Atmung kann behindert sein.

Die Erkrankung befällt in der Regel den **proximalen Anteil der oberen und unteren Extremitäten**. Sie äußert sich in Schwierigkeiten beim raschen Gehen, Treppensteigen und beim Erheben aus sitzender Haltung. Es bereitet überdurchschnittliche Mühe, Gegenstände zu tragen oder auch nur die Arme etwa zum Kämmen zu heben. Typisch ist eine Beteiligung der **Hals- und Schlundmuskulatur**, sodass das Aufrechthalten des Kopfes, Schlucken und

Lautgebung nicht mehr möglich sind und die Atmung behindert ist. Treten Myalgien auf, werden diese von den Patienten häufig als „muskelkaterähnliche Schmerzen" beschrieben.

Etwa ⅓ der Patienten hat gleichzeitig **Hauterscheinungen**. Am häufigsten kommt es zu Veränderungen **im Gesicht** (v. a. Stirn, Wangen, Nasenrücken, Augenlider; typische „traurige Fazies"). Es handelt sich überwiegend um lilafarbige, großflächige Exantheme, die nur im floriden Stadium zu tastbaren Veränderungen mit Ödem, Verhärtung und Papeln führen. Juckreiz liegt selten vor. Erythematöse Plaques finden sich über den Knöcheln („**Gottron-Zeichen**"). Hauterscheinungen und Muskelentzündung korrelieren nicht miteinander.

Einige Symptome lassen sich v. a. bei Kindern nachweisen. Hierzu gehören die flächenhaften, palpablen **Kalkablagerungen in der Haut**, die nach Überschreiten der jeweiligen individuellen Toleranzgrenze zu Exulzerationen führen, sowie die Entwicklung einer sekundären **Vaskulitis**.

Nicht selten kommt es zur Organbeteiligung. So kommt es bei etwa 40 % der Patienten zu einer **nicht erosiven** Polyarthritis. Weiterhin imponieren Erscheinungen, die einer **Vaskulopathie** gleichen. Die harmlose Variante ist ein Raynaud-Syndrom. Schluckstörungen weisen auf eine Beteiligung des Ösophagus hin (Gefahr einer Aspirationspneumonie). Bei etwa ⅓ der Patienten kommt es zur **Beteiligung des Herzens (Myokarditis)**, die sich als Tachykardie und Arrhythmie manifestiert. Die Dunkelziffer ist jedoch sehr hoch; möglicherweise ist sogar bei allen Patienten das Herz, wenn auch in inapparenter Weise, beteiligt. Hierfür sprechen die ohne jeden vorherigen Hinweis eintretenden **plötzlichen Todesfälle** und Blutbefunde (CK-Erhöhung). Seltener ist die Lunge in Form einer Alveolitis betroffen (ca. 10 %).

> ▶ **Merke:** Bei Patienten mit Jo-1-Antikörpersyndrom kommt es typischerweise zu Fieber, Myositis, Raynaud-Syndrom, Lungenfibrose und oft Arthritis.

Bei etwa 20 % der Patienten ist die PM und DM mit einem malignen Tumor vergesellschaftet. Letztlich sind **sämtliche Formen bösartiger Erkrankungen** beobachtet worden, besonders hervorzuheben sind **Malignome des Intestinal- und Respirationstraktes,** der **Mamma** und der **Ovarien**. Die Behandlung des Tumors führt bei diesen Patienten auch zu einer Rückbildung der Dermato- und Polymyositis; eine völlige Ausheilung tritt dabei allerdings selten ein. Bemerkenswert sind darüber hinaus die Fälle, bei welchen ein erneuter Beginn der Muskelerkrankung zugleich Hinweis auf ein Tumorrezidiv ist.

> ▶ **Merke:** Bei etwa 20 % der Patienten ist das Auftreten der PM und DM mit einem malignen Tumor assoziiert.

Diagnostik: Die Diagnose kann nur aus der gemeinsamen Bewertung klinisch und apparativ erhobener Befunde gestellt werden. **Schlüsselbefund** ist die **seitengleiche proximale Muskelschwäche**.

Bei den **Laboruntersuchungen** fallen unspezifische, entzündungsbedingte, wenig ausgeprägte Veränderungen auf (z. B. BSG ↑). Hinzu kommt eine mäßige Anämie. Wertvoll sind die Bestimmung der **Muskelenzyme im Serum** (CK, GOT, Aldolase und LDH). Von ihnen ist die **CPK** das wertvollste Kriterium, da sie in Phasen der Aktivität bis zum 10fachen des Normalwertes ansteigt. Dieser Parameter kann auch gut für die Bewertung der Therapie herangezogen werden, da sie eine kurze Halbwertszeit von wenigen Tagen haben. Die CPK ist allerdings bei Patienten weniger markant erhöht, wenn sie bereits eine Muskelatrophie aufweisen.

Immunologische Befunde zeigen sich bei mehr als der Hälfte der Patienten. Myositis-assoziierte Autoantikörper sind Autoantikörper gegen die **Histidyl-Transfer-RNA-Synthetase** (anti-Jo-1-Antikörper), Antikörper gegen das **Antigen PM-Scl** (v. a. bei Overlap-Syndrom) **und Mi-2-Autoantikörper**. Antikörpertiter und Krankheitsaktivität korrelieren nicht.

Ein Drittel der Patienten weist **Hauterscheinungen**, v. a. **im Gesicht**, auf. Es handelt sich überwiegend um lilafarbene ödematöse Erytheme. Auch eine Hypomimie („traurige Fazies") ist typisch.

Insbesondere bei Kindern finden sich **Kalkablagerungen in der Haut** mit Neigung zur Exulzeration sowie eine **Vaskulitis**.

Beteiligung der Organe und Gefäße sind möglich. Es kommt zu **Vaskulitiden** und Raynaud-Syndrom. Schluckstörungen deuten auf eine Ösophagusbeteiligung, Rhythmusstörungen auf eine **Beteiligung des Herzens (Myokarditis)**. Die PM bzw. DM kann auch mit einer **nichterosiven** Polyarthritis assoziiert sein.

◀ Merke

In ca. 20 % der Fälle ist die PM und DM mit einer Neoplasie assoziiert. Besonders hervorzuheben sind dabei **Ovarial-Karzinome** sowie **Malignome des Intestinal- und Respirationstraktes** und der **Mamma**.

◀ Merke

Diagnostik: Leitbefund ist die **seitengleiche proximale Muskelschwäche**.

Das Labor zeigt neben unspezifischen Entzündungszeichen **erhöhte Werte der Muskelenzyme** im Serum (CK, GOT, Aldolase und LDH). Insbesondere die **CPK** kann bis auf das 10fache der Norm ansteigen.

In der **Immundiagnostik** finden sich Autoantikörper gegen die **Histidyl-Transfer-RNA-Synthetase** (anti-Jo-1-Antikörper), Antikörper gegen das **Antigen PM-Scl** und **Mi-2-Autoantikörper**.

EMG und **Muskel-MRT** zeigen myopathische Veränderungen.

Mit der **Elektromyographie** (EMG) lassen sich myopathische Veränderungen (z. B. eine frühe Rekrutierung motorischer Einheiten mit vollem Interferenzmuster bei nur leichter Muskelanspannung) und Denervierungszeichen (z. B. Fibrillationen) nachweisen. Im **Muskel-MRT** erkennt man ödematöse Veränderungen im Bereich des betroffenen Muskels.

Die **Histologie** kann die Diagnose sichern. Sie zeigt eine **Anhäufung mononukleärer Zellen** und eine **Degeneration der Muskelfasern** als Zeichen einer destruktiven Entzündung.

Die **Histologie** liefert den **entscheidenden diagnostischen Beitrag.** Für eine zuverlässige Beurteilung ist der Entnahmeort der Biopsie von Bedeutung. Er soll aus schmerzhaften Arealen und vorzugsweise im proximalen Anteil der Muskulatur erfolgen (Muskel-MRT kann bei der Lokalisation helfen). Es zeigen sich eine **Anhäufung mononukleärer Zellen** und eine **Degeneration der Muskelfasern** als Kriterien einer destruktiven Entzündung. Allerdings bietet jedes 10. Gewebspartikel normale Strukturen, ein Hinweis auf lokal unterschiedlich ausgeprägte Prozesse trotz des generalisierten Charakters der PM. Steht die Diagnose, muss auf jeden Fall das Vorliegen einen malignen Tumors ausgeschlossen werden.

Differenzialdiagnosen: s. Tab. **N-4.6.**

Differenzialdiagnosen: s. Tab. **N-4.6.**

N-4.6 Differenzialdiagnosen der Poly- und Dermatomyositis

Differenzialdiagnose	*Beispiele*	*wegweisende Diagnostik*	
infektiöse Myositis	Cocksackie-Viren, Trichinen, Toxoplasmose	Serologie, Biopsie	
medikamentöse Myositis	Cholinesterasehemmer, Steroide, Chloroquin	Anamnese	
metabolische Myositis	■ Morbus Cushing ■ Morbus Addison ■ Hyper-/Hypothyreose	Hormonbestimmung	
neuromuskuläre Erkrankungen	■ Muskeldystrophien ■ Myasthenia gravis	■ EMG ■ Autoantikörper gegen Azetylcholin-Rezeptor, EMG	Klinischer Befund bei PM: ausgeprägte Muskelatrophie
andere rheumatologische Erkrankungen	Polymyalgia rheumatica sekundäre Vaskulitis	■ stark beschleunigte BSG, normale CK ■ spezifische Autoantikörper	

Therapie: Therapeutika der Wahl sind **Steroide.** Nach Besserung der Symptomatik ist eine steroideinsparende **immunsuppressive Therapie (MTX, Azathioprin)** einzuleiten. Bei Vaskulitiden ist Cyclophosphamid indiziert (s. Tab. **N-3.5**, S. 1344). Bei Therapieresistenz ggf. hochdosierte Immunglobulingabe oder **Plasmapherese.**

Therapie: Therapeutika der Wahl sind **Steroide.** Im Schnitt müssen 80–100 mg Prednisolon pro Tag verabreicht werden. Eine Dosisreduktion darf erst bei Besserung der Symptome erfolgen, was gelegentlich mehrere Wochen dauern kann. Da Steroide muskel-katabol wirken, wird im Anschluss eine steroideinsparende **immunsuppressive Therapie (MTX, Azathioprin)** eingeleitet. Bei vaskulitischem Charakter sind Alkylanzien (Cyclophosphamid) effizienter als Antimetaboliten (Details zu den Medikamenten, s. Tab. **N-3.5**, S. 1344). Es bedarf strikter Antikonzeption. Bei **therapierefraktärem Verlauf** sind eine hochdosierte Immunglobulin-Behandlung und **Plasmapherese** zu erwägen.

Der Therapieerfolg wird ablesbar an der Besserung der Symptome, der Elektrophysiologie und dem Rückgang der Serumenzyme, wogegen die Autoantikörper länger persistieren.

Bei **Assoziation mit einer Neoplasie** führt die Tumorbehandlung meist zu einer Besserung.

Weitere Maßnahmen umfassen **Übungen zur Kräftigung der Muskulatur.**

Bei der **tumorassoziierten Form** steht die Behandlung der malignen Grunderkrankung im Vordergrund, hierunter kommt es in der Regel zur Besserung der DM/PM.

Weitere **flankierende Maßnahmen** sind **medikomechanische Übungen** zur Verhütung von Schäden am Bewegungsapparat sowie Atemübungen zur Prophylaxe einer Aspirationspneumonie.

Prognose: Die Prognose ist prinzipell schlecht. Haupttodesursachen sind Malignome und interkurrente Infektionen im Rahmen der immunsuppressiven Lanzeittherapie.

Prognose: Die Erkrankung nimmt überwiegend einen **progredienten Verlauf.** Spontanheilungen werden selten beobachtet. Ohne die jüngst eingeführten Behandlungsformen erliegen die Patienten Infektionskrankheiten, die durch eine allgemeine Bewegungsarmut und flaches Atmen begünstigt werden. Die Erkrankung verläuft bei Erwachsenen grundsätzlich rasanter als bei Kindern. Dies scheint sowohl für die DM als auch für die PM zuzutreffen. Die schlechteste Prognose haben solche Patienten, deren Muskelerkrankung im Zusammenhang mit einem unbehandelbaren Malignom steht.

4.5 Mischkollagenosen

▶ **Synonym:** gemischte Kollagenkrankheit; Sharp-Syndrom; MCTD/UCTD = „mixed/undetermined connective tissue disease"; Überlappungssyndrom „overlap-syndrome"

▶ **Definition:** Mischkollagenosen sind eine Gruppe systemischer Immunopathien des Bindegewebes und Gefäßsystems, die eine Symptomatik verschiedener Kollagenosen zeigen.

Obgleich es eine fast unbegrenzte Zahl an Varianten gibt, kommen einige Typen gehäuft vor. **Sharp** erkannte das Zusammentreffen bestimmter Phänomene und leitete daraus eine eigenständige Erkrankung ab.

Epidemiologie: Wie bei den Kollagenosen findet sich auch hier ein Überwiegen des weiblichen Geschlechtes mit Erstmanifestation im mittleren Lebensalter.

Epidemiologie: Insbesondere Frauen im mittleren Lebensalter sind betroffen.

Ätiopathogenese: Die Ursache der Erkrankung ist unbekannt. Grundlage sind **Entzündungsvorgänge insbesondere im Gefäßsystem.** Das Vorliegen von Autoantikörpern macht eine Immunkomplexerkrankung wahrscheinlich. Wie beim SLE kommt es zu einem ubiquitären Befall mit nahezu beliebigen Organstörungen.

Ätiopathogenese: Die Ursache ist unbekannt. Grundlage sind **Entzündungsprozesse im Gefäßsystem** (wahrscheinlich Immunkomplexerkrankung).

Klinik: Die Erkrankung beginnt überwiegend schleichend. Das Vollbild der Erkrankung entwickelt sich im Verlauf von Monaten oder Jahren. Foudroyant verlaufende Fälle sind sehr selten. Dies gilt auch für Schübe, sodass ein recht gleichmäßiger Verlauf überwiegt.

Klinik: Die Erkrankung verläuft überwiegend schleichend.

▶ **Merke:** Das Vollbild gleicht einer Mischung von chronischer Polyarthritis, SLE, Sklerodermie und Polymyositis. Typischerweise findet sich in fast allen Fällen eine Raynaud-Symptomatik als Frühzeichen.

Die Patienten klagen über Raynaud-Symptomatik, Müdigkeit, Schwäche und Fieber. Später kommen Muskel- und Gelenkbeschwerden hinzu. Fortgeschrittene Fälle weisen an viszeralen Symptomen Schluckbeschwerden und Atemnot auf. Vergleichsweise selten bieten sich Zeichen einer zerebralen (Kopfschmerzen) oder einer Nierenbeteiligung (Ödeme).

Klinische Symptome sind Raynaud-Symptomatik, Schwäche, Fieber, später Muskel- und Gelenkbeschwerden; bei Viszeralbeteiligung auch Schluckstörung und Atemnot.

Diagnostik: Das Vollbild ist wegen des Variantenreichtums schwer festzulegen. Im Frühstadium (Raynoud-Symptomatik) besteht häufig der Verdacht einer beginnenden Sklerodermie. Charakteristisch ist der Nachweis von Autoantikörpern gegen Ribonukleoprotein (**anti-RNP-Antikörper**). Bei den übrigen Mischkollagenosen werden mehr oder weniger häufig auch die **anderen ANA,** etwa gegen Histone oder DNS, gefunden. Die apparative Diagnostik (z.B. Röntgen, Lungenfunktion, EKG, Myographie) trägt lediglich zur Bestandsaufnahme bei, da es keine krankheitstypischen Veränderungen gibt.

Diagnostik: Das klinische Bild kann stark variieren. Im Labor finden sich **anti-RNP-Antikörper** sowie die **anderen ANA,** etwa gegen Histone oder DNS.

Therapie: Die Behandlung gleicht in den Grundzügen derjenigen anderer systemischer Immunopathien. In den **Anfangsstadien** werden gefäßerweiternde Mittel verabreicht. Bei **Beteiligung der Gelenke** sind **nichtsteroidale Antiphlogistika** indiziert. Viele Patienten sprechen auffallend gut auf **Steroide** bereits in geringer Dosierung an (< 10 mg Prednisolon/d). Immunsuppression (Proliferationshemmer in Kombination mit Steroiden) ist nur indiziert, wenn die übrigen Maßnahmen nicht greifen (Details zu den Medikamenten s. Tab. **N-3.5**, S. 1344). Neben der Pharmakotherapie dürfen die bewährten **flankierenden Maßnahmen** der physikalischen Therapie und der Bewegungsübungen nicht vergessen werden.

Therapie: Die Behandlung entspricht der anderer systemischer Immunkrankheiten. **Im Anfangsstadium** kommen gefäßerweiternde Mittel zum Einsatz, bei **Beteiligung der Gelenke** NSAID. Viele Patienten sprechen gut auf Steroide an. Immunsuppression ist malignen Fällen vorbehalten (s. Tab. **N-3.5**, S. 1344). Physikalische Therapie und Bewegungsübungen sind essenziell.

Prognose: Die Aussichten sind im Hinblick auf den langjährigen Verlauf und die geringe Destruktionstendenz günstig. Allerdings nähern sich die meisten Fälle einer typischen Kollagenose (v. a. **SLE**).

Prognose: Sie entspricht letztlich der einer typischen Kollagenose (v. a. **SLE**).

5 Primäre Vaskulitiden

▶ Definition

▶ **Definition:** Chronisch-entzündliche Systemerkrankung der Gefäße mit nachfolgender Schädigung der betroffenen Organe.

Epidemiologie: Primäre Vaskulitiden treten mit zunehmendem Lebensalter mehr und mehr in den Hintergrund.

Ätiopathogenese (Tab. **N-5.1**):
- **primäre Vaskulitiden:** Ursache unbekannt, Folge pathologischer Immunreaktionen.
- **sekundäre Vaskulitiden:** z. B. bei Kollagenosen, RA, Infektionen, Tumoren, Intoxikationen, Medikamentennebenwirkung.

Ätiopathogenese: Grundsätzlich muss zwischen primären und sekundären Vaskulitiden unterschieden werden:
- **primäre Vaskulitiden:** Die Ursache ist unbekannt, sie sind Folge verschiedener pathologischen Immunreaktion des Körpers.
- **sekundäre Vaskulitiden:** Sie entstehen auf dem Boden einer Grunderkrankung (z. B. Kollagenosen, RA, Infektionen, Tumoren, Intoxikationen, Medikamentennebenwirkung).

Pathogenetisch werden 4 Formen unterschieden (Tab. **N-5.1**).

☰ N-5.1	Pathogenese der Immunvaskulitis		
Vaskulitistyp	*diagnostische Charakteristika*		*Beispiele*
autoantikörper-assoziierte Vaskulitis	■ Serum: Autoantikörper gegen Neutrophile (ANCA), kein Komplementverbrauch ■ Histologie: allenfalls geringe Immunkomplexablagerungen am Gefäßendothel		■ Morbus Wegener (c-ANCA-PR3) ■ MPA (p-ANCA-MPO) ■ Churg-Strauss-Syndrom (in 50 % c-/p-ANCA)
immunkomplex-assoziierte Vaskulitis	■ Serum: Immunkomplexe, Hypergammaglobulinämie, erniedrigte Komplementkonzentration, ggf. Nachweis des auslösenden Antigens ■ Histologie: typische vaskuläre Ablagerungen von Immunkomplexen		■ exogene Antigene (Seren, Medikamente) ■ Infektionen (cPAN, Kryoglobulinämie) ■ Tumoren (Kryoglobulinämie) ■ Autoantigene: SLE
granulomatöse Vaskulitis	■ Histologie: T-Zell-vermittelte Immunreaktion mit Nachweis von mononukleären Riesenzellen		■ Riesenzellarteriitis ■ Takayasu-Arteriitis
allergische Vaskulitis	■ Anamnese: Atopie ■ Serum: erhöhte IgE-Konzentration, Eosinophilie		■ Churg-Strauss-Syndrom? ■ Serumkrankheit (passive Impfung)

Einteilung: s. Tab. **N-5.2**.

Einteilung: Nach einem allgemeinen Konsens erfolgt die Einteilung der primären Vaskulitiden anhand der Größe der betroffenen Gefäße und dem Vorliegen bestimmter Antikörper (Tab. **N-5.2**).

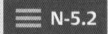

☰ N-5.2	Einteilung der primären Vaskulitiden (Chapell-Hill Consensus Conference)
Vaskulitis großer Gefäße	■ Riesenzellarteriitis ■ Takayasu-Arteriitis
Vaskulitis mittelgroßer Gefäße	■ klassische Panarteriitis nodosa (cPAN) ■ Kawasaki-Syndrom
Vaskulitis kleiner Gefäße	
■ ANCA-assoziert	■ Wegner-Granulomatose ■ mikroskopische Polyangiitis (MPA) ■ Churg-Strauss-Syndrom
■ nicht-ANCA-assoziiert	■ Purpura Schoenlein-Henoch ■ essenzielle Kryoglobulinämie ■ kutane leukoklastische Vaskulitis

Klinik: Charakteristisch sind unspezifische Krankheitssymptome und Entzündungszeichen. Entsprechend der Lokalisation der betroffenen Gefäße ist das Symptomspektrum sehr variabel und reicht von Organ- und Extremitäteninfarkten über Glomerulonephritis, Hämoptysen, Perimyokarditis bis zu Episkleritis, Schwindel und Schwerhörigkeit.

Klinik: Praktisch alle Patienten leiden unter einer B-Symptomatik mit Fieber, Abgeschlagenheit, Gewichtsverlust, Nachtschweiß. Die vaskulitische Symptomatik ist abhängig von den betroffenen Gefäßen.
- Bei den **Großgefäßvaskulitiden** stehen die Folgen eines stenotischen Verschlusses im Vordergrund.
- Vaskulitiden mit Befall der **mittleren Arterien** äußern sich häufig in Organ- und Extremitäteninfarkten, ebenfalls infolge Stenose.

- Bei den **Kleingefäßvaskulitiden** sind v. a. Auge (Episkleritis), vestibulokochleäres System (Schwindel, Schwerhörigkeit), Niere (Glomerulonephritis), peripheres Nervensystem (PNP), Lunge (Hämoptysen) und Herz (Perimyokarditis) betroffen.

Diagnostik: Die entscheidenen Charakteristika zeigt Tab. **N-5.1**. Regelmäßig lassen sich erhöhte Entzündungsparameter nachweisen. Bei der Immunkomplexvaskulitis ist insbesondere im Schub die Komplementkonzentration erniedrigt, im Serum findet sich eine Hypergammaglobulinämie.

> ▶ **Merke:** Die typischen „Vaskulitis-Antikörper" sind cANCA (antineurophile cytoplasmatische Antikörper mit cytoplasmatischen Fluoreszenzmuster), häufig mit dem Zielantigen Proteinase-3 (PR3) und pANCA (antineutrophile cytoplasmatische Antikörper mit perinukleärem Fluoreszenzmustenr) mit dem Zielantigen Myeloperoxidase (MPO).

5.1 ANCA-assoziierte Vaskulitiden der kleinen Gefäße

5.1.1 Wegener-Granulomatose

> ▶ **Definition:** Granulomatös, nekrotisierende Entzündung im Bereich des Respirationstraktes, einhergehend mit einer nekrotisierenden Entzündung der kleinen Arterien und Kapillaren.

Epidemiologie: Die Prävalenz beträgt ca. 50/1 000 000 Einwohner; beide Geschlechter sind gleich häufig betroffen, der Altersgipfel liegt zwischen dem 40. und 50. Lebensjahr.

Ätiopathogenese: Ursache und Auslösefaktoren sind unbekannt. Die Erkrankung beginnt mit einer granulomatösen Entzündung im Bereich des Respirationstrakts (**lokalisiertes Stadium**), die Vaskulitis entwickelt sich erst im Verlauf (**generalisiertes Stadium**). Heute wird davon ausgegangen, dass die spezifischen Autoantikörper, die sich gegen die Proteinase-3 (c-ANCA-PR3) richten, an der Pathogenese des M. Wegner beteiligt sind.

Klinik: In der **Initialphase** beschränken sich die Symptome meist auf den Kopf und die oberen Luftwege (= lokalisiertes **„Kopfstadium"**). Typische sind eine **chronische Sinusitis und Rhinitis**, eine **Epistaxis** sowie der nasale **Abgang borkiger Auflagerungen**. Die Nasenatmung ist behindert, der Atem übelriechend. Im weiteren Verlauf geht Knorpelsubstanz zugrunde, woraus sich zunächst eine Septumperforation und später eine **Sattelnase** entwickeln. **Schwerhörigkeit** deutet auf einen Befall des Mittel- und Innenohrs, eine **Keratokonjunktivitis** und Tränenträufeln auf eine Beteiligung von Augen und Tränengang hin. Gelegentlich finden sich **retroorbitale Granulome**, die zu einem Exophthalmus führen. Starke Kopfschmerzen weisen auf Granulombildung im Bereich der Nebenhöhlen und/oder des Gehirns hin. Die Erkrankung greift dann zunehmend auf die tiefen Luftwege über und führt zu einer **ulzerierenden Tracheobronchitis** mit subglottischer Stenose und inspiratorischem Stridor. Die **Schädigung des Lungenparenchyms** führt zu Hämoptyse, unstillbarem Reizhusten und Atemnot. Der umgekehrte Verlauf, nämlich Erstbefall des tiefen Respirationstraktes, ist selten.

Mit Ausbruch der Vaskulitis kommt es zu den systemischen Manifestationen (**generalisiertes Stadium**). Fast alle Patienten leiden unter einer B-Symptomatik (Abgeschlagenheit, Fieber, Gewichtsverlust, Nachtschweiß). Herz, Leber, Milz, Haut, Nervensystem, Bewegungsapparat und endokrine Organe sind mehr oder weniger häufig betroffen und verursachen bei Funktionsausfall ein buntes Bild an Symptomen (Abb. **N-5.1**). Besonders hervorzuheben ist der Nierenbefall mit Entwicklung einer **Glomerulonephritis** mit Hämaturie, Proteinurie und

Diagnostik: s. Tab. **N-5.1**. Es finden sich erhöhte Entzündungsparameter, eine erniedrigte Komplementkonzentration sowie eine Hypergammaglobulinämie.

◀ Merke

5.1 ANCA-assoziierte Vaskulitiden der kleinen Gefäße

5.1.1 Wegener-Granulomatose

◀ Definition

Epidemiologie: Ca. 5 Menschen/100 000 sind betroffen; Altersgipfel: 40.–50. Lebensjahr.

Ätiopathogenese: Ursache und Auslösefaktoren sind unbekannt. Zu Beginn granulomatöse Entzündung im Bereich Nase/ Nebenhöhlen (**lokalisiertes Stadium**), dann Entwicklung der Vaskulitis (**generalisiertes Stadium**).

Klinik: Unter dem Bild einer **chronischen Sinusitis und Rhinitis** kommt es anfangs zu borkigen Auflagerungen und blutender Schleimhaut, später zu Septumperforation mit **Sattelnase**. Im Bereich des Kopfes sind zudem **Augen** und **Innenohr** betroffen mit nachfolgender Keratokonjunktivitis, Exophthalmus (**retroorbitale Granulome**) und Schwerhörigkeit. Im Verlauf zunehmendes Übergreifen auf die tiefen Luftwege mit **ulzerierender Tracheobronchitis** und **Schädigung des Lungenparenchyms.**

Abb. **N-5.1** zeigt Manifestationen des **generalisierten Stadiums** nach Entwicklung einer Vaskulitis. Die granulomatöse Arteriitis kann sich überall manifestieren (an Herz, Leber, Niere, Milz, Haut, Nervensystem, Bewegungsapparat, Endokrinium) mit Funktionsausfall der versorgten Organe. Hervorzuheben ist die

rapid-progressive Glomerulonephritis bei Nierenbefall, die rasch zu einem akuten Nierenversagen führen kann.

renalem Hochdruck. Hier muss unbedingt auf die Entwicklung einer rapid-progressiven Glomerulonephritis geachtet werden, da diese rasch in ein akutes Nierenversagen führen kann. Das gemeinsame Auftreten von Nierenversagen und Hämoptoe und Dyspnoe (infolge einer alveolären Hämorrhagie), nennt man **pulmorenales Syndrom.**

Diagnostik: Die Diagnostik basiert auf klinischen, immunologischen und histopathologischen Befunden.

Im **Labor** zeigen sich: mäßige Vermehrung der Leukozyten, zunehmende Anämie, Vermehrung der α_2-Globuline und **maximal beschleunigte BSG.**

Diagnostik: Die Diagnose ist eine Kombination aus Klinik, immunologischen Befunden und positiver Histologie. Erste Hinweise ergeben sich aus der mit den üblichen Mitteln nicht beherrschbaren Rhinitis und Sinusitis.
An **Laborbefunden** imponieren im Blutbild eine mäßige Leukozytose ggf. mit Linksverschiebung. Später entwickelt sich eine Anämie, vor allem bei Nierenbeteiligung. Eine Vermehrung der α_2- und Gammaglobuline führt bereits im **Frühstadium** zu einer **starken BSG-Beschleunigung**. Besonderes Augenmerk muss auf die Nierenfunktion gelegt werden: Retentionsparameter, Urinprotein und Urinsediment (dysmorphe Erythrozyten) sind stetig zu kontrollieren, um eine rapid-progressive GN rechtzeitig zu bemerken.

Immunologischer Leitbefund sind **Antikörper gegen Proteinase 3** (cANCA mit PR3-Spezifität).

Immunologischer Leitbefund sind antizytoplasmatische **Antikörper mit zytoplasmatischem Fluoreszenzmuster** (cANCA), **die sich gegen die Proteinase 3** richten („cANCA mit PR3-Spezifität"). Sie treten bei anderen Formen der Vaskulitis viel seltener auf. In der generalisierten Phase lassen sie sich immer, in der Frühphase in ca. 50 % der Fälle nachweisen. Da der ANCA-Titer nur zum Teil mit der Aktivität der Erkrankung korreliert, werden auch die klassischen Entzündungsparameter, Blutbildveränderungen und z. B. die Konzentration des löslichen IL-2-Rezeptors zur **Aktivitätsbeurteilung** herangezogen. In etwa der Hälfte der Fälle finden sich Rheumafaktoren, seltener antinukleäre Antikörper (ANA).

Radiologisch zeigen sich eine Verschattung der Nasennebenhöhlen und solitäre oder multiple Rundherde in der Lunge.
MRT: Granulome in Nasennebenhöhen und Gehirn.

Im **Röntgenbild** zeigen sich eine Verschattung der Nasennebenhöhlen und Infiltrationen, solitäre oder multiple Rundherde (ggf. mit Einschmelzung) in der Lunge. Als Korrelat der alveolären Hämorrhagie zeigt sich radiologisch das typische Bild der „weißen Lunge". Ein **MRT des Kopfes** sollte zum Nachweis von Granulomen in den Nasennebenhöhlen und im Gehirn durchgeführt werden.

Histologie: granulomatöse Ulzerationen mit eingestreuten Riesenzellen.

Die **histologische Sicherung** erfolgt aus der Biopsie eines betroffenen Organs (z. B. Nasenschleimhaut, Lunge). Histologisch zeigt sich eine granulomatöse, nichtverkäsende Ulzeration mit eingestreuten Riesenzellen.

▶ Merke

▶ **Merke:** Die typische histologische Trias umfasst den Nachweis von: Granulomen, Vaskulitis, Glomerulonephritis.

Therapie: Im **lokal begrenzten Initialstadium** wird mit einer Kombination aus Trimethoprim und Sulfamethoxazol behandelt.
Im **Generalisationsstadium** Verabreichung einer Kombination aus Steroiden und Cyclophosphamid (**Induktionstherapie**) oder einer Kombination aus Steroiden und Azathioprin oder Methotrexat (**Erhaltungstherapie**, s. auch Tab. **N-3.5**, S. 1344).

Therapie: Die Therapie ist **stadienabhängig**. Leichte Fälle im **lokalisierten Stadium** werden mit einer Kombination von Trimethoprim/Sulfomethoxazol behandelt. Im **generalisierten Stadium** kommt nur eine konsequente Immunsuppression in Betracht. Hier wird zwischen einer remissionsinduzierenden und -aufrechterhaltenden Therapiephase unterschieden. Zur **Remissioneinleitung** wird in der Regel eine Kombination aus Steroiden und Cyclophosphamid nach dem sog. Fauci-Schema verabreicht (Endoxan 2–3 mg/kgKG/d + Kortison 1 mg/ kgKG/d). Danach wird auf eine **remissionserhaltende Therapie** umgestellt. Cyclophosphamid wird gegen Azathioprin oder Methotrexat eingetauscht, die zusätzliche Steroiddosis anhand von Klinik und Entzündungsparameter dosiert (7,5 mg/d auf Dauer nicht überschreiten). Details zu den Medikamenten, s. Tab. **N-3.5**, S. 1344.

▶ Merke

▶ **Merke:** Infolge der Risiken ist eine engmaschige Überwachung von Knochenmark, Leber- und Nierenwerten, des Blutzuckers und der Augen erforderlich. Eine strenge Kontrazeption ist unabdingbar.

Prognose: Unbehandelt führt der Morbus Wegener rasch zum Tod. Kritisches Organ sind die Nieren, fast alle Patienten versterben an Nierenversagen. Mit einer adäquaten Therapie können langfristige Remissionen erzielt werden (allerdings hohe Rezidivgefahr).

Prognose: Unbehandelt schreitet der Morbus Wegener rasant fort. Bei dem Variantenreichtum der Schäden stellt der Befall der Nieren die kritische Größe dar – fast alle Patienten sterben an der Niereninsuffizienz. Generell beträgt die mittlere Lebenserwartung nach Auftreten erster Symptome ohne Therapie weniger als ein Jahr. Heute lässt sich allerdings in ca. 90 % der Fälle eine Remission erzielen, wobei eine hohe Rezidivgefahr besteht.

N-5.1 Morbus Wegener

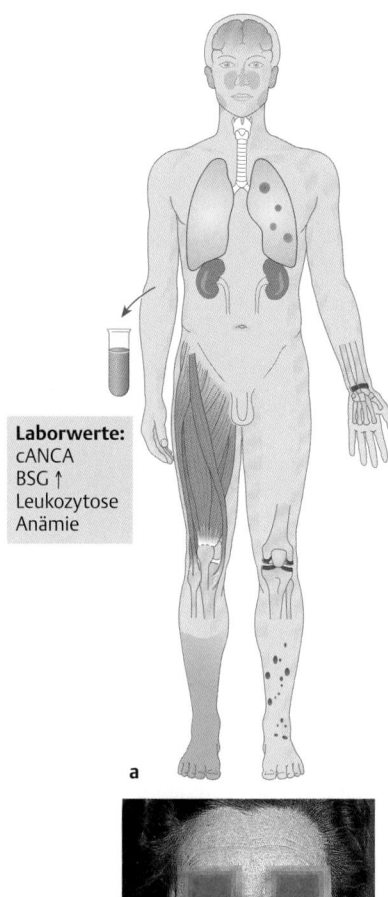

Laborwerte:
cANCA
BSG ↑
Leukozytose
Anämie

a

b

Organ	Symptome und Befund
ZNS	Mononeuritis, multiplex, Hirnnervenlähmungen, Hirninfarke, epileptiforme Anfälle, transverse Myelitis
Auge	Konjunktivitis, Episkleritis, Skleritis, korneosklerale Ulzeration, Uveitis, Retinavaskulitis, Optikusneuritis, Zentralarterienverschluss, Protrusio bulbi, Tränengangsstenose
Mittelohr	subakut-chronische Otitis media
Speicheldrüsen	Parotisschwellung, Sicca-Symptomatik
Nasennebenhöhlen	Schleimhautverdickung, Pansinusitis, Knochendestruktion
Nase	Epistaxis, borkig nekrotisierende Entzündung, Chondritis, Septumperforation, Sattelnase
Mundhöhle	hyperplastische Gingivitis, Gaumenulzerationen
Larynx	subglottische Larynx-Stenose, Ulzerationen
Trachea, Bronchien	entzündlicher Pseudotumor, Bronchialstenose
Lunge	einzelne und multiple Rundherde, Pseudokavernen, lokale oder diffuse Infiltrationen, Atelektasen, alveoläre Hämorrhagie
Pleura	Erguss, entzündlicher Pseudotumor
Herz	Koronaritis, granulomatöse Valvulitis der Aorten- oder Mitralklappe, Perikarditis, Pankarditis
Nieren	fokal, segmental nekrotisierende Glomerulonephritis, rapid progressive Glomerulonephritis (mit Halbmondbildung), periglomeruläre Granulomatose
Gastrointestinaltrakt (Magen und Dünndarm)	Darmperforation
Genitaltrakt (Prostata und Hoden)	Orchitis, Epididymitis, Prostatitis
Gelenke	Arthralgien, asymmetrische Polyarthritis der kleinen und großen Gelenke. Oligo- oder Monarthritis, in Ausnahmefällen auch destruierend, Sakroileitis
Muskulatur	Myositis
periphere Nerven	symmetrische periphere Neuropathien
Haut	Urtikaria, Papeln, Vesikel, Erytheme, Petechien, Ulzerationen, Pyoderma gangraenosum, Vasculitis allergica

a Manifestationen des Morbus Wegener (⬜⬜⬜ = lokalisiertes Stadium).
b Patientin mit Sattelnase nach Destruktion der Nasenscheidewand bei Morbus Wegener.

▶ **Klinischer Fall:** Die ältere Frau hatte seit Längerem Nasenbluten. Ab und zu entleert sich mit dem blutigen Schleim festes Material. Erst nach rascher Verschlimmerung, Schmerzen in der Nase, asthmaähnlichen Episoden und zunehmender Erschöpfung geht sie zum Arzt. Die Untersuchung war wenig ergiebig; es fehlten Hinweise auf Infekt oder eine allgemeine Blutungsneigung. Der zugezogene HNO-Arzt fand eine Destruktion der Nasenscheidewand. Die routinemäßigen Laboruntersuchungen hatten abgesehen von einer mäßigen Anämie und erheblichen BSG-Beschleunigung nichts ergeben. Die Diagnose lautete Morbus Wegener, eine Diagnosesicherung erfolgte über die Histologie von Biopsiematerial aus der Nase und den Nachweis antizytoplasmatischer Antikörper.

◀ **Klinischer Fall**

5.1.2 Mikroskopische Polyangiitis (MPA)

5.1.2 Mikroskopische Polyangiitis (MPA)

▶ **Definition:** Vaskulitis mit obligatem entzündlichen Befall kleiner Gefäße, fakultativ zugleich auch größerer Gefäße (frühere Bezeichnung: mikroskopische Panarteriitis nodosa [mPAN]).

◀ **Definition**

▶ **Merke:** Das klinische Bild mit vorwiegender Beteiligung von Respirationstrakt und Niere ähnelt dem generalisierten Morbus Wegner; histologisch fehlt allerdings der Nachweis einer granulomatösen Vaskulitis.

◀ **Merke**

Epidemiologie: Ca. 4/100 000 Einwohner/ Jahr erkranken an MPA.

Epidemiologie: Die Inzidenz der MPA wird auf ca. 4/100 000 Einwohner/Jahr geschätzt.

Ätiologie: unbekannt.

Ätiologie: Unbekannt; nachweisbar ist eine starke Assoziation mit dem pANCA-MPO (s. u.).

Klinik: Insbesondere die Nieren sind betroffen. Es kommt zur Entwicklung einer **Glomerulonephritis** mit Niereninsuffizienz und renaler Hypertonie. An der Lunge kommt es zu einer Kapillaritis mit alveolärer Hämorrhagie und Hämoptoe. Besonders gefährlich ist das **pulmorenale Syndrom.**

Klinik: Die MPA manifestiert sich als generalisierte Systemerkrankung. In 70 % der Fälle ist die Niere in Form einer **Glomerulonephritis** unterschiedlicher Histologie betroffen. Insbesondere bei der rapid-progressiven Form kann es zur raschen Ausbildung einer Niereninsuffizienz mit renalem Hypertonus kommen. An der Lunge kann sich eine Kapillaritis mit alveolärer Hämorrhagie und Hämoptoe entwickeln. Eine gefährliche Komplikation ist die Entwicklung eines **pulmorenalen Syndroms.** Palpable Purpura und subkutane Knötchen (v. a. an der unteren Extremität) weisen auf eine Beteiligung oberflächlicher Gefäße hin.

Diagnostik: Neben der Erhöhung der typischen Entzündungsparameter Nachweis von Autoantikörpern (**pANCA-MPO**).

Diagnostik: Neben einer Erhöhung der typischen Entzündungsparameter ist bei voll ausgebildetem Krankheitsbild der antineutrophile zytoplasmatische Autoantikörper mit perinukleärem Fluoreszenzmuster und Spezifität für die Myeloperoxidase (**pANCA-MPO**) in der Regel immer nachweisbar. Als Korrelat der alveolären Hämorrhagie zeigt sich radiologisch das typische Bild der „weißen Lunge". Die Diagnose kann **histologisch** (Kleingefäßvaskulitis ohne Granulome) gesichert werden.

Therapie: s. Morbus Wegener (S. 1368).

Therapie: s. Morbus Wegener (S. 1368).

5.1.3 Churg-Strauss-Syndrom (CSS)

5.1.3 Churg-Strauss-Syndrom (CSS)

▶ **Definition**

▶ **Definition:** Chronisch-entzündliche Kleingefäßvaskulitis, die v. a. den oberen Respirationstrakt und die Lunge betrifft. Sie geht typischerweise mit einer Atopieneigung einher, die sich als Polyposis nasi und Asthma bronchiale äußert.

Epidemiologie: Insbesondere Frauen im mittleren Lebensalter sind betroffen.

Epidemiologie: Die Erkrankung beginnt bevorzugt im mittleren Lebensalter und betrifft meist Frauen.

Ätiopathogenese: Reaktionen vom **IgE-vermittelten Typ** und Präferenz im Respirationstrakt lassen an eine Überempfindlichkeit gegenüber inhalativen Noxen denken.

Ätiopathogenese: Die Kombination der Gefäßerkrankung mit Reaktionen vom **IgE-vermittelten Typ** und Eosinophilie im Serum in Kombination mit der Präferenz im Respirationstrakt lassen an eine Überempfindlichkeit gegenüber inhalativen Noxen denken.

Klinik: Typisch sind anfangs **Rhinitis, Sinusitis** und **Asthma bronchiale.** Im Nasenraum finden sich **Polypen.**

Klinik: Die Erkrankung beginnt – ähnlich wie der Morbus Wegner – mit einer **Prodromalphase,** die Monate, zum Teil Jahre dauern kann. Typische Symtpome sind eine **allergische Rhinitis, Sinusitis** und ein **Asthma bronchiale.** Die meisten Patienten weisen im Nasenraum Verkrustungen und eine Arrosion des Septums auf. Regelmäßig finden sich im Nasenraum **Polypen.**

Bei **Generalisierung** können alle Organe betroffen sein (Abb. **N-5.2**).

In der **Generalisationsphase** können alle anderen Organe betroffen sein (Abb. **N-5.2**).

▶ **Merke**

▶ **Merke:** Auffallend häufig kommt es zu **neurologischen Störungen** mit Krämpfen, Koma und peripheren motorischen Ausfällen bis hin zur Tetraplegie.

Weiterhin sind beliebige andere Organe betroffen: Herzbeteiligung führt zu Tachykardie und Rhythmusstörungen. Im Gastrointestinaltrakt verursacht die Erkrankung Übelkeit, Krämpfe und Diarrhö. Die Niere ist anders als bei den übrigen Vaskulitisformen weniger und nur milde involviert.

Diagnostik: BSG-Beschleunigung, Leukozytose, **Eosinophilie**, **erhöhte IgE-Serumspiegel** und ANCA; im **Röntgenbild:** Verschattung der Nasennebenhöhlen; im **CT:** Nachweis der Polypenbildung.

Diagnostik: In allen Fällen ist die BSG deutlich erhöht. Auffallend ist eine mäßige Leukozytose bei ausgeprägter **Eosinophilie** (10–40 %). Immunologischer Leitbefund sind ein **erhöhter IgE-Serumspiegel;** c- oder p-ANCA finden sich bei 50 % der Betroffenen. Wesentliche Hilfe erfährt die Diagnostik durch bildgebende Verfahren. Im **Röntgenbild** ist eine Verschattung der Nasennebenhöhle, im **CT** die Verdickung der betroffenen Schleimhaut mit Polypenbildung gut erkennbar. Die Lunge zeigt multiple Infiltrate.

Churg-Strauss-Vaskulitis

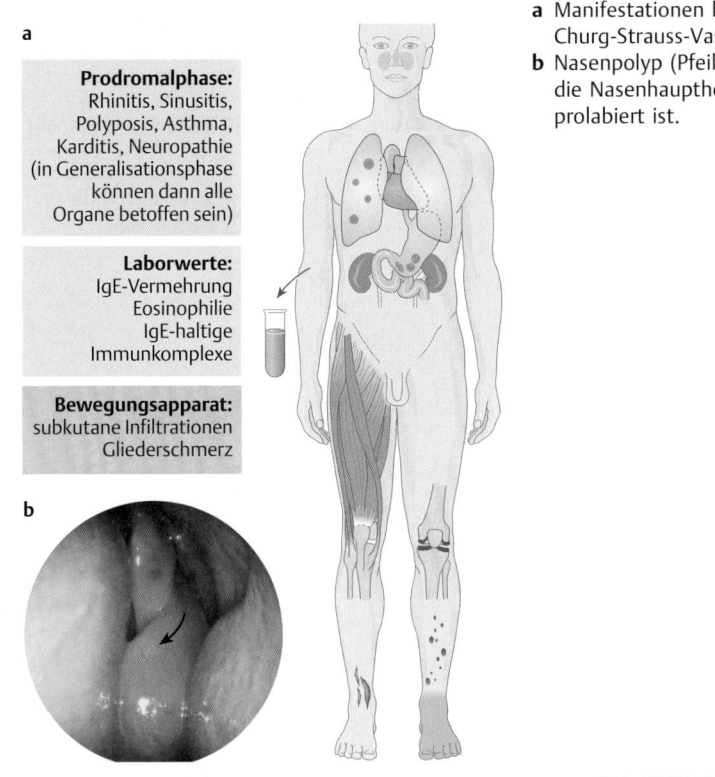

a

Prodromalphase:
Rhinitis, Sinusitis,
Polyposis, Asthma,
Karditis, Neuropathie
(in Generalisationsphase
können dann alle
Organe betoffen sein)

Laborwerte:
IgE-Vermehrung
Eosinophilie
IgE-haltige
Immunkomplexe

Bewegungsapparat:
subkutane Infiltrationen
Gliederschmerz

b

a Manifestationen bei
Churg-Strauss-Vaskulitis.
b Nasenpolyp (Pfeil), der in
die Nasenhaupthöhle
prolabiert ist.

Die **feingewebliche Untersuchung** ergibt knötchenförmige Veränderungen mit reichlich Eosinophilen und Makrophagen. Das Bild ist bunt; neben frischen Läsionen liegen narbige Ausheilungen. Es sind jeweils Venolen und Arteriolen unterschiedlicher Größe befallen.

Differenzialdiagnose: Auch Medikamente können ein Churg-Strauss-Syndrom auslösen. Hier sind v. a. **Leukotrien-Rezeptor-Antagonisten** (Montelukast) zu nennen. Eine Schwierigkeit ergibt sich daraus, dass diese Medikamente häufig zur Therapie eines Asthma bronchiale eingesetzt werden, sodass im späteren Verlauf nicht mehr zwischen idiopathischem und medikamentös-induzierten CSS differenziert werden kann.

Therapie: Der Einsatz von **Steroiden** ist obligat; in hohen Dosen (bis 500 mg Prednisolon/d) können sie eine rasche Remission herbeiführen. Ungenügendes Ansprechen zwingt zur Immunsuppression mit **Cyclophosphamid** (Details zu den Medikamenten, s. Tab. **N-3.5**. S. 1344). Initial empfiehlt sich die **Plasmapherese** zur raschen Besserung der Symptome. Bei entschlossener Therapie können sich die Organstörungen gänzlich zurückbilden. Die Fälle kompletter Remission auf Dauer sind häufiger als bei anderen Vaskulitisformen.

Prognose: Die Erkrankung verläuft überwiegend milde mit alleiniger respiratorischer Symptomatik. Später kommt es zur akuten **Exazerbation** mit schwerwiegenden Organstörungen, insbesondere neurologischen Ausfällen. Respiratorische und kardiale Insuffizienz terminieren das Leben der Patienten.

Histologie: knötchenförmige Veränderungen mit Eosinophilen und Makrophagen in Venolen und Arteriolen.

Differenzialdiagnose: medikamenten-induziertes Churg-Strauss-Syndrom (v. a. durch **Leukotrien-Rezeptor-Antagonisten** [Montelukast]).

Therapie: Steroide, Immunsuppression mit **Cyclophosphamid** (s. Tab. **N-3.5**, S. 1344) und **Plasmapherese** tragen zur raschen Besserung bei. Hierdurch werden komplette Remissionen erzielt.

Prognose: Die Erkrankung bleibt überwiegend auf den Respirationstrakt begrenzt. Schwerwiegende Organstörungen führen zum Tode.

▶ **Klinischer Fall:** Ein Patient im mittleren Lebensalter stellt sich wegen Nasenlaufens seit 2 Jahren vor. Zunächst halfen rezeptfreie Nasentropfen. Eine Erkältung und andersartige Irritationen (z. B. am Arbeitsplatz oder in der Wohnung) schieden aus. Monate später traten bronchitische Erscheinungen hinzu und wurden immer schlimmer. Nunmehr stellten sich Episoden mit Atemnot ein, die als Bronchialasthma gedeutet wurden. Der Arzt verordnete entsprechende Medikamente. Ein Allergologe fand im Hauttest keine relevanten Reaktionen gegen Hausstaubmilbe, Holz oder Schimmelpilze.
In den letzten Wochen fühlte sich der Patient „Tag und Nacht" krank. Die körperliche Belastbarkeit fiel deutlich ab. Sogar in Ruhe war er tachykard. Weiterhin kamen Rhythmusstörungen, Unterschenkelödeme, Übelkeit, Leibschmerzen, periphere neurale Störungen mit symmetrischer Polyneuropathie und Lähmungen hinzu. Der Patient wies seit geraumer Zeit leichte Fieberschübe auf und hatte erheblich an Gewicht verloren.
Der Aufnahmebefund bestätigte die Beschwerden. Spezielle Befunde neben den Teildiagnosen Asthma bronchiale oder Neuropathie fehlten.

Das klinische Labor zeigte eine geringfügige Leukozytose mit erheblicher Eosinophilie von 70%. Transaminasen und harnpflichtige Substanzen waren grenzwertig, die Elektrolyte im Normbereich. Bildgebende Verfahren zeigten multiple unterschiedlich große Infiltrate in der Lunge mit fleckigem Charakter und in diffuser Anordnung. Beidseits lagen Pleuraergüsse vor. Die Nasennebenhöhlen waren verschattet. In der Lungenfunktion ergab sich eine deutliche Obstruktion. Auffallend war ein extrem hohes IgE.
Die Probeexzision aus arrodierter Nasenschleimhaut ergab eine allergische und granulomatöse Angiitis „Churg-Strauss". Nach sofortiger Verabreichung von Kortikosteroiden in zunächst hoher Dosis mit zügiger Reduktion und unter Plasmaseparation bildeten sich die Beschwerden rasch zurück. Da es zu keiner dauerhaften Besserung kam, wurde zusätzlich Cyclophosphamid gegeben. Daraufhin normalisierten sich die Parameter weitgehend, und auch die Symptome ließen weiter nach.

5.2 Nicht-ANCA-assoziierte Vaskulitiden der kleinen Gefäße

5.2.1 Purpura Schoenlein-Henoch

▶ **Definition**

▶ **Definition:** Die Erkrankung ist Folge einer Immunkomplexreaktion der kleinsten Gefäße mit hämorrhagischem Charakter an Haut und Schleimhäuten.

Epidemiologie: Hauptmanifestationsalter ist das **Vorschulalter.**

Epidemiologie: Die Erkrankung kommt in jedem Lebensalter vor. Häufig sind Kinder im **Vorschulalter** betroffen.

Ätiopathogenese: Es bilden sich vermehrt IgA-Immunkomplexe, die sich in den kleinen Gefäßen niederschlagen.

Ätiopathogenese: Es handelt sich um eine allergische **Immunkomplexvaskulitis** mit vaskulären Ablagerungen IgA-haltiger Immunkomplexe, häufig nach Infekt im Bereich des oberen Respirationstrakts.

Klinik: siehe Abb. **N-5.3.** Typisch sind **zahlreiche kleine Petechien** an belasteten Körperpartien, gelegentlich auch in Mundhöhle und Bindehäuten. Weiterhin beklagen die Patienten **Leibschmerzen** und **blutigen Durchfall** sowie Hämaturie bei **Nierenbefall.** Häufig sind die **Gelenke** betroffen.

Klinik (Abb. **N-5.3**): Der typischen Klinik gehen zumeist für mehrere Tage Unwohlsein und leichtes Fieber voraus. An der Haut kommt es typischerweise zu **multiplen kleinen Petechien** und **tastbarer Purpura**, die sich vorzugsweise an belasteten Körperpartien (Unterarme, Unterschenkel, Gürtellinie) befinden. Auch in Mundhöhle und Bindehaut können sich multiple kleine Petechien zeigen. Häufig sind die Gelenke in Form einer **nichtdestruierenden Polyarthritis** betroffen. Besonders typisch ist dabei der Befall des oberen Sprunggelenkes. Weiterhin klagen die Patienten über **abdominelle Koliken und Durchfall**, auch blutigen Stuhl. Der **Nierenbefall** zeigt sich klinisch als Hämaturie.

▶ **Merke**

▶ **Merke:** Die typische Trias der Purpura Schoenlein-Henoch besteht aus palpabler Purpura und Petechien, Koliken und Arthritis.

Diagnostik: Sie stützt sich primär auf das klinische Bild. Allgemein verbindliche Laborparameter gibt es nicht. Gerinnungsfaktoren und Thrombozyten liegen im Normbereich.

Diagnostik: An erster Stelle steht die typische klinische Symptomatik (s. o.). Es gibt keine allgemein verbindlichen Laborparameter. Gerinnungsfaktoren und Thrombozytenzahl liegen im Normbereich. Immunologische Untersuchungen sind meist unergiebig (evtl. Nachweis zirkulierender Immunkomplexe und erniedrigter Serumkomplementspiegel). Autoantikörper (Rheumafaktoren etc.) fehlen. Bei Beteiligung von Darm und Nieren findet sich Blut in Stuhl und Harn. **Feingewebliche Untersuchungen** zeigen eine Gefäßentzündung und Extravasate mit Ansammlungen von Granulozyten; die Nierenbiopsie zeigt histologisch das Bild einer **mesangioproliferativen Glomerlonephritis mit IgA-Ablagerungen.**

Histologie: Gefäßentzündung mit Extravasaten. Die Nierenbiopsie zeigt eine **mesangioproliferative Glomerlonephritis mit IgA-Ablagerungen.**

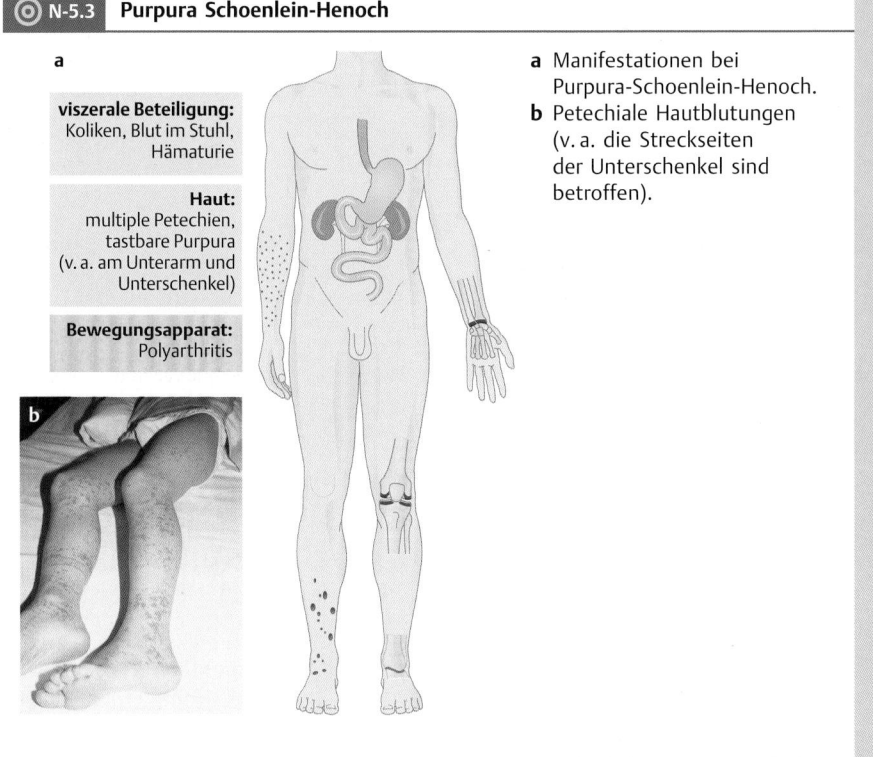

N-5.3 Purpura Schoenlein-Henoch

a

viszerale Beteiligung:
Koliken, Blut im Stuhl,
Hämaturie

Haut:
multiple Petechien,
tastbare Purpura
(v. a. am Unterarm und
Unterschenkel)

Bewegungsapparat:
Polyarthritis

b

a Manifestationen bei
Purpura-Schoenlein-Henoch.
b Petechiale Hautblutungen
(v. a. die Streckseiten
der Unterschenkel sind
betroffen).

Therapie: Sie erfolgt rein **symptomatisch**. In der Mehrzahl genügt eine Mono-therapie mit Steroiden. Nur in seltenen Fällen, v. a. bei monatelangem Krank-heitsverlauf mit Nierenbefall, ist eine Immunsuppression unter Addition anti-proliferativer Substanzen erforderlich (Cyclophosphamid) (Details zu den Medikamenten, s. Tab. **N-3.5**, S. 1344).

Prognose: Die Prognose ist günstig (meist folgenlose Ausheilung). Vereinzelt kann die Erkankung allerdings einen chronisch-progredienten Charakter ent-wicklen.

Therapie: sie erfolgt **symptombezogen**. Meist reicht eine Monotherapie mit Ste-roiden (s. Tab. **N-3.5**, S. 1344).

Prognose: Meist heilt die Erkrankung folgenlos aus.

▶ **Klinischer Fall:** Als der junge Mann aufwachte, fielen ihm flohsticharttige, fühlbare Punkte an Abdomen, Unterarmen und Unterschenkeln auf. Trotz eines gewissen Unwohlseins ging er weiter seiner Bürotätigkeit nach. Zunahme der Hauterscheinungen, Leibschmerz und Schmerz in Knie- und Sprunggelenken veranlassten ihn zum Arztbesuch. Die eingehende Erhebung der Anamnese des bislang gesunden Mannes blieb, abgesehen von einem jüngst durchgemachten und mit Mitteln aus der Hausapotheke bekämpften grippalen Infekt, leer. Bei der körperlichen Untersuchung bestätigten sich die vom Patienten geklagten Symptome. Lymphknoten und Milz waren nicht vergrößert, Zeichen einer allgemeinen Blutungsneigung fehlten. Selbst die erweiterte routinemäßige Blutuntersuchung (BSG, Blutbild, Gerinnungs-faktoren, Serumeiweißkörper) war insgesamt wenig auffällig. Doch fiel die Untersuchung auf Blut in Stuhl und Harn positiv aus. Die Diagnose lautete Purpura Schoenlein-Henoch, die Diagnosesicherung erfolgte letztlich nur durch Ausschluss anderer Erkrankungen! Kurz-zeitige Gabe von Kortison führte zur raschen Gesundung.

◀ Klinischer Fall

5.2.2 Kryoglobulinämische Vaskulitis

5.2.2 Kryoglobulinämische Vaskulitis

▶ **Definition:** Kleingefäßvaskulitis durch Ablagerungen von Kryoglobulinen in den Gefäßwänden.

◀ Definition

▶ **Merke:** Bei Kryoglobulinen handelt es sich um in der Kälte präzipitierende Immunkomplexe, die in der Regel aus monoklonalen IgM und polyklonalen IgG bestehen.

◀ Merke

Ätiopathogenese: Die kryoglobulinämische Vaskulitis beruht auf einer Ablagerung von Kryoglobulinen, die bei Kälteeinwirkung präzipitieren. Eine Hepatitis-C-Infektion kann Auslöser sein.

Ätiopathogenese: Bei Abkühlung kommt es zur Präzipitation von Immunkomplexen (Kryoglobulinen), die in der Regel aus dem Rheumafaktor IgM und IgG bestehen. Die Ablagerung dieser Immunkomplexe in der Gefäßwand führt nach Abstrom in der Niere zur Ausbildung einer Entzündung. Auslöser ist in vielen Fällen eine Hepatitis-C-Infektion, seltener eine monoklonale Gammopathie.

Formen: s. Tab. **N-5.3**.

Formen: s. Tab. **N-5.3**.

☰ N-5.3

☰ N-5.3 | Kryoglobulinämien

Form	Kryoglobulin-Typ	Vorkommen
Typ I	ausschließlich monoklonale Immunglobuline (häufig IgM)	monoklonale Gammopathien
Typ II	mono- und polyklonale Immunglobuline	Hepatitis C, Hepatitis B Kollagenosen
Typ III	ausschließlich polyklonale Immunglobuline	

Klinik: Klinisch imponieren Purpura, Arthritis, Nephritis und Polyneuropathie.

Klinik: Typisch sind akral **betonte palpable Purpura**. Systemische Manifestationen zeigen sich als nicht destruierenden Polyarthritiden, Glomerulonephritis und Polyneuropathie.

Diagnostik: Es finden sich Rheumafaktoren, Kryoglobuline sowie eine Komplementerniedrigung.

Diagnostik: Wegweisend ist der Nachweis von Rheumafaktoren, Kryoglobulinen (Differenzierung durch Immunfixation) und einer Komplementerniedrigung. Bei Nachweis polyklonaler Kryoglobuline sollte immer nach dem Hepatitis-C-Antigen gefahndet werden, dem Nachweis monoklonaler Kryoglobuline muss der Ausschluss einer monoklonalen Gammopathie folgen.

Therapie: Neben der Behandlung der Grunderkrankung ist der Kälteschutz wichtig.

Therapie: Sie erfolgt entsprechend der Grunderkankung. Wichtig ist ein konsequenter Kälteschutz. Bei Nachweis einer chronischen Hepatitis C wird antiviral (Ribaverin und Interferon-α) therapiert. Schwere Verlaufsformen mit Beteiligung von Nieren und peripherem Nervensystem machen eine Immunsuppression mit Steroiden und Cyclophosphamid und einer Plasmaseparation notwendig (Details zu den Medikamenten, s. Tab. **N-3.5**, S. 1344).

Prognose: Sie ist abhängig von Grunderkrankung und Nierenbefall.

Prognose: Abhängig von der Grunderkrankung und dem Nierenbefall.

5.2.3 Hypersensitive Vaskulitis Leukozytoklastische Vaskulitis bzw. Vasculitis allergica

5.2.3 Hypersensitive Vaskulitis Leukozytoklastische Vaskulitis bzw. Vasculitis allergica

▶ Definition

▶ **Definition:** Unter dieser, auf die Haut beschränkte Kleingefäßvaskulitis, verbirgt sich eine in ihrer Gesamtheit nicht einheitlich zu definierende Gruppe, bei der teilweise exogene Auslösefaktoren (z. B. Medikamente) für die Erkrankung ursächlich sind. In Hautbiopsien sind zum Teil leukozytoklastische Veränderungen erkennbar.

Ätiologie: Allergische Immunkomplexvaskulitis (Medikamenteneinnahme, Infektionen?).

Epidemiologie und Ätiologie: Es handelt sich um eine Erkrankung des mittleren Lebensalters. Ursächlich ist eine allergische Immunkomplexvaskulitis infolge verschiedener Grunderkrankungen oder Medikamenteneinnahme.

Klinik: Palpable Purpura.

Klinik: Palpable Purpura als einziges klinisches Symptom.

Diagnostik: Die Frage nach Medikamenteneinnahme und kürzlich durchgemachten Infektionen kann wegweisend sein.

Diagnostik: Wichtig ist die Anamnese bezüglich des Auslösers. Infrage kommen z. B. Infektionserkrankungen (häufig: Streptokokken, Hepatitis-C/-B), rheumatische Erkrankungen (RA, SLE), maligne Erkrankungen (Plasmozytom, Morbus Hodgkin, Non-Hodgkin-Lymphome) und die Einnahme von Medikamenten.

Therapie: Allergenentzug, Therapie der Grunderkrankung.

Therapie: Abhängig von der Grunderkrankung und dem Auslöser. Wichtigste Maßnahme: Allergenentzug!

5.3 Vaskulitiden mittelgroßer Gefäße

5.3.1 Klassische Panarteriitis nodosa (cPAN)

▶ **Synonym:** Periarteriitis nodosa.

▶ **Definition:** Die Panarteriitis ist eine sterile entzündliche Erkrankung v.a der mittleren Arterien mit rasch progredientem Verlauf und multiplen Organstörungen.

▶ **Merke:** Bei der cPAN kommt es definitionsgemäß nicht zur Glomerulonephritis!

Epidemiologie: Die Inzidenz liegt bei 5/1 000 000 Einwohner/Jahr. Männer sind häufiger betroffen als Frauen (m : w = 3 : 1).

Ätiopathogenese: Die Ursache ist unbekannt. Bei ca. ⅓ der Patienten lässt sich das Hepatitis-B-Antigen als Auslöser für die Immunkomplexvaskulitis nachweisen. Der ANCA ist typischerweise negativ.

Klinik: Regelmäßig finden sich zunächst Zeichen einer Allgemeinerkrankung wie genereller Leistungsabfall, Müdigkeit, Gewichtsverlust, Fieber und Schwäche. Ferner kommt es zu umschriebenen **Organstörungen,** die an beliebiger Stelle eintreten können (Abb. **N-5.4**). Die Beteiligung der Haut zeigt sich klassischerweise in **subkutaner Knötchenbildung** entlang der Arterien infolge einer Aneurysmenbildung. Dieses tyische Bild ist allerdings nur selten zu beobachten. Weiterhin finden sich **Exantheme** und **Erytheme** unterschiedlichster Art sowie eine **Livedo reticularis**. Typisch sind **Ulzera** mit glattem Rand und fehlender entzündlicher Umgebungsreaktion.

Epidemiologie: Die jährliche Inzidenz liegt bei 5 Fällen pro 1 Million Einwohner.

Ätiopathogenese: Die Ursache ist unbekannt. In ⅓ der Fälle Nachweis von HB-Antigen in betroffenen Gefäßabschnitten.

Klinik: Zunächst finden sich Leistungsabfall, Müdigkeit, Gewichtsverlust, Fieber und Schwäche. Dann folgen **Organstörungen** (Abb. **N-5.4**). Ein klassisches Symptom sind **subkutane Knötchen** längs der Arterien, weiterhin **Exanthem, Erythem, Livedo reticularis** und **Ulzera**.

◎ N-5.4 **Manifestationen bei Panarteriitis nodosa**

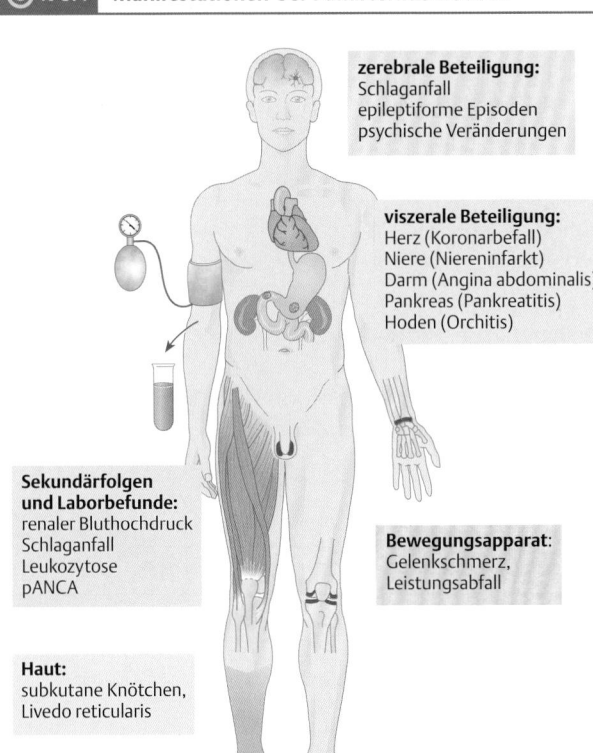

zerebrale Beteiligung:
Schlaganfall
epileptiforme Episoden
psychische Veränderungen

viszerale Beteiligung:
Herz (Koronarbefall)
Niere (Niereninfarkt)
Darm (Angina abdominalis)
Pankreas (Pankreatitis)
Hoden (Orchitis)

Sekundärfolgen und Laborbefunde:
renaler Bluthochdruck
Schlaganfall
Leukozytose
pANCA

Bewegungsapparat:
Gelenkschmerz,
Leistungsabfall

Haut:
subkutane Knötchen,
Livedo reticularis

a

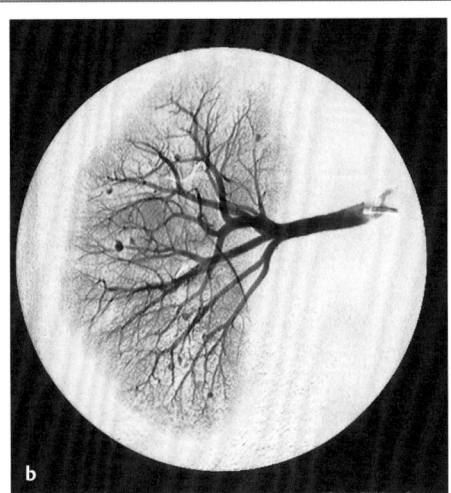

b Multiple Aneurysmen innerhalb des Gefäßbettes (Renovasogramm).

Der **Bewegungsapparat** kann befallen sein. **Herzbeteiligung** mit Befall der Kranzgefäße führt zu pektanginösen Beschwerden bis zum Infarkt. Auch die **Hirngefäße** (Gefahr des Schlaganfalls), **Nierengefäße** (mit nachfolgender renaler Hypertonie) und **Mesenterialgefäße** (mit Angina abdominalis) können betroffen sein. Bei Beteiligung des **peripheren Nervensystems** kommt es zu Parästhesien und Lähmungen.

Am **Bewegungsapparat** kommt es häufig zu Gelenk- und Muskelschmerzen. Bei Befall der **Koronarien** zu pektanginösen Beschwerden bis hin zum Infarkt. Eine **zerebrale** Arteriitis kann zu einem Schlaganfall, epileptiformen Episoden und psychischen Veränderungen führen; eine **renale** Arteriitis zu einem Niereninfarkt und renalen Hypertonus. In etwa 2 von 3 Fällen sind die **Mesenterialgefäße** betroffen. Typische Hinweise auf eine Angina abdominalis sind postprandiale Beschwerden. Parästhesien und Lähmungen weisen auf eine Beteiligung des **peripheren Nervensystems** hin. Insgesamt kann die Gefäßentzündung **sämtliche Körperregionen** betreffen. Daraus resultieren bunte Formen der Manifestation und Schmerzmuster.

▶ Merke

▶ **Merke:** Grundsätzlich kann jedes Symptom einer Panarteriitis zugeordnet werden.

Diagnostik: Subkutane, dem Arterienverlauf folgende Knötchen sind der typische, aber nur selten nachweisbare Leitbefund. Ansonsten gibt es keine körperlichen eindeutigen Hinweise.
Labordiagnostik: Je nach Organbeteiligung fallen Erythrozyturie, erhöhte Leberenzyme u. a. m. auf.

Diagnostik: Die der Erkrankung den Namen gebenden **subkutanen, dem Arterienverlauf assoziierten Knötchen** sind typisch, allerdings nur selten nachweisbar. Es gibt keinen für die klassische Panarteriitis charakteristischen Laborbefund. Vergleichsweise häufig findet sich eine Leukozytose bei mäßiger Linksverschiebung, daneben eine normo- oder hypochrome Anämie. In der Serumelektrophorese ist die α_2-Globulinfraktion als Hinweis auf eine generalisierte Entzündung vermehrt, die BSG erhöht. Weiterhin können z. B. eine Erythrozyturie, erhöhte Leberenzyme u. a., je nach Organbeteiligung auffallen. Immunologische Befunde wie ANCA finden sich nicht, jedoch eine erniedrigte Komplementkonzentration bei hohem Verbrauch.

Die **Angiographie** deckt Kaliberschwankungen, Gefäßverschlüsse und Aneurysmen auf. Die **Histologie** zeigt eine nichteitrige, fibrinoide, nekrotisierende Vaskulitis.

Mithilfe der **Angiographie** lassen sich Kaliberschwankungen und Gefäßverschlüsse sowie Aneurysmen aufdecken. Die **feingewebliche Untersuchung** zeigt typischerweise eine nichteitrige, fibrinoide, nekrotisierende Vaskulitis. Die Treffsicherheit ist bei einer Biopsie aus befallenen Arealen am größten; dennoch müssen häufig mehrere Proben an verschiedenen Stellen entnommen werden, um repräsentatives Material zu erhalten.

Therapie: Die cPAN wird in der Regel mit Kortikosteroiden und Cyclophosphamid behandelt. Im Rahmen einer Hepatitis B wird auch diese behandelt, was zur Besserung der Symptome führt (s. Tab. **N-3.5**, S. 1344).

Therapie: Bei **leichtem Verlauf** genügt ggf. eine Steroidmonotherapie, die bei positivem Nachweis einer chronischen Hepatitis-B-Infektion mit einer antiviralen Therapie (Lamivudin und Interferon-α) kombiniert wird. Bei **schwerem Verlauf** mit rasch progredientem Organbefall werden eine remissionsinduzierende und -erhaltende Therapiephase unterschieden. Zunächst erfolgt eine hochdosierte Steroidgabe in Kombination mit Cyclophosphamid. Die Dauer der Induktionsphase liegt in etwa bei 6–12 Monaten. Nach Erreichen der Remission wird die Immunsuppression mit milderen Immunsuppressiva wie Azathioprin oder Methotrexat weitergeführt (zu den Medikamenten, s. Tab. **N-3.5**, S. 1344).

Prognose: Die Erkrankung verläuft unbehandelt chronisch progredient. Adäquate Therapie kann das Fortschreiten erheblich verzögern.

Prognose: Im Allgemeinen handelt es sich um einen chronisch progredienten Prozess, der binnen weniger Jahre, bei akutem Beginn und fulminantem Verlauf auch innerhalb weniger Monate zum Tode führt. Dank der neuen Therapiemöglichkeiten kann die cPAN zum Stillstand kommen.

5.3.2 Kawasaki-Syndrom

5.3.2 Kawasaki-Syndrom

▶ Synonym

▶ **Synonym:** mukokutanes Lymphknotensyndrom

▶ Definition

▶ **Definition:** Fieberhafte, mit Exanthemen und Lymphadenopathie einhergehende Vaskulitis.

Epidemiologie: Insbesondere **Kleinkinder** sind betroffen.

Epidemiologie: Die Erkrankung kommt fast ausschließlich bei **Kleinkindern** vor. Gehäuftes Auftreten in Japan.

Ätiopathogenese: Die Ursache ist unbekannt, man vermutet eine genetische Disposition.

Ätiopathogenese: Unbekannt. Das häufige Vorhandensein des Merkmals HLA-BW 22 spricht für eine genetische Disposition bei unbekanntem Umweltfaktor.

Klinik: Die typischen **6 Leitsymptome** des Kawasaki-Syndroms sind:
- hohes antibiotika-resistentes Fieber über 5 Tage
- trockene Lippen („Lacklippen") mit Erdbeerzunge
- Erythem an Handflächen und seltener Fußsohlen
- Konjunktivitis
- nach 2–3 Wochen auftretende Schuppung, die typischerweise an den Fingerspitzen beginnt
- Vergrößerung der seitlichen Halslymphknoten.

Diagnostik: Zur Diagnosestellung müssen entweder die 6 Leitsymptome oder 4 Leitsymptome und eine koronare Aneurysmenbildung nachweisbar sein. Im Labor finden sich eine BSG-Beschleunigung und eine Vermehrung der α_2-Globuline. Histologisch ist eine **Arteriitis** erkennbar. Die befallenen Lymphknoten zeigen umschriebene Nekrosen.

Therapie: Bei leichter Verlaufsform wird ASS über wenigstens 6 Wochen, bei schwerer Verlaufsform ASS in Kombination mit einer hochdosierten Immunglobulingabe (400 mg IgG/kgKG über 5 Tage) empfohlen.

Prognose: In der Mehrzahl der Fälle klingen die Symptome binnen mehrerer Wochen wieder ab. Bei etwa 2 % der Erkrankten kommt es aufgrund der **Beteiligung der Koronargefäße (Aneurysmabildung)** zu tödlichen Komplikationen.

5.4 Vaskulitiden (Riesenzellarteriitiden) großer Gefäße

5.4.1 Takayasu-Arteriitis

▶ **Definition:** Granulomatöse Riesenzellarteriitis des Aortenbogens und angrenzender Gefäßabschnitte.

▶ **Merke:** Am häufigsten betroffen ist die linke A. subclavia.

Epidemiologie: Die Erkrankung betrifft vor allem Frauen um das 40. Lebensjahr.

Ätiopathogenese: Die Ursache der Erkrankung ist unbekannt. Es handelt sich um eine **Riesenzellarteriitis** der Aorta und ihrer Hauptäste mit konsekutiver Stenosierung („Aortenbogensyndrom").

Klinik: Die Erkrankung beginnt mit der tyischen B-Symptomatik (Fieber, Leistungsabfall, Gewichtsverlust, Nachtschweiß). Im okklusiven Stadium stehen die Symptome der mangelhaften Blutversorgung im Vordergrund: **Claudicatio** im Bereich der oberen Extremität, ggf. in Form eines Subclavian-Steel-Syndroms, **Angina abdominalis** und anfallsweise **Angina pectoris**. Regelmäßig kommt es zu Schwindelattacken. Typisch sind ein **seitendifferenter Blutdruck,** die **einseitige Pulsabschwächung** und ein **Gefäßgeräusch** über der **A. subclavia**. Die Varianten der Symptomatik ergeben sich aus dem unterschiedlichen Befallsmuster der Aorta und ihrer Abgänge (Abb. **N-5.5**).

Diagnostik: Die klinische Untersuchung gibt die ersten charakteristischen Hinweise: Puls- und Blutdruckdifferenz sowie Gefäßgeräusche über den betroffenen Arterien. Es gibt keine speziellen Laborbefunde (BSG ↑). Entscheidende Hinweise bringt die Angiographie, wo sich in der gesamten Aorta und ihren Nebenästen **Stenosen** zeigen. **Feingewebliche Untersuchungen** decken einen Befall der Vasa vasorum auf, bei dem Riesenzellen gefäßnahe Infiltrate bilden.

▶ **Merke:** Entscheidend ist der Leitbefund der seitendifferenten Durchblutung (einseitige Pulslosigkeit und Blutdruckdifferenz).

N-5.5 Manifestationsort lokal begrenzter Arteriitisformen

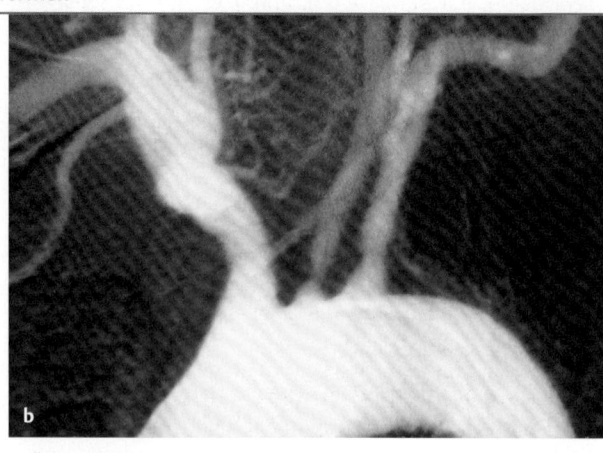

1 Kawasaki-Syndrom
  (Koronaritis)
2 Takayasu-Arteriitis
3 Arteriitis temporalis
4 Polymyalgia rheumatica
  a Schultergürtel-Typ
  b Beckengürtel-Typ

a

b Übersichtsaortographie bei Takayasu-Arteriitis: dilatierter Aortenbogen, entzündlich bedingte Einengung des Truncus brachiocephalicus,
der A. carotis communis sinistra wie auch der A. subclavia sinistra.

Differenzialdiagnose: Aortenbogensyndrom infolge Arteriosklerose.

Therapie: Immunsuppression mit einer
Kombination aus Steroiden und
Alkylanzien (s. Tab. **N-3.5**, S. 1344).

Prognose: Unbehandelt droht Minderdurchblutung von Gehirn und Herz.

5.4.2 Riesenzellarteriitis/Polymyalgia rheumatica (PMR)

▶ **Synonym**

▶ **Definition**

▶ **Merke**

Epidemiologie: Sie tritt fast ausschließlich
nach dem 50. Lebensjahr auf.

Ätiopathogenese: Die Ursache ist unbekannt. Bei der selbstlimitierenden Form
wird ein exogener Faktor (Infektion)
vermutet.

Klinik: Charakteristisch sind plötzliche und
heftige Schläfenkopfschmerzen, weiterhin **Claudicatio intermittens von Zungen-
und Kaumuskulatur, Ulkus am Zungengrund** und **flüchtige Sehstörungen
(Amaurosis fugax).** Es droht ein
Verschluss der Retinalarterie mit
nachfolgender Erblindung.

Differenzialdiagnose: Aortenbogensyndrom auf dem Boden einer Arteriosklerose.

Therapie: Die Ernsthaftigkeit der Erkrankung erfordert kombinierte **Immunsuppression** mit Steroiden und Alkylanzien (Details zu den Medikamenten, s. Tab.
N-3.5, S. 1344). Ggf. kann, im aktivitätsreduzierten Intervall, eine interventionelle (PTCA plus Stenteinlage) oder operative Gefäßrekonstruktion versucht
werden.

Prognose: Die Erkrankung schreitet unbehandelt fort; die Patienten sind durch
die Minderdurchblutung des Gehirns und des Herzens bedroht.

5.4.2 Riesenzellarteriitis/Polymyalgia rheumatica (PMR)

▶ **Synonym:** Arteriitis temporalis, Morbus Horton

▶ **Definition:** Granulomatöse Riesenzellarteriitis der Schädelarterien mit fakul-
tativer Begleitarteriitis von Schulter- und Beckengürtel (Polymyalgia rheumatica, s. Abb. **N-5.5**).

▶ **Merke:** Riesenzellarteriitis und Polymyalgia rheumatica treten häufig in
Kombination auf. Ca. 50 % der Patienen mit Riesenzellarteriitis leiden auch
an einer Polymyalgia rheumatica.

Epidemiologie: Betroffen sind v. a. ältere Menschen ab dem 50. Lebensjahr.
Frauen erkranken häufiger als Männer.

Ätiopathogenese: Die Ursache ist unbekannt. Bei den selbstlimitierenden Formen wird ein exogener Faktor (Infektion) angenommen, der auf dem Boden
einer genetischen Prädisposition zu einer Immunreaktion im Gefäßbaum
(Kopf-, Schulter- und Beckenarterien) führt. Die Symptome ergeben sich aus
der Minderdurchblutung.

Klinik: Die **Riesenzellarteriitis** macht sich durch einen pochenden, häufig
schlagartig auftretenden **Schläfenkopfschmerz mit hoher Intensität** und langer
Dauer bemerkbar. Berührungsschmerz am Kopf, **Claudicatio intermittens von
Zungen- und Kaumuskulatur, Ulkus am Zungengrund** und **flüchtige Sehstörun-
gen (Amaurosis fugax)** komplettieren das Bild. Besonders gefürchtet ist der
Verschluss der Retinalarterie, da es dann binnen weniger Stunden zur völligen
Erblindung kommen kann. Berichtet wird auch über Augenmuskelparesen und
TIA.

Die **Polymyalgia rheumatica** äußert sich in v. a. nachts auftretenden **gürtelförmigen Schmerzen der Schulter- und/oder Beckenmuskulatur.** Hinzu kommen Morgensteifigkeit sowie Allgemeinerscheinungen wie Abgeschlagenheit, Konzentrationsunfähigkeit und Fieber.

Fakultativ auftretende **gürtelförmige Muskelschmerzen in Schulter- und/oder Beckengürtel** werden als **Polymyalgia rheumatica** bezeichnet.

▶ **Merke:** Flüchtige Sehstörungen und Claudicatio von Zungen- und Kaumuskulatur sind Warnsignale für einen drohenden Verschluss der Retinalarterie mit konsekutiver Erblindung!

◀ **Merke**

Dem gegenüber ist die Polymyalgie („Arteriitis rheumatica") schmerzhaft, aber harmlos. Selbst wenn sie isoliert auftritt, ist an eine latente Arteriitis temporalis zu denken.

Diagnostik: Bei der klinischen Untersuchung lässt sich bei einigen Patienten die **verhärtete und stark geschlängelte Schläfenarterie** inspiziren bzw. palpatieren (Abb. **N-5.6**). Von den Laboruntersuchungen ist eine **extrem beschleunigte BSG** auffallend („Sturzsenkung": > 40 mm i. d. 1.h). Autoantikörper bzw. erhöhte Muskelenzyme lassen sich, anders als bei der Myositis, nicht nachweisen. Mithilfe der Farbduplexuntersuchung lässt sich die erkrankte Temporalarterie sichtbar darstellen („Halo"). Dies hilft auch bei der Suche nach dem geeignetsten Ort für die Probeentnahme. Eine Sicherung der Diagnose gelingt durch **Biopsie der Temporalarterie**, ein negatives Ergebnis schließt nicht aus!

Diagnostik: Inspektion bzw. Palpation einer **verhärteten und stark geschlängelten Schläfenarterie** (Abb. **N-5.6**). Auffallend ist eine **extrem beschleunigte BSG** („Sturzsenkung"). Eine **Biopsie der Temporalarterie** kann die Diagnose sichern.

▶ **Merke:** Bei jedem Patienten im höheren Lebensalter und heftigem Kopfschmerz muss sofort an eine Arteriitis temporalis gedacht werden. Vor der Biopsieentnahme sollte die A. carotis interna mithilfe des Farbduplex untersucht werden. Eine Stenosierung in diesem Bereich kann zu einem konsekutivem Kollateralkreislauf über die A. carotis externa führen und stellt eine Kontraindikation für eine Probeentnahme aus der A. temporalis dar.

◀ **Merke**

Therapie: Bei der Riesenzellarteriitis ist der **sofortige Einsatz von Steroiden** in hoher Dosierung (mind. 100 mg Prednisolon/d; bei Sehstörungen 500 mg/d) absolut erforderlich, um eine ischämische Komplikationen zu verhindern und rasche Beschwerdefreiheit herbeizuführen. Die Reduzierung der Steroiddosis erfolgt zügig entsprechend Beschwerdebild und Entzündungszeichen, doch ist nicht selten eine vergleichsweise hohe Dosis (30 mg/d) über Wochen bis Jahre erforderlich. In diesen Fällen ist eine additive Immunsuppression durch Gabe von Cyclosphosphamid ratsam. Die polymyalgischen Beschwerden sprechen gut auf Steroide an (Details zu den Medikamenten, s. Tab. **N-3.5**, S. 1344).

Therapie: Sofortiger Einsatz von Kortikoiden führt zu rascher Beschwerdefreiheit und verhindert ischämische Komplikationen.

◎ **N-5.6**   **Arteriitis temporalis**   ◎ **N-5.6**

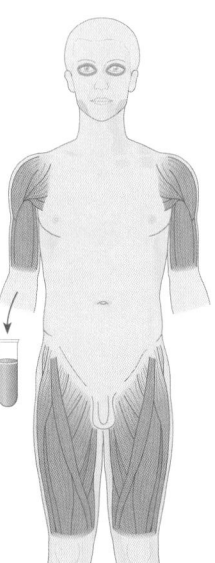
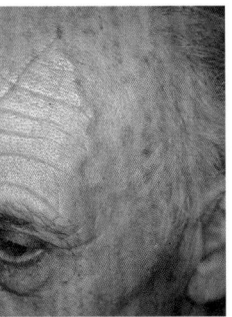

Manifestationen am Kopf:
Arteriitis temporalis (starke, pulssynchrone Kopfschmerzen)
Arteriitis ophthalmica (Amaurosis fugax/flüchtige Sehstörungen)
Arteriitis lingualis (Zungenulkus)

Labor:
BSG stark erhöht
Serologie leer

extrakraniale Manifestation:
Polymyalgia rheumatica (Manifestation im Bereich des Schulter- und Beckengürtels)

b Deutlich verdickte, geschlängelt verlaufende A. temporalis, die als druckdolenter Strang palpiert werden kann.

a Manifestationsformen bei Arteriitis temporalis.

▶ **Merke**

▶ **Merke:** Das rasche Ansprechen der Symptome auf Glukosteroide ist charakteristisch für die PMR und Riesenzellarteriitis!

Die Dosis muss jeweils den Erfordernissen angepasst werden: Beschwerdefreiheit und Rückgang der BSG-Beschleunigung sind hierfür die besten Parameter.

Prognose. Die Krankheit kann folgenlos ausheilen. Schlimmste Komplikation ist die Erblindung.

Prognose: Die Krankheit führt nicht zum Tod. Häufigste ernsthafte Komplikation ist die Erblindung, seltener der Insult. Unter adäquater Therapie kann die Krankheit auch nach 1–2 Jahren folgenlos ausheilen.

▶ **Klinischer Fall:** Ein pensionierter Beamter renoviert seine Wohnung. Dabei bemerkt er Kopfschmerzen, vorübergehendes Flimmern vor den Augen und Müdigkeit in der Schultergürtelmuskulatur, die zugleich schmerzt. Die Erscheinungen führt er auf die Anstrengung zurück, doch bilden sie sich auch nach einer Ruhepause nicht zurück. Die dadurch bedingte Schlaflosigkeit führt ihn zum Hausarzt.
Die körperliche Untersuchung erbringt nichts Auffälliges. Der neurologische Befund ist normal. Berührungsschmerz am Kopf, insbesondere der behaarten Haut, und die auffallende Schmerzhaftigkeit im Schultergürtelbereich lassen den Verdacht auf eine Vaskulitis aufkommen.

Das klinische Labor einschließlich Blutbild erbringt einen altersentsprechenden Status. Auffallend hoch ist die BSG mit 70/110 mm n. W. Sämtliche serologischen Marker einschließlich Rheumafaktoren sind negativ. Eine Biopsie der Temporalarterie zeigt histologisch regelrechte Verhältnisse. Die bei Arteriitis cranialis übliche Therapie mit Kortikosteroiden, zunächst 500 mg Prednison täglich, bringt schlagartige Besserung. Daraufhin wird die Dosis zügig reduziert. Auch die BSG geht zurück. Unter sorgfältiger Überwachung wird die Steroiddosis auf eine akzeptable Menge im Hinblick auf eine längerfristige Applikation reduziert. Nach 18 Monaten kann bei völliger Beschwerdefreiheit und Normalisierung der BSG die Therapie beendet werden. Ein Rezidiv ist nicht wieder aufgetreten.

5.5   Weitere Vaskulitisformen

5.5.1 Antiphospholipidsyndrom (APS)

5.5 Weitere Vaskulitisformen

5.5.1 Antiphospholipidsyndrom (APS)

▶ **Definition**

▶ **Definition:** Komplexe Gerinnungsstörung mit erhöhter Thrombose- und/oder Blutungsneigung, die durch Autoantikörper gegen Phospolipide (sog. Antiphospholipid-Antikörper) ausgelöst wird.

▶ **Merke**

▶ **Merke:** Das Antiphospholipidsyndrom ist eine Immunkoagulopathie!

Epidemiologie: Die Erkrankung betrifft v. a. jüngere Frauen.

Epidemiologie: Die Erkrankung betrifft v. a. Frauen. Oftmals wird sie in der Phase des Kinderwunsches nach Auftreten wiederholter Aborte erstmalig erkannt.

Ätiopathogenese:
- primäres APS
- sekundäres APS (z. B. bei Kollagenosen, Tumoren).

Ätiopathogenese: 2 Formen werden unterschieden:
- primäres APS
- sekundäres APS im Rahmen einer Grunderkrankung (z. B. Kollagenosen [v. a. SLE], Tumoren).

Klinik: Vermehrtes Vorkommen von Thrombosen und Embolien sowie dadurch verursachte Erkrankungen wie tiefe Beinvenenthrombose oder Herzinfarkt; Livedo reticularis an der Haut, gehäufte Fehlgeburten und Frühaborte.

Klinik: Im Vordergrund steht die erhöhte Thromboseneigung mit thromboembolischen Komplikationen. Typische Manifestationen sind eine Livedo reticularis an der Haut, tiefe Beinvenenthrombose oder Herzinfarkt. Eine Thrombozytopenie mit erhöhter Blutungsneigung tritt seltener auf. Bei Patientinnen mit APS kommt es in der Schwangerschaft gehäuft zu rezidivierenden „habituellen Aborten". Ursache ist eine Immunvaskulopathie der Plazenta, sodass der Throphoblast nicht mehr ernährt werden kann.

Diagnostik: Neben der Klinik finden sich: IgG- bzw. IgM-Autoantikörper gegen Phospolipide, Thrombozytenzahl ↓, positiver Lupusantikoagulanztest, PTT ↑.

Diagnostik: Neben der klinischen Trias (thromboembolische Komplikationen, erhöhte Blutungsneigung, habituelle Aborte) finden sich im Serum die IgG- bzw. IgM-Autoantikörper gegen Phospolipide; die Thrombozytenzahl ist erniedrigt. Der Lupusantikoagulanztest ist typischerweise positiv, die PTT erhöht.

▶ **Merke**

▶ **Merke:** Bei Patienten mit APS ist der TPHA-Test (Luesdiagnostik) falsch positiv. Dies beruht auf einer Kreuzreaktion zwischen Phospholipiden und Bakterienmembran.

Therapie: Es wird eine prophylaktische Therapie mit langfristiger ASS-Gabe durchgeführt. Bei Auftreten von Komplikationen werden diese behandelt (z. B. Antikoagulation bei Thromboseneigung, Immmunsuppression bei kritischer Thrombozytopenie).

Therapie: Prophylaktische ASS-Gabe.

5.5.2 Morbus Behçet

5.5.2 Morbus Behçet

> ▶ **Definition:** Chronisch-rezidivierende, entzündliche Systemerkrankung mit bevorzugtem Befall der Schleimhäute.

◀ **Definition**

Epidemiologie: Die Erkrankung manifestiert sich vorwiegend bei Jugendlichen und Erwachsenen ohne besondere Bevorzugung eines Geschlechts und ohne familiäre Häufung. Die Erkrankungsrate ist in Japan und den Mittelmeerländern am höchsten.

Epidemiologie: Vorkommen v. a. im Jugend- und Erwachsenenalter, auffallend häufig in Japan und den Mittelmeerländern.

Ätiopathogenese: Die Ursache ist unbekannt. Es handelt sich um eine **Immunkomplexvaskulitis** oberflächlicher Gefäße. Wegen der beschwerdefreien Intervalle wird ein exogener Faktor (bislang nicht identifiziertes Virus) angenommen.

Ätiopathogenese: Die Ursache ist unbekannt. Als Grundlage wird eine **Immunkomplexvaskulitis** angenommen.

Klinik: Leitsymptom sind die **rezidivierenden Schleimhautaffektionen** in Gestalt von **Aphthen** und **Ulzera** (Tab. **N-5.4**). Obligat ist der Befall der Mundhöhle mit multiplen schmerzhaften Aphthen (**Stomatitis aphthosa**). Aus einem erhabenen und geröteten Bezirk wird binnen weniger Tage ein schmerzhaftes Ulkus. Die Ulzera liegen sich oft gegenüber („kissing ulcer") oder in Gruppen. Am häufigsten betroffen sind Mundhöhle, Schlund, Vulva, Vagina, Skrotum und Perianalgegend. Auch der Gastrointestinaltrakt (blutiger Diarrhö) und die Herzklappen (Klappenvitien) können befallen sein. Die Abheilung erfolgt binnen weniger Wochen teils ohne Narbenbildung.
Es werden verschiedene Verlaufsformen unterschieden (in der Reihenfolge ihrer Häufigkeit):

- **mukokutane Verlaufsform:** Erythema nodosum und Erythema exsudativum multiforme
- **arthralgische Verlaufsform:** Oligo- oder Polyarthritis. Betroffen sind überdurchschnittlich häufig Ellenbogen, Knie und Sprunggelenke.
- **okuloneurale Verlaufsform:** mit Uveitis anterior, Chorioiditis und Hypopyoniritis. Es finden sich Blutungen, Amotio retinae, Optikusatrophie, Katarakt und Sekundärglaukom. Die Nervenbeteiligung („Neuro-Behçet") macht sich durch Fieber, Erbrechen, Sprachstörung, Lähmung, Ataxie und Tremor bemerkbar.

Klinik: Leitsymptom sind **rezidivierende Aphthen** und **Ulzera** (Tab. **N-5.4**), bei Befall der Mundhöhle **Stomatitis aphthosa**. Am häufigsten betroffen sind Mundhöhle, Schlund, Vulva, Vagina, Skrotum und Analregion, GI-Trakt und Herzklappen.

Verlaufsformen:
- **mukokutane Verlaufsform:** Erythema nodosum und Erythema exsudativum multiforme
- **arthralgische Verlaufsform:** Oligo- oder Polyarthritis, v. a. Ellenbogen, Knie und Sprunggelenke
- **okuloneurale Verlaufsform** mit Uveitis, Einblutungen, später Katarakt und Sekundärglaukom, Lähmung, Ataxie und Tremor.

Diagnostik: Diagnostisch wertvoll ist der sog. positive „**Pathergie-Test**": Nach intrakutaner Applikation von 0,1ml 0,9% NaCl-Lösung entwickelt sich eine kleine Quaddel mit rotem Hof. Histologisch findet sich in diesem Bereich eine Infiltration mit polymorphkernigen, zerfallenen Leukozyten. Einen typischen Laborbefund gibt es nicht! Leitsymptom sind die rezidivierenden, in Gruppen auftretenden Ulzera. Die „International Study Group for Behçet's Disease" hat bestimmte Kriterien formuliert, die für die Diagnosestellung erforderlich sind (Tab. **N-5.4**).
Immunphänomene fehlen, Rheumafaktoren finden sich nicht häufiger als bei der altersentsprechenden Normalbevölkerung. Generell findet sich als immungenetischer Marker HLA-B 5 häufiger, HLA-B 12 bei mukokutaner und HLA-B 27 bei arthritischer Verlaufsform.
Das **Labor** bietet im akuten Schub Entzündungszeichen mit BSG-Beschleunigung. Blutbild und klinisches Labor sind unergiebig. Befallene Gelenke weisen pannusartige Zotten auf. Die apparative Diagnostik setzt auf Endoskopie und Augenspiegelung.
Differenzialdiagnostisch kommen alle ulzerativen und exanthematischen Erkrankungen und Virusinfekte in Betracht.

Diagnostik: Tab. **N-5.4**. Wichtigstes Merkmal ist das klinische Bild. Immunphänomene fehlen ebenso wie Veränderungen von Blutbild und klinischem Labor. Positiver „**Pathergie-Test**".

Differenzialdiagnose: alle ulzerativen und exanthematischen Erkrankungen, Virusinfekte.

rezidivierende orale Ulzerationen
- aphthöse oder herpetiforme Ulzerationen (mindestens 3 Episoden/Jahr)

sowie 2 der folgenden Symptome:
- rezidivierende genitale Ulzerationen: aphthöse Ulzerationen oder Risse (s. Abbildung)
- Augenläsionen: anteriore/posteriore Uveitis, Zellen im Glaskörper, retinale Vaskulitis
- Hautläsionen: Erythema nodosum, Pseudofollikulitis, papulopustuläre Läsionen, akneiforme Knötchen
- positiver Pathergie-Test: unspezifische Hyperreaktivität der Haut, abgelesen nach 24–48 Stunden

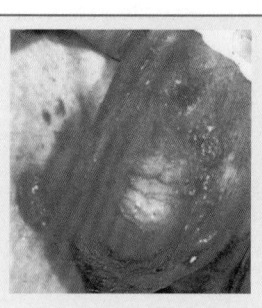

zudem können teilweise folgende **Symptomenkomplexe** beobachtet werden:
- „Vaskulo-Behçet" (venöse und arterielle Thrombosen, arterielle Aneurysmen, selten Lungenembolien)
- „Entero-Behçet" (Erosionen und tiefe Ulzera, die zu Perforationen und Blutungen neigen)
- „Neuro-Behçet" (zentrale und auch periphere Störungen)
- Gelenkbeteiligung (nicht migratorischer Befall großer Gelenke der unteren Extremität ohne bleibenden Gelenkschaden)
- Epididymitis

Therapie: Bei mildem Verlauf genügen **Antiphlogistika.** Am zuverlässigsten helfen **Steroide, bei leichten Formen lokal angewendet,** im akuten Schub oder bei **okuloneuraler Verlaufsform** systemische Gabe, ggf. in Kombination mit Azathioprin oder Ciclosporin A (s. Tab. **N-3.5**, S. 1344).

Prognose: Mit jedem Rezidiv nehmen die Schäden zu. Der Tod tritt ein infolge Atem- und Schluckstörungen sowie blutender oder perforierender Gastrointestinalulzera.

Therapie: Eine kausale Therapie oder Prophylaxe sind nicht bekannt. Leichte Verlaufsformen profitieren von einer **lokalen Steroidapplikation.** Bei milder Arthritis genügen **nichtsteroide Antiphlogistika.** Im akuten Schub und bei Beteiligung von Auge, Kehlkopf und/oder Nervensystem wird die systemische Steroidgabe bevorzugt, ggf. in Kombination mir Azathioprin oder Ciclosporin A (zu den Medikamenten, s. Tab. **N-3.5**, S. 1344). Bei Therapieresistenz kann ein Behandlungsversuch mit Thalidomid oder Interferon-α versucht werden.

Prognose: Selbst nach langfristiger Remission kann ein neuer Schub einsetzen. Eine lange Erkrankungsdauer sowie mehrere Rezidive können zur Zerstörung von Augapfel und Kehlkopf, zum Verlust der Sprache und zu bleibenden Lähmungen führen. Im Endstadium der Erkrankung entsteht der Eindruck einer weiteren Progression infolge eintretender Narbenbildung. Tödliche Komplikationen ergeben sich aus Atem- und Schluckstörungen sowie aus blutenden oder perforierenden Gastrointestinalulzera.

5.6 Weitere Immunerkrankungen

5.6 Weitere Immunerkrankungen

5.6.1 Eosinophile Fasziitis

5.6.1 Eosinophile Fasziitis

▶ Synonym

▶ **Synonym:** Morbus Shulman

▶ Definition

▶ **Definition:** Grundlage der Erkrankung ist eine Entzündung von Faszie und subkutanem Gewebe mit Neigung zu spontaner Heilung nach langjährigem Verlauf.

Ätiopathogenese: Die Ursache ist unbekannt, ggf. hyperergische Reaktion.

Ätiopathogenese: Die Ursache ist unbekannt. Ablagerungen von Immunglobulinen in betroffenen Arealen und die Eosinophilie lassen an eine Immunkrankheit denken.

Klinik: Schmerzen in der Muskulatur der Extremitäten in Verbindung mit **diffusen großflächigen Schwellungen** von Haut und Unterhaut → eingeschränkte **Beweglichkeit.**

Klinik: Die Erkrankung ist insgesamt sehr selten. Anfangs werden **Schmerzen in der Muskulatur der Extremitäten** geklagt. Hier kommt es zu **diffusen großflächigen Schwellungen** von Haut und Unterhaut. Diese Veränderungen bedingen eine **Einschränkung der Beweglichkeit,** v.a. des Faustschlusses. Schließlich kommt es zur Atrophie einzelner Muskeln.

Diagnostik. Druckschmerzhaftigkeit der betroffenen Muskelpartien. Die BSG ist beschleunigt, α_2-Globuline, **Eosinophile und Immunglobuline** sind vermehrt. **Histologie:** Anhäufung mononukleärer Zellen, v.a. der Eosinophilen, in der den Muskel umgebenden Faszie. **Im Spätstadium** kommt es zur **Fibrosierung.**

Diagnostik: Die Diagnose ist nur sehr schwer auf Anhieb zu stellen. Bei der klinischen Untersuchung ist bereits das Betasten der betroffenen Muskelpartien schmerzhaft. Im Labor zeigt sich eine deutliche BSG-Beschleunigung und α_2-Globulinvermehrung. Im Blutbild sind die **Eosinophilen deutlich** (> 15 %), die Muskelenzyme im Serum nur marginal **erhöht.** Die **Immunglobuline** im Laufe der weiteren Entwicklung regelmäßig vermehrt. Die **histologische Untersuchung** ergibt eine Anhäufung v.a. von Eosinophilen in der den Muskel umgebenden

Faszie und im subkutanen Gewebe. **Spätere Stadien** sind durch **Fibrosierung** in den genannten Bereichen gekennzeichnet („ausgebrannte Entzündung").

Therapie: Mittel der Wahl ist **Kortison**. Bei unzureichender Wirkung können zusätzlich **Immunsuppressiva** verabreicht werden (zu den Medikamenten, s. Tab. **N-3.5**). Darüber hinaus sind vorsichtige **Bewegungsübungen** als flankierende Maßnahmen zur Prophylaxe von Atrophie und Funktionseinbuße vorzunehmen.

Prognose: Die Erkrankung hat den Charakter eines **chronisch progredienten Prozesses.** Der überwiegende Teil der Patienten gesundet irgendwann spontan und ohne bleibende Schäden.

5.6.2 Pannikulitis

▶ **Definition:** Es handelt sich um eine Entzündung im Bereich des subkutan gelegenen Fettgewebes.

Epidemiologie: Die Erkrankung ist selten. Frauen werden häufiger betroffen als Männer, Erwachsene mehr als Kinder. Eine genetische Komponente ist nicht erkennbar.

Ätiopathogenese: Die Ursache der Erkrankung ist unbekannt. Ein exogener Auslösefaktor lässt sich nicht fassen und auch hinsichtlich der Pathogenese fehlt es an grundlegenden Erkenntnissen. Die Pannikulitis kann in Zusammenhang mit Erkrankungen des Pankreas oder malignen Prozessen entstehen. Im Falle einer konkommittierenden Pankreasaffektion werden freigesetzte Proteinasen als ursächlich angesehen. Ansonsten sind Störungen des Fettstoffwechsels und Immunreaktionen in der Diskussion, letztere allerdings ohne jeden fassbaren Anhalt.

Klinik: Die Pannikulitis beginnt undramatisch. Im **Unterhautfettgewebe** bilden sich **derbe und schmerzhafte Knoten.** Sie finden sich bevorzugt am Stamm, weniger an den Extremitäten. Ihre Größe beträgt l bis 10 cm. Sie sind vom gesunden Gewebe palpatorisch abgrenzbar und unter der Haut verschiebbar. Sofern die über den Knoten gelegene Haut gerötet, verdickt und mit ihnen verbacken ist, kann es zur Einschmelzung mit Entleerung eines zähflüssigen Detritus nach außen kommen (Abszesse). Vorübergehend bildet sich ein fistelartiger Zugang zur darunterliegenden Höhle. Schließlich kommt es zur Ausheilung mit Defekt und Eindellung der Haut. Die **regionalen Lymphknoten sind vorübergehend geringfügig vergrößert.** An Allgemeinsymptomen werden unbestimmtes Krankheitsgefühl mit Müdigkeit, Übelkeit, Appetitverlust und Fieber genannt.

Diagnostik: Laboruntersuchungen ergeben keine typischen Veränderungen. Abgesehen von einer mäßigen BSG-Beschleunigung und Vermehrung der α_2-Globuline als Entzündungszeichen sind sämtliche Parameter im Normbereich. Nur bei begleitender Erkrankung des Pankreas oder bei malignen Prozessen sind die entsprechenden Werte (z. B. Enzyme) abnorm.
Die **bakteriologische Untersuchung** des aus den einschmelzenden Knoten entleerten Materials ergibt stets sterile Verhältnisse.
Röntgenuntersuchungen zeigen plattenförmige Kalkablagerungen im subkutanen Bereich. Scharf umrissene kleine Defekte an Knochen beruhen auf Fettnekrosen im Knochenmark.
Das **histologische Bild** bietet die für eine Entzündung charakteristischen Zeichen. Im Frühstadium sind im Fettgewebe Granulozyten angehäuft. Später geht die Struktur der Läppchen verloren und es setzt eine **Fibrosierung** ein, die im narbigen Umbau mit Verlust der Textur der Unterhaut einhergeht. Gefäße bleiben zunächst frei, zeigen jedoch Proliferationstendenz und Ödemreaktion der Media, wenn sie im Gebiet aktiver Herde gelegen sind. Die Erkrankung stellt sich gleichzeitig an verschiedenen Arealen ein, die miteinander verschmelzen können. Eine Generalisation durch Einbeziehung anderer anatomischer Strukturen kommt nicht vor, wenngleich in Einzelfällen Bindegewebe und selbst Gelenkstrukturen mitzureagieren scheinen.

Therapie: Mittel der Wahl ist **Kortison,** bei unzureichender Wirkung zusätzlich **Immunsuppressiva** (s. Tab. **N-3.5**); zudem **Bewegungsübungen** zur Erhaltung der Muskulatur.

Prognose: Die Erkrankung nimmt einen **progredienten Verlauf,** ein Großteil gesundet jedoch letztlich spontan.

5.6.2 Pannikulitis

◀ Definition

Epidemiologie: Diese seltene Erkrankung befällt überwiegend Erwachsene, w > m.

Ätiopathogenese: Die Ursache ist unbekannt. Im Falle einer Begleiterkrankung des Pankreas werden freigesetzte Proteinasen angeschuldigt. Ansonsten sind Fettstoffwechselstörungen und Immunreaktionen in der Diskussion.

Klinik. Die Erkrankung beginnt schleichend. Im **Unterhautfettgewebe** bilden sich **derbe schmerzhafte Knoten.** Vereinzelt erscheint die Haut über den Knoten gerötet und mit ihnen verbacken. Unter dem Bild eines Abszesses entleert sich nach Einschmelzen zäher Detritus nach außen. Über eine Fistelung kommt es schließlich zur Defektheilung. Während dieser Phase sind die **regionalen Lymphknoten vergrößert.** Allgemeinsymptome sind Müdigkeit und Fieber.

Diagnostik: Laborchemisch finden sich nur bei Begleiterkrankungen entsprechend pathologische Werte.

Die **bakteriologische Untersuchung** des entleerten Detritus ergibt sterile Verhältnisse. Die **Röntgenuntersuchung** zeigt subkutane Kalkablagerungen, Knochendefekte beruhen auf Fettnekrosen. **Histologisch** finden sich anfangs Granulozyten im Fettgewebe, später setzt nach Untergang der Läppchenstruktur eine **Fibrosierung** ein. Gefäße bleiben unberührt, zeigen jedoch Proliferationstendenz. In Einzelfällen können Bindegewebe und sogar Gelenke betroffen sein.

Dies alles belegt, dass nur synoptisch die Diagnose aus Beschwerden, Tastbefund und übrigen Hinweisen gestellt werden kann. Gerade die feingewebliche Untersuchung ist außerordentlich wichtig, da sie allein die Abgrenzung gegenüber Lipomen oder Rheumaknoten ermöglicht.

Therapie: Steroide vermögen offenbar Schüben vorzubeugen, sodass eine niedrige Dauertherapie gerechtfertigt erscheint.

Therapie: Ohne Kenntnis der Ursache und der zugrunde liegenden Mechanismen gibt es naturgemäß keine fundierte Therapie. Allgemein wird der Einsatz von Steroiden empfohlen. Eine niedrig dosierte Dauertherapie (10 mg Prednisolon täglich) vermag die Schübe zu unterdrücken.

5.6.3 Rezidivierende Polychondritis

▶ **Definition**

▶ **Definition:** Entzündliche Erkrankung des Knorpelgewebes mit Knorpeldestruktionen.

Epidemiologie: Diese seltene Erkrankung tritt überwiegend im höheren Lebensalter auf.

Epidemiologie: Die Erkrankung ist selten und tritt überwiegend in höherem Lebensalter auf.

Ätiopathogenese: Die Ätiologie ist unbekannt. Lymphozyten, Antikörper und Kollagen Typ II als Autoantigen scheinen eine Rolle zu spielen.

Ätiopathogenese: Die Ätiologie ist unbekannt. Als Pathomechanismus wird ein von Lymphozyten und Antikörpern ausgelöster Phagozytoseprozess angenommen. Als Autoantigen wirkt vermutlich Kollagen Typ II.

Klinik: Infolge der Knorpelzerstörung kommt es zu **Gelenkschmerzen,** Deformitäten der Ohrmuschel (Abb. **N-5.7a**), **Schwerhörigkeit** (bei Beteiligung des Mittelohres), **Sattelnase (Abb. N-5.7 b)**, **Schluckstörung** (bei Beteiligung von Kehlkopf und Trachea). Gelegentlich **Kleingefäßvaskulitis.**

Klinik: Infolge der Knorpelzerstörung klagen die Patienten über **Gelenkschmerzen.** Bei einer **Ohrknorpelentzündung** kommt es im akuten Stadium zu einer starken Schwellung und Rötung des Ohres (Abb. **N-5.7a**), im fortgeschrittenen Stadium ist das Abknicken der Ohrmuschel typisch („Schlappohren"). **Schwerhörigkeit** folgt auf Beteiligung des Mittelohres, Nasenbefall kann zu einer **Sattelnase** führen (Abb. **N-5.7 b**). Eine Beteiligung von Kehlkopf und Trachea äußert sich als **Schluckstörung.** Gelegentlich tritt eine **Kleingefäßvaskulitis** hinzu, die sich als Episkleritis, Tinnitus, Schwindel und/oder Glomerulonephritis manifestiert. Gefährlich ist ein Einbezug der Aorta.

▶ **Merke**

▶ **Merke:** Die Erkrankung manifestiert sich häufig an Ohr, Nase, Kehlkopf und Trachea.

Diagnostik: Sie ergibt sich aus Klinik und Histologie.

Diagnostik: Neben der typischen Klinik liefert die Histologie den entscheidenden Beitrag.

Therapie: Immunsuppression mit einer Kombination aus Steroiden und Alkylanzien (s. Tab. **N-3.5**, S. 1344).

Therapie: Die Immunsuppression erfolgt mit einer Kombination aus Steroiden und Alkylanzien (Details zu den Medikamenten, s. Tab. **N-3.5**, S. 1344). Antiphlogistika sind ineffizient.

Prognose: Die Erkrankung ist progredient.

Prognose: Die Erkrankung schreitet unbehandelt stetig fort. Gefährliche Komplikationen sind eine Verlegung der Atemwege und die Entwicklung einer Herzinsuffizienz.

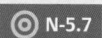

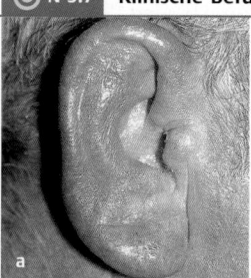
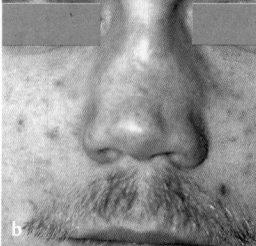

◎ N-5.7   **Klinische Befunde bei rezidivierender Polychondritis**

a Ohrknorpelentzündung (beachte: Ohrläppchen ausgespart, da kein Knorpel).
b Sattelnase.

5.6.4 Sarkoidose

s. Kap. Pneumologie, S. 392

Die Sarkoidose gilt nicht als rheumatologische Erkrankung. Sie tritt jedoch in ihrer akuten Variante nicht selten unter dem Bild eines systemischen rheumatoiden Prozesses auf (Details s. Kap. Pneumologie, S. 392).

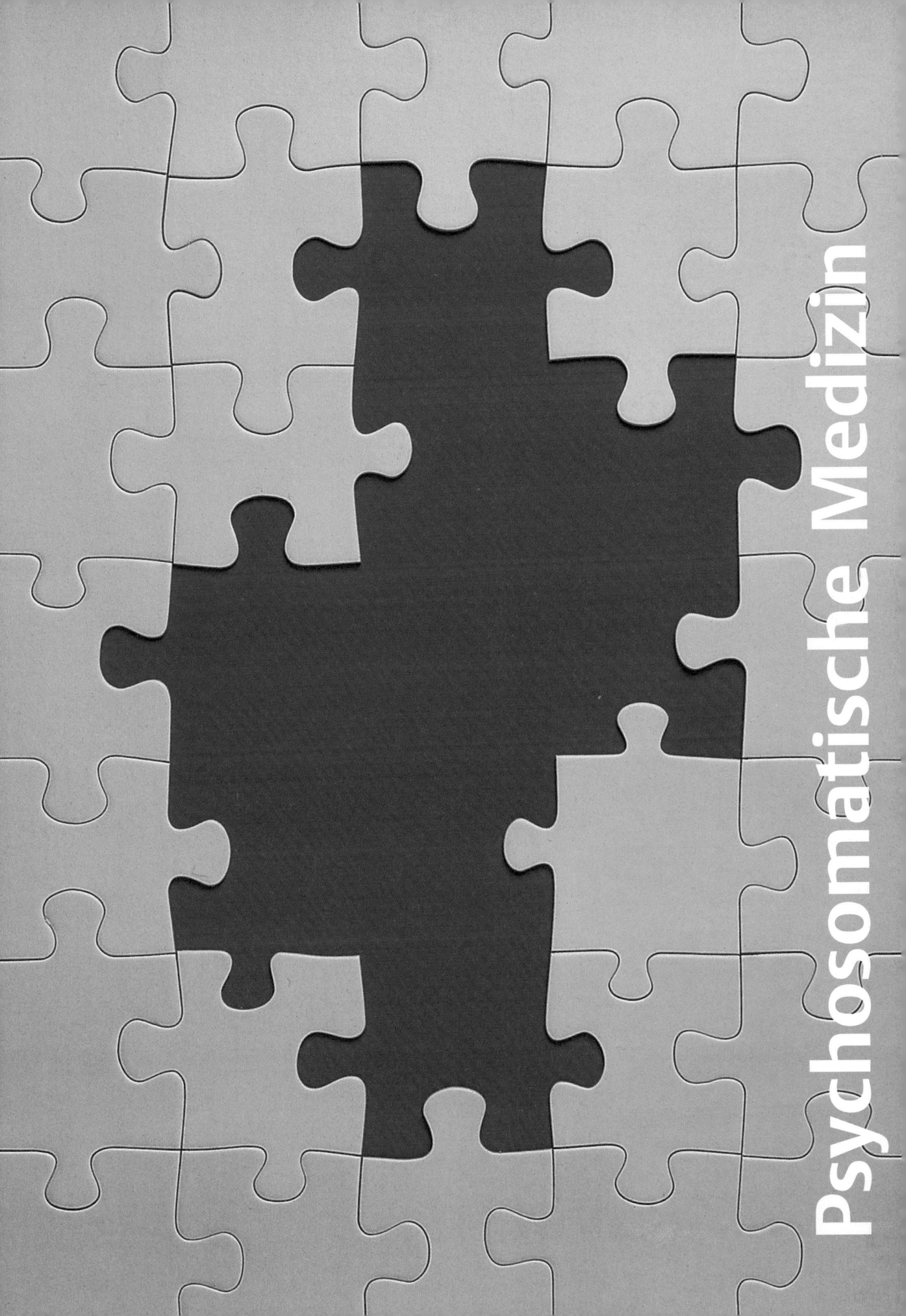

Psychosomatische Medizin

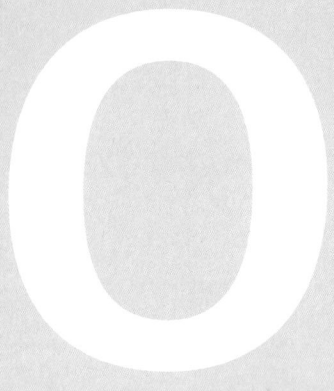

Psychosomatische Medizin

1 Allgemeine Psychosomatik

1   Allgemeine Psychosomatik

▶ **Definition:** Die Psychosomatische Medizin ist eine biopsycho-soziale Medizin: Sie untersucht Wechselbeziehungen zwischen körperlichen, psychischen und sozialen Vorgängen.

◀ **Definition**

1.1 Entwicklungslinien der Psychosomatik

1.1.1 Integrierte internistische Psychosomatik

1.1   Entwicklungslinien der Psychosomatik

1.1.1 Integrierte internistische Psychosomatik

Mit Zunahme der diagnostischen und therapeutischen Möglichkeiten durch naturwissenschaftliche Grundlagenforschung erkannten Internisten die Notwendigkeit, die Persönlichkeit des Kranken, seine familiäre, soziale und berufliche Umwelt mit in Überlegungen zu Entstehung, Erkennung, Behandlung und Verlauf von Krankheiten einzubeziehen. „Wir behandeln nicht Krankheiten, sondern kranke Menschen" war das Credo von Ludolf von Krehl und der „Heidelberger Schule". „Der Mensch vermag seine Krankheitsvorgänge zu gestalten durch seinen körperlichen und seelischen, am besten gesagt, menschlichen Einfluss auf diese Vorgänge. Und er ist nicht nur Objekt, sondern stets zugleich Subjekt: Das ist es, was die nie sich erschöpfende Vielseitigkeit der krankhaften Vorgänge am Menschen erzeugt." Aus dieser Grundhaltung wurde die Psychosomatik als integriertes Fach der Inneren Medizin von von Weizsäcker etabliert. Die wichtigste Frage für zunehmend ältere und multimorbide Patienten lautet heute, wie sie mit meist mehreren chronischen Erkrankungen und Einschränkungen möglichst gut zurechtkommen, weniger, wie sie vollständig gesund werden können.

Als zentrale Fähigkeit der Krankheitsbewältigung wird die sog. **Resilienz** im psychologischen Sinn verstanden als die Möglichkeit, **mit Einschränkungen** – hier also Krankheiten und gesundheitlichen Krisen – so **umzugehen**, dass die verbleibenden Möglichkeiten im Fokus des Alltagslebens und des Lebensgefühls stehen. Gelingt eine Krankheitsbewältigung in diesem Sinne nicht, kommt es zu Mangel- und Verlusterleben, letztlich also zu chronischer Depression.

Bei mehr als einem Drittel der stationär aufgenommenen internistischen Patienten liegt eine **psychische Komorbidität** (Vorkommen psychischer Störungen neben einer körperlichen Krankheit) vor. Bei 4 % der Patienten ist dies der alleinige Aufnahmegrund, bei weiteren 9 % trägt die psychische Störung zusammen mit einer körperlichen Erkrankung zur Aufnahme bei. Neurotische Störungen (z. B. somatoforme Störungen), Suchterkrankungen und affektive Störungen sind dabei die Hauptdiagnosegruppen.

Psychische Komorbidität geht mit einem **erhöhten Leiden, erhöhter Inanspruchnahme medizinischer Dienstleistungen** und **erhöhten Behandlungskosten** einher. Als eindrückliches Beispiel hierfür können Beobachtungen bei chronisch herzinsuffizienten Patienten dienen, die zu mehr als einem Drittel als depressiv eingeschätzt werden. So werden etwa ein Viertel der gesamten Behandlungskosten der Herzinsuffizienz indirekt durch die vermehrte Nutzung medizinischer Dienste aufgrund psychischer Komorbidität verursacht.

„Wir behandeln nicht Krankheiten, sondern kranke Menschen". Der Mensch ist nicht nur Objekt, sondern stets zugleich Subjekt, war das Credo von Krehl und der Heidelberger Schule. Aus dieser Grundhaltung etablierte sich die Psychosomatik als integriertes Fach der Inneren Medizin.

Medizinische Fortschritte und demografischer Wandel führen heute zu einer Zunahme der Komplexität und Chronizität von Krankheiten.

Bei mehr als einem Drittel der stationär aufgenommenen internistischen Patienten liegt eine **psychische Komorbidität** vor.

Psychische Komorbidität geht mit **erhöhtem Leiden, erhöhter Inanspruchnahme medizinischer Dienstleistungen** und **erhöhten Behandlungskosten** einher.

1.1.2 Psychosomatische Medizin und Psychotherapie

1.1.2 Psychosomatische Medizin und Psychotherapie

Neben der integrierten internistischen Psychosomatik führte eine zweite Entwicklungslinie zur Etablierung der psychosomatischen Medizin und Psychotherapie, eines Spezialfaches, welches sich mit folgenden Fragen beschäftigt: Wie entstehen psychosomatische und psychische Symptome? Welche Theorien der normalen Persönlichkeitsentwicklung sind erforderlich, um Störungen zu erklären? Welche Behandlungsverfahren bewähren sich theoretisch und praktisch? Bei der Erklärung psychosomatischer Störungen ging Mitscherlich von den psychoanalytischen Theorien Freuds aus. Einige Begriffe **pychodynamischer Theorien** sollen hier erläutert werden, da sie für Diagnostik und Therapie psychosomatischer Störungen auch heute von zentraler Bedeutung sind.

Die psychosomatische Medizin und Psychotherapie beschäftigt sich mit den Fragen: Wie entstehen psychosomatische und psychische Symptome? Welche Theorien der normalen Persönlichkeitsentwicklung sind erforderlich, um Störungen zu erklären? Welche Behandlungsverfahren bewähren sich theoretisch und praktisch?
Im Folgenden einige Begriffe **psychodynamischer Theorien:**

Psychodynamische Persönlichkeitstheorien: Diese gehen davon aus, dass unbewusste Prozesse bei psychischen Funktionen und Störungen eine wichtige Rolle spielen. Dabei können psychosomatische Symptome als Folge von Konflikten oder Entwicklungsdefiziten verstanden werden. **Unbewusste intrapsychische Konflikte** können Wahrnehmen, Fühlen, Erleben und Handeln wesentlich mitbestimmen und die Entstehung psychischer Störungen (Neurosen) verständlich machen. Dabei stehen sich in der Regel unvereinbare, lebensgeschichtlich früh entwickelte Emotionen und Wünsche von hoher Intensität und antagonistische, durch die Realität und gesellschaftliche Normen erworbene und angeeignete Gegenkräfte (Abwehrmechanismen) gegenüber. Dieses Wechselspiel stellt einen notwendigen, die psychischen Funktionen sichernden dynamischen Prozess dar, der von frühen Erfahrungen geprägt wird. Den meisten Menschen gelingt es, im Rahmen einer unbewussten psychischen Organisation diese antagonistischen Kräfte flexibel zu balancieren.

> ▶ **Merke:** Eine psychische Störung tritt auf, wenn diese unbewusste Balance nicht (mehr) gelingt und neurotische Symptome im Sinne eines Wiederholungszwanges als dysfunktionale Muster immer wieder auftreten und das Leben beeinträchtigen.

Strukturelle Störungen: Psychosomatische und psychische **Symptome und Störungen** können daneben auch als **entwicklungsbedingte Defizite** verstanden werden, bei denen es zu sog. strukturellen Störungen kommt. Als strukturelle Störung kann mit Rudolf definiert werden die „defizitäre Entwicklung jener strukturellen Fähigkeiten, die zur Regelung des inneren Gleichgewichtes und der Beziehungssituation benötigt werden". Die psychische Struktur wird definiert als die Verfügbarkeit über psychische Funktionen, die für die Organisation des Selbst und seine Beziehungen zu den inneren und äußeren Objekten erforderlich sind.

Strukturelle Störungen sind oft das Resultat frühkindlicher Beziehungsstörungen und Ergebnis von Mangelzuständen und chronischer Überforderung in der frühkindlichen Entwicklung. Eine mangelhaft ausgeprägte Entwicklung psychischer Repräsentanzen von sich selbst und anderen im Sinne einer strukturellen Störung durch Überforderung oder übertriebene Fürsorglichkeit kann auch in späteren Lebensphasen eine Reaktivierung dieser primär belastenden emotionalen und körperlichen (Mangel-)Zustände bewirken. Emotionale Überforderungssituationen können dann nicht als solche erkannt und ggf. als primär krankhafte Körperwahrnehmung fehl interpretiert werden.

Da bei strukturellen Störungen nicht nur **Affekte**, sondern auch das eigene **Körpererleben** sehr undifferenziert wahrgenommen werden, sind sie in der psychosomatischen Medizin sehr wichtig.

> ▶ **Merke:** Ein psychosomatisches Symptom kann also kausal als Folge einer Fehlentwicklung der Persönlichkeit (strukturelle Störung) oder aber auch bei hinreichender Differenzierung des psychischen Apparates funktional als Lösungsversuch eines unbewussten Konflikts verstanden werden (psychodynamisch).

Ein psychosomatisches Symptom ist nicht eineindeutig mit einer spezifischen Störung oder einem spezifischen Konflikt verbunden. Auch das vermeintlich objektive Ausmaß einer Belastung oder eines Stresses (Arbeitsbelastung, Trennungs-, Verlusterlebnisse etc.) führt nicht automatisch zu spezifischen Störungen. Die Symptomentstehung ist vielmehr im Einzelfall zur rekonstruieren und kann auf mehreren Ebenen beschrieben werden.

1.2 Diagnostik

1.2.1 Allgemeines

Die Mehrzahl der Patienten in der Inneren und Allgemeinmedizin möchten von ihrem behandelnden Arzt (auch) nach ihrem psychischen Wohlbefinden gefragt werden, wobei weniger als die Hälfte der psychischen Störungen erkannt werden. Die Ursachen für diese **niedrige Erkennungsrate** liegen auf der Hand: Zeitmangel, multiple gleichzeitige Anforderungen, Ausbildungsdefizite und unzureichende Vergütungsbedingungen für die psychosoziale Versorgung.

> ▶ **Merke:** Die psychosomatische Diagnostik in der Inneren Medizin berücksichtigt biopsychosoziale Befunde und erfolgt gleichzeitig mit und gleichrangig zur somatischen Diagnostik. Sie ist damit eine **Simultandiagnostik**.

Der Patient erlebt den Arzt als interessiert an körperlichen Symptomen und Vorgängen, gleichzeitig aber auch an Befinden, aktueller Lebenssituation und persönlicher Biografie. Psychosozialen Befunden wird damit auf eine natürliche und selbstverständliche Weise eine Bedeutung für Befinden und Gesundheitszustand zugeschrieben. Das sequenzielle Erheben psychosomatischer Befunde (z. B. die Überweisung zum Psychosomatiker, nachdem alle Untersuchungen nichts ergeben haben) begünstigt dagegen iatrogen die Entstehung funktioneller Störungen: Patienten fühlen sich nicht verstanden, weggeschickt und beharren nicht selten auf den Aspekten des Krankheitsgeschehens, die den Arzt initial interessiert hatten. Dem Erheben der Krankengeschichte kommt damit ein hoher Stellenwert zu, aber auch körperliche Untersuchung, Visiten, Hausbesuche, Mitteilungen von Pflegepersonal und Arzthelferin bieten vielfältige Möglichkeiten, zwanglos wichtige psychosoziale Aspekte wahrzunehmen.

1.2.2 Patient-Arzt-Interaktion

Die Beziehung zwischen Patient und Arzt ist in doppelter Weise wichtig und wirksam: Zum einen ist die **persönliche Wahrnehmung** des Arztes sein bestes Diagnostikinstrument, zum anderen kann die **therapeutische Beziehung** in hohem Maße heilsam sein.

Hohe Plazeboeffekte bei der Untersuchung von Medikamentenwirkungen, die z. B. bei gastroenterologischen Erkrankungen mehr als die Hälfte der Effekte erklären, zeigen, dass jenseits spezifischer pharmakologischer Wirkungen die gesamte ärztliche Situation sehr wirksam und heilsam sein kann.

Grundlage jeder gelingenden Kommunikation zwischen Patient und Arzt ist eine Begegnung auch auf der **Beziehungsebene**. Hierzu gehört ein Eingehen auf die Fragen, Bedürfnisse und Sorgen der Patienten. Auch eine einfache Informationsvermittlung wird oft erst auf dieser Grundlage möglich. Weiter ist es hilfreich, wenn der Arzt seine Wahrnehmung schult, einen Zugang zu eigenen Gefühlen entwickelt, zu positiven und negativen, die Patienten in ihm auslösen. Schwierige Patient-Arzt-Interaktionen können in direktem Austausch mit Teammitarbeitern und Kollegen oder auch in **Balint-Gruppen** bearbeitet werden. Balint-Gruppen (nach dem Psychoanalytiker Michael Balint) sind Gruppen von Ärzten, die sich unter der Leitung eines erfahrenen Psychosomatikers oder Psychotherapeuten regelmäßig treffen, um über schwierige Patienten aus der Praxis zu sprechen. Ziel ist eine Verbesserung der Patient-Arzt-Beziehung, die zu einem verbesserten Verständnis des Patienten sowie zu verbesserten therapeutischen Ansätzen für die Behandlung führen soll.

1.2.3 Anamneseformen

Die **Anamneseerhebung** stellt – nicht nur in der Psychosomatik – einen zentralen Bestandteil ärztlichen Handelns dar. Neben der besonderen Bedeutung für den Beziehungsaufbau, die Schaffung eines Arbeitsbündnisses und das Treffen einer Behandlungsvereinbarung spiegelt sich die Wichtigkeit der Anamnese in der Beobachtung wider, dass sich 70 % aller Diagnosen allein durch eine fundierte Erhebung der Krankengeschichte stellen lassen.

1.2 Diagnostik

1.2.1 Allgemeines

Die Mehrzahl der Patienten in der Inneren und Allgemeinmedizin möchten von ihrem behandelnden Arzt (auch) nach ihrem psychischen Wohlbefinden gefragt werden.

◀ **Merke**

Der Patient erlebt den Arzt als interessiert an körperlichen Symptomen und Vorgängen, gleichzeitig aber auch an Befinden, aktueller Lebenssituation und persönlicher Biografie.

1.2.2 Patient-Arzt-Interaktion

Die Beziehung zwischen Patient und Arzt ist in doppelter Weise wichtig: Zum einen ist die **persönliche Wahrnehmung** des Arztes sein bestes Diagnoseinstrument, zum anderen kann die **therapeutische Beziehung** in hohem Maße wirksam sein.

Balint-Gruppen: In diesen Gruppen besprechen Ärzte unter der Leitung eines Psychosomatikers oder Psychotherapeuten den Umgang mit schwierigen Patienten aus der Praxis. Ziel ist eine Verbesserung der Patient-Arzt-Beziehung mit vermehrtem Verständnis des Patienten sowie verbesserten therapeutischen Ansätzen.

1.2.3 Anamneseformen

Die **Anamneseerhebung** stellt – nicht nur in der Psychosomatik – einen zentralen Bestandteil ärztlichen Handelns dar.

Für alle Formen der **Anamneseerhebung** gelten die Grundsätze von Akzeptanz, Empathie und Kongruenz.

Für alle Formen der **Anamneseerhebung** gelten die Grundsätze von Akzeptanz, Empathie und Kongruenz. Während **Akzeptanz** eine positive Wertschätzung gegenüber dem Patienten meint, die durch aktives Bemühen und eine innere Anteilnahme seitens des Arztes vermittelt wird, steht der Begriff der **Empathie** für ein sich einfühlendes Verstehen und sich Einlassen, ohne sich zu identifizieren. Echtheit oder **Selbstkongruenz** besagt, dass der Therapeut bemüht sein sollte, er selbst zu sein, ohne sich hinter einer Fassade zu verbergen. Das eigene Erleben und Empfinden sollte dem Therapeuten gewahr werden und verfügbar sein, sodass er es dem Patienten mitteilen kann, wenn dies angemessen erscheint (selektive Authentizität). Kongruentes und wertschätzendes Verhalten ist gerade bei psychosomatisch erkrankten Patienten Voraussetzung für eine Vertrauensbasis, die einen zentralen Ausgangspunkt für eine tragfähige Arzt-Patienten-Beziehung darstellt. Denn bereits das sich Einlassen auf ein diagnostisches Gespräch stellt für diese Patienten mit körperlichen Beschwerden ohne ausreichende somatische Erklärung, die oft zahlreiche Voruntersuchungen und Behandlungsversuche erlebt haben, bereits eine große Hürde dar.

▶ Merke

▶ **Merke:** Die Besonderheit einer psychosomatischen Diagnostik ist darin zu sehen, dass der Untersucher nicht nur objektiver Außenbeobachter ist, sondern sich partiell auf die Beziehung mit dem Patienten einlässt. Bei diesem Prozess wird das Verstehen des Krankheitsprozesses als biopsychosoziales Geschehen angestrebt.

Nach P. Hahn unterscheidet man im Wesentlichen vier Anamneseformen: die „klassische" klinische Basisanamnese, die erweiterte Anamnese, die biografische Anamnese und die tiefenpsychologische Anamnese.

Die **„klassische" klinische Basisanamnese** folgt einem Grundmuster, welches im Wesentlichen für alle klinischen Fachgebiete identisch ist.

Die **„klassische" klinische Basisanamnese** folgt einem Grundmuster, welches im Wesentlichen für alle klinischen Fachgebiete identisch ist. Im Mittelpunkt steht die zielgerichtete und strukturierte Erfassung der Beschwerden des Patienten auf phänomenologisch-hermeneutischer Ebene, welche in einem empirisch-analytischen Prozess zur Interpretation der Beschwerden mit sich daraus ableitenden Handlungskonsequenzen führt.

Die **erweiterte Anamnese** beruht auf einem klinisch-psychosomatischen Denken, Erfassen einer möglichen psychosozialen **Auslösesituation** der Beschwerdesymptomatik („Können Sie mir bitte mehr über den Zeitpunkt und die Umstände berichten, als Ihre Beschwerden zum ersten Mal aufgetreten sind?") und Erfragen der **subjektiven Krankheitstheorie** („Was meinen Sie denn selbst, woher Ihre Beschwerden kommen könnten?").

Die **erweiterte Anamnese** beruht auf einem klinisch-psychosomatischen Denken, das sich um eine möglichst gleichzeitige und gleichwertige Beachtung der körperlichen und seelischen Symptomatik bemüht. Indiziert ist sie bei bestehenden Unklarheiten über die Ätiologie und Art der Erkrankung sowie über das Krankheitsverständnis des Patienten. Zentrale Elemente sind das Erfassen einer möglichen psychosozialen **Auslösesituation** der Beschwerdesymptomatik durch Störungen der psychosozialen Befindlichkeit in Beruf, Familie oder Gesellschaft („Können Sie mir bitte mehr über den Zeitpunkt und die Umstände berichten, als Ihre Beschwerden zum ersten Mal aufgetreten sind?") sowie das Erfragen der sogenannten **subjektiven Krankheitstheorie** („Was meinen Sie denn selbst, woher Ihre Beschwerden kommen könnten?"). Letztere gibt Auskunft über die Vorstellungen des Patienten zu Genese, Art und Verlauf seiner Erkrankung und bietet Informationen darüber, inwieweit er für einen psychosomatischen Zugang zu seinen Beschwerden empfänglich ist.

Mit der **biografischen Anamnese** soll ein umfassendes Persönlichkeitsbild des Patienten durch eine Lebens-, Leidens- und Erlebnisbeschreibung in primär individuellen Zusammenhängen gewonnen werden.

Bei der **biografischen Anamnese** wird die Grenze hin zu einer „biographischen" oder „psychosomatischen" Medizin überschritten. Mit ihr soll ein umfassendes **Persönlichkeitsbild** des Patienten durch eine Lebens-, Leidens- und Erlebnisbeschreibung in primär individuellen Zusammenhängen gewonnen werden. Dies kann durch eine entwicklungspsychologisch orientierte Darstellung des Lebenslaufes oder durch eine Selbst- und Fremdschilderung der Biografie erfolgen.

Die **tiefenpsychologische Anamnese bzw. das psychoanalytische Interview** wird durch den psychosomatischen Konsildienst oder in der psychosomatischen Ambulanz veranlasst.

Die **tiefenpsychologische Anamnese bzw. das psychoanalytische Interview** wird durch den psychosomatischen Konsildienst oder in der psychosomatischen Ambulanz veranlasst. Als eine einfache klinische „Indikationsregel" zur Konsilanforderung bzw. Überweisung können ein starker Leidensdruck des Patienten sowie die Beobachtung, dass der Patient einen „einfachen ärztlichen Ratschlag" nicht annehmen kann, gelten. Im Gegensatz zur biografischen Anamnese liegt der Fokus der tiefenpsychologischen Anamnese bzw. des psychoanalytischen Interviews stärker auf der **Reinszenierung** der biografischen Erfahrungen innerhalb der therapeutischen Begegnung. Tiefenpsychologische Anamnese und psychoanalytisches Interview setzen eine fundierte Ausbildung voraus.

1.2.4 Diagnostische Kriterien

Die Diagnostik psychischer Störungen erfolgt heute nach expliziten diagnostischen Kriterien, die in der **Internationalen Klassifikation psychischer Störungen, ICD-10 Kapitel V (F)**, der Weltgesundheitsorganisation bzw. im **Diagnostic and Statistical Manual of Mental Disorders (DSM-IV)** der American Psychiatric Association zusammengefasst sind. Zur Diagnosestellung untersucht der Arzt, ob bei dem Patienten die Symptome einer spezifischen psychischen Störung vorliegen, d. h. ob die störungsspezifischen diagnostischen Kriterien erfüllt sind.

▶ **Merke:** Eine Diagnose nach ICD-10 bzw. DSM-IV ist heute Grundlage für Therapieempfehlung, Behandlung und Vergütung.

Eine wertvolle Ergänzung zu ICD-10 und DSM-IV stellt die **Operationalisierte Psychodynamische Diagnostik (OPD)** dar. Sie erweitert die kategorialen Diagnosesysteme um die wichtigen Aspekte der Krankheitsverarbeitung und der Behandlungsvoraussetzungen, der Beziehungs- und Konfliktdiagnostik sowie der Persönlichkeitsstruktur.

Diagnostik mit Fragebögen

Zur Verbesserung der Erkennungsrate wird heute in vielen Bereichen die Anwendung von **Screeningverfahren** empfohlen. Praktikable, validierte und international verfügbare Screeninginstrumente für psychische Störungen, die in Deutschland zur Anwendung kommen, sind der **Patient Health Questionnaire (PHQ)**, die **Hospital Anxiety and Depression Scale (HADS-D)** und der **WHO Well-Being-Index (WBI-5)**. Diese Screeninginstrumente werden von den Patienten z. B. während der Wartezeit ausgefüllt und durch den Arzt ausgewertet. Naturgemäß können Screeningfragebögen das vertrauensvolle Gespräch mit dem behandelnden Arzt nicht ersetzen; sie ermöglichen aber eine zeitsparende und effiziente Identifikation von Risikogruppen, die einer genaueren Evaluation durch den Arzt benötigen.
Auch bei der Diagnostik der **gesundheitsbezogenen Lebensqualität** haben sich Patientenfragebögen bewährt. Es ist zu unterscheiden zwischen krankheitsspezifischen (z. B. für Herzinsuffizienz, Diabetes mellitus) und generischen (krankheitsübergreifenden) Instrumenten. Häufig eingesetzte Instrumente zur krankheitsübergreifenden Messung der Lebensqualität sind das **Medical Outcomes Study 36-item Short-Form Health Survey (SF-36)** und der **Lebensqualitätsfragebogen EQ-5D**.

Diagnostik mit standardisierten Interviews

Strukturierte und halbstrukturierte Interviews stellen den Goldstandard in der Diagnostik von psychischen Störungen dar. Zu den am häufigsten verwendeten diagnostischen Interviews zählt die **Operationalisierte Psychodynamische Diagnostik (OPD)** und das strukturierte klinische Interview für DSM-IV (SKID).

1.3 Therapie

1.3.1 Auswahl der geeigneten Therapie

Der **diagnostisch-therapeutische Algorithmus** in der psychosomatischen Medizin lässt sich im Wesentlichen in fünf Schritten zusammenfassen (Tab. **O-1.1**).

1.2.4 Diagnostische Kriterien

Die Diagnostik psychischer Störungen erfolgt heute nach expliziten diagnostischen Kriterien: **„Internationale Klassifikation psychischer Störungen, ICD-10 Kapitel V (F)"**, **„Diagnostic and Statistical Manual of Mental Disorders (DSM-IV)"**.

◀ **Merke**

Eine wertvolle Ergänzung zu ICD-10 und DSM-IV stellt die **Operationalisierte Psychodynamische Diagnostik (OPD)** dar.

Diagnostik mit Fragebögen

Screeningverfahren zur Diagnostik psychischer Störungen, **Patient Health Questionnaire (PHQ)**, **Hospital Anxiety and Depression Scale (HADS-D)**, **WHO Well-Being-Index (WBI-5)**, ermöglichen eine zeitsparende und effiziente Identifikation von Risikogruppen.

Auch bei der Diagnostik der **gesundheitsbezogenen Lebensqualität** haben sich Patientenfragebögen bewährt. Es ist zu unterscheiden zwischen krankheitsspezifischen Instrumenten und generischen Instrumenten.

Diagnostik mit standardisierten Interviews

Strukturierte und halbstrukturierte Interviews stellen den Goldstandard in der Diagnostik von psychischen Störungen dar.

1.3 Therapie

1.3.1 Auswahl der geeigneten Therapie

Den **diagnostisch-therapeutische Algorithmus** zeigt Tab. **O-1.1**.

☰ O-1.1 Diagnostisch-therapeutischer Algorithmus in der psychosomatischen Medizin

1. **Verdachtsdiagnose bzw. Screening-Diagnose**	Eine Verdachtsdiagnose bzw. ein positiver Screeningbefund ergeben sich aus der Interaktion mit dem Patienten bzw. der Anwendung eines Screeningfragebogens.
2. **Überprüfung der Diagnose**	Durch die Anamnese und das Abfragen der diagnostischen Kriterien wird untersucht, ob das Vollbild einer spezifischen psychischen Störung vorliegt.
3. **Erfragen der subjektiven Erklärungs- und Behandlungsmodelle**	Um die subjektiven Entstehungsbedingungen der Störung im Rahmen der Behandlung adäquat berücksichtigen zu können und um eine Therapie zu wählen, die für den Patienten akzeptabel ist, werden die subjektiven Erklärungs- und Behandlungsmodelle des Patienten erfragt.
4. **Information des Patienten über die geeignete Behandlung**	Der Arzt informiert den Patienten auf Basis von Leitlinien, Evidenzen und dessen persönlicher Situation über die für ihn geeignete(n) Behandlungsmethode(n).
5. **Partizipative Entscheidungsfindung**	Arzt und Patient entscheiden sich gemeinsam für die durchzuführende Therapieform, z. B. klassische Psychotherapie, psychopharmakologische Medikation, psychosomatische Grundversorgung, internistisch-psychosomatische Komplexbehandlung, Wiedereinbestellung oder Nichtbehandlung.

Therapieprinzipien sind:
- **simultane Behandlung:** Bei gleichzeitig vorliegenden psychischen und somatischen Erkrankungen ist es wichtig, diese Störungen parallel zu behandeln.
- **kooperative Grundhaltung:** enge Abstimmung mit Mitbehandlern
- **gestufte Behandlung** (Abb. **O-1.1**): Die Auswahl des Therapieverfahrens hängt vom Schweregrad der psychischen und ggf. komorbiden körperlichen Erkrankung sowie von den Funktionseinschränkungen ab. Bei akuter Suizidalität muss die stationäre Behandlung unmittelbar eingeleitet werden.

Therapieprinzipien bei der Behandlung psychischer Störungen bei internistischen Patienten sind:
- **simultane Behandlung:** Bei gleichzeitig vorliegenden psychischen und somatischen Erkrankungen ist es wichtig, diese Störungen parallel zu behandeln, da sich körperliche und psychische Störungen in der Regel negativ gegenseitig beeinflussen. Nachhaltige Besserungen sind nur dann zu erzielen, wenn sich psychische und körperliche Symptomatik bessern.
- Stets sollte eine **kooperative Grundhaltung** gegenüber überweisenden und mitbehandelnden Kollegen eingenommen werden und Behandlungen in wechselseitiger Abstimmung erfolgen.
- **gestufte Behandlung:** Die Auswahl des Therapieverfahrens hängt vom Schweregrad der psychischen und ggf. komorbiden körperlichen Erkrankung sowie von den Funktionseinschränkungen ab. Die Funktionseinschränkungen bilden sich im Wesentlichen durch die Leistungs- und Arbeitsfähigkeit des Patienten ab, aber auch durch seine Funktionsfähigkeit im familiären Kontext. Abb. **O-1.1** zeigt die Therapieindikation in Abhängigkeit vom Schweregrad, den Funktionseinschränkungen und dem Ansprechen auf die Therapie. Bei akuter Suizidalität muss unmittelbar eine stationäre Behandlung eingeleitet werden.

▶ Merke

▶ **Merke:** Behandlungserfolg und Behandlungspräferenzen: Bei der Behandlung psychischer Störungen ist es von großer Bedeutung, dass der **Patient mit der empfohlenen Therapie einverstanden** und von deren Notwendigkeit überzeugt ist. Dies sichert die **Compliance** des Patienten, die langfristige Durchführung der Therapie und letztlich eine nachhaltige Besserung des Patienten.

◎ O-1.1 Stufenweise Therapieindikation in Abhängigkeit vom Schweregrad der psychischen Störung und Funktionseinschränkungen

Schweregrad, Funktionseinschränkungen →

- psychosomatische Grundversorgung
- Ressourcenaktivierung (Angehörige)
- kurzfristige Wiedereinbestellung

bei ausbleibender Besserung ⟶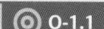

- ambulante Psychotherapie u./o.
- Pharmakotherapie (z. B. SSRI)
- psychosomatische Ambulanz

bei ausbleibender Besserung ⟶

- stationäre psychosomatische/ psychiatrische Behandlung
- bei akuter Suizidalität: **Sofort!**

1.3.2 Psychotherapie

◀ Definition

▶ **Definition:** „Psychotherapie ist ein bewusster und geplanter interaktioneller Prozess zur Beeinflussung von Verhaltensstörungen und Leidenszuständen, die in einem Konsens (möglichst zwischen Patient, Therapeut und Bezugsgruppe) für behandlungsbedürftig gehalten werden, mit psychologischen Mitteln (durch Kommunikation) meist verbal aber auch nonverbal, in Richtung auf ein definiertes, nach Möglichkeit gemeinsam erarbeitetes Ziel (Symptomminimalisierung und/oder Strukturänderung der Persönlichkeit) mittels lehrbarer Techniken auf der Basis einer Theorie des normalen und pathologischen Verhaltens." (Strotzka 1975)

◀ Merke

▶ **Merke:** Die Psychotherapie ist das wichtigste und wirksamste Behandlungsverfahren in der psychosomatischen Medizin.

Die Vielfalt der psychotherapeutischen Grundorientierungen und der therapeutischen Anwendungsformen ist groß und nimmt eher auch noch weiter zu (Abb. **O-1.2**). Die **psychodynamische Therapie** und die **kognitive Verhaltenstherapie** sind dabei die wichtigsten und bestevaluierten Psychotherapieverfahren.

Die **psychodynamische Therapie** und die **kognitive Verhaltenstherapie** sind die wichtigsten und bestevaluierten Psychotherapieverfahren (Abb. **O-1.2**).

Der Begriff der **Fachpsychotherapie** wurde von Senf und Broda entwickelt, um in der inflationären Entwicklung von Psychotherapieverfahren eine methodische und wissenschaftliche Fundierung zu geben und Kriterien zur Qualitätskontrolle festzulegen. Fachpsychotherapie ist ein professionelles psychotherapeutisches Handeln im Rahmen und nach den Regeln des öffentlichen Gesundheitswesens, das:

Der Begriff der **Fachpsychotherapie** wurde entwickelt, um in der inflationären Entwicklung von Psychotherapieverfahren eine methodische und wissenschaftliche Fundierung zu geben und Kriterien zur Qualitätskontrolle festzulegen.

- wissenschaftlich fundiert ist mit Bezug auf wissenschaftlich begründete und gesicherte Krankheits-, Heilungs- und Behandlungstheorien
- mit theoretisch abgeleiteten und empirisch gesicherten Verfahren, Methoden und Settings zielgerichtete Veränderungen im Erleben und Verhalten von Patienten bewirkt
- zum Zweck der Behandlung von psychisch bedingten oder mitbedingten Krankheiten, krankheitswertigen Störungen und Beschwerden oder zu deren Vorbeugung eingesetzt wird
- eine qualifizierte Diagnostik und Differenzialdiagnostik unter Einbezug und Nutzung aller verfügbarer Verfahren und Methoden voraussetzt
- mit a priori formulierten und a posteriori evaluierten Therapiezielen durchgeführt wird

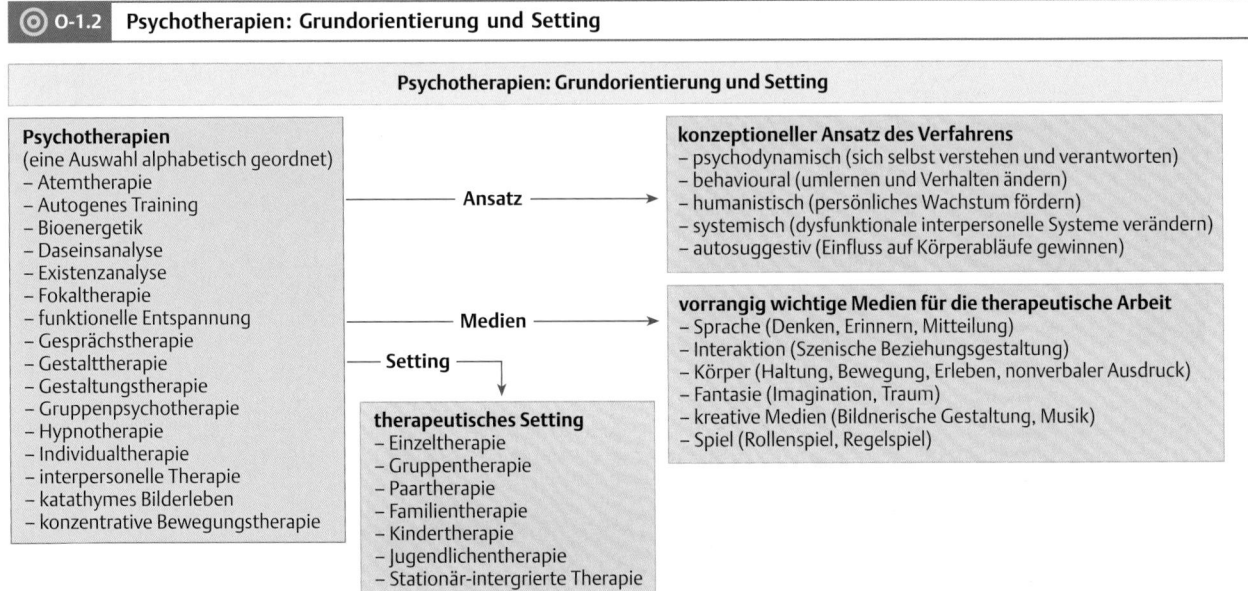

⊚ O-1.2 **Psychotherapien: Grundorientierung und Setting**

Psychotherapien: Grundorientierung und Setting

Psychotherapien (eine Auswahl alphabetisch geordnet)		**konzeptioneller Ansatz des Verfahrens**

Psychotherapien
(eine Auswahl alphabetisch geordnet)
– Atemtherapie
– Autogenes Training
– Bioenergetik
– Daseinsanalyse
– Existenzanalyse
– Fokaltherapie
– funktionelle Entspannung
– Gesprächstherapie
– Gestalttherapie
– Gestaltungstherapie
– Gruppenpsychotherapie
– Hypnotherapie
– Individualtherapie
– interpersonelle Therapie
– katathymes Bilderleben
– konzentrative Bewegungstherapie

→ Ansatz →

→ Medien →

– Setting –

konzeptioneller Ansatz des Verfahrens
– psychodynamisch (sich selbst verstehen und verantworten)
– behavioural (umlernen und Verhalten ändern)
– humanistisch (persönliches Wachstum fördern)
– systemisch (dysfunktionale interpersonelle Systeme verändern)
– autosuggestiv (Einfluss auf Körperabläufe gewinnen)

vorrangig wichtige Medien für die therapeutische Arbeit
– Sprache (Denken, Erinnern, Mitteilung)
– Interaktion (Szenische Beziehungsgestaltung)
– Körper (Haltung, Bewegung, Erleben, nonverbaler Ausdruck)
– Fantasie (Imagination, Traum)
– kreative Medien (Bildnerische Gestaltung, Musik)
– Spiel (Rollenspiel, Regelspiel)

therapeutisches Setting
– Einzeltherapie
– Gruppentherapie
– Paartherapie
– Familientherapie
– Kindertherapie
– Jugendlichentherapie
– Stationär-intergrierte Therapie

Der **Therapieprozess** erfolgt dabei in mehreren Schritten (Tab. **O-1.3**).

- von professionellen Psychotherapeuten mit geprüfter Berufsqualifikation durchgeführt wird
- unter Wahrung ethischer Grundsätze und Normen durchgeführt wird
- in Erfüllung von Maßnahmen zur Qualitätssicherung auch unter dem Gebot der Wirtschaftlichkeit durchgeführt wird.

Das zentrale Element und damit der **Hauptwirkfaktor** in gelingenden Psychotherapien ist die **helfende Beziehung** zwischen Patient und Therapeut. Therapeutische Wirkfaktoren und Eigenschaften, die einen guten Therapeuten kennzeichnen zeigt (Tab. **O-1.2**). Der **Therapieprozess** erfolgt dabei in einer Dynamik mehrerer aufeinander folgender Schritte (Tab. **O-1.3**).

☰ O-1.2 **Therapeutische Wirkfaktoren** (linke Spalte) **und Eigenschaften, die einen guten Therapeuten kennzeichnen** (rechte Spalte) (nach Rudolf)

therapeutische Wirkfaktoren	*Eigenschaften eines guten Therapeuten*
• Erfahren zwischenmenschlicher Unterstützung wie Interesse, Anteilnahme, Zuwendung, Verständnis, Aufmunterung, Ermutigung • Erleben und Sehen von sich selbst • Konfrontation mit beiseite Gestelltem und Unerledigtem durch Herausarbeiten von Abgewehrtem, Betrauern von nicht Erreichtem, Aussöhnen mit Menschen und Erfahrungen • Neubeginn mit neuen Antworten, Perspektiven, Einstellungen, Lösungsstrategien, Treffen von Entscheidungen und Übernahme von Verantwortung • Korrektur der emotionalen Erfahrung, indem Akzeptanz, Zustimmung und konstruktive Kritik erfahren, aufgenommen und künftig genutzt werden.	• Erkennen von eigenen Grenzen • empathische Aufmerksamkeit für den Patienten • Hören auf ausgesprochene und nicht ausgesprochene Botschaften • Ertragen von negativen Zuständen, z. B. Verzweiflung, Hoffnungslosigkeit, Erregung • Verarbeiten von Feindseligkeit, Entwertung oder Provokation des Patienten • ausgewogenes Verhältnis zwischen annehmender Haltung und Grenzen Setzen • Aufmerksamkeit für eigene Gefühlsreaktionen • Reflexion der eigenen geschlechtsspezifischen Sichtweise • Überzeugung, dem Patienten helfen zu können • fundiertes Inventar von Interventionen • Hinlenken des Patienten auf eigene Ressourcen • Sparsamkeit in den Mitteilungen ohne Einsilbigkeit • keine dogmatischen, sondern eher vorläufige, vermutende Äußerungen • Mitteilungen liegen im Interesse des Patienten und überfordern ihn nicht • Leben mit Humor begegnen können • Patient wird nicht zur Befriedigung eigener Bedürfnisse benutzt.

☰ O-1.3 **Typischer psychotherapeutischer Prozessverlauf** (nach Rudolf 2008)

Aspekt Beziehung	*Aspekt Arbeit*
1. Schritt	
• Patient nimmt Beziehung auf, Therapeut in der Rolle des Experten	• Patient sucht Information, Klärung oder Abhilfe bzgl. seiner Beschwerden • Patient kann seine zentrale Problematik noch nicht oder erst vage wahrnehmen • Therapeut leitet Patient zur therapeutischen Arbeit an
2. Schritt	
• Therapeut stellt stellt einen „Raum" zur Verfügung • Therapeut als Hilfsich • Patient lässt sich auf eine therapeutische Beziehung ein • positive und negative Übertragungsaspekte tauchen auf	• Patient sucht aktiv Zugang zu seiner Problematik • Patient erkundet und erkennt seine Problematik an • Patient übernimmt Verantwortung für seine Problematik • Patient sucht nach neuen Bewältigungsmöglichkeiten und Konfliktlösungen • Therapeut fördert und bewahrt die Mitteilungen des Patienten • Therapeut klärt, konfrontiert, interpretiert Mitteilungen des Patienten
3. Schritt	
• therapeutische Beziehung und therapeutische Arbeit sind verwoben: Der Patient aktualisiert seine zentrale Problematik in der Beziehung zum Therapeuten (Übertragung); der Patient ist regressiv aufgelockert, er erfährt seine Beschädigungen und Begrenzungen schmerzlich, er fühlt sich auf Therapie und Therapeuten angewiesen und mit ihm verstrickt • Therapeut als Übertragungsfigur mit ausgeprägt positiven Seiten (Idealisierung) und deutlich negativen Seiten (destruktive Aspekte der Beziehungsstörung des Patienten) • Therapeut als haltendes Gegenüber (containing) • Durcharbeiten des „Materials" (Berichte, Einfälle, Erinnerungen, Träume des Patienten) im Blick auf ihre Bedeutung	

☰ O-1.3	Typischer psychotherapeutischer Prozessverlauf (nach Rudolf 2008) (Fortsetzung)
Aspekt Beziehung	**Aspekt Arbeit**
4. Schritt	
Therapeut als vertrautes und verlässliches Gegenüber, milde positive Übertragung	▪ Therapeut: deutende Durcharbeitung der psychischen Produktionen des Patienten und der Übertragungsaspekte ▪ Patient löst sich von pathogenen Überzeugungen ▪ Patient findet gangbare Lösungen und neue Erlebens- und Verhaltensmöglichkeiten ▪ Versöhnlichkeit im Umgang mit der eigenen Problematik, der eigenen Geschichte und wichtigen Beziehungspersonen ▪ Selbstverantwortung in der Lebensgestaltung ▪ Neuorientierung und Umstrukturierung haben begonnen und werden erprobt
5. Schritt	
Abschied aus der Patient-Therapeut-Beziehung	▪ Internalisierung der Erfahrungen mit der Person des Therapeuten und der Therapie ▪ Abschied von illusionären Erwartungen an die Therapie ▪ Neuorientierung und Umstrukturierung sind erprobt ▪ Verfügbarkeit über eigene Ressourcen

Formen der Psychotherapie

Psychodynamische Psychotherapie (Synonym: tiefenpsychologisch orientierte Psychotherapie): aus der Psychoanalyse entwickeltes Verfahren, das die Entstehung von psychischen Störungen und folglich auch ihre Therapie von der Dynamik intrapsychischer, v.a. unbewusster Kräfte (Konflikte, Emotionen), ableitet.
▪ **Übertragung:** Falls ein Patient seinen Arzt – in der Regel unbewusst – so wahrnimmt, als habe er Persönlichkeitszüge meist lebensgeschichtlich bedeutsamer Personen (Mutter, Vater, Geschwister etc.), spricht man von **Übertragung**. Dieses Phänomen kann im Gegenüber, also beim Arzt, eine **Gegenübertragung** auslösen, der dann mütterliche, väterliche etc. Gefühle gegenüber dem Patienten hat. Als Gegenübertragung wird neben dem oben beschriebenen Wahrnehmungsaspekt (Was löst der Patient in mir aus?) auch bezeichnet, wenn vom Patienten beim Arzt Übertragungsgefühle induziert werden, die aus ihrer eigenen Person und Geschichte verständlich werden.

Kognitiv-behaviorale Psychotherapie (Synonym: Verhaltenstherapie): Von der Lerntheorie abgeleitetes Verfahren, das die kognitive Umstrukturierung automatisierter negativer Denkmuster anstrebt. Weitere Interventionen sind Desensibilisierung, Exposition und Selbstmanagement.

Familientherapie: Therapeutische Methode, „die sich explizit darauf konzentriert, die Interaktion zwischen den Familienmitgliedern so zu verändern, dass sich die Dynamik der Familie als Ganzes, der Subsysteme und der einzelnen Individuen verbessert." (Gurman)

Autogenes Training: s. S. 1396.

Supportive Gespräche: Sie haben eine Entlastung und Unterstützung in einer belastenden Situation – und damit nicht primär die Entwicklung eines Konfliktverständnisses zum Ziel (z.B. bei Verlust eines Angehörigen, Mitteilung einer ungünstigen Prognose einer Erkrankung etc.). Der Übergang zur **Krisenintervention** ist fließend.

Beratung: Hier spielt die Informationsvermittlung und die im Vergleich zu primär psychotherapeutischen Interventionen eher explizite Stellungnahme der Therapeuten hinsichtlich bestehender Handlungsoptionen eine zentrale Rolle.

Stationäre Psychotherapie: Die Verfügbarkeit eines multimethodalen Therapieangebotes durch mehrere Psychotherapeuten im geschützten Setting einer Station erlaubt es, sowohl Patienten mit besonders ausgeprägter Störung als auch weniger motivierte Patienten zu behandeln.

Formen der Psychotherapie

Psychodynamische Psychotherapie: Aus der Psychoanalyse entwickeltes Verfahren, das die Entstehung von psychischen Störungen und folglich auch ihre Therapie von der Dynamik intrapsychischer Kräfte ableitet.
Nimmt ein Patient seinen Arzt so wahr, als habe er Persönlichkeitszüge meist lebensgeschichtlich bedeutsamer Personen (z. B. Mutter), spricht man von **Übertragung**. Dieses Phänomen kann im Gegenüber, also beim Arzt, eine **Gegenübertragung** auslösen.

Kognitiv-behaviorale Psychotherapie: Von der Lerntheorie abgeleitetes Verfahren, das die kognitive Umstrukturierung automatisierter negativer Denkmuster anstrebt.
Familientherapie: Ziel ist v.a., die Interaktion zwischen den Familienmitgliedern zu verbessern.

Autogenes Training: s. S. 1396.

Supportive Gespräche: Ziel ist eine Entlastung und Unterstützung in einer belastenden Situation.

Beratung: Informationsvermittlung und Stellungnahme der Therapeuten hinsichtlich bestehender Handlungsoptionen.

Stationäre Psychotherapie: Multimethodale Therapieangebote durch mehrere Psychotherapeuten im geschützten Setting einer Station.

1.3.3 Nonverbale Therapieverfahren

Patienten mit körperlichen Beschwerden, die sich in internistische Behandlung begeben, nehmen ihren Körper in erster Linie als Ort der **Symptommanifestation** wahr. **Nonverbalen und körperbezogenen Therapieformen** kommt daher eine wichtige Funktion zu.

Die Beschäftigung mit dem eigenen Körper bietet die Möglichkeit, **Körpersprache** und **Organdialekt** besser kennenzulernen. Der Zugang ist dabei geprägt durch eine Ergebnisoffenheit, die den Äußerungen des Körpers, seinen vegetativen wie auch bewusst zugänglichen Reaktionsweisen, mit unvoreingenommener Neugier begegnet, statt normativ in richtig oder falsch, gesund oder krank, physiologisch und pathologisch zu unterscheiden.

▶ **Merke**

Folgende Formen gibt es:

Autogenes Training: Entspannungsmethode, die mittels repetitiv wiederholter Formeln einen als Hypnoid bezeichneten Entspannungszustand hervorruft. Sie ist z. B. **indiziert** bei Spannungszuständen.

Biofeedback: Rückmeldung biologisch-vegetativer Parameter, die ohne technische Hilfe nicht bewusst wahrnehmbar sind, dadurch wird die **Selbstwahrnehmung erweitert**. Auf einem Bildschirm kann der Patient simultan verfolgen, wie sich unterschiedliche Vorstellungen oder Verhaltensweisen auf sein Vegetativum auswirken. Die **Anwendungsgebiete** reichen von Epilepsie über Angststörungen, somatoforme Störungen, chronische Schmerzen bis hin zur gezielten Muskeledukation.

Progressive Muskelrelaxation (PMR): Die alternierende An- und Entspannung bestimmter Muskelgruppen bewirkt auch über den Übungszeitraum hinaus andauernde **Entspannung**. Häufig erweist sie sich für innerlich unruhige, agitierte Patienten als besonders hilfreich.

1.3.3 Nonverbale Therapieverfahren

Patienten, die unter körperlichen Beschwerden leiden und sich daher in internistische Behandlung begeben, nehmen ihren Körper in erster Linie als Ort der **Symptommanifestation** wahr. Gerade deshalb kommt **nonverbalen und körperbezogenen Therapieformen** nicht nur eine wichtige Funktion bei Beschwerdelinderung, sondern auch eine die therapeutische Beziehung festigende oder erst ermöglichende Bedeutung zu. Der Bezug des Therapeuten auf den Körper des Patienten signalisiert, dass dieser in seiner Körperlichkeit ernst genommen wird und stellt daher eine vertrauensbildende Maßnahme dar.

Die Beschäftigung mit dem eigenen Körper auf einer nonverbalen Ebene eröffnet einen Raum für intuitiv Erfahrbares, manchmal schwer in Worte zu Fassendes. Sie bietet die Möglichkeit, **Körpersprache** und **Organdialekt** besser kennenzulernen, ohne verbalisieren zu müssen. Der Zugang ist dabei geprägt durch eine Ergebnisoffenheit, die den Äußerungen des Körpers, seinen vegetativen wie auch bewusst zugänglichen Reaktionsweisen, mit unvoreingenommener Neugier begegnet, statt normativ in richtig oder falsch, gesund oder krank, physiologisch und pathologisch zu unterscheiden. Die große Chance solcher Verfahren liegt – neben den jeweiligen Lokalwirkungen – in einer Verstärkung der Selbstwirksamkeitserwartung des Patienten.

▶ **Merke:** Nonverbale Verfahren können unterschiedlichen Schwerpunkten dienen: der **Entspannung** oder einer **Erweiterung der Introspektionsfähigkeit** des Patienten. Bei den Patienten finden Entspannungsverfahren oft eine hohe Akzeptanz.

Je nach Symptomatik und Patientencharakteristika bieten sich die im Folgenden näher beschriebenen differenzial-indikatorisch unterschiedlichen Formen an:

Autogenes Training: Hierbei handelt es sich um eine **Entspannungsmethode**, die mittels repetitiv wiederholter Formeln einen als Hypnoid bezeichneten Entspannungszustand hervorruft. Die auf die Extremitäten, den Bauch- oder Brustraum bezogenen Sätze (z. B. „der Arm wird ganz schwer") verdeutlichen dem Anwender die Beeinflussbarkeit vegetativer Funktionen und dienen gleichzeitig dem Fernhalten unerwünschter Gedankengänge. Auch wenn das autogene Training unter Anleitung erlernbar ist, entfaltet es seine volle Wirkung erst nach regelmäßiger Anwendung durch den Patienten selbst („autogen"). **Indiziert** ist es z. B. bei Spannungszuständen wie Angststörungen, Muskelschmerzen, Reizdarmsyndrom, Bruxismus.

Biofeedback: Diese Methode gründet sich auf die Rückmeldung biologisch-vegetativer Parameter, die ohne technische Hilfe nicht bewusst wahrnehmbar sind. Es **erweitert die Selbstwahrnehmung** um Charakteristika wie Hautleitwert, Muskeltonus, Pulsrate oder Atemamplitude und ermöglicht so die Illustrierung psychophysiologischer Zusammenhänge. Auf einem Bildschirm kann der Patient in einer quasi-experimentellen Anordnung simultan verfolgen, wie sich unterschiedliche Vorstellungen oder Verhaltensweisen auf sein Vegetativum auswirken. Der stark individualisierten Therapie kommt damit häufig eine Eisbrecherfunktion bei der Vermittlung eines psychosomatischen Grundverständnisses zu. Die **Anwendungsgebiete** reichen von Epilepsie (EEG-Biofeedback) über Angststörungen, somatoforme Störungen, chronische Schmerzen bis hin zur gezielten Muskeledukation (z. B. Beckenboden-Biofeedback). Das Ziel besteht in der eigenständigen Umsetzung des Hinzugelernten im Alltag.

Progressive Muskelrelaxation (PMR): Bei der PMR (nach Jacobson) bewirkt die alternierende An- und Entspannung bestimmter Muskelgruppen eine über den Übungszeitraum hinaus andauernde **Entspannung**. Nach Anleitung ist PMR rasch in Eigenregie durchführbar und entfaltet seine volle Wirkung bei regelmäßiger Anwendung. Häufig erweist sie sich für innerlich unruhige, agitierte Patienten als besonders hilfreich, die ihrem Bewegungsdrang so auf selbstfürsorgliche Art nachkommen können. Weitere Indikationsbeispiele stellen Muskelverspannungen, Angststörungen, Schlafstörungen und Schmerzzustände dar.

Konzentrative Bewegungstherapie (KBT): Es handelt sich um ein psychotherapeutisches, dabei aber explizit **körperbezogenes Verfahren**. Wahrnehmung und Bewegung werden als Grundlage von Erfahrung und Handeln genutzt. Die konzentrative Hinwendung auf das eigene Erleben belebt Erinnerungen, die sich in Bewegung und Verhalten ausdrücken. Im Umgang mit Materialien und Personen wird neben den real-physischen Erfahrungen auch deren symbolischer Bedeutungsgehalt erlebbar und der Bearbeitung zugänglich gemacht. Körpererleben und Probehandeln im geschützten Raum einer Einzel- oder Gruppentherapie erweitert das Spektrum möglicher Erfahrungs- und Reaktionsweisen. (Fehl)Haltungen können verändert, das Überdenken eigener Einstellungen kann angeregt werden. **Indikationen:** Die KBT ist im Bereich der Inneren Medizin u. a. einsetzbar bei somatoformen Störungen, Essstörungen und chronischen Schmerzen.

1.3.4 Psychopharmakotherapie

Bei der Therapieplanung für den psychosomatisch erkrankten Patienten ist es unabdingbar, einen **Gesamtbehandlungsplan** für den Patienten zu entwerfen, der sich nie nur auf die medikamentöse Behandlungsoption beschränken darf. Die Psychotherapie (psychodynamisch oder verhaltenstherapeutisch) ist ein effektives und über den Behandlungszeitraum hinaus wirksames Behandlungsverfahren.

Die Behandlung mit Psychopharmaka soll hier am Beispiel der Antidepressiva bei Patienten in der Inneren und Psychosomatischen Medizin erläutert werden. Generell bestehen Zulassungen von Psychopharmaka für bestimmte Diagnosegruppen, z. B. für depressive Syndrome, Angst- oder Zwangsstörungen. Eine rationale Verordnung orientiert sich primär an einer korrekten Diagnose. Im Rahmen einer **differenzierten Indikationsstellung** sind auch somatische und psychische Komorbiditäten zu beachten. Bei älteren Patienten sind z. B. andere Substanzen und niedrigere Dosierungen sinnvoll als bei jungen, körperlich gesunden Menschen (s. auch Kap. Geriatrie, S. 1442).

Entschließt sich der Patient gemeinsam mit dem Arzt zum Einsatz von Psychopharmaka, sind in jedem Einzelfall **Risiken und Nebenwirkungen** einer sorgfältigen Risiko-Nutzen-Analyse zu unterziehen. Die Verordnung von Psychopharmaka hat auch **Einfluss auf die Patient-Arzt-Beziehung**.

- **Nebenwirkungsprofil als Entscheidungsgrundlage:** Über die Blockade verschiedener postsynaptischer Rezeptoren ergeben sich typische Nebenwirkungen, die in Tab. **O-1.4** aufgeführt sind und die den Einsatz von trizyklischen Antidepressiva (TZA) bei bestimmten Risikogruppen einschränken. Demgegenüber bieten selektive Serotonin-Wiederaufnahmehemmer (SSRI) neben einer guten Wirksamkeit den Vorteil eines günstigeren Nebenwirkungsprofils und einer geringeren Toxizität gegenüber TZA. Letztere stellen beim suizidalen Patienten ein beachtliches Gefährdungspotenzial dar.
- **Patient-Arzt-Interaktion:** Das Angebot einer medikamentösen Therapie (z. B. bei Depression) kann von Patient und Arzt sehr unterschiedlich erlebt werden. Aus Sicht des Patienten kann das Medikament als Allheilmittel, als Krücke, als Kontrollversuch des Therapeuten oder als Beweis besonderer Fürsorglichkeit erlebt werden. Aus der Perspektive des Arztes mag das Medikament eine Voraussetzung für eine erfolgreiche Therapie sein, Ausdruck einer ungeduldigen Gegenübertragungsreaktion oder auch eines Versuchs, Regression zu begrenzen bzw. den Patienten ruhig zu stellen. Diese Aspekte zu reflektieren und zu thematisieren, kann sich vertrauensbildend auf die therapeutische Beziehung auswirken und die Compliance des Patienten bessern.

Vor der Verordnung eines Psychopharmakons empfiehlt sich eine **Basisdiagnostik** zum Ausschluss bzw. zur Erfassung vorbestehender Begleiterkrankungen:
- körperlicher Status, Blutdruckmessung
- Labor: Blutbild, Elektrolyte, Leber-, Nieren-, Schilddrüsenwerte
- EKG, EEG
- Schwangerschaftstest.

Konzentrative Bewegungstherapie (KBT): Die KBT versteht sich als psychotherapeutisches, dabei aber explizit **körperbezogenes Verfahren**. Wahrnehmung und Bewegung werden als Grundlage von Erfahrung und Handeln genutzt. Im Umgang mit Materialien und Personen wird neben den real-physischen Erfahrungen auch deren symbolischer Bedeutungsgehalt erlebbar und der Bearbeitung zugänglich gemacht. **Indiziert** z. B. bei somatoformen Störungen und Essstörungen.

1.3.4 Psychopharmakotherapie

Bei der Therapieplanung psychosomatisch erkrankter Patienten sollte die medikamentöse Behandlung nach Möglichkeit nur in Verbindung mit einer Psychotherapie zum Einsatz kommen.

Bei der Behandlung mit Psychopharmaka sind somatische und psychische Komorbiditäten des Patienten zu beachten. Wichtig ist eine individuelle Nutzen-Risiko-Abwägung.

- **Nebenwirkungsprofil als Entscheidungsgrundlage:** typische Nebenwirkungen von Antidepressiva sind in Tab. **O-1.4** zusammengefasst. Allgemein haben SSRI ein günstigeres Nebenwirkungsprofil als TZA.

- **Patient-Arzt-Interaktion:** Die Verordnung von Psychopharmaka hat auch Einfluss auf die Patient-Arzt-Beziehung.

Vor der Verordnung eines Psychopharmakons empfiehlt sich eine **Basisdiagnostik**, um vorbestehende Begleiterkrankungen zu erfassen bzw. auszuschließen.

☰ O-1.4 Stoffgruppen von Antidepressiva

Substanzgruppe	Indikation	Nebenwirkung/Interaktion	Aktivierungs-potenzial	Gefährdungs-potenzial	Wirkung auf das Körper-gewicht
▶ monoaktive Wirkung:					
■ **SSRI:** **Citalopram, Escitalopram, Fluoxetin, Fluvoxamin, Paroxetin, Sertralin**	breites Indika-tionsspektrum (mit Zunahme der Verord-nungsfrequenz)	insgesamt geringes Neben-wirkungspotenzial, gastroin-testinale Nebenwirkungen, erhöhtes Blutungsrisiko bei Kombination mit Antikoagu-lanzien/Thrombozyten-aggregationshemmern	Aktivierung, initial Kombination mit einem sedierenden Medikament sinnvoll	wenig toxisch	Gewichts-abnahme
▶ duales Wirkprinzip (Serotonin *und* Noradrenalin werden zur Wirkung gebracht):					
■ **TZA:** **Amitriptylin, Amitriptylin-oxid, Clomipramin, Doxe-pin, Imipramin, Trimipramin**	Depression, sedierende Präparate: Schlafstörungen	anticholinerg, proarrhythmogen, orthostatische Dysregulation	Sedierung oder Aktivie-rung, je nach Substanz	hochtoxisch, Gefahr bei suizi-dalen Patienten	Gewichts-zunahme
■ **zentrale Alpha-Rezeptor-Antagonisten:** Mirtazapin	„Antidepres-sivum des Mannes"	keine Nebenwirkung auf die Sexualfunktion	Sedierung		Gewichts-zunahme
■ **MAO-Hemmer:** **Moclobemid, Tranylcypromin**	therapie-resistente Depression	Gefahr hypertensiver Krisen Monotherapie! 14 d Karenz zur Einnahme anderer Psychopharmaka	Aktivierung	Serotonin-Syndrome	keine Wirkung
▶ Phytopharmaka:					
■ **Hypericum** (Johanniskraut)		vielfältige Interaktionen mit anderen Arzneimitteln infolge Enzyminduktion: Cyclosporin A, Kumarine etc.	Sedierung	rezeptfrei erhält-lich: Arzt erfährt nicht, dass Patient das Medikament einnimmt!	

Der Patient ist zu Therapiebeginn sachge-recht aufzuklären, ggf. unter Einbeziehung der Angehörigen (s. auch Abb. **O-1.3**).

Diese Untersuchungen sollten auch im Therapieverlauf als Kontrollunter-suchungen durchgeführt werden. Der Patient muss, auch aus juristischen Gründen, über diese Behandlungsoption sachgerecht aufgeklärt werden und es erscheint sinnvoll, ihn und ggf. seine Angehörigen in den Entscheidungspro-zess für eine geeignete medikamentöse Behandlung mit einzubeziehen. Gene-rell ist eine einschleichende Dosierung zu empfehlen, das Absetzen sollte ent-sprechend ausschleichend erfolgen. Bei älteren Patienten (> 65 J.) sollte die Behandlung mit 50 % der empfohlenen Dosierung begonnen werden (s. auch Kap. Geriatrie, S. 1442).

Bei aller Würdigung der Erfolge der Therapie psychischer Störungen mit Psychopharmaka (Responserate initial 60–80 % nach 6 Wochen, insgesamt ca. 85 %, Therapieabbrüche 10–30 %) sind zwei Aspekte kritisch zu diskutieren: Sowohl die Vollremissonsrate mit 50 % nach mehrwöchiger Psychopharmako-therapie als auch der Wirksamkeitsvorteil von im Mittel 20 % gegenüber Pla-cebo sind nicht sehr hoch. Dass dieser therapeutische Ansatz nur eingebettet in eine gute Patient-Arzt-Beziehung gelingen kann, versteht sich nahezu von selbst: Antidepressiva ersetzen in keinem Fall die ärztliche Zuwendung, das Gespräch oder die Überwachung des Suizidrisikos.

Mögliche Wechselwirkungen zwischen Pharmako- und Psychotherapie zeigt Abb. **O-1.3**.

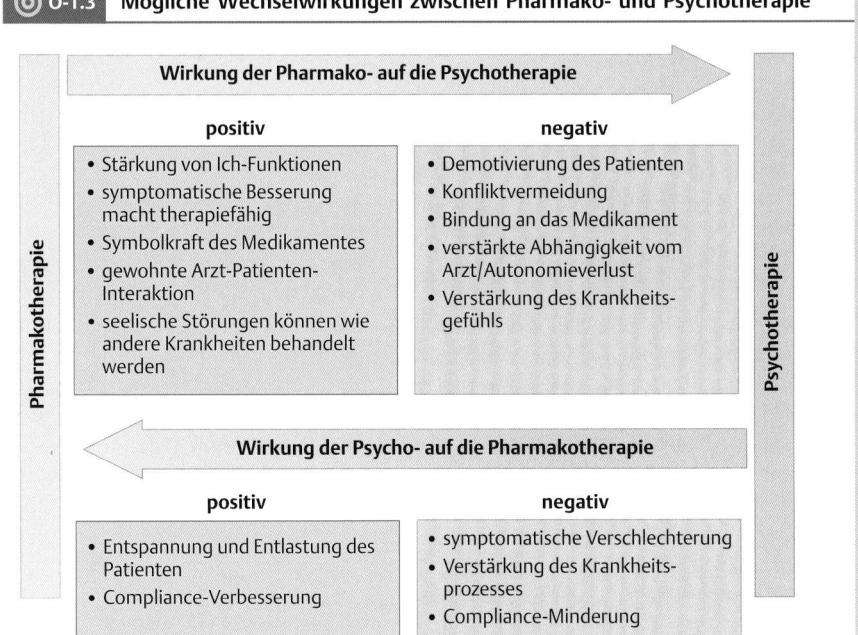

⊚ O-1.3

⊚ O-1.3 Mögliche Wechselwirkungen zwischen Pharmako- und Psychotherapie

Wirkung der Pharmako- auf die Psychotherapie

Pharmakotherapie

positiv
- Stärkung von Ich-Funktionen
- symptomatische Besserung macht therapiefähig
- Symbolkraft des Medikamentes
- gewohnte Arzt-Patienten-Interaktion
- seelische Störungen können wie andere Krankheiten behandelt werden

negativ
- Demotivierung des Patienten
- Konfliktvermeidung
- Bindung an das Medikament
- verstärkte Abhängigkeit vom Arzt/Autonomieverlust
- Verstärkung des Krankheitsgefühls

Psychotherapie

Wirkung der Psycho- auf die Pharmakotherapie

positiv
- Entspannung und Entlastung des Patienten
- Compliance-Verbesserung

negativ
- symptomatische Verschlechterung
- Verstärkung des Krankheitsprozesses
- Compliance-Minderung

2 Spezielle Psychosomatik

2   Spezielle Psychosomatik

2.1 Depressive Störungen in der Inneren Medizin

2.1   Depressive Störungen in der Inneren Medizin

Epidemiologie: Nach einer Untersuchung der WHO liegt die 12-Monatsprävalenz depressiver Störungen in der deutschen Allgemeinbevölkerung bei 3,6 %, bei körperlich kranken Patienten muss mit 20–35 % gerechnet werden, wobei die Prävalenz mit der Schwere und der Chronizität der körperlichen Erkrankung stark ansteigt. Depressionen zählen zudem zu den häufigsten psychiatrischen Erkrankungen im Alter (Näheres s. Kap. Geriatrie, S. 1442). Weniger als die Hälfte der körperlich kranken Patienten mit depressiven Störungen erhalten derzeit eine Behandlung mit Psychotherapie und/oder Antidepressiva, obwohl eine Therapie erforderlich wäre.

Epidemiologie: Nach einer Untersuchung der WHO liegt die 12-Monatsprävalenz depressiver Störungen in der deutschen Allgemeinbevölkerung bei 3,6 %. Bei körperlich kranken Patienten muss bei etwa 20–35 % der Patienten mit depressiven Störungen gerechnet werden.

Klinik: Körperliche Beschwerden treten häufig als direkte **Symptome** der Depression auf, ohne dass ihnen eine organische Krankheit zu Grunde liegt. Häufige körperliche Symptome sind Müdigkeit, Erschöpfung, Schlafstörungen, allgemeines Schwächegefühl, Gewichtsverlust, Kopfschmerzen, unklare Thoraxschmerzen, Übelkeit, Erbrechen, Verdauungsstörungen, Rücken- oder Gelenksbeschwerden.
Häufig **verstärken sich** Symptome der körperlichen Erkrankung und Symptome der Depression **wechselseitig.** Beispiele dafür sind z. B. die erhöhte kardiovaskuläre Mortalität bei depressiven im Vergleich zu nicht depressiven Patienten oder erhöhte Komplikationen von depressiven Patienten mit Diabetes mellitus (z. B. Retinopathie, Nephropathie) im Vergleich zu nicht depressiven Diabetespatienten.

Klinik: Häufig treten **körperliche Beschwerden** als **Symptome** der Depression auf, z. B. Müdigkeit, Erschöpfung, Schlafstörungen, Gewichtsverlust, Kopfschmerzen, unklare Thoraxschmerzen, Übelkeit und Rücken- oder Gelenksbeschwerden.

Depression und körperliche Erkrankung **verstärken sich oft wechselseitig.** So ist z. B. die kardiovaskuläre Mortalität bei depressiven im Vergleich zu nicht depressiven Patienten erhöht.

Diagnostik: Die Diagnostik depressiver Störungen im Bereich der inneren Medizin stellt den Arzt vor besondere Herausforderungen: Anders als im psychiatrischen und psychotherapeutischen Fachgebiet sind die Patienten in der inneren Medizin typischerweise hinsichtlich einer depressiven Störung nicht vordiagnostiziert. Bei multimorbiden Patienten ist die Diagnostik depressiver Störungen durch die **Überlagerung von körperlichen und psychischen Sympto-**

Diagnostik: Durch eine mögliche **Überlagerung von körperlichen und psychischen Symptomen** wird die Diagnostik oft erschwert. Das körperliche Symptom dient **häufig als „Eintrittskarte"** für den Besuch einer Arztpraxis.

☰ O-2.1	Diagnosekriterien nach ICD-10 für eine depressive Episode

Hauptkriterien	*Nebenkriterien*
▪ gedrückte Stimmung ▪ Verlust von Interesse oder Freude ▪ Verminderung des Antriebs, erhöhte Ermüdbarkeit	▪ verminderte Konzentration und Aufmerksamkeit ▪ vermindertes Selbstwertgefühl und Selbstvertrauen ▪ Schuldgefühle und Gefühle von Wertlosigkeit ▪ negative und pessimistische Zukunftsperspektiven ▪ Suizidgedanken, erfolgte Selbstverletzungen oder Suizidhandlungen ▪ Schlafstörungen ▪ verminderter Appetit

men erschwert. Darüber hinaus stellen sich etwa 70 % der betroffenen Patienten ausschließlich mit körperlichen Symptomen beim Internisten bzw. Allgemeinmediziner vor; das körperliche Symptom gilt häufig als „Eintrittskarte" für den Besuch einer Arztpraxis.

Diagnostische **Screeningfragen:**
▪ Interessensverlust?
▪ depressive Stimmung?

Zu den typischen diagnostisch wegweisenden Symptomen einer Depression zählt die sog. **„kognitive Triade"**, womit eine **negative Sicht von sich selbst, der Welt** und **der Zukunft** gemeint ist. Zur orientierenden Abklärung über das Vorliegen einer depressiven Störung haben sich zwei **diagnostische Screeningfragen** bewährt, welche die wichtigsten diagnostischen Kriterien, nämlich **Interessensverlust:** „Waren Sie in den letzten zwei Wochen durch wenig Interesse oder Freude an Ihrer Tätigkeit beeinträchtigt?" und **depressive Stimmung:** „Fühlen Sie sich niedergeschlagen oder hoffnungslos?", abfragen.

Werden eine oder beide Fragen bejaht, ist eine weitere Abklärung der depressiven Störung vorzunehmen.

Werden eine oder beide Fragen bejaht, ist eine weitere Abklärung der depressiven Störung vorzunehmen. Werden beide Fragen verneint, liegt mit hoher Wahrscheinlichkeit keine depressive Störung vor.

Die Diagnosekriterien nach ICD-10 zeigt Tab. **O-2.1**. Zur Diagnosestellung müssen hier von den **Hauptsymptomen** und **Nebenkriterien** jeweils mindestens **zwei** erfüllt sein.

Etwas differenzierter bildet die **ICD-10** die diagnostischen Kriterien der depressiven Episode ab. Zur Diagnosestellung müssen von drei **Hauptsymptomen** mindestens **zwei** und von sieben **Nebenkriterien** mindestens **zwei** erfüllt sein.

Die depressiven Symptome müssen zur Diagnosestellung **mindestens zwei Wochen** dauern. Zusätzlich muss angegeben werden, ob ein **somatisches Syndrom** bzw. **psychotische Symptome vorliegen.**

Der Schweregrad (leicht, mittelgradig, schwer) wird anhand der Anzahl der erfüllten diagnostischen Kriterien bestimmt. Zur Diagnosestellung müssen die depressiven Symptome **mindestens zwei Wochen** andauern. Zusätzlich soll angegeben werden, ob ein **somatisches Syndrom** (z. B. Morgentief, frühmorgendliches Erwachen, psychomotorische Agitiertheit, Hemmung, Appetitverlust, Libidoverlust) bzw. **psychotische Symptome** vorliegen.

Anpassungsstörungen sind psychische Reaktionen auf belastende Lebensereignisse, die nicht die Schwere einer depressiven Episode erreichen. Anpassungsstörungen werden nach den im Vordergrund stehenden Symptomen genauer klassifiziert. Die **posttraumatische Belastungsstörung** ist gekennzeichnet durch das Erleben eines Ereignisses, das bei fast jedem Menschen eine tiefe Verstörung hervorrufen würde und psychische Symptome wie wiederholte Erinnerungen an das Trauma (z. B. „flash backs"), Vermeidung von Situationen, die Erinnerungen an das Trauma wachrufen können, emotionalen oder sozialen Rückzug und vegetative Übererregbarkeit.

Von der depressiven Episode müssen die **Anpassungsstörungen** differenzialdiagnostisch abgegrenzt werden. Anpassungsstörungen sind psychische Reaktionen auf belastende Lebensereignisse, die in ihrer Qualität und Schwere über das nach allgemeiner Lebenserfahrung zu erwartende Maß hinausgehen – jedoch nicht die Schwere einer depressiven Episode erreichen. Anpassungsstörungen sind durch vielfältige psychische Symptome gekennzeichnet; sie werden nach den im Vordergrund stehenden Symptomen genauer klassifiziert; z. B. Anpassungsstörung mit kurzer depressiver Reaktion, mit längerer depressiver Reaktion, mit vorwiegender Störung des Sozialverhaltens oder mit Angst und Depression, gemischt. **Akute Belastungsreaktionen** treten im Gegensatz zu den Anpassungsstörungen innerhalb von wenigen Minuten nach einem traumatisierenden Ereignis auf und klingen in der Regel innerhalb von wenigen Stunden bis Tagen ab. Die **posttraumatische Belastungsstörung** ist gekennzeichnet durch das Erleben eines Ereignisses, das bei fast jedem Menschen eine tiefe Verstörung hervorrufen würde. Psychische Symptome sind z. B. wiederholte Erinnerungen an das Trauma (z. B. „flash backs"), emotionaler oder sozialer Rückzug, Vermeidung von Situationen, die Erinnerungen an das Trauma wachrufen können und vegetative Übererregbarkeit.

Therapie: Physische wie auch emotionale Stressoren sind zu reduzieren.

Therapie: Der Patient muss sich hinsichtlich Diagnose, Behandlungsoptionen und Prognose ausreichend **aufgeklärt** fühlen. Sofern erforderlich, muss eine **adäquate medizinische Behandlung** erfolgen, um physische und emotionale Stressoren zu reduzieren. Die Widerstandskraft des Patienten kann in vielen Fällen durch **Einbeziehung der Familie bzw. des Freundeskreises** gestärkt werden.

▶ **Merke:** Bei der psychosomatischen Behandlung des körperlich kranken Patienten ist es von großer Bedeutung, den Patienten nicht als „psychisch krank" zu behandeln, sondern als eine normale Person, die unter ungewöhnlichen Belastungen leidet.

◀ Merke

Die subjektiven Erklärungs- und Behandlungsmodelle des Patienten müssen in die Behandlung einbezogen werden, um eine tragfähige Arzt-Patient-Beziehung aufzubauen. Ein wesentliches Therapieziel ist es, das Gesundheitsverhalten so zu fördern, dass der Patient langfristig zum **Selbstmanagement** seiner körperlichen Erkrankung in der Lage ist. In vielen Fällen muss der Patient zu körperlicher Aktivität und regelmäßiger Medikamenteneinnahme motiviert werden. Eine begleitende **antidepressive Pharmakotherapie** ist bei leichten und mittelschweren depressiven Episoden manchmal, bei schweren depressiven Episoden fast immer indiziert.

Die subjektiven Erklärungs- und Behandlungsmodelle des Patienten müssen berücksichtigt werden, um eine tragfähige Arzt-Patient-Beziehung zu schaffen. Das Gesundheitsverhalten ist zu fördern (**Selbstmanagement** der körperlichen Erkrankung). Bei schweren depressiven Episoden ist fast immer eine **antidepressive Pharmakotherapie** indiziert.

▶ **Merke:** Die Wirksamkeit von Psychotherapie bzw. antidepressiver Pharmakotherapie ist belegt. In vielen Fällen ist eine **Kombinationstherapie** von Psychotherapie und psychopharmakologischer Medikation angezeigt.

◀ Merke

2.2 Angststörungen in der Inneren Medizin

2.2 Angststörungen in der Inneren Medizin

▶ **Definition:** Angststörungen sind gekennzeichnet durch intensive und anhaltende Ängste, die klinisch bedeutsames Leiden und Beeinträchtigungen für den Betroffenen mit sich bringen und über eine längere Zeitspanne bestehen.

◀ Definition

Epidemiologie: Die Lebenszeit-Prävalenz für Angststörungen beträgt zwischen 9 und 25 %, die 12-Monatsprävalenz wird etwa auf 14,5 % geschätzt. Bei internistischen Patienten sind diese Zahlen nochmals deutlich höher. Angst gehört zu den häufigsten psychischen Symptomen überhaupt und spielt gerade im internistischen Kontext angesichts invasiver Diagnostik- und Therapieverfahren sowie belastenden Beschwerden und Diagnosen eine bedeutende Rolle.

Epidemiologie: Die Lebenszeit-Prävalenz für Angststörungen beträgt zwischen 9 und 25 %.

Einteilung: (nach ICD-10)
- **Phobische Störungen (F40):** Hierzu gehören die Agoraphobie (Angst vor öffentlichen Plätzen, Menschenmengen, öffentlichen Verkehrsmitteln etc.), soziale Phobien (Angst vor sozialen Situationen) und spezifische Phobien (Angst vor bestimmten Objekten oder Situationen, z. B. vor Tieren, Fahrstühlen oder Injektionen). Allen Phobien ist die Vermeidung der Angst auslösenden Situation bzw. des Angst auslösenden Objektes gemeinsam.
- **Andere Angststörungen (F41):** Hierzu gehören die Panikstörung (sich wiederholende Panikattacken, die nicht auf bestimmte Situationen oder bestimmte Objekte bezogen sind) und die generalisierte Angststörung (anhaltende Besorgnis und Anspannung bezüglich alltäglicher Ereignisse und Gegebenheiten).

Einteilung:
- **Phobische Störungen (F40):** Hierzu gehören die Agoraphobie, soziale Phobien und spezifische Phobien
- **Andere Angststörungen (F41):** Hierzu gehören die Panikstörung und die generalisierte Angststörung.

Klinik: Bei allen Angststörungen finden sich neben oben genannten Kriterien auch **allgemeine Angstsymptome**, die unspezifisch sind und von Person zu Person stark variieren können. Dazu gehören z. B. vegetative Symptome wie Palpitationen, Tremor oder Mundtrockenheit, Dyspnoe, Thoraxschmerzen oder abdominelle Missempfindungen sowie psychische Symptome wie Angst vor Kontrollverlust oder Angst zu sterben.

Für das **Fortbestehen von Angststörungen** werden unterschiedliche biologische und psychologische Ansätze diskutiert: Für Patienten mit Panikattacken ist beispielsweise die Angst vor der Angst (Erwartungsangst) eine besonders schlimme Erfahrung. Allein die Antizipation einer möglichen Panikattacke erhöht die Wahrscheinlichkeit eines erneuten Auftretens im Sinne eines sich selbst verstärkenden Kreislaufs aus Wahrnehmung körperlicher Erregung, Verunsicherung und gesteigerter Selbstaufmerksamkeit.

Klinik: Bei allen Angststörungen finden sich neben o. g. Kriterien auch unspezifische **allgemeine Angstsymptome,** in Form vegetativer (z. B. Tremor, Dyspnoe) oder psychischer Symptome (z. B. Angst vor Kontrollverlust).

Für das **Fortbestehen von Angststörungen** werden unterschiedliche biologische und psychologische Ansätze diskutiert. Für Patienten mit Panikstörung kann die Angst vor der Angst (**Erwartungsangst**) sehr belastend sein.

Diagnostik: Oft helfen wenige diagnostische Fragen, um erste Hinweise auf eine bestehende Angstproblematik zu erhalten, z. B.:
- Hatten Sie in der letzten Zeit das Gefühl von Furcht oder Panik?
- Fühlen Sie sich in letzter Zeit übermäßig ängstlich oder nervös?

Werden diese Fragen positiv beantwortet, sollte auf jeden Fall weitere Exploration erfolgen.

Therapie: Behandlungsmethode der Wahl ist die **Psychotherapie.** Ergänzend können kurzzeitig **Benzodiazepine**, längerfristig Antidepressiva eingesetzt werden.

Diagnostik: Im klinischen Kontext sollten Ängste und Verunsicherungen der Patienten immer ernst genommen werden. Wenn Patienten nicht von sich aus ihre Ängste ansprechen, helfen oft wenige **diagnostische Fragen**, um erste Hinweise auf eine bestehende Angstproblematik zu erhalten, z. B.:
- Hatten Sie in der letzten Zeit plötzlich eine Angstattacke (das Gefühl von Furcht oder Panik)?
- Fühlen Sie sich in letzter Zeit übermäßig ängstlich, nervös, besorgt oder angespannt?

Werden diese Fragen positiv beantwortet, sollte auf jeden Fall weitere Exploration erfolgen und ggf. eine Behandlung eingeleitet werden.

Therapie: Behandlungsmethode der Wahl ist die **Psychotherapie.** Diese verfolgt je nach theoretischer Ausrichtung und Art der Angststörung verschiedene Ansätze. Als besonders effektiv zur Behandlung der Agoraphobie hat sich beispielsweise die Exposition in vivo erwiesen. Der Patient lernt hier durch angeleitete Konfrontation mit der Angst auslösenden Situation seine Ängste zu bewältigen.

Zur **kurzzeitigen** Entlastung, z. B. vor geplanten medizinischen Eingriffen oder bei starker Symptomausprägung, können **Benzodiazepine** eingesetzt werden (aufgrund des Abhängigkeitspotenzials nicht als Dauermedikation). **Längerfristig** (über mehrere Wochen oder Monate) können Antidepressiva, bevorzugt **SSRI**, ergänzend zu einer psychotherapeutischen Behandlung verordnet werden.

2.3 Funktionelle und somatoforme Störungen

▶ **Definitionen:**

Funktionelle Störungen sind Krankheitsbilder, die aus Störungen von Körperfunktionen resultieren, ohne dass eine organpathologische Veränderung nachweisbar wäre. Seelische Faktoren lösen diese Symptomatik aus und tragen zur Aufrechterhaltung bei.

Somatoforme Störungen sind gekennzeichnet durch:
- wiederholte Darbietung körperlicher Symptome
- hartnäckige Forderung nach medizinischen Untersuchungen trotz wiederholter negativer Ergebnisse und Versicherung der Ärzte, dass die Symptome nicht körperlich begründbar sind
- Der Patient widersetzt sich, die Möglichkeit einer psychischen Ursache zu diskutieren.
- Das zu erreichende Verständnis für die Verursachung der Symptome ist häufig für Patienten und Arzt enttäuschend.

▶ **Merke:** In der Psychosomatik wird der Begriff „somatoform" als Folgezustand eines psychischen Distresses verstanden. Im primär somatisch orientierten Kontext der Inneren Medizin hingegen dominiert der Terminus der „funktionellen Beschwerden" in Abgrenzung zu „strukturellen oder histologisch nachweisbaren Läsionen".

Epidemiologie: Somatoforme bzw. funktionelle Störungen treten in der deutschen Bevölkerung mit einer Prävalenz von 12,5 % auf.

Epidemiologie: Somatoforme bzw. funktionelle Störungen treten in der deutschen Bevölkerung mit einer Prävalenz von 12,5 % auf. In Allgemeinarztpraxen werden 20–30 % der Konsultationen durch diese Beschwerden verursacht. Die Somatisierungsstörung kommt bei Frauen wesentlich häufiger vor als bei Männern. Der typische Beginn der Störung liegt zwischen dem 16. und 30. Lebensjahr.

Klassifikation: Tab. O-2.2.

Klassifikation: Häufig finden sich Störungsbilder, die die Kriterien der Somatisierungsstörung nur teilweise erfüllen, obwohl eine multiple Symptomatik vorliegt. Laut ICD-10 werden diese Beschwerden unter der **undifferenzierten somatoformen Störung** eingeordnet. Sind die körperlichen Beschwerden auf Organe beschränkt, die vollständig vegetativ innerviert und kontrolliert wer-

2.3 Funktionelle und somatoforme Störungen

▶ **Definition**

▶ **Merke**

≡ O-2.2	Somatoforme und verwandte Störungen

Störungsbild	ICD-10	Kurzcharakterisierung
somatoforme Störungen F45		
Somatisierungsstörung	F45.0	seltene Extremform: multiple Körperbeschwerden, deutliche Beeinträchtigung, Dauer: weniger als 2 Jahre, auslösender psychischer Konflikt nicht unbedingt erkennbar, Prävalenz < 1%
undifferenzierte Somatisierungsstörung	F45.1	viel häufiger als F45.0, geringere Beschwerdezahl, kürzere Krankheitsdauer, Prävalenz < 10%
hypochondrische Störung	F45.2	organische Ursachenvorstellung dominiert, nicht Beschwerden selbst
somatoforme autonome Funktionsstörung	F45.3	Unterteilungen nach organbezogenen Beschwerden, zusätzlich autonome Dysregulation und organische Ursachenvorstellung
anhaltende somatoforme Schmerzstörung	F45.4	andauernder, im Zentrum der Aufmerksamkeit des Patienten stehender Schmerz dominiert
sonstige somatoforme Störungen	F45.8	u.a. psychogener Pruritus, psychogene Dysmenorrhö, Zähneknirschen
verwandte Störungen		
dissoziative Störungen der Bewegung und Empfindung bzw. Konversionsstörung	F44.4-7	pseudoneurologische Störungen, auslösender Konflikt muss erkennbar sein
Neurasthenie	F48.0	gesteigerte Ermüdbarkeit plus weitere Körperbeschwerden
umweltbezogene Körperbeschwerden	F45.8	unspezifische Körperbeschwerden trotz fehlender objektiver Exposition (Amalgam, Chemikalien)

Erläuterung wichtiger Begriffe:
Konversion – Körpersymptom stellt psychischen Konflikt symbolisch dar (Wunsch, Stimulus, etc.), primärer Krankheitsgewinn hoch, psychischer Konflikt wird verdrängt, Verdrängung = Konfliktentlastung, Umwandlung seelischer Energie in somatische Innervation
Somatisierung – Verdrängter Impuls verbindet sich mit Vorstellung eines körperlichen Organs
Dissoziation – Isolierung von körperlichem Vorgang und zugehöriger Vorstellung, teilweise oder ganze Desintegration psychischer Funktionen (Erinnern, Wahrnehmen)

den, so sind diese als **somatoforme autonome Funktionsstörungen** zu diagnostizieren (Magenschmerzen, Herzschmerzen, Colon irritabile, Hyperventilation, Miktionsbeschwerden). Sind die vorherrschenden Beschwerden Schmerzen, die nicht ausreichend auf eine physiologische oder körperliche Störung zurückzuführen sind, wird von einer **anhaltenden somatoformen Schmerzstörung** gesprochen (Tab. **O-2.2**).

Ätiologie: Nach dem multifaktoriellen Krankheitsverständnis müssen spezifische und unspezifische Faktoren auf der individuellen, interaktionellen und soziokulturellen Ebene differenziert werden (Tab. **O-2.3**). Die genannten unspezifischen und spezifischen Faktoren stellen eine Verbindung zwischen

Ätiologie: Nach dem multifaktoriellen Krankheitsverständnis müssen spezifische und unspezifische Faktoren auf der individuellen, interaktionellen und soziokulturellen Ebene differenziert werden (Tab. **O-2.3**).

≡ O-2.3	Spezifische und unspezifische ätiologische Faktoren für die Entstehung von somatoformen Störungen

Ebene	spezifische Faktoren	unspezifische Faktoren
individuell	• genetische Faktoren • Belastungsfaktoren in der Kindheit: Armut, Vernachlässigung, Verlust eines Elternteils, Missbrauch etc. • primärer Krankheitsgewinn: subjektive Entlastung vom inneren Konfliktdruck oder Minderung der innerseelischen Angst durch die Symptombildung	• frühe Störung in der Beziehung zum eigenen Körper • veränderte physiologische Stressverarbeitung • frühe Beziehungsstörungen hinterlassen eine Disposition für spätere Beschwerden • Modelllernen: somatoforme Beschwerden in der Familie und der eigenen Kindheit
interaktionell	• sekundärer Krankheitsgewinn: objektive Vorteile durch Krankenrolle, Genesungsschutz durch soziale Entlastung, z.B. Krankschreibung, Versorgung, Trost, Rente etc.	• iatrogene Faktoren
soziokulturell		• Medien: Ausbreitung von Erklärungsmodellen für unspezifische Körperbeschwerden

äußeren Ereignissen, innerer Verarbeitung und körperlichen Prozessen her und bieten eine heuristische Erklärung, warum jemand mit bestimmten psychischen Spuren frühkindlicher und anderer biografischer Erfahrungen in bestimmten Situationen mit Symptomen, z. B. somatoformer bzw. funktioneller Art, erkrankt.

Zur **Krankheitsauslösung** kommt es, wenn bei bestehender Disposition die inneren und äußeren Ressourcen nicht mehr ausreichen und es zur Dekompensation der bisher bestehenden Bewältigungs- und Abwehrformation kommt. Hierfür können von außen betrachtet geringfügige Anlässe ausreichen. Bei den ursprünglichen, auslösenden Symptomen selbst handelt es sich um mehr oder weniger ungewöhnliche, minimale Missempfindungen, die bewusst wahrgenommen und fokussiert werden. Entscheidende Bedeutung bei der Symptomgenese kommt der übermäßigen Aufmerksamkeitszuwendung und der Interpretationen der Körpersignale als bedrohliche Krankheitszeichen zu.

Klinik: Eine Somatisierungsstörung ist durch das Vorliegen **zahlreicher körperlicher Beschwerden** gekennzeichnet, die alle Organsysteme betreffen können (internistische, orthopädische, gynäkologische, neurologische, urologische Symptome, Zahnbeschwerden). Aufgrund der Multiplizität der Beschwerden und der organischen Ursachenüberzeugung der Betroffenen insistieren die Patienten auf immer neuen somatischen Abklärungen und durchlaufen zahlreiche Behandlungseinrichtungen. Oft findet ein Wechsel zwischen den verschiedenen Symptomen aus den möglichen somatoformen Beschwerden statt ebenso mit Symptomen aus dem Bereich der dissoziativen Störungen.

Diagnostik: Körperliche Beschwerden, die **über ein halbes Jahr** persistieren, werden diagnostisch bedeutsam. Nach sechs Monaten muss von einer Chronizität ausgegangen werden.

▶ **Merke:** Die organische Abklärung sollte gründlich, gezielt und einmalig erfolgen, Wiederholungsuntersuchungen sind unbedingt zu vermeiden. Die Diagnostik sollte nicht als Ausschlussdiagnostik, sondern als Simultandiagnostik geführt werden (s. S. 1389).

Nicht nur die Patienten widersetzen sich den Versuchen, mögliche psychische Ursachen in Betracht zu ziehen, sondern auch behandelnde Ärzte unterliegen dieser Gefahr. Die Unsicherheit, ob ggf. doch eine somatische Ursache für die Beschwerden gefunden werden könnte, und das Drängen der Patienten verleiten Ärzte zu immer neuen Untersuchungen. Dieser Umgang führt zur **iatrogenen Fixierung** und zu einem Kreislauf von Überweisungen. Die Patienten werden einer Vielzahl diagnostischer, apparativer und kostenintensiver Eingriffe unterworfen, die nichts Positives bewirken, sondern die Beschwerden verstärken können.

Differenzialdiagnose:
- **Abgrenzung zu körperlichen Krankheiten:** Das Problem der Abgrenzung von körperlich begründbaren organischen Symptomen und somatoformen bzw. funktionellen Symptomen ist genuin mit der Diagnosegruppe verbunden.

▶ **Merke:** Ein Patient mit einer Somatisierungsstörung kann weitere körperliche Krankheiten entwickeln, sodass neu auftretende organische Beschwerden nicht automatisch dem Krankheitsbild der somatoformen bzw. funktionellen Störung zugeordnet werden dürfen.

- **Abgrenzung zu anderen psychischen Störungen:** Bei zahlreichen psychosomatischen und psychiatrischen Störungen treten somatoforme Beschwerden auf, die jedoch keine eigene Diagnose rechtfertigen.
  - Die **schwierigste Differenzialdiagnose** ist die **Depression**. Typische somatische Beschwerden sind Magen-Darm-Beschwerden, Appetitverlust, Schlaf- und Libidostörungen. Wenn diese Symptome ausschließlich während depressiver Phasen auftreten, sind sie nur unter der Depression zu klassifizieren.

Randspalte:

Zur **Krankheitsauslösung** kommt es, wenn bei bestehender Disposition die inneren und äußeren Ressourcen nicht mehr ausreichen und es zur Dekompensation der bisher bestehenden Bewältigungs- und Abwehrformation kommt.

Klinik: Kennzeichend ist das Vorliegen **zahlreicher körperlicher Beschwerden,** die alle Organsysteme betreffen können.

Diagnostik: Bei körperlichen Beschwerden, die > sechs Monate persistieren, muss von einer Chronizität ausgegangen werden.

▶ Merke

Differenzialdiagnose:
- **Abgrenzung zu körperlichen Krankheiten**

▶ Merke

- **Abgrenzung zu anderen psychischen Störungen:** schwierigste Differenzialdiagnose ist hier die **Depression.**

⊙ O-2.1 | Schwierige Arzt-Patient-Beziehung (a) und ideale Arzt-Patient-Beziehung (b)

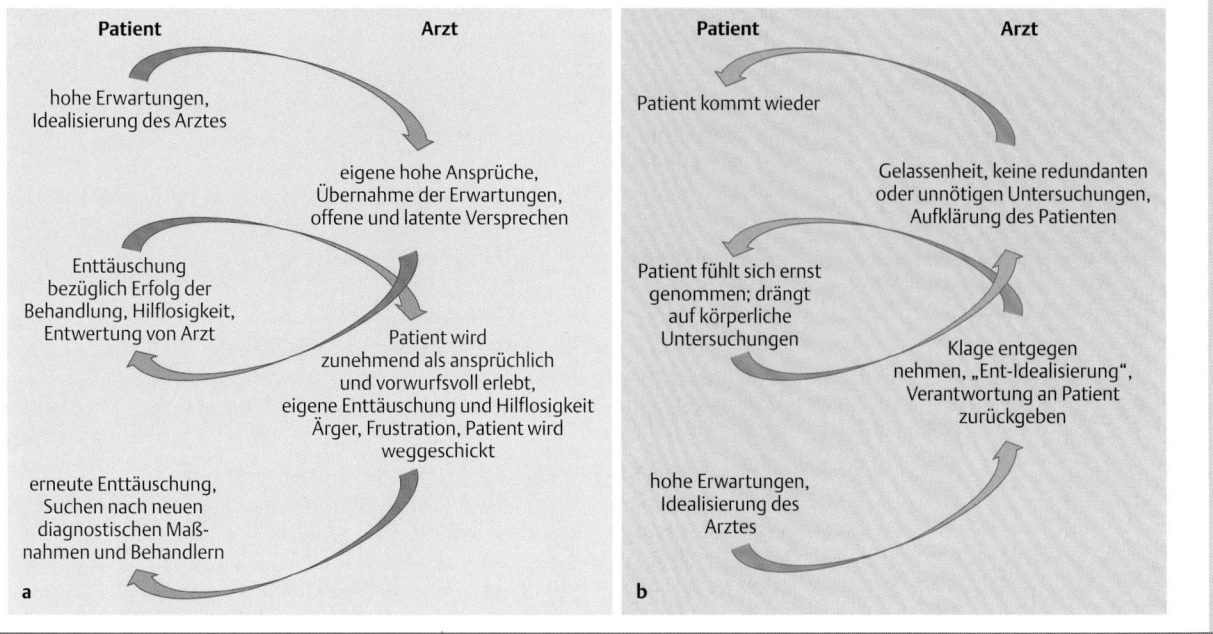

a

| Patient | Arzt |

hohe Erwartungen, Idealisierung des Arztes

eigene hohe Ansprüche, Übernahme der Erwartungen, offene und latente Versprechen

Enttäuschung bezüglich Erfolg der Behandlung, Hilflosigkeit, Entwertung von Arzt

Patient wird zunehmend als anspruchlich und vorwurfsvoll erlebt, eigene Enttäuschung und Hilflosigkeit Ärger, Frustration, Patient wird weggeschickt

erneute Enttäuschung, Suchen nach neuen diagnostischen Maß-nahmen und Behandlern

b

| Patient | Arzt |

Patient kommt wieder

Gelassenheit, keine redundanten oder unnötigen Untersuchungen, Aufklärung des Patienten

Patient fühlt sich ernst genommen; drängt auf körperliche Untersuchungen

Klage entgegen nehmen, „Ent-Idealisierung", Verantwortung an Patient zurückgeben

hohe Erwartungen, Idealisierung des Arztes

– Die **Panikstörung** geht mit vermehrten körperlichen Beschwerden einher, die auf einzelne Attacken beschränkt sind. Bei somatoformen funktionellen Störungen sind die Symptome relativ konstant und persistieren.
– Bei der **Schizophrenie** können somatoforme Symptome bestehen, die jedoch bizarr und mit wahnhaften Vorstellungen oder Körperhalluzinationen ausgestaltet sind.

Therapeutischer Umgang: Das Problem der belasteten **Interaktion** zwischen **Arzt und Patient** ist die Diskrepanz zwischen den jeweiligen Ursachenüberzeugungen: der Arzt vermutet nach fehlender organischer Erklärungen eine psychogene Ursache oder Simulation, der Patient nimmt weiter organische Ursachen an, weil nur diese eine Legitimierung seiner Beschwerden bedeuten. Es kommt zu Abbrüchen der Beziehung und Arztwechseln („doctor-shopping"). Abb. **O-2.1a** stellt einen **schwierigen Verlauf der Arzt-Patient-Beziehung** dar. Die Sequenz zeigt eine **interaktionelle Falle**, der man im ärztlichen Umgang mit diesen Patienten typischerweise begegnet. Zum einen trägt der Patient dem Therapeuten idealisierende Erwartungen an und ist zugleich enttäuschungs- und entwertungsbereit. Dem Therapeuten wird unbewusst nahe gelegt, die Idealisierung anzunehmen und dann an diesen Ansprüchen zu scheitern. Dieses Handeln ist dem Patienten allerdings nicht bewusst. In die **Positiv-Spirale der Arzt-Patient-Beziehung** kommt man, indem man die Klagen des Patienten ernst nimmt, sich aber durch seine hohen Erwartungen nicht unter Druck setzen lässt. Es empfiehlt sich, sich von Anfang an möglichst wenig idealisieren zu lassen und Verantwortung immer wieder an den Patienten zurückzugeben (Abb. **O-2.1b**). Dies gelingt am ehesten aus einer Haltung der **Gelassenheit** heraus. Hilfreich sind zudem feste Termine in bestimmten Zeitintervallen zu vereinbaren.

Therapie: Der **Hausarzt** ist in der Regel die erste Anlaufstelle für die Patienten und hat einige große Vorteile bei der Behandlung, da er seinen Patienten und dessen familiäre, biografische und gesundheitliche Situation kennt. Es besteht eine tragfähige und vertrauensvolle Beziehung. Der Hausarzt hat kein „Psycholabel" und kann so behutsam den Weg von einem organischen zu einem erweiterten, biopsychosozialen Krankheitsmodell einschlagen. In folgenden Fällen sollte ein **Konsil** eingeholt oder eine **Überweisung zum Psychotherapeuten** in Erwägung gezogen werden:

▪ die diagnostische Einschätzung erweist sich als schwierig
▪ der Patient weist eine Komorbidität einer anderen psychischen Erkrankung auf, die momentan im Vordergrund steht
▪ die Interaktion mit dem Patienten gestaltet sich problematisch.

Therapeutischer Umgang: Die **Arzt-Patient-Beziehung** kann sich schwierig gestalten, da der Arzt nach fehlender organischer Erklärung eine psychogene Ursache vermutet, der Patient aber weiterhin von einer organischen Ursache ausgeht.

Abb. **O-2.1a** stellt einen **schwierigen Verlauf der Arzt-Patient-Beziehung** dar. In die **Positiv-Spirale der Arzt-Patient-Beziehung** kommt man, indem man die Klagen des Patienten ernst nimmt, sich aber durch seine hohen Erwartungen nicht unter Druck setzen lässt (Abb. **O-2.1b**).

Therapie: Die primäre Behandlung erfolgt oft durch den **Hausarzt**, der den Patienten und dessen Gesamtsituation kennt. Ein **Konsil** bzw. eine **Überweisung zum Psychotherapeuten** sollte erfolgen, wenn sich die diagnostische Einschätzung als schwierig erweist, der Patient zusätzlich eine andere psychische Erkrankung hat oder die Arzt-Patient-Beziehung problematisch ist.

Psychotherapeutische Behandlungsziele lassen sich wie folgt zusammenfassen:
- Erarbeitung eines erweiterten psychosomatischen Krankheitsverständnisses mit Psychoedukation
- Hilfe bei der Symptombewältigung, Fokus auf die körperliche Ebene (Schmerzklage Raum geben, Körperbeschwerden besonders ernst nehmen)
- Bearbeitung der auslösenden und aufrechterhaltenden Konflikte, Persönlichkeitseigenheiten, psychosozialen Probleme etc.
- Integration der Psychotherapie in einen medizinischen Gesamtbehandlungsplan.

In Frage kommen: kognitive Verhaltenstherapie, psychodynamisch orientierte Psychotherapie, körperbezogene Therapieformen.

Sowohl die **kognitive Verhaltenstherapie** als auch die **psychodynamisch orientierte Psychotherapie** und **körperbezogene Therapieformen** kommen in Frage. Bei **somatoformen autonomen Funktionsstörungen** (F45.3) kann eine symptomorientierte medikamentöse Behandlung in Phasen mit einer erheblichen Beeinträchtigung durch die Beschwerden, z. B. in der Einleitungsphase einer Psychotherapie, hilfreich sein. Sie sollte aber nicht dauerhaft eingesetzt werden.

Bei der **anhaltenden somatoformen Schmerzstörung** können Antidepressiva eine analgetische Wirkung entfalten. Insbesondere trizyklische Antidepressiva, auch in geringer Dosierung, sind wirksam.

▶ **Merke**

▶ **Merke:** Eine Pharmakotherapie sollte nur bei spezifischer Indikation (z. B. somatoforme autonome Funktionsstörungen oder anhaltende somatoforme Schmerzstörung) zum Einsatz kommen. Die Erwartungen an die Medikation sollten generell relativiert werden. Es muss mit gehäuft auftretenden, meist intensiv erlebten Nebenwirkungen gerechnet werden. Obsolet sind das Verschreiben neuer Medikamente bei jedem neu hinzugetretenen Symptom und die Verordnung von Psychopharmaka ohne adäquate psychotherapeutische Behandlung.

Von alleine heilen nur etwa 10 % der Krankheitsbilder in einem Zeitraum von 10 Jahren wieder ab.

▶ **Klinischer Fall:** Ein 44-jähriger Patient wird von der anästhesiologischen Schmerzambulanz in die psychosomatische Klinik überwiesen. Er klagt über Beschwerden im LWS-Bereich, für die es keinen ausreichenden somatischen Befund gibt. Die medikamentöse Behandlung ist unbefriedigend und der Patient drängt auf eine neurochirurgische Intervention, obwohl seitens der Neurochirurgie eine konservative Behandlung empfohlen wurde. Er arbeitet seit 12 Monaten nicht mehr und strebt eine Pensionierung auf Zeit an.

Der Patient war der älteste von zwei Geschwistern. Die Eltern trennten sich im 15. Lebensjahr nach schweren Auseinandersetzungen. Danach ließ der Vater die Familie völlig im Stich. Stolz berichtet der Patient, aus eigener Kraft heraus eine solide Beamtenlaufbahn absolviert zu haben. Einer Partnerschaft sei er negativ gegenüber eingestellt gewesen. Beruflich sei es vor ca. 2 Jahren zu Mehrarbeit und Personalveränderungen gekommen, u. a. habe er neue Kollegen und einen neuen Chef, der ihn wenig beachte. Erst nach Krankmeldung sei registriert worden, dass er für zwei gearbeitet habe.

Der Patient versteht sich heute als jemand, der von Anfang an enttäuscht und benachteiligt wurde und damit einen Anspruch auf Wiedergutmachung und Erleichterung habe. Durch die enge Zusammenarbeit zwischen Hausarzt und Psychosomatik konnte der Patient nach 3-monatiger gemeinsamer Betreuung und Arbeit an einem biopsychosozialen Krankheitsmodell zu einer analytisch orientierten psychotherapeutischen Behandlung motiviert werden. Eine neurochirurgische Behandlung konnte verhindert werden.

2.4 Essstörungen

2.4 Essstörungen

Psychische Störungen mit gestörtem Essverhalten: **Anorexia nervosa, Bulimia nervosa, „Binge-Eating"-Störung.**

Zu den psychischen Störungen mit gestörtem Essverhalten zählen die **Anorexia nervosa** (s. S. 1407), die **Bulimia nervosa** (s. S. 1408) und die **Binge-Eating-Störung** (s. S. 1409).

▶ **Merke**

▶ **Merke:** Gerade milde Formen der Essstörungen verlangen eine erhöhte diagnostische Aufmerksamkeit, da die Patienten die Essstörung nur selten als Problem thematisieren und sich zudem oft sehr spät im Krankheitsverlauf in der Klinik oder Arztpraxis vorstellen. Je früher die Behandlung eingeleitet wird, desto besser ist die Prognose der Patienten. Übergangsformen zwischen den Essstörungen sind nicht selten, und häufig wechselt im Langzeitverlauf die diagnostische Zuordnung mehrfach.

2.4.1 Anorexia nervosa

Epidemiologie: Bei der Anorexia und Bulimia nervosa sind über 90 % der Betroffenen weiblichen Geschlechts, das mittlere Alter des Erkrankungsbeginns liegt bei 14–18 Jahren. Für das Vollbild der Anorexia nervosa liegt die Lebenszeitprävalenz bei Frauen zwischen 0,5 % und 1 %, für das Vollbild der Bulimia nervosa bei etwa 1–3 %.

Klinik: Der augenscheinlichste Aspekt der Anorexia nervosa ist das drastische **Untergewicht** der Patienten, das durch einen Body-Mass-Index (BMI) **unterhalb von 17,5 kg/m²** definiert ist. Der Gewichtsverlust wird von den Patienten durch massive Einschränkung der Nahrungszufuhr, durch Erbrechen, exzessive körperliche Aktivität oder die Einnahme von Abführmitteln bzw. Diuretika selbst herbeigeführt. Trotz des Untergewichts fühlen sich die Patientinnen oft leistungsfähig und weder seelisch noch körperlich krank. Dabei wird der Gewichtsverlust von den Patienten oft verleugnet und die Bedrohlichkeit des Zustandes nicht akzeptiert. Sogar im Zustand der Kachexie wird der Körper von den Patienten noch als zu dick angesehen, was dem wichtigen diagnostischen Kriterium der **Körperbildstörung** entspricht. Erhebliche Angst entwickeln die Patienten vor einer Gewichtszunahme **(Gewichtsphobie)**. Aufgrund der Mangelernährung entsteht eine **endokrine Störung**, die sich bei Frauen u. a. als primäre bzw. sekundäre **Amenorrhö** äußert.

Diagnostik: Tab. **O-2.4** zeigt die wichtigsten diagnostischen Kriterien nach ICD-10. Daneben finden sich bei der **körperlichen Untersuchung** der Patienten in vielen Fällen eine Hypothermie, arterielle Hypotonie, Bradykardie, periphere Ödeme, trockene Haut, Lanugobehaarung und Akrozyanose. Ernsthafte medizinische Probleme können durch Herzrhythmusstörungen oder Hypotension besonders in Verbindung mit einer **Elektrolytentgleisung** entstehen. Dies betont die Bedeutung der Elektrolytkontrolle – insbesondere des Serumkaliums – im Rahmen der regelmäßigen **Laborkontrolle** (Blutbild, Elektrolyte, Nierenwerte, Albumin). Nicht selten kommt es bei unzureichender Flüssigkeitszufuhr und Diuretikaabusus auf lange Sicht zu einer **Niereninsuffizienz**. Für die Entstehung der **Osteoporose**, die häufig zu pathologischen Frakturen im Erwachsenenalter führt, prädisponieren die unzureichende Nährstoffaufnahme, u. a. von Calcium und Vitamin D und der Östrogenmangel.

2.4.1 Anorexia nervosa

Epidemiologie: 90 % der Betroffenen sind weiblich und bei Erkrankungsbeginn im Mittel 14–18 Jahre alt. Für das Vollbild der Anorexia nervosa liegt die Lebenszeitprävalenz bei 0,5–1 %, für die Bulimia nervosa bei 1–3 %.

Klinik: Symptomatik und Diagnostik: **Untergewicht** Body-Mass-Index (BMI) unterhalb von **17,5 kg/m²**. Der Gewichtsverlust wird von den Patienten durch massive Einschränkung der Nahrungszufuhr, durch Erbrechen, exzessive körperliche Aktivität oder die Einnahme von Abführmitteln bzw. Diuretika selbst herbeigeführt. Die Patienten leiden an einer **Körperbildstörung**, unter **Gewichtsphobien** und **endokrinen Störungen**, fühlen sich oft jedoch weder körperlich noch seelisch krank.

Diagnostik: Tab. **O-2.4** zeigt die wichtigsten diagnostischen Kriterien nach ICD-10. Bei der **körperlichen Untersuchung** zeigen sich häufig eine Hypothermie, Hypotension, Bradykardie, periphere Ödeme, trockene Haut, Lanugobehaarung, Akrozyanose, Herzrhythmusstörungen und eine Hypotension. Daneben finden sich häufig **Elektrolytentgleisungen, Niereninsuffizienz** und eine **Osteoporose.**

☰ O-2.4	Diagnostische Leitlinien der Anorexia nervosa nach ICD-10

1. Tatsächliches Körpergewicht mindestens 15 % unter dem erwarteten (entweder durch Gewichtsverlust oder nie erreichtes Gewicht) oder Quetelet-Index* (= Body-Mass-Index) von 17,5 oder weniger. Bei Patienten in der Vorpubertät kann die erwartete Gewichtszunahme während der Wachstumsperiode ausbleiben.

2. Der Gewichtsverlust ist selbst herbeigeführt durch:

– a Vermeidung hochkalorischer Speisen sowie eine oder mehrere der folgenden Verhaltensweisen:

– b selbstinduziertes Erbrechen

– c selbstinduziertes Abführen

– d übertriebene körperliche Aktivitäten

– e Gebrauch von Appetitzüglern und/oder Diuretika.

3. Körperschema-Störung in Form einer spezifischen psychischen Störung: die Angst, zu dick zu werden, besteht als eine tief verwurzelte, überwertige Idee; die Betroffenen legen eine sehr niedrige Gewichtsschwelle für sich selbst fest.

4. Eine endokrine Störung auf der Hypothalamus-Hypophysen-Gonaden-Achse. Sie manifestiert sich bei Frauen als Amenorrhö und bei Männern als Libido- oder Potenzverlust. (Eine Ausnahme ist das Persistieren vaginaler Blutungen bei anorektischen Frauen mit einer Hormonsubstitutionsbehandlung zur Kontrazeption.) Erhöhte Wachstumshormon- und Kortisolspiegel, Änderungen des peripheren Metabolismus von Schilddrüsenhormonen und Störungen der Insulinsekretion können gleichfalls vorliegen.

5. Bei Beginn der Erkrankung vor der Pubertät ist die Abfolge der pubertären Entwicklungsschritte verzögert oder gehemmt (Wachstumsstopp; fehlende Brustentwicklung und primäre Amenorrhö beim Mädchen; bei Knaben bleiben die Genitalien kindlich). Nach Remission wird die Pubertätsentwicklung häufig normal abgeschlossen, die Menarche tritt aber verspätet ein.

* Quetelet-Index: Körpergewicht (kg) / [Körpergröße (m)]²

Therapie: Methode der Wahl ist die **Psychotherapie**, die in der Frühphase auf eine symptomatische Besserung von Gewicht und Essverhalten fokusiert, krankmachende Faktoren psychotherapeutisch bearbeitet. Die Familie der Patienten muss oft eingebunden werden. Die Patientinnen sind oft nur schwer zur Psychotherapie zu motivieren.

Therapie: Eine störungsspezifische **Psychotherapie** ist sowohl für die ambulante als auch stationäre Behandlung die **Methode der Wahl**. Aufgrund der teilweise sehr begrenzten Krankheitseinsicht und des fehlenden Leidensdrucks sind die Patientinnen oft nur schwer zur Psychotherapie zu motivieren. Die Motivation zur Psychotherapie ist eine wichtige ärztliche Aufgabe. Diese fokussiert sich in der Frühphase auf eine symptomatische Besserung von Gewicht und Essverhalten; nach erfolgter körperlicher Stabilisierung werden die krankmachenden Faktoren psychotherapeutisch bearbeitet. Oft muss die Familie des Patienten in die Behandlung mit einbezogen werden.

Eine **psychopharmakologische Behandlung** scheint dagegen **keinen signifikanten Einfluss** auf den Krankheitsverlauf bei der Anorexia nervosa zu haben. Sie kann jedoch bei komorbiden psychischen Störungen sinnvoll sein.

Die Mortalität bei der Anorexia nervosa ist im Vergleich zu Gleichaltrigen ohne Anorexia nervosa um den Faktor 10 erhöht.

2.4.2 Bulimia nervosa

Epidemiologie: s. S. 1407.

Klinik: Hauptkennzeichen sind **wiederholt auftretende Essattacken, Kontrollverlust,** Kompensationsmethoden (z. B. Erbrechen kurz nach dem Essen) und eine übertriebene Sorge um die eigenen Körperproportionen.

2.4.2 Bulimia nervosa

Epidemiologie: s. S. 1407.

Klinik: Hauptkennzeichen dieser Störung sind die **wiederholt auftretenden Essattacken,** während denen es typischerweise zu einem **Kontrollverlust** kommt. Das sehr hastige Herunterschlingen von großen Mengen Nahrung kann von den Patienten nicht mehr unterbrochen werden. Zur **Kompensation** der Essattacken, denen meist heftige Schuldgefühle folgen, werden verschiedene Techniken eingesetzt; die häufigste ist die des Erbrechens kurz nach dem Essen. Andere Kompensationsmethoden sind der Missbrauch von Laxanzien, Abführmitteln, Einläufen, Fasten sowie exzessiver Sport.

Bedingt durch das häufige **Erbrechen** treten bei Bulimie-Patienten sichtbare Schwellungen der Parotiden, Schäden des Zahnfleisches sowie durch Magensäure bedingte Entzündungen des oberen Gastrointestinaltrakts auf. Zeichen von **Selbstverletzungen** sind nicht selten und sollten deshalb bei der körperlichen Untersuchung mit beachtet und ggf. thematisiert werden. Sie können Ausdruck einer gestörten Impulskontrolle sein und auf eine ggf. bestehend Suizidalität des Patienten hinweisen.

Diagnostik: Die diagnostischen Kriterien für die Bulimia nervosa nach ICD-10 zeigt Tab. **O-2.5**.

Diagnostik: Die diagnostischen Kriterien für die Bulimia nervosa nach ICD-10 sind in Tab. **O-2.5** dargestellt. Es empfiehlt sich die Bestimmung von **Routinelaborwerten** im Blut. Bei häufigem Erbrechen findet sich eine Erhöhung der Amylase im Serum, die vor allem auf die Speicheldrüsenamylase zurückzuführen ist. Neben Zeichen der Exsikkose zeigen sich oft eine metabolische Alkalose, eine Hyponatriämie, eine Hyperchloridämie und eine Hypokaliämie (Hypokaliämie: Gefahr von Herzrhythmusstörungen, zerebralen Krampfanfällen, Nierenfunktionsstörungen – nicht selten hypokaliämischen Darmlähmung).

≡ O-2.5

≡ O-2.5	**Diagnostische Leitlinien der Bulimia nervosa nach ICD-10**

1. Eine andauernde Beschäftigung mit Essen, eine unwiderstehliche Gier nach Nahrungsmitteln; die Patientin erliegt Essattacken, bei denen große Mengen Nahrung in sehr kurzer Zeit konsumiert werden.

2. Die Patientin versucht, dem dick machenden Effekt der Nahrung durch verschiedene Verhaltensweisen entgegenzusteuern: selbst induziertes Erbrechen, Missbrauch von Abführmitteln, zeitweilige Hungerperioden, Gebrauch von Appetitzüglern, Schilddrüsenpräparaten oder Diuretika. Wenn die Bulimie bei Diabetikerinnen auftritt, kann es zu einer Vernachlässigung der Insulinbehandlung kommen.

3. Eine der wesentlichen psychopathologischen Auffälligkeiten besteht in der krankhaften Furcht davor, dick zu werden; die Patientin setzt sich eine scharf definierte Gewichtsgrenze, deutlich unter dem prämorbiden, vom Arzt als optimal oder „gesund" betrachteten Gewicht. Häufig lässt sich in der Vorgeschichte mit einem Intervall von einigen Monaten bis zu mehreren Jahren eine Episode einer Anorexia nervosa nachweisen. Diese frühere Episode kann voll ausgeprägt sein oder war eine verdeckte Form mit mäßigem Gewichtsverlust oder einer vorübergehenden Amenorrhöe.

Differenzialdiagnose: Der wesentliche Unterschied zwischen Anorexia nervosa und Bulimia nervosa ist das Gewicht: Patienten mit Anorexia nervosa sind stark untergewichtig (BMI $\leq$ 17,5 kg/m^2), Patienten mit Bulimia nervosa sind meist normalgewichtig, leicht unter- oder leicht übergewichtig (BMI > 17,5 kg/m^2).

Differenzialdiagnose: Patienten mit Anorexia nervosa sind stark untergewichtig (BMI $\leq$ 17,5 kg/m^2).

Therapie: Der am meisten Erfolg versprechende Ansatz zur Behandlung der Bulimia nervosa ist die Durchführung einer störungsspezifischen **Psychotherapie** durch erfahrene Zentren bzw. Therapeuten. Dies kann meist in einem ambulanten Setting erfolgen.
Antidepressiva (z. B. Desipramin) können die Häufigkeit von Essanfällen reduzieren, führen jedoch insgesamt zu keinen verbesserten Heilungschancen.

Therapie: Durchführung einer störungsspezifischen **Psychotherapie**.

2.4.3 Binge-Eating-Störung

2.4.3 Binge-Eating-Störung

Epidemiologie: Erste epidemiologische Daten zur Verbreitung der Binge-Eating-Störung ergaben eine Prävalenz von ca. 2–5 % in der Allgemeinbevölkerung.

Epidemiologie. Betroffen sind ca. 2–5 % der Allgemeinbevölkerung.

Klinik: Hauptkennzeichen der Binge-Eating-Störung sind ähnlich der Bulimie wiederholte Episoden von **Essanfällen**, bei denen ungewöhnlich große Mengen an Nahrungsmitteln in einer umschriebenen Zeit gegessen werden, einhergehend mit einem **Verlust der Kontrolle**. Typisch ist ein das Essen begleitendes Gefühl, nicht aufhören zu können oder nicht kontrollieren zu können, was oder wie viel gegessen wird. Typischerweise wird schnell und heimlich gegessen. Da die Essanfälle – im Unterschied zur Bulimia nervosa – nicht von nachfolgenden kompensatorischen Verhaltensweisen (z. B. selbst herbeigeführtem Erbrechen, Fasten, exzessiver sportlicher Betätigung) begleitet werden, sind die Patienten in der Regel **deutlich bis stark übergewichtig**.

Klinik: Wiederholte Episoden von **Essanfällen** verbunden mit einem **Verlust der Kontrolle**. Die Patienten sind **deutlich bis stark übergewichtig.**

Diagnostik: Die diagnostischen Leitlinien der Binge-Eating-Störung sind in den Forschungskriterien des DSM-IV-TR beschrieben (Tab. **O-2.6**).

Diagnostik: s. diagnostische Leitlinien der Binge-Eating-Störung (Tab. **O-2.6**).

☰ O-2.6	**Diagnostische Leitlinien der Binge-Eating-Störung** (nach DSM-IV-TR)

A Wiederholte Episoden von „Fressanfällen". Eine Episode von „Fressanfällen" ist durch die folgenden Kriterien charakterisiert:
(1) Essen einer Nahrungsmenge in einem abgrenzbaren Zeitraum, die definitiv größer ist als die meisten Menschen in einem ähnlichen Zeitraum unter ähnlichen Umständen essen würden.
(2) Ein Gefühl des Kontrollverlustes über das Essen während der Episode (z. B. ein Gefühl, dass man mit dem Essen nicht aufhören kann bzw. nicht kontrollieren kann, was und wie viel man isst).

B Die Episoden von „Fressanfällen" treten gemeinsam mit mindestens drei der folgenden Symptome auf:
(1) wesentlich schneller essen als normal,
(2) essen bis zu einem unangenehmen Völlegefühl,
(3) essen großer Nahrungsmengen, wenn man sich körperlich nicht hungrig fühlt,
(4) alleine essen aus Verlegenheit über die Menge, die man isst,
(5) Ekelgefühle gegenüber sich selbst, Deprimiertheit oder große Schuldgefühle nach dem übermäßigen Essen.

C Es besteht deutliches Leiden wegen der „Fressanfälle".

D Die „Fressanfälle" treten im Durchschnitt an mindestens 2 Tagen in der Woche für 6 Monate auf.

E Die „Fressanfälle" gehen nicht mit dem regelmäßigen Einsatz von unangemessenen kompensatorischen Verhaltensweisen einher und sie treten nicht ausschließlich im Verlauf einer Anorexia nervosa oder Bulimia nervosa auf.

2.5 Chronische Schmerzstörungen

2.5 Chronische Schmerzstörungen

▶ **Definition:** Von chronischem Schmerz geht man aus, wenn der Schmerz länger als drei Monate besteht. Schmerz ist ein unangenehmes Sinnes- und Gefühlserlebnis, das mit aktueller oder potenzieller Gewebeschädigung verknüpft ist. Schmerz weist neben einer sensorischen immer auch eine kognitiv-emotionale und verhaltensverändernde Qualität auf. Beim **chronischen Schmerz** ist eine eindeutige somatische Ursache oft nicht mehr zu finden. Hier hat der Schmerz seine ursprüngliche Funktion als akutes Warnsignal verloren und wird selbst zur Erkrankung.

◀ **Definition**

Epidemiologie: Mehr als 3 Millionen chronisch Schmerzkranke leben in Deutschland. Chronische Schmerzerkrankungen stellen eine erhebliche ökonomische Belastung für das Gesundheits- und Sozialsystem dar.

Die Prävalenz chronischer Rückenschmerzen liegt bei 10–25 %, ein Fibromyalgiesyndrom findet sich bei 2–4 % aller Bürger.

Ätiopathogenese: Gate-Control-Theorie: spinale Verarbeitung nozizeptiver Informationen durch einen „Tormechanismus" im Hinterhorn des Rückenmarks. **Biopsychosoziales Modell** gilt auch bei chronischen Schmerzen.

Zur **Chronifizierung** des Schmerzes kann es kommen durch verzögerte Abheilung, neuroplastische Veränderungen, maladaptive Verhaltensmuster.

Das **Schmerzgedächtnis** ist durch neuroplastische Veränderungen erklärbar.

Ein **Circulus vitiosus** bei chronischen Schmerzen ergibt sich durch schmerzbezogene Affekte, Schmerzverhalten und Krankheitsverarbeitung (Abb. **O-2.2**).

Eine **Schmerzchronifizierung** wird gefördert durch katastrophisierende Gedanken, sozialen Rückzug, Selbstüberforderung.

Epidemiologie: In Deutschland wird die Zahl chronisch Schmerzkranker auf über 3 Millionen geschätzt. Neben dem persönlichen Leidensdruck für den einzelnen hat eine chronische Schmerzerkrankung auch Auswirkungen auf die Gesellschaft. Die herabgesetzte psychische und körperliche Leistungsfähigkeit, Arbeitsunfähigkeitszeiten, diagnostische und therapeutische Maßnahmen sowie Frühberentungen stellen eine erhebliche ökonomische Belastung für das Gesundheits- und Sozialsystem dar.

Eine herausragende Stellung nehmen dabei die Schmerzerkrankungen des Bewegungsapparats ein. In der Gesamtbevölkerung liegt die Prävalenzrate chronischer Rückenschmerzen bei 10–25 %, ein Fibromyalgiesyndrom findet sich bei 2–4 % aller Bürger (direkte medizinische Kosten bei chronischem Rückenschmerz betragen 3,7 Milliarden Euro pro Jahr in Deutschland).

Ätiopathogenese: Die **Gate-Control-Theorie** postuliert eine spinale Verarbeitung nozizeptiver Informationen durch einen „Tormechanismus" im Hinterhorn des Rückenmarks, der aus der Peripherie kommende Nervenimpulse auf ihrem Weg ins Gehirn moduliert und auch durch absteigende Nervenimpulse (z. B. deszendierende Hemmung) vom Gehirn beeinflusst werden kann. Das **biopsychosoziale Modell** gilt also auch bei der Entstehung und Verarbeitung chronischer Schmerzen.

Am Anfang einer chronischen Schmerzerkrankung steht oft eine akute Schmerzproblematik, wie z. B. eine Verletzung oder Entzündung. Zur **Chronifizierung** des Schmerzes kann es kommen, wenn die ursprüngliche Erkrankung nicht oder nur sehr verzögert abheilt und Gewebeveränderungen bestehen bleiben, wenn durch neuroplastische Veränderungen das Nervensystem dauerhaft überaktiv bleibt oder wenn maladaptive Verhaltensmuster wie Schonhaltungen, muskuläre Verspannungen, Ängste, Depressionen, Vermeidungsverhalten oder Überkompensation auftreten.

Neuroplastische Veränderungen des Nervensystems sind eng mit dem Begriff des **Schmerzgedächtnisses** verknüpft. Anhaltende Schmerzreize führen zu einer Hypersensitivität der schmerzleitenden Nerven, die fortan bei geringsten Reizen mit stärkster Aktivität reagieren. Bei manchen Schmerzpatienten kommt es zu einer Ausweitung von Gehirnarealen, die mit der Verarbeitung von Schmerzimpulsen beschäftigt sind. Der Schmerz hat dann Gedächtnisspuren im Nervensystem hinterlassen, die oft nicht oder nur mit großer Mühe auszulöschen sind.

Schmerzbezogene Affekte, Schmerzverhalten und Krankheitsverarbeitung sind bedeutsam, da **chronische Schmerzen** oft als bedrohlich erlebt werden. Die Angst kann in einem **Circulus vitiosus** (Abb. **O-2.2**) zu vermehrter Muskelanspannung, weiterer Schmerzzunahme, Hilflosigkeit, Angst und Depressivität führen. Durch das Schmerzgeschehen sind die Betroffenen in ihren Alltagstätigkeiten eingeschränkt, geben Hobbys auf und ziehen sich aus sozialen Kontakten zurück. Die Freude am Leben, Antrieb und Energie gehen verloren. Dies fördert negative Selbstbewertungen („Ich bin zu nichts mehr nütze."). Auch der Umgang mit dem Schmerz selbst spielt eine große Rolle bei der **Chronifizierung**. Menschen, die auf Schmerzen mit Hilflosigkeit und katastrophisierenden

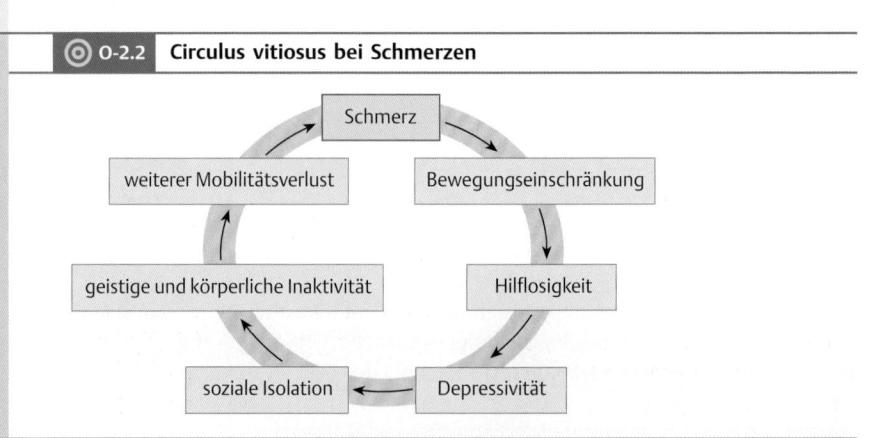

◎ O-2.2   **Circulus vitiosus bei Schmerzen**

Gedanken reagieren, körperliche und soziale Aktivitäten unverhältnismäßig einschränken und den Schmerz zum Lebensmittelpunkt werden lassen, haben ein höheres Chronifizierungsrisiko. Andererseits kann auch eine Neigung zur Selbstüberforderung chronifizierend wirksam werden.

Einteilung: Chronischer Schmerz kann entweder als **Dauerschmerz** (z. B. Tumor-, Rückenschmerz) oder als **ständig wiederkehrender Schmerz** (z. B. Migräne) auftreten. Nach dem Entstehungsort lassen sich **somatische** Schmerzen (Haut, Muskeln, Gelenke), **viszerale** Schmerzen (Eingeweide), **neuropathische** Schmerzen (bei Nervenschäden, z. B. Polyneuropathien) sowie **Kopf- und Gesichtsschmerzen** unterscheiden. Des Weiteren kann eine Einteilung vorgenommen werden in **spezifische Schmerzen** bei organischer Grunderkrankung (z. B. bei einem Tumorleiden oder rheumatoider Arthritis) und **unspezifische Schmerzen**, denen keine klar definierte somatische Ursache mehr zu Grunde liegt (z. B. Fibromyalgie-Syndrom, s. S. 1412).

Einteilung: Chronischer Schmerz liegt als **Dauerschmerz** oder als **ständig wiederkehrender Schmerz** vor. Man unterscheidet nach dem Entstehungsort **somatische, viszerale, neuropathische Schmerzen** sowie **Kopf- und Gesichtsschmerzen.** **Spezifischen Schmerzen** liegt eine organische Grunderkrankung zu Grunde, **unspezifischen Schmerzen** nicht.

Diagnostik und Differenzialdiagnose:

Diagnostik und Differenzialdiagnose:

▶ **Merke:** Bei der Abklärung eines chronischen Schmerzgeschehens sollte zunächst immer nach **spezifischen organischen Ursachen** gefahndet werden.

◀ **Merke**

Die Abklärung beinhaltet daher eine **umfassende somatische Anamnese**, eine genaue körperliche Untersuchung, Labordiagnostik und ggf. bildgebende Verfahren sowie weitere technische Untersuchungen. Hiermit lassen sich spezifische Schmerzursachen erkennen und einer spezifischen Behandlung zuführen. Sofern sich mit diesem Vorgehen keine greifbare organische Ursache für die Beschwerden findet, muss **differenzialdiagnostisch** an psychosomatische und psychiatrische Komorbiditäten gedacht werden. In diesen Fällen ist eine **erweiterte psychosoziale Anamnese** unverzichtbar, wünschenswert ist sie bei allen chronischen Schmerzpatienten. Dabei wird nach **psychischen Komorbiditäten** gesucht, außerdem werden die Auswirkungen der Schmerzerkrankung auf die Bewältigung des Alltags, die Erwerbstätigkeit, das soziale Umfeld und das psychische Erleben des Patienten erhoben.

Die Abklärung beinhaltet die **somatische Anamnese**, körperliche Untersuchung, Labordiagnostik und Bildgebung.

Die **Differenzialdiagnose** chronischer Schmerzen umfasst **psychosomatische und psychiatrische Komorbiditäten.** Eine erweiterte psychosoziale Anamnese ist bei allen Schmerzpatienten sinnvoll. Sie erfasst Auswirkungen auf Alltagsbewältigung, soziales Umfeld, psychisches Erleben.

Das Führen eines **Schmerztagebuchs** als systematische Form der Selbstbeobachtung stellt eine Möglichkeit dar, dem Patienten zu helfen, schmerzmodulierende Faktoren zu erkennen und darauf zu reagieren.

Das Führen eines **Schmerztagebuchs** hilft dem Patienten schmerzmodulierende Faktoren zu erkennen.

Therapie: Die Behandlung **spezifischer chronischer Schmerzen** muss immer auch auf eine Kontrolle der Grunderkrankung abzielen.
Beim **chronisch unspezifischen Schmerz** ist in der Regel ein **multidimensionaler Behandlungsansatz** notwendig, da ein rein somatischer Therapieansatz bei einem großen Anteil von chronisch Schmerzkranken keine ausreichende Wirkung zeigt. Daher kommt eine **Kombination** aus medikamentöser Therapie, nicht medikamentöser Therapie (z. B. Akupunktur, TENS), physikalischer Therapie (Krankengymnastik) und Schmerzpsychotherapie zur Anwendung.
Die **medikamentöse Schmerzbehandlung** sollte sich am **WHO-Stufenschema** zur Behandlung für chronischen (Tumor-) Schmerz orientieren (Abb. **O-2.3**). Kernpunkte nach WHO-Empfehlung sind neben einer Auswahl der Medika-

Therapie: Kontrolle der Grunderkrankung bei **spezifischen chronischen Schmerzen.**

Bei **chronisch unspezifischen Schmerzen** ist ein multidimensionaler Behandlungsansatz notwendig: **Kombination** aus medikamentöser, nicht medikamentöser und physikalischer Therapie und Schmerzpsychotherapie.

Die **medikamentöse Schmerzbehandlung** orientiert sich am **WHO-Stufenschema** (Abb. **O-2.3**). Die Analgetikaeinnahme

◎ O-2.3   **Modifiziertes WHO-Stufenschema zur Schmerztherapie**

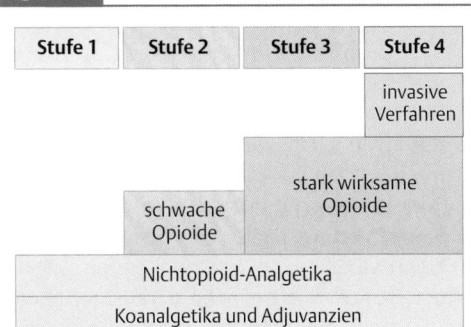

Stufe 1: Nichtopioid-Analgetika, z. B. Metamizol, NSAR, Paracetamol, Coxibe.
Stufe 2: schwache, niedrigpotente Opioide, z. B. Tramadol, Codein, Tilidin (+ Naloxon).
Stufe 3: stark wirksame Opioide, z. B. Morphin, Fentanyl, Oxycodon, Methadon oder Hydromorphon.
Stufe 4: weiterführende Behandlung, z. B. im Rahmen einer invasiven Schmerztherapie (z. B. neurodestruktive Verfahren).

O-2.7	Schmerzpsychotherapeutische Behandlungsverfahren
kognitive Verhaltenstherapie	die Schmerzpatienten lernen, schmerzfördernde Gedanken abzubauen (positiver denken, kognitive Umstrukturierung), ihr Wohlbefinden zu steigern (Genusstraining), Alltagsbelastungen besser zu meistern (Stressbewältigung) und ihr Schmerzempfinden in den Hintergrund treten zu lassen (meditative und Vorstellungsübungen)
Hypnotherapie	die Hypnotherapie bedient sich der Hypnose als einer der ältesten schmerzpsychotherapeutischen Verfahren mit breiter Anwendungsmöglichkeit. In Trance können sowohl die Schmerzwahrnehmung und die damit verbundenen Gedanken und Gefühle verändert, als auch schmerzmitbedingende innere Konflikte bearbeitet werden
Entspannungsverfahren	die wichtigsten sind das autogene Training, die progressive Muskelrelaxation nach Jacobson und das Biofeedback (s. S. 1396)
tiefenpsychologisch orientierte Therapie	diese Therapie strebt das Verstehen, die emotionale Verarbeitung und die Auflösung innerer bzw. zwischenmenschlicher Konflikte an, die mit dem Schmerzerleben verknüpft sind
systemische Paar- und Familientherapie	diese versucht, dysfunktionale Interaktionen zwischen den beteiligten Personen zu ändern

sollte möglichst oral und „to the clock" erfolgen.

Adjuvante Medikamente (z. B. trizyklische Antidepressiva) verstärken die Wirksamkeit von Analgetika.

Eine **schmerzpsychotherapeutische Mitbehandlung** ist sinnvoll bei Konflikten, Depressionen und Ängsten, ungünstiger Schmerzverarbeitung und bei Medikamentenmissbrauch. **Ziel** ist eine verbesserte Schmerzbewältigung und Steigerung der Lebensqualität.

Schmerzpsychotherapeutische Behandlungsmethoden bedürfen der aktiven Mitarbeit des Patienten (Tab. **O-2.7**).

2.5.1 Fibromyalgie-Syndrom

▶ Definition

Ätiopathogenese: Das FMS hat eine multifaktorielle **biopsychosoziale Genese.** Diskutiert werden eine zentrale Schmerzverarbeitungsstörung, eine genetische Prädisposition, eine autonome Dysbalance, eine neuroendokrine Störung und eine **depressive Somatisierung.**

mente nach dem oben genannten Stufenplan eine möglichst orale Applikation und die regelmäßige, nach einem zeitlichen Schema festgelegte Einnahme der Analgetika („to the clock"), um einen konstanten Blutspiegel zur Schmerzprophylaxe zu erzielen.

Je nach Bedarf werden **adjuvante Medikamente** eingesetzt, die die Wirkung der Analgetika verstärken, alleine aber meist nicht oder nur wenig analgetisch wirksam sind (z. B. trizyklische Antidepressiva, Antikonvulsiva, Tranquilizer, Muskelrelaxanzien, Neuroleptika oder Kortikosteroide).

Eine **schmerzpsychotherapeutische Mitbehandlung** kann sinnvoll sein bei persönlichen oder zwischenmenschlichen Konflikten, die mit der Schmerzsymptomatik einhergehen, bei Depressionen und Ängsten, bei ungünstiger Schmerzverarbeitung (z. B. ausgeprägtes Schonverhalten, Durchhaltestrategien, Gefühl der Hilf- und Hoffnungslosigkeit) und bei Medikamentenmissbrauch oder -abhängigkeit. **Ziel** einer schmerzpsychotherapeutischen Behandlung ist in erster Linie nicht die Schmerzfreiheit, sondern eine verbesserte Schmerzbewältigung, Minderung der schmerzbedingten Beeinträchtigungen und die Steigerung der Lebensqualität trotz eventuell weiter bestehender Schmerzen.

Alle **schmerzpsychotherapeutischen Behandlungsmethoden** bedürfen der aktiven Mitarbeit des Patienten. Mit Erfolg werden folgende Verfahren eingesetzt (Tab. **O-2.7**).

2.5.1 Fibromyalgie-Syndrom

▶ **Definition:** Als prägnantestes Beispiel chronischer Schmerzsyndrome kann das Fibromyalgie-Syndrom (FMS) gesehen werden. Dabei handelt es sich um eine den gesamten Bewegungsapparat betreffende, schwer zu beeinflussende chronische Schmerzerkrankung, die hauptsächlich Frauen betrifft (ca. 95 %) und meist um die Menopause herum auftritt.

Ätiopathogenese: Das FMS entwickelt sich meist schleichend mit einer allmählichen Schmerzausbreitung über viele Jahre, gelegentlich tritt es jedoch auch rasch nach Unfällen oder Verletzungen auf (posttraumatisch). Eine **multifaktorielle biopsychosoziale Genese** der Erkrankung gilt mittlerweile als wahrscheinlich, es herrschen allerdings noch große Unklarheiten in Bezug auf die Ätiopathogenese. Auf somatischer Seite werden eine zentrale Schmerzverarbeitungsstörung („generalisierte Allodynie"), eine genetische Prädisposition, eine autonome Dysbalance und neuroendokrine Störungen diskutiert. Ein eher psychotherapeutischer Ansatz sieht die Erkrankung in engem Zusammenhang mit dem Prozess der **depressiven Somatisierung.** Dabei führt ein biografisch früher depressiver Konflikt beim Fehlen eines positiv wohlwollenden Gegenübers zu unerfüllbaren Wiedergutmachungswünschen. Die daraus zwingend resultierende Enttäuschung wird oft in einem Circulus vitiosus mit einer

| ☰ O-2.8 | **Lokalisation der „Tenderpoints" und häufige Begleitsymptome beim FMS (Auswahl)** |

Symptom	Häufigkeit
Schlafstörungen	90 %
Müdigkeit, Abgeschlagenheit, verminderte Leistungsfähigkeit	90 %
depressive Stimmung, Niedergeschlagenheit, Reizbarkeit	50 %
Kopfschmerzen, Migräne	40 %
Kälteempfindlichkeit	40 %
Magen-Darm-Probleme, Übelkeit	30 %
funktionelle Herzbeschwerden, Schmerzen der Brustwand	häufig
Schwellungsgefühl an Händen und Füßen	häufig
Parästhesien an Händen und Füßen	gelegentlich
Globusgefühl	gelegentlich
Reizblase, Pollakisurie	gelegentlich
Schwindel	selten
Tinnitus	selten

immer höheren Leistungsbereitschaft und einer altruistischen Grundhaltung kompensiert, was auf Dauer zu noch größerer Enttäuschung, Erschöpfung und Burn-out führen kann. Geringfügige Auslösesituationen reichen dann oft zum Symptomausbruch.

Klinik: Die Patienten klagen über Schmerzen am gesamten Bewegungsapparat und weisen eine generalisierte Hyperalgesie auf, die sich an Sehnen-Muskel-Übergängen in Form von besonders druckschmerzempfindlichen Stellen, den sog. **„Tenderpoints"**, bemerkbar macht. Sehr oft klagen die Patienten zusätzlich über multiple funktionelle Beschwerden (Tab. **O-2.8**).

Psychische Komorbiditäten lassen sich beim FMS vermehrt nachweisen: So liegt die Lebenszeitprävalenz für eine depressive Störung bei 64 %, für eine Angst- und Panikstörung bei 33 % und für eine Somatisierungstörung bei 21 %. Dies ist von besonderer Bedeutung, weil FMS-Patienten mit psychischen Komorbiditäten eine schlechtere Krankheitsbewältigung und eine erhöhte Inanspruchnahme des medizinischen Systems zeigen sowie von Ärzten in der Interaktion eher als schwierig erlebt werden.

Diagnostik: Die Diagnosestellung erfolgt anhand von typischer Anamnese und Klinik und ist seit 1990 durch die **Diagnosekriterien** des American College of Rheumatology vereinheitlicht. Dazu zählen:
- Spontanschmerzen seit ≥ 3 Monaten
- Achsenskelett und ≥ 3 von 4 Körperquadranten betroffen
- mindestens 11 von 18 Tenderpoints positiv (Abb. in Tab. **O-2.8**).

Therapie: Da es bislang keine Heilung für die Erkrankung gibt, zielt die Behandlung auf eine **Linderung der Symptome** ab, die nur in sehr begrenztem Umfang möglich ist. Zum Einsatz kommt eine **multimodale symptomorientierte**, individuell auf den Patienten zurechtgeschnittene **Therapie**. Zu den **evidenzbasierten Behandlungsmaßnahmen** beim FMS gehören:
- physiotherapeutische Maßnahmen: Krankengymnastik, leichte Massagen, Wassergymnastik, Wärme- oder Kälteanwendungen
- leichte sportliche Betätigung: Schwimmen, Radfahren, Walken, Stretching
- Entspannungsverfahren: autogenes Training, progressive Muskelentspannung nach Jacobson, Biofeedback
- Medikamente: Analgetika (z. B. Paracetamol, Metamizol, Tramadol), Antidepressiva (z. B. Amitriptylin)

Klinik. Die Patienten klagen über Schmerzen, die sich an Sehnen-Muskel-Übergängen in Form besonders druckschmerzempfindlicher Stellen bemerkbar machen. Typisch sind mindestens 11 von 18 sog. **„Tenderpoints** (Tab. **O-2.8**)."

Die Lebenszeitprävalenz für **psychische Komorbiditäten** ist beim FMS erhöht. Dies bedingt eine schlechtere Krankheitsbewältigung und ein hohes Inanspruchnahmeverhalten.

Diagnostik: Die Diagnosestellung erfolgt nach den **Klassifikationskriterien** des American College of Rheumatology.

Therapie: Eine Heilung des FMS ist nicht möglich, eine **Symptomlinderung** wird angestrebt. Ziel ist eine Verbesserung von Krankheitsbewältigung, Funktionalität, Selbstwirksamkeit und eine Ressourcenaktivierung.

- Psychotherapie: integrierte Gruppentherapien, die bewegungs- und psychotherapeutische Elemente integrieren, Einzelpsychotherapie bei speziellen Problemen
- symptomatische Therapie der Begleitsymtpome.

Wie bei allen chronischen Schmerzsyndromen liegt auch beim FMS das primäre Ziel in der Verbesserung von Krankheitsbewältigung, Funktionalität, Selbstwirksamkeit und Aktivierung von Ressourcen.

Verlauf: Das FMS ist therapeutisch nur schwer beeinflussbar. FMS-Patientinnen weisen eine herabgesetzte Lebensqualität und eine starke affektive Schmerzkomponente auf.

Verlauf: Der Verlauf des FMS ist chronisch und therapeutisch nur schwer beeinflussbar. Häufig sind die Symptome jedoch über viele Jahre sehr stabil. FMS-Patienten weisen gegenüber Patienten mit entzündlichen Rheumaerkrankungen eine signifikant herabgesetzte Lebensqualität sowie eine stärkere Ausprägung der affektiven Schmerzkomponente auf und fühlen sich durch ihre Erkrankung in der Alltagsbewältigung oft stark beeinträchtigt.

▶ **Klinischer Fall:**
Als die 52-jährige, verheiratete Frau S. sich erstmals in der Rheumaambulanz vorstellte, berichtete sie über Schmerzen am gesamten Körper, die vor 10 Jahren im Bereich von Rücken und Schultern begonnen und sich allmählich generalisiert hätten. Zusätzlich war sie durch Schlafstörungen und Abgeschlagenheit beeinträchtigt. Im Lauf der Jahre hatte sie wegen der einzelnen Beschwerden viele Fachärzte aufgesucht, ohne dass eine richtungweisende Diagnose gestellt werden konnte. Die Beschwerden führten zu einem zunehmenden Rückzug aus ihrem Sozialleben. Eine erweiterte biografische und psychosoziale Anamnese ergab, dass die Patientin als Älteste von sieben Kindern schon früh bei der Haushaltsführung und der Versorgung der jüngeren Geschwister mithelfen musste. Zeiten der Muße gab es wenig und auch Krankheit führte kaum zu Schonung. Später versuchte sie, als Hausfrau und Mutter perfekt zu sein, nahm die eigene Verausgabung aber zunächst nicht wahr.

In unserer Ambulanz ließ sich eine entzündlich rheumatische Erkrankung mittels Labor, Röntgen und Skelettszintigraphie ausschließen, auch für andere organische Ursachen ergab sich kein Anhalt. Hingegen waren bei der Untersuchung 15 von 18 Tenderpoints massiv schmerzempfindlich, was in Zusammenschau mit der typischen Anamnese zur Diagnose eines Fibromyalgie-Syndroms führte. An Behandlungsmaßnahmen wurde mit der Patientin neben der Einnahme von Amitriptylin und regelmäßigem Schwimmen die Teilnahme an einer integrierten Gruppentherapie für Fibromyalgiepatienten besprochen. Während der Gruppentherapie erkannte die Patientin, dass sie aus einem biografisch erlernten Muster heraus bemüht war, es immer allen recht zu machen und sie dabei die eigenen Grenzen missachtete. Sie begann, auf einen rücksichtsvolleren Umgang mit sich selbst zu achten und konnte von ihrer Familie Hilfe bei der Hausarbeit einfordern. Zwar blieben die Schmerzen bestehen, insgesamt fand die Patientin jedoch zu einem besseren Umgang mit der Erkrankung und lernte, mit den Schmerzen zu leben.

2.6 Der suizidale Patient

2.6 Der suizidale Patient

▶ **Definition**

▶ **Definition: Suizidalität** ist die Summe aller Denk- und Verhaltensweisen von Menschen oder Gruppen von Menschen, die in Gedanken, durch aktives Handeln, Handelnlassen oder passives Unterlassen den eigenen Tod anstreben bzw. als mögliches Ergebnis einer Handlung in Kauf nehmen. Während der **Suizid** die absichtliche Selbstschädigung mit letalem Ausgang aus einem Vorsatz heraus beschreibt, ist ein **Suizidversuch** eine absichtliche Selbstschädigung mit dem (häufig subjektiven) Ziel und der Möglichkeit des tödlichen Ausgangs, auch wenn das Arrangement der Suizidhandlung von außen betrachtet nicht zum Tod führen kann.

Epidemiologie: Suizide gehören in europäischen Ländern und in den USA zu den 10 häufigsten Todesursachen.

Epidemiologie: Suizide gehören in europäischen Ländern und in den USA zu den 10 häufigsten Todesursachen. In der BRD finden ca. 11 000 Suizide pro Jahr statt. Das Verhältnis Suizid zu Suizidversuch beträgt dabei 1 : 10–20. Suizidgedanken finden sich bei 14–20 % der Allgemeinbevölkerung. Suizide sind bei Männern doppelt so häufig wie bei Frauen, während Frauen 2- bis 3-mal so häufig Suizidversuche begehen.

Suizidmethoden: Die am häufigsten verwandten Suizidmethoden sind **Erhängen, Erdrosseln** und **Schlafmittelvergiftung.**

Suizidmethoden: Die am häufigsten verwandten Suizidmethoden sind **Erhängen, Erdrosseln** und **Schlafmittelvergiftung.** Männer bevorzugen dabei eher „harte" Suizidmethoden (z. B. Erhängen, Erschießen, Sturz von großer Höhe und Eisenbahnsuizide), während Frauen sogenannte **„weiche" Methoden** (z. B. Überdosierung von Medikamenten) favorisieren.

▶ **Merke:** Die Wahl einer weniger harten Suizidmethode und eine im Vorfeld mögliche – mehr oder weniger offensichtliche – Ankündigung des Suizids (appellative Komponente) erhöhen die Möglichkeit einer lebensrettenden Behandlung, dürfen jedoch keinesfalls über die Ernsthaftigkeit der Suizidabsichten hinwegtäuschen.

◀ **Merke**

Risikofaktoren: 90 % der Suizidenten leiden unter **psychischen Störungen** (Depression 40–60 %, Schizophrenien 10 %, Alkoholabhängigkeit 20 %). Ein Drittel der Personen mit Suizidversuchen in der Vorgeschichte begehen einen erneuten Suizidversuch, 10 % suizidieren sich erfolgreich innerhalb der folgenden 10 Jahre.

Besonders suizidgefährdet sind darüber hinaus **isolierte, alte und einsame Menschen**, Personen mit **chronischen oder unheilbaren Erkrankungen, Personen** mit **familiären Spannungen, Lebens- und Ehekrisen**, insbesondere bei Partnerschaftsproblemen und Partnerverlust und **Jugendliche in Pubertätskrisen**. Eine protektive Wirkung scheint die (akzeptierte) Sorge für andere zu haben; so sind z. B. Menschen, die für ein Kind zu sorgen haben, weniger gefährdet.

Risikofaktoren: 90 % der Suizidenten leiden unter **psychischen Störungen.** Ein Drittel der Personen mit Suizidversuchen in der Vorgeschichte begehen einen erneuten Suizidversuch, 10 % suizidieren sich erfolgreich innerhalb der folgenden 10 Jahre.

Psychopathologie: Psychodynamisch gesehen stehen lebensgeschichtlich zu verstehende Verschmelzungswünsche, eine Abwehr übergroßer Nähewünsche, der Verlust wichtiger Objekte oder Kränkungen mit einer Labilisierung des Selbstwertgefühls im Vordergrund. Die **Motive** für einen Suizid sind vielfältig, vom Hilferuf und dem Wunsch nach Veränderung im Leben über den Wunsch nach Ruhe, Ablösung und Trennung, bis hin zur Manipulation anderer und wütenden Rache.

Psychopathologie: Psychodynamisch gesehen stehen lebensgeschichtlich zu verstehende Verschmelzungswünsche, eine Abwehr übergroßer Nähewünsche, der Verlust wichtiger Objekte oder Kränkungen mit einer Labilisierung des Selbstwertgefühls im Vordergrund.

Diagnostik: Themen der **Suizidanamnese** sind die aktuelle Suizidalität, eigene frühere Suizidgedanken oder Suizidversuche und deren Bewältigung sowie die Suizidalität in der Familie des Betroffenen. Der depressive Patient ist zumeist dankbar und erleichtert, wenn man ihn auf seine Suizidgedanken anspricht. Wichtige Fragen zur Abschätzung der Suizidalität sind in Tab. O-2.9 zusammengefasst. Neben der Anamnese sollten eine körperliche Untersuchung, die Erfassung der Herz-Kreislauf-Parameter und des Bewusstseinszustandes erfolgen und eine Labordiagnostik inklusive Drogenscreening im Urin und Serum durchgeführt werden.

Diagnostik: Suizidanamnese. Themen sind die aktuelle Suizidalität, eigene frühere Suizidgedanken oder Suizidversuche und deren Bewältigung sowie die Suizidalität in der Familie des Betroffenen. Der depressive Patient ist zumeist dankbar und erleichtert, wenn man ihn auf seine Suizidgedanken anspricht (Tab. **O-2.9**).

Therapie und Prophylaxe:
Generelle **Therapieprinzipien** bei der Behandlung der Suizidalität sind:
- Behandlung der Grunderkrankung: Reanimation bei Herz-Kreislauf-Stillstand, Entgiftung bei Intoxikationen (Miteinbezug der Giftnotrufzentrale!), Psychopharmaka bei Psychosen, Suchtbehandlung usw.
- Kriseninterventionsstrategien.

Therapie und Prophylaxe:
Generelle **Therapieprinzipien** sind:
- Behandlung der Grunderkrankung: z. B. Reanimation bei Herz-Kreislauf-Stillstand, Entgiftung bei Intoxikationen
- Kriseninterventionsstrategien.

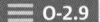 **O-2.9** | **Fragen zur Abschätzung der Suizidalität** (nach Pöldinger)

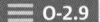 **O-2.9**

- Drängten sich die Suizidgedanken und Selbstvernichtungsphantasien auf und war es schwer an etwas anderes zu denken?
- Wurden bereits Vorbereitungen getroffen, spezielle Pläne gemacht?
- Wurde bereits im Vorfeld einmal ein Suizidversuch begangen (geplant oder impulsiv, allein oder in Anwesenheit anderer Personen, mit sichergestellter oder zufälliger rechtzeitiger Entdeckung)?
- Gibt es im Bekannten- oder Familienkreis Personen, die versucht haben, sich zu suizidieren?
- Gibt es eine aktuelle Krisensituation? Wird die persönliche Situation für hoffnungs- und aussichtslos und belastend gehalten?
- Gibt es Gegenvorstellungen (positive Alternativen), Hobbys, Interessensgebiete, tragfähige soziale Kontakte?
- Sind soziale Sicherungen vorhanden oder gibt es momentan deutlich weniger mitmenschliche Kontakte als früher?
- Gibt es religiöse Bindungen oder eine Verwurzelung in einer weltanschaulichen Gemeinschaft?
- Besteht ein Einfluss von Alkohol oder Drogen?

≡ O-2.10

≡ O-2.10	Sofortige Klinikeinweisung bei Suizidalität bei
	▪ eingeschränkter Steuerungsfähigkeit ▪ verminderter Absprachefähigkeit ▪ unzureichender emotionaler Mitteilungsfähigkeit ▪ Fehlen von Schutzpersonen ▪ Unfähigkeit, Schutzpersonen um Hilfe zu bitten ▪ Drogenkonsum (Enthemmung)

Psychopharmaka haben in der **Akutsituation** zwei Indikationen: zur Behandlung der Grundkrankheit und zur Bekämpfung der fortbestehender Suizidgefahr.

Psychopharmaka haben in der **Akutsituation** zwei Indikationen: zur Behandlung der Grundkrankheit und zur Bekämpfung der fortbestehenden Suizidgefahr. Zum Einsatz kommen dämpfende Antidepressiva (z. B. Amitriptylin), die ggf. mit Benzodiazepinen (z. B. Lorazepam) kombiniert werden.

▶ Merke

▶ **Merke:** Menschen mit akuter Suizidalität müssen – evtl. auch gegen den eigenen Willen (Zwangseinweisung) – auf der Grundlage des öffentlich-rechtlichen Unterbringungsgesetzes auf einer beschützenden (geschlossenen) Station untergebracht werden (Tab. **O-2.10**).

Suizidpatienten sind häufig nur unmittelbar um den akuten Konflikt herum für eine Krisenintervention offen. Daher ist ein **rascher Beginn** der Krisenintervention von besonderer Bedeutung.

Zentrales **Ziel** ist der Versuch, **Kontakte und Sinngebung** zu vermitteln.

Ein **rascher Beginn** der Krisenintervention ist von besonderer Bedeutung, da Suizidpatienten häufig nur unmittelbar um den akuten Konflikt herum für eine solche offen sind. Der Arzt sollte im Rahmen der Krisenintervention empathisches Verständnis für die empfundene Ausweglosigkeit zeigen bei gleichzeitiger Entschlossenheit, eine Selbsttötung nicht zuzulassen.
Zudem sollte im Rahmen der Krisenintervention die Indikation für weitere Therapieschritte in Form von Gesprächs- und Kontaktangeboten sowie der Einbeziehung wichtiger Bezugspersonen überprüft werden.
Die weiterführende Behandlung ist von der Grunderkrankung abhängig (z. B. stationäre oder ambulante Psychotherapie, Psychopharmakologische Therapie, Familientherapie). Zentrales **Ziel** ist der Versuch, **Kontakte und Sinngebung** zu vermitteln. Bei internistisch erkrankten Patienten mit Suizidabsichten ist in Absprache mit einem Psychiater die Priorität internistischer und psychiatrischer Behandlungsschritte kooperativ abzusprechen.

▶ Merke

▶ **Merke:** Suizidgefährdete sprechen viel häufiger, als man vermuten möchte, vor der Tat über ihre Absicht, allerdings häufig in verschlüsselter Form und ohne Nachdruck: 50 % der Suizidenten suchen innerhalb des letzten Monats vor der Suizidhandlung einen Arzt auf, 25 % innerhalb der letzten Woche.

≡ O-2.11	Verhaltensregeln und häufige therapeutische Fehler im Umgang mit suizidgefährdeten Patienten

worauf ein Arzt achten sollte

- Suizidgedanken müssen immer hinterfragt und ernst genommen werden.
- Auch demonstrative Suizidversuche sind unbedingt ernst zu nehmen (subjektive Tötungsabsicht).
- Unbedingt auf verschlüsselte Andeutungen von Seiten des Patienten achten.
- Wenn möglich, sollten Familienmitglieder des Betroffenen als Verbündete für den Patienten gewonnen werden.
- Vorsicht ist geboten, wenn ein Suizidgefährdeter keinen neuen Termin vereinbaren möchte.
- Misstrauen ist bei allen Unfällen geboten, hinter denen sich ein Suizidversuch verbergen könnte.
- Rückmeldungen vom Pflegepersonal bzw. therapeutischen Team einholen.

häufige therapeutische Fehler

- Erhebung einer mangelhaften Suizidanamnese.
- Ein anfänglich abweisendes Verhalten des Patienten wird persönlich genommen.
- Bagatellisierungstendenzen des Patienten werden vom Therapeuten mitgemacht (Abwehr).
- Therapeut und Patient begeben sich zu schnell auf die Suche nach positiven Veränderungsmöglichkeiten (Abwehr in Form von Entfernung des auslösenden Konflikts).
- Der Arzt übersieht Trennungsängste des Patienten, z. B. bei Stationswechsel und Entlassung.
- Dem Suizidgefährdeten werden Medikamente in größeren Dosen verschrieben.
- Dem Patienten werden keine weiterführenden Hilfsmöglichkeiten vermittelt oder mitgeteilt wie Beratungsstellen, Selbsthilfegruppen, Angebote des Arbeitsamts, Schuldnerberatung etc.

Eine qualitativ hochwertige **Prophylaxe** ergibt sich aus der richtigen Beurteilung der Suizidalität, wobei vorausgegangene Suizidversuche und die Häufung von Suiziden in der eigenen Familie ein ernster Hinweis auf eine **erhöhte Suizidgefährdung** sind.

2.7 Der Patient in der Onkologie

▶ **Definition: Psychoonkologie** befasst sich mit den psychischen und sozialen Auswirkungen von Krebserkrankungen auf betroffene Patienten, deren Familie und nahe Bezugspersonen sowie auf Professionelle, d. h. Ärzte und Pflegekräfte. Sie hat zum Ziel, die psychosozialen Folgen der Tumorerkrankung und Behandlung bestmöglich zu verringern und die Lebensqualität von Patienten und Angehörigen zu erhalten.

◀ **Definition**

Ätiologische Konzepte: Krebspatienten unterscheiden sich in ihrer psychischen Konstitution a priori nicht von Gesunden. Psychosoziale Belastungen und Störungen sind reaktiv als Folge von Tumorerkrankung und -behandlung anzusehen. Es gibt **keine „Krebspersönlichkeit"**. Vorstellungen über Schuld und Bestrafung spielen ungeachtet der wissenschaftlichen Evidenz in den subjektiven Krankheitstheorien vieler Patienten eine Rolle. Sie sind als subjektive Wirklichkeit der Patienten zu respektieren. Ihre Kenntnis eröffnet dem Arzt den Zugang zum psychischen Krankheitserleben, die für die therapeutische Bearbeitung genutzt werden kann.

Ätiologische Konzepte: Es gibt keine „Krebspersönlichkeit". Vorstellungen über Schuld und Bestrafung spielen ungeachtet der wissenschaftlichen Evidenz in den subjektiven Krankheitstheorien vieler Patienten eine Rolle.

Psychisches Erleben einer Tumorerkrankung: Folgende spezifische **Merkmale** von Tumorerkrankungen sind für das **subjektive Erleben** der Patienten bedeutsam:

- existenzielle Bedrohung und Verunsicherung durch eine potenziell lebensbedrohliche Krankheit
- ausgeprägte Belastung als Folge der Tumorbehandlung mit passageren oder irreversiblen Beschwerden, funktioneller Beeinträchtigung und Auswirkungen auf alle Lebensbereiche
- anhaltende Ungewissheit angesichts eines kaum vorhersagbaren Krankheitsverlaufs, auch bei günstiger Prognose.

Das Krankheitserleben ist durch drei **Phasen** gekennzeichnet (Tab. **O-2.12**).

Psychisches Erleben einer Tumorerkrankung:
- Existenzielle Bedrohung und Verunsicherung
- Ausgeprägte Belastung als Folge der Tumorbehandlung
- Anhaltende Ungewissheit

Phasen des Krankheitserlebens: s. Tab. **O-2.12**.

☰ O-2.12	Phasen des Krankheitserlebens
Phase	**Verlauf**
Diagnoseschock	Initiale Reaktion auf die Tumordiagnose, die zumeist als „Todesurteil" aufgefasst wird. Charakteristisch ist eine Blockade des Denkens und Fühlens, die als Erstarrung oder Betäubung erlebt wird. Vorübergehend können dissoziative Phänomene auftreten. Bei Aufklärungsgesprächen ist die kognitive Einschränkung von Konzentration, Aufmerksamkeit und Merkfähigkeit zu berücksichtigen. Diese Phase dauert wenige Stunden bis Tage.
initiale Krankheitsverarbeitung	Phase der emotionalen Labilität. Ausgeprägte Stimmungsschwankungen zwischen Euphorie und abgrundtiefer Verzweiflung sind Epiphänomene der initialen Auseinandersetzung und zumeist adaptiv. Diese Phase dauert wenige Wochen.
schrittweise Integration der Krankheitserfahrung	Schrittweise Integration der Krankheitserfahrung in die eigene Lebensgeschichte, psychische Stabilisierung mit dem Wiedergewinn von Zuversicht, Selbstwert und Zukunftsperspektiven. Diese Phase zeigt eine ausgeprägte zeitliche Variabilität von Wochen bis Jahren.

Krankheits- und behandlungsbedingte Belastungen: Zu den spezifischen Belastungen im Kontext der Tumorbehandlung zählen **Angst** bzw. **Panikattacken** während diagnostischer (CT, MRT) und therapeutischer Maßnahmen (Strahlentherapie, besonders mit Kopfmaske) sowie übersteigerte **Übelkeit** und **Erbrechen** nach oder vor der Chemotherapie (antizipatorisch). Diese situativen psychischen Störungen sprechen gut auf Tranquilizer an. Auch Verfahren wie PMR (s. S. 1396), autogenes Training (s. S. 1396) und Hypnotherapie (s. S. 1412) sind wirksam. **Medikamentös induzierte psychische Störungen** können als Neben-

Krankheits- und behandlungsbedingte Belastungen: Hierzu zählen beispielsweise **Angst** bzw. **Panikattacken** während diagnostischer und therapeutischer Maßnahmen, übersteigerte **Übelkeit** und **Erbrechen** nach oder vor Chemotherapie. Diese Störungen sprechen gut auf Tranquilizer an.

wirkung einiger antitumoral wirksamer Medikamente auftreten (z. B. Depressionen, Angst, Panikattacken als Folge von Kortikosteroiden, neueren Antikörpern und Tyrosinkinaseinhibitoren). Unter Therapie mit Interferon-α sind Depressionen ebenfalls häufig (antidepressive Medikation indiziert).

Während belastender Therapiephasen (z. B. Chemotherapie) wird das seelische Erleben vorrangig vom körperlichen Befinden geprägt; eine depressive Stimmungslage kann sich schlagartig parallel zu körperlichem Befinden und Leistungskraft verbessern. Diagnostisch ist ausschlaggebend, solche behandlungsassoziierten vorübergehenden Phasen depressiver Verstimmtheit oder verstärkter Ängstlichkeit von einer krankheitswertigen Anpassungsstörung zu unterscheiden. Ausschlaggebend ist hierbei der zeitliche Verlauf und die subjektive Bewertung durch den Patienten.

> Während belastender Therapiephasen (z. B. Chemotherapie) wird das seelische Erleben vorrangig vom körperlichen Befinden geprägt.

▶ Merke

> **▶ Merke:** Anders als Patienten mit psychogenen Erkrankungen wirken Tumorpatienten nach außen hin zumeist gefasst und ruhig, ungeachtet heftiger seelischer Irritationen. „Stumme Krisen" sind häufig und bleiben oft unerkannt und unbehandelt. Ein aktiv explorierendes Vorgehen ist unerlässlich, um das seelische Befinden von Tumorpatienten zu eruieren.

Krankheitswertige psychische Störungen: In > 50 % der Fälle werden **depressive Störungen**, vor allem leichter und mittelgradiger Ausprägung nicht zutreffend diagnostiziert, verursachen jedoch vermeidbares Leiden. Je nach Schwere der Symptomatik ist eine **supportive bzw. kognitive Psychotherapie** mit einer **antidepressiven Medikation** zu kombinieren.

Krankheitswertige psychische Störungen: In mehr als der Hälfte der Fälle werden **depressive Störungen**, vor allem leichter und mittelgradiger Ausprägung, nicht zutreffend diagnostiziert, verursachen jedoch vermeidbares Leiden. Da Symptome der Depression durch die Tumorerkrankung maskiert werden können, sollten weniger somatisch-vegetative Symptome, sondern Lustlosigkeit, Selbstwertverlust, Schuldgefühle, innere Unruhe und sozialer Rückzug diagnostisch bewertet werden. Je nach Schwere der Symptomatik und Veränderung im zeitlichen Verlauf ist eine **supportive bzw. kognitive Psychotherapie** mit einer **antidepressiven Medikation** zu kombinieren.

Jede psychische Störung, insbesondere **neu aufgetretene Angstzustände bzw. Panikattacken,** sollten immer an einen **ZNS-Befall** (Primärtumor, ZNS-Metastasen) denken lassen. Auch **Hyperkalzämien**, häufig bei ausgedehnter ossärer Metastasierung, und weitere Elektrolyt- und metabolische Störungen können eine psychische Störung verursachen; sie sind differenzialdiagnostisch abzuklären und angemessen zu behandeln.

Prämorbide psychische Erkrankungen (z. B. Depression) können infolge der Tumorerkrankung exazerbieren.

Prämorbide psychische Erkrankungen (z. B. Depression, Panikattacken bzw. generalisierte Angststörung) können infolge der Tumorerkrankung exazerbieren, aber auch zu einer deutlichen Besserung kommen.

Therapeutische Interventionen: Psychosoziale Maßnahmen, **Krisenintervention und supportive Therapie** sind in vielen Fällen von vorübergehenden Belastungsreaktionen wirksam und ausreichend.

Therapeutische Interventionen: Unverzichtbare Basis aller psychosozialen Maßnahmen ist eine **angemessene Begleitung** durch die behandelnden Ärzte. Besondere Bedeutung hat die kontinuierliche Aufklärung – orientiert am aktuellen Bedürfnis des Patienten – innerhalb einer tragfähigen Arzt-Patient-Beziehung, die nicht durch Interventionen von Psychologen oder Psychosomatikern zu ersetzen ist. **Krisenintervention, supportive** und **symptomorientierte Therapie** sind in vielen Fällen von vorübergehenden Belastungsreaktionen wirksam und ausreichend. Je nach Ausprägung und Dauer der psychischen Symptomatik ist ergänzend eine medikamentöse Behandlung (meist mit Antidepressiva) indiziert.

Der **Zugang zum psychischen Krankheitserleben** von Tumorpatienten eröffnet sich am besten anhand subjektiver Theorien zu Krankheitsentstehung und Verlauf. Damit lässt sich diagnostisch auch das jeweilige Ausmaß an **Verleugnung** eruieren.

Der **Zugang zum psychischen Krankheitserleben** von Tumorpatienten eröffnet sich am besten anhand subjektiver Theorien zu Krankheitsentstehung und Verlauf. Damit lässt sich diagnostisch auch das jeweilige Ausmaß an **Verleugnung** (die sich zumeist nicht auf die Erkrankung an sich, sondern auf die subjektive Bedeutung bezieht) eruieren. Prinzipiell gilt, dass das jeweilige Maß an Verleugnung, das ein Patient zum Ausdruck bringt, registriert und respektiert und nicht infrage gestellt werden sollte. Seltene Ausnahmen stellen selbstschädigendes Verhalten und Compliance-Probleme dar.

Längerfristige psychotherapeutische Behandlung: bei belastenden Lebensereignissen oder Konflikten, die durch die Tumorerkrankung aktualisiert werden.

Eine längerfristige **psychotherapeutische Behandlung** ist bei prämorbiden psychischen Störungen, in progredienten Stadien der Tumorerkrankung und in den Fällen erforderlich, bei denen belastende Lebensereignisse oder Konflikte durch die Tumorerkrankung aktualisiert werden.

Psychotherapeutische Verfahren sind effektiv bei hoch belasteten Patienten mit psychischen bzw. Anpassungsstörungen. Während kurzfristige zeitlich limitierte Interventionen (Umfang 4–12 Stunden) für die Mehrzahl der Patienten bei günstigem Krankheitsverlauf wirksam und ausreichend sind, ist in fortgeschrittenen Krankheitsstadien häufig eine kontinuierliche supportive Begleitung der Patienten erforderlich, um die zunehmenden Belastungen und Verschlechterung des gesundheitlichen Befindens abzufedern. Gleichzeitig ist nicht zu übersehen, dass auch angesichts begrenzter Lebensperspektiven Patienten zu tief greifenden Veränderungen und Entwicklungen in der Lage sind.

Da nahe **Angehörige** von Krebspatienten häufig in vergleichbarem Ausmaß wie die Patienten selbst belastet sind und häufig unter vegetativen und psychischen Beschwerden leiden, **werden** sie **zunehmend in die Betreuung und Therapie miteinbezogen.** Entscheidend für die Akzeptanz ist hierbei ein ressourcenorientierter Ansatz, der die Fähigkeiten und Leistung des Familiensystems betont. Ein defizit- bzw. konfliktorientiertes Vorgehen ist primär nicht indiziert. Familiengespräche erleichtern die Kommunikation über „schwierige" Themen und führen zu spürbarer Entlastung.

Teamorientierte Interventionen wie etwa kasuistische Besprechungen, Training kommunikativer Kompetenz und fallorientierte Einzelberatung **von pflegenden und ärztlichen Mitarbeitern** in onkologischen Bereichen sind zur Belastungsreduktion und Förderung der psychosozialen Kompetenz **unerlässlich** und sollten Bestandteil aller klinischen Bereiche sein, in denen Tumorpatienten behandelt werden.

2.8 Der Patient in der Kardiologie

Depressive Störungen sind am besten in ihrem Einfluss auf Herzerkrankungen untersucht. Bis zu einem Drittel aller Patienten zeigen in den ersten Wochen **nach einem Myokardinfarkt** eine klinisch relevante **depressive Symptomatik**. Mittel- und langfristig erfüllen ca. 20 % der Patienten mit einer KHK oder chronischen Herzinsuffizienz die Kriterien für eine depressive Erkrankung, was das Risiko für weitere kardiale Ereignisse und Mortalität deutlich erhöht. So ist das Risiko für die Entwicklung einer **KHK** oder **Herzinsuffizienz** bei Vorliegen depressiver Syndrome deutlich erhöht. Umgekehrt zeigen sich im Verlauf kardialer Erkrankungen häufig begleitende depressive Symptome.

> ▶ **Merke:** Psychische Störungen begünstigen die Entwicklung von Herzerkrankungen und sind bei Patienten mit manifesten kardialen Erkrankungen häufiger als in der gesunden Allgemeinbevölkerung.

Ursachen für diese Zusammenhänge finden sich zum einen auf der **Verhaltensebene** (die Patienten zeigen symptombedingt ein gering ausgeprägtes Gesundheitsbewusstsein, das sich z. B. in verminderter körperlicher Aktivität, erhöhtem Nikotinkonsum und geringer medikamentöser Therapietreue manifestiert), zum anderen sind auch auf der **physiologischen Ebene** bei depressiven Störungen verschiedene Veränderungen beschrieben wie z. B. Hyperkortisolismus und eine überschießende Sympathikusaktivierung.

Bei ca. 15 % der Patienten mit KHK finden sich **Angst- und Paniksymptome.** Ein etwa gleich großer Anteil von Patienten mit einem implantierbaren Cardioverter-Defibrillator (ICD) leidet ebenfalls unter diesen Symptomen, insbesondere nach häufigen und/oder inadäquaten Schockabgaben.

Ein erhöhtes kardiovaskuläres Erkrankungsrisiko besteht weiterhin bei niedrigem Ausmaß an sozialer Einbindung und Unterstützung **(psychosozialer Belastungsfaktor)** und vermehrtem **Stress** wie z. B. bei einem Missverhältnis aus hohen Anforderungen und geringem Entscheidungs- und Gestaltungsspielraum im **Beruf.**

Auch **Persönlichkeitsmuster** scheinen eine Rolle zu spielen, so wird aktuell Personen mit negativer Affektivität (d. h. negativ-ängstliche Selbst- und Fremdwahrnehmung) und sozialer Inhibition eine schlechtere Prognose zugeschrieben.

Psychotherapeutische Verfahren sind effektiv bei hoch belasteten Patienten mit psychischen bzw. Anpassungsstörungen.

Da nahe **Angehörige** von Krebspatienten häufig im selben Ausmaß belastet sind wie Patienten selber und eine hohe Ausprägung vegetativer und psychischer Beschwerden äußern, werden sie zunehmend **in die Betreuung und Therapie miteinbezogen.**

Teamorientierte Interventionen sind zur **Belastungsreduktion** von **pflegenden und ärztlichen Mitarbeitern** in onkologischen Bereichen **unerlässlich.**

2.8 Der Patient in der Kardiologie

Bis zu einem Drittel aller Patienten zeigen in den ersten Wochen **nach Myokardinfarkt** eine klinisch relevante **depressive Symptomatik.** Umgekehrt ist das Risiko für die Entwicklung einer **KHK** oder **Herzinsuffizienz** bei Vorliegen depressiver Syndrome ebenfalls deutlich erhöht.

◀ Merke

Bei ca. 15 % der Patienten mit KHK bzw. implantierbarem Cardioverter-Defibrillator finden sich **Angst- und Paniksymptome.**

Erhöhtes kardiovaskuläres Erkrankungsrisiko auch bei: **psychosozialen Belastungsfaktoren**, vermehrtem **Stress** (z. B. **beruflichem** Missverhältnis aus hohen Anforderungen und geringem Entscheidungsspielraum), bestimmten **Persönlichkeitsmustern.**

Therapeutische Interventionen: Der Schwerpunkt sollte in einer **supportiven Begleitung**, der Krankheitsbewältigung, dem **Stressmanagement** und in **Entspannungsverfahren** liegen. Ggf. Einsatz von **Psychopharmaka**.

Therapeutische Interventionen: Der Schwerpunkt sollte in einer **supportiven Begleitung**, der Krankheitsbewältigung, dem **Stressmanagement** und in **Entspannungsverfahren** liegen. Eine darüber hinausgehende Intervention im Sinne einer aufdeckenden und vergangenheitsbezogenen therapeutischen Arbeit ist bei unabhängig von der kardialen Erkrankung vorliegenden Konflikten oder langfristiger depressiver bzw. ängstlicher Entwicklung indiziert. Beim Einsatz von **Psychopharmaka** sind Nebenwirkungen und Interaktionen mit der kardialen Medikation zu beachten.

2.9 Der transplantierte Patient

2.9 Der transplantierte Patient

Je nach Organ beträgt die **Wartezeit** auf eine Transplantation oft viele Monate, was für Patienten und ihre Angehörigen eine schwere Belastung darstellt.

Die Zahl der Organtransplantationen steigt in Deutschland stetig an. 2006 wurden bereits über 4600 Transplantationen durchgeführt, mehr als 12 000 Patienten befanden sich auf der Warteliste. Je nach Organ beträgt die **Wartezeit** auf eine Transplantation oft viele Monate, was für Patienten und ihre Angehörigen eine schwere Belastung darstellt. Für einige Organe, wie Niere und Leber, gibt es neben der postmortalen Organspende auch die Möglichkeit einer Lebendspende.

▶ Merke

▶ **Merke:** Das Krankheitserleben und die psychische Belastung der Transplantationskandidaten ändern sich im Verlauf der verschiedenen **Phasen des Transplantationsprozesses:** Progredienz der Grunderkrankung und Indikationsstellung zur Transplantation (Entscheidungsphase), Voruntersuchungen und Aufnahme auf die Warteliste, Wartezeit, Transplantation, postoperative Zeit.

Präoperative Zeit: Die Indikationsstellung für eine Transplantation löst bei vielen Patienten große **Ängste** aus. Sie sind stimmungslabil, schwanken zwischen Hoffnung und tiefer Verzweiflung. Viele entwickeln eine **Anpassungsstörung** mit ängstlich-depressiver Symptomatik, einige reagieren mit schweren **Depressionen** oder **Panikattacken**.

Präoperative Zeit: Die Indikationsstellung für eine Transplantation löst bei vielen Patienten große **Ängste** aus. Um sich für eine solche Therapie zu entscheiden, werden die Fähigkeit zur Krankheitsakzeptanz und zur Krankheitsbewältigung (Coping) vom Patienten gefordert. Zentrale Aspekte sind hierbei die Auseinandersetzung mit dem Sterben, gleichzeitig aber auch mit dem Weiterleben mit einem fremden Organ unter Verlust des eigenen. Bei Lebendspenden können zusätzlich besondere Konfliktsituationen für Spender und Empfänger entstehen. Hinzu kommen die Sorgen um Familie und Arbeitsplatz. Die Patienten sind stimmungslabil, sie schwanken zwischen Hoffnung und tiefer Verzweiflung. Viele entwickeln eine **Anpassungsstörung** mit ängstlich-depressiver Symptomatik, einige reagieren mit schweren **Depressionen** oder **Panikattacken**. Hierbei spielt auch das **Zielorgan** eine große Rolle. So wird z. B. eine fremde Leber meist wesentlich leichter akzeptiert als ein fremdes Herz, das für viele auch eine mystische Bedeutung hat.

Die **Wartezeit** vor der Transplantation kann vom Patienten und seiner Familie genutzt werden, um sich mit der **neuen Lebenssituation auseinanderzusetzen** und die Rollen in der Familie anders zu verteilen. Diese Zeit führt beim Patienten nicht selten zum inneren Rückzug und zur sozialen Isolation.

In vielen Transplantationszentren wird eine **psychosoziale Evaluation** des Patienten **vor Listung** zur Organtransplantation durchgeführt (v. a. wegen Abklärung psychischer Komorbiditäten und Compliancefähigkeit).

In vielen Transplantationszentren wird neben der Abklärung der somatischen Komorbidität auch eine **psychosoziale Evaluation** des Patienten **vor Listung** zur Organtransplantation durchgeführt, um die psychische Verfassung des Patienten, seine familiäre und soziale Situation und vor allem seine Compliancefähigkeit beurteilen zu können. Dies gilt insbesondere, wenn anamnestisch Hinweise auf psychische oder psychiatrische Erkrankungen, wie z. B. Suchterkrankungen, vorliegen.

Postoperative Zeit: In den ersten postoperativen Tagen treten bei vielen Patienten das sogenannte **Durchgangssyndrom** (postoperative Funktionspsychose) oder **Panikattacken** auf. Bei komplikationslosem Verlauf steht die **Freude über das „wiedergewonnene Leben"** (Honey Moon-Effekt) im Vordergrund. **Ängstliche Patienten** können sich oft nur schwer wieder an ein normales Leben gewöhnen.

Postoperative Zeit: In den ersten Tagen nach der Transplantation treten bei vielen Patienten psychische Symptome wie das sogenannte **Durchgangssyndrom** (postoperative Funktionspsychose) oder **Panikattacken** auf, die jedoch durch entsprechende Medikation und stützendes Gespräch schnell beherrschbar sind.

Die psychische Grundkonstellation der Patienten spielt für die Krankheitsbewältigung eine wichtige Rolle. Für die einen steht, bei komplikationslosem Verlauf, die **Freude über das „wiedergewonnene Leben"** im Vordergrund (Honey Moon-Effekt). Vorübergehende oder kleinere körperliche Beeinträchtigungen, Tabletteneinnahme und ärztliche Kontrolluntersuchungen werden akzeptiert. **Ängstliche Patienten** dagegen können sich oft nur schwer wieder an ein normales Leben gewöhnen; sie fühlen sich z.B. durch die reduzierte Immunabwehr bedroht. Das Vertrauen in den eigenen Körper ist gestört.

Die **Auseinandersetzung mit dem Organspender** findet meist erst später statt. Als geglückt kann sie dann angesehen werden, wenn nicht Schuldgefühle, sondern **Dankbarkeit** ihm gegenüber empfunden werden. Dies ist auch die beste Garantie, das neue Organ sorgfältig zu pflegen, das heißt, im Sinn einer guten Compliance, mit regelmäßiger Medikamenteneinnahme und der Durchführung notwendiger Kontrolluntersuchungen.

In Einzel- und Familiengesprächen sowie regelmäßig stattfindenden Gruppen sollten stabilisierende und supportive **psychotherapeutische Maßnahmen**, die auch Krisenintervention und körperorientierte Verfahren wie Entspannungstechniken einschließen, angeboten werden. Abbildung **O-2.4** zeigt anhand des „Integrierten Heidelberger Modells" Möglichkeiten der psychosozialen Unterstützung des Patienten während des Transplantationsprozesses auf.

Eine **besondere psychische Belastung** für Patienten und Angehörige stellt die **Lebendspende** (Leber, Niere) dar. Hier sollte immer psychotherapeutische Beratung und Unterstützung angeboten werden. Eine gutachterliche Stellungnahme ist zwingend vorgeschrieben.

Die **Auseinandersetzung mit dem Organspender** findet meist erst später statt. Als geglückt kann sie dann angesehen werden, wenn nicht Schuldgefühle, sondern **Dankbarkeit** ihm gegenüber empfunden werden.

In Einzel- und Familiengesprächen sollten stabilisierende und supportive **psychotherapeutische Maßnahmen**, die u. a. auch Krisenintervention und körperorientierte Verfahren wie Entspannungstechniken einschließen, angeboten werden (Abb. **O-2.4**).

⊚ O-2.4 **Integriertes Heidelberger Modell***   ⊚ O-2.4

Phasen

| Transplantationsindikation (Entscheidungsphase) | Wartephase | Transplantation | postoperativ |

psychosoziale Evaluation

Therapieangebote:

| Einzelgespräche | Paargespräche | internistisch-psychosomatische Station |

Transplantantationsgruppe (regelmäßig 1 × monatlich)

Selbsthilfegruppen

klinisch-interdisziplinärer Arbeitskreis (Chirurgie, Innere Medizin, Psychosomatik)

(* Klinik für Psychosomatische und Allgemeine Klinische Medizin, Universität Heidelberg)

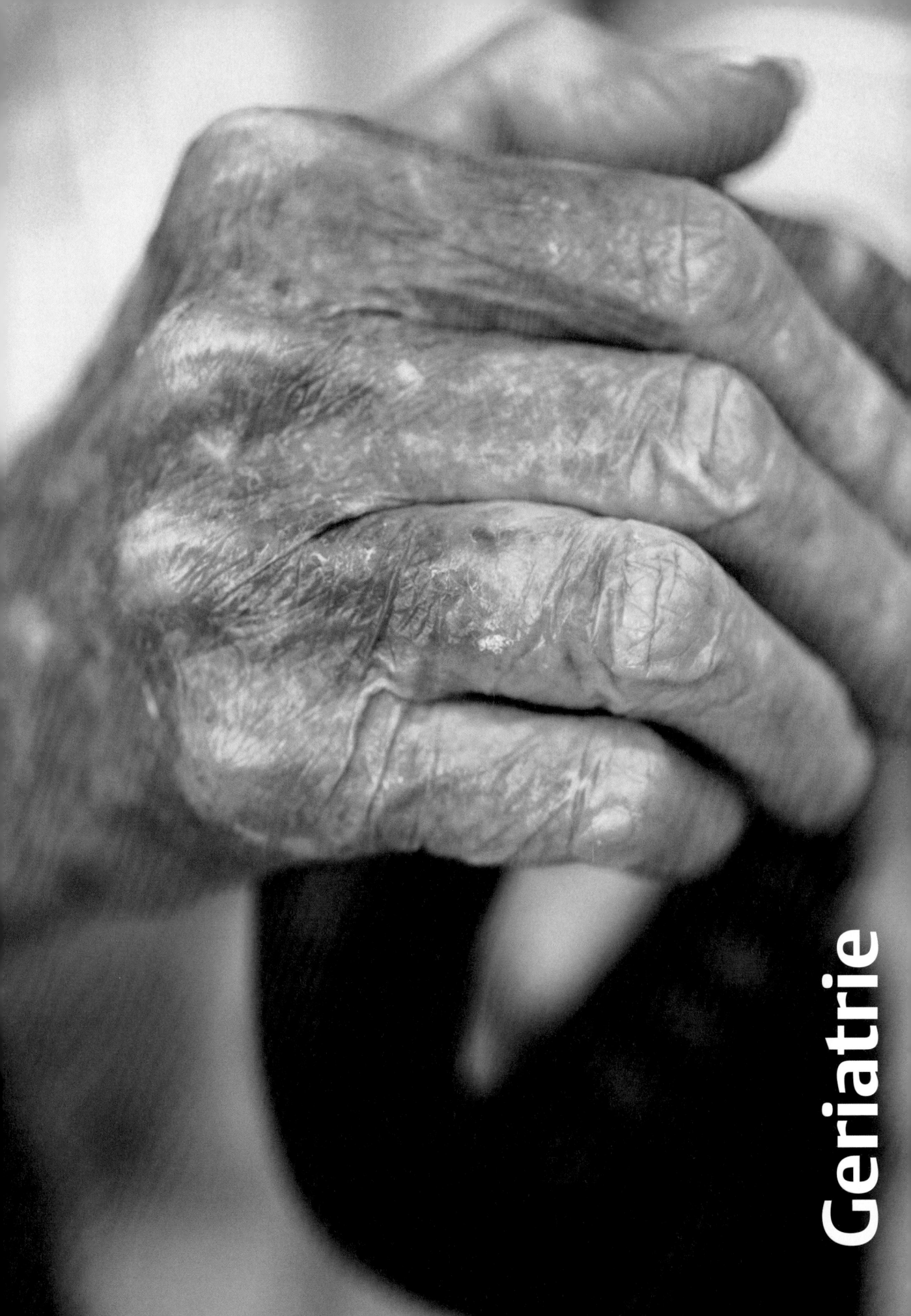

Geriatrie

Geriatrie

P

1 Grundlagen

1 Grundlagen

1.1 Demographische Entwicklung

1.1 Demographische Entwicklung

Zu Beginn des 21. Jahrhunderts besteht in vielen Industrieländern die Tendenz zur demographischen Alterung. Deutschland gehört dabei zu den Spitzenreitern. Nach Angaben des Statistischen Bundesamtes wird im Jahr 2050 die Hälfte der Bevölkerung älter als 48 Jahre und ein Drittel 60 Jahre oder älter sein. Hauptursache ist der starke **Rückgang der Geburtenrate** in den letzten Jahrzehnten mit der Folge einer Einschnürung des Sockels der Bevölkerungspyramide. Hinzu kommt eine **Zunahme der Lebenserwartung**, in erster Linie durch den medizinischen Fortschritt, der zu einer Abnahme der Sterbewahrscheinlichkeit im höheren Lebensalter führt. Dies wirkt sich vor allem an der Spitze der Bevölkerungspyramide aus, welche damit immer mehr die Form eines Pilzes annimmt (Abb. **P-1.1**).

Hauptursachen der demographischen Alterung sind der **Rückgang der Geburtenrate** und die **Zunahme der Lebenserwartung**.

⊚ P-1.1 **Alterpyramiden** (Quelle: Statistisches Bundesamt Deutschland 2006)

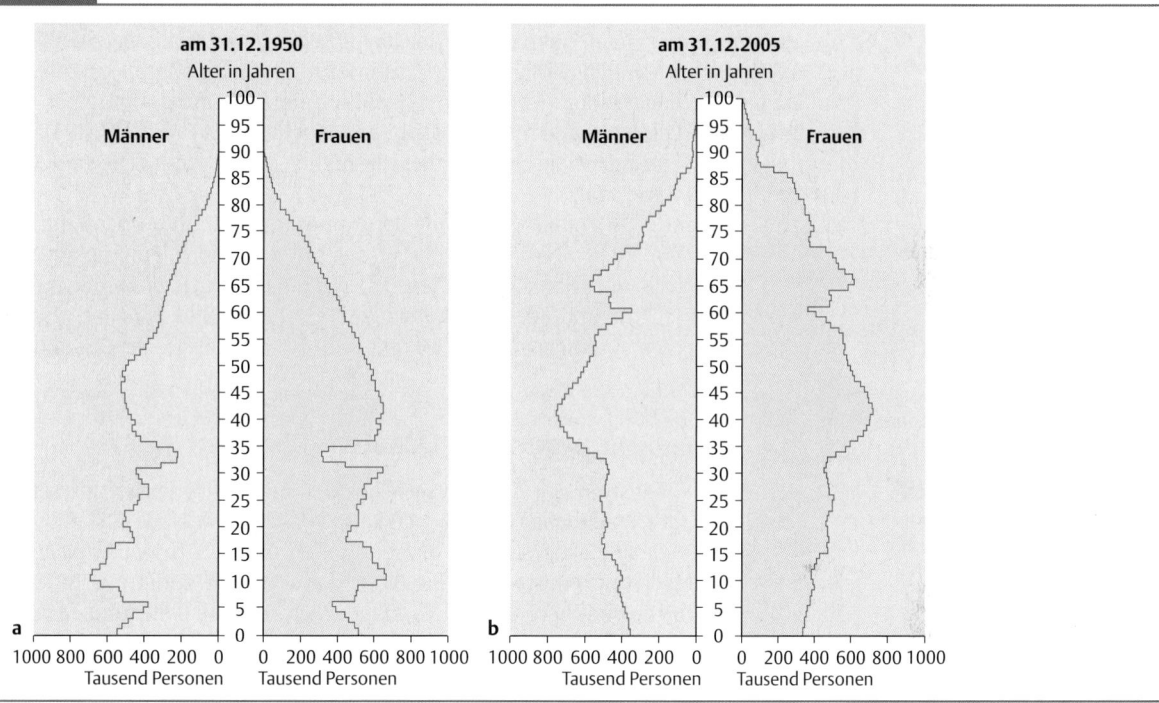

1.2 Grundbegriffe

1.2 Grundbegriffe

1.2.1 Geriatrie – Gerontologie

1.2.1 Geriatrie – Gerontologie

▶ **Definition:** Die **Geriatrie** (Altersheilkunde) ist die Lehre von Krankheiten des alternden und des alten Menschen und deren Behandlung.

◀ Definition

Eine Besonderheit der Geriatrie ist, dass sie sich über die eigentlichen medizinischen Fragestellungen hinaus auch mit den Folgen typischer Alterserkrankungen für die Alltagsbewältigung und die Lebensqualität des Patienten beschäftigt. Angesichts der demographischen Entwicklung kommt diesem relativ jungen Fachgebiet eine wachsende Bedeutung als **medizinische Zukunftsdisziplin** zu.

Geriatrie: **Die** medizinische Disziplin der Zukunft!

▶ **Definition**

▶ **Definition:** Die Gerontologie (Alterswissenschaft) befasst sich als übergeordneter Begriff mit allen Aspekten der Alterungsvorgänge, angefangen von molekularbiologischen Prozessen bis hin zu psychosozialen Aspekten des Alterns. Es handelt sich damit um einen interdisziplinären Wissenschaftszweig.

1.2.2 Der geriatrische Patient

Der typisch geriatrische Patient ist älter als 60 Jahre, multimorbide, alltagsrelevant behindert und in der Selbstständigkeit eingeschränkt.

1.2.2 Der geriatrische Patient

Der typische „geriatrische Patient" ist meist älter als 60 Jahre und leidet an mehreren akuten oder chronischen Erkrankungen gleichzeitig (= Multimorbidität), die zu alltagsrelevanten Behinderungen, Verlust von Selbstständigkeit und damit zu einer Beeinträchtigung der Lebensqualität führen können.

1.3 Physiologische Altersveränderungen

1.3.1 Allgemeine Kennzeichen des Alterns

Mit zunehmendem Alter nehmen interindividuelle Unterschiede des Alterungsprozesses zu. Auch intraindividuell zeigen sich Variationen.

1.3 Physiologische Altersveränderungen

1.3.1 Allgemeine Kennzeichen des Alterns

Physiologische Alterungsprozesse laufen sehr unterschiedlich ab. Mit zunehmendem Alter nimmt die interindividuelle Variabilität zu, d.h. dass bei Gleichaltrigen immer mehr Unterschiede im biologischen Alter zu beobachten sind. Auch intraindividuell variieren die Alterungsprozesse der Organsysteme. So kann eine hochgradige körperliche Funktionseinschränkung mit einer gut erhaltenen geistigen Leistungsfähigkeit einhergehen und umgekehrt. Daher muss jeder alternde Mensch individuell bezüglich seiner Potenziale und Risiken beurteilt werden.

Altern bedeutet eine Abnahme der Adaptationsfähigkeit gegenüber störenden Einflüssen auf physiologische Funktionen (z.B. Flüssigkeitsdefizit).

Altern bedeutet zudem eine Abnahme der Homöostasestabilität und damit der Adaptationsfähigkeit. Störende Einflüsse auf physiologische Funktionen wie z.B. fieberhafte Infektionskrankheiten, Flüssigkeitsdefizit oder Medikamente werden schlechter und/oder langsamer kompensiert. Dabei kann es rascher als bei Jüngeren zu einer klinisch relevanten Dekompensation der Organfunktion kommen.

1.3.2 Veränderungen der Organsysteme im Alter

Herz-Kreislauf-System: Im Alter entstehen: **Arteriosklerose**, **Mehrbelastung** und reduzierte Leistungsfähigkeit des **Herzens**.

1.3.2 Veränderungen der Organsysteme im Alter

Herz-Kreislauf-System: Im Alter entsteht je nach Einfluss typischer Risikofaktoren mit unterschiedlicher Geschwindigkeit eine **Arteriosklerose**. Die dadurch verminderte Gefäßelastizität führt an den großen Arterien zu einer Abnahme der Windkesselfunktion, wodurch die Blutdruckamplitude zunimmt. Daneben erhöhen sich der periphere Gefäßwiderstand und damit die **Belastung des Herzens**. Gleichzeitig kommt es am Herzmuskel zu einer Abnahme funktionsfähiger Myozyten und damit zu einer Verminderung der Kontraktilität. Das reduzierte Ansprechen auf β-adrenerge Reize mit verminderter Herzfrequenzvariabilität **reduziert die Leistungsfähigkeit des Herzens** zusätzlich.

Atmung: Die Lungenfunktion der alternden Lunge geht mit einer **Verminderung der Vitalkapazität** und **Abnahme der Einsekundenkapazität** einher.

Atmung: Die alternde Lunge zeichnet sich durch einen Elastizitätsverlust von Lungenparenchym und Gefäßwänden aus. Das bronchiale Knorpelskelett verknöchert und die Ausdehnungsfähigkeit der Lunge wird zusätzlich durch die abnehmende Flexibilität des Thoraxskeletts begrenzt. Die Lungenfunktion zeigt dementsprechend eine **Verminderung der Vitalkapazität** sowie eine **Abnahme der Einsekundenkapazität**.

Verdauungssystem: In hohem Alter kann es zur **beeinträchtigten Resorption** von Nahrungsmitteln und Medikamenten kommen.

Verdauungssystem: Im hohen Alter ist die **Speichelsekretion vermindert**, der ph-Wert im Magen nimmt zu, zusätzlich kann eine verminderte intestinale Durchblutung die **Resorption** von Nahrungsmitteln und Medikamenten quantitativ und qualitativ **beeinträchtigen**.

Nierenfunktion: Der renale Alterungsprozess zeichnet sich durch eine **Verminderung der glomerulären Filtrationsrate** und der **Konzentrationsfähigkeit des Urins** aus.

Nierenfunktion: Der renale Alterungsprozess zeichnet sich morphologisch durch eine abnehmende Anzahl von Glomerula und eine Verdickung der Basalmembran aus. Funktionell gesehen sind dadurch die **glomeruläre Filtrationsrate** und die **Konzentrationsfähigkeit des Urins beeinträchtigt**, was insgesamt zu einer Abnahme der Nierenfunktion mit zunehmendem Alter führt und besonders bei der Pharmakotherapie berücksichtigt werden muss.

◉ P-1.2

◉ P-1.2 **Altershaut**

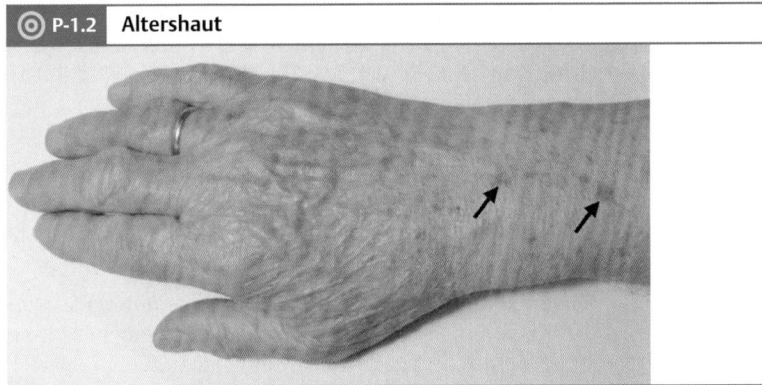

Nervensystem: Alterstypisch ist eine **Reduktion der Nervenleitgeschwindigkeit** mit Verminderung der Berührungs- und Schmerzempfindlichkeit, der Tiefensensibilität sowie des Reaktionsvermögens. Im Bereich des ZNS kann es zu einer **Veränderung des Schlafmusters** kommen. Intellektuelle Leistungen sind oft bis ins hohe Alter erhalten.

Sinnesorgane: Mit zunehmendem Alter kommt es zu einem Nachlassen der Sehkraft. Die Hell-Dunkel-Adaptation und das Akkomodationsvermögen der Linse nehmen ab (**Presbyopie**). Auch das Hörvermögen nimmt ab, zunächst insbesondere für hohe, später auch für tiefe Frequenzbereiche (**Presbyakusis**). Auch der **Geruchs- und Geschmackssinn**, vor allem für Süßes, reduziert sich.

Bewegungsapparat: Durch Abnahme der Bandscheibendicke und Höhenverlust der Wirbelkörper nimmt die **Körpergröße** im höheren Alter ab, insbesondere dann, wenn zusätzlich eine Osteoporose besteht. Degenerative Gelenkveränderungen führen zu einer **verminderten Gelenkbeweglichkeit** und zu Fehlstellungen. Die **Skelettmuskulatur** nimmt an Masse ab. Diese Veränderungen führen je nach Ausprägung zu einer Einschränkung der Mobilität und zu einer erhöhten Sturz- und Frakturanfälligkeit.

Haut: Im Alter wird die Haut durch die verminderte Schweiß- und Fettproduktion **trocken**. Der **Turgor** nimmt ab und es besteht eine vermehrte **Faltenbildung**. **Altersflecken** (Lentigo senilis, Abb. **P-1.2** [Pfeile]) entstehen durch Pigmentansammlungen in der Oberhaut bevorzugt an Unterarmen und Handrücken.

Nervensystem: Eine **Reduktion der Nervenleitgeschwindigkeit** (Berührungsempfindlichkeit, Tiefensensibilität, Reaktionsvermögen vermindert) wie **Veränderungen des Schlafmusters** sind alterstypisch.

Sinnesorgane: Mit zunehmendem Alter kommt es zur: **Presbyopie**, **Presbyakusis** sowie zu einem verminderten **Geruchs- und Geschmackssinn**.

Bewegungsapparat: Eine abnehmende **Körpergröße**, **verminderte Gelenkbeweglichkeit** und Reduktion der Muskelmasse zählen zu den Alterserscheinungen am Bewegungsapparat.

Haut: Im Alter findet sich eine vermehrte **Hauttrockenheit** und **Faltenbildung** und ein verminderter **Hautturgor**. Es bilden sich **Altersflecken** (Abb. **P-1.2**).

1.4 Grundlagen der geriatrischen Diagnostik und Therapie

1.4.1 Geriatrische Versorgungsstrukturen

Bei der Gesundheitsversorgung älterer Menschen lassen sich die Bereiche **Prävention**, **Akutbehandlung**, **Rehabilitation** und **Pflege** abgrenzen.

Geriatrische Prävention: Die geriatrische Prävention beginnt bereits im früheren Lebensalter. Im Vordergrund steht dabei die **Vermeidung von Risikofaktoren** für bestimmte Erkrankungen (z. B. Arteriosklerose) sowie die Früherkennung von Krankheiten und Krankheitsfolgen. Im Alter zielen spezielle geriatrische Präventionsansätze darauf ab, die Selbstständigkeit möglichst lange zu erhalten, indem typische geriatrische Syndrome (s. S. 1431) und Erkrankungen vermieden oder rechtzeitig erkannt werden.

Geriatrische Akutbehandlung: In die geriatrische Akutbehandlung sind in erster Linie wohnortnahe Institutionen wie **Hausarztpraxis** oder **Krankenhäuser** der Grundversorgung eingebunden. In zunehmender Zahl gibt es spezielle, entsprechend qualifizierte geriatrische Akutabteilungen, die in der Regel internistisch, neurologisch oder gerontopsychiatrisch ausgerichtet sind.

1.4 Grundlagen der geriatrischen Diagnostik und Therapie

1.4.1 Geriatrische Versorgungsstrukturen

Geriatrische Prävention: Sie beginnt schon im früheren Lebensalter. Wesentlich ist die **Vermeidung von Risikofaktoren** für Erkrankungen.

Geriatrische Akutbehandlung: Die Initialbehandlung geriatrischer Erkrankungen erfolgt in **Arztpraxen** und **Krankenhäusern**. In wachsender Zahl gibt es **geriatrische Akutabteilungen**.

Geriatrische Rehabilitation: Auf die Akutbehandlung folgt, je nach Situation, die stationäre, teilstationäre oder ambulante Rehabilitation.

Geriatrische Pflege: Ist eine geriatrische Rehabilitation nicht möglich oder besteht trotz durchgeführter Rehabilitationsbehandlung weiterhin ein Hilfebedarf in den ADL, muss eine entsprechende Unterstützung durch **Angehörige**, **ambulante Pflegedienste** oder **Pflegeheime** erfolgen.

Geriatrische Rehabilitation: Die geriatrische Rehabilitationsbehandlung (s. S. 1429) beginnt möglichst bereits im Akutstadium einer Erkrankung. Nach Abschluss der Akutbehandlung schließt sich je nach Situation eine stationäre (Geriatrische Rehabilitationsklinik), teilstationäre (Tagesklinik) oder ambulante Rehabilitation (Therapiepraxis) an.

Geriatrische Pflege: Ist eine geriatrische Rehabilitation nicht möglich oder besteht trotz durchgeführter Rehabilitationsbehandlung weiterhin ein Hilfebedarf in den Aktivitäten des täglichen Lebens (ADL, s. u.), muss eine entsprechende Unterstützung organisiert werden. In stationären oder teilstationären geriatrischen Einrichtungen können Patienten und Angehörige durch das Geriatrische Team (s. u.) beraten werden. Bei diesem Entlassmanagement kommt dem Sozialdienst eine Schlüsselrolle zu. Bewährt haben sich zudem speziell ausgebildete Pflegekräfte, die **Angehörige** individuell bezüglich der häuslichen Krankenpflege beraten oder komplexe Pflegemaßnahmen an **ambulante Pflegedienste** übergeben („Pflegeüberleitung"). Ist eine Entlassung nach Hause nicht möglich, wird in leichteren Fällen die Anmeldung in eine betreute Wohneinrichtung oder bei höherer Pflegebedürftigkeit die Verlegung in ein **Pflegeheim** notwendig.

1.4.2 Geriatrisches Assessment

1.4.2 Geriatrisches Assessment

▶ **Definition**

> ▶ **Definition:** Hierunter versteht man eine umfassende, multidimensionale Bestandsaufnahme von Daten, die es erlauben, den Zustand des älteren Patienten aus physischer, psychischer und sozialer Hinsicht näher zu beleuchten.

Wesentliche **Bestandteile des Basis-Assessments** zeigt Tab. **P-1.1**.

Neben Anamnese, körperlicher Untersuchung und problemorientierten apparativen Untersuchungen kommen verschiedene **standardisierte Tests** zur Anwendung, mit denen funktionelle Einschränkungen gemessen werden können. Ärzte, Therapeuten, Neuropsychologen und Pflegepersonal sind interdisziplinär als Geriatrisches Team in die Erstellung des Assessments eingebunden. Es bildet die Basis für die Therapieplanung. Wesentliche **Bestandteile des Basis-Assessments** zeigt Tab. **P-1.1**.

≡ P-1.1   Wesentliche Bestandteile des Basis Assessments*

Assessmentform	Erläuterungen
soziales Assessment	▪ Erfassung von wirtschaftlicher Lage, sozialer Einbindung, Wohnsituation, sozialen Aktivitäten, sozialer Unterstützung, sozialen Belastungen etc.
funktionelles Assessment	▪ Aktivitäten des täglichen Lebens (ADL = Activities of Daily Living, auch Barthel-Index genannt): Selbstständigkeit und Hilfebedarf bei alltagsrelevanten Basisaktivitäten wie Körperpflege, Nahrungsaufnahme, Kontinenz. ▪ Instrumentelle Aktivitäten des täglichen Lebens (IADL): Selbstständigkeit und Hilfebedarf bei Verrichtungen im Haushalt.
Assessment der Mobilität und des Sturzrisikos	▪ Handkraftmessung ▪ Balancetest, Einbeinstand: Überprüfung des Gleichgewichts ▪ Timed-Up-And-Go-Test: Einfacher Test zur orientierenden Beurteilung der Mobilität ▪ Motilitätstest (nach Tinetti): Standardisierte Beurteilung von Gleichgewicht und Gehen
kognitives Assessment	▪ Uhr-Zeichentest: Einfacher orientierender Screeningtest ▪ Mini-Mental-Status (MMS nach Folstein et al.): Kurztest, erlaubt Verdachtsdiagnose beginnende oder wahrscheinliche Demenz
emotionales Assessment	▪ geriatrische Depressionsskala (GDS nach Yesavage et al.): Gibt Auskunft über die Antriebs und Stimmungslage
nutritives Assessment	▪ Ernährungsanamnese ▪ objektive Parameter wie Body-Mass-Index (s. S. 702) ▪ Laborwerte
Assessment der Hör- und Sehfähigkeit	▪ Flüstertest ▪ Sehprobentafel, Fingerperimetrie

* ausführlichere Informationen und Testformulare finden sich unter: www.tropenklinik.de/Akutgeriatrie/geriatrassessment.htm

▶ **Merke:** Jeder Geriatrische Patient muss individuell bezüglich seiner Risiken und Potenziale beurteilt werden.

◀ Merke

1.4.3 Interdisziplinäre Diagnostik und Therapie

In die geriatrische Diagnostik und Therapie sind unterschiedlichste Fachdisziplinen mit eingebunden. Dabei werden mithilfe des geriatrischen Assessments Funktionspotenziale und -defizite erfasst und im Rahmen regelmäßiger Teamgespräche auf dem Boden definierter Ziele Behandlungsstrategien festgelegt. Im interdisziplinären geriatrischen Team finden sich im Idealfall folgende Bereiche:

- Ärztlicher Dienst, Krankenpflege
- Krankengymnastik/Physiotherapie
- Ergotherapie, Logopädie
- Sozialdienst, Psychologie, Seelsorge
- Ernährungsberatung.

1.4.3 Interdisziplinäre Diagnostik und Therapie

In die geriatrische Diagnostik und Therapie ist ein interdisziplinäres geriatrisches Team eingebunden. Funktionsdefizite und Potenziale werden mithilfe des Geriatrischen Assessments erfasst, Behandlungsstrategie im Rahmen von Teamgesprächen festgelegt.

1.5 Geriatrische Rehabilitation

Akute Erkrankungen oder/und Multimorbidität führen besonders bei Geriatrischen Patienten zu relevanten Funktionsdefiziten. Ziel der geriatrischen Rehabilitationsbehandlung ist die Wiedererlangung eines möglichst hohen Maßes an Selbstständigkeit und Lebensqualität.

1.5 Geriatrische Rehabilitation

▶ **Merke:** Grundsätzlich gilt: Rehabilitation vor Pflege.

◀ Merke

Voraussetzungen – Rehabilitationsfähigkeit: Im Rahmen der Indikationsstellung zu einer geriatrischen Rehabilitation sollte durch das Behandlungsteam geklärt werden, ob realistische **Rehabilitationsziele** vorhanden sind (z. B. „selbstständiges Gehen mit Hilfsmittel auf einer Ebene"). In die Beurteilung des **Rehabilitationspotenzials** sollten Patientenwille, Motivierbarkeit, körperliche Belastbarkeit sowie kognitive und emotionale Lernfähigkeit mit einbezogen und mit dem Rehabilitationsziel abgestimmt werden.

Voraussetzungen – Rehabilitationsfähigkeit: Voraussetzungen sind realistische **Rehabilitationsziele** und das Vorhandensein eines ausreichenden **Rehabilitationspotenzials**.

1.5.1 Interdisziplinäre rehabilitative Therapie

Je nach Krankheitsbild sind unterschiedliche therapeutische Disziplinen (Krankengymnastik, Physio- und Ergotherapie, Logopädie und aktivierende Pflege) in den Rehabilitationsprozess mit eingebunden. Zur Erlangung eines guten Rehabilitationsergebnisses sollten gemeinsame Behandlungsprinzipien eingehalten werden. Bekannt bei der Rehabilitation hemiplegischer Patienten ist z. B. das Bobath-Prinzip (die gelähmte Seite steht im Mittelpunkt der interdisziplinären Therapie und Pflege; zur Vermeidung spastischer Bewegungsmuster ist eine kompensatorische Überaktivierung der nicht betroffenen Seite zu vermeiden).

1.5.1 Interdisziplinäre rehabilitative Therapie

Je nach Krankheitsbild sind unterschiedliche therapeutische Disziplinen in den Rehabilitationsprozess mit eingebunden.

1.6 Ethische und rechtliche Aspekte in der Behandlung geriatrischer Patienten

1.6.1 Gesetzliche Betreuung

Für volljährige Menschen, die aufgrund von Alter, Krankheit oder Behinderung nicht in der Lage sind, ihre Angelegenheiten allein zu besorgen, kann **vom Vormundschaftsgericht ein Betreuer bestellt** werden. Betreuer(in) kann prinzipiell jede volljährige Person sein. Geeignet sind meist vertraute Angehörige. Ggf. kann auch ein Berufsbetreuer bestellt werden. Die Einleitung eines Betreuungsverfahrens erfolgt durch Antrag der Betroffenen, der Angehörigen oder durch Anregung Dritter (z. B. Hausarzt, Krankenhausarzt, Pflegedienst) beim Vormundschaftsgericht. Ist die Einleitung des Betreuungsverfahrens sehr dringlich, kann auch eine **einstweilige Anordnung** durch das Vormundschaftsgericht erfolgen.

1.6 Ethische und rechtliche Aspekte in der Behandlung geriatrischer Patienten

1.6.1 Gesetzliche Betreuung

Bestellung durch das **Vormundschaftsgericht** für volljährige Menschen, die aufgrund von Alter, Krankheit oder Behinderung nicht in der Lage sind, ihre Angelegenheiten allein zu besorgen.

Aufgabenbereiche

Gesundheitsfürsorge, Rentenangelegenheiten, Wohnungsangelegenheiten, Aufenthaltsbestimmung, Sozialhilfeangelegenheiten, Vermögensangelegenheiten.

Aufgabenbereiche

Dem Betreuer werden je nach Situation bestimmte Aufgabenbereiche übertragen, z.B. Gesundheitsfürsorge, Rentenangelegenheiten, Wohnungsangelegenheiten, Aufenthaltsbestimmung (wichtig bei anstehender Pflegeheimaufnahme!), Sozialhilfeangelegenheiten und/oder Vermögensangelegenheiten. Bestimmte Angelegenheiten bedürfen unabhängig vom Aufgabenkreis der **Genehmigung durch das Vormundschaftsgericht:** z.B. lebensgefährliche ärztliche Eingriffe (außer bei akutem Notfall), Sterilisation, freiheitsentziehende Maßnahmen (s.u.).

Internet-Links: Grundlagen der Gesetzlichen Betreuung:
http://betreuung-online.de/gesetz/gesetz00.htm,
http://www.familienratgeber.de/de/familienratgeber/recht/
gesetzliche_betreuung_Gesetzliche_Betreuung_1.html

1.6.2 Vorsorgevollmacht

Bei einer Vorsorgevollmacht wird von einer geschäftsfähigen Person eine Person des Vertrauens direkt als Bevollmächtigter eingesetzt.

1.6.2 Vorsorgevollmacht

Anstelle der Betreuungsverfügung kann von geschäftsfähigen Personen eine Vorsorgevollmacht ausgestellt werden, in der eine Person des Vertrauens direkt als Bevollmächtigter eingesetzt wird. Tritt der Fall einer Geschäfts- und Entscheidungsunfähigkeit ein, kann der Bevollmächtigte ohne Bestellung durch das Vormundschaftsgericht sofort für den Vollmachtgeber handeln.

1.6.3 Freiheitsentziehende Maßnahmen

Hierzu zählen: Unterbringung in **geschlossenen Abteilungen**, **mechanische Fixierung** und Verabreichung **sedierender Psychopharmaka**.

1.6.3 Freiheitsentziehende Maßnahmen

Zu den freiheitsentziehenden Maßnahmen in der Behandlung und Pflege psychiatrisch Kranker gehört nicht nur die Unterbringung in **geschlossenen Abteilungen** oder die **mechanische Fixierung** (z.B. Bettgitter, Bauchgurte), sondern auch die Verabreichung **sedierender Psychopharmaka** ohne ausreichende Aufklärung und Einverständnis des Patienten.

▶ Merke

> ▶ **Merke:** Freiheitsentziehende Maßnahmen bedürfen außer bei kurzfristiger Anwendung der **Genehmigung des Vormundschaftsgerichts.** Dies gilt auch dann, wenn die Gesundheitsfürsorge auf einen gesetzlichen Betreuer oder einen Bevollmächtigten übertragen wurde.

1.6.4 Pflegeversicherungsrecht

Pflegeversicherungsleistungen werden bei Krankheiten oder Behinderungen, die zu einem langfristigen Hilfebedarf in alltäglichen Verrichtungen führen, gewährt.

1.6.4 Pflegeversicherungsrecht

Mitglieder einer gesetzlichen Krankenkasse sind zugleich auch Mitglied in der Pflegekasse dieser Krankenversicherung. Meist gilt dies auch für privat Versicherte. Leistungsempfänger der Pflegeversicherung sind Personen, die wegen einer Krankheit oder Behinderung für die Verrichtungen des täglichen Lebens für mindestens 6 Monate in erheblichem Maße auf Hilfe angewiesen sind. Der Antrag auf Pflegeversicherungsleistungen erfolgt über die zuständige Krankenkasse durch den Betroffenen oder seinen Rechtsvertreter.

1.6.5 Beurteilung der Pflegebedürftigkeit und Pflegestufen

Beurteilung der Pflegebedürftigkeit durch den **MDK** unter Berücksichtigung von Lebensgewohnheiten und Lebensraum.

1.6.5 Beurteilung der Pflegebedürftigkeit und Pflegestufen

Die Beurteilung der Pflegebedürftigkeit und die Zuordnung in die Pflegestufen erfolgt meist durch Ärzte des **medizinischen Dienstes der Krankenkassen (MDK)** unter Berücksichtigung der Lebensgewohnheiten und des Lebensraumes des zu Pflegenden. Je nach durchschnittlichem pflegerischem Aufwand pro Tag erfolgt die Einteilung in 3 Pflegestufen. Je nach Pflegestufe werden in unterschiedlicher Höhe (auch Kombinationen möglich) Sachleistungen (= Pflegeeinsätze durch professionelle Pflegekräfte) oder Geldleistungen (= Pflegegeld für pflegende Angehörige) gewährt.

1.6.6 Patientenverfügung

In einer Patientenverfügung („Patiententestament") werden für den Fall einer unheilbaren Erkrankung und wenn zusätzlich aufgrund einer Demenz oder einer Bewusstseinsstörung Willensäußerungen nicht mehr möglich sind, Wünsche geäußert, die sich auf die Durchführung (z. B. adäquate Schmerztherapie) oder die Begrenzung (z. B. Reanimation, Beatmung, Magensonde) medizinischer Maßnahmen beziehen.

▶ **Merke:** Patientenverfügungen **sind für das ärztliche Handeln verbindlich**, soweit es keine Hinweise dafür gibt, dass sie der Patient nicht mehr gelten lassen würde. Sie bedürfen keiner speziellen Form, werden in der Regel aber schriftlich abgefasst.

Liegt keine schriftliche Verfügung vor, so ist vor der Durchführung medizinischer Maßnahmen der **mutmaßliche Patientenwille** zu ermitteln. Hierfür ist das Gespräch mit den Angehörigen (z. B. Lebenseinstellung, religiöse Überzeugung des Patienten?) besonders hilfreich. Die Angehörigen können aber nur informieren, die Entscheidung über medizinische Maßnahmen liegt beim Arzt, es sei denn, es handelt sich um gesetzliche Betreuer oder Erziehungsberechtigte.

Internet-Links: Grundsätze der Bundesärztekammer zur ärztlichen Sterbebegleitung: www.bundesaerztekammer.de/downloads/Sterbebegl2004.pdf Formulierungsvorschläge und Formulare zu Patientenverfügungen, Vorsorgevollmachten, Betreuungsverfügungen: www.medizinethik.de/verfuegungen.htm

1.6.6 Patientenverfügung

Beziehen sich auf die Durchführung oder Begrenzung medizinischer Maßnahmen im Fall einer unheilbaren Erkrankung.

◀ Merke

Liegt keine schriftliche Verfügung vor, wird der **mutmaßliche Patientenwille** ermittelt.

2 Häufige geriatrische Symptome

2.1 Stürze

Im höheren Lebensalter nimmt die Sturzhäufigkeit deutlich zu. Etwa ⅓ der über 65-jährigen stürzt durchschnittlich mindestens einmal pro Jahr. In stationären Einrichtungen ist die Inzidenz mehr als doppelt so hoch. Etwa 5 % der Stürze führen zu Frakturen, überwiegend zu proximalen Femurfrakturen, die eine der häufigsten Ursachen für einen bleibenden Verlust der Selbsthilfefähigkeit darstellen. Weitere typische Frakturlokalisationen bei älteren Patienten sind Becken, Humerus, distaler Radius oder Wirbelsäule.

Ursachen und Risikofaktoren: Stürze älterer Menschen sind in 80–90 % der Fälle multifaktoriell verursacht. Typische Risikofaktoren sind Polymedikation, Psychopharmaka, Mangelernährung, orthostatische Dysregulation, vorausgegangene Frakturen, bestehende Hilfsbedürftigkeit in den ADL, Sehstörungen, Demenzkrankheiten und neurologische Erkrankungen (z. B. Morbus Parkinson, abgelaufener Schlaganfall). Monokausal verursachte Stürze sind in erster Linie Unfälle und Synkopen, selten auch eine Drop attack, also ein plötzlicher Sturz ohne Bewusstlosigkeit infolge eines muskulären Tonusverlusts bei vertebrobasilären Durchblutungsstörungen.

Diagnostik: Apparative Untersuchungen tragen nur in wenigen Fällen zu einer definitiven Klärung primär unklarer Stürze bei. Daher ist die **Anamnese bzw. die Fremdanamnese** am wichtigsten: Wann, wo und unter welchen Umständen erfolgte der Sturz? Hinweise für Bewusstlosigkeit, Gedächtnislücken? Bestehende Mobilitätsstörungen? Frühere Stürze? Begleitende neurologische Symptome? Medikamente (v. a. Psychopharmaka)? Alkoholkonsum? Chronische Erkrankungen? Pflegebedürftigkeit? Häusliche Gefahren (z. B. Stolperfallen, Beleuchtung, Treppen)?
Bei der **körperlichen Untersuchung** steht zunächst die Frage nach evtl. Verletzungen im Vordergrund.

2 Häufige geriatrische Symptome

2.1 Stürze

Ursachen und Risikofaktoren: Polymedikation, Psychopharmaka, Mangelernährung, orthostatische Dysregulation, vorausgegangene Frakturen, Sehstörungen, Demenz, neurologische Erkrankungen, Drop attack bei vertebrobasilären Durchblutungsstörungen und eine bestehende Hilfsbedürftigkeit in den ADL's.

Diagnostik: Anamnese bzw. Fremdanamnese und körperliche Untersuchung.

Bei **Synkopen** Echokardiographie, Dopplersonographie der hirnversorgenden Arterien sowie Langzeituntersuchungen von EKG und Blutdruck.

Ergänzend erfolgen je nach Verdacht **bildgebende Verfahren** wie konventionelles Röntgen, CT oder Ultraschalldiagnostik. Besteht aufgrund eines bestehenden oder fraglichen Bewusstseinsverlustes der V. a. eine **Synkope**, sollte nach einer kardiovaskulären Grunderkrankung gesucht werden. Echokardiographie, Dopplersonographie der hirnversorgenden Arterien sowie Langzeituntersuchungen von EKG und Blutdruck stehen hier am Anfang der apparativen Diagnostik.

Die Abklärung multifaktoriell verursachter Stürze erfordert eine umfassende **klinische Untersuchung potenziell betroffener Organsysteme** einschließlich der Funktionstests des **Geriatrischen Basis-Assessments** (s. S. 1428):

Zur Abklärung der Sturzursache: Untersuchung **potenziell betroffener Organsysteme** wie Herz-Kreislauf-System. Bewegungsapparat, Sehen, Gehör, Nervensystem sowie Basis-Assessment (s. S. 1428).

- Herz-Kreislauf-System: Auskultation (Herz, Halsgefäße), RR, Puls, Schellong-Test, evtl. Langzeituntersuchungen und bildgebende Verfahren (s. o.)
- Bewegungsapparat: wie z.B Gelenke, Wirbelsäule (Form, Beweglichkeit), Skelettdeformitäten, Beinlängendifferenz? Muskelatrophien?
- Überprüfung der Mobilität und des Sturzrisikos: Handkraftmessung, Balancetest, Einbeinstand, Timed-Up-And-Go-Test, Motilitätstest nach Tinetti
- Überprüfung der Seh- und Hörfähigkeit
- Nervensystem: wie z. B. Motorik, Reflexstatus, Oberflächen- und Tiefensensibilität
- kognitiver und emotionaler Status: z. B. Mini-Mental-Status, Depressionstest, Hinweise für Post-fall-Syndrom? (= Sturzgefahr durch Ängstlichkeit und Unsicherheit nach Sturz).

Sturzprophylaxe: Neben einer kausalen Therapie sind folgende Maßnahmen in der Sturzprophylaxe effektiv:
- Kraft, Balance- und Gangtraining
- Geh- und Mobilitätshilfsmittel
- Wohnsituation anpassen
- sturzbegünstigende Medikamente möglichst absetzen bzw. weglassen.

Sturzprophylaxe: Beim Vorliegen einer Synkope auf dem Boden einer nachgewiesenen kardiovaskulären Erkrankung steht die kausale Therapie im Vordergrund (z. B. Herzschrittmacher). Finden sich, wie in den meisten Fällen, mehrere Risikofaktoren, so steht deren Beseitigung oder Bewältigung im Vordergrund (z. B. Brille). Zusätzlich sind folgende Maßnahmen in der Sturzprophylaxe effektiv:
- Kraft, Balance- und Gangtraining unter krankengymnastischer Anleitung.
- Geeignete Geh- und Mobilitätshilfsmittel: wie z. B. Rollator, Greifzange zum Vermeiden von Bücken und damit einer orthostatischen Dysregulation beim Aufrichten.
- Wohnsituation anpassen: wie z. B. Beleuchtung optimieren (auch Nachtbeleuchtung), Haltegriffe in Bad und Toilette, Beseitigung von Stolperfallen (z. B. Teppiche).
- Überprüfung der Indikation für sturzbegünstigende Medikamente (v. a. Psychopharmaka).

Traumaprophylaxe: Bei weiter bestehender Sturzgefahr sind folgende Maßnahmen günstig:
- Hüftprotektoren
- medikamentöse Frakturprophylaxe bei Osteoporose (mit Kalzium, Vitamin D3, in schweren Fällen mit Bisphosphonaten)
- Hausnotrufsystem.

Traumaprophylaxe: Besteht die Sturzgefahr weiter, so kann das Ausmaß des Traumas durch folgende Maßnahmen wirksam vermindert werden:
- **Hüftprotektoren:** Unterhose mit integrierten Kunststoffschalen oder -polstern über den Hüften (z. B. Safe-hip). Hohe Effektivität, allerdings nur, wenn sie kontinuierlich (auch nachts) getragen werden, was die Akzeptanz bei den Patienten beeinträchtigt.
- **medikamentöse Frakturprophylaxe bei Osteoporose:** Kalzium (1000 mg/d) + Vitamin D3 (500–1000 IE/d), bei schwerer Osteoporose zusätzlich Bisphosphonate.
- **Hausnotrufsystem:** Vermeidet bei hilfloser, gestürzter Person Schäden durch längeres Liegen wie Auskühlung, Exsikkose und Dekubitus.

2.2 Demenz

▶ **Definition:** Demenz ist ein Sammelbegriff für Erkrankungen, die mit einem chronisch progredienten Verlust intellektueller Fähigkeiten einhergehen. Um von einer Demenz sprechen zu können, müssen folgende Merkmale bestehen:
- Beeinträchtigung des Gedächtnisses und anderer kognitiver Fähigkeiten über mindestens 6 Monate
- Eine Bewusstseinstrübung darf nicht vorliegen (Abgrenzung zum akuten Verwirrtheitszustand)
- Störung des Antriebs, der Affektkontrolle oder des Sozialverhaltens
- Beeinträchtigung der persönlichen Aktivitäten des täglichen Lebens.

◀ **Definition**

Epidemiologie und Allgemeines: Demenzerkrankungen gehören zu den folgenreichsten psychiatrischen Erkrankungen im höheren Lebensalter und gelten als eine der **Hauptursachen für Pflegebedürftigkeit.** Mehr als bei anderen Krankheitsbildern werden nicht nur Betroffene, sondern auch Angehörige und Pflegende außergewöhnlichen Belastungssituationen ausgesetzt. Im höheren Lebensalter verdoppeln sich die Prävalenzraten etwa alle 5 Jahre. So sind bei den 80–84-jährigen 10–17 % und bei den über 90-jährigen ca. 35 % betroffen.

Epidemiologie: Demenzerkrankungen gehören zu den **Hauptursachen für Pflegebedürftigkeit.** Bei den 80–84-jährigen sind 10–17 %, bei den über 90-jährigen ca. 35 % betroffen.

Einteilung und Ätiologie:
Es werden 3 klinische Prägnanztypen unterschieden:
- **kortikale Demenz (KD):** Insbesondere Störung der Merkfähigkeit und höherer kortikaler Funktionen (z. B. Aphasie), Motorik initial nicht beeinträchtigt.
- **subkortikale Demenz (SD):** Insbesondere Störung von Antrieb, Vigilanz, Konzentration, häufig Kombination mit motorischen Störungen (z. B. Akinese, Tremor, Gangstörung, Dysarthrie).
- **frontale Demenz (FD):** Insbesondere Störung von Persönlichkeit, Affekt, Antrieb und Sozialverhalten.

Je nach Art der Erkrankung kann eine kortikale (KD), subkortikale (SD) oder frontale Demenz (FD) typisch sein (Tab. **P-2.1**).

Einteilung und Ätiologie:
Es gibt 3 klinische Prägnanztypen:
- kortikale Demenz (KD)
- subkortikale Demenz (SD).
- frontale Demenz (FD)

Zu möglichen Ursachen s. Tab. **P-2.1**.

≡ P-2.1   Demenzerkrankungen

- **degenerative Erkrankungen**	- DAT = Demenz vom Alzheimertyp = Morbus Alzheimer [KD]
- **andere Systematrophien** (Beispiele)	- Morbus Pick [FD] - Basalganglienerkrankungen (Lewy-Körperchen-Erkrankung [KD], Chorea Huntington [SD], Parkinson-Demenz [FD], progressive supranukleäre Paralyse [SD])
- **Infektionen/Entzündungen des Gehirns**	- AIDS [SD], Toxoplasmose [SD], Encephalomyelitis disseminata [SD]
- **intrakranielle Raumforderungen**	- Neoplasien [SD], chronisch subdurales Hämatom [SD, FD]
- **vaskuläre Demenz**	- lakunäre Infarkte [SD] - Morbus Binswanger [SD] - Immunvaskulitiden (z. B. SLE [SD])
- **Normaldruckhydrozephalus (NPH)**	- primärer oder idiopathischer Normaldruckhydrozephalus [SD] - sekundärer Normaldruckhydrozephalus [SD]
- **systemische Erkrankungen**	- chronische Herz-, Nieren-, Leber- oder respiratorische Insuffizienz - endokrine Erkrankungen: z. B. Hypothyreose, Hypo-/Hyperparathyreoidismus [SD] - Vitamin B_1-, B_6-, B_{12}- und Folsäuremangel - toxische Enzephalopathien: z. B. Alkoholkrankheit, Korsakow-Syndrom, Medikamente (Psychopharmaka, Hypnotika, Anticholinergika, Antihypertonika, Antikonvulsiva, β-Rezeptoren-Blocker, Digitalis u. a.), Industriegifte (Schwermetalle, organische Lösungsmittel u. a.) - erbliche Stoffwechselerkrankungen: Leukodystrophien, Morbus Wilson [FD]

[KD] = kortikale Demenz, [SD] = subkoritkale Demenz, [FD] = frontale Demenz

Klinik: Symptome entsprechend dem Schweregrad:

- **leichtes Stadium:** besonders Kurzzeitgedächtnis betroffen
- **mittelschweres Stadium:** auch Langzeitgedächtnis betroffen, Einschränkungen in den ADL, Stimmungslabilität, abnorme Verhaltensweisen
- **schweres Stadium:** vollkommene Abhängigkeit in den ADL, totaler Persönlichkeitsverlust, Inkontinenz.

Diagnostik: Zum Basisprogramm gehören:

- Anamnese, Fremdanamnese
- psychometrische Tests (z. B. Mini-Mental-Status)
- körperliche einschließlich neurologische Untersuchung, Hör- und Sehtest
- Labor: mind. BSG, Blutbild, Blutzucker, Cholesterin, Leberwerte, Kreatinin, Elektrolyte, Urinstatus, TSH-basal, Folsäure, Vitamin B_{12}.
- EKG, Röntgen-Thorax, Lungenfunktionsprüfung
- CT oder MRT.

Differenzialdiagnose:

- Pseudodemenz bei Depression
- Akuter Verwirrtheitszustand (s. S. 1435).

Therapie: Wesentlich sind Allgemeinmaßnahmen wie: ausgewogene Ernährung, ausreichend Flüssigkeit, Anpassung der häuslichen Situation, Bewegungstherapie, Ergotherapie, psychosoziale Maßnahmen, Hilfsmittelversorgung und Angehörigenbetreuung (z. B. Selbsthilfegruppen).

Zu den **krankheitsspezifischen Therapiemaßnahmen** zählen:

- **Demenz vom Alzheimertyp:** Cholinesterasehemmer, Memantine und verschiedene Nootropika (umstritten) bei Demenz vom Alzheimertyp
- **vaskuläre Demenz:** Prävention des Fortschreitens einer Arteriosklerose
- **Normaldruckhydrozephalus:** Ventrikuloperitonealer Shunt

Klinik: Die Symptomatik variiert mit dem klinischen Schweregrad und der bestehenden Grunderkrankung.

- **leichtes Stadium:** Leichtere Einschränkung der Gedächtnisleistung (besonders Kurzzeitgedächtnis) sowie intellektueller Fähigkeiten wie Kritikfähigkeit, abstraktes Denken, Orientierungsfähigkeit, Auffassungsgabe, Rechnen, Lesen und Sprechen. Häufig gut erhaltene „Fassade".
- **mittelschweres Stadium:** Stärkere Einschränkung der Gedächtnisleistung (auch Langzeitgedächtnis) sowie intellektueller Fähigkeiten (s. o.), Einschränkungen in den ADL (s. S. 1428), zunehmende Stimmungslabilität, abnorme Verhaltensweisen (z. B. Wahngedanken, Umherwandern).
- **schweres Stadium:** Vollkommene Abhängigkeit in den ADL, Sprache beschränkt sich auf wenige Worte, Angehörige werden nicht mehr erkannt, schwere Einschränkung von Motorik und Koordination, totaler Persönlichkeitsverlust, Harn- und Stuhlinkontinenz.

Diagnostik: Aufgrund der weitreichenden Konsequenzen, die aus der Diagnose einer Demenzerkrankung für die Betroffenen und deren Angehörige entstehen, ist bei entsprechendem Verdacht eine sorgfältige Abklärung notwendig, die ggf. durch eine fachärztliche Untersuchung ergänzt wird. In diesem Zusammenhang haben in den letzen Jahren „Gedächtnissprechstunden" bzw. „Memory Clinics" an Bedeutung gewonnen, die meist an gerontopsychiatrische Zentren angegliedert sind.

Zum Basisprogramm gehören:

- Anamnese, Fremdanamnese: z. B. Ausbildung, Aktivitäten, Risikofaktoren für Arteriosklerose, Demenz oder Depression bei Familienangehörigen
- Überprüfung der wichtigsten Bereiche kognitiver Funktionen mittels psychometrischer Tests. Am gebräuchlichsten ist der Mini-Mental-Status (s. S. 1428, Tab. **P-1.1**).
- Körperliche einschließlich neurologischer Untersuchung, Hör- und Sehtest
- Labor: mindestens BSG, Blutbild, Blutzucker, Cholesterin, Leberwerte, Kreatinin, Elektrolyte, Urinstatus, TSH-basal, Folsäure, Vitamin B_{12}.
- EKG, Röntgen-Thorax, Lungenfunktionsprüfung
- CT oder MRT.

Differenzialdiagnose: Von Demenzerkrankungen abzugrenzen sind:

- **Pseudodemenz:** Klinisches Bild einer Demenz bei Depressiven ohne eigentliche Einschränkung der kognitiven Leistungsfähigkeit. Bei Depressiven im Gegensatz zu Demenzkranken eher relativ plötzlicher Krankheitsbeginn und häufiges Klagen über (nicht objektivierbare) Gedächtnis- und Konzentrationsstörungen.
- **Akuter Verwirrtheitszustand** (s. S. 1435 und Tab. **P-2.3**, S. 1436).

Therapie: Besonders bei degenerativen und vaskulären Demenzerkrankungen kommt den **allgemeinen nichtmedikamentösen Maßnahmen** die wichtigste Bedeutung zu. Hierzu gehören: Eine ausgewogene, vitaminreiche Ernährung, ausreichend Flüssigkeitszufuhr, Anpassung der häuslichen Situation (z. B. Kalender, gut lesbare Uhren, strukturierter Tagesablauf). Außerdem Bewegungstherapie, Ergotherapie (z. B. Anziehtraining), Hirnleistungstraining (z. B. Gedächtnis- und Orientierungstraining), psychosoziale Maßnahmen (z. B. soziale Einbindung beibehalten, konstante Bezugspersonen, Haustierhaltung), Hilfsmittelversorgung (z. B. Inkontinenzhilfen, Nachtstuhl) und Angehörigenbetreuung (z. B. in Selbsthilfegruppen).

Daneben kommen **krankheitsspezifische Therapiemaßnahmen** zum Einsatz:

- **Demenz vom Alzheimertyp:** Verwendet werden Cholinesterasehemmer (Donepezil, Galantamin, Rivastigmin), Memantine und verschiedene Nootropika mit umstrittener Wirksamkeit (z. B. Flunarizin, Nimodipin, Dihydroergotoxin, Ginkgo-biloba, Piracetam, Pyritinol). Entsprechend der Studienlage ist die Beurteilung des Nutzens gemessen an der Verzögerung der Heimunterbringung oder des Verlusts von Alltagsfähigkeiten bei allen Substanzgruppen sehr unterschiedlich.

- **vaskuläre Demenz:** Prävention des Fortschreitens einer Arteriosklerose durch Behandlung von Risikoerkrankungen und -faktoren. Bei zerebralen Ischämien Thrombozytenaggregationshemmung (je nach Indikation ASS mit/ohne Dipyridamol oder Clopidogrel) oder orale Antikoagulation zur Rezidivprophylaxe.
- **Normaldruckhydrozephalus:** Ventrikuloperitonealer Shunt.
- **systemische Erkrankungen, Infektionen und Entzündungen des Gehirns, intrakranielle Raumforderungen:** kausale Therapie.

- **systemische Erkrankungen, Entzündungen des Gehirns und intrakranielle Raumforderungen:** kausale Therapie.

2.3 Akuter Verwirrtheitszustand

2.3 Akuter Verwirrtheitszustand

▶ **Synonym:** Delir, akutes hirnorganisches Psychosyndrom, Durchgangssyndrom

◀ Synonym

Epidemiologie: Die Inzidenz bei im Krankenhaus aufgenommenen älteren Patienten liegt bei 10–20 %.

▶ **Merke:** Der akute Verwirrtheitszustand ist eine geriatrische Notfallsituation, da lebensbedrohliche Ursachen (z. B. Hypoglykämie, Herzrhythmusstörung) vorliegen können und schwerwiegende Folgen (z. B. Stürze) die Selbstständigkeit des Patienten bedrohen. Bei nicht rechtzeitiger Behandlung bestehen eine deutlich erhöhte Mortalität und oft die Notwendigkeit zur Aufnahme in ein Pflegeheim.

◀ Merke

Ätiologie: Häufige Ursachen sind iatrogene Maßnahmen und Erkrankungen mit Beeinträchtigung des Allgemeinbefindens (Tab. **P-2.2**). Oft wirken mehrere Ursachen zusammen. Besonders betroffen sind Patienten mit bestehender Demenzkrankheit oder zerebrovaskulären Erkrankungen.

Ätiologie: Häufig sind iatrogene Maßnahmen und Erkrankungen mit Beeinträchtigung des Allgemeinbefindens (Tab. **P-2.2**).

Klinik und Diagnostik: Kennzeichnend sind ein abrupter Beginn mit fluktuierendem Verlauf. Typischerweise kommt es zu Störungen des Bewusstseins und des Schlaf-Wach-Rhythmus. Im Rahmen der gestörten Psychomotorik können sowohl **hypoaktive** (Patient ist v. a. durch Folgen der Immobilität bedroht), wie auch **hyperaktive Formen** (häufigste Komplikation Stürze) auftreten; Mischformen sind möglich. Typisch sind auch emotionale Störungen.

Klinik und Diagnostik: Kennzeichnend sind: abrupter Beginn und fluktuierender Verlauf. Störungen des Bewusstseins und des Schlaf-Wach-Rhythmus sind typisch. **Hypoaktive** (→ Immobilität) werden von **hyperaktiven Formen** (→ Stürze) unterschieden.

Differenzialdiagnose: Die Abgrenzung zur Demenz zeigt Tab. **P-2.3**.

Differenzialdiagnose: s. Tab. **P-2.3**.

Therapie: Die Prognose ist bei rechtzeitiger Behandlung relativ günstig. Bei bekannter Ursache erfolgt eine kausale Therapie. Bei multifaktorieller oder primär unbekannter Genese stehen folgende **allgemeine Maßnahmen** im Vordergrund:
- Überwachung einschließlich Kontrolle der Vitalparameter
- Rehydrierung bei exsikkierten Patienten. Bei trinkunfähigen Patienten bevorzugt durch subkutane Infusion von NaCl- oder Ringerlösung. Intravenöse Zugänge werden weniger gut toleriert, verstärken die Unruhe und werden daher oft frühzeitig vom Patienten entfernt.
- Absetzen aller nicht unbedingt notwendiger Medikamente

Therapie: bei bekannter Ursache kausale Therapie. Bei multifaktorieller Genese: Überwachung, je nach Ursache Rehydrierung, Medikation überprüfen, invasive Maßnahmen vermeiden und vorhandene Orientierungshilfen benutzen.

≡ P-2.2 | **Auslösende Ursachen eines akuten Verwirrtheitszustandes**

≡ P-2.2

- Störungen des Elektrolyt- und Flüssigkeitshaushaltes, besonders Exsikkose
- Medikamente: Psychopharmaka, Parkinsonmedikamente, Analgetika, Antiarrhythmika, Antiepileptika, Digitalis, Antibiotika, H_2-Blocker, anticholinerg wirksame Medikamente, Kortikosteroide
- Immobilisation, Operationen
- fieberhafte Infekte, Schlaganfall, Herzinsuffizienz, Schmerzen
- Koprostase, Harnverhalt
- Seh- und Hörstörungen (besonders wenn vorhandene Hör- und Sehhilfen unter stationären Bedingungen nicht benutzt werden)
- unruhige Umgebung (z. B. Intensivstation), Ortswechsel

☰ P-2.3	Differenzialdiagnose Demenz – Akuter Verwirrtheitszustand	
	Demenz	**akuter Verwirrtheitszustand**
Beginn	allmählich	abrupt
Verlauf	oft typische Abfolge der kognitiven Defizite, meist chronisch-progredienter Verlauf über Jahre	oft akute Allgemeinerkrankung oder äußeres Ereignis, Krankheitsdauer selten länger als wenige Wochen. Bei korrekter Behandlung meist vollständige Rückbildung
Bewusstsein	erhalten (außer Spätstadium)	getrübt
Aufmerksamkeit	erst im Spätstadium wesentlich verändert	vermindert
Halluzinationen	meist keine	häufig (optisch und akustisch)
psychomotorische Störungen	meist unauffällig (außer Spätstadium)	hypo- oder hyperaktiv

- invasive Maßnahmen wie Harnblasenkatheter meiden
- vorhandene Orientierungshilfen wie Hörgerät und Brille benutzen
- Psychopharmaka nur vorübergehend oder bei weiterhin bestehender Unruhe trotz Berücksichtigung o. g. Maßnahmen.

Die medikamentöse Therapie erfolgt bei älteren Patienten bevorzugt mit **niederpotenten Neuroleptika** (z. B. Melperon, Pipamperon).

Im Rahmen einer **medikamentösen Therapie** kommen **Neuroleptika** und ggf. **Benzodiazepine** zum Einsatz. **Niederpotente Neuroleptika** (wirken vorwiegend sedierend) sind bei älteren Patienten wegen geringerer extrapyramidal-motorischer Störungen zu bevorzugen und beeinflussen auch die Schlaflosigkeit günstig. Weitere wichtige Nebenwirkungen sind Mundtrockenheit, Miktionsstörungen, Obstipation, zerebrale Symptome, kardiovaskuläre Nebenwirkungen und Blutbildveränderungen. Es sollte die niedrigste noch wirksame Dosis gewählt werden. Zum Beispiel **Melperon** (z. B. Eunerpan 25/100 mg/Drg., 25 mg/5 ml Lsg.): Beginn mit 25 mg abends, stufenweise Steigerung nach Erfolg bis 200 mg/d (max. 600 mg/d), höhere Abenddosis meist vorteilhaft oder **Pipamperon** (z. B. Dipiperon 40 mg/Tbl., 20 mg/5 ml Saft): 3 × 40–120 mg/d.

Hochpotente Neuroleptika sind bei ausgeprägter psychotischer Symptomatik indiziert.

Hochpotente Neuroleptika (wirken vorwiegend antipsychotisch) sind bei ausgeprägter psychotischer Symptomatik indiziert. Gegenüber niederpotenten Neuroleptika zeigen sie stärkere extrapyramidal-motorische Nebenwirkungen. Zum Einsatz kommt z. B. Haloperidol (z. B. Haldol 2/5/10/20 mg/Tbl., 0,1 mg/Tr. Lsg., 5 mg/Amp.): 3 × 0,5–2,0 mg/d einschleichend.

Bei **akuten schweren Erregungszuständen** sollten Neuroleptika i. v. verabreicht werden. Bei vorherrschender Angst sind Benzodiazepine, unter Beachtung möglicher paradoxer Reaktionen oder einer Atemdepression, indiziert.

Bei **akuten schwere Erregungszuständen** können z. B. ½–1 Amp. Promethazin (Atosil) i. v. oder bei schwerer Psychose ½–1 Amp. Haloperidol (Haldol) i. v. verabreicht werden (ggf. Wiederholung). Danach folgt eine orale Weiterbehandlung mit stufenweiser Reduktion auf die niedrigste noch wirksame Dosis. In Ausnahmefällen (v. a. bei vorherrschender Angst) akut 1–2 mg Lorazepam (z. B. Tavor 2 mg/Amp.) oder 2,5–10 mg Diazepam (z. B. Valium 10 mg/Amp.) langsam i. v. Dabei ist auf das Auftreten einer möglichen Atemdepression oder paradoxer Reaktionen zu achten.

▶ **Klinischer Fall:**
Der 86-jährige geistig und körperlich rüstige Mann lebt bei der Familie seines ältesten Sohnes. Seit Tagen leidet er unter einer zunehmenden Atemnot. Der Hausarzt weist ihn mit der Diagnose einer schweren global dekompensierten Herzinsuffizienz ins nahe gelegene Krankenhaus ein. Bei der Aufnahme bestätigt sich der Befund. Es finden sich Unterschenkelödeme und im Röntgen-Thorax eine Lungenstauung sowie Pleuraergüsse. Als Ursache wird eine koronare Herzkrankheit vermutet, da sich im EKG Hinweise für einen älteren Anteroseptalinfarkt finden. Der Patient wird diuretisch behandelt, worunter sich die Atemnot bessert. 2 Tage nach der Aufnahme wird er von der Nachtschwester unruhig und desorientiert vor dem Bett liegend aufgefunden. Nach Rücksprache mit dem diensthabenden Arzt erhält der Patient zur Beruhigung ein Neuroleptikum. Als die Nachtschwester eine Stunde später wieder nach dem Patienten schaut, ist dieser tachypnoisch, aggressiv und nicht mehr zu beruhigen. Sie ruft daher den diensthabenden Arzt, der bei der Untersuchung einen unauffälligen Lungenbefund, dafür aber ein gespanntes, vorwiegend

im Unterbauch druckschmerzhaftes Abdomen findet. Sonographisch findet sich eine maximal gefüllte Harnblase bei vergrößerter Prostata. Nach Katheterisierung der Harnblase entleeren sich fraktioniert insgesamt 1200 ml Urin. Der Patient, der den Rest der Nacht gut schlief, war am nächsten Morgen beschwerdefrei und wieder voll orientiert.
Was war passiert? Unter der diuretischen Behandlung war es zu einer raschen Harnblasenfüllung gekommen. Bei bestehender Prostatavergrößerung, die bisher keine wesentlichen Beschwerden verursacht hatte, entwickelte sich eine Überlaufblase mit schmerzhaftem Harnverhalt. Schmerzen und Aufenthalt in fremder Umgebung begünstigen bei älteren Patienten das **Auftreten von Verwirrtheitszuständen**. Der Patient konnte seine Beschwerden nicht einmal mehr mitteilen. Die vorschnelle Gabe von Psychopharmaka verschlimmerte in diesem Fall sowohl die Verwirrtheit als auch die Harnentleerungsstörung (durch die anticholinerge Nebenwirkung vieler Neuroleptika). Eine einfache kausale Therapiemaßnahme führte schließlich zum Erfolg.

2.4 Depressionen

Epidemiologie: Mit einer Prävalenz von 15–25 % sind Depressionen die häufigste psychiatrische Erkrankung im Alter. Häufig werden sie übersehen, da sie oft schleichend beginnen oder im Zusammenhang mit einer vorausgehenden Verlustsituation oder somatischen Erkrankungen als normal interpretiert werden. Die höchste Suizidrate findet sich in der Altersgruppe der über 75-jährigen, wobei Männer ein $3 \times$ höheres Risiko haben als Frauen.

Klinik: Es kommt zu einer anhaltenden depressiven Verstimmung und zu einer **Antriebsminderung** mit dem Gefühl einer gesteigerten Müdigkeit und geringen Leistungsfähigkeit. Ältere Depressive **fühlen sich** zudem **wertlos**, neigen vermehrt zu **Schuldgefühlen**, leiden an typischen **Schlafstörungen** wie Früherwachen (häufiger als bei jüngeren Patienten werden statt einer depressiven Verstimmung somatische Beschwerden oder Schlafstörungen geschildert) und sind vermehrt mit Gedanken an den Tod konfrontiert, was bis hin zu konkreten Suizidplanungen führen kann.

Diagnostik: Aufgrund der hohen Suizidrate im Alter und der Gefahr, dass eine Depression hinter somatischen Erkrankungen und Beschwerden verborgen bleibt, empfiehlt sich bei geringstem Verdacht ein **Routinescreening**. Häufigstes Instrument ist dabei die Geriatrische **Depressionsskala** nach Yesavage et al. (Internetlink, s. Tab. **P-1.1**). Bei Werten über 5 Punkten sollte eine eingehende Befragung erfolgen, die ggf. durch eine psychiatrische Untersuchung ergänzt wird.

2.4 Depressionen

Epidemiologie: Die Prävalenz liegt bei 15–25 % (häufigste psychiatrische Erkrankung im Alter).

Klinik: Klinisch finden sich:
- Antriebsminderung
- Gefühl der Wertlosigkeit
- Neigung zu Schuldgefühlen
- Schlafstörungen (z. B. Früherwachen)
- Konfrontation mit Gedanken an den Tod bis hin zu konkreten Suizidplanungen.

Diagnostik: Bei geringstem Verdacht empfiehlt sich ein **Routinescreening** (z. B. geriatrische Depressionsskala) und ggf. eine psychiatrische Untersuchung.

P-2.4 Serotonin-Wiederaufnahmehemmer bei geriatrischen Patienten

Substanz	Handelsnamen	Initialdosis	Höchstdosis
Citalopram	Cipramil 20|40 mg Tbl.	20 mg	60 mg
Fluoxetin	Fluctin 20 mg/Tbl.| Kps|5 ml Lsg.	10 mg	60 mg
Sertralin	Gladem, Zoloft 50|100 mg/Tbl.	50 mg	200 mg

P-2.4

Therapie: Wie bei anderen Altersgruppen gibt es unterschiedliche therapeutische Methoden. Wichtig ist, den Patienten in therapeutische Entscheidungen mit einzubeziehen und zu vermitteln, dass es sich auch bei der Depression um eine Erkrankung handelt, die behandelbar ist und nichts mit persönlichem Versagen zu tun hat. Grundsätzlich sind **psychotherapeutische Verfahren** auch für ältere Menschen geeignet. Gruppentherapien erweisen sich besonders bei Alleinlebenden als vorteilhaft. Auch allgemein stützende Maßnahmen oder Gespräche, evtl. unter Einbeziehung von Angehörigen können eine wertvolle Ergänzung sein.

Eine begleitende **antidepressive Pharmakotherapie** (s. auch S. 1443) ist gelegentlich bei leichten oder mittelschweren, fast immer bei schweren depressiven Episoden indiziert. Bei geriatrischen, polymorbiden Patienten werden, wegen der gegenüber tri- und tetrazyklischen Antidepressiva geringeren anticholinergen Nebenwirkungen und der geringeren Toxizität, **Serotonin-Wiederaufnahme-Hemmer** bevorzugt (Tab. **P-2.4**), deren Einmaldosierung zudem die Compliance erleichtert. Der Therapieerfolg ist oft erst nach mehreren Wochen spürbar, daher sollten weder zu rasche Dosissteigerungen noch zu frühzeitige Therapieabbrüche erfolgen.

Therapie: Wichtig ist es, die Patienten in therapeutische Entscheidungen miteinzubeziehen. Geeignet sind **psychotherapeutische Verfahren**. Gruppentherapien sind v. a. bei Alleinlebenden günstig. Daneben können allgemein stützende Maßnahmen mit Einbeziehung von Angehörigen wertvoll sein.

Unter den **Antidepressiva** werden bei geriatrisch polymorbiden Patienten **Serotonin-Wiederaufnahme-Hemmer** bevorzugt (Tab. **P-2.4**). Ein Therapieerfolg ist oft erst nach mehreren Wochen spürbar.

2.5 Harninkontinenz

Unter Harninkontinenz versteht man einen **objektivierbaren unwillkürlichen Urinabgang**. Neben den entstehenden hygienischen Nachteilen ergeben sich erhebliche soziale Probleme für die Betroffenen, die häufig dazu neigen, soziale Kontakte zu vermeiden, was weiteren geriatrischen Problemen wie Vereinsamung und Depression Vorschub leistet.

Diagnostik: Zum diagnostischen Vorgehen s. Tab. **P-2.5**.

2.5 Harninkontinenz

Hierbei handelt es sich um einen **objektivierbaren unwillkürlichen Urinabgang**. Neben den hygienischen Nachteilen ergeben sich oft erhebliche soziale Probleme für die Betroffenen.

Diagnostik: Tab. **P-2.5**

Basisdiagnostik

Anamnese	■ zeitliche Entwicklung der Inkontinenz, Vor- und Grunderkrankungen, Begleitsymptome (z. B. Flankenschmerzen, Hämaturie, Algurie, Dysurie), Stuhlunregelmäßigkeiten, bei Frauen Geburten und gynäkologische Beschwerden ■ Miktionsfrequenz, Nykturie, Vorhandensein von Harndrang, Zeitpunkt- und äußere Einflüsse (z. B. Pressen, Niesen, Husten) auf den Harnverlust, Intensität des Harnstrahls, Nachträufeln? ■ Medikamente? (v. a. Diuretika, Anticholinergika, Antidepressiva, Neuroleptika, Sedativa, α- und β-Agonisten/Antagonisten)
körperliche Untersuchung	■ einschließlich rektaler Palpation und neurologischem Status, bei Frauen gynäkologische Untersuchung
Miktionsprotokoll	■ Zeitpunkt, Volumen und äußere Umstände der Miktion bzw. des Harnverlusts im Tagesverlauf
Labor	■ mind. Urinstatus und -sediment, BSG, Blutbild, Kreatinin, Elektrolyte
Sonographie	■ mit Restharnbestimmung

weiterführende Diagnostik

■ je nach Verdacht: z. B. bei V. a. Harnwegsinfekt Urinkulturen, bei Fieber auch Blutkulturen

■ urologische Spezialdiagnostik (z. B. Zystoskopie, Zystometrie) bei weiterhin unklarer Ursache

---

Einteilung und Therapie:

■ **Stressinkontinenz:**
unfreiwilliger Urinabgang bei erschlafftem Beckenboden unter Belastung.
Therapie: Beckenbodengymnastik, ggf. Operation, evtl. Östrogensubstitution, Inkontinenzhilfsmittel.

■ **Dranginkontinenz:**
Hierbei kommt es zu unfreiwilligem Urinabgang verbunden mit Harndrang. Unterschieden werden eine **motorische** und eine **sensorische** Form.
Therapie: bei sensorischer Form kausal, bei motorischer Form Toilettentraining, Versuch mit Anticholinergikum.

■ **Überlaufinkontinenz:**
Urinabgang bei passiver Überdehnung der Blasenwand mit Harnträufeln.
Therapie: kausal, medikamentöser Versuch mit Alpha$_1$-Rezeptor-Blockern oder symptomatisch (z. B. Harnblasenkatheter).

■ **funktionelle Inkontinenz:**
Urinabgang zu unerwünschter Zeit an unerwünschtem Ort bei unauffälligem körperlichem Befund.
Therapie: kausal

2.6 Stuhlinkontinenz

Oft der letztendliche Anlass für die Aufnahme in ein Pflegeheim.

Einteilung und Therapie:

■ **Stressinkontinenz:**
Unfreiwilliger Urinabgang bei erschlafftem Beckenboden unter Belastung (z. B. Husten, Pressen, Niesen, Bücken) mit tropfen- bis spritzförmigem Harnabgang unter der Belastungssituation ohne Harndrang und ohne Miktionsbeschwerden. Häufige Inkontinenzform bei Frauen. **Ursachen** sind Descensus uteri, Beckenbodenschwäche und Östrogenmangel. Die Therapie besteht in Beckenbodengymnastik, ggf. Operation, evtl. Östrogensubstitution, Inkontinenzhilfsmittel (Vorlagen, Windeln).

■ **Dranginkontinenz:**
Unfreiwilliger (bemerkter) Urinabgang verbunden mit Harndrang. Die Dranginkontinenz wird eingeteilt in: **Motorische Dranginkontinenz** mit strahlförmigem Harnabgang (größere Mengen als bei Stressinkontinenz), Harndrang und erhaltenem Gefühl für die Blase. **Ursachen** hierfür sind ZNS-Erkrankungen wie Morbus Parkinson oder Schlaganfall. **Sensorische Dranginkontinenz** mit häufigem Wasserlassen von geringen Urinmengen sowie Brennen bei der Miktion. **Ursachen** hierfür sind Harnwegsinfektionen, Steine oder Tumoren der ableitenden Harnwege, idiopathisch. Bei der sensorischen Form ist die **Therapie** kausal, bei der motorischen Form kommen Toilettentraining, Anticholinergika (z. B. Propiverin) und Inkontinenzhilfsmittel zum Einsatz.

■ **Überlaufinkontinenz:**
Urinabgang bei passiver Überdehnung der Blasenwand mit Harnträufeln und Restharnbildung bis zum kompletten Harnverhalt. Ursächlich sind Prostatavergrößerung, Urethrastrikturen und eine atone Harnblase (z. B. bei diabetischer Neuropathie). Die Therapie erfolgt kausal (z. B. Operation), medikamentös (Versuch mit Alpha$_1$-Rezeptor-Blockern, z. B. Tamsulosin) oder symptomatisch (z. B. intermittierender Eigenkatheterismus, suprapubischer Harnblasenkatheter).

■ **funktionelle Inkontinenz:**
Urinabgang zu unerwünschter Zeit an unerwünschtem Ort bei intakter Anatomie/Physiologie der ableitenden Harnwege. **Therapie:** Toilette(-nstuhl) in erreichbarer Nähe, regelmäßiger Toilettengang, keine übermäßige Flüssigkeitszufuhr zur Nacht.

2.6 Stuhlinkontinenz

Im Vergleich zur Harninkontinenz ist die Stuhlinkontinenz zwar seltener, dafür aber für Betroffene und Angehörige noch belastender. Liegt bereits erhebliche Pflegebedürftigkeit vor, ist das Auftreten einer Stuhlinkontinenz oft der aus-

schlaggebende Anlass für die Aufnahme in ein Pflegeheim. Näheres hierzu
s. Kapitel Gastroenterologie, S. 464.

2.7 Obstipation

Häufigste **Ursachen** im Alter sind die chronische habituelle Obstipation funktioneller Genese, die vorübergehende Obstipation im Zusammenhang mit anderen Krankheiten oder äußeren Einflüssen wie Ortswechsel oder Immobilisation, Kolontumoren, Analerkrankungen, mangelnde Flüssigkeitsaufnahme und obstipierende Medikamente. Im Alter über 65 Jahre nimmt die Häufigkeit überproportional zu. Frauen sind dabei doppelt so häufig von einer Obstipation betroffen wie Männer. **Therapeutisch** sind oft bereits **nichtmedikamentöse Maßnahmen** (z. B. ballaststoffreiche Kost, ausreichende Flüssigkeitszufuhr) erfolgreich. Ist die Gabe von **Laxanzien** erforderlich, sollten diese möglichst nur kurzfristige Anwendung finden. Bei älteren Patienten empfehlen sich folgende Substanzgruppen:

- Ballast- und Quellstoffe wie Weizenkleie oder Leinsamen
- nicht resorbierbare Zucker wie Laktulose
- Salze wie Natriumpicosulfat oder Kombination mit Macrogol.

Näheres hierzu s. Kapitel Gastroenterologie, S. 456.

2.8 Mangelernährung

Epidemiologie: Erkrankungen, die mit Ess- und Trinkstörungen assoziiert sind, nehmen im Alter deutlich zu. In den Einrichtungen der Langzeitpflege betragen die Prävalenzraten über 50 %. Mindestens 5 % der zu Hause lebenden alten Menschen sind mangelernährt.

Die Mangelernährung geht mit einer Zunahme des Morbiditäts- und Mortalitätsrisikos einher. Je nach Ausmaß und Schweregrad besteht eine erhöhte Gefahr für Infektionskrankheiten, Wundheilungsstörungen, Haut- und Schleimhautdefekte, psychische Erkrankungen und kognitive Beeinträchtigungen.

Risikofaktoren: Physiologische Altersveränderung wie das Nachlassen der Speichelsekretion oder die Degeneration von Geschmacks- und Geruchssinneszellen können eine Mangelernährung begünstigen. Meist liegt jedoch die Kombination mit mehreren zusätzlichen Risikofaktoren vor: Tab. **P-2.6**.

2.7   Obstipation

Häufigste **Ursachen** im Alter sind: chronische habituelle Obstipation funktioneller Genese, vorübergehende Obstipation, Kolontumoren, Analerkrankungen, mangelnde Flüssigkeitsaufnahme und obstipierende Medikamente. **Therapeutisch** sind oft bereits **nichtmedikamentöse Maßnahmen** erfolgreich. Bei älteren Patienten werden folgende **Laxanzien** (möglichst nur kurzfristig) bevorzugt: Weizenkleie, Leinsamen, Laktulose oder Natriumpicosulfat und Macrogol (Näheres s. S. 456).

2.8   Mangelernährung

Epidemiologie: Prävalenzraten in Einrichtungen der Langzeitpflege liegen bei > 50 %. Eine Mangelernährung geht mit einer Zunahme des Morbiditäts- und Mortalitätsrisikos einher.

Risikofaktoren: Meist liegt eine Kombination mehrerer Risikofaktoren vor (Tab. **P-2.6**).

≡ P-2.6	Risikofaktoren für eine Mangelernährung im Alter
normale Nahrungsmenge	▪ erhöhter Energiebedarf: Hyperthyreose, Bewegungsdrang bei Demenz, Diabetes mellitus, Infektionskrankheiten, Tumorerkrankungen
	▪ verminderte Resorption oder Verluste von Nährstoffen: Pankreasinsuffizienz, Darmerkrankungen, Laxanzienabusus, Blutungen, Dekubitalulzera
verminderte Nahrungsmenge	▪ Appetit normal: – Schwierigkeiten bei der Nahrungsaufnahme: schlechter Mund- oder Zahnstatus, Dysphagie, Dyspnoe – Mobilitätsstörung, die Einkaufen oder Kochen erschweren – finanzielle Probleme – in stationären Pflegeeinrichtungen: einseitiges Essensangebot, unflexible Essenszeiten, zu wenig Zeit für die Nahrungsaufnahme, mangelnde Unterstützung bei der Nahrungsaufnahme, ungünstige Umgebungsfaktoren (Einrichtung, Mitbewohner)
	▪ Appetit vermindert: – psychiatrische Erkrankungen wie Demenz oder Depression – somatische Erkrankungen wie Tumoren, Herzinsuffizienz, Niereninsuffizienz, Erkrankungen des Verdauungsapparates – chronische Schmerzen – Medikamente wie Antibiotika oder Psychopharmaka – Alkoholabusus

Diagnostik: Bei V. a. Mangelernährung hat sich die **Anamnese** mittels eines standardisierten Fragebogens bewährt.

Diagnostik: Bei V. a. Mangelernährung sollten bei der **Anamnese** auch wichtige ernährungsspezifische Informationen gewonnen werden. Hierzu gehören: Erkrankungen, Medikamenteneinnahme, Appetit, Ernährungsgewohnheiten, Gewichtsverlauf in den letzten 3 Monaten, Zahnstatus, Mobilität, Stimmung, Wohn- und Lebenssituation, Anzahl der Hauptmahlzeiten, Lebensmittelauswahl, Trinkmenge und Ausmaß der Selbstständigkeit bei der Essensaufnahme. Bewährt hat sich die Verwendung eines standardisierten Fragebogens. Häufig wird das „Mini Nutritional Assessment" verwendet (s. www.mna-elderly.com/forms/MNA_german.pdf).

Anthropometrische Daten (z. B. BMI) lassen das Ausmaß der Unterernährung erkennen.

Das Ausmaß der Unternährung wird durch die Ermittlung **anthropometrische Daten** festgestellt. Gemessen werden z. B. Hautfaltendicke, Oberarm- und Wadenumfang oder die Körperzusammensetzung wird anhand einer Bioelektrische-Impendanz-Analyse ermittelt. Am häufigsten wird der Body-Mass-Index (BMI) verwendet (s. S. 702).

Die **körperliche Untersuchung** und **bildgebende Verfahren** können z. B. Schluckstörungen aufdecken. Mittels **Labordiagnostik** können Mangelzustände nachgewiesen werden.

Im Rahmen der **körperlichen Untersuchung** sollte der Mundraum sorgfältig inspiziert werden. Bei V. a. Schluckstörungen kann eine logopädische Untersuchung zur Klärung beitragen, ggf. ergänzt durch **bildgebende Verfahren** wie die Videofluoroskopie oder die endoskopische Beurteilung des Schluckaktes. Bei der **Labordiagnostik** können bestimmte Mangelzustände nachgewiesen werden. Wichtige Parameter sind: Gesamteiweiß, Albumin, Transferrin, Hämoglobin, Lymphozyten, Harnstoff, Cholinesterase, Vitamine (B_6, B_{12} und D), Elektrolyte, Zink.

Therapie: Vielfältig je nach Ursache:
- Grunderkrankung behandeln
- Nahrungsergänzung bei Hypovitaminosen
- Vitamin-, eiweiß- und kalorienangereicherte Supplemente, ggf. trinkfähig
- Zahnsanierung
- Nahrungskonsistenz anpassen
- Fernküche
- bei Behinderungen erleichtern spezielle Hilfsmitteln die Nahrungsaufnahme
- bei Demenzkrankheit strukturierter Tagesablauf mit regelmäßigen Mahlzeiten.

Therapie: Genauso vielfältig wie die Ätiologie sind die therapeutischen Möglichkeiten. Folgende Maßnahmen stehen dabei im Vordergrund:
- Behandlung von Grunderkrankungen
- Bei Fehlernährung Beratung von Patienten und Angehörigen (z. B. Nahrungsergänzung bei Hypovitaminosen, ausreichend Obst, Gemüse, Salat, Milchprodukte. Vitamin-, eiweiß- und kalorienangereicherte Supplemente, wobei je nach Situation die trinkfähige Form die Akzeptanz verbessert)
- Bei Erkrankungen mit erhöhtem Energiebedarf (Tab. **P-2.6**) Anpassung der Nahrungsmenge. Schätzwerte zur Bedarfsermittelung: normaler Bedarf 25–30 kcal/kgKG/d, gesteigerter Bedarf 31–40 kcal/kgKG/d.
- Zahnsanierung bzw. Prothesenanpassung
- Bei Schluckproblemen Anpassung der Nahrungskonsistenz: Andicken von Flüssigkeiten, zerkleinerte oder passierte Kost. Überprüfung der Indikation zur Anlage einer perkutanen endoskopischen Gastrostomie (bei fehlender Geschäftsfähigkeit unter Berücksichtigung der Patientenverfügung oder des mutmaßlichen Patientenwillens: s. S. 1431) (s. auch Abb. **E-2.14**, S. 483).
- Bei Problemen mit der Nahrungszubereitung Lieferung der Mahlzeiten durch Fernküche
- Bei Behinderungen Einsatz von Hilfsmitteln unter ergotherapeutischer Anleitung (z. B. speziell geformte Bestecke, Griffverdickungen, Ein-Hand-Hilfen)
- Bei Demenzkrankheit strukturierter Tagesablauf mit regelmäßigen Mahlzeiten. Erhöhte Kalorienmenge bei Bewegungsdrang.

2.9　Dekubitus

2.9 Dekubitus

▶ **Definition**

▶ **Definition:** Bei einem Dekubitus handelt es sich um eine durch Druckeinwirkung ischämisch verursachte Schädigung der Haut und tieferer Gewebsstrukturen.

Risikofaktoren: schwere Immobilität (Hauptrisikofaktor!), Mangelernährung, Dehydratation, Inkontinenz, Durchblutungsstörungen, Anämie, Sensibilitätsstörungen und Hautläsionen.

Risikofaktoren: Hauptrisikofaktor ist die schwere Immobilität, weshalb ältere Patienten mit Schlaganfall, Oberschenkelhalsfraktur oder fieberhaften Infekten besonders häufig betroffen sind. Die Entstehung wird zudem begünstigt durch Mangelernährung, Dehydratation, Inkontinenz, Durchblutungsstörungen bei AVK oder venöser Stauung, Anämie, Sensibilitätsstörungen (z. B. bei diabetischer Polyneuropathie oder neurologischen Erkrankungen) und Hautläsionen (z. B. Ekzem).

◎ P-2.1 | Dekubitus IV im Steißbereich

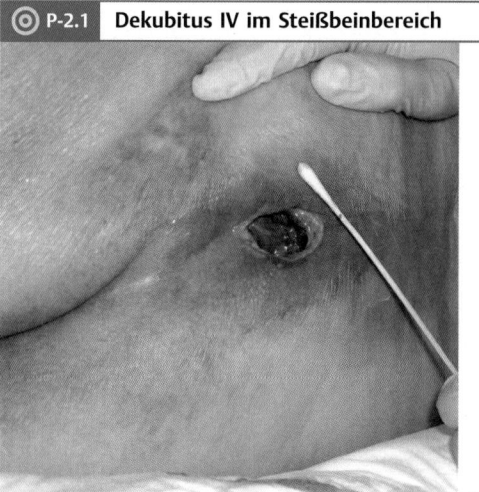

Klinik: Besonders betroffen sind Hautstellen über Knochenvorsprüngen. Die Lokalisation hängt von der Lagerung des Patienten bei der Entstehung ab: In Rückenlage sind v. a. Kreuzbein (Abb. **P-2.1**) und Ferse betroffen, in Seitenlage Trochanter major und Knöchel. Im Sitzen kann es zu Läsionen im Bereich der Sitzbeinhöcker kommen. Zur Schweregradeinteilung s. Tab. **P-2.7**.

Klinik: Besonders betroffen sind Hautstellen über Knochenvorsprüngen, wobei die Lokalisation von der Lagerung des Patienten abhäng (Abb. **P-2.1**). Zur Schweregradeinteilung s. Tab. **P-2.7**.

≡ P-2.7 | Schweregradeinteilung des Dekubitus

≡ P-2.7

Grad	Ausmaß der Schädigung
I	umschriebene Hautrötung ohne Defekte
II	Hautdefekt mit Abschürfung oder Blasenbildung
III	tiefer Hautdefekt, sichtbare Muskulatur, Sehnen oder Bänder
IV	Haut- und Gewebedefekt mit Knochenbeteiligung (Osteomyelitis)

Therapie: Die lokale Therapie hängt vom Ausmaß und dem Zustand der Hautschädigung ab (Tab. **P-2.8**). Sie ist eine interdisziplinäre Aufgabe, die häufig eine Zusammenarbeit mit Chirurgen erfordert. Die unten beschriebenen pro-

Therapie: Die lokale Therapie hängt vom Ausmaß und dem Zustand der Hautschädigung ab (Tab. **P-2.8**).

≡ P-2.8 | Lokale Therapie des Dekubitus

Zustand der Haut	Therapieziel	Maßnahmen
Hautrötung	regelrechte Haut	▪ absolute Druckentlastung
Blasenbildung	blasenfrei anliegende Haut	▪ absolute Druckentlastung, Beobachtung ▪ bei Rückgang der Blase keine Abtragung ▪ bei Füllungszunahme und Entzündungszeichen steriles Abtragen der Blase und antiseptische Wundbehandlung
Nekrose	nekrosefreie, saubere Wunde	▪ absolute Druckentlastung ▪ chirurgisches Débridement, Entfernung der Nekrose unter sterilen Bedingungen, ggf. in mehreren Sitzungen (z. B. alle 2 Tage) ▪ enzymatische Wundreinigung in den Intervallen (z. B. Varidase, Fibrolan), **kein** Wasserstoffperoxid oder Povidon-Iod (z. B. Betaisodona)
schmierig belegte Wundfläche	saubere Wunde, Anregung der Selbstreinigung	▪ absolute Druckentlastung ▪ Spülung mit NaCl 0,9 % ▪ enzymatische Wundreinigung (s. o.) ▪ bei Lokalinfektion Wundabstrich, danach **systemische** Antibiotikatherapie
granulierende Wunde	gut durchblutetes, ernährtes und feuchtes Granulationsgewebe	▪ absolute Druckentlastung ▪ Spülung mit Ringer-Lösung ▪ feuchte Verbände (z. B. sterile Kompressen mit Ringer-Lösung) auch mehrmals/Tag ▪ Hydrokolloidverbände (z. B. Varihesive, Comfeel)

Bei großen Defekten, freiliegenden Knochen oder Sehnen, plastische Deckung

phylaktischen Maßnahmen sollten bei Vorliegen von Hautläsionen konsequent durchgeführt werden.

Prophylaxe: Wichtig ist es, Risikopatienten zu identifizieren, damit folgende vorbeugende Maßnahmen getroffen werden können:

- **Druckentlastung gefährdeter Hautstellen** (s. o.) durch frühzeitige Krankengymnastik und Mobilisation des Patienten. Bei bettlägerigen Patienten regelmäßige Lagerungen (Lagerungsplan) und Einsatz spezieller Hilfsmittel (z. B. Wechseldruckmatratze)
- **Hautpflege:** Beim Vorliegen einer Harninkontinenz sollte ein Harnblasenkatheter gelegt werden. Bei zu trockener Haut empfiehlt sich die Applikation von Öl-Wasser-Emulsionen.
- Ein besonderes Augenmerk gilt der Behandlung von **Risikofaktoren**. Zu achten ist v. a. auf eine ausreichende Ernährung und Flüssigkeitszufuhr. Auf Tranquilizer, Neuroleptika oder Antidepressiva sollte möglichst verzichtet werden (vermindern die Spontanmobilität).

3 Grundlagen der Pharmakotherapie bei geriatrischen Patienten

3.1 Arzneimitteltherapie

Aufgrund der mit dem Alter zunehmenden Multimorbidität und dem daraus resultierenden erhöhten Medikamentenbedarf bei gleichzeitig schlechterer Verträglichkeit treten Nebenwirkungen von Medikamenten im Alter gehäuft auf. **Häufigste Nebenwirkungen** bei geriatrischen Patienten sind unerwünschter Blutdruckabfall, orthostatische Dysregulation, bradykarde Arrhythmien, erhöhte Sturzgefährdung, Verwirrtheitszustände, Verschlechterung der Nierenfunktion und intrazerebrale Blutungen.

3.2 Ursachen medikamentöser Nebenwirkungen

Pharmakokinetische Veränderungen: Im Alter ist die **Arzneimittelverteilung** im Körper verändert. Die altersabhängige Abnahme des Extrazellulärvolumens, der Muskelmasse und des Serumalbumins führen zu einem Anstieg der Plasmakonzentration des Medikaments mit Wirkungsverstärkung. Gleichzeitig kommt es zu einer relativen Vermehrung des Fettgewebes, wodurch sich die Wirkdauer lipidlöslicher Arzneimittel verlängert. Mit der altersabhängigen Verminderung der Nieren- und Leberfunktion kommt es zu einer **verlangsamten Arzneimittelelimination**.

Pharmakodynamische Veränderungen: Veränderte physiologische Kompensationsmechanismen führen zu einer erhöhten Empfindlichkeit auf bestimmte Medikamente. So können z. B. Nitrate durch eine häufig verstärkte Blutdrucksenkung die Sturzgefahr erhöhen. Die Reaktion auf Arzneimittel kann auch qualitativ verändert sein. So kann es durch Sedativa zu paradoxen Erregungszuständen kommen (Tab. **P-2.9**).

Falsche Medikamenteneinnahme: Durch die oft mangelnde Compliance oder komplizierte Verordnungsschemata mit mehreren Medikamenten zu unterschiedlichen Tageszeiten, Verordnung von Tabletten in Teilmengen oder Verordnung in Tropfenform kann es v. a. bei sehbehinderten oder demenzkranken Patienten zu Fehleinnahmen oder -dosierungen kommen. Kindersichere Verpackungen sind von feinmotorisch behinderten Patienten oft nicht zu öffnen.

☰ P-2.9	Häufig verwendete Arzneimittelgruppen und deren Besonderheiten bei geriatrischen Patienten		
Arzneimittelgruppe	*geriatrische Besonderheit*	*mögliche Folgen*	*Maßnahme*
Analgetika:			
ASS, Paracetamol, Diclofenac, Ibuprofen	akut: keine Dauermedikation: Kumulation ↑	Toxizität ↑	akut: übliche Dosis; Dauermedikation vermeiden
Opioide	Empfindlichkeit ↑ Elimination ↓ gut als palliative Therapie, terminal bei Atemnot und Angst	Sedierung ↑ Demenz ↑ Verwirrtheit ↑ Sturzneigung ↑ Obstipation ↑ Atemdepression ↑	Dosis ↓
Antidepressiva (s. auch Tab. **P-2.4**)	Kumulation ↑	Nebenwirkungen ↑ Sturzneigung ↑	Dosis ↓
	Bei geriatrischen Patienten Serotonin-Wiederaufnahme-Hemmer wegen geringerer anticholinerger Nebenwirkungen bevorzugen		
Antidiabetika			
Biguanide	Empfindlichkeit ↑	Laktatazidose ↑	(Initial-)Dosis ↓ Kreatininkontrolle
Insulin	bei Sehstörungen oder Demenz Fehldosierung ↑	Hypoglykämie ↑ Hyperglykämie ↑	Injektionen durch Hilfspersonen
Sulfonylharnstoffe	Hypoglykämiesymptome ↓ Kumulation ↑	Hypoglykämie ↑	(Initial-)Dosis ↓ Kreatinin- und initial engmaschigere BZ-Kontrollen
Resorptionshemmer	keine		
Antihypertensiva (auch Nitrate)	Empfindlichkeit ↑	Blutdruckabfall ↑ Sturzneigung ↑ Niereninsuffizienz ↑	(Initial-)Dosis ↓ Kreatininkontrollen
Barbiturate	Reaktion verändert Kumulation ↑	paradoxe Wirkung Sturzneigung ↑	Anwendung vermeiden
β-Rezeptoren-Blocker	Empfindlichkeit ↑ Kumulation ↑	Herzinsuffizienz ↑ Bradyarrhythmien ↑	Dosis ↓
Digitalisglykoside			
Digoxin	Empfindlichkeit ↑ renale Elimination ↓	Nebenwirkungen ↑	Dosis ↓
Digitoxin	Empfindlichkeit ↑	Nebenwirkungen ↑	Dosis ↓
Diuretika	Empfindlichkeit ↑ Harndrang ↑	Dehydratation ↑ Sturzgefahr ↑ Inkontinenz ↑	Dosis ↓ keine abendliche Gabe
Hypnotika	Reaktion verändert Kumulation ↑	paradoxe Wirkung Verwirrtheit ↑ Sturzneigung ↑	Präparate mit kurzer HWZ wählen
Neuroleptika	Empfindlichkeit ↑ extrapyramidale Nebenwirkungen ↑	Sturzneigung ↑	(Initial-)Dosis ↓
Nootropika	kritische Bewertung von Kosten/Nebenwirkungen/Nutzen		

3.3   Konsequenzen für die
Arzneimitteltherapie

▶ **Merke**

- kausale Behandlung bevorzugen
- Wechselwirkungen beachten
- mit kleineren Dosen beginnen
- Kombinations- und Retardpräparate
  bevorzugen
- möglichst keine Teilmengen
- möglichst keine kindersicheren
  Verpackungen
- Wochendosetten
- Indikation zur Fortsetzung einer
  medikamentösen Therapie regelmäßig
  überprüfen.

3.3 Konsequenzen für die Arzneimitteltherapie

▶ **Merke:** Die Indikation zu einer geplanten Langzeitmedikation sollte im hohen Alter streng gestellt werden.

Kausale Behandlungen sind gegenüber symptomatischen möglichst zu bevorzugen. Da meist mehrere Medikamente gleichzeitig eingenommen werden, muss auf mögliche **Wechselwirkungen** besonders geachtet werden. Bei der Dosisfindung sollte zunächst mit kleineren Dosen (z. B. 50 % der normalen Erwachsenendosis) begonnen und dann stufenweise gesteigert werden. **Kombinations- und Retardpräparate** erhöhen die Compliance, da sich die Zahl der Medikamente und der Einnahmezeitpunkte verringert. Zur Vereinfachung der Einnahme sollte **keine** Verordnung von Tabletten in **Teilmengen** (z. B. ½ Tbl.) erfolgen und auf kindersichere Flaschen z. B. mit „Drück-und-Dreh-Verschluss" oder Döschen mit Sicherheitslasche am Deckel verzichtet werden. Vorteilhaft sind Wochendosetten, die von Angehörigen bestückt werden können. Von ärztlicher Seite sollte die Indikation zur Fortsetzung der medikamentösen Therapie regelmäßig überprüft werden. Bei Beschwerden oder Änderungen des Krankheitsverlaufs ist differenzialdiagnostisch immer eine iatrogene Ursache mit einzubeziehen.

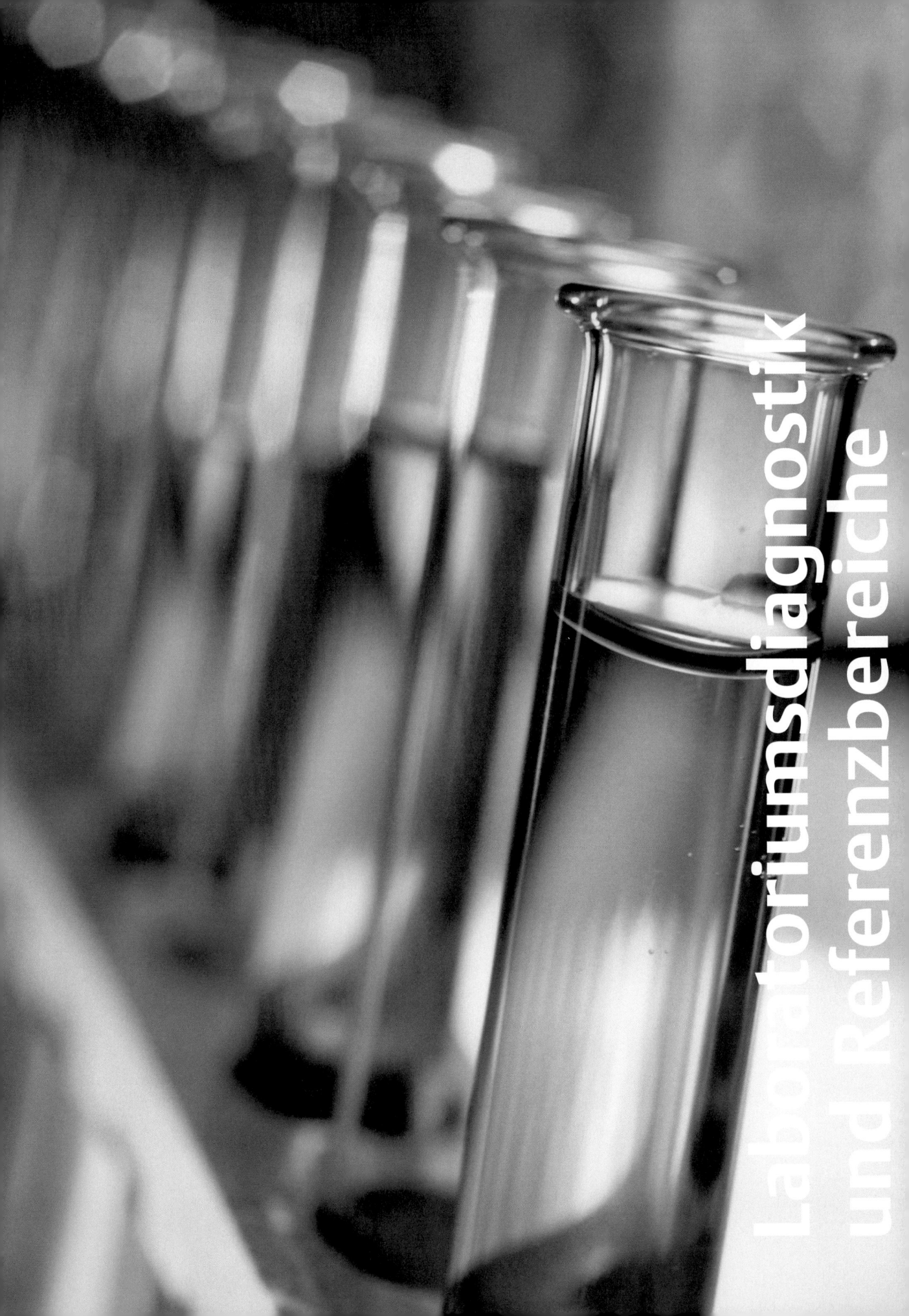

Laboratoriumsdiagnostik
und Referenzbereiche

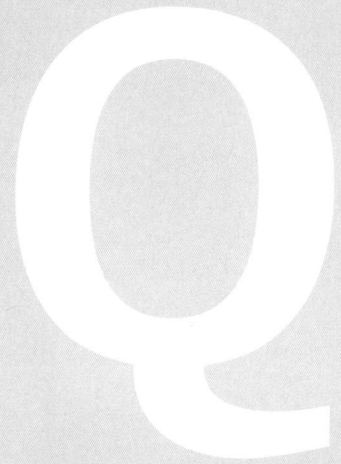

Laboratoriumsdiagnostik und Referenzbereiche

1 Laboratoriumsdiagnostik und Referenzbereiche

1.1 Rationale Verwendung und Beurteilung von Labordaten

Die Laboratoriumsdiagnostik ist eine der wesentlichen Säulen der Diagnosestellung, der Prognosefindung und der Therapiekontrolle in der Inneren Medizin. Im Gegensatz zu vielen bild- und signalgebenden Verfahren, die interpretiert werden müssen, liefern die meisten Laborverfahren numerische Resultate. Diese gelten in den Augen vieler Medizinstudenten und Ärzte, aber auch bei Laien als besonders zuverlässig und aussagekräftig. Dabei sind Labordaten nicht notwendigerweise exakter oder „objektiver" als verbale Interpretationen. Viele Ärzte unterliegen im Hinblick auf die Wertigkeit von Labordaten für die Entscheidungsfindung nicht selten einer Selbsttäuschung. Man sollte sich daher stets vor Augen halten, dass

1. nur bei einem kleinen Teil aller Untersuchungen (zwischen 2–10 %, abhängig von der Zahl der Tests) überhaupt ein pathologisches Ergebnis gefunden werden kann,
2. nur bei einem Bruchteil der pathologischen Ergebnisse Konsequenzen gezogen werden,
3. sich nur bei einem Teil dieser Konsequenzen ein Nutzen für den Patienten ergibt, wobei noch offen bleibt, ob dieser Nutzen nicht auch zu erreichen gewesen wäre, hätte man einige wenige Labortests gezielt anhand von Anamnese und klinischer Untersuchung angefordert,
4. Abweichungen von der Norm in vielen Fällen zwar häufig nichts zur Diagnosefindung beitragen, jedoch zu an sich abklärungswürdigen Befunden werden und damit eine diagnostische Kaskade in Gang setzen.

Wenn nicht bereits aufgrund des klinischen Bildes eine Verdachtsdiagnose gestellt und durch gezielte Untersuchungen bestätigt oder ausgeschlossen wird, so gelingt es nur ganz selten, dass die Diagnose dem Arzt gleichsam zufällig durch ein möglichst aufwendiges Laborprogramm in den Schoß fällt. Über die rein technischen Aspekte der Qualitätskontrolle des analytischen Prozesses hinaus müssen Laboruntersuchungen kritisch indiziert, wertend gedeutet und in das klinische Gesamtbild eingeordnet werden. Laborbefunde können selten ein diagnostisch wegweisender, manchmal hinweisender, in den meisten Fällen aber lediglich additiver Mosaikstein im Ablauf der gesamten medizinischen Diagnostik sein.

2 Weg zum Laborbefund

Die Erstellung eines klinisch-chemischen Befundes gliedert sich im Wesentlichen in: die präanalytische Phase, die Analytik und analytische Beurteilung und die medizinische Beurteilung.

2.1 Präanalytische Phase

2.1.1 Einflussgrößen auf die Probe

Eine Vielzahl von physiologischen Bedingungen und persönlichen Gewohnheiten können das Ergebnis von Laboruntersuchungen beeinflussen.

- **Nahrungsaufnahme/Fasten:** Nach der Nahrungsaufnahme sind Glukose, Triglyzeride, Eisen, Phosphat und Aminosäuren im Blut in erhöhter Konzentration vorhanden. Zur besseren Vergleichbarkeit der Werte im Verlauf sollte der Patient generell vor der Blutabnahme eine mindestens 12-stündige Nüchternperiode eingehalten haben.
- Beim **Übergang** von der **liegenden** in die **stehende Position** kommt es bei korpuskulären Elementen und makromolekularen Substanzen wie Erythrozyten, Leukozyten, Hämatokrit, Hämoglobin, Gesamteiweiß, Enzymen und Lipoproteinen zu einem Konzentrationsanstieg bis zu 10 %.
- **Erhöhter Alkoholkonsum** über längere Zeit hinweg führt zu einem Aktivitätsanstieg der γ-GT und einer Erhöhung des MCV.
- **Raucher** haben höhere CO-Hb- und CEA-Konzentrationen.
- Sehr **muskelkräftige** Männer haben erhöhte Konzentrationen des Serum-Kreatinins.
- Bei einigen **Hormonen** bestehen ausgeprägte **tagesrhythmische Schwankungen**. Die meisten Hormone, vor allem Cortisol, Noradrenalin, Aldosteron, Thyroxin und Prolaktin, aber auch Hämoglobin, Bilirubin und Kalzium erreichen ihre maximale Konzentration am Morgen. Kreatinin, Harnstoff, TSH und Phosphat sind am Abend höher als am Morgen.
- **Hohes Lebensalter** wirkt sich auf eine Reihe von klinisch-chemischen Messgrößen aus (s. Tab. **Q-2.1**).

≡ Q-2.1	**Gesicherte altersbedingte Variationen klinisch-chemischer Messgrößen**
Abnahme	**Zunahme**
Alanin	Cholesterin
Albumin	Glukose
Gesamteiweiß	Harnstoff-N
Kalzium	LDH
Phosphat	

2.1.2 Störfaktoren

Störfaktoren führen in vitro nach Entnahme des Untersuchungsgutes aus dem Organismus zu einem Messergebnis, das nicht der Situation in vivo entspricht. Sie können aus dem Organismus selbst stammen, z. B. bei einer **Hämolyse von Erythrozyten in vitro** sind u. U. LDH und/oder Kalium im Serum erhöht, da sich beide Substanzen in den Erythrozyten in erhöhter Konzentration finden. Extrem hohe Konzentrationen von Bilirubin oder Triglyzeriden im Blut können die Analysereaktion stören. Von externen, d. h. nicht aus dem Organismus stammenden Stoffen, die zu Verfälschungen von Laborwerten führen können, spielen **Medikamente** und **Infusionslösungen** die größte Rolle. Auch Verunreinigungen der Probengefäße mit Waschmitteln, Bakterien oder Hefen beeinflussen Laborwerte.

2.1.3 Probenentnahme

- **Blut** sollte, v. a. zur Verlaufsbeurteilung, immer zur gleichen Tageszeit abgenommen werden (am besten morgens zwischen 7.00 und 8.00 Uhr). Die Morgendosis von Medikamenten sollte noch nicht eingenommen sein, v. a. wenn man Spiegelbestimmungen von Medikamenten durchführen will. Die letzte Nahrungsaufnahme sollte am Vorabend zwischen 18.00 und 19.00 Uhr erfolgt sein.
- **Proben des Spontanurins** und des 24-Stunden-Sammelurins werden in der Regel vom Patienten selbst gewonnen und bieten daher eine Fülle von Fehlerquellen. Um diese zu minimieren, braucht der Patient eine genaue Handlungsanweisung. Vor allem die Mittelstrahluringewinnung bei Frauen zur mikrobiologischen Untersuchung bedarf einer sorgfältigen Technik, sollen nicht falsche Schlüsse aus dem Ergebnis gezogen werden.

2.1.4 Probentransport und -lagerung

- **Blut:** Zwischen Blutprobennahme und Zentrifugation sollte nicht mehr als 1 Stunde liegen. Für die **Bestimmung der meisten Elektrolyte, Substrate und Enzyme** (ausgenommen Laktat und Ammoniak) sind die Serum- oder Plasmaproben nach Zentrifugation mind. 1 Tag bei Raumtemperatur und 4 Tage bei 4 °C im Kühlschrank stabil. Muss die Probe verschickt werden, sollte statt Vollblut immer Serum oder Plasma verschickt werden. Muss die Probe über längere Zeit verwahrt werden, ist sie bei –20 °C einzufrieren. **Blutbilduntersuchungen** erbringen noch ein verlässliches Ergebnis, wenn das verschlossene EDTA-Röhrchen bei Raumtemperatur bis zu 1 Tag lang, bei Lagerung im Kühlschrank bis zu 7 Tage lang erfolgte. Für die **mechanische Differenzierung** im Teilchenzähler darf die Probe nicht in den Kühlschrank gestellt werden, **Blutausstriche** sind innerhalb von 3 Stunden nach Blutabnahme anzufertigen. **Gerinnungsuntersuchungen** sollten immer so schnell wie möglich erfolgen, eine Aufbewahrung des Plasmas im Kühlschrank ist, um noch zuverlässige Werte zu erhalten, höchstens 4 Stunden möglich. Die Proben für die Blutgasanalyse sind innerhalb von 15 Minuten zu untersuchen, ist dies nicht möglich, kann die Probe bis zu 2 Stunden in Eiswasser aufbewahrt werden.
- **Urin:** Die Beurteilung des **Harnsediments** muss innerhalb von 2–3 Stunden erfolgen, eine Aufbewahrung im Kühlschrank oder Einfrieren sind nicht zulässig.
- **Liquor: Liquorzellen** müssen innerhalb 1 Stunde nach Liquorpunktion gezählt werden.

2.1.5 Makroskopische Beurteilung der Probe

Vor der Untersuchung sollten die Proben makroskopisch beurteilt werden.
- **Blut:** Hier ist vor allem auf eine **rosafarbene bis rote Verfärbung des Serums** zu achten. Dieser Befund spricht für eine Hämolyse. Bereits in leicht hämolytischen Seren ist die Bestimmung von Kalium, Magnesium oder LDH nicht mehr zuverlässig möglich. Ein **dunkelgelbes Serum** lässt auf eine erhöhte Bilirubinkonzentration schließen. Die Bestimmung von Harnsäure, Triglyzeriden und Kreatinin kann dadurch negativ beeinflusst werden.
- **Urin: Normaler Urin** ist klar, Trübungen sprechen z. B. für einen erhöhten Zell- oder Bakteriengehalt. Der wichtigste Faktor bei der Urinfarbe ist das spezifische Gewicht: sehr konzentrierter Urin ist dunkelgelb bis fast braun, stark verdünnter Urin fast wasserklar.
- **Liquor:** Auch **Liquor** ist normalerweise klar, Trübungen sprechen für erhöhten Zellgehalt, eine fleischwasserfarbene oder schwach rötliche Färbung für eine sog. „blutige" Punktion.

2.2 Analytik und analytische Beurteilung

Die Bestimmung von Analysen in Untersuchungsmaterialien erfolgt in der Laboratoriumsmedizin mit Methoden, die auf biologischen, chemischen und physikalischen Theorien sowie mathematischen Prinzipien beruhen. Neben **quantitativen Analysen** (Bestimmung der Zahl von Molekülen, Ionen, Atomen, Partikeln oder Ereignissen) werden für bestimmte Untersuchungen auch **semiquantitative Methoden** (Ergebnis als +, ++ oder +++, [z. B. Drogen-Screening] mitgeteilt) und **qualitative Verfahren** (positiv/negativ, z. B. Schwangerschaftstest) eingesetzt.

Der Laborleiter hat mittels statistischer Qualitätskontrollen für die zuverlässige Befundermittlung zu sorgen. Dazu werden die erstellten Befunde laufend hinsichtlich **Präzision** und **Richtigkeit** überprüft. **Laborinterne Qualitätskontrollen** erfolgen durch Mitführung von Präzisions- und Richtigkeitsprotokollen. Die **laborexterne Qualitätssicherung** erfolgt mit Hilfe von Ringversuchen.

2.3 Medizinische Beurteilung

Erst durch die medizinische Beurteilung des Arztes wird das Analyseergebnis zum Laborbefund. Grundlage der Interpretation oder Gewichtung des Analyseresultats sind ärztliche Erfahrung, die Kenntnis der klinischen Untersuchungsbefunde und anderer technischer Untersuchungen des Patienten sowie die Vermutungsdiagnose. In der Transversalbeurteilung vergleicht der Arzt die Analyseergebnisse des Patienten mit dem Messwertbereich einer Referenzpopulation, mit dem therapeutischen Bereich oder einer Entscheidungsgrenze. Besonders wertvoll ist auch die Longitudinalbeurteilung, d. h., der Vergleich des aktuellen Ergebnisses mit früheren

Werten. Selbst ein grob pathologisch veränderter Wert kann seine klinische Bedeutung verlieren, wenn er bereits seit langer Zeit in diesem Bereich stabil ist. Dieser

Teil der Beurteilung von Laborergebnissen ist eine genuin ärztliche Aufgabe, die nicht durch technische Hilfskräfte oder Analyseautomaten erfüllt werden kann.

3 Referenztabellen

Für den Gebrauch von Laborbefunden in Praxis und Klinik und die Unterscheidung zwischen „Gesunden" und „Kranken" ist die Festlegung von Normwertbereichen unerlässlich. Allerdings gibt es den „Normalwert" beim idealen „Gesunden" nicht. Vielmehr ist dieser Wert in einem Kollektiv von „Gesunden" normal oder schräg um einen Medianwert verteilt. Daher bezieht man sich sich bei der Beurteilung von Messgrößen nicht auf einen Normalwert, sondern auf den sog. **Referenzbereich**. In diesem Größenbereich liegen 95 % der Messwerte, wie sie in einem Kollektiv von Gesunden gefunden werden. Der Referenzbereich bildet das Grundgerüst für die Entscheidung zwischen normalen und pathologischen Werten. Die auf S. 1447 beschriebenen Einflussgrößen sind jedoch immer zu beachten.

Nachfolgend ist eine Auswahl der praktisch wichtigsten Labortests in **alphabetischer Reihenfolge** zusammengestellt, die Aussagen über die Funktion von Organen, Organgruppen und Organteilen ermöglichen. Neben dem Referenzbereich der Messgröße werden die wichtigsten Krankheitsbilder angeführt, die mit einer Abweichung des Parameters nach oben oder unten einhergehen.
R: Referenzbereich; **A**: Aussage; **WP**: weitere relevante Parameter
SI: Système International d'Unités
Sofern nicht anders vermerkt, ist das Untersuchungsmaterial jeweils Serum.

A

Adrenalin (Plasma)
R < 82 ng/l   SI: < 0,45 nmol/l
A Erkennung von Funktionszuständen des NNM und Stimulation des sympathischen Nervensystems
↑ Phäochromozytom, Stress, Hypoglykämie
↓ nicht relevant
WP Urinausscheidung von Adrenalin, Noradrenalin, Metanephrinen und Normetanephrinen

Adrenokortikotropes Hormon (ACTH) (Plasma)
R morgens: 5–60 ng/l   SI: 1,1–13,3 pmol/l
nachts: < 10 ng/l   SI: < 2,2 pmol/l
A DD von Cushing-Syndrom und NNR-Insuffizienz
↑ ACTH-produzierende Hypophysentumoren, vermehrte hypothalamische CRF-Produktion, Stress, primäre NNR-Insuffizienz, AGS, paraneoplastisch (Bronchialkarzinom)
↓ sekundäre und tertiäre NNR-Insuffizienz, Hyperkortisolismus, Steroidmedikation
WP Cortisol, Dexamethason-Test

Alanin-Amino-Transferase (ALT) –
Aspartat-Amino-Transferase (AST)
R (DGKC-Methode 37 °C)
Männer: ALT < 50 U/l   Frauen: < 35 U/l
AST < 50 U/l   < 35 U/l
A Diagnostik, Differenzierung, Verlaufs- und Therapiebeurteilung von Leber- und Gallenwegserkrankungen, Herzinfarkt, Skelettmuskelschäden
↑ AST: Zellschädigung mit Austritt eines multilokulären, nicht organspezifischen Enzyms (Hepatitis, Fettleber, Cholestasen, Cholangitis, Leberzellkarzinom, toxischer Leberparenchymschaden; Nekrosen der Herz- und Skelettmuskulatur)
↑ ALT: Zellschädigung mit Austritt des leberspezifischen zytoplasmatischen Enzyms der Hepatozyten (Beispiele wie AST außer Muskelnekrosen)
↓ nicht relevant
WP γ-GT, AP, ChE; CK, CK-MB

Albumin
R 3,5–5,0 g/dl   SI: 35–50 g/l
A Erkennung von Synthesestörungen bei Lebererkrankungen, Mangelernährung oder Verlusten durch Niere, Darm oder Haut; Abklärung von Ödemen; prognostischer Parameter bei geriatrischen Patienten
↑ absolute Erhöhungen kommen nicht vor;
i. d. R. Pseudohyperalbuminämie bei Exsikkose
↓ Leberzirrhose, akute und chronische Entzündungen, poly- und monoklonale Gammopathie, nephrotisches Syndrom, interstitielle Nephritis, exsudative Enteropathie, Verluste über die Haut bei ausgedehnten Verbrennungen, Mangelernährung
WP Serumeiweiß-Elektrophorese, Immunelektrophorese, Cholesterin, Gerinnungsparameter, CRP, Kreatinin, Eiweißausscheidung im 24-h-Sammelurin

Albumin (24-h-Sammelurin)
R < 25 mg/d
A Erkennung von Störungen der glomerulären und tubulären Protein-Clearance
↑ renale Schäden: diabetische Nephropathie, Glomerulonephritiden; postrenale Verluste, z.B. Harnwegsinfekte, Hypertonie, schwere körperliche Anstrengungen
↓ nicht relevant, da praktisch keine messbare Ausscheidung
WP Kreatinin, Harnsediment, Urin-Eiweißelektrophorese

Aldosteron
R liegend: 29–145 ng/l   SI: 80–400 pmol/l
stehend: 65–285 ng/l   SI: 180–790 pmol/l
A Beurteilung der Aldosteronproduktion der NNR und der Metabolisierung (Leber)
↑ Conn-Syndrom (primärer Hyperaldosteronismus), sekundärer Hyperaldosteronismus (z.B. bei Leberzirrhose, renovaskulärer Hypertonie, Schwartz-Bartter-Syndrom)
↓ primärer und sekundärer Hypoaldosteronismus, Morbus Addison
WP Serumnatrium, Serumkalium, Renin-Angiotensin, Orthostase-, Furosemid-, Captopril-Test

Alkalische Phosphatase (AP, gesamt)
R   Männer: 40–130 U/l; 0,67–2,17 µkatal/l
     Frauen: 55–105 U/l; 0,92–1,75 µkatal/l
A   stammt zu etwa gleichen Teilen aus Leber und Knochen;
     Erkennung von Gallenwegsverschlüssen, primäre und
     sekundäre Osteopathien
↑   Erkennung von intra- und extrahepatischen Gallenwegs-
     verschlüssen (Cholestase), Rachitis, Skelettmetastasen,
     Morbus Paget, Akromegalie, tubuläres Nierenversagen
↓   familiäre Hypophosphatasie (seltene angeborene
     Stoffwechselerkrankung)
WP: GOT, GPT, LAP, Bilirubin; Kalzium, Phosphat, Kreatinin;
     Differenzierung Knochen/Leber-AP (Isoenzyme)

Alkalische Phosphatase – Isoenzyme
R   Knochen
     Männer: < 60 U/l;   Frauen: < 50 U/l
     Leber/Darm
     Männer: < 55 U/l;   Frauen: < 45 U/l
A   Differenzierung der Ursachen einer erhöhten
     Gesamt-AP
↑   s. unter AP, gesamt
↓   s. unter AP, gesamt
WP   s. unter AP, gesamt

δ-Aminolävulinsäure (δ-ALS) (24-h-Sammelurin)
R   250–6 400 µg/24 h   SI: 2–49 µmol/24 h
A   Erkennung von Störungen des Porphyrin- und Häm-
     stoffwechsels, Defekt der ALS-Synthetaseaktivität
↑   akute hepatische Porphyrien (akute intermittierende P.,
     Porphyria variegata, hereditäre Koproporphyrie),
     Bleiintoxikation, Alkoholismus, Leberzirrhose, Leber-
     parenchymschaden
↓   nicht relevant
WP   Porphobilinogen-Ausscheidung im Urin, Porphyrine im
     Urin, Blei im Serum

Ammoniak (EDTA- oder Heparin-Plasma)
R   27–90 µg/dl;   SI: 11–55 µmol/l
A   Abklärung der neuromuskulären und zerebralen
     Symptome bei Hepatopathie (Coma hepaticum),
     aggressiver Chemotherapie, Valproinsäure-Therapie
↑   hepatische Enzephalopathie, hereditäre Hyper-
     ammonämien
↓   nicht relevant
WP   GOT, GPT, Bilirubin, Cholinesterase, Prothrombinzeit,
     Fibrinogen

α-Amylase
R   < 120 U/l (je nach Bestimmungsmethode unterschied-
     liche Referenzbereiche)
A   Diagnostik Pankreatitis (nicht spezifisch, daher allen-
     falls additiv), Parotitis
↑   akute Pankreatitis, Pankreaskarzinom (unspezifisch),
     Cholestase; Niereninsuffizienz, Alkoholismus, Parotitis,
     Makroamylasämie
↓   nicht relevant
WP   Lipase, AP, CRP

α-Amylase (Spontan-, Sammelurin)
R   < 560 U/l
A   Abklärung chronisch erhöhter Amylasewerte im Serum
     ohne Anhalt für Pankreatitis; Ausschluss Makro-
     amylasämie
↑   akute Pankreatitis, Pankreaskarzinom (unspezifisch),
     Cholestase; Niereninsuffizienz, Alkoholismus, Parotitis,
     Makroamylasämie
↓   nicht relevant; normale Urinkonzentration bei erhöhten
     Serumwerten schließt Makroamylasämie aus
WP   Lipase, AP, CRP

Angiotensin-Converting Enzyme (ACE)
R   8–52 U/l je nach Bestimmungsmethode verschieden;
     Referenzbereich des Labors erfragen!
A   Verdacht auf Sarkoidose, Beurteilung der Granulomlast
     bei Sarkoidose, Verlaufs- und Therapiebeurteilung der
     Sarkoidose
↑   Lungensarkoidose, Lungenfibrosen, Morbus Gaucher,
     Hypothyreose
↓   nicht relevant
WP   BSG, CRP, TSH

Antidiuretisches Hormon (ADH, Vasopressin) (Plasma gekühlt)
R   korreliert zur Plasma-Osmolalität
     270–280: < 1,5 ng/l   SI: < 1,4 pmol/l
     281–285: < 2,5 ng/l   SI: < 2,3 pmol/l
A   Erkennung von Funktionsstörungen des HHL mit
     Störung der Wasser-Rückresorption, DD Diabetes
     insipidus/habituelle Polydipsie
↑   physiologisch bei Anstieg der Plasma-Osmolalität,
     SIADH (Schwartz-Bartter-Syndrom), renaler Diabetes
     insipidus, paraneoplastisch
↓   zentraler Diabetes insipidus (Tumoren, Operationen und
     Traumen ZNS)
WP   Serumnatrium, Serumkalium, Osmolalität, Durstversuch

Antinukleäre Antikörper (ANA)
R   < 1 : 40 (je nach Test verschieden)
A   Suchtest für Kollagenosen
↑   Lupus erythematodes, Sklerodermie, Polymyositis/
     Dermatomyositis, rheumatoide Arthritis
↓   nicht relevant
WP   ds-DNA-AK, ENA, AMA

Anti-Streptolysin O (ASO, ASL, AST)
R   Erwachsene: ≤ 200 IU/ml;
     Kinder 6–18 Jahre: ≤ 200–240 IU/ml;
     Kinder < 6 Jahre: ≤ 150 IU/ml
A   Erkennung von Folgekrankheiten einer Infektion mit
     Gruppe-A-Streptokokken
↑   V. a. rheumatisches Fieber, akute Glomerulonephritis
↓   nicht relevant
WP   BSG, Urinstatus, Anti-DNAse B, Anti-Hyaluronidase;
     Bewertung nur in Verbindung mit klinischen Befunden

Antithrombin (Plasma)
(frühere Bezeichnung Antithrombin III, AT III)
R   220–350 mg/l   Aktivität: 80–130 %
A   physiologischer Inhibitor der plasmatischen Gerinnung,
     DD der Thromboembolien, V. a. angeborenen oder
     erworbenen AT-Mangel
↑   Antikoagulanzientherapie, Cholestase
↓   angeborener oder erworbener AT-Mangel,
     Leberzirrhose, Sepsis, Verbrauchskoagulopathie
WP   Prothrombinzeit, PTT, Fibrinogen

α₁-Antitrypsin (α₁-AT) (auch α₁-Proteinaseinhibitor, α₁-PI)
R: 0,9–1,8 g/l   SI: 18–35 µmol/l
A   Erkennung von Erkrankungen mit hemmender Wirkung
     auf proteolytische Enzyme (Trypsin, Elastase, Thrombin);
     Indikationen: Icterus prolongatus neonatorum, Hepatitis
     unklarer Genese bei Säuglingen und Kleinkindern,
     Lungenemphysem, Leberzirrhose unklarer Genese
↑   Akut-Phase-Reaktion, Bronchialkarzinome
↓   hereditärer Mangel mit Risikoerhöhung für Lungen-
     emphysem, Leberzirrhose, Hepatitis, Pannikulitis

Antizytoplasmatische Antikörper (c-ANCA)
R negativ
A Autoantikörper gegen lysosomale Antigene in neutrophilen Granulozyten
↑ Wegener-Granulomatose (pathognomonisch), systemische Vaskulitiden, Churg-Strauss-Syndrom
↓ nicht relevant
WP p-ANCA, ANA, AMA

APC-Resistenz
R normalisierte APC-Ratio ≤ 0,8 (Quotient der Gerinnungszeit in An- und Abwesenheit von aktiviertem Protein C)
A häufigstes vererbbares Risiko für venöse Gerinnungsstörungen: Durch eine Punktmutation des Faktor-V-Gens kommt es zu einer veränderten Sequenz an der 506. Aminosäure des Faktor V, wodurch das aktivierte Protein C (APC) nun nicht mehr ansetzen kann. Der veränderte Faktor V, der nach dem Ort seiner Entdeckung Faktor V „Leiden" genannt wird, ist gegenüber dem aktivierten Protein C resistent.
Indikation zur Untersuchung: erhöhtes Thromboserisiko, positive Familienanamnese für Thrombembolien, Abklärung unerklärbarer oder rezidivierender Thrombosen, thrombembolische Komplikationen während der Schwangerschaft oder unter der Einnahme oraler Kontrazeptiva
WP Molekulargenetische Untersuchung auf die Mutation Leiden im Faktor-V-Gen

Apolipoprotein A-I
R Männer: 1,05–1,75 g/l; Frauen: 1,05–2,05 g/l
A Früherkennung des Atherosklerose-Risikos, Kontrolle der Therapie mit Lipidsenkern
↑ nicht relevant
↓ stark erhöhtes atherogenes Risiko (Herzinfarkt, periphere AVK)
WP Cholesterin, HDL-, LDL-Cholesterin, Triglyzeride

Apolipoprotein B (B-100, B-48)
R Männer: 0,60–1,40 g/l Frauen: 0,55–1,30 g/l
A Erkennung atherogener Faktoren bei Hyperlipoproteinämie
↑ erhöhtes atherogenes Risiko (Herzinfarkt, periphere AVK)
↓ nicht relevant für atherogenes Risiko; Retinitis pigmentosa, Akanthozytosis, Neuropathie
WP Cholesterin, HDL-, LDL-Cholesterin, Triglyzeride

Apolipoprotein C-II
R 0,3–0,7 g/l
A Kofaktor der Lipoproteinlipase
↑ nicht relevant
↓ Chylomikronämie, Hepatosplenomegalie, eruptive Xanthome, abdominelle Krisen
WP Cholesterin, HDL-, LDL-Cholesterin, Triglyzeride, Lipoproteinlipase

Apolipoprotein E
R 3–5 mg/dl
A Differenzierung von Fettstoffwechselstörungen, Beziehungen zum Morbus Alzheimer
↑ Hyperlipoproteinämie Typ III (erhöhtes atherogenes Risiko)
↓ nicht relevant
WP Cholesterin, HDL-, LDL-Cholesterin, Triglyzeride, molekulargenetische Untersuchung zur Feststellung von Apo-E-Polymorphismen

B

Basenabweichung (Basen-Überschuss, Base excess, BE)
(arterielles Blut)
R –2 bis +3 mmol/l
A Maß für das Fehlen oder den Überschuss von Basen im Blut
↑ metabolische Alkalose, kompensatorisch bei respiratorischer Azidose
↓ kompensatorisch bei respiratorischer Alkalose, metabolische Azidose
WP PaO_2, $PaCO_2$, pH-Wert, Elektrolyte

Belegzell-Antikörper
R negativ
A Autoantikörper gegen Parietalzellen des Magens
↑ Typ-A-Gastritis, perniziöse Anämie
↓ nicht relevant
WP Blutbild, Vitamin B_{12}, Folsäure

Bilirubin
R gesamt: 0,1–1,2 mg/dl; SI: 2–21 μmol/l
direkt: bis 0,1 mg/dl
A Maß für den Hämoglobin-Abbau und die Elimination über die Leber
↑ Hepatitis, Leberzirrhose, intra- und posthepatische Cholestase, Cholangitis, Dubin-Johnson- und Rotor-Syndrom
indirektes Bilirubin: Hämolysen, Morbus Gilbert-Meulengracht
↓ nicht relevant
WP GOT, GPT, AP, γ-GT, LDH, Haptoglobin

Blutkörperchensenkungs-Geschwindigkeit (BSG, BSR, BKS)
(Citratblut: 1,6 ml Blut + 0,4 ml Natriumcitrat)
R Männer: < 50 Jahre ≤ 15 mm (1. h),
> 50 Jahre ≤ 20 mm (1. h)
Frauen: < 50 Jahre ≤ 20 mm (1. h),
> 50 Jahre ≤ 30 mm (1. h)
A Unspezifischer Suchtest bei V. a. entzündliche Krankheiten, Diagnostik und Verlaufskontrolle
↑ entzündliche Krankheiten, Tumoren; falsch positiv durch Anämie, Schwangerschaft, Dextrane
↓ nicht diagnostisch relevant; falsch negativ (verlangsamt) durch Polyglobulie und/oder Erythrozytenanomalien
WP Leukozyten, CRP

Blutungszeit
R 2–7 min
A Erstuntersuchung bei V. a. auf Störungen der Thrombozytenfunktion, hämorrhagische Diathese
↑ Thrombozytopenien, Von-Willebrand-Jürgens-Syndrom, angeborene Thrombozytendefekte
↓ nicht relevant
WP Thrombozytenzahl, Thromboplastinzeit, PTT

BNP (B-Typ natriuretisches Peptid) und NT-proBNP
(aminoterminales proBNP) (Vollblut [EDTA, Heparin])
R BNP
Männer: < 73 bis < 121 ng/l
Frauen: < 89 bis < 266 ng/l
NT-proBNP
Männer: < 65 bis < 278 ng/l (< 45 bis > 75 Jahre)
Frauen: < 130 bis < 303 ng/l (< 45 bis > 75 Jahre)
Werte ausgeprägt altersabhängig und abhängig vom verwendeten Test (Herstellerangabe beachten)
SI-Einheiten: BNP 1 pmol/l = 3,5 ng/l
NT-proBNP 1 pmol/l = 8,3 ng/l
A Abklärung einer ätiologisch unklaren Dyspnoe, Ausschluss einer Herzinsuffizienz, Beurteilung des Schweregrades, Prognoseabschätzung und Therapiemonitoring einer Herzinsuffizienz

↑   Herzinsuffizienz, dilatative Kardiomyopathie
Korrelation zum NYHA-Stadium:

Medianwert NT-proBNP	342 ng/l	NYHA I
	951 ng/l	NYHA II
	1571 ng/l	NYHA III
	1707 ng/l	NYHA IV

↓   nicht relevant
WP   keine weiteren Laborparameter; Röntgen-Thorax, Echokardiografie

---

C

CA 19-9 (Carbohydrate Antigen 19-9)
R   ≤ 37 U/ml   (1 U = 0,8 ng)
A   Tumormarker mit eingeschränkter Spezifität für gastrointestinale Tumoren, Tumornachsorge, Verlaufskontrolle
↑   Pankreaskarzinom, hepatobiliäres Karzinom, Magenkarzinom
↓   nicht relevant
WP   CEA

Carbohydrate-deficient transferrin (CDT, Asialotransferrin)
R   > 2,5–3,0 % (Anteil des Asialotransferrins am Gesamttransferrin, herstellerabhängig)
A   Anstieg nach einer Alkoholzufuhr von 50–80 g an wenigstens 7 aufeinanderfolgenden Tagen; nach Abstinenz Rückgang in den Referenzbereich mit einer Halbwertszeit von 14 Tagen
↑   chronischer Alkoholmissbrauch; Eisenmangel, genetische Transferrin-Varianten, angeborene Störung der Synthese von Glykoproteinen
↓   nicht relevant
WP   γ-GT, ALT, MCV, MCH

Carboxyhämoglobin (COHb)
R   Nichtraucher: 0,4–1,6 %
       Raucher: 3–6 %
A   Erkennung von CO-Vergiftungen
↑   Kohlenmonoxid-Vergiftung; bei ausgeprägtem Nikotinkonsum Anstieg bis 10 %
↓   nicht relevant
WP   –

Carcinoembryonales Antigen (CEA)
R   ≤ 1,5–5,0 µg/l (methodenabhängig)
A   Erkennung einer Tumorprogredienz bzw. eines Rezidivs im postoperativen Verlauf kolorektaler Karzinome
↑   kolorektale Karzinome, Magenkarzinom, medulläres Schilddrüsenkarzinom, Mammakarzinom, Pankreaskarzinom
↓   nicht relevant
WP   CA 19-9

(CCP-AK) Antikörper gegen citrullinierte Peptide (anti-CCP)
R   abhängig vom Testanbieter (Enzymimmunoassay)
A   Antikörper gegen die Aminosäure Citrullin aus Filaggrin, einem Epidermis-Protein, das Keratinfilamente miteinander verbindet
↑   rheumatoide Arthritis; Spezifität 96 % (wesentlich besser als Rheumafaktor), Sensitivität 60–80 %
↓   nicht relevant

Chlorid
R   95–105 mmol/l
A   Säure-Basen- und Elektrolythaushalt
↑   renal-tubuläre Azidose, metabolische Azidose, Hypoaldosteronismus, Durchfälle
↓   intestinale Verluste (Erbrechen), Diuretika (Furosemid)
WP   Natrium, Kalium, pH-Wert, Blutgasanalyse, Aldosteron

Cholesterin (gesamt)
Die Definition eines Referenzbereichs ist problematisch wegen großer physiologischer Schwankungen und Überschreitung der Grenzwerte auch innerhalb einer gesunden Population. Nur im Extrembereich von < 160 mg/dl und > 320 mg/dl hat die Cholesterinkonzentration auch isoliert betrachtet prognostische Bedeutung.
A   Bedeutung als Risikofaktor für KHK und Schlaganfall, allerdings im Zusammenhang mit anderen Risikofaktoren, wie Rauchen und Hypertonie zu sehen.
      – **HDL-Cholesterin** (Zielwert ohne weitere Risikofaktoren)
      R: 40–60 mg/dl SI: 0,46–0,69 mmol/l
      – **LDL-Cholesterin** (Zielwert ohne weitere Risikofaktoren)
      R: < 160 mg/dl SI: < 4,0 mmol/l
↑   primäre und sekundäre Fettstoffwechselstörungen
↓   Hyperthyreose, Anorexie, Leberzirrhose, schwere Traumen, frischer Myokardinfarkt
WP   Triglyzeride, HDL-Cholesterin, LDL-Cholesterin

Cholinesterase (ChE)
R   Männer: 3,5–8,5 kU/l   Frauen: 2,8–7,4 kU/l
A   exkretorisches Leberenzym, Maß für die Syntheseleistung der Leber
↑   Diabetes mellitus, KHK, nephrotisches Syndrom, Fettleber, Hyperthyreose, exsudative Enteropathie
↓   akute Hepatitis, Leberzirrhose, Lebertransplantation, septischer Schock, chronisch entzündliche Darmerkrankungen
WP   ALT, AST, Fibrinogen, Prothrombinzeit, Albumin, Cholesterin

---

Choriongonadotropin (hCG)
R   < 20 IU/l
A   Diagnose und Kontrolle der Frühschwangerschaft
↑   Schwangerschaft, maligne und extragonadale Keimzelltumoren (auch Hodentumoren), Chorionepitheliom, Blasenmole
↓   nicht relevant
WP   hCG im Urin, AFP

Chrom
R   < 0,5 µg/dl   SI: < 2,45 nmol/l
A   Verdacht eines Chrommangels im Zusammenhang mit einer gestörten Glukosetoleranz; bei schlecht einstellbarem Typ-1-Diabetes ist an einen Chrommangel zu denken
↑   terminale Niereninsuffizienz
↓   Schwangerschaft, akute Infekte, parenterale Ernährung
WP   Glukosetoleranz

CK bzw. CK-MB: s. Kreatinkinase

Coeruloplasmin
R   20–60 mg/dl   SI: 0,94–3,75 µmol/l
A   Transportprotein für das Serumkupfer
↑   Akut-Phase-Protein, Verschlussikterus, Gravidität, Tumoren
↓   Morbus Wilson, nephrotisches Syndrom, exsudative Enteropathie
WP   Kupfer i. S., Kupferausscheidung im 24-h-Sammelurin

Cortisol
R   8 Uhr: 6–28 µg/dl; 16 Uhr: 5–12 µg/dl; 24 Uhr: < 5 µg/dl
SI   8 Uhr: 0,16–0,77 µmol/l; 16 Uhr: 0,14–0,33 µmol/l; 24 Uhr: < 0,15 µmol/l
      Wegen ausgeprägter Tagesrhythmik ist ein einzelner Cortisolwert wenig aussagekräftig

A Erkennung von Störungen der NNR- und Hypophysen-
funktion
↑ Cushing-Syndrom (primär/sekundär), Schwangerschaft,
Adipositas
↓ NNR-Insuffizienz
WP Cortisol-Tagesprofil, Dexamethason-Hemmtest
(2 mg/8 mg), ACTH-Stimulationstest

C-Peptid (Connecting Peptide)
R nüchtern 1,0–2,1 µg/l   SI: 0,3–0,7 nmol/l
90 min postprandial 3,6–40 µg/l   SI: 0,5–5,5 nmol/l
A Abschätzung der Insulin-Restsekretion eines Diabetikers
im Rahmen von Funktionstests
↑ Insulinom, metabolisches Syndrom, Einnahme oraler
Antidiabetika
↓ Typ-1-Diabetes, Endphase Typ-2-Diabetes
WP Glukose, Insulin, Proinsulin

C-reaktives Protein (CRP)
R < 0,5 mg/l; < 5 mg/l (verschiedene Cut-off-Werte je
nach Methode möglich)
A typisches Akut-Phase-Protein
↑ akute, v. a. bakterielle Entzündungen, Nekrosen, chronisch-entzündliche Prozesse, postoperativ, Herzinfarkt,
Tumoren
↓ nicht relevant
WP z. B. Leukozyten, Differenzialblutbild, BSG

D

D-Dimere (Citratplasma)
R < 0,4 µg/ml (abhängig vom Hersteller)
A Freisetzung bei Zuständen mit intravasaler
Gerinnungsaktivierung und sekundärer Fibrinolyse
↑ Beinvenenthrombose und Lungenembolie, dissemi-
nierte intravasale Gerinnung (DIC), Überwachung
fibrinolytischer Therapien
↓ nicht relevant
WP –

Dehydroepiandrosteronsulfat (DHEA-S)
R 1 000–3 000 µg/l   SI: 2,5–7,5 µmol/l
A Erkennung von Störungen der NNR-Funktion,
DD Hirsutismus und Virilisierung
↑ adrenaler Hirsutismus, NNR-Tumoren, AGS, adrenale/
ovarielle Testosteronerhöhungen
↓ NNR-Insuffizienz
WP Testosteron

Differenzialblutbild
R Granulozyten:
neutrophile gesamt   1 800–7 700/µl
neutrophile stabkernige   5 ± 3 % (0–700/µl, < 3 %)
neutrophile segment-   56 ± 10 % (1 800–7000/µl –
   kernige   im Mittel 57 %)
eosinophile   3 ± 2 % (0–450/µl, < 2,5 %)
basophile   < 1 % (0–200/µl, < 0,5 %)
Lymphozyten: 30 ± 10 %
              (1 000–4 800/µl, 25–45 %)
Monozyten: 6 ± 4 % (0–800/µl, < 4,0 %)
Plasmazellen: < 0,1 %
A Erkennung der Ursache einer Leukozytose
↑ stabkernige: akute Infektionen; segmentkernige: nichtinfektiöse Ursachen, chronische Infektionen/Entzün-
dungen; eosinophile: Allergien, Parasitosen; Lymphozyten: Virusinfekte; Monozyten: chronische bakterielle
Infekte, Neoplasien; Plasmazellen: Plasmozytom
↓ s. Leukozyten
WP je nach Verdachtsdiagnose

DNA-Doppelstrang-Antikörper (dsDNA-AK)
R negativ
A Autoantikörper gegen Bestandteile des Zellkerns
↑ pathognomonisch für Lupus erythematodes, positiv bei
einigen anderen Kollagenosen
↓ nicht relevant
WP ANA, ENA, AMA

DNA-Einzelstrang-Antikörper (ssDNA-AK)
R negativ
A Autoantikörper gegen Basengruppen auf der DNA
↑ aktiver Lupus erythematodes, medikamentös bedingter
LE, Autoimmunhepatitis
↓ nicht relevant
WP ANA, ENA, AMA

E

Eisen
R Männer: 40–170 µg/dl;   Frauen: 23–165 µg/dl
SI Männer: 6,3–30,1 µmol/l; Frauen: 4,1–29,5 µmol/l
A ungeeignet zur Abschätzung des Körpereisenstatus und
zur Feststellung des Eisenmangels, da starke Schwan-
kungen möglich, daher heute nur wenige Indika-
tionen; lediglich ergänzend zur Bestimmung der
Transferrinsättigung, beim Eisenresorptionstest und zur
Feststellung einer akuten Eisenintoxikation (selten)
indiziert
↑ Hämochromatose, Leberparenchymschaden, Hepatitis,
Hämolyse, Eisenüberdosierung, gehäufte Bluttrans-
fusionen
↓ Eisenmangelanämie, akute Entzündungen und
chronische Erkrankungen (cP, Tumoren) mit Eisen-
verschiebung in das RES, Malabsorption
WP Transferrin, Ferritin, Hb, Retikulozyten, Haptoglobin

Eiweiß (gesamt) s. Totalprotein

Eiweiß-Elektrophorese s. Serumprotein-Elektrophorese

Erythrozyten
R Männer: 4,6–6,2 Mio/µl   Frauen: 4,2–5,4 Mio/µl
A Störungen der Erythropoese, Veränderungen des roten
Blutbildes
↑ Polyglobulie, Dehydratation, Polycythaemia vera
↓ Anämien, Überwässerung
WP Hb, Hkt, MCH, MCV, Ferritin

Erythrozytenresistenz (osmotische Resistenz)
R beginnend: 0,46–0,42 % NaCl
vollständig: 0,34–0,30 % NaCl
A DD der hämolytischen Anämien, V. a. kongenitale
Sphärozytose, Thalassämien
↑ Thalassämie
↓ kongenitale Sphärozytose, enzymopenische Anämie,
Eisenmangelanämie
WP LDH, Eisen, Retikulozyten, Bilirubin, Haptoglobin,
Hämoglobinelektrophorese

Extrahierbare Nukleäre Antigene (ENA)
R negativ
A Autoantikörper gegen die Antigengruppe der
Non-Histone
↑ Mischkollagenosen, SLE, Sjögren-Syndrom,
Sklerodermie, Polymyositis, Dermatomyositis
↓ nicht relevant
WP Differenzierung in verschiedene spezifische Autoanti-
körper: RNP, Sm, SS-A, SS-B

F

Ferritin

R Männer: 18–360 µg/l
       Frauen: 9–140 µg/l   (jeweils 20–60 Jahre)
A direkte Korrelation zum mobilisierbaren Speichereisen,
       daher Rückschlüsse auf den Gesamteisenbestand des
       Körpers möglich; Differenzialdiagnose Anämien, Ver-
       laufskontrolle einer oralen Eisentherapie und Eisen-
       mobilisationstherapie
↑ Hämochromatose, Hepatitis, Infekt- und Tumor-
       anämien, Eisenüberladung, gehäufte Bluttransfusionen;
       erhöhter Wert vielsagend.
↓ Eisenmangelanämie, Speichereisenmangel, Schwanger-
       schaft, Malabsorption, chronische Blutverluste; ernied-
       rigter Wert beweist Eisenmangelanämie.
WP Transferrin, Eisen, Hb, Retikulozyten, BSG, CRP

α_1-Fetoprotein

R < 10 µg/l (< 7 IU/l)
       Schwangerschaft 400–500 µg/l (abhängig von
       Schwangerschaftswoche)
A eingeschränkte Spezifität für das hepatozelluläre
       Karzinom und Keimzelltumoren
↑ primäres Leberzellkarzinom, Lebermetastasen gastro-
       intestinaler Tumoren, Hoden/Ovarialtumoren, Fehlbil-
       dungen von Feten (z. B. Spina bifida, Anenzephalie)
↓ nicht relevant
WP CA 19-9

Fibrinogen (Citratblut)

R 180–350 mg/dl
A Verdacht auf intravasale Gerinnung, Verbrauchskoagu-
       lopathie, Kontrolle fibrinolytischer Therapien
↑ Entzündungen, Tumoren, Urämie, Schwangerschaft,
       Raucher
↓ Verbrauchskoagulopathie, therapeutische Fibrinolyse,
       Leberparenchymschäden, angeborene Afibrinogenämie
WP Thrombozytenzahl, Thromboplastinzeit, PTT

Follikel stimulierendes Hormon (FSH)

R Männer: 1,0–6,0 IU/l   Frauen: 2,0–12 IU/l
       Ovulation 10–25 IU/l   Postmenopause > 20 IU/l
A Erkennung von Störungen der Follikelreifung und
       Spermatogenese bzw. der HVL-Funktion, Verdacht auf
       Sterilität, DD Hypogonadismus
↑ primäre Ovarialinsuffizienz, Klinefelter-Syndrom,
       HVL-Tumoren
↓ sekundäre Ovarialinsuffizienz bzw. Hodeninsuffizienz
WP Männer: LH, Testosteron, Spermiogramm
       Frauen: LH, Östradiol

Folsäure

R 1,8–9,0 µg/l   SI: 4–20 nmol/l
A Erkennung eines Folsäuremangels
↑ nicht relevant
↓ megaloblastäre Anämie, chronisch-hämolytische
       Anämien, Schwangerschaft, Alkoholismus
WP Vitamin B_{12}, LDH, Retikulozyten

G

Gastrin

R 40–200 pg/ml   SI: 20–100 pmol/l
A Erkennung übermäßiger oder ektoper Gastrinbildung
↑ Zollinger-Ellison-Syndrom, rezidivierende peptische
       Ulzera, chronisch-atrophische (Typ A-) Gastritis, Z. n.
       Vagotomie, Z. n. BII-Operation
↓ nicht relevant
WP Sekretintest, Säuresekretionsanalyse

Glatte Muskulatur Antikörper (SMA, smooth muscle antibody)

R negativ
A Autoantikörper gegen glatte Muskulatur
↑ Autoimmunhepatitis, primär biliäre Zirrhose
↓ nicht relevant
WP ANA, ENA, AMA, ANCA

Glukose (Plasma/kapillares Vollblut)

R   venöses Plasma   kapillares Vollblut
       nüchtern: 70–115 mg/dl   < 90 mg/dl
                   (SI: 3,9–6,4 mmol/l)   (SI: 3,9–5,5 mmol/l)
       gestörte Glukose-
       toleranz (IGT): ≥ 140 mg/dl*   < 140 mg/dl*
       * ungenügend standardisierte Bedingungen, großer
       Verdachtsbereich für gestörte Glukosetoleranz von
       ≥ 140 – < 200 mg/dl
A Suchtest, Therapiekontrolle Diabetes mellitus, Beurtei-
       lung des Kohlenhydratstoffwechsels bei verschiedenen
       Grunderkrankungen
↑ Diabetes mellitus, Hyperglykämie bei Cushing-Syn-
       drom, Pankreatitis, Schädel-Hirn-Trauma, allgemeine
       Stresssituationen
↓ Insulin-Überdosierung, Insulinom, Hypoglykämien bei
       angeborenen Stoffwechselstörungen, Alkoholismus
WP Uringlukose, orale Glukosebelastung, HbA_1, HbA_{1c},
       Fruktosamin, Triglyzeride, Cholesterin, Cortisol

Glukose (im Spontanurin)

R < 150 mg/dl
A Überschreiten der Nierenschwelle (ca. 180 mg/dl Blut-
       glukose, im Alter ansteigend) führt zum Übertritt von
       Glukose in den Urin
↑ Diabetes mellitus oder sekundäre Hyperglykämien,
       renale Glukosurie
↓ nicht relevant
WP Blutglukose, orale Glukosebelastung, HbA_1, HbA_{1c},
       Fruktosamin, Triglyzeride, Cholesterin, Cortisol

Glukose (im Liquor)

R 40–70 mg/dl (abhängig von Blutglukose,
       20–30 % niedriger als Blutwert)
A DD Meningitis, Meningoenzephalitis
↑ Virus-Enzephalitiden
↓ Erkrankungen mit neutrophiler Granulozytose,
       z. B. bakterielle Meningitis (Quotient Blut/Liquor < 0,5)
WP Zellzahl, Differenzialzellbild, Eiweiß, Laktat

Glutamat-Oxalacetat-Transferase (GOT)
s. Aspartat-Amino-Transferase (AST)

Glutamat-Pyruvat-Transaminase (GPT)
s. Alanin-Amino-Transferase (ALT)

γ-Glutamyl-Transferase (γ-GT, GGT)

R (DGKC-Methode 37 °C)   Männer bis 60 U/l
                              Frauen bis 40 U/l
A DD von Leber- und Gallenwegserkrankungen, leber- und
       gallengangspezifisches Enzym
↑ Hepatitis, Leberzirrhose, Fettleber, Cholestase, Alkohol-
       abusus, Cholangitis, primär biliäre Zirrhose, Medika-
       mente
↓ nicht relevant
WP ALT, AST, AP, Hepatitis-Serologie, AMA

Glykosyliertes Hämoglobin (HbA$_1$, HbA$_{1c}$)
R HbA$_1$ 5,0–8,0 %; HbA$_{1c}$ 4,5–5,7 % (methodenabhängig unterschiedliche Referenzbereiche)

A Langzeitparameter für den Grad der Glykämie, Güte der Stoffwechseleinstelllung bei Diabetes mellitus (gut: HbA$_{1c}$ < 6,5; grenzwertig: 6,5–7,5 %; schlecht: > 7,5 %)

↑ schlecht kontrollierter Diabetes mellitus in den letzten 6–8 Wochen

↓ hämolytische Anämien (verminderte Erythrozyten-Überlebenszeit)

WP Blutglukose, Urinzucker, Fruktosamin

H

Hämatokrit
R Männer: 46 (40–53) %
Frauen: 42 (36–48) %

A Zellpackungsvolumen; Anteil des Volumens der Erythrozyten am Gesamtvolumen der Probe; indirektes Maß für die Erythrozytenmasse des Organismus

↑ Polyzythämie, Polyglobulie, Exsikkose, Höhenaufenthalt, Blutdoping

↓ Anämie, Pseudoanämie bei Überwässerung

WP Hb, MCV, MCH, Leukozyten, Na$^+$, K$^+$

Hämoglobin (Hb)
R Männer: 14,0–17,5 g/dl SI: 8,69–10,87 mmol/l
Frauen: 12,0–15,0 g/dl SI: 7,64–9,50 mmol/l

A Erkennung von Störungen der Hämsynthese

↑ Polyglobulie, Dehydratation, Polycythaemia vera

↓ Anämien, Überwässerung

WP Erythrozyten, Hkt, MCH, MCV, Ferritin

Hämoglobinelektrophorese
R HbA 97–98,5 % HbA$_2$ 1,5–3,2 % HbF 0,0–0,5 %

A Differenzierung von Hämoglobinopathien

↑ Polyglobulie, Dehydratation, Polycythaemia vera

↓ Anämien, Überwässerung

WP Erythrozyten, Hkt, MCH, MCV, Ferritin

Haptoglobin (Hp)
R 100–300 mg/dl SI: 1,0–3,0 g/l

A sensitiver Indikator für intravasale Hämolyse

↑ Akut-Phase-Protein bei Entzündungen/Infektionen, Nekrosen

↓ intravasale Hämolyse, hämolytische Anämie, Malabsorption

WP CRP, Hb, Retikulozyten, Eisen

Harnsäure
R Männer: 3,6–8,2 mg/dl SI: 214–488 µmol/l
Frauen: 2,3–6,1 mg/dl SI: 137–363 µmol/l
Medizinisch betrachtet sind die oberen Referenzwerte zu hoch. Festgelegte obere Grenzwerte:
Männer ≤ 7,0 mg/l (416 µmol/l)
Frauen ≤ 6,0 mg/dl (357 µmol/l)

A Die Referenzwerte wurden entsprechend der Löslichkeitsgrenze für Natriumurat im Serum bei 37 °C festgelegt. Bei höheren Werten und entsprechenden physikalischen Bedingungen fällt Natriumurat aus

↑ Hyperurikämie, Gicht; tubuläre Funktionsstörungen, Nierensteinerkrankung; sekundäre Hyperurikämien, z. B. Zellzerfall durch Zytostatika oder Bestrahlung; Hungerzustand, Niereninsuffizienz, Diuretika, Alkohol

↓ nicht relevant

WP γ-GT, ALT, MCV, MCH

Harnstoff
R 10–50 mg/dl (abhängig von SI: 1,8–9,2 mmol/l Alter und Ernährung)

A Differenzierung prärenale/postrenale Azotämie, terminale Niereninsuffizienz, Dialysepatienten

↑ akutes Nierenversagen, chronische Niereninsuffizienz, hohe Proteinzufuhr, katabole Zustände (Gewebsabbau, Fieber)

↓ schwere Lebererkrankungen, mangelnde Proteinzufuhr (klinisch wenig relevant)

WP Kreatinin, Elektrolyte, Urinsediment, Urin-Osmolalität, pH-Wert

Harnstoff – Stickstoff (Harnstoff-N, BUN blood urea nitrogen);
synonyme Verwendung von Harnstoff und Harnstoff-N in der medizinischen Diagnostik; Harnstoff × 0,46 = Harnstoff-N
R 5–25 mg/dl SI: 1,7–8,6 mmol/l

A Säure-Basen- und Elektrolythaushalt

↑ s. Harnstoff

↓ s. Harnstoff

WP s. Harnstoff

Hydroxyindolessigsäure (5-HIES) (im 24-h-Sammelurin)
R < 10 mg/d

A Erkennung von Abbauprodukten serotoninproduzierender Gewebe

↑ Karzinoidsyndrom, paraneoplastisch bei Bronchial-, Schilddrüsen- und Pankreaskarzinom, Morbus Crohn

↓ nicht relevant

WP –

I

Immunglobulin A (IgA)
R 70–500 mg/dl SI: 0,7–5,0 g/l

A Synthesestörungen lymphoider Zellklone der Ig-Klasse A (Dys- und Paraproteinämie)

↑ proliferative monoklonale Gammopathie (IgA-Plasmozytom), chronische Leberkrankheiten und Infekte, manche Autoimmunkrankheiten

↓ nephrotisches Syndrom, humorale Defektimmunopathien

WP übrige Immunglobuline, Immunelektrophorese Serum und Urin, IgA-Bestimmung im Speichel (sekretorisches IgA)

Immunglobulin D (IgD)
R 3–14 mg/dl SI: 0,03–0,14 g/l

A Synthesestörungen lymphoider Zellklone der Ig-Klasse D (Dys- und Paraproteinämie)

↑ proliferative monoklonale Gammopathie (IgD-Plasmozytom, weniger als 1 % der malignen B-Zellerkrankungen)

↓ nicht relevant

WP übrige Immunglobuline, Immunelektrophorese Serum und Urin

Immunglobulin E (IgE)
R < 100 U/ml SI: < 240 µg/l

A Diagnose und Verlaufskontrolle der reaginvermittelten Typ-I-Allergie; Erstuntersuchung in der Allergie- und Atopie-Diagnostik

↑ allergisches Asthma, Pollenallergie, Neurodermitis, Parasitosen, systemischer Lupus erythematodes, Sarkoidose, angeborene T-Zell-Defektsyndrome, HIV-Infektion

↓ nephrotisches Syndrom, humorale Defektimmunopathien

WP Differenzialblutbild (Eosinophilie), Parasiten im Stuhl, spezifische IgE-Antikörper, Epikutantestung

Immunglobulin G (IgG) (Subklassen 1–4)

R 700–1600 mg/dl   SI: 7–16 g/l

A Synthesestörungen lymphoider Zellklone der Ig-Klasse G, Erkennung von primären und sekundären Immundefekten

↑ proliferative monoklonale Gammopathie (IgG-Plasmozytom), akute und chronische Infekte, Leberkrankheiten, einige Autoimmunkrankheiten

↓ nephrotisches Syndrom, angeborene und erworbene Defektimmunopathien, exsudative Enteropathie

WP übrige Immunglobuline, Immunelektrophorese Serum und Urin

Immunglobulin G (IgG) (im Liquor)

R 0,6–4 mg/dl; Angabe von Referenzwerten für die Einzelbestimmung wenig sinnvoll; entscheidend ist der Quotient Liquor IgG/Serum IgG < 0,003

A Störungen der Blut-Liquor-Schranke bei Meningitiden und Enzephalitiden, lokale IgG-Synthese, z. B. bei Multipler Sklerose

↑ Hirntumoren, Multiple Sklerose, virale und bakterielle Meningitis, Enzephalitis, Bannwarth-Syndrom

↓ nicht relevant

WP Zellzahl im Liquor, übrige Immunglobuline im Serum/Liquor-Quotienten, isoelektrische Fokussierung, Erreger-Serologie

Immunglobulin M (IgM)

R 40–280 mg/dl

A Synthesestörungen lymphoider Zellklone der Ig-Klasse M

↑ proliferative monoklonale Gammopathie (IgM-Plasmozytom), Morbus Waldenström, akute Infekte, Leberkrankheiten (primär biliäre Zirrhose), einige Autoimmunkrankheiten

↓ hereditäre Defektimmunopathien (sehr selten selektiv für IgM), nephrotisches Syndrom

WP übrige Immunglobuline, Immunelektrophorese Serum und Urin

INR s. Thromboplastinzeit

Insulin

R basal nach 12-stündigem Fasten:
6–25 mU/l   SI: 36–150 pmol/l
nach max. Glukose- oder Glukagonstimulation:
bis 200 mU/l   SI: bis 1 200 pmol/l

A Erkennung von Funktionsstörungen der endokrinen Pankreassekretion

↑ Insulinom, funktioneller Hyperinsulinismus, Frühphase Diabetes mellitus Typ 2 (metabolisches Syndrom)

↓ Diabetes mellitus Typ 1, Endphase Diabetes mellitus Typ 2

WP Glukose, C-Peptid, Proinsulin

K

Kälteagglutinine (Vollblut und EDTA-Blut)

R negativ

A Autoantikörper gegen Erythrozyten, führen bei Temperaturen < 20 °C zu Agglutination bzw. Hämolyse

↑ meist idiopathisch, aber auch Hinweis auf myeloproliferative Erkrankung, monoklonale Gammopathie und Lymphome; passager bei Infektionen (Mykoplasmen, EBV, CMV)

↓ nicht relevant

WP Elektrophorese, Immunelektrophorese; Infektionsserologien

Kalium

R 3,5–5,0 mmol/l

A Basisdiagnostik bei Hypertonie, Herzrhythmusstörungen, vor und während der Therapie mit Diuretika, Niereninsuffizienz, Durchfälle, Erbrechen, Störungen des Säure-Basen-Haushalts

↑ Hämolyse bei Probenabnahme; Niereninsuffizienz, akuter Gewebezerfall, Morbus Addison, akute Azidose, ACE-Hemmer, kaliumsparende Diuretika

↓ Diuretika, Laxanzien, Erbrechen, Durchfälle, renaltubuläre Azidose, akute Alkalose, Conn-Syndrom

WP Natrium, Kreatinin, pH-Wert, Blutgasanalyse, Kalium-Ausscheidung im 24-h-Urin, Aldosteron

Kalzitonin (hCT)

R basal:
Männer: 2–48 pg/ml   SI: 0,56–13,4 pmol/l
Frauen: 2–10 pg/ml   SI: 0,56–2,8 pmol/l
max. nach Pentagastrin:
Männer: bis 79 pg/ml   SI: bis 22 pmol/l
Frauen: bis 50 pg/ml   SI: bis 12,5 pmol/l

A kalziumregulierendes Hormon der parafollikulären C-Zellen der Schilddrüse, Tumormarker für das medulläre Schilddrüsenkarzinom (Pentagastrintest)

↑ medulläres Schilddrüsenkarzinom, C-Zellhyperplasie; paraneoplastisch bei Bronchial-, Mamma-, Prostatakarzinom und neuroendokrinen Tumoren

↓ nicht relevant

WP –

Kalzium (gesamt) (proteingebundenes und freies Kalzium)

R 8,6–10,3 mg/dl

A Maß für die Diagnostik von Störungen des Kalzium- und Phosphatstoffwechsels; zur Beurteilung normale Konzentration von Albumin erforderlich; evtl. Korrekturformel anwenden

↑ primärer Hyperparathyreoidismus, Neoplasien, (Bronchial-, Mammakarzinom, multiples Myelom), Vitamin-D-Überdosierung, Sarkoidose, Morbus Addison, Hyperthyreose, Thiazide

↓ Malabsorptionssyndrom, Vitamin-D-Mangel, Hypoparathyreoidismus, chronische Niereninsuffizienz, nephrotisches Syndrom, Leberzirrhose, osteoblastische Metastasierung, akute Pankreatitis

WP Gesamteiweiß, AP, Phosphat, Kreatinin, Natrium, Kalium, Magnesium, Dihydroxycholecalciferol, Parathormon, Kalzitonin, Kalzium- und Phosphat-Ausscheidung im 24-h-Sammelurin, pH-Wert, Blutgasanalyse

Kalzium (frei) (ionisiertes Kalzium)

R 4,5–5,3 mg/dl   SI: 1,12–1,32 mmol/l

A Beurteilung des Kalzium-Stoffwechsels bei Hypoalbuminämie und Dysproteinämie; ca. 50 % des Gesamtkalziums, unterliegt der direkten Regulation von Parathormon und Vitamin D; Beurteilung nur bei physiologischem oder korrigiertem pH-Wert möglich

↑ s. Gesamtkalzium

↓ s. Gesamtkalzium

WP s. Gesamtkalzium

Katecholamine s. Adrenalin und Noradrenalin

Kohlendioxid-Partialdruck (PaCO$_2$)

R Männer: 35–46 mmHg   4,7–6,1 kPa
Frauen: 32–43 mmHg   4,3–5,7 kPa

A Druck des physikalisch gelösten Kohlendioxids, physiologischer Atemantrieb

↑ kompensatorisch bei metabolischer Alkalose (z. B. rezidivierendes Erbrechen) und respiratorischer Azidose (z. B. Lungenemphysem)

↓ respiratorische Alkalose (z. B. Hyperventilation) und kompensatorisch bei metabolischer Azidose (z. B. Laktatazidose, Ketoazidose)
WP PaO_2, Bikarbonat, pH-Wert, Elektrolyte

Komplement C3
R 55–120 mg/dl
A Entzündungsmediator im Komplementsystem, Hinweis auf Immunkomplexkrankheiten, Beurteilung der Aktivität
↑ nicht relevant
↓ aktive Autoimmunkrankheiten (SLE, Vaskulitis, Kryoglobulinämie, Glomerulonephritis), angeborener C3-Mangel
WP ANA, DNS-AK

Komplement-C1-Inaktivator (C1-Esterase-Inhibitor)
R 15–18 mg/dl
A wichtigster Regulator des klassischen Weges der Komplementkaskade
↑ nicht relevant
↓ hereditäres Angioödem Typ II, erworbener C1-INH-Mangel, Defektimmunopathien (sehr selten selektiv für IgM), nephrotisches Syndrom
WP C1q, C2, C3, C4

Kortisol s. Cortisol

Kreatinin
R Männer: 0,67–1,36 mg/dl SI: 59–120 µmol/l
Frauen: 0,57–1,17 mg/dl SI: 50–103 µmol/l
(methodenabhängiger Referenzbereich)
A Beurteilung der Nierenfunktion (glomeruläre Filtrationsrate); grobes Maß, („kreatininblinder Bereich"), aber für den klinischen Alltag ausreichend
↑ Niereninsuffizienz, Muskelläsionen, Verbrennungen, Alter, Medikamente (ACE-Hemmer); erhöhter Referenzbereich bei sehr muskelkräftigen Männern
↓ Frühphase eines Typ-1-Diabetes, Schwangerschaft, Anorexie
WP Harnstoff, Kalium, Kreatinin-Ausscheidung im 24-h-Urin, Kreatinin-Clearance, Urinstatus und -sediment

Kreatinkinase (CK, gesamt)
R Männer: < 190 U/l Frauen: 170 U/l
A Ausmaß frischer Muskelzellnekrosen
↑ Myokardinfarkt, Myokarditis, Muskelverletzungen, Muskeldystrophie, Dermatomyositis, Polymyositis, körperliche Aktivität (Sport, Krampfanfälle), i. m. Injektionen
↓ nicht relevant
WP CK-MB, LDH, AST, BSG, CRP

Kreatinkinase MB-Isoenzym (CK-MB)
R < 24 U/l; unter 6 % der Gesamt-CK
A Ausmaß von Nekrosen der Herzmuskulatur
↑ Myokardinfarkt, Myokarditis
↓ nicht relevant
WP Troponin T, LDH, AST

Kryoglobuline (Vollblut)
R negativ (< 80 mg/l)
A Immunglobuline (meist IgG), die bei Temperaturen unter 37 °C ausfallen und bei Erwärmung wieder in Lösung gehen. Relevant bei Abklärung einer Purpura
↑ Immunvaskulitiden, lymphoproliferative Erkrankungen, chronische Hepatitiden, essenzielle Kryoglobulinämie
↓ nicht relevant
WP Elektrophorese, Immunelektrophorese; Infektionsserologien

Kupfer
R Männer: 56–111 µg/dl SI: 11–22 µmol/l
Frauen: 68–169 µg/dl SI: 10,7–26,6 µmol/l
A essenzielles Spurenelement, Kofaktor verschiedener Enzyme
↑ Tumoren, cholestatische Lebererkrankungen, akute und chronische Infektionen
↓ Morbus Wilson, Menkes-Syndrom (Kinky-Hair-Syndrom), Malabsorption, nephrotisches Syndrom, nutritiver Kupfermangel (Sondenernährung, Selbstmedikation mit Zink)

L

Laktat (venöses Vollblut)
R 4,5–20 mg/dl SI: 0,5–2,2 mmol/l
A Erkennung von Gewebshypoxien bei noch normalem PaO_2, gestörter Glukosestoffwechsel, Klärung metabolischer Azidosen
↑ anaerobe Muskelarbeit, Schock, Sepsis, akute Gefäßverschlüsse, Biguanide, Intoxikationen (Methanol, Salizylate), maligne Tumoren, diabetische Ketoazidose, Enzymdefekte
↓ nicht relevant
WP Blutglukose, Kreatinin, pH-Wert, Blutgasanalyse, CRP

Laktat (Liquor)
R 11–19 mg/dl SI: 1,2–2,1 mmol/l
A Erkennung eines gestörten Glukoseabbaus bei vaskulären und traumatischen Hirnerkrankungen und Intoxikationen; Differenzierung virale/bakterielle Meningitiden;
↑ bakterielle Meningitis, vaskuläre und metabolische Erkrankungen des Gehirns, zerebrale Krampfanfälle
↓ nicht relevant
WP Zellzahl, Glukose, Eiweiß, Differenzialzellbild

Laktatdehydrogenase (LDH)
R < 250 U/l
A zytoplasmatisches Enzym ohne Organspezifität, Erkennung von Zellschäden
↑ Diagnose und Verlaufsbeurteilung des Myokardinfarkts, V. a. Lungenembolie, Hepatitis, hämolytische Anämien, Neoplasien, Myositis, Traumen, Operationen
↓ nicht relevant
WP CK-MB, Troponin T, ALT, AST, Haptoglobin, Retikulozyten

Laktatdehydrogenase – Isoenzyme
R überwiegendes Vorkommen:

LDH-1	15–23 %	Herzmuskel, Nieren, Erythrozyten
LDH-2	30–39 %	Herzmuskel, Nieren, Erythrozyten
LDH-3	20–25 %	Milz, Lunge, Lymphknoten, Thrombozyten, endokrine Drüsen
LDH-4	8–15 %	Leber, Skelettmuskel
LDH-5	9–14 %	Leber, Skelettmuskel

Leukozyten
R 4400–11 300/µl
A Infektionen, akute und chronische Entzündungen, proliferative Erkrankungen, Knochenmarksdepression
↑ Infektionskrankheiten (vorwiegend bakteriell), verschiedene Leukämieformen, Infarkte; Rauchen, Stress, Steroide
↓ Autoimmunerkrankungen, Tumoren, Knochenmarksdepression, Virusinfekte, Medikamente (Zytostatika, Analgetika, Thyreostatika, Psychopharmaka)
WP Differenzialblutbild

Lipase (Pankreaslipase)
R < 190 U/l
A Erkennung von Störungen der exokrinen Pankreassekretion durch entzündete oder blockierte Ausführungsgänge
↑ akute und chronische Pankreatitis (mit Rezidiv), bei akutem Oberbauchschmerz, chronischer Alkoholismus, nach ERCP, Patienten auf Intensivstation, Niereninsuffizienz
↓ nicht relevant
WP Amylase, Leukozyten

Lipoprotein-Elektrophorese
R β < 60 %   prä-β < 15 %
α > 30 %   Risiko-Index (HDL/LDL) < 1,6
A Erkennung des Arterioskleroserisikos, Differenzierung von Fettstoffwechselstörungen
↑ primäre und sekundäre Hyperlipoproteinämien; hohes Risiko bei Erhöhung der β- und/oder prä-β-Fraktion (VDL bzw. VLDL), v. a. in Kombination mit niedriger α-Fraktion

Lipoprotein(a) (Lp[a])
R < 300 mg/l
A von exogenen Einflüssen und übrigen Parametern unabhängiger Risikofaktor für koronare Atheromatose, v. a. in Gegenwart hoher LDL-Cholesterinwerte
↑ nephrotisches Syndrom, Urämie, Diabetes mellitus, Hypothyreose
↓ Hyperthyreose, Therapie mit Östrogenen
WP Cholesterin, HDL-, LDL-Cholesterin, Triglyzeride

Luteinisierendes Hormon (LH)
R Männer: 1,5–8,6 U/l
Frauen: Follikelphase   3–15 U/l
Lutealphase   5–10 U/l
Zyklusmitte   20–200 U/l
Postmenopause   > 20 U/l
A Überprüfung der Ovarialfunktion, Zyklusstörungen, DD des Hypogonadismus bei Männern
↑ Frauen: Klimakterium, primäre Ovarialinsuffizienz
Männer: Anorchie, primärer Hypogonadismus, Kastration, Klinefelter-Syndrom, Zytostatika
↓ Frauen: sekundäre Ovarialinsuffizienz
Männer: sekundärer Hypogonadismus, Leberzirrhose, Östrogentherapie
WP FSH, LH-RH-Test

M

Magnesium
R 1,8–2,7 mg/dl   SI: 0,75–1,10 mmol/l
A wichtiger Kofaktor bei vielen Phosphorylierungen
↑ Hämolyse, Niereninsuffizienz, übermäßige Einnahme magnesiumhaltiger Antazida
↓ renale Verluste (forcierte Diurese), mangelnde Zufuhr (Alkoholismus, entzündliche Darmerkrankungen), Hyperthyreose, diabetische Ketoazidose

MCV mittleres Erythrozytenvolumen
MCH mittlerer zellulärer Hämoglobingehalt
MCHC mittlere zelluläre Hämoglobinkonzentration
RDW Erythrozytenverteilungsbreite
(red cell distribution width)
R MCV   80–96 fl
MCH   28–33 pg/Zelle
MCHC   33–36 g/dl
RDW   15,8 ± 2,9 %

A Differenzierung von Anämien
- MCV, MCH, MCHC normal:
normozytäre, normochrome Anämie: chronische Krankheit, Niereninsuffizienz, endokrine Störungen, Malabsorption
- MCV normal, MCH ↑, MCHC ↑:
normozytäre hyperchrome Anämie: Hämolyse, Enzymopathie
- MCV ↓, MCH ↓, MCHC ↑:
Eisen-, Kupfer-, Vitamin-B$_6$-Mangel
MCV ↑, MCH normal, MCHC normal/↓:
Folsäure-, Vitamin-B$_{12}$-Mangel, Leberzirrhose, Alkoholismus
- MCV ↑, MCH ↑, MCHC ↑:
Kälteagglutinine, Artefakt, da Erythrozytenzahl zu niedrig, MCV zu hoch bestimmt wird

RDW Anisozytose der Erythrozyten, z. B. bei Eisenmangel
↑ anämie, akuter Hämolyse

Methämoglobin (metHb), Hämiglobin (Hi)
R 0,2–1,0 %
A Erkennung einer toxischen oder hereditären Methämoglobinämie
↑ toxische M.: Lokalanästhetika, Nitroglycerin, Amylnitrate, Pyridium, Primaquine, Sulfonamide
hereditäre M.: autosomal rezessiv vererbtes Leiden mit Mangel von NADH-abhängiger Methämoglobinreduktase
↓ nicht relevant

Mitochondriale Antikörper (AMA)
R negativ
A Autoantikörper gegen Mitochondrien
↑ primär biliäre Zirrhose, chronische Hepatitiden
↓ nicht relevant
WP SMA, ANCA, ANA; AP, Bilirubin, Elektrophorese, Eisen, Ferritin, Kupfer

N

Natrium
R 135–145 mmol/l
A Erkennung von Störungen des Wasser- und Elektrolythaushalts
↑ Wasserverlust ohne Elektrolytverlust, meist extrarenal (Darm, Haut); Diabetes insipidus, Hyperglykämie ohne Ketoazidose, Fieber, Conn-Syndrom
↓ Diuretika, Salzverlustniere, Morbus Addison, Syndrom der inadäquaten ADH-Sekretion (SIADH), Leberzirrhose, Polydipsie, Erbrechen, Durchfälle, renal-tubuläre Azidose
WP Kalium, Glukose, Osmolalität, Natrium-Ausscheidung im 24-h-Sammelurin, Kreatinin, pH-Wert, Blutgasanalyse, Cortisol, Aldosteron

Neuronenspezifische Enolase (NSE)
R Serum: ≤ 10 bzw. ≤ 20 ng/ml (methodenabhängig)
Liquor: 0–3,7 ng/ml
A Therapie- und Verlaufskontrolle von neuroendokrinen Tumoren und APUDomen
↑ kleinzelliges Bronchialkarzinom, Neuroblastom, Seminom, Hirninfarkt
↓ nicht relevant
WP kein geeigneter Parameter für Tumor-Screening

Noradrenalin (Plasma)
R 80–500 ng/l   SI: 0,47–2,95 nmol/l
A Erkennung von Störungen der NNM-Funktion und Aktivierung des sympathischen Nervensystems
↑ Phäochromozytom, Stress, Hypoglykämie, Neuroblastom
↓ nicht relevant
WP Katecholamine, Vanillinmandelsäure, Homovanillinsäure, Metanephrine in Serum und Urin

O

Östradiol (17β- Östradiol, E2)
R Männer: 5–80 ng/l SI: 18–66 pmol/l
Frauen:
- Follikelphase 30–300 ng/l SI: 110–1100 pmol/l
- Ovulationsphase 100–600 ng/l SI: 360–2200 pmol/l
- Lutealphase 100–300 ng/l SI: 360–1100 pmol/l
- präpuberale < 5–15 ng/l SI: < 18–55 pmol/l
  Mädchen
A Beurteilung des wirksamsten ovariellen Follikel-hormons
↑ östrogenproduzierende Tumoren, gonadotropinsezer-nierende HVL-Tumoren, Schwangerschaft
↓ primäre und sekundäre Ovarialinsuffizienz, anovula-torische Zyklen, Corpus-luteum-Insuffizienz
WP Progesteron, LH, FSH, Prolaktin

Osmolalität
R 280–295 mosmol/kg
A Maß für die interne Wasserbilanz des Körpers
↑ Hyperglykämie, Hypernatriämie, Niereninsuffizienz, Durchfälle, Fieber, Diabetes insipidus centralis und renalis
↓ Herzinsuffizienz, Leberzirrhose, habituelle Polydipsie
WP Elektrolyte, Kreatinin, Harnstoff-N, Glukose

P

Parathormon (PTH)
R intaktes PTH (iPTH) 15–65 ng/l SI: 1,5–6,5 pmol/l
A Beurteilung der Funktion der Epithelkörperchen und der Regulation des Kalzium-Phosphat-Haushalts
↑ primärer und sekundärer Hyperparathyreoidismus, Pseudohypoparathyreoidismus
↓ Hypoparathyreoidismus
WP Kalzium, Phosphat, Vitamin D, AP

Partielle Thromboplastinzeit (PTT, aPTT)
R 25–40 s
A Globaltest zur Erfassung aller Faktoren des Intrinsic-Systems und der Faktoren I, II, V, X; präoperative Abklärung; V. a. Hämophilie; Überwachung einer Heparin-Therapie mit unfraktioniertem Heparin
↑ Hämophilien, Von-Willebrand-Syndrom, Verbrauchs-koagulopathie, Heparin-Therapie
↓ postoperativ, Schwangerschaft, Ovulationshemmer
WP PTZ, Fibrinogen, Gerinnungsfaktoren

Phosphat (anorganischer Phosphor)
R 2,5–5,0 mg/dl SI: 0,85–1,60 mmol/l
A Abklärung von metabolischen Knochenerkrankungen, Bewertung der metabolischen Folgen von chronischen Nierenkrankheiten (Dialysepatienten) und Krankheiten der Nebenschilddrüsen, Malabsorptionssyndrom, Verdacht auf Vitamin-D-Mangel
↑ Niereninsuffizienz, Hypoparathyreoidismus, phosphat-haltige Medikamente
↓ Hyperparathyreoidismus, intestinale Malabsorption, Vitamin-D-Mangel-Rachitis, Phosphatdiabetes, renal-tubuläre Azidose, aluminiumhydroxidhaltige Antazida
WP Kalzium, Kreatinin, pH-Wert, Parathormon, Vitamin D.

pH-Wert s. Wasserstoffionenkonzentration

Plasma-Thrombinzeit (PTZ)
R 12–21 s
A Suchtest zur Diagnostik von Fibrinbildungsstörungen; Überwachung einer fibrinolytischen Therapie, Über-wachung Heparin-Therapie, Diagnose Hyperfibrinolyse
↑ Heparin-Therapie, DIC, Hyperfibrinolyse, Anwesenheit von Fibrinogenspaltprodukten, Hämophilien, Von-Wil-lebrand-Syndrom, Verbrauchskoagulopathie, Heparin-Therapie
↓ nicht relevant
WP PTT, Fibrinogen, Fibrinogenspaltprodukte, Gerinnungs-faktoren

Porphyrine (gesamt) (24-h-Sammelurin)
R < 100 μg/24 h SI: < 120 nmol/24 h
A Erkennung von Störungen der Hämbiosynthese-Regulation
↑ akute und chronische hepatische Porphyrien, akute und chronische Bleivergiftung, erythropoetische Porphyrie
↓ nicht relevant
WP Delta-Aminolävulinsäure und Porphobilinogen im Urin

Procalcitonin (PTC)
R < 0,5 μg/l
A Abklärung der Fieberursache; Differenzierung zwischen bakteriellen und anderen Ursachen von Fieber
↑ Bei Werten > 5 μg/l Hinweis auf Sepsis; Differenzierung zwischen viralen (keine oder nur geringe Erhöhung) und bakteriellen Infektionen (starke Erhöhung); Hinweis auf Multiorganversagen
↓ nicht relevant
WP CRP, Interleukin-6, Tumornekrosefaktor-α

Progesteron
R Männer: < 0,5 μg/l SI: < 1,6 nmol/l
Frauen:
- Follikelphase und < 1,0 μg/l SI: < 3,2 nmol/l
  Postmenopause
- Lutealphase ≥ 10,0 μg/l SI: 32 nmol/l
A Beurteilung der Corpus-luteum-Funktion, Ovulations-nachweis
↑ Ovulation, Schwangerschaft, Blasenmole, NNR-Tumoren
↓ Corpus-luteum-Insuffizienz, HVL-Insuffizienz, Hyper-prolaktinämie
WP Östradiol, LH, FSH, Prolaktin

Prolaktin
R Frauen: 3,8–23,2 μg/l 91–557 mU/l
Männer: 3,0–14,7 μg/l 72–353 mU/l
A Beurteilung der Funktion des HVL, Abklärung einer Amenorrhö, Mastopathien und Virilisierungserschei-nungen; Libido- und Potenzstörungen beim Mann
↑ Prolaktinom, suprasellärе Tumoren, Medikamente (Dopamin-Antagonisten), Niereninsuffizienz
↓ Morbus Sheehan, kaum relevant
WP TSH; Prolaktin-Stimulationstest mit TRH

Prostataspezifisches Antigen (PSA)
R ≤ 4 ng/ml
A Tumormarker mit Spezifität für Prostatatumoren, aber breite Überlappung mit BPH
↑ Prostataadenome und -karzinome, BPH, Z. n. rektaler Untersuchung
↓ nicht relevant
WP –

Protein C
R Aktivität: 70–140 % der Norm
Konzentration: 3–6 mg/l
A Inhibitor der plasmatischen Gerinnung
↑ nicht relevant
↓ angeborener Mangel, Antikoagulanzientherapie, Lebererkrankungen, DIC
WP Protein S, AT III

Protein S
R Aktivität 70–140 %
A Kofaktor des Protein C
↑ diagnostisch nicht relevant, Entzündungen, Tumoren, Urämie, Schwangerschaft, Raucher
↓ angeborener Mangel, Antikoagulanzientherapie
WP Thrombozytenzahl, Thromboplastinzeit, PTT

Q

Quick-Wert s. Thromboplastinzeit

R

Renin
R Massenkonzentration: Reninaktivität:
liegend 3–19 ng/l   0,5–1,6 µg/l/h
stehend 5–40 ng/l   2–5-facher Anstieg
A DD der Hypertonie bei V. a. Störungen des Renin-Angiotensin-Systems, DD primärer/sekundärer Hyperaldosteronismus, Abklärung therapierefraktäre Hypertonie
↑ reninsezernierende Tumoren, sekundärer Hyperaldosteronismus, Diuretika, Hydralazin, Kalziumantagonisten, Diazoxid
↓ Conn-Syndrom, β-Rezeptoren-Blocker, Clonidin, Herzglykoside
WP Natrium, Kalium in Serum und Urin, Aldosteron, Funktionstests

Retikulozyten
R 0,5–1,5 % (25 000–75 000/µl)
A Erkennung von Störungen der Erythropoese
↑ hämolytische Anämien, akute Hämolyse, akuter Blutverlust, nach Therapiebeginn bei Eisen- oder Vitamin-B_{12}-Mangelanämien
↓ aplastische Anämie, chronische Erkrankung, hyporegeneratorische Anämie
WP Hb, MCV, MCH, MCHC, Eisen, Ferritin, Bilirubin, Haptoglobin

Rheumafaktor IgG (RF)
R klassische Verfahren (Waaler-Rose-Test, Latex-Test): als Titer standardisierte quantitative Verfahren: ab ca. 10 IU/ml (methodenabhängig)
A Autoantikörper gegen Gammaglobulin (Fc-Region)
↑ rheumatoide Arthritis (aber nicht beweisend), essenzielle Kryoglobulinämie, SLE, Sjögren-Syndrom, Mischkollagenosen, primär biliäre Zirrhose, chronische Hepatitiden
↓ nicht relevant
WP ANA, dsDNA-AK, ENA, Elektrophorese

Ribonukleoprotein-Antikörper (RNP-AK)
R negativ
A Antikörper gegen kleine nukleäre Ribonukleinproteinpartikel
↑ Mischkollagenose, SLE, systemische Sklerodermie, rheumatoide Arthritis, Polymyositis
↓ nicht relevant
WP ANA, dsDNA-AK, ENA, Elektrophorese

S

Sauerstoff-Partialdruck (PaO$_2$)
R 71–104 mmHg   9,5–13,9 kPa
A Druck des physikalisch gelösten Sauerstoffs
↑ Beatmung mit reinem Sauerstoff, Überdruckbeatmung, Hyperventilation
↓ Aufenthalt in großer Höhe, Verteilungs- und Diffusionsstörung, Ausfall größerer Lungenareale
WP PaCO$_2$, Bikarbonat, pH-Wert

Saure Phosphatase (SP)
R 4,8–13,5 U/l
A unspezifischer Indikator für Erkrankungen des Skelettsystems, des Prostatakarzinoms (Isoenzym, s. Tumormarker) und des RES
↑ Prostatakarzinom, nach Prostatapalpation, BPH, Morbus Paget, Osteogenesis imperfecta, Metastasen maligner Tumoren, Leukämien, primäre Thrombozythämie, Morbus Gaucher
↓ nicht relevant
WP PSA, AP, Kalzium, Blutbild

Selen
R 50–120 µg/l   SI: 0,6–1,50 µmol/l
A Kofaktor von Antioxidanzien wie Katalase und Glutathionperoxidasen
↑ gewerbliche Intoxikationen (Glas-, Porzellanindustrie); unkontrollierte Selbstmedikation
↓ vollständige parenterale Ernährung, chronische Niereninsuffizienz, Leberzirrhose, Karzinome, katabole Zustände

Serumprotein-Elektrophorese
R Albumin 60,6–68,6 %
α_1-Globuline 1,4–3,4 % α_2-Globuline 4,2–7,6 %
β-Globuline 7,9–13,9 % γ-Globuline 11,4–18,2 %
A Erkennung von Dysproteinämien; keine direkte Diagnose möglich, jedoch typische Befundkonstellationen, Suchreaktion für monoklonale Gammopathien und Antikörpermangelsyndrome
WP je nach Befundkonstellation

Standardbikarbonat (HCO$_3^-$, Alkalireserve) (arterielles Blut)
R 21–26 mmol/l
A Maß für die basische Bindungskapazität des Blutes
↑ metabolischer Alkalose, kompensatorisch bei respiratorischer Azidose
↓ kompensatorisch bei respiratorischer Alkalose, metabolischer Azidose
WP PaO$_2$, PaCO$_2$, pH-Wert, Elektrolyte

T

Testosteron (gesamt)
R Männer: 3,5–8,6 ng/ml   SI: 12–30 nmol/l
Jungen vor der
Pubertät (bzw. nach
Kastration):   0,3–12 ng/ml   SI: 1–4 nmol/l
Frauen: ≤ 0,6 ng/ml   SI: ≤ 2,1 nmol/l
A Funktionsstörung der männlichen Gonaden, V. a. Androgenmangel, Überwachung der Testosteron-Substitution
↑ androgenbildende Ovarial- und Nebennierentumoren
↓ Stress, Alkohol, Drogen, Medikamente
WP DHEAS, hCG-Test

Thromboplastinzeit (TPZ, Quick-Wert, INR)
R Prozent der Norm: 70–120 %
therapeutischer Bereich: 15–36 %
Prothrombinratio (INR):   0,9–1,1
therapeutischer Bereich: 2,0–3,5
A Suchtest bei V. a. plasmatische Gerinnungsstörung eines oder mehrerer Faktoren des Prothrombinkomplexes (FI, II, V, VII, X); Überwachung Antikoagulanzientherapie; präoperatives Screening auf Hämostasestörungen durch Penizilline, Barbiturate
↑ Faktorenmangel, Vitamin-K-Mangel, Verbrauchskoagulopathie, Leberfunktionsstörungen, Antikoagulanzientherapie
WP Vergleich zwischen verschiedenen Laboratorien durch INR, Blutungszeit

Thrombozyten

R 150 000–350 000/µl

A Erkennung von Störungen der Thrombopoese

↑ ■ primäre Thrombozytosen: essenzielle Thrombozythämie, myeloproliferative Erkrankungen
- ■ sekundäre Thrombozytosen: Operationen, Entzündungen, Infektionen, maligne Tumoren

↓ ■ primäre Thrombozytopenien: idiopathische thrombozytopenische Purpura (ITP);
- ■ sekundäre Thrombozytopenien: im Rahmen von Grunderkrankungen, z. B. Kollagenosen, SLE, Morbus Basedow, CLL, Sarkoidose
- ■ medikamentös-toxische Thrombozytopenien: heparininduzierte Thrombozytopenie (HIT), Diclofenac, Gold, Paracetamol, Cotrimoxazol
- ■ Hypersplenismus; Pseudothrombozytopenie, z. B. Aggregatbildung, Satellitenphänomen im EDTA-Blut

WP Thrombozyten-Autoantikörper, Kammerzählung, Bluterwärmung, statt EDTA- Citrat oder Heparinblut

Thyreoglobulin-Antikörper (TG-AK)

R negativ; cut-off methodenabhängig

A Antikörper gegen Thyreoglobulin; Bedeutung weniger wichtig als TPO-AK

↑ Hashimoto-Thyreoiditis, primäres Myxödem, Morbus Basedow, perniziöse Anämie

↓ nicht relevant

WP TSH, fT3, fT4, TPO-AK, TRAK

Thyreoideaperoxidase-Antikörper (TPO-AK)

R negativ; Cut-off methodenabhängig

A Antikörper gegen das membrangebundene Hämoprotein Peroxidase, das an der Jodination von Tyrosin beteiligt ist

↑ Hashimoto-Thyreoiditis, primäres Myxödem; Struma, funktionelle Autonomie, viele andere Autoimmunerkrankungen

↓ nicht relevant

WP TSH, fT3, fT4, TRAK, TG-AK

Thyroxin, frei (freies T4, fT4)

R 8–18 ng/l   SI: 10–23 pmol/l

A gemeinsam mit TSH und fT3 Erkennung von Schilddrüsenfunktionsstörungen unabhängig vom Trägerprotein (im Gegensatz zu Gesamt-T4)

↑ Hyperthyreose, autonomes Adenom, Morbus Basedow

↓ primäre Hypothyreose, thyreostatische Therapie, allgemeine schwere Erkrankung

WP TSH, fT3

Gesamt-Thyroxin (T4)

R 56–123 µg/l SI: 72–158 nmol/l

Thyroxinbindendes Globulin (TBG)

R 13–30 mg/l SI: 220–510 nmol/l

A Ausschluss einer Dysproteinämie mit Verfälschung der Schilddrüsenhormonbestimmung

↑ Gravidität, familiäre Dysproteinämie, Östrogenbehandlung, Ovulationshemmer

↓ Eiweißverluste, Anabolika

WP TSH, fT3, fT4

Totalprotein (TP)

R Serum/Plasma 6,6–8,3 g/dl   SI: 66–83 g/l
Harn < 100 mg/l
Liquor 150–450 mg/l

A Schweregrad von Krankheiten, die mit erhöhtem Eiweißverlust (renal, intestinal), verringerter Eiweißsynthese (Lebererkrankungen), erhöhtem Eiweißverlust *und* verringerter Eiweißsynthese (Tumorkrankheiten) oder Eiweißzufuhr (Fehl- und Mangelernährung) einhergehen

↑ multiples Myelom, chronisch-entzündliche Erkrankungen (selten), Pseudohyperproteinämie durch Dehydratation

↓ nephrotisches Syndrom, exsudative Enteropathie, Morbus Crohn, Malabsorptionssyndrom, Verbrennungen, Leberschäden, Tumorkachexie

WP Serumeiweiß-Elektrophorese

Transferrin

R 200–400 mg/dl   SI: 46–78 µmol/l

A Transportprotein für Eisen

↑ Eisenmangel, initiale Phase der Hepatitis, Schwangerschaft

↓ akute und chronische Entzündungen, renale Proteinverluste, Leberzirrhose

WP Eisen, Ferritin, CRP

Transferrin-Rezeptor (sTfR), löslicher

R Männer: 2,2–5,0 mg/l   Frauen: 1,9–4,4 mg/l
(Diagnostica herstellerabhängig)

A Indikator für einen Funktionseisen-Mangel; Feststellung des Eisenmangels bei Entzündungs- und Tumoranämie, bei denen das Ferritin erhöht sein kann; funktionelle Klassifikation der Anämien; Monitoring einer EPO-Therapie

↑ Eisenmangelanämie; Differenzierung der Ursachen normo- oder mikrozytärer Anämien; β-Thalassämie; autoimmunhämolytische Anämien

↓ nicht relevant

WP Hb, Erythrozyten-Indizes, Retikulozyten, Ferritin, CRP

Triglyzeride (Neutralfette)
(Zielwert ohne weitere Risikofaktoren)

R < 150 mg/dl   SI: < 1,74 mmol/l
Die Definition eines Referenzbereiches ist problematisch wegen großer physiologischer Schwankungen und Überschreitung der Grenzwerte auch innerhalb einer gesunden Population

A Bedeutung als Risikofaktor für KHK und Schlaganfall, allerdings im Zusammenhang mit anderen Risikofaktoren wie Rauchen und Hypertonie zu sehen

↑ familiäre Hypertriglyzeridämie, Diabetes mellitus, Hyperchylomikronämie; sekundäre Hypertriglyzeridämien (Hepatopathien, Adipositas, chronischer Alkoholismus, Hypothyreose, Nephropathien)

↓ nicht relevant

WP Cholesterin, HDL-Cholesterin, LDL-Cholesterin; s. sekundäre Formen

Trijodthyronin, frei (freies T3, fT3)

R 2,5–4,4 ng/l   SI: 3,9–6,7 pmol/l

A gemeinsam mit TSH und fT4 Erkennung von Schilddrüsenfunktionsstörungen unabhängig vom Trägerprotein (im Gegensatz zu Gesamt-T3)

↑ Hyperthyreose, autonomes Adenom, Morbus Basedow

↓ primäre Hypothyreose, thyreostatische Therapie, allgemeine schwere Erkrankung, „low-T3-Syndrom"

WP TSH, fT4

Gesamt-Trijodthyronin (T3)

R 0,78–1,82 µg/l   SI: 1,2–2,8 nmol/l

Troponine (Troponin T [TnT], Troponin I [TnI])
R 0,01–0,30 µg/l (herstellerabhängiger cut-off); Point-of-care-Test mit Vollblut: positiv/negativ-Test mit Nachweisempfindlichkeit von 0,1 µg/l
A Muskelproteine des Myokards; beim akuten Koronarsyndrom sensitive Marker der Myokardnekrose und wichtige Parameter zur Risikostratifizierung und Prognose
↑ akutes Koronarsyndrom, beginnende Myokardnekrose
↓ nicht relevant
WP CK, CK-MB

TSH basal (Thyreoidea stimulierendes Hormon)
R Euthyreose   0,4–4,0 µU/ml
   latente Hyperthyreose   0,1–0,3 µU/ml
   Hyperthyreose   < 0,1 µU/ml
   Hypothyreose   > 4,0 µU/ml
A wichtigster Test zum Screening von Schilddrüsenfunktionsstörungen
↑ primäre Hypothyreose, Jodmangelstruma, Autoimmunthyreoiditis mit nachfolgender Hypothyreose
↓ Hyperthyreose, autonomes Adenom, Morbus Basedow, sekundäre Hypothyreose
WP fT3, fT4, TRH-Test

TSH-Rezeptor-Antikörper (TRAK)
R negativ; cut-off methodenabhängig
A Antikörper gegen den TSH-Rezeptor der Thyreozyten; können blockierend oder stimulierend wirken
↑ Morbus Basedow, Abklärung Hyperthyreose
↓ nicht relevant
WP TSH, fT3, fT4, TPO-AK, TG-AK

U

Uringewicht, spezifisches
R 1 005–1 030 g/l
A abhängig von der Konzentration von Elektrolyten, Glukose, Phosphat, Carbonat; beim Gesunden mit der Osmolalität vergleichbar
↑ Dursten, Diarrhö
↓ Polydipsie, Überwässerung, Diabetes insipidus centralis und renalis, Glukosurie bei Diabetes
WP Serum- und Urin-Osmolalität, Kreatinin, Harnstoff-N, Na⁺, K⁺, Glukose im Serum und Urin

V

Vanillinmandelsäure (VMS, VMA) (im 24-h-Sammelurin)
R ≤ 6,6 mg/24 h   SI: ≤ 33 µmol/24 h
A Verdacht auf Phäochromozytom, Neuroblastom
↑ Phäochromozytom, Hypoglykämie, Neuroblastom, Stress
↓ nicht relevant
WP Adrenalin, Noradrenalin in Serum und Urin, Metanephrine und Normetanephrine

Vitamin A
R 20–80 µg/dl   SI: 0,7–2,8 µmol/l
A abhängig von der Konzentration von Elektrolyten, Glukose, Phosphat, Carbonat; beim Gesunden mit der Osmolalität vergleichbar
↑ Dursten, Diarrhö
↓ Polydipsie, Überwässerung, Diabetes insipidus centralis und renalis, Glukosurie bei Diabetes
WP Serum- und Urin-Osmolalität, Kreatinin, Harnstoff-N, Natrium, Kalium, Glukose im Serum und Urin

Vitamin B₁₂
R 211–911 ng/l   SI: 156–672 pmol/l
A Abklärung einer hyperchromen makrozytären Anämie; unklare neuropsychiatrische Erkrankungen, funikuläre Myelose, chronische Niereninsuffizienz
↑ nur bei übermäßiger Substitution
↓ Fehl- und Mangelernährung, Vegetarier, partielle oder totale Gastrektomie, Autoimmungastritis, Fehlen von Intrinsic Factor, chronische Pankreatitis mit Pankreasinsuffizienz, Morbus Crohn, ausgedehnte Dünndarmresektion, Syndrom der blinden Schlinge, Parasitenbefall (Fischbandwurm)
WP Blutbild, Folsäure

Vitamin D
R totales 25-Hydroxyvitamin D (Calcidiol) 25–70 µg/l   SI: 50–175 nmol/l
A Verdacht auf Vitamin-D-Mangel, radiologische Zeichen der Osteoporose oder Osteomalazie, Hypokalzämie, erhöhte alkalische Phosphatase
↑ Überdosierung von Vitamin D
↓ bei sehr alten Menschen, Bewohnern von Pflegeheimen, Mangelernährung, Fettmalabsorption, Dialyse, Schwangerschaft und Stillzeit. Serumwerte sehr von Alter, Verhalten, Jahreszeit u. a. abhängig
WP Kreatinin, Kalzium, Albumin, alkalische Phosphatase, Phosphat, Parathormon

W

Wasserstoffionenkonzentration (pH-Wert)
R 7,37–7,45
A Ausdruck der Übersäuerung oder Alkalisierung im Stoffwechsel
↑ respiratorische und metabolische Alkalose
↓ respiratorische und metabolische Azidose
WP PaO₂, PaCO₂, Standardbikarbonat, Elektrolyte

Z

Zink
R Vollblut   4,0–7,5 mg/l   SI: 61–115 µmol/l
   Serum/Plasma   0,6–1,7 mg/l   9–18 µmol/l
A Kofaktor an vielen enzymatischen Reaktionen, fördernde Wirkung auf das Immunsystem
↑ artifiziell durch Diffusion aus Blutröhrchen und Spritzen
↓ Malnutrition, Alkoholismus, Diabetes mellitus, akute und chronische Infektionen, chronische Lebererkrankungen

Quellenverzeichnis

Abbildungen

A-1.1 Sitzmann, F. C.: Duale Reihe Pädiatrie. 3. Aufl., Thieme, Stuttgart, 2007

A-1.2 van den Berg, F. (Hrsg.): Angewandte Physiologie Band 2. 2. Aufl., Thieme, Stuttgart, 2005

A-1.3 Schünke, M., Schulte, E., Schumacher, U.: Prometheus Hals und Innere Organe. Thieme, Stuttgart, 2005 (Zeichner: Voll, Markus)

A-1.4a van den Berg, F. (Hrsg.): Angewandte Physiologie Band 2. 2. Aufl., Thieme, Stuttgart, 2005

A-1.4b Siegenthaler, W., Blum, H.: Klinische Pathophysiologie. 9. Aufl., Thieme, Stuttgart, 2006

A-1.5 van den Berg, F. (Hrsg.): Angewandte Physiologie Band 2. 2. Aufl., Thieme, Stuttgart, 2005

A-1.6 Huppelsberg, J., Walter, K.: Kurzlehrbuch Physiologie. 2. Aufl., Thieme, Stuttgart, 2005

A-2.1 Siegenthaler, W.: Differentialdiagnose innerer Krankheiten. 18. Aufl., Thieme, Stuttgart, 2000

A-2.2 Hoehl, M.: Kinderkrankenpflege und Gesundheitsförderung. 2. Aufl., Thieme, Stuttgart, 2002

A-2.3 Balletshofer, B., Häring, H.-U., Claussen, C. (Hrsg.): Tübinger Curriculum Herz und Gefäße. 1. Aufl., Thieme, Stuttgart, 2006

A-2.4a Paetz, B., Benzinger-König, B.: Chirurgie für Pflegeberufe. 19. Aufl., Thieme, Stuttgart, 2000

A-2.4b Frey, I., Lübke-Schmid, L., Wenzel, W.: Krankenpflegehilfe. 11. Aufl., Thieme, Stuttgart, 2002

A-2.5 Block, B.: POL Herz-Kreislauf-System. 1. Aufl., Thieme, Stuttgart, 2006

A-3.1a Gerlach, U., Wagner, H., Wirth, W.: Innere Medizin für Pflegeberufe. 6. Aufl., Thieme, Stuttgart, 2006

A-3.1b Neurath, M., Lohse, A.: Checkliste Anamnese und klinische Untersuchung. 1. Aufl., Thieme, Stuttgart, 2002

A-3.1c Dahmer, J.: Anamnese und Befund. 10. Aufl., Thieme, Stuttgart

A-3.3a nach G.-A. Harnack, J. Klose, P., Thelen, M., Erbel, R.: Bildgebende Verfahren in der Diagnostik von Herzerkrankungen. Georg Thieme Verlag, Stutttgart,1991

A-3.4 Flachskampf, F. A.: Praxis der Echokardiographie. 2. Aufl., Thieme, Stuttgart, 2007

A-3.5 Gerlach, U., Wagner, H., Wirth, W.: Innere Medizin für Pflegeberufe. 6. Aufl., Thieme, Stuttgart, 2006

A-3.6 Reiser, M., Kuhn, F.-P., Debus, J.: Duale Reihe Radiologie. 2. Aufl., Thieme, Stuttgart, 2006

A-3.7 Gerlach, U., Wagner, H., Wirth, W.: Innere Medizin für Pflegeberufe. 6. Aufl., Thieme, Stuttgart, 2006

A-3.8 Reiser, M., Kuhn, F.-P., Debus, J.: Duale Reihe Radiologie. 2. Aufl., Thieme, Stuttgart,2006

A-7.29 Schulte am Esch, J., Brause, H., Kochs, E.: Duale Reihe Anästhesie. 3. Aufl., Thieme, Stuttgart 2006

A-9.1 mit freundlicher Genehmigung von Dr. Bräsen, Medizinische Klinik, Universitäts-Krankenhaus Eppendorf

A-9.2b Siegenthaler, W. (Hrsg.): Differentialdiagnose innerer Krankheiten, 17. Aufl., Thieme, Stuttgart, 1993

A-11.6b mit freundlicher Genehmigung von Prof. Dr. Richter, Universitäts-Krankenhaus, Eppendorf

A-11.10b mit freundlicher Genehmigung von Prof. Dr. Richter, Universitäts-Krankenhaus, Eppendorf

A-11.11b Sitzmann, F. C.: Duale Reihe Pädiatrie. 3. Aufl., Thieme, Stuttgart 2007

A-12.2 Hirner, A., Weise, K.: Chirurgie. Thieme, 2. Aufl., Stuttgart 2008

A-13.1 Lambertz, H. Lethen, H.: Transösophageale Echokardiographie. 2. Aufl., Thieme, Stuttgart, 2007

A-13.2a Lambertz, H. Lethen, H.: Transösophageale Echokardiographie. 2. Aufl., Thieme, Stuttgart 2007

A-13.2b Böhmeke, T., Doliva, R.: Der Echo-Guide. Thieme, Stuttgart, 2004

A-13.3 Lambertz, H. Lethen, H.: Transösophageale Echokardiographie. 2. Aufl., Thieme, Stuttgart, 2007

A-13.4 Lambertz, H. Lethen, H.: Transösophageale Echokardiographie. 2. Aufl., Thieme, Stuttgart, 2007

B-1.1a Busse, R.: Kreislaufphysiologie. 1. Aufl., Thieme, Stuttgart, 1982

B-1.3 Huck, K.: Kursbuch Doppler- und Duplexsonographie, 2. Aufl., Thieme, Stuttgart, 2004

B-1.5 Huck, K.: Kursbuch Doppler- und Duplexsonographie, 2. Aufl., Thieme, Stuttgart, 2004

B-1.6 Huck, K.: Kursbuch Doppler- und Duplexsonographie, 2. Aufl., Thieme, Stuttgart, 2004

B-1.7 Huck, K.: Kursbuch Doppler- und Duplexsonographie, 2. Aufl., Thieme, Stuttgart, 2004

B-3.1 Huck, K.: Kursbuch Doppler- und Duplexsonographie, 2. Aufl., Thieme, Stuttgart, 2004

B-3.2 Huck, K.: Kursbuch Doppler- und Duplexsonographie, 2. Aufl., Thieme, Stuttgart, 2004

B-3.3 Riede, U. N., Werner M., Schäfer, H. E.: Allgemeine und spezielle Pathologie. 5. Aufl., Thieme, Stuttgart, 2004

B-3.5 Huck, K.: Kursbuch Doppler- und Duplexsonographie, 2. Aufl., Thieme, Stuttgart, 2004

B-4.1 Huck, K.: Kursbuch Doppler- und Duplexsonographie, 2. Aufl., Thieme, Stuttgart, 2004

B-4.2 Huck, K.: Kursbuch Doppler- und Duplexsonographie, 2. Aufl., Thieme, Stuttgart, 2004

B-4.3a Huck, K.: Kursbuch Doppler- und Duplexsonographie, 2. Aufl., Thieme, Stuttgart, 2004

B-4.4a,b Huck, K.: Kursbuch Doppler- und Duplexsonographie, 2. Aufl., Thieme, Stuttgart, 2004

B-4.6 Huck, K.: Kursbuch Doppler- und Duplexsonographie, 2. Aufl., Thieme, Stuttgart, 2004

B-4.9 Huck, K.: Kursbuch Doppler- und Duplexsonographie, 2. Aufl., Thieme, Stuttgart, 2004

B-4.11a Huck, K.: Kursbuch Doppler- und Duplexsonographie, 2. Aufl., Thieme, Stuttgart, 2004

B-5.1 nach Rabe, E., Gerlach, H. E.: Praktische Phlebologie, 2. Aufl., Thieme, Stuttgart, 2005

B-5.2 nach Rabe, E., Gerlach, H. E.: Praktische Phlebologie, 2. Aufl., Thieme, Stuttgart, 2005

B-5.3 Duale Reihe Anatomie. Thieme, Stuttgart, 2007

B-6.1 Huck, K.: Kursbuch Doppler- und Duplexsonographie, 2. Aufl., Thieme, Stuttgart, 2004

B-6.2 nach Rabe, E., Gerlach, H. E.: Praktische Phlebologie, 2. Aufl., Thieme, Stuttgart, 2005

B-6.3 bis B-6.5 Huck, K.: Kursbuch Doppler- und Duplexsonographie, 2. Aufl., Thieme, Stuttgart, 2004

B-6.6 Ludwig, M.: Angiologie in Klinik und Praxis. Thieme, Stuttgart, 1998

B-6.7 Huck, K.: Kursbuch Doppler- und Duplexsonographie, 2. Aufl., Thieme, Stuttgart, 2004

B-7.1 Huck, K.: Kursbuch Doppler- und Duplexsonographie, 2. Aufl., Thieme, Stuttgart, 2004

C-1.2b Schünke, M., Schulte, E., Schumacher, U.: Prometheus Hals und Innere Organe. Thieme, Stuttgart, 2005 (Zeichner: Voll, Markus)

C-2.6 Henne-Bruns, D.: Duale Reihe Chirurgie, 2. Aufl., Thieme, Stuttgart, 2003

C-5.3a Baenkler, H.: Kurzlehrbuch Innere Medizin, Thieme, Stuttgart, 2007

C-5.3b Krahe, Th. (Hrsg.): Bildgebende Diagnostik von Lunge und Pleura. Thieme, Stuttgart, 1998

C-6.6 Burgener, F.A., Kormano, M.: Röntgenologische Differenzialdiagnostik. 2. Aufl., Thieme, Stuttgart, 1993

C-7.4a Oestmann, Jörg W.: Radiologie. 2. Aufl. Thieme, Stuttgart 2005

D-4.1 nach Klinke, R, Pape H.-C., Silbernagl, S.: Physiologie, 5. Aufl., Thieme 2005

E-1.1 Henne-Bruns, D.: Duale Reihe Chirurgie. 3. Aufl. Thieme, Stuttgart, 2008

E-2.5 nach Savary und Miller

E-2.10c Block, B., Schachschal G., Schmidt, H.: Der Gastroskopie-Trainer. 2. Aufl. Thieme, Stuttgart, 2005

E-3.3c Hafter, E.: Praktische Gastroenterologie. 7. Auflage, Thieme, Stuttgart, 1988

E-3.12 Henne-Bruns, D.: Duale Reihe Chirurgie. 3. Aufl., Thieme, Stuttgart, 2008

E-3.17 Henne-Bruns, D.: Duale Reihe Chirurgie. 3. Aufl., Thieme, Stuttgart, 2008

E-4.1b Ulfig, N.: Kurzlehrbuch Histologie. 2. Aufl., Thieme Stuttgart, 2005

E-4.6 Jung, E. G.: Duale Reihe Dermatologie. 4. Aufl., Hippokrates, Stuttgart 1998

E-4.7b Riede, U. N., Werner M., Schäfer, H. E.: Allgemeine und spezielle Pathologie. 5. Aufl., Thieme, Stuttgart, 2004

E-4.10b Block, B., Schachschal G., Schmidt, H.: Der Gastroskopie-Trainer. 2. Aufl. Thieme, Stuttgart, 2005

E-4.11a Seitz, K., Schuler A., Rettenmaier G., Klinische Sonographie und sonographische Differenzialdiagnose Band II. 2. Aufl., Thieme, Stuttgart, 2008

E-4.11b Hamm, B., Krestin G. et al: MRT von Abdomen und Becken. 2. Aufl., Thieme, Stuttgart 2006

E-5.1 Schünke, M., Schulte, E., Schumacher, U.: Prometheus Hals und Innere Organe. Thieme, Stuttgart, 2005 (Zeichner: Voll, Markus)

E-5.5 Voigtländer, V., Maaßen, D.: Dermatologie und Innere Medizin. Hippokrates, Stuttgart, 1995

E-5.6 Bücheler, E., Lackner, K. J., Thelen, M.: Einführung in die Radiologie. 11. Aufl., Stuttgart, 2006

E-5.7aIII Delorme, S., Debus, J.: Duale Reihe Sonographie. 2. Aufl., Thieme, Stuttgart, 2005

E-5.7bII Reiser, M., Kuhn, F.P., Debus, J.: Duale Reihe Radiologie. 2. Aufl., Thieme, Stuttgart, 2006

E-5.9 Henne-Bruns, D., Dürig, M., Kremer, B.: Duale Reihe Chirurgie. 3. Aufl., Thieme, Stuttgart, 2008

E-5.10a Riemann, J.F., Fischbach, W., Galle, P.R., Mössner, J.: Gastroenterologie Band I. Thieme, Stuttgart, 2008

E-5.13b,c Mang, Th., Schima, W.: CT-Kolonographie. Thieme, Stuttgart 2009

E-6.1 Schünke, M., Schulte, E., Schumacher, U.: Prometheus Hals und Innere Organe. Thieme, Stuttgart, 2005 (Zeichner: Voll, Markus)

E-6.3b,c Jung, E.G., Moll, I.: Duale Reihe Dermatologie. 5. Aufl., Thieme, Stuttgart, 2003

E-6.4a Moll, I.: Duale Reihe Dermatologie. 6. Aufl., Thieme, Stuttgart, 2005

E-6.4b,c Winkler, R., Otto, P.: Proktokologie. Thieme, Stuttgart, 1997

E-6.4dII Winkler, R., Otto, P.: Proktokologie. Thieme, Stuttgart, 1997

E-7.1a Henne-Bruns, D., Düring, M., Kremer, B.: Duale Reihe Chirurgie. 3. Aufl., Thieme, Stuttgart, 2008

E-7.1c Riede, U.N., Werner M., Schäfer, H.E.: Allgemeine und spezielle Pathologie. 5. Aufl., Thieme, Stuttgart, 2004

E-7.2a Reiser, M., Kuhn, F.P., Debus, J.: Duale Reihe Radiologie. 2. Aufl., Thieme, Stuttgart, 2006

E-7.2b Thurn, P., Bücheler, E., Lackner, K.J., Thelen, M.: Einführung in die radiologische Diagnostik. 10. Aufl., Thieme, Stuttgart, 1998

E-7.2c Rettenmaier, G., Seitz, K.: Sonographische Differentialdiagnostik. Band 2, Thieme, Stuttgart, 2000

E-7.3 Füeßl, H.S., Middecke, M.: Duale Reihe Anamnese und Klinische Untersuchung, Thieme, Stuttgart, 2005 (Sammlung Prof. Füeßl)

E-7.4 Block, B., Schachschal, G., Schmidt, H.: Der Gastroskopie-Trainer. 2. Auflage, Thieme, Stuttgart, 2005

F-1.1a,b Schünke, M., Schulte, E., Schumacher, U.: Prometheus Hals und Innere Organe. Thieme, Stuttgart, 2005 (Zeichner: Markus Voll)

F-1.1c nach Kaplowitz, N.: Liver and biliary diseases. Williams & Wilkins, 1992

F-1.2a Füeßl, H.S., Middecke, M.: Duale Reihe Anamnese und Klinische Untersuchung, Thieme, Stuttgart, 2005

F-1.2b Baenkler, H.W., et. al.: Kurzlehrbuch Innere Medizin. Thieme, Stuttgart, 2007

F-1.3a Füeßl, H.S., Middecke, M.: Duale Reihe Anamnese und Klinische Untersuchung, Thieme, Stuttgart, 2005

F-1.3b Delorme, S., Debus, J.: Duale Reihe Sonographie. 2. Aufl., Thieme, Stuttgart 2005

F-1.5b-e Voigtländer, V., Maaßen, D.: Dermatologie und Innere Medizin. Hippokrates, Stuttgart, 1995

F-1.10 nach Hoofnagel et al. 1991

F-1.11b Schirmacher, P., Dienes H.-P., aus: Gastroenterologie. Riemann, J.F., Fischbach, W., Galle, P.R., Mössner, J.(Hrsg.), Thieme, Stuttgart, 2008

F-1.13c Delorme, S., Debus, J.: Duale Reihe Sonographie. 2. Aufl., Thieme, Stuttgart, 2005

F-1.16b Riede, U.N., Werner M., Schäfer, H.E.: Allgemeine und spezielle Pathologie. 5. Aufl., Thieme, Stuttgart, 2004

F-1.17a Voigtländer, V., Maaßen, D.: Dermatologie und Innere Medizin. Hippokrates, Stuttgart, 1995

F-1.17b Institut für Pathologie, Universität Rostock

F-1.18a Masuhr, K.F., Neumann, NM.: Duale Reihe Neurologie. 4. Aufl., Thieme, Stuttgart, 1998

F-1.18b Sachsenweger, M.: Duale Reihe Augenheilkunde. 2. Aufl., Thieme, Stuttgart, 2003

F-1.20 Moll, I.: Duale Reihe Dermatologie. 6. Aufl., Thieme, Stuttgart, 2005

F-1.21 Moll, I.: Duale Reihe Dermatologie. 6. Aufl., Thieme, Stuttgart, 2005

F-1.22b Hamm, B., Krestin G. et al: MRT von Abdomen und Becken. 2. Aufl., Thieme, Stuttgart, 2006

F-2.1 Schünke, M., Schulte, E., Schumacher, U.: Prometheus Hals und Innere Organe. Thieme, Stuttgart, 2005 (Zeichner: Voll, Markus)

F-2.3b Delorme, S., Debus, J.: Duale Reihe Sonographie. 2. Aufl., Thieme, Stuttgart 2005

F-2.3c Henne-Bruns, D., Düring, M., Kremer, B.: Duale Reihe Chirurgie. 3. Aufl., Thieme, Stuttgart, 2008

F-2.4c Riede, U.N., Werner M., Schäfer, H.E.: Allgemeine und spezielle Pathologie. 5. Aufl., Thieme, Stuttgart, 2004

F-2.6b Reiser, M., Kuhn, F.P., Debus, J.: Duale Reihe Radiologie. 2. Aufl., Thieme, Stuttgart, 2006

F-3.1 Henne-Bruns, D., Düring, M., Kremer, B.: Duale Reihe Chirurgie. 3. Aufl., Thieme, Stuttgart, 2008

F-3.5 Mössner et al.: Erkrankungen des exkretorischen Pankreas. Gustav-Fischer Verlag, Stuttgart 1995

F-3.6a Delorme, S., Debus, J.: Duale Reihe Sonographie. 2. Aufl., Thieme, Stuttgart 2005

F-3.6b Reiser, M., Kuhn, F.-P., Debus, J.: Duale Reihe Radiologie. 2. Aufl., Thieme, Stuttgart, 2006

F-3.9bII Henne-Bruns, D., Düring, M., Kremer, B.: Duale Reihe Chirurgie. 3. Aufl., Thieme, Stuttgart, 2008

F-3.11 Reiser, M., Kuhn, F.P., Debus, J.: Duale Reihe Radiologie, 2. Aufl., Thieme, Stuttgart, 2006

F-3.12 Baenkler, H.W., et. al.: Kurzlehrbuch Innere Medizin. Thieme, Stuttgart, 2007

G-1.2c Baenkler, H.W., et al.: Kurzlehrbuch Innere Medizin. Thieme, Stuttgart, 2007

G-1.3 Laubner K., Seufert J., Medikamentöse Therapie des Diabetes mellitus Typ 2, Der Internist Ausgabe 03/07, 297–310. Springer, Heidelberg, 2007

G-2.1b Jung, E.G., Moll I.: Duale Reihe Dermatologie, 5. Aufl., Thieme, Stuttgart, 2003

G-2.3a Füeßl, H.S., Middecke, M.: Duale Reihe Anamnese und Klinische Untersuchung, 3. Aufl., Thieme, Stuttgart, 2005

G-2.3b KV 12*, Abb. 15

G-2.5 nach Suter, P.M.: Checkliste Ernährung, 3. Aufl., Thieme, Stuttgart, 2008

G-2.7b KV 13*, Abb. 11

G-2.7c Füeßl, H.S., Middecke, M.: Duale Reihe Anamnese und Klinische Untersuchung, 3. Aufl., Thieme, Stuttgart, 2005

H-2.1a Henne-Bruns, D., Düring, M., Kremer, B.: Duale Reihe Chirurgie. 3. Aufl., Thieme, Stuttgart, 2008

H-2.3a Füeßl, H.S., Middecke, M.: Duale Reihe Anamnese und Klinische Untersuchung, Thieme, Stuttgart, 2005 (Sammlung Prof. Füeßl)

H-2.3b Henne-Bruns, D., Düring, M., Kremer, B.: Duale Reihe Chirurgie. 3. Aufl., Thieme, Stuttgart, 2008

H-2.8a,b Berghaus, A., Rettinger, G., Böhme, G.: Duale Reihe Hals-Nasen-Ohren-Heilkunde, Hippokrates, Stuttgart, 1996

H-2.13b Sitzmann, C.F.: Duale Reihe Pädiatrie. 3. Aufl., Thieme, Stuttgart, 2007

H-2.14b Delorme, S., Debus, J.: Duale Reihe Sonographie. 2. Aufl., Thieme, Stuttgart 2008

H-2.15b,c Riede, U.N., Werner, M., Schäfer, H.-E. (Hrsg.), Werner M., Schäfer, H.E.: Allgemeine und spezielle Pathologie. 5. Aufl., Thieme, Stuttgart, 2004

H-3.12a,b Sitzmann, C.F.: Duale Reihe Pädiatrie. 3. Aufl., Thieme, Stuttgart, 2007

H-3.15b Füeßl, H.S., Middecke, M.: Duale Reihe Anamnese und Klinische Untersuchung, 3. Aufl., Thieme, Stuttgart, 2005

H-4.1 Sitzmann, C.F.: Duale Reihe Pädiatrie, 3. Aufl., Thieme, Stuttgart, 2007

H-8.1 Stauber, M., Weyerstahl, Th.: Duale Reihe Gynäkologie. 3. Aufl., Thieme, Stuttgart, 2007

I-3.2 Siegenthaler, W.: Siegenthalers Differenzialdiagnose, 19. Aufl., Thieme, Stuttgart, 2005

I-3.3 Siegenthaler, W.: Siegenthalers Differenzialdiagnose, 19. Aufl., Thieme, Stuttgart, 2005

I-3.4 Siegenthaler, W.: Siegenthalers Differenzialdiagnose, 19. Aufl., Thieme, Stuttgart, 2005

I-5.2 Riede, U.N., Werner, M., Schäfer, H.-E. (Hrsg.): Allg. und spez. Pathologie, 5. Aufl., Thieme, Stuttgart, 2004

I-6.1 Kuhlmann, U.: Nephrologie, 4. Aufl., Thieme, Stuttgart, 2003

I-6.2 Kuhlmann, U.: Nephrologie, 4. Aufl., Thieme, Stuttgart, 2003

I-6.3 Kuhlmann, U.: Nephrologie, 4. Aufl., Thieme, Stuttgart, 2003

I-6.4 Riede, U.N.: Allg. und spez. Pathologie, 5. Aufl., Thieme, Stuttgart, 2004

I-6.5 Forbes HC.D., Jackson, W.F.: Color Atlas and text of clinical medicine, 2. Aufl., Elsevier (Mosby), 1996

I-6.6a Kuhlmann, U.: Nephrologie, 4. Aufl., Thieme, Stuttgart, 2003

I-6.6b Siegenthaler, W.: Siegenthalers Differenzialdiagnose, 19. Aufl., Thieme, Stuttgart, 2005

I-6.7 Riede, U.N., Werner, M., Schäfer, H.-E. (Hrsg.): Allg. und spez. Pathologie, 5. Aufl., Thieme, Stuttgart, 2004

I-6.8b Kuhlmann, U.: Nephrologie, 4. Aufl., Thieme, Stuttgart, 2003

I-6.9 Riede, U.N., Werner, M., Schäfer, H.-E. (Hrsg.): Allg. und spez. Pathologie, 5. Aufl., Thieme, Stuttgart, 2004

I-6.10 Kuhlmann, U. "Nephrologie", 4. Aufl., Thieme, Stuttgart, 2003

I-7.1a Schmidt, G.: Sonographische Differenzialdiagnose, 1. Aufl., Thieme, Stuttgart

I-7.1b Greten, H.: Innere Medizin, 12. Aufl., Thieme, Stuttgart, 2005

I-7.2 Delorme, S.: Duale Reihe Sonographie, 2. Aufl., Thieme, Stuttgart, 2005

I-7.3 Riede, U.N., Werner, M., Schäfer, H.-E. (Hrsg.): Allg. und spez. Pathologie, 5. Aufl., Thieme, Stuttgart, 2004

I-8.1 Siegenthaler, W.: Siegenthalers Differenzialdiagnose, 19. Aufl., Thieme, Stuttgart, 2005

I-8.2 Riede, U.N., Werner, M., Schäfer, H.-E. (Hrsg.): Allg. und spez. Pathologie, 5. Aufl., Thieme, Stuttgart, 2004

I-8.3 Riede, U.N., Werner, M., Schäfer, H.-E. (Hrsg.): Allg. und spez. Pathologie, 5. Aufl., Thieme, Stuttgart, 2004

I-12.1 Delorme, S.: Duale Reihe Sonographie, 2. Aufl., Thieme, Stuttgart, 2005

I-12.2 Riede, U.N., Werner, M., Schäfer, H.-E. (Hrsg.): Allg. und spez. Pathologie, 5. Aufl., Thieme, Stuttgart, 2004

I-13.1 nach Vasan RS et al., The New England, Journal of Medicine 2001

I-13.3 Deutsche Hochdruck Liga e. V. (DHL)-Leitlinien, 2005

J-2.1c Lexikon der Krankheiten und Untersuchungen, 2. Aufl., Thieme, Stuttgart, 2006

J-3.2 Sitzmann, C. F.: Duale Reihe Pädiatrie, 3. Aufl., Thieme, Stuttgart, 2007

J-3.3 Füeßl, H., Middeke M.: Anamnese und klinische Untersuchung, 3. Aufl., Thieme, Stuttgart, 2005

J-4.1a Masuhr, K. F., Neumann M.: Duale Reihe Neurologie. 4. Aufl., Hippokrates, Stuttgart, 1998

J-4.1b Vogtländer, V., Maaßen, d.: Dermatologie und Innere Medizin. Hippokrates Stuttgart, 1995

J-4.2b Stück, B., aus: Suttorp, N., Mielke, M., Kiehl, W., Stück, B.: Infektionskrankheiten, Thieme, Stuttgart, 2003

J-4.4 Moll, I.: Duale Reihe Dermatologie. 6. Aufl., Thieme, Stuttgart, 2005

J-4.5 Moll, I.: Duale Reihe Dermatologie. 6. Aufl., Thieme, Stuttgart, 2005

J-4.6 Berghaus, A., Rettinger, G., Böhme, G.: Duale Reihe Hals-Nasen-Ohren-Heilkunde. Hippokrates, Stuttgart, 1998

J-4.7a Moll, I.: Duale Reihe Dermatologie. 6. Aufl., Thieme, Stuttgart, 2005

J-4.7b Hof, H., Dörries, R.: Duale Reihe Medizinische Mikrobiologie, 3. Aufl., Thieme, Stuttgart, 2005

J-4.8 KV132*, KG 14, Abb.1

J-4.10a Schmutzhard, E.: Entzündliche Erkrankungen des Nervensystems. Thieme, Stuttgart, 2000

J-4.10b Sitzmann, C. F.: Duale Reihe Pädiatrie. 3. Aufl., Thieme, Stuttgart, 2007

J-4.11 KV131*, KG 23, Abb.1

J-4.12a Moll, I.: Duale Reihe Dermatologie. 6. Aufl., Thieme, Stuttgart, 2005

J-4.12b Voigtländer, V., Maaßen, D.: Dermatologie und Innere Medizin. Hippokrates, Stuttgart, 1995

J-4.14 KV118*, Abb. 10, Abb.15, Abb11

J-4.15b,c Moll, I.: Duale Reihe Dermatologie. 6. Aufl., Thieme, Stuttgart, 2005

J-4.16a Baenkler, H. W., et al.: Kurzlehrbuch Innere Medizin. Thieme, Stuttgart, 2007

J-4.16b KV*, Dia 1/527a

J-4.17 KV* 119, Abb. 15

J-4.18 Lang, W. (Hrsg.): Tropenmedizin in Klinik und Praxis. 2. Aufl., Thieme, Stuttgart 1996

J-5.1 KV* 134, Tonsillenerkrankungen, 1989

J-5.2a Lang, W., Löscher Th. (Hrsg.): Tropenmedizin in Klinik und Praxis. 3. Aufl., Thieme, Stuttgart, 2000

J-5.3a Moll, I.: Duale Reihe Dermatologie. 6. Aufl., Thieme, Stuttgart, 2005

J-5.4a Jung, E. G. (Hrsg.): Duale Reihe Dermatologie. 4. Aufl., Hippokrates, Stuttgart 1998

J-5.5 Berghaus, A., Rettinger, G., Böhme, G.: Duale Reihe Hals-Nasen-Ohren-Heilkunde. Hippokrates, Stuttgart, 1998

J-5.6 nach UNAIDS, WHO 2007

J-5.9c Masuhr, K. F., Neumann, M.: Duale Reihe Neurologie. 6. Aufl., Hippokrates, Stuttgart, 2007

J-5.9d Sachsenweger, M.: Duale Reihe Augenheilkunde. 2. Aufl., Thieme, Stuttgart, 2003

J-6.1 Bücheler, E., Lackner, K. J., Thelen, M.: Einführung in die Radiologie. 11. Aufl., Stuttgart, 2006

J-6.2a Moll, I.: Duale Reihe Dermatologie. 6. Aufl., Thieme, Stuttgart, 2005

J-7.1a Lang, W., Löscher, Th. (Hrsg.): Tropenmedizin in Klinik und Praxis. 3. Aufl., Thieme, Stuttgart, 2000

J-7.1b Piekarski, G.: Medizinische Parasitologie, 3. Aufl., Thieme, Stuttgart, 1996

J-7.2a Moll, I.: Duale Reihe Dermatologie. 6. Aufl., Thieme, Stuttgart, 2005

J-7.2b Riede, U. N., Werner, M., Schäfer, H.-E. (Hrsg.): Allg. und spez. Pathologie, 5. Aufl., Thieme, Stuttgart, 2004

J-7.3 nach WHO 2007

J-7.4 Hof, H., Dörries, R.: Duale Reihe Medizinische Mikrobiologie. 3. Aufl., Thieme, Stuttgart 2005

J-7.8 Sachsenweger, M.: Duale Reihe Augenheilkunde. 2. Aufl., Thieme, Stuttgart, 2003

J-7.9 Lang, W. (Hrsg.): Tropenmedizin in Klinik und Praxis. 2. Aufl., Thieme, Stuttgart, 1996

J-8.1 Riede, U. N., Werner, M., Schäfer, H.-E. (Hrsg.): Allg. und spez. Pathologie, 5. Aufl., Thieme, Stuttgart, 2004

K-1.2b Theml, H., Diem, H., Haferlach, T.: Taschenatlas der Hämatologie. 3. Aufl., Thieme, Stuttgart, 1991

K-1.4 Silbernagel, S., Despopoulos, A.: Taschenatlas der Physiologie. 4. Aufl., Thieme, Stuttgart, 1991

K-3.2a Masuhr, K. F., Neumann, M.: Duale Reihe Neurologie. 6. Aufl., Hippokrates, Stuttgart, 2007

K-3.3b Theml, H., Diem, H., Haferlach, T.: Taschenatlas der Hämatologie. 3. Aufl., Thieme, Stuttgart, 1991

K-4.4b,c Voigtländer, V., Maaßen, D.: Dermatologie und Innere Medizin. Hippokrates, Stuttgart, 1995

K-4.8b Voigtländer, V., Maaßen, D.: Dermatologie und Innere Medizin. Hippokrates, Stuttgart, 1995

K-4.28d,e Niethard, F. U., Pfeil, J.: Duale Reihe Orthopädie. 3. Aufl., Hippokrates, Stuttgart, 1997

L-2.1 Siegenthaler, W.: Differenzialdiagnose Innere Krankheiten. 19. Aufl., Thieme, Stuttgart, 2005

L-3.1 Siegenthaler, W.: Differentialdiagnose innerer Krankheiten. 17. Aufl., Thieme, Stuttgart, 1993

L-5.1 Siegenthaler, W.: Differentialdiagnose innerer Krankheiten. 17. Aufl., Thieme, Stuttgart, 1993

L-5.2 Sitzmann, C. F.: Duale Reihe Pädiatrie. 3. Aufl., Thieme, Stuttgart, 2007

L-6.1a Siegenthaler, W.: Differentialdiagnose innerer Krankheiten. 17. Aufl., Thieme, Stuttgart, 1993

L-6.1b Mäurer, J. (Hrsg.): Effiziente Kniebildgebung. Thieme, Stuttgart, 2004

L-6.3a Examen online Klinik, Thieme, Stuttgart, 2009

L-6.3b Füeßl, H. S., Middecke, M.: Duale Reihe Anamnese und Klinische Untersuchung, Thieme, Stuttgart, 2005

M-1.3 Jung, E. G. (Hrsg.): Duale Reihe Dermatologie. 4. Aufl., Hippokrates, Stuttgart 1998

M-3.1 Jung, E. G. (Hrsg.): Duale Reihe Dermatologie. 4. Aufl., Hippokrates, Stuttgart 1998

N-4.1b Moll, I.: Duale Reihe Dermatologie. 6. Aufl., Thieme, Stuttgart, 2005

N-4.1c Baenkler, H. W. et al.: Kurzlehrbuch Innere Medizin. Thieme, Stuttgart, 2007

N-4.2a Füeßl, H. S., Middecke, M.: Duale Reihe Anamnese und Klinische Untersuchung, Thieme, Stuttgart, 2005 (Sammlung Prof. Füeßl)

N-5.2b Probst, R., Grevers, G., Iro, H.: Hals-Nasen-Ohrenheilkunde. 3. Aufl., Thieme, Stuttgart, 2008

N-5.3b Sitzmann, C. F.: Duale Reihe Pädiatrie. 3. Aufl., Thieme, Stuttgart, 2007

N-5.4b TIM Thiemes Innere Medizin, Stuttgart, Thieme, 1999

N-5.5b TIM Thiemes Innere Medizin, Stuttgart, Thieme, 1999

N-5.6b Sammlung Prof. Füeßl, Haar

N-5.7 Arnold, W., Ganzner, U.: Checkliste Hals-Nasen-Ohren-Heilkunde, Thieme, Stuttgart, 1999

O-1.2 Rudolf, G., Henningsen, P.: Psychotherapeutische Medizin und Psychosomatik. 6. Aufl., Thieme, Stuttgart, 2008

O-1.3 Möller, H. J., Laux, G., Deister, A.: Psychiatrie und Psychotherapie. 3. Aufl., Thieme, Stuttgart, 2005

O-2.1 Sauer, N., Eich, W.: Deutsche Ärzteblatt 2007, 104 (1-2): A 45-53

O-2.3 Schulte am Esch, J., et al.: Duale Reihe Anästhesie. 3. Aufl., Thieme, Stuttgart, 2007

P-1.1 nach Statistisches Bundesamt 2006

Kapiteleinstiegsbild Teil A: Photo Disc Inc.

Kapiteleinstiegsbild Teil B: Photo Disc Inc.

Kapiteleinstiegsbild Teil C: Photo Disc Inc.

Kapiteleinstiegsbild Teil D: Photo Disc Inc.

Kapiteleinstiegsbild Teil E: Schölmerich J., aus Gastroenterologie, Hrsg. Riemann J. F., Fischbach W., Galle P. R., Mössner J., Thieme, Stuttgart, 2008

Kapiteleinstiegsbild Teil F: Kohler B., Benz C. A., Eickhoff A., Hartmann D., Jakobs R., Maier M., Riemann J. F., aus Gastroenterologie, Hrsg. Riemann J. F., Fischbach W., Galle P. R., Mössner J., Thieme, Stuttgart, 2008

Kapiteleinstiegsbild Teil G: Digital Vision

Kapiteleinstiegsbild Teil H: Blank W., aus Klinische Sonographie und sonographische Differenzialdiagnose, Hrsg. Seitz K., Schuler A., Rett G., Thieme, Stuttgart, 2007

Kapiteleinstiegsbild Teil I: Kuhlmann U., Nephrologie, Hrsg. Kuhlmann U., Walb D., Böhler J., Luft F. C., Thieme, Stuttgart, 2008

Kapiteleinstiegsbild Teil J: Volker Brinkmann

Kapiteleinstiegsbild Teil K: Photo Disc Inc.

Kapiteleinstiegsbild Teil L: Thieme Verlagsgruppe

Kapiteleinstiegsbild Teil M: Hiepe F., Burmester G. R., aus Gastroenterologie, Hrsg. Riemann J. F., Fischbach W., Galle P. R., Mössner J., Thieme, Stuttgart, 2008

Kapiteleinstiegsbild Teil N: aus Thiemes Innere Medizin, Thieme, Stuttgart, 1999

Kapiteleinstiegsbild Teil O: MEV

Kapiteleinstiegsbild Teil P: Photo Disc Inc.

Kapiteleinstiegsbild Teil Q: Photo Disc Inc.

letzte Umschlagseite (U4a): Schulte am Esch, J., Brause, H., Kochs, E.: Duale Reihe Anästhesie, 3. Aufl., Thieme, Stuttgart 2006

* Georg Thieme Verlag Stuttgart, © Boehringer Ingelheim Pharma KG

Tabellen

E-1.1 integrierte Abbildung aus: examen online Klinik, Thieme, Stuttgart, 2009

E-1.12 nach Hahn, Klinische Gastroenterologie, Thieme, Stuttgart, 1996

G-1.4 Kerner, W., Brückel J., Böhm BO. Definition, Klassifikation und Diagnostik des Diabetes mellitus. Aktualisierte Version auf der Webseite der DDG „www.deutsche-diabetes-gesellschaft.de"/Evidenzbasierte Leitlinien/Definition. Scherbaum WA, Kiess W. (Hrsg.). Oktober 2004

G-1.7 Hamme HP, Bertram B., Bornfeld N., Danne D., Kroll P., Lemmen KD, Diagnostik, Therapie und Verlaufskontrolle der diabetischen Retinopathie und Makulopathie. Aktualisierte Version auf der Webseite der DDG „www.deutsche-diabetes-gesellschaft.de"/Evidenzbasierte Leitlinien/Retinopathie. Scherbaum WA, Kiess, W. (Hrsg.). November 2005.

integrierte Abbildungen aus: Sachsenweger, M.: Duale Reihe Augenheilkunde, 2. Aufl., Thieme, Stuttgart, 2003

G-1.8 Hasslacher C, Kempe P, Lüddeke HJ et al. Diabetische Nephropathie. Hrsg. Scherbaum WA. Diabetologie und Stoffwechsel 2006; 1 Suppl 2: S190-194, Georg Thieme Verlag KG Stuttgart, New York

I-6.7 nach: Klassifikation der International Society of Nephrology/Renal Pathology Society (ISN-RPS) 2003

I-10.2 Kuhlmann, U.: Nephrologie, 4. Aufl., Thieme, Stuttgart, 2003

I-13.4 integrierte Abbildungen aus: Lang, K.: Augenheilkunde. 3. Aufl., Thieme, Stuttgart, 2004

J-8.1 Baenkler, H. W., et al.: Kurzlehrbuch Innere Medizin. Thieme, Stuttgart, 2007

N-4.6 integrierte Abbildung aus: Baenkler, H. W. et al.: Kurzlehrbuch Innere Medizin. Thieme, Stuttgart, 2007

N-5.4 integrierte Abbildung aus: Toppe E., Schwarze Reihe, GK 3, Dermatologie, 15. Aufl., Thieme, Stuttgart, 2003

O-1.2 nach Rudolf, G., Hennigsen, P. (Hrsg.): Psychotherapeutische Medizin und Psychosomatik. 4.Aufl., Thieme, Stuttgart, 2000

O-1.3 nach Rudolf, G., Hennigsen, P. (Hrsg.): Psychotherapeutische Medizin und Psychosomatik. 6. Aufl., Thieme, Stuttgart, 2007

Sachverzeichnis

Halbfette Seitenzahl: Bei mehreren Fundstellen kennzeichnet diese Angabe die Seite, auf der das Stichwort ausführlicher besprochen oder ein Überblick gegeben wird. Bei gleichwertigen Einträgen ist die Hervorhebung unterlassen.

E

G

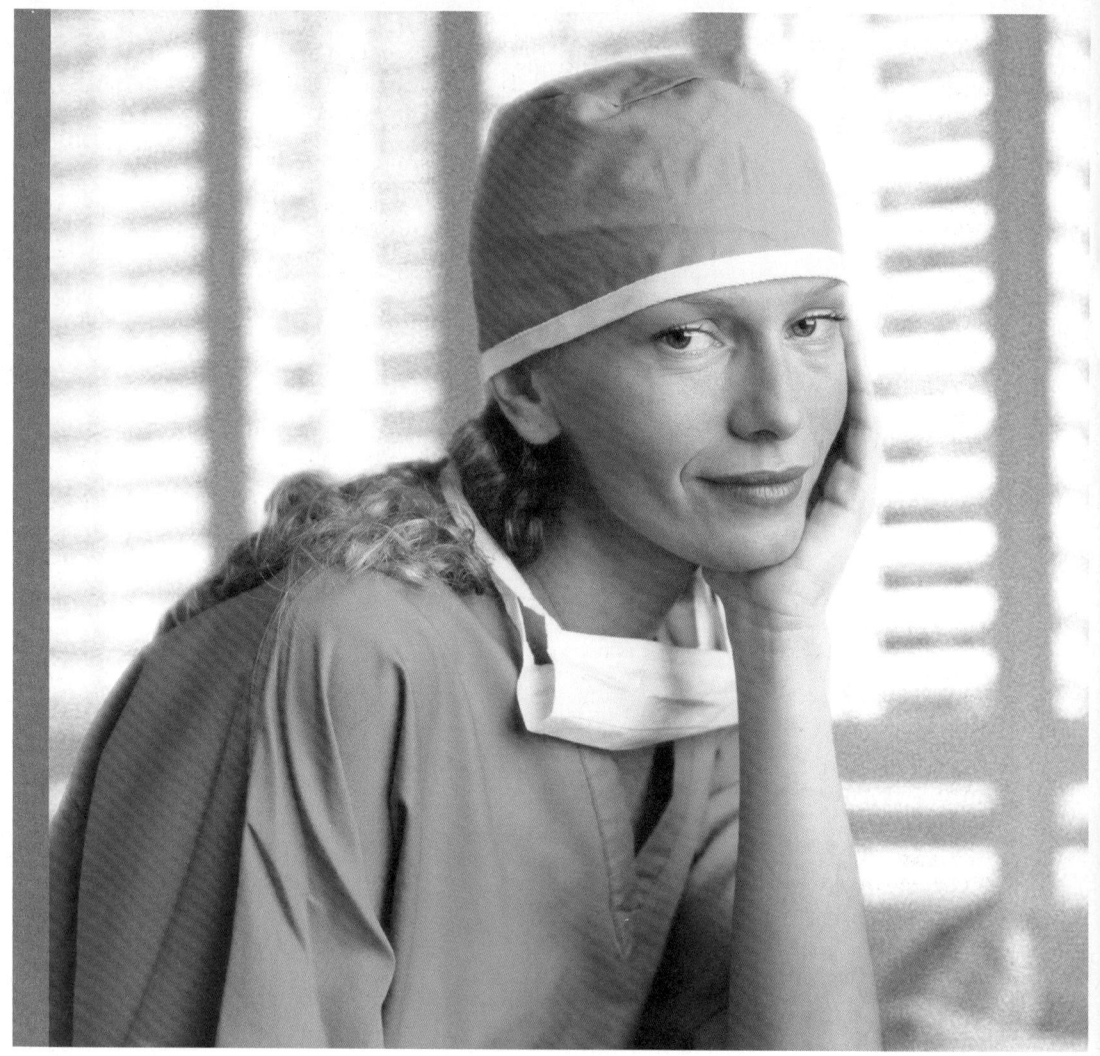

Sie sind für Ihre Patienten da.
Wir für Ihre Finanzen.

Unsere individuellen Lösungen für Mediziner.

Als unabhängiger Finanzdienstleister entwickeln wir intelligente Vorsorge-, Absicherungs-, Geldanlage- und Finanzierungskonzepte, die sich auf die Ziele von Akademikern und anderen anspruchsvollen Kunden konzentrieren. MLP bietet Ihnen damit ganzheitliche Finanzlösungen, die perfekt zu Ihren Bedürfnissen und Zielen passen. Rufen Sie uns an: 01803 554400*

Laborwerte – Normalbereiche

Parameter		Material	konventionell	SI-Einheit
ACTH	morgens	S	5–60ng/l	1,1–13,3pmol/l
	nachts		< 10ng/l	< 2,2pmol/l
Albumin		S	3,5–5,0g/dl	35–50g/l
Aldosteron	liegend	S	29–145ng/l	80–400pmol/l
	stehend		65–285ng/l	180–790pmol/l
ALT (GPT)		S	m: < 50U/l	
			w: < 35U/l	
Alkalische Phosphatase (AP, gesamt)		P/S	m: 40–130U/l	0,67–2,17µkatal/l
			w: 55–105U/l	0,92–1,75µkatal/l
Alpha-Amylase		P/S	< 120U/l	
		U	< 560 U/l	
Alpha-1-Antitrypsin		S	0,9–1,8g/l	18–35µmol/l
Alpha-1-Fetoprotein (AFP)		S	< 10µg/l	
Ammoniak		P/S	27–90µg/dl	11–55µmol/l
Antistreptolysin O (ASO, ASL)		S	Erwachsene ≤ 200IU/ml; 6–18 Jahre ≤ 200–240IU/ml; < 6 Jahre ≤ 150IU/ml	
Antithrombin (AT III)		S	220–350mg/l	Aktivität 80–130%
Apolipoprotein A-I		S	m: 1,05–1,75g/l	
			w: 1,05–2,05g/l	
Apolipoprotein B		S	m: 0,60–1,40g/l	
			w: 0,55–1,30g/l	
Apolipoprotein C-II		S	0,3–0,7g/l	
Apolipoprotein E		S	3–5mg/dl	
AST (GOT)		S	m: < 50U/l	
			w: < 35U/l	
Bilirubin	gesamt	P/S	0,1–1,2mg/dl	2–21µmol/l
	direkt	P/S	bis 0,1mg/dl	
Blutgase (arteriell)	pH		7,37–7,45	
	PaCO$_2$		35–46mmHg	4,7–6,1kPa
	PaO$_2$		71–104mmHg	9,5–13,9kPa
	BE		–2 bis +3mmol/l	
	Standard-Bikarbonat		21–26mmol/l	
	O$_2$-Sättigung		92–96%	0,92-0,96
Blutungszeit*			2–7min	
BSG (BKS)		C	m: ≤ 15mm (1 h)	
			w: ≤ 20mm (1 h)	
Carcinoembryonales Antigen (CEA)		S	≤ 1,5–5,0µg/l*	
Chlorid		P/S	95–105mmol/l	
Cholesterin	gesamt	P/S	≤ 160mg/dl	≤ 4,14mmol/l
	HDL		40–60mg/dl	0,46–0,69mmol/l
	LDL		< 160mg/dl	< 4,0mmol/l
Cholinesterase (CHE)		S	m: 3500–8500U/l	
			w: 2800–7400U/l	
Coeruloplasmin		S	20–60mg/dl	0,94–3,75µmol/l
C-Peptid (nüchtern)		S	1,0–2,1µg/l	0,3–0,7nmol/l
C-reaktives Protein (CRP)		P/S	< 5mg/l	
Creatinkinase (CK) gesamt		P/S	m: < 190U/l	
			w: < 170U/l	
Creatinkinase MB-Isoenzym (CK-MB)		P/S	< 24U/l (< 6% der CK)	
D-Dimere		C	20–400µg/l	
Dehydroepiandrosteronsulfat (DHEA-S)		S	1000-3000 µg/l	2,5-7,5 µmol/l
Delta-Aminolävulinsäure		U	250–6400 µg/24h	2–49µmol/24h

B = Vollblut, C = Citratblut, E = EDTA-Blut, P = Plasma, S = Serum, U = Urin
* methodenabhängig